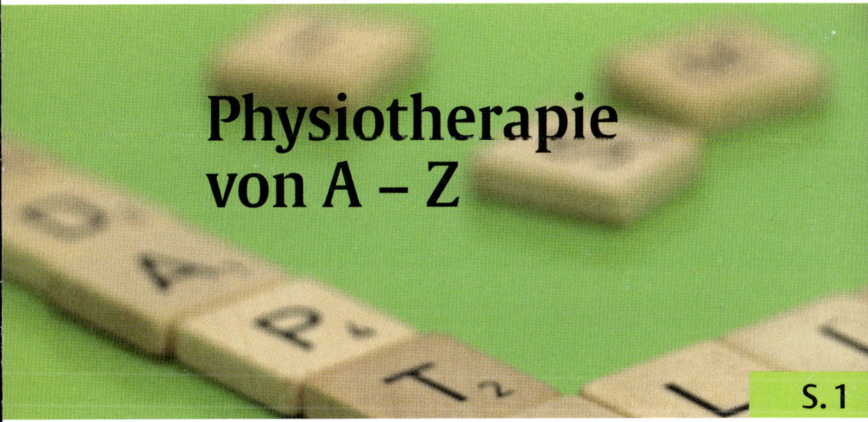

Physiotherapie von A – Z

S. 1

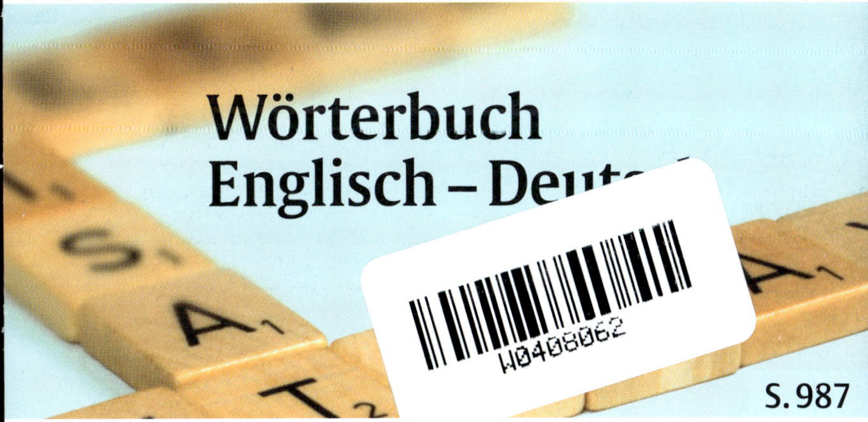

Wörterbuch Englisch – Deut

S. 987

Thieme

physiolexikon

Physiotherapie von A – Z

600 Abbildungen
100 Tabellen

Georg Thieme Verlag
Stuttgart · New York

Bibliografische Information
der Deutschen Nationalbibliothek

Die Deutsche Nationalbibliothek verzeichnet diese Publikation in der Deutschen Nationalbibliografie; detaillierte bibliografische Daten sind im Internet über http://dnb.d-nb.de abrufbar.

Ihre Meinung ist uns wichtig! Bitte schreiben Sie uns unter

www.thieme.de/service/feedback.html

Rüdigerstraße 14
D-70469 Stuttgart
Unsere Homepage: www.thieme.de

Grafiküberarbeitung: W. Agency, M. + A. Waletzko
Satz: medionet Ltd, Berlin
Druck: L.E.G.O. s.p.A., in Lavis (TN)

ISBN 978-3-13-148271-6 1 2 3 4 5 6

Wichtiger Hinweis: Wie jede Wissenschaft ist die Medizin ständigen Entwicklungen unterworfen. Forschung und klinische Erfahrung erweitern unsere Erkenntnisse, insbesondere was Behandlung und medikamentöse Therapie anbelangt. Soweit in diesem Werk eine Dosierung oder eine Applikation erwähnt wird, darf der Leser zwar darauf vertrauen, dass Autoren, Herausgeber und Verlag große Sorgfalt darauf verwandt haben, dass diese Angabe **dem Wissensstand bei Fertigstellung des Werkes** entspricht.
Für Angaben über Dosierungsanweisungen und Applikationsformen kann vom Verlag jedoch keine Gewähr übernommen werden. Jeder Benutzer ist angehalten, durch sorgfältige Prüfung der Beipackzettel der verwendeten Präparate und gegebenenfalls nach Konsultation eines Spezialisten festzustellen, ob die dort gegebene Empfehlung für Dosierungen oder die Beachtung von Kontraindikationen gegenüber der Angabe in diesem Buch abweicht. Eine solche Prüfung ist besonders wichtig bei selten verwendeten Präparaten oder solchen, die neu auf den Markt gebracht worden sind. **Jede Dosierung oder Applikation erfolgt auf eigene Gefahr des Benutzers.** Autoren und Verlag appellieren an jeden Benutzer, ihm etwa auffallende Ungenauigkeiten dem Verlag mitzuteilen.

Vorwort

Liebe Leserinnen und Leser,

was ist das Besondere an einem Lexikon der Physiotherapie? Für mich ist die Antwort einfach: Das Besondere ist die Physiotherapie. Denn neben den zahlreichen Medizin-Lexika sollte es auch ein Lexikon für Physiotherapeuten geben – *Physiotherapie pur*. Die Physiotherapie ist einzigartig und Physiotherapeuten haben spezielle Behandlungsmöglichkeiten, die keine andere Berufsgruppe im Gesundheitswesen anwendet. Daraus ergibt sich eine Fachsprache. Das physiolexikon zeigt das eindrucksvoll.

Welche Inhalte findet man im physiolexikon? Als Physiotherapeuten sind wir Bewegungsexperten. Deshalb finden Sie im physiolexikon zu „Bewegen“, „Beweglichkeit“ und „Bewegung“ über 100 Fachbegriffe erklärt. Zudem können Sie zum Beispiel zu den verschiedenen Bewegungen der Gelenke das normale Bewegungsausmaß, die an der Bewegung beteiligten Muskeln sowie die Auswirkungen von verkürzten und schwachen Muskeln auf die Bewegung nachschlagen (z. B. zu „Handgelenk, Dorsalextension im“ auf S. 361).

In der Physiotherapie werden öfters neue Behandlungsmethoden entwickelt und damit einhergehend entstehen neue Fachbegriffe oder neue Bedeutungen von vorhandenen Fachbegriffen. Ein Beispiel: Zu „Manipulation“ (S. 541) können Sie drei verschiedenen Bedeutungen nachlesen, je nachdem in welchem Kontext der Begriff gebraucht wird. Damit kein babylonisches Sprachgewirr entsteht, ist im physiolexikon fast zu jedem Begriff der Kontext genannt. Am Beispiel Manipulation sind das die Kontexte Neurologie, Manuelle Therapie und FBL.

Ziel des physiolexikons ist es, die physiotherapeutische Fachsprache mit den verschiedenen Begriffen transparent und lebendig zu machen. Transparent wird sie durch die Nennung des Kontextes. Lebendig wird sie nur, wenn man sie benutzt. Damit gesichert ist, dass im physiolexikon lebendige, also angewandte, und moderne Physiotherapie steht, haben über 60 Fachautoren am physiolexikon mitgeschrieben. Ihnen gilt mein ausdrücklicher Dank. Jeder Begriff wurde extra und zum ersten Mal fürs physiolexikon geschrieben!

Da Sprache lebt, ändern sich manche Begriffe von Zeit zu Zeit, neue kommen hinzu. Schreiben Sie an die Redaktion physiolexikon unter physiolexikon@thieme.de, wenn Sie Begriffe finden, die noch nicht im physiolexikon erläutert sind. Wir kümmern uns darum!

Nicht zuletzt trägt die Professionalisierung unseres Berufes ihren Teil dazu bei, dass ein physiolexikon sinnvoll und möglich ist. Eine professionelle Physiotherapie wird sich auf eine professionelle Fachsprache stützen und diese wird die gesamte Bandbreite der Physiotherapie abdecken. Physiotherapeuten sind Behandler, Unternehmer, Lehrer, Forscher, Politiker und Berater. Das physiolexikon bildet diese unterschiedlichen Rollen ab. Sie finden Begriffe zum wissenschaftlichen Arbeiten, zur Berufspolitik und zu betriebswirtschaftlichen Themen ebenso wie Begriffe zu Kommunikation, komplementären Therapieverfahren oder zu den bekannten Therapiemethoden.

Viel Spaß mit Ihrem physiolexikon und viel Erfolg!

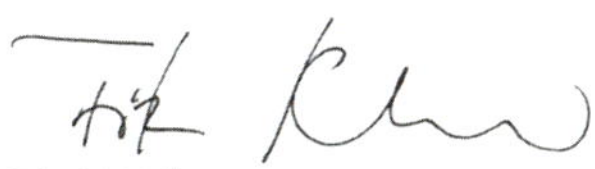

Fritz M. Koller
Programmplaner Physiotherapie

PS: Mein ganzer Dank gilt allen am physiolexikon beteiligten Personen: allen Autoren und Redakteuren – vor allem Johanna Radenbach und Almut Sellschopp –, allen Übersetzern, Dienstleistern und allen guten Geistern, ohne die ein solches Mammutprojekt nicht möglich gewesen wäre.

Autoren

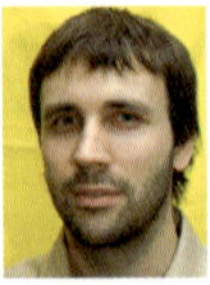

Tobias Amshoff
Liobastr. 15
36100 Petersberg
tobias.amshoff@
spiraldynamik.com
Bereich: Spiraldynamik

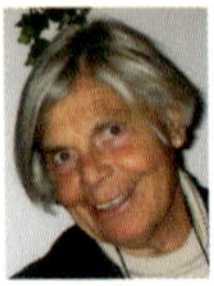

Dorit von Aufschnaiter
Alten Eichen 30
28359 Bremen
dvaufschnaiter@web.de
Bereich: Vojta-Konzept

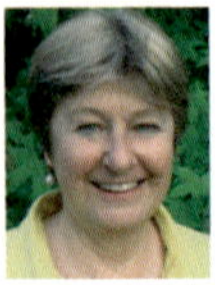

Christina Bader-Johansson,
MSc, MSc
Erlenstr. 92
8832 Wollerau
Schweiz
info@koerperundpsyche.ch
Bereich:
Motorik und Interaktion

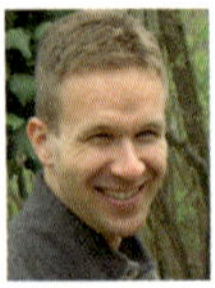

Dr. Michael Balk
Feichtholzweg 1
82205 Gilching
balk@focusing-seminar.de
Bereich: Gesprächsführung

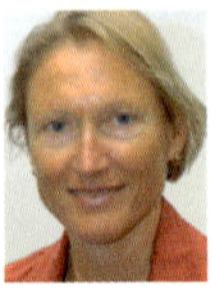

Kathrin Becker
Akademie für medizinische
Berufe
Abteilung Physiotherapie
Fehrenbachallee 8
79106 Freiburg
kathrin.becker@
uniklinik-freiburg.de
Bereich: Alexander-Technik

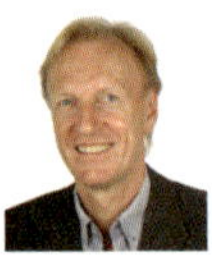

Andreas M. Bertram
Praxis für Physiotherapie und
Ergotherapie und
„DIE INSEL“, Zentrum für
medizinisches Fitnesstraining
Leonhardsstr. 53
4051 Basel
Schweiz
physio@bertram.ch
Bereich: Sensomotorik

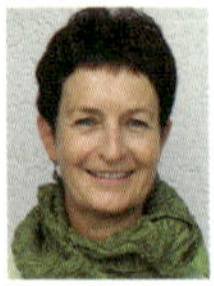

Elvira Braun
Krankengymnastin/Konzentrative
Bewegungstherapie
Sylvanerweg 6
69198 Schriesheim
elvira.braun@web.de
Bereich: Psychiatrie

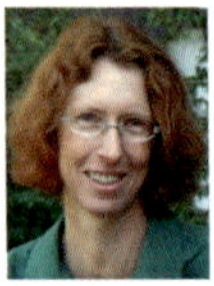

Doris Brötz
Physiotherapie-Praxis
Poststraße 2–4
72072 Tübingen
info@broetz-physiotherapie.de
Bereich: Wirbelsäulen- und
Bandscheibenbeschwerden

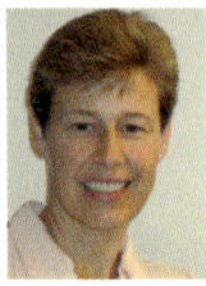

Jaceuline Bünder
Physiotherapiepraxis Hick
Montzstr. 22
41515 Grevenbroich
info@physiotherapie-hick.de
Bereich:
Funktionelle Bewegungslehre

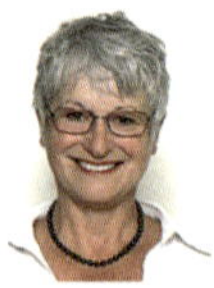

Maja Christen
Spiraldynamik Akademie
Südstr. 113
8008 Zürich
Schweiz
maja.christen@
spiraldynamik.com
Bereich: Spiraldynamik

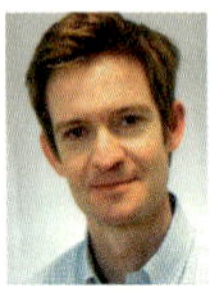

Frank Diemer
Thalstr. 20
87466 Oy-Mittelberg
frank_diemer@web.de
Bereich: Medizinische
Trainingstherapie

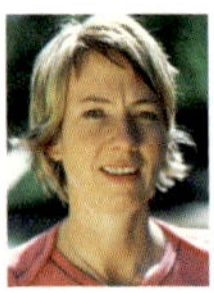

Mechthild Dölken, Dipl-PT (FH)
Wilckensstr. 25
69120 Heidelberg
Mechthild.Doelken@t-online.de
Bereich: Orthopädie

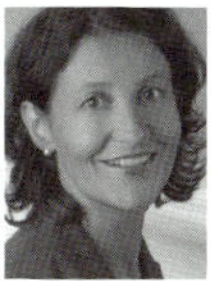

Anna von Eisenhart Rothe, B.Sc.
Ramwoldstr. 3
93053 Regensburg
eisenhart-rothe@gmx.de
Bereich:
Betriebswirtschaftslehre

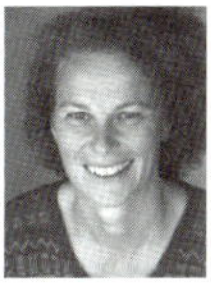

Beate Euler
Praxis für Feldenkraispädagogik
und Physiotherapie
Haardtstr. 22
68163 Mannheim
b.euler-schuett@web.de
Bereich: Feldenkrais

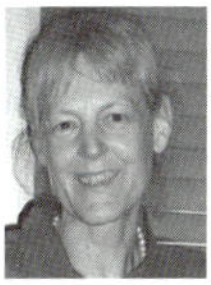

Susanna Freivogel
Freyastr. 16
8212 Neuhausen
Schweiz
s.freivogel@gmx.net
Bereich: Neurologie

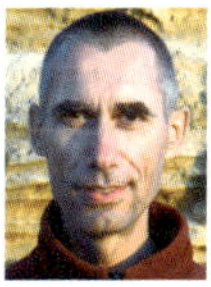

Roland Gautschi
Kehlstr. 33
5400 Baden
Schweiz
gautschi@kehl-33.ch
Bereich: Triggerpunkt-Therapie

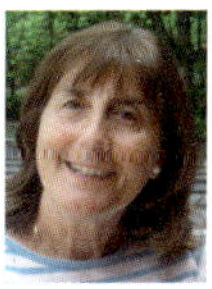

Hannelore Göhring
Zum Steinberg 42
69121 Heidelberg
hagoeh@yahoo.de
Bereich: Innere Medizin

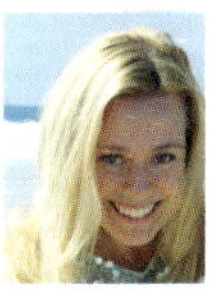

Kirsten Goetz-Neumann
President Observational Gait
Instructor Group
10285 Kilrenney Avenue
Los Angeles, California
CA 90064
USA
kirsten@gehen-verstehen.net
www.gehen-verstehen.net
Bereich: Ganganalyse

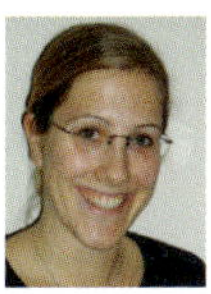

Mareike Gooßes
Erlenbachstr. 89
44269 Dortmund
mareike.goosses@gmx.de
Bereich: Englische Begriffe

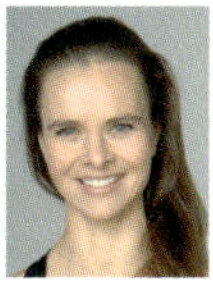

Eva Hager-Forstenlechner, Mag.
Kirchenstr. 13
5300 Hallwang
Österreich
eva.hager-forstenlechner@
spiraldynamik.com
www.spiraldynamik-yoga.at
Bereich: Spiraldynamik

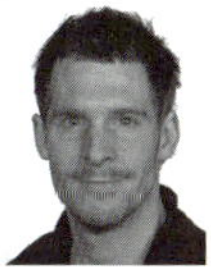

Philipp Hausser
Erikaweg 9
71640 Ludwigsburg
philipp.hausser@gmx.de
Bereich:
Medizinische Trainingstherapie

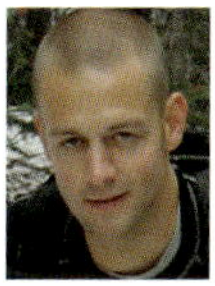

Jens Heber, BSc
Schöttlstr. 14
81369 München
1978jensheber1978@web.de
Bereich: NAP-Konzept

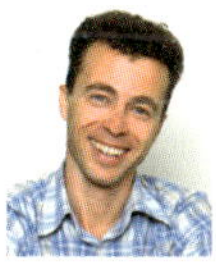

Christian Heel
Spiraldynamik Akademie
Südstr. 113
8008 Zürich
christian.heel@
spiraldynamik.com
www.spiraldynamik.com
Bereich: Spiraldynamik

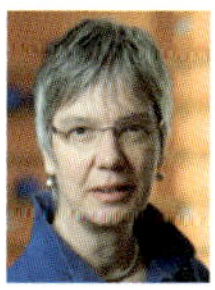

Ulla Henscher
Fundstr. 11
30161 Hannover
u-henscher@t-online.de
Bereich: Gynäkologie

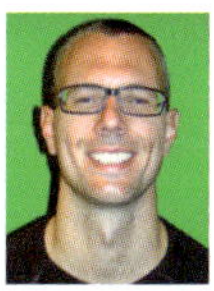

Jörg Hermann
Hindenburgstr. 47
74389 Cleebronn
info@pt-hermann.de
Bereich:
Medizinische Trainingstherapie

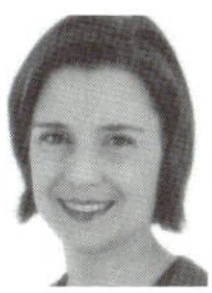

Heike Hoos-Leistner,
Dipl.-Physiotherapeutin (FH)
Petzetstr. 18
81245 München
heikemhs@aol.com
Bereich: Gesprächsführung

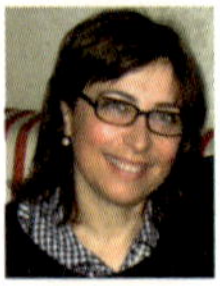

Renata Horst, MSc
Stiegelgasse 40
55218 Ingelheim
info@renatahorst.de
Bereich: NAP-Konzept

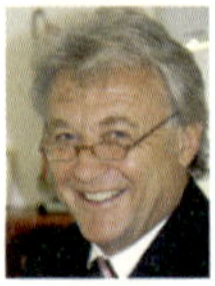

Dr. med. Renato Kasseroller
Aignerstr. 4a
5020 Salzburg
Österreich
rgk@drkasseroller.at
Bereich: Lymphangiologie

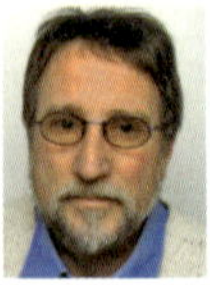

Dieter Klein, Dipl. Ing.
Universitätsklinikum Münster
Klinik und Poliklinik für
Allgemeine Orthopädie
und Tumororthopädie
Funktionsbereich
Bewegungsanalytik
Albert-Schweitzer-Str. 33
48129 Münster
kleindi@uni-muenster.de
Bereich:
Physik und Biomechanik

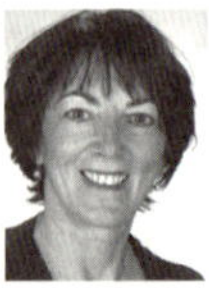

Heidi Klett
Richard-Wagner-Str. 25
68799 Reilingen
heidi.klett@web.de
Bereich: Psychiatrie

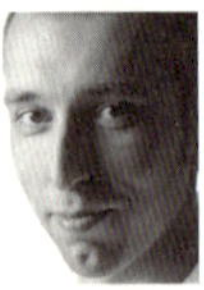

Roland Kriesling
Klugestr. 16
70197 Stuttgart
roland.kriesling@fomt.info
Bereich:
Medizinische Trainingstherapie

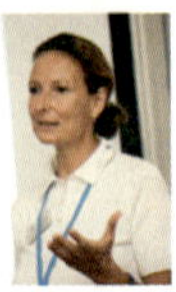

Sabine Lamprecht
Limburgstr. 5
73230 Kirchheim /Teck
info@hsh-lamprecht.de
Bereich: Multiple Sklerose
in der Neurorehabilitation

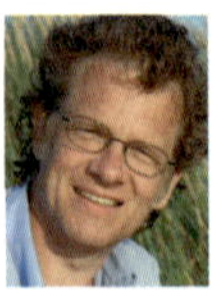

Dr. med. Christian Larsen
SpiraldynamikMed Center,
Privatklinik Bethanien
Restelbergstr. 27
8044 Zürich
Schweiz
christian.larsen@
spiraldynamik.com
Bereich: Spiraldynamik

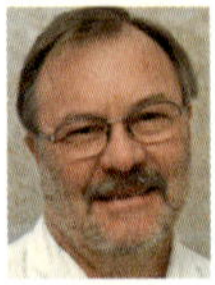

Dr. sc. med. Wolfgang Laube
Kolumbanstr. 4
6844 Altach
Österreich
wolfgang.laube@aon.at
Bereich: Physiologie

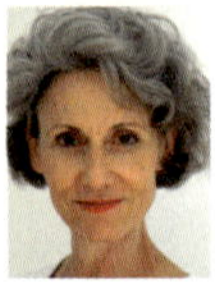

Renate Lauper
Zentrum für Körper
und Bewegung
Rotfarbstr. 2
4800 Zofingen
Schweiz
renate.lauper@
spiraldynamik.com
Bereich: Spiraldynamik

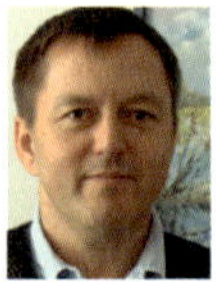

Dr. Dieter Lazik
Universität Potsdam
Institut für Sportmedizin
Am neuen Palis 10
14469 Potsdam
lazik@uni-potsdam.de
Bereich: Therapeutisches
Klettern

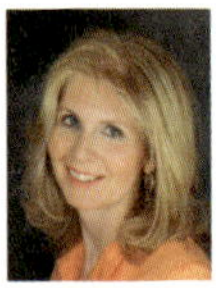

Sabine Melzer
Lindenthaler Allee 67
14163 Berlin
s.melzer@
alexandertechnik-potsdam.de
Bereich: Alexander-Technik

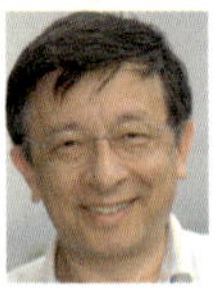

Prof. Dr. med. Alexander Meng
Vizepräsident Österr.
Gesellschaft f. Akupunktur,
Leiter Ö. Arbeitskreis f.
Tuinatherapie
Vice Chairman of Specialty
Committee of TCM Psychology
of WFCMS
Lektor der FH-Campus Wien,
Physiotherapie Bachelor-
Studium
Frauenfelderstr. 8
1170 Wien
Österreich
alexander@meng.at
Bereich:
Traditionelle Chinesische Medizin

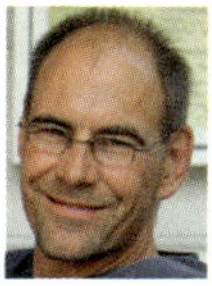
Christian Münzing
Seestr. 25
89233 Neu-Ulm
muenzing@therapoint.de
Bereich: Traumatologie

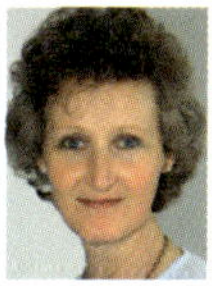
Mary Muscott, Dipl. Physiotherapy, Dipl. Education
Metzgerfeldweg 2
85737 Ismaning
mrs.em@onlinehome.de
Bereich: Englische Begriffe

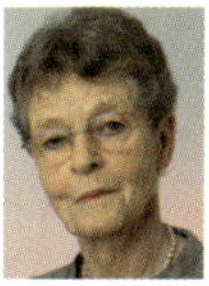
Anneliese Pape
Karl-Christ-Str. 17
69118 Heidelberg
anne-papehd@t-online.de
Bereich: Querschnittbehandlung

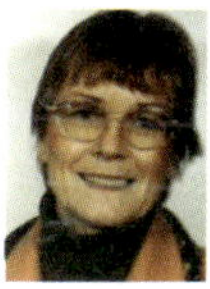
Hilde Sabine Reichel
Alte Straße 19b
94136 Thyrnau
sabine.reichel@t-online.de
Bereich: Theorie und Praxis

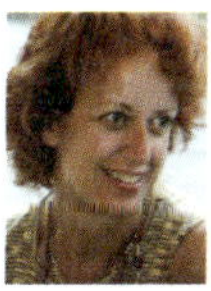
Carmen-Manuela Rock, PT, MA, MPTSc
Physio-Atelier Prävention, Therapie & Training
Frohburgstr. 26
8006 Zürich
Schweiz
crock@bluewin.ch
Bereich: Brügger-Konzept

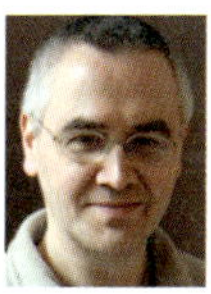
Peter Ruhrberg
Prinz-Ferdinand-Str. 89
47798 Krefeld
peter.ruhrberg@gmx.de
Bereich: Alexander-Technik

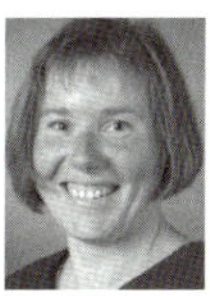
Jutta Schäfer-Bossong
Friedrich-Ebert-Platz 1
64289 Darmstadt
schaefer-bossong@t-online.de
Bereich: Alexander-Technik

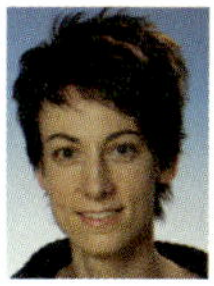
Katharina Scheel, MSc. (Physiotherapy)
Bundesverband selbstständiger Physiotherapeuten-IFK e.V.
Lise-Meitner-Allee 2
44801 Bochum
scheel@ifk.de
Bereich: Berufspolitik

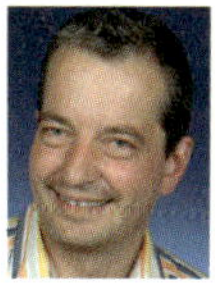
Florian Schneider, MSc
ulmkolleg – Lehr- und Weiterbildungsinstitute für Physiotherapie
Oberberghof 5
89081 Ulm
florian.schneider@ulmkolleg.de
Bereich: Traumatologie

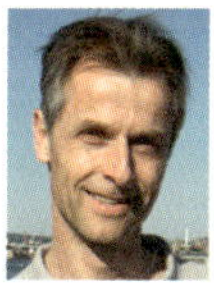
Jochen Schomacher, M.Sc. Phys.
Sägegasse 10
8702 Zollikon
Schweiz
jochen-schomacher@web.de
Bereich: Manuelle Therapie nach dem Kaltenborn-Evjenth-Konzept

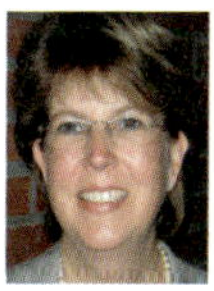
Birgit Schröder
Evangelisches Krankenhaus
Physiotherapieabteilung
Steinweg 13
26122 Oldenburg
bimarean@etel.net
Bereich: Handtherapie

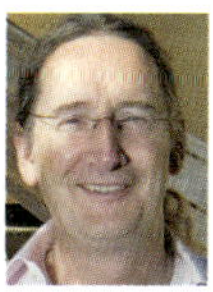
Wolfgang Schröder
Lehrinstitut für asiatische Medizin und energetische Therapien
Am Wundergraben 4
83324 Ruhpolding
info@lehrinstitut-schroeder.de
Bereich: Akkupunktmassage

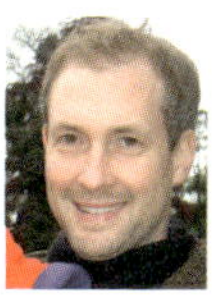
Joachim Schwarz
Julius-Leber-Str. 25
69214 Eppelheim
schwarz-j@web.de
Bereich: Physiologie

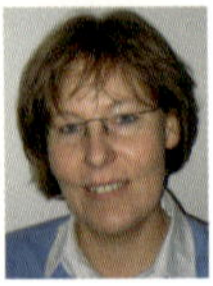

Gaby Siegmann,
Dipl.-Berufspäd. (FH)
Wannsee-Schule e.V., Schule für Physiotherapie
Zum Heckeshorn 36
14109 Berlin
gsiegmann@wannseeschule.de
Bereich: Clinical Reasoning

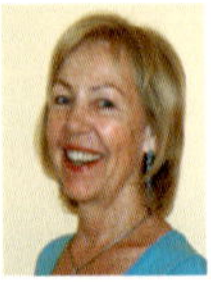

Anne Söller
Jagowstr. 20
10555 Berlin
annelebensbaum@gmx.de
Bereich: Kinderbobath

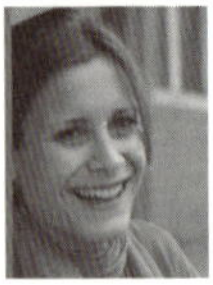

Antonia Stieger, M.Sc. Phys.
Fischtorplatz 20
55116 Mainz
a.stieger@imail.deAntonia Stieger
Bereich: Englische Begriffe

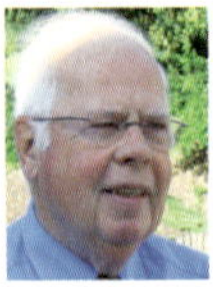

Dr. med. Ulrich Storck
Rheumatologie, Arzt für Physikalische und Rehabilitative Medizin
Akutklinik AHB- und Reha-Klinik, Klinik für physikalische Therapie
Storck-Physiotherapieschule GmbH & Co.KG
Sebastian-Kneipp-Str. 36
35080 Bad Endbach
ulrich.storck@rheumazentrum-mittelhessen.de
Bereich: Massage

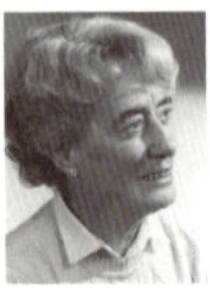

Dr. med Ingrid Strauß
Leonhardiweg 14
83708 Kreuth
Bereich: Hippotherapie

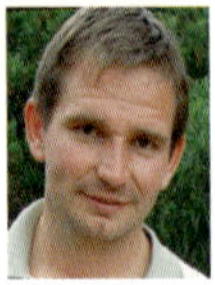

Volker Sutor
reha rondell-Praxis für Physiotherapie, Ergotherapie und Logopädie
Heilbronner Str. 36
74336 Brackenheim
volker.sutor@reharondell.de
www.reharondell.de
www.fomt.info
Bereich:
Medizinische Trainingstherapie

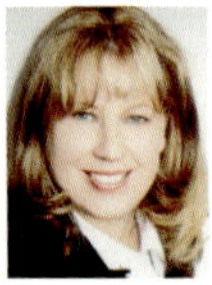

Elke Teloo
Universitätsklinikum Düsseldorf, Leitung Zentrale Physiotherapie
Moorenstr. 5
40225 Düsseldorf
teloo@med.uni-duesseldorf.de
Bereich: Bäderheilkunde

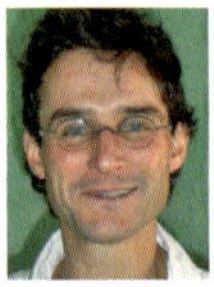

Marcus Trocha
Zentrum für Manuelle Therapie
Collenbuschstr. 16
01324 Dresden
marcus.trocha@googlemail.com
Bereich: Statistik

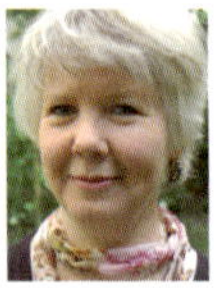

Dorothea Winter
Institut für Alexander-Technik
Spessartstr. 4
14197 Berlin
info@alexandertechnik-dorothea-winter.de
www.alexandertechnik-dorothea-winter.de
Bereich: Alexander-Technik

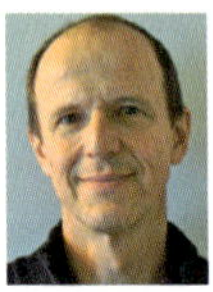

Joachim Winter
Talweg 121
77654 Offenburg
joachim.winter@kabelbw.de
Bereich: Bindegewebsmassage

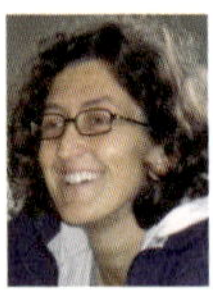

Anke Zillessen,
Physiotherapeutin, Germanistin M.A.
Heimatstr. 10
79102 Freiburg
ankezillessen@gmx.de
Bereich: Kommunikation

Redaktion

Electronic Publishing GmbH
Steinheimer Str. 22a
65343 Eltville
friedhelm.huebner@huebner-ep.de

Dorothee Richard,
Dipl.-Med.-Päd.
Benbeckenstr. 2
28717 Bremen

Christine Schaefer, Ergotherapeutin
(Bc.), Gesundheitswissenschaftlerin
(MSc.)
Promenadenstr. 42
52062 Aachen

Eva Trompetter, BSc
Fachhochschule Bielefeld
Am Stadtholz 24
33609 Bielefeld

Physiotherapie von A – Z

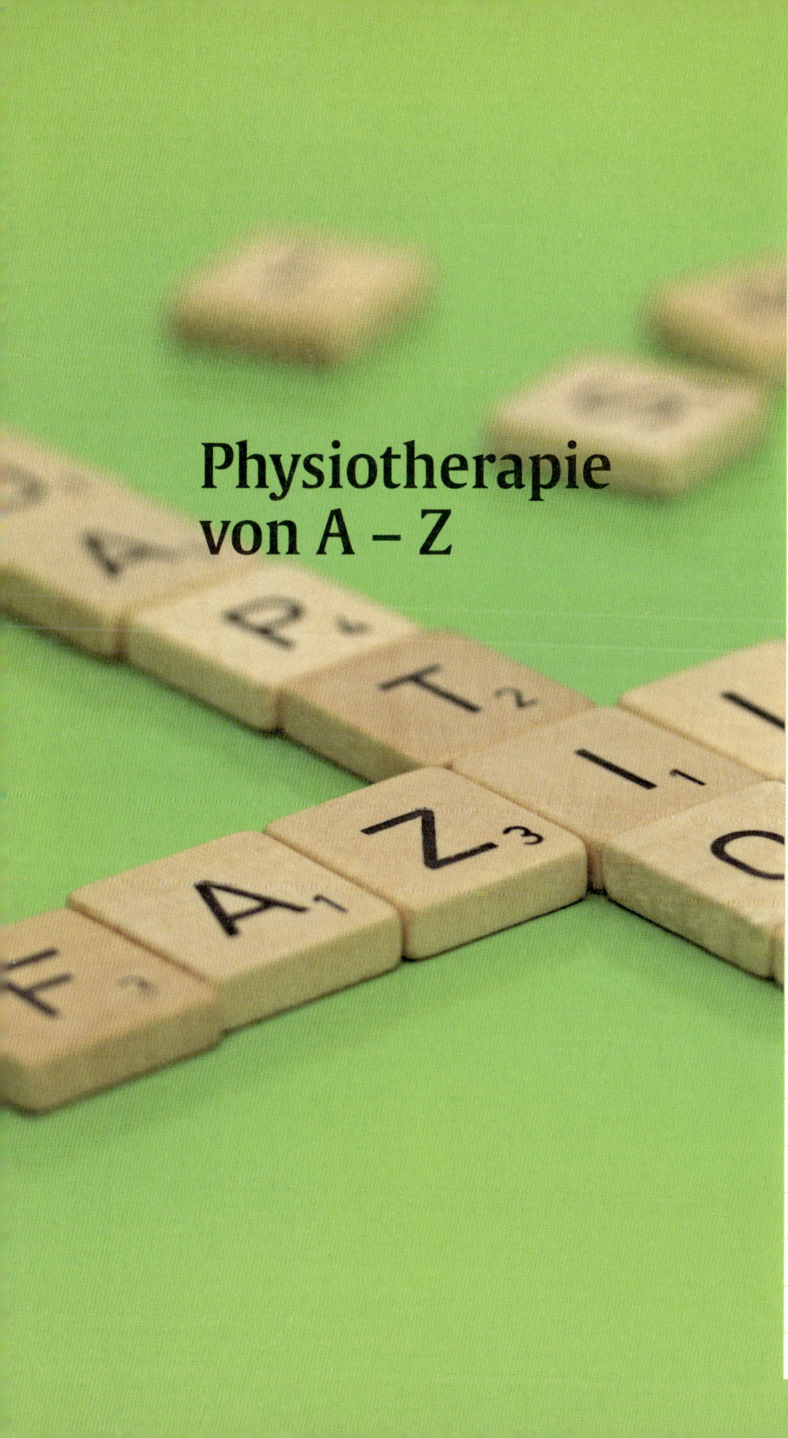

0-9

2

2 PD, moving *f*
Vgl. ▸ Zwei-Punkte-Diskriminisation, bewegende.

24-Stunden-Verhalten *n*; ***engl.:*** 24-hour behavior
Kontext: Diagnostik, Maitland-Konzept
Teil der subjektiven Befragung während der Anamnese; der Therapeut erfragt und analysiert das Verhalten der Symptome im Verlauf von 24 Stunden: Irritierbarkeit der Schmerzen, schmerzhafte und -lindernde Bewegungsrichtungen. Er erhält erste Hinweise: für ▸ Hypothesen über die möglichen Ursachen, für die Planung der strukturellen Untersuchung und für geeignete Techniken.

2D ***engl.:*** 2d
Kontext: Physik, Biomechanik
Kurz für zweidimensional, flächenhaft.

2D-Ganganalyse *f*; ***engl.:*** 2D-gait analysis
Kontext: Biomechanik, Ganganalyse
Auf eine Betrachtungsebene beschränkte Auswertung des Gangbildes. Für exakte Messungen muss die Bewegungsebene genau senkrecht zur optischen Achse der Kamera ausgerichtet sein.

2-PD *f*
Vgl. ▸ Zwei-Punkte-Diskrimination.

2-Punkte-Gang *m*; ***engl.:*** 2- point crutch gait
Vgl. ▸ Drei-Punkte-Gang.

3

3D ***engl.:*** Three dimensional; ***Syn.:*** 12 Bewegungsrichtungen, Bewegungsfreiheit, 6 Freiheitsgrade
Kontext: Physik, Biomechanik, Spiraldynamik
Kurz für dreidimensional, räumlich. Die theoretische Beweglichkeit um drei Gelenkachsen (3D-Rotation) und/oder entlang der drei Gelenkachsen (3D-Translation) ergibt zwölf mögliche Bewegungsrichtungen (Freiheitsgrade) pro Gelenkpartner - sechs mögliche rotatorische Richtungen und sechs weitere durch Verschiebung entlang der Achsen (entsprechend der Dreidimensionalität des Raumes). Für das Schultergelenk bedeutet dies, aus 78 Kombinationsmöglichkeiten zwölf Richtungen anatomisch-funktionell herleiten zu können – je sechs Richtungen für beide Gelenkpartner (vgl. ▸ 3D-Mobilität).

3D-Bewegungsführung *f*; ***engl.:*** 3D-movement guidance
Kontext: Spiraldynamik
Bewegung eines Körpers oder seiner Teile im dreidimensionalen Raum; komplexe 3D-Bewegung aller beteiligter Körperstrukturen (Gelenke, Bänder, Muskeln, Nerven usw.). Bsp.: 3D-Bewegung des Beckens beim Gehen. Beckendrehung zur Standbeinseite (Rotation um die longitudinale Achse), standbeinseitiger Tiefstand (Rotation um die sagittale Achse), Aufrichtung des Beckens (Rotation um die transversale Achse) mit axialer Stabilisierung der LWS. Hinzu kommen Kontranutation-Outflare-Außenrotation der standbeinseitigen Beckenschaufel bei gleichzeitiger 3D-Gegenbewegung der spielbeinseitigen Beckenschaufel. Diese komplexe Bewegung findet in den Iliosakralgelenken, den Hüftgelenken und in der Lendenwirbelsäule als deren funktionelle Mobilisierung/Stabilisierung statt. Hinzu kommt die sukzessive Translokation des Beckens über die Standfläche, dem dynamischen Ablauf der frühen, mittleren und späten Standbeinphase angepasst.

3D-Detorsion *f*; ***Etym.:*** lat. *detorquere* „verdrehen, hinwegdrehen"; ***engl.:*** 3D-detorsion; ***Syn.:*** spiralige Entschraubung
Kontext: Spiraldynamik
Entgegengerichtete Drehbewegung im Sinne von „Aufdrehen". Funktion: Spiralige 3D-Entschraubung einer Koordinationseinheit. Die 3D-D. ist die Gegenbewegung zur ▸ 3D-Torsion. Therapie: Die 3D-D. wird verwendet zur Behandlung neuroorthopädischer Probleme vom Typ ▸ 3D-Hypertorsion, z. B. Klumpfuß, Genua vara, Koxarthrose vom Protrusionstyp, Beckenverwringung, Skoliose usw. Gegenteil: ▸ 3D-Torsion.

3D-Hypertorsion *f*; ***Etym.:*** griech. *hyper* „über, über ... hinaus, übermäßig" u. lat. *torsio* „Drehung"; ***engl.:*** 3D-hypertorsion
Kontext: Spiraldynamik
Übermäßige spiralige Verschraubung. Pathomechanik: Übertriebene strukturelle/funktionelle 3D-Torsion eines bestimmten Körperteils (▸ Koordinationseinheit). 3D-Hyper- und 3D-Hypotorsion erlauben eine einfache, systematische und vor al-

lem funktionelle Klassifizierung neuro-orthopädischer Pathologien von Kopf bis Fuß. Bsp. 3D-H. des Fußes, Pes varus: Zunahme des Längsgewölbes, Inversion im unteren Sprunggelenk, Abflachung des Vorfuß-Quergewölbes (Spreizfuß-Komplex), Supinationsdefizit im Mittelfuß und Varisierungstendenz des Hallux. So gesehen wird der klassische Klumpfuß auf einen pathomechanisch einfachen Nenner einer 3D-H. gebracht. Gegenteil: ▸ 3D-Hypotorsion.

3D-Hypotorsion *f*; ***Etym.:*** griech. *hypo* „unter, darunter" u. lat. *torsio* „Drehung"; ***engl.:*** 3D-hypotorsion

Kontext: Spiraldynamik

Ungenügende spiralige Verschraubung. Pathomechanik: ungenügende strukturelle/funktionelle 3D-Torsion eines bestimmten Körperteils (▸ Koordinationseinheit). 3D-Hypo- und 3D-Hypertorsion erlauben eine einfache, systematische und vor allem funktionelle Klassifizierung neuroorthopädischer Pathologien von Kopf bis Fuß. Bsp. 3D-H. des Fußes, Pes valgus: Längsgewölbeabflachung, Eversion im unteren Sprunggelenk, Abflachung des Vorfuß-Quergewölbes (Spreizfuß-Komplex), Pronationsdefizit im Mittelfuß und Valgisierungstendenz des Hallux. So gesehen wird der klassische Knick-Senk-Spreizfuß auf einen pathomechanisch einfachen Nenner einer 3D-H. gebracht. Gegenteil: ▸ 3D-Hypertorsion.

3D-Körperarbeit *f*; ***engl.:*** 3D-body work; ***Syn.:*** Spiraldynamik Körperarbeit; 3D-Stretchmassage aktiv

Kontext: Spiraldynamik

Aktives bis resistives manuelles Durchbewegen und Durcharbeiten von Gelenken, Muskeln und Bandstrukturen gemäß Spiraldynamik Konzept. ▸ Achsen, ▸ Drehrichtungen, ▸ Opposition/▸ Reposition, ▸ 3D-Torsion/▸ 3D-Detorsion spielen dabei eine zentrale Rolle, z. B. aktive Delordosierung der LWS gegen den dosierten manuellen Widerstand des Therapeuten. Diese Form der aktiven Körperarbeit ermöglicht eine tiefere Wirkung bei gleichzeitig erhöhter Sicherheit (der Patient kann den Druck selbst dosieren). Begründer der Spiraldynamik 3D-K. sind Christian Larsen und Willi Schneider.

3D-Krafttraining *n*; ***engl.:*** 3D-strength training

Kontext: Spiraldynamik

Zusammengesetzter Begriff aus ▸ 3D und Krafttraining, ein breites Spektrum umfassend: konzentrisch-exzentrisch, isotonisch-isometrisch-isokinetisch, Schnellkraft und Kraftausdauer, willkürliches versus reaktives Krafttraining. In der Spiraldynamik werden Kräftigungsübungen im funktionellen Kontext ausgeführt. So wird der Transfer der gewonnen Kraft in den Alltag gesichert und Muskelatrophie nachhaltig entgegengewirkt. Bsp. funktionelle Kräftigung des Glutaeus medius: Während der Standbeinphase findet proximal eine 3D-Bewegung des Os coxae statt (proximale Extension-Innenrotation-Abduktion). Im Verlauf der Standbeinphase werden unterschiedliche Muskelanteile beansprucht. Die maximale Kraftentwicklung durchläuft den Muskel fächerförmig von hinten nach vorne. Diese räumlich-zeitliche Differenzierung wird im 3D-K. grundsätzlich berücksichtigt.

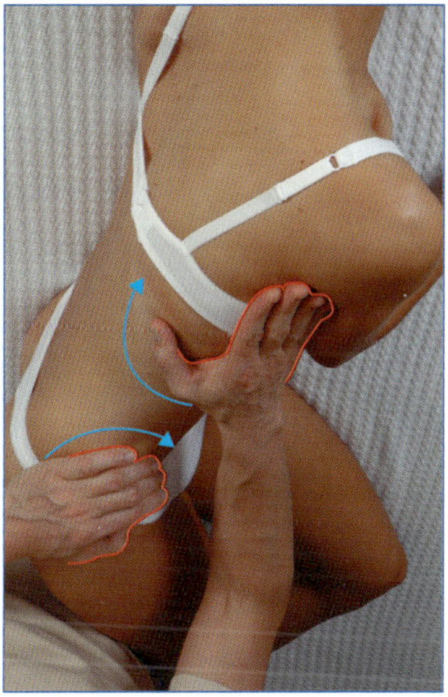

3D-Körperarbeit: Verbesserung der Dreh-Dehn-Beweglichkeit mit Fokus auf das Schließen gegen manuellen Führungswiderstand.

3D-Massage *f*; ***Etym.:*** griech. *massein* „kneten"; ***engl.:*** 3D-massage; ***Syn.:*** Spiraldynamik Massage

Kontext: Spiraldynamik, Massage

Therapie: Passives manuelles Durchbewegen und Durcharbeiten von Gelenken, Muskeln und Bandstrukturen gemäß des Spiraldynamik Konzepts. ▸ Achsen, ▸ Drehrichtungen, ▸ Opposition-Repo-

0-9

sition, ▸ 3D-Torsion/▸ 3D-Detorsion, ▸ Wellen spielen dabei eine zentrale Rolle; z. B. Wellenbewegungen der Wirbelsäule, des Fußes und der Hand. Begründer der Spiraldynamik 3D-M. sind Christian Larsen und Willi Schneider (Spiraldynamik Lehrer Bereich Körperarbeit). Ursprünglich Bankkaufmann erkannte Schneider das Potenzial menschlicher Bewegung für Gesundheit und Wohlbefinden. Ausbildungen in Massage, Physiotherapie, ▸ Qigong und klassischer Thaimassage in Europa und Asien. Er bildet Spiraldynamik-Fachleute im Bereich Körperarbeit aus; Co-Autor des Lehrbuchs „Spiraldynamische Körperarbeit" (vgl. ▸ Massage).

3D-Mobilität *f*; ***Etym.:*** lat. *mobilitas* „Beweglichkeit"; ***engl.:*** 3D-mobility; ***Syn.:*** 3D-Beweglichkeit

Kontext: Spiraldynamik

Dreidimensionale Beweglichkeit eines Gelenkes unter Berücksichtigung aller zwölf Freiheitsgrade in ihrem funktionellen Kontext; z. B. Bewegung im Schultergelenk beim Führen eines Apfels zum Mund: Der Humerus flektiert, innenrotiert, abduziert. Hinzu kommt – koordiniert durch die lange Bizepssehne – ein posterolateraler Deszensus (Depression) des Humeruskopfs im glenohumeralen Gelenk. Synchron sorgen M. trapezius, M. serratus u. a. für eine funktionelle Stabilisierung des Schulterblatts, was zu einer relativen 3D-Bewegung der Gelenkpfanne gegenüber dem Humeruskopf führt. 3D-M. bedeutet: Für beide Gelenkpartner (Humeruskopf wie Pfanne) werden ▸ 3D-Rotation und ▸ 3D-Translokation definiert. Mathematisch ausgedrückt bedeutet ▸ 3D bei obiger Bewegung, aus über hundert Kombinationsmöglichkeiten für beide Gelenkpartner je 6 Bewegungsrichtungen anatomisch-funktionell herleiten und definieren zu können (vgl. ▸ dreidimensionales Mobilisieren).

3D-Mobilität Thorax *f*; ***Etym.:*** lat. *mobilitas* „Beweglichkeit" u. griech. *thorax* „Brustkorb"; ***engl.:*** 3D-mobility of the thorax; ***Syn.:*** 3D-Öffnen und 3D-Schließen, spiralige Verschraubung des Brustkorbes

Kontext: Spiraldynamik

Grundlegende funktionelle Beweglichkeit von BWS und Brustkorb im Kontext der bipedalen Lokomotion des Menschen: Am Ende der Belastungsphase (im Moment der Propulsion) kommt es zur ▸ Elongation der Wirbelsäule mit Dekypho-

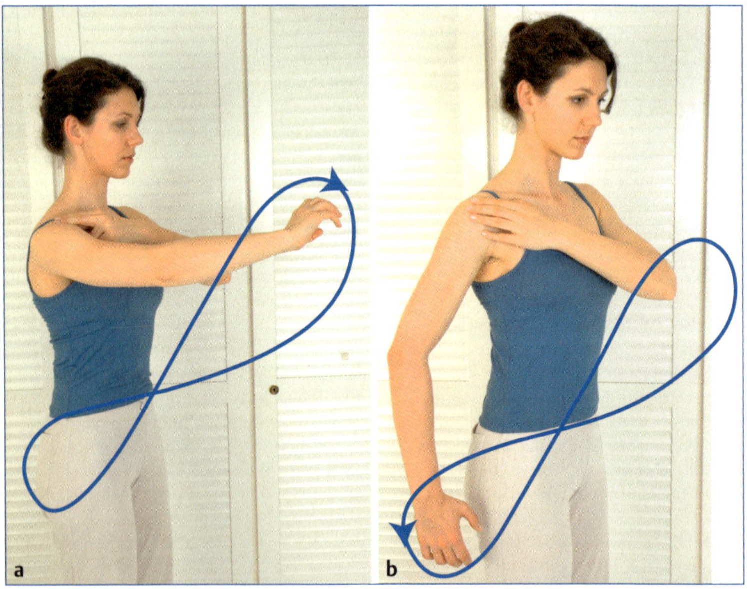

3D-Mobilität Thorax. a Standbeinphase, b Spielbeinphase.

sierung (Extension) der BWS. Gleichzeitig rotiert das Becken samt unterer Thoraxapertur zum Standbein hin, während der Oberkörper samt oberer Thoraxapertur dagegen dreht. Dabei gleiten die Rippen auf der Standbeinseite fächerförmig auseinander. In der dritten Dimension kommt es zu einem Beckentiefstand auf der Standbeinseite mit konsekutivem s-förmigem Verlauf der Wirbelsäule in der Frontalebene. Diese 3D-Bewegung wird zur funktionellen Mobilisierung von BWS und Brustkorb in Seitenlage eingesetzt: 3D-Öffnen standbeinseitig und 3D-Schließen spielbeinseitig mit anschließendem Transfer in den Alltag (vgl. ▸ Random Practise).

3D-Mobilität und Stabilität Wirbelsäule *f*; ***Etym.:*** lat. *mobilitas* „Beweglichkeit" u. *stabilitas* „Standfestigkeit"; ***engl.:*** 3D-mobility and stability of the spine

Kontext: Spiraldynamik

Funktionelle Beweglichkeit und Stabilität des gesamten Stammes inklusive Wirbelsäule als Kernbestandteil der Links-rechts-Verschraubung im Kontext menschlicher bipedaler Lokomotion. Unterschieden werden zwei Dreh-Dehnstellungen: 3D-Öffnen standbeinseitig und 3D-Schließen spielbeinseitig. Die Standbeinseite wird geöffnet und stabilisiert durch: funktionellen Beckentiefstand mit stabiler Überdachung des Hüftgelenkkopfs; Kontaktschluss der lumbalen Facettengelenke (Beckenrotation); Gelenkschluss der kaudalen Abschnitte der Iliosakralgelenke (Mm. transversus perinei superficialis/profundus); Dehnung der Flanke mit Tiefertreten des Zwerchfells; hydrostatische und pneumatische Stabilisierung abdominal und thorakal; 3D-Öffnung des Brustkorbes; axiale Ausrichtung der gesamten Wirbelsäule. Auf der Spielbeinseite kommt es analog umgekehrt zu einer funktionellen Labilisierung auf allen Etagen.

3D-Rotation *f*; ***Etym.:*** lat. *rotatio* „kreisförmige Umdrehung"; ***engl.:*** 3D-rotation

Kontext: Spiraldynamik

Drehbewegungen um die drei Raum- bzw. Körperachsen; z. B. Flexion/Extension um die transversale Gelenkachse, Ab-/Adduktion um die sagittale Achse und Außen-/Innenrotation um die longitudinale Achse – entsprechend sechs grundsätzlich möglichen Bewegungsrichtungen (▸ 3D-Translokation). Spiraldynamik verwendet den Begriff der 3D-R. (Drehbewegungen) systematisch in Kombination mit der 3D-Translokation (Gleitbewegungen). Aus den jeweils sechs grundsätzlich möglichen Bewegungsrichtungen der 3D-R. und 3D-Translation ergeben sich die zwölf Freiheitsgrade räumlicher Gelenkbewegungen (vgl. ▸ Geometrie der Spirale).

3D-Stabilisation *f*; ***Etym.:*** lat. *stabilis* „standfest"; ***engl.:*** 3D-stabilisation

Kontext: Spiraldynamik

Dreidimensionale Stabilität eines Gelenkes unter Berücksichtigung aller zwölf Freiheitsgrade in ihrem funktionellen Kontext, z. B. Bewegung im Schultergelenk beim Führen eines Apfels zum Mund: Der Humerus flektiert, innenrotiert, abduziert. Hinzu kommt – koordiniert durch die lange Bizepssehne – ein posterolateraler Deszensus (Depression) des Humeruskopfs im glenohumeralen Gelenk. Synchron sorgen M. trapezius, M. serratus u. a. für eine funktionelle Stabilisierung des Schulterblatts, was ebenfalls zu einer 3D-Bewegung der Gelenkpfanne gegenüber dem Humeruskopf führt. 3D bedeutet: Für beide Gelenkpartner (Humeruskopf wie Pfanne) werden ▸ 3D-Rotation und 3D-Translokation definiert. Mathematisch ausgedrückt bedeutet 3D bei obiger Bewegung, aus 78 Kombinationsmöglichkeiten für beide Gelenkpartner je 6 Bewegungsrichtungen anatomisch-funktionell herleiten und definieren zu können (vgl. ▸ Dreidimensionales Stabilisieren).

3D-Torsion *f*; ***Etym.:*** lat. *torsio* „Drehung"; ***engl.:*** 3D-torsion; ***Syn.:*** Torsion, Verschraubung, Drehdehnbewegung, spiralige Verschraubung, Spiralbewegung

Kontext: Spiraldynamik

Drehbewegung; Funktion: Spiralige 3D-Verschraubung einer ▸ Koordinationseinheit, z. B. des Stammes, charakterisiert durch ▸ Achsensymmetrie, Polführung, Dreidimensionalität, funktionelle Übereinstimmung mit ▸ archaischen Bewegungsmustern. Bsp. Anteile der 3D-T. im Fuß: Pes rectus (Aufrichtung Kalkaneus um sagittale Achse), Längsgewölbe (Aufrichtung Kalkaneus um transversale Achse), orthograde Ausrichtung der Ferse nach vorne (Abduktion Rückfuß um vertikale Achse), exzentrische Stoßdämpfung im Vorfuß (Flexion der Zehengrundgelenke), Pronation des Vorfußes (Fußlängsachse) und orthograde Ausrichtung der Zehen (Antivaruswirkung im ersten Metatarsalknochen). Therapie: Die Mehrheit aller neuroorthopädischen Probleme lässt sich phänomenologisch auf den einfachen Nenner einer ▸ 3D-Hypotorsion, z. B. Knick-Senk-Spreizfuß oder einer ▸ 3D-Hypertorsion, z. B. Klumpfuß bringen. Die 3D-T. wird verwendet zur Behandlung neuroorthopädischer Probleme vom Typ 3D-Hypotorsion, z. B. Knick-Senk-Spreizfuß, Genua valga et recurvata, Hüftarthrose vom Luxationstyp. Gegenteil: ▸ 3D-Detorsion.

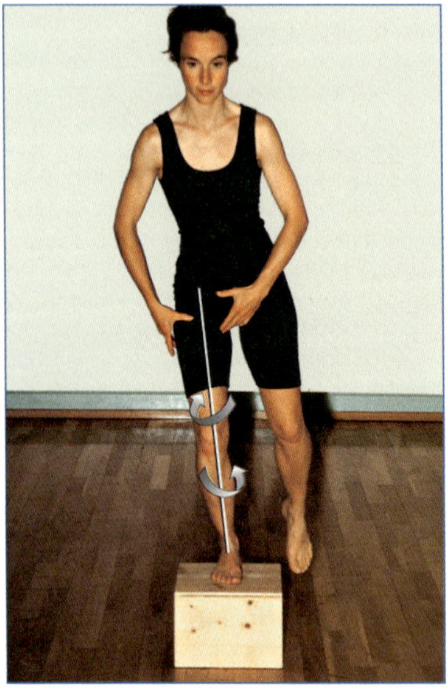

3D-Torsion: Beinspirale beim Treppensteigen – Funktionsschulung.

3D-Translokation *f*; ***Etym.:*** lat. *trans* „hinüber“ u. *locare* „stellen, legen“; ***engl.:*** 3D-translocation; ***Syn.:*** 3D-Translation

Kontext: Spiraldynamik

Gleitbewegungen entlang der drei Raum- bzw. Körperachsen, z. B. Lateralshift entlang der transversalen Gelenkachse, Ante-/Retroposition entlang der sagittalen Achse und Depression und Elevation entlang der longitudinalen Achse – entsprechend sechs grundsätzlich möglichen Bewegungsrichtungen. Spiraldynamik verwendet den Begriff der 3D-T. (räumliche Verschiebung eines Körperteils entlang von Achsen) systematisch in Kombination mit der 3D-Rotation (Drehbewegungen um Achsen). Bezugssysteme sind wahlweise der Körper oder der Raum. Aus den jeweils sechs grundsätzlich möglichen Bewegungsrichtungen der 3D-Rotation und 3D-T. ergeben sich die zwölf Freiheitsgrade räumlicher Gelenkbewegungen. In Abgrenzung zum Begriff „Translation“ (definiertes Roll- und/oder Gleitverhalten beteiligter Gelenkpartner) verwendet die Spiraldynamik die neutralen Begriffe 3D-T. und ▸ 3D-Rotation.

3-Punkte-Gang *m*

Vgl. ▸ Drei-Punkte-Gang.

3-Punkte-Korsett *n*; ***Etym.:*** franz. *corset* „Schnürleib, Korsett“

Vgl. ▸ Korsett.

5

5-Elementen-Lehre *f*; ***engl.:*** System of five elements, Five Element Theory; ***Syn.:*** fünf Wandlungsphase

Kontext: Traditionelle Chinesische Medizin

Die Fünf Elemente sind in unterschiedlicher, zyklisch wechselnder Form stets präsent, so wie Wasser in unterschiedlichen Aggregatszuständen in der Natur vorkommt. Auch das ▸ Qi aus der Traditionellen Chinesischen Medizin hat verschiedene Erscheinungsformen, die in fünf Stufen der zyklischen Veränderungen eingeteilt werden und symbolisch den fünf Elementen der Natur zugeordnet werden: ▸ Holz, ▸ Feuer, ▸ Erde, ▸ Metall und ▸ Wasser. Diese Elemente symbolisieren die Basis des Universums und auch des Menschen.

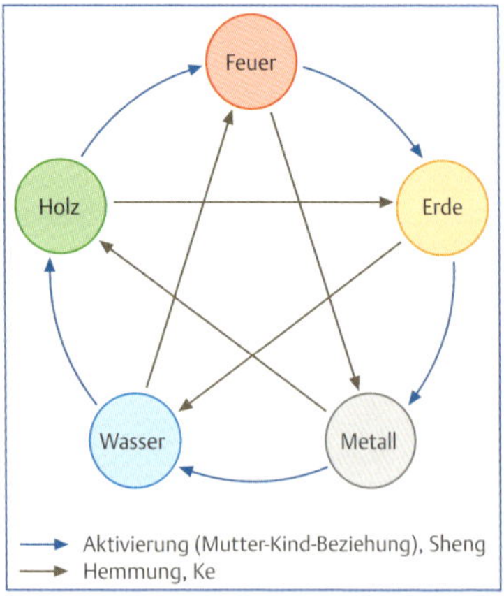

5-Elementen-Lehre.

Sie sind die fünf Grundbaustoffe (5 Wandlungsphasen) der Natur. Die Reihenfolge der Elemente stellt eine Aktivierungskette dar. Das vorausgehende Element ist der Förderer, auch Mutterorgan genannt, des nachfolgenden Elements (Aktivierung = Sheng). Es übt auf das übernächste Element eine Hemmungs- bzw. Kontrollfunktion aus (Hemmung = Ke), sodass es sich physiologisch im Gleichgewicht befindet. So fördert ▶ Feuer z. B. ▶ Erde, hemmt aber ▶ Metall. Jedem Element sind eine Jahreszeit und eine Himmelsrichtung zugeordnet. Der Biorhythmus ändert sich mit den Jahreszeiten und so sind andere Organe anfällig für Erkrankungen. Die Zuordnung der Farben und Geschmacksichtungen ermöglichen die Diagnose einer Erkrankung in der Traditionellen Chinesischen Medizin.

6

6 Fu-Organe *f*
Vgl. ▶ Yang-Organe.

6-Minuten-Gehtest *m*; ***engl.:*** 6-minutes walk test
Kontext: Diagnostik
Valide, leicht durchführbare Untersuchung der submaximalen körperlichen bzw. kardiopulmonalen Leistungsfähigkeit (Herzinsuffizienz, periphere Durchblutungsstörungen, Atemnot) mit prognostischer Aussagekraft zur Überprüfung des therapeutischen Erfolges. Der Patient geht 6 min. forciert auf ebener Strecke (▶ Laufband oder definierte, ausreichend lange Strecke, z. B. Krankenhausflur à 30 m); der Therapeut spornt den Patienten nicht an. Die Gehstrecke wird gemessen. Er dokumentiert zusätzlich Puls (oder Blutdruck, Sauerstoffsättigung) sowie ggf. Pausendauer und -häufigkeit.

8

8er-Sprung *m*; ***engl.:*** Eight jump
Kontext: Medizinische Trainingstherapie
Sprungtest zur Beurteilung der Koordination und Stabilisierungsfähigkeit. Der Test erfolgt einbeinig. Um die Hilfe der Arme auszuschalten, werden diese hinter dem Rücken verschränkt. Der Patient soll auf Zeit eine Acht mit einer Streckenlänge von 5 m in zwei Durchgängen springen. Der Test wird 4-mal durchgeführt, wobei der beste Versuch zählt. Zuerst wird das gesunde Bein getestet (Referenzwert). Nach jedem Versuch macht der Patient 1 min. Pause. Hilfsmittel: Stoppuhr.

9

90/90 Deviation *f*; ***engl.:*** 90/90 deviation;
Syn.: Schusterdaumen
Vgl. ▶ Schusterdaumen.

9-Felder-Matrix *f*; ***Etym.:*** lat. *matrix* „Zuchttier, Stammmutter", zu *mater* „Mutter"; ***engl.:*** 9-field matrix; ***Syn.:*** McKinsey-Matrix, McKinsey-Portfolio
Kontext: Betriebswirtschaftslehre
Erweiterung der ▶ Portfolioanalyse mit neun Feldern; die grafische Darstellung ist eine Erweiterung der 4-Felder-Matrix der Unternehmensberatung Boston-Consulting-Group (BCG). An der x- und y-Achse werden die Marktattraktivität und Wettbewerbsposition des/der eigenen Unternehmens/Praxis zu Grunde gelegt. In neun Quadranten trägt der Praxisinhaber seine verschiedenen Produkte/Therapieangebote ein und ermittelt somit seine Marktpositionen für jedes Produkt. Aus der Lage in der Matrix ergeben sich die daraus abzuleitenden konkreten Maßnahmen für jedes Produkt. Vorteil: präzisere Aussage; Nachteil: höherer Zeitaufwand (im Vergleich zur 4-Felder-Matrix).

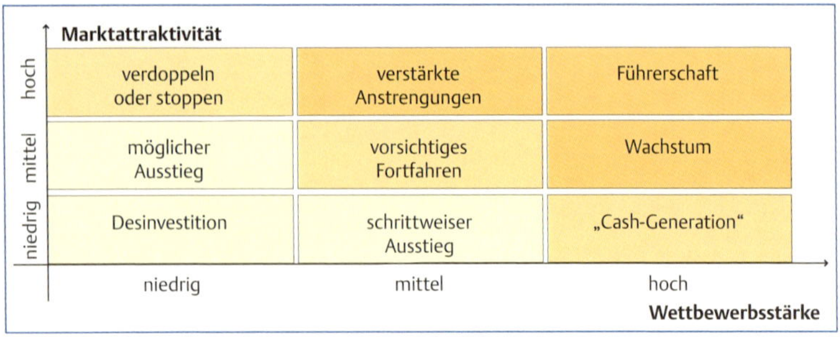

9-Felder-Matrix: Erweiteretes McKinsey-Portfolio mit Maßnahmen für das jeweilige Produkt bzw. die jeweilige Dienstleistung als „grobe“ Marschrichtung.

A

Aachener Lebensqualitätsinventar *n*; ***Abk.:*** ALQUI; ***engl.:*** The Aachen Life Quality Inventory
Kontext: Diagnostik
Standardisierter Fragebogen zur Erfassung der gesundheitsbezogenen Lebensqualität von Patienten mit Hirnschädigung. Dokumentiert werden Aussagen des Patienten (trifft zu/trifft nicht zu) zu kognitiven und motorischen Leistungen, z. B. „Ich laufe langsamer." Bei Zustimmung wird zusätzlich der subjektive Belastungsgrad (nicht, mittel, sehr) durch die Einschränkung erhoben. Das ALQUI korreliert stark mit der Marburger Kompetenzskala, die zusätzlich eine Fremdeinschätzung enthält.

Abbrechgefühl *n*
Kontext: Orthopädie
Symptomangabe von Patienten mit Instabilität der LWS; mit zeitlicher Verzögerung auftretender ligamentärer Schmerz. Bei mangelnder Stabilität belastet das einwirkende Körpergewicht den Kapselbandapparat durch Zug. Patienten mit Instabilitäten in der Wirbelsäule nehmen dies bei längerem Stehen häufig subjektiv als Gefühl des „Abbrechens" wahr.

Abdominal pressure Test *m*; ***Etym.:*** engl. „Unterleibs..." und. „Druck, Spannung"
Kontext: Diagnostik
A. testet die Muskelspannung im Bereich des Abdomen. Der Therapeut übt in neun Quadranten leichten Druck auf den Abdomen aus.

Abdruck *m*; ***engl.:*** Toe off
Kontext: Ganganalyse
Abschluss des Fußkontaktes im Gangzyklus. Die Großzehenseite initiiert den optimalen A., sodass eine Rotation – Gegenrotation im bzw. zwischen Bein, Becken und Rücken stattfinden kann.

Abduktion *f*; ***Etym.:*** lat. *abducere* „wegführen, wegziehen"; ***engl.:*** Abduction
Kontext: Anatomie, Funktionelle Bewegungslehre
Bewegungskomponente; vom Körper weg bewegen. Abduktionsbewegungen erfolgen entlang der Frontalebene um eine sagittotransversale Achse (vgl. ▸ Adduktion).

Abduktionskissen *n*; ***Etym.:*** lat. *abducere* „wegführen"; ***engl.:*** Abduction pillow
Kontext: Traumatologie
Orthese zur Fixierung des verletzten/operierten Armes in Abduktion (Schultergelenk). Das Kissen selbst ist meist aus Schaumstoff und mittels Klettverschlüssen und einem Gurtsystem am Körper des Patienten befestigt. Je nach Größe bzw. Position des Kissens beträgt die Abduktion zwischen 30° und 90°. Es wird u. a. postoperativ bei Patienten mit Rotatorenmanschettenruptur eingesetzt, da die Zugbelastung bei Adduktion für die Naht zu stark ist.

Abduktionsschiene *f*; ***Etym.:*** lat. *abducere* „wegführen"; ***engl.:*** Abduction cast
Kontext: Pädiatrie, Traumatologie
Lagerungsschiene für die Abduktion in Hüftgelenk zur Prävention bei Patienten mit angeborenen Hüftluxationen oder Lagerungsschiene für die Abduktion im Schultergelenk nach Schulteroperationen, Muskel-Sehnen-Rupturen, Frakturen und Entzündungen im Schultergelenk. Physiotherapie: i. d. R. isometrische Spannungsübungen von Abduktoren und Rotatoren; aktive Bewegungen nach Maßgabe des Operateurs.

Abduktionssyndrom *n*; ***Etym.:*** Etym: lat. *abducere* „wegführen"; ***engl.:*** Abduction syndrome
Kontext: Funktionelle Bewegungslehre
Aufgrund eines Missverhältnisses zwischen Schulterbreite und frontotransversalem Thoraxdurchmesser und/oder Trochanterabstand. Normalerweise entspricht der Trochanterabstand dem frontotransversalen Thoraxdurchmesser (beide sind kleiner als der Schultergelenkabstand). Dadurch kann der Schultergürtel dem Brustkorb aufliegen; die Arme hängen frei beweglich neben dem Körper. Ist der Schulterabstand kleiner als oben genannte Breiten, führt dies zu dauernder abduktorischer Muskelaktivität (v. a. bei der gangtypischen Armbewegung, da ansonsten die Arme den Körper streifen).

Abduktionstest *m*; ***engl.:*** Abduction test
Kontext: Diagnostik
Untersuchung der selektiven Kontrolle der abduktorischen Beinbewegung in Seitenlage durch den M. glutaeus medius, M. quadratus lumborum und die Mm. obliquui (globale Stabilisatoren der oben liegenden Seite). Der Patient abduziert das oben liegende Bein langsam bis zur Horizontalen, hält es 10 sec., senkt es langsam wieder ab. Erstbeschreibung des A. durch Janda (1979). Voraussetzung/Lernprozess: Der Patient weiß, dass

A

nicht die Kraft, sondern die Genauigkeit getestet wird. Bei Dysfunktion der globalen Stabilisatoren: Ersatz der Abduktion durch Flexion im Hüftgelenk oder durch Lateralflexion des Beckens.

Abfußen *n*

Kontext: Hippotherapie

Abheben des Pferdefußes vom Boden unter Druck und Schub in die Vorwärtsbewegung. Der Vorwärtsschub überträgt auf den Reiter (Patienten) einen Rückwärtsimpuls, der von der Wirbelsäule möglichst in Aufrichtung des Rumpfes widerlagert werden soll (rhythmischer Wechsel mit ▶ Auffußen und Vorwärtsimpuls).

Abgeleitete Größe *f*; ***engl.:*** Derived quantity

Kontext: Physik

Von ▶ Grundgrößen abgeleitete physikalische Größe. Beispiel: Geschwindigkeit (v) = Weg (s) / Zeit (t). Weg und Zeit sind Grundgrößen, aus denen man die Geschwindigkeit ableitet (vgl. ▶ Grundeinheit).

Abgeleitete Größe

Abgeleitete Größe	Formel	Einheit (Abkürzung)
Geschwindigkeit	$v = s/t$	[m/s]
Fläche	$A = s_1 \times s_2$	[m²]
Volumen	$V = s_1 \times s_2 \times s_3$	[m³]
Dichte	$p = m/V$	[kg/m³]

Abgrenzung *f*; ***engl.:*** Dissociation

Kontext: Kommunikation

Aktives, Grenzen wahrendes Vorgehen, sodass Therapeuten im Sinne einer wirksamen Therapie professionell handeln können. Therapeuten sind möglicherweise mit Situationen konfrontiert, in denen ihnen Patienten unangemessene Aufforderungen oder unrealistische Erwartungen entgegenbringen (z. B. zwischenmenschlicher Kontakt über die Therapiezeiten hinaus, sexuelle Bedürfnisse, Herumkommandie-

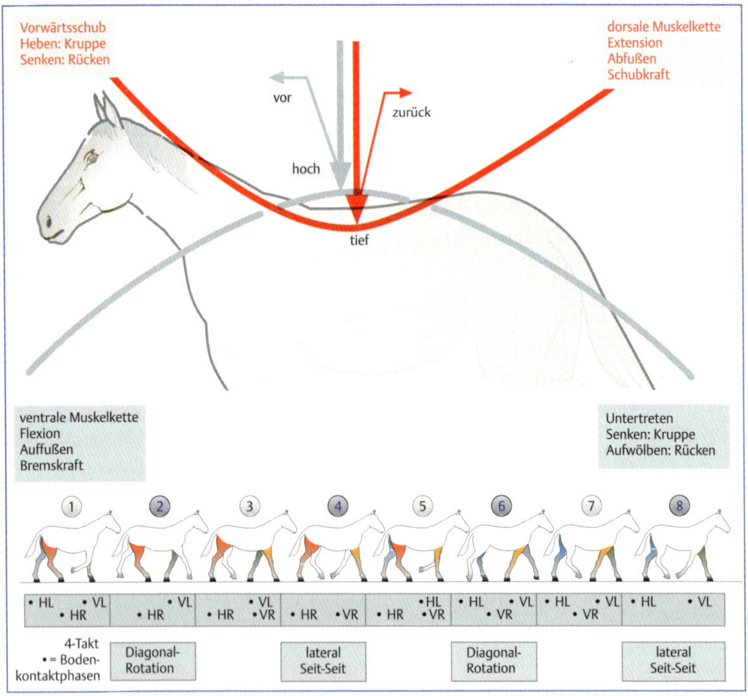

Abfußen. Bewegungsübertragung des Pferdes in den acht Schrittphasen.

ren) oder ihnen körperlich zu nahe kommen (z. B. ▸ Grenzüberschreitung, ▸ Belästigung). Durch Körpersprache und geeignete Wortwahl können Therapeuten dafür sorgen, dass körperlich-räumliche und emotionale Grenzen beachtet werden. Eine ▸ Rollenklärung kann dazu beitragen, dass Patienten ein Verständnis von den Aufgaben eines Physiotherapeuten (z. B. Berührungen für ausschließlich therapeutische Zwecke) und den Grenzen der Behandlung bekommen. Darüber hinaus können Therapeuten unrealistische Vorstellungen des Patienten (Beschwerden, Beschwerdefreiheit) besprechen und ihre eigene Einschätzung fachlich begründen. Gleichzeitig ist es ihnen auch möglich, den Wunsch nach Heilung zu erkennen (vgl. ▸ Abstandsregulation, ▸ Körperkontakt).

Abhängige Variable *f*
Vgl. ▸ Variable, abhängige.

Abhärtung *f*; ***engl.:*** Induration
Vgl. ▸ Narbenabhärtung.

Abhebearbeit nach Schaarschuch *f*; ***engl.:*** Lift-off activity according to Schaarschuch
Kontext: Lösungstherapie nach Schaarschuch-Haase
Passives Bewegen von Arm oder Bein des Patienten, wobei der Patient jede eigene Aktivität aufgeben soll. Somit hat der Therapeut die genaue Kontrolle, ob der Patient loslassen kann. Es kommt zu einer vegetativen Umstimmung in Richtung Parasympathikus.

Abhebetechnik *f*; ***Etym.:*** griech. *techne* „Handwerk, Kunst, Kunstfertigkeit, Wissenschaft"; ***engl.:*** Connective tissue lift-off technique
Kontext: Bindegewebsmassage
Das Abheben der Gewebeschichten erfolgt vornehmlich an der Rückenhaut und dient der Beurteilung von ▸ Trophik und ▸ Turgor. Die Haut wird mit Daumen und Zeigefinger erfasst und abgehoben. Dabei sollte der Fingerabstand fünf Zentimeter nicht überschreiten und der Verlauf der ▸ Spaltlinien berücksichtigt werden.

Abhustenhilfe *f*; ***engl.:*** Expectorant
Kontext: Atemtherapie
Umfasst verschiedene Maßnahmen, die dem Patienten helfen, Sekret gezielt aus der Lunge und den Atemwegen zu lösen und schmerzarm abzuhusten, z. B. postoperativ durch Narbenfixation.

Ablauforganisation *f*; ***Etym.:*** frz. *organiser* „einrichten, ordnen"; ***engl.:*** Process organisation
Kontext: Betriebswirtschaftslehre
Strukturierung der Arbeitsprozesse in einem Unternehmen/einer Praxis oder Klinik, um Arbeitsabläufe optimal aufeinander abzustimmen. Die A. wird häufig in sog. Ablaufdiagrammen grafisch dargestellt; sie ist eng mit der ▸ Aufbauorganisation eines Unternehmens verknüpft. Physiotherapie: Die Arbeitsprozesse sollten möglichst termingerecht ablaufen, den Bedürfnissen und Fähigkeiten der Mitarbeiter und Patienten entsprechen und den geringsten finanziellen Aufwand erfordern. Beim Aufbau einer Praxis werden die genauen Abläufe vorausgeplant; sie können bzw. müssen bei Vergrößerungen oder Verkleinerungen des Unternehmens entsprechend angepasst werden.

Ableitelektrode *f*; ***engl.:*** Conductive electrode, recording electrode; ***Syn.:*** Ableitungselektrode
Kontext: Physik, Innere Medizin
Elektrisch leitende Kontaktstelle zur Registrierung (Ableitung) von bioelektrischen Signalen (z. B. EKG, EEG, EMG). Man unterscheidet: Oberflächenelektroden, Nadelelektroden und Drahtelektroden. Für die artefaktfreie (störungsfreie) Messung ist gutes Befestigen und ein geringer Übergangswiderstand zwischen Elektrode und Gewebe unbedingt erforderlich. Bei Oberflächenelektroden wird zu diesem Zweck meist ein Gel als Kontaktmittel benutzt. Der elektrische Widerstand des Gewebes zwischen zwei Elektroden wird ▸ Impedanz oder Innenwiderstand genannt. Es wird zwischen differenter und indifferenter Ableitelektrode unterschieden. Die differente Elektrode befindet sich in unmittelbarer Nähe zum untersuchten Organ, die indifferente ist entfernt platziert (Bezugspotenzial). Zur Messung von Potenzialen sind generell zwei Elektroden notwendig. Je nachdem, ob sich die Ableitung auf eine Referenzstelle oder eine Potenzialdifferenz am Organ selbst bezieht, unterscheidet man unipolare oder bipolare A.

Ableitstelle *f*; ***engl.:*** Conduction point; ***Syn.:*** Ableitungspunkt
Kontext: Physik, Innere Medizin
Genaue Position zur Anbringung der Ableitelektroden; das sind zumeist anatomisch, physiologisch oder technisch definierte Punkte, um die Reproduzierbarkeit einer Messung zu gewährleisten. Abweichungen von der „üblichen" Ableitstelle haben Signalveränderungen zur Folge, die sich nicht (oder nur bedingt) mit dem Ergebnis der exakt durchgeführten Messung vergleichen lassen. Beispiel: Vertauschen der Ableitstellen beim EKG, größerer Abstand zwischen zwei EMG-Elektroden.

A

Ableitung *f*; ***engl.:*** Conduction, differentiation

1. *Kontext:* Physik

Messung und Registrierung bioelektrischer Signale; sie werden vom Körper „abgeleitet“ und über eine Messkette (Elektroden, Kabel, Verstärker, Speicher) erfasst. Zur Messung von Potenzialen sind generell zwei Elektroden notwendig (Potenzialdifferenz). Je nachdem, ob sich die Ableitung auf eine Referenzstelle oder eine Differenz zwischen zwei Ableitelektroden (über dem gleichen Organ) bezieht, unterscheidet man unipolare und bipolare Ableitungen.

2. *Kontext:* Physik

Grenzwert, A. einer Funktion. Beispiel: Die Geschwindigkeit ist die 1. Ableitung des Weges nach der Zeit ($v = ds/dt$), die Beschleunigung ist die 1. Ableitung der Geschwindigkeit nach der Zeit ($a = dv/dt$) oder die 2. Ableitung des Weges nach der Zeit ($a = ds/dt^2$).

3. *Kontext:* Bindegewebsmassage

A. werden immer am Ende einer ▸ Bindegewebsmassage durchgeführt, um überschießende Reaktionen (z. B. Herzklopfen oder Kurzatmigkeit) zu vermeiden. Sie können jedoch zum gleichen Zweck auch zwischen den ▸ Aufbaufolgen angewandt werden. Man unterscheidet die kleine und die große flächige A. Die kleine A. wird nur angewandt, wenn die Behandlung mit dem kleinen Aufbau endet (vgl. ▸ Grundaufbau). Sie erfolgt als mehrmaliges bimanuelles Ausziehen von den Rhombuspunkten (Michaelis'sche Grübchen) ausgehend zu den unteren Kreuzbeinrändern. Die große flächige A. wird bimanuell am Nacken beginnend, Richtung Akromion über die Schulterblätter kaudal Richtung Kreuzbein ausgeführt. Danach werden die Kreuzbeinränder bis zum Apex sacri behandelt.

Abmahnung *f*; ***engl.:*** Warning

Kontext: Betriebswirtschaftslehre

Mittel des Vorgesetzten, um einen Mitarbeiter rechtswirksam zu rügen. Die A. kann mündlich oder schriftlich erfolgen; die Schriftform ist aus arbeitsrechtlichen Gründen (Dokumentation) zu bevorzugen und muss folgende Punkte enthalten: Datum, Beschreibung des pflichtwidrigen Verhaltens, Aufforderung sich zukünftig vertragsgemäß zu verhalten, Ankündigung der Konsequenzen, falls sich das Verhalten des Mitarbeiters nicht ändern sollte. Der Empfänger sollte die A. mit Datum gegenzeichnen/unterschreiben. Die A. wird in der Personalakte verwahrt. Abmahnungsgründe: z. B. Arbeitsverweigerung, Alkoholgenuss während der Arbeitszeit, wiederholte Unpünktlichkeit, Störung des Betriebsfriedens u.Ä.

Abnormale Reaktionen *f*; ***Etym.:*** lat. *abnormis* „von der Norm abweichend“, *re* „zurück“ u. *actio* „Handlung“; ***engl.:*** Abnormal reaction

Kontext: Pädiatrie

Verlängertes Bestehenbleiben bzw. Fehlen ▸ primärer Reaktionen; kann auf einen zerebralen Hirnschaden hinweisen. Die immer wiederkehrenden Bewegungsabläufe, z. B. bei der Mororeaktion, gehen in pathologische Bewegungsmuster über, verhindern willkürliche Bewegungen und Handlungen und beeinflussen die normale kindliche Entwicklung negativ. Bsp.: Symmetrisch-Tonische-Nacken-Reaktion (STNR): Das Flexionsmuster der Arme beteiligt Muskelketten, die eine Beugung mit gleichzeitiger Innenrotation (Schultergelenke), Volarflexion (Handgelenke), Adduktion (Daumensattelgelenk) auslösen und so den ▸ Handwurzelstütz verhindern. Das Extensionsmuster der Beine beteiligt Muskelketten, die Innenrotation, Adduktion und Streckung der Beine mit Plantarflexion (Spitzfuß) auslösen mit gleichzeitiger Semiflexion in Hüft- und Kniegelenken. Stehen und Gehen sind nicht möglich (vgl. ▸ primäre Reaktionen).

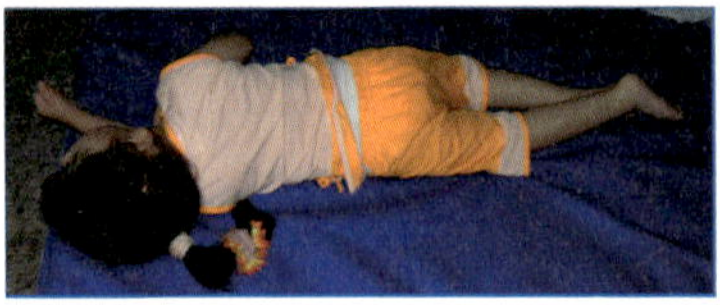

Abnormale Reaktionen.

Abnorme Reaktion *f*

Vgl. ▸ Reaktion, abnorme.

Abrasio dentium *f*; ***Etym.:*** lat. *abradere* „abkratzen, abschaben“ u. *dens* „Zahn“; ***engl.:*** Abrasion dental

Kontext: Kiefergelenksbehandlung

Physiologische oder pathologische Abnutzung der Zähne. Letztere kann z. B. durch Zähneknirschen entstehen (vgl. ▸ Bruxismus, diurnal, ▸ Bruxismus, nokturnal).

Abrissfraktur *f*; ***Etym.:*** lat. *fractura* „Bruch“; ***engl.:*** Abridgement fracture

Kontext: Traumatologie

Durch Gewalteinwirkung verursachter Abriss eines Knochenvorsprungs. Das Fragment wird häufig durch den Zug der daran ansetzenden Muskulatur disloziert. Folgende Probleme können entstehen: aktive Bewegungseinschränkung, da keine Verbindung zwischen Muskel und Knochen besteht; passive Bewegungseinschränkung, weil das Fragment ein knöchernes Bewegungshindernis darstellt; Zugschmerz, bei anhaltender Dislokation keine knöcherne Heilung. In solchen Fällen ist deshalb die operative Refixation über Zuggurtung oder Schraubenosteosynthese üblich. Physiotherapie: Die Bewegungen sind limitiert, um eine gute Heilung zu gewährleisten. (Zugwirkung durch das Anspannen von am Fragment ansetzenden Muskeln). Therapeuten behandeln die eingeschränkte Beweglichkeit nur, wenn keine medizinischen Gründe dagegen sprechen, z. B. eine mögliche Störung der Frakturheilung oder Schädigung der Weichteile).

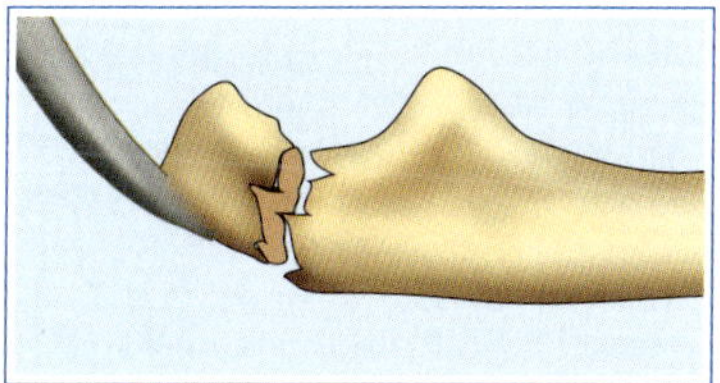

Abrissfraktur.

Abrollhilfen *f*
Kontext: Orthopädie
▸ Hilfsmittel, die das Abrollen des Fußes beim Gehen erleichtern, z. B. bei Bewegungseinschränkungen oder nach Versteifungen im Bereich des Fußes oder der Sprunggelenke.

Absatz *m*; ***engl.:*** Sales; ***Syn.:*** Vertrieb
Kontext: Betriebswirtschaftslehre, Marketing
Alter betriebswirtschaftlicher Ausdruck für Vertrieb, Verkauf oder zeitgemäßer für ▸ Marketing. A. umfasst nicht nur das Verkaufen der Therapieeinheiten und -materialien, sondern sämtliche davor und danach liegenden Aktivitäten, z. B. Erstellung von Flyern und Plakaten, telefonische Erinnerung an Behandlungstermine, Fragebogen zur Patientenzufriedenheit etc.

Absatzerhöhung *f*
Kontext: Orthopädie
▸ Hilfsmittel zur Erleichterung des Gehens, z. B. bei eingeschränkter Dorsalextension nach Achillessehnenruptur, Talus- oder Kalkaneusfraktur. Durch die A. wird das Abrollen des Fußes unterstützt.

Absatzweg *m*; ***engl.:*** Sales channel; ***Syn.:*** Vertriebsweg
Kontext: Betriebswirtschaftslehre, Marketing
Beschreibt den Weg, den die Produkte (z. B. Behandlung, Hausbesuch oder Pezziball) vom Hersteller zum Kunden (Praxisinhaber und/oder Patient) zurücklegen. Man unterscheidet den direkten (d. h. den Praxisinhaber selbst) und indirekten A. (z. B. Vertreter im Bereich Pharmaindustrie). Der A. kann durch unternehmenseigene Personen (z. B. angestellte Vertreter) oder durch unternehmensfremde Organe wie den Fachhandel erfolgen. Absatzwege haben in der Physiotherapie eine sehr geringe Bedeutung.

Abschreibung *f*; ***engl.:*** Depreciation
Kontext: Betriebswirtschaftslehre
Erfasst den Verbrauch bzw. die Abnutzung von materiellen (z. B. Behandlungsbänke, Computer) und immateriellen Gütern (Patente etc.) in Unternehmen. Die angefallenen Anschaffungskosten werden im Rechnungswesen auf die Jahre verteilt, in denen die Nutzung (Abnutzung) bzw. der Verbrauch erfolgt. Bsp. Anschaffung einer Behandlungsbank: Die Anschaffungskosten werden auf mehrere Jahre verteilt und fallen nicht im ersten Jahr zu 100 % an. Die Bank kann linear (Abschreibungshöhe in jedem Jahr gleich) oder degressiv (jährlich abnehmende Abschreibungshöhe) abgeschrieben werden. Je nach Gegenstand werden vom Gesetzgeber 3, 5 oder 10 Jahre an sog. Werteverzehr akzeptiert. Hintergrund für Abschreibungen ist die Wertminderung durch Abnutzung oder technische Weiterentwicklungen. Steuerliche Absetzung für Abnutzung (AfA):Verschleiß: wirtschaftlicher Art (Computer: Entwertung durch stetigen technischen Fortschritt) oder zeitlicher Art (Fristablauf bei Patenten, Lizenzen).

Absoluter Nullpunkt *m*
Vgl.: ▸ Nullpunkt, absoluter.

Absolutkraft *f*; ***engl.:*** Absolute power
Kontext: Trainingslehre
Maximal mögliches Kraftpotenzial eines Muskels, das er auf Grund seines Querschnitts, der Muskelfaserzusammensetzung und der neuronalen Aktivierung zur Verfügung hat. Summe aus willkürlich geleisteter Maximalkraft und Kraftreserve. Kann nicht willkürlich erreicht werden. Annähernd zu erfassen durch die Bestimmung der exzentrischen Maximalkraft.

A

Absorption *f*; ***Etym.:*** lat. *absorbere* „ab-, [auf-] saugen, verschlucken"; ***engl.:*** Absorption; ***Syn.:*** Energieabsorption
Kontext: Physik
Beim Eindringen von elektromagnetischen Wellen in räumlich ausgedehnte Medien wird Energie „aufgesaugt", genau genommen in Joule' sche Wärme umgewandelt. Auch das Eindringen von Gasen oder Gasgemischen in eine Flüssigkeit oder einen festen Stoff (Absorptionsmittel) nennt man Absorption. Allgemein kann Absorption durch die Absorptionsrate oder den Absorptionsgrad beschrieben werden. Beispiele: Wird von einem Körper das gesamte Lichtspektrum der Sonne absorbiert, erscheint er schwarz. Im Falle einer Kollision werden bestimmte Teile der Fahrzeugkarosserie verformt, um so mechanische Energie zu absorbieren (Knautschzone).

Abspaltung *f*; ***engl.:*** Dissociation
Kontext: Psychologie, Psychiatrie
Abtrennen von Erfahrungen (Dissoziation), damit die Person psychisch überlebt. Wird eine Person bei einem das physische und/oder psychische Überleben bedrohenden Ereignis mit aversiven Reizen überflutet, reagiert ihr Organismus mit neurophysiologischen Prozessen. Diese Prozesse entfremden die Person vom Geschehen. Die abgespaltenen Erfahrungen werden im Traumagedächtnis gespeichert und können nicht bewusst abgerufen werden (Erinnerungslücken). Diese nicht mit den bewusst zugänglichen Anteilen des ▸ Selbstkonzeptes verbundenen Erfahrungen können jedoch durch bestimmte Reize (Trigger: z. B. Gerüche, Geräusche) aktiviert werden, ohne dass die Person einen Gesamtzusammenhang erkennen kann (Intrusion). Die fehlende oder eingeschränkte Möglichkeit, den eigenen Zustand zu erklären, erschwert es Helfern und Angehörigen, zu verstehen, was mit der betroffenen Person los ist und wie man sie unterstützen kann (vgl. ▸ Trauma).

Abstand *m*; ***engl.:*** Distance; ***Syn.:*** Länge, Strecke
Kontext: Biomechanik
Entfernung zwischen zwei Punkten im Raum (vgl. ▸ Längenmessung).

Abstandsregulation *f*; ***Etym.:*** Etym: lat. *regulare* „regeln, einrichten"; ***engl.:*** Active distance regulation/control
Kontext: Psychologie, Kommunikation
Vorgehensweise von Therapeuten, um die Bedürfnisse der Patienten sowie ihre eigenen Bedürfnisse nach Selbstbestimmung, ▸ Sicherheit im Kontakt und Privatsphäre zu berücksichtigen. Dabei können mehrere Interaktionszonen unterschieden werden. Durch die häufig große Nähe während der Behandlung empfiehlt es sich, vor und nach der Behandlung einen angemessenen Abstand zum Patienten einzunehmen und den psychologischen Kontakt (vgl. ▸ Rapport) durch Blickkontakt und verbale Bezugnahme aufrechtzuerhalten (z. B. ▸ aktives Zuhören, ▸ Gesprächstechniken). Was angemessen erscheint, unterliegt auch der subjektiven Wahrnehmung und den Vorerfahrungen; das eigene ▸ Bauchgefühl kann dabei jedoch eine wichtige Entscheidungshilfe darstellen (vgl. ▸ Autonomie, ▸ somatische Marker, ▸ Körperkontakt).

Abstützaktivität *f*; ***Etym.:*** lat. *activus* „tätig"
Kontext: Funktionelle Bewegungslehre
▸ Aktivitätszustand; der Körper hat Kontakt mit einer Abstützvorrichtung, z. B. Wand; die ihr zugewandte Seite ist zur Stabilisierung der Stellung muskulär verspannt.

Abszess *m*; ***Etym.:*** lat. *abscessus* „Weggang, Entfernung"; ***engl.:*** Abscess
Kontext: Traumatologie, Orthopädie, Chirurgie
Umkapselte Eiteransammlung in einer nicht präformierten Körperhöhle, die durch entzündliche Gewebeeinschmelzung entsteht. Kann ohne äußere Einflüsse entstehen, nach Operationen und Injektionen (z. B. unsteriler Umgang mit Instrumenten) oder bei verminderter Funktionsfähigkeit des Immunsystems. Physiotherapeutisch ist schonend mit dem betroffenen Gewebe umzugehen, um die Situation nicht zu verschlechtern.

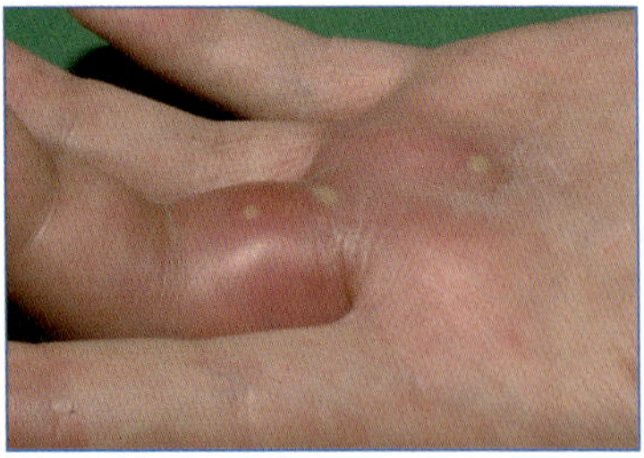

Abszesse.

Abszisse *f*; ***engl.:*** X-coordinate, abscissa; ***Syn.:*** x-Achse
Kontext: Biomechanik
Horizontale Achse in einem kartesischen Koordinatensystem. Werden zwei Variablen einander zugeordnet (z. B. Funktion y = f (x)), so ist die Abszisse der Wert der unabhängigen Variable (Argument, x), der mittels einer Funktion den Wert (y) der anderen Variable bestimmt. Gegenstück ist die ▸ Ordinate (vgl. ▸ Diagramm).

Abtastintervall *n*; ***engl.:*** Sampling interval
Kontext: Physik, Forschung
Zeitlicher Abstand zwischen zwei Messungen, die mit einer bestimmten Abtastrate erfolgen. Es entspricht dem Kehrwert der Abtastrate (Messfrequenz).

Abtastrate *f*; ***engl.:*** Scan rate, sampling rate, sampling frequency
Kontext: Physik, Forschung
Registrieren von Signalen durch fortlaufendes Entnehmen (Sammeln) von Werten aus einem Signalverlauf (Spannungswerte, Bilder) innerhalb einer bestimmten Zeiteinheit. Man spricht auch vom Abtasten mit einer bestimmten Abtastrate. Der Abstand zwischen zwei Abtastzeitpunkten wird ▸ Abtastintervall genannt. Häufig erfolgt während der Aufzeichnung (im Hinblick auf eine Quantifizierung) die Umwandlung eines nichtelektrischen Signals in elektrische messbare Spannungswerte. Die registrierende Einheit (z. B. Computer) greift in bestimmten Zeitabständen für eine bestimmte Dauer (Abtastintervall) auf den Messwandler zu. Die A. wird wie die Frequenz in Hertz [Hz] bzw. [s^{-1}] angegeben. Beispiel: Die Digitalisierung von HiFi-Audiodaten erfolgt mit 44,1 kHz. (Vgl. ▸ Analog-Digital-Wandler).

Abwehrenergie *f*; ***Etym.:*** griech. *energeia* „Tatkraft"; ***engl.:*** Defensive Qi; ***Syn.:*** Wei-Qi
Kontext: Traditionelle Chinesische Medizin
Diese Energie bewegt sich außerhalb der ▸ Meridiane, durchdringt die verschiedenen Hautschichten und bildet einen Schutzschild außerhalb der Haut.

Abwehrpotenzial *n*; ***Etym.:*** lat. *potens* „mächtig"; ***engl.:*** Defence potential
Kontext: Traditionelle Chinesische Medizin
Das A. des Körpers wird durch die Begriffe Fülle und Leere differenziert. Für ▸ Fülle stehen heftige Reaktionen wie z. B. Zungenbelag, Schwellung, kräftiger Puls etc. Für ▸ Leere hingegen sprechen schwächere Reaktionen wie dünner Zungenkörper, kraftloser Puls etc. Diese Phänomene werden in die Diagnostik der Traditionellen Chinesischen Medizin angewandt.

Achse *f*; ***engl.:*** Axis
1. ***Kontext:*** Biomechanik
Mittellinie; auch Drehachse oder Rotationsachse; auch A. im kartesischen Koordinatensystem: x- und y-Achse bzw. ▸ Abszisse und ▸ Ordinate (vgl. ▸ Gelenkachse). Auch Mittellinie durch ein optisches System.
2. ***Kontext:*** Funktionelle Bewegungslehre
Durch die Schnittlinien von zwei Körperebenen gebildete Bewegungsachse. Die Achsenbezeichnung leitet sich von den jeweiligen Ebenen ab. Man unterscheidet frontosagittale, frontotransversale und sagittotransversale Achsen.
3. ***Kontext:*** Spiraldynamik
Struktur: Die anatomisch-strukturellen Grundlagen stellen eine verbindliche Grundlage dar, z. B. physiologische Valgusstellung im Kniegelenk. Funktion: Funktionell wird konsequent eine Optimierung der Achsen angestrebt, z. B. die Korrektur eines leichten Knickfußes durch eine orthograde Fersenstellung. Pathomechanik: Neben den klassischen Achsenabweichungen, z. B. bei O-Beinen, wird der Bezug zu den Rotationsrichtungen konsequent berücksichtigt; z. B. echte Genua vara mit nach außen schielenden Kniescheiben und divergierenden Fußachsen versus Pseudo-O-Beine mit nach hinten durchgedrückten Kniegelenken, nach innen schielenden Kniescheiben und säbelartig gebogenen Unterschenkeln (Crura vara). Therapie: Die Achsenkorrektur erfolgt grundsätzlich über die Korrektur der ▸ Drehrichtungen, z. B. die Korrektur des Genu valgum durch Außenrotation des Femurs und Innenrotation des Unterschenkels.

Achse, frontotransversale *f*; ***Etym.:*** lat. *frons* „Stirn" u. *transversus* „quer, schief"
Vgl. ▸ Frontotransversale Achse.

Achse, sagittotransversale *f*
Vgl. ▸ Saggitotransversale Achse.

Achsenskelett *n*; ***engl.:*** Axial skeleton
Kontext: Alexander-Technik
Das A. besteht aus dem Cranium, der Wirbelsäule (einschließlich Os sacrum und Os coccygis), Thorax (Costae und Sternum) und dem Os hyoideum. In der Alexander-Technik ist die freie Beweglichkeit des Achsenskeletts erstens ein Indikator für die Fähigkeit eines Individuums zur Koordination seiner selbst als Ganzes, und zweitens eine notwendige Vorausset-

zung sowohl für eine mühelose Gesamtbalance als auch für die Beweglichkeit der Extremitäten.

A

Achsensymmetrie *f*; ***Etym.:*** griech. *symmetria* „Ebenmaß"; ***engl.:*** Axial symmetry; ***Syn.:*** Spiral-Symmetrie, helikale Symmetrie

1. ***Kontext:*** Geometrie, Anatomie

Objekt und Spiegelobjekt werden über eine Achse (Symmetrieachse) gespiegelt, die Verbindungsgerade zwischen Punkt und Spiegelpunkt wird durch diese Achse halbiert und verläuft rechtwinklig zur Spiegelachse. Andere Formen siehe ▸ Symmetrie. Die A. ist die Symmetrie hinter dem ▸ Spiralprinzip.

2. ***Kontext:*** Spiraldynamik

Qualitatives Modell für achsensymmetrische Strukturen und Bewegungsfunktionen der menschlichen Anatomie: Strukturell findet sich das Prinzip der Achsensymmetrie als Drehscharnier-Mechanismus von Knie- und Ellbogengelenk, als spiraliges Längsgewölbe des Fußes und ansatzweise der Hand; funktionell findet es sich als ▸ Links-rechts-Spirale der Wirbelsäule, als Beuge-Streckbewegungen der Extremitäten, als stoßdämpfende Elastizität des Fußlängsgewölbes bzw. als plastische Mobilität des Handgewölbes (vgl. ▸ Spiral-Geometrie).

Achterbewegung *f*; ***engl.:*** Figure of eight movement; ***Syn.:*** 8-er Bewegung

Kontext: Spiraldynamik

Zyklische, dreidimensionale, anatomisch-funktionell begründbare Bewegungsschlaufen als Grundlage einer funktionellen Gelenkmobilisation. Die räumliche Bahn wird funktionell hergeleitet. Die zeitliche Dimension ▸ Zeit der A. (Frequenz und Rhythmus) wird situativ entsprechend Konstitution, Pathomechanik, Schmerz, Therapieziel usw. festgelegt. Der M. iliopsoas z. B. definiert die vordere außenrotierte Schlaufe des Hüftachters mit Flexion/Adduktion/Außenrotation, während die Glutealmuskulatur die hintere innenrotierte Schlaufe definiert. Bei der Hüftachterbewegung beschreibt das Knie (bei fixiertem Hüftbein) auf einer Kugeloberfläche (r = Femurlänge) eine Acht mit Schnittpunkt in der anatomischen Nullstellung; gleichzeitig beschreibt die Kugel des Femurkopfes eine korrespondierende gegenläufige Acht in der Hüftgelenkpfanne (Facies lunatica). Ein Doppelachter entsteht, wenn das Hüftbein nicht ortsstabil bleibt, sondern sich dreidimensional dagegen bewegt. Die A. muss nicht symmetrisch sein, d. h. keine gleichgroße Schlaufen beidseits des Schnittpunkts haben. Der Hüftachter ist asymmetrisch, der Kopfachter verläuft symmetrisch.

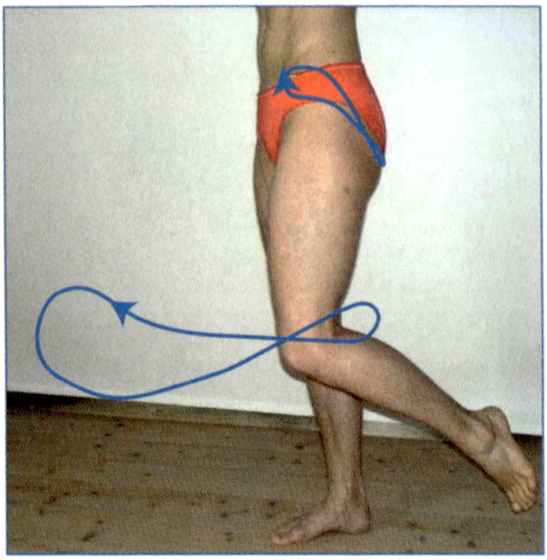

Achterbewegung.

Achterschiene *f*; ***Etym.:*** abgeleitet vom Aussehen der Schiene, erinnert an eine Acht (8); ***engl.:*** Omega-splint; ***Syn.:*** Omega-Schiene, Bateswelle, Buddy-Splint, Mitnehmerschlaufe

Kontext: Handtherapie

Die A. verläuft zwischen den Gelenken und wird über mindestens zwei Finger gestülpt. So wird der betroffene Langfinger passiv in die Bewegung mit einbezogen, und Schonhaltungen werden vermieden. Eine Indikation besteht bei Adduktionsschwäche, nach Teno- oder Arthrolysen, bei Bewegungsschmerz, nach Silastik-Stab-Implantat (Sehnentransplantat). Außerdem verhindert eine A. starke Narbenbildung nach Operationen.

Meist besteht eine A. aus thermoplastischem Schienenmaterial, Velcro- oder Klettverschlussband und Beta-Pile-II-Bändern. Bei Dauerschienung kann evtl. ein Modell aus Edelmetall in Erwägung gezogen werden.

Achtsamkeit *f*; ***engl.:*** Attentiveness, care

Kontext: Psychologie, Kommunikation

Besonderer Bewusstseinszustand, in dem man empfänglicher für innere und äußere Eindrücke wird. Die ▸ Aufmerksamkeit wird dabei in der Regel erweitert, sodass subtile und feinere Wahrnehmungen, beispielsweise von Gefühlen, Handlungsimpulsen und inneren Bildern, möglich werden. Im Unterschied zum ▸ Alltagsbewusstsein kann man im Zustand der A. seine Aufmerksamkeit stärker und ohne Anstrengung auch auf das

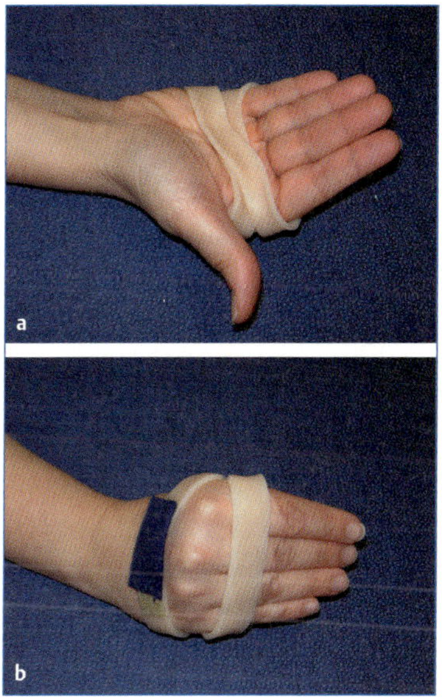

Achterschiene.

eigene innere Erleben richten, um seine Bedürfnisse, Wünsche und Gefühle zu klären und bewusster werden zu lassen. Daher trägt diese Form der A. auch dazu bei, dass unbewusste Erfahrungen zunehmend in das ▶ Selbstkonzept aufgenommen werden können. Im Unterschied zu einem tieferen Trancezustand oder zu tiefen meditativen Zuständen behält die Person die ▶ Kontrolle, jederzeit in das Alltagsbewusstsein zu wechseln. Über Verlangsamung von Bewegungen und die Wahrnehmung des eigenen Atems und ▶ Akzeptanz dessen, was in dem Moment (wahrnehmbar) ist, ohne es zu analysieren oder in Worte fassen zu müssen, kann man achtsam auf sich selbst und andere werden (vgl. ▶ Focusing, ▶ Inkongruenz/Kongruenz, ▶ Autonomie).

Actio-Reactio-Prinzip *n*; ***Etym.:*** lat. *actio* „Handlung" u. *re...* „zurück, gegen, wieder, erneut"; ***Syn.:*** 3. Newton Axiom

Kontext: Biomechanik

Das 3. Newton Axiom besagt, dass jede Kraft eine gleich große Gegenkraft bewirkt. So wirkt die beim Gehen beschleunigte Körpermasse über Bein und Fuß eine Kraft auf den Boden aus (vgl. ▶ Bodenreaktionskraft), die gemäß dem A. auf den Körper eine ebenso große Reaktionskraft ausübt. Somit haben neben der ▶ Statik des Körpers ▶ Gangbild und Körpergewicht eines Menschen entscheidenden Einfluss auf die Belastung, denen Körperstrukturen, wie z. B. Gelenke und Bänder, ausgesetzt sind.

Active Straight Leg Raise *m*; ***Etym.:*** engl. *active* „tätig", *straight* „gestreckt", *leg* „Bein" u. *to raise* „an-, hochheben"; ***Abk.:*** ASLR

Kontext: Manuelle Therapie, Medizinische Trainingstherapie

Test auf Stabilität des Beckens bzw. des Iliosakralgelenkes. Ausführung: der Patient befindet sich in Rückenlage, die Fersen sind ca. 20 cm voneinander entfernt; nacheinander werden beide Beine ca. 20 cm von der Unterlage abgehoben und in der Luft gehalten. Beurteilung: Positiv bei Provokation des typischen Schmerzes; darüber hinaus wird auf die Anstrengung beim Abheben des Beines (subjektiv) sowie auf mögliche Kompensationen und Ausweichbewegungen (objektiv) geachtet. Differenzialdiagnose zwischen Blockierung und Instabilität: Der Test wird zusätzlich mit dem ISG-Gurt (Anlage unter der Spina iliaca anterior superior) oder mit der aktiven Stabilisation (M. transversus abdominis, Mm. multifidi oder Beckenboden) durchgeführt; Schmerzabnahme durch Stabilisation deutet auf eine Instabilität (bei Blockierung evtl. sogar Schmerzzunahme).

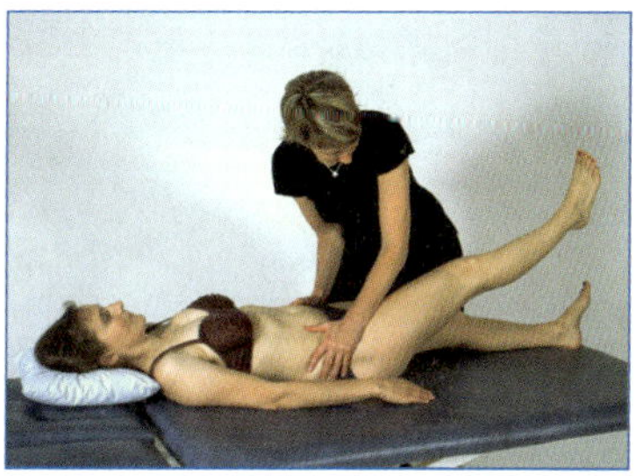

Active Straight Leg Raise.

Activities of daily life *f*

Vgl. ▶ Aktivitäten des täglichen Lebens.

Adam-Closed-loop-Theory *f*; ***Etym.:*** engl. *closed* „geschlossen", *loop* „Schleife, Kreislauf" u. *theory* „Theorie"

Vgl. ▶ Closed-loop-Theorie.

Adaptieren *n*; ***Etym.:*** lat. *adaptare* „anpassen"; ***engl.:*** To adapt sth. for sth.

Kontext: Bobath-Konzept

Anpassen an die Gegebenheiten, an die Umwelt. Bsp.: A. der Fußsohlen des Säuglings an die Unterlage bzw. A. des Kindes an eine neue Situation.

Adaption *f*; ***Etym.:*** lat. *adaptare* „anpassen“; ***engl.:*** Adaptation; ***Syn.:*** Anpassung, Adaptation

1. ***Kontext:*** Physiologie

Anpassung an die gegebenen Umstände. Veränderung des Menschen und seines Handelns entsprechend den wechselnden Bedingungen der Umwelt im biologischen, psychologischen und sozialen Bereich. Bsp. Physiologie: (Neu)Abstimmung von Teilen eines Organismus oder eines körperlichen Prozesses auf die Umgebung.

2. ***Kontext:*** Leistungsphysiologie

Anpassung der Struktur (strukturelle A.) und der darauf beruhenden Funktion (funktionelle A.) an Art, Intensität und Umfang der ▸ Beanspruchung durch konkrete Belastungsprogramme (Leistungsphysiologie). Beanspruchungsspezifische ▸ Ermüdungsmuster lösen Adaptationen aus und prägen sie. Adaptationen durch sensomotorisches Lernen zeichnen sich durch eine Veränderung der Vernetzung zwischen den Neuronenpopulationen aus (Grundlage: Plastizität der neuronalen Strukturen). Krafttraining führt bei Anfängern zur Erhöhung der neuronalen Aktivität und nach Monaten fast ausschließlich nur noch zur Muskelhypertrophie, die ein individuell festgelegtes Ausmaß nicht überschreitet. Ausdauertraining baut u. a. die Strukturen der aeroben Energiegewinnung aus (Mitochondrien). A. beinhaltet auch das Qualifizieren der jeweiligen Regulationsprozesse auf allen Ebenen (von der Zelle bis zu übergeordneten neurovegetativen und neurohumeralen Regulationen). A. ist kein Messwert, sondern eine Diagnose durch die Einordnung des Wertepaars Belastung-Beanspruchung in ein leistungsphysiologisches Referenzsystem. Auch die gewebliche Untersuchung, z. B. des Muskels mittels Biopsie, erbringt Informationen zum Zustand der A.

2. ***Kontext:*** Orthopädie

Anpassungsprozess der Myofaszien aufgrund der Auseinandersetzung mit der Schwerkraft; eng verknüpft mit der Körperhaltung; Folge einer dauerhaften von der Norm abweichenden Haltung sind Muskeldysbalancen. Durch die veränderte Haltung nähern sich Ursprung und Ansatz eines Muskels an, sein Antagonist wird dagegen verlängert. Muskelfasern und Bindegewebe passen sich an die veränderte Stellung an: Die kontraktilen Einheiten/Sarkomere passen ihre Länge an, sodass sie in der jeweiligen Stellung ihre maximale Kraft entwickeln können; im angenäherten Muskel nimmt der bindegewebige Anteil zu, der Muskel wird fester und bei Bewegung erhöht sich der Widerstand gegen eine Verlängerung. Konsequenzen für das Bewegungsverhalten: Da der Bewegungsimpuls in der kinematischen Kette dem geringsten Widerstand folgt, bewegen sich manche Gelenke weniger und andere umso mehr; es entsteht eine sekundäre Hypo-/Hypermobilität der Gelenke; Propriozeptoren passen sich ebenfalls an abweichende Haltungen an, d. h. die Abweichung wird nicht mehr wahrgenommen und als „normal“ empfunden. Therapeuten nutzen A., um eine abweichende Haltung/Beweglichkeit zu verbessern.

4. ***Kontext:*** Neurophysiologie, Muskelphysiologie

Anpassung eines Organs oder des ganzen Organismus an veränderte Bedingungen oder Reize im Sinne einer Gewöhnung oder Kompensation. Die A. peripherer Nerven an Dauerreize besteht in einer Erhöhung der Reizschwelle (Akkomodation). Die A. einer Muskelstruktur auf maximale Kraftbelastung besteht in einer Verdickung der Faserstrukturen.

Adaptives Potenzial *n*

Vgl. ▸ Potenzial, adaptives.

Adduktion *f*; ***Etym.:*** lat. *adducere* „heranführen, heranziehen“; ***engl.:*** Adduction

Kontext: Anatomie, Funktionelle Bewegungslehre

Bewegungskomponente; zum Körper hin bewegen. Adduktionsbewegungen erfolgen entlang der ▸ Frontalebene um eine ▸ sagittotransversale Achse (vgl. ▸ Abduktion).

Adduktorenspastik *f*; ***Etym.:*** lat. *adducere* „heranführen, heranziehen“ u. griech. *spasmos* „Zucken, Krampf“; ***engl.:*** Adductor spasticity

Kontext: Neurologie

Vermehrte und häufig persistierende Spannung der Hüftadduktoren auf schnelle Muskeldehnungen mit Adduktion und Innenrotation in den Hüftgelenken (Überkreuzen der Beine) bei zentralmotorischer Schädigung, insbesondere als Folge perinataler Hirnschädigung. Physiotherapie: länger andauernde Muskeldehnungen und Dehnlagerungen der Adduktoren.

Adenohypophyse *f*; ***Etym.:*** griech. *aden* „Drüse“, *hypo* „unter“ u. *phyestai* „wachsen, entstehen“

Vgl. ▸ Hypophysenvorderlappen.

Adenoidale Hypertrophie *f*
Vgl. ► Hypertrophie, adenoidale.

Adenosintriphosphat *n; **Etym.:*** griech. *aden* „Drüse“, *tri...* „drei, dreiteilig“ u. *phosphoros* „Licht tragend“; ***Abk.:*** ATP; ***engl.:*** Adenosine triphosphate
Kontext: Physiologie
Koenzym, bei dessen Abbau Energie frei wird, die es der Zelle ermöglicht, Arbeit zu leisten (z. B. Muskelkontraktion, Stofftransport über Zellmembran, etc.); Energie wird frei durch Abspaltung eines Phosphatrests; zurück bleibt Adenosindiphosphat (ADP), das dann in den ► Mitochondrien wieder zu ATP regeneriert. Einzige direkt biologisch verwertbare Energieform für alle Leistungen der Zellen (Energiestoffwechsel). Das ATP-Molekül besitzt 3 Phosphatreste (~P). Mit der Abspaltung des endständigen Restes entsteht ADP; es werden ca. 7 kcal pro mol ATP frei, die für Zellleistungen eingesetzt werden können. Formel der Reaktion: Adenosin–P~P~P ↔ Adenosin–P~P+~P+ca. 7 kcal. Im Notfall kann der zweite Phosphatrest unter Freigabe von Energie abgegeben werden; es entsteht Adenosinmonophosphat (AMP). Adenosin–P~P ↔ Adenosin–P+~P +Energie. Die jeweils aktuell vorhandene ATP-Menge reicht maximal für ca. 2–3 s (durch Training nicht beeinflussbar). Somit muss das ATP über den aeroben Energiestoffwechselweg (aerobe ► Glykolyse, ► Zitratzyklus, ► Atmungskette) in den Mitochondrien zwingend ständig produziert werden. Bei höchst intensiver, sehr kurzer Beanspruchung über ca. 6–8 s kann der ATP-Bedarf aus dem Kreatinphosphat (► Lohmann-Reaktion, alaktazide ATP-Resynthese) gedeckt werden. Bei sehr intensiven, etwas länger dauernden Beanspruchungen bis ca. 45 s wird ATP über die anaerobe Glykolyse gebildet, wobei ► Laktat als Endprodukt entsteht. Dadurch fällt der pH-Wert ab, wodurch die Arbeitsfähigkeit der Enzymsysteme vermindert wird.

Adhäsion *f; **engl.:*** Adhesion, adhesive power; ***Syn.:*** Anhangskraft, Anhaftkraft
Kontext: Physik
Beschreibt die Wechselwirkungen zwischen Molekülen unterschiedlicher Stoffe. Anhaften eines flüssigen oder festen Körpers an einem anderen festen oder flüssigen Körper aufgrund intermolekularer Kraftwirkungen. Zwischen Flüssigkeit/Flüssigkeit und Flüssigkeit/Festkörper ist sie durch Oberflächen- oder Grenzflächenspannungen gegeben (Benetzung). Beispiele: Tropfen an Gefäßwandung, Klebeverbindungen, Frischhaltefolie.

Adipositas *f; **Etym.:*** lat. *adepas* „Fett“; ***engl.:*** Adiposity, obesity; ***Syn.:*** Fettsucht, Übergewicht
Kontext: Innere Medizin, Psychiatrie
Vermehrte Energiezufuhr über den Stoffwechselgrundumsatz führt zur Speicherung von Fett in den Fettzellen in Form einer Vergrößerung der Fettzellen (Fettzellhypertrophie) im Gegensatz zum ► Lipödem, für das eine Vermehrung der Zellen typisch ist. Massiv ausgeprägte A. kann durch den mechanischen Druck auf die Lymphgefäße ein ► Lymphödem verursachen. Durch eine Änderung der Lebensweise (vermehrte, regelmäßige Bewegung, Sport) und Umstellung der Ernährung ist das Normalgewicht erreichbar.
Ein Körpergewicht von über 25 kg/m² nach ► Body-Mass-Index (BMI) bedeutet Übergewicht mit erhöhten Risikofaktoren, die der medizinischen Kontrolle bedürfen. Ein BMI über 30 bedeutet starkes Übergewicht, das unabhängig von weiteren Risikofaktoren einer medizinischen Kontrolle bedarf, da Folgeerkrankungen drohen. Ursachen der A. sind z. T. genetisch bedingt, aber auch emotionale Faktoren tragen dazu bei. A. wird als chronisches Krankheitsbild mit hoher Resistenz gegen Behandlung und hoher Rückfallneigung angesehen.

ADL *f*
Vgl. ► Aktivitäten des täglichen Lebens.

ADL-Score *f; **Etym.:*** engl. *score* „Punktestand, Spielstand, Rechnung“; ***engl.:*** ADL score; ***Syn.:*** ATL-Skala
Kontext: Diagnostik
Zur Überprüfung der Leistungen des täglichen Lebens existieren mehrere Skalen. Am verbreitesten ist der ► Barthel-Index.

ADL-Skala *f; **engl.:*** ADLScale; ***Syn.:*** ordinale Skala der ADL-Fertigkeiten, Amundsen-Skala
Kontext: Diagnostik

ADL-Skala

Punkte	Fertigkeit
1	Patient kann die Funktion mit maximaler Hilfe bewältigen
2	Patient kann die Funktion mit mäßiger Hilfe bewältigen
3	Patient kann die Funktion mit minimaler Hilfe bewältigen
4	Patient kann die Funktion ohne Hilfe bewältigen

A

Einteilung von Amundsen (1990), die es Therapeuten ermöglicht, ▸ Aktivitäten des täglichen Lebens eines Patienten in ein Punktesystem einzuordnen.

ADL-Training *n*
Vgl. ▸ Aktivitäten des täglichen Lebens.

Adrenalin *n*; ***Etym.:*** lat. *ad...* „zu" und *ren* „Niere"; ***engl.:*** Adrenaline; ***Syn.:*** Epinephrin
Kontext: Physiologie
Hormon, das im Nebennierenmark gebildet wird und zur Gruppe der Katecholamine zählt. A. wird unter Stresseinwirkungen in das Blut ausgeschüttet und führt u. a. zu physiologischen Prozessen wie: Erhöhung der Herzschlagfrequenz und des Blutdrucks, Reduzierung von Verdauungsvorgängen, Optimierung von Energiebereitstellung für physische Aktivität.

Adrenokortikotropes Hormon *n*; ***Etym.:*** lat. *ad...* „an, zu, nach, bis zu, heran", *renes* „Nieren", *cortex* „Rinde, Schale, Borke", griech. *trepein* „wenden" u. *horman* „in Bewegung setzen, antreiben, anregen"; ***Abk.:*** ACTH; ***engl.:*** Adrenocorticotropic hormone
Kontext: Physiologie
Signalstoff des Hypophysenvorderlappens (Adenohypophyse); veranlasst die Nebennierenrinde Gluko- und Mineralokortikoide zu bilden (vgl. ▸ Wachstumshormon).

Adverse neural tension *f*; ***Syn.:*** erhöhte neurale Spannung
Kontext: Algesiologie
Deutlich erhöhte Spannung eines peripheren Nervs, die bei allen Bewegungen, bei denen sich der Nerv bewegen bzw. verlängern muss, entsteht; Ursache: Abnahme der Mobilität des Nervs gegenüber dem umliegenden Gewebe oder zwischen den einzelnen Faszikeln innerhalb des Nervs.

Aerobe Schwelle *f*; ***Etym.:*** griech. *aer* „Luft, Gas"; ***engl.:*** Aerobic threshold; ***Syn.:*** aerobe Laktatschwelle
Kontext: Leistungsphysiologie
Leistungsphysiologischer Begriff zur Beschreibung bzw. Feststellung der Ausdauerbelastung; Belastung mit erstmalig feststellbarer Erhöhung der Laktatkonzentration im arteriellen Blut über den Basis- bzw. Ruhewert. Bei ansteigender Belastung verschiebt sich das Bilanzgleichgewicht zwischen Produktion, Verteilung und Elimination erstmalig nach oben (vgl. ▸ individuelle anaerobe Schwelle nach Simon, ▸ anaerobe Schwelle).
Fixe a. S.: Das Erreichen einer Laktatkonzentration von 2,0 mmol/l.

Aerobe-anaerobe Schwelle *f*; ***engl.:*** Aerobic-anaerobic threshold
Kontext: Trainingslehre
Laktat-Schwellenwerte, die zur genauen Leistungsdiagnostik und Trainingssteuerung ermittelt werden. Die aerobe Schwelle stellt die Grenze der rein aeroben Energiebereitstellung dar. Oberhalb dieses Schwellenwertes halten sich Laktatbildung und -abbau die Waage. Es besteht ein sogenanntes Laktatgleichgewicht oder Steady State. Die oberste Grenze dieses Bereichs wird durch die anaerobe Schwelle repräsentiert. Bei Belastungen oberhalb dieser Grenze übersteigt die Laktatproduktion den Abbau.

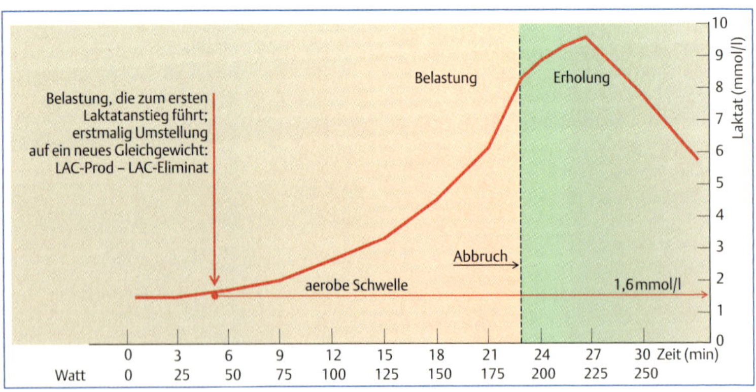

Aerobe Schwelle.

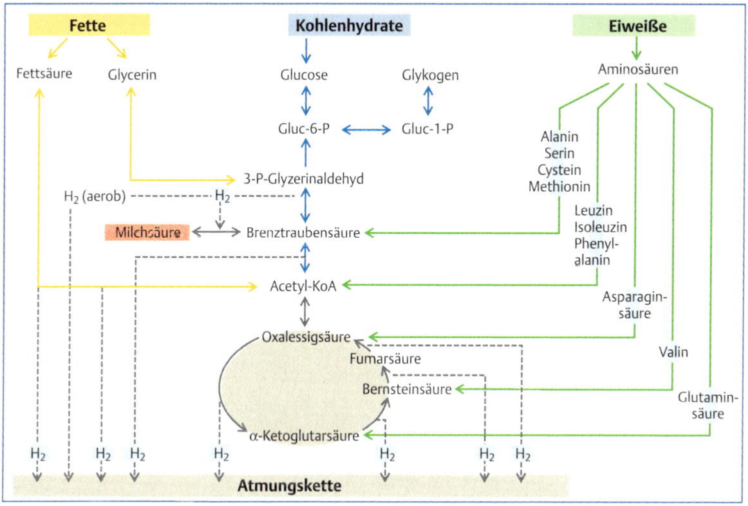

Aerober Energiestoffwechsel: Schema der Verstoffwechselung der Fette, Kohlenhydrate und Eiweiße für die ATP-Produktion.

Aerober Energiestoffwechsel *m*; ***Etym.:*** griech. *aer* „Luft, Gas" u. *energeia* „Tätigkeit, Kraft", ***engl.:*** Aerobic energy metabolism
Kontext: Biochemie, Physiologie
Gesamtheit der zur ATP-Produktion führenden Stoffwechselwege der Kohlenhydrate, Fette und Eiweiße. Die zentrale Zellstruktur des aeroben E. sind die Mitochondrien. Biochemische/physiologische Abläufe in den Mitochondrien: ▸ Zitratzyklus (gemeinsamer Endabbauweg der Kohlenhydrate, Fette und Eiweiße); Atmungskette (ATP-Entstehung); Enzymsysteme der ▸ β-Oxidation (Zerlegung der Fettsäuren). Fette werden in die freien Fettsäuren und das Glycerin aufgespalten. Freie Fettsäuren werden in der β-Oxidation für die Weiterverarbeitung im Zitratzyklus aufgearbeitet. Glycerin mündet in die ▸ Glykolyse. Kohlenhydrate werden in der Glykolyse für den Zitratzyklus vorverarbeitet. Die verschiedenen Aminosäuren werden zu Substanzen umgebaut, die in die Glykolyse oder den Zitratzyklus fließen. Zitratzyklus und Atmungskette sind die gemeinsame Endstrecke des a. E. (vgl. ▸ Energiestoffwechsel, ▸ Lohmann-Reaktion).

Aerobic *n*; ***Etym.:*** griech. *aer* „Luft"
Kontext: Prävention, Trainingstherapie
Dynamisches Fitnesstraining mit rhythmischen Bewegungen zu motivierender Musik, das in Gruppen durchgeführt wird; Kondition und Koordination stehen im Mittelpunkt des Trainings; die in einer Choreografie zusammengestellten Übungen werden von einem Aerobic-Trainer vorgeführt und sind eine Mischung aus klassischer Gymnastik und Tanz.

Aerodynamik *f*; ***Etym.:*** lat. *aer* „Luft" u. griech. *dynamos* „Kraft, Leistungsfähigkeit"; ***engl.:*** Aerodynamics
Kontext: Physik
Teilgebiet der Strömungslehre. Beschreibt die Eigenschaften bewegter Gase (vgl. ▸ Atemwege, ▸ Strömungslehre).

Aerosole *n*; ***Etym.:*** lat. *aer* „Luft", *solutio* „Lösung"; ***engl.:*** Aerosols
Kontext: Balneologie
Schwebende Partikel aus Gasen (Luft) mit kleinsten Durchmessern (Mikromybereich); sie können aus festen oder flüssigen Partikeln oder aus einem Gemisch von beidem bestehen. Verabreichung: durch verschiedene Geräte oder als Freiluftinhalation. Anwendungsgebiet: Bronchialerkrankungen, chronische und rezidivierende exsudative Atemwegserkrankungen (bei Kindern bakteriell oder allergisch bedingt).

A

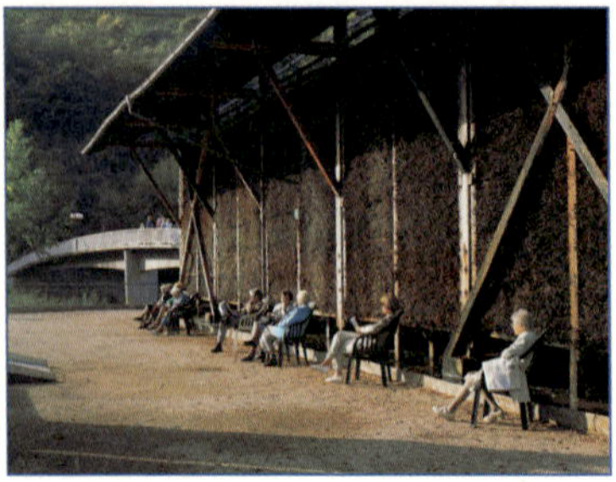

Aerosole: Freiluftinhalation Sole Gradierstollen, Bad Kreuznach.

Aerostatik *f*; ***Etym.:*** lat. *aer* „Luft" u. griech. *statike* „Lehre vom Gleichgewicht"; ***engl.:*** Aerostatics

Kontext: Physik

Lehre der unbewegten, insbesondere der strömungsfreien Gase. Beschäftigt sich u. a. mit Dichteverteilungen in der Atemluft, Zusammensetzung der Höhenluft, Luftdruckschwankungen, den Partialdrucken in Gasgemischen. (Vgl. ▸ Strömungslehre.)

Affekt *m*; ***Etym.:*** lat. *affectus* „Gemütsstimmung, Erregung"; ***engl.:*** Affect

Kontext: Psychologie

Gemütserregung, die sowohl eine emotionale als auch eine körperliche Dimension hat, z. B. die Bereitschaft, beim Affekt „Zorn" mit der Faust auf den Tisch zu hauen. Die Affektivität ist die Gesamtheit aller Affekte. Als affektiv wird ein Verhalten bezeichnet, das überwiegend von der Gemütserregung und weniger von kognitiven Prozessen bestimmt wird. Physiotherapie: A. ist nicht Gegenstand der physiotherapeutischen Behandlung, spielt aber in Bezug auf die Interaktion mit dem Patienten eine Rolle.

Affektive Gesichtsschmerzskala *f*; ***Etym.:*** lat. *affectus* „Gemütsstimmung, Erregung" u. *scalae* „Leiter, Treppe"; ***Abk.:*** FAS; ***engl.:*** Facial affective pain scale; ***Syn.:*** Affektive Gesichtsskala

Kontext: Kiefergelenksbehandlung

Kinder mit Kopfschmerzen haben signifikant mehr psychologische Probleme als Kinder ohne Kopfschmerzen. Um einen Eindruck über die emotionalen Einflüsse auf den kindlichen Kopfschmerz zu bekommen, kann man die FAS einsetzen. Der Therapeut beginnt die Erfassung folgendermaßen: „Ich sage dir nun einige Wörter, die Menschen häufig mit ihren Kopfschmerzen verbinden. Und ich frage dich, ob einige Wörter auch auf dich zutreffen, wenn du Kopfschmerzen hast: traurig, verängstigt, aufgewühlt, böse, erschrocken oder besorgt." Dann zeigt er dem Kind die FAS mit der Aufgabe, das Gesicht zu wählen, das mit ihm übereinstimmt, wenn es Kopfschmerzen hat.

Affektive Psychose *f*; ***Etym.:*** lat. *affectio* „Einwirkung, Beschaffenheit, Stimmung, Neigung" u. griech. *psyche* „Seele, Gemüt"; ***engl.:*** Affective psychosis

Kontext: Psychiatrie

Zu den a. P. gehören ▸ Depression und ▸ Manie. Sie können getrennt voneinander (unipolar) oder durch einen Wechsel beider Phasen (bipolar) auftreten. Die spezifischen Symptome können sich bei beiden Krankheitsbildern bis hin zum wahnhaften Erleben entwickeln. Im akuten Zustand sind physiotherapeutische Maßnahmen kaum einsetzbar.

Affektive Störung *f*; ***Etym.:*** lat. *affectus* „Gemütsstimmung, Erregung"; ***engl.:*** Affective impairment; ***Syn.:*** Affektstörung

Kontext: Neurologie

Akute, chronische oder episodische Störung des Affektes im Sinne einer nicht adäquaten Reaktion auf Situationen (veränderte Grundstimmung);

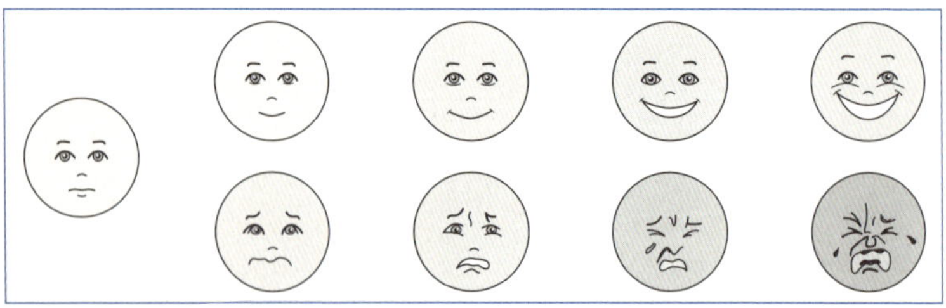

Affektive Gesichtsschmerzskala (nach McGarth u. Koster 2000).

entweder als übermäßig gesteigerte (Manie bzw. Dysphorie) oder übermäßig niedergeschlagene Stimmungslage und Energielosigkeit (Depression). Ca. 80 % der Schlaganfallpatienten leiden unter einer Depression aufgrund eines Neurotransmitterungleichgewichts (nicht reaktiv). Physiotherapie: Klare Strukturierung des Therapieinhaltes und Einhaltung einer professionellen therapeutischen Distanz. Wesentlich ist, dass der Therapeut das gezeigte Verhalten adäquat einordnet. Die Störung ist physiotherapeutisch nicht direkt zu beeinflussen.

Affektlabilität *f*; ***Etym.:*** lat. *affectus* „Gemütsstimmung, Erregung" u. *labilis* „leicht dahingleitend, leicht gleitend"; ***engl.:*** Labile affect

Kontext: Neurologie

Verminderte Dauer und übermäßig häufiger Wechsel der Gemütsbewegungen v. a. nach hirnorganischer Schädigung. Physiotherapie: A. ist physiotherapeutisch nicht direkt zu beeinflussen. Vermieden werden sollte eine Problematisierung der Affekte.

Afferenz *f*; ***Etym.:*** lat. *afferre* „herbeitragen"; ***engl.:*** Afference

Kontext: Neurophysiologie

Information, die aus der Peripherie des Körpers an das Gehirn gesendet wird. Ein sich bewegender Arm erzeugt z. B. einen afferenten Informationsfluss (vgl. ▸ Deafferenzierung, ▸ Efferenz).

Somatosensible A.: Nervenfasern für Berührungsempfindung, Temperaturwahrnehmung, Schmerzwahrnehmung, Propriozeption.

Sensorische A.: Nervenbahnen aus Auge, Ohr, Nase, Zunge und Gleichgewichtsorgan.

Viszerale A.: Nervenfasern des vegetativen Nervensystems, die aus den inneren Organen stammen.

Afferenzsynthese *f*; ***Etym.:*** lat. *afferre* „herbeitragen, hintragen" u. griech. *synthesis* „Zusammensetzung, Zusammenführung, Verknüpfung"; ***engl.:*** Afference synthesis

Kontext: Neurophysiologie

Wesentliches Element des Konzepts des funktionellen Systems von Anochin; Ergebnis des Verrechnungsprozesses aller Rezeptorinformationen (auslösende Afferenzen und Umgebungsafferenzen) und Gedächtnisinhalte. Die A. führt zur Entscheidung über das Bewegungsziel, woraus das Handlungsprogramm inklusive der Festlegung wichtiger Reafferenzen abgeleitet wird. Als resultierende Efferenz wird ausgegeben: die Efferenzkopie als Modell zur Vorhersage des erwarteten Ergebnisses (hier Aktionsakzeptor; ▸ Antizipation) und die Efferenz an die Effektoren (Muskulatur). Das Modell der Ergebniserwartung wird zum ▸ Aktionsakzeptor. Die Reafferenzen werden wieder in der A. verarbeitet und stehen dem Aktionsakzeptor für den Vergleich zwischen der Erwartung und dem realen Ergebnis zur Verfügung. Das Ergebnis des Vergleichs verursacht bei Nichtübereinstimmung eine Korrektur der Handlung und eine möglichst gut angepasste veränderte Efferenz. Besteht Übereinstimmung, wird der aktuelle Aktionsakzeptor gelöscht und durch den neuen Aktionsakzeptor für die nächste Bewegungshandlung ersetzt.

Affolter ***Syn.:*** St. Galler Modell, Wahrnehmungskonzept nach Affolter

Kontext: Pädiatrie, Neurologie, Geriatrie

Auf der Entwicklungspsychologie nach Piaget beruhendes Wahrnehmungskonzept der Logopädin und Psychologin Felicitas A., die sich intensiv mit Wahrnehmung beschäftigt hat. Nach A. ist Wahrnehmung eine Interaktion mit der Umwelt. Die Umwelt wirkt auf den Menschen, der sich selbst jedoch in seiner Körperlichkeit nur in Interaktion mit der Umwelt wahrnehmen kann. Umwelt und Alltag sind immer wieder mit neuen Problemen für den Patienten verbunden, die gelöst werden sollen. Dabei spielt das taktil-kinästhetische und propriozeptive System eine wichtige Rolle. In der

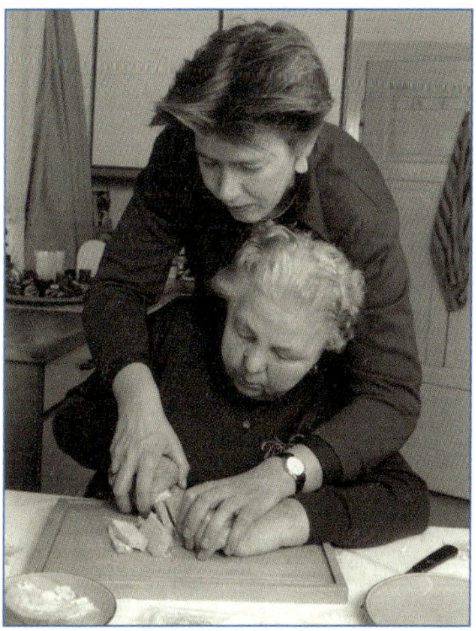

Affolter. Eine Patientin mit linksseitiger Hemiplegie wird beim Käseschneiden geführt.

Therapie nach A. werden Alltagprobleme mit Unterstützung (Führung) bewältigt. Das Führen von Alltagsbewegungen durch den Therapeuten sind Grundsätze der Therapie nach A. Durch die Körperführung des Therapeuten interagiert der Patient mit der Umwelt, unabhängig von seinen motorischen und/oder geistigen Fähigkeiten. Das Führen soll rhythmisch und harmonisch verlaufen, sobald der Patient die Aktion aktiv übernimmt, wird das passive Führen zurückgenommen. Therapie nach A. eignet sich insbesondere für pädiatrische, neurologische, geriatrische Patienten (auch bei Alzheimer).

Agens *m*; ***Etym.:*** lat. *agere* „handeln, treiben, in Bewegung setzen"; ***engl.:*** Agent
Kontext: Diagnostik, Neurologie
Reiz, dem sich der Untersuchte mit einer Handlung zuwendet.

Aggregatzustand *m*; ***engl.:*** State of matter
Kontext: Physik
Erscheinungsform der Materie. Die Unterscheidung erfolgt nach dem Ordnungsgrad der Atome bzw. Moleküle, ihrer Wechselwirkung und Beweglichkeit gegeneinander in: fest, flüssig, gasförmig. Feste Körper in Form oder Volumen zu ändern, erfordert große Kräfte. Flüssige Körper setzen einer Formänderung wenig, einer Volumenänderung jedoch großen Widerstand entgegen. Gase lassen sich leicht verändern sowohl in Form und Volumen (vgl. ▸ Kompressibilität).

Aggression *f*; ***Etym.:*** lat. *aggredi* „sich nähern, angreifen"; ***engl.:*** Aggression
Kontext: Psychologie, Kommunikation
Von den Emotionen Wut, Zorn, Ärger und/oder Ekel begleitetes Verhalten, das gegen die eigene Person und/oder gegen andere gerichtet ist. Dieses Verhalten kann sich in körperlichen und/oder verbalen Attacken zeigen und ist an der ▸ Mimik und Gestik erkennbar. Bei einem ▸ Konflikt kann es zu Aggressionen kommen. In der Physiotherapie ist es daher wichtig, dass der Therapeut Konflikte und Aggressionen erkennt und durch geeignete ▸ Gesprächsführung zu einer Lösung beiträgt (vgl. ▸ Nonverbale Kommunikation).

Agist *m*; ***Etym.:*** lat. *agere* „handeln, treiben, in Bewegung setzen"; ***engl.:*** Agist; ***Syn.:*** Agonist
Kontext: Brügger-Konzept
Begriff aus der Neurophysiologie der ▸ Funktionskrankheiten des Bewegungssystems. Unter neurophysiologischen Bedingungen „kämpfen die Muskeln nicht gegeneinander", sondern arbeiten synergistisch miteinander. Deshalb war für Brügger die Bezeichnung Agonist funktionell inkorrekt. Er führte den Begriff des A. für den Muskel bzw. genauer die Muskelfunktionsgruppe ein, welche den Handlungs- bzw. Bewegungsauftrag erhält. Unter physiologischen Bedingungen wird die primär konzentrische Bewegung des A. von der exzentrischen Arbeit seines funktionellen ▸ Synergisten begleitet. Zum Beispiel bei der Kniebeugung: der A. bekommt den Auftrag für die Knieflexion und der Synergist arbeitet gleichzeitig exzentrisch, indem er durch sein koordiniertes Nachlassen eine physiologische Kniebeugung ermöglicht. Erfolgt ein therapeutischer Bewegungsauftrag wie z. B. „langsam nachlassen", während der Therapeut oder ein Gerät Widerstand gibt, so kann auch der A. exzentrisch arbeiten (vgl. ▸ agistisch-exzentrische Kontraktion, ▸ Dekontraktion).

Agistisch-exzentrische Kontraktion *f*
Vgl. ▸ Kontraktion, agistisch-exzentrische.

Agnosie *f*; ***Etym.:*** griech. *a* „nicht" u. *gnoein* „erkennen"; ***engl.:*** Agnosia
Kontext: Neurologie, Psychologie
Störung des Erkennens bei erhaltener Wahrnehmung. Ein Reiz aus der Umwelt wird nicht wahrgenommen, obwohl das empfangende Organ (Auge, Ohr) gesund und funktionstüchtig ist. Es liegt eine Störung in der Informationsverarbeitung vor. Man unterteilt die A. nach den betroffenen Sinnen (optische, akustische, taktile). Agnosien treten oft nach Hirnschädigungen auf; auch Neuropsychologen, Ergotherapeuten und Logopäden behandeln Patienten mit A. In der Therapie ist es notwendig, z. B. zwischen Sensibilitätsstörungen und einer ▸ taktilen Agnosie zu differenzieren, da bei A. das explorative Lernen mehr im Vordergrund steht; ansonsten ähneln sich die Vorgehensweisen im Sensibilitätstraining.

Agnosie, akustische *f*; ***engl.:*** Agnosia, auditory; ***Syn.:*** Seelentaubheit, auditive Agnosie
Kontext: Neurologie, Psychologie
Störung des auditiven Erkennens bei erhaltener Wahrnehmung. Trotz intaktem Gehör kann der Patient die Schallrichtung oder die Art des Geräusches nicht richtig einschätzen. Für die Störung in der Modalität des Hörens wird in der älteren Literatur der Begriff „Seelentaubheit" verwendet. Physiotherapie: Patienten nicht plötzlich oder von hinten ansprechen, möglichst in ihrem Blickfeld bleiben, sodass sie die Störung visuell kompensieren können (vgl. ▸ Agnosie).

Agnosie, optische *f*; ***Etym.:*** griech. *optikos* „das Sehen betreffend", *a...* „nicht..." u. *gnoein* „erkennen"; ***engl.:*** Agnosia, visual; ***Syn.:*** Seelenblindheit, visuelle Agnosie, Balint-Syndrom
Kontext: Neurologie, Psychologie
Störung des visuellen Erkennens bei erhaltener Wahrnehmung; trotz intaktem Sehapparat kann der Patient das Gesehene nicht erkennen, z. B. Gegenstände, Gesichter etc. die Patienten können z. B. eine gezeigte Glocke nicht benennen, sind dazu aber in der Lage, wenn mit der Glocke geläutet wird. O.P. Kann bei Patienten mit Schädeltrauma auftreten, auch nach Apoplex. Am besten erforschte Form der ► Agnosie. der Großteil der Literatur beschränkt sich auf sie. Für die Störung in der Modalität des Sehens wird in der älteren Literatur der Begriff „Seelenblindheit" verwendet. Neuropsychologen und Ergotherapeuten behandeln diese Störung.
Apperzeptive A.: Der Patient kann z. B. bei Bildern in den wahrgenommenen „Strichen" keinen Sinn erkennen.
Assoziative A.: Verlorenes Weltwissen, d. h. der Patient erkennt Form und Gestalt des Objektes, weiß aber nicht, wozu es dient, z. B. einen Hammer. Diese Störung kann auch bei Demenz auftreten.
Prosopagnosie: Unfähigkeit, Gesichter zu erkennen.

Agnosie, räumliche *f*; ***Etym.:*** griech. *a...* „nicht..." u. *gnoein* „erkennen"; ***engl.:*** Agnosia, spatial
Kontext: Neurologie, Psychologie
Der Patient kann sich weder im Raum noch am eigenen Körper orientieren. Physiotherapie: keine verbalen, richtungsbezogenen Bewegungsaufträge, stattdessen vermehrte Fazilitation über taktil-kinästhetische Reize (vgl. ► Agnosie).

Agnosie, taktile *f*; ***Etym.:*** lat. *tangere* „berühren", griech. *a...* „nicht..." u. *gnoein* „erkennen"; ***engl.:*** Agnosia, tactile; ***Syn.:*** Tastblindheit
Kontext: Neurologie, Psychologie
Störung des taktilen Erkennens bei erhaltener Wahrnehmung; trotz intaktem Tastempfinden kann der Patient Gegenstände und Materialien nicht zuordnen (vgl. ► Agnosie).

Agonist *m*; ***Etym.:*** griech. *agonistes* „Kämpfer"; ***engl.:*** Agonist; ***Syn.:*** Spieler, Protagonist
1. *Kontext:* Physiologie
(Haupt-) Muskel (neuromotorische Einheit), der eine definierte Bewegung ausführt und mit zunehmender Intensität von seinem Gegenspieler (► Antagonist) gehemmt wird. Der A. als Hauptmuskel wird durch Nebenmuskeln (► Synergisten) unterstützt. Bsp.: M. tibialis anterior – Dorsalextension im oberen Sprunggelenk.
2. *Kontext:* Spiraldynamik
Agonist/Antagonist sind (neben der klassischen Bedeutung von Spieler und Gegenspieler) gleichzeitig Teilaspekte eines übergeordneten synergistischen Zusammenspiels im Rahmen globaler Bewegungen.

Agonistische Umkehr *f*
Vgl. ► Umkehr, agonistische.

Agraphie *f*; ***engl.:*** Agraphia
Vgl. ► Aphasien.

Ägypter *m*; ***engl.:*** Egyptian
Kontext: Therapeutisches Klettern
Klettertechnik; Kombination von seitlicher Körperposition und Spreizen der unteren Extremität. Durch verstärkte Belastung und Beugung der Haltehand entgegen gesetzten Knies kann das Gewicht während des Kletterns verlagert und die Position stabilisiert werden. Die Position ähnelt der Hieroglyphendarstellung (Mensch aus der antiken ägyptischen Schrift).

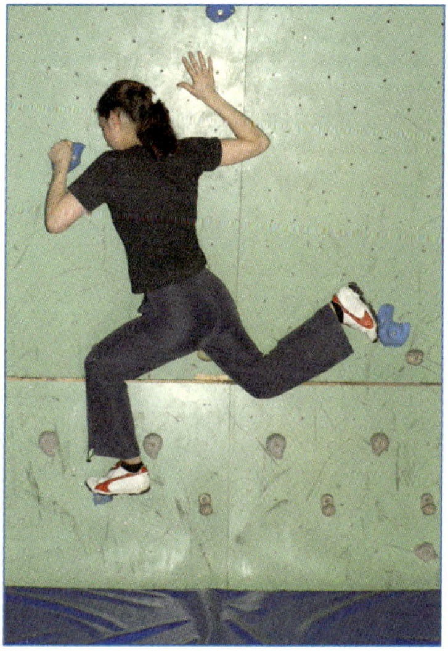

Ägypter.

AIDA-Modell *n*; ***Etym.:*** ital. *modello* „Modell, Muster"; ***engl.:*** AIDA model
Kontext: Betriebswirtschaftslehre, Marketing

Akronym, das die vier Stufen der Werbewirksamkeit bei Kunden/Patienten und in der Öffentlichkeit umfasst. Das Modell bildet die Grundlage des Marketingdenkens; die verstandene und aufgenommene Werbewirkung ist die Voraussetzung für den ▸ Werbeerfolg (Kaufentscheidung).

Attention: Die Aufmerksamkeit der Zielperson wird geweckt (z. B. Flyer wird gelesen).

Interest: Die Werbebotschaft weckt das Interesse des Patienten (der Patient fragt genauer nach).

Desire: Der Wunsch wird geweckt, das Produkt kennenzulernen (der Patient will es mal ausprobieren)

Action: Der Patient trifft die Kaufentscheidung (Patient bucht weitere Behandlungstermine).

Stufe 2 und 3 gelten ebenfalls als Werbeerfolg, obwohl nicht sofort eine Kaufentscheidung getroffen wird.

Air-Trapping *n*

Kontext: Atemtherapie

Auffrischung der Luft distal von durch mangelnde Retraktionskraft des Lungenparenchyms kollabierten Atemwegen nicht möglich; tritt z. B. bei Patienten mit obstruktiven Lungenerkrankungen auf.

Aitken-Klassifikation *f*; ***engl.:*** Aitken's Classification

Kontext: Traumatologie, Pädiatrie

Einteilung der ▸ Epiphysenverletzungen bei Kindern nach Aitken (I–III). Traumatische Epiphyseolysen (v. a. bei Aitken II und III) können zur Einschränkung des Längenwachstums oder zu späteren Achsfehlstellungen führen. Bsp.: Unterschiedliches Längenwachstum der Extremitäten ist mit gravierenden mechanischen Konsequenzen verbunden (Hebelveränderung, Beinlängendifferenz). In diesem Fall müssen Muskeln vermehrt gekräftigt werden, um unphysiologische weiterlaufende Bewegungen und Fehlhaltungen zu vermeiden und um das Auftreten von Spätfolgen heraus zu zögern; z. B. Kräftigen der Rumpfmuskulatur zur Verbesserung der ▸ Rumpfstabilisation.

Akinese *f*; ***Etym.:*** griech. *a...* „nicht" u. *kinesis* „Bewegung"; ***engl.:*** Akinesis

Kontext: Neurologie, Psychiatrie

Hochgradige Bewegungsarmut bis hin zur Bewegungslosigkeit meist aufgrund extrapyramidaler Ursache, seltener auch bei psychischen Störungen. Die A. ist eines der Hauptsymptome des ▸ Parkinson-Syndroms; kann auch als Nebenwirkung von Neuroleptika auftreten. Physiotherapie: rhythmisches und visuelles Intendieren von Bewegungen und Bewegungsabläufen.

Akinetischer Mutismus *m*

Vgl. ▸ Mutismus, akinetischer.

Akkomodabilität *m*; ***Etym.:*** franz. *accommoder* „in Ordnung bringen"; ***engl.:*** Accomodability

Vgl. ▸ I/T-Kurve.

Aktiengesellschaft *f*; ***Etym.:*** lat. *agere* „treiben, antreiben", hier „handeln, ein Geschäft betreiben"; ***Abk.:*** AG; ***engl.:*** Stock corporation

Kontext: Betriebswirtschaftslehre

Rechtsform aus dem Bereich der Gesellschaftsformen, in denen Unternehmen geführt werden können. Die AG stellt eine eigene Rechtspersönlichkeit dar; sie haftet als juristische Person. Rechtsgrundlage ist das Aktiengesetz (AktG). Vorgeschriebene Voraussetzungen zur Gründung: notariell beurkundete Satzung, Gründungskapital von 50 000 €,

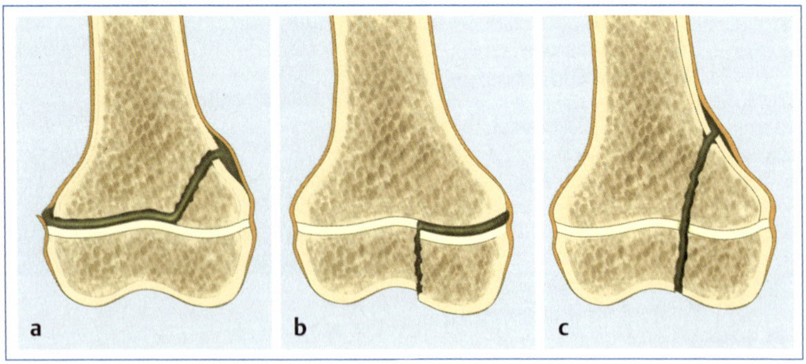

Aitken-Klassifikation. a Typ Aitken I mit metaphysärem Fragment. b Typ Aitken II mit epiphysärem Fragment. c Typ Aiken III mit epimetaphysärem Fragment.

Vorstand, Aufsichtsrat und Hauptversammlung (alle Aktieninhaber). Eigentümer einer AG sind alle Aktionäre gemeinsam, der Mindestnennwert einer Aktie beträgt 1 €. Im Gesundheitssektor werden einige Klinikgruppen als AG geführt, im Bereich Physiotherapie (Praxen) sind sie extrem selten.

Aktin *n*; ***Etym.:*** griech. *aktis* „Strahl"; ***engl.:*** Actin, Actineum
Kontext: Anatomie, Physiologie
Vgl. ▶ Muskelfaser. Relativ kleinkalibriges (im Vergleich zum ▶ Myosin), stabförmiges kontraktiles Eiweißfilament, das am Z-Streifen des Sarkomers befestigt ist. Das Aktinfilament besitzt Bindungsstellen für die Myosinköpfchen des Myosinfilaments, die im ▶ Kreuzbrückenzyklus die spannungsgenerierenden Kreuzbrücken generieren.

Aktionsakzeptor *m*; ***Etym.:*** lat. *actio* „Handlung, Tätigkeit" u. *acceptum* „angenommen"; ***engl.:*** Action acceptor
Kontext: Physiologie, Neurophysiologie
Begriff im Modell des funktionellen Systems von Anochin; zentralnervös abgelegte Kopie der Efferenz an die Muskulatur (Efferenzkopie), die als Modell zur Vorhersage des erwarteten Ergebnisses fungiert (vgl. ▶ Antizipation, ▶ Ergebnisvorwegnahme).

Aktionsbereiter Zustand *m*
Vgl. ▶ Zustand, aktionsbereiter.

Aktionsmassage *f*; ***Etym.:*** lat. *actio* „Handlung" u. franz. *masser* „massieren"; ***engl.:*** Action massage
Kontext: N.A.P.-Konzept
Die A. ist eine Methode aus dem ▶ N.A.P.-Konzept. Sie wird angewandt, um dem Gehirn zu ermöglichen, die für eine Handlung benötigte neuromuskuläre Koordination zu steuern. Hierfür bedarf es einer sinnvollen Zielhandlung. Um eine entsprechende motorische Strategie zu fördern, ist die Wahl der Körperposition entscheidend. N.A.P. verwendet den taktilen Reiz während der Willküraktivität des Patienten in Form eines Längszuges am Muskelbauch und damit auf den Muskelspindeln.

Aktionspotenzial *n*; ***Etym.:*** lat. *actio* „Handlung" u. *potentia* „Fähigkeit"; ***engl.:*** Action potential
Kontext: Neurophysiologie, Muskelphysiologie
Konkreter, immer gleichartig ablaufender Spannungsverlauf an konduktilen Nervenzell- bzw. Muskelfaser- und Herzmuskelzellmembranen auf der Grundlage von gerichteten Ionenbewegungen (Na^+, K^+) durch Ionenkanäle, die die Membran durchdringen. Das A. startet nur dann (▶ Alles-oder-nichts-Gesetz), wenn das ▶ Ruhemembranpotenzial durch eine Depolarisation (Elektrotonus und lokale Erregung) einen konkreten Wert, die Membranschwelle, erreicht hat. Dauer: Nervenfasern ca. 1 ms, Skelettmuskelfasern ca. 10 ms und Herzmuskelzellen ca. 200–400 ms. Phasen: extrem schnelle Depolarisation zum Potenzialausgleich; Umpolarisation (Overshoot) bis zum membrantypischen Maximalwert; vom Zelltyp abhängige schnelle (Axone) oder verzögerte (Herzmuskelzellen) Repolarisation mit den funktionellen Phasen der absoluten und relativen Refraktärzeit. Aktionspotenziale sind das erste Signalsystem bei allen Lebewesen (zweites Signalsystem: Sprache).

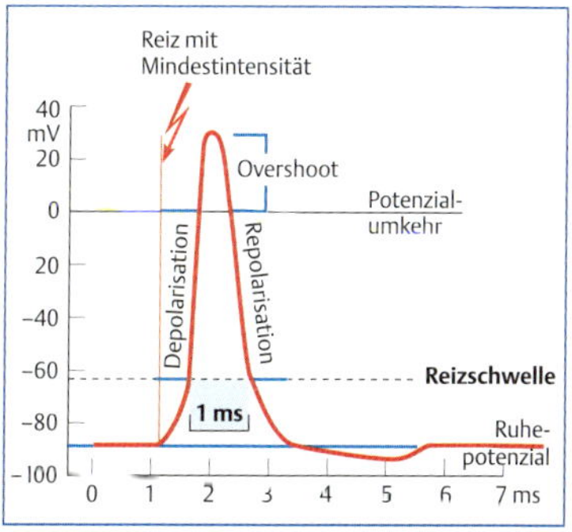

Aktionspotenzial.

Aktive Insuffizienz *f*; ***Etym.:*** lat. *activus* „tätig" u. *insufficientia* „Unzulänglichkeit"
Vgl. ▶ Aktivierungsinsuffizienz.

Aktive Pause *f*
Vgl. ▶ Pause, aktive.

Aktive Stabilisation *f*
Vgl. ▶ Stabilisation, aktive.

Aktives Bewegen *n*
Vgl. ▶ Bewegen, aktives.

Aktives Zuhören *n*; ***engl.:*** Active listening
1. *Kontext:* Psychologie, Kommunikation
Genaues Zuhören, damit das Gesagte, häufig mit stark gefärbten emotionalen Ton seitens des Patienten, vom Therapeuten wertfrei und empathisch wiederholt werden kann.
2. *Kontext:* Psychologie, Kommunikation
Werkzeug der klientenzentrierten Gesprächstherapie nach Carl ▶ Rogers, das durch die innere Haltung und Einstellung des Zuhörenden getragen wird; d. h. eine Haltung, die von Echtheit

A

und Ehrlichkeit, Anteilnahme und Interesse, Wertschätzung und Akzeptanz getragen ist. Der Zuhörende schenkt seinem Gesprächspartner volle Aufmerksamkeit und achtet dabei nicht nur auf den Inhalt, sondern auch auf die Zwischentöne. Verbale und nonverbale Reaktionen wie Kopfnicken und Blickkontakt sind Techniken, die a. Z. erleichtern; es bedeutet nicht, dass die Aussagen des Gesprächspartners einfach wiederholt werden müssten; denn die Anwendung einer bloßen Gesprächstechnik verfehlt das Ziel, der Gesprächspartner fühlt sich möglicherweise manipuliert oder nicht ernst genommen. Das sogenannte „Spiegeln" („Habe ich richtig verstanden, dass ...?") hilft aber zu verstehen und zugleich zu zeigen, dass die Aussage verstanden wurde. A. Z. hat zum Ziel, den Gesprächspartner bei der eigenen Entwicklung und der Klärung seiner Anliegen zu unterstützen.

Aktivierungsinsuffizienz *f*; ***Etym.:*** lat. *activus* „tätig" u. *insufficientia* „Unzulänglichkeit"; ***engl.:*** Activation insufficiency; ***Syn.:*** Rekrutierungsinsuffizienz

Kontext: Muskelphysiologie, Traumatologie, Geriatrie

Unfähigkeit, alle motorischen Einheiten eines Muskels während maximaler Isometrie simultan zu rekrutieren; tritt auch bei untrainierten gesunden Menschen auf. Akute Verletzungen der Kapselbandstrukturen (insbesondere ausgeprägt infolge einer Ruptur des vorderen Kreuzbandes), chronisch degenerative Gelenkerkrankungen (Arthrose) und wahrscheinlich auch der Alterungsprozess (gemeinsam mit degenerativen Veränderungen) vermindern akut oder in einem langen, sehr schleichenden chronischen Prozess die Fähigkeit zur vollständigen Aktivierungs-/Rekrutierungsfähigkeit. Ursache der akuten und/oder chronischen Insuffizienz ist der Verlust von Mechanorezeptoren; deren Afferenzen aktivieren die γ-Motoneuronen und machen die Muskelspindeln hoch empfindlich; deren Ia-Afferenzen bahnen dann bevorzugt die FTF-α-Motoneuronen. Mit dieser Bahnung auf spinaler Ebene kann das zentrale Ansteuerungssignal mittels räumlicher Summation die FTF-Motoneuronen zur Entladung bringen (vgl. ▶ persistierende Aktivierungsinsuffizienz).

Aktivierungsinsuffizienz, persistierende *f*

Vgl. ▶ Persistierende Aktivierungsinsuffizienz.

Aktivität *f*; ***Etym.:*** lat. *activus* „tätig"; ***engl.:*** Activity; ***Syn.:*** Fertigkeit

Kontext: Ergotherapie

Ergebnis eines komplexen, in der Regel erlernten Zusammenspiels von Funktionen, die der Bewältigung bzw. Lösung einer Aufgabe oder eines Problems dienen. Komponente der ▶ Internationale Klassifikation der Funktionsfähigkeit, Behinderung und Gesundheit (vgl. ▶ Teilhabe).

Aktivität, Fuß verschraubende *f*

Vgl. ▶ Fuß verschraubende Aktivität.

Aktivität, ökonomische *f*

Vgl. ▶ Ökonomische Aktivität.

Aktivitäten des täglichen Lebens *n*; ***Etym.:*** lat. *activus* „tätig"; ***Abk.:*** ATL; ***engl.:*** Activities of daily living (ADL); ***Syn.:*** ADL

Kontext: Neurologie, Ergotherapie

Alle im Alltag eines Menschen vorkommenden Tätigkeiten umfassendes Training; es besteht sowohl im Üben der Abläufe zur persönlichen Hygiene, des Anziehens, der Nahrungszubereitung und Aufnahme wie auch der Mobilität in und außerhalb der Wohnung.

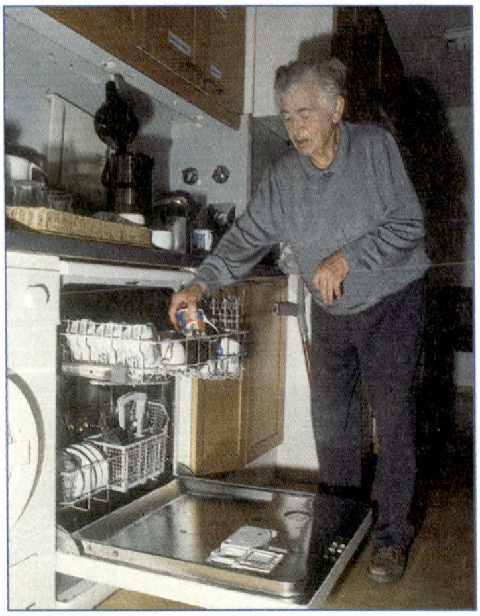

Aktivitäten des täglichen Lebens. Eine Patientin nimmt nach einem Schlaganfall an einer Haushaltsgruppe in einer Rehabilitationsklinik teil.

Aktivitätszustand *m*; ***Etym.:*** lat. *activus* „tätig"; ***engl.:*** Activity level

Kontext: Funktionelle Bewegungslehre

Bezeichnung für die muskulären Aktivitäten, die sich aus der Position des Körpers im Raum und dem Kontakt des Körpers mit der Umwelt (z. B. Kontakt zur Stützfläche) während Haltungen und Bewegungen ergeben: Spiel-, Stützfunktion, Abstützaktivität, Parkierfunktion, Hänge- und Brückenaktivität. Mithilfe dieser bildhaften Begriffe soll dem Therapeuten die Analyse der Muskelarbeit während der Haltung und Bewegung erleichtert werden.

Aktiv-Trainer *m*; ***engl.:*** Active trainer
Kontext: Handtherapie
Der Aktiv-Trainer hat drehbare Handstücke mit verschiedenen Durchmessern. Patienten üben Flexion und Extension sowie Pronation und Supination des Handgelenks. Durch Gewichte (Sandsäcke, Manschetten) können sie die Kraft trainieren.

Aktualisierungstendenz *f*; ***Etym.:*** franz. *actuel* „wirklich“ u. *tendance* „Richtung, Hang“; ***engl.:*** Updating tendency
Kontext: Psychologie
Grundannahme des ▸ Personzentrierten Ansatzes, die besagt, dass jeder Mensch eine innere Kraft zur persönlichen Weiterentwicklung und zur Verwirklichung seiner Möglichkeiten besitzt. Die A. ist ein gerichteter Antrieb der Selbstregulation und Selbstbestimmung und dient sowohl der Erhaltung des Organismus als auch der weiteren Entfaltung und Differenzierung. Solange ein Mensch am Leben ist, ist die A. wirksam. Wenn der Therapeut Vertrauen in sein eigenes Entwicklungspotenzial und in das des Patienten haben kann, können beide ihre Fähigkeiten und Möglichkeiten entfalten. Dadurch können sie kreative und konstruktive Lösungen finden, die für die Therapie förderlich sind. Eine wichtige Rolle dabei spielt die Berücksichtigung der ▸ Erfahrungen, die eine Person macht und die unter günstigen Bedingungen in das ▸ Selbstkonzept integriert werden (vgl. ▸ Bauchgefühl, ▸ Bewertung, ▸ Kongruenz, ▸ somatische Marker).

Aktualitätsdiagnose *f*; ***engl.:*** Up-to-date diagnosis
Kontext: Diagnostik
Heute aktuelle physiotherapeutische Diagnose. Der Begriff betont die Notwendigkeit, die oft wechselnden Zustände des Patienten genau und stetig zu beobachten, um die physiotherapeutische Diagnose entsprechend anpassen zu können.

Akupressur *f*; ***Etym.:*** lat. *acus* „Nadel“ u. *pressare* „drücken, pressen“; ***engl.:*** Acupressure
Kontext: Traditionelle Chinesische Medizin
Dieser Druck auf die ▸ Akupunkturpunkte ist ein Teil der Chinesischen Massage. A. ist die Anwendung der Chinesischen Massage zur Kräftigung, Vorbeugung und Schmerzlinderung durch den Patienten selbst. Wird sie durch den Physiotherapeuten angewandt, nennt man sie ▸ Tuina. Sie ist vor allem bei funktionellen, reversiblen Störungen indiziert und kann auch bei Kindern angewendet werden.

Akupunktur *f*; ***Etym.:*** lat. *acus* „Nadel“ u. *punctura* „Stechen“; ***engl.:*** Acupuncture; ***Syn.:*** Zhen jiu
Kontext: Traditionelle Chinesische Medizin
Reflextherapie zur Beseitigung von Gleichgewichtsstörungen des Organismus bei funktionellen, reversiblen Störungen. Es werden Nadeln zur mechanischen Reizung an festegelegten Körperstellen verwendet, die spontan bzw. druckempfindlich sein können. A. wird viel in der Schmerztherapie angewandt.

Akupunkturmassage nach Penzel *f*; ***Abk.:*** APM; ***engl.:*** Acupuncture massage according to Penzel
Kontext: Traditionelle Chinesische Medizin
Eine Form der Meridianmassage, die in Deutschland von Willy Penzel entwickelt wurde. Sie wird mit einem Stäbchen durchgeführt und umfasst u. a. Behandlungstechniken wie Spannungsausgleichsmassage, Ebbe- und Fluteffekt, Umlaufbehandlung, Beckenbehandlung, Extremitätengelenksbehandlung, Skoliosebehandlung und Punktbehandlung. Eine Indikation besteht z. B. bei schmerzhaften Verspannungen, bei diffusen Behandlungsbildern oder bei Präventivmaßnahmen.

Akupunkturmeridian *m*; ***Etym.:*** urspr. lat. *(circulus) meridianus* „Mittagskreis, Längenkreis (von Pol zu Pol)“; ***engl.:*** Acupuncture meridian; ***Syn.:*** Jing luo
Kontext: Traditionelle Chinesische Medizin
Spezielle Reflexzone, die neurolymphatische Zonen darstellt. Diese wurden durch den amerikanischen Ostheopathen Dr. Frank Chapman in den 30er-Jahren empirisch entdeckt. Danach stellte Dr. Georg Goodhaerdt die Zusammenhänge zwischen Muskeln und Organen und Akupunkturmeridianen her.

Akupunkturnadel *f*; ***engl.:*** Acupuncture needle
Kontext: Traditionelle Chinesische Medizin

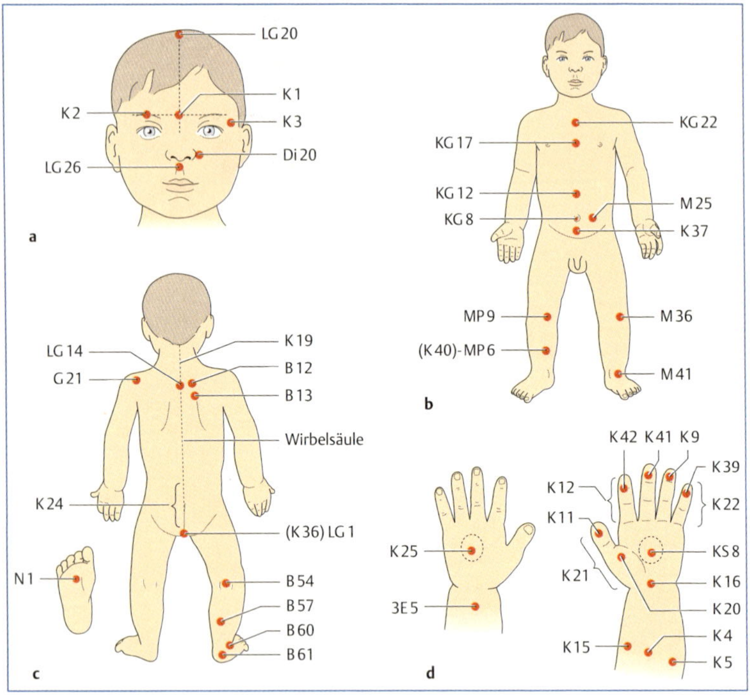

Akupressurpunkte am Kind.

Mit sehr dünnen und damit minimal gewebezerstörenden Nadeln werden Myofasziale Triggerpunkte exakt getroffen und deaktiviert. International werden meist sterile Einmal-Stahlnadeln mit einer Länge von 0,5–10 cm und einer Stärke von 0,20–0,32 cm verwendet. Die A. wird abhängig von der Art der Erkrankung und der Kondition des Patienten unterschiedlich tief (2 mm bis mehrere Zentimeter) und in verschiedenen Einstichrichtungen gesetzt. Die Tiefe und die Richtung werden streng nach jeweiliger regionaler Anatomie ausgerichtet. Die Nadeln werden in Haut, Unterhautgewebe und Muskulatur eingesetzt. Nach der Entfernung der A. gibt es normalerweise keinen lokalen Blutaustritt.

Akupunkturpunkt *m*; ***engl.:*** Acupuncture point; ***Syn.:*** Meridianpunkt

Kontext: Traditionelle Chinesische Medizin

Holographische Abbildungen von Körperteilen. A. ist neben den Verbindungen von Nerven und Körperfaszien auch als Resonanzverstärker und als Minireflexzonenregion zu sehen. Die Morphologie ist bis heute nicht bekannt. In jedem A. kann man 50 % der durchziehenden Nervenfasern unmittelbar mit der Akupunkturnadel erreichen und weitere, die indirekt im Umkreis von 5 mm liegen. Ca. 80 % der A. stimmen mit kleinen Öffnungen in der Oberflächenfaszie überein.

Akustik *f*; ***Etym.:*** griech. *akuein* „hören"; ***engl.:*** Acoustics

Kontext: Physik

Die Lehre vom Schall und seinen Wirkungen. Sie beschäftigt sich mit der Erzeugung, Ausbreitung (Weiterleitung), Reflexion und Absorption von Schall als mechanische Schwingungen.

Akustische Agnosie *f*

Vgl. ▸ Agnosie, akustische.

Akute Venenerkrankung *f*

Vgl. ▸ Venenerkrankung, akute.

Akute zerebrale Ischämie *f*; ***Etym.:*** lat. *acutus* „scharf, spitz" u. *cerebrum* „Gehirn", griech. *ischein* „zurückhalten, hemmen, hindern", *haima* „Blut"
Vgl. ▸ Ischämie, akute zerebrale.

Akutstadium *n*; ***Etym.:*** lat. *acutus* „scharf, spitz" u. lat. *stadium* „Rennbahn", in der medizinischen Fachsprache ab 18./19. Jh. „Abschnitt im Verlauf einer Krankheit"; ***engl.:*** Acute stage
Kontext: Neurologie
Krankheitsstadium; erste Phase einer Erkrankung/Schädigung, in der es zu spontan ablaufenden Prozessen auf Transmitter- und Zellebene zur Kompensation, Regeneration und zum Zelltod kommt. Physiotherapie: Der Patient ist auf der Intensivstation (Wahrung seiner Privatsphäre, interdisziplinäre Zusammenarbeit); therapeutische Schwerpunkte sind prophylaktische Maßnahmen (Aufrechterhaltung und Förderung der Vitalfunktionen, Vermeidung von Folgeschäden). Bei Patienten mit schwerem Schädeltrauma: sinnesspezifische Stimulation, spezifische Lagerung, z. B. zur Tonusregulation (vgl. ▸ Remissionstadium, ▸ Stadium des Dauerschadens).

Akzeptanz *f*; ***Etym.:*** lat. *acceptare* „annehmen"; ***engl.:*** Acceptance; ***Syn.:*** unbedingte Wertschätzung
Kontext: Psychologie, Kommunikation
Unbedingte Wertschätzung ist eine Gesprächshaltung der Personzentrierten Gesprächsführung nach Carl ▸ Rogers. Es geht darum, etwas oder jemand anzunehmen, wie es/er ist. Zusammen mit ▸ Empathie und ▸ Kongruenz bildet sie die Basis der Grundhaltung des Therapeuten im Gespräch. Der Therapeut kann an seiner unbedingten Wertschätzung ermessen, wie weit er imstande ist, dem Klienten empathisch zu folgen. Die Grundhaltung der A. gibt dem Gesprächspartner das Gefühl, gewürdigt und wertgeschätzt zu sein. Dies fördert die Selbstakzeptanz und führt zu positiver Selbsterfahrung (vgl. ▸ Personzentrierter Ansatz).

Alarmphase *f*; ***engl.:*** Alert phase; ***Syn.:*** vaskuläre Phase
Vgl. ▸ Wundheilung, vaskuläre Phase.

Alarmpunkt *m*; ***engl.:*** Alarm point
1. ***Kontext:*** Physiologie
Punkt, der bei einer Pathologie des betroffenen Organs extrem reagiert (z. B. Druckschmerzen); bekanntester Punkt: McBurney-Punkt bei Appendizitis zwischen Spina iliaca anterior superior und Bauchnabel.
2. ***Syn.:*** Mu Punkte
Kontext: Traditionelle Chinesische Medizin
Eine der 4 Arten der ▸ Akupunkturpunkte. A. liegt immer ventral am Körper.

Albatros *m*; ***Etym.:*** nach dem *Albatros*, einer in südlichen Meeren vorkommenden Vogelart; ***engl.:*** Albatross
Kontext: Funktionelle Bewegungslehre
Die ursprüngliche Übung A. ist eine therapeutische Übung aus der ▸ Funktionellen Bewegungslehre Klein-Vogelbach. Sie ist als Geschicklichkeitstraining für die Hüftgelenksextensoren konzipiert und hat folgendes Lernziel: Der Patient soll in der Lage sein, aus labiler, aufrechter Haltung und potenziell beweglichem Hüftgelenk bei plötzlicher Rückverlagerung der Flexions-/Extensionsachsen der Hüftgelenke den unerwarteten flexorischen Fall der Oberlänge nach vorn-unten durch angepassten Einsatz der Hüftgelenksextensoren und mit stabilisierter Körperlängsachse aufzufangen. Er soll ebenfalls in der Lage sein, die Übung A. im Einbein-Kniestand auszuführen. Mit Hilfe eines ▸ Kreisels ist es möglich, die ▸ Unterstützungsfläche für die Ausgangsposition Kniestand labiler zu gestalten. Das Lernziel dieser Übung ist dann eine verbesserte intra- und intermuskuläre Koordination der Hüftgelenks- und Wirbelsäulenmuskulatur. Es erfolgt eine Schulung der dynamischen Stabilisation und von ▸ Gleichgewichtsreaktionen im Bereich der Wirbelsäule und der Hüftgelenke unter stark labilen Verhältnissen. Durch die alternierende Vor- und Rückneigung der ▸ Körperlängsachse werden die extensorische dynamische Stabilisation der Brustwirbelsäule, die ▸ lumbosakrale Verankerung und die ischiokruralen Aktivitäten besonders geübt.

Aldosteron *n*; ***Etym.:*** Kunstwort aus *Aldehyd* u. *Steroid*; ***engl.:*** Aldosterone
Kontext: Physiologie
Mineralokortikoid der Nebennierenrinde, das als finales Hormonprodukt der Achse Hypothalamus (Releasingfaktor) – Hypophyse (ACTH) – Nebennierenrinde gebildet wird. A. ist wesentlich an der Regulation des Wasser- und Elektrolythaushaltes beteiligt; wird auch infolge veränderter Elektrolytkonzentrationen (Na^+-Konzentrations-Abfall; K^+-Konzentrations-Anstieg) und bei erhöhtem Sympathikotonus via Renin und Angiotensin produziert. Es stimuliert in der Niere die Rücknahme von Na^+, dem osmotisch Wasser folgt, und fördert die Ausscheidung von K^+ und H^+.

A

Alexander, Frederick Matthias *m*; ***Etym.:*** australischer Schauspieler und Rezitator (1869–1955)

Kontext: Alexander-Technik

A. entwickelte seine Arbeitsweise zur Lösung eigener Stimmprobleme (Heiserkeit sowie gelegentlich völliger Stimmverlust), die seine berufliche Laufbahn bedrohten. Durch präzises Beobachten fand er heraus, dass er seine Sprechweise durch unnötige Muskelspannung im ganzen Körper beeinträchtigte.

In einem langen Prozess von Beobachtungen, Überlegungen und Experimenten verschaffte er sich eine Basis, auf der er durch vernünftiges Überlegen die geeigneten Mittel zum Sprechen herausfand, und sich dann so zu steuern lernte, dass er nur diese Mittel einsetzte und keine anderen. Auf diesem Wege lernte er, seine unnötige Muskelaktivität zu stoppen, wodurch seine Stimmprobleme vollständig und dauerhaft verschwanden.

Aufgrund vieler Anfragen entschied Alexander, anderen seine Arbeitsweise und Erfahrungen weiterzuvermitteln. Er unterrichtete in Sydney und Melbourne, in London und den USA. Anfang 1931 startete er den ersten Ausbildungskurs für Lehrer seiner Methode.

Ursprünglich beschränkt auf Unterweisungen in Atmung und Stimmproduktion, stellte sich allmählich heraus, dass A.s Erkenntnisse für einen größeren Anwendungsbereich gültig sind, weil er allgemeingültige Gesetze für die Planung und Koordination von Bewegung herausgefunden hatte. Diese Gesetze sind von entscheidender Bedeutung, wenn es um die grundlegende und dauerhafte Verbesserung der Ausführung und der Resultate sämtlicher Bewegungen und Handlungen geht. So entstand die ▸ Alexander-Technik.

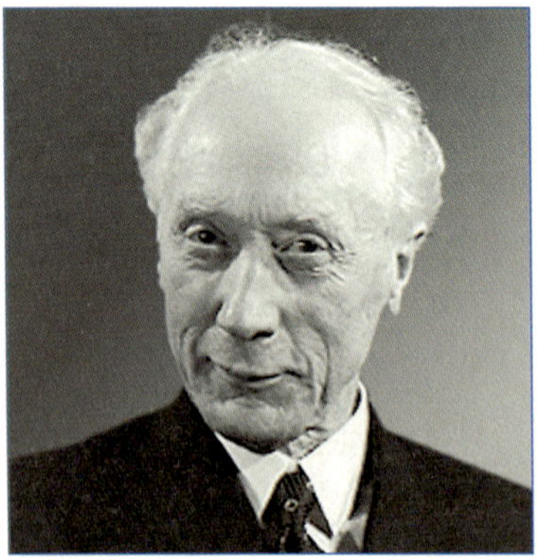

Frederick Matthias Alexander (1941).

Alexander-Technik *f*; ***engl.:*** Alexander Technique

Kontext: Alexander-Technik

Ursprünglich eine Selbsthilfemethode, heute in der Regel durch Alexander-Lehrer vermittelt. Hauptzweck der Methode ist es, ein bestimmtes Ziel oder die beste Leistung mit den jeweils zweckmäßigsten und sparsamsten Mitteln zu erreichen. Dies bedeutet vor allem, die Fähigkeit zur Prävention zu erlernen. D.h. man lernt, bei alltäglichen oder speziell erlernten Bewegungen und Tätigkeiten unnötige, den Organismus möglicherweise schädigende muskuläre Anstrengungen zu unterlassen. Die A. kann daher helfen, mehr Flexibilität in ▸ Bewegungen zu bewirken, den Bewegungsbereich zu erhöhen und ein größeres Bewegungsrepertoire sowie einen effektiveren Krafteinsatz zu erreichen.

Einige Grundannahmen der A.:

- Existenz einer ▸ psychophysischen Einheit des Organismus
- ▸ Prävention als grundlegendes Prinzip
- Das Finden des effektivsten Weges (vgl. ▸ Mittel, geeignete)
- Vernünftiges ▸ Denken als wichtigster Faktor zur Veränderung
- Der Mensch ist perfekt konstruiert und optimal ausgestattet zur Erfüllung seiner Aufgaben und zum Ausschöpfen seines gesamten Potenzials.

Die Idee der perfekten Konstruktion des Menschen und den Grundsatz der ▸ Prävention auf genereller Basis fasste Alexander zusammen in dem Satz: „Wenn wir aufhören, das Falsche zu tun, tut sich das Richtige von selbst."

Alexie *f*; ***Etym.:*** griech. *a* „nicht" + *lexis* „Rede"; ***engl.:*** Alexia

Vgl. ▸ Aphasien.

Alföldi-Zeichen *n*; ***engl.:*** Alföldi sign

Kontext: Physiologie

Zeichen einer ▸ trophischen Störung.

Alien-Hand-Syndrom *n*; ***Etym.:*** engl. *alien* „fremd, andersartig"; ***Abk.:*** AHS; ***engl.:*** Alien hand syndrome

Kontext: Neurologie

Seltene neurologische Störung, der Patient kann das Zusammenspiel beider Arme und Hände nicht kontrollieren. Die eigene Extremität/Hand wird als fremd empfunden, sie gehört nicht mehr zum Körper. Typischerweise ist die betroffene Hand aktiv, wenn die andere aktiv ist. Es kommt zu völlig unabhängigen oder antagonistischen Bewegungen der Extremitäten, als ob beide Extremitäten einen eigenen Willen besitzen. Dabei kann es zu Handlungen kommen, die der geplanten Handlung entgegenwirken oder zu zwanghaftem Greifen nach Gegenständen etc. Ursache: Schädigung des Balkens (Corpus callosum) und somit der Kommunikation zwischen den Gehirnhälften (Kommissurenläsion); eine zusätzliche Störung des Frontallappens kann vorhanden sein. Relativ gute Prognose, da dieses Syndrom nur in der Frühphase der Läsion auftritt, sich relativ schnell und gut zurückbildet. Die Patienten sind häufig stark verunsichert, sodass sie nicht mehr aktiv sind. Daher sollten sie physiotherapeutisch behandelt werden, z. B. bimanuelles Training, medizinische Trainingstherapie (Oberkörperergometer, Crosstrainer etc.), computergestütztes Training (Bi-manu-Track).

Alignment *n*; ***Etym.:*** engl. „Anpassung, Ausrichtung, Anordnung“; ***engl.:*** Alignment
Kontext: Bobath-Konzept
Position aller Strukturen eines Gelenkes (Knochen, Knorpel, Kapsel, Bänder, Sehnen, Muskeln und somit alle Rezeptoren) während einer Haltung oder Bewegung; jeder Punkt einer Bewegung weist ein bestimmtes (dynamisches) A. auf. Angleichen, Einordnen von Körperabschnitten in einer Linie. Bsp.: In der sagittalen Ebene oberes Sprung-, Knie-, Hüft- und Schultergelenk in eine vertikale Linie einordnen. Der Körperschwerpunkt liegt innerhalb der Unterstützungsfläche; der Patient benötigt wenig Kraft für die Haltungskontrolle.

Ideales Alignment: Der Körper richtet seine Teile ideal zueinander und zur Umgebung aus, sodass Haltung und Bewegung mit geringstem Aufwand möglich sind; ökonomische statische und dynamische Funktionen. Gerät der Körperschwerpunkt (Massenmittelpunkt) aus dem Bereich des idealen A., ist mehr muskuläre Arbeit notwendig, um eine Position zu stabilisieren (vgl. ▸ posturale Kontrolle).

Alkalose *f*; ***Etym.:*** arab. *al-kalij* „kalzinierte Asche“; ***engl.:*** Alkalosis; ***Syn.:*** Alkaliämie
Kontext: Physiologie
Funktionsstörung des Säure-Basen-Haushaltes; unphysiologischer Anstieg des pH-Wertes im Blut über den physiologischen Regulationsbereich (7,4 ± 0,03 eine weitere Angabe für den Normbereich ist 7,4 ± 0,05) von 7,43.

Respiratorische A.: Entsteht durch Hyperventilation über den Bedarf.

Metabolische A.: Hat einen massiven Verlust von Säureäquivalenten (H+-Ionen) infolge von Erbrechen oder eine überproportionale Zufuhr von Bikarbonat zur Ursache.

Alkoholkrankheit *f*; ***engl.:*** Alcoholic disease
Kontext: Psychiatrie
Alkoholmissbrauch erzeugt eine körperliche und psychische Abhängigkeit. Dabei werden nahe stehende Menschen häufig zu Co-Alkoholikern, die durch stetige Hilfen den Suchtverlauf verlängern. Der Suchtkranke selbst behandelt seinen Körper meist lieblos. Die Bewegungstherapie kann nach dem körperlichen Entzug bei der Wahrnehmung körperlicher Bedürfnisse und eigener Grenzen unterstützend wirken.

Allästhesie *f*; ***Etym.:*** griech. *allos* „verschieden, anders, fremd“ u. *aisthesis* „(Sinnes-)Wahrnehmung“; ***engl.:*** Allesthesia
Kontext: Neurologie
Qualitative Veränderung der Wahrnehmung sensibler oder sensorischer Reize (Berührungen, Schmerz, Temperatur, akustischer oder optischer Reize). Die Reize werden an einem anderen Ort oder in einer anderen Art wahrgenommen. Formen: akustische A. (Störung des Richtungshörens), visuelle A. (Wahrnehmung visueller Illusionen mit einer scheinbaren Verschiebung der Objekte im Gesichtsfeld von der realen Gesichtsfeldhälfte in die gegenüberliegende). Physiotherapie: differenzierte Diagnostik der Wahrnehmungsstörung und Korrektur der Empfindung über nicht beeinträchtigte Sinnessysteme.

Allen Test *m*
Kontext: Diagnostik
Belastungsuntersuchung für Patienten mit armbetonter ▸ peripherer arterieller Verschlusskrankheit (PAVK); vergleichbar mit der ▸ Ratschow-Probe: Der sitzende Patient flektiert die Arme im Schultergelenk (180°) und führt Faustschlussübungen durch, bis Schmerzen auftreten oder bis er den Bewegungsablauf nicht mehr exakt ausführen kann. Der Therapeut beurteilt den Blässegrad der erhobenen Arme. Anschließend lässt der Patient die Arme herabhängen und der Therapeut misst die Zeit bis zum Auftreten der kapillaren und venösen Rötung (vgl. ▸ Allen Test, modifizierter).

A

Allen Test, modifizierter *m*; ***engl.:*** Allen Test, modified
Kontext: Diagnostik
Untersuchung bei Verdacht auf eine armbetonte ▶ peripherer arterieller Verschlusskrankheit (PAVK) für (ältere) Patienten, die den ▶ Allen-Test nicht durchführen können. Der Therapeut stoppt mit einem flächigen Griff die Durchblutung der A. radialis und A. ulnaris, bis die Hand blass wird. Anschließend gibt er jeweils eine Arterie frei. Rötet sich die Hand nur sehr verzögert, liegt der V. a. eine armbetonte PAVK nahe, weitere Diagnostik ist erforderlich.

Alles-oder-nichts-Gesetz *n*; ***engl.:*** All-or-none law
Kontext: Neurophysiologie, Muskelphysiologie
Ein ▶ Aktionspotenzial wird nur ausgelöst, wenn der einwirkende Reiz die konduktile Membran bis zur Reizschwelle depolarisiert. Der Reiz benötigt eine Mindestintensität. Ist diese nicht vorhanden, bleibt ein Aktionspotenzial aus. Überschreitet der Reiz die Mindestintensität, so wird die Reizschwelle schneller erreicht; auf den Ablauf des Aktionspotenzials hat dies keinen Einfluss.

Allgemein Lineares Modell *n*; ***Etym.:*** lat. *linea* „Linie" u. ital. *modello* „Modell, Muster"; ***Abk.:*** ALM; ***engl.:*** General linear model (GLM)
Kontext: Statistik
Multivariates Verfahren, das die varianzanalytische Behandlung von nominalskalierten (vgl. ▶ Nominalskala) und intervallskalierten (vgl. ▶ Intervallskala) Daten ermöglicht. Das ALM integriert die Verfahren der multiplen Korrelations- und Regressionsrechnungen und der ▶ Varianzanalyse. Voraussetzung für die Anwendung des ALM ist die besondere Verschlüsselung (Kodierung) der nominalskalierten Daten.

Allgöwer-Gehapparat *m*; ***engl.:*** Allgöwer's walkappliance
Kontext: Traumatologie
Spezielle Unterschenkelorthese zur Totalentlastung des distalen Unterschenkels und Fußes. Belastet wird ein Bügel, der unterhalb der Fußsohle verläuft und mit einer Schale verbunden ist, die sich an der Unterseite des Tibiakopfes abstützt. Dadurch kann der Patient den Bügel mit seinem gesamten Körpergewicht belasten, unter gleichzeitiger Entlastung des distalen Unterschenkels und Fußes. Bei Verletzungen, die mit einer langen Entlastungsphase einhergehen (z. B. Kalkaneusfrakturen), kann dies sehr hilfreich sein.

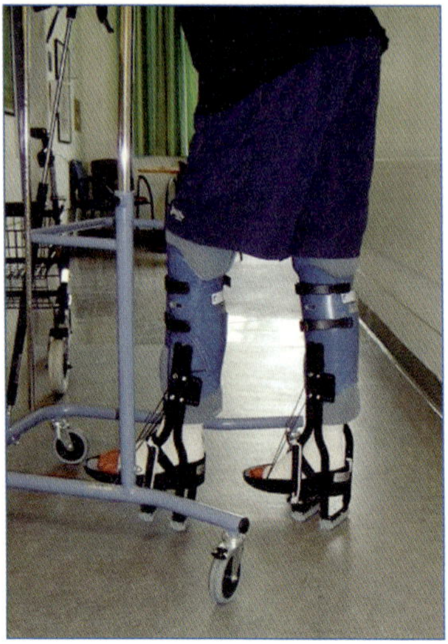

Allgöwer-Gehapparat.

Allodynie *f*; ***Etym.:*** griech. *allos* „verschieden, anders, fremd" u. *odyne* „Schmerz"; ***engl.:*** Allodynia
Kontext: Neurologie
Schmerzempfindung bei normalerweise gut tolerierten nicht schädlichen Reizen, z. B. ein brennender stechender Schmerz, der beim Bestreichen der Haut mit einem Wattestäbchen auftritt. Allodynien kommen im Rahmen von Polyneuropathien, nach Hirninfarkt oder bei ▶ Multipler Sklerose vor. Physiotherapie: sukzessive Steigerung der tolerierten Reizschwellen im Sinne einer ▶ Desensibiliserung.

Allodynie, berührungsevozierte *f*; ***engl.:*** Allodynia, touch-evoked; ***Syn.:*** sekundäre Hyperalgesie
Kontext: Algesiologie
Schmerz, der über die Grenzen eines primären pathologischen Zustandes hinaus ohne schädigende Ursachen in ansonsten gesundem Gewebe entsteht.

Allodynie, dynamische *f*; ***engl.:*** Allodynia, dynamic
Kontext: Algesiologie
Schmerz als Folge leichter, bewegender Stimulation, wie etwa Bürsten oder Streicheln der Haut (sanfte Gelenkbewegung bzw. Muskelkontraktion).

A

Allodynie, Kälte- *f*; ***engl.:*** Allodynia, cold
Kontext: Orthopädie, Neurologie, Manuelle Therapie
Schmerzhafte Empfindung eines normalen Kältereizes.

Allodynie, mechanische *f*; ***engl.:*** Allodynia, mechanical
Kontext: Orthopädie, Neurologie, Manuelle Therapie
Schmerzhafte Empfindung eines normalen mechanischen Reizes; Reaktion auf Palpation eines peripheren, entzündeten Nervenstammes, gesunde Nerven reagieren unempfindlich auf unschädliche mechanische Reize.

Allodynie, punktförmige *f*; ***engl.:*** Allodynia, punctiform
Kontext: Algesiologie
Schmerz, der durch einen festen, einzelnen Reiz ausgelöst und unterhalten wird;
fällt eher unter den Begriff ▸ Hyperalgesie.

Allodynie, statische *f*; ***engl.:*** Allodynia, static
Kontext: Algesiologie
Schmerz, der durch einen mäßigen Druck hervorgerufen und unterhalten wird;
fällt eher unter den Begriff ▸ Hyperalgesie.

Allostase *f*; ***Etym.:*** griech. *allos* „anders" u. *stasis* „Stehen, Stillstand"; ***engl.:*** Allostasis
Kontext: Physiologie
Fehlendes Gleichgewicht zwischen sämtlichen körpereigenen Prozessen; Gegenteil von ▸ Homöostase.

Alltagsbewusstsein *n*; ***engl.:*** Everyday life awareness/cognition
Kontext: Psychologie, Kommunikation
Bewusstseinszustand der Wachheit, in dem bewusstes und automatisiertes Handeln möglich ist (z. B. Autofahren, Lesen, Gespräche führen). Durch die begrenzte Kapazität des Arbeitsgedächtnisses werden nur die für die jeweilige Handlung wesentlichen Aspekte der Situation und die dazu passenden Vorerfahrungen verarbeitet. Subtile und feinere Wahrnehmungen sind im A. daher kaum möglich (vgl. ▸ Achtsamkeit, ▸ Erwartungseffekte, ▸ Selbstkonzept).

Alltagstransfer *m*; ***engl.:*** Carryover
Kontext: Rehabilitation
Ein in der Therapie gut trainierter Bewegungsablauf, z. B. der Wechsel vom Rollstuhl auf das Krankenbett, wird Angehörigen und Stationspersonal gezeigt, damit die Rehabilitation auf Dauer gelingt.

Alois Brügger *m*
Vgl. ▸ Brügger, Alois.

Alpha-Fehler *m*; ***engl.:*** α error, error of first kind, false positive; ***Syn.:*** Fehler 1. Art, α-Fehler
Kontext: Statistik
Falsch positive Entscheidung bzw. Entscheidung für die ▸ Alternativhypothese (H_1), obwohl die ▸ Nullhypothese (H_0) zutreffend ist. Der Fehler entsteht in der Übertragung der Verhältnisse in der untersuchten ▸ Stichprobe auf die ▸ Grundgesamtheit. Aufgrund der Stichprobe wird die Nullhypothese abgelehnt und die Alternativhypothese angenommen, obwohl in der Grundgesamtheit die Nullhypothese gilt.

Alpha-Fehler-Kumulierung *f*; ***Etym.:*** lat. *cumulatio* „Vermehrung, Zuwachs"; ***engl.:*** Cumulation of error of first kind; ***Syn.:*** α-Fehler-Kumulierung
Kontext: Statistik
Steigerung des Gesamt-Alpha-Fehlers in einer Hypothesen überprüfenden Untersuchung durch mehr als zwei aufeinanderfolgende Tests in derselben ▸ Grundgesamtheit. Durch die Existenz eines ▸ Alpha-Fehlers zwischen je einem Vergleich in der Grundgesamtheit, akkumuliert dieser zu einem höheren Gesamt-Alpha-Fehler. In der Hypothesenprüfung muss daher in den einzelnen Tests ein korrigiertes (niedrigeres) ▸ Signifikanzniveau α gewählt werden. Die ▸ Wahrscheinlichkeit des Gesamt-Alpha-Fehlers (α_{Gesamt}) hängt in folgender Weise vom Signifikanzniveau der Einzeltests ($\alpha_{Einzeltest}$) ab: $\alpha_{Gesamt} = 1\text{-}(1\text{-}\alpha_{Einzeltest})^m$, wobei m die Anzahl der Einzeltests ist.

ALS *f*
Vgl. ▸ Amyotrophische Lateralsklerose.

Alternativhypothese *f*; ***Etym.:*** lat. *alternare* „abwechseln" u. griech. *hypothesis* „Unterstellung"; ***engl.:*** Alternative hypothesis; ***Syn.:*** H1
Kontext: Statistik
Eine gegensätzlich zur ▸ Nullhypothese formulierte Annahme über die ▸ Grundgesamtheit. Die ungerichtet formulierte (zweiseitige) A. umfasst alle Möglichkeiten, die sich durch eine Ablehnung der Nullhypothese ergeben. Sie drückt i. d. R. die Erwartung des Untersuchers über einen systematischen Unterschied zwischen den untersuchten Gruppen der Grundgesamtheit aus. Die A. kann gerichtet oder ungerichtet formuliert sein, wobei die gerichtete A. alle in eine Richtung von der Nullhypothese abweichenden Fälle umfasst, während die ungerichtete A. die Abweichungen von

der Nullhypothese in beiden Richtungen einschließt.

Alternierende Bewegung *f*
Vgl. ▶ Bewegung, alternierende.

Altersbedingte Veränderungen des Vestibulums *f*
Vgl. ▶ Vestibulum, altersbedingte Veränderungen des.

Alterungsprozess *m*; ***Etym.:*** lat. *processus* „Fortschreiten, Fortgang, Verlauf"; ***engl.:*** Aging process
Kontext: Physiologie, Geriatrie, Sensomotorik
Mit der Geburt beginnender, unumkehrbarer, genetisch und in Wechselbeziehung mit den Umwelt- und Lebensbedingungen geprägter Prozess, der alle Körperstrukturen und -funktionen betrifft (man geht nicht von einem genetischen Programm für das Altern aus) und mit dem Tod des Organismus endet. Zunächst ist dieser Prozess durch eine allgemeine und spezielle Leistungszunahme gekennzeichnet. Nach einem Leistungsgipfel, 20.–30. Lebensjahr entwickeln sich altersbedingte negative Veränderungen zunächst sehr langsam; besonders nach dem 50.–60. Lebensjahr treten sie deutlich sichtbar auf. Umweltfaktoren (insbesondere physischer Aktivitätsgrad und Ernährung) beeinflussen den A. Sensomotorisches System: In der Haut nehmen die Anzahl und Funktion besonders der schnell adaptierenden Rezeptoren ab, die die dynamischen Eigenschaften der mechanischen Reize übersetzen. Von den Sensoren im Muskel fällt die Anzahl und, gleichfalls im Vordergrund stehend, die dynamische Sensibilität der verbleibenden Sensoren des Längenkontrollsystems ab. Dadurch vermindert sich die Qualität der Propriozeption. Die Informationen der Muskelspindeln haben einen sehr großen Anteil am Positionssinn und an der sensomotorischen Regulation von Haltung, Stellung und Gleichgewicht. Degenerative Veränderungen vermindern die Bindegewebsstrukturen des Bewegungssystems (Gelenkkapseln, Bänder), des Muskelgewebes (numerische Atrophie, ▶ Sarkopenie) und die Anzahl der enthaltenen Sensoren. Ergebnis: Das Set der afferenten propriozeptiven Informationen wird quantitativ und qualitativ reduziert und verändert. Die informatorische Grundlage für Empfindungs- und Wahrnehmungsprozesse und die Bewegungsregulation ist betroffen. Die Anzahl der sensiblen und motorischen Neurone im Ganglion spinale bzw. im Vorderhorn des Rückenmarks nimmt ab. Die Leitungsgeschwindigkeiten der ursprünglich sehr schnellen und schnellen Axone von sensiblen und motorischen Nervenzellen reduzieren sich durch Demyelinisierungs- und Remyelinisierungsprozesse deutlich. Der Informationstransport verlangsamt sich; optische Informationen werden bevorzugt. Die Wertigkeit der propriozeptiven Informationen fällt. Von den optischen Sensorinformationen (inklusive Verarbeitungsleistung) sind die Sehschärfe, Kontrastsensitivität und beidäugiges, räumliches Sehen hervorzuheben. Das vestibuläre System verliert an Wertigkeit; es gibt „informatorische Kompetenz" an das visuelle System ab. In den spinalen und supraspinalen Neuronenpopulationen sinkt die Vernetzung systematisch. Die Interaktionen zwischen Neuronen und Neuronennetzen leiden. Zentrale Neurone gehen verloren; die Informationsverarbeitung wird beeinträchtigt. Mit der Reduzierung der Anzahl der Motoneurone entstehen (durch Reinnervationsprozesse) große motorische Einheiten. Folge: verminderte Feinkoordination. Die Anzahl der Skelettmuskelfasern nimmt ab (Sarkopenie). Neben dem Verlust von α-Motoneuronen vermindert sich die Kontraktilität der verbleibenden Muskelfasern, es kommt zur Reduktion anaboler Hormone und die Ansprechbarkeit der Zellen für anabole Stimuli vermindert sich zusätzlich; die Produktion katabol wirkender Zytokine steigt. Physiotherapie: Systematische, gezielte physische Aktivität kann den A. verzögern, nicht aufhalten. Ob ein systematisches, langfristiges Training die Lebensspanne verlängert oder nur den Zeitpunkt der Gebrechlichkeit verschiebt, ist nicht endgültig geklärt. Es gilt jedoch der Grundsatz: Jede Adaptation ist funktionsspezifisch.

Alveolardruck *m*; ***Etym.:*** lat. *alveus* „Höhlung"; ***Abk.:*** P_{Pul}; ***engl.:*** Alveolar pressure; ***Syn.:*** intrapulmonaler Druck
Kontext: Physiologie
In den Alveolen bzw. im Alveolarraum herrschender Druck. Mit Inspiration des Atemzugvolumens$_{Ruhe}$ wird die Lunge gedehnt, der Thorax entdehnt. Die Summe beider elastischen Kräfte bedeutet eine erhöhte Zugwirkung auf den Pleuraspalt in Richtung Lunge. Der ▶ intrapleurale Druck fällt bei endinspiratorischem Atemzugvolumen$_{Ruhe}$ auf ca. −0,7 kPa. Der intrapulmonale Druck variiert in Abhängigkeit von der Atemphase. Endinspiratorisch und endexspiratorisch wird der Druck Null. Inspiration: Der Druck wird zunächst negativ; er fungiert in Abhängigkeit von

der Größe des Gradienten (Druckunterschieds) zwischen Alveolarraum und Atmosphäre als treibende Kraft für das Einfließen der Luft in die Lunge, weil zu Beginn der Inspiration der Thoraxraum (Alveolarraum) schneller vergrößert wird, als gleichzeitig Luft in den Raum einfließt, wodurch es endinspiratorisch zum Druckausgleich kommt. Exspiration: Der Druck wird zunächst positiv; er fungiert in Abhängigkeit von der Größe des Gradienten (des Druckunterschieds) zwischen Alveolarraum und Atmosphäre als treibende Kraft für das Ausfließen der Luft aus der Lunge, weil am Beginn der Exspiration der Thoraxraum schneller kleiner wird, als Luft aus der Lunge entweichen kann, wodurch endexspiratorisch erneut der Druckausgleich mit der Atmosphäre entsteht (vgl. ▶ Druck-Volumen-Kurve, ▶ Druckwert, Atemphysiologie).

Alveolarraum *m*; ***Etym.:*** lat. *alveus* „Höhlung“; ***engl.:*** Alveolar space
Kontext: Physiologie
Durch alle Alveolen gebildeter Raum, dessen Innenauskleidung (Oberfläche) für den Gasaustausch mit dem Blutkreislauf, den umgebenden Kapillaren, zur Verfügung steht.

Alveolen *pl*; ***Etym.:*** lat. *alveolus* „kleine Mulde, Höhlung“; ***engl.:*** Alveoli
Vgl. ▶ Atemwege.

Ambulante Versorgung *f*; ***Etym.:*** lat. *ambulare* „umhergehen“; ***engl.:*** Out-patient (health) care
Kontext: Berufspolitik
Die a.V. bildet neben der ▶ stationären Versorgung die Basis der Gesundheitsversorgung in Deutschland. Ambulante physiotherapeutische Versorgung findet zum einen in Institutionen wie Praxen oder Gemeinschaftspraxen statt, zum anderen in Form von Hausbesuchen in privaten Haushalten oder Einrichtungen. Sie ist prinzipiell jedem zugänglich. Im ambulanten Sektor nimmt die Verordnung von ▶ Heilmitteln grundsätzlich der Arzt vor. Die möglichen indikationsspezifischen Verordnungen werden durch die ▶ Heilmittel-Richtlinien und die ▶ Rahmenempfehlungen spezifiziert. Die Rahmenempfehlungen werden auf Bundes- und Länderebene in Rahmenverträgen umgesetzt. Die Finanzierung der Heilmittelversorgung ist über die gesetzliche bzw. private Krankenversicherung gesichert.

American Spinal Injury Association, Klassifikation *f*; ***Etym.:*** engl. *American* „amerikanisch“, *spinal* „die Wirbelsäule betreffend“, *injury* „Wunde, Verletzung“, *association* „Veinigung, Zusammenschluss“ u. lat. *classis* „Klasse“; ***Abk.:*** ASIA; ***engl.:*** American Spinal Injury Association, classification
Kontext: Traumatologie, Neurologie
Amerikanische Gesellschaft der querschnittgelähmten Patienten, deren Einteilung der Folgen einer Rückenmarkschädigung in die Kategorien A–E weltweite Verbreitung gefunden hat.

American Spinal Injury Association, Klassifikation

Kategorie	Querschnittlähmung
A	Komplett
B	Sensibel inkomplett
C	Motorisch inkomplett, Kraftgrad der Kennmuskeln < 3
D	Motorisch inkomplett, Kraftgrad der Kennmuskeln > 3
E	Vollkommene Restitution

American Spinal Injury Assoziation *f*; ***Abk.:*** ASIA
Kontext: Neurologie
Amerikanische Gesellschaft für die Behandlung von Querschnittlähmung.

Amnesie *f*; ***Etym.:*** griechisch *a...* „nicht“ u. *mnesis* „Erinnerung“; ***engl.:*** Amnesia
Kontext: Neurologie, Traumatologie
Gedächtnisstörung für zeitliche oder inhaltliche Erinnerungen. Ursachen: Schädelhirntrauma, Epilepsie, Enzephalitis, Schlaganfall, Vergiftung sowie kortikale Abbauprozesse oder traumatische Erlebnisse. Physiotherapie: Amnesien sind Folgen einer Hirnschädigung und durch physiotherapeutische und neuropsychologische Therapien nicht direkt beeinflussbar.
Retrograde A.: Rückwirkender Gedächtnisverlust für den Zeitraum vor Eintreten des schädigenden Ereignisses. Die Dauer der retraograden A. ist durch den Zeitraum bestimmt, in dem im Gedächtnis gespeicherte Bilder oder Zusammenhänge nicht in das Bewusstsein geholt werden können.
Anterograde A.: Vorwärtswirkender Gedächtnisverlust, d. h. für die Zeit nach einem schädigenden Ereignis. Die Dauer ist durch den Zeitraum

zwischen Trauma und dem ersten danach erinnerten Ereignis bestimmt.

Amnesie, posttraumatische *f*; ***Etym.:*** lat. *post...* „nach..., hinter...", griech. *trauma* „Wunde" u. *a...* „nicht..." u. *mnesis* „Erinnerung"; ***engl.:*** Amnesia, post traumatic

Kontext: Neurologie, Traumatologie

Gedächtnisverlust nach einem physischen Trauma mit Gehirnverletzung.

Amnestisches Syndrom *n*; ***Etym.:*** griechisch *a...* „nicht", *mnesis* „Erinnerung" u. *syndrome* „Anhäufung, Zusammenlaufen"; ***engl.:*** Amnesic confabulatory syndrome

Kontext: Neurologie

Gedächtnisstörung, die vor allem als Folge des Alkoholismus auftritt, auch nach traumatischer Hirnschädigung, Vergiftung und Infektionen. Physiotherapie: Die Patienten zeigen eine Störung des anterograden und retrograden Langzeitgedächtnisses und der Merkfähigkeit, was zu einer erheblichen Beeinträchtigung des Lernens führt. Charakteristisch ist die Neigung der Patienten, Erinnerungslücken mit Erfindungen (Konfabulationen) zu füllen. Therapiesitation einfach und übersichtlich strukturieren und kurze, klare Anweisungen formulieren.

Amnioskopie *f*; ***Etym.:*** griech. *amnion* „Schafshaut" u. *skopein* „sehen"; ***engl.:*** Amnioscopy

Kontext: Geburtshilfe

Fruchtwasserspiegelung mittels eines über den Muttermund eingeführten Endoskops bei Schwangeren mit Terminüberschreitung oder Risikoschwangerschaft; sie gibt Auskunft über Verfärbungen und die Beschaffenheit des Fruchtwassers und damit über eine Gefährdung des Kindes; Angaben zur A. finden Physiotherapeuten im Mutterpass.

Amnioskopie

Farbe und Konsistenz	Diagnostischer Hinweis	Ursache der Verfärbung
Klar bis leicht milchig trüb	Normaler Zustand	–
Grünlich bis dicklich grün	Sauerstoffnot, Asphyxie (verminderte Atemfunktion, Atemnot)	Mekonium (Kindspech, schwärzlich-grünlicher Stuhl), der bei Atemnot ausscheidet
Grün-bräunlich, eingedickt („Erbsenbreiartig")	Schwere Asphyxie	Siehe oben
Gelblich	Rh-Inkompatibilität	Bilirubinausscheidung des Embryos über den Urin
Rötlich	Intrauteriner Fruchttod	Blutaustritt durch die aufgeweichte, abschuppende embryonale Haut infolge eines intrauterinen Fruchttodes

Amplitude *f*; ***Etym.:*** franz. „Umfang, Größe, Weite"; ***engl.:*** Amplitude

Kontext: Physik

Ausschlag oder auch Schwingungsweite. Höhe eines Signalpegels (z. B. Strom, Spannung, Druck, Lautstärke).

Amplitudenfenster *n*; ***engl.:*** Amplitude window

Kontext: physikalische Therapie

Theoretisch existierendes Intervall von Amplituden bzw. Intensitäten, bei denen sich eine nützliche Wirkung ergibt; bei Amplituden außerhalb dieses Fensters kann die Wirkung gleich Null sein oder sich als hinderlich erweisen; hängt wahrscheinlich auch mit Empfindlichkeit/Irritabilität des Gewebes zusammen (vgl. ▸ Frequenzfenster).

Amplitudenmodulation *f*; ***Abk.:*** AM; ***engl.:*** Amplitude modulation (AM)

Kontext: Physik

Modulationsart, bei der die Amplitude eines hochfrequenten Trägersignals durch ein niederfrequentes (aufmoduliertes) Signal geändert wird. Das Trägersignal wird im Rhythmus des Nutzsignals verstärkt oder abgeschwächt. Beispiele: Lang-, Mittel-, Kurzwellenrundfunk, Schwellstrom-Behandlung, Amplitudenmodulierte-Mittelfrequenz-Elektrostimulation (vgl. ▸ Frequenzmodulation).

Amputation *f*; ***Etym.:*** lat. *amputatio* „das Abschneiden"; ***engl.:*** Amputation

Kontext: Traumatologie, Orthopädie, Chirurgie

Traumatische oder chirurgische Abtrennung eines Körperteils aufgrund irreversibler Gewebeschädigungen oder Nekrosen. Physiotherapie: Je kürzer der Stumpf ist, desto eher treten muskuläre Dysbalancen auf, die ohne Therapie zu Fehlhaltungen und Kontrakturen führen und die Funktion der Extremität deutlich einschränken. (Vgl. ▶ Stumpflagerung, ▶ Stumpfpflege).

Amputation, subtotale *f; engl.:* Amputation, subtotal

Kontext: Traumatologie

Traumatisch bedingte, unvollständige Abtrennung einer Gliedmaße, die in Abhängigkeit des Gewebezustandes teilweise bis vollständig reversibel ist (abhängig von der Dauer der Ischämie). Refixierte Gliedmaßen sind äußerst schonend zu behandeln, damit rekonstruierte Nerven- und Gefäßbahnen nicht geschädigt werden: Zugbelastungen und ischämische Kompression sind zu vermeiden, bis das subtotale Amputat eine regelrechte Durchblutung aufzeigt.

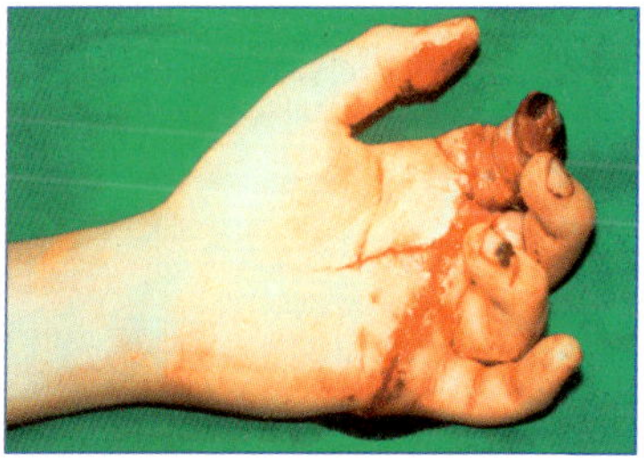

Subtotale Amputation von 4 Fingern.

Amputationshöhe *f; engl.:* Amputation level

Kontext: Traumatologie

Extremitätengelenk, in dessen Bereich die Amputation durchgeführt wurde. Je länger der Amputationsstumpf, umso besser ist die erhaltende Funktion bzw. die Prothesenversorgung. Bsp.: **Hüftexartikulation** (Höhe Hüftgelenk; der Patient führt die Prothese über den Beckenring bzw. Tuber ischiadicum), **Knieexartikulation** (Höhe Gelenkspalt, terminal belastbar; funktionell problematisch ist das tiefer stehende Prothesengelenk im Vergleich zur intakten Seite), **Lisfranc-Linie** (Höhe Fußwurzelknochen, terminal belastbar, funktionell problematisch ist die ungleichmäßige Druckbelastung aufgrund der gezackten Amputationslinie), **Daumenamputation** (je mehr Gewebe, desto besser ist die verbleibende Greiffunktion), **Unterarmamputation** (die Beweglichkeit der Pro-/Supination ist von der Stumpflänge abhängig (vgl. ▶ Hemipelvektomie).

AMTI-Platte *f; engl.:* AMTI-platform, Force plate

Kontext: Biomechanik, Ganganalyse

Mehrkomponenten-Messplatte. Als Messgrößenumformer dienen Dehnungsmessstreifen. Sie liefert analoge Signalspannungen zu Kraftkomponenten (F_x, F_y, F_z) und Rotationsmomenten (M_x, M_y, M_z). Die Koordinaten des Kraftangriffspunktes müssen berechnet werden (vgl. ▶ Bodenreaktionskraft, ▶ Kraftmessplatte).

Amyotrophische Lateralsklerose *f; Etym.:* griech. *a* „nicht...“, *myo...* „Muskel...“, *trophikos* „nährend“, lat. *lateralis* „die Seite betreffend“ u. griech. *sklerosis* „Verhärtung“; *Abk.:* ALS; *engl.:* Amyotrophic lateral sclerosis; *Syn.:* myatrophe Lateralsklerose, Muskelschwund

Kontext: Neurologie

Degeneration des 1. und 2. Motoneurons; Erkrankung des motorischen Nervensystems mit unbekannter Ursache. Männer sind häufiger betroffen als Frauen. Das Erkrankungsalter liegt bei ungefähr Mitte 50. Jüngere Patienten sind seltener betroffen. Auffällig ist eine Häufung der ALS bei Fußballspielern. Schädigungen des 1. Motoneurons können im motorischen Kortex, in den Hirnnervenkernen oder im Hirnstamm auftreten. Das 2. Motoneuron im Vorderhorn des Rückenmarks wird ebenfalls irreversibel geschädigt. Es kann zu Lähmungen (2. Motoneuron), Spastik (1. Motoneuron), Sprech- und Schluckschwierigkeiten (bulbäre Symptomatik) kommen. Durch die Schädigung des 1. und 2. Motoneurons können gleichzeitig eine schlaffe und eine spastische Lähmung auftreten. Sprechen, Schlucken und die obere Extremität sind am häufigsten betroffen. Klinik: Fazikulieren des Deltamuskels (ist durch Klopfen auf den Muskel verstärkbar), Fibrillieren, Fazikulieren der Zunge. Physiotherapeutische Schwerpunkte: symptomatische Behandlung, insbesondere Dehnungen, Aktivierung, Gangtraining, ADL, Arm-Hand-Behandlung, Atemtherapie; fazioorale Therapie, moderates Ausdauertraining; interdisziplinäre Zusammenarbeit mit Logopäden, Ergo-, Psychotherapeuten. ALS ist nicht heilbar. Die Überlebenszeit beträgt im Mittel 3–5 Jahre; der Tod tritt meist infolge einer Lungenentzündung auf (Schluckstörung).

Anaerobe Schwelle *f; Etym.:* griech. *a* „nicht“ u. *aer* „Luft, Gas“; *Abk.:* ANS; *engl.:* Anaerobic threshold; *Syn.:* aerob-anaerobe Schwelle

Kontext: Leistungsphysiologie

Leistungsphysiologischer Begriff zur Beschreibung bzw. Feststellung der Ausdauerbelastung; maximale Belastung mit einem gerade noch möglichen Steady State der Laktatkonzentration im arteriellen Blut, dem sogenannten maximalen Laktat-steady-State (MaxLass), (vgl. ▶ Aerobe Schwelle).

Fixe ANS: Belastung bei einem Laktatbilanzwert von 4,0 mmol/l, d. h. bei den meisten Personen liegt die a. S. mit nur geringer Abweichung bei diesem Wert.

▶ **Individuelle ANS**: Man unterscheidet die Schwellenkonzepte nach Simon, nach Dickhut und nach Keul.

Analgesie *f*; ***Etym.:*** griech. *an* „nicht" u. *algos* „Schmerz"; ***engl.:*** Analgesia
Kontext: Neurologie, Physiologie
Fehlende Schmerzempfindung bei physiologisch schmerzhaften Reizen; Hinweis auf eine ausgeprägte Nervenschädigung oder Untergang von sensiblen Nervenbahnen.

Analog-Digital-Wandler *m*; ***Abk.:*** ADC, ADU; ***engl.:*** Analog-to-digital converter; ***Syn.:*** Analog-Digital-Umsetzer, A/D-Wandler
Kontext: Biomechanik, Forschung
Wandelt analoge Eingangssignale (Spannungen) in digitale Daten um, damit sie weiterverarbeitet oder gespeichert werden können. Für die Genauigkeit sind in erster Linie seine Auflösung in ▶ Bit, seine Wandlungsgeschwindigkeit und seine Linearität wichtig.

Analogskala, visuelle *f*
Vgl. ▶ Visuelle Analogskala.

Analyse *f*; ***Etym.:*** griech. *analysis* „Auflösung"; ***engl.:*** Analysis
Kontext: Clinical Reasoning
Umfassende, systematische Untersuchung, bei der das untersuchte Objekt oder Subjekt zergliedert und in seine Bestandteile zerlegt wird. Soll in der Physiotherapie ein klinisches Problem im Zuge des ▶ Clinical Reasonings analysiert werden, geht es darum, sämtliche Teilaspekte dieses Problems (z. B. einzelne Symptome, Ursache-Wirkungsketten etc.) zu erfassen, diese zu ordnen und auszuwerten sowie deren Vernetzung zu erkennen.

Analyseinstrument *n*; ***Etym.:*** griech. *analysis* „Auflösung" u. lat. *instrumentum* „Gerät, Werkzeug"; ***engl.:*** Analysis tool
Kontext: Betriebswirtschaftslehre
Eine oder mehrere Techniken, die dazu dienen, Aussagen treffen zu können über: Erfolg, Entwicklungspotenzial, Zukunftschancen gegenüber der Konkurrenz oder Fehlentwicklungen in einem Unternehmen. Physiotherapie: Die klassischen Analyseinstrumente (▶ Produktlebenszyklusanalyse, ▶ Portfolioanalyse, ▶ SWOT-Analyse) eignen sich für physiotherapeutische Praxen; ebenso die Analyseinstrumente des Controllings, d. h. die Erhebung und Auswertung von Kennzahlen. Sie zeigen Ist- und Soll-Zustände der Praxis, z. B. Leerzeiten ohne Patientenbehandlung bei fest angestellten Mitarbeitern, Fehlzeiten durch Krankheit, Anzahl der Folgerezepte bei Patienten usw. (vgl. ▶ Marketinginstrument, ▶ Führungsinstrument).

Stärken	**Schwächen**
Chancen oder Gelegenheiten	**Risiken oder Bedrohungen**

Analyseinstrument: SWOT-Analyse (Abkürzung für: Streangth, Weakness, Opportunities, Threats).

Analysekonzept *n*; ***Etym.:*** griech. analysis „Auflösung" u. lat. *conceptum* „das (in Worten) Abgefasste"; ***engl.:*** Analysis concept
Kontext: Funktionelle Bewegungslehre
Hilfsmittel zum besseren Verständnis der therapeutischen Übungen. Bestandteile des A.: Übungsname, Lernziel, Konzept (Übungsplanung und -entwicklung), Lernweg und Analyse der Übung. Die einzelnen Inhalte ermöglichen dem Therapeuten den programmierten therapeutischen Bewegungsablauf zu verstehen und dieses Wissen im Lernprozess des Patienten einzusetzen.

Anamnese *f, -en*; ***Etym.:*** griech. *anamnesis* „Rückerinnerung"; ***engl.:*** Anamnesis; ***Syn.:*** Krankengeschichte
Kontext: Diagnostik
Vorgeschichte der Erkrankung; Therapeuten gewinnen anamnestische Daten aus der Krankenakte und insbesondere aus dem Gespräch mit dem Patienten. Die therapeutische Interaktion beginnt meistens mit der A., da sie wichtige Informationen für die Untersuchung (Kontraindikationen) und Therapie (Ziele) liefert. Bestandteile: Personalien, Hauptproblem/Sichtweise des Patienten, eingeschränkte Alltagsaktivitäten/Ressourcen, Kurzzeitgeschichte/Langzeitgeschichte (bei rezidivierenden Störungen), Sozialanamnese. Die A. erfordert gute kommunikative Fähigkeiten; mit ihr beginnt der Lernprozess des Patienten.

Anastomose *f*; ***Etym.:*** griech. *anastomun* „eine Mündung bilden"; ***engl.:*** Anastomosis
Kontext: Innere Medizin, Chirurgie
Kurzschlussverbindung zwischen Gefäßen oder chirurgische Zusammenführung von Hohlorganen durch Vernähung, z. B. Darmanastomose.
Arteriovenöse A.: Kapillarer Kurzschluss zwischen Arterie und Vene im Bereich der Endstrombahn; sie sind gut innerviert und besitzen muskuläre Wände. In Ruhephasen nutzt der Blutstrom Anastomosen, die Kapillaren sind kollabiert.
Lympholymphatische A.: zwischen Lymphgefäßen. Bei einem Stau in einem abführenden Lymphgefäß kann über Anastomosen die Lymphflüssigkeit über ein anderes Gebiet abfließen. ▸ Manuelle Lymphdrainage unterstützt diesen Prozess. Für die Behandlung von Lymphödemen nutzen Therapeuten axilloaxilläre Anastomosen (über das Sternum und zwischen den Schulterblättern), axilloinguinale (zwischen axillären und inguinalen Lymphknoten), suprapubische und über das Sakrum sowie zwischen den interkostalen Gefäßen und der Haut.

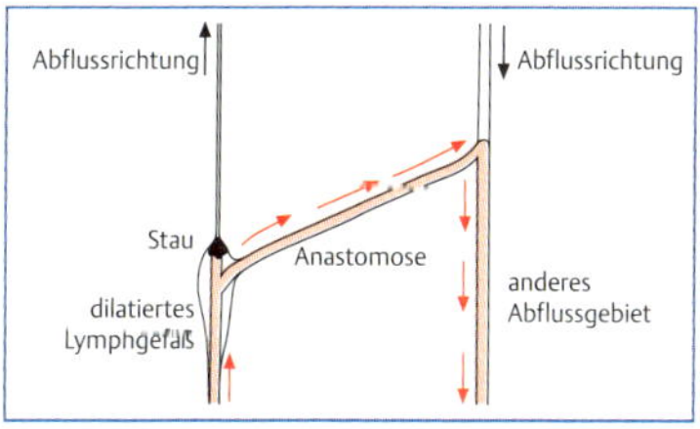

Anastomose. Eröffnung einer Anastomose in ein anderes Abflussgebiet.

Anatomie *f*; ***Etym.:*** griech. *anatemnein* „zerschneiden"; ***engl.:*** Anatomy
Kontext: Anatomie
Grundwissenschaft der Medizin, befasst sich u. a. mit dem gesunden und pathologischen Aufbau des Körpers, Organen, Gewebe und Zellverbänden im menschlichen Körper.

Anatomiesehen *n*; ***Etym.:*** griech. *anatemnein* „zerschneiden"; ***engl.:*** Anatomical analysis
Kontext: Spiraldynamik
Beobachtungsverfahren auf Grundlage der funktionellen Anatomie. A. beobachtet Bewegungsabläufe mit dem Fokus auf der funktionellen Anatomie der Bewegung, z. B. ob das Schultergelenk beim Tennisspiel während des Ausholens zentriert bleibt und die Brustwirbelsäule über eine optimale Drehbeweglichkeit verfügt. Vergleichend dazu sind beim Techniksehen (einem in Sport und Tanz etablierten Beobachtungsverfahren zur qualitativen und semiquantitativen Beurteilung von Bewegungsabläufen) Kriterien wie der Stand des Tennisspielers zum Netz oder der zeitliche Ablauf des Backhand-Plays relevant.

Anatomische Fußlängsachse *f*
Vgl. ▸ Fußlängsachse, anatomische.

Anbieterqualifikation *f*; ***engl.:*** Provider qualification
Kontext: Prävention
Nach § 20 Abs.1 Sozialgesetzbuch (SGB) V sind Fachkräfte mit einer staatlich anerkannten Ausbildung im Bereich Bewegung berechtigt, Maßnahmen zur Primärprävention durchzuführen, wenn sie für das entsprechende Gesundheitsförderungsprogramm speziell geschult und eingewiesen wurden. Neben Physiotherapeuten zählen auch Sportwissenschaftler und Ärzte zu diesen Fachkräften. Nach § 8 des Ausbildungsgesetzes (MPhG) sind Physiotherapeuten dazu befähigt, geeignete physiotherapeutische Verfahren zur Prävention anzuwenden.

Anelektrotonus *m*; ***Etym.:*** griech. *tonos* „Seil, Spannkraft"; ***engl.:*** Anelectrotone
Kontext: Physikalische Therapie, Elektrotherapie
Verminderte Erregbarkeit (Schmerz braucht einen höheren Reiz, bis er ausgelöst wird) der Zellen unter der Anode; tritt bei der Behandlung mit ▸ Gleichstrom auf. Vgl. ▸ Katelektrotonus.

Anfa-Drücken *n*; ***engl.:*** Anfa compression
Kontext: Traditionelle Chinesische Medizin
Mit verschiedenen Abschnitten der Hand, des Ellenbogens oder des Unterarms wird auf die Akupunkturpunkte gedrückt (vgl. ▸ Drücken auf die Meridianpunkte).

Anfall *m*
Vgl. ▸ Krampfanfall.

Angebot *n*; ***engl.:*** Bid
Kontext: Betriebswirtschaftslehre
Mündliche oder schriftliche Willenserklärung eines Anbieters, der eine Dienstleistung (z. B. Behandlung) oder ein Produkt (z. B. Keilkissen) zu bestimmten Bedingungen anbietet. Angebote werden verbindlich abgegeben. Formulierungen wie „solange der Vorrat reicht", „unverbindlich" oder „ Preis freibleibend" können die Verbindlichkeit ausschließen. Praxisinhaber als Käufer (Nachfrager) von Waren und Dienstleistungen sollten grundsätzlich, wenn der Wert der Ware oder Dienstleistung nicht zu gering ist, mehrere Ange-

A

Anbieterqualifikation	
Kategorie	**Ausbildungsinhalte für die Prävention und Gesundheitsförderung**
A Trainings- und Bewegungslehre (Elementare Inhalte, um Krankheiten zu verhüten und Gesundheit zu fördern)	Grundlagen der Trainingslehre Beanspruchungsformen des Trainings Aufbau und Prinzipien des Trainings Transfer der allgemeinen Trainingslehre in die Prävention Psychologische Aspekte des Trainings Grundlagen der Bewegungslehre Bewegungs- und Haltungsanalysen Prinzipien der Bewegung
B Bewegungserziehung (Relevant für gruppentherapeutische Angebote)	Grundformen der Bewegung mit und ohne Gerät Kombination von Grundformen der Bewegungserziehung aus Physiotherapie, Sport und Psychomotorik Methodik und Didaktik von Einzel- und Gruppenbehandlung
C Physiotherapeutische Behandlungstechniken (Für den Einsatz in der Prävention geeignete Techniken)	Atemtherapie Entspannungstechniken Manuelle Therapie Medizinische Trainingslehre Funktionsanalyse
D Massage-, Thermo-, Hydrotherapie (Einsetzbar in der Primär- und Sekundärprävention)	Grundlagen der Massage Techniken und Wirkungen der Massage Sonderformen Grundlagen und Anwendungen in der Thermo-, Hydro- und Balneotherapie
E Psychologie (Unterstützende Inhalte für die Arbeit in der Prävention und Gesundheitsförderung)	Psychologie Pädagogik Soziologie
F Medizinisches Wissen (Erkennen von Zusammenhänge und Entwickeln von Lösungen)	Anatomie Physiologie Allgemeine und spezielle Krankheitslehre Angewandte Physik und Biomechanik

bote einholen und diese vergleichen (vgl. ▸ Angebotsprüfung).

Angebotsprüfung *f; engl.:* Evaluation of bids
Kontext: Betriebswirtschaftslehre
Verfahren, um den bestmöglichen Lieferanten ermitteln zu können, wobei mehrere Angebote anhand verschiedener Kriterien verglichen werden: Qualität des Materials, Preis, Lieferfrist, Lieferkosten, Ruf des Lieferanten, Zuverlässigkeit des Lieferanten, Flexibilität und Marktstellung des Lieferanten, Nutzungsdauer, zukünftige Reparatur- und Wartungskosten sowie Zahlungsbedingungen. Jedes dieser Kriterien bietet Verhandlungsspielräume zwischen Verkäufer und Käufer.

Angehörige, Belastungen für *f; engl.:* Relatives, strains for
Kontext: Psychologie
Erkrankungs-/Verletzungsereignisse lösen bei Angehörigen starke Ängste vor Verlust und Tod aus, sie konfrontieren mit der eigenen Verletzlichkeit. Mögliche Folgen: Wunsch nach permanenter Kontrolle und Überwachung („Ich kann ihn doch nicht alleine lassen, wenn er wieder fällt…"), es besteht kein Vertrauen in die erfolgreiche Aufgabenbewältigung des Betroffenen (z. B. Treppensteigen, Benutzen öffentlicher Verkehrsmittel). A. müssen ihre Lebenspläne an die veränderte Situation anpassen, sie sind in ihrem Lebensentwurf ebenso stark betroffen wie die Patienten. Pflege und Betreuung erschöpfen und überfordern mit der Zeit. Moralische bzw. gesellschaftliche Zwänge (Selbstaufopferung, „Nächstenliebe") verursachen u. U. Schuldgefühle und/oder (unterschwelligen) Hass. Die Machtbalance langjähriger Beziehungen wird verschoben oder umgekehrt. Oft ist es der Wunsch des gesunden Partners, diese neue Balance beizubehalten. Liebes- und Beziehungsfähigkeit werden auf eine harte Probe ge-

stellt („So eine/-n habe ich nicht geheiratet."). Therapeutische Interventionsebenen: Angehörigengespräch (im Rahmen eines Hausbesuches), Infotag, Angehörigenselbsthilfegruppe.

Angehörige, Belastungen		
Psychische Reaktionen bei Angehörigen von Patienten mit Schädelhirntrauma (Kreutzer et al. 2002)	**Mütter (%)**	**Ehefrauen (%)**
Frustration	100	84
Reizbarkeit	55	74
Ärger	55	68
Depression	45	79
Soziale Isolation	27	74

Angehörigenarbeit, teilhabebezogene *f*; ***engl.:*** Working with relatives, participation–oriented

Kontext: Kommunikation

Integration wichtiger Bezugspersonen in die Rehabilitation, deren Ziel die Wiedereingliederung in das soziale Leben ist. Physische und emotionale Unterstützung von Angehörigen sind wesentliche, fördernde Kontextfaktoren für die Teilhabe. Ziele: über Erkrankungsfolgen aufklären (bezogen auf den eigenen Fachbereich); Raum und Ort geben für Ängste und Bedrohungen aufgrund der Erkrankung; Ängste abbauen und Vertrauen in die Leistungsfähigkeit des Erkrankten fördern; Angehörigen ermöglichen, sich abzugrenzen; emotionale und physische Überforderung vermeiden; Beziehungssituationen klären (klare Entscheidungen sind leichter zu bewältigen als andauernde Ambivalenz oder ein schlechtes Gewissen); durch sozialrechtliche Beratung/Hinweise von organisatorischen Fragen entlasten; den Verlauf nach der Rehabilitation besprechen, planen und vorbereiten.

Angehörigengespräch *n*; ***engl.:*** Conversation with relatives

Kontext: Kommunikation

Information und Beratung einer für den Patienten wichtigen Bezugsperson (Familienmitglied, Lebenspartner) außerhalb der Behandlung. Bezieht sich in der Regel zunächst auf konkrete, für die Bezugspersonen relevante Sachverhalte aus dem Therapieverlauf. Bei schwer verletzten oder erkrankten Patienten kommen häufig auch das Belastungsausmaß, Ängste und Befürchtungen der Angehörigen zur Sprache. In Teambesprechungen wird abgeschätzt, in welchem Umfang Gesprächsbedarf besteht und wer das Gespräch führt. Zeitpunkt und Häufigkeit der Angehörigengespräche richten sich nach dem Bedarf und der Dringlichkeit.

Angiopathie *f*; ***engl.:*** Angiopathy

Kontext: Innere Medizin

Allgemeiner Begriff für eine Gefäßerkrankung. Bsp. Diabetes mellitus: Die verminderte Rückresorption in die Lymphgefäße aufgrund einer verdickten Basalmembran (Pathogenese unklar) im Bereich der Kapillaren führt zum Lymphstau und zu Ödemen. Therapeutisch ist z. B. ▸ manuelle Lymphdrainage indiziert.

Angst *f*; ***engl.:*** Fear, anxiety, dread

Kontext: Psychologie, Kommunikation

Primäre Emotion, nonverbal an Mimik und körperlich-mentalen Reaktionen erkennbar, die den Organismus auf Kampf oder Flucht vorbereiten. Blutdruck, Herzschlag und Muskelspannung erhöhen sich, das Atemmuster wird flacher und schneller. Je nach Bewertung der Situation kann A. in Wut umschlagen. Sie kann zu Fixierung, Verstärkung und Generalisierung des somatischen Schmerzes führen. Wenn A. im physiotherapeutischen Kontakt auftritt, sollte sie verbalisiert werden. Der Therapeut kann sie mit Hilfe von Aufklärung und Informationsübermittlung beeinflussen. Ein klares Bild einer Situation oder einem Objekt, das Angstgefühle auslöst, kann helfen, Ängste abzubauen.

Angststörung *f*; ***engl.:*** Anxiety disorder; ***Syn.:*** Angsterkrankung

Kontext: Psychiatrie

Symptome einer A. werden körperlich spürbar und von Betroffenen formuliert, noch bevor die Ursache sprachlich zum Ausdruck kommen kann. Die spezifische Behandlung auf der Körperebene ist daher ein wesentlicher Therapiebaustein.

Angstverhalten, gelerntes *n*

Vgl. ▸ Gelerntes Angstverhalten.

Anhakgriff *m*; ***engl.:*** Hook grip

Kontext: Bindegewebsmassage

Zur Ausführung des A. steht der Therapeut seitlich hinter dem Patienten. Er fasst mit maximal pronierter Hand unter das Gesäß bzw. die Tuber des Patienten und hebt das Gewebe ab.

Anhakstrich *m*; ***engl.:*** Fascial bands

Kontext: Bindegewebsmassage

A. werden bei der ▸ Bindegewebsmassage an verschiedenen Bereichen des Körpers angewandt. Z.B. entlang der Wirbelsäule, am Sternum oder an der Patella.

A

Anhalten *n*; ***engl.:*** To stop
Kontext: Hippotherapie
Aus der Bewegung (▸ Schritt, ▸ Trab, ▸ Galopp) zum Stehen kommen. In der Hippotherapie wird das A. aus dem Schritt genutzt; auf den Patienten wird ein Vorwärtsimpuls übertragen, den er ausbalancieren muss, um aufrecht sitzen zu bleiben. Dieser Vorwärtsimpuls ist deutlich stärker als im ▸ Schritt (vgl. ▸ Anreiten).

Anion *n*; ***Etym.:*** aus Anode und Ion, griech. *anodos* „Aufgang", griech. *ion* „das Gehende"; ***engl.:*** Anion
Kontext: Physik
Negativ geladene Ionen, die in einem Elektrolyten bzw. elektrischen Feld zur positiven ▸ Anode (Pluspol) wandern.

Anismus *m*; ***engl.:*** Anismus, anal sphincter dyssynergia, spastic pelvic floor Syndrome
Kontext: Proktologie, Gynäkologie
Entleerungsstörung des Darmes durch eine Beckenboden-Spinkter-Dyssynergie mit extremer Anspannung des M. sphincter ani externus; tritt häufig bei sexuell missbrauchten Frauen auf.

Ankle Foot Orthesen *f*; ***Etym.:*** engl. *ankle* „Knöchel", *foot* „Fuß", *orthoses* „Orthesen", Kurzwort aus *orthopädisch* und *Prothese*, zu griech. *orthos* „gerade, aufrecht, richtig" u. *prothesis* „das Hinzusetzen, Dazufügen, Ansetzen"; ***Abk.:*** AFO
Kontext: Pädiatrie, Neurologie, Orthopädie

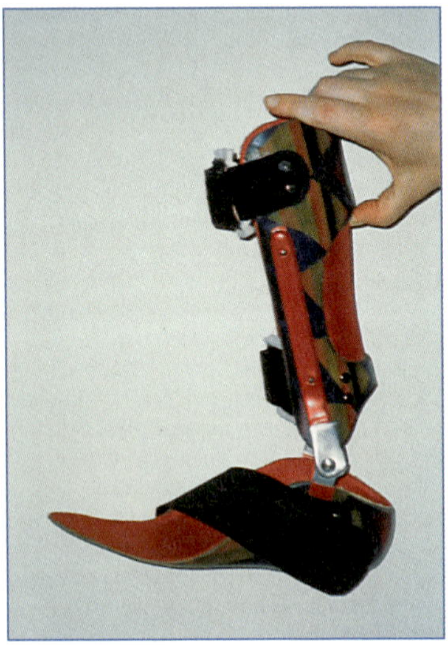

Ankle Foot Ortheses.

Oberbegriff für Orthesen zur Stabilisierung des unteren oder oberen Sprunggelenks. Ziele: Verbessern der Gehfähigkeit, Stand- und Gangstabilität, Rekonstruieren der Fußgewölbe.

Ankylose *f*; ***Etym.:*** griech. *ankylos* „gekrümmt"; ***engl.:*** Ankylosis
Kontext: Kiefergelenksbehandlung
Gelenkversteifung mit vollständigem Bewegungsverlust.

Anlagevermögen *n*; ***engl.:*** Assets; ***Syn.:*** Betriebsmittel (volkswirtschaftlicher Begriff)
Kontext: Betriebswirtschaftslehre
Alle beweglichen und unbeweglichen Gegenstände eines Unternehmens/einer physiotherapeutischen Praxis, die für längere Zeit (d. h. länger als ein Jahr) dem Unternehmenszweck (dem Praxisbetrieb) dienen. Bsp.: Grundstück, Gebäude, Möbel, technische Geräte usw. Das A. steht auf der Aktivseite der ▸ Bilanz und unterliegt einer vorgeschriebenen Gliederung nach dem Handelsgesetzbuch (HGB).

Anlehnung *f*; ***engl.:*** Allusion
Kontext: Hippotherapie
Gleichmäßige Verbindung zwischen Reiterhand und Pferdemaul.

Anode *f*; ***Etym.:*** griech. *anodos* „Aufgang"; ***engl.:*** Anode
Kontext: Physikalische Therapie, Elektrotherapie
Positiv geladener Pol; zu ihm bewegen sich die Anionen (vgl. ▸ Ion, ▸ Kathode).

Anorektale Dysfunktion *f*
Vgl. ▸ Dysfunktion, anorektale.

Anorexia nervosa *f*; ***Etym.:*** griech. *a* „nicht", *orexis* „Appetit" u. lat. *nervosus* „nervig"; ***engl.:*** Anorexia nervosa; ***Syn.:*** Magersucht
Kontext: Psychiatrie
Psychosomatische Erkrankung, bei der die Gewichtsreduktion über Nahrungsrestriktion/-verweigerung, Einnahme von Diuretika und auch durch willkürlich provoziertes Erbrechen herbeigeführt wird. Die Nahrungsverweigerung kann lebensbedrohliche Zustände verursachen. Physiotherapeutisch regulierende Maßnahmen erwirken einen positiven psychischen Einfluss auf die Körperstrukturen und Körperfunktionen.

Anosognosie *f*; ***Etym.:*** griech. *a...* „nicht", *nosos* „Krankheit" u. *gnosis* „Erkenntnis, Erkennen"; ***engl.:*** Anosognosia
Kontext: Neurolgie
Nichterkennen einer offensichtlichen Beeinträchtigung, z. B. einer Halbseitenlähmung, Hemi_anopsie oder Hör- oder Sehbeeinträchtigung, die

abzugrenzen ist von einem ▸ Neglect (Vernachlässigungsphänomen). Beeinflusst als ungünstiger prädiktiver Faktor das funktionelle Rehabilitationsergebnis negativ. Patienten mit einer A. verhalten sich so, als existiere die Schädigung nicht. Auf die Störung angesprochen erfolgen seitens des Patienten Konfabulationen, Entschuldigungen und Rationalisierungen. Die Störung tritt nach Schädelhirntrauma oder nach Schlaganfall, überwiegend bei rechtshemisphärischer Schädigung auf und bildet sich in der Mehrzahl der Fälle nach Tagen bis wenigen Wochen wieder zurück. Physiotherapie: strukturiertes Üben der beeinträchtigten motorischen Fertigkeiten ohne Problematisieren der A.

Anpassung, antizipatorische lokomotorische *f*; ***Abk.:*** ALA; ***engl.:*** Adjustment, anticipatory locomotive

Kontext: Physiologie

Mehr oder weniger unmittelbare Anpassung der motorischen Regulation infolge einer wahrgenommenen Veränderung in der unmittelbaren Umgebung. Bsp.: Beim Übersteigen eines hohen Hindernisses wird eine Knieflexionsstrategie eingesetzt, beim Übersteigen eines sehr niedrigen Hindernisses eine Hüftflexionsstrategie.

Anpassungsreaktion *f*; ***engl.:*** Adaptation reaction

Kontext: Physiologie

Physiologische Vorgänge, um nach einer Störung der Homöostase den Gleichgewichtszustand des inneren Milieus im menschlichen Körper wiederherzustellen. Man unterscheidet momentane Funktionsumstellung (z. B. Anstieg der Herzfrequenz beim Aufstehen und beim schnellen Gehen, nach der Belastung sinkt die Herzfrequenz wieder) und permanente Adaption (immer wiederkehrendes schnelles Gehen führt zu einer allgemeinen Absenkung der Herzfrequenz bei erhöhtem Schlagvolumen des Herzens; der Organismus senkt den Aufwand zur Bewältigung der Belastung, indem er den Arbeitsbereich der Systeme verändert).

Anpassungsreserve *f*; ***engl.:*** Adaptation reserve

Kontext: Trainingslehre

Bereich zwischen maximaler und aktueller Funktionskapazität (vgl. ▸ Funktionskapazität, maximale und ▸ Funktionskapazität, aktuelle); kann durch Training und der damit verbundenen Hypertrophie von Zellen, Substrukturen und Organen ausgeschöpft werden.

Anregungspunkt *m*; ***engl.:*** Activation point; ***Syn.:*** Tonisierungspunkt

Kontext: Traditionelle Chinesische Medizin

Element der Farbmeridiantherapie, die auf der ▸ 5-Elementen-Lehre basiert. Antiker Punkt, der sich auf den Elementlinien befindet. Steht oppositionell zum ▸ Beruhigungspunkt.

Anreiten *n*; ***engl.:*** To start riding

Kontext: Hippotherapie

Aus dem Stand die Vorwärtsbewegung einleiten (▸ Schritt, ▸ Trab, ▸ Galopp). In der Hippotherapie wird das A. aus dem Schritt genutzt; auf den Patienten wird dabei ein Rückwärtsimpuls übertragen, den er ausbalancieren muss, um aufrecht sitzen zu bleiben. Dieser Impuls ist deutlich stärker als im Schritt (vgl. ▸ Anhalten).

Anschlagszuckung *f*; ***engl.:*** Catch

Kontext: Muskelphysiologie

Aufeinanderfolgende Kombination aus isotonischer und isometrischer Muskelkontraktion (vgl. ▸ Unterstützungszuckung).

Anschlussheilbehandlung *f*; ***Abk.:*** AHB

Kontext: Rehabilitation

Stationär, teilstationär oder ambulant durchgeführte Maßnahme der medizinischen Rehabilitation, die nach der Entlassung aus der Klinik beginnt. Indiziert bei Patienten nach Unfällen, schweren Erkrankungen oder großen operativen Eingriffen, z. B. Herzinfarkt, Apoplex, Hüfttotalendoprothese (HTP). Die Kosten übernehmen die Unfall- oder Krankenversicherungen. Bsp.: Die Erweiterte ambulante Physiotherapie (EAP) ist eine Form der ambulanten AHB für Patienten mit schweren Beeinträchtigungen des Bewegungssystems. Sie kombiniert Physiotherapie, physikalische Maßnahmen und Medizinische Trainingstherapie mit dem Ziel, die Leistungsfähigkeit (Alltags-, Arbeits- und Sportfähigkeit) des Patienten (wohnortnah und kostengünstig) wiederherzustellen. Basis der EAP ist ein individuell auf den Patienten abgestimmter Therapie- und Trainingsplan.

Anspannen – Entspannen *n*

Kontext: PNF-Konzept

Technik aus der ▸ PNF . Ziele: hypertone Muskulatur entspannen, Bewegungen vergrößern. Der Patient geht aktiv oder passiv an seine Bewegungsgrenze, dann geschieht dynamische Muskelarbeit, besonders der Rotatoren, in die Gegenbewegung. Anschließend kommt es zur Entspannungsphase und hinterher bewegt der Patient

A

sich aktiv oder passiv in die zu vergrößernde Bewegungsrichtung.

Anspannungsphase *f*; ***engl.:*** Contraction phase

Kontext: Muskelphysiologie

Eine der vier Herzaktionsphasen; bildet gemeinsam mit der Auswurfphase die Systole. Die A. beginnt mit dem Abschluss der Füllungsphase. Beide Ventrikel sind geschlossen und die Myokardkontraktion übt Druck auf das nicht komprimierbare Füllungsvolumen (Blut) aus. Trotz Druckerhöhung bleibt das Volumen konstant, weshalb die Kontraktion auch als isovolumetrische Kontraktion bezeichnet wird.

Ansteigen mit Sicherung *n*; ***engl.:*** To ascend with safety devices

Kontext: Therapeutisches Klettern, Neurologie

Mittels Fixation und Führen des Beckens eines Patienten durch den Therapeuten an einer ▸ Boulderwand werden Bewegungen vom Boden bis zu einer individuell gut beherrschbaren Höhe an der Wand geübt, z. B. mit MS-Patienten. Die Sicherung wird im Rahmen der Trainingsanpassung immer stärker reduziert, bis selbstständiges Training in Bodennähe durchgeführt werden kann. Die Übungen werden bereits nach kurzer Zeit sehr gut durch Patienten angenommen und fördern Ausdauer, Kraft sowie Freude an der anspruchsvollen Bewegungsspezifik (vgl. ▸ Boulder).

Anstrengung *f*; ***engl.:*** Effort

Kontext: Feldenkrais

Muskelarbeit, die nicht vollständig in Bewegung umgesetzt worden ist und so als erhöhter Muskeltonus im Körper wirkt. A. verschlechtert die Koordination von Bewegungen und behindert den Lernprozess.

Antagonist *m*; ***Etym.:*** griech. *anti* „gegen" u. *agonistes* „Kämpfer; ***engl.:*** Antagonist; ***Syn.:*** Gegenspieler

1. ***Kontext:*** Physiologie

Muskel (neuromotorische Einheit), der sich nachgebend verlängert, wenn der ▸ Agonist konzentrisch arbeitet (bei exzentrischer Arbeit des Agonisten wird der A. analog kürzer); der Aktivität des Agonisten wird entgegengewirkt. Die Zusammenarbeit von Agonist und A. ermöglicht eine fließende Bewegung. Bsp.: Der M. gastrocnemius ist ein A. des M. tibialis anterior (Fußheber).

2. ***Kontext:*** Spiraldynamik

Agonist/Antagonist sind (neben der klassischen Bedeutung von Spieler und Gegenspieler) gleichzeitig Teilaspekte eines übergeordneten synergistischen Zusammenspiels im Rahmen globaler Bewegungen.

3. ***Kontext:*** Brügger-Konzept

Begriff der pathophysiologischen Grundlagen der ▸ Funktionskrankheiten des Bewegungssystems. Ein Muskel kann nach Brügger nur unter pathophysiologischen Bedingungen zum A. des ▸ Agisten werden, indem er z. B. die konzentrische Arbeit des Agisten durch seine verminderte exzentrische Kontraktionsfähigkeit während einer initiierten Bewegung behindert. Der funktionelle A. beeinträchtigt die muskuläre Koordinationsfähigkeit sowie deren Reaktionsfähigkeit, wodurch sich das Verletzungsrisiko erhöht. Er behindert die Kraftentfaltung und führt zur Beeinträchtigung der an der Bewegung beteiligten infrastrukturellen Leistungen (vgl. ▸ Obolenskaja-Goljanitzki-Effekt).

Anteinklination *f*; ***Etym.:*** lat. *ante* „vor, nach vorne" u. *inclinatio* „Neigung"; ***engl.:*** Anteinclination

Kontext: Kiefergelenksbehandlung

Zahnkippung nach vorne.

Anterior Drawer Test *m*; ***Etym.:*** engl. *anterior* „vorder" u. *drawer* „Schublade"; ***Syn.:*** anteriore Schublade am Fuß

Kontext: Manuelle Therapie

Test auf Integrität des Lig. talofibulare anterius (z. B. nach Supinationstrauma). Ausführung: Der Patient befindet sich in Rückenlage oder im Sitz; eine Hand fixiert gelenknah die distale Tibia von ventral, die andere zieht von dorsal den Talus nach anterior; einmal aus der Nullstellung und einmal aus 15° Dorsalextension. Beurteilung: mehr Bewegung im Seitenvergleich deutet auf ei-

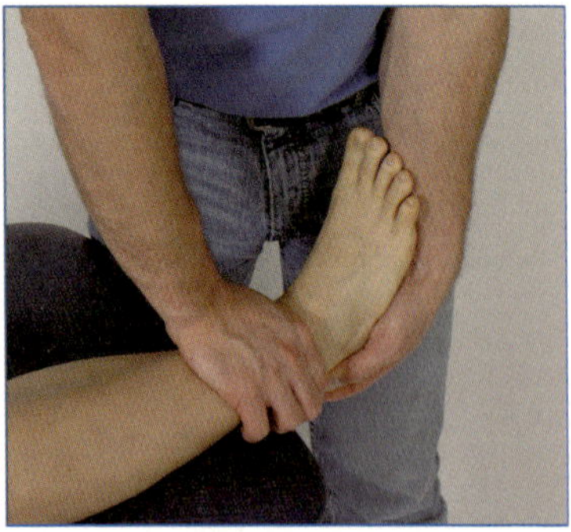

Anterior Drawer Test in Neutralposition.

ne Kapsel-/Bandruptur; ist die Bewegung in der Nullstellung im Seitenvergleich größer, wird von einer Verletzung des Lig. talofibulare anterius ausgegangen; ist die Bewegung in Nullstellung und 15° Dorsalextension im Seitenvergleich größer, geht man zusätzlich von einer Verletzung des Lig. calcaneofibulare aus. Der Test wird nicht zur Schmerzprovokation eingesetzt; ein schwächerer Zug des Talus nach anterior scheint aussagekräftiger.

Antetorsionswinkel *m*; ***Etym.:*** lat. *ante* „vor" u. *torsio* „Drehung"; ***Abk.:*** AT-Winkel; ***engl.:*** Antetorsion angle

Kontext: Diagnostik, Anatomie

Winkel zwischen der Achse des Femurhalses und der Querachse der Femurkondylen; bei Neugeborenen ca. 30°, mit zunehmendem Alter abnehmend; bei Erwachsenen ca. 12°–15°. Es besteht die Möglichkeit, dass die Anwinkelung nicht auf beiden Seiten identisch ist; dies ist bei der Prüfung des Bewegungsausmaßes der Rotation im Hüftgelenk zu berücksichtigen, da in diesem Falle eine Einschränkung einer bestimmten Rotationsrichtung im Seitenvergleich nicht pathologisch ist. Die Rotation zur anderen Seite müsste größer sein, als üblicherweise erwartet, sodass das Gesamt-Rotationsausmaß im Seitenvergleich identisch ist; Bsp.: Außenrotation „eingeschränkt", aber Innenrotation mobiler als zu erwarten.

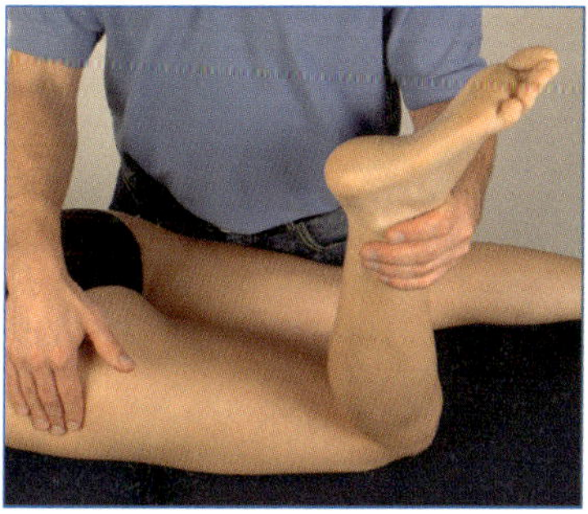

Antetorsionswinkel. Bestimmung des Antetorsionswinkels.

Anthropometrie *f*; ***Etym.:*** griech. *anthropos* „Mensch" u. *metron* „Maß"; ***engl.:*** Anthropometry

Kontext: Biomechanik

Lehre von den Maßen des menschlichen Körpers; Erfassung der Maße sowie der Form- und Maßverhältnisse des menschlichen Körpers. ▸ Anthropometrische Daten werden besonders in der Ergonomie zur Gestaltung von Arbeitsplätzen, Werkzeugen und Möbeln verwendet sowie im Arbeitsschutz.

Anthropometrische Daten *f*

Vgl. ▸ Daten, anthropometrische.

Antidiuretisches Hormon *n*; ***Etym.:*** griech. *anti* „gegen", *di...* „durch", *ouresis* „das Harnen" u. *horman* „in Bewegung setzen, antreiben, anregen"; ***Abk.:*** ADH; ***engl.:*** Antidiuretic hormone

Kontext: Physiologie

Signalstoff zur Regulation des Wasser- und Elektrolythaushalts; reduziert die Wasserausscheidung durch die Niere. Der mediale Hypothalamus produziert, angeregt durch Elektrolytverschiebungen und Volumenmangel, das ADH (vgl. ▸ Durst).

Antigravitation *f*; ***Etym.:*** griech. *anti* „gegen" u. lat. *gravitas* „Schwere, schweres Gewicht"; ***engl.:*** Anti gravitation

Kontext: Physik, Vojta-Konzept

Gegensatz von der vertikal top-down wirkenden Schwerkraft (▸ Gravitation). Jedes Neugeborene muss lernen, die Wirkung der Gravitation zu überwinden, indem es durch Tun seine neuronalen Strukturen und damit Strategien zur Antigravitation selbst erzeugt. Diese ermöglichen ihm, sich gegen die Gravitation aufzurichten und fortzubewegen.

Antirheumatika, nichtsteroidale *n*; ***Abk.:*** NSAR; ***engl.:*** Non-steroidal anti-inflammatory drug (NSAID); ***Syn.:*** nichtsteroidale Antiphlogistika

Kontext: Algesiologie

Schmerzmittel, die nicht auf Steroidbasis (Cortison) beruhen und auch eine entzündungshemmende Wirkung haben. Diclofenac (z. B. Voltaren) ist ein weit verbreitetes Präparat.

Anti-Schwerkraft-Funktion *f*; ***engl.:*** Anti gravity function

Kontext: Feldenkrais

A. ist die Aufrichtfunktion. Mit ihrer Hilfe kann man sich automatisch in die richtige Position zur Schwerkraft bringen. Dies geschieht aufgrund bestimmter ▸ Aufrichtfunktionen im Hirnstamm. ▸ Feldenkrais bezeichnete z. B. die Rückenstrecker als Anti-Schwerkraft-Muskeln. Durch gewohnheitsmäßige Muskelaktivitäten können reflektorische Aufrichte-Impulse behindert werden. Die ursprünglich automatische Aufrichtung erfolgt dann unter erhöhter Anspannung (vgl. ▸ Haltung).

A

Antispastikum *n, -ka*; ***Etym.:*** griech. *anti...* „gegen..." u. *spasmos* „Krampf"; ***engl.:*** Antispasmodic

Kontext: Neurologie

Medikament, das die Spastizität reduziert. Bsp.: Baclofen (Handelsnahme: Lioresal), Tizanidin (Sirdalud), Tetrazepam (Musaril), Memantine (Akatinol). Physiotherapie: Alle Antispastika können Müdigkeit verursachen; Memantine kann aktivierend wirken. Da zwischen Spastik und Parese eine Wechselwirkung besteht, kann die Einnahme zu funktionellen Verschlechterungen führen, z. B. des Gehens. Bei schwer erkrankten Patienten können sich die Atmung und das Schlucken verschlechtern; gerade auch bei Patienten mit Multipler Sklerose.

Antizipation *f*; ***Etym.:*** lat. *anticipare*„vorwegnehmen"; ***engl.:*** Anticipation; ***Syn.:*** Ergebnisvorwegnahme, Aktionsakzeptor

1. *Kontext:* Neurophysiologie, Sportwissenschaft

Vorausnahme des erforderlich Künftigen. Essenzielles Merkmal/Element des Modells der ▸ Bewegungskoordination nach Bernstein; auch: „zentral abgelegte" Efferenzkopie (von Holst 1955), die als Aktionsakzeptor (Anochin) dient. A. ist im Modell der Vorhersage des Ergebnisses für die Willkürmotorik und das Lernen eine grundlegende Funktion, deren Zustandekommen noch nicht geklärt ist. Sicher ist, dass die A. als höchst komplexes Produkt zentralnervöser Prozesse existiert; ohne sie ist ▸ Bewegungsregulation nicht denkbar. A. hat Wahrscheinlichkeitscharakter und ist ausschließlich durch Extrapolation zu erarbeiten (Modell des Künftigen). Die aktuelle Situation – Empfindungen, Wahrnehmungen, Erfahrungen, Wissen, Ergebnisse sensomotorischer Lernprozesse (Gedächtnisleistungen), Zielstellungen, Einstellungen und Motivationen – fließen in die A. ein. Bewegungsregulation ist nur möglich, wenn ein „vorweggenommener Referenzwert" vorhanden ist, mit dem ein reales Ergebnis verglichen werden kann. Aus dem Übereinstimmungsgrad zwischen „vorausnehmend erarbeiteter Referenz" und realem Handlungs- bzw. Bewegungsergebnis resultieren entweder „nur Kontrolle" oder das Erkennen eines Korrekturbedarfs.

2. *Kontext:* Bobath-Konzept

Voraussehen, Vorausnahme, Erwartung.

3. *Kontext:* Medizinische Trainingstherapie

Fähigkeit, situative Entwicklungen und sich daraus ergebende Anforderungen vorauszuahnen sowie die motorische Antwort rechtzeitig anzupassen; Bestandteil des ▸ Feedforward-Mechanismus und damit des Koordinationstrainings.

Antizipatorische posturale Kontrolle *f*

Vgl. ▸ Kontrolle, antizipatorische posturale.

Antreten *n*; ***engl.:*** Ascension

Kontext: Therapeutisches Klettern, Neurologie

Nach der Arbeit mit der oberen Extremität betreten z. B. Patienten nach Schlaganfall bodennahe Tritte unter Sicherheitsstellung des Therapeuten. Dabei wird das Aufsteigen mit verschiedenen Belastungen der Füße (lateraler bzw. medialer Fußrand, Vorfuß) geübt und der Patient soll fortlaufend versuchen, mehr Gewicht auf die Füße zu verteilen.

Antrieb *m*; ***engl.:*** Drive/ Impulse

Kontext: Psychologie

Handlungsbereitschaft; Resultat neurobiologischer Prozesse, die die Motivation zu einer Handlung bewirken. Physiotherapie: Bei vermindertem Antrieb Übungssituationen mit hohem Motivationscharakter wählen.

Antriebskraft *f*; ***engl.:*** Driving force

Kontext: Biomechanik

Kraft, die auf natürliche oder technische Weise Bewegungen herbeiführt. Beispiele: Motorkraft, Muskelkraft.

Antriebsstörung *f*; ***engl.:*** Lack of drive

Kontext: Psychiatrie, Neurologie

Pathologische Veränderung der Handlungsbereitschaft im Sinne eines Antriebsmangels, -minderung, -steigerung oder -enthemmung; Symptom bei psychischen Störungen (▸ Depression, ▸ Manie, ▸ Schizophrenie) oder bei struktureller Schädigung des Frontalhirns.

Antwortmuster *n*; ***engl.:*** Response pattern

Kontext: Vojta-Konzept

Während der therapeutischen Anwendung regelhaft erscheinende Bewegungsmuster, die den ganzen Körper betreffen. Wenn bestimmte Parameter hinsichtlich der praktischen Durchführung der Vojta-Therapie berücksichtigt werden, können wir, insbesondere bei Säuglingen, mit einem bestimmten, vorhersagbaren, globalen, physiologischen sensomotorischen Antwortmuster rechnen. Bei älteren und pathologischen Patienten wird dieses klar beschreibbare motorische Antwortmuster unvollkommen sein; Anteile dieses Musters, manchmal nur in kleinsten Muskelzuckungen, bleiben aber erkennbar. Es gilt nun, die bekannten, möglichst optimalen Antwortmuster herauszulocken, indem die ▸ Zonen hinsichtlich der Anzahl und der Lokalitäten ebenso wie die

Reize hinsichtlich Druck- oder Zugrichtung und Intensität variiert werden. Auch die ASTEN (vgl. ▸ Ausgangsstellung der Reflexlokomotion) können verändert werden, um den gewünschten Effekt zu optimieren. Im Verlauf der Vojta-Therapie erkennt man deutlich, dass zunächst die vegetativen, dann die sensibel-sensorischen und zuletzt die motorischen Veränderungen auftreten (vgl. ▸ Effekte der Therapie, ▸ Reflexlokomotion).

Anulus fibrosus *m*; ***engl.:*** Annulus fibrosus
Kontext: Physiologie
Vgl. ▸ Bandscheibe.

Anziehhilfen *f*
Kontext: Neurologie, Rehabilitation, Geriatrie
▸ Hilfsmittel zum eigenständigen Anziehen von Kleidung und Schuhen. Bsp.: Knöpfhilfen, Strumpf(hosen)- und Schuhanzieher. Vielfach sind Klettverschlüsse und weite, nicht haftende Kleidung, die gut über den Körper gleitet, die praktischere Lösung.

Anziehungskraft *f*; ***engl.:*** Attractive force; ***Syn.:*** Gravitationskraft, Erdanziehungskraft
Kontext: Biomechanik
Kraftwirkung zwischen Massen infolge der ▸ Gravitation. Die größere Masse zieht die kleinere an (Newtons Gravitationsgesetz). Die Anziehungskraft der Erde wirkt als ▸ Schwerkraft (Gravitationskraft) auf alle Körper (vgl. ▸ Gravitationsgesetz).

Apallisches Syndrom *n*; ***Etym.:*** griech. *a....* „nicht“, *pallein* „schwingen“ u. *syndrome* „Anhäufung, Zusammenlaufen“; ***engl.:*** Persistent vegetative state; ***Syn.:*** Wachkoma, Coma vigile
Kontext: Neurologie
Zustand der Entkoppelung von Großhirn und Hirnstamm. Ursache: ausgedehnte Schädigung von Großhirnstrukturen durch Traumen, Hypoxien oder Abbauprozesse; kann auch (als reversibler Zustand) durch eine vorübergehende Kompression von auf- und absteigenden Bahnen zwischen Hirnstamm und kortikalen/subkortikalen Zentren bewirkt werden. Funktionell kommt es zu einem teilweisen oder gesamten Ausfall der Großhirnfunktionen und somit auch des Bewusstseins, während Funktionen von Zwischenhirn, Hirnstamm und Rückenmark erhalten bleiben. Die Patienten zeigen deshalb einen Schlaf-wach-Rhythmus. Während der Wachphasen sind die Augen geöffnet, ohne dass der Patient fixiert. Rückbildungsverlauf: Minimally-conscious-State (MCS, Zustand der Verbesserung nach dem a.S. mit erkennbarer Bewusstseinstätigkeit); „besser als Minimally-conscious-State“ (der Patient kann einfache Fragen mit einem Ja/Nein-Code korrekt beantworten). Frühere/bisherige Einteilung nach Gerstenbrand (Neurologe): drei frühe Phasen: Phase der primitiven Psychomotorik, Phase des Nachgreifens, Klüver-Bucy-Phase; zwei späte Phasen: Korsakovphase und Integrationsstadium. Diese Einteilung verlässt man heute zunehmend. Physiotherapie: Rehabilitative Maßnahmen sind Stimulationsangebote für alle Sinnessysteme zur Verbesserung von Wachheit und Bewusstsein sowie Lagerungen und passives Bewegen zur Reduktion von Tonuserhöhung und Kontrakturen.

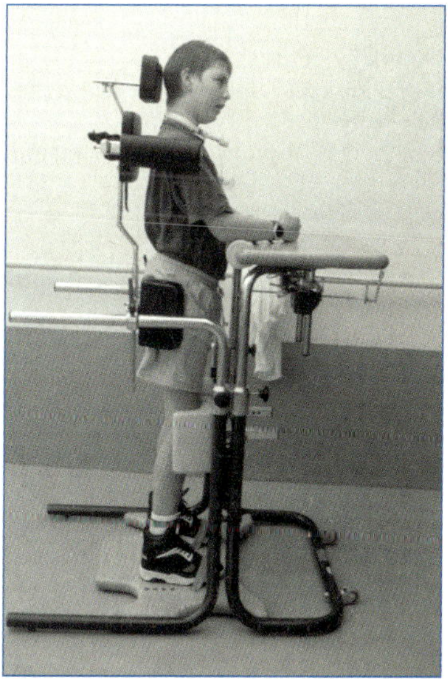

Apalisches Syndrom. Patient im Stehständer: Bei axialer Belastung der unteren Extremitäten und bei einer Dehnung der Wadenmuskulatur wird der spastische Muskeltonus vermindert.

Apgar-Score *m*
Kontext: Pädiatrie
Bewertung des körperlichen Zustandes eines Kindes sofort nach der Geburt; bewertet werden Herzfrequenz, Atmung, Hautfarbe, Muskelspannung und Reflexe, jeweils mit 0 bis maximal 2 Punkten; der Höchstwert ist somit zehn Punkte.

A

Aphasie *f*; ***Etym.:*** griech. *a...* „nicht..." u. *phanai* „sprechen"; ***engl.:*** Aphasia
Kontext: Neurologie
Durch eine Hirnschädigung verursachter Sprachverlust bzw. Sprachstörung nach Abschluss des Spracherwerbs; Läsion in der dominanten Gehirnhälfte (Hemisphäre). Ursachen: Apoplex, Schädelhirntrauma, Tumor. Bei der A. kommt es zur Störung von Sprechen, Sprachverständnis, Lesen und Schreiben.

Broca-Aphasie: Spontansprache und Nachsprechen sind gestört; das Sprachverständnis ist nur für komplexe syntaktische Äußerungen eingeschränkt.

Wernicke-Aphasie: Die Sprachproduktion kann flüssig sein; das Sprachverständnis für einfache Inhalte kann beeinträchtigt sein.

Umgang mit dem Patienten: nicht lauter sprechen, da die Hörfunktion intakt ist; Zeit lassen; langsam, in einfachen Sätzen sprechen; geschlossene Fragen stellen, die mit „ja"/„nein", Kopfbewegungen beantwortet werden können; Radio, Fernseher aus, da die Patienten leicht ablenkbar sind, sich nicht auf mehrere Dinge gleichzeitig konzentrieren können; Blickkontakt halten; auf Mimik achten; das Verstandene zusammenfassen; Übungen nur in Absprache mit der Logopädin; Aphasiker als gleichwertige Gesprächspartner behandeln.

Einteilung: ▸ motorische Aphasie, ▸ sensorische Aphasie, ▸ globale Aphasie, ▸ amnestische Aphasie.

Aphasie, amnestische *f*; ***engl.:*** Aphasia, amnestic; ***Syn.:*** Wortfindungsstörungen
Kontext: Neurologie
Häufig bei Patienten mit Schädelhirntrauma oder Demenz (Wortvergesslichkeit) auftretende Sprachstörung; das Benennen von Gegenständen ist schwierig. Häufig kann das fehlende Wort umschrieben werden; oft gute Kompensationsstrategien (z. B. „Dingsda"), sodass die Kommunikationsfähigkeit sehr gut erhalten bleibt. Lesen und Schreiben sind in der Regel nicht beeinträchtigt; häufig beeinträchtigtes Kurzzeitgedächtnis. (Vgl. ▸ Aphasie).

Aphasie, globale *f*; ***engl.:*** Global aphasia
Kontext: Neurologie
Sprachstörung aufgrund einer ausgeprägten Hirnschädigung, meist ein sehr großer Infarkt im Versorgungsgebiet der A. cerebri media; schwerste Form der ▸ Aphasie. Die Kommunikation ist fast unmöglich, da das Sprechen und das Sprachverständnis schwer gestört sind. Manchmal äußern die Patienten unverständliche Silbenfolgen (bibibibib...) und Automatismen (ach je...) ohne Sinn. Die Patienten sind depressiv und apathisch. Sie verstehen die Welt nicht mehr; die Welt versteht sie nicht. In der Therapie kann evtl. mit viel Einfühlungsvermögen durch die Betonung und das Einbeziehen der Situation ein Sinn im Gesagten erkannt werden. Lesen und Schreiben sind nicht möglich.

Aphasie, motorische *f*; ***Etym.:*** lat. *motor* „Beweger", griech. *a...* „nicht..." u. *phanai* „sprechen"; ***engl.:*** Motor aphasia; ***Syn.:*** Broca-Aphasie
Kontext: Neurologie
Sprachstörung durch Schädigung im Frontallappen mit stockender, verlangsamter oder fehlender Spontansprache, Wortfindungsstörungen. Typisch sind kurze Sätze; Schlagwörter (Telegrammstil), z. B. „Tasse" oder „Wo Tasse"; kürzere Wörter fehlen häufig, z. B. ist, auf, in; Wortveränderungen, „Basse" anstatt Tasse, Bedeutungsänderungen, z. B. Krug anstatt Tasse. Das Nachsprechen von Wörtern ist schwierig, kann dysarthrisch sein. Da die Sprachmelodie und die Betonung meist ganz fehlen, ist das Verstehen für die Zuhörenden oft sehr schwierig, jedoch sind die wenigen Äußerungen häufig sehr informativ. Das Sprachverständnis ist zumeist nur leicht beeinträchtigt (vgl. ▸ Aphasie, ▸ Dysarthrie).

Aphasie, sensorische *f*; ***Etym.:*** griech. *a...* „nicht..." u. *phanai* „sprechen", lat. *sensus* „Gefühl"; ***engl.:*** Aphasia, sensory; ***Syn.:*** Wernicke-Aphasie, Jargon-Aphasie
Kontext: Neurologie
Sprachstörung durch Schädigung im Temporallappen mit normalem Sprachfluss bei überschießender Sprachproduktion und eingeschränktem Sprachverständnis. Zum Teil ist das Gesprochene völlig unverständlich: Lautverdrehungen (phonematische Paraphasien), Verwechslung von Wörtern (semantische Paraphasien), Wortneuschöpfungen (Neologismen), nicht endender Redefluss (Logorrhö) bei intakter Aussprache (Artikulation) und Sprachmelodie (Prosodie). Erschwerte Kommunikation in der Therapie: Es kann der Eindruck entstehen, dass der Patient in einer anderen Sprache spricht oder verwirrt ist. Die Patienten bemerken häufig nicht, dass sie nicht verstanden werden. Emotionen können die Patienten durchaus ausdrücken. Beim Lesen und Schreiben haben die Patienten vergleichbare Probleme wie beim Sprechen (vgl. ▸ Aphasie).

Aplasie *f*; ***Etym.:*** griech. *a...* „nicht" u. *plassein* „bilden, formen"; ***engl.:*** Aplasia
Kontext: Kiefergelenksbehandlung
Angeborenes Fehlen eines Organs oder Körperteils, z. B. die Nichtanlage von Zähnen.

Apoplex *m*; ***Etym.:*** griech. *apoplessein* „hinstrecken, niederschlagen"
Vgl. ▸ Schlaganfall.

Apparative intermittierende Kompression *f*; ***Abk.:*** AIK; ***engl.:*** Technical equipped intermittent compression, ***Syn.:*** apparative Entstauung
Kontext: Lymphologie, Manuelle Lymphdrainage
Vgl. ▸ Kompression, apparative, intermittierende.

Apprehensionstest *m*; ***Etym.:*** engl. *apprehension* „Besorgnis, Befürchtung"; ***engl.:*** Apprehension test
Kontext: Diagnostik, Manuelle Therapie
Instabilitätstest des Glenohumeralgelenks.
Anteriorer A.: Vgl. ▸ Apprehensionstest, anteriore
Posteriorer A.: Zur Diagnose der hinteren glenohumeralen Instabiltität wird in Rückenlage durch passive transversale Adduktion mit maximaler Innenrotation bei gleichzeitigem axialen Druck in der Achse des Humeruskopfes geprüft. Test positiv: Apprehensionreaktion.

Apprehensionstest, anteriorer *m*; ***engl.:*** Apprehension test, anterior
Kontext: Diagnostik, Manuelle Therapie
Test des Schultergelenks auf eine ventrale Instabilität durch eine Insuffizienz der vorderen Kapselanteile und Strukturen; Testdurchführung: Provokation in 45° Abduktion und Außenrotation durch Schub am Humeruskopf nach ventral (Prüfen der einstrahlenden Fasern des M. supraspinatus in die ventrale Kapsel, Lig. glenohumerale medius), ebenso in 90° und 135°. (Prüfen des Lig. glenohumerale inferius und der ventralen Kapsel), (vgl. ▸ Apprehensionstest).

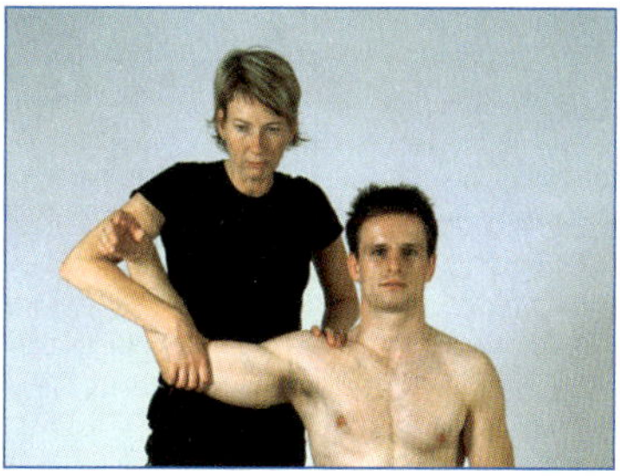

Anteriorer Apprehensionstest.

Apprehensiontest, Knieglenk *m*; ***Etym.:*** lat. *apprehendere* „erfassen, ergreifen"; ***engl.:*** Apprehensiontest, knee joint
Kontext: Manuelle Therapie, Diagnostik
Spezialisierungstest nach *Fairbank* am Knie auf ein ▸ patellofemorales Schmerzsyndrom. Ausführung: Das Kniegelenk des Patienten ist in Extension, der Therapeut schiebt die Patella nach ▸ lateral; dann versucht der Patient, das Kniegelenk zu flektieren. Beurteilung: positiv bei Provokation des typischen Schmerzes; allerdings ist der Test auch bei einer Instabilität positiv.

Approximation *f*; ***Etym.:*** lat. *approximare* „sich annähern"; ***engl.:*** Approximation
Kontext: PNF-Konzept
In der Mathematik bedeutet Approximation Näherung(swert). Im PNF-Konzept beschreibt der Begriff die Annäherung der Gelenkflächen. Approximation fazilitiert primär Streckersynergien und fördert somit die posturale Kontrolle. Sie wird eingesetzt für Aktivitäten in der geschlossenen Kette (vgl. ▸ Information, taktile).

Apraxie *f, -iae*; ***Etym.:*** griech. *apraxia* „Untätigkeit"; ***engl.:*** Apraxia
Kontext: Neurologie
Patienten können die Bewegungen für eine Handlunq nicht sinnvoll und zweckmäßig steuern aufgrund einer zentralen Störung. Man unterscheidet verschiedene Formen.
Ideatorische Apraxie: Vgl. ▸ Apraxie, ideatorische
Ideomotorische Apraxie: Patienten können nach einer verbalen Aufforderung eine Handlung, z. B. Zähne putzen, nicht ausführen. Die Störung fällt häufig nur in Untersuchungen auf.
Gliedkinetische Apraxie: Ungeschicklichkeiten bei einfachen automatisierten Bewegungen, die viel Genauigkeit und Schnelligkeit erfordern, z. B. Klavierspielen.
Gangapraxie: Vergrößerte Spurbreite, verkürzte Schrittlänge, leicht nach vorne gebeugter Oberkörper; besonders schwierig ist das Umdrehen im Stehen, da Falltendenz nach hinten besteht; auch das Drehen im Bett für den Transfer ist schwierig.

Apraxie, ideatorische *f*; ***Etym.:*** griech. *idea* „Erscheinung, Gestalt, Beschaffenheit, Form" u. *apraxia* „Untätigkeit"; ***engl.:*** Apraxia, ideatoric
Kontext: Neurologie
Form der Apraxie; der Patient ist nicht in der Lage, Einzelbewegungen zu einer zielgerichteten

A

Handlung zusammenzusetzen, obwohl keine Störung der Muskelinnervation oder der Bewegungskoordination vorliegt. Diese Störung ist sehr alltagsrelevant und führt zu einer erheblichen Behinderung, da es dem Patienten beispielsweise nicht möglich sein kann, sich aus- oder anzuziehen, Essen aus einer Schüssel zu schöpfen und Ähnliches.

Apraxie, Ideokinetische *f*; ***Etym.:*** griech. *idea* „Erscheinung, Gestalt, Beschaffenheit, Form", *kinesis* „Bewegung" u. *apraxia* „Untätigkeit"; ***engl.:*** Apraxia, ideo-kinetic
Kontext: Neurologie
Nicht ausgeführt werden können auf Aufforderung Gesten und pantomimische Bewegungsabläufe, z. B. „Zeigen Sie mir bitte die Bewegung des Zähneputzens." Physiotherapie: I.A. ist in den meisten Fällen nicht behandlungsbedürftig, da sie im Alltag kaum eine Beeinträchtigung darstellt. Ausnahmen sind Patienten, bei denen bei gleichzeitiger Sprachstörung ein Gestentraining durchgeführt werden soll.

Aqua glove *m*; ***Syn.:*** Wasserhandschuh
Kontext: Therapie im Wasser
Flexible Wasserhandschuhe mit „Schwimmhäuten" aus Lycra, Silikon oder Neopren für das ▸ Aqua-Training; kombiniert mit verschiedenen Handbewegungen in unterschiedlichen Positionen ist die Bewegungsintensität steuerbar.

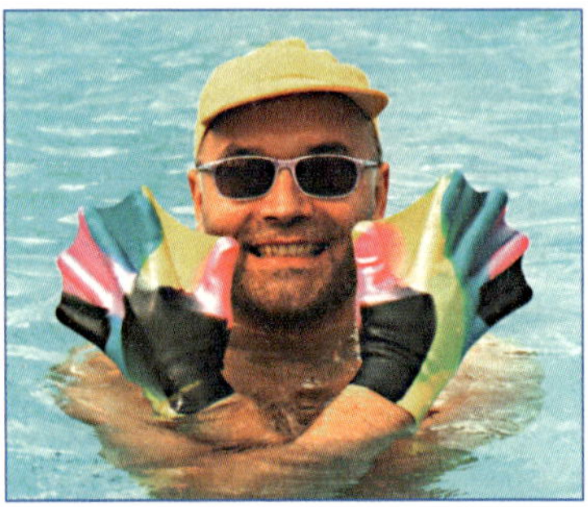

Aqua-Glove.

Aqua jogging *n*
Kontext: Therapie im Wasser
Das A. ist eine Basisbewegung aus dem ▸ Aqua-Training. Verschiedene Lauftechniken in tiefem Wasser ermöglichen die Schulung des gesamten Bewegungssystems unter Entlastung der Gelenke.

Aqua training *n*; ***Syn.:*** Aqua-Fitness-Training
Kontext: Therapie im Wasser
Training in vertikaler Position im flachen oder tiefen Wasser, das den natürlichen Widerstand und die physikalischen Eigenschaften des Wassers nutzt (▸ Auftrieb, ▸ Temperatur, ▸ hydrostatischer Druck). Spezielle Aqua-Fitness-Trainingsgeräte können eingesetzt werden, sportart- und indikationsspezifisches Training sind möglich. Optimale Dosierung: dreimal pro Woche, 30–45 min.

Äquivalent, biologisches *n*; ***Etym.:*** lat. *aequus* „gleich" u. *valere* „wert sein, gelten"
Vgl. ▸ Beanspruchung.

Arbeit *f*; ***engl.:*** Work; ***Syn.:*** physikalische Arbeit
Kontext: Biomechanik
Produkt aus zurückgelegter Wegstrecke und Kraftaufwand längs dieses Weges: W = Kraft x Weg [Nm]. Die A. erhält damit (in der Biomechanik) die gleiche Einheit wie das Drehmoment – darf damit aber nicht verwechselt werden. A. entspricht der Energie, die von einem System in ein anderes System übertragen wird. Verschiebt eine Kraft einen Körper um eine bestimmte Distanz, verrichtet sie A. an diesem Körper, die in Form von Energie in diesem gespeichert wird (potenzielle Energie). Die SI-Einheit lautet Joule [J] (vgl. ▸ Haltearbeit).

Arbeit, schwere körperliche *f*
Kontext: Ergonomie, Prävention
Tätigkeit, die mehr als 1/7 der Skelettmuskulatur beansprucht.

Arbeitnehmerüberlassung *f*; ***engl.:*** Hiring out of employees; ***Syn.:*** Zeitarbeit, Leiharbeit, Personalleasing
Kontext: Betriebswirtschaftslehre
Eine Personalleasing-Firma (Zeitarbeitsfirma) stellt die Arbeitsleistung eines Arbeitnehmers (Leiharbeitnehmer) einem Unternehmen (Entleiher) zeitlich begrenzt zur Verfügung. Das Arbeitsverhältnis (Arbeitsvertrag, Lohnzahlung und Direktionsrecht) besteht zwischen Zeitarbeitsfirma und Arbeitnehmer. Der Entleiher (z. B. Praxis, in die ein Therapeut entliehen wird) erhält das Weisungsrecht und bezahlt die Personalleasingfirma. Sein Gehalt erhält der Mitarbeiter von der Leiharbeitsfirma. Beendet wird das Zeitarbeitsverhältnis zwischen dem Entleiher und der Zeitarbeitsagentur. Rechtsgrundlage ist das Arbeitnehmerüberlassungsgesetz (AÜG).

Arbeitsbewertung *f*; ***engl.:*** Job evaluation
Kontext: Betriebswirtschaftslehre

Methode, um die unterschiedlichen Arbeitsleistungen verschiedener Mitarbeiter/Therapeuten bewerten zu können. Die Arbeitsleistungen sind zu erfassen, zu messen und zu bewerten und entsprechend den jeweiligen Schwierigkeitsgraden einzuordnen. Ziel der A. ist die Festlegung der Normalleistung (100 %) und der darüber oder darunter liegenden Leistung, die in Form von Mehr- oder Minderentlohnung ihre Bewertung findet. Leistungsgerechte Vergütung ist ohne exakte A. nicht möglich. Man unterscheidet: summarische A. (Addieren der Einzelwerte); analytische A. (Gewichten der Einzelwerte je nach Bedeutung mittels verschiedener Multiplikatoren und Addieren der gewichteten Werte).

Arbeitsbeziehung, therapeutische *f*; ***engl.:*** Labor relations, therapeutic
Kontext: Kommunikation
Zentrale Aufgabe des Therapeuten ist es, eine gemeinsame Sprache mit dem Patienten zu finden und seine Bedürfnisse ernst zu nehmen (trotz Antriebsverlust, Reizbarkeit, unrealistischen Hoffnungen und/oder Sprachschwierigkeiten). Voraussetzung für die therapeutische Beziehung ist, dass der Therapeut sich in die Welt des subjektiven Erlebens des Patienten versetzen kann. Hypothesen erklärt der Therapeut verständlich und erträglich (z. B. Metaphern wählen und Fachjargon vermeiden). Eine gute Arbeitsbeziehung ermöglicht, dass der Patient sich psychisch stabilisieren, sich selbst wahrnehmen und ein neues Lebenskonzept entwerfen kann.

Arbeitsbündnis *n*; ***engl.:*** Working alliance
Kontext: Psychologie, Kommunikation
Übereinkunft zwischen Patient und Therapeut zur funktionierenden, konstruktiven ► Zusammenarbeit bzw. ► Kooperation. Professionelles Handeln in der Physiotherapie ist durch dieses A. gekennzeichnet: Es gibt klare Rollenverteilungen und Aufgaben sowie klare Grenzen der Zusammenarbeit. Häufig ist das Einverständnis des Patienten – insbesondere wenn dieser positive Erfahrungen mit Physiotherapie gemacht hat – unausgesprochen gegeben. Bei Kooperationsproblemen kann der Therapeut durch geeignete ► Gesprächsführung Rollen, Aufgaben und Voraussetzungen für den Therapieerfolg mit dem Patienten klären und so für eine gute Kooperation sorgen. Diese gelungene Zusammenarbeit ist die Grundlage für die Beteiligung des Patienten und eine wirksame Therapie (vgl. ► Abgrenzung, ► Rollenklärung, ► Strukturmodell der Gesprächsführung).

Arbeitsdruck *m*; ***engl.:*** Work pressure
Kontext: Lymphologie, Manuelle Lymphdrainage
Von Kompressionsverbänden ausgeübter Druck auf das Gewebe bei Belastung, z. B. während des Gehens (effektivere Muskelpumpe durch das Widerlager der ► Bandage). Nach ► manueller Lymphdrainage sollte immer eine Kompressionstherapie mittels Bandagierung erfolgen (vgl. ► Ruhedruck, ► Kompression).

Arbeitsgemeinschaft Medizinalfachberufe in der Therapie und Geburtshilfe *f*;
Abk.: AG MTG
Kontext: Berufspolitik
In der AG MTG haben sich einzelne Verbände der Physiotherapie (IFK, ZVK), der Ergotherapie (DVE), der Logopädie (DBL), der Hebammen (DHV) und der Berufsverband der Orthoptist(inn)en zusammengeschlossen. Ziel der Arbeitsgemeinschaft ist es, die Berufsausbildung in den jeweiligen Berufen zu akademisieren (Bachelor, Master, Promotion/PhD) und damit die Professionalisierung voranzutreiben. Die Standpunkte der AG MTG in Bezug auf die Akademisierung der Medizinalfachberufe in der Therapie und Geburtshilfe sind in einem Positionspapier festgehalten.

Arbeitshaltung *f*; ***engl.:*** Working posture/Body mechanics
Kontext: Bindegewebsmassage
Bei der Durchführung der ► Bindegewebsmassage im Stehen oder Sitzen sollte der Therapeut immer auf eine ergonomische und ökonomische Körperhaltung achten. Die Gelenke müssen angenähert und fixiert sein und der Therapeut sollte Hebelwirkungen vermeiden. Außerdem ist wichtig, dass die Lichtverhältnisse an den zu behandelnden Stellen gleich bleibend gut sind.

Arbeitshypothese *f*; ***Etym.:*** griech. *hypothesis* „Unterstellung"; ***engl.:*** Working hypothesis
Kontext: Brügger-Konzept
Sie stellt das Ergebnis der Analyse aller Bestandteile der Befunderhebung dar. Zum einen bestimmt die A., ob der aktuelle Therapieansatz global oder funktionsorientiert ist, zum anderen wertet sie die Stärke der ► Störfaktoren und deren Verteilung (Extremitäten- bzw. Rumpfbetonung). Im Verlauf der Behandlung wird die A. ständig durch geeignete Funktionstests überprüft (Test-Retest-Prinzip). Positive Funktionstests bestätigen die A. und beschleunigen den Fort-

A

gang der Therapie. Negative Funktionstests falsifizieren die A. und verlangen ihre kausal schlüssige Korrektur. Die ständige Aktualisierung der A. stellt die Voraussetzung für eine kausale und effiziente Therapie mit spezifischen Behandlungsgrundsätzen und Behandlungstechniken dar.

Arbeitskompressionsbandage *f*; ***engl.:*** Stretch compression bandage

Kontext: Lymphologie, Manuelle Lymphdrainage

Bewegungsprogramm mit an der Extremität angelegter Kompressionsbandagierung, meist in Kombination mit anschließender ▸ manueller Lymphdrainage. Ziel: Aktivieren des Lymphflusses (vgl. ▸ Arbeitsdruck, Bandage).

Arbeitsplatzanalyse *f*; ***engl.:*** Workplace analysis

Kontext: Ergonomie

Analyse, Messung, Bewertung und ergonomische Gestaltung eines Arbeitsplatzes. Parameter der A. sind: Arbeitnehmer, Arbeitsplatzbeschreibung, Belastungsformen. Analyse: nach physiotherapeutischen Gesichtspunkten, um die „Schwere" der Arbeit (Kriterien: fachliche Anforderung, Arbeitsmenge) festzustellen. Messung: Ausmessen der Arbeitsgeräte bzw. -umgebung und deren Einstellung auf die Physiognomie des Benutzers. An die körperlichen Gegebenheiten angepasste Maschinen und Geräte senken die Arbeitsbelastung. Zuständig für das Messen von Lärm-, Schadstoffbelastungen und der Lichtverhältnisse sind Ingenieure für Arbeitssicherheit (vgl. ▸ Gesundheitsförderung, betriebliche).

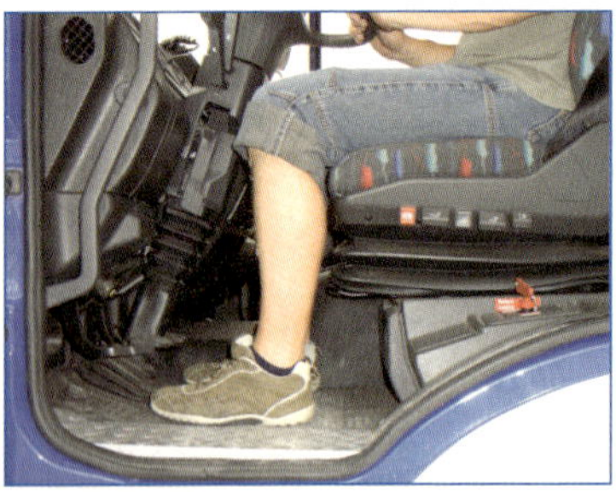

Arbeitsplatzanalyse: Starke Hüft- und Knieflexion bedingt durch einen eingeschränkten Bewegungsspielraum behindern die Durchblutung des LKW-Fahrers.

Arbeitsplatzbeschreibung *f*

Vgl. ▸ Stellenbeschreibung.

Arbeitsproduktivität *f*; ***Etym.:*** lat. *producere* „hervorbringen, erzeugen"

Vgl. ▸ Mitarbeiterproduktivität.

Arbeitsspezifische Schlüsselbewegung *f*

Vgl. ▸ Schlüsselbewegung, arbeitsspezifische.

Arbeitsumsatz *m*; ***engl.:*** Workout metabolic rate

Kontext: Physiologie

Energiemenge für die berufliche Tätigkeit. In der Arbeitsmedizin werden die beruflichen Belastungen in leichte, mittelschwere, schwere und schwerste Arbeitstätigkeiten unterteilt (vgl. ▸ Freizeitumsatz).

Arbeitsunterweisung *f*

Vgl. ▸ Unterweisung.

Arbeitsvertrag *m*; ***engl.:*** Contract of employment

Kontext: Betriebswirtschaftslehre

Regelt das Arbeitsverhältnis zwischen Arbeitgeber und Arbeitnehmer mit allen Rechten und Pflichten beider Seiten. Pflichten des Unternehmers/Praxisinhabers: Beschäftigungspflicht, Lohnzahlungspflicht, Fürsorgepflichten (Gewähr von Urlaub, Schutz am Arbeitsplatz etc.) und Zeugnispflicht. Pflichten des Mitarbeiters/Therapeuten: Arbeits- und Treuepflicht. Arbeitsverträge dürfen keine Verstöße gegen gesetzliche Verbote oder Verstöße gegen die guten Sitten beinhalten. Sie können befristet oder unbefristet abgeschlossen werden.

Arbeitszeugnis *n*; ***engl.:*** Reference

Kontext: Betriebswirtschaftslehre

Gesetzlich vorgeschriebene, schriftliche Beurteilung des Unternehmers/Praxisinhabers bei Beendigung eines Arbeitsverhältnisses. Das A. darf nicht zurückgehalten werden; es dient dem beruflichen Fortkommen des Mitarbeiters/Therapeuten und der Information potenzieller neuer Arbeitgeber. Mindestinhalte: Überschrift „Zeugnis", Angaben zur Person des Arbeitnehmers, Beschreibung aller ausgeführten Tätigkeiten, Grund der Beendigung des Arbeitsverhältnisses, eine Schlussfloskel sowie Datum und Unterschrift des Ausstellers. Ist der Arbeitnehmer mit dem Arbeitszeugnis nicht einverstanden, kann er Änderung, Ergänzung und Berichtigung verlangen.

Arc Sign Test *m*; ***Etym.:*** engl. *arc* „Bogen" u. *sign* „Zeichen"

Kontext: Manuelle Therapie, Medizinische Trainingstherapie

Test auf ▸ Tendinose an der Achillessehne. Ausführung: Die vermutete bzw. geschwollene Stelle wird palpiert, der Patient dorsalextensiert und plantarflektiert seinen Fuß. Beurteilung: Treten bei der Bewegung Schmerzen auf, wird von einer Tendinose ausgegangen; bewegt sich die verdickte Stelle, deutet dies auf eine Sehnenpathologie hin; bewegt sie sich nicht, besteht der Verdacht auf eine Erkrankung des Paratenons (Sehnengleitgewebe).

Archaisches Bewegungsmuster *n*
Vgl. ▸ Bewegungsmuster, archaisches.

Archimedisches Prinzip *n*; ***engl.:*** Archimedian principle
Kontext: Biomechanik, Physikalische Therapie
Beim Eintauchen eines Körpers in eine Flüssigkeit verliert dieser scheinbar so viel von seinem Gewicht, wie die von ihm verdrängte Flüssigkeitsmenge wiegt. (Vgl. ▸ Auftrieb).

Arcus lymphaticus *m* ; ***engl.:*** Lymphatic arc
Kontext: Anatomie, Handtherapie
Bogenförmig verlaufendes Lymphgefäß, einzeln oder gebündelt, klappen- und muskelführend. Man unterscheidet aufgrund der Lokalisation:
Arcus lymphaticus palmaris profundus: tiefer Hohlhandbogen, stärker ausgebildet, drainiert die Hohlhand.
Arcus lymphaticus palmaris superficialis: oberflächlicher Hohlhandbogen, drainiert vorwiegend die Finger.

Ärger *m*; ***engl.:*** Anger
Kontext: Psychologie, Kommunikation
Emotion, die sich auf eine Situation, Person oder Erinnerung beziehen kann. Durch ein tatsächliches oder mentales Hindernis kann sich aus Ä. ▸ Zorn oder Wut entwickeln. Wird der Therapeut mit Ärger des Gesprächpartners konfrontiert, ist es ratsam, zunächst eine beobachtende Haltung einzunehmen und auszudrücken, dass der Ä. zur Kenntnis genommen wird. Auslösende Aspekte sollten verbalisiert werden, jedoch im Sinne eines Gesprächsangebotes in Form einer offenen Formulierung. Bsp.: „Wenn es noch etwas gibt, was wir klären sollten, lassen Sie es mich bitte wissen."

Aristoteles *m*
Kontext: Bewegungsanalyse
A. (384 – 322 v. Chr.), griechischer Philosoph, versuchte Ursachen für das Zustandekommen der Bewegungen von belebten und unbelebten Körpern zu ergründen. Als bedeutend erkannte er die Klärung des Verhältnisses von Ort und Zeit, die Grundlage aller Bewegungsanalysen. Hinter allen Veränderungen stand für ihn ein „göttliches" Prinzip.

Armaufhängung nach von Aufschnaiter
f; ***Etym.:*** nach der Physiotherapeutin, Lehrerin der Physiotherapie und Vojta-Lehrtherapeutin *Dorit von Aufschnaiter* (*1938); ***engl.:*** Arm attachment according to von Aufschnaiter
Kontext: Orthopädie, Pädiatrie
Funktionelle, erleichternde, vertikale Aufhängung der betroffenen Arme bei schwerer Plexusparese. Es handelt sich um zwei technisch einfache Möglichkeiten, um bei Säuglingen mit subtotaler Armplexusparese durch vollständige oder partielle Gewichtsabnahme erste Aktivitäten des Arms zu erleichtern.

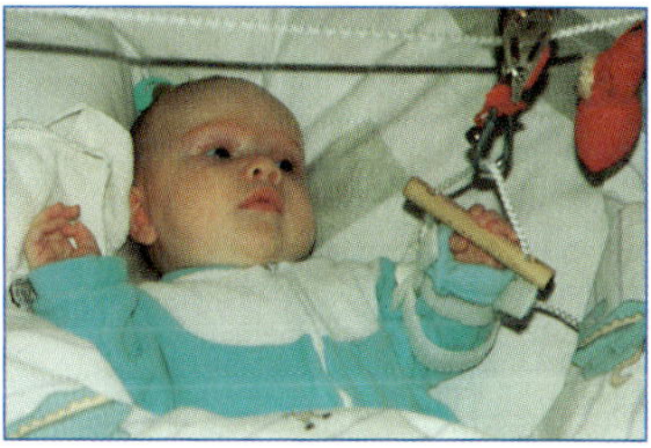

Armaufhängung nach von Aufschnaiter.

Armhaltung, koordinierte *f*; ***engl.:*** Arm positions, coordinated
Kontext: Bewegungslehre
Im Stehen hangen die Arme entspannt seitlich des Oberkörpers. Merkmale: zentriertes Schultergelenk, entspannter Bizeps; die Ellenbeuge ist 45° aus der Sagittal- in die Frontalebene nach lateral gedreht; die Handfläche zeigt zum Oberschenkel; die Handgelenksachse verläuft sagittal.

Armpendel *n*; ***engl.:*** Arm swing
Kontext: Bewegungsanalyse, Spiraldynamik
Reaktive Bewegung des Arms im Schultergelenk während des Gehens. Auf der Standbeinseite schwingt der Arm nach vorne, rotiert nach innen; der Humeruskopf sinkt im Schultergelenk nach hinten/unten; die Skapula schwingt nach hinten, dreht nach außen und gleitet nach unten. Auf der Spielbeinseite schwingt der Arm nach hinten, rotiert nach außen; der Humeruskopf gleitet nach vorne/oben; das Schulterblatt schwingt nach vorne, dreht nach innen und gleitet etwas nach oben. Alternierende Verschraubung des Schultergelenks durch die gegensinnigen Bewegungen von Skapula und Humerus während des A. (vgl. ▸ Armschwung)

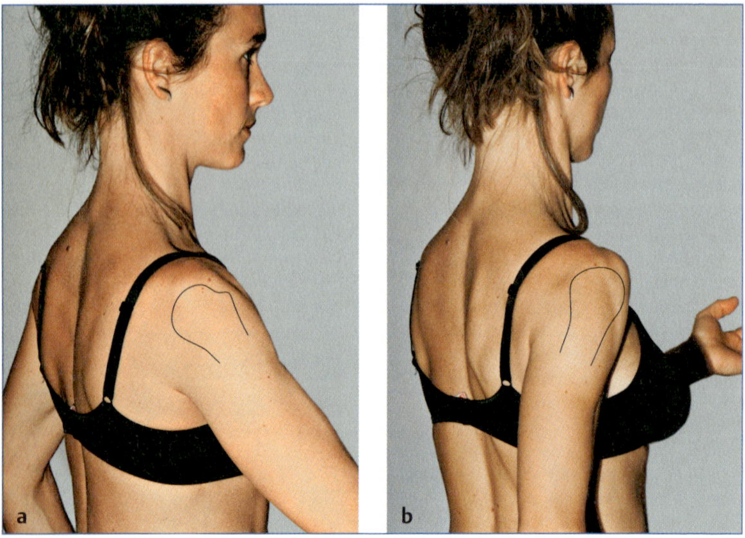

Armpendel.

Armplexuslähmung *f*; *engl.:* Brachial plexus palsy

Kontext: Neurologie

Erb-Lähmung: obere Armplexuslähmung, betroffen sind die Wurzeln C 5 und C 6; Klumpke-Lähmung: untere Armplexuslähmung, betroffen sind die Wurzeln C 7-Th 1.

Armschwung *m*; *engl.:* Arm swing; *Syn.:* Armpendel

Kontext: Ganganalyse

Armbewegung während des Gehens, die reaktiv auf die Rumpfbewegung erfolgt und entgegengesetzt zur Beckenbewegung läuft. Das Ausmaß des A. ist individuell verschieden, jedoch für beide Arme nahezu symmetrisch. Der automatische A. mit leichter Anteversion des Schultergürtels und Flexion im Schulter- und Ellbogengelenk entsteht ab einer Geschwindigkeit von 0,75 m/sec und unterstützt das Bewegen des Körperschwerpunktes nach vorne. Bei neurologischen Patienten verursacht die verminderte Geschwindigkeit häufig das „Fehlen" des Armschwungs. Bei Patienten mit Halbseitensymptomatik kompensiert ein vergrößerter A. auf der gesunden Seite die reduzierte Beschleunigungs- und Balancefähigkeit.

Armstütz *m*; *engl.:* Arm support

Kontext: Funktionelle Bewegungslehre

Durch den A. werden Teilgewichte des Körpers auf die Umwelt (z. B. eine Gymnastikmatte) oder auf ein Trainingsgerät (z. B. ▸ Kreisel oder ▸ Ball) übertragen. Der Trainingseffekt wird durch eine differenzierte Gestaltung der Ausgangsposition und der durchzuführenden Aufgaben modifiziert. Der A. ist eine unverzichtbare Bewegungs- und Stabilisationsqualität für alle Aufgaben des Körperabschnittes Arme.

Arnika *f*; *Etym.:* griech. *arnos* „Lamm", übertr. „Schafkraut"; *engl.:* Arnica

Kontext: Algesiologie

Gelbblühender Korbblütler des Gebirges und der nordwestdeutschen Heiden. Blüten und Wurzeln werden als Heilmittel verwendet, da sie u. a. ätherische Öle enthalten. Die Wirkung ist nur teilweise erforscht, aber man geht davon aus, dass A. entzündungshemmend und desinfizierend wirkt und die Wundheilung fördert. In der Handtherapie wird A. oft als Badzusatz (z. B. bei ▸ CRPS) verwendet, in Umschlägen bei Schwellungen und bei Sportverletzungen und als Zusatz bei Quarkumschlägen (CRPS).

Aromatherapie *f*; *engl.:* Aroma therapy

Kontext: Atemtherapie

Inhalationstherapie kombiniert mit Geruchsstoffen verschiedener Pflanzen. Die olfaktorisch vermittelte Wirksamkeit ist nur für einige ▸ ätherische Öle nachgewiesen.

Arteria-spinalis-anterior-Syndrom *n*; *Etym.:* griech. *arteria* „Pulsader", lat. *spina* „Dorn, Rückgrat", *anterior* „vorder, vorne" u. griech. *syndromos* „zusammenlaufend"; *engl.:* Anterior spinal artery syndrome

Kontext: Neuropathologie

Spezielles Lähmungsbild bei einer Rückenmarkstörung durch Ischämie des Rückenmarks. Die Motoneurone der Vorderhörner des Rückenmarks sind durch eine mangelhafte, aufgehobene Blutversorgung oder durch eine Kompression der A. spinalis anterior betroffen, z. B. durch ein Trauma, einen Tumor oder einen degenerativen Prozess. Nervenbahnen für Oberflächen- und Tiefensensibilität sind meist intakt. Symptome: zunächst schlaffe, später spastische Paresen auf Höhe der Läsion, trophische Störungen, Blasen- und Mastdarmstörungen. Klinisch äußert sich die Erkrankung akut mit einem ▸ spinalen Schock (mehrere Wochen bis Monate) mit Ausfall aller Funktionen unterhalb der Läsion, radikulären Schmerzen und einer dissoziierten Sensibilitätsstörung. Physiotherapie: regelmäßige Befunderhebung sensibler und motorischer Ausfälle sowie entsprechende therapeutische Intervention zur Minimierung der Defizite und ggf. zur Schmerzreduktion.

Arterie *f*; *Abk.:* A., Aa. (Plural); *engl.:* Artery

Kontext: Anatomie

Sauerstoffversorgendes Blutgefäß, Schlagader mit dreischichtigem Wandaufbau (inneres Gefäßendothel mit elastischer Membran, mittlere Schicht mit elastischen Fasern und glatten Muskelzellen, äußere bindegewebige Schicht mit elastischen Fasern). Aufgrund des Wandaufbaus relativ hohe Elastizität, die die Windkesselfunktion ermöglicht (Teil des von der linken Herzkammer ausgeworfenen Blutvolumens bleibt in den geweiteten Arterien zurück und wird allmählich, während sich das Gefäß aufgrund der Elastizität wieder zusammenzieht, abgegeben, sodass der Blutfluss relativ gleichmäßig bleibt); innerer Durchmesser ca. 4 mm. Insbesondere periphere A. (▸ Arteriolen) können sich kontrahieren und regulieren den Blutdruck (Widerstandsgefäße) und die Durchblutungsrate des Gewebes (vgl. ▸ Anastomose). Aa. verlaufen häufig gemeinsam mit ▸ Venen und Lymphgefäßen. Für die ▸ manuelle Lymphdrainage sind insbesondere von Bedeutung:

A. brachialis: Hauptschlagader des Arms, entspringt aus der A. subclavia, teilt sich auf in A. ulnaris und A. radialis, in ihrer Begleitung verläuft der Tractus brachialis.

A. carotis communis: Hauptschlagader des Schädels, entspringt aus dem Aortenbogen und teilt sich unter der Schädelbasis in A. carotis externa und A. carotis interna, in Begleitung von Tractus jugularis.

Aa. circumflexae humeri: tief liegendes Oberarmgefäßbündel, entspringt aus A. brachialis, teilt sich in die vordere A. circumflexae humeri anterior und hintere A. circumflexae humeri posterior.

A. dorsalis pedis: Schlagader des Fußrückens, variantenreicher Verlauf, begleitet tiefes Lymphgefäßbündel.

A. femoralis: Hauptschlagader des Beins, vom Leistenband absteigend, begleitet die wichtigsten Lymphgefäße des Beins durch den Canalis adductorius.

A. fibularis: Gefäß an der Außenseite des Unterschenkels, entspringt aus der Femoralis, vom Wadenbeinköpfchen absteigend.

A. mesenterica superior: Schlagader im Oberbauch, versorgt oberen Verdauungstrakt, von zahlreichen Lymphgefäßen umgeben.

A. radialis: Schlagader des Unterarms, verläuft entlang der Speiche, entspringt aus der A. brachialis, begleitet Unterarmlymphbündel.

A. subscapularis: tief liegendes Gefäß im Bereich des Schultergürtels unter dem Schlüsselbein, entspringt aus der A. subclavia.

A. suprascapularis: Gefäß im Bereich des Schultergürtels oberhalb des Schlüsselbeins, entspringt aus der A. subclavia, begleitet gleichnamiges, funktionell bedeutsames Lymphbündel.

A. thoracica interna: großes Gefäß im Brustkorb, entspringt aus dem Aortenbogen, liegt in der Nähe des ▸ Venenwinkels.

A. thyroidea superior: obere Schilddrüsenarterie, entspringt aus der A. thyroidea, ist von Lymphknoten umgeben.

A. tibialis: medial verlaufende Schlagader des Beines, entspringt aus der A. femoralis, teilt sich in die hintere A. tibialis posterior (neben tiefen Lymphgefäßen des Fußrückens) und die vordere A. tibialis anterior (Schienbeinkante, neben tiefen Lymphgefäßen der Fußsohle).

A. ulnaris: entlang der Elle verlaufende Schlagader des Unterarmes, entspringt aus der A. brachialis, begleitet Unterarmlymphbündel.

A

A. vertebralis: doppelseitig angelegtes Gefäß, verläuft entlang der Wirbelsäule, neben zart ausgeprägtem Lymphbündel.

Arterieller Mitteldruck *m*; ***Etym.:*** griech. *arteria* „Schlagader"; ***engl.:*** Mean arterial pressure
Kontext: Physiologie
Über die Zeit gemittelter diastolischer und systolischer Blutdruck. Wegen der Asymmetrie des Druckpulses liegt der a. M. leicht unter dem Mittelwert.

Arteriole *f*; ***engl.:*** Arteriole
Kontext: Anatomie
Kleine Arterie, die sich unmittelbar vor dem kapillären Schenkel befindet, mit geringem Anteil an elastischem Gewebe und gut ausgebildeter glatter Muskulatur. Über das vegetative Nervensystem gesteuertes Widerstandsgefäß. Hauptfunktion: Durchblutungssteuerung des nachfolgenden Kapillarbettes und somit grundlegende Beeinflussung der Funktionen der verschiedenen Körperstrukturen. Geht in manchen Organen in Metarteriole (alter Ausdruck) über, A. ohne geschlossene Muskelschicht (vgl. ▸ Arterie).

Arteriovenöse Differenz *f*; ***Etym.:*** griech. *arteria* „Schlagader", lat. *vena* „Blutader" u. *differentia* „Unterschied"; ***engl.:*** Arteriovenous difference
Kontext: Physiologie
Kennzeichnet den Unterschied der Substrat- und/oder Atemgaskonzentration, wie z. B. des Sauerstoffs, zwischen arteriellem und venösem Blut. Bei Muskeltätigkeit steigt die D. aufgrund des größeren Verbrauchs. Bei den Atemgasen kann die D. als Unterschied der Partialdrücke von Sauerstoff und Kohlendioxid angegeben werden.

Arthrofibrose *f*; ***Etym.:*** griech. *arthron* „Glied, Gelenk" u. lat. *fibra* „Faser"; ***engl.:*** Arthrofibrosis
1. *Kontext:* Traumatologie, Orthopädie
Überschießende Bildung von Narbengewebe nach Verletzungen oder Operationen im Gelenk. Die Ursachen sind noch ungeklärt. Die Vernarbungen können generalisiert (primäre Arthrofibrose) auftreten oder lokal aufgrund einer mechanischen Problematik (sekundäre Arthrofibrose); sie können sich posttraumatisch recht schnell (nach ca. 2 Tagen) oder erst im weiteren Verlauf (nach 4–8 Wochen) einstellen. Bei der Physiotherapie fällt auf, dass kein Bewegungszuwachs mehr erreicht werden kann bzw. das bereits erreichte Bewegungsausmaß kleiner wird. Zusätzlich kann sich das ▸ Endgefühl in Richtung fest elastisch verändern.
2. *Kontext:* Muskelphysiologie
Kontrakturen im Gelenk durch Verklebung der Kapsel mit dem Knochen, Verklebung der Kapselfalten, und/oder Verklebung zwischen Muskeln und Knochen. Zusätzlich kommt es zur Fibrosierung und Verkürzung von Muskeln und in einigen Fällen auch zur Verkürzung der Ligamente. Sonderform: Frozen Shoulder.

Arthrokinematik *f*; ***Etym.:*** griech. *arthron* „Glied, Gelenk" u. *kinema* „Bewegung"; ***engl.:*** Arthrokinematics
Kontext: Biomechanik
Teilgebiet der Kinematik; Gegenstand der A. ist die Analyse der Bewegungen einer Gelenkfläche auf der anderen. Gleiten und Rollen sowie die Kombination beider als Rollgleiten sind die von der A. beschriebenen Bewegungen. Sie entstehen, wenn sich der Knochen im Raum bewegt, d. h. bei osteokinematischen Rotationen und/oder Translationen. Ein Beispiel für die arthrokinematische Beschreibung von Bewegungen ist die ▸ Konvex-Konkav-Regel nach *Kaltenborn*. Sie erläutert das Gleiten der Gelenkflächen bei Bewegungen um eine Achse, die im konvexen Gelenkpartner liegt.

Arthrolyse *f*; ***Etym.:*** griech. *arthron* „Glied, Gelenk" u. *lysos* „Auflösung"; ***engl.:*** Arthrolysis
Kontext: Orthopädie
Operative Mobilisation eines Gelenkes, dessen Beweglichkeit durch Verwachsungen im Gelenk oder eine geschrumpfte Gelenkkapsel eingeschränkt ist.

Arthron *n*; ***Etym.:*** griech. *arthron* „Gelenk, Glied"; ***engl.:*** Arthron
Kontext: Manuelle Therapie
Funktionseinheit aus Materie (Bewegungsstellen: Gelenke, Bandscheiben), Kraft (bewegende Strukturen: Muskeln und Sehnen) und Steuerung (bewegungsauslösende Strukturen: peripheres und zentrales Nervensystem).

Arthrose *f*; ***engl.:*** Arthrosis
Kontext: Pathophysiologie
Prozess, bei dem die Schutzschicht des Knochens durch den Funktionsverlust des Knorpelgewebes geschädigt oder zerstört wird.
Mögliche Ursachen:

- Schädigung des Knorpels aus Altersgründen, durch Immobilisation oder chronische Über- oder Unterbelastung (von der Knorpeloberfläche ausgehende Arthrose).

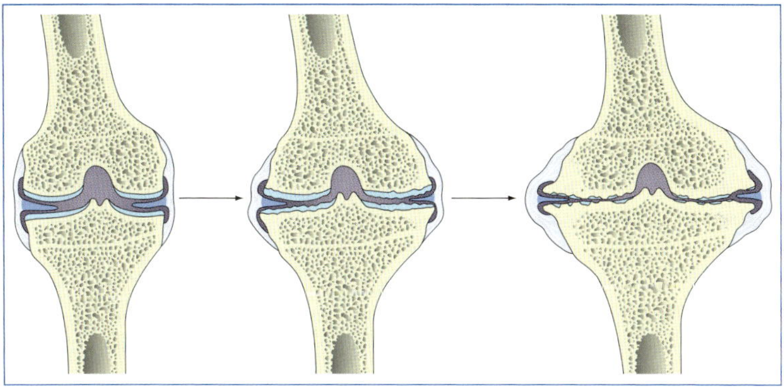

Arthrose: Arthroseentwicklung in der Übersicht.

- Verschiebung der Tidemark (Wachstumshormone), wobei die mineralisierte Knorpelzone dicker und der weiche Knorpelbereich dünner wird (vom Knochen ausgehende Arthrose).
- Verknöcherung der weichen Knorpelzone durch vermehrtes Einsprießen von Gefäßen und infolge dessen erhöhtem pH-Wert, welcher die Aktivität der knochenproduzierenden Zellen steigert. Dadurch verschiebt sich wahrscheinliche die Tidemark und die kalzifizierte Knorpelzone.
- Traumen

Vgl. ▶ Gelenkknorpel.

Arthrotendomyotische Reaktion *f*; ***Etym.:*** griech. *arthron* „Gelenk, Glied", lat. *tendere* „spannen, ausdehnen", griech. *mys* „Muskel", lat. *re* „zurück" u. *actio* „Handlung"; ***Abk.:*** ATMR; ***engl.:*** Arthrotendomyotic reaction; ***Syn.:*** Efferenz des Krankheitsgeschehens, Krankheitsbild, Schutzmechanismus

Kontext: Brügger-Konzept

Die ATMR stellt die Schutzreaktion des arthromuskulären Systems (Gelenke, Sehnen und Muskeln) auf vorhandene ▶ Störfaktoren dar. Sie ist das Ergebnis der komplexen zentralnervösen Verarbeitung aller vorhandenen Störfaktoren (vgl. ▶ nozizeptiver somatomotorischer Blockierungseffekt, ▶ Summationseffekt). Je nach Stärke des durch die Störfaktoren erzeugten nozizeptiven Inputs kommt es zur Modifikation der Bewegungsprogramme (Modulationsprogramme) bis hin zur Schmerzwahrnehmung. Ziel der ATMR ist die Verminderung der nozizeptiven Afferenzen aus der Peripherie. Direkt mit ihr gekoppelt sind die infrastrukturellen Leistungen, die in denselben zentralnervösen Schutzmechanismus mit einbezogen werden. Die ATMR kann in Abhängigkeit von den ihr zugrunde liegenden Störfaktoren transitorisch oder persistierend sein. Werden diese erfolgreich beseitigt bzw. behandelt, so verschwinden die ATMR, da ihr Schutzmechanismus nicht mehr benötigt wird.

Articulatio tibiofibularis, proximalis et distalis *n*; ***Etym.:*** lat. *artus* „Glied, Gelenk", tibia „Schienbein", fibula „Wadenbein", *proximus* „der Nächste" u. *distare* „entfernt sein"; ***engl.:*** Tibiofibular joint, proximal and distal; ***Syn.:*** proximales und distales Tibiofibulargelenk

Kontext: Manuelle Therapie, Medizinische Trainingstherapie

Verbindungen zwischen Fibula und Tibia, angelegt in drei Etagen: knienah: Articulatio tibiofibularis proximalis; mittig: Membrana interossea (verantwortlich für die Kraftübertragung auf die Fibula); fußnah: Art. tibiofibularis distalis (Bezeichnung in der manuellen Anatomie, anatomische Nomenklatur: Syndesmosis tibiofibulares). Die Position von Tibia und Fibula im Verhältnis zur Transversalachse des Fußes beeinflusst das obere Sprunggelenk: Ist die Fibula mehr nach posterior gerichtet, ist die Stabilität des oberen Sprunggelenks geringer.

Aseptische Lockerung *f*; ***engl.:*** Aseptic liberalisation

Kontext: Orthopädie

Häufigste Komplikation bei Patienten mit Hüftgelenkprothesen; multifaktorielles Geschehen mit mehreren Ursachen. Eine Studie konnte bei 1- bzw. 2-wöchiger postoperativer Gabe von Ibuprofen eine signifikante Steigerung der aseptischen

A

Lockerung nach 10 Jahren feststellen. Bei zementierten Prothesen treten Lockerungen häufiger auf als bei unzementierten. Die Diagnosekriterien für Prothesenlockerungen sind weltweit sehr unterschiedlich und z. T. ungenau. Rücksprache mit dem Operateur ist wichtig, um in der physiotherapeutischen Nachbehandlung Risiken zu vermeiden.

Ashworth-Skala *f*; ***engl.:*** Ashworth-Scale
Kontext: Neurologie
Klinische Skala zur Dokumentation der Spastik; wurde 1964 von C. Ashworth zur Überprüfung der Wirksamkeit eines spastiksenkenden Medikaments vorgeschlagen. Anhand einer 5-stufigen Skala wird der Widerstand bei einer passiven Bewegung in Flexion/Extension bewertet.

Ashworth-Skala, modifizierte *f*; ***Etym.:*** nach C. Ashworth, lat. *scalae* „Leiter, Treppe" u. *modificare* „genau abmessen, ein Maß setzen"; ***engl.:*** Ashworth Scale, modified
Kontext: Neurologie
6-stufige Skala zur Erfassung einer Tonuserhöhung; der Therapeut bewertet den Widerstand bei einer passiven Bewegung. Die ursprüngliche ▸ Ashworth-Skala war 5-stufig; J. Bohannon prüfte 1987 deren Zuverlässigkeit. Aufgrund der besseren Zuverlässigkeit wird heute die modifzierte 6-stufige Skala eingesetzt.

ASIA *f*; ***engl.:*** ASIA
Kontext: Neurologie, Traumatologie
Seit 1992 ist die Abkürzung ASIA eine Bezeichnung für das international anerkannte, standardisierte, neurologische Klassifikationsverfahren zur Einteilung von Rückenmarkstörungen als Untersuchungs- und Einteilungsschema bestimmter ▸ Läsionstypen. Grundlage für internationale, multizentrale Studien bei Querschnittlähmung. (Vgl. ▸ American Spinal Injury Association).

Asomatognosie *f*; ***Etym.:*** griech. *a...* „nicht...", *soma* „Körper" u. *gnosis* „das Erkennen"; ***engl.:*** Asomatognosia
Kontext: Traumatologie, Neurologie, Psychiatrie
Schwierigkeit, die eigenen Körperteile im Verhältnis zueinander zu orientieren. Kann bei Patienten nach einer Gehirnverletzung oder mit schweren psychischen Krankheiten auftreten. Bsp.: Eine Patientin verwechselt bei den Übungen ihre eigenen Körperteile mit denen der Physiotherapeutin.

Aspiration *f*; ***Etym.:*** lat. *aspiratio* „Hauchen"; ***engl.:*** Aspiration, inhalation; ***Syn.:*** Fremdkörperaspiration
Kontext: Geriatrie, Neurologie
Fremdstoffeinatmung; A. von z. B. Säure (Mendelson-Syndrom), Wasser (Ertrinken), Inhalation von z. B. toxischen Gasen oder bei Verbrennungen der Atemwege. Bei geriatrischen Patienten kommt es oftmals zu verzögerter Schluckreflexauslösung, da der Ort der Schluckreflexauslösung mit fortschreitendem Alter nach dorsal wandert (verminderter Hustenreflex); A. von Speisen, Getränken oder Speichel nimmt zu. Bei neurologischen Erkrankungen (Apoplex, Multiple Sklerose, amyotrophische Lateralsklerose) kann es durch Störungen des ▸ Schluckaktes zur A. kommen. Folgen: Sauerstoffmangel, Pneumonie oder akutes Lungenversagen. Das therapeutische Zeitfenster ist sehr klein. Prophylaxe: ▸ Essregeln, adäquate Nahrungskonsistenz; frühzeitiger Beginn therapeutischer Maßnahmen, da Essen/Schlucken verlernt werden. Physiotherapeuten können die Dysphagietherapie unterstützen: Vojta-Therapie, Wahrnehmungsschulung, Fazioorale Therapie (FOTT), Atemtherapie, Manuelle Therapie an der Wirbelsäule mit entsprechender Haltungskorrektur.
Stille A.: Aspiration ohne deutliche Symptome (z. B. Husten), die trotzdem Komplikationen auslöst (z. B. Pneumonie).

Aspiration

Zeitfenster	Pneumonie
1–10 min	Neutralisierung möglich
12–18 min	Verteilung des Aspirates im Bronchialbaum
3 h	Beginn der Atelektasenbildung, chemische Zellschädigungen
24–36 h	Fieber
25–72 h	Pneumomie

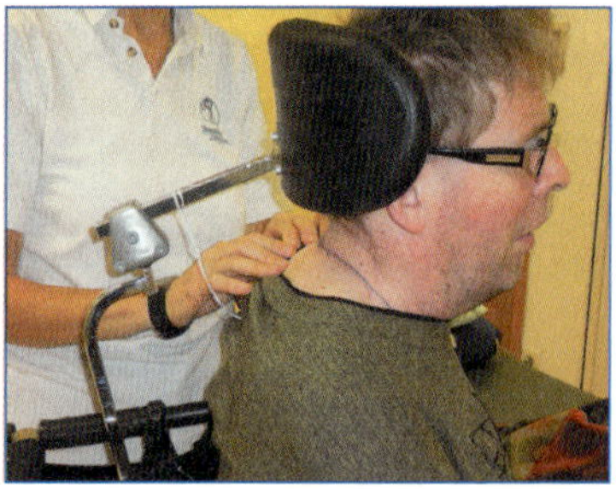

Aspiration: Aspirationsgefahr bei unphysiologischer Sitz- und Kopfhaltung.

Assessment	
Neurorehabilitation	**Muskuloskeletale Rehabilitation**
Falls Efficacy Scale – Internationale Version (FES-I) ALS Functional Rating Scale Barthel-Index Berg Balance Scale Catherine Bergego Scale Conconi-Test Coping Strategies Questionnaire Dynamic Gait Index Expanded Disability Status Scale Fatigue Severity Scale (FSS) Functional Independence Measure (FIM) Goal Attainment Scale SF-36 Shoulder Pain and Disability Index Stroke Impact Scale Tardieu-Skala Timed Walking Tests Tinetti-Test Visuelle Analog- und numerische Ratingskala	Abdominal-Hollowing-Test Back Performance Scale Coping Strategies questionnaire Conconi-Test Evaluation der funktionellen Leistungsfähigkeit Inklinometer Kraftmesszelle Muskelfunktionsprüfungen Oswestry Disability Questionnaire PILE-Test Roland and Morris Disability Questionnaire Sharp-Purser-Test Short-Form MCGill Pain Questionnaire Schmerzprovokationstests am ISG Umfangmessungen Western Ontario and McMaster Universities Osteoarthritis Index (WOMAC)
Kardiologie/Pneumologie	**Pädiatrie**
Asthma Quality of Life Questionnaire nach Marks (AQLQ-M) Borg-Skala Dyspnoeskalen	Movement Assessment Battery for Children (M-ABC-2)

Assessment *n*; ***Etym.:*** lat., engl. to assess (beurteilen)
Kontext: Diagnostik
Allgm.: Bewertung, Einschätzung. Physiotherapie: objektives, standardisiertes Testverfahren zur umfassenden oder speziellen Beurteilung der Situation des Patienten. Ziel des Einsatzes von Assessments ist die Optimierung der Therapie. Assessments verbessern und strukturieren nicht nur die Untersuchung, sie machen therapeutische Fortschritte transparent und nachweisbar.

Assessmentcenter *n*; ***Etym.:*** engl. *assessment* „Beurteilung, Einschätzung" u. *center* „Mitte, Mittelpunkt"; ***Abk.:*** AC; ***engl.:*** Assessment center
Kontext: Betriebswirtschaftslehre
Systematisches Verfahren zur Personalpotenzialbeurteilung und Bewerberauswahl. Mehrere Beobachter beurteilen gleichzeitig anhand vorgegebener Bewertungskriterien 6–18 Teilnehmer in verschiedenen (praxis-)bezogenen Leistungssituationen. Aufgaben: Vortrag, Rollenspiel, Präsentation, Analyse eines Unternehmensproblems, Beantwortung von Fragebögen, Gruppendiskussion, Einzelinterview, Selbsteinstufung etc. Vorteil: direkte Vergleichsmöglichkeit zwischen mehreren Bewerbern. Nachteil: sehr hoher Personalaufwand, insbesondere für eine physiotherapeutische Praxis.

Assistives Bewegen *n*
Vgl. ▶ Bewegen, assistives.

Assistives Üben *n*
Vgl. ▶ Üben, assistives.

Assoziation *f*; ***Etym.:*** franz. *association* „Verbindung"; ***engl.:*** Association
Kontext: Neurologie, Traumatologie, Motorisches Lernen
Gedankliche und emotionale Verbindung bzw. Verknüpfung. Physiotherapie: Um Motivation und Lust für das Neulernen zu fördern, knüpfen Physiotherapeuten an etwas Positives an, z. B. „Führen Sie Ihre Hand zum Mund, als ob Sie essen würden." Bei Patienten mit Gehirnverletzungen werden so möglichst viele synaptische Verbindungen reorganisiert, die mit Bewegungen verknüpft sind (vgl. ▶ Motorisches Lernen).

Assoziationismus *m*; ***Etym.:*** lat. *associare* „verbinden, verknüpfen, vereinigen"; ***engl.:*** Doctrine of Accociations
Kontext: Psychologie
Psychologische Strömung in Großbritannien im späten 18. Jahrhundert. Wichtige Vertreter sind

David Hartley, James Mill und John Stuart Mill. Kerngedanke: Wir werden ständig mit Eindrücken und Empfindungen „bombardiert", die zu Ideen zusammengefügt werden, ohne dass wir uns dessen bewusst sind oder diesen Vorgang steuern. Auf diese Weise erhalten Empfindungen eine Bedeutung.

Assoziativer Kortex *m*
Vgl. ▸ Kortex, assoziativer.

Assoziierte Bewegung *f*
Vgl. ▸ Bewegung, assoziierte.

Assoziierte Reaktion *f*; ***Etym.:*** lat. *associare* „beigesellen, verbinden, vereinigen", *re* „zurück" u. *actio* „Handlung"; ***engl.:*** Associated reaction
Kontext: Neurologie
Mitbewegung einer Extremität (eines Körperteiles) bei Aktivität einer anderen Extremität als pathologische Reaktion, die zu einem hypertonen Muskeltonus führt, z. B. in der hemiparetischen Seite.

ASTE *f*
Vgl. ▸ Ausgangsstellung der Reflexlokomotion.

Ästhesie *f*; ***Etym.:*** griech. *aisthesis* „Sinneswahrnehmung, Empfindung"; ***engl.:*** Aesthesia
Kontext: Diagnostik, Neurologie
Oberflächenempfindlichkeit der Haut. A. ist die Fähigkeit, verschiedene Reize auf der Haut ohne optische Kontrolle zu diskriminieren.
Topästhesie: Die Fähigkeit, spitze und stumpfe Reize voneinander zu unterscheiden.
Thermästhesie: Die Fähigkeit, kalte und warme Reize voneinander zu unterscheiden.
Graphästhesie: Die Fähigkeit, auf die Haut geschriebene Buchstaben und/oder Zahlen zu erkennen.

Ästhetik *f*; ***Etym.:*** griech. *aisthesis* „Wahrnehmung, Empfindung"; ***engl.:*** Aesthetics
Kontext: Bewegungslehre
Bildet gemeinsam mit dem Ausdruck der Bewegung ein Merkmal der ▸ Bewegungsqualität. Koordinierte Bewegungen sind ästhetisch. Ä. wird durch die Bewegungsvielfalt und Körperform beeinflusst.

Asthma bronchiale *n*; ***Etym.:*** griech. „Engbrüstigkeit, Beklemmung"; ***engl.:*** Bronchial asthma
Kontext: Innere Medizin
Anfallsweise auftretende Atemnot infolge einer chronischen entzündlichen Erkrankung der Atemwege. Kennzeichnend ist die Trias: Bronchospasmus, Schleimhautschwellung, Dyskrinie. Physiotherapeutische Behandlungsziele: Erlernen der richtigen Verhaltensweise im Anfall, atemerleichternden Stellungen und der Lippenbremse, Verbesserung der lokalen und allgemeinen Ausdauer, der Konstitution, Mobilisation des Thorax.

Asymmetrie *f*; ***Etym.:*** griech. *a* „nicht" u. *symmetria* „Ebenmaß"; ***engl.:*** Asymmetry
Kontext: Bewegungsanalyse
Mangel an Symmetrie, ohne Ebenmaß; auf beiden Seiten einer Achse ergibt sich kein Spiegelbild.

Ataxie *f*; ***Etym.:*** griech. *a...* „nicht..." u. *tassein* „ordnen", griech. *ataxia* „Unordnung, Verwirrung"; ***engl.:*** Ataxia; ***Syn.:*** Ataxia
1. *Kontext:* Neurologie
Gestörte Bewegungskoordination durch eine zentrale Störung, die auf der Ebene des Rückenmarks (▸ Spinale A.) oder Kleinhirns (▸ Zerebelläre A.) auftreten kann. Die Bewegungsstörung zeigt sich als: Dysmetrie, Dyssynergie, Dysdiadochokinese, Intentionstremor, Blickrichtungsnystagmus (▸ Nystagmus).
Gangataxie: Störungen des Gangablaufs; Tests: „Seiltänzergang" oder ▸ Unterberg-Tretversuch. Oft ist eine Extremitätenataxie der unteren Extremität die Ursache der Gangataxie. Die Kombination von A. und Spastik führt oft zu dem für die Multiple Sklerose typischen „spastisch-ataktischen" Gangbild.
Extremitätenataxie: Koordinationsprobleme der Extremitäten; Intentionstremor, Dysmetrie, Dyssynergie, Dysdiadochokinese können auftreten. Test: ▸ Finger-Nase-Versuch (obere Extremität), ▸ Knie-Hacken-Versuch (untere Extremität). Bei Patienten mit Multipler Sklerose fällt oft frühzeitig eine beginnende Becken-/Beinataxie auf.
Standataxie: Gleichgewichtsstörungen im Stehen; Test: ▸ Rhomberg-Test.
Rumpfataxie: Koordinationsstörung bei Rumpfbewegungen; Patienten haben oft keine Sitzbalance und keine Möglichkeit zu stehen und zu gehen. Gerade die Rumpfataxie wird oft mit Fixierung des gesamten Rumpfes kompensiert.
2. *Kontext:* Pädiatrie, Bobath-Konzept
In der Regel Koordinationsstörung von Haltung und Bewegung des gesamten Körpers im Sinne eines Zahnradphänomens bzw. Intentionstremors im Rumpf und/oder Zielzittern in den Extremitäten. Ursachen: angeborene Fehlbildung des Kleinhirns, prä- und perinatal erworbene Hirnschäden, Tumoren, para- und postinfektiöse Ursachen, medikamentös-toxische Ursachen oder Stoffwechselerkrankungen. Bobath-Therapie – häufige Ziele und Maßnahmen: Muskeltonusregulation durch

Verbesserung der mobilen Stabilität, Verbesserung der Eigenwahrnehmung, Normalisierung der Tastempfindungen, Verbesserung der Wahrnehmungsverarbeitung u. a. durch Einbeziehung des Handwurzelstützes und Fußsohlenkontaktes (vgl. ▸ Dorsalextensionskette).

Ataktische Komponente: Häufiges Erscheinungsbild mit unbekannter Ursache (die ärztliche Diagnose kann nicht gestellt werden). Das Kind zeigt die gleichen Symptome wie bei einer A. Therapie: entsprechend A.

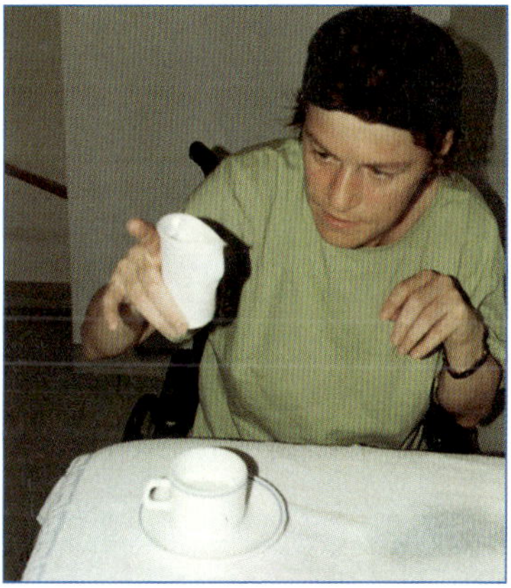

Ataxie: Eine ataktische Patientin zerdrückt beim Trinken einen Plastikbecher.

Ataxie, spinale *f*; ***Etym.:*** lat. *spina* „Dorn, Rückgrat", griech. *a...* „nicht..." u. *tassein* „stellen, ordnen"; ***engl.:*** Ataxia, spinal; ***Syn.:*** Hinterstrangataxie, sensible Ataxie

Kontext: Neurologie

Durch Störung der sensiblen Hinterstrangbahnen des Rückenmarks bedingte Störung der Bewegungskoordination. Die verminderte Rückmeldung der Oberflächen- und Tiefensensibilität führt zu Koordinations- und Gleichgewichtsproblemen. Teilweise durch Blickkontrolle kompensierbar. Physiotherapie: Sensibilitäts-, Wahrnehmungs- und Kompensationstraining stehen im Vordergrund (vgl. ▸ Ataxie).

Ataxie, zerebelläre *f*; ***Etym.:*** lat. *cerebrum* „Gehirn", griech. *a...* „nicht..." u. *tassein* „stellen, ordnen"; ***engl.:*** Ataxia, cerebellar ; ***Syn.:*** Kleinhirnataxie

Kontext: Neurologie

Durch eine Kleinhirnschädigung bedingte Störung der Bewegungskoordination mit Gleichgewichtsproblemen. A. tritt neben selteneren eigenständigen Erkrankungen des Kleinhirns häufig als Symptom der Multiplen Sklerose auf. Physiotherapeutische Grundlage der Ataxiebehandlung ist die Tonusnormalisierung (Hypotonus). Schwerpunkte: Tonusaufbau; von niedrigen Körperpositionen (z. B. Vierfüßlerstand) zu höheren Positionen gehen; Bewegungsübergänge und komplexe Lokomotionsmuster mit viel Unterstützungsfläche (z. B. Krabbeln, Klettern). Assessment: z. B. Ataxietest nach Klockether (vgl. ▸ Ataxie, ▸ Gangataxie).

Atemantrieb, chemischer *n*

Vgl. ▸ Chemischer Atemantrieb.

Atemantrieb, reflektiver *m*; ***Etym.:*** lat. *reflectere* „zurückbiegen, umwenden"; ***engl.:*** Breathing impulse, reflectory

Kontext: Physiologie

Die Aktivität des respiratorischen Rhythmusgenerators; wird systematisch durch mechanisch und chemisch vermittelte Reflexe modifiziert (vgl. ▸ Atemregulation).

Atemäquivalent *n*; ***Etym.:*** lat. *aequus* „gleich" u. *valere* „gelten, wert sein"; ***Abk.:*** AÄ; ***engl.:*** Respiratory equivalent

Kontext: Leistungsphysiologie

Atemökonomischer Beanspruchungsparameter; gibt an, wie viel Liter Luft für 1 l O_2 ventiliert werden müssen. In Ruhe: ca. 23–25 l Luft; sehr hohe bis maximale Beanspruchung: ≥ 35–40 l (wenn Ausbelastungskriterien erreicht werden). Das A. verläuft bei systematisch ansteigender Belastung parabolisch, z. B. bei einem Stufentest im Rahmen der Diagnostik Leistung-Laktat. Im Belastungsbereich der aeroben Schwelle (bis ca. zu einer Laktatbilanz von 3,0 mmol/l) fällt das A. gegenüber der Ruheatmung ab und erreicht ein Minimum. Der Ausdauertrainingszustand bestimmt die Atemökonomie wesentlich (vgl. ▸ Kalorisches Äquivalent).

Atemarbeit *f*; ***engl.:*** Breathing activity

1. *Kontext:* Atemtherapie

Arbeit, die durch die Atemmuskeln während der Ein- und Ausatmung geleistet werden muss; Atemarbeit = Veränderung des Lungenvolumens × pleuraler Druck, der für diese Veränderung benötigt wird.

2. *Kontext:* Geburtshilfe

Zusammenstellung verschiedener Techniken, um das Atmen während der Geburt schmerzlindernd einzusetzen und das Zusammenspiel von Kehlkopf, Zwerchfell und Beckenboden zu fördern (bei gleichmäßiger, ruhiger Atmung ist die Glottis geöffnet, das Zwerchfell schwingt auf und ab, die Beckenbodenspannung ist nicht spürbar, der Beckenboden ist unbelastet; schnelles Atmen, Schreien und Pressen sind mit einer geschlossenen Glottis verbunden und tonisiertem Beckenboden); (vgl. ▸ Zwerchfellschwingen, ▸ Geburtsvorbereitung).

Atembefund *m*; ***engl.:*** Respiratory findings
Kontext: Diagnostik, Atemtherapie
Ergebnis der physiotherapeutischen Untersuchung des pulmonalen Systems von Patienten mit Störungen der Atemfunktion; effektiv ist das Verwenden eines präformierten Untersuchungsschemas, das z. B. folgende, sich weiter untergliedernde Kategorien umfasst: Patientendaten, aktuelle Situation, Anamnese, allgemeine Untersuchung, ▸ Atemmuster, Körperstellung, Gewebespannung Oberkörper, Bewegungssystem, kardiopulmonales System, Ziele.

Atembefund bei Querschnittlähmung *m*
Vgl. ▸ Querschnittlähmung, Atembefund bei.

Atembewegung *f*; ***engl.:*** Respiratory movement
Kontext: Atemtherapie
Umfasst die aktive Bewegung zur Einatmung und passive Bewegung zur Ausatmung. (Durch erhöhten Bedarf oder pathologische Prozesse wird auch die Ausatmung aktiv.) Dient der Volumenänderung des Brustkorbs: Durch den vergrößerten Thorax sinkt der intrathorakale Druck, die sauerstoffreiche Atemluft strömt passiv ein. Verkleinert sich das Thoraxvolumen, wird die sauerstoffarme Luft wieder ausgeatmet.

Atembewegung, paradoxe *f*; ***engl.:*** Respiratory movement, paradoxical; ***Syn.:*** Zwerchfell-Thoraxwand-Antagonismus, Hoover-Zeichen
Kontext: Atemtherapie
Inspiratorische Einziehung der unteren Rippen; Ursachen: in Einatmungsstellung fixierter Thorax (z. B. durch ein Lungenemphysem) und dadurch abgeflachtes Zwerchfell, das während seiner Kontraktion die unteren Rippen nach innen zieht; Ermüdung/Schwäche oder Lähmung der Interkostalmuskulatur.

Atemfrequenz *f*; ***Etym.:*** lat. *frequentia* „Häufigkeit, große Menge"; ***engl.:*** Respiratory rate
Kontext: Atemtherapie, Medizinische Trainingstherapie

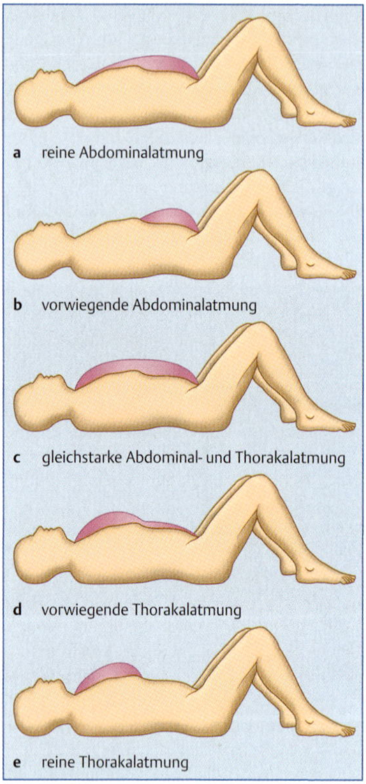

Atembewegung.

Atemfrequenz	
Lebensphase	**Atemzüge/min**
Erwachsener	
• Eupnoe	8–16
• Bradypnoe	< 8
• Tachypnoe	> 16
Kind (10 Jahre)	22
Kleinkind (1 Jahr)	35
Neugeborenes (3 kg Körpergewicht)	30–40
Frühgeborenes (1 kg Körpergewicht)	50 – 60

Anzahl der Atemzüge/min; ein Atemzug umfasst: Einatmung, Atempause und Ausatmung. Bei Patienten, die sich beobachtet fühlen, kann u. U. die A. steigen. In diesen Fällen ist es besser, die

A. „nebenbei" zu beobachten (vgl. ▸ Bradypnoe, ▸ Tachypnoe).

Atemgastransport *m*; ***Etym.:*** lat. *transportare* „hinüberbringen"; ***engl.:*** Respiratory gas transport

Kontext: Physiologie

Transport von Sauerstoff (O_2) und Kohlendioxid (CO_2) aus der Atmosphäre in die Zellen bzw. umgekehrt. Durch die Ventilation gelangt O_2 per konvektiven Transport mit der atmosphärischen Luft in die respiratorische Zone der Lunge; das per Diffusion aus dem Blut kommende CO_2 wird danach per konvektiven Transport mit der Exspirationsluft abtransportiert. Der alveoläre pO_2 ist mit ca. 13,3 kPa (100 mmHg) deutlich geringer, der pCO_2 mit ca. 5,3 kPa (40 mmHg) höher als in der Atmosphäre. Die Differenzen entstehen durch die Mischung der Frischluft des Atemzugvolumens mit der Altluft der funktionellen Residualkapazität. Ein dichtes Kapillarnetz umgibt die Lungenalveolen. Die Diffusionsstrecke zwischen Alveole und Kapillare ist sehr kurz. Das venöse Blut strömt mit einem pO_2 von 40 mmHg (5,3 kPa) in die Austauschstrecke. Am Beginn der Austauschstrecke steht eine Partialdruckdifferenz von 60 mmHg (6,7 kPa) als treibende Kraft für die Diffusion zur Verfügung. Die Strukturen der Diffusionsstrecke (Alveozyten, Basalmembran, Kapillarendothel) stellen praktisch keine Barriere dar. Die physikalische Lösung des O_2 (und des CO_2) im Blutplasma ist die Voraussetzung für alle folgenden Schritte und Reaktionen des Atemgastransports. Vgl. auch ▸ Kohlendioxidtransport, ▸ Sauerstofftransport.

Atemgeräusch *n*; ***engl.:*** Respiratory sound

Kontext: Atemtherapie

Inspiratorischer und exspiratorischer Stridor (bei obstruktiver Atemwegserkrankung) und Rasseln (Lungenödem) sind A.; sie sind ohne Hilfsmittel/Stethoskop hörbar. Weitere A. können per Stethoskop während der Auskultation wahrgenommen sowie qualitativ und quantitativ ausgewertet werden. Das normale A. entsteht in den Alveolen, es ist leise und weich, die Inspiration geht kontinuierlich in die Exspiration über, von der nur der Anfang hörbar ist. Über der Trachea ist ein raueres, lauteres Strömungsgeräusch hörbar. Für Therapeuten, die überwiegend mit Atemwegspatienten arbeiten, ist die Auskultation eine geeignete Untersuchungsmethode, um den Therapiefortschritt zu erfassen.

Atemgeruch *m*; ***engl.:*** Breath odor; v***Syn.:*** Mundgeruch, Halitosis

Kontext: Atemtherapie

Unangenehmer (jauchiger) Geruch bei Patienten mit Infektionen der oberen Luftwege, besonders bei Bronchiektasen, Lungenabszess und -tumor; Azetongeruch tritt bei einer Stoffwechselentgleisung bzw. diabetischem Koma auf (ärztliche Hilfe notwendig).

Atemhilfsmuskulatur *f*; ***engl.:*** Accessory respiratory muscles

Kontext: Atemtherapie

Muskeln der oberen Throraxapertur, die bei erhöhtem Sauerstoffbedarf die Erweiterung des Lungenvolumens nach oben ermöglichen; ergänzen oder kompensieren ggf. die Tätigkeit von Zwerchfell und Zwischenrippenmuskulatur. Inspiratorische A.: M. sternocleidomastoideus (unterstützt die Pumpschwengelbewegung der cranialen Rippen), Mm. pectorales (bei Vertauschung von Punctum fixum und -mobile); exspiratorische A.: Mm. rectus abdominis (bewegt den Thorax in Exspirationsstel-

Atemgeräusch

Pathologische Nebengeräusche	Ursachen	Krankheitsbilder
Trockene (kontinuierlich) Nebengeräusche – vorwiegend während der Exspiration: Giemen Pfeiffen Brummen	Strömungsbehinderung, durch haftende Schleimfäden verengte Bronchien	Asthma COPD
Feuchte Rasselgeräusche (diskontinuierliche Nebengeräusche)	Durchtritt von Luft durch Flüssigkeit in den zentralen Atemwegen, grobblasig	Bronchitis Bonchiektasie
Feinblasige Rasselgeräusche	Flüssigkeitsobstruktion in den peripheren Atemwegen oder Entfaltungsknistern	Lungenödem Pneumonie Fibrose
Pleurareiben: atemsynchrones Knarren	Entzündete Pleuraoberflächen reiben aufeinander	Pleuritis sicca

lung), M. transversus abdominis (kann den intraabdominellen Druck erhöhen und hat damit Einfluss auf das Zwerchfell), pars clavicularis des M. pect. maj. kann ebenfalls als Ausatemhilfsmuskel fungieren. Physiotherapie: Dehnlagerungen, Klopfungen und Vibrationen zur Mobilisation von Thorax und Sekret und Atemzug-Volumentraining mit Atemtrainern wie z. B. „Coach".

Atemkapazitäten *f*; ***Etym.:*** lat. *capacitas* „Fassungsvermögen"; ***engl.:*** Breathing capacity
Kontext: Physiologie
Durch Addition zusammengesetzte ▸ Atemvolumina.

Atemminutenvolumen *n*; ***Etym.:*** lat. *volumen* „etwas, was gerollt, gewickelt wird, Schriftrolle, Buch"; ***Abk.:*** AMV; ***engl.:*** Respiratory minute volume
Kontext: Physiologie, Atemtherapie
Menge der pro Minute ventilierten Luft [ml/min, l/min]. Berechnung: Atemzugvolumen [ml] · Atemfrequenz [1 /min]; bei Erwachsenen in Ruhe ca. 7 Liter.

Atemmuskulatur *f*; ***engl.:*** Respiratory muscles
Kontext: Physiologie, Atemtherapie
Primäre A.: Das Zwerchfell ist der wichtigste inspiratorische Atemmuskel. Es bildet eine Kuppel zwischen der Unterseite der Lungen und der Bauchhöhle und ist vergleichbar mit einem Kolben, der durch seine Auf- und Abwärtsbewegungen den Bauchinhalt „massiert". Drei Teile: Pars lumbalis entspringt von den BWK12 – LWK4 und den dazugehörigen Bandscheiben, Pars costalis von den Rippen 7–12 und Pars sternalis vom Sternum. Eine entspannte Zwerchfellatmung ist für die Bewegungen im Rücken bedeutsam, für die vegetativen Funktionen im Bauch und um Emotionen bewusst wahrnehmen zu können. Die Interkostalmuskeln haben sowohl eine inspiratorische als auch eine expiratorische und stabilisierende Funktion für den Brustkorb.
Sekundäre A. (Hilfsatemmuskulatur): Setzt bei erhöhten physischen und psychischen Anforderungen ein. Die wichtigsten: Mm. scaleni und M. sternocleidomastoideus, die den Brustkorb direkt heben und somit weiten können. Weitere: M. trapezius, M. pectoralis major und minor, M. latissimus dorsi, M. levator scapulae, die auch eine posturale Funktion haben. Bei ventilationsfordernden Aufgaben muss die Energie deshalb auf Atmungs- und Haltungsarbeit verteilt werden.

Atemmuster *n*; ***engl.:*** Breathing pattern;
Syn.: Atemform (veraltet)
Kontext: Atemtherapie
Art und Weise, wie die Atmung geleistet bzw. das erforderliche Atemzeitvolumen erreicht wird. Be-

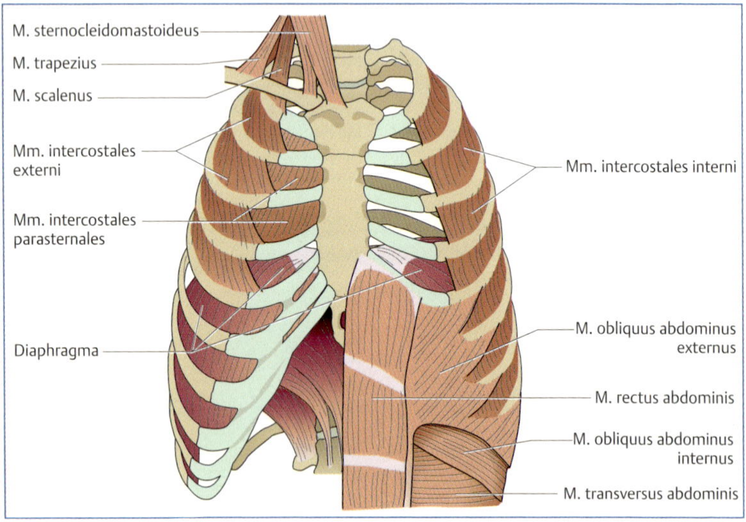

Atemmuskulatur.

obachtungskriterien für das A. sind: ▸ Atemfrequenz, Atemweg, ▸ Atembewegung, ▸ Atemrhythmus, ▸ Atemmuskulatur, Atemhilfsmuskeleinsatz, Rippenstellung, Stimme und Sprechweise.

Atemmuster, postoperatives *n*; ***engl.:*** Breathing pattern, post-operative
Kontext: Atemtherapie
Veränderung der Atmung durch einen operativen Eingriff: erhöhte Atemfrequenz, flache Atemzüge, fehlender oder abgeschwächter Hustenreiz, bei Baucheingriffen überwiegend thorakale Atembewegungen, bei Thorakotomien mit lateralem Zugang überwiegend Atembewegungen auf der nichtoperierten Seite, leise Stimme und langsame Sprechweise.

Atemregulation *f*; ***Etym.:*** lat. *regulare* „regeln, einrichten"; ***engl.:*** Respiratory regulation
Kontext: Physiologie
Unwillkürlicher, in relativ engen Grenzen willkürlich modifizierbarer Vorgang zur Regelung der Atemfunktion. Inspiratorische und exspiratorische Neuronengruppen befinden sich in der Medulla oblongata und im Halsmark (C 1–2). Sie liegen in unmittelbarer Nähe der Neuronen für die kardiovaskuläre Regulation (kardiorespiratorisches Netzwerk). Die respiratorischen Neuronengruppen arbeiten gemeinsam als Generatoren des ▸ Atemrhythmus. Mechanisch und chemisch vermittelte Reflexe modifizieren die Aktivität des Rhythmusgenerators systematisch. Mechanisch: Die Mechanosensoren (Bronchialbaum) sind an der Regulation der Atemtiefe beteiligt; sie lösen den Lungendehnungs- oder ▸ Hering-Breuer-Reflex aus. Die Lungendehnung begrenzt die Inspiration, leitet die Exspiration ein; auch das Längen- und Spannungskontrollsystem der Atemmuskulatur ist beteiligt. Chemisch: Zentrale Chemosensoren (Ventralfläche Hirnstamm, respiratorisches Netzwerk) reagieren auf Veränderungen des pH und pCO_2. Periphere Chemorezeptoren (Aortenbogen, Teilungsstelle der A. carotis communis in die A. carotis interna und externa) ermitteln den pCO_2 (wirksamster Regulator), pO_2 und pH. Steigt der pCO_2 von 40 auf ca. 60–70 mmHg an, erhöht sich das Atemminutenvolumen um das 10–15-fache. Bei einer weiteren Steigerung des pCO_2 fällt das Atemminutenvolumen wieder ab (CO_2 wirkt als Gift). Wird bei pH- und pO_2-Abfällen die kompensatorische Reduzierung des pCO_2 durch Hyperventilation verhindert, lässt sich auch für diese beiden Chemoantriebe eine intensive Wirksamkeit nachweisen. Variable Beeinflussung der Atemregulation: Temperatur- und Schmerzreize (deutliche Veränderungen), Psyche (Emotionen, Angst via limbisches System). Mit kortikalen Signalen ist eine willkürliche Modifikation möglich bzw. es erfolgt die Anpassung des Atemrhythmus an sensomotorische Handlungen, z. B. Sprechen.

Atemrhythmus *m*; ***Etym.:*** griech. *rhythmos* „geregelte Bewegung, Gleichmaß"; ***engl.:*** Respiratory rhythm
1. ***Kontext:*** Atemphysiologie
Verhältnis zwischen Inspiration und Exspiration. Generatoren des A. sind die respiratorischen Neuronengruppen (vgl. ▸ Atemregulation).
Atemmechanischer A.: umfasst Inspiration-Exspiration.
Neurophysiologischer A.: umfasst zusätzlich die Postinspiration (erster Abschnitt der in Ruhe und bei wenig intensiver Atmung ablaufenden, passiven Exspiration). Durch dosierten Aktivitätsrückgang bremsen die postinspiratorischen Neurone die elastischen Rückstellkräfte. Die Exspiration wird ein harmonischer, etwas länger als die Inspiration dauernder Vorgang.
2. ***Kontext:*** Diagnostik, Atemtherapie
Verhältnis von Ein- und Ausatmung sowie Atempause; mögliche beobachtbare Veränderungen: verlängerte Ausatmung, fehlende Atempause, häufige Seufzer, Wechsel von flachen und tiefen Atemzügen (vgl. ▸ Atemmuster).

Atemtechniken *f*; ***Etym.:*** griech. *techne* „Handwerk, Kunst, Kunstfertigkeit; Wissenschaft"; ***engl.:*** Breathing techniques
Kontext: Atemtherapie
Techniken, die dem Erhalt bzw. der Verbesserung der ▸ Atmung dienen. Je nach ▸ Atembefund und Erkrankung kommen verschiedene A. zur Anwendung, z. B.: ▸ Forced expiration technique zum Abtransport von Schleim in Richtung Mund, ▸ Huffing zur Verminderung des transpulmonalen Drucks beim Husten, Einsatz der ▸ Lippenbremse, Bewusstmachen der kostoabdominalen Atmung bzw. der Atembewegung in die betroffene Region der Lungenflügel. (Vgl. ▸ Atemtherapie).

Atemtherapie *f*; ***engl.:*** Breathing therapy
Kontext: Atemtherapie
A. umfasst alle physiotherapeutischen Maßnahmen, die dem Erhalt bzw. der Verbesserung der ▸ Atmung dienen. Indiziert ist die A. zum einen bei Erkrankungen der Lungen und ▸ Atemwege,

wie ▶ Asthma bronchiale, ▶ Mukoviszidose, ▶ Pneumonie oder chronisch-obstruktiven Erkrankungen. Zum anderen bei Krankheiten, die als sekundäre Folge die Lunge betreffen und respiratorische Beschwerden hervorrufen. Das sind z. B. neurologische Erkrankungen (▶ Multiple Sklerose, ▶ Querschnittlähmung ▶ Amyotrophische Lateralsklerose), progressive Muskelerkrankungen, Kyphoskoliose, Thoraxverletzungen sowie Operationen von Thorax und Abdomen. Ziele der A. sind: Verbesserung/Erhalt der ▶ Vitalkapazität, Lösung und Auswurf des Bronchialsekrets, Vermeidung bzw. Linderung von Reizhusten, ▶ Pneumonieprophylaxe, ▶ Entspannung. Bsp. für physiotherapeutische Maßnahmen: ▶ Drainagelagerung, Schulung der bewussten ▶ Wahrnehmung der Atmung, Ausstreichen der Interkostalräume, Kräftigung der Atemmuskulatur. (Vgl. ▶ Atemtechniken).

Atemtherapie
Grundsätze:
Eine Vitalkapazität von 800–1000 ml gilt als notwendiges Minimum zur ausreichenden Versorgung des Körpers mit Sauerstoff. Die Vitalkapazität ist das maximal gemessene Exspirationsvolumen.
Die Inspiration soll über die Nase erfolgen, da dadurch die eingeatmete Luft erwärmt und befeuchtet, das Atemzugvolumen gefördert und die Inspirationsmuskulatur (Diaphragma) gekräftigt wird.
Die kostoabdominale Atmung sorgt für eine optimale Inspiration.

Atemtrainer *m*; ***engl.:*** Respiratory trainer; ***Syn.:*** Incentive-Spirometer
Kontext: Atemtherapie
Einfaches Feedbackgerät, das das eingeatmete Volumen oder den inspiratorischen ▶ Flow optisch darstellt; unterstützt postoperative Atemübungen zur Erhöhung der inspiratorischen Kapazität; soll pulmonalen Komplikationen vorbeugen.

Atemübungen, inspiratorische *f*; ***engl.:*** Respiratory exercises, inspiratory
Kontext: Atemtherapie
Atemübungen, die durch Betonung auf die Einatmung die Luftmenge distal der Obstruktion (vgl. ▶ Ventilationsstörung, obstruktive) erhöhen können; Prinzip „Luft hinter Pfropf"; Schleim kann dann durch Druckerhöhung oder ausströmende Luft zu zentralen Atemwegen transportiert werden; Inspiration erfolgt mit niedrigem ▶ Flow; bei Obstruktion muss am Ende der langsamen Einatmung die Luft kurz angehalten werden, um diesen Bereich weiter zu belüften; auch für die Aufweitung einer zentralen Obstruktion wichtig; verbessert zusätzlich Ventilationsverteilung und Belüftung der basalen Lungenabschnitte.

Atemvolumina *f*; ***Etym.:*** lat. *volumen*, Pl. *volumina* „etwas, was gerollt, gewickelt wird, Schriftrolle, Buch"; ***engl.:*** Tidal volumes
Kontext: Atemphysiologie
Die Ventilation der Lunge wird mit 4 Atemvolumina beschrieben. Die ventilierbaren Atemvolumina sind das Atemzugvolumen, das inspiratorische und exspiratorische Reservevolumen. Nicht ventilierbar ist das Residualvolumen (vgl. ▶ Atemkapazitäten, ▶ Vitalkapazität, ▶ Totalkapazität).

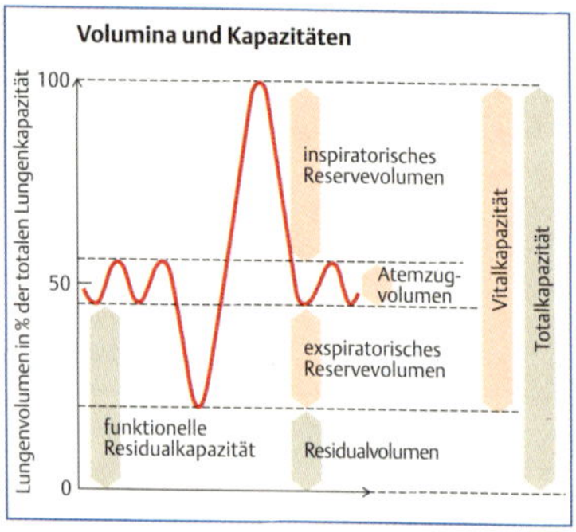

Atemvolumina.

Atemwege *f*; ***engl.:*** Respiratory tract; ***Syn.:*** Luftwege
Kontext: Atemtherapie
Obere A.: Nase – Mundhöhle – Rachenhöhle – Kehlkopf; Untere A.: Luftröhre (Trachea) – teilt sich in linken und rechten Hauptbronchius, der sich wiederum in zwei bzw. drei Lappenbronchien aufzweigt – Segmentbronchus – Bronchiolus – Bronchiolus terminalis; in den L. wird die inspiratorische Luft aufgewärmt, mit Wasserdampf gesättigt und gereinigt; es ist kein Gasaustausch möglich; aus diesem Grund wird der Inhalt der Luftwege (ca. 150 ccm bei Erwachsenen) als anatomischer Totraum bezeichnet; nach dem Bronchiulus terminalis folgt der Bronchiolus respiratorii, die Sacculi alveolares und die Alveolen, die nicht mehr zu den Atemwegen zählen, und in denen der Gasaustausch stattfindet (vgl. ▶ Atmung, äußere).

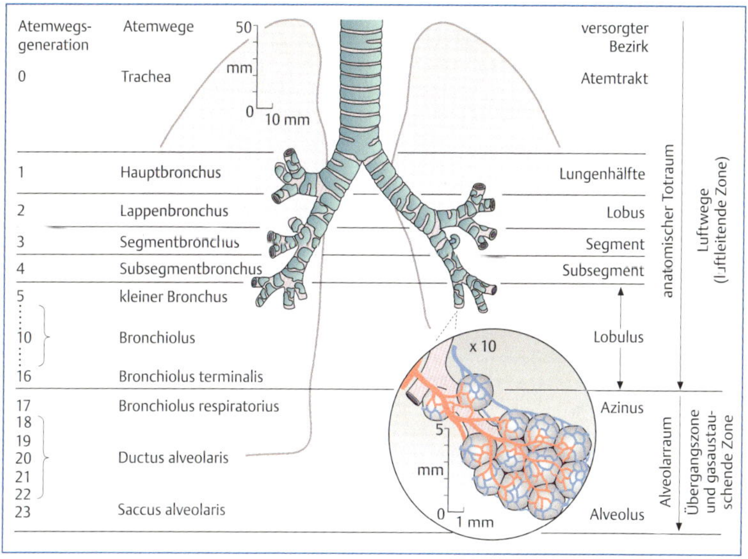

Atemwege.

Atemwegs- und Lungenerkrankungen

f; ***engl.:*** Respiratory and pulmonary diseases

Restriktive Ventilationsstörungen: Die Atemoberfläche ist verringert durch Entzündungen, einengende Thoraxformen, Bindegewebsstarre. Beispiele: Lungenfibrose, Silikose, Thoraxdeformitäten, Tumoren, Pleuraergüsse, Pleuraschwarten, postoperative Zustände. Der Schwerpunkt der Physiotherapie liegt auf der Verbesserung der Ventilation (tiefe Atemzüge und Perfusion).

Obstruktive Ventilationsstörung: Die Atemwege sind verengt durch Spasmus, Schwellung Dyskrinie. Beispiele: COPD, Bronchitis, Bronchiektasen, Mukoviszidose, Lungenemphysem. Der Schwerpunkt der Physiotherapie liegt auf dem Schulen der Ausatemtechniken (Lippenbremse) und der Bronchialtoilette.

Atemwegswiderstand

m; ***engl.:*** Airway resistance

Kontext: Biomechanik, Atemtherapie

Strömungswiderstand in den Atemwegen, der durch die innere Reibung des strömenden Atemgases und durch die äußere Reibung zwischen Gas und Wandung der Atemwege verursacht wird. Seine Größe hängt ab von den geometrischen Verhältnissen des Tracheobronchialbaumes (Durchmesser, Verzweigungen), den Eigenschaften des Atemgases und der Strömungsform (laminar, turbulent) (vgl. ► Atemwiderstand).

Atemwiderstand

m; ***engl.:*** Airway resistance

Kontext: Biomechanik, Atemtherapie

Strömungswiderstand von Atemventilen, Atemmasken und Atemdüsen eines Messsystems zur Lungenfunktionsprüfung. Er wirkt zusätzlich zum ► Atemwegswiderstand.

Atemwiderstandstraining, inspiratorisches

n; ***engl.:*** Respiratory resistance training, inspiratory

Kontext: Atemtherapie

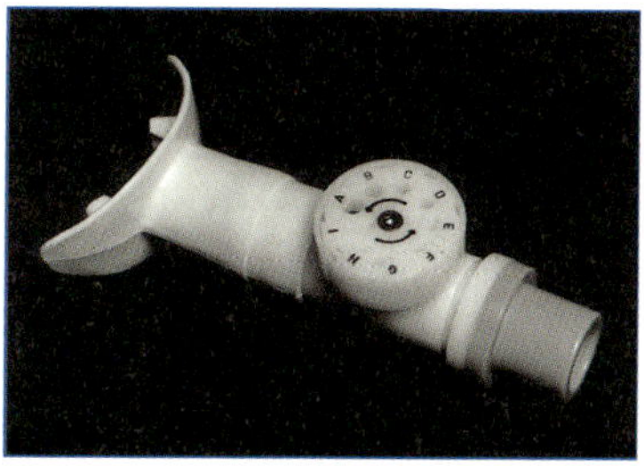

Inspiratorisches Atemwiderstandstraining. Atemmuskeltraining mit resistive breathing.

Atemtraining durch erhöhten inspiratorischen Widerstand; geschieht über ein Mundstück mit regulierbarem Durchmesser oder ein Federsystem; bewirkt eine Kraftzunahme der Inspirationsmuskulatur und damit ihrer Ausdauer.

Atemzugvolumen *n*; ***Etym.:*** lat. *volumen*, „etwas, was gerollt, gewickelt wird, Schriftrolle, Buch"; ***Abk.:*** AZV, TV; ***engl.:*** Tidal volume
Kontext: Physiologie
Atemvolumen, das die pro Inspiration (pro Atemzug) ventilierte Menge Luft [ml] angibt.

Ätherisches Öl *n*; ***engl.:*** Essential oil
Kontext: Physikalische Therapie
Pflanzliche wasserunlösliche Verbindung mit charakteristischem Geruch, die bei Raumtemperatur flüssig ist. Bei Erwärmung (▸ heiße Rolle, Packung, Dampfbad, Einreibung) lösen sich die Aromastoffe von den Fettmolekülen. Substanzen mit stark sekretolytischer Wirkung: Eukalyptus, Pinie, Minze, Thymian, Anis. Substanzen mit ausgleichender Wirkung: Lavendel, Melisse. Substanzen mit entzündungshemmender Wirkung: Kamille. Konzentrationsfördernd sollen Zitrusfrüchte sein.

Athetose *f*; ***Etym.:*** griech. *athetos* „ohne feste Stellung, schwankende Haltung"; ***engl.:*** Athetosis
Kontext: Neurologie, Pädiatrie
Form der ▸ Dyskinesie, die durch unwillkürliche, wurmartig einschießende Bewegungen die Haltungskontrolle und den willkürlichen Bewegungsablauf stört. Vor allem sind die Funktionen im Kopfbereich beeinträchtigt. Mögliche begleitende Symptome: Seh- und Hörstörungen, Störungen des vegetativen Systems (Atmungs-, Schlaf-, Temperatur-, Verdauungsdysregulation). In der Regel normale Intelligenz und gutes Sprachverständnis. Ursache: z. B. durch Schädigung der Basalganglien nach Asphyxie des reifen Neugeborenen. Erscheinungsformen: ohne oder mit geringer Spastik; mit starker Spastik (Spannungsathetose). Meist schwerste Form der ▸ infantilen Zerebralparese (ICP)infantilen Zerebralparese (ICP); Störung von Haltung und Bewegung des gesamten Körpers. Kopf, Rumpf und obere Extremität sind häufig stärker betroffen als die untere Extremität. Häufige Ziele und Maßnahmen der Therapie: Verbesserung der Muskelkoordination in erster Linie durch Aktivierung der Dorsalextensionsketten (▸ Handwurzelstütz und Fersen-Fußsohlen-Kontakt) und Vertikalisierung. Verbesserung der Eigenwahrnehmung und der meist guten kognitiven Möglichkeiten. Einsatz von Hilfen und Hilfsmittel, z. B. Griffe, Steh- und Gehhilfen, Petö-Mobiliar, Lagerungshilfen zum Schlafen und Ausruhen.

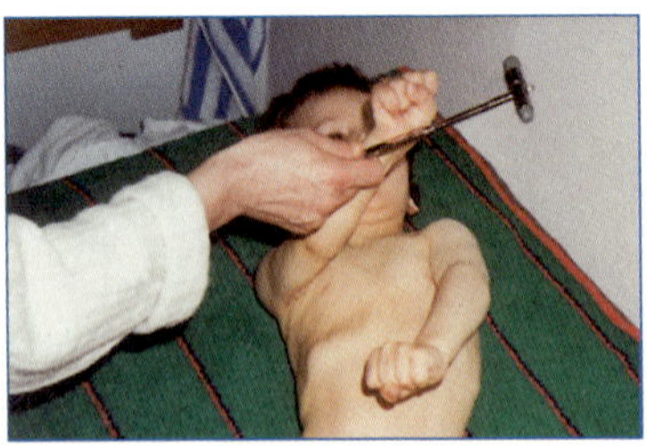

Athetose: Greifversuche eines Kindes mit Athetose.

ATL *f*
Vgl. ▸ Aktivitäten des täglichen Lebens.

Atmung *f*; ***Etym.:*** ahd: *atum* „Hauch, Geist"; ***engl.:*** Respiration, breathing
Kontext: Atemtherapie
Beobachten der A.: Wie und wo atmet der Patient? Verändert sich die A. in verschiedenen Positionen? Je kontrollierter und flacher die A. ist, desto stärker deutet dies aus physiologischer Sicht auf eine Atemkrankheit hin, aus psychologischer Sicht auf eine seit längerer Zeit bestehende Blockade und Verdrängung von Gefühlen. Ein- und Ausatmung sind rhythmisch verbunden. Dies spiegelt sich auch in den lateinischen Begriffen inspirare (einhauchen, eingeben, einflößen) und exspirare (aushauchen, herausblasen).

Atmung, äußere *f*; ***engl.:*** Respiration, external; ***Syn.:*** Gasaustausch
Kontext: Atemtherapie
Prozess, bei dem Sauerstoff aus der Außenluft ins Blut und Kohlendioxid aus dem venösen Blut nach außen abgegeben wird; Ventilation: Luft wird in die und aus den Lungen gepumpt und über die Atemwege zu den Alveolen gepumpt; Diffusion: in den Alveolen fließt die Luft an der alveolokapillären Membran, der Grenzfläche zwischen Luft- und Blutkreislauf, vorbei und Sauerstoff bzw. Kohlendioxid diffundiert durch die Membran; Perfusion: Blutzufuhr aus dem Körper in die Lungen und die Blutabfuhr aus der Lunge in den Körper auf Höhe der alveolokapillären Membran (vgl. ▸ Atemwege, ▸ Atmung, innere).

Atmung, Fazilitation der *f*; ***Etym.:*** lat. *facilitas* „Leichtigkeit"; ***engl.:*** Breathing, facilitation of
Kontext: Atemtherapie, Orthopädie
Unterstützung der Atembewegungen im Rahmen der ▸ ressourcenorientierten Behandlung durch

die Hände des Physiotherapeuten, die auf den Bauch/Rücken oder Brustkorb vorne oder hinten gelegt werden. Der Therapeut „folgt" den Atembewegungen des Patienten. Alternativ: langsamer Zug am Arm oder an einem Bein während des Einatmens (in die Verlängerung), Loslassen während des Ausatmens. Die Muskelspindeln der Brustkorbmuskeln können so stimuliert werden, sodass sich ein Bewegungsimpuls ausbreitet.

Atmung, glossopharyngeale *f*; ***engl.:*** Respiration, glossopharyngeal
Kontext: Atemtherapie
Methode zur Vergrößerung des inspiratorischen Volumens und damit zur Lungenexpansion und Husteneffizienz; mithilfe der Muskulatur von Mundhöhle und Mundboden werden 50–80 ml Luft aus der Mundhöhle in die Trachea gedrückt; erfordert genaue Muskelkoordination, die in der Kompressionsphase die Nase verschließen und gleichzeitig die Glottis öffnen; gleich im Anschluss wird die Glottis geschlossen und ein weiterer Mund voll Luft genommen; Zyklus wird 10-20 mal wiederholt; wenn ausreichend Luft in der Lunge ist, wird ausgeatmet; verwendet bei Pat. mit unzureichender Atemmuskelkraft; Voraussetzung: Muskulatur der oberen Atemwege intakt.

Atmung, innere *f*; ***engl.:*** Respiration, internal
Kontext: Atemtherapie
Transport von Sauerstoff aus dem arteriellen Blut zur Zelle und die Abgabe von Kohlendioxid von der Zelle an das Blut (vgl. ▸ Atmung, äußere).

Atmungskette *f*; ***engl.:*** Respiratory chain; ***Syn.:*** oxidative Phosphorylierung
Kontext: Biochemie, Physiologie
Reaktions- bzw. Enzymkaskade in den Mitochondrien mit Freisetzung von Energie, die entweder im ATP gespeichert oder als Wärme freigesetzt wird; in der aeroben ▸ Glykolyse, oxidativen Dekarboxylierung und im Zitratzyklus abgespaltener (NAD)H_2 reagiert indirekt mit O_2 (Oxidation des Wasserstoffs); am Ende der Reaktionskaskade der A. steht H_2O. Zu Beginn wird der H_2 (NAD → FAD) schrittweise weitergegeben; nachfolgend werden nur noch die Elektronen (Zytochrome) der H^+-Ionen (Zytochromoxidase) übertragen; als Endprodukt entsteht das Oxidations-H_2O, das zweite Endprodukt des aeroben Energiestoffwechsels. Der Stufenprozess der Oxidation des Wasserstoffs überwindet die hohe energetische Potenzialdifferenz zwischen H_2 und O_2 systematisch (außerhalb des Organismus als explosionsartige Knallgasreaktion bekannt), er setzt Energie fraktioniert frei. Deren Speicherung im ATP ist die oxidative Phosphorylierung.

ATNR *m*
Kontext: Neurologie
Asymmetrisch tonischer Nackenreflex (vgl. ▸ ATNR-Schablone).

ATNR-Schablone *f*; ***engl.:*** ATNR pattern
Kontext: Diagnostik, Pädiatrie
Asymmetrisch tonischer Nackenreflex. Ein frühkindlicher Reflex, bei dem eine *passive* Kopfdrehung von mehr als 30 Grad das in Rückenlage liegende Kind veranlasst, die Mittelgelenke des gesichtsseitigen Armes und des Beines aktiv, aber unbewusst zu strecken, während Arm und Bein der Hinterhauptseite im jeweiligen Mittelgelenk gebeugt werden. Die Schlüsselgelenke zeigen eine Innenrotations-, die Hände eine Faust-Tendenz. Die bei dieser Kopfrotation entstehenden Afferenzen werden in der Medulla oblongata umgeschaltet.
Bei Menschen sprechen wir deshalb immer nur von sogenannten Haltungsschablonen des ATNR, da sie, im Gegensatz zu manchen Tieren, nicht vollkommen sichtbar sind. Die *konstant* beobachtbare Persistenz der A. nach der 8. Lebenswoche ist immer ein Hinweis auf eine pathologische Entwicklung.
In der gesunden Entwicklung kann das Muster der ▸ Fechterstellung mit der A. leicht verwechselt werden, obwohl dieses Muster immer durch aktive Hinwendung des Gesichtes zu optisch wahrgenommenen Dingen entsteht. Im Rahmen des vollständigen Untersuchungsbefundes wird die Bewertung dieses Einzelsymptoms Klarheit bringen.

Atrophie *f*; ***Etym.:*** griech. *a...* „nicht..." u. *trophe* „Nahrung"; ***engl.:*** Atrophy; ***Syn.:*** Gewebeschwund
Kontext: Pathologie
Rückbildung oder Verkleinerung eines Organs, im Alter oft physiologisch z. B. A. der Haut. Ursachen: lokale oder allgemeine Ernährungsstörung, zu geringe Belastung oder Inaktivität.

Atrophie blanche *f*; ***Etym.:*** griech. *a...* „nicht..." u. *trophe* „Nahrung"; ***engl.:*** Atrophie blanche; ***Syn.:*** Capillaritis alba
Kontext: Angiologie
Sonderform des ▸ Ulcus cruris venosum, Entzündung der oberflächlichen Kapillaren mit weißen (depigmentierten) atrophischen Hautarealen, sehr schmerzhaft.

A

Atrophie, muskuläre *f*; ***Etym.:*** griech. *a...* „nicht..." u. *trophe* „Nahrung"; ***engl.:*** Atrophia, muscular; ***Syn.:*** Gewebeschwund
Kontext: Diagnostik, Muskelphysiologie
Verkleinerung der Zellen (einfache muskuläre A.) oder Abnahme der Zellzahl (numerische muskuläre A.); jeweils mit oder ohne gleichzeitigen Veränderungen in der Zellstruktur. Das Ausmaß der A. ist durch Messung des Muskelumfanges im Seitenvergleich objektivierbar.

Atrophie, numerische *f*; ***Etym.:*** griech. *a* „nicht", *trophe* „Nahrung" u. lat. *numerus* „Zahl"; ***engl.:*** Atrophia, numeric
Kontext: Physiologie
Anzahl der Zellen eines Gewebes wird vermindert.

Atrophie, zelluläre *f*; ***Etym.:*** griech. *a* „nicht", *trophe* „Nahrung" u. lat. *cellula* „kleine Zelle"; ***engl.:*** Atrophia, cellular
Kontext: Physiologie, Muskelphysiologie
Strukturverluste der Zelle auf allen Funktionsebenen. Bsp.: Skelettmuskelfaser: Verlust an kontraktiler Kapazität (Myofibrillen), Strukturen des Energiestoffwechsels (Mitochondrien, Enzymbesatz des Zitratzyklus und der Atmungskette), Abbau von Strukturbestandteilen des Zytoskeletts und sarkoplasmatischen Retikulums.

Attacke, dystone *f*; ***Etym.:*** franz. *attaque* „Angriff", griech. *dys...* „schlecht" u. *tonos* „Spannung, Spannkraft"; ***engl.:*** Attack, dystone
Kontext: Diagnostik, Vojta-Konzept
Plötzliches Zusammenbrechen des Haltungsmusters eines Kindes mit pathologischem Muster. Von einer A. spricht man im Vojta-Konzept immer dann, wenn das in Rückenlage befindliche, von einer Zerebralparese gefährdete oder betroffene Kind beim Versuch der Kontaktaufnahme oder des Greifens in seiner Haltungssteuerung plötzlich zusammen bricht. Diese dystone Attacke kann z. B. in den Schablonen des ▶ ATNR erfolgen. Die Bauchlage ist bei diesen Kindern noch auf einem sehr primitiven Niveau.
Im Gegensatz dazu kennen wir die normale dystone Beweglichkeit als ein Indiz einer noch nicht sicher gesteuerten Rückenlage. Erst letztere macht zielsicheres Greifen möglich. Die physiologische dystone Phase gehört in den dritten Lebensmonat. Zu diesem Zeitpunkt ist die Bauchlage bei einer gesunden Entwicklung sicher.

Atypische Bewegungen *f*
Vgl. ▶ Bewegungen, atypische.

Auditive Information *f*
Vgl. ▶ Information, auditive.

Auditive Informationsspeicherung *f*
Vgl. ▶ Informationsspeicherung, auditive.

Auf und zu ***engl.:*** Open and close
Kontext: Funktionelle Bewegungslehre
Therapeutische Übung nach ▶ Klein-Vogelbach für das Hüftgelenk und die Muskulatur des Hüftgelenks. Ausgangsstellung: Stand. Lernziele des Patienten: Erreichen der vollen Extension der Hüftgelenke im Stand ohne Störung der Statik. In der Endstellung erfolgt die Extension über eine Drehpunktverschiebung der Hüftgelenke (maximale Extension).

Aufbaufolge *f*; ***engl.:*** Sequence
Kontext: Bindegewebsmassage
Nach ▶ Dicke, Elisabeth folgt die ▶ Bindegewebsmassage einem systematischen Behandlungsplan bzw. -aufbau. Die Abfolge der einzelnen Behandlungsabschnitte richtet sich nach dem Befund und der Grunderkrankung. In der BGM gibt es drei A. Die erste A. beginnt mit der Behandlung des dorsalen Interkostalgebiets und der Wirbelsäule und endet mit der Behandlung der ventralen Interkostalräume. In Verbindung mit dem ▶ Grundaufbau wird die erste A. auch als großer Aufbau bezeichnet. Schulter- und Achselgebiet stehen im Mittelpunkt der zweiten A. Sie beginnt mit der Behandlung der Schulter und endet an den Schlüsselbeinen. Bei der dritten A. sitzt der Patient. Sie erfolgt im Bereich des Halses und des Nackens und beginnt am siebten Halswirbel („Sonne um den Prominens"). Die dritte A. endet mit einer Dehnung des M. trapezius, ▶ Ausgleichsstrichen und ▶ Ableitungen. Die Reaktion des Patienten auf die Behandlung bestimmt, wie lange man eine A. wiederholt bzw. wann in die nächste gewechselt wird. Je nach Reaktionslage des Patienten können Ableitungen und Ausgleichsstriche auch zwischen den einzelnen A. durchgeführt werden. So ist es möglich, ▶ Fehlreaktionen zu vermeiden.

Aufbauorganisation *f*; ***engl.:*** Organisational structure
Kontext: Betriebswirtschaftslehre
Hierarchische Struktur des Unternehmens; sie regelt das Verhältnis der Hierarchieebenen, Abteilungen (auch Gruppen oder Teams), der einzelnen Stellen zueinander (Zuständigkeiten, jeweilige Weisungsbefugnisse und Kommunikationswege). Grafische Darstellungsform der A.: Organigramm.

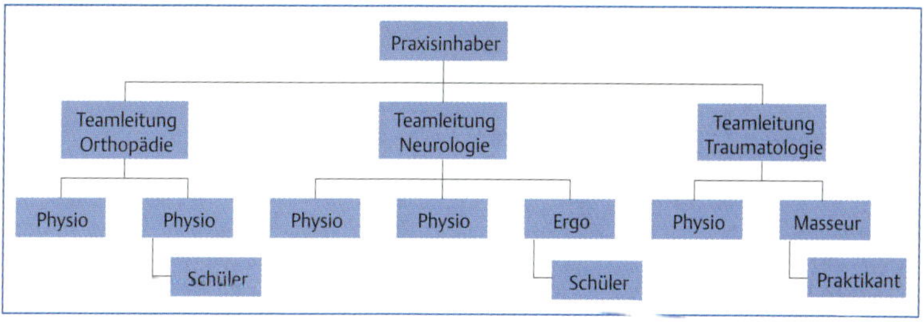

Aufbauorganisation.

Die A. physiotherapeutischer Praxen entspricht meist der Linienform (vgl. ▸ Linienorganisation).

Aufbautraining, medizinisches *n; Abk.:* MAT

Vgl. ▸ Medizinische Trainingstherapie.

Auffußen *n*

Kontext: Hippotherapie

Aufsetzen jeweils eines Pferdefußes auf den Boden aus der freien Schwebe der Vorwärtsbewegung. Mit dem A. entsteht eine Bremskraft, die auf den Patienten einen Vorwärtsimpuls überträgt; dieser soll von der Wirbelsäule möglichst in Aufrichtung des Rumpfes widerlagert und stabilisiert werden (rhythmischer Wechsel mit ▸ Abfußen).

Aufgaben- und zielorientiertes Üben *n*

Vgl. ▸ Üben, aufgaben- und zielorientiertes.

Aufgabenorientierte Sichtweise *f*

Vgl. ▸ Sichtweise, aufgabenorientierte.

Aufgabenorientiertes Lernen *n*

Vgl. ▸ Lernen, aufgabenorientiertes.

Aufguss *m; engl.:* Infusion

Kontext: Hydrotherapie

Zeitweises Beschütten der heißen Wärmequelle in der ▸ Sauna mit Wasser oder mit Wasser verdünnten ätherischen Ölen zur kurzfristigen Erhöhung der Luftfeuchtigkeit auf 50–60 %. Das höhere Wärmeleitvermögen feuchter Luft begünstigt den Feuchtigkeitsniederschlag auf der Haut und in den Atemwegen.

Auflagekraft *f; engl.:* Supporting force

Kontext: Biomechanik

Die senkrecht auf die unterstützende Fläche wirkende Gesamtkraft. Beispiel: die im Auflagepunkt (Unterstützungsfläche des Drehpunktes) eines Hebelsystems resultierende Gesamtkraft.

Auflagen *f*

Kontext: Physikalische Therapie, Hydrotherapie

A., Kompressen und Pflaster sind i. d. R. kleinflächigere Anwendungen als ▸ Wickel; werden zumeist lokal durchblutungsfördernd, muskulär entspannend oder entzündungshemmend eingesetzt; Körperteil wird bei A. und Kompressen durch mehr Tuchlagen als beim Wickel umhüllt (z. B. Leibauflage, Heublumensack, Herzkompresse); Pflaster wirken durch spezifische Eigenschaften des Materials (z. B. Lehm-, Quark-, Senfpflaster).

Auflesetest *m; engl.:* Pick up test; *Syn.:* Pick-up-Test

Kontext: Diagnostik, Handtherapie

Funktioneller Test nach Moberg (1985), der die motorische Beteiligung des Patienten erfordert. Er wird vor allem nach Nervenverletzungen eingesetzt und ist besonders geeignet für Patienten mit einer Parese des N. medianus oder des N. ulnaris. Der Patient soll mit offenen oder geschlossenen Augen verschiedene Alltagsgegenstände, unterschiedlich große Schrauben, Muttern, Nägel und Büroklammern vom Tisch aufnehmen und in

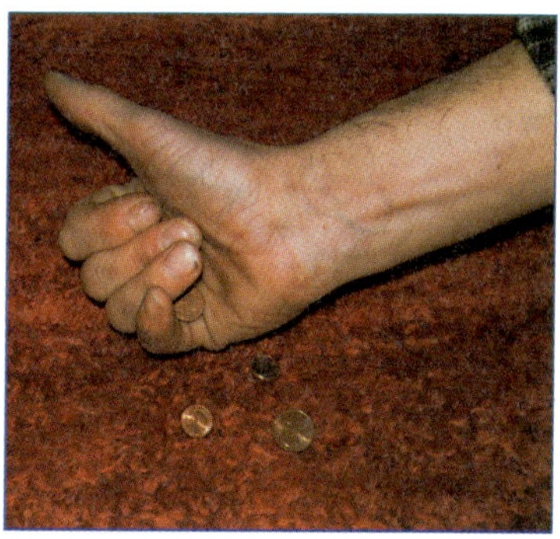

Auflesetest: Der Patient hat Probleme beim Greifen und Halten von Münzen.

A

einen Behälter legen. Dabei wird die Zeit gestoppt und der Fingereinsatz beobachtet. Der Therapeut achtet darauf, ob die Augen offen oder geschlossen sind. Bei Sensibilitätsstörungen wird der Patient die betroffenen Bereiche der Hand nicht mit einbeziehen. Der Test wird im Seitenvergleich ausgeführt. Für die Auswertung des Tests gibt es Normwerte, die von Mannerfeld aufgestellt wurden.

Auflösung *f*; ***engl.:*** Resolution
Kontext: Physik
Ergebnis des ▸ Auflösungsvermögens; Qualitätsmaß für die Genauigkeit einer Signal- oder Bildaufzeichnung bzw. -wiedergabe.

Auflösungsvermögen *n*; ***engl.:*** Resolution
Kontext: Physik, Forschung
Unterscheidbarkeit einzelner Strukturen durch die Angabe eines Abstandes oder Winkels gerade noch trennbarer Strukturen. Beispiel: Das Auflösungsvermögen des menschlichen Auges beträgt etwa 1 Grad (1 mm auf 3,5 m). Aufnahme- und Wiedergabegenauigkeit einer Messgröße oder eines Bildes (z. B. Digitalisierung, Bildpunktematrix) hängen vom technischen Auflösungsvermögen und vom Messbereichsumfang und der zur Verfügung stehenden „Güte" eines Messwandlers ab. Beispiele: – Ein gleich großes Signal kann durch einen 12 bit-ADC in kleinere Schritte geteilt werden als bei Verwendung eines 8-bit-ADC. – Mehr Bildpunkte (Pixel) bewirken ein schärferes Bild. Die Auflösung einer Punktematrix wird in dpi (dots-per-inch) angegeben wie etwa zur Angabe der Druckqualität (300 dpi) oder Bildschirmauflösung (1024 × 768 Pixel).

Aufmerksamkeit *f*; ***engl.:*** Allertness/Attention/Advertence
1. *Kontext:* Neuropsychologie
Resultat mehrerer interagierender neuraler Prozesse. A. ist die Voraussetzung für Wahrnehmung, Bewegung und Handeln. Sie lässt sich unterteilen in Selektion (unbewusstes Lenken der A.), Vigilanz (Wachsamkeit, kontinuierliches Aufrechterhalten der A.), Kontrolle (zentrales Steuern der A.). A. ist meistens mit einer auszuführenden Handlung verbunden. Das Forschungsinteresse an Aufmerksamkeitsprozessen und Bewegung ist relativ neu. In der Therapie ist die Lenkung der A. entscheidend: Richtet der Patient seine A. auf ein Bewegungsziel, erreicht er bessere Leistungen, als wenn er sich auf die Ausführung der Bewegung konzentriert. Explizite Informationen des Therapeuten zur Bewegungsausführung stören den Lernprozess bzw. die Automatisierung von Bewegungen. Als Maß für die Intensität und Dauer der A. gilt die Konzentration.
2. *Kontext:* Physiologie, Motorisches Lernen
Selektierender zentralnervöser bewusster Prozess. „Die" A. gibt es nicht. A. richtet sich auf Reize (Umweltbedingungen, Merkmale von Gegenständen oder Situationen), die (entsprechend aktueller Zielstellungen und Tätigkeiten) von Bedeutung sind, aber auch auf Zielstellungen und Tätigkeiten selbst. Bsp.: Die Ausführung einer Bewegungshandlung und deren Wahrnehmung. Informationen, die nicht im Fokus der A. stehen, werden höchstens oberflächlich wahrgenommen, gehen sehr schnell verloren („überstehen" kaum oder gar nicht das sensorische Gedächtnis und kommen somit nicht im Kurzzeitgedächtnis an). A. ist der Filter für Informationen und die Basis für zielgerichtetes Verhalten. An den Aufmerksamkeitsprozessen sind verschiedene Hirnareale beteiligt, zwischen denen koordinierte Reaktionen stattfinden: Frontalhirn („Exekutive"), Parietal- und der Temporallappen (räumlich-zeitliche Aufarbeitung der Informationen), Hirnstamm (Klassifizierung der Informationen).

Aufmerksamkeit, fixierte *f*; ***engl.:*** Awareness, fixed
Vgl. ▸ Flexible Aufmerksamkeit.

Aufmerksamkeit, flexible *f*; ***engl.:*** Awareness, flexible
Kontext: Feldenkrais
Die Möglichkeit, seine Aufmerksamkeit auf Bestandteile einer Bewegung zu konzentrieren oder auf ihr Zusammenwirken in der ▸ Körperorganisation auszudehnen und beliebig zwischen beiden Möglichkeiten zu wechseln. Im Gegensatz dazu gibt es die fixierte Aufmerksamkeit, die durch ▸ Gewohnheiten entsteht.

Aufmerksamkeit, geteilte *f*; ***engl.:*** Attention, divided
Kontext: Psychologie
Fertigkeit bei Aufmerksamkeitszuwendung auf bestimmte Inhalte, dennoch auf andere Reize adäquat zu reagieren. Bsp.: Hören, wenn der eigene Namen gerufen wird, trotz intensivem Lesen oder hoher Konzentration auf die Ausführung einer Bewegungsübung.

Aufmerksamkeitsstörung *f*; ***engl.:*** Attention deficit
Kontext: Neurologie

Störung der Informationsaufnahme und -verarbeitung im Gehirn. Eine Aufmerksamkeitszuwendung gelingt nicht ausreichend oder nur für kurze Dauer. Physiotherapie: klare Strukturierung der Übungssituation mit klarer Aufgabenstellung und regelmäßigen Pausen.

Aufrechte Körperhaltung *f*; ***Abk.:*** AH, AKH

Vgl. ▸ Körperhaltung, aufrechte.

Aufrichteprinzip *n*; ***Etym.:*** lat. *principium* „Anfang, Ursprung, Grundlage"

Kontext: Spiraldynamik

Wortkombination aus Aufrichtung und ▸ Prinzip: Die Bewegung eines Körpers oder einzelner Körperteile gegen die Schwerkraft. Aufrichtung der Wirbelsäule durch die spiegelsymmetrische Organisation der ▸ Pole Kopf und Becken. Durch die Tonisierung von Beckenboden/tiefer Bauchmuskulatur bzw. der tiefen prävertebralen Halsmuskulatur kommt es zur ▸ Kopfaufrichtung und ▸ Beckenaufrichtung mit Delordosierung von Hals- und Lendenwirbelsäule und konsekutiver ▸ Elongation der gesamten Wirbelsäule.

Aufrichtung *f*; ***engl.:*** Erection

Kontext: Bewegungslehre, Spiraldynamik

Aktive Verlängerung der Wirbelsäule ausgelöst durch die unterschiedlichen ▸ Drehmomente von Kopf und Becken um transversale Achsen. Die gegensinnigen Drehbewegungen führen zu einer gleichmäßigen Streckung der Wirbelsäule: Entlordosierung und Dekyphosierung. Agonisten der A. sind prävertebrale Hals-, autochtone thorakale Rücken- und tiefe Bauchmuskeln. Nacken-, Brust- und Lendenmuskeln sowie die dorsalen Anteile des Zwerchfells geben nach. Die Rumpfmuskeln sind im Spannungsgleichgewicht (vgl. ▸ Beckenaufrichtung).

Aufrichtungsmechanismen *f*; ***Etym.:*** griech. *mechanike (techne)* „Maschinenkunst"; ***engl.:*** Erection mechanism

Kontext: Diagnostik, Vojta-Konzept

Unverzichtbare Faktoren, die dem sich entwickelnden Kind die Aufrichtung gegen die Schwere möglich machen. Jedes gesunde Neugeborene liegt in Bauchlage in beschreibbarer Weise, der Schwerkraft ausgesetzt. Die postpartal auf das Kind *einstürzenden* neuen Reize wie ▸ Gravitation , harte Unterlage, Geräusch- und Lichtquellen wecken die Neugier des Kindes. Es kann, seinem Reifezustand gemäß, die Augen nach rechts und links bzw. nach vorn oben erheben. Voraussetzung dafür ist eine bestimmte Qualität der ▸ posturalen Kontrolle, weil zielgerichtete phasische Bewegungen wie z. B. Kopfheben, nur möglich sind, wenn der posturale Haltungshintergrund in adäquatem Maße dynamisch-stabil gesteuert werden kann. Mit zunehmender optischer Fähigkeit werden nacheinander der Kopf, der Oberkörper und der ganze Rumpf in vertikaler und vorwärts tendierender Richtung erhoben. Dies geschieht mit dem Ziel, sich hin zum wahrgenommenen Reiz zu bewegen. Dazu müssen Stützpunkte immer außerhalb der Körpermitte liegen, damit das ▸ Axisorgan aufgerichtet und gleichzeitig lokomotorisch (fort-)bewegt werden kann. (▸ Lokomotion). Dazu sind bestimmte hoch differenzierte Muskelaktionen unverzichtbar. Die Neugier als Ausdruck geistiger Regheit ist demnach der Antrieb zur Motorik.

Erst wenn der Haltungshintergrund dynamisch-stabil vom Kind sicher gestaltet werden kann, ist die koordinierte, harmonische ▸ Phasik, die zielgerichtete freie Beweglichkeit, möglich.

Die A., die es dem Kind ermöglichen, sich einem wahrgenommenen Reiz zuzuwenden, um ihn sich anzueignen, sind also vielfältig und bedingen ein optimales Zusammenspiel der Verarbeitung optischer, akustischer, taktiler, labyrinthärer und propriozeptiver Reize. (Vgl. ▸ Muskelfunktionsdifferenzierung bzw. ▸ Umkehr, funktionelle).

Aufsatzzügel *m*; ***engl.:*** Draw reins

Kontext: Hippotherapie

Hilfszügel zur Unterstützung der gewünschten Kopfhaltung und Aufrichtung des Pferdes, der ein Zu-tief-Nehmen des Kopfes verhindert. Er wird beidseits in die Trensenringe eingeschnallt, verläuft Richtung Ohren, dort wird er durch einen Ring schräg abwärts laufend am Sattel oder Therapiegurt eingeschnallt.

Aufsitzhilfe *f*; ***engl.:*** Mounting aid

Kontext: Hippotherapie

Hilfsmittel für den Reiter (oder Behinderten), um sich auf den Rücken des Pferdes bzw. in den Sattel zu setzen, z. B. ein 20–30 cm hoher Schemel, Aufstiegstreppchen, Rampe oder Lifter.

Auftrieb *m*; ***engl.:*** Buoyancy; ***Syn.:*** Aufdruck, Auftriebskraft

Kontext: Biomechanik, Physikalische Therapie

Beim Eintauchen eines Körpers in eine Flüssigkeit, wirkt auf seine Grundfläche eine senkrecht nach oben gerichtete Kraft: der hydrostatische Auftrieb. Diese Kraft wirkt der Schwerkraft entgegen und bewirkt dadurch einen scheinbaren Gewichtsverlust, der dem Gewicht der verdrängten

A

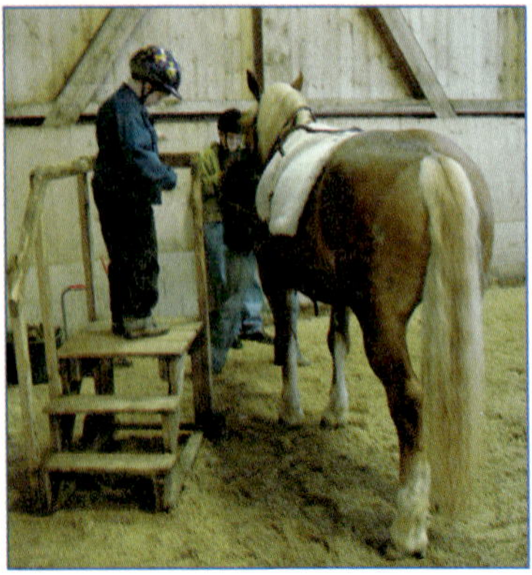

Aufsitzhilfe: Aufstiegstreppchen.

Flüssigkeit entspricht: ▸ Archimedisches Prinzip. Ist der Auftrieb größer als die Gewichtskraft, schwimmt der Körper (stabiles Gleichgewicht). Ist der Auftrieb kleiner, sinkt der Körper (labiles Gleichgewicht). Verdrängt das Körpervolumen exakt so viel Flüssigkeitsmenge, dass der Auftrieb Null ergibt, schwebt der Körper (indifferentes Gleichgewicht). Beispiel: Einsatz von Schwimmhilfen, Teilentlastungen für Patienten im ▸ Bewegungsbad. Diese Gesetzmäßigkeit gilt auch für Gase, z. B. Ballonfahren. Der Auftrieb hängt nur vom Körpervolumen und der Dichte der Flüssigkeit (des Gases) ab (vgl. ▸ Hydrodynamischer Auftrieb).

Auftrieb, hydrodynamischer *m*
Vgl. ▸ Hydrodynamischer Auftrieb.

Aufwand *m*; ***engl.:*** Expense; ***Syn.:*** Aufwendungen
Kontext: Betriebswirtschaftslehre
Gesamter Werteverzehr an Produkten, Materialien und Dienstleistungen innerhalb einer bestimmten Zeitspanne. Nach Ursachen des Verzehrs/Verbrauchs wird zusätzlich unterschieden in: betriebsfremder A. (Spenden, Wertpapierverluste), außerordentlicher A. (Prozesskosten bei laufenden Gerichtsverfahren, Verkauf eines Geräts unter Wert, Abfindungen an ausscheidende Mitarbeiter/Therapeuten) und periodenfremder A. (Steuernachzahlung, Versicherungsprämien oder Jahresbeiträge für das kommende Jahr). Der A. wird immer dem Ertrag derselben Zeitspanne gegenübergestellt.

Aufwärmübung *f*; ***engl.:*** Warm up exercise
Kontext: Therapeutisches Klettern, Traumatologie
lokale bzw. globale moderate Beanspruchung des muskuloskeletalen Systems vor weiteren Belastungen durch Kletterübungen zur Stoffwechselanregung, muskulären Vordehnung und zum Schutz vor Verletzungen. Bsp.: Für Patienten nach Sprunggelenkdistorsionen eignen sich weiche Abrollbewegungen des Fußes auf Matten zur Vorbereitung und/oder eine Teilkörperentlastung des Sprunggelenks durch Fixation der oberen Extremität an Griffen und anschließendem Ablaufen aller erreichbaren Tritte (ausschließlich mit den Füßen).

Auge-Hand-Koordination *f*; ***Etym.:*** lat. *coordinatio* „Zuordnung"; ***engl.:*** Hand-eye coordination
Kontext: Neurologie
Besonderes Kennzeichen von Primaten. Durch den Gebrauch der Hände wurde die visuelle Wahrnehmung während der Evolution immer wichtiger. Zentrale Steuerungsmechanismen regeln die Koordination zwischen Augen und Händen, um Gegenstände zu manipulieren. Kleine Gegenstände können mit großer Genauigkeit wahrgenommen werden. Aus diesen Fähigkeiten entwickelte sich der Gebrauch von Werkzeugen.

Augenscheinvalidität *f*; ***engl.:*** Face validity
Kontext: Forschung
Schwächste Art von Validität; Schlussfolgerung, einen Test für angemessen zu halten, ist augenscheinlich gültig; der Einsatz eines Messverfahrens erscheint gerechtfertigt, dies ist jedoch nicht durch Daten oder Hintergrundwissen belegt.

Aurikulomedizin *f*; ***engl.:*** Auriculomedicine
Kontext: Traditionelle Chinesische Medizin
A. beschäftigt sich mit den Besonderheiten des Ohres und deren Beeinflussungsmöglichkeit auf den Körper. Sie ist eine funktionelle Behandlungsmöglichkeit, die von der chinesischen Ohrakupunktur ausgeht. Sie wurde von Paul Nogier begründet und später von Frank Bahr weiterentwickelt.

Ausbildungsskala des Pferdes *f*; ***engl.:*** Education scale for the horse
Kontext: Hippotherapie
Festgelegtes Training des Pferdes zur Erarbeitung von Bewegung und Gangarten bezüglich Takt,

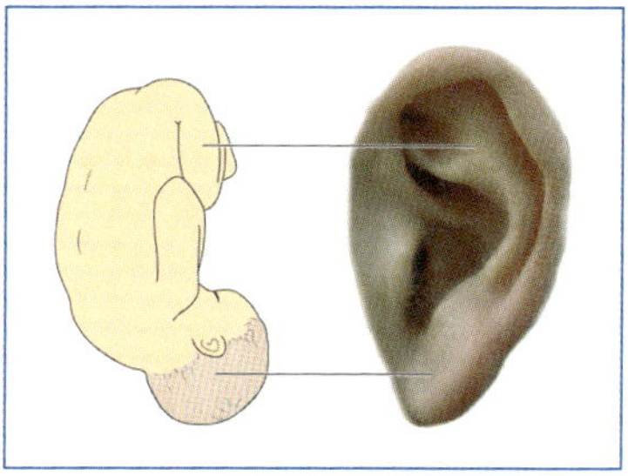

Aurikulomedizin: Das Ohr als Reflexionsort des ganzen Körpers.

▸ Anlehnung, Schwung, Geraderichten, ▸ Losgelassenheit und Versammlung.

Ausbinder *m*; ***engl.:*** Checkrein

Kontext: Hippotherapie

Hilfszügel; Zusatz zur normalen Zügelführung, um die bestmögliche Haltung des Pferdes zu erzielen; die Einwirkung geschieht auf Kopf und Hals durch Verbindung der Trensenringe beidseits mittels der Hilfszügel mit dem Sattelgurt.

Ausdauer *f*; ***engl.:*** Endurance; ***Syn.:*** Ermüdungswiderstandfähigkeit

Kontext: Trainingslehre

Widerstandsfähigkeit gegen Ermüdung und die schnelle Erholung des Organismus nach Belastung; ermöglicht eine bestimmte Belastung/Aktivität über einen gewissen Zeitraum beizubehalten. A. ist abhängig von der Leistungsfähigkeit von Herz und Lungen sowie der Blutzusammensetzung. Aerobe Ausdauerleistung: Sauerstoffbedarf und -aufnahme sind im Gleichgewicht (Steady state). Anaerobe Belastung: Der Organismus geht eine Sauerstoffschuld ein, weil der zur Verfügung stehende Sauerstoff nicht ausreicht; nur kurz möglich. Man unterscheidet: allgemeine aerobe A. (Grundlagenausdauer), spezielle Ausdauer (Leistung einzelner Körperabschnitte), Kurz-, Mittel- und Langzeitausdauer (vgl. ▸ Motorische Grundeigenschaften).

Ausdauer, kardiopulmonale *f*

Vgl. ▸ Kardiopulmonale Ausdauer.

Ausdauergerät *n*; ***engl.:*** Cardiovascular machine

Kontext: Medizinische Trainingstherapie

Trainingsgerät mit einstellbaren Parametern für ein spezifisches Ausdauertraining; Voraussetzung ist ein Belastungstest (Laktatmessung, EKG-Belastungstest). Typische Beispiele: ▸ Ergometer für die obere/untere Extremität, ▸ Stepper, ▸ Cross walker und ▸ Laufband. Für beeinträchtigte Patienten, z. B. in der Geriatrie, bei Hüftgelenk- oder Kniearthrose, gibt es Sitzergometer. Spezielle Testfahrräder ermöglichen ein gezieltes Herz-Kreislauf-Training (IPN Test). Ausdauertraining ist nicht nur als Herz-Kreislauf-Training und zur Gewichtreduktion relevant, sondern auch in der Neurologie, z. B. bei Patienten mit ▸ Fatigue oder ▸ Parkinson-Syndrom.

Ausdauertraining *n*; ***engl.:*** Endurance training

Kontext: Trainingslehre

Beanspruchung von mehr als 1/7 bis 1/6 der Skelettmuskulatur (entspricht der durchschnittlich gut entwickelten Muskelmasse eines Beines) über einen längeren Zeitraum, wobei dynamische und zyklische Bewegungen überwiegen und die Energiegewinnung primär aerob erfolgt. Für die Physiotherapie ist in der Regel das Training der ▸ Grundlagenausdauer relevant. Die Herzfrequenz bestimmt die Reizintensität des A. Faustregel zur Ermittlung der Ausdauerleistungsgrenze: maximale Herzfrequenz (HF_{max}) = 220 minus Lebensalter (+/– 10 Schläge). Durch Laktatmessung oder Spiroergometeruntersuchung lässt sich die Ausdauerleistungsgrenze für die Trainingsplanung exakter bestimmen. Man unterscheidet Dauer- und extensive Intervallmethode. Intensive Intervallmethode und Wiederholungs-

Ausdauertraining

	Dauermethode	Extensive Intervallmethode
Durchführung	Belastung ohne Unterbrechung für eine vorgegebene Zeit oder Strecke	Planmäßiger Wechsel zwischen Belastung und unvollständiger Erholung (sog. lohnende Pause)
Reizintensität	50 – 75 %	60 – 80 %
Reizdauer	> 30 min	60 sec
Reizdichte	–	Lohnende Pause
Reizhäufigkeit	1 Dauerreiz	20 – 40 Wiederholungen
Reizumfang	Min. 2-3-mal/Woche	Min. 2-3-mal/Woche

methode sind aufgrund höherer Belastungsintensität eher im Sport verbreitet (vgl. ▸ Ausdauer, ▸ Grundlagenausdauerbereich I, ▸ Grundlagenausdauerbereich I/II, ▸ Grundlagenausdauerbereich III).

Ausdauertraining, Ziele im *n*; ***engl.:*** Endurance training, aims

Kontext: Sportwissenschaft, Trainingslehre

Auf der Basis der aktuellen Leistungsfähigkeit organisierte Verbesserung, Optimierung (Therapie/Rehabilitation) oder Maximierung (Sport) der allgemeinen oder spezifischen Ausdauer; anzustrebende Ausdauerleistungen: konditioneller Wiederaufbau nach Erkrankungen oder Verletzungen zum Erbringen von Leistungen; Protektion und Therapie von Erkrankungen des Herz-Kreislauf-Systems und Stoffwechsels; Schaffung von Ermüdungsresistenz für das Koordinations- und Krafttraining; Sicherung und Verbesserung der Erholungs-, Regenerations- und Adaptationsprozesse; Verbesserung der Belastbarkeit des passiven Anteils des Stütz- und Bewegungssystems durch Adaptationen der Bänder, Sehnen und des Knochens (entsprechend den Hauptbelastungsrichtungen der gewählten Belastungsarten). Der Therapeut beachtet die Spezifität von Belastung und Adaptation. Ausdauer ist die Basis für die effektive Wiederbelastbarkeit (nach allen Aktivitäten des täglichen Lebens und sportlichen Belastungen). Sie beeinflusst die: Pausenlängen (innerhalb der therapeutischen Belastungseinheit zwischen Wiederholungen oder Teilabschnitten); mögliche Gesamtbelastung einer Sitzung, Trainingseinheit, des Arbeitstages; Zeit zwischen den Einheiten.

Ausdrucksatmung *f*; ***engl.:*** Expressive breathing

Kontext: Atemtherapie

Verändertes ▸ Atemmuster aufgrund psychischer Ursachen, z. B. Angst, Schmerz, Erregung oder aufgrund eines nervösen Atmungssyndroms: erhöhte Frequenz (sinkt bei Entspannung), überwiegend thorakale Atembewegungen, häufige Seufzer, Gefühl, nicht durchatmen zu können, Nachschleppen einer Seite bei Schmerzen.

Ausgangsmeridian *m*; ***engl.:*** Start off meridian

Kontext: Traditionelle Chinesische Medizin

A. ist der zu behandelnde Meridian, der in der ▸ Farbmeridiantherapie zuerst bestimmt wird. Eine Methode zur Bestimmung des A., die sich in der Praxis bewährt hat, ist das Anwenden der Planeten-Heptagramme. Danach werden der A. selbst, der Meridian davor, der Meridian danach und der oppositionelle behandelt.

Ausgangsstellung *f*; ***engl.:*** Starting position

1. *Kontext:* Funktionelle Bewegungslehre

Die detaillierte Analyse der A. gibt Aufschluss über die motorischen Voraussetzungen eines Patienten. Die Beherrschung der A. ist Voraussetzung dafür, dass eine Übung gelingt. Kontaktstellen des Körpers mit dem Boden und des Körpers mit einem Trainingsgerät lassen sich im Hinblick auf Gelenkstellung und muskuläre Aktivitäten analysieren. Die A. ist ein Definitionspunkt der Art und Intensität der Belastung des darauf folgenden Bewegungsablaufs.

2. *Kontext:* Handtherapie

Position am Anfang einer Behandlung. Wichtig für Patient und Therapeut sind v. a. Sitzposition und Tischhöhe. Ausweichbewegungen sollen vermieden werden und die Grundspannung der Nachbargelenke (bspw. der Schulter) soll richtig eingestellt sein. Wichtig ist die Lagerung (Unterlagerung) der verletzten Abschnitte von Hand und Arm, damit die richtige Druckentlastung und Druckverteilung entsteht. Bei der Lagerung auf einer Behandlungsbank sind u. a. Knierollen, Hohlkreuzausgleich und Kopfposition zu beachten.

Ausgangsstellung der Reflexlokomotion *f*; ***Etym.:*** lat. *reflectere* „zurückbiegen, umwenden", *locus* „Ort, Stelle" u. *motio* „Bewegung"; ***Abk.:*** ASTE; ***engl.:*** Initial position of reflex locomotion; ***Syn.:*** Ausgangslage, Ausgangsposition

Kontext: Pädiatrie, Vojta-Konzept

Bei Säuglingen und Kleinkindern passiv vorgegebene, bei Erwachsenen verbal angesagte, aktiv eingenommene, überwiegend horizontale Ausgangspositionen mit gerader Wirbelsäule und bestimmten Winkelstellungen in den Gelenken der Extremitäten. Die in der Vojta-Therapie gewählten A. sind in der Regel für den Patientenkörper deshalb horizontal, weil die ersten diagnostizierbaren Abweichungen einer zukünftigen ▸ infantilen Zerebralparese im ersten bzw. zweiten Trimenon ihres Entwicklungsverlaufes auftreten. Dies ist die Zeit, in der sich auch gesunde Kinder nicht vertikalisieren oder gar vertikalisiert haben. Die Bauchlage, Rückenlage bzw. Seitenlage entsprechen also vom Niveau her dem posturalen Entwicklungsalter der Patienten, nicht aber grundsätzlich ihrem Kalenderalter. In den genannten A. werden Variationen in den Extremitätenstellungen gewählt, um bestimmte Bewegungssequenzen der ▸ Reflexlokomotion optimal zu provozieren.

Ausgangswertgesetz *n*; ***Abk.:*** AGW; ***engl.:*** Law of initial value; ***Syn.:*** Wilder-Gesetz, Ausgangswertregel
Kontext: Physiologie, Sportwissenschaft
Regelhafter Zusammenhang zwischen aktuellem Trainingszustand und Leistungszuwachs nach Wilder (1931): Der Zuwachs einer konkreten physischen Leistungsfähigkeit ist umso höher, je niedriger das Ausgangsniveau ist. Bsp.: Der Leistungszuwachs bei völlig untrainierten Personen ist zunächst wegen des i. d. R. vorliegenden ausgeprägten Dekonditionierungszustandes relativ groß. Der hierbei erreichbare Leistungsfortschritt ist aber auch von der Beanspruchungsform (Koordination, Ausdauer, Kraft) abhängig. Mit steigender Leistungsfähigkeit nimmt der Leistungsfortschritt ab; bei Nichtanpassung der Trainingsparameter (Art, Umfang, Intensität) kann er stagnieren oder rückläufig sein.

Ausgleichsstrich *m*; ***engl.:*** Balancing line
Kontext: Bindegewebsmassage
A. werden zwischen und am Ende einer Behandlung ausgeführt, um überschießende Reaktionen (z. B. Herzklopfen oder Kurzatmigkeit) zu vermeiden und bzw. bereits vorhandene abzumildern. Es gibt einen Pectoralis- und einen großen A. Der Pectoralis-A. erfolgt unilateral als flächige ▸ Strichführung vom Sternum beginnend über den M. pectoralis zunächst Richtung Fossa supraclavicularis, dann Richtung Akromion. Der große A. wird unilateral seitlich im Bereich des 6./7. Interkostalraums an der vorderen Axillarlinie beginnend über die Seite und flächig um die Schulterblattspitze herum ausgeführt. Dann paravertebral bis zum 7. Halswirbel.

Auslösungszonen *f*; ***engl.:*** Activation zone
Kontext: Vojta-Konzept
Besonders sensible Körperlokalisationen. Es gibt neun verschiedene Lokalisationen, die empirisch gefunden wurden und Zonen genannt werden. Sie liegen z. T. an den Extremitäten, z. T. am Rumpf. An diesen Zonen werden propriozeptive Reize, individuell angepasst und variabel in Druck und Stärke, gesetzt, die globale Muskelmuster in klar vorhersagbarer Weise provozieren. Zur Steigerung der Effekte werden in der Praxis an bestimmten Auslösungszonen Widerstände gesetzt, sodass die Fortbewegungstendenz bis zur Isometrie gebremst werden kann. Vgl. ▸ Effekte der Therapie, ▸ Summation von Reizen, ▸ Reflexlokomotion.

Ausrichtung *f*; ***engl.:*** Alignment
Kontext: Alexander-Technik
Zustand eines der Situation angepassten Muskeltonus, der eine ausbalancierte, aufgerichtete Haltung und Bewegung ermöglicht. In der Alexander-Technik versucht man diesen Zustand mittels ▸ Direktiven zu erreichen.

Außenrotation *f*; ***Etym.:*** lat. *rotatio* „kreisförmige Umdrehung"; ***engl.:*** External rotation
Kontext: Anatomie, Funktionelle Bewegungslehre
Bewegungskomponente; Drehung nach außen. Außenrotatorische Bewegungen erfolgen entlang einer Transversalebene um eine frontosagittale Achse (vgl. ▸ Innenrotation).

Außenrotation, exzessive *f*; ***Etym.:*** lat. *rotatio* „kreisförmige Umdrehung" u. franz. *excessif* „übermäßig"; ***engl.:*** External rotation, excessive
Kontext: Ganganalyse
Bewegungsrichtung eines Kugelgelenks, z. B. Hüftgelenk: Als Indikator für das Hüftgelenk bewegt sich während des Gehens ein auf die Patella platzierter Punkt nach lateral (vgl. ▸ Rotation, ▸ Innenrotation).

Australien-Lift *m*; ***engl.:*** Australian lift
Kontext: Neurologie
Aus der Krankenpflege stammende, kraftsparende Transfertechnik zum Umsetzen stehunfähiger Patienten mit zwei Therapeuten. Die Therapeuten greifen von medial proximal jeweils unter einen Oberschenkel des sitzenden Patienten, bauen am nach vorne geneigten Rumpf des Pa-

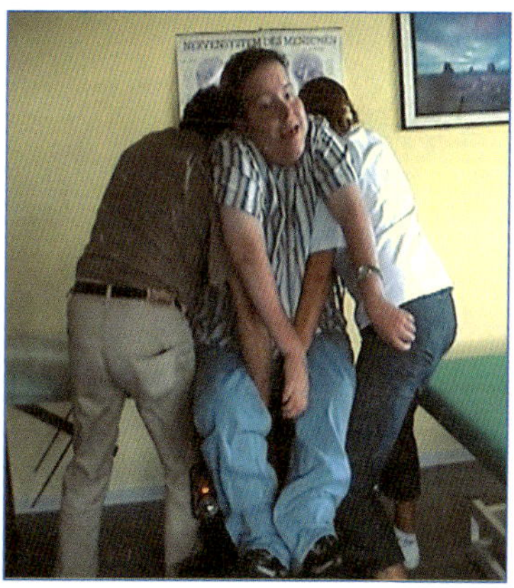

Australien-Lift.

A

tienten über die eigenen Schultern Druck gegeneinander auf, heben den Patienten mit Druck gegen den Rumpf und dem Griff am Oberschenkel hoch. Entscheidend ist der konstante Druck der Therapeuten gegeneinander.

Austreibungsphase *f*; ***Abk.:*** AP; ***engl.:*** Second stage of birth

Kontext: Geburtshilfe

Zeitraum zwischen der vollständigen Eröffnung des Muttermundes bis zur Geburt des Kindes; 2. Phase der Geburt, zwischen ▸ Eröffnungsphase und Nachgeburtsphase; die Wehen treten alle 2–3 min für 60–70 sec mit 120 mmHg auf; die Gebärende spürt einen übermächtigen ▸ Pressdrang; die adäquate Atemhilfe ist das Auffordern zum „Herausschieben" des Kindes, das die Bauchmuskulatur optimal aktiviert (langsame Expiration mit normaler Inspiration für ca. 5–9 sec); zwischen den Phasen des Herausschiebens atmet die Gebärende normal weiter; in Kampfsportarten wird diese Atemtechnik leistungssteigernd eingesetzt (vgl. ▸ Atemarbeit, ▸ Eröffnungsphase).

Ausweichbewegung *f*; ***engl.:*** Evasive movement; ***Syn.:*** Ausweichmechanismus, Kompensationsmechanismus

Kontext: Traumatologie, Orthopädie, Ganganalyse

Unökonomische Aktivität zur Vermeidung von Schmerzen oder Kompensation von Bewegungseinschränkungen und/oder Muskelschwäche; häufig unbewusst. Mechanismen: z. B. zu früh einsetzende weiterlaufende Bewegung (Extension und Lateralflexion der Wirbelsäule kompensieren eine endgradig, schmerzhaft eingeschränkte Flexion im Schultergelenk), veränderte Primärbewegung (Schultergürtel bewegt sich, bevor die Armbewegung einsetzt). (Vgl. ▸ Duchenne-Hinken, ▸ Trendelenburg-Zeichen).

Ausweichmechanismus *m*; ***Etym.:*** griech. *mechanike (techne)* „Maschinenkunst"; ***engl.:*** Compensatory mechanism; ***Syn.:*** Ausweichbewegung

Kontext: Funktionelle Bewegungslehre

Aufgrund von Funktionsstörungen im Bewegungssystem unbewusst entstehender unphysiologischer Bewegungsablauf, z. B. zu früh einsetzende ▸ weiterlaufende Bewegungen, Vergrößerung/Verkleinerung der Unterstützungsfläche, um ein Bewegungsziel zu realisieren. Der Patient lernt, den A. wahrzunehmen, zu korrigieren bzw. alternative Bewegungsstrategien zu entwickeln, um Sekundärschäden zu vermeiden (vgl. ▸ Widerlagernde Mobilisation).

Auswurfphase *f*; ***engl.:*** Systolic phase

Kontext: Physiologie

Eine der vier Herzaktionsphasen; bildet mit der ▸ Anspannungsphase die ▸ Systole. Die A. beginnt mit der Öffnung der Taschenklappen. Die Myokardkontraktion übt Druck auf das Füllungsvolumen (Blut) aus, das in die A. pulmonalis und die Aorta abfließen (ausgeworfen werden) kann. So bleibt die Myokardspannung weitestgehend konstant; es findet nur noch eine Verkürzung der Myokardfasern statt. Wegen der konstanten Spannung (konstanter kontraktionsbedingter Druck) bei gleichzeitiger Verkürzung der Herzmuskelzellen wird die Kontraktion als isobare Kontraktion bezeichnet.

Autogene Hemmung *f*; ***Etym.:*** griech. *autos* „selbst" u. *gennan* „erzeugen"

Vgl. ▸ Hemmung.

Autologe-Chondrozyten Transplantation *f*; ***Etym.:*** griech. *autos* „selbst", *logos* „Rede, Verhältnis", *chondros* „Knorpel" u. *zytos* „Höhlung, Gefäß"; ***Abk.:*** ACT; ***engl.:*** Autologous chondrocyte transplantation

Kontext: Medizinische Trainingstherapie, Orthopädie

Verfahren zur operativen Behandlung von Knorpeldefekten; zunächst Entnahme autologer Chondrozyten, dann Kultivierung (14–21 Tage), anschließend Injektion in den Defekt unter einem Perioststreifen, der durch resorbierbare Fäden oder Fibrinkleber fixiert wird. Es entsteht kein ausschließlich hyaliner Gelenkknorpel, sondern ein Mischgewebe mit Faserknorpelanteilen; die Gewichtung scheint variabel zu sein; die bisher

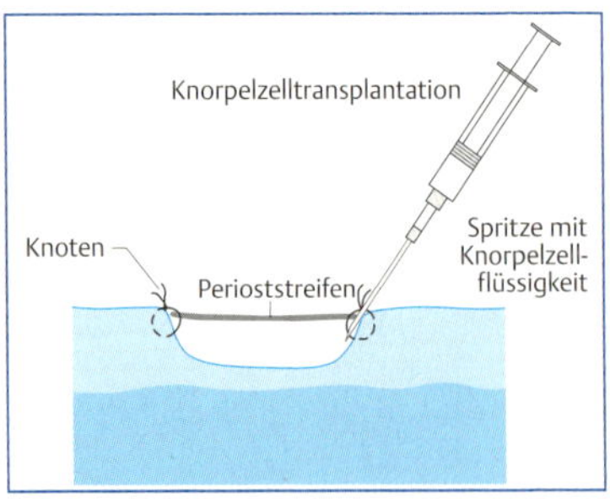

Autologe Chrondrozyten-Transplantation: Injektion autologer Chrondrozyten unter den Perioststreifen.

Autologe Chondrozyten-Transplantation			
	Entzündungsphase	**Proliferationsphase (< 3. Monat)**	**Remodellierungsphase (> 3. Monat)**
Beweglichkeit	Funktionelle Immobilisation CPM: 4-8 h Aktiv: 5 x 500	Mobilisation frei	Mobilisation frei
Kraft	Kein Training möglich	Kein Training möglich	Krafttraining mit symmetrischen/asymmetrischen Übungen
Koordination	Kein Training möglich	Quadrizepsaktivierung Feedback-Training	Freigegeben (aber dosierte Steigerung)
Ausdauer	Kein Training möglich	Lokal aerobe dynamische Muskelausdauer Allgemeine aerobe Grundlagenausdauer (symmetrische Übungen)	Freigegeben (aber dosierte Steigerung)

vorliegenden Ergebnisse für die ACT sind vielversprechend.

Automatisierte Bewegung *f*
Vgl. ▸ Bewegung, automatisierte.

Automatizitätsverfall *m*; ***Etym.:*** griech. *automatos* „aus eigenem Antrieb handelnd, freiwillig"; ***engl.:*** Decline of Automaticity
Kontext: Neurologie
Informationen aus einer Gliedmaße sind für das Gehirn unbekannt oder nicht mehr bekannt. Es wird auf eine bewusste Steuerung umgeschaltet, jeder einzelne Schritt muss überdacht werden. Normalerweise laufen jedoch viele alltägliche Handlungen automatisch ab.

Automobilisation *f*; ***Etym.:*** griech. *autos* „selbst" u. lat. *mobilis* „beweglich"; ***engl.:*** Automobilisation
Kontext: Medizinische Trainingstherapie, Manuelle Therapie
Vom Patienten selbstständig durchführbare Übungen zur Steigerung des Bewegungsausmaßes bzw. zur Schmerzlinderung; durchführbar an allen Gelenken. An der Wirbelsäule besteht zusätzlich die Möglichkeit, durch A. den Wasserhaushalt der Bandscheiben zu beeinflussen (Re- oder Dehydratation).

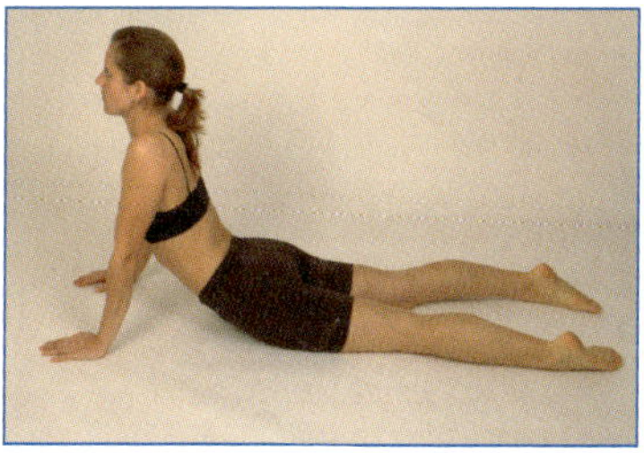

Automobilisation: Extension der Lendenwirbelsäule.

Autonome Dysreflexie *f*; ***Etym.:*** griech. *autos* „selbst", *nomos* „Gesetz", *dys...* „un..., nicht, gegen" u. lat. *reflectere* „zurückbiegen, umwenden"; ***engl.:*** Autonomic Dysreflexia
Kontext: Traumatologie
Bei Patienten mit Querschnittlähmung auftretende Störung der Reflexe des vegetativen Nervensystems, das autonom, d. h. ohne direkte willentliche Beeinflussung biologische Anpassungs- und Regulationsvorgänge vermittelt. Physiotherapie: schrittweises Durchführen der die Dysregulation auslösenden Aktivität, z. B. schrittweise Vertikalisierung bei Patienten mit Orthostase-Syndrom.
Autonome Hyperreflexie: Gesteigerte Reaktibilität des vegetativen Nervensystems, die sich in einer Dysregulation vegetativ gesteuerter Funktionen (Herzschlag, Atmung, Blutdruck, Verdauung und Ausscheidung) äußern kann.

Autonomes Nervensystem *n*;
Etym.: griech. *autos* „selbst", *nomos* „Gesetz", lat. *nervus* „Sehne, Flechse, Band" u. griech. *systema* „Gebilde, Zusammenstellung, Gesamtheit"; ***Abk.:*** ANS; ***engl.:*** Autonomic nervous system; ***Syn.:*** neurovegetatives Nervensystem, vegetatives Nervensystem
Kontext: Neurophysiologie, Anatomie
Funktionelles Zusammenwirken sympathischer und parasympathischer Nervenzellen als ausschließlich efferentes Nervensystem; reguliert auf dem schnellen, nervalen Weg alle Organfunktionen, die dem inneren Milieu und der Homöostase dienen. Skelettmuskeln werden nicht direkt ver-

A

sorgt, sind aber auf die schnellen vegetativen Regulationen angewiesen; diese sichern ihre Ver- und Entsorgung und stimulieren sympathisch den Energiestoffwechsel. Beide Systeme bestehen aus zwei Kettengliedern (prä- und postganglionäre Neurone). Präganglionäre parasympathische Neurone befinden sich im Hirnstamm und Sakralmark (kraniosakrales System). Die Neurite ziehen zu den postganglionären Neuronen, die i. d. R. im Zielorgan zu finden sind. Präganglionäre sympathische Neurone liegen im Seitenstrang der BWS und LWS (thorakolumbales System); sie schicken ihre Neuriten zu den paarigen wirbelsäulennahen Ganglien (Neuronenansammlungen) des sympathischen Grenzstrangs und zu wenigen unpaarigen Ganglien. Die Ganglien liegen vom Zielorgan weit entfernt. Transmitter: Zur Übertragung der Aktionspotenziale in den Ganglien benutzen beide Teilsysteme Azetylcholin; im Zielorgan nutzt der Sympathikus i. d. R. Noradrenalin (noradrenerg), der Parasympathikus Azetylcholin (cholinerg). Die Verknüpfung der postganglionären Fasern mit den Zielorganen, z. B. glatte Gefäßmuskulatur, wird über Varikositäten hergestellt (funktionieren wie Synapsen). Sympathikus und Parasympathikus haben getrennt betrachtet antagonistische Wirkungen. Im Zusammenwirken müssen sie als funktionelle Synergisten betrachtet werden.

Autonomie *f*; ***Etym.:*** griech. *autos* „selbst" u. *nomos* „Gesetz"; ***engl.:*** Autonomy; ***Syn.:*** Selbstbestimmung
Kontext: Psychologie, Kommunikation
Grundlegendes psychisches ▸ Bedürfnis nach Unabhängigkeit. Wenn eine Person über ihr Denken, Fühlen und Handeln selbst bestimmen kann, sich als ▸ selbstwirksam erlebt und ihr Verhalten in Einklang mit inneren ▸ Zielen und Werten bringen kann, wirkt sich dies positiv auf ihr Befinden aus (im Unterschied zur ▸ Fremdbestimmung). Die Person kann ihr eigenes Potenzial besser ausschöpfen und entwickelt mehr intrinsische Motivation und Interesse für eine bestimmte Tätigkeit. Therapeuten können A. gezielt fördern, indem sie Patienten im Rahmen von deren Möglichkeiten an der Therapie mitwirken lassen. Auch die A. des Therapeuten spielt für die berufliche Zufriedenheit eine große Rolle (vgl. ▸ Aktualisierungstendenz, ▸ Flow-Zustand).

Auxotonie *f*; ***Etym.:*** griech. *auxein* „wachsen, vergrößern" u. *tonos* „Spannung, Spannkraft"
Vgl.: ▸ Kontraktion.

AV-Block *m*; ***engl.:*** AV-block
Kontext: Innere Medizin
Vgl. ▸ Herzrhythmusstörungen.

Awareness *f*; ***Etym.:*** engl. „Aufmerksamkeit, Bewusstsein"; ***engl.:*** Awareness
Kontext: Neuropsychologie
Fähigkeit des Patienten, Funktionseinschränkungen nach einer Erkrankung oder Verletzung realistisch einschätzen zu können (vgl. ▸ Unawareness).

Axiale Belastung *f*; ***engl.:*** Axial loading
Kontext: Bewegungslehre
Achsengerechtes Ausrichten der Körperabschnitte bei B.; es entsteht Stabilität tragender Körperabschnitte durch Orientierung in Längsrichtung; oftmals verbunden mit gegensinniger Verschraubung, d. h. dass keine mit hohem Kraftaufwand verbundene Kokontraktionen notwendig sind. Kriterium der ▸ Bewegungsqualität.

Axialstrom *m*; ***engl.:*** Axial flow
Kontext: Physik
Strömung der Mitte eines Strömungsfeldes bzw. Gefäßes. Aufgrund geringerer Reibung ist die Strömungsgeschwindigkeit im Zentrum eines Fluids am größten. Beispiel: Großvolumige feste Bestandteile des Blutes werden im axialen Strom schneller transportiert (Sauerstofftransport).

Axiographie *f*; ***Etym.:*** lat. *axis* „Achse" u. griech. *graphein* „schreiben"; ***engl.:*** Axiography
Kontext: Kiefergelenksbehandlung
Kinematische Methode, um Bewegungsspuren des Unterkiefers aufzuzeichnen. Dient der Bestimmung der individuellen Scharnierachse (gedachte Achse, um die sich die Kondylen des Unterkiefers bei dessen Öffnung- und Schließung drehen).

Axiom *n, -e*; ***Etym.:*** griech. *axioma* „Grundsatz"; ***engl.:*** Axiom
Kontext: Forschung
Grundsatz, der nicht von anderen Sätzen abgeleitet ist, sondern sich aus Naturgesetzen ergibt. Axiome sind allgemeine Lehrsätze, die nicht bewiesen werden müssen und können (vgl. ▸ Newton-Axiome).

Axisorgan *n*; ***Etym.:*** lat. *axis* „Achse" u. griech. *organon* „Werkzeug, Hilfsmittel"; ***engl.:*** Axis organ
Kontext: Anatomie
Kopf und Rumpf ergeben, verbunden durch die Wirbelsäule (Achse) ein einheitliches Organ.

Axon *n*; ***engl.:*** Axon; ***Syn.:*** Neurit
Kontext: Neurophysiologie

A

Langer faserartiger Fortsatz einer Nervenzelle (1 mm bis 1m) für die elektrische Reizleitung, die an der Synapse eine chemische Reaktion bewirkt. Es wird zwischen myelinisiert (schneller leitend) und nicht myelinisiert unterschieden, was unterschiedliche Reizqualitäten bewirkt. Motorische und sensorische Nervenbahnen sind myelinisiert, Schmerzbahnen sind nicht myelinisiert (vgl. ▸ Nervenzelle).

Axon, Regeneration *n*; ***Etym.:*** griech. *axon* „Achse“; ***engl.:*** Axon, regeneration; ***Syn.:*** Neurit, Nervenfaser

Kontext: Neurologie

Fortsatz einer Nervenzelle (Neuron) zur Erregungsweiterleitung elektrischer Signale; pro Nervenzelle jeweils ein A. Zentrales Nervensystem: Ein durchtrenntes A. heilt nicht. Peripheres Nervensystem: Ein durchtrenntes A. kann wieder aussprossen. Voraussetzung: intakte bindegewebige Hülle oder operative Wiederherstellung. Das A. wächst 1–2 mm/d (vgl. ▸ Plastizität).

Axonotmesis *f*; ***Etym.:*** griech. *axon* „Wagenachse“ u. *tmesis* „das Schneiden, Abschneiden“; ***engl.:*** Axonotmesis

Kontext: Neurologie, Traumatologie

Traumatische Schädigung eines peripheren Nervs mit Durchtrennung des Axons. Die Myelinscheide wird dabei ebenfalls beschädigt, die Hüllstrukturen (Endo-, Epi- und Perineurium) des Nervens bleiben erhalten. Die Unterbrechung des Axons führt zunächst zu einer Degeneration des Axons distal der Schädigung. Aus dem proximalen Axonstumpf wächst entlang der erhaltenen Endoneuriumhülle das Axon aus. Deshalb ist eine weitgehende Wiederherstellung der Funktion wahrscheinlich. Physiotherapie: Verbesserung der Reinnervation durch aktive Bewegungen, funktionelle Aktivitäten und Halteaktivität. Passive Bewegungen zum Erhalt der Muskellängen und der Gelenkbeweglichkeit. Die Wirkung von Reizstromtherapie auf die Reinnervation ist umstritten, Elektrotherapie kann jedoch aus psychologischen Gründen sinnvoll sein. Man unterscheidet wegen des Ausmaßes der motorischen Schwäche und der Regenerationsdauer: moderate A. (3–6 Monate) und starke A. (bis zu 12 Monate, evtl. keine vollständige Regeneration).

Axonreflex *m*; ***Etym.:*** griech. *axon* „Wagenachse“ u. lat. *reflectere* „zurückbiegen, umwenden“; ***engl.:*** Axon reflex

Kontext: Bindegewebsmassage

Ein A. verläuft antidrom, d. h. die Erregung der sensiblen Nerven läuft entgegen der physiologischen Reizweiterleitung ab. Hierbei handelt es sich um keinen ▸ Reflex im klassischen Sinne, da keine synaptische Erregung notwendig ist. Als Folge des A. kommt es zu einer Dilatation im Bereich der Arteriolen. Die Ausbreitung erfolgt nach mechanischer Reizung über die Verzweigungen der sensorischen Nerven in die Haut und ist Teil der Dermographia rubra (vgl. ▸ Demographismus).

Azetabulumfraktur *f*; ***Etym.:*** lat. *acetabulum* „Hüftpfanne“; ***engl.:*** Acetabulum fracture

Kontext: Traumatologie

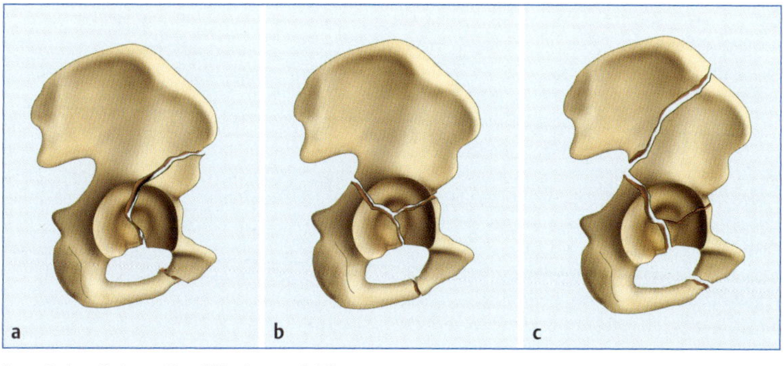

Azetabulumfraktur. Klassifikation nach Tile:
a Frakturen eines Pfeilers mit oder ohne Dislokation. b Querfraktur mit teilweise stabilem Pfannendach. c Zwei-Pfeiler-Fraktur, totale Instabilität des Azetabulums, Os ilium hat keine tragende Funktion mehr.

Fraktur im Bereich der Hüftpfanne; entsteht durch direkte Gewalteinwirkung (meist auf den Trochanter major) oder indirekte Gewalteinwirkung (häufig Aufprall auf das Knie); meist mit einer Hüftgelenkluxation in Richtung der Fraktur verbunden (dorsal: Gefährdung des N. ischiadicus, ventral: N. femoralis). Spätfolgen: Beinverkürzung, Hüftkopfnekrose, Arthrose, Kalzifikation der Weichteile, Inkontinenz und Störungen der Sexualfunktion. Physiotherapie: Frühzeitiges Bewegen unter entlasteten Bedingungen reduziert die Gefahr einer posttraumatischen Arthrose. Gehen mit Gehhilfen ist eine weitere Präventionsmaßnahme (bergauf und bei längeren Strecken); sie reduzieren den Kraftaufwand, die Gelenkbelastung und beugen Hinkmechanismen vor.

Azidose *f*; ***Etym.:*** lat. *acidus* „sauer"; ***engl.:*** Acidosis

Kontext: Physiologie

Abfall des pH-Wertes im Blut unter den physiologischen Regulationsbereich (7,4 ± 0,03) von 7,37.

Metabolische A.: nicht respiratorische A. Ursachen: Produktion von Laktat bei intensiver Belastung (Sport) oder infolge von pathophysiologischen Bedingungen, bei denen entweder verstärkt Säuren entstehen oder nicht ausgeschieden werden (Diabetes mellitus, Niere).

Respiratorische A.: Aufgrund von Ventilationsstörungen (Asthma, Lungenfibrose, -emphysem, Fremdkörper, Rippenverletzungen).

Azyklische Bewegung *f*

Vgl. ▸ Bewegung, azyklische.

A-α-Faser *f*; ***engl.:*** A-α-fibre; ***Syn.:*** A-alpha-Faser

Kontext: Neurophysiologie, Algesiologie, Traumatologie

Dicke, markhaltige, motorische Nervenfaser mit sehr hoher Reizleitgeschwindigkeit von 60–120 m/s. Je dicker eine Nervenfaser ist, umso schwächere Reize genügen, um ein ▸ Aktionspotenzial auszulösen. Physiotherapie: Voraussetzung für das adäquate Setzen therapeutischer Reize ist, dass der Therapeut die Schmerzsituation richtig erfasst. Ist die Irritierbarkeit so hoch, dass die Beschwerden zum sofortigen Abbruch der Aktivität führen oder auch anhalten, ist diese zu vermeiden. Löst eine therapeutische Aktivität den Schmerz nur kurzfristig aus (die Aktivität kann fortgesetzt werden), wählt der Therapeut eine entsprechend niedrige Dosierung, sodass keine Schmerzen auftreten (vgl. ▸ C-Faser).

A-β-Faser *f*; ***engl.:*** A-β-fibre; ***Syn.:*** A-beta-Faser

Kontext: Neurophysiologie, Algesiologie, Traumatologie

Dicke, markhaltige, motorische, afferente Nervenfaser mit einer hohen Reizleitgeschwindigkeit von 40–90 m/s. Physiotherapie: Um Schmerzen und Symptome richtig zu interpretieren und zu verstehen, ist es wichtig, dass Therapeuten zwischen den verschiedenen Fasertypen und deren Symptomatiken differenzieren (vgl. ▸ A-α-Faser).

A-δ-Faser *f*; ***engl.:*** A-δ-fibre; ***Syn.:*** A-delta-Faser

Kontext: Neurophysiologie, Algesiologie, Traumatologie

Dünne, markhaltige, afferente Nervenfaser mit einer Reizleitungsgeschwindigkeit von 2–40 m/s; Hautafferenz (Schmerz); am Fluchtreflex beteiligte Nervenbahn (vgl. ▸ A-α-Faser).

B

Babinski-Zeichen *n*; ***Etym.:*** Joseph Babinski, französischer Neurologe (1857–1932); ***engl.:*** Babinski phenomenon; ***Syn.:*** Babinski-Phänomen
Kontext: Neurologie
Pyramidenbahnzeichen, pathologischer Reflex; tonische Dorsalextension der Großzehe, wenn man am Fußaußenrand entlang streicht (Reiz). Reizverstärkung: Zusätzlich von lateral nach medial in Höhe des Fußballens reizen. Positiv bei Schädigung der Pyramidenbahn, meist bei Patienten mit Multipler Sklerose, Parkinson, Apoplex. Dieser Reflex ist bei Säuglingen bis zu etwa einem Jahr physiologisch, danach ist er als pathologisch zu bewerten.

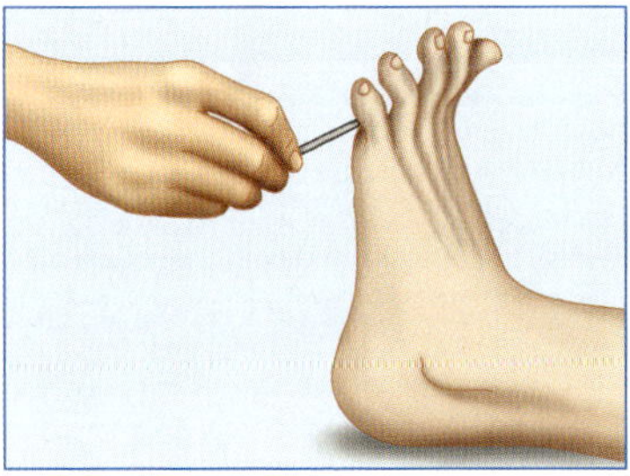

Babinski-Zeichen.

Babkin-Reflex *m*; ***Etym.:*** nach dem russisch-kanadischen Neurologen *Boris Petrovich Babkin* (1877–1950); ***engl.:*** Babkin reflex
Kontext: Pädiatrie, Diagnostik
Frühkindlicher Reflex. Das in Rückenlage befindliche Kind erfährt zur Auslösung des B. einen Druck auf die Handballen bei gebeugten Unterarmen. Der Druck, durch die Daumen des Untersuchers achsengerecht in Richtung auf die Ellbogengelenke kurz und klar ausgeführt, löst bei vorhandenem B. eine Mundöffnung aus. Dieser Reflex ist bei gesunden Säuglingen nur in den ersten ca. zwei Lebenswochen auslösbar. Ist dieser Reflex jenseits am Ende des zweiten Trimenons auslösbar, so deutet das auf eine zentrale Störung hin, die im Rahmen einer Gesamtuntersuchung erhärtet werden muss.

Baby Blues *m*; ***Etym.:*** engl. „Schwermut, Depression"; ***engl.:*** Baby blues, maternity blues; ***Syn.:*** Wochenbettdepression
Kontext: Geburtshilfe
Stimmungstief der Wöchnerin etwa fünf Tage nach der Geburt, das häufig am Entlassungstag beobachtet werden kann; Gründe: hormonelle Umstellung, Unsicherheiten bez. der Mutterrolle (Erstgebärende); bei Wöchnerinnen nach Hausgeburten oder ambulanten Entbindungen bleibt die Stimmung eher stabil, da sie sofort mit der häuslichen Situation konfrontiert werden; Verlauf: innerhalb weniger Tage bessert sich der Zustand; selten verschlechtert er sich zu einem ausgeprägten depressiven Syndrom.

Bad, hydrogalvanisches *n*; ***Etym.:*** griech. *hydor* „Wasser" u. Galvanik; ***engl.:*** Water bath, galvanic
Kontext: Elektrotherapie
Behandlung meist mit Gleichstrom, Wasser dient als Kontaktmedium. Die Behandlung des ganzen Körpers erfolgt in einer Spezialbadewanne (Stangerbad) und zur Behandlung einzelner Körperteile werden Wannen verwendet (Mono-, Zwei- oder Vierzellenbad). Je nach Polung der Elektroden unterscheidet man aufsteigende und absteigende Durchströmung, Längs- oder Querdurchströmung.

Bad, medizinisches *n*
Vgl. ▸ Medizinisches Bad.

Bagatellisieren *n*; ***Etym.:*** franz. *Bagatelle* „Kleinigkeit"; ***engl.:*** Trivialize; ***Syn.:*** Trivialisieren
Kontext: Psychologie, Kommunikation
Im Gespräch die Gefühle und Probleme des Gesprächspartners herunterspielen. Beim Trösten, Beruhigen oder Ermutigen. Im Gespräch kann dies unbewusst passieren.

Bahnbeschleunigung *f*; ***engl.:*** Acceleration
Kontext: Biomechanik
Beschleunigung eines Punktes bei Rotationsbewegungen (auf einer Kreisbahn). Entspricht der Änderung der ▸ Bahngeschwindigeit pro Zeitintervall.

Bahngeschwindigkeit *f*; ***engl.:*** Circular velocity
Kontext: Biomechanik
Geschwindigkeit eines Punktes auf einer Kreisbahn. Gleiche Berechnung wie bei ▸ Translationsbewegung, jedoch tritt der Winkel an die Stelle des Weges.

B

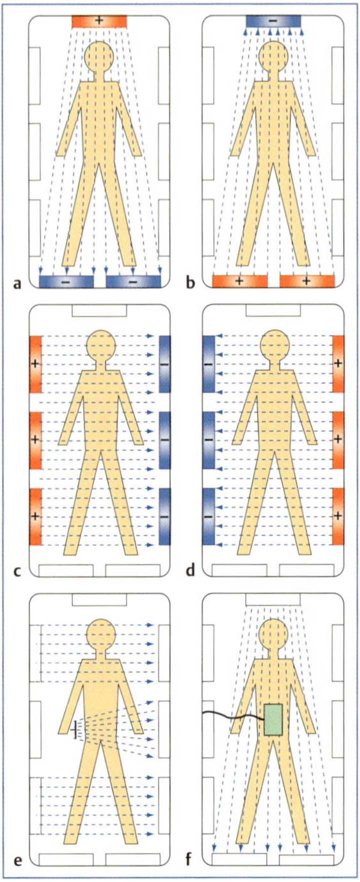

Hydrogalvanisches Bad: Durchflutungsmöglichkeiten im Stangerbad. a absteigende Galvanisation. b aufsteigende Galvanisation. c Querdurchflutung von rechts nach links. d Querdurchflutung von links nach rechts. e Zusatzelektrode bei der Querdurchflutung. f Zusatzelektrode bei der Längsdurchflutung.

Bahnsystem zum Kleinhirn *n*; ***Etym.:*** griech. *systema* „Gebilde, Zusammenstellung, Gesamtheit"; ***engl.:*** Cerebellar afferent pathways

Kontext: Neurophysiologie, Sensomotorik

Aufsteigendes (afferentes) sensorisches Nervenbahnsystem zum Kleinhirn; versorgt über mehrere Teilbahnsysteme (Ursprung im Hinterhorn) das Spinozerebellum mit allen somatosensorischen Informationen. Auf die gleichen Projektionsgebiete konvergieren Fasern des Gleichgewichtssystems (Integration der Informationen). Das Kleinhirn verarbeitet somatosensible Afferenzen der Muskelspindeln, Sehnenapparate (Längen- und Spannungskontrollsystem), großen Gelenke, der Halswirbelsäule und der Haut (Afferenzen auf Druck und Berührung). Es ist wesentlich an der Feinkoordination der Extremitäten und der Kopfbewegungen beteiligt.

Bahnsystem, optisches *n*; ***Etym.:*** griech. *systema* „Gebilde, Zusammenstellung, Gesamtheit" u. *optikos* „das Sehen betreffend"; ***engl.:*** Neural pathway, optical

Kontext: Neurophysiologie, Sensomotorik

Aufsteigendes (afferentes) sensorisches Nervenbahnsystem, gebildet durch die Neurite der retinalen Ganglienzellen (N. opticus); verbindet Retina und Thalamus (Nucleus geniculatum lateralis) als Teil des Zwischenhirns (Dienzephalon). Der Thalamus ist Ausgangspunkt mehrerer Informationswege. Das o. B. bedient die verantwortlichen neuralen Strukturen für: Pupillenreflex (Parasympathikus), Akkomodation (Linsenkrümmung, Reflexweg über die primäre Sehrinde – Parasympathikus), die Regelung der Augenbewegungen (okulomotorisches System). Das okulomotorische System ist sehr eng mit dem vestibulären verzahnt. Propriozeptive Afferenzen der Augenmuskeln bilden die nächste Säule der Okulomotorik. Wesentliche Leistung des okulomotorischen Systems: Gegenstände korrekt wahrnehmen, wenn der Kopf nicht in der Normalstellung ist. Für diese extrem komplizierte und komplexe Leistung werden multisensorisch die Informationen der Retina (Sehen) mit denen der Propriorezeption der Augenmuskeln (Position Augen), der Propriorezeptoren des Halses (Kopf – Körperposition) und des Vestibularsystems (Kopf – Raum) integriert. Über die sogenannte Sehstrahlung wird die Sehrinde mit dem optischen Wahrnehmungs- und Erinnerungsfeld (Wiedererkennen) erreicht. Physiotherapie: Die optische Wahrnehmung ist eine wesentliche Komponente bei der Regulation der Sensomotorik. Patienten mit einer gestörten Propriozeption der unteren Extremität (spinale Ataxie) können mittels optischer Kontrolle gehen. Der Gangablauf ist durch eine typische Unsicherheit (Koordinationsstörung) infolge ungenügender Rückkopplungen durch die somatosensiblen Informationen geprägt. Gehen mit geschlossenen Augen kann unmöglich sein.

Bahnsystem, vestibuläres *n*; ***Etym.:*** griech. *systema* „Gebilde, Zusammenstellung, Gesamtheit" u. lat. *vestibulum* „Vorhof, Vorplatz"; ***engl.:*** Neural pathway, vestibular; ***Syn.:*** Pars vestibularis
Kontext: Neurophysiologie, Sensomotorik
Aufsteigendes (afferentes) sensorisches Nervenbahnsystem; Teil der vestibulocochleären Bahn; übermittelt die Afferenzen der Macula sacculi/utriculi und der Bogengänge nach zentral. Die primären bipolaren sensiblen Neurone befinden sich im Ganglion vestibulare. Die Neurone empfangen mit dem dentritischen Fortsatz die Aktionspotenziale von den primären Sinneszellen. Die zentralen Fortsätze leiten diese zu den Vestibulariskernen im Hirnstamm (4 Hauptkerne). Durch Teilung der primär-afferenten Fasern divergieren die Informationen zu mehreren Kernen des Gleichgewichtssystems, zum Kleinhirn und zur Formatio reticularis (Hirnstamm). Die Vestibulariskerne haben viele intensive und reziproke Verbindungen mit: dem Labyrinth selbst, den Kernen der Gegenseite, dem Thalamus, Kortex, Kleinhirn, der Formatio reticularis, den neuralen Strukturen der Okulomotorik und den zervikalen bis lumbosakralen Rückenmarksegmenten. Über die vielen Verbindungen der Vestibulariskerne erfolgt eine hoch komplexe Integration der Gleichgewichtsinformationen in alle sensomotorischen afferenten und efferenten Systeme. Eine Verknüpfung zu vegetativen Funktionen erfolgt über den Hirnstamm. Die bewusste Wahrnehmung des Gleichgewichtszustands (z. B. Stellung im Raum) wird durch die Verknüpfung mit dem Kortex realisiert. Hierfür konvergieren Informationen aus dem Hinterstrangsystem und dem Gleichgewichtssystem (im Thalamus und Kortex). Vestibuläre Afferenzen erreichen auch den primären motorischen Kortex (ermöglicht die direkte Beeinflussung des efferenten Systems). Vestibuläre Informationen gehören zu den Hauptträgern der reflektorischen Regulation von Haltung und Stellung bzw. der Kopf-, Körper-, Extremitäten- und Augenmotorik. Basis dieser Funktion ist ein integrales Zusammenwirken mit den somatosensiblen Afferenzen des ▸ Hinterstrangsystems (Form, Kraft, Lage) und denen des ▸ optischen Bahnsystems (multisensorische Konvergenz und Integration).

Bahnung *f*; ***engl.:*** Facilitation; ***Syn.:*** Bahnungssysteme
1. *Kontext:* Neurophysiologie
Überbegriff für neurophysiologische Prozesse, die die Übertragung von Aktionspotenzialen an Synapsen (und somit die Erregung von Nervenzellen) fördern (Erhöhung der Empfindlichkeit durch Annäherung des Membranpotenzials an die Reizschwelle; Depolarisation) oder hervorrufen (Auslösung von Aktionspotenzialen auf der nachgeschalteten Zelle). Das gesamte neuronale Netzwerk besteht funktionell betrachtet aus zwei grundlegenden Strukturelementen: Nervenzellen mit bahnenden und Nervenzellen mit hemmenden Synapsen (bahnende und hemmende Neurone). Die diffizile Funktionsabstimmung beider Strukturgrundelemente ermöglicht die umfangreiche Informationsverarbeitung (vgl. ▸ Hemmung).
Postsynaptische B.: An den Synapsen werden Aktionspotenziale übertragen, indem durch einen biochemischen Vermittlungsprozess auf der konduktilen Membran des nachgeschalteten Neurons ein Aktionspotenzial neu entsteht. Mechanismus (vereinfacht dargestellt): Aktionspotenziale setzen aus der Synapse (Strukturbestandteil der Nervenzelle, von der das Aktionspotenzial kommt) Transmitterstoffe in den Synapsenspalt (interstitioneller Raum) frei, die sich an spezifische Rezeptoren der sub- oder postsynaptischen Membran (Strukturbestandteil der Nervenzelle, auf die das Aktionspotenzial übertragen wird) binden. Dieser Transmitter-Rezeptor-Komplex bewirkt eine Depolarisation (EPSP: exzitatorisches postsynaptisches Potenzial) der Membran. Dadurch entsteht eine Potenzialdifferenz zwischen dieser nicht konduktilen und der konduktilen Membran dieser Nervenzelle im Bereich des Axonkegels. Der resultierende Stromfluss ist der adäquate Reiz für die Depolarisation der konduktilen Membran. Erreicht die Depolarisation die Reizschwelle, entsteht ein Aktionspotenzial auf der nachgeschalteten Nervenzelle (oder der Skelettmuskelfaser im Falle einer neuromuskulären Synapse).
Präsynaptische B.: Spezifische anatomische Verschaltung von Synapsen. Die axoaxonale Synapse der einen Nervenzelle übt ihre bahnende Wirkung auf die axodendritische oder axosomatische Synapse der anderen Nervenzelle aus, indem die Transmitterausschüttung modifiziert wird. Die B. bleibt auf die konkrete Synapse der anderen Nervenzelle begrenzt.
Synaptische B./synaptische bzw. tetanische Potenzierung: Verbesserung der Effektivität der synaptischen Erregungsübertragung durch teta-

nische Serien von Aktionspotenzialen; basiert auf dem Ca^{2+}-Mechanismus. Nach sehr langen und insbesondere sehr häufigen Erregungsübertragungen kann der Bahnungszustand Minuten überdauern (posttetanische Potenzierung). Dieser Mechanismus ist nicht an allen Synapsen gleichartig ausgeprägt; er tritt bevorzugt an bestimmten zentralen Synapsen auf, z. B. im Kurzzeitgedächtnis. Auf dieser Stufe sind komplexe Funktionen des Gehirns (von Neuronenpopulationen) nachvollziehbar.

2. ***Kontext:*** Neurologie, Vojta-Konzept

Erleichternde Provokation sensomotorischer Prozesse. Um bestimmte Bewegungen bei den Patienten zu provozieren, müssen Techniken eingesetzt werden, die die gewünschten, notwendigen, häufig nicht durch verbale Aufträge ausführbaren Bewegungen für den Patienten möglich machen.

In der Vojta-Therapie spricht man von B., weil über die Anwendung der ▸ Reflexlokomotion vorhersagbare Muster bzw. erwartete Bewegungs- / Koordinationskomplexe gebahnt, also provoziert werden können. Diese beobachtbaren Komplexe, so die Hypothese, müssen in ihren Anteilen angeboren sein, da sie bei allen Menschen gebahnt, also herausgelockt werden können. Bei genauer Analyse erkennt man, dass die Bahnung der vorhersagbaren Bewegungskomplexe mit Hilfe der Bahnungssysteme *Reflexkriechen* und *Reflexumdrehen* (bereits ab extremem Frühchenalter) möglich sind. Selbst bis ins hohe Alter sind die bekannten Bewegungskomplexe bahnbar. Beide Bahnungssysteme enthalten hinsichtlich der Muskelfunktionsdifferenzierung alle notwendigen Bausteine als Voraussetzung, dass die behandelten Kinder sich in die Stufe der jeweils höchsten Leistungsebene des zentralen Nervensystems einfädeln. Das kann u. U. auch bedeuten, dass z. B. das Gehen in schwer pathologischer Weise nach einer individuellen Behandlungszeit durch die deutliche Umstellung der Bewegungsmittel vollkommen aufgegeben wird, um als Folge der Vojta-Therapie später auf physiologische Weise neu zu beginnen. Das Pathologische steht also nicht mehr, das physiologische Potenzial aber noch nicht zur Verfügung.

Um die Engrammierung des zentralen Nervensystems zu physiologisieren, muss die Bahnung der gesunden Muster mehrmals täglich wiederholt werden. (Vgl. ▸ Reflexlokomotion, ▸ Effekte der Therapie, ▸ Summation der Reize).

Bahnung, Interaktion bei der *f*; ***Etym.:*** lat. *inter* „zwischen" u. *actio* „Handlung"; ***engl.:*** Facilitation, interaction

Kontext: Neurophysiologie

An einer Nervenzelle existiert eine sehr große Anzahl bahnender und hemmender Synapsen; es besteht immer eine Interaktion von B. und Hemmung. Bsp.: Bahnende Synapsen sind konstant mit einer bestimmten überschwelligen Sequenz von Aktionspotenzialen aktiv; das Neuron reagiert ohne Hemmung mit 10 Aktionspotenzialen. Werden gleichzeitig zunächst mit einzelnen Aktionspotenzialen in größeren Zeitabständen hemmende Synapsen aktiv, kann die Entladung des Neurons noch unbeeinflusst bleiben. Steigt die Sequenz der Aktivität der hemmenden Synapsen, erfolgt eine hyperpolarisierende Wirkung auf die konduktile Membran; die Anzahl der neu gebildeten Aktionspotenziale fällt. Werden die hemmenden Aktionspotenzial-Sequenzen stufenförmig weiter intensiviert, steigt der hyperpolarisierende Einfluss; die Zahl der Aktionspotenziale nimmt weiter systematisch ab (kann Null werden). Das Neuron antwortet nicht mehr, obwohl es weiterhin bahnenden Informationszuflüssen ausgesetzt ist. Steigt die Aktivität der hemmenden Neurone noch weiter (die hyperpolarisierende übersteigt die depolarisierende Wirkung), kann die Erregbarkeit des Neurons trotz weiter bestehender bahnender Beeinflussung abfallen.

Bahnungssystem *n*; ***Etym.:*** griech. *systema* „Gebilde, Zusammenstellung, Gesamtheit"; ***engl.:*** Facilitation system

Kontext: Vojta-Konzept

In der Vojta-Therapie bedeutet B., dass Bewegungs- bzw. Muskelmuster systematisch bzw. nach einem klar beschreibbaren System regelhaft bis ins Detail bekannt hervorgelockt werden können. Vor allem der Fortbewegungscharakter ist an der provozierten muskulären ▸ Funktionsdifferenzierung zu erkennen. (Vgl. ▸ Reflexlokomotion).

Bahnzeichen *n*; ***engl.:*** Track lettering/markers; ***Syn.:*** Bahnpunkt

Kontext: Hippotherapie

Orientierungshilfen, die Reitbahn/Dressurviereck in bestimmte Segmente einteilen. Für das Behandlungsteam wichtige Punkte für ordnungsgemäßes Führen und Reiten von Bahnfiguren; für Patienten erkennbare Zeichen für ein angestrebtes Bewegungsziel, zur Wahrnehmungsschulung und Förderung von Raum-/Lagebewusstsein.

Bajonettstellung *f*; ***engl.:*** Bayonet position
Kontext: Orthopädie
Fehlstellung bei rheumatischen Erkrankungen. Durch die Zerstörung des Bandapparates im Handgelenk kommt es zum Abrutschen der Karpalknochen nach palmar. Durch die nach palmar gerichtete Gelenkfläche des Radius wird dieser Vorgang begünstigt. Die Hand ist im Vergleich zum Unterarm nach palmar abgerutscht. Diese Fehlstellung geht mit einem instabilen Handgelenk einher, wodurch die Fingerfertigkeit eingeschränkt ist und die Gefahr der Strecksehnenruptur besteht.

Baker-Zyste *f*; ***engl.:*** Baker cyst; ***Syn.:*** Poplitealzyste
Kontext: Traumatologie, Orthopädie
Ausstülpung der dorsalen Gelenkkapsel am Kniegelenk zwischen medialem M. gastrocnemius und M. semimembranosus; benannt nach W. M. Baker (engl. Arzt). Sie entsteht meist durch einen Schaden im Kniegelenk, z. B. Meniskusläsion, arthrotische Knorpelveränderungen und rheumatoide Arthritis. Durch chronische Entzündungsvorgänge kommt es zu einer vermehrten Produktion von Gelenkflüssigkeit (Synovia), wodurch ein Überdruck im Kniegelenk entsteht. Die Gelenkkapsel gibt am Ort des geringsten Widerstandes nach und bildet eine Zyste. Physiotherapie: Aktivierung der kapselstraffenden Muskulatur wirkt der Zyste entgegen.

Balance *f*; ***Etym.:*** franz. *Balance* „Waage“; ***engl.:*** Balance
Kontext: Biomechanik
Gleichgewicht des Körpers, d. h. die Fertigkeit, den Schwerpunkt innerhalb der Unterstützungsfläche zu projizieren (vgl. ▸ posturale Kontrolle).

Balanced Scorecard *f*; ***Etym.:*** engl. *balanced* „ausgeglichen, im Gleichgewicht“ u. *scorecard* „Zählkarte, Spielberichtsbogen“; ***Abk.:*** BSC; ***engl.:*** Balanced scorecard
Kontext: Betriebswirtschaftslehre
Modernes Managementinstrument zur Untersuchung und Führung eines Unternehmens/einer Praxis mittels vier Perspektiven: i. d. R. Finanzen, Personal, Prozesse und Kunden/Patienten. Die BSC eignet sich sehr gut für Physiotherapie-Praxen. Um eine Praxis optimal weiterentwickeln zu können, werden die Verbesserungspotenziale aller vier Bereiche zusammengefügt und deren Wechselbeziehungen dargestellt. Möglichst alle Therapeuten/Mitarbeiter der Praxis beteiligen sich an der Erstellung der BSC, damit sie die strategischen Zielsetzungen der Praxis mittragen.

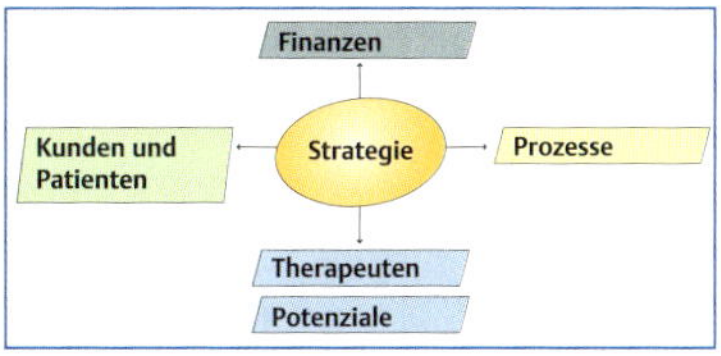

Balanced Scorecard.

Balanced Scorecard, Kennzahl in der *f*; ***Etym.:*** engl. *balanced* „ausgeglichen, im Gleichgewicht“ u. *scorecard* „Zählkarte, Spielberichtsbogen“; ***engl.:*** Balanced scorecard, Co-efficient
Kontext: Betriebswirtschaftslehre
Im strategischen Managementsystem ▸ Balanced Scorecard spielen Kennzahlen eine zentrale Rolle. Anhand der Kennzahlen können Ziele festgelegt, Soll-Ist-Vergleiche erstellt und die Praxisentwicklung verfolgt werden. In der Balanced Scorecard werden grundsätzlich dieselben Kennzahlen verwendet wie im Controlling eines Unternehmens/einer Praxis. Die Auswahl der relevanten Kennzahlen ist abhängig von der Praxisausrichtung (vgl. ▸ Messgröße).

Balancieren *n*; ***Etym.:*** franz. *balance* „Waage, Gleichgewicht“; ***engl.:*** To balance
Kontext: Funktionelle Bewegungslehre
B. ist eine Basisfähigkeit zur Erhaltung des ▸ Gleichgewichts. Voraussetzungen sind die Basisfähigkeiten der koordinativen Bewegungsfähigkeit. Gleichgewichtsprobleme verschiedenster Ursachen stören die Balancefähigkeit und damit die Notwendigkeit, den ▸ Körperschwerpunkt muskulär stabilisiert über der ▸ Unterstützungsfläche zu halten.

Balkendiagramm *n*; ***engl.:*** Bar chart
Kontext: Wissenschaftliches Arbeiten
Darstellung von physikalischen Größen oder Messergebnissen als Abstand zur Achse in Form von flächigen oder räumlich wirkenden Rechtecken (Balken), meist horizontal untereinander oder gestapelt angeordnet (vgl. ▸ Säulendiagramm).

Ball *m*; ***engl.:*** Ball
Kontext: Funktionelle Bewegungslehre
In der Physiotherapie, im Sport und in der Gymnastik kommen verschiedene, unterschiedlich große und schwere B. zum Einsatz. Durch ihre unterschiedliche Materialeigenschaft sind sie unterschiedlich elastisch und daher zu verschiede-

B

nen Zwecken einsetzbar. In der Physiotherapie kommt sehr häufig der sog. Gymnastikball zum Einsatz, der in der Regel einen Durchmesser von 55–65 cm aufweist.

B

Ball rollt, der
Vgl. ▸ Der Ball rollt.

Ballismus *m*; ***Etym.:*** griech. *ballismos* „das Tanzen"; ***engl.:*** Ballism
Kontext: Neurologie
Meist einseitige extrapyramidale Bewegungsstörung mit unwillkürlichen, blitzartig schnellen, schleudernden und ausfahrenden Bewegungen. Leitet sich begrifflich von der Ähnlichkeit der unfreiwilligen Bewegungen mit Wurfbewegungen ab. Physiotherapie: Einüben funktionell relevanter motorischer Fertigkeiten; die Störungsursache kann durch physiotherapeutische Maßnahmen nicht beeinflusst werden.

Ballontherapie *f*; ***engl.:*** Balloon therapy
Kontext: Gynäkologie
Biofeedbackverfahren bei rektalen Störungen; ein mit Wasser oder Luft gefüllter spezieller Ballonkatheter wird in das Anorektum eingeführt und verbessert die Wahrnehmung für dieses Gebiet.

Balneologie *f*; ***Etym.:*** lat. *balneum* „Bad" u. griech. *logos* „Kunde"; ***engl.:*** Medical hydrology
Kontext: Physikalische Therapie
Umfassender Begriff für die gesamte Kurortmedizin; Therapiebausteine: Ortswechsel (Klima- und Milieuwechsel), Klimaexposition (Wetter, Luft, Temperatur), balneologische Anwendungen (Bäder, Trinkkuren, Inhalationen), Physikalische Therapie (Bewegungstherapie, ▸ Massage, ▸ Elektrotherapie), Diät (Ernährungsberatung), Psychotherapie, Gesundheitsbildung; in die B. werden im erweiterten Sinne auch Kurortbehandlungen an der See mit einbezogen (sog. Thalassotherapie); die Kurortbehandlung/Kurortmedizin ist somit Prävention, Rehabilitation und Krankenhausbehandlung am Kurort, wobei der Erfolg der Therapie von vielen verschiedenen Wirkfaktoren beeinflusst wird.

Balneotherapie *f*; ***engl.:*** Medical hydrology therapy
Kontext: Balneologie
Anwendung der wissenschaftlichen Erkenntnisse aus der Balneologie zu therapeutischen Heilzwecken; Unterscheidung in Voll-, Sitz-, Teil- und Inhalationsbäder (Dampfbäder) sowie ▸ medizinische Bäder. Temperaturstufen: kalt, halbkalt, lauwarm, warm und heiß. Maximaltemperatur: 40 °C. Wirkungsweise: Temperaturreize, physikalische und chemische Reize durch die natürlichen Zusätze auf das vegetative Nervensystem, Knochen, Gelenke, Schmerzlinderung, Entzündungshemmung, Anregung von Stoffwechsel und Immunsystem.

Baltimore Treatment Equipment *n*; ***Abk.:*** BTE; ***engl.:*** Baltimore treatment equipment; ***Syn.:*** Baltimore Work-Simulator
Kontext: Diagnostik
Trainings- und Testinstrument. Ein kompaktes, computergesteuertes Trainings- und Testinstrument, 1979 entwickelt von J. Engalitcheff jr. und R. Curtis. Mit dem BTE können für den Patienten viele Arbeits-, Alltags-, Haushalts- und Freizeitaktivitäten nachgestellt werden. Es liefert Informationen über Kraft- und Zeitaufwand, Kraft des Widerstands und Anzahl der ausgeführten Übungen. Alles wird durch einen Computer gespeichert und ausgewertet. B. dient u. a. als Einschätzungshilfe über die Arbeitsfähigkeit des Patienten.

Bandage *f*; ***engl.:*** Bandage
Kontext: Lymphologie, Manuelle Lymphdrainage
Material zum Anlegen eines Kompressionsverbandes, durch unterschiedliche Webart und Fäden variiert die Elastizität und daraus folgend der Druck in Ruhe und bei Belastung. Der Bandagierungsdruck nimmt von distal nach proximal ab.

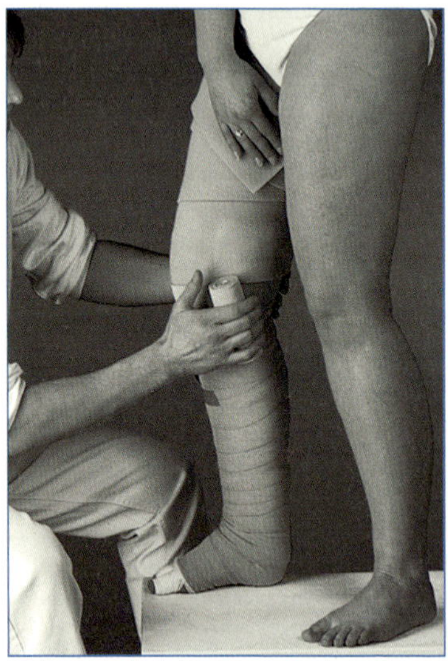

Bandage.

Nach ▸ manueller Lymphdrainage sollte immer eine Kompressionstherapie mittels Bandagierung erfolgen. Effekte: erhöhter Gewebedruck auch ohne Bewegung (▸ Ruhedruck), forcierter Einstrom in das Venen- und Lymphsystem, verbesserte Entwässerung des Gewebes, effektivere Muskelpumpe durch das Widerlager der Bandage (▸ Arbeitsdruck), verbesserter Hautturgor. Kontraindikationen: Erysipel, Nervenschädigung/ Schmerz, Diabetes mellitus, arterielle Durchblutungsstörung, offene Wunden/Ulzera (vgl. ▸ Kompression).

Bandage

Bandagierungsmaterial	Wirkung	Dehnbarkeit (%)
Kurzzugbinde (textilelastisch)	Geringer Ruhedruck Hoher Arbeitsdruck	< 80
Mittelzugbinde	Mittlerer Ruhedruck Mittlerer Arbeitsdruck	80 – 140
Langzugbinde (gummielastisch)	Hoher Ruhedruck Geringer Arbeitsdruck	> 140

Band *n*; ***engl.:*** Ligaments, ***Syn.:*** Ligamente
Kontext: Physiologie
Bindegewebsstränge; steuern die Bewegung eines Gelenks bzw. Wirbelsäulensegments; begrenzen und kontrollieren Bewegungsausschläge und sind dadurch für Stabilität im Gelenk verantwortlich; interkapsuläre Bänder: Verstärkung der Membrana fibrosa der Gelenkkapsel; extrakapsuläre Bänder: entwickeln sich unabhängig von der Kapsel; intrakapsuläre Bänder: liegen innerhalb der Kapsel und besitzen nur eine Verbindung mit der Membrana synovialis; Ligamente sind entweder rund oder flach und grundsätzlich schlechter durchblutet als die Gelenkkapsel (vgl. ▸ Gelenkkapsel).

Bandersatzplastik *f*; ***engl.:*** Ligament replacement plastic
Kontext: Traumatologie
Ersatz eines rupturierten Gelenkbandes mittels körpereigener oder künstlicher Strukturen. Die genaue Rekonstruktion der komplexen Faserverläufe, Ansätze und Ursprünge ist schwierig. Folge: Gute Stabilität kann mit Einschränkungen der Mobilität einhergehen und gute Mobilität mit Einschränkungen der Stabilität. Eine B. kann nicht die Informationen zur Steuerung der Bewegung liefern wie ein intaktes Band.

Bandscheibe *f*; ***engl.:*** Intervertebral disc; *Syn.:* Diskus intervertebralis
Kontext: Physiologie
Zwischenwirbelscheibe, befindet sich zwischen allen Wirbeln ab C 2–3 bis einschließlich L 5–S 1; Funktion: absorbiert Kompressions- und Stoßkräfte, ermöglicht Bewegung zwischen Wirbelkörpern, hält Spannung auf ▸ Bänder der Wirbelkörper, vergrößert Stabilität der Wirbelsäule; üblicherweise unterteilt in Anulus fibrosus (faserartige Außenseite) und Nucleus pulposus (wässriges Inneres), Trennung wird im Laufe der Jahre unschärfer; B. wird von benachbarten Wirbelkörpern durch Grund- und Deckplatte (eine knorpelähnliche Struktur) getrennt, die wahrscheinlich zur B. gezählt werden müssen; Aufbau: lamellenförmig; B. besteht aus verschiedenen Kollagenen, u. a. ▸ Kollagen Typ I, ▸ Kollagen Typ II und ▸ Kollagen Typ III, da sie sowohl Zug- als auch Druckbelastungen aushalten muss; B. wird nur im äußeren Bereich durchblutet; nerval innerviert wird das äußere Drittel.

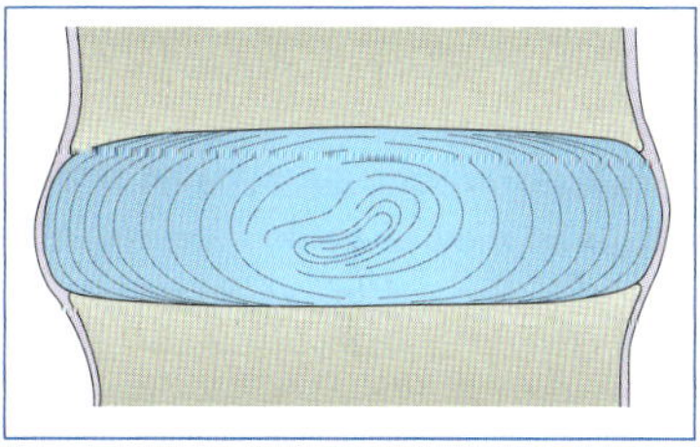

Bandscheibe. Schematische Darstellung.

Bandscheibe, Dehydratation der *f*; ***Etym.:*** lat. *de...* „von, weg, ent..." u. griech. *hydor* „Wasser"; ***engl.:*** Intervertebral disc, dehydration
Kontext: Medizinische Trainingstherapie, Manuelle Therapie, Orthopädie
Wasserentzug der Bandscheibe durch axiale Belastung, repetierte manualtherapeutische Techniken oder muskuläre Aktivität; führt zu intradiskaler Drucksenkung im Nucleus pulposus und dadurch zur Mehrbelastung des Anulus fibrosus; möglicherweise hilfreich, um bei Prolaps des Nucleus pulposus das Volumen des Vorfalls zu reduzieren und dadurch sensibilisierte Strukturen zu entlasten.

B

B

Bandscheibe, intradiskaler Druck der *m*; ***engl.:*** Intervertebral disc, intradiscal pressure
Kontext: Medizinische Trainingstherapie
Von der Stellung der lumbalen Facettengelenke abhängige Veränderung des Drucks innerhalb der Bandscheibe. Extension: Druckreduzierung durch Gewichtsübernahme der Zygapophysealgelenke; Flexion: Druckanstieg durch Elongation der ventralen Ligamante. Die Wertigkeit des intradiskalen Drucks ist noch unklar, jedoch gibt es eindeutige Hinweise, dass eine Erhöhung des Drucks auch durchaus positive Folgen haben kann (z. B. Anreiz zur Matrixsynthese).

Bandscheibenprolaps *m*
Vgl. ▸ Bandscheibenvorfall.

Bandscheibenprotrusion *f*
Vgl. ▸ Bandscheibenvorfall.

Bandscheibenvorfall *m*; ***engl.:*** Disk prolapse; ***Syn.:*** Bandscheibenprolaps, Bandscheibenhernie
Kontext: Neurologie, Orthopädie
Hernienartige Ausstülpung des Bandscheibenkerns mit Schädigung des Bandscheibenfaserrings als Folge einer Bandscheibendegeneration, die je nach Ausmaß, Höhe und Richtung zur Kompression des Rückenmarks oder der Nervenwurzel mit Schmerzen und/oder motorischen Ausfällen führt. Physiotherapie: Schmerzreduktion durch Lagerungen und muskelrelaxierende Maßnahmen, ggf. manualtherapeutische Mobilisation des entsprechenden Wirbelsäulensegments.
Bandscheibenprotrusion: Der noch intakte Bandscheibenfaserring ist nur vorgewölbt.

Bankart-Läsion *f*; ***engl.:*** Bankart lesion
Kontext: Traumatologie
Typische, häufige Begleitverletzung einer traumatischen Luxation des Schultergelenks nach ventral kaudal am unteren Pfannenrand mit Abriss des Labrum glenoidale; benannt nach A.S. Bankart (engl. Arzt). Oft kombiniert mit einer Hill-Sachs-Delle am Humeruskopf. Im weiteren Verlauf können beide Verletzungen in Kombination oder auch einzeln Ursache für Reluxationen sein. Bei wiederholtem Auftreten eine Form der habituellen Luxationen. Physiotherapie: Patienten in der Spätphase können häufig sehr genau sagen, ab welcher Position sie sich unwohl fühlen und Angst vor einer erneuten Luxation haben. Um kein unnötiges Risiko einzugehen, führt der Patient Kräftigungsübungen nie ganz bis zu diesem Punkt durch.

BAR *f*
Vgl. ▸ Bundesarbeitsgemeinschaft für Rehabilitation.

Barany Zeigeversuch *m*; ***Etym.:*** nach dem österreichisch-schwedischen Otologen *Robert Bárány* (1876–1936)
Vgl. ▸ Fingerfolge-Versuch.

Barbel Rotation *f*; ***Etym.:*** lat. *rotatio* „kreisförmige Umdrehung"; ***engl.:*** Barbel rotation;
Syn.: Langhanteldrehen
Kontext: Medizinische Trainingstherapie
Übung mit der Langhantel zur Stärkung der Rumpfmuskulatur. Ausführung: Der Patient steht im symmetrischen Zweibeinstand, die Hantel steht vor ihm auf dem Boden und wird am oberen Ende mit einer Hand gehalten; die Hantel wird mit gestrecktem Arm nach außen geführt und wieder zurück; der Rumpf und die untere Extremität dürfen sich nicht bewegen. Alternative: Die Hantelstange wird mit beiden Händen gehalten und mit gestreckten Armen nach außen zurückgeführt; der Rumpf dreht mit, die untere Extremität ist nach wie vor ohne Bewegung.

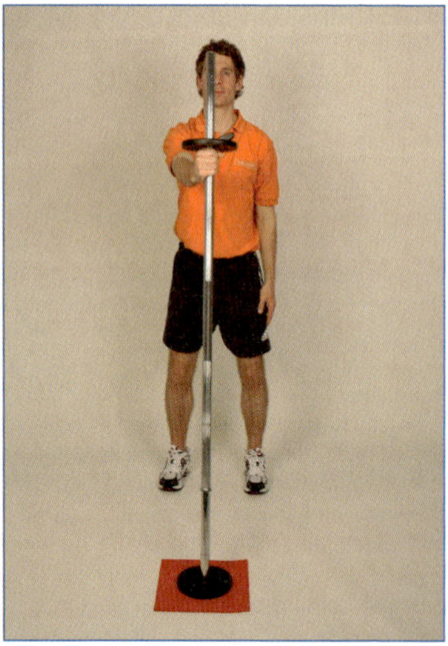

Barbel Rotation. Ausgangsstellung.

Bärengang *m*; ***engl.:*** Bear walk
Kontext: Pädiatrie, Neurologie
Lokomotionsart; ausgehend vom ▸ Bärenstand bewegt man gleichzeitig Arm und Bein einer Körperseite nach vorne (Passgang). Kinder setzen

den B. oftmals kurz vor dem freien Gehen ein. Physiotherapie: schwierige Fortbewegungsart; ermöglicht jedoch physiologischen Tonusaufbau im Becken-/Beinbereich bzw. im unteren Rumpf.

Bärenstand *m*; ***engl.:*** Bear stand
Kontext: Pädiatrie, Neurologie
Ausgangsstellung mit Bodenkontakt der Fußsohlen und Handflächen; ca. ab dem 10. Monat entwickeln Kinder aus dem B. das Stehen. Physiotherapeutisch kann der B. z. B. in der Neurorehabilitation (Mattenaktivitaten) genutzt werden.
Modifizierter B.: B. mit erhöhter Kontaktfläche für die Handflächen, z. B. durch eine passend eingestellte Behandlungsbank; geeignete Ausgangsstellung, um z. B. Stand- und Spielbeinphase zu trainieren.

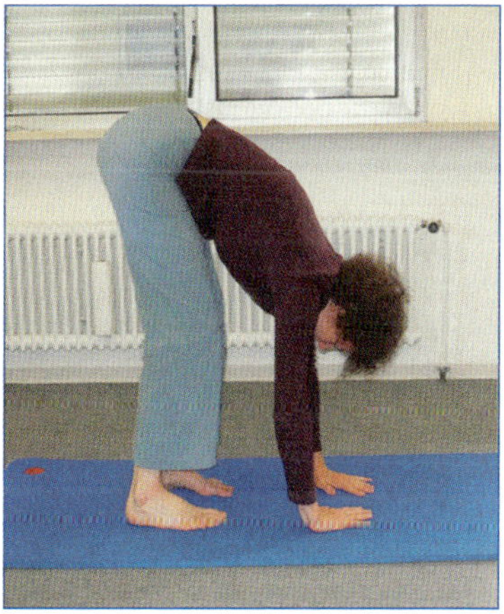

Bärenstand.

Barfußklettern *n*; ***engl.:*** Barefoot climbing
Kontext: Therapeutisches Klettern
Beim Barfußklettern wird die Schwierigkeit des Stabilisierens im Sprunggelenk bei der Übung erhöht und gleichzeitig findet eine Steigerung der taktilen Reizsetzung statt, die zur Sensibilisierung der Bewegungswahrnehmung und Stärkung der Fußmuskulatur beitragen kann.

Baroreflex *m*; ***Etym.:*** griech. *baros* „Schwere, Gewicht" u. lat. *reflectere* „zurückbiegen, umwenden"
Vgl. ▸ Pressorezeptorreflex.

Barthel Index *m*; ***Etym.:*** nach der Physiotherapeutin *Dorothea W. Barthel*, von ihr gemeinsam mit der Ärztin *Florence I. Mahoney* 1965 in Baltimore/USA entwickelt; lat. *index* „Register, Verzeichnis"; ***Abk.:*** BI
Kontext: Diagnostik
Weit verbreitetes, von Kostenträgern häufig verlangtes Messinstrument zur Erfassung der ▸ Aktivitäten des täglichen Lebens. Überprüft wird die Durchführung von 10 Alltagsfunktionen (z. B. Nahrungsaufnahme, Waschen, Treppensteigen etc.), die der Therapeut mit 0, 5, 10 oder 15 Punkten in Abhängigkeit der nötigen Hilfestellung bewertet. Maximalscore: 100 Punkte; Minimalscore: 0 Punkte. Methodische Nachteile: Die abgefragten Leistungen stammen aus sehr unterschiedlichen Bereichen, wie z. B. pflegerische Aspekte, Körperfunktionen und Aktivitäten aus den Selbsthilfebereichen; kognitive oder kommunikative Störungen werden kaum erfasst. Aufgrund seiner weltweiten Verbreitung und der leichten Durchführbarkeit wird der BI häufig eingesetzt (vgl. ▸ ADL-Skala).

Basalganglien *f*; ***Etym.:*** griech. *basis* „Schritt, Grundlage, Fundament" u. *gagglion* „Anschwellung, Geschwulst"; ***engl.:*** Basal ganglia
Kontext: Neurophysiologie, Sensomotorik
Neuronenansammlungen in der Tiefe der Großhirnhemisphären: dorsales, ventrales limbisches Striatum und Pallidum. Sie sind schleifenförmig verschaltet mit: assoziativen Teilen der Hirnrinde, Zwischenhirn (Thalamus: Nucleus subthalamicus) und Mittelhirn (Substantia nigra: pars compacta, pars reticulata). Der Informationseingang ist das Striatum. Hier konvergieren Informationen von fast allen Kortexgebieten. Es unterhält Verbindungen zum Pallidum und Mittelhirn, von dort über den Thalamus zurück zur Hirnrinde. In diesen Schleifen werden die Informationen spezifisch und parallel verarbeitet. Die beteiligten Strukturen nehmen beim Menschen einen sehr großen Platz ein. Die Schleifensysteme liefern auch Leistungen der sogenannten höheren Nerventätigkeit, z. B. Antriebe, Motivationen, Strategiewahl und kognitive Funktionen.

Baseballfinger *m*
Vgl. ▸ Mallet-Finger.

Basissportarten bei Querschnittlähmung *f*
Vgl. ▸ Querschnittlähmung, Basissportarten bei.

B

Barthel-Index

Datum ....

Patient ....

Prüfer ....

	Punkte
Essen	
• unabhängig, isst selbstständig, benutzt Geschirr und Besteck	10
• braucht etwas Hilfe, z.B. Fleisch oder Brot schneiden	5
• nicht selbstständig, auch wenn o.g. Hilfe gewährt wird	0
Bett/(Roll-)Stuhltransfer	
• unabhängig in allen Phasen der Tätigkeit	15
• geringe Hilfen oder Beaufsichtigung erforderlich	10
• erhebliche Hilfe beim Transfer, Lagewechsel, Liegen/Sitz selbstständig	5
• nicht selbstständig, auch wenn o.g. Hilfe gewährt wird	0
Waschen	
• unabhängig beim Waschen von Gesicht, Händen; Kämmen, Zähneputzen	5
• nicht selbstständig bei o.g. Tätigkeit	0
Toilettenbenutzung	
• unabhängig in allen Phasen der Tätigkeit (inkl. Reinigung)	10
• benötigt Hilfe, z.B. wegen unzureichenden Gleichgewichts oder Kleidung/Reinigung	5
• nicht selbstständig, auch wenn o. g. Hilfe gewährt wird	0
Baden	
• unabhängig bei Voll- und Duschbad in allen Phasen der Tätigkeit	5
• nicht selbstständig bei o.g. Tätigkeit	0
Gehen auf Flurebene bzw. Rollstuhlfahren	
• unabhängig beim Gehen über 50 m, Hilfsmittel erlaubt, nicht aber Gehwagen	15
• geringe Hilfen oder Überwachung erforderlich, kann mit Hilfsmitteln 50m gehen	10
• nicht selbstständig beim Gehen, kann aber Rollstuhl selbstständig bedienen, auch um Ecken herum und an einen Tisch heranfahren; Strecke mindestens 50m	5
• nicht selbstständig beim Gehen oder Rollstuhlfahren	0
Treppensteigen	
• unabhängig bei der Bewältigung einer Treppe (mehrere Stufen)	10
• benötigt Hilfe oder Überwachung beim Treppensteigen	5
• nicht selbstständig, kann auch mit Hilfe nicht Treppensteigen	0
An- und Auskleiden	
• unabhängig beim An- und Auskleiden (ggf. auch Korsett oder Bruchband)	10
• benötigt Hilfe, kann aber 50% der Tätigkeit selbstständig durchführen	5
• nicht selbstständig, auch wenn o.g. Hilfe gewährt wird	0
Stuhlkontrolle	
• ständig kontinent	10
• gelegentlich inkontinent, maximal 1×/Woche	5
• häufig/ständig inkontinent	0
Urinkontrolle	
• ständig kontinent, ggf. unabhängig bei Versorgung mit DK/Cystofix	10
• gelegentlich inkontinent, maximal 1×/Tag, Hilfe bei ext. Harnableitung	5
• häufiger/ständig inkontinent	0
Summe:	

Barthel Index.

Bauchgefühl *n*; ***engl.:*** Gut feeling; ***Syn.:*** Intuition

Kontext: Psychologie, Kommunikation

Körperliches Signal, das eine große Rolle bei intuitiven Urteilen spielt. Es ist logisch teilweise nur schwer oder nur im Nachhinein zu begründen und dennoch handlungsleitend. Im Kontakt zwischen Therapeut und Patient kann es bei der nonverbalen Kommunikation z. T. wahrgenommen werden. Als notwendige Fähigkeiten zum Erkennen von Täuschungen und Einschätzen der Glaubwürdigkeit des Interaktionspartners sollten intuitive Gefühle in der Interaktion zwischen Therapeut und Patient beachtet werden (vgl. ▸ Somatischer Marker).

Bauchgurt *m*; ***engl.:*** Abdominal belt

Kontext: Atemtherapie

Wird eingesetzt, um das Zwerchfell weiter nach kranial zu bewegen und dessen Arbeit effizienter zu machen; Vermindert die Atemarbeit, besonders in Ruhe; entlastet Atemhilfsmuskulatur in Thorax und Nacken.

Bauchlage, therapeutische *f*; ***engl.:*** Prone position, therapeutic
Kontext: Geburtshilfe
Ausgangsposition mit einer Unterlagerung des Unterbauches nach einer vaginalen Geburt, die die Rückbildungsprozesse der Gebärmutter unterstützt, d. h. ihre physiologische anteflektierte/-vertierte Position fördert; Dosierung: 2 Wochen lang, 3-mal/d für 20 – 30 min.

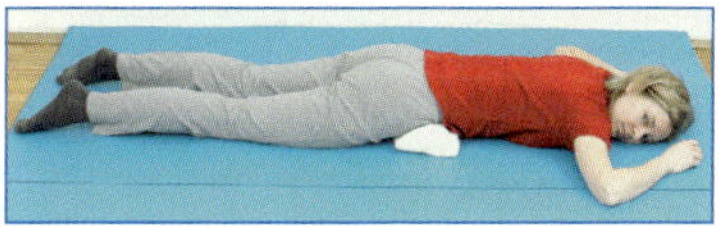

Therapeutische Bauchlage.

Bauchlagenstand *m*; ***engl.:*** Standing in prone position; ***Syn.:*** Stehbauchlage
Kontext: Gynäkologie
Vorübung bzw. modifizierte ▶ therapeutische Bauchlage mit auf einer Behandlungsbank abgelegtem Oberkörper und Kissenunterlagerung; für Wöchnerinnen nach Sectio, um die Rückbildung zu fördern; die therapeutische Bauchlage kann erst ab dem 5.–7. postoperativen Tag eingesetzt werden aufgrund der postoperativen, abdominalen Schmerzen, die extendierte Hüftgelenke verursachen würden.

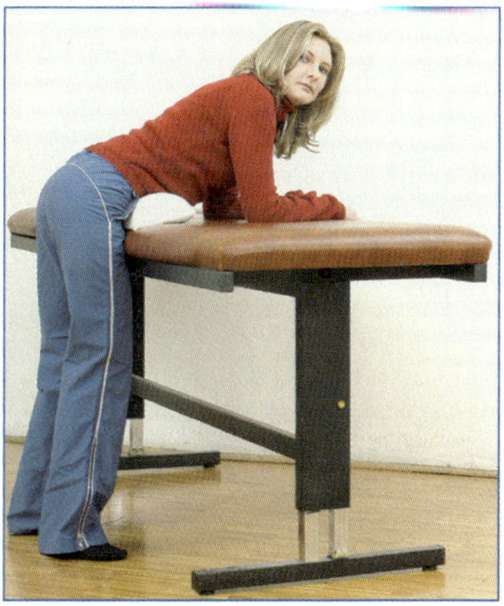

Bauchlagenstand.

Bauchmuskelaktivität, exzentrisch/konzentrische *f*; ***Etym.:*** lat. activus „tätig", lat. *ex* „aus, außerhalb"/*con...* „mit" u. *centrum* „Stachel, Einstich des Zirkels, Kreismittelpunkt"; ***engl.:*** Abdominal muscle activity, eccentric/concentric
Kontext: Bewegungslehre
Die Förderung der B. ist eine physiotherapeutische Trainingsart zur funktionellen Schulung der Bauchmuskulatur. Die Bauchmuskulatur ist den Anforderungen des täglichen Lebens nur gewachsen, wenn sowohl die exzentrische als auch die konzentrische Muskelleistung differenziert möglich ist.

Bauchmuskeltraining, funktionelles *n*; ***engl.:*** Abdominal muscle training, functional
Kontext: Funktionelle Bewegungslehre, Gynäkologie
Übung zum Training der Bauchmuskeln, das sich an der Funktion dieser Muskulatur im Alltag orientiert; Prinzip: schmaler Oberbauch, kurzer Unterbauch, kombiniert mit der Ausatmung; z. B. für Wöchnerinnen gut geeignet, da für das Schließen der ▶ Rektusdiastase alle Bauchmuskeln trainiert werden müssen und der geschädigte Beckenboden nicht durch ungünstige Druckverhältnisse belastet werden sollte, wie dies bei Hub von kranial der Fall ist (z. B. Sit-ups in Rückenlage) (vgl. Beckenbodentraining).

Bauchpresse *f*; ***engl.:*** Abdominal prelum
Kontext: Innere Medizin
Anhalten der Einatemluft nach einem tiefen Atemzug. Das Feststellen des Zwerchfells, das Schließen des Kehlkopfdeckels und die gleichzeitige Anspannung sämtlicher Bauchmuskeln führen im Bauchraum zur Darmentleerung und in den Atemwegen und der Lunge zur Druckerhöhung. Hoher Blutdruck, hohe Herzfrequenz und Rhythmusstörungen sind die unerwünschten Folgen. In den Beinvenen kommt es zu einem verstärkten Reflux aus der V. iliaca communis in die V. iliaca interna, so dass sich die Venen mit der Zeit ausweiten.

Bauchtiefendrainage *f*; ***engl.:*** Deep abdominal drainage
Kontext: Lymphologie, Manuelle Lymphdrainage
Spezielle Grifftechnik am Bauch, dient der Aktivierung der ▶ Lymphangiomotorik der intestinalen Lymphgefäße (vgl. ▶ Lymphdrainagegriffe).

Beanspruchung *f*; ***engl.:*** Stress, strain; ***Syn.:*** psychophysischer Aufwand, biologisches Äquivalent
1. *Kontext:* Biomechanik

Verteilung der Kraft auf eine kraftübertragende Fläche (funktionelle Kontaktfläche). Mechanisch gesehen entspricht sie dem Druck. Proportional zur Kraft und umgekehrt proportional zur Fläche kann sie ursächlich für Form-, Strukturveränderungen oder Spannungen sein (vgl. ▸ Druckbelastung). Nicht zu verwechseln mit Belastung als Größe der einwirkenden Kräfte.

2. ***Kontext:*** Sportwissenschaft, Leistungsphysiologie

Biologische Antwort oder Reaktion bzw. der biologische Aufwand zur Bewältigung von ▸ Belastungen. Die Intensität der biologischen Antwort ist anhand von Funktionsmerkmalen der Organ- und Regulationssysteme (▸ Beanspruchungsparameter) zu erkennen (vgl. ▸ Erholung, ▸ Ermüdung).

Beanspruchungsparameter *f*; ***Etym.:*** griech. *para* „gegen; neben, bei" u. *metron* „Maß"; ***engl.:*** Stress parameter

Kontext: Leistungsphysiologie

Funktionsmerkmale der infolge einer Belastung hervorgerufenen Beanspruchung des Organismus bzw. Merkmale der Intensität des biologischen bzw. psychophysiologischen Aufwandes zur Bewältigung der Belastung. Bsp.: Atemfrequenz, Herzschlagfrequenz, Herzrhythmik (Herzschlagfrequenzvariabilität), Blutdruck, aktuelle Laktatbilanz, elektromyographische Aktivität usw. Charakter (das Beanspruchungsmuster, grob gegeben durch: sensomotorisches Lernen; Ausdauer-, Kraftbelastungen bzw. durch deren Kombinationen), Intensität und Dauer der Beanspruchung bestimmen die Ausprägung des Ermüdungsmusters. Das Ermüdungsmuster bestimmt wiederum die physiologischen, biochemischen und morphologischen Adaptationen infolge systematisch wiederholter Beanspruchungen.

Beat-Frequenz *f*; ***Etym.:*** engl. *beat* „Schlag, Takt" u. lat. *frequentia* „Häufigkeit"; ***engl.:*** Beat frequency

Vgl. ▸ Interferenztherapie

Beatmung *f*; ***engl.:*** Artificial respiration

Kontext: Atemtherapie

Unterstützung oder Ersatz der Atmung bei nicht ausreichender oder nicht vorhandener Spontanatmung. Sauerstoff wird i. d. R. mit Überdruck über eine Gesichts- oder Larynxmaske verabreicht oder mittels eines über eine Intubation oder über ein Tracheostoma gesetzen Tubus in die Lunge gepresst. Wegen der dabei gegebenen mechanischen Belastung und möglicher Schädigung des Lungengewebes werden Druck, Atemzugvolumen und Sauerstoffsättigung fortlaufend überwacht. Physiotherapie: Atemtherapeutische Maßnahmen erfolgen in Absprache mit Ärzten und Krankenpflegern; sie sind insbesondere während der Phase des Weanings (Entwöhnung vom Respirator) angezeigt.

Bebeutelung *f*; ***engl.:*** Bag squeezing

Kontext: Atemtherapie

Maximale Inspiration mit einem ca. 1,5fach stärkeren ▸ Flow als der des momentanen Atemminutenvolumens; wird mithilfe eines Handbeatmungsballons vom Therapeuten durchgeführt und für einige Sekunden aufrechterhalten; gefolgt von einem maximalen exspiratorischen Flow durch manuelle Kompression von Thorax und Abdomen oder durch eine Hustenreaktion; löst Mukus von der Bronchialwand ab und verlagert ihn nach zentral; eingesetzt bei intubierten oder beatmeten Patienten.

Bechterew, Morbus *m*

Vgl. ▸ Morbus Bechterew.

Beckenaufrichtung *f*; ***engl.:*** Pelvic inclination, pelvis elevation, posterior tilt; ***Syn.:*** Beckenhaltung, Aufrichtung des Beckens

1. ***Kontext:*** Bewegungslehre

Koordinierte Beckenhaltung; Bewegung um die transversale Achse; durch Kontraktion des Diaphragma pelvis bewegt sich das Steißbein nach vorne/oben Richtung kleines Becken; Kontranutationsbewegung im Iliosakralgelenk; Entlordosierung der Lendenwirbelsäule. Bei aufgerichtetem Becken sind ventrale und dorsale Muskelanteile im Gleichgewicht. Gegensatz: ▸ Beckenkippung.

2. ***Kontext:*** Spiraldynamik

Die Spiraldynamik definiert die Aufrichtung des Beckens als eine der Schwerkraft entgegen gerichtete Bewegung um die Transversalachse (▸ Aufrichteprinzip). Statik: Das Ausmaß der Ventralkippung des Beckens ist entscheidend für das Ausmaß der LWS-Lordose. Aus Spiraldynamik Sicht ist eine „ideale" aufgerichtete Beckenhaltung eine LWS-Lordose von zirka 30°, Referenz ist der Neigungswinkel der Kreuzbein-Basisfläche zur Horizontalen (mit entsprechend großer Streubreite). Die Aufrichtung des Beckens erfolgt in Abhängigkeit der individuellen Veranlagung und Haltung: Delordosierung bei Plus-Lordose und Lordosierung bei Minus-Lordose. Dynamik: Durch die Aktivierung von Beckenboden, Gesäß und kaudalen Bauchmuskelanteilen kommt es standbeinseitig zu einer funktionellen Verlängerung des unteren Rückens nach kaudal mit Delordosierungstendenz und axialer Stabilisierung der LWS.

Becken-Bein-Ataxie *f*; ***engl.:*** Pelvis-leg-ataxia
Kontext: Neurologie
Frühe Symptome der ▸ Ataxie; deshalb besonders bei Patienten mit Multipler Sklerose regelmäßig zu testen. Führt frühzeitig zu funktionellen Gehstörungen; insbesondere da die B. oft mit Schwäche der Fußheber- und Hüftflexoren kombiniert ist. Test: Der Patient liegt in Rückenlage, das Bein wird 90° im Hüftgelenk flektiert. Test positiv: Wenn der Patient das Bein ohne Unterstützung hält, zittert/„wackelt" das Becken und/oder Bein. Zur Differenzierung einer Schwäche der Hüftgelenkflexoren hält der Patient das Bein mit 60° Flexion im Hüftgelenk. Tritt dort das Zittern nicht oder weniger auf, ist dies ein Zeichen einer beginnenden ataktischen Koordinationsstörung im Becken-/Beinbereich.

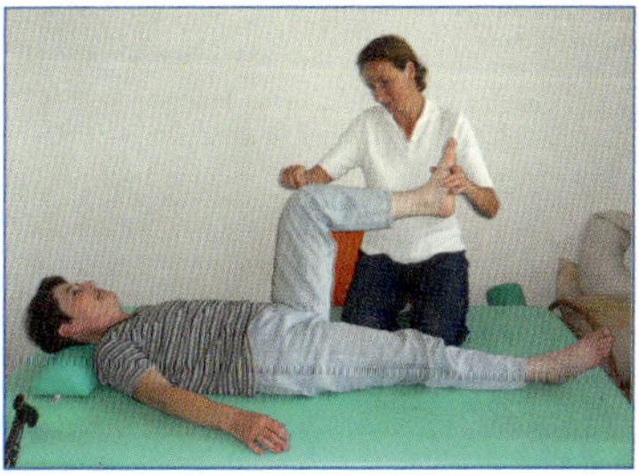

Becken-Bein-Ataxie. Test zur Becken-Bein-Ataxie.

Beckenboden, hyperaktiver *m*; ***engl.:*** Pelvic floor, hyperactive; ***Syn.:*** hypertoner Beckenboden
Kontext: Gynäkologie
Gleichzeitiges Bestehen einer Beckenbodendysfunktion, einer psychischem Erkrankung und drei Symptomen (aus einer Liste von 14 festgelegten Symptomen); differenzialdiagnostisch sind ein hypertoner Beckenboden, Entzündungen oder eine Endometriose abzugrenzen; Ursachen: chronisches Verzögern der Miktion/Defäkation, reflektorische Beckenbodenaktivität (z. B. nach invasiver Untersuchung), sexuelles Trauma (Zeichen, die auf sexuellen Missbrauch deuten können: geringe Selbstachtung, wenig Körpergefühl); i. d. R. können Schmerzen physiotherapeutisch nur vorübergehend gelindert werden; erfolgreich sind multidisziplinäre Behandlungsprogramme, in denen Physiotherapeutinnen den Patientinnen das Entspannen der Beckenbodenmuskulatur vermitteln; Grundlage für eine erfolgreiche Therapie ist ein vertrauensvolles Verhältnis.

Beckenbodenaktivität *f*; ***engl.:*** Activity of the pelvic floor
Kontext: Physiologie
Koordinations- und Kontraktionsfähigkeit der Beckenbodenmuskulatur; während der Geburt, der Organentleerung (Blase, Darm) und der Kohabitation ist insbesondere die Relaxationsfähigkeit nötig (vgl. ▸ Beckenbodentraining).

Beckenboden-Bauchmuskel-Synergismus *m*; ***engl.:*** Pelvic floor-abdominal muscles-synergy
Kontext: Physiologie, Gynäkologie
Kokontraktion der Beckenboden- und Bauchmuskulatur. In der ▸ Geburtsvorbereitung lernen die werdenden Mütter, zusätzlich die Bauchmuskeln (M. transversus abdominis) zu aktivieren, wenn die Spannung der Beckenbodenmuskulatur sehr hoch ist.

Beckenbodensenkung *f*; ***Abk.:*** DPS; ***engl.:*** Descending perineum syndrome ; ***Syn.:*** Beckenbodendeszensus
Kontext: Gynäkologie, Urologie
Absenkung der Beckenbodenmuskulatur; vielfältige Ursachen, z. B. nach Geburten, fortgeschrittenes Alter, Schmerzen, Inkontinenz, Organsenkungen des Uterus und der Vagina können folgen.

Beckenbodentraining *n*; ***engl.:*** Pelvic floor training
Kontext: Gynäkologie, Geburtshilfe
Bezeichnet das angepasste strukturierte Üben insuffizienter Beckenbodenmuskulatur, die Kraft dieser Muskulatur wird nach dem ▸ PERFECT-Schema bewertet; Trainingsphasen: Information, Wahrnehmen, Aktivieren und Trainieren, Üben in funktionellen Muskelketten unter angepasster Belastung, Integrieren in Alltagsaktivitäten. Die Prävalenz der Inkontinenz nach einer Geburt verringert sich durch B. um 50 %.

Beckengürtel *m*; ***engl.:*** Pelvic girdle
Kontext: Anatomie
Die beiden Hüftbeine bilden den B. (vgl. ▸ Beckenring).

Beckenhochstand *m*
Kontext: Orthopädie, Funktionelle Bewegungslehre
Typische Abweichung des muskuloskeletalen Systems im Stehen mit Beckenschiefstand (einseitige Asymmetrie des Beckens, u. U. kombiniert mit

Translation des Beckens zur gleichen Seite). Verkürzte Adduktoren und verlängerte Abduktoren verstärken den Beckenschiefstand (die muskuläre Asymmetrie wirkt potenzierend). Jede Asymmetrie der Füße ist kranial wieder zu finden. Muskelfunktionsprüfung zur Objektivierung der Abweichung: Die verlängerten Muskeln in maximaler Annäherung testen.

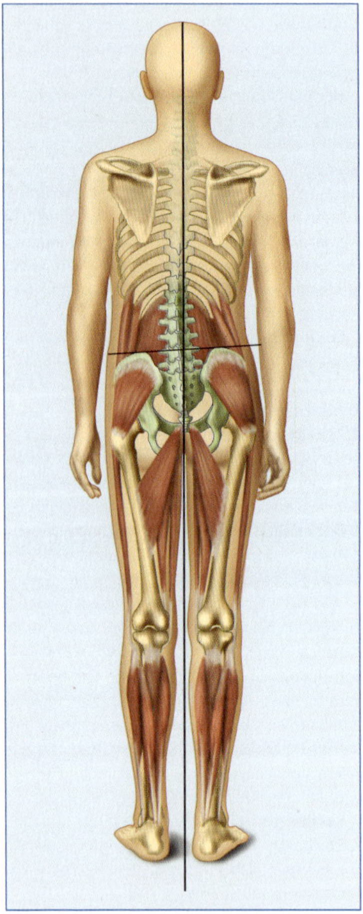

Beckenhochstand und die veränderte Muskellänge.

Beckenkippung *f*; ***engl.:*** Pelvic tilt; ***Syn.:*** Ventrales Drehmoment des Beckens

1. ***Kontext:*** Funktionelle Bewegungslehre

Unkoordinierte Beckenhaltung; verbunden mit Flexion in den Hüftgelenken vom Becken aus und Lordosierung der Lendenwirbelsäule. Folgen: (schmerzhaft) verkürzte Lendenmuskulatur, verminderte Beweglichkeit der Lendenwirbelsäule (Aufrichtung), überdehnte/detonisierte Bauchmuskulatur, die Beckenbodenmuskulatur ist nach dorsal gerichtet, die Bauchorgane lasten auf den Schambeinen und der unteren Bauchwand, Insuffizienz des Beckenbodens durch Hypotonie. Fixierte Lordose im Stehen und Gehen: kompensierende Kyphosierung der Brustwirbelsäule, erhöhte Belastung der Facettengelenke der Lendenwirbelsäule (vgl. ▸ Beckenaufrichtung, ▸ Beckenstellung, protrahierte).

2. ***Kontext:*** Brügger-Konzept

Begriff der Neurophysiologie, der ▸ Funktionsdiagnostik und der Behandlung der ▸ Funktionskrankheiten des Bewegungssystems. Die korrekte B. stellt ein zentrales Element der ▸ aufrechten Körperhaltung dar. Sie erfolgt im Sitzen und Stehen um zwei unterschiedliche Drehzentren ohne Drehzentrumsverschiebung. Sie bewirkt unter neurophysiologischen Bedingungen als weiterlaufende Bewegung eine Thoraxhebung und Nackenstreckung mit Inklination und dorsaler Translation in den oberen Kopfgelenken. Weiterhin beeinflusst sie die Stellung der Extremitäten, vor allem diejenige der Fuß-Bein-Achsen. Im Sitzen dreht das Becken um die Tuber ossis ischii und im Stehen um das Zentrum der Hüftpfanne. Dies führt dazu, dass der Bewegungsausschlag der Beckenbewegungen im Sitzen viel größer ist als im Stand, da das Drehzentrum im Sitzen weiter vom Promontorium entfernt ist als sein Drehzentrum in der Hüftgelenkspfanne. Für das Bewegungslernen bedeutet dies, dass kein direkter Transfer von der erlernten B. in der einen auf die andere Ausgangsstellung stattfinden kann. Die B. kann im Sitzen über den Tuberkontakt gut kontrolliert werden. Das Becken dreht so weit nach vorne-unten, bis das Gewicht des Beckens auf den Sitzbeinen liegt und die Tuber die hinteren Abstützpunkte bilden. Diese Bewegung kommt zu einem physiologischen Ende und darf auf keinem Fall mit der „Endlosbewegung“ der Hohlkreuzstellung verwechselt werden, bei der der Tuberkontakt aufgehoben wird, so dass das Drehzentrum pathophysiologisch in die Hüfte verlagert wird und zu einer Hüftflexion vom proximalen Hebelarm wird. Im Stehen können nur noch funktionelle Kriterien angewandt werden, was die Eigenkontrolle für die Patienten erschwert.

Beckenring *m*; ***engl.:*** Pelvic ring
Kontext: Anatomie
Die beiden Hüftbeine und das Kreuzbein bilden den B. (vgl. ▸ Beckengürtel).

Beckenring, Stabilisation des *m*; ***Etym.:*** lat. *stabilis* „standfest"; ***engl.:*** Pelvis, stabilisation of the
Kontext: Funktionelle Bewegungslehre
Der B. ist dynamisch formstabil. Das knöcherne System des B. wird durch die Beckenbodenmuskulatur stabilisiert. Dadurch werden insbesondere die Iliosakralgelenke und die Symphyse vor Fehl- und Überlastungen geschützt. Eine Funktionsstörung der Beckenringstabilisation hat häufig Fehl- und Überlastungen und somit Schmerzen im Bereich der Iliosakralgelenke oder der Symphyse zur Folge. Generell versteht man unter Stabilisation die muskuläre Sicherung eines oder mehrerer Gelenke in einer bestimmten Winkelstellung. Dadurch können pathologische Endstellungen und deren Folgen auf das Kapselbandsystem verhindert werden. Zur Schonung der beteiligten Strukturen soll die Stabilisation während eines Bewegungsablaufes funktionell aufrechterhalten sein.

Beckenschiefstand, funktioneller *m*; ***Etym.:*** franz. *fonctionnel* „funktionell", zu lat. *functio* „Verrichtung"; ***engl.:*** Pelvic obliquity, functional; ***Syn.:*** funktioneller Beckenschrägstand, Anti-Trendelenburg
Kontext: Spiraldynamik
Unterschiedlich verwendeter Begriff. Das Becken steht beim Laufen funktionellerweise schräg – mit einem funktionellen Tiefstand auf der Standbeinseite (Gesäßmuskulatur) und einem funktionellen Beckenhochstand auf der Spielbeinseite (schräge Bauchmuskulatur). Zusätzlich zur Schrägstellung des Beckens findet funktionellerweise eine Verwringung im Beckenring statt mit Dorsalkippung und Outflare auf der Standbeinseite bzw. Ventralkippung und Inflare auf der Spielbeinseite statt. Zyklisch wiederholt beschreibt der links-rechts alternierende f. B. beim Laufen eine ▸ Achterbewegung des Beckens. Dieser normale B. wirkt dem unphysiologischen Gangbild mit Trendelenburg-Zeichen (Absinken des Beckens auf der Spielbeinseite) funktionell entgegen.

Beckenschiefstand, struktureller *m*; ***Etym.:*** lat. *structura* „Zusammenfügung, Gefüge, Bau"; ***engl.:*** Pelvic obliquity, structural; ***Syn.:*** Beckenschrägstand, Beckentiefstand, Beckenhochstand
Kontext: Orthopädie
Unterschiedlich verwendeter Begriff. Sammelbegriff für strukturelle Asymmetrien des Beckens: Isolierter Beckenschrägstand in der Frontalebene mit B. auf der einen Seite und Beckenhochstand auf der anderen Seite; isolierte Beckenrotation nach links oder rechts in der Horizontalebene; Beckentranslation mit Verschiebung des Beckens zur Seite und entsprechend einseitig links- oder rechts-prominenter Hüfte; 3D-Beckentorsion als Kombination von B., Rotation, Kippung und Beckentranslation (phänomenologisch die häufigste Form des B.). Die Torsion erfolgt in Analogie zur Skoliose gesetzmäßig links- oder rechts-konvex. Ursachen: Rein funktioneller B., z. B. haltungsbedingt; strukturell fixierter B., z. B. Beinlängendifferenz, Beckentorsion oder Skoliose. Therapie: Der B. kann funktionell zumindest teilweise korrigiert werden (Standbeinphase rechts bei der links-konvexen Beckentorsion und umgekehrt).

Beckenschmerz, chronischer *m*; ***Abk.:*** CPP; ***engl.:*** Pelvic pain, chronic
Kontext: Geburtshilfe
Schmerz im Beckenbereich zwischen Nabel und Genitalregion, der länger als drei Monate besteht. Besonders häufig tritt er während der Schwangerschaft (peripartal) auf.

Bedarfsprinzip *n*; ***Etym.:*** lat. *principium* „Anfang, Ursprung, Grundlage"; ***engl.:*** Market principle
Kontext: Betriebswirtschaftslehre
Begriff aus der Materialbeschaffung. In einem Unternehmen/einer physiotherapeutischen Praxis wird Material gebraucht und verbraucht. Nach welchem Prinzip Praxisinhaber entscheiden, wann und wie viel Material nachbestellt wird, ist abhängig vom Materialwert bzw. -preis, den Lagerkapazitäten und der Menge und Häufigkeit des Bedarfes.

Bedingung *f*; ***engl.:*** Condition
Kontext: Funktionelle Bewegungslehre
Formulierung des Therapeuten zur Bewegungsausführung im Rahmen einer therapeutischen FBL-Übung, die dem Patienten nur eine Ausführungsmöglichkeit eröffnet. Um eine Bewegung auf eine einzig definierte Art und Weise im Lernprozess zu programmieren und auszuführen, be-

B

darf es Bedingungen, die nur eine Möglichkeit der Ausführung zulassen.

Bedürfnis *n*; ***engl.:*** Need

Kontext: Psychologie, Kommunikation, Physiologie

Drang bzw. Wunsch, einen objektiv gegebenen oder subjektiv empfundenen Mangelzustand zu beheben; auch Wachstumsbedürfnis. Bedürfnisse müssen angemessen erfüllt werden, damit sich ein Mensch physisch und psychisch gesund entwickeln kann. In der Physiotherapie geht es darum, dass die Bedürfnisse sowohl aus Sicht des Therapeuten als auch aus Sicht des Patienten beachtet werden und gleichzeitig den Behandlungsauftrag zu berücksichtigen (vgl. ▶ Abgrenzung, ▶ Rollenklärung, ▶ Arbeitsbündnis).

Physiologisches B.: z. B. Atmung, angemessene Temperatur, ausreichende Nahrungszufuhr, Ausscheidung, Bewegung.

Psychisches B.: Muss mit Blick auf eine gesunde psychische Entwicklung ebenfalls erfüllt werden; insbesondere die Bedürfnisse nach ▶ Sicherheit, Zuwendung und positiver Beachtung durch bedeutungsvolle andere Menschen, Selbstbestimmung, ▶ Selbstwirksamkeit und persönliche Weiterentwicklung (vgl. auch ▶ Autonomie, ▶ Bindung).

Bedürfnispyramide *f*; ***Etym.:*** griech. *pyramis* mit gleicher Bedeutung; ***engl.:*** Pyramid of needs

Kontext: Betriebswirtschaftslehre

Grafische Darstellung der menschlichen Bedürfnisse in hierarchischer Ordnung (Pyramide) nach Maslow. Die jeweils höhere Bedürfnisstufe der Pyramide wird angestrebt, wenn die darunter befindlichen Bedürfnisse erfüllt sind. Für die Physiotherapie-Praxis lässt sich die B. auf die Mitarbeiterzufriedenheit übertragen: die niedrigste Stufe mit physiologischen Bedürfnissen, z. B. geschützter Wohnraum, ausreichend Nahrung (Einkommen) und Schlaf (Arbeitszeiten); die nächst höhere Stufe beinhaltet das Bedürfnis nach einem sicheren Arbeitsplatz (Kündigungsfristen); es folgen soziale Bedürfnisse (Team, Kommunikation in der Praxis, gemeinsame Veranstaltungen wie Feiern etc.); Anerkennung und Wertschätzung (positive Rückmeldungen von Praxisinhabern, Patienten, Kollegen). Die höchste Stufe ist die Selbstverwirklichung, in der sich die übertragene Verantwortung, Mitspracherechte, spezielle Weiterbildungen und Möglichkeiten der Persönlichkeitsentwicklung wieder finden.

Befragung *f*; ***engl.:*** Questioning

Kontext: Betriebswirtschaftslehre

Gezielte Erhebung mittels Fragetechniken zur Marktforschung, um Rückmeldungen der Kunden/Patienten zu erhalten. Ziel: Möglichst ge-

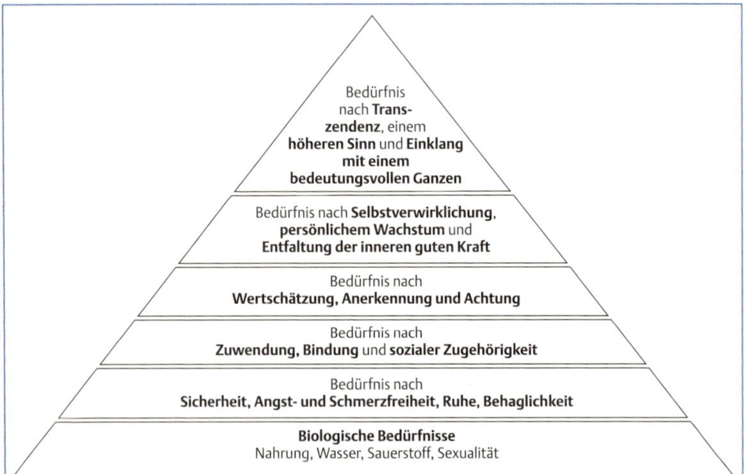

Bedürfnis nach Transzendenz, einem höheren Sinn und Einklang mit einem bedeutungsvollen Ganzen
Bedürfnis nach Selbstverwirklichung, persönlichem Wachstum und Entfaltung der inneren guten Kraft
Bedürfnis nach Wertschätzung, Anerkennung und Achtung
Bedürfnis nach Zuwendung, Bindung und sozialer Zugehörigkeit
Bedürfnis nach Sicherheit, Angst- und Schmerzfreiheit, Ruhe, Behaglichkeit
Biologische Bedürfnisse
Nahrung, Wasser, Sauerstoff, Sexualität

Bedürfnispyramide.

naue Auskünfte über Bedürfnisse, Motive der Patienten oder deren Zufriedenheit erhalten, um das eigene Praxisangebot präziser ausrichten zu können. Verschiedene Fragetechniken und -formen können eingesetzt werden: Fragen zur Person, Eisbrecher-, Vorbereitungs-, Ablenkungs-, Motivations- und Kontrollfragen. Man kann zwischen zwei Beantwortungsmöglichkeiten wählen: offene Fragen (der Befragte formuliert seine Antworten selbst) und geschlossene Fragen (die Antworten sind nur mit ja oder nein zu beantworten); (vgl. ▸ Beobachtung).

Befragungsarten *f*; ***engl.:*** Questioning manner

Kontext: Betriebswirtschaftslehre

Unterschiedliche Befragungstypen ermöglichen, in der Planung der ▸ Befragung verschiedene Aspekte zu berücksichtigen. Physiotherapie: In einer Praxis kommen die Mitarbeiter- und Patientenbefragung in Betracht. Die Arten der Befragung werden nach verschiedenen Kriterien unterschieden: Zahl der Befragungsthemen (Ein- oder Mehrthemenbefragung), die befragten Personen (Laien, Experten, Patienten etc.), Befragungsmethode (mündlich, schriftlich, telefonisch), Häufigkeit der Befragung (einmal oder wiederholt nach bestimmten Zeitabständen) und die Vorgehensweise (standardisiert, d. h. für alle Befragten exakt gleich, frei oder strukturiert – Reihenfolge bleibt frei wählbar). Befragungen derselben Zielgruppe werden nach einem gewissen Zeitraum wiederholt, um Veränderungen testzustellen.

Befund, physiotherapeutischer *m*; ***engl.:*** Findings, physiotherapeutic

Kontext: Diagnostik

Ergebnis einer ▸ physiotherapeutischen Untersuchung. (Vgl. ▸ Diagnose, physiotherapeutische).

Befund, psychiatrischer *m*; ***Etym.:*** griech. *psyche* „Seele, Gemüt" u. *iatrike* Arzneikunst; ***engl.:*** Medical findings, psychiatric

Kontext: Psychiatrie

Die Grundlagen des bewegungstherapeutisch/psychiatrisch/psychosomatischen Befundes sind subjektive Beobachtungen in Verbindung mit vorgegeben Beobachtungskriterien.

Befundaufnahme *f*

Vgl. ▸ Untersuchung, physiotherapeutische.

Befunderhebung *f*; ***engl.:*** Diagnostic assessment

1. ***Kontext:*** Diagnostik

Vgl. ▸ Untersuchung, physiotherapeutische.

2. ***Kontext:*** Bobath-Konzept, Pädiatrie, Diagnostik

Sammlung und Dokumentation von Informationen durch Beobachtung und systematische Erhebung anhand von Befundbögen, um das Ausmaß vorhandener Fähigkeiten einzuschätzen. Unterschieden wird in Eingangs-, Verlaufs- und Abschlussbefund.

Defizit-orientierte B.: Der Therapeut beobachtet zuerst, welche pathologischen Reflexe/Reaktionen ein Kind hat, welche pathologischen Haltungs- und Bewegungsmuster das Kind einschränken oder welche Entwicklungsschritte fehlen.

Fähigkeits-orientierte B.: Das Kind eröffnet den Dialog, indem es aus dem vorliegenden Angebot auswählt, was es tun/zeigen möchte. In der Regel handelt es sich um Dinge und Tätigkeiten, die ihm bekannt sind, ihm gut liegen oder seine Neugier wecken. Therapeut und Kind erkennen zugleich derzeitige Probleme und formulieren Ziele. Fähigkeiten sind Grundlage und Ausgangspunkt für die Bobath-Therapie, sodass der Übergang vom Befund zur Therapie fließend ist bzw. zur selben Zeit stattfindet. Das Kind gestaltet den Dialog mit, indem es aktiv aus einem Therapieangebot auswählt (vgl. ▸ Untersuchung, physiotherapeutische, ▸ Beobachtung).

Begrüßungs- und Informationsphase *f*; ***engl.:*** Welcoming and introduction phase

Kontext: Kommunikation

Erste Phase im physiotherapeutischen Prozess. Bestandteile: Vorstellen (Funktion nennen); Herstellen der persönlichen Beziehung („das Eis brechen" und auch Grenzen des Patienten wahrnehmen), erste grundlegende Informationen zur Physiotherapie und Vergleich mit den Erwartungen des Patienten; Klären des Setting (offener oder geschlossener Therapieraum, ggf. Therapie durch Therapeutin oder Therapeut); Ablauf der ersten Sitzung und Rolle des Patienten. Bewusstes Gestalten dieser Phase hilft, Vorstellungen und Erwartungen des Patienten zu erfahren, Missverständnisse zu vermeiden und ein besseres Behandlungsergebnis zu erreichen (vgl. ▸ Erstkontakt).

Behaglichkeitstemperatur *f*; ***Etym.:*** lat. *temperatura* „richtige Mischung, richtiges Verhältnis"; ***engl.:*** Comfortable temperature; ***Syn.:*** Indifferenztemperatur

Kontext: Physiologie, Physikalische Therapie

Temperatur von 27–28 °C, bei der sich der unbekleidete Mensch wohl fühlt. Die B. ist von physikalischen Faktoren abhängig: Lufttemperatur

B

(bestimmt Konvektion und Evaporation/Verdunstung), Temperatur der Raumwände (bestimmt die Wärmeabgabe oder -aufnahme durch Strahlung), Luftgeschwindigkeit (bestimmt die Intensität der Wärmekonvektion mit der Luft) und Luftfeuchtigkeit (bestimmt den Wärmeverlust durch Evaporation).

Behandlung, physiotherapeutische *f*
Vgl. ▶ Physiotherapie.

Behandlungsebene *f*; ***engl.:*** Treatment plane

1. ***Kontext:*** Manuelle Therapie
Die B. liegt wie ein Deckel auf dem konkaven Gelenkpartner. Je nach Gelenkstellung ist die B. daher unterschiedlich. Das Bestimmen der B. ist notwendig, um verschiedene manuelle Techniken auszuführen, z. B. Traktion oder Gleitmobilisation.

2. ***Kontext:*** Kaltenborn-Evjenth-Konzept
Nach Kaltenborn eine imaginäre (vorgestellte) Ebene im Gelenk, die rechtwinklig zu einer Linie liegt, die von der Rotationsachse zum tiefstgelegenen Punkt der konkaven Gelenkfläche zieht. Vereinfacht kann man sie sich auf der konkaven Gelenkfläche liegend vorstellen. Sie dient zum Orientieren der geradlinigen translatorischen Bewegungen Traktion, Kompression und Gleiten. Kaltenborn beschrieb diese Ebene erstmals 1954 als Gelenkebene. 1962 nannte er sie Tangentialebene und 1972 auf Rat von Dennis Morgan B.

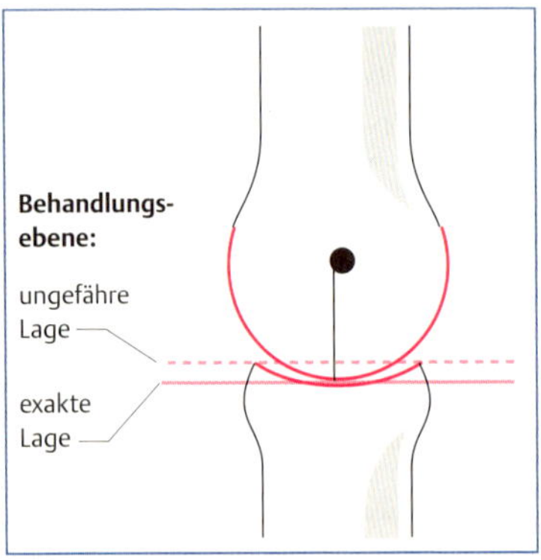

Behandlungsebene.

Behandlungsgrundsätze *f*
Kontext: Clinical Reasoning
Faktoren, die für eine erfolgreiche und zufriedenstellende physiotherapeutische Behandlung absolut notwendig sind. Dazu gehören folgende Grundsätze: Präzise Befunderhebung, Formulieren von adäquaten Therapiezielen und Abwägen der optimalen physiotherapeutischen Intervention (vgl. ▶ Prozess, physiotherapeutischer, ▶ Untersuchung, physiotherapeutische).

Behandlungshypothese *f*; ***Etym.:*** griech. *hypothesis* „Unterstellung"; ***engl.:*** Treatment hypothesis
Vgl. ▶ Hypothese.

Behandlungsphase *f*; ***Etym.:*** griech. *phasis* „Erscheinung, Aufgang eines Gestirns"; ***engl.:*** Treatment phase
Kontext: Clinical Reasoning
Einteilung des Krankheitsverlaufs bei länger dauernden und chronischen Erkrankungen in eine akute, subakute und eine chronische Phase. Die Behandlungsmaßnahmen sind phasenspezifisch und unterschiedlich. Bsp. Physiotherapie: Während in der akuten Phase nach einem Schlaganfall aufgrund der veränderten Bewusstseinslage nur passive Bewegungen möglich sind, ist in der subakuten und chronischen Phase ein aufgabenorientiertes Üben möglich.

Behandlungsplan *m*
Vgl. ▶ Therapieplan.

Behandlungsplanung *f*; ***engl.:*** Treatment planning
Kontext: Dokumentation
Teil der Dokumentation; Festlegen der Behandlungsziele (Körperstrukturen/-funktionen, Aktivitäten, Teilhabe); Auswahl erfolgversprechender bzw. evidenzbasierter therapeutischer Methoden und Techniken sowie ggf. Steigerungsmöglichkeiten. Voraussetzung ist der Befund (Formulierung der klinischen Problematik). Der Therapeut überprüft die Wirksamkeit der ausgewählten Maßnahmen regelmäßig; bei Misserfolg verändert er das Vorgehen; eng verbunden mit dem ▶ Clinical Reasoning.

Behandlungsprinzip *n*; ***engl.:*** Treatment principle
Kontext: McKenzie-Konzept
Richtung der zur Behandlung eingesetzten Bewegungen (bezeichnet als Extension, Flexion oder Lateralflexion); für jedes B. gibt es ▶ Belastungsprogressionen, die vom Patienten oder vom Therapeuten durchgeführt werden können. Bei einem Derangement bestimmt die Richtung das B., die zur Abnahme, zum Verschwinden oder zur ▶ Zentralisation von Schmerz führt. Bei Dysfunktion bestimmt die Richtung, in der das relevante

Symptom reproduziert wird, das B. (vgl. ▸ Derangementsyndrom, ▸ Dysfunktionssyndrom).

Behandlungsvertrag *m*; ***engl.:*** Treatment contract/ agreement

Kontext: Betriebswirtschaftslehre

Von Patient und Praxisinhaber abgeschlossener Vertrag über die Bedingungen der Behandlung. Der Vertrag kann mündlich geschlossen werden und entsteht automatisch durch Angebot und Annahme eines Behandlungstermins. Vertragsbedingungen (Behandlungsdauer, Preis der Behandlungseinheit, wechselnde Therapeuten oder nicht, Rechnungserstellung und Terminabsagefristen etc.) sollten mündlich und können präzise schriftlich spätestens beim ersten Behandlungstermin vereinbart werden.

Behandlungsziel *f*

Vgl. ▸ Therapieziel.

Behaviorismus *m*; ***Etym.:*** engl. *behavior* „Verhalten"; ***engl.:*** Behaviourism

Kontext: Physiologie, Psychologie

Verhaltenstheorie, die davon ausgeht, dass die Umwelt jegliches Verhalten auslöst und formt; prägte ca. bis in die 1960er-Jahre das Herangehen an das motorische Lernen. Wissenschaftliche Grundlage war die Meinung, dass Bewegen und Verhalten von Mensch und Tier naturwissenschaftlich untersucht werden kann. Als funktionelle Basis wurden Reiz – Reaktionsmodelle formuliert und untersucht. Verhalten wird als funktionale Verknüpfung von Reiz und Reaktion gesehen; Verstärkungsmechanismen bilden ein bestimmtes Verhalten aus. Durch Konditionierungsprozesse entstehen Teilbewegungen, dessen „sensorische Abschlussinformationen" eine weitere Teilbewegung in Gang setzen usw. Die motorische Handlung wird als serielle Bewegungskette angesehen (Lernprozess). In behavioristischen Modellen ist der Organismus nur ein reagierendes, kein agierendes System; Korrekturmechanismen fehlen (Theorie der Bewegungsketten). Es wird vorausgesetzt, dass alle Bewegungen immer korrekt sind und somit auch die „korrekten" Re-Afferenzen für die nachfolgende Teilbewegung zurückkommen. Menschen reagieren nicht ausschließlich durch Assoziationen zwischen Reizen bzw. Situationen und Reflex bzw. Reaktion. Verhalten kann nicht ausreichend mit gelernten und ungelernten Reaktionsketten bzw. Kettenreflexmechanismen beschrieben werden.

Behinderung *f*; ***engl.:*** Disability, handicap

1. ***Kontext:*** Gesundheitswissenschaften

Benachteiligung im sozialen Leben, beispielsweise Kindergarten, Schule, Beruf, infolge einer funktionellen Beeinträchtigung. Die Einschränkung kann auf der körperlichen, emotional-sozialen, kognitiven oder sensorischen Ebene liegen (vgl. ▸ KEKS-Ebenen).

2. ***Kontext:*** Sozialrecht

Regelwidriger körperlicher, geistiger oder seelischer Zustand, der Menschen davon abhält, ein „normales" Leben zu führen. Sie besteht, wenn körperliche Funktionen, geistige Fähigkeiten oder seelische Gesundheit mit hoher Wahrscheinlichkeit länger als sechs Monate von dem für das Lebensalter typischen Zustand abweichen und daher die Teilhabe am Leben in der Gesellschaft beeinträchtigen. Das Sozialrecht fasst den Begriff enger als die ▸ Internationale Klassifikation der Funktionsfähigkeit, Behinderung und Gesundheit.

Beinachse *f*; ***engl.:*** Leg axis

Kontext: Funktionelle Bewegungslehre, Gangschulung

Gedachte, vertikale durch das Hüft-, Knie- und obere Sprunggelenk laufende Verbindungslinie. Sind die Gelenke in dieser Linie eingeordnet, ist die Gelenkbelastung physiologisch.

Beinachsenstabilität *f*; ***Etym.:*** lat. *stabilis* „standfest"; ***engl.:*** Leg axis stability

Kontext: Funktionelle Bewegungslehre

Die B. besteht dann, wenn die einzelnen Fuß- und Beinachsen in ihrem physiologischen Bezug in der Statik und auch bei Bewegungen muskulär stabilisiert werden können. Dies ist insbesondere beim Gehen oder bei sportmotorischen Bewegungsabläufen wichtig.

Behinderung

	Behinderung	Krankheit
Definition	Regelwidriger körperlicher, geistiger oder seelischer Zustand, der den Menschen davon abhält, das Leben eines normalen Menschen zu führen	Regelwidriger körperlicher, geistiger oder seelischer Zustand, der lediglich ärztliche Behandlung erfordert
Ursprung	Angeboren oder erworben	Ausschließlich erworben
Dauer	Ständiger Zustand	Vorübergehender Zustand

B

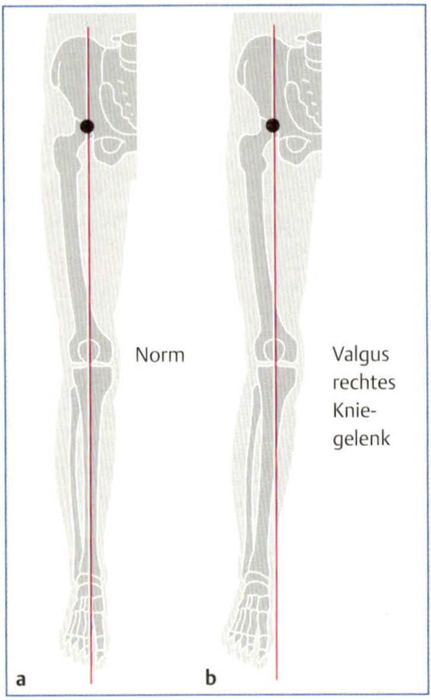

Beinachse: a Norm, b Abweichung bei ▶ Genu valgum.

Beinlänge, anatomische *f*; *engl.:* Leg length, anatomical
Kontext: Diagnostik, Orthopädie
Abstand zwischen Trochanter major und lateralem Kniegelenkspalt sowie lateralem Kniegelenkspalt und Mitte des lateralen Malleolus; knöcherne Ursachen führen zu Differenzen der Beinlängen, z. B. Frakturen oder Wachstumsstörungen (vgl. ▶ Beinlänge, funktionelle).

Beinlänge, funktionelle *f*; *engl.:* Leg length, functional
Kontext: Diagnostik, Orthopädie
Abstand zwischen Spina iliaca anterior superior und Mitte des lateralen Malleolus; eingeschränkte Gelenkbeweglichkeit durch Schonhaltungen und Muskelverkürzungen kann z. B. zu Differenzen der Beinlängen führen (vgl. ▶ Beinlänge, anatomische).

Beinlängendifferenz *f*; *engl.:* Difference in leg length
Kontext: Diagnostik, Orthopädie
Unterschiedliche Beinlängen aufgrund anatomischer oder funktioneller Ursachen; Therapeuten führen eine Längenmessung der unteren Extremität oder den Brettchentest durch, um die B. festzustellen. Folge: ▶ Beckenhochstand.

Beinstatik *f*
Kontext: Funktionelle Anatomie
Anatomischer Aufbau des Beins durch Knochen, Gelenke und Muskeln. Abweichungen der Beinstatik von der hypothetischen Norm: z. B. ▶ Genu valgum, ▶ Genu varum.

Beinverkürzung, funktionelle *f*
Kontext: Diagnostik, Orthopädie
Verkürzung des Abstandes zwischen Spina iliaca anterior superior und der Mitte des lateralen Malleolus im Seitenvergleich; mögliche Ursachen: eingeschränkte Gelenkbeweglichkeit durch Schonhaltungen und Muskelverkürzungen. (Vgl. ▶ Beinlänge, funktionelle, ▶ Beinlänge, anatomische).

Beinverschraubung *f*
Kontext: Funktionelle Bewegungslehre, Spiraldynamik
Stabilisieren der ▶ Beinachse durch gegensinnige muskuläre Aktivität: Außenrotation im Hüftgelenk und Pronation im Vorfuß. Das ▶ Spielbein verschraubt sich durch eine Außendrehung des Oberschenkels und eine Innendrehung des Unterschenkels. In der Abstoßphase des ▶ Standbeins entschrauben sich Ober- und Unterschenkel, Hüft- und Kniegelenk sind extendiert, das obere Sprunggelenk ist plantarflektiert.

Belastbarkeit *f*; *engl.:* Resilience
Kontext: Psychologie
Ergibt sich aus der einwirkenden Belastung und der individuellen physischen und psychischen Leistungsfähigkeit des Einzelnen. Das Ungleichgewicht von zu hoher und zu geringer B. führt zu negativen Beanspruchungen (Befindlichkeitsstörungen, Funktionsabnahme) und schließlich zu Erkrankungen.

Belastbarkeitsgrenze, aktuelle *f*; *engl.:* Border of capacity, actual
Kontext: Traumatologie
Entsprechend dem Wundheilungsverlauf verändert sich die B. allmählich. Das Bewegungssystem benötigt zum Erhalt und zur Verbesserung seiner Belastbarkeit entsprechende strukturspezifische Reize. Submaximale Belastungen unter der a.B. sind optimale belastbarkeitsfördernde Reize. Bei zu geringer Belastung fehlen dem Bewegungssystem notwendige Reize zur Stabilitätsverbesserung; bei zu hoher Belastung entsteht neuer Schaden durch Überlastung.

Belästigung *f*; ***engl.:*** Harassment, importunity, inconvenience

Kontext: Psychologie, Kommunikation

Hinsichtlich ihrer Art und Intensität differenzierbare ▶ Grenzüberschreitung. Ein meist sehr zuverlässiger Indikator für körperliche, sexuelle und/oder emotionale Grenzüberschreitungen ist das Gefühl, – auch im übertragenen Sinne – unangenehm berührt zu sein. Bsp.: anzügliche Bemerkungen, Vorschläge für Treffen in privatem Rahmen, scheinbar zufällige Berührungen. Für Betroffene kann eine B. ein traumatisierendes Ereignis sein. Belästigungen, insbesondere sexueller Art, sind Straftaten, die arbeits-, zivil- und strafrechtliche Konsequenzen haben können. Entsprechende Vorkommnisse müssen daher immer von Therapeuten, Vorgesetzten und Kollegen ernst genommen werden. Eine aktive Lösung der Situation muss unmittelbar nach Bekanntwerden erfolgen. Wird eine Therapeutin von einem Patienten belästigt (es werden meistens Frauen von Männern belästigt), sollte sie sich Hilfe zur Problemlösung holen, um die Situation möglichst schnell zu beenden. Der Arbeitgeber hat diesbezüglich einen Schutzauftrag für seine Mitarbeiter. Möglichkeiten: Therapeutenwechsel (männlicher Kollege); Beendigung der Zusammenarbeit mit dem Patienten. Erfolgt eine sexuelle B. durch einen Therapeuten, spricht man von Professional Sexual Misconduct. Im Gesundheitswesen kommen in Deutschland jährlich etwa 165 000 ▶ Übergriffe durch Fachleute vor. Seitens der Vorgesetzten, Kollegen und Berufsverbände ist ein Null-Toleranz-Standard bezüglich Belästigungen durch Fachleute erforderlich, um Patientinnen und Patienten konsequent zu schützen. (vgl. ▶ Abgrenzung, ▶ Trauma).

Belastung *f*; ***engl.:*** Load/ Exposure

1. *Kontext:* Biomechanik

Vektorielle Summe aller auf einem Körper oder Struktur (z. B. Gelenk) einwirkenden Kräfte. Die funktionelle Kontaktfläche wird hierbei nicht berücksichtigt.

2. *Kontext:* Trainingslehre

Definierte psychophysische Beanspruchung des Trainierenden bei der Abforderung von Leistung.

3. *Kontext:* Therapeutisches Klettern

Führen des Körpers entsprechend einer physiologisch sinnvollen Beanspruchung von Gelenken und Muskeln, indem der Übende den Körperschwerpunkt möglichst im Schwerelot hält. Das Beachten dieser Regel erfordert ein achsengerechtes Fortbewegen.

4. *Kontext:* Physiologie, Psychologie, Sportwissenschaft

Umfasst alle physikalischen Einwirkungen auf den Organismus (Kälte, Wärme, Luftströmung usw.) und alle physischen und psychischen Anforderungen, auf die er zu deren Bewältigung eine biologische Antwort finden bzw. reagieren muss.

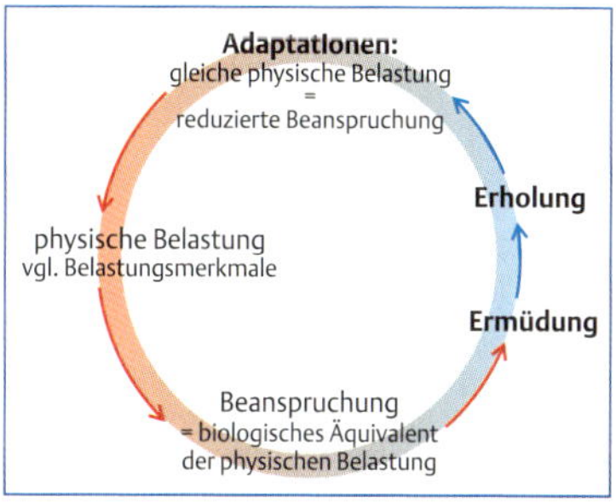

Belastung. Der Zyklus Belastung – Beanspruchung – Ermüdung – Erholung – Adaption. Ein Aufstocken der Adaptation und damit der Leistungsfähigkeit ist nur möglich, wenn die Kriterien des Trainings eingehalten werden.

Belastung, axiale *f*

Vgl. ▶ Axiale Belastung.

Belastung, diagonale *f*; ***engl.:*** Load, diagonal

Kontext: Therapeutisches Klettern, Trainingslehre

Kontralaterale Kopplung von Tritten und Griffen während des Kletterns. Die Verlagerung des Körperschwerpunktes findet immer auf der Verbindungslinie zwischen belastetem Tritt und kontralateraler Greifhand statt und führt so zu einer gleichmäßigen Belastung. Beim Klettern als Therapie wird empfohlen, dass der Übende diagonal belastet. Diagonale Bewegungsmuster sind natürliche, ökonomische Bewegungsabläufe. So werden beim Gehen oder auch Laufen der rechte Arm und das linke Bein gleichzeitig bewegt und somit der Körperschwerpunkt möglichst stabil gehalten.

Belastung, Steuerung der *f*; ***engl.:*** Load, controlling of the

Kontext: Trainingslehre

Erfolgt über die Festlegung von Umfang (Dauer) sowie die Intensität (Dichte) von körperlichen Übungen anhand objektiver Kriterien. Dies beinhaltet auch die Pausengestaltung zwischen den Übungsserien. Ziele sind die Adaptationen im Bereich von Kraft, Ausdauer und Beweglichkeit sowie im neuromuskulären System.

B

Belastungsalternative *f*; ***engl.:*** Load alternative
Kontext: McKenzie-Konzept
Unterschiedliche Arten des Einsatzes von Kraft während des Erforschens von ▸ Belastungsstrategien. Beispiele: alternative Ausgangspositionen (Sitzen oder Liegen), alternative Richtungen (sagittal, Lateralflexion oder Rotation), dynamische oder statische Form (durch wiederholte Bewegungen oder länger eingenommene Positionen) oder zusätzliche Traktion.

Belastungsart *f*; ***engl.:*** Load type
Kontext: Sportwissenschaft, Trainingslehre
Wesentliche Komponente der Trainingsbelastung; definiert die Bewegungsanforderungen bzw. die auszuführenden Bewegungshandlungen in ihrer Struktur, der Ausführungsdynamik, der Komplexität, der Kompliziertheit usw., die die Beanspruchung bestimmen. Bsp.: Laufen, Fahrradfahren, Schwimmen als zyklische Belastungsarten; Kugelstoßen, Werfen eines Balls, Heben eines Gewichts als azyklische Belastungsarten; Anlaufen mit Weitsprung als eine Kombination aus zyklischer und azyklischer Belastung.

Belastungsdauer *f*; ***engl.:*** Load duration
Kontext: Sportwissenschaft, Trainingslehre
Faktor der ▸ Belastungsintensität; kennzeichnet den zeitlichen Umfang einer Belastung. Bei zyklischen Belastungen gibt sie die zeitliche Dauer für eine Strecke an; bei azyklischen Belastungen die zeitliche Dauer einer Belastungsserie.

Belastungsdichte *f*; ***engl.:*** Load interval
Kontext: Sportwissenschaft, Trainingslehre
Faktor der ▸ Belastungsintensität; zeitliches Verhältnis zwischen Belastung und Erholung in einer Trainingseinheit (Häufigkeit/Zeit).

Belastungshaltung, sternosymphysale *f*
Vgl. ▸ sternosymphysale Belastungshaltung.

Belastungsintensität *f*; ***Etym.:*** lat. *intensio* „Spannung“; ***engl.:*** Load intensity
Kontext: Sportwissenschaft, Trainingslehre
Systematisch geplante, wesentliche Komponente der Trainingsbelastung; die Belastungsanforderung pro Zeiteinheit während der aktuellen Belastung (Bewegungshandlung bzw. Bewegungshandlungsserie). Merkmale der B.: Geschwindigkeit und/oder die Stimulation des Energiestoffwechsels (Laktatkonzentration im Kapillarblut) bei einer zyklischen Belastung; zu bewältigende Last beim Krafttraining; Sprunghöhe oder Laktat bei Intensitätskontrollen in Spiel- oder Kampfsportarten (vgl. ▸ Belastungsdauer, ▸ Belastungsdichte, ▸ Belastungsumfang).

Belastungskontrolle *f*; ***engl.:*** Stress control
Kontext: Innere Medizin
Beobachten und Prüfen der kardiopulmonalen Belastbarkeit durch den Therapeuten und/oder teilweise durch die Patienten selbst, z. B. Puls- und Blutdruckkontrolle.
Objektive Zeichen: Pulsfrequenz Blutdruck und Atemfrequenz.
Subjektive Zeichen: Gesichtsausdruck, Gesichtsfarbe, Anstrengungsgefühl, Schweißbildung auf der Stirn oder Oberlippe, blasses Nase-Mund-dreieck, spitze Nase.

Belastungslimit *n*; ***engl.:*** Limit of load/ stress limit
Kontext: Traumatologie
An den Heilungsphasen orientierte, notwendige Begrenzung der funktionellen Beanspruchung von verletzten Strukturen, um weitere Schädigungen zu verhindern und den Heilungsprozess zu fördern. Belastungslimitierungen sind nach Verletzungen und Operationen notwendig. Kategorien zur Limitierung in der Unfallchirurgie: v. a. ▸ axiale Belastung, distaler (therapeutische) Widerstand und das Bewegungsausmaß. Die drei Kategorien kombiniert man teilweise miteinander. Physiotherapie: Belastungslimitierungen müssen so präzise wie möglich sein; zumindest in den drei Kategorien (axiale Belastung, distaler Widerstand, erlaubte aktive und passive Bewegung). Nur so kann der Therapeut die Belastung richtig dosieren. Belastungslimitierungen machen oft den Einsatz von Hilfsmitteln (z. B. Unterarmstützen) notwendig.

Belastungsnormative *f*; ***engl.:*** Nomative Load
Kontext: Trainingslehre
Regulierbare Stimuli/Größen, durch die sich ein Training bzw. die Anpassung des Organismus durch Belastung steuern lässt: Reizintensität, -dauer, -dichte, -häufigkeit, -umfang.

Belastungsprogression *f*; ***engl.:*** Force progression
Kontext: McKenzie-Konzept
Zunahme der eingesetzten Kräfte im Rahmen eines ▸ Behandlungsprinzips einer bestimmten Behandlungsrichtung (Extension, Flexion, Lateralflexion). Damit verbunden sind ▸ Belastungsstrate-

gien, bei denen zunehmend größere oder spezifischere Kräfte eingesetzt werden, z. B. gehaltene Positionen im Mittelbereich oder der Patient bewegt sich im Endbereich, Krafteinwirkung durch den Therapeuten oder wiederholte Bewegungen über mehrere Tage. Einsatz der B.: um die richtige ▶ Directional Preference zu bestimmen und wenn bei geringeren Kräften keine Besserung erzielt werden kann.

Belastungsstabil
Kontext: Traumatologie
Begriff zur Belastungslimitierung bzw. physiotherapeutischen Dosierung der Deutschen Gesellschaft für Unfallchirurgie (DGU). Bewegungen oder Übungen gegen Widerstand können abgestuft innerhalb der Grenzen der physiologischen Belastbarkeit des Körperabschnitts durchgeführt werden; höchstmögliche medizinische Therapiestufe in der Rehabilitation. Belastungen können kontinuierlich gesteigert werden. Bsp.: Der Therapeut verlagert den Widerstand bei Bewegungen der Extremitäten immer weiter von proximal (kurzer Hebel) nach distal (langer Hebel) (vgl. ▶ Lagerungsstabil, ▶ Bewegungsstabil, ▶ Trainingsstabil).

Belastungsstrategie *f*; ***engl.:*** Loading strategy
Kontext: McKenzie-Konzept
Bewegungen, Positionen oder Belastungen, die erforderlich sind, um bestimmte Strukturen zu belasten. B. können dynamisch (wiederholte Bewegungen) sein oder statisch (Haltungen). Entscheidend sind B., die Symptome verändern (vgl. ▶ Behandlungsprinzip, ▶ Belastungsprogression, ▶ Derangementsyndrom).

Belastungsumfang *m*; ***engl.:*** Load amount
Kontext: Sportwissenschaft, Trainingslehre
Systematisch geplante Komponente der Trainingsbelastung; Belastungsanforderungen (z. B. Anzahl von Wiederholungen, effektive Belastungszeit) in einer Trainingseinheit oder einem Trainingsabschnitt (Mikro-, Meso-, Makrozyklus; Trainingsjahr), (vgl. ▶ Belastungsdauer, ▶ Belastungsdichte, ▶ Belastungsintensität).

Bellsche-Fazialis-Parese *f*; ***Etym.:*** nach dem schottischen Physiologen *Sir Charles Bell* (1774–1842); lat. *facialis* „zum Gesicht gehörig" u. griech. *paresis* „Erschlaffung"; ***engl.:*** Bell`s palsy; ***Syn.:*** Bell-Lähmung
Kontext: Kiefergelenksbehandlung
Periphere Fazialislähmung ohne erkennbare Ursache. Benannt nach dem britischen Chirurgen Sir Charles Bell (1774–1842).

Benchmarking *n*; ***Etym.:*** engl. *benchmark* „Maßstab"; ***engl.:*** Benchmarking
Kontext: Betriebswirtschaftslehre
Managementmethode; der Vergleich mit dem Branchenbesten zwecks Erfassung von Optimierungspotenzial für das eigene Unternehmen. Besondere Beachtung erhält z. B. die beste, erfolgreichste physiotherapeutische Praxis (Marktführer). Voraussetzung für die Vergleichbarkeit von Praxen sind vergleichbare Daten: Standort, Spezialisierung, Praxisgröße, Einzugsbereich, Spektrum der Therapieangebote usw. Die Beschaffung der Konkurrenzdaten und Informationen ist schwierig; günstig ist die Kooperation mit Praxen in verschiedenen Städten oder zwischen verschiedenen Niederlassungen, um Benchmark-Daten vertraulich geben und nehmen zu können.

Benchmarking-Kategorien *f*; ***Etym.:*** engl. *benchmark* „Maßstab" u. griech. *kategoria* „Grundaussage"; ***engl.:*** Benchmarking categories
Kontext: Betriebswirtschaftslehre
Objektiv messbare Vergleichskriterien, z. B. Umsatz und Gewinn. In der Physiotherapie sind außerdem möglich: Behandlungsdauer, Größe der Behandlungsräume, Anzahl der Mitarbeiter, Qualifikationen der Mitarbeiter, Wartezeiten auf Termine, Häufigkeit der Therapeutenwechsel, Patientenzufriedenheit, Qualität der Behandlung, Zahl der Folgerezepte, Anzahl der zuweisenden Ärzte usw. Alle Kategorien stellen zugleich Kennzahlen dar, die im Praxis-Controlling erfasst und als Steuerungsinstrument des Praxiserfolges genutzt werden sollten.

Benigner paroxysmaler Lagerungsschwindel *m*; ***Etym.:*** lat. *benignus* „milde, gutmütig, von guter Art" u. griech. *paroxysmos* „Antrieb, Reizung, Verschärfung"; ***Abk.:*** BPLS; ***engl.:*** Benign paroxysmal positional vertigo; ***Syn.:*** gutartiger Lagerungsschwindel, Cupulolithiasis
Kontext: Neurologie
Gutartige, plötzlich auftretende Schwindelattacken beim Hinlegen und Drehen des Kopfes (Drehschwindel). Ursache: Ablösung und Verlagerung der Otolithen (physiologische Kristalle zur Gleichgewichtregulation) in die Bogengänge des Gleichgewichtsorgans. Physiotherapie: verschiedene spezifische Lagerungsmanöver (z. B. Epley-Manöver, Epley-Manöver modifziert nach Brandt) zur Rückverlagerung der abgesprengten Otolithen.

Benommenheit *f*; ***engl.:*** Numbness
Kontext: Neurologie

Leichteste Form einer Bewusstseinsstörung. Das Bewusstsein ist erhalten, die Reaktion auf Reize, Denken und Handeln jedoch verlangsamt. Physiotherapie: Durch taktile, visuelle, akustische oder vestibuläre Reize kann kurzzeitig eine verbesserte Wachheit bewirkt werden.

Beobachtung *f*; ***engl.:*** Observation, supervision; ***Syn.:*** Diagnostik: visuelle Untersuchung

1. ***Kontext:*** Diagnostik

Mittels der Augen phänomenologisch eine Bewegung, eine Haltung, einen Muskel, ein Gelenk betrachten. Wichtig ist es, die Beobachtung zu standardisieren, damit sie unabhängig von Situation und Beobachter übertragen werden kann.

2. ***Kontext:*** Bobath-Konzept

Absichtliche, aufmerksame und selektive Art des visuellen Wahrnehmens, das bestimmte Aspekte eines Geschehens beachtet und andere vernachlässigen muss. Eine vollständige B. von Bewegungs- und Verhaltensverläufen ist nicht möglich, weil jedes Verhalten mehr Einzelheiten aufweist, als der Mensch mit seiner begrenzten Wahrnehmungskapazität aufnehmen und verarbeiten kann. Deshalb werden in der Bobath-Therapie zunächst die Fähigkeiten eines Kindes beobachtet und dokumentiert (vgl. ▸ Befunderhebung).

3. ***Kontext:*** Betriebswirtschaftslehre, Marketing

Instrument der Marktforschung zur direkten Datenerhebung (▸ Primärerhebung) von Verhaltensweisen (potenzieller) Käufer. Im Unterschied zur ▸ Befragung soll der beobachtete Kunde/Patient nicht merken, dass sein Verhalten analysiert bzw. dokumentiert wird, da er sonst sein Verhalten modifiziert. Man unterscheidet zwei Formen: Standardisierung (alle genau gleich) und Strukturierung (Reihenfolge variiert). Physiotherapie: Von besonderem Interesse sind: das Kaufverhalten vor und nach einem Beratungsgespräch, das Leseverhalten von Informationsbroschüren und das Verhalten der Patienten während Beratungsgesprächen.

Beobachtungskriterium *n*; ***Etym.:*** griech. *kriterion* „unterscheidendes Merkmal, Kennzeichen"; ***engl.:*** Observational criteria

Kontext: Funktionelle Bewegungslehre

Merkmal zur Beobachtung von Bewegung und Haltung und zur Planung therapeutischer Maßnahmen; quasi das Handwerkzeug des Therapeuten. Grundlage der Beobachtungskriterien bildet die hypothetische Norm. Bsp. Ganganalyse: Spurbreite und Tempo 108–120 Schritte/min.

Beratung *f*; ***engl.:*** Counselling, consultation

Kontext: Psychologie, Kommunikation

Im professionellen Rahmen gemeinsam mit einem Patienten/Klienten dessen Problem klären, ihm emotionale Unterstützung und notwendige Informationen geben sowie gemeinsam Alternativen suchen und bewerten. Physiotherapeuten beraten z. B. beim Management individueller Aktivitäten des täglichen Lebens, bei der Anschaffung und beim Einsatz von ▸ Hilfsmitteln, bei Entscheidungen zur persönlichen körperlichen Belastbarkeit und Fragen zur Prävention rezidivierender körperlicher Beschwerden. Auch im Umgang mit Angehörigen ist der Physiotherapeut als Berater involviert.

Berg Balance Scale *f*; ***Etym.:*** nach *Katherine Berg* u. a. (1989); engl. *balance* „Balance, Gleichgewicht" u. *scale* „Skala" zu lat. *scalae* „Leiter, Treppe"

Kontext: Diagnostik, Neurologie, Geriatrie

Aufgabenspezifischer, ▸ standardisierter Test zur Messung der ▸ posturalen Kontrolle bzw. Identifizierung sturzgefährdeter Patienten. Entwickelt von der Kanadierin Katherine Berg (1992). Prüft 14 Situationen; erreicht der Patient weniger als 36 Punkte, beträgt sein Sturzrisiko 100 % (max. Punktzahl ist 56). Sie korreliert mit anderen Mobilitätstests wie dem ▸ Get-up-and-Go-Test und dem ▸ Tinetti-Score. Der Test wird von der Internationalen Schlaganfallgesellschaft ausdrücklich zur Anwendung bei Patienten mit Hemiparesen empfohlen (vgl. ▸ Functional-reach-Test).

Bergwandern *n*; ***engl.:*** Hiking

Kontext: Therapeutisches Klettern

Kletterspiel; flüssige Bewegungen an Griffen und Tritten in Bodennähe.

Berichtform *f*; ***engl.:*** Report form

Kontext: Dokumentation

Von institutionellen, örtlichen und rechtlichen Gegebenheiten abhängige Art der schriftlichen Dokumentation. Sie variiert von einer einfachen Skalierung des Behandlungsergebnisses auf einer visuellen Analogskala bis hin zum Bericht mit ausführlichen Begründungen und Beschreibungen (Befund, Behandlungsmaßnahmen, Behandlungsverlauf, verwendete Testinstrumente und Prognose).

Bernoulli-Gleichung *f*; ***Etym.:*** nach dem schweizer Mathematiker *Daniel Bernoulli* (1700 – 1782); ***engl.:*** Bernoulli equation; ***Syn.:*** Bernoullische Gleichung

Kontext: Biomechanik

Da in einem idealen Fluid (Gas oder Flüssigkeit ohne innere Reibung) die mechanische Gesamtenergie erhalten bleibt, folgt daraus, dass der Gesamtdruck einer Strömung gleich der Summe aus statischem Druck und dynamischem Druck ist. In einem stark verzweigten Gefäßsystem (Blutgefäßsystem) gilt auf Grund der starken Reibung innerhalb der kleinen Gefäße die Bernoulli-Gleichung nicht mehr.

Berufliche Wiedereingliederung *f*
Vgl. ▸ Wiedereingliederung, berufliche.

Beruhigungspunkt *m*; ***Syn.:*** Sedierungspunkt
Kontext: Traditionelle Chinesische Medizin
Stammt aus der Farbmeridiantherapie und basiert auf der ▸ 5-Elementen-Lehre. Steht im oppositionellen Verhältnis zum ▸ Anregungspunkt.

Berührung *f*; ***engl.:*** Touch, contact
Kontext: Physiologie
Wohlwollender, gut abgestimmter Hautkontakt, um einen neutralen, professionellen Eindruck auszulösen. Dieser wichtige nonverbale Kontakt der Physiotherapeuten schüttet das „Ruhehormon" Oxytocin aus, das zur Regulierung der Sympathikus-Parasympathikus-Balance stark beiträgt. Es aktiviert das ▸ parasympathische Nervensystem.

Berührung, therapeutische *f*; ***Etym.:*** griech. *therapeia* „Behandlung, Pflege"; ***engl.:*** Touch, therapeutic
Kontext: Psychiatrie
Der Körperkontakt erfordert besondere Achtsamkeit und Sorgsamkeit. Über die therapeutische B. findet ein Dialog statt, der unmissverständlich und klar sein muss. Eine Berührung geht tiefer als das Wort, im wahrsten Sinne „unter die Haut" und sollte daher bei jeder „Be-Handlung" berücksichtigt werden.

Berührungsevozierte Allodynie *f*
Vgl. ▸ Allodynie, berührungsevozierte.

Berührungsfläche, mechanische *f*; ***engl.:*** Contact area, mechanical
Kontext: Maitland-Konzept
Gewebe, das Nerven direkt umgibt, z. B. Knochen, Muskeln, Ligamente.

Beschaffungsmenge *f*; ***engl.:*** Purchasing volume
Kontext: Betriebswirtschaftslehre
Begriff aus der Materialbeschaffung für ein Unternehmen. Die optimale B. ist ein betriebswirtschaftliches Ziel mit vier Dimensionen. Das Optimum ist die richtige Menge der benötigten Materialien (Fango), in der richtigen Qualität, zum richtigen Zeitpunkt, zum günstigsten Preis. Dies reduziert die Lagerkosten und -kapazitäten und erhöht somit die ▸ Liquidität (Zahlungsfähigkeit) des Unternehmens. Beachtet man die Kosten der Bestellung (Häufigkeit des Bestellvorgangs), lässt sich der optimale Bestellzeitpunkt festlegen; der optimale Praxisablauf ist gewährleistet.

Beschäftigungsgrad *m*; ***engl.:*** Activity level
Kontext: Betriebswirtschaftslehre
Prozentuale Angabe der personellen Kapazitäten eines Unternehmens/einer Praxis (Ist-Mitarbeiteranzahl/Soll-Mitarbeiteranzahl 100 = B. %). Physiotherapie: Ein B. von 100 % ist betriebswirtschaftlich optimal und bedeutet die maximale Auslastung aller Therapeuten, d. h. es gibt keine Leerlaufzeiten. Liegt der B. bei nur 70 %, ist die Raumauslastung der Praxis um 30 % vermindert, die fest angestellten Therapeuten können 30 % ihrer Arbeitszeit nicht nutzen; Umsätze bzw. Gewinne entfallen.

Beschleunigung *f*; ***engl.:*** Acceleration
Kontext: Biomechanik
Geschwindigkeitsänderung (in Betrag oder Richtung) pro Zeiteinheit; vektorielle Größe. Formel $a = dv/dt$ (Differenzialquotient). Bewegungen, die keine B. erfahren ($a = 0$), werden gleichförmig genannt. Bewegungen mit konstanter B. werden gleichmäßig beschleunigt genannt. Analog dazu führen veränderliche Beschleunigungen zu ungleichmäßig beschleunigten Bewegungen. Weitere Beschleunigungsarten sind: Fallbeschleunigung, Bahnbeschleunigung, negative Beschleunigung, mittlere Beschleunigung (vgl. ▸ Momentanbeschleunigungt).

Beschleunigung

Art	Beschreibung
Gleichmäßig beschleunigt	Bewegungen mit konstanter Beschleunigung
Ungleichmäßig beschleunigt	Bewegungen mit veränderlicher Beschleunigung
Fallbeschleunigung	Körper im freier Fall (Graviation)
Bahnbeschleunigung	Bewegung auf einer Kreisbahn (Rotation)
Negative Beschleunigung	Bremsen
Mittlere Beschleunigung	Durchschnittswert aus allen gemessenen Beschleunigungen über den gesamten Messzeitraum

B

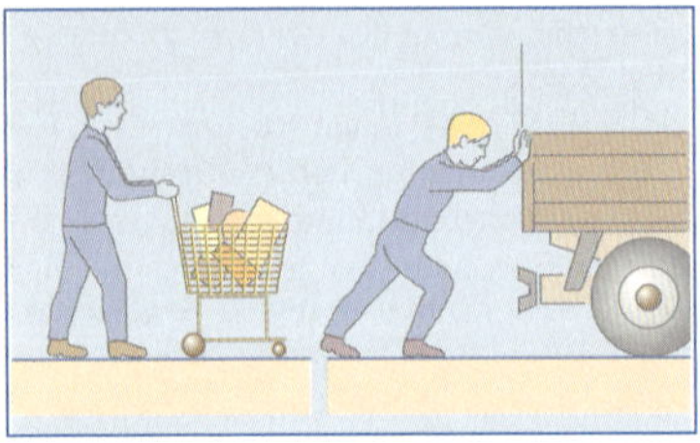

Beschleunigung: Je größer die Masse eines Körpers, desto mehr Kraft muss für die Beschleunigung aufgewendet werden.

Beschleunigungsarbeit *f*; ***engl.:*** Acceleration work
Kontext: Biomechanik
Bei der Beschleunigung eines Körpers der Masse m von einer Geschwindigkeit v_1 auf die Geschwindigkeit v2 verrichtet die beschleunigende Kraft F (nach der Newton-Bewegungsgleichung) die Beschleunigungsarbeit $A = m(v_2^2 - v_1^2) / 2$.

Beschleunigungsaufnehmer *m*; ***engl.:*** Acceleration sensor
Kontext: Biomechanik, Forschung
Elektromechanischer Wandler (Messwertumformer), der ein der Beschleunigung proportionales Signal abgibt. Basiert meistens auf dem piezoelektrischen Effekt, wobei die Trägheitskraft einer beschleunigten Masse den Piezokristall verformt.

Beschleunigungskraft *f*; ***engl.:*** Acceleration force
Kontext: Biomechanik
Zur Beschleunigung eines Körpers der Masse m notwendige Kraft. Formel: $F = m * a$. (vgl. ▸ Newton-Bewegungsgleichung).

Beschleunigungsmessung *f*; ***engl.:*** Acceleration measurement
Kontext: Biomechanik, Forschung
Erfassen von Geschwindigkeitsänderungen bei Bewegungen in definierten Zeitintervallen (Beschleunigung) mittels ▸ Beschleunigungsaufnehmer oder Ganganalyse.

Beschleunigungsrezeptor *m*; ***Etym.:*** lat. *recipere* „empfangen, aufnehmen, annehmen"; ***engl.:*** Acceleration receptor
Kontext: Neurophysiologie
Ausschließlich auf Vibrationen im hohen Frequenzbereich reagierender Sensor. Die Spezialisierung basiert auf einer extrem schnellen Rezeptoradaptation.

Best-Case-Szenario *n*; ***Etym.:*** engl. *best case* „bester Fall, bestenfalls" u. ital. *scenario* „Modell, Szenerie, Bühnenbild, Drehbuch"; ***engl.:*** Best case scenario
Kontext: Betriebswirtschaftslehre
Betrachtungsweise aus der ▸ Szenario-Technik, die die optimale Zukunftsoption für das Unternehmen zu erfassen versucht. Bsp.: Der Praxisinhaber spielt den Idealfall durch mit günstigen Rahmenbedingungen im Gesundheitswesen, sehr starker Nachfrage usw. Er prüft mögliche Maßnahmen und wie er seine Position bereits heute unter diesen Optionen im zukünftigen Wettbewerb von morgen verbessern kann (vgl. ▸ Worst-Case-Szenario, ▸ Leitszenario).

Beta-Blocker *m*; ***engl.:*** Beta blockers; ***Syn.:*** β-Blocker, Betarezeptorenblocker
Kontext: Innere Medizin
Arzneimittelgruppe, die die Erregungsleitung des Herzens senkt und den Herzschlag verlangsamt. Dieses muss bei Trainingsbehandlungen berücksichtigt werden, indem man Atemtiefe und -frequenz beobachtet. Manche Medikamente dieser Gruppe können als Nebenwirkung eine Bronchokonstriktion auslösen.

Beta-Fehler *m*; ***engl.:*** β error, error of second kind, false negative; ***Syn.:*** Fehler 2. Art, β-Fehler
Kontext: Statistik
Falsch negative Entscheidung bzw. Entscheidung für die ▸ Nullhypothese (H_0), obwohl die ▸ Alternativhypothese (H_1) zutreffend ist. Der Fehler 2. Art entsteht in der Übertragung der Verhältnisse in der untersuchten ▸ Stichprobe auf die ▸ Grundgesamtheit. Aufgrund der Stichprobe wird die Nullhypothese angenommen, obwohl sie in der Grundgesamtheit abzulehnen ist und die Alternativhypothese gilt.

Betätigung *f*; ***engl.:*** Occupation
Kontext: Ergotherapie
Jede zielgerichtete Aktivität in den Bereichen Selbstversorgung, Produktivität und Freizeit, die für den Menschen von Bedeutung ist und sich aus individuellen Fertigkeiten sowie individuellen und gesellschaftlichen Werten zusammensetzt (vgl. ▸ Teilhabe).

Beteiligungsfinanzierung *f*; ***Etym.:*** lat. *finantia* „Beendigung, endgültiger Entscheid, Zahlungsbefehl, Zahlung"; ***engl.:*** Equity financing
Kontext: Betriebswirtschaftslehre
Form der Geldanlage an einem Unternehmen, das in der ▸ Rechtsform Einzelunternehmen, Gesellschaft bürgerlichen Rechts (GbR), Aktienge-

sellschaft (AG) oder Gesellschaft mit beschränkter Haftung (GmbH) geführt wird. Der Vorteil für das Unternehmen ist die Kapitalbeschaffung von außen (Außenfinanzierung), um Geldeinlagen, Sacheinlagen (Ausstattung, Technik etc.) oder Nutzungsrechte (Lizenzen) zu erhalten. Das Unternehmen kann erfolgreich wirtschaften; sein Kreditbedarf bei Banken sinkt (vgl. ▸ Investition).

Betriebliches Vorschlagswesen *n*; ***Abk.:*** BVW; ***engl.:*** Employee suggestion system

Kontext: Betriebswirtschaftslehre, Qualitätsmanagement

Strukturiertes Verfahren für die Mitarbeiter, um ihre Ideen und Optimierungsvorschläge zur kontinuierlichen Verbesserung und Weiterentwicklung des Unternehmens einzubringen. Alle Betriebe können die Beteiligung ihrer Mitarbeiter/Therapeuten am kontinuierlichen Verbesserungs- und Entwicklungsprozess gezielt fördern. Werden Ideen umgesetzt und der „Ideen-Entwickler" am Erfolg des umgesetzten Vorschlags materiell beteiligt, erhöht dies die Identifikation und Motivation der angestellten Therapeuten mit „ihrer" Praxis. Das Engagement der Mitarbeiter wird durch Vorschlagsprämien honoriert. Es muss daher geregelt sein, wer die Ideen sammelt (möglichst schriftlich), wer sie auswertet, wer die Kosten der Umsetzung erfasst und wer den erwarteten Erfolg gegenrechnet. Diese strukturierte Vorgehensweise muss allen Mitarbeitern/Therapeuten der Praxis transparent gemacht werden. Vorschläge z. B. bezüglich verbesserte Therapieabläufe, Materialersparnis, Zeitersparnis, Unfallverhütung, Terminvergabe sind nach dieser Systematik verwendbar.

Betriebsmittel *n*

Vgl. ▸ Anlagevermögen.

Betriebsprozess *m*; ***Etym.:*** lat. *processus* „Fortschreiten, Fortgang, Verlauf"; ***engl.:*** Business process/operation

Kontext: Betriebswirtschaftslehre

Ein zur Leistungs-/Produkterstellung benötigter Ablauf (Prozess) eines Unternehmens. Prozessmerkmale: Gleichförmigkeit, Wiederholbarkeit, annähernd gleicher Zeitbedarf, annähernd gleiche Art der Ausführung. Klassische Betriebsprozesse einer Praxis: Terminvergabe, Befundaufnahme des Patienten, Dokumentation der Behandlungsabläufe, Rechnungserstellung und Rücksprache (schriftlich, telefonisch) mit dem behandelnden Arzt.

Betriebsrat *m*; ***engl.:*** Employee representative committee

Kontext: Betriebswirtschaftslehre

Im Betriebsverfassungsgesetz (BetrVG) geregelte Interessensvertretung aller Mitarbeiter eines Unternehmens/einer Praxis. In öffentlich-rechtlichen, karitativen oder religiösen Einrichtungen gilt statt dem BetrVG das Personalvertretungsgesetz (PerVG); das Mitarbeitergremium heißt daher Personalrat. Allgemeine Aufgaben: Schnittstelle zwischen Arbeitgeber und Mitarbeitern, Förderung der konstruktiven Zusammenarbeit zwischen beiden Parteien, Interessensvertretung der Mitarbeiter, Schutz der Arbeitnehmer und Auszubildenden, Kontrolle der Einhaltung der Gesetze, Verordnungen und Vorschriften im Arbeitsrecht und von ▸ Betriebsvereinbarungen usw. Der B. hat laut Gesetz verschiedene Mitspracherechte, Anhörungs- und Informationsrechte gegenüber dem Arbeitgeber. Ab einer Praxisgröße von fünf fest angestellten Mitarbeitern (§1 Abs 1 BetrVG) können die Mitarbeiter einen B. gründen.

Betriebsvereinbarung *f*; ***engl.:*** Company agreement

Kontext: Betriebswirtschaftslehre

Vertrag zwischen Arbeitgeber/Praxisinhaber und ▸ Betriebsrat eines Unternehmens; Rechtsgrundlage ist das Betriebsverfassungsgesetz (BetrVG). Die B. regelt soziale Angelegenheiten (z. B. Pausenregelungen), personelle Angelegenheiten (z. B. Vorrang von praxisinternen Bewerbern), Verhütungsmaßnahmen von Arbeitsunfällen und Sicherheitsbestimmungen (z. B. Rauch- und Alkoholverbot) am Arbeitsplatz.

Betriebswirtschaftslehre *f*; ***Abk.:*** BWL; ***engl.:*** Business administration

Kontext: Betriebswirtschaftslehre

Wirtschaftswissenschaftliche Disziplin; Gegenstand ist die Beschreibung des betrieblichen Aufbaus und der Prozesse sowie die Untersuchung der Gestaltungsmöglichkeiten. Man unterscheidet: allgemeine BWL (Rechtsformen der Unternehmen, betriebliche Funktionen und Abläufe), spezielle BWL (branchentypische Besonderheiten, z. B. von Handel, Banken und Verkehr) und betriebswirtschaftliche Methoden (Kalkulation, Kostenrechnung, Buchführung usw.). Physiotherapie: Praxisinhaber und leitende Therapeuten großer therapeutischer Zentren in Kliniken (Profitcenter) sind unternehmerisch tätig. Sie müssen die Existenz ihres Unternehmens sichern und ausbauen (bei zunehmendem Wettbewerbsdruck im Ge-

B

sundheitswesen). Dazu benötigen sie betriebswirtschaftliche Kenntnisse und Instrumente.

Bett des Fakirs *n*; ***Etym.:*** nach der Bezeichnung *Fakir* für einen indischen Asketen, zu arab. *faqir* „arm"; ***engl.:*** Bed of the fakir
Kontext: Funktionelle Bewegungslehre
Therapeutische Übung aus der ▸ Funktionellen Bewegungslehre Klein-Vogelbach mit dem Lernziel, die Bauch-, Rücken- und Hüftmuskulatur koordiniert aktivieren zu können. In der ▸ Ausgangsstellung sitzt der Patient auf dem ▸ Ball. Der Balldurchmesser entspricht dem Abstand Knie-Boden. Die Arme bewegen sich nach hinten oben, der Ball rollt nach vorn und die Beine machen Schritte nach vorn. Die Kontaktstelle Körper-Ball verschiebt sich nach kranial und die Neigung der ▸ Körperlängsachse geht bis zur Horizontalen. Wenn sich die Kontaktstelle Körper-Ball unter den Körperabschnitten Kopf und Schultergürtel befindet, ist die größte Brückenverspannung (▸ Brückenaktivität) der dorsalen Muskulatur erreicht. In dieser Ausgangsstellung kann schonend unter hoher sensomotorischer Anforderung (vgl. ▸ Sensomotorik) die Bein, Hüfte und Wirbelsäulen stabilisierende Muskulatur trainiert werden.

Beugemoment *n*; ***engl.:*** Bending moment
Kontext: Biomechanik
▸ Drehmoment, das ein Gelenk in Beugung bringt.

Beugespastik *f*
Vgl. ▸ Spastikmuster.

Beugespastik, spinale *f*; ***Etym.:*** lat. *spina* „Dorn, Rückgrat" u. griech. *spasmos* „Krampf"; ***engl.:*** Flexor spasticity, spinal; ***Syn.:*** Flexorenspastik untere Extremität
Kontext: Neurologie
Pathologisches, tonisches Bewegungsmuster, das vor allem bei spinaler Spastik auftritt, z. B. bei Patienten mit Multipler Sklerose und Patienten mit Querschnittsymptomatik. Der Patient reagiert auf Reize, z. B. Berührung, meist mit Flexion im Kniegelenk und Extension im Hüftgelenk (seltener mit Flexion in beiden Gelenken). B. entwickelt sich häufig bei Patienten, die schon längere Zeit einen Rollstuhl nutzen. Eine beginnende B. tritt oft im Wechsel mit einer Streckspastik auf. Da bei der B. die Belastung der Fußsohle nicht toleriert wird, ist für das Umsetzen ein Lift erforderlich. Physiotherapie: Unter anderem häufiges Stehen, um der B. entgegenzuwirken (z. B. ▸ Stehtrainer).

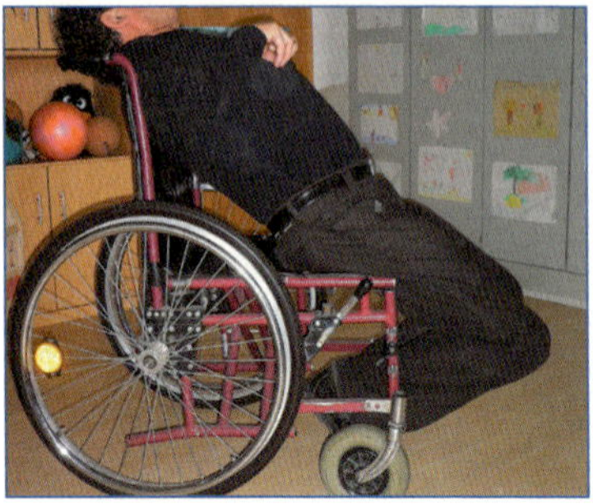

Spinale Beugespastik.

Beugestadium *n*; ***Etym.:*** griech. *stadion* „Rennbahn, Kampfplatz"; ***engl.:*** Stage of flexion
Kontext: Diagnostik, Pädiatrie, Vojta-Konzept
Zeitraum von null bis sechs Wochen. Unmittelbar nach der Geburt zeigt der sensomotorisch gesunde Säugling ein gebeugtes Haltungs- und Bewegungsbild. Diese Beugehaltung der Extremitäten, der Wirbelsäule, mit zunehmender Ausnahme der Halswirbelsäule, wird im Entwicklungsverlauf der Spontanhaltung geringer, was besonders deutlich in den Lagereaktionen zu erkennen ist. In der Vojta-Therapie spricht man vom ersten B. Das zweite B. ist das Zeitfenster, in dem der Säugling in Rückenlage die Beine aktiv zum Bauch zieht, in dem der Umdrehvorgang aus der Rückenlage beginnt und in dem sich ganz bestimmte sensomotorische Verhaltensweisen des Kindes während der Provokation der Lagereaktionen zeigen. Es handelt sich um das Zeitfenster des fünften bis neunten Lebensmonats.

Bewältigungsstrategie *f*; ***Etym.:*** griech. *strategia* „Heerführung, Feldherrenamt"
Vgl. ▸ Coping.

Bewegen, aktives *n*; ***Etym.:*** lat. *activus* „tätig"; ***engl.:*** Moving, active
Kontext: Bewegungslehre
Selbstständiges Verändern und Aufrechterhalten von Körper- und Extremitätenpositionen. Voraussetzung für eine uneingeschränkte Bewegungsfreiheit: intakles Nerven-, Muskel- und Skelettsystem, kardiopulmonale Belastbarkeit (vgl. ▸ Bewegen, passives, ▸ Bewegen, assistives).

Bewegen, assistives *n*; ***Etym.:*** lat. *assistere* „dabeistehen, jemandem beistehen"; ***engl.:*** Moving, assissted
Kontext: Funktionelle Bewegungslehre

Unterstütztes Bewegen, bei dem der Therapeut oder eine mechanische Hilfe, z. B. ein Schlingentisch, die Eigenschwere einer Extremität abnimmt, während der Patient in einer oder mehreren Bewegungsebenen aktiv bewegt (vgl. ▶ Bewegen, aktives, ▶ Bewegen, passives).

Bewegen, hubfreies *n*; ***engl.:*** Mobilisation, lift-free

Kontext: Funktionelle Bewegungslehre

Bewegung um eine senkrecht stehende Bewegungsachse ohne Höhenänderung des Schwerpunktes eines Körperabschnitts, für die wenig Kraft benötigt wird und die das Bewegungssystem kaum belastet; therapeutische Übungsmöglichkeit in belastungsreduzierten Situationen. Bsp. Wirbelsäule: Rotation im Sitzen oder Stehen, Lateralflexion in Rückenlagen, Flexion/Extension in Seitenlage. Günstig ist eine reibungsarme Unterfläche oder Aufhängung im Schlingentisch (vgl. ▶ Hub, ▶ hubarmes Bewegen, ▶ Bewegungsstabilität).

Bewegen, passives *n*; ***Etym.:*** lat. *passivus* „duldend"; ***engl.:*** Movement, passive

Kontext: Funktionelle Bewegungslehre, Rehabilitation

Die Bewegung wird in Teilen oder mit vollem Bewegungsumfang in allen Bewegungsrichtungen vom Therapeuten oder mit einer elektromechanischen Hilfe (z. B. Bewegungsschiene) passiv durchgeführt und dient der Kontrakturprophylaxe. Patienten mit bleibenden Lähmungen müssen das passive B. (soweit möglich) erlernen und langfristig durchführen. Passives B. gelähmter Körperabschnitte wird bei längeren Liegezeiten des Patienten durchgeführt. Die Gelenke werden vom Therapeuten unter Entlastung der Gelenkstrukturen mit minimaler Traktion der Gelenkflächen bewegt. Diese Maßnahme gibt differenzialdiagnostische Hinweise über das Bewegungsausmaß der Gelenke, den Muskeltonus und die Elastizität von Weichteilstrukturen. Mögliche Einschränkungen wie z. B. knöcherne Stopps erfordern zusätzliche röntgenologische Untersuchungen und ggf. die Bestimmung der Blutgase zur frühzeitigen Abklärung der Entwicklung einer ▶ Parosteoarthropathie (POA). Veränderungen des Muskeltonus, Widerstand während des Bewegungsweges oder/und spinale Automatismen sind klinische Zeichen für das Abklingen des ▶ spinalen Schocks. Sichtbare Hautrötungen und tastbar erhöhte Temperatur sind Hinweise auf beginnenden ▶ Dekubitus oder ▶ Thrombose. Der Physiotherapeut kann während des p.B. durch Beobachtung des Patienten wichtige Informationen über die Verarbeitung des Traumas sammeln, z. B. die Akzeptanz der gelähmten Körperabschnitte oder die Abwehr ihnen gegenüber erkennen.

Bewegende Zwei-Punkte-Diskrimination *f*

Vgl. ▶ Zwei-Punkte-Diskrimination, bewegende.

Beweglichkeit *f*; ***engl.:*** Mobility; ***Syn.:*** Mobilität

Kontext: Diagnostik, Trainingslehre

Bewegungsfähigkeit des Bewegungssystems; abhängig von allen an der Bewegung beteiligten Strukturen: Muskeln und Sehnen, Gelenkstrukturen, Haut und Nervensystem (mechanische Aspekte); bestimmbar durch das Bewegungsausmaß in den einzelnen Bewegungsebenen (vgl. ▶ Neutral-Null-Methode, ▶ Motorische Grundeigenschaften).

Monoartikuläre B.: B. bezogen auf ein Gelenk.

Polyartikuläre B.: B. bezogen auf mehrere Gelenke; entscheidend für die B. im Alltag. Haut, Faszien, Nerven und Muskeln ziehen über mehrere Gelenke. Die damit verbundene Spannung kann bewirken, dass in einzelnen Gelenken kein endgradiges Bewegen möglich ist.

Beweglichkeit, akrale *f*; ***Etym.:*** griech. *akros* „äußerst"; ***engl.:*** Mobility of extremities

Kontext: Diagnostik, Bewegungslehre

Beweglichkeit der distalen Extremitätenabschnitte. A.B. beschreibt das Bewegungsverhalten der Hände und Finger (auch im Einzelnen), der Füße und der Zehen (auch der einzelnen Zehen).

Beweglichkeit, aktive *f*; ***Etym.:*** lat. *activus* „tätig"; ***engl.:*** Mobility, active

Kontext: Physiologie, Sensomotorik

Durch Willkürbewegung erreichbarer Ausnutzungsgrad des passiven Bewegungsspielraumes eines Gelenkes oder einer Gelenkkette (Wirbelsäule). Sie basiert auf: anatomischem Gelenkspielraum, intra-/intermuskulärer Koordination und der kontraktilen Fähigkeit der Synergisten. Einschränkungen haben eine negative Auswirkung auf die Bewegungsqualität und -ökonomie. Die B. steht mit der Belastungsverträglichkeit und Verletzungsanfälligkeit im Zusammenhang.

Beweglichkeit, eingeschränkte *f*; ***engl.:*** Mobility, restricted; ***Syn.:*** Bewegungseinschränkung

Kontext: Diagnostik

Reduzierter Bewegungsumfang in einem Gelenk aufgrund neuraler oder muskulärer Ursachen: reflektorische Hypomobilität zur Schmerz- und/oder Reizlinderung oder strukturelle Einschränkungen durch Veränderungen des Gewebes (verkürzte Muskel- oder Bindegewebsfasern, Crosslinks, narbige Verbindungen zwischen verschiedenen Gleitschichten).

Beweglichkeit, potenzielle *f*
Vgl. ▸ Potenzielle Beweglichkeit.

Beweglichkeitsmuster *n*; ***engl.:*** Mobility pattern
Kontext: Diagnostik, Manuelle Therapie
Individuell unterschiedliches Ausmaß der einzelnen Bewegungsrichtungen eines Gelenks während des translatorischen Bewegens durch den Untersucher. Das B. ist von der Form der Gelenkoberflächen abhängig.

Bewegte Pause *f*
Vgl. ▸ Pause, bewegte.

Bewegung *f*; ***engl.:*** Movement, motion
1. ***Kontext:*** Biomechanik
Räumlich-zeitliche Veränderung von Körpern, festen, flüssigen oder gasförmigen Teilchen verursacht durch die Wirkung von Kräften. Die Beobachtung von Bewegungen erfolgt aus einem festen Bezugssystem heraus und ist daher immer relativ. Man unterscheidet zwischen der zeitlichen Charakteristik (gleichförmige oder ungleichförmige Bewegungen bzw. gleichmäßig oder ungleichmäßig beschleunigte) und der räumlichen Charakteristik. (Vgl. ▸ Translation und ▸ Rotation).
2. ***Kontext:*** Funktionelle Bewegungslehre, Bewegungswissenschaften
Bewegungsfähigkeit ist ein wesentliches Element von Gesundheit und Wohlbefinden. B. ist abhängig vom integrierten, koordinierten Funktionieren des Körpers; zweckgerichtet, innere und äußere Faktoren beeinflussen sie. ▸ Physiotherapie ist ausgerichtet auf Bewegungsbedürfnisse und -potenziale des Einzelnen.
3. ***Kontext:*** Kaltenborn-Evjenth-Konzept
Ortsveränderung eines Körpers relativ zu einem anderen, wobei die B. zwei Komponenten umfasst: Rotation und Translation.
4. ***Kontext:*** Feldenkrais
B. versteht man als komplexe Organisations- und Koordinationstätigkeit des Nervensystems, als absichtsvolle Tätigkeit und nicht nur als äußere Aktivität im Sinne eines Ortswechsels (vgl. ▸ Bewusstheit und ▸ Sensomotorik).

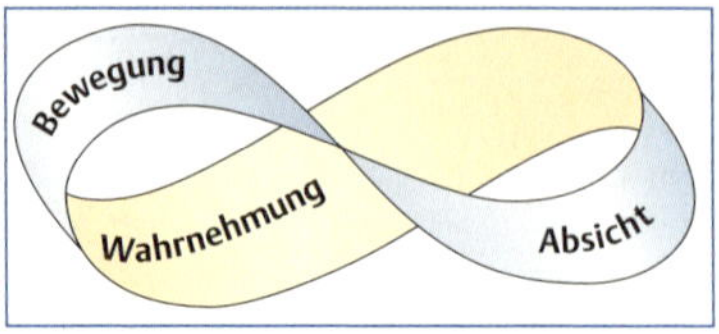

Bewegung. die Zirkularität von Wahrnehmung, Bewegung und Absicht nach Feldenkrais.

Bewegung aus kybernetischer Sicht *f*; ***Etym.:*** griech. *kybernetike* „Steuermannskunst"; ***engl.:*** Movement, cybernetic view
Kontext: Physiologie, Sportwissenschaft
Auf Rückkopplungen beruhender zyklischer Prozess für das Erkennen und Korrigieren von Fehlern und Abweichungen von Bewegungen; Rückkopplungen sind ein zentrales Element in der Kybernetik. Die kybernetische Theorie ähnelt der Aneinanderreihung von Reflexen (▸ Behaviorismus). Die kybernetische TOTE (Test-Operate-Test-Exit) Theorie besagt, dass Verhalten (Funktion) zielabhängig ist; Ziel und Handlungsergebnis werden ständig verglichen. Es entsteht ein ständiger Rückkopplungsprozess, der durch den Abgleich zwischen Resultat und Ziel Abweichungen bzw. Fehler ermittelt. Entsprechende Anpassungen können vorgenommen werden. Es wird getestet, ob ein Fehler vorliegt (Test). Das Vorhandensein eines Fehlers führt zu Konsequenzen (Operate). Es wird erneut geprüft (Test) bis zur Übereinstimmung zwischen Resultat und Ziel; diese Konstellation führt zum Ausstieg (Exit) aus dem zyklischen (Teil)Prozess. Die Kybernetik betrachtet Handlungen bzw. Bewegungen aus der Sicht vieler, komplex miteinander verbundener, rückgekoppelter Teilprozesse. Auf der sensomotorischen Regulationsebene sind solche (Teil) Funktionsabläufe im Reflex verwirklicht.

Bewegung durch Informationsverarbeitung *f*; ***engl.:*** Movement, through information processing
Kontext: Physiologie, Sportwissenschaft
In den 70-er bis 90-er Jahren des 20. Jahrhunderts wurde immer mehr die Informationsverarbeitung zur führenden Betrachtungsweise zur Beschreibung von Bewegungen und von sensomotorischen Lernprozessen. Die Theorien versuchten, aus i. d. R. psychologischen Untersuchungen Rückschlüsse auf die internen Steuer- und Regulationsmechanismen zu ziehen. Im Mittelpunkt standen Fragen der Kodierung, Speicherung und

des Abrufens von verhaltensrelevanten Informationen. Es ging nicht mehr um die Kopplung von Reiz und Reaktion; man fragte explizit nach den Steuer- und Regulationsvorgängen, die bei gegebener Zielstellung aus Informationen zur aktuellen Situation eine vorausgeplante und zielführende Bewegungshandlung entstehen und fortschreiben lassen. Viele Begriffe stammen aus der EDV.

Bewegung, alternierende *f*; ***Etym.:*** franz. *alterner* „regelmäßig abwechseln"; ***engl.:*** Movement alternating
Kontext: Funtionelle Bewegungslehre
Abwechselndes, gegenläufiges Bewegen der Extremitäten. Bsp.: Armschwung rechts/links während des Gehens; abwechselndes Bewegen/Stützen der kontralateralen Extremitäten während des Krabbelns.

Bewegung, anguläre *f*; ***Etym.:*** lat. *angularis* „winklig"; ***engl.:*** Movement, angular
Kontext: Manuelle Therapie
Winkelveränderung zwischen zwei gelenkig verbundenen Knochen, die als Rotation eines Körperabschnitts um eine Bewegungsachse beobachtbar ist; alle Punkte eines bewegten Körperabschnitts bewegen sich dabei auf konzentrischen Kreisen. Zwei Bewegungsformen ermöglichen innerhalb des Gelenks diese Rotation: ▸ Rollen und ▸ Gleiten (vgl. ▸ Bewegungsrichtung).

Bewegung, assoziierte *f*; ***Etym.:*** lat. *associare* „beigesellen, verbinden, vereinigen"; ***engl.:*** Movement, assocated
Kontext: Neurologie
Physiologische Begleitbewegung; z. B. das Mitbewegen der Zunge, wenn die Hand schreibt.

Bewegung, automatisierte *f*; ***Etym.:*** griech. *automatos* „aus eigenem Antrieb"; ***engl.:*** Movement, automatic
Kontext: Funktionelle Bewegungslehre
Bewegen ohne bewusste kortikale Aktivierung; Ergebnis einer viele hundert Male wiederholten B. Bsp.: Gangprobleme verfestigen sich, obwohl Schmerz und Beweglichkeitsdefizite nach einem Unfall bereits seit längerer Zeit nicht mehr bestehen.

Bewegung, azyklische *f*; ***engl.:*** Movement, acyclic
Kontext: Trainingslehre
Spezielle Form der körperlichen Beanspruchung, die variable Muster und nicht automatisierte Bewegungen erfordert. Die Extremitäten führen zum gleichen Zeitpunkt unterschiedliche Bewegungen aus. Bsp.: Linke Hand greift, rechte Hand zieht, linkes Bein wird nach hinten geführt, rechtes Bein beugt. Diese speziellen Bewegungsabläufe findet man z. B. in Sportarten wie Kampfsport, Turnen, Sportgymnastik oder Klettern.

Bewegung, gleichförmige *f*; ***engl.:*** Movement, uniform
Kontext: Biomechanik
Bewegung mit konstanter Geschwindigkeit, d. h. ohne beschleunigende oder bremsende Kräfte (vgl. ▸ Bewegung, ungleichförmige).

Bewegung, horizontale *f*; ***engl.:*** Movement, horizontal ; ***Syn.:*** horizontale Kletterbewegung
Kontext: Therapeutisches Klettern, Neurologie
Erlernen einer längeren Aufstiegsstrecke an einer Kletterwand mit Sicherung durch den Therapeuten oder auch durch Gurt- und Seilsicherung, z. B. für Patienten mit Multipler Sklerose geeignet (vgl. ▸ Cage-Sicherung).

Bewegung, Integration in den Alltag *f*; ***engl.:*** Movement, integration into every-day-life; ***Syn.:*** Automatisierung
Kontext: Manuelle Therapie
Langfristiges Ziel eines Übungsprogramms ist die homogene Nutzung des Bewegungssystems im Alltag; erst wenn die beschwerdefreien „therapeutischen" Bewegungen fester Bestandteil des Alltags sind, ist die Heilung erreicht. Je mehr Bewegungsgefühl und -erfahrung ein Patient mitbringt, desto schneller stellt sich der Erfolg ein.

Bewegung, konzentrische *f*; ***engl.:*** Movement, concentric
Vgl. ▸ Rotation.

Bewegung, modellbezogene *f*
Vgl. ▸ Modellbezogene Bewegung.

Bewegung, Qualitätsdefizit der *n*; ***engl.:*** Movement, quality deficiency of; ***Syn.:*** verminderte Bewegungsqualität
Kontext: Bewegungslehre, Diagnostik
Reduzierte Stabilität während einer Bewegung; Merkmale einer stabilen Bewegung fehlen. Zeigt sich u. U. erst bei erhöhten Anforderungen (Ablenkung durch ein Gespräch, erhöhte Geschwindigkeit, Gewichtsbelastung). Eine Bewegungsbeobachtung ohne auffälligen Befund ist kein Beweis für ein stabiles Gelenk, ggf. sind bei Verdacht weitere Untersuchungen notwendig (vgl. ▸ Stabilität, ▸ Bewegungsqualität).

Bewegung, Qualitätsverlust der *m*; ***engl.:*** Movement, quality loss of
Kontext: Funktionelle Bewegungslehre, Diagnostik

Merkmale der Bewegungsqualität sind nicht mehr gegeben; langfristiger Q. führt zu Überlastungen des Bewegungssystems, z. B. Reizungen und Degeneration (vgl. ▸ Stabilität, ▸ Bewegungsqualität).

Bewegung, selektive *f*; ***Etym.:*** lat. *selectio* „Auswahl"; ***engl.:*** Movements, selective
Kontext: Bobath-Konzept
Isolierte Bewegung einzelner Körperteile, z. B. Bewegung eines einzelnen Fingers.

Bewegung, sensibilisierende *f*; ***engl.:*** Movement, sensitising
Kontext: Maitland-Konzept
Erhöht die Spannung auf Neuralstrukturen, ohne das jeweilige Gelenk zu beeinflussen; dient der Differenzierung zwischen lokaler Pathologie und erhöhter neuraler Mechanosensitivität.

Bewegung, translatorische *f*; ***engl.:*** Motion, translatory
Vgl. ▸ Translation.

Bewegung, ungleichförmige *f*; ***engl.:*** Movement, non-uniform
Kontext: Biomechanik
Bewegung mit veränderlicher Geschwindigkeit, d. h. beschleunigende oder bremsende Kräfte verursachen Geschwindigkeitsänderungen (vgl. ▸ Bewegung, gleichförmige).

Bewegung, weiterlaufende *f*; ***Abk.:*** WB; ***engl.:*** Movement, continuing
Kontext: Funktionelle Bewegungslehre
Funktionelle, gelenkübergreifende Bewegung zur Realisierung einer Handlungsintention. Um ein Bewegungsziel zu erreichen, startet die Bewegung in einem Gelenk (▸ Primärbewegung). Hierzu bestimmt der Therapeut den ▸ kritischen Distanzpunkt. Die Bewegung setzt sich in den jeweils angrenzenden Gelenken kontinuierlich fort (abhängig von der Bewegungsrichtung und vom -ausmaß). Die WB endet im ▸ kritischen Drehpunkt (vgl. ▸ Ausweichmechanismus, ▸ Widerlagernde Mobilisation).

Bewegung, zielbezogene *f*; ***engl.:*** Movement, target-orientated
Kontext: Physiologie, Sportwissenschaft, Trainingslehre
Variabler (nicht konstanter) Bewegungsablauf zur Erreichung des Handlungsziels. Der Bewegungsablauf kann in Abhängigkeit von äußeren, situativen Veränderungen und Störeinflüssen (z. B. Gegner in Kampf- und Spielsportarten) erheblich variieren (bis hin zum Wechsel der motorischen Strategie). Die aus dem Störeinfluss resultierende, veränderte oder neue Bewegungsfolge ist ebenfalls eine hochgradig koordinierte Bewegungsleistung (im Vergleich zur ▸ modellbezogenen Bewegung); in kürzester Zeit muss eine zielbezogene Neusynthese der koordinativen Fähigkeiten zu einem Bewegungsablauf stattfinden. Hohe Qualität ist nur möglich, wenn die einzelnen koordinativen Teilfähigkeiten gut entwickelt sind und eine sehr große Bewegungsvielfalt als sensomotorisches Lernergebnis vorliegt.

Bewegung, zyklische *f*; ***engl.:*** Movement, cyclic
Kontext: Trainingslehre
Bewegungsmuster mit relativ konstanten zeitlichen und räumlichen Merkmalen, die als automatisierte Bewegungsabläufe im Bewegungsprogramm bei Gesunden gespeichert sind, z. B. Gehen, Laufen.

Bewegungen, atypische *f*
Kontext: Diagnostik
A.B. stellen eine Abweichung vom „normalen" Bewegungsverhalten dar, ohne dass eine Bewegungseinschränkung vorliegt. Hierzu zählen z. B. hyperkinetische Bewegungsmuster, hypertone Bewegungen, Bewegungen in hypermobilen Gelenken.

Bewegungen, globale *f*; ***Etym.:*** lat. *globus* „Kugel"; ***engl.:*** Movement, gobal; ***Syn.:*** globale Funktionen
Kontext: Biologie, Spiraldynamik
Komplexe ▸ archaische Bewegungsmuster des gesamten Bewegungssystems mit evolutionsgeschichtlicher Relevanz, z. B. Gehen, Laufen, Klettern. Den globalen Bewegungen liegen bestimmte ▸ Symmetrieprinzipien zugrunde. Die Erklärung dieser Bewegungsabläufe und deren Bedeutung für das Bewegungslernen ist Kernbestandteil der Spiraldynamik.

Bewegungen, Lernvoraussetzung für *f*; ***engl.:*** Movement, learning requirement for
Kontext: Motorisches Lernen
Man unterscheidet drei für das Lernen von Bewegungen notwendige Voraussetzungen. Verfügbare Informationen: intrinsisches Feedback (alle direkt auf eine Bewegung folgenden sensorischen Informationen, z. B. Propriozeption, taktile Informationen); extrinsisches Feedback (Ansagen des Therapeuten, EMG-Feedback); internes Feedback (Rückkopplung im zentralen Nervensystem zur Fehlerkorrektur vor der Bewegung). Variabilität in der Übungssituation: Breiter Input erhöht den Generalisierungseffekt, Fertigkeiten können besser auf von der Therapiesituation abweichende Si-

tuationen übertragen werden. Äquivalenz von Situationen: Die Lernsituation ähnelt der Anwendungssituation (kontextbezogenes Lernen).

Bewegungsablauf *m*; ***engl.:*** Course of movement

Kontext: Funktionelle Bewegungslehre, Trainingslehre

Abfolge von Bewegungen, die dem Ziel der Fortbewegung, der Erfüllung komplexer Bewegungsaufgaben oder aus Sicht der Physik der Arbeit gegen Widerstand entspricht. Dabei kann eine Unterscheidung in ungestörte und gestörte Bewegungsabläufe vorgenommen werden. Mit höherem Automatisierungsgrad eines B. nimmt der Energieaufwand zur Durchführung aufgrund der Optimierung der Muskelaktivität ab.

Ungestörter Bewegungsablauf: entspricht dem biomechanischen Modell von Bewegung. **Gestörter Bewegungsablauf:** resultiert häufig aus einem Trauma, einer neurologischen Erkrankung oder Bewegungsarmut.

Bewegungsanalyse *f*; ***Etym.:*** griech. *analysis* „Auflösung"; ***engl.:*** Movement analysis; ***Syn.:*** kinematische Analyse

1. ***Kontext:*** Funktionelle Bewegungslehre

Aufgrund definierter ▶ Beobachtungskriterien ist es möglich, einen Bewegungsablauf hinsichtlich seiner quantitativen und qualitativen Erscheinungsform auch mit Hilfe standardisierter Parameter zu beobachten. Die B. dient der Unterscheidung von physiologisch und pathologisch im Hinblick auf die erwartete optimale Bewegungsdurchführung. Für die Standfestigkeit eines Körpers ist die Lage des Schwerpunkts in Bezug auf die ▶ Unterstützungsfläche maßgebend. Er ist ein fiktiver Punkt und ändert beim beweglichen Körper fast ständig seine Position. Um ihn zu bestimmen, muss man eine gedachte Verbindungslinie vom ▶ Körperschwerpunkt zum Erdmittelpunkt legen. Diese so genannte ▶ Trennebene erleichtert die Analyse von Gewichtsverschiebungen. Solange der Schwerpunkt innerhalb der Unterstützungsfläche liegt, wird von Standfestigkeit gesprochen. Der Mensch reagiert auf die Verschiebung des Schwerpunkts, indem er den beschleunigenden Gewichten ein Gegengewicht entgegensetzt oder seine Unterstützungsfläche verändert. Beim Gehen wird die Unterstützungsfläche so verändert, dass der Körperschwerpunkt über ihr liegt. Bei einer therapeutischen Übung muss die Trennebene durch den Körperschwerpunkt gehen, damit gleichgewichtserhaltende Verhältnisse herrschen. In der B. hilft uns die Trennebene beschleunigende von bremsenden Gewichten zu unterscheiden. Sie ist eine gedachte Ebene, die auf den Patienten projiziert wird und kann als Werkzeug in der B. bezeichnet werden. Die Trennebene ist schwerkraftorientiert, steht vertikal im Raum, verläuft durch den Körperschwerpunkt und berührt die Unterstützungsfläche am Hauptdruckpunkt. Sie steht immer rechtwinklig zur jeweils horizontalen Komponente einer Primärbewegung.

2. ***Kontext:*** Biomechanik, Diagnostik

Positionsbestimmung von bestimmten Körperpunkten oder -segmenten in Abhängigkeit von der Zeit. Meist erfolgen komplexe Körperbewegungen wie beim Gehen oder sportliche Bewegungsabläufe so schnell, dass sie erst durch Zeitlupenstudien oder technische Aufzeichnungsverfahren näher beschrieben werden können. Zur Verfügung stehen unterschiedliche technische Verfahren: fotografische (Fotokamera, Film, Stroboskop), videotechnische Verfahren (elektromagnetische Aufzeichnung), optoelektronische (CCD-Kamera, Lichstsensoren, Lichtmarker, PC) und akustoelektronische Verfahren (Ultraschall). Bei Bewegungs- und Haltungsanalysen werden oft mehrere unterschiedliche Verfahren simultan angewandt, um zeitgleich Bewegungen, Kräfte und Muskelaktivitäten zu erfassen. Aus den Ergebnissen lassen sich dann z. B. Belastungsverhältnisse an Gelenken (Klinik) oder Bewegungsoptimierungen (Sport) ableiten. Die Auswertung erfolgt mit Hilfe von Videoaufnahmen oder direkt am PC mittels geeigneter Software (vgl. ▶ Aristoteles).

Bewegungsanalyse, funktionelle *f*; ***engl.:*** Movement analysis, functional

Kontext: Bobath-Konzept

Erfassen bedeutungsvoller motorischer Aktivitäten und Funktionen im Handeln des Patienten, die im Zusammenhang mit der gegebenen Problemlage stehen. Dabei wird die Nahtstelle von Fähigkeiten/Fertigkeiten zu Schwierigkeiten im motorischen Bereich bestimmt. Die B. enthält eine Deutung, wie sich Schwierigkeiten im motorischen Bereich auf körperliches und emotionales Wohlbefinden, die Handlungsfähigkeit und Teilnahme des Patienten am gesellschaftlichen Leben auswirken oder auswirken könnten.

Bewegungsangst *f*; ***engl.:*** Kinesophobia

Kontext: Psychologie

Form des Vermeidungsverhaltens. Patienten mit chronischen Schmerzen neigen zu B. Möglicher

B

Teufelskreis aufgrund von B.: Durch die Inaktivität werden die Körperstrukturen immer weniger belastbar; Inaktivität kann die Ursache für neue Schmerzen werden, die wiederum die Angst vor Bewegung verstärken.

Bewegungsarmut *f*; ***engl.:*** Movement poverty
Kontext: Bewegungsanalyse
Qualitativ schlechter Zustand des Bewegungssystems aufgrund fehlender Bewegung; Bewegung wird vermieden, weil sie anstrengend ist und deshalb keine Freude macht.

Bewegungsauftrag *m*
Kontext: Motorisches Lernen, Funktionelle Bewegungslehre
Verbale Aufforderung des Therapeuten an den Patienten, eine Bewegung auszuführen; Therapeuten passen den B. mittels Bedingungen an die individuelle Lern- und Befundsituation des Patienten an. Bsp.: Der B. enthält Informationen zur Qualität (z. B. schmerzfreies Ausführen einer Bewegung), Begrenzung, Tempo, Richtung (am Patienten, vom Patienten aus, im Raum) usw. Für die Formulierung des B. nutzt der Therapeut eine patientenorientierte Sprache. Der B. basiert auf dem Ziel und der Motivation des Patienten (therapeutische Zielvereinbarung mit dem Patienten). In der Funktionellen Bewegungslehre ist dazu das Instruktionsverhalten für Therapeuten beschrieben.

Bewegungsausmaß *n*; ***Abk.:*** ROM, JROM; ***engl.:*** Range of motion, Joint range of motion; ***Syn.:*** Range of motion, Joint range of motion
Kontext: Diagnostik
Umfang der Bewegungsrichtungen eines Gelenks; berücksichtigt man die B. aller Bewegungsrichtungen, ergibt sich die Gelenkbeweglichkeit (frei oder eingeschränkt). Therapeuten dokumentieren das B. mittels der ▸ Neutral-Null-Methode.

Bewegungsausmaßprüfung *f*; ***engl.:*** Range of motion testing
Kontext: Diagnostik
Funktionsuntersuchung; Untersuchung des aktiven und passiven Bewegungsausmaßes eines Gelenks und Dokumentation nach der ▸ Neutral-Null-Methode. Ein aktives Bewegungsausmaß wird als aROM (active Range of Motion); ein passives als pROM (passive Range of Motion) bezeichnet.

Bewegungsbad *n*; ***engl.:*** Aquatic therapy
Badeanwendung kombiniert mit angeleiteter Bewegung unter Nutzung der Auftriebskraft des Wassers zur Entlastung von Knochen und Gelenken, zur Muskelkräftigung und Kreislaufanregung. Auch in Verbindung mit ▸ Mineralwässern, wobei deren spezifische chemisch Eigenschaften genutzt werden. Einsatz u. a. bei Arthritis, orthopädischen Krankheitsbildern, Osteoporose, Nachbehandlung großer Operationen (z. B. Mammaablatio), zur Rekonvaleszenz; Wassertemperatur: lauwarm bis warm.

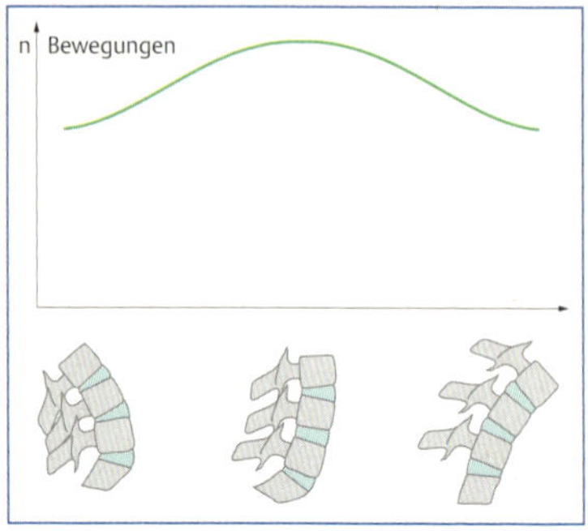

Bewegungsausmaß. Viele Bewegungen durch das gesamte Bewegungsausmaß sichern wechselhafte Belastung und den Erhalt der Belastbarkeit (hier Flexion/Extension der Lendenwirbelsäule).

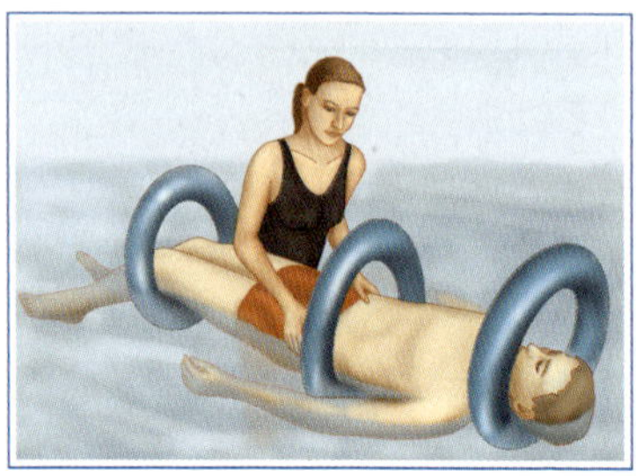

Bewegungsbad: Reduzierung des Körpergewichts durch die Auftriebskraft des Wassers und durch Auftriebskörper.

Bewegungsbeobachtung *f*; ***engl.:*** Movement observation
Kontext: Diagnostik
Visuelles Erfassen und konzept- bzw. methodenspezifische Analyse eines ▸ Bewegungsablaufs durch den Behandler, als Voraussetzung für einen verbalen Hinweis (Wahrnehmung, Korrektur);

auch als Maßnahme des Bewegungslernens durch Beobachten eines zu erlernenden Bewegungsablaufs durch den Patienten selbst. Die B. ist für den Erstbefund wesentlich, ersetzt aber die objektive Befunderhebung mit validen Messinstrumenten nicht.

Bewegungsdiagramm *n*; ***engl.:*** Movement diagram

Kontext: Maitland-Konzept

Zweidimensionale graphische Darstellung des Verhaltens der Faktoren Schmerz (P), Widerstand (R) und Spasmus (S) während einer vom Therapeuten ausgeführten passiven Bewegung.

Bewegungsebene *f*; ***engl.:*** Plane of motion

Kontext: Biomechanik, Diagnostik

Ebene im Raum, in der eine Bewegung erfolgt; Teil eines Bezugssystems, das sich in der Physiotherapie auf den menschlichen Körper bezieht: Frontalebene, Sagittalebene, Transversalebene.

Bewegungseinschränkung *f*

Vgl. ▸ Beweglichkeit, eingeschränkte.

Bewegungseinschränkung, funktionelle *f*; ***engl.:*** Movement restriction, functional

Kontext: Alexander-Technik

Funktionelle Bewegungseinschränkungen in aktiver oder passiver Bewegung sind häufig Anzeichen für einen hohen, schädlichen Kraftaufwand, der der jeweiligen Aufgabe meist unangepasst ist. Ursache hierfür sind oft unvernünftige Denk-, Bewegungs-, Handlungs- und Reaktionsweisen, die in der Praxis mehr behindern als nützen. Weitere Folgen können Muskelverspannungen, Steifigkeit und Balanceprobleme sein sowie die vorzeitige körperliche Abgeschlagenheit und die Schwierigkeit, auf durchschnittliche Anforderungen angemessen zu reagieren.

Bewegungsempfindung *f*; ***engl.:*** Movement perception

Kontext: Sportwissenschaft, Trainingslehre, Sensomotorik

Während des sensomotorischen Lernprozesses resultieren aus den unzähligen Wiederholungen einer Bewegungshandlung jeweils sensorische Konsequenzen (population coding), die u. a. zu bewussten Empfindungen und Wahrnehmungen zum Bewegungsergebnis und zur Ausführungsqualität der Bewegungshandlung verarbeitet werden und somit dem Ausführenden für die bewusste Bewertung dienen. Als Ergebnis des Lernprozesses entsteht gleichzeitig mit dem Beherrschungsgrad einer Bewegungshandlung systematisch eine Beziehung zwischen dem Bewegungsergebnis und den gewählten Bewegungsparametern, die den Bewegungserfolg und die Bewegungsqualität bestimmen bzw. charakterisieren. Funktionen der Bewegungsempfindungen: Sie qualifizieren den Lernenden zur Selbstkontrolle des Lernprozesses (er kann die Bewegungsqualität und damit Bewegungsfehler/technische Fehler erkennen und Konsequenzen ableiten); der Lernende kann aufgrund dieser Empfindungen und/oder Wahrnehmungen Bewegungskomplexe miteinander verknüpfen (die Bewegungsqualität/der Bewegungserfolg des vorangegangenen Bewegungskomplexes bestimmt die Möglichkeit, einen nachfolgenden Bewegungskomplex überhaupt oder gefahrlos, z. B. Geräteturnen, anfügen zu können). Ein Sportler erkennt bereits während der Bewegung, ob und in welcher Qualität die Bewegung voraussichtlich abgeschlossen werden wird. Auch erfahrene Beobachter (Trainer, ehemalige Sportler) erkennen am Bewegungsansatz den Erfolg oder Misserfolg des Bewegungsablaufes. Die B. und/oder die Bewegungswahrnehmung von Bewegungsabschnitten wird mit dem Fortschritt im Lernprozess zum Element der ▸ Antizipation (der Vorausschau von Bewegungsqualität oder -ergebnis) mit der Folge, Bewegungshandlungen fortzuführen oder weitere direkt anzufügen (vgl. ▸ Bewegungsgefühl).

Bewegungsenergie *f*; ***engl.:*** Kinetic energy

Vgl. ▸ Kinetische Energie.

Bewegungsentwicklung *f*; ***engl.:*** Movement development

Kontext: Bobath-Konzept

Entwicklung der motorischen Fähigkeiten des Säuglings bzw. Kindes, die in engem Zusammenhang mit der Ausbildung wesentlicher geistig-seelischer Funktionen steht, z. B. Wahrnehmung, Sprache, Denken und Fühlen. In der Motologie wird die Motorik als Funktionseinheit von Wahrnehmen, Erleben, Denken und Handeln dargestellt, sie wird als eine Grundlage der Handlungs- und Kommunikationsfähigkeit des Kindes betrachtet.

Bewegungsentwicklung und -kontrolle, Lehre und Theorie der *f*; ***engl.:*** Movement development and control, teaching and theory of

Kontext: Theoretische Modelle

Physiotherapeutischer ▸ Wirkort, der folgende theoretische Bereiche (nach Fürll-Riede) umfasst: „Hirnreifung und Entwicklung der Koordination als Voraussetzung für Bewegung und Bewegungsausdruck", „neuromotorische Rehabilitationsprozesse, deren neurobiologischen und lerntheoretischen Grundlagen", „Folgen der Störungen einzelner Strukturen" (vgl. ▶ Neues Denksystem).

B

Bewegungsentwicklung und -kontrolle, Störungsbilder der *f*; ***engl.:*** Movement development and control, disorders of; ***Syn.:*** Störungsfelder, Pathologie
Kontext: Theoretische Modelle
Im physiotherapeutischen ▶ Wirkort Bewegungsentwicklung und -kontrolle können Therapeuten folgende sechs S. identifizieren (nach Fürll-Riede): Kommunikations- und Planungsstörungen, Koordination- und Gleichgewichtsstörungen, Verarbeitungs-, Ausführungs-, Empfindungs-, Gemütsstörungen (vgl. ▶ Neues Denkmodell).

Bewegungsentwicklung und -kontrolle, Untersuchung und Therapie der *f*; ***engl.:*** Movement development and control, examination and therapy
Kontext: Theoretische Modelle
Physiotherapeutischer ▶ Wirkort; die Untersuchung umfasst das Klären der Situation/Bedürfnisse/Erwartungen des Patienten, die Analyse des Bewegungsverhaltens während ADL, Beobachten des Spiel- und Sozialverhaltens bei Kindern, das Differenzieren der strukturellen/funktionellen Ursachen bei Bewegungsauffälligkeiten sowie die Offenheit für Störungen anderer Wirkorte. Die Therapie umfasst das Verbessern struktureller/funktioneller Voraussetzungen, Unterstützen der Bewegungsentwicklung, Fördern sensomotorischer Lernprozesse, Üben/Trainieren spezifischer Alltagsaktivitäten, die „Fitness mit allen nützlichen Kompensationen" für die Partizipation an „bewegten" Freizeitaktivitäten (vgl. ▶ Neues Denkmodell).

Bewegungserfahrung *f*; ***engl.:*** Movement experience
Kontext: Bewegungslehre
Durch bewusstes, aufmerksames Üben und Bewegen sowie durch unbewusste Bewegungsanforderungen werden B. gesammelt. ▶ Bewegungsqualität ist abhängig vom Ausmaß der B. Eintönige und stereotype Bewegungsabläufe schmälern das Bewegungsrepertoire.

Bewegungsfluss *m*; ***engl.:*** Movement flow; ***Syn.:*** Bewegungsharmonie
Kontext: Diagnostik
Subjektives Kriterium, das dem beobachtenden Therapeuten einen ersten Überblick gibt, ob die Qualität einer Bewegung gegeben ist (vgl. ▶ Bewegungsqualität).

Bewegungsfreude *f*; ***engl.:*** Pleasure of movement
Kontext: Trainingslehre, Psychologie
Entsteht bei körperlicher Aktivität durch Ausschüttung körpereigener hormoneller Substanzen (z. B. Endorphine). In der kindlichen Entwicklung ist die Variabilität des Bewegens (Klettern, Hüpfen, Springen, Laufen) mit der Freude an neuen Fähigkeiten/Fertigkeiten gekoppelt. Bei der Arbeit mit Patienten müssen die individuellen Voraussetzungen für die Belastungen berücksichtigt werden, da bei Überforderung eher Stress und bei Unterforderung nur sehr geringe Effekte der Adaptation oder Freude realisiert werden.

Bewegungsgefühl *n*; ***engl.:*** Movement sensation
Kontext: Sportwissenschaft, Trainingslehre
Umgangssprachlicher Terminus, der ein wesentliches Teilergebnis des sensomotorischen Lernprozesses ausdrückt: die bewusste Empfindung bzw. Wahrnehmung der Qualität bzw. des Erfolges der Bewegungsausführung bzw. -handlung (vgl. ▶ Bewegungsempfindung).

Bewegungsgeschwindigkeit *f*; ***engl.:*** Velocity of motion
Kontext: Medizinische Trainingstherapie, Biomechanik
Eines von sechs Kriterien zur Beurteilung der ▶ Bewegungsqualität einer Übung; sie sollte über das gesamte Bewegungsausmaß gleich bleibend sein, Beschleunigungs- oder Abbremskräfte sollten nur auftreten, wenn ausdrücklich erwünscht.

Bewegungsgleichung *f*; ***engl.:*** Equation of motion; ***Syn.:*** Newton-Bewegungsgleichung, Newton' sche Bewegungsgleichung
Kontext: Biomechanik
Bestimmt die Bewegung physikalischer Systeme in Raum und Zeit; dynamisches Grundgesetz der Bewegung eines freien Massenpunktes; identisch mit dem 2. Newton-Axiom; Kraft ist gleich Masse mal Beschleunigung. Formel: $F = m\,dv/dt$.

Bewegungsgrade *f*; ***engl.:*** Degrees of movement; ***Syn.:*** Grade der Bewegung
Kontext: Maitland-Konzept
Passive Mobilisationen werden in vier verschiedene Grade (I-IV) eingeteilt, die beschreiben, in welchem Abschnitt des Bewegungsausmaßes die passive Mobilisation durchgeführt wird. ▶ Manipulation entspricht dem Grad V.

Bewegungshandeln *n*
Kontext: Bobath-Konzept

Jede Bewegung steht in einem Sinnzusammenhang. Bewegungen sind die beobachtbaren Aspekte des Bewegungshandelns. Analyse des Bewegungshandelns besteht aus den Elementen ▸ funktionelle Bewegungsanalyse und ▸ Handlungsanalyse.

Bewegungshandlung *f*
Kontext: Sportwissenschaft, Trainingslehre
Bewusste, komplexe, abgeschlossene Bewegungseinheit für das Erreichen eines Zieles. Bewegungshandlungen basieren auf einer bewussten Entscheidung; sie umfassen die Antizipation des Handlungsprogramms und der Ergebnisse und analytische Kontroll- und Regulationsprozesse. Bewegungen im Alltag und Sport sind Handlungen bzw. Handlungsketten. Handlungsketten bestehen aus einer dem Bewegungsziel dienenden Aufeinanderfolge von (Teil-)Handlungen.

Bewegungsimpuls *m*; ***Etym.:*** lat. *impulsus* „angestoßen, angetrieben"; ***engl.:*** Movement impulse
Kontext: Neurophysiologie
Äußere Reize und innere Bedürfnisse, die eine vom Zentralnervensystem ausgehende Efferenz bewirken und somit eine motorische Aktion (posturale Kontrolle, Zielmotorik) in Gang setzen.

Bewegungsintelligenz *f*; ***Etym.:*** lat. *intelligentia* „Begriff, Idee, Einsicht, Verständnis; ***engl.:*** Movement intelligence
Kontext: Spiraldynamik
Aus der Interaktion von Raum–Zeit, anatomisch-funktioneller Struktur („Hardware") und bewegungssteuernder Struktur („Software") entstehendes Phänomen. B. fokussiert die Optimierung der vier prinzipiellen Dimensionen, in denen jede menschliche Bewegung stattfindet: ▸ Zeit (Rhythmus); ▸ Raum (Gleichgewicht); Energie-Materie (Effektivität–Anatomie); Bewusstsein (Kognition–Emotion). Spiraldynamik geht von der Annahme aus, dass es eine zerebrozentrische Steuerungsintelligenz und eine dem Körper innewohnende Bewegungsausführungsintelligenz gibt, die sich gegenseitig bedingen und wechselseitig fördern.

Bewegungskontinuums, Modell des *n*
Vgl. ▸ Modell des Bewegungskontinuums.

Bewegungskontrolle *f*; ***Etym.:*** franz. *contrôle* „Gegenrechnung; Aufsicht"; ***engl.:*** Movement control
1. *Kontext:* Sportwissenschaft, Trainingslehre, Sensomotorik
Vergleich der durch eine Bewegungshandlung entstehenden realen Reafferenzen jedes Bewegungsabschnitts mit den vorausberechneten, erwarteten Afferenzen (Soll-Ist-Abgleich). Besteht Übereinstimmung, dann besteht Kontrolle über den Bewegungsteilabschnitt. Mit den aktuellen Afferenzdaten erfolgt immer gleichzeitig eine Feinabstimmung der ablaufenden neurophysiologischen Prozesse (hinsichtlich Bewegungsziel und Umweltbedingungen) und eine „Vorhersage" im Sinne einer Feedforward-Regulation. Feedback- und Feedforward-Mechanismen regeln die Bewegung entsprechend (▸ Bewegungsregulation, ▸ Bewegungskorrektur). Eine „reine", ausschließliche B. findet bei keiner Bewegung statt (vgl. ▸ modellbezogene Bewegung, ▸ Zielbezogene Bewegung).
2. *Kontext:* Neurophysiologie, Muskelphysiologie
Befähigung zu zielorientierten, energieeffizienten Bewegungsabläufen mit optimaler Anpassung der muskulären Aktivierung an die jeweiligen Umgebungsbedingungen.

Bewegungskontrolle, gestörte *f*; ***engl.:*** Movement control, abnormal
Kontext: Neurologie
Störung des reflektorischen Einflusses auf die Innervation der Muskulatur durch Schädigung/Störung von Rezeptoren, von zentralen oder peripheren Leitungsbahnen oder des Zielorgans (Muskel).

Bewegungskonzept *n*; ***Etym.:*** lat. *conceptum* „das (in Worten) Abgefasste, Ausgedrückte"; ***engl.:*** Movement concept
Kontext: Theoretische Modelle
▸ Konzept mit Anwendungsschwerpunkt in bewegungstherapeutischen (Physiotherapie) oder bewegungspädagogischen Disziplinen (Sport, Tanz, Yoga). Von ▸ Prinzipien gestütztes Leitprogramm für komplexe Fragestellungen bezüglich der anatomisch-funktionellen Koordination menschlicher Globalbewegungen, z. B. Gehen und Laufen.

Bewegungskoordination, Modell nach Bernstein *f*; ***Etym.:*** lat. *coordinatio* „Zuordnung"; nach dem russischen Physiologen *Nikolai Alexandrowitsch Bernstein* (1896–1966); ***engl.:*** Movement coordination, coordination of movement, model of Bernstein
Kontext: Neurophysiologie, Sensomotorik
Modellvorstellung zur Organisation des Bewegungsaktes (Koordination) nach Bernstein (1957). Wesentliche Elemente: Handlungsziel (Zielfunktion und Regulativ der Bewegung); Vo-

rausnahme (Sollwert) des erforderlichen Künftigen (Antizipation) auf der Grundlage von Handlungsziel und Bewegungsprogramm. Antizipation ist für die Willkürmotorik und motorisches Lernen eine grundlegende, essenzielle Funktion mit richtungsweisender Verarbeitung sensorischer Afferenzen und Reafferenzen. Ihr Zustandekommen ist nicht geklärt. Motorisches Lernen führt nicht zu unveränderlichen Bewegungsprogrammen, sondern zur Ausbildung von Korrektur- und Regelmechanismen. Das Modell ist sehr gut für das Bewegungslernen in der Sportpraxis nutzbar.

Bewegungskorrektur *f*; ***Etym.:*** lat. *corrigere* „berichtigen, gerade richten"; ***engl.:*** Movement correction

Kontext: Sportwissenschaft, Trainingslehre, Sensomotorik

Anpassung des Bewegungsvollzugs an eine veränderte äußere und/oder innere Situation oder Abbruch des Vollzugs bzw. Wechsel der Bewegungsstrategie. Stellt man anhand der aktuellen bewegungsbedingten Afferenzen Unterschiede zwischen Bewegungserwartung bzw. -vorwegnahme (Antizipation) und Realität fest, wird eine B. unmittelbar durchgeführt. Bsp.: Während des Gehens um eine Ecke kommt unerwartet eine Person entgegen. Das Ergebnis der B. ist das Ausweichen und Verhindern des Zusammenstoßes. Sport: Ein Eiskunstläufer führt statt der zum Programm gehörenden dreifachen Längsachsendrehung eine doppelte aus. Ursache der B. ist ein vom sensomotorischen System erkannter Fehler auf dem Weg zum Absprung (▸ Bewegungskontrolle, ▸ Bewegungsregulation, ▸ Handlungsregulation). Der Sportler verringert den koordinativen Schwierigkeitsgrad, um eine noch mögliche qualitativ gute Bewegungsausführung zu sichern. Die rückmeldenden Reafferenzen sind die Grundlage einer Folgeregulation der Bewegung. Diese beruht auf einem Vorhersagemechanismus, der bei ursprünglich geplanter Bewegungsausführung einen Misserfolg wahrscheinlich macht. Bei ballistischen Bewegungen, z. B. Werfen, ist die Korrektur während einer laufenden Bewegung nicht möglich (Korrekturmöglichkeit: nachfolgende Wiederholung). Aus dem Sport stammende Trainingspraxis zur Verbesserung des Soll-Ist-Vergleichs: Der Trainier und/oder Sportler gibt die Abweichungen des Bewegungsablaufs sprachlich wieder (detaillierteres Erkennen des Korrekturbedarfs). Die sprachliche Umsetzung der ▸ Bewegungsempfindung ist ein essenzielles Element für den Lernprozess. Sprachlich ausgedrückte Empfindungen/Wahrnehmungen sind der Nachweis einer zielgerichteten, bewussten Verarbeitung der sensorischen Informationen. Die intensive Nutzung der B. empfiehlt sich für die Therapie/Rehabilitation.

Bewegungslehre, funktionelle *f*

Vgl. ▸ Funktionelle Bewegungslehre.

Bewegungslernen *n*; ***engl.:*** Movement learning/Motor learning

Kontext: Spiraldynamik

Neurophysiologischer Prozess, der auf der Komplexität des Nervensystems (Netzwerk aus Milliarden Nervenzellen) basiert und seiner Fähigkeit, sich ständig selbst zu verbessern (Aufbau neuer Nervenverschaltungen und Trainieren bestehender). Dazu notwendige Voraussetzungen des Gehirns: räumlich, zeitlich geordneter Ablauf der Wahrnehmung (ungeordnetes Einwirken verschiedener Informationen führt zu inadäquaten Sensationen), Beschränkung auf das Wesentliche (nicht jeder Reiz wird verarbeitet und bewusst), holografische Verarbeitung (jede Zelle speichert ein bisschen, keine übergeordnete Struktur). Bestandteile des Prozesses: Umsetzen einer Idee, Wahrnehmen der Bewegung (was passiert?), Korrigieren und erneutes Probieren. Bewegungslernen beinhaltet Neugier auf neue Bewegungserfahrungen, Konzentration auf das Wesentliche angesichts der Vielfalt von Bewegungsmöglichkeiten, Wiederholen und (gleichzeitiges) Experimentieren (vgl. ▸ motorisches Lernen, ▸ Senso-Motorisches Lernen).

Bewegungslernens, emotionaler Stimulus des *n*; ***Etym.:*** franz. *émotion* „Erregung, Rührung" u. lat. *stimulus* „Stachel, Unruhe"; ***engl.:*** Movement learning, emotional stimulus/Motor Learning, emotional stimulus

Kontext: Psychologie, Bewegungslehre

Patienten behalten emotionale Stimuli besser als neutrale. Positive Erinnerungen können in der Therapie genutzt werden, um bestimmte positiv besetzte Handlungen oder Verhaltensweisen zu fördern. Dazu wird das gewünschte Bewegungsverhalten mit dem jeweiligen emotionalen Kontext verbunden. Dies ist besonders bei Patienten mit Gedächtnisstörungen hilfreich. Beispiel: Eine Patientin mit Störungen im Gangablauf, die nicht mehr „weiß", wie man geht, wanderte früher gerne. Die Erinnerung an eine bestimmte, ganz besonders schöne Wanderung, erleichtert ihr, die Bewegungen zu initiieren.

Bewegungslimit *n*; ***engl.:*** Limit of movement
Kontext: Traumatologie
Zeitweilige Begrenzung der Gelenkbeweglichkeit bei Verletzungen von Gelenkstrukturen (häufig Kapsel- und/oder Bandverletzungen), z. B. durch Gipsverbände oder Orthesen. Bei modernen Ruhigstellungs- bzw. Bewegungslimitierungsverfahren achtet man darauf, dass möglichst eine, wenn auch geringe Restbewegung möglich bleibt, um den Gelenkstoffwechsel zu erhalten. Oftmals wird das erlaubte Bewegungsausmaß über einen längeren Zeitraum sukzessiv gesteigert.

Bewegungsmuster *n*; ***engl.:*** Movement pattern

1. *Kontext:* Neurophysiologie, Muskelphysiologie
Komplexer bewegungstypischer Ablauf, der unwillkürlich (reflektorisch) oder willkürlich intendiert ausgelöst wird.

2. *Kontext:* PNF-Konzept
Biomechanisch gekoppelte Bewegungen und neurophysiologisch gekoppelte Muskelaktivitäten, die je nach Alltagsaktivität und Umweltsituation variabel organisiert werden. Im PNF-Konzept werden Bewegungsmuster definiert als spiralförmig verlaufende Fazilitationsmuster, die eine optimale Kontraktion der Hauptkomponenten ermöglichen. Sie können auf den Ebenen Körperstrukturen/-funktionen, Aktivitäten und Partizipation geübt werden.

3. *Kontext:* Feldenkrais
Bewegungsabläufe, die entweder strukturell angelegt sind, wie z. B. sich umdrehen, etwas greifen, aufstehen oder sich hinsetzen, oder die durch eigene Lebenserfahrung entstanden sind und als persönliche Bewegungsmuster bezeichnet werden. Basierend auf seinen Lebenserfahrungen wählt der Schüler aus seinem Potenzial die Bewegungen aus, die zu seinem Verhalten passen. Dies führt zu einer systematischen Aussparung von Körperteilen, die nicht mehr in die Bewegungen einbezogen werden (vgl. ▸ Handlung, ▸ Reife, ▸ Verhaltensmuster).

Bewegungsmuster, archaisches *n*; ***Etym.:*** griech. *archaios* „alt"; ***engl.:*** Movement patterns, archaic; ***Syn.:*** Primitivreflexe, genetisches Bewegungsrepertoire, automatische Bewegungsreaktion
Kontext: Biologie, Spiraldynamik
Ursprüngliches, primitives Bewegungsmuster. Genetisch angelegte, reflexartig auslösbare Komplexbewegungen des gesunden Neugeborenen, z. B. Schreit- oder Greifreflex. Die Spiraldynamik verwendet den Begriff „archaisch" im Sinne einer evolutionsgeschichtlichen Relevanz und einer davon abgeleiteten fundamentalen Bedeutung für das menschliche Bewegungslernen.

Bewegungsökonomie *f*; ***Etym.:*** lat. *oeconomia* „Haushalt, Wirtschaft"; ***engl.:*** Movement economy
Kontext: Spiraldynamik
Bewegen mit Weitblick, d. h. unter dem Aspekt, was Bewegung langfristig im System bewirkt. Bsp.: Eine Bewegung, die viel Kraft erfordert und andere Strukturen schont, ist ökonomischer als eine Bewegung, die wenig Kraft erfordert und andere Strukturen schädigt.

Bewegungsparadigma, biopsychosoziales *n*; ***Etym.:*** griech. *paradeigma* „Beispiel", *bios* „Leben", *psyche* „Seele" u. lat. *socius* „Gefährte"; ***engl.:*** Movement paradigm, bio-psychosocial
Kontext: Theoretische Modelle
Physiotherapeutische Praxis und Forschung basiert auf folgender wissenschaftlicher Grundauffassung: In der Physiotherapie wird mit einzelnen Personen oder Gruppen gearbeitet, damit deren Bewegungs- und Funktionsfähigkeit während des ganzen Lebens so weit wie möglich erhalten bleibt, bzw. wiederhergestellt wird. Physiotherapie ist notwendig, wenn Bewegungs- und Funktionsfähigkeit durch Alterung, Verletzung oder Krankheit bedroht sind. „Gesund sein" ist im physiotherapeutischen Sinne volle und funktionelle Bewegungsfähigkeit. Physiotherapie stellt das Bewegungspotenzial sicher und maximiert es im Rahmen von Förderung, Prävention, Behandlung und Rehabilitation. Dazu arbeiten Physiotherapeuten, Patienten/Klienten und weitere Kliniker in einem Prozess zusammen, in dem das Bewegungspotenzial beurteilt wird und in dem auf einvernehmliche Ziele hingearbeitet wird. Therapeuten setzen dabei Kenntnisse und Fertigkeiten ein, die für die Physiotherapie einzigartig sind. Voraussetzungen, für die physiotherapeutisches Wissen und physiotherapeutische Praxis notwendig sind. Bewegung: Die Fähigkeit, sich zu bewegen, ist ein wesentliches Element von Gesundheit und Wohlbefinden. Bewegung ist abhängig von integriertem, koordiniertem Funktionieren des Körpers. Bewegung ist zweckgerichtet, innere und äußere Faktoren beeinflussen sie. Physiotherapie ist ausgerichtet auf Bewegungsbedürfnisse und -potenziale des Einzelnen (WCPT 1999). Innerhalb des b. B. setzen Physiotherapeuten weitere Denkmodel-

le ein: biomedizinisches Paradigma (Pathologie, Physiologie für das Bestimmen von Gefahrensituationen/Kontraindikationen); verhaltenstherapeutische Denkmodelle (Schulungsprozesse für das Erlernen von Bewegungsabläufen, Selbstmanagementstrategien); neurophysiologische Denkmodelle (Symptome, Schmerzen, Schulung von Patienten); das Rehabilitationsmodell mit der ▶ Internationalen Klassifikation der Funktionsfähigkeit, Behinderung und Gesundheit, ICF. Innerhalb des b.B. gibt es unterschiedliche Sichtweisen: pathogene (Schwerpunkte Analysieren von abnormalen Bewegungsabläufen, Steuerungsprozessen, abweichender Biomechanik); salutogene (Suche nach Aktivitäten, die sinnvolles Handeln ermöglichen, Berücksichtigen von Kohärenzgefühl, Kontrolle, Zielverständnis (vgl. ▶ Neues Denkmodell).

Bewegungsprinzip *n*; ***Etym.:*** lat. *principium* „Anfang, Ursprung, Grundlage"; ***engl.:*** Principle of movement

Kontext: Spiraldynamik

Gesetzmäßigkeit menschlicher Bewegung, z. B. Kraft, Ausdauer, Beweglichkeit, Koordination, Rhythmus oder Ausdruck. Die Bewegungsprinzipien der Spiraldynamik leiten sich von der Struktur und Funktion des menschlichen Bewegungssystems ab. Unterschieden werden: allgemeine ▶ Prinzipien (z. B. die funktionelle Anatomie, die Evolutionsgeschichte, das archaische Repertoire genetisch vererbbarer Reflexmotorik) und formale Prinzipien (z. B. das Spiralprinzip, Gewölbeprinzip, Aufrichteprinzip).

Bewegungsprogrammierung *f*; ***Etym.:*** griech. *prographe* „schriftliche Bekanntmachung"; ***engl.:*** Movement programming

Kontext: Neurophysiologie, Sensomotorik

Bewegungssteuerung (ballistische Bewegungen) bzw. Bewegungsregulation (relativ langsame Bewegungen). Das ▶ sensomotorische System ist bei der B., Bewegungs- bzw. Handlungsregulation ein unteilbares System; es sind nie nur Anteile in Funktion. Bewegungen integrieren immer die Funktionen aller hierarchischen Ebenen und Strukturelemente. Grundprinzip des Ablaufs der B. und Bewegungsregulation: Bevor eine Bewegung sichtbar beginnt, haben bereits sehr viele komplexe Prozesse in den höheren Regulationsebenen stattgefunden. Die Bewegung hat lange begonnen, bevor außen etwas beobachtet werden kann. In der kognitiven Ebene sind die Vorgänge der Handlungsvorbereitung abgelaufen. Als Initiatoren haben limbisches System und Orbital(Frontal-)Hirn zusammen den Bewegungsantrieb zur Verfügung gestellt. Gemeinsam mit dem Wahrnehmungsprozess (der aktuellen Situation des Körpers selbst, seiner Situation und Position in der Umwelt) werden von Assoziationsarealen des Kortex Entscheidungen zur Handlungsstrategie getroffen, der Handlungs- und Bewegungsentwurf erarbeitet. Ohne sie wären ein Bewegungsstart und die nachfolgende Regulation unmöglich. Sensomotorische Handlungen schließen immer alle intellektuellen bis sensomotorischen Regulationsebenen mit ein.

Bewegungsqualität *f*; ***Etym.:*** lat. *qualitas* „Beschaffenheit, Eigenschaft"; ***engl.:*** Movement quality

1. ***Kontext:*** Diagnostik, Spiraldynamik

Optimaler Einsatz des Bewegungssystems im täglichen Handeln. Voraussetzung ist die Funktionsfähigkeit von Gelenken, Muskeln und des Nervensystems. Man unterscheidet sechs Kriterien der Bewegungsqualität: Bewegungsfluss und Bewegungsharmonie; Effektivität und ▶ Bewegungsökonomie, ▶ Ästhetik und Ausdruck, ▶ axiale Belastung, homogene Bewegungsverteilung; ▶ Bewegungsrhythmus. ▶ Bewegungserfahrungen, Emotionen, Umweltbedingungen, Körperläsionen beeinflussen die B. Grundsatz für die Arbeit an der B.: Je früher, desto präventiver, je später, desto therapeutischer.

2. ***Kontext:*** Feldenkrais

Die Art und Weise, *wie* eine Handlung bzw. Bewegung ausgeführt wird. Nach Feldenkrais erkennen wir aus dem *Wie* bzw. der Qualität den Prozess unseres Tuns, nicht aus dessen Inhalt oder Ergebnis. Weitere Kennzeichen der Bewegungsqualität sind Leichtigkeit, Umkehrbarkeit, Koordination und Atemrythmus (vgl. ▶ Organisches Lernen, ▶ Umkehrbarkeit).

3. ***Kontext:*** Kaltenborn-Evjenth-Konzept

Art und Weise einer Bewegungsausführung. Bei der aktiven Bewegung beobachtet der Therapeut, wie sich der Patient bewegt. Bei der anschließenden passiven Bewegungsprüfung fühlt der Therapeut den Bewegungswiderstand durch die gesamte Bewegungsbahn, d. h. sowohl vor als auch nach dem ersten Stopp (vgl. ▶ Bewegungsstufe).

Bewegungsquantität *f*; ***engl.:*** Quantity of movement; ***Syn.:*** Bewegungsausmaß, Gelenkbeweglichkeit

Kontext: Kaltenborn-Evjenth-Konzept

Ausmaß einer Bewegung; diese wird aktiv maximal durchgeführt. Dann prüft der Therapeut, ob und wie viel sie passiv weiter geht. Das Bewegungsausmaß wird (soweit möglich) mit Hilfe der Winkelmessung (Goniometrie) erfasst. In Gelenken, in denen dies nicht möglich ist (z. B. einzelne Wirbelsäulengelenke), wird das Ausmaß mit Hilfe einer Skala von 0 bis 6 beurteilt (3 = physiologische, normale Beweglichkeit, < 3 = hypomobil, >3 = hypermobil).

Bewegungsregulation *f*; ***Etym.:*** lat. *regulare* „regeln, einrichten"; ***engl.:*** Regulation of movement

Kontext: Sportwissenschaft, Trainingslehre, Neurophysiologie

Alle sensomotorischen Prozesse der Steuerung und Regelung; sind verbunden mit den bewussten und unbewussten Vorgängen der Bewegungsvorbereitung sowie der Bewertung und Interpretation von Bewegungsergebnissen. B. wird in der Physiologie als Bewegungskoordination oder sensomotorische Koordination bezeichnet; in der Sportmotorik als motorische Koordination oder sportliche Technik. B. ordnet sich der Handlungsregulation unter; ist ein Teil der Handlungsregulation. Da Bewegung ohne Handlungsziel (oberste regulierende Instanz) nicht funktioniert, gibt es eine begriffliche Überschneidung zwischen B. und Bewegungshandlung. B. unterliegt dem Handlungsprogramm.

Bewegungsrhythmus *m*; ***Etym.:*** griech. *rhythmos* „Takt, Gleichmaß"; ***engl.:*** Movement rhythm

Kontext: Spiraldynamik

Physiologischer Wechsel und kontinuierliches Aufeinanderfolgen von Druck und Zug bzw. Be- und Entlastung bei Ausdauerbewegungen; fördert den Aufbau der Strukturen des Bewegungssystems, z. B. Bänder, Trabekelsysteme im Knochen.

Bewegungsrichtung *f*; ***engl.:*** Direction of movement

Kontext: Biomechanik

Der Körper kann 12 verschiedene rotatorische und translatorische B. freigeben, wobei die Stabilität eines Gelenks trotzdem gewährleistet bleibt. Bsp. rotatorische Bewegungsmöglichkeiten im Kniegelenk: Innen- (1), Außenrotation (2), Varus (3), Valgus (4), Flexion (5), Extension (6); translatorische Bewegungsmöglichkeiten im Kniegelenk: Kompression (7), Traktion (8), Tibia nach dorsal (9), Tibia nach ventral (10), Tibia nach medial (11), Tibia nach lateral (12). Bewegungen sind immer als Mischformen um mehrere Achsen

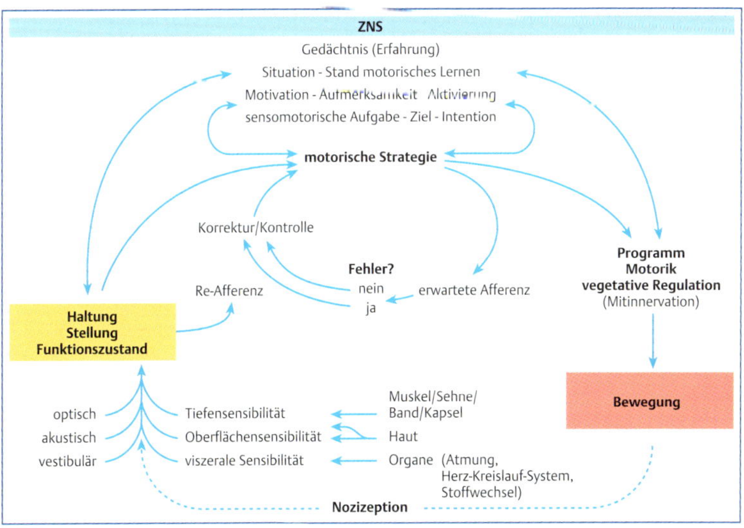

Bewegungsregulation: Schematische Zusammenfassung der Vorgänge von Bewegungsprogrammierung und Bewegungsregulation.

möglich. In bestimmten Gelenktypen dominieren bestimmte B. aufgrund der anatomischen Gegebenheiten bzw. aufgrund von Anzahl und Verlauf der Hauptbewegungsachsen (vgl. ▶ Bewegung, anguläre).

Bewegungsschiene *f*
Vgl. ▶ Continuous passive Motion.

Bewegungssinn *m*; ***engl.:*** Sense of movement, Kinaesthesia, kinaesthetic sense

1. ***Kontext:*** Funktionelle Bewegungslehre, Diagnostik
Eine von drei zur ▶ Bewegungswahrnehmung notwendigen Fähigkeiten. Der B. ermöglicht, Bewegungen im Raum wahrzunehmen, z. B. dass sich im Stehen bei einer Flexion im Schultergelenk der Arm Richtung Decke bewegt (vgl. ▶ Kraftsinn, ▶ Lagesinn).

2. ***Kontext:*** Neurophysiologie, Sensomotorik
Funktionelles Ergebnis der integrativen Verarbeitung der Afferenzen des vestibulären, visuellen und propriorezeptiven Systems, die im Sinne der multisensorischen Konvergenz zusammengeführt werden. Das Ergebnis ist die Voraussetzung für die Regulation zielgerichteter Reaktionen im Schwerefeld, die Orientierung im Raum und die reflektorische Kontrolle der Kopf-, Körper- und Augenstellung im Rahmen von Bewegungshandlungen.

Bewegungsstabil ***engl.:*** Movement stable
Kontext: Traumatologie
Begriff zur Belastungslimitierung bzw. physiotherapeutischen Dosierung der Deutschen Gesellschaft für Unfallchirurgie (DGU). Der Körperabschnitt darf im vorgegebenen Bewegungsausmaß bewegt werden: aktiv, passiv oder assistiv. (passives oder assistives Bewegen erfordert eine geringere Festigkeit der betroffenen Strukturen als aktives) (vgl. ▶ Lagerungsstabil, ▶ Belastungsstabil, ▶ Trainingsstabil).

Bewegungssteuerung *f*; ***engl.:*** Movement control
Kontext: Feldenkrais
Unsere eigenen Wahrnehmungen steuern und verändern unsere Bewegungen innerhalb unseres Organismus ohne weiteren Regelungsbedarf von der Außenwelt. Dies kann anhand von kybernetischen Modellen erklärt werden. In einer kybernetischen Rückkoppelungsschleife wird davon ausgegangen, dass ein Signal aus der Peripherie, einem Sensor, ausgelöst von einem Wahrnehmungsorgan, weitergeleitet wird zu einer Vergleichsinstanz, dem Komparator. Hier wird es verglichen mit einem im System enthaltenen Referenzwert. Unterscheiden sich Referenz- und Sensorsignale, so löst der Komparator ein Fehler-Signal aus. Das Fehler-Signal wird weitergeleitet an das Zentrum, das einen Handlungsimpuls auslöst, der das Störungssignal reduzieren soll. So lernt das System mit jeder Bewegung (vgl. ▶ Kybernetik, ▶ feedforeward- und feedback-loops).

Bewegungssteuerung nach Bernstein *f*; ***Etym.:*** nach dem russischen Physiologen *Nikolai Alexandrowitsch Bernstein* (1896–1966); ***engl.:*** Movement control according to Bernstein
Kontext: Neurophysiologie, Sensomotorik
Systemdynamischer Ansatz nach Bernstein (1975) über das Zusammenspiel von Bewegungsaufgabe und sensomotorischen Prozessen für willkürliches Bewegen. Die im Gehirn widergespiegelte Bewegungsaufgabe ist die Standarddeterminante für das Programm der Bewegungshandlung, der -ausführung und Korrektur. Prozessreihenfolge: Situation (Wahrnehmen und Bewerten der Umgebung und des darin agierenden Individuums); Festlegen einer Aufgabe (Bestimmen der situativen Veränderung); Festlegen der Lösung (Entscheiden, was und mit welchen Möglichkeiten die Willküraktion ausgeführt werden soll, um die Veränderung herbeizuführen). Der Reflex ist nicht der Grundbaustein des Bewegungsverhaltens, sondern zunächst zentralnervöse kognitive Prozesse des Erkennens, Entscheidens und Erinnerns. Wesentlich zur Bewegungsausführung sind die Rückkopplungen aus dem Körper: Zentraler Wechselwirkungsmechanismus, der unerlässlich ist für die korrekte Koordination der Bewegung und die Übereinstimmung des Bewegungsresultats mit der Absicht. Das ZNS muss ständig über den Stand und den Ablauf von „unabhängigen Integrationskonstanten" im Zusammenhang mit z. B. der Ausgangsstellung, den Bewegungsgeschwindigkeiten, den wirkenden Kräften usw. informiert sein und daran die effektorische Aktivität adaptieren. Afferenzen kommen über das propriorezeptive System, Bewegung erzeugt Reafferenzen; der Informationsring schließt sich (vgl. ▶ Sensomotorisches System).

Bewegungsstörungen, zerebral bedingte *f*
Kontext: Neurologie
Aufgrund von neurologischen Erkrankungen kann es zu einem Ungleichgewicht hemmender und erregender Neurone sowie Transmittersysteme kommen, was zu einer B. führt. Es kann zu

verlangsamten (hypokinetischen) Bewegungen kommen (vgl. ▶ Parkinson-Syndrom) oder zu hyperkinetischen B., die sich durch ungewollte Bewegungen von Armen, Beinen oder Kopf auszeichnen (vgl. ▶ Athetose, ▶ Dystonie, ▶ Chorea).

Bewegungsstrategie *f*; ***Etym.:*** griech. *strategia* „Heerführung, Feldherrenamt"; ***engl.:*** Movement stategy

Kontext: Neurophysiologie, Muskelphysiologie

Bewegungsprogramm, das von kortikalen und subkortikalen motorischen Strukturen auf ein Ziel hin geplant und an die zur Verfügung stehenden Effektoren (Muskeln) geschickt wird. Die gewählte B. wird den aktuellen jeweiligen Bedingungen angepasst. Bsp.: Man klemmt einen Gegenstand, der gegriffen werden soll, zwischen Oberarm und Thorax ein, wenn man mit der Hand bereits etwas festhält.

Bewegungsstufe *f*; ***engl.:*** Level of motion

Kontext: Kaltenborn-Evjenth-Konzept

Nach Kaltenborn am Bewegungswiderstand orientierte Einteilung des Ausmaßes (Quantität) einer geradlinigen translatorischen Gelenkbewegung. In der Manuellen Therapie unterscheidet man nach Kaltenborn drei Stufen mit römischen Ziffern (I bis III). In allen drei Stufen wird die Bewegung untersucht. Die Behandlung verfolgt in den Stufen unterschiedliche Ziele.

Stufe I: Neutralisieren des Gelenkdrucks („Lösen"), der durch die Adhäsionskräfte, den Muskeltonus und den atmosphärischen Unterdruck in der Gelenkkapsel entsteht. Bei der Bewegung geschieht *keine* spürbare Bewegung zwischen den Gelenkflächen. Die Stufe I wird zur Schmerzlinderung eingesetzt. Eine Traktion während des Gleitens vermindert die Reibung zwischen den Gelenkflächen. In pathologisch veränderten Gelenken kann es nötig sein, die dafür verwendete Kraft zu erhöhen.

Stufe II: Umfasst den Bewegungsbereich vom Bewegungsbeginn bis zum ersten, deutlich fühlbaren Stopp. In der sogenannten Slackzone (erster Abschnitt der Stufe II) wird die Schlaffheit der Gewebe herausgenommen (to take up the slack). Dieser Bereich dient der Schmerzlinderung. Das anschließende „Straffen" der Gewebe bis zum 1. Stopp geschieht in der sogenannten Übergangszone (zweiter Abschnitt der Stufe II). In ihr wird zur Entspannung behandelt.

Stufe III: Beschreibt das Bewegungsausmaß nach dem 1. Stopp. Der Bewegungswiderstand bzw. die Gewebespannung nimmt jetzt rasch zu. Hier wird während der Untersuchung das ▶ Endgefühl getestet und während der Behandlung gedehnt. Die Manipulation als in eine Richtung „begrenzte Explosion" geschieht am Anfang der Stufe III.

B

Bewegungssystems, Lehre und Theorie des *f*; ***engl.:*** Motor system, teaching and theory

Kontext: Theoretische Modelle

Physiotherapeutischer ▶ Wirkort, der die theoretischen Bereiche koordiniert: „normale" Bewegung, Voraussetzung einzelner Strukturen und Funktionen, Bedeutung von Bewegung und Bewegungsausdruck (vgl. ▶ Neues Denkmodell).

Bewegungssystems, Störungsbilder des *f*; ***engl.:*** Motor system, disorders of the; ***Syn.:*** Störungsfelder, Pathologie

Kontext: Theoretische Modelle

Im physiotherapeutischen ▶ Wirkort Bewegungssystem können Therapeuten folgende sechs S. identifizieren (nach Betz): verminderte ▶ Bewegungsqualität, Schmerz und Reizzustände (im Bewegungssystem), verminderte ▶ Beweglichkeit, Hypermobilität und Instabilität, verminderte Belastbarkeit (von Strukturen), verminderter Trainingszustand (vgl. ▶ Neues Denkmodell).

Bewegungssystems, Untersuchung und Therapie des *f*; ***engl.:*** Movement system, examination and therapy

Kontext: Theoretische Modelle

Physiotherapeutischer ▶ Wirkort; die Untersuchung umfasst das Klären der Situation/Bedürfnisse/Erwartungen des Patienten, das Analysieren von Bewegungsabläufen (ADL) und der strukturellen Belastbarkeit, das Differenzieren der strukturellen/funktionellen Ursachen für Bewegungsauffälligkeiten oder mangelnder Belastbarkeit sowie die Offenheit für Störungen anderer Wirkorte; die Therapie umfasst das Verbessern struktureller/funktioneller Voraussetzungen, Lernen/Üben/Automatisieren von Bewegungsfunktionen, Üben/Trainieren spezifischer Alltagsaktivitäten, die „Fitness" für die Partizipation am „bewegten" Leben, z. B. Sport (vgl. ▶ Neues Denkmodell).

Bewegungstherapie *f*; ***Etym.:*** griech. *therapeia* „Behandlung, Pflege"; ***engl.:*** Physical (exercise) therapy, motion therapy, kinesiatrics, exercises

1. ***Kontext:*** Gesundheitswissenschaften, Gesundheitsökonomie

Wortkombination aus Bewegung und Therapie. Bewegte und/oder bewegende Intervention mit dem Ziel der Heilung bzw. der Verbesserung des Gesundheitszustandes. Als „offizielle" B. gilt, was schulmedizinisch bzw. von den Krankenversicherern anerkannt ist.

2. ***Kontext:*** Spiraldynamik

Spiraldynamik-Konzept; Spiraldynamik-Therapie im weiteren Sinne. Spiraldynamik als B. baut auf ein anatomisch-funktionelles Meta-Modell mit folgenden Schwerpunkten: Dreidimensionalität, Dynamik und Praxisbezug. Als Meta-Modell ist es definitionsgemäß methoden-neutral mit entsprechend breitem therapeutischen Anwendungsspektrum: transdisziplinär, z. B. Physiotherapie, Ergotherapie, Komplementärtherapie, Logopädie, Chiropraktik; interkonzeptionell, wie z. B. Bobath, PNF, FBL. Spiraldynamik als Methode im engeren Sinne ist eine ▸ komplementäre Bewegungstherapie.

Bewegungstrainer *m*; ***engl.:*** Movement trainer; ***Syn.:*** Thera-Trainer, Motomed

Kontext: Rehabilitation

Motorisiertes Trainingsgerät für aktives, assistives oder passives Bewegen der oberen und/oder unteren Extremität; der Motor unterscheidet das Gerät von Ergometern. Sicherheitsstopp bei Widerstand (Spastik); Rückwärtsfahren ist möglich; alternierende Arm-Bein-Bewegungen sind nicht möglich. Einsatz: zunächst in der Neurologie (z. B. bei Multipler Sklerose, Apoplex, Parkinson), inzwischen auch in der Geriatrie und Orthopädie (Arthrose, Rheuma). Von den Krankenkassen anerkanntes Hilfsmittel (Rehabilitation, gelistet im Hilfsmittelverzeichnis).

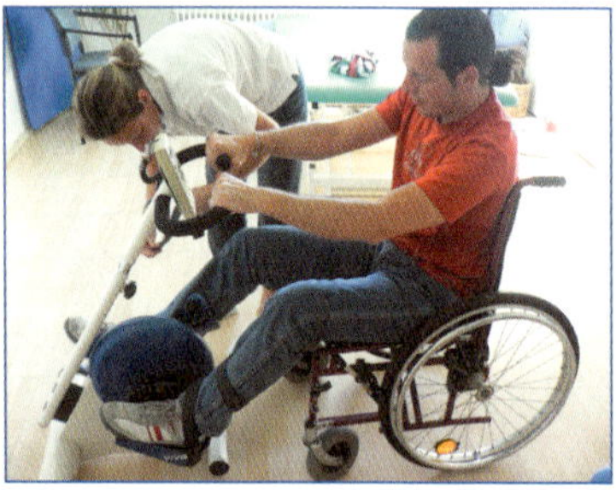

Bewegungstrainer.

Bewegungstraining *n*; ***Etym.:*** engl. *training* „Schulung, Ausbildung, Üben"; ***engl.:*** Movement training

Kontext: Trainingslehre

Aktives funktionelles Training aller Muskelgruppen zur Verbesserung der Beweglichkeit, Kräftigung der Muskulatur und Schulung der koordinativen Fertigkeiten.

Bewegungsübereinstimmung *f*; ***engl.:*** Accordance of motion

Kontext: Hippotherapie

Der Mensch und das Pferd haben verwandte Bewegungsmuster. B. ist eine Voraussetzung für Hippotherapie.

Bewegungsübergang *m*; ***engl.:*** Transition

Kontext: Funtionelle Bewegungslehre

Jeder Wechsel einer Ausgangsstellung in eine andere, der spezifisch erlernt werden muss; zur Belastungssteigerung können sich Therapeuten an der Ontogenese orientieren. Bsp.: Üben in der Rückenlage, anschließend in der Bauchlage, Drehen usw.; verschiedene Varianten, um aus verschiedenen Ausgangsstellungen am Boden zum Stehen zu wechseln; Sitz-Stand-Übergang etc.

Bewegungsübertragung *f*; ***engl.:*** Transfer of movement

Kontext: Hippotherapie

Übertragung mehrdimensionaler Schwingungsimpulse auf den Reiter durch das Pferd in seinen Gangarten; die Schwingungen übertragen sich über die Kontaktfläche Pferderücken/Reitergesäß; sie induzieren entsprechende Bewegungsantworten des Reiters.

Bewegungsübung, entstauende *f*; ***engl.:*** Exercises, circulatory

Kontext: Physiologie

Bewegungsabläufe in den Extremitäten, die über die muskuläre An- und Entspannung (Muskelpumpe) den venösen Rückfluss anregen und überschüssige Gewebsflüssigkeit über das Lymphsystem abfließen lassen; notwendig sind ein langsamer Bewegungsrhythmus, endgradiges Bewegen und eine korrekte Ausgangsstellung (die Peripherie muss höher sein als der Rumpf).

Bewegungsumfang *m*; ***Abk.:*** ROM; ***engl.:*** Range of motion

Kontext: Biomechanik, Bewegungsanalyse

Ausmaß einer Bewegung; Z. B. bei einem Gelenk vom Minimum (Beugung) bis zum Maximum (Streckung).

Bewegungsumschlag *m*; ***engl.:*** Sway envelope

Kontext: Bewegungsanalyse

Von unten nach oben gerichtete, lineare Projektion der körpereigenen Pendelbewegungen zur

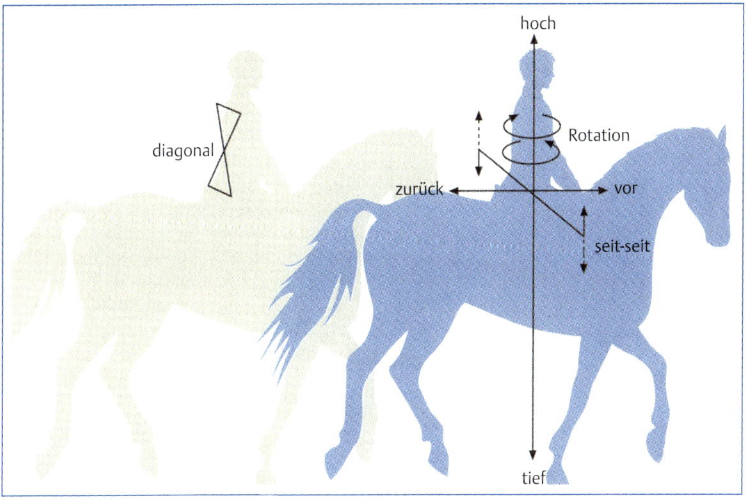

Bewegungsübertragung.

Haltungskontrolle im Stehen, die die Form eines Trichters hat.

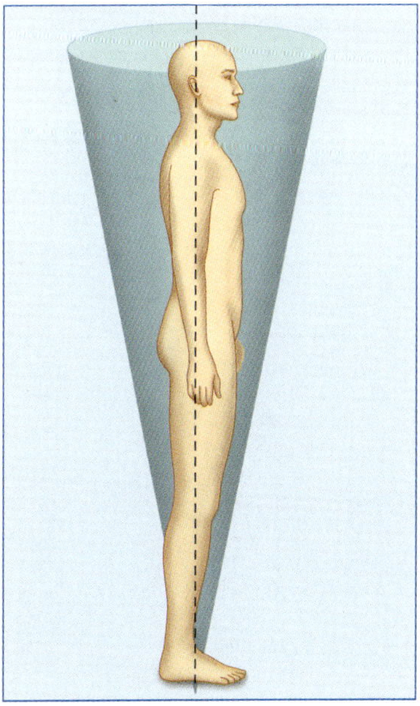

Bewegungsumschlag.

Bewegungsverhalten *n*; ***engl.:*** Movement behaviour
Kontext: Theoretische Modelle
Verhalten ist eine Form der Lebensäußerung, in der eine Person die Beziehung zur Umwelt herstellt und durch die sich deren Selbsttätigkeit ausdrückt. Das soziale, psychische, biologische und physikalische Teilsystem sind die Systemebenen des B. (vgl. ▸ Handlung).

Bewegungsverhalten, verändertes *n*; ***engl.:*** Movement behaviour, adapted
Kontext: Bewegungsanalyse
Folge der veränderten Beweglichkeit eines oder mehrerer Gelenke; bestimmt die funktionelle Beeinträchtigung des Patienten im Alltag. Verändertes B. lässt sich durch Beobachten und funktionelle Leistungstests erfassen.

Bewegungsvielfalt *f*; ***engl.:*** Movement variety
Kontext: Feldenkrais
Bewegungen werden in Feldenkrais-Lektionen so variiert, dass sie immer unter neuen Aspekten studiert werden können. B. ermöglicht eine feinere Steuerung von Bewegungen.

Bewegungsvorstellung *f*; ***engl.:*** Movement image
Kontext: Sportwissenschaft, Trainingslehre, Motorisches Lernen

B

Komplexe zentralnervöse Leistung; auch im Sinne der Vorwegnahme oder Antizipation, die für Bewegungsausführungen essenziell ist. Die Güte der Antizipation bestimmt die Qualität der Bewegungsausführung. Die B. wird im Prozess des sensomotorischen Lernens im Rahmen des ständigen Abgleichs zwischen Vorstellung und realem Ergebnis, gegeben durch die bewegungsinduzierten Afferenzen, qualifiziert. Die Bewegungsvorstellung ermöglicht im Prozess der Bewegungsprogrammierung, der Steuerung und Regulation eine effektive Auswahl der wichtigen bewegungsrelevanten Afferenzen zur Charakterisierung der Ausgangsposition, der Folgebedingungen der Bewegung und der Bewegungskorrektur. Sie beeinflusst die motorische Strategie wesentlich. Methodische Instrumente zur Förderung der B.: sprachliche Vorgaben und/oder praktische Demonstrationen, Anknüpfen an bekannte, für den Patienten bedeutungsvolle (positive) Bewegungserfahrungen; gemeinsame Entwicklung von Bewegungszielen.

Bewegungsvorstellung, falsche *f*; ***engl.:*** Movement image, incorrect

Kontext: Alexander-Technik

Die Vorstellung davon, wie eine Aufgabe zu erfüllen sei (z. B. eine bestimmte Bewegung), ist entscheidend für ihre Ausführung. Ist ein Patient beispielsweise nicht in der Lage, eine Übung korrekt durchzuführen, so kann dies einerseits mit einer inkorrekten Vorstellung von den Bewegungen zusammenhängen, die für diese Übung nötig sind, und andererseits mit einer inkorrekten Vorstellung von dem Kraftaufwand, der für die Bewegungen angemessen ist.

Bewegungswahrnehmung *f*; ***engl.:*** Perception of motion; ***Syn.:*** Kinästhesie

1. ***Kontext:*** Sportwissenschaft

Die B. entwickelt sich mit der Qualität der Bewegungsfertigkeit. Eine Person spiegelt differenziert die Bewegung von Körperteilen und in der Synthese des gesamten Körpers wieder. In der Synthese wird die sensomotorische Handlung als Ganzes widergespiegelt.

Diese Wahrnehmungsqualitäten sind die Voraussetzung für die Charakterisierung der Ausgangsposition und für jede Phase der Bewegungsregulation. Gesteuert durch Motivation, Ziel und Aufmerksamkeit werden also alle sensorischen Informationen selektiert, analysiert und kombiniert. Daraus erfolgt das Erkennen. In der Bewegungspraxis bedeutet dies z. B. in einer Spielsituation: Erkennen von Gegenspieler und Ball sowie deren Bewegungsrichtung und Erkennen bekannter Fähigkeiten des Gegenspielers durch Abfragen des Gedächtnisses. Bei einem Turnier im Wettkampf: Erkennen der immer etwas anderen physikalischen Eigenschaften der verschiedenen Geräte im Vergleich zu denen im Heimtraining sowie Erkennen des Multiplikationsbedarfs der Bewegungsstruktur zur Bewältigung der leicht veränderten Bedingungen. In der Konsequenz resultiert die sensomtorische Strategie (vgl. ▸ Sensomotorik) bzw. deren Anpassung aus der aktuellen Situation bzw. an die neuen Bedingungen. Es wird die Frage beantwortet, welche zielführende Bewegungsantwort es geben kann bzw. was aus dem sensomotorischen Repertoire gewählt werden sollte.

2. ***Kontext:*** Medizinische Trainingstherapie

Fähigkeit, vorgegebene Gelenkstellungen aktiv oder passiv zu reproduzieren (auch ohne Augenkontrolle); sie umfasst drei Anteile: ▸ Lage-, ▸ Kraft- und ▸ Bewegungssinn. Abweichungen von über 2-5° der zuvor eingestellten Position gelten als pathologisch. Laserpointer und Zielscheibe sind eine einfache, günstige Möglichkeit zur Messung der Abweichung. Bsp.: Der Laserpointer wird am distalen Femur befestigt, der Patient aufgefordert, eine ▸ Squatposition einzunehmen;

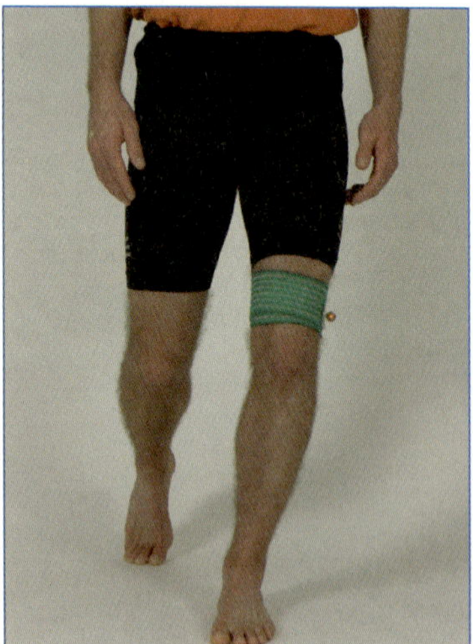

Bewegungswahrnehmung: Kinästhesie mittels eines Laserpointers.

durch die Horizontalisierung des Femurs (Flexion in den Kniegelenken) wandert der Laserpunkt so lange nach oben, bis das Ziel getroffen wird; anschließend Reproduktion mit geschlossenen Augen; bei einem Abstand von 1,5 m zur Zielscheibe gelten Abweichungen von über 1–2 cm als pathologisch.

3. *Kontext:* Neurophysiologie, Sensomotorik

Zentralnervöser Prozess der höheren Nerventätigkeit zum dynamischen Erkennen der Bewegung einzelner Körperteile (auch in der Synthese des gesamten Körpers) und der Bewertung von Ergebnissen. Die B. entwickelt sich mit der Qualität der Bewegungsfertigkeit. In der Synthese wird die sensomotorische Handlung als Ganzes widergespiegelt. Diese Wahrnehmungsqualitäten sind für die Charakterisierung der Ausgangsposition und für jede Phase der Bewegungsregulation notwendige Voraussetzungen (vgl. ▸ Raumwahrnehmung, ▸ Zeitwahrnehmung).

Bewerbungsunterlagen *f*; ***engl.:*** Application documents

Kontext: Betriebswirtschaftslehre

Bewerbungsunterlagen dienen der Arbeitsplatzsuche und werden schriftlich im Unternehmen eingereicht (persönlich, per E-Mail oder postalisch), in dem der Arbeitsuchende gerne beschäftigt werden möchte. Bestandteile der Unterlagen sind das Bewerbungsschreiben (klar gegliedert, stellenspezifisch, ansprechend gestaltet, ohne Rechtschreibfehler) als „Visitenkarte" des Bewerbers, der tabellarische, lückenlose und unterschriebene Lebenslauf (Curriculum Vitae, CV), Abschlusszeugnisse, Arbeitszeugnisse aus früheren Arbeitsverhältnissen und ein Bewerberfoto. In großen Unternehmen findet der anfängliche Bewerbungsvorgang inzwischen überwiegend online statt.

Bewertung *f*; ***engl.:*** Evaluation, assessment, validation, rating

Kontext: Psychologie, Kommunikation

Beurteilende Einschätzung. Es können folgende Formen unterschieden werden:

Situationsbezogene Bewertung: Sie umfasst die Bedeutung, die eine bestimmte Situation für eine Person hat. Zur Situation gehören auch die anderen daran beteiligten Personen. Carl Rogers spricht im Rahmen des personzentrierten Ansatzes von organismischer B. Dabei fließen unbewusste Einschätzungen einer Situation mit ein (▸ Emotion, ▸ somatische Marker, ▸ Bauchgefühl, ▸ Erfahrung), die jedoch häufig dem Bewusstsein zugänglich sind. Diese auch emotional getönten Bewertungen spielen eine wichtige Rolle für das Lernen und Behalten (vgl. ▸ Selbstkonzept, ▸ Kongruenz).

Personenbezogene Bewertung: Häufig aufgrund von Erfahrungen und unbewussten Konditionierungen mit anderen, ähnlichen Menschen erworbene B. einer anderen Person, die sich auf das Kommunikationsverhalten auswirkt. Eine Klärung kann durch ▸ Reflexion und ▸ Supervision erfolgen (vgl. ▸ Bewertungsbedingungen, ▸ Beziehungsdefinition, ▸ Partnerdefinition).

Bewertungsbedingungen *f*

Kontext: Psychologie, Kommunikation

Bewusstes oder unbewusstes Signalisieren erwachsener Bezugspersonen gegenüber einem Kind, dass sie es mit seinen ▸ Bedürfnissen, ▸ Emotionen und Gefühlen nur unter bestimmten Bedingungen akzeptieren und als wertvoll erachten; Begriff des personzentrierten Ansatzes. Bestimmte Zustände und Gefühle des Kindes werden von den Bezugspersonen entweder gar nicht beachtet oder zwar wahrgenommen, jedoch nicht akzeptiert. Damit aber ein Kind seine Erfahrungen und emotionalen Zustände in sein sich in den ersten Lebensjahren entwickelndes ▸ Selbstkonzept integrieren kann – und sich selbst dadurch besser verstehen und akzeptieren kann – benötigt es ▸ kongruente Bezugspersonen, die es in seiner Befindlichkeit ▸ unbedingt wertschätzen und ▸ empathisch verstehen. In der Physiotherapie kann der Therapeut fallbezogen reflektieren, wie weit er empathisch, kongruent und akzeptierend mit bestimmten Patienten umgehen und wie er dies gegebenenfalls bewusst verändern kann, um eine förderliche ▸ Zusammenarbeit aktiv zu gestalten (vgl. ▸ Reflexion, ▸ Gesprächsführung).

Bewusstheit *f*; ***engl.:*** Awareness

Kontext: Feldenkrais

Sich seiner selbst inne werden, bewusst erkennen, was man tut, was dabei in einem vorgeht und wie man es tut. B. hilft, die ▸ Handlungen bzw. ▸ Bewegungen den Absichten entsprechend anzupassen (vgl. ▸ Flexible Aufmerksamkeit).

Bewusstheit durch Bewegung *f*; ***Abk.:*** ATM; ***engl.:*** Awareness through movement

Kontext: Feldenkrais

Bezeichnung für den Gruppenunterricht. Der Lernende bewegt sich aktiv. Der Gruppenunterricht beinhaltet Bewegungslektionen, deren In-

B

halte aus Feldenkrais-Forschungen über die sensomotorische Bewegungsentwicklung des Kleinkindes, seinen Judoerfahrungen, der Arbeit mit sich selbst und vielen anderen Komponenten zusammengesetzt werden. Sie ermöglichen Erfahrungen in einem Prozess des Bewusstwerdens durch Bewegung (vgl. ▶ Funktionale Integration).

Bewusstsein *n*; ***engl.:*** Consciousness

1. ***Kontext:*** Neurophysiologie

Gesamtheit der im Wachzustand gegenwärtig subjektiv empfundenen Vorgänge. Auch im Wachzustand erreicht jedoch eine Vielzahl der neuronalen Verarbeitungsprozesse die Bewusstseinsschwelle nicht.

2. ***Kontext:*** Psychologie

Unterschiedlich verwendeter Meta-Begriff für Wahrnehmung und Überlegungen aller Art. Die Phänomene Bewusstsein und Kosmos gelten als die beiden größten ungelösten Rätsel der modernen Wissenschaften. Das subjektive Erleben ist aus der Außenperspektive der Naturwissenschaften schwer erforschbar.

3. ***Kontext:*** Spiraldynamik

In der Spiraldynamik wird der Begriff gemäß tiefenpsychologischem Modell verwendet. Dabei wird unterschieden zwischen dem Bewusstsein im Sinne von allem, was uns bewusst ist, ein Unter-Bewusstsein im Sinne der Summe von unbewusst abgespeicherten Eindrücken, Erlebnissen, Prägungen, Einstellungen etc. und ein Un-Bewusstsein im Sinne der tiefsten und archaischen Schicht des menschlichen Bewusstseins, das allen Menschen individuell oder kollektiv gemeinsam ist. Als nützlich hat sich die Einführung eines Begriffes wie „Überbewusstsein" erwiesen, der je nach Patient Begriffen wie höhere Vernunft oder Intuition gleichgesetzt wird.

Bewusstseinsstörungen *f*; ***engl.:*** Impaired consciousness

Kontext: Psychiatrie

Oberbegriff für Störungen des Wachheitsgrades und der Bewusstseinsinhalte. Unterschieden werden in Bezug auf die Wachheit: leichte (Benommenheit), mittlere Bewusstseinstrübung mit ausgeprägter Schläfrigkeit (Somnolenz), schwere Bewusstseinsstörung, bei der der Patient nur noch mit Schmerzreizen erweckbar ist (Sopor) und schwerste Beeinträchtigung, bei der keine Erweckbarkeit mehr besteht (Koma). Eine Störung in Bezug auf Bewusstseinsinhalte ist durch den Verlust kognitiver Funktionen (Erkennen und Denken) verursacht. Physiotherapie: Untersuchung mittels ▶ Glasgow Coma Scale. Bei Beeinträchtigung der Wachheit können Reize aller Sinnessysteme den Wachheitsgrad verbessern. Zugrunde liegende Hypothese: Kollateralen der verschiedenen sensiblen/sensorischen Qualitäten auf Hirnstammebene aktivieren die Formatio reticularis und somit das „aufsteigende retikuläre aktivierende System" (ARAS).

Beziehung, therapeutische *f*; ***engl.:*** Relationship, therapeutic; ***Syn.:*** personzentrierte Gesprächsführung

Kontext: Psychologie

Im therapeutischen Setting die Verbindung, Begegnung bzw. der Kontakt zwischen Therapeuten und Patienten/Klienten; die reale Beziehung zwischen den Therapiepartnern hat eine wirkungsvolle Bedeutung im Therapieprozess; diese Entdeckung hat v. a. der Psychologe und Psychotherapeut Carl ▶ Rogers um die Mitte des vergangenen Jahrhunderts zur Grundlage seines personzentrierten Ansatzes gemacht. Rogers entwickelte damit ein revolutionäres Paradigma in der Psychotherapie und Beratung, das für Therapeuten eine besondere Herausforderung darstellt, weil es sie selbst als Person, als Mensch unmittelbar in das therapeutische Geschehen einbezieht. Die Beziehung dient nicht nur dem therapeutischen Geschehen, sie ist vielmehr selbst die Therapie; kommunikative Elemente, die die Beziehung in der Physiotherapie ausmachen, werden sowohl verbal, durch gesprochene Sprache als auch nonverbal vermittelt, etwa in Form von Gestik, Mimik und Berührung (vgl. ▶ Empathie).

Beziehungsdefinition *f*; ***engl.:*** Definition of relationship

Kontext: Psychologie, Kommunikation

Vorstellungen der Gesprächspartner über die Art und Weise, wie sie mit dem anderen umgehen sollen bzw. dürfen und wie der andere mit ihnen umgehen soll bzw. darf. Da ein Gespräch immer in einer sozialen Beziehung stattfindet und diese auch durch das Gespräch verändert werden kann, sind die in der sozialen Beziehung relevanten Rollen der Gesprächspartner und die damit verbundenen Aufgaben, Möglichkeiten und Berechtigungen von Bedeutung für die auf die andere Person bezogenen Denkprozesse im Gesprächsverlauf. Wenn die Beziehung für die Gesprächspartner klar definiert ist und von beiden als angenehm akzeptiert wird, wird dies das Gespräch und die ▶ Zusammenarbeit positiv beeinflussen. Die Beziehungsdefinition wird meist implizit, d. h. ohne dies ausdrücklich in Worte zu fassen, im Kontakt miteinander festgelegt und überwiegend durch ▸ nonverbale Kommunikation transportiert. Merkmale der Beziehungsdefinition sind Gleichwertigkeit der Gesprächspartner bzw. Über-/Unterordnung, das Ausmaß an Wertschätzung bzw. ▸ Akzeptanz und Kontrolle (Einflussnahme auf den anderen). Für Physiotherapeuten ist es daher wichtig, über verbale und nonverbale Kommunikation für eine klare und angenehme Atmosphäre zu sorgen, damit der Patient in seinen psychischen Grundbedürfnissen beachtet wird und infolgedessen zur Zusammenarbeit bereit sein kann (vgl. ▸ Partnerdefinition, ▸ Arbeitsbündnis, ▸ Beziehungsqualität, ▸ Bedürfnisse).

Beziehungsqualität *f*; ***engl.:*** Relationship quality

Kontext: Psychologie, Kommunikation

Güte der Interaktion zwischen zwei Personen. Im Falle einer positiven B. berücksichtigen beide in hohem Maße die psychischen ▸ Bedürfnisse der anderen Person, indem sie sich in deren innere Lage hineinversetzen (mittels ▸ Empathie, ▸ Perspektivenübernahme), sich gegebenenfalls darüber verbal verständigen und entsprechend handeln. Insbesondere in der Bindungsforschung und im ▸ personzentrierten Ansatz wurde die B. differenziert erforscht. Die förderliche Wirkung von positiver B. auf das ▸ Wohlbefinden und die persönliche Weiterentwicklung wird im psychotherapeutischen und allgemeinmedizinischen Bereich oft als unspezifischer Wirkfaktor bezeichnet, der einen hohen Anteil des Therapieerfolges erklärt. In einem sicheren, von Wertschätzung geprägten Rahmen kann der Patient ein berechtigtes Vertrauen in den Therapeuten und in sich selbst entwickeln, sodass der Patient zum einen negative Gefühle regulieren und zum anderen den Mut für neue Therapieschritte wiedergewinnen kann (vgl. ▸ Bindung, ▸ Emotionsregulation, ▸ Empathie, ▸ Akzeptanz, ▸ Kongruenz).

Bezugsrahmen, innerer *m*; ***engl.:*** Frame of reference, internal

Kontext: Psychologie, Kommunikation

Innere Wirklichkeit einer Person in einem bestimmten Moment. All jene Gedanken, Empfindungen, Wahrnehmungen und Erinnerungen, die in diesem Moment bei der Person vorhanden sind bzw. aktiviert werden und dabei bewusst werden, verknüpft der Mensch automatisch mit dem eigenen Bild von sich selbst (vgl. ▸ Selbstkonzept). Weil es sich hierbei um sehr schnell ablaufende innere Prozesse handelt, die nicht unbedingt in Worten ausgedrückt werden (müssen), ist der i. B. zunächst nur der Person selbst zugänglich. Er umfasst nicht nur die unterschiedlichen Inhalte des Erlebens (z. B. „Ich werde traurig, wenn ich an … denke."), sondern auch die Bedeutung derselben, die sie für diese Person haben (z. B. „Diese Traurigkeit fühlt sich vertraut an."). Für Therapeuten ist der i. B. des Patienten bzw. sind Teile davon nur durch ▸ Empathie wahrnehmbar und verstehbar. Dabei geht es darum, sich zu fragen, welches Gefühl (welche Bedeutung der Erlebensinhalt) zum Gefühl (Erlebensinhalt) wahrnehmbar ist.

Bezugssystem *n*; ***engl.:*** Reference system

Kontext: Biomechanik, Bewegungsanalyse

Beobachtersystem bestehend aus Längen- und Zeitmaßstäben zur quantitativen Bestimmung von Bewegungen. Die Lage eines Punktes im Raum wird durch drei Koordinaten in einem geeigneten Koordinatensystem bestimmt.

BGM *f*

Vgl. ▸ Bindegewebsmassage.

BHV *f*

Vgl. ▸ Bundesarbeitsgemeinschaft der Heilmittelverbände.

Biegefestigkeit *f*; ***engl.:*** Bending strength, resistance to bending

Kontext: Biomechanik, Traumatologie

Eigenschaft von Biomaterialien, einem ▸ Biegemoment zu widerstehen. Der angegebene Wert stellt die Kraft dar, die zu einer Zerstörung führt oder führen würde (vgl. ▸ Biegung).

Biegemoment *n*; ***engl.:*** Bending moment

Kontext: Biomechanik, Traumatologie

Drehmoment, das einen Gegenstand zu verbiegen sucht (vgl. ▸ Biegung).

Biegespannung *f*; ***engl.:*** Bending stress

Kontext: Biomechanik, Traumatologie

Gleichzeitiges Auftreten von Zug- und Druckspannungen in einem Körper. B. entsteht v. a., wenn die statische Krafteinwirkung exzentrisch ist (d. h. die Kraft wirkt nicht direkt auf das Zentrum des Körpers) oder dynamische Kräfte wirken. Da die menschlichen Knochen unregelmäßig sind, können Kräfte genau genommen nur in Ausnahmen zentrisch wirken; an den menschlichen Knochen treten je nach wirksamer Kraft fast immer Biegespannungen auf. Physiotherapie: Auch bei axialer Belastung (z. B. beim Gehen) treten Biegespannungen auf. Jeder therapeutische Widerstand verursacht Biegespannungen. Je nach Verletzung/Operation muss dieser limitiert werden, z. B. mittels der Orientierung an den Muskelfunktionswerten.

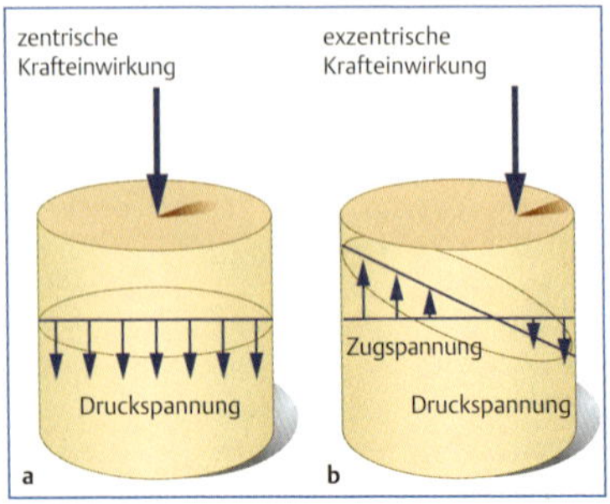

Biegespannung. Belastung eines mechanischen Bauteils. a Zentrische Krafteinwirkung. b Exzentrische Krafteinwirkung.

Biegung *f*; ***engl.:*** Bending

1. ***Kontext:*** Biomechanik, Traumatologie

Verformung in Verbindung mit einer Dehnung bzw. Stauchung (Komprimierung) des Materials. Folge sind Zug- oder Druckspannungen. Die Durchbiegung wird als Längenmaß [m] angegeben.

2. ***Kontext:*** Hippotherapie

Längsbiegung des Pferdes bei einem Richtungswechsel; das Maß einer B. richtet sich nach dem gewünschten Bewegungsziel, ob z. B. ein großer Kreis (Zirkel) oder ein kleiner (Volte) geritten werden soll. Ein Richtungswechsel aus dem Geradeaus verlangt von dem Pferd eine Längsbiegung in die gewünschte Richtung; das B. vom Kopf über die Wirbelsäule bis zur Schweifwurzel setzt eine sorgfältige Ausbildung des Pferdes voraus. Jede Biegung des Pferdes erfordert vom Patienten neues Ausbalancieren seines Rumpfes durch differenzierte Bewegungsantworten und kann gezielt therapeutisch eingesetzt werden.

Bilanz *f*; ***Etym.:*** ital. *bilancia* „Waage, Gleichgewicht"; ***engl.:*** Balance

Kontext: Betriebswirtschaftslehre

Systematische Gegenüberstellung des Vermögens (Aktiva) und des Kapitals (Passiva) eines Unternehmens an einem Stichtag. Das Vermögen

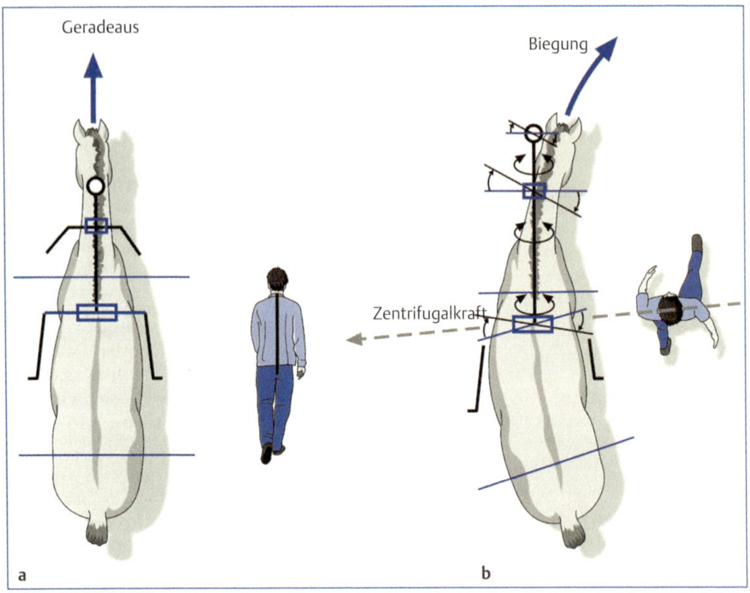

Biegung. Einwirkung von Beschleunigungskraft und Zentrifugalkraft auf die Gleichgewichtsreaktion des Rumpfes und der Wirbelsäule. Vergleich Reiten und Gehen geradeaus und im Bogen. a Beim Geradeaus. b in der Biegung des Pfedes.

zeigt die konkrete Verwendung der Finanzmittel in Form von Anlagevermögen (länger als 1 Jahr, ▸ Betriebsmittel) und Umlaufvermögen (Verbrauch innerhalb eines Jahres); das Kapital die „Besitzseite" als Eigen- und/oder Fremdkapital. Bei Kapitalgesellschaften (AG, GmbH) bildet die B. zusammen mit der Gewinn- und Verlustrechnung den Jahresabschluss des Unternehmens. Die B. ist Informationsquelle für: Kapitalgeber (Verwendung investierter Gelder); Gläubiger/Kreditgeber (wirtschaftliche Lage); Finanzamt (Versteuerung des Unternehmensgewinns); Mitarbeiter (Entwicklung des Betriebes); Öffentlichkeit (Entscheidungshilfe Aktienkauf).

Bildauflösung *f*; ***engl.:*** Image resolution
Kontext: Physik, Forschung
Anzahl der Bildpunkte (Pixel) aus denen ein Bild oder eine Bilddatei (Foto) besteht (vgl. ▸ Auflösungsvermögen, ▸ dpi, ▸ Pixel). (Vgl. ▸ Auflösungsvermögen).

Bimalleoläre Fraktur *f*
Vgl. ▸ Fraktur, bimalleolare.

Bindegewebe *n*; ***engl.:*** Connective tissue
Kontext: Physiologie, Anatomie
Die Strukturen des Körpers, die in der Physiotherapie hauptsächlich untersucht und behandelt werden, bestehen zum größten Teil aus B.
Kapseln und **Faszien** (*straffe ungeformte B.*): werden häufig mit Dehnungen und Mobilisationen behandelt.
Sehnen, Bändern und **Aponeurosen** (*straffe geformte B.*): häufig stehen Friktionen im Vordergrund der Behandlung.
Knorpel (*hyaline* und *kollagenfaserige* B.) und **Knochen**: Therapie durch physiologische Be- und Entlastung.
Das B. besteht aus Zellen und extrazellulären Bestandteilen, der ▸ Matrix. Über die Kapillare gelangt sauer- und nährstoffreiches Blut durch die Matrix zu den Bindegewebszellen. Auch weniger oder nicht durchblutete Strukturen des B. werden über Diffusions- und Osmoseprozesse versorgt. Diese Prozesse, die zur ständigen Erneuerung des B. beitragen, können durch physiologische Be- und Entlastungen unterstützt werden. Das ist besonders wichtig nach Schädigungen in allen Phasen der ▸ Wundheilung. (Vgl. ▸ Fibroblasten).

Bindegewebseinziehung *f*; ***engl.:*** Retraction of connective tissue
Kontext: Bindegewebsmassage
Verändertes Gewebe in segmental zuzuordenbaren umschriebenen Bereichen. Die Epidermis ist eingezogen und die Oberfläche fühlt sich rau an. Das Gewebe ist verbacken (verhaftet) und die Verschieblichkeit gegenüber den tieferen Schichten ist beeinträchtigt.

Bindegewebsfaser *f*; ***engl.:*** Connective tissue fibre; ***Syn.:*** kollagene Faser, elastische Faser, Faser
Kontext: Physiologie, Anatomie
Bestandteil der ▸ Matrix; besteht aus aneinander geketteten Molekülen (wie ein Seil); mehrere übereinander gelegte Ketten sind wie eine Kordel verdreht. Man unterscheidet zwei Fasertypen (kollagene und elastische Fasern), deren Verteilung von der Beanspruchung abhängt. **Kollagene**

Bindegewebe hat vielfältige Funktionen

Funktion	Erklärung
Verbindende F.	Verbindung einzelner Gewebe miteinander, z. B. von Knochen mittels bindegewebiger Kapseln und Bänder.
Stützende F.	Knochen als bindegewebige Struktur ermöglichen die Aufrichtung gegen die Schwerkraft.
Schützende F.	Wichtige Organe in Thorax, Becken und Gehirn werden durch Knochengewebe gegen einwirkende Kräfte geschützt; andere Bindegewebsarten schützen ebenfalls Zellen und innere Organe z. B. durch biomechanische Absorption von Kräften.
Abwehrfunktion	Als Teil des Immunsystems befinden sich sehr viele phagozytierende Zellen im B., die bei allen möglichen Angriffen aktiv werden. Außerdem bildet das B. eine mechanische Barriere gegen eindringende Fremdkörper.
Informationsfunktion	B. und v. a. das darin gebundene Wasser haben eine wichtige Aufgabe als Informationsträger und Vermittler.
Transport- und Ernährungsfunktion	Wie die Einzeller erhalten die Bindegewebszellen ihre lebenswichtigen Substanzen über das extrazelluläre Wasser. Nährstoffe bewegen sich von den Kapillaren zu den Zellen und die Abfallprodukte werden zu den Venen und Lymphgefäßen gebracht.

B

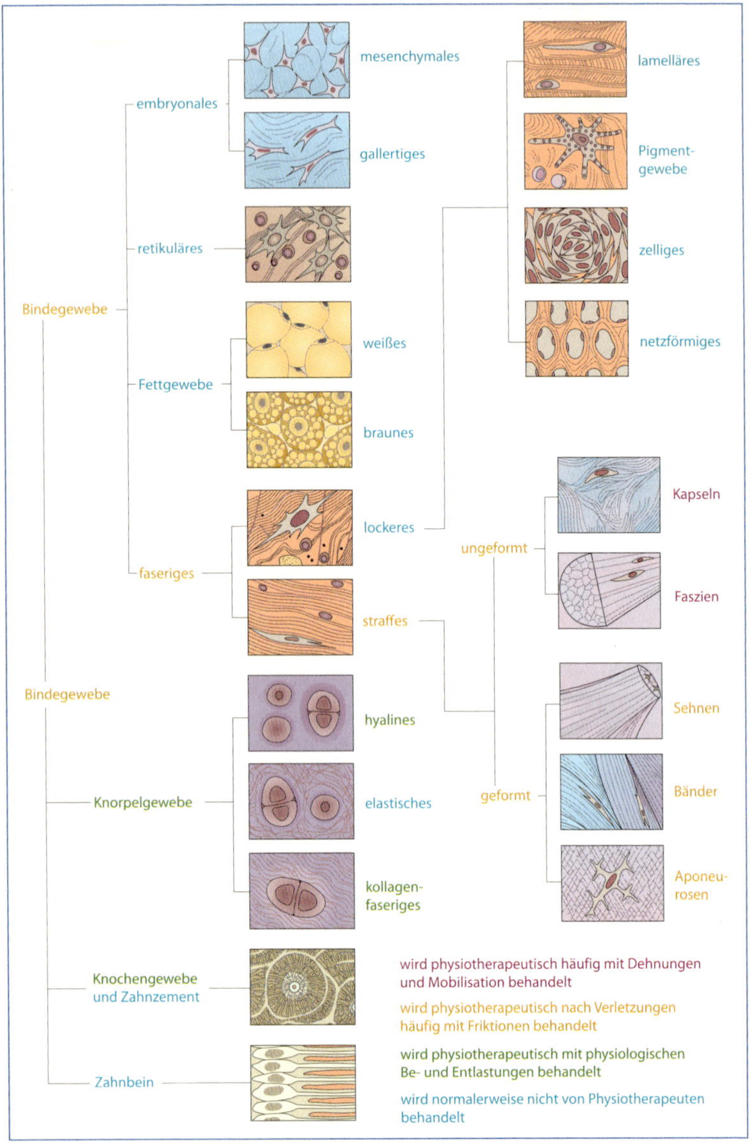

Bindegewebe.

F.: zugfest in Längsrichtung und daher kaum dehnbar, kommt überall dort vor, wo Gewebe auf Zug belastet wird (entweder nur in eine Richtung, dann mit paralleler Ausrichtung, wie z. B. in Bändern und Sehnen oder in verschiedene Richtungen, z. B. in Muskelfaszien; dort herrscht eine geflechtartige Faserausrichtung vor). **Elastische F.**: reversibel dehnbar; immer mit Kollagenfasern verbunden (um selbst nicht überdehnt zu werden und um die Kollagenfasern wieder in die ursprüngliche Ausgangslänge zurückzubringen).

Bindegewebsfaser, Turnover-Rate *f*; *Etym.:* engl. *turnover* „Umstürzen; Zu- und Abgang"; *engl.:* Connective tissue fibre, turnover-rate
Kontext: Medizinische Trainingstherapie, Physiologie
50 % der Fasern des Bindegewebes werden in 300–500 Tagen ab- und wieder aufgebaut. (Vgl. ▸ Turnover).

Bindegewebsmassage *n*; *Etym.:* griech. *massein* „kneten"; *Abk.:* BGM; *engl.:* Connective tissue massage
Kontext: Bindegewebsmassage
Dicke, Elisabeth entwickelte diese Behandlungsform 1928 nach einer erfolgreichen Selbstbehandlung. Sie war an einer Claudicatio intermittens erkrankt und die Ärzte rieten ihr zur Amputation. Intuitiv behandelte sie die von ihr festgestellten veränderten Hautbereiche und legte damit die Grundlage für die weitere Entwicklung. 1938 knüpfte sie Kontakte mit Prof. Kohlrausch und Fr. Teirich-Leube aus Freiburg. Auch die spätere Zusammenarbeit mit Prof. Schliak aus Kiel untermauerten medizinisch, wissenschaftlich und therapeutisch ihre Vorstellungen. Im Jahre 1942 stellte sie die B. in einem Buch der Öffentlichkeit vor. In der heutigen Zeit ist diese Behandlungsform völlig zu Unrecht in den Hintergrund gerückt. Die vielfältigen Möglichkeiten der positiven Einflussnahme auf die unterschiedlichsten Krankheitsbilder werden in der modernen Physiotherapie zunehmend unterschätzt und aktive Behandlungsmethoden bevorzugt, obwohl sie in ihren Wirkmechanismen meist nicht bewiesen sind.
Grundprinzipien: Die BGM wird nach einem systematischen Behandlungsplan durchgeführt. Prinzipiell erfolgt immer der ▸ Grundaufbau (kleiner Aufbau) zuerst. Wie oft dieser wiederholt wird, bestimmt die Reaktion des Patienten. Erst wenn es die Reaktionslage erlaubt, folgen die weiteren ▸ Aufbaufolgen. Grundsätzlich sollten Patienten niemals direkt nach dem Essen oder bei leerem Magen eine BGM erhalten. Wichtig ist auch, dass dieser die Nachtruhe einhält und den Therapeuten über eine bestehende Medikation informiert. Die Behandlung erfolgt langsam, und zuerst unterschwellig, dann steigert sie sich langsam angepasst an den Patienten. Die Behandlung des Beckenbereichs hat vor allem eine Wirkung auf den ▸ Sympatikus und ▸ Parasympathikus und wirkt sich regulierend aus. Das Arbeiten oberhalb des 12. Brustwirbels hat eine große Wirkung auf die empfindlicheren Brustorgane und kann ohne eine gründlich durchgeführte Vorarbeit (Grundaufbau) zu starken bzw. unerwünschten Reaktionen (z. B. Herzklopfen oder Kurzatmigkeit) führen. Wichtig ist auch, dass die Therapie immer außerhalb der betroffenen Körperregion beginnt und alle Gewebeschichten nacheinander behandelt werden. Der Therapeut muss die Dosierung der BGM individuell austesten und die vegetativen Reaktionen beachten. Die Dosierung richtet sich nach der Erkrankung (bzw. deren Stadium), der Konstitution und Kondition des Patienten sowie nach der Behandlungsphase (Erst- oder Folgebehandlung). Starke Reize sollten vermieden werden. Nach der Behandlung ist immer eine Nachruhe einzuhalten.
Indikationen: Indikationen für die BGM sind organische Erkrankungen im subakuten oder chronischen Stadium, Folgen einer organischen Erkrankung sowie orthopädische und rheumatische Erkrankungen. Eine allgemein gültige Indikationsliste lässt sich nicht erstellen. Die BGM kann als symptomatisch wirkende Therapie vielseitig eingesetzt werden, z. B. vor anderen physiotherapeutischen Behandlungen zur Tonusregulation (vgl. ▸ Tonus) und Trophikverbesserung (vgl. ▸ Trophik). Prinzipiell von einer Behandlung ausgeschlossen sind akut verlaufende organische Erkrankungen (z. B. Herzinfarkt, Gastritis oder Pneumonie) und Erkrankungen auf Grund pathogener Keime.
Wirkung: Über die BGM werden Reize lokal und über das neuronale System appliziert. Neben der Stimulation des Vegetativums und der Aktivierung der neuronalen Regelkreisläufe sorgen die Reize für eine lokale Veränderung (z. B. eine vermehrte Durchblutung). Damit wird die Grundlage der Heilung bzw. der Regeneration gelegt. Durch die BGM werden neben den reflektorischen Vorgängen (vgl. ▸ Axonreflex, ▸ kutiviszeraler Reflex auch lokal Zellen zerstört (Histamin-

B

B

ausschüttung) und Reize auf Gewebestrukturen ausgelöst. Diese führen zu einer lokalen biochemischen Veränderung und zu einer Beantwortung des Reizes auf zellulärer Ebene. Diese Antwort formuliert der Organismus auf der Grundlage aller genannten Faktoren und unter Einbeziehung zentral gesteuerter genetischer und epigenetischer Reaktionsmuster. Daneben haben emotionale Einflüsse eine Bedeutung und sollten bei jeder Therapie berücksichtigt werden. Auch mittels der ▸ Strichführungen lassen sich unterschiedliche Wirkungen erzielen. So wirkt ein weiches, flaches Ausziehen (mit flach aufgestellten Fingern) eher parasmpathisch (vgl. ▸ Parasympathikus), kräftiges, tieferes Ausziehen (mit steil aufgestellten Fingern) eher sympathisch (vgl. ▸ Sympathikus). Je höher die Intensität und das Tempo bei der Ausziehung, umso kräftiger wirkt der Reiz. Physiologische Reaktionen auf die BGM sind Transpiration (dünnflüssige nicht riechende Schweißsekretion, oft schon nach den ersten ▸ Strichführungen, Reaktionen des Herz-Kreislaufsystems („Leichtes Gefühl" im Bereich des Herzens, allgem. oder lokales Wärmeempfinden) und des Magen-Darm Trakts (Hungergefühl, Anregung der Ausscheidung) sowie Gänsehautbildung und Pupillenveränderungen. Mögliche Reaktionen des Atmungssystems sind eine vertiefte und/oder ruhige Atmung. Um Irritationen zu vermeiden, sollten diese Reaktionen den Patienten im Erstgespräch beschrieben werden. Physiologische Körperreaktionen sind von den ▸ Fehlreaktionen zu differenzieren.

Bindegewebsquellung *f*; ***engl.:*** Connective tissue swelling

Kontext: Bindegewebsmassage

Durch Flüssigkeitseinlagerung bedingte erhabene Epidermisbereiche (vgl. ▸ Turgor).

Bindegewebsverhaftung *f*; ***engl.:*** Connective tissue adhesion; ***Syn.:*** Bindegewebsverspannung

Kontext: Bindegewebsmassage

Durch Tonuserhöhung (vgl. ▸ Tonus) und trophische Störungen (vgl. ▸ Trophik) verminderte Gleitfähigkeit und Elastizität von Gewebe(-schichten), Organen etc.

Bindegewebszonen *f*; ***Etym.:*** griech. *zone* „Gürtel, Querstreifen auf der Erd- od. Himmelskugel, Gebiet"; ***engl.:*** Connective tissue zones

Kontext: Bindegewebsmassage

Durch den segmentalen Aufbau des Körpers entstehen in seinen einzelnen Bereichen Zonen (Areale), die einem bestimmten ▸ Segment zugeordnet werden können. Innerhalb eines Segments bestehen Wechselbeziehungen zwischen den einzelnen Segmentbestandteilen (▸ Dermatom, ▸ Myotom, ▸ Enterotom und ▸ Sklerotom). Bei einer Störung/Erkrankung/Veränderung eines Körperbereichs sind bei fortschreitender neuronaler Aselektion reflektorische Veränderungen als Quellung, Einziehung, Verklebung, Reduktion der Verschieblichkeit, Verhärtung, Tonuserhöhung oder Strukturschwäche (Anfälligkeit auf mechanische Kräfte) überprüf-, tast- und sichtbar (vgl. ▸ Bindegewebsquellung, ▸ Bindegewebseinziehung, ▸ Bindegewebsverhaftung). Vor einer Beurteilung des Bindegewebes sollte die individuelle Grundspannung ermittelt werden. Hierbei gilt es auch, die in einem Körper bestehenden Unterschiede (z. B. zwischen Extremitäten und Rumpf) in der Grundspannung der einzelnen Körperregionen zu beachten. Physiologisch bestehen deutliche Unterscheide in der Grundspannung der Körperabschnitte. Diese sind deutlich wahrnehmbar, z. B. als Unterschied zwischen der Flexoren- und Externsorenseite der Extremitäten und des Rumpfes.

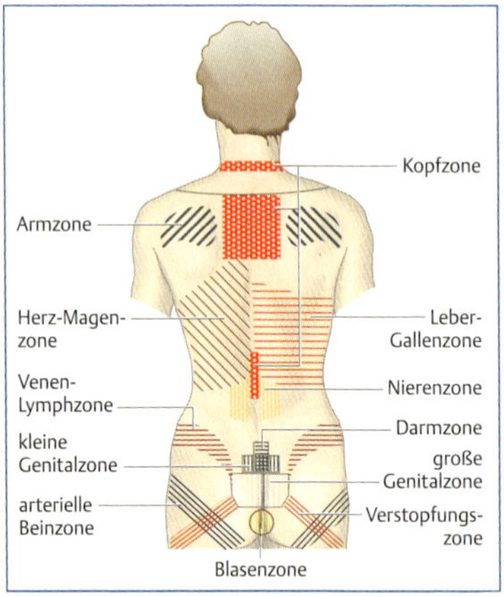

Bindegewebszonen.

Bindung *f*; ***engl.:*** Relationship

Kontext: Psychologie, Kommunikation

Grundlegendes psychisches ▸ Bedürfnis nach engen zwischenmenschlichen Beziehungen, nach berechtigtem Vertrauen zu (einem) anderen Menschen und danach, sich liebenswert und liebesfähig zu erleben. Kleine Kinder sind darauf angewiesen, dass mindestens eine verlässliche, feinfühlige Bezugsperson für Schutz und Sicherheit sorgt sowie genügend Körperkontakt und liebevolle emotionale Zuwendung bietet. Eine sichere und dauerhafte B. zu einer oder mehreren Bezugspersonen ist für die gesunde Entwicklung im Säuglings- und Kleinkindalter von besonders großer Bedeutung, während das primäre Bedürfnis nach B. über die Lebensspanne hinweg mit zunehmendem Alter und mehr sozialen Kontakten in das Bedürfnis nach emotionaler ▸ Sicherheit im Kontakt zu anderen Personen übergeht (vgl. ▸ Feinfühligkeit).

Binomialtest *m*; ***Etym.:*** lat. *bis* „doppelt", *nomen* „Name" u. engl. *test* „Prüfung, Untersuchung"; ***engl.:*** Binomial test, binominal test
Kontext: Statistik
Nichtparametrischer, exakter Hypothesen prüfender Test. Der B. dient zur Bestimmung der ▸ Wahrscheinlichkeit, dass eine ▸ Häufigkeitsverteilung eines zweifach gestuften (binären) Merkmals in einer ▸ Stichprobe gleich der Häufigkeitsverteilung in einer Referenzpopulation bzw. einer erwarteten Häufigkeitsverteilung ist. Aus praktischen Erwägungen ist er auf kleine ▸ Stichprobenumfänge begrenzt.

Biofeedback *n*; ***Etym.:*** griech. *bios* „Leben" u. engl. *feedback* „Rückmeldung, Rückkopplung"; ***engl.:*** Biofeedback
Kontext: Physiologie

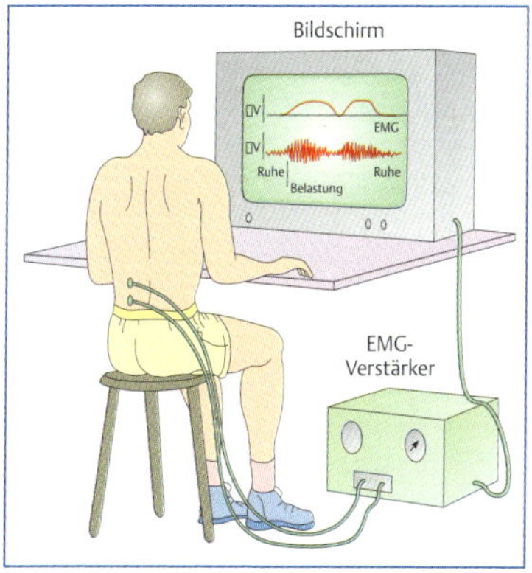

Biofeedback. Typischer Aufbau einer Biofeedback-Anordnung am Beispiel des EMG-Feedbacks.

Körper-Antwort-Prinzip; macht gewöhnlich nicht wahrgenommene Veränderungen physiologischer Parameter durch ein Biofeedbackgerät bewusst, indem der Parameter in ein optisches oder akustisches Signal umgesetzt wird; am häufigsten eingesetzt werden EMG-Feedback, Pulsfeedback und Temperaturfeedback.

Biological life events *f*; ***Etym.:*** engl. „biologisch wirksame Ereignisse"; ***Abk.:*** BLE; ***engl.:*** Biological life events
Kontext: Psychologie
Ereignisse oder Verhaltensweisen, die die Gesundheit negativ beeinflussen, z. B. Alkoholkonsum, Operationen unter Vollnarkose, frühere Gehirnschädigungen, Vergiftungen, Drogenmissbrauch. Die Anzahl der BLE im Verlauf des bisherigen Lebens hat nachweislich einen prognostischen Wert dafür, ob ein Schaden „wegreguliert" werden kann oder nicht. Je niedriger die Anzahl der BLE, desto besser verläuft die Genesung. (vgl. ▸ Reservekapazitätsmodell).

Biologischer Brennwert *m*
Vgl. ▸ Physiologischer Brennwert.

Biologisches Äquivalent *m*; ***Etym.:*** lat. *aequus* „gleich" u. *valere* „wert sein, gelten"
Vgl. ▸ Beanspruchung.

Biomechanik *f*; ***engl.:*** Biomechanics
Kontext: Physik
Teilgebiet der Mechanik; beschäftigt sich mit der Analyse von Körperhaltung und -bewegungen und der Grundlage dieser Bewegungen sowie mit Untersuchungen von Anpassungsmechanismen von Strukturen bei Belastungen (Kraftwirkungen) unter Anwendung von Methoden und Erkenntnissen der klassischen Mechanik. Auch Konstruktion und Optimierung von Prothesen und Epithesen (künstlicher, kosmetischer Ersatz von Körperteilen) sowie Operationstechniken gehören zu den Aufgaben der Biomechanik. Ebenso geht es im Rahmen interdisziplinärer Forschungsansätze, auch außerhalb klinischer Fragestellungen, um die Optimierung von Bewegungsabläufen (z. B. im Leistungssport) oder um die gesundheitlichen Folgen von sportlichen oder berufsbedingten Tätigkeiten. Zur Quantifizierung von Bewegungsabläufen dienen drei wesentliche Messverfahren: ▸ Bewegungsanalyse (Kinemetrie), ▸ Kraftmessung (Dynamometrie) und ▸ Elektromyografie (EMG).

Biomechanische Muskelstimulation *f*; ***Abk.:*** BMS
Vgl. ▸ Muskelstimulation, biomechanische.

B

Biomechanische Zentrierung *f*; ***Etym.:*** griech. *bios* „Leben" u. *mechanike (techne)* „Maschinenkunst", lat. *centrum* „Stachel, Einstich des Zirkels, Kreismittelpunkt"; ***engl.:*** Biomechanical alignment

Vgl. ▸ Zentrierung, biomechanische.

Biomedizinisches Wissen *n*; ***engl.:*** Biomedical knowledge

Kontext: Clinical Reasoning

Beinhaltet im Gedächtnis gespeicherte Informationen, die sich auf Erkenntnisse und Vermutungen der naturwissenschaftlichen und medizinischen Forschung beziehen. Für die erfolgreiche Umsetzung von Clinical-Reasoning-Prozessen in der Physiotherapie ist die Anwendung von b. W. in Kombination mit klinischem Wissen eine grundlegende Voraussetzung. Eine Verknüpfung beider Wissensarten bildet die Basis für eine optimale Patientenversorgung.

Biosignal *n*; ***engl.:*** Biosignal, bioelectric signal; ***Syn.:*** körpereigenes Potenzial, bioelektrisches Signal

Kontext: Physik, Physiologie

Spannungsänderung(en) aufgrund bioelektrischer Potenziale, durch biologische Prozesse in lebenden Zellen (Ruhepotenzial, Aktionspotenzial); Grundlage der Funktion von Nerven, Sinneszellen und Muskelkontraktion. Die Registrierung erfolgt durch Elektrokardiogramm (EKG), Elektromyogramm (EMG), Elektroenzephalogramm (EEG) usw.

Bipolar ***engl.:*** Bipolar; ***Syn.:*** zweipolig

Kontext: Physiologie, Physikalische Therapie

Mit zwei Polen versehen. Beispiele: In der Elektrotherapie werden beide Stimulationselektroden auf dem Muskelbauch in Längsrichtung angebracht. Beim EEG und EKG kann die Ableitung bipolar zwischen zwei aktiven Elektroden auf der Körperoberfläche oder unipolar gegen eine Referenzelektrode erfolgen. Bipolare Ableitungen beim EKG sind die drei Extremitätenableitungen nach Einthoven und die sechs Brustwandableitungen nach Wilson.

Biss, offener *m*

Vgl. ▸ Offener Biss.

Bit *n*; ***Etym.:*** aus engl. *binary digit* „binäre Ziffer"

Kontext: Physik, Forschung

Kleinste Darstellungseinheit für Binärdaten, kennt nur zwei Zustände 1 oder 0 (Ein oder Aus). Die Angabe einer Wortlänge (z. B. Messwertgröße) in bit gibt an, wie viele Binärstellen es enthält und ist damit Ausdruck für die maximal darstellbare Zahl. Beispiel: Ein ▸ Analog-Digital-Wandler mit einer Auflösung von 10 bit kann insgesamt 2^{10} (= 1024) Werte unterscheiden.

Blase, Ausdrücken der *n*; ***engl.:*** Bladder, straining of the

Kontext: Gynäkologie

Das Einsetzen von muskulären Anstrengungen, um die Blase zu entleeren. Das forcierte Ausdrücken der Blase mit Muskelkraft ist oft mit einem verspannten Beckenboden verbunden.

Blase, neurogene *f*; ***Etym.:*** griech. *neuron* „Sehne, Faser, Nerv" u. *gennan* „erzeugen, hervorbringen"; ***engl.:*** Bladder, neurogenic

Kontext: Neurologie

Störung der Speicher- oder Entleerungsfunktion der Harnblase aufgrund einer neurogenen Schädigung der Innervation der Blasenmuskulatur (vgl. ▸ Blase, schlaffe, ▸ Blase, spastische, ▸ Detrusor-Sphinkter-Dyssynergie).

Blase, schlaffe *f*; ***engl.:*** Bladder, atonic

Kontext: Neurologie

Störung der Blasenentleerung durch Schädigung der Reflexzentren der Blase im Rückenmark; die Blase füllt sich, ohne dass dem Gehirn ein Signal zur Entleerung übermittelt wird. Die Blasenwand überdehnt sich aufgrund des zu großen Füllungszustandes; die Blase entleert sich schließlich unwillkürlich. Physiotherapie: Ein Ausdrücken der Blase von außen durch Druck auf den Unterleib birgt die Gefahr eines Rückstaus des Urins in die Nieren. Therapeutisch eingesetzt wird deshalb überwiegend das intermittierende Katheterisieren, bei dem der Urin über einen Katheter in regelmäßigen Abständen abgeleitet wird.

Blase, spastische *f*; ***Etym.:*** griech. *spasmos* „Zucken, Krampf"; ***engl.:*** Bladder, spastic

Kontext: Neurologie

Störung der Blasenentleerung; das Reflexzentrum im Rückenmark löst die Entleerung der Blase reflektorisch aus, ohne dem Gehirn ein Signal zur Entleerung zu übermitteln. Das führt zu einer unwillkürlichen, oft unbemerkten Auslösung der Miktion. Physiotherapie: Reflektorisches Auslösen der Miktion durch Beklopfen der Blasenwand kann therapeutisch eingesetzt werden. Problematisch ist, dass häufig keine vollständige Blasenentleerung eintritt, sondern in der Blase Restharn verbleibt (Infektionsgefahr).

Blase, überaktive *f*; ***engl.:*** Overactive bladder (OAB); ***Syn.:*** Reizblase

Kontext: Gynäkologie

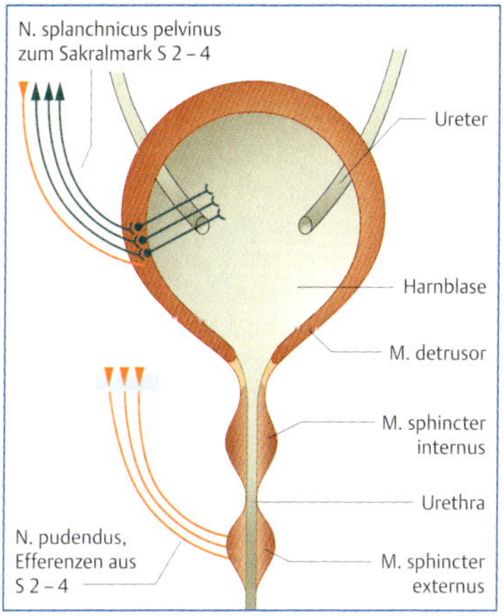

Spastische Blase. Muskeln der Blase.

Durch eine Hypertonie des Beckenbodens treten Symptome wie ▸ Drang, ▸ Dranginkontinenz, häufiges Urinieren am Tage und ▸ Nokturie auf. Männer und Frauen sind in gleichem Maße betroffen. Man unterscheidet zwischen einer nassen überaktiven Blase und einer trockenen überaktiven Blase. Bei zusätzlichen Blasenschmerzen besteht Verdacht auf eine Erkrankung der inneren Blasenschleimhaut. Bei einem überaktiven Beckenboden sollte in der Physiotherapie der Schwerpunkt auf der Entspannung liegen, weniger auf Anspannungsübungen.

Blasenfüllung *f*; ***engl.:*** Bladder filling

Kontext: Physiologie, Neurologie

Physiologischer Vorgang der Harnsammlung mit reflektorischer Aktivierung der Beckenbodenmuskulatur. Die Füllung der Blase dehnt die Muskulatur der Blasenwand; dies bewirkt im Rückenmark (Th 12–L 2) über die Sympathikusaktivierung eine Hemmung der Blasenwandmuskulatur (M. detrusor vesicae) und eine Aktivierung der Mm. sphincter urethrae internus und externus. Die Aktivierung des M. sphincter urethrae externus kann zusätzlich noch bewusst verstärkt werden (quergestreifte Muskulatur). Beckenbodentraining bei neurologischen Patienten: Man reduziert z. B. die Entleerungszeiten, um den reflektorischen Vorgang der physiologischen B. und damit auch die reflektorische Aktivierung der Beckenbodenmuskulatur zu erreichen (vgl. ▸ Miktion).

Blasenfunktionsstörung bei Querschnittlähmung *f*; ***engl.:*** Bladder dysfunction in spinal cord injury

Kontext: Neurologie, Urologie

Läsionen auf allen Ebenen des Rückenmarks beeinträchtigen motorische, sensible und vegetative Leitungsbahnen, welche die Funktion der Blase normalerweise garantieren. Betroffen sind bei einer Querschnittlähmung sowohl die afferenten als auch die efferenten Bahnen, um die Blasenfunktion zu garantieren. Störungen der Speicherkapazität der Blase sowie der physiologischen Entleerung der Blase sind die primäre Folge. Ziele neurourologischer und pflegerischer Interventionen: Vermeidung von Blasenüberdehnung und ▸ Reflux des Harns in die Nieren, Vermeidung von Infektionen der Blase und des oberen Harntraktes von Restharn in der Blase, Vermeidung von ▸ Harninkontinenz und das Erreichen einer ausgeglichenen Flüssigkeitsbilanz.

Blaseninnervation *f*; ***Etym.:*** lat. *in* „in, in ... hinein" u. *nervus* „Sehne, Band"; ***engl.:*** Bladder innervation

Kontext: Neurophysiologie

Versorgung der Harnblase durch autonome und willkürliche Nervenfasern (gemischte Innervation). Autonom/unwillkürlich: Sympatikus und Parasympatikus versorgen die Detrusormuskulatur (Blasenwand), die aus glatter Muskulatur besteht. Willkürlich: Die quer gestreifte Sphinktermuskulatur (Blasenschließmuskel) ist willkürlich aktivierbar. Slow-switch-Muskelfasern sichern den Dauertonus und die Kontinenz in Ruhe; Fast-switch-Muskelfasern sichern die Kontinenz bei Belastung durch eine schnelle zusätzliche Kontraktion.

Blasenkatheter *n*; ***Etym.:*** griech. *katheter* „Sonde"; ***engl.:*** Bladder catheter

Kontext: Neurologie, Urologie

Bei Verlust der Blasenkontrolle wird durch ▸ Intermittierendes Katheterisieren der Blase über die Harnröhre oder vorübergehend einliegenden suprapubischen Katheter die Speicherkapazität der Blase und die drucklose Blasenentleerung physiologisch imitiert. Vgl. ▸ Blasentraining bei Rückenmarkschädigung.

Blasenrehabilitation *f*; ***Etym.:*** lat. *re* „wieder, erneut" u. *habilis* „geschickt, fähig"; ***engl.:*** Bladder rehabilitation

Kontext: Neurologie

Spezifische Maßnahmen mit dem Ziel, die Blasenfunktionen so weit wie möglich zu normalisieren (ausreichende Kapazität und Kontinenz), eine

Überdehnung der Harnblase und einen Rückstau des Urins in die Nieren zu verhindern. Die Form der Blasenlähmung bestimmt die spezifischen Maßnahmen, z. B. Beklopfen der Blasenwand bei ▸ spastischer Blase.

Blasentraining *n*; ***engl.:*** Bladder training
Kontext: Urologie, Pädiatrie
Mit verhaltenstherapeutischen Elementen soll eine normale Blasenkapazität erreicht werden. Dazu gehören Anpassen der Trinkgewohnheiten, das Normalisieren der Miktionsfrequenz, das Erhöhen der Blasenkapazität und das Verbessern des Miktionsverhaltens.

Blasenzentrum *n*; ***engl.:*** Vesical center
Kontext: Neurologie
Übergeordnete Körperstruktur im Zentralnervensystem zur Steuerung der Blasenfüllung und -entleerung (vgl. ▸ Miktion).

Blaslaut *m*; ***engl.:*** Blow phoneme
Kontext: Diagnostik, Neurologie, Vojta-Konzept
Sprachliche Äußerung eines ca. fünfmonatigen Kindes. Etwa in der Mitte des zweiten Trimenons hören wir bei gesunden Säuglingen bestimmte Laute, die mit der zunehmenden Fähigkeit, u. a. die Lippen und die Zunge koordiniert zu bewegen, begründet werden. Z.B. beim Füttern pusten die Kinder den Spinat in die Gegend, blasen ihre Luft aus den vibrierenden Lippen etc. Reib- und Blaslaute werden hörbar.

Blepharospasmus *m*; ***Etym.:*** griech. *blepharon* „Augenlid“ u. *spasmos* „Zucken, Krampf“; ***engl.:*** Blepharospasm
Kontext: Neurologie
Dystone Bewegungsstörung; ein- oder beidseitiger Lidkrampf aufgrund einer Dauerkontraktion des M. orbicularis oculi. Physiotherapie: z. B. Entspannungstechniken und manuelle Dehnungen der äußeren Augenmuskeln.

Blick in den Raum *m*; ***engl.:*** Look into the room
Kontext: Therapeutisches Klettern
Bei verbessertem Können soll der Übende in sicherer Position des Körpers öfter den Blick von der Wand in den Raum richten und dadurch mehr Sicherheit gewinnen. Außerdem kann er mehr verbale und visuelle Informationen des Therapeuten aufnehmen und verarbeiten. In der Anfangsphase konzentriert sich der Übende dagegen stets auf den nächsten Griff bzw. Tritt.

Blickkontakt *m*; ***engl.:*** Visual (eye) contact
Kontext: Psychologie, Kommunikation
Zentrales Element der ▸ nonverbalen Kommunikation. Im B. zeigt sich die ▸ Aufmerksamkeit bezüglich der anderen Person bzw. auf das, was sie sagt. Man kann die für das Gespräch erforderliche Aufmerksamkeit aktiv schaffen bzw. herstellen. Blickkontakt dient der Kontaktaufnahme. Das Unterbrechen desselben hilft bei der Abgrenzung von der anderen Person bzw. vom Gesagten (▸ Abstandsregulation). Für Therapeuten ist da-

Blasenzentrum

Zentrum	Lokalisation	Funktion	Hinweise/Störungen
Supraspinales/ kortikales	Hypothalamus Frontallappen Basalganglien	Bewusstes Verarbeiten der Blasenfüllung Regulation pontines Blasenzentrum	Entwickelt sich bei Neugeborenen erst in den folgenden Monaten (Voraussetzung für Kontinenz) Oftmals an der Inkontinenz geriatrischer Patienten beteiligt (hier ist nicht die Beckenbodeninsuffizienz älterer Frauen gemeint)
Pontines	Formatio reticularis	Koordiniert die Blasenentleerung Kontrolliert das sakrale Blasenzentrum	▸ Detrusorhyperreflexie (tritt häufig zu Beginn einer Multiplen Sklerose auf)
Spinales	Rückenmark Th 12-L 2	Hemmt die Blasenmuskulatur Aktiviert M. sphincter urethrae internus	▸ Detrusor-Sphinkter-Dyssynergie (tritt oft bei Multipler Sklerose im Verlauf der Erkrankung auf)
Sakrales	S 1–4	Aktiviert bei Blasenentleerung die Blasenmuskulatur Hemmt M. sphincter urethrae internus	Atone Blasenmuskulatur (häufig bei tiefer Querschnittlähmung)

her eine differenzierte Wahrnehmung des Blickverhaltens des Patienten und eine angemessene Regulierung des eigenen Blickverhaltens in Bezug auf die Bedürfnisse des Patienten erforderlich, um eine positive ▸ Beziehungsqualität zu fördern und eine gute ▸ Zusammenarbeit zu ermöglichen. So sollten Therapeuten nicht dorthin sehen, wo sich der Patient unangenehm berührt fühlen könnte (▸ Belästigung). Liegt jedoch eine körperliche Verletzung vor, die in der Therapie behandelt wird und die für den Patienten schambesetzt ist, muss der Therapeut häufig die betroffene Körperregion ansehen. Damit die Bedürfnisse des Patienten nach ▸ Autonomie und ▸ Kompetenzerleben in dieser Situation erfüllt werden können, kann der Therapeut durch geeignete ▸ Gesprächsführung (Erläuterungen, Fragen um Einverständnis) und ▸ Empathie zu einer förderlichen Atmosphäre in der Behandlung beitragen (vgl. ▸ Körpersprache, ▸ Vertrauen).

Blockadezustand *m*; ***engl.:*** Blockade condition
Kontext: Pädiatrie, Diagnostik, Vojta-Konzept
Das Vojta-Konzept geht davon aus, dass eine ▸ Zerebralparese nicht angeboren ist, da sie ja sonst direkt nach der Geburt zu diagnostizieren wäre. Vielmehr entsteht die Zerebralparese im Laufe des ersten Lebensjahres durch eine Fehlentwicklung und zwar dadurch, dass vorgeburtlich (bzw. bis zu max. vier Wochen postpartal) bereits angelegte neuronale Strukturen blockiert sind. Wenn es gelingt, die ersten Anzeichen einer sich entwickelnden Zerebralparese richtig zu deuten und eine Vojta-Therapie zu beginnen, ist es möglich, den B. im Zentralnervensystem schrittweise zu beseitigen und so die normale Entwicklung zu ermöglichen. Dazu müssen die therapeutischen Mittel die funktionell-organischen Strukturen des Zentralnervensystems aktivieren. Dies erkennt man, wenn ein Kind während der Therapie die physiologischen Muster der ▸ Reflexlokomotion zeigt. Dies beweist auch, dass im Falle einer sich entwickelnden Pathologie diese nicht schicksalhaft hingenommen werden muss, dass sie nicht endgültig sein muss.
Durch aktives physiologisches Tun aktiviert der Patient seine blockierten neuronalen Strukturen also selbst. In Abhängigkeit vom Ausmaß und der Reversibilität der Blockaden sowie des kompensatorischen Spielraumes im Zentralnervensystem werden durch eine früh einsetzende Vojta-Therapie B. teilweise oder komplett beseitigt. Auch bei schwersten Zerebralparesen gelingt es durch die immer wieder hervorgelockten antipathologischen Bewegungsmuster, die der Patient immer aktiv ausführt, den B. zu verändern. So kommen die besagten Patienten aus dem Stadium der absoluten Hilflosigkeit heraus. Man unterscheidet funktionelle von im MRT sichtbaren strukturellen Schäden des Zentralnervensystems. Es zeigt sich auch bei Patienten mit defektklarem MRT, dass die Bahnung der gewünschten physiologischen Muster der ▸ Reflexlokomotion gelingt.

Blockierung *f*; ***engl.:*** Blockage
Kontext: Feldenkrais
B. bedeutet ein Hindernis, das der Feldenkrais-Lehrer, gegebenenfalls bewusst, in seine Bewegungsangebote einbaut. Dies schränkt die gewohnte Reaktion des Schülers ein und veranlasst ihn, Umwege zu suchen. Damit wird das Potenzial, das aus ▸ Gewohnheit blockiert ist, freigesetzt (vgl. ▸ Gewohnheit).

Blockierungseffekt, nozizeptiver somatomotorischer *m*
Vgl. ▸ Nozizeptiver somatomotorischer Blockierungseffekt.

Blow-in-Fraktur *f*; ***Etym.:*** Analogbildung zu engl. *blow-out* „Zerplatzen" = „Implodieren" u. lat. *fractura* „Bruch"; ***engl.:*** Blow-in fracture
Kontext: Kiefergelenkbehandlung
Fraktur des Orbitabogens. Dabei kann als Komplikation eine Einklemmung des infraorbitalen Nervs auftreten.

Blutdruck *m*; ***engl.:*** Blood pressure
Kontext: Herz-Kreislauf-Physiologie
Hydrodynamischer Druck im Hochdrucksystem; Produkt aus Herzminutenvolumen und peripherem Widerstand. Systolischer und diastolischer Blutdruck entstehen aus der Abstimmung zwischen der Pumpfunktion des Herzens und der Regulation des peripheren Widerstandes.
Systolischer B. (RR): ist bevorzugt eine Funktion des Schlagvolumens.
Diastolischer B.: bestimmt durch den peripheren Widerstand.
Arterieller Mitteldruck: ungefährer Mittelwert aus diastolischem und systolischem B., ca. 100 mmHg (ca. 13,3 kPa).

Blutdruckmessung *f*; ***engl.:*** Blood pressure measurement
Kontext: Herz-Kreislauf-Physiologie
Untersuchungsverfahren zur Bestimmung des Blutdrucks nach Riva Rocci (i. d. R.) mittels Oberarmmanschette. Nach dem Anlegen der Man-

B

schette wird der Druck solange erhöht, bis über der A. brachialis in der Ellenbeuge per Auskultation kein Geräusch mehr zu hören ist (externer Druck liegt über dem systolischen Spitzendruckwert). Man reduziert den Druck in der Manschette langsam und liest den Druck auf dem Manometer ab, bei dem erstmalig ein Auskultationsgeräusch (Klopfgeräusch) zu hören ist (systolischer Druckwert). Der weiter abfallende Manschettendruck führt zu einem Druckwert, bei dem das Auskultationsgeräusch verstummt oder sehr gering wird (diastolischer Druckwert). Die Arterie wird nicht mehr komprimiert; die durch die Einengung hervorgerufene turbulente Strömung bewirkt kein Auskultationsgeräusch mehr. Dokumentation: systolischer/diastolischer Druckwert mmHg.

Blutgefäße, Innervation ***Etym.:*** lat. *in* „hinein, ein…" u. *nervus* „Sehne, Band"; ***engl.:*** Blood vessels, innervation

Kontext: Herz-/Kreislaufphysiologie

Die Innervation der Gefäßmuskulatur erfolgt fast ausschließlich und mit unterschiedlicher Intensität durch den Sympathikus. Er versorgt bevorzugt Gefäße der Haut, Nieren, Gastrointestinaltrakts und Skelettmuskulatur. Sympathische Nervenzellen und -fasern zur Gefäßmuskulatur (Vasomotoren) regeln gemeinsam mit den lokalen Mechanismen den Spannungszustand der glatten Muskulatur. Die kleinen Arterien und Arteriolen sind der Hauptangriffspunkt der Durchblutungsregulation mittels Variation des Gefäßwiderstandes. Ein Anstieg des Sympathikotonus bewirkt eine Vasokonstriktion (Anstieg des Widerstandes und Durchblutungsminderung). Eine Deaktivierung bewirkt eine Vasodilatation (Abfall des Widerstandes und Durchblutungsförderung). Das lokale Stoffwechselmilieu modifiziert die Wirksamkeit des Noradrenalins. Adrenalin hat einen strukturbedingten und dosisabhängigen Einfluss auf die Gefäße. Der Strukturfaktor basiert auf der Besetzung der Gewebe mit Rezeptoren. Die adrenergen α_1-Rezeptoren vermitteln Vasokonstriktion, die β_2-Rezeptoren Vasodilatation. Mit dem Überwiegen der α_1-Rezeptoren in der Haut und den Nieren kommt es bevorzugt zur Vasokonstriktion. In der Skelettmuskulatur finden sich beide Rezeptortypen. Damit ist die strukturbedingte Voraussetzung für eine dosisabhängige Reaktion gegeben. Geringe Konzentrationen haben eher eine dilatierende (β_2) Wirkung, erst sehr hohe Konzentrationen eine vasokonstriktorische (α_1). Die Koronararterien reagieren mit Dilatation. Bei der Vasokonstriktion arbeitet das sympathische System mit dem Renin-Angiotensin-Aldosteron-System zusammen, das durch eine Nierenminderdurchblutung (Sympathikotonus oder Volumenmangel) aktiviert wird. Mehrere periphere Vor-Ort-Mechanismen unterstützen die sympathische Durchblutungsregulation. Damit wird die lokale, regionale Durchblutung den konkreten peripheren Bedingungen und dem Stoffwechselbedarf (Feinregulierung) angepasst.

Bluthochdruck *m*; ***engl.:*** Hypertension, high blood pressure; ***Syn.:*** Hypertonie

Kontext: Herz-/Kreislaufphysiologie

In der Regel oder konstant vorliegende systolische Druckwerte von und über 140 /90 mmHg. Die WHO-Einteilung unterscheidet drei Schweregrade der Hypertonie: milde (< 160 / 100 mmHg), mittelgradige (< 180 / 110 mmHg) und schwere (> 180 / 110 mmHg).

Blutkapillare *f*; ***engl.:*** Blood capillary; ***Syn.:*** Kapillare

Kontext: Lymphologie, Angiologie

Haargefäß, kleinstes Blutgefäß, zwischen Arterie und Vene, Durchmesser 6 µm, besteht nur aus Endothel und Basalmembran, Kapillardruck: ca. 15 (venöser Schenkel) bis 30 mm Hg (arterieller Schenkel).

Kapillarpermeabilität: Durchlässigkeit der Kapillarwand (für Filtration und Resorption verantwortlich), unterschiedlich von Organ zu Organ.

Blutverteilung *f*; ***engl.:*** Blood distribution

Kontext: Herz-/Kreislaufphysiologie

Durch die Regulation des peripheren Gefäßwiderstandes im großen Kreislauf wird die Blutverteilung dem Bedarf angepasst. B. des Blutvolumens bei physischer Ruhe: Niederdrucksystem 15 %, Hochdrucksystem 85 %. B. des Blutvolumens im Niederdrucksystem: 100 % Lungen. Im Hochdrucksystem: Eingeweide 25 %, Skelettmuskulatur und Gehirn jeweils 15 %, Nieren 20 %, Leber und Haut jeweils 10 %, Myokard 5 %.

Blutvolumen *n*; ***engl.:*** Blood volume

Kontext: Innere Medizin

Beträgt beim Mensch ca. 7 % der fettfreien Körpermasse bzw. ca. 1 / 13 des Körpergewichts bzw. ca. 5 Liter.

Bobath-Konzept *n*; ***Etym.:*** nach den Begründern *Bertha* (1907–1991) und *Karel Bobath* (1906–1991); ***engl.:*** Bobath concept

Kontext: Bobath-Konzept, Neurologie

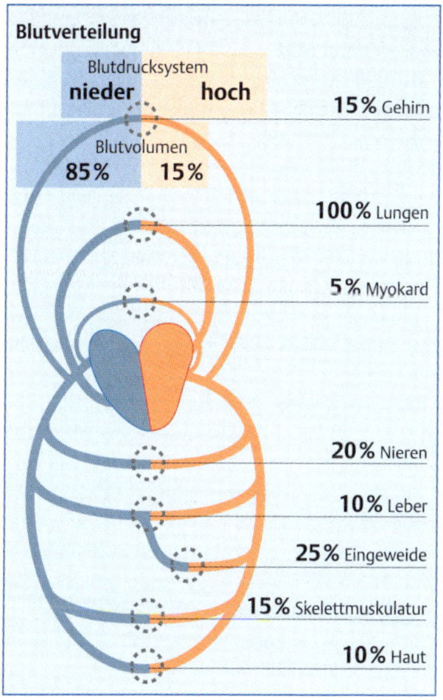

Blutverteilung zwischen dem Nieder- und Hochdrucksystem.

Das B. wird hauptsächlich zur Behandlung zerebraler Bewegungsstörungen eingesetzt. Es kommt sowohl bei Säuglingen als auch bei Kindern und Erwachsenen zum Einsatz und ist interdisziplinär ausgerichtet. Pflege, Ergotherapeuten, Logopäden und Angehörige werden in das Konzept eingebunden. Das B. orientiert sich an den Kompetenzen des Patienten; der Therapieprozess ist individuell auf seine Lebenswelt ausgerichtet. Als spezifische Methode und Technik kommt die ▸ Fazilitation zum Einsatz.

Ziel ist das Erlernen/Wiedererlernen posturaler Kontrolle und selektiver Bewegungen, die optimale Bewältigung von Bewegungen und die Erarbeitung von Bewegungsstrategien, die dem Patienten bestmögliche selbstständige Bewegung ermöglichen.

Bodeneffekt *m*; ***Etym.:*** lat. *effectus* „Wirkung, Erfolg"; ***engl.:*** Floor effect

Kontext: Statistik

B. treten bei Tests auf, die auf der Seite der niedrigeren Testergebnisse nicht mehr adäquat differenzieren können, so dass tatsächlich unterschiedliche Ausprägungen eines Merkmals zu gleichen (niedrigen) Testergebnissen führen. B. treten z. B. bei der Untersuchung von Menschen nach Schädel-Hirn-Trauma mit dem ▸ Barthel Index (BI) in der Frührehabilitation auf, da trotz eines Zugewinns an Fähigkeiten, diese oft noch nicht ausreichen, um mit dem BI erfasst zu werden. Menschen mit durchaus unterschiedlichem Leistungsniveau können so in dasselbe (niedrige) Punkteniveau eingestuft werden.

Bodenkontaktmuster *n*; ***Etym.:*** lat. *contactus* „Berührung"; ***engl.:*** Floor contact pattern

Kontext: Ganganalyse

Die Abrollbewegung des Fußes während des Gehens verläuft in vier unterschiedlichen B., an denen drei ▸ Rocker (Kipphebel) beteiligt sind:

Bodenkontaktmuster

Bezeichnung	Beschreibung
Kalkaneogrades	Abrollen über den Kalkaneus
Digigrades	Flaches Aufliegen von Ferse und Vorfuß
Plantigrades	Abrollen über die Metatarsalköpfe
Unguligrades	Abheben des Fußes über die Zehenspitzen

Bodenmagnet *m*; ***engl.:*** Floor magnet

Kontext: Funktionelle Bewegungslehre

Übung zur reaktiven Aktivierung der Fußhebermuskulatur nach Klein-Vogelbach. Besonders geeignet für Patienten mit neurologischen Störungen der Fußhebermuskulatur, z. B. Paresen; auch als Eigentraining. Ausführung: Der Patient hebt die Ferse vom Boden ab, der Vorfuß behält Bodenkontakt. Anschließend bewegt der Patient die Ferse langsam Richtung Boden und drückt sie quasi in den Boden. Der Therapeut achtet auf eine sichtbare Aktivierung der Fußhebermuskulatur.

Bodenreaktionskraft *f*; ***engl.:*** Ground reaction force; ***Syn.:*** Fußbodenreaktionskraft, Fuß-Boden-Reaktionskraft

Kontext: Biomechanik, Forschung

Die beim Gehen auf den Boden übertragene Kraft ist ein Vektor (Resultierende) aus der beschleunigten Körpermasse. Die Messung erfolgt über die räumlichen Kraftkomponenten in horizontaler (F_x, F_y) und vertikaler Richtung (F_z) mittels Mehrkomponenten-Messplattform. Größe und Verlauf des Kraftvektors bestimmen die Drehmomente an den Gelenken.

B

Bodenreaktionskraftvektor *m*; ***Etym.:*** lat. *re* „zurück", *actio* „Handlung" u. *vector* „Träger"; ***engl.:*** Ground reaction force vector; ***Syn.:*** Bodenreaktionskraftlinie, Körpervektor
Kontext: Biomechanik, Ganganalyse
Math., physik. Summe aller auf den Körper während des Gehens einwirkenden, dreidimensionalen Kräfte; der Vektor vereinigt gleichzeitig alle sagittalen, frontalen und transversalen Kräfte in sich. Die Linie zeigt Ausrichtung und Ausmaß der einwirkenden Kräfte an. Verlauf und Größe des Bodenreaktionskraftvektors bestimmen Richtung und Größe der ▸ Drehmomente, die auf ein Gelenk wirken bzw. der daraus entstehenden ▸ Instabilität; (vgl. ▸ Bodenreaktionskraftmessplatte).

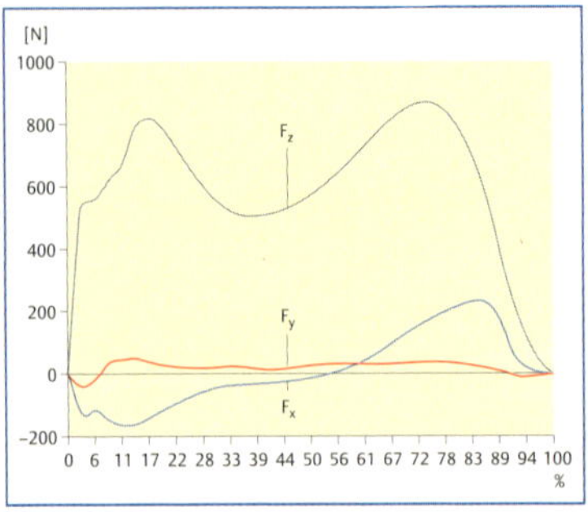

Bodenreaktionskraftvektor.

Body Awareness *f*; ***Etym.:*** engl. Körperbewusstsein; ***Syn.:*** Körperbewusstsein
Kontext: Neurologie, Orthopädie
Von der Physiotherapeutin Gertrud Roxendahl (Schweden) entwickelte Methode, die darauf abzielt, die eigene mentale Präsenz zu erhöhen: Kontakt mit dem Boden (Erdung), mit den beiden Körperhälften zentriert zur Mitte des Körpers und zur vom Zwerchfell ausgehenden Atmung.

Bodyblade *n*; ***Etym.:*** engl. *body* „Körper" u. *blade* „Blatt, Schaufel, Flügel"; ***engl.:*** Bodyblade
Kontext: Medizinische Trainingstherapie
Schwingendes Trainingsgerät, das aktiv stabilisiert werden muss. Einsatz: propriozeptives Training der oberen Extremität und des Rumpfes.

Bodychart *n*; ***Etym.:*** engl. *body* „Körper" u. *chart* „Diagramm"; ***engl.:*** Bodychart; ***Syn.:*** Körperdiagramm, Körpertabelle
Kontext: Maitland-Konzept, Diagnostik
Karte mit schematischer Darstellung des menschlichen Körpers, auf die Therapeuten die Lokalisation und Intensität von Schmerzen bzw. Symptomen eintragen sowie deren Qualität und Intensität.

Body-Mass-Index *m*; ***Etym.:*** engl. *bodymass* „Körpermasse" u. lat. *index* „Verzeichnis, Kennzeichen"; ***Abk.:*** BMI; ***engl.:*** Body mass index
Kontext: Physiologie
Der BMI dient der Klassifikation des Körpergewichts. Zur Berechnung des BMI wird das Körpergewicht durch die Körpergröße in m^2 dividiert. Die Einheit des BMI ist kg/m^2. Umgangssprachlich wird lediglich die Zahl des BMI genannt. Der BMI Faktor definiert das Gewicht eines Menschen in Normal-, Unter- oder Übergewicht.

Bodymechanik *f*; ***Etym.:*** engl. *body* „Körper" u. griech. *mechanike* „Maschine"; ***engl.:*** Body mechanics
Kontext: PNF-Konzept
Fazilitiert die Mobilität und/oder Stabilität des Patienten. Das heißt, der Therapeut muss sich mit dem Patienten bewegen, wenn Mobilität das Ziel ist und stabil stehen, wenn Stabilität das Ziel ist. Wenn möglich, sollte der Therapeut immer in der Bewegungsrichtung stehen. Die bestmögliche Bewegungsökonomie ist anzustreben.

Body-Scan *m*; ***Etym.:*** engl. *body* „Körper" u. *to scan* „absuchen, abtasten"; ***Abk.:*** MBSR; ***Syn.:*** Mindfulness-based, Stress Reduction nach Kabat-Zinn
Kontext: Psychologie
Übung zur Körperwahrnehmung. Sie schult die Fähigkeit, innere Vorgänge zu beobachten. Das Lenken der ▸ Aufmerksamkeit auf das Ein- und Ausatmen, die Lage der einzelnen Körperabschnitte und die Verbindung bzw. Kombination der bewussten Wahrnehmung mit der Atmung sorgt für eine achtsame Verbindung zum Körper und lässt sich mit Meditation vergleichen. MBSR stammt aus dem auf Achtsamkeit basierenden Stressreduktionsprogramm, das an der Medizinischen Fakultät der Universität von Massachusetts (USA) durchgeführt und erprobt wurde.

Body-Weight-System *n*; ***Etym.:*** engl. *body* „Körper" u. *weight* „Gewicht"; ***Abk.:*** BWS; ***Syn.:*** Gewichtsentlastungssystem
Kontext: Neurologie
Gurtsystem zur Abnahme des Körpergewichts, Entlastung der unteren Extremität, Sturzvermeidung während der Laufbandtherapie, z. B. für Patienten nach Apoplex, Schädelhirntrauma, mit Multipler Sklerose, in der Geriatrie. Bedingungen: fester Sitz des Gurtes (ansonsten verrutscht er in die Achselhöhlen); 2-Punkt-Aufhängung des Gur-

tes (ansonsten rotiert der Patient in der Transversalebene); so wenig Gewicht wie möglich abnehmen. Frühes Gehen mit hoher Schrittwiederholung verbessert nachweislich den Rehabilitationserfolg (Patienten nach Apoplex), kann das Gehen auf dem Boden jedoch nicht ersetzen.

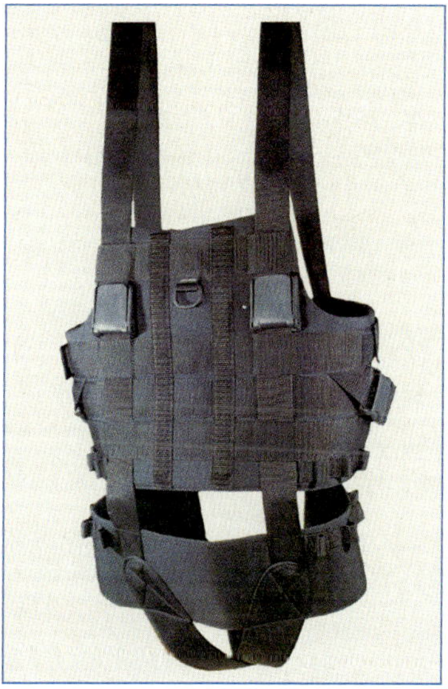

Body-Weight-System.

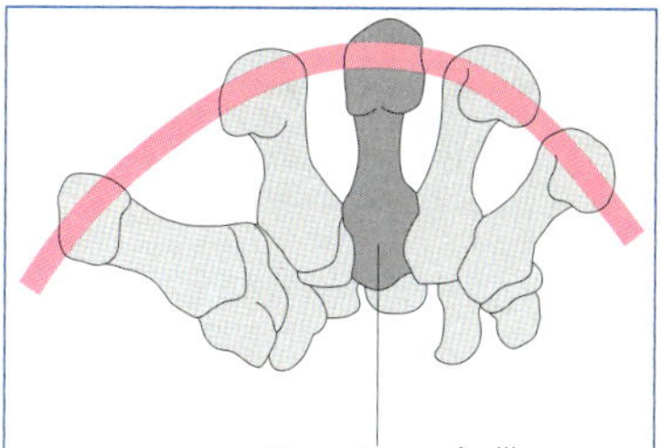

Transversaler Bogen.

Bogen, schmerzhafter *m*
Vgl. ▸ Schmerzhafter Bogen.

Bogen, transversaler *m*; ***engl.:*** Arc, transversal

1. *Kontext:* Anatomie
Bei einem Faustschluss bilden die Metakarpalköpfchen einen transversalen B. Das dritte Metakarpalköpfchen ist am prominentesten und bildet das Zentrum.

2. *Kontext:* Rheumatologie
Durch eine Subluxation oder eine Luxation der Grundgelenke der Hand verändert sich die Stellung der Mittelhandknochen zueinander. Dadurch entsteht der Verlust des transversalen Bogens.

Bogenschießen *n*; ***engl.:*** Archery
Kontext: Neurologie, Traumatologie
Sportart, die von paraplegischen und tetraplegischen Patienten ausgeführt werden kann und funktionell Sitzbalance und Konzentrationsvermögen trainiert. Für Rollstuhlfahrer sind keine Regeländerungen vorgesehen; sie können sich in dieser Sportart wettkampfmäßig mit nicht behinderten Schützen messen. Die Einteilung in Wettkampfklassen erfolgt nach Alter und Bogenart.

Böhler-Winkel *m*; ***engl.:*** Böhler's angle; ***Syn.:*** Tubergelenkwinkel
Kontext: Traumatologie
Komplementärwinkel des Kalkaneus nach Böhler; Maß für die physiologische Stellung des Rückfußes (Kalkaneus gegen Talus); 20–40° (je nach individueller Statik), im Röntgenbild sichtbar. Ermittlung: 1. Verbindungslinie (höchster Punkt der vorderen oberen Gelenkkante bis höchster Punkt der hinteren Gelenkfläche des Kalkaneus) und 2. Verbindungslinie (entlang der oberen Fläche des Tuber calcanei) ergeben einen Winkel (140–150°); die Verlängerung beider Linien bildet den Komplementärwinkel. Physiotherapie: Je größer die Abweichung des Winkels (bei Kalkaneusfraktur), desto größer ist die Deformierung, desto geringer ist die Belastbarkeit, desto größer ist die Gefahr von Folgeschäden.

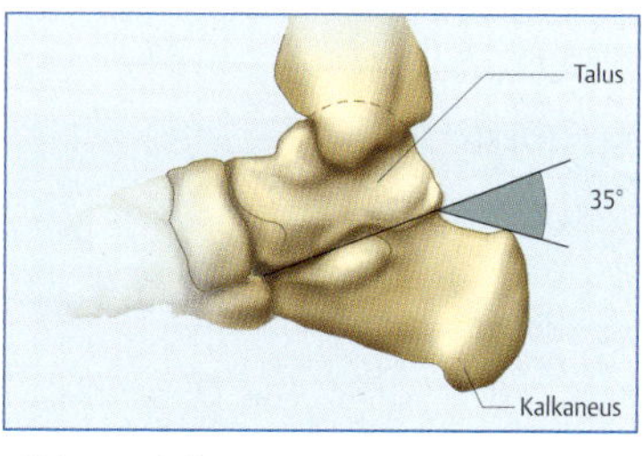

Böhler-Winkel.

B

Bohr-Effekt *m*; ***Etym.:*** nach dem dänischen Physiologen *Christian Bohr* (1855–1911); lat. *effectus* „Wirkung, Erfolg"; ***engl.:*** Bohr effect
Kontext: Herz-/Kreislaufphysiologie
Wirkungen des CO_2-Partialdrucks (pCO_2) und des mit ihm in Wechselbeziehung stehenden pH-Wertes; beide Faktoren beeinflussen die O_2-Aufnahme und O_2-Abgabe des Hämoglobins (Hb). Während der Gewebepassage steigt im Blut der pCO_2, der pH-Wert fällt leicht. Beide Veränderungen vermindern die O_2-Affinität des Hb. Die ▸ Sauerstoffsättigungskurve verschiebt sich nach rechts (Begünstigung der O_2-Abgabe). Die CO_2-Aufnahme unterstützt somit die O_2-Abgabe in das Gewebe. In der Lunge unterliegen pCO_2 und pH gegenläufigen Veränderungen. Folge: Die Affinität des Hb zum O_2 steigt wieder an, dessen Bindung wird begünstigt.

Bohrkanalerweiterung *f*; ***engl.:*** Bore canal extension
Kontext: Medizinische Trainingstherapie, Orthopädie
Pathologische, postoperative Knochenresorption nach Fixation des vorderen Kreuzbandes. Die Resorption des Knochens rund um das Transplantat kann den Bohrkanal bis zu 100 % vergrößern. Ursache: nicht genau bekannt. Diskutiert werden biologische und mechanische Faktoren: z. B. Autoimmunreaktionen; Zelluntergang durch Hitzeeffekte des Bohrers; zu aggressive Rehabilitation, d. h. zu hohe, zu frühe zyklische Zugbelastungen vor der Transplantateinheilung begünstigen Bewegungen des Transplantats.

Bone Bruises *f*; ***Etym.:*** engl. *bone* „Knochen" u. *bruise* „Quetschung, Bluterguss"; ***Syn.:*** subchondrale ossäre Kontusion, posttraumatisches Knochenmarködem
Kontext: Medizinische Trainingstherapie, Traumatologie
Mikrofrakturen des subchondralen Knochens mit daraus entstehendem Knochenmarksödem; häufige Begleitverletzung z. B. bei Rupturen des vorderen Kreuzbandes (Inzidenz 80 %) oder des hinteren Kreuzbandes (Inzidenz 83 %). Entstehungsmechanismus: stumpfes Trauma mit hoher Geschwindigkeit. Ärztliche Diagnostik: MRT (durch Röntgen oder Arthroskopie nicht diagnostizierbar). Man unterscheidet 4 MRT-Stadien mit sehr unterschiedlichen Heilungsprozessen. Physiotherapie: Schmerzfreiheit tritt später ein, verstärkt Extensionsdefizite im Kniegelenk; häufig verstärkte degenerative Veränderungen; Nachbehandlung sollte nicht zu aggressiv sein.

Bone-Tendon-Bone-Plastik *f*; ***Etym.:*** engl. *bone* „Knochen" u. *tendon* „Sehne"; ***Abk.:*** BTB-Plastik; ***engl.:*** Bone-tendon-bone plastic; ***Syn.:*** Bandersatzplastik, Kreuzbandersatzplastik
Kontext: Traumatologie
Implantation eines Teils der Patellasehne (mit knöchernem patellarem und tibialem Anteil) als Ersatz nach Ruptur des Kreuzbandes; sehr häufig eingesetzte Operationsmethode. Vorteile: körpereigenes Knochengewebe wächst gut ein, die intakte Bandstruktur stabilisiert das Kniegelenk gut. Nachteil: verminderte propriozeptive Eigenschaften des Implantates im Vergleich zum Original. Für die Mobilisation und Belastung in der Nachbehandlung sind die Richtlinien des Operateurs maßgebend.

Bonferroni-Anpassung *f*; ***Etym.:*** nach dem italienischen Mathematiker *Carlo Emilio Bonferroni* (1892–1960); ***engl.:*** Bonferroni adjustment, Bonferroni correction; ***Syn.:*** Bonferroni-Korrektur
Kontext: Statistik
Verfahren zur Anpassung des ▸ Signifikanzniveaus, wenn zur Überprüfung einer ▸ Nullhypothese mehr als ein Test notwendig ist. Dies ist immer dann der Fall, wenn die Nullhypothese mehr als

Bone Bruises

MRT-Stadium	MRT-Befund	Prozess der Heilung
1	Helle Darstellung bei Fettsuppression, das T 1 gewichtete Bild bleibt normal	Rückbildung der Schädigung innerhalb von 2–3 Monaten Nicht mehr darstellbar (MRT)
2a	Hell in der Fettsuppression, dunkel im T 1-Bild, nur die Spongiosa ist betroffen	Trauma nach Jahren noch feststellbar (MRT)
2b	Zusätzlich Mikrofrakturen	
3	Hell in der Fettsuppression, dunkel im T 1-Bild, Spongiosa und Kortikalis sind betroffen	
4	Hyaliner Gelenkknorpel zusätzlich betroffen	

eine Kenngröße einschließt und daher mehr als ein Einzeltest zur Hypothesenprüfung berechnet werden muss. Die Korrektur des Signifikanzniveaus findet dann bei m notwendige Einzeltests durch $\alpha_{Bonferroni} = \alpha/m$ statt. Das bedeutet, dass bei einem Gesamtsignifikanzniveau $\alpha = 0{,}05$ mit m = 5 Einzeltests das Signifikanzniveau der Einzeltests bei $\alpha = 0{,}01$ liegt. Je mehr Einzeltests zur Hypothesenprüfung benötigt werden, umso geringer ist die maximal tolerierbare Irrtumswahrscheinlichkeit.

Borderlinestörung *f*; ***Etym.:*** engl. *borderline* „Grenzlinie"; ***engl.:*** Borderline (personality) disorder; ***Syn.:*** emotional instabile Persönlichkeitsstörung

Kontext: Psychiatrie

Persönlichkeitsstörung mit fortdauernder Instabilität im zwischenmenschlichen Bereich. Die wechselnden Extreme zwischen vernichtender Abwertung und Überidealisierung strapazieren Beziehungen jeder Art und führen zu häufigen Abbrüchen. Selbstschädigendes Verhalten (schneiden/ritzen, Drogen, Suizidversuche) gefährdet die Aufrechterhaltung der therapeutischen Beziehung.

Borelli, Giovanni Alfonso

B. (1608–1679) versuchte mithilfe der Erkenntnisse der Mechanik Bewegungsvorgänge zu erklären. In seinem Werk „De motu animalium" stellte er heraus, dass für lebende Körper die gleichen Naturgesetze gelten wie in der unbelebten Natur. Seine Abbildungen zeigen u. a. Studien zur Schwerpunktlage und Hebelwirkungen der Muskeln.

Borg-Skala *f*; ***Abk.:*** RPE; ***engl.:*** Rate of perceived exertion (RPE)

Kontext: Diagnostik

Maßeinteilung zur Erfassung des subjektiv erlebten Anstrengungsempfindens eines Patienten/Probanden (Borg 1998); auch Schmerzen, muskuläre Anstrengung oder Dyspnoe lassen sich mittels der B. erfassen; sowohl globale als auch regionale Anstrengungen können dargestellt werden. Werte ab 17 zeigen Erschöpfung an, Werte ab 18 erreichen Hochleistungssportler. Einfaches, sehr zuverlässig und aussagekräftiges Messinstrument.

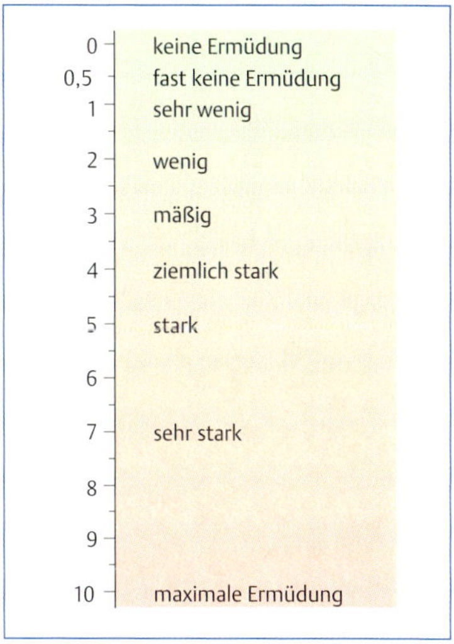
0 keine Ermüdung
0,5 fast keine Ermüdung
1 sehr wenig
2 wenig
3 mäßig
4 ziemlich stark
5 stark
6
7 sehr stark
8
9
10 maximale Ermüdung

Borg-Skala.

Boston-Korsett *n*

Vgl. ▸ Korsett.

Botenmolekül *n*; ***engl.:*** Messenger molecule

Kontext: Physiologie, Neurophysiologie

Kleinste Einheit einer chemischen Verbindung, die wechselseitig Informationen zwischen Körper und Gehirn vermittelt (vgl. ▸ Synapse).

Botenstoff *m*; ***engl.:*** Chemical messenger

Kontext: Physiologie

Chemische Substanz, die in einem Organismus die Übertragung von Informationen zwischen einzelnen Organen und Zellen ermöglicht. Im endokrinen System werden Botenstoffe als Hormone bezeichnet und zirkulieren mit dem Blutstrom; im Nervensystem werden sie als ▸ Neurotransmitter bezeichnet und über das ▸ Axon an ihren Wirkort transportiert.

Bottom-up-Methode *f*; ***Etym.:*** engl. *bottom* „unteres Ende, Grund, Boden", *up* „auf, hinauf" u. griech. *methodos* „das Nachgehen, der Weg zu etwas hin, Gang einer Untersuchung"; ***engl.:*** Bottom up method

Kontext: Betriebswirtschaftslehre

Form der Mitarbeiterführung bzw. Möglichkeit des Kommunikationsweges und der Beteiligung zwischen Führungskraft und Mitarbeitern bei Entscheidungen der Führungskraft; das Einbeziehen der Basis in Entscheidungsprozesse der Führungskraft („von unten nach oben"). Bsp.: In einer Rehaklinik befragt die leitende Therapeutin die Therapeuten ohne Leitungsaufgaben nach deren Ansichten zum Therapieablauf und berücksichtigt die gehörten Meinungen/Vorschläge in ihrem

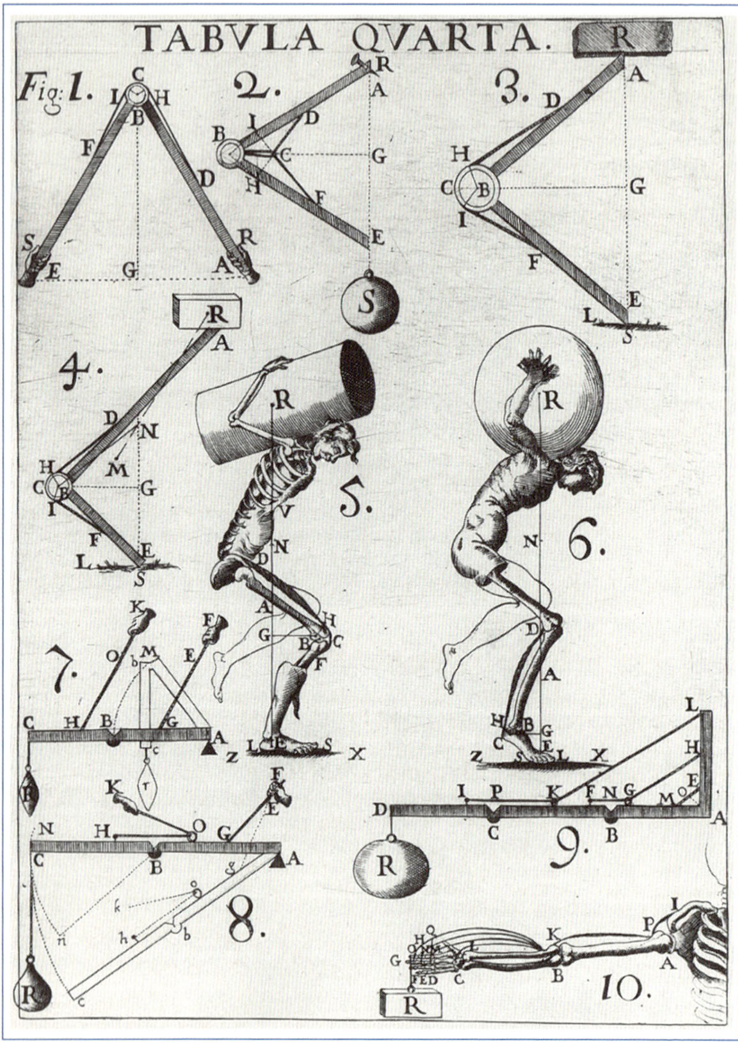

Borelli, Giovanni Alfonso: Studien.

Entscheidungsprozess (vgl. ▶ Top-down-Methode).

Botulinumtoxin *n*; ***Etym.:*** lat. *botulus* „Darm, Wurst" u. *toxicum* „Gift"; ***engl.:*** Botulinum toxin; ***Syn.:*** Botox, Dysport
Kontext: Neurologie

Neurotoxisches Protein des Bakteriums Clostridium botulinum (Lebensmittelvergiftung); B. hemmt die Azetylcholin-Ausschüttung bzw. die nervale Erregungsübertragung auf die Muskulatur (keine oder verminderte Muskelkontraktion); Arzneimittelwirkstoff: Botox/Dysport (Handelsnamen) wird in den Muskel gespritzt, um die muskuläre Aktivität bei intakter Sensibilität zu reduzieren bzw. zu verhindern. Nach der Injektion baut sich die Wirkung langsam auf (mehrere Tage) und hält 3 Monate an. Durch Neuaussprossung der Nervenenden regeneriert sich die Muskelfunktion. Indikationen: Torticollis spasmodicus; spastische Syndrome bei Erwachsenen und Kindern (selten als Monotherapie erfolgreich); Hyperhidrose; Hypersalivation (z. B. bei Morbus Parkinson). Gerade bei spastischen Syndromen muss die Botox-Therapie immer in Absprache und mit intensiver Physiotherapie erfolgen.

Boulder *m*; ***Etym.:*** engl. *boulder* „Felsblock"; ***engl.:*** Boulder
Kontext: Therapeutisches Klettern
Durch den Trainer/Therapeuten festgelegte Trainingsstrecke (Griffe, Tritte, Spannweite, Wegstrecke, Farbe der zu nutzenden Griffe) für den Übenden. Strecken und Schwierigkeiten sind so gewählt, dass sie den individuellen Voraussetzungen (Schädigungsgrad, Krankheitsbild usw.) der zu betreuenden Person entsprechen.

Boulder 2800 *m*; ***Etym.:*** engl. *boulder* „Felsblock"
Kontext: Therapeutisches Klettern, Rehabilitation
Klettertrainingsgerät, das variable Kletterbeanspruchungen für Anfänger bis hin zum Profikletterer bietet. Auf einer runden Scheibe können ca. 70 Klettergriffe angebracht werden. Mittels einer Steuerung und Motoren wird die Kletterfläche in verschiedenen Geschwindigkeitsbereichen gedreht und geneigt. Durch diese Kombination wird der Übende in der Aktivität gefordert. Die Schwierigkeitsprogramme lassen außerhalb des Sports auch eine Vielzahl von Übungsmöglichkeiten für kranke Personen im Rehabilitationsprozess zu.

Boulderwand *f*; ***Etym.:*** engl. *boulder* „Felsblock"; ***engl.:*** Boulder wall; ***Syn.:*** Kletterwand
Kontext: Therapeutisches Klettern
Übungswand für das therapeutische Klettern, die meist aus Holz gefertigt ist (Indoorbereich). Es gibt vorgefertigte Platten mit definierten Größen (z. B. Höhe 2,5 m, Breite 1,25 m), die für die Anwendung im physiotherapeutischen Bereich zertifiziert sind und die je nach Anspruch in der Therapie kombiniert werden können. Auf der Boulderfläche wird eine Vielzahl von Bohrungen mit eingelassenem Gewinde angebracht, wodurch variable Griff- und Trittelemente aus hautverträglichen Materialien (z. B. Sandstein) fixiert werden können. Durch eine Verbindung verschiedener Wandsegmente können einfache Kletterstrecken mit leicht überhängenden/geneigten Wänden kombiniert werden. Zur Sicherheit und Verletzungsprophylaxe müssen Weichbodenmatten ausgelegt werden.

Boxerbizeps nach von Aufschnaiter *m*; ***Etym.:*** lat. *bis* „doppelt" u. *caput* „Kopf"; nach der Physiotherapeutin, Lehrerin der Physiotherapie und Vojta-Lehrtherapeutin *Dorit von Aufschnaiter* (*1938); ***engl.:*** Boxer's biceps according to von Aufschnaiter
Kontext: Pädiatrie, Diagnostik
Nach proximal verzogener dystropher Muskelbauch des M. biceps brachii. Bei einem Spastiker werden besonders die distalen Extremitätenabschnitte viele Male am Tag von distal nach proximal bewegt. Das bedeutet, dass sich u. a. der Unterarm des Patienten im klassischen Beugemuster zum Oberarm körperwärts bewegt. Deutlich seltener wird der Oberarm gegenüber dem Unterarm gesehen, wie es in Bauchlage beim Aufstützen auf diesem Unterarm erforderlich wäre. Der Fortbewegungstrieb kann von Kindern mit spastischer infantiler Zerebralparese nicht ausgelebt werden, weil diese differenzierte Muskelfunktion dem Zentralnervensystem nicht möglich ist. Es entsteht der B., ein deutlich kleinerer, nach cranial verzogener Muskelbauch. Das Äquivalent an der unteren Extremität ist die ▸ Patella alta, die sich durch den undifferenzierten Muskelzug der mm. intermedius et rectus femoris des M. quadriceps femoris entwickelt.

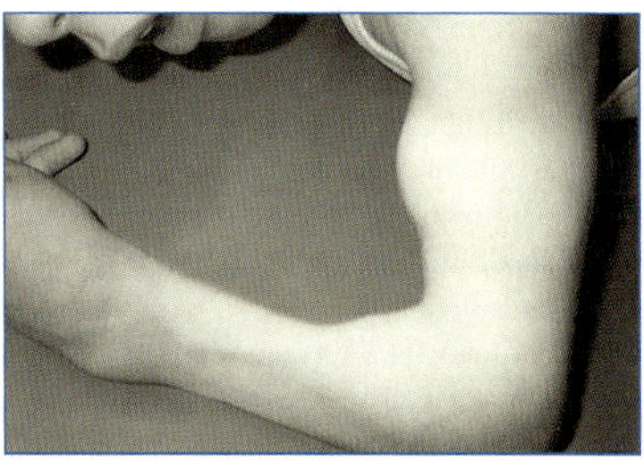

Boxerbizeps nach von Aufschnaiter.

Box-Plot *m*; ***Etym.:*** engl. *box* „Kasten" u. *plot* „Plan, Diagramm, grafische Darstellung"; ***engl.:*** Box-and-Whisker Plot
Kontext: Statistik
Grafische Darstellungsart, die den ▸ Median (bzw. das 50 % ▸ Perzentil) als Maß der zentralen Tendenz, sowie das 25 % und 75 % Perzentil als Maß

für die Streuung einer Variablen enthält. Auf der Abszisse (x-Achse) ist üblicherweise die Gruppenbezeichnung (z. B. Kontrollgruppe) zu finden, mit der der B. einer Gruppe zugeordnet werden kann. Auf der Ordinate (y-Achse) ist die Merkmalsausprägung aufgetragen. Der Median ist im B. als dicker Strich gekennzeichnet, ein Kasten zeigt den Wertebereich der mittleren 50 % der Werte an (untere Grenze = 25 % Perzentil und obere Grenze = 75 % Perzentil). Zwei vom Kasten jeweils nach oben und unten reichende Strahlen weisen den gesamten Wertebereich (Variationsbreite oder „Range") der gemessen Daten aus. In der Statistiksoftware SPSS werden zusätzlich extreme Ausreißer mit einem Stern außerhalb der Box angezeigt.

Boyle-Mariotte-Gesetz *n*; ***engl.:*** Boyle's law
Kontext: Biomechanik, Wissenschaftliches Arbeiten
Bei konstanter Temperatur ist der Druck dem Volumen umgekehrt proportional ($p \sim 1/V$). Beispiel: Luftpumpe.

Brachialgie *f*; ***Etym.:*** lat. *bracchialis* „zum Arm gehörig, den Arm betreffend" u. griech. *algos* „Schmerz"; ***engl.:*** Brachialgia
Kontext: Neurologie, Orthopädie
Armschmerz; tritt z. B. bei Bandscheibenvorfällen, foraminaler Enge im Bereich der Halswirbelsäule oder durch eine Entzündung des Nervengeflechtes, das den Arm versorgt (Neuritis plexus brachialis), auf.

Bradykardie *f*; ***Etym.:*** griech. *bradys* „langsam" u. *kardia* „Herz"; ***engl.:*** Bradycardia
Kontext: Innere Medizin
Verminderung der Herzfrequenz (> 60 Schläge/min.).

Bradypnoe *f*; ***Etym.:*** griech. *bradys* „langsam" u. *pnoe* „Atem"; ***engl.:*** Bradypnoe
Kontext: Atemtherapie
Verminderte Atemfrequenz (verglichen mit einer Normalperson bei gleicher Belastung): 4–8 Atemzügen/min. B. muss *nicht* mit einer verminderten Ventilation verbunden sein. Ursachen: Druck auf das Atemzentrum (Kopfverletzung, Tumor), chemische Beeinflussung (Medikamente, Vergiftung). Im Schlaf und bei Sportlern ist eine B. physiologisch (vgl. ▸ Atemfrequenz, ▸ Tachypnoe).

Brain Computer Interface *n*; ***Etym.:*** engl. *brain* „Gehirn", *computer* „Rechner" u. *interface* „Schnittstelle"; ***Abk.:*** BCI
Kontext: Neurologie
Schnittstelle zwischen Gehirn und Computer. Mit Hilfe der Magnetenzephalographie (MEG) oder der Elektroenzephalographie (EEG) werden Hirnaktivitäten gemessen und von einem Computer verarbeitet. Die gewonnenen Informationen können z. B. zur Kommunikation für Patienten mit ▸ Locked-in-Syndrom genutzt werden oder als Rückmeldungen (Feedback) im motorischen Training ohne sichtbare Aktivität.

Brainstorming *n*; ***Etym.:*** engl. *brain* „Gehirn, Verstand" u. *storm* „Sturm"; ***engl.:*** Brainstorming
Kontext: Betriebswirtschaftslehre
Form der ▸ Kreativitätstechnik zur Ideenfindung. Bsp.: In einer physiotherapeutischen Praxis sind Veränderungen oder Weiterentwicklungen gewünscht. Die Therapeuten/Mitarbeiter kommen zusammen und arbeiten nach folgenden Aspekten: max. 12 Teilnehmer, lockere Atmosphäre, Vorgabe einer exakten Fragestellung, Dauer max. 30 min, Protokollierung aller geäußerten Ideen. Die Moderation der Sitzung ist erforderlich, damit sichergestellt ist, dass Kritik streng verboten ist, Quantität vor Qualität Vorrang hat und unabhängig von der Funktion und Stellung in der Praxis sich jeder frei und spontan äußern können soll. Anschließend werden die Ideen sortiert und auf ihre Umsetzbarkeit hin diskutiert.

Braunol *n*; ***engl.:*** Braunol (antiseptic agent)
Kontext: Physikalische Therapie
Badezusatz. Wässrige Povidon-Jod-Lösung zum Auftragen auf Haut, Wunden und Schleimhäute. B. wirkt bakterizid, fungizid und tuberkulozid.

Break-even-Analyse *f*; ***Etym.:*** engl. *break-even* „Gewinnschwelle" u. griech. *analysis* „Auflösung"
Vgl. ▸ Gewinnschwellen-Analyse.

Breathing Retraining *n*; ***Etym.:*** engl. *to breathe* „atmen" u. *training* „Üben"
Kontext: Atemtherapie
Eingesetzt zur Verbesserung der Ventilation und zur Verringerung der Inspirationsarbeit des Zwerchfells bei Pat. mit COPD; wird problemorientiert eingesetzt; dazu gehört: Beeinflussung der Inspirationsbewegung, Exspiration mit Lippenbremse, leichte Anspannung der Bauchdecke bei Exspiration, Synchronisation der Thorax- und Bauchbewegung bei In- und Exspiration, Vergrößerung des Atemzugvolumens, Senkung der Atemfrequenz; Steigerung von einfach in schwierig: Rückenlage-Sitz-Stand-bei Bewegung-bei ADLs; erhöht u. a. Belastbarkeit und Art. Sauerstoffsättigung, vermindert Atemfrequenz.

Breiten *f*
Kontext: Funktionelle Bewegungslehre
Teil der Untersuchung der Konstitution. Durch die Auswertung der beobachteten B. in der frontalen Ebene erhält der Therapeut z. B. Informationen über die Ursache der Entstehung von muskulärem Hypo- oder Hypertonus, von Abweichungen in der Bewegung zur Vermeidung knöcherner Widerstände oder von neurovaskulären Engpässen. Bsp.: ▸ funktionelles Abduktionssyndrom, Thoracic Outlet Syndrome. Beobachtungskriterien (Norm, Ausgangsstellung aufrechter Stand): frontotransversaler Brustkorbdurchmesser, Schultergelenk-, Hüftgelenk-, ▸ Trochanterpunktabstand. Die Dokumentation von Abweichungen ist im FBL-Konzept standardisiert.

Breitspur *f*; ***engl.:*** Wide alignment
Kontext: Funktionelle Bewegungslehre
In der ▸ Funktionellen Bewegungslehre wird die Spur in ▸ Nullspur, ▸ Schmalspur, ▸ Normspur und B. unterschieden. Die Spurbreite beim Gehen ist durch den Abstand der funktionellen Fußlängsachsen definiert. Sie ist eine Konstante und so groß, dass das überholende Spielbein sich ohne Behinderung am Standbein vorbeibewegen kann. Beim Breitspurgang geht ein Teil des Weges zu Gunsten von rechts/links Bewegungen verloren, was die Schrittlänge verkürzt. Als ▸ Ausgangsstellung für therapeutische Übungen dient die B. dem Training der Beinmuskulatur unter erhöhtem koordinativen Anspruch.

Breitstütz *m*
Kontext: Bewegungslehre
Der B. beschreibt eine Ausgangsposition bei der die Hände, meistens im ▸ Vierfüßlerstand, breiter abgestützt werden als der Schultergelenkabstand. Bei den Füßen entspricht der B. einer Abstützung, die breiter ist als das vom jeweiligen Trochanter gefällte Lot. Der B. kann z. B. auch auf dem Kreisel durchgeführt und mit Trippelschritten der Füße ergänzt werden. Dadurch erfolgt eine Aktivierung der ventralen Kette in ▸ Brückenaktivität und das Auslösen rotatorischer Muskelaktivitäten der Wirbelsäule.

Bremskraft *f*; ***engl.:*** Brake effort
Kontext: Hippotherapie
Entsteht durch Verlangsamung der Vorwärtsbewegung, mit Beenden der Schubkraft (▸ Abfußen) durch das ▸ Auffußen. Die Schnelligkeit, aus der gebremst werden soll und das Tempo des Bremsvorganges, ob das Pferd z. B. langsam (mit Nachtreten) zum Stehen kommen soll oder sofort aus der Biegung anhalten muss, bestimmen das Ausmaß der B.

Brennwert, biologischer
Vgl. ▸ physiologischer Brennwert.

Brennwert, physikalischer *m*; ***Etym.:*** griech. *physike* „Naturforschung; ***engl.:*** Calorific value, physical
Kontext: Physiologie
Im Energiestoffwechsel durch Verbrennung entstehende Energiemenge (vgl. ▸ Brennwert, physiologischer).

Brennwert, physiologischer *m*; ***Etym.:*** griech. *physis* „Natur" u. *logos* „Lehre"; ***engl.:*** Calorific value, physiological; ***Syn.:*** Brennwert, biologischer
Kontext: Physiologie
Kilokalorien [kJ], die im Energiestoffwechsel pro abgebautes Gramm eines energetischen Grundstoffes entstehen. Alle energetischen Grundstoffe (Hauptenergieträger: Kohlenhydrate, Fette; untergeordnete Energieträger: Proteine, max. 10–15 % am Energiestoffwechsel beteiligt) haben einen p. B. Bei den Kohlenhydraten und Fetten entspricht der p.B. dem ▸ physikalischen Brennwert, da eine vollständige Umsetzung stattfindet. Die Endprodukte der Proteine Harnstoff und Kreatinin sind dagegen noch energiereich. Aus dem Abbau von einem Gramm Fett resultieren 8,3–9,3 kcal (34,7–38,9 kJ/g). Der Bereich ergibt sich, weil die Triglyceride aus lang- oder mittelkettigen Fettsäuren bestehen. Kohlenhydrate und Proteine haben pro Gramm einen Energieinhalt von 4,1 kcal (17,2 kJ/g). Alkohol besitzt einen biologischen B. von 7,1 kcal/g (29,7 kJ/g).

Brettchentest *m*
Kontext: Diagnostik, Orthopädie, Traumatologie
Test, um das Ausmaß einer ▸ Beinlängendifferenz festzustellen durch Unterlegen von unterschiedlich hohen Brettchen; die Differenz ist ausgeglichen, wenn Beckenkämme und Iliosakralgelenke auf gleicher Höhe sind (Palpation von dorsal); dokumentiert wird die Höhe der unterlegten Brettchen in cm (vgl. ▸ Beinlänge).

Brickwall, Denkmodell *n*; ***Etym.:*** engl. *brick wall* „Backsteinmauer"; ***engl.:*** Brick wall; ***Syn.:*** Modell der semipermeablen Backsteinmauer
Kontext: Maitland-Konzept
Theoretische Vorstellung über die physiotherapeutische Analyse des Problems eines Patienten auf klinischer und theoretischer Ebene. Durch die gedachte „halbdurchlässige Backsteinmauer" un-

B

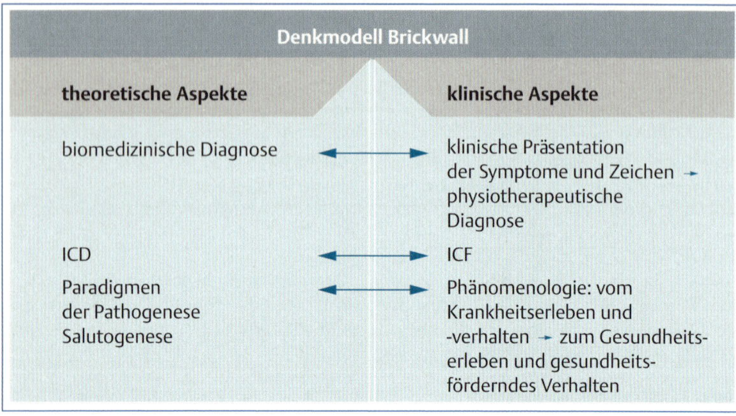

Denkmodel Brickwall.

terscheiden Therapeuten in Entscheidungsfindungsprozessen während Untersuchung und Behandlung zwischen theoretischen und klinischen Aspekten. Auf der klinischen Ebene erhalten Physiotherapeuten Informationen aus Anamnese, Funktionsuntersuchung und Behandlung. Diese *klinischen* Informationen vergleichen Therapeuten mit ihrem *theoretischen* Wissen aus Anatomie, (Neuro-)physiologie, Biomechanik, Psychologie usw. Therapeuten strukturieren auf diese Weise den Prozess des ▶ Clinical Reasoning.

Broca-Aphasie *f*
Vgl. ▶ Aphasie.

Brodmann-Areal *n*; ***Abk.:*** BA; ***engl.:*** Brodmann Areas
Kontext: Neurologie
Insgesamt 52, anhand ihrer zytoarchitektonischen Struktur vom deutschen Anatom Korbinian Brodmann unterteilte Areale im Kortex; bezeichnet mit BA und der entsprechenden Nummer; es besteht eine enge Verbindung zwischen der Struktur der Areale und ihrer Funktion; z. B. BA4: primärer motorischer Kortex, BA6 und BA8 sekundäre motorische Areale; mithilfe neuer diagnostischer Techniken wurde nachgewiesen, dass einzelne BA wiederum aus zwei oder mehr Teilarealen bestehen, z. B. BA3a und BA3b; Karte wird ständig aktualisiert.

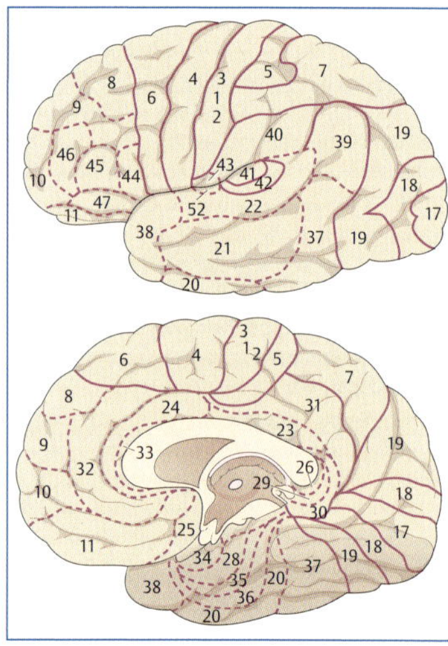

Brodmann-Areale. Einige im Original dargestellten Felder (12–16 u. 48–51) wurden der übersichtlichkeit halber nicht dargestellt. Die fetten, durchgezogenen Linien verdeutlichen histologisch gut abgrenzbare Areale, an den gestrichelten Linien gehen die Areale ineinander über.

Bronchialtoilette *f*; ***Etym.:*** griech. *bronchos* „Kehle, Luftröhre" u. franz *toilette* „das Waschen"; ***engl.:*** Bronchial cleaning
Kontext: Atemtherapie

1. Maßnahmen, die bei intubierten und tracheotomierten Patienten dem Freihalten der Atemwege und damit der Verhinderung von Infektionen dienen. Unter sterilen Bedingungen wird der

Bronchialbaum mithilfe eines Katheters mit isotoner Kochsalzlösung zur Verflüssigung des Sekretes gespült und dieses in der Folge abgesaugt (Bronchiallavage).

2. Abhusten des morgendlichen Bronchialsekrets bei Patienten mit chronischer Bronchitis oder anderen chronischen Erkrankungen der Atemwege.

Bronchiektase *f*; ***engl.:*** Bronchiectasia
Kontext: Pathologie
Irreversible, sackförmige Erweiterung (Ektasie) der Bronchie, die mit beträchtlichen, chronisch bakteriell besiedelten Sekretmassen angefüllt ist. Neben der Behandlung mit Antibiotika spielt die Physiotherapie eine große Rolle. Ziele: Sekretolyse, Drainage, Optimieren der Atmung, Herabsetzen von erhöhten Gewebswiderständen, Haltungsschulung, Ausdauertraining.

Bronchitis, chronische *f*; ***engl.:*** Bronchitis, chronic
Kontext: Pathologie, Physiotherapie
Husten und Auswurf an den meisten Tagen im Jahr, mindestens über 2 Monate in zwei oder mehr aufeinanderfolgenden Jahren. Der Schwerpunkt der physiotherapeutischen Behandlung liegt auf der Selbsthilfe. Behandlungsziele: Sekretolyse, Erleichtern des Sekrettransportes, Dämpfen des Hustreizes, Herabsetzen hoher intrathorakaler Drücke durch Husttechnik,

Brow' nsche Molekularbewegung *f*, ***engl.:*** Brownian molecular movement
Kontext: Physik
Wärmebewegung; durch unregelmäßige Stöße der Atom- und Moleküleigenbewegung verursachte konstante, ungerichtete Zickzackbewegungen mikroskopisch kleinster Teilchen in Gasen oder Flüssigkeiten. Ausmaß der Eigenbewegung nimmt mit sinkender Temperatur ab. Entdeckt 1827 von Robert Brown, engl. Botaniker. Diese Form der Bewegungsenergie wird z. B. in der Thermo-/Wärmetherapie genutzt.

Brown-Séquard-Syndrom *n*; ***Etym.:*** nach dem französischen Physiologen *Charles-Édouard Brown-Séquard* (1817–1894); griech. *syndrome* „Anhäufung, Zusammenlaufen"; ***engl.:*** Brown-Séquard's syndrome
Kontext: Neurologie, Traumatologie
Durch eine halbseitige Verletzung des Rückenmarks verursachte halbseitige Querschnittlähmung und dissoziierte Empfindungsstörung. Aufgrund der anatomischen Gegebenheiten sind auf der Seite der Schädigung die Motorik sowie die Wahrnehmung von Druck und Berührung beeinträchtigt; auf der anderen Körperseite tritt eine Störung der Temperatur- und Schmerzwahrnehmung auf.

Brücke *f*; ***engl.:*** Pons; ***Syn.:*** Pons
Kontext: Anatomie
Kerngebiet des Gehirns, Teil des Hirnstamms; die zentrale Umschaltstation für alle kortikoponto-zerebellären Bahnen (verbindet die Großhirnrinde mit dem Kleinhirn). Die B. liegt als deutlich erhabener Querwulst auf der Ventralseite des Hirnstamms zwischen Mittelhirn und verlängertem Rückenmark. Durch die B. ziehen unter anderem die Pyramidenbahnen, die die motorischen Impulse der Großhirnrinde zum spinalen α-Motoneuron übertragen.

Brücke, ventrale *f*; ***engl.:*** Bridge, ventral
Kontext: Funktionelle Bewegungslehre
Gleichzeitiges Abheben des gesamten Körpers im Unterarmstütz; Test der ventralen globalen Stabilisatoren.

Brückenaktivität *f*; ***Etym.:*** lat. *activus* „tätig"; ***engl.:*** Bridge activity
Kontext: Funktionelle Bewegungslehre
Hat der Körper an mehreren Stellen Kontakt mit einer ▸ Unterlage/ ▸ Unterstützungsfläche kommt es zur Bildung von Brücken zwischen den einzelnen Kontaktstellen. Weisen die Gelenke in diesen Brücken Bewegungstoleranzen nach unten auf, muss gegen die Falltendenzen stabilisiert werden. Die Muskelaktivität liegt dabei auf der unteren Seite des Brückenbogens. Er muss verspannt werden. Diese Art der Muskelaktivität wird in der funktionellen Bewegungslehre B. genannt. Da die B. eine sehr schonende funktionelle Muskelaktivierung mit hohem Sicherheitsaspekt des Übenden darstellt, sind viele Übungen der ▸ Funktionellen Bewegungslehre im Sinne der B. aufgebaut, z. B. der klassische ▸ Vierfüßlerstand, der ▸ Brückenbauch, das ▸ Bett des Fakirs und verschiedene Arten der ▸ Ausgangsstellungen im ▸ Liegestütz.

Brückenbauch *m*; ***engl.:*** Prone on instable surfaces
Kontext: Funktionelle Bewegungslehre
Der B. ist eine therapeutische Übung aus der ▸ Funktionellen Bewegungslehre Klein-Vogelbach. Sie hat folgendes Lernziel: Der Patient soll unter Schonung der passiven Strukturen der Wirbelsäule seine gesamte Bauchmuskulatur in höchster Intensität der ökonomischen Aktivität in Nullstellung belasten können. Mit Hilfe eines ▸ Kreisels kann die Unterstützungsfläche stark labil gestaltet werden. Im Hand- bzw. Unterarm-

stütz werden so differenzierte Gleichgewichtsreaktionen mit unterschiedlicher muskulärer Intensität ausgelöst.

Brügger, Alois *m*

Kontext: Brügger-Konzept

Der Schweizer Facharzt für Neurologie und Psychiatrie Alois Brügger (1920–2001) beschäftigte sich seit den 1950er Jahren mit Beschwerden des menschlichen Bewegungsapparates. Er konnte durch die Herstellung des Zusammenhangs von schlechter Haltung und Schmerzen bis dahin unerklärbare Schmerzphänomene behandeln. (Vgl. ▸ Brügger-Konzept, ▸ Funktionskrankheit, ▸ Sternosymphysale Belastungshaltung).

Brügger-Konzept *n*; ***Etym.:*** nach dem Schweizer Facharzt für Neurologie und Psychiatrie *Alois Brügger* (1920–2001)

Kontext: Brügger-Konzept

Alois Brügger stellt den Zusammenhang her zwischen krummer Körperhaltung (▸ Sternosymphysale Belastungshaltung) und reflektorischen Schmerzen am Bewegungsapparat. Er spricht von ▸ Funktionskrankheiten des Bewegungsapparates. Als Schlüsseldarstellung der ▸ aufrechten Körperhaltung dient das ▸ Zahnradmodell, mit dem der Patient physiologische Haltungs- und Bewegungsmuster erarbeiten kann; ▸ Dekontraktion soll dem Längendefizit von Muskelgruppen entgegenwirken.

Brunkow-Konzept *n*

Kontext: Brunkow-Konzept

Die Krankengymnastin Roswitha Brunkow entwickelte das B., neben ihrer Arbeit mit vorwiegend neurologischen Patienten, auch aufgrund von Eigenwahrnehmungen während einer Zeit im Rollstuhl (nach einem Unfall). Das B. ist ein Bahnungssystem, das von distal beginnend definierte Muskelketten aktiviert. Es beruht auf der Hypothese, dass sich über die im Cortex relativ umfangreich repräsentierten Bereiche der Hände und Füße besonders gut Einfluss auf die gesamte Motorik nehmen lässt. Quer- und Längsgewölbe der Hände und Füße werden aktiv ausgeformt; über Druck-Stauch-Impulse und Wischtechniken wird das gewünschte Haltungsmuster stimuliert und die dynamische Aufrichtung des Rumpfes bewirkt.

Brustkorbrotation, hubfreie *f*; ***Etym.:*** lat. *rotatio* „kreisförmige Umdrehung"; ***engl.:*** Thoracic rotation without lifting

Kontext: Funktionelle Bewegungslehre

Die ▸ Funktionelle Bewegungslehre unterscheidet fünf Körperabschnitte nach ihrer Funktion: Beine, Becken, Brustkorb, Arme und Kopf. Der Körperabschnitt Brustkorb wird als Stabile definiert. Ihm kommt die Aufgabe der extensorisch dynamischen Stabilisation in allen gegen die Schwerkraft gerichteten Aktivitäten zu. Zur Mobilisation der angrenzenden Rotationsniveaus (zur Lenden- und Halswirbelsäule) und zur Verbesserung der feinmotorischen muskulären Stabilität hat die funktionelle Bewegungslehre eine therapeutische Übung entwickelt, bei der der Brustkorb in vertikal stehender ▸ Körperlängsachse alternierend nach rechts und links rotiert wird. Die hubfreie B. beschreibt die maximal mögliche Reibungsreduktion bei der Bewegung und somit den kleinsten muskulären Aufwand, um diese zu generieren. Dies ist bei vertikal eingestellter Körperlängsachse im Stand oder im Sitzen der Fall. Therapeutisch wird so die extensorisch dynamische Stabilisation der Brustwirbelsäule bei potenztieller Beweglichkeit der anderen Körperabschnitte optimal geübt. Die hubfreie B. verbessert die Zentrierung der lumbalen und lumbosakralen Facettengelenke, aktiviert die autochthone Muskulatur von Lendenwirbelsäule und lumbothorakalem Übergang, fördert die Erhaltung der stabilisierten Körperlängsachse bei Rotationsbewegungen und verbessert die Frequenzierung, Synchronisation und Rekrutierung motorischer Einheiten, der auf die autochtone Lendenwirbelsäulenmuskeln und die lumbothorakale Muskulatur wirkenden Motoneuronen.

Brustprothese *f*; ***engl.:*** Breast implant; ***Syn.:*** Silikonimplantat

Kontext: Gynäkologie

Künstlicher Ersatz für eine reduzierte oder fehlende Brust, meist nach einer Brustkrebsoperation. Das Silikonkissen wird unter dem M. pectoralis major implantiert, außen auf die Haut geklebt oder in einer BH-Tasche getragen. Ausreichend breite BH-Träger und BHs, die die Achsel nicht einschnüren, dienen der Ödemprophylaxe.

Brustwirbelsäule, Extension der *f*; ***engl.:*** Thoracic vertebrae, extension of

Kontext: Bewegungslehre

Muskeln: vgl. ▸ Wirbelsäule, Extension der.

Verkürzungen: Bewegungseinschränkungen der Flexion, Rotation und Lateralflexion der Brustwirbelsäule. Einseitige Verkürzungen führen zu einer skoliotischen Haltung der Wirbelsäule und zu Funktionsstörungen in den Bewegungssegmenten der Brustwirbelsäule. In den Schulter-Arm-Bereich ausstrahlende Beschwerden können die Folge sein.

Schwäche: Eine Schwäche der Extensoren äußert sich vor allem in einer fehlenden Aufrichtung der Brustwirbelsäule. Die Kyphose ist verstärkt, angrenzende Wirbelsäuleabschnitte weisen ebenfalls eine Verstärkung ihrer physiologischen Krümmungen auf (vgl. ▸ Rumpf, Flexion des).

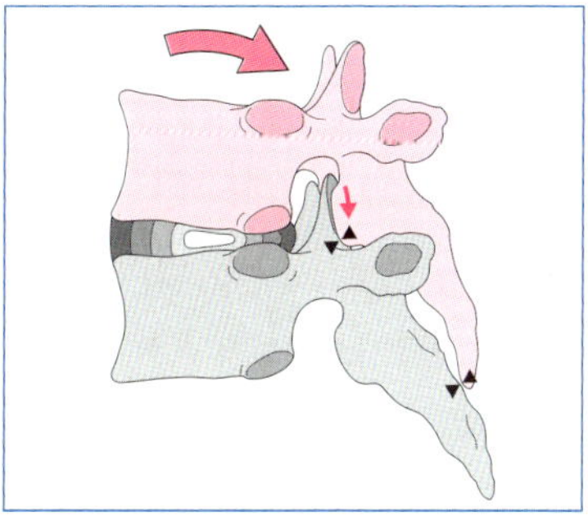

Extension der Brustwirbelsäule.

Bruttostichprobe *f*; ***Etym.:*** ital. *brutto* „roh"; ***engl.:*** Initial sample
Kontext: Statistik
Die Menge der vollständigen ▸ Stichprobe, unabhängig davon, ob alle Einheiten der Stichprobe untersucht werden oder in die statistischen Berechnungen eingehen (können). Z.B. können Personen, die zufällig aus dem Telefonbuch ausgewählt wurden, unerreichbar sein, da sie verzogen sind oder eine Teilnahme an der Untersuchung ablehnen.

Bruxismus, diurnaler *m*; ***Etym.:*** griech. *brykein* „mit den Zähnen knirschen" u. lat. *diurnus* „täglich"; ***engl.:*** Bruxism, diurnal; ***Syn.:*** Bruxomanie
Kontext: Kiefergelenksbehandlung
Bewusstes Zähneknirschen während der Wachphase. Er umfasst Pressen und Knirschen. B. kann als normale Verhaltensweise betrachtet werden, deren Auswirkungen jedoch unter bestimmten Bedingungen in einer Weise verstärkt sind, dass sie schädlich für das Kausystem sind. Er ist vorwiegend situationsgebunden und von Emotionen beeinflusst. Strenge Unterscheidung zum nächtlichen B. (vgl. ▸ Bruxismus, nokturnal).

Bruxismus, nokturnaler *m*; ***Etym.:*** griech. *brykein* „mit den Zähnen knirschen" u. lat. *nox* „Nacht"; ***engl.:*** Bruxism, nocturnal
Kontext: Kiefergelenksbehandlung
Nächtliches, meist unbewusstes Zähneknirschen. B. kann als normale Verhaltensweise betrachtet werden, deren Auswirkungen jedoch unter bestimmten Bedingungen in einer Weise verstärkt sind, dass sie schädlich für das Kausystem sind. Er umfasst Pressen und Knirschen. Die Prävalenz wird auf 6–20 % geschätzt. B. scheint besonders häufig mit Schlafstörungen bzw. einem „Oberflächlicherwerden" des Schlafs (z. B. beim Aufwachen) einherzugehen. Eine direkte Ursache für B. ist bisher nicht bekannt. Okklusale Störungen (vgl. ▸ Okklusion) sowie psychische und emotionale Einflüsse können zum B. beitragen. B. tritt oft gemeinsam mit ▸ kraniomandibulärer Dysfunktion und migränoiden Kopfschmerzen auf. Der kausale Zusammenhang zwischen B. und von den Kaumuskeln ausgehenden Schmerzen (myofaziale Schmerzen) ist bis heute nicht geklärt. Strenge Unterscheidung zum B. während der Wachphase (vgl. ▸ Bruxismus, diurnal)

Buchführung *f*; ***engl.:*** Book keeping
Kontext: Betriebswirtschaftslehre
Sachlich und zeitlich geordnete Dokumentation aller geschäftsrelevanten Vorgänge eines Unternehmens/einer Praxis; in größeren Unternehmen durch die Abteilung Buchhaltung ausgeführt. Sie ist das Kernstück des betrieblichen Rechnungswesens und des Controllings (Unterstützung der finanziellen Unternehmenssteuerung). In der B. sind die gesetzlichen Buchführungspflichten und die Grundsätze der ordnungsgemäßen B. zu beachten. Man unterscheidet: Finanzbuchführung (steuerrelevant), Lohn- und Gehaltsbuchführung und Betriebsführung (rein betriebsinterne Bedeutung). Die Dokumentation erfolgt in Form von Konten. Jedes Konto ist in Soll und Haben unterteilt; jeder Buchungsvorgang findet auf der Grundlage eines Beleges statt.

Bücktraining *n*; ***Etym.:*** engl. *training* „Schulung, Ausbildung, Üben"
Kontext: Funktionelle Bewegungslehre
Für ein physiologisches Bückverhalten gelten definierte Parameter. So müssen z. B. die Fuß- und Beinachsen korrekt eingestellt und dynamisch stabilisiert sowie die Lendenwirbelsäule im Sinne einer ▸ lumbosakralen Verankerung gesichert sein. Die Brustwirbelsäule ist in ▸ extensorisch/dynamischer Stabilisation, um über die Arme aufgenommenen Lasten stabilisiert übernehmen zu können. Das B. stellt eine physiotherapeutische Schulung dar, mit dem ein fehlerhaftes Bückverhalten durch spezifische Instruktion und therapeutische Übungen verbessert werden kann.

B

Bücktyp *m*; ***Etym.:*** griech. *typos* „Schlag, Gepräge; Gestalt; Muster, Vorbild"; ***engl.:*** Bending type
Kontext: Funktionelle Bewegungslehre
Von der Konstitution abhängige Form des Sich-nach-unten-Beugens. Anhand der Ausrichtung der Körperlängsachse in der Entstellung unterscheidet man drei Bücktypen: vertikaler B. (Körperlängsachse annähernd vertikal, bis 30°), horizontaler B. (Körperlängsachse annähernd horizontal, 60–90°), neutraler B. (Körperlängsachse in einer Mittelstellung zwischen vertikal und horizontal, 30–60°).

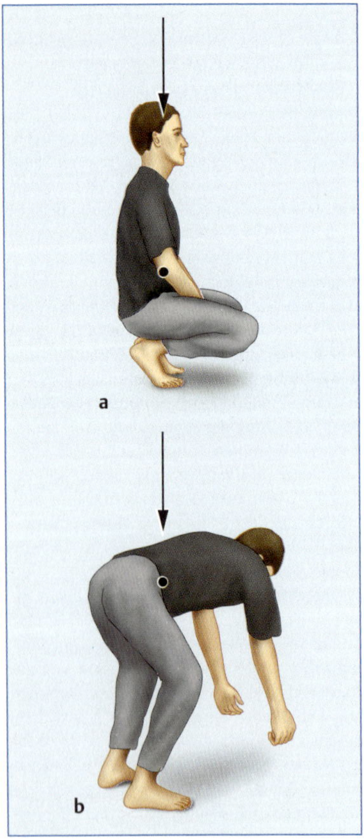

Bücktyp: a vertikaler Bücktyp, b horizontaler Bücktyp.

Bücktypus, horizontaler *m*; ***Etym.:*** *typos* „Schlag, Gestalt, Muster, Vorbild" u. griech. *horizon (kyklos)* „begrenzender Kreis"
Vgl. ▸ Horizontaler Bücktypus.

Bücktypus, neutraler *m*
Vgl. ▸ Neutraler Bücktypus.

Bücktypus, vertikaler *m*
Vgl. ▸ Vertikaler Bücktypus.

Buddy-Splint *f*
Vgl. ▸ Achterschiene.

Budget *n*; ***Etym.:*** franz. *budget* „Vorrat, verfügbare Mittel, Staatshaushaltsplan"; ***engl.:*** Budget
Kontext: Betriebswirtschaftslehre
Finanzielle Vorgaben in (physiotherapeutischen) Unternehmen, die monatlich, quartalsweise oder jährlich erfolgen können. Budgets sind meist an bestimmte Personen gebunden, d. h. Vorgesetzte (z. B. Teamleitung) können mit Budgetverantwortung ausgestattet sein oder an eine Funktion (z. B. Sekretariat). Es ist vorgegeben, für welche Gegenstände das B. festgelegt wurde (Sachbezug), z. B. Büromaterial oder Praxis-/Geräteausstattung im Bereich Pädiatrie. Man unterscheidet: Investitions-, Personal-, Material-, Werbe-, Fortbildungsbudget usw. Während und nach Ablauf der zeitlichen Festlegung des B. muss eine laufende Budgetkontrolle erfolgen.

Bulbäre Symptomatik *f*; ***Etym.:*** lat. *bulbus* „Zwiebel" u. griech. *symptoma* „Zufall, vorübergehende Eigentümlichkeit"; ***engl.:*** Bulbar symptoms
Kontext: Neurologie
Aufgrund einer Störung der Medulla oblongata (Bulbus cerebri) bestehende Symptome, z. B. Lähmungen (Zunge, Gesicht, Gaumen, Rachen, Kehlkopf) und damit verbundene Funktionsstörungen (Atmung, Schlucken, Sprechen); tritt auf nach Apoplex, bei Hirntumoren, amyotropher Lateralsklerose. Physiotherapie: z. B. fazioorale Therapie (Schluck- und Esstraining), Atemtherapie, Vojta-Therapie.

Bulge in an Artery Test *m*
Kontext: Diagnostik
Im Bereich der zephalen Region testet B. die muskuläre und vaskuläre Steifheit.
Pulskontrolle im Bereich der Schläfen. Bei positivem Test folgen der Muskeltest des M. rhomboideus major, des M. rhomboideus minor und/oder des M. sternocleidomastoideus.

Bulimia nervosa *f*; ***Etym.:*** griech. *bulimia* „Ochsenhunger, Heißhunger" u. lat. *nervosus* „nervig"; ***engl.:*** Bulimia nervosa; ***Syn.:*** Ess-Brechsucht
Kontext: Psychiatrie

Eine psychosomatische Erkrankung, die durch Ess-Brech-Attacken und deren körperliche Folgen gekennzeichnet ist. Physiotherapeutisch regulierende Maßnahmen erwirken einen positiven psychischen Einfluss auf die Körperstrukturen und Körperfunktionen.

Bundesarbeitsgemeinschaft der Heilmittelverbände *f*; ***Abk.:*** BHV
Kontext: Berufspolitik
Die BHV ist der Dachverband der Heilmittelerbringer. In ihr haben sich die Verbände der Physiotherapie (IFK, ZVK, VPT, VDB), der Egotherapie (DVE) und der Logopädie (DBL) zusammengeschlossen. Die BHV ist insbesondere für ein einheitliches Auftreten in politischen Fragen und Positionierung der entsprechenden Berufe im Rahmen der §§ 92 Abs. 6 und 125 Abs. 1 SGB V zuständig. Ziel ist die Sicherstellung der einheitlichen Versorgung mit ▸ Heilmitteln. Die BHV ist seit Mitte der 90er Jahre u. a. Vertragspartner des GKV-Spitzenverbandes und der Krankenkassen bei der Aushandlung des Rahmens der Heilmittelversorgung sowie anhörungsberechtigt beim ▸ Gemeinsamen Bundesausschuss.

Bundesarbeitsgemeinschaft für Rehabilitation *f*; ***Abk.:*** BAR; ***engl.:*** Federal Association of Rehabilitation
Kontext: Rehabilitation
Dachorganisation, in der alle Rehabilitationsträger (gesetzliche Krankenkassen, gesetzliche Rentenversicherung, Berufsgenossenschaften, Arbeitsverwaltung, Sozialämter) sowie Gewerkschaften, Kirchen und politische Parteien zusammengeschlossen sind; berät die Gesundheitspolitik und erarbeitet ▸ Rahmenempfehlungen für die praktische Durchführung der Rehabilitation.

Bundesverband selbstständiger Physiotherapeuten – IFK e. v. *m*; ***Etym.:*** Akronym zu *I*nteressenverband *f*reiberuflicher *K*rankengymnasten; ***Abk.:*** IFK
Kontext: Berufspolitik
1981 wurde der „Interessenverband freiberuflicher Krankengymnasten" gegründet, um die berufspolitischen Belange der Praxisinhaber besser vertreten zu können. Der B. informiert und berät seine Mitglieder und vertritt deren Interessen bei Politik, Krankenkassen und Ärzteschaft.

Bürgerliches Gesetzbuch *n*; ***Abk.:*** BGB; ***engl.:*** Civil Law Code
Kontext: Betriebswirtschaftslehre
Gesetzliche Regelung der Rechtsverhältnisse natürlicher und juristischer Personen. Das BGB besteht aus fünf Büchern: 1. Allgemeines (Rechtsgeschäfte, Geschäftsfähigkeit, Willenserklärung, Anfechtung Vertragsabschluss, Fristen und Verjährungen bezieht); 2. Schuldrecht (u. a. der Kaufvertrag, Schenkungen, Miete, Pacht, Darlehen, Dienstvertrag und Bürgschaften); 3. Sachenrecht (Besitz und Eigentum an Grundstücken, Grundschulden, Pfandrechte und Vorkaufsrechte); 4. Familienrecht (Ehe, Güterrechte, Verwandtschaft und Vormundschaft); 5. Erbrecht (Testament, Erbvertrag, Nachlassverbindlichkeiten usw.). Für Praxisinhaber sind Buch 1–3 für die tägliche Berufsausübung von Bedeutung.

Bürgschaft *f*; ***engl.:*** Guarantee
Kontext: Betriebswirtschaftslehre
Vertrag zwischen drei Beteiligten; ein Bürge verpflichtet sich gegenüber einem Gläubiger (Person oder Geldinstitut die Verbindlichkeit zu erfüllen, wenn der eigentliche Schuldner sie nicht fristgerecht erfüllen kann. Ob und wie der Bürge die geleistete B. vom Schuldner zurückerhält, ist im Bürgschaftsvertrag nicht enthalten. Bürgschaften sind daher immer mit größter Vorsicht zu behandeln. Gesetzliche Grundlage: ▸ Bürgerliches Gesetzbuch.

Bürstenmassage, elektrische *f*; ***engl.:*** Brush massage, electric
Kontext: Physikalische Therapie, Elektrotherapie
Sonderform des hydroelektrischen Bades (vgl. ▸ Bad, hydroelektrisches); kombiniert elektrischen Reiz mit mechanischem Reiz der Bürste; Wirkung: Verstärkung der Hautreizung, vermehrte Durchblutung und Stoffwechselsteigerung, mechanischer Reiz überdeckt Stromgefühl.

Bottom-up-Modell *n*; ***Etym.:*** engl. *bottom* „Boden, Unten" u. *up* „(nach) oben", „von unten nach oben"
Kontext: Theoretische Modelle
Modell für ein Konzept in der Rehabilitation, das komplexe Leistungen aus der linearen Addition von einfachen Funktionen erklärt (vgl. ▸ Top-down-Modell).

β-Oxidation *f*; ***Etym.:*** griech. *oxys* „scharf, spitz; Sauerstoff enthaltend"; ***engl.:*** Beta-oxydation
Kontext: Physiologie
In den Mitochondrien lokalisierter Stoffwechselweg zur energetischen Verwertung der Fettsäuren (Energiestoffwechsel); baut die Fettsäuren schrittweise zu Azetyl-Co-Enzym-A ab.

C

Cage-Sicherung *f*; ***Etym.:*** engl. cage „Käfig, Stahlgerüst"; ***engl.:*** Cage protection
Kontext: Therapeutisches Klettern
Sichern eines Patienten beim Klettern durch den engen Kontakt mit dem Therapeuten, der immer hinter dem Übenden mitklettert. Gerade bei Kindern mit neurologischen Erkrankungen ist diese körpernahe und verletzungsfreie Art der Sicherung für Fortschritte sehr zu empfehlen. Der Therapeut muss jedoch über genügend Ausdauer und Kraft verfügen, da er wesentlich größere Belastungen beim Klettern und Sichern tolerieren muss.

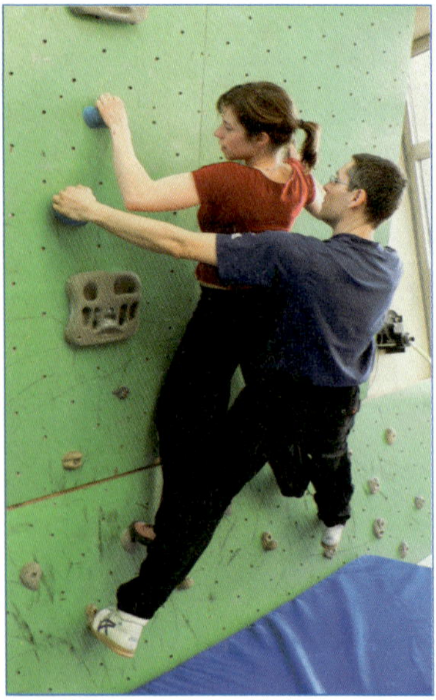

Cage-Sicherung.

Canadian Model of Occupational Performance *n*; ***Etym.:*** engl. „Kanadisches Modell der Betätigungsperformanz"; ***Abk.:*** CMOP; ***engl.:*** Canadian Model of Occupational Performance
Kontext: Ergotherapie
Kanadisches Modell, das den Zusammenhang beschreibt zwischen Personen, den Betätigungen, die sie täglich ausführen und der Umwelt, in der sie leben, arbeiten und spielen.

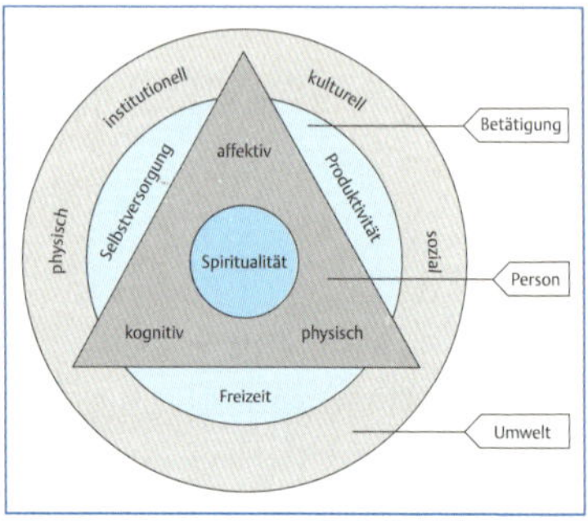

Canadian Model of Occupational Performance.

Canadian Occupation Performance Measure *n*; ***Etym.:*** engl. „Kanadischer Erhebungsbogen im Rahmen von Beschäftigungstherapien"; ***Abk.:*** COPM; ***engl.:*** Canadian Occupational Performance Measure
Kontext: Ergotherapie, Diagnostik
Kanadisches Erfassungs- und Messinstrument, mit dem die Betätigungsausübung unter den Gesichtspunkten Zufriedenheit, Wichtigkeit und Qualität erfasst wird.

Caput-Collum-Diaphysen-Winkel *m*; ***Etym.:*** lat. *caput* „Kopf", *collum* „Hals" u. griech. *diaphysis* „Gelenkverbindung"; ***Abk.:*** CCD-Winkel; ***engl.:*** Caput-collum-diaphyseal angle
Kontext: Biomechanik
Aus den Achsen des Oberschenkelknochens und -halsknochens gebildeter Winkel; bei Kindern ca. 140°, bei Erwachsenen ca. 126°, bei alten Menschen ca. 120° (degenerative Veränderung). Da das Hüftgelenk große Kräfte übertragen muss, ist für eine Beurteilung der Achsenverhältnisse auch die Form der Gelenkpfanne mit einzubeziehen. Bei Menschen mit steilen Gelenkpfannen ist physiologischerweise der CCD-Winkel größer. Verkleinerter CCD-Winkel: Varisierung (O-Bein, Coxa vara; häufig nach Verletzungen); Folgen: verlängerter Kraftarm für die Abduktoren des Hüftgelenks, d. h. für die Stabilisierung des Beckens während der Standbeinphase benötigen sie weniger Kraft; der mediale Schenkelhals wird stärker belastet.

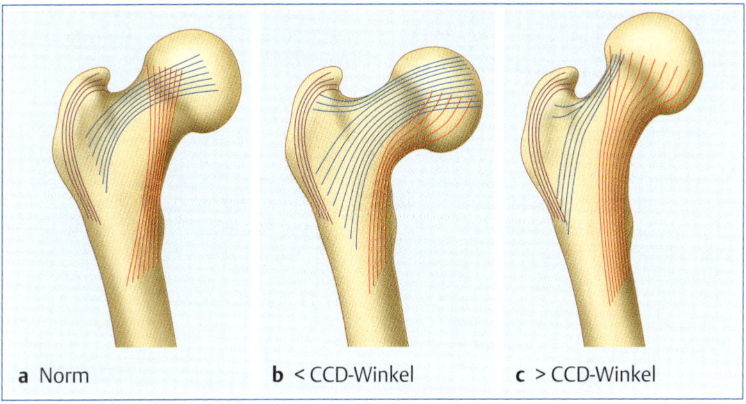

Caput-Collum-Diaphysen-Winkel. a Norm. b Varische Stellung. c Valgische Stellung.

Caput-ulnae-Syndrom *n*; ***Etym.:*** lat. *caput* „Kopf, Haupt" u. *ulna* „Elle, Ellenbogen"; ***engl.:*** Caput ulnae syndrome
Kontext: Rheumatologie
Rheumatische Erkrankung, bei der eine Destruktion des Ulnaköpfchens, ausgehend vom 6. Strecksehnenfach, auftritt. Der Patient erleidet Schmerzen im Handgelenk, die verstärkt bei der Supination auftreten. C. bringt die Gefahr von Strecksehnenrupturen mit sich.

Cashcow *f*; ***Etym.:*** engl. *cash cow* „besonders erfolgreiches Produkt", eigtl. „Geldkuh"; ***engl.:*** Cashcow
Kontext: Betriebswirtschaftslehre
Begriff aus der ▸ Portfolioanalyse (BCG-Matrix); Produkte bzw. Dienstleistungsangebote eines Unternehmens mit einem großen Marktanteil bei geringem Marktwachstum. Cashcows tragen einen Großteil der ▸ Fixkosten und sind wesentlicher Bestandteil des Erfolgs eines Unternehmens. Cashcows müssen gepflegt werden; der große Marktanteil sollte erhalten bleiben bzw. stabilisiert werden oder ggf. durch geeignete Maßnahmen vergrößert werden.

Cashflow *m*; ***Etym.:*** engl. *cash flow* „Gewinn, Überschuss"; ***engl.:*** Cashflow
Kontext: Betriebswirtschaftslehre
Wesentliche Kennzahl im Bereich der ▸ Liquidität; gibt den Überschuss an, den ein Unternehmen/eine physiotherapeutische Praxis in einem Zeitabschnitt erwirtschaftet hat. Der C. gibt Auskunft darüber, wie stabil die Finanzkraft z. B. einer Praxis ist, d. h. wie groß die Anteile der Selbstfinanzierung (Eigenkapital) und Fremdfinanzierung (Fremdkapital) sind (Liquidität). Er kann auf verschiedene Arten berechnet werden. Von der Art der Berechnung leitet sich die Aussagekraft ab. Bsp.:
Nicht entnommener Gewinn
+ Neu gebildete Rücklagen
+ Abschreibungen (PCs, Praxisausstattung)
+ Pauschalwertberichtigungen (tatsächliche Forderungsausfälle: Abzüge durch Krankenkassen oder endgültig nicht zahlende Privatpatienten)
= Cashflow (im engeren Sinne).

Cash-Management *n*; ***Etym.:*** engl. *cash* „(Bar-)Geld" und *management* „Verwaltung"; ***engl.:*** Cash management
Kontext: Betriebswirtschaftslehre
Alle Maßnahmen zur Sicherung der Zahlungsfähigkeit (Liquidität) eines Unternehmens. Physiotherapie: Liquide Mittel einer Praxis sind z. B. Bargeld, Sparguthaben; auch ein nicht vollständig ausgeschöpfter Kreditrahmen. Mittels der per EDV dargestellten liquiden Mittel behält der Praxisinhaber den Überblick, ob die Liquidität der Praxis gewährleistet ist und ob evtl. zusätzliche Gewinne durch Geldanlagen möglich sind.

Cauda-equina-Schädigung *f*; ***Etym.:*** lat. *cauda equina* „Pferdeschwanz"; ***engl.:*** Cauda Equina Syndrome; ***Syn.:*** Kauda-Syndrom
Kontext: Neurologie
Durch Traumen, Tumore und Bandscheibenvorfälle ausgelöste Kompression der Cauda equina

(pferdeschweifförmiges Nervenfaserbündel aus vorderen und hinteren Spinalnerven, das den Spinalkanal im Lenden- und Kreuzbeinbereich unterhalb des Conus medullaris ausfüllt). Symptome: heftige Schmerzen, schlaffe Paresen und Sensibilitätsstörungen (in Form einer Reithosenanästhesie), Störungen der Blasen- und Mastdarmkontrolle. Physiotherapie: sensible und motorische Befunderhebung, Schmerzreduktion durch Lagerungen und muskelrelaxierende Maßnahmen, nach Abklingen der Schmerzsymptomatik isolierte Muskelkräftigung.

C

Caudal
Vgl. ▸ kaudal.

Cavaletto *n, -ti*; ***Etym.:*** ital. *cavalletto* „Pferdchen"; ***engl.:*** Pillar
Kontext: Hippotherapie
Stange; Cavaletti werden in verschiedenen Anordnungen auf den Boden gelegt, um das Pferd zu gymnastisieren sowie Aufmerksamkeit und Gehorsam zu üben. Veränderungen von Abstand und Höhe (10–30 cm) der Stangen trainieren z. B. die Schrittlänge für das Heben der Füße und das Reaktionsvermögen. Für den Patienten bedeutet Cavaletti-Arbeit, vermehrt Balancierfähigkeit, Reaktionsbereitschaft und Wahrnehmung zu üben.

C-Bogen *m*; ***engl.:*** C-shaped frame
1. ***Kontext:*** Anatomie
C-förmiger Bogen ohne nähere Spezifikationen.
2. ***Kontext:*** Spiraldynamik
Formal: Bestandteil der Geometrie der ▸ Spirale. Strukturell: Sichtbares Resultat des ▸ Gewölbeprinzips, z. B. die fünf Köpfchen der Mittelhandknochen als Erkennungsmerkmal eines stabilen und harmonischen Oppositionsbogens zwischen Daumen und Kleinfinger (Metakarpalbogen bzw. Metatarsalbogen am Fuß). Funktionell: Resultat einer harmonischen Einrollbewegung ▸ Opposition, z. B. der gleichmäßigen Einrollbewegung der Wirbelsäule.

CCD-Kamera *f*; ***Etym.:*** Abk. aus engl. *charge-coupled device* „ladungsgekoppeltes Gerät"; ***engl.:*** CCD camera; ***Syn.:*** Digitalkamera
Kontext: Forschung
Foto- oder Videokamera meist zur digitalen Bildaufzeichnung, die anstelle eines Films einen lichtempfindlichen Halbleiterdetektor verwendet. CCD steht für Charge-Coupled Device, ein elektronisches Bauteil mit matrixartiger Anordnung lichtempfindlicher Zellen (vgl. Pixel).

CCD-Winkel *m*
Vgl. ▸ Caput-Collum-Diaphysen-Winkel.

Celsius ***Etym.:*** nach dem schwedischen Astronom, Mathematiker und Physiker *Anders Celsius* (1701–1744); ***Abk.:*** C, °C
Kontext: Physik
Celsius teilte die Temperaturskala zwischen dem Gefrierpunkt und dem Siedepunkt von Wasser in 100 Teile (jeweils 1 Grad Celsius). Im Gegensatz zur heute verwendeten Skala legte er den Gefrierpunkt von Wasser bei 100° und den Siedepunkt bei 0° fest bei einem Luftdruck von 760 mm Quecksilbersäule. Die Umkehrung der ursprünglichen Celsius-Skala erfolgte durch Carl von Linné im Jahre 1745.

Center of pressure *n*; ***Etym.:*** engl. *center* „Mittelpunkt", *of* „des, von" u. *pressure* „Druck"; ***Abk.:*** COP; ***engl.:*** Center of pressure
Kontext: Ganganalyse
Stelle am Fuß, auf der die hauptsächliche Gewichtskraft lastet; Basis des Körpervektors (vgl. ▸ Bodenreaktionskraftvektor).

Central Pattern Generator *n*; ***Etym.:*** engl. *central* „zentral", *pattern* „Muster" u. *generator* „Erzeuger, Entwickler"; ***Abk.:*** CPG; ***engl.:*** Central pattern generator; ***Syn.:*** zentrales Programm im Zentralnervensystem, motorisches Programm
Kontext: Neurophysiologie
Netzwerk von Neuronen. Die Neuronen besitzen die Fähigkeit, repetitiven rhythmischen Output zu produzieren, der automatisch und unabhängig vom sensorischen Feedback ist. Vorkommen: auf allen Niveaus im Gehirn, über parallel wie auch hierarchisch geschaltete Informationen. Bsp. für angeborene zentrale Programme: Schluckreflex (25 Muskeln sind involviert), Atembewegungen, Gehmotorik. Bsp. für gelernte, automatisierte motorische Programme: Hand-Mund-Bewegung (Essen), Kämmen der Haare, Tastaturschreiben, die eigene Handschrift. Bei Wirbeltieren ist das Vorkommen von CPG's als Grundlage der Lokomotion belegt; beim Menschen ist dies vorerst noch eine Hypothese.

Cerebellum *n*; ***Etym.:*** lat. *cerebellum* „kleines Hirn"
Vgl. ▸ Kleinhirn.

Certified Mulligan Practitioner *n*; ***Abk.:*** CMP
Kontext: Mulligan-Konzept
Seit 2006 gibt es deutschlandweit die Möglichkeit, eine Prüfung zum CMP zu absolvieren. Ziel dieser Prüfung ist die internationale Vergleichbar-

keit der Ausbildung und der Nachweis über das Erreichen eines hohen Ausbildungsstandardes innerhalb des Konzepts. Bei erfolgreich bestandener Prüfung wird der/die Teilnehmer(in) auf einer Therapeutenliste aufgelistet. Die Prüfung ist eintägig und besteht aus einem theoretischen Teil mit Multiple-Choice-Fragen und einem praktischen Teil.

Cervical Spine Test *m*; ***Etym.:*** engl. „Nacken-Wirbelsäulen-Test“; ***engl.:*** Cervical spine test
Kontext: Diagnostik
Test für die Nackenregion. Der Patient sitzt und legt dabei seinen Kopf in den Nacken. Ist die Bewegung eingeschränkt, führt dies zu einer Zunahme der Muskelspannung und/oder Schmerzen. Ist der Test ist positiv, ist Kinesio-Taping-Therapie indiziert.

C-Faser *f*; ***engl.:*** C-fibre
Kontext: Neurophysiologie, Algesiologie, Traumatologie
Marklose Reizleitungsfasern mit einer Reizleitungsgeschwindigkeit von < 2 m/s. Sie verlaufen in Gruppen vereint (sog. Remake-Bündel), die jeweils von den Schwann-Zellen umgeben sind. Durch sie wird in erster Linie strukturell bedingter Schmerz vermittelt. Sie benötigen die stärksten Reize, um ein Aktionspotenzial auszulösen (vgl. ▸ A-α-Faser).

Chancen *f*; ***Etym.:*** franz. *chance* „Zufall“; ***engl.:*** Opportunities
Kontext: Betriebswirtschaftslehre
Kriterium der ▸ SWOT-Analyse; selbst bewertete Markt- und Entwicklungschancen (O: Opportunities) eines Unternehmens. Physiotherapie: Der Praxisinhaber und/oder seine Mitarbeiter analysieren und bewerten interne und externe Kriterien, um zu erfassen, welches Entwicklungspotenzial für die Praxis vorhanden ist. Kriterien: gesamtwirtschaftliche und gesundheitspolitische Entwicklung der Praxisumwelt, Konkurrenz, technischer und medizinischer Fortschritt, kommunale Entwicklung, internes Entwicklungspotenzial der Praxis und der einzelnen Mitarbeiter.

Charcot-Trias *f*; ***Etym.:*** Jean-Martin Charcot, franz. Neurologe (1825–1893) u. griech. *trias* „Dreiheit“; ***engl.:*** Charcot's triad
Kontext: Neurologie
Symptomkomplex bei Patienten mit Multipler Sklerose: skandierende Sprache („MS-Sprache“), Intentionstremor, Nystagmus (unwillkürliches Augenzittern); benannt nach Jean Martin Charcot, 1825–1893, französischer Neurologe; Ursache: zerebelläre Entmarkungsherde. Physiotherapie: z. B. atemtherapeutische oder fazio-orale Techniken im Rahmen der interdisziplinären Zusammenarbeit mit Logopäden (Patienten mit skandierender Sprache müssen logopädisch behandelt werden); Vojta-Therapie, Augentraining (leichte Verbesserung des Nystagmus); Rumpftraining, Stützfunktionen (auch für die obere Extremität), passives/aktives Führen in Anlehnung an Sonderegger und Affolter (Intentionstremor).

Chemischer Atemantrieb *m*; ***engl.:*** Chemical breathing impulse
Kontext: Atemphysiologie
Die Partialdrücke von Sauerstoff (pO_2) und Kohlendioxid (pCO_2) und der mit dem pCO_2 in Wechselbeziehung stehende pH-Wert werden mittels zentraler und peripherer Chemosensoren gemessen; die entsprechenden Afferenzen beeinflussen die entsprechenden Neuronengruppen der ▸ Atemregulation.

Chemosensor *m*; ***Etym.:*** griech. *chymos* „Flüssigkeit“ u. lat. *sensus* „Gefühl“; ***engl.:*** Chemosensor
Kontext: Neurophysiologie
Hochempfindliche Struktur für spezifische Ionen, die Osmolalität, Gewebshormone und Duftstoffe; bildet als primäre Antwort der Rezeptormembran das ▸ Rezeptorpotenzial aus. Aus dieser zunächst lokalen elektrischen Antwort (▸ Transduktionsprozess) entstehen nachfolgend im ▸ Transformationsprozess auf der angrenzenden konduktilen Membran Aktionspotenziale.

Chin Tuck *n*; ***Etym.:*** engl. *chin* „Kinn“ u. *tuck* „Falte“
Kontext: Kiefergelenksbehandlung
Eingezogenes Kinn. Fazilitiert die tiefe, ventrale Halsmuskulatur.

Chi-Quadrat-Test *m*; ***Etym.:*** griech. Buchstabe χ (Chi), lat. *quadratum* „Viereck“ u. engl. *test* „Prüfung, Untersuchung“; ***engl.:*** Chi-square test for binaries; ***Syn.:*** χ2-Test (für Alternativdaten)
Kontext: Statistik
Nichtparametrischer, asymptotischer Hypothesen prüfender Test. Der C. ist ein alternativer Test zum ▸ Binomialtest bei größeren ▸ Stichprobenumfängen. Er dient zur Bestimmung der ▸ Wahrscheinlichkeit, dass eine ▸ Häufigkeitsverteilung eines nominalskalierten Merkmals (vgl. ▸ Nominalskala) in einer Stichprobe gleich der Häufigkeitsverteilung in einer Referenzpopulation bzw. einer erwarteten Häufigkeitsverteilung ist. Der C. sollte erst ab einer zu erwartenden Häufigkeit $e_i > 10$ für

jede Merkmalsausprägung angewendet werden. Zu den C. gehören eine Reihe statistischer Tests, die meist Alternativen zu exakten Hypothesen prüfenden Tests für den Fall größerer ▶ Stichproben darstellen.

C

Chi-Quadrat-Vierfeldertest *m*; ***Etym.:*** griech. Buchstabe χ (Chi), lat. *quadratum* „Viereck" u. engl. *test* „Prüfung, Untersuchung"; ***engl.:*** Chi-square test, Goodness-of-fit test; ***Syn.:*** Goodness-of-fit-Test, Vierfelder-χ2-Test
Kontext: Statistik
Nichtparametrischer, asymptotischer, Hypothesen prüfender Test aus der Gruppe der ▶ Chi-Quadrat-Tests. Der V. ist eine Alternative zum exakten ▶ Fisher-Yates-Test bei großen Stichprobenumfängen. Er dient der Bestimmung der ▶ Wahrscheinlichkeit, dass zwei Häufigkeitsverteilungen eines zweifach gestuften (binären) Merkmals zweier unabhängiger ▶ Stichproben gleich verteilt sind. Eine weitere Anwendung besteht in der Überprüfung eines Zusammenhangs zweier in einer Stichprobe erhobener Alternativmerkmale. Der V. sollte erst ab einer zu erwartenden Häufigkeit $e_{ij} > 5$ für jede Merkmalskombination angewendet werden.

Chorea *f*; ***Etym.:*** griech. *choreia* „Reigen, Tanz"; ***engl.:*** Chorea; ***Syn.:*** Veitstanz (umgangssprachlich)
Kontext: Neurologie
Extrapyramidale Bewegungsstörung mit unwillkürlichen, arhythmischen schnellen Kontraktionen von Muskeln und Muskelgruppen aller Körperregionen aufgrund einer Schädigung des Striatums. Physiotherapie: Einüben funktionell relevanter motorischer Fertigkeiten; die C. selber kann durch physiotherapeutische Maßnahmen nicht beeinflusst werden.
Chorea Huntington: Hauptform; dominant erblich mit chronisch progredientem Verlauf und psychischen Veränderungen; in späteren Phasen hochgradige Demenz.

Chronifizierung *f*; ***Etym.:*** griech. *chronizein* „verweilen"; ***engl.:*** Chronification
Kontext: Prävention
Längere Zeit anhaltende, meist nicht heilbare Krankheitszustände. Das Behandlungsziel besteht bei chronischen Erkrankungen in der Linderung der Beschwerden, Minimierung der Behinderungen durch das Vermeiden sekundärer Schädigungen und in der Befähigung der Betroffenen, ihr chronisches Leiden zu verstehen, zu managen und dadurch zu bewältigen.

Chronische Sprunggelenkinstabilität *f*; ***engl.:*** Chronic ankle joint instability
Kontext: Traumatologie
Vgl. ▶ Sprunggelenkinstabilität, chronische.

Chronischer Beckenschmerz *m*
Vgl. ▶ Beckenschmerz, chronischer.

Chylomikron *n*; ***engl.:*** Chylomicron
Kontext: Physiologie
Transportbläschen für Fettmoleküle und Eiweiße zur Resorption aus dem Darmsystem. Patienten mit lymphatischer Enteropathie und reduzierter Transportkapazität des Lymphsystems erhalten ▶ manuelle Lymphdrainage in Kombination mit atemtherapeutischen Übungen und eine Diät, die die Aufnahme langkettiger Fettsäuren reduziert mit dem Effekt, dass Chylomikronen weniger resorbiert werden müssen. Kurzkettige Fettsäuren resorbiert das Darmvenensystem.

Chylus *m*; ***Etym.:*** griech. *chylos* „Saft"; ***engl.:*** Chylus; ***Syn.:*** Darmlymphe
Kontext: Lymphologie
Darmlymphe, aus dem Darm resorbierte milchige Flüssigkeit mit relativ hohem Eiweiß- und Fettgehalt. Nach fettreichen Mahlzeiten färben aus dem Darm stammende Fetttröpfchen die Lymphe milchig-trüb, daher stammt die Bezeichnung „Milchsaft". Rückstau (Reflux) des C. in andere Organe ist möglich (vgl. Cisterna chyli, Ductus thoracicus):
Chylarthros: Lymphstau in ein Gelenk.
Chylaskos, **Chyloperitoneum:** Lymphstau in die Bauchhöhle.
Chyloperikard: Lymphstau in den Herzbeutel.
Chylothorax: Lymphstau in den Brustkorb.

Cimino-Fistel *f*; ***engl.:*** Cimino fistula
Kontext: Chirurgie
Shunt zur Hämodialyse, um den Druck in den Venen aufrechtzuerhalten. Physiotherapeutisch muss die Muskelpumpe durch Training der Unterarmmuskulatur angeregt werden.

Cisterna chyli *f*; ***engl.:*** Chyle cistern
Kontext: Lymphologie
Sammelstelle des tiefen Lymphsystems bzw. der abdominellen Lymphgefäße (Lymphe des Darms, der anderen Bauchorgane, der unteren Extremität). Lage: unterhalb des Zwerchfells, Höhe Lendenwirbel 2; Zusammenfluss der Trunci lumbalis dexter und sinister und des Truncus intestinales; Ausgangspunkt des ▶ Ductus thoracicus (vgl. ▶ Chylus).

Clenching *n*; ***engl.:*** Clenching
Kontext: Pathologie

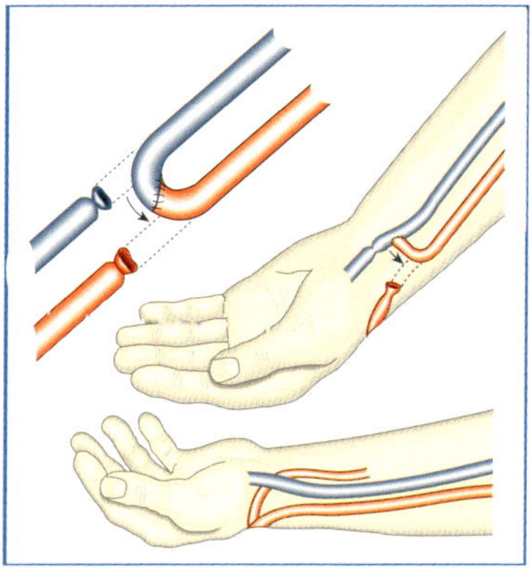

Cimino-Fistel.

Dauerhaftes Zähnebeißen. Ist eine pathologische Kauveränderung.

Clinical Reasoning *n*; ***Etym.:*** engl. *clinical* „klinisch" u. *reasoning* „Schlussfolgern, Urteilen, Argumentieren"; ***engl.:*** Clinical reasoning

Kontext: Theoretische Modelle, Diagnostik

Anwendung relevanten Wissens (Informationen, Untersuchungen, Konzepte) und praktischer Fähigkeiten zur individuellen Behandlung des Patienten; bestärkt den Therapeuten darin „weise" zu handeln; der Therapeut kombiniert die besten derzeit verfügbaren therapeutischen Verfahren mit dem besten heutigen wissenschaftlichen Wissen und dem bestmöglichen Beitrag des Patienten.

Forward Reasoning: Aufgrund seines Erfahrungsschatzes kann der Therapeut in der Untersuchung/Therapie vorausschauend handeln und selektieren (Hypothesenbildung); effiziente und zeitsparende Arbeitsweise.

Backward Reasoning: Hypothesenbildung und Prüfung aufgrund der Untersuchungsergebnisse;

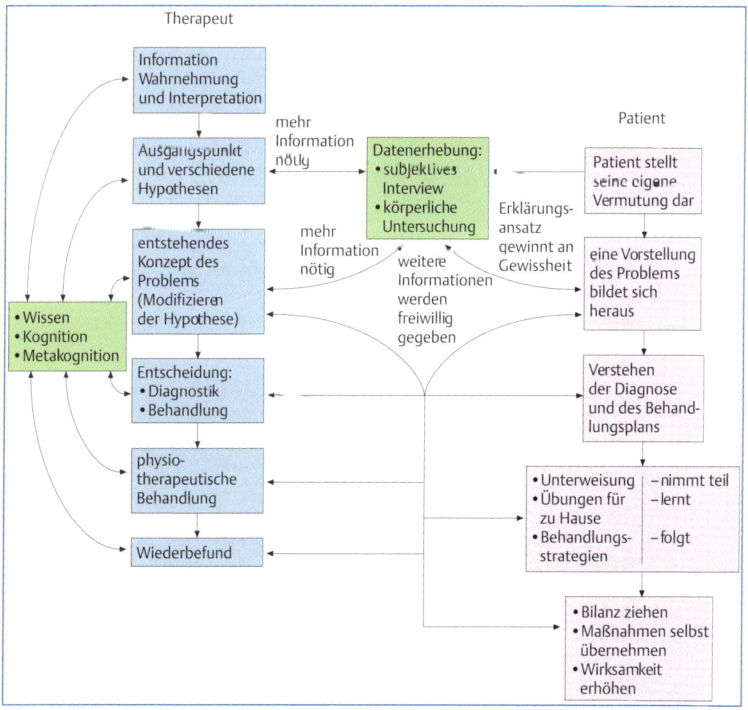

Clinical Reasoning. Prozess nach Jones.

schrittweises Vorgehen, das letzte Ergebnis führt zu neuen Hypothesen.

Closed Skill *f*; ***Etym.:*** engl. *closed* „geschlossen" u. *skill* „Fertigkeit, Geschick"; ***engl.:*** Closed skill; ***Syn.:*** geschlossene Fertigkeit
Kontext: Neurologie, Motorisches Lernen
Gelernter Bewegungsablauf, der relativ konstant von Situation zu Situation ist und der wenig Rücksicht auf bzw. Aufmerksamkeit für die Umgebung erfordert, z. B. die Haare kämmen, Tastatur schreiben oder stricken während des Fernsehens (vgl. ▸ Open Skill).

Closed-Loop-Theorie *f*; ***Etym.:*** engl. *closed* „geschlossen", *loop* „Schlinge, Schlaufe, Schleife" u. griech. *theoria* „das Anschauen, Betrachtung, Untersuchung, Forschung"; ***engl.:*** Closed-loop-theory; ***Syn.:*** Adam-Closed-loop-Theory
Kontext: Neurophysiologie, Sensomotorik, Motorisches Lernen
Theorie des Bewegungswissenschaftler J.A. Adams; Stark von der Kybernetik beeinflusstes Modell des motorischen Lernens, das alternativ zu den behavioristischen Ansätzen entwickelt wurde; Bewegung basiert auf einem geschlossenen, selbstregulierenden Regelkreis. Dieses Regulationssystem reagiert auf Abweichungen zwischen Ziel und Ergebnis mit einer den Widerspruch ausgleichenden Anpassung der Bewegung bzw. Handlung; es besitzt einen Fehlererkennungs- und Fehlerkorrekturmechanismus. Die Fehlererkennung setzt gemeinsam mit ständigen afferenten Informationen das Vorhandensein einer internen mental hervorgerufenen „Vorstellung" (Repräsentation, Modell oder Sollwert) der korrekten Bewegungsausführung voraus. Das Closed-Loop-System lässt im Lern- bzw. Bewegungsprozess „Fehler anzeigende" Afferenzen zu (im Gegensatz zur seriellen Kettentheorie). Die afferente Rückkopplung wird allerdings ausschließlich als periphere Schleife verstanden. In dieser Theorie spielt das Gedächtnis eine wichtige Rolle. Mentale Repräsentationen, Erinnerungen und Vergleiche funktionieren ohne Gedächtnis nicht. Das macht auch den Fortschritt dieses Erklärungsansatzes aus. Die Theorie kann für das Erlernen und Ausführen langsamer Bewegungen angewendet werden (vgl. ▸ Behaviorismus).

Clusteranalyse *f*; ***Etym.:*** engl. *cluster* „Büschel, Haufen, Menge" u. griech. *analysis* „Auflösung"; ***engl.:*** Cluster analysis; ***Syn.:*** automatische Klassifikation, numerische Taxonomie
Kontext: Statistik, Betriebswirtschaftslehre
Verfahren innerhalb der ▸ multivariaten Varianzanalyse-Methoden. In der C. wird versucht, die untersuchten Elemente, von denen mehrere Charakteristika, also Variablen bekannt sein müssen, so in Gruppen (Cluster) zu strukturieren, dass die Elemente einer Gruppe möglichst große Ähnlichkeit aufweisen, während die Elemente verschiedener Gruppen möglichst stark voneinander verschieden sind. Dies kann z. B. dazu dienen, bestimmte Symptomenkomplexe zu Syndromen zusammenzufassen und gegenüber gesunden Personen zu unterscheiden. Entscheidend ist hier, dass die gruppierenden Merkmale zu Beginn der Untersuchung nicht bekannt sind.

Cluster-Technik *f*; ***Etym.:*** engl. *cluster* „Büschel, Haufen, Menge" u. griech. *techne* „Handwerk, Kunst, Kunstfertigkeit; Wissenschaft"; ***engl.:*** Cluster technique
Kontext: Betriebswirtschaftslehre
Kreativitätstechnik; gemeinsames Sortieren einer Vielzahl von Vorschlägen/Ideen oder Möglichkeiten. Durchführung: Die zuvor z. B. im ▸ Brainstorming gesammelten, auf Moderationskarten geschriebenen Begriffe werden gemeinsam thematisch sortiert und gemeinsam gebildeten Überbegriffen zugeordnet (sog. „Trichtern" oder Clustern). Alle Teilnehmer sollen anschließend mit jeder Eingruppierung einverstanden sein. Funktion: Die Beteiligten einigen sich auf Begriffe, Zielsetzungen und Vorgehensweisen.

CMP
Vgl. ▸ Certified Mulligan Practitioner.

Coban-Wrap-Verband *m*; ***engl.:*** Coban wrap bandage
Kontext: Traumatologie, Handtherapie

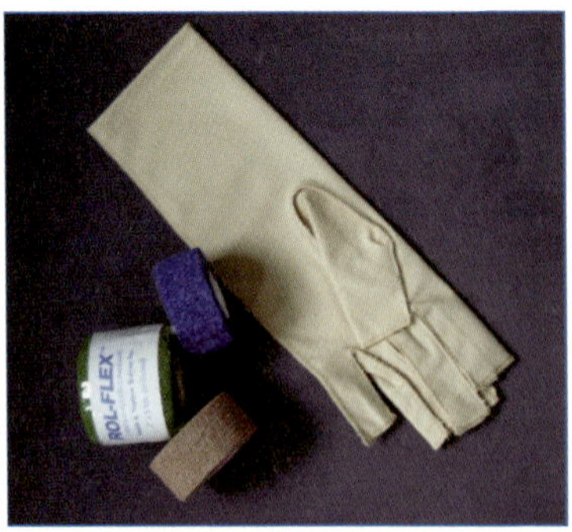

Coban-Wrap-Verband.

Kompressionsbandage zur Ödembehandlung. Elastische, selbstklebende Bandage in verschiedenen Breiten (2,5 cm, 5 cm und 10 cm) und Farben erhältlich. Elastizität entsteht durch eingearbeitete Gummibänder. Der C. wird von distal nach proximal ohne Zug angelegt und ist schon bei geringen Schwellungszuständen anwendbar.

Coccygodynie *f, -nien/-nia*; ***Etym.:*** griech. *coccyx* „Steißbein" u. *odyne* „Schmerz"; ***engl.:*** Coccygodynia, coccygeal pain; ***Syn.:*** Steißbeinschmerz

Kontext: Geburtshilfe, Orthopädie

Schmerz im Steißbeinbereich, besonders häufig tritt er peripartal (während der Schwangerschaft) auf; Begleitsymptomatik: hyperaktiver Beckenboden, anorektale Probleme und Depressionen.

Cockett-Vene *f*; ***engl.:*** Cockett's vein; ***Syn.:*** Cockett-Perforansvene

Kontext: Innere Medizin

Perforansvene, Verbindungsgefäß zwischen oberflächlichem und tiefem Venensystem der unteren Extremität.

Coin-Test *m*; ***Etym.:*** engl. *coin* „Geldstück, Münze"; ***engl.:*** Coin test

Kontext: Diagnostik, Orthopädie

Test für das Untersuchen von ligamentären Strukturen; die Therapeutin übt mit einem Geldstück Druck auf die Bandstrukturen zwischen den Dornfortsätzen aus (Lig. supraspinale, Lig. interspinale); mit ausstrahlendem Druckschmerz reagieren Bänder typischerweise erst nach 20–30 sec.

Cokontraktion *f*

Vgl. ▸ Kokontraktion.

Colliculus superior *m*; ***Etym.:*** lat. Verkleinerungsform von *collis* „Hügel" u. *superior* „höher"; ***engl.:*** Superior colliculus

Kontext: Physiologie

Teil des Gehirns, der für die Steuerung zielgerichteter Orientierungsreaktionen auf neue sensorische Stimuli verantwortlich ist.

Colon irritabile *n*; ***engl.:*** Irritabile colon; ***Syn.:*** Reizkolon, irritables Kolon

Kontext: Innere Medizin

Reizdarm-Syndrom, funktionelle Störung des Verdauungstraktes mit Blähungen, Verstopfung, Durchfall; Zivilisationskrankheit mit meist unklarer Pathogenese. Die Darmmotilität ist durch äußere mechanische Reize gut beeinflussbar, z. B. ▸ manuelle Lymphdrainage (in Anlehnung an die manuelle Bauchbehandlung nach Dr. F.X. Mayr). Eine Ernährungsumstellung ist häufig erforderlich.

Commotio cerebri *f*; ***Etym.:*** lat. *commotio* „das Bewegen, Schütteln, Erschüttern" u. *cerebrum* „Gehirn"; ***engl.:*** Concussion; ***Syn.:*** Gehirnerschütterung, Schädelhirntraum Grad I

Kontext: Neurologie, Traumatologie

Erschütterung des Hirngewebes aufgrund einer stumpfen Gewalteinwirkung auf das Gehirn (Stoß oder Druck) mit vorübergehendem Bewusstseinsverlust, Erbrechen, Übelkeit und retrograder Amnesie. Die ursprüngliche Annahme, dass es bei der Erschütterung zu keiner anatomisch fassbaren Substratschädigung kommt, ist durch moderne bildgebende Verfahren widerlegt worden. Deshalb wird der Begriff C.c. zunehmend verlassen und durch Schädelhirntrauma Grad I ersetzt. Physiotherapie: sorgfältig dosierte Steigerung körperlicher Anforderungen bis zum (prämorbiden) Leistungsniveau.

Commotio spinalis *f*; ***Etym.:*** lat. *commotio* „das Bewegen, Schütteln, Erschüttern" u. *spina* „Dorn, Rückgrat"; ***engl.:*** Spinal commotion

Kontext: Neurologie, Traumatologie

Erschütterung des Rückenmarks aufgrund einer stumpfen Gewalteinwirkung mit reversibler kompletter oder inkompletter Querschnittsymptomatik. Die Symptomatik bildet sich im Zeitraum von Minuten bis wenigen Stunden zurück. Physiotherapie: falls notwendig schmerzreduzierende Maßnahmen und Lagerungen, nach Abklingen der Schmerzsymptomatik isolierte Muskelkräftigung und Haltungsschulung.

Complex regional pain syndrome *n*; ***Etym.:*** engl. „Komplexes regionales Schmerzsyndrom"; ***Abk.:*** CRPS, CRP-Syndrom, RSD (veraltet); ***engl.:*** Complex regional pain syndrome; ***Syn.:*** Reflexdystrophie (veraltet), Morbus Sudeck (veraltet), sympathische Algodystrophie (veraltet), Kausalgie (veraltet)

Kontext: Algesiologie

1872 erstmals von Mitchell beschrieben. Entsteht nach Verletzungen an den Extremitäten; Fehlreaktion des sympathischen Systems auf Primärschädigung. Gekennzeichnet durch häufig heftige spontane oder von außen ausgelöste, unverhältnismäßig starke Schmerzen; nicht auf den Bereich eines einzelnen peripheren Nervs beschränkt; daneben charakterisiert sowohl durch Veränderungen der Hautdurchblutung und des Schwitzens als auch durch trophische Veränderungen der Haut, der Hautanhangsgebilde, der subkutanen Strukturen und des Knochens; in den ersten Monaten (Akut- und Subakutphase) oft ausgeprägtes

▶ Ödem (▶ Knochenmarksödem) und ▶ Hyperalgesie der Gelenke; auch kommen motorische Störungen wie ▶ Paresen, ▶ Dystonie, ▶ Tremor vor. CRPS (Typ) I (nicht neurologisch; früher: sympathische Reflexdystrophie (RSD), M. Sudeck) entsteht nach Traumen ohne Nervenverletzung. CRPS (Typ) II (neurologisch; früher: Kausalgie) entsteht nach Traumen mit Nervenläsionen. Schmerzen daher ▶ neuropathisch.

Compliance *f*; ***Etym.:*** engl. *compliance* „Einverständnis, Befolgung, Fügsamkeit, Willfährigkeit“; ***engl.:*** Compliance; ***Syn.:*** Kooperation, Komplianz

1. ***Kontext:*** Psychologie

Bereitschaft zur Kooperation. Patienten werden als compliant bezeichnet, wenn sie sich an einen (medizinischen) Rat halten bzw. Anweisungen befolgen. Die Voraussetzung für ein kooperatives Verhalten des Patienten/Klienten ist eine vertrauensvolle Beziehung und basiert auf der Mitverantwortung des Patienten/Klienten. Indem Patienten/Klienten ermuntert werden, ihre Gefühle auszudrücken und in die Zielsetzung mit eingebunden werden, kann die C. gefördert werden. Bei einer noncomplianten Kooperation werden Anweisungen seitens des Patienten/Klienten nicht befolgt, der Therapieplan wird nicht eingehalten (vgl. ▶ Noncompliance).

2. ***Kontext:*** Physiologie

Physiologisches Maß für die Dehnbarkeit einer elastischen Struktur des Organismus.

3. ***Kontext:*** Atemphysiologie

Dehnbarkeit des Lungen-Thorax-Systems; darstellbar als Anstieg der Druck-Volumen-Kurve ($C_{System} = \Delta V/\Delta P_{Pul}$). Die peripheren Teilungsgenerationen der Atemwege mit sehr großem Gesamtquerschnitt repräsentieren bevorzugt die C. Der reziproke Wert der C. ist die Steifigkeit (Stiffness); (vgl. ▶ Ruhedehnungskurve).

Compressio cerebri *n*; ***Etym.:*** lat. *Compressio* „das Zusammendrücken“ u. *cerebrum* „Gehirn“; ***engl.:*** Cerebral compression

Kontext: Traumatologie, Neurologie

Gehirnquetschung als Folge eines raumfordernden intrakraniellen Prozesses aufgrund von Blutungen, Ödemen, Tumoren, entzündlichen Prozessen. Großhirnanteile werden gegen den knöchernen Schädel gepresst und nach unten gegen den Hirnstamm verlagert. Schwerste Form einer Hirnschädigung mit anhaltendem Bewusstseinsverlust (▶ Koma), die unbehandelt zum Tode führt.

Computertomografie *f*; ***Etym.:*** engl. *compute* „berechnen“, griech. *tomos* „Stück, Schnitt“ u. *graphein* „schreiben“; ***Abk.:*** CT; ***engl.:*** Computer tomography

Kontext: Neurologie, Innere Medizin, Orthopädie, Traumatologie, Chirurgie

Spezielle Röntgenaufnahme, bei der Schichtaufnahmen einer zu untersuchenden Körperregion erstellt werden. Eine Röntgenröhre dreht sich bei der Aufnahme kreisförmig um den Patienten. Gegenüber der Röntgenröhre befindet sich ein Messsystem, das sich zeitgleich mit der Röntgenröhre dreht und die durch die Körperstrukturen abgeschwächte Strahlung aufnimmt. Daraus errechnet ein Computer ein Bild in einer Schnittebene, das die unterschiedlichen Gewebedichten in Graustufen dargestellt. Physiotherapie: Das CT-Bild gibt Aufschluss darüber, ob eine Beschwerdesymptomatik strukturell oder funktionell bedingt ist.

Conconi-Schwelle *f*; ***Etym.:*** nach dem italienischen Sportwissenschaftler, Biochemiker und ehemaligen Amateur-Radrennfahrer *Francesco Conconi* (* 1935); ***engl.:*** Conconi threshold

Kontext: Sportwissenschaft, Trainingslehre, Leistungsphysiologie

Gibt die Belastung (Geschwindigkeit) an, bei der die lineare Beziehung zwischen Laufgeschwindigkeit und Herzfrequenz aufgehoben wird; die Herzschlagfrequenz beginnt asymptotisch ihrem Maximalwert zuzustreben (Beginn des Levelling-off). Physiologische Basis ist die Entkopplung der VO_2 und Herzfrequenz von der Belastungssteigerung oberhalb der anaeroben Schwelle. Die C. ist (nahe aber) nicht identisch mit der anaeroben Schwelle. Conconi konnte bei Läufern eine ausreichend enge Beziehung zwischen der Geschwindigkeit, bei der die Abweichung begann, und den sportlichen Leistungen über 5000 m belegen (während 1 h und über die Marathondistanz). Testprogramm: Erhöhen der Laufgeschwindigkeit

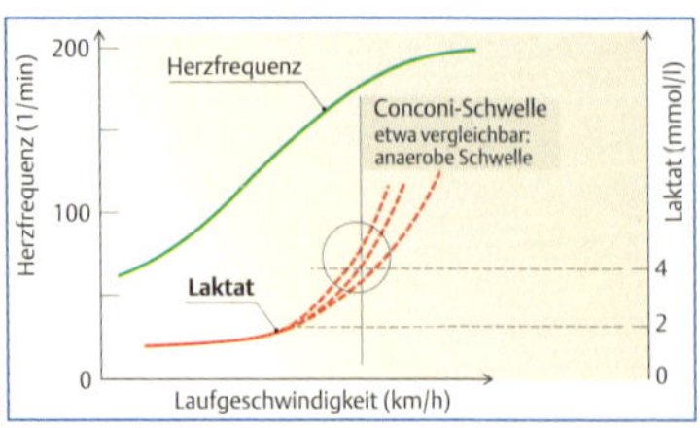

Conconi-Schwelle.

alle 200 m, um 0,5 km/h; Messen der Herzfrequenz während der jeweils letzten 50 m. Die Bestimmungsmethode ist nicht so genau wie die Laktat-Leistungsdiagnostik. Sie bildet im individuellen Längsschnitt aber die Entwicklung ab und korreliert mit der Ausdauerleistung. Für die Therapie ist die Methode ungeeignet, weil die Belastung immer bis an das individuelle Leistungsmaximum geführt werden muss; häufig sprechen klinische Gründe gegen so hohe Belastungen.

Constraint Induced Movement Therapy *f*; ***Etym.:*** engl. *constraint* „Zwang, Nötigung", *induce* „herbeiführen, verursachen, bewirken", *movement* „Bewegung" u. *therapy* „Therapie"; ***Abk.:*** CIMT; ***Syn.:*** erzwungener Gebrauch
Kontext: Neurologie
Therapiemethode, bei dem der Einsatz einer paretischen oberen Extremität mithilfe einer Schiene oder eines Handschuhs an der nicht betroffenen Extremität erzwungen wird. Parallel zu dieser Restriktion des nicht betroffenen Arms wird ein systematisiertes Funktionstraining der betroffenen Extremität durchgeführt. Einsatz: bei Patienten nach Schlaganfall; in modifizierter Form bei Kindern mit infantilen Zerebralparesen. Das Wirkprinzip des erzwungenen Gebrauchs wird in jüngerer Zeit auch in der Behandlung von Patienten mit Aphasien eingesetzt.

Containing *n*; ***Etym.:*** engl. *to contain* „enthalten, beherbergen, einschließen"
Kontext: Psychologie, Kommunikation
Fähigkeit des Therapeuten, Gefühle des Patienten anzunehmen bzw. zu achten, ohne selbst involviert zu werden oder sie zu verdrängen. Bsp.: Beginnt ein Patient zu weinen, hört der Physiotherapeut empathisch zu, schweigt, nickt (er achtet auf eine ruhige Atmung, verharrt eventuell in einer beruhigenden Berührung). Das Gefühl erhält Raum und Zeit, es darf zum Ausdruck kommen.

Continuous-Passive-Motion-Schiene *f*; ***Abk.:*** CPM; ***engl.:*** Continuous passive motion device
Kontext: Orthopädie, Handtherapie
Dynamische Übungsschiene. C. ist eine Motorschiene, die eine kontinuierliche passive Bewegung ausführt. Bewegungsausmaß, Geschwindigkeit und die Dauer sind unter Beachtung der Gelenkachsen individuell einstellbar. Sie verfolgt das Ziel, die postoperative Beweglichkeit zu erhalten, intra- und extraartikuläre Verklebungen und Kontrakturen zu vermeiden und die Heilung und Regeneration des Gelenkknorpels zu unterstützen.

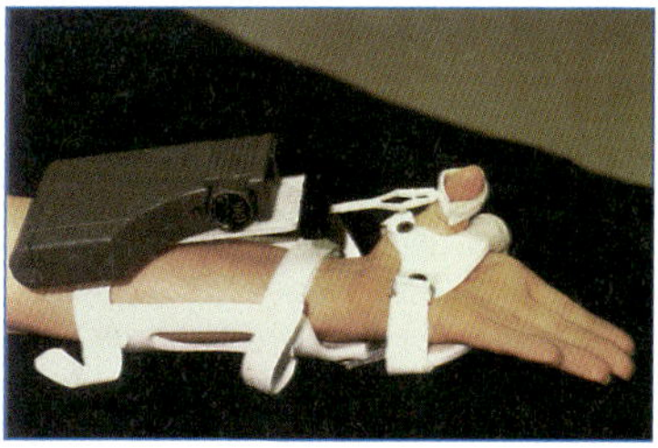

Continuous-Passive-Motion-Schiene.

Controlled Passive Motion nach Kleinert *f*; ***engl.:*** Controlled passive motion according to Kleinert
Kontext: Handtherapie
Nachbehandlung von Beugesehnenverletzungen. Das therapeutische Konzept wurde 1967 auf dem 22. Kongress der American Society for Surgery of the Hand vorgestellt. Zur Entlastung der Sehnennaht wird das Handgelenk in ca. 20–30° Flexion und die MP-Gelenke in ca. 40–50° Flexion immobilisiert. Die IP-Gelenke müssen vollständig gestreckt sein. Der betroffene Finger wird mithilfe eines Gummibandes, das am Nagel befestigt ist, in passiver Flexion gehalten.

Controlling *n*; ***Etym.:*** engl. *control* „überwachen, prüfen, kontrollieren"; ***engl.:*** Controlling
Kontext: Betriebswirtschaftslehre
Managementinstrument, das die Daten des Rechnungswesens nutzt; organisatorische Unternehmenseinheit. Funktion: Zusammenstellung, Aufbereitung und Analyse wirtschaftlicher Unternehmensdaten zur Vorbereitung und Beratung von Entscheidungen der Unternehmensleitung bzw. Führungskräfte. Physiotherapie: In physiotherapeutischen Praxen führt der Inhaber das C. meist selbst durch; sog. Praxiscontrolling zur: Steuerung der Praxis (Ergreifen von Maßnahmen bei Soll-Ist-Abweichungen, z. B. das Auseinanderfallen von geplanten und realisierten Einnahmen), Planung (Festlegen von Budgets, z. B. für Fortbildungen, Renovierungsarbeiten oder Neuanschaffungen im Therapiebereich), Erfolgskontrolle (Vergleich, ob geplante und tatsächliche Zahlen übereinstimmen oder ob dem Praxisbetrieb zu viel liquide Mittel entnommen wurden und dadurch die Zahlungsfähigkeit der Praxis problematisch werden könnte).

Contusio cerebri *m*; ***Etym.:*** lat. *contundere* „zerstoßen, zerquetschen“ u. *cerebrum* „Gehirn“; ***engl.:*** Cerebral contusion
Kontext: Traumatologie
Prellung von Hirngewebe aufgrund einer Gewalteinwirkung auf das Gehirn (Stoß, Schlag, Druck) mit struktureller Schädigung von Hirngewebe. Die Prellungsmarken sind abhängig von der Richtung der Gewalteinwirkung und können sich an der Hirnrinde, an der Hirnbasis oder am Hirnstamm zeigen. Eine Kontusion führt zu einem vorübergehenden, länger dauernder Bewusstseinsverlust und Folgeschäden in Abhängigkeit von der strukturellen Schädigung. Physiotherapie: differenzierte Befunderhebung auf Funktions- und Aktivitätsebene aller Extremitäten. Aktives isoliertes Üben von Bewegungen und aufgabenorientiertes Üben motorischer Fertigkeiten wie Transfers, Gehen oder Greifen unter Berücksichtigung von Muskellängen und Gelenkbeweglichkeit. Anpassen von Hilfsmitteln (Orthesen, Gehstöcke) zur Bewältigung motorischer Anforderungen.

Convolution *f*; ***Etym.:*** engl. „Faltung, Zusammenrollung“; ***engl.:*** Convolution
Kontext: Taping
Faltenbildung (Wellen) des Kinesio-Tapes auf der Haut nach Anlage des Tapes mit der ► Muskeltechnik. So kann die Haut mehr Platz einnehmen, der Druck wird vermindert und es entsteht eine bessere venöse und arterielle Durchblutung. Außerdem verbessert sich auch die lymphatische Versorgung in der Tiefe.

Cooper-Test *m*; ***engl.:*** Cooper test;
Syn.: Cooper-Audsdauertest
Kontext: Innere Medizin, Diagnostik
Einfacher Test zur Untersuchung der Ausdauer; entwickelt von Dr. Kenneth Cooper in den 60er-Jahren. Der Therapeut misst die Strecke, die der Patient in 12 min laufend/gehend zurücklegt. Die Normwerte wurden allerdings nicht aktualisiert, d. h. bei Jugendlichen haben die Werte seit 1980 um 30 % abgenommen, im Profisport sind sie dagegen gestiegen, z. B. Fußball (vgl. ► 6-Minuten-Gehtest).

Coping *f*; ***Etym.:*** engl. *to cope (with)* „bewältigen, meistern“; ***Syn.:*** Bewältigungsstrategie
Kontext: Psychologie
Die Art des Umgangs mit einem als bedeutsam und schwierig empfundenen Lebensereignis oder einer Lebensphase. Im medizinischen Sinn bezeichnet C. das Bewältigungsverhalten von Menschen mit chronischen Krankheiten und Behinderungen. Man unterscheidet adaptive und maladaptive ► Copingstrategien. Adaptive Copingstrategien tragen zu einer langfristigen und nachhaltigen Lösung eines Problems bei; bei maladaptiven Copingstrategien steht der Ablenkungscharakter im Vordergrund. Der Psychologe und Stressforscher R.S. Lazarus prägte den Begriff. Physiologisch gesehen besitzt der Organismus Schaltstellen (von der Rezeptorebene, via Rückenmarkt, Formatio reticularis, Hypothalamus, Thalamus bis zur Insula und zum Kortex), die z. B. Schmerz modulieren können. Physiotherapie: Unterstützt adaptives C., da Patient und Therapeut Störungen der Körperfunktionen, Aktivitäten und Partizipation kommunizieren; gemeinsam Lösungsstrategien und Maßnahmen zur Problemlösung erarbeiten.

Coping Strategies Questionnaire *m*;
Etym.: engl. *to cope* „bewältigen, meistern“, *strategy* „Strategie“ u. *questionnaire* „Fragebogen“;
Abk.: CSQ; ***engl.:*** Coping strategies questionaire
Kontext: Diagnostik, Orthopädie
Fragebogen nach Luka-Krausgrill, Wurmthaler und Becker zu allgemeinen Schmerzbewältigungsstrategien von Patienten mit Rückenschmerz; in der Praxis gut handhabbar.

Coping style *m*
Vgl. ► Copingverhalten.

Coping-Strategie *f*; ***Etym.:*** engl. *to cope (with)* „bewältigen, meistern“ u. griech. *strategia* „Heerführung“; ***engl.:*** Coping strategy
Kontext: Psychologie
Art, wie Menschen mit Schwierigkeiten des täglichen Lebens umgehen. Verhaltenstherapeutischer Begriff; man unterscheidet zwischen aktiven und passiven C. Passive C., z. B. häufige Medikamenteneinnahme, Bettruhe usw. tragen eher zur Chronifizierung bei.

Copingverhalten *n*; ***Etym.:*** engl. *to cope (with)* „bewältigen, meistern“; ***engl.:*** Coping behavior
Kontext: Psychologie
Bewältigungsverhalten, Krankheitsbewältigung besonders bei chronischen Erkrankungen, Behinderungen und Erkrankungen mit zweifelhafter Prognose. Den Patienten bei der Krankheitsbewältigung zu unterstützen ist eine wesentliche Aufgabe der Physiotherapeuten, die ein psychologisches Grundverständnis und Feingefühl erfordert. Ggf. sollte zusätzliche psychologische Fachkompetenz in Anspruch genommen werden.

Coreset *n*; ***Etym.:*** engl. *core* „Kern" u. *set* „Satz, Garnitur"; ***engl.:*** Coreset
Kontext: Diagnostik, Kommunikation
Kurze Listen mit Kategorien der ▸ Internationalen Klassifikation der Funktionsfähigkeit, Behinderung und Gesundheit, die für Patienten mit spezifischen Gesundheitsstörungen bedeutsam sind. C. fördern eine disziplinenübergreifende, standardisierte Sprache und klientenzentriertes Arbeiten.

Corporate Behaviour *n*; ***Etym.:*** engl. *corporate* „gemeinsam, Unternehmens-, Firmen-" u. *behaviour* „Verhalten"; ***engl.:*** Corporate behaviour
Kontext: Betriebswirtschaftslehre, Marketing
Bestandteil der ▸ Corporate Identity; Umsetzung einheitlicher Verhaltensregeln der Mitarbeiter eines Unternehmens/einer Praxis. Ziel ist ein spezifischer, positiver Umgangsstil der Mitarbeiter mit den Kunden/Patienten (Kundenbindung). Bsp. Verhaltensregeln: Begrüßung mit Händedruck; Anbieten von Getränken bei Wartezeiten ab 5 min; Nachfragen zum Befinden (Patienten im Fango usw.).

Corporate Communication *f*; ***Etym.:*** engl. *corporate* „gemeinsam, Unternehmens-, Firmen-" u. *communication* „Kommunikation, Verständigung"; ***Abk.:*** CC; ***engl.:*** Corporate communication
Kontext: Betriebswirtschaftslehre, Marketing
Bestandteil der ▸ Corporate Identity; Umsetzung eines einheitlichen Kommunikationsstils eines Unternehmens/einer Praxis. Praxisinhaber und Mitarbeiter vereinbaren Regeln bezüglich des Informationsflusses (innerhalb und außerhalb der Praxis). Bsp. externe Kommunikation: mit Patienten werden grundsätzlich keine Praxis-Interna besprochen; es werden keine Informationen über Mitarbeiter an Patienten weitergegeben; über andere Konkurrenz-Praxen wird nichts Negatives vor den Patienten geäußert. Bsp. interne Kommunikation: alle erhalten möglichst gleichzeitig dieselben Informationen; alle verwenden Kommunikations-Medien wie Rundmails oder Schwarzes Brett.

Corporate Design *n*; ***Etym.:*** engl. *corporate* „gemeinsam, Unternehmens-, Firmen-" u. *design* „Gestaltung"; ***Abk.:*** CD; ***engl.:*** Corporate design
Kontext: Betriebswirtschaftslehre
Bestandteil der ▸ Corporate Identity; optisch einheitliche Darstellung eines Unternehmens. Das CD beinhaltet das immer gleiche Erscheinen; erhöht somit den Wiedererkennungseffekt. Bsp.: Das Logo ist auf allen schriftlichen Materialien; man verwendet dieselbe Schriftart, -farbe und -größe auf Rechnungen und Flyern; einheitliche Praxiskleidung mit z. B. T-Shirts mit Logo oder in einer der Farben, die im Praxis-Logo vorkommen. Im Idealfall denken Patienten, Ärzte und Öffentlichkeit beim Anblick z. B. des Logos sofort an die entsprechende Praxis, d. h. die Werbebotschaft ist im Langzeitgedächtnis gespeichert.

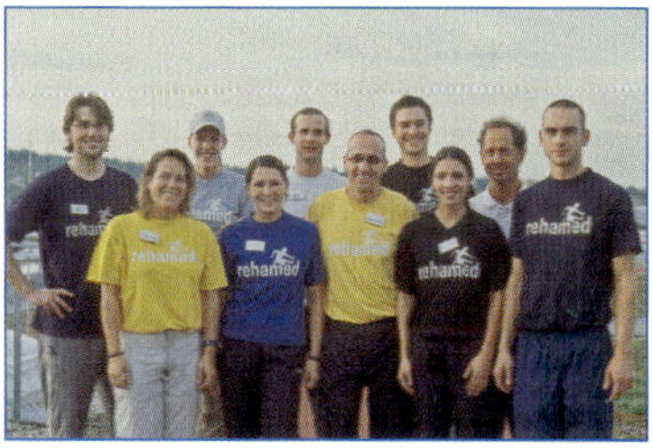

Corporate Design: Einheitliche Praxiskleidung.

Corporate Identity *f*; ***Etym.:*** engl. *corporate* „gemeinsam, Unternehmens-, Firmen-" u. *identity* „Identität"; ***Abk.:*** CI; ***engl.:*** Corporate identity
Kontext: Betriebswirtschaftslehre, Marketing
Das nach innen und außen einheitliche Erscheinungsbild eines Unternehmens (Unternehmensidentität). Die CI beinhaltet: Unternehmenskultur (das täglichen Miteinander zwischen Inhaber, Mitarbeitern und Patienten), Unternehmensethik (moralische Wertvorstellungen in der Praxis, z. B. im Umgang mit Schwerstkranken), Unternehmensphilosophie (z. B. übergeordnete Ziele der Therapie, z. B. Eigenständigkeit oder Mündigkeit des Patienten) und Unternehmensleitbild, in dem diese Grundsätze festgeschrieben sind. Teilbereiche der Umsetzung des CI: ▸ Corporate Design, ▸ Corporate Behaviour und ▸ Corporate Communication.

Cortisol *n*; ***Etym.:*** Kunstwort aus lat. *cortex* „Rinde" u. *Steroid*; ***engl.:*** Cortisol; ***Syn.:*** Kortisol
Kontext: Physiologie
Stresshormon, dessen Gehalt im Blut messbar ist. Cortisol tritt bei negativem Stress und gelernter Hilflosigkeit auf.

Costamer *f*, *-re*; ***Etym.:*** lat. *costa* „Rippe"; ***engl.:*** Costamer
Kontext: Anatomie, Muskelphysiologie
Eines von sechs Proteinen, aus denen eine Muskelzelle aufgebaut ist; Costamere (Proteinkomplexe) verbinden die kontraktilen Proteine mit der Muskelmembran und extrazellulären Matrix; ver-

C

antwortlich für die Übertragung von Kontraktionskräften auf den myotendinösen Übergang oder benachbarte Muskelzellen sowie für die sensible Wahrnehmung von externen Kräften (vgl. ▶ Muskelzelle, ▶ Desmin).

C

Counter Movement Jump *m*; ***Etym.:*** engl. *counter* „gegen", *movement* „Bewegung" u. *jump* „Sprung"; ***engl.:*** Counter Movement Jump

Kontext: Trainingslehre

Eine von 3 Varianten des Sprungtrainings (neben ▶ Squat Jump und ▶ Drop Jump). Sprung nach vorangegangener Gegenbewegung; typische Trainingsübung zur Verbesserung des ▶ Dehnungs-Verkürzungs-Zyklus; Durchführung: aus dem Stand schnelle Verlagerung des Körperschwerpunktes nach unten (exzentr. Phase) – sofort anschließend Beschleunigung nach oben zum Sprung (konzentr. Phase); Verbesserung von neuronalen und tendomuskulären Einflussgrößen.

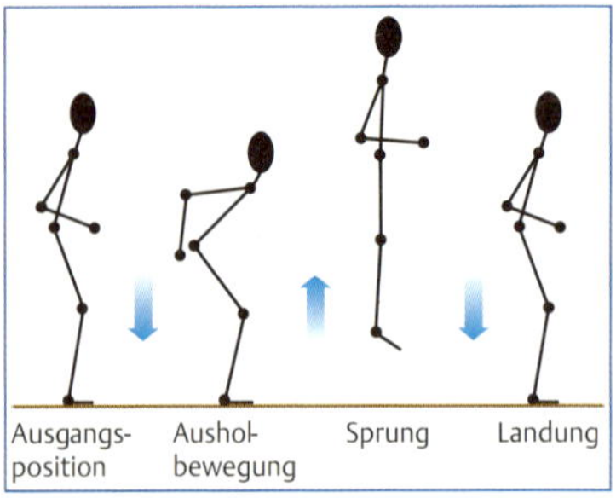

Counter Movement Jump.

Counter-Irritation *f*; ***Etym.:*** engl. *counter* „entgegengesetzt" u. *irritation* „Reizung"; ***engl.:*** Counter irritation

Kontext: Manuelle Therapie, Algesiologie

Behandlungsprinzip beim Einsatz von Querfriktionen und bei der ischämischen Kompression zur Behandlung von Triggerpunkten (Tendopathien). Der Therapeut provoziert einen mechanischen Zweitschmerz, um den beklagten Schmerz zu lindern. Die therapeutische Reizung über hochschwellige, dünn myelinisierte periphere Afferenzen löst eine zentrale Hemmung aus.

Cowboy *m*; ***Etym.:*** engl. *cowboy* „Kuhjunge, Hirt"

Kontext: Funktionelle Bewegungslehre

Der C. ist eine therapeutische Übung aus der ▶ Funktionellen Bewegungslehre Klein-Vogelbach mit dem Lernziel durch gezielte axiale Stauchungsimpulse der Wirbelsäule eine ökonomische Haltung im Sitzen hervorzurufen. In der ▶ Ausgangsstellung sitzt der Patient auf dem Gymnastikball, die Körperabschnitte Becken/Brustkorb und Kopf sind in die vertikal stehende ▶ Körperlängsachse eingeordnet. Der Balldurchmesser ist etwas größer als der Abstand Kniegelenk-Boden. Die Stauchungsimpulse sollen die Wirbelsäule in ihrer Längsachse treffen und als physiologischer Reiz die Aufrechterhaltung auslösen. Der elastische Ball verzögert und mildert den Stauchungseffekt. Die vertikale Stellung der Körperlängsachse löst insbesondere in der Brustwirbelsäule eine extensorische, gegen die Schwerkraft gerichtete Aktivität aus. Das Bild des reitenden Cowboys fördert die Aufrichtung insbesondere der Brustwirbelsäule und stimuliert eine gute Haltung im Sitzen. Die Übung ist mit einem Kreisel modifizierbar. Dadurch dass die Füße in der Ausgangsstellung nicht auf dem Boden, sondern auf einen ▶ Kreisel platziert sind, wird die Gleichgewichtslage enorm labil, was sowohl eine höhere Anforderung an die sensomotorische Koordination (vgl. ▶ Sensomotorik), als auch an die eingesetzte Intensität der muskulären Aktivität stellt.

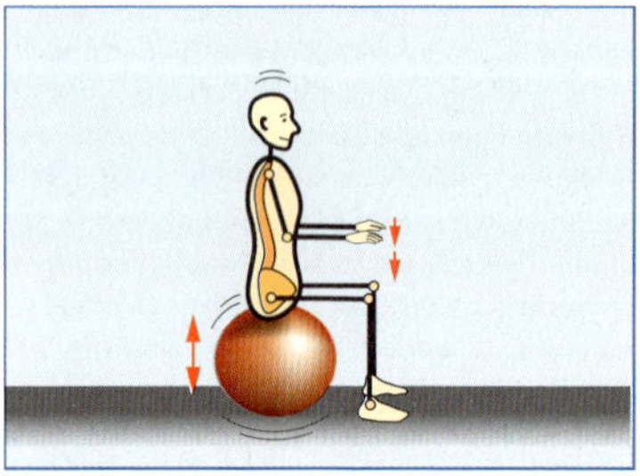

Cowboy.

Coxa valga *f*

Kontext: Orthopädie

Steilstellung des Schenkelhalses mit Vergrößerung des ▶ CCD-Winkels (vgl. ▶ Coxa vara).

Coxa vara *f*

Kontext: Orthopädie

Verkleinerter Schenkelhalswinkel mit abnormer Varusstellung des Schenkelhalses (vgl. ▶ CCD-Winkel, ▶ Coxa valga).

Cranial

Vgl. ▶ kranial.

Craniosakrale Therapie *f*
Vgl. ▶ Kraniosakrale Therapie.

Craniosakralsystem *n*
Vgl. ▶ Kraniosakralsystem.

Craniosakraltherapie *f*
Vgl. ▶ Kraniosakrale Therapie.

Creep *m*; ***Etym.:*** engl. *creep, creepage* „Kriechen"; ***engl.:*** Creep
Kontext: Manuelle Therapie
Deformierung von Gewebe durch Einwirkung einer gleich bleibenden, nicht traumatisierenden Kraft; zu Beginn stark ansteigend, dann nachlassend bis zu einem Grenzwert. Beeinflussbar u. a. durch den Kollagengehalt, inter- und intramuskuläre Crosslinks und die gebundene Flüssigkeitsmenge; zurzeit noch unklar, wie lange dieser Verformungsprozess für jedes einzelne Gewebe dauert. In der Manuellen Therapie geht man bei Einschränkungen, die länger als 4–6 Wochen bestehen, gemeinhin von einem optimalen Ergebnis nach mehreren Durchgängen mit 40–60 Sekunden manueller Dehnung aus; als Optimum gilt eine Gesamtbehandlungszeit von 1 Stunde, innerhalb der ersten 5 Minuten wird nur der sog. „Crimp" oder „Slack" (Wellenform des Gewebes) gestrafft; erst danach ist eine wirkliche Dehnung des Gewebes möglich (vgl. ▶ Hysterese).

Cronbachs alpha *n*; ***Etym.:*** nach dem amerikanischen Psychologen *Lee Joseph Cronbach* (1916–2001) u. α, erster Buchstabe im griech. Alphabet; ***Abk.:*** α; ***engl.:*** Cronbach´s α
Kontext: Statistik
Koeffizient zur Beurteilung der internen Konsistenz als Gütekriterium eines Tests. Unter der internen Konsistenz eines Tests bzw. Messinstruments versteht man das Verhalten der einzelnen Testitems zueinander. Von einem guten Messinstrument (z. B. einem Fragebogen) erwartet man, dass bei geringerer Ausprägung des gemessenen Merkmals (z. B. mundgesundheitsbezogene Lebensqualität) jedes einzelne Item (z. B. a) Wie häufig mussten Sie Ihre Mahlzeiten unterbrechen? und b) Wie häufig war es Ihnen unangenehm, bestimmte Nahrungsmittel zu essen?) dieselbe Tendenz zu geringen Kategorien zeigt. C. bricht einen Test aus mindestens zwei Items auf seine einzelnen Items herunter und berechnet eine ▶ Korrelation dieser Items zueinander. Hohe C.-Werte bedeuten hohe Iteminterkorrelationen. Allgemein wird ein Test mit $\alpha > 0{,}7$ gerade noch akzeptiert, besser sind α-Werte $> 0{,}8$ (gute) oder $> 0{,}9$ (sehr gute interne Konsistenz). Vorsicht ist geboten bei Tests mit vielen Items, denn hier fällt C. bereits aufgrund seines Berechnungsverfahrens höher aus.

Crosslinks *f*; ***Etym.:*** engl. „Querverbindung, -vernetzung"; ***Abk.:*** x-link; ***engl.:*** Crosslinks; ***Syn.:*** Querbrücken
Kontext: Physiologie
Wasserlösliche Bindegewebsbrücken, die sich während eines mit ▶ Immobilisation verbundenen Heilungsprozesses nach 4 Wochen bilden; durch wiederholtes Bewegen im schmerzfreien Bereich leicht zu beeinflussen, d. h. es entsteht keine dauerhafte Bewegungseinschränkung.

Crosslinks, pathologische *f*; ***Abk.:*** x-link; ***engl.:*** Crosslinks, pathological; ***Syn.:*** Querbrücken
Kontext: Physiologie
Unnatürliche Verbindungen im Bindegewebe, die das Entfalten und Gleiten stören und somit die Beweglichkeit einschränken. Ursache: lockeres Bindegewebe wird über einen längeren Zeitraum nicht bewegt, dadurch fehlende maximale Straffung. Bei Ruhigstellung von unverletztem Gewebe bilden sich bewegungsreversible Wasserstoffbrücken, die nach 6–8 Wochen zunehmend durch nicht reversible Disulfatbrücken ersetzt werden. Ist das Gelenk verletzt, z. B. durch operativen Zugang, können nicht reversible Verbindungen wesentlich schneller entstehen (vgl. ▶ Immobilisation).

Crouched Gait *m*; ***Etym.:*** engl. *to crouch* „kauern, hocken, (sich) niederkauern" u. *gait* „Gang"; ***engl.:*** Crouched gait
Kontext: Ganganalyse
Charakteristischer Gangablauf bei Patienten mit Zerebralparese; typisch ist die starke Flexion in den Hüft- und Kniegelenken sowie die Plantarflexion in den oberen Sprunggelenken, die auch in den ▶ Standphasen bestehen bleiben. Ursachen sind hypertone M. iliopsoas und Adduktoren, die zu Hüftbeugekontrakturen führen. Auch die Mm. ischiocrurales und Mm. triceps surae sind häufig hyperton.

Crunch *m*; ***Etym.:*** engl. crunch „Druckausübung"; ***engl.:*** Crunch
Kontext: Medizinische Trainingstherapie
Übung zur Kräftigung der Bauchmuskulatur. Der Patient liegt in Rückenlage, Beine angestellt, Arme vor der Brust verschränkt; dann wiederholtes Abheben von Kopf und Schultergürtel durch eine thorakale Flexion; Arme bei Bedarf als Hebelverlängerung einsetzen (in maximaler Flexion).

C

Crutchfield-Klammern *f*; ***Etym.:*** nach dem US-amerikanischen Arzt *William Crutchfield*; ***engl.:*** Crutchfield brackets
Kontext: Orthopädie
Zangenartiges Instrument, das vom Chirurgen W.G. Crutchfield entwickelt wurde. Zwei Zangen greifen am knöchernen Schädel an und bewirken einen Zug bzw. die Elongation der Wirbelsäule. Die Maßnahme wird eingesetzt bei Luxationen der oberen Halswirbelsäule und als Vorbereitung von Skoliose-Operationen. Physiotherapie: Atemtherapie mit Vibrationen zur Sekretlösung und Atemtrainern zur Steigerung des Atemzugvolumens, passives und passiv-aktives Bewegen aller Extremitäten; Bewegungen in den Schultergelenken nur bis 90° Flexion.

Cryokinetics *f*; ***Etym.:*** engl. *cryo...* „Kälte..." u. *kinetics* „Bewegungslehre"; ***engl.:*** Cryokinetics
Kontext: Sportphysiotherapie
Wechsel von kurzzeitiger Eiseinreibung (ca. 20 sec) und therapeutischen Bewegungsübungen (ca. 2 min); Wechsel sollte pro Behandlungssequenz 3–4 x wiederholt werden; fördert Gefäßweitstellung und damit die Durchblutung.

C-Skoliose *f*; ***engl.:*** C-scoliosis
Kontext: Pädiatrie, Orthopädie
Bei der C. weist die Wirbelsäule einen lang gestreckten, thorakolumbalen Bogen in der Frontalebene mit wenig Rotation auf. Sie tritt bei Säuglingen, vorwiegend bei Jungen, und vorwiegend in linkskonvexer Ausprägung auf. In 95 % der Fälle tritt eine Spontanheilung ein; in Einzelfällen nimmt die Deformität zu (vgl. ▸ Skoliose).

Cue *m*; ***Etym.:*** engl. *cue* „Wink, Fingerzeig, Stichwort"; ***Syn.:*** Schlüsselinformation
Kontext: Clinical Reasoning
Zeichen oder Symptom. Im weiteren Sinne: jegliche Information, die ein therapeutisches Assessment leitet oder bestimmt. Eine korrekte klinische Entscheidung ist abhängig von der Sammlung „guter Cues", die sich durch ▸ Reliabilität und ▸ Validität auszeichnen. Cues können dazu dienen, erste ▸ Hypothesen auszubilden, bereits gebildete Hypothesen zu bestätigen bzw. zu widerlegen oder weitere Untersuchungen einzuleiten.

Cue-Acquisition *f*; ***Etym.:*** engl. *cue* „Wink, Fingerzeig, Stichwort" u. *acquisition* „Erwerb"; ***engl.:*** Cue acquisition
Kontext: Clinical Reasoning
Schritt des ▸ hypothetisch-deduktiven Reasoning; der Therapeut gewinnt, geleitet durch das Pre-Assessment-Image, Informationen über den funktionellen Status, Aktivitäten des Patienten, Möglichkeiten der Partizipation, die psychische Situation sowie personale und soziale Kontextfaktoren des Patienten/Klienten (vgl. ▸ Cue).

Cueing *n*; ***Etym.:*** engl. *cue* „Stichwort, Fingerzeig, Wink"; ***engl.:*** Cueing
Kontext: Neurologie
Ortsbezogene Hinweisreize, die zu einer Aufmerksamkeitsfokussierung führen und in der Folge zu einer effizienteren Informationsverarbeitung, die schnellere Reaktionen und Bewegungsabläufe ermöglicht.

Cue-Interpretation *f*; ***Etym.:*** engl. *cue* „Wink, Fingerzeig, Stichwort" u. *interpretation* „Interpretation"; ***engl.:*** Cue interpretation
Kontext: Clinical Reasoning
Schritt des ▸ hypothetisch-deduktiven Reasoning, in dem der Therapeut weitere Informationen (Cues) sammelt und diese bestimmten ▸ Hypothesen zuordnet. Dabei kann die jeweilige Hypothese durch die zugehörigen Cues unterstützt (Verifikation) oder widerlegt (Falsifikation) werden.

Cupulolithiasis *f*; ***Etym.:*** lat. *cupula* „kleine Kufe, Tonne" u. griech. *lithos* „Stein"
Vgl. ▸ benigner paroxysmaler Lagerungsschwindel.

Cyriax, James *m*
Kontext: Cyriax-Konzept, Manuelle Therapie
James Cyriax (1904–1985) entwickelte ab den 1930er Jahren sein Konzept der Orthopädischen Medizin. Er systematisierte als erster die klinische Untersuchung sowie die sich daraus ergebende Behandlung des Bewegungsapparates auf Grundlage der funktionellen Anatomie. Cyriax prägte bekannte Begriffe wie ▸ Kapselmuster, ▸ schmerzhafter Bogen und ▸ Referred Pain. Viele aktuelle orthopädische, physio- und manualtherapeutische Behandlungs- und Untersuchungstechniken basieren auf seiner Methode; er kann als einer der Väter der modernen Manuellen Therapie bezeichnet werden (Vgl. ▸ Cyriax-Konzept).

Cyriax, Widerstandstests nach *f*
Vgl. ▸ Widerstandstests nach Cyriax.

Cyriax-Konzept *n*; ***Etym.:*** nach dem englischen Orthopäden *James Cyriax* (1904–1985)
Kontext: Cyriax-Konzept, Manuelle Therapie
Das C. ist Grundlage vieler aktueller orthopädischer, physio- und manualtherapeutischer Behandlungs- und Untersuchungstechniken. Grundlage ist die bewusste und konsequente systemati-

sche Untersuchung und Behandlung des Bewegungsapparates. Diagnostik und Untersuchung gehen Hand in Hand; Arzt und Therapeut arbeiten sehr eng zusammen, um gemeinsam Störungen am Bewegungsapparat zu beseitigen. ▸ James Cyriax prägte bekannte Begriffe wie ▸ Kapselmuster, ▸ schmerzhafter Bogen und ▸ Referred Pain (vgl. ▸ Friktionsmassage, tiefe).

D

D

da Vinci, Leonardo *m*; ***Etym.:*** nach dem italienischen Künstler und Wissenschaftler *Leonardo da Vinci* (1452–1519)
Kontext: Biomechanik
V. untersuchte mithilfe der Regeln der Mechanik Bewegungen des menschlichen Körpers sowie Überlegungen zu seinem Körperschwerpunkt. Seine Bilder zeigen Organe, Nervenbahnen und Knochen. Durch unzählige Versuche mit Rollen, Hebeln und Wasser definierte er „vier Kräfte der Natur": Bewegung, Gewicht, Kraft, Impuls.

Dammriss *m*; ***Abk.:*** DR I-III; ***engl.:*** Laceration of the perineum, perineal rupture
Kontext: Proktologie, Geburtshilfe
Einreißen des Gewebes zwischen Vagina und After (Damm) während der Geburt. Durch starke Dehnung des Dammgewebes, meist durch den Kopf des Neugeborenen, selten auch durch die Schultern, kommt es zum Riss. Das Gewebe reißt an der schwächsten Stelle, meistens median vom Scheideneingang in Richtung After. Dammrisse werden je nach Ausdehnung in vier Schweregrade eingeteilt. Die Dammnaht ist schmerzhaft und beeinträchtigt die Wöchnerin kurz- oder langfristig in ihren Aktivitäten. Angepasstes Aktivieren des Beckenbodens und Atemreize fördern die physiologische Wundheilung (vgl. Dammschnitt, therapeutische Bauchlage).

Dammriss

Schweregrad	Verletzungen
DR I	Haut (Kutis) und das Unterhautgewebe (Subkutis) des Dammes werden verletzt
DR II	Zusätzlich reißen Teile der Dammmuskulatur
DR III	Zusätzlich reißt der Afterschließmuskel (*Sphincter ani*) ganz oder teilweise mit ein
DR IV	Zusätzlich reißt die Schleimhaut des Rektums ein

Dammschnitt *m*; ***Abk.:*** Epi; ***engl.:*** Perineotomy, episiotomy; ***Syn.:*** Episiotomie
Kontext: Geburtshilfe
Einschneiden des Gewebes zwischen Vagina und After der Frau bei der Geburt, um dem Kind den Austritt zu erleichtern und um einen Dammriss zu vermeiden; man unterscheidet drei Arten des Dammschnittes (vgl. Dammriss).
Mediane Episiotomie: Schnitt entlang der Mittellinie; kurzer Schnitt mit den besten Heilungsaussichten im Vergleich zu den anderen Varianten; es kann jedoch vorkommen, dass bei einer weiteren Überdehnung der Schnitt zum After weiterreißt, was zu Komplikationen führen kann.
Mediolaterale Episiotomie: vom Mittelpunkt ausgehender Schnitt im 45°-Winkel, kann wegen der fehlenden Begrenzung durch den After länger geführt werden, was zu einem größeren Raumgewinn führt.
Laterale Episiotomie: Schnitt im 45°-Winkel, jedoch etwa 2 cm von der Mitte versetzt.

Dampf *m*; ***engl.:*** Steam
Kontext: Physik
Aggregatzustand des Wassers oberhalb des Siedepunktes (100 °C). Allgemein gilt: Dampf ist ein Gas in der Nähe seines Verflüssigungspunktes; es besteht zum Teil (noch) aus Flüssigkeitströpfchen.

Dämpfe *f*; ***engl.:*** Steam
Kontext: physikalische Therapie
Durchgesetzt haben sich Kopf- und Oberkörperdampf; Pat. sitzt und befindet sich mit dem Kopf/Oberkörper über einem Topf mit heißem Wasser, in das zusätzlich Kräuter oder ätherische Öle beigesetzt werden können, der Oberkörper ist dabei mit Baumwolltuch und Wolldecke umhüllt. Wirkung: Wärmewirkung des Dampfes, positive Wirkung von z. B. Alkohol, Kamillenauszügen auf obere Luftwege bei Erkältung.

Dämpfung *f*; ***engl.:*** Attenuation
Kontext: Physik
Abnahme der ▸ Amplitude eines Signals (Schwingung, Welle) durch Energieverlust.

Danisandbox *f*; ***engl.:*** Dani sandbox
Kontext: Physikalische Therapie
Zur Wärmebehandlung. Der Behälter ist mit Kies gefüllt, der durch ein Thermostat elektrisch erwärmt wird und konstant eine Temperatur zwischen 20–30 °C hält. Der Patient hält seine Hand in die D., wodurch seine Durchblutung gefördert wird. Die milde Wärme erleichtert die Greiffunktion. D. kann auch als Sensibilitätstraining eingesetzt werden, dabei werden kleine Gegenstände in der D. versteckt, die der Patient ohne Augenkontrolle identifizieren soll.

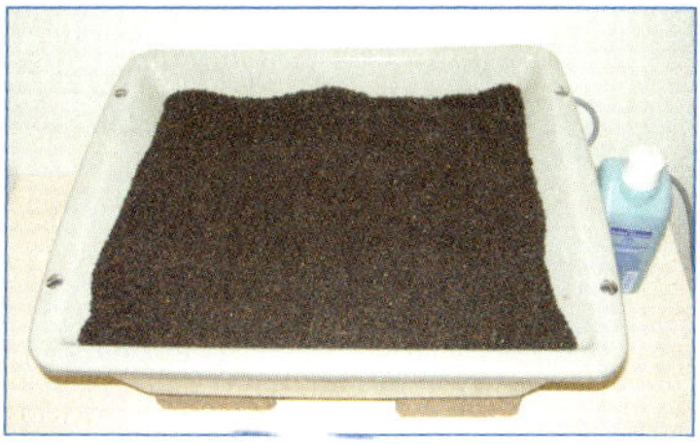

Danisandbox.

Dao *n*; ***engl.:*** Tao
Kontext: Traditionelle Chinesische Medizin
In der Akupunktur drückt das D. vor allem die Gesamtheit der geordneten Bewegungen des Lebens aus. Diese werde mithilfe des ▶ Qigong geübt, wobei weniger zählt, *was* man tut, sondern *wie* man es tut.

Darlehen *n*; ***engl.:*** Loan
Kontext: Betriebswirtschaftslehre
Kreditgeschäft; ein Darlehnsgeber überlässt dem Darlehnsnehmer eine bestimmte Geldsumme zu festgelegten Bedingungen (Darlehensvertrag). Benötigt z. B. ein Praxisgründer für den Praxisaufbau Fremdkapital, kann dies durch ein Kreditinstitut, eine Bausparkasse oder Versicherung bereitgestellt werden. Die Kredithöhe, Laufzeit (Dauer des Darlehens), Tilgungsraten und Zinssatz (Tilgungsplan) sind im Darlehensvertrag geregelt. Meist sind für den Darlehnsgeber Sicherheiten erforderlich, z. B. eine Eintragung ins Grundbuch (bei Immobilien). Gesetzliche Grundlage: Bürgerliches Gesetzbuch (BGB) § 607 Abs. 1.

Darmlähmung *f*
Vgl. ▶ Ileus, ▶ paralytischer Ileus.

Darmtraining bei Querschnittlähmung
Vgl. ▶ Querschnittlähmung, Darmtraining bei.

DASH-Fragebogen *m*; ***engl.:*** Disabilities of arms, shoulder and hand questionnaire
Kontext: Diagnostik
Der DASH-Fragebogen enthält Fragen zur Funktion der oberen Extremität im unterschiedlichen Alltagsbereich, z. B. zu Funktion und Beschwerden bei beruflichen Tätigkeiten, Hobbys etc. D. wurde ursprünglich von der American Academy of Orthopaedic Surgeons (AAOS) gemeinsam mit dem Concil of the Musculoskeletal Specialty Societies und dem kanadischen Institute for Work and Health entwickelt. Er wird fortlaufend aktualisiert und ist bis heute in über 15 Sprachen übersetzt worden.
Der Patient beantwortet Fragen zu verschiedenen Tätigkeiten und gibt eine Einschätzung seiner Beschwerden auf einer Skala von 1 (keine Schwierigkeiten) bis 5 (Ausführung nicht möglich) an. Die Auswertung erfolgt nach einem Punktesystem von 30 (keine Einschränkung) bis 100 (volle Einschränkung).
Der Quick-DASH-Fragebogen ist eine Kurzform des D., bei dem die Bewertung auf einer Skala von 0 (keine Einschränkung) bis 100 (volle Einschränkung) verläuft.

Daten *f*; ***engl.:*** Data
Kontext: Betriebswirtschaftslehre
Aus Erhebungen (Beobachtung, Messung usw.) gewonnene und systematisch erfasste Informationen. Bsp. physiotherapeutische Praxis: Patientendaten (handschriftlich, Kartei), Personaldaten der Mitarbeiter (Stammdaten), Behandlungsdaten (Termine), Ergebnisdaten (Resultate) oder Bewegungsdaten (Veränderungen in der Praxis). Welche Daten erhoben werden, entscheidet der Praxisinhaber. Aus Effizienzgründen sollten nur Daten erhoben werden, die später ausgewertet werden.

Daten, anthropometrische *f*; ***engl.:*** Data, anthropometrical
Kontext: Biomechanik
Körpergröße und Körpergewicht, Körperteilgewichte, Lage des Massenmittelpunktes in Körpersegmenten. Als Durchschnittswerte für spezielle Bevölkerungsgruppen liegen sie in tabellarischer Form vor oder sind die Grundlage für zahlreiche Berechnungen und Analyseprogramme. Umfangreiche Angaben machten u. a. Braune und Fischer um 1900. Aktuelle Datenerfassungen sollen helfen, formgerechtere, besser sitzende oder anzupassende Produkte herzustellen. Beispielsweise sind die Beine des Menschen in den letzten Jahren verhältnismäßig schneller gewachsen als der Rumpf.

Datenbank *f*; ***engl.:*** Data base
Kontext: Betriebswirtschaftslehre
Medium zur Datenspeicherung. In Datenbanken werden die erhobenen Daten in sog. Datensätzen gesammelt. Mehrere zusammengefasste Datensätze ergeben eine Datei, z. B. Personaldatei, Patientendatei, Ärztedatei oder Lieferantendatei. In der Regel werden betriebliche Daten per EDV mittels spezieller Software (z. B. Windows Access) gesammelt, gespeichert und können unter bestimmten eingegebenen Kriterien verarbeitet bzw. weiterverwendet werden.

Datenschutz *m*; ***engl.:*** Privacy
Kontext: Betriebswirtschaftslehre
Umfasst alle Maßnahmen zum gesetzlich geregelten Schutz der personenbezogenen Daten. Physiotherapie: Praxisinhaber sind verpflichtet, die zum D. erforderlichen und geeigneten Vorkehrungen zu treffen (Zugang zu den Datenbanken, Zugriff (Verwendung), Speicherung, Benutzung und Übermittlung der Praxisdaten). In größeren Kliniken/Einrichtungen gibt es Datenschutzbeauftragte, deren Aufgaben im Bundesdatenschutzgesetz (BDSG 1978) geregelt sind.

Dauermethode *f*; ***Etym.:*** griech. *methodos* „das Nachgehen, der Weg zu etwas hin, Gang einer Untersuchung"; ***engl.:*** Endurance method
Kontext: Sportwissenschaft, Trainingslehre
Trainingsmethode des Ausdauertrainings; die Belastung wird ohne Unterbrechung über die vorgegebene Zeit oder Strecke aufrechterhalten. Drei Ausführungsmöglichkeiten: kontinuierliche Belastung (Belastungsintensität bleibt durchgängig konstant); wechselnde Belastung (Belastungsintensität wird planmäßig in bestimmten Zeit- oder Streckenabschnitten verändert; Trainieren in mehreren Stoffwechselbereichen in einer Einheit); variable Belastung (Belastungsintensität wechselt i. d. R. nicht planmäßig, entsprechend der individuellen Einschätzung). Durchführung der D. in drei Intensitätsbereichen: Grundlagenausdauerbereich I, I/II und II. Diagnostik der Intensitätsbereiche: am effektivsten mit der Leistung-Laktat-Beziehung (vgl. ▸ Intervallmethode).

Daumenendgelenk, Extension im *f*; ***engl.:*** Thumb interphalangeal joint, extension in
Kontext: Bewegungsanalyse
ROM: Seitenvergleich.
Muskel: M. extensor pollicis longus.
Verkürzungen: Die Flexion im Grund- und Endgelenk des Daumens und die Oppositionsbewegung sind eingeschränkt.
Schwäche: Die Reposition des Daumens bleibt unvollständig, die Hand kann zum Ergreifen größerer Gegenstände nicht ausreichend geöffnet werden. Das Daumenendgelenk befindet sich in einer Flexionsstellung.

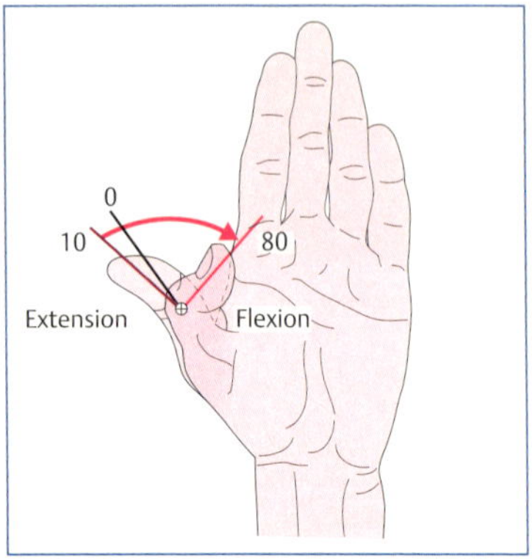

Extension im Daumenendgelenk.

Daumenendgelenk, Flexion im *f*; ***engl.:*** Thumb interphalangeal joint, flexion in
Kontext: Bewegungsanalyse
ROM: Seitenvergleich.
Muskel: M. flexor pollicis longus.
Verkürzungen: Aus einer Verkürzung des M. flexor pollicis longus resultiert eine eingeschränkte Extension im Daumenendgelenk und eine Bewegungseinschränkung bei der Reposition des Daumens.
Schwäche: Der funktionell sehr bedeutungsvolle Pinzetten- oder Fingerspitzengriff ist gestört. Der Patient greift bei einer Schwäche mit einer Extension im Endgelenk des Daumens und setzt vermehrt die Adduktion des Daumens ein.

Daumengrundgelenk, Extension im *f*; ***engl.:*** Carpometacarpal joint of the thumb, extension in
Kontext: Bewegungsanalyse
ROM: Seitenvergleich.
Muskeln: M. extensor pollicis longus, M. extensor pollicis brevis.
Verkürzungen: Die Flexion im Grund- und Endgelenk des Daumens sowie die Oppositionsbewegung sind eingeschränkt.
Schwäche: Die Kraft der Repositionsbewegung des Daumens ist vermindert. Zum Ergreifen größerer Gegenstände kann die Hand nicht ausreichend geöffnet werden.

Daumengrundgelenk, Flexion im *f*; ***engl.:*** Carpometacarpal joint of the thumb, flexion in
Kontext: Bewegungsanalyse
ROM: Seitenvergleich.
Muskeln: M. flexor pollicis longus, M. flexor pollicis brevis.
Verkürzungen: Die Extension im Grund- und Endgelenk des Daumens sowie die Reposition sind bei einer Verkürzung beeinträchtigt.
Schwäche: Die Kraft der Oppositionsbewegung ist gemindert. Beim Festhalten von Gegenständen weicht der Patient in eine Adduktionsstellung im Daumensattelgelenk aus.

Daumensattelgelenk, Abduktion im *f*; *engl.:* Thumb carpometacarpal joint, abduction in
Kontext: Bewegungsanalyse
ROM: 70°.
Muskeln: M. abductor pollicis longus, M. abductor pollicis brevis, M. extensor pollicis brevis, M. opponens pollicis, M. flexor pollicis longus.
Verkürzungen: Sie sind selten zu beobachten.
Schwäche: Der Daumen kann bei einer Schwäche nicht ausreichend abduziert werden. Die Oppositions- und Repositionsbewegungen des Daumens sind nur begrenzt durchführbar. Funktionell wird diese Kraftminderung als positives Flaschenzeichen beschrieben: Beim Ergreifen einer Flasche oder eines Glases ist die Spanne zwischen Daumen und Zeigefinger vermindert, und die Schwimmhaut liegt dem Gegenstand nicht an.

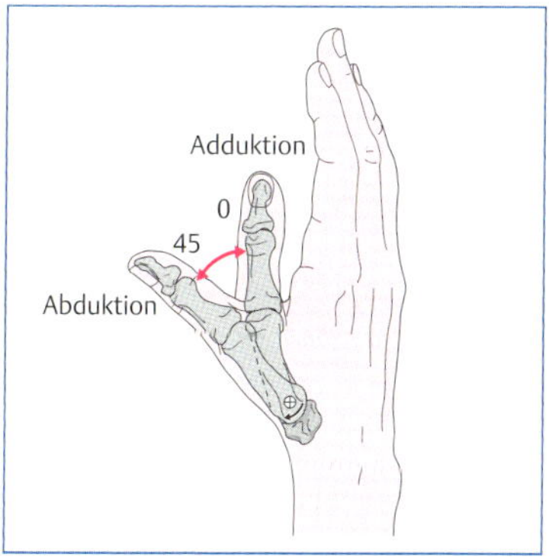

Abduktion im Daumensattelgelenk.

Daumensattelgelenk, Adduktion im *f*; *engl.:* Thumb carpometacarpal joint, adduction in
Kontext: Bewegungsanalyse
ROM: 0°.
Muskeln: M. adductor pollicis (Caput transversum, Caput obliquum), M. flexor pollicis brevis (Caput superficialis, Caput profundum), M. opponens pollicis.
Verkürzungen: Einschränkungen in Richtung Abduktion sind zu erwarten.
Schwäche: Die Atrophie zwischen dem Os metacarpale I und II ist deutlich zu sehen bei einer Schwäche; insbesondere wenn eine Parese des N. ulnaris vorliegt und die Mm. interossei mit betroffen sind. Pinzettengriff: Die verminderte Kraft der Adduktoren versucht der Patient durch vermehrte Flexion zu kompensieren. Das Daumenendgelenk wird zunehmend flektiert (positives Froment-Zeichen).

Daumensattelgelenk, Extension im *f*; *engl.:* Thumb carpometacarpal joint, extension in
Kontext: Bewegungsanalyse
ROM: 0°.
Muskeln: M. extensor pollicis longus, M. extensor pollicis brevis, M. abductor pollicis longus.
Verkürzungen: Die Flexion im Sattel-, Grund- und Endgelenk des Daumens ist eingeschränkt, besonders wenn die Bewegungen gemeinsam durchgeführt werden. Ebenso kann die Ulnarabduktion im Handgelenk beeinträchtigt sein.
Schwäche: Die Kraft der Repositionsbewegungen des Daumens ist vermindert. Der Patient ist nicht in der Lage, die Hand zum Ergreifen größerer Gegenstände ausreichend zu öffnen. Dieses klinische Bild zeigt sich bei einer Parese des N. radialis.

Daumensattelgelenk, Flexion im *f*; *engl.:* Thumb carpometacarpal joint, flexion in
Kontext: Bewegungsanalyse
ROM: 70°.
Muskeln: M. flexor pollicis longus, M. flexor pollicis brevis (Caput superficialis, Caput profundum), M. abductor pollicis brevis, M. opponens pollicis.
Verkürzungen: Die Extension im Sattel-, Grund- und Endgelenk des Daumens ist eingeschränkt. Der Daumen kann, je nach Verkürzungsgrad, nicht ausreichend in die Repositionsstellung gebracht werden. Die Spannweite zwischen dem Daumen und den anderen Fingern verkleinert sich. Größere Gegenstände können nicht gegriffen werden.
Schwäche: Die Kraft der Oppositionsbewegung des Daumens ist vermindert. Beim Anheben von schwereren Gegenständen versucht der Patient, die Schwäche durch den verstärkten Einsatz der Flexion im Grund- und Endgelenk des Daumens auszugleichen. Sind die Flexoren ebenfalls ausgefallen oder geschwächt, kompensiert er die fehlende Funktion über eine Dorsalextension im Handgelenk. Sie führt zu einer passiven Flexion im Grund- und Endgelenk des Daumens. Kleine Gegenstände können nicht im Pinzetten- oder Spitzgriff gehalten werden. Der Patient versucht, diese Schwäche durch eine Adduktion im Daumensattelgelenk auszugleichen. Dieses klinische Bild zeigt sich bei einer Parese des N. medianus.

D

Dead Lift *m*; ***Etym.:*** engl. *deadlift* „Heben eines ruhenden Gewichts, Kreuzheben"; ***engl.:*** Dead lift
Kontext: Medizinische Trainingstherapie
Übung zur Stärkung der dorsalen Muskelkette. Ausführung: Der Patient befindet sich im symmetrischen Zweibeinstand, Arme gestreckt, in den Händen eine Langhantel; Flektion der Hüft- und Kniegelenke bei stabilisierter Lordose und anschließend Wiederaufrichtung. Die Übung ist hüftdominant, d. h. die Knie gehen nicht über die Fußspitzen hinaus, das Gesäß wird nach hinten geführt. Variante: asymmetrische Gewichtsverteilung.

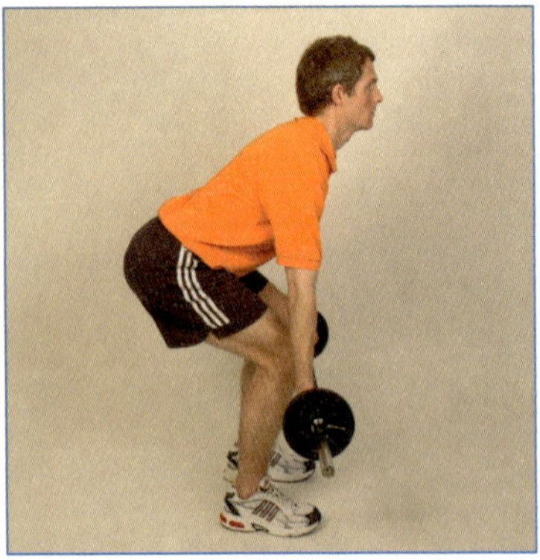

Dead Lift.

Deadaption *f*; ***Etym.:*** lat. *de...* „weg, von, herab" u. *adaptare* „anpassen"; ***engl.:*** Deadaptation; ***Syn.:*** Deadaptation
Kontext: Trainingslehre
Verschlechterung des Trainingszustandes aufgrund eines reizunwirksamen, zu schwach dosierten Trainings, z. B. ▶ Nordic Walking mit zu niedriger Frequenz (vgl. ▶ Adaption).

Deafferenzierung *f*; ***Etym.:*** lat. *de...* „weg, von, herab" u. *afferre* „herbeitragen"; ***engl.:*** Deafferentiation
Kontext: Physiologie, Neurologie
Unterbrochener Informationsfluss einer ▶ Afferenz, die Informationsübertragung von der Peripherie zum Gehirn ist blockiert. Ursache kann z. B. ein durchtrennter Nerv sein. Physiotherapie: Muskelkräftigung und funktionsorientiertes Üben motorischer Fertigkeiten wie Stehen und Gehen; zu Beginn unter visueller Kontrolle.

Deafferenzierungsschmerz *m*; ***Etym.:*** lat. *de* „von ... weg" u. *afferre* „herbeitragen"; ***engl.:*** Deafferentiation pain
Kontext: Algesiologie
Auftretende Schmerzen, obwohl der den Schmerzimpuls übertragende Nerv ausgeschaltet oder durchtrennt ist. Ein D. kann grundsätzlich nach jeder Nervendurchtrennung entstehen (häufig nach dem Verlust eines Körperteils: Phantomschmerz). Die zum Teil sehr starke Schmerzempfindung muss zur Vermeidung eines chronischen ▶ Schmerzsyndroms frühzeitig medikamentös (Lokalanästhetika, Nervenblockaden) behandelt werden.

Deckbiss *m*; ***engl.:*** Overbite
Kontext: Kiefergelenksbehandlung
Der D. ist gekennzeichnet durch eine ▶ Retroinklination der Front und einer Erhöhung des ▶ Überbisses über 3 mm bis hin zum traumatischen Schleimhautkontakt.

Deckeneffekt *m*; ***Etym.:*** lat. *effectus* „Wirkung, Erfolg"; ***engl.:*** Ceiling effect
Kontext: Statistik
D. treten bei Tests auf, die auf der Seite der höheren Testergebnisse nicht mehr adäquat differenzieren können, so dass tatsächlich unterschiedliche Ausprägungen eines Merkmals zu gleichen (hohen) Testergebnissen führen. Ein gern zitiertes Beispiel ist der Intelligenztest, dessen Skala bei 140 endet. Personen, die 140 Punkte gerade so erreichen und Personen, die noch mehr erreichen würden, fallen in dieselbe Kategorie unter IQ 140. In der Verteilungskurve können sich D. als zusätzlicher Gipfel am äußersten (positiven) Rand der Skala oder als auf der Seite der hohen Werte steil abfallende Verteilungskurve darstellen.

Deckplatte *f*; ***engl.:*** Cover plate
Vgl. ▶ Bandscheibe.

Deckungsbeitrag *m*; ***Abk.:*** DB; ***engl.:*** Amount of coverage
Kontext: Betriebswirtschaftslehre
Teil der Erlöse, der zur Deckung der ▶ Fixkosten beiträgt. Betrachtet wird nur die Kostenseite des Unternehmens, d. h. erst wenn alle fixen und variablen Kosten gedeckt sind, kann Gewinn entstehen. Mittels der ein- oder mehrstufigen Deckungsbeitragsrechnung (DBR) lässt sich der DB errechnen.
Einstufige DBR: Erlöse – variable Kosten (entstehen nur bei Beschäftigung/Behandlung) = DB. Geeignet für physiotherapeutische Praxen als

Grundlage für weitere unternehmerische Entscheidungen, z. B.: Wann erreicht die Praxis die Gewinnschwelle? Wo liegt im Selbstzahlerbereich die ▶ Preisuntergrenze, d. h. welcher Preis deckt nur noch die Kosten (kein Gewinn)? Ist die Praxis in der Lage zusätzliche Patienten anzunehmen oder steigen damit die Fixkosten sprunghaft an, da man einen zusätzlichen Mitarbeiter einstellen oder weitere Räume anmieten müsste? Unternehmerische Entscheidungen ohne die Beachtung des DB sind riskant.

Mehrstufige DBR: Erlöse – variable Kosten – verschiedene fixe Kosten = DB.

Deduktion *f*; ***Etym.:*** lat. *deductio* „Hinführung, Weiterführung"; ***engl.:*** Deduction

Kontext: Diagnostik

Logisches Ableiten aus Untersuchungsbefunden; diese Ableitung führt zu ▶ Hypothesen im hypothetisch-deduktiven Vorgehen in der Untersuchung.

Deep Friction *f*

Vgl. ▶ Friktionen, tiefe.

Defäkationsposition *f*; ***engl.:*** Defaecation position; ***Syn.:*** Defäkationshaltung

Kontext: Proktologie

Ausgangsstellung zur Darmentleerung, die ein starkes Pressen nach kaudal verhindert: aufrechter, leicht nach vorne geneigter Oberkörper, auf den Oberschenkeln abgelegte Arme, leicht abduzierte Hüftgelenke, 90° flektierte Kniegelenke, Bodenkontakt der Füße, fester Sitz auf der Toilettenbrille.

Defäkationsstörung *f*; ***engl.:*** Defaecation dysfunktion

Kontext: Proktologie, Gynäkologie

Verschiedene Probleme bei der Entleerung des Darmes wie z. B. Obstipation, Inkontinenz. Bausteine der Physiotherapie sind häufig: Information und Aufklärung, Verbessern der Körperwahrnehmung, ▶ Beckenbodentraining, Vermitteln von Verhaltensstrategien (vgl. ▶ Bristol-Stool-Form-Scale).

Deformierung *f*; ***engl.:*** Deformation; ***Syn.:*** Deformation

Kontext: Biomechanik

Formänderung, Verformung. Änderung der äußeren Form (Gestalt) infolge von Kräften bzw. Energieeinwirkung (Wärme) (vgl. ▶ Dehnung, ▶ Stauchung).

Deformierbare Medien: Stoffe, die eine Volumenänderung infolge einer Druckeinwirkung erfahren. Das Verhältnis von Volumenänderung zu Druckänderung wird Kompressibilität genannt. Beispiel: Gase sind leicht deformierbar.

Deformierte Fläche: gekrümmte, asphärische (nicht kugelförmige) Fläche.

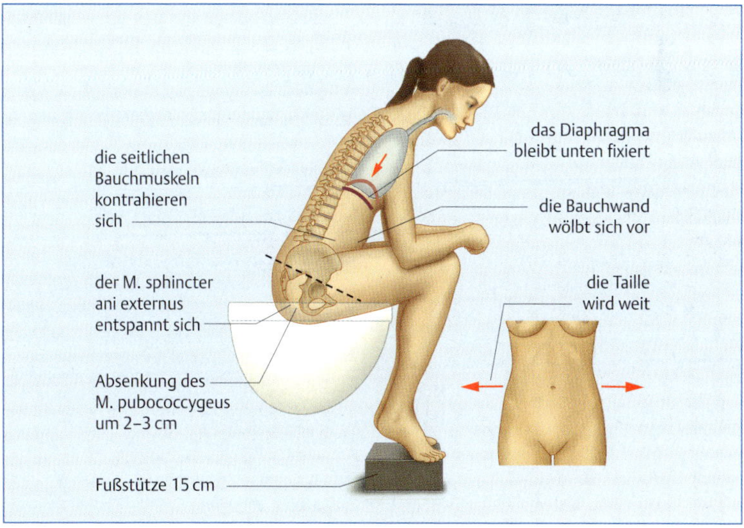

Defäkationsposition.

Degenerationsphase *f*; ***Etym.:*** lat. *degenerare* „sich zurückbilden, entarten" u. griech. *phasis* „Erscheinung, Aufgang eines Gestirns"
Vgl. ▶ Rückgangsphase.

Dehnbarkeit *f*; ***engl.:*** Elasticity, compliance, flexibility; ***Syn.:*** Dehnfähigkeit, Dehnungsfähigkeit
Kontext: Biomechanik
Kenngröße zur Charakterisierung der Dehnungsfähigkeit elastischer Gewebe (z. B. Lunge, Thorax) als Quotient aus erreichter Volumenänderung zur erforderlichen Druckänderung. Beispiel: Druck-Volumen-Diagramm.

D

Dehnlagen *f*; ***engl.:*** Stretch position
Kontext: Atemtherapie, Innere Medizin
Aus dem Yoga (Krokodil) entwickelte Positionen nach der Methode Schaarschuch–Haase: Streckdehnung, C-Lagerung, Drehdehnlagerung. Sie müssen langsam aufgebaut und über 3–5 min gehalten werden. Danach spüren die Patienten den Unterschieden in beiden Körperseiten nach. Ziele: Schulen der Körperwahrnehmung, Fördern der Einatmung, Verbesserung der Ventilation, Entspannung.

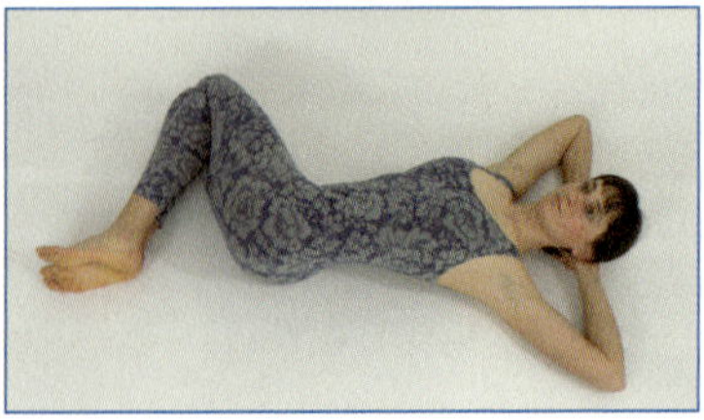

Dehnlagen: Drehdehnlagerung.

Dehnung *f*; ***engl.:*** Extension, elongation, stretching
Kontext: Biomechanik
Relative Längenänderung eines Körpers infolge der Einwirkung einer äußeren Kraft.

Dehnungsmessstreifen *m*; ***Abk.:*** DMS; ***engl.:*** Restistance strain gauge; ***Syn.:*** Dehnmessstreifen
Kontext: Biomechanik, Forschung
Messgrößenumformer, die Dehnungen, Stauchungen oder Torsionen von festen Körpern in Änderung ihres elektrischen Widerstandes umsetzen. Direkt auf das Messobjekt aufgeklebt, können die dünnen Spezialfolien indirekt auch zur Messung von Zug- und Druckspannungen sowie von Biege- und Drehmomenten eingesetzt werden. Über eine elektrische Schaltung (Messbrücke) wird die Änderung des Widerstandes in eine der Verformung proportionale Spannung umgewandelt.

Dehnungsreflex *m*; ***engl.:*** Stretch reflex
Kontext: Trainingslehre
Ausgelöst bei schneller Dehnung eines Muskels durch ▶ Golgi-Sehnenorgane; verstärkt die Kontraktion des Muskels; reagiert in Abhängigkeit von der Dehnungsgeschwindigkeit des Muskels; einer der schnellsten Reflexe; unterstützt schnelle Kraftentwicklung im Sport und schnelle Muskelkontraktion im Alltag.

Dehnungsreflex, monosynaptischer *m*; ***engl.:*** Stretch reflex, monosynaptic; ***Syn.:*** Eigenreflex
Kontext: Trainingstherapie, Neurologie
Bewirkt eine Kontraktion als Reaktion auf eine schnelle Dehnung des Muskels; dient der Aufrecherhaltung der Muskellänge; stellt eine wesentliche Funktion des sensomotorischen Systems dar; ausgelöst durch ▶ Golgi-Sehnenorgane; verstärkt die Kontraktion des Muskels; reagiert in Abhängigkeit von der Dehnungsgeschwindigkeit des Muskels; einer der schnellsten Reflexe; unterstützt schnelle Kraftentwicklung im Sport und schnelle Muskelkontraktion im Alltag; klinische Prüfung: z. B. Patellarsehnenreflex, Bizepssehnenreflex (vgl. ▶ Reflex, polysynaptischer).

Dehnungsrückstand *m*; ***engl.:*** Stretch deficit
Kontext: Medizinische Trainingstherapie, Manuelle Therapie
Bei Dehnungsbelastung innerhalb der linearen Region zunächst zurückbleibende Elongation (Verlängerung) des Gewebes durch Energieverlust (bezogen auf die ▶ Hysterese von Bindegewebe). Man unterscheidet zwischen zwei Konsequenzen des D.: viskoelastische Verformung (Rückkehr zum Ausgangszustand) und plastische Verformung (dauerhafte Elongation). Ein geringer D. ist positiv zu werten, da viskoelastisches Gewebe Energie speichert und wieder freigibt (Merkmal); im Sport können so z. B. Leistungen gesteigert werden (vgl. ▶ Dehnungs-Verkürzungs-Zyklus).

Dehnungsübung *f*; ***engl.:*** Stretching exercise; ***Syn.:*** Stretching
1. *Kontext:* Sportphysiotherapie
Übung gegen Muskelverkürzungen. Der Wert regelmäßiger Dehnungsübungen als Verletzungsprävention wird kontrovers diskutiert. Die optimale Muskellänge hängt von der individuellen

Konstitution, dem aktuellen Problem bzw. von der gewählten Sportart ab: Ein Tänzer braucht längere Muskeln als ein Sprinter.

2. *Kontext:* Spiraldynamik

Übung zur Dehnung der Muskulatur. Die Wirkung liegt in der Verbesserung der Gleitfähigkeit der Aktin-Myosin-Filamente, wodurch aus muskelphysiologischer Sicht die Elastizität, aber nicht die Länge des Muskels zunimmt. Eine effektive Längenzunahme des Muskels beinhaltet einen Anbau zusätzlicher Sarkomere (Schalteinheit der gestreiften Skelettmuskulatur). Dies kann aber nach heutigem Wissensstand durch Dehnen/Stretching nicht erreicht werden. Spiraldynamik verfolgt deshalb den Transfer gewonnener Muskelelastizität vom Übungskontext in den Alltag. Mittels proximaler Beckenaufrichtung am Ende der Standbeinphase z. B. kann der Psoasmuskel habituell-funktionell gedehnt und sukzessive „verlängert" werden (vgl. ▸ 3D-Stretching).

Dehnungsverhalten der Muskulatur *n*
Vgl. ▸ Muskulatur, Dehnungsverhalten der.

Dehnungs-Verkürzungs-Zyklus *m*; ***Etym.:*** griech. *kyklos* „Kreis"; ***Abk.:*** DVZ; ***engl.:*** Stretch-shortening cycle

1. *Kontext:* Muskelphysiologie

Der kontrahierende Muskel wird gedehnt (z. B. während einer Landung) und verkürzt sich direkt nach der Dehnungsphase (z. B. für den Absprung direkt nach der Landung bzw. die Landung ist zugleich die Vorbereitung zum Absprung). Im DVZ hat die muskuläre Leistung zwei Komponenten: Der kontrahierende Muskel wandelt in der Dehnungsphase (Exzentrik) entsprechend der ▸ Compliance die kinetische in potenzielle Energie um, die er in der Verkürzungsphase (Konzentrik) zusätzlich wieder freisetzen kann; durch die Aktivierung des Eigenreflexes in der Exzentrik wird die Compliance des Muskels erhöht. Durch die Speicherung und Freigabe der absorbierten Energie (▸ Ruhedehnungskurve des Muskels) im DVZ entsteht eine federähnliche Eigenschaft, die z. B. bei reaktiven Sprüngen ausgenutzt wird (vgl. ▸ Reflex, monosynaptischer).

2. *Kontext:* Medizinische Trainingstherapie, Biomechanik

Speicherung von Energie während exzentrischer Dehnung einer Sehne, anschließend Kraftpotenzierung in der direkt darauf folgenden konzentrischen Phase. Die Leistungssteigerung liegt z. B. bei Sprüngen bei ca. 17 % und wird als Reaktivkraft bezeichnet. Je kräftiger die Sehne bzw. muskuläre Begleitstrukturen, desto mehr Energie kann gespeichert werden; Test: ▸ Drop Jump.

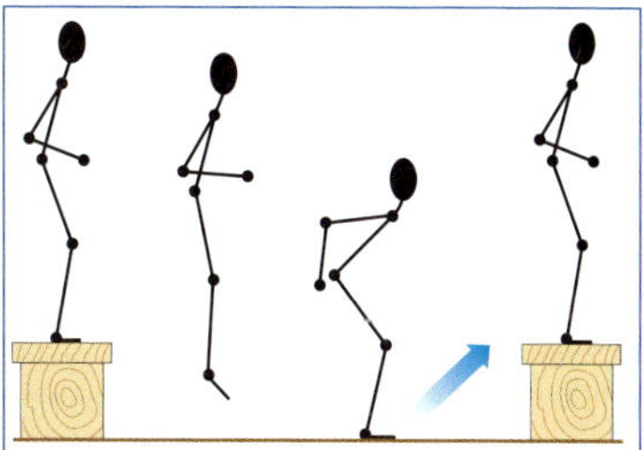

Dehnungs-Verkürzungs-Zyklus: Tiefensprünge als Beispiel für eine Trainingsübung.

Dehydratation *f*; ***engl.:*** Dehydration
Kontext: Innere Medizin

Zustand, bei dem die Flüssigkeitsabgabe größer ist als die Flüssigkeitsaufnahme; kann durch ungenügendes Trinken entstehen oder ist Folge von Durchfall, Erbrechen oder übermäßiges Schwitzen.

Deklaratives Wissen *n*; ***Etym.:*** lat. *declarare* „deutlich machen, darlegen"; ***engl.:*** Declarative knowledge
Kontext: Clinical Reasoning

Faktenwissen, das eine Person im semantischen Gedächtnis gespeichert hat und daraus wieder abrufen kann. Im physiotherapeutischen ▸ Clinical-Reasoning-Prozess wird dieses Wissen bewusst abgerufen, um klinische Probleme zu lösen. Beispielsweise kann das Heranziehen von anatomischen oder physiologischen Kenntnissen dazu dienen, eine gezielte physiotherapeutische Untersuchung durchzuführen (vgl. ▸ prozedurales Wissen).

Dekonditionierung *f*; ***Etym.:*** lat *de...* „von, weg, ent..., gegen..." u. *conditio* „Beschaffenheit, Bedingung"; ***engl.:*** Deconditioning
Kontext: Physiologie, Sportwissenschaft

Stark verminderte Funktions- und Leistungsfähigkeit der Organsysteme bzw. des Organismus auf der Basis atrophischer Prozesse (Verminderung der aeroben und/oder kontraktilen Kapazität; Abbau bewegungsspezifischer funktioneller Verknüpfungen im ZNS (Verlernen); Reduzierung anaboler Hormonkonzentrationen usw.) bzw. aufgrund chronischer Inaktivität oder Immobilisation. Symptome: Veränderungen und Störungen der sensomotorischen Koordination, eingeschränktes Bewegungsrepertoire, wesentlich reduzierte Ausdauerleistungsfähigkeit (inklusive ungenügender Erholungsfähigkeit), Insuffizienz der Kraftfähigkeiten. Pathogenese: Zunächst atrophische Prozesse, die langfristig in Maladaptationen übergehen (sensomotorisches System, dessen Verteilungssysteme, vegetative und hormonelle Regulationen der Körperfunktionen). Chronische Inaktivität wird zur Krankheitsursache: Erkrankungen des Herz-Kreislauf-Systems (z. B. Arteriosklerose), Stoffwechsels (z. B. metabolisches Syndrom, Diabetes mellitus) und des Bewegungssystems (Low Back Pain, Arthrosen). Die Belastbarkeit des dekonditionierten Menschen ist stark reduziert; Alltagsbelastungen können zu Fehl- und Überlastungen werden.

D

Dekontraktion *f*; ***Etym.:*** lat *de...* „von, weg, ent..., gegen..." u. *contrahere* „zusammenziehen"; ***engl.:*** Decontraction; ***Syn.:*** exzentrische Kontraktionsfähigkeit, Verlängerung, Verlängerungsfähigkeit
Kontext: Physiologie, Brügger-Konzept
Begriff der physiologischen Grundlagen der ▸ Funktionskrankheiten des Bewegungssystems. Unter D. versteht man jede Verlängerung (aktive und passive) eines Muskels oder einer Muskelgruppe. Die Dekontraktionsfähigkeit bezeichnet die aktive exzentrische Kontraktionsfähigkeit oder Verlängerungsfähigkeit. Sie bildet das Gegenstück zur konzentrischen Kontraktion und möchte betonen, dass dieser Vorgang während der Bewegung nicht einfach Lockerlassen bedeutet, sondern das gezielte aktive Verlängern unter Verbrauch von Adenosintriphosphat (ATP) ist. Die D. können spezifisch oder global durchgeführt werden und finden ihre Anwendung sowohl im Bereich der Diagnostik als auch in der Therapie der Funktionsstörungen. Spezifische D. zielen auf einzelne Muskelfunktionen (vgl. ▸ funktionsorientierter Therapieansatz, ▸ aufrechte Körperhaltung). Im Rahmen globaler D. werden komplexe Bewegungsabläufe ausgeführt, bei denen es gleichzeitig zu einer Verringerung des Längendefizits mehrerer Muskeln unterschiedlicher Funktionen kommt, die funktionell zusammenarbeiten. Zu den globalen Maßnahmen zählen u. a. therapeutische Bewegungsabläufe wie Gehen oder Joggen. Mit globalen D. können multiple Kontrakturen leichter bis mittlerer Ausprägung behandelt werden (vgl. ▸ globaler Therapieansatz).

Dekubitus *m*; ***Etym.:*** lat. *decubare* „darniederliegen"; ***engl.:*** Decubitus; ***Syn.:*** Wundliegen
Kontext: Neurologie, Geriatrie, Innere Medizin
Meist superinfizierte Geschwürbildung bei längerer Immobilität, durch lokale Minderdurchblutung aufgrund von Druck und Stoffwechselstörungen. Risikofaktoren: unsachgemäße Lagerung, Lähmungen, Sensibilitätsstörungen, Kontrakturen. Man unterscheidet verschiedene Einteilungen: Grad der Gewebezerstörung (Grad I–IV); Wundzustand (Stadium A–C). Lokalisation: Stellen, an denen der Knochen dicht unter der Haut liegt, z. B. Kreuzbein, Fersen, Zehen, Ohren. Physiotherapie: ▸ Dekubitusprophylaxe; konsequente Druckentlastung; Lagerung; Hilfsmittelversorgung (luftgepolstertes Rollstuhlkissen/Antidekubituskissen, Einlagen, Schienen); durchblutungsfördernde Maßnahmen (auch Lymphdrainage); Wechsel der Ausgangsstellung (Lagerungsplan), Mobilisierung.

Dekubitus

Grad	**Gewebe**
I	Ödembildung, Haut gerötet
II	Oberflächliche Hautschädigung
III	Schädigung aller Hautschichten, offenes Geschwür
IV	Ausgedehnte Hautschädigung mit Nekrose und ggf. Schädigung von Knochen, Muskulatur
Stadium	**Wundzustand**
A	„Saubere" Wunde, keine Nekrose
B	Nässende, schmierige Wunde mit geringer Nekrose
C	Infiltration der Wunde in das umliegende Gewebe und ggf. Sepsis

Dekubitusprophylaxe *f*; ***Etym.:*** lat. *decubare* „darniederliegen" u. griech. *prophylaxis* „Vorsicht"; ***engl.:*** Decubitus prophylaxis in paraplegia
Kontext: Neurologie, Geriatrie, Innere Medizin
Vorbeugende Maßnahmen zur Vermeidung eines ▸ Dekubitus bei gefährdeten Patienten; regelmäßiger Sichtbefund der Haut (Rötung) während der Therapie; insbesondere, wenn der Patient über Schmerzen klagt; Absprachen im interdisziplinären Team zur Lagerung, Information der Angehörigen. Bei langer Bettlägerigkeit werden Wechseldruckmatratzen, Felle oder Lagerungskissen eingesetzt, die den Druck auf das Gewebe vermindern. Querschnittgelähmte Rollstuhlpatienten müssen die belasteten Hautpartien im

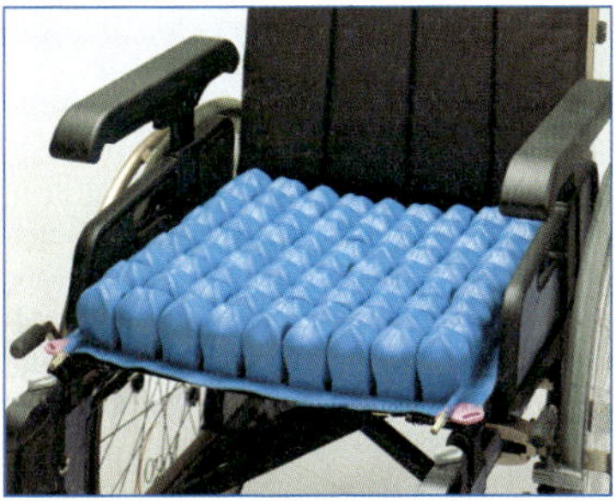

Dekubitusprophylaxe: Rückenlagerung.

Gesäßbereich regelmäßig durch Aufstützen entlasten. Zusätzlich kann ein Antidekubitus-Sitzkissen verwendet werden, das Druckspitzen und Scherkräfte reduziert.

Dekubitusprophylaxe bei Querschnittlähmung *f*; ***engl.:*** Decubitus prevention
Kontext: Traumatologie, Prävention
Vgl. ▸ Querschnittlähmung, Dekubitusprophylaxe bei.

Delegation *f*; ***Etym.:*** lat. *delegatio* „Zuweisung, Überweisung"; ***engl.:*** Delegation
Kontext: Berufspolitik
Die D. einer ärztlichen Leistung meint die Weitergabe einer Aufgabe an nicht-ärztliche Gesundheitsberufe durch den Arzt. Es gibt klare Richtlinien, welche Aufgaben unter welchen Bedingungen von Ärzten an nicht-ärztliche Gesundheitsberufe delegiert werden dürfen. Es gilt prinzipiell der Arztvorbehalt. Die Verantwortung für eine delegierte Aufgabe tragen der Arzt (Anordnungsverantwortung) und derjenige, der die Anweisung zur Durchführung einer Aufgabe erhält (Durchführungsverantwortung). D. wird in Abgrenzung zur ▸ Substitution ärztlicher Leistungen diskutiert.

Delir *n*; ***Etym.:*** lat. *delirium* „Wahnwitz, Irresein"
Vgl. ▸ Verwirrtheitssyndrom.

Dellbarkeit *f*; ***engl.:*** Dentability
Kontext: Lymphologie
Durch Fingerdruck ausgelöste, zeitlich begrenzte Delle der Haut, Zeichen eines durch Lymphabflussstörung entstandenen Ödems (▸ Lymphödem).

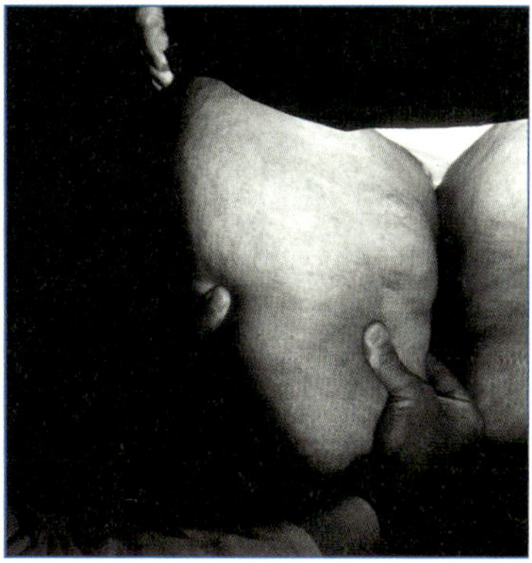

Dellbarkeit der Haut.

Demaskierung *f*; ***Etym.:*** lat. *de* „von .... weg" u. arab. *mashara* „Verspottung"; ***engl.:*** Demasking; ***Syn.:*** Unmasking
Kontext: Neurophysiologie
Wesentlicher Mechanismus der neuronalen Plastizität (Hypothese). Angenommen/diskutiert wird, dass nach einer ZNS-Schädigung stille/stumme (bis dahin unbenutzte) Synapsen kompensatorisch benutzt und damit demaskiert werden. Physiotherapie: Dient als Erklärungsmodell funktioneller Verbesserungen nach initial hochgradigen Paresen.

Demenz *f*; ***Etym.:*** lat. *dementia* „Unvernunft, Wahnsinn"; ***engl.:*** Dementia
Kontext: Geriatrie, Psychiatrie, Neurologie
Im Alter auftretende chronisch progrediente Erkrankung des Gehirns mit kognitiven, sozialen, emotionalen Störungen und Defiziten; zusätzlich zur langsam fortschreitenden Vergesslichkeit muss eine Aphasie, Apraxie und/oder Agnosie (mindestens eine der drei Störungen) erkennbar sein. Zu Beginn ist eine Störung des Kurzzeitgedächtnisses auffällig; mit der Zeit können Alltagsfertigkeiten nicht mehr ausgeführt werden; alle kortikalen Funktionen können betroffen sein, z. B. Sprache, Lernfähigkeit, Rechnen und Orientierung; auch emotionales und soziales Verhalten. Häufigste Formen: Alzheimer-D., vaskuläre D. Die Differenzierung zwischen D. und altersbedingten, kognitiven Störungen oder einer Altersdepression mit entsprechendem Vermeidungsverhalten ist schwierig.

Demyelinisierung *f*; ***engl.:*** Demyelination
Kontext: Neurologie
Verlust der Markscheiden, die für eine ausreichend schnelle Fortleitung der Nervenimpulse entlang der Axone mitverantwortlich sind (vgl. ▸ Markscheide, ▸ Nervenzelle).

D

Dendrit *m*; ***engl.:*** Dendrite
Vgl. ▶ Nervenzelle.

Denial *n*; ***Etym.:*** engl. „Leugnen, Bestreiten; Verdrängung"; ***engl.:*** Denial; ***Syn.:*** Verdrängung
Kontext: Psychologie
Psychische Reaktionen bzw. aktive Bewältigung (Coping) einer für die Person bedrohlichen Situation, um Angst zu reduzieren und schmerzliche Konfrontationen mit den Krankheitsfolgen zu vermeiden. Ursache ist die beginnende Wahrnehmung von Defiziten. Auf negatives Feedback reagieren die Patienten eher mit Abwehr, Ärger oder Erklärungen im Gegensatz zu Patienten mit ▶ Unawareness (fehlendes Störungsbewusstsein aufgrund einer Hirnschädigung). Therapeutische Möglichkeiten: Voraussetzung ist eine gute ▶ therapeutische Beziehung, Patienten mit eingeschränktem Störungsbewusstsein benötigen zunächst viel Struktur, Anleitung und Unterstützung. Neue Situationen können hilfreich sein, um die Frustration im Erleben von Defiziten zu vermindern. Erst im weiteren Verlauf der Therapie können die Anforderungen und somit die Auseinandersetzung mit den eigenen Defiziten gesteigert werden. Behandlungsziele werden vorsichtig ausgehandelt (vgl. ▶ Unawareness).

Denken *n*; ***engl.:*** Thinking
Kontext: Alexander-Technik
In der ▶ Alexander-Technik bezeichnet man als D. die Botschaften im Nervensystem oder sämtliche Geistes- und Nervenaktivitäten. Eine Grundannahme in der Alexander-Technik lautet: Keine Bewegung lässt sich ausführen ohne einen Denkprozess, der diese Bewegung vorbereitet und begleitet. Infolge des Kausalzusammenhangs zwischen D. und ▶ Bewegung wirkt sich die Qualität des D. s unmittelbar darauf aus, wie gut und wie mühelos ▶ Bewegungen und Tätigkeiten gleich welcher Art ausgeführt werden können. Die Art und Weise der Vorüberlegungen, Planung, Organisation, Überlegungen über die Art und Weise der soeben initiierten ▶ Bewegung, sowie die abschließende Interpretation und Bewertung bestimmt die Art und Weise der Bewegung: Qualität, Klarheit, Effizienz, Harmonie, Balance und Koordiniertheit. In der Alexander-Technik sind vor allem folgende Bereiche und Aspekte des D.s gefordert: Wahrnehmen von Außen- und Innenwelt, Erkennen, Begreifen, Erinnern, Erfassen von Zusammenhängen, Abschätzen und Beurteilen von Konsequenzen, Bilden und Beibehalten von Absichten, Treffen von Entscheidungen und Fassen von Entschlüssen, Planen und Durchführen von Aktionen, Bestimmung der Art und Weise einer Bewegung oder Handlung Auswertung und Interpretation. Sobald Fragen auftauchen wie: „Warum?" „Wäre es sinnvoll, etwas auf diese Art und Weise zu tun?" „Ist diese Schlussfolgerung plausibel?" ist eine weitere Art des D.s beteiligt, die ▶ Alexander vernünftiges Überlegen (reasoning) nannte. D. bedeutet auch Lernen, d. h. die Schulung, der man sich unterzieht, um Schritte wie die obigen ausführen zu können. In der ▶ Alexander-Technik sind beim Lernprozess unter anderem beteiligt: Beobachten – Überlegen – Fragen stellen – in Frage stellen – Urteilsfähigkeit ausbilden – Ideen entwickeln – Experimente ausdenken und durchführen – Schlussfolgern – Erfahrungen auswerten und anwenden. In der ▶ Alexander-Technik spielen vorzugsweise ▶ Bewegungen eine Rolle, denen eine Absicht zugrunde liegt. Durch eine generelle Verbesserung der Organisation des D.s werden Bewegungen und Tätigkeiten auf die jeweilige Aufgabe bestmöglich abgestimmt, d. h. der jeweiligen Aufgabe optimal angepasst, wobei auf indirekte Weise auch solche Bewegungen optimiert werden, die unserem Willen nicht direkt zugänglich sind. Dies geschieht beispielsweise durch größere Klarheit und Eindeutigkeit der Zielsetzung, bessere Auswahl geeigneter Mittel zum Erreichen dieses Zieles sowie präzise Entscheidungen zur Umsetzung und Selbststeuerung bei der Ausübung der Tätigkeit.

Denken, divergentes *n*; ***Etym.:*** lat *dis...* „zwischen, hinweg" u. *vergere* „hinstreben, sich erstrecken"; ***engl.:*** Thinking, divergent
Kontext: Clinical Reasoning
Denkprozess, in dem möglichst reichhaltige Alternativen gebildet werden, bevor eine endgültige Entscheidung getroffen wird. Im physiotherapeutischen Clinical-Reasoning-Prozess kann d. D. dazu dienen, eine große Vielfalt an Hypothesen zu generieren, bevor einzelne Hypothesen gegeneinander abgewogen werden und ihre Anzahl sich damit wieder reduziert (vgl. ▶ konvergentes Denken).

Denken, formales *n*; ***Etym.:*** lat. *formalis* „an eine gewisse Form gebunden, förmlich"; ***engl.:*** Thinking, formal
Kontext: Pädiatrie
Nach Piagets Entwicklungstheorie letzte Phase des Denkens, die ab ca. 12 Jahren möglich ist. Bezeichnet die Fähigkeit, formallogische Schlussfolgerungen zu ziehen und Hypothesen zu bilden,

ohne von der sinnlichen Erfahrung konkreter Objekte abhängig zu sein. Physiotherapie: Erklärt z. B. die Tatsache, dass einem kleinen Kind die Schlussfolgerung „Ich übe jetzt, damit ich wieder gehen kann." (noch) nicht möglich ist.

Denken, konkretes *n*; ***Etym.:*** lat. *concretus* „verdichtet, dicht, aus etwas zusammengesetzt"; ***engl.:*** Thinking, concrete
Kontext: Pädiatrie
Nach Piagets Entwicklungstheorie frühere Phase des Denkens. Logische Schlussfolgerungen sind nur beim Vorhandensein konkreter Objekte möglich. Physiotherapie: Übungsaufgaben bei kleinen Kindern anhand konkreter Situationen stellen, z. B. „Wir gehen jetzt die Treppe hoch, weil deine Eltern oben warten."

Denken, konvergentes *n*; ***Etym.:*** lat. *convergere* „sich hinneigen"; ***engl.:*** Thinking, convergent
Kontext: Clinical Reasoning
Denkprozess, der eine Fülle von Informationen zusammenfasst, beispielsweise mit dem Ziel, zu einer Entscheidung über die Ursache eines klinischen Problems und zu einer bzw. zur besten Lösungsmöglichkeit zu kommen. Im physiotherapeutischen Clinical-Reasoning-Prozess kann k. D. beispielsweise dazu dienen, eine favorisierte Hypothese hinsichtlich eines funktionellen Problems und dessen Ursache festzulegen und daraufhin erste therapeutische Ziele und Maßnahmen zu planen (vgl. ▸ Denken, divergentes).

Denken, lautes *n*; ***engl.:*** Thinking, aloud
Kontext: Clinical Reasoning
Prozess, bei dem das Denken in Worte gefasst wird. Denkinhalte und -prozesse sind von außen nicht wahrnehmbar. Wenn man sich also über sie verständigen will, muss man sie verbalisieren. Diese Verbalisierung gleicht in gewissem Maße einem Übersetzungsverfahren, bei dem das Denken als eine Sprache angesehen werden kann, die in eine andere (verbale) Sprache übersetzt wird. In Bezug auf das physiotherapeutische ▸ Clinical Reasoning kann das l. D. dazu genutzt werden, ein Bild davon zu erhalten, welche kognitiven Prozesse während der Bearbeitung eines klinischen Problems ablaufen. Dabei ist nicht nur das Ergebnis von Interesse, sondern vielmehr der Lösungsweg. L. D. kann als Methode genutzt werden, um Clinical-Reasoning-Prozesse wahrzunehmen, sie zu analysieren und zu reflektieren. Durch diese Form der Verständigung können erfahrene Therapeuten Denkstrategien an andere weitergeben; sie können unerfahrenere Therapeuten anleiten und beraten.

Denken, schlussfolgerndes *n*; ***engl.:*** Thinking, deductive
Kontext: Clinical Reasoning
Denkprozess, der darauf abzielt, neue Einsichten und Erkenntnisse auf der Basis von bereits vorhandenen Informationen zu gewinnen. Dies kann dadurch geschehen, dass das Wahrgenommene zu bereits abgespeicherten Erfahrungen in Beziehung gesetzt, ein Sachverhalt genauer erschlossen oder Wirkungszusammenhänge und Regelmäßigkeiten erkannt werden. Will man beurteilen oder überprüfen, ob die getroffenen Schlussfolgerungen gültig oder verlässlich sind, so kann man sich der Logik bedienen. Physiotherapeuten denken in allen Schritten des Clinical-Reasoning-Prozesses schlussfolgernd (Hypothesen bilden, überprüfen oder gegeneinander abwägen). Bsp.: Aus einem typischen Bewegungsverhalten eines Menschen kann auf eine mögliche ursächliche Funktionsstörung oder Schmerzsymptomatik rückgeschlossen werden.

Denken, systemisches *n*; ***Etym.:*** griech. *systema* „Gebilde"; ***engl.:*** Thinking, systematic
Kontext: Psychologie, Kommunikation
Information wird verstanden als Relation zwischen Sender und Empfänger, wobei die Veränderung eines Teils des Ganzen auch die übrigen Teile beeinflusst. Das Ganze (das gesamte Sys-

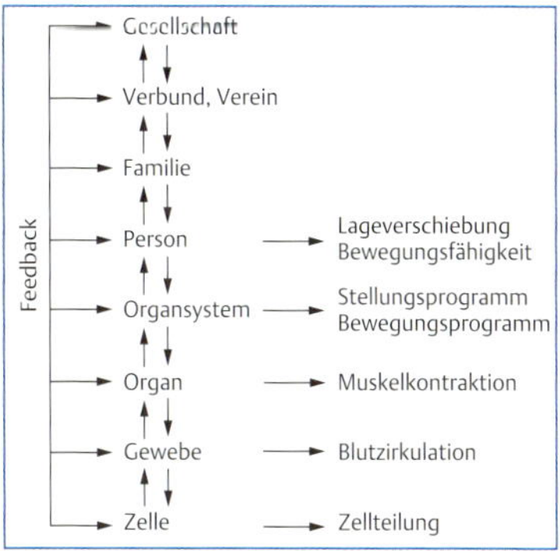

Systemisches Denken: Der menschliche Organismus besteht aus verschiedenen hierarchischen Systemen, die in einem Bewegungskreislauf zusammenwirken. Der Bewegungskreislauf wirkt wiederum mit der Umwelt zusammen (nach Hislop 1975).

D

tem) ist mehr als die Summe seiner Teile. Ein Mensch ist mehr als Blutgefäße, Muskeln und Nerven. Der Organismus besteht aus verschiedenen hierarchischen Systemen, die in einem Bewegungskreislauf zusammenwirken. Der Bewegungskreislauf wirkt wiederum mit der Umwelt zusammen. Im systemischen Denken ist es unmöglich von Informationen zu sprechen, ohne Zusammenhänge oder Rückkoppelungen, d. h. Feedbacks, zu beschreiben (vgl. ▶ Informationstheorie).

D

Denkstörung *f*; ***engl.:*** Thought disorder
Kontext: Psychiatrie
Unterscheidung in formale und inhaltliche D. Formale D. sind Störungen des Denkprozesses, die sich sprachlich bemerkbar machen (z. B. Weitschweifigkeit, Gedankensperrung und -abreißung). Die wichtigste inhaltliche D. ist der ▶ Wahn, von dem der Betroffene völlig überzeugt ist (z. B. der Verfolgungswahn als ein häufig vorkommendes Symptom der ▶ Schizophrenie).

Dentoalveolär *adj.*; ***Etym.:*** lat. *dens* „Zahn" u. *alveolus* „kleine Mulde, Wanne"; ***engl.:*** Dentoalveolar
Kontext: Kiefergelenksbehandlung
Zahn und Alveole (knöchernes Zahnfach, in dem der Zahn mit Fasern aufgehängt ist) erfassend.

Depersonalisation *f*; ***Etym.:*** lat. *de* „von ... weg, ent..." u. *persona* „Bühnenrolle, Persönlichkeit"; ***engl.:*** Depersonalisation
Kontext: Psychiatrie
Die D. ist eine Störung des Ich-Erlebens. Die Patienten empfinden ihren Körper als fremdartig und erleben sich selbst als unwirklich. Meist ist sie begleitet von starker Angst.

Depolarisation *f*; ***Etym.:*** lat. *de* „von ... weg, ent..." u. *polus* „Drehpunkt, Pol"; ***engl.:*** Depolarisation
Kontext: Neurophysiologie
Verminderung des Ruhemembranpotenzials, z. B. das exzitatorische postsynaptische Potenzial.

Depression *f*; ***Etym.:*** lat. *depressio* „das Niederdrücken"; ***engl.:*** Depression
1. *Kontext:* Psychiatrie, Neurophysiologie
Eine D. ist eine gedrückte, traurige Verstimmung mit Krankheitswert. Ausgeprägte Krankheitsbilder weisen eine pessimistische, niedergeschlagene und verzweifelte Stimmungslage mit ▶ Suizidgefahr auf. Es sind verschiedene Formen möglich. Im Rahmen einer ▶ affektiven Psychose gibt es extreme emotionale Entgleisungen in Form einer D. oder ▶ Manie. (Vgl. ▶ Langzeitdepression.)
2. *Syn.:* Mundöffnung
Kontext: Kiefergelenksbehandlung
Die durchschnittliche maximale D. liegt bei 55 mm bei Männern und 50 mm bei Frauen. Messungen der D. können mit einem Lineal erfolgen. Dabei öffnet der Patient den Mund und der Therapeut positioniert das Lineal zwischen der Oberkante der unteren Schneidezähne und der Unterkante der oberen Schneidezähne.

Depression, körperliches Erleben der *f*; ***Etym.:*** lat. *depressio* „das Niederdrücken"
Kontext: Psychiatrie, Psychosomatik
Bei einer D. klagt der Betroffene oft über zahlreiche körperliche Beschwerden (Befindlichkeitsstörungen), die wie eine somatische Erkrankung anmuten. Körperliche Symptome wie Schwindel, Schmerz, Atembeschwerden, Herz- und Brustbeschwerden verdecken die D. Wesentlich ist, den aktuellen und biographischen Lebenshintergrund des Patienten in Betracht zu ziehen. Es wird geprüft, ob eine Verbindung mit dem Auftreten der depressiven Beschwerden besteht. Die bewegungstherapeutische Behandlung depressiver Menschen soll zu einem Ausgleich des Körpererlebens führen und Einfluss auf das ▶ Körperbild nehmen, um darüber das innere Erleben zu verändern. Depressive Patienten profitieren auch von allgemeiner körperlicher Aktivität, z. B. von einem Lauftraining.

Depression, synaptische *f*; ***Etym.:*** lat. *deprimere* „niederdrücken" u. griech. *synapsis* „eng verbunden"; ***engl.:*** Depression, synaptic
Kontext: Neurophysiologie
Verminderung der pro Aktionspotenzial freigesetzten Transmitterquanten, der Amplitude des exzitatorischen postsynaptischen Potenzials (EPSP) und damit des übertragenen Effektes. Ursache: Häufige präsynaptische Depolarisationen einer bahnenden Synapse durch lange Aktionspotenzialserien bewirken eine Hemmung durch den o. g. Mechanismus (die Wirkung schlägt ins Gegenteil um). Die s. D. wird mit der Gewöhnung (Habituation) in Verbindung gebracht; sie ist evtl. an Lern- und Gedächtnisprozessen beteiligt.

Deprivation *f*; ***Etym.:*** engl. *deprivation* „Beraubung, Verarmung, Mangel"; ***engl.:*** Deprivation; ***Syn.:*** sensorische Deprivation
Kontext: Psychologie, Traumatologie
Räumliche und zeitliche Orientierungsstörungen sowie die Unfähigkeit etwas zu spüren, zu emp-

finden und zu fühlen aufgrund von unterdrückten Sinneseindrücken und Wahrnehmungen. Kann z. B. bei Patienten auf einer Intensivstation als unerwünschter Effekt auftreten.

Deqi-Gefühl *n*; ***engl.:*** Sensation of Acupuncture; ***Syn.:*** De Qi, Nadelsensation
Kontext: Traditionelle Chinesische Medizin
Subjektive Sensation des Patienten nach dem Setzen der Akupunkturnadel. Es wird als lokale Wärme, Schwere oder Kribbeln beschrieben, auch streifenförmig ausstrahlend. An den ▸ Akupunkturpunkten kann das D. gut ausgelöst werden. Ein schwaches D. ist tonisierend, das starke D. ist beruhigend.

Der Ball rollt ***engl.:*** The rolling ball (game for climbing therapy)
Kontext: Therapeutisches Klettern
Kletterspiel mit Übungen für Fortgeschrittene. Der Übende steht auf einem Pezziball an der Wand und bewegt sich mittels der Arme an der Wand und der Beine auf dem Ball fort.

Der Dichter ***engl.:*** The poet (game for climbing therapy)
Kontext: Therapeutisches Klettern
Kletterspiel mit Kopplung von motorischen mit kognitiven Aufgaben; beim Erreichen einer vorher festgelegten Position und Stabilisieren des Körpers an der Wand liest der Übende einen Text vor oder zitiert ein Gedicht.

Der Korkenzieher ***engl.:*** The corkscrew
Kontext: Funktionelle Bewegungslehre
Therapeutische Übung nach Klein-Vogelbach für das hubfreie Training der Rotatoren der Wirbelsäule bei stabilisierter Null-Stellung. Ausgangsstellung: Sitz (Hocker). Lernziele des Patienten: dynamisch extensorische Stabilisierung der Brustwirbelsäule in der Null-Stellung; hubfreie endgradige Rotation der Wirbelsäule im lumbothorakalen und thorakozervikalen Übergang. Der Bewegungsablauf gliedert sich in drei Phasen: Thorax rotiert nach rechts; Kopf rotiert nach links; Thorax rotiert abwechselnd rechts/links. Ggf. Anpassungen an statische Abweichungen, Kondition und Konstitution.

Der Kreisel ***engl.:*** The Roundabout (game for climbing therapy)
Kontext: Therapeutisches Klettern
Kletterspiel für Fortgeschrittene mit einer kompletten Drehung in der Kletterwand um die eigene vertikale Körperachse.

Der Löwe kommt ***engl.:*** The lion arrives (game for climbing therapy)
Kontext: Therapeutisches Klettern
Kletterspiel; es wird ein Griff bestimmt, zu dem der Übende so schnell wie möglich aufsteigen muss, um sich vor dem nahenden Löwen zu retten.

Derangementsyndrom *n*; ***Etym.:*** franz. *dérangement* „Störung, Verwirrung"; ***engl.:*** Derangement syndrome
Kontext: McKenzie-Konzept
Durch das Ausführen von Bewegungen oder längeres Einnehmen von Haltungen kann es innerhalb weniger Minuten oder Tage zu schnellen und anhaltenden Veränderungen der Schmerzintensität und -lokalisation sowie der mechanischen Präsentation kommen. ▸ Belastungsstrategien bewirken Abnahme, Verschwinden oder ▸ Zentralisation von Symptomen. Entgegengesetzte Belastungsstrategien können Symptome hervorrufen, verschlimmern oder peripheralisieren, wenn sie ausreichend lange beibehalten werden. Eine Reihe eindeutig kennzeichnender Merkmale lassen sich bei der Anamnese und physischen Untersuchung feststellen. Das McKenzie-Konzept basiert u. a. auf dem Modell der Bandscheibenverlagerung, das diese Gelenksstörung als interne artikuläre Verlagerung erklärt, die Schmerzen und Beeinträchtigungen auslösen kann (vgl. ▸ Mechanische Syndrome).

Dercum, Morbus *m*
Vgl. ▸ Morbus Dercum.

Derealisation *f*; ***Etym.:*** lat. *de* „von ... weg" u. *realis* „sachlich, wesentlich", zu *res* „Sache, Ding"; ***engl.:*** Derealisation
Kontext: Psychiatrie
Sonst vertraute Gefühle gegenüber Umwelt, Objekten und Menschen werden als unwirklich und fremd erlebt. Diese Erlebnisse können auch beim psychisch Gesunden, z. B. bei emotionaler Belastung, entstehen. Als ausgeprägte Ich-Störung handelt es sich um ein Symptom der ▸ Schizophrenie.

Dermatom *n*; ***Etym.:*** griech. *derma* „Haut"; ***engl.:*** Dermatome
1. *Kontext:* Bindegewebsmassage
Umschriebener Hautbereich, der einem ▸ Segment zugeordnet wird. In den Randbereichen bestehen Überlappungen zwischen den Segmenten. Bei der Therapie sind die Hautzonen entsprechend ihrer evolutionären Entstehung (ektodermaler bzw. mesodermaler Ursprung) zu unterscheiden,

D

da sie nicht immer deckungsgleich sind. Je nach Tastqualität (oberflächlich/tief) kann dies zu Fehlern in der Palpation sowie deren Interpretation und damit zu Befundverfälschungen bzw. -unterschieden führen.

2. ***Kontext:*** Neurologie

D. sind Innervationsbezirke der einzelnen Rückenmarkswurzeln auf der Haut; jedes D. wird nach Sherrington von 2–3 benachbarten Rückenmarkssegmenten innerviert; D. überlappen sehr stark, sodass sich der Ausfall einer Wurzel anhand des D. nur wenig bemerkbar machen würde; dennoch wichtige diagnostische Verwertung durch entsprechende Untersuchung, da das D. wichtige Anhaltspunkte im Hinblick auf die Höhe der Wurzelschädigung im Rückenmark gibt; nicht zu verwechseln mit den von Hautnerven versorgten Gebieten, die zwar beträchtliche Überlappungen mit einem D. zeigen, aber dennoch unterschiedlich sind; in einem Hautnerv verlaufen Fasern aus verschiedenen Wurzelsegmenten; das Ausfallmuster hängt vom Ort der Schädigung ab; Verletzung führt zwar zu einem umschriebenen Sensibilitätsausfall, die Grenzen entsprechen jedoch nicht dem Dermatom.

Dermatoprotektion *f*; ***engl.:*** Dermal protection

Kontext: Dermatologie

Hautschutz durch Rückfettung und Erhaltung der Hautfeuchtigkeit.

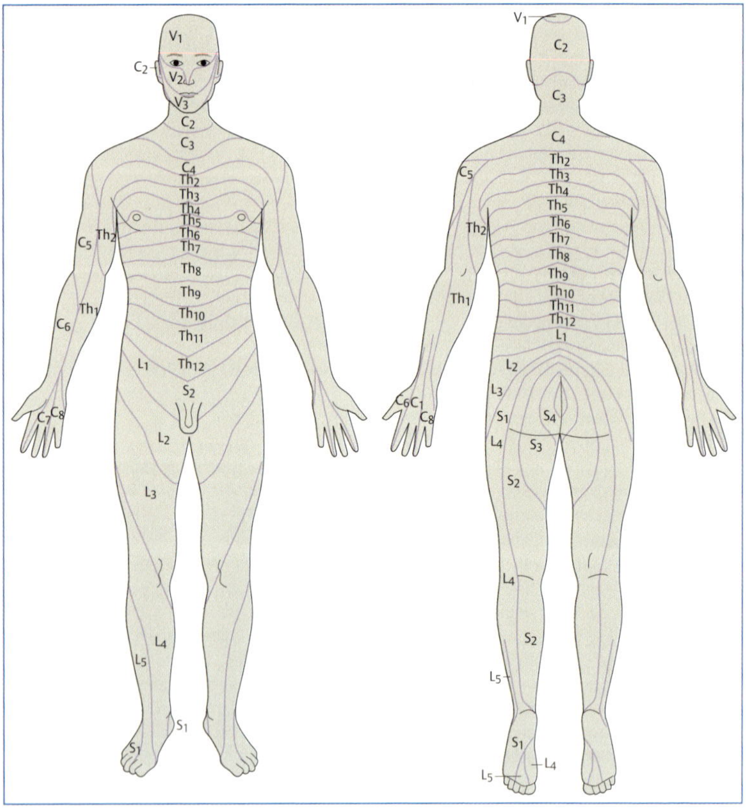

Dermatome.

D

Desault-Verband *m*; ***Etym.:*** nach dem franz. Chirurgen Pierre Joseph Desault (1744–1795); ***engl.:*** Desault's bandage
Kontext: Traumatologie
Von Pierre Joseph Desault entwickelter Verband zur Ruhigstellung des Glenohumeralgelenks z. B. nach Luxation, Skapula-, Tuberkulum-majus-Fraktur. Ursprünglich wurde mittels Körperschlauchverband der Oberarm am Körper und der Unterarm bei 90° Flexion im Ellbogengelenk auf dem Bauch des Patienten fixiert. Dadurch kommt es zu einer Null-Stellung des Schultergelenks für die Bewegungsrichtungen Flexion/Extension und Abduktion/Adduktion bei gleichzeitig deutlicher Innenrotation. Inzwischen gibt es von verschiedenen Herstellern eine Vielzahl vorgefertigter Verbände/Orthesen aus anderen Materialien, die diesem Prinzip folgen und in den gleichen Bewegungskomponenten ruhigstellen. Physiotherapie: Effektive Form der Ruhigstellung für das Schultergelenk, die jedoch das oftmals nicht betroffene Ellbogengelenk ebenfalls ruhiggestellt und recht schnell zu Kontrakturen führt. Der Patient lernt deshalb, wie er den Verband lösen kann, um mehrmals täglich sein Ellbogengelenk zu bewegen. Über Schultergürtel-Bewegungen (proximaler Hebel) kann er (auch bei anliegendem Verband) das Glenohumeralgelenk minimal bewegen; positiver Effekt für den Gelenkstoffwechsel.

Descending Perineum *n*; ***Syn.:*** Dammsenkung
Kontext: Proktologie, Gynäkologie
Im weiteren Sinne: Absenkung der Beckenbodenmuskulatur, meist bei gleichzeitiger Senkung der Beckenorgane (vgl. ▶ Beckenbodentraining).

Descensus vaginae *m*; ***engl.:*** Pelvic organ prolapse (POP)
Kontext: Proktologie, Gynäkologie
Tiefertreten der Scheidenwände durch das Absinken der Beckenorgane.

Desensibilisierung, systematische *f*; ***Etym.:*** lat. *de-* „von weg, ent-" u. *sentire* „fühlen, wahrnehmen" u. griech. *systema* „Zusammenstellung, Gebilde, Gesamtheit"; ***engl.:*** Desensitization, systematic
1. *Kontext:* Neurologie
Ein neuro-physiologischer Lernprozess, bei dem verschiedene kortikale und subkortikale Hirnregionen zusammenwirken, um die angemessene Sensibilität der Haut wiederherzustellen. Der Patient lernt, aus einer Vielzahl von unangenehmen Berührungsreizen die adäquate Empfindung herauszufiltern.
2. *Kontext:* Psychologie
Verhaltenstherapeutisches Verfahren mit schrittweise durchgeführter Annäherung an ein angstauslösendes Objekt/Situation zur Angstbewältigung. Nach Festlegung einer Reizhierarchie wird der Patient zuerst mit dem Objekt oder mit der Vorstellung des Objekts konfrontiert, das nur in geringem Maße die Angst auslöst; er übt dabei ein angst-antagonistisches Verhalten ein; entsprechend der Reizhierarchie setzt man stärker angstauslösende Objekte ein. Kann sich der Patient ohne Angst mit dem ursprünglich angstauslösenden Objekt konfrontieren, ist er desensibilisiert.
3. *Kontext:* Innere Medizin
Allergologisches Verfahren; schrittweise zunehmende Exposition mit dem Allergie-auslösenden Stoff schwächt die ursprünglich überschießende allergische Reaktion des Körper ab.

Desmin *n*; ***Etym.:*** griech. Eigenname; ***engl.:*** Desmin
Kontext: Anatomie, Muskelphysiologie
Eines von 6 Proteinen, aus denen eine ▶ Muskelzelle aufgebaut ist (neben Titin, Nebulin, Costamere, Aktin und Myosin). Desmin verbindet die Sarkomere (Z-Scheiben) in longitudinaler Richtung untereinander und stellt Verbindungen zur Muskelmembran her. D. ist verantwortlich für die Übertragung von Kontraktionskräften auf die Muskelmembran und auf die extrazelluläre Matrix (vgl. Costamer).

Desoxygenation *f*; ***Etym.:*** franz. *dés* „ent-, weg" u. griech. *oxys* „scharf, spitz; Sauerstoff enthaltend"; ***engl.:*** Desoxygenation
Kontext: Herz-Kreislaufphysiologie
Entladen des Hämoglobins (Hb) vom Sauerstoff (O_2) in der ▶ Endstrombahn. Mit der D. des Hb entsteht desoxygeniertes Hb (eine etwas schwächere Säure), sodass die durch die ▶ Karboanhydrasereaktion (Bildung von Kohlensäure in den Erythrozyten) und die entsprechende Dissoziation der Kohlensäure auftretenden H^+ abgepuffert (gebunden) werden können (vgl. ▶ Oxygenation).

Detonisierung *f*; ***Etym.:*** lat. *de...* „weg, von, herab" u. griech. *tonos* „Spannung, Spannkraft"; ***engl.:*** Detonisation; ***Syn.:*** Entspannung
Kontext: Orthopädie, Traumatologie
Entspannen hypertoner Muskeln bzw. Verlängern der kontraktilen Einheiten durch physikalische Maßnahmen, z. B. Wärme oder Zug. Letzter muss

leicht (starker Zug tonisiert) und langsam sein (schneller Zug löst den Dehnreflex aus); die Ausgangsstellung muss gewährleisten, dass der Muskel keine Haltearbeit leisten muss.

Detrusorareflexie *f*; ***Etym.:*** lat. *detrudere* „fortdrängen, hinabdrängen", *a...* „nicht, un..." u. *reflectere* „zurückbiegen, umwenden"; ***engl.:*** Detrusor areflexia

D

Kontext: Neurologie

Form der Blasenlähmung, bei der die Überdehnung der Blasenwand bei einem Füllungszustand von 350–500 ml keinen Reflex zur Entleerung auslöst (Entleerungsstörung). Ursachen: Läsionen des Rückenmarks auf Höhe der Konus-Kauda-Region durch Traumen, mediale Bandscheibenvorfälle oder Tumore, mit einer Beeinträchtigung der sensiblen und motorischen Innervation der Blase. Während des ▸ spinalen Schocks nach einer traumatischen Querschnittlähmung tritt eine D. initial bei Läsionen auf zervikalem oder thorakalem Niveau auf.

Detrusorhyperreflexie *f*; ***Etym.:*** *Detrusor vesicae* „Harnblasenentleerungsmuskulatur", griech. *hyper...* „über..., übermäßig" u. *Reflex*; ***engl.:*** Detrusor hyperreflexia

Kontext: Neurologie

Störung der Blasenfunktion mit erhöhter Miktionsfrequenz und reflektorischer ▸ Blasenentleerung; Reflexblase. Ursache: Störung des pontinen ▸ Blasenzentrums oder höherer Zentren. D. ist für die Patienten sehr störend, da sie sehr oft Wasser lassen müssen (Pollakisurie) und unter imperativem Harndrang leiden, d. h. beim kleinsten Reiz müssen sie unaufschiebbar, schnell zur Toilette (reflektorische Blasenentleerung). Medizinisch weitgehend unbedenklich, da sich kein Restharn bildet. D. tritt häufig bei Patienten mit Multipler Sklerose auf (Erkrankungsbeginn). Physiotherapie: Blasen- und Beckenbodentraining; allgemeine Empfehlungen, wie z. B. viele kleine Trinkmengen. Eine medikamentöse Dämpfung der Detrusoraktivität kann mittels Nasensprays erfolgen.

Detrusorhyporeflexie *f*; ***Etym.:*** *Detrusor vesicae* „Harnblasenentleerungsmuskulatur", griech. *hypo...* „unter..." u. *Reflex*; ***engl.:*** Detrusor hyporeflexia; ***Syn.:*** atonische Blase, schlaffe Blase

Kontext: Neurologie

Störung der Blasenfunktion mit verminderter Miktionsfrequenz; häufig bei Querschnittpatienten. Ursache: Läsion im Sakralmark. Die Patienten empfinden keinen Harndrang; es kommt zur Restharnbildung mit der Gefahr einer Blaseninfektion oder eines Refluxes in die Nieren. Physiotherapie: Blasentraining, evtl. Elektrostimulation (vgl. ▸ Restharn).

Detrusor-Sphinkter-Dyssynergie *f*; ***Etym.:*** lat. *Detrusor vesicae, Musculus sphincter*, griech. *dys...* „schlecht, miss...", *syn...* „zusammen..." u. *ergon* „Werk"; ***engl.:*** Detrusor-sphincter dyssynergia; ***Syn.:*** Blasendysfunktion, Blasendyssynergie

Kontext: Neurologie

Störung der ▸ Blasenentleerung aufgrund einer Schädigung im lumbalen Spinalmark; keine vollständige Blasenentleerung, da der M. sphincter internus während der Kontraktion der Blasenmuskulatur (M. detrusor) tonisiert ist. Besonders bei Patienten mit Multipler Sklerose häufig auftretende Störung (ca. 20–50 %). Physiotherapie: Die zunehmende Blasenfüllung verstärkt bei Patienten mit Multipler Sklerose die Spastik (Beckenboden-, Beinmuskulatur). Selbstkatheterisierung und Blasentraining unterstützen die medikamentöse Therapie (vgl. ▸ Restharn).

Dezimeterwelle *f*; ***Etym.:*** lat. *decem* „zehn"; ***engl.:*** Decimetre wave

Vgl. ▸ Hochfrequenztherapie.

Diabetes mellitus, Bewegung bei *f*; ***Etym.:*** griech. *diabetes* „Harnruhr" u. lat. *mellitus* „honigsüß"; ***engl.:*** Diabetes mellitus, movement with

Kontext: Innere Medizin

Körperliche Aktivität wirkt sich auf den Blutzuckergehalt und die Insulinempfindlichkeit deutlich aus (Typ I und Typ II). Regelmäßige körperliche Anstrengung kann möglicherweise den Bedarf an Insulin verringern.

Diadochokinese *f*; ***Etym.:*** griech. *diadochos* „Nachfolger" u. *kinesis* „Bewegung"; ***engl.:*** Diadochokinesis

Kontext: Neurologie

Rhythmische gegengleiche (antagonistische) Bewegung. Typische Testbewegung für die obere Extremität: schnelle Pro-/Supination („Glühbirne" eindrehen). Bei ▸ zerebellärer Ataxie nach Kleinhirnschädigung kann der Patient die Bewegung nicht ausführen (▸ Dysdiadochokinese). Vergleichbare Tests können auch für die untere Extremität durchgeführt werden.

Diagnose *f*; ***Etym.:*** griech. *diagnoskein* „genau untersuchen, unterscheiden"; ***engl.:*** Diagnosis

Kontext: Diagnostik

Zuordnung einer gesundheitlichen Störung zu einem Krankheitsbegriff. Häufig werden auch

Symptombeschreibungen (z. B. Lumboischialgie) als Diagnose bezeichnet, was allerdings nicht korrekt ist. Physiotherapeuten stellen eine Hypothese über die Ursache der Beschwerden auf (z. B. Bandscheibenschädigung, mangelnde Stabilität). Das neuropsychologische Phänomen Pusher-Symptomatik diagnostizieren z. B. in der Regel Physiotherapeuten.

Diagnose, physiotherapeutische *f*; ***Etym.:*** griech. *physis* „Natur", *therapeia* „Behandlung, Pflege, Heilung" u. *diagnoskein* „genau untersuchen, unterscheiden"; ***engl.:*** Physiotherapeutic diagnosis

1. ***Kontext:*** Kaltenborn-Evjenth-Konzept

Beschreibung der gegenwärtigen krankmachenden (pathogenen) Faktoren aus Sicht der Physiotherapie. Für die Manuelle Therapie bedeutet dies eine Beschreibung des Zusammenhangs zwischen den beklagten Symptomen wie Schmerz und den Veränderungen der Bewegung (hypo- oder hypermobil, schwach, unkoordiniert usw.) und der Gewebe (Atrophie, Ödeme usw.). Sie ergibt sich, nachdem die ▸ Probebehandlung die Arbeitshypothese bestätigt hat, die sich aus der Zusammenfassung der positiven und negativen Befunde aus der Untersuchung ergibt. Diese Diagnose ist weltweit Bestandteil der Physiotherapie. Sie ergänzt die ärztliche und steht nicht in Konkurrenz zu ihr. Kaltenborn benutzt auch den Begriff der muskuloskeletalen Diagnose als Ergebnis der biomechanischen und funktionellen Beurteilung in der Untersuchung. Er unterstreicht damit die Bedeutung der mechanischen Beurteilung des arthroneuromuskulären Systems.

2. ***Kontext:*** Clinical Reasoning

Letzter Schritt des ▸ hypothetisch-deduktiven Reasoning, in dem der Therapeut das Problem des Patienten formuliert, d. h. er legt die p. D. fest. Das Problem kann sich sowohl auf funktionelle als auch auf psychologische und soziale Aspekte beziehen. Auf der Grundlage dieser Problemidentifizierung werden die Planungsentscheidungen für die weitere Therapie getroffen.

Diagnostik *f*; ***Etym.:*** griech. *diagnoskein* „genau untersuchen, unterscheiden"; ***engl.:*** Diagnostics

Kontext: Diagnostik

Verfahren, die zur ursächlichen Abklärung gesundheitlicher Beschwerden bzw. zur Klassifizierung einer Krankheit angewandt werden. Dazu gehören Anamnese und körperliche Untersuchungen sowie ggf. auch apparative Diagnostik und Laboruntersuchungen. In der Physiotherapie wird bei diagnostischen Tests die Manipulierbarkeit der Symptome durch bestimmte Bewegungen und Belastungen geprüft.

Diagnostisches Reasoning *n*; ***Etym.:*** engl. *reasoning* „Schlussfolgern, Urteilen, Beweisführung"; ***engl.:*** Diagnostic reasoning

Kontext: Clinical Reasoning

Form des ▸ Clinical Reasonings, bei der das Ermitteln der richtigen therapeutischen Diagnose im Mittelpunkt steht. Primär müssen dafür die biomedizinischen Einflussfaktoren und deren Zusammenwirken beleuchtet werden. In der Medizin ist der Prozess des d. R. klassischerweise durch die drei Aspekte gekennzeichnet: Diagnose, Prognose und Behandlung. Die drei Aspekte werden durch eine Analyse verschiedener Zeichen und Symptome festgelegt. Typischerweise kommen in diesem Problemlösungsprozess die Schritte des ▸ hypothetisch-deduktiven Reasoning zum Einsatz.

Diagonalabstützung *f*; ***engl.:*** Diagonal support

Kontext: Hippotherapie

Augenblick in der Bewegungsabfolge des Pferdes, in dem jeweils ein diagonales Beinpaar, z. B. vorne rechts und hinten links, Bodenkontakt hat, während das andere in freier Schwebe ist. Diagonalabstützungen der Beinpaare spielen in allen Gangarten eine Rolle, am ausgeprägtesten sind sie im ▸ Trab.

Diagonalbewegung *f*; ***engl.:*** Diagonal movement

Kontext: Hippotherapie

Durch die Übertragung der Bewegungsimpulse des Pferdes im Schritt werden Becken und Hüftgelenke des Reiters (Patienten) im Wechsel rechts/links vorgeschoben. Es resultieren Rotationen um die frontosagittale Achse, die in den Hüftgelenken mit Außen-/Innenrotationsbewegungen beantwortet werden, in der Lendenwirbelsäule mit Rotationsbewegungen um die Körperlängsachse und Diagonalbewegungen um den funktionellen Körpermittelpunkt. Rotationsbewegungen der Wirbelsäule auf verschiedenen Wirbelhöhen induzieren als Bewegungsantwort des Rumpfes und der Extremitäten des Reiters komplexe Koordinationsvorgänge, einschließlich Diagonalbewegungen.

Diagonale Belastung *f*

Vgl. ▸ Belastung, diagonale.

Diagramm *n*; ***Etym.:*** griech. *diagramma* „Zeichnung, geometrische Figur"; ***engl.:*** Diagram, graph, chart; ***Syn.:*** xy-Diagramm
Grafische Darstellung von erfassten Zahlenwerten zur Veranschaulichung von Größen oder Abhängigkeiten in Form von Linien, Punkten, Balken auf der Grundlage eines rechtwinkligen Koordinatensystems (xy-Diagramm) oder auch als ▸ Säulen-, Balken- oder Kreisdiagramm, wenn es sich um die Darstellung von Mengen oder Verteilungen handelt. Beispiel: die sog. I/T-Kurve stellt den Zusammenhang von erforderlicher Stromstärke (I) in Abhängigkeit von der Einwirkzeit (T) dar. Diagramme können aber auch Abläufe (Flussdiagramm) und strukturelle Zusammenhänge (Organigramm) übersichtlich darstellen.

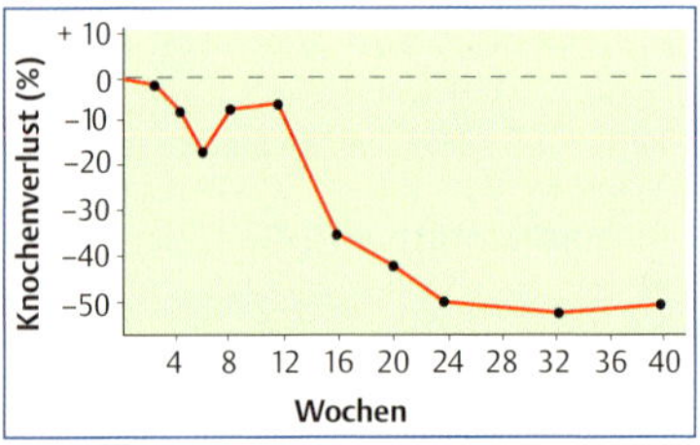

Diagramm: Beispiel für ein Liniendiagramm.

Dialogisches Prinzip *n*; ***Etym.:*** griech. *dialogos* „Zwiegespräch" u. lat. *principium* „Anfang, Ursprung, Grundlage"; ***engl.:*** Dialogical principle
Kontext: Bobath-Konzept
Wechselseitiges, achtungsvolles Abstimmen in einer Beziehung, im Bewusstsein beiderseitiger Mitverantwortung, das für das Gelingen der Begegnung bzw. der Therapie eine wesentliche und verbindliche Grundannahme ist.

Diaphragma *n*; ***Etym.:*** griech. *diaphragma* „Scheidewand"
Vgl. ▸ Zwerchfell.

Diaphragma pelvis *n*; ***engl.:*** Diaphragm pelvis
Kontext: Beckenbodenrehabilitation
Geformt vom M. levator ani und M. coccygeus; umschlossen von der Fascia pelvis visceralis und parietalis; Muskeln des D. stützen und stabilisieren die Beckeneingeweide und tragen zum Verschluss von Harnleiter und Rektum bei.

Diaphragma urogenitale *n*; ***engl.:*** Diaphragm urogenital
Kontext: Beckenbodenrehabilitation
Muskeln der mittleren Schicht des Beckenbodens; besteht aus M. transversus perineus profundus (stützt die Beckenorgane) und M. sphincter urethrae (zieht die Harnröhre zusammen).

Diaschisis *f*; ***Etym.:*** griech. *diaschisis* „Trennung, Teilung"; ***engl.:*** Diaschisis
Kontext: Neurologie
Durch Schädigung (traumatisch, ischämisch) des ZNS ausgelöster „Schockzustand" von Funktionseinheiten des Nervensystems, die zu einem vorübergehenden Funktionsausfall des gesamten dazugehörenden Neuronenkreises führt. Die genauen pathophysiologischen Mechanismen sind nicht umfassend geklärt; unbestritten ist, dass der Zustand spontan reversibel ist. Physiotherapie: kann die D. nicht beeinflussen. Im Zustand der D. zeigt ein Patient das Bild einer Plegie; nach

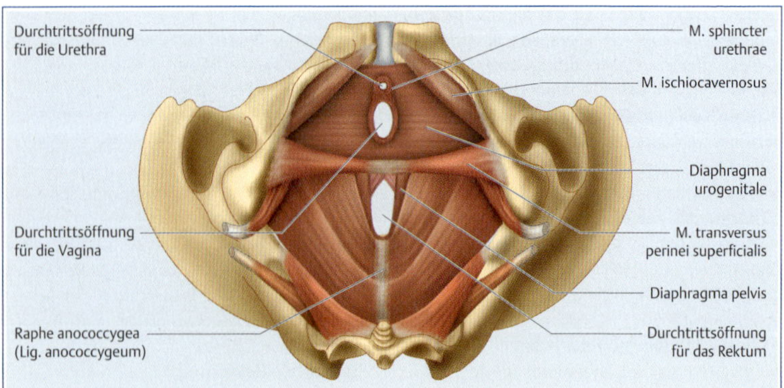

Diaphragma urogenitale.

Überwindung dieses Zustandes sind funktionelle Fertigkeiten relativ schnell wieder verfügbar.

Diastole *f*
Vgl. ► Butdruck.

Diathermie *f*; ***Etym.:*** griech. *dia* „hindurch" u. *therme* „Wärme"; ***engl.:*** Diathermy, radiothermy
Kontext: Physik, physikalische Therapie
Erwärmung von Körpergewebe als Folge eines einwirkenden elektrischen Feldes. Die Wärme entsteht in den Geweben durch Reibungsenergie polarisierter Moleküle, nicht durch Wärmeleitung.

Dichotom ***Etym.:*** griech. *dichotomia*„Zweiteilung"; ***engl.:*** Dichotomous; ***Syn.:*** binär
Kontext: Statistik
D. Merkmale kommen nur in zwei verschiedenen Ausprägungen vor. Natürlich vorkommende d. Merkmale sind z. B. das Geschlecht (weiblich/männlich) oder Eineiigkeit oder Zweieiigkeit bei Zwillingspaaren. In der Forschung werden darüber hinaus viele Merkmale dichotomisiert (z. B. Gehfähigkeit ja/nein), damit sie einer statistischen Analyse zugänglich werden. Einige statistische Verfahren wie z. B. die ► logistische Regression verlangen nach d. Faktoren.

Dichte *f*; ***engl.:*** Density
Kontext: Physik
Physikalische Materialeigenschaft; Verhältnis der Masse (m) eines Körpers zu seinem Volumen (V); $\rho = m/V$ [kg/m^3] manchmal auch in Gramm pro Liter [g/l] angegeben (vgl. ► Spezifisches Gewicht).

Dichter, der
Vgl. ► Der Dichter.

Dicke, Elisabeth *f*
Kontext: Bindegewebsmassage
Die Krankengymnastin Elisabeth Dicke ist die Begründerin der ► Bindegewebsmassage. Sie wurde 1884 in Lennep geboren und erlernte ihren Beruf als Krankengymnastin bei Dr. Kirchberg und Prof. Klapp in Berlin. Danach baute sie bei Wuppertal eine eigene Praxis auf und wirkte dort, bis sie 1942 ihren Wohnsitz nach Überlingen verlegte. In diesem Jahr veröffentlichte sie auch das Buch „Massage reflektorischer Zonen im Bindegewebe", wodurch sie diese Behandlungsmethode der Öffentlichkeit zugänglich machte. In ihrem dort gegründeten Institut lehrte sie die Methode bis zu ihrem Tod 1952.

Dickschädel *m*; ***engl.:*** Pighead
Kontext: Funktionelle Bewegungslehre
Therapeutische Übung nach Klein-Vogelbach zur dynamischen Stabilisierung der Halsmuskulatur. Ausgangsstellung: Sitz. Lernziel des Patienten: dynamische Stabilisierung der HWS in der Null-Stellung bei dosiert angewendeten Widerständen am Kopf. Die Widerstände gibt sich der Patient selbst.

Die Schere ***engl.:*** The scissors
Kontext: Funktionelle Bewegungslehre
Ballübung nach Klein-Vogelbach zur Wirbelsäulenmobilisation. Ausgangsstellung: Der Patient sitzt auf den Fersen und hält den Ball auf seinen Oberschenkeln vor dem Bauch fest. Endstellung: Nach der Zwischenposition „horizontale Lage auf dem Ball" dreht sich der Patient alternierend in die linke und rechte Seitenlage. Lernziele des Patienten: reaktives Drehen von der Bauch- in die Seitenlage; ökonomisches Aktivieren der Wirbelsäulen-, Hüftgelenk- und Schultergelenkmuskulatur; Drehen des Brustkorbs in den Schultergürtelgelenken. Reaktionen des Patienten: Gegengewichte und Veränderung der Unterstützungsfläche. Anpassungen an statische Abweichungen, Konstitution und Kondition bei Bedarf.

Die Unruh ***engl.:*** Restlessness
Kontext: Funktionelle Bewegungslehre
Ballübung nach Klein-Vogelbach zur Mobilisation und eine Stabilisation der Hüftgelenke. Ausgangsstellung: Rückenlage (ein Bein liegt auf dem Ball, das andere Bein bewegt der Patient transversaladduktorisch/-abduktorisch im Huftgelenk –„Unruh"). Lernziele: hubarmes abduktorisch/außenrotatorisch und adduktorisch/innenrotatorisch Mobilisieren der Gelenke; Aktivierung der Hüftgelenkmuskulatur gegen die Schwerkraft/mit Hub (gangtypisch; vergleichbar mit der Stabilisation des Beckens auf dem Oberschenkel während der Standbeinphase). Reaktionen des Patienten: Gegengewichte und Veränderung der Unterstützungsfläche. Ggf. Anpassungen an statische Abweichungen, Konstitution und Kondition.

Dielektrikum *n*; ***Etym.:*** griech. *dia* „getrennt" u. *elektrisch*; ***engl.:*** Dielectric; ***Syn.:*** Isolator, Nichtleiter
Kontext: Physik
Material, das elektrisch nicht leitend ist. Zwischen den Leitern (Platten) eines Kondensators beeinflusst es dessen Kapazität (vgl. ► Dielektrische Erwärmung).

Dielektrisch ***engl.:*** Dielectrical
Kontext: Physik
Nicht leitend, isolierend.

Dielektrische Erwärmung *f*
Vgl. ► Erwärmung, dielektrische.

D

D

Dielektrizitätskonstante *f*; ***engl.:*** Dielectric constant; ***Syn.:*** Influenzkonstante
Kontext: Physik
Kenngröße eines ▶ Dielektrikums.

Dienstleistung *f*; ***engl.:*** Service
Kontext: Betriebswirtschaftslehre
Immaterielles ökonomisches Gut; durch eine Person (Dienstleister) erbrachte Leistung zur Befriedigung eines Bedürfnisses (Gegensatz: materielles ökonomisches Gut, Ware). Bsp.: physiotherapeutische Behandlung.

Dienstleistungsmarketing *n*; ***Etym.:*** engl. *marketing* „Vermarktung"; ***engl.:*** Service marketing
Kontext: Betriebswirtschaftslehre, Marketing
Umfasst zusätzlich zu den Aspekten des Produktmarketings (die klassischen vier P's: Product, Price, Place, Promotion) drei weitere P's: Personell (Mitarbeiter), Process (z. B. Praxisabläufe), Physical Facilities (z. B. Praxisausstattung). Physiotherapeutische Behandlungen sind Dienstleistungen, die Therapeuten in der Regel über eine längere Zeitdauer (20–60 min) und einen längeren Zeitraum (Monat, Quartal, Jahr) erbringen. Den zusätzlichen drei Aspekten kommt besondere Bedeutung zu, da im Dienstleistungsbereich der persönliche Kundenkontakt (sog. „Chemie", „Wohlgefühl") für längere Zeit in besonderem Maße stimmen muss.

Differenzenquotient *m*; ***Etym.:*** lat. *differentia* „Verschiedenheit, Unterschied" u. *quotiens* „wie oft"; ***engl.:*** Quotient of differences
Kontext: Physik
Quotient zweier Differenzen; Begriff aus der Differenzialrechnung. Beispiel: Die Steigung einer Kurve im kartesischen Koordinatensystem ergibt sich aus dem Verhältnis der Differenzen der Koordinatenwerte: $y_2 - y_1 / x_2 - x_1$ oder $\Delta y/\Delta x$.

Differenzialrechnung *f*; ***engl.:*** Differential calculus
Kontext: Physik
Als wesentlicher Bestandteil der mathematischen Analysis eng verwandt mit der Integralrechnung. Zur Berechnung von lokalen Veränderungen von Funktionen über die Ableitung, deren geometrische Entsprechung die Tangentensteigung (dy/dx) ist.

Differenzialrezeptor *m*; ***Etym.:*** lat. *differentia* „Verschiedenheit, Unterschied" u. *receptor* „Empfänger"; ***engl.:*** Differential receptor; ***Syn.:*** D-Rezeptor, Differenzial-(D)-Rezeptoren
Kontext: Neurophysiologie
Sensor, der die Veränderungen der Reizintensität (den Differenzialquotienten von Anstieg und Abfall) wiedergibt. Die PD-Rezeptoren weisen gleichzeitig die Antworteigenschaften eines Differenzial- und eines ▶ Proportionalrezeptors auf.

Differenzierte Gleichgewichtsreaktion *f*
Vgl. ▶ Gleichgewichtsreaktion, differenzierte.

Differenzierungsfähigkeit *f*; ***engl.:*** Differentiation ability
Kontext: Medizinische Trainingstherapie
Fähigkeit, Bewegungsabläufe sicher, genau und ökonomisch ablaufen zu lassen – sowohl in Bezug auf die Umwelt als auch auf das Verhältnis der Körperabschnitte zueinander; Voraussetzung: richtige Dosierung von Kraft und Geschwindigkeit und die Abschätzung von Distanzen im Raum (vgl. ▶ Bewegungswahrnehmung).

Differenzierungstest *m*; ***engl.:*** Differentiation test
Kontext: Maitland-Konzept
Teil der Funktionsuntersuchung. Wenn an einer Testbewegung mehrere Gelenke/Strukturen beteiligt sind, kann durch kleine Bewegungen an einem Gelenk herausgefunden werden, woher die Symptome möglicherweise kommen; das andere Gelenk wird währenddessen möglichst ruhig gehalten.

Differenzsignal *n*; ***engl.:*** Differential signal
Kontext: Physik
Unterschied zwischen zwei elektrischen Potenzialen, Ausgangssignal eines ▶ Differenzverstärkers.

Differenzverstärker *m*; ***engl.:*** Differential amplifier
Kontext: Physik
Elektronischer Verstärker, dessen Ausgangssignal zur Differenz zweier Eingangssignale proportional ist. Beispiele: Aufzeichnung elektromyografischer Signale (EMG) oder von Aktionspotenzialen des Herzens (EKG).

Diffusion *f*
Vgl. ▶ Atmung, äußere.

Digi-Flex-Handtrainer *m*; ***Abk.:*** Digiflex; ***engl.:*** Digi-flex hand trainer
Kontext: Handtherapie
Trainiert die Koordination und Kräftigung der Hand und der einzelnen Finger. Es gibt 5 Griffstärken bzw. Widerstände. Gelb = 0,68 kg; Rot = 1,4 kg; Grün = 2,3 kg; Blau = 3,2 kg und Schwarz = 4,1 kg.

Digi-sleeve *f*; ***Etym.:*** lat. *digitus* „Finger" u. engl. *sleeve* „Hülse"; ***engl.:*** Digi-sleeve; ***Syn.:*** Fingersocks
Kontext: Handtherapie

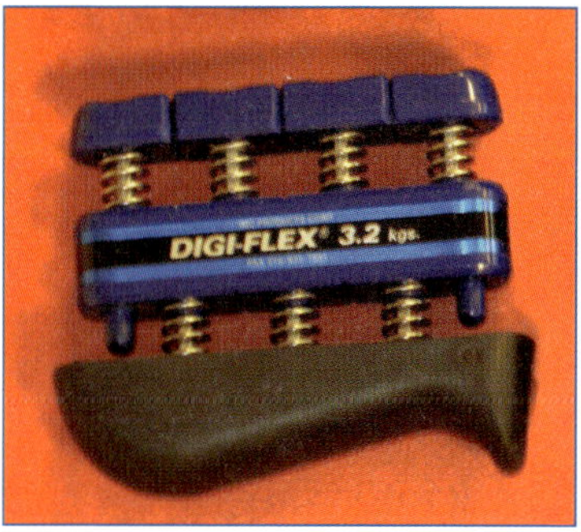

Digi-Flex-Handtrainer.

Kompressionsbandage zur Ödem- und Narbenbehandlung. Ein D. besteht aus einem dünnen elastischen komprimierenden Material, das über den ödematösen Finger gestülpt wird. Die Fingerkuppe bleibt offen. D. ist in verschiedenen Größen als Schlauch erhältlich, und wird auf die individuelle Fingerlänge des Patienten zugeschnitten.

Digitigrader Gang *m*
Vgl. ► Gang, Digitigrader.

Directional Preference *f*; ***Etym.:*** engl. „Richtungspräferenz"; ***Abk.:*** DP; ***Syn.:*** bevorzugte Bewegungsrichtung, Richtungspräferenz
Kontext: McKenzie-Konzept
Phänomen der Präferenz für Haltungen oder Bewegung in eine bestimmte Richtung bei einem ► Derangementsyndrom. Haltungen oder Bewegungen in *eine* Bewegungsrichtung verringern, beheben oder zentralisieren Symptome und verbessern oft ein eingeschränktes Bewegungsausmaß. Haltungen oder Bewegungen in die *entgegengesetzte* Richtung verschlimmern eher die Symptome und Zeichen. Diese Veränderungen in die Gegenrichtung treten nicht immer auf und sind möglicherweise abhängig von der Dauer der provozierenden Belastung. Der Therapeut bestimmt die DP während der mechanischen Untersuchung (vgl. ► Zentralisation).

Direktive *f*; ***Etym.:*** franz. *directive* „Richtlinie, Weisung"; ***engl.:*** Directive
Kontext: Alexander-Technik
Gedankliche Anweisung, die ohne aktive Muskelarbeit den Spannungszustand der Muskulatur beeinflusst. Ziel dieser Anweisungen ist es, die Muskelarbeit zu ökonomisieren und an die jeweilige Situation anzupassen, sowie die mühelose Aufrichtung zu unterstützen.

Direktzugang *m*; ***Etym.:*** lat. *directus* „gerade, geradegerichtet, ohne Umschweife"; ***engl.:*** Direct access
Kontext: Berufspolitik
Der Begriff D. wird in der Physiotherapie im Zusammenhang mit dem Thema der neuen Aufgabenverteilung im Gesundheitswesen verwendet. Angestrebt wird die Möglichkeit, dass Patienten einen Physiotherapeuten direkt, ohne vorherige Überweisung des Arztes, aufsuchen können. Damit soll eine effektivere und effizientere Patientenversorgung gesichert werden.

Disease Management *n*; ***Etym.:*** engl. *disease* „Krankheit" u. *management* „Verwaltung"; ***engl.:*** Disease management
Kontext: Berufspolitik
Unter D. M. wird die Behandlung von Patienten anhand vorgegebener, standardisierter Behandlungsschritte verstanden. Diese richten sich an den spezifischen Krankheitsbildern aus. Der Bundestag hat per Gesetz zu folgenden chronischen Erkrankungen Disease-Management-Programme auflegen lassen: Diabetes, Erkrankungen der Herzgefäße, Herzinsuffizienz, Asthma, Schlaganfall, Bluthochdruck und Brustkrebs.

Disfazilitation *f*; ***Etym.:*** lat *dis...* „auseinander..., voneinander weg" u. *faciliare* „erleichtern"; ***engl.:*** Disfacilitation
Kontext: Neurophysiologie
Vgl. ► Entbahnung.

Disinhibition *f*; ***Etym.:*** lat *dis...* „auseinander..., voneinander weg" u. *inhibitio* „Hemmung"; ***engl.:*** Dysinhibition
Kontext: Neurophysiologie
Vgl. ► Enthemmung.

Disklusion *f*; ***Etym.:*** lat. *dis...* „auseinander..." u. *cludere* „schließen"; ***engl.:*** Disclusion
Kontext: Kiefergelenksbehandlung
Fehlbiss.

Diskographie *f*; ***Etym.:*** griech. *diskos* „Scheibe" u. *graphein* „schreiben"; ***engl.:*** Discography
Kontext: Neurologie
Radiologisches Verfahren zur Beurteilung der Integrität der Bandscheibe. Kontrastmittel wird in den Zwischenwirbelraum eingebracht und ein potenzieller Kontrastmittelaustritt beobachtet. Gleichzeitig wird geprüft, ob der dem Patienten bekannte Schmerz reproduziert wird.

Diskus intervertebralis *m*; ***engl.:*** Intervertebral disc
Kontext: Physiologie
Vgl. ► Bandscheibe.

D

Dissoziation *f*; ***Etym.:*** franz. *dissociation* „Spaltung, Teilung, Zerfall"; ***engl.:*** Dissociation, dissolution
Kontext: Psychologie, Psychiatrie
Während oder nach einem überwältigenden, erschreckenden Erlebnis spaltet die Psyche die Wahrnehmung von Gefühlen ab. Die Person erlebt sich gefühlsmäßig „taub" und entwickelt mit der Zeit entweder starke vegetative Reaktionen oder somatisiert („verkörpert") den seelischen Schmerz in physischen Symptomen.

Dissoziation, elektrolytische *f*; ***engl.:*** Dissociation, electrolytic
Kontext: Physik
Zerfall von Atomen und Molekülen innerhalb eines Elektrolyten in positive und negative Ionen unter der Wirkung eines Gleichstromes. Anionen (–) wandern zur Anode (Pluspol), Kationen (+) zur Katode (Minuspol).

Distal ***Etym.:*** lat. *distare* „entfernt sein"; ***engl.:*** Distal
Kontext: Anatomie
Bezeichnet die Lagebeziehung vom Zentrum des Körpers weg und hin zu den Extremitäten (Gegensatz: ▸ proximal); Beispiel: Der Ellenbogen liegt distal der Schulter und proximal der Hand.

Distalbiss *m*; ***Etym.:*** lat. *distare* „getrennt stehen, entfernt sein"; ***engl.:*** Distoclusion; ***Syn.:*** Rückbiss, Distalokklusion
Kontext: Kiefergelenksbehandlung
D. mit ▸ Anteinklination der Front: Der mesiobukkale Höcker des oberen ▸ Sechsjahresmolaren steht ▸ mesial der Querfissur des unteren Sechsjahresmolaren. Die Front ist anteinkliniert, es besteht eine erhöhte sagittale Frontzahnstufe. Kennzeichnend für diese ▸ Dysgnathie ist eine Frontzahnstufe, meist in Kombination mit einer Unterkieferrücklage. Weitere häufig anzutreffende Leitsymptome sind eine Anteinklination der Schneidezähne, transversale Zahnbogenenge speziell anterior im Oberkiefer, bedingt durch die Anpassung an den zurückliegenden unteren Zahnbogen und eine elongierte (verlängerte) Unterkieferfront. Bei dieser Dysgnathie ist die Abbiss- und Kaufunktion eingeschränkt und es besteht ein erhöhtes Risiko, die Frontzähne durch Traumata oder paradontale Schäden zu verlieren.
D. mit ▸ Retroinklination der Front: Der mesiobukkale Höcker des oberen Sechsjahresmolaren steht ebenfalls mesial der Querfissur des unteren Sechsjahresmolaren. Die Front ist aber retroinkliniert. Kennzeichnend für diese Dysgnathie ist die steile, tiefe Front-Eckzahngruppe. Der Overjet (vgl. ▸ Überbiss, horizontaler) ist reduziert, sodass häufig im Schlussbiss Frontzahnkontakt besteht. Weiteres Leitsymptom ist der dentale Tiefbiss (vgl. ▸ Deckbiss) bis hin zu einem traumatischen Schleimhautkontakt. Bei Patienten mit dieser Dysgnathie ist in vielen Fällen eine ausgeprägte ▸ zirkumorale mimische Muskulatur und Kaumuskulatur anzutreffen. Die starke Muskulatur wird für die ▸ Retroinklination der Schneidezähne verantwortlich gemacht. Bei dieser D. sind häufig Arthropathien anzutreffen.

Distanzpunkt *m*; ***Etym.:*** lat. *distantia* „Entfernung, Abstand"; ***Abk.:*** DP; ***engl.:*** Distance point
Kontext: Funktionelle Bewegungslehre
Vom Therapeuten definierter Körperpunkt. Distanzpunkte dienen dem Therapeuten zur Analyse und zur Instruktion von Bewegung; dem Patienten dienen sie zur Wahrnehmung von Abständen, Haltung und Bewegung. Bsp.: Proc. styloideus der Ulna als DP für die Extension/Flexion im Ellenbogengelenk (vgl. ▸ Kritischer Distanzpunkt, ▸ Drehpunkt).

Distanzpunkt, kritischer *m*
Vgl. ▸ Kritischer Distanzpunkt.

Distraktion *f*; ***Etym.:*** lat. *distractio* „Trennung"; ***engl.:*** Distraction
Kontext: Manuelle Therapie
Klaffen im in der Bewegungsrichtung entgegengesetzten Gelenkabschnitt während des passiven Bewegens eines Gelenkes mit eingeschränkter Beweglichkeit ohne Führung der Gelenkpartner durch den Therapeuten; im in der Bewegungsrichtung liegenden Gelenkabschnitt entsteht gleichzeitig eine starke ▸ Kompression; Ursache: passives Bewegen ohne Führen der Gelenkpartner provoziert eine unphysiologische Mechanik

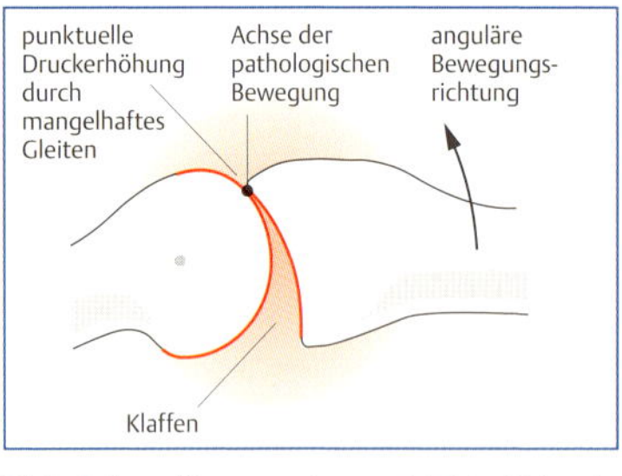

Distraktion. Kompression und Distraktion in den entsprechenden Gelenkabschnitten bei passiver Knieextension.

mit vermehrtem ▶ Rollen ohne entsprechendes ▶ Gleiten.

Distress *m*; ***Etym.:*** engl. *distress* „Not, Bedrängnis, Erschöpfung"
Vgl. ▶ Negativer Stress.

Distributionspolitik *f*; ***Etym.:*** lat. *distributio* „Verteilung, Einteilung" u. griech. *politike (techne)* „Kunst der Staatsverwaltung"; ***engl.:*** Distribution policy
Kontext: Betriebswirtschaftslehre, Marketing
Marketinginstrument; Distribution bezeichnet die Verteilung (Absatzwege/Logistik) eines Produkts. Im Englischen wird die Distribution als „Place" bezeichnet, d. h. es ist der Ort, an den das Produkt geliefert bzw. an dem die Leistung erbracht wird. Physiotherapie: Die physiotherapeutische Behandlung (Leistung) wird in der eigenen Praxis (Ort), in Praxisniederlassungen („Zweigpraxen") oder am Wohnort des Patienten (Hausbesuch) erbracht. Die klassische Verteilungsfrage kann im Vertrieb von Therapiemitteln gegeben sein. Praxen können selbst Therapiemittel vertreiben oder an Zwischenhändler verweisen. Sie könnten z. B. der einzige Vertriebsweg eines Herstellers eines physiotherapeutischen Spezialproduktes sein (z. B. therapeutische Hilfsmittel). Ob Praxen sich mit den Möglichkeiten der Verteilung beschäftigen und sich dadurch evtl. zusätzliche Patienten und Einzugsgebiete erschließen, ist eine Marketingentscheidung des Inhabers und eine von vielen verschiedenen Möglichkeiten des Praxismarketings.

Diurnaler Bruxismus *m*
Vgl. ▶ Bruxismus, diurnaler.

Divergentes Denken *n*
Vgl. ▶ Denken, divergentes.

Divergenz *f*; ***Etym.:*** lat. *dis...* „auseinander..., voneinander weg" u. *vergere* „hinstreben, sich erstrecken"; ***engl.:*** Divergence
Kontext: Neurophysiologie
Neurophysiologisches Funktionsprinzip: Ein Neuron verteilt Informationen auf viele andere Neurone, verschiedene „verantwortliche" Neuronennetze werden mit einer Information versorgt. Zwischen den Neuronennetzen können Abstimmungen zugunsten eines gemeinsamen Ergebnisses stattfinden. Bsp. für ein extrem komplexes gemeinsames Ergebnis: die zeit- und intensitätsabhängige Aktivierung von Muskeln mit gleichzeitiger zentraler Mitinnervation der Atmung, des Herz-Kreislauf-Systems und Stoffwechsels (Verteilungs- und Versorgungssysteme für die Sensomotorik) zu Bewegungsbeginn und die anschließende regulative Feinabstimmung des sensomotorischen Bewegungsablaufs sowie die bedarfsgerechte Feinkoordination der Funktionen der Logistiksysteme auf den Bewegungsablauf (vgl. ▶ Konvergenz).

Divergenzbewegung *f*; ***Etym.:*** franz. *diverger* „auseinandergehen"; ***engl.:*** Divergence movement
Kontext: Manuelle Therapie
Beschreibt die Gleitbewegung bzw. das Auseinandergleiten der Gelenkflächen der Zygapophysialgelenke der Wirbelsäule. Flexion: Rechtes und linkes Gelenk gleiten auseinander. Lateralflexion: Die Gelenke auf der konvexen Seite gleiten auseinander. Beim Auseinandergleiten reduziert sich die Überlappung der Flächen (vgl. ▶ Konvergenzbewegung).

Diversifikation *f*; ***Etym.:*** lat. *diversificare* „verteilen"; ***engl.:*** Diversification
Kontext: Betriebswirtschaftslehre, Marketing
Instrument des Produktmarketing mit dem Ziel, das Angebot zu vergrößern bzw. zu erweitern. Physiotherapie: Eine Praxis kann therapeutische Innovationen, andere Zusatzleistungen anbieten oder bestehende Angebote verändern.
Horizontale D.: Zusatzangebot der gleichen Leistungsstufe; das bisherige Angebot geht in die „Breite", z. B. zu den bisher angebotenen Massagetechniken kommt die Hot-Stone-Massage hinzu.
Vertikale D.: Zusatzangebot einer anderen Leistungsstufe; z. B. die Praxis vertreibt zusätzlich die Heißen Steine für den „Hausgebrauch".
Laterale D.: Branchenfremde Zusatzangebote, z. B. Kosmetikprodukte.

Dokumentation *f*; ***engl.:*** Documentation; ***Syn.:*** Notation
Kontext: Diagnostik
Schriftliches Fixieren von physiotherapeutischen Untersuchungs- und Messergebnissen. Kriterien: übersichtlich, gut verständlich, für fachkundige Dritte schnell nachvollziehbar; gut geeignet sind z. B. Tabellen, Bodycharts. Notwendig für den Effektivitätsnachweis therapeutischer Interventionen und für die Evaluation.

Dokumentationssystem *n*; ***Etym.:*** lat. *documentum* „Lehre, Beispiel, Beweis, Zeugnis" u. griech. *systema* „Zusammenstellung, Gebilde, Gesamtheit"; ***engl.:*** Documentation system
Kontext: Diagnostik
Systematisches Verfahren zur schriftlichen Fixierung und Archivierung von pflegerischen, medi-

D

kamentösen und therapeutischen Maßnahmen, das im medizinischen Bereich Pflicht ist. Die Bandbreite reicht von einfachen Aufzeichnungen bis hin zu komplexen Datenbanksystemen.

Donders-Druck *m*; ***engl.:*** Donder's pressure
Vgl. ▸ Pleura.

Dopamin *n*; ***Etym.:*** Kurzwort aus *Dopa* zu dem Kunstwort *Dioxyphenylalanin* (zu griech. *dis* „zweifach" u. *oxys* „scharf") u. *Amin* zu *Ammoniak* (zu lat. *sal ammoniacum* „Ammonssalz", nach dem ägyptischen Gott *Ammon*); ***engl.:*** Dopamine
Kontext: Neurophysiologie, Neurologie
Körpereigener Neurotransmitter, der für eine Vielzahl lebensnotwendiger Steuerungs- und Regelungsvorgängen benötigt wird. Dopaminrezeptoren befinden sich u. a. in der Substantia nigra und der Formatio reticularis des Hirnstamms; D. beeinflusst extrapyramidalmotorische Abläufe. Dopaminmangel ist die Ursache des Parkinson-Syndroms.
Dopaminagonist: Medikament, das die Dopaminrezeptoren stimuliert und einen Dopaminmangel kompensiert. Indikation: u. a. in der Behandlung des Parkinson-Syndroms und des Restless-Legs-Syndroms (Sensibilitätsstörungen im Bereich der Unterschenkel).
Dopaminantagonist: Medikament, das die Wirkung des Dopamins aufhebt. Wesentliche Wirkstoffgruppe sind die Neuroleptika, die bei psychischen Störungen wie Psychosen und Schizophrenien eingesetzt werden. Nebenwirkung bei längerer Einnahme: Störungen des extrapyramidalmotorischen Systems, insbesondere Dyskinesien.

Doppelschmerzphänomen *n*; ***engl.:*** Double pain phenomenon
Kontext: Algesiologie
Nach einem distalen Schmerzreiz mit langer Strecke zur Erregungsweiterleitung setzt sofort die erste Schmerzempfindung ein (▸ A-δ-Faser; hell, stechend, deutlich begrenzt), nach einem kurzen schmerzfreien Intervall (≤ 1 sec) folgt die zweite Schmerzwelle (▸ C-Faser; dumpf, diffus). Die Leitungsgeschwindigkeit der C-Faser ist so langsam, dass man die nervale Impulsleitung mittels A-δ-Fasern und C-Fasern teilweise selbst unterscheiden kann.

Doppelschritt *m*; ***engl.:*** Stride
Kontext: Ganganalyse
Folge zweier Schritte vom 1. Bodenkontakt des 1. Fußes bis zum 2. Bodenkontakt des gleichen Fußes.

Doppelschrittlänge *f*; ***engl.:*** Stride length
Kontext: Ganganalyse
Abstand zwischen Bodenkontakt des 1. Fußes bis zum 2. Bodenkontakt des gleichen Fußes; ca. 140 cm.

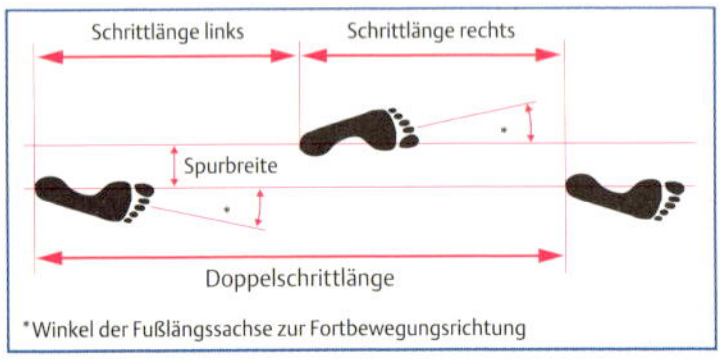

Doppelschrittlänge.

Dorn-Methode *f*; ***Etym.:*** nach *Dieter Dorn* (*1938), bayrischer Landwirt und Sägewerksbetreiber
Kontext: Dorn-Methode
Methode der Selbstheilung und Selbsthilfe bei Problemen und Erkrankungen des Rückens, der Wirbelsäule, der Gelenke und aller Bereiche des Körpers, die direkt oder indirekt mit der Wirbelsäule und den Gelenken verbunden sind. Bei der D. versucht der Therapeut, Wirbel und Gelenke an ihren Platz zurückzuschieben. Meist verwendet er nur seine Hände dazu. Die D. ist nicht unumstritten.

Dorsal
Kontext: Anatomie
Lagebezeichnung in Bezug auf den Körper: in Richtung des Rückens gelegen, hinten. (Gegensatz: ▸ ventral.)

Dorsale Wurzel *f*
Vgl. ▸ Wurzel, dorsale.

Dorsalextensionskette *f*; ***Etym.:*** lat. *dorsum* „Rücken, Rückseite" u. *extensio* „Ausdehnung"; ***engl.:*** Dorsal extension chain
Kontext: Bobath-Konzept
Auslösung einer neuromuskulären Kettenreaktion durch plantaren bzw. palmaren Druck an der Ferse/Fußsohle bzw. am Handballen. Druck von Ferse und Fußsohle gegen den Boden regt das Stehen an. (Belastung im Zweibeinstand: Ferse 60 %, Vorfuß 28 %; das gesamte Körpergewicht ist auf beide Fußsohlen verteilt. Einbeinstand: Verdopplung der Belastung.) Propriozeptive Reize über die Fußsohle fazilitieren die D. Sie wirkt über Muskeln, Gelenke, Bänder, Sehnen und Knochen auf das kinästhetische System und verhilft zur Aufrichtung im ganzen Körper; gilt als Voraussetzung der optimalen Hüftstreckung im Stehen;

wirkt als antagonistische Muskelkette bei einem spastischen Streckmuster der Beine tonusregulierend. Vorrangig beteiligte Muskeln: M. triceps surae, M. quadriceps femoris, M. glutaeus maximus, medius und minimus, M. rectus femoris. Palmarer Druck des Handballens beim Aufstützen führt zum Handwurzelstütz mit Auslösung einer Streckung im Ellbogengelenk, einer Stabilisierung des Schultergürtels und Kopfes bis hin zur Initiation der Rumpfaufrichtung. Vorrangig beteiligte Muskeln: M. extensor carpi radialis und ulnae, M. triceps brachii, M. deltoideus (vgl. ▸ Handwurzelstütz, ▸ Propriozeption).

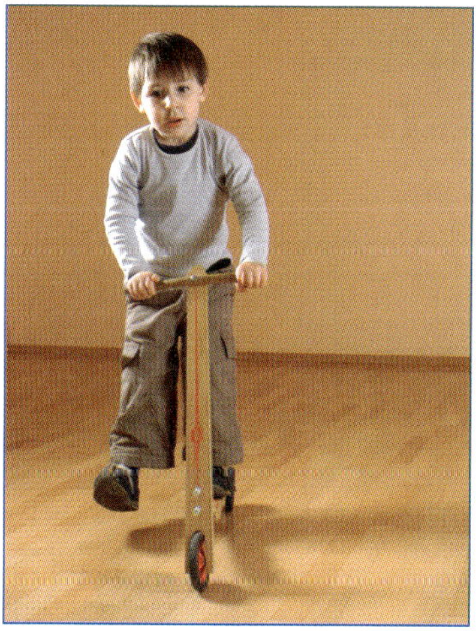

Dorsalextensionskette.

Dorsalflexion *f*; ***Etym.:*** lat. *dorsum* „Rücken" u. *flexio* „Biegung"; ***engl.:*** Dorsiflexion
Kontext: Dokumentation
Im internationalen Sprachgebrauch (im Gegensatz zum deutschen) meist gebräuchliche Bezeichnung für die Dorsalextension im Handgelenk und im oberen Sprunggelenk, da die Gelenkpartner sich annähern; dies entspricht der Definition einer Flexion (vgl. ▸ Handgelenk, Dorsalextension im ▸ Sprunggelenk, Dorsalextension im oberen Sprunggelenk).

Dots-per-inch *m*; ***Etym.:*** engl. Punkte pro Zoll; ***Abk.:*** dpi; ***engl.:*** Dots per inch
Kontext: Physik
Maß für die grafische ▸ Auflösung eines Bildes. Gibt die Anzahl der Bildpunkte (Pixel) pro Längeneinheit (inch = 2,54 cm) wieder; z. B. bei Druckern, Scannern, Bildschirmen. Beispiel: Bei einer Auflösung von 300 dpi ergibt sich: 300 dpi/2,54 cm = 11,8 Pixel/mm (vgl. ▸ Auflösungsvermögen).

Double-Crush-Syndrom *n*; ***Etym.:*** engl. *double* „doppelt, zweifach" u. *to crush* „zermalmen, zerdrücken, zerquetschen"; ***engl.:*** Double crush syndrome
Kontext: Manuelle Therapie
Durch angrenzendes Gewebe auf das Nervengewebe einwirkender mechanischer Druck; neurodynamisches Phänomen. Bsp.: Kompression des N. medianus im Karpaltunnel, Kompression des Spinalnervs durch eine Verletzung des Bandscheibengewebes. Besteht an einer Stelle ein mechanischer Konflikt, kommt es zum Bewegungsverlust des Nervs. Die Gleitbewegung des Nervs zur Umgebung ist reduziert, der Nerv verliert intraneural die Elastizität. Durch die Kompression der Gefäße ist die Ernährung des Nervengewebes gestört, der Nerv schwillt an. Besteht an einer Stelle eine mechanische Kompression, erhöht sich die Gefahr, dass sich an einer weiteren Stelle im Nervenverlauf ein Bewegungsverlust entwickelt. Der gesamte Stoffwechsel des Nervs verändert sich, das Nervengewebe verliert seine Belastbarkeit. Bsp. für eine häufige Kopplung: Quetschung an der HWS und Karpaltunnelsyndrom.

Downey Hand Center Hand Sensibility Test *m*; ***Abk.:*** DHCHST; ***engl.:*** Downey Hand Center Hand Sensibility Test
Kontext: Handtherapie, Diagnostik
Befundbogen von 1980, der entwickelt wurde, um Missempfindungen zu beurteilen und die Wirksamkeit der Desensibilisierungsbehandlung zu messen. Auch für die Anamnese geeignet.

Drahtelektrode *f*; ***engl.:*** Wire electrode
Kontext: physikalische Therapie
Sonderform der Ableitelektrode; bestehend aus einem Stück isoliertem Draht, dessen blankes Ende als Ableitstelle mit einer Kanüle direkt in das Gewebe eingeführt wird.

Drainage, autogene *f*; ***Etym.:*** franz. *drainage* „Abfluss, Ableitung", griech. *autos* „selbst" u. *gennan* „erzeugen"; ***engl.:*** Drainage, autogenic
Kontext: Atemtherapie
Kombination aus Atemübungen und forcierter Exspiration; wird bei verschiedenen Lungenvolumina durchgeführt; unterteilt in 3 Phasen: zunächst forcierte Exspiration nahezu bis zum ▸ Residualvolumen zur Reinigung der peripheren Atemwege (Lösung); nachfolgend forcierte Exspi-

ration bis etwa zum ▸ Reservevolumen zur Beförderung des Mukus in die größeren Atemwege (Sammlung); schließlich Beförderung des Mukus nach außen durch Atmung nahe an der ▸ Lungenkapazität, totalen (Expektoration); Beschränkung der Exspirationskraft zur Vorbeugung eines Tracheobronchialkollaps.

D

Drainage, syringo-subarachnoidale *f*; ***Etym.:*** franz. *drainage* „Entwässerung", griech. *syringx* „Röhre, Höhle", lat. *sub* „unter, unterhalb, bei" u. griech. *arachne* „Spinne"; ***engl.:*** Drainage, syringo-subarachnoidal

Kontext: Neurologie, Chirurgie

Syringomyelie ist eine mit Liquorflüssigkeit gefüllte Aufweitung des Canalis centralis des Rückenmarks aufgrund einer Behinderung des Liquorflusses. Bei der D. eröffnet man neurochirurgisch nach einer Laminektomie die Dura (harte Hirnhaut) und Archanoidea (Spinngewebshaut), um einen freien Liquorabfluss zu erreichen. Physiotherapie: schmerzreduzierende und muskelrelaxierende Maßnahmen, Kräftigung der Rückenmuskulatur und Haltungskorrektur.

Drainagelagerung *f*; ***engl.:*** Postural drainage position

Kontext: Atemtherapie

Lagerung des Patienten, bei welcher die Lappen- und Segmentbronchien des zu drainierenden Lungenabschnitts vertikal gestellt werden; Mukus wird dabei durch die Schwerkraft von peripher nach zentral verlagert; die D. dient vornehmlich der Erhöhung der Transportgeschwindigkeit des Schleims zu den und in den zentralen Atemwegen.

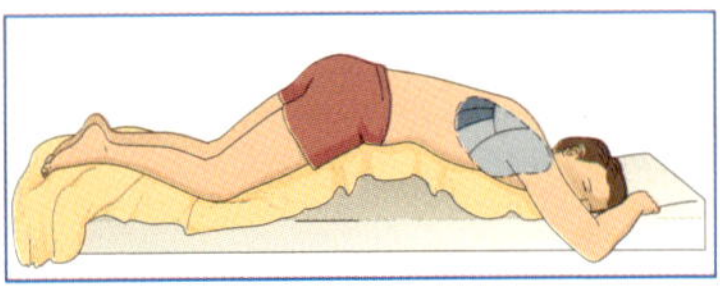

Drainagelagerung.

Drang *m*; ***engl.:*** Urgency

Kontext: Gynäkologie

Plötzlich auftretender Drang zu urinieren, der schwer unterdrückt werden kann. Ursachen sind u. a. Blaseninfektion, eine falsche Toilettenerziehung oder Störungen im Bereich der neurologischen Kontrolle.

Dranginkontinenz *f*; ***engl.:*** Urgency Urinary Incontinence (UUI),

Kontext: Urologie, Gynäkologie

Unwillkürlicher Verlust von Harn bei starkem Harndrang; man unterscheidet nicht mehr zwischen sensorischer und motorischer D.

Häufige, physiotherapeutische Bausteine sind Blasentraining, Drangkontrolltechniken, Aufschubstrategien, Entspannungstherapie.

Drehen en bloc *n*

Vgl. ▸ En-bloc-Technik.

Drehimpuls *m*; ***engl.:*** Angular momentum, spin; ***Syn.:*** Drall

Kontext: Biomechanik

Entspricht dem Impuls einer fortschreitenden Bewegung (Translation). Produkt aus Trägheitsmoment und Winkelgeschwindigkeit. Maß für die Bewegungsenergie eines rotierenden Körpers. Anders als bei der Translation kann sich beim Drehimpuls durch Verlagerung von Massenelementen während der Rotation die Winkelgeschwindigkeit ändern. Der Gesamtdrehimpuls bleibt gleich, solange keine äußeren Drehmomente auf ihn einwirken. Der D. ist proportional zur Geschwindigkeit, Masse und deren Abstand zur Drehachse. Beispiel: Armhaltung bei Pirouetten im Eiskunstlauf.

Drehkraft *f*; ***engl.:*** Rotary power, torsional or twisting force

Kontext: Biomechanik

Die ein Drehmoment bewirkende Kraft.

Drehmoment *n*; ***Etym.:*** lat. *momentum* „Bewegung, Bewegkraft"; ***Abk.:*** M; ***engl.:*** Torque; ***Syn.:*** Moment

1. ***Kontext:*** Biomechanik, Bewegungsanalyse

Rotatorische Kraft, die auf ein Gelenk wirkt. Ohne entgegenwirkende muskuläre Kräfte führt es zur Instabilität. Das Drehmoment M ist das Produkt aus Kraft F und Radius r (Hebelarm). Maßeinheit: Nm.

2. ***Kontext:*** Physik

Vektor, dessen Größe durch das Vektorprodukt aus Kraft mal Kraftmomentarm (Drehhebel) bestimmt wird. Dabei ist der Kraftmomentarm die kürzeste Strecke zwischen Kraftansatzpunkt und der Drehachse; die Drehmomentgröße ergibt sich aus der Länge des Kraftarms und der senkrecht zum Kraftarm wirkenden Kraftkomponente. Die Drehmomentrichtung ergibt sich aus der senkrecht zum Kraftmoment wirkenden Kraftkomponente. Menschliche Bewegungen sind immer zusammengesetzte Schwenkbewegungen (Rotation) in den Gelenken. Rotationsbewegungen sind immer eine Folge der Wechselwirkung von Muskelkräften und den Kräften, die von den zu bewegenden äußeren Lasten (äußeren Bewegungswiderständen) erzeugt werden. Zur interindividuellen Beurteilung der Kraftfähigkeit eignet sich das D. am besten, da die beteiligten Körpersegmente nicht berücksichtigt werden müssen. Das nach außen manifestierte D. ist das durch Vektoraddition resultierende Kraftmoment der einzelnen sensomotorischen Systeme bzw. Teilsysteme (Gelenksysteme).

Drehpunkt *m*; ***engl.:*** Centre of rotation
Kontext: Biomechanik
Zentrum einer Bewegung; Drehachse bei zweidimensionaler Betrachtung oder Mittelpunkt eines idealen Kugelgelenks als Schnittpunkt der räumlichen Bewegungsachsen (vgl. ► Achse).

Drehpunkt, kritischer *m*; ***Etym.:*** griech. *kritikos* „entscheidend"; ***engl.:*** Pivot point, critical
Kontext: Funktionelle Bewegungslehre
Letzter, an einer weiterlaufenden Bewegung beteiligter ► Drehpunkt. Bsp.: Die Extension des Armes im Schultergelenk zeigt als weiterlaufende Bewegung eine Extension der Wirbelsäule. Soll die Wirbelsäule in ihrer Null-Stellung stabilisiert bleiben, so befindet sich der k. D. der Bewegung im Humeroskapulargelenk.

Drehrichtung *f*; ***engl.:*** Rotating direction; ***Syn.:*** anatomische Drehrichtung, funktionelle Drehrichtung, Spiral-Drehrichtung
Kontext: Spiraldynamik
Gerichtete Rotation. Struktur: Anatomisch rotatorisch gerichtete Struktur, z. B. ossär Antetorsionswinkel des Femurs; ligamentär z. B. die spiralige Anordnung der Hüftgelenk-Verstärkungsbänder oder muskulär die zahlen- und kräftemäßige Dominanz der Außenrotatoren gegenüber den Innenrotatoren im Hüftgelenk. Funktion: D. beim flektierten Kniegelenk = Rotation des Oberschenkels nach außen, Rotation des Unterschenkels nach innen. Diese Drehrichtungen werden durch ► Leitmuskeln koordiniert, z. B. durch den mehrgelenkigen M. sartorius oder den monoartikulären M. popliteus. Die Anordnung der Kreuzbänder wirkt im gleichen Sinne stabilisierend. Pathomechanik: Die Umkehr der anatomisch vorgegebenen Drehrichtungen bedeutet erhöhtes Verletzungs- und Abnutzungsrisiko (► 3D-Hypotorsion). Therapie: Die Wiederherstellung der funktionellen Drehrichtungen stellen ein erprobtes Werkzeug für die Therapiepraxis dar; z. B. bei Überlastung von Bandapparat und Menisikus des medialen Kniegelenks (die Umkehr der D. führt hier zu unphysiologischen Anforderungen an die Gleitfähigkeit des medialen Meniskus).

Drehscheibe *f*; ***engl.:*** Turntable
Kontext: Hippotherapie
Aufsitzhilfe für Patienten bei schwerer Beinspastik mit Neigung zum Überkreuzen von Unterschenkeln und Füßen, das Anheben der Füße und Stellungsänderungen sind folglich nicht möglich. Beim Stehen mit gestreckten Beinen auf der Drehscheibe kann der Patient in die gewünschte Richtung gedreht werden.

Drehsinn *m*; ***engl.:*** Direction of rotation, sense of rotation
Kontext: Biomechanik
Richtungsangabe einer Drehbewegung. Eine Linksdrehung (gegen den Uhrzeigersinn) wird in der Mathematik „positiver Drehsinn" genannt, eine Rechtsdrehung (im Uhrzeigersinn) „negativer Drehsinn". Häufig werden die englischen Abkürzungen cw (clockwise) und ccw (counterclockwise) verwendet.

Drehstabil ***engl.:*** Rotation stable
Kontext: Traumatologie, Orthopädie
Sehr niedrige Belastungsstufe bei Patienten mit Wirbelsäulenverletzungen; der betroffene Patient kann im Krankenbett passiv en bloc gedreht werden oder darf sich aktiv en bloc drehen. Diese Belastungsstufe lässt eine adäquate Patientenpflege gerade noch zu. Physiotherapie: Therapeuten vermitteln dem Patienten die Kriterien der ► En-bloc-Drehung und sorgen dafür, dass er sie einhalten kann.

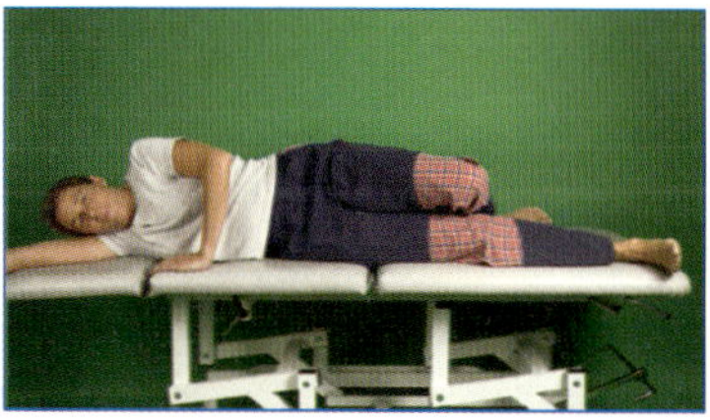

Drehstabil: Stabiles Drehen auf die Seite.

Drehung *f*; ***engl.:*** Rotation
Kontext: Therapeutisches Klettern, Neurologie
Kletterübung; z. B. für Patienten nach Schlaganfall. Der Patient steht am Boden, nimmt Kontakt zu den Griffen an einer Kletterfläche auf. Nach Lösen einer Hand wird eine D. durchgeführt, bis die dorsale Körperseite zur Wand steht. Die freie Hand wird weitergeführt, bis ein neuer Griff in

Frontalstellung gefasst werden kann. Zur weiteren Steigerung des Schwierigkeitsgrades kann nachfolgend die Übung direkt in der Wand (an Griffen und Tritten) durchgeführt werden.

Drehwinkel *m*; ***engl.:*** Angle of rotation
Kontext: Biomechanik
Winkelumfang einer Drehbewegung, gemessen in Grad (vgl. ► range of motion).

D

Drei Schätze des Körpers *f*; ***engl.:*** Three treasures of the body; ***Syn.:*** Drei Schätze des Lebens
Kontext: Traditionelle Chinesische Medizin
Den Kern des psychosomatisch orientierten Behandlungskonzeptes der Traditionellen Chinesischen Medizin bilden die Psyche, die Vitalenergie und die Essenz der Niere. Ein Therapeut der Traditionellen Chinesischen Medizin kann durch die Beurteilung des Augenausdrucks (der Zunge, des Pulses) Informationen über den Zustand der 3-S. erhalten.

Dreidimensionales Mobilisieren *n*; ***Etym.:*** lat. *dimensio* „Ausmessung" u. *mobilis* „beweglich"; ***engl.:*** Threedimensional mobilisation
Kontext: Bewegungslehre
Zusammengesetzter Begriff zur präziseren Beschreibung der Mobilität: Mobilität bezeichnet einerseits die Beweglichkeit eines Menschen, seine Fähigkeit zur Eigenbewegung und anderseits die Beweglichkeit von Gelenken. Beide Bezeichnungen werden unscharf verwendet und unterschiedlich gebraucht. Der Zusatz dreidimensional bezieht sich primär auf die sechs räumlich möglichen Drehrichtungen Flexion/Extension, Ab-/Adduktion und Innen-/Außenrotation, z. B. des Schultergelenks, seltener auf die translatorische Gelenkstabilität, z. B. die anteriore Schultergelenk-(Hyper-)Motilität bei habitueller Schulterluxation (vgl. ► 3D-Mobilität).

Dreidimensionales Stabilisieren *n*; ***Etym.:*** lat. *dimensio* „Ausmessung" u. *stabilis* „standfest"; ***engl.:*** Threedimensional stabilisation
Kontext: Bewegungslehre
Bezeichnung für die ossäre, ligamentäre und muskuläre Stabilität von Gelenken (Gelenkketten), als Gegenbegriff zur Gelenkmotilität/-mobilität. Der Zusatz dreidimensional bezieht sich primär auf sechs mögliche Drehrichtungen Flexion/Extension, Ab-/Adduktion und Innen-/Außenrotation, z. B. des Schultergelenks; seltener auf die translatorische Gelenkstabilität, z. B. die anteriore Schultergelenkstabilität bei habitueller Schulterluxation (vgl. ► 3D-Stabilisation).

Dreieckstrom *m*; ***engl.:*** Delta voltage
Kontext: Biomechanik, physikalische Therapie
Periodische Folge von dreieckförmigen Stromimpulsen mit linearem oder exponentiellem (verzögertem) Anstieg. Findet Verwendung in der Elektrotherapie und -diagnostik (vgl. ► I/T-Kurve).

Dreipunktbelastung *f*; ***engl.:*** Three point weight bearing
Kontext: Ganganalyse
Die drei Belastungszonen des Fußes im Stehen. Bei optimal stabilisiertem Fuß mit erhaltenen Quer- und Längswölbungen haben die Köpfchen Metatarsale I und V und die Ferse Kontakt zum Boden. Zwischen diesen Auflagepunkten spannen sich die Wölbungen aus. Diese werden in erster Linie muskulär gesichert. Der Erhalt der Wölbungen setzt freie Bewegungstoleranzen in allen Fußgelenken voraus. Im Rahmen des Beinachsentrainings erlernen Patienten die drei Punkte zu belasten, dadurch werden die stabilisierenden Systeme aktiviert.

Drei-Punkte-Gang *m*; ***engl.:*** Three point cruch gait
Kontext: Gangschulung
Form des Gehens mit zwei Gehhilfen (meist Unterarmgehstützen), wenn der Patient die unteren Extremitäten entlasten muss oder nur teilbelasten darf. Das betroffene Bein befindet sich immer zwischen den Gehhilfen. Belastungsmöglichkeiten: reiner Sohlenkontakt (keine Gewichtsübernahme) oder bis zu 15 kg (entspricht ungefähr der Eigenschwere des Beines) (vgl. ► Vier-Punkte-Gang, ► Zwei-Punkte-Gang).

Dressur *f*; ***engl.:*** Dressage
Kontext: Hippotherapie
Ausbildung und Gymnastizierung des Pferdes in verschiedenen Lektionen nach den Regeln der klassischen Reitkunst in der Reihenfolge der ► Ausbildungsskala; Voraussetzung für die Gesunderhaltung des Pferdes, insbesondere bei seinem Einsatz für die Hippotherapie: Die mehr oder weniger ausgeprägte Bewegungsbehinderung des Patienten bedeutet permanente Balancestörung für das Pferd, sie kann zu Bewegungsstörungen mit den Folgen von Fehlbelastung an Knochen und Gelenken führen. Diese können nur durch regelmäßige Gymnastizierung des Pferdes vermieden werden.

Drop *m*; ***Etym.:*** engl. *drop* „fallen, fallen lassen"; ***engl.:*** Drop; ***Syn.:*** (Becken-)Absenkung
Kontext: Bewegungsanalyse, Ganganalyse

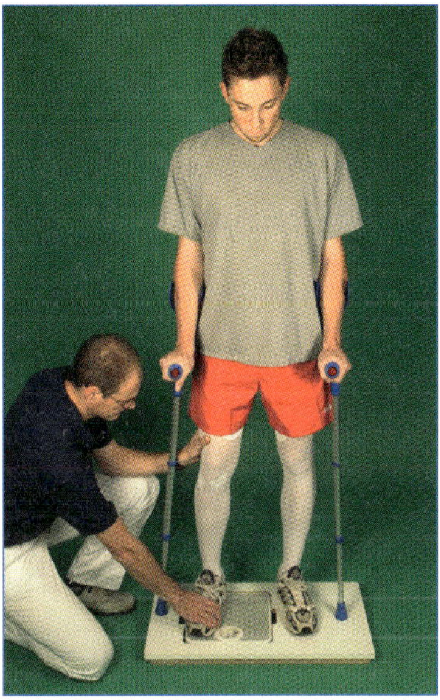

Drei-Punkte-Gang: Üben der Teilbelastung mit Hilfe einer Waage.

Unphysiologisches abruptes Absinken des Beckens wahrend des Gehens.

Drop Jump *m*; ***Etym.:*** engl. *to drop* „fallen lassen" u. *jump* „Sprung"; ***Abk.:*** DJ; ***engl.:*** Drop Jump
Kontext: Medizinische Trainingstherapie
Eine von 3 Varianten des Sprungtrainings (neben ▶ Squat Jump und ▶ Counter Movement Jump); Ausführung: Niedersprung aus verschiedenen Höhen (20, 40, 60, 80 cm) mit nur kurzer Bodenkontaktzeit und sofortigem Absprung; beinhaltet einen schnellen ▶ Dehnungs-Verkürzungs-Zyklus.

Drop, contralateral *m*; ***Etym.:*** engl. *drop* „fallen (lassen), herunterlassen", *contra* „gegen, entgegengesetzt" u. *latus* „Seite"; ***engl.:*** Drop, contralateral
Kontext: Bewegungsanalyse
Kontralaterale (auf der gegenüberliegenden Seite befindliche) Absenkung des Beckens. Ursachen bei permanenten, ausgeprägtem c.D. während des Gehens: Skoliose, schwache Hüftgelenkabduktoren (Standbein), Kontraktur/Spastik der Adduktoren, kontralaterale Beinverkürzung. Folgen: z. B. reduzierte Standstabilität (Einbeinstand), relative Verlängerung des kontralateralen Beines, erhöhter Energieverbrauch, Rückenschmerzen (vgl. ▶ Drop, ▶ Duchenne-Hinken, ▶ Trendelenburg-Zeichen).

Drop, ipsilateral *m*; ***Etym.:*** engl. *drop* „fallen (lassen), herunterlassen", *ipse* „selbst, selber" u. *latus* „Seite"; ***engl.:*** Drop, ipsilateral
Kontext: Bewegungsanalyse
Ipsilaterale (gleichseitige) Absenkung des Beckens. Ursachen bei permanentem, ausgeprägtem i.D. während des Gehens: Skoliose, Beinverkürzung (Standbeinphase). Folge: Rückenschmerzen (vgl. ▶ Drop).

Drop-Finger *m*; ***Etym.:*** engl. *drop* „fallen lassen"; ***engl.:*** Drop-finger
Vgl. ▶ Mallet-Finger.

Druck *m*; ***engl.:*** Pressure
Kontext: Biomechanik
Wirkt eine Kraft senkrecht auf eine Fläche, so übt sie einen Druck aus. Die Größe des Drucks ist proportional zur wirkenden Kraft und umgekehrt proportional zur Fläche. $p = F/A$. Die Einheit ist Pascal [Pa] oder auch [N/m^2] in der Biomechanik. Der Druck in Flüssigkeiten wird teilweise noch mit der Einheit 1 bar angegeben (Beispiel: Tauchen). Druck wird auch (missverständlich) als stauchende Kraft als Gegenteil zur Zugkraft (dehnende Kraft) benutzt.

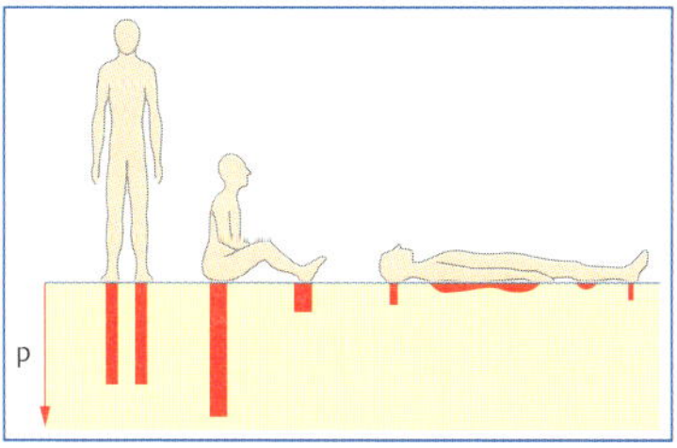

Druck: Der Auflagedruck p ändert sich mit der Größe der Unterstützungsfläche.

Druck, dynamischer *m*; ***engl.:*** Pressure, dynamic; ***Syn.:*** Staudruck
Kontext: Biomechanik
Druck längs der Strömungsrichtung einer Flüssigkeit oder eines Gases. Dynamischer Druck plus ▶ statischer Druck ergeben den Gesamtdruck in einer bewegten Flüssigkeit oder einem Gas. Bei einer ruhenden Flüssigkeit ist der dynamische Druck gleich Null, der statische maximal.

Druck, hydrostatischer *m*; ***engl.:*** Pressure, hydrostatic; ***Syn.:*** Schweredruck
Kontext: physikalische Therapie, Hydrotherapie

Gleichmäßiger Druck einer stehenden oder ruhenden Flüssigkeitssäule auf einen im Wasser befindlichen Körper; Druck (p), den eine Flüssigkeit aufgrund ihrer Dichte ausübt, also die Gewichtskraft, die eine Flüssigkeitssäule mit einer bestimmten Höhe (h) auf ihre Grundfläche (A) ausübt; bestimmt von der Eintauchtiefe und der Dichte der Flüssigkeit; steigert beim Menschen (z. B. beim Vollbad) den venösen und lymphatischen Rückfluss.

D

Druck, retropatellarer *m*; ***Etym.:*** lat. *patella* „kleine Pfanne" u. *retro* „rückwärts, zurück"; ***engl.:*** Pressure, retropatellar
Kontext: Biomechanik
Durch die Muskelkräfte und die Größe der kraftaufnehmenden Fläche bestimmte Belastung des Patellofemoralgelenk. Mit zunehmender Flexion steigt der retropatellare Druck an; ab 90° Flexion bleibt er relativ konstant, da sich die Kraftwirkung auf eine größere Fläche verteilt.

Druck, statischer *m*; ***engl.:*** Pressure, static
Kontext: Biomechanik
Druck quer zur Strömungsrichtung einer Flüssigkeit oder eines Gases auf die Seitenwände des Strömungskanals. Entsteht aus hydrostatischem Druck plus Stempeldruck. Statischer Druck plus dynamischer Druck ergeben den Gesamtdruck in einer bewegten Flüssigkeit oder einem Gas.

Druckbelastung *f*; ***engl.:*** Compressive load, pressure load
1. *Kontext:* Biomechanik
Häufig (unspezifisch) verwendet, um die Auswirkungen von Krafteinflüssen zu beschreiben, z. B. „Druckbelastung der Gelenke". Unter Beachtung der kraftübertragenden Fläche spricht man auch von Beanspruchung (vgl. ▸ Druck, ▸ Belastung).
2. *Kontext:* Herz-Kreislauf-Physiologie
Entsteht durch einen angestiegenen diastolischen Blutdruckwert (erhöhte Nachlast). Die erste Systole nach der Druckerhöhung fördert ein vermindertes Schlagvolumen. Die isovolumetrische Kontraktion muss höher sein, um den diastolischen Druckwert zu erreichen und die Aortenklappe zu öffnen. Das ▸ Druck-Volumen-Diagramm (Arbeitsdiagramm des Herzens) zeigt die Konsequenz aus der intensiveren isovolumetrischen Kontraktion: Die isobare Kontraktion fällt entsprechend kürzer aus, das Schlagvolumen wird zunächst kleiner. In der folgenden Füllungsphase wird zum erhöhten Restvolumen ein Volumen wie vor der Druckerhöhung nachgefüllt. Vorlast und Schlagvolumen steigen (▸ Volumenbelastung). Während weniger Systolen gleicht sich das Schlagvolumen wieder an (entsprechend vor der Druckerhöhung). Ein etwa gleiches Herzminutenvolumen kann gegen einen höheren Druck gefördert werden.

Druckdifferenz *f*; ***engl.:*** Difference of pressure
Kontext: Biomechanik
Unterschied zwischen zwei Druckwerten; hervorgerufen durch die Wirkung der Schwerkraft oder eine Pumpe; Ursache für bewegte Fluide (Flüssigkeiten, Gase). Beispiel: Blutdruck, Wind zwischen Hoch- und Tiefdruck, ▸ Umgebungsdruck.

Drücken auf die Meridianpunkte *n*
Vgl. ▸ Meridianpunkte, Drücken auf die.

Druckentlastung, Schädelinnendruck *f*
Vgl. ▸ Trepanation.

Druckerhöhung, intraabdominale *f*; ***engl.:*** Increase of pressure, intraabdominal
Kontext: Urologie, Proktologie, Gynäkologie
Spannungsaufbau im Bauchraum, z. B. durch Husten, Niesen, der zu einer Lageveränderung der Bauchorgane führt bei gleichzeitiger Aktivität von Zwerchfell, Bauch- und Beckenbodenmuskulatur (Feed-forward-Mechanismus). Basis für eine physiologische Druckverteilung ist die dynamische aufrechte Körperhaltung, die somit der Senkungsprophylaxe dient.

Druckgefühl *n*; ***engl.:*** Feeling of pressure
Kontext: Bindegewebsmassage
Diffuse schmerzhafte bis unerträgliche Empfindung des Patienten bei der Applikation der Griffe (neuro-reflektorische ▸ Fehlreaktion). Ein D. ist auf eine falsche Technik oder das Nichteinhalten der ▸ Aufbaufolgen und der Grundprinzipien der ▸ Bindegewebsmassage bzw. auf die individuellen Reaktionslage des Patienten zurückzuführen. Der Therapeut kann Abhilfe schaffen, indem er seine Technik überprüft und einen neuen Gewebebefund durchführt, an den er dann die Therapie anpasst. Ebenfalls möglich ist, dass er in der Aufbaufolge zurückgeht und erst bei einer Reaktionsumstellung in den Aufbaufolgen fortfährt. Auch ▸ Ausgleichsstriche können hilfreich sein.

Druckmanschette, pneumatische *f*; ***Etym.:*** lat. *manica* „Handbekleidung"; ***engl.:*** Pressure sleeve, pneumatic
Kontext: Lymphologie
Beseitigt Lymphstauungen an den Extremitäten durch immer wiederkehrende intermittierende Druckwellen von distal nach proximal.

Druckmessung *f*; ***engl.:*** Measurement of pressure
Kontext: Biomechanik

Erfassung der auf ein Flächenelement (Messfläche) einwirkenden Kraft. Die Druckmessung ist die Messung einer Kraft unter Berücksichtigung der „gedrückten" Fläche. Beispiele: Blutdruckmessung, Membran-Manometer zur Luftdruckmessung, Drucksensoren zur Bestimmung der Druckverteilung unter der Fußsohle (vgl. ▸ Druckverteilungsmessung).

Druckmessung, intradiskale *f*; ***Etym.:*** lat. *intra* „innerhalb" u. griech. *diskos* „Scheibe"; ***engl.:*** Pressure measurement, intradiscal
Kontext: Forschung
Untersuchung des auf die Bandscheibe einwirkenden Drucks mittels eines eingeführten Messsensors. Durchführung: häufig in vitro, selten in vivo.

Druckphase *f*; ***engl.:*** Pressure phase
Kontext: Lymphologie, Manuelle Lymphdrainage
Phase bei ▸ Lymphdrainagegriffen mit etwas höherem Druck (ca. 40 mm Hg); abhängig vom Gewebetyp; im Vergleich zur Entspannungsphase längere Dauer.

Druckpunkt *m*; ***engl.:*** Pressure point; ***Syn.:*** Maximalpunkt, Mackenzie-Maximalpunkt, Mackenzie-Zone
Kontext: Bindegewebsmassage
In den ▸ Myotomen befindliche Maximalpunkte nach Mackenzie. Sie entstehen durch die reflektorischen Beziehungen der einzelnen Segmentbereiche (z. B. zwischen ▸ Dermatomen und Myotomen) und sind auf einen reflektorisch erhöhten Muskeltonus zurückzuführen. Die Muskulatur ist hyperalgetisch, druckschmerzhaft und weist trophische Störungen auf. D. deuten auf eine Störung hin und können wie ▸ Bindegewebszonen bzw. Dermatome zur Befunderhebung benutzt werden. In verschiedenen therapeutischen Techniken (z. B. Triggerpunktbehandlung) werden sie als Behandlungspunkte in die Therapie mit einbezogen.

Drucksensor *m*; ***engl.:*** Pressure sensor; ***Syn.:*** Druckdose (veraltet), Druckmessdose (veraltet)
Kontext: Biomechanik
Messelement, das die physikalische Größe *Druck* in eine zum Druck proportionale Ausgangsgröße (Längenänderung, Spannung) umwandelt. Zur Bestimmung von relativen, absoluten Drücken oder Druckdifferenzen in Gasen, Flüssigkeiten und der Druckverteilung unter der Fußsohle oder in Gelenken (Biomechanik). Als biologische Drucksensoren reagieren die Meissner-Körperchen lokal auf Druckdifferenzen, versagen aber bei gleichem Druck von allen Seiten.

Druckspannung *f*; ***engl.:*** Compressive stress
Kontext: Biomechanik
Entsteht durch Druckbelastung, die auf einen Körper wirkt. Reine D. kann nur bei zentrischer Einwirkung entstehen, ansonsten ist sie Bestandteil der ▸ Biegespannung. Die Druckspannung ist im Gegensatz zum ▸ Druck keine skalare Zustandsgröße (vgl. ▸ Skalar). Sie ist definiert als Druckkraft (Vektor) dividiert durch die Fläche, auf die die Druckkraft wirkt.

D

Druckveränderungen, differenzierte *f*; ***Etym.:*** lat. *differre* „verschieden sein"; ***engl.:*** Pressure conditions, differentiated
Kontext: Bewegungslehre
Viele Übungen in der Physiotherapie arbeiten mit Stützaktivitäten der Arme. Dabei können durch Gewichtsverschiebungen differenzierte D. unter den Händen entstehen, z. B. bei Übungen im ▸ Vierfüßlerstand oder auf dem ▸ Kreisel. Im Vierfüßlerstand (Hände auf dem Kreisel) werden unter labilen Bedingungen durch das Kippen des Kreisels nach rechts und links um seine Längsachse differenzierte D. zwischen dem rechten und linken Arm notwendig.

Druckverteilung *f*; ***engl.:*** Pressure distribution
Kontext: Biomechanik
Orte unterschiedlicher Druckwerte (Druckspitzen); dabei handelt es sich um die Messung oder Darstellung von Kräften, die über nebeneinander angeordnete, genau definierte Messflächen (Sensoren) erfasst werden.

Druckverteilungsmessung *f*; ***engl.:*** Measurement of pressure distribution
Kontext: Biomechanik
Methoden zur Erfassung, Darstellung und Auswertung der Druckverteilung unter Verwendung von ▸ Drucksensoren. Weit verbreitet sind kapazitive Sensoren oder veränderbare Widerstände, die – zu einer Matrix zusammengeschaltet – Aussagen zulassen über die örtliche (und zeitliche) Verteilung kraftübertragender Flächenelemente. Beispiel: Fußdruckmessung. Auch in einer Folie fein verteilte Farbkügelchen können durch Druck zum Zerplatzen gebracht und die Verfärbungsstellen zur Visualisierung (lokaler Druckspitzen) eingesetzt werden. Beispiele: Zahnmedizin (zur Prüfung der statischen Okklusion und der dynamischen Artikulation), Orthopädie (Gelenkchirurgie).

Druck-Volumen-Diagramm *n*; ***Etym.:*** lat. *volumen* „etwas, was gerollt, gewickelt wird, Schriftrolle, Buch" u. griech. *diagramma* „Zeichnung; ***engl.:*** Pressure volume diagram

Kontext: Herz- Kreislaufphysiologie

Kardiales Arbeitsdiagramm, das die Beziehungen zwischen (Kammer)Druck und (Kammer)Volumen während der Herzaktionsphasen (Anspannung, Auswurf, Relaxation, Füllung) beschreibt. Die Druck-Volumen-Beziehung kann z. B. die Auswirkungen einer Volumen- (Vorlasterhöhung) und Druckbelastung (Nachlasterhöhung) des Herzens abbilden und die Wirkungen der sympathischen und parasympathischen Aktivität. Bsp. Volumenbelastung: Arbeitsdiagramm des Herzens vor (schwarze Schleife) und nach Volumenbelastung (rote Schleife). Das erste größere Volumenangebot erhöht die enddiastolische Füllung, sodass die Füllung nicht von 4 nach 1, sondern von 4 nach 6 stattfindet. Die Vorlast (Ventrikeldehnung) ist erhöht; es resultiert eine neue U-Kurve (Unterstützungszuckung). Mit dieser steigt das Schlagvolumen; das Volumenmehrangebot wird gefördert. Die Arbeitsschleife hat sich von 1 – 2 – 3 – 4 – 1 usw. verschoben nach 6 – 7 – 8 – 5 – 6 usw. Bsp. Druckbelastung: Die Schleife 1 – 2 – 3 – 4 – 1 usw. charakterisiert die Ausgangssituation. Mit der Druckerhöhung steigt der isometrische Anteil an der Unterstützungszuckung. Das Schlagvolumen fällt; das Restvolumen steigt (gestrichelte Schleife). Das erhöhte Restvolumen wird aber mit einem normalen Füllungsvolumen ergänzt (erhöhtes enddiastolisches Volumen). Der neue Zyklus ist 6 – 7 – 8 – 5 – 6 usw. Die gestiegene Vorlast hat eine neue U-Kurve; das vorherige Schlagvolumen kann gegen den erhöhten Druck gepumpt werden.

Druckwert, Atemphysiologie *m*; ***Etym.:*** griech. *physis* „Natur" u. *logos* „Lehre"; ***engl.:*** Pressure value, respiratory physiology

Kontext: Physiologie

Differenz zum atmosphärischen Druck. Ein Druck von Null bedeutet, dass kein Druckunterschied zwischen Alveolarraum und Atmosphäre besteht.

Dry Needling *n*; ***Etym.:*** engl. *dry* „trocken" u. *needle* „Nadel"; ***Abk.:*** DN; ***engl.:*** Dry needling

Kontext: Triggerpunkt-Therapie, Traditionelle Chinesische Medizin

D. ist die Behandlung ▸ myofaszialer Triggerpunkte mit ▸ Akupunkturnadeln. Hierbei wird zwischen oberflächlichem und tiefem D. unterschieden. Charakteristisch für das Superficial D. ist, dass die Nadel nur oberflächlich in die Haut und ins Unterhautbindegewebe (2–10 mm) gelangt, das heißt, es dominieren reflektorische Effekte. Beim Deep D. dringt die Nadel tiefer (je nach Muskel bis 7 cm). Mit sehr dünnen und damit kaum gewebeverletzenden Nadeln werden ▸ myofasziale Triggerpunkte direkt perforiert und deaktiviert. Wird ein ▸ myofaszialer Triggerpunkt unmittelbar getroffen, zeigt sich regelhaft eine lokale Zuckungsreaktion (▸ Local Twitch Response). Bei stark aktiven ▸ Triggerpunkten kann die lokale Zuckungsreaktion mehrmals nacheinander provoziert werden. Die Wirksamkeit der Behandlung lässt sich durch dieses Vorgehen be-

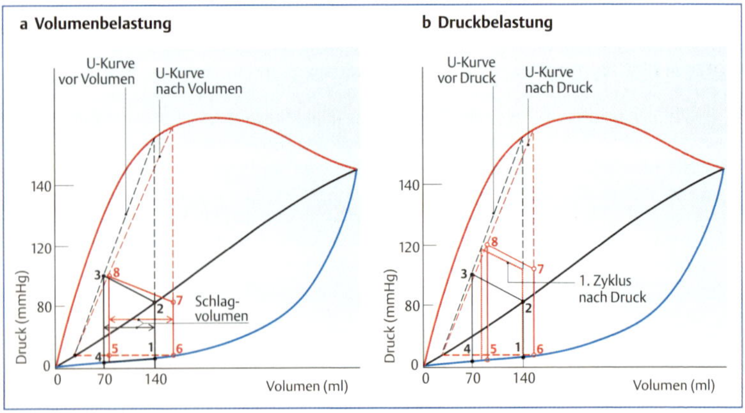

Druck-Volumen-Diagramm: Arbeitsvolumen des Herzens bei a Volumen- und b Druckbelastung.

trächtlich steigern. Neben reflektorischen Effekten und der lokalen Beeinflussung des biochemischen Milieus ist dabei vermutlich vor allem die Zerstörung von erkranktem Gewebe wirksam. Dies können kontrakte Myofibrillen, defekte Endplatten oder Nozizeptoren sein. Deep D., das auch als intramuskuläre Stimulation (IMS) bezeichnet wird, ist eine sichere Methode, sofern sie von geschulten Fachkräften ausgeführt wird. Genaue Kenntnisse der Anatomie, das Wissen um Indikationen und Kontraindikationen sowie das Beachten der Gefahrenzonen und der entsprechenden Hygienemaßnahmen sind unabdingbare Voraussetzungen für eine sichere und verantwortungsvolle Anwendung des D.

Trotz Verwendung von Akupunkturnadeln handelt es sich beim D. nicht um ▸ Akupunktur. Bei der Akupunktur werden die zu nadelnden Punkte nach den Regeln der aus der Traditionellen Chinesischen Medizin kommenden ▸ Meridianlehre ausgewählt mit dem Ziel, den Energiefluss (▸ Chi) zu steuern und Funktionskreise (Lehre der fünf Wandlungsphasen) zu beeinflussen. Im Unterschied dazu werden myofasziale Triggerpunkte nach anderen Gesichtspunkten ausgewählt und das Ziel ist gewebs- und funktionsspezifisch definiert (Deaktivierung des Störpotenzials der myofaszialen Triggerpunkte und der Hartspannstrange).

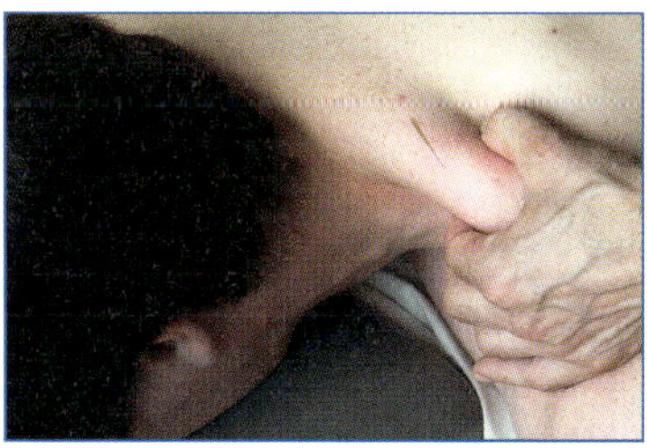

Dry Needling: Behandlung am M. trapezius pars descendens.

Dual Task *f*; ***Etym.:*** engl. *dual* „doppelt, zweifach" u. *task* „Aufgabe"; ***engl.:*** Dual task

Kontext: Motorisches Lernen

Zwei voneinander unabhängige Aufgaben werden gleichzeitig erfüllt, z. B. Gehen (motorische Leistung) und gleichzeitig eine einfache Rechenaufgabe lösen (kognitive Leistung). D.T. ist insbesondere für Patienten mit zentralmotorischen Störungen (Apoplex) schwierig: Das Gehen kann z. B. bereits so viele kognitive Ressourcen erfordern, dass die Patienten stehen bleiben müssen, um etwas zu sagen.

Dualität *f*; ***Etym.:*** lat. *duo* „zwei"; ***engl.:*** Duality

Kontext: Traditionelle Chinesische Medizin

D. beschreibt in der Traditionellen Chinesischen Medizin das sogenannte Hun und Po. Die Zweiheit des Irdischen und des Himmlischen. Hun und Po leben als Paar. Ihre Vermählung ist Leben. Ihre Scheidung ist unser Tod. Hun und Po sind als Dualität der Ausdruck des ▸ Yin und ▸ Yang: hoch und niedrig, subtil und kompakt, Himmel und Erde.

D

Duchenne-Hinken *n*; ***Etym.:*** nach dem franz. Neurologen Guillaume Benjamin Amand Duchenne (1806–1875); ***engl.:*** Duchenne claudication; ***Syn.:*** Entlastungshinken

1. ***Kontext:*** Ganganalyse

Hinkmechanismus mit Neigung des Oberkörpers über die Standbeinseite; während der Belastung des betroffenen Beines verschiebt sich der Schwerpunkt des Brustkorbes zur betroffenen Seite; während der Entlastung pendelt der Brustkorb zurück zur Körpermitte.

Ursache: insuffiziente Abduktoren des Hüftgelenks auf der Standbeinseite. Das Hinken entlastet die schwachen Abduktoren, verhindert oder begrenzt das Absinken des Beckens zur Schwungbeinseite (vgl. ▸ Trendelenburg-Zeichen).

2. ***Kontext:*** Pädiatrie, Neurologie

Arhythmisches Gangbild. Der positive Duchenne eines Kindes mit Zerebralparese ist Ausdruck der defizitären Stützfähigkeit im Sinne der insuffizienten funktionellen Umkehr seiner Fuß- und Unterschenkelmuskulatur sowie der mangelhaften Koordination der hüftgelenksumgebenden Muskulatur. Beides ist Ausdruck der gestörten Differenzierung der Muskelaktionen. Beim Vorwärtsgehen kann das Kind nur mithilfe der Oberkörperneigung nach lateral und der dadurch veränderten Gewichtsverteilung über dem unkoordiniert arbeitenden Standbein die Beugebeinphase des anderen Beines ermöglichen.

Haben die pathologischen Muskelaktionen ein deutliches Ausmaß, sieht man nicht nur die Kompensationsbewegung des Oberkörpers, sondern auch das Absacken der Beckenhälfte des Beugebeines. Das Kind mit spastischer Zerebralparese läuft kleinschrittig und bewegt seinen Körper in der Abstoßphase vorwärts, dem eigenen Schwerpunkt hinterherlaufend. Die klar definierbare Art der Muskelfunktionsstörung bestimmt das therapeutische Prozedere: die am Stütz beteiligten Muskeln müssen von proximal nach distal aktionieren.

Ductus lymphaticus *m; engl.:* Lymphatic duct

Kontext: Anatomie

Ductus lymphaticus dexter: Lymphgefäß rechtsseitig aus dem Zusammenfluss von Truncus jugularis und Truncus subclavius an der Mündungsstelle des ▶ Ductus thoracicus.

Ductus lymphaticus sinister: Seltenes optionales Lymphgefäß linksseitig aus dem Zusammenfluss von Truncus jugularis und Truncus subclavius an der Mündungsstelle des Ductus thoracicus.

Ductus thoracicus *m; engl.:* Thoracic duct; *Syn.:* Brustmilchgang, Milchbrustgang

Kontext: Anatomie

Größtes Lymphgefäß des Menschen (Durchmesser 2–4 mm, Länge 40 cm); zentrales Lymphgefäß des Stammes. Entspringt aus der ▶ Cisterna chyli (Höhe Lendenwirbel 2 oder 3), zieht rechts, hinter der Aorta, knapp vor der Wirbelsäule herzwärts durch das Zwerchfell; endet am linken Venenwinkel. Nimmt die Lymphe der unteren Extremität, des gesamten Stammes, der linken oberen Extremität und linken Kopfseite auf. Nach fettreichen Mahlzeiten färben Fetttröpfchen aus dem Darm die Lymphe milchig-trüb (▶ Chylus-Lymphe), daher stammt die Bezeichnung Brustmilchgang. Durch die Atmung ist die ▶ Lymphangiomotorik des D.t. (gering) beeinflussbar.

Dupuytren-Kontraktur *f; Etym.:* Baron Guillaume Dupuytren (1777–1835), franz. Chirurg; *Abk.:* DK; *engl.:* Dupuytren's disease; *Syn.:* Morbus Dupuytren, Dupuytren-Krankheit

Kontext: Handtherapie

Fortschreitende Kontraktur der Längszüge der Palmaraponeurose aufgrund einer Metaplasie des Bindegewebes, die langfristig zu Beugekontrakturen der Finger führt (insbesondere D IV, V). Die Beugesehnen sind nicht betroffen; die Ursache ist unklar; Männer erkranken deutlich häufiger (40.–60. Lebensjahr). Physiotherapie: Beginn ca. 7. postoperativer Tag (nach Ziehung der Fäden); typische Schwerpunkte: Narbenbehandlung, -abhärtung, Verbesserung der Extension in den Fingergelenken, Eigentraining. Ergotherapie: Versorgung mit Nachtlagerungsschiene und Streckquengel.

Dupuytren-Kontraktur (Einteilungen nach Schweregrad)

Stadium	Nach Iselin und Dieckmann	Nach Tublina und Michon
–	–	Keine Kontrakturen
I	Knoten in der Hand ohne Streckbehinderung	Kontrakturen < 45°
II	Beugekontraktur im Grundgelenk	Kontrakturen 45–90°
III	Beugekontraktur im Grund- und Mittelgelenk	Kontrakturen 90–135°
IV	Beugekontraktur im Grund- und Mittelgelenk, Überstreckung im Endgelenk	Kontrakturen > 135°

Durchblutung, muskuläre *f*

Vgl. ▶ muskuläre Durchblutung.

Durchblutungsförderung *f*

Kontext: Traumatologie, Innere Medizin, Orthopädie

Maßnahmen zur Förderung der Durchblutung, z. B.: ▶ Massage, ▶ Hydrotherapie, dynamische Muskelaktivierung, ▶ Elektrotherapie.

Durchlaufzeit *f; engl.:* Processing time

Kontext: Betriebswirtschaftslehre

Zeit, die für die eigentliche Produkt-/Leistungserstellung notwendig ist. Physiotherapie: Durchlaufzeiten können aus Patientensicht (Warten, An- und Ausziehen, Behandlung) und aus Therapeutensicht (reine Behandlungszeit) gemessen werden. Zeiten wie Terminabsprache, Eintragung in die Patientendatei, Vorbereiten des Behandlungsraumes, Wartezeit, Aufräumen des Raumes, erneute Terminvereinbarung und die Verabschiedung des Patienten gehören streng genommen nicht zur D., sondern stellen ▶ Rüstzeiten, Wartezeiten und Verteilzeiten dar. Ziel der Zeiterfassung: zeitliche Einsparpotenziale zur Effizienzverbesserung finden; z. B. Termineintragungen und Anmeldung über die Homepage.

Durst *m; engl.:* Thirst

Kontext: Physiologie

Durch den Hypothalamus veranlasste Empfindung zur Flüssigkeitsaufnahme, wenn ein Defizit des Körperwassers besteht. Mechanismen: Die zum Hypothalamus gehörigen peripheren und zentralen Chemo(Osmo)rezeptoren zeigen eine erhöhte ▶ Osmolalität und die Volumenrezeptoren im Niederdrucksystem ein Defizit an. Isotonische Verminderungen des Extrazellularvolumens (z. B. Blutverlust) lösen über die Aktivierung von Volumenrezeptoren in den zentralen Venen und im rechten Vorhof Durst aus. Trinken ist der Regulator der Wasseraufnahme (vgl. ▶ Wasser- und Elektrolythaushalt, ▶ Gauer-Henry-Reflex).

Dynamic Foot Orthosis *f*; ***Etym.:*** engl. *dynamic* „dynamisch, veränderlich", *foot* „Fuß" u. griech. *orthos* „recht, richtig"; ***Abk.:*** DFO, DAFO, FO; ***engl.:*** Dynamic foot orthosis; ***Syn.:*** Nancy-Hylton-Orthese, Foot Orthosis, Dynamic foot orthosis, Dynamic ancle foot orthosis

Kontext: Neurologie, Orthopädie

Flexibles, gleichzeitig das Sprunggelenk und den Vorfuß stabilisierendes orthopädisches Hilfsmittel aus flexiblem Polypropylen mit tonusregulierender Wirkung, z. B. zur Versorgung von Kindern mit Zerebralparese. Indikation: hypotone und hypertone Symptombildern. Die Flexibilität ermöglicht korrigiertes dynamisches Gehen. Die DFO hemmt spastische Plantarflexorenaktivität und ermöglicht die physiologische reaktive Aktivierung der Fußheber während des Gehens.

Dynamic Ankle Foot Orthosis (DAFO): dynamische knöchelübergreifende Fußorthese.

Dynamic Foot Orthosis (DFO): feste, nicht knöchelübergreifende Schuheinlage.

Foot Orthosis (FO): weiche Schuheinlage.

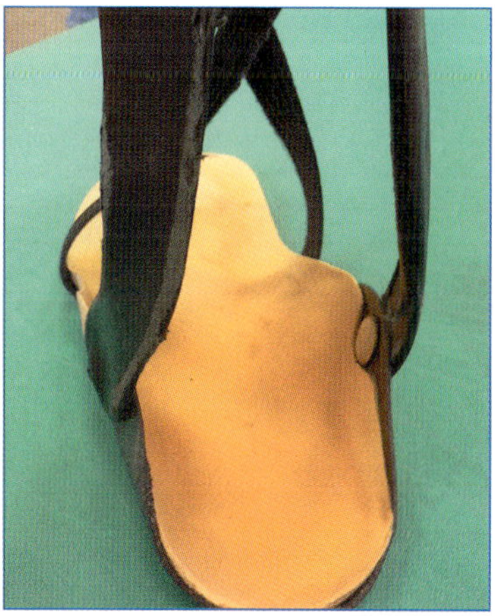

Dynamic Foot Orthosis.

Dynamik *f*; ***Etym.:*** griech. *dynamos* „Kraft, Leistungsfähigkeit"; ***engl.:*** Dynamics

1. *Kontext:* Biomechanik

Lehre von den Bewegungen; als Zustandsänderungen unter Einfluss äußerer oder innerer Kräfte. Als Teilgebiet der Mechanik (Kinetik) untersucht sie die Änderungen der Bewegungsgrößen (Weg, Geschwindigkeit und Beschleunigung) unter Einwirkung von Kräften im Raum. Dynamische Gesetzmäßigkeiten folgen den Bewegungsgleichungen.

2. *Kontext:* Physik, Psychologie, Spiraldynamik

Im physikalischen Sinn: Die Lehre/Wissenschaft bewegender Kräfte, bestehend aus ▶ Kinetik und Statik. Teilgebiet der Mechanik, zurückgehend auf Galileo und Newton. Im psychologischen Sinn: bewegende seelische Kraft, Antrieb, Leidenschaft. Das therapeutische Konzept ▶ Spiraldynamik berücksichtigt beide Bedeutungen des Begriffs.

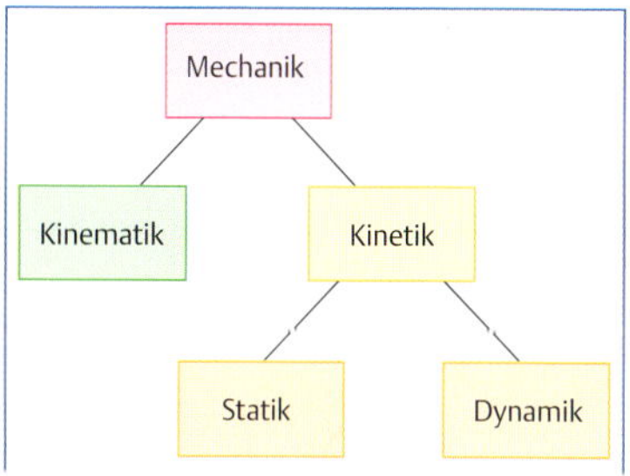

Dynamik: Ein Teilgebiet der Mechanik.

Dynamik, Grundgesetz der *n*; ***engl.:*** Law of resultant force; ***Syn.:*** 2. Newton-Axiom, 2. Newtonsches Axiom

Kontext: Physik

Wichtigste Gesetzmäßigkeit der Mechanik. Die Änderung des Bewegungszustandes ist zur einwirkenden Kraft proportional und erfolgt längs der Kraftwirkungslinie (vgl. ▶ Grundgleichung, dynamische).

Dynamik, inverse *f*; ***Etym.:*** griech. *dynamis* „Kraft" u. lat. *inversus* „umgekehrt"; ***engl.:*** Dynamics, inverse

Kontext: Biomechanik

Bestimmung unbekannter kinetischer Größen aus bekannten kinematischen Daten durch mathematische Modellrechnungen. Die Grundlagen an Messdaten werden beispielsweise durch quantitative Bewegungsanalysen gewonnen, wobei

D

Körpersegmente (Lage von Gelenkachsen) über gewisse Zeitspannen räumlich erfasst werden. Aus den registrierten Positionen und den Bodenreaktionskräften lassen sich die an Körperstrukturen wirksamen Kräfte bzw. Gelenkmomente berechnen (vgl. ▸ Bodenreaktionskräfte).

Dynamische Allodynie *f*
Vgl. ▸ Allodynie, dynamische.

Dynamische Stabilisation *f*
Vgl. ▸ Stabilisation, dynamische.

Dynamische Umkehr *f*
Vgl. ▸ Umkehr, dynamische.

Dynamische Viskosität *f*
Vgl. ▸ Viskosität, dynamische.

Dynamische Wirbelsäulenstabilisation *f*
Vgl. ▸ Wirbelsäulenstabilisation, dynamische.

Dynamischer Positionssinn *m*
Vgl. ▸ Positionssinn, dynamischer).

Dynamisches Klettern *n*
Vgl. ▸ Klettern, dynamisches.

Dynamo *m*; ***Etym.:*** griech. *dynamis* „Kraft"; ***engl.:*** Dynamo
Kontext: Therapeutisches Klettern
Dynamische schnellkräftige Bewegungsausführung (bis hin zum Sprung); beim therapeutischen Klettern wird der Übende aus einer gleichmäßigen Beugestellung der Oberschenkel in den Knie- und Hüftgelenken aufgefordert, so schnell wie möglich in die Streckung zu gehen und dabei festgelegte Griffe zu fassen. Je nach dem Ausgangsniveau können die Übungen an einfachen Wänden bis hin zu stark überhängenden Kletterstrukturen durchgeführt werden. Eine weitere Möglichkeit der Trainingssteuerung ist, dass der Therapeut nicht nur die zu erreichenden Griffe definiert, sondern auch die Geschwindigkeit der Bewegung durch Kommandos (Sprache, Rhythmus usw.) vorgibt.

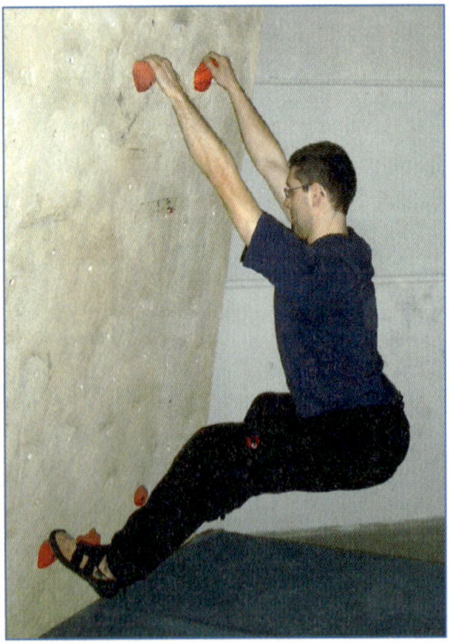

Dynamo.

Dynamografie *f*; ***Etym.:*** griech. *dynamis* „Kraft" u. *graphein* „schreiben"; ***engl.:*** Dynamography
1. ***Kontext:*** Biomechanik
Messung der Kraftentwicklung von Muskeln.
2. ***Kontext:*** Medizinische Trainingstherapie
Kraftmessung unter statischen und/oder dynamischen Arbeitsbedingungen. Für fast jede Gelenkregion gibt es spezielle Geräte; jedes Trainingsgerät kann verwendet werden. Das Ergebnis einer Kraftmessung muss immer mit der Information zur Bewegungsgeschwindigkeit verbunden sein (vgl. ▸ Hill-Beziehung). Der Messwert Kraft kann die Belastung ausdrücken, aber auch ausschließlich als Beanspruchung fungieren.
Messen der Kraft als Belastung: Der Patient hat die Vorgabe, eine Masse mit einer Bewegungsgeschwindigkeit zu bewältigen. Belastung und Beanspruchung können sich entsprechen, wenn die Vorgabe in Relation zur Maximalkraft erfolgt. Die zu bewältigenden Gewichte im Krafttraining sind Belastungsmerkmale. Die Beanspruchung entspricht der zentralnervösen, kontraktilen und energetischen Aktivierung und der Ermüdung (als Kraftverlust über die Zeit) oder der Anzahl der Wiederholungen.
Messen der Kraft als Beanspruchung: Ermitteln des maximalen Wertes bei vorgegebener Arbeitsbedingung (Ermitteln des maximalen Arbeitsbereiches) oder Überprüfen der Kraft bei verschiedenen Bewegungsausführungen z. B. des Hebens, Tragens oder Werfens.

Dynamometer *m*; ***Etym.:*** griech. *dynamis* „Kraft" u. *metron* „Maß"; ***engl.:*** Dynamometer
Kontext: Biomechanik, Diagnostik, Forschung
Kraftmessgerät; z. B. zur Messung der Muskelkraft. In einfachster Form als sogenannte Federwaage (Hooke-Gesetz) oder nahezu wegfrei über piezoelektrische Kraftsensoren.

Dynamometrie *f*; ***Etym.:*** griech. *dynamis* „Kraft" u. *metron* „Maß"; ***engl.:*** Dynamometry
Kontext: Biomechanik
Methoden zur Kraftmessung.

Dynasplint – Low prolong stretch *f*; ***Etym.:*** griech. *dynamis* „Kraft" u. engl. *splint* „Schiene"; ***Abk.:*** Dynasplint, LPS; ***engl.:*** Dynasplint – Low prolong stretch
Kontext: Handtherapie
Dynamische Ellenbogenschiene für die Extension oder Flexionsstellung. Die Schiene wird genau wie die Spannung individuell angepasst (je nach Größe, rechts/links). Während des Tragens übt die Schiene eine leichte, konstante Spannung auf das zu dehnende Gewebe aus.

Dysarthrie *f*; ***Etym.:*** griech. *dys...* „schlecht, miss..." u. *artrous* „gliedern, stammeln"; ***engl.:*** Dysarthria; ***Syn.:*** Dysarthophonie
Kontext: Neurologie
Sprechstörung, die hauptsächlich die Artikulation (Dysarthrie) betrifft und außerdem die Sprechatmung (Dyspneumie) und Stimmgebung (Dysphonie); D. tritt z. B. bei Patienten mit Kleinhirnschädigung auf (Multiple Sklerose); gehört zur klassischen Symptomtrias nach Charcot (▸ Charcot-Trias). Physiotherapie: atemtherapeutische Maßnahmen in die Therapie integrieren, interdisziplinäre Zusammenarbeit mit Logopäden.
Anarthrie: Schwerste Form der Beeinträchtigung; vollständige Unfähigkeit, Sprechbewegungen auszuführen.

Dysästhesie *f*; ***Etym.:*** griech. *dys...* „miss..." u. *aistanesthai* „empfinden"; ***engl.:*** Dysaesthesia
Kontext: Algesiologie
Empfindungsstörung; spontane oder hervorgerufene Verzerrung normaler Empfindung, die als unangenehm wahrgenommen wird.

Dysdiadochokinese *f*; ***Etym.:*** griech. *dys...* „schlecht, miss..." *diadochos* „Nachfolger" u. *kinesis* „Bewegung"; ***engl.:*** Dysdiadochokinesia
Kontext: Neurologie
Gestörte antagonistische Bewegung; die Bewegung kann nicht schnell und rhythmisch ausgeführt werden; Zeichen einer ▸ Ataxie. Typischer Test für die obere Extremität: schnelle Pro-/Supination (Eindrehen einer imaginären Glühbirne); untere Extremität: z. B. Innen-/Außenrotation im Hüftgelenk. ▸ Becken-Bein-Ataxie: Der Patient (Rückenlage, 90° Flexion im Hüftgelenk) wird aufgefordert, sein Bein extensorisch/flektorisch zu bewegen. Ist die Bewegung sehr unrhythmisch oder das Becken instabil, ist der Test positiv (vgl. ▸ Diadochokinese).

Dysfunktion *f*; ***Etym.:*** griech. *dys-* „schlecht" u. lat. *functio* „Verrichtung"; ***engl.:*** Dysfunction; ***Syn.:*** Funktionsstörung, somatische Dysfunktion
Kontext: Manuelle Therapie
Funktionsstörung; der Begriff stammt aus der Osteopathie (dort: somatische Dysfunktion). Er beschreibt in der Manuellen Therapie die enge Beziehung (Korrelation) zwischen den beklagten Symptomen wie Schmerz und den Veränderungen der Bewegung (hypo- oder hypermobil, schwach, unkoordiniert) und der Gewebe (Atrophie, Ödeme). Sie stellt damit den Kern der ▸ physiotherapeutischen Diagnose dar.

Dysfunktion, anorektale *f*; ***engl.:*** Dysfunctions, anorectal, feacal disorders, bowel disorders
Kontext: Geburtshilfe, Proktologie
Ein Störungsbild, das den letzten Darmabschnitt betrifft, z. B. Stuhlinkontinenz, Schmerzen, Obstipation (vgl. ▸ rektale Untersuchung, ▸ Bristol-Stool-Form-Scale, ▸ Ballontherapie).

Dysfunktion, urethrovesikale *f*
Vgl. ▸ Urethrovesikale Dysfunktion.

Dysfunktionssyndrom *n*; ***Etym.:*** griech. *dys...* „miss..." u. lat. *functio* „Verrichtung"; ***engl.:*** Dysfunction syndrome
Kontext: McKenzie-Konzept
Schmerz, hervorgerufen durch strukturell beeinträchtigtes Bindegewebe aufgrund mechanischer Deformierung. Mögliche Ursachen: Trauma oder degenerative Prozesse mit unvollkommener Rehabilitation. Kontrahiertes, vernarbtes, verklebtes, adaptiv verkürztes oder unvollständig wiederhergestelltes Gewebe führt zu Symptomen (Schmerz bei Belastung des veränderten Gewebes) und funktioneller Beeinträchtigung. Eine Reihe eindeutig kennzeichnender Merkmale lassen sich durch die Anamnese und physische Untersuchung feststellen. Bei spinaler Dysfunktion wird Schmerz regelmäßig im eingeschränkten Endbereich der Bewegung hervorgerufen und verschwindet wieder, wenn die Belastung nachlässt. Die Dysfunktion kann kontraktile Strukturen betreffen und in der Wirbelsäule periartikuläre oder neurale Strukturen (vgl. ▸ Mechanische Syndrome).

Dysgnathie *f*; ***Etym.:*** griech. *dys...* „un..., nicht, miss..." u. *gnathos* „Kiefer"; ***engl.:*** Dysgnathia
Kontext: Kiefergelenksbehandlung

D. umfasst verschiedenartige morphologische und funktionelle Abarten bzw. alle Abweichungen, die sich im Verlauf und nach dem Ende einer fehlerhaften bzw. regelwidrigen Entwicklung des Kauorgans ergeben. Dazu gehören Zahnstellungs- und Kieferanomalien, falsche Bisslagen, Kiefermissbildungen, Unstimmigkeiten der ▸ Okklusion, Artikulation sowie der Kiefergelenke und der Lage des Gebisses zum Schädel. Sie gehen oft mit mehr oder weniger deutlichen, zumeist subjektiv nicht empfundenen Funktionsstörungen einher.

Dyskinesie *f*; ***Etym.:*** griech. *dys* „nicht, schlecht, widrig, un..., miss..." u. *kinesis* „Bewegung"; ***engl.:*** Dyskinesia
Kontext: Neurologie, Pädiatrie
Motorische Fehlfunktion; neurologische Bezeichnung für Bewegungsstörungen; Beeinträchtigung des Bewegungsablaufes durch unwillkürliche Bewegungen, die unabhängig von einer Bewegungsintention auftreten bzw. die durchgeführte Bewegung verändern, z. B. bei Kindern/Patienten mit dyskinetischer Zerebralparese (vgl. ▸ Athetose).

Dysmenorrhoe *f*; ***engl.:*** Painful menstruation; ***Syn.:*** Algomenorrhoe
Kontext: Gynäkologie
Schmerzhafte Regelblutung mit hypertoner Bauch- und Beckenbodenmuskulatur, krampfartigen Unterbauchschmerzen, z. T. zusätzlich Übelkeit, Erbrechen und Kopfschmerzen. Mögliche Ursachen: hormonelles Ungleichgewicht, Uterusfehlbildung, -lageveränderungen, Myome, Entzündungen der Genitalorgane, Misshandlungen, psychische Faktoren. Bindegewebsmassage, Hydro- und Balneotherapie (insbesondere Peloidbäder, die z. T. Phytoöstrogene enthalten) lindern die Beschwerden. Der Therapieverlauf lässt sich durch die ▸ visuelle analoge Schmerzskala verfolgen.

Dysmetrie *f*; ***Etym.:*** griech. *dys...* „schlecht, miss..." u. *metron* „Maß"; ***engl.:*** Dysmetria
Kontext: Neurologie
Störung des Bewegungsausmaßes aufgrund einer Schädigung des Kleinhirns im Rahmen einer ▸ zerebellären Ataxie; die Abstimmung von Bewegungen ist schwierig. Oft schießen die Bewegungen über das Ziel hinaus (Hypermetrie), oder sie sind zu kurz bemessen (Hypometrie). Bsp.: Der Patient greift neben einen Gegenstand oder stößt ein Glas um.
Alltagshandlungen sind sehr erschwert. Physiotherapie: Einüben von Zielbewegungen unter Steigerung von Bewegungsumfang und Bewegungsgeschwindigkeit. Tests: ▸ Finger-Finger-Versuch, ▸ Finger-Nase-Versuch, ▸ Knie-Hacken-Versuch.

Dysphagie *f*; ***Etym.:*** griech. *dys...* „schlecht, miss..." u. *phagein* „essen"; ***engl.:*** Dysphagia
Kontext: Neurologie, Geriatrie
Schluckstörung; alle Phasen des ▸ Schluckaktes können betroffen sein. Schluckstörungen treten mit zunehmendem Alter häufiger auf; oft verbunden mit neurologischen Erkrankungen, z. B. Multiple Sklerose, amytrophe Lateralsklerose, Apoplex. Komplikation: ▸ Aspiration von Flüssigkeit (Speichel) und Nahrung mit anschließender Aspirationspneumonie. Deshalb sollten Schluckstörungen neurologisch abgeklärt und sofort therapiert werden (Logopädie). Physiotherapie: z. B. fazio-orale Techniken, Haltungskorrektur, motorisches Training (Mundschluss), thermische Anwendungen (Eisstimulationen). Allgemeine Aspekte: Nahrungsmittelkonsistenz (homogene, breiige Nahrung) beachten, ▸ Essregeln, Art der Flüssigkeit (ohne Kohlensäure).

Dysphasie *f*; ***Etym.:*** griech. *dys...* „un..., nicht, miss..." u. *phasis* „das Sprechen, Sprache"; ***engl.:*** Dysphasia
Kontext: Kiefergelenksbehandlung
Sprachausdrucksstörung bei hirnlokalem Syndrom. Eine verzögerte Sprachentwicklung wird ebenfalls als D. bezeichnet.

Dyspnoe *f*; ***Etym.:*** griech. *dys-* „schwierig" u. *pnoe* „Atem"; ***engl.:*** Dyspnoea; ***Syn.:*** Atemnot
Kontext: Atemtherapie, Innere Medizin
Erschwerte Atmung mit dem subjektiven Gefühl der Atemnot; Ursachen: kardial, pneumologisch, zirkulatorisch, zentral; wichtigstes und häufigstes Symptom bei Lungenerkrankungen; plötzlicher Beginn der D. bei akutem Asthmaanfall, Lungenödem oder Lungenarterienembolie; subakuter Beginn innerhalb von Tagen bis Monaten bei chronischer Herzinsuffizienz, Anämie oder Bronchialkarzinom; schleichender Beginn über Jahre hinweg bei Lungenemphysem oder pulmonaler Hypertonie; Therapeuten erfragen Beginn, Häufigkeit, Dauer und Charakteristika der D. Relative Kontraindikationen: manuelle Lymphdrainage, Kompressionstherapie (vgl. ▸ Dyspnoe-Skala, ▸ Orthopnoe).

Dyspnoe-Skala *f*; ***engl.:*** Dyspnoea scale
Kontext: Diagnostik
Messinstrument bzw. Maßeinteilung für das Erfassen der subjektiven Beschwerden bei ▸ Dys-

pnoe; 0 bedeutet keine, 10 bedeutet stärkste Atemnot; einfaches Instrument, geeignet für den Einsatz in Akutkliniken und Praxen.

Dyspraxie *f*; ***Etym.:*** griech. *dyspragia* „Missgeschick"; ***engl.:*** Dyspraxia
Kontext: Neurologie
Störung der sequentiellen Anordnung der Einzelbewegungen und Ungeschicklichkeit bei fein- und grobmotorischen Anforderungen, die sich insbesondere bei Handlungsabläufen zeigt. Physiotherapie: Handlungsfolgen können in ihre Einzelteile zerlegt und schrittweise in ihrer Komplexität gesteigert werden oder Handlungsfolgen nach einer Vorgabe von Bildern in den einzelnen Teilschritten üben.
Apraxie: Schwere Form der D.; Unfähigkeit, Handlungsabläufe durchzuführen, obwohl keine motorische oder sensible Störung vorliegt.

Dysreflexie, autonome *f*
Vgl. ▸ Autonome Dysreflexie.

Dyssynergie *f*; ***Etym.:*** griech. *dys...* „schlecht, miss...", *syn* „zusammen" u. *ergon* „Werk"; ***engl.:*** Dyssynergia
Kontext: Neurologie
Störung des Zusammenspiels agonistischer und antagonistischer Muskulatur; fehlendes Zusammenspiel synergistischer Bewegungen. Tritt bei Schädigung des Kleinhirns bzw. zerebellärer Ataxie auf (vgl. ▸ Detrusor-Sphinkter-Dyssynergie). Physiotherapie: Einüben von Zielbewegungen und motorischen Aktivitäten unter sukzessiver Steigerung von Bewegungsumfang und Bewegungsgeschwindigkeit.

Dystonie *f*; ***Etym.:*** griech. *dys...* „un..., nicht, miss..." u. *tonos* „Spannung"; ***engl.:*** Dystonia
Kontext: Neurologie
Extrapyramidale Bewegungsstörung, die durch Verkrampfungen und Fehlhaltungen charakterisiert ist. Man unterscheidet fokale Dystonien (z. B. ▸ Schreibkrampf) und generalisierte (z. B. Torsionsdystonie). Physiotherapie: Testung von Bewegungen und Bewegungsabläufen auf Funktions- und Aktivitätsebene, Prüfung von Muskellängen und Bewegungsausmaß sowie Befragung zu die dystone Symptomatik verstärkenden Situationen und Bewegungen. Die D. selber lässt sich durch physiotherapeutische Maßnahmen nicht beeinflussen; funktionelle Fertigkeiten, z. B. das Gehen, können geübt werden. Weitere Schwerpunkte: Überprüfung und Anpassung von Hilfsmitteln zur Bewältigung von Alltagsanforderungen; das Verhindern von Muskelverkürzungen und Kontrakturen. Maßnahmen zur Unterdrückung oder passiven Fixierung unerwünschter Bewegungen sind nicht wirksam (vgl. ▸ Tiefenhirnstimulation).
Idiopathische D.: Form der D., bei der keine medikamentöse, traumatische oder entzündliche Ursache vorliegt. Die Ursache ideopathischer Dystonien ist meistens genetisch.
Symptomatische/sekundäre D.: Form der D., die nach Schlaganfall, durch Traumen und Tumoren auftritt oder medikamentös (Neuroleptika) ausgelöst wird. Sie kann als Hemidystonie, generalisiert oder fokal, auftreten.

Dystrophie *f*; ***Etym.:*** griech. *dys* „nicht, schlecht, widrig, un..., miss..." u. *trophe* „Nahrung"; ***engl.:*** Dystrophy
Kontext: Physiologie
Mangelhafte Versorgung (eines Muskels) mit Nährstoffen; kann bei lang andauernder Immobilisation nach einer Verletzung entstehen (vgl. ▸ Dystrophieprophylaxe).

Dystrophieprophylaxe *f*; ***Etym.:*** griech. *dys* „nicht, schlecht, widrig, un..., miss...", *trophe* „Nahrung" u. *prophylax* „Vorposten, Wachtposten"
Kontext: Traumatologie, Physiologie, Prävention
Zur Vermeidung einer ▸ Dystrophie nach distalen Extremitätenverletzungen.
Maßnahmen: Förderung der Resorption bei Schwellungen und Ödemen durch Hochlagern, Aktivieren der Muskelpumpe, evtl. ▸ Lymphdrainage, Vermeiden und Beseitigen von Druck, der sich aus zu engen Gipsen, Bandagen usw. ergibt, Bewegen der nicht betroffenen Körperabschnitte, Entspannung fördern, Schmerzen lindern.

Dystrophile *n*; ***engl.:*** Dystrophile
Kontext: Handtherapie
Handtrainer z. B. zur Narbenabhärtung nach ▸ KTS-OP oder beim ▸ CRPS. Patienten umfassen den Griff des Gerätes und üben Druck nach unten aus, bis eine Lampe leuchtet. Dann bewegen sie das Gerät bei gleichbleibendem Druck auf einer speziellen Unterlage vor und zurück (dabei muss die Lampe leuchten). Der Widerstand ist individuell einstellbar. Das Gerät misst, wie lange der Druck gehalten wurde. Alle Werte werden dokumentiert.

E

E

Eagle-Syndrom *n*; ***Etym.:*** nach dem US-amerikanischen HNO-Arzt *Watt Weems Eagle* (*1898); griech. *syndrome* „Anhäufung, Zusammenlaufen"; ***engl.:*** Eagle's Syndrome; ***Syn.:*** Eagle-Barret-Syndrom, Processus-styloideus-Syndrom
Kontext: Kiefergelenksbehandlung
Das E. ist gekennzeichnet durch traumatisch bedingten Schmerz in der Mandibular- oder Nackenregion bei verkalktem und/oder verlängertem Lig. stylohyoideum. Ursache ist möglicherweise eine Neuropathie des N. glossopharyngeus durch abnormalen Druck, der vom Processus styloideus ausgeht

Easy-Walker *m*; ***Etym.:*** engl. *easy* „leicht" u. *walk* „gehen"; ***engl.:*** Easy walker
Kontext: Neurologie
Gehhilfsmittel; auf vier Rädern abgestütztes Gestell mit höhenverstellbarem Sitz; ermöglicht bei Patienten mit schwerster Symptomatik ein Gehtraining.

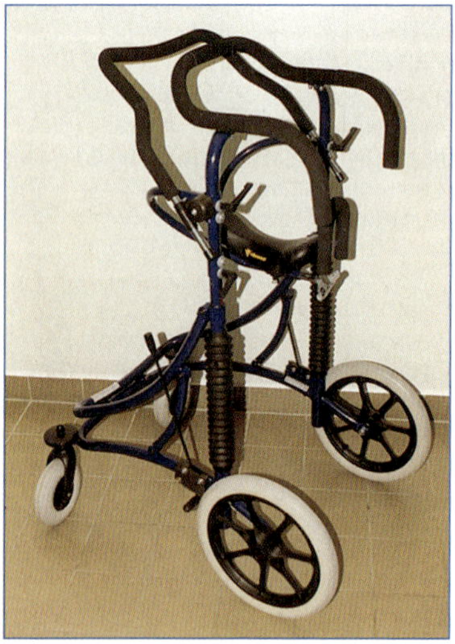

Easy-Walker.

Ebene, Gehen in der *n*
Vgl. ▸ Gehen in der Ebene.

Ebene, schiefe *f*; ***engl.:*** Plane, inclined ; ***Syn.:*** geneigte Ebene, Rampe
Kontext: Biomechanik
Gegen die Horizontale geneigte ebene Fläche. Zählt wie Flaschenzug, Hebel und Schraube zu den ▸ einfachen Maschinen der Mechanik. Sie wird verwendet, um den zur Höhenänderung einer Masse notwendigen Kraftaufwand zu verringern. Die geleistete Arbeit bleibt jedoch unverändert. Beispiel: Rampenauffahrt für Rollstühle.

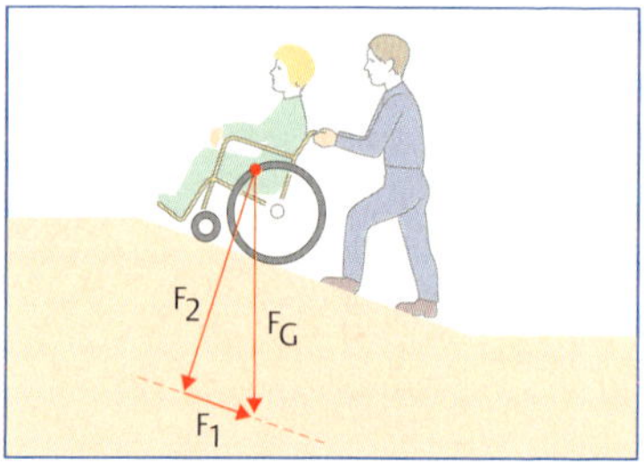

Schiefe Ebene. Der Rollstuhl wird auf einer Rampe nach oben geschoben. Die Kraftwirkungslinie verläuft parallel zur Rampe. Der Helfer wendet F_1 auf.

Ebenen des therapeutischen Geschehens *f*; ***Etym.:*** griech. *therapeia* „Behandlung, Pflege"
Kontext: Psychiatrie
Die E. bestehen aus vier Ebenen: funktionell-organisch, sozioemotional, sensomotorisch und kognitiv oder verbal (Reflexionsebene). Sie dienen als theoretisches Konstrukt dem besseren Verständnis der psychiatrischen Bewegungstherapie und der Planung der bewegungstherapeutischen Stunde.

EBM-Prozess *m*; ***engl.:*** Evidence-based medicine process
Kontext: Qualitätsmanagement
Der Prozess des evidenzbasierten Arbeitens gliedert sich in folgende Schritte: klinische Frage stellen; ▸ Evidenz durch Literaturrecherche finden; Evidenz kritisch beurteilen und auf Anwendbarkeit prüfen; beste externe Evidenz am Patienten anwenden im individuellen Kontext des Patienten; Therapieergebnis beurteilen.

Eccentric Step Test *m*; ***Etym.:*** engl. *eccentric* „exzentrisch, nicht rund", *step* „Schritt"; ***engl.:*** Eccentric step test
Kontext: Medizinische Trainingstherapie, Manuelle Therapie

Spezialisierungstest am Kniegelenk auf ein patellofemorales Schmerzsyndrom; Ausführung: Der Patient steht auf dem zu untersuchenden Bein, die Hände seitlich am Becken abgestützt; so langsam wie möglich das Spielbein von einer Stufe (Höhe 15–20 cm oder 50 % der individuellen Unterschenkellänge) absenken. Beurteilung: positiv bei Provokation des typischen Schmerzes, Durchführung im Seitenvergleich.

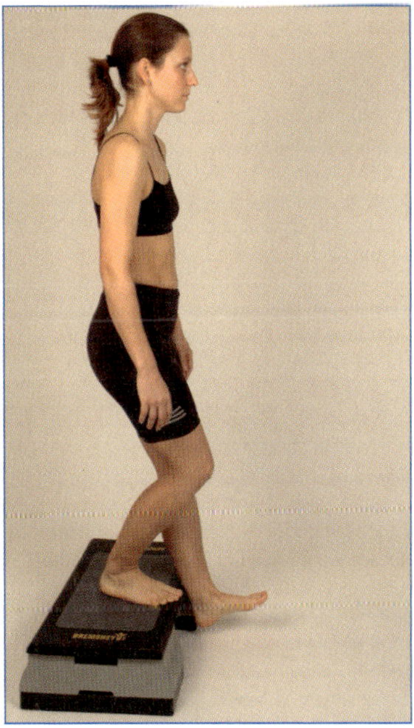

Eccentric Step Test.

Edinburgh-Stellung *f*; ***engl.:*** Edinburgh position

Vgl. ▶ Intrinsic-Plus-Stellung.

EEG *n*

Vgl. ▶ Elektroenzephalogramm.

Effekt, empirischer *m*; ***Etym.:*** lat. *effectus* „Wirkung, Erfolg" u. griech. *empeiria* „Erfahrung, Erfahrungswissen"; ***engl.:*** Empirical effect

Kontext: Statistik

Ein aus empirisch (experimentell) gewonnenen Daten ermittelter Effekt. Da es sich um einen empirischen Wert handelt, ist der E. ein Stichprobenkennwert. Er ist aus zwei Gründen erst einmal nur vorsichtig zu interpretieren. Zunächst kann er nicht ohne weiteres auf die Population angewendet werden. Die auf dem E. basierende „Schätzung" des entsprechenden Populationseffektes ist abhängig vom Stichprobenumfang (und anderen Stichprobeneffekten). Des Weiteren bedeutet der statistische Nachweis eines E. nicht unbedingt eine klinische Relevanz. Diese muss vom Untersucher begründet werden.

Effekte der Therapie *f*; ***Etym.:*** lat. *effectus* „Wirkung, Erfolg" u. griech. *therapeia* „Behandlung, Pflege, Heilung"; ***engl.:*** Effects of therapy

Kontext: Pädiatrie, Vojta-Konzept

Sichtbare, messbare und z. T. mit radiologischen Möglichkeiten nachweisbare Wirkungen auf den Körper. Ungewöhnlich ist an dieser Therapieform, dass die Wirkungen, die Effekte, nachweislich auf drei verschiedenen Gebieten zu beobachten sind: auf dem vegetativen Gebiet kann man erkennen, dass sich z. B. die Verdauung, der Schlaf-Wach-Rhythmus, ebenso wie die Grundtemperatur der kalten Füße ändert. Auf dem sensibel-sensorischen Gebiet erkennt man, dass die Areale der Oberflächenempfindlichkeit positiv größer und physiologischer werden. Auf dem motorischen Gebiet zeigt sich eine Änderung des Bewegungsverhaltens der Kinder dahin gehend, dass es dem physiologischen Verhalten zunehmend ähnlicher wird.

Effektgröße *f*; ***Etym.:*** lat. *effectus* „Wirkung, Erfolg"; ***Abk.:*** Δ; ***engl.:*** Effect size

Kontext: Statistik

Die E. gibt an, ab welcher Größe ein Unterschied einen tatsächlichen Effekt darstellt. Sie wird vom Untersucher auf der Basis von sinnvollen Überlegungen zu einem praktischen (klinischen) Unterschied vor Studienbeginn festgelegt. Damit gilt z. B. eine ▶ Alternativhypothese H_1 erst, wenn der Unterschied der ▶ abhängigen Variable größer oder gleich der E. ist (μ_2-μ_1≥Δ). Die Formulierung einer E. hat Einfluss auf den ▶ Beta-Fehler, die ▶ Teststärke ε, das ▶ Signifikanzniveau α und den optimalen ▶ Stichprobenumfang. Die Bedeutung der E. liegt in der Abgrenzung einer (rein mathematischen) statistischen ▶ Signifikanz gegenüber einer klinischen Signifikanz. Wenn die ▶ Stichprobe groß genug ist, kann die statistische Signifikanz jeden noch so geringen Unterschied darstellen, wohingegen die E. regelt, wie groß ein Unterschied mindestens sein muss, um von praktischer Bedeutung zu sein.

Effektivspannung *f*; ***engl.:*** Effective voltage, root-mean-square or rms voltage

Kontext: Physik, Elektrotherapie

E

Diejenige Spannung, die für die Berechnung der elektrischen Leistung maßgebend ist. Bei sinusförmigem Wechselstrom gilt: $U_{eff} = 0{,}707\ U_s$ (oder: Scheitelwert der Spannung geteilt durch Wurzel aus 2).

Effektivstrom *m*; ***engl.:*** Effective current
Kontext: Physik, Elektrotherapie
Derjenige Stromwert, der für die Berechnung der elektrischen Leistung maßgebend ist. Bei sinusförmigem Wechselstrom gilt: $I_{eff} = 0{,}707\ I_s$ (oder: Scheitelwert des Stroms geteilt durch Wurzel aus 2).

Effektivwert *m*; ***engl.:*** Effective value, root-mean-square
Kontext: Physik, Elektrotherapie
Der E. eines Wechselstromes entspricht dem Wert eines konstanten Gleichstromes, der (bei gleichem Widerstand) die gleiche Wärmewirkung hat. Zur Berechnung der mittleren Leistung eines Wechselstromes werden die Effektivwerte von Spannung und Stromstärke verwendet.

Effektstärkenmaß *n*; ***Etym.:*** lat. *effectus* „Wirkung, Erfolg"; ***Abk.:*** Eta^2, η^2; ***engl.:*** Correlation ratio
Kontext: Statistik
Varianzanalytisches Zusammenhangsmaß für den Zusammenhang von mehreren diskreten Merkmalen (▸ unabhängige Variable) mit einem metrischen Merkmal (▸ abhängige Variable). η^2 basiert auf der Zerlegung der Quadratsummen in den Anteil zwischen den Gruppen und den Anteil innerhalb der Gruppen. Dadurch kann es den durch einen Faktor aufgeklärten Anteil der ▸ Varianz an der Gesamtvarianz angeben.

Efference copy *f*; ***Etym.:*** lat. *efferre* „hinausführen" u. engl. *copy* „Kopie"
Kontext: Physiologie
Interne Rückkopplung im Gehirn. Wird ein Kommando an einen Muskel geschickt, wird gleichzeitig eine Kopie dieses Startkommandos an verschiedene Zentren im Gehirn geschickt, z. B. an das Zerebellum. Auf diese Weise können die Zentren das zu erwartende Resultat antizipieren (vgl. ▸ Antizipation).

Efferenz *f*; ***Etym.:*** lat. *efferre* „hinausführen"; ***engl.:*** Efference
Kontext: Physiologie
Information, die vom Gehirn in die Peripherie geschickt wird (vgl. ▸ Afferenz).

Effizienz *f*; ***Etym.:*** engl. *efficiency* „Wirksamkeit, Wirtschaftlichkeit"; ***engl.:*** Efficiency
Kontext: Betriebswirtschaftslehre
Wirksamkeit im Verhältnis zu den aufgewendeten Mitteln (Kosten). Physiotherapie: Möglichst große E. ist ein ökonomisches Ziel physiotherapeutischer Praxen. Sie wird erreicht durch wirksame Strukturen, optimale Praxisabläufe und effektiven Personaleinsatz. Die E. lässt sich an Hand von Kennzahlen überprüfen (z. B. Umsatz, Kosten, Gewinn, Rentabilität, Wirtschaftlichkeit oder Produktivität). Effizienzkennzahlen im Bereich Therapeuten/Mitarbeiter: Fluktuation (Mitarbeiterwechsel), Fehlzeiten oder Leerzeiten ohne Patientenbehandlung.

Effleurage *f*; ***engl.:*** Effleurage
Kontext: Lymphologie, Lymphdrainage
Leichte Streichbewegungen über die Haut zu Beginn der ▸ manuellen Lymphdrainage und als Abschluss einer regionalen Behandlung, oft mit lymphologischem Drehgriff kombiniert.

Eichenrinde *f*; ***engl.:*** Oak bark
Kontext: Physikalische Therapie
Wirkt entzündungshemmend und adstringierend auf Wundränder, entzieht Bakterien den Nährboden und enthält Gerbstoffe. Hilft gestresster Haut sich zu regenerieren und widerstandsfähiger gegenüber Umwelteinflüssen zu werden. Wird vorwiegend als ▸ Eichenrindenbad für die Abhärtung von Amputationsnarben verwendet.

Eichenrindenbad *n*; ***engl.:*** Oak tree bark bath
Kontext: Balneologie
Form der Badetherapie mit Zusatz von Eichenrindenextrakten; Verwendung meistens nur als Teilbad oder für Umschläge. Enthält Gerbsäure. Einsatz in der Dermatologie zur Abhärtung der Haut oder bei kleinflächigen, nässenden Hautdefekten zur Abheilung. Hinterlässt Flecken in Wäsche, starke Reaktion bei Benutzung von Zinkgefäßen (Synthese der Sulfide zu Zinksulfid führt zur Verfärbung). Zinkgefäße können dennoch verwendet werden, da die Verfärbung unschädlich ist.

Eichung *f*; ***engl.:*** Calibration
Kontext: Physik
Vom Landeseichamt durchgeführter Abgleich einer Messskala nach Prüfung eines Messgerätes auf Einhaltung der zugrunde liegenden eichrechtlichen Vorschriften. Ein amtlicher Stempel bestätigt die Genauigkeit für die angegebene Gültigkeitsdauer. Nicht zu verwechseln mit der Kalibration (nicht amtlich).

Eiertrenner *m*; ***engl.:*** Egg separator
Kontext: Neurologie
Hilfsmittel, um Eier zu trennen. Ermöglicht, mit einer Hand oder bei ataktischen Störungen der Hände, Eigelb und Eiweiß zu trennen.

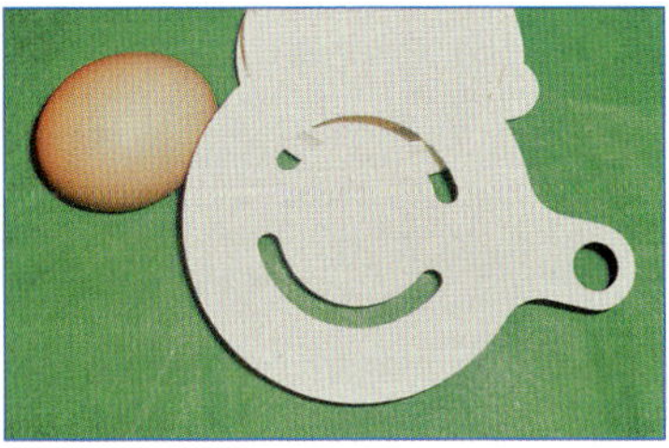

Eiertrenner.

Eigenkapital *n*; ***engl.:*** Equity
Kontext: Betriebswirtschaftslehre
Von den Eigentümern des Unternehmens zeitlich unbegrenzt zur Verfügung gestelltes Kapital. Verbleiben die erwirtschafteten Gewinne ganz oder teilweise im Unternehmen, spricht man von Selbstfinanzierung, d. h. der Anteil an E. steigt und der Bedarf an ▸ Fremdkapital könnte sinken. Physiotherapie: In einer Gemeinschaftspraxis, die in der Unternehmensform einer ▸ Gesellschaft Bürgerlichen Rechts (GbR) geführt wird, haben die Eigentümer das E. der GbR evtl. in verschiedenen Höhen dem Unternehmen zur Verfügung gestellt.

Eigenreflex *m*; ***Etym.:*** lat. *reflectere* „zurückbiegen, umwenden"; ***engl.:*** Monosynaptic reflex; ***Syn.:*** Muskeleigenreflex, monosynaptischer Reflex
Kontext: Neurologie
Nicht ermüdbarer Muskel- und Sehnendehnungsreflex, der i. d. R. durch einen Schlag auf die Sehne eines Muskels ausgelöst wird. Auslösungsort des Reflexes und Reflexantwort liegen im gleichen Organ (Eigenreflexe). Bsp.: Patellarsehnen-, Achillessehnen- und Bizepssehnenreflex. Reflexprüfung: Beurteilt wird im Seitenvergleich die Stärke der aus der Muskel- und Sehnendehnung resultierenden Muskelaktivierung (fehlend, vermindert, normal oder gesteigert). Bei einer Schädigung des ersten Motoneurons sind die Eigenreflexe i. d. R. gesteigert, während sie bei der Schädigung des spinalen Motoneurons oder des motorischen Nervs abgeschwächt sind oder ausfallen. Kann ein Reflex nicht ausgelöst werden, erfolgt eine Bahnung der Reflexe durch willkürliche Vorspannung und Dehnung (vgl. ▸ Fremdreflex).

Eigentraining *n*; ***engl.:*** Self-training; ***Syn.:*** Heim(übungs)programm, Trainingsprogramm
1. ***Kontext:*** Trainingslehre
Übungen, die der Patient selbstständig, systematisch und regelmäßig zu Hause durchführt bzw. in seinen Alltag integriert; notwendig, um den Therapieerfolg zu sichern. Voraussetzung: präzise Angaben zur Trainingshäufigkeit pro Woche, Wie-

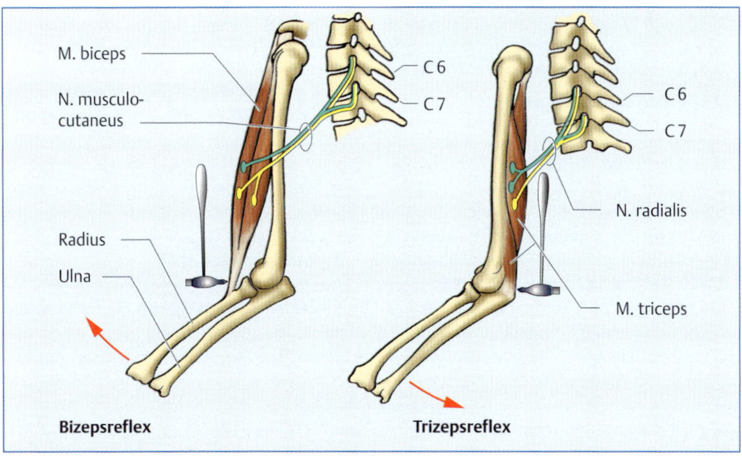

Eigenreflexe.

E

derholungsanzahl usw. Ist die Leistungsfähigkeit des Patienten insgesamt vermindert, trainiert er nicht nur die betroffene Region, sondern das gesamte Bewegungs-/Herz-Kreislaufsystem.

2. ***Kontext:*** Rehabilitation, Traumatologie

Bei traumatischer Querschnittlähmung ist das am meisten geeignete Übungs- und Trainingsgerät der gut angepasste ▸ Rollstuhl. Das E. garantiert das Training der Herz-Kreislauffunktionen, die körperliche Geschicklichkeit und das Kraft- und Ausdauertraining für Schulter- und Armmuskulatur. Beim E. auf der Matte wird das jeweils erreichte ▸ Lokomotionstadium als Ausgangsstellung für ein Programm im lokomotorischen Sinne genutzt: rascher wechselseitiger Einsatz der Arme zur Aktivierung der autochthonen Rückenmuskulatur (die beim Rollstuhlfahren wenig gefordert wird) in der Bauchlage, beim Krabbeln, Robben etc. Als zusätzliche Übungsgeräte z. B. im Sitz, im schrägen Sitz oder im Stand eignen sich ▸ Oszillations -Trainingsstäbe. Bei inkompletten Lähmungsbildern mit entsprechenden Voraussetzungen wird frühzeitig das Training als Eigentraining auf dem ▸ Laufband eingesetzt.

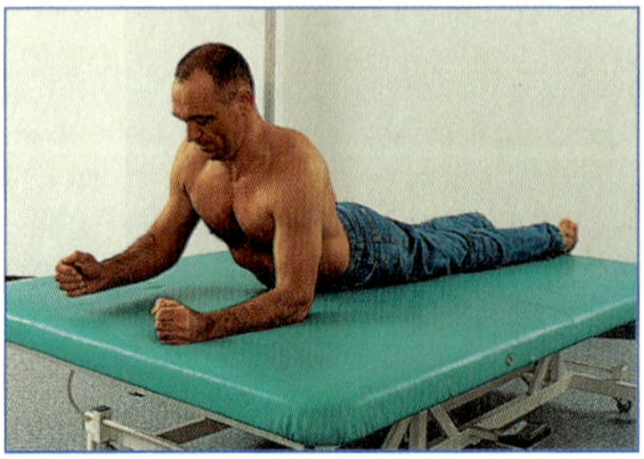

Eigentraining bei Paraplegie.

Eigenverantwortung *f*; ***engl.:*** Self-responsibility

Kontext: Psychologie

Unterschiedlich verwendeter Begriff. Fähigkeit des Menschen, für individuelle Probleme Antworten zu finden. Der Antwortcharakter kommt im englischen responsibility oder im französischen résponsabilité zum Ausdruck. Die heute übliche Auslegung von Verantwortung im Sinne von Last, Bürde, Haftbarkeit bis hin zu Verschuldung ist im therapeutischen Kontext wenig hilfreich. Hingegen ist die Betonung von Verbindlichkeit und aktivem Engagement zur Wahrnehmung der persönlichen Verantwortung legitim und zielführend.

Eikosanoidsynthese *f*; ***Etym.:*** griech. *eikosi* „zwanzig“, *eides* „ähnlich gestaltet“ u. *synthesis* „Zusammensetzung“; ***engl.:*** Eicosanoid synthesis

Kontext: Medizinische Trainingstherapie, Physiologie

Bestandteil des Arachnoidsäurezyklus; beschreibt z. B. die Bildung von Prostaglandin (Entzündungstransmitter). Bei hohem Prostaglandinspiegel verstärken sich Entzündungsreaktionen, nehmen Schmerzen zu; somit verschlechtert bzw. verlängert sich die Wundheilung; daraus folgt u. a. eine angepasste, langsamer zu steigernde medizinische Trainingstherapie (▸ Hauttemperaturmessung). Essgewohnheiten (zu viel tierisches Eiweiß und Fett) u. a. erhöhen den Prostaglandinspiegel; hierauf sollte in der Therapie (Patientenmanagement) geachtet werden (vgl. ▸ Entzündung).

Eimerhenkel-Bewegung *f*; ***engl.:*** Bucket handle movement

Kontext: Atemtherapie

Bezeichnung für die Bewegung der kaudalen Rippen nach lateral und kranial bei der Einatmung. (vgl. ▸ Pumpschwengel-Bewegung).

Einarmstütz *m*; ***engl.:*** One arm support

Kontext: Bewegungslehre

Der E. beschreibt eine ▸ Ausgangsstellung, bei der ein Arm auf dem Boden oder auf einer labilen ▸ Unterstützungsfläche (z. B. ▸ Kreisel) positioniert ist. Er verlangt eine erhöhte muskuläre Stabilisation und steigert die Gleichgewichtsanforderung. Er wird in spezifischen therapeutischen Übungen zum Zwecke der muskulären Leistungssteigerung eingesetzt.

Einbeinbeuge *f*; ***engl.:*** One leg bend

Kontext: Traumatologie, Rehabilitation

Beugen eines Beines im Einbeinstand; Basisübung aus dem Beinachsentraining im Stehen mit dem Ziel, das Kollabieren des Kniegelenkes nach medial zu verhindern. Voraussetzung: Der Patient kann die ▸ Zweibeinbeuge stabilisieren. Durchführung: dynamisch und/oder statisch (vgl. ▸ medialer Kollaps).

Einbeiniges Klettern *n*

Vgl. ▸ Klettern, einbeiniges.

Einbein-Kniestand *m*; ***engl.:*** One leg kneeling

Kontext: Bewegungslehre

Ursprünglich aus dem „Mattenprogramm“ stammende Ausgangsstellung mit Stand- und modifiziertem Spielbein (mit Bodenkontakt); die auf der Orientierung an der Ontogenese basiert. Sehr gute, anspruchsvolle (labile) Ausgangsstellung für: Beinachsentraining des „Spielbeines“,

Quadrizepskräftigung des „Standbeines", Rumpfaufrichtung und -kräftigung, Gleichgewichtstraining, Hüftstreckung und Glutaeuskräftigung des „Standbeines" usw.; wird in vielen Konzepten eingesetzt, z. B. Vojta, Brunkow; geeignet für z. B. Patienten mit orthopädischen, chirurgischen oder neurologischen Erkrankungen.

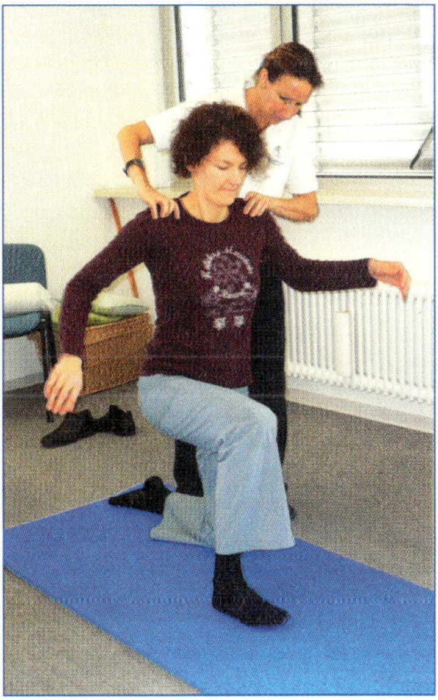

Einbein-Kniestand.

Einbeinsprungtest *m*; ***engl.:*** One leg jump test

Kontext: Medizinische Trainingstherapie

Koordinativer Test nach Noyes für die unteren Extremitäten bzw. auf Sporttauglichkeit nach Verletzung. Besteht aus vier Einzeltests (jeweils im Seitenvergleich): **a** 6 m ▸ Einbeinweitsprung; **b** 6 m Einbeinsprünge auf Zeit; **c** drei Einbeinsprünge auf Distanz; **d** drei Einbeinsprünge auf Distanz mit Kreuzen einer Linie. Die Arme sind bei allen Tests hinter dem Körper verschränkt. Beurteilung: Volle Sporttauglichkeit besteht, wenn der Patient mit der betroffenen Extremität mindestens 85 % der gesunden Seite erreicht.

Einbeinstand *m*; ***engl.:*** One leg stand

Kontext: Bewegungsanalyse, Rehabilitation

Häufigste dynamische Haltung des spontanen Bewegungsverhaltens, wobei die Unterstützungsfläche auf eine Fußsohle begrenzt ist; für das Gehen und viele alltägliche Aktivitäten sind asymmetrische Belastungen der unteren Extremitäten notwendig; vorbereitende Stellung als Vorbereitung für die nächste Bewegung, z. B. während des Gehens (vgl. ▸ Standphase, mittlere). Als Test (Gleichgewicht) oder innerhalb einer therapeutischen Übung (Beinachsentraining). Speziell der E. erfordert die Beckenstabilisierung in der frontalen Ebene durch die pelvitrochantere Muskulatur (M. glutaeus medius, M. glutaeus minimus), um der Fallneigung des Körpers entgegenzuwirken. Es braucht eine gute muskuläre Aktivität, um die Beckenstabilisation zu gewährleisten. Sie ist eine Voraussetzung für das hinkfreie Gehen.

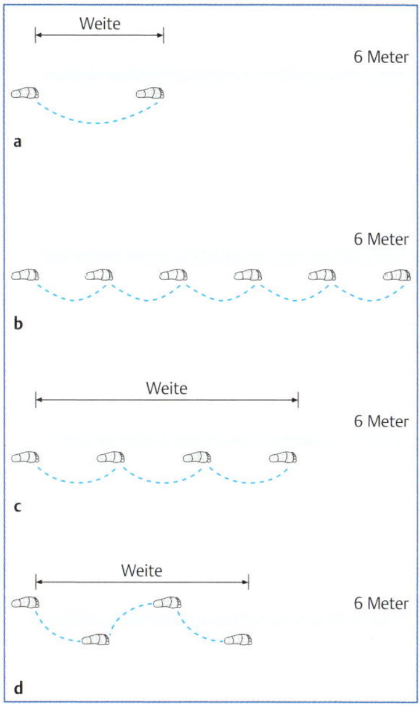

Einbeinsprungtest.

Einbeinweitsprung *m*; ***engl.:*** One leg long jump

Kontext: Medizinische Trainingstherapie

Koordinativer Test für die unteren Extremitäten bzw. auf Sporttauglichkeit nach Verletzung. Ausführung: Beide Arme werden hinter dem Körper verschränkt, Absprung und Landung (im Stehen und ohne Ausfallschritt, ansonsten ungültig) mit betroffener Seite. Zur Vorbereitung vier Sprünge mit 25, 50, 75 und 100 % der subjektiv maxima-

E

len Weite; dann drei maximale Sprünge, aus denen sich der Durchschnitt errechnet. Durchführung im Seitenvergleich. Beurteilung: Volle Sporttauglichkeit besteht, wenn der Patient mit der betroffenen Extremität mindestens 85 % der gesunden Seite erreicht oder 90 % (Männer) bzw. 80 % (Frauen) der Körpergröße (vgl. ▸ Einbeinsprungtest).

Eindringtiefe *f*; ***engl.:*** Depth of penetration
Kontext: Physik
Die Entfernung von der Oberfläche eines Körpers, bei der der Wert der eingedrungenen Energieform auf 37 % ihres Wertes an der Oberfläche abgesunken ist. Ursachen hierfür sind Absorption und Streuung. Die Eindringtiefe ist umgekehrt proportional zur Frequenz. Beispiel: Bei der Ultraschalldiagnostik stellt die Frequenzwahl einen Kompromiss zwischen höheren Auflösungsvermögen und größerer Eindringtiefe dar (MHz erreichen 8-25 mm, 4 MHz 15–50 mm).

E

Einfache Maschine *f*; ***engl.:*** Simple machine
Kontext: Physik
Kraftumwandelnde nicht krafterzeugende Maschinen; mechanische Hilfen wie Seil, Rolle, Flaschenzug, Hebel, Schraube, Keil, schiefe Ebene.

Einführungsphase *f*; ***engl.:*** Introduction phase; ***Syn.:*** Markteinführungsphase
Kontext: Betriebswirtschaftslehre, Marketing
Phase der ▸ Produktlebenszyklusanalyse, in der das neue Produkt (Dienstleistung) erstmalig am Markt angeboten wird. Entscheidend für den Absatz sind die vorausgegangenen und gegenwärtigen (in dieser Phase am intensivsten) Marketingmaßnahmen, z. B. Beratungsgespräche der Patienten (auf die das neue Angebot zugeschnitten ist), Informationsmaterial, Vortragstätigkeit, Arztinfos. Im ungünstigsten Fall nehmen die Kunden das Produkt nicht an; im günstigsten Fall ist es ein Verkaufsschlager (Bestseller). Da ggf. Entwicklungs- und Werbungskosten angefallen sind, ist in der E. meist noch kein Gewinn möglich.

Einheit *f*; ***engl.:*** Unit; ***Syn.:*** Dimension
Kontext: Physik
Ergänzender Teil zur Zahlenwertangabe einer physikalischen Größe. Beispiel: 70 kg = Körpergewicht (Masse) in Kilogramm. Oftmals auch in eckigen Klammern hinter einer Formelherleitung als Kontrolle mitgeführt oder (in Diagrammen) hinter einem Formelzeichen angegeben. Beispiel: Zeit [s] = Zeit in Sekunden. Zu unterscheiden sind die Begriffe ▸ Grundeinheit (Basiseinheit) und abgeleitete Einheit.

Einheit von Handlung und Behandlung *f*; ***engl.:*** Unity of action and treatment
Kontext: N.A.P.-Konzept
Im Sinne des ▸ N.A.P.-Konzepts werden Körperfunktion und -struktur während der Aktivität beeinflusst und biomechanische Voraussetzungen direkt in der Handlung geschaffen. Diese Vorgehensweise ermöglicht die Organisation der für die Handlung benötigten neuromuskulären Koordination. Das erzeugte ▸ Feedback vermittelt dem Gehirn eine Idee der Bewegung, die während der Handlung erfolgen soll. Durch diese handlungsorientierte Vorgehensweise können Lösungsstrategien erarbeitet werden, die ▸ motorisches Lernen ermöglichen.

Einheit, motorische *f*; ***Abk.:*** MU; ***engl.:*** Unit, motor
Kontext: Physiologie
Physiologische Funktionelle Einheit des Muskels; gebildet von mehreren Muskelzellen und einem Motoneuron; die verschiedenen Muskelzellen der m. E. liegen verstreut in verschiedenen Faszikeln des Muskels; Aktivität der m. E. verursacht eine globale Kontraktion des Muskels.

Einheit, psychophysische *f*; ***engl.:*** Unity, psycho physical
Kontext: Alexander-Technik
▸ Alexander betrachtete den Organismus und sein Funktionieren als ein Ganzes, als psycho-physische Einheit. Nach seiner Überzeugung ist es unmöglich, in der Vorstellung die Vorgänge im Organismus in spezifisch geistige und spezifisch körperliche zu trennen.
Die Idee einer psycho-physischen Einheit bedeutet jedoch keine Verleugnung kausaler Beziehungen. Die Ursachen und treibenden Kräfte menschlicher Handlungen und deren Resultate liegen laut Alexander in der Art und Weise des ▸ Denkens. Wer etwas an seinen Resultaten ändern möchte, nutzt seine p. E. konstruktiv am besten dadurch, dass er seine Ideen und Denkweisen ändert, durch die er seine Handlungen in Gang setzt.

Einkommensteuer *f*; ***Abk.:*** ESt; ***engl.:*** Income tax
Kontext: Betriebswirtschaftslehre
Personensteuer (natürliche Personen), deren Höhe von der Einkommenshöhe und der individuellen Leistungsfähigkeit des Steuerpflichtigen abhängig ist; sie ist daher progressiv. Gesetzliche Grundlage: Einkommensteuergesetz (EStG). Die E. ist die größte Steuerquelle des Staates und

fließt an Bund, Länder und Kommunen. Physiotherapie: Praxisinhaber versteuern nach § 18 EStG Einkünfte aus selbstständiger Arbeit (Freiberuflichkeit). Die Steuerlast wird mittels Einnahmeüberschussrechnung berechnet, d. h. der Praxisgewinn wird ermittelt, indem die Betriebseinnahmen den -ausgaben gegenübergestellt werden.

Einlagentest *m*; ***engl.:*** Pad
Kontext: Beckenbodenrehabilitation
Test zur Bestimmung des Urinabgangs; Patient trägt über bestimmte Zeit lang absorbierendes Inkontinenzmaterial und führt damit eine Reihe von Übungen aus; Material wird vor und nach dem Test gewogen; Gewichtszunahme gibt Menge des Urinabgangs wieder.

Einlaufschmerz *m*; ***engl.:*** Initiation pain
Kontext: Orthopädie
Typisches Symptom der Arthrose. Morgens und nach längerem Entlasten benötigt das Gelenk Bewegungsreize zur Vernetzung der Synovialflüssigkeit. Erst bei besserer Schmierung des Gelenkes reduziert sich der E.

Einsammelspiel *n*; ***engl.:*** Collection game (game for climbing therapy)
Kontext: Therapeutisches Klettern, Neurologie
Kletterspiel; An der Kletterwand werden kleine Gegenstände (z. B. Klebezettel, Gummiringe) angebracht und der Teilnehmer führt seinen Körper mit Zuhilfenahme von Griffen zu den einzelnen Gegenständen und sammelt diese ein. Bei dieser spielerischen Form wird die Koordination der Arm-/Handmotorik über visuelle Reize gefordert. Diese Übungen eignen sich auch für Patienten nach Schlaganfall.

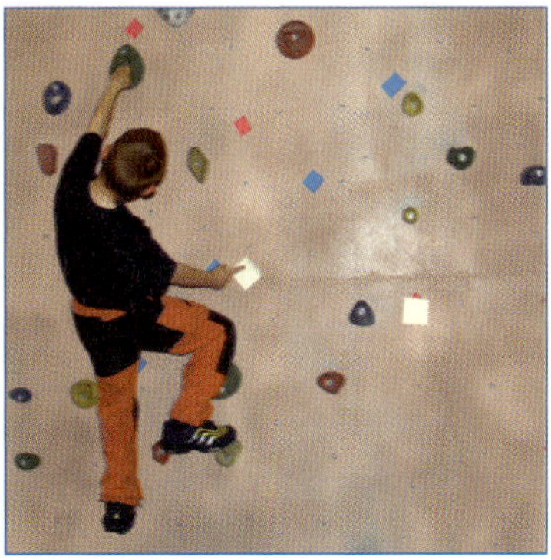

Einsammelspiel.

Einsekundenkapazität *f*; ***Abk.:*** FEV_1; ***engl.:*** Forced expiratory volume; ***Syn.:*** Sekundenkapazität
Kontext: Atemtherapie
Maximales Luftvolumen, das innerhalb der ersten Sekunde einer forcierten Exspiration ausgeatmet werden kann.

Einwiederholungsmaximum *n*; ***Abk.:*** 1WM; ***engl.:*** One repetition maximum
Kontext: Medizinische Trainingstherapie
Maximales Gewicht, mit dem bei korrekter Ausführung eine Übung 1x durchgeführt werden kann; auf Grundlage des E. (100 %) kann für das jeweilige Trainingsziel (Maximalkraft, Hypertrophie, Kraftausdauer etc.) das jeweils passende Gewicht in Prozent des E. bestimmt werden. Je nach Quelle sind die Angaben für die Prozentwerte sehr unterschiedlich. Gebräuchlich im Leistungssport, für die Arbeit in der Rehabilitation aufgrund der hohen Belastungen eher nicht geeignet.

Einzelkosten *f*; ***engl.:*** Direct cost; ***Syn.:*** direkte Kosten
Kontext: Betriebswirtschaftslehre
Begriff aus der Kostenrechnung; einem Kostenträger (Produkt/Dienstleistung) direkt zuordenbare Kosten. Physiotherapie: aufgrund einer physiotherapeutischen Behandlung entstehende Materialeinzelkosten (z. B. eine Packung Einmal-Fango), Personaleinzelkosten (Stundenlohn des Therapeuten) oder Sondereinzelkosten (längere Behandlung aufgrund besonders schwieriger Erkrankung oder Eigenheiten des Patienten). Die Erfassung von E. ist sinnvoll, um später zusammen mit der Erfassung der Gemeinkosten (indirekte Kosten, z. B. Energiekosten) die Herstellkosten und Selbstkosten der Therapieleistung berechnen zu können. Nur so kann eine exakte Preisfestlegung erfolgen.

Einzelunternehmen *n*; ***engl.:*** Individual enterprise
Kontext: Betriebswirtschaftslehre
Unternehmensform; das Unternehmen gehört einer einzigen natürlichen Person. 90 % aller Unternehmen in der BRD sind E. Einzelunternehmer haben Rechte und Pflichten. Rechte: Geschäftsführung, Gewinn, Privatentnahmen und Verkaufserlöse bei Unternehmensverkauf. Pflichten: alleiniges Aufbringen der erforderlichen Mittel, Tragen von Verlusten, unbegrenzte Haftung (auch mit Privatvermögen) gegenüber Gläubigern und Tragen des unternehmerischen Risikos.

E

Eisanwendungen *f*
Kontext: Hydrotherapie
E. sind eine Form der ► Kryotherapie. Je nach Dauer und Art der Anwendung wird eine schmerzlindernde (bei schmerzhaften Bewegungseinschränkungen) oder aktivierende Wirkung (Tonisierung paretischer Muskulatur) erzielt.
Verschiedene Applikationsmöglichkeiten sind: Eisbeutel, Eismassage/Eisabtupfung, Eiskompressen, ► Eisteilbäder, Kältepackungen mit Silikatgel.
Bei längerer Applikationsdauer wird eine trockene Zwischenlage zwischen Haut und Eis gelegt; der restliche Körper soll warm gehalten werden.

Eisteilbad *n*; ***engl.:*** Ice bath; ***Syn.:*** Eisbad
Kontext: Physikalische Therapie
Eintauchen einer/beider Extremität(en) in ein Eis-Wasser-Gemisch; intensive Kälteanwendung, ca. + 1 °C; meist als Kurzzeitreiz; Indikationen: Schwellungen, Entzündungen und Schmerzen der Extremitäten. Bei Patienten mit Sensibilitätsstörungen taucht der Therapeut seine Hände sicherheitshalber ebenfalls ein. Eisteilbäder werden in der Chirurgie, Orthopädie und Neurologie zur Unterstützung der Therapie eingesetzt; in Ausnahmefällen auch in der Rheumatologie, üblicher sind dort Kältekammern (vgl. ► Thermotherapie).

Eiweiß *n*; ***engl.:*** Protein; ***Syn.:*** Protein
Kontext: Biochemie, Physiologie
Aus Aminosäuren aufgebautes organisches Molekül, das am Aufbau aller Strukturen des Organismus und an vielen körpereigenen Prozessen beteiligt ist. ► Energiestoffwechsel: Der Beitrag der Aminosäuren zum Energiehaushalt ist sehr gering; sie werden zu Substanzen abgebaut, die entweder Bestandteil der ► Glykolyse oder des ► Zitratzyklus sind. Die Energieausbeute ist davon abhängig, als welche Substanz die Einschleusung erfolgt.

Ekel *m*; ***engl.:*** Disgust
Kontext: Psychologie, Kommunikation
Primäre ► Emotion, d. h. sie ist universell bei allen Menschen anhand mimischer Anzeichen erkennbar. Zum einen ist E. ein Schutzmechanismus, der Fluchttendenzen nach sich zieht (z. B. Schutz vor verdorbener Nahrung), zum anderen sind Reize, die E. auslösen, auch durch Erziehung und Sozialisation bedingt. E. wird meist von visuellen Eindrücken oder Gerüchen ausgelöst und tritt in Verbindung mit Abneigung und Widerwillen (bei hoher Intensität auch mit Übelkeit) auf. Darüber hinaus kann E. bei als unmoralisch bewerteten Verhaltensweisen anderer Personen – entweder direkt beobachtet oder durch Erzählungen transportiert – empfunden werden. Er ist eng verknüpft mit Verachtung gegenüber Dingen oder Personen, die als minderwertig oder schlecht betrachtet werden (vgl. ► Missachtung).

EKG *n*
Vgl. ► Elektrokardiogramm.

Ektopischer Schrittmacher *m*
Vgl. ► Schrittmacher. ektopischer.

Elargation der Schultern *f*; ***engl.:*** Elargation of the shoulders; ***Syn.:*** breite Schulterposition
Kontext: Spiraldynamik
Anatomisch-funktionelle Positionierung der Schulterblätter. Statik: Die postero-inferio-laterale Positionierung der Schultern beinhaltet das Drehen der Schulterblätter von der sagittalen in Richtung frontaler Körperebene, ein posterolaterales Auseinandergleiten der Schulterblätter zur typischen V-Form, eine posterolaterale Deszension der Humerusköpfe in den Schultergelenken. Evolution: Die frontale Ausrichtung der Schulterblätter ist ein evolutionsgeschichtliches Schlüsselmerkmal der Primaten. Pädiatrie: Die reflexartige Widerlagerung der Schultern nach hinten-unten und in die Breite kann beim archaischen Greifre-

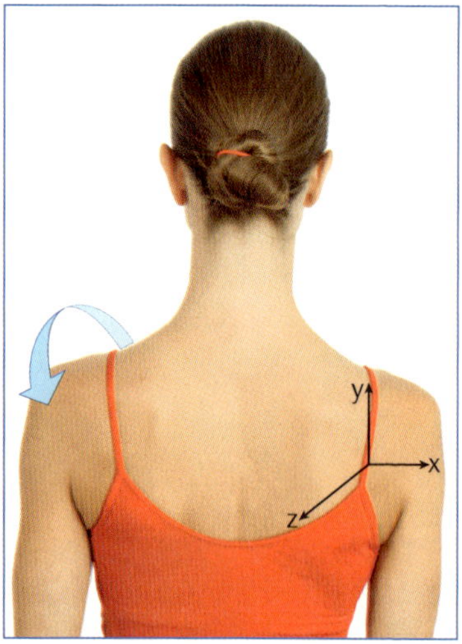

Elargation der Schultern.

flex Neugeborener beobachtet werden. Therapie: die postero-infero-laterale Positionierung der Schultern ist ein erprobtes Tool bei Schulter-, Nacken- und Rückenproblemen, z. B. Schulterhochstand, Läsionen der Rotatorenmanschette, zervikale Bandscheibenprobleme.

Elastische Zone *f*; ***engl.:*** Elastic zone

Kontext: Bewegungslehre

Bereich eines Gelenkes oder Wirbelsäulenabschnittes, in dem durch die Verspannung von passiven Strukturen mehr Stabilität bzw. Zentrierung vorhanden ist. Hier sind die globalen Muskeln, die passiven Strukturen und knöchernen Anteile für die Stabilität verantwortlich. In dieser Zone wird zunehmend mehr Kraft benötigt, um weitere Beweglichkeit zu erlangen (vgl. ▸ neutrale Zone).

Elastizität *f*; ***Etym.:*** franz. *élasticité* „Schnellkraft, Federkraft"; ***engl.:*** Elasticity

Kontext: Biomechanik

Eigenschaft eines Werkstoffes, einer einwirkenden Kraft einen mechanischen Widerstand entgegenzusetzen und nach dem Entlasten seine Ausgangsform wieder einzunehmen. Beim Überschreiten der Elastizitätsgrenze kommt es zur bleibenden Verformung ohne Rückkehr in den Ausgangszustand. Beispiele: Feder, Gummiband (vgl. ▸ Plastizität).

Elastizitätsmodul *m*; ***Etym.:*** franz. *élasticité* „Schnellkraft, Federkraft" u. lat. *modulus* „Maß, Maßstab"; ***Abk.:*** E-Modul; ***engl.:*** Modulus of elasticity

Kontext: Biomechanik

Materialkennwert, der den Zusammenhang zwischen Spannung und Dehnung bei der elastischen Verformung eines festen Körpers charakterisiert. Entspricht der Steigung der Kurve im Spannungs-Dehnungs-Diagramm. Der Zahlenwert des Elastizitätsmoduls ist umso größer, je mehr Widerstand ein Material seiner Verformung entgegensetzt. Ein Material mit hohem E-Modul ist steif, ein Material mit niedrigem E-Modul ist nachgiebig.

Elefantiasis, lymphostatische *f*; ***engl.:*** Elephantiasis, lymphostatic

Kontext: Lymphologie

Endstadium des ▸ Lymphödems (Stadium III). Durch Lymphstauungen ausgelöste Schwellungen und Verhärtungen; sekundäre Hautveränderungen wie Papillomatosen, Hyperkeratosen, Nagelveränderungen; Möglichkeit der Ausbildung von Lymphzysten und Fisteln, bewirkt Organdeformierungen. Indikation: ▸ manuelle Lymphdrainage, ▸ kombinierte physikalische Entstauungsterhapie.

Elektrische Energie *f*

Vgl. ▸ Energie, elektrische.

Elektrische Leistung *f*

Vgl. ▸ Leistung, elektrische.

Elektrische Leitfähigkeit *f*

Vgl. ▸ Leitfähigkeit, elektrische.

Elektrisches Feld *n*

Vgl. ▸ Feld, elektrisches.

Elektroakupunktur *f*; ***engl.:*** Electroacupuncture

Kontext: Traditionelle Chinesische Medizin

Durch deutsche und französische Ärzte und Ingenieure wurde in den 1950er-Jahren die Möglichkeit der Messung an Akupunkturpunkten erkannt. Man entdeckte die Diagnose durch elektrophysikalische Messungen an klassischen Akupunkturpunkten und der energetischen Hautareale. Dr. Reinhard Voll hat die Elektroakupunktur (EAV) weiterentwickelt. Diese Therapie erfolgt medikamentös oder mithilfe von Reizstrom.

Elektrode *f*; ***Etym.:*** *Elektro...* u. griech. *hodos* „Weg"; ***engl.:*** Electrode

Kontext: Physik, Elektrotherapie

Elektrisch leitende Kontaktfläche aus Metall oder leitfähigem Kunststoff zur Messung bioelektrischer Signale (Ableitelektrode) oder zum Übertra-

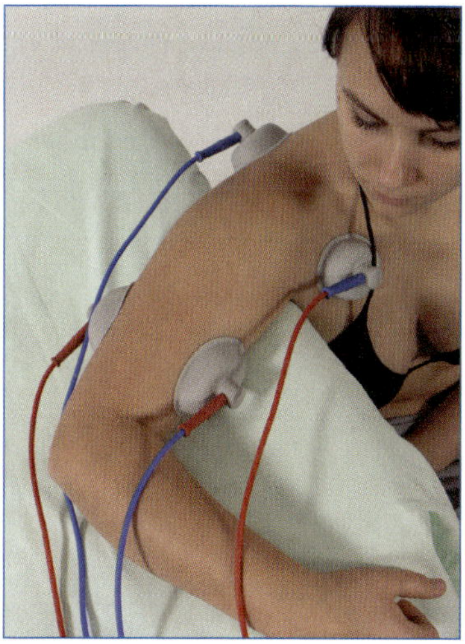

Elektrode: Vakuumelektroden.

E

gen elektrischer Ströme (Gleichstrom, Wechselstrom, Stromimpulse) auf den Körper (Stimulationselektrode: Elektrostimulation, FES, TENS, Defibrillator). Sie können auf der Körperoberfläche (Oberflächenelektrode, Klebeelektrode) angebracht werden oder direkt ins Gewebe eingestochen (Nadel-, ▸ Drahtelektrode) oder implantiert werden. Man unterscheidet: aktive und inaktive (neutrale) bzw. ▸ differente und indifferente Elektroden. Weitere Elektrodenarten: Saugelektrode, Plattenelektrode, Einmalelektrode, Mikroelektrode. Bei den Nadelelektroden unterscheidet man zwischen unipolar und bipolar je nachdem, ob sich eine oder zwei aktive Elektroden innerhalb einer Isolierung bzw. Kanüle befinden (vgl. ▸ Ableitelektrode, ▸ Stimulationselektrode).

Elektrode, differente *f*; ***Etym.:*** *Elektrode* u. lat. *differre* „verschieden sein"; ***engl.:*** Electrode, different ; ***Syn.:*** Wirkelektrode

Kontext: Biomechanik, Elektrotherapie

Elektrode, unter der der Strom eine besondere Wirkung erzielen soll; Gegenpol zur ▸ indifferenten Elektrode. Sind die Elektroden (Kontaktflächen) eines Stromkreises unterschiedlich groß, wird die kleinere als differente Elektrode verwendet, da unter ihr die Stromdichte und damit die Reizwirkung größer ist.

Elektrode, indifferente *f*; ***engl.:*** Electrode, indifferent ; ***Syn.:*** Bezugselektrode

Kontext: Physik, Elektrotherapie

„Gegenpol" zur ▸ differenten Elektrode (Wirkelektrode). Sie kann theoretisch überall am Körper angebracht werden, da unter ihr keine spezifische Wirkung erfolgt.

Elektrodiagnostik *f*; ***engl.:*** Electrodiagnostics

Kontext: Elektrotherapie, Diagnostik

Prüfung von Muskeln und Nerven mit unterschiedlichen elektrischen Strömen (Stromformen).

Elektroenzephalogramm *n*; ***Etym.:*** griech. *elektron* „Bernstein", *enkephalos* „Gehirn" u. *graphein* „schreiben"; ***Abk.:*** EEG; ***engl.:*** Electroencephalogram

Kontext: Diagnostik

Bezeichnung der von der unverletzten Schädeloberfläche (Kopfhaut) ableitbaren, kontinuierlichen Potentialschwankungen; im EEG spiegelt sich der allgemeine Aktivitätszustand des ZNS wider; eingesetzt, um die verschiedenen Wachzustände und unterschiedliche Schlafstadien zu charakterisieren sowie zur Charakterisierung komatöser Zustände und Feststellung des Hirntods; wesentliches Element der neurologischen Diagnostik und Therapiekontrolle, z. B. bei Epilepsie; epileptische Anfälle lassen sich durch unkontrollierte Zellentladungen im ZNS charakterisieren, wobei das EEG zur Herddiagnostik beiträgt.

Elektroenzephalographie *f*; ***Etym.:*** griech. *elektron* „Bernstein", *enkephalos* „Gehirn" u. *graphein* „schreiben"; ***Abk.:*** EEG; ***engl.:*** Electroencephalography

Kontext: Neurophysiologie, Neurologie

Messung der summierten elektrischen Aktivität des Gehirns durch Erfassung der Spannungsschwankungen an der Kopfoberfläche. Die Ursache dieser Spannungsänderungen (Potenzialschwankungen) sind elektrische Zustandsänderungen von Gehirnzellen, die sich addieren und entsprechend ihrer räumlichen Anordnung über dem gesamten Kopf messen lassen.

Elektrogoniometer *m*; ***Etym.:*** *Elektro...* u. griech. *gonia* „Winkel" u. *metron* „Maß"; ***engl.:*** Electrogoniometer

Kontext: Diagnostik

Messgerät zur Bestimmung von Winkeln an Gelenken über einen elektrischen Drehwiderstand (Potentiometer), das eine dem Winkel proportionale Spannung erzeugt (vgl. ▸ Winkelmessung, ▸ Goniometer).

Elektrokardiogramm *n*; ***Abk.:*** EKG; ***engl.:*** Electrocardiogram

Kontext: Diagnostik

Sichtbarmachung der elektrischen Phänomene am Herzen mittels einer Ableitung durch Elektroden an der Brustwand; P-Welle entspricht der Vorhoferregung, PQ-Strecke der Überleitungszeit der Erregung vom AV-Knoten in Ventrikel, QRS-Komplex der Ausbreitung der Kammererregung und T-Welle der Repolarisation der Kammermuskulatur; EKG spielt eine Schlüsselrolle in der nicht invasiven Herzdiagnostik (vgl. ▸ Herzrhythmusstörung).

Elektrolyse *f*; ***Etym.:*** *Elektro...* u. griech. *lyein* „lösen"; ***engl.:*** Electrolysis

Kontext: Physik

Zersetzung von Elektrolyten. Zwischen den in eine Elektrolytlösung eingetauchten Elektroden fließt beim Anlegen einer Gleichspannung ein elektrischer Strom. Die Wanderung von Ionen (Kationen und Anionen) sowie die Stoffumwandlungen nennt man E. Beispiel: Bildung von Verätzungen (durch Säuren und Laugen) im Körper unterhalb der Elektroden bei lang einwirkendem Gleichstrom.

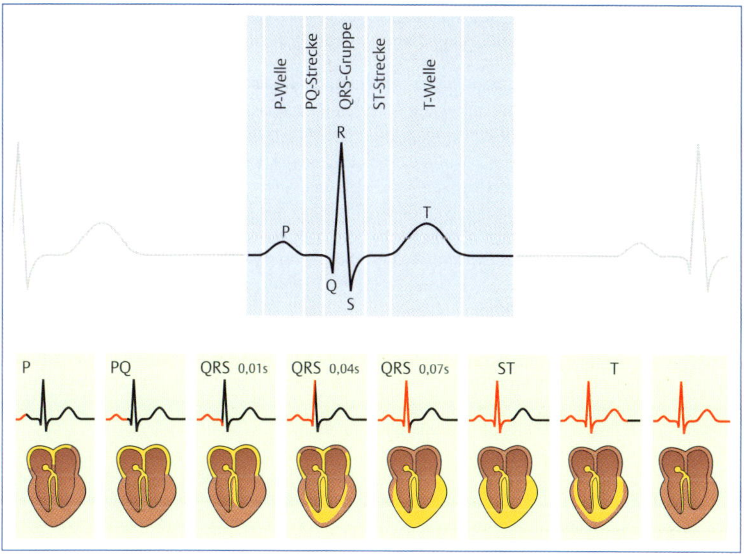

Elektrokardiogramm.

Elektrolyt *n*; ***Etym.:*** *Elektro...* u. griech. *lyein* „lösen"; ***engl.:*** Electrolyte

Kontext: Physik

Stoff, dessen Lösung oder Schmelze den elektrischen Strom leitet (Säuren, Basen, Salze); elektrolytische Stromleitung.

Elektrolytische Dissoziation *f*

Vgl. ▶ Dissoziation, elektrolytische.

Elektrolytische Stromleitung *f*

Vgl. ▶ Stromleitung, elektrolytische.

Elektromagnetische Welle *f*; ***engl.:*** Electromagnetic wave; ***Syn.:*** elektromagnetische Schwingung

Kontext: Physik, Elektrotherapie

Sich ausbreitende Schwingungen eines elektromagnetischen Feldes. Kombination aus elektrischen und magnetischen Feldern. Zum elektromagnetischen Wellenspektrum gehören Radiowellen, Kurzwellen, Dezimeterwellen, Mikrowellen, Infrarotstrahlung, sichtbares Licht, UV-Strahlung, Röntgen- und Gammastrahlung. Sie haben unterschiedliche Frequenzen (bzw. Wellenlängen) und dadurch andere Eigenschaften. Sie benötigen kein Medium, um sich auszubreiten (im Gegensatz zur Schallausbreitung). Unabhängig von ihrer Frequenz breiten sie sich im Vakuum mit Lichtgeschwindigkeit aus.

Elektromagnetisches Feld *n*

Vgl. ▶ Feld, elektromagnetisches.

Elektromechanische Koppelung *f*; ***Etym.:*** griech. *elektron* „Bernstein", *mechane* „Werkzeug"; ***engl.:*** Electromechanical coupling; ***Syn.:*** elektromechanische Ankoppelung

Kontext: Muskelphysiologie

Vermittlungsprozess zur Umsetzung des elektrischen Signals in die Kontraktion; beginnt mit der Aktionspotenzial-Leitung über das Sarkolemm. Über das transversale Tubulus-System (T-System) gelangt das Aktionspotenzial in die Fasertiefe; es depolarisiert die T-Membranabschnitte, die den terminalen Zisternen des longitudinalen Tubulus-Systems (L-Systems) gegenüberliegen. Dadurch wird ein spannungssensibler Sensor (Ca2+-Kanal) aktiviert. Er startet einen chemischen Vermittlungsprozess, der zur Freisetzung von Ca2+-Ionen aus ihrem Speicherort, dem L-System, führt. Die Ca2+-Konzentration erhöht sich sehr schnell (von ca. > 10-7 mol/l auf 10-6 mol/l bis 10-5 mol/l). Ca2+-Ionen diffundieren in den Zytosolraum der Sarkomere; gelangen zu den Myosinköpfchen. Dort aktivieren sie unter Mitwirkung von Mg2+-Ionen die Myosin-ATP'ase; die spannungsgenerierenden Wechselwirkungen zwischen Myosin und Aktin (Kreuzbrückenzyklen) starten. Ca2+-Ionen lösen den Kontraktionsmechanismus aus und sind mit der Stärke der kontraktilen Spannungsentwicklung verknüpft (die Menge der Ca2+;-Ionen entscheidet über die Intensität der ATP'ase-Aktivierung). Mit der ersten Ca2+-Erhöhung durch das erste Aktionspotenzial starten bereits die Ca2+-Pumpen in der L-System-Membran und diese sind so lange aktiv, bis die Ca2+-Konzentration wieder 10-7 mol/l unterschritten hat. Eine bestimmte Zeit nach dem Ende einer Muskelaktionspotenzial-Serie wird dadurch die kontraktionsantreibende Ca2+-Funktion aufgehoben; die Faser relaxiert, sofern ausreichend ATP vorhanden ist.

E

Elektromechanische Wandler *m*; ***engl.:*** Electromechanical transducer
Kontext: Physik, Elektrotherapie
Wandelt elektrische Signale in mechanische Signale um und umgekehrt. Als Sensors erfasst er nichtelektrische Größen wie z. B. Längenänderungen oder Druckänderungen und formt sie in elektrische Spannungen um (Mikrofon, Piezokristall). In umgekehrter Funktion setzt er Spannungsänderungen in Bewegungsänderungen um (Motor, Ventil, Lautsprecher, Piezokristall). In der Sonographie dienen Piezokristalle sowohl als Erzeuger von Schallwellen und (zeitlich versetzt) auch als Empfänger der reflektierten Wellen.

Elektromyografie *f*; ***Etym.:*** *Elektro...* u. griech. *myos* „Muskel" u. *graphein* „schreiben"; ***Abk.:*** EMG; ***engl.:*** Electromyography
Kontext: wissenschaftliches Arbeiten
Registrierung von Muskelaktivitäten und ihrer zeitlichen Abgrenzung, lässt aber keine direkte Aussage über die Muskelkraft zu. Mittels zweier Ableitelektroden (meist Oberflächenelektroden) wird die während einer Aktivität gemessene Spannungsdifferenz aufgezeichnet. Sie entspricht in gewisser Näherung der Innervationsstärke des Muskels. Oberflächenelektroden erfassen Überlagerungspotentiale (Summenpotentiale) aller im Messbereich aktiven Muskeln, vornehmlich der oberflächlich gelegenen. Tiefer liegende Muskelgruppen werden nur selektiv mit Nadel- oder Drahtelektroden erreicht.

Elektromyogramm *n*; ***Etym.:*** griech. *elektron* „Bernstein", *myos* „Muskel" u. *gramma* „Buchstabe, Schrift"; ***Abk.:*** EMG; ***engl.:*** Electromyogram
1. ***Kontext:*** Physik, Forschung
Durch die ▸ Elektromyografie gewonnene Aufzeichnung; früher auf Endlospapier, heute erfolgt die Datenspeicherung und Auswertung direkt über den PC.

2. ***Kontext:*** Neurophysiologie, Muskelphysiologie, Neurologie
Messung der über die Skelettmuskelfasern geleiteten Aktionspotenziale im Einzugsbereich (volumen detection) der Elektroden. Das EMG ist Ausdruck der Innervation, also eines aktiven Muskeltonus im Rahmen einer willkürlichen sensomotorischen Handlung. Es kann unter definierten Bedingungen auch als ein Ergebnis der artifiziellen Aktivierung eines Reflexes oder bei artifizieller Auslösung einer Muskelkontraktion mittels Reizstrom gemessen werden. Das EMG ist unter willkürlichen Bedingungen ein Beanspruchungsparameter des sensomotorischen Systems. Mit dem EMG wird nicht die Kraft, sondern ausschließlich die Innervation ermittelt. Auf die Kraft kann unter bestimmten Testbedingungen geschlossen werden.

Kinesiologisches E.: Ableiten der EMG-Aktivitäten von mehreren bzw. vielen Muskeln bei einer sensomotorischen Bewegungshandlung. Die EMG-Aktivitäten kennzeichnen, ob, wie lange bzw. über welchen Zeitraum der Bewegungsausführung und wie intensiv die entsprechenden Muskeln an der Bewegung beteiligt sind.

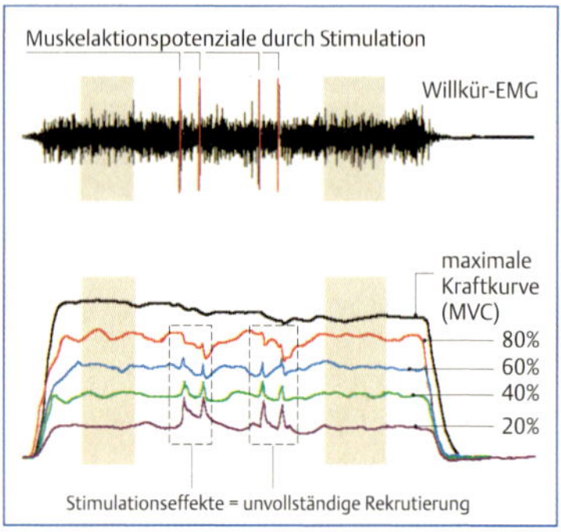

Elektromyogramm: Originalergebnis.

Elektromyostimulation *f*; ***Etym.:*** griech. *elektron* „Bernstein", *myos* „Muskel" u. lat. *stimulare* „antreiben, reizen"; ***Abk.:*** EMS; ***engl.:*** Electromyostimulation
Kontext: Elektrotherapie, Neurologie, physikalische Therapie
Methode zur elektrotherapeutischen Therapie der funktionellen Teilparese, z. B. nach Kreuzbandruptur oder von Paresen (infolge Verletzung oder neurologischen Erkrankungen). Aus den mit

der Motoneuronengröße systematisch, fließend ansteigenden Verschmelzungsfrequenzen der motorischen Einheiten leitet sich ab, dass es für einen Muskel keine optimalen Reizfrequenzen für die EMS gibt. Die ▸ tetanische Kontraktion (Grundlage: Entladungsfrequenzspektrum des Motoneurons) ist für die Muskelfasern einer motorischen Einheit optimal. Eine konkrete EMS-Reizfrequenz kann nur für einen sehr kleinen Sektor des Muskelfaserspektrums optimal wirken. Die Reizung mit geringen Frequenzen (15–20–25 Hz) wird einen Faseranteil des STF-Spektrums in eine angenähert physiologische tetanische Kontraktion versetzen; mit hohen Frequenzen (50–60–70 Hz) eine Population des FTF-Spektrums in Funktion versetzen. Der übrige Anteil der Muskelfasern kontrahiert physiologisch nicht optimal; es resultiert eine inadäquate Beanspruchung. Dennoch ist EMS ein wertvolles Instrument in der Therapie von Patienten mit Paresen; Ziele: Durchblutungsförderung, Erhalt bzw. Verbesserung der aeroben (Simulation Ausdauerbelastung) bzw. der kontraktilen Kapazität (Simulation Kraftbelastung; trotz begrenzter, nicht optimaler Wirksamkeit). Vgl. ▸ Funktionelle Elektrostimulation.

Elektron *n*; ***Etym.:*** griech. *elektron* „Bernstein"; ***engl.:*** Electron

Kontext: Physik

Negativ geladenes Elementarteilchen ohne räumliche Ausdehnung. Elektronen bilden die Elektronenhülle der Atome. Ihre freie Beweglichkeit in Metallen ist die Ursache für deren elektrische Leitfähigkeit.

Elektroneurografie *f*; ***Etym.:*** griech. *elektron* „Bernstein", *neuron* „Nerv, Sehne" u. *graphein* „schreiben"; ***Abk.:*** NLG; ***engl.:*** Electroneurography; ***Syn.:*** Nervenleitgeschwindigkeit

Kontext: Diagnostik

Mithilfe der E. untersucht man die Nervenleitung; der zu untersuchende Nerv wird an zwei oder mehr Stellen in seinem Verlauf elektrisch gereizt; man misst Geschwindigkeit, mit der der Nerv elektrische Signale weiterleitet; bestimmen lässt sich aber auch die Stärke einer durch elektrische Nervenreizung ausgelösten Muskelkontraktion; dadurch können Rückschlüsse auf mögliche Nervenschädigungen gezogen werden; Auswertung erfolgt am Computer; kommt v. a. zum Einsatz zur Bestimmung der Schwere und des Verlaufs einer Polyneuropathie und zur Lokalisation eines traumatischen peripheren Nervenschadens.

Elektroneurographische Technik *f*

Vgl. ▸ Technik, elektroneurographische.

Elektrophorese *f*; ***Etym.:*** griech. *elektron* „Bernstein" u. *phoreus* „Träger"; ***engl.:*** Electrophoresis

Kontext: Physik

Methode zur Auftrennung elektrisch geladener Teilchen von Substanzgemischen in flüssigen Medien mithilfe eines elektrischen Feldes (vgl. ▸ Elektrolyse). Anwendung im klinisch chemischen Labor zur Auftrennung von Eiweißen, die im elektrischen Feld unterschiedlich weit wandern.

E

Elektrorollstuhl *m*; ***Etym.:*** griech. *elektron* „Bernstein"; ***engl.:*** Electric wheel chair

Kontext: Neurologie

Rollstuhl mit Elektroantrieb für Patienten mit hochgradigem Kraft- und/oder Beweglichkeitsdefizit der Hände und Arme, der selbstständige Mobilität ermöglicht. Die Steuerung des Elektrorollstuhls erfolgt über einen Joystick, der individuell auf die Fertigkeiten des Patienten eingestellt werden kann. Es sind Steuerungen möglich, die überschießende Bewegungen des Patienten herausfiltern oder mit minimalen Bewegungsimpulsen bedient werden können.

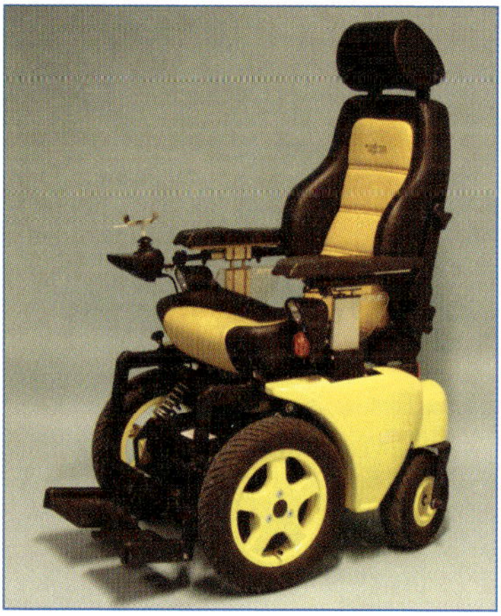

Elektrorollstuhl mit Handsteuerung.

Elektrostimulation *f*; ***engl.:*** Electrical stimulation

1. ***Kontext:*** Elektrotherapie

Durch extern erzeugte elektrische Felder werden Muskelzellen gereizt und zur Erregung gebracht.

Man unterscheidet: funktionelle E. (FES) (Nerv oder Muskel wird stimuliert); Nervenstimulation (mit einer Elektrode über dem Nerven wird ein Aktionspotenzial ausgelöst, das zur motorischen Endplatte des Muskels weitergeleitet wird und eine Kontraktion des Muskels bewirkt); direkte Muskelstimulation (die Elektrode wird über dem Muskel angelegt). Wird der Muskel direkt erregt, sind größere und längere Stimulationsimpulse nötig.

E

2. ***Kontext:*** Urologie, Gynäkologie
Bei einer Muskelatrophie infolge einer Nervenläsion wird der betroffene Nerv mittels einer Elektrode gereizt und der Muskel aktiviert. E. kann bei Patienten mit Stress- oder Dranginkontinenz eingesetzt werden. Sinnvoll sind Geräte mit zusätzlichem Biofeedbackverfahren (vgl. ▸ Biofeedback).

Elektrostimulation, funktionelle *f*; ***Abk.:*** FES; ***engl.:*** Electrical stimulation, functional
Kontext: Elektrotherapie
Gezielte Elektrostimulation von Muskelatrophien unterschiedlicher Genese, vornehmlich nach Traumen, Operationen, peripheren und zentralen Nervenverletzungen einschließlich inkompletter Querschnittlähmungen sowie längere Immobilisationen. Zur Erhaltung oder Verbesserung der Muskel- und Gelenkfunktionen sowie der Prophylaxe und Therapie von Kontrakturen. Im Bereich des Unterschenkels als „aktiver" Ersatz von Orthesen (z. B. Fußheberschwäche).

Elektrotherapie *f*; ***Etym.:*** *Elektro...* u. griech. *therapeia* „Behandlung, Pflege, Heilung"; ***engl.:*** Electrotherapy
Therapeutische Anwendung von elektrischen Strömen unterschiedlicher Art, Magnetfeldern und elektrostatischen Feldern (Kondensatorfeld).

Elektrotherapie, EMG-gesteuerte *f*; ***Etym.:*** griech. *elektron* „Bernstein" u. *therapeia* „Behandlung, Pflege, Heilung"; ***engl.:*** Electrotherapy, EMG controlled; ***Syn.:*** EMG-getriggerte Elektrotherapie
Kontext: Elektrotherapie
Verfahren zur Elektrostimulation, wobei die willkürlich vom Patienten generierte Muskelaktivität mit Oberflächenelektroden abgeleitet wird und beim Erreichen einer voreingestellten Schwelle durch eine externe elektrische Stimulation des Zielmuskels verstärkt wird. Indikation: Patienten mit Paresen.

Elektrotonisches Potenzial *n*; ***Etym.:*** griech. *elektron* „Bernstein", *tonos* „Seil, Tau; Spannung, Spannkraft" u. lat. *potentia* „Fähigkeit"; ***engl.:*** Electrotonic potential; ***Syn.:*** Elektrotonus
Kontext: Neurophysiologie
▸ Depolarisation ohne Veränderung der Membranleitfähigkeiten für Kalium und Natrium; ausgehend vom Ruhemenbranpotenzial führen das e.P. und die anschließende ▸ lokale Erregung zum Erreichen der Reizschwelle. Eine konduktile Membran wird nur sehr schwach beeinflusst, z. B. durch einen Strom. Auf dieser Grundlage stellt sich ohne Änderungen der Leitfähigkeiten ein neues Ionengleichgewicht ein, wodurch das Ruhemembranpotenzial vermindert wird.

Elementen-Lehre nach Sankaran *f*; ***engl.:*** Sankaran's element model
Kontext: Traditionelle Chinesische Medizin
Der E. liegt das Verständnis der Eigenschaften mineralischer Homöopathika und das Periodensystem der Elemente zugrunde. Bei der Erforschung suchte man nach Gemeinsamkeiten und Besonderheiten in den jeweiligen Gruppen und Perioden. Dies ermöglichte eine tiefe Vorstellung über die atomaren und molekularen Wechselwirkungen der Homöopathie.

Ellbogenstütz *m*; ***engl.:*** Prone on elbows
Kontext: Traumatologie
Stützen auf dem Unterarm. Bei tetraplegischen Patienten für Selbsthilfeaktivität und Transfers notwendige, funktionelle Position.

Ellbogenstütz, Einzel- *m*; ***engl.:*** Elbow push-up, single
Kontext: Pädiatrie, Diagnostik
Genau beschreibbarer Stütz eines etwa viereinhalb Monate alten Kindes (in Bauchlage). Der gesunde Säugling beherrscht in diesem Alter die Fähigkeit, sich auf nur einen Ellbogen bzw. Unterarm zu stützen, um die freie Hand zum Greifen zu benutzen. Zur Sicherung der Körperposition wird dieser E. durch den medialen Kniestütz der kontralateralen und den Stütz auf der ventralen Unterbauchpartie der Stützseite komplettiert.

Ellbogenstütz, symmetrischer *m*; ***Etym.:*** griech. *symmetros* „gleichmäßig"; ***engl.:*** Elbow push-up, symmetrical
Kontext: Pädiatrie, Diagnostik
Klar definierbarer Stütz eines ca. drei Monate alten Säuglings. Dieser symmetrische Ellbogenstütz eines Kindes in Bauchlage am Ende des ersten Trimenons bedeutet, dass sich das Stützmaximum auf den proximalen Unterarmdritteln sowie

den medialen Condylen des Oberarmes befindet. Der Schultergürtel ist in bestimmte Höhe aufgerichtet und die beiden Schulterblätter sind dabei angepasst dynamisch-stabil in Depression am Thorax nach dorsal-caudal gehalten. Beide Beine liegen O-förmig locker, meist mit in der Luft befindlichen Füßen, da die Außenrotation in den Hüftgelenken noch limitiert ist.

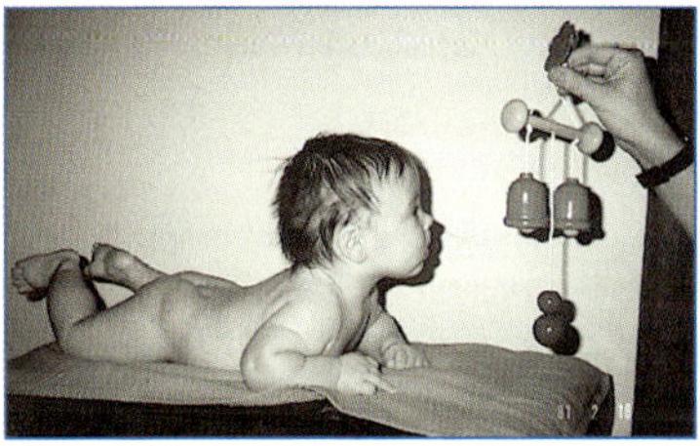

Symmetrischer Ellbogenstütz.

Ellenbogengelenk, Extension im *f*; ***engl.:*** Elbow joint, extension in
Kontext: Bewegungsanalyse
ROM: 5°.
Muskeln: M. triceps brachii (Caput mediale, Caput laterale, Caput longum), M. anconeus.
Verkürzungen: Das Caput longum (M. triceps brachii) ist ein zweigelenkiger Muskel. Neben der Extension im Ellenbogengelenk wirkt er bei der Extension und Adduktion im Schultergelenk mit. Bei einer Verkürzung treten somit nicht nur Bewegungseinschränkungen bei der Flexion im Ellenbogengelenk auf, sondern auch bei der Flexion und Abduktion im Schultergelenk.
Schwäche: Sie ist nur bei extremen Belastungen auffällig, z. B. Liegestützen. Bei völligem Ausfall der Muskeln kompensieren die Patienten deren Funktion durch eine Trickbewegung: Sie rotieren im Schultergelenk nach außen, supinieren den Unterarm und erreichen so eine passive Extension im Ellenbogengelenk.

Ellenbogengelenk, Flexion im *f*; ***engl.:*** Elbow joint, flexion in
Kontext: Bewegungsanalyse
ROM: 150°.
Muskeln: M. biceps brachii (Caput longum, Caput breve), M. brachialis, M. brachioradialis, M. extensor carpi radialis longus, M. pronator teres (Caput humerale), M. flexor carpi radialis, M. extensor carpi radialis brevis.

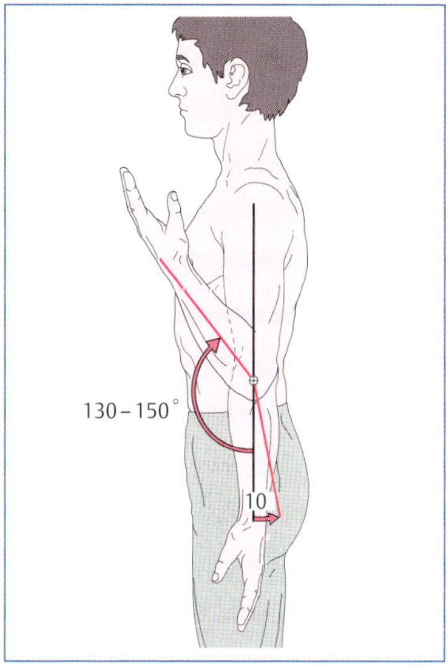

Extension und Flexion im Ellenbogengelenk.

Verkürzungen: M. biceps brachii ist ein zweigelenkiger Muskel. Er wirkt bei der Flexion im Ellenbogengelenk sowie bei der Flexion und Innenrotation im Schultergelenk mit. Eine Verkürzung führt daher nicht nur zu einer Bewegungseinschränkung in der Extension im Ellenbogengelenk, sondern auch in der Extension und Außenrotation (selten) des Schultergelenks.
Schwäche: Eine Schwäche der Flexoren des Ellenbogengelenks äußert sich vor allen Dingen beim Anheben von schweren Lasten. Ein völliger Funktionsverlust kann nicht kompensiert werden. Jedoch versucht der Patient über eine Abduktion im Schultergelenk und eine Lateralflexion (Konvexität auf der betroffenen Seite) des Rumpfes eine Beugung zu erreichen.

Elongation der Wirbelsäule *f*; ***Etym.:*** lat. *ex* „aus, heraus“ u. *longus* „lang“; ***engl.:*** Elongation of the spine; ***Syn.:*** Selbstverlängerung, Autoelongation, Dehnspannung, Zugspannung, Längsspannung
Kontext: Spiraldynamik
Aufrichte- und Selbstverlängerungsmechanismus der Wirbelsäule. Statik: Die Aufrichtung der Wirbelsäule beginnt mit der Aufrichtung der beiden ▸ Pole Kopf und Becken. Die ▸ Beckenaufrichtung führt zur lumbalen Delordosierung, die

► Kopfaufrichtung zur zervikalen Delordosierung. Dazwischen kommt es zur funktionellen Dekyphosierung (thorakal). Insgesamt kommt es so zu einer Selbstverlängerung der Wirbelsäule. Die damit verbundene Dehnung der verkürzten Strukturen bzw. Tonisierung überdehnter Strukturen hat zum Synonym der Dehnspannung geführt. Funktionell: Beim Gehen und Laufen kommt es im Moment des Abstoßens standbeinseitig zu einer axialen Verlängerung und Stabilisierung der Wirbelsäule über ihre ganze Länge. Therapie: Das Prinzip E. (statisch wie dynamisch) wird zur Behandlung von Wirbelsäulendeformitäten wie Hyperkyphose, Hyperlordose und Skoliose eingesetzt.

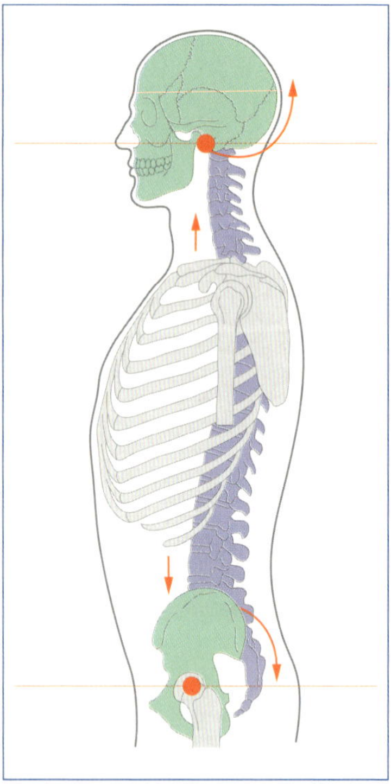

Elongation der Wirbelsäule: Kopf und Becken geben dem Stamm die Orientierung in die Länge. Die Wirbelsäule ist die stabile Achse, die ventrale Kette ist der mobile Teil.

Emergenz *f*; ***Etym.:*** lat. *emergere* „auftauchen, hervorkommen, sich zeigen"; ***engl.:*** Emergence
Kontext: Physiologie
Grundeigenschaft des Systems. Emergente Eigenschaften müssen nicht erlernt werden, sondern ergeben sich aus der Konstruktion des Systems. Man muss nicht bewusst das Sehen erlernen, man kann sehen, weil man Augen hat, die lichtempfindlich sind. Was man sieht, ist jedoch von weiteren Faktoren abhängig, z. B. kognitive Fähigkeiten.

EMG *n*
Vgl. ► Elektromyographie.

EMG-gesteuerte Elektrotherapie *f*
Vgl. ► Elektrotherapie, EMG-gesteuerte.

Emission *f*; ***Etym.:*** lat. *emissio* „Entsenden"; ***engl.:*** Emission; ***Syn.:*** Ausstoß, Ausstrahlung, Abstrahlung
Kontext: Physik
Abstrahlung von Wellen oder Teilchen. Beispiele: Licht, Elektronenstrahlen, ionisierende Strahlung.

Emotion *f*; ***Etym.:*** lat. *emovere* „erschüttern, aufwühlen"; ***engl.:*** Emotion; ***Syn.:*** Gefühl
Kontext: Psychologie, Kommunikation
Gefühlsmäßiger Zustand, der mit einem körperlichen Aktivierungsniveau einhergeht; E. ist die Grundlage von Erfahrungen. Ist der Patient in der Physiotherapie in ausreichendem Maße emotional aktiviert, erleichtert dies Umlernen und die Erweiterung der Fähigkeiten durch Erfahrung. Eine E. läuft unbewusst und automatisiert ab. In ihrer evolutionären Entwicklung dienen Emotionen

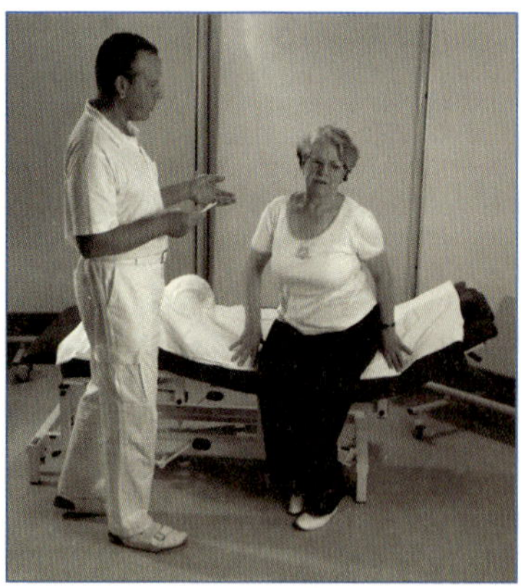

Emotion: Die Patientin wendet sich im Gespräch mit dem Therapeuten ab.

der homöostatischen Lebensregulation, da es sich um automatisierte Reaktionsmuster handelt, die in bestimmten Situationen schnelles Handeln ermöglichen. Primäre Emotionen (Furcht, Wut, Ekel, Überraschung, Freude, Trauer) und soziale Emotionen (Verlegenheit, Scham, Verachtung, Schuld, Eifersucht, Neid, Bewunderung) können automatisch durch externe Reize ausgelöst werden, ohne dass der jeweilige Reiz im Bewusstsein repräsentiert sein muss. Bewusste Emotionen können auch als Gefühle bezeichnet werden. Soziale Emotionen sind eine Mischung aus primären Emotionen (z. B. Verachtung: Ekel und Wut). Über emotionale Zustände werden Stoffwechsel und Immunsystem beeinflusst.

Emotionale Unterstützung *f*
Vgl. ▸ Unterstützung, emotionale.

Emotionsregulation *f*; ***engl.:*** Emotion regulation
Kontext: Psychologie, Kommunikation
Vorgang, mit dem eine Person mehr oder weniger bewusst eigene innere Zustände beeinflusst. Insbesondere die Intensität von ▸ Emotionen wird dadurch gesteuert, entweder im Sinne eines Stärkerwerdens oder eines Abschwächens. Neben inneren Handlungen, die eine Person selbst durchführt (z. B. Bezug auf ▸ somatische Marker durch ▸ Achtsamkeit), kann auch der Kontakt zu und die Kommunikation mit einer anderen Person, die durch bestimmte Einstellungen (▸ Empathie, ▸ Akzeptanz, ▸ Kongruenz) und eine positive ▸ Beziehungsqualität gekennzeichnet ist, zu einer Integration von Erfahrungen in das ▸ Selbstkonzept führen und dadurch zur E. beitragen. Voraussetzung für eine gute Behandlung ist, dass der Therapeut seine eigenen Emotionen angemessen erkennen und regulieren kann. Fördert er eine moderate emotionale Aktivierung des Patienten, sichert er damit die ▸ Aufmerksamkeit in der Behandlung und im Gespräch (vgl. ▸ Focusing, ▸ Refraktärphase).

Empathie *f*; ***Etym.:*** griech. *em (en)* „in, hinein, ein…" u. *pathos* „Gefühl, Leiden, Leidenschaft"; engl. *empathy* „Einfühlung(svermögen)"; ***engl.:*** Empathy; ***Syn.:*** Einfühlung, einfühlendes Verstehen
Kontext: Psychologie, Kommunikation
Präzises einfühlendes Verstehen; das Erleben des Gegenübers so genau wahrnehmen, als ob es das eigene Erleben wäre. E. ist ebenso wie die inneren Haltungen ▸ Akzeptanz (Wertschätzung) und ▸ Kongruenz (Echtheit) eine förderliche Gesprächshaltung, die dem Therapeuten hilft, einen guten Kontakt zum Patienten (Klienten) aufzubauen. Diese Haltung ist entscheidend, damit der Gesprächspartner merkt, dass ihm jemand nahe ist und echtes Interesse an ihm hat. Nur was einfühlsam verstanden werden kann, kann auch unbedingt wertgeschätzt werden – die Voraussetzung für die Erweiterung des ▸ Selbstkonzeptes um die konkrete ▸ Erfahrung, die eine Person macht oder gemacht hat. E. lässt sich ebenso wie die anderen Aspekte der Personzentrierten Gesprächsführung mit verschiedenen Aktivitäten zur Selbstreflexion und in Kleingruppenarbeit vermitteln und schulen (vgl. ▸ Perspektivenübernahme).

Empfindung *f*; ***engl.:*** Sensation
1. *Kontext:* Neurophysiologie
Nicht messbare, subjektive Sinneseindrücke; Ergebnis der bewussten Verarbeitung kodierter Informationen durch das ZNS (nicht das direkte Ergebnis der Sensorfunktion). Sensoren wandeln (übersetzen) physikalische und chemische Reize aus der Umwelt und dem Körperinneren in die „körpereigene Sprache" (Aktionspotenzialserien), sodass diese Informationen komplex verarbeitet werden können. Die bewusste zentralnervöse Verarbeitung im Kortex führt zur ▸ Wahrnehmung. Der Mensch wird in die Lage versetzt, sich räumlich/zeitlich zu orientieren und bewusst in diesen Kategorien zu handeln.
2. *Kontext:* Psychologie, Bobath-Konzept
Sinneseindruck: Das Resultat der Tätigkeit von Rezeptoren und der mit ihnen in Verbindung stehenden afferenten Faserverbindungen zu den entsprechenden sensorischen Kortexarealen (zu unterscheiden von ▸ Wahrnehmung). Jeder Sinneseindruck wird bei der ersten Erfahrung mit einer positiven oder negativen Emotion verknüpft, als E. gespeichert. Eine taktile Berührung kann entsprechend der Erinnerung angenehme oder unangenehme Empfindungen auslösen. In der Bobath-Therapie wird angestrebt, vorrangig positive Empfindungen zu vermitteln, die zur Motivation anregen, zur Stärkung des Selbstbildes führen.

Empfindungsstörung *f*
Vgl. ▸ Dysästhesie.

Empirismus *m*; ***Etym.:*** griech. *empeiria* „Erfahrung"; ***engl.:*** Empirism
Kontext: Forschung
Lehre, die davon ausgeht, dass nur Erfahrung und Beobachtung eine stabile Basis für eine Wissen-

E

schaft bilden können, deren „Gegenstand" der Menschen ist. Man kommt nicht in einem unveränderlichen Zustand auf die Welt, sondern wird im Verlauf des Lebens durch die Erfahrung (Empirie) geprägt.

Empowerment *n*; ***Etym.:*** engl. *empower* „ermächtigen, befähigen"; ***engl.:*** Empowerment

1. ***Kontext:*** Psychologie, Soziologie

Förderung der persönlichen gesundheitsbezogenen Ressourcen.

E

2. ***Kontext:*** Spiraldynamik

Integrierter Bestandteil jeder Spiraldynamik-Anwendung, z. B. durch Empathie, Beispielfunktion, Nutzung des Placeboeffektes, ▸ Spirale als ▸ Naturprinzip.

Empyem *n*; ***Etym.:*** griech. *en* „innerhalb" u. *pyon* „Eiter"; ***engl.:*** Empyaema

Kontext: Traumatologie, Chirurgie

Eiteransammlung in einer bestehenden Körperhöhle, z. B. in der Gelenkhöhle (Gelenkempyem). Durch entsprechende Drainagen oder operative Entlastung muss die Gelenkhöhle eiterfrei werden. Wird der Entzündungsherd nicht gefunden, kommt es zur Neubildung von Eiter und somit zum Rezidiv. Physiotherapie: Hat der Patient ein Gelenkempyem, sind Gelenkbewegungen kontraindiziert.

En bloc ***Etym.:*** franz. *en bloc* „im Ganzen"; ***engl.:*** En bloc

Kontext: Diagnostik, Pädiatrie

Rotation des ▸ Axisorgans um seine Längsachse erfolgt scheinbar als Totale. Alle Anteile des Körpers drehen sich zeitschnell um. E. bedeutet also zusammen, gemeinsam, zeitgleich. Z.B. dreht sich ein deutlich pathologischer Säugling von der Rückenlage in die Bauchlage unter der Beteiligung aller Axisanteile, während sich ein gesunder Säugling in einer schraubenartigen Rotation bewegt (vgl. ▸ Körperstell-Reaktionen).

En-bloc-Technik *f*; ***Etym.:*** franz. *en bloc* „im Ganzen"; ***engl.:*** En-bloc technique

Kontext: Orthopädie

Vom Patienten erlerntes Bewegungsverhalten zur Vermeidung von Rotationen der Wirbelsäule während des Aufstehens (Wechsels der Ausgangsstellung aus der Rückenlage zum Stehen). Nach Operationen an der Wirbelsäule muss der Patient während der Proliferationsphase häufig unkontrollierte Rotationen der Wirbelsäule beim Aufstehen aus der Rückenlage in den Stand vermeiden (Schonen der verletzten Körperstrukturen). Physiotherapie: Der Patient lernt, beim Drehen aus der Rücken- in die Seitenlage Schulter und Becken gleichzeitig nach vorne zu drehen. Beim Drehen auf die rechte Seite stützt die linke Hand gegen den linken angestellten Oberschenkel, während das rechte Bein ausgestreckt auf der Unterlage liegt. Das Aufsetzen erfolgt aus der Seitenlage. Während die Beine sich in Richtung Boden absenken, richtet sich gleichzeitig der Oberkörper auf. Um dies zu erreichen, werden häufig Rumpfspannungsübungen zur zusätzlichen muskulären Stabilisation eingesetzt (vgl. ▸ drehstabil).

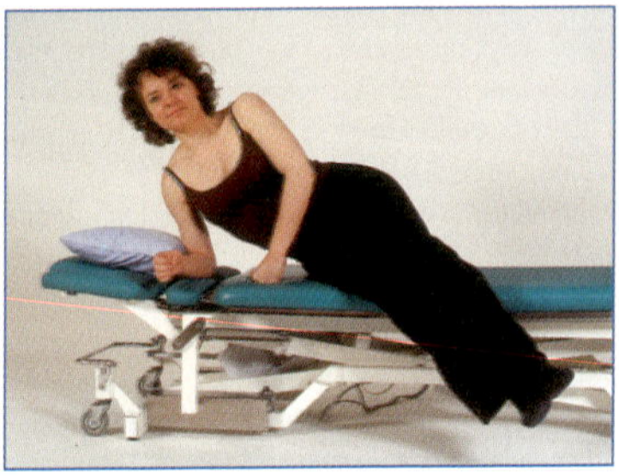

En-bloc-Technik: Aufsetzen aus der Seitenlage.

Encephalomyelitis disseminata *f*

Vgl. ▸ Multiple Sklerose.

Endgefühl *n*; ***engl.:*** End feel

Kontext: Diagnostik, Manuelle Therapie

Bereits von Cyriax eingeführter Begriff. Das E. beschreibt die taktile Wahrnehmung des Therapeuten am Ende einer passiven Gelenkbewegung; anhand des E. lässt sich erkennen, welche Struktur die Gelenkbeweglichkeit limitiert. Man unterscheidet weich, fest und hart elastisch, federnd, aktive Abwehrspannung und „offenes" Endgefühl.

Endkolben *m*; ***engl.:*** Terminal bulb; ***Syn.:*** Bouton

Vgl. ▸ Nervenzelle.

Endokard *n*; ***engl.:*** Endocardium

Vgl. ▸ Herzmuskulatur.

Endokrines System *n*; ***Etym.:*** griech *endo...* „darin, innen, innerhalb", *krinein* „scheiden, sondern" u. *systema* „Gebilde, Zusammenstellung, Gesamtheit"

Vgl. ▸ hormonelles System.

Endometriose *f*; ***engl.:*** Endometriosis

Kontext: Gynäkologie

Gutartige, schmerzhafte zyklische Wucherungen der Gebärmutterschleimhaut (Endometrium) au-

Endgefühl		
Endgefühl	**Limitierende Struktur und Ursache**	**Beispiel, Anmerkung**
weich elastisch	Weichteile	durch M. biceps während der Flexion im Ellenbogengelenk
fest elastisch	Gelenkkapsel Intraartikuläre Verwachsungen	typisch für intraartikuläre Verwachsungen ist ein frühzeitiger, abrupter Stopp
hart elastisch	Knochen und Knorpel	physiologisch bei Extension im Ellenbogengelenk
federnd	freier Gelenkkörper Eingeklemmter Meniskus	aktives Zurückspringen aus der Endstellung
aktive Abwehrspannung	starker Reizzustand	Patient lässt die passive Bewegung nicht zu
„offen“	massive Schmerzen	kein aktiver Widerstand durch den Patienten, er wehrt sich jedoch verbal oder mimisch, evtl. aufgrund einer Entzündung oder eines Tumors

ßerhalb der Gebärmutter (Ursache ungeklärt). Endometrioseherde besiedeln häufig die Eierstöcke, die Scheidenwände und den Darm. Bei mangelndem Abfluss bilden sich blutgefüllte Zysten, die vernarben. Diese Narben führen zu menstruationsabhängigen Schmerzen, die in Bauch und Rücken ausstrahlen (vgl. ▶ Dysmenorrhoe).

Endoprothese *f*
Vgl. ▶ Prothese.

Endorphin *n*; ***Etym.:*** aus *endogenes Morphin*; ***engl.:*** Endorphin
Kontext: Physiologie
Peptid aus körpereigenem Eiweiß, das zur Schmerzlinderung beiträgt.

Endost *f*; ***engl.:*** Endosteum
Vgl. ▶ Knochen.

Endplatte, motorische *f*
Vgl. ▶ Motorische Endplatte.

Endplatte, vertebrale *f*
Vgl. ▶ Vertebrale Endplatte.

Endstrombahn *f*; ***engl.:*** Terminal vessels;
Syn.: terminale Strombahn
Kontext: Herz- Kreislaufphysiologie
Gefäßabschnitt mit den kleinsten Gefäßen (Kapillaren, postkapilläre Venolen), in dem der Stoffaustausch (Filtration, Reabsorption) stattfindet. Die Stoffwechselsituation bestimmt den Bedarf zum Stoffaustausch; sie beeinflusst direkt die Regulation der Durchblutung. Kapillaren und postkapilläre Venolen bestehen nur aus der Endothelauskleidung und einer Basalmembran. Lipidlösliche und kleine wasserlösliche Stoffe (u. a. O_2, CO_2, Elektrolyte, Glukose) können ungehindert diffundieren. Die lipidlöslichen Stoffe profitieren vom hohen Lipidanteil der Zellmembranen; sie können die gesamte Endotheloberfläche (transzellulärer Transport) durchtreten. Wasserlösliche Stoffe sind auf die Zellzwischenräume (interzellularer Weg) und Poren angewiesen. Bei sehr gut diffundierbaren Stoffen kommt es über die Austauschstrecke zum Konzentrationsausgleich. Die austauschbare Menge ist direkt von der Kapazität des durchblutungsbedingten Antransports abhängig (durchblutungslimitierter im Gegensatz zum diffusionslimitierten Transport großer wasserlöslicher Substanzen).
Die Diffusion des Wassers wird durch die hydrostatische und kolloidosmotische Druckdifferenz zwischen intra- und extravasal gesteuert. Der hydrostatische Druck entspricht etwa dem Gefäßinnendruck (Werte im Interstitium um 0 mmHg). Der kolloidosmotische Druck entsteht durch die Bindung der als Dipol vorliegenden Wassermoleküle an die Eiweißmoleküle. Er ist von der extravasal sehr geringen Proteinkonzentration abhängig (extravasaler Druck 0 mmHg). Die Druckverhältnisse sind die treibenden Kräfte für die Filtration von Wasser nach extravasal in den interstitiellen Raum und die Reabsorption (Rückfiltration) im Anschluss. Der effektiv wirksame Druck für die Filtration/Reabsorption errechnet sich aus der Differenz zwischen beiden Druckdifferenzen (▶ Starling-Gesetz) im Verlauf der Austauschstrecke. Im kapillären Anfangsteil herrscht ein relativ hoher intravasaler hydrostatischer Druck (großer Kreislauf ca. 25 mmHg). Die Druckdifferenz überschreitet diejenige des kolloidosmotischen Drucks deutlich; der effektive Druckgradient zeigt nach extravasal. Das Wasser verlässt die Kapillaren (Filtration); der Druckgradient zugunsten des Gefäßes

fällt. Eigentlich würde über die gesamte Austauschstrecke nur Filtration stattfinden, weil selbst die geringe Proteinmenge im Interstitium durch ihre örtliche Konzentration an den Wasserdurchtrittsstellen einen relativ hohen kolloidosmotischen Druck aufbaut. Die Reabsorption kommt durch die rhythmische Vasomotion der Arteriolenmuskulatur im ungefähren Minutenrhythmus zustande. Die Vasokonstriktion erhöht den Strömungswiderstand und den Druckverlust im Gefäß. Dadurch wird der effektive Filtrationsdruck in Richtung Gefäß umgewandelt; es kommt kurzzeitig zur Reabsorption. Ursache der Reabsorption ist die Druckänderung (nicht das absolute Druckniveau), weil sich extravasal der kolloidosmotische Druck sehr schnell aufbaut und entgegensteht. Die rhythmische Vasomotorenfunktion reicht nicht aus, um das Gleichgewicht zwischen Auswärts- und Einwärtstransport herzustellen. Der filtrierte Flüssigkeitsüberschuss wird über das Lymphsystem dem Gefäßsystem zugeführt. Unter physischer Belastung steigert die Vasodilatation die Blutfülle bzw. den Druck im terminalen Stromgebiet. Am Beginn der Austauschstrecke ist der effektive Filtrationsdruck nach extravasal erhöht, die Transportprozesse in das Interstitium sind intensiver. Die Filtrationsstrecke verlängert sich in Relation zur Reabsorptionsstrecke. Volumen wird verstärkt nach extravasal verlagert; der Lymphfluss muss ansteigen.

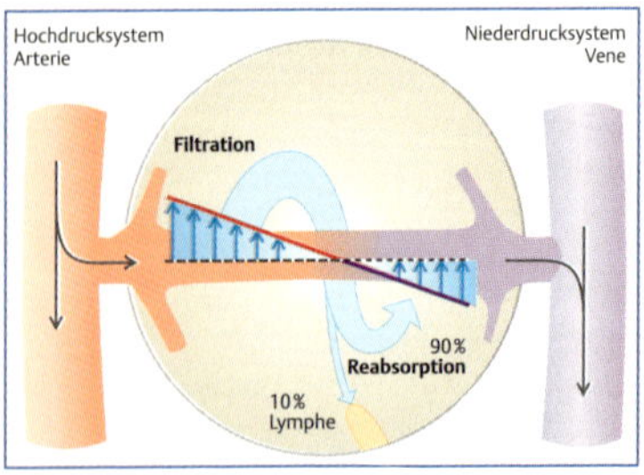

Endstrombahn. Es ist schematisch ein Mikrozirkulationsgebiet als Kreislaufabschnitt zwischen der Arteriole und Venole einschließlich der frei endenden Lymphgefäße dargestellt. Über welchen anteiligen Streckenabschnitt der Kapillare die Filtration und die Reabsorption stattfinden, ist abhängig vom Druck in der Kapillare.

Energie *f*; ***Etym.:*** griech. *energeia* „Tatkraft"; ***engl.:*** Energy

1. ***Kontext:*** Physik

Im mechanischen Sinne die Fähigkeit, Arbeit zu leisten (Arbeitsvermögen). Sie ist nicht an Materie gebunden. Jede an einem Körper aufgewandte Arbeit (z. B. Geschwindigkeitszunahme, Hochheben) vergrößert dessen Energie. Je nachdem, ob es sich um einen ruhenden oder bewegten Körper handelt, unterscheidet man zwischen potenzieller und kinetischer Energie. Energie und Arbeit haben die gleiche SI-Einheit: Joule [J]. 1 Joule = 1 Newton x Meter [Nm] = 1 Wattsekunde [Ws] = 0,239 Kalorien (vgl. ▸ kinetische Energie, ▸ potenzielle Energie, ▸ elektrische Energie, ▸ Wärme, ▸ metabolische Energie, ▸ Energieerhaltungssatz).

2. ***Kontext:*** Traditionelle Chinesische Medizin

Im asiatischen Raum sind der Energiebegriff und die Verbindung zur Seele anders eingebunden. Das Wort ▸ Qi bedeutet Atmung, Vitalenergie, Funktion, Information, energetische Partikel. Der Therapeut, der nach der Traditionellen Chinesischen Medizin behandelt, geht davon aus, dass die Energie, die eine Krankheit hervorruft, sie auch wieder heilen kann. Der Begriff E. ist sehr unterschiedlich besetzt. Das ganze Leben gründet sich auf ▸ Qi.

Energie, elektrische *f*; ***engl.:*** Electric energy

Kontext: Physik

Im elektrostatischen Feld gespeicherte potenzielle Energie.

Energie, metabolische *f*; ***engl.:*** Energy, metabolic

Kontext: Physiologie

Beim Stoffwechsel entstehende bzw. verbrauchte Energie.

Energie, potenzielle *f*; ***engl.:*** Energy, potential; ***Syn.:*** Lageenergie, Spannungsenergie

Kontext: Biomechanik

In einem System (Körper) gespeicherte Energie, die z. B. in kinetische Energie umgesetzt werden kann. Beispiel: gespannte Feder. Für einen Körper mit der Gewichtskraft (F_G) ergibt sich nach Anhebung in eine bestimmte Höhe (Δh): $W_{pot} = F_G \times \Delta h$ [J].

Energiebereitstellung *f*; ***engl.:*** Energy supply

Kontext: Trainingstherapie

Wird anhand der Belastungsdauer in drei unterschiedliche Phasen unterteilt:

Anaerob-alaktazide E. (Kreatinphosphatzyklus): Form der Energiebereitstellung ohne Sauerstoff und ohne Bildung von Milchsäure (Laktat) durch Abbau der gespeicherten ATP- und KP-Vorräte; sofortige Energielieferung (ca. 7–10 Sekunden lang) bei z. B. Sprint; hohe Energieflussrate; überbrückt bei längeren Belastungen kurzfristig die Anlaufphase des Herz-Kreislauf-Systems (vgl. ▸ Adenosintriphosphat, ▸ Kreatinphosphat, ▸ Laktat).

Anaerob-laktazide E. (Glykolyse): Form der Energiebereitstellung, bei welcher der zur Bildung von ATP notwendige Abbau von Glykogen auf Grund des langsam anlaufenden Herz-Kreislauf-Systems ohne Sauerstoff erfolgt; dadurch bildet sich Laktat; kurzzeitige Energielieferung (ca. 45–90 Sekunden lang) bei z. B. 400 m-Lauf; führt die Überbrückung der Anlaufphase des Herz-Kreislauf-Systems fort und setzt dementsprechend zeitlich verzögert zur anaerob-alaktaziden E. ein; Energiequelle: Glykogen (vgl. ▸ Glykogen, ▸ Schwelle, anaerobe).

Aerobe E. (Oxidation): Form der Energiebereitstellung, bei der genügend Sauerstoff zur Verfügung steht; langzeitige Energielieferung (ca. 45–90 Minuten lang) mit Energiequellen Glykogen und Glukose; langzeitige Energielieferung (mehrere Stunden lang) mit Energiequelle Fettsäuren (vgl. ▸ Schwelle, aerobe).

Energieerhaltungssatz *m*; ***engl.:*** Conservation of energy, energy preservation; ***Syn.:*** Energiesatz, Erhaltungssatz, Prinzip von der Erhaltung der Energie

Kontext: Physik

In einem abgeschlossenen System bleibt die Summe aller Energiebeträge konstant. Energie

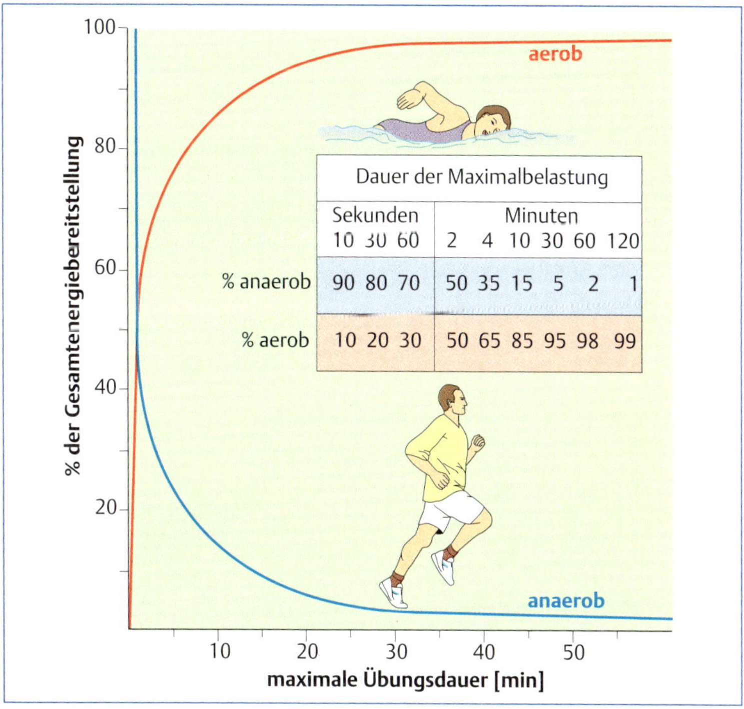

	Dauer der Maximalbelastung								
	Sekunden			Minuten					
	10	30	60	2	4	10	30	60	120
% anaerob	90	80	70	50	35	15	5	2	1
% aerob	10	20	30	50	65	85	95	98	99

Energiebereitstellung. Die prozentuale Beteiligung aerober und anaerober Energiebereitstellung am Gesamtenergiebedarf bei maximalen körperlichen Belastungen von unterschiedlicher Dauer. Bei etwa 2 Minuten intensiver körperlicher Arbeit liefern aerobe und anaerobe Energiebereitstellung jeweils 50 % (nach McArdle).

kann in verschiedene Formen umgewandelt (z. B. Bewegungsenergie in Wärme) und übertragen, jedoch nicht erzeugt oder vernichtet werden; allgemeines Naturgesetz.

Energiespeicherung *f*; ***engl.:*** Storage of energy
Kontext: Physik
Arbeit kann in Form von Energie gespeichert werden. Beispiel: Chemische Energie in Batterien oder Akkus, potenzielle Energie in einer gespannten Feder, mechanische Energie in einem Schwungrad, Wärmespeicherung in Wasser.

E

Energiestoffwechsel *m*; ***Etym.:*** griech. *energeia* „Tätigkeit, Kraft"; ***engl.:*** Energy metabolism
Kontext: Biochemie, Physiologie
Physiologischer (biochemischer) Prozess zur Produktion von biologisch verwertbarer Energie; Voraussetzung für die Lebensfähigkeit des Organismus. Die ständige aerobe ATP-Produktion ist für die Zellen essenziell, da sie nur die im ATP gespeicherte Energie für die Aufrechterhaltung ihrer Strukturen und das Erbringen ihrer spezifischen Funktionen verwerten können. Jede Zelle muss ATP (einzige direkt biologisch verwertbare Energieform) ständig produzieren. Die vorhandene ATP-Menge reicht maximal für ca. 2–3 s; Training hat darauf keinen Einfluss. Glykogen und Fette sind indirekte Energiereserven der Muskelzelle bzw. des Körpers; sie müssen ständig über die zellulären Produktionskapazitäten des E. zu ATP umgesetzt werden. Der Eiweißanteil an der Energieproduktion (maximal 10–15 %) wird nicht berücksichtigt. Das ATP-Molekül besitzt 3 Phosphatreste (~P). Mit der Abspaltung des endständigen Restes entsteht ADP; ca. 7 kcal werden pro mol ATP frei, die für Zellleistungen eingesetzt werden können. Formel der Reaktion: Adenosin–P~P~P ↔ Adenosin–P~P + ~P + ca. 7 kcal. Im Notfall kann der zweite Phosphatrest unter Freigabe von Energie abgegeben werden; es entsteht Adenosinmonophosphat (AMP). Formel: Adenosin–P~P ↔ Adenosin–P + ~P + Energie (vgl. ▸ Lohmann-Reaktion).

Energiestoffwechsel, aerober *m*
Vgl. ▸ Aerober Energiestoffwechsel.

Energieumsatz *m*; ***Etym.:*** griech. *energeia* „Tätigkeit, Kraft"; ***engl.:*** Energy turnover
Kontext: Leistungsphysiologie
Gibt die vom Organismus für die grundsätzliche Aufrechterhaltung seiner Struktur und Funktion (Minimalumsatz), seiner umgehenden Arbeits- und Leistungsfähigkeit (Grundumsatz) und für die Realisierung physischer und psychischer Beanspruchungen erforderliche Energiemenge an. Die Höhe des Energieumsatzes bestimmt z. B. die präventive Wirkung für Erkrankungen des Herz-Kreislauf-Systems. Die Angaben für einen protektiv wirksamen ▸ Leistungsumsatz variieren zwischen mindestens 1000 kcal/Woche und 2500 kcal/Woche. Der präventive, positive Effekt ergibt sich für das Fettstoffwechselprofil (bisher konnte keine sichere Dosisabhängigkeit gefunden werden) und die Vasodilatation.

Energieumwandlung *f*; ***engl.:*** Transformation of energy, conversion of energy
Kontext: Physik
Energie kann in verschiedenen Formen auftreten wie beispielsweise als kinetische oder thermische Energie und in eine andere Form umgewandelt werden. Beispiele: Umwandlung von Reibungsenergie in Wärmeenergie (Streichholz, Reiben der Hände bei Kälte, Bürsten, Abreibung). Umwandlung von mechanischer Energie in elektrische Energie (Motor, Dynamo) und elektrischer Energie in Wärme (Kochplatte, HF-Therapie) oder Licht.

Engpass-Syndrom *n*; ***engl.:*** Bottleneck syndrome
Kontext: Anatomie, Physiologie, Pathophysiologie
Beschwerden im Bereich von Gelenken, Muskeln, Nerven, Gefäßen und Weichteilgewebe, die durch Raumforderungen in anatomisch engen Passagen hervorgerufen werden.

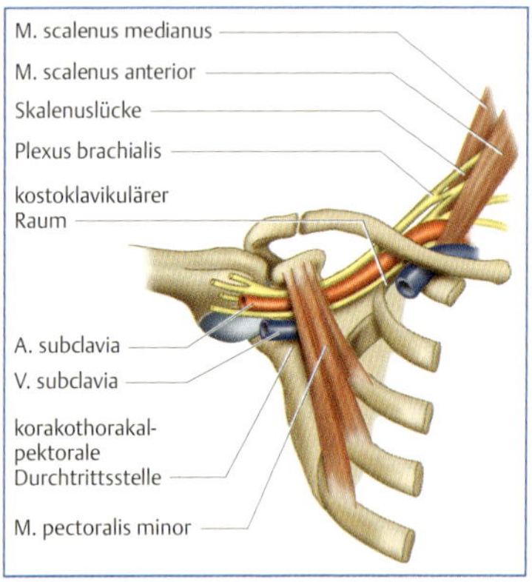

Engpass-Syndrom: Kompressionsstellen der oberen Thoraxapertur.

ENPHE *n*
Vgl. ▸ European Network of Physiotherapy in Higher Education.

Entbahnung *f*; ***engl.:*** Disfacilitation; ***Syn.:*** Disfazilitation
Kontext: Neurophysiologie
▸ Hemmung eines Neurons in der Neuronenkette. Entladungen des ersten Neurons einer exzitatorischen Kette erregen alle nachfolgenden. Wird die Aktivität des Neurons X dieser Kette durch ein hemmendes Neuron neutralisiert, wird das nachgeschaltete Neuron der Kette (X + 1) nicht mehr entladen; es fehlt der exzitatorische Antrieb. Dieses Neuron wird entbahnt (vgl. ▸ Enthemmung).

Enteropathie, lymphostatische *f*; ***engl.:*** Enteropathy, lymphostatic
Kontext: Lymphologie
Erkrankung des Verdauungstraktes mit unterschiedlicher Ursache und als Folge einer Störung der Resorption von Eiweiß und Fett über die Lymphbahn. Indikation: ▸ manuelle Lymphdrainage.

Enterorezeptor *m*; ***Etym.:*** griech. *enteron* „Darm, Eingeweide" u. lat. *recipere* „empfangen, aufnehmen, annehmen"; ***engl.:*** Entero receptor
Kontext: Neurophysiologie
Auf Reize im Inneren des Organismus reagierender Sensor. Die Leistungen der Enterorezeptoren sind (fast) ausschließlich für die neurovegetativen Regulationen der Organfunktionen und der Koordination ihrer Leistungen notwendig (Blutdruckregulation, Regulation des Gastrointestinaltrakts usw.). Ihre Informationen sind dem Bewusstsein nicht zugänglich; für die Sensomotorik sind sie nicht relevant.

Enterotom *n*; ***Etym.:*** griech. *enteron* „Darm, Eingeweide" u. *tomos* „Stück, Schnitt"; ***engl.:*** Enterotome, viscerotome
Kontext: Bindegewebsmassage
In der segmentalen Ordnung beschreibt das E. den Einflussbereich eines Spinalnervs auf die Eingeweide (Organabschnitt). Es entwickelt sich größtenteils aus dem inneren Keimblatt (Entoderm) und teilweise aus dem mittleren (Mesoderm). Da die meisten Organe eine multisegmentale Innervation haben, erfolgt im Verlauf einer organischen Erkrankung eine multisegmentale Ausbreitung.

Entgasung *f*; ***engl.:*** Degassing, degasification, gas extraction
Kontext: Physik, Balneologie
Freisetzen von Gasen aus flüssigem oder festem Material oder aus Staub. Kann u. a. durch Druckminderung, Temperaturerhöhung oder andere Drittprozesse, wie z. B. bakterielle Umsetzung erfolgen. Bei balneologischen Anwendungen (Thermalheilbäder, Trinkkuren) führen z. B. im Wasser gelöste Gase zur raschen Korrosion in den Anlagen.

Enthemmung *f*; ***engl.:*** Disinhibition; ***Syn.:*** Disinhibition
Kontext: Neurophysiologie
Wegfall der ▸ Hemmung auf ein Neuron einer Neuronenkette. Stellt das hemmende Interneuron seine Aktivität auf das Neuron X (▸ Entbahnung) wieder ein, wird das Neuron (X + 1) enthemmt.

Entladungsrate *f*; ***engl.:*** Discharge rate
Kontext: Muskelphysiologie
Kennzeichnet die Anzahl der Aktionspotenziale eines Motoneurons pro Zeiteinheit. Da die Zeitabstände zwischen den Aktionspotenzialen nicht konstant sind, ist der Begriff Frequenz aus physikalischer Sicht nicht zutreffend.

Entlastender Gang *n*
Vgl. ▸ Gang, entlastender.

Entlastungsgang *m*; ***engl.:*** Release gait
Kontext: Ganganalyse
Durch Verlagerung des Körperschwerpunktes (zur Standbeinseite hin) oder durch Absenken des Beckens wird eine Entlastung des Hüftgelenkes bewirkt (vgl. ▸ Trendelenburg Zeichen, ▸ Duchenne-Hinken), indem sich die wirksamen Hebelarme verkürzen (bei gleicher Last).

Entlastungshaltung *f*
Kontext: Orthopädie, Brügger-Konzept
Die E. wirkt Gewebeschädigungen infolge von permanentem Einnehmen der Belastungshaltung entgegen (vgl. ▸ Sternosymphysale Belastungshaltung).

Entlastungsstellungen *f*
Kontext: Orthopädie
E. dienen der „Befreiung" dauergestresster Strukturen des Bewegungsapparates vom belastenden Körpergewicht. Therapeut und Patient suchen gemeinsam nach Haltungen, Einstellungen der einzelnen Körperabschnitte oder Lagerungen, die einzelne Gelenke und Muskelgruppen vorübergehend entlasten, z. B.: zur Entlastung der Halswirbelsäule beim Schreiben das Kopfgewicht in eine Hand abstützen, die Hände beim Spazierengehen auf das Kreuzbein legen und damit das Armgewicht in Bezug auf die Beugestreckachsen der

E

Lendenwirbelsäule weiter nach hinten bringen, um die dorsale Muskulatur zu entlasten.

Entleerungssymptom *n*; ***engl.:*** Defaecation symptom
Kontext: Gynäkologie
Beschwerden bei der Blasenentleerung.

Entrapment *n*; ***Etym.:*** engl. *entrap* „(in einer Falle) fangen"; ***engl.:*** Entrapment
Kontext: Neurologie
Periphere Nervenkompression.

E

Entscheidungsbaum *m*; ***engl.:*** Decision tree
Kontext: Clinical Reasoning
Grafische Darstellung konkurrierender Hypothesen oder verschiedener Behandlungsoptionen zur Verbesserung der Entscheidungsanalyse im Clinical-Reasoning-Prozess; fördert das bewusste Entscheiden.

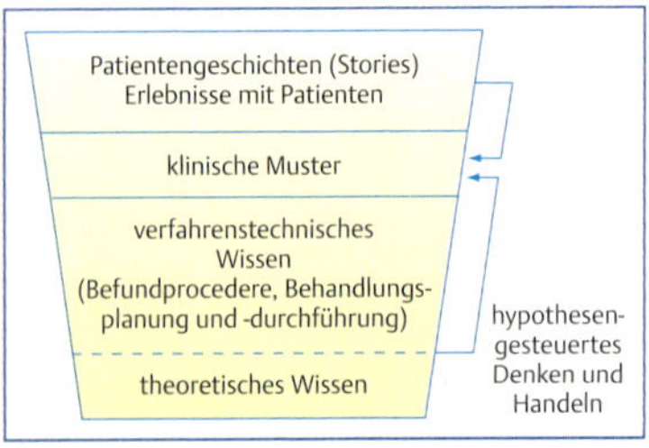

Entscheidungsbaum: zur Bestimmung der Hypothesen der Quellen der Bewegungsstörung oder zur Bestimmung der Behandlungsoptionen eines Problems.

Entsorgungsphase *f*; ***engl.:*** Removal phase
Kontext: Betriebswirtschaftslehre, Marketing
Phase der ▸ Produktlebenszyklusanalyse; Schlussphase der am Markt angebotenen Produkte, die nicht mehr verwendbar sind und entsorgt werden müssen. Da Entsorgungen Kosten verursachen, ist der zeitliche und finanzielle Aufwand einzuplanen. Den Entsorgungskosten stehen in der E. keine Einnahmen gegenüber. Daher werden die Kosten bereits bei der Festlegung der Verkaufspreise berücksichtigt. Physiotherapie: Im Dienstleistungsbereich fallen Produktentsorgungskosten indirekt an, z. B. die Entsorgung von Materialien oder Betriebsmitteln. Bsp.: Ein Praxisinhaber möchte Fangopackungen nicht mehr anbieten; es entstehen Kosten für die Entsorgung der veralteten Fangomaschine (Betriebsmittel).

Entspannung *f*; ***engl.:*** Relaxation
1. *Kontext:* Psychologie, Innere Medizin, Atemtherapie
Ausgeglichenheit während des Wachzustandes. Im entspannten Zustand nimmt der Tonus der Skelettmuskulatur ab, Herzfrequenz und Blutdruck sinken, die Atemfrequenz verringert sich, der Atemrhythmus wird gleichmäßiger. Die Oberflächendurchblutung wird erweitert (Wärmegefühl) oder verringert (Kältegefühl), der Hautwiderstand nimmt zu, der Grundumsatz wird gesenkt. Die Physiotherapie kann mit aktiven oder passiven Methoden auf die E. einwirken.
2. *Kontext:* Physiologie
Bindegewebsphysiologie: viskoelastisches Phänomen des Nachlassens der Spannung (Belastung, Kraft) in einer Struktur bei Einwirkung einer konstanten Verlängerung über längere Zeit, wie bei der dehnenden Mobilisation. Muskelphysiologie: Nachlassen des aktiven Muskeltonus, was bei sogenannten muskulären Entspannungstechniken benutzt wird (vgl. ▸ Viskosität).

Entspannungsbehandlung *f*; ***engl.:*** Relaxation intervention
Kontext: Traditionelle Chinesische Medizin
Es gibt in der Traditionellen Chinesischen Medizin zwei verschiedene Entspannungsbehandlungen. Die erste ist auf die Stärken des ▸ Yin ausgelegt, die andere wird im ▸ Yang-Gebiet durchgeführt.

Entspannungsmethode *f*; ***engl.:*** Relaxation method; ***Syn.:*** Entspannungstechnik
Kontext: Prävention, Traditionelle Chinesische Medizin
Es gibt mehrere E., die die Möglichkeit bieten, den ▸ negativen Stress des Alltags abzubauen, um dem Nervensystem, dem Geist und der Seele Ruhe zu geben. Nur der tägliche Entspannungseffekt hat eine deutliche Verbesserung des Gesundheitszustandes zur Folge, dabei ist die Methode offensichtlich weniger wichtig. Jeder sollte nach seinem Typ eine Technik bevorzugen.

Entspannungstechniken *f*
Kontext: Physiologie, Psychologie
E. dienen der Minderung von Anspannung und Stress und können auch bei Schmerzen effektiv eingesetzt werden. Beispiele: Autogenes Training, ▸ Progressive Muskelentspannung nach Jacobson, ▸ Atemtherapie (vgl. ▸ Entspannungsmethode).

Entstauungsphase *f*; ***engl.:*** Antiedema phase
Kontext: Lymphdrainage

Erste Phase der ▸ Kombinierten physikalischen Entstauungstherapie zur Volumenreduktion, auch Intensivphase, wichtigste Komponenten sind Lymphdrainage und ▸ Kompression in Kombination mit Bewegung neben anderen Begleitmaßnahmen.

Entstehungsphase *f*; ***engl.:*** Formation phase
Kontext: Betriebswirtschaftslehre, Marketing
Phase des ▸ Produktlebenszyklus; Forschungs- und Entwicklungsphase (▸ Forschung und Entwicklung), die der Erstellung von Produkten und Dienstleistungen vorangeht. Kostenintensivste Phase, da viele Produktideen wieder verworfen werden müssen, bis zu dieser Entscheidung aber bereits enorme Kosten verursacht haben. Den Kosten stehen keine Einnahmen gegenüber; sie müssen im Verkaufspreis anteilig berücksichtigt werden. Physiotherapie: z. B. die Erarbeitung eines neuen Therapiekonzepts.

Entwicklung *f*; ***engl.:*** Development
1. *Kontext:* Pädiatrie
Veränderung, Zunahme von Komplexität, Erweiterung des Spektrums individueller Fähigkeiten. In der Pädiatrie bedeutet E. die Zunahme von Kompetenzen sowohl auf vegetativem, sensibel-sensorischem, sensomotorischem, psychischem, sozialem und kognitivem Gebiet.
2. *Kontext:* Feldenkrais
Nach Moshé Feldenkrais ist E. „...die harmonische Zusammenwirkung von Struktur, Funktion und Leistung". Er unterscheidet *drei Entwicklungsstadien*:
1. Stadium: Das Ursprüngliche Stadium. Es bezeichnet die ursprüngliche Art der Ausführung von Tätigkeiten bzw. Vorgängen, was bei jedem etwa auf die gleiche Art passiert. Es ist das Lernen von natürlichen, einfachen Tätigkeiten und ist durch äußere Einflüsse und festgelegte Strukturen begrenzt.
2. Stadium: Das Individuelle Stadium. Individuelle, differenzierte Gestaltung von Tätigkeiten bzw. Verfahrensweisen. Es ist das Lernen durch Ausprobieren, wodurch neue Fähigkeiten entstehen.
3. Stadium: Das Bewusste, Systematische Stadium. Das Wesentliche wird in der Tätigkeit selbst entdeckt. Tätigkeiten werden bewusst überblickt, Systeme und Methoden entwickelt. Lernen von Wissensinhalten ist nun möglich, so entsteht Wissen.
Es besteht die Gefahr, dass aufgrund von Spezialisierung die Spontaneität leidet. Daraus zieht Feldenkrais folgende Konsequenz: Die Möglichkeit aus der dritten Stufe, d. h. ▸ Bewusstheit, nutzen lernen, um menschliche Tätigkeiten des ersten und zweiten Stadiums zu gestalten (vgl. ▸ Bewusstheit).

Entwicklung, motorische *f*; ***engl.:*** Development, motor
Kontext: Motorisches Lernen
Angeborene Bewegungsfähigkeiten des Kindes, die es in den ersten Lebensjahren in Auseinandersetzung mit der Umwelt erlernt.

Entwicklung, persönliche *f*; ***engl.:*** Development, personal
Kontext: Traditionelle Chinesische Medizin
Der unschätzbare Wert des ▸ Qigong liegt darin, ein Übungsweg zu sein, der eine Entwicklung der Bewusstheit für den Körper und für seinen Austausch mit Gedanken und Emotionen bietet.

Entwicklungsalter *n*; ***engl.:*** Developmental age
Kontext: Diagnostik, Pädiatrie
Biologisches Alter des Kindes. Die Fähigkeiten, die ein Kind auszeichnet, lassen sich in der Regel einem Alter zuordnen. Z.B. kann ein Kind sich gerade vom Rücken auf den Bauch drehen. Zeitgleich kann es in Rückenlage Gegenstände im radialen Faustschluss ergreifen, diese über die Körpermittellinie von rechts nach links geben, mit agierender Hand angepasst ein Spielzeug umfassen, es kann seine Knie und die proximalen Unterschenkel ergreifen, es kann differenzieren zwischen Bekanntem und Neuem. Wenn dieses Kind dann auch noch im sprachlichen und im sozialen Bereich die entsprechenden Kompetenzen zeigt, befindet es sich in Rückenlage im Entwicklungsalter von ca. sechs Monaten. Alle Patienten im Säuglings- und Kleinkindalter werden vor dem Hintergrund der idealen motorischen Ontogenese nach den Kriterien der gesunden Entwicklungsdynamik und immer nach ihren tatsächlichen Fähigkeiten beurteilt, also nicht nach dem Kalenderalter.

Entwicklungsstörung *f*; ***engl.:*** Developmental disturbance
Kontext: Bobath-Konzept, Pädiatrie
Sammelbezeichnung für Erkrankung im Kleinkind- und Kindesalter mit Beeinträchtigung mehrerer Entwicklungsbereiche: körperlich-motorisch, emotional-sozial, kognitiv und sensorisch-integrativ (vgl. ▸ KEKS-Ebenen).

Entzugserscheinungen *f*; ***engl.:*** Withdrawal symptoms
Kontext: Psychiatrie

E

E. treten bei absolutem oder relativem Entzug einer Substanz auf, die wiederholt und zumeist über einen längeren Zeitraum oder in hoher Dosierung konsumiert wurde. Die Symptome sind von der Art der Substanz, der Dosis und der Zeitdauer der Sucht abhängig. Der körperliche Entzug einer Substanz geschieht meist unter medizinischer Aufsicht und ist die Voraussetzung zur Teilnahme an psychiatrischer Bewegungstherapie, Sporttherapie und Psychotherapie.

E

Entzündung *f*; *engl.:* Inflammation

Kontext: Physiologie

Reaktion von lebendem Gewebe auf alle Formen von Verletzungen; in ihrer akuten Form stellt sie eine Kopplung von Trauma und Verletzung dar und ist somit prinzipiell physiologisch; erst bei überschießenden Entzündungsreaktionen kann eine medikamentöse Intervention nötig werden; unterscheidbar sind die beiden Formen einer Entzündung z. B. über die Bestimmung der Hauttemperatur mittels eines Laserthermometers im Seitenvergleich mit der gesunden Seite: ein Unterschied größer als 1,5–2 °C gilt als überschießende Entzündung.

Kardinalsymptome: Rubor, Calor, Dolor, Tumor, Functio laesa.

Diskutiert wird eine mögliche Reduzierung der Prostaglandine und damit der Entzündung über eine angepasste Ernährung; ebenso existieren Studien über verlängerte ▶ Wundheilungen in Verbindung mit Stress oder Angst (vgl. ▶ Hauttemperatur).

Entzündung	
Empfehlenswerte Nahrungsmittel	**Zu vermeidende Nahrungsmittel**
Obst und Gemüse	Tierisches Eiweiß
Hülsenfrüchte (Soja, Linsen, Bohnen, Erbsen)	Tierische Fette
Fisch (Tiefseefisch)	Milchprodukte
Pilze	Margarine
Nüsse und Samen	Süßigkeiten
Vollwertreis	Fastfood
Olivenöl	Genussmittel (Kaffee, Schwarztee, Nikotin)
Haferflocken, Amaranth, Buchweizen	
Pflanzliche Brotaufstriche	

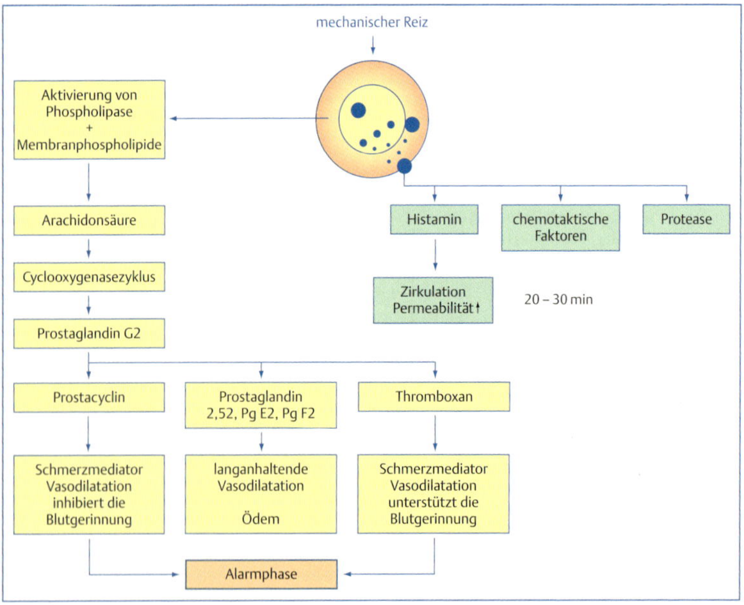

Entzündung: Biochemische Entzündungskaskade.

Entzündungsphase *f*; ***engl.:*** Inflammatory phase
Vgl. ▶ Wundheilung.

Entzündungsphase, Koordinationstraining *f*; ***engl.:*** Inflammatory phase, coordination training
Kontext: Traumatologie, Orthopädie, Medizinische Trainingstherapie
Erste Phase der ▶ Wundheilung mit konstantem Dauer- bzw. Ruhe- und Nachtschmerz, in der das Üben der Koordination der gelenkstabilisierenden oder -mobilisierenden Muskulatur kontraindiziert ist. Durch den Schmerz, die Ausschüttung von Neurotransmittern und Entzündungsmediatoren kommt es zu einer zentralen und peripheren Hemmung der beteiligten Strukturen. Der Körper schützt sich durch diese funktionell sehr sinnvolle Maßnahme vor übermäßiger Belastung. Jeder zusätzliche mechanische Stress auf die verletzte Struktur verstärkt die Entzündung; in dieser Phase bedeutet weniger mehr (vgl. ▶ Proliferationsphase).

Entzündungszeichen *f*
Kontext: Diagnostik, Physiologie, Traumatologie
Die klassischen fünf E. sind Rubor (Rötung), Calor (Wärme), Dolor (Schmerz), Tumor (Schwellung) und Functio laesa (Funktionseinschränkung) (vgl. ▶ Entzündung).

Enurese, nächtliche *f*; ***Etym.:*** griech. *en* „hinein" u. *ourein* „harnen"; ***engl.:*** Eneuresis, nocturnal; ***Syn.:*** Bettnässen
Kontext: Gynäkologie
Urinverlust im Schlaf. Tritt v. a. bei Kindern auf. Von Primärer Enurese spricht man bei Kindern, die nachts nie trocken waren. Sind Kinder einmal trocken und beginnen erneut zu bettnässen, spricht man von Sekundärer Enurese. Auch Erwachsene können nachts einnässen, besonders in hohem Alter, dies erfolgt oft durch funktionelle Hindernisse auf dem Weg zur Toilette.

Enverwringung, alternierende *f*; ***engl.:*** Pelvic contortion, alternating
Kontext: Gangschulung
Gegensinnige Drehbewegungen in den Iliosakralgelenken z. B. während des Gehens: Standbeinseite Kontranutation im Iliosakralgelenk, Spielbeinseite Nutation. Kontranutation: Die Glutaeen ziehen das Hüftbein auf der Standbeinseite nach hinten/unten/außen, das Iliosakralgelenk schließt sich unten. Nutation: Der innere schräge Bauchmuskel zieht das Hüftbein der Spielbeinseite nach vorne/oben/innen, das Iliosakralgelenk öffnet sich.

Environmentalismus *m*; ***Etym.:*** engl. *environment* „Umwelt, Umfeld, Verhältnisse"; ***engl.:*** Environmentalism
Kontext: Psychologie
Lehre, die davon ausgeht, dass unser Verhalten mehr oder weniger vollständig von der Umwelt gesteuert wird.

EPEPE *n*
▶ European Partnership of Evidence and Problem Based Paramedical Education.

Epidurales Hämatom *n*
Vgl. ▶ Hämatom, epidurales.

Epikard *n*; ***Etym.:*** griech. *epi* „auf, darüber" u. *kardia* „Herz"
Vgl. ▶ Herzmuskulatur.

Epikondylitis *f*; ***Etym.:*** griech. *epi* „auf, darüber" u. *kondylos* „Knochengelenk"; ***engl.:*** Epicondylitis
Kontext: Rheumatologie
Sterile Entzündung an einem Epikondylus des Ellbogens, meist durch Überlastung. Begleitende Therapie: aufgrund der lokalen Mikroödeme ▶ manuelle Lymphdrainage.

Epiphysenverletzung *f*; ***Etym.:*** griech. *epiphysis* „Zuwachs"; ***engl.:*** Epiphysis injury
Kontext: Traumatologie, Pädiatrie
Verletzung im Bereich der Wachstumsfuge (Epiphysenfuge) eines langen Röhrenknochens bei Kindern. Bei einer Dislokation oder vollständigen Zerstörung der Fuge kann es langfristig zu Wachstumseinschränkungen der Extremität kommen, was im weiteren Verlauf zu massiven mechanischen Problemen führen kann (vgl. ▶ Aitken-Klassifikation).

Equilibriumreaktionen *f*; ***Etym.:*** lat. *aequilibritas* „Gleichgewicht", *re...* „zurück" u. *actio* „Handlung"; ***engl.:*** Equilibrium reactions; ***Syn.:*** Äquilibrium
1. ***Kontext:*** Bobath-Konzept
Kleinste automatisch ablaufende Spannungsveränderungen der Muskulatur, um kleinste Gleichgewichtsverlagerungen, die zu geringem Ungleichgewicht führen, durch eine Gegenkraft auszugleichen. Automatische Adaptionen des Haltungstonus als Reaktion auf Einwirkungen der Schwerkraft und Gewichtsverlagerung. Sie sind funktionell und dienen dem Erhalt des ▶ Alignment in einer Haltung, sie können nicht willkürlich ausgeführt werden.
2. ***Kontext:*** Ganganalyse
Kleinste, automatisch ablaufende Spannungsänderungen der kleinen Fußmuskulatur im Sinne einer Gleichgewichtsreaktion.

E

Erb-Lähmung *f*; *engl.:* Erb's palsy
Vgl. ▶ Armplexuslähmung.

Erde *f*; *engl.:* Earth
Kontext: Traditionelle Chinesische Medizin
Eines der fünf Elemente aus der ▶ 5-Elementen-Lehre. E. symbolisiert die Umwandlung, die Feuchtigkeit und ist dem Spätsommer, der Mitte, dem reifen Alter und der Milz zugeordnet. Ihre Farbe ist gelb, ihr Geschmack süß. Sie beheimatet die ▶ Energie des Vertrauens und das Annehmen der eigenen Person.

E

Erde-Typ *m*; *engl.:* Earth-type
Kontext: Traditionelle Chinesische Medizin
Aus der Elementen-Typologie nach der ▶ 5-Elementen-Lehre. Erde-Typen haben einen eher gedrungenen Körperbau mit fleischigen, rundlichen Formen, einen großen Kopf mit ausgeprägtem Kiefer, eine kurze, dicke und runde Zunge, sowie eine dunklere Hautfarbe. Sie neigen zu Übergewicht, bewegen sich eher langsam und heben die Füße weniger beim Gehen. Sie sind ruhig und praktisch veranlagt.

Erdung *f*; *engl.:* Grounding
Kontext: Psychologie
Fähigkeit, den Kontakt mit dem Boden wahrzunehmen und mit sich selbst ruhig im Kontakt zu werden bzw. zu bleiben. Fähigkeit, die zur Entspannung führt.

Erfahrung *f*; *engl.:* Experience
1. *Kontext:* Psychologie
Alles, was einer Person widerfährt und sowohl unterschwellig als auch bewusst wahrgenommen werden kann. E. bezieht sich stets auf den Moment und die Situation, in der sich die Person befindet. Wenn bestimmte Erfahrungen für das eigene ▶ Selbstkonzept bedrohlich sind und dadurch nicht bewusst in das Bild von sich selbst integriert werden, spricht man von ▶ Inkongruenz. Für die psychische Gesundheit ist die Offenheit für die eigenen Erfahrungen notwendig, damit insbesondere diejenigen Erfahrungen, die für die Person bedeutsam sind, mit dem Ziel der Selbsterhaltung und Weiterentwicklung beachtet und nicht aus dem Bewusstsein ausgeblendet werden (vgl. ▶ organismische Bewertung, ▶ somatische Marker, ▶ Emotion, ▶ Bauchgefühl, ▶ Aktualisierungstendenz).
2. *Kontext:* N.A.P.-Konzept
Im Laufe seines Lebens vollzieht jeder Mensch unterschiedliche Handlungen in variierenden Umweltsituationen. Die E., die er dabei macht, prägen sein zukünftiges Handeln. E. haben immer eine emotionale Bedeutung, seien sie positiv oder negativ. Positive E. erhöhen die Lust diese zu wiederholen. Negative E. fördern Vermeidungsstrategien und die Suche nach alternativen Lösungsstrategien. Im ▶ N.A.P.-Konzept wird großer Wert auf die ▶ Gestaltung der Therapiesituation gelegt, damit ein Umfeld geschaffen wird, das den Patienten zum Handeln motiviert.

Erfahrungswissensbasis *f*; *engl.:* Experience based knowledge; *Syn.:* Erfahrungswissen, persönliches Wissen
Kontext: Clinical Reasoning
Summe der im Laufe des Berufslebens gesammelten persönlichen Erfahrungen. E. umfasst auch Gefühle und Intuition und ist neben theoretischem Wissen (Forschung, Literatur) und Fachwissen (Untersuchungs- und Behandlungsmethoden) für die Berufsausübung notwendig, z. B. implizites ▶ Clinical Reasoning. E. bezieht sich auf erlebte Tatsachen und Sachverhalte. Um zu vermeiden, dass unbewusste Motive und persönliche Anschauungen den Clinical-Reasoning-Prozess beeinflussen, reflektieren Therapeuten die E.

Erfolgsbeteiligung *f*; *engl.:* Profit sharing
Kontext: Betriebswirtschaftslehre
Zusätzliche finanzielle Leistung des Unternehmers an einen Mitarbeiter, die über das vereinbarte Grundgehalt hinausgeht. Erfolgsbeteiligungen können regelmäßig oder unregelmäßig erfolgen; können vertraglich vereinbart sein. Die Höhe der E. ist von einer festen Bezugsgröße (vereinbarte Zielgröße) abhängig. Formen: Kostenersparnis-, Produktivitäts-, Umsatz- oder Gewinnbeteiligung. Ziele der E.: Steigern der Mitarbeitermotivation und des Engagement für das Unternehmen/die Praxis.

Erfordernisatmung *f*; *engl.:* Breathing as required
Kontext: Atemtherapie
Aktuelle Atemmöglichkeit eines Patienten; typisches durch Krankheit oder Persönlichkeit bedingtes ▶ Atemmuster.

Ergebnisvorwegnahme *f*
Vgl. ▶ Antizipation.

Ergodynamik *f*; *Etym.:* griech. *ergon* „Werk, Arbeit" u. *dynamos* „Kraft, Leistungsfähigkeit"; *engl.:* Ergodynamic
Kontext: Spiraldynamik, Ergonomie
Verbindung der Spiraldynamik von Arbeit und Dynamik – dies in Ergänzung zum Begriff der Ergonomie. Ergonomie als Wissenschaft der Arbeit fokussiert auf die menschgerechte Gestaltung

und Nutzung von Arbeitsplätzen, technischen Einrichtungen und Werkzeugen – auf die Optimierung der Mensch-Maschinen-Schnittstelle zwischen Benutzer (Mensch) und Objekt (Maschine). In Analogie fokussiert E. auf die Mensch-Bewegung-Arbeit Schnittstelle, auf die Bewegungsressourcen und Potenziale des Menschen an seinem Arbeitsplatz. Anwendungsmöglichkeiten: firmeninterne Analysen, Kursangebote oder Coaching-on-the-Job Programme.

Ergometrie *f*; ***Etym.:*** griech. *ergon* „Werk, Arbeit" u. *metron* „Maß"; ***engl.:*** Ergometry
Kontext: Leistungsphysiologie, Innere Medizin, Sportphysiotherapie
Umfasst Instrumente der objektivierenden Diagnostik des kardiopulmonalen Systems und des Energiestoffwechsels; sie sind Standard in der kardiologischen, arbeitsmedizinischen und sportmedizinischen Diagnostik. Es sind die am besten standardisierten Belastungsformen. Fahrrad- und Laufbandergometer gehören zur Standardausrüstung jedes kardiologischen und leistungsphysiologischen Funktionslabors und jeder Trainingsstätte. Für spezielle Fragestellungen stehen Rudererergometer und Schwimmkanal zur Verfügung. E. ist ein direkter Zugangsweg zu den „Logistiksystemen" Atmung, Herz-Kreislauf und Energiestoffwechsel. Die Beanspruchungsmerkmale der Ventilation, des Herz-Kreislauf-Systems und des Energiestoffwechsels werden direkt mit den Methoden Spirometrie mit Atemgasanalyse, EKG und Laktatbestimmung im Kapillarblut gemessen. Herzfrequenz und Laktat sind unverzichtbar in Sport, Therapie und Rehabilitation. Bsp.: Beanspruchungsparameter (systolischer Blutdruck, Herzfrequenz usw.) des kardiopulmonalen Systems und Energiestoffwechsels während eines Fahrradergometerprogramms (8 Stufen, Beginn mit 25 W, Steigerung alle 3 min um 25 W). Typischer Verlauf: Absolute VO_2 (ml/min) und relative VO_2 (ml/min/kg) steigen fast bis zur höchsten Belastung linear an, zeigen am Ende einen abgeflachten Anstieg. Mit engem Zeitraster beobachtet, beginnt der flachere Verlauf bei ca. 85 % des Maximums (Levelling-off). Der Energieverbrauch ist proportional.

E

Ergonomie *f*; ***Etym.:*** griech. *ergon* „Werk, Arbeit" u. *nomos* „Regel, Gesetz"; ***engl.:*** Ergonomics
Kontext: Ergonomie
Wissenschaft von den Leistungsmöglichkeiten/-grenzen des arbeitenden Menschen sowie der

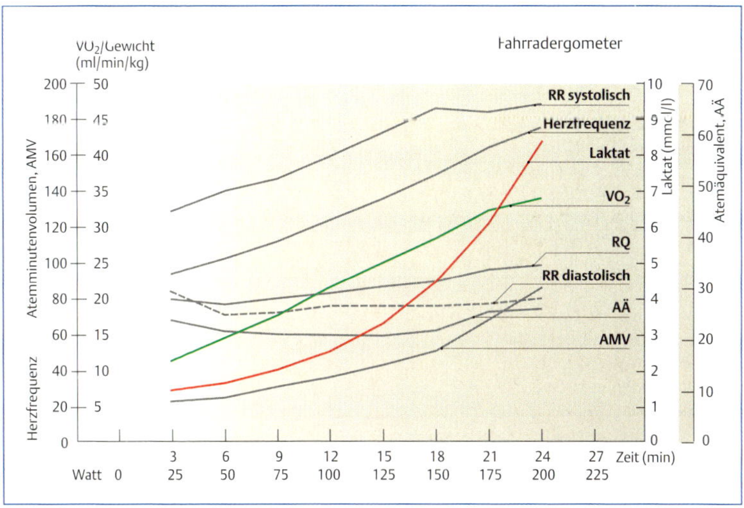

Ergometrie: Darstellung der Beanspruchungsparameter von Lunge und Herz-Kreislauf-System (AMV, Atemäquivalent = AÄ, Sauerstoffaufnahme, Herzschlagfrequenz, respiratorischer Quotient = RQ, Blutdruck systolisch und diastolisch) und Energiestoffwechsel (Laktat = LAC) während einer stufenförmig ansteigenden Belastung auf dem Fahrradergometer.

besten wechselseitigen Anpassung zwischen dem Menschen und seinen Arbeitsbedingungen. Ziele: u. a. einfache, leicht handbare, physiologische Produkte; sichere (Arbeitsschutz) und individuell optimal angepasste Arbeitsplatzgestaltung. Physiotherapeuten führen z. B. in Betrieben Arbeitsplatzberatung durch: Schulen der Betriebsangehörigen (Einrichten des Arbeitsplatzes, z. B. Bürostuhlanpassung etc.); Vermitteln körperlicher, statischer Entlastungsmöglichkeiten des Organismus (Arbeitspausen, Sitzhaltung, Augenentspannung etc.). In der Neurologie, Orthopädie und besonders in der Rheumatologie ist Ergonomieberatung im interdisziplinären Team mit Orthopädietechnikern, Ergo- und Physiotherapeuten ein zentraler Aspekt der Therapie. Ergonomieberatung wird auch in Fachgeschäften (für Betten, Möbel, PCs) durchgeführt.

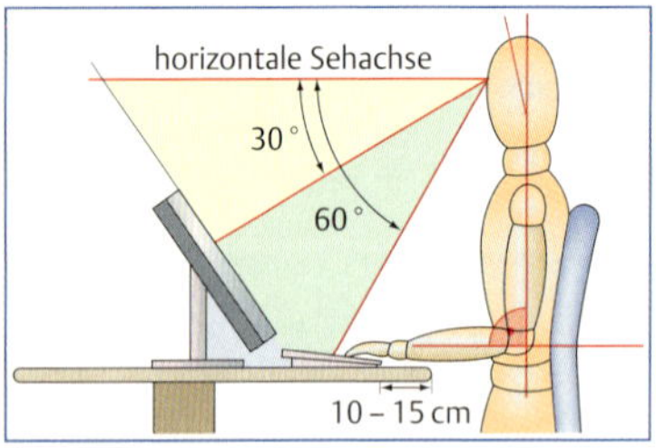

Ergonomie am Bildschirmarbeitsplatz.

Ergonomie, präventive *f*
Vgl. ▶ Präventive Ergonomie.

Ergotherapie *f*; ***Etym.:*** griech. *ergo* „Arbeit, Tätigkeit, Handlung" u. *therapeia* „Behandlung, Pflege, Heilung"; ***Abk.:*** ET; ***engl.:*** Occupational Therapy
Kontext: Ergotherapie
E. ist eine ganzheitlich ausgerichtete medizinische Behandlung, die psychologische, pädagogische und soziale Aspekte einbezieht. Ergotherapie geht davon aus, dass Tätigsein ein menschliches Grundbedürfnis ist und dass gezielt eingesetzte Betätigung eine therapeutische Wirkung hat. Der Deutsche Verband für Ergotherapie e. v. (DVE) definiert E. wie folgt: „Ergotherapie unterstützt und begleitet Menschen jeden Alters, die in ihrer Handlungsfähigkeit eingeschränkt oder von Einschränkung bedroht sind. Ziel ist, sie bei der Durchführung für sie bedeutungsvoller Betätigungen in den Bereichen Selbstversorgung, Produktivität und Freizeit in ihrer persönlichen Umwelt zu stärken. Hierbei dienen spezifische Aktivitäten, Umweltanpassung und Beratung dazu, dem Menschen Handlungsfähigkeit im Alltag, gesellschaftliche Teilhabe und eine Verbesserung seiner Lebensqualität zu ermöglichen."

Erguss *m*; ***engl.:*** Articular effusion; ***Syn.:*** Gelenkerguss
Kontext: Traumatologie
Traumatisch oder postoperativ bedingte intraartikuläre Schwellung, die sich je nach Ursache und Stoffwechsellage zur Arthritis entwickeln kann. Physiotherapie: meist stoffwechselanregende Maßnahmen (Muskelpumpe, Elektrotherapie usw.), Manuelle Lymphdrainage, Bewegen im schmerzfreien Bereich (vgl. ▶ Baker-Zyste).

Erhaltungsphase *f*; ***engl.:*** Conservation phase
Vgl. ▶ kombinierte physikalische Entstauungstherapie.

Erhaltungsreiz *m*; ***engl.:*** Preservation impulse
Kontext: Physiologie
Erhält den momentanen Zustand der körperlichen Leistungsfähigkeit. Je höher die Leistungsfähigkeit des Körpers, umso höher ist die erforderliche Reizintensität zur Aufrechterhaltung.

Erhaltungsziel *n*; ***engl.:*** Preservation goal
Kontext: Betriebswirtschaftslehre
Bestreben, die derzeitige Unternehmensgröße (Mitarbeiterzahl usw.) zu stabilisieren (keine Expansion; weder Zuwächse noch Rückgänge z. B. in den Kennzahlen Umsatz oder Gewinn).
Ziele haben einen normativen Charakter. Alle Beteiligten werden informiert (Transparenz). Haben alle Mitarbeiter dasselbe, realistische Ziel, ist die Wahrscheinlichkeit am größten, das Ziel zu erreichen. Physiotherapie: Alle Mitarbeiter einer Praxis setzen sich z. B. dafür ein, keine Marktanteile an Konkurrenzpraxen zu verlieren und die derzeitigen Patienten- bzw. Therapiezahlen zu erhalten (vgl. ▶ Veränderungsziel, ▶ Wachstumsziel).

Erhebung *f*; ***engl.:*** Imposition
Kontext: Betriebswirtschaftslehre, Marketing
Bestandteil der Marktforschung zur Erfassung unternehmensrelevanter Daten und somit Teil des Marketings. Man unterscheidet zwei Methoden: Voll- und Teilerhebung. Physiotherapie: Die Vollerhebung erhebt die entsprechenden Daten bezüglich eines oder mehrerer Merkmale aller Patienten der Praxis; die Teilerhebung erfasst die Daten eines bestimmten repräsentativen Prozentsatzes der Patienten, der auf die Gesamtheit

hochgerechnet wird (kostengünstiger). Geeignete Erhebungsmethoden: ▶ Befragung und ▶ Beobachtung.

Erholung *f*; ***engl.:*** Recovery
Kontext: Leistungsphysiologie
Einen reversiblen Funktionsverlust (▶ Ermüdung) rückgängig machender Vorgang. Die Vorgänge der E. sind restitutive (z. B. Auffüllung von Ressourcen) und reparative Prozesse (Reparatur von strukturellen Veränderungen, z. B. in der elektromechanischen Kopplung nach intensiver oder langdauernder Innervation) mit Übergang zu anabolen Prozessen (E. geht in die Adaptation über). Art und Intensität der Erholungsvorgänge sind abhängig vom beanspruchungsbedingten ▶ Ermüdungsmuster.

Erholungsort *m*; ***engl.:*** Recreation area
Kontext: Balneologie
Zur Wiederherstellung der Leistungskraft geeigneter Ort, der über die behördliche Berechtigung zur Führung der Bezeichnung verfügt. Voraussetzungen für die Anerkennung als E.: landschaftlich bevorzugte Lage, klimatisch günstige Lage, entsprechender Ortscharakter, geeignete Einrichtungen zur Erholung sowie Lese- und Aufenthaltsräume, Radwege, erschlossenes Wanderwegenetz, Sporteinrichtungen, Bademöglichkeiten mit Aufsicht (vgl. ▶ Kurort).

Erinnerungsschema *n*
Vgl. ▶ Recall-Schema.

Erleben und Verhalten, Lehre und Theorie des *f*
Kontext: Theoretische Modelle
Physiotherapeutischer ▶ Wirkort, der bezogen auf das Erleben/Verhalten von Therapeut und Patient folgende theoretische Bereiche (nach Braun) umfasst: „Körperwahrnehmung, -bewusstsein, -bild, subjektive Anatomie", „Zusammenhänge zwischen Stimmungen, Empfindungen, innerem Erleben und Bewegungsverhalten", „sich selbst als eine harmonische körper-, geist-seelische Ganzheit erleben und als solche ausdrücken können"; bezogen auf den Therapeuten: „psychodynamische Prozesse in der therapeutischen Beziehung, therapeutische Haltung/Therapeutenverhalten" (vgl. ▶ Neues Denkmodell).

Erleben und Verhalten, Störungsbilder des *f*; ***engl.:*** Experience and behavior, disorders;
Syn.: Störungsfelder, Pathologie
Kontext: Theoretische Modelle
Im physiotherapeutischen ▶ Wirkort Erleben und Verhalten können Therapeuten folgende drei S. identifizieren (nach Braun): Bewusstseins- und Gedächtnisstörungen, affektive Störungen und Antriebstörungen, Kontakt-/Kommunikations- und Ich-Störungen (vgl. ▶ Neues Denkmodell).

Erleben und Verhalten, Untersuchung und Therapie des *f*; ***engl.:*** Experience and behavior, examination and therapy
Kontext: Theoretische Modelle
Physiotherapeutischer ▶ Wirkort; die Untersuchung umfasst das Klären der Situation/Bedürfnisse/Erwartungen des Patienten, Bewegungs- und Verhaltensbeobachtung/Befragen, das Differenzieren sensomotorischer/sozioemotionaler Voraussetzungen sowie die Offenheit für Störungen anderer Wirkorte; die Therapie umfasst das Verbessern/Schulen sensomotorischer/sozioemotionaler Voraussetzungen, „angstfreies", freudvolles Bewegungsverhalten bei Alltagsaktivitäten, Realisieren eines selbstkongruenten Bewegungsverhaltens in Freizeitaktivitäten (vgl. ▶ Neues Denkmodell).

Erlernter Nichtgebrauch *m*
Vgl. ▶ Nichtgebrauch, erlernter.

Ermüdung *f*; ***engl.:*** Exhaustion, tiredness, fatigue
1. ***Kontext:*** Trainingslehre
Biologischer Vorgang, der durch psychophysische Belastungen hervorgerufen wird und in Zusammenhang mit Wiederherstellungsmechanismen die Grundlage für Adaptationsvorgänge bildet.
2. ***Kontext:*** Leistungsphysiologie
Reversibler Funktionsverlust, der als Folge einer ▶ Beanspruchung, z. B. sensomotorisches Lernen, Ausdauer- oder Kraftbelastungen oder deren Kombinationen, auftritt. Art, Intensität und Umfang der Beanspruchung führen zu einem spezifischen ▶ Ermüdungsmuster.

Ermüdungsbruch *m*; ***engl.:*** Stress fracture;
Syn.: Marschfraktur
Kontext: Traumatologie
Bruch eines Knochens durch dauerhaft anhaltende Belastung. Aufgrund latenter Ermüdung der Muskulatur können die Gelenke nicht mehr in der optimalen Position gehalten werden. Ist die Belastung des Knochens zu groß, kommt es zur Schädigung der Knochenbalkenstruktur bis hin zur Fraktur; häufig bei Marathonläufern und anderen Ausdauersportlern im Bereich der Metatarsalen.

Ermüdungsmuster *n*; ***engl.:*** Fatigue pattern
Kontext: Leistungsphysiologie
Typische, reversible Funktionsverluste infolge der akzentuierten Beanspruchung des sensomotori-

schen Systems durch sensomotorisches Lernen, Kraft und Ausdauer (jeweils einschließlich der neurovegetativen und neurohumoralen Regulationssysteme) durch ein konkretes Belastungsprogramm. Sensomotorisches Lernen beansprucht bevorzugt zentralnervöse Strukturen der Bewegungs- und Handlungsregulation; Ausdauertraining beansprucht die Atmung, den Herz-Kreislauf und aeroben Energiestoffwechsel; Krafttraining beansprucht (je nach Trainingszustand) stark die neuralen Mechanismen der Kraftgeneration, die kontraktile Kapazität der Muskulatur und den anaeroben Energiestoffwechsel. In den Strukturen entstehen vorrangig Veränderungen, die zum Funktionsverlust (▸ Ermüdung) führen. Das E. entscheidet über die nachfolgend ablaufenden Vorgänge der ▸ Erholung und ▸ Adaptation.

Eröffnungsphase *f*; ***Abk.:*** EP; ***engl.:*** Dilating stage

Kontext: Geburtshilfe

Zeit von der ersten Geburtswehe bis zum Beginn der ▸ Austreibungsphase; während dieser relativ langen Phase behält die Gebärende während der Wehen und Wehenpausen möglichst ihren eigenen Atemrhythmus mit kostoabdominaler Atemrichtung bei bzw. versucht ihn wiederzufinden; am Ende der Eröffnungsphase unterstützt die Bauchmuskulatur die Wirkung der Gebärmutter bzw. der Wehen; verstärktes Ausatmen, eine entspannte, die Schwerkraft berücksichtigende Gebärposition unterstützen die Leistung der Bauchmuskulatur (vgl. ▸ Austreibungsphase, ▸ Atemarbeit).

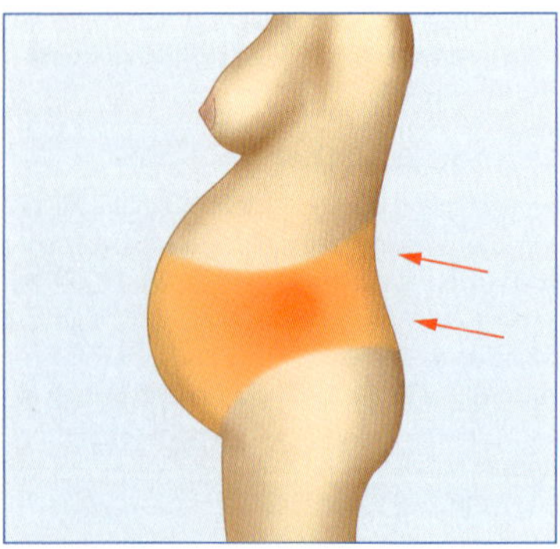

Eröffnungsphase: Schmerzbereich während der Eröffnungsphase.

Erregbarkeit *f*; ***engl.:*** Excitability, irritability

Kontext: Neurophysiologie

Reagibilität auf einen Reiz; grundlegende Eigenschaft aller lebenden Organismen. Sie können Reize in die körpereigene Sprache (Aktionspotenziale) übersetzen (neuronale Rezeptoren), weiterleiten (Axone), auf andere Nervenzellen (Synapsen) übertragen und damit zugleich verarbeiten. Basis dieser Prozesse ist die E. Die Übersetzung der Reize in die organismuseigene Sprache macht das ZNS handlungsfähig. Nicht übersetzte Reize sind für den Organismus nicht existent; bleiben ohne Reaktion. Bsp.: Fallen die Photorezeptoren aus, kann der Mensch nicht sehen. Grundlage der E. ist das Ruhemembranpotenzial; Basis der ständigen Kommunikation des Organismus mit der Umwelt und sich selbst. Das Verarbeitungsergebnis der Reize liegt zunächst als komplexes Erregungsmuster vor. Die einzelnen Organsysteme übersetzen das Muster in eine organismuseigene Sprache, die ihrer Funktion entspricht (nach innen und außen). Im Falle der Sensomotorik übersetzt die Muskulatur die Erregungsmuster in die nach außen sichtbare und auf die Umwelt als auch den Organismus selbst einwirkende Bewegung.

Erregungsbildungszentrum *n*; ***engl.:*** Impulse creation center

Kontext: Herz-Kreislaufphysiologie

Hoch spezialisierte kardiale Struktur (Zellen) der spontanen, autonomen Entstehung von Aktionspotenzialen. Man unterscheidet primäres, sekundäres, tertiäres E.)

Primäres E.: Sinusknoten (SK) im rechten Vorhof in der Nähe der Einmündung der V. cava superior. Im Sinusknoten entstehen die Aktionspotenziale mit der höchsten Eigenfrequenz (unbeeinflusst vom autonomen Nervensystem in Ruhe 70–80 Aktionspotenziale/min). Ein hoher ausdauertrainingsbedingter Parasympathikotonus vermindert die Eigenfrequenz auf 40–50–60 Aktionspotenziale/min, ein hoher Sympathikotonus infolge Inaktivität (Dekonditionierungszustand) erhöht sie.

Sekundäres E.: Atrioventrikularknoten (AVK) in der Ventilebene zwischen rechtem Vorhof und rechter Herzkammer in Höhe des Kammerseptums; einzige aktionspotenzialleitende Verbindung zwischen Vorhöfen und Kammern; Eigenfrequenz von 40–50 Aktionspotenziale/min. Der Atrioventrikularknoten hat eine sehr geringe Leitungsgeschwindigkeit; es kann zu einer Verzögerung der Aktionspotenzial-Leitung kommen. Er fungiert als Frequenzsieb.

Tertiäres E.: Hiss-Bündel; geht aus dem Atrioventrikularknoten hervor; teilt sich nach sehr kurzem Verlauf weiter.

Erregungsleitung *f*; ***engl.:*** Conduction

Kontext: Neurophysiologie

Leitung der Aktionspotenziale über die Membranen der Muskelfasern oder -zellen und über marklose, -arme oder -reiche Nervenfasern (Axone); erfolgt jeweils nach dem gleichen Grundprinzip (▸ Strömchentheorie). Man unterscheidet: ▸ kontinuierliche Erregungsleitung bei markarmen/-losen Nervenfasern und ▸ saltatorische Erregungsleitung bei markreichen. Für beide gilt: Am primären Entstehungsort und an allen weiteren Membranorten hat das Aktionspotenzial immer das gleiche Aussehen (verlustlose Leitung, wichtige Transporteigenschaft des Aktionspotenzials). Da die vorgeschaltete, ehemals erregte Membran immer refraktär (unerregbar) ist, bildet sich das Aktionspotenzial nur in einer Richtung neu; die afferente oder efferente Leitungsrichtung ist festgelegt.

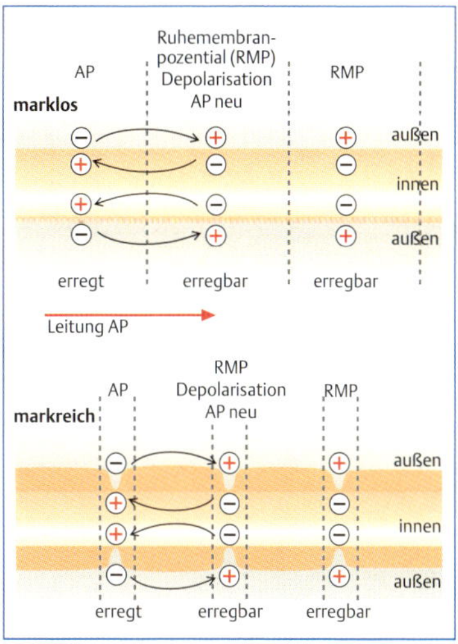

Erregungsleitung: Schematische Darstellung der Erregungsleitung über eine marklose/markarme (oben) und eine markreiche (unten) Nervenfaser.

Erregungsleitung, kontinuierliche *f*;

Etym.: lat. *continuare* „fortsetzen"; ***engl.:*** Continuous conduction

Kontext: Neurophysiologie

Langsame, kleinschrittige Weiterleitung der Aktionspotenziale von einem direkt benachbarten Membranabschnitt zum nächsten bei markarmen/-losen Nervenfasern, die kaum oder nicht von Schwann-Scheiden umhüllt werden. Ausgangspunkt ist ein Aktionspotenzial auf dem ersten konduktilen Abschnitt nach der rezeptiven Zone oder im Bereich des Axonkegels eines Neurons. Im Abschnitt des Aktionspotenzials ist die Membran außen negativ und innen positiv geladen; im direkt benachbarten Abschnitt besteht ein Ruhemembranpotenzial (umgekehrter Ladungszustand). Es liegt nicht nur eine Potenzialdifferenz zwischen der Außen- und Innenseite (quer), sondern auch inner- wie außerhalb der Membran zwischen direkt benachbarten Membranabschnitten (längs) vor. Entlang der Membran fließt innen und außen ein Ionenstrom. An der Innenseite wandern die Kationen in Richtung des Membranabschnittes mit Ruhemembranpotenzial, außerhalb in umgekehrter Richtung. Die Ionenströme führen im Membranbereich mit Ruhemembranpotenzial zum elektrotonischen Potenzial, nachfolgend zur lokalen Erregung, die das Schwellenpotenzial erreicht. Im benachbarten Membranabschnitt entsteht ein neues (weitergeleitetes) Aktionspotenzial. Im vorher erregten Abschnitt, der sich zunächst in der absoluten Refraktärzeit befindet, laufen die Repolarisierungsprozesse zum Ruhemembranpotenzial. Aktionspotenzial-Ionenströme der Nachbarschaft können keine Wirkungen hervorrufen; das Ruhemembranpotenzial wird wieder eingestellt. Der gleiche Vorgang wiederholt sich zwischen den weiteren, jeweils direkt benachbarten Membranabschnitten (vgl. ▸ Erregungsleitung, ▸ saltatorische Erregungsleitung).

Erregungsüberleitung, Synapse *f*; ***Etym.:*** griech. *synapsis* „Verbindung"; ***engl.:*** Impulse transmission, synapse

Kontext: Neurophysiologie

Übertragung des Aktionspotenzials von der präsynaptischen Struktur (Teil der Nervenzelle, von der das AP kommt) auf die postsynaptische (Teil der Nervenzelle, auf die das AP übertragen wird) mit Überwindung des interzellulären synaptischen Spalts. Das Aktionspotenzial depolarisiert die präsynaptische Nervenendigung, wodurch ein

E

Ca^{2+}-Einstrom ausgelöst wird. Ca^{2+} veranlasst die Vesikel an der präsynaptischen Membran zur regulierten Exozytose. Pro Aktionspotenzial wird ein konkretes Quantum Transmitter in den Synapsenspalt ausgeschüttet (definierte quantitative Wirkung des Aktionspotenzials. Die Transmitter diffundieren zur subsynaptischen Membran (Strukturbestandteil der nächsten Nervenzelle oder Skelettmuskelfaser). Diese besitzt entsprechende Rezeptoren; es bildet sich ein Rezeptor-Transmitter-Komplex (Schlüssel-Schloss-Prinzip). Die Rezeptoren sind gleichzeitig Ionenkanäle. Sie ändern mit den Transmittern ihre Konfiguration; geben den Ionenstrom durch die subsynaptische Membran frei. Die Rezeptorkanalproteine arbeiten spannungsunabhängig und reagieren ausschließlich auf die Transmitterbindung. Die Menge der besetzten Kanäle ist somit direkt mit der Wirkung verbunden. Dadurch stockt nach Ausschüttung mehrerer Transmitterquanten in kurzer Folge auch die Wirkung systematisch auf (▸ zeitliche Summation). An Nervenzellen wird die lokale Depolarisation der subsynaptischen Membran als ▸ exzitatorisches postsynaptisches Potenzial (EPSP) bezeichnet, an Skelettmuskelfasern als Endplattenpotenzial (EPP). Solche Synapsen übertragen ein Aktionspotenzial. Es sind bahnende Synapsen. Durch das EPSP entsteht eine Potenzialdifferenz zur konduktilen Membran des Axonkegels oder dem der subsynaptischen Membran benachbarten Membranabschnitt bei der Skelettmuskelfaser. Der resultierende Strömchenfluss sorgt dort für die Depolarisation; bei Erreichen der Reizschwelle wird auf der nächsten Nervenzelle ein neues Aktionspotenzial hervorgerufen.

Ersatzmuster *n*; ***engl.:*** Compensatory pattern

Kontext: Diagnostik, Pädiatrie

Spontane Bewegungsmuster des Kindes mit Zerebralparese oder anderer, nicht zentralbegründeter schwerer Bewegungsstörung, die es einsetzen muss, um sich der Umwelt zu nähern, da es auf physiologische Muster keinen Zugriff hat. Das Kind mit einer Funktionsstörung des Bewegungsapparates kann seine Bewegung nicht harmonisch koordiniert und zielsicher steuern, wohl aber zielgerichtet. Es ist auf die Bewegungsmöglichkeiten angewiesen, die sein Zentralnervensystem ihm im Augenblick des Tuns bereitstellt. Um zum ersehnten Ziel zu gelangen, benutzt es also Muster, die ihm spontan möglich sind, von denen es aber nicht weiß, ob sie richtig oder falsch sind. Ein in Bauchlage liegender Säugling beispielsweise strebt einem optisch lockenden Reiz zu. Da ihm die physiologischen Mittel für den Stütz nicht zur Verfügung stehen, kippt es in sehr niedriger Bauchlage seinen Kopf nach vertikal-dorsal in die asymmetrisch-opisthotone Haltung hinein, um besser sehen zu können. Dieser Opisthotonus ist das erste E. eines Kindes mit zukünftiger Zerebralparese. Ein weiteres Beispiel ist das auf dem Behandlungstisch kniende Kind mit schwerer neuromuskulärer Störung, das sich zur am Tisch stehenden Mutter aufrichten will. Auf Grund seiner extremen Muskelschwäche gelingt dies nur, wenn es beide Hände in die Kleidung der Mutter krallt und zusätzlich in diese Kleidung hineinbeißt. Erst mit dem Mund als drittem Greiforgan gelingt das Aufrichten in den Stand auf dem Behandlungstisch.

Erschlaffungsphase *f*

Vgl. ▸ Relaxationsphase.

Erschwerte Gleichgewichtsbedingungen *f*

Vgl. ▸ Gleichgewichtsbedingungen, erschwerte.

Erstarren ***engl.:*** Freeze

Kontext: Physik

Änderung des Aggregatzustandes von flüssig zu fest. Der dazugehörige Temperaturwert wird ▸ Erstarrungspunkt genannt (vgl. ▸ schmelzen, ▸ Schmelzpunkt).

Erstarrungspunkt *m*; ***engl.:*** Freezing point

Kontext: Physik

Temperaturwert, bei dem sich der Übergang vom flüssigen zum festen Aggregatzustand vollzieht. ▸ Erstarrungspunkt und ▸ Schmelzpunkt eines Stoffes haben denselben Temperaturwert.

Erstkontakt *m*; ***engl.:*** Initial contact

Kontext: Kommunikation

Begrüßung und Kennenlernen des Patienten zu Beginn der Therapie; da schnelle und hektische Vorgehensweisen die Informationsaufnahme stören, setzen sich Therapeuten dazu z. B. an die Behandlungsbank oder das Patientenbett (vgl. ▸ Begrüßungs- und Informationsphase).

Ertrag *m*; ***engl.:*** Income

Kontext: Betriebswirtschaftslehre

Wertzuwachs innerhalb eines bestimmten Zeitraumes, der durch die erbrachten Dienstleistungen entstanden ist.

Betrieblicher E.: Durch den primären Betriebszweck erwirtschaftet (hier: durch therapeutische Behandlungen).

Neutraler E.: Durch andere wirtschaftliche Handlungen entstanden, z. B. Verkauf der Praxisräumlichkeiten, Schenkungen von Patienten, Erträge durch Wertpapierverkäufe (betriebsfremder E.), Verkauf von Praxisausstattung, z. B. eines ungenutzten Ultraschallgeräts (außerordentlicher E.) oder Steuerrückerstattungen (periodenfremder E.).

Erwärmung *f*; ***engl.:*** Warm up; ***Syn.:*** Aufwärmen, Warm-up
Kontext: Trainingslehre
Die je nach Trainingsziel lokale bzw. globale moderate Beanspruchung des Muskel-Skelett-Systems vor sportlichen bzw. therapeutischer Belastungen und Übungen. Sie dient der Stoffwechselanregung, Vordehnung von Muskeln und Schutz vor Verletzungen.

Erwärmung, dielektrische *f*; ***engl.:*** Warming, dielectric ; ***Syn.:*** kapazitive Erwärmung, Kondensatorfelderwärmung
Kontext: Physik
Metallischer oder nichtmetallischer, elektrisch schlecht leitender Stoffe in einem hochfrequenten Kondensatorfeld. In der Medizin zum Erwärmen des Körperinneren verwendet, das zwischen den Plattenelektroden ein „verlustbehaftetes" ▸ Dielektrikum bildet (vgl. ▸ Kondensatorfeld).

Erwartungseffekte *f*; ***engl.:*** Self-fulfilling prophecy; ***Syn.:*** selbsterfüllende Prophezeiung
Kontext: Psychologie, Kommunikation
Das Vorstellen einer zukünftigen Situation trägt dazu bei, dass diese Situation tatsächlich eintritt. In Abhängigkeit von den Erfahrungen, die eine Person in der Vergangenheit gemacht hat, ihren aktuellen Bedürfnissen, emotionalen Zuständen, Zielen und ihrem ▸ Selbstkonzept wird sich diese Person mehr oder weniger konkrete Gedanken über ihre nähere und fernere Zukunft machen. Ist eine Person beispielsweise davon überzeugt, dass sie eine bestimmte Aufgabe erfolgreich bewältigen kann, weil sie ihre diesbezüglichen Fähigkeiten positiv einschätzt (Selbstwirksamkeit, Kompetenzerleben), ist die Wahrscheinlichkeit im Vergleich zu einer Person mit niedriger Selbstwirksamkeitserwartung wesentlich höher, dass sie dies schafft. E. beeinflussen also, wie die Person tatsächlich an die Aufgabe herangeht, wie sie mit dafür relevanten anderen Personen interagiert und kommuniziert, ohne dass die zugrunde liegende Erwartung ständig bewusst sein muss. Man spricht von einer selbsterfüllenden Prophezeiung, wenn die Erwartung tatsächlich eintritt. Auch auf eine andere Person bezogene Erwartungen können in Form einer selbsterfüllenden Prophezeiung wirken (Bsp.: Ein Elternteil richtet an das Kind die Botschaft: „Du bist ein kluges Kind"). Die spezielle ▸ Kommunikation zwischen diesen Personen, die von der Erwartung geprägt ist, kann dazu beitragen, dass auch die andere Person die Prophezeiung verinnerlicht und sich entsprechend verhält. In der Physiotherapie können E. durch die Vorbereitung des Therapeuten (▸ Struktur- und Prozessmodell der Gesprächsführung) und die Art der ▸ Gesprächsführung gezielt für das Gelingen der Therapie eingesetzt werden. In Bezug auf die Kommunikation zwischen Patient und Therapeut bestehen ebenfalls bestimmte gesellschaftlich bedingte Erwartungen an das Verhalten der anderen Person (▸ Gesprächskonventionen). Darüber hinaus bestimmen auch die rollenbezogenen Erwartungen über Aufgaben und Zuständigkeiten der anderen Person die Art und Weise der Kommunikation (vgl. ▸ Beziehungsdefinition, ▸ Arbeitsbündnis, ▸ Rollenklärung).

Erwartungswert *m*; ***engl.:*** Expectation value
Kontext: Statistik
Der E. ist der ▸ Mittelwert μ in einer Stichprobenkennwerteverteilung. Beim (empirischen) Mittelwert einer ▸ Stichprobe muss berücksichtigt werden, dass sich dieser im Rahmen einer zufälligen Streuung um den tatsächlich in der Population vorliegenden (theoretischen) Mittelwert verteilt. Erst wenn man die Mittelwerte unendlich vieler Stichproben derselben Population ermitteln würde, könnte man den theoretischen Mittelwert genauer vorhersagen. Der E. ist daher nicht automatisch identisch mit dem in einer Stichprobe ermittelten Mittelwert. Tatsächlich ist dies nur in einer Vollerhebung der Fall. Der E. umgeht diese Problematik, indem er unter Berücksichtigung der Streuung geschätzt wird.

Erwerbsprognose *f*; ***Etym.:*** lat. *pro...* „vor, vorher" u. griech. *gnosis* „Erkenntnis, Urteil"; ***engl.:*** Employment prognosis
Kontext: Rehabilitation, Diagnostik
Vorhersage zur Arbeitsfähigkeit eines Rehabilitanden aufgrund der Einschätzung der Diskrepanz zwischen Arbeitsplatzanforderungen und aktuellem Leistungsstand, verbunden mit der Entscheidung über das weitere Vorgehen.
Positive E.: Noch vorhandene Leistungsdefizite können voraussichtlich durch Kompensationsstrategien, gezieltes Trainingspausenmanagement überwunden werden.

E

Unsichere E.: Ob der Rehabilitand den Anforderungen gewachsen ist oder durch Umgestalten des Arbeitsplatzes bzw. Aufgabengebietes sich die E. verbessern lässt, ist unklar. Ein Arbeitsversuch kann die Situation klären.

Negative E.: Bei ausreichendem Potenzial wird eine Weiterbildung/Umschulung oder eine berufliche Rehamaßnahme eingeleitet. Ist dies aus Altersgründen oder wegen fehlender Leistungsfähigkeit nicht möglich, wird ein Rentenverfahren durchgeführt. Besteht der Rehabilitand aufgrund mangelnder Störungswahrnehmung oder unrealistischer Selbsteinschätzung auf einer Wiedereingliederung, wird diese veranlasst (vgl. ▸ Wiedereingliederung, berufliche).

Erysipel *n*; ***Etym.:*** griech. *erythros* „rot“ u. *pella* „Haut“; ***engl.:*** Erysipelas; ***Syn.:*** Wundrose, Rotlauf
Kontext: Dermatologie, Lymphologie
Akute bakterielle Infektion der Haut, meist durch Streptokokken ausgelöst. Tritt häufig bereits bei kleinsten Hautdefekten auf, meist an den Extremitäten aber auch im Gesicht. Hauptsymptome: Schmerz, Rötung, lokale Erwärmung und Fieber; Rezidivneigung. Häufigste Komplikation eines ▸ Lymphödems. Therapie: Penicillin, Ruhigstellung. Absolute Kontraindikation: manuelle Lymphdrainage. Prophylaxe: Hautpflege.

Erythropoetin *n*; ***Etym.:*** griech. *erythros* „rot, rötlich, rot gefärbt“ u. *poiesis* „das Machen, Hervorbringen“; ***engl.:*** Erythropotin
Kontext: Physiologie
Unabhängig vom Hypothalamus produziertes Hormon der Niere. Der spezifische Reiz für die Produktion von E. ist O_2-Mangel im Nierengewebe. Das Hormon stimuliert die verstärkte Bildung von Erythrozyten, wodurch die O_2-Transportkapazität des Blutes ansteigt.

Essigsaure Tonerde *f*
Vgl. ▸ Tonerde, essigsaure.

Essregeln *f*; ***engl.:*** Eating recommendations
Kontext: Neurologie, Geriatrie
Therapeutische Hinweise zur Behandlung und Betreuung/Pflege von Patienten mit Schluckstörungen: physiologische Sitz-/Kopfhaltung; appetitliche Präsentation des Essens; entspannte und angenehme Atmosphäre; nicht gleichzeitig reden und essen; kleine Bissen und Schlucke nehmen; nachschlucken; Zeit lassen; bevor der nächste Bissen genommen wird, muss der Mund geleert sein; Platzierung des Essens auf dem vorderen, mittleren Zungendrittel; nach dem Essen noch 30 min in aufrechter Position bleiben; nach dem Essen Mundpflege (vgl. ▸ Schluckakt).

Essstörung *f*; ***engl.:*** Eating disorders
Kontext: Psychiatrie
Die Bezeichnung umfasst drei Überbegriffe: ▸ Anorexia nervosa, ▸ Bulimia nervosa und ▸ Adipositas. Alle drei Krankheitsbilder bezeichnen ein gestörtes Essverhalten, dass auf schwerwiegende Probleme mit dem eigenen Selbst und mit der Beziehung zu anderen verbunden ist. Bei allen drei Krankheitsbildern ist mit einem gestörten ▸ Körperbild zu rechnen.

Etagendiagnostik *f*
Kontext: Manuelle Therapie
Teil der passiven Bewegungsprüfung des Fußes; systematisches Prüfen der Beweglichkeit in den verschiedenen Bewegungsniveaus des Fußes. Durch Beurteilung der Bewegungsamplitude und des Endgefühls im Seitenvergleich erhält der Therapeut Hinweise, in welchen Gelenketagen er im Anschluss das Gelenkspiel mit spezifischen Grifftechniken der Manuellen Therapie prüfen muss. Prüfung (Etagen, Bewegungen): Dorsalextension/Plantarflexion im oberen Sprunggelenk; Inversion/Eversion im unteren Sprunggelenk; Pro-/Supination in den Chopartgelenken (Navikulare zu Talus, Kuboid zu Kalkaneus); Pro-/Supination in den Lisfrancgelenken (Metatarsalgelenke zu Kuboid und Kuneiformia).

E-Technik nach Hanke *f*; ***Etym.:*** nach *Peter Hanke (*1937)*
Kontext: E-Technik nach Hanke
Die E. ist eine neurophysiologische Behandlungsmethode, die auf entwicklungskinesiologischen Grundlagen beruht. Der Patient wird in bestimmten Ausgangsstellungen an definierten Punkten, den sog. „Aktionsverstärkern“ berührt und reagiert darauf mit Aktivität im gewünschten Bewegungsmuster.

Ethisches Reasoning *n*; ***Etym.:*** griech. *ethikos* „sittlich“ u. engl. *reasoning* „Schlussfolgern, Urteilen, Beweisführung“; ***engl.:*** Ethic reasoning
Kontext: Clinical Reasoning
Form des ▸ Clinical Reasonings , die ethische Aspekte in den Vordergrund der therapeutischen Denk- und Entscheidungsprozesse rückt. Zentrale Begriffe, die innerhalb des e. R. eine Rolle spielen, sind Werte, Einstellungen, Haltungen, Überzeugungen und Ansichten. Um e. R. zu praktizieren, muss der Therapeut die Erwartungen, Möglichkeiten, Grenzen und Werte sowohl des Patienten, der Institution als auch seiner eigenen Person er-

E

kennen, unter ethischen Gesichtspunkte, beleuchten und in seinen therapeutischen Entscheidungsprozess einbeziehen.

Eugnathie *f*; ***Etym.:*** griech. *eu...* „gut, schön, recht, wohl" u. *gnathos* „Kiefer"; ***engl.:*** Eugnathia; ***Syn.:*** Neutralbiss
Kontext: Kiefergelenksbehandlung
Regelrechte Gebissverhältnisse. Das eugnathe Gebiss kann als Referenz betrachtet werden, da es als ideale Verzahnung gilt.

Europäisches Netzwerk für betriebliche Gesundheitsförderung *n*; ***engl.:*** European Network for Workplace Health Promotion
Kontext: Prävention
Seit 1996 bestehender Zusammenschluss, in dem alle 15 europäischen Mitgliedsstaaten vertreten sind. Ziel: europaweites Bekanntmachen der betrieblichen Gesundheitsförderung als ganzheitliche Aufgabe.

European Network of Physiotherapy in Higher Education *n*; ***Abk.:*** ENPHE
Kontext: Berufspolitik
Das Netzwerk European Partnership of Evidence and Problem Based Paramedical Education (EPEPE) beschloss 2007, die Qualifikationen der europäischen Physiotherapeuten durch die Beschreibung der Kompetenzen zu vereinheitlichen (The Competence Chart of the European Network of Physiotherapy in Higher Education). Dieser Ansatz sollte nun aufgegriffen werden, um das Beschlossene zu realisieren, das heißt, die Vereinbarungen auf dem Papier in eine konkrete Umsetzung in die Ausbildung durch die beteiligten Schulen zu veranlassen.

European Partnership of Evidence and Problem Based Paramedical Education *n*; ***Abk.:*** EPEPE
Kontext: Berufspolitik
Enge Zusammenarbeit von Physiotherapie-Ausbildungsstätten durch ein gemeinsames Curriculum, sowie durch gemeinsame Lehrpläne und ständigen Erfahrungsaustausch der in EPEPE zusammengeschlossenen Schulen (vgl. ▸ European Network of Physiotherapy in Higher Education)

Eurythmie *f*; ***Etym.:*** griech. *eu* „gut" u. *rhythmos* „geregelte Bewegung, Gleichmaß"; ***engl.:*** Eurythmy
Kontext: Psychiatrie
Harmonische Bewegungen im Gleichklang/Gleichmaß; entwickelt durch den Anthroposophen Rudolf Steiner; Pflichtfach in Waldorfschulen. Sprache und Kunst wird in Bewegungen übertragen und sichtbar gemacht. In der Choreographie der E. setzt man Gesten, Farben, Raumformen, Beleuchtung, spezielle Gewänder etc. ein. Grundlage der Heileurythmie ist die anthroposophische, ganzheitliche Auffassung, dass körperliche Erkrankungen seelische Ursachen haben und umgekehrt. Therapeuten können Heileurythmie bei Erkrankungen des Nerven-, Bewegungs-, Herz-Kreislauf-Systems, bei kindlichen Entwicklungsstörungen, in der Psychiatrie oder Psychosomatik einsetzen. Als Bewegungstherapie kann sie von den Krankenkassen erstattet werden.

E

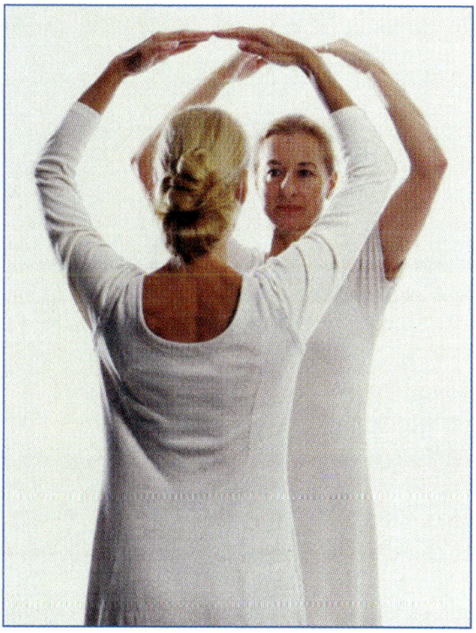

Eurythmie: Der Laut O.

Eutonie *f*; ***Etym.:*** griech. *eu* „gut" u. *tonos* „Spannung, Stimmung"; ***engl.:*** Eutony
Kontext: Traditionelle Chinesische Medizin
Eine von Gerda Alexander (1908–1994) entwickelte Methode, mit der durch ein differenziertes Körperbewusstsein Einfluss auf den Körpertonus genommen wird. Sie appelliert an die Ressourcen des Menschen und vermittelt somatopsychologische Lernprozesse, die sich an der gesamten aktuellen Situation des Patienten orientieren.

Evaluation *f*; ***Etym.:*** franz. *évaluation* „Abschätzung, Bewertung"; ***engl.:*** Evaluation
Kontext: Kontext:Theoretische Modelle
Beschreibung, Analyse (Untersuchung) und Bewertung von Prozessen mittels abgesicherter Methoden (Verfahren), die den Effekt durchgeführter Maßnahmen feststellen. Bsp.: E. der Wirksam-

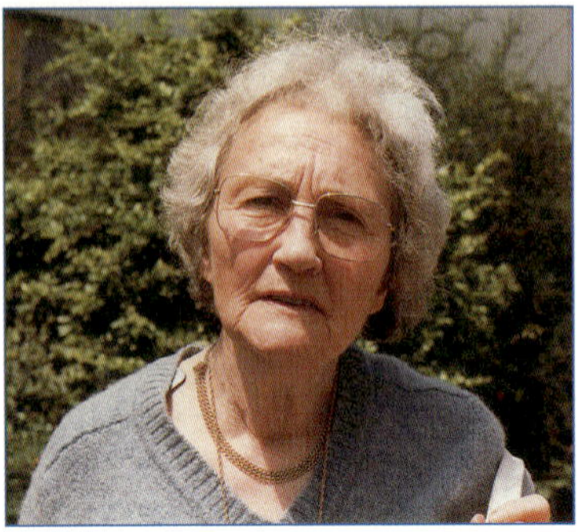

Eutonie: Gerda Alexander (1908–1994).

keit eines Präventionsprogramms anhand der Messeparameter Kraft, Beweglichkeit, Einstellung zur Gesundheit und Prävention. Notwendigkeit: Erkennen und Beenden von Abweichungen oder Irrwegen, Lernen für die Initiierung einer Neukonzeption des Prozesses bzw. Programms.

Evaporation *f*; ***Etym.:*** lat. *evaporare* „verdampfen, verdunsten"; ***engl.:*** Evaporation
Kontext: Physiologie, Physikalische Therapie
Verdunstung von Wasser über die Haut zur Wärmeabgabe als ein Mechanismus der Temperaturregulation. Einziger Mechanismus der Wärmeabgabe, der auch bei hohen Lufttemperaturen möglich ist, weil die treibende Kraft die Differenz der Wasserdampfpartialdrücke zwischen Haut und Luft ist (nicht die absolute Temperatur). Voraussetzung ist eine geringere Wasserdampfsättigung der Luft gegenüber der Haut, sodass der Schweiß verdunsten kann. Aufgrund dessen kann z. B. die trockene Sauna über einen individuell variablen Zeitraum toleriert werden. Das Abperlen des Schweißes bleibt ohne Effekt. Bei gleichzeitig hohen Temperaturen und wasserdampfgesättigter Luft (finnische Sauna) funktioniert die Wärmeabgabe nicht; die Körperkerntemperatur steigt sehr schnell.

Eversion *f*; ***Etym.:*** lat. *evertere* „verdrehen, etwas aus seiner Lage wenden"; ***Abk.:*** Ev.; ***engl.:*** Eversion
Kontext: Anatomie
Auswärtswendung des Fußes; Valgisierung des Kalkaneus (der Winkel zwischen Unterschenkel und Tuber calcaneus vergrößert sich); die E. wird von einer ▸ Supination begleitet; entgegengesetzte Bewegungsrichtung ist die ▸ Inversion.

Eversion, Kalkaneus *f*; ***Etym.:*** lat. *evertere* „verdrehen" u. *calx* „Ferse"; ***engl.:*** Eversion, calcaneus; ***Syn.:*** Ferseneversion, Knickfuß
Kontext: Orthopädie
Valgusstellung (X-Stellung) des Fersenbeines aufgrund einer E. im unteren Sprunggelenk. Patienten mit einer Eversionsstellung haben meist ein abgeflachtes oder aufgehobenes Fußlängsgewölbe und Abweichungen in der Beinachse. Physiotherapie: Fußmuskel- und Beinachsentraining, um Sekundärschäden vorzubeugen (vgl. ▸ Inversion, Kalkaneus).

Evidence based Practice *f*
Vgl. ▸ Therapie, evidenzbasierte.

Evidenz *f*; ***Etym.:*** lat. *evidentia* „Augenscheinlichkeit, Offensichtlichkeit"; ***engl.:*** Evidence
Kontext: Forschung
Wissenschaftlich gesicherte Erkenntnis zu einem Sachverhalt.

Evidenzbasierte Therapie *f*
Vgl. ▸ Therapie, evidenzbasierte.

Evidenzpyramide *f*; ***Etym.:*** engl. *evidence* „Beweis"; ***engl.:*** Evidence pyramid
Kontext: Forschung
Hierarchische Einstufung von Studien anhand ihrer wissenschaftlichen Beweiskraft, die von einer Ebene zur nächsten abnimmt. Es gibt verschiedene Evidenzen, die sich in der Ebenenanzahl unterscheiden. Die E. mit dem größten Verbreitungsgrad zeigt die Abbildung. Die Cochrane Collaboration veröffentlicht Studien der höchsten Evidenz-

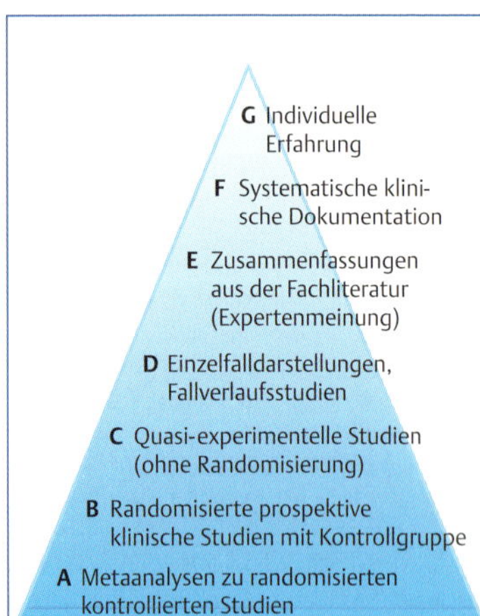

Evidenzpyramide.

stufe, die zunehmend in Leitlinien veröffentlicht werden, um die Erkenntnisse für die Untersuchung und Therapie zu berücksichtigen.

Evidenzstufen *f*; ***engl.:*** Level of evidence; *Syn.:* Hierarchie der Evidenzstufen, Level, Evidenzlevel, Evidenzpyramide
Kontext: Forschung
Hierarchisch geordnete Niveaus, in die Erkenntnisse aufgrund der Sicherheit ihrer Richtigkeit ▸ Evidenz eingeordnet werden. Es gibt verschiedene Einordnungsmöglichkeiten, z. B. Stufe I = hohes Evidenzniveau bis V = niedriges Evidenzniveau.

Evidenzstufen

Stufe	Definition
I	Wenigstens eine systematische Übersichtsarbeit auf der Basis methodisch hochwertiger randomisierter klinischer Studien
II	Wenigstens eine ausreichend große oder methodisch hochwertige randomisierte klinische Studie
III	Methodisch hochwertige Studien ohne Randomisierung (Kohorten, Fall-Kontroll-Studien)
IV	Mehr als eine methodisch hochwertige nichtexperimentelle Studie
V	Meinungen von respektierten Autoritäten (aus klinischer Erfahrung), Expertenkommissionen, beschreibende Studien

Evjenth, Olaf *m*
Kontext: Kaltenborn-Evjenth-Konzept
Geboren am 1. Mai 1926 in Fauske, Norwegen. Nach dem Abitur besuchte er 1950–1952 die Sporthochschule in Oslo, an der er anschließend unterrichtete. 1957–1959 schloss er die Ausbildung zum Physiotherapeuten in Oslo an und absolvierte anschließend die Weiterbildung in Manueller Therapie bei Freddy Kaltenborn. Diese beendete er 1968. Dann begann eine intensive Zusammenarbeit mit Freddy Kaltenborn. Ihre Weiterentwicklung der Manuellen Therapie des Nordischen Systems führte 1973 zur Entstehung des OMT Kaltenborn-Evjenth Konzeptes. E. war aktiver Sportler (norwegische Nationalmannschaft im Kugelstoßen 1958–1960) und Trainer der norwegischen Mannschaft bei mehreren Olympischen Spielen (1960 Rom, 1964 Tokio, 1968 Mexiko, 1972 Saporo). 1969 eröffnete er mit Hans Gunnari eine Physiotherapiepraxis in Oslo, in der er bis 1996 aktiv war. Seit 1973 ist er internationaler OMT-Instruktor für Physiotherapeuten und wurde 1993 Professor für Manual Therapy an der Oakland University in Michigan, USA. E. veröffentlichte drei Bücher zur Muskeldehnung und Skripte zur Symptomlokalisation und Manipulation. Er ist Ehrenmitglied verschiedener Physiotherapievereine und weltweit im Unterricht in der OMT aktiv.

Evolution *f*; ***Etym.:*** lat. *evolvere* „entwickeln, entfalten"; ***engl.:*** Evolution
1. ***Kontext:*** Biologie
Evolutionslehre, Merkmalsveränderung einer Population durch Selektion (Überlebenskampf) und Mutation (genetische Merkmalsveränderung)
2. ***Kontext:*** Spiraldynamik
Die evolutionsgeschichtliche Entwicklung des Bewegungssystems und der ▸ Lokomotion stellt zusammen mit der funktionellen Anatomie den wichtigsten Eckpfeiler des Spiraldynamik-Konzeptes dar. Beim Landgang der Fische vor 380 Millionen Jahren wurden mit der Entwicklung der Gliedmaßen die funktionellen Drehrichtungen festgelegt. Außenrotation Oberschenkel und Innenrotation Unterschenkel flektieren das Knie nach hinten (▸ Propulsion), bei den vorderen (oberen) Extremitäten ist es analog umgekehrt (Traktion).

Evozierte Potenziale *f*
Vgl. ▸ Potenziale, evozierte.

Exartikulation *f*; ***Etym.:*** lat. *ex* „heraus" u. *articulus* „Gelenk"; ***engl.:*** Exarticulation
Kontext: Traumatologie, Chirurgie
Abtrennen einer Gliedmaße innerhalb des Gelenkes; häufig in den Fußgelenken nach Lisfranc bzw. Chopart, im Sprunggelenk nach Pirogoff, im Knie- oder Hüftgelenk (selten Hemipelvektomie). Sämtliche das Gelenk umgebende Weichteile werden durchtrennt und wenn möglich zur Polsterung des Amputationsstumpfes genutzt, der Knochen des Stumpfes bleibt unverletzt. Die prothetische Nachversorgung ist relativ gut (vgl. ▸ Amputation).

Excess backward rotation *f*; ***Etym.:*** engl. *excess* „Übermaß", *backward* „rückwärts" u. lat. *rotatio* „kreisförmige Umdrehung"; ***engl.:*** Excess backward rotation
Kontext: Bewegungsanalyse
Übermäßige Rückwärtsrotation des Beckens während des Gehens (vgl. ▸ Rotation, ▸ Excess forward rotation).

E

Excess forward rotation *f*; ***Etym.:*** engl. *excess* „Übermaß", *forward* „vorwärts" u. lat. *rotatio* „kreisförmige Umdrehung"
Kontext: Bewegungsanalyse
Übermäßige Vorwärtsrotation des Beckens während des Gehens (vgl. ▶ Rotation, ▶ Excess backward rotation).

Exkursion *f*; ***Etym.:*** lat. *excursio* „das Hervorlaufen, Herauslaufen"; ***engl.:*** Excursion
Kontext: Kiefergelenksbehandlung
Bewegungsausschlag aus einer Gleichgewichtslage (Mittelstellung), z. B. die Atemexkursion.

Exoprothese *f*
Vgl. ▶ Prothese.

Exostose *f*; ***Etym.:*** lat. *ex* „aus, aus ... heraus" u. griech. *osteon* „Knochen"; ***engl.:*** Exostosis
Kontext: Kiefergelenksbehandlung
Hyperplasie von Knochensubstanz. Von der Körperoberfläche ausgehende höckerige und spornartige Knochenvorsprünge.

Expanded Disability Status Scale *f*; ***Etym.:*** engl. *expanded* „erweitert", *disability* „Behinderung", *status* „Status, Zustand" u. *scale* „Skala"; ***Abk.:*** EDSS; ***Syn.:*** Kurtzke Skala
Kontext: Neurologie, Diagnostik
Einteilung zur Differenzierung des Behinderungsgrades von Patienten mit Multipler Sklerose. Die Skala reicht von 0 (keine Symptome) bis 10 (Tod durch Multiple Sklerose). Ob die Skala differenziert genug ist, um funktionelle Verbesserungen durch Therapie oder Rehabilitation zu messen, ist fraglich.

Experiment *n*; ***Etym.:*** lat. *experimentum* „Probe, Versuch"; ***engl.:*** Experiment; ***Syn.:*** Test, Untersuchung, Versuche
1. ***Kontext:*** Forschung
Erhebungsinstrument zur Überprüfung von Kausalbeziehungen zwischen Variablen. Mindestens eine unabhängige Variable wird planmäßig unter kontrollierten Bedingungen variiert und der dadurch hervorgerufene Effekt auf eine abhängige Variable beobachtet und gemessen. Störvariablen müssen kontrolliert werden, sodass sie das Ergebnis nicht beeinflussen. Durch die gezielte Beeinflussung der Versuchsbedingungen kann zwischen Ursache und Wirkung unterschieden werden. Merkmale: planbar, variierbar, wiederholbar.
2. ***Kontext:*** Betriebswirtschaftslehre, Marketing
Bestandteil der Marktforschung. Dem Experiment liegt eine Vermutung (Hypothese) zu Grunde, die planmäßig überprüft wird. Um Vergleiche herstellen zu können, wird zur Versuchsgruppe immer eine Kontrollgruppe herangezogen. Experimente können als Feldversuch (reales Umfeld: Praxis oder Klinik) oder als Laborversuch (künstlich geschaffene Umwelt) durchgeführt werden. Physiotherapie: Als E. lassen sich Produkttests an Therapiegeräten, Werbemitteltests (Erinnerung an die Werbebotschaft) oder Preistests (Patientenverhalten auf die Preise bestimmter Selbstzahler-Angebote) durchführen.

Explizites Wissen *n*; ***Etym.:*** lat. *explicitum est* „es ist erörtert worden, es ist zu Ende"; ***engl.:*** Explicit knowledge
Kontext: Clinical Reasoning
Eindeutig kodiertes, bewusstes und dadurch eindeutig kommunizierbares Wissen. Es kann bei-

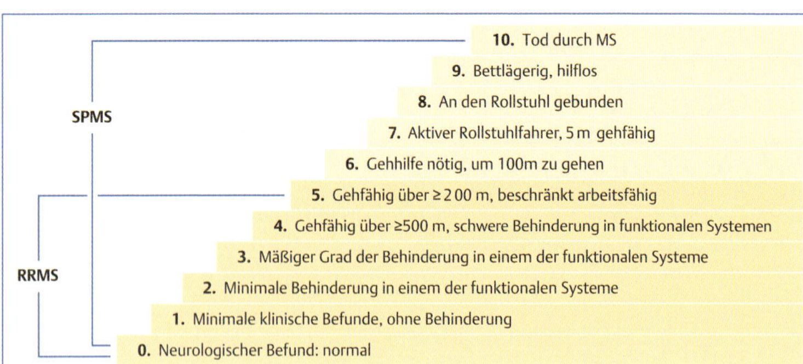

Expanded Disability Status Scale. SPMS (sekundär progrediente MS), RRMS (schubförmig verlaufende MS).

spielsweise in Form von Publikationen, Forschungsunterlagen, Plänen oder Datenbanken weitergegeben und im wissenschaftlichen Diskurs sowie im Bereich der Lehre ausgetauscht werden (vgl. ▶ Wissen, implizites).

Explorieren *n*; ***Etym.:*** lat. *explorare* „erforschen"; ***engl.:*** Exploration
Kontext: Pädiatrie
Den eigenen Körper und seine Umgebung mit allen Sinnen aktiv erforschen, untersuchen, erkunden; das Kind gelangt so zur Eigenerfahrung und Eigenanwendung. Aus eigenem, innerem Antrieb heraus (intrinsische ▶ Motivation) tritt das Kind mit seiner Umgebung in Kontakt, ist neugierig, will entdecken und nutzt dazu die körperliche-, emotional-soziale-, kognitive- und sensorisch-integrative Ebene (▶ KEKS-Ebenen). Durch eigenes E. wird die Kommunikationsmöglichkeit des Kindes erweitert, seine Aufmerksamkeit und Neugier geweckt, seine Sinne angeregt sowie Haltung und Bewegung sicherer, variationsreicher und differenzierter. Alle Hirnabschnitte sind beteiligt, befähigen zur Selbststeuerung und Selbstständigkeit.

Explosivkraft *f*; ***Etym.:*** lat. *explodere* „klatschend hinaustreiben"; ***engl.:*** Explosive force
Kontext: Trainingslehre
Schnelligkeit der Kraftentwicklung; Fähigkeit, einen möglichst steilen Kraftanstieg zu erzeugen auf der Basis einer guten intramuskulären Koordination (optimale Rekrutierung und Frequenz bei gleichzeitiger Synchronisation); notwendig, um z. B. Verletzungen zu vermeiden (vgl. ▶ Reaktionsfähigkeit).

Exponentialstromtherapie *f*; ***Etym.:*** lat. *exponens* „herausstellend" u. griech. *therapeia* „Behandlung, Pflege, Heilung"; ***engl.:*** Electrogymnastics; ***Syn.:*** Elektrogymnastik (frühere Bezeichnung)
Kontext: Physikalische Therapie, Elektrotherapie
Selektive Kontraktion denervierter Muskeln unter Ausschaltung der Antagonisten mittels Exponentialstrom (lange, langsam ansteigende Dreieckimpulse). Indikation: schwere schlaffe Lähmungen, Diagnostik (I/T-Kurven). Ziel der E. ist eine möglichst kräftige Kontraktion, die der Patient jedoch nicht als unangenehm empfindet.

Exspiratorisches Reservevolumen *n*; ***Etym.:*** lat. *exspirare* „aushauchen, herausblasen", franz. *réserve* „Vorrat" u. lat. *volumen* „etwas, was gerollt, gewickelt wird, Schriftrolle, Buch"; ***Abk.:*** ERV; ***engl.:*** Expiratory reserve volume
Kontext: Physiologie
Über das Atemzugvolumen der Ruheatmung hinaus ausatembare Luftmenge [ml]; (vgl. ▶ inspiratorisches Reservevolumen).

Extension *f*; ***Etym.:*** lat. *extensio* „Ausdehnung, Streckung"; ***engl.:*** Extension
Kontext: Anatomie, Funktionelle Bewegungslehre
Bewegungskomponente; Streckung. Extensionsbewegungen erfolgen entlang einer Sagittalebene um eine frontotransversale Achse (vgl. ▶ Flexion).

Extensionsentwicklung *f*; ***Etym.:*** lat. *extensio* „Ausdehnung"; ***engl.:*** Extension development
Kontext: Motorisches Lernen
Motorik bzw. Bewegungen des Kindes, die mit Extension im Nacken, Rumpf, in den Armen und Beinen verbunden sind (vgl. ▶ Flexionsmuster).

Extensionsmuster *n*
Kontext: Bewegungslehre, PNF-Konzept
▶ Bewegungsmuster mit überwiegender Aktivität der extensorischen Muskulatur. Es beschreibt die Bewegungen der Extremitäten, des Kopfes, des Rumpfes und Beckens.

Extensorenstoß *m*; ***Etym.:*** lat. *extensio* „Ausdehnung, Streckung"; ***engl.:*** Extensor thrust
Kontext: Pädiatrie, Diagnostik
Test der neuropädiatrischen Untersuchung. Der konstante E. eines von einer Spastik bedrohten Kindes ist eine abnormale Reaktion. Bei dem Versuch, die Stehbereitschaft eines Kindes zu testen, werden beide Beine mit plantarflektierten Füßen steif und eng beieinandergehalten und können so fast kein Körpergewicht übernehmen. Dieser E. ist inkonstant bei sehr jungen gesunden Säuglingen zu finden.

Exterieur *n*; ***Etym.:*** franz. *extérieur* „äußerlich"; ***engl.:*** Exterior
Kontext: Hippotherapie
Äußeres Erscheinungsbild des Pferdes; es wird vom Typ bestimmt, z. B. Rechteckpferd oder Quadratpferd, sowie vom Gebäude. Dieses wird von der Beziehung der einzelnen Körperteile zueinander geprägt. Die Wahl für die Hippotherapie bestimmen die unterschiedlichen Anforderungen an ein „Therapiepferd", z. B. ob Kinder oder Erwachsene behandelt werden, ob ein schmaler Pferderücken oder eine breite Aufsitzfläche bei Beinspastik bevorzugt werden, ob ein raumgreifender Schritt gewünscht wird oder kleinere, schnellere Schrittfolgen, ob ein Gewichtträgerpferd gebraucht wird usw. (vgl. ▶ Interieur).

E

External Rotation Test *m*; ***Etym.:*** engl. *external* „äußerlich, außen" u. *rotation* „Drehung"; ***engl.:*** External rotation test
Kontext: Manuelle Therapie
Test auf Integrität der Membrana interossea cruris (z. B. nach Supinationstrauma). Ausführung: passive Außenrotation des Fußes aus der Nullstellung mit 90° Flexion im Kniegelenk und Gegenhalten der Tibia; möglich im Sitz oder Stand (hier dreht der Patient belastet mit dem Unterschenkel nach innen). Beurteilung: Positiv bei Provokation des typischen Schmerzes lateral an der Syndesmose; Test mit der besten Intertester-Übereinstimmung im Vergleich zu anderen Syndesmosentests.

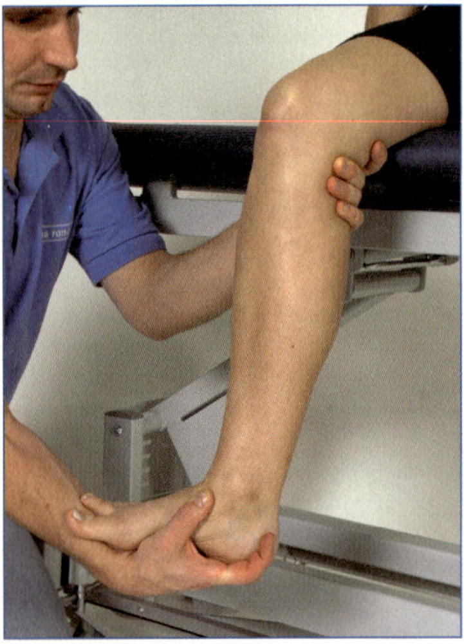

External Rotation Test.

Externe Provokation *f*
Vgl. ▸ Provokation, externe.

Exterorezeptor *m*; ***Etym.:*** lat. *externus* „außerhalb befindlich" u. *receptor* „Empfänger"; ***engl.:*** Exteroreceptor
Kontext: Neurophysiologie, Anatomie
Sie ermöglichen die Wahrnehmung der Körperoberflächenberührung. Feine Berührungen, wie Vibrationsreize und Druckreize, werden durch Exterozeptoren an das Gehirn weitergeleitet. Auch Schmerz- und Temperaturwahrnehmungen werden der Exterozeption zugeordnet.

Exterozeption *f*; ***Etym.:*** lat. *externus* „äußerlich" u. *receptio* „Aufnahme"; ***engl.:*** Exteroception
Vgl. ▸ Somatosensorisches Informationssystem.

Extrafusale Muskelfaser *f*
Vgl. ▸ Muskelfaser, extrafusale.

Extrakardiale Regulation *f*
Vgl. ▸ Regulation, extrakardiale.

Extrapyramidales System *n*; ***Etym.:*** lat. *extra...* „außerhalb" u. *pyramidal* „pyramidenförmig"; ***engl.:*** Extrapyramidal system
Kontext: Anatomie, Neurologie
Motorische Nervenbahnen, die außerhalb der Pyramidenbahn ins Rückenmark ziehen. Extrapyramidale Bahnen gehen hauptsächlich von Zentren im Hirnstamm (u. a. Ncl. ruber, Ncl. vestibularis, Formatio reticularis) aus; sie sind nach ihrem Verlauf benannt: Tractus rubrospinalis, Tractus vestibulospinalis und Tractus reticulospinalis. Die Bahnen teilen sich an verschiedenen Stellen im Vorder- und Seitenstrang auf. Der prämotorische (geringfügig auch der motorische) Kortex aktiviert die extrapyramidalen Zentren des Hirnstamms. Funktionen: Steuerung von Ruhe-/Grundtonus der Muskulatur, Haltereaktionen (posturale Kontrolle); unbewusster Haltetonus, das bedeutet Steuerung der Rumpfmotorik der aufrechten Körperhaltung, Rumpf- und proximale Extremitätenmuskulatur; Tonus der distalen Extremitätenmuskulatur nur

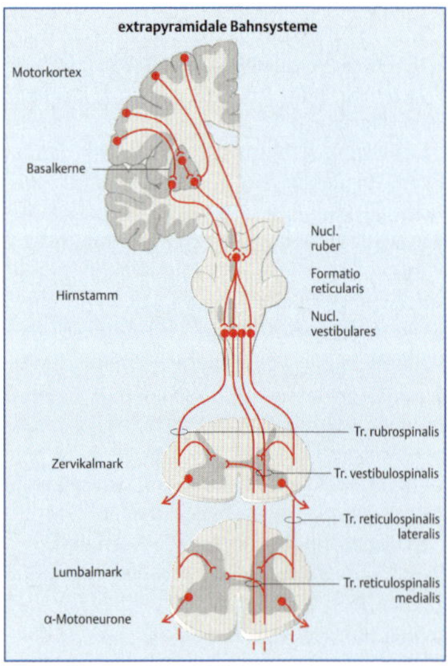

Extrapyramidales System.

im Zusammenhang mit der Pyramidenbahn; hauptsächlich für die Rumpf- und proximale Extremitätenmuskulatur und für Massenbewegungen zuständig. Früher glaubte man, die extrapyramidalen Bahnen seien für die unwillkürliche Motorik, grobe Stütz- und Haltemotorik zuständig, die Pyramidenbahn für die Willkürmotorik. Heute weiß man, dass beide Systeme für willkürliche und unwillkürliche Motorik zuständig sind. Pyramidenbahn und e.S. greifen ineinander, arbeiten bei den meisten Bewegungen synergistisch. Fällt z. B. durch eine Schädigung der Pyramidenbahn die Handfunktion aus, kann das e.S. einen Teil der Steuerungsfunktion ersetzen.

Extrapyramidalmotorische Erkrankungen *f*; ***Etym.:*** lat. *extra* „außerhalb, über … hinaus, ohne“, griech. *pyramis* „Pyramide“ u. lat. *motor* „Beweger“; ***engl.:*** Extrapyramidal motoric diseases
Kontext: Neurologie
Bewegungsstörungen, deren Ursache in einer Schädigung außerhalb des Pyramidenbahn-Systems liegt. Im Vordergrund stehen Erkrankungen/Schädigungen der Basalganglien, die zu Störungen des Muskeltonus und Bewegungsablaufs führen. Die Vielzahl klinischer Erscheinungsformen teilt man in hypokinetisch-hypotone (z. B. ▶ Parkinson-Syndrom) und hyperkinetisch-hypertone Syndrome ein (z. B. ▶ Ballismus, ▶ Chorea).

Extrapyramidalmotorisches Syndrom *n*; ***Etym.:*** lat. *extra* „außerhalb, über … hinaus, ohne“, griech. *pyramis* „Pyramide“, lat. *motor* „Beweger“ u. griech. *syndrome* „Anhäufung, Zusammenlaufen“; ***engl.:*** Extrapyramidal motoric syndrome; ***Syn.:*** Basalganglien-Erkrankung
Kontext: Neurologie
Hyperkinetisch-hypotone oder hypokinetisch-rigide Störung von Bewegungsabläufen und Tonusregulation aufgrund von Läsionen extrapyramidaler Kerngebiete (Basalganglien, Nucleus ruber, Substantia nigra, Olivenkern) oder deren Faserzüge; kann auch durch Medikamente (Neuroleptika) ausgelöst werden. Physiotherapie: Einüben funktionell relevanter motorischer Aktitäten, Muskeldehnungen zur Kontrakturprophylaxe, ggf. Anpassung von Hilfsmitteln.

Extrasystole *f*; ***Etym.:*** lat. *extra* „außerhalb, über … hinaus, ohne“ u. griech. *systole* „Zusammenziehen“; ***engl.:*** Extra-systole
Kontext: Neurophysiologie, Innere Medizin
Kontraktion der Herzmuskulatur aufgrund der Bildung eines Aktionspotenzials an einem irregulären Ort (Vorhof: Vorhofextrasystole; Kammer: Kammerextrasystole). Ein im Zellverband des Erregungsbildungs- und Erregungsleitungssystems oder in der Herzmuskulatur irregulär entstandenes Aktionspotenzial wird aufgrund des ▶ funktionellen Synzytiums auf alle anderen Zellen übertragen; das Myokard kontrahiert.

Extrazellularraum *m*; ***Etym.:*** lat. *extra* „außerhalb“ u. *cellula* „kleine Zelle“; ***Abk.:*** EZV; ***engl.:*** Extracellular space
Kontext: Physiologie
Flüssigkeitsraum außerhalb der Zellen (Blutplasma, Lymphe, interstitieller Raum) mit spezifischer Elektrolytzusammensetzung. Beim Erwachsenen beträgt der Anteil der extrazellulären Flüssigkeit ⅓. Der hydrostatische Druck verhindert intravasal eine übermäßige Wasserbewegung in das Interstitium. Das prägende Kation des E. ist Na^+ (Cl^-), für dessen Lösung eine bestimmte Menge H_2O notwendig ist. Die Na + -Ionen und das Extrazellularvolumen (EZV), werden über die renale Na + - und H_2O-Ausscheidung gesichert (▶ Gauer-Henry-Reflex). Der Hypothalamus veranlasst Durst; die Neurohypophyse setzt gleichzeitig das antidiuretische Hormon (ADH) frei, sodass weniger Flüssigkeit ausgeschieden wird. Weitere (auch der Blutdruckregulation dienende) Reflexe sind an der Volumenhomöostase beteiligt. Kurzfristig wirksam ist der Barorezeptorreflex. (vgl. ▶ Intrazellularraum, ▶ Wassergehalt).

Extrinsic Extensor Tightness Test *m*; ***Etym.:*** engl. „Spannungs-Test des äußeren Streckmuskels“
Kontext: Handtherapie
Messung zum Vorliegen einer Sehnenverkürzung an der Hand. Das Handgelenk befindet sich in ▶ Neutral-Null-Stellung, das MCP-Gelenk wird passiv in Extension gebracht und die IP-Gelenke aus dieser Stellung passiv gebeugt. Verklebungen oder Verwachsungen liegen vor, wenn der Patient die Bewegung mit gestrecktem MCP-Gelenk ohne Probleme ausführen kann, der Therapeut bei flektiertem MCP-Gelenk aber einen Widerstand spürt.

Extrinsisches Feedback *n*
Vgl. ▶ Feedback, extrinsisches.

Extubation *f*; ***Etym.:*** lat. *ex* „aus, hinaus“ u. *tuba* „Trompete“; ***engl.:*** Extubation
Kontext: Traumatologie, Chirurgie, Innere Medizin
Entfernung des Beatmungsschlauchs aus der Atemröhre. Vorraussetzung ist, dass der Patient

überwiegend selbstständig atmen kann. Physiotherapie: Es kann notwendig sein, dass der Physiotherapeut die aktive Atmung des Patienten kurz nach der E. mit atemtherapeutischen Maßnahmen unterstützen muss, um eine Reintubation zu verhindern.

Exzentrik *f*; ***Etym.:*** lat. *ex* „aus“ u. *centrum* „Kreismittelpunkt“; ***engl.:*** Eccentric
Vgl. ▸ Muskelarbeit.

E

Exzentrisch/konzentrische Bauchmuskelaktivität *f*
Vgl. ▸ Bauchmuskelaktivität, exzentrisch/konzentrische.

Exzentrische Hubleistung *f*
Vgl. ▸ Hubleistung, exzentrische.

Exzitation *f*; ***Etym.:*** lat. *excitare* „erregen“; ***engl.:*** Excitation
Kontext: Physiologie
Aktivierung oder Erregung.

Exzitatorisches postsynaptisches Potenzial *n*; ***Etym.:*** lat. *excitare* „heraustreiben, antreiben“, *post* „nach, hinter“, griech. *synapsis* „Verbindung“ u. lat. *potentia* „Fähigkeit“; ***Abk.:*** EPSP; ***engl.:*** Excitatory postsynaptic potential; ***Syn.:*** erregendes postsynaptisches Potenzial
Kontext: Neurophysiologie
Depolarisation der subsynaptischen (bzw. postsynaptischen) Membran; der Membranabschnitt der Empfängernervenzelle oder Skelettmuskelfaser gegenüber der präsynaptischen Membran der Synapse (vgl. ▸ inhibitorisches postsynaptisches Potenzial).

F

Facettengelenksschluss, optimierter *m*; ***Etym.:*** franz. *facette*, Verkleinerungsform von *face* „Gesicht, Vorderseite, Außenfläche" u. lat. *optimum* „das Beste"
Kontext: Funktionelle Bewegungslehre
Ein optimierter F. bedeutet die optimale Kongruenz und Kontaktnahme der facettengelenkbildenden Gelenkpartner. Durch einen optimierten F. wird die Rezeption des Gelenks erhöht, was eine verbesserte neuromyofasziale Funktionsweise der beteiligten Muskulatur ermöglicht. In den Facettengelenken wird hauptsächlich die Bewegungssteuerung in Bewegung umgesetzt. Bei Inkongruenzen dieser Gelenke ist eine ▸ Zentrierung erforderlich. Durch Aktivierung der rotatorisch wirkenden Muskulatur der Wirbelsäule werden die Facettengelenke bei alternierenden hubfreien oder hubbelasteten Rotationsbewegungen optimal kongruent eingestellt. Diese erfolgt mittels alternierender differenzierter Rotationsbewegungen des Brustkorbs. So entstehen ideale Verhältnisse für die Facettengelenksstellung und günstige Voraussetzungen für das muskuläre Training.

Fachberufekonferenz *f*; ***Etym.:*** lat. *conferentia* „Besprechung"
Kontext: Berufspolitik
1989 wurde die Konferenz der Fachberufe im Gesundheitswesen auf Initiative der Bundesärztekammer ins Leben gerufen. Ziel der F. ist die Verbesserung der interprofessionellen Zusammenarbeit aller Gesundheitsberufe. Bereits Anfang der 90er Jahre wurden mehrere Grundlagenpapiere zur Kooperation verabschiedet. Seit der Koalitionsvereinbarung vom November 2005 wird die stärkere Einbeziehung nicht-ärztlicher Heilberufe in die Gesundheitsversorgung diskutiert.

Fächer *m*; ***engl.:*** Fan
Kontext: Bindegewebsmassage
▸ Strichführung aus der ▸ Bindegewebsmassage, z. B. der flächige F. (5 Striche) als Teil der Achselbehandlung. Er wird über das Schulterblatt gezogen und endet am Schultergelenk. Der erste Strich beginnt am Angulus inferior der Scapula und endet unterhalb/entlang der Margo scapulae.

Fachkompetenz *f*; ***Etym.:*** lat. *competere* „zutreffen, stimmen"; ***engl.:*** Professional competence; ***Syn.:*** Wissensanwendung
1. ***Kontext:*** Pädagogik
Schlüsselbegriff der Hochschulbildung (vgl. ▸ Selbstkompetenz).
2. ***Kontext:*** Spiraldynamik
F. im Rahmen von Spiraldynamik Aus-, Weiter- und Fortbildungen umfasst ein vertieftes Verständnis: für die funktionelle 3D-Anatomie, der archaischen globalen Bewegungsfunktionen und Zusammenhänge, des 3D-Helixmodells, die methodenunabhängigen transdisziplinären Einsatzmöglichkeiten der Spiraldynamik als Meta-Konzept, Spiraldynamik als komplementär-medizinische Methode im engeren Sinn.

Fachwissen, physiotherapeutisches *n*; ***engl.:*** Technical knowledge regarding physiotherapy
Kontext: theoretische Modelle
Kenntnisse in Methoden und Techniken zur Untersuchung und Behandlung, die physiotherapeutische Aus-, Weiter- und Fortbildungen vermitteln; außerdem Kenntnisse in physiotherapeutischen Modellen und Erfahrungswissen, das sich Therapeuten durch Berufserfahrung aneignen.

Factoring *n*; ***Etym.:*** engl. *factor* „Vertreter, Agent"; ***engl.:*** Factoring
Kontext: Betriebswirtschaftslehre
Form der Fremdfinanzierung; das Verkaufen von Forderungen. In einem Vertrag werden Forderungen (Schulden), Kreditkosten und eine Verwaltungsgebühr vom Unternehmen (Gläubiger) an ein sog. Factor-Institut verkauft. Der Factoring-Erlös wird dem Unternehmen sofort buchhalterisch gutgeschrieben, wobei 10–15 % als Sicherheit vom Factor-Institut einbehalten werden. Wird die Schuld an das Factor-Institut beglichen, fließt die Sicherheitsleistung an das Unternehmen. Physiotherapie: Praxen können ihre Forderungen z. B. an nicht zahlende Privatpatienten mittels F. verkaufen. Da diese Fälle relativ selten sind, wird eher der gerichtliche Weg (Klage) gewählt.

Fähigkeit *f*; ***engl.:*** Ability; ***Syn.:*** Motorische Fähigkeit, Bewegungsfähigkeit
1. ***Kontext:*** Biologie
Als Ergebnis der Phylogenese entstandene Möglichkeit (anlagebedingte Voraussetzungen) zur bewussten psycho-sensomotorischen Organisation, Steuerung und Regulation von Bewegungen (koordinative F.), einschließlich der auf dieser Grundlage gegebenen Möglichkeit des sensomotorischen Lernens (inklusive der erforderlichen

F

kognitiven Fähigkeiten zur Bewegungsregulation und für weitere Denkleistungen). Die biologischen Potenzen bzw. anlagebedingten Voraussetzungen von koordinativen Fähigkeiten kann man ausschließlich an den Fortschritten eines sensomotorischen Lernprozesses und der erreichten Bewegungsqualität erkennen.

2. ***Kontext:*** Sportwissenschaft, Bewegungslehre
Auf der Grundlage der F. zur Bewegungskoordination basiert die konditionelle F. ▸ Ausdauer (die Möglichkeit/Anlage, mit bestimmten, vom Trainingszustand abhängigen Intensitäten zyklische Bewegungen über eine Zeitdauer auszuführen) und die konditionelle F. ▸ Kraft (die Möglichkeit, zyklische und azyklische Bewegungen mit hohen Muskelspannungen zur Überwindung, dem Halten oder Abbremsen von Lasten durchzuführen). Die Organisation, Steuerung und/oder Regulation der immer willkürlichen Bewegungshandlung ist die absolute Basisfähigkeit (die Fähigkeiten Ausdauer und Kraft sind ohne Koordination nicht denkbar). Die Bewegungskoordination ist aber auch nicht ohne eine Mindestfähigkeit an konkreter Ausdauer- und Kraftfähigkeit denkbar. Fähigkeiten sind immer mit ▸ Fertigkeiten (konkrete Bewegungshandlungen) verknüpft und werden nur durch deren Training qualifiziert. Fähigkeiten sind also eine Reihe von „grundlegenden" konkreten Regelungsprozessen, die die Tatsache widerspiegeln, Bewegungen in großer Vielfältigkeit und hoher Güte organisieren zu können. Fähigkeiten sind Leistungsvoraussetzung für sensomotorische Handlungen, ihre Entwicklung und ihr Erhalt ist an Tätigkeiten gebunden. Fähigkeiten befähigen, Fertigkeiten auszuführen, neu zu erwerben oder zu erweitern und ziel- und zweckgerichtet anzuwenden, Wissen zu erlangen und anzuwenden. Fähigkeiten haben demzufolge ihren Ausdruck im Wissen, Können, dem Vermögen zur bewussten Gestaltung kognitiver und sensomotorischer Prozesse bzw. in der sportlichen Leistung, dem Arbeitsvermögen und der Trainierbarkeit (vgl. ▸ sensomotorische Fähigkeit, ▸ sensomotorische Fertigkeit).

3. ***Kontext:*** Ergotherapie
Angeborene aktive Potenz, Vermögen, Bsp.: Gehfähigkeit, Sehfähigkeit. Fähigkeiten sind die Voraussetzungen für ▸ Fertigkeiten. In der ▸ Internationalen Klassifikation der Funktionsfähigkeit, Behinderung und Gesundheit umfasst der Begriff ▸ Aktivität Fähigkeiten und Fertigkeiten.

Fähigkeit, sensomotorische *f*; ***Etym.:*** lat. *sensus* „das Wahrnehmen, Beobachten" u. *motor* „Beweger"; ***engl.:*** Performance, sensory motor ability; ***Syn.:*** koordinative Fähigkeit, psychosensomotorische Fähigkeit
Kontext: Sportwissenschaft, Bewegungslehre, Sensomotorik
Grundlegende Funktionen und Leistungen des sensomotorischen Systems, auf dessen Grundlage Fertigkeiten im Lebens- bzw. Trainingsprozess ausgeführt, erworben und qualifiziert werden können. Fähigkeiten basieren auf anlagebedingten strukturellen Voraussetzungen (nicht angeboren, sondern durch den Lebensprozess anzueignen); sie sind notwendig für die grundlegenden und sehr variablen sensomotorischen Funktionen. Durch gezieltes Training lassen sich die anlagebedingten strukturellen Voraussetzungen und damit die Funktionskapazitäten und -qualitäten der Fähigkeiten weiter ausprägen bzw. verbessern. Der Ausprägungsgrad ist durch die Genetik bestimmt. Menschen unterscheiden sich in der „primären" Qualität der sensomotorischen Regelungsprozesse bzw. in den koordinativen Fähigkeiten und deren Trainierbarkeit. Anhand dieser Unterschiede sind das aktuelle Bewegungsverhalten und insbesondere die trainingsbedingten Fortschritte different. Durch die Analyse dieser interindividuellen Differenzen kann das sportliche Talent oder die anlagebedingte Fähigkeit und Potenz eines Menschen erkannt werden. Da jedes Training mit konkreten Bewegungen durchgeführt wird, werden die Verbesserungen der Fähigkeiten durch das Training von Fertigkeiten erreicht (vgl. ▸ Fertigkeit, sensomotorische).

Fahrenheit *n*; ***Etym.:*** nach dem deutschen Physiker und Instrumentenbauer *Daniel Gabriel Fahrenheit* (1686–1736); ***engl.:*** Fahrenheit
Kontext: Physik
Nach F. wurde die Temperatureinheit „Grad Fahrenheit" (°F) benannt. Sie wird vor allem in den USA sowie in einigen anderen englischsprachigen Ländern verwendet. Seine eigene Körpertemperatur legte er bei 100 °F fest. Nach Fahrenheit liegt der Gefrierpunkt des Wassers (Eispunkt) bei 32 °F und der Siedepunkt bei 212 °F.

Fahrrad-Ausdauertest *m*; ***engl.:*** Cycle ergometer test
Kontext: Medizinische Trainingstherapie, Diagnostik
Ausdauermessung, bei der eine kontinuierliche Belastungsform auf dem Niveau gerade unter-

halb des Punktes der Milchsäureakkumulation gewählt wird; beträgt 60–80 % der maximalen Belastung; soll so lange wie möglich durchgehalten werden; diese Zeit ist dann ein Maß für Ausdauervermögen; Test hängt stark von Motivation ab; neben maximaler Belastungszeit können auch Herzfrequenz, Atmung und Symptome (z. B. ▶ Dyspneu) gemessen werden.

Fahrräder *f*; ***engl.:*** Bikes
Kontext: Rehabilitation
Es gibt verschiedene Ausführungen von F., die bei körperlicher Funktionseinschränkung als ▶ Hilfsmittel eingesetzt werden können. Neben dem klassischen Dreirad bieten u. a. das ▶ Hand-Bike, das Tandem sowie Rollstuhl-Fahrrad-Kombinationen gute Möglichkeiten zur Fortbewegung.

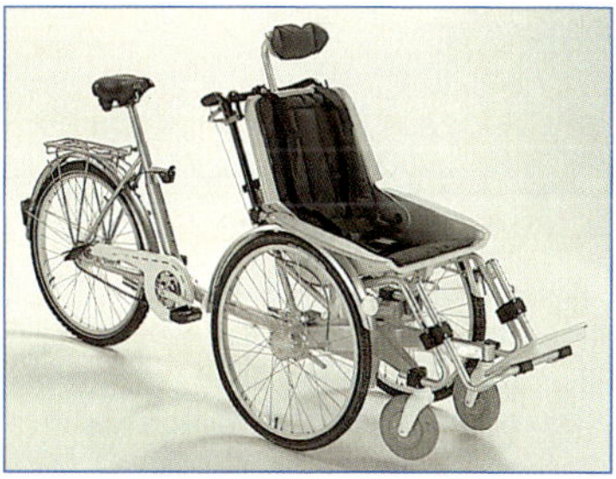

Fahrräder: Rollstuhl-Fahrrad-Kombination.

Faktor *m*; ***Etym.:*** lat. *factor* „derjenige, der etwas tut, schafft"; ***engl.:*** Factor
Kontext: Statistik
Begriff aus der ▶ Varianzanalyse. Als F. werden diejenigen ▶ unabhängigen Variablen bezeichnet, deren Einfluss auf die (▶ Varianz) der abhängige(n) Variable untersucht wird. In einer Untersuchung zur Laufgeschwindigkeit (▶ abhängige Variable) können z. B. die Körpergröße (F.A), die Trainingseinheiten je Woche (F.B) und das Geschlecht (F.C) hinsichtlich ihres Einflusses auf die Laufgeschwindigkeit untersucht werden. Die F. können dabei intervall- (F.A), ordinal- (F.B) oder nominalskaliert (F.C) sein (vgl. ▶ Intervallskala, ▶ Ordinalskala, ▶ Nominalskala).

Faktor, nicht-mechanischer *m*; ***engl.:*** Factor, non-mechanical
Kontext: McKenzie-Konzept
Entzündungen (akute Phase) oder zentrale/periphere Sensibilisierung und psychosoziale Aspekte (chronische Phase) usw. sind nicht-mechanischer Natur. Diese Mechanismen können die Schmerzmodulation/-erfahrung eines Patienten beeinflussen.

Faktorenanalyse *f*; ***Etym.:*** lat. *factor* „derjenige, der etwas tut, schafft" u. griech. *analysis* „Auflösung"; ***engl.:*** Factor analysis; ***Syn.:*** automatische Klassifikation, numerische Taxonomie
Kontext: Statistik
Verfahren innerhalb der ▶ multivariaten Varianzanalyse Methoden. Ziel der F. ist es ein Modell zu entwickeln, dass die gemessenen Variablen durch möglichst wenige ▶ Faktoren, möglichst genau und einfach beschreibt. Basis dieses Modells ist eine Korrelationsmatrix, aus welcher hervorgeht, welche Variablen Gemeinsamkeiten besitzen. Aus den ▶ Korrelationen der Variablen untereinander lassen sich Redundanzen ableiten, sodass zur Erklärung des Modells nicht mehr alle Variablen notwendig sind bzw. einzelne Variablen zu Faktoren zusammengefasst werden können. Z.B. könnte sich ergeben, dass zur Erklärung der Wurfweite im Speerwurf bei der Messung der Kraft einzelner Muskeln der Sportler die Kraft von z. B. drei gemessenen Muskeln der oberen Extremität und die Kraft von z. B. drei gemessenen Muskeln der unteren Extremität jeweils zu den Faktoren „Kraft der oberen Extremität" und „Kraft der unteren Extremität" zusammengefasst werden können. Diese Faktoren sagen damit die Wurfweite der entsprechenden Sportler am besten vorher.

Fallbeschleunigung *f*; ***engl.:*** Gravitational acceleration; ***Syn.:*** Erdbeschleunigung, Schwerebeschleunigung
Kontext: Biomechanik
Beschleunigung, die ein frei fallender Körper im luftleeren Raum erfährt. Sie resultiert aus der Anziehungskraft der Erde. Formelzeichen: g. Die Fallbeschleunigung ist ortsabhängig (am Äquator 9,801, am Nordpol 9,865 m/s^2), als Mittelwert wird 9,81 m/s^2 angegeben (vgl. ▶ freier Fall).

Fallgeschwindigkeit *f*; ***engl.:*** Velocity of fall
Kontext: Biomechanik
Erreichte Geschwindigkeit (v) nach einer bestimmten Zeit (t) im freien Fall (Fallbeschleunigung, g) $v = g \times t$ oder aus einer Fallhöhe (h) $v = \sqrt{2gh}$. Der Luftwiderstand ist dabei nicht berücksichtigt.

Fallhand *f*; ***engl.:*** Drop wrist
Kontext: Neurologie

Typisches Erscheinungsbild nach Läsion des N. radialis. Handgelenk hängt in Plantarflexion, die Finger sind in den IP-Gelenken durch den Widerstand der langen Beuger unvollständig gebeugt. Der Faustschluss ist kraftlos, da die synergistische Funktion der Handgelenksstrecker fehlt. Die Streckung der Finger ist möglich, da diese Muskulatur durch N. ulnaris und N. medianus innerviert wird.

Faltrollstuhl *m*; ***engl.:*** Folding wheelchair
Kontext: Neurologie
Mit einer Kreuzstrebe konstruierte Rollstühle, sodass sich die Sitzfläche zusammenklappen und der Rollstuhl leichter verstauen und transportieren lässt. Um eine größere Wendigkeit zu gewährleisten, sind die großen Räder (Antriebsräder) hinten angebracht. Für eine optimale Kraftübertragung und Wendigkeit eines Rollstuhls sind Rollwiderstand, Lenkungsart, Radsturz und die Position des Körperschwerpunktes zur Antriebsachse von Bedeutung.

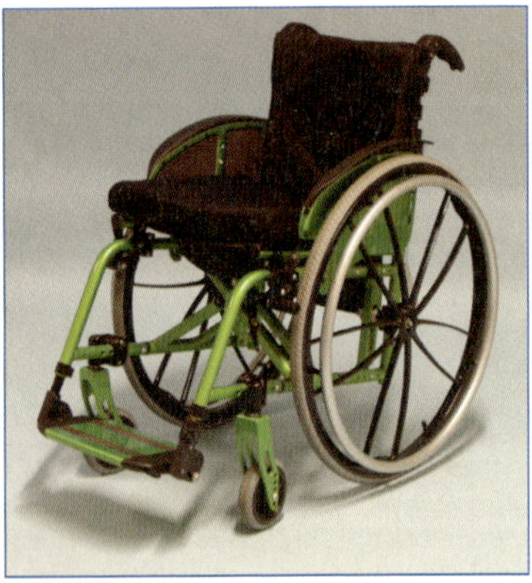

Faltrollstuhl.

Fango *m*; ***Etym.:*** Ital: Schlamm, Schmutz; ***engl.:*** Fango
Kontext: Physikalische Therapie
F. besteht aus vulkanischem Gestein sowie Paraffin. Vorkommen in Italien (z. B. Abano) und Deutschland (z. B. Bad Nenndorf). F. wird im Fangoofen auf ca. 50 °C erhitzt. Verabreichung als Ganz- oder Teilkörperpackung. Im Gegensatz zu ▸ Fangoparaffin- ist nach Naturfangopackungen eine Körperreinigung notwendig. Die Fangoplatten werden gegossen und mit ca. 43 °C auf die zu behandelnden Körperabschnitte des Patienten gelegt. Den Patient gut einwickeln und die Wärme ca. 20 Min. einwirken lassen. F. regt den Stoffwechsel an, fördert die Durchblutung und entspannt die Muskulatur und die tiefer liegenden Organe.

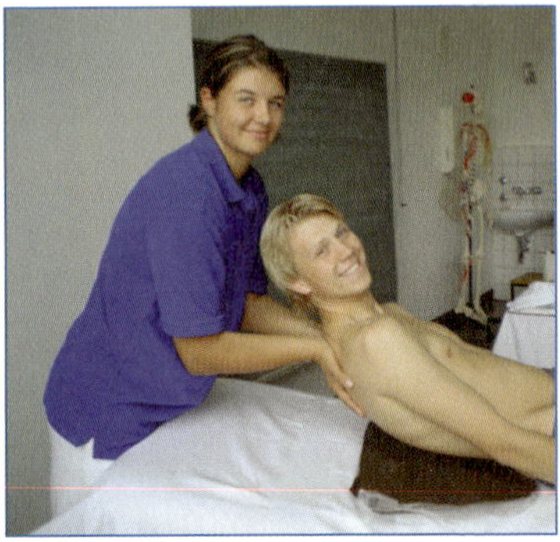

Fango: Fangopackung am Rücken.

Fangoparaffin *n*; ***engl.:*** Fango-paraffin
Kontext: Balneologie
Peloid; Fangopackung mit Zusatz von ▸ Paraffin (Kohlenwasserstoffgemisch, dadurch sauberer als herkömmliche Fangopackungen). Vorteile: Applikationsmöglichkeiten an allen Körperteilen; hinterlässt keine Rückstände auf der Haut; wirtschaftlich, da mehrfach verwertbar; hygienisch einwandfrei, da sterilisierbar.

Farad *n*; ***Etym.:*** nach dem englischen Physiker u. Chemiker *Michael Faraday* (1791–1867); ***Abk.:*** Abk. F; ***engl.:*** Farad
Kontext: Physik
Abgeleitete SI-Einheit der elektrischen Kapazität eines Kondensators.

Faradisation *f*; ***Etym.:*** nach dem englischen Physiker u. Chemiker *Michael Faraday* (1791–1867); ***engl.:*** Faradisation, faradism, faradic stimulation; ***Syn.:*** faradische Reizung
Kontext: physikalische Therapie, Elektrotherapie
Therapeutische Anwendung niederfrequenter Stromimpulse bei nicht denervierter Skelettmuskulatur (faradische Ströme). Der faradische Strom wird vom Induktionsapparat abgegeben. Die Anwendungsweisen sind ähnlich wie beim galvanischen Strom.

Farbmeridiantherapie *f*; ***engl.:*** Colour meridian therapy
Kontext: Traditionelle Chinesische Medizin

In der F. wird die ▸ 5-Elementen-Lehre mit der Farbenlehre von Goethe kombiniert. Die F. nach Christel Heidemann behandelt die aus der Traditionellen Chinesischen Medizin bekannten antiken Meridianpunkte nach den Regeln der chinesischen ▸ 5-Elementen-Lehre. Pflanzengefärbte Seidenpflaster werden den 12 Hauptmeridianen zugeordnet, je eine anregende und eine beruhigende Farbe. Diese ätherische Therapiemethode ist vor allem bei Krankheiten in ihrem funktionellen Stadium indiziert, sowie bei unklaren Befindlichkeitsbeschwerden. Die F. wirkt als umfassende Regulationstherapie.

Farbspiele ***engl.:*** Colour games (game for climbing therapy)
Kontext: Therapeutisches Klettern
Kletterspiel; der Therapeut/Übungsleiter gibt durch farbige Griffe und Tritte die Kletterstrecke vor.

FAS *f*
Vgl. ▸ Affektive Gesichtsschmerzskala.

Fascia thoracolumbalis *f*; ***Etym.:*** lat. „Faszie im Lendenbereich"; ***engl.:*** Thoracolumbal fascia
Kontext: Anatomie, Physiologie
Bindegewebige Hülle, über mehrere Muskeln hinweg ziehende Ummantelung; besteht aus **a** einem oberflächlichen Blatt (nach dorsal gerichtet) und **b** einem tiefen Blatt (dorsal des M. quadratus lumborum); bildet zusammen mit Procc. spinosi, Procc. costales und Laminae arcus vertebrae einen osteofibrösen Kanal, in dem die Mm. multifidi und der M. erector spinae verlaufen; Fasern des M. latissimus dorsi, M. transversus abdominis, M. gluteaus maximus, M. trapezius pars ascendens sowie der Mm. rhomboidei inserieren an der Faszie. Durch verschiedene Mechanismen kann sie stabilisierend auf die Lendenwirbelsäule einwirken:

Hydraulic Amplifier System: Bei Kontraktion kann sich der M. erector spinae durch seine Lage im osteofibrösen Kanal nicht ausbreiten, durch die Druckerhöhung entsteht ein starres Gebilde (ähnlich einem Stab), das den Extensionsmoment verstärkt.

Dynamisierung: Kontraktionen der gesamten einstrahlenden Muskeln übertragen sich auf die Faszie, die dadurch zu einem funktionellen Strecker wird; der Effekt aus der flektierten Position der Wirbelsäule heraus ist wegen der passiven Vordehnung größer; die Dynamisierung ist insbesondere im Bereich der neutralen Zone wirksam.

Faszienkontraktion: Eine selbst kontraktile Eigenschaft, ähnlich der Fascia cruris am Unterschenkel, wird diskutiert.

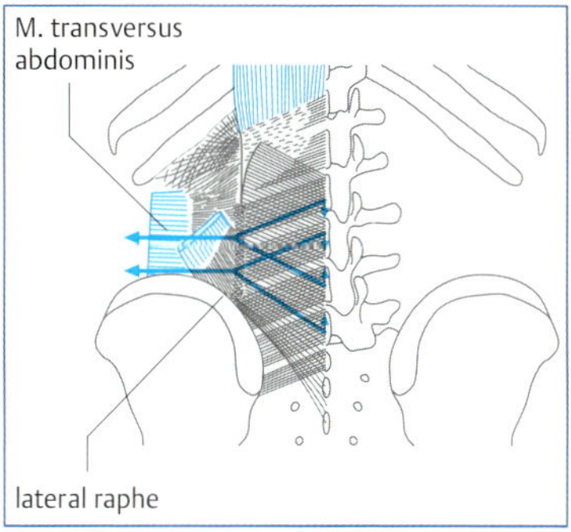

Fascia thoracolumbalis: Dynamisierung.

Faser, extrafusale *f*; ***Etym.:*** lat. *externus* „außerhalb befindlich" u. *fusus* „Spindel"; ***engl.:*** Fibre, extrafusal
Kontext: Physiologie
Von α-Motoneuronen aktivierte Fasern, die dafür sorgen, dass sich der Muskel zusammenzieht (vgl. ▸ Faser, intrafusale, ▸ γ-Motoneuron).

Faser, intrafusale *f*; ***Etym.:*** lat. *internus* „innerhalb befindlich, inwendig" u. *fusus* „Spindel"; ***engl.:*** Fibre, intrafusal
Kontext: Physiologie
Durch die (im Vergleich zu den α-Motoneuronen) kleineren γ-Motoneuronen aktivierte Fasern, die die Muskelspannung regulieren oder für das Beibehalten einer bestimmten Muskelspannung sorgen (vgl. ▸ Faser, extrafusale).

Fassthorax *m*; ***engl.:*** Barrel chest
Kontext: Innere Medizin, Atemtherapie
Typische Thoraxform bei Patienten mit Lungenemphysem. Zeichen: Die Rippen stehen in Einatemstellung, der epigastrische Winkel ist stumpf, die inspiratorischen Atemhilfsmuskeln sind hypertrophiert verkürzt und kontrakt, schlecht verschiebliches Gewebe, geblähte Supraklavikulargruben, paradoxe Atembewegungen, expiratorische Bauchpresse, Sahlische Gefäßzeichnung (kleine, gestaute Gefäße am unteren Thoraxrand).

Faszientechnik *f*; ***Etym.:*** lat. *fascis* „Bündel" u. griech. *technikos* „sachverständig, fachmännisch"; ***engl.:*** Fascia technique
1. *Kontext:* Massage

F

Strukturelle Körperarbeit. Gezielte tiefe Bindegewebstechniken, durch die insbesondere Gewebsrestriktionen gelöst werden können. Dosierter manueller Druck, der flächig, gleitend (oder punktuell) und tief dehnend parallel oder quer zur Faserrichtung gesetzt wird, löst die ▸ Restriktionen. Das Lösen der ▸ Restriktionen kann zusätzlich durch geringe muskuläre Anspannungen des Patienten gelöst werden. Durch dieses Anspannen und wieder Lösen des Muskels durch den Patienten selbst kann die Therapeutin vorsichtig tiefer in das Gewebe gleiten. Gleichzeitig erfährt der Patient eine veränderte und verbesserte Muskelkontraktion. So verbessert sich seine Wahrnehmung für Spannung und Entspannung.

2. ***Kontext:*** Kinesio-Taping-Therapie

Taping nach der F. wirkt entspannend und schafft Platz und Raum durch Verlagerung der Faszien. Zählt zu der ▸ Y-Technik. Man klebt die Basis spannungsfrei vor den Schmerzpunkt und die Zügel unter 25 % Zug in der gewünschten Position auf.

Faszikel *n*; ***Etym.:*** lat. *fasciculus* „Bündelchen", Verkleinerungsform von *fascis* „Bündel"; ***engl.:*** Fascicle

Vgl. ▸ Muskelbündel.

Faszikulation *f*; ***Etym.:*** lat. *fascis* „Bündel"; ***engl.:*** Fasciculation

Kontext: Neurologie

Spontane, sichtbare Kontraktion motorischer Einheiten aufgrund einer Schädigung des 2. Motoneurons; auch durch Beklopfen des Muskels auslösbar. Faszikulationen treten bei verschiedenen neurologischen Erkrankungen auf, z. B. amyotrophe Lateralsklerose, Polyneuropathie. Davon abzugrenzen sind benigne Faszikulationen, z. B. Zuckungen des Augenlids; der Patient hat keine neurologische Erkrankung (vgl. ▸ Fibrillation).

Fatigue *f*; ***Etym.:*** franz. *fatigue* „Müdigkeit"; ***engl.:*** Fatigue; ***Syn.:*** Fatigue-Syndrom

Kontext: Neurologie, Innere Medizin

Müdigkeit, Erschöpfung; bekannt bei Patienten mit Multipler Sklerose, Krebserkrankungen; die differenzialdiagnostische Abgrenzung zur Depression ist schwierig. Symptome: Müdigkeit, Lustlosigkeit, Schwäche, Verlust der körperlichen Belastbarkeit, Desinteresse, Motivationsverlust, Traurigkeit, seelische Erschöpfung, Interesselosigkeit, Antriebsverlust, Schlafstörungen. Mögliche Ursachen: gestörter Nachtschlaf (evtl. durch Schmerzen, Spastik, Nykturie usw.), medikamentöse Nebenwirkungen, immunologische Faktoren, Abnahme der Muskelmasse, chronische

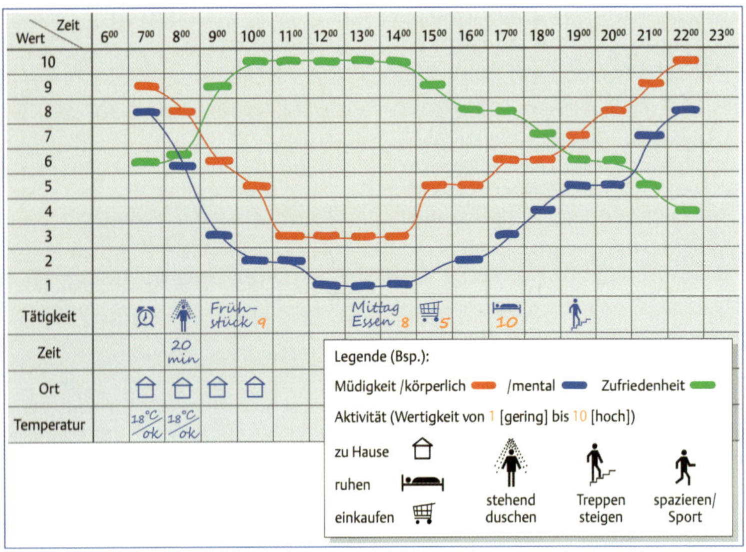

Fatigue. Fatigue-Energie-Kalender.

Schmerzen, soziale Faktoren; Ursachen bei Multipler Sklerose: verlangsamte Leitungsbahnen, lokale Schädigung in aktivierenden Zentren des Hirnstamms; Ursachen bei Krebserkrankungen: die Erkrankung an sich, Anämie, Mangelernährung durch Appetitlosigkeit. Verstärkende Faktoren: Ärger, Stress, Tabakkonsum; bei Multipler Sklerose: üppige Mahlzeiten, Hitze. Patienten bewerten F. oft als das am meisten beeinträchtigende Symptom. Dokumentation: Fatigue Severity Scale (FSS). Therapeutische Aspekte: Zeit-, Pausen-, Energiemanagement (z. B. Energiekalender führen); Physiotherapie: z. B. Ausdauer-, Krafttraining, Hilfsmittel- und Ergonomieberatung, Entspannungstherapie, kühlende Maßnahmen.

Fazialisparese *f*; ***Etym.:*** lat. *facies* „Gesicht" u. griech. *paresis* „Erschlaffung"; ***engl.:*** Facial paresis
Kontext: Neurologie
Lähmung der vom N. facialis versorgten mimischen Gesichtsmuskulatur. Man unterscheidet periphere und zentrale Fazialisparesen. Physiotherapie: Ziel ist es, die Reinnervation der mimischen Muskulatur zu fördern, entstellende Asymmetrien der mimischen Muskulatur (z. B. Hängen eines Mundwinkels, Mitbewegungen) zu vermindern und eine Schädigung der Hornhaut des Auges zu vermeiden. Nach der Befundaufnahme (Erfassen der aktivierbaren mimischen Muskeln) erfolgt die aktive Übungstherapie, in der der Patient die mimischen Bewegungen unter Spiegelkontrolle aktiv-assistiv einübt. Zu Vermeiden sind dabei (insbesondere bei zentraler F.) Asymmetrien und Mitbewegungen. Ausstreichungen vermindern Muskelverkürzungen.
Periphere F.: Ursache: Schädigung des N. facialis in seinem Verlauf vom Hirnstamm bis zum Durchtritt durch den knöchernen Schädel aufgrund von Infektionen, Verletzungen oder Tumoren. Folge: schlaffe Lähmung mit Beteiligung aller drei motorischen Fazialisäste.
Zentrale F.: Ursache: Schädigung der Nervenzellen oder Bahnen, die von den Großhirnarealen zum Kerngebiet des Fazialis im Hirnstamm verlaufen. Weil diese Fasern zur Gegenseite kreuzen, kommt es bei einer Schädigung in der rechten Hemisphäre zu einer linksseitigen F.; die Aktivierung der Stirnmuskulatur ist weiterhin möglich (bilaterale Innervation über Nervenfasern beider Hemisphären). Besonderheit: häufig unbewusste Dissoziation zwischen willkürlicher und emotionaler (unwillkürlicher) Aktivierung. Bsp.: Der Patient kann die Mundwinkel willkürlich nach oben zie-

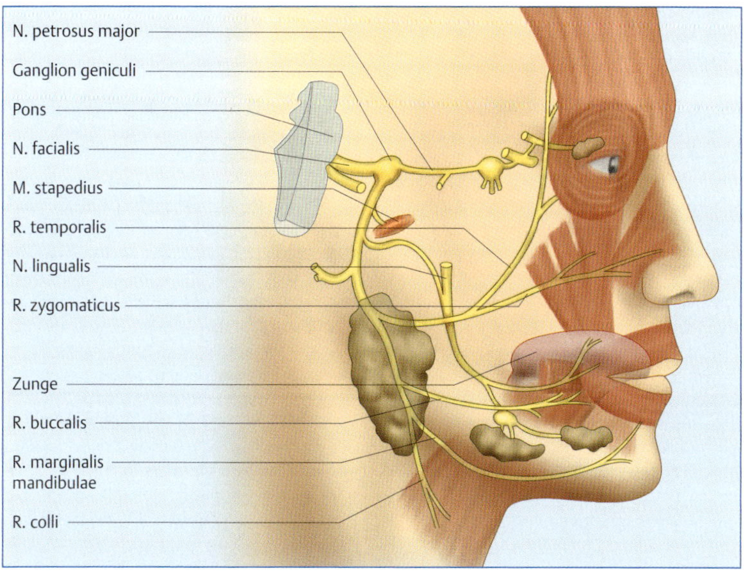

Fazialisparese. Verlauf des N. facialis.

F

hen; beim spontanen Lächeln hängt der Mundwinkel weiterhin.

Fazilitation *f*; ***Etym.:*** franz. *facilitation* „Erleichterung"; ***engl.:*** Facilitation

1. ***Kontext:*** Neurologie
Erleichtern, ermöglichen, fördern.

2. ***Kontext:*** Bobath-Konzept (Kinder)
Therapeutisches Unterstützen und Erleichtern einer intendierten oder begonnenen Aktivität des Kindes durch Anfassen/Körpereinsatz. Ist keine Intention des Kindes erkennbar, versucht der Therapeut den Kommunikationsweg herauszufinden und so zur Interaktion zu kommen.

3. ***Kontext:*** Bobath-Konzept (Erwachsene)
Lernprozess, der in der Interaktion zwischen Patient und Therapeut stattfindet und die Durchführung einer Funktion möglich und leichter macht. Fazilitation muss aktiv erfolgen, um ein selbstständiges und effizientes Problemlöseverhalten des Individuums zu erreichen. Sie findet auf drei Ebenen statt: taktil, visuell und auditiv (Sinz 2007).

4. ***Kontext:*** PNF-Konzept
Ziel des PNF-Konzeptes ist es, Alltagsaktivitäten zu ermöglichen oder zu erleichtern. Hierfür werden Muskelketten, die für die jeweilige Aktivität benötigt werden, durch gezielte Reize rekrutiert.

Fazilitation der Atmung *f*
Vgl. ► Atmung, Faszilitation der.

Fazilitationstechnik *f*; ***Etym.:*** lat. *faciliare* „erleichtern" u. griech. *techne* „Handwerk, Kunst, Kunstfertigkeit, Wissenschaft"; ***engl.:*** Facilitation technique
Kontext: Neurologie, Traumatologie, Orthopädie
Der neurophysiologische Begriff Fazilitation bezeichnet die Verbesserung der Entladungsbereitschaft einer Nervenzelle; im übertragenen Sinn wird er für die Erleichterung eines Bewegungsablaufs oder Lernvorgangs verwendet. Als Fazilitationstechniken im engeren Sinn bezeichnet man in der Physiotherapie Techniken, wie z. B. Muskeltapping, Muskelstretch, punktuelle Stimulation mit Eis, Widerstände, verbale Kommandos und auch passives Führen während eines Bewegungsablaufs. Gemeinsame Annahme der erstgenannten Techniken ist, durch die externen Reize eine Erhöhung der Entladungsfrequenz der Nervenzellen zu bewirken. Hintergrund des passiven Führens ist die (nicht belegte) Annahme, dass dadurch das Erlernen eines Bewegungsablaufs erleichtert wird.

Fazilitieren *n*
Vgl. ► Fazilitation.

FBL Functional Kinetics *f*; ***Etym.:*** engl. *functional* „funktionell" u. *kinetics* „Kinetik, Bewegungslehre"
Vgl. ► Funktionelle Bewegungslehre.

Fechterstellung *f*; ***engl.:*** Fencer position
Kontext: Diagnostik, Pädiatrie
Typisches Haltungsbild eines sechs- bis siebenwöchigen Säuglings. In diesen Lebenswochen liegt der gesunde Säugling in Rückenlage bei optischer Hinwendung zur Seite wie ein aktiver Fechter: Die gesichtsseitigen Extremitäten strecken sich leicht im Mittelgelenk, während sich die Mittelgelenke der dem Hinterhaupt zugewandten Seite beugen. Die F. ist physiologisch, mit runden Bewegungen, möglicherweise als Ausdruck optischen Hinwendens zu interpretieren. Man sieht sie nur in einem kleinen Zeitfenster von ca. zwei Wochen, sie ist niemals starr, pathologisch oder konstant. Die F. ist nicht zu verwechseln mit der ► ATNR-Schablone.

Federwaage *f*; ***engl.:*** Spring balance, spring scale
Kontext: Biomechanik, Diagnostik
Einfaches Instrument zur Kraftmessung. Basierend auf dem Hooke-Gesetz, ist die Verlängerung der Feder proportional zur wirkenden Kraft, die an einer Skala abzulesen ist.

Feedback *n*; ***Etym.:*** engl. *feed* „zurückführen, versorgen" u. *back* „zurück", „Rückmeldung, Rückkopplung"; ***engl.:*** Feedback; ***Syn.:*** Rückmeldung, Rückkopplung

1. ***Kontext:*** Kybernetik, Psychologie
Rückmeldung an eine Person, wie deren Verhalten von anderen wahrgenommen wird; Feedback besteht demnach aus Feedback-Geben und Feedback-Nehmen; F. dient der Verfeinerung der Selbst- und Fremdwahrnehmung; angemessen eingesetzt kann F. das motorische Lernen beschleunigen und Gedächtnisleistungen für das Gelernte erhöhen; in den Sportwissenschaften werden zwei Feedback-Arten unterschieden: extrinsisches (externes, durch den Therapeuten oder ein Gerät) und intrinsisches (Selbst-)Feedback; extrinsisches F. sollte im Laufe der Behandlung möglichst weitgehend durch intrinsisches F. ersetzt werden – also durch Selbst-Feedback über Proprio- und Exterozeptoren. F. findet im Kontakt mit anderen ständig statt, auch unbewusst; in der Physiotherapie etwa durch Sprache und Kör-

persprache, Gestik, Mimik, Berührung und Bewegung.
2. *Kontext:* Bobath-Konzept
Während einer Bewegung informieren Rezeptoren ständig das ZNS. Diese Kontrolle ermöglicht dem ZNS, notwendige Veränderungen und Korrekturen während der Bewegung durchzuführen.
3. *Kontext:* N.A.P.-Konzept
Bevor das Gehirn F. nutzen kann, muss die Bereitschaft des Patienten zum Handeln vorhanden sein. F. benötigt man um zu erkennen, ob die geplante Bewegung erfolgreich war oder ob Abweichungen stattfanden. Diese Rückmeldungen erfolgen aus dem ▸ somatosensorischen System (Knowledge of Results, Knowledge of Performance). Keine Rolle spielt diese Information bei schnellen Bewegungen, bei denen ungenügend Zeit für Korrekturen ist. F. ist generell notwendig, um ein motorisches Programm adaptieren zu können. Insbesondere gegen Ende der geplanten Handlung benötigt man F. für die Geschicklichkeit. Im ▸ N.A.P.-Konzept wird der Patient darin unterstützt, seine motorischen Strategien selbst zu reflektieren, um neue Lösungsmöglichkeiten zu erarbeiten.

Feedback, extrinsisches *n*; ***Etym.:*** engl. *feedback* „Rückmeldung, Rückkopplung" u. lat. *extrinsecus* „von außen"; ***engl.:*** Feedback, extrinsic
Kontext: Neurophysiologie, Motorisches Lernen
Von außen gesetzte Rückmeldung in einem Lernprozess durch einen externen Beobachter. Beim e.F. zum Bewegungsablauf spielt der Zeitpunkt der Rückmeldung eine wesentliche Rolle. Wann der Therapeut die Rückmeldung gibt, ist von den Lernphasen abhängig. In frühen Lernphasen sollte sie unmittelbar nach der Durchführung erfolgen; in späteren Lernphasen mit einer zeitlichen Latenz, um nicht mit internen Fehlererkennungsprozessen zu kollidieren.

Feedback, intrinsisches *n*; ***Etym.:*** engl. *feedback* „Rückmeldung, Rückkopplung" u. lat. *intrinsecus* „inwendig, innerlich"; ***engl.:*** Feedback, intrinsic
Kontext: Neurophysiologie, Motorisches Lernen
Sensomotorisches Feedback über den Bewegungsablauf und das Erreichen eines Bewegungsziels, das bei der Durchführung eines Bewegungsablaufs als Rückmeldung aus Gelenken, Muskeln und Hautrezeptoren sowie über Auge und Ohr an das ZNS zurückgemeldet wird.

Feedback, somatosensorisches *n*; ***Etym.:*** engl. *feed-back* „Rückwirkung"; ***engl.:*** Feedback, somatosensory
Kontext: Neurophysiologie, Motorisches Lernen
Rückkopplung zum Gehirn von den peripheren sensomotorischen Rezeptoren (propriozeptive, kinästhetische und taktile), die zur Feinsteuerung der Motorik beiträgt. Auch visuelles und auditives Feedback trägt zur Feinsteuerung bei (vgl. ▸ Closed skill)

Feedback, taktil-kinästhetisches *n*; ***Etym.:*** engl. *feedback* „Rückmeldung, Rückkopplung", lat. *tangere* „berühren", griech. *kinein* „bewegen" u. *aisthesis* „Wahrnehmung"; ***engl.:*** Feedback, tactile-kinesthetic
Kontext: Neurophysiologie, Motorisches Lernen
Intrisische (intern generierte) und extrinsische (von außen gesetzte) Rückmeldung zum Bewegungsablauf über somatosensible Afferenzen.

Feedback, visuelles *n*; ***Etym.:*** engl. *feedback* „Rückmeldung, Rückkopplung" u. lat. *videre* „sehen"; ***engl.:*** Feedback, visual
Kontext: Neurophysiologie, Motorisches Lernen
Intrisische (intern generierte) und extrinsische (von außen gesetzte) Rückmeldung zum Bewegungsablauf, die über das Auge aufgenommen wird.

Feedback-Kontrollsystem *n*; ***engl.:*** Feedback control system
Kontext: Neurologie
Mechanismus des ZNS zur ▸ posturalen Kontrolle, Kontrollsystem, das das Fehlersignal (z. B. Verlust des Gleichgewichts) aus der Abweichung der kontrollierten Variable vom erwünschten Wert des Fließgleichgewichts berechnet. Nach einer Bewegung bzw. Handlung modifiziert ein Kontrollsignal die Aktion des Kontrollsystems (vgl. ▸ Feedforward-Kontrollsystem).

Feedforward *n*; ***Etym.:*** engl. *feedforward* „Vorwärtskopplung"; ***engl.:*** Feed-forward
1. *Kontext:* PNF-Konzept
Entwickeln von Bewegungsplänen mittels Informationen, die dem ZNS „zugefüttert" werden. In diesem Zusammenhang spricht man auch von Feedforwardmechanismen.
Halten – Entspannen. Statisches Kontrahieren gegen den Haltewiderstand der Therapeutin. Der Patient erhält den Auftrag, die Position zu halten. Dabei werden primär *tonische* Muskelfasern rekrutiert (vgl. ▸ Kontrahieren – Entspannen).
2. *Kontext:* Bobath-Konzept

F

Laut der sogenannten Schaltungsregel spiegelt das ZNS zu jedem Zeitpunkt den Status der Körpermuskulatur wider (Magnus 1924). Das bedeutet, dass die Rezeptoren jede Veränderung, die sie erfahren, über Afferenzen an das ZNS weiterleiten. Diese Informationen sind die Grundlage des ZNS für die Initiierung von Haltungsänderungen und Bewegungen.

3. ***Kontext:*** N.A.P.-Konzept

Hierbei handelt es sich um einen neuronalen Prozess. Er beruht auf dem Modell, das das Gehirn von der geplanten Bewegung hat. Die Handlungsplanung beginnt nicht wie bisher angenommen 0,3 Sekunden vor der sichtbaren und bewusst ausgeführten Handlung, sondern sie ist bis zu 10 Sekunden vor der bewusst gemachten Handlung mit Hilfe von kernspintomographischen Aufnahmen zu erkennen.

Diese Vorabplanung wird genutzt, um motorische Strategien entsprechend der Alltagsanforderungen zu entwickeln. Hierfür werden Informationen bewertet und vorselektiert. Das ▸ N.A.P.-Konzept unterstützt den Patienten darin. Er muss ein Ziel bzw. ein Motiv zum Handeln erkennen. Nur so kann das Gehirn die motorische Strategie vorher festlegen.

Feedforward-Kontrollsystem *n*; ***Etym.:*** engl. „Optimalwertsteuerung"; ***engl.:*** Feed-forward control system

Kontext: Neurologie

Mechanismus des ZNS für den Erhalt der ▸ posturalen Kontrolle; Kontrollsystem, das das Fehlersignal vorausschauend berechnet: ohne direkten Bezug zur kontrollierten Variable und stattdessen aus anderen Variablen. Das Kontrollsignal modifiziert die Aktion des Kontrollsystems, bevor eine Aktion stattgefunden hat (vgl. ▸ Feedback-Kontrollsystem).

Feedforward-loop, feedback-loop *m*; ***Etym.:*** engl. *feed-back* „Rückwirkung", *forward* „nach vorn, vorwärts"; ***engl.:*** Feedforward-loop, Feedback-loop

Kontext: Feldenkrais

Rückkopplungen. Sinneseindrücke, die erwartet werden (Feedforeward-loops), werden vom handelnden Subjekt mit dem bezweckten (Ziel-)Zustand und dem dann tatsächlich registrierten (Ist-)Zustand verglichen (Feedback-loops). Dies wird so lange fortgesetzt, bis diese Vorwärts- und Rückwärtskopplungen von Absicht und Ausführung der Handlung einigermaßen zufriedenstellend übereinstimmen (vgl. ▸ Handlung).

Feed-forward-Mechanismus *m*; ***engl.:*** Feed-forward mechanism; ***Syn.:*** Pretiming

Kontext: Muskelphysiologie

Fähigkeit der stabilisierenden Muskulatur, insbesondere des M. transversus abdominis, vor der beabsichtigten Bewegung den Muskeltonus zu erhöhen.

Fehlatmung, funktionelle *f*; ***Etym.:*** lat. *functio* „Verrichtung"; ***engl.:*** Mal-respiration, functional

Kontext: Funktionelle Bewegungslehre

Störung der Atemaktivität; während des Atemrhythmus ist die dynamische Stabilisation der Brustwirbelsäule in ihrer Null-Stellung nicht gewährleistet. Ursache: Sie ist häufig eine Folge statischer Insuffizienz (die Atembewegung der Rippen wirkt sich in der Einatmung weiterlaufend extensorisch auf die Brustwirbelsäule aus, in der Ausatmung flektorisch). Es kommt zur Störung der normalen kostalen Atembewegung und Tonusveränderung der Muskulatur, z. B. Diaphragma, Mm. scaleni.

Fehlbelastung *f*

Kontext: Bewegungsanalyse

Unphysiologische ▸ Belastung einer Struktur. Bei andauernder F. kann es zu einer ▸ strukturellen Fehlstellung kommen.

Fehlhaltung *f*

Vgl. ▸ Haltungsfehler.

Fehlreaktion *f*; ***Etym.:*** lat. *re...* „zurück, gegen, wieder, erneut" u. *actio* „Handlung"; ***engl.:*** False reaction

Kontext: Bindegewebsmassage

Deutliche F. sind Herzklopfen, -rasen und -beklemmungen, Kurzatmigkeit, Atemnot und -beklemmungen sowie Übelkeit und Erbrechen, Schwindel und Ohnmacht. Bei solchen F. muss der Therapieplan bzw. die Dosierung der Griffe neu überdacht oder gestaltet werden. Verschiedene Maßnahmen können dem Patienten bei F. helfen. Dazu zählen z. B. ▸ Ausgleichsstriche und ▸ Ableitungen sowie Frischluft und beruhigendes Einwirken des Therapeuten. Folgende ▸ Strichführung eignet sich z. B. bei Atemnot: erst flächiges Abreiben vom Nacken ausgehend entlang des M. trapezius zum Akromion, dann im Bereich des zweiten Brustwirbels beginnend, zuerst paravertebral nach kaudal, dann den Rippen folgend zum unteren Rippenrand. Ggf. sollte Kontakt mit dem Arzt aufgenommen werden.

Fehlstellung, strukturelle *f*

Kontext: Biomechanik

Eine F. geht, im Gegensatz zum ▶ Haltungsfehler, mit Veränderungen der verschiedenen Körperstrukturen einher. Der Körper reagiert mit Adaptionsmechanismen auf Krafteinwirkung, auch auf unphysiologische ▶ Belastung, was zu architektonischen Veränderungen in verschiedenen Körperregionen führt.

Feinfühligkeit *f*; ***engl.:*** Sensitivity, sensibility
Kontext: Psychologie, Kommunikation
Bereitschaft und Fähigkeit der primären Bezugspersonen, die Signale des Säuglings bzw. Kleinkindes wahrzunehmen, präzise zu interpretieren sowie unmittelbar und angemessen darauf zu reagieren. In der Bindungsforschung wurde die hohe Bedeutung der F. für Aufbau und Aufrechterhaltung einer sicheren ▶ Bindung und die gesunde Entwicklung des Kindes nachgewiesen. Während sich F. auf die direkte Interaktion zwischen primärer Bezugsperson und Kind bezieht, können Physiotherapeuten die im ▶ Personzentrierten Ansatz beschriebenen Einstellungen (Empathie, Akzeptanz, Kongruenz) in der Kommunikation mit dem Patienten verwirklichen und damit zu einer positiven ▶ Beziehungsqualität beitragen (vgl. ▶ Bedürfnisse).

Feinkoordination *f*; ***Etym.:*** lat. *coordinatio* „Zuordnung"; ***engl.:*** Fine coordination skills
Kontext: Trainingslehre
F. beschreibt einen hohen Fertigkeitslevel, die verschiedenen koordinativen Fähigkeiten in optimaler Abstimmung innerhalb eines Bewegungsablaufs einzusetzen. Je feiner sie aufeinander abgestimmt sind, umso differenzierter kann eine gewünschte Bewegung ausgeführt werden.

Feinmotorik *f*; ***Etym.:*** lat. *motor* „Beweger"; ***engl.:*** Fine motor skills
Kontext: Trainingslehre
F. beschreibt den optimalen Zustand der motorischen Umsetzung von ▶ Bewegungsvorstellungen zur Erhaltung einer bestimmten Position (Stellung) bzw. zur Verwirklichung differenzierter Bewegungsabläufe. Die feinmotorische Fertigkeit ist eine Voraussetzung für ein ökonomisches und funktionelles Bewegungsverhalten.

Feiß-Linie *f*; ***engl.:*** Feiss line
Kontext: Diagnostik, Orthopädie
Beobachtungsparameter zur Beurteilung des Fußlängsgewölbes; gedachte Gerade zwischen Malleolus medialis, Os naviculare und dem Großzehengelenk. Liegt das Os naviculare unterhalb der F., ist das Längsgewölbe abgeflacht (Pes planus, Senkfuß); liegt das Os naviculare oberhalb der F., ist das Längsgewölbe erhöht (Pes cavus, Hohlfuß).

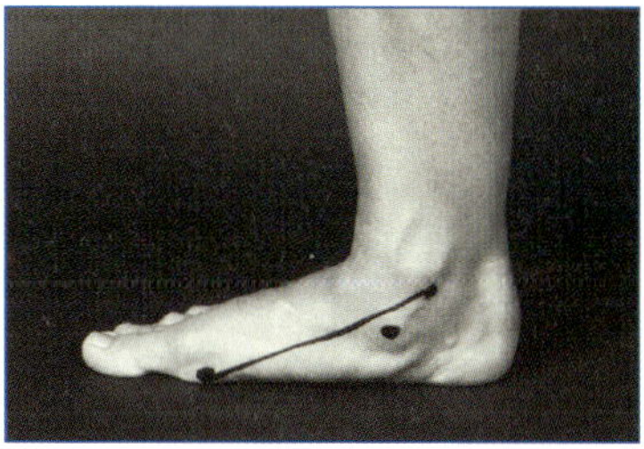

Feiß-Linie.

Feld, elektrisches *n*; ***engl.:*** Electric field
Kontext: Physik
Raum in der Umgebung von elektrischen Ladungen, in der eine elektrische Feldstärke nachweisbar ist.

Feld, elektromagnetisches *n*; ***engl.:*** Field, electromagnetic; ***Syn.:*** Magnetfeld
Kontext: Physik, Elektrotherapie
Sich ändernde Magnetfelder erzeugen elektrische Felder (Spannungen) und elektrische Ströme bewirken Magnetfelder. Daher kommen beide Feldtypen nebeneinander vor. Im Körper wirken die durch das Feld induzierten Ströme (bis 30 kHz) auf die elektrischen Reizschwellen der Nerven und bei Frequenzen von über 1 MHz werden Erwärmungseffekte spürbar (s. Diathermie). Im Gegensatz zu elektrischen Feldern lassen sich magnetische Wechselfelder nur sehr schwer abschirmen und stellen bezogen auf ihre große biologische Wirksamkeit in unserem Alltag ein zunehmendes – möglicherweise auch unterschätztes Gesundheitsrisiko dar.

Feld, rezeptives *n*; ***Etym.:*** lat. *recipere* „auf-, annehmen"; ***engl.:*** Field, receptive
Kontext: Neurophysiologie
Begrenzter Gewebebezirk eines (Haut)Rezeptors. Der Rezeptor reagiert, sobald der Reiz diesen Gewebebezirk beeinflusst: Rezeptive Felder benachbarter Rezeptoren überlappen sich.

Feldenkrais ***Etym.:*** Moshé Feldenkrais (1904–1984); ***engl.:*** Feldenkrais therapy
Kontext: Feldenkrais
Therapiekonzept, das von Moshe Feldenkrais entwickelt wurde; über angeleitete Verknüpfungen von Wahrnehmung und Bewegung, lernen Pa-

F

tienten ihren Köper zu verstehen und Abläufe zu verändern (vgl. ▶ Körperarbeit).

Feldenkrais, Moshé *m*; ***Etym.:*** Moshé Feldenkrais, israelischer Physiker und Bewegungspädagoge (1904–1984)
Kontext: Feldenkrais
Feldenkrais nahm nach einer Knieverletzung seine Rehabilitation selbst in die Hand, da er von seinem Orthopäden den negativen Befund erhalten hatte, dass er nie mehr seine normale Beweglichkeit zurückerlangen würde. F. begann, Übungen zu entwickeln, die auf seinem Wissen über Quantenphysik basierten: Alles, was lebt, ist in Bewegung; Bewusstsein kann Materie beeinflussen. Zuerst visualisierte F., wie sein normales Kniegelenk funktioniert, später begann er mit sanften Bewegungen. Seine Arbeiten haben das Verständnis für die Zusammenhänge zwischen Gehirn, Wahrnehmung und Körper verändert. F. begründete eine international bekannte, nach ihm benannte Bewegungspädagogik. Er hat zahlreiche Bücher geschrieben.

Feldenkrais-Methode *f*; ***engl.:*** Feldenkrais method
Kontext: Feldenkrais
Ein Verfahren zur Gestaltung von Lernprozessen, benannt nach ihrem Begründer Moshé Feldenkrais. Ihre wichtigsten Komponenten sind die ▶ Bewusstheit durch Bewegung und die ▶ Funktionale Integration. In der F. spricht man nicht von Patienten, da diese Methode nicht aus der Medizin stammt, sondern von Lehrern und Schülern.

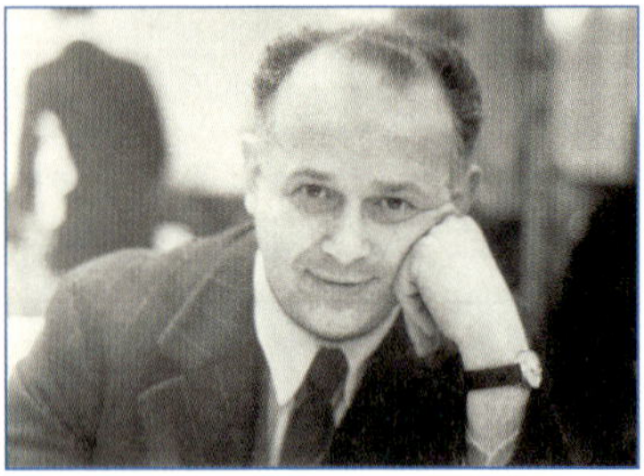

Moshé Feldenkrais.

Feldenkraisübung *f*; ***engl.:*** Feldenkrais exercises
Kontext: Feldenkrais
Übung nach dem Feldenkrais-Konzept, mit Bewegungen, die mit der Atmung verbunden sind und mit der Grundmotorik gering assoziiert sind, also z. B. nicht belastet sind von einem Schmerzerlebnis im Alltag. Ziele: neue Beweglichkeit, Koordination und Körperbewusstsein lernen (vgl. ▶ Feldenkrais).

Female Athlete Triad *f*; ***engl.:*** Female athlete triade
Kontext: Sportphysiotherapie
Gleichzeitiges Auftreten dreier Symptome bei jungen Sportlerinnen; der Symptomkomplex setzt sich zusammen aus Amenorrhoe (Ausbleiben der Regelblutung), abweichendem Essverhalten (Kost mit hohem Eiweißgehalt und niedrige Kohlenhydrataufnahme bei hohem Energieverbrauch) und Osteoporose.

Femoropatellargelenk *n*; ***Etym.:*** lat. *femur* „Oberschenkel" u. *patella* „Schüssel"; ***engl.:*** Femoropatellar joint
Kontext: Anatomie
Teilgelenk des Kniegelenks; das F. stellt die Beziehung zwischen dem Femur, der Patella sowie dem femoropatellaren Gleitlager dar.

Fernpunkt *m*; ***engl.:*** Distance point
Kontext: Traditionelle Chinesische Medizin
Besonders wirksame Punkte in der Peripherie einer muskulären Läsionskette (vgl. ▶ Muskel-Akupunkturleitbahn-Beziehung).

Fersenaufsatz *m*; ***engl.:*** Heel strike; ***Syn.:*** Fersenaufprall
Kontext: Ganganalyse
Zeitpunkt des ersten Fuß-Bodenkontaktes und Beginn der Standphase bei normalem Abrollverhalten des Fußes. Neutraler ist der Begriff ▶ initialer Kontakt.

Fersenreflex *m*; ***Etym.:*** lat. *reflectere* „zurückbiegen, umwenden"; ***engl.:*** Heel reflex
Kontext: Diagnostik, Vojta-Konzept
Von ▶ Vojta in die Diagnostik eingeführter Reflex. Durch Beklopfen der Ferse in Rückenlage (von der Fußsohlenseite her) erfolgt eine kurze Streckbewegung des gesamten Beines. Physiologisch in den ersten vier Lebenswochen, pathologisch nach dem dritten Lebensmonat.

Fersenschaukel *f*; ***engl.:*** Ankle swing
Kontext: Funktionelle Bewegungslehre
Therapeutische Übung nach Susanne Klein-Vogelbach für Patienten mit fehlender (Schluss-)Rotation im Kniegelenk unter Beibehaltung der Beinachse. Lernziele: Automatisieren der koordinierten flexorischen/extensorischen Aktivität ohne Belastung; Verstehen und Wiedererlangen der (Schluss-)Rotation im Kniegelenk. Ausgangsstellung: Die koordinierte „Schaukelbewegung" der

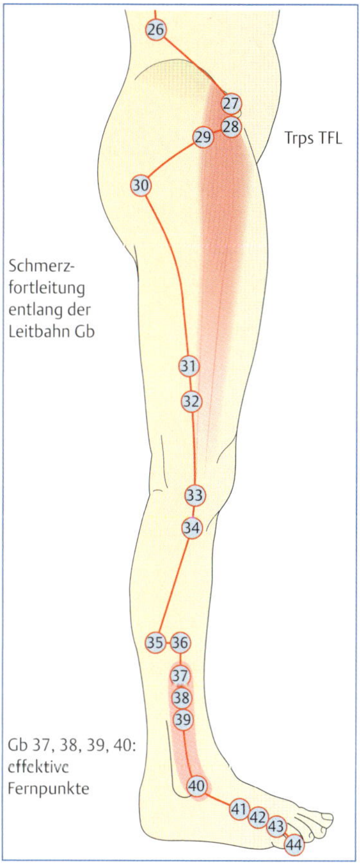

Fernpunkt: Einfluss der Fernpunkte am Beispiel des M. tensor fasciae latae (TFL) und der Leitbahn Gallenblase (Gb).

Ferse auf der Unterlage löst weiterlaufende Bewegungen im Knie- und Hüftgelenk aus. Die F. eignet sich auch für die Frühmobilisation verletzter oder operierter Gelenke mit modifizierter Ausgangsstellung (Rückenlage), Patienten mit Knie- oder Hüftgelenkarthrose.

Fersensitz *m*; ***engl.:*** Heel seat
Kontext: Bewegungslehre
Der F. beschreibt eine therapeutische Ausgangs- oder Endstellung. In der therapeutischen Übung ▸ Seeigel und Goldfisch beispielsweise stabilisiert sich der Patient in der Endstellung im F. auf ei-

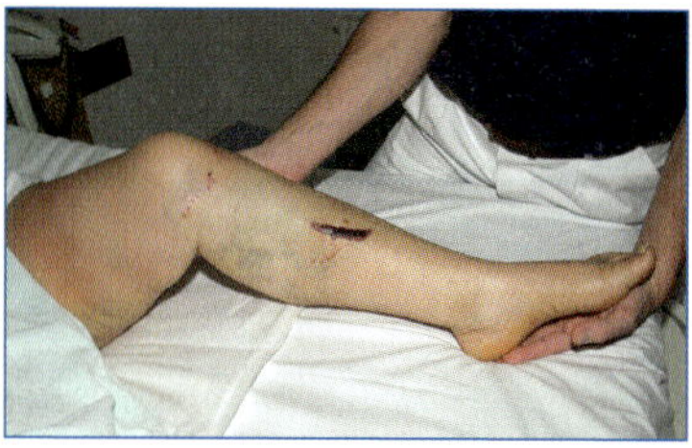

Fersenschaukel in Rückenlage.

nem Gymnastikball, während er mit den Händen in ▸ Stützfunktion das ▸ Gleichgewicht garantiert.

Fertigkeit *f*; ***engl.:*** Skill
Kontext: Ergotherapie
Ergebnis eines komplexen, in der Regel immer erlernten Zusammenspiels von Funktionen, die der Bewältigung bzw. Lösung einer Aufgabe dienen, z. B. Schreiben, Fußball spielen. Eng verwandt mit dem Begriff Fähigkeit (angeborene aktive Potenz, Vermögen, z. B. Gehfähigkeit, Sehfähigkeit). Fähigkeiten sind die Voraussetzungen für Fertigkeiten. In der ▸ Internationale Klassifikation der Funktionsfähigkeit, Behinderung und Gesundheit umfasst der Begriff ▸ Aktivität Fähigkeiten und Fertigkeiten.

Fertigung *f*; ***engl.:*** Production; ***Syn.:*** Produktion
Kontext: Betriebswirtschaftslehre
Ursprüngliches Kernstück in der Herstellung von Produkten. Bestandteile: Fertigungsplanung, -ablauf und -kontrolle. Physiotherapie: Übertragen auf eine Praxis ist die F. das Erbringen der Behandlung, die Herstellung des therapeutischen Produkts. Sie basiert auf den gleichen organisatorischen und planerischen Gedankengängen; jede Behandlung besteht aus Behandlungsplanung, -ablauf und -kontrolle.

Feste-Punkt-Regel *f*; ***engl.:*** Fixed point rule
Kontext: Therapeutisches Klettern
Traditionelle Regel des Kletterns; es sollen immer drei feste Punkte (zwei Tritte ein Griff bzw. zwei Griffe ein Tritt) genutzt werden. Dient der Sicherheit und ökonomischen Belastung beim Klettern (vgl. ▸ diagonale Belastung).

Festigkeit *f*; ***engl.:*** Strength
Kontext: Biomechanik
Widerstandskraft, die ein fester Körper der auf ihn einwirkenden Kraft entgegensetzt, ohne dass eine Verformung oder ein Bruch entsteht. Arten:

F

statische Festigkeit gegenüber allmählicher Belastungssteigerung bis zur Höchstbelastung, dynamische Festigkeit gegenüber schlagartigen oder schwingenden Belastungen und je nach Krafteinwirkung Zug-, Druck-, Schub-, Biege- und Torsionsfestigkeit.

Festkörper *m*; ***engl.:*** Solid state
Kontext: Physik
Materie im festen Aggregatzustand wird Festkörper genannt. Je nach ihrer Fähigkeit, elektrischen Strom zu leiten, können Festkörper den Leitern, Halbleitern oder Nichtleitern (Isolatoren) zugeordnet werden.

F

Fettablagerung *f*; ***engl.:*** Fat deposit
Kontext: Orthopädie
Durch ▸ Immobilisation auf den Gelenkflächen entstehende F. erzeugen einen Bewegungswiderstand, da sie das ▸ Gleiten der Gelenkflächen verhindern.

Fette *f*; ***engl.:*** Lipid
Kontext: Biochemie, Physiologie
Aus Glyzerin und drei Fettsäuren bestehendes Neutralfett. Im ▸ aeroben Energiestoffwechsel trennt die Lipolyse beide Bestandteile. Das Glyzerin wird mittels Phosphorylierung und Dehydrierung zu einer Substanz der ▸ Glykolyse (Glyzerinaldehydphosphat) umgebaut und dort eingeschleust. Der aerobe Abbau des Glyzerins liefert 17 mol ATP. Die sehr langen Ketten der Fettsäuren werden im Mitochondrium in einem vorbereitenden Stoffwechselweg (▸ β-Oxidation) zur Verwendung im ▸ Zitratzyklus aufgearbeitet. Die Fettsäure wird jeweils durch Anlagerung von Koenzym A und unter ATP-Verbrauch aktiviert und in Azetyl-Koenzym-A-Bruchstücke zerlegt, die in den Zitratzyklus eingebracht werden.

Fettkragen *m*; ***engl.:*** Fat collar
Kontext: Lymphologie
Lokale, wulstförmige, manchmal überhängende Fettansammlung oberhalb des Sprunggelenks (seltener: Handgelenks), typisch für das ▸ Lipödem.

Feuer *n*; ***engl.:*** Fire
Kontext: Traditionelle Chinesische Medizin
Eines der Elemente aus der ▸ 5-Elementen-Lehre nach Christel Heidemann. F. steht für Hitze am Himmel und Feuer auf der Erde, für aufsteigende Aktivitäten, für den Sommer, den Süden und das Erwachsenenalter. Ihm ist das Organ *Herz* zugeordnet. Seine Farbe ist rot, sein Geschmack bitter.

Feuer-Typ *m*; ***engl.:*** Fire type
Kontext: Traditionelle Chinesische Medizin
Aus der Elementen-Typologie nach der ▸ 5-Elementen-Lehre. Feuer-Typen haben einen kleinen spitzen Kopf, ein eher spitzes Kinn, eine lange, schmale und spitze Zunge und kleine Hände. Sie sprechen schnell und bewegen sich flink. Sie lachen gerne, wirken sehr aktiv, lebendig, energievoll und tendieren zu einer rötlichen Gesichtsfarbe.

Fibrillation *f*; ***Etym.:*** lat. *fibra* „Faser“; ***engl.:*** Fibrillation; ***Syn.:*** fibrilläre Muskelzuckung
Kontext: Neurologie
Spontane, sichtbare Kontraktionen einzelner Muskelfasern. Fibrillationen der Skelettmuskulatur treten klinisch sichtbar als neurologisches Zeichen einer Schädigung des 2. Motoneurons auf, z. B. bei amyotropher Lateralsklerose an der Zunge. Beim Herzmuskel können Fibrillationen z. B. als Vorhofflimmern auftreten.

Fibrinolytische Therapie *f*; ***engl.:*** Fibrinolytic therapy; ***Syn.:*** Lyse
Kontext: Innere Medizin
Auflösen akuter Venenthrombosen durch eine fibrinolytische Therapie mit Streptokinase innerhalb der ersten 24 Stunden. Physiotherapie: Bei dieser Therapie ist strengste Bettruhe erforderlich. Es darf nicht aktiv geübt werden. Tiefe Atemzüge sind wegen ihrer starken Wirkung auf den venösen Rückstrom kontraindiziert.

Fibroblasten *m*; ***engl.:*** Fibroblast
Kontext: Physiologie
Zellen, die in der Lage sind, Fasern zu produzieren; zu finden z. B. in Kapseln, Bändern, Sehnen, teilw. in Menisken und Disken; synthetisieren auch ▸ Grundsubstanz; zentrale Funktion während der Wundheilung, wo sie aber erst zu einem späteren Zeitpunkt aktiv sind; zuständig für den Umbau des ursprünglich angelegten Kollagens Typ III in das eigentliche und belastungsstabile Kollagen, meist Typ I; Sonderform des F.: ▸ Myofibroblast (vgl. ▸ Bindegewebe, ▸ Wundheilung, ▸ Kollagen Typ I, ▸ Kollagen Typ III).

Fibromyalgie *f*; ***Etym.:*** lat. *fibra* „Faser“, griech. *mys* „Muskel“ u. *algos* „Schmerz“ ; ***engl.:*** Fibromyalgia
Kontext: Pathophysiologie, Algesiologie
F. und der durch ▸ Triggerpunkte verursachte myofasziale Schmerz sind zwei Krankheitsbilder, die sowohl ätiologisch als auch klinisch klar zu unterscheiden sind. F. wird heute als eine Neurotransmitter-Störung verstanden, wobei dem Man-

gel an Serotonin eine Schlüsselrolle zuzukommen scheint. Zur Diagnose der Fibromyalgie müssen klinisch einerseits ein generalisierter Schmerz vorliegen (d. h. gleichzeitig sowohl rechte und linke Körperhälfte sowie oberhalb und unterhalb des Bauchnabels) und andererseits bei digitaler Palpation mindestens elf von 18 definierten Punkten druckschmerzhaft sein (Tenderpoints).
Das morphologisches Korrelat der Fibromyalgie sind ▸ Tenderpoints. Wichtig ist die Differenzialdiagnose zwischen myofaszialem Schmerzsyndrom und Fibromyalgie. (Vgl. ▸ Schmerzsyndrom, myofasziales.)

Fichtennadelbad *n*; ***engl.:*** Pine needle bath
Kontext: Balneologie
Form der Badetherapie mit Zusatz von Fichtennadelextrakten; enthält ätherische Öle. Einsatz: zur Behandlung von nervösen Störungen, Schlaflosigkeit und zur Rekonvaleszenz.

Figure-of-Eight *f*; ***Etym.:*** engl. *figure* „Figur, Zeichen" u. *eight* „acht"
Kontext: Medizinische Trainingstherapie
Test zur Beurteilung des Heilungsverlaufs sowie der Belastungsdosierung nach Beginn der aktiven Rehabilitation am Sprunggelenk (z. B. nach Supinationstrauma). Ausführung: Fixation des Sprunggelenkes in Nullstellung, leichte Flexion im Kniegelenk des Patienten; das Maßband wird zwischen Malleolus lateralis und der Sehne des M. tibialis anterior angelegt, nach medial unter der Fußsohle entlang bis proximal Os metatarsale V, von dort über den Fußrücken zum Malleolus medialis, dorsal am Unterschenkel entlang, wieder über den Malleolus lateralis zum Startpunkt zurück. Beurteilung: Strecke in cm im Vergleich zur gesunden Seite.

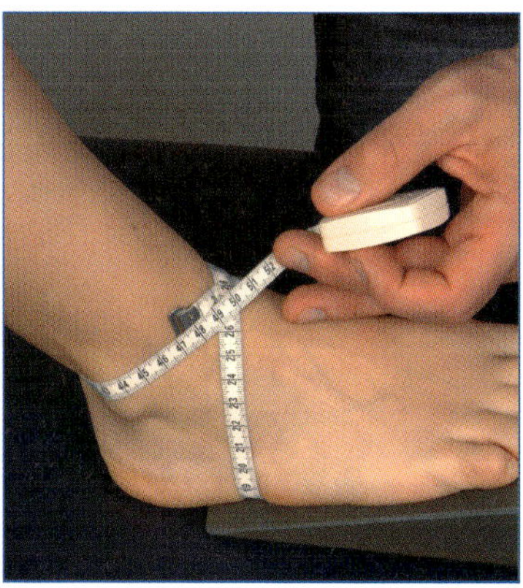

Figure-of-Eight.

Filtrationsdruck, effektiver *m*; ***engl.:*** Filtration pressure, effective
Kontext: Physiologie
Rechnerischer Wert, der eine Aussage über den Flüssigkeitsaustausch zwischen Kapillare und Gewebe (Filtration) ermöglicht (P_{eff}). Berechnet sich aus dem Blutdruck in der Kapillare (P_k) minus dem Gewebedruck (P_i) sowie abzüglich dem kolloidosmotischen Druck im Blut (π_k) minus dem kolloidosmotischen Druck des Gewebes (π_i), Formel: $P_{eff} = (P_k - P_i) - (\pi_k - \pi_i)$. Ist P_{eff} positiv, nimmt die Flüssigkeit im Gewebe zu. Da der venöse Abtransport beschränkt ist, müssen die Lymphgefäße den Flüssigkeitsüberschuss abtransportieren: Zunahme des ▸ Lymphzeitvolumens und der ▸ lymphpflichtigen Last. Wird die Transportkapazität des Lymphsystems überschritten, entsteht ein dynamisches ▸ Ödem. Konsequenz für die ▸ manuelle Lymphdrainage: Der Massagedruck muss sich dem Gewebedruck anpassen. Der ideale Massagedruck fördert die Resorption, ein zu hoher Massagedruck erhöht die Filtration (vgl. Hochvolumeninsuffizienz.)

FIM *m*
Vgl. ▸ Functional Independence Measure.

Finanzierung *f*; ***Etym.:*** mlat. *finantia* „Beendigung, endgültiger Entscheid, Zahlungsbefehl, Zahlung"; ***engl.:*** Financing
Kontext: Betriebswirtschaftslehre
Beschaffung von Kapital (Geldmittel und geldwerte Güter wie Grundstück, Gebäude, Know-how, Rechte) für die unternehmerische Tätigkeit. Physiotherapie: In der Planungsphase der Niederlassung bzw. Gründung der eigenen Praxis beschäftigen sich Praxisinhaber mit der Höhe des gesamten Kapitalbedarfs, verschiedenen Finanzierungsarten und der kostengünstigsten Kapitalbeschaffung usw. Später kann die Kapitalbeschaffung immer wieder bedeutsam werden, wenn Praxisvergrößerungen oder größere Investitionen anstehen.
Neufinanzierung: Kapitalbeschaffung, z. B. durch Gewinne, Einlagen, ▸ Darlehen, ▸ Factoring.
Umfinanzierung: Verändern einer bestehenden Kapitalbeschaffung, z. B. Verlängerung der Laufzeit eines Darlehens.

F

Finanzierungsentscheidung *f*; ***Etym.:*** mlat. *finantia* „Beendigung, endgültiger Entscheid, Zahlungsbefehl, Zahlung"; ***engl.:*** Financing decision
Kontext: Betriebswirtschaftslehre
Wahl der Finanzierungsform zur Deckung eines Finanzierungsbedarfs. Jeder Praxisinhaber trifft Finanzierungsentscheidungen. Die grundlegende Einteilung besteht aus Innenfinanzierung oder Außenfinanzierung. Bei der Innenfinanzierung wird der zusätzliche Finanzbedarf aus praxisinternen Mitteln bereitgestellt wie z. B. durch Abschreibungen, oder die Reinvestierung von Gewinnen. Bei der Außenfinanzierung werden zusätzliche Mittel durch Kredite oder Darlehen verwendet.

Finanzperspektive *f*; ***Etym.:*** lat. *finantia* „Beendigung, endgültiger Entscheid, Zahlungsbefehl, Zahlung" u. *perspicere* „deutlich sehen"; ***engl.:*** Finance perspective
Kontext: Betriebswirtschaftslehre
Eine der Betrachtungsweisen der ▸ Balanced Scorecard, durch die der Unternehmer einen Überblick über die wesentlichen finanzwirtschaftlichen, kunden- und mitarbeiterrelevanten ▸ Kennzahlen seines Unternehmens erhält, z. B. Rentabilität, Liquidität, Cashflow, Return on Investment oder Umsatz pro Stunde, Kosten pro Therapieeinheit. Physiotherapie: Um eine Praxisstrategie entwickeln zu können, muss der Inhaber die F. mit der Mitarbeiter-, Kunden- und Prozessstrategie zu einer komplexen ▸ Strategy-Map verbinden.

Finanzplan *m*; ***Etym.:*** lat. *finantia* „Beendigung, endgültiger Entscheid, Zahlungsbefehl, Zahlung"; ***engl.:*** Finance plan
Kontext: Betriebswirtschaftslehre
Tabellarische Übersicht, die geplante und realisierte Ein- und Auszahlungen eines Unternehmens in einem bestimmten Zeitraum darstellt. Durch den F. kann der betriebliche Kapitalbedarf im jeweiligen Zeitraum (z. B. monatlich) berechnet werden. Für die laufende Finanzplanung ist der F. unerlässlich. Die geplanten Ein- und Auszahlungen basieren auf Prognosen und sind daher unsicher. Die Gliederung des F. unterscheidet bei den Ein- und Auszahlungen genau zwischen Umsätzen, Sachanlagen, Finanzanlagen, Eigen- und Fremdkapital, Zinsen, Provisionen, Gewinnen, Material- und Personalauszahlungen, Steuern und Sonstigem. Physiotherapie: Vor der Entscheidung zur Kreditgewährung können Banken von Praxisgründern Finanzpläne (Teil des Businessplans) verlangen.

Finanzstrategie *f*; ***Etym.:*** lat. *finantia* „Beendigung, endgültiger Entscheid, Zahlungsbefehl, Zahlung" u. griech. *strategia* „Heerführung, Feldherrenamt"; ***engl.:*** Finance strategy
Kontext: Betriebswirtschaftslehre
Langfristig ausgerichtete Handlungsanweisung zur Verwirklichung des materiellen Erfolgs eines Unternehmens. Physiotherapie: Die F. enthält verschiedene monetäre Ziele der Praxis und beschreibt z. B. die Bedeutung der Rentabilität, die Verwendung von Gewinnen, die Relation von Innen- und Außenfinanzierung, die Beschaffung weiterer finanzieller Mittel und die Maßnahmen zur langfristigen Liquiditätssicherung. In der F. wird sichtbar, ob der jeweilige Praxisinhaber eher risikofreudig oder sicherheitsbedürftig agiert, ob er die Gewinne eher für Privatentnahmen oder als Reinvestitionen in die Praxis nutzt.

Fingerbeeren-Fingerseitengriff *m*; ***engl.:*** Lateral grip; ***Syn.:*** Schlüsselgriff, lateraler Griff
Kontext: Handtherapie
Zählt zu den ▸ bidigitalen Griffen. Meist von Daumen und Zeigefinger ausgeführt. Dabei wird ein Gegenstand zwischen Daumenkuppe und PIP des zweiten Fingers gehalten, wie z. B. ein Schlüssel.

Fingerbeerengriff *m*; ***engl.:*** Finger pad
Kontext: Handtherapie
Zählt zu den ▸ bidigitalen Griffen. Flächig mit den ▸ Fingerbeeren etwas fassen, z. B. ein Blatt Papier.

Finger-Boden-Abstand *m*; ***Abk.:*** FBA; ***engl.:*** Fingertip-to-floor distance test
Kontext: Diagnostik
Test mit Aussage zur globalen Beweglichkeit der Wirbelsäule einschließlich der Lenden-, Becken-, Hüftregion für Patienten, bei denen die Wiederherstellung gestörter Beweglichkeit (v. a. der Wirbelsäule) ein Therapieziel ist. Einfaches, praktikables Mittel, um Ausgangswerte und Verbesserungen zu messen (insbesondere bei schmerzbedingten Einschränkungen) und um Patienten Veränderungen aufzuzeigen; kein spezifischer Test für bestimmte Körperstrukturen (keine Aussage, was die Beschwerden auslöst). Durchführung: Bei der Messung des FBA steht die zu testende Person ohne Schuhe mit den Füßen in Parallelstellung (Füße hüftbreit). Die Ferse darf nicht abgehoben werden, die Knie bleiben in Extension. Die Testperson beugt sich vornüber, um mit den Fingerspitzen den Boden zu berühren. Der verbleibende Abstand zum Boden wird mit dem Maßband erfasst und als negative Zahl no-

tiert. Bei großer Beweglichkeit kann die Testperson auf einer Stufe stehen. Die Bewegungsamplitude, die tiefer als zum Boden überwunden wird, notiert der Tester als positiven Wert.

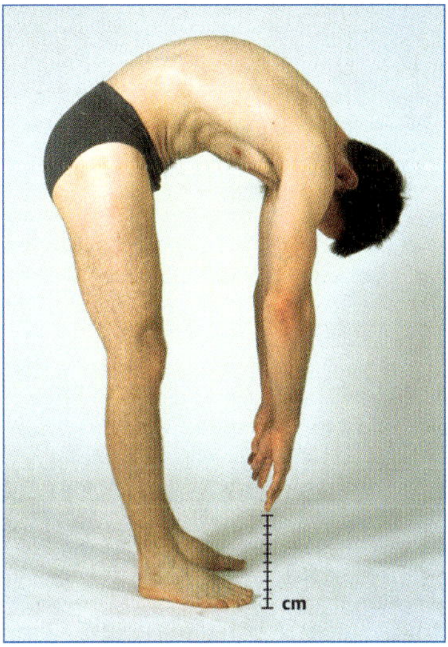

Finger-Boden-Abstand.

Fingerendgelenk, Flexion im *f*; ***engl.:*** Distal interphalangeal joint, flexion of; ***Syn.:*** DIP-Gelenk, Flexion im; distales Interphalangealgelenk, Flexion im

Kontext: Bewegungsanalyse

ROM: Abstand zwischen Fingerkuppe und Mittelphalanx.

Muskeln: M. flexor digitorum profundus.

Verkürzungen: Die Extension ist in sämtlichen Fingergelenken eingeschränkt, besonders in Kombination mit einer Dorsalextension im Handgelenk.

Schwäche: Während der Flexion in den Fingergelenken und im Handgelenk ist die Kraft vermindert.

Finger-Finger-Versuch *m*; ***Abk.:*** FFV; ***engl.:*** Finger-to-finger test

Kontext: Neurologie, Diagnostik

Koordinationstest; der Patient (Schultergelenk: 90° Abduktion) führt seine Zeigefinger zusammen; zunächst mit offenen, dann mit geschlossenen Augen. Bei einer Kleinhirnschädigung im Rahmen einer ▸ Ataxie erfolgt eine Zielungenauigkeit oder Zittern. Findet der Patient sein Ziel nur mit geöffneten Augen, liegt eine spinale oder sensible Ataxie bzw. eine Schädigung der spinalen propriozeptiven Bahnen vor. Er spürt die Lage der Finger im Raum nicht, kann dies aber mittels visueller Kontrolle kompensieren. Üblicher ist der ▸ Finger-Nase-Versuch, der FFV dient der zusätzlichen Absicherung, um Übungseffekte auszuschließen.

Fingerfolge-Versuch *m*; ***engl.:*** Finger-follow experiment; ***Syn.:*** Barany Zeigeversuch

Kontext: Neurologie

Koordinationsprüfung; der Patient wird aufgefordert, zuerst mehrmals mit offenen Augen (anschließend mit geschlossenen Augen) und ausgestrecktem Arm den vorgehaltenen Finger des Untersuchers zu treffen. Zielgenauigkeit, Bewegungsablauf, Bewegungsgeschwindigkeit und Seitendifferenzen werden beurteilt.

Fingergrundgelenk, Abduktion im *f*; ***engl.:*** Metacarpophalangeal joint, abduction in

Kontext: Bewegungsanalyse

ROM: Fingerabstand.

Muskeln: Mm. interossei dorsales, M. abductor digiti minimi, M. extensor digitorum.

Verkürzungen: Die Fingergrundgelenke lassen sich, bei gleichzeitiger Flexion der Mittel- und Endgelenke, nicht extendieren. Meist sind die Mm. interossei palmares und die Mm. lumbricales ebenfalls verkürzt.

Schwäche: Zwischen den Metakarpalknochen und am Kleinfingerballen ist eine deutliche Atrophie sichtbar. Sind die Mm. interossei dorsales geschwächt, befinden sich die Finger in Krallenstellung. Diese Krallenstellung entsteht durch das muskuläre Übergewicht des M. extensor digitorum in den Fingergrundgelenken. Sie befinden sich dabei in Hyperextension, während die Mittel- und Endgelenke kompensatorisch durch den Zug der überdehnten Flexoren in den Grundgelenken flektiert sind. Ist der M. extensor digitorum von einer Schwäche betroffen, ist eine deutliche Kraftminderung bei der Extension in allen Fingergelenken und bei der Dorsalextension im Handgelenk festzustellen.

Fingergrundgelenk, Adduktion im *f*; ***engl.:*** Metacarpophalangeal joint, adduction in

Kontext: Bewegungsanalyse

ROM: Fingerabstand.

Muskeln: Mm. interossei palmares.

Verkürzungen: Die Fingergrundgelenke lassen sich bei einer Verkürzung nicht mit gleichzeitig gebeugten Mittel- und Endgelenken in Extension

F

bringen. Meist sind die Mm. interossei dorsales und die Mm. lumbricales ebenfalls verkürzt.
Schwäche: Während der Flexion ist die Kraft in den Grundgelenken vermindert. Dabei ist häufig eine Krallenstellung der Finger zu sehen. Die Grundgelenke sind überstreckt, die Mittel- und Endgelenke gebeugt.

Fingergrundgelenk, Extension im *f*; *engl.:* Metacarpophalangeal joint, extension in; *Syn.:* MCP-Gelenk, Extension im; Metakarpophalangealgelenk, Extension im
Kontext: Bewegungsanalyse
ROM: 5°.
Muskeln: M. extensor digitorum, M. extensor indicis, M. extensor digiti minimi.
Verkürzungen: In sämtlichen Fingergelenken ist die Flexion beeinträchtigt. Die Verkürzung wird deutlich, wenn gleichzeitig das Handgelenk volarflektiert und das Ellenbogengelenk extendiert wird. Eine länger bestehende Verkürzung mit gleichzeitiger Überbelastung der Muskeln kann Reizungen an den Ursprungsehn am Epicondylus lateralis hervorrufen.
Schwäche: Eine Schwäche der beteiligten Muskeln, besonders des M. extensor digitorum, führt zu einer Kraftminderung bei der Extension in den MCP-Gelenken und ebenso bei der Dorsalextension im Handgelenk. Bei größerer Kraftminderung kann der Patient die Hand nicht aktiv öffnen. Um Gegenstände zu ergreifen, bringt er das Handgelenk in Volarflexion, sodass sich die Hand passiv öffnet.

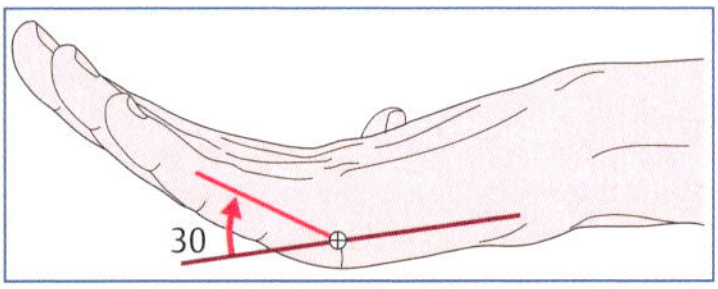

Extension im Fingergrundgelenk.

Fingergrundgelenk, Flexion im *f*; *engl.:* Metacarpophalangeal joint, flexion in; *Syn.:* MCP-Gelenk, Flexion im; Metakarpophalangealgelenk, Flexion im
Kontext: Bewegungsanalyse
ROM: 90°.
Muskeln: Mm. interossei palmares, Mm. interossei dorsales, Mm. lumbricales, M. flexor digitorum superficialis, M. flexor digitorum profundus, M. flexor digiti minimi brevis.
Verkürzungen: Die Streckung in sämtlichen Fingergelenken ist eingeschränkt. Eine Verkürzung des M. flexor digitorum superficialis und M. flexor digitorum profundus wird deutlich, wenn die Extension in den Fingergelenken gemeinsam mit einer Dorsalextension im Handgelenk durchgeführt wird.
Schwäche: Neben einer Kraftminderung der beteiligten Muskeln bei der Flexion in den Metakarpophalangealgelenken zeigt sich auch ein Kraftverlust bei der Flexion in den distalen und proximalen Interphalangealgelenken und bei der Volarflexion im Handgelenk. Der Faustschluss kann nur ungenügend durchgeführt werden (erheblicher Funktionsverlust). Schwere Gegenstände können nicht unter Beibehaltung der Volarflexion angehoben werden. Überwiegt die Schwäche bei der Flexion in den Metakarpophalangealgelenken, so sind die Mm. interossei und Mm. lumbricales als kräftigste Flexoren in diesen Gelenken stärker betroffen. Das klinische Bild entspricht dem einer Parese des N. ulnaris.

Fingerhohlhandabstand *m*; *engl.:* Finger-palm distance
Kontext: Handtherapie, Diagnostik
Abstand zwischen Langfinger und Hohlhand. Bei eingeschränkter Flexion der Langfinger wird mit einem Zentimetermaß (Lineal) der Abstand zwischen der Fingerkuppe der Langfinger und der Hohlhand gemessen.

Fingermittel- und Fingerendgelenk, Extension im *f*; *engl.:* Proximal interphalangeal joint and distal interphalangeal joint, extension in; *Syn.:* PIP- und DIP-Gelenk, Extension im; proximalen, und distales Interphalangealgelenk, Extension im
Kontext: Bewegungsanalyse
ROM: 0°.
Muskeln: M. extensor digitorum, M. extensor indicis, M. extensor digiti minimi, Mm. interossei palmares, Mm. interossei dorsales, Mm. lumbricales.
Verkürzungen: Durch eine Verkürzung ist die Flexion in allen Fingerngelenken eingeschränkt. Besonders deutlich wird die Verkürzung, wenn die Flexion der Fingergelenke mit einer Volarflexion im Handgelenk und einer Extension im Ellenbogengelenk kombiniert wird. Bei längerer bestehender Verkürzung können Reizungen an den Ursprungssehnen am Epicondylus lateralis entstehen. Eine Verkürzung der Mm. interossei und Mm. lumbricales kann festgestellt werden, wenn

die Endgelenke der Finger extendiert und die Mittel- und Endgelenke flektiert werden.
Schwäche: Die Kraft des während der Extension in allen Fingerngelenken und während der Dorsalextension im Handgelenk deutlich vermindert. Sind die Mm. interossei und Mm. lumbricales betroffen, so ist die Kraft während der Flexion in den Metakarpophalangealgelenken herabgesetzt und ebenso beim Adduzieren und Abduzieren der Finger.

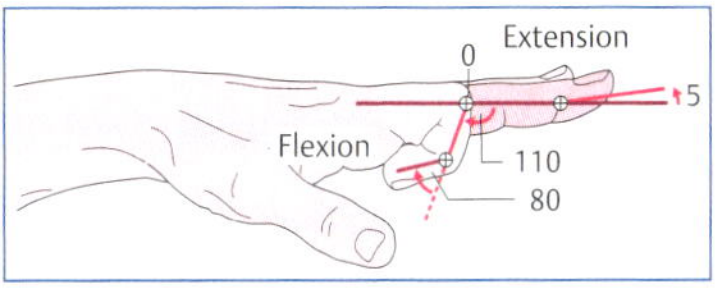

Extension im Fingermittel- und Fingerendgelenk.

Fingermittelgelenk, Flexion im *f*; ***engl.:*** Proximal interphalangeal Joint, flexion in; ***Syn.:*** PIP-Gelenk, Flexion im; proximales Interphalangealgelenk, Flexion im
Kontext: Bewegungsanalyse
ROM: 100°.
Muskeln: M. flexor digitorum superficialis, M. flexor digitorum profundus.
Verkürzungen: Die Extension ist in sämtlichen Fingergelenken eingeschränkt, besonders in Kombination mit einer Dorsalextension im Handgelenk.
Schwäche: Eine Kraftminderung ist nicht nur bei der Flexion in den distalen und proximalen Interphalangealgelenken, sondern auch bei der Volarflexion im Handgelenk vorhanden. Schwerere Gegenstände können nicht unter Beibehaltung der Volarflexion angehoben werden.

Finger-Nase-Versuch *m*; ***Abk.:*** FNV; ***engl.:*** Finger-to-nose test
Kontext: Neurologie, Diagnostik
Koordinationstest bei Patienten mit Dysmetrie, Dyssynergie und Intentionstremor. Der Patient (Schultergelenk: 90° Flexion) führt den Zeigefinger zur Nasenspitze; zunächst mit visueller Kontrolle, anschließend ohne. Bei Zielunsicherheit, Tremor oder Zunahme des Tremors kurz vor dem Ziel (Intentionstremor) liegt eine Kleinhirnschädigung im Rahmen einer zerebellären ▸ Ataxie vor. Physiotherapeutisch kann der FNV auch als Schnelltest der Extremitätenataxie eingesetzt werden; anfangs mit geführten Bewegungen oder im Sinne der Therapie nach Affolter/Sonderegger (vgl. ▸ Finger-Finger-Versuch).

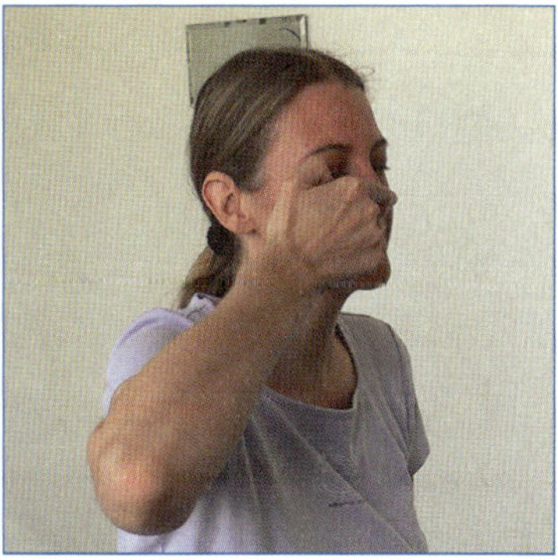

Finger-Nase-Versuch.

Fingersocks *f*; ***engl.:*** Finger socks
Vgl. ▸ Digi sleeves.

Fingerspitzengriff *m*; ***engl.:*** Fingertip grip
Kontext: Handtherapie
Zählt zu den ▸ bidigitalen Griffen. Zwei Fingerspitzen umfassen einen Gegenstand, z. B. eine Münze.

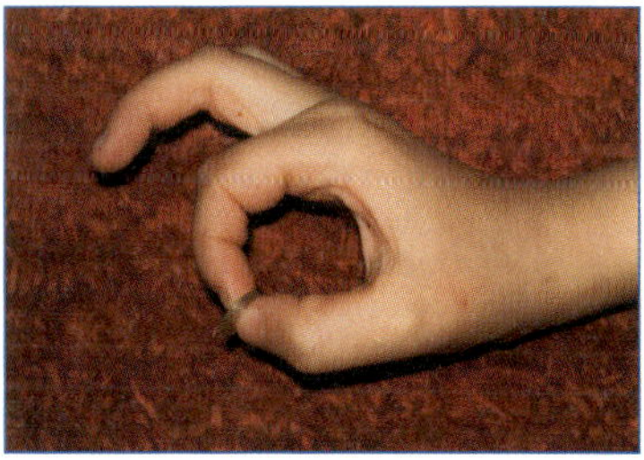

Fingerspitzengriff.

Finkelstein-Test *m*; ***engl.:*** Finkelstein's test
Kontext: Handtherapie, Diagnostik
Zur Testung der Tendovaginitis de Quervain oder des Hausfrauendaumens. Hierbei umschließen die Langfinger den Daumen der betroffenen Hand. Der Arzt abduziert ruckartig die Hand nach ulnar und löst einen starken Schmerz aus. Der Test wird im Seitenvergleich ausgeführt. Bei jedem Menschen kann man Schmerzen auslösen, wenn man die Hand zu ruckartig nach ulnar zieht, daher testet man im Seitenvergleich.

F

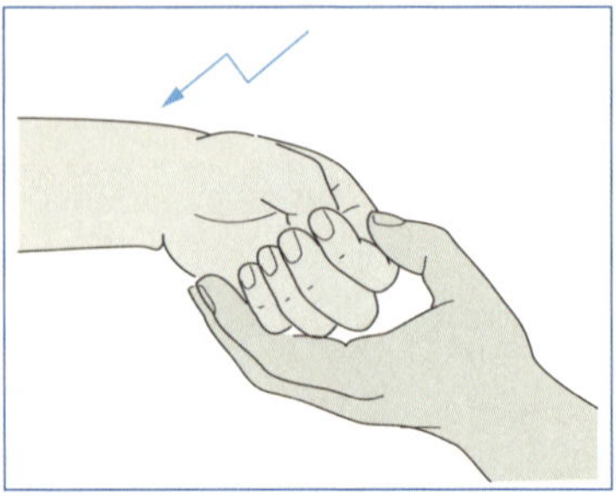

F

Finkelstein-Test.

First Metatarsal Rise Sign *n*; ***Etym.:*** engl. *first* „erst, zuerst“, griech. *meta...* „hinter...“, *tarsos* „Fußsohle“, engl. *to rise* „sich erheben, anheben“ u. *sign* „Zeichen“; ***engl.:*** First metatarsal rise sign

Kontext: Diagnostik, Medizinische Trainingstherapie

Schnelltest zur Überprüfung der passiven Funktion der M. tibialis posterior Sehne, die für die Stabilität des Fußgewölbes notwendig ist. Der Patient steht gleichmäßig auf beiden Beinen. Der Therapeut rotiert den Unterschenkel nach außen, dies entspricht einer Varusstellung des Kalkaneus. Der Test ist positiv (d. h. Dysfunktion der M. tibialis posterior Sehne) bei Abheben des Köpfchens des Metatarsale I.

Fisher-Yates-Test *m*; ***Etym.:*** nach dem Biologen, Genetiker, Evolutionstheoretiker und Statistiker *Ronald Aylmer Fisher* (1890, London – 1962 Adelaide, Australien) u. dem brit. Statistiker *Frank Yates* (1902–1994); engl. *test* „Prüfung, Untersuchung“; ***engl.:*** Fisher´s exact test; ***Syn.:*** Exakter Fisher-Yates-Test, Exakter-Fisher-Test

Kontext: Statistik

Nichtparametrischer, exakter Hypothesen prüfender Test. Der F. dient der Bestimmung der ▸ Wahrscheinlichkeit, dass zwei ▸ Häufigkeitsverteilungen eines zweifach gestuften (binären) Merkmals zweier unabhängiger ▸ Stichproben gleich verteilt sind. Eine weitere Anwendung besteht in der Überprüfung eines Zusammenhangs zweier in einer Stichprobe erhobener Alternativmerkmale. Ohne geeignete Statistiksoftware kann der F. bei kleineren ▸ Stichprobenumfängen auch anhand von Tabellenwerken ausgewertet werden.

Fitness *f*; ***Etym.:*** engl. „Leistungsfähigkeit; Eignung, Tauglichkeit“

Kontext: Prävention, Psychologie

Körperliche Leistungsfähigkeit, die eng mit psychischem Wohlbefinden verknüpft ist; beide Faktoren tragen zur Gesundheit bei. Ein körperlich leistungsfähiger Mensch wird seltener krank. Körperliche Aktivität und Ernährung beeinflussen die F.

Fitnesstraining *n*; ***Etym.:*** engl. „Aufbauprogramm zur Verbesserung der Leistungsfähigkeit“; ***engl.:*** Fitness training; ***Syn.:*** Gesundheitssport

Kontext: Trainingslehre, Prävention

Dient dem Erhalt oder der Verbesserung der körperlichen Leistungsfähigkeit im Gegensatz zum Leistungs- bzw. Spitzensport (Maximalleistungen innerhalb bestimmter Sportdisziplinen) oder der Rehabilitation (Wiederherstellung gestörter bzw. verloren gegangener Funktionen) und dient der Prävention vor Erkrankungen des Herz-Kreislauf-Systems (z. B. Bluthochdruck), des muskuloskeletalen Systems (z. B. Osteoporose, Distorsionen), der inneren Organe (z. B. Diabetes mellitus).

Fitzgerald-Test *m*; ***engl.:*** Fritzgerald test

Kontext: Medizinische Trainingstherapie, Manuelle Therapie

Test auf Labrumläsionen am Hüftgelenk; hohe Spezifität, im Vergleich zu anderen Tests höhere Treffsicherheit; muss aber durch Magnetresonanztomografie (MRT) bestätigt werden. Ausführung: der Patient befindet sich in Rückenlage, sein Fuß liegt in der Leiste des Therapeuten; die laterale Hand des Therapeuten fixiert das Knie, die mediale Hand die kontralaterale Hüfte des Patienten. Bewegung des Beins im Hüftgelenk aus Extension, Abduktion und Außenrotation in 90° Flexion (oder endgradig), Adduktion und Innenrotation (Halbkreisbewegung). Beurteilung: der Test ist positiv bei Provokation des typischen Schmerzes.

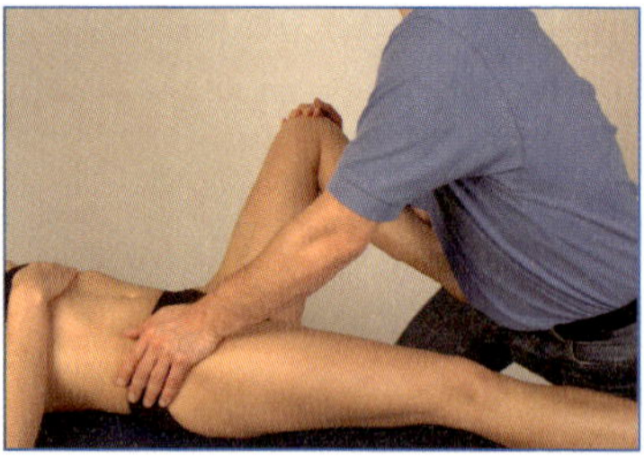

Fitzgerald-Test.

Fixateur, externer *m*; ***Etym.:*** franz: *fixateur* „Befestiger" u. *externe* „äußerlich"; ***engl.:*** Fixator, external

Kontext: Traumatologie

Von außen durch die Haut befestigtes Haltesystem, das einen Knochenbruch bei möglichst geringer Weichteilschädigung stabilisiert. Der Fixateur ist trotz der operativen Weichteilverletzung eine schonende Vorgehensweise, um die Fragmente gegeneinander zu stabilisieren. Man verankert Pins in den Knochenfragmenten, die nach erfolgtem Einrichten des Knochenbruchs (Reposition) mittels einer starren Vorrichtung (zumeist in Form von Stangen) fest miteinander verbunden werden. Am Pin sind Haut, Unterhaut, Muskelfaszien und Muskeln „aufgefädelt". Die reduzierte Beweglichkeit der Weichteilschichten führt zu Bewegungseinschränkungen in den angrenzenden Gelenken; die Ruhigstellung fördert die Abnahme der Muskelmasse und Bildung von ▶ Crosslinks. Spezialfixateure (z. B. Ilizarov-Fixateur) eröffnen weitere Möglichkeiten, z. B. Knochenverlängerungen und Osteomyelitis-Therapie.

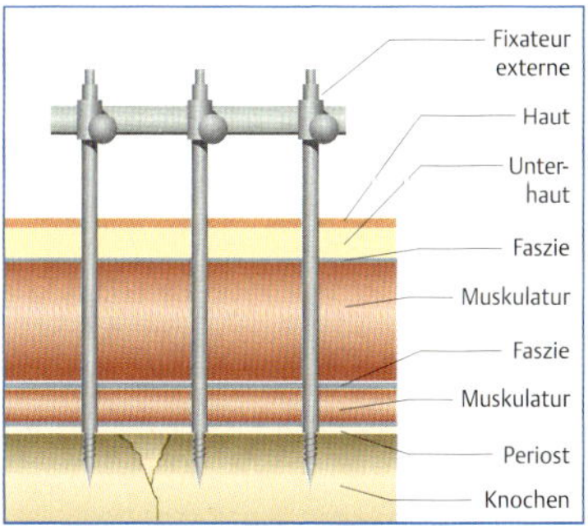

Externer Fixateur: Schematische Darstellung.

Fixateur, interner *m*; ***Etym.:*** franz: *fixateur* „Befestiger" u. lat. *internus* „innerlich, inwendig"; ***engl.:*** Fixator, internal

Kontext: Chirurgie

Instrumentarium zur operativen Stabilisation nach knöchernen Frakturen der Extremitäten und der knöchernen Anteile der Wirbelsäule. Dieses Verfahren garantiert eine rasche postoperative Mobilisation und Belastung der betroffenen Gelenke und somit des Patienten. Die postoperativen Liegezeiten konnten durch die Entwicklung des internen F. drastisch verkürzt werden: z. B. nach Wirbelfrakturen von ca. 16 Wochen auf wenige Tage.

Fixe Kosten *f*; ***Etym.:*** lat. *fixus* „fest, unveränderlich"; ***engl.:*** Fixed cost

Kontext: Betriebswirtschaftslehre

Unveränderter Teil der Gesamtkosten eines Unternehmens innerhalb eines bestimmten Zeitraumes, der unabhängig vom Auslastungsgrad (Beschäftigung) ist.

Physiotherapie: Miete, Personalkosten fest angestellter Mitarbeiter, Versicherungsprämien usw. bilden die F. einer Praxis; sie sind i. d. R. relativ hoch (vgl. ▶ variable Kosten).

Absolut fixe K.: Konstant linearer Verlauf; unabhängig vom Beschäftigungsgrad.

Sprungfixe K.: Bleiben innerhalb eines bestimmten Intervalls konstant, steigen dann sprunghaft auf ein höheres Level an, bleiben für ein weiteres Intervall linear. Ursachen: z. B. Mieterhöhungen oder Festanstellung eines zusätzlichen Mitarbeiters.

Fläche *f*; ***engl.:*** Area

Kontext: Biomechanik

Zweidimensionaler Teil einer Ebene; abgeleitete Größe aus zwei Längenangaben (a, b) $A = a \times b$ oder bei unregelmäßiger Abgrenzung durch Integration (Integralrechnung). Beispiel: Fläche unter einer Kurve wie z. B. Weg als Fläche im v-t-Diagramm.

Flachrücken *m*

Kontext: Orthopädie, Funktionelle Bewegungslehre

Typische Abweichung des muskuloskeletalen Systems im Stehen mit Retroversion des Beckens. Weiterlaufende Effekte: Flexion der unteren LWS (dorsale Distraktion der Bandscheibe); die Verkürzungen der Ischiokruralmuskulatur und des M. rectus abdominis potenzieren sich (Verstärkung der Beckenfehlstellung); das Bewegungsverhalten (Bücken) ist verändert; Verlängerung des M. psoas major (insuffizient in der Annäherung, „Stellungsschwäche"); evtl. flektorische Hypermobilität der LWS aufgrund einer fehlenden selektiven Flexion im Hüftgelenk, da der M. psoas insuffizient und der M. rectus abdominis dominant ist (verfrüht einsetzende Flexion der LWS).

Flachrücken, thorakaler *m*; ***Etym.:*** griech. *thorax* „Brustkorb"; ***engl.:*** Flatback; ***Syn.:*** Trichterbrust

Kontext: Funktionelle Bewegungslehre

Brustkorb mit verminderter Brustkorbtiefe bzw. vermindertem sagittotransversalen Brustkorbdurchmesser auf Höhe Th 7 (vgl. ▶ Rundrücken, thorakaler, ▶ Tiefen).

Flaschenzug *m*; ***engl.:*** Block and tackle
Kontext: Physik
Einfache Maschine aus Seil, festen und losen Rollen zur Erleichterung des Kraftaufwandes. Allerdings muss das, was an Kraft eingespart wird, an Weg (Seillänge) zurückgelegt werden („Goldene Regel der Mechanik"). Die geleistete Arbeit ist letztlich gleich (Reibung unberücksichtigt). Besteht der Flaschenzug aus einer Anzahl von n Rollen, so verteilt sich die Last auf n Seilabschnitte. Für die aufzuwendende Kraft gilt: Kraft = Last / Anzahl der Seilabschnitte.

F

Flatus vaginalis *m*; ***engl.:*** Flatulence vaginal
Kontext: Gynäkologie
Geräuschvolles Entweichen von eingezogener Luft bzw. Winden aus der Scheide, das bei Lageveränderungen auftritt, z. B. Wechsel in den Vierfüßlerstand. Ursache ist eine ▶ Beckenbodensenkung bzw. ein Descensus vaginalis.

Flexibilität *f*; ***Etym.:*** lat. *flexibilis* „biegsam"; ***engl.:*** Flexibility; ***Syn.:*** adaptive Flexibilität
Kontext: Psychologie
Fähigkeit, sich leicht an Veränderungen in der Umwelt oder im eigenen Körper anzupassen.

Flexibles Lineal *n*; ***Etym.:*** lat. *linea* „Linie", eigtl. „Leine, Schnur" u. *flexibilis* „biegsam"; ***engl.:*** Flexible ruler
Kontext: Diagnostik, Orthopädie
Bewegliches Metermaß zur Beurteilung der Wirbelsäulenstatik bzw. zum Vergleich mit der idealisierten S-Form; klinische Erfahrung zeigt eine relativ hohe Übereinstimmung mit Röntgenbildern, die nicht immer vorliegen.

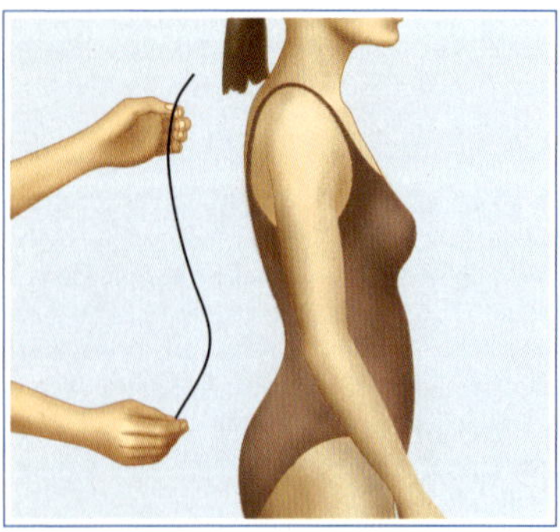

Flexibles Lineal.

Flexion *f*; ***Etym.:*** lat. *flexio* „Beugung, Biegung"; ***engl.:*** Flexion
Kontext: Anatomie, Funktionelle Bewegungslehre
Bewegungskomponente; Beugung. Flexionsbewegungen erfolgen entlang einer Sagittalebene um eine frontotransversale Achse (vgl. ▶ Extension).

Flexionsmuster *n*; ***Etym.:*** lat. *flexio* „Biegung"; ***engl.:*** Flexion pattern
Kontext: Neurologie
Generelles, gebeugtes Muster nach vorne, in dem die flektorischen Muskeln des Körpers aktiv sind (vgl. ▶ Extensionsentwicklung). Kann auch einseitig sein, z. B. bei ▶ Hemiplegie.

Flexorreflex mit gekreuztem Extensorreflex *m*; ***Etym.:*** lat. *flectere* „beugen, biegen", *reflectere* „zurückwenden", *extendere* „ausdehnen, ausstrecken"; ***engl.:*** Flexor reflex and crossed extension reflex; ***Syn.:*** Beugereflex mit kontralateralem Streckreflex
Kontext: Neurophysiologie, Sensomotorik
Sehr komplexe sensomotorische Reaktionen, ▶ polysynaptischer Reflex aufgrund einer Reizung der Fußsohle. Auf Reizung der Haut (Fußsohle) erfolgt über polysynaptische spinale Verschaltungen die Aktivierung der Flexoren und Hemmung der Extensoren auf der gereizten Seite. Die Extremität wird von der schmerzauslösenden Gefahrenquelle entfernt. Dies führt automatisch zur Körpergewichtsverlagerung auf die Gegenseite und zum Einbeinstand. Dieser kann nur sicher ausgeführt werden, wenn auf der kontralateralen Seite die gegensätzliche (reziproke) Reaktion stattfindet (Extensoren kontrahieren, Flexoren relaxieren). Gemeinsam mit sehr komplexen Muskelaktivitäten des Körperstamms (Stützsensomotorik) wird das Gleichgewicht dynamisch gesichert.

Fließgeschwindigkeit *f*; ***engl.:*** Flow velocity, drift velocity
Kontext: Physik
Verhältnis zwischen Ortsveränderung eines strömenden Mediums im gegebenen Zeitintervall (vgl. ▶ Strömungsgeschwindigkeit, ▶ Stromstärke).

Flow *m*; ***Etym.:*** engl. „Fließen, Fluss, Strom"; ***engl.:*** Flow
Kontext: Atemtherapie
Luftstromstärke (vgl. ▶ Flow-Volumen-Kurve).

Flow-Volumen-Kurve *f*; ***engl.:*** Flow-volume curve
Kontext: Atemtherapie

Gegenüberstellung der Luftstromstärke und des Lungenvolumens an Hand einer Kurve; liefert Informationen über die gemessene Luftstromstärke bestimmter Lungenvolumina; höchster Wert wird bei großen Volumina erreicht, bei Verringerung des Lungenvolumens wird auch die Stromstärke abnehmen; die F-V-K wird als „Fingerabdruck" der Lungenfunktion angesehen.

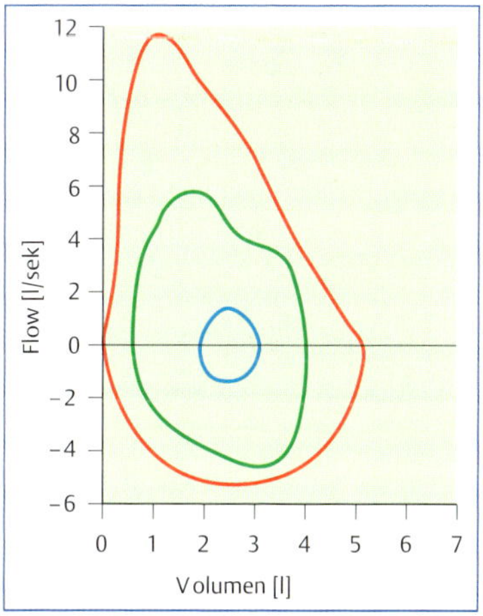

Flow-Volumen-Kurve bei einem gesunden Patienten während maximaler In- und Exspiration (rote Linie), während normaler Ruheatmung (blaue Linie) und wärend maximaler Leistung (grüne Linie).

Flow-Zustand *m*; ***Etym.:*** engl. *to flow* „fließen, strömen, schweben"; ***Syn.:*** Flow
Kontext: Psychologie, Kommunikation
Direktes Aufgehen im Tun, wobei der Handlungsablauf als einheitliches Fließen erlebt wird. **Merkmale:** hohe intrinsische Motivation (großes Interesse an der Aufgabe bzw. Situation), Vertiefung in die Aufgabe, ungeteilte ▸ Aufmerksamkeit, Anstrengungsbereitschaft, Gefühl der ▸ Kontrolle, positive Rückmeldungen über das eigene Können sind gegeben, Empfinden angenehmer Emotionen (Freude am effektiven Handeln, Spaß, Glück), die Zeit vergeht wie im Flug. **Voraussetzungen:** Die eigenen Fähigkeiten entsprechen der Aufgabenschwierigkeit, man schätzt die Bewältigung der Aufgabe als eine erstrebenswerte Herausforderung ein (Selbstwirksamkeit); es besteht weder ▸ Über- noch Unterforderung. Therapeuten können diesen positiven Zustand durch entsprechende Aufgabengestaltung und ▸ Gesprächsführung aktiv fördern. Der Zustand kann nicht ständig herbeigeführt werden, sondern ist ein positives, therapeutisches Prozesselement für gewisse Zeitabschnitte während der Behandlung (vgl. ▸ Autonomie).

Flucht- und Kampfreaktion *f*; ***engl.:*** Fight- and flight reaction
Kontext: Physiologie
Psychomotorische Reaktion auf physische, psychische oder soziale Bedrohung und/oder Gefahr. Reaktionsmöglichkeiten: Versuchen zu kämpfen, um die Gefahr zu bewältigen; Wegrennen, um der Gefahr zu entfliehen; regungsloses Verharren (vgl. ▸ Totstellreflex, ▸ psychomotorische Schutzreaktion).

Fluchttrieb *m*; ***engl.:*** Flight drive
Kontext: Hippotherapie
Angeborener Urinstinkt; das Pferd flieht in Krisen-, Schreck- und Angstsituationen im Galopp, überwindbare Hindernisse nimmt es dabei im Sprung. Sorgfältige Ausbildung des Therapiepferdes versucht, diese Reaktionen zu minimieren durch Gewöhnung des Pferdes, z. B. an ungewohnte, abrupte Bewegungseinwirkungen durch den Patienten, plötzliche heftige Lautäußerungen oder Störfaktoren aus dem Umfeld usw.

Fluggleichgewicht *n*; ***engl.:*** Flight balance
Kontext: Bewegungslehre
Unter dem Begriff F. fallen alle Bewegungen mit Flugphasen. Diese sind: kurze Flugphase bei Niedersprüngen von unterschiedlich hohen Podesten, Seilspringen (intensiv gekoppelt mit kinestätischer Differenzierungsfähigkeit, Rhythmusfähigkeit) sowie Sprünge auf dem Trampolin und von verschiedenen Absprunghöhen ins Wasser. Ebenfalls dazu zählen u. a. der Flug während des Weitsprungs und der des Skispringers während des alpinen Skilaufs.

Fluid *n, -de*; ***Etym.:*** lat. *fluidus* „fließend"
Kontext: Physik
Sammelbegriff für Flüssigkeiten, Gase und Dämpfe, da sie viele ähnliche Eigenschaften haben (vgl. ▸ Strömung).

Fluidotherapie *f*; ***Etym.:*** lat. „fließend"; ***engl.:*** Fluid therapy
Kontext: Physikalische Therapie
Wärmebehandlung. Trockene, milde Wärmezufuhr, bei der kleine Zellulosepartikel um die zu behandelnde Hand oder den Arm wirbeln. F. bewirkt Muskelentspannung und Gewebedehnung.

Anwendung ist nach Amputationen und bei peripheren Parästhesien indiziert.

Fluktuation *f*; ***Etym.:*** lat. *fluctuare* „schwanken, wogen, wallen"
Vgl. ▸ Mitarbeiterfluktuation.

Fluss *m*; ***engl.:*** Flow
Kontext: Physik
Maß für diejenige Fluidmenge, die pro Zeiteinheit durch einen Strömungsquerschnitt fließt. Einheit: kg/s.

Flüssigkeit *f*; ***engl.:*** Liquid
Kontext: Physik
Eine Flüssigkeit ist ein Soff in flüssigem Aggregatzustand. Alle Stoffe können in bestimmten Bereichen von Druck und Temperatur als Flüssigkeiten vorliegen (sofern sie sich beim Übergang nicht chemisch umwandeln). Sie nehmen eine Zwischenstellung zwischen festen Körpern und Gasen ein. Eigenschaften: Sie haben eine bestimmte Masse und ein bestimmtes Volumen (sehr gering kompressibel), sind in ihrer äußeren Form veränderlich (Formfüllungsvermögen), haben eine waagerechte Oberfläche (Erdanziehung) und sind leicht transportierbar (Strömung). Als ideale Flüssigkeit wird eine inkompressible Flüssigkeit ohne innere Reibung bezeichnet (vgl. ▸ Kohäsion, ▸ Adhäsion, ▸ Oberflächenspannung, ▸ Viskosität, ▸ Strömung, ▸ Kapillarität, ▸ benetzend).

Flüssigkeit, benetzende *f*; ***engl.:*** Liquid , wetting
Kontext: Physik
Erscheinung zwischen Flüssigkeitsoberfläche und Gefäßwand wenn der Randwinkel < 90° (an der Gefäßwand hochgezogen) ist; bei einem Randwinkel > 90° Grad spricht man von einer nicht benetzenden Flüssigkeit (vgl. Kapillarität).

Flüssigkeit, ideale *f*; ***engl.:*** Ideal liquid
Kontext: Physik
Als ideale Flüssigkeit wird eine inkompressible Flüssigkeit ohne innere Reibung bezeichnet.

Flüssigkeit, nicht benetzende *f*; ***engl.:*** Liquid, non-wetting
Kontext: Physik
Erscheinung zwischen Flüssigkeitsoberfläche und Gefäßwand; wenn der Randwinkel bzw. Kontaktwinkel > 90° ist; bei einem Randwinkel < 90° spricht man von einer benetzenden Flüssigkeit (vgl. ▸ Kapillarität).

Flüssigkeitsmanometer *n*; ***engl.:*** Liquid manometer
Kontext: Biomechanik
Druckmessgerät (Manometer) mit U-förmig gebogenem, flüssigkeitsgefülltem Glasrohr. Das Gewicht der Flüssigkeit stellt das Gleichgewicht zu der Kraft her, die den Druck auf die Flüssigkeitsfläche verursacht. Die Druckdifferenz zu dem Vergleichsdruck ergibt sich aus dem Niveauunterschied der beiden Minisken (Oberflächen).

Flüssigkeitsreibung *f*; ***engl.:*** Fluid friction
Kontext: Biomechanik
Sonderform der Gleitreibung, die dann eintritt, wenn sich zwischen zwei gegeneinander bewegten Flächen ein permanenter Flüssigkeitsfilm (Schmiermittel) befindet. Sie ist geringer als die Rollreibung. Die Flüssigkeitsreibung ist daher der optimale Zustand in Lagern und Gelenken, wenn Dauerhaltbarkeit, hohe Gleitgeschwindigkeit und hohe Belastung benötigt werden.

Flüssigkeitssäule *f*; ***engl.:*** Liquid column
Kontext: Biomechanik
Ursächlich für den Druck in einer gewissen Tiefe, der von dem spezifischen Gewicht der Flüssigkeit und der Höhe der Säule (Eintauchtiefe) bestimmt wird (vgl. ▸ hydrostatischer Druck).

Flüssigkristall *m*; ***engl.:*** Liquid crystal
Kontext: Physik
Stoffe, die sowohl mechanische Eigenschaften einer Flüssigkeit als auch optische Eigenschaften besitzen. Bestimmte Flüssigkristalle reagieren auf Temperaturänderungen mit Farbänderungen des reflektierten Lichtes. Sie lassen sich daher für flächenhafte Temperaturmessungen (Fiebermessung) einsetzen.

Flüssigkristallanzeige *f*; ***Abk.:*** LCD; ***engl.:*** Liquid crystal display (LCD)
Kontext: Physik
Elektronisches Anzeigeelement für Buchstaben, Ziffern oder Symbole, das die Veränderung der Lichtreflexion von Flüssigkristallen beim Anlegen einer elektrischen Spannung ausnutzt.

Flutter *m*; ***Etym.:*** engl. „Flattern, Wirbel"
Kontext: Atemtherapie
Kunststoffpfeife, dessen Exspirationsöffnung aus einer konusförmigen Öffnung besteht, die durch eine frei bewegliche Stahlkugel verschlossen wird; durch Exspiration wird die Kugel gelöst, worauf der Druck wieder sinkt und die Öffnung wieder verschließt; dies wiederholt sich während der Ausatmung mit einer Frequenz von 2–30 Hz; so entsteht ein wechselnd positiver Druck; theoretisch ergänzen sich dabei die positiven Effekte einer ▸ Positive exspiratory pressure – Maske und

Oszillation auf den Mukustransport: Vermeidung von Tracheobronchialkollaps, Veränderung der visko-elastischen Eigenschaften des Mukus, Förderung der Zwei-Phasen-Gas-Flüssigkeitsströmung.

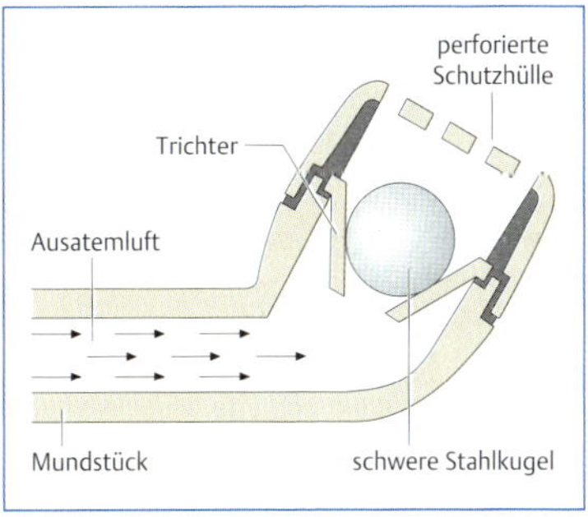

Flutter.

Focusing *n*; ***Etym.:*** engl. *to focus* „scharf stellen, in den Mittelpunkt stellen"
Kontext: Psychologie, Kommunikation
Achtsames Wahrnehmen und Einbeziehen eines bestimmten Körpergefühls bzw. des *Felt Sense* (gespürter Sinn; ▸ Bauchgefühl) in die eigenen bewussten Überlegungen. *Felt Sense* kann zu jedem persönlichen Thema (z. B. eine Frage, Lebenssituation, andere Person oder anstehende Entscheidungen) meist in der Körpermitte im inneren Raum zwischen Hals- und Beckenbereich entstehen. Die Person spürt, dass dieses Körpergefühl speziell auf dieses Thema bezogen, bedeutsam und noch nicht in Worte fassbar ist. Durch das achtsame Verweilen der ▸ Aufmerksamkeit bei diesem Körpergefühl kann sich die implizite Bedeutung für das eigene Leben schrittweise entfalten. Neben inneren Vorstellungsbildern entstehen auch Worte und Begriffe, die diese Bedeutung beschreibbar machen. Somit führt F. zur ▸ Emotionsregulation und inneren Klärung von Befindlichkeit, ▸ Bedürfnissen und ▸ Zielen, sodass die Person ihre nächsten Handlungsschritte besser gehen kann. In der Physiotherapie können Therapeuten Elemente des F. einsetzen, um ihr eigenes Bauchgefühl bewusster zu beachten und dem Patienten bei dessen innerer Klärung bezüglich seines Beschwerdebildes und der weiteren Therapie zu unterstützen (vgl. ▸ Achtsamkeit, ▸ somatische Marker, ▸ organismische Bewertung, ▸ Erfahrung, ▸ Aktualisierungstendenz).

Foot and Ankle Disability Score *m*; ***Etym.:*** engl. *foot* „Fuß", *ankle* „Knöchel", *disability* „Unfähigkeit, Unvermögen" u. *score* „Punktzahl, Ergebnis"; ***Abk.:*** FADI
Kontext: Medizinische Trainingstherapie, Traumatologie
Skala zur Beurteilung des Therapieverlaufs bei chronischen Sprunggelenksinstabilitäten; neben dem „normalen" FADI, der aus 6 Elementen besteht, existiert noch ein weiterer Score speziell für Sportler, der sogenannte „FADI-Sport" (mit 8 sportspezifischen Elementen).

Force closure *m*; ***Etym.:*** engl. „Kraftschluss"; ***Syn.:*** Kraftverschluss
Kontext: Biomechanik
Stabilisation eines Gelenks über Muskulatur; Stabilität eines Gelenks wird durch das Zusammenwirken von Force closure und ▸ Form closure bestimmt.

Forced expiration technique *f*; ***Etym.:*** engl. „Technik des forcierten Ausatmens"; ***Abk.:*** FET
Kontext: Atemtherapie
Kombination aus tiefem Seufzen, ▸ Drainagelagerungen und entspanntem Atmen im Wechsel mit ▸ Huffing; Verfeinerung durch Betonung der Bedeutung einer tiefen Inspiration vor der forcierten Exspiration.

Forced-use-Therapie *f*; ***Etym.:*** engl. *force* „Zwang" u. *use* „Gebrauch, Benutzung"; ***Abk.:*** CIMT; ***engl.:*** Forced use therapy, constraint induced movement therapy; ***Syn.:*** Taub Training, Taub'sches Training
Kontext: Neurologie, Rehabilitation, motorisches Lernen
Patienten mit leichten bis mittleren zentralen Paresen (Halbseitensymptomatik) immobilisieren die nicht-betroffene obere Extremität (Handschuh, Schiene) und erzwingen so den Einsatz der betroffenen Extremität im Alltag. Dauer: 90 % der Wachzeit/Tag für 14 Tage (12 Therapietage). Wirkung: Überwindung des erlernten Nichtgebrauchs und neuronale Umstrukturierung durch intensiven Gebrauch der betroffenen Seite (bimanuelle Aktivitäten sind nicht möglich). Das Training basiert auf Forschungsarbeiten, die Edward Taub Mitte der 60er-Jahre durchführte (vgl. ▸ motorisches Lernen).

Form closure *m*; ***Etym.:*** engl. *form* „Form, Gestalt" u. *closure* „Stilllegung, Sperrung"; ***Syn.:*** Formverschluss
Kontext: Biomechanik

F

Stabilisation eines Gelenks über dessen Anatomie und passive Strukturen (Form und räumliche Anordnung der Gelenkflächen, Gleitkoeffizient des Gelenkknorpels, Anordnung und Unversehrtheit der ligamentären Strukturen); Stabilität eines Gelenks wird durch das Zusammenwirken von Form closure und ▸ Force closure bestimmt.

Formales Denken *n*
Vgl. ▸ Denken, formales.

Formatio reticularis *f*; ***Etym.:*** lat. *formatio* „Gestaltung, Bildung" u. *reticulum* „kleines Netz"; ***Abk.:*** FOR; ***engl.:*** Reticular formation
Kontext: Neurophysiologie
Offenes Zellsystem ausgehend von dem Hirnstamm, der den ▸ Grundtonus der Muskeln, den Wachheitszustand und die Reaktionsbereitschaft auf Stimuli für das ganze Zentralnervensystem reguliert. FOR ist mit allen anderen Gehirnarealen durch das aszendierende und deszendierende aktivierende/hemmende System verbunden.

F

Formelzeichen *n*; ***engl.:*** Symbol
Kontext: Physik
Symbolbuchstabe zur Identifikation einer physikalischen Größe, auch griechische Buchstaben finden Anwendung. Beispiele: $m = \text{Masse}$, $V = \text{Volumen}$, $\rho = m/V$ (Dichte).

Formfüllungsvermögen *n*; ***engl.:*** Form-filling ability
Kontext: Physik
Eigenschaft einer Flüssigkeit, sich an der tiefsten Stelle eines Gefäßes zu sammeln und sich an dessen Form (Gefäßform) anzupassen. Die Oberfläche bleibt dabei waagerecht (Schwerefeld der Erde).

Formschluss *m*; ***engl.:*** Tight fit
Kontext: Biomechanik
Kongruenz der Gelenkflächen. Das Ausmaß des F. eines Gelenkes ist abhängig von: Form und räumliche Anordnung der Gelenkflächen, Anordnung und Intaktheit der angrenzenden Bänder, Reibungskoeffizient des Gelenkknorpels. Je mehr F. ein Gelenk besitzt, desto stabiler ist es; auch ohne zusätzliche Kräfte von außen (z. B. Muskulatur). Bsp.: Das Hüftgelenk erhält einen großen Teil seiner Stabilität durch den Formschluss.

Formverschluss *m*
Vgl. ▸ Form closure.

Forschung und Entwicklung *f*; ***engl.:*** Research and development
Kontext: Betriebswirtschaftslehre
Klassische Form der Vorinvestition in Industriebetrieben, die kostenintensive Forschungs- und Entwicklungsabteilungen (F&E) realisieren. Arbeitsgegenstand: z. B. technischer Fortschritt und neue Ideen, Lösung von Kundenproblemen, Produkthaftung. Unter Umständen wird viele Jahre geforscht und entwickelt, ohne dass das Produkt jemals produziert und verkauft werden kann (Entwicklungsphase). Physiotherapie: Klassische Forschungs- und Entwicklungsabteilungen gibt es nicht; der Prozess ist an einzelne Therapeuten gebunden. Einzelne Praxen „erfinden und entwickeln", indem Therapeuten aufgrund ihrer individuellen therapeutischen Persönlichkeit und ihrer Erfahrungen/Erfolge verschiedene Therapiekonzepte/Techniken in der Behandlung kombinieren und z. T. auch neue Therapieformen kreieren.

Fortbildung *f*; ***Abk.:*** FB; ***engl.:*** Vocational training
1. *Kontext:* Pädagogik
Form der beruflichen ▸ Weiterbildung. Arten: Erhaltungsfortbildung (Erhalt von Wissen und Können), Erweiterungsfortbildung (Erwerb zusätzlichen Wissens und zusätzlicher Fertigkeiten), Aufstiegsfortbildung (z. B. Managementkenntnisse) und Anpassungsfortbildung (Aktualisierung, z. B. neue EDV-Version).
2. *Kontext:* Betriebswirtschaftslehre
Personalentwicklungsmaßnahme. Physiotherapie: Der Schwerpunkt liegt meist auf therapeutischen Erweiterungsfortbildungen. Bei der Auswahl von Fortbildungen prüft der Praxisinhaber, inwieweit die Fortbildungsinhalte dem Unternehmen konkret nutzen: Was braucht die Praxis? Wer ist geeignet, zeitlich freigestellt und finanziell unterstützt zu werden? Voraussetzung für eine erfolgreiche F. ist, dass der ausgewählte Therapeut dasselbe Interesse hat.

Forward Reasoning *n*; ***Etym.:*** engl. *forward* „nach vorn, vorwärts" u. *reasoning* „Schlussfolgern, Urteilen, Beweisführung"; ***engl.:*** Forward reasoning
Kontext: Clinical Reasoning
Vorwärts gerichtete Art des ▸ Clinical Reasoning; der Therapeut legt Hypothesen durch Mustererkennung mittels subjektiver Informationen direkt, ohne erschöpfendes Sammeln von zusätzlichen subjektiven und objektiven Daten fest. Aus dem zuverlässigen Erkennen von Mustern werden Arbeitshypothesen gebildet, auf deren Grundlagen erste therapeutische Maßnahmen eingeleitet werden. F.R. wie auch die ▸ Pattern Recognition sind Kennzeichen eines sehr fortgeschrittenen klinischen Handelns. Sie sind nur durchzuführen,

wenn eine ausreichend solide Wissensbasis zur Verfügung steht, in der eine Vielzahl klinischer Erfahrungen gespeichert ist.

Frage *f*; ***engl.:*** Question

Kontext: Psychologie, Kommunikation

Technik der Gesprächsführung, um gezielt gewünschte Informationen zu erhalten. Fragen spielen eine zentrale Rolle in der Physiotherapie. Bei der Befunderhebung ermittelt der Therapeut überwiegend durch Fragen diejenigen Informationen, die für die Therapieplanung und -durchführung wichtig sind. Die Dosis der Fragen sollte dem Zustand und der Befindlichkeit des Patienten angepasst sein: Werden zu viele Fragen gestellt, kann sich der Patient ausgefragt und überfordert fühlen. Entscheidend für eine angenehme Gesprächsatmosphäre sind die Einstellungen des Therapeuten (Empathie, Akzeptanz, Kongruenz) und die ▸ Beziehungsqualität. Durch geeignete Gesprächsführung kann der Therapeut ein optimales Verhältnis von Fragen und anderen Formen der verbalen Begleitung des Patienten einsetzen und damit dem Patienten helfen, berechtigtes ▸ Vertrauen zu entwickeln. Man unterscheidet verschiedene Fragetypen, die zu unterschiedlich differenzierten Antworten führen und daher gezielt eingesetzt werden können.

Offene F.: Der Patient hat viele verschiedene Antwortmöglichkeiten, z. B. „Wie stark ist dieser Schmerz?"

Geschlossene F.: Die Antwortmöglichkeiten sind eingeschränkt, z. B. „Ist dieser Schmerz sehr stark?"

Suggestive F.: Dem Patienten wird z. B. eine bestimmte Antwort nahe gelegt. „Sie werden doch nicht die Therapie abbrechen wollen?" Da der Patient möglicherweise etwas anderes meint, sollten Therapeuten diesen Fragentyp vermeiden. Die darin enthaltene Unterstellung oder Fehlannahme des Therapeuten kann im weiteren Verlauf die ▸ Kommunikation und die ▸ Beziehungsqualität negativ beeinflussen oder zu einer selbsterfüllenden Prophezeiung führen (vgl. ▸ Erwartungseffekte, ▸ Gesprächstechniken, ▸ Struktur- und Prozessmodell der Gesprächsführung).

Frage, offene *f*

Vgl. ▸ Offene Frage.

Fragebogen *m*; ***engl.:*** Questionnaire

Kontext: Betriebswirtschaftslehre

Schriftliche Form der Befragung, um Informationen im Sinne der Marktforschung zu erhalten. Verfahren: offene Fragen (Antworten mit Formulierungen des Befragten) oder geschlossene (ja/nein-Antworten); Multiple-Choice (Ankreuzen, Auswertung schnell und kostengünstig), Ein- oder Mehr-Fragen-Fragebogen. Formulierungen: keine suggestiven Fragen (wertungsfrei, nicht beeinflussend), klar verständlich und ohne Fachbegriffe. Bei Fragebögen ist der geringe Rücklauf (durchschnittlich nur 10 % aller ausgegebenen Fragebögen) häufig ein Problem. Physiotherapie: Wenn die Befragten die Bögen möglichst sofort in der Praxis ausfüllen, erhöht sich die Rücklaufquote.

Fraktur *f*; ***Etym.:*** lat. *fractura* „Bruch"; ***engl.:*** Fracture; ***Syn.:*** Knochenbruch

Kontext: Traumatologie, Pädiatrie

Teilweise oder vollständige Aufhebung der Kontinuität eines Knochens. Ursachen: meist infolge äußerer Gewalteinwirkung, Überlastung (Marsch-/▸ Ermüdungsfraktur); im Kindesalter kann es zur ▸ Grünholzfraktur oder ▸ Epiphysenfraktur kommen.

Fraktur, bimalleolare *f*; ***Etym.:*** lat. *bis* „zweimal, doppelt" u. *malleolus* „Hämmerchen"; ***engl.:*** Fracture, bimalleolar

Kontext: Traumatologie

Fraktur des Außen- (Fibula) und Innenknöchels (Tibia). Sie geht immer mit einer Beteiligung des oberen Sprunggelenkes einher; fast immer ist eine operative Reposition der Fragmente erforderlich. Die Einteilung der Frakturen (Weber A-C) ist von der Frakturhöhe abhängig. Physiotherapie: Entsprechend der operativen Versorgung ist Teilbelastung oder Entlastung erforderlich.

Framing *n*; ***Etym.:*** engl. *frame* „Rahmen, Gerüst"

Kontext: Psychologie, Kommunikation

Sprachlicher Rahmen, in den eine sachliche Information eingebettet ist. Durch die Mittel der ▸ verbalen Kommunikation hat man eine Reihe unterschiedlicher Möglichkeiten, die logisch gleiche Information auszudrücken (z. B. „Das Glas ist halbvoll." oder „Das Glas ist halbleer.").

Positives F.: Fördert die ▸ Compliance und die Bereitschaft des Patienten zur ▸ Zusammenarbeit. Der Patient wird ermutigt, vorausgesetzt, der Therapeut ist aus der Sicht des Patienten in seinen Äußerungen glaubwürdig. Bsp.: „Die meisten Patienten profitieren sehr von diesen Kräftigungsübungen; ihr Rücken wird dadurch stärker." (Vgl. ▸ Kongruenz.)

Negatives F.: Hebt die negativen Aspekte hervor und kann dazu führen, dass der Patient seine

F

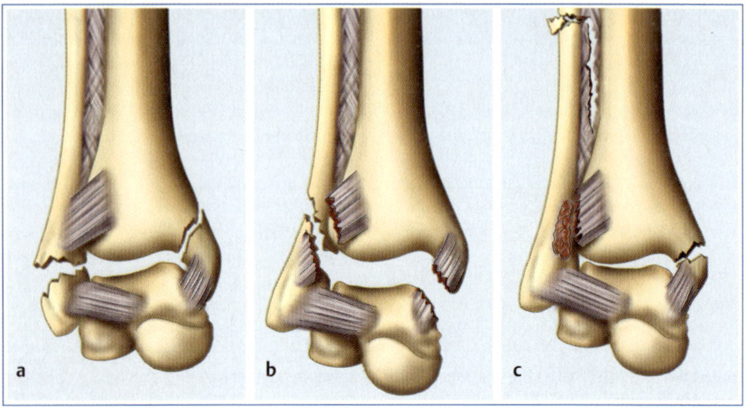

Bimalleoläre Frakturen nach Weber.

▸ Aufmerksamkeit darauf ausrichtet. Bsp.: „Mit den Übungen können Sie Rückenschmerzen vermeiden; nur wenige Patienten haben damit Probleme.“

Franchising *n*; ***Etym.:*** engl. *franchise* „Lizenz, Stimmrecht“; ***engl.:*** Franchising
Kontext: Betriebswirtschaftslehre
Aus den USA stammendes Finanzierungs- und Verkaufssystem. Auf der Basis eines Kooperationsvertrages stellt der Franchise-Geber seinen Namen, sein Warenzeichen (Logo), Know-how (auch Erfahrung), Ausstattung (Design), Schutzrechte (Patente) usw. dem Franchise-Nehmer zur Verfügung. Vorteile für den Franchise-Geber: Er muss sich keine eigenen Vertriebswege aufbauen; er erhält ca. 1–3 % des Umsatzes. F. ist bei nationalen und internationalen Marken üblich, z. B. Esprit, McDonalds oder o2-Shops. Physiotherapie: Bisher nicht üblich, aber im Bereich Therapiehilfsmittel theoretisch denkbar.

Frank-Starling-Mechanismus *m*; ***Etym.:*** nach dem deutschen Physiologen *Otto Frank* (1865–1944) und dem brit. Physiologen *Ernest Henry Starling* (1866–1927); griech. *mechane* „Werkzeug“; ***engl.:*** Frank-Starling mechanism
Kontext: Herz-Kreislaufphysiologie
Herzeigener Mechanismus (intrakardiale Regulation), mit dem das Herz schnell reagieren kann: auf einen variablen venösen Rückstrom (▸ Volumenbelastung, z. B. bei Körperlageänderungen) mit Folgen für die Vorlast; auf variierende diastolische Druckwerte (▸ Druckbelastung) mit Folgen für die Nachlast. Er gleicht außerdem die Transportleistung beider Ventrikel an. Der M. ist nicht für die Anpassung der Herzleistung an physische Arbeit geeignet.

Freehand-System *n*; ***Etym.:*** engl. *free hand* „freie Hand, freihändig“ u. griech. *systema* „Zusammenstellung, Gebilde, Gesamtheit“; ***engl.:*** Freehand system
Kontext: Neurologie, Traumatologie
Neuroprothese zur Muskelstimulation die tetraplegischen Patienten den Gebrauch einer Hand ermöglicht. Von außen gesteuerte Impulse aktivieren die Handmuskulatur. Ggf. werden zur Funktionsverbesserung zusätzlich Muskeln und Sehen verpflanzt.

Freezing-Phänomen *n*; ***Etym.:*** engl. *freeze* „einfrieren“ u. griech. *phainomenon* „Erscheinendes, sinnlich Wahrnehmbares“; ***engl.:*** Freezing phenomenon
Kontext: Neurologie
„Einfrieren“ im Sinne einer kurzfristigen Erstarrung während eines Bewegungsablaufs. Tritt häufiger auf bei räumlichen Verengungen und beim Durchschreiten von Türen (bei geraden, freien Strecken eher selten). Visuelle Reize, Stufen zum Drübersteigen, verbale Kommandos und Rhythmusvorgabe helfen, die Blockierung zu überwinden. Heimprogramm: Individuelle Strategien zur Überwindung müssen gefunden, eingeübt und vom Patienten im Alltag eingesetzt werden (vgl. ▸ Parkinson-Syndrom).

Freier Fall *m*; ***engl.:*** Free fall
Kontext: Biomechanik

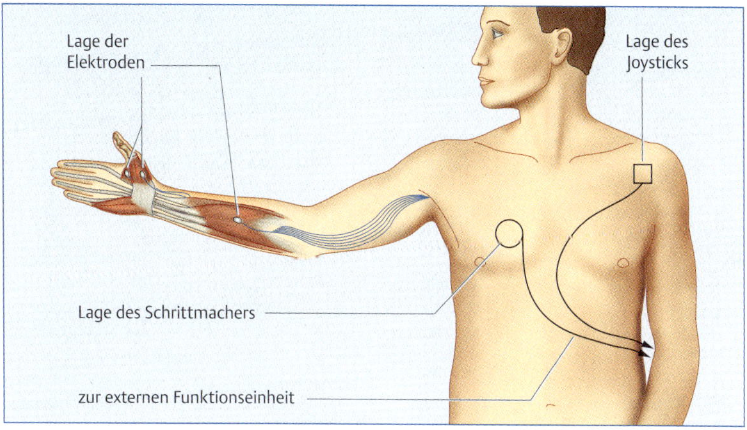

Freehand-System: Schematische Darstellung.

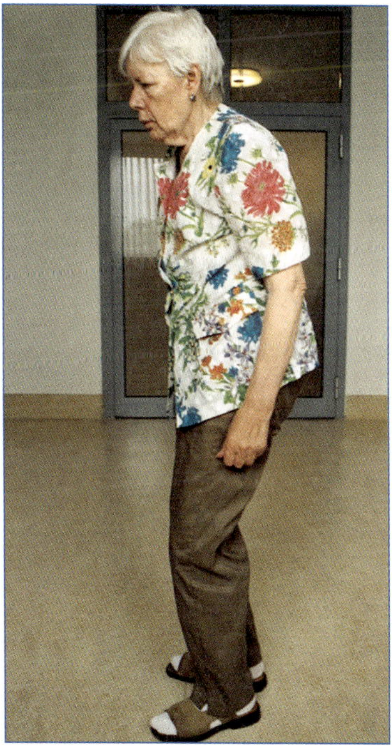

Freezing-Phänomen: die Parkinsonpatientin geht durch den Raum. Im Bewegungslauf bleibt sie plötzlich stehen und verharrt für mehrere Sekunden in der Position.

Sonderfall der gleichmäßig beschleunigten Translation ohne Anfangsgeschwindigkeit. Beschleunigung = Fallbeschleunigung (Schwere- oder Erdbeschleunigung). (V Hüter-Becker A. Biomechanik, Thieme, 2004, Abb. 1.4, S. 7gl. ▸ Fallbeschleunigung.)

Freihanteltraining *n*; ***engl.:*** Dumbbell training

Kontext: Medizinische Trainingstherapie

Systematisches Üben mit freien Gewichten (Kurz- oder Langhanteln) ohne Beteiligung von Maschinen oder Seilzügen; oft in der Therapie eher kritisch gesehen, jedoch bisher kein wissenschaftlicher Nachweis eines erhöhten Verletzungsrisikos. Die ▸ Bewegungsqualität ist an Maschinen nicht automatisch besser; F. ist mit stärkerer koordinativer Beanspruchung verbunden als starr geführte Übungen.

Freiheitsgrad *m*; ***engl.:*** Degree of freedom

1. ***Kontext:*** Biomechanik

Anzahl der frei wählbaren, voneinander unabhängigen Parameter eines physikalischen Systems, die dessen räumliche Lage eindeutig festlegen. Bei Gelenken beschreibt der F. Anzahl und Art der möglichen Bewegungen. Ein starrer Körper besitzt 6 mögliche Freiheitsgrade: 3 Translationsfreiheitsgrade und 3 Rotationsfreiheitsgrade. Innerhalb eines Gelenks lassen sich maximal 5 Freiheitsgrade umsetzen. Der „Gesamtmechanismus" menschlicher Körper verfügt über 244 Freiheitsgrade.

2. ***Kontext:*** Statistik

F

In der Statistik gebräuchliche Größe zur Berechnung der Irrtumswahrscheinlichkeit mit Chi-Quadrat-Verteilungen. Dabei kommt als Prüfgröße die Quadratsumme der Differenzen der echten Messwerte x_i jeweils zum ▸ Mittelwert x zur Anwendung. Die F. kennzeichnen, wie viele der x_i frei variieren können. Dies ist für genau Fg = n−1 Werte x_i der Fall, es liegen also n−1 F vor.

Freiheitsgradeproblem *n*; ***engl.:*** Degree of freedom, difficulty in
Kontext: Physiologie
Schwierigkeit der Steuerung eines Systems, dessen Gliedmaßen über viele ▸ Freiheitsgrade verfügen. Zahlreiche komplexe Bewegungen können auf unterschiedliche Art und Weise ausgeführt werden.

Freikörperdiagramm *n*; ***Abk.:*** FKD, fbd; ***engl.:*** Free body diagram (fbd)
Kontext: Biomechanik
Isolierte Darstellung eines einzelnen Körperteils, für das Drehmomente, Muskel- und Gelenkkräfte ermittelt werden sollen. An diesem von der Umgebung freigestellten Körperteil werden die Ansatzpunkte, Richtungen und Beträge aller zu berücksichtigenden Kräfte eingezeichnet. Beispiel: zur Berechnung der Kräfte am Unterarm wird der Oberarm ab dem Ellbogengelenk „weggeschnitten".

Freizeitumsatz *m*; ***engl.:*** Leisure turnover
Kontext: Herz-/Kreislaufphysiologie
Energiemenge für alle Belastungen des täglichen Lebens außerhalb der Arbeitszeit ohne sportliche Aktivität. Der F. von Personen mit Schreibtischarbeitsplatz ohne physischen Ausgleich in der Freizeit kann dennoch höher sein als der ▸ Arbeitsumsatz. Der Energieumsatz für den Freizeitsport wird aufgrund der großen interindividuellen Variationen extra veranschlagt.

Fremdanalyse *f*; ***Etym.:*** griech. *analysis* „Auflösung"
Kontext: Betriebswirtschaftslehre
Systematische Untersuchung eines Unternehmens durch einen Außenstehenden. Physiotherapie: Ein neutraler Dritter, z. B. ein befreundeter, nicht konkurrierender Kollege oder ein nicht in der Praxis tätiges Familienmitglied/Ehepartner analysiert die Praxis. Die externe Sicht auf die Vor- und Nachteile der Praxis, Stärken und Schwächen, Chancen und Risiken sind wertvolle Informationen (Feedback), die jeder Betrieb in Phasen der kritischen Auseinandersetzung mit Erfolgsstrategien benötigt. Zur F. kann die Systematik der ▸ SWOT-Analyse genutzt werden (vgl. ▸ Selbstanalyse).

Fremdbestimmung *f*; ***engl.:*** Heteronomy
Kontext: Psychologie, Kommunikation
Im Unterschied zur Selbstbestimmung vermindert ein zu großes Maß an erlebter F. die intrinsische Motivation und das Interesse. Macht ein Therapeut ausschließlich etwas, weil es ihm aufgetragen wurde (z. B. vom Vorgesetzten) und ohne eigenes Engagement, wird er vor allem von Belohnungen (z. B. Geld, Anerkennung) motiviert und nicht wegen der Sache selbst. Bezüglich der Therapie empfiehlt es sich für den Therapeuten, den Patienten dahingehend zu fördern, dass dieser weniger F. und mehr ▸ Autonomie erleben kann, um aktiv an seiner Behandlung mitwirken zu können. (Vgl. ▸ Selbstwirksamkeit, ▸ Kompetenzerleben, ▸ Flow-Zustand.)

Fremdfinanzierung *f*; ***Etym.:*** lat. *finantia* „Beendigung, endgültiger Entscheid, Zahlungsbefehl, Zahlung"; ***engl.:*** Borrowing
Kontext: Betriebswirtschaftslehre
Form der Kapitalbeschaffung für ein Unternehmen; ein Dritter stellt die benötigten finanziellen Mittel zeitlich begrenzt zu bestimmten Konditionen zur Verfügung (Kreditfinanzierung, z. B. ▸ Darlehen). Kreditinstitute prüfen die Kreditwürdigkeit (rechtliche Stellung, private Verhältnisse und wirtschaftliche Lage) und Sicherheiten (Grundstücke, Immobilien) der Kreditnehmer. Man unterscheidet kurz- und langfristige Fremdfinanzierungen, deren Laufzeit (Dauer des Kredits) und Zinssätze unterschiedlich sind. Sinnvoll ist immer, die Konditionen verschiedener Kreditinstitute zu vergleichen. Das erhaltene Kapital (▸ Fremdkapital) wird in der Bilanz ausgewiesen (vgl. ▸ Eigenkapital, ▸ Selbstfinanzierung).

Fremdkapital *n*; ***engl.:*** Dept
Kontext: Betriebswirtschaftslehre
Durch externe Kapitalgeber befristet zur Verfügung gestelltes Kapital; in der Bilanz auf der Passivseite ausgewiesene Verbindlichkeit des Unternehmens (vgl. ▸ Eigenkapital, ▸ Darlehen). F. kann z. B. von Banken (Kredite), Aktionären (Aktien) oder Investoren (Einlagen) dem Unternehmen zur Nutzung angeboten werden.

Fremdreflex *m*
Vgl. ▸ Reflex, polysynaptischer.

Frenchay-Arm-Test *m*; ***Etym.:*** engl. *arm* „Arm" u. *test* „Prüfung, Untersuchung"; ***engl.:*** Frenchay Arm Test
Kontext: Neurologie

F

Test zur Prüfung motorischer Fähigkeiten der oberen Extremität auf Aktivitätsebene für Patienten mit mittleren und leichteren motorischen Beeinträchtigungen. Der Test besteht aus 5 Aufgaben (Linie ziehen, Klötzchen stapeln, Wäscheklammer anbringen, Flüssigkeit umschütten und Kämmen). Der Therapeut prüft und bewertet, ob die Aufgabe durchgeführt werden kann oder nicht. Zeitbedarf und Bewegungsqualität beurteilt er nicht. Maximalscore 5, Minimalscore 0 Punkte.

Frequenz *f*; ***Etym.:*** lat. *frequentia* „große Menge, zahlreiches Vorhandensein"; ***engl.:*** Frequency
Kontext:
Anzahl der Ereignisse (Schwingungen) in einer bestimmten Zeiteinheit (meist Sekunde). SI-Einheit: Hertz [Hz]. 1 Hz = 1/s oder 1 s^{-1}. Beispiele: Kammerton a' = 440 Hz (Schwingungen/s); Pulsfrequenz = 72 Herzschläge/min.

Frequenzanalyse *f*; ***Etym.:*** lat. *frequentia* „große Menge, zahlreiches Vorhandensein" u. griech. *analysis* „Auflösung"; ***engl.:*** Wave analysis, frequency analysis
Kontext: Physik, Elektrotherapie
Bestimmung der Frequenzzusammensetzung (Frequenzspektrum) eines Signals (z. B. Elektromyogramm) meist mittels Fouriertransformation und Fourieranalyse.
Grundlage der F. ist die Fouriertransformation. Durch die Zerlegung eines zeitlichen Signals in die Summe einer unendlichen Anzahl harmonischer Einzelfunktionen mit unendlich fein abgestuften Frequenzen. Der am häufigsten verwendete Algorithmus ist die Fast-Fourier-Transformation (FFT). Das Zerlegen eines periodischen Signals in eine Summe von Sinus- und Kosinusfunktionen wird als Fourieranalyse bezeichnet.

Frequenzbereich *m*; ***engl.:*** Frequency range, range or band of frequencies
Kontext: Elektrotherapie
Teilbereich eines nach der Frequenz gegliederten Spektrums. Er spielt beispielsweise bei der Einteilung von Signalen, Tönen, Strömen in bestimmte Gruppen eine Rolle. Beispiele: das menschliche Gehör erfasst einen Bereich von 16 bis 16 000 Hz. Bei der Elektrostimulation nutzen Therapeuten den Niederfrequenz-, Mittelfrequenz- und Hochfrequenzbereich. Bereiche im Rundfunk: UKW, KW, MW, LW.

Frequenzbereich

Frequenzbereiche der Elektrostimulation	Abkürzung	Hertz (Hz)
Niederfrequenz	NF	1 – 1.000
Mittelfrequenz	MF	1.000 – 100 000
Hochfrequenz	HF	> 100 000

Frequenzfenster *n*; ***engl.:*** Frequency window
Kontext: Physikalische Therapie
Theoretisch existierendes Intervall von Frequenzen, bei denen sich eine nützliche Wirkung ergibt; vgl. ▸ Amplitudenfenster.

Frequenzierung *f*; ***engl.:*** Firing rate
Kontext: Medizinische Trainingstherapie
Eines von drei Bestandteilen des intramuskulären Koordinationstrainings (neben Rekrutierung und Synchronisation). F. beschreibt die Fähigkeit, die einzelnen motorischen Einheiten mit der adäquaten Frequenz von Aktionspotenzialen zu aktivieren. Eine hohe F. ist wichtig für gute intramuskuläre Koordination (vgl. ▸ Koordination, intramuskuläre).

Frequenzierungstraining *n*; ***Etym.:*** lat. *frequens* „zahlreich, häufig" u. engl. *training*; ***engl.:*** Firing rate training
Kontext: Muskelphysiologie, Trainingslehre, Sensomotorik
Maximalkrafttraining zur Verbesserung der intra- und intermuskulären Koordination. Selbst Untrainierte (völlig Gesunde; kein Zustand nach Verletzungen; keine Osteoarthrose bei Älteren) können alle motorischen Einheiten eines Muskels (intramuskuläre Koordination) und einen großen Anteil der motorischen Einheiten aller aktuell synergistisch tätigen Muskeln (kollektive Rekrutierung, intermuskuläre Koordination) aktivieren, aber die physiologischen maximalen Entladungsraten sind zunächst nicht erreichbar. Diese Wirkung ist eine wesentliche Komponente der frühen neuronalen Adaptation auf Krafttraining.
Durchführung: Einzelbelastungen mit sehr hoher Intensität (ca. 75–100 % der Maximalkraft), geringe Wiederholungsanzahl (ca. 1–4). Wirkung: bevorzugt auf die Entladungsraten der Motoneurone; für eine optimale Hypertrophieentwicklung ist die kurze Reizsetzung nicht optimal genug.

Frequenzmodulation *f*; ***Etym.:*** lat. *frequentia* „große Menge, zahlreiches Vorhandensein" u. *modulatio* „Takt"; ***Abk.:*** FM; ***engl.:*** Frequency modulation (FM)
Kontext: Elektrotherapie
Veränderung der Frequenz der (hochfrequenten) Trägerwelle durch ein niederfrequentes Signal. Die Stärke des Signals (Ton, Messwert) spiegelt

F

sich in der Frequenzdifferenz (Frequenzhub) der Trägerfrequenz wider. Beispiele: FM-Bereich im Rundfunk und Fernsehen. Im Bereich der Elektrotherapie werden Reizströme fortlaufend oder zufällig in ihrer Frequenz verändert (vgl. ▸ Amplitudenmodulation).

Frequenzspektrum *n*; ***Etym.:*** lat. *frequentia* „große Menge, zahlreiches Vorhandensein" u. *spectrum* „Abbild"; ***engl.:*** Frequency spectrum
Kontext: Elektrotherapie
In einem Frequenzgemisch (Sprache, bioelektrische Signale) sind unterschiedlich starke Einzelfrequenzen (Amplituden) enthalten. Die Zerlegung eines Frequenzspektrums in einzelne Frequenzkomponenten geschieht rechnerisch durch Fouriertransformation (vgl. ▸ Frequenzanalyse). Beispiel: EMG-Signalanalyse.

F

Freude *f*; ***engl.:*** Happiness, pleasure, fun
Kontext: Psychologie, Kommunikation
Primäre ▸ Emotion, d. h. sie ist universell bei allen Menschen anhand mimischer Anzeichen erkennbar. Es gibt eine ganze Bandbreite positiver Emotionen, die Aufschluss darüber geben, dass eine bestimmte Nachricht oder Situation förderlich für die Person ist. Sicherlich gehört F. zu den Zuständen, die für Therapeuten und Patienten in der Physiotherapie nicht nur angenehm sind, sondern sich auf die Gesprächsatmosphäre, die ▸ Beziehungsqualität und den Therapieverlauf positiv auswirken. Wie F. entstehen und hervorgerufen werden kann, sollte der Befindlichkeit sowohl des Therapeuten als auch des Patienten entsprechen. Eine genaue Wahrnehmung und die entsprechend an den eigenen Zustand und dem des Patienten angepasste ▸ Gesprächsführung ist notwendig. Der Therapeut kann durch an den Fähigkeiten des Patienten orientierte Aufgabenstellungen dessen ▸ Kompetenzerleben fördern und damit das Auftreten von positiven Emotionen erleichtern, da diese insbesondere dann empfunden werden, wenn eine Person für sie wichtige ▸ Ziele erreicht (vgl. ▸ Aktualisierungstendenz, ▸ somatische Marker, ▸ Struktur- und Prozessmodell der Gesprächsführung, ▸ Flow-Zustand).

Friedman-Test *m*; ***Etym.:*** nach dem US-amerikanischen Ökonomen *Milton Friedman* (1912–2006); engl. *test* „Prüfung, Untersuchung"; ***engl.:*** Friedman test; ***Syn.:*** Rangvarianzanalyse von Friedman
Kontext: Statistik
Varianzanalytische Methode zur Untersuchung ordinalskalierter Daten (vgl. ▸ Ordinalskala). Klassisches Anwendungsgebiet für den F. ist die k-fache (k > 2) Untersuchung einer ▸ Stichprobe unter k verschiedenen Bedingungen (z. B. Messung des Bewegungsausmaßes in Stand, Sitz und Rückenlage), wenn die Daten die Voraussetzungen für eine einfaktorielle ▸ Varianzanalyse mit Messwiederholung nicht erfüllen. Ein signifikanter F. besagt dann, dass sich mindestens zwei der k Merkmalsausprägungen hinsichtlich ihrer zentralen Tendenz unterscheiden. Zur Identifikation der unterschiedlichen Messpaare bei signifikantem F. müssen die k Bedingungen immer paarweise gegeneinander einem Einzeltest unterzogen werden.

Friedreich-Ataxie *f*; ***Etym.:*** nach dem deutschen Arzt *Nikolaus Friedreich* (1825–1882); griech. *ataxia* „Unordnung"; ***engl.:*** Friedreich's ataxia
Kontext: Neurologie
Degenerative autosomal-rezessiv vererbte Erkrankung des ZNS, deren erstes Symptom eine Ataxie ist und die sich i. d. R. vor dem 25. Lebensjahr manifestiert. Verlauf: Es kommt zu Störungen der Sensibilität, zu ausgeprägten motorischen Beeinträchtigungen (Ausbildung eines Hohlfußes bzw. Friedreich-Fußes, Kyphoskoliose), zu kognitiven und psychischen Veränderungen (Wesensveränderungen). Physiotherapie: Muskeldehnungen und Dehnlagerungen zur Verminderung von Muskelverkürzungen und Fehlstellungen, aktives funktionsorientiertes Üben posturaler Leistungen zur Erhaltung von Geh- und Stehfähigkeit.

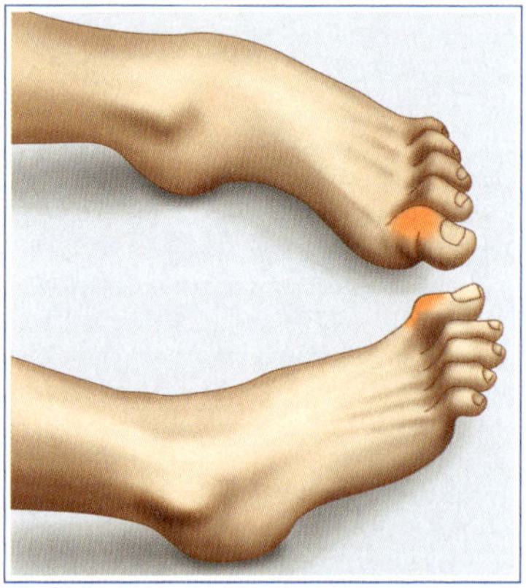

Friedreich-Ataxie: Typische Fußstellung.

Friktionen, tiefe *f*; ***Etym.:*** lat. *frictio* „das Reiben“; ***engl.:*** Frictions, deep
Kontext: Manuelle Therapie
Punktuelle, kreisende Fingerbewegungen in den tieferen Gewebeschichten; unterschiedliche Ziele und Vorgehensweise bei akuter und chronischer Störung.

Tiefe Friktionen

	Akute Störung	Chronische Störung
Intensität	Gering	Sehr hoch
Dauer	3–5 min	15–20 min
Schmerzreiz	Keiner	Erwünscht (jedoch ohne sympathische Reflexaktivität auszulösen)
Ziel	Histaminfreisetzung zur Duchblutungsverbesserung	Lösen pathologischer Crosslinks

Friktionsmassage, tiefe *f*; ***Etym.:*** lat. *frictio* „das Reiben“; ***engl.:*** Friction, deep; ***Syn.:*** Friktionsmassage
Kontext: Kaltenborn-Evjenth-Konzept, Cyriax-Konzept
Von Cyriax beschriebene tiefe, lokale Massage, die häufig quer zum Faserverlauf der Zielstruktur ausgeführt wird. Bei kurzer Applikationsdauer (3–5 min) zielt sie vor allem auf eine Schmerzlinderung und lokale Mehrdurchblutung; bei langer Applikationsdauer (15–20 min) wird eine Reaktivierung des Entzündungsprozesses im Läsionsgebiet beabsichtigt.

Froment'sches Zeichen *n*; ***Etym.:*** nach dem franz. Internisten Jules Froment (1878–1948); ***engl.:*** Froment's sign
Kontext: Diagnostik
Funktionstest des ▸ Fingerbeerengriffes. Der Patient hält ein Blatt Papier zwischen Daumen und Zeigefinger. Der Therapeut versucht es herauszuziehen, was bei voller Funktion nicht möglich ist. Damit wird die Funktion M. adductor pollices und dessen Versorgung durch den N. ulnaris getestet.

Frontal ***Etym.:*** lat. *frons* „Stirn“
Kontext: Anatomie
Richtungsbezeichnung am Körper; von oben nach unten verlaufend (bezogen auf den aufrechten Stand) (vgl. ▸ sagittal, ▸ transversal).

Frontalebene *f*; ***Etym.:*** lat. *frons* „Stirnseite, Vorderseite“; ***engl.:*** Frontal plane
Kontext: Anatomie
Die F. ist eine Orientierungsebene in der Physiotherapie. Anatomische Bezeichnung der vertikal und parallel zur Stirn verlaufenden ▸ Körperebene (Schnittebene).

Frontales Klettern *n*
Vgl.: ▸ Klettern, frontales.

Frontallappen *m*; ***Etym.:*** lat. *frons* „Stirn“; ***engl.:*** Frontal lobe (of the brain), forehead flap
Kontext: Neurophysiologie, Sensomotorik, motorisches Lernen
Stirnlappen; Ort des motorischen Kernfeldes bzw. des primären motorischen Kortex (Brodmann Feld 4); ein Ausgangsort des motorischen Programms über das extrapyramidale Bahnsystem und die ▸ Pyramidenbahn. Funktionen: motorisches Lernen (supplementär-motorisches Gebiet); sensomotorisch relevante Leistungen der „höheren“ Nerventätigkeit (frontaler Assoziationskortex), wie Motivation, Aufmerksamkeit, Initiative, Persönlichkeit, Planungen, Urteile, Konzentrationsfähigkeit, Entschlüsse; Arbeitsgedächtnis; Sprachmotorik (Broca).

Frontosagittale Achse *f*; ***Etym.:*** lat. *frons* „Stirn“ u. *sagitta* „Pfeil“; ***engl.:*** Frontal sagittal axis
Kontext: Funktionelle Bewegungslehre
Durch die Schnittstelle der Sagittal- und der Frontalebene gebildete Bewegungsachse in einem Gelenk. Bsp.: Außen- und Innenrotation im Hüftgelenk sind Bewegungen um die f.A. Eine frontosagittale Beobachtungsachse ist die ▸ Körperlängsachse (vgl. ▸ frontotransversale Achse, ▸ sagittotransversale Achse).

Frontotransversale Achse *f*; ***Etym.:*** lat. *frons* „Stirn“ u. *transversus* „quer, schief“; ***engl.:*** Frontal transverse axis
Kontext: Funktionelle Bewegungslehre
Durch die Schnittstelle der Frontal- und der Transversalebene gebildete Bewegungsachse in einem Gelenk. Bsp.: Extension und Flexion im Hüftgelenk sind Bewegungen um die f.A. Eine frontotransversale Beobachtungsachse ist der frontotransversale Brustkorbdurchmesser auf Höhe Th 7 (vgl. ▸ frontosagittale Achse, ▸ sagittotransversale Achse).

Frühtherapie *f*; ***Etym.:*** griech. *therapeia* „Behandlung, Pflege, Heilung“; ***engl.:*** Early therapy
Kontext: Diagnostik, Pädiatrie
Früher Beginn der physiotherapeutischen Behandlung (hinsichtlich des Kalenderalters, nicht

F

hinsichtlich der Diagnosestellung); möglichst innerhalb des **ersten** bzw. zweiten Trimenons. Frühtherapie setzt voraus, dass von der Diagnose und deren Auswirkungen auf den Entwicklungsverlauf des Kindes eine klare Vorstellung besteht. ▸ Vojta hat ein komplexes Diagnosesystem entwickelt und beschreibt sehr detailliert die Muskelspiele und deren zunehmend hoch differenzierten Veränderungen bei steigenden Anforderungen.

Alle Kinder unseres Kulturkreises entwickeln sich in vergleichbaren Schritten: z. B. lernen Kinder erst das Greifen, bevor sie sich drehen, und sie erlernen erst das Drehen, bevor sie zu ▸ krabbeln beginnen. Eine Diagnose bzw. eine Behelfsdiagnose mithilfe der drei ▸ diagnostischen Säulen sollte innerhalb des ersten Halbjahres erfolgen und, wenn erforderlich, sollte F. einsetzen, bevor sich die zunehmend abnormalen Haltungs- und Bewegungsmuster bis zur Pathologie konditioniert und verfestigt haben. Nicht immer gelingt es in diesen ersten sechs Lebensmonaten, den Typ von Bewegungsstörung klar und korrekt zu definieren, aber immer sollte mit der Therapie begonnen werden, wenn mit der (auch vorläufigen) Diagnose die Gefahr einer bleibenden Störung verbunden ist. Um diese zu minimieren bzw. zu eliminieren, muss die Therapie durch Provokation aktiv vollzogener Ummusterung der neuronalen Schaltkreise im ZNS der kleinen Patienten früh beginnen (vgl. ▸ Entwicklungsalter, ▸ Reflexlokomotion).

F-Test *m*; ***Etym.:*** engl. *test* „Prüfung, Untersuchung"; ***engl.:*** F-test

Kontext: Statistik

Parametrischer, Hypothesen prüfender Test für den Vergleich intervallskalierter ▸ Varianzen von ▸ Mittelwerten. Der F. der ▸ Stichprobe berechnet sich als Quotient der geschätzten Varianzen der beiden verglichenen Stichproben: $F = \sigma_1^2/\sigma_2^2$ (vgl. ▸ Schätzwert). Liegt der F. der Stichprobe über einem theoretischen F., der abhängig vom ▸ Signifikanzniveau und den Freiheitsgraden aus einem entsprechenden Tabellenwerk entnommen werden kann, muss von einem systematischen Unterschied der Varianzen σ_1^2 und σ_2^2 ausgegangen werden. Die Varianzen sind dann nicht homogen (vgl. ▸ Varianzhomogenität). Sind bereits die Varianzen der Stichproben unterschiedlich, können auch die zugehörigen Stichproben nicht aus einer ▸ Grundgesamtheit stammen. Es kann also auf das Vorliegen eines systematischen Unterschieds der beiden Stichproben geschlossen werden. Auf diese Weise eignet sich der von Ronald Aylmer Fisher entwickelte F. zur Überprüfung einer ▸ Nullhypothese, dass zwei Stichproben aus derselben Grundgesamtheit stammen.

Führung *f*; ***engl.:*** Management

Kontext: Betriebswirtschaftslehre

Zielgerichtete, hierarchisch geordnete Beeinflussung des Unternehmensgeschehens in klar geregelten Verantwortungsbereichen (Rechte und Pflichten) durch einzelne Mitarbeiter. Verschiedene Führungskräfte verfügen über verschiedene ▸ Führungsstile, ▸ Führungsprinzipien und ▸ Führungsinstrumente. Physiotherapie: Führungsaufgaben des Praxisinhabers sind z. B. Strategieentwicklung, Planung und Durchführung sowie die Kontrolle der Therapeuten/Mitarbeiter (Führungsprozess), (vgl. ▸ Unternehmensführung).

Führungsebene *f*; ***engl.:*** Management level

Kontext: Betriebswirtschaftslehre

Hierarchische Einordnung einer Stelle mit Leitungsbefugnissen bzw. Kompetenzen in einem Unternehmen. Physiotherapie: In Rehakliniken oder großen Praxen unterscheidet man: untere (Teamleitung, Lower Management), mittlere (Abteilungsleitung, Middle Management) und obere (Unternehmensleitung, Top Management) (vgl. ▸ Aufbauorganisation).

Führungsinstrument *n*; ***Etym.:*** lat. *instrumentum* „Gerät, Werkzeug"; ***engl.:*** Management tool; ***Syn.:*** Führungsmittel

Kontext: Betriebswirtschaftslehre

Maßnahme der Führungskraft zur Einflussnahme bzw. Optimierung des Unternehmenserfolgs und Lösung von Problemen, z. B. Informationen und Kommunikation (Aspekte: Häufigkeit, Umfang und Empfänger), Einbeziehung und Beteiligung an Praxisentscheidungen, Förderung der Entwicklungspotenziale der Mitarbeiter, Beurteilungen (Lob und Kritik, Feedback) und materielle Zuwendungen (z. B. Aufenthaltsraum oder die Größe des Behandlungsraumes, Praxisfahrzeug, Entgeltbestandteile etc.). Der nicht adäquate Einsatz von Instrumenten (z. B. ungeeignetes F. für einen Mitarbeiter, ungünstiger Zeitpunkt) kann zu Frustrationen führen und somit zum Praxis-Misserfolg.

Führungsprinzip *n*; ***Etym.:*** lat. *principium* „Anfang, Ursprung, Grundlage"

Vgl. ▸ Management by Technik.

Führungsstil *m*; ***engl.:*** Leadership, Management style

Kontext: Betriebswirtschaftslehre

Art und Weise der Mitarbeiterlenkung. Jede Führungskraft hat ihren eigenen F., der auf Charaktereigenschaften und einem bestimmten Menschenbild basiert. Ein F. ist nur begrenzt veränderbar.

Autoritärer F.: Entscheidungen werden alleine getroffen, Meinungsäußerungen, Diskussionen sind nicht erwünscht. Sinnvoll, wenn Entscheidungen schnell umgesetzt werden müssen, z. B. Notarzt als Leiter eines Rettungswagenteams. Im negativen Extremfall nutzt eine Führungskraft ihre formale Autorität aus („Alleinherrscher").

Laissez-faire-F.: Lässt Mitarbeitern viel Freiraum für eigene Entscheidungen; Führung fehlt, eher ein „Laufenlassen".

Demokratischer F.: Mitsprache der Mitarbeiter; ihre Meinungsäußerungen sind erwünscht und werden berücksichtigt; häufig in Organisationen mit flachen Hierarchien.

Situativer F.: Die Führungskraft agiert je nach Situation unterschiedlich; mal demokratisch, mal (wenn nötig) autokratisch; wird als idealer F. favorisiert.

Patriarchalischer F.: Autoritärer, aber wohlwollender Stil; die Führungskraft versteht sich als Vaterfigur, die weiß, was für jeden das Beste ist. Findet sich häufig in Familienbetrieben, aber auch in großen Unternehmen, z. B. Klinikleitung.

Charismatischer F.: Führungskraft mit hoher Ausstrahlungs- und Anziehungskraft; autoritäre Methoden hat der bei allen beliebte Leiter nicht nötig; Fehler und Zumutungen nimmt ihm kaum jemand übel.

Führweisen *f*; ***Syn.:*** therapeutisches Longieren

Kontext: Hippotherapie

Verschiedene Techniken, um das Pferd am Zügel oder an der Longe zu führen: am Zügel vorne, unterhalb der Trensenringe; am Langzügel hinter dem Pferd (die langen Zügel wirken wie Leinen beim Fahren); therapeutisches Longieren (das Pferd wird an einer verkürzten Longe innen, im Winkel zwischen Longe und Gerte, geradeaus geführt).

Fülle *f*; ***engl.:*** Sthenia type; ***Syn.:*** Shi

Kontext: Traditionelle Chinesische Medizin

F. gehört zu einem der 8 grundlegenden Prinzipien (der Differenzialdiagnose) der Traditionellen Chinesischen Medizin: Außen-Innen, Hitze-Kälte, Fülle-Leere, Yin-Yang. Das ▸ Abwehrpotenzial des Körpers bei Krankheiten wird durch F. und ▸ Leere differenziert. Für F. spricht eine heftige Reaktion und eine Vielzahl an Substanzen, z. B. dicker Zungenbelag, Schwellungen, kräftiger Puls, wie dies oft bei jüngeren, kräftigen Personen zu beobachten ist. Das zu versorgende Gebiet wird entweder mit zu wenig (Leere) oder mit zu viel (F.) Energie durchflutet. Mit einer weichen Massagetechnik (ähnlich der Lymphdrainage) arbeiten wir im Füllegebiet und spüren unter der Hand, wann die Wärmebildung aufhört. Das energetische Ungleichgewicht, das durch die in der Traditionellen Chinesischen Medizin definierten pathogenen Faktoren ausgelöst wird, ist primär eine Disharmonie von ▸ Yin und ▸ Yang und es zeigt sich als energetische Blockade, der sogenannten ▸ Qi-Stagnation.

Full-Thickness-Defekt *m*; ***Etym.:*** engl. *full* „voll" u. *thickness* „Stärke, Dicke"

Kontext: Traumatologie, Medizinische Trainingstherapie

Knorpeldefekt, der bis zum subchondralen Knochen reicht. Die gute Innervation und Vaskularisation sorgen für eine relativ normale Wundheilung (im Gegensatz zum ▸ Partial-Thickness-Defekt). Allerdings bildet sich kein hyaliner, sondern zunächst ein hyalinartiger Knorpel, der in der Remodulierungsphase zu einem Faserknorpel umgebaut wird. Belastungen mit hohen Geschwindigkeiten und überproportional hohen Kompressions- und Scherkräften sind erst in der Remodellierungsphase möglich. Funktionelle Voraussetzungen, wie z. B. ein ausreichendes Kraftpotenzial (80 % der nicht verletzten Seite), entscheiden über die Sporttauglichkeit.

Füllungsphase *f*; ***engl.:*** Filling phase

Kontext: Muskelphysiologie

Eine der vier Herzaktionsphasen; bildet mit der Relaxations- bzw. Erschlaffungsphase die Diastole. Sie beginnt mit dem Öffnen der Segelklappen (Mitralis, Trikuspidalis), sodass Blut aus den Vorhöfen in die Ventrikel gelangen kann. Mithilfe des Ventilebenenmechanismus schieben sich die Ventrikel über die Blutsäule in den Vorhöfen, wodurch ca. 80 % des Füllungsvolumens in die Ventrikel gelangt. Die übrigen 20 % des Füllungsvolumens werden mittels Vorhofsystole in die Ventrikel gepumpt.

Functional Ambulation Category *f*; ***Etym.:*** engl. *functional* „funktionell" zu lat. *functio* „Verrichtung", engl. *ambulation* „Gang, Gehen, Schlendern" u. *category* „Kategorie, Klasse, Gruppe"; ***Abk.:*** FAC; ***engl.:*** Functional ambulation category

Kontext: Ganganalyse

F

Kategorisierung der selbstständigen Gehfähigkeit. Beurteilt wird die Gehfähigkeit anhand von 6 Stufen. Stufe 0 = Patient ist nur mithilfe von zwei oder mehr Personen gehfähig, Stufe 1 = Patient ist gehfähig mithilfe einer Person, die dauernd sein Gleichgewicht kontrolliert, Stufe 2 = nur noch intermittierende Kontrolle des Gleichgewichts durch Hilfsperson nötig, Stufe 3 = nur noch verbale Hilfestellung notwendig, Stufe 4 = selbstständige Gehfähigkeit in ebenem Gelände, Stufe 5 = selbstständige Gehfähigkeit auch in unebenem Gelände und Bewältigung von Stufen und Steigungen. Die Benützung von Gehhilfsmitteln wird nicht berücksichtigt. Die Kategorien wurden in einer Studie (Holden 1984) mit MS-Patienten und Patienten nach Schlaganfall entwickelt. Durchführung ca. 10 min (vgl. ▸ Functional Walking Categories).

Functional Independence Measure *m*;
Etym.: engl. *functional* „funktionell, Funktions...", *independence* „Unabhängigkeit" u. *measure* „Maßeinheit"; ***Abk.:*** FIM
Kontext: Diagnostik

F

Motorische Items			**Summierte Bewertung: 13 – 91 Punkte**
A	Selbstversorgung	Essen/Trinken	1 – 7
B		Körperpflege	1 – 7
C		Baden/Duschen/Waschen	1 – 7
D		Ankleiden oben	1 – 7
E		Ankleiden unten	1 – 7
F		Intimhygiene	1 – 7
G	Kontinenz	Blasenkontrolle	1 – 7
H		Darmkontrolle	1 – 7
I	Transfers	Bett/Stuhl/Rollstuhl	1 – 7
J		Toilettensitz	1 – 7
K		Dusche/Badewanne	1 – 7
L	Fortbewegung	Gehen/Rollstuhl	1 – 7
M		Treppensteigen	1 – 7
Kognitive Items			**Summierte Bewertung: 5 – 35 Punkte**
N	Kommunikation	Verstehen	1 – 7
O		Ausdruck (sich verständlich machen)	1 – 7
P	Soziales	soziales Verhalten	1 – 7
Q		Problemlösungsfähigkeit	1 – 7
R		Gedächtnis	1 – 7
Keine Hilfspersonen erforderlich			
7	völlige Selbstständigeit		
6	eingeschränkte Selbstständigeit (Hilfsvorrichtung oder Sicherheitsbedenken)		
Eingeschränkte Unselbstständigkeit			
5	Supervision oder Vorbereitung		
4	Kontakthilfe		
3	mäßige Hilfestellung		
Völlige Unselbstständigkeit			
2	ausgeprägte Hilfestellung		
1	totale Hilfestellung		

Functional Independence Measure.

Solides, reliables Messinstrument, um die funktionellen Fähigkeiten einer betroffenen Person im Bereich der ▸ Aktivitäten des täglichen Lebens anhand einer Skala mit 18 Items zu erfassen, einschließlich des psychosozialen Bereiches. Die Erfragung erfolgt in Bezug auf die Selbstversorgung, auf Blasen- und Darmkontrolle, auf die ▸ Transfertechniken, die Fortbewegung, die Kommunikation sowie auf die sozialen und kognitiven Fähigkeiten. Die Beurteilung der Items erfolgt mit einer Skala von 1–7. Maximalscore: 126 Punkte; Minimalscore 18 Punkte.

Functional Performance Evaluation *f*; ***Etym.:*** engl. „Beurteilung der funktionellen Leistung"; ***Abk.:*** FPE; ***engl.:*** Functional Performance Evaluation

Kontext: Diagnostik

Standardisierte Abläufe zur Untersuchung bestimmter Aktivitäten des Patienten (allgemeine Fertigkeiten und Einschränkungen). Vorteile: leichte Umsetzung, geringer technischer Aufwand, zuverlässige Ergebnisse. Bsp.: 1 min lang von einem Stuhl (gerade, gepolsterte Sitzfläche, Höhe 45 cm, ohne Armlehnen) aufstehen, ohne sich abzustützen; Mittelwert: 11-mal aufstehen.

Functional Status Index *m*; ***Etym.:*** engl. „Index des funktionellen Stands"; ***Abk.:*** FSI; ***engl.:*** Functional Status Index

Kontext: Diagnostik

Fragebogen, der den Patienten ermöglicht, ihre Leistung einzuschätzen, ihren Schmerzgrad und das Ausmaß ihrer Schwierigkeiten bei der Bewältigung verschiedener Aufgaben; umfasst 18 Aspekte aus den Bereichen: Mobilität, Tätigkeiten mit der Hand, Sorge für sich selbst, Haushalt und soziale Aktivitäten; Zeitaufwand ca. 30 min; entwickelt von Alan Jette (1987).

Functional Walking Categories *f*; ***Etym.:*** engl. *functional* „funktionell, Funktions..." u. *walking* „Gehen, Wandern"; ***engl.:*** Functional Walking Categories

Kontext: Ganganalyse, Diagnostik

Instrument zur Beurteilung der Lokomotionsfähigkeit unter dem Aspekt der Partizipation, d. h. anhand der Kategorien kann differenziert werden, ob die Gehfähigkeit eines Patienten ausreicht, um in einem vollen Einkaufszentrum einzukaufen, oder ob er „nur" beim Bäcker um die Ecke Brötchen holen kann. Bisher ist ausschließlich die engl. Version erschienen (vgl. ▸ Functional Ambulation Categories).

Functional-Reach-Test *m*; ***Etym.:*** engl. *functional* „funktionell, sachlich", *reach* „Reichweite, Tragweite"

Kontext: Neurologie, Geriatrie

Test zur Ermittlung der funktionellen Reichweite (maximale Distanz, die jemand bei ausgestreckten Armen und sicherem Stand nach vorne überwinden kann); einfacher Test für das Gleichgewicht und Sturzrisiko; erstmals von Duncan et al. 1990 beschrieben. Durchführung: Der Patient steht seitlich neben der Wand (normale Spurbreite), hebt beide Arme mit gestreckten Ellenbogen und Fingern auf Schulterhöhe nach vorne an, reicht so weit wie möglich mit beiden Händen nach vorne, ohne einen Sturz zu riskieren und einen Schritt zu machen. Messung: Per Maßstab, der an einer Wand angebracht ist (h: 150 cm); die maximale Distanz vom Ausgangs- bis zum Endpunk ab der Mittelfingerspitze. Physiologische Distanz: mindestens 25 cm; für verschiedene Altersgruppen gibt es ermittelte Normwerte. Der Test erfasst nur eine Komponente des Gleichgewichts; gut geeignet zur Verlaufsmessung für das Gleichgewicht in der Sagittalebene; sehr gute Intertesterreliabilität.

Functional-Reach-Test

Alter (Jahre)	Normwerte (cm)	
	Männer	Frauen
20–40	41,75	37,00
41–69	37,25	34,50
70–87	33,00	26,25

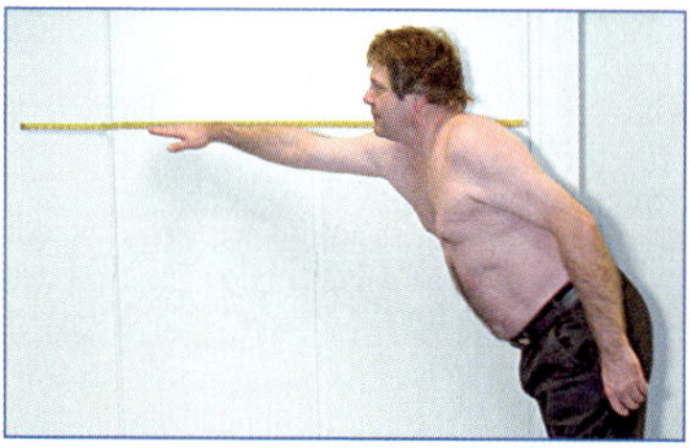

Functional-Reach-Test.

Fundamentalabstand *m*; ***Etym.:*** lat. *fundamentum* „Grundlage"; ***engl.:*** Fundamental distance

Kontext: Physik

Der Abstand zwischen zwei gut reproduzierbaren Festpunkten einer Temperaturskala. Bei der Celsius-Skala beträgt der Fundamentalabstand 100

F

Grad zwischen Eispunkt (0 °C) und Siedepunkt (100 °C). Bei der Fahrenheit-Skala (Schmelztemperatur von Eis 32 °F und Siedetemperatur von Wasser 212 °F) beträgt der Fundamentalabstand 180 Grad.

Fundusstand *m*; ***engl.:*** Height of the fundus
Kontext: Geburtshilfe
Maß (in Kleinfingerbreite oberhalb/unterhalb des Bauchnabels) für die Höhe der Gebärmutterkuppel in der Schwangerschaft und nach der Geburt. Es wird gemessen, in dem die laterale Handkante parallel zum Fundus angelegt wird. Sie gibt Auskunft über das Wachstum des Uterus in der Schwangerschaft und die Rückbildung nach der Geburt. Physiotherapeuten prüfen ab dem 1. Tag nach der Geburt den F., der sich pro Tag um eine Kleinfingerbreite kaudalwärts verlagert. Nach 14 Tagen sollte der F. nicht mehr tastbar sein (vgl. ▸ Wochenfluss, ▸ Rektusdiastasentest).

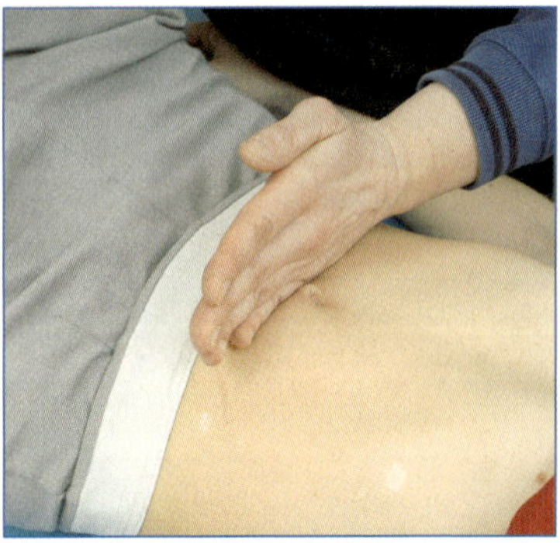

Fundusstand.

Fünffältigkeit *f*; ***engl.:*** Fivinity
Kontext: Traditionelle Chinesische Medizin
Es gibt immer fünf Faktoren, die das Leben hervorbringen und erhalten. Sie sind für die Strukturierung des Lebens, die Unterteilung aller Qualitäten und die Bewegungen des Atems verantwortlich (vgl. ▸ 5-Elementen-Lehre).

Funktion *f*; ***Etym.:*** lat. *functio* „Verrichtung"; ***engl.:*** Function
Kontext: Feldenkrais
Physiologische Tätigkeit, Arbeiten einer Körperstruktur, z. B. Gelenk-, Organfunktion. Gegensatz: Funktionsstörung (Impairment).
Feldenkrais versteht unter F. nicht nur die Tätigkeit einzelner Gelenke. Sie wird nicht isoliert, sondern in ihrer Beziehung zur körperlichen Gesamtorganisation und ihrer Beziehung zum Handelnden gesehen. Einzelne Gelenke erhalten ihre F. durch die Art der Körperorganisation und umgekehrt wird die Gesamtorganisation des Körpers durch das Zusammenwirken der einzelnen Gelenke bestimmt (vgl. ▸ Koordination).

Funktionale Integration *f*
Vgl. ▸ Integration, funktionale.

Funktionaler Zusammenhang *m*
Vgl. ▸ Zusammenhang, funktionaler.

Funktionelle Bewegungsanalyse *f*
Vgl. ▸ Bewegungsanalyse, funktionelle.

Funktionelle Bewegungslehre *f*; ***Etym.:*** lat. *functio* „Verrichtung"; ***Abk.:*** FBL; ***engl.:*** Functional Kinetics
Kontext: Funktionelle Bewegungslehre
Die FBL Functional Kinetics entwickelte Dr.h. c. ▸ Susanne Klein-Vogelbach. Ihre wissenschaftliche Annäherung an die Parameter, die für das ökonomische Bewegungsverhalten prägend sind, führte zu neuen Erkenntnissen und Behandlungsansätzen der modernen Physiotherapie. Sie sind eine Basisvoraussetzung im beruflichen Alltag analytisch denkender Physiotherapeuten. Die Analyse von Bewegung ist eines der berufsspezifischen Merkmale der Physiotherapie. Das Konzept der FBL, das Susanne Klein-Vogelbach hinterlassen hat, wird in seiner Genauigkeit bei der Anleitung zur Beobachtung, Analyse und Vermittlung von Bewegung bisher von keinem anderen Konzept übertroffen. Die Begriffe, die sie dafür prägte und definierte, sind mittlerweile zum größten Teil üblicher physiotherapeutischer Sprachgebrauch. Klein-Vogelbachs Forschergeist, ihrer beruflichen Neugier und ihrem Verständnis für funktionelle Zusammenhänge verdanken wir mit der FBL ein Konzept, welches eine klinische, nicht gerätegestützte Bewegungsanalyse ermöglicht. Auf dieser Grundlage entwickelte sie auch die funktionsorientierten therapeutischen Übungen und Behandlungstechniken, die die Gesetzmäßigkeiten der Biomechanik, der Neurobiomechanik, des muskulären Zusammenspiels und der Neurophysiologie im Zusammenhang mit Bewegungsplanung und Steuerung unterstützen. Dadurch wurde eine grundlegende Facette der Physiotherapie geschaffen, die auch akademischen Anforderungen standhält.

Funktionelle Divergenz *f*; ***Etym.:*** lat. *functio* „Verrichtung", *dis...* „zwischen, hinweg" u. *vergere* „hinstreben, sich erstrecken"; ***engl.:*** Functional divergence
Kontext: Funktionelle Bewegungslehre

Winkel zwischen ▶ funktioneller Fußlängsachse und ▶ anatomischer Fußlängsachse von 11°; physiologische Stellung des Fußes, um ein ökonomisches Gehverhalten zu gewährleisten. Die anatomische Fußlängsachse (Kalkaneusmitte bis Metatarsale II) divergiert von der funktionellen Fußlängsachse (dorsaler lateraler Kalkaneusrand bis Großzehengrundgelenk), die nach vorne in die Bewegungsrichtung ausgerichtet ist. Weicht die Ausrichtung des Fußes im Sinne einer vermehrten oder verminderten D. oder Konvergenz von der beschriebenen Norm ab, rollt der Patient nicht mehr über Ferse, Großzehen- und Kleinzehengrundgelenk ab, sondern über den Fußinnenrand (Konvergenz) bzw. Fußaußenrand (vermehrte D.). Daraus können Fehlbelastungen für die Strukturen des Fußes und besonders der Kniegelenke resultieren (vgl. ▶ Eversion, ▶ Inversion).

Funktionelle Elektrostimulation *f*
Vgl. ▶ Elektrostimulation, funktionelle.

Funktionelle Fehlatmung *f*
Vgl. ▶ Fehlatmung, funktionelle.

Funktionelle Fußlängsachse *f*
Vgl. ▶ Fußlängsachse, funktionelle.

Funktionelle Kongruenz *f*; ***Etym.:*** lat. *functio* „Verrichtung" u. *congruere* „zusammentreffen, übereinstimmen"
Kontext: Anatomie, Physiologie, Spiraldynamik
Funktionelle Übereinstimmung aller Subsysteme des Bewegungssystems wie Knochen, Gelenke, Ligamente, Muskeln, Dermatome usw. So sind z. B. die anatomisch-funktionellen Drehrichtungen im flektierenden Kniegelenk als Außenrotation-Oberschenkel und Innenrotation-Unterschenkel definiert. Dafür sprechen: ossär (der Antetorsionswinkel des Femurs); die Drehscharniermechanik des Kniegelenks; ligamentär (die Anordnung der Kreuzbänder im Inneren des Kniegelenks); muskulär (zahlen- und kräftemäßige Dominanz der Außenrotatoren im Hüftgelenk bzw. der Innenrotatoren im Kniegelenk); Verlauf und Funktion des M. sartorius als polyartikulärer ▶ Leitmuskel und des M. popliteus als monoartikulärer Muskel des Kniegelenks; der typisch spiralige Verlauf der Dermatome L 1-S 1 (lässt auf spiralige Wachstumsbewegungen während des embryonalen Gliedmaßenwachstums schließen).

Funktionelle Magnetresonanztomographie *f*
Vgl. ▶ Magnetresonanztomographie, funktionelle.

Funktionelle Narbe *f*
Vgl. ▶ Narbe, funktionelle.

Funktionelle Residualkapazität *f*
Vgl. ▶ Residualkapazität, funktionelle.

Funktionelle Teilparese *f*
Vgl. ▶ Teilparese, funktionelle.

Funktionelle Umkehr *f*
Vgl. ▶ Umkehr, funktionelle.

Funktioneller Status *m*; ***Etym.:*** lat. *functio* „Verrichtung" u. *status* „Stand"; ***engl.:*** Functional status
Kontext: Funktionelle Bewegungslehre
Teil der Untersuchung des FBL-Konzeptes; beinhaltet das Sammeln und Auswerten von Informationen bezüglich ▶ Konstitution, Beweglichkeit und Statik des Patienten. Der f.S. ist die Grundlage für die Formulierung des funktionellen Problems und die Planung der Therapie.

Funktionelles Problem *n*; ***Etym.:*** lat. *functio* „Verrichtung" u. griech. *problema* „Aufgabe, Streitfrage"; ***engl.:*** Functional problem
Kontext: Funktionelle Bewegungslehre
Vom Therapeuten auf der Basis der ▶ Internationalen Klassifikation der Funktionsfähigkeit, Behinderung und Gesundheit (ICF) formulierte Störung auf der Ebene der Aktivität (z. B. Stehen, Gehen, Sitzen), die sich aus den gesammelten Untersuchungsergebnissen der Anamnese, Statik und Bewegungsanalyse (Störung der Körperfunktion) ergibt. Der Therapeut bringt diese Ergebnisse in einen logischen Zusammenhang; die Formulierung des f.P. ist die Basis des Therapieplans.

Funktionelles Synzytium *n*
Vgl. ▶ Synzytium, funktionelles.

Funktionelles System *n*; ***Etym.:*** lat. *functio* „Verrichtung", griech. *systema* „Gebilde, Zusammenstellung, Gesamtheit"; ***engl.:*** Functional system
Kontext: Neurophysiologie, Sensomotorik, motorisches Lernen
Modell des motorischen Lernens nach Anochin, das aus der Auseinandersetzung mit dem Reflexkonzept von Pawlow entstand; es ergänzt das ▶ Reafferenzprinzip von von Holst.
Anlassafferenz, Umgebungsafferenzen, Gedächtnisinhalte und Motivation lösen Handlungen (Verhaltensakte) aus. Die Informationen der genannten Quellen verarbeiten die neuronalen Strukturen des sensomotorischen Systems zur Afferenzsynthese. Das Ergebnis der Afferenzsynthese führt zur Entscheidung für ein zielgerichtetes Handlungsprogramm. Das Handlungsprogramm

F

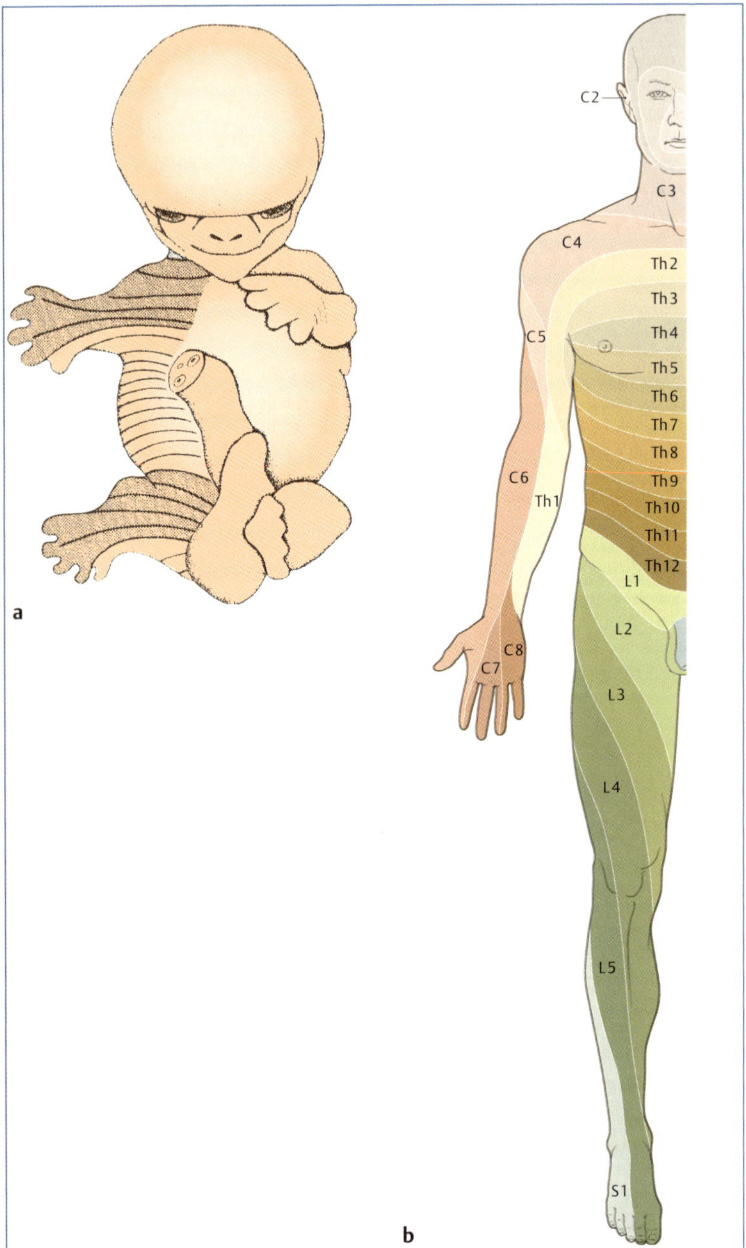

 Funktionelle Kongruenz.

hat zwei Funktionen: es akzeptiert die Handlung (als zentralnervös bereitgestellter Handlungsakzeptator, Sollwert, Vorhersage); es sorgt für die Handlung. Die ausgelösten Afferenzen (Handlungsergebnisse) vergleichen die neuronalen Strukturen des sensomotorischen Systems mit dem Handlungsakzeptor: Besteht Übereinstimmung, wird ein neuer Handlungsakzeptor gebildet; bei Nichtübereinstimmung erfolgt eine Korrekturhandlung.

Funktionsdefizit *n*; ***Etym.:*** lat. *functio* „Verrichtung" u. *deficit* „es fehlt"; ***engl.:*** Functional deficit

Kontext: Trainingslehre

Eine Funktion ist in unterschiedlicher Qualität durchführbar. Angestrebt wird ein möglichst hohes Funktionsniveau. Wird dieses im Hinblick auf ein definiertes Mindestmaß nicht erreicht, spricht man von einem F. Dies kann sowohl die Gehirnleistung, als auch die sensomotorische Fähigkeit betreffen (vgl. ▸ Sensomotorik).

Funktionsdiagnostik *f*; ***Etym.:*** lat. *functio* „Verrichtung" u. griech. *diagnoskein* „genau untersuchen, unterscheiden, erkennen"; ***Abk.:*** FD; ***engl.:*** Functional diagnostics; ***Syn.:*** Funktionsbefund

Kontext: Brügger-Konzept

Begriff der pathophysiologischen Grundlagen der ▸ Funktionskrankheiten des Bewegungssystems. Die FD zielt darauf, die Störungsursachen zu evaluieren. Zu ihr zählen die Anamnese (Sozial-, Funktions- und Krankheitsanamnese), die Inspektion, die Funktionsanalyse mit ihren befundspezifischen Funktionstests sowie die ▸ Arbeitshypothese. Die Funktionsanamnese analysiert das Alltagsverhalten mit den alltäglichen Belastungen, denen der Patient ausgesetzt ist. Ziel dieser Analyse ist, zu erkennen, wo die Quellen der Fehlbelastungen liegen (vgl. ▸ Störfaktoren) und welcher Art diese sind. Hierzu werden die Funktionsquantiäten (wie lange, wie oft) und -qualitäten (monoton, statisch, dynamisch, abwechslungsreich), das Funktionsüberwiegen (welche Funktionen vermehrt bzw. gehäuft ausgeführt werden) und die Funktionsbeeinträchtigungen (Bewegungs- bzw. Handlungseinschränkungen, Schmerzen) ermittelt. Die Inspektion dient dem Aufspüren und der Differenzierung von transitorischen und persistierenden Störfaktoren.

Die Funktionsanalyse ist zentraler Bestandteil der FD. Sie beurteilt sowohl das habituelle Bewegungsverhalten als auch seine Abweichung von den neurophysiologischen Bewegungsprogrammen. Aus diesem Vergleich ergeben sich erste Prognosen über den Umfang der vorhandenen ▸ Funktionsstörungen. Weiterhin lassen sich in Verbindung mit der vorausgehenden Anamnese kausale Rückschlüsse auf mögliche Störfaktoren ziehen. Die Arbeitshypothese stellt das Ergebnis der Analyse aller Bestandteile der FD dar. Ihre Richtigkeit wird mittels Funktionstests überprüft. Die agistisch-exzentrischen Kontraktionsmaßnahmen (vgl. ▸ agistisch-exzentrische Kontraktion, ▸ Dekontraktion) bilden das Bindeglied zwischen der FD und der Behandlung der Funktionskrankheiten, da sie sowohl Funktionstest als auch Behandlungstechnik sind. Sie ermöglichen einen effizienten Übergang von der Diagnostik zur Therapie.

Funktionsfähigkeit *f*; ***Etym.:*** lat. *functio* „Verrichtung"; ***engl.:*** Functioning

Kontext: Theoretische Modelle

Oberbegriff der ▸ Internationalen Klassifikation der Funktionsfähigkeit, Behinderung und Ge-

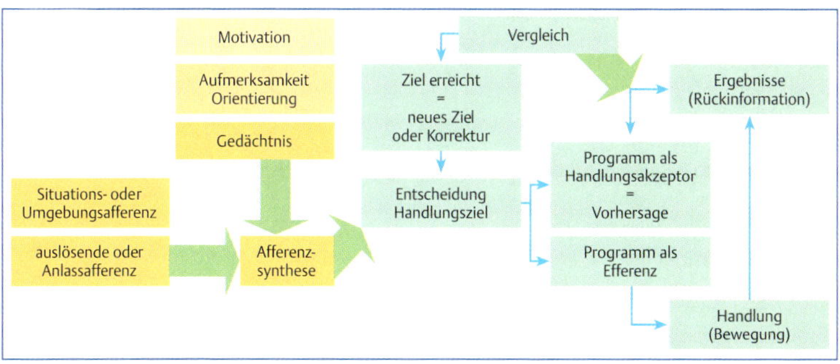

Funktionelles System nach Anochin.

sundheit (ICF) für Körperfunktionen, -strukturen, Aktivitäten und Partizipation. Eine Person ist funktional gesund, wenn ihre körperlichen Funktionen (einschließlich des mentalen Bereichs) und Körperstrukturen denen eines gesunden Menschen entsprechen; sie all das tut oder tun kann, was von einem Menschen ohne Gesundheitsprobleme erwartet wird; sie ihr Dasein in allen Lebensbereichen, die ihr wichtig sind, in der Weise und dem Umfang entfalten kann, wie es von einem Menschen ohne gesundheitsbedingte Beeinträchtigung der Körperfunktionen oder -strukturen erwartet wird.

F

Funktionshand *f*; ***engl.:*** Functional hand

1. ***Kontext:*** Handtherapie

Stellung der Finger bzw. der Hand, die es dem Patienten erlaubt, den Anforderungen des täglichen Lebens gerecht zu werden. Dazu gehören der ▸ Präzisionsgriff und der ▸ Kraftgriff.

2. ***Kontext:*** Traumatologie, Neurologie

Greifersatzform mittels Trickbewegungen für Patienten mit fehlender/verminderter Fingerfunktion aufgrund einer Lähmung, z. B. Tetraplegie. Maßnahmen: spezielle Lagerung zur Verkürzung der Fingerbeugesehnen (bei nicht fachgerechter Lagerung bleiben die Finger gestreckt oder es entsteht eine Krallenhand, keine oder erheblich eingeschränkte Selbstständigkeit); Trainieren der noch innervierten Muskulatur; Erlernen der Trickbewegung.

Funktionshand, aktive *f*; ***Etym.:*** lat. *functio* „Verrichtung" u. *activus* „tätig"; ***engl.:*** Functional hand, active

Kontext: Traumatologie, Neurologie

Ausgebildete Ersatzgreiffunktionen durch Verkürzung der Fingerbeugesehnen und Aktivität des M. extensor carpi radialis (Dorsalextension im Handgelenk) bei kompletter Querschnittlähmung unterhalb von C 5/6. Alle auf die Fingergelenke wirkenden Muskeln sind gelähmt; die aktive Dorsalextension im Handgelenk ermöglicht der M. extensor carpi radialis. Um die Verkürzung der Fingerbeuger zu bewirken, wird die Hand mit Lagerungsschienen und Ähnlichem konsequent gelagert: 30° Flexion im Handgelenk, 90° Flexion in den Metakarpophalangeal- (MCP) und proximalen Interphalangealgelenken (PIP). Sind die Beugesehen verkürzt, schließt sich die Hand während der Dorsalextension im Handgelenk passiv (Faustschluss). Die bewusste Entspannung der Handgelenkextensoren und das Ausnutzen der Schwerkraft extendieren das Handgelenk, sodass sich die Finger passiv öffnen (Handöffnung).

Funktionshand, passive *f*; ***Etym.:*** lat. *functio* „Verrichtung" u. *passivus* „duldend"; ***engl.:*** Functional hand, passive

Kontext: Traumatologie, Neurologie

Ausgebildete Ersatzgreiffunktion durch Verkürzung der Fingerbeugesehnen und das Erlernen von schwerkraftabhängigen Trickbewegungen bei kompletter Querschnittlähmung unterhalb von C 4/5. Alle auf Hand- und Fingergelenke wirkenden Muskeln sind gelähmt. Um die Verkürzung der Fingerbeuger zu bewirken, wird die Hand mit Lagerungsschienen und Ähnlichem konsequent gelagert: 30° Flexion im Handgelenk, 90° Flexion in den Metakarpophalangeal- (MCP) und proximalen Interphalangealgelenken (PIP). Sind die Beugesehnen verkürzt, kann der Patient unter Ausnützung der Schwerkraft Handgelenk und Finger flektieren; bei einer Dorsalextension strecken sich die Finger passiv wieder.

Funktionskapazität, aktuelle *f*; ***engl.:*** Functional capacity, actual

Kontext: medizinische Trainingstherapie

Aktuell maximal mögliche Funktion und Belastbarkeit der Strukturen (vgl. ▸ Funktionskapazität, maximale und ▸ Anpassungsreserve).

Funktionskapazität, maximale *f*; ***engl.:*** Functional capacity, maximum

Kontext: medizinische Trainingstherapie

Individuell maximal mögliche Anpassung an körperliche Arbeit (Training); normalerweise erst nach jahrelangem systematischem und regelmäßigem Training erreichbar; stellt die absolute und mit großer Wahrscheinlichkeit genetisch determinierte Grenze der Funktionskapazität dar, die einem Individuum möglich ist (vgl. ▸ Funktionskapazität, aktuelle und ▸ Anpassungsreserve).

Funktionskrankheit *f*; ***Etym.:*** lat. *functio* „Verrichtung"; ***engl.:*** Functional disease; ***Syn.:*** Krankheitslehre des Bewegungssystems

Kontext: Brügger-Konzept

1955 ergaben klinische Beobachtungen Brüggers zum einen, dass eine Vielzahl schmerzhafter Bewegungsbehinderungen sich nicht mit den klassischen Krankheitsbildern erklären ließe. Zum anderen bemerkte er, dass viele Erkrankungen (Symptome) des Bewegungssystems primär nicht auf strukturelle Schäden zurückzuführen sind, sondern Ausdruck zentralnervös organisierter, d. h. reflektorischer Schutzmechanismen des Gehirns sind. Diese werden bei Fehl- oder Überbeanspruchung durch nozizeptive Afferenzen gestartet. Bei entsprechender Stärke dieser Nozizeption werden zunächst die Bewegungsprogramme modifiziert (pathophysiologische Prioritätsprogramme). Das skelettoarthromuskuläre System reagiert mit einer reflektorischen Tonusveränderung (vgl. ▶ Tendomyosen). Stellt die Nozizeption eine „Bedrohung“ für die Körpergewebe bzw. den Menschen dar, werden die nozizeptiven Signale bis zum Kortex weitergeleitet, um dort als Schmerz (Warnsignal) interpretiert zu werden. Der Schmerz stellt somit den Schutzmechanismus der gefährdeten oder geschädigten Gewebe dar (vgl. ▶ nozizeptiver somatomotorischer Blockierungseffekt). Bei chronischen Fehlbelastungen entstehen zuerst ▶ Funktionsstörungen im Bewegungssystem. Später können sich aus den nicht beseitigten Funktionsstörungen Strukturveränderungen entwickeln. Dies kann umgangen werden, wenn das Bewegungssystem (posturales und lokomotorisches System) optimal beansprucht wird. Diese Anforderung kann nur durch eine physiologisch-dynamische Körperhaltung in Verbindung mit einem ausgeglichenen Bewegungs- und Atemverhalten im Alltag erfüllt werden. Die Essenz seiner Krankheitslehre des Bewegungssystems stellt die Integration der Dreidimensionalität der neurophysiologischen Vorgänge (Perzeption, Steuerung und Kontrolle) als Wechselwirkung zwischen der Motorik, dem emotionalen Antrieb und der Infrastruktur dar; außerdem jenes System im Zwischenhirn, welches die starren Verhaltensmuster in Form von Ausführungsprogrammen enthält. Gesamthaft steuert das Nervensystem das menschliche Leben mit seiner Beziehung zum Umfeld und zur Ordnung der Leistung der Infrastruktur. Es bestimmt nicht nur das Wohlbefinden des Einzelnen, sondern steuert auch die spezifische Gestaltung ihres Daseins unter gesunden und gestörten Bedingungen.

Funktionsmassage *f*; ***engl.:*** Functional massage

Kontext: Kaltenborn-Evjenth-Konzept

Massagetechnik nach Evjenth; Kombination von Druck und Bewegung, wobei der Muskel während des Massagedrucks durch eine passive oder aktive Bewegung des von ihm überspannten Gelenkes verlängert wird. Dadurch sollen die Wirkungen der klassischen Massage und der physiologischen Bewegung kombiniert werden, insbesondere zur Schmerzlinderung, Muskelentspannung und Förderung des Bewegungsgefühls.

Funktionsprüfung *f*; ***Etym.:*** lat. *functio* „Verrichtung“; ***engl.:*** Functional testing; ***Syn.:*** Funktionsuntersuchung

Kontext: Neurologie

Prüfen motorischer, kognitiver, sprachlicher und psychosozialer Leistungen. Im motorischen Bereich umfassen die Funktionsprüfungen den Reflexstatus, die willkürliche Kraftentwicklung und zielgerichtete Bewegungsabläufe.

Funktionsreserve *f*; ***engl.:*** Functional reserve

Kontext: medizinische Trainingstherapie

Differenz zwischen aktueller oder chronischer Beanspruchung und der aktuell möglichen Funktionskapazität; der Bereich der F. wird durch Alltagsbelastungen oder unterschwellige Belastungsreize normalerweise nicht erreicht; entspricht somit einem Bereich, der ausgeschöpft werden könnte, aber durch (gewohnte) Alltagsbelastungen nicht ausgeschöpft wird (vgl. ▶ Funktionskapazität, aktuelle).

Funktionsrestitution *f*; ***Etym.:*** lat. *functio* „Verrichtung“ u. *restitutio* „Wiederherstellung, Rückgabe“; ***engl.:*** Functional recovery

Kontext: Neurologie, Orthopädie, Traumatologie

Wiederherstellung von Funktionen aller Leistungsebenen motorisch, kognitiv, sprachlich und psychosozial.

Funktionelle F.: Wiederherstellung von Funktionen unter Zuhilfenahme von Ersatzfunktionen oder technischen Hilfsmitteln (z. B. ▶ Elektrostimulation).

Funktionsstellung der Hand *f*; ***engl.:*** Functional position of hand

Kontext: Handtherapie

Diese Position wird bevorzugt zur Lagerung polyarthritischer Hände eingesetzt. Sie verhindert Mangeldurchblutung über den MCP-Gelenken und verringert das Risiko auf eine Strecksehnenruptur. Bei der F. liegt das Handgelenk bei 20–30° Extension, die MCP-Gelenke bei 45–50° Fle-

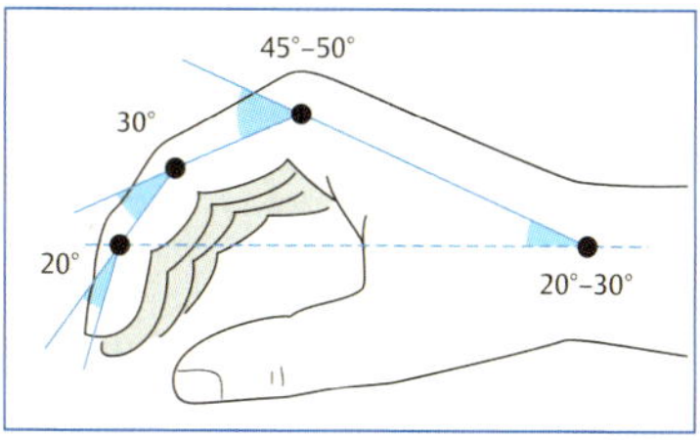

Funktionsstellung der Hand.

xion, die PIP-Gelenke bei 30° und die DIP-Gelenke bei 20° Flexion.

Funktionsstörung *f*; ***Etym.:*** lat. *functio* „Verrichtung"; ***Abk.:*** FSt; ***engl.:*** Functional disorder; ***Syn.:*** Efferenzgeschehen, Krankheitsbild, nozizeptiver Output, Symptom

Kontext: Brügger-Konzept

Begriff der pathophysiologischen Grundlagen der ▸ Funktionskrankheiten des Bewegungssystems. Unter F. sind alle zentralnervös organisierten efferenten Reaktionen auf die verantwortliche Störungsursache zu verstehen (vgl. Funktionskrankheit, ▸ nozizeptiver somatomotorischer Blockierungseffekt, ▸ arthrotendomyotische Reaktion). Sie müssen klar von den ihnen zugrunde liegenden Störungsursachen (den Krankheitsquellen) unterschieden werden. Mit dem Begriff der F. bzw. der Funktionskrankheit wollte Brügger klar zum Ausdruck bringen, dass die meisten Krankheitsbilder keine eigentliche Diagnose der Ursache des Krankheitsgeschehens enthalten, sondern lediglich die Symptome der Patienten beschreiben. Dies führt im gegebenen Fall dazu, dass die Symptome der Patienten behandelt werden, also das Efferenzgeschehen, was dann mit einer Verschlechterung der Symptome einhergeht, da anstelle der ▸ Störfaktoren der durch sie ausgelöste Schutzmechanismus behandelt wurde.

Funktionsuntersuchung *f*; ***Etym.:***

Kontext: Maitland-Konzept

Teil des Untersuchungsprozesses nach Maitland. Ziel der F. ist die Prüfung/Bestätigung der Hypothese, die der Therapeut aufgrund der vorausgegangenen subjektiven Befragung des Patienten entwickelt hat. Bestandteile der F.: Planung (notwendige Tests zur Reproduktion der Symptome); Dokumentation der aktuellen Symptome und Inspektion (Beurteilung von Konstitution und Statik, Schutzdeformitäten); funktionelle Demonstration (der Patient führt die Aktivität vor, die im Alltag die Beschwerden am deutlichsten auslöst); aktive Bewegungen (reproduzieren sie keine Symptome, kann der Therapeut Überdruck applizieren); „Wenn-notwendig-Tests" (zusätzlicher Stress für die in Frage kommenden Strukturen, wenn die Symptome nicht reproduziert werden konnten); neurologische Untersuchung (Testen der Sensibilität, Reflexe, Kraft der Kennmuskeln bei Patienten mit neurologischer Symptomatik, z. B. „Kribbeln", Taubheit); neurodynamische Untersuchung (Testen der Beweglichkeit nervaler Strukturen bei notwendigen Längenveränderungen).

Funktionsuntersuchung, Planen der *f*; ***engl.:*** Functional analysis, planning of

Kontext: Manuelle Therapie, Diagnostik

Umfasst drei Aspekte: Reflexion der Anamnese (weitere Parameter für die Erfolgskontrolle in der 2. Sitzung und weitere Fragen notwendig bez. Kontraindikationen / Gefahrensituationen?); Formulieren der Hypothesen (Symptomquellen, beitragende Faktoren, pathophysiologische Prozesse, Kontraindikationen/Vorsichtssituationen); Dosierung und präziser Ablauf der Funktionsuntersuchung.

Fusimotoneuron

Vgl. ▸ γ-System.

Fusion *f*; ***Etym.:*** lat. *fusio* „Schmelzen, Gießen"; ***engl.:*** Fusion

Kontext: Betriebswirtschaftslehre

Freiwilliger Zusammenschluss zweier oder mehrerer rechtlich selbstständiger Unternehmen zu einem Unternehmen auf der Basis eines Fusionsvertrages. Physiotherapie: Mehrere Praxen schließen sich zusammen; jede gibt ihre rechtliche und wirtschaftliche Unabhängigkeit auf. Vorteile: ggf. Verbesserung der Marktposition, Kostensenkung (günstigere Materialbeschaffung durch Mengenrabatte), gezielteres Marketing (größeres Budget), Ausweitung des Therapieangebots (mehr spezialisierte Mitarbeiter) usw. Nachteile: Verlust der alleinigen Leitungsbefugnisse, gemeinsame Haftung, Teilung der Gewinne (vgl. ▸ Kartell).

Fuß verschraubende Aktivität *f*; ***Etym.:*** lat. *activus* „tätig"; ***engl.:*** Foot rotational activity

Kontext: Funktionelle Bewegungslehre, Ganganalyse

Dabei handelt es sich um eine aktive Verschraubung der Fußwölbung. Durch die Pronation des Vorfußes mit Druck des Großzehengrundgelenks gegen den Boden und gleichzeitiger inversorischer Widerlagerung des Rückfußes stabilisiert sich die Fußwölbung. Dadurch ist eine dynamische Abrollung auf der funktionellen Fußlängsachse repetitiv möglich.

Fuß-Boden-Reaktionskraft *f*; ***engl.:*** Foot-ground reaction force

Kontext: Biomechanik

Vgl. ▸ Bodenreaktionskraft.

Fußgewölbe *n*; ***engl.:*** Arch of foot

Kontext: Orthopädie

Längs- und Quergewölbe des Fußes. Aufgrund der Gewölbe wird das Körpergewicht hauptsächlich über drei Punkte getragen: Ferse, Großzehengrundgelenk (Großzehenballen) und Kleinzehengrundgelenk (Kleinzehenballen). Die Fußgewölbe werden durch Muskulatur verspannt und durch Bänder aufrechterhalten. Bsp. subtalare Pronation und Absenkung des medialen Fußlängsgewölbes: Schwäche der Abduktoren des Hüftgelenks oder eine gestörte Funktion im Kniegelenk (▸ medialer Kollaps, Instabilität, Bandinsuffizienz) und/oder im subtalaren Gelenk können die Ursache sein. Fehlbelastungen der gesamten unteren Extremitäten (und u. U. weiterer Körperabschnitte) sind die Folge.

Fußheberbandage *f*; ***engl.:*** Foot drop brace
Kontext: Neurologie, Traumatologie
Achtförmige Umwicklung mit spezieller, elastischer Bandage im Bereich distaler Unterschenkel/Mittelfuß; Hilfsmittel zur Erleichterung des Gangablaufs. Indikation: ▸ Fußheberschwäche; aufgrund des geringeren Gewichtes (im Gegensatz zu Fußheberschienen) insbesondere bei Patienten mit Multipler Sklerose zu empfehlen. Vorteile: geringe Unterstützung (ermöglicht die Aktivität der Fußheber); leicht transportabel (sehr schnell anzulegen, ggf. nur bei Bedarf).

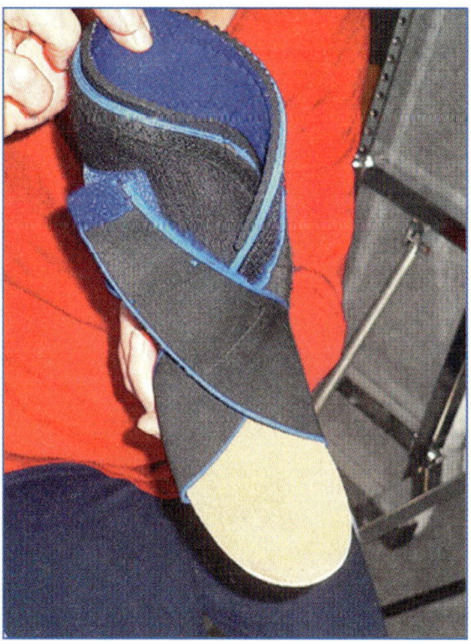

Fußheberbandage.

Fußheberschwäche *f*; ***engl.:*** Foot drop;
Syn.: Fußheberparese
Kontext: Neurologie
Motorische Ausfälle im Bereich des M. tibialis anterior, M. extensor digitorum longus, M. extensor hallucis longus aufgrund einer zentralen Störung (Apoplex, Multiple Sklerose u. a.) oder einer peripheren (L 5 /S 1 Syndrom nach Bandscheibenvorfall, Polyneuropathie bei Diabetes mellitus). Folgen: Störung des Gangablaufs, Gefahr der Spitzfußbildung. Physiotherapie: Ideale Eigenübungen sind z. B. der ▸ Taktschläger oder ▸ Bodenmagnet aus der Funktionellen Bewegungslehre (FBL).
Apoplex: Die Fußhebermuskulatur kann paretisch oder aufgrund der reziproken Hemmung (bei spastischer Wadenmuskulatur) geschwächt sein. Therapeutische Maßnahmen bei Parese: u. a. reaktives Aktivieren der Fußhebermuskulatur mittels neurophysiologischer Techniken, Hilfsmittelversorgung (▸ Fußheberbandage oder -schiene). Therapeutische Maßnahmen bei reziproker Hemmung: z. B. Dehnen der Wadenmuskulatur, Desensibilisieren der Fußsohle, gleichzeitiges am besten reaktives Aktivieren der Fußheber (ohne Kokontraktion der Wadenmuskulatur oder Zehenbeuger), Hilfsmittelversorgung (s. o., zusätzlich ▸ Nancy-Hylton-Orthese, sie hemmt die Spastizität der Antagonisten).
Multiple Sklerose: Die F. ist häufig ein Frühsymptom; abgestufte Hilfsmittelversorgung (zunächst nur ein kleiner Absatz, ▸ Schuhzurichtung, ▸ Fußheberbandage seltener Fußheberschiene, ggf. kombiniert mit Nancy-Hylton-Einlage).

Fußlängsachse *f*; ***engl.:*** Longitudinal axis of the foot
Kontext: Anatomie, Ganganalyse
Im Bereich des Fußes unterscheidet man zwei gedachte Linien:
Funktionelle Fußlängsachse: Verläuft vom Tuberculum tuberis calcanei laterale zur Mitte des Großzehengrundgelenks; die Abrollbewegung während des Gehens erfolgt entlang dieser Achse (vgl. ▸ Bodenkontaktmuster).
Anatomische Fußlängsachse: Verläuft von der hinteren Fersenmitte durch die Grundgelenke des 2. Mittelfußknochens und der 2. Zehe.

Fußlängsachse, anatomische *f*; ***Abk.:*** FLA; ***engl.:*** longitudinal anatomical axis of the foot
Kontext: Funktionelle Bewegungslehre
Verläuft von der Kalkaneusmitte durch den 2. Mittelfußknochen; ist um 11° nach lateral ausgerichtet. (Vgl. ▸ funktionelle Fußlängsachse, ▸ funktionelle Divergenz.)

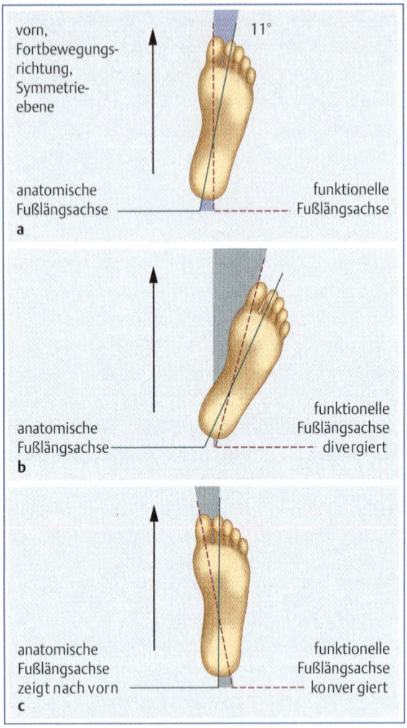

Anatomische Fußlängsachse.

Fußlängsachse, funktionelle *f*; *Abk.:* FLA; *engl.:* Foot longitudinal axis, functional
Kontext: Funktionelle Bewegungslehre
Verläuft vom lateralen Kalkaneusrand durch das Großzehengrundgelenk; ist nach vorne ausgerichtet; parallel zur Achse des anderen Fußes (vgl. ▸ anatomische Fußlängsachse, ▸ funktionelle Divergenz).

Fußreflexzone *f*; *engl.:* Foot reflex zone
Kontext: Fußreflexzonentherapie
Definiertes Areal der Fußsohle, das einem bestimmten inneren Organ zugeordnet ist. Diese Zonen können sowohl diagnostisch als auch therapeutisch beeinflusst werden. Die Fußreflextherapie z. B. arbeitet mit intermittierendem Druck (vgl. ▸ Reflexzone).

Fußreflexzonenmassage *f*
Vgl. ▸ Fußreflexzonentherapie.

Fußreflexzonentherapie *f*; *engl.:* Foot reflexology therapy
Kontext: Traditionelle Chinesische Medizin
F. ist eine Ordnungstherapie, bei der wir die Kräfte der Eigenregulation im Menschen anregen und harmonisieren. Dabei werden in dem Mikrosystem, den Füßen, je nach Befindlichkeit des Patienten tonisierende oder sedierende Impulse gesetzt. F. wurde nach dem Grundkonzept (Holographie) der Traditionellen Chinesischen Medizin zunächst von Dr. William FitzGerald in den USA kreiert. Man sieht in 10 Feldern stilisierte Meridiane und baut auf diesem Hintergrund die Arbeit an den Füßen auf. Die Indikation der F. besteht bei Erkrankungen des Bewegungsapparats, bei funktionellen Beschwerden und Erkrankungen, bei Kopfschmerzen, emotionalen Schwankungen, während und nach der Schwangerschaft und bei Allergien und Lymphstauungen. Als Kontraindikationen gelten u. a. akute Entzündungen und rheumatische Erkrankungen, ausgedehnter Fußpilz und hoch fieberhafte und infektiöse Erkrankungen. Sie kann bei Klienten in jedem Lebensalter sowohl als differenzierte Therapie als auch zur Erhaltung der Gesundheit angeboten werden. Zur Befundung analysiert man die Stelle des Schmerzes. Durch Berührung bestimmter Zonen des Fußes lassen sich durch entsprechende Reaktionen aus dem Vegetativum sowohl die Symptomatik des Patienten als auch der Hintergrund, auf dem sie entstanden ist, therapeutisch erfassen. Der therapeutische Griff bei der F. wird mit Daumen oder Fingern ausgeführt und zeichnet sich durch systematische, rhythmische Auf-und-Ab-Bewegungen aus, mit denen der Fuß in Milli-

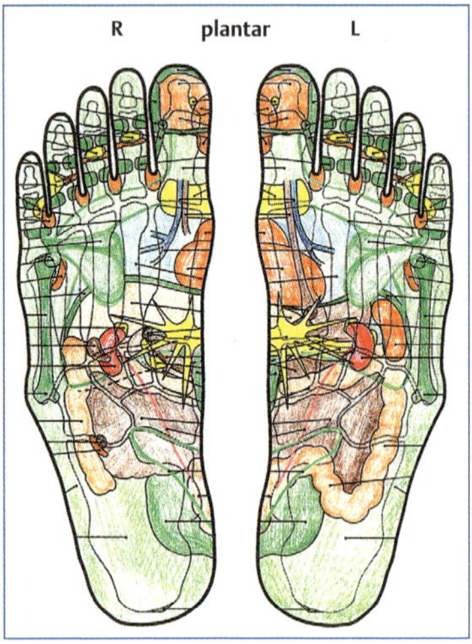

Fußreflexzonentherapie.

meter-Schritten durchgearbeitet wird. Die zu behandelnden Zonen werden *Symptomzonen* genannt.

Fußwinkel *m*; ***engl.:*** Foot orientation angle
Kontext: Biomechanik
Winkel der Fußlängsachse zur Fortbewegungsrichtung ca. 7° Grad.

F

G

Gaenslen Test *m*; ***Etym.:*** nach dem amerik. Chirurgen Frederick Julius Gaenslen (1877–1937); ***engl.:*** Gaenslen test; ***Syn.:*** Pelvic Torsion
Kontext: Medizinische Trainingstherapie, Manuelle Therapie
Provokationstest auf Pathologie des Iliosakralgelenkes; Ausführung: Patient in Rückenlage am Rand der Liege, Arme hinter dem Rücken verschränkt; ein Bein mit max. Flexion im Hüftgelenk, das andere im Überhang mit max. Extension im Hüftgelenk fixieren; Therapeut verstärkt Druck in Extension und Flexion für ca. 1 min, am Schluss kurzer Überdruck in Extension, anschließend Test auf der anderen Seite durchführen. Beurteilung: Positiv bei Provokation des typischen Schmerzes; bei Blockierungen Automobilisation in die schmerzfreie Richtung.

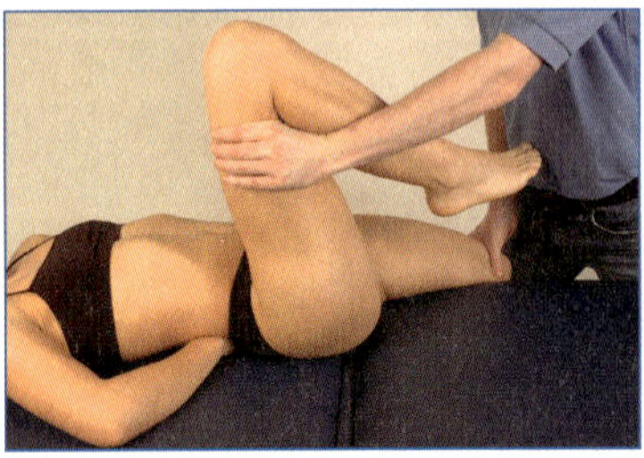

Gaenslen Test.

Gaenslen-Zeichen *n*; ***engl.:*** Gaenslen sign
Kontext: Rheumatologie
Schmerz beim Querdruck auf die MCP-Gelenke der Hand beim kräftigen Händedruck. Tritt bei rheumatisch Erkrankten auf.

Galeazzi-Luxationsfraktur *f*; ***Etym.:*** nach dem ital. Chirurgen Riccardo Galeazzi (1866–1952); ***engl.:*** Galeazzi luxation fracture
Kontext: Traumatologie
Fraktur des distalen Radius mit Riss der Membrana interossea und Subluxation (Verrenkung) der Ulna aufgrund der Ruptur der Bandverbindung; benannt nach Riccardo Galeazzi, italienischer Chirurg. Operative Stabilisierung durch Metallplatten und Rekonstruktion der Bänder, Ruhigstellung im Oberarmgips für min. 2 Wochen. Physiotherapie: Schmerzfreies, resorptionsförderndes Hochlagern, gut angepasste Verbände und Gipsschienen beugen einem ▶ Complex regional Pain Syndrom (CRPS) vor.

Galopp *m*; ***engl.:*** Gallop
Kontext: Hippotherapie
Sprunghafte Vorwärtsbewegung im Dreitakt in sechs Bewegungsphasen mit dem Augenblick freier Schwebe in der sechsten Bewegungsphase. Für die klassische Hippotherapie ist er nicht geeignet, als vorbereitender Test für eine mögliche Förderung des Patienten zur Übernahme zum heilpädagogischen Reiten und Voltigieren oder zum Reitsport für Behinderte kann ein weicher, ruhiger Galopp eingesetzt werden; dies setzt sorgfältige Ausbildung des Pferdes und verlässlichen Gehorsam voraus.

Galvanisation *f*; ***Etym.:*** nach dem ital. Naturforscher *Luigi Galvani* (1737–1798); ***engl.:*** Galvanisation; ***Syn.:*** Gleichstromtherapie, galvanische Reizung
Kontext: Elektrotherapie
Anwendung von galvanischen Strömen (konstante Gleichströme).

Galvanischer Strom *m*; ***engl.:*** Galvanic electricity
Kontext: Physikalische Therapie, Elektrotherapie
Konstanter ▶ Gleichstrom; Wirkung: durchblutungsfördernd, schmerzlindernd, tonusregulierend, iontophoretisch; Anwendungsbereiche z. B. ▶ Iontophorese, hydroelektrische Bäder und elektrische Bürstenmassagen (vgl. ▶ Bad, hydroelektrisches, ▶ Bürstenmassage, elektrische).

Gamma-amino-Buttersäure *f*; ***Abk.:*** GABA; ***engl.:*** Gamma-aminobutyric acid
Kontext: Neurologie
Einer der wichtigsten inhibitorischen (hemmenden) Neurotransmitter im ZNS.

Gang *m*; ***engl.:*** Gait
1. *Kontext:* Bewegungslehre
Aufrechte Fortbewegung auf zwei Beinen; jeder Mensch hat ein individuelles ▶ Gangbild und einen eigenen ▶ Gangrhythmus. Die ▶ Ganganalyse ist Bestandteil der ▶ physiotherapeutischen Untersuchung .
2. *Kontext:* Hippotherapie
Vorwärtsbewegung des Pferdes im Schritt, Trab oder Galopp; er ist abhängig vom ▶ Gebäude des Pferdes und seinem Temperament. In der Hippotherapie wird die Gangart ▶ Schritt eingesetzt.

Gang, digitigrader *m*; ***Etym.:*** lat. *digitus* „Finger, Zehe" u. *gradus* „Schritt", engl. *digitigrade* „auf den Zehen bzw. Fingern laufendes Tier"; ***engl.:*** Digitigrade walk
Kontext: Ganganalyse, Pädiatrie
Form des kindlichen Gehens in den ersten zwei Lebensjahren. Der ganze Fuß wird aufgesetzt oder die Zehen vor der Ferse. Die Bewegung wird vom Hüftgelenk und Becken ausgelöst und sieht wiegend aus (vgl. ▸ Gang, plantigrader).

Gang, entlastender ***engl.:*** Gait, relieving
Kontext: Traumatologie
Begriff zur Limitierung der axialen Belastung während des Gehens laut der Deutschen Gesellschaft für Unfallchirurgie (DGU). Gehen mit vollständiger Entlastung des betroffenen Beines mittels Hilfsmitteln oder Gehhilfen (z. B. Gehbarren, Unterarmgehstützen, Gehwagen) (vgl. ▸ Gang, minimal belastender, ▸ Gang, teilbelasteter, ▸ Gang, vollbelasteter).

Gang, minimal belastender *m*; ***engl.:*** Gait, minimum weight bearing
Kontext: Traumatologie
Begriff zur Limitierung der axialen Belastung während des Gehens der Deutschen Gesellschaft für Unfallchirurgie (DGU). Reduzieren der Belastung des Beines, indem beide Gehhilfen das Bein entlastend begleiten (▸ Drei-Punkte-Gang); Üben des normalen Gangrhythmus mit Abrollen des Fußes und Bewegung im Knie- und Hüftgelenk. Im Stehen und Sitzen darf das Bein mit seinem Eigengewicht abgestellt werden (vgl. ▸ Gang, entlastender, ▸ Gang, teilbelasteter, ▸ Gang, vollbelasteter).

Gang, pathologischer *m*; ***Etym.:*** griech. *pathos* „Leiden, Schmerz, Krankheit" u. *logos* „Wort, Lehre, Vernunft"; ***engl.:*** Gait, pathological; ***Syn.:*** Gangabweichung
Kontext: Bewegungsanalyse, Ganganalyse
Die beobachtende Ganganalyse (OGIG, Perry 1992) differenziert 43 Hauptabweichungen. Allgm. Folgen von Gangabweichungen: reduzierte Standstabilität (Einbeinstand), reduziertes Sicherheitsgefühl, verringerte Gehgeschwindigkeit und Ausdauer, erhöhter Energieaufwand und schnelle Erschöpfung. Voraussetzungen für eine effektive Therapie sind exakte Kenntnis über den physiologischen Gangablauf, (schnelles) Erkennen der Abweichungen, Differenzieren zwischen Hauptabweichung und Kompensationsmechanismen.

Gang, plantigrader *m*; ***Etym.:*** lat. planta „Fußsohle" u. *gradus* „Schritt"; ***engl.:*** Gait, plantigrade
Kontext: Ganganalyse, Pädiatrie
Form des kindlichen Gehens ab dem 2. Lebensjahr. Der Gang ist motorisch reifer. Die Ferse wird zuerst abgesetzt und das Gewicht nach vorne über den Fuß abgerollt. Die Rotation um die körperliche Längsachse wird möglich (vgl. ▸ digitigrader Gang).

Gang, teilbelasteter *m*; ***engl.:*** Gait, partial weight bearing
Kontext: Traumatologie
Begriff zur Limitierung der axialen Belastung während des Gehens der Deutschen Gesellschaft für Unfallchirurgie (DGU). Die Teilbelastung des betroffenen Beines (in Kilogramm oder prozentuales Körpergewicht) erfolgt immer unter Einsatz von Hilfsmitteln und Gehhilfen (z. B. Gehbarren, Unterarmgehstützen, Gehwagen) (vgl. ▸ entlastender Gang, ▸ minimal belastender Gang, ▸ vollbelasteter Gang).

Ganganalyse *f*; ***Etym.:*** griech. *analysis* „Auflösung"; ***engl.:*** Gait analysis
1. ***Kontext:*** Biomechanik
Untersuchung und Beurteilung des menschlichen Gangbildes mithilfe der ▸ Bewegungsanalyse. Man unterscheidet: beobachtende Ganganalyse und ▸ instrumentierte Ganganalyse . Dabei wird pathologisches Gehverhalten mit gesundem verglichen oder es werden Veränderungen dokumentiert. Eine instrumentierte Ganganalyse umfasst die Aufzeichnung des Gehens auf optoelektronische Weise (Videokameras in Verbindung mit einem Computer), die gleichzeitige Erfassung der ▸ Bodenreaktionskräfte sowie die Messung der Muskelaktivität (EMG). Die computergestützte Analyse liefert kinematische (Bewegungsumfänge, Geschwindigkeiten, Beschleunigungen) und kinetische Parameter (Kraftverlauf, Drehmomente an Gelenken).
2. ***Kontext:*** Funktionelle Bewegungslehre
Das Gehen ist eine Abfolge von Schritten mit dem Ziel, von einem Punkt A zu einem Punkt B zu gelangen. Durch den Begriff ist weder die Qualität des Gangvorgangs noch das Tempo definiert. Die ▸ Funktionelle Bewegungslehre hat in ihrer G. acht für das Gehen typische Kriterien definiert, deren Einhaltung als funktionelle Basismerkmale betrachtet werden. Diese sind der Vorwärtstransport der Körperabschnitte Brustkorb und Kopf bei horizontaler Rechtwinkelstellung ih-

G

12 Gangabweichungen des oberen und unteren Sprunggelenks		
OGIG-Terminologie	**Übersetzung**	**Gangphasen und Anmerkungen**
Low heel	Flacher Fersenkontakt	Initialer Bodenkontakt mit ca. 15° Plantarflexion und vollständiger Extension im Kniegelenk. Die Ferse erreicht gerade noch zuerst den Boden, der Fuß ist fast parallel zum Boden.
Forefoot contact	Vorfußkontakt	Initialer Bodenkontakt durch den Vorfuß bei gleichzeitiger Plantar- und Knieglenksflexion, jeweils ca. 20°.
Foot-flat contact	Fußsohlenkontakt	Initialer Bodenkontakt mit dem gesamten Fuß.
Foot slap	Fußklatschen	Unkontrollierte Plantarflexion nach dem Fersenkontakt, begleitet von einem klatschenden Geräusch.
Excess plantarflexion	Übermäßige Plantarflexion	In der jeweiligen Gangphase ist die Plantarflexion größer als die Norm.
Excess dorsalextension	Übermäßige Dorsalextension	In der jeweiligen Gangphase ist die Dorsalextension größer als die Norm.
Excess supination	Übermäßige Supination, Varus	In der jeweiligen Gangphase ist die Inversion des Kalkanaeus oder Supination des Vorfußes größer als die Norm.
Excess pronation	Übermäßige Pronation, Valgus	In der jeweiligen Gangphase ist die Eversion des Kalkanaeus oder Pronation des Vorfußes größer als die Norm.
Heel-off/premature heel-off	Vorzeitige Fersenanhebung vom Boden	Kein Bodenkontakt der Ferse in der Stoßdämpfungsphase (loading response) und mittleren Standphase (mid stance)
No heel-off	Keine Fersenanhebung vom Boden	Keine Fersenanhebung in terminaler Standphase (terminal stance) und Vorschwungphase (pre-shwing).
Toe drag	Zehenschleifen	Bodenkontakt von Zehen oder Vorfuß während der Schwungphasen.
Contralateral vaulting	Kontralaterales Anheben	Frühzeitige und übermäßige Fersenanhebung des kontralateralen Standbeines, um das Vorwärtsschwingen des Schwungbeines zu ermöglichen.

rer frontotransversalen Achsen zur Fortbewegungsrichtung, Gangtempo, Spurbreite und Schrittlänge, der Erhalt der virtuellen ▸ Körperlängsachse und ihrer vertikalen Ausdehnung, der Erhalt der virtuellen Fußachsen und die räumliche Einstellung der funktionellen Fußlängsachse in die Fortbewegungsrichtung, die Gehbewegungen der Körperabschnitte Becken und Beine sowie gangtypische Bewegungen der Arme als Reaktion auf die Gehbewegungen der Körperabschnitte Becken und Beine.

Ganganalyse, instrumentierte *f*
Vgl. ▸ Ganganalysemethoden.

Ganganalysemethoden *f*; ***engl.:*** Methods of gait analysis
Kontext: Biomechanik
Verschiedene Messverfahren zur (instrumentierten) Ganganalyse: rein fotografische (Einzelbildkamera, Film, Stroboskop-Belichtung), videotechnische (Elektromagnetische Aufzeichnung), optoelektronische (Fotosensoren, Reflektorfolienelemente als „passive Marker" über Körperpunkten/ Gelenkachsen), akustoelektronische (Ultraschallsender als „aktive Marker" über Körperpunkten). Zeitgleich zu der Bewegungsaufzeichnung werden oft mehrere unterschiedliche Verfahren angewandt, um auch die wirksamen ▸ Bodenreaktionskräfte und Muskelaktivitäten (EMG) zu erfassen.

Gangbeobachtung *f*
Vgl. ▸ Ganganalyse.

Gangbeschreibung *f*
Vgl. ▸ Ganganalyse.

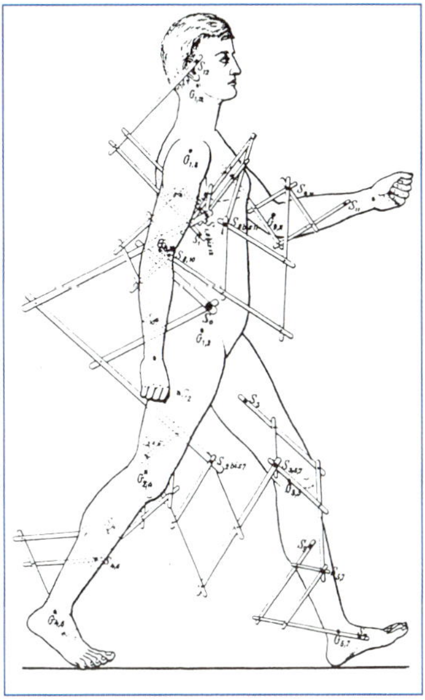

Ganganalyse: Modell zur Bestimmung der Position des Körperschwerpunkts nach Fischer 1899.

Gangbild *n*; ***engl.:*** Gait pattern
Kontext: Biomechanik, Ganganalyse
Individueller Bewegungsablauf des (menschlichen) Gehens. Das Gangbild wird durch sehr viele Größen (innere und äußere Einflüsse) bestimmt (vgl. ▸ Bewegungsmuster).

Ganggeschwindigkeit *f*; ***engl.:*** Gait velocity
1. *Kontext:* Biomechanik, Ganganalyse
Die in einer Zeitspanne zurückgelegte Wegstecke; ca.1,4 m/s.
2. *Kontext:* Hippotherapie
Zurückgelegte Strecke des Pferdes im Verhältnis zur Zeit. Beschleunigen und Zurücknehmen der G. führen zu veränderter Fliehkraft und verlangen vom Reiter (Patienten) jeweils neuromuskuläre Balance- und Koordinationsanpassungen an das veränderte Tempo.

Gangparameter *f*; ***Etym.:*** griech. *para* „bei, neben" u. *metron* „Maß"; ***engl.:*** Gait parameters
Kontext: Biomechanik, Ganganalyse
Gesamtheit der objektivierbaren Messungen der Ganganalyse; basale G. sind Geschwindigkeit, Schrittlänge und Kadenz. Sie lassen sich einfach errechnen, indem die benötigte Zeit für eine Gehstrecke von 10 m gemessen und dabei die Anzahl Schritte gezählt wird. Berechnung: Geschwindigkeit v(m/min) = m (10)/sec (gemessene Zeit) ∗ 60; Kadenz = Schrittfrequenz/min = gezählte Schritte ∗ 60 /gemessene Zeit in sec; Schrittlänge (SL) = v (Geschwindigkeit in m/min): Kadenz (Schrittfrequenz/min): Ganganalyse, Timed walking Tests. Weitere charakteristische Größe(n) eines Gangbildes (Bewegungsablaufs) sind die Schrittbreite, Gelenkwinkel und Bodenreaktionskräfte.

Gangphase *f*; ***engl.:*** Gait phase
Kontext: Biomechanik, Ganganalyse
Einzelner Abschnitt des ▸ Gangzyklus. Die Einteilung erfolgt nach funktionellen Überlegungen anhand von Kraftübertragung und Gelenkstellungen in den unteren Extremitäten.

Gangprüfung *f*; ***engl.:*** Gait examination
Kontext: Neurologie
Visuelle Beurteilung des Gehens bzw. Koordinationsprüfung; Spurbreite, Bewegungsfluss, Körperhaltung und Mitbewegungen der Arme beim Gehen mit offenen und mit geschlossenen Augen sowie die Fähigkeit, auf einer Linie zu gehen, werden geprüft und beurteilt.

Gangrhythmus *m*; ***Etym.:*** griech. *rhythmos* „geregelte Bewegung, Zeitmaß, Gleichmaß"; ***engl.:*** Gait rhythm
Kontext: Funktionelle Bewegungslehre, Ganganalyse
Jeder Mensch hat einen eigenen G. Die Generierung eines das Individuum prägenden internen Bewegungsrhythmus ist häufig ein Hinweis auf günstige oder ungünstige biologische Voraussetzungen für sensomotorische Lernprozesse (vgl. ▸ Sensomotorik). Belastungen, bei denen bevorzugt die Eigenrhythmusfähigkeit beansprucht wird, sind Gehen, Laufen, Springen und Hopsen. Ein Eigenrhythmus ist für alle zyklischen Bewegungsabläufe charakteristisch. Die entsprechenden Bewegungsrhythmen stehen in enger Verbindung mit der kinästhetischen Differenzierung und der Kopplung der Bewegungsabläufe.

Gangschulung *n*
Vgl. ▸ Gehtraining.

Gangtempo *n*
Vgl. ▸ Ganggeschwindigkeit.

Gangtrainer *m*; ***engl.:*** Gait trainer
Kontext: Neurologie
Mechanisches Gerät mit Steuerung des Massenschwerpunktes; gangtypische Bewegungen werden mithilfe eines Therapeuten faszilitiert, nor-

maler Gangrhythmus von 40 % Spielbeinaktivität und 60 % Standbeinaktivität wird berücksichtigt; Spielbein wird vom Gerät angehoben; Fußmuskelaktivität, besonders die der Plantarflexoren, ist im Gegensatz zum Laufband normal.

Gangtraining, repetitives *n*; ***Etym.:*** engl. *training* „Schulung, Ausbildung, Üben" u. lat. *repetitio* „Wiederholung"; ***engl.:*** Gait training, repetitive

Kontext: Neurologie, Gangschulung

Wiederholtes Üben von Stand- und Spielbeinphasen als Üben des Gehens auf dem Boden mit entsprechender therapeutischer Hilfestellung und Hilfsmitteln oder auf dem Laufband mit Entlastung des Körpergewichts des Patienten mittels eines Fallschirmgurtes. Eingesetzt werden auch elektromechanische und robotergestützte Geräte, die das Vorbringen der Füße auf dem Laufband unterstützen.

G

Gangzyklus *m*; ***Etym.:*** griech. *kyklos* „Kreis"; ***engl.:*** Stride

Kontext: Ganganalyse

Zeitraum zwischen zwei aufeinanderfolgenden ▸ initialen Kontakten desselben Fußes mit dem Boden; besteht aus 8 Gangphasen. Funktionelle Aufgaben: Gewichtsübernahme, Einbeinstand und Vorwärtsbewegen des Schwungbeines (vgl. ▸ Schrittlänge, ▸ Spurbreite).

Ganzheit *f*; ***engl.:*** Holism

Kontext: Feldenkrais

Da das Nervensystem als Einheit funktioniert, sind Bewegung, Sinnesempfindung, Gefühl und Denken als Bestandteile jeder Handlung unlösbar miteinander verbunden. Wirken diese vier Komponenten harmonisch zusammen, befinden wir uns in einem günstigen geistigen und körperlichen Zustand zum Lernen.

Ganzkörperbezug *m*; ***engl.:*** Total body acquisition

Kontext: Therapeutisches Klettern

Fordern des gesamten Körpers inklusive seiner muskuloskeletalen und psychischen Komponenten durch das Ausführen von Kletterbeanspruchungen.

Ganzkörperspannung *f*; ***engl.:*** Total body tension

Kontext: Trainingslehre, Therapeutisches Klettern

Muskuläre Spannung, die sich über den ganzen Körper erstreckt. Bsp.: Beim Turnen, Turmspringen, Klettern, Wurf- und Stoßdisziplinen usw. müssen zum Zeitpunkt der Übungsausführung ein Großteil der verfügbaren Muskeln zeitgleich eingesetzt werden.

Gapping-Test *m*; ***Etym.:*** engl. *gap* „Lücke, Spalt"; ***engl.:*** Gapping test; ***Syn.:*** Schmerzprovokationstest nach Laslett

Kontext: Manuelle Therapie

Schmerzprovokationstest am Sakroiliakalgelenk. Um das Sakroiliakalgelenk als Schmerzursache zu ermitteln, sind Schmerzprovokationstests am aussagekräftigsten. Durchführung: Beim auf dem Rücken liegenden Patienten übt der Untersucher mit seinen Händen an beiden Spina iliaca anterior superior einen Druck in die posterolaterale Richtung aus. Dadurch entsteht im ventralen Gelenkbereich ein Klaffen, das die ventralen Ligamente auf Zug belastet, während es im dorsalen Sakroiliakalgelenk zur Kompression kommt.

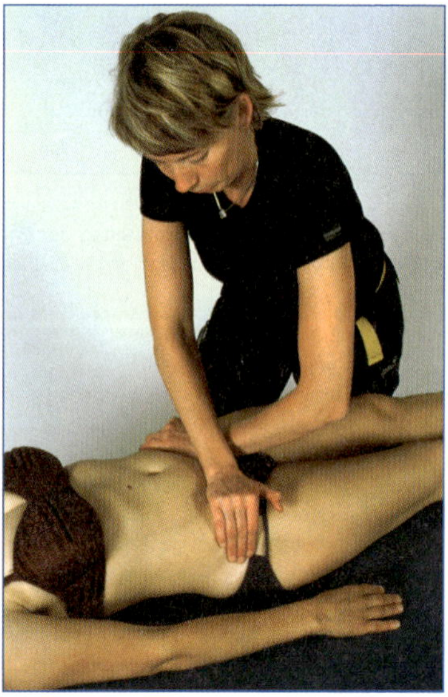

Gapping-Test.

Gartenzwerglage nach von Aufschnaiter *f*; ***Etym.:*** nach der Physiotherapeutin, Lehrerin der Physiotherapie und Vojta-Lehrtherapeutin *Dorit von Aufschnaiter* (*1938)

Kontext: Diagnostik, Pädiatrie

Bestimmtes Haltungsbild eines Kindes zu Beginn des dritten Trimenons. Mit etwa sieben Monaten zeigt das gesunde Kind in halbaufgerichteter Seitenlage die Fähigkeit, sich auf der lateralen

Hüft-Beckenpartie zu stützen bzw. balancieren zu können. Mit den stützenden Anteilen seines Körpers, nämlich dem Unterarm, der seitlichen Becken-Bein-Partie und der Großzehe der in Seitenlage oben befindlichen Seite, kann das gesunde Kind diese Lage sicher steuern.

Gas *n*; ***engl.:*** Gas
Kontext: Physik
Ein Stoff, dessen Moleküle relativ frei beweglich sind, sodass sich ihre gegenseitige Anordnung ständig verändert. Eine Gasmenge hat deshalb keine feste Gestalt und kann ein beliebig großes Volumen einnehmen (Volumenfüllungsvermögen). Die Beziehungen zwischen Temperatur, Druck und Volumen einer Gasmenge werden durch die ▸ Zustandsgleichung der Gase beschrieben.

Gas, ideales *n*; ***engl.:*** Gas, ideal
Kontext: Physik
Entspricht dem idealisierten gasförmigen Aggregatzustand. Ein ideales Gas zeichnet sich durch die vollkommen freie Beweglichkeit der einzelnen Atome und/oder Moleküle aus.

Gasaustausch *m*; ***engl.:*** Gaseous exchange
Kontext: Physik
Bei der Lungenatmung erfolgt der Gasaustausch in den Lungenbläschen, wo Sauerstoff in das Blut (Hämoglobin) und Kohlendioxid aus dem Blut abgegeben wird.

Gase, Zustandsgleichung der *f*; ***engl.:*** Gas, state equation; ***Syn.:*** Gasgesetz
Kontext: Physik
Der Zustand eines (idealen) Gases wird durch drei Größen bestimmt: Druck (p), Volumen (V) und Temperatur (T). Sie stehen in folgendem mathematischen Verhältnis zueinander: $p*V/T$ = konstant oder $p_1*V_1/T_1 = p_2*V_2/T_2$.

Gate-Control-Theorie *f*; ***Etym.:*** engl. *gate* „Eingang, Zugang, Tor" u. *control* „Kontrolle"; ***engl.:*** Gate control theory; ***Syn.:*** Kontrollschrankentheorie
Kontext: Physiologie, Elektrotherapie
Blockierung der Weiterleitung von Schmerzreizen der Nozizeptoren in Haut, Muskeln, Gelenken und inneren Organen. Erstmals 1965 von Melzack und Wall vorgestellt. Die Rückenmarksebene wird dabei wie ein „Tor" (engl. gate) beschrieben, an dem Mechanismen wirksam werden, die die Schmerzweiterleitung kontrollieren. Therapeutisch versucht man die Wahrnehmung von Schmerzen mit Medikamenten oder durch niederfrequente elektrische Impulsströme (z. B. TENS) zu unterdrücken (vgl. ▸ Transkutane Elektro-Neuro-Stimulation).

Gauer-Henry-Reflex *m*; ***Etym.:*** nach dem deutschen Physiologen *Otto Heinrich Gauer* (1909–1979) u. dem amerikanischen Arzt *James Henry;* lat. *reflectere* „zurückbiegen, umwenden"; ***engl.:*** Gauer-Henry reflex
Kontext: Physiologie
Mechanismus des ▸ Wasser- und Elektrolythaushaltes; ist an der Regulation der extrazellulären Konzentration der Na^+-Ionen und des Extrazellularvolumens (EZV) beteiligt, indem er die renale Na^+- und H_2O-Ausscheidung gerichtet beeinflusst. Mittels Volumenrezeptoren (im rechten Vorhof) wird das Flüssigkeitsvolumen ermittelt. Steigt dieses, wird via Hypothalamus und Hypophyse die Niere veranlasst, Flüssigkeit auszuscheiden, indem die ADH-Freisetzung vermindert wird, und umgekehrt. Weitere Mechanismen über die Dehnung des rechten Vorhofes nehmen direkt oder indirekt hormonell Einfluss auf die Niere (vgl. ▸ Durst).

Gaumen, gotischer *m*; ***engl.:*** Palate, gothic
Kontext: Pädiatrie, Diagnostik
Hoher Gaumen. Beim Betrachten des Mundinnenraums, insbesondere bei Kindern mit einer spastischen Infantilen Zerebralparese, ist ein schmaler, hoher Gaumen zu erkennen, entstanden durch die Unfähigkeit, die Zunge differenziert auf allen Bewegungsebenen im ganzen Mundraum ebenso wie die Nahrung gut hin und her zu bewegen und damit den Innenraum zu formen. Kinder mit einer Infantilen Zerebralparese beherrschen mit ihren Zungenbewegungen primär die primitive Sagittal-Ebene. Zunge und Kieferleisten schieben den Speisebrei auf und ab im Gaumen. Dadurch entsteht der gotische Bogen des Gaumens mit schmalen Kieferleisten.

Gay-Lussac-Gesetz *n*; ***Etym.:*** nach dem frz. Chemiker u. Physiker *Joseph Louis Gay-Lussac* (1778–1850); ***engl.:*** Gay-Lussac's law ; ***Syn.:*** Gesetz von Gay-Lussac
Kontext: Physik
Bei gleichbleibendem Volumen ist der Druck der Temperatur direkt proportional: $p \sim T$. Beispiel: Dampfdrucktopf, Autoreifen in der Sonne.

GbR *f*; ***Abk.:*** GbR; ***Syn.:*** BGB-Gesellschaft
Vgl. ▸ Gesellschaft bürgerlichen Rechts.

Gebärdensprache *f*; ***engl.:*** Sign language
Kontext: Kommunikation
Zeichensprache mit eigener Grammatik, die gehörlosen Menschen der Kommunikation dient. Sie

G

wird durch Körperhaltung, Mimik und die Bewegung der Hände ausgedrückt (vgl. ► Lautsprache).

Gebärhocker *m*; ***engl.:*** Birthing stool
Kontext: Geburtshilfe
Sitzmöbel mit offener Vorderseite, um den Geburtsprozess während der Austreibungsphase durch die Wirkung der Schwerkraft zu unterstützen.

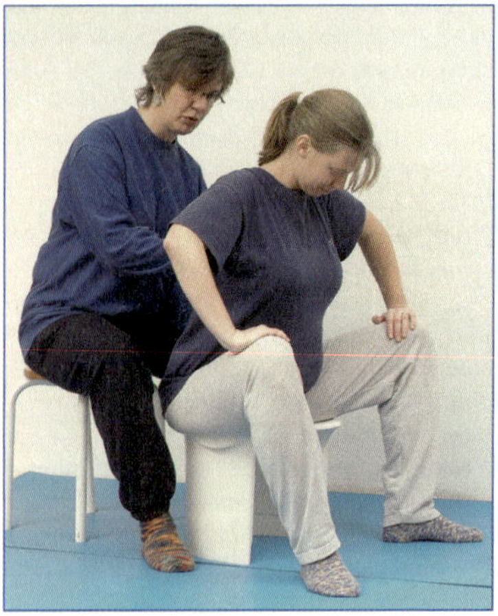

Gebärhocker.

Gebäude *n*; ***engl.:*** Building
Kontext: Hippotherapie
Proportionen des Pferdes, die sich aus dem Verhältnis der einzelnen Körperteile zueinander ergeben: Kopf, Hals, Widerrist, Schulter, Rumpf, Lendenpartie, Kruppe, Schweif, Vor- und Rückhand (vgl. Exterieur).

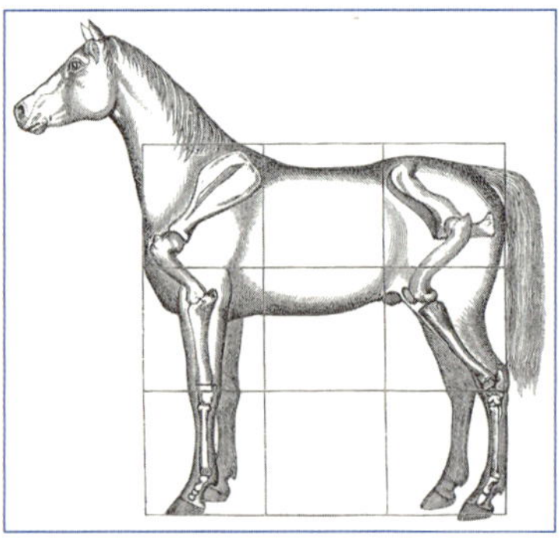

Gebäude des Therapiepferdes: Harmonie der Körperteile zueinander beim Rechteckpferd.

Geburt, sanfte *f*; ***engl.:*** Delivery, gentle
Kontext: Geburtshilfe
Bezeichnung einer Weiterentwicklung in der Geburtshilfe (ab 1974); die französischen Geburtshelfer Leboyer und Odent stellten das Kind in den Mittelpunkt der Geburt und sahen einen reizarmen Geburtsverlauf als entscheidendes Moment für eine spätere harmonische Mutter-Kind-Beziehung.

Geburtsposition *f*; ***engl.:*** Positions for women in second stage of labour/ Labour position; ***Syn.:*** Gebärposition
Kontext: Geburtshilfe
Ausgangsstellung der Schwangeren während der Austreibungsphase; vertikal ausgerichtete Positionen, wie der Stand, die Hocke, Sitz auf dem Gebärhocker nutzen die Schwerkraft zur Geburtsförderung.

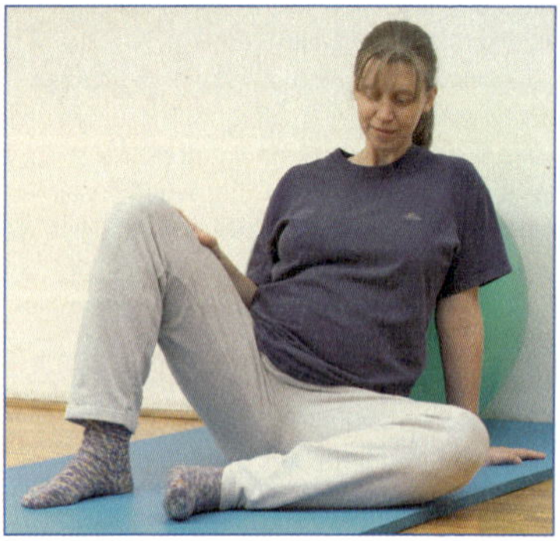

Geburtsposition: Asymmetrischer Seitsitz.

Geburtsstellung *f*; ***engl.:*** Positions for women during labour and delivery/Delivery position
Kontext: Geburtshilfe
Ausgangsstellungen während der einzelnen Geburtsphasen, welche die Schwangere zur Förderung des Geburtsablaufs einnimmt.

Geburtsvorbereitung *f*; ***engl.:*** Prenatal preparation, prenatal classes
Kontext: Geburtshilfe
Vertraut machen von Schwangeren vor der Geburt ihres Kindes u. a. mit speziellen Atemtechniken und Geburtsstellungen, damit die Geburt leichter verläuft. Üblicherweise wird dies in Ge-

burtsvorbereitungskursen (früher: Schwangerschaftsgymnastik) erlernt, die Physiotherapeutinnen und Hebammen leiten. Angeboten werden Frauenkurse und Partnerkurse.

Gedächtnis *n*; ***engl.:*** Memory, remembrance, mind, mens

1. ***Kontext:*** Neurophysiologie, Psychologie

Speicherung von Informationen durch das Gehirn (Gedächtnisfunktion); Voraussetzung für: jede zielgerichtete Handlung, sensomotorisches und kognitives Lernen (Aneignen von Wissen), das Erwerben von Erfahrungen, Abrufen von erlernten Inhalten und für die Fähigkeit zur Regulation und Korrektur. Funktionen des aktiven Mechanismus G.: Informationen neu einspeichern (Einprägen, Encoding), Informationen behalten durch Abruf (Behalten, Bewahren, Storage), Informationen abrufen (Ausgeben, Decoding, Retrieval: Reproduktion oder Rekonstruktion von Inhalten) und Informationen vergessen (Zerfall oder Interferenz von konkurrierenden Inhalten). Nicht alle afferenten Informationen werden gespeichert. Die Organisation des G. ist nur lückenhaft bekannt. *„Das G."* gibt es nicht; man unterscheidet drei grundlegende Vorgänge bzw. Speicherinstanzen (Multi-Speicher-Modell): ▸ sensorisches Gedächtnis (als extrem kurz wirksamer Informationspuffer), ▸ Kurzzeitgedächtnis (als primäres Gedächtnis, mit Kontrollfunktion für den Langzeitspeicher) und das ▸ Langzeitgedächtnis (als Permanentspeicher).

2. ***Kontext:*** Neurophysiologie, Motorisches Lernen

Fähigkeit des Nervensystems, Informationen zu ordnen, zu behalten und wieder abzurufen. Je nach Dauer der Speicherung unterscheidet man zwischen Kurz- und Langzeitgedächtnis; nach Art der Gedächtnisinhalte zwischen prozeduralem und deklarativem G. Das deklarative G. speichert biographische Fakten und erlerntes Wissen; das prozedurale Gedächtnis beinhaltet insbesondere motorische Fertigkeiten wie Gehen, Schreiben, Fahrradfahren. Der Bewegungsablauf dieser komplexen motorischen Aktionen wird in einem Lernprozess erlernt und optimiert, das Programm in prozeduralen Gedächtnisstrukturen gespeichert. Es läuft in der Folge automatisiert ab, d. h. ohne kognitive Kontrolle.

Gedächtnis, sensorisches *n*; ***Etym.:*** lat. *sensus* „Gefühl"; ***engl.:*** Memory, sensoric

Kontext: Neurophysiologie, Psychologie

Ultrakurzzeitspeicher im Millisekundenbereich; Informationspuffer mit großer Speicherkapazität, Teil der primären Sinnessysteme; trägt zur Kontinuität der Sinneseindrücke bei. Die reizadäquaten Aktionspotenzialsequenzen werden in geschlossene Neuronenkreise eingespeist, sodass sie für einen sehr kurzen Zeitraum zur Verfügung stehen. Im Gehirn entsteht eine sehr kurz existente sensorische Gesamtrepräsentation der aktuellen Umweltsituation (Aufmerksamkeit ist nicht erforderlich). Das „momentane sensorische Gesamtabbild" der Umwelt steht dem Nervensystem etwas länger als die reale Einwirkungsdauer zur Verfügung. Diese Zeit reicht zum Erkennen und Analysieren der Reize (Bilder, Töne, mechanische Einwirkungen, Gerüche, ...) aus, auf die die Aufmerksamkeit gerichtet ist. Aufmerksamkeit ist die Basis für die „ausgewählte" Übertragung von „interessierten Teilaspekten" der Umweltsitua-

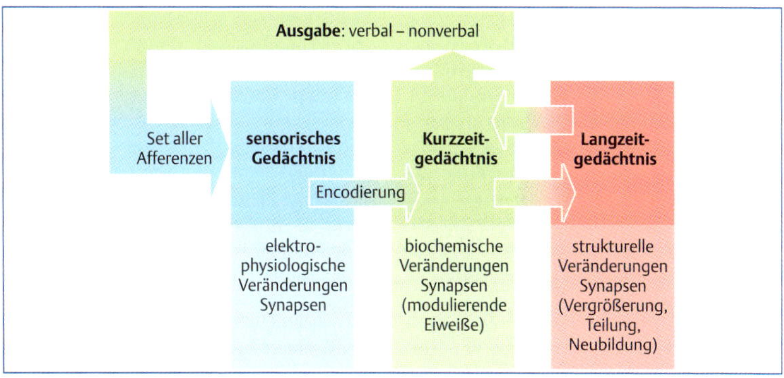

Gedächtnis: Speicherformen.

tion in das ▸ Kurzzeitgedächtnis; der größte Teil der sensorischen Gedächtnisinhalte wird unmittelbar gelöscht. Für das „Löschen" gibt es zwei mögliche Ursachen: Interferenz mit weiteren, nachfolgenden Informationen; Verblassen von Informationen. Man unterscheidet zwei Arten:

Echoisches G.: für akustische Informationen, z. B. die Bearbeitung sprachlicher Informationen.

Ikonisches G.: für visuelle Informationen.

Gedächtnisspur *f*; ***engl.:*** Memory trace

Kontext: Physiologie

Mechanismus der ▸ Closed-loop-Theorie, der eine Bewegung in Gang setzt. Es handelt sich dabei um ein Programm, das für sehr kurze Zeit die Gliedmaße in Richtung eines Ziels steuert.

G

Gedankenlenkung *f*; ***engl.:*** Thought control

Kontext: Alexander-Technik

Die Person registriert und unterbricht den eigenen Gedankenstrom und entscheidet dann, was sie jetzt denken möchte. Im Rahmen der Alexander-Technik kann der Ausführende seine Gedanken konstruktiv so einsetzen, dass er eine Haltung oder Bewegung, die ihn übermäßig anstrengt, stoppen kann. Die Gedankenlenkung erfordert Wachheit und Präsenz, damit die Person entscheiden kann, wo sie ihre Gedanken hinschicken wird und was sie sich an Wirkung wünscht.

Gefäßquerschnitt *m*; ***engl.:*** Vascular cross section

Kontext: Innere Medizin

Durchmesser eines Blutgefäßes.

Gefrierpunkt *m*; ***engl.:*** Freezing point; ***Syn.:*** Eispunkt

Kontext: Physik

Gut reproduzierbarer unterer Festpunkt einer Temperaturskala.

Gefühl, ziehendes *n*

Kontext: Bindegewebsmassage (BGM)

Entsteht durch den Fingerstrich bei der ▸ Bindegewebsmassage. Es ist normaler Reiz und deutet darauf hin, dass das Behandlungsgebiet keine Veränderungen aufweist und die Technik richtig ist.

Gegendruck *m*; ***engl.:*** Counter pressure

Kontext: Physik

Form des Drucks. Druck, der sich dem einwirkenden Druck entgegensetzt. Jede Kraft erzeugt eine gleich große Gegenkraft (3. Newton-Axiom).

Gehen *n*; ***engl.:*** Walk

Kontext: Bewegungsanalyse

Häufigste Fortbewegungsart auf dem Land, bei der im Gegensatz zum ▸ Laufen immer ein Fuß Bodenkontakt hat. Voraussetzungen für das G.: intakte Gelenke, Energieversorgung (muskulärer Stoffwechsel, respiratorisches und kardiovaskuläres System), funktionierende biochemische und metabolische Prozesse im zentralen und peripheren Nervensystem, zentrale motorische Programme, optisches System, Motivation, ▸ posturale Kontrolle, dynamisches Gleichgewicht, prüfende Bewegungen (in den Bewegungsablauf integrierte Bewegungen, um zusätzliche Informationen über die physikalische Umwelt zu erhalten), unabhängiger Gebrauch bzw. symmetrischer und asymmetrischer Einsatz der Gliedmaßen, selektive Entspannung der Muskulatur, Ausnutzen von Schwung und Absorbieren von Kraft, adäquater Krafteinsatz (vgl. ▸ Gangzyklus).

Gehen in der Ebene *n*; ***engl.:*** Flat walking

Kontext: Ganganalyse

Ein Patient ist in der Lage auf ebenem Boden zu gehen, bewältigt aber noch keine Steigungen, Stufen und Bodenunebenheiten; entspricht Grad 4 nach der Einteilung der ▸ Functional Ambulation Category (FAC).

Gehen verstehen *n*; ***engl.:*** Understanding gait

Kontext: Ganganalyse

Effektives, auf wissenschaftlichen Grundlagen basierendes Therapiekonzept in der Gangrehabilitation, das aktuellste Erkenntnisse aus den Bereichen ▸ Motorisches Lernen, Biomechanik (Kinematik und Kinetik), Bewegungs- und Neurowissenschaften sowie aus der Musiktherapie und der Quantenphysik zur Untersuchung und Design des Therapiekonzeptes einsetzt. Die Grundlagen zu diesem Konzept wurden Anfang der 1990er Jahre von Kirsten Götz-Neumann entwickelt und bis heute von ihr unter Mitarbeit von ▸ Jacquelin Perry und weiteren Mitgliedern der ▸ O.G.I.G. erweitert und aktualisiert. Das Rehabilitationsprogramm beinhaltet u. a. die Rancho-Terminologie, eine standardisierte und international anerkannte Terminologie zur Beschreibung normaler Gangbilder sowie möglicher Abweichungen. Ausgebildete G.-Gangtherapeuten verfügen neben ihrer Basis-Qualifikation als Arzt oder Therapeut über ausgezeichnet geschulte visuelle Beobachtungsfertigkeiten und umfangreiche Kenntnisse bezüglich ▸ Kinematik und ▸ Kinetik. Darüber hinaus verstehen sie sich als Coach und Motivator für ihre Patienten und besitzen sowohl Empathie als auch exzellente Kommunikationsfähigkeiten. Das Konzept G. besteht im Wesentlichen aus 6 „Schritten":

- Sorgfältige Beobachtung des Gangbildes, ausgehend vom Gesamtbild, anschließend wichtige Bewegungsabläufe an den einzelnen Gelenken unter Berücksichtigung der jeweiligen Gangphasen. Weitere Untersuchungen entsprechend der individuellen Aufgabenstellung. Exakte, standardisierte Dokumentation.
- Bestimmung der bedeutenden Abweichungen. Hierbei werden sämtliche Gangparameter sowie Gelenkstellungen, muskulärer Status, Reflexe, etc. mit den Standartwerten des physiologischen Gangbildes verglichen.
- Evaluierung potentieller Ursachen der festgestellten Abweichung durch geeignete Testverfahren, der Situation entsprechend auch instrumentell unterstützt.
- Bestimmung der Hauptursachen.
- Design und Durchführung von Behandlungsmaßnahmen. Dabei ist für alle eingesetzten Maßnahmen bedeutend, dass sie vom Therapeuten entsprechend den Vorgaben und Prinzipien der ▸ O.G.I.G. eingesetzt werden. Welche Behandlungsansätze im Einzelnen zur Therapie genutzt werden, hängt dabei ausschließlich von der Wirksamkeit der Maßnahmen sowie dem gewünschten Ziel ab.
- Erneute exakte Überprüfung des Gangbilds mit Erfolgskontrolle.

Zu den bedeutendsten Vorgaben und Prinzipien gehört u. a., dass sich das Behandlungsdesign zum einen an den biomechanisch/medizinischen Fakten und festgestellten Pathologien orientiert, zum anderen sozialmedizinische Elemente wie u. a. die ▸ Salutogenese sowie die konkreten Wünsche und Ziele der Patienten mit einbezieht. Dabei werden sogenannte Stimmigkeitsfaktoren innerhalb der Gangtherapie hergestellt. Diese sind erstens die Verstehbarkeit der Ziele und Behandlungsinhalte für den Patienten, zweitens die Überzeugung der Patienten bezüglich Machbarkeit und Umsetzung der therapeutischen Maßnahmen in der Behandlung und im Alltag, sowie drittens die hohe Bedeutsamkeit und Sinnhaftigkeit des vom Patienten genannten Zieles in Bezug auf seine Teilnahme in seinem Lebensumfeld. Die Zielbestimmung sowie der positiv formulierte Wunsch werden gemeinsam mit dem Patienten erarbeitet. Diese Faktoren sollen die Eigenverantwortlichkeit unterstützen, motivieren, und die Selbstheilungsprozesse der Patienten fördern. Das Therapiekonzept G. eignet sich für Patienten jeden Alters in allen Bereichen der Medizin.

G. ist ein „State of The Art"-Ausbildungsprogramm für alle, die sich mit Gangrehabilitation befassen, wie z. B. Physiotherapeuten, Ärzte, Ergotherapeuten, Dipl. Sportlehrer, Orthopädiemechaniker, Orthopädie Schuhmacher sowie Podologen. Das Programm bietet ein universell einsetzbares Gangdiagnose und Behandlungskonzept inklusive verschiedener spezialisierter Ausbildungsmodule, z. B. für Neuropädiatrie und Patellofemoralen Schmerz. Informationen dazu auf der Webseite www.gehen-verstehen.net

Gehen, freies *n*; ***engl.:*** Walking, free

Kontext: Ganganalyse

Geschwindigkeit, bei der sich eine Person am wohlsten fühlt (auf ebenem Boden, ohne etwas in den Händen zu halten); repräsentiert die optimale funktionelle Balance der körperlichen Gegebenheiten einer Person.

Gehen, soziales *n*; ***engl.:*** Walking, social

Kontext: Gangschulung, Neurologie

Form der sicheren Fortbewegung, evtl. auch unter Zuhilfenahme kleiner Hilfsmittel (z. B. Unterarmgehstützen, Fußheberhilfen, orthopädische Schuhe, Stützmieder), die die betroffene Person befähigt, am öffentlichen Leben teilzunehmen. Dazu zählen u. a. auch die Benutzung von öffentlichen Verkehrsmitteln oder Rolltreppen.

Gehfähigkeit *f*; ***engl.:*** Walking ability

Kontext: Ganganalyse

Fähigkeit, sich selbstständig in vertikaler Körperposition unter alternierender Be- und Entlastung der Beine von einem Ort zum andern zu bewegen. Als Beurteilungssystem hat sich die Einteilung nach der ▸ Functional Ambulation Category (FAC) etabliert. Die Abhängigkeit von Hilfsmitteln und das Gangmuster beurteilt der Therapeut dabei nicht.

Gehfähigkeit, außerhäusliche *f*; ***engl.:*** Walking ability, outdoor

Kontext: Ganganalyse, Neurologie

Voraussetzung für außerhäusliches Gehen ist die Fähigkeit, gleichzeitig zu gehen, den Kopf zu drehen und zu sprechen, ohne die Balance zu verlieren. Der Patient muss über 30 % der normalen bzw. freien ▸ Gehgeschwindigkeit (Erwachsene 82–84 m/min) verfügen: 25 m/min. Draußen Gehen stellt wesentlich höhere Anforderungen an die Patienten als das Gehen in Gebäuden. In Deutschland werden ca. 75 % der Patienten nach Schlaganfall als „gehfähig" entlassen. Nur ca. 50 % gewinnen die (eingeschränkte) a.G. zurück.

Gehgeschwindigkeit *f*; ***engl.:*** Walking speed
Kontext: Ganganalyse
Grundlegender Faktor des Gehens und Schlüsselindikator für die Gehfähigkeit einer Person; Variation durch ▸ Schrittlänge und -Anzahl pro Zeiteinheit; Einheit: m/sec (SI, Système International), m/min (therapeutische Praxis) (vgl. ▸ Kadenz, ▸ stride length).

Gehgeschwindigkeit, freie *f*
Kontext: Ganganalyse
Individuelles Tempo während des Gehens, das von der optimalen funktionellen Balance der körperlichen Gegebenheiten abhängig ist. Die durchschnittliche freie G. auf festem, ebenem Boden beträgt bei Erwachsenen ca. 82–84 m/min (Perry 1992), Ältere und Kinder gehen etwas langsamer, Frauen ca. 77 m/min (–6 %), Männer ca. 86 m/min (+ 5 %), bei deutlicher Beeinträchtigung der Gehfunktion/Behinderung < 60m/min.

Gehgeschwindigkeit

Art des Gehens	Ungefähre Geschwindigkeit m/min	km/h
Schlurfen	30	1,8
Bummeln, Schlendern	60	–
Normales Gehen	84	5
Hetzen	100	–
Joggen	200	12
Rennen	300	–
Weltrekord 100 m	600	36

Gehgestell, reziprokes *n*; ***Etym.:*** lat. *reciprocus* „zurückkehrend"; ***engl.:*** Horse, reciprocal
Kontext: Gangschulung
Hilfsmittel zur Erleichterung des Gehens. Der Patient bewegt wechselseitig (reziprok) eine Seite des Gehgestells nach vorne in die Fortbewegungsrichtung. Vorteile: Physiologischer Kreuzgang ist möglich und trainierbar; sehr stabil (z. B. im Vergleich zu einem Rollator). Nachteil: Das Umsetzen des Gestells erschwert/verhindert gleichmäßiges Gehen im typischen Gangtempo.

Gehhilfe *f*; ***engl.:*** Walking aid
Kontext: Gangschulung
Hilfsmittel zur Entlastung der unteren Extremitäten oder zur leichteren Bewältigung einer Gehstrecke (Schwäche, vermindertes Gleichgewicht); meist in Form von Unterarmgehstützen, ggf. mit anatomischen Handgriffen und Antirutschkappen. Bsp.: Achselstützen, Gehwagen, Rollator, Spazierstock.

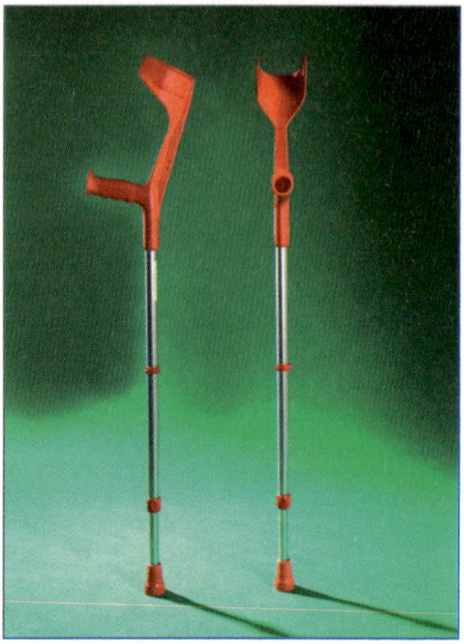

Gehhilfe: Unterarmgehstützen.

Gehirn *n*; ***engl.:*** Brain
Kontext: Anatomie, Neurophysiologie
Zentrales Steuer- und Kontrollorgan für alle körperlichen, geistigen und affektiven Aktivitäten des Menschen, das in der knöchernen Schädelhöhle liegt, umhüllt von den Hirnhäuten. Es besteht aus Nervenzellen und Nervenzellfortsätzen, Stützzellen und -gewebe. Das Gehirn ist die zentrale Schaltstelle und Integrationsort von afferenten und efferenten Reizen. Die Verarbeitung afferenter Reize erfolgt in hochdiffenzierten, mehrstufigen Prozessen wie auch die entsprechenden über efferente Bahnsysteme vermittelten komplexen Reaktionen und Verhaltensweisen. Dabei erreicht nur ein kleiner Teil dieser Informationsverarbeitung die Hirnrinde (Bewusstsein).

Gehmuster *n*; ***engl.:*** Gait pattern
Kontext: Ganganalyse
Individueller, alters- und störungsbezogener Ablauf von Stand- und Spielbeinphase während des Gehens.

Gehstörung *f*; ***engl.:*** Gait disorder
Kontext: Ganganalyse
Veränderung der Muskelaktivierung in Bezug auf Muskelkraft und zeitlicher Sequenzierung von Stand- und Spielbeinphase nach zentraler oder peripherer Schädigung des motorischen Systems oder auch als Symptom bei psychischen Erkrankungen, die z. T. mit der Unfähigkeit einherge-

hen, sich selbstständig von einem Ort zum andern zu bewegen.

Gehtraining *n*; ***Etym.:*** engl. *training* „Schulung, Ausbildung, Üben"; ***engl.:*** Gait training
Kontext: Gangschulung
Systematisches Üben des Gehens zur Verbesserung von Ganggeschwindigkeit, -ausdauer, der Bewältigung von Bodenunebenheiten, Steigungen und Stufen mit oder ohne Gehhilfen, z. B. Unterarmgehstützen.

Gehwagen *m*; ***engl.:*** Walking frame
Kontext: Gangschulung
Hilfsmittel zur Mobilisation eines Patienten mit Abstützmöglichkeiten für die angewinkelten Unterarme oder die Achseln, das mehr Stabilität bietet als Unterarmgehstützen. Einsatz: Häufig zur Erstmobilisation von Patienten mit erhöhter Sturzgefahr bei vollständiger oder teilweiser Entlastung eines verletzten/operierten Beines. Der G. sollte möglichst nur als Übergangslösung eingesetzt werden, da er die Selbstständigkeit einschränkt; Treppensteigen ist z. B. nicht möglich (vgl. ▶ Rollator).

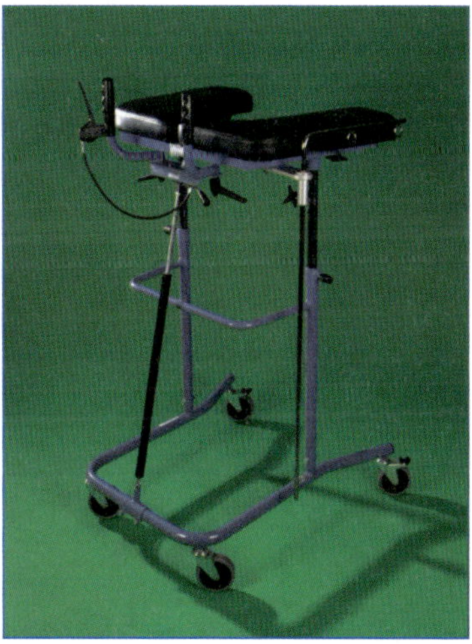

Gehwagen.

Gekreuztes Hüftsyndrom *n*; ***Etym.:*** griech. *syndrome* „Zusammenlauf"; ***engl.:*** Pelvic crossed syndrome, lower crossed syndrome (LCS)
Kontext: Bewegungsanalyse
Gestörte Koordination während des Gehens nach W. Janda. Wenn das Becken nach hinten gekippt ist, oder die Hüftextensoren zu schwach sind, sind keine langen Schritte möglich. Der Körper wird nicht genügend über dem Femur extendiert; Muskelaktivität im M. quadratus lumborum, M. tensor fasciae latae und/oder in den Hüftadduktoren kompensiert die Schritte. Es kann zu sekundären Verspannungen der gesamten Wirbelsäulenmuskulatur sowie der Nacken- und Schultermuskulatur kommen.

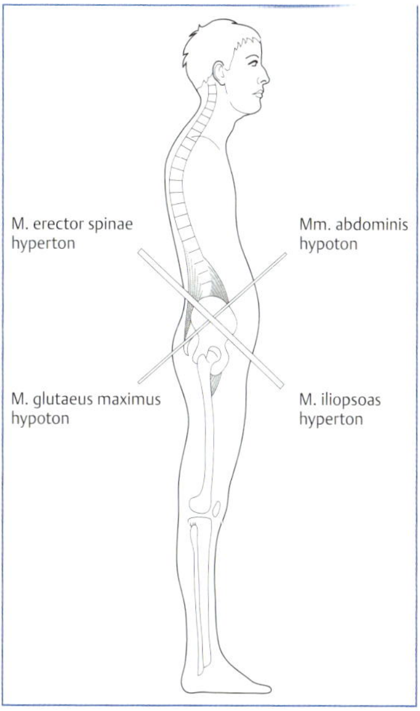

Gekreuztes Hüftsyndrom.

Gekreuztes Schultersyndrom *n*; ***Etym.:*** griech. *syndrome* „Zusammenlauf"; ***engl.:*** Cervical crossed syndrome, Upper crossed syndrome (UCS)
Kontext: Bewegungsanalyse
Unökonomische Haltung des Schultergürtels und Thorax nach Janda (1978), durch die eine Überbelastung des zervikokranialen und zervikothorakalen Überganges und eine verringerte Stabilisierung der gleno-humeralen Gelenke entsteht. Die Mm. scaleni, M. sternocleidomastoideus, M. pectoralis major und minor, M. levator scapulae und Pars descendens (M. trapezius) sind hyperton; Pars transversa und ascendens (M. trapezius), M. serratus anterior und M. rhomboideus major und

minor sowie die tiefen Nackenflexoren sind hypoton. Hyper- und hypotone Muskeln liegen in einem gedachten Kreuz, das man in der sagittalen Ebene auf das Schultergelenk projizieren kann.

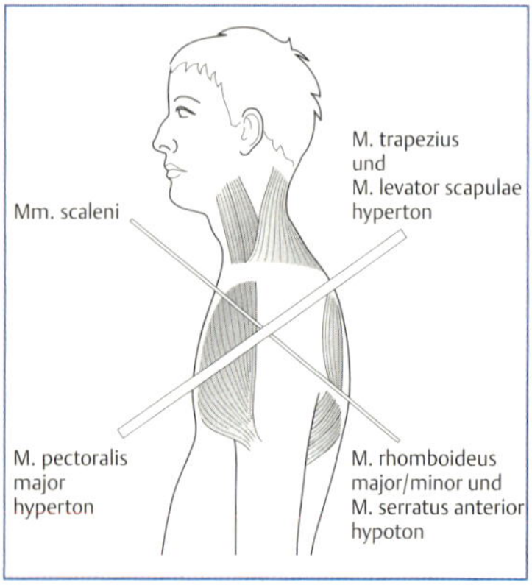

Gekreuztes Schultersyndrom.

Gelenk *n*; ***engl.:*** Joint
Kontext: Anatomie
Bewegliche Knochenverbindung; Strukturen: Gelenkflächen mit hyalinem Knorpel, Gelenkkapsel, Gelenkhöhle und je nach Gelenk verschiedene weitere Strukturen, wie Bänder, intraartikuläre Faserknorpel (Menisci, Disci) usw. Gelenkstrukturen sind durch ► Training beeinflussbar, z. B. bei Arthrosen und Verletzungen des Bewegungssystems; Trainingsaspekte: verbesserte Beweglichkeit (Lösen von Adhäsionen, Crosslinks, vermehrte Matrixproduktion), verbesserte Koordination (Zusammenspiel der Gelenkflächen und intraartikulären Strukturen), Kraft und Ausdauer (Erhaltungsreize für die Belastbarkeit der Strukturen). Die Gelenkbeweglichkeit (Anzahl der Freiheitsgrade) hängt von den anatomischen Gegebenheiten ab, sie ist messbar und vergleichbar (vgl. ► Neutral-Null-Methode).

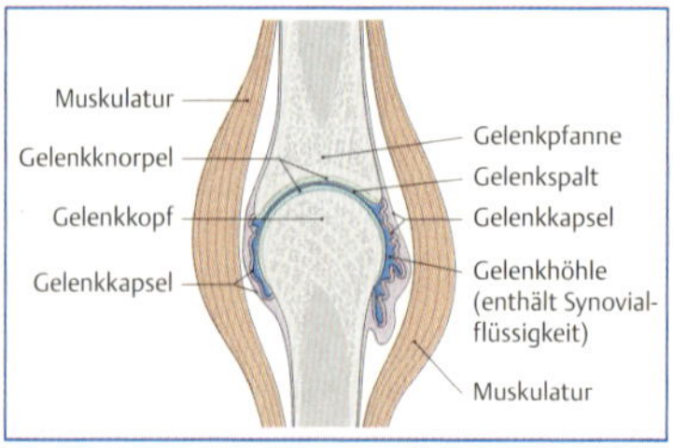

Gelenk: Aufbau eines Kugelgelenks.

Gelenkachse *f*; ***engl.:*** Joint axis; ***Syn.:*** Drehachse, Rotationsachse
Kontext: Anatomie
Gedachte Linie, um die eine Drehbewegung erfolgt. Ermöglicht ein Gelenk lediglich die Bewegung um eine Achse, spricht man von einem einachsigen Gelenk (Beispiel: Scharniergelenk). Die Gelenkachse ist nicht unbedingt ortsfest, sie kann auch „wandern" wie z. B. die Momentanachse des Kniegelenks, die aufgrund der Form der Femurkondylen während der Kniebeugung einer elliptischen Bahn folgt.

Gelenkbelastung *f*; ***engl.:*** Joint load
Kontext: Diagnostik
Meistens durch Muskelaktivität ausgelöste Druckerhöhung auf den Gelenkflächen. Je größer die Kontaktfläche (belastete Fläche zwischen den Gelenkpartnern), desto geringer die Belastung pro Flächeneinheit.
Homogene Gelenkbelastung: Größtmögliche Kontaktfläche; Druck verteilt sich ohne Spitzenbelastungen auf die Gelenkflächen; geringe Belastung passiver Strukturen.
Inhomogene Gelenkbelastung: Verkleinerte Kontaktfläche; Zunahme der Druckbelastung in den verbleibenden Zonen; vermehrte Belastung passiver Strukturen (Kapsel, Bänder).

Gelenkbeweglichkeit *f*
Vgl. ► Gelenkmobilität.

Gelenkdruck *m*; ***engl.:*** Joint pressure
Kontext: Biomechanik
Der in einem Gelenk bzw. einer ► Gelenkfläche durch eine einwirkende Kraft hervorgerufene Druck. Er ist abhängig von der Größe der Kraft und der kraftaufnehmenden Fläche.

Gelenkfehlstellung *f*; ***engl.:*** Joint malposition
Kontext: Orthopädie
Minimale, unphysiologische Stellungsdeformation (vgl. ► Gelenk).

Gelenkfläche *f*; ***engl.:*** Articular surface
Kontext: Biomechanik
Mit Gelenkknorpel überzogene Teile eines (echten) Gelenks. Sie ist mit synovialer Flüssigkeit benetzt, um eine nahezu reibungsfreie Kraftübertragung zu ermöglichen (vgl. ► Gelenkreibung).

Gelenkform *f*; ***engl.:*** Joint form
Kontext: Anatomie

Gelenkform		
Bezeichnung (Form der Gelenkfläche)	**Achsen/ Bewegungsrichtungen**	**Beispiel**
Kugelgelenk (Art. sph(a)eroidea)	3 /6 (Unendlich viele Achsen; 3 definierte Achsen)	Schultergelenke
Nussgelenk (Art. cotylica)		Hüftgelenke
Eigelenk (Art. ellipsoidea)	2 /4	Handgelenke
Sattelgelenk (Art. sellaris)	2 /4	Daumensattelgelenke
Walzengelenk (Art. cylindrica):	1 /2	
Scharniergelenk (Ginglymus)		Obere Sprunggelenke
Rad-/Zapfengelenk (Art. trochoidea)		Medianes Atlantoaxialgelenk
Planes Gelenk (Art. plana)	Verschiebe- (Translation) und Drehbewegungen (Rotation)	Zygapophysealgelenke (Wirbelbogengelenke)
Straffes Gelenk (Amphiarthrosis)	Stark eingeschränkte Beweglichkeit durch straffe Bänder	Iliosakralgelenke

Einteilung eines Gelenkes nach verschiedenen Aspekten: Gestalt und Form der Gelenkflächen, Anzahl der (definierten) Bewegungsachsen und Anzahl der miteinander artikulierenden Skelettelemente.

Gelenkkapsel *f*; ***engl.:*** Articular capsule
Kontext: Physiologie
Dünne, weißglänzende Hülle, die um ein Gelenk herum gelegen ist; manchmal weniger als 1 mm dick; besteht aus der Membrana synovialis und Membrana fibrosa (die überwiegend aus ▸ Kollagen Typ I besteht); umschließt den Gelenkraum jedes Gelenks im Körper; verantwortlich für die Produktion von ▸ Synovialflüssigkeit; Durchblutung über Gefäßsysteme der Membrana fibrosa und synovialis; vermittelt dem Gehirn Informationen über Stellung und Bewegungen des Gelenks; z. T. verwachsen mit Muskeln, die die Kapsel spannen und Einklemmungen verhindern; verstärkt durch ▸ Bänder.

Gelenkknorpel *m*; ***engl.:*** Articular cartilage
Kontext: Physiologie, Traumatologie, Orthopädie
Bindegewebsform, die in allen synovialen Gelenken des Körpers zu finden ist; kann bis zu 0,5 cm dick werden; besteht überwiegend aus ▸ Kollagen Typ II; benötigt einen stetigen Wechsel zwischen Be- und Entlastung zum Erhalt der Stabilität. Im Gegensatz zum Großteil des anderen Körpergewebes enthält er, abgesehen vom direkten Übergang zum Knochen, keine Blutgefäße, Nervenendigungen und Lymphgefäße. Die Ernährung erfolgt fast ausschließlich per Diffusion über den Gelenkspalt. Die Nährstoffe werden über die Gelenkflüssigkeit (Synovia) zum Gelenkknorpel transportiert. Funktion: bildet die Abdeckschicht der Knochen im Gelenk; reduziert Reibungskräfte zwischen den beiden Gelenkpartnern und absorbiert Stoß- und Kompressionskräfte; diese Funktion wird maßgeblich von der ▸ Synovialflüssigkeit unterstützt, die das Gelenk schmiert. Physiotherapie: Da die Ernährung des Gelenkknorpels hauptsächlich über Diffusion erfolgt, kann diese in der Therapie durch wechselnde Druck- und Zugbelastungen und durch Bewegung unterstützt werden. Die Synovia wird durchmischt, der Stoffwechsel erleichtert.
Aufbau:
Zone I (oberflächliche Knorpelzone): dünnste der vier Schichten; fängt hauptsächlich Scherkräfte ab und reduziert Reibungskräfte.
Zone II (mittlere Knorpelzone oder Übergangszone): etwas dicker als Zone I; spezifische Aufgabe nicht bekannt.
Zone III (tiefe oder radiale Knorpelzone): dickste der vier Zonen; absorbiert Kompressionskräfte.
Zone IV (kalzifizierte Knorpelzone): normalerweise sehr dünn; Grenze zwischen Zone III und IV wird von der sog. Tidemark (Grenzstreifen, blue line) gebildet; untere Grenze wird von der sog.

G

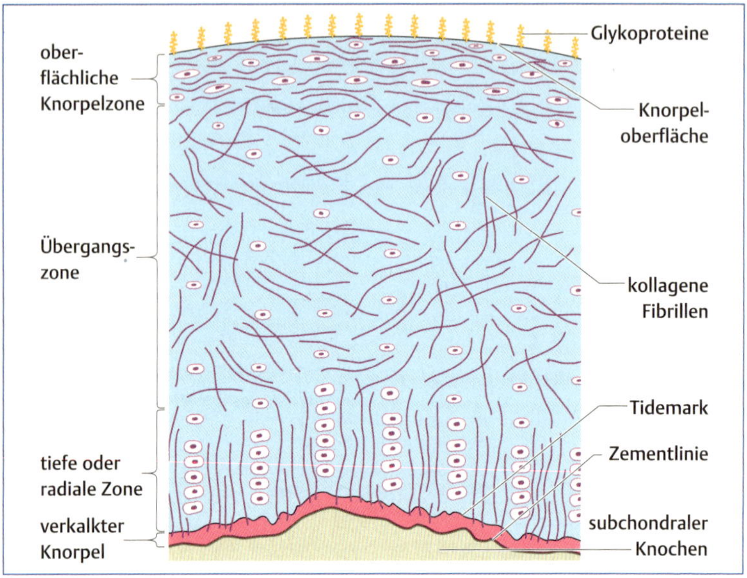

Gelenkknorpel.

Zementlinie gebildet (Grenze zum subchondralen Knochen); verbindet Gelenkknorpel mit dem Knochen. Degeneration: vgl. ▸ Arthrose.

Gelenkknorpelschaden *m*; ***engl.:*** Articular cartilage damage
Kontext: Traumatologie
Es gibt mehrere Arten und Schweregrade von Knorpelschädigungen.
Mikroverletzung: Makroskopisch nicht sichtbare Knorpelverletzung; kann im weiteren Verlauf zur Arthrose führen. Physiotherapie: Bei Verdacht auf Mikroverletzungen reduziert der Therapeut die Druckbelastung; alle Gelenkstoffwechsel unterstützenden Maßnahmen können die Heilung fördern.
Impressionsverletzung: Verursacht durch zu hohen intraartikulären Druck, der die Elastizitätsgrenze überschreitet. Die belastungsbedingte Verformung geht nicht zurück. Intraartikuläre Frakturen verursachen Risse im Gelenkknorpel; ▸ Gelenkstufen können entstehen.
Knochenkontusion: Knochenstauchung, die mit einem Makroödem einhergehen kann, das wiederum den Gelenkknorpel schädigen kann. Durch Immobilisation kommt es zur Störung des Stoffwechsels (Mindereernährung und Schädigung des Gelenkknorpels).

Gelenkkontaktfläche *f*; ***engl.:*** Joint contact surface
Kontext: Anatomie, Biomechanik
Berührungsfläche zwischen zwei Gelenkstrukturen; kraftaufnehmende bzw. übertragende Fläche in einem Gelenk.

Gelenkkontaktkraft *f*; ***engl.:*** Bone-on-bone contact force
Kontext: Anatomie, Biomechanik
Von Gelenkstrukturen aufgenommene bzw. weitergegebene Kraft.

Gelenkkraft *f*; ***engl.:*** Joint force
Kontext: Anatomie, Biomechanik
Die Kenntnis der im Gelenk übertragenen Kräfte ist wichtig zur Beurteilung von Belastung und Beanspruchung. Dazu ist es notwendig, die Position der Gelenkachse, möglichst alle beteiligten Kräfte und deren Wirkungsrichtungen zu kennen sowie die Größe der kraftübertragenden Gelenkflächen (Gelenkdruck). Da in den Gelenken relativ hohe Kräfte übertragen werden, ist geringe Reibung zwischen den Gelenkflächen sehr wichtig.

Gelenklast *f*; ***engl.:*** Joint load
Kontext: Anatomie, Biomechanik
In der Physik wird nicht zwischen Kraft und Last unterschieden (vgl. Gelenkkraft).

Gelenkmessung *f*; ***engl.:*** Range of motion measurement

Kontext: Diagnostik

Messung der aktiven und passiven Beweglichkeit der betroffenen Gelenke im Seitenvergleich mit Hilfe eines ▸ Winkelmessers. Diese sind in unterschiedlicher Größe erhältlich. Je nach Größe des Gelenkes sucht man den Passenden aus. Die Messungen erfolgen nach der ▸ Neutral-Null-Methode, einer international anerkannten Standardmessung.

Gelenkmittelpunkt *m*; ***engl.:*** Center of joint

Kontext: Anatomie, Biomechanik

Rotationszentrum (3D) oder Achse (2D) eines Gelenkes (vgl. ▸ Rotation, ▸ Rotationsachse).

Gelenkmobilität *f*

Kontext: Bewegungslehre, Diagnostik

Die aktive und passive G. wird im Rahmen der ▸ physiotherapeutischen Untersuchung im Seitenvergleich geprüft. (Vgl. ▸ Gelenkmessung, ▸ Gelenkspiel.)

Gelenkmoment *n*; ***engl.:*** Joint moment, momentum

Kontext: Anatomie, Biomechanik

Das in einem Gelenk wirksame ▸ Drehmoment als Summe aller wirkenden Momente; hervorgerufen durch Muskelkräfte, äußere Kräfte und deren Hebelarme.

Gelenkreaktionskraft *f*; ***engl.:*** Joint reaction force

Vgl. ▸ Gelenkkraft.

Gelenkreibung *f*; ***engl.:*** Joint frictional resistance

Kontext: Anatomie, Physiologie

An Berührungsflächen auftretender Widerstand, wenn sich die Gelenkflächen gegeneinander bewegen. Durch den Aufbau eines Gelenkes mit Knorpeloberflächen und synovialer Flüssigkeit im Gelenkspalt ist die Reibung sehr gering, quasi reibungsfrei. Nur so ist die Übertragung großer Kräfte möglich. Bei pathologischen Prozessen, wie z. B. Arthrose, entsteht vermehrt G.

Gelenkschmiere *f*; ***engl.:*** Synovial fluid; ***Syn.:*** Synovia, synoviale Flüssigkeit

Kontext: Anatomie, Physiologie

Von der Gelenkkapsel (Membrana synovialis) gebildete Flüssigkeit in den Gelenken; wirkt als Gleitmittel (Schmierung) und ernährt den gefäßlosen Gelenkknorpel.

Gelenkschutz *m*; ***engl.:*** Joint protection

Kontext: Rheumatologie, Prävention

Vorbeugung und Behandlung von Gelenkschäden durch verschiedene Ursachen. Das Ziel ist es, den Bedürfnissen der Patienten zu Hause, im Beruf und in der Freizeit gerecht zu werden. Als Maßnahmen können z. B. Handlungsabläufe verändert, Hilfsmittel verschrieben oder Orthesen angepasst werden.

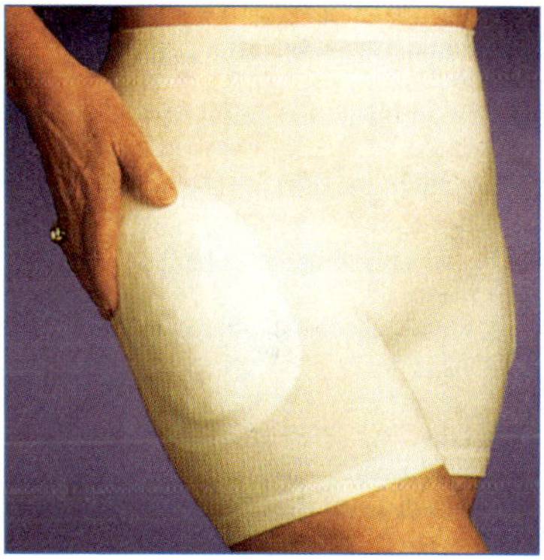

Gelenkschutz durch Hüftprotektoren.

Gelenkspiel *n*; ***engl.:*** Joint play

Kontext: Manuelle Therapie, Kaltenborn-Evjenth-Konzept

Überbegriff für die geradlinigen translatorischen Bewegungen Traktion, Kompression und Gleiten. Lokale biomechanische Funktion des einzelnen Gelenks; Voraussetzung für die physiologische Gelenkfunktion. Das G. wird in der Ruhestellung mittels Traktion, Kompression und Gleitbewegungen in der ▸ Behandlungsebene geprüft. Der Therapeut benötigt dazu ausreichend Erfahrung; das Ergebnis bzw. die Interpretation ist subjektiv. Mögliche Störung: aktive Stabilisation des Patienten.

Gelenkstabilisation *f*; ***Etym.:*** lat. *stabilis* „standfest"; ***engl.:*** Joint stabilization; ***Syn.:*** Gelenkstabilisierung, Stabilisation

1. *Kontext:* Physiologie

Notwendig, um über Gelenke verbundene Körperteile (letztlich den gesamten Körper) gegen die Schwerkraft oder andere Krafteinwirkungen im Gleichgewicht zu halten. Man unterscheidet zwei Arten.

Aktive Stabilisation: durch Anspannung schränken Muskeln (aktiv) das Gelenk in seiner Mobilität ein.

Passive Stabilisation: Einschränken der Gelenkbeweglichkeit durch Bänder. Bei Ausfall der aktiven Stabilisierung (z. B. Lähmung, Verletzung oder Muskelschmerz) kommt der passiven Stabilisierung eine besondere Bedeutung zu. Dauernde rein passive Stabilisierung führt zu Bandinsuffizienz. Normalerweise schützt die Muskulatur den Bandapparat davor. Kompensationsmechanismen bei Muskelschwäche bewirken häufig eine Kraftverminderung durch Schwerpunktverlagerung und/oder Abstützen.

2. ***Kontext:*** Bewegungslehre

Unter G. versteht man die muskuläre dynamische Sicherung eines Gelenks. Sie kann sich auf eine beliebige Winkelstellung oder auf einen begrenzten Bewegungsausschlag beziehen. Für die G. ist eine gute Koordination der zusammenwirkenden Muskeln erforderlich. Nur dadurch ist die entsprechende Statik oder ein gewünschter Bewegungsablauf feinmotorisch, funktionstüchtig und sicher durchführbar.

Gelenkstatus *m*; ***Etym.:*** lat. *status* „Stand"; ***engl.:*** Joint status

Kontext: Diagnostik

Erfassen der passiven Beweglichkeit aller Bewegungsrichtungen eines Gelenkes. Dokumentation erfolgt nach der Neutral-Null-Methode.

Gelenkstufe *f*

Kontext: Traumatologie

Gestörte Kongruenz der Gelenkflächen mit Stufenbildung verursacht durch intraartikuläre Fraktur. Aufgrund der gestörten Kongruenz kommt es bei Bewegung zu mechanischem Abrieb des Gelenkknorpels. Wird die G. nicht korrigiert führt dies zur Arthrose.

Gelerntes Angstverhalten *n*; ***engl.:*** Fear-avoidance-behavior

Kontext: Psychologie, Psychosomatik

Verhalten, um befürchtete, schmerzvolle Situationen und/oder Bewegungen zu vermeiden.

Gemeinnützige Gesellschaft mit beschränkter Haftung *f*; ***Abk.:*** gGmbH; ***engl.:*** Non-commercial limited liability corporation

Kontext: Betriebswirtschaftslehre

Sonderform der GmbH; unterliegt ebenfalls dem GmbH-Gesetz und dem Handelsgesetzbuch (HGB). Sie spielt im Non-Profit-Bereich (nicht gewinnorientiert arbeitende Unternehmen) eine wesentliche, inzwischen sehr erfolgreiche Rolle. Vorteil: besondere Steuervergünstigungen (an die Gemeinnützigkeit gebunden). Die Gewinne werden nicht an die Gesellschafter ausgeschüttet, sondern fließen gemeinnützigen Zwecken zu (im Unterschied zur GmbH). Die Satzung einer gGmbH ähnelt der einer Stiftung.

Gemeinsamer Bundesausschuss *m*; ***Abk.:*** G-BA; ***engl.:*** Common National Committee

Kontext: Berufspolitik

Der G-BA ist das höchste Gremium der gemeinsamen Selbstverwaltung der Ärzte, Zahnärzte, Psychotherapeuten, Krankenhäuser und Krankenkassen. Die Rechtsgrundlage für den G-BA bildet der § 91 des SGB V. Er steht unter der Rechtsaufsicht des Bundesministeriums für Gesundheit. Der G-BA legt über Richtlinien fest, welche Leistungen der medizinischen Versorgung von der Gesetzlichen Krankenversicherung (GKV) erstattet werden. Zudem beschließt der G-BA Qualitätssicherungsmaßnahmen für den ambulanten und stationären Versorgungsbereich. Die ► Bundesarbeitsgemeinschaft der Heilmittelverbände (BHV) ist Ansprechpartner des G-BA in Heilmittelfragen und besitzt ein Anhörungsrecht in berufsbetreffenden Bereichen, allerdings kein Stimmrecht. Die Sitzungen des G-BA sind seit kurzem öffentlich.

Genehmigungspflicht *f*; ***Syn.:*** Genehmigungsvorbehalt

Kontext: Berufspolitik

Bei Verordnungen außerhalb des ► Regelfalls ist eine Genehmigung von der Krankenkasse einzuholen (G.). Krankenkassen können allerdings einen Verzicht für bestimmte Diagnosegruppen oder einen generellen Verzicht für Verordnungen außerhalb des Regelfalls aussprechen.

General Movements *f*; ***Etym.:*** engl. „allgemeine Bewegungen"; ***Abk.:*** GM

Kontext: Pädiatrie

Prognostischer Test, der bei Neugeborenen und Säuglingen die Qualität von Spontanbewegungen beurteilt mit dem Ziel, die Wahrscheinlichkeit der Entwicklung einer infantilen Zerebralparese (ICP) zu bestimmen. Die Beurteilung erfolgt am besten anhand von Videoaufnahmen, die in regelmäßigen Abständen wiederholt werden. Der Test wurde in Graz durch den Neuropädiater Prof. Prechtl entwickelt (1997).

Generalisieren *n*; ***Etym.:*** franz. *généraliser* „verallgemeinern"; ***engl.:*** Generalize; ***Syn.:*** verallgemeinern

Kontext: Psychologie, Kommunikation

Unreflektierte Verallgemeinerung in der ► Gesprächsführung, die häufig an typischen Wörtern wie „alles", „immer", „nie", „man" und „wir" zu erkennen ist. G. sollte von Seiten der Therapeuten in der Gesprächsführung vermieden werden, wenn sie personen- bzw. patientenzentriert kommunizieren möchten.

Generalisiertes motorisches Programm *n*; ***Etym.:*** lat. *generalis* „allgemein", *motor* „der Beweger", griech.-lat. *programma* „schriftliche Bekanntmachung, Tagesordnung"; ***Abk.:*** GMP; ***engl.:*** Generalized motor program

Kontext: Neurophysiologie, Sensomotorik, Motorisches Lernen

Modellvorstellung des motorischen Lernens; auf ähnliche Bewegungen (Bewegungsklassen) ausgerichtetes, zentralnervöses Programm zur Bewegungssteuerung/-anpassung; abstraktes, mit wesentlichen, aber groben Spezifikationen der Bewegungsklasse (Parameter, Hauptmerkmale, z. B. Kraft, Geschwindigkeit und Richtung) ausgerüstetes Schema. Hintergrund: Schmidt (1975) und weitere Vertreter nahmen an, dass es keine Motorprogramme für jede Bewegung gibt (begrenzte Speicherkapazität des Gehirns). Wechselwirkungen mit situativen Bedingungen (Afferenzen) sorgen für den Feinschliff der groben Bewegungsparameter; aktuelle periphere Informationen und unzählige Wiederholungen modulieren die Parameter bzw. das Programm (Lernprozess). Es entsteht eine Beziehung zwischen dem Bewegungsergebnis und den Bewegungsparametern. „Bewegungsgefühl" ist der umgangssprachliche Terminus für das Ergebnis eines gelungenen Lernprozesses bzw. die gute Bewegungsausführung. Unklar ist, welche Kriterien für die Ähnlichkeit gelten und welchen Umfang an Bewegungen eine Bewegungsklasse repräsentiert.

Generatorpotenzial *n*; ***Etym.:*** lat. *generator* „Erzeuger" u. *potentia* „Macht"

Vgl. ▸ Rezeptorpotenzial.

Genesung *f*; ***engl.:*** Recovery; ***Syn.:*** Konvaleszenz, Rekonvaleszenz

Kontext: Biomechanik

Anpassungsprozess, der die körpereigenen Reaktionen auf Krankheit und Verletzungen umfasst. Der Körper „repariert" sich sozusagen selbst. Man unterscheidet drei Arten: vollständige G. (die Verletzung oder Erkrankung wird vollständig behoben, quasi „abgearbeitet", der ursprüngliche gesunde Zustand wird wieder erreicht, z. B. Schürfwunden), unvollständige G. (bleibende Verletzungs- oder Krankheitsfolgen, z. B. Narben, Hinkmechanismus), G. durch Neuorganisation (bleibende Verletzung oder Erkrankung, die eine vollständige Neuorganisation des Organismus erfordert, z. B. Beinamputation).

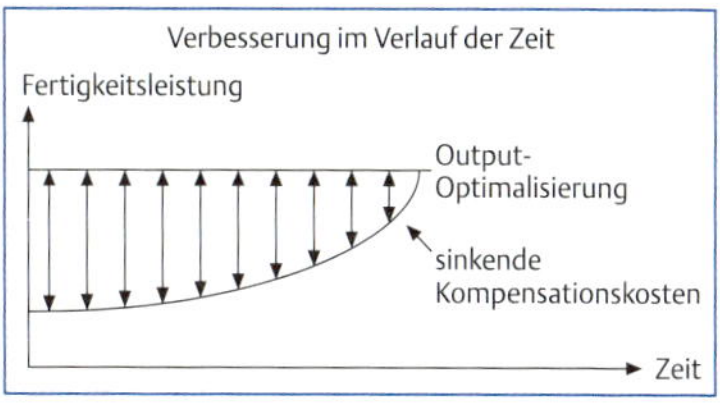

Genesung.

Genesung, funktionale *f*; ***Etym.:*** lat. *functio* „Verrichtung"; ***engl.:*** Recovery, functional

Kontext: Diagnostik

Verbesserung von Bewegungsstörungen im zeitlichen Verlauf. Grundlage ist eine an Fertigkeiten orientierte Diagnostik. Kriterien der funktionalen ▸ Genesung sind: Abnahme der kognitiven Regulation; Abnahme der visuellen Abhängigkeit bei der Aufgabenausführung; zunehmende Fähigkeit, Hindernisse adäquat zu bewältigen.

Genitalsenkung *f*; ***engl.:*** Pelvic organ prolapse (POP); ***Syn.:*** Scheidensenkung

Kontext: Gynäkologie, Urologie, Proktologie

Tiefertreten eines oder mehrerer Beckenorgane in oder über die Scheide hinaus; eine Senkung über den Scheideneingang (Introitus) hinaus wird als Subprolaps, die vollständige Ausstülpung als Totalprolaps bezeichnet. Ein neues ▸ Prolaps-Quantifizierungssystem ermöglicht eine präzise Lagebeschreibung des weiblichen Genitals. Physiotherapeutische Schwerpunkte sind rücken- und beckenbodengerechtes Bück-, Hebe- und Tragetraining, Haltungs- und ▸ Beckenbodentraining, Hilfsmittelberatung (Gebrauch ärztlich verordneter Pessare).

Genossenschaft *f*; ***engl.:*** Cooperative

Kontext: Betriebswirtschaftslehre

Gesetzlich geregelte Unternehmensform (Genossenschaftsgesetz, GenG). Zur Gründung sind sieben Genossenschaftsmitglieder erforderlich; die Mitgliederzahl ist nach oben unbegrenzt. Ziel des Zusammenschlusses ist die Stärkung der wirtschaftlichen Marktposition. Die Mitglieder einer Genossenschaft haften in Höhe ihrer Einlage. Gremien: Generalversammlung, Aufsichtsrat und Vorstand. Mehrere Genossenschaften können sich zu Verbänden zusammenschließen. Physiotherapie: Möglich sind z. B. Therapeutische Einkaufs-Genossenschaften; bisher unüblich.

Genu *n*; ***Etym.:*** lat. *genu* „Knie"; ***engl.:*** Knee

Kontext: Anatomie

Anatomische Bezeichnung des Kniegelenks.

G

Genu recurvatum *n*; ***Etym.:*** lat. *genu* „Knie" u. *recurvare* „zurückbeugen"; ***engl.:*** Genu recurvatum
Kontext: Funktionelle Anatomie, Orthopädie
Fehlstellung bzw. Überstreckung im Kniegelenk, die die Neutral-Null-Stellung überschreitet.

Genu valgum *n*; ***Etym.:*** lat. *genu* „Knie" u. *valgus* „säbelbeinig"; ***engl.:*** Knock-knee, in-knee, baker-leg
Kontext: Funktionelle Anatomie, Orthopädie
Fehlstellung im Kniegelenk im Sinne eines X-Beins mit verkleinerten Abständen zwischen den Kniegelenken zur Körpermittellinie.

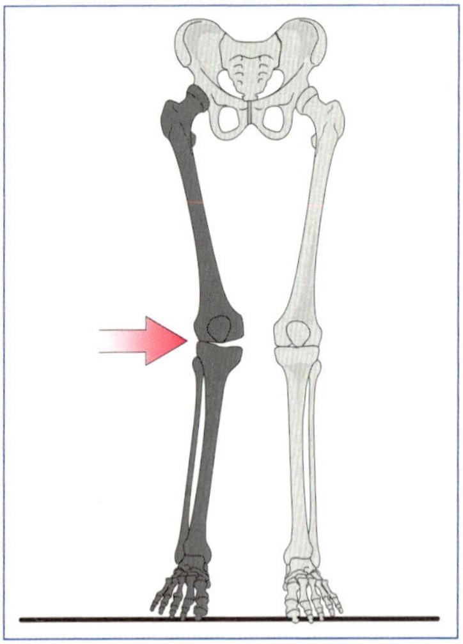

Genu valgum: Valgusstellung am Kniegelenk.

Genu varum *n*; ***Etym.:*** lat. *genu* „Knie" u. *varus* „auseinandergebogen, krummbeinig"; ***engl.:*** Genu varum
Kontext: Funktionelle Anatomie, Orthopädie
Fehlstellung im Kniegelenk im Sinne eines O-Beins, der Abstand zwischen den Kniegelenken zur Körpermittellinie ist vergrößert; bei Kleinkindern physiologisch.

Geometrie der Spirale *f*; ***Etym.:*** griech. *ge* „Erde", *metron* „Maß" u. *speira* „Windung, Schlinge"; ***engl.:*** Geometry of the spiral; ***Syn.:*** Helix-Geometrie, Spiral-Geometrie, Kugelgeometrisches Modell
1. ***Kontext:*** Geometrie
Mathematisch-geometrische Beschreibung beliebiger Spiral- und Schraubenformen, z. B. die konstant größer werdende „Kreislinie" in einer Ebene als archimedische Spirale; die konstante Umwindung einer zentralen Zylinderachse der archimedischen Schraube (die erste Förderanlage der Welt).

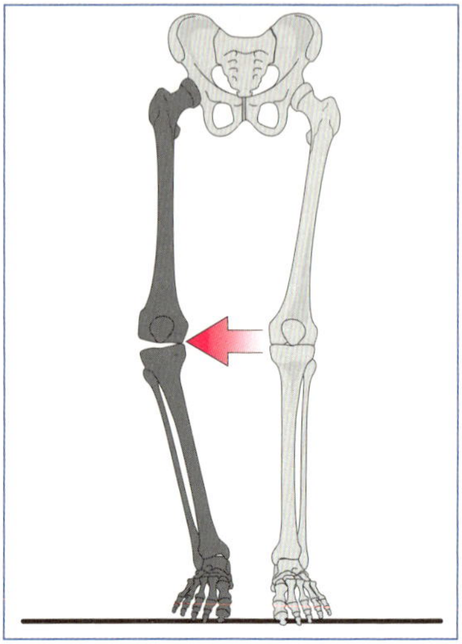

Genu varum: Varusstellung am Kniegelenk.

2. ***Kontext:*** Spiraldynamik
Mathematisch-geometrische Beschreibung des ▸ achsensymmetrischen Bewegungsverhaltens zweier ▸ Pole samt ▸ spiraliger Verschraubung der dazwischen liegenden Körperstrukturen. Im Kugelgeometrischen Modell rotieren die beiden Pole rein rotatorisch, die Verformung der dazwischen liegenden Körperstrukturen erfolgt in allen drei Ebenen in definierter Weise und führt zum charakteristischen Erscheinungsbild einer halben Schraubenwindung mit Rotation und Gegenrotation, C-Bogen und S-Bogen. Die knöcherne Konstruktion des Fußgewölbes ist gekennzeichnet durch gegensinnige Rotation von Vor- und Rückfuß um die Fußlängsachse, den ▸ C-Bogen des Fußlängsgewölbes und die ▸ S-Form vom Kalkaneus lateral bis zum Großzehgrundgelenk medial. Die Geometrie der Spirale charakterisiert formal und blickdiagnostisch das Struktur- und Bewegungsprinzip der menschlichen funktionellen Anatomie von Kopf bis Fuß und stellt gleichsam das Herzstück der ▸ Spiraldynamik dar.

Geradeaus *n*; ***engl.:*** Straight ahead
Kontext: Hippotherapie

Vorwärtsgehen des Pferdes in seitengleicher, symmetrischer Haltung auf einer geraden Linie; das Pferd geht gerade gerichtet. Wesentliche Voraussetzung für das Durchführen der Hippotherapie (vgl. ▸ Geraderichten).

Geraderichten *n*; ***engl.:*** Straightening
Kontext: Hippotherapie
Sorgfältiges Gymnastizieren des Pferdes durch den Reitausbilder, um Symmetrie und Gleichgewicht für alle Gangarten zu erarbeiten. Dies ist Voraussetzung für eine qualifizierte Hippotherapie. Rechte und linke Körperhälfte des Pferdes bewegen sich von Geburt an nicht symmetrisch, sondern zeigen eine leichte funktionelle ▸ Biegung auf eine Seite; dies wird teils mit der gebogenen Lage des Fohlens im Mutterleib erklärt.

Gerät, bewegliches *n*; ***engl.:*** Device, mobile
Kontext: Trainingslehre, Rehabilitation
Labiles Trainingsgerät zum Üben von Gleichgewicht und Koordination, z. B. Sitzball, Sitzkissen, Schaukelbrett, Plattform.

Gesamtkostenverfahren *n*; ***engl.:*** Total cost accounting
Kontext: Betriebswirtschaftslehre
Methode zur Ermittlung aller angefallenen Kosten und des Gewinns (Betriebsergebnis) eines Unternehmens, indem in einer mehrstufigen, detaillierten Gesamtermittlung die Gesamtkosten vom Gesamtumsatz abgezogen werden. Ein negatives Betriebsergebnis stellt einen Verlust dar.

Materialeinzelkosten (entstehen pro Behandlung)
+ Materialgemeinkosten
(fallen gesamt an, nicht einzeln zuzuordnen)
= Materialkosten
+ Personaleinzelkosten
(entstehen pro Behandlung)
+ Personalgemeinkosten
(fallen gesamt an, z. B. Inhabergehalt)
+ Sondereinzelkosten (zusätzlicher
Aufwand für spezielle Behandlungen)
= Behandlungskosten (Herstellkosten)
+ Minderbestand Verkaufsprodukte
(z. B. Therabänder)
Mehrbestand Verkaufsprodukte
(Vorrat an Verkaufsmaterial)
= Herstellkosten des Umsatzes
+ Verwaltungsgemeinkosten (Rezeption,
Buchhaltung und Leitungsaufgaben)
+ Vertriebsgemeinkosten (Marketing)
+ Sondereinzelkosten des Vertriebs
(besondere Aktionen der Werbung)
= **Selbstkosten des Umsatzes**

Nettoverkaufserlöse (Gesamtumsatz,
Physiotherapie: keine Mehrwertsteuer)
– Selbstkosten des Umsatzes
= **Betriebsergebnis** (Gewinn)

Geschäftsfähigkeit *f*; ***engl.:*** Legal capacity
Kontext: Betriebswirtschaftslehre
Abgegebene Willenserklärungen sind mit Vollendung des 18. Lebensjahres voll wirksam; geregelt durch das Bürgerliche Gesetzbuch (§ 104 ff BGB). Beschränkt geschäftsfähig sind natürliche Personen zwischen dem 7. und 18. Lebensjahr. Ihre Willenserklärungen bedürfen der Zustimmung oder der späteren Genehmigung des gesetzlichen Vertreters. Nicht geschäftsfähig sind Personen, die jünger als 7 Jahre sind oder Personen, die sich in einem dauerhaften Zustand der krankhaften Störung der Geistestätigkeit befinden. Physiotherapie: Die beschränkte G. ist v. a. bei jugendlichen Patienten (▸ Behandlungsvertrag) zu beachten.

Geschicklichkeit *f*; ***engl.:*** Skilfulness
Kontext: Bewegungslehre
▸ Sensomotorische Koordination von Teilkörperbewegungen, z. B. die feinmotorischen Fertigkeiten der Hand (vgl. ▸ Gewandtheit).

Geschwindigkeit *f*; ***engl.:*** Velocity, speed, tempo
Kontext: Physik
Verhältnis von zurückgelegtem Weg (s) zur dazu benötigten Zeit (t). $v = ds/dt$ (Differenzialquotient). Geschwindigkeit ist eine vektorielle Größe (Betrag und Richtung). Angaben in den Einheiten: m/s (Meter pro Sekunde) oder km/h (Kilometer pro Stunde); als mittlere Geschwindigkeit bezeichnet man den Durchschnittswert (aus allen gemessenen Geschwindigkeiten) über den gesamten Messzeitraum. Bleibt der Betrag der Geschwindigkeit konstant, spricht man von einer gleichförmigen Bewegung. Analog dazu führen veränderliche Geschwindigkeiten zu ungleichförmigen Bewegungen.

Geschwindigkeitshebel *m*; ***engl.:*** Velocity lever
Kontext: Biomechanik
Hebeltyp; einseitiger Hebel, d. h. der ▸ Drehpunkt befindet sich am Ende. Beim G. liegt die angreifende Kraft (z. B. Muskelkraft) zwischen Drehpunkt und Last (Gewichtskraft); dadurch ist die Last im mechanischen Vorteil, da sie einen längeren wirksamen Hebel (Lastarm) zur Verfügung hat. Alle Bewegungen der Extremitäten in

G

der offenen Bewegungskette basieren auf diesem Prinzip.

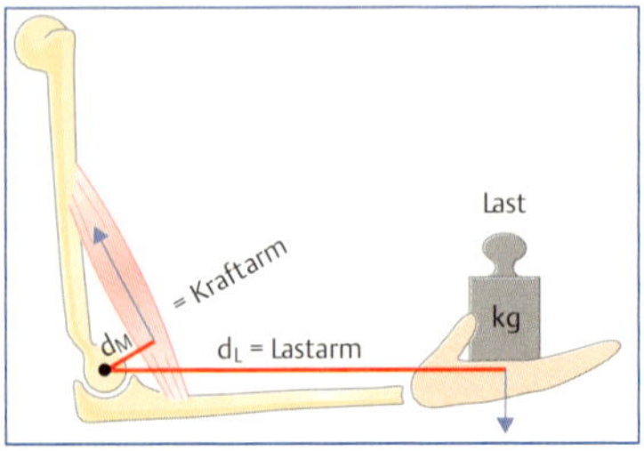

Geschwindigkeitshebel: Der Knochen als Hebel.

G

Geschwindigkeitsprofil *n*; ***engl.:*** Velocity profile
Kontext: Physik, Biomechanik
Bei strömenden Medien kommt es infolge unterschiedlicher Reibungskräfte (innere und äußere Reibung) innerhalb des ▸ Strömungsfeldes (Strömungskanals) zu unterschiedlich starken Strömungen. Die Strömungsgeschwindigkeit ist in der Mitte des Strömungsfeldes größer als am Rand. Bei einer ▸ laminaren Strömung entsteht ein parabolisches Geschwindigkeitsprofil (Form einer Parabel).

Geschwindigkeitsrezeptor *m*; ***Etym.:*** lat. *recipere* „empfangen, aufnehmen, annehmen"; ***engl.:*** Velocity receptor
Kontext: Neurophysiologie
Auf eine Änderung der Reizintensität reagierender Sensor; vermittelt das Vibrations- und Berührungsempfinden. Geschwindigkeitsrezeptoren sind durch konstante Reize nicht erregbar, da sie sehr schnell adaptieren.

Geschwindigkeits-Zeit-Diagramm *n*; ***engl.:*** Velocity-time graph
Kontext: Biomechanik
Grafische Darstellung als xy-Diagramm der Abhängigkeit der Geschwindigkeit von der Zeit. Die Abszisse ist die Zeitachse, die Ordinate gibt die momentane Geschwindigkeit an. Die Steigung der Kurve gibt die momentane Beschleunigung ($\Delta v/\Delta t$) wieder. Die Fläche unter der Kurve repräsentiert den zurückgelegten Weg.

Gesellschaft bürgerlichen Rechts *f*; ***Abk.:*** GbR; ***engl.:*** Civil law association; ***Syn.:*** BGB-Gesellschaft
Kontext: Betriebswirtschaftslehre
Einfachste der Form einer ▸ Personengesellschaft, d. h. es schließen sich natürliche Personen zur Erreichung eines gemeinsamen Zwecks zusammen. Die Haftung ist unbeschränkt gesamtschuldnerisch, d. h. jeder für jeden, auch mit dem Privatvermögen. Das Vermögen der GbR ist ein gemeinschaftliches Vermögen. Mindestkapital, Gesellschaftsvertrag und Handelsregistereintrag sind nicht vorgeschrieben. Physiotherapie: Die GbR ist die häufigste Rechtsform der Gemeinschaftspraxis. Ist keine andere Unternehmensform gegründet worden, entsteht die GbR automatisch (§705ffBGB).

Gesellschaft mit beschränkter Haftung *f*; ***Abk.:*** GmbH; ***engl.:*** Limited liability corporation
Kontext: Betriebswirtschaftslehre
Zur Gruppe der ▸ Kapitalgesellschaften gehörende Unternehmensform (Handelsgesellschaft), die nur mit ihrem Gründungskapital (Stammkapital) von 25 000 € haftet (gesetzliche Regelung: GmbH-Gesetz). Das Stammkapital setzt sich aus den Stammeinlagen der Gesellschafter zusammen. Zur Gründung ist mindestens ein Gesellschafter notwendig. Organe: Geschäftsführer (Leitung, Vertretung nach außen), Gesellschafterversammlung (Beschlussfassung, oberstes Organ), Aufsichtsrat (Kontrollgremium, notwendig bei Großbetrieben). Physiotherapie: Aufgrund der verhältnismäßig einfachen Gründungsmöglichkeit insbesondere für mittelgroße Betriebe geeignet. Da die Haftung einer GmbH auf das Gesellschaftsvermögen beschränkt bleibt, erfreut sich diese Unternehmensform großer Beliebtheit (vgl. ▸ gemeinnützige Gesellschaft mit beschränkter Haftung).

Gesetz des Effekts *n*; ***engl.:*** Law of effect
Kontext: Psychologie
Klassisches Lerngesetz, nach dem ein Verhalten, das eine Belohnung nach sich zieht, an Häufigkeit zunimmt, während ein Verhalten, das bestraft wird, weniger häufig auftritt.

Gesetz über die Berufe in der Physiotherapie *n*; ***Etym.:*** griech. *physis* „Natur, natürliche Beschaffenheit, Wuchs" u. *therapeia* „Behandlung, Pflege"; ***Abk.:*** MPhG; ***Syn.:*** Masseur- und Physiotherapeutengesetz
Kontext: Berufspolitik
Das MPhG trat am 26. Mai 1994 in Kraft. In 19 Paragraphen werden u. a. die Erlaubnis zur Führung der Berufsbezeichnung, die Ausbildung zum Masseur und medizinischen Bademeister, die Ausbildung zum Physiotherapeuten sowie die Prüfung über die Ausbildungs- und Prüfungsverordnung geregelt.

Gesichtsasymmetrie *f*; ***Etym.:*** griech *a...* „nicht" u. *symmetria* „Ebenmaß"; ***engl.:*** Facial asymmetry
Kontext: Pädiatrie
Durch angeborene halbseitige Skelettfehlbildungen hervorgerufene Ungleichmäßigkeit der Gesichtshälften mit schwerwiegender funktioneller und ästhetischer Beeinträchtigung. Der Begriff der G. wird auch bei der Kopfgelenk-induzierten Symmetriestörung (KiSS-Syndrom) verwendet. Dabei liegt jedoch keine funktionelle und ästhetische Beeinträchtigung vor.

Gesichtseite *f*; ***engl.:*** Face side
Kontext: Pädiatrie, Vojta-Konzept
Körperseite, zu der das über die Mittellinie nach lateral gedrehte Gesicht zeigt unabhängig von der ASTE. Wenn das Gesicht des liegenden Kindes zur Seite gedreht ist, sprechen wir von entsprechender Gesichtseite hinsichtlich der Extremitäten oder Körperseite. Das Pendant ist die Hinterhauptseite.

Gesichtslähmung *f*
Vgl. ▸ Fazialisparese.

Gesichtsschmerzskala, affektive *f*
Vgl. ▸ Affektive Gesichtsschmerzskala.

Gesprächsführung *f*; ***engl.:*** Negotiation
Kontext: Psychologie, Kommunikation
Aktives kommunikatives Verhalten des Therapeuten in der Physiotherapie. Ziel ist das gegenseitige Verstehen – der Therapeut soll verstehen, was der Patient meint und der Patient soll verstehen, was der Therapeut meint. Zur gelungenen G. gehören die Bereitschaft und die Fähigkeiten des Therapeuten, nonverbale Signale des Patienten korrekt zu interpretieren und die eigene ▸ Körpersprache angemessen einzusetzen sowie die verbalen Inhalte differenziert zu verstehen und sich selbst präzise in Worten auszudrücken. Während das ▸ Strukturmodell der Gesprächsführung für die Physiotherapie relevante Themen, Bedingungen und Ziele der Gesprächsführung beschreibt, gibt das ▸ Prozessmodell der Gesprächsführung Aufschluss über das konkrete Verhalten im Gespräch. Das ▸ aktive Zuhören, der Einsatz von ▸ Gesprächstechniken und die Einstellungen zu sich selbst und zur anderen Person sind wichtige Bestandteile erfolgreicher Gesprächsführung (vgl. ▸ (non)verbale Kommunikation, ▸ Empathie, ▸ Akzeptanz, ▸ Kongruenz).

Gesprächsführung, Prozessmodell der *n*; ***engl.:*** Process model of negotiation; ***Syn.:*** Heuristisches Modell der Gesprächsführung
Kontext: Psychologie, Kommunikation

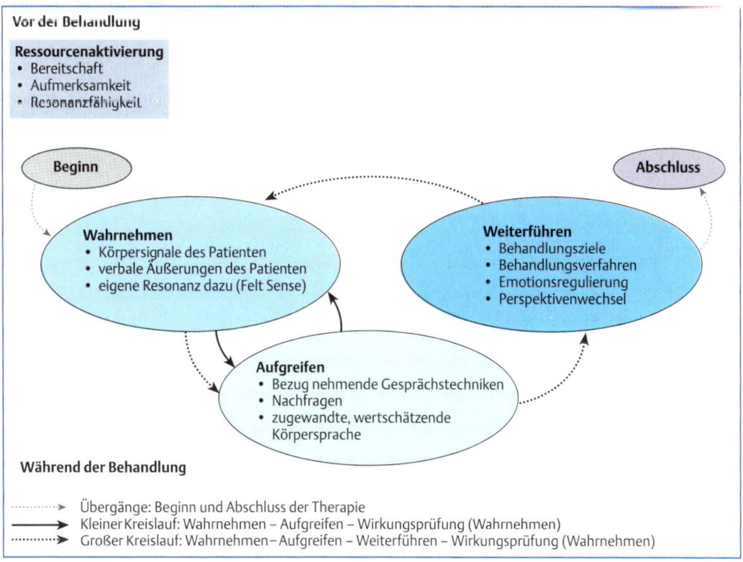

Prozessmodell der Gesprächsführung.

Schematische Darstellung relevanter Aspekte der Gesprächsführung, die die Basis für eine reflektierte Kommunikationspraxis bilden. Eine Ressourcenaktivierung des Therapeuten und die Aspekte hilfreicher, personzentrierter Kommunikation während der physiotherapeutischen Behandlung bilden die Grundlage und den Kreislauf des Prozesses der Gesprächsführung. Die Wahrnehmung eigener und fremder (vom Patienten ausgehender) emotionaler Signale werden aufgegriffen, ggf. weitergeführt und in die Gesprächsführung integriert (vgl. Strukturmodell der Gesprächsführung.)

G

Gesprächsführung, Strukturmodell der *n*; ***Syn.:*** Modell zur Gesprächsführungskompetenz vgl. ▸ Strukturmodell der Gesprächsführung).

Gesprächskonventionen *f*; ***engl.:*** Conversational conventions

Kontext: Psychologie, Kommunikation

Gesellschaftlich und kulturell bedingte Erwartungen an den Gesprächspartner und den Gesprächsverlauf; meist unausgesprochene Übereinkünfte, wie man sich in einem Gespräch verhalten soll. Im Allgemeinen erwartet man: eine Antwort auf eine Frage, den Wahrheitsgehalt des Gesagten (▸ Kongruenz), den Bezug der Äußerung auf die vorhergehende Aussage, den regelmäßigen Wechsel zwischen Zuhören und Sprechen und das angemessene Berücksichtigen emotional gewichtiger Themen (vgl. ▸ Erwartungseffekte, ▸ Emotionsregulation, ▸ Lügen, ▸ Themenwechsel).

Gesprächspsychotherapie *f*; ***engl.:*** Conversational psychotherapy

Kontext: Psychologie, Psychiatrie

Psychotherapeutisches Verfahren des personzentrierten Ansatzes, das in den deutschsprachigen Ländern insbesondere durch die Arbeiten von Tausch und Tausch bekannt geworden ist. Hoch wirksame und in ihren Effekten wissenschaftlich bestätigte Psychotherapie, in der die heilsame Beziehung zwischen Therapeut und Patient im Vordergrund steht. Auf diese Weise kann der Patient in einem sicheren zwischenmenschlichen Kontakt seine ▸ Erfahrungen mehr und mehr in sein ▸ Selbstkonzept integrieren und sich dadurch persönlich weiterentwickeln und psychisch gesünder werden (vgl. ▸ Beziehungsqualität, ▸ Kongruenz, ▸ Akzeptanz, ▸ Empathie).

Gesprächstechnik *f*; ***engl.:*** Negotiation technique

Kontext: Psychologie, Kommunikation

Technik, die insbesondere zur Absicherung des gegenseitigen Verstehens eingesetzt wird. Der Therapeut kann durch Bezug nehmende Gesprächstechniken dazu beitragen, dass er den Patienten in seinen Äußerungen differenzierter versteht und damit ▸ Missverständnisse vermeidet. Auf der Grundlage der ▸ Sprachfunktionen können die G. in ▸ Paraphrase, des Ansprechens von Wünschen und des Ansprechens von Gefühlen unterschieden werden. Während der Therapeut bei der Paraphrase auf die Darstellungsfunktion Bezug nimmt und die sachlichen Informationen in der Aussage des Patienten in seinen eigenen Worten wieder aufgreift, kann der Therapeut auch emotionale Anteile des Erlebens des Patienten verbalisieren oder die Wünsche (vgl. ▸ Bedürfnisse, ▸ Ziele) des Patienten ansprechen. Gezielte ▸ Fragen gehören auch zu den Gesprächstechniken. Hinsichtlich der Sprachfunktionen kann der Therapeut auch durch offene Fragen den Patienten auffordern, die sachlichen Informationen zu präzisieren, seine Befindlichkeit klarer auszudrücken oder seine Wünsche klarer zu artikulieren (vgl. ▸ verbale Kommunikation, ▸ Emotion, ▸ Empathie).

Gestalt *f*; ***engl.:*** Figure, gestalt

Kontext: Psychologie

Menschen statten ihre Wahrnehmung mit einer Struktur oder einer Ordnung aus. Man nimmt keine separaten Elemente war (Ränder, Ecken und Farben), sondern Ganzheiten (Gestalten). Aufgrund der Wahrnehmung ist daher das Ganze immer mehr als die Summe seiner Teile. Es wird etwas hinzugefügt. Beispiel: das Phi-Phänomen (Scheinbewegung); das schnelle An- und Ausschalten einzelner Lichtpunkte erzeugt die Illusion einer Bewegung. Die Gestaltpsychologie entstand gegen Ende des 19. Jahrhunderts in Deutschland und Österreich.

Gestaltung der Therapiesituation *f*; ***Etym.:*** griech. *therapeia* „Behandlung, Pflege" u. lat. *situs* „Lage, Stellung"; ***engl.:*** Arrangement of the therapeutic setting

Kontext: N.A.P.-Konzept

Bei der Ausführung unterschiedlicher Handlungen bewegt sich der Mensch in einer sich immer wieder verändernden Umwelt. Dies erfordert eine sehr hohe Anpassungsfähigkeit des Individuums. In Abhängigkeit von der Aufgabe und der Umgebung wählt der Mensch eine entsprechende Lösungsstrategie. Im ▸ N.A.P.-Konzept wird aufgrund dieser Tatsachen der G.d.T. eine große

Bedeutung beigemessen. Somit ist es von entscheidender Bedeutung, ein Ziel, eine damit verbundene Motivation und die Wahl der Ausgangsstellung zu beachten. Erst hierdurch wird die notwendige reziproke Innervation der Muskulatur erreicht. Zudem kann die Therapiesituation eine ▸ Inhibition der Zentren des ZNS, die beispielsweise bei enthemmten Patienten nicht mehr adäquat kontrolliert werden, bewirken.

Gesteigerte Gleichgewichtsforderung *f*
Vgl. ▸ Gleichgewichtsforderung, gesteigerte.

Gesundheitsberatung, präventive *f*;
Etym.: franz. *préventif* „vorbeugend"; ***engl.:*** Health counseling, preventive
Kontext: Prävention
Struktur aus Qualitätsbausteinen und Modulen für Anbieter von Präventionsmaßnahmen im Rahmen der ▸ betrieblichen Gesundheitsförderung. Qualitätsbausteine: Bedarfsanalyse, Qualität des Lehrens, Qualität der Lernumgebung, Personalentwicklung, Evaluation der Prozesse, Geschäftsbedingungen. Module: Sensibilisierung, Analyse und Strategieentwicklung, Umsetzungsmaßnahmen.

Gesundheitserziehung, präventive *f*;
Etym.: franz. *préventif* „vorbeugend"; ***engl.:*** Health education, preventive
Kontext: Prävention
Präventionsprogramm in Kooperation mit einer Schule; offener Unterricht mit wechselnden Methoden, Organisations- und Sozialformen (z. B. Rollenspiele, Stationsarbeit, Partnerarbeit, Einzelarbeit) mit den Zielen, einen verantwortungsvollen Umgang mit dem eigenen Körper und den Aufbau von Selbstkompetenzen frühzeitig zu fördern. Weitere Bestandteile: Information von Eltern, Lehrern, Schülern; Evaluation des Programms mittels Pretest-Posttest (Messparameter: z. B. Ausdauer, Kraft, gesundheitliche Überzeugungen und Einstellungen der Schüler).

Gesundheitsförderung *f*; ***engl.:*** Health promotion
1. *Kontext:* Prävention
Prozess, (um) allen Menschen ein höheres Maß an Selbstbestimmung über ihre Gesundheit zu ermöglichen und sie damit zur Stärkung ihrer Gesundheit zu befähigen (Charta der 1. Internationalen Konferenz zur Gesundheitsförderung in Ottawa, 1986). Erklärtes Ziel der ▸ Ottawa-Konferenz war, bis zum Jahr 2000 Gesundheit für alle zu ermöglichen. G. ist eng verbunden mit der ▸ Prävention, basiert jedoch auf einem ganzheitlichen Ansatz im Gegensatz zur „reinen" Prävention. Sie beinhaltet körperliches, seelisches und soziales Wohlbefinden (vgl. ▸ Gesundheitsförderung, betriebliche).
2. *Kontext:* Spiraldynamik
Integrierter Bestandteil jeder Spiraldynamik. Die Anwendung basiert auf Partizipation, Verhaltensänderung, Änderung der Verhältnisse, Integration in den Alltag und Nachhaltigkeit. Spezifische Spiraldynamik-Angebote zur G.: z. B. Tageskurse in Yoga, Walking, Jogging und Bücher.

Gesundheitsförderung, betriebliche *f*;
engl.: Health promotion, operational
Kontext: Prävention
Umfasst Maßnahmen zur ▸ Prävention bzw. zur Verringerung von arbeitsbedingten körperlichen Überlastungen und von psychosozialem Stress in Betrieben. Gesetzliche Grundlagen: Sozialgesetzbuch (SGB)V§11Abs.1, §20Abs.2, §14; Betriebsverfassungsgesetz (BetrVG)§87Abs.1,§88; Arbeitsschutzgesetz (ArbSchG)§1-§3, §33 (vgl. ▸ Anbieterqualifikation).

Gesundheitspolitik *f*; ***engl.:*** Health policy
Kontext: Berufspolitik
G. ist der Bereich der Politik, der sich mit der Organisation, Steuerung und Finanzierung des ▸ Gesundheitssystems auseinandersetzt. Sie ist für dessen Funktionalität verantwortlich und dazu verpflichtet, eine bedarfsgerechte Versorgung zu gewährleisten. Während der Bund für Finanzierung und Leistungserbringung innerhalb der Krankenversicherung zuständig ist (hauptsächlich über das Bundesministerium für Gesundheit), sind die Länder vor allem für den öffentlichen Gesundheitsdienst sowie die Krankenhausfinanzierung und -planung verantwortlich. Die Interessen von Physiotherapeuten werden politisch durch die Physiotherapieverbände vertreten. Zur G. gehören insbesondere Verhandlungen mit den Verbänden der Krankenkassen bezüglich der Heilmittelversorgung sowie die Regelung in entsprechenden Gesetzen, Verordnungen und Richtlinien.

Gesundheitspsychologie *f*; ***engl.:*** Health psychology
Kontext: Psychologie
Eigenständiger Lehr- und Forschungsbereich. Bestandteil psychosozialer Bezugssysteme, der Gesundheitswissenschaften und Physiotherapie. Befasst sich mit Persönlichkeit, Kognition (z. B. Optimismus), Motivation, Emotion (z. B. Angst). Diese Faktoren können Patienten im therapeutischen und rehabilitativen Prozess stark beeinflussen.

Gesundheitsressource *f*; ***Etym.:*** franz. *ressource* „Hilfsquelle, Reserve"; ***engl.:*** Health resource

Kontext: Psychologie

Reserve (Hilfsquelle), die die Gesundheit des Einzelnen stärkt. Man unterscheidet: strukturelle, soziale Ressourcen (z. B. soziale, medizinische Hilfsangebote, Bildungsangebotee finanzielle Ausstattung, bürgerliche Rechte, soziale Anerkennung); individuelle, interne Ressourcen (z. B. Persönlichkeitsmerkmale wie Optimismus, Kohärenzgefühl). Ziel der Therapie ist es, individuelle Gesundheitsressourcen zu identifizieren und zu stärken (vgl. ▸ Gesundheitsförderung).

G

Gesundheitssystem *n*; ***Etym.:*** griech. *systema* „Gebilde, Zusammenstellung, Gesamtheit"; ***engl.:*** Health system; ***Syn.:*** Gesundheitswesen

Kontext: Berufspolitik

Unter dem Begriff G. werden alle staatlichen und nicht-staatlichen Organisationen, Institutionen, Personen, Regelungen und Prozesse zusammengefasst, die zur Förderung und Erhaltung der Gesundheit sowie zur Vorbeugung und Behandlung von Krankheiten beitragen. Das G. umfasst u. a. die ärztliche und nicht-ärztliche Versorgung, die ambulante, stationäre oder rehabilitative Versorgung sowie die Versorgung mit Arznei-, Heil- und Hilfsmitteln. Ein wesentlicher Aspekt des G. in Deutschland ist die Differenzierung in eine gesetzliche Krankenversicherung (GKV) und eine private Krankenversicherung (PKV). Diese verursacht u. a. eine unterschiedliche Abrechnung von Physiotherapieleistungen. Das G. sollte folgende Ziele verfolgen: den Zugang zu Gesundheitsleistungen (wie Physiotherapie) gerecht und unbürokratisch gestalten, bei Krankheit für eine schnelle und wirksame Behandlung sorgen, wirtschaftlich arbeiten und damit finanzierbar bleiben.

Gesundheitsverhalten *n*; ***engl.:*** Health behavior

Kontext: Psychologie

Verhalten, Handlungen, Gewohnheiten eines Individuums zur Erhaltung, Wiederherstellung oder Verbesserung seiner Gesundheit (vgl. ▸ Modelle des Gesundheitsverhaltens).

Gesundheitsverhaltens, Modelle des *n*; ***engl.:*** Health behaviour, models of

Kontext: Psychologie

Beschreibungen zur Entstehung des Gesundheitsverhaltens. Man unterscheidet zwei Arten: kontinuierliche Prädiktionsmodelle (Verhalten und Verhaltensänderungen sind von kognitiven und affektiven Faktoren abhängig und vorhersagbar, z. B. Erkenntnis, Selbstwirksamkeitserwartung, negative und positive Erwartungen) und dynamische Stufenmodelle (Verhaltensänderungen resultieren aus verschiedenen Entwicklungsphasen). Bsp. kontinuierliche Prädiktionsmodelle: sozial-kognitive Theorie von Bandura, Modell gesundheitlicher Überzeugungen (Health Belief Model), Theorie der Handlungsveranlassung (Theory of Reasoned Action); dynamische Stufenmodelle: Prozessmodell des gesundheitlichen Handelns (Health Action Process Approach), ▸ Transtheoretisches Modell der Verhaltensänderung (Transtheoretical Model), Prozessmodell des präventiven Handelns (Precaution Adoption Process Model).

Geteilte Aufmerksamkeit *f*

Vgl. ▸ Aufmerksamkeint, geteilte.

Get-up-and-Go-Test *m*; ***Etym.:*** engl. *get up and go* „steh auf und geh"; ***Syn.:*** Timed-get-up-and-Go-Test

Kontext: Diagnostik, Neurologie

▸ Standardisierter Test, für ältere neurologische Patienten entwickelt, der Störungen der ▸ posturalen Kontrolle beim Aufstehen und Gehen (Alltagsfunktion) erfasst. Mit einer 5-stufigen Skala wird das Sturzrisiko ermittelt. Der Patient steht auf, geht (3 m), dreht sich um und setzt sich wieder.

Gewandtheit *f*; ***engl.:*** Agility

1. ***Kontext:*** Bewegungslehre

▸ Sensomotorische Koordination von Ganzkörperbewegungen, wie sie z. B. bei Fußball-/Handballspielern, Turnern, Eiskunstläufern usw. zu beobachten ist (vgl. ▸ Geschicklichkeit).

2. ***Kontext:*** Trainingslehre

Sportliche Technik.

Gewebespannung *f*; ***engl.:*** Tissue tension

Kontext: Diagnostik

Elastizität und Dehnbarkeit des lebenden Gewebes; der Therapeut beurteilt die G. mittels Palpation.

Gewerbesteuer *f*; ***Abk.:*** GewSt; ***engl.:*** Business tax

Kontext: Betriebswirtschaftslehre

Form der Gemeindesteuer, die an das Bestehen eines Gewerbebetriebs gebunden ist. Sie ist die wichtigste Einnahmequelle der Kommunen. Physiotherapie: Physiotherapeuten üben einen freien Beruf aus, kein Gewerbe. Vertreibt eine Praxis Therapiemittel, ist dieser Teil der Praxis ein Gewerbebetrieb. Die Höhe der GewSt ist abhängig vom errechneten Gewerbeertrag der Praxis (Freibetrag für natürliche Personen und Personengesellschaften 24 500 €/a). Das Ergebnis dieser Berechnungen multiplizieren die Gemeinden mit einem eigenen Prozentsatz (Hebesatz). Für unmittelbar benachbarte Standorte (in verschiedenen Gemeinden) können deutlich unterschiedliche Hebesätze bzw. unterschiedliche Gewerbesteuerbelastungen bestehen.

Gewicht *n*; ***engl.:*** Weight
Kontext: Physik
Masse eines Körpers; Einheiten: Kilogramm [kg] oder Tonnen [t]. Produkt aus der Masse eines Körpers und der Erdbeschleunigung; somit handelt es sich um eine Kraft – die sogenannte Gewichtskraft mit der Einheit *Newton* [N].

Gewicht, spezifisches *n*; ***Etym.:*** lat. *specificus* „der Art entsprechend, besonders"; ***engl.:*** Weight, specific
Kontext: Physik, Biomechanik
Verhältnis der ▸ Gewichtskraft (F_G) eines Körpers zu seinem Volumen (V). Wegen der (Orts-)Abhängigkeit von der Fallbeschleunigung ($F_G = m * g$) wird meist die Dichte angegeben.

Gewichtsbelastung *f*; ***engl.:*** Weight load
Kontext: Bewegungslehre
Durch eine Verlagerung des ▸ Körperschwerpunkts wird das Körpergewicht im Hinblick auf seine Abstützung über die Extremitäten verschoben. Dabei kommt es zu einer zunehmenden oder abnehmenden G., der jeweils sich in Stützfunktion befindlichen Extremitäten. Die Fähigkeit, die sich stetig verändernden G. feinmotorisch zu bewerkstelligen, ist eine Voraussetzung für ein differenziertes funktionelles Bewegungsverhalten.

Gewichtskraft *f*; ***engl.:*** Weight force
Kontext: Biomechanik
Produkt aus Masse eines Körpers und der Erdbeschleunigung mit der Einheit Newton [N].

Gewinn *m*; ***engl.:*** Profit
Kontext: Betriebswirtschaftslehre
Verbleibender Ertrag innerhalb eines bestimmten Zeitraums, wenn vom gesamten Umsatz alle Kosten abgezogen werden (Gewinn = Umsatz-Kosten).Unternehmen/Praxen haben drei Möglichkeiten, den Gewinn zu steigern: Umsätze steigern bei konstant bleibenden Kosten; Kosten senken bei konstant bleibenden Umsätzen; Umsätze steigern bei gering steigenden Kosten (die Differenz vergrößert sich). Voraussetzung für die Gewinnsteigerung ist eine genaue Kosten- und Umsatzanalyse.

Gewinneinkünfte *f*; ***engl.:*** Profit gained
Kontext: Betriebswirtschaftslehre
Umfasst drei Einkunftsarten: Einkünfte aus selbstständiger Arbeit, aus Land- und Forstwirtschaft, aus Gewerbebetrieb. Physiotherapie: Die Einkünfte selbstständiger Therapeuten unterliegen steuerlich der Einkommensteuer (Einkommensteuergesetz, EStG), sie werden meist mittels Einnahmeüberschussrechnung ermittelt. Dabei werden die Betriebseinnahmen den -ausgaben gegenübergestellt.

Gewinnschwellen-Analyse *f*; ***Etym.:*** griech. *analysis* „Auflösung"; ***engl.:*** Break-even analysis; ***Syn.:*** Break-even-Analyse
Kontext: Betriebswirtschaftslehre
Ermittlung des Zeitpunktes, an dem die Kosten und Erlöse eines Unternehmens genau gleich hoch sind (Break-even-Point). Am Break-even-Point ist erkennbar, ab wann alle Kosten gedeckt sind und erstmalig Gewinne erwirtschaftet werden. Die Gewinnzone ist erreicht; unterhalb des Break-even-Points befindet sich das Unternehmen in der Verlustzone. Physiotherapie: Berechnung der Gewinnschwelle pro Behandlungseinheit (X) bei einem Ein-Produkt-Unternehmen (überwiegende Mehrheit aller physiotherapeutischen Praxen): X = fixe Kosten (in €/Periode) / Deckungsbeitrag (in €/Behandlungseinheit) (vgl. ▸ Deckungsbeitrag, ▸ fixe Kosten).

G

Gewohnheit *f*; ***engl.:*** Habit
Kontext: Feldenkrais
Ständig wiederkehrender emotionaler Zustand, der von einer bestimmten Körperhaltung begleitet wird sowie von dem vegetativen Zustand, in dem er zuvor erfahren wurde. G. entstehen durch persönliche Erfahrungen, seelische Konflikte, Lebenseinstellungen, Erinnerungen, die zu persönlichen Körperhaltungen führen und sich als Muster im Nervensystem spiegeln (vgl. ▸ Bewegungsmuster und ▸ Blockierung).

Gewöhnung *f*; ***engl.:*** Habituation; ***Syn.:*** Habituation
Kontext: Neurophysiologie
Vermindertes oder verändertes Empfinden oder Wahrnehmen von Reizen und Situationen durch negative Rückkopplungsprozesse im ZNS (nicht durch eine fortschreitend geringere Umsetzung eines Reizes in die körpereigene Sprache). Es liegt hier eine zentrale Ursache vor.

Gewölbeprinzip *n*; ***Etym.:*** lat. *principium* „Anfang, Ursprung, Grundlage"; ***engl.:*** Arch principle
Kontext: Spiraldynamik

Wortkombination aus Gewölbe und ▸ Prinzip; die Formierung einzelner Körperteile zu einem Gewölbe. Der Gewölbebau entsteht durch eine spiegelsymmetrische Organisation der ▸ Pole. Z.B. organisieren sich Daumen und Kleinfinger der Hand bzw. Groß- und Kleinzehe im Vorfuß spiegelsymmetrisch. Durch gleichzeitige Tonisierung der ab- und adduzierenden Muskulatur kommt es zur Oppositionsstellung des ersten und fünften Strahls mit konsekutivem Aufspannen einer Gewölbestruktur der Hand und des Vorfußgewölbes. Der Gewölbebogen ist das sichtbare Resultat des G.

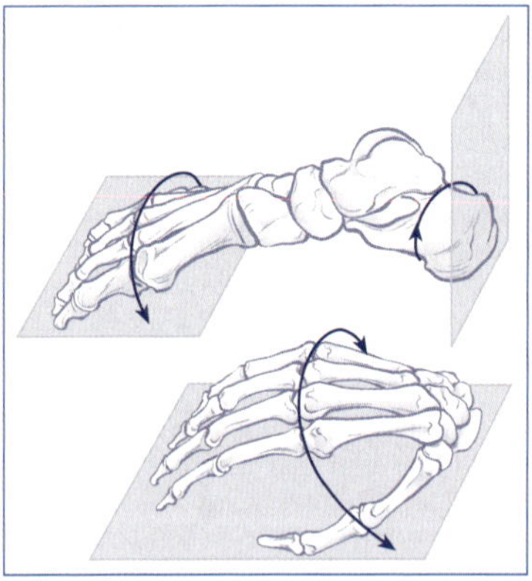

Gewölbeprinzip.

Gicht *f*; ***engl.:*** Gout
Kontext: Innere Medizin, Orthopädie
Erbliche Störung des Harnsäurestoffwechsels (Erkrankung des Purinstoffwechsels, Urokopathie). Es kommt zu einer Erhöhung des Harnsäurespiegels im Blut und zur Ablagerung von Harnkristallen in den Gelenken (Arthritis urica) und in den Nieren. Mit Physiotherapie kann versucht werden, die äußerst schmerzhaften Gelenkentzündungen mit Eis zu lindern. Kontrakturenprophylaxe und Kontrakturenbehandlung durch Traktionen, passives Bewegen unter Zug und aktiven Bewegungen.

Giebelrohr *n*; ***engl.:*** Gabled pipe
Kontext: Atemtherapie
„Totraumvergrößerer"; Kunststoffrohr bis zu 100 ml Volumen, das mit anderen G. aneinander gekoppelt werden kann und dem Pat. über eine Maske auf Mund und Nase aufgesetzt wird; dient zur Vergrößerung des Totraumes: alveoläre Luft nimmt ab, CO_2-Konzentration steigt; erregt über zentrale Chemosensoren das pneumotaktische Zentrums und bewirkt eine Steigerung der Ventilation, um die CO_2-Spannung wieder zu normalisieren; mit dem G. können Inspirationen von max. 3–4fachem des Atemzugvolumens erreicht werden; besonders geeignet für Pat., die nicht im Stande sind, einen Versuch zur Ventilationssteigerung zu unternehmen (z. B. Thoraxtrauma, Koma) (vgl. ▸ Totraum).

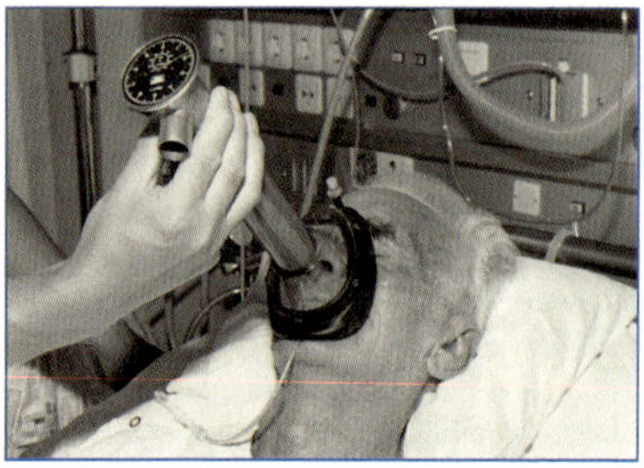

Giebelrohr.

Gildemeister-Effekt *m*; ***Etym.:*** nach dem deutschen Physiologen *Martin Gildemeister* (1876–1943),; ***engl.:*** Gildemeister-effect
Kontext: Elektrotherapie
Wird als Erklärung für die Wirkung von mittelfrequenten Strömen bei Anwendungen in der Elektrotherapie herangezogen. Da die einzelnen Stromimpulse zu kurz für die Depolarisation der Zellmembran (Aktionspotenzial) sind, muss es die Folge von mehreren aufeinander folgenden Impulsen sein. Anders als bei der Niederfrequenztherapie wirken diese Ströme direkt auf die Zellmembran (reaktive Depolarisation).

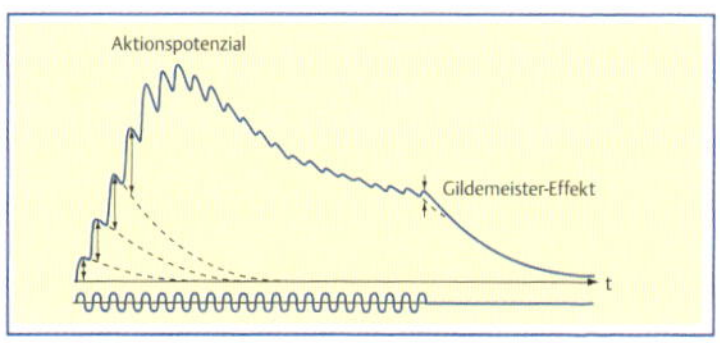

Gildemeister-Effekt. Mittelfrequenter Strom.

Ginseng *m*; ***engl.:*** Ginseng; ***Syn.:*** Synonom: Panx ginseng, Renshen
Kontext: Traditionelle Chinesische Medizin
Die G.-Wurzel gilt in der Traditionellen Chinesischen Medizin als Stärkungsmittel.

Girlande *f*; ***Etym.:*** franz. *guirlande* „Laubgewinde, Blumengewinde"; ***engl.:*** Garland
Kontext: Bindegewebsmassage (BGM)
▸ Strichführung aus der ▸ Bindegewebsmassage. Die G. ist Teil der Schulterbehandlung. Dabei werden nacheinander drei übereinander liegende Striche mit flächiger Technik vom Angulus inferior scapulae aufsteigend zur Ansatzsehne des M. pectoralis major gezogen. Achselhöhle und Drüsengewebe der Brust sind zu meiden.

Glabella-Reflex *m*; ***Etym.:*** lat. *glaber* „glatt, unbehaart" u. *reflectere* „zurückbiegen, umwenden"; ***engl.:*** Glabella reflex
Kontext: Pädiatrie
Frühkindlicher Reflex, der beim Beklopfen des Knochenwulstes zwischen den Augen ein Schließen der Augen bewirkt.

Glasgow-Coma-Scale *f*; ***Etym.:*** nach der schottischen Universität *Glasgow*, wo die Skala 1974 von den Neurochirurgen Graham Teasdale und Bryan J. Jennett entwickelt wurde; engl. *coma* „Koma, tiefe Bewusstlosigkeit" u. *scale* „Skala"; ***Abk.:*** GCS; ***engl.:*** Glasgow coma scale
Kontext: Diagnostik, Traumatologie
Skala zur Erfassung von Wachheit und Bewusstsein und des Schweregrades eines Schädelhirntraumas. Wird sowohl vom Notarzt wie auch zur Überwachung eines Patienten verwendet. Testkriterien: das Öffnen der Augen, verbale Antwort und Orientierung zu Fragen zur Person, Ausführung von Bewegungen auf Aufforderung. Maximalscore: 15 Punkte (leichtes Schädelhirntrauma); Minimalscore 3 Punkte (schweres Schädelhirntrauma). Physiotherapie: Der initiale GCS erlaubt Rückschlüsse auf den Schweregrad der motorischen und kognitiven Beeinträchtigung, darf aber nicht als absoluter Indikator gewertet werden.

Kategorie	Punktezahl
beste verbale Antwort:	
• keine	1
• unverständliche Laute	2
• inadäquate Worte	3
• desorientiert	4
• orientiert	5
Augenöffnen:	
• kein Augenöffnen	1
• auf Schmerzreize	2
• auf akustische Stimuli	3
• spontan	4
beste motorische Reaktion:	
• keine	1
• abnormes Strecken	2
• abnormes Beugen	3
• zieht zurück (Fluchtbewegung)	4
• lokalisiert Stimulus (wehrt gezielt ab)	5
• befolgt Aufforderungen	6
Summe der besten Werte der 3 Kategorien	

Glasgow-Coma-Scale.

Gleichgewicht *n*; ***engl.:*** Balance, Equilibrium
1. *Kontext:* Physik, Biomechanik
In der Mechanik halten Kräfte einander das Gleichgewicht, wenn die Summe aller Kräfte Null ergibt. Nach dem 1. und 2. Newton-Axiom bedeutet das, dass weder eine resultierende Kraft noch ein ▸ Drehmoment existiert (vgl. ▸ Gleichgewichtsarten).
2. *Kontext:* Spiraldynamik
Optimale Organisation menschlicher Bewegung in der Dimension ▸ Raum. Objektiv: anatomisch-funktionell sinnvolle und messbare Winkelkonstellation in der Stato-Dynamik, z. B. Beinachsen-Becken-Wirbelsäule beim Einbeinstand; subjektiv: Stabilität, Zentriertheit und Aufrichtung als Bewegungserfahrung.
3. *Kontext:* Bewegungslehre
Aufgrund der hochgradigen Kopplung des G. an konkrete Bewegungshandlungen wird es gleichzeitig als koordinative Fähigkeit, motorische Fertigkeit, Motorikmodul und Teil der Bewegungskompetenz angesehen. Es wird unterschieden: Stand- (Bewegungen ohne Ortsveränderungen), Balancier- (Bewegungen mit Ortsveränderungen), Dreh- (Bewegungen mit Rotationen um Körperachsen) und ▸ Fluggleichgewicht: (Bewegungen im Raum ohne Bodenkontakt). Folgt man der Klassifikation, dann beginnt das Gleichgewichtstraining beim Aufrichten zum Sitz und dem Sitzen z. B. bei Rumpfataxie (vgl. ▸ Gleichgewichtsfähigkeit).

Gleichgewicht, dynamisches *n*; ***engl.:*** Equilibrium, dynamic
1. *Kontext:* Biomechanik
Bewegungszustand, in dem sich ein Körper mit gleichförmiger Geschwindigkeit (weiter) bewegt.
1. *Kontext:* Chemie
Ein dynamisches Gleichgewicht liegt vor, wenn zwei entgegengesetzt verlaufende Prozesse sich in ihrer Wirkung aufheben (z. B. chemisches Gleichgewicht).

Gleichgewicht, statisches *n*; ***engl.:*** Equilibrium, static
Kontext: Biomechanik

G

Ein Körper befindet sich im Zustand der Ruhe. Beispiel Balkenwaage: sind die Gewichte (Massen) auf beiden Seiten gleich, befindet sich die Wage in Ruhe, obwohl Kräfte wirken. Ihre Wirkungen heben sich gegenseitig auf.

Gleichgewichtsarten *f*
Kontext: Biomechanik
Man unterscheidet drei Gleichgewichtsarten (manche Autoren nennen zusätzlich das metastabile Gleichgewicht).
Stabiles Gleichgewicht: Nach Einwirken einer äußeren Kraft kehrt ein Körper wieder in seine Ausgangslage zurück, z. B. der Schwerpunkt liegt unterhalb des Drehpunkte, (Hängelampe, hängende Arme oder Beine, untergetauchte Schwimmhilfen).
Labiles Gleichgewicht: Nach Einwirken einer äußeren Kraft kehrt ein Körper *nicht* wieder in seine Ausgangslage zurück, z. B. der Schwerpunkt liegt oberhalb des Drehpunktes (Kopf beim Einnicken).
Indifferentes Gleichgewicht: Eine vorübergehende Verschiebung bewirkt keine weitere Änderung (der potenziellen Energie), z. B. der Drehpunkt liegt genau im Schwerpunkt (Rad, austarierter Taucher).
Metastabiles Gleichgewicht: Zustand zwischen stabilem und labilem Gleichgewicht, wobei nur große Kräfte den Zustand ändern, geringe hingegen nicht.

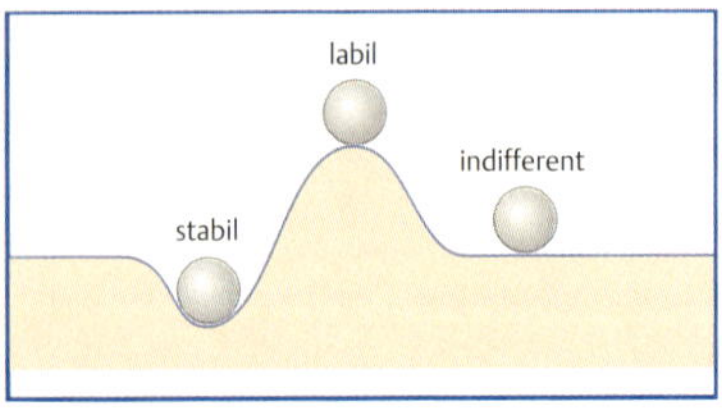

Gleichgewichtsarten.

Gleichgewichtsbedingung *f*; ***engl.:*** Conditions of equilibrium
1. *Kontext:* Biomechanik
Soll sich ein Körper im Gleichgewicht befinden, so müssen zwei Bedingungen erfüllt sein: 1. Die Resultierende aller wirksamen Kräfte muss Null ergeben. 2. Die Summe aller ▸ Drehmomente muss Null ergeben.
2. *Kontext:* Bewegungslehre
Das Gleichgewicht des Körpers förderndes/bewirkendes Prinzip. Ein Körper ist im Gleichgewicht, wenn der Schwerpunkt über der Unterstützungsfläche ist. Je größer die Unterstützungsfläche, desto stabiler. Je näher die Wirkungslinie der Schwerkraft am Zentrum der Unterstützungsfläche, desto stabiler.

Gleichgewichtsbedingungen, erschwerte *f*; ***engl.:*** Conditions of equilibrium, hindered
Kontext: Bewegungslehre
Erschwerte G. können durch Veränderung der ▸ Unterstützungsfläche oder z. B. durch ▸ Breitstütz auf einem ▸ Kreisel erreicht werden. Durch letzteres vergrößern sich die Lastarme vom jeweiligen Hand-Kreisel- oder Fuß-Kreiselkontakt zum Mittelpunkt des Kreisels, was das Einstellen und Halten des Körperschwerpunktes in Bezug auf den Kreiselmittelpunkt erschwert. Die Erhaltung des ▸ Gleichgewichts auf labilen Unterstützungsflächen und/oder mit geschlossenen Augen stellt ebenfalls eine Erschwerung der G. dar.

Gleichgewichtsfähigkeit *f*; ***engl.:*** Balance ability
1. *Kontext:* Physiologie, Bewegungslehre
Basisfähigkeit der ▸ koordinativen Fähigkeiten; ist als Bestandteil jeder Bewegungshandlung die Grundlage der Stützsensomotorik; verantwortlich für alle aktiven statischen und/oder dynamischen Sicherungs-, Stabilisierungs- und Kompensationsreaktionen zur Aufrechterhaltung oder Wiederherstellung der Haltung und Stellung des Körpers und seiner Teile zueinander (▸ Gleichgewicht). Die informatorische Grundlage liefern die Afferenzen der Propriorezeptoren (Sportwissenschaft: kinästhetischer Analysator), insbesondere der HWS, ISG-Region, Fuß, die Mechanosensibilität der Haut (Sportwissenschaft: taktiler Analysator), der Augen und des Vestibularapparates (Sportwissenschaft: statico-dynamischer Analysator). Für schnelle dynamische Bewegungen (besonders Rotationsbewegungen) sind die Afferenzen der Bogengänge (Vestibularsystem) die führende Informationsquelle. Neurophysiologische Repräsentation des Gleichgewichts: spinale und supraspinale sensomotorische Grundbausteine (posturale Reaktionen). Deren Funktionen prägen mittels „dynamischer Zuordnung“ durch die übergeordneten ZNS-Bereiche die sichere Dynamik der Zielbewegung. Die integrierte Gleichgewichtsregulation bestimmt auch den Bewegungsfluss, da er vom statischen und dynamischen Gleichgewicht abhängig ist. Die Stützsensomotorik im Dienst des Gleichgewichts ist bei erlernten modellbezogenen Bewegungen eine antizipierte geregelte Kompensation „bekannter“ Körper-

schwerpunktveränderungen (ermöglicht Bewegungsfluss und Bewegungsharmonie). Innervationen für die Stützsensomotorik laufen vor Beginn der Bewegungskomponenten der Zielsensomotorik ab. (Aktivierungen zur Gleichgewichtssicherung sind den Zielaktivitäten im Sinne der Feedforward-Regulation immer voraus. Rückgekoppelte, reflektorische Reaktionen würden für das Gleichgewicht zu spät kommen (oder wären uneffektiv). Die Stützsensomotorik läuft demzufolge mittels Antizipation der Zielsensomotorik immer voraus. Mit hoher Wahrscheinlichkeit ist die „vorausschauende" Bahnung der potenziell kompensatorisch einsetzbaren reflektorischen Grundbausteine eingeschlossen. Für zielbezogene Bewegungshandlungen müssen im Prozess der situativen Neukombination der koordinativen Fähigkeiten zur gewünschten konkreten Bewegungshandlung die erforderlichen Gleichgewichtsreaktionen gleichfalls vorweggenommen werden, um ▸ Gleichgewichtsstörungen zu vermeiden.

2. *Kontext:* Bewegungslehre

Der Begriff G. kommt vorrangig aus der Sportmotorik, in Medizin und Physiotherapie sind die Begriffe Gleichgewichtssinn und ▸ Balance üblicher. G. wird definiert als Fähigkeit, den gesamten Körper im Gleichgewichtszustand zu halten oder während und nach umfangreichen Körperverlagerungen diesen Zustand beizubehalten bzw. wiederherzustellen. Die Ausprägung von Fähigkeiten ist vom Lernstand der konkreten Bewegungsfertigkeit abhängig. So ist eine sehr gute G. im Stehen auf einer großen ▸ Unterstützungsfläche nicht automatisch gleichbedeutend für eine gleichartige Fähigkeit auf einer labilen Unterstützungsfläche (z. B. ▸ Kreisel), solange dies nicht trainiert worden ist. Die G. ist also an die Bewegungshandlung gebunden. Deshalb ist sie zugleich Fähigkeit und Fertigkeit. Folgende Kriterien werden zur Beurteilung der G. als qualitatives und/oder subjektives Maß genutzt: die Aufrechterhaltung eines Gleichgewichtszustands, seine Wiederherstellung in Tempo und Qualität nach einer Bewegungsausführung und das Gleichgewichtsverhalten während Bewegungen im Sinne des Balancier-, Dreh- und ▸ Fluggleichgewichts. Das Training der G. dient auch der Sturzprophylaxe.

Gleichgewichtsforderung, gesteigerte *f*; ***engl.:*** Challenge of balance control, increased

Kontext: Bewegungslehre

Körperstellungen oder Bewegungsabläufe stellen unterschiedliche Anforderungen an das ▸ Gleichgewicht. Je labiler die ▸ Unterstützungsfläche eines Bewegungsablaufs ist, desto größer ist die G. an das sensomotorische System und an die an der Umsetzung beteiligten Muskeln. Durch Labilisierung der Unterstützungsfläche oder durch horizontale Angriffe auf die Bewegungsdurchführung wird die G. gesteigert.

Gleichgewichtsgerät *n*; ***engl.:*** Balance device

Kontext: Medizinische Trainingstherapie, Neurologie

Gerät für das Training der posturalen Kontrolle, z. T. computergesteuert mit akustischem und visuellem Feedback, Computerspiel als Steigerungsmöglichkeit (Ablenkung), Dokumentationsmöglichkeiten (Therapieverlauf). Einsatz: Neurologie (Schlaganfall, Apoplex, Parkinson, Polyneuropathie etc.), Geriatrie (Sturzprophylaxe), Orthopädie/Chirurgie (propriozeptives Training), Pädiatrie. Bsp.: Posturomed, ▸ Messen, Therapieren, Dokumentieren (MTD), ▸ Space-curl, Balance (vgl. ▸ Vibrationstraining).

Gleichgewichtsgeschicklichkeit *f*; ***engl.:*** Balance ability

Kontext: Bewegungslehre

Der Begriff G. beschreibt innerhalb der sensomotorischen Koordination ein Lernziel, bei dem die spontane reaktive ▸ Gleichgewichtsfähigkeit mit hohem Geschicklichkeitsanspruch trainiert wird. Dies geschieht in der Regel durch eine Labilisierung der ▸ Unterstützungsfläche z. B. mit einem ▸ Kreisel oder durch zusätzlich gleichgewichtslabilisierende Aufgaben, die erfolgreich gelöst werden müssen.

Gleichgewichtsreaktion *f*; ***Etym.:*** lat. *re...* „zurück, gegen, wieder, erneut" u. *actio* „Handlung"; ***engl.:*** Balance reaction

1. *Kontext:* Bewegungslehre

Automatische Wiederherstellung der Körperbalance; Qualitätsmerkmale: unauffällige, gut koordinierte, harmonische Bewegungen, verbunden mit der Fertigkeit auf Unvorhergesehenes angepasst zu reagieren. Voraussetzung für eine G. ist, dass die Merkmale der ▸ Stabilität gegeben sind.

2. *Kontext:* Funktionelle Bewegungslehre

Automatisches, meist unbewusstes Verändern der Unterstützungsfläche und/oder Einsetzen von körpereigenen, entgegengerichteten Gewichten zur Erhaltung des Gleichgewichts als Reaktion auf eine horizontale Gewichtsverschiebung.

Gleichgewichtsreaktion, differenzierte *f*; ***Etym.:*** lat. *re...* „zurück, gegen, wieder, erneut", *actio* „Handlung" u. *differre* „verschieden sein"; ***engl.:*** Balance reaction, differentiated
Kontext: Bewegungslehre
G. können durch differenzierte Trainingsaufgaben geschult und verbessert werden. Die primäre Verunsicherung des ▸ Gleichgewichts und das Wiedererlangen einer stabilen Gleichgewichtslage werden dabei therapeutisch provoziert und genutzt (vgl. ▸ Standwaage).

Gleichgewichtsregulation, Mechanismen der *f*; ***Etym.:*** spätlat. *regulare* „regeln, einrichten" u. *mechanicus* „zu Maschinen gehörig"; ***engl.:*** Balance regulation, mechanisms of
Kontext: Diagnostik, Vojta-Konzept
Faktoren, die das Sichern des Gleichgewichtes ermöglichen. Die Fähigkeit, das Gleichgewicht zu halten, entwickelt sich direkt nach der Geburt. Sind alle auf den Körper einwirkenden Kräfte gleichgroß, spricht man von Gleichgewicht. Um sich als Mensch gegen die Schwerkraft aufzurichten, muss ein Kind Stützbereiche am Körper und an den Extremitäten entdecken, mit deren Einsatz Teile des Körpers von der Unterlage nach oben (vertikal) und horizontal nach vorn (cranial) fortbewegt werden können. Funktionierende optische, vestibuläre, labyrinthäre und senso-muskuläre Systeme sind dazu erforderlich. Die einzusetzenden Hebe- bzw. Stützkräfte müssen also mindestens so groß sein, wie die Menge des im Schwerkraftfeld befindlichen Körpers bzw. seine Anteile wiegen. Aus ökonomischen Gründen macht der Mensch automatisch die Bereiche zu Stützflächen, die sich möglichst senkrecht unter den hochzustützenden bzw. fortzubewegenden Gewichtsanteilen des Körpers befinden (vgl. ▸ Muskelfunktionsdifferenzierung, ▸ Umkehr, funktionelle)

Gleichgewichtsrezeptor *m*; ***Etym.:*** lat. *receptor* „Empfänger"; ***engl.:*** Balance receptor
Kontext: Neurophysiologie, Sensomotorik
Der Gleichgewichtssensor, das vestibuläre Labyrinth, besteht aus den Makulaorganen (Statolithenorgane: Macula sacculi und utriculi), dem horizontalen, vorderen und vertikalen hinteren Bogengang. Die Makulaorgane sind senkrecht zueinander angeordnet. Bei aufrechter Körperhaltung liegt die Macula utriculi etwa horizontal, die Macula sacculi steht vertikal. Die drei nahezu kreisförmigen Bogengänge befinden sich jeweils senkrecht zueinander (besetzen alle drei Körperebenen). Der horizontale Bogengang ist nach ventral etwas angehoben. Maculae und Bogengänge (jeweils in der Ampulle) enthalten die Haarzellen (primäre Rezeptorzellen). Haarzellen besitzen Stereovilli und je ein langes Kinozilium. Diese Zellfortsätze ragen in eine gallertartige Masse, die in den Maculae Kalzitkristalle (Otolithenmembran) enthält. Über den Sensorzellen in den Ampullen der Bogengänge liegt nur die reine Gallertmasse (Cupula) und füllt den Raum bis zur gegenüberliegenden Membranwand aus. Die primären Rezeptorzellen schütten auch in Ruhe ständig Transmitter aus, sodass eine Ruheaktivität im N. vestibularis (Nervenzellen im Ganglion vestibulare) vorhanden ist (sehr hohe Empfindlichkeit). Der adäquate Reiz für das Rezeptorpotenzial ist das Abbiegen der Villi. Geschieht dies in Richtung des Kinoziliums, steigt die Aktionspotenzial-Sequenz, entgegengesetzt fällt sie ab. Bewegungen in beide Richtungen werden übersetzt. Die Makulaorgane reagieren auf eine Translationsbeschleunigung (Linearbeschleunigung). Die Erdanziehung oder die positive bzw. negative Beschleunigung eines Fahrstuhls liefern diese Reizqualität. Dadurch rutscht die schwere Otolithenmembran über das Sinnesepithel. Entsprechend der anatomischen Lage der Macula utriculi und sacculi findet dieser Vorgang ständig mehr oder weniger in jeder Makula statt. Die Aktivität der Makulaorgane ist für die Schädelposition charakteristisch; das Erkennen der Kopfposition im Raum ist das Ergebnis. Der adäquate Reiz für die Bogengänge sind Winkelbeschleunigungen (Drehbewegungen). Diese bewirken eine Relativbewegung der Lymphe im Bogengang, die wie eine Wassersäule in einem hin und her rotierenden Glas relativ zur (Glas-)Wand stehen bleibt. Dadurch entsteht eine Druckdifferenz zwischen beiden Seiten der Cupula, die Villi werden entgegen der Drehrichtung abgelenkt. Je nach Ablenkungsrichtung steigt die Aktionspotenzial-Sequenz an oder fällt ab. Dabei verhalten sich die Entladungen der näherungsweise die gleiche Raumebene repräsentierenden Bogengänge auf eine bestimmte Drehrichtung spiegelbildlich. Aus dem Vorhandensein eines Bogenganges in jeder Raumebene und der spiegelbildlichen Aktivität kann das zentrale System Bewegungen räumlich abbilden (vgl. ▸ Photorezeptor).

Gleichgewichtsstörung *f*; ***engl.:*** Vestibular disorder
Kontext: Pädiatrie

Unzulänglichkeit, seinen Körper während einer Haltung und Bewegung auszubalancieren bzw. adäquat zu kontrollieren. Die Ursache kann eine Funktionsstörung der Vestibularapparate, eine Erkrankung im Kleinhirn, Mangel an Eigenwahrnehmung, Störung propriozeptiver Bahnen oder eine Muskelkoordinationsstörung sein (vgl. ▸ infantile Zerebralparese).

Gleichgewichtszustand *m*
Vgl. ▸ Gleichgewicht.

Gleichrichter *m*; ***engl.:*** Rectifier
Kontext: Elektrotherapie
Elektronisches Bauelement, das ▸ Wechselstrom in pulsierenden Gleichstrom umwandelt. Dabei bleibt die Stromrichtung konstant und die Stromstärke ändert sich periodisch. Wird von einem sinusförmigen Wechselstrom nur eine Halbwelle (positive oder negative) durchgelassen, spricht man von einem Halbweg-Gleichrichter. Die Frequenz des pulsierenden Gleichstroms ist wie der des verwendeten Wechselstroms. Werden beide Halbwellen des Wechselstroms gleichgerichtet (Brückengleichrichter), nennt man den Vorgang Vollweg-Gleichrichtung oder Doppelweg-Gleichrichtung. Dabei wird die negative Halbwelle quasi „nach oben geklappt" und die Frequenz des pulsierenden Gleichstroms verdoppelt (vgl. ▸ diadynamische Stromformen).

Gleichstrom *m*; ***engl.:*** Direct current
Kontext: Physikalische Therapie, Elektrotherapie
Beim G. bleibt die Polung der Elektroden immer konstant; kann zu unerwünschten Hautreaktionen führen, wenn die Elektrode Hautkontakt bekommt (vgl. ▸ Elektrolyse); Wirkung: Hyperämie und verbesserte Sauerstoffversorgung unter beiden Elektroden; spezielle Wirkung unter Kathode und Anode (vgl. ▸ Elektrode, ▸ Wechselstrom).

Gleichstromtherapie *f*
Vgl. ▸ Gleichstrom.

Gleiteinschränkung *f*; ***engl.:*** Slide restriction
Kontext: Kaltenborn-Evjenth-Konzept
Eingeschränktes ▸ Gleiten der Gelenkflächen. Eine grundlegende Hypothese in der Manuellen Therapie nach Kaltenborn ist die Annahme, dass alle Bewegungsstörungen arthrokinematisch betrachtet mit einem eingeschränkten Gleiten einhergehen. Ist die Ursache dieser G. eine Verkürzung des periartikulären Bindegewebes wie der Gelenkkapsel, dann ist für dessen Dehnung eine geradlinige translatorische Gleitbewegung sinnvoll – nachdem zuvor mit Traktion behandelt wurde und diese keine weiteren positiven Erfolge mehr zeigt. Bei intraartikulär bedingten Gleiteinschränkungen ist traditionsgemäß die (Traktions-)Manipulation die Technik erster Wahl. Wenn die Ursache der G. nicht eine Verkürzung des periartikulären Bindegewebes und folglich keine wirkliche Dehnung notwendig ist, genügen häufig wiederholte Gleitbewegungen in den Stufen I und II. Das Ziel der Manuellen Therapie ist die Wiederherstellung der Gleitkomponente des physiologischen Rollgleitens zwischen den Gelenkflächen.

Gleiten *n*; ***engl.:*** To glide; ***Syn.:*** Geradliniges translatorisches Gleiten
Kontext: Kaltenborn-Evjenth-Konzept
Bewegung eines Körpers, wenn ein und derselbe Punkt seiner Gelenkfläche mit stets neuen Punkten auf der gegenüberliegenden Gelenkfläche in Kontakt kommt. Zwischen 100 %ig kongruenten Gelenkflächen ist arthrokinematisch nur ein G. möglich. Da menschliche Gelenkflächen nicht 100 % kongruent sind, ist G. in ihnen immer mit einem mehr oder weniger großen Rollen kombiniert. Die Kongruenz und Überdachung der Gelenkflächen und die Züge von Ligamenten und Muskeln bestimmen das Verhältnis von G. und Rollen. Man unterscheidet zwei Gleitkomponenten:
Gebogenes G.: Bei allen Rotationsbewegungen gleiten und rollen die Gelenkflächen auf einer gebogenen Linie entlang der gegenüberliegenden Gelenkfläche, die immer (leicht) gekrümmt ist.
Geradliniges translatorisches G.: Es geschieht passiv parallel zur Behandlungsebene als Parallelverschiebung des Knochens. Dabei führt der Therapeut immer eine Traktion Stufe I durch, um die Reibung zwischen den Gelenkflächen zu reduzieren, die beim G. auftritt. In stark degenerierten Gelenken oder solchen mit schmerzhaften Kompressionstests kann eine stärkere Traktionskraft oder eine geringere Gleitkraft notwendig sein, um Schmerz bei der dehnenden Behandlung zu vermeiden. Es ist nur eine sehr kleine geradlinige translatorische Gleitbewegung parallel zur Behandlungsebene möglich. Die Bewegung zwischen den Gelenkflächen kann der Therapeut sich vorstellen und aufgrund gefühlter Bewegungen und theoretischer Kenntnisse ableiten. Studien dazu fehlen bisher. Der Bewegungsauftrag „geradliniges translatorisches G." bezieht sich primär auf die bewegende Hand des Therapeuten und benutzt die Vorstellung des Gleitens, das geradlinig parallel zur Behandlungsebene geschieht. Dieses ist deutlich von dem gebogenen G. bei Rotationen zu unterscheiden.

Gleitreibung *f*; ***engl.:*** Sliding friction
Kontext: Biomechanik
Form der ▶ äußeren Reibung; tritt zwischen der Oberfläche eines bewegten Körpers und der Unterlage als hemmende Kraft auf, z. B. beim Gleiten auf Schlittschuhen. Sie ist erheblich kleiner als die ▶ Haftreibung (Bsp. Abrollen des Fußes) und größer als die ▶ Rollreibung (Bsp. Gleiten mit Inline-Skates). Man unterscheidet: Trocken- und Flüssigkeitsreibung. Letztere tritt ein, wenn sich zwischen zwei gegeneinander bewegten Flächen ein Flüssigkeitsfilm (Schmiermittel) befindet (Bsp. Gelenke).

G

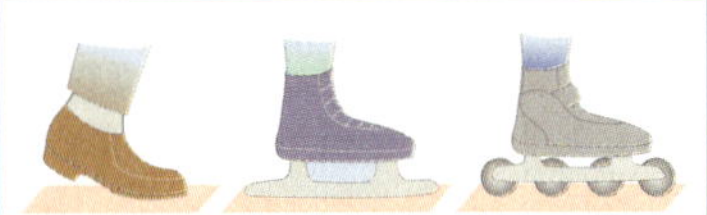

Gleitreibung: Beispiele.

Gleitsehne *f*; ***engl.:*** Sliding tendon
Kontext: Medizinische Trainingstherapie
Sehne mit Richtungsänderung im Verlauf aufgrund eines Knochenvorsprungs (Umleitung); im Umleitungsbereich schützt Faserknorpel die Sehne. Adaptiver Reiz für den Faserknorpel: Kompression – durch Dehnung der gesamten Muskel-Sehnen-Einheit oder durch Kontraktion des zugehörigen Muskels entstehen Druckkräfte (vgl. ▶ Traktionssehne).

Gleitstörung *f*; ***engl.:*** Neural mobility, decreased
Kontext: Diagnostik, Manuelle Therapie
Schmerzhafte Einschränkung der Beweglichkeit durch eine Störung im Gleitlager des Nervensystems (mechanisch gesehen ist das Nervensystem im Körper ein Kontinuum); typische Bewegungen lösen Dehnungsschmerzen aus; gestrecktes Bein im Hüftgelenk flektieren: schmerzhafte Spannungserhöhung des Ischiasnervs aufgrund einer G. (vgl. ▶ Tensionstest).

Gleittechniken *f*
Vgl. ▶ Gleiten.

Globale Aphasie *f*
Vgl. ▶ Aphasie, globale.

Globale Bewegungen *f*; ***Etym.:*** lat. *globus* „Kugel"; ***Syn.:*** Globale Funktionen
Vgl. ▶ Bewegungen, globale.

Globale Mobilisatoren *f*
Vgl. ▶ Mobilisatoren, globale.

Globale Muster *n*; ***Etym.:*** lat. *globus* „Kugel"
Vgl. ▶ Muster, globale.

Glossodynie *f*; ***Etym.:*** griech. *glossa* „Zunge, Sprache" u. *odyne* „Schmerz"; ***engl.:*** Glossodynia; ***Syn.:*** Glossalgie
Kontext: Kiefergelenksbehandlung
Zungenbrennen, schmerzhafte Erscheinungen an der Zungenoberfläche. Z.B. beim Sjögren-Syndrom (vererbte Erkrankung mit kombiniertem Auftreten von geistiger Behinderung und angeborener Trübung der Augenlinse) und Diabetes mellitus. Häufig auch psychisch bedingt.

Glukagon *n*; ***engl.:*** Glucagon
Kontext: Innere Medizin
Peptidhormon; wichtigster Gegenspieler des ▶ Insulins; bewirkt eine Anhebung des Blutzuckerspiegels; produziert in der Bauchspeicheldrüse.

Glutamat *n*; ***engl.:*** Glutamate
Kontext: Neurologie
Wichtigster exzitatorischer (erregender) Neurotransmitter des ZNS.

Glykogen *n*; ***Etym.:*** griech. *glykys* „süß" u. *gennan* „erzeugen, hervorbringen"; ***engl.:*** Glycogen
Kontext: Physiologie, Biochemie
Speicherform der Kohlenhydrate in den Muskel- und Leberzellen. Die Glykogenkonzentration in Muskelfasern ist geringer als in Leberzellen. Wegen der großen Muskelmasse ist die muskulär gespeicherte Glykogenmenge absolut größer. Bei vollen Glykogenspeichern befinden sich in der Leber ca. 20 % der Gesamtmenge. Untrainierte Personen können ca. 300–400 g G. speichern, gut bis sehr gut Ausdauertrainierte ca. 600–750 g. Die Energiereserve von Untrainierten beträgt ca. 1500–2000 kcal, die ohne nennenswerte Belastung für einen Tag ausreicht.

Glykolyse *f*; ***Etym.:*** griech. *glykys* „süß" u. *lysis* „Auflösung"; ***engl.:*** Glycolysis
Kontext: Biochemie, Physiologie
Aerober oder anaerober Abbau von Glukose (▶ Glykogen) im Zytosol als erste Reaktionskette des aeroben Energiestoffwechsels (▶ Zitratzyklus, ▶ Atmungskette) bzw. zur ATP-Produktion bei sehr hohem Energiebedarf/Zeit mit dem Endprodukt Laktat (Eingehen einer Sauerstoffschuld).
Aerobe G.: Endprodukt des Abbaus der Glukose durch die Enzymsysteme der Glykolyse ist Pyruvat (Brenztraubensäure); die aerobe G. läuft ab, wenn der Energiebedarf/Zeit über den langen aeroben Weg gedeckt werden kann. Die ATP-produzierenden Schritte (Adenosintriphosphat) werden

als glykolytische Phyosphorylierung bezeichnet. Ausgehend vom Glykogen oder der Glukose beginnt der Stoffwechselprozess mit ATP-Verbrauch. Indirekt oder direkt entsteht Glukose-6-phosphat. Glykogen + ATP → Glukose-1-phosphat→Glukose-6-phosphat; Glukose + ATP → Glukose-6-phosphat. Die nächste zunächst ATP-verbrauchende Reaktion ist die Umwandlung von Fruktose-6-phosphat zum Fruktose-1,6-phosphat, das in 2 Substanzen mit je 3 C-Atomen (Triosen) zerlegt wird. Beide Triosen stehen im Gleichgewicht. Das 3-Glyzerin-Aldehyd-Phosphat geht in die nächste, die Energie liefernde Reaktion der G. (Substratphosphorylierung, wichtigste Reaktion der G.). Anorganisches Phosphat wird angelagert; 1,3-Diphosphoglyzerat entsteht; H_2 wird frei, den das Koenzym Nicotinamid-Adenin-Dinukleotid (NAD) aufnimmt. $NADH_2$ wird unter aeroben Bedingungen in der Atmungskette regeneriert. NAD ist für diesen Reaktionsschritt essenziell. Ohne ausreichend NAD kann die G. nicht weiterlaufen. In der Folgereaktion wird eine energiereiche Phosphatbindung auf ADP zum ATP übertragen. Nach einem Zwischenschritt entsteht eine Verbindung, die den verbleibenden Phosphatrest auf ein ADP zum ATP übergibt. Das Endprodukt Pyruvat liegt vor.

Anaerobe G.: Findet statt, wenn der ATP-Bedarf/Zeit höher ist, als ATP über den aeroben Weg nachproduziert werden kann. Pyruvat (Endprodukt der aeroben G.) wird zum ▸ Laktat umgebaut, da das $NADH_2$ der ▸ Substratphosphorylierung nicht mehr ausreichend in der Atmungskette zum essenziell erforderlichen Koenzym NAD regeneriert werden kann. Es erfolgt eine Notregenerierung, indem das $NADH_2$ den H_2 auf das Pyruvat überträgt, dadurch entsteht Laktat (Endprodukt). Über die Laktatproduktion entscheidet unter Normalnull-Bedingungen nicht ein O_2-Mangel, sondern der Energiebedarf/Zeit. Die intensitätsabhängige Inanspruchnahme der anaeroben G. ist direkt mit der ausdauertrainingsbedingten Kapazität zur aeroben ATP-Produktion gekoppelt.

G

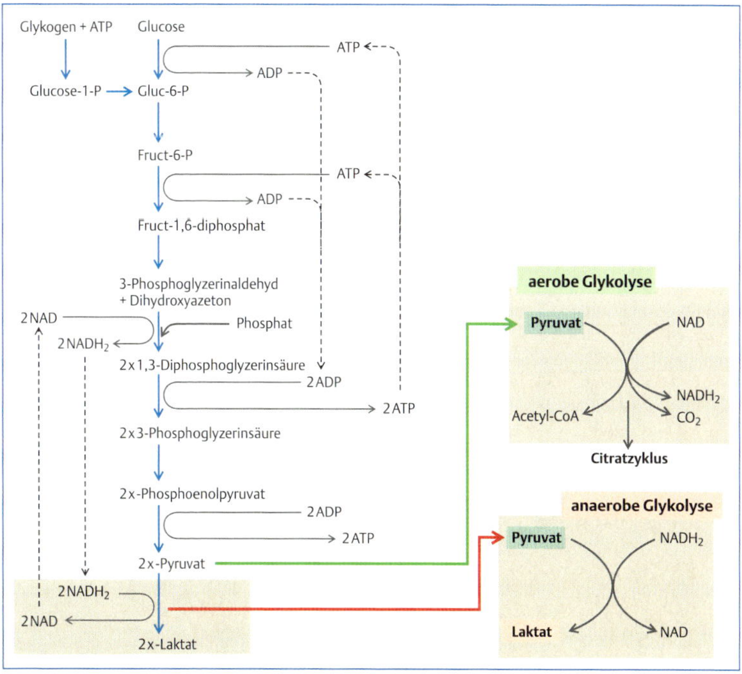

Glykolyse.

Glykolytische Phosphorylierung *f*; ***Etym.:*** griech. *glykys* „süß", *lysis* „Auflösung" u. *phosphoros* „Licht tragend"
Kontext: Biochemie
Vgl. ▸ Phosphorylierung, glykotische.

Glykosaminoglykane *f*; ***engl.:*** Glycosaminoglycans
Kontext: Physiologie
Vgl. ▸ Grundsubstanz.

GmbH *f*
Vgl. ▸ Gesellschaft mit beschränkter Haftung.

Goal Attainment Scala *f*; ***Etym.:*** engl. „Zielerreichungsskala"; ***engl.:*** Goal attainment Scale
Kontext: Psychologie
In der Physiotherapie dient sie der Zielbesprechung, dem Abklären von Erwartungen, als Spiegel zum Überprüfen der realistischen Selbsteinschätzung. Der Patient formuliert ein Ziel und hinterfragt gemeinsam mit dem Therapeuten, wie realistisch dieses Ziel ist.

Goldene Regel der Mechanik *f*; ***engl.:*** Golden rule of mechanics
Kontext: Physik
Was an Kraft eingespart wird, muss an Weg zurückgelegt werden. Die dabei verrichtete Arbeit ist gleich (Beispiel: einfache Maschinen der Mechanik: Hebel, Flaschenzug).

Golgi-Sehnenorgan *n*; ***Etym.:*** nach dem ital. Anatomen Camillo Golgi (1844–1926); ***engl.:*** Golgi tendon organ; ***Syn.:*** Golgi-Sehnenapparat
Kontext: Anatomie, Physiologie
Rezeptor im Übergangsbereich von Muskel zu Sehne, der zwischen die kollagenen Fasern einer Sehne gewoben ist. Aktivierung (Messgröße ist die Veränderung der Muskelspannung) führt zu muskulären Inhibitionen; somit werden Verletzungsrisiken der Struktur reduziert. Die Sehnenorgane sind seriell mit einer Anzahl von motorischen Einheiten verbunden. Markreiche Nervenfasern der Gruppe Ib versorgen sie sensibel. Der adäquate Reiz ist die Muskelspannung. Es werden aktive, kontraktionsbedingte, aber auch passive, dehnungsbedingte Spannungen in Aktionspotenzialen vermittelt (Ib-Afferenzen). Durch die Verknüpfung der Sehnenorgane mit jeweils einem kleinen Bündel motorischer Einheiten spiegeln die Ib-Afferenzen die Rekrutierung wider. Sie liefern Informationen über die entwickelte Kraft. Die Ib-Afferenzen sind hemmend mit den eigenen α-Motoneuronen (autogene Hemmung) verbunden und bahnend mit denen des Antagonisten.

Gonadotropine *f*; ***Etym.:*** griech. *gone* „Erzeugung, Nachkommenschaft, Geschlecht" u. *trope* „Drehung, Wendung"; ***engl.:*** Gonadotropins;
Syn.: Glandotrope Hormone
Kontext: Physiologie
Botenstoffe der Adenohypophyse (Hypophysenvorderlappen); Realisingfaktoren des Hypothalamus veranlassen ihre Produktion. G. stimulieren die peripheren Hormondrüsen, die Hormone für ihre Zielorgane zu synthetisieren (vgl. ▸ Testosteron, ▸ nicht glandotrope Hormone).
Adrenokortikotropes Hormon (ACTH): Stimuliert die Nebenniere zur Produktion von Gluko- und Mineralokortikoiden.
Follikelstimulierendes Hormon (FSH): Östrogenbildung in den Ovarien, Follikelreifung (Frauen), Spermienreifung (Männer).
Luteinisierendes Hormon (LH): interstitiell cell stimulating hormone (ICSH); regt die Bildung von Gestagen (Progesteron) an, das den Eisprung auslöst; der Corpus luteum schüttet weiterhin Progesteron für die 2. Hälfte des Menstruationszyklus aus (Frauen); Testosteronproduktion (Männer).
Thyroideastimulierendes Hormon (TSH): Stimuliert die Schilddrüse zur Produktion von Thyroxin (T 4)- und Trijodthyronin (T 3).

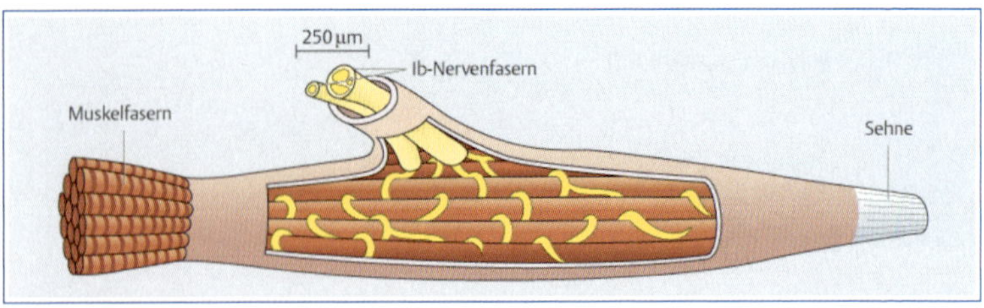

Golgi-Sehnenorgan.

Goniometer *m*; ***Etym.:*** griech. *gonia* „Winkel" u. *metron* „Maß"; ***engl.:*** Goniometer; ***Syn.:*** Winkelmesser
Kontext: Diagnostik, Biomechanik
Hilfsmittel zur Winkelmessung wie z. B. von Gelenkwinkeln während des Gehens (vgl. ▸ Winkelmessung).

Good Clinical Practice *f*; ***Abk.:*** GCP
Kontext: Forschung
Normen zur Planung und Durchführung klinischer Studien. Wesentliche Aspekte sind die Qualität der Studienergebnisse und der Schutz der Studienteilnehmer.

Grad Celsius *m*; ***Etym.:*** nach dem schwedischen Astronom, Mathematiker und Physiker *Anders Celsius* (1701–1744); ***engl.:*** Degrees Celsius
Kontext: Physik
Maßeinheit der Temperatur. Bei Angabe der Celsius-Temperatur wird das Einheitenzeichen °C angegeben.

Grad Kelvin *n*; ***Etym.:*** nach dem engl. Physiker *Sir William Thomson, Lord Kelvin of Largs* (1824–1907); ***engl.:*** Degrees Kelvin, Kelvin degrees
Kontext: Physik
SI-Basiseinheit (SI = Internationales Einheitensystem) der Temperatur. Das Kelvin ist (neben dem Grad Celsius) in Deutschland und Österreich eine gesetzlich vorgeschriebene Temperatureinheit (vgl. ▸ Kelvin). Der Nullpunkt der Kelvinskala entspricht dem absoluten Nullpunkt bei −273,15 °C.

Graphästhesie-Test *m*; ***Etym.:*** griech. *graphein* „schreiben" u. *aisthesis* „Wahrnehmung, Empfinden"; ***engl.:*** Graphaesthesia test
Kontext: Neurologie
Sensorischer Test, bei dem der Patient Zahlen erkennen muss, welche der Therapeut auf z. B. Handrücken, Arme, Rumpf und Fußrücken „schreibt".

Grau, periaquaeduktales *n*
Vgl. ▸ Periaquaeduktales Grau.

Gravitation *f*; ***Etym.:*** lat. *gravitas* „Schwere, Gewicht"; ***engl.:*** Gravitation; ***Syn.:*** Massenanziehung, Schwerkraft
Kontext: Physik
Phänomen der gegenseitigen Anziehung von Massen (▸ Gravitationsgesetz). Ursache der irdischen Schwerkraft oder Erdanziehung. Sie bestimmt auch die Bahn der Erde und der anderen Planeten um die Sonne.

Gravitationsgesetz *n*; ***Etym.:*** lat. *gravitas* „Schwere, Gewicht"; ***engl.:*** Law of gravity
Kontext: Physik
Von Newton beschriebene Gesetzmäßigkeit, welche die gegenseitige Anziehung von Massen als Folge der Gravitationskraft beschreibt. Je größer die Masse eines Körpers, desto größer seine Anziehungskraft.

Gravitationskonstante *f*; ***Etym.:*** lat. *gravitas* „Schwere, Gewicht" u. *constans* „feststehend"; ***engl.:*** Gravitational constant
Kontext: Physik
Ursprünglich von Newton eingeführte Universalkonstante, die bei bekanntem Abstand zweier punktförmiger Massen deren gegenseitige Massenanziehungskraft bestimmt. $\gamma = 6{,}6742 \ast 10^{-11}$ [$m^3 kg^{-1} s^{-2}$]. Nicht zu verwechseln mit der ▸ Fallbeschleunigung.

Greifen *n*; ***engl.:*** To grip, to grasp
1. *Kontext:* Bewegungsanalyse, Handtherapie

Griffarten

Griffart	Beschreibung
Fingerspitzengriff	• Daumen- und Fingerkuppe (Präzisionsgriff) • Um kleinste Gegenstände zu ergreifen und zu halten
Fingerbeerengriff	• Daumen- und Fingerbeere (Pinzettengriff) • Um etwas größere Gegenstände zu ergreifen und zu halten • Ähnelt dem Fingerspitzengriff, ist jedoch flächiger, z. B. einen Reißverschluss öffnen/schließen
Lateralgriff	• Daumenbeere und eine Fingeraußenseite (Fingerbeeren-Fingerseitengriff), der Daumen ist dabei adduziert • Einen Schlüssel halten und in ein Schloss stecken
Hakengriff	• Adduzierte und flektierte Finger (D II-IV) • Einen Koffergriff umfassen
Faustgriff	• Gesamte Hand und opponierter/den Fingern gegenüberstehender Daumen • Einen Becher halten

G

Ergreifen, Halten und Tragen von Objekten. Das Ergreifen beinhaltet auch das Bewegen des Armes zum Objekt. Es gibt verschiedene Einteilungen der Griffarten. Man unterscheidet u. a. das G. mit zwei Fingern (Präzisionsgriffe) und mit der gesamten Hand: bi- und pluridigitale Griffe (vgl. ▸ Manipulation).

2. ***Kontext:*** Therapeutisches Klettern, Neurologie
Aus einer sicheren Stellung (Sitzposition, Stand) wird durch selbstständige bzw. unterstützte Bewegung Kontakt zu Griffen an einer Kletterwand aufgenommen. Patienten nach Schlaganfall sollen dadurch befähigt werden, unterschiedliche Formen von Griffen und Tritten wahrzunehmen. Einfache Griffe mit guter Haltemöglichkeit, große Griffe zum Ablegen z. B. des Unterarms und große Tritte tragen zur Reduktion von Angst und Unsicherheit bei.

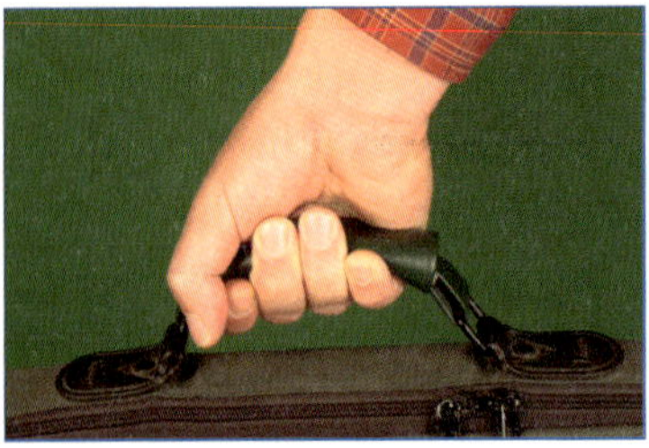

Greifen: Hakengriff.

Greifen und Atemschulung *n*; ***engl.:*** To grip and breath training
Kontext: Therapeutisches Klettern, Neurologie
Der Patient lernt, während des Greifens zusätzlich die Atmung bewusst zur Reduktion von muskulären und nervalen Spannungen einzusetzen. So ist bei Aktivitäten wie Fassen/Greifen nach dem Griff einzuatmen und beim Lösen auszuatmen.

Greifraum *m*; ***engl.:*** Reaching distance
Kontext: Ergonomie
Bereich, in dem Gegenstände mit der Hand bewegt werden können. Zu große Greifräume sollten vermieden werden, da häufige und einseitige Mitbewegungen des Rumpfes zu Beschwerden (Schultergürtel, Rücken) führen können. Man unterscheidet:

Anatomisch maximaler G.: Bereich, in dem Gegenstände bei unbewegtem Oberkörper mit maximal ausgestrecktem Arm unter Mitbewegung des Schultergelenks erreicht werden.

Physiologisch maximaler G.: Bereich, in dem Gegenstände bei unbewegtem Oberkörper mit entspannten Armen ohne Mitbewegung des Schultergelenks bewegt werden können. Er ist kleiner als der anatomisch maximale G., jedoch wichtiger für die Gestaltung des Arbeitsplatzes und die Platzierung von Arbeitsmitteln.

Greifreflex *m*; ***Etym.:*** lat. *reflectere* „zurückbiegen, umwenden"; ***engl.:*** Palmar grasp reflex
Kontext: Diagnostik, Pädiatrie, Vojta-Konzept
Frühkindliche Reflexe an Händen und Füßen. Gesunde Neugeborene haben einen intensiv positiven G., insbesondere der Hände. Bei einem ulnarseitigen Angebot in die Handfläche greifen reflexartig die Finger des Kindes außerordentlich kräftig zu. Die Handöffnung bzw. das Lösen der Finger ist dem jungen Säugling nicht möglich. Der G. verschwindet im Zuge der Entwicklung der aktiven Greiffähigkeit des Kindes. Er ist nicht mehr vorhanden, wenn das Kind sich mit etwa sechs Monaten auf die geöffneten Hände abstützen kann. Der Fußg. ist in der gesunden Entwicklung weniger intensiv und ist erloschen, wenn das ca. zehnmonatige Kind sich aufstellt, d. h. die Fußsohlen ganz belastet. Bei Kindern mit einer Infantilen Zerebralparese sind die G. unterschiedlich ausgeprägt: Z.B. zeigt ein Kind mit einer athetotischen Entwicklung einen sehr früh erloschenen G. der Hände, lange bevor sich dieses Kind aktiv aufstützt, weil die athetotisch-wurmartigen, in die Extension tendierenden Grundgelenksbewegungen der Finger diesen G. vorzeitig abbauen. Ebenso ist oft der Fußg. bei von einer Spastik bedrohten Kindern nicht auslösbar. Er erscheint jedoch oftmals unter der Vojta-Therapie – als Ausdruck der zunehmenden Normalisierung.

Grenzflächenmobilisation *f*; ***engl.:*** Interface mobilisation
Kontext: Manuelle Therapie
Behandlungstechnik zur Verbesserung der neuralen Beweglichkeit. Neurale Strukturen passieren in ihrem Verlauf viele anatomische Strukturen (Knochen, Ligamente, Muskeln). Diese bilden Grenzflächen zu den Nerven. Durch Immobilität oder als Folge von Verletzungen der Neuralstrukturen können zu diesen Grenzgeweben Bewegungsverluste entstehen. Die Gleitfähigkeit des Nervs zur Grenzfläche ist reduziert. Bei der G. wird das Nervensystem durch die Ausgangsstellung des Patienten in eine vorgespannte Position gebracht, dadurch wird der Nerv zu einem relativen Punctum fixum. In dieser Stellung bewegt

sich mittels manualtherapeutischer Gelenk- oder Muskeltechniken das Grenzgewebe gegenüber dem Nervengewebe; Verklebungen können sich lösen.

Grenzflächenschmierung *f*; ***engl.:*** Interfacial lubrication

Kontext: Biomechanik

Mechanismus der G.: Polare Endgruppen der Kohlenwasserstoffketten binden sich an die Oberfläche und bilden eine Schicht von Schmiermittelmolekülen, die den direkten Kontakt zwischen den Rauhigkeiten der Oberflächen reduzieren. Die abstoßenden molekularen Kräfte zwischen dem Polymerfilmen tragen einen Großteil der makroskopischen Last und verhindern die damit verbundenen Druckspitzen, die normalerweise zu hohem Abrieb führen. Beispiel: Schmierung der Gelenkflächen durch ▸ Synovia.

Grenzstrang *m*; ***engl.:*** Sympathetic trunk; *Syn.:* Truncus sympathicus

Kontext: Bindegewebsmassage (BGM)

Der G. entspringt vollständig zwischen Th 2 und Th 12, inkomplett bei TH1 /C 8 und L 1 /L 2. Von einem übergeordneten Zentrum im Gehirn ziehen seine efferenten Neurone zum Seitenhornbereich. Von dort ziehen sie über die Vorderwurzel, den Spinalnerv, über den Ramus communicans albus und die markhaltigen Fasern der vegetativen Ursprungskerne (präganglionäre Fasern) zum Grenzstrangganglion. Diese verlassen über den Ramus communicans griseus die markarmen postganglionären Fasern und werden entsprechend ihrem Innervationsgebiet den Rami ventrales oder dorsales beigemischt. Über diese Bahnen werden der Gefäßtonus (Vasotonus), die Piloarrektion (Haarbalgaufrichtung) und die Sudoreaktion (Schweißsekretion) gesteuert. Viszerale Fasern werden zum Teil ebenfalls im G. verschaltet oder sie durchlaufen ihn ununterbrochen und werden erst in den vegetativen Plexus des Bauchraumes postganglionär verschaltet. Einige der viszeralen Fasern verschalten jedoch erst in der Organwand (intramural). Diese Bahnen steuern die Gefäße, die Organe und die Schweißdrüsen. Bei den Organen bewirken sie eine Steigerung der Herzfrequenz sowie eine Verminderung der Magen- und Darmmotorik. Außerdem wirken sie hemmend auf das Urogenitalsystem. Allgemein hat der G. eine eher körperlich aktivierende Funktion. Bei allen Verschaltungen der Fasern findet ein Transmitterwechsel statt, der präganglionäre Transmitter des ersten Neurons ist Azetylcholin, der postganglionäre (zweites Neuron) ist Noradrenalin. Eine weitere Funktion des G. ist die eines Verteilers. Präganglionäre Fasern werden nicht nur auf ein segmentbezogenes Grenzstrangganglion verschaltet. Sie verteilen sich über bis zu acht Segmentebenen. Diese funktionell notwendige Verschaltung (fast immer multisegmentale Innervation der unterschiedlichen Strukturen/Organe) vergrößert unter Umständen die reflektorisch auftretenden Zonen bestehender Störungen und kann für den Therapeuten irritierend wirken. Die kleinste Schalteinheit des ▸ Sympathikus ist ein komplettes ▸ Segment. Die erklärt auch die Entstehung der ▸ Reflexzonen .

Grenzüberschreitung *f*; ***engl.:*** Border crossing

Kontext: Psychologie, Kommunikation

Gegen den Willen des Betroffenen auf der emotionalen und/oder körperlichen Ebene stattfindender ▸ Übergriff, z. B. ▸ Belästigung. In ausgeprägten Fällen können Grenzüberschreitungen eine ▸ Traumatisierung nach sich ziehen. Therapeuten kommt in der Physiotherapie eine große Verantwortung zu, die eigenen Grenzen zu vertreten und die körperlichen und psychischen Grenzen des Patienten zu wahren (vgl. ▸ Abgrenzung).

Griff *m*; ***engl.:*** Hold

Kontext: Therapeutisches Klettern

Spezielle, angeschraubte Halterungen für das Klettern an Wänden (Therapie oder Sport). Die Griffe ermöglichen aufgrund ihrer unterschiedlichen Form und Größe eine starke Differenzierung des Schwierigkeitsgrades.

Griff zu den Sternen *m*; ***engl.:*** Reach for the stars

Kontext: Bewegungslehre

Der G. ist eine therapeutische Übung. ▸ Ausgangsstellung ist der ▸ Zweibeinstand auf einem ▸ Kreisel, der auf einem harten Boden steht. Die Füße stehen normspurbreit (vgl. ▸ Normspur), wahlweise auch in ▸ Schmalspur oder in ▸ Breitspur auf der Querachse des Kreisels. Die Fußspitzen schauen nach vorn und wenig nach außen. Die Kniescheiben schauen ebenfalls nach vorn. Die Wirbelsäule ist aufgerichtet, die ▸ Körperlängsachse steht vertikal. Der Blick ist nach vorn gerichtet, die Hände sind so weit wie möglich Richtung Decke gestreckt. Nun werden die Hände alternierend so weit wie möglich im Raum nach oben bewegt. Durch die alternierende Bewegung der rechten und linken Hand nach oben

G

und die gleichzeitig erfolgende Gleichgewichtsverlagerung zur jeweils gleichen Seite entsteht eine Lateralflexion der Lendenwirbelsäule alternierend nach rechts und nach links, was in der Folge die Iliosakralgelenke und die lumbalen Facettengelenke biomechanisch zentriert (vgl. ▸ Zentrierung, biomechanische), die Neuralstrukturen mobilisiert und differenzierte segmentale Stabilisationsleistungen der Muskulatur auslöst. Der G. hat folgende Trainings- bzw. Lernziele: Verbesserung der inter- und intramuskulären Koordination der Fuß- und Beinmuskulatur, differenzierte Mobilisation der Hüft-, Iliosakral- und der Lendenwirbelsäulengelenke, Verbesserung der biomechanischen Stellung des Iliosakralgelenks und der Lendenwirbelsäulengelenke durch Zentrierung sowie der segmentalen Stabilisation der Lendenwirbelsäulenmuskulatur und die Optimierung der muskulären Koordination der Hüftgelenksmuskulatur.

G

Griff, bidigitaler *m*; ***Etym.:*** lat. *bis* „zweimal" u. *digitus* „Finger"; ***engl.:*** Grip, bidigital
Kontext: Bewegungslehre
Präzisionsgriffe, die von zwei Fingern ausgeführt werden. Sie ermöglichen das Greifen und Halten kleiner Gegenstände. Man unterscheidet den ▸ Fingerspitzengriff, ▸ Fingerbeerengriff, ▸ Fingerbeeren-Fingerseitengriff und den ▸ interdigitalen Griff.

Griff, interdigitaler *m*; ***Etym.:*** lat. *inter* „zwischen" u. *digitus* „Finger"; ***engl.:*** Grip, interdigital
Kontext: Handtherapie
Gehört zu den ▸ bidigitalen Griffen. Ein Gegenstand wird nur von Langfingern gehalten, der Daumen ist nicht beteiligt (z. B. beim Halten einer Zigarette).

Griff, pentadigitaler *m*; ***Etym.:*** griech. *pente* „fünf" u. lat. *digitus* „Finger"; ***engl.:*** Grip, pentadigital
Kontext: Handtherapie

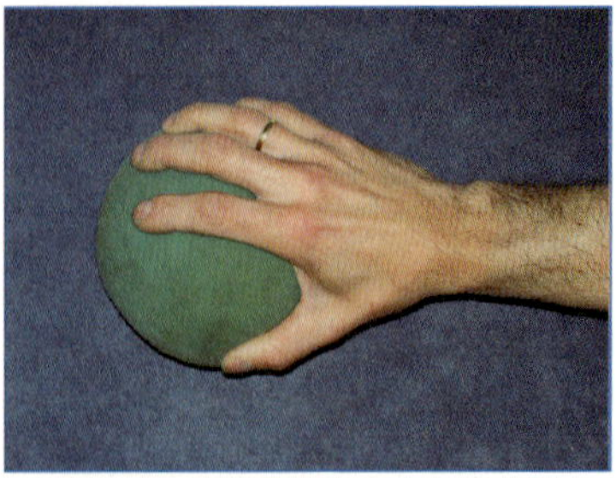

Pentadigitaler Griff.

Zählt zu den ▸ Pluridigitalen Griffen. Griff, bei dem alle Finger eingesetzt werden und der Daumen verschiedene Oppositionsstellungen einnimmt, z. B. Tennisball oder Untertasse fassen.

Griff, pluridigitaler *m*; ***Etym.:*** lat. *plus, pluris* „mehr" u. *digitus* „Finger"; ***engl.:*** Grip, pluridigital
Kontext: Handtherapie
Griff, der zwischen mehreren Fingern gebildet wird. Dies ist immer der Daumen, zusätzlich zwei, drei oder vier Langfinger. Er erlaubt festes Zugreifen. Unterscheide: ▸ tridigitaler Griff, ▸ tetradigitaler Griff und ▸ pentadigitaler Griff.

Griff, positiver *m*
Kontext: Therapeutisches Klettern
Vgl. ▸ Positiver Griff.

Griff, tetradigitaler *m*; ***Etym.:*** griech. *tetras* „vier" u. lat. *digitus* „Finger"; ***engl.:*** Grip, tetradigital
Kontext: Handtherapie
Zählt zu den ▸ Pluridigitalen Griffen. Größere Gegenstände können mit allen Fingern sicher gefasst werden. Z.B. beim Öffnen eines Marmeladenglases oder beim Halten eines Pinsels oder Tischtennisballs.

Griff, tridigitaler *m*; ***Etym.:*** lat. *tri...*, „drei..." u. *digitus* „Finger"; ***engl.:*** Grip, tridigital; ***Syn.:*** 3-Punkte-Griff
Kontext: Handtherapie
Gehört zu den ▸ Pluridigitalen Griffen. Ist ein Präzisionsgriff, der zwischen Daumen, Zeige- und Mittelfinger gebildet wird (z. B. Schreiben, kleine Verschlüsse auf- oder zudrehen).

Griffhaltezeit *f*; ***engl.:*** Grip holding time
Kontext: Therapeutisches Klettern
Zeit, die ein Kletterer oder auch Patient sich aktiv an definierten Griffen halten kann. Objektives Kriterium für Fortschritte im Training bzw. in der Therapie.

Griffstärke-Dynamometer *m*; ***Etym.:*** griech. *dynamos* „Kraft" u. *metron* „Maß"; ***Abk.:*** HHD; ***engl.:*** Handheld device
Vgl. ▸ Jamar-Hand-Dynamometer.

Grobkoordination *f*; ***Etym.:*** lat. *coordinatio* „Zuordnung"; ***engl.:*** Gross coordination skills
Kontext: Trainingslehre
G. ist ein Zustand reduzierter Koordinationsfähigkeit. Die Entwicklung der ▸ Grobmotorik ist ohne kognitive Leistung nicht realisierbar. Mit der Fähigkeit, eine Bewegung überhaupt ausführen zu können, ist eine Grundlage geschaffen. Danach starten die vielen Wiederholungen des feinmotorischen Lernprozesses (vgl. ▸ Feinmotorik). Sie

beginnen jeweils mit einem aus dem Vorversuch resultierenden, selbst erkannten oder mitgeteilten Korrekturhinweis. Mit der Anzahl der Wiederholungsversuche entwickelt sich so die Qualität der Bewegungsausführung, aus Einzelbewegungen werden ein Bewegungsverband oder eine Bewegungsfolge.

Grobmotorik *f*; ***Etym.:*** lat. *motor* „Beweger"; ***engl.:*** Gross motor skills
Kontext: Bewegungslehre
Nicht optimal differenzierte Bewegungsmuster werden als G. interpretiert. Im Gegensatz zur ▸ Feinmotorik fehlt der G. die differenzierte Ausprägung der Bewegungsabfolge. Sie ist häufig an belastenden Bewegungsabläufen beteiligt und leistet dadurch einen Beitrag zu Abnützungen des Bewegungssystems.

Groningen-Aktiv-Leben-Modell *n*; ***Abk.:*** GALM; ***engl.:*** Groningen Active Living Model
Kontext: Prävention
Programm für ältere Menschen mit inaktivem Lebensstil, die unter Bewegungsmangel leiden. Sie können mehrmals pro Woche an einem Aktivierungsprogramm teilnehmen. Basis ist die Zusammenarbeit von Sportverbänden und Gesundheitsbehörden. Ungefähr 10 000 ältere Menschen aus 70 niederländischen Gemeinden haben bisher teilgenommen.

Groninger Fitnesstest für ältere Menschen *m*; ***Abk.:*** GFO; ***engl.:*** Groningen fitness test for elderly people
Kontext: Prävention
Genormter Test zur Messung der körperlichen Leistungsfähigkeit Älterer. Im Zusammenhang messbare Testdimensionen: psychomotorisch (Koordination, Reaktionsschnelligkeit, Gleichgewicht), muskuloskeletal (Kraft, Flexibilität), kardiorespiratorisch (aerobe Ausdauer). Protokollierte Einzeltests bilden den GFO, Hilfsmittel sind nicht erforderlich.

Gross Motor Function Measure *m*; ***Etym.:*** engl. „Maß für grobmotorische Funktionen"; ***Abk.:*** GMFM
Kontext: Diagnostik
▸ Standardisierter Test, der Veränderungen der motorischen Funktion von Kindern mit Zerebralparese misst. Getestet werden 88 Aufgaben zu 5 motorischen Funktionen (Russell et al. 1989): Liegen und Rollen; Sitzen; Krabbeln und Knien; Stehen; Gehen, Rennen und Springen). Der Test sollte innerhalb einer Woche abgeschlossen sein.

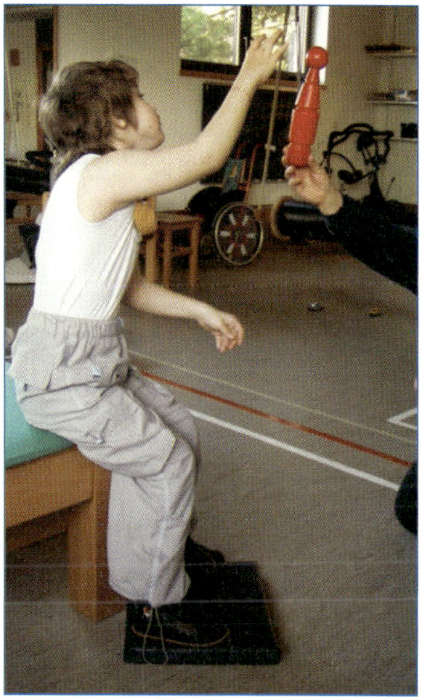

Gross Motor Function Measure: Überprüfung der posturalen Kontrolle im Sitz.

Größe, abgeleitete *f*
Kontext: Physik
Vgl. ▸ Abgeleitete Größe.

Größe, physikalische *f*; ***engl.:*** Quantity
Kontext: Physik
Wertangabe oder Ergebnis bestehend aus Zahlenwert und Einheit. Beispiele: 1m (1 Meter), 50 km/h.

Großhirn *n*; ***engl.:*** Cerebrum; ***Syn.:*** Endhirn, Telenzephalon
Kontext: Anatomie, Neurophysiologie
Aus zwei halbkugelförmigen Hälften (Hemisphären) bestehende größte Hirnstruktur. Die äußere nervenzellreiche Schicht wird als Großhirnrinde (Kortex, Cortex cerebri) bezeichnet und ist funktionell für Erkennen, Bewerten und Handeln zuständig.

Großzehengelenke, Extension der *f*
Kontext: Bewegungsanalyse
ROM: Seitenvergleich.
Muskeln: M. extensor hallucis longus, M. extensor hallucis brevis.
Verkürzungen: Durch eine Verkürzung der Extensoren der Zehengelenke kommt es zur Bil-

G

dung einer Hammerzehe. Das Grundgelenk steht in Hyperextension. Dadurch wird der M. flexor hallucis longus gedehnt und zieht das Endgelenk in Flexionsstellung.

Schwäche: Ist die Kraft des M. extensor hallucis longus vermindert, resultiert daraus eher eine leichte Fußheberschwäche.

Großzehengelenke, Flexion der *f*

Kontext: Bewegungsanalyse

ROM: Seitenvergleich.

Muskeln: M. flexor hallucis longus, M. flexor hallucis brevis.

Verkürzungen: Bei einer Verkürzung der Flexoren befindet sich die Großzehe in Beugestellung. Die 2. Apollphase während des Gehens ist je nach Schweregrad gestört.

Schwäche: Aus einer Schwäche der Flexoren der Großzehengelenke kann die Bildung einer Hammerzehe resultieren, da die Großzehenextensoren kräftemäßig überwiegen und das Großzehengrundgelenk in eine Hypertension ziehen. Der auf diese Weise gedehnte M. flexor hallucis longus zieht das Endgelenk in einer Flexionsstellung. Gleichzeitig führt die Schwäche zu einer verminderten Gleichgewichtsreaktion.

Grundaufbau *m*; ***engl.:*** Basic structure

Kontext: Bindegewebsmassage (BGM)

Der G. bestimmt die Reihenfolge der Strichfolgen bei der ▸ Bindegewebsmassage. Er kann in Seitenlage, im Sitzen und in Bauchlage durchgeführt werden. ▸ Dicke und Kohlrausch entwickelten diese Vorgehensweise, um den Körper auf die angestrebten vegetativen Reaktionen vorzubereiten (Umstimmung), da der Sakrumbereich in der Hierarchie der vegetativen Zonen eine sekundäre Position einnimmt. Das sofortige Arbeiten in den wesentlich sensibleren und reaktionsstärkeren Brustwirbelsäulensegmenten könnte zu starken unerwünschten organischen Reaktionen führen.

Grundeinheit *f*; ***engl.:*** Basic unit; ***Syn.:*** Basiseinheit

Kontext: Physik

Zu einer ▸ Grundgröße gehörige Einheit, z. B. Meter (m) ist die Einheit für die ▸ Grundgröße Länge, Sekunde (s) ist die Einheit für die Grundgröße Zeit (vgl. ▸ Internationales Einheitensystem).

Grundgesamtheit *f*; ***engl.:*** Population; ***Syn.:*** Population

Kontext: Statistik

Die G. stellt die Menge der Merkmalsträger aller potentiellen Individuen bzw. Objekte dar, für die die untersuchte Gruppe (▸ Stichprobe) stellvertretend gelten soll. Grundlage für die Unterscheidung von G. und untersuchter Stichprobe ist der Umstand, dass Eigenschaften der Stichprobe nicht zwangsläufig genauso für die G. gelten, da bei der zufälligen Auswahl der repräsentativen Stichprobe nicht sicher gestellt ist, dass alle Eigenschaften so widergespiegelt werden, wie in der G. Tatsächlich ist dies nur in einer Vollerhebung (mit Population = Stichprobe) der Fall. Die Bestimmung der charakterisierenden Merkmale der G. ist Aufgabe des Untersuchers.

Grundgesetz der Dynamik *n*; ***Syn.:*** 2. Newton-Axiom, 2. Newton'sches Axiom

Kontext: Physik

Vgl. ▸ Dynamik, Grundgesetz der.

Grundgleichung, dynamische *f*; ***engl.:*** Basic equation, dynamic

Kontext: Physik

Leitet sich aus dem 2. Newton-Axiom ab und besagt, dass die Kraft (F) gleich dem Produkt aus Masse (m) und erzielter Beschleunigung (a) ist. $F = m*a$; $[kgm/s^2]$oder[N].

Grundgröße *f*; ***engl.:*** Quantity; ***Syn.:*** Basisgröße

Kontext: Physik

Im Internationalen Einheitensystem (SI-System) festgelegt. Aus ihnen lassen sich alle übrigen Größen ableiten. Jede dieser Größen besitzt eine typische Einheit (Dimension). Beispiele: Länge (Weg), Masse, Zeit, Temperatur, Winkel, Strom, Spannung, Lichtstärke, Stoffmenge (vgl. ▸ abgeleitete Größe, ▸ Grundeinheit, ▸ Internationales Einheitensystem).

Grundgröße

Grundgröße	Grundeinheit	Abkürzung
Länge	Meter	[m]
Zeit	Sekunde	[s]
Masse	Kilogramm	[kg]
Temperatur	Kelvin (Grad)	[K]
elektrischer Strom	Ampère	[A]
Stoffmenge	Mol	[mol]
Lichtstärke	Candela	[cd]

Grundlagenausdauerbereich I *m*; ***Abk.:*** GA-I; ***engl.:*** Basic stamina range I; ***Syn.:*** Stabilisierungsbereich, langsamer Dauerlauf

Kontext: Sportwissenschaft, Trainingslehre

Belastungsintensität des Ausdauertrainings (Dauermethode); unterste der in der Regel drei Belastungsintensitätsbereiche (GAI/II; GAII); entspricht in großer Übereinstimmung der Belastungsintensität der aeroben Schwelle (Laktatbilanz 2,0 mmol/l bzw. im Bereich zwischen 1,5–2,5 mmol/l (selten bis maximal 3,0 mmol/l). Optimale Zeitdauer: 60–75 min (im Sport bis zu 5h). Effekte: Entwicklung des Fettstoffwechsels, Ökonomisierung der Funktion des Herz-Kreislauf-Systems, Verbesserung der Mikrozirkulation, Umstellung der neurovegetativen Bilanz in der folgenden Ruhephase in Richtung Parasympathikus und Optimierung der Thermoregulation. Anteil der GA-I-Belastungsintensität am gesamten Ausdauertraining: ca. 60 % (vgl. ▸ Grundlagenausdauerbereich I/II, ▸ Grundlagenausdauerbereich III).

Grundlagenausdauerbereich I/II *m*; ***Abk.:*** GA-I/II; ***engl.:*** Basic stamina range I/II; ***Syn.:*** Entwicklungsbereich I, Grundlagenausdauer II, Übergangsbereich, mittlerer Dauerlauf, Entwicklungsbereich für aerobe Leistungsfähigkeit, aerobes Konditionstraining, Grenzbereich für Dauermethoden

Kontext: Sportwissenschaft, Trainingslehre

Belastungsintensität im Ausdauertraining (Dauermethode); mittlere der in der Regel drei Belastungsintensitätsbereiche (GA I, GA II), entspricht einer Laktatbilanz um 3,0 mmol/l bzw. dem Bereich zwischen 2,5–3,5 mmol/l. Das GA-I/II-Training verschiebt die Stoffwechselbilanz in den unteren Bereich der leichten Säuerung (Reiz für den Ausbau der aeroben Kapazität). Anteil der GA-I/II-Belastungsintensität am gesamten Ausdauertraining: ca. 25–30 % (vgl. ▸ Grundlagenausdauerbereich I, ▸ Grundlagenausdauerbereich II).

Grundlagenausdauerbereich II *m*; ***Abk.:*** GA-II; ***engl.:*** Basic stamina range II; ***Syn.:*** Entwicklungsbereich II, Entwicklung, schneller Dauerlauf, anaerobes Konditionstraining, aerobes Kapazitätstraining, extensives Intervalltraining

Kontext: Sportwissenschaft, Trainingslehre

Form der Belastungsintensität im Ausdauertraining (Dauermethode); höchste der in der Regel drei Belastungsintensitätsbereiche (GA I; GA I/II); entspricht einer Laktatbilanz zwischen 3,0–3,5 mmol/l bis 6,0–6,5 mmol/l (der relativ weite Bereich ergibt sich aus sportartspezifischen Gesichtspunkten) und bevorzugt bei 4,0 mmol/l. Die GA-II-Belastung setzt einen intensiven Reiz für die Entwicklung des O_2-Transports und der aeroben Utilisation. Mit dieser Belastungsintensität kann die aerobe Kapazität relativ schnell (aber nur instabil) angehoben werden; gleicher Effekt durch die Kombination mit dem GA-I-Bereich (dauert länger, das aerobe Fundament ist wesentlich stabiler aufgrund zunehmender Kapillarisierung). Dieser Bereich wird in einigen Sportarten als wettkampfspezifisches Training eingesetzt. Der GA-II-Bereich ist nur nach dem Aufbau einer stabilen Grundlage mit den beiden darunter liegenden Bereichen effektiv wirksam. Anteil der GAII-Belastungsintensität am gesamten Ausdauertraining: ca. 10–15 % (vgl. ▸ Grundlagenausdauerbereich I, ▸ Grundlagenausdauerbereich I/II).

Grundlohnsumme *f*

Kontext: Berufspolitik

Der Begriff G. wird meist für die gesetzliche Höchstgrenze für Vergütungserhöhungen verwandt. Die offizielle Bezeichnung lautet: Durchschnittliche Veränderungsrate der beitragspflichtigen Einnahmen aller Mitglieder der Krankenkassen je Mitglied nach §71Abs.3SGBV. Verhandlungen mit den Krankenkassen bezüglich der Vergütung von Physiotherapieleistungen können nur innerhalb der Grundlohnsummenentwicklung stattfinden. Die Grundlohnsummenbindung wird von den Physiotherapieverbänden stark kritisiert.

Grundmotorik *f*; ***Etym.:*** lat. *motor* „Beweger"; ***engl.:*** Motor function

Kontext: Bewegungslehre

Alltägliche Bewegungen des Erwachsenen: Sichwenden, Sich-aufsetzen, Sitzen, Aufstehen, Stehen und Gehen. Dazu gehören auch innere Bewegungen, wie die Atmung und das Zusammenspiel von Gefühlen und Wahrnehmungen der äußeren, sichtbaren Welt.

Grundplatte *f*; ***engl.:*** Base plate

Vgl. ▸ Bandscheibe.

Grundposition *f*; ***engl.:*** Neutral position; ***Syn.:*** Grundstellung

Kontext: Diagnostik

Aufrechtes Stehen mit entspannt hängenden Armen; dient der Messung nach der ▸ Neutral-Null-Methode (entspricht *nicht* der Ruheposition oder idealen Haltung).

Grundsubstanz *f*; ***engl.:*** Basic substance

Kontext: Physiologie

Teil der ▸ Matrix; besteht aus Glykosaminoglykanen und Proteoglykanen, die intra- und extrazelluläre Funktionen haben: binden sich an kollage-

G

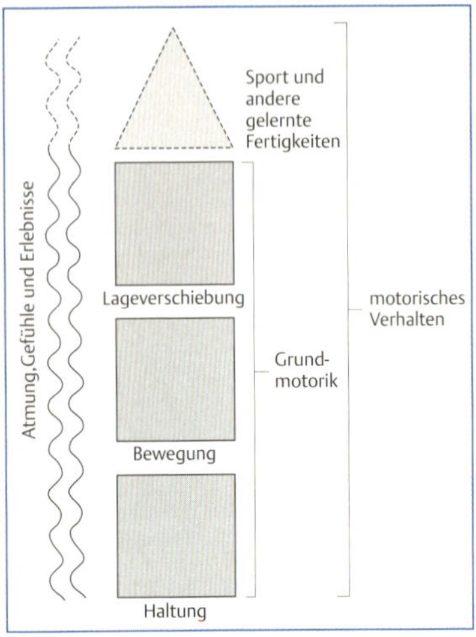

Grundmotorik: Verschiedene Qualitäten, die einen Teil des motorischen Verhaltens darstellen (nach Kukkonen 1987).

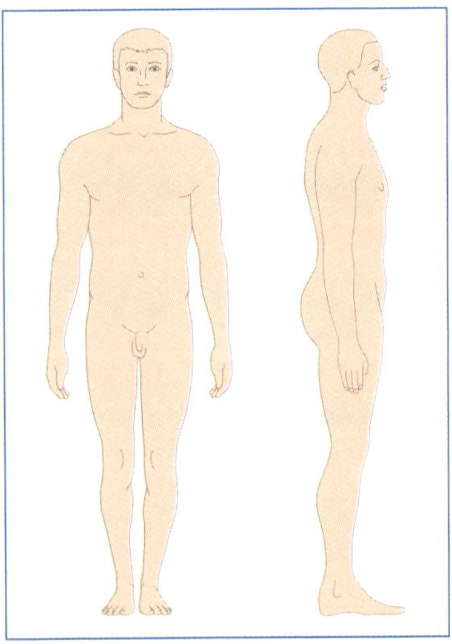

Grundposition.

ne und elastische Fasern und an Wasser und stabilisieren dadurch das Bindegewebe, sind größtenteils verantwortlich für Absorption der Kompressionskräfte auf Knorpel, Bandscheiben, Menisken usw., verleihen Gewebe Elastizität und Stabilität, sorgen dafür, dass Gewebe nach einer Belastung in seine Ursprungsform zurückkehrt (Viscoelastizität); filtern das Gewebe, um großmolekulare Stoffe wie Bakterien fernzuhalten; G. wird von allen Zellen des Bewegungsapparates produziert.

Grundtonus *m*; ***Etym.:*** griech. *tonos* „Spannung, Spannkraft"; ***engl.:*** Muscle tone at rest
Kontext: Muskelphysiologie
Konsistenz und Elastizität eines Muskels/einer Muskelgruppe, die der Bereitschaft zur Handlung entsprechen. Normale Konsistenz fühlt sich während einer Dehnung quer zum Muskelbauch wie ein rohes Filet an (vgl. ▸ Hypertonus, ▸ Hypotonus).

Grundumsatz *m*; ***engl.:*** Basal metabolic rate, basal metabolism
Kontext: Physiologie
Vom ruhenden Organismus benötigte Energiemenge zur strukturellen und funktionellen Erhaltung (Energiestoffwechsel); Basis für eine unmittelbar mögliche vollwertige Leistungsabgabe. Der G. liegt somit über dem Minimalumsatz, der für die Aufrechterhaltung der Lebensfähigkeit benötigt wird. Messung: als Ruheumsatz morgens vor der ersten Nahrungsaufnahme im Liegen mit leichter Bekleidung, Umgebungstemperatur 23 °C. Der G. ist abhängig von: Körperdimensionen, Alter und Geschlecht. Mithilfe der ▸ indirekten Kalorimetrie ist eine einfache Bestimmung möglich (messen der VO_2 und berechnen der Energiemenge mit dem kalorischen Äquivalent). Der Richtwert liegt um 1 kcal/kg Körpermasse/Stunde.

Grünholzfraktur *f*; ***engl.:*** Greennstick fracture; ***Syn.:*** Grünspanfraktur
Kontext: Traumatologie, Pädiatrie
Unvollständiger Knochenbruch, bei dem die umhüllende elastische Knochenhaut (Periost) erhalten bleibt oder lediglich an der dem Bruch gegenüber liegenden Seite einreißt; benannt nach dem Knickverhalten von grünem, weichem Holz; kommt vor allem bei den langen Röhrenknochen (Arm- und Beinknochen) noch im Wachstum befindlicher Kinder und Jugendlicher vor, da deren Knochensubstanz noch nicht vollständig ausgehärtet ist. Physiotherapie: Bei Kindern, die in der Regel konservativ versorgt wurden, bilden sich meist keine Kontrakturen, die Gelenkbeweglichkeit ist nicht gefährdet.

Gruppenbehandlung *f*; ***engl.:*** Group treatment
Systematisches Übungs- oder Trainingsprogramm für mindestens 3 Patienten mit meist gleichartigen Diagnosen. Bei verschiedenen Kassen können zwei Personen als Gruppe abgerechnet werden.

Gruppentherapie *f*; ***Etym.:*** griech. *therapeia* „Behandlung, Pflege, Heilung"; ***engl.:*** Group therapy; ***Syn.:*** Gruppenbehandlung
Kontext: Trainingslehre
Gleichzeitige Behandlung mehrerer Patienten mit gleichartigen Funktionsstörungen durch einen oder zwei Therapeuten in einer Therapiesitzung. Zum Erwerb motorisch funktioneller Fertigkeiten sind Gruppentherapien sinnvoll, da auch beim Beobachten motorischer Aktivitäten anderer Individuen gelernt wird.

Guolin Qigong *n*; ***engl.:*** Guolin Qigong
Kontext: Traditionelle Chinesische Medizin
Form des ▸ Qigong, die auf dem Ausgleich zwischen Bewegung und Stille bzw. Gehen und Ruhepausen basiert. Natürliches Gehen mit spezieller Windatmung bildet die Grundlage. G. wurde in den 1960er Jahren von der Künstlerin und späteren Qigong-Meisterin Frau Guolin entwickelt und seitdem in der Krebstherapie erfolgreich eingesetzt.

Guss *m*; ***engl.:*** Affusion
Kontext: Physikalische Therapie, Balneotherapie
Geht im Wesentlichen auf Sebastian Kneipp und seine Nachfolger zurück; 2 Arten:
1. Flachgüsse (fast drucklos): Gussart, bei der ein gebundener, gleichmäßiger, fast druckloser Wasserstrahl in Form einer Wasserplatte oder eines Wassermantels auf den Körper oder einzelne Körperteile gebracht wird; unterteilt in: einfacher Guss (gleich bleibende Temperatur), Wechselguss (warm–kalt), Überwärmungsguss (in wenigen Minuten ansteigende Temperatur von indifferent bis sehr heiß), Abguss nach einem Bad (kalt oder temperiert, nur erwärmter Körperteil); verschiedene Arten, z. B. Knieguss, Rückenguss, Vollguss (jeweils mit festgelegtem Ablauf).
2. Druckstrahlgüsse (Blitzgüsse): wird mit gleicher Garnitur wie Flachguss appliziert, Schlauch muss jedoch am Ende mit einer sog. Blitzgussdüse (4 mm Durchmesser) versehen werden; Wasserstrahl so kräftig, dass er auf einer Distanz von 3 m nicht wesentlich abfällt; Abstand zum Pat. ca. 3 m; verschiedene Arten, z. B. kalter Blitzguss, Knieblitz, Rückenblitz, Vollblitz; Segmentblitzguss: appliziert in festgelegter Abfolge auf best. Körperareale, um über die segmentalreflektorische Wirkung die zugeordneten Organe zu erreichen.
Wirkung von G.: Kombination von thermischeund mechanischem Reiz zum Erzielen einer kräftigen Massagewirkung.

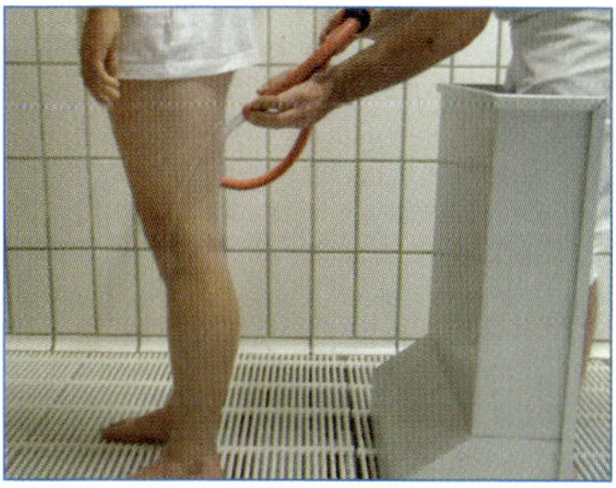

Guss: Knieguss.

Guttmann, Sir Ludwig
Kontext: Neurologie
G. lebte von 1899 bis 1980. Er war Leiter der Abteilung für Neurologie und Neurochirurgie und Direktor des Jüdischen Krankenhauses in Breslau. 1939 emigrierte er nach England und entwickelte dort ein für die damalige Zeit revolutionäres, heute noch weitgehend aktuelles Behandlungskonzept für Menschen mit Rückenmarksverletzungen. Dies war ein Modellfall moderner Rehabilitation, z. B. mit folgenden Forderungen: Anstatt Dauerkatheter setzte er ▸ Blasentraining ein, zur ▸ Dekubitusprophylaxe erstellte er konsequente Lagerungs- und Umlagerungspläne, bei Atemwegskomplikationen veranlasste er sofort einsetzende ▸ Atemtherapie durch die Physiotherapeuten, damals ggf. rund um die Uhr. Er legte Wert auf wöchentliche Teamarbeit aller Fachbereiche; und anstatt einen Pflegefall hinzunehmen, setzte er auf die berufliche und soziale Wiedereingliederung der Patienten. 1948 lud Sir Ludwig zu den ersten Paraolympics nach England ein.

γ-System *n*; ***Etym.:*** griech. *systema* „Gebilde, Zusammenstellung, Gesamtheit"; ***engl.:*** Gammasystem
Kontext: Muskelphysiologie, Sensomotorik
Sensomotorisches Teilsystem (γ-Motoneurone) zur Empfindlichkeitsregulation der Muskelspindeln auf die aktuelle Muskellänge (statisch und dynamisch), sodass der Eigenreflex bei allen Mus-

G

kellängen (bzw. Gelenkwinkeln) mit vergleichbarer Empfindlichkeit zur Verfügung steht. Das γ-System reguliert den Kontraktionszustand der intrafusalen Muskelfasern, sodass durch Kontraktion oder Relaxation die Äquatorbreite immer konstant an der Grenze zur Entladungsbreite gehalten wird. Kleine γ-Motoneurone im Vorderhorn des Rückenmarks (Fusimotoneurone), innervieren intrafusale Muskelfasern in ihren Polbereichen. Bei Extension vermindert sich die Innervation. Sie würde ohne Relaxation der intrafusalen Muskelfasern zur Dehnung des Äquators führen und eine entgegengerichtete Kontraktion auslösen. Bei Flexion steigt die γ-Aktivität, um die Entdehnung des Äquators zu kompensieren. Die Rezeptorempfindlichkeit bleibt konstant; Längenkontrolle und Stellungs- bzw. Positionssinn funktionieren in allen Gelenkwinkeln. Auch jede passive Bewegung ist mit einer entsprechenden γ-Aktivierung verbunden. Die γ-Motoneurone sind in ihrer Funktion zweigeteilt: dynamische γ-Motoneurone (Kernsackfasern) stellen die phasische Empfindlichkeit des Sensors ein; statische γ-Motoneurone (Kernkettenfasern) die statische. Absolute Muskellängen und Längenänderungen können so unabhängig voneinander über das Längenkontrollsystem eingestellt werden.

H

Habitual-Reversal-Methode *f*; ***Etym.:*** engl. *habitual* „gewohnheitsmäßig, gewöhnlich“, *reversal* „Umkehr“ u. griech. *methodos* „das Nachgehen, der Weg zu etwas hin, Gang einer Untersuchung“; ***Abk.:*** HRM; ***engl.:*** Habitual reversal technique; ***Syn.:*** Gewohnheitsumkehr-Methode
Kontext: Kiefergelenksbehandlung
Das Prinzip der HRM wurde von den Psychologen Azin und Nunn beschrieben. Ihre Stärke ist, dass der Patient lernt, seinen Beschwerden gegenüber in der Umgebung offen zu sein, in der das Problem auftritt. Anschließend versucht er, das Problem unter Kontrolle zu bekommen. Es eignet sich u. a. für die Behandlung des Bruxismus (vgl. ▸ Bruxismus, diurnal, ▸ Bruxismus, nokturnal).

Habituation *f*; ***engl.:*** Habituation
1. ***Kontext:*** Neurologie
Gewöhnung; zeigt sich in einer Verhaltensabschwächung auf wiederholte Reize; z. B. erschrecken viele Leute bei einem lauten Geräusch, die Rektion nimmt aber bei Wiederholung sehr deutlich ab; H. ist ein wesentlicher Prozess, der den Organismus befähigt, wiederholte „alltägliche“ Reize zu ignorieren und somit die mentalen Ressourcen für neue und wichtige Stimuli zu reservieren, Gegenteil von ▸ Sensitivierung.
2. ***Kontext:*** N.A.P.-Konzept
H. bedeutet eine Abnahme der Intensität einer Reaktion auf eine wiederholte Reizsetzung. Hierbei kommt es darauf an, wie der Reiz erfahren wird. Ein als ungefährlich, bzw. unschädlich bewerteter Reiz verliert mit der Zeit an Bedeutung. Bezogen auf die Schmerzwahrnehmung bedeutet dies, dass ein tolerierbarer Reiz, der auch keine Angst vor Schmerz hervorruft, zu biochemischen Veränderungen der synaptischen Übertragungsstelle an unterschiedlichen Stellen des Nervensystems führt. Das System reorganisiert sich. Der ursprünglich hypersensitive Zustand, gekennzeichnet durch eine erhöhte synaptische Übertragung, wird durch die wiederholte positive Erfahrung mit dem ursprünglich als schädlich wahrgenommenen Reiz umgekehrt. Hier kommt in der Behandlung nach ▸ N.A.P. die Methode der Kommunikation zwischen Therapeut und Patient zum Tragen. Da die Reaktion auf die Reizgebung individuell verschieden ist, muss diese ebenfalls sehr individuell erfolgen. Außerdem muss der Therapeut dem Patienten die Bedeutung und die Notwendigkeit des Reizes vermitteln und seine Reaktion verstehen, indem er seine Körpersprache und seine Mimik deutet. So können beide gemeinsam die H. herbeiführen.

Hacke-Knie-Versuch *m*
Vgl. ▸ Knie-Hacken-Versuch.

Head-Zone *f*; ***engl.:*** Head zone
Kontext: Reflexzonentherapie
Bei inneren Erkrankungen und Entzündungen in bestimmten Hautbezirken des Rumpfes auftretende Hautzonen. Beschrieben von Sir Henry Head, Neurologe, London, 1861–1940. Es kann eine Überempfindlichkeit gegen Berührung, Druck, Wärme und Kälte entstehen. Die Untersuchung der Hautzonen erfolgt durch Streichen mit dem runden Kopf einer Nadel, sanftes Abheben und Pressen einer Haut-Unterhautfalte oder durch Berühren mit kalten und warmen Objekten.

Haftreibung *f*; ***engl.:*** Static friction
Kontext: Biomechanik
Form der äußeren Reibung; tritt zwischen der Oberfläche eines ruhenden Körpers und dessen Unterlage als hemmende Kraft auf, und versucht ihn an einer Fortbewegung zu hindern. Die Haftreibung ist größer als die ▸ Gleitreibung und ▸ Rollreibung. Sie unterscheidet sich von jeder anderen Form der Reibung dadurch, dass keine Energie umgewandelt und keine Wärme erzeugt wird. Beispiele: Haftreibung ist zur Fortbewegung notwendig. Bei Klebestoffen ist sie absichtlich groß.

Hagen-Poiseuille-Gesetz *n*; ***Etym.:*** nach dem deutschen Ingenieur *Gotthilf Hagen* (1797–1884) u. dem franz. Physiologen und Physiker *Jean Louis Poiseuille* (1797–1869); ***engl.:*** Hagen-Poiseuille law
Kontext: Physik
Bei einer laminaren Strömung sind Stromstärke (I) (Volumenstrom) der Druckdifferenz (Δp) und der 4. Potenz des Gefäßradius (r) proportional und umgekehrt proportional zur dynamischen Viskosität (η) und der Gefäßlänge (l). $I = \pi * r^4 * \Delta p / (8 * \eta * l)$. Beispiel: Die Zunahme des Gefäßradius um 20 % hat die Verdoppelung des transportierten Volumens zur Folge.

Halbleiter *m*; ***engl.:*** Semiconductor
Kontext: Physik

Nichtmetallischer, kristalliner Festkörper (Germanium, Silizium), deren elektrische Leitfähigkeit durch frei bewegliche Ladungsträger innerhalb des Kristallgitters bestimmt wird. Anwendung als Dioden, Gleichrichter, Transistoren, Leuchtdioden, Integrierte Schaltungen usw.

Halbseitenlähmung *f*
Vgl. ▸ Hemiplegie.

Halbweg-Gleichrichtung *f*; ***engl.:*** Half-wave rectifier
Vgl. ▸ Gleichrichter.

Halbwelle *f*; ***engl.:*** Half-wave
Kontext: Physik, Elektrotherapie
Der zwischen zwei Nulldurchgängen gelegene Teil einer Welle wird Halbwelle genannt. Bei Wechselspannungen und -strömen spricht man von positiven bzw. negativen Halbwellen, je nachdem ob sie oberhalb oder unterhalb der Nulllinie liegen. Beide Halbwellen zusammen ergeben eine Schwingung (Welle). Die Dauer einer Schwingung wird Schwingungsdauer oder Periode genannt.

Halbwertstiefe *f*; ***Abk.:*** HWT; ***engl.:*** Halfvalue depth (HVD); ***Syn.:*** Halbwertsschicht, Halbwertsdicke
Kontext: Physik
Diejenige Eindringtiefe bzw. Schichtdicke, bei der die Hälfte der eindringenden Energie (elektromagnetische Wellen) zu messen ist. Im Bereich Strahlenschutz ist es die Stärke eines Materials, die notwendig ist, die Gammastrahlung auf den halben Wert zu reduzieren. Sie wird in der Einheit der Länge angegeben. Im Allgemeinen gilt: je dichter ein Material ist, desto kleiner ist die Halbwertsschicht.

Halliwick-Konzept *n*
Kontext: Therapie im Wasser
Das H. wurde 1964 durch den Hydromechaniker James McMillan entwickelt. Er gab 1950 an der „Halliwick Schule für geistig behinderte Mädchen" in London seine ersten Schwimmstunden. Halliwick ist ursprünglich als eine Methode in Form eines Stufenplans entwickelt worden, um Menschen mit einer Funktionseinschränkung/Behinderung das Schwimmen zu lehren. Dieser Stufenplan ist auch als „Zehn-Punkte-Programm" bekannt. Er enthält eine Unterteilung, die auf die Übungstherapie im Wasser abgestimmt ist und somit auch therapeutische Möglichkeiten zulässt. Das Ziel im H. ist es, den Schwimmer so selbstständig wie möglich zu machen, sowohl im als auch außerhalb des Wassers.

Hallpike-Manöver *n*; ***Etym.:*** nach dem engl. Hals-Nasen-Ohrenarzt *Charles Skinner Hallpike* (1900–1979); franz. *manœuvre* „Lenken, Steuern"; ***engl.:*** Dix-Hallpike test; ***Syn.:*** Dix-Hallpike-Manöver
Kontext: Kiefergelenksbehandlung
Schnelle passiv-assistive Bewegung des Probanden vom Sitz in die Seit- oder Rückenlage zur Testung/Behandlung von Gleichgewichtsstörungen und Schwindel, der durch eine Kristallbildung/-störung im Innenohr verursacht wurde.

Halo Body Jacket *f*; ***Etym.:*** engl. *halo* „Halo, Ring, Hof", *body* „Körper" u. *jacket* „Jacke"
Kontext: Traumatologie
Aus einem Kopfring (Halo-Ring), einer Spezialweste und vier Stabilisationsstäben bestehendes System; konservative Maßnahme zur Ruhigstellung von Frakturen der Halswirbelsäule. Physiotherapie: Physiotherapie: Atemtherapie mit Vibrationen zur Sekretlösung und Atemtrainern zur Steigerung des Atemzugvolumens, passives und passiv-aktives Bewegen aller Extremitäten; Bewegungen in den Schultergelenken nur eingeschränkt nach Rücksprache mit Arzt.

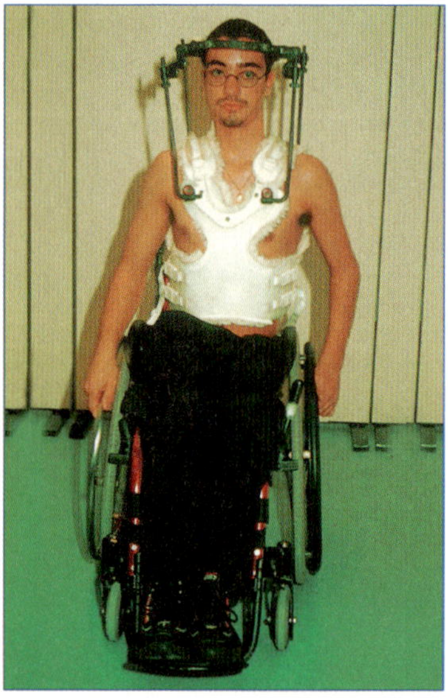

Halo Body Jacke bei einem Tretraplegiker.

Halogen *n*; ***Etym.:*** griech. *hals* „Salz" u. *gennan* „erzeugen"; ***engl.:*** Halogen
Kontext: Balneologie
Salzbildner; Halogene sind die Elemente der 7. Hauptgruppe des Periodensystems der chemischen Elemente: Fluor, Chlor, Brom, Jod und sehr selten Astat. Eigenschaften: reaktionsfreudige Nichtmetalle, farbig, reagieren mit Metallen zu Salzen (Namensgebung z. B. NaCl Kochsalz), mit Wasserstoff zu Halogenwasserstoffen (gasförmige Säuren, z. B. HCl Chlorwasserstoff in Wasser gelöste Salzsäure). Vorkommen: In niedrigen Dosierungen in natürlichen Heilquellen. In hoher Konzentration z. T. gesundheitsschädlich.

Halskrawatte *f*
Vgl. ▸ Zervikalstütze.

Halsmarksyndrom, zentrales *n*; ***Etym.:*** lat. *centrum* „Stachel, Einstich des Zirkels, Kreismittelpunkt" u. griech. *syndrome* „Anhäufung, Zusammenlaufen"
Vgl. ▸ Zentrales Halsmarksyndrom.

Halsstellreflex *m*; ***Etym.:*** lat. *reflectere* „zurückbiegen, zurückwenden"; ***engl.:*** Tonic neck reflex; ***Syn.:*** Kopfstellreflex
Kontext: Neurophysiologie, Sensomotorik
Die Rotation der Halswirbelsäule aktiviert die Halsstellreflexkette, d. h. Thorax, Becken und die Extremitäten folgen der Kopfstellung und erreichen die Normalstellung zueinander im Raum. Leistung des Hirnstamms (vgl. ▸ Stellreflexe).

Halswirbelsäule, Extension der *f*
Kontext: Bewegungsanalyse
Muskeln: *kurze Nackenmuskeln*: M. rectus capitis posterior minor, M. rectus capitis posterior major, M. obliquus capitis superior, M. obliquus capitis inferior (vgl. ▸ Wirbelsäule, Extension der).
Verkürzungen: Aus Verkürzungen der Extensoren der Halswirbelsäule entstehen Bewegungseinschränkungen in Richtung Flexion, Lateralflexion und Rotation der Halswirbelsäule. Da die kurzen Nackenmuskeln mit betroffen sind, ist die Inklinationsbewegung der oberen Kopfgelenke ebenfalls eingeschränkt. Die vermehrte Extensionsstellung der oberen und mittleren Halswirbelsäule hat zur Folge, dass sich die anderen Wirbelsäuleabschnitte auch nicht in ihrer normalen Stellung befinden. Die Bewegungsfähigkeit dieser Abschnitte kann stark reduziert sein. Einseitige Kontrakturen führen zu einer skoliotischen Haltung und zu Funktionsstörungen in den Bewegungssegmenten der Halswirbelsäule. In den Schulter-Arm-Bereich ausstrahlende Beschwerden sowie Kopfschmerzen können die Folge länger bestehender Verkürzungen sein.
Schwäche: Sind die Extensoren der Halswirbelsäule geschwächt, resultiert daraus eine mangelnde Kopfkontrolle und eine gestörte Gleichgewichtreaktion.

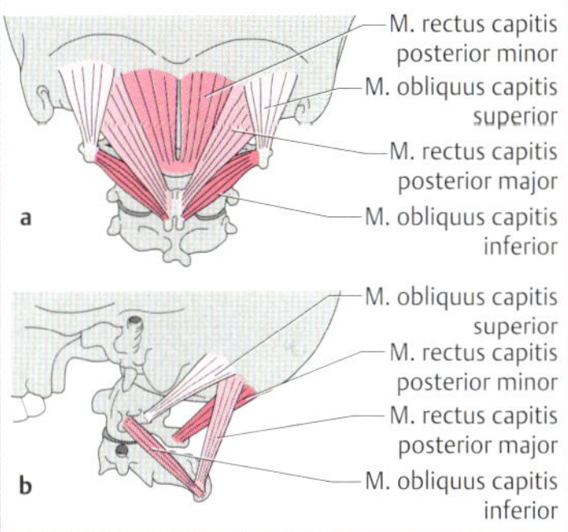

Extension der Halswirbelsäule. Die kurzen Nackenmuskeln.

Halswirbelsäule, Flexion der *f*
Kontext: Bewegungsanalyse
Muskeln: M. rectus capitis, M. longus capitis, M. longus colli, M. rectus capitis lateralis, Mm. intertransversarii anteriores cervicis, M. sternocleidomastoideus, M. scalenus anterior, M. scalenus medius, M. scalenus posterius; *untere Zungenbeinmuskeln*: M. sternohyoideus, M. omohyoideus, M. sternothyreoideus, M. thyrohyoideus.
Verkürzungen: Die tiefen Flexoren der Halswirbelsäule sind meist zu schwach und in gedehnter Stellung. Nur die Mm. sternocleidomastoidei neigen zu Verkürzungen. Diese führen zu einer Reklinationsstellung in den Kopfgelenken und zu einer verstärkten Lordose der mittleren Halswirbelsäule. Die Mm. sternocleidomastoidei können nur flektorisch auf die Halswirbelsäule wirken, wenn die tiefen Beuger die Kopfgelenke in Flexionsstellung bringen und in dieser Position halten. Besteht die Verkürzung nur auf einer Seite, entsteht das klinische Bild eines Schiefhalses: Der Kopf ist zur betroffenen Seite geneigt und nicht zur betroffenen Seite gedreht. Verkürzungen der Mm. scaleni bewirken ebenso eine Verstärkung der Lordose. Wenn eine einseitige Verkürzung besteht, ist eine Einschränkung der Lateralflexion zur nicht betroffenen Seite zu erwarten.

H

Schwäche: Eine einseitige Schwäche des M. sternocleidomastoideus bewirkt ebenfalls einen Schiefhals. Der Kopf ist dabei zur nicht betroffenen Seite geneigt und zur betroffenen Seite gedreht. Sind die tiefer liegenden Flexoren der Halswirbelsäule geschwächt, kann die Bewegung nach vorn nicht ausreichend erfolgen. Die Kopfgelenke können nicht in Flexionsstellung gebracht werden und die Mm. sternocleidomastoidei können, aufgrund ihres Verlaufs zur Bewegungsachse, nicht flektorisch wirken. Ihre Funktion kehrt sich um, sie wirken extensorisch. Besonders deutlich ist dieser Vorgang, wenn der Patient den Kopf in der Rückenlage anheben soll. Es erfolgt keine Flexion in den Kopfgelenken. Der Kopf wird mittels einer Extension in der Halswirbelsäule angehoben. Durch die Schwäche der tiefen Flexoren besteht ein Übergewicht der Extensoren. Dadurch befinden sich die Kopfgelenke in Hyperextensionsstellung. Spannungskopfschmerzen können die Folge sein.

Halswirbelsäulen-Beschleunigungsverletzung *f*; ***Abk.:*** HWS-Beschleunigungsverletzung; ***engl.:*** Acceleration injury of the cervical spine ; ***Syn.:*** Schleudertrauma (ältere Bezeichnung), WAD

Kontext: Traumatologie

Alle durch eine ruckartige Beschleunigung des Kopfes gegenüber dem Rumpf verursachten Verletzungen. Typischer Unfallmechanismus: Auffahrunfall; die Insassen des voraus fahrenden Fahrzeugs sind meist stärker betroffen. Verletzte Strukturen im Bereich der HWS: vor allem Gelenkkapseln, Bänder, Muskulatur, Bandscheiben, Faszien, Nerven und Gefäße. Bei sehr starker Beschleunigung kann es zu Frakturen kommen; die Fraktur des Dens axis kann tödlich sein. Es gibt mehrere Schweregrad-Einteilungen, z. B. Quebec Task Force (QTF, Grad 0–4). QTF orientiert sich überwiegend an klinischen Symptomen, da Schädigungen erst bei Subluxationen röntgenologisch nachweisbar sind. Physiotherapie Frühphase: In der ersten Heilungsphase sind schmerzhafte Hypertonien der Hals- und Nackenmuskulatur physiologisch (Schutzreaktion); entstauende Maßnahmen, z. B. manuelle Lymphdrainage (schmerzlindernd), Stabilisationsübungen und Massagen sind kontraindiziert. Manuelle Gelenktechniken nach Abschluss der Proliferationsphase (frühestens nach 6 Wochen).

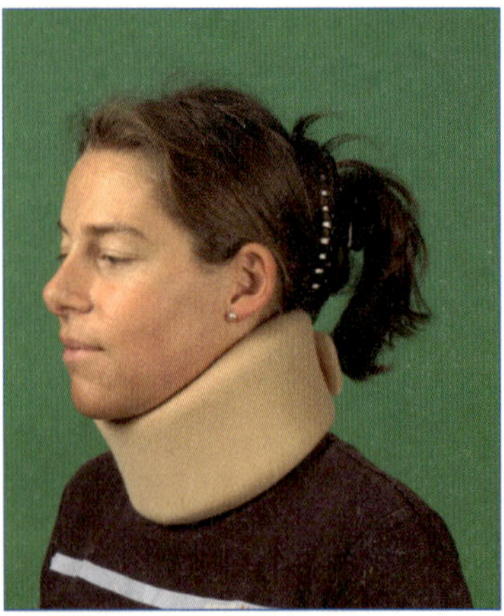

Halswirbelsäulen-Beschleunigungsverletzung: Stabilisation der HWS mit einer Schanz-Krawatte.

Halswirbelsäulen-Beschleunigungsverletzung

Grad	Symptome
0	Keine Beschwerden
1	Subjektive Beschwerden, z. B. Schmerzen, Bewegungseinschränkungen
2	Zusätzlich objektive muskuloskeletale Zeichen, z. B. Hartspann, passive Bewegungseinschränkungen, Blockaden
3	Zusätzlich objektive neurologische Zeichen, z. B. verminderte Nervenleitgeschwindigkeit, sensible und/oder motorische Ausfälle
4	Dislokationen, Frakturen, Schädigungen des Rückenmarks

Haltearbeit *f*; ***engl.:*** Holding, isometric contractions

Kontext: Biomechanik

Isometrische Kontraktion. H. verbraucht zwar Energie, ist im physikalischen Sinne jedoch keine Arbeit, da die Last keinen Weg zurücklegt. Beweis: Arbeit (W) = Kraft (F) × Weg (s). Wenn kein Weg zurückgelegt wird, ist das Produkt gleich Null. Oder wenn Kraftwirkungsrichtung und Weg im rechten Winkel (90 Grad) zueinander stehen, wird der Kosinus des Winkels und damit die Arbeit gleich Null.

Haltegurt *m*; ***engl.:*** Safety belt; ***Syn.:*** Hüftgurt

Kontext: Hippotherapie

Gepolsterter Ledergürtel, ca. 8–10 cm breit mit Halteschleifen oder Haltegriffen für den Physiotherapeuten. Er wird um das Becken des Patienten verschnallt, darf die Beweglichkeit von Becken und Hüftgelenken nicht behindern, aber auch nicht in die Taille rutschen und aus Sicherheitsgründen nicht am Sattel oder Gurt des Therapiepferdes fixiert werden. Der H. kann zur Sitzkorrektur bei starker Balanceunsicherheit eines Erwachsenen hilfreich sein und gibt dem Therapeuten eine Haltemöglichkeit.

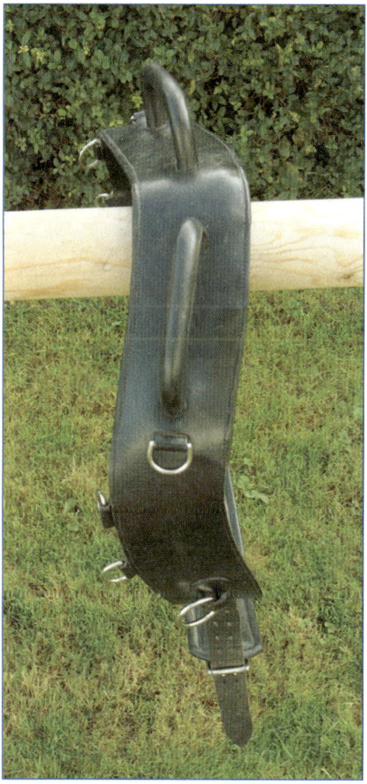

Haltegurt.

Haltekraft *f*; ***engl.:*** Holding strength
Kontext: Therapeutisches Klettern, Trainingslehre
Fertigkeit, über einen individuell determinierten Zeitraum Gewichte (u. a. auch das Körpergewicht) per Hand zu halten.

Halten – Entspannen *n*
Kontext: PNF-Konzept
Technik aus der ▸ PNF. Ziele: Schmerzen lindern, hypertone Muskeln entspannen, Bewegungen vergrößern. Der Patient geht aktiv oder passiv an seine Bewegungsgrenze. Dabei leistet er statische Muskelarbeit in die antagonistische Richtung gegen optimalen Widerstand. Anschließend entspannt er sich. Dann bewegt er sich aktiv oder passiv in die vergrößerte Bewegungsrichtung.

Haltereflexe *f*; ***Etym.:*** lat. *reflectere* „zurückbiegen, zurückwenden"; ***engl.:*** Postural Reflexes
Kontext: Neurophysiologie, Sensomotorik
Überbegriff für komplexe sensomotorische Grundbausteine des unteren Hirnstamms. Gemeinsam mit den ▸ Stellreflexen sind sie viel weniger als Reflexe und viel mehr als reflektorische Unterprogramme der ▸ posturalen Synergien. Der untere Hirnstamm (Medulla oblongata, Brücke) liefert die statischen Haltereflexe. Antriebe sind die vestibulären und propriosensiblen Afferenzen insbesondere des Halses. Ausgehend von der Position des Kopfes zum Oberkörper und im Raum regulieren sie den kontraktilen Tonus der Rumpf- und insbesondere der Antischwerkraftmuskulatur der Extremitäten (Extensoren). Der aktive Muskeltonus der Extensoren variiert systematisch und langsam in Abhängigkeit von der Position des Kopfes zum Thorax (Propriorezeption des Halses) und der Position des Kopfes im Raum (Labyrinth). Da jede Kopfbewegung beides beinhaltet, sind die Reflexe eng miteinander verbunden. Muskeltonus und Körperstellung bleiben so lange stabil, wie der Organismus in der Lage verweilt. Bsp. Reflexmuster des tonischen (propriorezeptiven) Halsstellreflexes beim stehenden Organismus: Extension (Reklination) des Kopfes nach hinten (Erhöhung des Extensorentonus in den vorderen (oberen) Extremitäten, Verminderung desselben in den hinteren (unteren) Extremitäten); Flexion des Kopfes nach vorn (Verminderung des Extensorentonus in den vorderen (oberen) Extremitäten, Erhöhung desselben in den hinteren (unteren) Extremitäten); Rotation des Kopfes (Erhöhung des Extensorentonus in Drehrichtung, Verminderung auf der Gegenseite). Der tonische (vestibuläre) Halsstellreflex zeigt sich, indem der Tonus in Rückenlage am höchsten ist und in der aufrechten Normalstellung sein Minimum erreicht. Tonische Reflexe sind nur in den ersten Lebenstagen auslösbar (vgl. ▸ Stellreflexe).

Haltung *f*; ***engl.:*** Posture; ***Syn.:*** Körperhaltung
1. ***Kontext:*** Bewegungsanalyse
Relative Position einzelner Körperabschnitte zueinander (egozentrisches Koordinatensystem), zur Umgebung (exozentrisches Koordinatensystem), zum Referenzpunkt/Schwerpunkt (geozentrisches Koordinatensystem).

H

2. ***Kontext:*** Bewegungsanalyse
Minimierte Bewegung; Anordnung der Körpersegmente über deren ▸ Unterstützungsfläche in Auseinandersetzung mit der Schwerkraft; H. wird häufig als statische Stellung betrachtet und klassischerweise mit dem aufrechten Stehen in Verbindung gebracht; es kann sich jedoch um eine ▸ statische Haltung oder ▸ dynamische Haltung handeln.

Haltung, antalgetische *f*; ***Etym.:*** griech. *ant-, anti-* „gegen" u. *algesis* „Schmerz"; ***engl.:*** Posture, antalgic; ***Syn.:*** Schonhaltung
Kontext: Bewegungsanalyse
Bei neurogenen Störungen vom Körper eingenommene Stellung, die neurale Strukturen entspannt bzw. schont.

H

Haltung, dynamische *f*; ***Etym.:*** griech. *dynamos* „Kraft, Leistungsfähigkeit"; ***engl.:*** Posture, dynamic
Kontext: Bewegungsanalyse
Körpersegmente bewegen sich, verändern ihre Lage zueinander und im Raum; der Körper nimmt dabei verschiedene Stellungen ein, z. B. Gehen. Häufigste d.H. des spontanen Bewegungsverhaltens ist der ▸ Einbeinstand (vgl. ▸ Statische Haltung).

Haltung, idealisierte *f*; ***engl.:*** Posture, idealised; ***Syn.:*** Haltungsreferenz
Kontext: Bewegungsanalyse
Zustand skeletaler und muskulärer Balance; Körperstellung, in der die Körpersegmente optimal gegen die Schwerkraft und zueinander ausgerichtet sind; erfordert wenig Kraft, ist schmerzfrei, nicht ermüdend; schützt den Körper in verschiedenen Stellungen (z. B. Stehen, Sitzen, Liegen), in Ruhe und Bewegung vor Verletzung und Überlastung; Funktion und Zusammenspiel von Muskeln, Nerven und Organen ist am effektivsten, z. B. aufrechte Haltung als Voraussetzung einer guten Atemfunktion; sie ist nicht die Norm, sondern eine Referenz, die Vergleiche bzw. das Untersuchen der Haltung ermöglicht (vgl. ▸ Haltung).

Haltung, statische *f*; ***engl.:*** Posture, static
Kontext: Bewegungsanalyse
Körpersegmente bleiben über- bzw. zueinandergeordnet, werden in dieser Stellung gehalten und stabilisiert, z. B. aufrechtes Stehen, Sitzen und Liegen (vgl. ▸ Dynamische Haltung).

Haltung, therapeutische *f*; ***Etym.:*** griech. *therapeia* „Behandlung, Pflege"; ***engl.:*** Attitude, therapeutic
Kontext: Psychiatrie, Psychologie
Der Begriff kommt aus der ▸ Psychoanalyse/▸ Psychotherapie und bezieht sich in diesem Zusammenhang auf die innere Haltung des Therapeuten dem Patienten gegenüber. Beim Umgang mit psychisch Kranken ist neben der fachlichen Kompetenz ein hohes Maß an Respekt, Achtung und Einfühlungsvermögen erforderlich. Dabei gilt es die Balance zu finden zwischen erforderlicher Nähe und notwendiger Zurückhaltung. Gleichzeitig sollte die äußere Haltung bzw. das Erscheinungsbild des Therapeuten seine Verlässlichkeit und Glaubwürdigkeit unterstreichen.

Haltungs- und Bewegungsanalyse *f*; ***Etym.:*** griech. *analysis* „Auflösung"; ***engl.:*** Posture and Movement analysis
Kontext: Funktionelle Bewegungslehre
Die A. versucht Abweichungen von der ▸ Norm qualitativ und quantitativ zu erfassen und zu determinieren. Dadurch wird eine auf die individuellen Bedürfnisse angepasste Therapie möglich.

Haltungsanalyse *f*; ***Etym.:*** griech. *analysis* „Auflösung"; ***engl.:*** Posture analysis
Kontext: Bewegungsanalyse
Verfahren, durch das festgestellt wird, ob es Abweichungen von der ▸ idealen Haltung gibt und ggf. aufgrund welcher Körperstrukturen und -funktionen: Welche Muskeln sind verlängert oder angenähert? Gibt es strukturelle Veränderungen aufgrund dauerhafter Fehlhaltungen, z. B. verkürzte Muskeln?

Haltungsbefund *m*
Vgl. ▸ Haltungsanalyse.

Haltungsfehler *m*; ***engl.:*** Postural impairments
Kontext: Bewegungslehre
Falsche oder zu gering ausgeprägte Fertigkeiten in Bezug auf Haltung oder Bewegungsdurchführung stören die Statik bzw. die Bewegungsabläufe. Bei Wiederholungen werden diese schlechten, weil fehlerhaften Bewegungsausführungen auf der sensomotorischen Ebene geprägt bzw. gebahnt. In Relation zur Zielstellung wird so eine falsche Fertigkeit erlernt. Ein späteres Umlernen ist extrem schwer oder sogar nicht mehr möglich. H. führen in aller Regel zu Fehlbelastungen für das Stütz- und Bewegungssystem und können so Krankheitsursachen werden.

Haltungskontrolle *f*; ***engl.:*** Posture control
Kontext: Bobath-Konzept
Teil der motorischen Kontrolle, sie dient der Bewahrung oder Wiedergewinnung einer stabilen Körperhaltung während des fortwährenden Ein-

flusses von äußeren Kräften (Schwerkraft) und inneren (Muskelaktivität). Man unterscheidet: dynamisches Gleichgewicht (Haltungskontrolle während einer Bewegung) und statisches Gleichgewicht (die Fähigkeit, eine bestimmte Körperhaltung im Raum zu bewahren).

Haltungskorrektur *f*; ***Etym.:*** lat. *corrigere* „zurechtrichten, gerade richten"; ***Abk.:*** HK ; ***engl.:*** Posture correction

Kontext: Brügger-Konzept

Begriff der ▸ Funktionsdiagnostik und Behandlung der ▸ Funktionskrankheiten des Bewegungssystems. Die Beurteilung der Körperhaltung und die Korrektur der Haltung im Sinne einer ▸ aufrechten Körperhaltung verlangen genaue Kenntnisse der gekoppelten Bewegungen und eine sorgfältige H. sowohl vom Körperstamm als auch den Extremitäten. Hilfreich ist hierbei der Wechsel von der krummen in die aufrechte Körperhaltung über die Thoraxhebung nach vorne-oben zu initiieren sowie den Rückweg von der aufrechten Körperhaltung in die Belastungshaltung durch das dorsale Drehmoment des Beckens (Beckenaufrichtung) einzuleiten. Hierdurch kann zum einen einer hyperlordotischen Fehlhaltung entgegengearbeitet werden. Zum anderen wird die Mobilität vor allem der Brust- und Lendenwirbelsäule gefördert. Dennoch muss besonderes Augenmerk darauf gelegt werden, dass es bei der Thoraxhebung zu keiner Rücklage (dorsalem Überhang) und bei der ▸ Beckenkippung zu keiner Aufhängung des Beckens in der Lendenwirbelsäule kommt. Auch muss die verbale H. exakt mit der taktilen H. übereinstimmen. Die verbale H. beginnt im Sitzen mit der Einstellung der korrekten Stuhlhöhe (Hüftgelenke höher als Kniegelenke) und im Stand mit der aktionsabhängigen Spurbreite. Die taktilen Hilfestellungen müssen so gegeben werden, dass sie die gewünschte Bewegung bestmöglich fazilitieren. Für die Thoraxhebung liegt die ventrale Hand mit den Fingerkuppen am unteren Drittel des Sternums und die hintere Hand mit den Fingern am Ort der jeweils stärksten Kyphose des Patienten. Die Ausprägung der Kyphose bestimmt den Winkel der hinteren Hand, so dass der Druck nach kaudal und ventral ganz patientenspezifisch gegeben wird. Zur Korrektur der Beckenkippung müssen die Fingerspitzen nur ventral unterhalb der Spina iliaca anterior superior liegen und einen deutlichen Zug nach kaudal in Richtung Oberschenkel geben. Der Bewegungsauftrag lautet unabhängig vom Fazilitationsort, dass sich der Patient strecken bzw. aufrichten soll, um das Bewegungsprogramm der Aufrichtung als ganzes anzubahnen. Das Ziel der jeweiligen H. des Körperstamms ist die harmonische Aufrichtung der Wirbelsäule und die Beseitigung sog. bewegungskompensatorischer Wirbelsäulenabschnitte. Im Anschluss an die Korrektur des Körperstamms werden die Fuß-Bein-Achsen so eingestellt, dass eine optimale Kraftübertragung vom Becken auf den Fuß erfolgt. Zur Kontrolle wird ein Stabilisationstest durchgeführt. Die Arme hängen entweder frei neben dem Körper oder werden pro-supinations-neutral auf dem Oberschenkel platziert. Die H. stellt immer eine prozessorientierte und individuelle Maßnahme dar und bildet eine gute Grundlage für die Beurteilung des Therapieerfolgs.

Haltungsschulung *f*

Kontext: Bewegungslehre, Orthopädie

Die hypothetische Norm der guten ▸ Haltung ist weit: sie ist konstitutions- und situationsabhängig und bedingt durch die Anatomie und Biomechanik des Bewegungsapparates. Die H. beeinflusst die ▸ Statik des Bewegungsapparates und damit indirekt auch andere Faktoren (*jemanden aufrichten*).

Behandlungsziele und -maßnahmen: Der Patient lernt die belastenden Faktoren seiner Sitz- und Standhaltung kennen, kann ▸ Haltungsfehler wahrnehmen und sich in die bestmögliche korrigierte Haltung begeben (vgl. ▸ Haltung, idealisierte); Dauerbelastungen in Form von Dauerhaltungen werden gezielt und häufig unterbrochen, z. B. durch kleine Hin- und Herbewegungen der Körperlängsachse im Raum, kleine Gewichtsverlagerungen auf der Unterstützungsfläche und dem Einnehmen von ▸ Entlastungsstellungen.

Haltungssyndrom *n*; ***engl.:*** Posture syndrome

Kontext: McKenzie-Konzept

Mechanische Deformation des normalen Weichteilgewebes aufgrund langfristiger haltungsbedingter Belastungen, die alle Gelenkstrukturen betreffen kann und zu Schmerzen führt. Eine Reihe eindeutig kennzeichnender Merkmale lassen sich durch die Anamnese und physische Untersuchung feststellen. Wenn längeres Sitzen Schmerzen hervorruft, lässt sich dieser Schmerz durch Haltungskorrektur beheben. Bewegung ist im gesamten Bewegungsbereich vollständig möglich und schmerzfrei. Wiederholte Bewegungen ha-

H

ben keine Wirkung (vgl. ▸ Mechanische Syndrome).

Haltungstyp *m*; ***Etym.:*** griech., lat. *typus* „Muster, Vorbild"; ***engl.:*** Posture type
Kontext: Bewegungsanalyse, Spiraldynamik
Man unterscheidet zwei H.: eingesunkene (Bsp. Hohlrundrücken) und überstreckte Haltung (Bsp. Flachrücken, militärische Haltung).

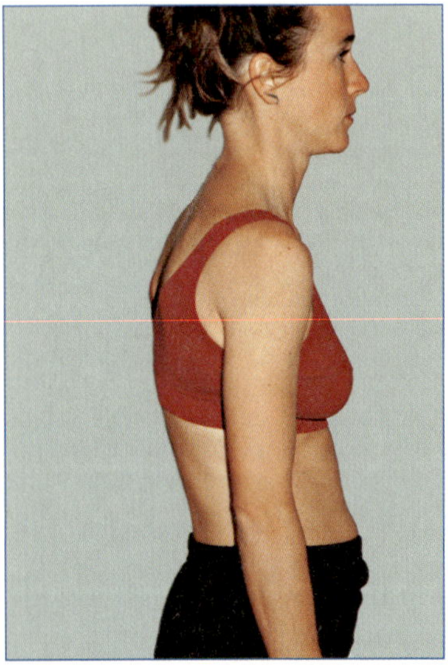

Haltungstyp: Hohlrundrücken.

Haltungswechsel *m*; ***engl.:*** Postural change
Kontext: Prävention
Aufeinanderfolgen verschiedener Ausgangsstellungen und Bewegungsphasen oder Änderung der Position innerhalb einer Ausgangsstellung. Ergonomische Empfehlung für die Arbeitszeit: 50 % sitzen, 25 % stehen, 25 % bewegen. Ein H. sollte auch innerhalb des Sitzens erfolgen: aufrechtes Sitzen, anlehnen, zurücklehnen (vgl. ▸ Sitzen).

Hämatom, epidurales *n*; ***Etym.:*** griech. *epi* „auf, an, während, bei, durch", *dural* als Kurzform von *dura mater encephali* „harte Hirnhaut" (zu lat. *durus* „hart") u. griech. *haima* „Blut"; ***engl.:*** Haematoma, epidural
Kontext: Traumatologie
Blutung im Schädelinnern außerhalb der harten Hirnhaut (Dura mater), meist verursacht durch traumatische Verletzung arterieller Blutgefäße. Wegen der Druckwirkung des Hämatoms auf das Gehirn muss das Hämatom operativ entleert werden. Physiotherapie: Maßnahmen der Physiotherapie der Intensivmedizin; Umlagerungen führen zu erhöhtem Hirndruck und müssen bei erhöhtem Hirndruck unterbleiben (vgl. ▸ Subdurales Hämatom).

Hammerfinger *m*; ***engl.:*** Mallet finger
Kontext: Rheumatologie
Vgl. ▸ Schwanenhalsdeformität.

Hämoglobin *n*; ***Etym.:*** griech. *haima* „Blut" u. lat. *globus* „Kugel"; ***Abk.:*** Hb; ***engl.:*** Haemoglobin
Kontext: Herz-Kreislaufphysiologie
Blutfarbstoff; besteht aus vier Polypeptidketten mit je einem Häm (Farbstoffkomponente), das zentral ein Fe^{2+}-Atom besitzt. Am Fe^{2+} wird (ohne dessen Wertigkeit zu verändern) locker reversibel jeweils ein O_2 gebunden. Diese O_2-Bindung ist keine Oxidation, bei der das Fe^{2+} in die dreiwertige Form (Fe^{3+}) übergehen würde.

Hämosiderose *f*; ***engl.:*** Haemosiderosis
Kontext: Dermatologie, Lymphologie
Durch Ablagerung von Hämosiderin (Abbauprodukt des Blutfarbstoffes) entstandene bräunliche Verfärbung, z. B. der Haut. Oft vergesellschaftet mit ▸ chronisch-venöser Insuffizienz und/oder Lymphstauungen: Hyperpigmentierungen durch Hämosiderinablagerungen beginnen i. d. R. proximal des medialen Knöchels (vgl. ▸ Erysipel).

Hamstrings *f*; ***Etym.:*** engl. *hamstrings* „Kniesehne"; ***Syn.:*** ischiokrurale Muskulatur
Kontext: Anatomie
M. semimembranosus, M. semitendinosus und M. biceps femoris caput longum bilden gemeinsam die ischiokrurale Muskulatur.

Hamulus-Papilla-Incisiva-Ebene *f*; ***Etym.:*** Verkleinerungsform von lat. *hamus* „Haken", lat. *papilla* „Brustwarze, Zitze" u. *incidere* „einschneiden, zerschneiden"; ***Abk.:*** HIP-Ebene; ***engl.:*** Hamulus papilla incisiva layer
Kontext: Kiefergelenksbehandlung
Die H. ist definiert durch drei anatomische Punkte am Oberkiefer. Die ideal ausgerichtete Kauebene verläuft parallel dazu.

Hand-Bike *n*; ***Etym.:*** engl. *hand* „Hand" u. *bike* „Fahrrad, Rad"; ***engl.:*** Arm bike
Kontext: Traumatologie
Von Rollstuhlpatienten ausschließlich mit den Armen angetriebenes Fortbewegungsmittel (ähnelt einem Fahrrad oder Liegerad). Es existieren zwei Typen: Adaptivbike (zur Montage vorne am Rollstuhl), Rennbike (Sitzfläche ist Teil des Bikes; Einsatz bei sportlichen Wettkämpfen).

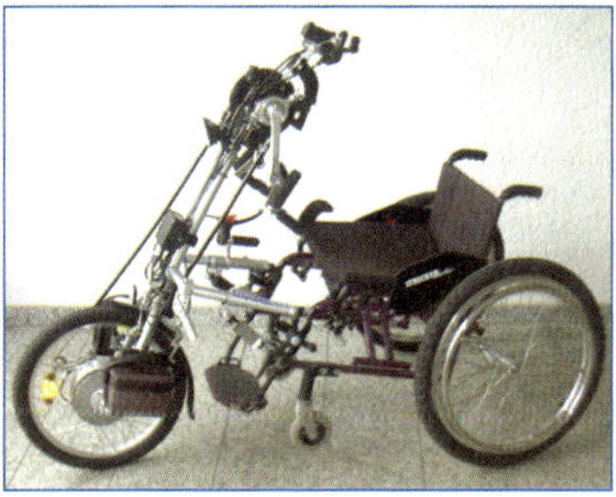

Hand-Bike mit zuschaltbarem Hilfsmotor (R & E Stricker, Bühl/Baden).

Hände, Belasten der *n*; ***engl.:*** Hands, weight on

Kontext: Therapeutisches Klettern, Neurologie

Beide Hände werden auf unterschiedlichen Griffen entweder selbstständig oder unterstützt platziert. Der Patient bekommt die Aufgabe, langsam die Belastungen (Druck, Zug) auf die Griffe zu erhöhen. Durch Verlagern des Körperschwerpunktes (Armstreckung, Rumpfaufrichtung) kann nun zusätzlich zur Aktivität der Arme/Hände der ganze Körper (z. B. für Patienten nach Schlaganfall geeignet) eingesetzt werden.

Handfassung *f*

Kontext: Kaltenborn-Evjenth-Konzept

In der Beschreibung einer Technik wird die Anlage der Hände als Handfassung und nicht als Griff bezeichnet. Das Wort *Griff* gilt als Synonym für Manipulation (engl. thrust).

Handflächengriff *m*; ***engl.:*** Palm grip

Kontext: Handtherapie

Gegenstände werden zwischen Fingern und Handfläche gehalten. Die Stabilität ist so erhöht und die Greiffläche größer. Man sollte unterscheiden zwischen dem Greifen nur mit den Langfingern (z. B. Rudern) und dem Greifen mit Daumen und Langfingern (z. B. Werkzeuge halten). Der Griff ist am kräftigsten, wenn der Daumen den Zeigefinger noch oder fast noch erreichen kann.

Handgelenk, Dorsalextension im *f*

Kontext: Bewegungsanalyse

ROM: 60°.

Muskeln: M. extensor digitorum communis, M. extensor carpi radialis longus, M. extensor carpi radialis brevis, M. extensor indicis, M. extensor pollicis longus, M. extensor digiti minimi.

Verkürzungen: Die Volarflexion im Handgelenk und die Flexion in sämtlichen Fingergelenken können eingeschränkt sein. Eine Verkürzung der Dorsalextensoren des Handgelenks wird deutlich, wenn mit einer Extension im Ellenbogengelenk gleichzeitig eine Flexion im Handgelenk und in den Fingergelenken erfolgt. Im Alltag ist eine Verkürzung unauffällig. Jedoch kann sie in Verbindung mit einer dauernden Überbelastung der Dorsalextensoren Ursache für eine Epicondylitis lateralis (Tennisellenbogen) sein.

Schwäche: Der Patient kann schwere Gegenstände nicht mit proniertem Unterarm unter Beibehaltung einer Dorsalextension hochheben. Das Handgelenk kippt nach volar ab. Wird häufiger in dieser Stellung ein Gegenstand angehoben, kann es zu Überlastungserscheinungen an den Ursprungssehnen der Extensoren der Fingergelenke und des Handgelenks kommen.

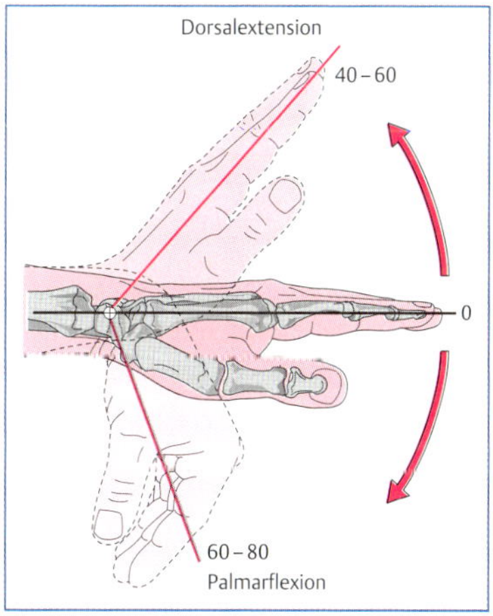

Dorsalextension und Palmarflexion im Handgelenk.

Handgelenk, Instabilität des *f*; ***engl.:*** Wrist instability

Kontext: Handtherapie

Ein Handgelenk gilt als klinisch instabil, wenn es eine symptomatische Dysfunktion zeigt. Dabei ist es nicht in der Lage, physiologische Belastungen zu tolerieren und zeigt keine normale Kinematik über das gesamte Bewegungsausmaß.

Handgelenk, Radialabduktion im *f*

Kontext: Bewegungsanalyse

ROM: 30°.

Muskeln: M. extensor carpi radialis longus, M. abductor pollicis longus, M. extensor pollicis longus, M. flexor carpi radialis, M. flexor pollicis longus, M. extensor pollicis brevis.

Verkürzungen: Neben einer eingeschränkten Radialabduktion können bei einer Verkürzung auch die Dorsalextension und die Volarflexion im Handgelenk beeinträchtigt sein.

Schwäche: Eine Schwäche bei der Radialabduktion im Handgelenk wird immer mit einer Schwäche bei der Dorsalextension im Handgelenk kombiniert sein. Sie zeigt sich, wenn sich der Unterarm in Mittelstellung zwischen Pronation und Supination beim Hochheben von Gegenständen befindet.

Handgelenk, Ulnarabduktion im *f*

Kontext: Bewegungsanalyse

ROM: 40°.

Muskeln: M. extensor carpi ulnaris, M. flexor carpi ulnaris, M. extensor digitorum communis, M. extensor digiti minimi.

Verkürzungen: Neben einer eingeschränkten Radialabduktion können bei einer Verkürzung auch die Dorsalextension und die Volarflexion im Handgelenk beeinträchtigt sein.

Schwäche: Eine Schwäche bei der Ulnarabduktion im Handgelenk ist immer kombiniert mit einer Schwäche bei der Dorsalextension oder Volarflexion. Eine Kraftminderung der Ulnarabduktion ist funktionell wenig auffällig.

Handgelenk, Volarflexion im *f*

Kontext: Bewegungsanalyse

ROM: 60°.

Muskeln: M. flexor digitorum superficialis, M. flexor digitorum profundus, M. flexor carpi ulnaris, M. flexor pollicis longus, M. flexor carpi radialis, M. abductor pollicis longus.

Verkürzungen: Verkürzte Volarflexoren führen zu einer Bewegungseinschränkung in der Dorsalextension des Handgelenks und in der Extension sämtlicher Fingergelenke. Die Verkürzung zeigt sich, wenn die Extension in den Fingergelenken und im Handgelenk mit einer Extension im Ellenbogengelenk gemeinsam durchgeführt wird. Klinisch und im Alltag ist sie unauffällig. In Verbindung mit einer dauernden Überbelastung der Volarflexoren kann sie jedoch Ursache für eine Epicondylitis medialis (Golferellenbogen) sein.

Schwäche: Beim Anheben schwerer Gegenstände mit supiniertem Unterarm ist der Patient nicht in der Lage, das Handgelenk in Volarflexion ausreichend zu stabilisieren. Das Handgelenk kippt nach dorsal ab. Durch wiederkehrende Belastungen in dieser Gelenksstellung kann es zu Überlastungserscheinungen an den Ursprungssehnen der Flexoren der Fingergelenke und des Handgelenks kommen.

Handicap *n*

Vgl. ▸ Behinderung.

Handling *n*; ***Etym.:*** engl. *handling* „Berühren, Handhabung, Behandlung, Führung"

Kontext: Bobath-Konzept

Unterstützende, individuelle Handhabung des Patienten durch die Bezugsperson zur Bewältigung des Alltags, z. B. das Berühren, Füttern, Wickeln, Baden des Säuglings und Kindes durch die Eltern. Ein Bobath-Therapeut leitet die Bezugsperson an, die richtige Handhabung und gezielte Griffe zu üben, die für den Patienten förderlich sind und seine Entwicklung unterstützen. Die therapeutische Arbeit kann nur erfolgreich sein, wenn das Kind in der Aktivität die Bedeutsamkeit seines Handelns erfährt.

Handlung *f*; ***engl.:*** Activity

1. *Kontext:* Ergotherapie

Mit Absichten verbundenes Verhalten, das in aktiver Auseinandersetzung mit der Umwelt organisiert wird; es ist zielgerichtet und zweckgebunden (vgl. ▸ Bewegungsverhalten).

2. *Kontext:* Bobath-Konzept

Räumlich und zeitlich koordinierte, aufeinanderfolgende oder auch gleichzeitig ablaufende Bewegungsmuster und Funktionen, die einem vorausgeplanten Ziel dienen. Während bei einer Bewegung und einer ▸ Funktion keine neuropsychologischen Funktionen notwendig sind, bedarf es bei der Planung, Durchführung und Kontrolle einer Handlung genau dieser Funktionen: Planung, Gedächtnis, Konzentration, räumliche und zeitliche Orientierung, Gnosie und Praxie.

3. *Kontext:* Pädiatrie

Hergang eines Ereignisses, eine aufeinander aufbauende Tätigkeit, die zu einem Ergebnis bzw. zum Erfolg führt. Der Sinn einer Handlung bedeutet die stärkste Motivation für das Kind; er ist der Motor, der das Kind nachhaltig in Bewegung versetzt, seinem Leben Dynamik verleiht. Beim Kochen, Essen, Baden, Kleiden wird entdeckt, ausprobiert und wiederholt, wobei das Gehirn Reize mit allen Ebenen verknüpfen kann. Das neuronale Netz wird erweitert, gestärkt; es entstehen Handlungspläne und Fertigkeiten. Handwerkliche Tätigkeiten erweitern das Handlungsspektrum; lassen das Kind selbstbewusster und selbstständiger werden.

Handlungen, monomotivierte *f*; ***Etym.:*** griech. *monos...* „allein..." u. lat. *motivum* „Beweggrund, Antrieb"
Vgl. ▶ Monomotivierte Handlungen.

Handlungsanalyse *f*; ***Etym.:*** griech. *analysis* „Auflösung"; ***engl.:*** Performance analysis
Kontext: Bobath-Konzept
Gegenstand der Analyse sind Ziele, Pläne und Bedeutungen von Handlungen des Patienten sowie die Kooperation mit den Personen in seiner Umwelt. Die kognitive und psychische Ebene sind die Bezugspunkte H. Im Sinne der ▶ ICF werden die Kategorien der Partizipation und der Kontext berücksichtigt (vgl. ▶ Handlung).

Handlungsfähigkeit *f*; ***engl.:*** Performance capability
1. *Kontext:* Bobath-Konzept
Ist die Möglichkeit des Menschen, seine lebensweltlichen Tätigkeiten zu ordnen und zu strukturieren. Dadurch versetzt er sich in die Lage, auf die gesellschaftlichen und kulturellen Anforderungen einzuwirken und diesen möglichst zu genügen. Dies gelingt am ehesten, wenn er seine Ziele realisieren kann, die für ihn bedeutsam und wichtig sind und zu deren Verwirklichung er seine eigenen Handlungsstrategien nutzen und weiterentwickeln kann (vgl. ▶ Handlung).
2. *Kontext:* Bobath-Konzept, Pädiatrie
Möglichkeit des Menschen, seine lebensweltlichen Tätigkeiten ohne fremde Hilfe durchzuführen, zu ordnen und zu strukturieren. Bobath-Therapie ermöglicht dem Kind sinnvolle Handlungen aus seinem Alltagsleben, in denen mehrere Ebenen wirken. Spielerische Aktivitäten sind für das Kind eine Form der Forschung, in der es seine Umwelt, die Natur und das Leben entdeckt, in Rollenspielen nachempfindet und erweitert. Das Kind ahmt Beschäftigungen seiner häuslichen Umgebung nach. Kommen Gefühle, Gedanken und Handlungen in Einklang, ist das Kind motiviert und zu Veränderungen und außergewöhnlichen Leistungen bereit (vgl. ▶ Handling).

Handlungsfeld *n*; ***engl.:*** Area of activity
Kontext: Prävention
Bereich der Primärprävention, der sowohl individuelle als auch Settingleistungen der gesetzlichen Krankenkassen umfasst. Die drei wichtigsten Handlungsfelder sind: Bewegung, Ernährung und Stressreduzierung. Im für Physiotherapeuten bedeutenden H. *Bewegung* engagieren sich ebenfalls: Sportwissenschaftler, Ärzte, Sport- und Gymnastiklehrer, lizenzierte Übungsleiter aus Turn- und Sportvereinen, Ergotherapeuten.

Handlungsorganisation, periphere *f*; ***Etym.:*** griech. *peripherein* „herumtragen"; ***engl.:*** Organisation of activities, peripheral
Kontext: N.A.P.-Konzept
Die kortikospinalen Bahnen im Rückenmark werden in ein mediales und ein laterales System eingeteilt. Das mediale System gibt Impulse an die unbewusst gesteuerte proximale Muskulatur ab. Die primär bewusste Steuerung der distalen Muskulatur übernimmt das laterale System. Diese Evidenz bestimmt die Methodik des ▶ N.A.P.-Konzepts. Verbale und visuelle Informationen werden in Bezug zu distalen Körperteilen gebracht, taktile für proximale Strukturen eingesetzt.

Handlungsorganisation, zentrale *f*; ***Etym.:*** lat. *centrum* „Mittelpunkt"; ***engl.:*** Organisation of activities, central
Kontext: N.A.P.-Konzept
Funktionelle Synergien werden vor der Handlung organisiert. Dabei wird das „Wohin" kortikal gesteuert und das „Wie" subkortikal. Bei der Vorabplanung laufen Informationen aus unterschiedlichen Zentren zusammen in den primär motorischen Kortex (M1). Hierbei treffen, vereinfacht beschrieben, Informationen aus dem Parietal- und Temporallappen, dem supplementär motorischen Kortex, den Basalganglien, dem Kleinhirn und dem limbischen System ein. Der primär motorische Kortex kann somit als Interneuron betrachtet werden. Hier wird die motorische Strategie festgelegt. Parameter wie Bewegungsrichtung und -geschwindigkeit sowie die Ansteuerung der Muskelfasertypen werden von hier über kortikospinale Bahnen auf spinaler Ebene an Alphamotoneurone und Interneurone verschaltet und von dort aus weiter in die Peripherie geleitet. Ohne diese Vorabinformationen aus den unterschiedlichen Zentren kommt es nur zu einer Karikatur der Bewegung, die hauptsächlich aus M1 gesteuert wird. Im ▶ N.A.P.-Konzept wird dieser Evidenz entsprechend der Patient darin unterstützt, Informationen, die für die motorische Handlung relevant sind, zu nutzen. Dieser Kontext ermöglicht es dem Patienten, dass er die Handlung organisieren kann, bevor er die Bewegung ausführt.

Handlungsorientierte Vorgehensweise *f*; ***engl.:*** Action-oriented approach
Kontext: N.A.P.-Konzept
In Anlehnung der Nomenklatur der ▶ ICF werden im ▶ N.A.P.-Konzept Körperstrukturen durch und

H

während Willküraktivitäten des Patienten beeinflusst. So kann das Gehirn eine Idee davon bekommen, wie es handlungsorientierte Bewegungen organisieren kann. Wir bewegen uns nie ohne Ziel. Normalerweise ist immer ein Objekt zu erreichen, zu greifen oder in dieses zu beißen. Damit steht die zielgerichtete Handlung im Mittelpunkt des Lebens. Das Ziel einer Handlung ist entscheidend für die zentralmotorische Planung unserer Bewegungen. Das sichtbare Ergebnis dieser Planungen zeigt sich in der aufgabenabhängigen reziproken Innervation. Somit findet die Zielsetzung der Handlung nie in einem Vakuum statt, sondern immer in einer Umwelt. Um ein Ziel zu erreichen, ist ein adäquates ▸ Timing notwendig. Dies ist immer auf den Endpunkt der Bewegung ausgerichtet.

H

Handlungsregulation *f*; ***Etym.:*** lat. *regulare* „regeln, einrichten"; ***engl.:*** Action regulation
Kontext: Psychologie
Steuerung und Regelung der ▸ Handlung durch psychophysische Vorgänge; bewusste organisatorische Leistung des Gehirns für ziel- und zweckgerichtete Bewegungshandlungen einschließlich der Vorwegnahme von Bewegungsqualität und/oder -ergebnis. Die psychophysischen Vorgänge schließen die Bereitschaft und Befähigung der Person ein, auf der Grundlage psychischer Vorstellungen, Bilder und Situationen übergeordnete Handlungszielstellungen zu definieren und diese unter Beachtung der konkreten Situation und der aktuellen Bedingungen in anforderungsgerechte selbstständig kontrollierte und regulierte Handlungen umzusetzen.

Handlungsregulation, Theorie der *f*; ***Etym.:*** lat. *regulare* „regeln, einrichten" u. griech. *theoria* „das Anschauen, Betrachten, die Forschung"; ***engl.:*** Action regulation theory
Kontext: Psychologie
Psychologische Theorie, die zur Erklärung der H. verschiedene Perspektiven berücksichtigt und Elemente der H. benennt. Zeitliche Perspektive: Handlungsvorbereitung und -vollzug; funktionelle Perspektive: Orientierungs-, Antriebs-, Ausführungs-, Kontroll- und Regulationsprozesse; hierarchische Perspektive (in absteigender Reihenfolge): intellektuelle, perzeptiv-begriffliche und sensomotorische Ebene. Intellektuelle und perzeptiv-begriffliche Ebene werden auch zur kognitiven Ebene zusammengefasst. Auf dieser Ebene werden die komplexen Bewegungsstrategien und Bewegungspläne entworfen. Die Handlungsvorbereitung findet hier statt. Die sensomotorische Ebene sorgt für die Umsetzung der übergeordneten zentralnervösen Leistungen. Aber: Die Steuerung und/oder Regelung von Bewegungshandlungen erfolgt immer in der funktionellen Einheit aller Ebenen. Das konkrete Zusammenspiel der Ebenen ist ungeklärt. Man geht von einer intensiven gegenseitigen Wechselwirkung aus.

Handlungsschema, motorisches *n*;
Etym.: griech. *schema* „Gestalt, Figur, Form" u. lat. *motor* „Beweger"
Kontext: Motorisches Lernen
Begriff aus der Schematheorie zum motorischen Lernen von RA. Schmidt; umfasst die jeweiligen Ausgangsbedingungen, die spezifischen Komponenten für die aktuelle Durchführung und das Resultat früher ausgeführter gleichartiger Bewegungen. Unterteilung: ▸ Recall-Schema (Erinnerungsschema) und ▸ Recognition-Schema (Wiedererkennungsschema).

Handskoliose *f*; ***Etym.:*** griech. *skolios* „krumm"; ***engl.:*** Hand scoliosis; ***Syn.:*** Zickzackphänomen
Kontext: Rheumatologie
Ulnardeviation der Langfinger, die bei rheumatischen Erkrankungen auftritt. Diese entsteht durch eine Lockerung des Bandapparates im Handgelenk. Die proximalen Handwurzelknochen verschieben sich nach ulnar und die Mittelhandknochen nach radial. Als Kompensation der Gelenkstellung entsteht in den Langfingern eine Ulnardeviation. Bei Betrachtung der Hand fällt auf, dass der Mittelfinger nicht mehr in Mittelposition steht, die ulnarseitigen Konturen des Unterarms abgeflacht sind und der gerade ▸ transversale Bogen aufgehoben wird. Es kommt zum Kraftverlust der Langfinger.

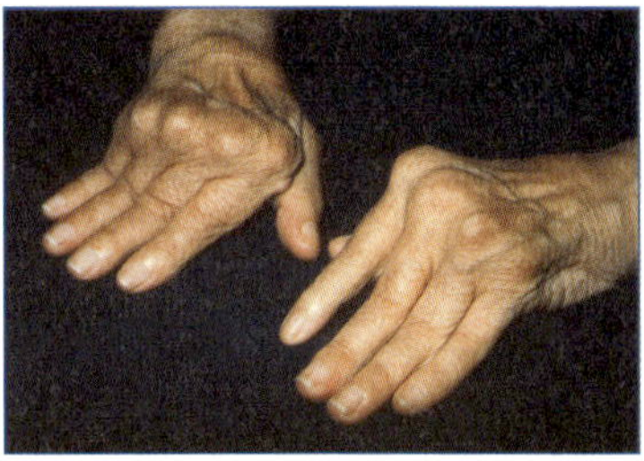

Handskoliose.

Hands-off-Techniken *f*; ***engl.:*** Hands-off technique
Kontext: Trainingslehre
Alle physiotherapeutischen Behandlungstechniken, bei denen der Patient nur Instruktionen erhält und Übungen oder Bewegungsabläufe selbstständig durchführt (vgl. ► Hands-on-Techniken).

Hands-on-Techniken *f*; ***engl.:*** Hands-on technique
Kontext: Trainingslehre
Alle physiotherapeutischen Behandlungstechniken, bei denen der Therapeut Hand am Patienten anlegt (vgl. ► Hands-off-Techniken).

Handtherapeut *m*
Kontext: Handtherapie
Physio- oder Ergotherapeut, der Funktionsstörungen der oberen Extremität untersucht, verhindert und verbessert sowie Funktionen wiederherstellt und das Fortschreiten von Erkrankungen verzögert. Ziel der Handtherapie ist die Partizipation des Patienten. Seit 2007 kann man sich in Deutschland zum H. weiterqualifizieren (Voraussetzungen: abgeschlossene Ausbildung zum Physio- oder Ergotherapeuten, 4 Jahre Berufserfahrung, 2-jährige Tätigkeit in der Handrehabilitation/-chirurgie). Im Gegensatz zu den USA und anderen Ländern ist die Berufsbezeichnung in Deutschland nicht gesetzlich geschützt.

Handtherapie *f*; ***engl.:*** Hand therapy
Kontext: Handtherapie
Die Kunst und Wissenschaft der Rehabilitation des oberen Quadranten des menschlichen Körpers. „Handtherapie ist die Verbindung ergotherapeutischer und physiotherapeutischer Theorie und Praxis, die fundierte Kenntnisse in Bezug auf das obere Körperviertel, die Körperfunktionen und Aktivitäten kombiniert. Indem sie spezialisierte Fertigkeiten zur Erfassung und Behandlung anwenden, verfolgen Handtherapeuten die Ziele, Funktionsstörungen zu verhindern, Funktionen wiederherzustellen und/oder das Fortschreiten einer Krankheit aufzuhalten, um für Betroffene mit Erkrankungen oder Verletzungen des oberen Körperviertels die Teilhabe an Lebenssituationen zu verbessern." (nach Muenzen et al. 2002. Definition der Hand Therapy Certification Commission der American Society of Hand Therapists, 2001).

Handtisch *m*; ***engl.:*** Hand table
Kontext: Handtherapie
Arbeitstisch zur Behandlung in der Handtherapie, bei dem v. a. die Ausgangsstellungen von Patient und Therapeut optimal sind. Die Maße der Arbeitsplatte sind ca.: 65 cm (Länge), 45 cm (Tiefe), 8 cm (Höhe). Der H. sollte höhenverstellbar sein.

Handtrainer *m*; ***engl.:*** Hand trainer
Kontext: Handtherapie
Der H. dient der Kräftigung und Beweglichkeit der Finger und der Hand sowie der Koordination der Finger. Es gibt unterschiedliche Modelle, die sich in Griffmöglichkeit und Widerständen unterscheiden.

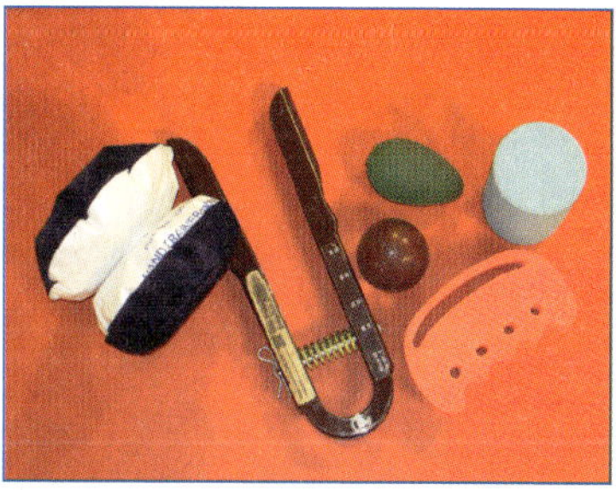

Handtrainer.

Handwechsel *m*
Kontext: Hippotherapie
Richtungsänderung des Pferdes beim Vorwärtsgehen. Beim Reiten in der Halle oder auf einem umschriebenen Platz, z. B. Dressur-Viereck im Freien, bezeichnet die innere Seite des Pferdes die Richtung; ist die linke Seite innen, so geht das Pferd auf der linken Hand; wechselt es die Richtung, so ist die rechte Seite innen und es geht auf der rechten Hand (vgl. ► Hufschlagfiguren).

Handwurzelreflex *m*; ***Etym.:*** lat. *reflectere* „zurückbiegen, umwenden"; ***engl.:*** Carpus reflex
Kontext: Diagnostik, Vojta-Konzept
Von Vojta beschriebener Reflex, der bereits bei der Geburt als ausgereift gilt und nicht mehr auslösbar ist. Die Auslösung erfolgt durch kurzes Beklopfen des senkrecht gehaltenen Unterarmes des in Rückenlage befindlichen Kindes. Als Folge ist eine kurze stoßartige Vorstreckung des Armes sichtbar. Die Präsenz dieses Reflexes ist bereits nach der Geburt ein abnormales Zeichen.

Handwurzelstütz *m*
Kontext: Bobath-Konzept
Aufstützen der Hand auf die Handwurzel, beginnend an der Kleinfingerseite, führt zur Dorsalextension im Handgelenk mit leichter Außenrotation, z. B. beim Krabbeln. Es entsteht eine taktil-propriozeptive, kinästhetische Stimulierung, die zur Streckung des Armes mit muskulärer Stabili-

sation des Schultergürtels, zur Kopf-Rumpf-Aufrichtung und zur Streckung in den Hüftgelenken anregt. Der H. gilt als Voraussetzung für die Handentwicklung: Festhalten, Greifen, Loslassen und Manipulieren (vgl. ▶ Dorsalextensionskette, ▶ Tastabwehrreaktion).

Hängeaktivität *f*; ***Etym.:*** Etym. lat. *activus* „tätig"; ***engl.:*** Hanging activity
Kontext: Funktionelle Bewegungslehre
▶ Aktivitätszustand; der Körper oder ein Körperabschnitt hängt sich an eine externe Hängevorrichtung (Bsp.: Hängen an einer Stange) oder interne (klassisches Bsp.: Hängen des Brustkorbs im Schultergürtel bei beidseitiger Stützfunktion der Arme). In den jeweiligen Gelenken entsteht eine Traktion, die Muskulatur reagiert mit entgegengerichteter, klimmzugartiger Aktivität.

H

Hängende Wand *f*; ***engl.:*** Hanging wall
Kontext: Therapeutisches Klettern
Der Neigungsgrad der Wand ist von der frontal davor stehenden Position aus nach hinten geneigt (negativ) und erfordert ein hohes Maß an Haltefähigkeit sowie Körperspannung (vgl. ▶ Wandneigung).

Hanken-Büngner-Bänder *f*; ***engl.:*** Hanken-Büngner belts
Kontext: Neurophysiologie
Im Heilungsprozess des Nervs wachsen diese Zellbänder von proximal aus der Schwann-Scheide. Sie helfen dem wachsenden Achsenzylinder, zum distalen Nervenstumpf zu finden. Sie sind benannt nach dem Chirurgen Otto von Bünger aus Hanau (1858–1905).

Hantelbewegung *f*; ***engl.:*** Dumbbell movement
Kontext: Funktionelle Bewegungslehre, Ganganalyse
Mit den Armen durchgeführte H. abwechselnd von rechts nach links bzw. vor und zurück. Sie dienen dem Training der sensomotorischen Koordination (vgl. ▶ Sensomotorik). Hauptziele dabei sind die Verbesserung der intra- und intermuskulären Koordination der Fuß- und Beinmuskulatur, der muskulären Stabilisation der Lendenbeckenhüftregion, der Koordination zwischen Bein- und Wirbelsäulenmuskulatur sowie der Aktivität der gesamten dorsalen und ventralen Muskelketten. Besonders berücksichtigt wird die ▶ lumbosakrale Verankerung und die extensorisch-dynamische Stabilisation der Brustwirbelsäule und der Bauchmuskulatur.

Harnverhalten *n*; ***engl.:*** Urinary hesitancy
Kontext: Gynäkologie
Schwierigkeiten bei der Initiierung der Blasenentleerung, wodurch eine Entleerungsverzögerung auftritt. H. tritt oft aufgrund eines verspannten Beckenbodens auf.

Harrisonsche Furche *f*; ***Etym.:*** nach dem britischen Arzt *Edward Harrison* (1766–1838); ***engl.:*** Harrison's groove
Kontext: Diagnostik, Pädiatrie
Deformität des ventralen Thorax. Vorstehen des kaudalen Rippenrandes mit darüber befindlicher furchenartiger Einziehung. Früher als Folge des Vitamin D-Mangels bekannt. Bei Patienten mit spastischer Bewegungsstörung zeigt sich ein z. T. spitz vorstehender unterer Rippenbereich mit eng beieinanderstehenden Rippen. Ohne Behandlung ist die Folge eine schwere Koordinationsstörung der schrägen Bauchmuskeln sowie des Zwerchfelles mit lateralen und dorsalen Rückenmuskeln. Hier ist die primäre Aktivitätsrichtung – vor allem der geraden Bauchmuskeln – von kranial nach kaudal gerichtet. Das Diaphragma ist in seiner Koordinationsfähigkeit eingeschränkt und bedingt die furchartige Einziehung.

Harvard-Step-Test *m*; ***engl.:*** Harvard Step Test
Kontext: Diagnostik, Sportphysiotherapie
Kraftausdauertest bzw. Test der kardiopulmonalen Erholungsfunktion; mit einer Geschwindigkeit von 30 Steps/min (Metronom) steigt ein Patient 5 min lang bzw. bis er die Frequenz nicht mehr einhalten kann (Erschöpfung) auf ein Podest (h: 50 cm) und wieder hinunter; anschließend Pulskontrolle nach 1, 2 und 3 min; je schneller der Puls sinkt, desto besser der Trainingszustand.

Häschensprung *m*; ***engl.:*** Bunny hopping
Kontext: Neurologie
Pathologisches Lokomotionsmuster neurologischer Patienten, die im Vierfüßler beide Hände nach vorne setzen und beide Beine gleichzeitig nachziehen. Die Patienten sind mit Hilfsmitteln nicht mehr gehfähig, sie können nicht ▶ krabbeln.

Hatha-Yoga ***Etym.:*** Sanskrit *hatha* „Kraft, Hartnäckigkeit, Unterdrückung, Gewalt"
Kontext: Komplementäre Therapie
Form des Yoga, bei der das Gleichgewicht von Körper und Geist angestrebt wird durch körperliche Übungen (Asanas), durch Atemübungen (Pranayama) und Meditation.

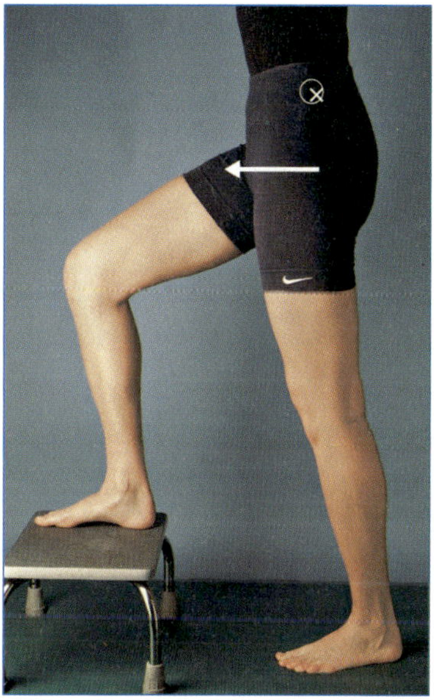

Harvard-Step-Test.

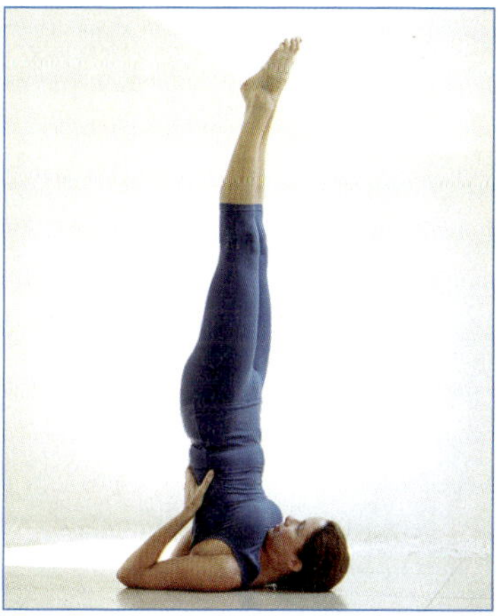

Hatha-Yoga: Übung „Kerze“.

Häufigkeitsverteilung *f*; ***engl.:*** Frequency distribution
Kontext: Statistik
Beschreibt die Verteilung von mindestens zwei Alternativdaten in Relation zueinander. Von Bedeutung ist die H. z. B., wenn das Auftreten oder die Ausprägung eines bestimmten Merkmals (z. B. Geschlecht) in zwei Gruppen (z. B. Bevölkerungsgruppen) verglichen werden soll. H. von binären Alternativdaten einer experimentellen Stichprobe gegenüber einem ▸ Erwartungswert der Population werden mit dem ▸ Binomialtest oder dem ▸ Chi-Quadrat-Test auf signifikante Unterschiede geprüft. Soll ein nominalskaliertes Merkmal (vgl. ▸ Nominalskala) getestet werden, das in mehr als zwei Ausprägungen auftreten kann, ist es möglich, zur Hypothesenprüfung den ▸ Multinomialtest (vgl. ▸ Exakter Test) oder den ▸ Mehrfelder-Chi-Quadrat-Test zu verwenden. Gilt der Vergleich zwei experimentellen ▸ Stichproben, verwendet man bei binären Merkmalen den exakten ▸ Fisher-Yates-Test bzw. bei größeren Stichproben den asymptotischen ▸ Vierfelder-Chi-Quadrat-Test. Beim Vergleich von H. geht die ▸ Nullhypothese von einer gleichartigen Verteilung aus. Die Hypothesenprüfung liefert die ▸ Wahrscheinlichkeit für eine Stichprobe zur Referenzpopulation zu gehören.

Haupteffekt *m*; ***Etym.:*** lat. *effectus* „Wirkung, Erfolg“; ***engl.:*** Main effect
Kontext: Statistik
Begriff aus der mehrfaktoriellen ▸ Varianzanalyse. Der H. ist der Effekt auf die Messgröße (▸ Abhängige Variable) durch Variation nur eines Faktors (▸ Unabhängige Variable). In einem zweifaktoriellen Messprogramm kommen also zwei H. vor. Der Effekt, der sich durch die Kombination von zwei Faktoren ergibt, heißt Interaktion. Wenn z. B. die blutdrucksenkende Wirkung zwei verschiedener Medikamente X und Y bei Männern und Frauen getestet werden soll, kann die Wirkung hier in Bezug auf die zwei verschiedenen Medikamente X und Y (unabhängig vom Geschlecht der Probanden) oder in Bezug auf das Geschlecht der Probanden (unabhängig vom Medikament) untersucht werden (H.A und B). Die Differenzierung der Effekte von X und Y auf Männer oder Frauen stellt die Interaktion dar.

Hauptübung *f*; ***engl.:*** Main exercise
Kontext: Medizinische Trainingstherapie
Mehrgelenkige Übung für große Muskelgruppen. Gegensatz: ▸ Nebenübung. Die Bewegungsausführung ist anspruchsvoller, da mehrere Gelenke gleichzeitig dynamisch stabilisiert werden müssen. Evtl. sind sie anfangs koordinativ zu schwierig, aber auf längere Sicht von Vorteil, da Alltagsbewegungen größtenteils aus mehrgelenkigen

Bewegungen bestehen. Haupt- und Nebenübungen werden immer kombiniert, da Nebenübungen isolierte Defizite gezielt aufarbeiten.

Hausbesuch *m*
Kontext: Geriatrie, Neurologie
Versorgung von Patienten mit physiotherapeutischen Leistungen im häuslichen Umfeld auf der Basis einer ärztlichen Verordnung. Indiziert insbesondere bei älteren Patienten, die aufgrund eingeschränkter Mobilität die physiotherapeutische Praxis nicht aufsuchen können, z. B. Patienten der Pflegestufen 2 und 3. Um präventiv tätig sein zu können, ist der frühzeitige Beginn einer Therapie im Lebensumfeld des Patienten sinnvoll. Hausbesuche erfordern viel Flexibilität und Improvisationsvermögen der Therapeuten. Aufgrund der Kostenentwicklung im Gesundheitswesen (ärztliche Verordnungspraxis) nimmt die Anzahl von Hausbesuchen ab. Die demografische Entwicklung erfordert eine Zunahme von Hausbesuchen.

H

Haut *f*; ***engl.:*** Skin
Kontext: Physiologie
Größtes Organ des Körpers, Oberfläche von 1,2 bis 2,3m^2; Funktion: z. B. Schutz gegen UV-Strahlung, chemische Einflüsse, mechanische Belastungen, kontrolliert Körpertemperatur, vermittelt Informationen über Rezeptoren, produziert Vitamin D (wichtig für Knochenaufbau und -stabilität); besteht (von außen nach innen) aus Epidermis (sechs Schichten), Dermis, Hypodermis (Unterhaut); viele Hautrezeptoren: Merkel-Zellen (in der Epidermis, reagieren auf Druck- und Berührungsreize, die zum feinen Tastsinn gerechnet werden), Vater-Pacini-Körperchen (in der Dermis, reagieren auf intermittierende Druckreize/hochfrequente Vibrationen mit 250–300 Reizen/sec), Ruffini-Körperchen (in der Dermis, reagieren auf Druck und Zug), Meissner-Tastkörperchen (in der Dermis, reagieren auf feine Berührungs- und Tastreize, Druckreize, niederfrequente Vibrationen mit 30–40 Reizen/sec).

Hautareal *n*; ***engl.:*** Skin area
Kontext: Lymphdrainage
Auf die Haut projiziertes, kreisförmiges Entsorgungsgebiet eines initialen Lymphgefäßes, ca. 7 mm Durchmesser.

Hautfalten-Greifzirkel *m*; ***engl.:*** Skinfold caliper
Kontext: Diagnostik
Messinstrument zur ▶ Hautfaltenmessung.

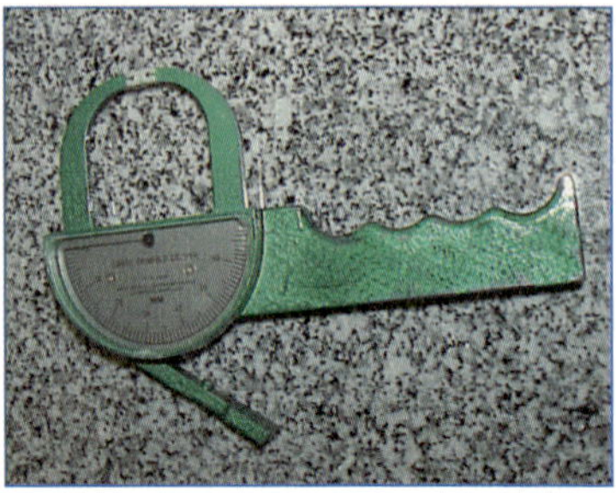

Hautfalten-Greifzirkel.

Hautfaltenmessung *f*; ***engl.:*** Skinfold thickness measurement
1. *Kontext:* Forschung
Schätzverfahren zur Bestimmung der Dicke des subkutanen Fettgewebes; beruht auf der Voraussetzung, dass das subkutane Fettgewebe einen konstanten Anteil der total vorhandenen Fettmasse darstellt und dass die ausgewählten Messorte für die durchschnittliche Dicke des subkutanen Fettgewebes repräsentativ sind; meistens benutzt werden z. B. abdominale, Trizeps- oder Oberschenkel-Hautfalten.
2. *Kontext:* Lymphangiologie
Klinisches Kriterium zur Stadienbestimmung des ▶ Lymphödems , im Normalfall max. 2 mm (vgl. ▶ Stemmer-Zeichen, ▶ LVF-System).

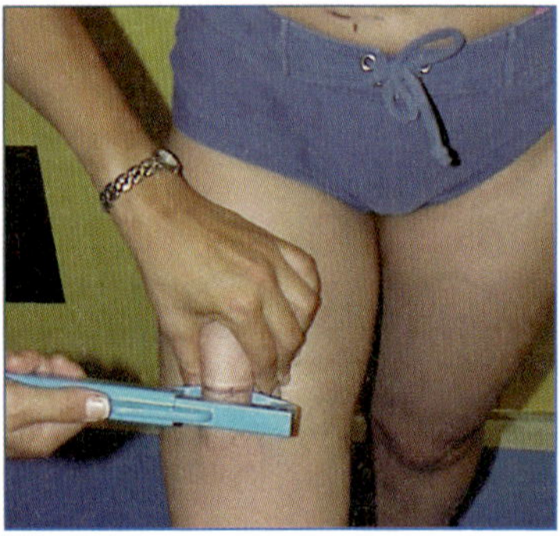

Hautfaltenmessung: Messung der Oberschenkel-Hautfalte.

Hautnerv *m*; ***engl.:*** Cutaneous nerve
Kontext: Neurologie
Vgl. ▶ Dermatom.

Hautquadrant *m*; ***engl.:*** Skin quadrant
Kontext: Lymphologie, manuelle Lymphdrainage
Einteilung des Lymphgefäßsystems der Haut. Man unterscheidet vier Hautquadranten: rechter oberer Quadrant des Thorax (entleert die Lymphe der Haut in die Lymphknoten der rechten Axilla), linker oberer Quadrant des Thorax (entleert die Lymphe in die Lymphknoten der linken Axilla), rechter und linker unterer Quadrant (entleert die Lymphe der Haut in die jeweiligen inguinalen Lymphknoten). Auch die Brustdrüse wird funktionell in vier Quadranten eingeteilt, die miteinander verbunden sind: zwei innere (Lymphabfluss zu den retro- und parasternalen Lymphknoten), zwei äußere (Abfluss zu den Lymphknoten der Axilla). Die ▸ Grifftechniken der manuellen Lymphdrainage berücksichtigen die Lymphabflussrichtungen (vgl. ▸ Wasserscheiden).

Hautreize *f*
Kontext: Neurologie
Taktile und thermische Reizsetzung auf der Haut zur Aktivierung der darunter liegenden Muskulatur, z. B. ▸ Tapping, schnelles Streichen mit Eiswürfeln (Quick-Eis), schnelle Streichungen mit den Fingerkuppen.

Hautrezeptor *m*; ***Etym.:*** lat. *receptor* „Empfänger"; ***engl.:*** Cutaneous receptor
Kontext: Physiologie
Aufnahme- und Schaltstelle in der Haut, die Information zum Rückenmark und Gehirn schickt. Informationen der verschiedenen Hautrezeptoren können zu ganz unterschiedlichen motorischen Resultaten führen, wie z. B. Schutzreflexe (withdrawal), eine behagliche Muskeldehnung oder ein tiefer Atemzug:
Mechanorezeptor: reagiert auf Druck, Stiche und Reibungen an der Hautoberfläche.
Thermorezeptor: reagiert auf Temperaturveränderungen.
Schmerzrezeptor: reagiert auf potenzielle Schäden der Haut.

Hauttemperaturmessung *f*; ***engl.:*** Skin temperature measurement
Kontext: Medizinische Trainingstherapie, Diagnostik
Parameter für die Beurteilung und den Verlauf der ▸ Wundheilung; die Heilung lässt sich durch Messung per Laserthermometer objektivieren (keine starre Einteilung der Heilung mehr nach Zeitdauer). Ausführung: zunächst auf der betroffenen Seite über der Schädigung den Ort der größten Temperaturerhöhung ermitteln, markieren und dann auf der gesunden Seite den gleichen Punkt suchen und messen. Entscheidend ist immer die Temperaturdifferenz im Seitenvergleich, absolute Werte sind wegen äußerer Einflüsse nicht aussagekräftig. Zeichen einer physiologischen ▸ Entzündung: Die Temperaturdifferenz ist kleiner als 2 °C im Seitenvergleich, die Temperaturdifferenz steigt nach körperlicher Belastung nicht mehr als 1 °C, die Temperaturdifferenz reduziert sich innerhalb der ersten Wochen, die Schmerzreaktion des Patienten ändert sich innerhalb der ersten Tage von einem (chemischen) Dauerschmerz zu einem intermittierenden Schmerz in Verbindung mit einer mechanischer Belastung (vgl. ▸ Hyperthermie).

Hautwiderstand *m*; ***engl.:*** Impedance of skin
Elektrischer Widerstand (Impedanz) der Haut, auch Übergangswiderstand genannt. Wenn er sehr hoch ist (trockene Haut), kann er bei der Ableitung von bioelektrischen Signalen (z. B. beim EMG) die Quelle für hochfrequente Störungen (Artefakte) sein. Durch Schmirgelpaste und/oder Verwendung von Kontaktgel kann er verringert werden.

Hautzeichnung *m*; ***engl.:*** Dermographism; ***Syn.:*** Dermographismus
Kontext: Bindegewebsmassage
Bei der ▸ Bindegewebsmassage können verschiedene H. auftreten. Die Dermographia alba (weiße H.) deutet auf einen sehr hohen Gefäßturgor (vgl. ▸ Turgor) hin und kann auf eine Erkrankung (z. B. periphere arterielle Verschlusserkrankung) hinweisen. Bei der Dermographia rubra (rote H.) handelt es sich um einen gleichmäßig auf das Anwendungsgebiet begrenzten Strich, der nach kurzer Zeit wieder verschwindet. Dies ist eine für die BGM normale Reaktion. Ein unregelmäßig verlaufender Strich deutet auf eine Fehlregulation und eine Labilität der vegetativen Steuerung hin (unregelmäßige Breite, je breiter desto stärker die Fehlregulation). Die Dermographia elevata (erhabene H.) ist eine leichte Erhöhung und Rötung der Haut und kann als noch normale Reaktion verstanden werden. Eine Quaddelbildung ist ein akutes Reizödem und auf eine vermehrte Histaminausschüttung zurückzuführen. Hierbei handelt es sich um eine ▸ Fehlreaktion und ggf. einen Hinweis auf eine Überreaktion oder allgemeine Störung (Erkrankung). Eine Marmorisierung der Haut kann auf eine vegetative Fehlreaktion der Gefäße auf thermische Reize hindeuten. Hier

H

gilt es vorsichtig und hauptsächlich mit ▸ Grundaufbauten zu arbeiten, um eine vegetative Umstimmung zu erreichen.

Hawthorne-Effekt *m*; ***engl.:*** Hawthorne effect
Kontext: Forschung
Besagt, dass sich Menschen, die im Rahmen eines Forschungsprojekts beobachtet werden, anders benehmen als normalerweise; ähnliche Effekte können auch in therapeutischer Umgebung auftreten.

Head-Zone *f*; ***Etym.:*** nach dem englischen Neurologen *Henry Head* (1861–1940); griech. *zone* „Gürtel, Querstreifen auf der Erd- od. Himmelskugel, Gebiet"; ***Syn.:*** Head-Zone
Kontext: Bindegewebsmassage
Die H. liegen in den ▸ Dermatomen und entstehen auf Grund von ▸ viszerokutanen Reflexen. Durch die Segmentbeziehungen von Organen, Muskulatur etc. spiegelt sich in diesen Zonen der momentane Zustand des Körpers bzw. des Organs wider (z. B. über hyperalgetische Haut).

H

Hebel *m*; ***engl.:*** Lever
Kontext: Biomechanik
Materie, über die Kraft in ein System eingeleitet wird bzw. an dem sie angreift, z. B. Unterarm (vgl. ▸ Hebelarm).

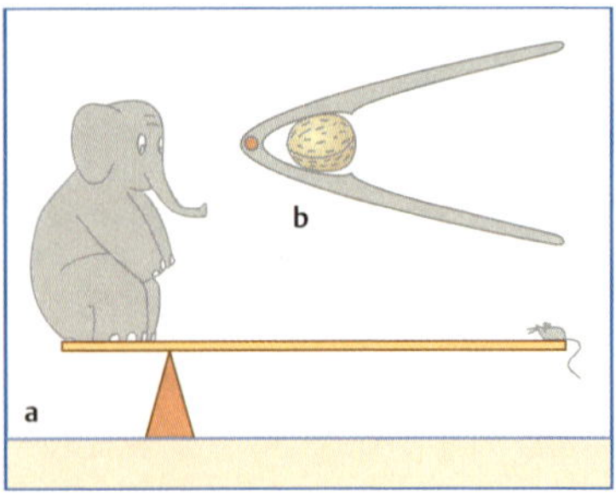

Hebel: Einseitiger und zweiseitiger Hebel.

Hebelarm *m*; ***engl.:*** Lever arm; ***Syn.:*** Hebelarmlänge, Hebellänge
Kontext: Biomechanik, Bewegungsanalyse
Senkrechter Abstand der Wirklinie des Kraftvektors von der Drehachse; physikalisch wirksame Hebelarmlänge (vgl. ▸ Drehmoment, ▸ Hebel).

Hebelgesetz *n*; ***engl.:*** Lever principle
Kontext: Biomechanik, Physik
Die Abstände der Kräfte von der Resultierenden verhalten sich umgekehrt wie die Kräfte selbst.

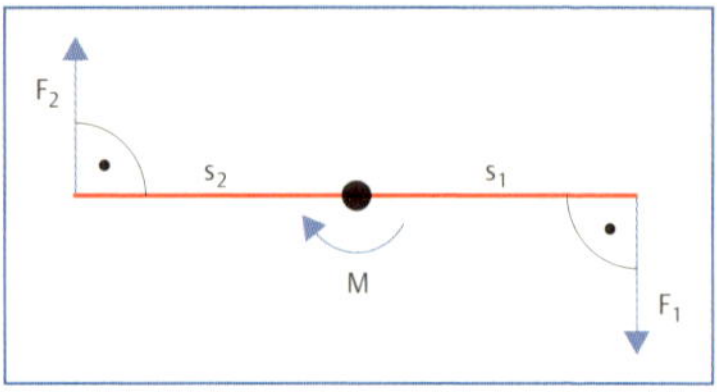

Hebelarm: Kräfte wirken senkrecht zu einem Hebelarm und bewirken einen Drehmoment (M).

F1 : F2 = s2 : s1. Es beschreibt auch die Gleichgewichtsbedingung am Hebel: Kraft (F1) × Kraftarm(s1) = Last (F_2) × Lastarm (s_2).

Hebe-Tragearbeit, biomechanische *f*
Vgl. ▸ Haltearbeit.

Hecheln *n*; ***engl.:*** Panting
Kontext: Geburtshilfe
Veraltete Atemtechnik am Ende der Eröffnungsphase einer Geburt; setzen Physiotherapeuten nicht mehr ein, da sie häufig zum Hyperventilieren der Gebärenden führte.

Heel-Hook-Tritt *m*; ***Etym.:*** engl. *heel* „Ferse" u. *hook* „Haken"; ***engl.:*** Heel-hook kick
Kontext: Therapeutisches Klettern
Tritt zum Aufbringen von Druck bzw. Hakeln mit der Ferse; besonders bei hängenden Wänden oder Dachkletterbelastungen zur Stabilisierung des Körpers erforderlich.

Heidelberger Modell *n*; ***engl.:*** Heidelberg model
Kontext: Innere Medizin
Dosiertes Belastungsprogramm für kardiale Patienten zur Frühmobilisation mit dynamischen Bewegungsserien in 3 Stufen: liegend, sitzend und in der Fortbewegung. Entwickelt von Hannelore Göring, Heidelberg, in Anlehnung an das Göteborger Modell (6 Stufen).

Heilbad *n*; ***engl.:*** Therapeutic bath
Kontext: Physikalische Therapie, Balneotherapie
Alle Bäder, die durch chemisch definierte Inhaltsstoffe charakterisiert werden;
Beispiele für Heilbäder:

1. Kohlensäurebad (CO_2-Bad): Bad, das mind. 1g freies CO_2 pro kg Wasser enthält; Wirkung: Hyperämie, Dilatation der präkapillären Arteriolen, 2–3 mm breiter, ischämisch-blasser Saum zwischen gebadeter und trockener Haut.

2. Kohlensäure-Trockenbad: therapeutische Applikation von CO_2 in gasförmigen Medien; kann nur eingeschränkt als CO_2-Bad ohne ▸ hydrostatischen Druck bezeichnet werden, da nicht nur die begleitenden Gase (z. B. Methan), sondern meist auch die Befeuchtung der Haut fehlt; Wirkung: lokale Behandlung mit CO_2 ist von großem Nutzen bei der Behandlung von Verbrennungen und schlecht heilenden Wunden, die nicht mit Feuchtigkeit in Berührung kommen dürfen.

3. Solebad (Salzbad): Salzquellen für Solebäder enthalten 1–14 g Kochsalz pro Liter Wasser; kann als gleichwertig mit einem Peloidbad betrachtet werden; Wirkung: Besalzung der Haut und deren Hornschicht, bessere Schweißsekretion als im normalen Wasserbad, Linderung von Hauterkrankungen.

4. Solebewegungsbad: sehr junge Form der Balneotherapie, überwiegend in der Gynäkologie eingesetzt; wird als Unterwassergymnastik durchgeführt.

5. Meerwasserbad: als Wannenbad überwiegend mit ▸ Solebad gleichzusetzen.

6. Schwefelhaltiges Bad: dabei wird Schwefelwasserstoff über die Haut aufgenommen und inhaliert; Wirkung: besonders heftige Reaktionen; z. B. alte oder schlummernde Krankheiten können reaktiviert werden, Schmerzempfindlichkeit der Haut und Kälteempfinden werden während des Bades deutlich gesenkt, das Wärmeempfinden verstärkt, Atembeschwerden nehmen ab.

7. Peloidbad (z. B. Moorbad): Applikation zwischen 38 und 45 °C, Kerntemperatur des Pat. steigt dabei um bis zu 2 °C; Wirkung: humorale, hämatologische und immunologische körperliche Reaktionen.

Heilklimatischer Kurort *m*

Vgl. ▸ Kurort, heilklimatischer.

Heilmittel *f*; ***engl.:*** Remedy

Kontext: Berufspolitik

H. werden als persönlich zu erbringende, nichtärztliche Versorgungs- und Dienstleistungen bestimmt. Sie werden durch die nicht-ärztlichen Berufe erbracht. Zu den H. zählen im Speziellen die Maßnahmen der physikalischen Therapie, der podologischen Therapie, der Stimm-, Sprech- und Sprachtherapie sowie der Ergotherapie. Das Ziel der Heilmittelanwendung wird in den ▸ Rahmenempfehlungen beschrieben. H. werden demnach verwand um Krankheiten zu heilen, Krankheitssymptome zu lindern bzw. Verschlimmerung zu verhüten, eine Schwächung der Gesundheit, die in absehbarer Zeit zu einer Krankheit führen würde, abzuwenden, einer Gefährdung der gesundheitlichen Entwicklung eines Kindes vorzubeugen sowie Pflegebedürftigkeit zu vermeiden bzw. zu mindern.

Heilmittel-Richtlinien *f*; ***Abk.:*** HMR

Kontext: Berufspolitik

▸ Heilmittel werden in den H. und den ▸ Rahmenempfehlungen spezifiziert. Die seit Juli 2004 gültigen H. bestehen aus einem Richtlinientext und dem Heilmittelkatalog. Der Richtlinientext beschreibt neben den rechtlichen Grundlagen in detaillierter Form die Verordnung von Heilmitteln und weist auf die Verbindlichkeit der Richtlinien für Ärzte und Krankenkassen hin. Der Heilmittelkatalog führt die unterschiedlichen Heilmittel, eingeteilt in verschiedene Diagnosegruppen und Leitsymptomatiken (Indikationen), auf.

Heilquelle *f*; ***engl.:*** Curative spa

Kontext: Balneologie

Natürliche oder künstlich angelegte Quelle, deren Wasser sich durch einen genau festgelegten Gehalt an Mineral- oder anderen Stoffen, ▸ Radium oder ▸ Radiumemanation und/oder höhere Temperatur von anderen Quellen unterscheidet. Verwendung: Trink- oder Badekuren.

Heilung, extrinsische *f*; ***Etym.:*** lat. *extrinsecus* „von außen"; ***engl.:*** Healing, extrinsic

Kontext: Physiologie

Wundheilung, die von den umliegenden Geweben der verletzten Struktur ausgeht. Gegenteil von ▸ Heilung, intrinsische.

Heilung, intrinsische *f*; ***engl.:*** Healing, intrinsic

Kontext: Physiologie

Heilungsprozess, der vom verletzten Gewebe selbst ausgeht; Gegenteil von ▸ Heilung, extrinsische.

Heilwasser *n*; ***engl.:*** Spa-water

Kontext: Balneologie

Natürliches Grundwasser, das durch seine chemische Zusammensetzung (bestimmte Spurenstoffe) oder durch physikalische Eigenschaften (Temperatur) balneologisch oder medizinisch einsetzbar ist. Dazu muss u. a. ein Mindestgehalt von 1000 mg/kg an gelösten festen Mineralstoffen nachgewiesen sein. Gilt nach dem Gesetz über den Verkehr mit Arzneimitteln (AMG) als solches. Die Benennung als H. bedarf in Deutschland und Österreich der amtlichen Anerkennung. Heilwässer werden wegen ihrer chemischen Zusammensetzung oder ihrer physikalischen Eigenschaften nach naturwissenschaftlichen Grundsätzen klassifiziert. Wirkung: ein und dieselbe Heilquelle kann für Besserung unterschiedlicher Symptome sor-

Heilwasser	
Klassifikation:	
Bestandteile/Eigenschaften des Wassers	***Bezeichnung***
Mindestgehalt von 1g/l gelöste Mineralstoffe	Mineralwässer
Beim Austritt mindestens 20 °C warm	Thermalquelle oder Therme
Mindestgehalt von 5,5 g/l Natrium- und 8,5 g/l Chloridionen	Sole
Spezielle wertbestimmende Einzelbestandteile sind enthalten: 20 mg/l zweiwertiges Eisen (Fe) 1 mg/l Iodid (I) 1 mg/l Sulfidschwefel (S) 666Bq/l Radon (Rn) (= 18nCurie/l) 1 mg/l Fluorid (F) 1000 mg/l freies gelöstes Kohlenstoffdioxid (CO_2) 500 mg/l gelöstes Kohlenstoffdioxid (CO_2)	 Eisenhaltige Wässer Iodhaltige Wässer Schwefelhaltige Wässer Radonhaltige Wässer Fluoridhaltige Wässer Trinkwässer (für Trinkzwecke) Kohlensäurehaltige Wässer/Säuerlinge (für Badezwecke)

H

gen (z. B. schwefelhaltige Quelle wirkt sich positiv aus bei rheumatoider Arthritis, arterieller Durchblutungsstörung oder Hautkrankheiten).

Heiße Rolle *f*; ***engl.:*** Hot roll
Kontext: Physikalische Therapie
Feuchte Wärmeanwendung, die durch vorsichtiges kurzes Tupfen den betroffenen Arealen zugeführt wird. Sie wirkt schmerzlindernd, tonussenkend und durchblutungsfördernd. Man wickelt drei Handtücher zu einem Trichter und gießt ca. 1 Liter kochendes Wasser hinein. Die feuchte Wärme bleibt lange erhalten, da während des Abtupfens der Handtuchtrichter langsam von außen nach innen abgewickelt wird. Vorsicht ist geboten, da Verbrennungsgefahr besteht.

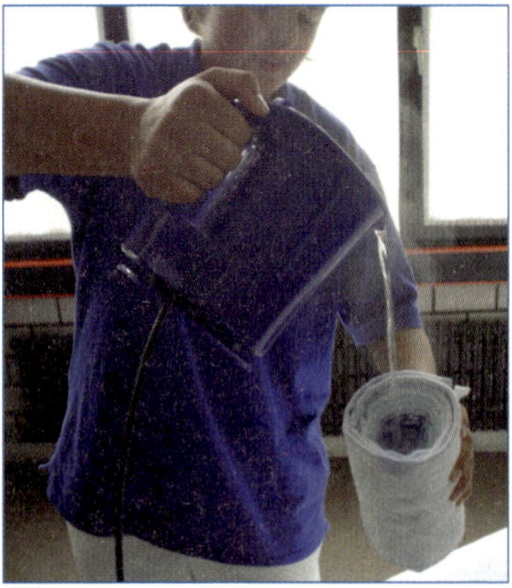

Heiße Rolle.

Helkimo-Index *m*; ***Etym.:*** nach *M. Helkimo*; lat. *index* „Register, Verzeichnis"; ***engl.:*** Helkimo Index; ***Syn.:*** Dysfunktion-Index nach Helkimo
Kontext: Kiefergelenksbehandlung
Der H. dient der Bestimmung der Kiefergelenkmobilität. Er ist ein seit Jahren geprüftes und standardisiertes, reliables Instrument. Klassische ▶ kraniomandibuläre Dysfunktionen können mithilfe des Fragebogens erkannt und klassifiziert werden.

Hemiballismus *m*; ***Etym.:*** griech. *hemisys* „halb" u. *ballismos* „das Tanzen"; ***engl.:*** Hemiballism
Kontext: Neurologie
Einseitig auftretende, extrapyramidale Bewegungsstörung mit unwillkürlichen blitzartig schnellen, schleudernden und ausfahrenden Bewegungen. Leitet sich begrifflich von der Ähnlichkeit der unfreiwilligen Bewegungen mit Wurfbewegungen ab. Physiotherapie: Einüben funktionell relevanter motorischer Fertigkeiten, ggf. unter Vermeidung der betroffenen Körperseite; die ursächliche Störung kann durch physiotherapeutische Maßnahmen nicht direkt beeinflusst werden.

Hemiparese *f*; ***Etym.:*** griech. *hemisys* „halb" u. *paresis* „Erschlaffung"; ***engl.:*** Hemiparesis
1. ***Kontext:*** Neurologie
Unvollständige bzw. inkomplette Halbseitenlähmung aufgrund einer Gehirnschädigung.
2. ***Kontext:*** Pädiatrie
Störung des Muskeltonus einer Körperseite. Ursachen: Unreife und reif geborene Kinder mit einseitigen Läsionen (Hirnfehlbildungen, geburtsbe-

dingte oder spontane Infarkte, Blutungen, Traumen und asymmetrische periventrikuläre Leukomalazien). Mögliche Begleitsymptome: Störung des Körperschemas, Dyspraxie, Agnosie, Epilepsie mit Krampfanfällen. In der Regel normale Intelligenz- und Sprachentwicklung; die Prognose für das selbstständige Gehen ist bei Kindern meistens gut.

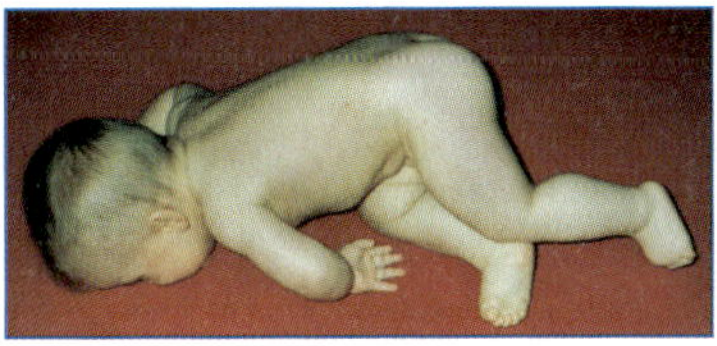

Hemiparese. Drehversuch eines Kindes mit Hemiparese.

Hemipelvektomie *f*; ***Etym.:*** griech. *hemi...* „halb", lat. *pelvis* „Becken", griech. *ek* „heraus" u. *tome* „Schnitt"; ***engl.:*** Hemipelvectomy
Kontext: Chirurgie
▸ Amputation des Beines und der gesamten Beckenhälfte. Seltene Form der Amputation, z. B. aufgrund eines Tumors notwendig. Die prothetische Nachversorgung ist wegen der schlechten Befestigungsmöglichkeit der Prothese problematisch. Folge: geringe Gehfunktion, das Tragen der Prothese entlastet jedoch die andere Extremität (vgl. ▸ Amputationshöhe).

Hemiplegie *f*; ***Etym.:*** griech. *hemisys* „halb" u. *plege* „Schlag, Hieb, Stoß"; ***engl.:*** Hemiplegia; ***Syn.:*** Halbseitenlähmung
Kontext: Neurologie
Aufgrund einer kortikalen oder subkortikalen Schädigung verursachte, komplette Lähmung der dem Schädigungsort gegenüberliegenden Körperseite. Je nach Läsionsvolumen und -ort liegen Sensibilitätsstörungen (gegenüberliegende Körperseite), Sprachstörungen, Störung der Raumwahrnehmung und andere Beeinträchtigungen vor. Häufige Folge: learned non-use (gelernter Nicht-Gebrauch); Gewohnheit, ein Körperteil, z. B. den anfänglich gelähmten Arm, nicht zu benutzen (vgl. ▸ Bewegung, automatisierte; ▸ Plastizität). Physiotherapie: Befunderhebung auf Funktions- und Aktivitätsebene; aktives isoliertes Üben von Bewegungen und aufgabenorientiertes Üben motorischer Fertigkeiten wie Transfers, Gehen oder Greifen unter Berücksichtigung von Muskellängen und Gelenkbeweglichkeit. Anpassen von Hilfsmitteln (Orthesen, Gehstöcke) zur Bewältigung motorischer Anforderungen (vgl. ▸ Brown-Séquard-Syndrom, ▸ Parese).

Hemmung *f*; ***engl.:*** Inhibition
Kontext: Neurophysiologie
Überbegriff für neurophysiologische Prozesse, die die Übertragung von Aktionspotenzialen an Synapsen (und somit die Erregung von Nervenzellen) erschweren (Verminderung der Empfindlichkeit durch Entfernung des Membranpotenzials von der Reizschwelle; Hyperpolarisation) oder verhindern (Verhinderung von Aktionspotenzialen auf der nachgeschalteten Zelle). Aus funktioneller Sicht besteht das gesamte neuronale Netzwerk aus zwei grundlegenden Strukturelementen: Nervenzellen mit bahnenden und Nervenzellen mit hemmenden Synapsen (bzw. bahnende und hemmende Neuronen). Die diffizile Funktionsabstimmung beider Strukturelemente ermöglicht die umfangreiche Informationsverarbeitung (vgl. ▸ Bahnung, ▸ Entbahnung, ▸ Enthemmung).

Postsynaptische H.: Durch einen biochemischen Vermittlungsprozess wird auf der konduktilen Membran des nachgeschalteten Neurons eine Hyperpolarisation ausgelöst (Erhöhung der Reizschwelle), sodass Aktionspotenziale an den Synapsen nicht übertragen werden. Mechanismus (vereinfacht dargestellt): Aktionspotenziale setzen aus der Synapse (Strukturbestandteil der Nervenzelle, von der das Aktionspotenzial kommt) Transmitterstoffe in den Synapsenspalt (interstitioneller Raum) frei, die sich an spezifische Rezeptoren der sub- oder postsynaptischen Membran (Strukturbestandteil der Nervenzelle, auf der das Entstehen von Aktionspotenzialen unterbunden oder reduziert wird) binden. Durch diesen Transmitter-Rezeptor-Komplex wird eine Hyperpolarisation (IPSP: inhibitorisches postsynaptisches Potenzial) dieser Membran hervorgerufen. Dadurch entsteht eine Potenzialdifferenz zwischen dieser nicht konduktilen und der konduktilen Membran dieser Nervenzelle im Bereich des Axonkegels. Der resultierende Stromfluss ist der adäquate Reiz für die Hyperpolarisation der konduktilen Membran. Das Membranpotenzial wird so von der Reizschwelle entfernt, die Erregbarkeit vermindert und das Übertragen von Aktionspotenzialen über gleichzeitig aktive bahnende Synapsen reduziert oder aufgehoben (vgl. ▸ Räumliche Summation, ▸ Postsynaptische Bahnung).

Autogene H.: Entsteht durch die strukturelle Verknüpfung der Ib-Golgi-Sehnenrezeptorafferenzen über ein hemmendes Interneuron mit den α-Motoneuronen des spannungsentwickelnden Muskels. Die Reizschwellen der α-Motoneuronen werden reduziert und damit die Intensität der Spannungsentwicklung des Agonisten begrenzt.

Präsynaptische H.: Basiert auf einer spezifischen anatomischen Verschaltung von Synapsen. Die axo-axonale Synapse der einen Nervenzelle hemmt die axodendritische oder axosomatische Synapse der anderen Nervenzelle, indem die Transmitterausschüttung modifiziert wird. Die H. bleibt auf die konkrete Synapse der anderen Nervenzelle begrenzt (vgl. ▸ Präsynaptische Bahnung).

Rekurrente/rückwärtsgekoppelte H.: Basiert (wie die präsynaptische H.) auf einer spezifischen anatomischen synaptischen Verschaltung; sie ist in allen neuronalen Netzwerken verwirklicht. An α-Motoneuronen wird sie als Renshaw-H. bezeichnet. Das Verschaltungsprinzip beruht darauf, dass der Neurit eines bahnenden Neurons kurz nach seinem Ursprung im Axonhügel eine Kollaterale abgibt, die eine Synapse mit einem hemmenden Interneuron hat. Das Interneuron ist mit dem Ausgangsneuron der Kollaterale verbunden. Diese kreisförmige Verschaltung führt über das Interneuron zur Eigenhemmung des Ausgangsneurons. Am α-Motoneuron wird damit die maximale Entladungsrate als ein Mechanismus der willkürlichen Kraftabstufung begrenzt.

Reziproke H.: Basiert auf der strukturellen Verschaltung (wie auch: präsynaptische H., rekurrente H.) der Ia-Muskelspindelafferenz über ein hemmendes Interneuron mit den α-Motoneuronen

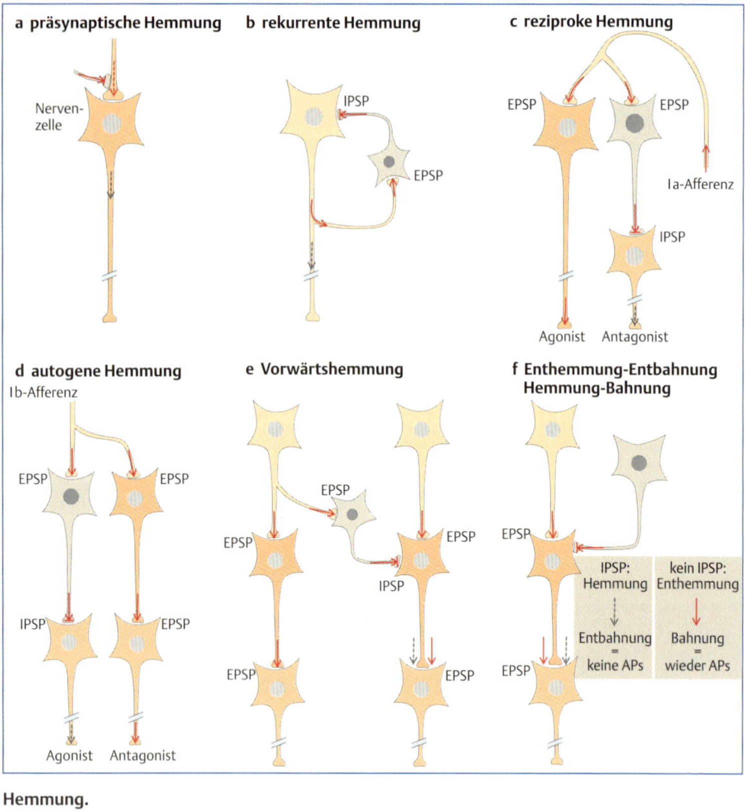

Hemmung.

des Antagonisten. Funktionelle Folge: Die dehnungsabhängige Kontraktion des Agonisten geht reflektorisch mit einer aktiven Relaxation (Erhöhung der Reizschwelle und Verminderung oder Verhinderung der Entladungen) der α-Motoneuronen des Antagonisten einher.

Vorwärtshemmung: Ist in den neuronalen Netzwerken strukturell bzw. funktionell verwirklicht. Mechanismus: Ein Neuron einer bahnenden Kette hemmt über Interneurone ein Neuron einer anderen Kette, ohne dass es in seiner eigenen Aktivität von diesem anderen Neuron abhängig ist.

Laterale H.: Form der Vorwärtshemmung; verbindet parallel arbeitende Neuronenketten. Ihre Aufgabe ist es, Reize räumlich voneinander zu trennen, Kontraste zu erzeugen. Diese Hemmung ist an der Aufarbeitung und Zerlegung von komplexen Reizen beteiligt, indem einzelne Informationsinhalte extrahiert werden.

Hemmung, zentrale *f*

Vgl. ▸ Zentrale Hemmung.

Henkel *m*; ***engl.:*** Handle

Kontext: Therapeutisches Klettern

Gut greifbarer, großer und somit sicherer ▸ Griff, der sich gerade für Anfänger bzw. für den Bereich des therapeutischen Kletterns eignet.

Hennemann-Prinzip *n*; ***engl.:*** Hennemann Size Principle

Kontext: Neurologie

Besagt, dass die motorischen Einheiten mit kleinem Durchmesser (wenig Muskelfasern) beim gemeinsamen Antrieb schneller reagieren als die mit großem Durchmesser (viele Muskelfasern); bei einer Bewegungs- und Krafterzeugung werden die kleinen Motoneuronen vor den großen angesprochen und rekrutiert; dies erklärt die Entwicklung des notwenigen Haltungshintergrundes, der jeder Bewegung vorausgeht, da bei allen Muskelaktivitäten die tonischen vor den phasischen Einheiten rekrutiert werden; durch Einsatz der vom H. abweichenden Reaktion über einen längeren Zeitraum entwickelt sich die Muskelaktivität zunehmend in Richtung eines spastischen Musters.

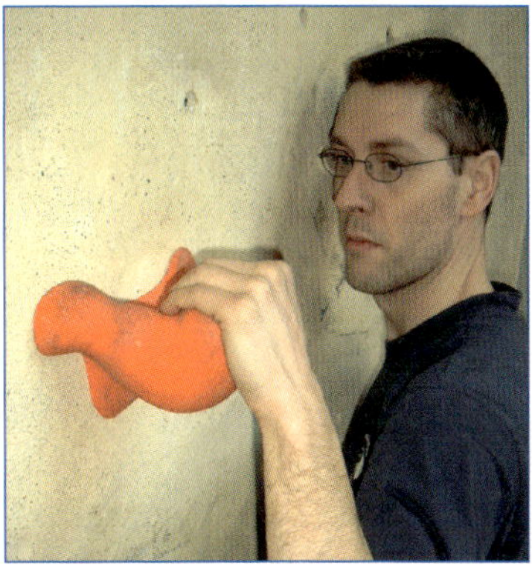

Henkel.

Henry-Dalton-Gesetz *n*; ***Etym.:*** nach dem engl. Chemiker und Mediziner *William Henry* (1774–1836) u. dem engl. Chemiker *John Dalton* (1766–1844); ***engl.:*** Henry-Dalton law

Kontext: Biomechanik

Beschreibt die Löslichkeit von Gasen in Flüssigkeiten: Die bei Sättigung in einer Flüssigkeit gelöste Gasmenge ist dem Partialdruck des Gases über der Flüssigkeit proportional. Beispiele: Aus einer Sektflasche entweicht nach Öffnen CO_2, weil der CO_2-Partialdruck in der Luft wesentlich geringer ist, als der Druck in der geschlossenen Flasche war. Spielt beim Flaschentauchen und bei der künstlichen Beatmung eine große Rolle.

He-Punkt *m*; ***engl.:*** He-point

Kontext: Traditionelle Chinesische Medizin

Eine Art der Meridianpunkte, die auf ihrem jeweiligen ▸ Meridian um das Knie oder den Ellenbogen liegen. Die Energie fließt in den H. zusammen und bildet ein sogenanntes Meer der Energie. Sie haben eine direkte Organwirkung.

Hering-Breuer-Reflex *m*; ***Etym.:*** nach dem deutschen Physiologen und Psychologen *Karl Ewald Konstantin Hering* (1834–1918) und dem Wiener Arzt, Physiologen und Philosophen *Josef Breuer* (1842–1925); ***engl.:*** Hering-Breuer reflex; ***Syn.:*** Lungendehnungsreflex

Kontext: Physiologie

Während der Inspiration durch die Mechanosensoren des Bronchialbaumes ausgelöster Dehnungsreflex zur Regulation der Atemtiefe. Er begrenzt die mit der Inspiration verbundene Dehnung und leitet in die Exspiration ein.

Herstellkosten *f*; ***engl.:*** Production costs

Kontext: Betriebswirtschaftslehre

Alle bei der Produktion einer Ware bzw. Erbringung einer Dienstleistung anfallenden Kosten. Physiotherapie: Die H. zu ermitteln, ist für Praxisinhaber die Grundlage der Preisermittlung. H. zeigen den Materialverbrauch und Personaleinsatz pro Behandlungseinheit an (je nach Therapieform sehr unterschiedlich). Verlangen Praxen niedri-

H

gere Preise als die Summe aus H. + Selbstkosten + Gewinnzuschlag ergibt, ist es nicht möglich die Praxis wirtschaftlich erfolgreich zu führen (unabhängig von der fachlichen und menschlichen Behandlungskompetenz). Ermittelt werden die H. folgendermaßen:

Materialeinzelkosten (entstehen pro Behandlung)
+ Materialgemeinkosten
(fallen gesamt an, nicht einzeln zuordenbar)
= Materialkosten
+ Personaleinzelkosten
(entstehen pro Behandlung)
+ Personalgemeinkosten
(fallen gesamt an, z. B. Inhabergehalt)
+ Sondereinzelkosten (zusätzlicher
Aufwand für spezielle Behandlungen)
= Herstellkosten (Behandlungskosten)

H

Hertz *m*; ***Abk.:*** Hz; ***engl.:*** Hertz
Kontext: Physikalische Therapie, Elektrotherapie
Wechsel oder Schwingungen pro Sekunde; z. B. 100 Hz = 100 Polungswechsel/sec (vgl. ▸ Wechselstrom).

Herzautonomie *f*; ***Etym.:*** griech. *autos* „selbst“ u. *nomos* „Gesetz“; ***engl.:*** Cardiac autonomy
Kontext: Herz-Kreislaufphysiologie
Spontane, autonome Bildung von Aktionspotenzialen durch spezialisierte Zellen des kardialen Erregungsbildungs- und -leitungssystems. Besonderheit aller Zellen: Bei der Aktionspotenzial-Bildung führt die Repolarisation zum maximalen diastolischen Potenzial und da die Na^{2+}-Leitfähigkeit der Membran erhöht ist, beginnt umgehend eine langsame diastolische Depolarisation zur Schwelle.

Herzbettlagerung *f*; ***engl.:*** Cardiac chair position
Kontext: Innere Medizin
Lagern der unteren Extremität unter Herzniveau mit dem Ziel, den venösen Rückstrom zu verlangsamen und somit das Herz zu entlasten.

Herzerkrankung, akute *f*; ***engl.:*** Heart disease, acute
Kontext: Innere Medizin
Sauerstoffmangel des Herzmuskels aufgrund koronarer Herzkrankheit (KHK, Manifestation der Arteriosklerose an den Herzkranzarterien), der sich als Angina pectoris, Herzinfarkt, Herzrhythmusstörungen oder Herzinsuffizienz äußern kann. Die physiotherapeutische Behandlung folgt den Regeln des von der WHO empfohlenen ▸ Heidelberger Modells zur Frühmobilisation.

Herzerkrankung, chronische *f*; ***engl.:*** Heart disease, chronic; ***Syn.:*** Herzinsuffizienz
Kontext: Innere Medizin
Genügt das Herz den Anforderungen der Peripherie nicht mehr, spricht man von Herzinsuffizienz mit chronisch progredientem Verlauf. Die WHO hat vier Stadien eingeteilt: I Zufallsbefund z. B. aufgrund von Strömungsgeräuschen, II Atemnot bei starker körperlicher Belastung (Treppensteigen), III Atemnot bei leichter körperlicher Belastung (Anziehen), IV Atemnot in Ruhe. Die physiotherapeutische Behandlung richtet sich vor allem gegen die Folgen von Inaktivität und langer Bettruhe. Es müssen Maßnahmen zur Erleichterung der Atemarbeit besonders für die ADL ergriffen werden.

Herzfrequenz *f*; ***engl.:*** Heart rate
Kontext: Physiologie
Herzschläge pro Minute. Anders als bei den meisten Frequenzangaben wird die Zeiteinheit *Minute* verwendet.

Herzgruppe, ambulante *f*; ***engl.:*** Heart group, out-patient
Kontext: Innere Medizin, Sportmedizin
Trainingsgruppe für Patienten mit Störungen der Herzfunktion außerhalb des stationären Bereichs. Neben der adäquaten Leitung und Betreuung der Trainingsgruppe bestehen folgende Aufgaben: Mitwirkung an und Weiterentwicklung der Gesundheitserziehung und Prävention, Mitgestalten von Richtlinien für die Leitung von Gruppen, aktive Mithilfe bei wissenschaftlichen Untersuchungen kardiovaskulärer Prävention, Fortschreibung qualitativer Standards, Vertretung der Interessen von Herzpatienten. Um Erfolge zu erzielen, ist das regelmäßige Gespräch zwischen Arzt und Therapeutenteam (Physiotherapeut, Psychologe, Ernährungsberater, Sozialarbeiter) notwendig.

Herzindex *m*; ***Etym.:*** lat. *index* „Verzeichnis, Kennzeichen“ ; ***engl.:*** Cardiac index
Kontext: Herz-Kreislaufphysiologie
Errechnet sich durch die Normierung des ▸ Herzminutenvolumens auf die Körperoberfläche vom $1 m^2$.

Herzinfarkt *m*; ***engl.:*** Myocardiac infarction
Vgl. ▸ Herzerkrankung, akute.

Herzklappen *f*; ***engl.:*** Cardiac valves; ***Syn.:*** Coronarklappen
Kontext: Innere Medizin
Legen die Richtung des Blutstromes während der Herzaktion fest; öffnen und schließen in best. Rhythmus und verhindern ein Zurückfließen des

Blutes; liegen in der sog. Ventilebene, der Grenzfläche zwischen Vorhöfen und Kammern; Segelklappen (Atrioventrikularklappen): liegen zwischen Vorhof und Kammer; rechte A.: Trikuspidalklappe (3 Segel); linke A.: Bikuspidal- oder Mitralklappe (2 Segel); Taschenklappen: liegen am Ausgang der Kammern (Aortenklappe und Pulmonalklappe); vgl. ▸ Herzklappeninsuffizienz.

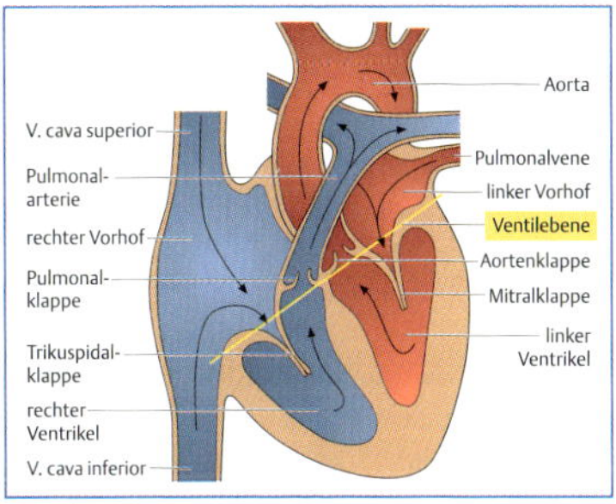

Herzklappen.

Herzklappeninsuffizienz *f*; ***engl.:*** Cardiac valvular insufficiency
Kontext: Innere Medizin
I. der Taschenklappen: Blut fließt zurück in die Herzkammer; Kammer muss bei jeder Systole mehr Blut in den nachgeschalteten Kreislauf pumpen, um den Bedarf zu decken; es kommt zur Hypertrophie der betroffenen Kammermuskulatur (Rechts- oder Linksherzhypertrophie), **I. der Segelklappen:** während der Systole fließt Blut aus dem Ventrikel in den Vorhof zurück; es kommt zum Rückstau im vorgeschalteten Kreislauf, der sich als Ödem manifestiert; **Insuffizienz der linken Atrioventrikularklappe:** führt zu Lungenödem; **I. der rechten Atrioventrikularklappe:** führt zu Beinödemen (vgl. ▸ Herzklappen).

Herzkrankheit, koronare *f*
Vgl. ▸ Koronare Herzkrankheit.

Herz-Kreislauf-System *n*; ***Etym.:*** griech. *systema* „Gebilde, Zusammenstellung, Gesamtheit"; ***Abk.:*** HKS; ***engl.:*** Cardiovascular system
Kontext: Herz-Kreislaufphysiologie
Geschlossenes Transport- und Verteilungssystem mit dem Transportmedium Blut; sichert unter sehr variablen täglichen Belastungen die Aufrechterhaltung der physiologischen Arbeitsbedingungen und -möglichkeiten des Organismus. Komplexe Aufgaben: Ver- und Entsorgungsleistungen (O_2 und CO_2, Substrate bzw. Stoffwechselzwischen- und Endprodukte des Energie- und Baustoffwechsels), Transport von Hormonen, Regulation des Säure-Basen-Haushalts (Puffersysteme), immunologische Funktionen (humorale und zelluläre Abwehr) und konvektiver Wärmetransport (Thermoregulation).

Herzminutenvolumen *n*; ***Etym.:*** lat. *volumen* „etwas, was gerollt, gewickelt wird, Schriftrolle, Buch"; ***Abk.:*** HMV; ***engl.:*** Cardiac output (per minute); ***Syn.:*** Herzzeitvolumen
Kontext: Herz-Kreislaufphysiologie
Errechnet sich als Produkt aus Schlagvolumen und Herz(schlag)frequenz. Das HMV muss an die sehr wechselnden Beanspruchungen/Belastungen des Körpers angepasst werden. Dies geschieht, indem die Sympathikus- und/oder Parasympathikusaktivität Schlagvolumen und Herzschlagfrequenz verändern. Die Anpassung des Schlagvolumens erfolgt über eine veränderte Kontraktilität des Myokards. Der Sympathikusantrieb kann Herzschlagfrequenzen über 110–130 S/min hervorrufen. Das Schlagvolumen steigt bis zu Herzschlagfrequenzen von ca. 110–130 S/min deutlich an. Bei darüber hinausgehender Herzschlagfrequenz ist diese bevorzugt der prägende Parameter des HMV (vgl. ▸ Kraft, Myokard, ▸ Extrakardiale Regulation).

Herzmuskulatur *f*; ***engl.:*** Cardiac muscle
Kontext: Anatomie
Einzigartige Struktur im Körper; kontrahiert nach dem Alles-oder-Nichts-Prinzip: ein Aktionspotenzial breitet sich über die gesamte Herzmuskulatur aus; entspricht durch Querstreifung eher der Skelettmuskulatur; Analog der Gefäßwand dreischichtig aufgebaut; Endokard: innere Auskleidung der Hohlräume; Myokard: Arbeitsmuskulatur und Erregungsleitungsstrukturen, dickste Schicht; Epikard: bildet das viszerale Blatt des Herzbeutels (Perikard).

Herzoperation *f*; ***engl.:*** Heart operation
Kontext: Innere Medizin
Man unterscheidet folgende, nach dem Zugang oder der Schnittführung benannte chirurgische Eingriffe am Herzen:
Thorakotomie: Operatives Eröffnen des Brustkorbes, z. B. zum Einsetzen von „Patch"-Elektroden auf die Außenseite des Herzens. Physiotherapie: Vermeiden von Schwerkräften im OP-Gebiet, z. B. durch Rotation, Seitneigung der Wirbelsäule oder Seitenlage. Einschränkungen gelten ebenso für: Widerstandsübungen, Dehnlagen, Schüttelungen, schwunghafte oder ruckartige Armbewegungen.

H

Sternotomie: Form der Thorakotomie; operativer Eingriff mit direkter Durchtrennung des Sternums, z. B. um Herzklappen und Bypass zu ersetzen. Physiotherapie: siehe oben.
Subxiphoid: Der Einschnitt wird links, knapp unter dem Sternum vorgenommen. Physiotherapie: siehe oben.
Transvenös: Austausch von Herzklappen über einen Herzkatheter. Die Mobilisationsbehandlung erfolgt ohne Einschränkungen.

Herzrhythmusstörungen *f*; ***engl.:*** Cardiac arrhythmias
Kontext: Innere Medizin
Störung der Erregungsbildung oder -leitung des Herzens; AV-Block: Störung der Erregungsüberleitung vom Vorhof bzw. Sinusknoten auf die Kammer, die sich dadurch in gewissen Abständen oder auch immer unabhängig voneinander mit ihrem jeweiligen Eigenrhythmus kontrahieren; benötigt u. U. künstlichen Herzschrittmacher; Vorhofflimmern: ausgelöst durch unregelmäßige und an mehreren Stellen gleichzeitig stattfindende Erregung der Vorhofmuskulatur; unkoordinierte Erregung macht eine Kontraktion im Sinne der Vorhofsystole unmöglich; AV-Knoten wirkt als Frequenzsieb und verhindert ein Übergreifen des Flimmerns auf die Kammermuskulatur; Kammer kontrahiert jedoch arrhythmisch, diastolische Füllung ist unzureichend; Kammerflimmern: ebenso wie das Vorhofflimmern ausgelöst über unkoordinierte Erregungsbildung; koordinierte Auslösung einer Kammersystole unmöglich; funktioneller Herzstillstand als Folge.

Herzzeitvolumen *n*; ***Abk.:*** HMV; ***engl.:*** Cardiac output
Kontext: Innere Medizin
Vgl. ▸ Herzminutenvolumen.

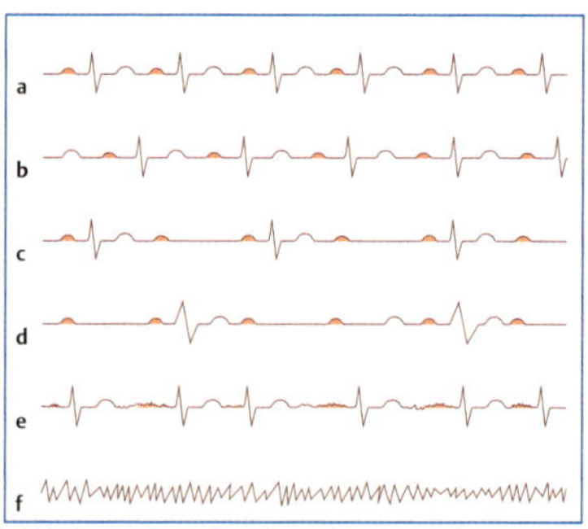

Herzrhythmusstörungen.

Heublumenpackungen *f*; ***engl.:*** Corn flower poultices
Kontext: Physikalische Therapie
H. werden mit ca. 100 °C feuchter Hitze bedampft, wodurch sie sich auf 45°–47 °C erwärmen. In Stoffbeuteln gehüllt werden sie für 20 Minuten auf das zu behandelnde Körperareal gelegt. Anwendung erfolgt meist bei Patienten mit chronischer Polyarthrose.

Hiatus *m*
Kontext: Anatomie, Angiologie
Engstelle, oft gleichgestellt für Durchtrittsstelle von Gefäßsträngen.
Hiatus adductorius: an Medialseite des Oberschenkels, Durchtrittsstelle für A. femoralis und die tiefen Lymphgefäße von Unterschenkel und Fuß, relevant für die ▸ manuelle Lymphdrainage.
Hiatus aorticus: Durchtrittsstelle für Aorta und Ductus thoracicus durch das Zwerchfell.
Hiatus saphenus: Knotenpunkt des oberflächlichen inguinalen Lymphknotensystems und des tiefen inguinalen Lymphknotenpaketes. Wird explizit bei der manuellen Lymphdrainage berücksichtigt.

Hike *m*; ***Etym.:*** engl. *hike* „wandern, marschieren, hochrutschen"; ***engl.:*** Hike; ***Syn.:*** (Becken-) Anhebung, pelvic hike
Kontext: Bewegungsanalyse, Ganganalyse
Einseitiges Anheben des Beckens (ausgehend von der ▸ Neutral-Null-Stellung); das Becken nähert sich dem Schultergelenk. Häufiger Kompensationsmechanismus bei eingeschränkter Flexion im Hüft- oder Kniegelenk oder bei Plantarflexionsstellung im oberen Sprunggelenk. Folgen: Der Energieverbrauch steigt, schmerzhafte LWS-Region durch übermäßige Lateralflexion.

Hilflosigkeit *f*; ***engl.:*** Helplessness
Kontext: Psychologie, Kommunikation
H. bezeichnet eine ▸ Emotion, die durch einen Verlust an ▸ Kontrolle ausgelöst wird. Das Bedürfnis der Person nach ▸ Autonomie ist je nach Intensität mehr oder weniger stark nicht erfüllt. H. kann Therapeuten in der Physiotherapie als ein Anzeichen dienen, dass sich die Person in einem Zustand der ▸ Überforderung befindet und subjektiv zu wenig ▸ Selbstwirksamkeit empfindet, aus diesem Zustand herauszukommen. Durch geeignete ▸ Gesprächsführung und Therapieplanung kann der Therapeut dem Patienten bei der ▸ Emotionsregulation helfen und in die Therapie aktiv einbeziehen, soweit dies hinsichtlich der Störung bzw. Krankheit möglich ist, damit dieser

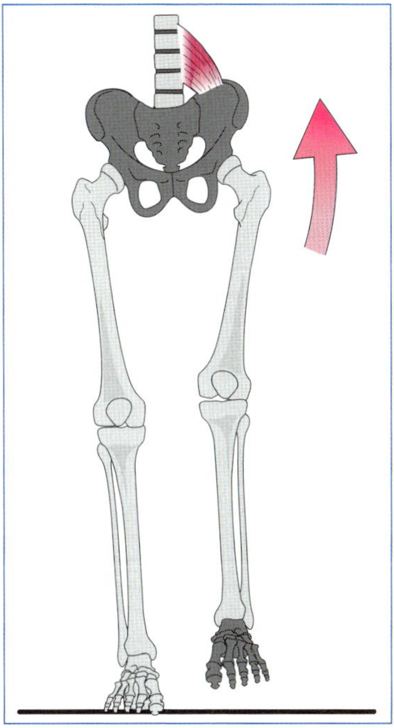

Hike.

seine Hilflosigkeit schrittweise abbauen und stattdessen Selbstwirksamkeit aufbauen kann (vgl. ▸ Autonomie).

Hilfsmittel *n*; ***engl.:*** Therapeutic appliances

1. ***Kontext:*** Rehabilitation

Utensil, das eine fehlende oder nur unzureichend wieder herstellbare Funktion ersetzt und kompensiert. Bsp.: Rollstuhl, Orthesen, Schuhversorgungen, Handfunktionsschienen, Griffverdickungen, Rollatoren, Gehstützen, Merklisten, Erinnerungshilfen (vgl. ▸ Kompensation).

2. ***Kontext:*** Berufspolitik

H. sind sächliche medizinische Leistungen. Sie umfassen Medizinprodukte, die beeinträchtigte Körperfunktionen ersetzen, erleichtern oder ergänzen sollen. H. sind beispielsweise Rollstühle, Rollatoren, Orthesen oder Prothesen. Verordnungsfähige H. werden im Hilfsmittelverzeichnis aufgeführt. H. werden durch den Arzt verordnet.

3. ***Kontext:*** Pädiatrie

Hilfen, die eine Handlung ermöglichen, erleichtern, verbessern oder regulieren, eine Fähigkeit unterstützen oder zur Entspannung beitragen. Jedes H. muss ganz individuell für ein Kind ausgesucht und angepasst werden, seinen momentanen Bedürfnissen und Notwendigkeiten entsprechend. H. dienen dem Gebrauch im täglichen Leben: Zur Aufrichtung (Sitz- und Stehhilfen, individuell angefertigte Orthesen und Schuhe, Mieder); Verbesserung von Aufmerksamkeit, Konzentration, Kommunikation (Sitz- und Stehhilfen, Kommunikationshilfen, Talker, Computer); zur Fortbewegung (Rollbrett, Mobilitätstrainer zum Stehen und Gehen, Dreirad, Fahrrad; Aktiv-Rollstuhl); zur Selbstversorgung (Ess-, Trink-, Schreibhilfen, Spezialgriffe, Stehhilfen, Fortbewegungsgeräte); für Spiel und Bewegung (Spezialstifte, Magnete, Knete, Ton, Bälle, Schaukel, Hängematte, Trampolin), zum Entspannen und Schlafen (Wasserbett, Lagerungsmaterial, Musik, Düfte, Lichteffekte); zur Pflegeerleichterung und Unterstützung in der häuslichen Versorgung (Beatmungs-, Absauggeräte, Griffe, Lifter, Toilettensitz, höhenverstellbares Bett, Antidekubitusmatratze). Sobald das Kind Teile der Funktion selbst übernehmen kann, werden die H. reduziert bzw. verändert und angepasst.

Hill-Beziehung *f*

Vgl. ▸ Kraft-Geschwindigkeit-Kurve.

Hinkmechanismus *m*; ***engl.:*** Limping mechanism

Kontext: Traumatologie, Orthopädie

▸ Kompensationsmechanismus, der aufgrund von Insuffizienzen bzw. Schmerzvermeidungsstrategien des Körpers entstehen kann (vgl. ▸ Trendelenburg-Zeichen, ▸ Duchenne-Hinken).

Hintere Schublade *f*; ***engl.:*** Posterior drawer test

Kontext: Traumatologie, Diagnostik

Differenzialdiagnostischer Test bei Verdacht auf eine hintere Kreuzbandruptur. Bei 90° Flexion im

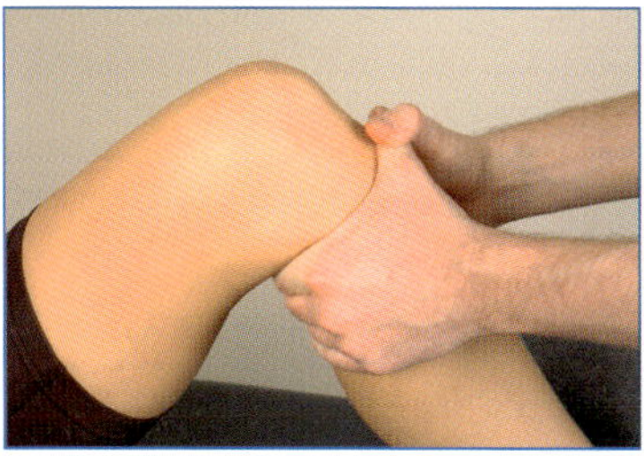

Hintere Schublade.

H

Kniegelenk und neutraler Rotationsstellung gibt der Untersucher einen posterioren Impuls. Beurteilt wird die Lage des Tibiaplateaus vor und nach dem Impuls. Bei physiologischen Verhältnissen steht das Tibiaplateau ca. 10 mm vor dem medialen Femurkondylus. Die absolute Translation allein ist daher noch kein aussagekräftiger Parameter. Besteht eine posteriore Subluxation, ist die Translationsamplitude insgesamt reduziert, da die Tibia in Relation zum Femur schon posterior steht. Man unterscheidet: Grad 1: Tibiaplateau steht 1–5 mm vor dem medialen Femurkondylus; Grad 2: Tibiaplateau steht auf der Höhe des medialen Femurkondylus; Grad 3: Tibiaplateau steht dorsal des medialen Femurkondylus. (Vgl. ▸ vordere Schublade.)

Hinterhauptseite *f*; ***engl.:*** Nape side
Vgl. ▸ Gesichtseite.

Hinterstrangbahn *n*; ***engl.:*** Dorsal column system; ***Syn.:*** Lemniskales Hinterstrangsystem
Kontext: Neurophysiologie, Sensomotorik
Aufsteigendes (afferentes) sensorisches Nervenbahnsystem; Teil der afferenten Verbindung von der Körperperipherie zum Kortex; leitet die exterozeptive mechanische Sensibilität mit sehr hoher räumlicher Präzision und Diskrimination. Druck, Vibrationen und alle für den Lagesinn erforderlichen Afferenzen aus dem Periost, den Gelenken, Bändern, Sehnen und Muskeln gelangen zum somatosensorischen Kortex und zwei weiteren Rindenfeldern. Das somatosensible Hinterstrangsystem repräsentiert die Afferenzen für das Form-, Kraft- und Lageempfinden. Über den somatosensiblen Anteil des N. trigeminus werden die entsprechenden Informationen aus dem Bereich des Kopfes transportiert sowie Schmerz- und Temperaturafferenzen. Die H. hat zwei Schaltstellen und endet im primären somatosensorischen Kortex (Gyrus postcentralis; somatosensibles Zentrum der Großhirnrinde). Dieser ist gemeinsam mit anderen Kortexgebieten der Ort der bewussten sensorischen Wahrnehmung. Das primäre sensible Neuron liegt im Ganglion spinale (sehr nahe dem Rückenmark). Periphere Neurite leiten die Afferenz vom Rezeptor zum Ganglion, die zentralen Neurite gelangen in das Rückenmark und steigen im Hinterstrang zum Hirnstamm auf. Die Leitungsbahn bleibt auf der gleichen Rückenmarkseite (ipsilateral). Das primäre sensible Neuron des N. trigeminus liegt im Ganglion trigeminale. Im Rückenmarksegment werden die sensorischen Informationen über Kollateralen auf das Interneuronennetz des Segments übertragen. Es erfolgt eine auf- und absteigende Leitung und Verarbeitung mit Ausgabe des Ergebnisses über die Motoneuronenpools (z. B. Längen- und Spannungskontrolle, Fremdreflexe). In den Hinterstrangkernen (Nucleus gracilis, Nucleus cuneatus) bzw. den sensiblen Kernen des N. trigeminus im Hirnstamm erfolgt die Umschaltung auf die sekundären sensiblen Neurone. Die Fasern des zweiten sensorischen Neurons geben keine Kollateralen zur Formatio reticularis ab. Die Neurite verlaufen in der medialen Schleife (Lemniscus medialis). Kurz nach ihrem Ursprung kreuzen sie in der Schleifenkreuzung (Decussatio lemniscorum) zur Gegenseite und gelangen zum Thalamus. Im Thalamus (Nucleus ventralis posterior lateralis; aus dem N. trigeminus: Nucleus ventralis posterior medialis) wird auf das tertiäre sensible Neuron umgeschaltet, das die Aktionspotenziale (via Capsula interna, Corona radiata) zum primären somatosensorischen Kortex weiterleitet. Die Informationen werden durchgängig streng nach dem Prinzip der Somatotopie geleitet und verar-

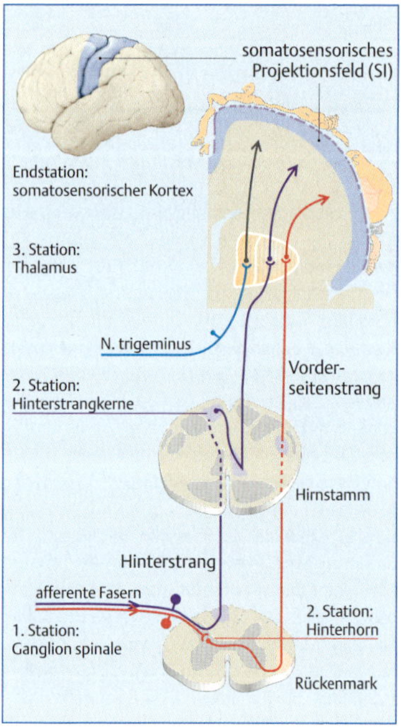

Hinterstrangbahn. Stationen der Hinterstrang- und Vorderseitenstrangbahn.

beitet. Strukturelle Störungen des Hinterstrangsystems (Ausfall von Sensoren aufgrund degenerativer Gelenkerkrankungen oder Verletzungen bzw. neurologische Erkrankungen mit Veränderungen der Leitungsbahnen und ihrer Schaltstellen) verändern den Lagesinn und die Zweipunktdiskrimination. Klinische Folgen: eine Koordinationsstörung, akute funktionelle Teilparese (z. B. Z. n. Kreuzbandruptur) und ▸ funktionelle Narbe variabler Größe als Ausheilungszustand. Stehen Areale des primären somatosensorischen Kortex nicht mehr zur Verfügung, sind das Erkennen durch Tasten, die räumliche Diskrimination und der Bewegungssinn der Gelenke betroffen (vgl. ▸ Vorderseitenstrangbahnsystem).

Hippo-Physiotherapie *f*; ***Etym.:*** griech. *hippos* „Pferd"; ***engl.:*** Hippo-physiotherapy
Kontext: Hippotherapie
▸ Hippotherapie ist eine physiotherapeutische Behandlung auf neurophysiologischer Grundlage mit und auf dem Pferd bei Patienten mit zentralmotorischen Funktionsstörungen unterschiedlicher Genese. Hippo-Physiotherapie gewichtet das Behandlungsangebot mit dem Pferd zusätzlich auf begleitende Funktionsstörungen im senso-, psycho- und soziomotorischen Bereich. Im Rahmen von Prävention und Rehabilitation gibt es weitere Indikationen für Hippo-Physiotherapie, z. B. in der Orthopädie.

Hippotherapie *f*; ***Etym.:*** griech. *hippos* „Pferd"; ***engl.:*** Hippotherapy
Kontext: Hippotherapie
Physiotherapie mithilfe der Pferdebewegung; therapeutisches Nutzen der Bewegungen des Pferderückens in der Gangart *Schritt*. H. wird vom Arzt verordnet und als Einzelbehandlung von Physiotherapeuten mit Zusatzausbildung für H. durchgeführt. Einsatz: Neurologie (Multiple Sklerose, Schädelhirntrauma, Apoplex, Querschnittsyndrome etc.), Pädiatrie (Zerebralparese etc.). H. wirkt auf den Rumpf und die Becken-Bein-Region: tonusnormalisiernd; spastiklösend und gleichzeitig physiologisch aktivierend; Kräftigung der Rumpfmuskulatur; verbesserte Sitzbalance, Arm- und Beinfunktion; schmerzlindernd (besonders bei überlastungsbedingten Rückenschmerzen); aktiviert die Muskulatur des Hüftgelenks; verbessert das Gehen, die Koordination und Ausdauer (insbesondere bei Patienten mit Athetose und Ataxie). Wirkmechanismus: Der Pferderücken überträgt auf das Becken des Patienten die gleichen Bewegungsimpulse, die während des physiologischen Gehens entstehen (Lateralflexion, Rotation des Beckens). Durchführungsaspekte: auf gerader Strecke (Symmetrie); mit Sattel (bessere Bewegungsübertragung); mobiles Becken bei gleichzeitiger Rumpfstabilisation (wie beim Gehen); angepasstes Tempo (physiologisches Gangtempo: 120 Schritte/min). Kleinpferde (Islandpferde) sind für das 120-Schritte-Tempo am besten geeignet. Kostenübernahme: durch Berufsgenossenschaften und Beihilfe (vgl. ▸ Hippo-Physiotherapie).

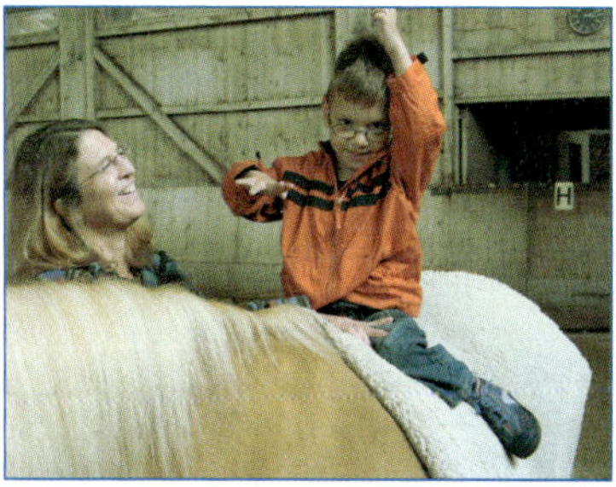

Hippotherapie.

Hirnareal *n*
Vgl. ▸ Frontallappen, ▸ Temporallappen, ▸ Parietallappen, ▸ Okzipitallappen.

Hirnstamm *m*; ***engl.:*** Brainstem
Kontext: Neurophysiologie
Zentrale Verknüpfungs- und Integrationsstruktur für die wechselseitigen Verbindungen zwischen Rückenmark/Großhirn, Rückenmark/Kleinhirn und Großhirn/Kleinhirn. Der H. ist die strukturelle Fortsetzung des Rückenmarks; liegt als erste komplexe supraspinale Instanz intrakraniell; fasst von kaudal nach kranial die Strukturen der Medulla oblongata, der Pons und des Mittelhirns zusammen; das Kleinhirn liegt parallel. Im H. erstreckt sich (bis zum Zwischenhirn) ein neuronales Netzwerk (Formatio reticularis). Darin befinden sich die sensiblen und motorischen Neuronenpopulationen des N. trigeminus und der anderen Hirnnerven und die Neurone für die Regulation der Verteilungs- und Versorgungssysteme der Sensomotorik Atmung und Herz-Kreislauf. Der H. verfügt über alle sensiblen und sensorischen Informationen der beiden großen aufsteigenden Bahnsysteme (Hinter-, Vorderseitenstrang), des vestibulären, optischen und akustischen Systems (Integrationszentrale). Mit diesem Informationsstrom erfolgt eine systematische allgemeine Akti-

vierung, die als unspezifischer erregender Impulsstrom auf die Großhirnrinde weitergegeben wird. Wirkungen: Einstellung und Regulation der Bewusstseinshelligkeit mit Einfluss auf den Wach-Schlaf-Zustand, Aufmerksamkeitsreaktion und Beteiligung an affektiven Reaktionen. Vom H. ziehen aufsteigend überwiegend sensorische Fasern zum Zwischenhirn und höher, absteigend motorische und präganglionäre, parasympathische Fasern zu den Interneuronennetzen der Rückenmarkssegmente bzw. den entsprechenden postganglionären Neuronen in der Peripherie. Über die Netzstruktur der ▸ Formatio reticularis werden sensorische, motorische und neurovegetative Informationen bzw. Reaktionen vielfältig miteinander verflochten. Atmung und Herz-Kreislauf-Funktionen werden beeinflusst; beim Start eines Bewegungsprogramms erhalten die Regulationsstrukturen der Verteilungs- und Versorgungssysteme eine Mitinnervation, um die erwartete Ver- und Entsorgungsleistung einzustellen. Der H. ist die zentrale Struktur für die programmgeregelte und reflektorische Kontrolle von Haltung, Stellung, Bewegung und Gleichgewicht. Auf der Basis seiner Integrationsleistungen kontrolliert und beeinflusst er über absteigende Bahnsysteme die Neuronennetze des Rückenmarks. Er ist rückgekoppelt mit dem Kortex verbunden. Die Aktivität in den Rückenmarksegmenten wird gezielt für bestimmte sensomotorische Abläufe eingestellt. Der H. verknüpft und integriert die Stütz- mit der Dynamik der Zielsensomotorik. Beide Funktionen sind untrennbar miteinander verbunden.

Histogramm *n*; ***Etym.:*** griech. *histion* „Gewebe" u. *graphein* „Schreiben"; ***engl.:*** Histogram; ***Syn.:*** Säulendiagramm, Balkendiagramm
Kontext: Statistik
Graphische Darstellungsart in Form von Säulen. Meist stehen die Säulen auf der Abszisse (x-Achse), auf der die verschiedenen Merkmalsausprägungen aufgetragen sind. Die Ordinate (y-Achse) zeigt die Häufigkeiten an. An der Höhe der Säule lässt sich dann die Häufigkeit des Auftretens der entsprechenden Merkmalsausprägungen ablesen. Sehr gut geeignet sind H. zur Darstellung von absoluten oder relativen Häufigkeiten diskreter Variablen. Häufig liefert das H. gute Hinweise auf die Form der Verteilung.

Hitzeanwendung *f*
Vgl. ▸ Wärmeanwendung.

Hochdrucksystem *n*; ***Etym.:*** griech. *systema* „Gebilde, Zusammenstellung, Gesamtheit"; ***engl.:*** High pressure system
Kontext: Herz-Kreislaufphysiologie
Teil des Blutkreislaufsystems, in dem wechselnd ein systolischer und diastolischer Blutdruck herrschen (linker Ventrikel im Zeitabschnitt der Systole, Aorta und deren Äste bis zu den Arteriolen). Typische Merkmale der Gefäße im H.: hoher Anteil an glatter Muskulatur, Kollagen und elastischen Fasern. Diese Zusammensetzung bestimmt das passive Dehnungsverhalten, wobei der aktive Muskeltonus eine wesentliche Komponente zu dessen Anpassung ist. Die Muskulatur verstellt mittels ▸ Vasokonstriktion und ▸ Vasodilatation den Gefäßdurchmesser; ist somit Effektor für die Regulation des Strömungswiderstandes.

Hochfrequenz *f*; ***Abk.:*** HF; ***engl.:*** High frequency, radio frequency (RF)
Kontext: Physik, Elektrotherapie
Für Menschen nicht hörbare Schwingungen. In der Elektrostimulation der Bereich über 100 000 Hz (Schwingungen pro Sekunde).

Hochfrequenztherapie *f*; ***engl.:*** High frequency therapy
Kontext: Physikalische Therapie, Elektrotherapie
Form von ▸ Wechselstrom im Bereich von 100 000–3.000 Millionen Schwingungen pro Sekunde; unterteilt in drei Frequenzbereiche: *Kurzwelle* (Kondensatorfeld- und Spulenfeldmethode), Pat. befindet sich dabei in einem elektrischen bzw. magnetischen Feld; *Dezimeterwelle* und *Mikrowelle*, Pat. befindet sich in einem elektromagnetischen Wellenfeld. Wirkung: Umwandlung elektrischer Energie in Wärmeenergie direkt im Gewebe.

Hochlagerung *f*
Kontext: Traumatologie
Lagerung von Extremitäten über der Horizontalen zur Entstauung und Thromboseprophylaxe. Meist in der frühen postoperativen Phase notwendig. Bsp. untere Extremität: Die H. um ca. 20 % erhöht die Strömungsgeschwindigkeit des venösen Rückstroms um bis zu 80 %. Durch die H. steigt die Belastung im arteriellen System; der systolische Blutdruck kann steigen. Um eine zu starke kardiale Belastung zu vermeiden, ggf. in Intervallen umgelagern; pro Intervall max. 20 min. Zur H. wird Lagerungsmaterial (Schienen, Lagerungskissen usw.) benötigt. Lagerungsprinzipien: das jeweils distale Gelenk liegt höher als das nächste proximale; mäßige Flexion im proximalen Gelenk

(Störung des Rückflusses durch zu starke Beugung); stabil und schmerzfrei (der Patient kann entspannen, Vermeiden muskulärer Verspannungen); glatte Unterlage (Vermeidung von Druckstellen; regelmäßige Kontrolle). Die H. wird meistens kombiniert mit: Bewegungsübungen (Muskelpumpe), Atemtherapie (tiefes Einatmen erhöht den venösen Rückstrom um bis zu 30 %).

Kopfhochlage: notwendig bei Patienten mit Schädelhirntrauma (Intensivstation).

Oberkörper-Hochlagerung: Patienten mit Herzinsuffizienz, Lungenödem, Bauchschnitt.

Hochvolttherapie *f*; ***engl.:*** High voltage therapy, high-voltage treatment

Kontext: Elektrotherapie

Behandlung mit extrem kurzen, aber hohen Gleichspannungsimpulsen (Nadelimpulse). Durch die kurze Einwirkzeit der Impulse (20–80 ms) wird eine Hautreizung durch Säuren oder Laugen vermieden und die Eindringtiefe ist größer als bei herkömmlicher Elektrostimulation zur Schmerztherapie oder Muskelkräftigung. Kontraindikationen sind Herzrhythmusstörungen und Herzschrittmacher.

Hochvolumeninsuffizienz *f*; ***engl.:*** High volume insufficiency; ***Syn.:*** Dynamische Insuffizienz, dynamisches Ödem

Kontext: Lymphologie

Erhöhte lymphpflichtige Last kann durch das gesunde Lymphsystem nicht mehr bewältigt werden, die Transportkapazität des Systems wird überschritten (erhöhtes ▸ Lymphzeitvolumen durch erhöhte Filtration oder verminderte Resorption an der „Schranke“ Blutgefäß/Gewebe). Es entsteht ein dynamisches ▸ Ödem. Physikalische Maßnahmen (Kompressionstherapie, Lagerung usw.) und medikamentöse Therapie oder chirurgischer Eingriff. Kontraindiziert: manuelle Lymphdrainage (vgl. ▸ Niedervolumeninsuffizienz, ▸ Sicherheitsventilinsuffizienz).

Hoehn-and-Yahr-Scale *f*; ***Etym.:*** nach *Margaret Hoehn* und *Melvin Yahr*, von ihnen 1967 publiziert; engl. *scale* „Skala“; ***engl.:*** Hoehn and Yahr scale

Kontext: Neurologie

Einteilung der Folgen eines Parkinson-Syndroms in fünf Stadien. Stadium 1: geringe funktionelle Beeinträchtigung bei einseitiger Symptomatik; Stadium 2: beidseitig ausgeprägte Symptomatik ohne Gleichgewichtsstörungen; Stadium 3: gestörte Stellreflexe, die jedoch die Selbstständigkeit nicht beeinträchtigen; Stadium 4: Patienten können noch gehen und stehen, sind funktionell deutlich beeinträchtigt; Stadium 5: rollstuhlabhängige oder bettlägerige Patienten.

Hoffmann-Tinel-Zeichen *n*; ***engl.:*** Hoffmann-Tinel sign

Kontext: Diagnostik, Handtherapie

Als Diagnostik beim Karpaltunnelsyndrom eingesetzt. Der Test ist positiv, wenn beim Beklopfen der Eintrittsstelle des N. medianus in den Karpaltunnel ein Elektrisieren im distalen Innervationsgebiet des Nervs ausgelöst wird.

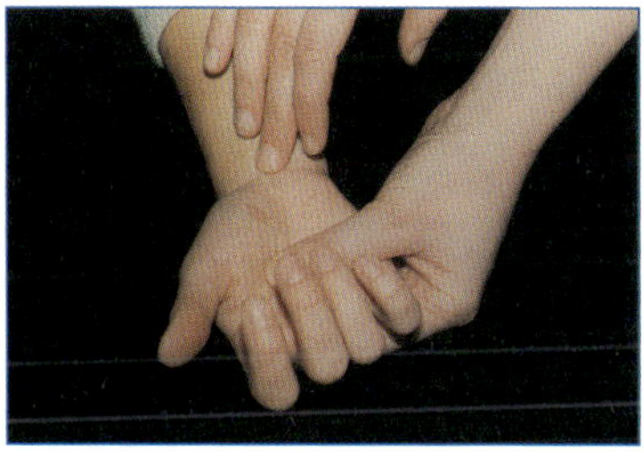

Hoffmann-Tinel-Zeichen.

Höhenangst *f*; ***engl.:*** Acrophobia

Kontext: Therapeutisches Klettern, Psychologie

Mit Verlust des Bodenkontakts und zunehmender Höhe des Körpers beim Klettern entstehende Angst, die durch verminderte Ansprechbarkeit, Zittern der Extremitäten, erhöhte Schweißsekretion, Tonuserhöhung der Muskulatur, stark erhöhte Herzschlagfrequenz, Koordinationsstörungen, Panik usw. gekennzeichnet ist. Diese Angst kann auch bei Höhenunterschieden (Fahrstuhl, Bergwandern usw.) auftreten, obwohl keine bzw. nur geringe objektive Gefahr besteht.

Hohlfuß *m*; ***Syn.:*** Pes cavus

Kontext: Orthopädie

Erhöhung des Längsgewölbes; das Os naviculare liegt oberhalb der ▸ Feißlinie. 16 % der Kinder haben Hohlfüße; Mädchen sind häufiger betroffen; Hohlfüße korrelieren mit dem Alter (sie nehmen mit zunehmendem Alter zu). Typischer Befund: Plantarflexionsstellung im oberen Sprunggelenk; Folgen: Hyperaktivität/Überlastung des M. tibialis anterior; Adaption der Plantarflexoren in der angenäherten Stellung (fest); Hypomobilität der Dorsalextension in den oberen Sprunggelenken; u. U. während der Standbeinphase kompensatorische Hyperextension im Kniegelenk. Das Gehen auf unebenem, weichem Boden verursacht

Schmerzen. Progressive Entwicklung: Hohlspreizfuß. Ein Behandlungskonzept bietet z. B. die Spiraldynamik (Patienteninformation, Wahrnehmungsschulung, funktionelle Mobilisation, Stabilisation, Training, Integration und Hinweise zur Prävention).

Hohl-Organe *n*

Vgl. ▸ Yang-Organe.

Hohlrundrücken *m*

Kontext: Orthopädie, Funktionelle Bewegungslehre

Typische Abweichung des muskuloskeletalen Systems im Stehen mit Anteversion des Beckens und Kyphose der BWS. Verlängerte BWS-Extensoren (aktive Insuffizienz) und die flektorische Stellung der Wirbelgelenke verhindern die optimale Rippenexkursion (evtl. Atemdysfunktion); die Verkürzungen des M. pectoralis und M. rectus abdominis fördern ebenfalls die Atemdysfunktion. Die Rückenlage zeigt, ob die Haltung fixiert ist (Adaption der Strukturen).

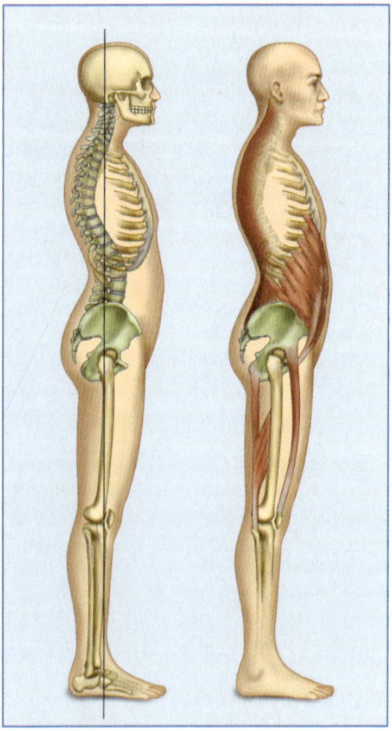

Hohlrundrücken und veränderte Muskellänge.

Holm-Korrektur *f*; ***Etym.:*** nach dem Statistiker *S. Holm*; lat. *corrigere* „zurechtrichten, verbessern"; ***engl.:*** Holm correction

Kontext: Statistik

Alternatives Verfahren zur Anpassung des ▸ Signifikanzniveaus (vgl. ▸ Bonferroni-Anpassung). Im Gegensatz zur Bonferroni-Anpassung wird bei der H. nicht jeder Einzeltest mit derselben (strengen) Irrtumswahrscheinlichkeit gehandhabt. In der H. wird der größte aufgetretene Effekt mit einem Signifikanzniveau $\alpha = \alpha/m$ behandelt, bei Ablehnung der ▸ Nullhypothese durch diesen Effekt der zweitgrößte Effekt mit $\alpha = \alpha/(m-1)$ usw.

Hologramm *n*; ***Etym.:*** griech. *holos* „ganz, vollständig" u. *gramma* „Schriftzeichen"; ***engl.:*** Hologram

Kontext: Traditionelle Chinesische Medizin

Das H. des Körpers beschreibt dem Therapeuten die ständige Transformation in den Ebenen oder die ständige Bewegung der Energie. In jedem Punkt des H. ist die Information des gesamten Körpers enthalten, aus jedem Teilstück lässt sich das ganze Bild rekonstruieren.

Holz *n*; ***engl.:*** Wood

Kontext: Traditionelle Chinesische Medizin

Eines der fünf Elemente aus der chinesischen ▸ 5-Elementen-Lehre. Holz symbolisiert Wachstum und ist dem Frühling, dem Osten, dem Kindesalter und der Leber zugeordnet. Seine Farben sind grün und blau, sein Geschmack ist sauer.

Homans-Zeichen *n*; ***engl.:*** Homans sign

Kontext: Innere Medizin

Wadenschmerz bei Dorsalflexion des Fußes bei Thrombose und Thrombophlebitis. Benannt nach dem Bostoner Chirurgen John Homan (1877–1954).

Homöostase *f*; ***Etym.:*** griech. *homoios* „gleich, ähnlich, gleichartig" u. griech. *stasis* „Stehen, Stillstand"; ***engl.:*** Homeostasis

Kontext: Physiologie

Zustand der Gesundheit; Gleichgewicht zwischen sämtlichen körpereigenen Prozessen bzw. Funktionssystemen, das dem Menschen erlaubt, sich in physischer, psycho-emotionaler und sozialer Hinsicht zu verwirklichen. Gegenteil von ▸ Allostase.

Homöostasefunktion *f*; ***Etym.:*** griech. *homoios* „gleich" u. *stasis* „Stehen, Stillstand"; ***engl.:*** Homeostasis funktion

Kontext: Medizinische Trainingstherapie, Physiologie

Im Zusammenhang mit einigen lokalen Stabilisatoren der Wirbelsäule beschriebene Korrelation verschiedener Beschwerden; Voraussetzung für das Gesundsein eines Organismus ist jedoch das Gleichgewicht (Konstanz) des inneren Milieus (vgl. ▸ Homöostase). Bsp. Zwerchfell: Je höher die Anforderung an die Atemarbeit, desto geringer ist die stabilisierende Funktion. Beckenboden: Funktionsstörungen im Urogenitalsystem sind häufig mit Schmerzen im Becken oder an der Lendenwirbelsäule verbunden. Patienten mit zusätzlichen Beschwerden im respiratorischen oder Urogenitalsystem haben tendenziell häufiger Rezidive und brauchen länger bis zur Schmerzreduktion.

Homöothermie *f*; ***Etym.:*** griech. *homoios* „gleich, gleichartig" u. *therme* „Wärme"; ***engl.:*** Temperature regulation

Kontext: Physiologie

Konstanthalten der Temperatur (trotz variablem Energieumsatz) mit den Mechanismen der Wärmeregulation. Die Temperaturkonstanz entsteht durch ein Gleichgewicht zwischen metabolischer Wärmebildung, dem Wärmestrom in die Peripherie des Körpers und der Wärmeabgabe der Peripherie in die Umgebung (vgl. ▸ Temperaturregulation).

Homunkulus *m*; ***Etym.:*** lat. „Menschlein, Männlein"; ***engl.:*** Homunculus

1. *Kontext:* Physiologie, Neurologie

Abbildung (Repräsentation) von Körperteilen auf der Hirnrinde. Zusammen bilden diese Repräsentationen eine Abbildung des gesamten Menschen.

2. *Kontext:* Psychologie

Imaginäres Männlein, das im menschlichen Kopf wohnt und über alle zur Konstruktion von Verhalten notwendigen Informationen verfügt. Der H. ist die philosophische Folge der Annahme, dass für alle Aspekte der Bewegungssteuerung ein Mechanismus (Supervisor) erforderlich ist.

Hooke-Gesetz *n*; ***Etym.:*** nach dem engl. Physiker, Mathematiker und Erfinder *Sir Robert Hooke* (1635–1702); ***engl.:*** Hooke's law ; ***Syn.:*** Hooke'-sches Gesetz

Kontext: Physik

Innerhalb der Elastizitätsgrenze einer Feder ist die Verlängerung der Feder zum angehängten Gewicht proportional. Beispiel: Federwaage zur Kraftmessung.

Hooken *n*; ***Etym.:*** engl. *hook* „Haken"; ***engl.:*** Hooking; ***Syn.:*** Hakeln

Kontext: Therapeutisches Klettern

Tritte, die bei überhängender Wand mittels Ferse (Heel Hook) oder Vorderfuß/Zehen (Toe Hook) unter Druck bzw. Zugspannung gebracht werden, sodass

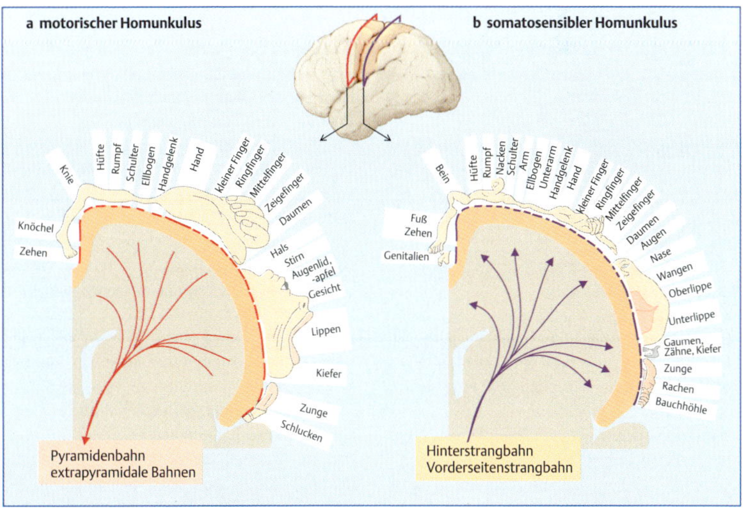

Motorischer und somatosensibler Homunkulus.

man sich abstützen bzw. einhängen kann, um den Körper in schwierigen Situationen zu stabilisieren.

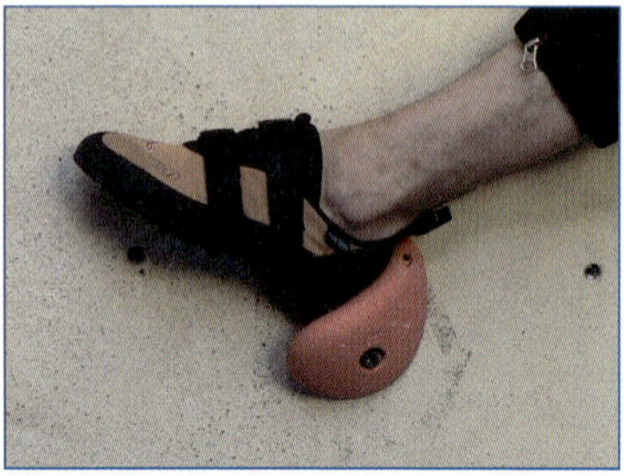

Hooken mit Ferse.

H

Horizontale Bewegung *f*
Vgl. ▶ Bewegung, horizontale.

Horizontaler Bücktypus *m*; ***Etym.:*** griech. *horizon (kyklos)* „begrenzender Kreis" u. *typos* „Schlag, Gestalt, Muster, Vorbild"; ***engl.:*** Horizontal bending type
Kontext: Funktionelle Bewegungslehre
Vorneigung der Körperlängsachse um 60–90° während des Bückens; meist aufgrund konstitutioneller Gegebenheiten (lange Oberschenkel, erhöhtes Körpergewicht in der Becken- und Bauchregion). Eine gute muskuläre Stabilisierung des lumbosakralen Übergangs ist notwendig.

Horizontaler Überbiss *m*
Vgl. ▶ Überbiss, horizontaler.

Horizontalverschiebung *f*; ***Etym.:*** griech. *horizon (kyklos)* „begrenzender Kreis"; ***engl.:*** Horizontal displacement
Kontext: Trainingslehre
Ein Hantelgewicht stellt in Bezug auf den Körper ein Fremdgewicht dar. Durch H. dieser Fremdgewichte werden ▶ Gleichgewichtsreaktionen notwendig, die spezifische vorhersagbare muskuläre Reaktionen auslöst.

Hormon *n*; ***Etym.:*** griech. *hormán* „erregen, antreiben"; ***engl.:*** Hormone
Kontext: Physiologie
Botenstoff; überträgt Informationen über die Blutbahn aus der Peripherie zum Gehirn und umgekehrt. Bsp.: Adrenalin, Östrogen, Progesteron, ▶ Oxytocin (vgl. ▶ Peptid).

Hormonelles System *f*; ***Etym.:*** griech. *horman* „in Bewegung setzen, antreiben, anregen" u. *systema* „Gebilde, Zusammenstellung, Gesamtheit"; ***engl.:*** Endocrine system
Kontext: Physiologie
Funktionelles System zur Produktion von Botenstoffen mit essenzieller Bedeutung für die Regulation von u. a. Wachstum, Reifung und Adaptationsprozessen. Die hormonproduzierenden Drüsen kommunizieren rückgekoppelt auch untereinander über oberste Instanzen: Hypothalamus und Hypophyse. Der mediale Hypothalamus ist die neuronale und hormonproduzierende Instanz; produziert die Hormone ADH (antidiuretisches, die Wasserausscheidung reduzierendes Hormon) zur Regulation des Wasser- und Elektrolythaushalts und Oxytozin. Mittels Axontransport gelangen sie in die Speicherzellen der Neurohypophyse (HHL). Weitere Hormonbildung (Hypothalamus): Stimulierende (RF) und deaktivierende (IF) Releasinghormone, die die glandotrope (TSH, ICSH, ACTH) und nicht glandotrope Hormonproduktion (STH oder GH, Prolaktin) der Adenohypophyse (HVL) regulieren. Daraufhin produzieren periphere Hormonproduzenten (Schilddrüse, Nebennierenrinde, Gonaden) ihrerseits die Hormone für ihre Zielorgane. Es bestehen sehr intensive Rückkopplungsmechanismen zur Regulation der Hormonproduktion.

Horváth-Filter *m*; ***Etym.:*** nach dem Controlling-Experten *Péter Horváth* (*1937); ***engl.:*** Horvath filter
Kontext: Betriebswirtschaftslehre
Begriff der Managementmethode ▶ Balanced–Scorecard; 4-Felder-Matrix zur Untersuchung zweier Dimensionen: Wettbewerbsrelevanz (führt die Zielerreichung wirklich zu einem entscheidenden Vorteil gegenüber der Konkurrenz?); Handlungsrelevanz (sind überdurchschnittliche Anstrengungen notwendig, um das Ziel zu erreichen?). Die Dimensionen beziehen sich jeweils auf die verschiedenen Perspektiven der Balanced Scorecard, z. B. Patienten/Kunden, Finanzen, Prozesse/Praxisabläufe und Mitarbeiter/Therapeuten. Die Untersuchung mittels H. ermöglicht, eine Praxis erfolgreicher zu führen.

Hub *m*; ***Etym.:*** Substantiv zu „heben"; ***engl.:*** Lift
Kontext: Biomechanik
Senkrechte Bewegung von oben nach unten. Man unterscheidet Aufwärts- und Abwärtshub.

Hubarbeit *f*; ***engl.:*** Lift load
Kontext: Biomechanik, Physik
Wird ein Körper der Masse (m) mit konstanter Geschwindigkeit entgegen der Schwerkraft um die Höhe (h) angehoben, wird eine Arbeit (W_H) verrichtet. $W_H = F_G * h = m * g * h$ (g = Fallbeschleunigung).

Die an einem Körper verrichtete Arbeit bleibt als Lageenergie (potenzielle Energie) erhalten.

Hubarmes Bewegen *n*

Kontext: Funktionelle Bewegungslehre

Bewegung, bei der möglichst wenig Gewicht eines Körperabschnitts gegen die Schwerkraft gehoben werden muss; geringer Krafteinsatz erforderlich und geringe Belastung des Bewegungssystems; therapeutische Übungsmöglichkeit in belastungsreduzierten Situationen. Günstig ist eine reibungsarme Unterfläche oder Aufhängung im Schlingentisch (vgl. ▸ Hub, ▸ Hubfreies Bewegen, ▸ Bewegungsstabilität).

Hubbelastung *f*

Kontext: Funktionelle Bewegungslehre

Schwerkraftabhängige Bedingung für muskuläre Aktivität. Je nach Einfluss der Schwerkraft auf die Bewegung arbeiten Muskeln mit oder ohne Hubbelastung. Werden Gewichte gehoben, arbeitet die Muskulatur mit positivem Hub. Für Gewichte, die bremsend nach unten bewegt werden, arbeitet die Muskulatur mit negativem Hub. Muskeln arbeiten hubfrei, wenn Gewichte horizontal verschoben werden. Um höhere Anforderungen an die Muskulatur zu stellen und leistungssteigernde Effekte zu erzielen, wird die H. in therapeutischen Übungen und in Trainingsabläufen zunehmend erhöht.

Hubfreie Brustkorbrotation *f*

Vgl. ▸ Brustkorbrotation, hubfreie.

Hubfreie Mobilisation *f*; ***Etym.:*** lat. *mobilis* „beweglich"

Kontext: Funktionelle Bewegungslehre

Behandlungstechnik nach Klein-Vogelbach; ohne Einfluss der Schwerkraft stattfindende Bewegung (vertikal im Raum stehende Bewegungsachse), die durch stabilisierende Muskelaktivitäten in angrenzenden Körperabschnitten begrenzt wird. Ziele: verbesserte intermuskuläre Koordination kombiniert mit dynamischer Stabilisation der angrenzenden Körperabschnitte. Anwendung: z. B. h.M. einzelner Wirbelsäulenabschnitte.

Hubarme M.: Steigerung; mit reduziertem Einfluss der Schwerkraft stattfindende Bewegung.

Hubfreies Bewegen *n*

Vgl. ▸ Bewegen, hubfreies.

Hubleistung, exzentrisch *f*; ***Etym.:*** lat. *ex* „aus, außerhalb" u. *centrum* „Stachel, Einstich des Zirkels, Kreismittelpunkt"; ***engl.:*** Lifting power, excentric

Kontext: Trainingslehre

Exzentrische H. besteht dann, wenn die an einer Bewegung beteiligte Muskulatur eine exzentrische Muskelleistung erbringt. Dabei wird ein körpereigenes oder ein Fremdgewicht mit der Schwerkraft (aber langsamer als diese) gesenkt. Dem gegenüber steht die konzentrische H., bei der die Muskulatur konzentrisch arbeitet und ein Gewicht gegen die Schwerkraft gehoben wird.

Huckepackgriff *m*

Kontext: Orthopädie, Traumatologie

Selbsthilfetechnik zur Erleichterung von Bewegungsübergängen nach operativen Eingriffen an der unteren Extremität. Beim Aufstehen bzw. Wechsel aus der Rückenlage in den Stand vermeidet der Patient das Anheben des Beines (langer Hebel), indem er den Fuß des anderen Beines von dorsal kommend unter den Unterschenkel des betroffenen Beines schiebt und ihn somit „Huckepack" nimmt. Das kräftigere oder nicht verletzte Bein unterstützt das schwächere Bein beim Aufstehen.

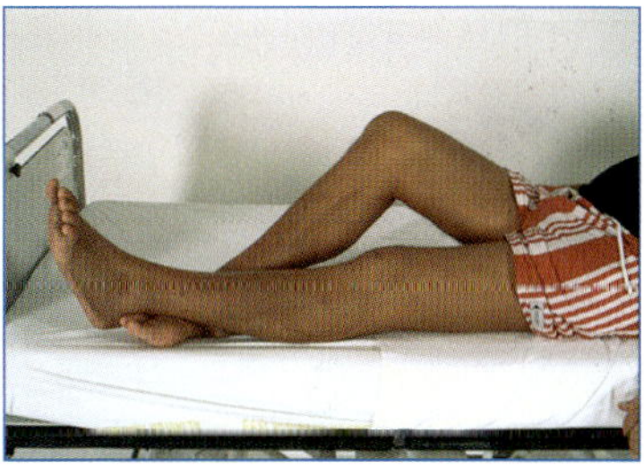

Huckepackgriff.

Huffing *n*; ***Etym.:*** engl. *to huff* „schnaufen, keuchen"

Kontext: Atemtherapie

Technik zum Mukustransport; Beginn entspricht dem ▸ Husten; Glottisschluss zwischen In- und Exspiration unterbleibt, Exspiration erfolgt bei geöffneter Glottis; dazu muss ein tiefer H-Laut gebildet werden; COPD-Patienten können durch H. im Gegensatz zum Husten einen Tracheobronchialkollaps vermeiden.

Hufschlagfigur *f*

Kontext: Hippotherapie

Reiten auf dem Hufschlag heißt Reiten entlang der Außenbegrenzung der Reithalle oder des Reitplatzes. Richtungswechsel erfolgen nicht willkürlich, sondern durch bestimmte Hufschlagfiguren. Diese können z. B. durch Wendungen aus einer Ecke geritten werden, durch Reiten von Krei-

H

sen, Zirkeln, Volten, Schlangenlinien oder durch Queren der Halle geradeaus oder diagonal. Das Reiten einer H. erhöht die therapeutischen Anforderungen an den Patienten; jede Biegung des Pferdes während des Richtungswechsels erfordert differenzierte Bewegungsantworten, Aufmerksamkeit, Konzentration und Raumlagebewusstsein (vgl. ▶ Handwechsel).

Hüftdysplasie *f*; ***Etym.:*** griech. *dys* „nicht, schlecht, un..., miss...." u. *plasis* „Form, Gestalt, Bildung"; ***engl.:*** Hip dysplasia

Kontext: Pädiatrie

Abflachung der Hüftgelenkpfanne mit der Gefahr einer Hüftgelenksluxation. Ursachen: angeborene Mangelentwicklung; Fehlhaltung; mangelnder Bewegungsdruck auf das Hüftgelenk; einseitiger hypertoner Muskelzug mit einem Muskelungleichgewicht zwischen agonistischer und antagonistischer Muskulatur (insbesondere Adduktoren im Hüftgelenk); fehlende Entwicklung der ▶ Dorsalextensionskette.

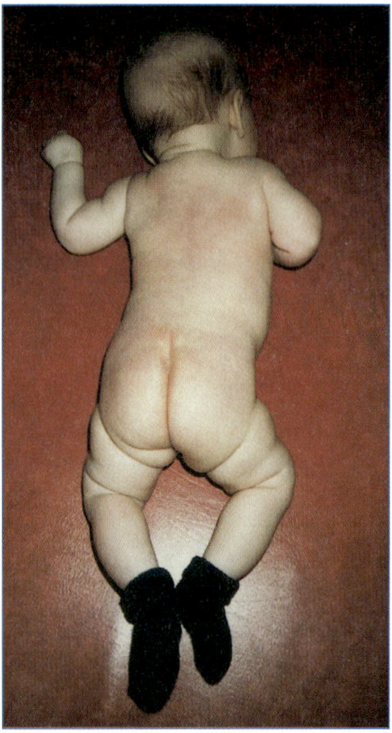

Hüftdysplasie. Kind mit linksseitiger Hüftdysplasie in Bauchlage.

Hüftendoprothese, Mikromotion *f*; ***Etym.:*** griech. *endon* „innen, innerhalb" u. *prosthesis* „das Hinzufügen"; ***engl.:*** Hip endoprothesis, micromotion

Kontext: Medizinische Trainingstherapie, Orthopädie

Bewegung zwischen Prothese und Knochen; entscheidender Faktor für Primärstabilität; beeinflusst durch einwirkende Kräfte, Prothesendesign, Prothesenmaterial, Operationstechnik, Größe der Kontaktfläche und Qualität des Knochens. Physiotherapie: Die allgemein gültige Grenze tolerierbarer Mikromotion ist zurzeit unklar; sinnvoll scheint eine Reduktion von Rotations- und Scherkräften.

Hüftendoprothese, Partikelabrieb ***Etym.:*** griech. *endon* „innen, innerhalb" u. *prosthesis* „das Hinzufügen"; ***engl.:*** Hip endoprothesis, particle abrasion

Kontext: Medizinische Trainingstherapie, Orthopädie

Faktor, der die Langlebigkeit einer Totalendoprothese (TEP) maßgeblich mit beeinflusst; Abriebpartikel können zur Osteolyse führen und so die Festigkeit der Verankerung verringern, durch die Osteolyse zu Stressfrakturen führen und im umliegenden Gewebe eine Entzündungsreaktion hervorrufen (Particle Wear Disease). Bedarf an Reoperationen korreliert mit Partikelanzahl und der dadurch ausgelösten Osteolyse (Abrieb < 0,1 mm/Jahr sehr geringes Risiko, > 0,3 mm/Jahr ist ein TEP-Wechsel nach 10 Jahren vorprogrammiert; Abrieb beeinflusst durch: Verankerungsposition, Prothesenmaterial, Bewegungszyklen und Belastung der TEP sowie Wärmeentwicklung im Gelenk.

Hüftgelenk, Abduktion im *f*; ***engl.:*** Hip joint, abduction in

Kontext: Bewegungslehre

ROM: 40°.

Muskeln: M. glutaeus medius, M. tensor fasciae latae, M. glutaeus maximus, M. glutaeus minimus, M. rectus femoris, M. piriformis.

Verkürzungen: Das Becken ist zur verkürzten Seite geneigt. Es besteht eine funktionelle Beinverlängerung auf der betroffenen Seite. Sie wird vom Patienten durch Hüft- und Kniebeugung oder Abduktion des betroffenen Beines ausgeglichen. Die Gelenke der unteren Extremität und der Lenden-Becken-Hüft-Region werden fehlbelastet. Diese Fehlbelastungen können eine Überbelastung aller beteiligten Strukturen zur Folge ha-

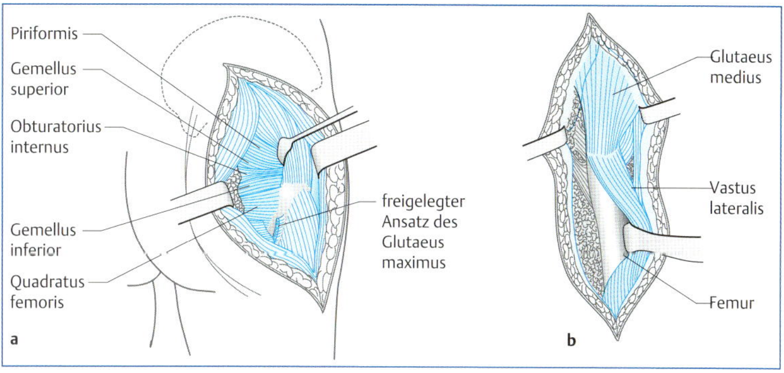

Partikelabrieb Hüftendoprothese: Posteriorer a und lateraler Zugang b bei Hüftendoprothesenoperationen.

ben und eine Funktionsstörung in einem Bewegungssegment der Wirbelsäule oder in den Iliosakralgelenken verursachen.

Schwäche: Durch den fehlenden muskulären Halt kann das Becken während der Standbeinphase auf der geschwächten Seite nicht gehalten werden und sinkt zur anderen Seite ab (Trendelenburg-Zeichen). Bei einer bilateralen Schwäche kann der sogenannte „Mannequingang" beobachtet werden. Bei geringeren Schwächen wird durch Hinüberneigen des Oberkörpers auf die Standbeinseite ein Absinken des Beckens vermieden (Duchenne-Hinken, sogenannter „Watschelgang").

Hüftgelenk, Adduktion im *f*; *engl.:* Hip joint, adduction in

Kontext: Bewegungslehre

ROM: 30°.

Muskeln: M. adductor brevis, M. adductor longus, M. adductor magnus, M. glutaeus maximus, M. semitendinosus, M. semimenbranosus, M. biceps femoris, M. gracilis, M. pectineus.

Verkürzungen: Die Verkürzungen der Adduktoren führen zu einer funktionellen Beinverkürzung auf der betroffenen Seite. Ausgleichsmöglichkeiten des Patienten: Flexion im Hüft- und Kniegelenk oder Abduktion des nicht betroffenen Beines. Wie bei der Kontraktur der Abduktoren besteht eine unphysiologische Belastung, die zur Überbelastung einzelner Strukturen führen kann. Funktionsstörungen in den Bewegungssegmenten der Lendenwirbelsäule, der Iliosakralgelenke und der Gelenke der unteren Extremität sind häufig die Folge.

Schwäche: Eine Schwäche bei der Adduktion im Hüftgelenk ist nur auffällig bei extremen Belastungen, z. B. beim Reiten oder Skifahren.

Hüftgelenk, Außenrotation im *f*; *engl.:* Hip joint, lateralrotation

Kontext: Bewegungslehre

ROM: 30°.

Muskeln: M. glutaeus maximus, M. glutaeus medius, M. glutaeus minimus, M. iliopsoas, M. psoas major, M. iliacus, M. gemellus superior, M. gemellus inferior, M. obturatorius internus, M. piriformis, M. adductor magnus, M. rectus femoris, M. obturatorius externus, M. quadratus femoris.

Verkürzungen: Bei einer Verkürzung der Außenrotatoren des Hüftgelenks befindet sich das Bein während der Be- und Entlassung in Außenrotationsstellung. Besonders Verkürzungen der kurzen Außenrotatoren führen, durch den einseitigen Zug am Kreuzbein, zu Funktionsstörungen in den Iliosakralgelenken.

Schwäche: Eine Schwäche der Außenrotatoren im Hüftgelenk würde sich durch eine Innenrotationsstellung der Beine zeigen.

Hüftgelenk, Extension im *f*; *engl.:* Hip joint, extension in

Kontext: Bewegungslehre

ROM: 12°.

Muskeln: M. glutaeus maximus, M. semitendinosus, M. semimembranosus, M. glutaeus medius (dorsaler Anteil), M. glutaeus minimus (dorsaler Anteil), M. adductor magnus, M. biceps femoris.

Verkürzungen: In der Regel treten Verkürzungen des M. glutaeus maximus selten auf (Verkürzun-

gen des M. semitendinosus, M. semimembranosus). Vgl. ▶ Kniegelenk, Flexion im.
Schwäche: Durch eine Schwäche bei der Extension im Hüftgelenk fehlt dem Patienten die Stabilität während der Standbeinphase.

Hüftgelenk, Flexion im *f*; *engl.:* Hip joint, flexion in
Kontext: Bewegungslehre
ROM: 130°.
Muskeln: M. iliopsoas, M. psoas major, M. iliacus, M. rectus femoris, M. tensor fasciae latae, M. sartorius, M. glutaeus minimus (ventraler Anteil), M. glutaeus medius (ventraler Anteil), M. pectineus, M. adductor longus, M. adductor magnus, M. adductor brevis, M. gracilis.
Verkürzungen: Verkürzungen der Flexoren des Hüftgelenks führen zu einer Beckenkippung, Verstärkung der Lendenlordose und einer eingeschränkten Hüftgelenkextension. Bei einseitigen Verkürzungen wird das Os ileum nach ventral gekippt, während das Os ileum der nicht betroffenen Seite annähernd in der physiologischen Stellung bleibt. Eine Beckenverwringung mit der daraus resultierenden Funktionsstörung in der Lenden-Becken-Hüft-Region ist die Folge. Besteht die Verkürzung (besonders des M. rectus femoris und des M. tensor fasciae latae) auf beiden Seiten, verstärkt sich die Beckenkippung, wodurch eine Überbeweglichkeit und Überlastung im lumbosakralen Übergang entstehen kann.
Schwäche: Bei einer Schwäche der Flexoren des Hüftgelenks bringt der Patient das Bein während des Gehens über die Zirkumduktion im Hüftgelenk nach vorn. Treppensteigen ist ohne Hilfsmittel nahezu unmöglich. Das Aufsetzen aus der Rückenlage in den Sitz kann trotz intakter Bauchmuskeln ohne Armeinsatz nicht durchgeführt werden, da die Hüftgelenke (Becken = Punctum mobile, Oberschenkel = Punctum fixum) nicht mit ausreichender Kraft reflektiert werden können.

Hüftgelenk, Innenrotation im *f*; *engl.:* Hip joint, medialrotation in
Kontext: Bewegungslehre
ROM: 40°.
Muskeln: M. glutaeus minimus, M. glutaeus medius, M. tensor fasciae latae, M. adductor magnus.
Verkürzungen, Schwäche: Da alle innenrotatorisch wirkenden Muskeln andere Hauptfunktionen haben, machen sich Verkürzungen und insbesondere Schwächen eher in den Hauptfunktionen bemerkbar.

Hüftgelenkdysplasie *f*
Vgl. ▶ Hüftdysplasie.

Hüftgelenkluxation *f*; *Etym.:* lat. *luxatio* „Verrenkung"; *engl.:* Dislocation of the hip
Kontext: Pädiatrie
Austreten des Femurkopfes aus der Gelenkpfanne. Entwickelt sich meist erst postnatal aus einer ▶ Hüftdysplasie durch muskeldynamische Kräfte und Fehlbelastung. Folgende Muskeln können zu einer Hüftluxation führen: Mm. adductores bzw. M. gracilis, M. iliopsoas, Teile des M. rectus femoris, ischiokrurale Muskulatur, M. tensor fasciae latae, M. quadriceps femoris (vgl. ▶ Prophylaxe).

Hüftgelenksbeanspruchung *f*; *engl.:* Stress of hip joint
Kontext: Biomechanik, Orthopädie, Traumatologie
Bei der Beurteilung der Beanspruchung des Hüftgelenks muss von räumlichen Verhältnissen ausgegangen werden, da es sich um ein kugelförmiges Gelenk handelt und die kraftübertragenden Gelenkoberflächen berücksichtigt werden müssen. Die Kraftübertragung an einer Kugeloberfläche kann nur oberhalb der Horizontallinie (Äquatorlinie) erfolgen. Bei einer zentrischen Belastung verteilt sich die Kraft symmetrisch über eine Halbkugel. Da der Pfannenrand die kraftübertragende Fläche oberhalb der Äquatorlinie begrenzt (nach medial geneigte Überdachung), kann die Kraft nicht ideal übertragen werden. Zur Erhöhung der Belastung führen pathologische Verän-

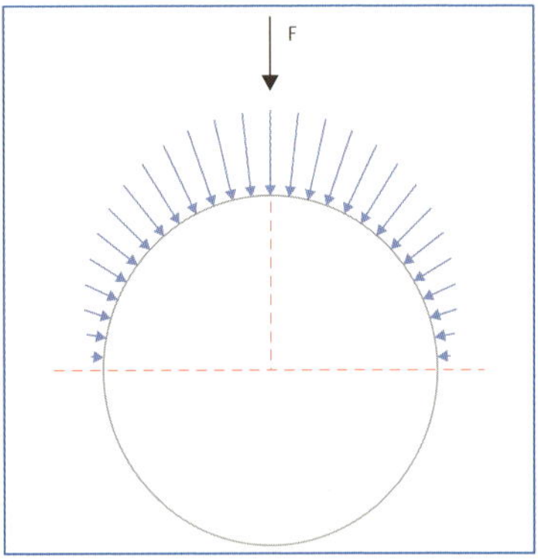

Hüftgelenksbeanspruchung: Zentrische Belastung eines Kugelgelenks.

derungen sowohl an der Überdachung als auch an den Gelenkoberflächen (vgl. ▶ Hüftgelenksbelastung).

Hüftgelenksbelastung *f*; ***engl.:*** Load of hip joint

Kontext: Biomechanik, Orthopädie, Traumatologie

Die Belastung des Hüftgelenks wird bestimmt durch die im Gelenk übertragene Gesamtkraft (Resultierende), der vektoriellen Summe aller beteiligten Kräfte (Kraftwirkung der Masse, die im Gelenk stabilisiert werden muss, und alle Muskelkräfte). Beim Zweibeinstand ergibt sich als Belastung je Hüftgelenk etwa ⅓ des Körpergewichts, beim Einbeinstand das 1,25- bis 1,5-fache und bei sportlichen Aktivitäten (Laufen, Sprünge) kann es durch die zusätzlich auftretenden Beschleunigungen ein Mehrfaches des Körpergewichtes sein. Bei Veränderungen der kraftübertragenden Flächen ändert sich auch bei gleicher Belastung die ▶ Beanspruchung des Hüftgelenks.

Hüftgelenksüberdachung *f*; ***engl.:*** Acetabular roof of hip

Kontext: Biomechanik, Orthopädie, Traumatologie

Die Überdachung des Hüftgelenks spielt in Bezug auf die Beanspruchung der Hüfte eine wesentliche Rolle. Eine Verminderte Überdachung verstärkt die Beanspruchung am oberen Pfannenrand. Durch operative Maßnahmen (Umstellungsosteotomie) kann eine Verbesserung der Kraftübertragung und damit eine Verringerung der Beanspruchung erzielt werden (vgl. ▶ Physiologische Inkongruenz).

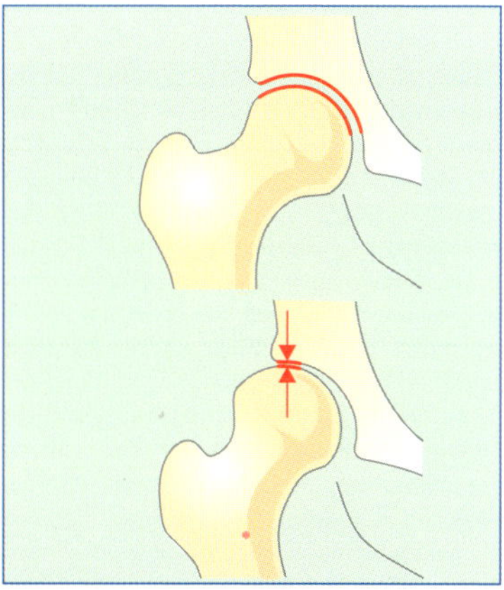

Hüftgelenksüberdachung.

Hüftprotektor *m*; ***engl.:*** Hip protector; ***Syn.:*** Hipsaver

Kontext: Orthopädie

Spezialunterwäsche mit zwei seitlich eingearbeiteten Plastikhalbschalen/Polstern, die ältere Menschen mit Osteoporose bei Stürzen vor hüftgelenksnahen Frakturen schützen soll. Man unterscheidet zwei Arten: Sturzhelm Typ (Umleiten der Kräfte in das umliegende Gewebe) und absorbierender Typ (Aufnehmen und Reduzieren der Kräfte). Aufgrund der ausbeulenden Wirkung ist die Compliance schlecht.

Hüftquadrant *m*; ***Etym.:*** lat. *quadrans* „vierter Teil"; ***engl.:*** Hip quadrant

Kontext: Diagnostik, Manuelle Therapie

Vom Therapeuten ausgeführte, belastende Bewegung im Hüftgelenk mit den kombinierten Richtungen: Flexion, Adduktion, Innenrotation (vgl. ▶ Quadrantenposition).

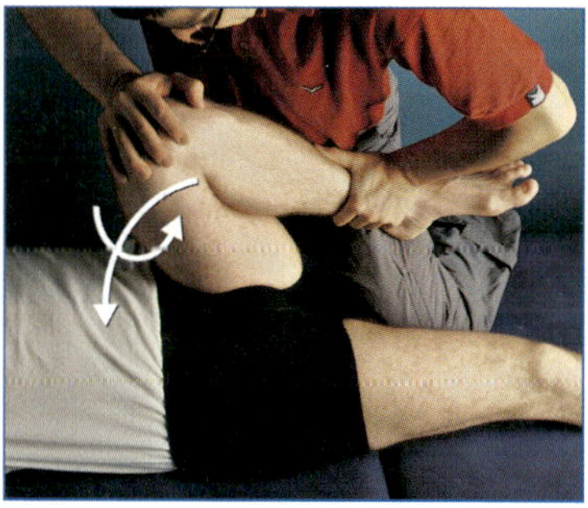

Hüftquadrant.

Hüftstrategie *f*; ***engl.:*** Hip strategy

Kontext: Bewegungslehre

Posturale Reaktion; angewendete Strategie zur Schwerpunktsverschiebung, wenn eine Person auf einer Platte steht, die kürzer ist als der Fuß. Zunächst wird das Hüftgelenk flektiert oder extendiert, je nachdem, ob die Störung von vorne oder von hinten erfolgt. Anschließend werden die Rumpf-, Waden- oder die dorsalen Fußmuskeln aktiviert (vgl. ▶ Antizipatorische posturale Kontrolle).

Hüftsyndrom, gekreuztes *n*

Vgl. ▶ Gekreuztes Hüftsyndrom.

H

Hüft-Totalendoprothese *f*; ***Etym.:*** griech. *endon* „innen, innerhalb" u. *prosthesis* „das Hinzufügen"; ***Abk.:*** H-TEP; ***engl.:*** Hip total endoprothesis; ***Syn.:*** Totalendoprothese des Hüftgelenks, Hüftgelenk(endo)prothese
Kontext: Orthopädie, Traumatologie
Vollständiger Gelenkersatz des Hüftgelenks, der dauerhaft im Körper bleibt. Indikationen: Arthrose (sehr häufig), Schenkelhalsfraktur bei älteren Patienten. Physiotherapie: Der Therapeut informiert sich über den operativen Zugang, um luxierende Bewegungen zu vermeiden (Lagerung, Patienteninformation, Bewegungsübungen, Mobilisation). Bei einer Luxation drückt der Prothesenkopf gegen die frische, noch nicht durchbaute Naht und tritt durch das Gewebe. Ventraler Zugang zum Hüftgelenk: Außenrotation des Oberschenkels im Hüftgelenk vermeiden. Dorsaler Zugang: Innenrotation vermeiden. In beiden Fällen kann es insbesondere in Kombination mit Flexion zur Luxation kommen.

Humankapital *n*; ***Etym.:*** lat. *humanus* „menschlich" u. *capitalis* „hauptsächlich, zum Kopf gehörig"; ***engl.:*** Human capital
Kontext: Betriebswirtschaftslehre
Gesamtes bestehendes und potenzielles Know-how aller Mitarbeiter eines Unternehmens. Unternehmen setzen monetäres und menschliches Vermögen in Form von Mitarbeitern/Personal ein. Physiotherapie: Die Auswahl der richtigen Therapeuten/Mitarbeiter ist aufgrund der sensiblen Dienstleistung (die Behandlung und Betreuung von Menschen mit Schmerzen, anderen Beschwerden und Erkrankungen) entscheidend. Qualifizierte Mitarbeiter müssen nicht nur am Arbeitsmarkt gefunden werden, sondern auch an den Betrieb gebunden werden; Pflege und Weiterentwicklung der Mitarbeiter. Diese Förderung findet sich in größeren Kliniken und/oder Reha-Zentren in Personalabteilungen als Spezialbereich der ▸ Personalentwicklung und/oder im betrieblichen Sozialwesen wieder. Unwort des Jahres 2004.

Human-Relations-Ansatz *m*; ***Etym.:*** engl. *human* „menschlich" u. *relations* „Beziehungen"; ***engl.:*** Human relations approach
Kontext: Betriebswirtschaftslehre
Berücksichtigung soziopsychologischer Aspekte in der Unternehmensführung zur Verbesserung der Mitarbeiterzufriedenheit und der Arbeitsleistung; basiert auf Forschungsarbeiten (1927–1932) in den USA. Licht-Experiment: Test- und Kontrollgruppe wurden unterschiedlichen Lichtverhältnissen ausgesetzt, mit beiden Gruppen wurde kommuniziert. Die Leistungssteigerungen waren gleich, d. h. Kommunikation ist bedeutsamer als Lichtverhältnisse für die Arbeitsleistung. Pausen-Experiment: Test- und Kontrollgruppe erhielten verschieden lange und verschieden häufige Pausenzeiten. Die Leistungssteigerung war nicht signifikant, aber beide Gruppen steigerten sich durch die veränderte Einstellung (Beschäftigung mit ihrer Situation, d. h. durch Zuwendung). Beobachtung: Arbeiter wurden bei der Arbeit beobachtet; erwartet wurde Leistungssteigerung, die nicht stattfand. Der Gruppendruck, d. h. die soziale Norm der Gruppe, legte die Leistungsnorm intern fest. Die Bedeutung des Gruppendrucks in Betrieben wurde erkannt. Die Forschungsergebnisse verdeutlichten die Bedeutung der Gruppe, Kommunikation, Pausen und die Beachtung der Mitarbeiter für ein Unternehmen.

Humolith *n*; ***engl.:*** Humolith
Kontext: Balneologie
Peloid; Sammelbegriff für organische Schlamme, wie z. B. Torf, Moor. Humolithe sind eine Untergruppe der ▸ Peloide. Verwendung: z. B. in der Badetherapie.

Humor *m*; ***Etym.:*** lat. *humor* „Feuchtigkeit"; ***engl.:*** Humour
Kontext: Psychologie, Kommunikation
Heitere Gelassenheit in Bezug auf alltägliche und menschliche Schwierigkeiten; Fertigkeit Lachen auszulösen. H. kann eine angenehme Gesprächsatmosphäre begünstigen, die Distanz zu problematischem Erleben (z. B. bezüglich der Störung bzw. Krankheit) sowie positive ▸ Emotionen (z. B. Freude) fördern und sich damit positiv auf die ▸ Beziehungsqualität und den Therapieerfolg auswirken. In der Physiotherapie ist die Sensibilität des Therapeuten für den Zustand des Patienten wesentlich, damit H. der Befindlichkeit und den ▸ Bedürfnissen des Patienten angepasst Eingang in die Therapie finden kann. Das Erzählen eines bestimmten Witzes kann sich bei einem Patienten positiv auswirken, einen anderen Patienten jedoch irritieren. Situativer Humor ist häufig genauer auf die Person des Therapeuten und die Person des Patienten abgestimmt. Zur Wahrung der Intimsphäre und des Respekts vor dem Patienten und anderen Personengruppen sollten humorvolle Bemerkungen nicht diskriminierend, abwertend oder schambesetzt sein (vgl. ▸ Unbe-

dingte Wertschätzung, ▸ Belästigung, ▸ Missachtung, ▸ Prozessmodell der Gesprächsführung).

Hun-Po *f*; ***engl.:*** Hun-Po

Kontext: Traditionelle Chinesische Medizin

In der Traditionellen Chinesischen Medizin leben H. und P. als Paar. Ihre Verbindung ist unser Leben. Ihre Scheidung ist unser Tod. H. sind Yangbewegungen, die dazu neigen, sich in die Höhe zu erheben. P. hingegen sind Yin-Bewegungen, die sich eher in der Tiefe eingraben (vgl. ▸ Dualität).

Husten *m*; ***engl.:*** Cough

Kontext: Atemtherapie

Technik zum Mukustransport; Ablauf: rasche Inspiration – Schluss der Glottis – Kontraktion der Exspirationsmuskulatur – Erhöhung des pleuralen Drucks – Exspiration durch plötzliche Öffnung der Glottis; hohe Flussgeschwindigkeit durch Kombination aus großem ▸ Flow und dynamischer Atemwegskompression.

Hustenhilfe *f*; ***engl.:*** Manual assisted cough

Kontext: Traumatologie, Neurologie

Bei tetraplegischen Patienten mit paretischer Zwischenrippenmuskulatur angewendete externe manuelle Unterstützung zur Abhustung von Sekret.

Hustentechniken *f*; ***engl.:*** Coughing technique

Kontext: Atemtherapie

Maßnahmen zur Dämpfung unproduktiven Hustens und zum Vermeiden von überhöhtem intrathorakalen Drücken. Atemtherapeutische Geräte, wie ▸ Flutter und ▸ Pari-PEP-System unterstützen H.

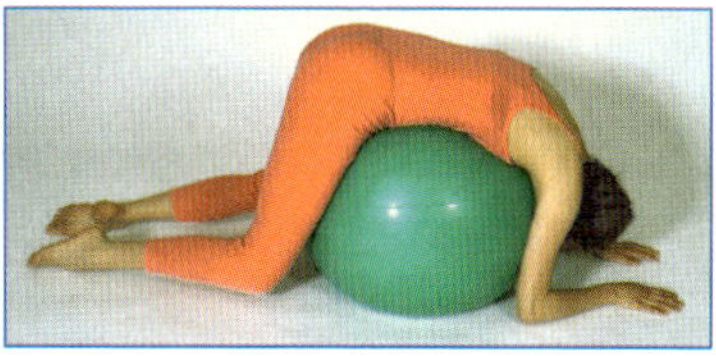

Hustentechniken. Übung auf dem Pezzi-Ball zur Sekretförderung.

HWS-Schiene *f*

Vgl. ▸ Zervikalstütze.

Hydrodynamik *f*; ***Etym.:*** griech. *hydor* „Wasser“ u. *dynamis* „Kraft“; ***engl.:*** Hydrodynamics

Kontext: Physik

Teilgebiet der Strömungslehre; beschäftigt sich mit den Eigenschaften bewegter Flüssigkeiten.

Hydrodynamischer Auftrieb *m*; ***engl.:*** Hydrodynamic lift

Kontext: Biomechanik, Physikalische Therapie

Kraftwirkung in strömenden Medien (Fluide) infolge unterschiedlicher Druckverhältnisse senkrecht zur Anströmrichtung, abhängig von Strömungsgeschwindigkeit und Form des Körpers. Beispiel: durch Anströmung bewirkter Unterdruck oberhalb der Tragflächen von Flugzeugen bewirkt ▸ Auftrieb.

Hydrodynamischer Druck, Hochdrucksystem *m*; ***Etym.:*** griech. *hydor* „Wasser“, *dynamos* „Kraft“ u. *systema* „Gebilde, Zusammenstellung, Gesamtheit“; ***engl.:*** Hydrodynamic pressure, high-pressure system

Kontext: Physiologie

Produkt aus ▸ Herzminutenvolumen und peripherem Widerstand (im Hochdrucksystem des Kreislaufs).

Hydrogalvanisches Bad *n* ; ***Etym.:*** griech. *hydor* „Wasser“ u. Galvanik

Vgl. ▸ Bad, hydrogalvanisches.

Hydrophile Oberfläche *f*; ***Etym.:*** griech. *hydor* „Wasser“ u. *philein* „lieben“

Vgl. ▸ Oberfläche, hydrophile.

Hydrostatik *f*; ***Etym.:*** griech. *hydor* „Wasser“ u. *statike* „Kunst des Wägens“; ***engl.:*** Hydrostatics

Kontext: Biomechanik

Beschäftigt sich u. a. mit den Druckverhältnissen in ruhenden Flüssigkeiten (Schweredruck), dem ▸ hydrostatischen Auftrieb und den Kräften auf Wandungen von Gefäßen, der Ausbildung freier Oberflächen.

Hydrostatische Indifferenzebene *f*

Vgl. ▸ Indifferenzebene, hydrostatische.

Hydrostatischer Druck *m*

Vgl. ▸ Druck, hydrostatischer.

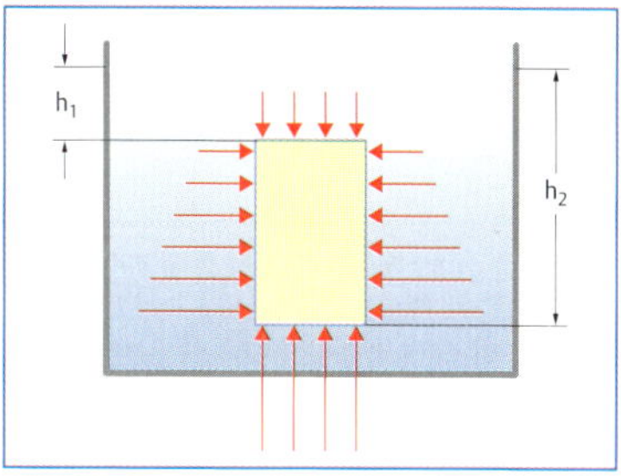

Hydrostatik: Auf den Körper in der Flüssigkeit wirken Kräfte von allen Seiten.

H

Hydrostatisches Paradoxon *n*
Vgl. ▶ Paradoxon, hydrostatisches.

Hydrotherapie *f*; ***Etym.:*** griech. *hydor* „Wasser" u. *therapeia* „Behandlung, Pflege"; ***engl.:*** Hydrotherapy; ***Syn.:*** Kneipp-Anwendungen
Kontext: Physikalische Therapie
Im Rahmen klassischer Naturheilverfahren eingesetzte systematische und methodische äußere Anwendung von Wasser zu therapeutischen, prophylaktischen und diätetischen Zwecken. Therapeuten nutzen dazu ortsungebunden Wasser mit unterschiedlichen Temperaturen bzw. in verschiedenen Aggregatszuständen, z. B. Dampf oder Eis. Bsp.: Bäder, Waschungen, Wickel, Güsse, Dämpfe. Indikationen: Funktionsstörung des Verdauungssystems, Schlafstörungen, Lungen-/ Bronchialerkrankungen, Myogelosen, Myalgien usw. (vgl. ▶ Balneologie, ▶ Kneipp-Kur).

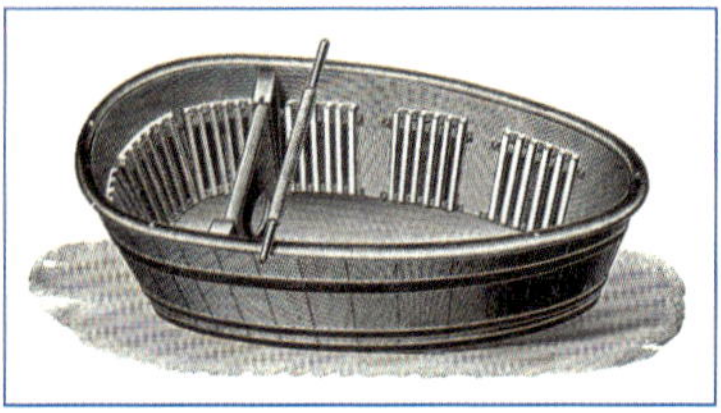

Hydrotherapie: Elektrogalvanisches Vollbad. Abbildung aus einem Lehrbuch von 1906.

Hyperaktiver Beckenboden *m*; ***Syn.:*** Hypertoner Beckenboden
Vgl. ▶ Beckenboden, hyperaktiver.

Hyperaktivität, sympathische *f*; ***Etym.:*** griech. *hyper* „über, über das Maß hinaus", lat. *activus* „handelnd" u. griech. *sympatheia* „Mitleiden, Mitempfinden"; *hier:* „zum sympathischen Nervensystem gehörend"; ***engl.:*** Hyperactivity, sympathic
Kontext: Orthopädie, Neurologie
Vermehrte Adrenalin- und Noradrenalinausschüttung bei Verletzungen und Schmerzen. Folgen: Vasokonstriktion, erhöhter muskulärer Gammatonus, infolge dessen reflektorischer Hypertonus und sinkende Reizschwelle der Nozizeptoren. S. H. und Schmerz sind physiologische Reaktionen bei Verletzungen, da die elementaren Funktionen (Überleben, Flucht) gesichert werden, sie stören jedoch die Wundheilung. Schmerz erzeugt Stress, der wiederum die s. H. aufrechterhält. Therapeuten unterstützen die Wundheilung, indem sie Patienten Sicherheit und Entspannung vermitteln, d. h. Stress reduzieren.

Hyperalgesie *f*; ***Etym.:*** griech. *hyper* „ über das Maß hinaus" u. *algesis* „Schmerz"; ***engl.:*** Hyperalgesia
Kontext: Algesiologie
Ein normalerweise schmerzhafter thermischer oder mechanischer Reiz ruft einen wesentlich stärkeren Schmerz hervor (vgl. ▶ Hypoalgesie).

Hyperalgesie, primäre *f*; ***engl.:*** Hyperalgesia, primary
Kontext: Algesiologie
▶ Hyperalgesie im Bereich des erkrankten Ortes.

Hyperalgesie, sekundäre *f*; ***engl.:*** Hyperalgesia, secondary
Kontext: Algesiologie
▶ Hyperalgesie in gesundem Gewebe, das sich um einen Krankheitsherd herum befindet.

Hyperämie *f*; ***engl.:*** Hyperaemia
Kontext: Herz- Kreislaufphysiologie
Lokale Erhöhung der Durchblutung. Man unterscheidet zwei Ursachen: arteriell bedingte bzw. aktive Entstehung durch muskuläre Arbeit, Erweitern der Blutgefäße (Erhöhung der Filtration) und venös bedingte bzw. passive Entstehung z. B. durch Störung/Verlegung des Venensystems oder Herzinsuffizienz (reduzierte Resorption). Bei venösen Abflussstörungen (Ödem) sind durchblutungsfördernde Maßnahmen kontraindiziert, da sie die Filtration erhöhen. Es gelangt noch mehr Wasser in das Gewebe.

Hyperästhesie *f*; ***Etym.:*** griech. *hyper* „übermäßig" u. *aisthanesthai* „empfinden"; ***engl.:*** Hyperaesthesia, excessive sensitiveness of the skin
Kontext: Neurologie
▶ Sensibilitätsstörung; Überempfindlichkeit der Haut auf spezielle Reize: Berührung, Temperatur, Druck etc. H. kommt bei verschiedenen neurologischen Erkrankungen vor, z. B. oft bei Patienten mit Multipler Sklerose. Therapie: Desensibilisieren der Haut mittels Eisabreibungen, Igelball etc.; interdisziplinäres Vorgehen ist wichtig, z. B. Physio- und Ergotherapie (vgl. ▶ Parästhesie).

Hyperhidrose *f*; ***Etym.:*** griech. *hyper* „über (mäßig)" u. *hidros* „Schweiß"; ***engl.:*** Hyperhidrosis, excessive sweating; ***Syn.:*** Hyperhydrosis
Kontext: Pädiatrie
Vermehrte Schweißproduktion des gesamten Körpers oder an bestimmten Köperstellen, z. B. an Händen und Füßen. Oft vegetativ verursachtes Symptom bei Jugendlichen in der Pubertät.

Physiotherapie: Elektrotherapie (Leitungswasser-Iontophorese).

Hyperkeratose *f*; ***engl.:*** Hyperkeratosis
Kontext: Lymphologie
Pathologisch erhöhte Verhornung des Hautepithels, charakteristisch für Lymphödeme im Stadium der ▸ Elefantiasis.

Hyperkinese *f*; ***Etym.:*** griech. *hyper* „über, übermäßig" u. *kinesis* „Bewegung"; ***engl.:*** Hyperkinesia
Kontext: Neurologie
Überschießende Bewegungen des Körpers oder einzelner Körperteile, besonders der Extremitäten (vgl. ▸ Dyskinesie, ▸ Athetose, ▸ Hypokinese).

Hyperkinetisches Syndrom *n*; ***Etym.:*** griech. *hyper* „über, übermäßig", *kinesis* „Bewegung" u. *syndrome* „Anhäufung, Zusammenlaufen"; ***engl.:*** Hyperkinetic syndrome
Kontext: Pädiatrie
Erhebliche motorische Unruhe (z. B. Zappeln), starke Impulsivität mit einer deutlichen Schwäche der Aufmerksamkeit; frühere Bezeichnung für die Aufmerksamkeitsdefizit-Hyperaktivitätsstörung (ADHS). Physiotherapie: Verbesserung von Aufmerksamkeit und Konzentration durch proprizeptive oder vestibuläre Reize und motivierend gestaltete Spielsituationen.

Hyperkinetisch-hypotones Syndrom *n*; ***Etym.:*** griech. *hyper* „über, übermäßig", *kinesis* „Bewegung", *hypo* „unter", *tonos* „Spannung, Spannkraft" u. *syndrome* „Anhäufung, Zusammenlaufen"; ***engl.:*** Hyperkinetic-hypotone syndrome
Kontext: Neurologie
Extrapyramidale Bewegungsstörungen mit überschießenden Bewegungen bei vermindertem Muskeltonus, z. B. Chorea, ▸ Ballismus, ▸ Athetose oder ▸ Myoklonien. Physiotherapie: Einüben funktionell relevanter motorischer Aktivitäten, Muskeldehnungen zur Kontrakturprophylaxe, ggf. Anpassung von Hilfsmitteln. Die Bewegungsstörungen selber können durch Physiotherapie nicht beeinflusst werden.

Hypermobilität *f*; ***Etym.:*** griech. *hyper* „über, über … hinaus" u. lat. *mobilis* „beweglich"; ***engl.:*** Hypermobility
Kontext: Diagnostik, Kaltenborn-Evjenth-Konzept
Übermäßiges Bewegungsausmaß; die ▸ neutrale Zone der angulären Gelenkbewegung ist vergrößert. Eine H. ist pathologisch, wenn sie mit Symptomen korreliert und ein pathologisches ▸ Endgefühl zeigt. Weitere Beurteilungskriterien: Vergleich mit der Norm, Vergleich mit der gegenüberliegenden Seite an den Extremitäten bzw. den Nachbargebieten an der Wirbelsäule und mit der Konstitution (vgl. ▸ Instabilität, ▸ Hypomobilität).

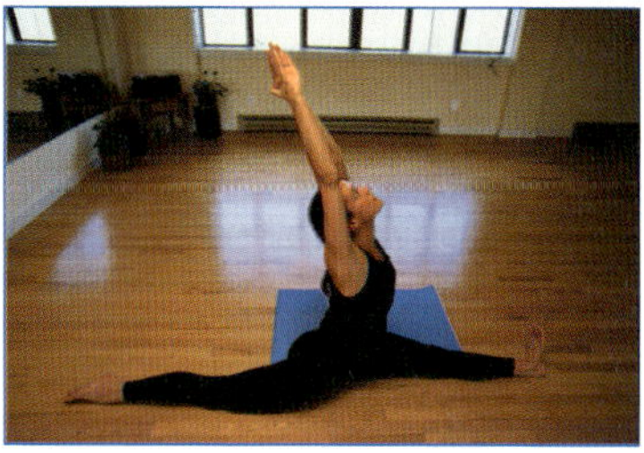

Hypermobilität.

Hypermobilität, konstitutionelle *f*; ***Etym.:*** griech. *hyper* „über, über … hinaus", lat. *mobilis* „beweglich" u. *constitutio* „Einrichtung, Verfassung, Zustand"; ***engl.:*** Hypermobility, constitutional
Kontext: Diagnostik, Traumatologie, Orthopädie
Generalisierte, nicht traumatisch bedingte Überbeweglichkeit der Gelenke. Mehrere Gelenke sind in einigen Bewegungsrichtungen überbeweglich, z. B. Überstreckung im Ellbogen- und Kniegelenk. K.H. kann im Laufe der Zeit verschiedene Gelenkstrukturen (z. B. den Gelenkknorpel) schädigen, da sie die extremen Gelenkstellungen überlastet.

Hypermobilität, strukturelle *f*; ***Etym.:*** griech. *hyper* „über, über … hinaus", lat. *mobilis* „beweglich" u. *structura* „Zusammenfügung, Gefüge"; ***engl.:*** Hypermobility, structural
Kontext: Diagnostik, Traumatologie, Orthopädie
Spezielle, traumatisch bedingte Überbeweglichkeit eines Gelenkes durch Schädigung stabilisierender Strukturen (z. B. Gelenkbändern). Der Körper reagiert häufig mit einer muskulären Schutzspannung (tonische Hypomobilität). Durch eine s.H. eines Gelenks kann sich eine Hypermobilität im benachbarten Gelenk entwickeln, weil die fehlende Beweglichkeit dauerhaft kompensiert wird. Dies gilt für Extremitäten- und Wirbelsäulengelenke. Physiotherapie: Hypermobilitäten und Instabilitäten sind oft Ursache für Schmerzen und Folgeschäden. Sie stellen somit einen wichtigen Ansatzpunkt für physiotherapeutische Stabilisationsübungen dar.

Hyperpathie *f*; ***Etym.:*** griech. *hyper* „über, über das Maß hinaus" u. *pathos* „Leiden, Krankheit"; ***engl.:*** Hyperpathy
Kontext: Algesiologie
▶ Neuropathischer Schmerz, der nach intensiver oder leichter wiederholter Stimulation plötzlich auftritt und immer heftiger wird; strahlt über den Ort der Stimulation und über das Innervationsgebiet des stimulierten Nervs hinaus aus; kann auch noch eine Weile nach Beendigung des Stimulus anhalten; Ort der Stimulation ist unmittelbar nach Schmerzausbruch unempfindlich für weitere Reize.

Hyperplasie *f*; ***Etym.:*** griech. *hyper* „über, über ... hinaus" u. *plassein* „bilden, formen"; ***engl.:*** Hyperplasia; ***Syn.:*** Numerische Hypertrophie
Kontext: Medizinische Trainingstherapie, Physiologie
Massenzunahme von Gewebe oder Organen durch Zunahme der Zellzahl bei gleich bleibender Zellgröße (vgl. ▶ Hypertrophie).

H

Hyperpolarisation *f*; ***Etym.:*** griech. *hyper* „über, übermäßig" u. neulat. *polaris* „den Pol, eine Ausprägung betreffend"; ***engl.:*** Hyperpolarization
Kontext: Elektrotherapie
Erhöhung des Ruhepotenzials von Zellen. Im Stadium der H. ist die Zelle nicht erregbar (absolute Refraktärphase). Eine H. ist z. B. das inhibitorische postsynaptische Potenzial.

Hyperpronation *f*; ***Etym.:*** griech. *hyper* „über, über ... hinaus, übermäßig" u. lat. *pronare* „vorwärtsneigen, bücken"; ***engl.:*** Hyperpronation; ***Syn.:*** Knickfußläufer
1. ***Kontext:*** Orthopädie
Ungenügende Stabilisierung des Rückfußes unter Belastung. Bsp.: Der klassische Hyperpronierer im Laufsport ist ein Knick-Senkfuß, der unter Belastung zu- statt abnimmt.
2. ***Kontext:*** Spiraldynamik
In Ergänzung zur üblichen Definition interpretiert die Spiraldynamik die H. des Rückfußes (oft kombiniert mit einer ungenügenden Vorfußpronation) als klassische ▶ 3D-Hypotorsion des Fußes. Anmerkung: Der echte Hohlfuß mit Hypersupination des Rückfußes entspricht einer ▶ 3D-Hypertorsion.

Hyperreflexie *f*; ***Etym.:*** griech. *hyper* „über, übermäßig" u. lat. *reflectere* „zurückbiegen, umwenden"; ***engl.:*** Hyperreflexia
Kontext: Neurologie
Gesteigerte Reflexbereitschaft mit leichter Auslösbarkeit von Muskeleigenreflexen und ungewöhnlich starken Reflexantworten. Physiotherapie: Bei Belastung der Fußspitze erfolgt eine Dehnung der Wadenmuskulatur, die bei einer Hyperreflexie einen Klonus bewirkt. Dieser sistiert bei vermehrter Gewichtsbelastung und langsamer Muskeldehnung (Ferse auf den Boden).

Hypersalivation *f*; ***Etym.:*** griech. *hyper* „über (mäßig)" u. lat. *saliva* „Speichel"; ***engl.:*** Hypersalivation, excessive salivation
Kontext: Neurologie
Übermäßiger Speichelfluss aufgrund erhöhter Speichelproduktion oder verminderter Schluckfähigkeit; z. B. bei Patienten mit Parkinson-Syndrom, Schädelhirntrauma, Hirnnervenschädigungen etc. Oftmals können die Patienten den Speichel nicht mühelos schlucken, sodass der Speichel aus dem Mund fließt. Physiotherapie: z. B. fazio-orale Techniken; ggf. Dysphagiebehandlung, die interdisziplinär erfolgen sollte (Logopädie, Ergo- und Physiotherapie). Physiotherapeutisch steht die Haltungskorrektur als Basis für den physiologischen ▶ Schluckakt im Vordergrund.

Hypersensibilität *f*; ***Etym.:*** griech. *hyper* „über ..., übermäßig" u. lat. *sensibilis* „sinnlich wahrnehmbar"; ***engl.:*** Hypersensitivity
Kontext: Neurologie
Ein Zustand extremen Unbehagens und starker Überreizung als Antwort auf eine nicht schädigende taktile Stimulation.

Hyperthermie *f*; ***Etym.:*** griech. *hyper* „über, über ... hinaus" u. *therme* „Wärme"; ***engl.:*** Hyperthermia
Kontext: Medizinische Trainingstherapie, Physiologie
Teil der Entzündungsreaktion, hervorgerufen durch die von einer Vasodilatation bewirkten Mehrdurchblutung; selbst bei tiefer liegenden Prozessen noch auf der Hautoberfläche wahrnehmbar (▶ Hauttemperaturmessung). Das Ausmaß der H. korreliert mit dem Ausmaß der Entzündung, der Ort der größten H. korreliert mit dem Ort der größten Schmerzwahrnehmung, die Verbesserung der klinischen Symptomatik korreliert mit der Temperaturreduktion. Die physiologische H. ist selbst bei einem komplikationslosen Verlauf erst nach Wochen bis Monaten rückläufig. Entzündliche Erkrankungen (Rheuma etc.) oder ausgedehnte operative Traumen (z. B. Hüft- oder Knieprothesen) können Temperaturerhöhungen von mehr als 5 °C zur Folge haben. Die

Aktivität der katabolen Enzyme ist temperaturabhängig (je höher, desto mehr Aktivität) und führt bei zu hoher Temperatur zur sekundären Gewebeschädigung. Hier ist die Temperaturreduktion durch externe Kühlung indiziert (nachgewiesene Tiefenwirkung im Gelenk), jedoch gibt es bezüglich Zeit und Dauer der Kälteapplikation nach wie vor keine einheitlichen Richtlinien.

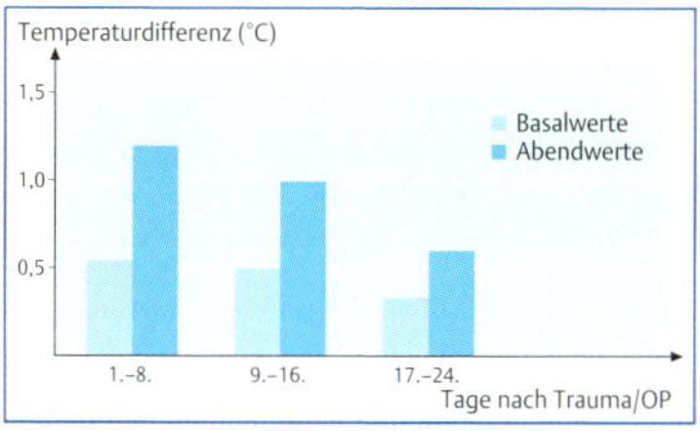

Hyperthermie. Komplikationsloser Temperatur- bzw. Heilungsverlauf (nach Weber 1990). Nach Nachtschlaf sinkt die Temperaturdifferenz ab.

Hypertonie *f*; ***Etym.:*** griech. *hyper* „übermäßig" u. *teinein* „spannen"; ***engl.:*** Hypertonia
Kontext: Innere Medizin
Nach WHO sind Blutdruckwerte von über 95 mm Hg systolisch und über 95 mm Hg diastolisch als Hypertonie anzusehen. Blutdruckwerte unter 140 /90 gelten als normoton. Die Physiotherapie versucht, durch Entspannungstechniken und eine vegetative Umstimmung auf den Blutdruck einzuwirken. Dosierter Ausdauersport ist für Patienten mit H. empfehlenswert.

Hypertonus *m*; ***Etym.:*** griech. *hyper* „über, über das Maß hinaus" u. lat. *tonus* „Spannung, Anspannung"; ***engl.:*** Hypertonus, muscular
Kontext: Muskelphysiologie
Erhöhter Muskeltonus einzelner Muskeln und Muskelgruppen, Muskeln einer einzelnen Extremität, einer Körperhälfte, der unteren Körperhälfte oder aller Extremitäten, der zu einer Funktionsstörung und möglichen Fähigkeitsstörung führen kann mit negativer Auswirkung auf Aufrichtung, Fortbewegung, Lernen und Verhalten (vgl. ▸ Hypotonus). Aufgrund von Überlastung oder dauerhafter Anspannung findet der aktive Prozess des Auseinandergleitens der Aktin- und Myosinfilamente nicht vollständig statt; der entspannte Zustand kann evtl. nur durch Dehnungsübungen erreicht werden. Auch Schmerz erhöht den Muskeltonus, er kann dann selbst zur Schmerzursache werden; ein Teufelskreis entsteht: Schmerz – erhöhter Muskeltonus – mehr Schmerz (vgl. ▸ Muskelkrampf).

Hypertrophie *f*; ***Etym.:*** griech. *hyper* „über, über ... hinaus" u. *trophe* „Nahrung"; ***engl.:*** Hypertrophy; ***Syn.:*** Einfache Hypertrophie
Kontext: Medizinische Trainingstherapie, Physiologie
Massenzunahme von Gewebe oder Organen durch Vergrößerung des Zellvolumens bei gleich bleibender Zellzahl (vgl. ▸ Hyperplasie).

Hypertrophie des Herzmuskels *f*; ***Etym.:*** griech. *hyper* „über, über ... hinaus, übermäßig" u. *trophe* „Nahrung, Ernährung"
Kontext: Leistungsphysiologie
Hervorstechendes Kennzeichen des Herzens eines langjährig aktiven Langzeitausdauersportlers, das bevorzugt linksventrikulär auftritt, mit begleitender Dilatation der Kammern (Ausdauer-Sportherz). Das kritische Herzgewicht nach Linzbach wird nicht erreicht.

Hypertrophie des Skelettmuskels *f*; ***Etym.:*** griech. *hyper* „über, über ... hinaus, übermäßig" u. *trophe* „Nahrung, Ernährung"
Kontext: Leistungsphysiologie
Querschnittzunahme der kontraktilen Strukturen der Skelettmuskelfasern. Mit der Geburt ist die Anzahl der Skelettmuskelfasern festgelegt; durch Krankheit oder Verletzung verloren gegangene Muskelfasern werden nicht ersetzt. Skelettmuskelgewebe ist Ruhegewebe. Satellitenzellen (spezifische, polypotente Muskelzellen, „Entwicklungszellen") beteiligen sich am Prozess der Hypertrophie. Intensives Krafttraining (Dauer: mindestens 6–9 Monate; Belastungsintensität: ca. 75–100 % des aktuellen Maximalkraftwertes) setzt wahrscheinlich über (sehr) hohe und relativ lange Muskelspannungen (6–10s/Wiederholung) optimale Hypertrophiereize. Die Kaskade, die die mechanische Spannung in die Produktion kontraktiler Proteine bzw. Sarkomere umsetzt, ist bisher nicht vollständig geklärt.

Hypertrophie, adenoidale *f*; ***Etym.:*** griech. *hyper* „über, übermäßig", *trophe* „Nahrung" u. *aden* „Drüse"; ***engl.:*** Hypertrophy, adenoidal
Kontext: Kiefergelenksbehandlung
Vergrößerung der Rachenmandeln, kann eine nasopharyngeale Atemobstruktion verursachen.

Hypertrophietraining *n*; ***Etym.:*** griech. *hyper* „über, über ... hinaus" u. *trophe* „Nahrung"; ***engl.:*** Hypertrophy training
Kontext: Medizinische Trainingstherapie

Hypertrophietraining				
Übungen	**Wiederholungen/ Belastungszeit**	**Serien**	**Pause**	**Rhythmus**
4–6 (2-3 Multi-Joint- 2-3 Single-Joint-Übungen)	8–12 / < = 1 min	3–4	0,5–1 min (Bodybuilding) 2–3 min (Rehabilitation)	3-0-1 (Bodybuilding) 1-0-1 (Rehabilitation)

Systematisches Krafttraining zur Vergrößerung des Muskelquerschnitts durch Volumenzunahme der Muskelzellen. H. basiert auf verschiedenen Komponenten. Intensität: Hohe Muskelspannung, max. Massegewinn mit Intensitäten, die innerhalb von 8–12 Wiederholungen eine Ermüdung herbeiführen; Rhythmus: Betonung der Exzentrik, dadurch Beschädigung der Muskelfaser (initialer Stimulus für adaptive Proteinsynthese); hoher Laktatspiegel (d. h. niedriger ph-Wert), dadurch erhöhte Ausschüttung von Wachstumshormonen. Nach außen sichtbarer Massegewinn nach 6–8 Wochen, da zunächst nur der interzelluläre Raum reduziert wird.

Hypoaktivität *f*; ***Etym.:*** griech. *hypo* „unter, unterhalb des Normalen" u. lat. *agere* „handeln, tätig sein"; ***engl.:*** Hypoactivity

Kontext: Trainingstherapie

Verminderter Bewegungsdrang, reduzierte Betriebsamkeit aufgrund des Lebensstils oder der Symptome einer chronischen Erkrankung. Folgen: für das Bewegungssystem notwendige Belastungsreize fehlen, verminderter Trainingszustand, u. U. Beginn einer Abwärtsspirale (Aktivitäten werden eingeschränkt, weil sie anstrengend sind, wodurch sie noch anstrengender werden).

Hypoalgesie *f*; ***Etym.:*** griech. *hypo* „unter, darunter" u. *algesis* „Schmerz"; ***engl.:*** Hypoalgesia

Kontext: Algesiologie

Verminderte Wahrnehmung von schmerzhaften Reizen (vgl. ▸ Hyperalgesie).

Hypokinese *f*; ***Etym.:*** griech. *hypo* „unter, darunter" u. *kinesis* „Bewegung"; ***engl.:*** Hypokinesia

Kontext: Neurologie

Minderung der spontanen Beweglichkeit bis hin zur ▸ Akinese (vgl. ▸ Parkinson-Syndrom).

Hypokinetisch-rigides Syndrom *n*; ***Etym.:*** griech. *hypo* „unter", *kinesis* „Bewegung", lat. *rigidus* „starr, steif" u. griech. *syndrome* „Anhäufung, Zusammenlaufen"; ***engl.:*** Hypokinetic rigid syndrome

Kontext: Neurologie

Extrapyramidale Bewegungsstörungen mit Symptomen von Bewegungsarmut (Hypokinesie) und Muskelsteifigkeit (Rigor), z. B. bei Patienten mit ▸ Parkinson-Syndrom.

Hypomobilität *f*; ***Etym.:*** griech. *hypo* „unter, darunter" u. lat. *mobilis* „beweglich"; ***engl.:*** Hypomobility

Kontext: Kaltenborn-Evjenth-Konzept

Zu geringes Bewegungsausmaß; eine H. ist nur dann pathologisch, wenn sie mit Symptomen korreliert und ein pathologisches ▸ Endgefühl zeigt. Weitere Beurteilungskriterien: der Vergleich mit der Norm, Vergleich mit der gegenüberliegenden Seite an den Extremitäten bzw. den Nachbargebieten an der Wirbelsäule und der Konstitution (vgl. ▸ Hypermobilität).

Hypomobilität, funktionelle *f*; ***Etym.:*** griech. *hypo* „unter, unterhalb des Normalen" u. lat. *mobilitas* „Beweglichkeit", *functio* „Verrichtung"; ***engl.:*** Hypomobility, functional

Kontext: Diagnostik

Verminderter Einsatz eines Gelenkes oder einer Bewegungsrichtung aufgrund eines Widerstandes, der die Bewegungsmöglichkeit reduziert; Bewegung ist nur durch erhöhten Kraftaufwand möglich, der vermieden wird; stattdessen wird eine einfachere Bewegungsvariante genutzt. Folgen: Abnahme der Beweglichkeit aufgrund der reduzierten Nutzung führt zu weiterer H. (Teufelskreis), Hypermobilität in der ersatzweise genutzten Bewegungsrichtung.

Hypomobilität, reflektorische *f*; ***Etym.:*** griech. *hypo* „unter, unterhalb des Normalen" u. lat. *mobilitas* „Beweglichkeit", *reflectere* „zurückwenden"; ***engl.:*** Hypomobility, reflectory

Kontext: Diagnostik

Über einen auf Rückenmarksebene (Hinterhorn) gesteuerten Reflexkreis ausgelöste Bewegungseinschränkung bei Reizzuständen und Schmerzen, um Gewebe mit verminderter Belastbarkeit zu schonen und Heilungsprozesse nicht zu stören. Bsp.: Tendinitis der Sehne der M. supraspinatus. Therapie: Reizlinderung, sodass sich die Beweglichkeit reaktiv verbessert. Forciertes Bewegen ohne Berücksichtigen der Schmerzgrenze führt zur Chronifizierung der Beschwerden und verminderter Beweglichkeit (vgl. ▶ Immobilisation).

Hypomobilität, strukturelle *f*; ***Etym.:*** griech. *hypo* „unter, darunter“, lat. *mobilis* „beweglich“ u. *structura* „Zusammenfügung, Gefüge“; ***engl.:*** Hypomobility, structural

Kontext: Diagnostik, Traumatologie, Orthopädie

Durch die Veränderung (Verkürzung) von anatomischen Strukturen (z. B. Gelenkkapsel und -bänder, Muskeln, Bindegewebe, Haut) verursachte Unterbeweglichkeit. Ursachen: z. B. Ruhigstellung, Narbenbildung, Verknöcherung, entzündliche Prozesse und Erkrankungen, Degeneration und einseitige Belastung. Physiotherapie: Strukturell bedingte Bewegungseinschränkungen müssen häufig physiotherapeutisch behandelt werden. Um wirksame physiotherapeutische Maßnahmen auszuwählen, muss die genaue Ursache bekannt sein.

Hypomobilität, tonische *f*; ***Etym.:*** griech. *hypo* „unter, darunter“, lat. *mobilis* „beweglich“ u. griech. *tonos* „Spannung“; ***engl.:*** Hypomobility, tonic

Kontext: Diagnostik, Traumatologie, Orthopädie

Durch erhöhte Anspannung einzelner oder mehrerer Muskeln verursachte Unterbeweglichkeit eines oder mehrerer Gelenke. Ursache: häufig als Reaktion auf ein Trauma und den damit einhergehenden Schmerz. Hat die Verletzung eine Instabilität zur Folge, kann diese tonische Reaktion als Stabilisation betrachtet werden. Auch chronische Instabilitäten können tonische Reaktionen auslösen. Physiotherapie: Wenn die Ursache der t.H. eine strukturelle Hypermobilität ist, sollte diese zuerst behandelt werden. Gelingt die Stabilisierung, ist die Schutzspannung nicht mehr notwendig. Sie tritt entweder nicht mehr auf oder kann durch tonussenkende Maßnahmen leicht behandelt werden. Schmerzbedingte tonische Bewegungseinschränkungen sind sehr gut durch schmerzmindernde Maßnahmen zu beeinflussen; die Beweglichkeit nimmt schnell zu.

Hypophysenhinterlappen *m*; ***Etym.:*** griech. *hypo* „unter“ u. *phyestai* „wachsen, entstehen“; ***Abk.:*** HHL; ***engl.:*** Posterior pituitary; ***Syn.:*** Neurohypophyse

Kontext: Physiologie

Produziert, stimuliert durch Releasingfaktoren des medialen ▶ Hypothalamus, glandotrope und nicht glandotrope Hormone.

Hypophysenvorderlappen *m*; ***Etym.:*** griech. *hypo* „unter“ u. *phyestai* „wachsen, entstehen“; ***Abk.:*** HVL; ***engl.:*** Anterior pituitary; ***Syn.:*** Adenohypophyse

Kontext: Physiologie

Speicherung und Freisetzung der Hormone des medialen ▶ Hypothalamus; die Hormone gelangen via Axontransport in dessen Speicherzellen. Es handelt sich um die Hormone ADH (antidiuretisches, die Wasserausscheidung reduzierendes Hormon) zur Regulation des Wasser- und Elektrolythaushaltes und Oxytozin.

Hypothalamus *m*; ***Etym.:*** griech. *hypo* „unter“ u. *thalamos* „Raum, Kammer“; ***engl.:*** Hypothalamus

Kontext: Physiologie

Zentrale Schnittstelle für die Integration der vegetativen, hormonellen und sensomotorischen Funktionen.

Medialer H.: neuronale und hormonproduzierende Instanz. Produziert ADH (antidiuretisches, die Wasserausscheidung reduzierendes Hormon) zur Regulation des Wasser- und Elektrolythaushalts und Oxytozin. Mittels Axontransport gelangen diese Hormone in die Speicherzellen des ▶ Hypophysenhinterlappens. Weiterhin werden stimulierende (RF) und deaktivierende (IF) Releasinghormone gebildet, welche die glandotrope und nicht glandotrope Hormonproduktion der (HVL) regulieren.

Hypothese *f*; ***Etym.:*** griech. *hypothesis* „Unterstellung, Grundlage“; ***engl.:*** Hypothesis

1. ***Kontext:*** Forschung, Diagnostik

Annahme, Vermutung, Vorentwurf für eine Theorie/Zusammenhänge (vgl. ▶ Vorgehen, hypothesengeleitetes; ▶ Clinical Reasoning).

2. ***Kontext:*** Kaltenborn-Evjenth-Konzept

In der Manuellen Therapie ist jede Aussage über einen Zusammenhang zwischen den Symptomen und einer Funktionsstörung bzw. Gewebeveränderung solange eine H., bis sie durch eine (Probe-)Behandlung bestätigt ist.

3. ***Kontext:*** Clinical Reasoning

Unbewiesene, begründete Annahme; Hypothesen werden aufgestellt mit dem Ziel, sie durch Beweise zu verifizieren. Im physiotherapeutischen ▶ Clinical-Reasoning-Prozess werden durch die Aufnahme von Informationen Hypothesen generiert. Diese werden dann getestet und evaluiert, bevor eine endgültige Hypothese bestätigt bzw. eine therapeutische Entscheidung getroffen wird.

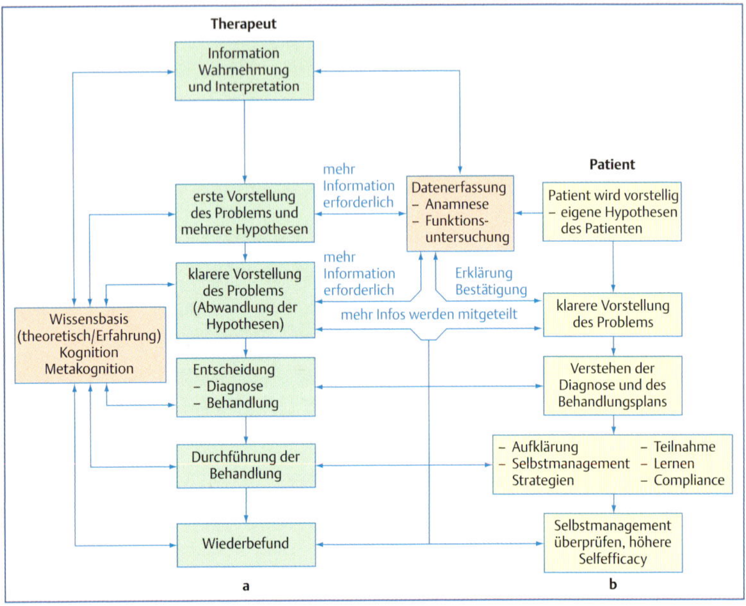

Hypothese. Während des therapeutischen Prozesses findet eine Hypothesenmodifizierung bzw. -bestätigung statt a sowohl beim Therapeuten b als auch beim Patienten (Jones 1992; Edvards et al. 1998).

Hypothesengeleitete Untersuchung *f*; *Etym.:* griech. *hypothesis* „Unterstellung"; *engl.:* Hypothesis driven examination
Kontext: Clinical Reasoning
Vorgehen bei der Untersuchung, das von einer eng zusammenhängenden Lokalisation von Struktur- und Funktionsstörung ausgeht und auf die Testung nicht relevant erscheinender Funktionen verzichtet. Der Untersucher bildet Vermutungen zur Störungsursache und testet/prüft diese systematisch.

Hypothesenkategorie *f*; *engl.:* Hypothesis category
Kontext: Diagnostik
Zuordnen von Informationen zu einer bestimmten Gruppe, das der ▶ Hypothesenbildung dient. Bsp. für H. für Patienten mit Bewegungsstörungen: pathobiologische Mechanismen, Quellen für Bewegungsdysfunktionen, Vorsichtssituationen, Prognose, beitragende Faktoren, Behinderungsgrad, Management, individuelles Krankheitserleben.

Hypothesentest, einseitiger *m*; *Etym.:* griech. *hypothesis* „Unterstellung" u. engl. *test* „Prüfung, Untersuchung"; *engl.:* One sided hypothesis test
Kontext: Statistik
Testet bei einer gerichteten Hypothesenformulierung, wie groß die ▶ Wahrscheinlichkeit dafür ist, dass dieses Ergebnis bei Gültigkeit der ▶ Nullhypothese eingetroffen sein kann. Fällt das Ergebnis des H. niedrig aus (z. B. < 0,05), so ist es eher unwahrscheinlich (z. B. < 5 %), dass die Nullhypothese zutrifft. Diese wird daher abgelehnt und stattdessen die ▶ Alternativhypothese angenommen. Ein H. wird angewandt, wenn der Unterschied der ▶ Mittelwerte in einer bestimmten Richtung (also μ_2-μ_1 > 0 oder μ_2-μ_1 < 0) erwartet wird. Die Erwartung ist vom Untersucher vor Studienbeginn zu formulieren, sodass auch vor Studienbeginn entschieden wird, ob ein einseitiger (oder zweiseitiger) Hypothesentest verwendet wird.

Hypothesentest, zweiseitiger *m*; ***Etym.:*** griech. *hypothesis* „Unterstellung" u. engl. *test* „Prüfung, Untersuchung"; ***engl.:*** Hypothesis test, two-sided, two-tailed

Kontext: Statistik

Testet bei einer ungerichteten Hypothesenformulierung, wie groß die ▶ Wahrscheinlichkeit dafür ist, dass dieses Ergebnis bei Gültigkeit der ▶ Nullhypothese eingetroffen sein kann. Fällt das Ergebnis des einseitigen Hypothesentests niedrig aus (z. B. < 0,05), so ist es eher unwahrscheinlich (z. B. < 5 %), dass die Nullhypothese zutrifft. Diese wird daher abgelehnt und stattdessen die ▶ Alternativhypothese angenommen. Ein z.H. wird angewandt, wenn lediglich eine Abweichung der ▶ Mittelwerte ($\mu_2 \neq \mu_1$) erwartet wird, ohne ein Urteil darüber, ob $\mu_2 > \mu_1$ oder $\mu_2 < \mu_1$. Da ein z.H. die ▶ Wahrscheinlichkeit eines auf Zufall beruhenden Effektes in beide Richtungen prüft, ist er weniger empfindlich als ein ▶ einseitiger Hypothesentest.

Hypothesis-Evaluation *f*; ***Etym.:*** griech. *hypothesis* „Unterstellung" u. franz. *évaluation* „Abschätzung, Bewertung"; ***engl.:*** Hypothesis evaluation

Kontext: Clinical Reasoning

Schritt des ▶ hypothetisch-deduktiven Reasoning; die verschiedenen konkurrierenden ▶ Hypothesen werden verglichen. Die Hypothese, die am besten durch die gesammelten Daten gesichert ist, wird ausgewählt und bildet die Basis für den nächsten Schritt.

Hypothesis-Generation *f*; ***Etym.:*** griech. *hypothesis* „Unterstellung" u. lat. *generatio* „Zeugung"; ***engl.:*** Hypothesis generation

Kontext: Clinical Reasoning

Schritt des ▶ hypothetisch-deduktiven Reasoning; der Therapeut beginnt, die gesammelten Daten zu organisieren, zu strukturieren und Annahmen bezüglich bestimmter Störungsmuster herauszubilden. Häufig werden dabei mehrere Vermutungen (▶ Hypothesen) gebildet.

Hypothetisch-deduktives Reasoning *n*; ***Etym.:*** griech. *hypothesis* „Unterstellung", lat. *deducere* „ableiten" u. engl. *reasoning* „Schlussfolgern, Urteilen, Beweisführung"; ***engl.:*** Hypothetical deductive reasoning

Kontext: Clinical Reasoning, Theoretische Modelle

Etabliertestes Clinical-Reasoning-Modell in der Medizin. Es basiert auf der Bildung von Hypothesen, die aufgrund von medizinischer Datensammlung und Wissen generiert und durch weitere Untersuchungen bestätigt oder widerlegt werden. Das Reasoning wird als deduktiv bezeichnet, da das Aufstellen von ▶ Hypothesen die Ausgangsbasis für den weiteren Prozess der Datenerhebung bildet und weitere Entscheidungen von ersten Hypothesen abgeleitet werden. Der Prozess des hypothetisch-deduktiven Denkens beginnt mit der Aufnahme einer relativ kleinen Anzahl von Daten, die direkt und automatisch zur Bildung erster Hypothesen führt. Dadurch erhält die oft sehr komplexe Problemlage eine Struktur, durch die die weitere Datensammlung zur Bestätigung oder Widerlegung der Hypothesen gesteuert wird. Eine wesentliche Rolle beim hypothetisch-deduktiven Denken bildet unter anderem das Erkennen und Sammeln von Cues (Schlüsselinformationen). Cues können dazu dienen, erste Hypothesen auszubilden, bereits gebildete Hypothesen zu bestätigen bzw. zu widerlegen oder weitere Untersuchungen einzuleiten. Der Prozess des hypothetisch-deduktiven Reasonings lässt sich durch die Festlegung einzelner Arbeitsschritte gut nachvollziehen. Für die Physiotherapie besonders wertvoll erscheint die Einteilung von Schritten, die den Arbeiten Rogers entstammt: Pre-Assessment-Image, Cue-Acquisition, Hypothesis-Generation, Cue-Interpretation, Hypothesis-Evaluation, physiotherapeutische Diagnose (vgl. ▶ Clinical Reasoning).

Hypothetische Norm *f*; ***Etym.:*** griech. *hypothesis* „Unterstellung" u. lat. *norma* „Winkelmaß, Maßstab, Regel, Vorschrift"; ***engl.:*** Hypothetical norm

1. ***Kontext:*** Funktionelle Bewegungslehre

Vergleich der individuellen Körperposition mit einer aufgrund der Beobachtung anderer Individuen angenommenen Norm (verinnerlichtes Leitbild des Therapeuten.

2. ***Kontext:*** Vgl. ▶ Leitbild.

Hypotonus *m*; ***Etym.:*** griech. *hypo* „unter, darunter" u. *tonos* „Seil, Tau, Spannung, Spannkraft"; ***engl.:*** Hypotension

Kontext: Muskelphysiologie

Verminderter Muskeltonus einzelner Muskeln und Muskelgruppen oder der gesamten Muskulatur, mit möglichen negativen Auswirkungen auf die Entwicklung von Aufrichtung, Fortbewegung, Lernen und Verhalten (vgl. ▶ Hypertonus).

Hysterese *f*; ***Etym.:*** griech. *hysteros* „später, hinterher"; ***engl.:*** Hysteresis

1. ***Kontext:*** Medizinische Trainingstherapie, Physiologie

H

Veränderung von Gewebe durch Zug oder Druck aufgrund einer relativ kurz einwirkenden Kraft (im Gegensatz zu ▸ Creep); zuerst Straffung des Gewebes und Ausrichtung der Fasern entlang der Zugrichtung (Matrixbelastung), mit zunehmender Kraft Dehnung bis zur Zerreißgrenze; aus der Dehnung Rückkehr des Gewebes zur Ausgangslänge, je nach Gewebe sowie Dauer und Intensität der Dehnung Zurückbleiben eines Dehnungsrückstandes; während dieses Vorganges geht Energie verloren (vgl. ▸ Viskosität, ▸ Hystereseschleife).

2. ***Kontext:*** Lymphdrainage

Verzögerter Wirkungseintritt. Bsp.: Aufgrund altersbedingter Veränderungen nimmt die Elastizität der elastischen Fasern des Bindegewebes ab, die Wirkung der ▸ manuellen Lymphdrainage verzögert sich.

H

Hystereseschleife *f*; ***Etym.:*** griech. *hysteros* „später, hinterher"; ***engl.:*** Hysteresis loop

Kontext: Medizinische Trainingstherapie, Physiologie

Bleibt nach einer Dehnung ein Dehnungsrückstand auf Dauer bestehen (plastische Verformung), entspricht der rückläufige Kurventeil nicht dem deformierenden; der von beiden Kurven eingeschlossene Bereich wird als Hysterese bezeichnet und entspricht dem Energieverlust, der v. a. durch Reibung entsteht und als Wärme abgegeben wird; kleine Hystereseschleifen sind bezüglich des Bewegungssystems von Vorteil und können Leistungen steigern (vgl. ▸ Dehnungs-Verkürzungs-Zyklus).

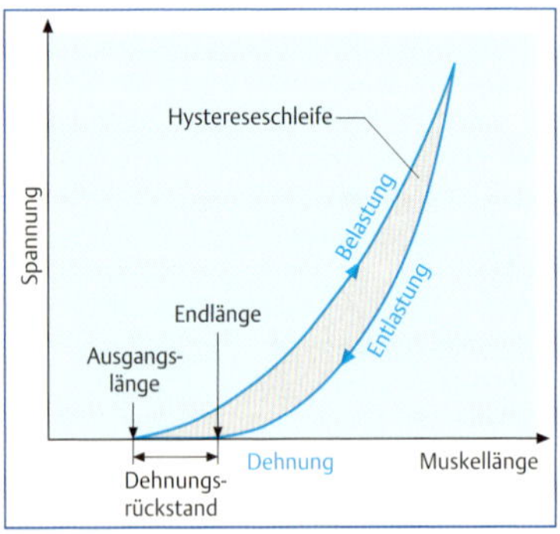

Hystereseschleife.

I/T-Kurve *f*; ***engl.:*** I/T-curve; ***Syn.:*** Akkomodabilität

Kontext: Physikalische Therapie, Elektrotherapie

Diagnosemittel, um genaue Informationen über den Reizbedarf und den Therapieverlauf eines geschädigten Muskels zu erhalten; Stromstärke (I) wird gegen Reizzeit (T) aufgetragen, die notwendig ist, um gerade noch eine Minimalzuckung auszulösen; gibt Auskunft über: Funktionszustand des motorischen Nervs, Funktionszustand des Muskels, Verlauf in Richtung Heilung oder weiterer Degeneration, regenerative Zwischenzustände; Erstellung: Ermittlung von sog. *Rehobase* oder Rechteckschwellenwert (Stromstärke, die bei Rechteckimpulsen mit 1000 ms Dauer eine Minimalzuckung auslöst) – Suche des *Akkomodationsschwellenwertes* (GTS) oder Dreieckschwellenwertes (Stromstärke, bei der ein Dreieckimpuls mit 1000 ms Dauer eine Minimalzuckung auslöst) – Berechnung des Akkomodationsquotienten (Akk.-Wert) (GTS geteilt durch Rehobase); *Akkomodabilität:* Anpassungsfähigkeit eines quergestreiften Muskels an langsam ansteigende Stromintensitäten; *Chronaxiewert*: Reizdauer, die benötigt wird, um bei doppelter Rehobasenstromstärke eine Minimalzuckung auszulösen; *Nutzzeit*: Zeitdauer in der *Rechteckimpulscharakteristik* (RIC) mit der geringsten Stromflusszeit und der geringsten Intensität; *günstigste Impulsdauer* (GI) ist der Fußpunkt der *Dreieckimpulscharakteristik* (DIC), Impulsdauer mit der geringsten Intensität, um eine Zuckung auszulösen (gibt optimale Impulsdauer zur Behandlung eines gelähmten Muskels an).

ICF *f*

Vgl. ▸ Internationale Klassifikation der Funktionsfähigkeit, Behinderung und Gesundheit.

Ich-Aussage *f*; ***engl.:*** I-statement

Kontext: Psychologie, Kommunikation

▸ Gesprächstechnik, mit welcher der Sprechende seine eigene Sicht verbalisiert. Bsp.: „Ich freue mich darüber, dass es Ihnen besser geht!",„Ich möchte, dass Sie meinen Widerstand halten.", „Ich finde es besser, wenn wir noch mehr Werbung für unseren Kurs machen." Ich-Aussagen schaffen Klarheit, indem der Sprechende seine Appelle und die eigene Befindlichkeit eindeutig zum Ausdruck bringt (vgl. ▸ Kongruenz, ▸ Sprachfunktionen).

Ich-Erleben *n*; ***engl.:*** Ego experience

Kontext: Psychologie

Empfindung eines Menschen als eigenständige Ganzheit (Individualität). Physiotherapie: Grundlage jeder therapeutischen Interaktion ist die Wahrnehmung des Patienten als eigenständiges Individuum.

ICP *f*

Vgl. ▸ Infantile Zerebralparese.

Ideale Flüssigkeit *f*

Vgl. ▸ Flüssigkeit, ideale.

Ideales Gas *n*

Vgl. ▸ Gas, ideales.

Ideatorische Apraxie *f*

Vgl. ▸ Apraxie, ideatorische.

Ideokinetische Apraxie *f*

Vgl. ▸ Apraxie, ideokinetische.

Ideomotorische Theorie *f*

Vgl.: ▸ Theorie, ideomotorische.

IFK *m*

Vgl. ▸ Bundesverband selbstständiger Physiotherapeuten – IFK e. v.

IFOMPT *f*

Vgl. ▸ International Federation of Orthopedic Manipulative Therapists.

IFOMT *f*

Vgl. ▸ International Federation of Orthopedic Manipulative Therapists.

Ileus *m*; ***Etym.:*** griech. *eileos* „Darmverschluss"; ***engl.:*** Ileus

Kontext: Chirurgie

Darmlähmung; vollständige oder teilweise Blockierung der Darmpassage durch mechanischen Verschluss, Darmverdrehung oder Infektionen und Lähmungen. Bei mechanischem Verschluss versucht der Organismus initial mit einer Verstärkung der Peristaltik das mechanische Hindernis zu überwinden, während in späteren Phasen eine Lähmung der Darmmuskulatur eintreten kann. Symptome (Darmlähmung): starke, kolikartige Bauchschmerzen, aufgetriebener Bauch, Erbrechen und Verstopfung; u. U. Schockzeichen, z. B. kalter Schweiß, Unruhe und Blässe. Eine Darmlähmung ist lebensbedrohlich; sie führt i. d. R. zu einer Krankenhauseinweisung und häufig zu einer chirurgischen Intervention. Physiotherapie: nach Akutphase bzw. Operation Atemtherapie und Mobilisation in Sitz und Stand, passiv-aktives Bewegen der unteren Extremität zur Thromboseprophylaxe (vgl. ▶ Paralytischer Ileus).

Ileus, paralytischer *m*; ***Etym.:*** griech. *paralysis* „Lähmung" u. griech. *eileos* „Darmverschluss"; ***engl.:*** Ileus, paralytic

Kontext: Chirurgie, Neurologie

Darmlähmung; durch eine Lähmung der glatten Muskulatur kommt es zum Stillstand der Peristaltik und dadurch zu einem fehlenden Weitertransport des Darminhaltes. Die Darmtätigkeit erlischt vollständig (keine Darmgeräusche). Ursachen: z. B. Infektionen der Bauchhöhle, Vergiftungen (vgl. ▶ Ileus).

Neurogen bedingter p.I.: Reflektorische Darmlähmung ohne organische Schädigung des Darms. Ursachen: Blutergüsse bei Wirbelfrakturen oder nach operativen Eingriffen in der Bauchhöhle (im Becken- und Wirbelsäulenbereich) und Querschnittlähmungen. Physiotherapie: nach Akutphase bzw. Operation Atemtherapie, Mobilisation in Sitz und Stand, passiv-aktives Bewegen der unteren Extremität zur Thromboseprophylaxe. Nach Rücksprache evtl. Kolonmassage.

I

Immobilisation *f*; ***Etym.:*** lat. *immobilis* „unbeweglich"; ***engl.:*** Immobilisation; ***Syn.:*** Immobilisierung, Ruhigstellung

Kontext: Traumatologie, Orthopädie

Externe Ruhigstellung von verletzten, nicht bewegungsstabilen Strukturen, um Folgeschäden zu vermeiden, z. B. Gips- oder Korsettversorgung oder körpereigene reflektorische Bewegungsreduzierung (z. B. Bettruhe) in akuten Situationen, um die Wundheilung zu fördern. Externe und reflektorische I. führen zunehmend zu strukturellen Veränderungen, die zunächst reversibel und später irreversibel sind, z. B. ▶ Crosslinks, Lipidbrücken (vgl. ▶ Hypomobilität, ▶ Bewegungsstabilität).

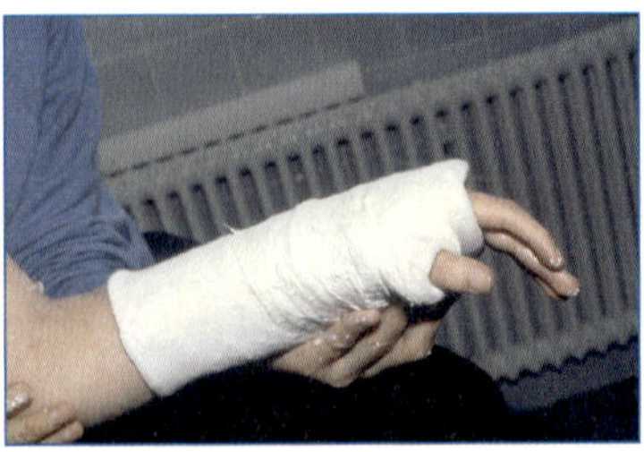

Immobilisation: Handgelenksgips.

Impairments *f*; ***Etym.:*** engl. *impairment* „Schädigung, Behinderung"; ***engl.:*** Impairments

Kontext: Physiologie

I. sind die Auswirkungen eines Pathomechanismus auf die Körperstrukturen bzw. auf körperliche Grundfähigkeiten.

Primäre I.: unmittelbare Auswirkungen eines pathologischen Geschehens. Bsp.: Sensibilitäts- und Wahrnehmungsstörungen, Tonusänderungen der Muskulatur, Kraftminderungen.

Sekundäre I.: strukturelle Veränderungen, die sich aus einem primären I./ und oder Funktionsstörungen entwickeln können. Bsp.: Kontrakturen, Ödeme, Fehlstellungen.

Impedanz *f*; ***Etym.:*** lat. *impedire* „hindern, hemmen"; ***engl.:*** Impedance; ***Syn.:*** Innenwiderstand

Kontext: Physik

Der nach außen hin wirksame elektrische Widerstand (Innenwiderstand) eines Gerätes oder auch Gewebes. Die Größe ist frequenzabhängig: Je höher die Frequenz eines Stromes, desto geringer ist die Impedanz. Mathematisch gesehen ist es ein komplexer Widerstand, der sich zusammensetzt aus einem Realteil, dem Wirkwiderstand (ohmscher Widerstand) und einem Imaginärteil, dem (frequenzabhängigen) Blindwiderstand (kapazitiver Widerstand). Da sich in biologischen Medien (Zellverbänden, Geweben) strukturbedingt sowohl ohmsche und kapazitive Widerstände ergeben, benutzt man korrekterweise die Bezeichnung Impedanz anstelle von Widerstand.

Impingement-Syndrom *n*; ***Etym.:*** engl. *to impinge* „einwirken, stoßen (an, gegen), auftreffen (auf)"; ***engl.:*** Impingement syndrome

Kontext: Orthopädie, Traumatologie

Meist schmerzhafte Störung der Gelenkbeweglichkeit im Schultergelenk durch Einklemmung oder Degeneration wegen chronischer Überlastung des Kapsel- oder Sehnengewebes. Häufige Lokalisationen: Sehne des M. supraspinatus (Kompression im subakromialen Raum), lange Bizepssehne. Physiotherapeutische Untersuchung: Typisches Zeichen für ein I. der Supraspinatussehne ist der ▶ schmerzhafte Bogen (Beschwerden bei Abduktion im Schultergelenk zwischen 60–120°).

Implantable cardioverter defibrillator *m*; ***Abk.:*** ICD

Kontext: Innere Medizin

Unter den M. pectoralis major eingesetztes Gerät, das durch gezielte Stromstöße lebensbedrohliche Herzrhythmusstörungen behebt. Ein ICD beendet ein Kammerflimmern durch Stromstöße (Defibrillation) und ein Vorhofflimmern (Kardioversion). Bei der physiotherapeutischen Behandlung sind folgende Maßnahmen kontraindiziert: Widerstandsübungen (Gefahr des Pressens), Dehnlagen, Schüttelungen, schwung- und ruckhafte Armbewegungen, Elektrotherapie.

Implizites Wissen *n*; ***Etym.:*** lat. *implicare* „hineinwickeln"; ***engl.:*** Implicit knowledge
Kontext: Clinical Reasoning
Nicht (vollständig) bewusstes oder verbalisierbares Wissen. Häufig bezieht sich dieses Wissen auf Handlungen oder Prozeduren, die automatisch oder unbewusst ablaufen. Beim ▸ Clinical Reasoning verfügen insbesondere Experten über einen reichen Schatz an i.W. Sie agieren intuitiv, kommen routiniert und effizient zu richtigen Lösungen, können aber häufig nicht genau benennen, wie sie vorgegangen sind (vgl. ▸ Explizites Wissen).

Impuls, akustischer *m*; ***Etym.:*** lat. *impulsio* „Anregung, Anstoß"; ***engl.:*** Pulse, acoustic
Kontext: Physik
Kurzzeitige Schalldruckwelle (vgl. ▸ Impulsschall).

Impuls, elektrischer *m*; ***engl.:*** Pulse, electric
Kontext: Physik, Elektrotherapie
Kurzzeitiges Spannungs- oder Stromsignal; charakterisiert durch Impulshöhe (Stromstärke) und Einwirkdauer (Impulsbreite) (vgl. ▸ Impulsstrom, ▸ Impulsform).

Impuls, linearer *m*; ***engl.:*** Pulse, linear
Kontext: Biomechanik
Produkt aus der Masse eines Körpers (m) und seiner Geschwindigkeit (v); $p = m * v$. SI-Einheit: [Ns] = [kgm/s]. Der I. ist eine vektorielle Größe, denn er hat eine Größe und die gleiche Richtung wie die auslösende Kraft. Er charakterisiert die Translationsbewegungen eines starren Körpers. Die entsprechende Größe für eine Rotationsbewegung ist der Drehimpuls. Eine Änderung des Impulses kann bei konstanter Masse nur durch eine Geschwindigkeitsänderung erfolgen und ist in jedem Falle die Folge einer (meist sehr kurzen) Kraftwirkung. Bezieht man die Kraft (F) in die Formel mit ein, erhält man für die erzielte Impulsänderung für die Dauer der Krafteinwirkung (Δt):$\Delta p = m * \Delta v = F * \Delta t$. Dieses Produkt wird auch Kraftstoß oder Antrieb genannt. In einem Kraft-Zeit-Diagramm repräsentiert die Fläche unter der Kurve die Größe des I. Beispiele: Die Fläche unter dem Kurvenverlauf der vertikalen Komponente der Bodenreaktionskraft (F_z) entspricht dem Impuls, der auf den Boden übertragen wird. Die „Wucht" eines geworfenen oder frei fallenden Gegenstandes hängt sehr stark von der Geschwindigkeit ab, mit der er geworfen wird.

Impulsbreite *f*; ***engl.:*** Pulse width, Pulse duration, Pulse length; ***Syn.:*** Impulsdauer
Kontext: Elektrotherapie
Wirkungsdauer eines Impulses. Zeitspanne zwischen Beginn und Ende eines Kurzzeitsignals (Spannungs-, Strom- oder Druckänderung). Charakterisiert neben der ▸ Impulshöhe (Amplitude) und der Impulsform eine kurzzeitige Veränderung.

Impulserhaltungssatz *m*; ***engl.:*** (Law of) conservation of momentum; ***Syn.:*** Erhaltungssatz des linearen Impulses
Kontext: Physik
Der Gesamtimpuls eines abgeschlossenen Systems (keine äußeren Krafteinwirkungen) ist konstant. Er entspricht der Vektorsumme aller Einzelimpulse.

Impulsform *f*; ***engl.:*** Pulse form
Kontext: Physik, Elektrotherapie
Verlauf zeitlich veränderlicher Größen (Spannungs-, Stromverlauf), wie beispielsweise in der Elektrotherapie: rechteck-, dreieck- oder trapezförmige, sägezahn-, sinus-, halbsinusförmige oder nadelförmige Impulse.

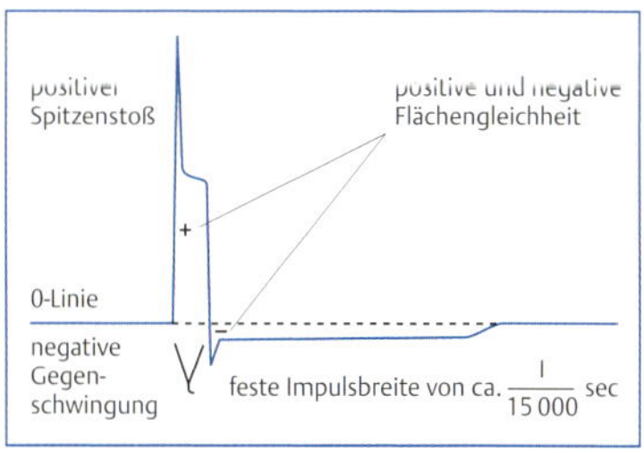

Impulsform: Kirchturmimpuls.

Impulsfrequenz *f*; ***engl.:*** Pulse repetition frequency; ***Syn.:*** Frequenz
Kontext: Elektrotherapie
Maß für die Häufigkeit von Impulsen in einer Sekunde (Wiederholfrequenz).

Impulshöhe *f*; ***engl.:*** Pulse amplitude, Pulse hight
Kontext: Elektrotherapie
Intensität eines Impulses. Amplitude eines Kurzzeitsignals (Spannungs-, Strom- oder Druckände-

I

rung). Charakterisiert neben der ▸ Impulsbreite (Impulsdauer) und der Impulsform eine kurzzeitige Veränderung.

Impulsmuskeln *f*; ***engl.:*** Impulse muscles
Kontext: Spiraldynamik
Definierte synergistische Muskeln, die einen bestimmten Bewegungsimpuls zuerst umsetzen und deren Kontraktion die Basis für die folgenden Muskelkontraktionen zur Ausführung einer koordinierten Bewegung ist.

Impulsschall *m*; ***engl.:*** Pulsed sound
Kontext: Elektrotherapie
Zyklisch ein- und ausgeschalteter Ultraschall zur Herabsetzung der thermischen Belastung der Gewebe während der Behandlung. Als Tastverhältnis bezeichnet man die Dauer der Einschaltzeit zur Periodendauer (Schallzeit + Pausenzeit), z. B. 1 : 5 oder 1 : 10. Je geringer der Anteil an der Periodendauer, desto geringer ist die applizierte Energie.

I

Impulsstrom *m*; ***engl.:*** Pulsing current
Kontext: Elektrotherapie
Zyklisch ein- und ausgeschaltete Stromformen. Die Stromimpulse sind zu „Päckchen" zusammengefasst und wechseln sich mit Reizpausen ab. Das Reizzeit-Pausenverhältnis oder das Tastverhältnis (Verhältnis Reizzeit zu Periodendauer) bestimmen die Energieabgabe.

Impulszentrum *n*; ***Etym.:*** lat. *impellere* „anstoßen, antreiben" u. *centrum* „Kreismittelpunkt"; ***engl.:*** Impulse center; ***Syn.:*** Impulsmuskel, Muskel eines Impulszentrums
1. ***Kontext:*** Physik
Im physikalischen Sinn werden unterschieden: Impuls als Produkt aus Masse und Geschwindigkeit (p = mv) und Impuls als ein singuläres Ereignis auf der Zeitachse, z. B. ein Aktionspotenzial. Mehrere Impulse hintereinander ergeben eine Pulsation.
2. ***Kontext:*** Spiraldynamik
Kontraktion einer definierten Muskelgruppe zu Beginn einer Bewegung. Systematik: Jede Koordinationseinheit besitzt mindestens ein solches Zentrum. Struktur: I. sind ring-, stern- oder fächerförmige Muskelstrukturen. Eine klassische Ringkonfiguration stellen die Schließmuskeln Mund und Anus dar. Das Zusammenstrahlen der Hüftaußenrotatoren am Trochanter major weist eine fächerförmige Konfiguration auf. Im Bereiche der Brustbeinspitze bilden die Brust- und Bauchmuskulatur mit ihren längs, quer und diagonal verlaufenden Muskelzügen das sternförmige solare I. Funktion: Der Beckenboden z. B., mit dem Anus im Zentrum, gilt als I. des Beckens. Die muskuläre Querverspannung der beiden Sitzbeinhöcker verklammert die beiden Iliosakralgelenke – eine notwendige Voraussetzung für die funktionelle Belastungsstabilität des Beckenrings.

In die Bahn steigen ***engl.:*** To get into the line (game for climbing therapy)
Kontext: Therapeutisches Klettern
Kletterspiel; der Übende bekommt die Aufgabe von der rechten oder linken Seite in die Wand einzusteigen und nach stabiler Positionierung mit einem Arm zu winken.

Indifferent ***Etym.:*** lat. *indifferens* „keinen Unterschied aufweisend"; ***engl.:*** Indifferent
Kontext: Elektrotherapie, Biomechanik
Unbestimmt, wirkungslos. Beispiele: indifferentes Gleichgewicht, indifferente Elektrode, ▸ Indifferenztemperatur.

Indifferenzebene, hydrostatische *f*; ***Etym.:*** griech. *hydor* „Wasser", *statikos* „stehen machend, im Gleichgewicht", *systema* „Gebilde, Zusammenstellung, Gesamtheit", lat. *in...* „nicht" u. *differre* „sich unterscheiden"; ***engl.:*** Indifference plane, hydrostatic
Kontext: Physiologie
Bereich unterhalb des Diaphragmas mit nahezu konstantem Gefäßinnendruck, da im Niederdrucksystem der Füllungszustand den Gefäßinnendruck wesentlich bestimmt (geringer hydrodynamischer Druck). In den übrigen Gefäßabschnitten verändert er sich in Abhängigkeit von der Körperlage systematisch, da die Schwerkraft die hydrostatischen Druckverhältnisse beeinflusst. Unterhalb der h.I. addiert sich der höhenabhängig wirksame hydrostatische Druck zum hydrodynamischen Gefäßinnendruck, oberhalb subtrahiert er sich.

Indifferenztemperatur *f*; ***engl.:*** Indifference temperature; ***Syn.:*** Behaglichkeitstemperatur
Kontext: Physik, Hydrotherapie
Temperatur, bei der subjektiv kein thermischer Reiz empfunden wird. Sie ist stark abhängig vom umgebenden Medium. Beispiele: Wasser 34–36 °C, Luft 22–24 °C.

Indirekte Kalorimetrie *f*
Vgl. ▸ Kalorimetrie, indirekte.

Indische Brücke *f*; ***engl.:*** Indian bridge
Kontext: Geburtshilfe
Position, die eine Schwangere einnimmt, um ihr Kind aus einer Steiß- oder Querlage herauszudrehen: Rückenlage mit stark unterlagertem Becken.

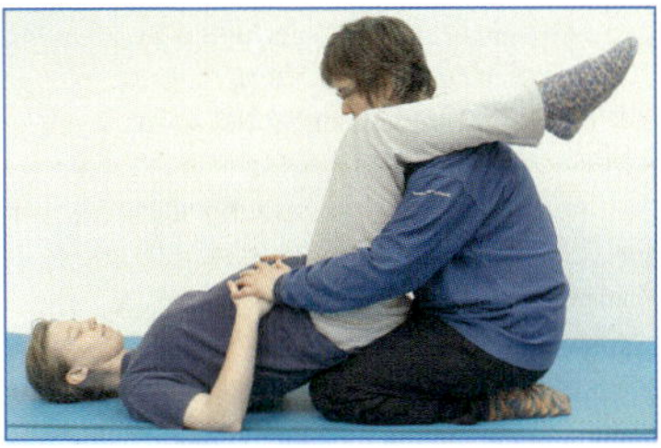

Indische Brücke mit Partner.

Individuelle anaerobe Schwelle *f*; ***Etym.:*** franz. *individuel* „persönlich", griech. *a* „nicht" u. *aer* „Luft, Gas"; ***Abk.:*** iANS, IAS
Vgl. ▸ Schwelle, individuelle anaerobe.

Induktion, elektromagnetische *f*; ***Etym.:*** lat. *inductio* „das Hineinführen"; ***engl.:*** Induction, electromagnetic
Kontext: Physik
Erzeugung von elektrischen Spannungen oder Strömen durch sich ändernde Magnetfelder. Beispiele: Dynamo, Transformator.

Induration *f*
Kontext: Lymphologie
Gewebeverhärtung, nicht gleichzusetzen mit Fibrose (Vermehrung des Bindegewebes), typisch für Lymphödeme ab Stadium II. Je länger ein Ödem besteht, desto mehr Umbauprozesse des Gewebes finden statt. Freie Eiweiße aktivieren die Fibrozyten des Bindegewebes zur vermehrten Produktion von Proteoglykanen, die sich im Interstitium (Zellzwischenraum) ansammeln und das Gewebe verhärten. Je eiweißreicher das Ödem, desto ausgeprägter sind die Verhärtungen. Therapeutisch haben sich die Fibrosegriffe und Interferenzstrom bewährt, der die Eiweißverbindungen im Ödemgewebe aufspaltet (vgl. ▸ Leistenfibrose).

Infantile Zerebralparese *f*; ***Etym.:*** lat. *cerebrum* „Gehirn", griech. *paresis* „Erschlaffung" u. lat. *infantilis* „kindlich"; ***Abk.:*** ICP; ***engl.:*** Infantile cerebral palsy
Kontext: Pathologie, Diagnostik
Als Z. bezeichnet man eine generalisierte Erkrankung, bei der während oder bis zu vier Wochen nach der Geburt verschiedene Störfaktoren das Gehirn schädigen, deren Ausmaß allerdings in der Regel nicht sofort erkennbar oder gar einer bestimmten Gehirnfunktionsstörung, einem bestimmten Typ von Z., zugeordnet werden kann. Funktionsstörungen entstehen zunehmend erkennbar erst langsam und zeigen sich meist nicht im Gehirn, sondern in den klinischen Auswirkungen im ▸ Axisorgan und in der Peripherie: Die Qualität der Körperkontrolle und der Aufrichtungsmechanismen sowie die abnormalen Muster, die dem Kind während seiner phasischen, zielgerichteten Bemühungen zur Verfügung stehen, erzwingen zunehmend die *falsche Entwicklungsrichtung*. D.h. automatische Haltungsanpassung, Aufrichtung gegen die Schwerkraft und ▸ Phasik werden immer deutlicher abnormal bzw. pathologisch. Durch das wiederholte Benutzen dieser pathologischen Bewegungs- sowie Muskelspiele zeigen sich in der sensomotorischen Entwicklungsdynamik deshalb, begründet mit der gestörten posturalen Körperlagesicherung, zunehmend Auffälligkeiten wie längere Unsicherheit in flacher Rückenlage, verspätete Fähigkeit des optischen Fixierens, abnormale Greifbewegungen, häufig sehr früh abnormal bzw. pathologisch gestaltete Ganzkörpermuster.
Die internationale Beschreibung einer Z. ist ebenso wie die Klassifikation nach der International Classification of Diseases (ICD; G80.–G80.9) seitens der Beurteilungskriterien, wie ▸ Vojta sie für die gesunde sensomotorische Ontogenese angibt, stark abweichend. Wenn über letztgenannte keine detaillierte Kenntnis und Analyse vorliegen, können Abweichungen nicht definiert werden. Die Forderung nach frühest möglicher Therapie wird ad absurdum geführt, wenn gemäß den Definitionen der ICD die klare Aussage über das Vorliegen einer Diagnose wie der Z. nicht vor dem zweiten bzw. vierten Lebensjahr erfolgt bzw. nicht eher erfolgen kann.

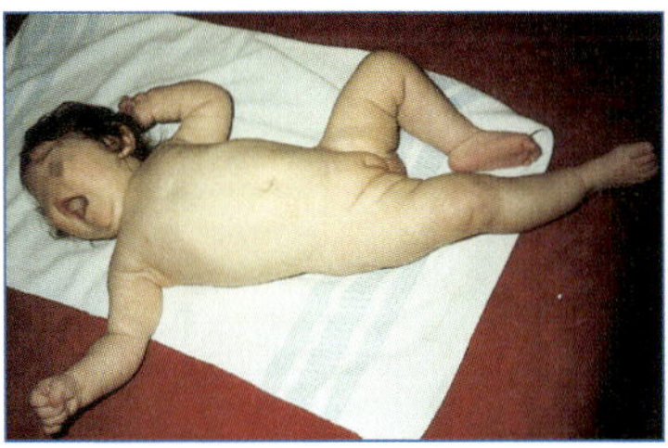

Infantile Zerebralparese.

Infarkt, kardialer *m*
Vgl. ▸ Herzerkrankung, akute.

Information, auditive *f*; ***Etym.:*** franz. *auditif* „hörbar, das Hören betreffend", lat. *audire* „hören"; ***engl.:*** Information, auditive
Kontext: Physiologie
Akustische und über den Hörsinn erfasste Information.

Information, kinästhetische *f*; ***Etym.:*** griech. *kinein* „bewegen" u. *aisthesis* „Wahrnehmung, Empfinden"; ***engl.:*** Information, kinaesthetic
Kontext: Physiologie
Information über gefühlte Bewegung.

Information, taktile *f*; ***Etym.:*** lat. *tactilis* „berührbar"; ***engl.:*** Information, tactile
1. *Kontext:* Physiologie
Über den Tastsinn erfasste, aus der Haut stammende Information, erzeugt durch Berührung oder Bewegung.
2. *Kontext:* PNF-Konzept
Mittels des ▸ lumbrikalen Griffs der Therapeutin oder durch Hilfsmittel erteilte Informationen. Dabei berücksichtigt die Therapeutin folgende Aspekte: dort wo nötig, solange wie nötig, jedoch so wenig wie möglich. ▸ Traktion, ▸ Approximation, ▸ Widerstand vermitteln taktile Informationen.

Informationsarten *f*; ***Etym.:*** lat. *informare* „formen, eine Gestalt geben, durch Unterweisung bilden"; ***engl.:*** Types of information
Kontext: Betriebswirtschaftslehre
Unterscheidung betrieblicher Daten nach Zweck und Herkunft oder der Zweckbeziehung. Zweck und Herkunft: faktische Daten (beschreiben den Ist-Zustand, die Wirklichkeit), prognostische Daten (beziehen sich auf die Zukunft), normative Daten (stellen Ziele dar, legen Soll-Werte fest), logische Daten (stellen eine logische Beziehung her) und explanative (erläuternde) Daten (ergründen Ursachen). Zweckbeziehungen: Führungsinformationen in Praxen, Materialinformationen, Marketinginformationen, Personalinformationen, Informationen aus dem Rechnungswesen/Buchführung, EDV-Informationen sowie Controlling-Informationen zur Planung und Steuerung eines Unternehmens/der Praxis.

Informationsgespräch *n*; ***Etym.:*** lat. *informatio* „Formung, Bildung durch Unterweisung"; ***engl.:*** Consultation
Kontext: Beratung, Kommunikation
Gespräch, das dazu dient, Informationen an Personen (Patienten, Kollegen, Vorgesetzte) weiterzugeben. Physiotherapie: Das I. gewährleistet einen ausreichenden Kenntnisstand und die Kontinuität der Therapiemaßnahmen.

Informationsmanagement *n*; ***Etym.:*** lat. *informare* „formen, eine Gestalt geben, durch Unterweisung bilden" u. engl. *management* „Verwaltung"; ***engl.:*** Information management
Kontext: Betriebswirtschaftslehre
Strukturierter Umgang mit Nachrichten bzw. Mitteilungen. Man unterscheidet drei Ebenen: strategisches I. (langfristig: ab 1 Jahr, z. B. Planung einer Praxisgemeinschaft); taktisches I. (mittelfristig: zwischen ½ und 1 Jahr, z. B. Urlaubsplanung, Konzeption eines „Tag der offenen Tür"); operatives I. (kurzfristig: bis ½ Jahr, z. B. Terminplan der Praxis im kommenden Monat). Informationen sind im heutigen Informationszeitalter enorm wichtig. Physiotherapie: Wo und wie eine Praxis die notwendigen Informationen erhält, wann und an wen sie praxisintern und extern weitergegeben werden; wo und wie diese weiterverwendet werden, sind entscheidende Wettbewerbsvorteile oder -nachteile. Die Verantwortlichkeit, wer dies in welchem Umfang in einer Praxis übernimmt, muss klar geregelt sein.

Informationssammlung *f*; ***Etym.:*** lat. *informatio* „Formung, Bildung durch Unterweisung"; ***engl.:*** Information collection
Kontext: Diagnostik
Durch Befragung des Patienten oder durch Mitteilung des Arztes und anderer Quellen erworbene Kenntnisse zu Beschwerden, Behandlungsverlauf und Diagnose, die der Beurteilung und Behandlungsplanung dienen.

Informationsspeicherung, auditive *f*; ***Etym.:*** franz. *auditif* „hörbar, das Hören betreffend", lat. *audire* „hören"; ***engl.:*** Information storage, auditive
Kontext: Physiologie
Erfolgt im Kurzzeitgedächtnis; die Speicherung auditiver Informationen beträgt ca. 8 sec für Töne. Bei komplexeren Reizen, wie z. B. Zahlen oder Buchstaben, geht die Gedächtnisleistung auf 2 sec zurück (vgl. ▸ Kinästhetische Informationsspeicherung, ▸ Taktile Informationsspeicherung).

Informationsspeicherung, kinästhetische *f*; ***Etym.:*** griech. *kinein* „bewegen" u. *aisthesis* „Wahrnehmung, Empfinden"; ***engl.:*** Information storage, kinaesthetic
Kontext: Physiologie
Erfolgt im motorischen Kurzzeitgedächtnis; Informationen über gefühlte Bewegungen werden für ca. 20 sec gespeichert. Die Informationsspeiche-

rung ist somit wesentlich länger als bei visuellen, akustischen und taktilen Reizen; ca. 2 sec (vgl. ▸ Auditive Informationsspeicherung, ▸ Taktile Informationsspeicherung).

Informationsspeicherung, taktile *f*; *Etym.:* lat. *tactilis* „berührbar"; *engl.:* Information storage, tactile
Kontext: Physiologie
Erfolgt im Ultrakurzgedächtnis; die Speicherung taktiler Information ist mit 1 bis 2 sec sehr kurz. Blinde erzielen im Vergleich zu Sehenden keine besseren Ergebnisse (vgl. ▸ Kinästhetische Informationsspeicherung).

Informationssystem, somatosensorisches *n*; *Etym.:* griech. *systema* „Gebilde, Gesamtheit", *soma* „Leib, Körper", lat. *sentire* „fühlen, empfinden"; *engl.:* Information system, somatosensory ; *Syn.:* Oberflächen- und Tiefensensibilität
Kontext: Neurologie
Versorgt das ZNS kontinuierlich mit einem Strom von Reizen, der sowohl den äußeren (z. B. Druck) als auch den inneren (z. B. Muskelspannung) Zustand des Körpers meldet; erfüllt Aufgaben sowohl bei Funktionen der Wahrnehmung als auch bei denen der Motorik; **Exterozeptive Funktion:** vermittelt dem Organismus die Verhältnisse in seiner physikalischen Umgebung; Exterozeption ist untergliedert in Mechanorezeption (ausgelöst durch z. B. Berührung an der Körperoberfläche), Nozizeption (ausgelöst durch Reize, die das Gewebe schädigen bzw. schädigen könnten) und Thermorezeption (ausgelöst durch kalte und warme Reize).
Propriozeptive Funktion: vermittelt dem ZNS die Auswirkung aktiver Bewegung; ausgelöst durch mechanische Verschiebungen an inneren Strukturen der Bewegung (z. B. Muskeln und Sehnen).
Interozeptive Funktion: vermittelt dem ZNS Informationen über das innere Befinden und die gute, d. h. ordnungsgemäße Funktion der inneren Organe und Eingeweide; diese Informationen erreichen unser Bewusstsein meist nur in krankhaften Situationen.

Informationstheorie *f*; *Etym.:* lat. *informare* „formen, eine Gestalt geben" u. griech. *theoria* „das Anschauen, Betrachtung"; *engl.:* Information theory
Kontext: Kommunikation, Theoretische Modelle
Von C.E. Shannon (1950) entwickelte Theorie zur Kommunikation, ursprünglich als mathematische Theorie formuliert (A mathematical theory of communication). Der Empfänger einer Nachricht weiß in der Regel über den Zustand eines Systems weniger als der Sender. Dieser unterschiedliche Kenntniszustand wird Entropie genannt. Indem der Sender dem Empfänger Information zukommen lässt, verringert sich die Entropie. Somit ist der Verlust an Entropie gleich der Zunahme an Information. Heute wird die Theorie benutzt, um zu beschreiben, wie Mitteilungen, Nachrichten, Stoffe, Kräfte, Energien sich bewegen. Information gehört definitionsgemäß weder zum Geist noch zum Körper, hat aber Kontakt zu beiden. Ein wichtiger Baustein der I. lautet: Je unwahrscheinlicher ein Ereignis ist, desto höher ist ihr Informationswert (vgl. ▸ Denken, systemisches).

Infrarot *n*; *Etym.:* lat. *infra* „unter, unterhalb" u. *rot*; *Abk.:* IR; *engl.:* Infrared
Kontext: Physik
I. bedeutet „unterhalb von rot", weil infrarotes Licht für das menschliche Auge nicht sichtbar ist.

Infrarot-Strahlung *f*; *Abk.:* IR-Strahlung; *engl.:* Infrared-radiation; *Syn.:* Wärmestrahlung
Kontext: Physik
Elektromagnetische Strahlung am langwelligen (roten) Ende des sichtbaren Lichtspektrums anschließend. I. ist für das menschliche Auge nicht sichtbar. Bei Absorption wird die Infrarotstrahlungsenergie in Wärme umgewandelt (Temperaturstrahlung). I. wird von Heizstrahlern bzw. Rotlichtlampen abgegeben. Die Unterteilung erfolgt in drei Bereiche: IR-A (780–1.400 nm), IR-B (1.400–3.000 nm), IR-C (3.000–1 000 000 nm). Langwellige I. kann tiefer eindringen als kurzwellige UV-Strahlung; die Halbwertstiefe liegt bei 0,2 mm. Anwendung auch als Infrarot-Laser: Pointer, Längenmessung, Laserchirurgie (Schneiden, Koagulieren), punktuelle oder flächige Behandlung von Hautarealen (geringe Tiefenwirkung durch starke Absorption), IR-Diagnostik (Wärmefotografie, Thermografie).

Infraschall *m*; *Etym.:* lat. *infra* „unter, unterhalb" u. *Schall*; *engl.:* Infrasound
Kontext: Physik
Niederfrequente Schwingungen, die vom menschlichen Gehör nicht mehr als Ton wahrgenommen werden; unterhalb von 20 Hz. Als Vibration kann I. ggf. über das Tastgefühl erfasst werden. Tritt beispielsweise auch bei Erdbeben auf.

Infrastruktur *f*; *Etym.:* lat. *infra* „unter, unterhalb" u. *structura* „Zusammenfügung, Schichtung, Gefüge; Bau"; *engl.:* Infrastructure
1. *Kontext:* Betriebswirtschaftslehre

I

Gesamtheit der langfristig notwendigen Einrichtungen für die Allgemeinheit und/oder spezifische Aufgaben. Man unterscheidet die öffentliche I. (z. B. Verkehrswege, Müllabfuhr etc.), technische I. (z. B. EDV-Datenstraßen, Mobilfunknetze) und soziale I. (z. B. Bildungssystem, Gesundheitswesen, soziale Bindungen). Physiotherapie: für den Praxisbetrieb notwendige Ausstattung (betriebliche Ebene in der Privatwirtschaft), z. B. Parkplätze für Mitarbeiter und Patienten, Homepage (inkl. interaktive Kommunikationsmöglichkeiten für Patienten), Ultraschallgerät, Behandlungsbänke.

2. ***Kontext:*** Brügger-Konzept

Begriff der Neurophysiologie der ▸ Funktionskrankheiten des Bewegungssystems. Zur I. des lokomotorischen Systems gehören das arteriovenöse Transportsystem und das Lymphsystem, welches einen wesentlichen Anteil am Rücktransport der Abbauprodukte des Organismus bewältigt. Die Regulation des thermodynamischen Fließgleichgewichts ist ebenfalls eine wichtige integrative infrastrukturelle Leistung. Auch die Bereitstellung von Energieträgern (z. B. Proteine, Sauerstoff) sowie die neurale und humorale Steuerung gehören zu den Aufgaben der I. des Körpers. Der Auf-, Um- und Abbau der Strukturelemente steht dabei in Beziehung zum Bedarf des Organismus nach Auf- oder Abbau der Strukturelemente. Die Quantität und Qualität der Gewebe bildet das Ergebnis der formativen Bildungsreize (funktionelle Formation). Die I. wird parallel zum skelettoarthromuskulären System vom pathophysiologischen Geschehen und dessen zentralnervös organisierten Schutzmechanismen miterfasst. So wird z. B. die Aktivität des Lymphgefäßsystems im Bereich der hypotonen ▸ Tendomyose gedrosselt. Der Rücktransport wird entsprechend verlangsamt, so dass Ödeme in der (Unter-)Haut entstehen können. Bestehen hypertone Tendomyosen, wird die Tätigkeit des Lymphgefäßystems zentralnervös intensiviert, um damit den Rückfluss zu beschleunigen. Dies führt jedoch zu seiner Überforderung mit Schwellungen im Bereich des interstitiellen Bindegewebes der Muskulatur und Sehnen sowie der Gelenkkapseln (vgl. ▸ Obolenskaja-Goljanitzki-Effekt). Die I. ist somit zusammen mit der Motorik und dem emotionalen Antrieb einer der zentralen Bestandteile für die Integration der neurophysiologischen Vorgänge (vgl. Funktionskrankheit). Die Wechselwirkungen zwischen diesen Systemen machen verständlich, dass jegliche Störungen in der I. zentralnervös über den ▸ nozizeptiven somatomotorischen Blockierungseffekt zu psychophysischen Veränderungen führen. Somit ist die integrale Arbeit des vegetativen und motorischen Nervensystems bei der ▸ Funktionsdiagnostik als auch bei der Behandlung von ▸ Funktionsstörungen mit zu berücksichtigen.

Inhalation *f*; ***Etym.:*** lat. *inhalare* „einhauchen"; ***engl.:*** Inhalation

Kontext: Atemtherapie

Einatmen gasförmiger Wirkstoffe zur Behandlung von Atemwegserkrankungen. Physiotherapie: Inhalationen werden aufgrund ärztlicher Verordnung (meist kombiniert mit atemtherapeutischen Maßnahmen) vor allem zur Schleimlösung und -verflüssigung eingesetzt.

Inhalationsbad *n*; ***engl.:*** Inhalation bath

Kontext: Atemtherapie, Balneologie

Bad mit Zusatz verschiedener ätherischer Öle entweder als Monotherapie oder in Kombination; zur Behandlung von Atemwegserkrankungen; Verabreichungstemperatur ca. 37 °C.

Inhalationskur *f*; ***Etym.:*** lat. *inhalatio* „das Einhauchen, Hauch"; ***engl.:*** Inhalation cure

Kontext: Physikalische Therapie

Bei der I. werden über die eingeatmete Luft therapeutisch wirksame Substanzen zu den verschiedenen Abschnitten der Atemwege an den Ort ihrer Wirkung gebracht oder zur Resorption in den Alveolarraum (vgl. ▸ Atemwege); geschieht als Inhalation durch Apparate, Rauminhalation oder Freiluftinhalation; Wirkung: z. B. Befeuchtung der Schleimhäute der oberen ▸ Atemwege, Behandlung der Schleimhäute bei chronischen und rezidivierenden Atemwegserkrankungen bei Kindern.

Inhibition *f*; ***Etym.:*** lat. *inhibitio* „Hemmung"; ***engl.:*** Inhibition

Kontext: Neurophysiologie

Verminderung der Entladungsbereitschaft einer Nervenzelle. Im übertragenen Sinn auch: die Hemmung eines Bewegungsablaufs oder Lernvorgangs.

Inhibition, reziproke *f*

Vgl. ▸ Reziproke Inhibition.

Inhibitorisches postsynaptisches Potenzial *n*; ***Etym.:*** lat. *inhibere* „einhalten, hemmen", *post* „nach, hinter", griech. *synapsis* „Verbindung" u. lat. *potentia* „Fähigkeit"; ***Abk.:*** IPSP; ***engl.:*** Inhibitory postsynaptic potential; ***Syn.:*** Hemmendes postsynaptisches Potenzial

Kontext: Neurophysiologie

Hyperpolarisation der subsynaptischen (bzw. postsynaptischen) Membran; Membranabschnitt der Empfängernervenzelle gegenüber der präsynaptischen Membran der Synapse (vgl. ► Exzitatorisches postsynaptisches Potenzial).

Initial Contact, Hüftgelenkdruck *m*;
Etym.: engl. *initial* „ursprünglich, erst, anfänglich" u. *contact* „Berührung, Kontakt"
Kontext: Ganganalyse
Bewusst weiches oder hartes Auftreten (Fersenkontakt) beeinflusst den Hüftgelenkdruck. Die Belastung im Gelenk reduziert bzw. steigert sich um ca. 10 % des Körpergewichts.

Initialer Kontakt *m*
Vgl. ► Kontakt, initialer.

Inklinometer *n*; ***Etym.:*** lat. *inclination* „Neigung"; ***engl.:*** Inclinometer
Kontext: Neurologie, Orthopädie
Winkelmessgerät, das beim Anlegen an eine Fläche deren Winkel im Bezug zur Waagerechten anzeigt. Hat im Vergleich zu einem zweiarmigen Winkelmesser den Vorteil, dass man z. B. beim Anheben des gestreckten Beines (► Nervendehnungstest, ► Straight leg raise, ► Lasègue-Test) ohne eine zweite Hilfsperson den Winkel messen kann.

Inkompressibel ***Etym.:*** lat. *in...* „un..., nicht..." u. *comprimere* „zusammendrücken";
engl.: Incompressible
Kontext: Biomechanik
Nicht kompressibel (zusammenpressbar).

Inkongruent ***Etym.:*** lat. *in...* „un..., nicht..." u. *congruens* „übereinstimmend"; ***engl.:*** Incongruous
Kontext: Physik
Sich nicht deckend, nicht übereinstimmend.

Inkongruenz *f*; ***Etym.:*** lat. *in...* „un..., ohne, nicht" u. *congruens* „übereinstimmend"; ***engl.:*** Incongruence
Kontext: Psychologie, Kommunikation
Zustand, in dem eine Person bestimmte ► Erfahrungen nicht oder verzerrt bewusst wahrnimmt und damit nicht oder verzerrt in ihr ► Selbstkonzept integriert. Es handelt sich um Erfahrungen, deren Gewahrwerdung unbewusst abgewehrt wird, weil sie für das Selbstkonzept bedrohlich sind; sie bedrohen das gewohnte psychische Erleben bzw. Überleben. Die ► Aktualisierungstendenz ist hinsichtlich der das Selbstkonzept erhaltenden und erweiternden Anteile gespalten, wenn sich eine Person im Zustand der I. befindet. Eine I. macht sich in einem somatopsychischen Spannungszustand bemerkbar, den die Person meist als unangenehm erlebt und/oder der sich in körperlichen Symptomen ausdrücken kann. Dieser Spannungszustand kann von einer anderen Person bemerkt werden, wenn diese empathisch und selbst kongruent ist (vgl. Kongruenz, Bauchgefühl, somatische Marker, Feinfühligkeit).

Inkongruenz, physiologische *f*; ***Etym.:*** griech. *physis* „Natur", *logos* „Lehre", lat. *in...* „un..., nicht" u. *congruens* „übereinstimmend";
engl.: Incongruity, physiological
Kontext: Biomechanik
Gelenkflächen, die aufgrund von Größenunterschieden sich nicht genau decken. Bsp. Femurkopf: Der Durchmesser des Femurkopfes ist größer als der des Azetabulums. Bei geringer Belastung wird der Gelenkknorpel vorwiegend in den Randzonen beansprucht. Bei stärkerer Belastung schiebt der Hüftkopf die Enden der Fascies lunata auseinander, sodass er mehr in die Mitte des Azetabulums drückt. Die so hervorgerufene wechselnde Belastung begünstigt die Ernährung des Knorpels.

Inkontinenz *f*; ***Etym.:*** lat. *in...* „un..., nicht" u. *continentia* „das Ansichhalten, Zurückhalten";
engl.: Urinary incontinence (UI)
Kontext: Gynäkologie
Unwillentlicher Verlust von Urin. Oft ist die Ursache eine geschwächte Beckenbodenmuskulatur. Durch gezieltes Training des Beckenbodens kann eine I. behandelt werden.

Inkontinenz beim Geschlechtsverkehr *f*;
engl.: Incontinence during sexual intercourse
Kontext: Gynäkologie, Urologie
Urinverlust, der beim Geschlechtsverkehr auftreten kann.

Inkontinenz, Belastungs- *f*; ***Etym.:*** lat. *in...* „un..., nicht" u. *continentia* „das Ansichhalten, Zurückhalten"; ***engl.:*** Stress urinary incontinence (SUI); ***Syn.:*** Stressinkontinenz
Kontext: Gynäkologie, Urologie
Ungewollter Verlust von Urin bei körperlicher Anstrengung wie z. B. beim Springen, Husten und Niesen. B. ist oft durch Hypotonie im Beckenboden bedingt und kann durch Kräftigungsübungen behandelt werden.

Inkontinenz, Drang- *f*; ***engl.:*** Urgency urinary incontinence (UUI); ***Syn.:*** Überaktive Blase
Kontext: Gynäkologie, Urologie
Unwillentlicher Verlust von Urin, der von einem Drang oder einem Dranggefühl vor oder während des Urinverlusts begleitet wird (vgl. ► Überaktive Blase).

Inkontinenz, eingegrenzte *f*; *engl.:* Incontinence, limited
Kontext: Gynäkologie, Urologie
Die Inkontinenz ist durch Vorlagen eingegrenzt.

Inkontinenz, extraurethrale *f*; *Abk.:* EUI; *engl.:* Incontinence, extraurethral
Kontext: Gynäkologie, Urologie
Die Blasenentleerung erfolgt nicht über die Harnröhre, sondern z. B. über eine Fistel. Auch Harnleitermissbildungen können die Ursache für die Inkontinenz sein. Meist ist eine korrigierende Operation notwendig.

Inkontinenz, funktionelle *f*; *engl.:* Incontinence, functional
Kontext: Gynäkologie, Urologie
Unfähigkeit, rechtzeitig eine Toilette zu erreichen. Einnässen geschieht, weil die Hose nicht schnell genug ausgezogen werden kann, die Toilette mit dem Rollstuhl nicht erreicht werden kann oder die Gehbehinderung das Erreichen der Toilette verhindert. Ein Toilettenstuhl neben dem Bett kann das Problem beheben.

Inkontinenz, gemischte *f*; *engl.:* Urinary incontinence, mixed
Kontext: Gynäkologie, Urologie
Kombination von Belastungs- und Dranginkontinenz. Der Verlust von Urin bei körperlicher Anstrengung, z. B. Aufstehen von einem Stuhl, Husten oder Niesen wird begleitet von einem Danggefühl.

Inkontinenz, Kicher- und Lach- *f*; *engl.:* Giggle incontinence
Kontext: Gynäkologie, Urologie
Urinverlust, der durch Kichern oder Lachen auftritt.

Inkontinenz, permanente *f*; *engl.:* Incontinence, permanent
Kontext: Gynäkologie, Urologie
Andauernder Urinverlust.

Inkontinenz, Überlauf- *f*; *engl.:* Incontinence, overflow
Kontext: Gynäkologie, Urologie
Überlaufen der Blase. Der Patient spürt nicht, dass seine Blase gefüllt ist. Dies wird durch eine verringerte Wahrnehmung der Blasenfüllung bedingt, oder durch ein Hindernis, wie z. B. eine vergrößerte Prostata, eine Verengung der Urethra oder einen Tumor. Wenn der Druck der Blase schließlich größer ist als der Widerstand in der Urethra, kommt es zu unwillkürlichem Urinabgang. Zusätzlich besteht die Gefahr einer Rückstauung in die Nieren.

Inkontinenz, unbewusste *f*; *engl.:* Incontinence, unconscious
Kontext: Gynäkologie, Urologie
Die Person kann sich nicht erinnern, Urin verloren zu haben.

Inlay-Technik *f*; *Etym.:* engl. *inlay* „Einlage"; *engl.:* Inlay technique; *Syn.:* Tibial-inlay-Technik
Kontext: Traumatologie
Fixationstechnik bei Ersatz des hinteren Kreuzbandes. Die Fixation erfolgt etwas distaler der anatomischen Insertion in einen vorher konstruierten Rezessus in der Tibia mittels Schrauben. Die Ausrissfestigkeit liegt zwischen 293–821N für verschiedene Transplantattypen. Die I. ist anatomisch genau und reduziert so die mechanische Belastung im Kniegelenk. Die Nachbehandlung orientiert sich am Nachbehandlungsschema des Operateurs und an den ▸ Wundheilungsphasen.

Innehalten *n*; *engl.:* Inhibition; *Syn.:* Inhibition
Kontext: Alexander-Technik
Bewusstes Unterbinden von jeglicher direkten gedanklichen und/oder muskulären Reaktion auf einen äußeren oder inneren Reiz. Ziel dieses Vorgehens ist es, gewohnte und oft automatisch ablaufende Bewegungs- und Verhaltensmuster wahrzunehmen und somit Raum für neue und effektivere Reaktionsmöglichkeiten zu schaffen.

Innen-Außen-Spirale *f*; *engl.:* Interior-exterior spiral; *Syn.:* Außen-Innen-Spirale; Innen-Außen-Spiralbewegung
Kontext: Spiraldynamik
Exakt definierte Komplexbewegungen nach dem Spiralprinzip. Je nach Lokalisation (▸ Koordinationseinheiten) werden die Spiralbewegungen mit Innen-Außen-Spiralen bzw. mit ▸ Links-Rechts-Spiralen bezeichnet: Innen-Außen-Spiralbewegungen betreffen alle paarig angelegten Knochen, z. B. Innen-Außen-Spiralbewegung des

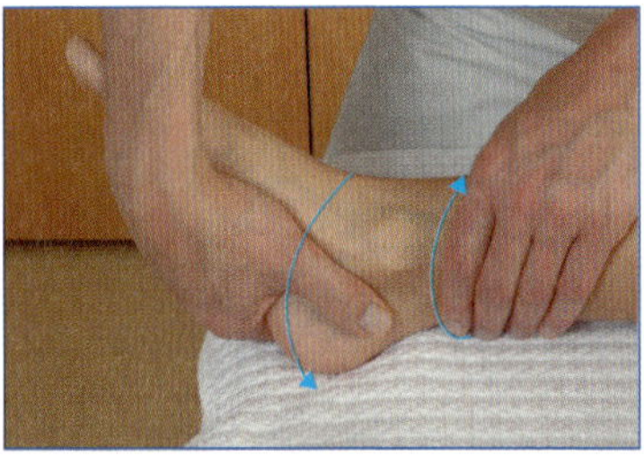

Innen-Außen-Spirale.

Hüftbeins, des Schulterblatts, des Oberschenkels, des Unterschenkels usw.

Innenfinanzierung *f*; ***Etym.:*** mlat. *finantia* „Beendigung, endgültiger Entscheid, Zahlungsbefehl, Zahlung" zu lat. *finire* „beenden"; ***engl.:*** Self-financing; ***Syn.:*** Eigenfinanzierung
Kontext: Betriebswirtschaftslehre
Kapitalbeschaffung eines Unternehmens aus eigener Kraft, ohne Unterstützung von außen, z. B. Banken oder andere Kreditgeber. Physiotherapie: Möglichkeiten einer Praxis zur I. sind z. B. die Finanzierung aus Umsatzerlösen, aus zurückbehaltenen Gewinnen der Praxis, aus Abschreibungsgegenwerten oder Rückstellungsgegenwerten (Bilanz). Rationalisierungen und Vermögensumschichtungen sind weitere Formen der I. (▸ Rückstellung). Vorteile: kein Vertragspartner und keine Abhängigkeiten (z. B. Laufzeit, Tilgungsraten, Zinssatz) (vgl. ▸ Selbstfinanzierung).

Innenrotation *f*; ***Etym.:*** lat. *rotatio* „kreisförmige Umdrehung"; ***engl.:*** Medial rotation
Kontext: Anatomie, Funktionelle Bewegungslehre
Bewegungskomponente; Drehung nach innen. Innenrotatorische Bewegungen erfolgen entlang einer Transversalebene um eine frontosagittale Achse (vgl. ▸ Außenrotation).

Innenrotation, exzessive *f*; ***Etym.:*** lat. *rotatio* „kreisförmige Umdrehung" u. franz. *excessif* „übermäßig"; ***engl.:*** Medial rotation, excessive
Kontext: Bewegungsanalyse
Bewegungsrichtung eines Kugelgelenks, z. B. Hüftgelenk: Die Kniescheibe dreht sich nach ▸ medial (vgl. ▸ Rotation, ▸ Außenrotation).

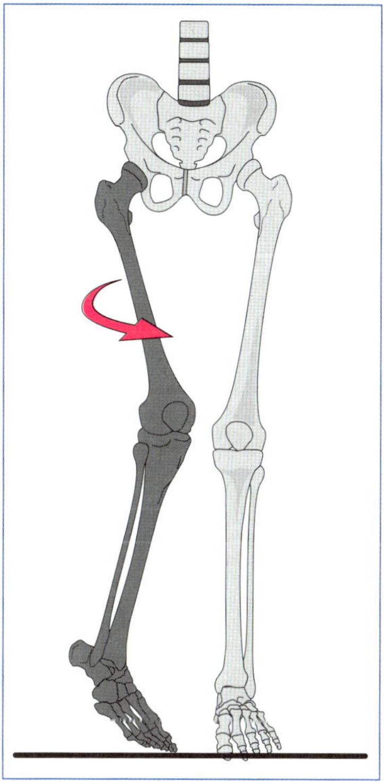

Exzessive Innenrotation.

Innerbetriebliche Leistungsverrechnung *f*; ***Abk.:*** ILV
Vgl. ▸ Leistungsverrechnung, innerbetriebliche.

Innere Kündigung *f*; ***engl.:*** Inner resignation
Kontext: Betriebswirtschaftslehre
Oft unbewusst vollzogene Distanzierung eines Mitarbeiters/Therapeuten vom Unternehmen. Gründe: Demotivation, Enttäuschung, Überlastung, fehlende Aufstiegsmöglichkeiten, fachliche Unterforderung usw. Der offene Konflikt wird vermieden. Typische Verhaltensweisen: Dienst nach Vorschrift, auffällige Fehlzeiten, Leistungsverweigerung, Verbreiten von Negativstimmung, Fehlerhäufung, Beschwerden durch Patienten usw. Innere Kündigungen einzelner Mitarbeiter sind für jedes Team kontraproduktiv, haben eine schlechte Außenwirkung (Außenwerbung) und schaden der physiotherapeutischen Praxis langfristig enorm. Maßnahmen zur Abhilfe: Mitarbeitergespräche, Praxisveränderungen oder notfalls Kündigung.

Innere Organe, Lehre und Theorie *f*; ***engl.:*** Inner organs, teaching and theory
Kontext: Theoretische Modelle
Physiotherapeutischer ▸ Wirkort, der die theoretischen Bereiche, das kardiopulmonale System als „Leitsystem" für Physiotherapeuten, die Adaptation einzelner Organsysteme an Immobilität und Mobilität und die organische Leistungsfähigkeit als Voraussetzung „bewegten" Lebens sowie ihre Bedeutung für das Gefühl von gesund/krank umfasst (vgl. ▸ Neues Denksystem).

Innere Organe, Störungsbilder *f*; ***engl.:*** Inner organs, disorders; ***Syn.:*** Störungsfelder, Pathologie
Kontext: Theoretische Modelle
Im physiotherapeutischen ▸ Wirkort Innere Organe können Therapeuten folgende sechs S. identifi-

I

zieren (nach Rohde): reduzierte kardiopulmonale Belastbarkeit, Störungen der Körperwahrnehmung und Selbsteinschätzung, mangelnde Selbstreinigung der Lunge, Gasaustausch-, Durchblutungsstörungen, Schmerz- und Reizzustände innerer Organe und zugeordneter Organsysteme (vgl. ▸ Neues Denkmodell).

Innere Organe, Untersuchung und Therapie *f*; ***engl.:*** Inner organs, examination and therapy

Kontext: Theoretische Modelle

Physiotherapeutischer ▸ Wirkort; die Untersuchung umfasst das Klären der Situation/Bedürfnisse/Erwartungen des Patienten, Beurteilen der Leistungsfähigkeit/Belastbarkeit des kardiopulmonalen Systems, Differenzieren der strukturellen/funktionellen Ursachen/Folgen von Organstörungen sowie die Offenheit für Störungen anderer Wirkorte; die Therapie umfasst das Verbessern struktureller/funktioneller Voraussetzungen, Lernen/Üben/Trainieren mit Reserven umzugehen, Üben/Trainieren spezifischer Alltagsaktivitäten im Gleichgewicht zwischen Belastung und Belastbarkeit, die „Fitness“ für die Partizipation an „bewegten“ Freizeitaktivitäten (vgl. ▸ Neues Denkmodell).

Innervation *f*; ***Etym.:*** lat. *in* „in, hinein, ein...“ u. *nervus* „Sehne, Band“; ***engl.:*** Innervation

Kontext: Neurophysiologie

Versorgung von Muskeln, Organen und Körperabschnitten mit Nerven zur Weiterleitung von afferenten und efferenten Impulsen.

Innervationsfelder *f*

Vgl. ▸ Dermatom.

Innervationsschulung *f*

Kontext: Neurophysiologie

I. zielt auf die Wiederherstellung und Verbesserung der motorischen und sensiblen ▸ Innervation unter Einsatz physiotherapeutischer Therapiemaßnahmen ab. I. setzt die Beseitigung bzw. das Fehlen störender Einflüsse, wie Schmerz, Gewebsreizung oder -entzündung voraus. Folgende Maßnahmen sind möglich: Hautkreuzgriffe, wie z. B. manuelles Streichen auf dem Muskel in Kontraktionsrichtung; ▸ Tapping auf den Muskel; Eisstimulation (vgl. ▸ Eisteilbad).

Innovationsprozess *m*; ***Etym.:*** lat. *innovatio* „Erneuerung“ u. *processus* „Fortschreiten, Fortgang, Verlauf“; ***engl.:*** Process of innovation

Kontext: Betriebswirtschaftslehre

Ablauf der geplanten, systematischen Erneuerung eines Betriebes. Physiotherapie: Der I. ist vom Interesse des Praxisinhabers/Leiters und seiner Mitarbeiter an der Weiterentwicklung abhängig. Innovationen (Serviceideen, Behandlungsmethoden, kostenlose Zusatzleistungen usw.) können als branchentypische Neuheiten neu entwickelt bzw. erfunden oder nur speziell in einer Praxis neu angeboten werden. Der I. beinhaltet ein strukturiertes Vorgehen. Dazu gehört u. a. das kontinuierliche Arbeiten an Neuerungen. Patienten sind Kunden; Kunden erwarten Aktualität (den neuesten Stand der Entwicklungen und neue Kaufanreize). Praxisinhaber müssen Ideen sammeln, deren Machbarkeit und den zu erwartenden Erfolg analysieren, geeignete Maßnahmen zur Durchführung ergreifen und den Erfolg oder Misserfolg prüfen.

Innovationsziel *n*; ***Etym.:*** lat. *innovatio* „Erneuerung“; ***engl.:*** Target of innovation

Kontext: Betriebswirtschaftslehre

Von der Unternehmens- bzw. Innovationsstrategie abgeleitete betriebliche Vorgabe zur Erneuerung, die auf einer vorausgegangenen Analyse basiert. Innovationsziele müssen realistisch und erreichbar sein. Physiotherapie: Eine pädiatrische Physiotherapie-Praxis setzt sich z. B. das I., mit einer logopädischen Praxis eine Praxisgemeinschaft zu bilden. Die Praxisgemeinschaft ist die erste dieser Art im Einzugsbereich. Beide entwickeln gemeinsam ein Konzept für ADHS-Kinder im Schulalter, das zu Beginn des neuen Schuljahres starten soll. Ziele beinhalten genaue zeitliche Vorgaben, bis wann sie zu erreichen sind, und werden im Idealfall von allen Mitarbeitern engagiert mitgetragen.

Input *m, n*; ***Etym.:*** engl. *input* „zugeführte Energie oder Leistung, zugeführte Daten“; ***engl.:*** Input; ***Syn.:*** Produktionsfaktor (volkswirtschaftlicher Begriff)

1. ***Kontext:*** Betriebswirtschaftslehre

Alle Faktoren, die ein Unternehmer innerhalb eines bestimmten Zeitabschnitts in sein Unternehmen investiert bzw. „hineinsteckt“, um ein möglichst großes ▸ Output zu erzielen. Physiotherapie: I. ist Zeit, Know-how, Praxisausstattung, Arbeitsleistung der Mitarbeiter, Werbung, kurzum alles, was benötigt wird, um eine Praxis zu führen. Ist der I. größer als der Output, arbeitet und wirtschaftet eine Praxis erfolglos (Messgröße ist hier der wirtschaftliche Erfolg, nicht der therapeutische). Bei Praxis-Neugründung ist es normal, dass der I. anfangs deutlich größer ist als der Output. Auch bei größeren Investitionsvorha-

ben (z. B. eigenes Praxisgebäude) ist der I. eine Zeitlang größer. Wie lange eine Praxis ein Missverhältnis verkraftet, ist von den finanzwirtschaftlichen Reserven abhängig.
2. ***Kontext:*** Bewegungslehre
Allg.: Eingabe, Einspeisung in ein System; der Begriff wird umgangssprachlich für die Gesamtheit der afferenten Reize und für das therapeutische Setzen von Reizen verwendet.

Inputsysteme *f*; ***Etym.:*** engl. *input* „zugeführte Energie oder Leistung" u. griech. *systema* „Gebilde, Zusammenstellung, Gesamtheit"; ***engl.:*** Input systems
Kontext: N.A.P.-Konzept
Um verschiedene Aufgaben in unterschiedlichen Umweltkontexten zu lösen, benötigt ein Individuum Informationen. Hierbei stehen dem Menschen fünf Systeme zur Verfügung: das auditive, visuelle, olfaktorische, propriozeptive und takile System. Die Informationen werden nicht nur benötigt, um sich mit der Außenwelt auseinanderzusetzen, sie sind vor allem Gehirnnahrung, ohne die wir nicht in der Lage sind, uns selbst zu erhalten.
Im ▸ N.A.P.-Konzept wird der Patient darin unterstützt, seine Aufmerksamkeit auf die Informationen zu lenken, die er zur Lösung der jeweiligen motorischen Aufgabe benötigt.

Inquiry, structured *f*; ***Etym.:*** engl. *inquiry* „Befragung" u. *structured* „strukturiert"
Kontext: Clinical Reasoning
Verfahren, bei dem eine durch Fragen strukturierte ▸ Reflexion mithilfe und Assistenz eines Partners stattfindet. Diese Reflexion kann sich auf verschiedene klinische Interaktionen oder Handlungen während der Untersuchung und Behandlung beziehen (vgl. ▸ Reflection, structured).

In-Shoe Training *n*; ***Etym.:*** engl. *in* „in", shoe „Schuh" u. *training* „Übung"
Kontext: Spiraldynamik
Aktives Fußtraining im Innern eines Schuhs, z. B. Aktivierung der intrinsischen Ballenmuskulatur in Schuhen mit hohen Absätzen im Sinne einer proaktiven Spreizfuß-Prävention.

Inspektion *f*; ***Etym.:*** lat. *inspectio* „das Hineinsehen, Besichtigung"; ***engl.:*** Inspection
Kontext: Diagnostik
Betrachten eines Körpers oder einzelner Körperteile als Bestandteil einer Untersuchung. Erfasst werden krankheitsbedingte Abweichungen vom Normalzustand, z. B. von Körperbau, Skelett, Muskelrelief und Haut.

Inspiratorische Kapazität *f*
Vgl. ▸ Kapazität, inspiratorische.

Inspiratorisches Atemwiderstandstraining *n*
Vgl. ▸ Atemwiderstandstraining, inspiratorisches.

Inspiratorisches Reservevolumen *n*
Vgl. ▸ Reservevolumen, inspiratorisches.

Instabilität *f*; ***Etym.:*** lat. *in* „un-, nicht" u. *stabilis* „fest, fest stehend"; ***engl.:*** Instability
1. ***Kontext:*** Diagnostik, Manuelle Therapie
Übermäßige Zusatzbewegungen in einem Gelenk; der Patient kann diese Zusatzbewegungen nicht aktiv ausführen. Nachweise einer I.: Der Therapeut prüft in verschiedenen Gelenkstellungen passiv translatorisch, ob eine vergrößerte ▸ neutrale Zone besteht.
2. ***Kontext:*** Kaltenborn-Evjenth-Konzept
Verminderung der Fähigkeit, die neutrale Zone des Gelenks bzw. Wirbelsäulensegments innerhalb des physiologischen Bereichs zu halten. Klinik bzw. Folgen: Gelenkdeformationen, neurologische Dysfunktionen, Schmerzen. Die Bewegung in klinisch instabilen Gelenken findet um nicht physiologische Achsen statt, was bei hyper- und bei hypomobilen Gelenken geschehen kann. **Völlige I.:** *Kaltenborn* benutzt den Begriff zur Be-

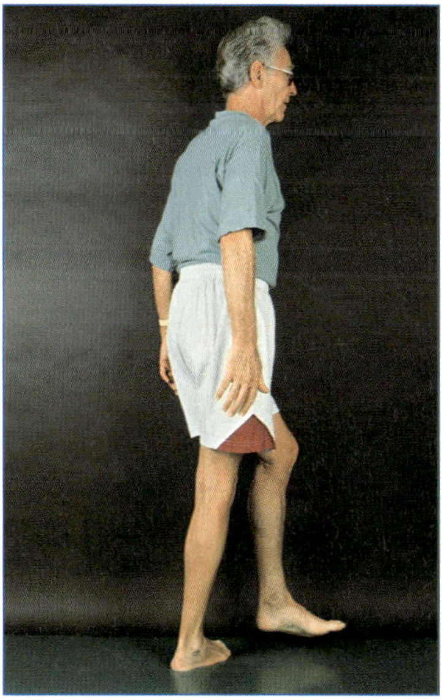

Instabilität nach Knietotalendoprothese.

I

schreibung einer großen Hypermobilität, die physiotherapeutisch nicht mehr behandelt werden kann und ärztliche Maßnahmen wie Chirurgie erfordert. Bsp.: I. der Kopfgelenke.

Instabilität des Handgelenks *f*
Vgl. ▸ Handgelenk, Instabilität des.

Instruktion *f*; ***Etym.:*** lat. *instructio* „Unterweisung"; ***engl.:*** Instruction
Kontext: Funktionelle Bewegungslehre
Therapeutische Bewegungsanleitung für den Patienten zur Realisierung eines (senso)motorischen Lernprozesses. Man unterscheidet grundsätzlich verbale und nonverbale manipulative Instruktionen, die spezielle Wahrnehmung des Körpers und von Bewegung fördern (Perzeption). Die Techniken der widerlagernden Mobilisation, der mobilisierenden Massagen und der hubfreien Mobilisation sowie die Anleitung der therapeutischen Übungen erfordern beide Instruktionsarten.
Verbal-perzeptiv didaktische Anleitung: Der Therapeut nutzt z. B. die Wegbeschreibung eines Körperpunktes im Raum, die Annäherung/Entfernung zweier Körperpunkte oder Bilder, die für die Bewegung förderliche Assoziationen beim Patienten auslösen.
Manipulativ-perzeptive didaktische Anleitung: Der Therapeut fördert einen Bewegungsablauf mit seinen Händen.

Instruktion in Patientensprache *f*; ***Etym.:*** lat. *instructio* „Unterweisung" u. *patiens* „duldend, leidend"; ***engl.:*** Instruction in patient language
Kontext: Funktionelle Bewegungslehre
Susanne Klein-Vogelbach unterschied in ihrer ▸ Funktionellen Bewegungslehre zwischen der I. in Therapeuten- und der in Patientensprache. Die Therapeutensprache bedient sich definierter wissenschaftlicher Nomenklatur. Für den Patienten hingegen muss die I. von Stellungen, Bewegungsabläufen oder therapeutischen Übungen in einer allgemein verständlichen Sprache erfolgen. Diese Patientensprache bedient sich vor allem an die Wahrnehmung appellierender Parameter wie z. B. Distanzpunkte. Sie können unverändert bleiben bzw. ihre Lage zu einem anderen Distanzpunkt verkleinern oder vergrößern. Die I. kann auch über Druckveränderungen (zunehmender oder abnehmender Druck unter einem Körperteil) erfolgen. Die Patientensprache dient der unmissverständlichen I. teilweise sehr komplexer Bewegungsabläufe.

Instruktion, verbale *f*; ***Etym.:*** lat. *instructio* „Unterweisung" u. *verbum* „Wort"; ***engl.:*** Instruction, verbal
Kontext: Kommunikation
An den Patienten gerichtete sprachliche Handlungsanweisung durch den Therapeuten.

Insuffizienz, chronisch-venöse *f*; ***Abk.:*** CVI; ***engl.:*** Insufficiency, chronic-venous; ***Syn.:*** Chronische Veneninsuffizienz
Kontext: Herz- Kreislaufphysiologie
Chronisches Stauungssyndrom, Störung der Mikrozirkulation durch Abflussstörung der Beinvenen mit Erweiterung der Gefäße und mangelndem Klappenschluss. Risikofaktoren: Venenentzündungen, Thrombosen, Alter, Übergewicht, Beinverletzungen. Betroffen sein können Stamm-, Leit- und Perforansvenen. Folgen: Haut- und Venenveränderungen. Verlauf: zunächst reversible Ödeme, später persistierend durch Mitbeteiligung der Lymphgefäße. Therapie der ersten Wahl: Kompression kombiniert mit Bewegungstherapie. Weitere Maßnahmen: entstauendes Hochlagern der Beine, Sprunggelenkbewegungen, Informationen zur Kleidung (nicht einschnürend), Sitzhaltung (Durchblutung der Beine), zu Gehphasen bei längerem Stehen oder Gehen, geeigneten Sportarten (Schwimmen, Radfahren), Maßnahmen nach intensiven Wärmeeinwirkungen (Sonne) (vgl. ▸ Ulcus cruris).

Insuffizienz, physiologische passive *f*; ***Etym.:*** lat. *in* „un-, nicht", *sufficere* „ausreichen, genug sein" u. griech. *physis* „Natur", *logos* „Lehre"; ***engl.:*** Insufficiency, physiological passive
Kontext: Diagnostik
Bei einem mehrgelenkigen Muskel können die Gelenke nicht gleichzeitig endgradig bewegt werden; die Gesamtlänge des Muskels begrenzt die Bewegungsausschläge; soll ein Gelenk endgradig bewegt werden, muss der Muskel im Nachbargelenk angenähert sein (vgl. ▸ Muskelelastizität).

Insuffizienz, ventilatorische *f*; ***Etym.:*** lat. *in* „un-, nicht", *sufficere* „ausreichen, genug sein" u. *ventilare* „lüften"; ***engl.:*** Insufficiency, ventilatory
Kontext: Atemtherapie
Unzureichende Belüftung der Lunge aufgrund einer Dysfunktion der Atemmuskeln durch z. B. erhöhte elastische Widerstände (Lungenfibrose), neuromuskuläre Erkrankungen (amyotrophische Lateralsklerose), Thoraxdeformitäten (Skoliose); Symptome: verändertes ▸ Atemmuster (z. B. kurze, flache, frequente Atmung), veränderte Lun-

genfunktionsparameter (erhöhter O_2-Partialdruck bei gleichzeitig vermindertem CO_2-Partialdruck).

Insuffizienzformen *f*; ***engl.:*** Types of Insufficiency

Kontext: Lymphologie

Man unterscheidet: Nieder-, Hochvolumen- und Sicherheitsventilinsuffizienz. Die Kategorien basieren auf der klassischen Einteilung der Lymphödeme nach Földi: lymphostatisches Ödem, dynamisches Ödem, Sicherheitsventilinsuffizienz.

Insulin *n*; ***Etym.:*** lat. *insula* „Insel" (nach den Langerhansschen Inseln); ***engl.:*** Insulin

Kontext: Physiologie

Hormon der β-Zellen des Pankreas; maßgeblich beteiligt an der Regulation des Glukosestoffwechsels und gemeinsam mit dem somatotropen Hormon (STH, Wachstumshormon) am Proteinanabolismus. I. stimuliert die Aufnahme von Glukose in alle Körperzellen. Muskelfasern benötigen eine Mindestkonzentration I., um Glukose aus dem Blut entnehmen zu können. Im Gegensatz dazu verstoffwechseln Neurone (unabhängig vom I.) ausschließlich Glukose. In der Leber sorgt I. unter gleichzeitiger Hemmung des Glykogenabbaus für die Glykogensynthese. Ein überschüssiges Glukoseangebot wird in den Leberzellen zu Fettsäuren gewandelt und im Fettgewebe abgelegt. I. fördert die Aufnahme einer Palette von Aminosäuren in die Zellen (kurbelt die Proteinsynthese an). Das Fehlen von I. beeinträchtigt den Proteinbaustoffwechsel, die Aminosäuren werden in den Energiestoffwechsel eingespeist.

Insulin-like Growth Factor *m*; ***Etym.:*** lat. *insula* „Insel" (nach den Langerhansschen Inseln), engl. *like* „ähnlich" u. *growth factor* „Wachstumsfaktor"; ***Abk.:*** IGF; ***engl.:*** Insulin-like growth factor

Kontext: Physiologie

Wachstumsfaktoren mit insulinähnlicher Struktur; notwendig zur intra- und interzellulären Kommunikation der Zellen; essentieller Vermittler von Adaptationsprozessen.

IGF-1 (Somatomedin C): wird in der Leber produziert (Wirkung des somatotropen Hormons, STH); vermittelt Zellteilungen, regt die Proteinsynthese an (Hormon der Wachstums- und Anpassungsprozesse). Infolge physischer Inaktivität nimmt das STH ab und nachfolgend die Konzentration des insulinähnlichen Wachstumsfaktors (IGF-I Leber). Dies hat systemische Folgen für den Katabolismus und die Testosteronkonzentration. Im Muskel vermindert sich die Konzentration des IGF-I-Muskel, wodurch die atrophischen Prozesse unterstützt werden. Im Knochenstoffwechsel werden Knochenentmineralisierung und Resorption gefördert (mit ausgeprägt langer Rekonvaleszenz, länger als beim Muskel) bis zur Osteoporose.

IGF-2 (Somatomedin A): Hormon der sehr frühen Entwicklungs- und Wachstumsphase.

Insult, ischämischer *m*; ***Etym.:*** lat. *insilire* „auf etwas springen, in etwas springen", griech. *ischein* „zurückhalten, hemmen, hindern" u. *haima* „Blut"; ***engl.:*** Insult, ischaemic

Kontext: Neurologie

Häufigste Ursache eines ▸ Schlaganfalls, der durch eine plötzlich auftretende Durchblutungsstörung des Gehirns ausgelöst wird. Ein Teil des Gehirns wird nicht ausreichend mit Sauerstoff und Nährstoffen versorgt. Dauert der Sauerstoff- und Nährstoffmangel längere Zeit an, stirbt das nicht versorgte Hirngewebe ab und führt zu einer Beeinträchtigung von Gehirnfunktionen (ischämischer Infarkt).

Insult, zerebraler *m*

Vgl. ▸ Schlaganfall.

Integral *n, -e*; ***Etym.:*** lat. *integralis* „ein Ganzes ausmachend"; ***engl.:*** Integral

Kontext: Forschung

Im zweidimensionalen Koordinatensystem ist es die Größe der Fläche (Zahlenwert) zwischen der Kurve (der Funktion) und der x-Achse (vgl. ▸ Integralrechnung).

Integralrechnung *f*; ***engl.:*** Integral calculus

Kontext: Forschung

Neben der Differenzialrechnung der wichtigste Zweig der mathematischen Analysis. Das ▸ Integral ordnet einer Funktion für einen gegebenen Integrationsbereich einen Zahlenwert oder im unbestimmten Fall eine Funktion zu. Dieser Vorgang heißt ▸ Integration.

Integration *f*; ***Etym.:*** lat. *integrare* „wiederherstellen"; ***engl.:*** Integration

Kontext: Feldenkrais

Die Übernahme neuer Bewegungselemente in die Gesamtorganisation. Eine ▸ Funktion beispielsweise ist dann integriert, wenn der Schüler alle Einzelelemente eines Bewegungskomplexes in eine einzige absichtliche ▸ Handlung führen kann, ohne dass seine Absicht von ihm selbst gehemmt wird. Seine ▸ Aufmerksamkeit wirkt dabei integrierend.

Integration in den Alltag *f*; ***Etym.:*** lat. *integratio* „Wiederherstellung eines Ganzen"; ***engl.:*** Integration into everyday life

Kontext: Spiraldynamik

Die Integration neuer Lerninhalte und optimierten Verhaltens in den Alltag ist Kernbestandteil der Spiraldynamik-Anwendung als komplementär-medizinische Methode (vgl. ▸ Random Practise, ▸ Gesundheitsförderung).

Integration, funktionale *f*; ***Abk.:*** FI; ***engl.:*** Functional integration

Kontext: Feldenkrais

Einzelunterricht in der ▸ Feldenkrais-Methode. Ein Lernen durch Berührung. Der Feldenkrais-Lehrer gibt dem Schüler durch seine Hände Informationen über dessen augenblickliche Körperorganisation (vgl. ▸ Bewusstheit durch Bewegung).

Integration, sensomotorische *f*; ***Etym.:*** lat. *integratio* „Wiederherstellung" u. *sensus* „Gefühl", *motor* „Beweger"; ***engl.:*** Integration, sensomotoric

Kontext: Physiologie, Sensomotorik

Vereinfachtes Modell zur Koordination und Bearbeitung von Sinneseindrücken; Zweck ist eine angemessene Motorik. Wahrnehmungsmechanismen und kognitive Mechanismen sowie Bewegungsprogramme und Stellungsprogramme verarbeiten sensorische Informationen (des Sehens, Hörens, Tastens, Riechens, Schmeckens) und führen zu motorischen Resultaten. Wahrnehmungsmechanismen und kognitive Mechanismen erhalten und verarbeiten wiederum motorische Informationen bzw. ▸ Feedback.

Integration, sensorische *f*; ***Etym.:*** lat. *integratio* „Wiederherstellung eines Ganzen" u. „ *sensus* „Gefühl"; ***engl.:*** Integration, sensory

Kontext: Neurophysiologie

Aufnahme, Verarbeitung, Deutung und Zusammenspiel unterschiedlicher Sinnesqualitäten und -systeme. Sinnesreize werden aufgenommen, verglichen, mit Emotionen verknüpft, gespeichert und im täglichen Leben sinn- und altersentsprechend angewandt bzw. in Handlungen umgesetzt, z. B. Auge-Hand-Koordination beim Schreiben, bei handwerklichen Tätigkeiten (vgl. ▸ Wahrnehmung).

Integrative Neurotherapie *f*; ***Etym.:*** lat. *integratio* „Wiederherstellung eines Ganzen"; ***engl.:*** Integrative Neuropathy

Kontext: Neuropsychologie

Neuropsychologische Gruppentherapie zur Förderung des Störungsbewusstseins und der zielgerichteten ▸ Krankheitsbewältigung bei Patienten mit Hirnschädigung. Ziele: Integration in den sozialen Kontext der Gruppe während der Rehabilitation, Reintegration in das psychosoziale Umfeld, Integration des Erlebnisses der Hirnschädigung und ihrer Folgen in die persönliche Biografie. Zielgruppe: Jüngere Patienten, die von einem flexiblen, individuell orientierten Vorgehen profitieren, sich auf die berufliche Wiedereingliederung vorbereiten, leichte Sprachschwierigkeiten haben, Auffälligkeiten im Kommunikations- und Sozialverhalten zeigen, bei der Förderung von Störungsbewusstsein, Krankheitsbewältigung und Adaption unterstützt werden wollen, bei der biografischen Reintegration und Identitätsarbeit therapeutische Unterstützung benötigen (vgl. ▸ Kompetenztraining).

Integrierte Versorgung *f*; ***Etym.:*** Tym.: lat. *integrare* „wiederherstellen eines Ganzen, ergänzen"; ***Abk.:*** IV

Vgl. ▸ Versorgung, integrierte.

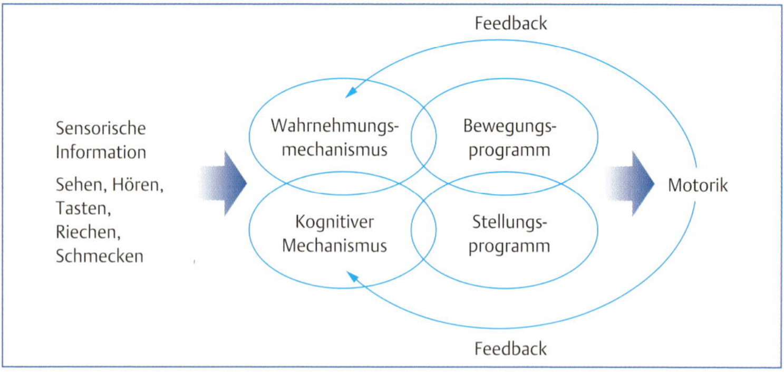

Sensomotorische Integration.

Intelligenz, künstliche *f*; ***engl.:*** Intelligence, artificial

Kontext: Forschung

Versuche, psychologische Prozesse mithilfe von Maschinen (Computern) nachzuahmen. Die Vertreter der künstlichen Intelligenz versuchten, Maschinen zu bauen, die im Stande waren, ein „Verhalten" hervorzubringen, dem man, wenn es von Menschen ausgeführt würde, Intelligenz unterstellen würde. Beispiele: Computer, die Schach spielen, Sprachen erlernen oder schwierige diagnostische Entscheidungen treffen können.

Intensitätsrezeptor *m*; ***Etym.:*** lat. *intensus* „heftig, stark, gespannt" u. *receptor* „Empfänger"; ***engl.:*** Intensity receptor

Kontext: Neurophysiologie

Typ der Mechanosensoren; Vorkommen: Haut, Gelenkkapseln und Bänder. Intensitätsrezeptoren adaptieren sehr langsam; verschlüsseln Druck- und Dehnungsreize über die gesamte Einwirkungsdauer. Die Informationen der Intensitätssensoren sind am Druck- (Berührung) und Spannungsempfinden (Oberflächensensibilität) sowie am Stellungssinn (Tiefensensibilität) beteiligt.

Sensortyp I: reagiert nur auf Druck; Merkel-Zellen (unbehaarte Haut), Haarscheiben (behaarte Haut).

Sensortyp II: spontan aktiv, bildet Druck und Dehnung ab; Ruffini-Körperchen (unbehaarte Haut): detektieren die Spannungsänderung in der Haut infolge Gelenkbewegung, d. h. ihre Informationen sind an der durch zentrale Informationsverarbeitung entstehenden Erkennung der Gelenkstellung beteiligt (Tiefensensibilität).

Intentionstremor *m*; ***Etym.:*** lat. *intentio* „Spannung, Aufmerksamkeit, Achtsamkeit" u. *tremor* „Zittern, Beben"; ***engl.:*** Intention tremor, dynamic tremor

Kontext: Neurologie

Unwillkürliche, rhythmische Kontraktionen antagonistischer Muskeln bei zielgerichteten Bewegungen; z. B. Zittern bei Greifbewegungen. Der I. tritt bei ataktischen Bewegungsstörungen auf, verstärkt sich bei Aktivitäten, er tritt nicht in Ruhe auf. Je näher die Hand dem Ziel kommt, desto mehr verstärkt sich beim Greifen der Ausschlag des Tremors. Die Selbstständigkeit der Patienten ist erheblich eingeschränkt. Tests: ▶ Finger-Nase-Versuch, ▶ Knie-Hacken-Versuch. Physiotherapie: Im Vordergrund steht häufig der Tonusaufbau mit vielen Stützaktivitäten in einfachen/„niedrigen" Ausgangsstellungen. Die erfolgte Rumpfmuskelkräftigung ist Voraussetzung für die Spielfunktion der Extremitäten. (Vgl. ▶ Ataxie, ▶ Charcot-Trias.)

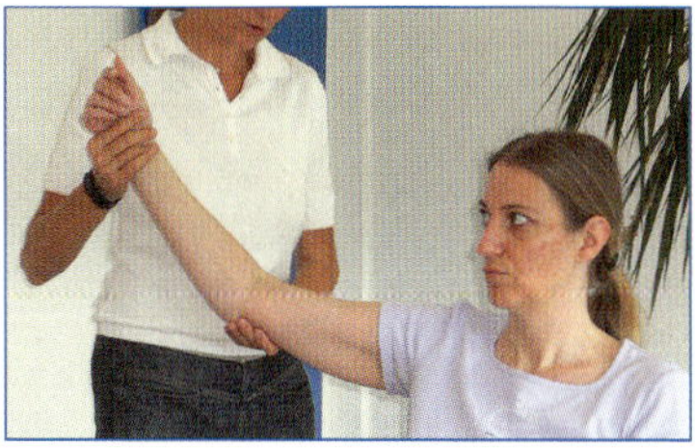

Intentionstremor: Behandlung einer Patientin.

Intention-to-treat-Analyse *f*; ***Etym.:*** engl. *intention* „Absicht", *to treat* „behandeln" u. griech. *analysis* „Auflösung"; ***engl.:*** Intention-to-treat analysis

Kontext: Statistik

Analyse der erhobenen Daten entsprechend der protokollgerechten primären Einteilung der Studienteilnehmer. Eine nachträgliche statistische Andersbehandlung von Studienteilnehmern, die z. B. die untersuchte therapeutische Intervention nicht regelmäßig wahrgenommen haben oder wegen zu starker Beschwerden nicht ausführen konnten, ist nicht zulässig. Bei der I. werden praktisch keine Drop-outs erlaubt. Für Studienteilnehmer, bei denen Messergebnisse fehlen, z. B. wegen Studienabbruchs, Tod oder technischer Probleme, kann dann ein worst-case-Szenario und ein best-case-Szenario berechnet werden, in denen für die Auswertung vom schlechtesten denkbaren Ergebnis bzw. vom bestmöglichen Ergebnis ausgegangen wird.

Interaktion *f*; ***Etym.:*** lat. *inter* „zwischen" u. *actio* „Handlung, Tätigkeit"; ***engl.:*** Interaction

1. ***Kontext:*** Psychologie, Kommunikation

Wechselseitige Beeinflussung zwischen zwei oder mehreren Menschen oder zwischen einem Menschen und einem Gegenstand. I. umfasst sowohl die verbale als auch die ▶ nonverbale Kommunikation.

2. ***Kontext:*** N.A.P.-Konzept

Bei der Behandlung nach ▶ N.A.P. ist die Kommunikation zwischen Therapeut und Patient bzw. mit seinen Angehörigen und/oder Betreuungspersonen, sowie mit anderen beteiligten Professionen essenziell für die Erstellung der Behandlungsziele. Dies ist aber nicht nur für die Zielsetzung wichtig, sondern auch, um dem Patienten die Sinnhaftigkeit von Übungen zu vermitteln. Damit der Patient versteht, wie er sich verhalten kann und muss, um seinen Zustand langfristig zu verändern, steht Aufklärung an oberster Stelle. Eine wichtige therapeutische Fähigkeit ist dabei das aktive Zuhören, das auch non-verbal erfolgen kann.

Interaktionszone *f*; ***Etym.:*** lat. *inter...* „zwischen..., unter...", *actio* „Handlung" u. griech. *zone* „Gürtel, Querstreifen"; ***engl.:*** Interaction zone
Kontext: Psychologie
Auf impliziten gesellschaftlichen Normen und Regeln beruhender Abstand zwischen zwei oder mehr Personen. Aufgrund von Interaktionszonen regulieren sich die Abstände der Interaktionspartner in bestimmten Alltagssituationen. Therapeuten erreichen in der Physiotherapie die intime Zone (< 0,60 m) und sollten sich dessen bewusst sein. Bsp.: Grifftechniken zunächst ankündigen und erklären. Einen manuellen Kontakt nur so lange aufrechterhalten, wie er therapeutisch notwendig ist (vgl. ▸ Körperkontakt).

I

Interaktionszone	
Zone	**Abstand (m)**
Öffentliche	> 1,30
Sozialkonsultative	1,30–1,20
Persönliche	1,20–0,60
Intime	< 0,60

Interaktives Reasoning *n*; ***Etym.:*** lat. *inter* „zwischen, unter", *activus* „tätig" u. engl. *reasoning* „Schlussfolgern, Urteilen, Beweisführung"; ***engl.:*** Interactive reasoning
Kontext: Clinical Reasoning
Form des ▸ Clinical Reasonings, die darauf abzielt, eine therapeutische Arbeitsbeziehung zum Patienten herzustellen, die den Patienten dazu motiviert, sich aktiv an der Therapie zu beteiligen. Das Denken und Verhalten des Therapeuten wird dabei durch Gefühle, Wahrnehmungen und Beobachtungen bestimmt, die immer dann auftreten, wenn ein Therapeut auf die verbalen und nonverbalen Äußerungen eines Patienten reagiert. I. R. kann also nur bei einer face-to-face Begegnung mit einem Patienten stattfinden. Um auf den Patienten einfühlsam einzugehen und ihn als Person zu verstehen, stehen dem Therapeuten verbale und nonverbale Verhaltensweisen zur Verfügung. Der Therapeut hat dabei zum einen die Rolle des fachlichen Experten inne, übernimmt aber auch als Person mit individuellen Persönlichkeitszügen Verantwortung für die Qualität der Beziehung. So ist es zum Beispiel ein Kennzeichen von Kompetenz und Professionalität im i. R., wenn ein Therapeut im richtigen Moment führt, unterstützt, zuhört, auf die richtige Art spricht oder eine angemessene Wortwahl verwendet.

Interdisziplinarität *f*; ***Etym.:*** lat. *inter* „zwischen" u. *disciplina* „Wissenschaft"; ***engl.:*** Interdisciplinarity
Kontext: Kommunikation, Qualitätsmanagement
Koordinierte Zusammenarbeit, die vom einfachen Ideenaustausch bis zur gegenseitigen Integration der Methoden und Theorien reichen kann. Es gibt keine allgemein gültige Definition des Begriffs, er wird eher im wissenschaftlichen Kontext verwendet. I. soll Querverbindungen schaffen, Vernetzungen, die Selbstreflexivität der Disziplinen, Fortschritt, Innovationsfähigkeit und die Lösung komplexer, gesellschaftsinvasiver Probleme gewährleisten, z. B. Probleme der Humangenetik, Embryonenforschung (vgl. ▸ Interprofessionalität, ▸ Multidisziplinarität).

Interferenz *f*; ***Etym.:*** lat. *inter* „zwischen" u. *ferre* „tragen"; ***engl.:*** Interference
Kontext: Physik, Elektrotherapie
Überlagerung von zwei (oder mehreren) Wellen. Bei unterschiedlicher Frequenz kommt es durch die fortschreitende Phasenverschiebung (Phasendifferenz) zu einer Verstärkung oder Abschwächung der Wirkung. Das Verstärken und Abschwächen der Intensität erfolgt fließend im Rhythmus der Differenz der Schwingungen; man nennt diesen Effekt Schwebung (wechselnde Amplitude der resultierenden Welle). Beispiel: zwei ins Wasser geworfene Steine bringen konzentrische Wellen hervor; an der Überlagerungsstelle beider Wellen ist I. zu beobachten. Anwendungen: Verwendung der Stimmgabel beim Klavierstimmen, in der Elektrotherapie als ▸ Interferenzstrom.

Interferenzstrom *m*; ***Etym.:*** lat. *inter* „zwischen", *ferre* „tragen" u. *Strom*; ***engl.:*** Interference current
Kontext: Physik, Elektrotherapie
Eine bei der Elektrotherapie (Reizstromtherapie) verwendete Stromart, die sich infolge zweier sich im Wirkungsgebiet kreuzenden Wechselströme aus Überlagerung bildet (Schwebung). Verwendet werden sinusförmige Ströme im Mittelfrequenzbereich (3900 bis 4000 Hz). Die dabei entstehende Schwebungsfrequenz entspricht der Differenz der Stromkreise, also 100 Hz. Die Wir-

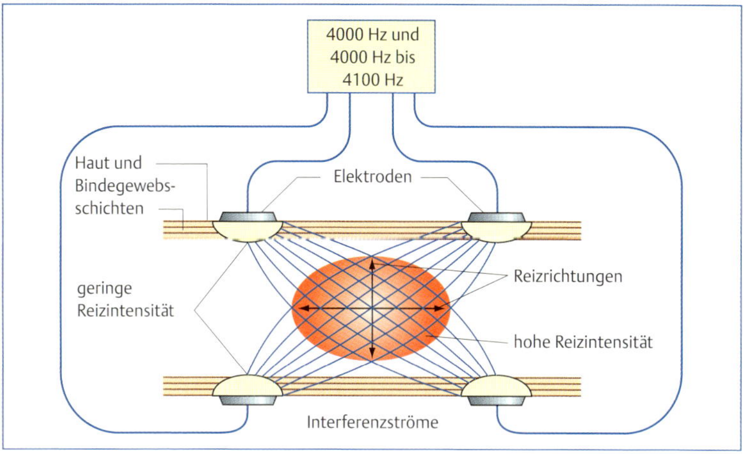

Interferenzströme.

kung des I. im Gewebe ist vergleichbar der Wirkung von Niederfrequenzstömen. Die Mittelfrequenz ermöglicht jedoch eine größere Tiefenwirkung bei sensorischer Entlastung der Haut. Sonderform: Stereodynamische I. entstehen durch räumliche Überlagerung von drei mittelfrequenten Strömen. Anwendung: Reizstrommassage, analgesierende Wirkung.

Interferenztherapie *f*; ***Abk.:*** IFT; ***engl.:*** Interference therapy

Kontext: Physikalische Therapie

Die IFT nutzt zwei Mittelfrequenzströme, die gleichzeitig durch das Gewebe geschickt werden, wobei sich ihre Pfade kreuzen; dabei entsteht eine Interferenz oder Beat-Frequenz mit den Merkmalen einer niederfrequenten Stimulation; z. B. ein Strom mit 4000 Hz und ein Strom mit 3900 Hz: resultierende Beat-Frequenz bei 100 Hz; der IFT liegt die Idee zugrunde, starke physiolog. Auswirkungen einer niederfrequenten elektr. Stimulation zu nutzen ohne das durch die ▸ Impedanz verursachte Unbehagen an den oberflächlichen Geweben (z. B. Haut) hervorzurufen; wird benutzt zur Schmerzlinderung, Muskelstimulation, Durchblutungsförderung, Ödemabbau.

Interferenz-Verfahren *n*; ***Etym.:*** lat. *inter* „zwischen" u. *ferre* „tragen"; ***engl.:*** Interference method

Kontext: Physik, Elektrotherapie

Nutzung des Interferenzeffektes zweier sich überlagernder Sinusströme im Gewebe (s. ▸ Interferenz). Dazu werden zwei Elektrodenpaare (getrennte Stromkreise unterschiedlicher Frequenz) im Quadrat angeordnet, sodass die Stromkreise senkrecht zueinander verlaufen. Bei asymmetrischer Anlage der ▸ Elektroden (z. B. an Extremitäten) erfolgt eine Korrektur durch „Distanzausgleich". Die Interferenzmaxima entstehen auf den diagonalen Achsen zwischen dem Elektrodenkreuz. Durch technische Kniffe lässt sich die maximale Amplitudenmodulation dynamisch verlagern, wodurch die Interferenzmaxima weiter über das Therapiegebiet verteilt werden (Vektorverschiebung). Bei der stereodynamischen Interferenz werden 2 Elektrodengruppen mit je drei Kontaktflächen (drei Stromkreise) so angelegt, dass sich die drei Stromkreise kreuzen (punktsymmetrisch). Technische Verfahren: I. nach Nemec, Stereodynamische I. nach Szehi und David, I. Wymoton-Verfahren, Amplipuls-Verfahren.

Interieur *n*; ***Etym.:*** franz. *interiéur* „das Innere, Inwendige"; ***engl.:*** Interior

Kontext: Hippotherapie

Umfasst Charakter, Temperament und Sexualverhalten des Pferdes. Für die Hippotherapie soll der Charakter menschenfreundlich, geduldig, gelehrig, zuverlässig, nicht furchtsam und nicht schreckhaft sein. Das Temperament soll nicht heftig, aber auch nicht träge, sondern ruhig, aufmerksam und ausgeglichen sein, nicht übersensibel oder nervös, aber auch nicht stumpf. Das Sexualverhalten sollte keine übermäßigen Auffälligkeiten zeigen, wie z. B. extrem kitzlig, aggressiv oder ungehorsam (vgl. ▸ Exterieur).

Interkostalstrich *m*; ***Etym.:*** lat. *inter* „zwischen" u. *costa* „Rippe"; ***engl.:*** Intercostal line
Kontext: Bindegewebsmassage (BGM)
▸ Strichführung aus der ▸ Bindegewebsmassage, Teil des großen Aufbaus (vgl. ▸ Aufbaufolge). 5–7 I. (5.–7. untere Rippenzwischenräume) werden in flächiger Technik von der ventralen Axillarlinie ausgehend entlang der Interkostalräume zur Wirbelsäule hin gezogen. Der Therapeut steht dabei auf der gegenüberliegenden Seite. Nach den ersten fünf ▸ Strichführungen können noch zwei weitere durchgeführt werden.

Interkuspidation, maximale *f*; ***Etym.:*** lat. *inter* „zwischen", *cuspis* „Spitze, Stachel" u. *maximus* „der größte"; ***engl.:*** Intercuspidation, maximal
Kontext: Kiefergelenksbehandlung
Zusammenschluss der oberen und unteren Zähne in maximalem Vielpunktkontakt.

I

Intermittierendes Üben *n*; ***Etym.:*** lat. *intermittere* „unterbrechen, aussetzen"; ***engl.:*** Intermittent exercising
Kontext: Traumatologie
Wechsel aus An- und Entspannung während der Kontraktion eines Muskels/einer Muskelgruppe, um Bewegungsabläufe einzuüben und wieder zu automatisieren. Durch i.Ü. erhält man bessere Ergebnisse als durch kontinuierliches Anspannen von Muskeln.

International Federation of Orthopedic Manipulative Therapists *f*; ***Etym.:*** engl. Internationale Vereinigung orthopädisch-manipulativer Therapeuten; ***Abk.:*** IFOMT
Kontext: Manuelle Therapie
Federführende internationale Organisation der Manualtherapeuten; Teil des physiotherapeutischen Weltverbandes; 1974 in Montreal, Kanada, gegründet. Stanley Paris arrangierte 1967 in der Cafeteria eines Londoner Hospitals ein erstes Treffen zwischen G. Maitland, G. Grieve und F. Kaltenborn. Sie planten eine Gesellschaft mit dem Namen World Confederation of Manual Therapy (WCMT). In Montreal 1974 fusionierte sie mit der 1973 auf Gran Canaria gegründeten International Federation of Orthopaedic Manual Therapy zur Gründung der IFOMT. Die Gründer waren Gregory Grieve, Freddy Kaltenborn, Geoffrey Maitland und Stanley Paris. Die IFOMT wurde 1978 die erste Untergruppe der World Confederation of Physical Therapists (WCPT). Die Ziele der IFOMT sind die Bildung eines Forums für einen Austausch von Fachwissen/-können und Information, das Abhalten von Seminaren und Vorträgen und das Aufstellen von Ausbildungsrichtlinien im akademischen und klinischen Gebiet der manipulativen Physiotherapie. Das Hauptziel ist die Verbesserung der Behandlungsergebnisse für Patienten, die an neuro-muskulo-skelettalen Störungen leiden. Mitglied in der IFOMT kann pro Land nur eine Gruppe bzw. eine Dachorganisation mehrerer Gruppen werden, die eine komplette OMT-Weiterbildung nach den IFOMT-Ausbildungsrichtlinien absolviert haben und anbieten. Diese Weiterbildung umfasst mindestens 750 Stunden (à 60 min) inklusive der Supervision (www.ifomt.org).

International Index of Erectile Function *m*; ***Abk.:*** IIEF
Kontext: Urologie
Fragebogen zur Erfassung erektiler Dysfunktionen; mittels eines Punktesystems können Patienten ihre erektile Dysfunktion einstufen.

International Seminar of Orthopedic Manual Therapy *n*; ***Etym.:*** engl. internationales Seminar der orthopädisch manuellen Therapie; ***Abk.:*** ISOMT
Kontext: Cyriax-Konzept, Kaltenborn-Evjenth-Konzept
1973 von den Physio- und Manualtherapeuten F. Kaltenborn und O. Evjenth und den Ärzten J. Cyriax, A. Stoddard und W. Hinsen gegründete Vereinigung. Voraus ging ein vierwöchiger Kurs auf Gran Canaria mit 74 Therapeuten aus 12 Ländern, der mit dem ersten internationalen Examen in OMT abschloss. Die erfolgreichen Absolventen gründeten die International Federation of Orthopaedic Manual Therapy, aus der 1974 in Montreal die International Federation of Orthopaedic Manipulative Therapists (IFOMT) entstand. Das ISOMT bestand als Verein für das OMT Kaltenborn-Evjenth Konzept viele Jahre weiter und ging 2000 in den Verein Kaltenborn-Evjenth International über.

International Spinal Cord Society *f*; ***Etym.:*** engl. *international* „international", *spinal cord* „Rückenmark" u. *society* „Gesellschaft"; ***Abk.:*** ISCoS
Kontext: Traumatologie, Neurologie
Internationale Gesellschaft für Rückenmarkverletzungen, die einem weltweiten Höchststandard in der Behandlung querschnittgelähmter Kinder und Erwachsener verpflichtet ist; fördert Schu-

lung, Forschung und klinische Exzellenz des multiprofessionellen Teams.

Internationale Klassifikation der Funktionsfähigkeit, Behinderung und Gesundheit *f*; *Abk.:* ICF; *engl.:* International Classification of Functioning, Disability and Health
Kontext: Diagnostik, Theoretische Modelle
Biopsychosoziales Modell gesundheitlicher Komponenten, das konzeptuell auf der funktionalen Gesundheit (Funktionsfähigkeit) basiert und 2001 von der WHO verabschiedet wurde. Die ICF ist ressourcen- und defizitorientiert. Sie bietet eine einheitliche und standardisierte Sprache, um Gesundheits- und mit Gesundheit zusammenhängende Zustände zu beschreiben. Definiert sind Komponenten/Domänen der Gesundheit und mit Gesundheit zusammenhängende Komponenten/Domänen: Körperfunktionen und Körperstrukturen sowie Aktivitäten und Partizipation (Teilhabe). Diese stehen in Wechselwirkung mit weiteren Komponenten: Umwelt und personbezogene Faktoren (▸ Kontextfaktoren). Vorläuferin der ICF war die ▸ Internationale Klassifikation der Schädigungen, Fähigkeitsstörungen und Beeinträchtigungen (ICIDH), die erstmals 1980 als Prototyp veröffentlicht wurde (vgl. ▸ Internationale Klassifikation der Krankheiten).

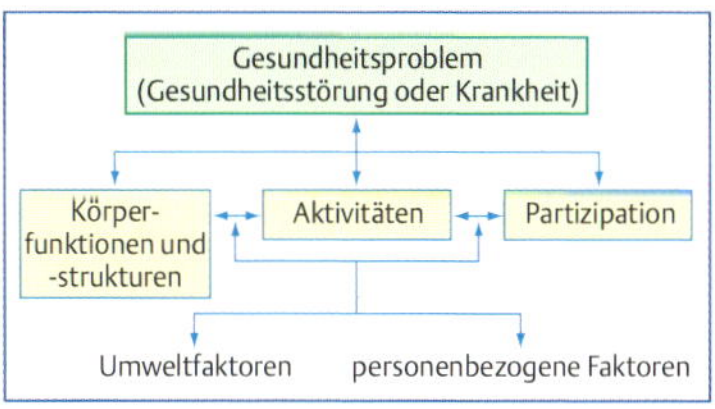

Internationale Klassifikation der Funktionsfähigkeit, Behinderung und Gesundheit.

Internationaler Prostata-Symptomen-Score *m*; *Abk.:* IPSS; *engl.:* International prostate symptom score
Kontext: Urologie
Fragebogen, der Patienten über ein Punktesystem die Einstufung einer Entleerungsstörung der Blase aufgrund einer Prostatahypertrophie erlaubt.

Internationales Einheitensystem *n*; *Abk.:* SI, SI-System; *engl.:* International system of units; *Syn.:* Système International d'Unités, SI-System
Kontext: Physik
1960 eingeführt durch internationale Generalkonferenz, heute international das verbreitetste System für physikalische Größen. Es geht von 7 ▸ Grundeinheiten aus (vgl. ▸ Grundgröße).

Interozeption *f*; *Etym.:* lat. *internus* „der innere, inwendig" u. *receptio* „Aufnahme, Annahme"; *engl.:* Interoception
Vgl. ▸ Somatosensorisches Informationssystem.

Interpretieren *n*; *Etym.:* lat. *interpretare* „auslegen, deuten"; *engl.:* To construe, to interpret
Kontext: Psychologie, Kommunikation
Kognitiver Vorgang, bei dem der Zuhörende den Aussagen einer anderen Person eine Bedeutung zuweist. Die eigene Befindlichkeit, gegebenenfalls die emotionale Aktivierung, das Vorwissen, die Einstellung zum Thema und zum Gesprächspartner sowie die eigenen ▸ Erfahrungen prägen in hohem Maße, wie Gesprächsäußerungen interpretiert werden. I. führen nicht immer zu einem korrekten Verständnis dessen, was der andere gemeint hat (▸ Missverständnis). Der Rückbezug zu dem, was der andere gemeint hat, ist daher für Therapeuten hilfreich, damit sie Patienten differenziert verstehen können. Dazu können sie ▸ Ich-Aussagen (z. B. „Ich habe noch nicht ganz verstanden, was Sie mit ... gemeint haben."), ▸ Fragen (z. B. „Können Sie mir bitte kurz erklären, was Sie mit ... meinen?") und Bezug nehmende ▸ Gesprächstechniken einsetzen. Durch diese angepasste, verstehenssichernde ▸ Gesprächsführung kann der Gesprächspartner die Genauigkeit der Interpretation bestätigen oder korrigieren (vgl. ▸ Refraktärzustand, ▸ Prozessmodell der Gesprächsführung, ▸ Partnerdefinition).

Interprofessionalität *f*; *Etym.:* lat. *inter* „zwischen" u. *professio* „Geschäft"; *engl.:* Interprofessionality; *Syn.:* Kontext: Kommunikation, Qualitätsmanagement
Koordinierte Zusammenarbeit zwischen Angehörigen verschiedener Berufe. Der Begriff wird z. B. im Case- und Qualitätsmanagement verwendet. I. soll Querverbindungen schaffen, Berufe vernetzen, die Selbstreflexivität der Berufe, Fortschritt, Innovationsfähigkeit und die Lösung komplexer Probleme gewährleisten. Therapeutischer Kontext: Oberstes Ziel ist das Wohl des Patienten. I. gelingt, wenn Übereinstimmungen in den Therapien als sich ergänzende Anteile erkannt werden (vgl. ▸ Interdisziplinarität, ▸ Multidisziplinarität).

Interrater-Reliabilität *f*; ***Etym.:*** lat. *inter* „zwischen", engl. *rater* „Beobachter, Einschätzer, Klassifizierer" u. *reliability* „Zuverlässigkeit"; ***engl.:*** Interrater reliability

Kontext: Statistik

Gütemaß für die Zuverlässigkeit einer Messmethode. Bezeichnet das Maß der Übereinstimmung der Urteile über eine Merkmalsausprägung durch verschiedene Untersucher. Von einer Messmethode wird i. d. R. erwartet, dass die zu bestimmende Größe gleich ausfällt, unabhängig davon, wer diese Größe misst. Die I. bestimmt diese Art der Urteilsübereinstimmung quantitativ. Statistische Kennwerte für die I. sind je nach Untersuchungsfrage der ▸ Kappa-Koeffizient, ▸ Spearmans rho, ▸ Pearsons r oder die ▸ Intraklassenkorrelation und liegen zwischen $0 \leq r \leq 1$. Hohe Werte für die I. bedeuten ein hohes Maß an Zuverlässigkeit. Sehr gute I. liegt bei Werten von $r > 0{,}8$ vor.

I

Intervall *n*; ***Etym.:*** lat. *intervallum* „Zwischenraum"; ***engl.:*** Interval, spacing

Kontext: Physik

Bestimmter Definitionsbereich zwischen Beginn und Ende (Intervallgrenzen) einer Zeitspanne beispielsweise, in der eine Betrachtung oder Berechnung erfolgt, somit eine „zusammenhängende" Teilmenge einer geordneten Menge.

Intervallmethode *n*; ***Etym.:*** lat. *inter* „zwischen", *vallum* „Wall, Pfahl" u. griech. *methodos* „das Nachgehen, der Weg zu etwas hin, Gang einer Untersuchung"; ***engl.:*** Interval technique

Kontext: Sportwissenschaft, Trainingslehre

Trainingsmethode des Ausdauertrainings; nutzt den planmäßigen Wechsel zwischen Belastung und Erholung. Eine Pause mit unvollständiger Erholung (lohnende Pause) trennt die Belastungsabschnitte voneinander. Die Belastung wird in der Pause vollständig ausgesetzt oder vermindert, z. B. Gehen bei Laufbelastungen. Die Dauer der Pause ist abhängig von: Intervalldauer, Intensität und Trainingszustand. Sie entspricht ungefähr dem Zeitbedarf des schnellen Erholungsabfalls der Herzschlagfrequenz (Hf) bis zum Übergang in den flachen, sehr langsamen Verlauf. Die Herzschlagfrequenz liegt bei sehr gut Trainierten zwischen 110–120 Schlägen/Minute (S/min) und bei Untrainierten zwischen 130–140 S/min; Pausendauer ca. 1–5 min. Die Teilbelastungen können absolviert werden als extensive Intervalle (anaerober Stoffwechsel im Grundlagenausdauerbereich II, Dauer ca. 1–8 min) oder intensive (anaerober Stoffwechsel, Dauer 30 s–max 2 min). Die Hauptwirkung der Intervallmethode basiert auf dem Wechsel von Be- und Entlastung; sie besteht in einer Erweiterung der anaeroben Kapazität und der Erhöhung der Laktattoleranz (intensiver Reiz für das Herz zur Hypertrophie und konzentrischen Dilatation). Je länger die Intervalle, desto mehr entspricht die adaptive Gesamtwirkung der ▸ Dauermethode. Die aerobe Kapazität wird verbessert.

Intervallmethode, extensive/intensive *f*; ***engl.:*** Interval method, extensive/intensive

Kontext: Trainingslehre

Trainingsmethode; Wechsel von mittlerer Intensität, hohem Umfang und hoher Intensität, geringem Umfang mit unvollständiger (lohnender) Pause.

Intervallskala *f*; ***Etym.:*** lat. *inter* „zwischen", *vallum* „Wall, Pfahl" u. *scalae* „Treppe, Leiter"; ***engl.:*** Interval scale

Kontext: Statistik

Skala, die empirisch erhobene Daten einer vorher definierten Kategorisierung äquivalent zu ihren Rangplätzen zuordnet. Dafür geeignete Daten sind metrische Daten, wie z. B. die Körpertemperatur in °C. Auch einige Erhebungsinstrumente in Form von Fragebögen (z. B. der ▸ Barthel Index) werden als I. behandelt. Die Kenntnis über die Skalenart ist für die Statistik von essentieller Bedeutung, da die Auswahl der statistischen Verfahren von der Skalenart des Datenmaterials abhängig ist.

Intradiskale Druckmessung *f*

Vgl. ▸ Druckmessung, intradiskale.

Intrafusale Muskelfaser *f*

Vgl. ▸ Muskelfaser, intrafusale.

Intrakardiale Regulation *f*

Vgl. ▸ Regulation, intrakardiale.

Intraklassenkorrelation *f*; ***Etym.:*** lat. *intra* „innen, innerhalb", lat. *con...* „mit" u. *relatio* „Beziehung, Verhältnis"; ***Abk.:*** ICC; ***engl.:*** Intraclass correlation; ***Syn.:*** Zwillingskorrelation

Kontext: Statistik

Zusammenhangsmaß für Rangdaten einer ▸ Stichprobe von Paaren. Die I. berücksichtigt die Paarzusammengehörigkeit von Messwerten. Bedingung für die Anwendung der I. ist die grundsätzliche Austauschbarkeit der Messwertpaare (Zwillinge). Anwendung findet die I. u. a. in Interrater- und Intrarater-Reliabilitätsuntersuchungen, z. B. zur Bestimmung der Zuverlässigkeit einer Messmethode. Hohe I. bedeutet hohe Zuverlässigkeit (vgl. ▸ Interrater-Reliabilität, ▸ Intrarater-Reliabilität).

Intramuskuläre Koordination *f*
Vgl. ▶ Koordination, intramuskuläre.

Intrapleuraler Druck *m* ; ***Etym.:*** lat. *intra* „innen, innerhalb" u. griech. *pleura* „Rippen, Körperseite"
Vgl. ▶ Pleuradruck.

Intrarater-Reliabilität *f*; ***Etym.:*** lat. *intra* „innen, innerhalb", engl. *rater* „Beobachter, Einschätzer, Klassifizierer" u. *reliability* „Zuverlässigkeit"; ***engl.:*** Intrarater reliability
Kontext: Statistik
Gütemaß für die Zuverlässigkeit einer Messmethode. Bezeichnet das Maß der Übereinstimmung der Urteile über eine Merkmalsausprägung bei mehrfachen Messungen durch denselben Untersucher. Neben der ▶ Interrater-Reliabilität ist die I. ein weiteres quantitatives Gütekriterium für die Urteilsübereinstimmung. Hintergrund dazu ist, dass eine verwendete Messmethode die ermittelten Größen zuverlässig reproduzieren können soll. Zur Bestimmung der I. werden die gewünschte Größe mehrfach durch denselben Untersucher erhoben und je nach Design die statistischen Kennwerte ▶ Kappa-Koeffizient, ▶ Spearmans rho, ▶ Pearsons r oder die ▶ Intraklassenkorrelation berechnet. Hohe Werte für die I. bedeuten ein hohes Maß an Zuverlässigkeit. Von sehr guter I. kann bei Werten zwischen $0 \leq r \leq 1$ gesprochen werden.

Intrathekales Baclofen *n*; ***Etym.:*** lat. *intra* „innerhalb", griech. *theke* „Behältnis, Hülle"; ***Abk.:*** ITB; ***engl.:*** Intrathecal Baclofen; ***Syn.:*** Baclofen-Pumpe
Kontext: Neurologie
Antispastikum, das per elektronisch gesteuerter Pumpe und subkutanem Katheter in den Liquor cerebrospinalis (z. B. auf Rückenmarkniveau) abgegeben wird; senkt die Spastizität. Vorteil gegenüber der oralen Baclofeneinnahme: exakt dosierbar, sehr wirksam und nebenwirkungsarm; Minimierung der Schwächung der oberen Extremitäten, der Schluck- und Atemmuskulatur (Rückenmarkniveau) aufgrund der guten Dosierbarkeit; deutliche Verbesserung der Lebensqualität. Indikation: Bei Patienten mit sehr starker Spastik (z. B. bei Multipler Sklerose, Schädelhirntrauma), wenn die orale Medikation und die physiotherapeutischen Maßnahmen ausgereizt sind; bei Kindern selten.

Intrazellularraum *m*; ***Etym.:*** lat. *intra* „innen, innerhalb" u. *cellula* „kleine Zelle"; ***Abk.:*** IZV; ***engl.:*** Intra-cellular zone
Kontext: Physiologie
Flüssigkeitsraum mit spezifischer Elektrolytzusammensetzung innerhalb der Zellen. Beim Erwachsenen beträgt der Anteil der intrazellulären Flüssigkeit ⅔. Verantwortlich für die intrazelluläre Stabilität der Ionenzusammensetzung und den Wassergehalt sind: Eiweißkonzentration, Zellmembraneigenschaften und die Na^+-K^+-Pumpe. In den Zellen wirkt die relativ geringe Osmolalität (Teilchenkonzentration) gegen einen verstärkten Wassereinstrom. Kurzfristige Änderung der intrazellulären Wassermenge: variiert mit der Glykogenmenge in Abhängigkeit von Be- und Entlastung (die Synthese von 1g Glykogen bindet 2,3 g H_2O und umgekehrt). Längerfristige Änderung der intrazellulären Wassermenge: abhängig vom Ausdauertrainingszustand (die Änderung beeinflusst den passiven Muskeltonus). Inaktivität vermindert die intrazelluläre Flüssigkeitsmenge (vgl. ▶ Extrazellularraum, ▶ Ruhemembranpotenzial, ▶ Wassergehalt).

Intrinsic-Plus-Stellung *f*; ***Etym.:*** engl. *intrinsic* „inwendig, innen gelegen"; ***engl.:*** Intrinsic plus position; ***Syn.:*** Lumbrikalis-Stellung, Edinburgh-Stellung
Kontext: Handtherapie
Bevorzugte Lagerungsstellung der Gelenke nach frischen Verletzungen. Das Handgelenk befindet sich in 20–30° Extension, die Fingergrundgelenke (MP) in 70–90° Flexion, die proximalen und distalen Fingergelenke (IP) in der ▶ Neutral-Null-Stellung. In dieser Position ist die Gefahr der Schrumpfung der Kollateralbänder der Fingergelenke am geringsten. Diese sind in der Beugestellung gespannt und in der Streckstellung ent-

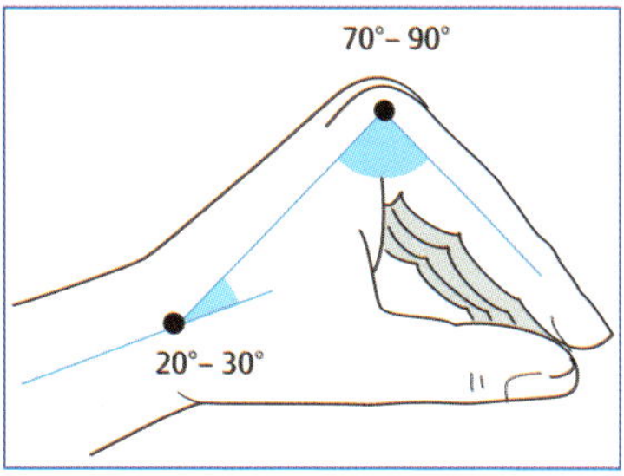

Intrinsic-Plus-Stellung.

I

spannt. Bei den PIP- und DIP-Gelenken verhält es sich genau umgekehrt.

Intrinsic-tightness-Test (nach Bunnell und Littler) *m*
Kontext: Handtherapie, Diagnostik
Überprüfung, ob die intrinsische Muskulatur verkürzt ist oder eine Kapselschrumpfung vorliegt. Dabei wird das MCP-Gelenk in leichter Hyperextension gehalten und die IP-Gelenke passiv in Flexion gebracht. Danach werden die MCP-Gelenke passiv flektiert. Die intrinsische Muskulatur ist verkürzt, wenn der Patient keine volle Flexion der PIP-Gelenke erreicht. Des Weiteren ist evtl. eine Differenzialdiagnostik zur Kapselschrumpfung notwendig.

Intrinsisches Feedback *n*; ***Etym.:*** engl. *feedback* „Rückmeldung, Rückkopplung" u. lat. *intrinsecus* „inwendig, innerlich"
Vgl. ▸ Feedback, intrinsisches.

I

Invalidität *f*; ***Etym.:*** lat. *invalides* „schwach, kraftlos, hinfällig"; ***engl.:*** Invalidity, disability; ***Syn.:*** Behinderung
Kontext: Gesundheitswissenschaften
Dauerhafte Beeinträchtigung der körperlichen und/oder geistigen Leistungsfähigkeit, die zur Erwerbsunfähigkeit geführt hat.

Invaliditätsgrad *m*; ***engl.:*** Disability percentage
Kontext: Rechtswesen
Die Wertigkeit des Verlustes verschiedener Gliedmaßen wird von den Versicherungen nach den Allgemeinen Unfallversicherungsbedingungen (AUB) von 2000 nach bestimmten Invaliditätsgraden bewertet. Der Invaliditätsgrad definiert sich über eine Gliedertaxe. Der I. bestimmt, wie hoch der Grad der Behinderung ist, wenn ein bestimmter Körperteil eingeschränkt ist.

Invaliditätsgrad

Körperteil	Prozent der Behinderung (%)
Auge	50
Gehör auf einem Ohr	30
Geruchssinn	10
Geschmackssinn	5
Hand im Handgelenk	55
Daumen	20
Zeigefinger	10
Andere Finger	5
Arm im Schultergelenk	70
Arm oberhalb des Ellenbogens	65
Arm unterhalb des Ellenbogens	60
Bein über der Mitte des Oberschenkels	70
Bein bis zur Mitte des Oberschenkels	60
Bein bis unterhalb des Knies	50
Bein bis zur Mitte des Unterschenkels	45
Fuß im Fußgelenk	40
große Zehe	5
andere Zehen	2

Inversion *f*; ***Etym.:*** lat. *invertere* „umwenden, umkehren"; ***Abk.:*** Inv.
1. *Kontext:* Funktionelle Anatomie
Einwärtswendung des Fußes; Varisierung des Kalkaneus; der Winkel zwischen Unterschenkel und Tuber calcaneus verkleinert sich. Die I. wird von einer ▸ Pronation begleitet; entgegengesetzte Bewegungsrichtung ist die ▸ Eversion.

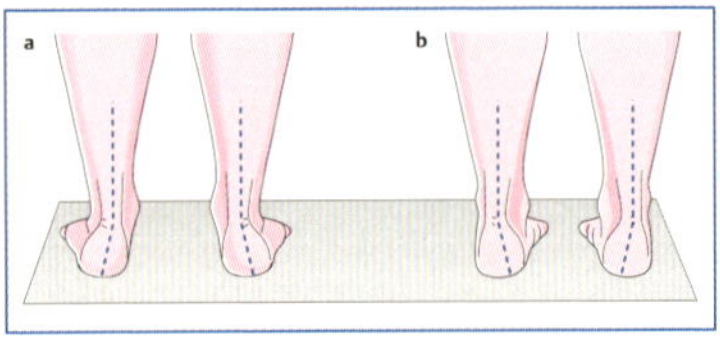

Inversion. Kalkaneuseversion (a) und -inversion (b).

2. *Kontext:* Spiraldynamik
Umkehr einer funktionellen Drehrichtung (spiraldynamische Ergänzung der üblichen Definition). Bsp.: Das Kneeing-In mit nach innen gerichteten Kniescheiben versus orthograd nach vorne gerichteter Kniescheiben; Trendelenburg (funktionellen Beckentiefstand auf der Spielbeinseite); Aufrichtung der Halswirbelsäule mit reklinierter Kopfhaltung statt mit langem Nacken; I. des Vorfuß-Quergewölbes im Sinne eines Spreizfußes. Die Umkehr kann funktioneller Natur sein (flexibler Spreizfuß) oder struktureller Natur (kontrakter Spreizfuß).

Investition *f*; ***Etym.:*** lat. *investire* „einkleiden, bekleiden"; ***engl.:*** Investment
Kontext: Betriebswirtschaftslehre
Einsatz von Kapital in einem bestimmten Zeitraum, um Gewinne zu erzielen. In welche Bereiche ein Unternehmer/Praxisinhaber investiert, ist eine unternehmerische Entscheidung. Er wird sie entsprechend seinen größten Gewinnerwartungen treffen. Man unterscheidet: **Sachinvestition:**

Computer, Therapiegeräte, neue Behandlungsbänke, Gebäude usw.

Finanzinvestition: Bankguthaben, Wertpapierbesitz oder Darlehen.

Immaterielle I.: Personelle I. (Ausbildung, Weiterbildung der Mitarbeiter), Forschung und Entwicklung, Marketinginvestitionen (Imageverbesserung, Bekanntheitsgrad der Praxis).

Investitionsbedarf *m*; ***Etym.:*** lat. *investire* „einkleiden, bekleiden"; ***engl.:*** Investment needs
Kontext: Betriebswirtschaftslehre
Im Voraus eingeplanter Kapitaleinsatz eines Unternehmens pro Kalenderjahr oder Geschäftsjahr (übliche Planungsperiode). Betriebsnotwendige Investitionen sind Ersatzanschaffungen, z. B. Ersatz des häufig defekten Fangoofens, damit der Praxisbetrieb ungestört weiterlaufen kann. Erwünschte Investitionen sind nicht zwingend erforderlich, z. B. neue Bilder im Wartebereich oder ein neuer Monitor. Alle notwendigen und erwünschten Investitionen werden als vorläufiger I. gesammelt. Unter Berücksichtigung der Finanzierungsmöglichkeiten in der zukünftigen Planungsperiode wird entschieden, welche Investitionen realisierbar sind und welche wegen derzeitiger oder grundsätzlicher Nichtrealisierbarkeit (z. B. drei zusätzliche Patientenparkplätze vor dem Gebäude) verworfen werden (Investitionsentscheidungen). Der I. wird pro Jahr erfasst und in die zukünftigen Praxiskosten im Voraus eingeplant.

Investitionskontrolle *f*; ***Etym.:*** lat. *investire* „einkleiden, bekleiden" u. franz. *contrôle* „Gegenrechnung; Aufsicht"; ***engl.:*** Investment control
Kontext: Betriebswirtschaftslehre
Überwachung der von einem Unternehmen getätigten Investitionen mittels Vergleich von Investitionsplan und -zielen mit den -durchführungen. Die I. kann sich auf eine einzelne Investition oder die Gesamtheit beziehen. Bei Abweichungen zwischen Ist und Soll muss der Unternehmer/Praxisinhaber die Ursachen analysieren und entsprechende Korrekturmaßnahmen ergreifen. Diese Erfahrungen fließen in die Investitionsplanung der nächsten Planungsperiode ein.

Iodbad *n*; ***engl.:*** Iodine bath; ***Syn.:*** Jodbad
Kontext: Balneologie
Verabreichung von ▸ Iodid als Teilbad oder Vollbad; die Resorption des Wirkstoffes über die Haut ist wissenschaftlich erwiesen. Indikationen: überwiegend bei Arteriosklerose, Furunkulose, Abszessen.

Iodid *n*; ***engl.:*** Iodide; ***Syn.:*** Jodid
Kontext: Balneologie
Salze der Iodwasserstoffsäure (HI); Verwendung: Badetherapie, z. B. für Solebäder oder Trinkkuren (vgl. ▸ Iodbad).

Ion *n*; ***engl.:*** Ion
Kontext: Physikalische Therapie, Elektrotherapie
Atom, das elektrisch geladen ist, weil es in seiner Hülle ein Elektron mehr (dadurch negativ geladen, sog. Anion) oder weniger (dadurch positiv geladen, sog. Kation) hat als in seinem Kern (vgl. ▸ Kathode, ▸ Anode).

Ionenkanal *m*; ***Etym.:*** griech. *ion* „wanderndes (Teilchen)" u. lat. *canalis* „Röhre, Rinne, Kanal"; ***engl.:*** Ion channel
Kontext: Physiologie, Neurophysiologie
Die ▸ Zellmembran durchdringende, in sie eingebettete (Kanal)Proteine (integrale Bestandteile der Membran. Der Kanal ist absolut ionenspezifisch (nur der spezifische Ionentyp kann die Membran passieren). Die Bezeichnung Kanal beruht auf dieser Selektivität. Man unterscheidet potenzialunabhängige und -abhängige Kanäle.

Potenzialabhängige I.: Die abhängigen Proteine verändern über einen Tormechanismus die Durchlassfähigkeit (geschlossener, offener I.). Die aktuellen Durchlassfähigkeiten bestimmen die Permeabilität und proportional dazu die Leitfähigkeit der Membran für die entsprechenden Ionen. Ionenkanäle sind wichtig für den elektrischen Zustand in Ruhe (▸ Ruhemembranpotenzial), lokale Erregungen, Aktionspotenziale, Erregungsleitung und -übertragung über die Synapsen.

Iontophorese *f*; ***Etym.:*** griech. *ion* „wanderndes Teilchen" u. ...*phorese* „tragen, Transport, Beförderung"; ***engl.:*** Iontophoresis, ionotherapy
Kontext: Physik
Transport von Medikamenten durch die Haut in den Körper (transkutane Applikation von Medikamenten). Die Wirkstoffe wandern als Ionen im elektrischen Feld. Die I. ist somit eine spezielle Form der ▸ Galvanisation. Das Einbringen der Medikamente (Salbe, Gel, Emulsionen) funktioniert nur, wenn die Polarität bekannt ist und Nachweise der Wirkung durch Kaninchenversuch von Leduc (1907) und den Kartoffelversuch von Schatzky bestehen.

Ipsilateral ***Etym.:*** lat. *ipse* „selbst, selbe" u. *latus* „Seite"; ***engl.:*** Ipsilateral
Kontext: Bewegungslehre

I

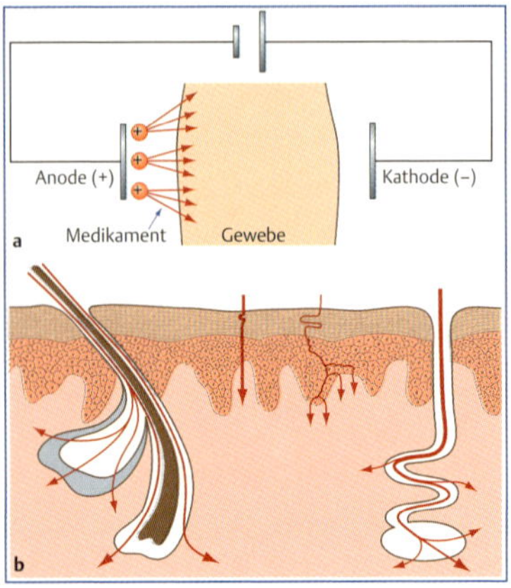

Iontophorese. a Diffusion des Medikaments in das Gewebe an der Anode. b Ionenpassage durch die Haut (nach Steuernagel, Band 2).

I

Gleichseitig, auf derselben Seite (vgl. ▸ Kontralateral).

Irradiation *f*; ***Etym.:*** lat. *irradiare* „strahlen, bestrahlen"; ***engl.:*** Overflow, irradiation

1. ***Kontext:*** PNF-Konzept

Unwillkürliches Überfließen von Aktivität bzw. Bewegung auf Körperteile, das die Willkürbewegung eines anderen Körperteils auslöst. Sherrington beschrieb sie als „simultane Kombination von Reflexen."

2. ***Kontext:*** Vojta-Konzept

Undifferenzierte Motorik. Die Art der I. ist abhängig vom Entwicklungsstand des Kindes. Gesunde Säuglinge zeigen im ersten bzw. im Beginn des zweiten Trimenons irradierte, also undifferenzierte Bewegungen, die z. T. bereits mit optisch verarbeiteten Reizen kombiniert werden. Dabei schleudern die Säuglinge manchmal geradezu von links nach rechts, besonders dann, wenn eine neuartige Situation sie hochgradig belastet und senso-motorisch verunsichert. Eine dabei entstehende Afferenzschwemme lässt sie deshalb in den ersten sechs Lebenswochen deutlich lageunsicher erscheinen. Bei Kindern mit Pathologien sehen wir einerseits während der Bemühungen, ein Ziel zu erreichen, aber andererseits auch scheinbar ohne jeden erkennbaren Anlass die typischen ausstrahlenden, überschießenden, undifferenzierten Massenbewegungen.

Irritabilität *f*

Vgl. ▸ Irritierbarkeit.

Irritierbarkeit *f*; ***Etym.:*** lat. *irritare* „erregen, reizen"; ***engl.:*** Irritability

1. ***Kontext:*** Neurologie

Ausmaß der Beeinflussbarkeit der Beschwerden durch mechanische Manöver. Dabei werden folgende Kriterien beurteilt: Sind die Symptome konstant oder intermittierend ausgeprägt? Wie schnell können die Symptome ausgelöst oder verstärkt werden? Wie stark sind die Symptome (Schmerzskala 0–10, Sensibilität: reduziert – taub)? Wie lange dauert es, bis die Symptome wieder auf das ursprüngliche Niveau zurückgehen? Die Intensität der physiotherapeutischen Untersuchung und Behandlung richtet sich nach der I.

2. ***Kontext:*** Maitland-Konzept

Reizbarkeit bei schmerzdominanten Problemen: geringe Aktivität löst anhaltende Symptome aus. Maitland definierte drei Aspekte der Irritierbarkeit: Schnelligkeit der Symptomprovozierbarkeit, -intensität und -dauer.

Ischämie, akute zerebrale *f*; ***Etym.:*** griech. *ischein* „zurückhalten, hemmen, hindern", *haima* „Blut", lat. *acutus* „scharf, spitz" u. *cerebrum* „Gehirn"; ***engl.:*** Ischaemia, acute cerebral

Kontext: Neurologie

Plötzlich auftretende Durchblutungsstörung des Gehirns aufgrund eines Herzinfarktes, Lungenembolie oder einer Schädigung der Blutgefäße. Ein Teil des Gehirns wird nicht ausreichend mit Sauerstoff und Nährstoffen versorgt. Dauert der Sauerstoff- und Nährstoffmangel längere Zeit an, stirbt das nicht versorgte Hirngewebe ab und führt zu einer Beeinträchtigung von Gehirnfunktionen (vgl. ▸ Schlaganfall).

Ischämischer Insult *m*; ***Etym.:*** griech. *ischein* „zurückhalten, hemmen, hindern" u. *haima* „Blut", lat. *insilire* „auf etwas springen, in etwas springen"

Vgl. ▸ Insult, ischämischer.

Ischialgie *f*; ***Etym.:*** griech. *ischion* „Hüftbein" u. *algos* „Schmerz"; ***engl.:*** Ischialgia, sciatica, ischiadic syndrome

Kontext: Neurologie, Orthopädie

Beinschmerz im Verlauf des Ischiasnervs, meist im Zusammenhang mit einem Wurzelkompressionssyndrom der Wurzeln L5 und S1 zu beobachten.

Islandpferd *n*; ***engl.:*** Icelandic horse

Kontext: Hippotherapie

Robustes Kleinpferd mit guter Tragfähigkeit und Balance. Sein Schwerpunkt liegt relativ niedrig, es hat einen kurzen Rücken, sein Nackenband ist im Verhältnis zu seiner Größe sehr breit im Vergleich mit den übrigen Pferderassen. Seine kleinen Hufe und deren gelenkige Verbindung mit dem Fuß bewirken eine außergewöhnlich gute Trittsicherheit. Islandpferde haben den Natur-▸ Tölt, eine angeborene 4. Gangart, viele beherrschen als 5. Gangart den Pass.

Isokinetik *f*; ***Etym.:*** griech.: *iso* „gleich" u. *kinein* „bewegen"; ***engl.:*** Isokinetics
Kontext: Trainingstherapie
Isokinetische Übungen sind eine Methode, die Geschwindigkeit von Bewegungen innerhalb eines Bewegungsbereichs mittels eines Gerätes zu kontrollieren; das Gerät ermöglicht anhand von Reaktionskraft die Kontrolle der Winkelgeschwindigkeit über den vollen Bereich der Gelenkbewegung; Vorteil: kann maximale (willentliche) auf einen Hebelarm wirkende Drehmomente bei (relativ) konstanten Gelenkwinkelgeschwindigkeiten messen; der Widerstand, den das Gerät der Bewegung entgegensetzt, ist den augenblicklichen und spezifischen muskulären Fähigkeiten der Person angepasst; Bsp.: Cybex II, Kin.Com, Biodex.

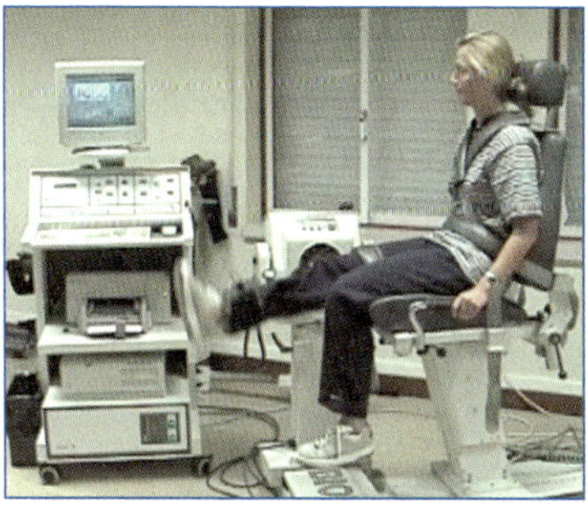

Isokinetik. Biodex-System 3.

Isolator *m*; ***Etym.:*** ital. *isolare* „abtrennen, absondern"; ***engl.:*** Insulator; ***Syn.:*** Nichtleiter
Kontext: Physik, Elektrotherapie
Elektrisch nicht leitendes Material.

Isometrie *f*; ***Etym.:*** griech. *isos* „gleich" u. *metron* „Maß"; ***engl.:*** Isometry
Vgl. ▸ Muskelarbeit.

Isometrische Spannungsübung *f*; ***Etym.:*** griech. *isos* „gleich" u. *metron* „Maß"; ***engl.:*** Isometric tension exercise
Kontext: Traumatologie, Orthopädie, Neurologie
Muskelaktivierungen, bei denen eine Spannungserhöhung, aber keine Muskelverkürzung stattfindet. Die Muskelaktivierung erfolgt entweder gegen einen von außen gesetzten Widerstand oder durch agonistische und antagonistische Koaktivierung.

Isotonie *f*; ***Etym.:*** griech. *isos* „gleich" u. *tonos* „Spannung"
Vgl. ▸ Kontraktion.

Ist-Kosten *f*; ***engl.:*** Actual cost
Kontext: Betriebswirtschaftslehre
Tatsächlich entstandene und verbuchte Kosten. Wenn in einem Praxisbetrieb die Kosten vorausgeplant werden und als Soll-Kosten in die Planung eingehen, ist der Vergleich mit den realen I. wesentlicher Bestandteil einer wirtschaftlich erfolgreichen Planung (Soll-Ist-Vergleich) (vgl. ▸ Buchführung).

Istwert-Bestimmung *f*; ***engl.:*** Actual value-assignment
Kontext: Medizinische Trainingstherapie, Diagnostik
Anfängliche Funktionsuntersuchung, bei der die Schmerzursache bestimmt und funktionelle Einschränkungen ermittelt werden. Anschließend folgt die Leistungsdiagnostik. In Anlehnung an den Sollwert wird bestimmt, ob die grundlegenden Voraussetzungen für die Durchführung der Schlüsselbewegungen gegeben sind. Nach Auswertung der Testergebnisse kann das aktuelle Defizit des Patienten bestimmt und der Trainingsplan entsprechend aufgestellt werden.

Ist-Zeitermittlung *f*; ***engl.:*** Actual determination of time
Kontext: Betriebswirtschaftslehre
Von Mitarbeitern tatsächlich benötigte Arbeitszeit für eine bestimmte Tätigkeit. Die Ist-Zeitermittlung dient der besseren Planbarkeit von Zeitbedarfen und der Vergleichbarkeit von Arbeitsleistungen verschiedener Mitarbeiter, die die gleiche Tätigkeit ausführen (wer leistet mehr als 100 % = Normalleistung?). Da die Zeitschätzung zu ungenau ist, entwickelte man Verfahren zur Zeitmessung: REFA-Methoden (Stoppuhr) oder Multimomentverfahren (filmisch dokumentierte Stichproben). Die daraus entstandenen Kataloge sind als Nachschlagewerke (REFA) vorhanden. Physiotherapie: In Praxen entscheidet man sich meistens für die Selbstaufschreibung (kostengünstigste, subjektivste Methode). In der ambulanten Altenpflege ist die I.-Z. bereits direkt in die Bezahlung der Tätigkeiten eingeflossen.

Item *n*; ***Etym.:*** lat. *item* „ebenso"; ***Syn.:*** Aufzählungspunkt
Kontext: Diagnostik, Forschung
Aufzählungspunkt, Teilaufgabe eines Assessments, anhand dessen der Untersucher testet.

J

Jamar-Hand-Dynamometer *n*; ***Etym.:*** griech. *dynamos* „Kraft“ u. *metron* „Maß“; ***engl.:*** Jamar-Dynamometer; ***Syn.:*** Jamar-Dynamometer
Kontext: Diagnostik, Handtherapie
Gerät zur objektiven Messung der Handkraft. Es liegen altersbezogene Normdaten vor, das Gerät lässt sich an die Handgröße anpassen. In verschiedenen Positionen werden Messungen durchgeführt. Der Patient setzt die gesunde und die betroffene Hand abwechselnd ein. Beachtet werden muss u. a., dass die dominante Hand 5–10 % kräftiger ist. Bei Patienten nach Schlaganfall ist die Greifkraft ein guter Prädiktor (Vorhersagefaktor) für die Wiederherstellung der Handgeschicklichkeit.

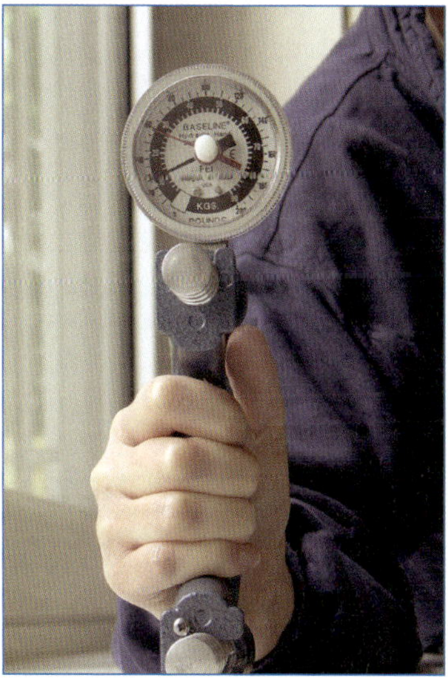

Jamar-Hand-Dynamometer.

James Cyriax *m*
Vgl. ▶ Cyriax, James.

Jendrassik-Handgriff *m*; ***engl.:*** Jendrassik's hand grip
Kontext: Neurologie
Kraftvolles Verhaken der Hände ineinander; kann während des Testens von Reflexen auch bei Menschen mit schwacher Reflexantwort oftmals eine sicht- und fühlbare Reaktion anbahnen.

Joint Jack Extensionsschiene *f*
Kontext: Handtherapie
▶ Redressierende Schiene.

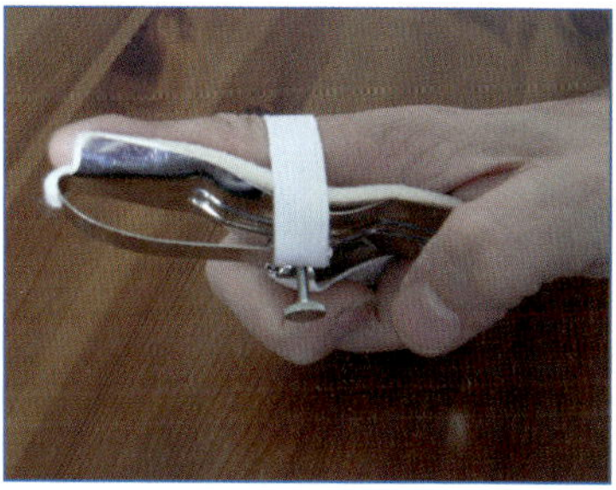

Joint Jack Extensionsschiene.

Joint Line Tenderness ***Etym.:*** engl. *joint* „Verbindung, Gelenk“, *line* „Linie“ u. *tenderness* „Zartheit, Empfindlichkeit“
Kontext: Diagnostik, Traumatologie
Meniskustest, der wegen seiner Einfachheit und guter Sensitivität leicht anzuwenden ist. Der Patient liegt in Rückenlage mit ca. 90° Flexion im Kniegelenk. Der Untersucher palpiert in Innen- und Außenrotation des Unterschenkels den medialen und lateralen Gelenkspalt. Schmerzen bei Palpation des Meniskus sprechen für eine Meniskuspathologie.

Joint Play *n*; ***Etym.:*** engl. *joint* „Gelenk“ u. *play* „Spiel“; ***Syn.:*** Gelenkspiel
Kontext: Manuelle Therapie
Beweglichkeit eines ▶ Gelenks. Die Untersuchung des G. ist ein Teil der passiven Bewegungsprüfung. Ein freies G. ist nur bei freien Rollgleitmechanismen der Gelenkpartner und ausreichender Elastizität der ▶ Gelenkkapsel möglich. Das G. kann durch das ▶ Endgefühl, die ▶ Traktion oder die ▶ Gleitbewegung geprüft werden. Die Richtung von Traktion oder ▶ Gleiten orientieren sich an der Lage der Behandlungsebene und der Beschaffenheit der Gelenkflächen. Die Behandlungsebene haftet am ▶ konkaven Gelenkpartner. Bei der Traktion werden die Gelenkpartner voneinander separiert, die Zugrichtung erfolgt senkrecht zur Lage der Behandlungsebene. Es wird hier in erster Linie die Elastizität der Gelenk-

J

kapsel geprüft. Normal ist ein festelastisches Endgefühl, eine strukturell veränderte Kapsel führt zu reduzierter Bewegungsamplitude im Seitenvergleich und festem Endgefühl. Die Gleitbewegung wird parallel zur Behandlungsebene geprüft; kann auch gezielt unter Kompression geprüft werden, da v. a. bei den Gelenken der unteren Extremität die Gleitbewegung unter Kompression erfolgen muss. Wird ein ▸ konvexer Gelenkpartner bewegt, erfolgt die Gleitbewegung gegensinnig zur Knochenbewegung im Raum (z. B. Kaudalgleiten des Humeruskopfes zur Verbesserung der Abduktion). Bei konkavem Gelenkpartner erfolgt das Gleiten gleichsinnig zur Knochenbewegung im Raum (z. B. Tibia muss bei Knieflexion nach dorsal gleiten können).

Joule *n*; ***Etym.:*** nach dem engl. Physiker *James Prescott Joule* (1818–1889); ***Abk.:*** J; ***engl.:*** Joule
Kontext: Physik
SI-Einheit der Arbeit, Energie und Wärmemenge. 1 J = 1 Nm = 1 Ws = 0,239 cal.

J

Just-in-Time-Prinzip *n*; ***Etym.:*** engl. *just in time* „rechtzeitig, bedarfsorientiert" u. lat. *principium* „Anfang, Ursprung, Grundlage"; ***engl.:*** Just-in-time principle
Kontext: Betriebswirtschaftslehre
Bedarfsgerechte, dem Ablaufprozess (Produktion) entsprechende Lieferung. Durch Materialbestellungen gebundenes Kapital, Lagerkosten und fällige Rechnungen können die Liquidität eines Unternehmens beeinträchtigen. Betriebe lassen das benötigte Material exakt zu dem Zeitpunkt liefern, an dem es benötigt wird, um Platzprobleme und daraus resultierende Lagerungsengpässe/-kosten zu vermeiden. Bsp.: Autositze von Autozulieferfirmen an die Autoindustrie; teure Impfstoffe in der Arztpraxis. Physiotherapie: Für die Physiotherapie ist das Prinzip nicht bedeutsam, da es kaum für eine Therapieeinheit unerlässliche, sehr teure und sehr platzintensive Materialien gibt.

K

k × m-Chi-Quadrat-Test *m*; ***Etym.:*** griech. Buchstabe χ (Chi), lat. *quadratum* „Viereck" u. engl. *test* „Prüfung, Untersuchung"; ***engl.:*** Chi-square test for multinominal alternatives
Kontext: Statistik
Nichtparametrischer, asymptotischer Hypothesen prüfender Test aus der Gruppe der ▸ Chi-Quadrat-Tests. Ein Anwendungsgebiet ist die Bestimmung der ▸ Wahrscheinlichkeit, dass m ▸ Häufigkeitsverteilungen eines k-fach gestuften (nominalskalierten) Merkmals (vgl. ▸ Nominalskala) von m unabhängigen ▸ Stichproben gleich verteilt sind. Eine weitere Möglichkeit besteht in der Überprüfung eines Zusammenhangs von m in einer Stichprobe erhobener k-fach gestufter Merkmale. Die erwartete Häufigkeit $e_{ij} > 5$ für jede Merkmalskombination soll bei Anwendung des k × m-Chi-Quadrat-Test für 80 % der Häufigkeiten $e_{ij} > 5$ und alle weiteren $e_{ij} > 1$ sein.

Kadenz *f*; ***Etym.:*** ital. *cadenza* „das Fallen", zu lat. *cadere* „fallen"; ***engl.:*** Cadence; ***Syn.:*** Schrittfrequenz
Kontext: Ganganalyse
Anzahl der Schritte/min; die Beine schwingen während des Gehens in einer bestimmten Frequenz, die sich antiproportional zur Beinlänge verhält; je kürzer die Beine, desto höher die K. Normwert: 120 Schritte/min; Normbereich: 100–130 Schritte/min; abhängig von Alter, Geschlecht, Beinlänge, Emotion. Im Vergleich zu den strides/min (Länge von zwei Schritten/min) ist die K. einfacher zu zählen.

Kalibrierung *f*; ***Etym.:*** frz. *calibre* „Durchmesser eines Geschützes bzw. eines Geschosses"; ***engl.:*** Calibration
Kontext: Physik
Feststellung des Zusammenhangs zwischen Eingangs- und Ausgangsgröße. Beispiel: ein Kraftsensor gibt gemessene Kräfte als Spannungswerte in Volt an. Vergleicht man die angezeigten Spannungswerte mit bekannten Kräften (Gewichten), lässt sich eine Skala in der Einheit der Kraft [N] erstellen. Anders als eine Eichung (durch das Eichamt) kann eine K. von jedem vorgenommen werden.

Kalkaneuseversion *f*
Vgl. ▸ Eversion, Kalkaneus.

Kalkaneusinversion *f*
Vgl. ▸ Inversion, Kalkaneus.

Kalkulatorische Kosten *f*
Vgl. ▸ Kosten, kalkulatorische.

Kalkulatorische Miete *f*
Vgl. ▸ Miete, kalkulatorische.

Kalkulatorische Zinsen *f*
Vgl. ▸ Zinsen, kalkulatorische.

Kalkulatorischer Unternehmerlohn *m*
Vgl. ▸ Unternehmerlohn, kalkulatorischer.

Kalorimetrie, indirekte *f*; ***Etym.:*** lat. *in* „nicht, un...", *directus* „geradegerichtet, geleitet", *calor* „Wärme, Hitze" u. griech. *metron* „Maß"; ***engl.:*** Calorimetry, indirect
Kontext: Physiologie
Messverfahren zur Bestimmung des aktuellen Energieverbrauchs (Energiestoffwechsel). Relativ einfache Durchführung. Der Untersucher misst die VO_2 und berechnet mithilfe des kalorischen Äquivalents die Energiemenge.

Kalorisches Äquivalent *n*; ***Etym.:*** lat. *calor* „Wärme, Hitze", *aequus* „gleich" u. *valere* „gelten, wert sein"; ***engl.:*** Caloric equivalent
Kontext: Leistungsphysiologie
Energiefreisetzung pro Liter geatmeten Sauerstoff (O_2). Die Sauerstoffaufnahme kennzeichnet direkt den Energiebedarf, den man bei Kenntnis der Relation zwischen CO_2-Abgabe und O_2-Aufnahme (Respiratorischer Quotient: RQ) mithilfe des k. Ä. berechnen kann. Bei alleinigem Kohlenhydratverbrauch (RQ: 1,0) entstehen laut k. Ä. 5,1 kcal/l O_2 (21,1 kJ/l) und Fettverbrauch (RQ: 0,7) 4,7 kcal/l O_2 (19,6 kJ/l) (vgl. ▸ Atemäquivalent).

Kälteallodynie *f*; ***engl.:*** Allodynia, Cold
Vgl. ▸ Allodynie, Kälte.

Kälteanwendung *f*
Vgl. ▸ Kryotherapie.

Kälteapplikation *f*; ***engl.:*** Cold application
Kontext: Physikalische Therapie
Lokale Anwendung von Kälte, die einen örtlich begrenzten Wärmeentzug bewirkt.
Wirkung ist abhängig von Kältegrad, Einwirkzeit, Größe der Behandlungsfläche und dem Patienten. Applikationsformen sind u. a. gekühlte Rapssamen (milde Kälte), Cold-packs, Eislollys oder Eistauchbäder (starker Kältereiz). K. wirkt durchblutungsfördernd, entzündungshemmend, ödemreduzierend und schmerzlindernd. Sie bewirkt die Abnahme der Gewebespannung und des Muskeltonus

sowie die Verbesserung der Verschieblichkeit des Bindegewebes. K. wird unterstützend zur aktiven, zielgerechten Behandlung angewendet. Die Anwendungsdauer bestimmt der Patient, da die Behandlung nicht unangenehm oder schmerzhaft sein darf.

Kaltenborn, Freddy M. *n*

Kontext: Kaltenborn-Evjenth-Konzept

Geboren am 4. April 1923 in Oslo, Norwegen. Nach dem Abitur in Norwegen absolvierte er die Ausbildung zum Sportlehrer in Deutschland und anschließend zum Physiotherapeuten in Norwegen. Er war als Sportler und Trainer der norwegischen Nationalmannschaft im Wintersport aktiv. Sein Interesse an der Gelenkbehandlung führte ihn zu weiteren Ausbildungen bei Dr. James Mennell und Dr. James Cyriax in London, zur Forschungsgemeinschaft für Arthrologie und Chirotherapie (FAC, heute in der DGMM = Deutsche Gesellschaft für Manuelle Medizin) in Deutschland, zu Dr. Alan Stoddard in London und vielen anderen. Er ist seit 1955 Lehrer in Orthopädischer Medizin nach Cyriax, war Lehrer in Chiropraktik (1958–1962) bzw. in Chirotherapie (1962–1982) bei der FAC in Deutschland, ist 1971 von Dr. Stoddard als Lehrer in Osteopathie ernannt worden und seit 1973 internationaler OMT-Instruktor für Physiotherapeuten. 1974 war er maßgeblich an der Gründung der ▸ International Federation of Orthopedic Manipulative Therapists (IFOMT) mitbeteiligt, deren Ausbildungsstandards er wesentlich prägte. In Amerika war er 7 Jahre Professor in Biomechanik für osteopathische Ärzte an der Michigan State University und ist seit 1986 Professor in Physikalischer Therapie für Physiotherapeuten an der Oakland University, Michigan. Seit 1991 ist er Spezialist in Manueller Therapie des norwegischen Physiotherapeutenverbandes NFF. 2002 erhielt er den „Doctor of Humane Letters h. c." von der University of San Augustine in Florida und den „Doctor of Laws h. c." vom Ola Grimsby Institute in San Diego in Zusammenarbeit mit dem Staat Utah. Er ist Ehrenmitglied verschiedener physiotherapeutischer und ärztlicher Gesellschaften. 2008 ernannte ihn die IFOMT zum Ehrenmitglied auf Lebenszeit. K. hat sich erfolgreich für eine Förderung der Physiotherapie und besonders der Manuellen Therapie weltweit eingesetzt. Neben drei Büchern zur Gelenkmobilisation und -manipulation hat er einige Artikel veröffentlicht und in zahllosen Kongressen und Weiterbildungen referiert. Die Manuelle Therapie nach K. ist sein Originalbeitrag zur physiotherapeutischen Manuellen Therapie.

Kaltenborn-Evjenth International

Kontext: Kaltenborn-Evjenth-Konzept

Am 01.10.2000 von Freddy Kaltenborn, Olaf Evjenth, Traudi Baldauf Kaltenborn und Lasse Thue gegründeter, in Norwegen registrierter Verein für Lehrer/Instruktoren in Manueller Therapie, die dem Nordischen System (OMT Kaltenborn-Evjenth Konzept) verbunden sind. Der Verein ist entstanden aus dem International Seminar of Orthopedic Manual Therapy (ISOMT), das Kaltenborn und Evjenth 1973 mit den Ärzten Cyriax, Hinsen und Stoddard gegründet hatten. Dessen Ziel war die Verbreitung und Weiterentwicklung des OMT Kaltenborn-Evjenth Konzeptes. Die Lehre und Verbreitung des OMT Kaltenborn-Evjenth Konzeptes wird heute von Kaltenborn-Evjenth International vertreten, in dem Vertreter der Länder Mitglied sind, in denen dieses Konzept unterrichtet wird (www.k-ei.org).

Kaltenborn-Evjenth-Konzept *n*; ***engl.:*** Kaltenborn-Evjenth concept

Kontext: Kaltenborn-Evjenth-Konzept

Manualtherapeutisches Konzept, das auf der von Freddy Kaltenborn ab 1948 entwickelten „Manuellen Therapie nach Kaltenborn" basiert. Sie wurde 1958 zur Manuellen Therapie ad modum Kaltenborn und prägte ab 1962 die ▸ Manuelle Therapie des Nordischen Systems. Ab 1968 entwickelte Kaltenborn gemeinsam mit seinem ehemaligen Schüler und jetzigen Kollegen Olaf Evjenth seine Manuelle Therapie weiter. Olaf Evjenth baute besonders die Muskeldehnung sowie das Training und die Symptomlokalisation mit Linderungstests aus. Aspekte aus der Entwicklung der Medizin und Physiotherapie sowie anderer physiotherapeutischer Konzepte wurden in das OMT Kaltenborn-Evjenth-Konzept integriert wie die Propriozeptive Neuromuskuläre Fazilitation (PNF), die Medizinische Trainingstherapie von Oddvar Holten, die Neurodynamik u.v. a. Das Konzept ist ein offenes Konzept, das sich ständig der Entwicklung in Forschung und Medizin/Physiotherapie anzupassen sucht. Die Gesellschaft Kaltenborn-Evjenth International organisiert die Entwicklung und Ausbildung im OMT Kaltenborn-Evjenth-Konzept weltweit (www.k-ei.org).

Kälterezeptor *m*; ***Etym.:*** lat. *receptor* „Empfänger"; ***engl.:*** Cold receptor

Kontext: Neurophysiologie

Kältesensor; mit marklosem bis markarmem Axon. Bei physiologischen Hauttemperaturen um 30 °C (Bereich: 10–40 °C) sind Kältesensoren am empfindlichsten und spontan aktiv. Bei Abfall und Anstieg der Temperatur verändern sich die Empfindlichkeit und Spontanaktivität. Unter 10 °C und oberhalb 45 °C bleiben sie unerregt, oder sie sind für eine paradoxe Kälteempfindung verantwortlich (vgl. ▸ Temperaturrezeptor, ▸ Wärmerezeptor).

Kaltgastherapie *f*; ***engl.:*** Cold gas therapy
Kontext: Physikalische Therapie
Der japanische Arzt Yamauchi führte die Behandlung mit flüssigem Stickstoff bei Rheumapatienten ein. Aus ca. 50 cm Entfernung wird der gasförmige Stickstoff lokal auf ein Gelenk oder ein Hautareal kurz aufgebracht. Es besteht Gefahr von Frostbrandwunden auf der Haut. Sie wirkt schmerzlindernd, wird heute allerdings kaum noch angewendet, da man die ▸ Kaltlufttherapie vorzieht.

Kaltlufttherapie *f*; ***engl.:*** Cold air therapy
Kontext: Physikalische Therapie
Mit bis zu −30 °C und einer definierten Strömungsgeschwindigkeit wird Kaltluft lokal auf das zu behandelnde Gelenk oder Hautareal aufgebracht. Dabei wird eine Distanz von ca. 30 cm gehalten. Kleine Gelenke werden 1 min, große Gelenke 3 min lang behandelt. Die K. wirkt u. a. schmerzlindernd, entzündungshemmend, abschwellend und muskeldetonisierend. Dadurch verringert sich eventuell die Medikamentengabe.

Kamille *f*; ***engl.:*** Camomile
Kontext: Physikalische Therapie, Handtherapie
Gattung der Kornblütler, die eine entzündungshemmende und krampflösende Wirkung. K. wird in Form von Handbädern angewandt.

Kammerflimmern *n*; ***engl.:*** Ventricular fibrillation
Vgl. ▸ Herzrhythmusstörungen.

Kapazität *f*; ***Etym.:*** lat. *capacitas* „Fassungsvermögen"; ***engl.:*** Capacity
Kontext: Betriebswirtschaftslehre
Leistungsvermögen eines Unternehmens in einem bestimmten Zeitabschnitt, z. B. in einem Monat, Quartal oder Jahr. Physiotherapie: Durch Addition der verfügbaren Arbeitszeit aller Mitarbeiter errechnet man die Praxiskapazität. Ebenso ist die K. jedes einzelnen Mitarbeiters errechenbar. Man unterscheidet: verfügbare K. (maximal gegebenes quantitatives und qualitatives Leistungsvermögen); erforderliche K. (ergibt sich aus

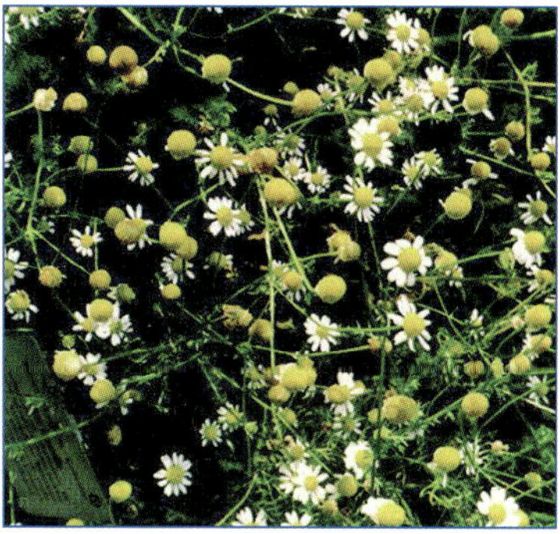

Kamille.

vorliegenden Anmeldungen bzw. bereits vereinbarten Behandlungsterminen); genutzte Kapazität (tatsächlich erbrachte Leistungen ▸ Beschäftigungsgrad). Die Kapazitätsplanung ist erforderlich, um eine Minderauslastung oder dauerhafte Überlastung der Mitarbeiter zu vermeiden und um rechtzeitig Gegenmaßnahmen ergreifen zu können.

K

Kapazität, elektrische *f*; ***Etym.:*** lat. *capacitas* „Fassungsvermögen"; ***engl.:*** Capacity, electric
Kontext: Physik
Maß für das Aufnahmevermögen eines Kondensators. Die speicherbare Elektrizitätsmenge hängt von der angelegten Spannung, den geometrischen Abmessungen der Kondensatorplatten und dem Material zwischen den beiden Platten (Dielektrikum) ab. Einheit: Farad (F).

Kapazität, inspiratorische *f*; ***Etym.:*** lat. *in* „in, hinein", *spirare* „atmen" u. *capacitas* „Fassungsvermögen, Fassungsfähigkeit"; ***Abk.:*** IC; ***engl.:*** Capacity, inspiratory
Kontext: Atemtherapie
Lungenvolumen, das nach normalem Ausatmen maximal eingeatmet werden kann; Summe aus ▸ Atemzugvolumen und ▸ Residualvolumen, inspiratorischem (vgl. ▸ Reservekapazität, funktionelle).

Kapazitiver Widerstand *m*
Vgl. ▸ Widerstand, kapazitiver.

Kapillaranhebung *f*; ***Etym.:*** lat. *capillus* „Haar"; ***engl.:*** Capillary attraction ; ***Syn.:*** Kapillaraszension
Kontext: Biomechanik
Anhebung der Flüssigkeitssäule in einem engen Glasröhrchen bei benetzenden Flüssigkeiten bzw.

hydrophilen Oberflächen mit konkav gekrümmter Oberfläche (vgl. ▸ Kapillardepression).

Kapillardepression *f*; ***Etym.:*** lat. *capillus* „Haar"; ***engl.:*** Capillary depression
Kontext: Biomechanik
Zurückdrängung der Flüssigkeitssäule in einem engen Glasröhrchen bei nicht benetzenden Flüssigkeiten bzw. hydrophoben Oberflächen mit konvex gekrümmter Oberfläche (vgl. ▸ Kapillaranhebung).

Kapillarität *f*; ***Etym.:*** lat. *capillus* „Haar"; ***engl.:*** Capillarity
Kontext: Biomechanik
Erscheinung, dass in einer engen Röhre (Kapillare) eine Flüssigkeit höher oder tiefer steht, als es nach dem Gesetz der verbundenen Gefäße sein dürfte. Zwischen den Molekülen der Gefäßwandung und den Oberflächenmolekülen einer Flüssigkeit wirken Adhäsionskräfte. Im Zusammenwirken mit den Kohäsionskräften ergeben sich durch unterschiedliche Randwinkel zwischen Gefäßwand und Flüssigkeitsoberfläche benetzende und nichtbenetzende Flüssigkeiten. Kapillaranhebung oder Kapillardepression. Beispiele: Löschpapier, Röhrchen zur Blutgasanalyse, Kerzendocht.

Kapital *n*; ***Etym.:*** lat. *capitalis* „hauptsächlich"; ***engl.:*** Funds
Kontext: Betriebswirtschaftslehre
Finanzmittel eines Betriebs; ist in der Betriebswirtschaft ein weit gefasster Begriff. In einer Bilanz unterteilt man es in Eigen- und Fremdkapital (Besitzverhältnisse des K.). Finanzierungsaufgaben (physiotherapeutische Praxis): Planung des Kapitalbedarfs, Kapitalbeschaffung (Kredite, Darlehen, Geschäftsbeteiligungen), Kapitalverwendung, Kapitalveränderungen (z. B. Kapitalerhöhungen für Praxiserweiterungen).

Kapitalgesellschaft *f*; ***Etym.:*** lat. *capitalis* „hauptsächlich"; ***engl.:*** Joint-stock company
Kontext: Betriebswirtschaftslehre
Umfasst die Unternehmensformen Aktiengesellschaft (AG), Gesellschaft mit beschränkter Haftung (GmbH), Kommanditgesellschaft auf Aktien (KGaA). Merkmale: Die K. ist eine juristische Person (rechtsfähig als Trägerin von Rechten und Pflichten); verfügt über sog. gezeichnetes Kapital (Mindesteinlage mit gesetzlich vorgeschriebener Höhe); benötigt für sie handelnde, natürliche Personen (Vorstand, Aufsichtsrat, Gesellschafterversammlung); in einer K. schließt sich Kapital zusammen mit dem Zweck der Gewinnmaximierung (maximaler Ertrag, der an die Aktionäre wieder ausgeschüttet werden soll, Dividende); die Haftung einer K. beschränkt sich auf das Vermögen der Gesellschaft. Im Gesundheitswesen verwenden z. B. Klinikgruppen die Unternehmensform K.; in der Physiotherapie extrem selten.

Kaplan-Norton-Modell *n*; ***Etym.:*** nach dem amerikanischen Wirtschaftswissenschaftler *Robert S. Kaplan* (*1940) u. *David P. Norton;* ital. *modello* „Muster, Modell"; ***engl.:*** Kaplan-Norton model
Kontext: Betriebswirtschaftslehre
Von Kaplan und Norton entwickelte, strukturierte, 4-schrittige Vorgehensweise zur Verbesserung der Strategieentwicklung und -umsetzung; Begriff der ▸ Balanced Scorecard (BSC): Klärung und Vermittlung von Vision und Strategie; Kommunikation und Verknüpfung der Strategiebestandteile (mit möglichst allen Mitarbeitern/Therapeuten); Planung und Zielvorgaben (Konkretisierungsphase); strategisches Feedback und Lernprozess (Erfolgsanalyse). Abfolge und detaillierte Inhalte visualisiert die Strategy-Map (Strategie-Grafik), damit sie für alle Mitarbeiter transparent sind.

Kappa-Koeffizient *m*; ***Etym.:*** griech. Buchstabe κ, lat. *co..., con* „mit" u. *efficere* „bewirken"; ***Abk.:*** κ; ***engl.:*** Kappa coefficient
Kontext: Statistik
Maß zur Beurteilung der Übereinstimmung der subjektiven Urteile von verschiedenen Beurteilern. Kommt mit kategorialen (nominalskalierten) Daten aus (vgl. ▸ Nominalskala). Er drückt das Maß der Überstimmung der Urteile zweier (K. von Cohen) oder mehrerer (K. von Fleiss) Beurteiler hinsichtlich eines k-fach ausgeprägten Merkmals ohne Rangordnung aus. Die Eignung für Nominaldaten unterscheidet den K. von ▸ Spearmans rho. Der einfache K. berücksichtigt für die Übereinstimmung der Urteile nur eine binäre Antwort (also Übereinstimmung ja/Übereinstimmung nein) und unterscheidet keine großen von kleinen Urteilsdifferenzen. Eine Variante, die neben den absoluten Übereinstimmungen der Urteile auch geringe von schweren Abweichungen der Urteile voneinander berücksichtigt (sofern die Kategorien eine solche „rangartige" Zuordnung erlauben), ist der Gewichtete- K. (κ_W) (weighted-kappa-coeffizient).

Kapsel-Band-Verletzung *f*; ***engl.:*** Capsular ligament injury
Kontext: Traumatologie
Zerrung oder Riss der Gelenkkapsel und der zugehörigen Bänder aufgrund einer übermäßigen

K

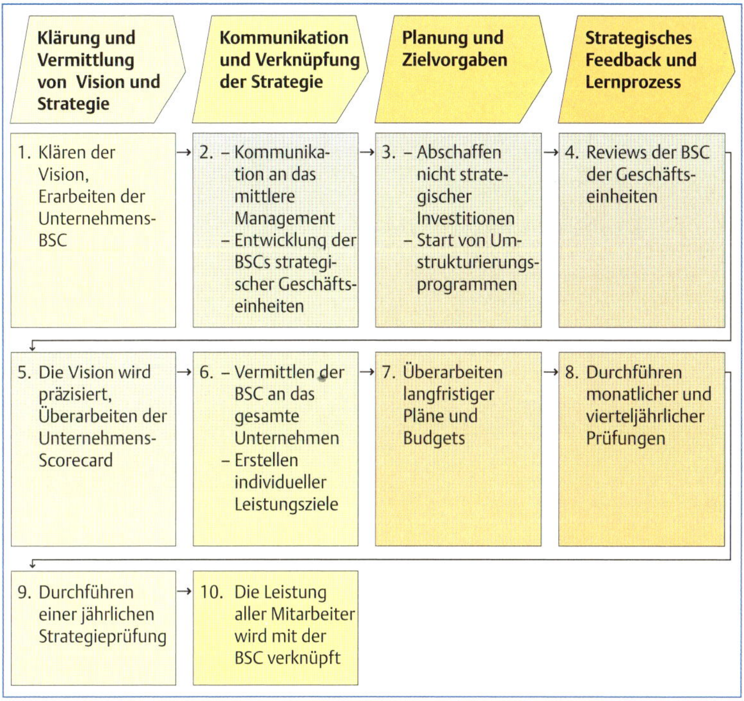
Klärung und Vermittlung von Vision und Strategie
Kommunikation und Verknüpfung der Strategie
Planung und Zielvorgaben
Strategisches Feedback und Lernprozess
1. Klären der Vision, Erarbeiten der Unternehmens-BSC
2. – Kommunikation an das mittlere Management
– Entwicklung der BSCs strategischer Geschäftseinheiten
3. – Abschaffen nicht strategischer Investitionen
– Start von Umstrukturierungsprogrammen
4. Reviews der BSC der Geschäftseinheiten
5. Die Vision wird präzisiert, Überarbeiten der Unternehmens-Scorecard
6. – Vermitteln der BSC an das gesamte Unternehmen
– Erstellen individueller Leistungsziele
7. Überarbeiten langfristiger Pläne und Budgets
8. Durchführen monatlicher und vierteljährlicher Prüfungen
9. Durchführen einer jährlichen Strategieprüfung
10. Die Leistung aller Mitarbeiter wird mit der BSC verknüpft

Kaplan-Norton-Modell.

Gelenkbelastung. Das typische Symptom einer Bandverletzung ist der sofort einsetzende Schmerz. Außerdem kommt es bei fast jeder Bandverletzung zu Blutungen im Gewebe, so dass sich an oder in dem betroffenen Gelenk ein Bluterguss bildet. Je nach Schweregrad wird die Verletzung konservativ mittels Ruhigstellung oder operativ therapiert. Hauptziel: Vermeiden einer chronischen Instabilität (▶ Hypermobilität). Physiotherapie: Der Physiotherapeut orientiert sich an den Wundheilungsphasen, damit das betroffene Gelenk möglichst wenig Schaden durch Über- oder Unterbelastung (zu lange Ruhigstellung) nimmt.

Kapselmuster *n*; ***engl.:*** Capsular pattern; ***Syn.:*** kapsuläres Zeichen

1. ***Kontext:*** Cyriax-Konzept, Kaltenborn-Evjenth-Konzept

Von Cyriax eingeführter Begriff; für jedes Gelenk charakteristisches Muster von eingeschränkten und/oder schmerzhaften Bewegungsrichtungen, wenn die gesamte Kapsel betroffen ist. Dabei wird die am meisten prozentual eingeschränkte und/oder schmerzhafte Bewegung zuerst genannt, dann die zweit meiste und so fort.

2. ***Kontext:*** Manuelle Therapie, Orthopädie, Traumatologie

Gelenktypische Bewegungseinschränkungen in den verschiedenen Bewegungsrichtungen z. B. bei intraartikulären Reizungen (Arthritis, Arthrose). Beispiel K. Schultergelenk: am stärksten ist die Außenrotation eingeschränkt, es folgt die Abduktion und dann die Innenrotation. Das K. lautet: Außenrotation, Abduktion, Innenrotation (vgl. ▶ Immobilisation, ▶ Crosslinks).

Kapselstrich *m*; ***engl.:*** Capsular line

Kontext: Bindegewebsmassage

▶ Strichführung aus der ▶ Bindegewebsmassage, Teil der Oberarmbehandlung. Die Strichführung erfolgt ventral und dorsal, an der vorderen bzw. hinteren Achselfalte beginnend bis zum Akromion ziehend.

Kapselmuster [Hüter-Becker 2005]	
Gelenkerkrankung	**Typisches Kapselmuster**
Gonarthrose	Flexion > Extension
Koxarthrose	Innenrotation > Extension > Abduktion > Flexion
Omarthrose	Außenrotation > Abduktion > Innenrotation
Spondylarthrose LWS	Extension/Lateralflexion > Flexion
Spondylarthrose BWS	Rotation (zuerst und am massivsten eingeschränkt)
Spondylarthrose HWS	Extension > Rotation/Lateralflexion > Flexion

Karboanhydrasereaktion *f*; ***Etym.:*** lat. *carbo* „Kohle", griech. *a... (an...)* „nicht, un...", *hydor* „Wasser, lat. *re* „zurück" u. *actio* „Handlung"; ***engl.:*** Carboanic hydrase reaction
Kontext: Herz- Kreislaufphysiologie
Gleichgewichtsreaktion in den Erythrozyten mittels des Enzyms Karboanhydrase (Katalysator) zur Bildung von Kohlendioixd (CO_2) oder Bicarbonat (HCO_3^-, Transportform des CO_2). Das aus den Mitochondrien (u. a. ▸ Zitratzyklus) kommende CO_2 diffundiert über das Blutplasma (physikalische Lösung) in die Erythrozyten. Dort reagiert es mittels des Katalysators Karboanhydrase mit Wasser. Es entsteht die schwache Kohlensäure, die umgehend in HCO_3^- und H^+-Ionen dissoziiert. $CO_2 + H_2O \leftrightarrow H_2CO_3 \leftrightarrow HCO_3^- + H^+$ (→ im Gewebe; ← in der Lunge) (vgl. ▸ Kohlendioxidtransport).

Kardiopulmonale Ausdauer *f*; ***Etym.:*** griech. *kardia* „Herz" u. lat. *pulmo* „Lunge"; ***engl.:*** Cardiopulmonary endurance
Kontext: Innere Medizin
Leistungsfähigkeit des Herz-Kreislauf-Systems bei körperlicher Belastung über möglichst lange Zeit zur Sicherstellung der Sauerstoffversorgung der Muskulatur.

Kardiopulmonale Belastbarkeit *f*; ***engl.:*** Cardiopulmonary capacity
Kontext: Innere Medizin, Sportphysiotherapie
Anpassungsleistungen des Herz-Kreislauf-Systems auf Anforderungen, wie z. B. körperliche Belastungen. Ärzte bestimmen die Belastbarkeit mittels Ruhe-EKG, Myokardszintigraphie, Echokardiographie; Stadieneinteilung nach WHO;
wird nach der WHO-Definition in eingeteilt:

Kardiopulmonale Belastbarkeit	
Stadium	**Definition**
I	Zufallsbefund (Herzgeräusche)
II	Atembeschwerden bei schwerer körperlicher Belastung (Treppen steigen)
III	Atembeschwerden bei leichter körperlicher Belastung (Anziehen)
IV	Atemnot in Ruhe

Karnickelgriff *m*
Kontext: Bindegewebsmassage
Der K. ist der Dehngriff der Hals-Nackenbehandlung bei der ▸ Bindegewebsmassage und ist Teil der dritten ▸ Aufbaufolge. Dabei liegen die Fingerbeeren beider Hände auf dem M. trapezius pars descendens und beginnen dann leicht steigernd in Richtung siebten Halswirbel zu dehnen.

Karnofsky-Index *m*; ***Etym.:*** David A. Karnofsky, 1914–1969, amerikanischer Onkologe; ***engl.:*** Karnofsky perfomance scale index
Kontext: Diagnostik
Skala (Karnofsky 1948) zur Bewertung der Lebensqualität (Aktivität, Selbstversorgung und Selbstbestimmung) bzw. um für die Therapieplanung realistische Ziele bestimmen zu können; wurde ursprünglich bei Patienten mit malignen Tumoren im Rahmen der Chemotherapie eingesetzt.

Karnofsky-Index	
%	**Kriterien**
100	Normale Aktivität, keine Beschwerden
90	Normale Aktivität, geringe Symptome
80	Normale Aktivität mit Anstrengung möglich, deutliche Symptome
70	Keine normale Aktivität (Berufstätigkeit) jedoch Selbstversorgung möglich
60	Benötigt gelegentlich Hilfe, überwiegend selbstständig
50	Hilfe und medizinische Versorgung werden häufig in Anspruch genommen
40	Behindert, benötigt qualifizierte Hilfe
30	Schwerbehindert, Aufnahme in ein Krankenhaus notwendig
20	Schwerkrank, intensivmedizinische Versorgung erforderlich
10	Sterbend, der körperliche Verfall ist nicht mehr aufzuhalten
0	Tod

Karpaltunnelsyndrom *n*; ***Abk.:*** KTS; ***engl.:*** Carpal tunnel syndrome
Kontext: Neurologie, Orthopädie
Chronische Kompression des N. medianus ohne erkennbare äußere Ursachen im Karpaltunnel, welcher die Durchtrittsstelle des Nervs unter dem Retinaculum flexorum am Handgelenk bezeichnet; der Nerv wird im Engpass zwischen diesem Band und den Sehnen, Sehnenscheiden und Handwurzelknochen eingequetscht; der Druck auf den Nerv steigt dabei bei extremer Streckung oder Beugung im Handgelenk erhebliche an; Beschwerden: Missempfindungen an der ganzen Hand mit Ausnahme des Kleinfingers, steife Finger und ein Schwellungs- und Spannungsgefühl ohne sichtbare Veränderungen, eingeschlafene Hand beim Aufwachen, Hand morgens steif und ungelenk; kann unbehandelt zu bleibenden Gefühlsstörungen und Missempfindungen an den ersten vier Fingern der Hand sowie zu einem Schwund des Daumenballens führen; ärztl. Therapie: ▸ Elektromyographie und ▸ Elektroneurographie zur Diagnostik, Schienenversorgung, ggf. operative Spaltung des Retinaculum flexorum.

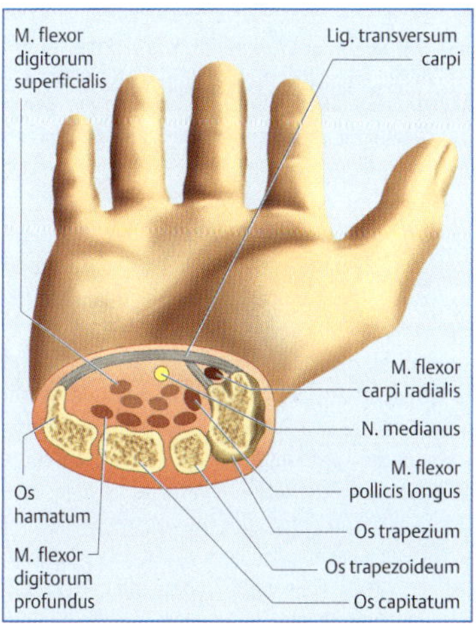

Karpaltunnelsyndrom. Der Karpaltunnel.

Karpaltunnelsyndrom-Operation *f*; ***Abk.:*** KTS-OP
Kontext: Handtherapie
Operative, ulnare Durchtrennung des Retinaculum flexorum zur distalen Druckentlastung des N. medianus. Die KTS-OP wird i. d. R. ambulant durchgeführt. Postoperative Versorgung der Patienten: dorsale Unterarmgipsschiene (20° Extension im Handgelenk, frei bewegliche Finger) für ca. 1 Woche. Physiotherapie: Vermittlung eines Übungs- und Verhaltensprogramms für zu Hause (Maßnahmen zur Entstauung, z. B. Aktivierung der Handmuskulatur, insbesondere Mm. lumbricales, nächtliches Hochlagern, Entstauungshaltung während des Gehens); Informationen zur Narbenabhärtung und sukzessiven Belastungssteigerung nach der Abnahme der Gipsschiene. Handtherapeutische Interventionen sind nur bei Patienten mit postoperativen Komplikationen erforderlich (stark ausgeprägte Ödembildung, hypersensible Narben, extreme Schonhaltungen, ▸ Complex regional Pain Syndrome).

Kartell *n*; ***Etym.:*** ital. *cartello*, „kleine Karte, Zettel"; ***engl.:*** Cartel
Kontext: Betriebswirtschaftslehre
Zusammenschluss von Unternehmen, die rechtlich und kapitalmäßig selbstständig bleiben (im Gegensatz zur ▸ Fusion). Vorteil: bessere Marktbeherrschung durch gebündelte Marktmacht auf der Anbieterseite von Produkten und Dienstleistungen. Preiskartelle (Preisabsprachen) sind verboten. Die Rechtsgrundlage ist das Gesetz gegen Wettbewerbsbeschränkungen (GWB), dessen Einhaltung vom Bundeskartellamt (Hüter des freien Wettbewerbs) überwacht wird. Physiotherapie: möglich sind z. B. Konditionen-, Kooperations- oder Spezialisierungskartelle, solange das Kartellamt nicht widerspricht; Kartelle müssen dem Kartellamt gemeldet werden.

Kassenzulassung *f*; ***engl.:*** Licensed by health insurance; ***Syn.:*** Praxiszulassung
Kontext: Berufspolitik
Inhaber einer Physiotherapiepraxis, die innerhalb des GKV-Versorgungsbereichs tätig werden wollen, müssen eine K. beantragen. Die Zulassung wird durch die Spitzenverbände der Krankenkassen geregelt. Die K. erfolgt nach Nachweis persönlicher und fachlicher Voraussetzungen sowie dem Nachweis des Einhaltens bestimmter Einrichtungsrichtlinien der Physiotherapiepraxis. Im Jahr 2003 wurde im Bereich der fachlichen Voraussetzungen das Erfordernis der berufspraktischen Erfahrungszeit von zwei Jahren gestrichen.

Kastenzehen *f*
Kontext: Lymphdrainage
Symptom bei fortgeschrittenem Lymphödem; aufgrund von Zehenödemen werden die Zehen im Querschnitt eckig (vgl. ▸ Stemmer-Zeichen).

Katelektrotonus *m*; ***engl.:*** Catelectrotone
Kontext: Physikalische Therapie, Elektrotherapie
Erhöhte Erregbarkeit (Schmerz braucht einen geringeren Reiz, bis er ausgelöst wird) der Zellen unter der Kathode; tritt bei der Behandlung mit ▸ Gleichstrom auf (vgl. ▸ Anelektrotonus).

Kathode *f*; ***Etym.:*** griech. *kathodos* „Niedergang"; ***engl.:*** Cathode; ***Syn.:*** Minuspol, negative Elektrode
Kontext: Physik, Elektrotherapie
Minuspol, negative Elektrode (vgl. ▸ Kationen).

Kation *n, -en*; ***Etym.:*** zusammengesetzt aus „Kathode" u. „Ion"; ***engl.:*** Cation
Kontext: Physik
Positiv geladenes Ion, das in einem Elektrolyten bzw. elektrischen Feld zur negativen ▸ Kathode (Minuspol) wandert.

Kaudal
Kontext: Anatomie
Lagebezeichnung in Bezug auf den Körper: in Richtung des unteren Körperendes/der Füße gelegen. (Gegensatz: ▸ kranial).

K

Kaufvertrag *m*; ***engl.:*** Contract of sale
Kontext: Betriebswirtschaftslehre
Verpflichtendes Rechtsgeschäft, das im Bürgerlichen Gesetzbuch (§ 433 ff BGB) geregelt ist. Ein K. bedarf nicht der schriftlichen Ausführung (formfrei), er stellt eine übereinstimmende Willenserklärung von Käufer und Verkäufer dar. Der Verkäufer macht ein Angebot (z. B. Therapeut bietet Patienten ein Keilkissen an), der Käufer nimmt das Angebot an (Patient will es zum angebotenen Preis kaufen). Bei Kaufverträgen mit hohem Warenwert sind schriftliche Abschlüsse sinnvoll (Nachweis). Das Gesetz unterscheidet zwischen bürgerlich-rechtlichem Kaufvertrag (Abschluss unter Nicht-Kaufleuten, z. B. Verkauf von Therapiematerialien an Patienten) und Handelskauf (mindestens einer der Beteiligten ist Kaufmann; er unterliegt dem Handelsgesetzbuch, HGB).

Kausalgie *f*; ***engl.:*** Causalgia
Vgl. ▸ Complex regional pain syndrome.

KBT *f*
Vgl. ▸ Konzentrative Bewegungstherapie.

Keil *m*; ***engl.:*** Wedge
Kontext: Physik
Einfaches, aber sehr wirksames Werkzeug (▸ Einfache Maschine), mit dem man mit wenig Krafteinwirkung eine große Trennwirkung erzielt. Die Wirkung des Keils beruht auf dem Gesetz der ▸ schiefen Ebene. Je spitzer der Keil ist, desto größer ist seine Spaltwirkung (Kraft-Verstärkung). Ein Keil von 30° verdoppelt die Spaltkraft in Querrichtung. Beispiele: Axt, Messerklinge, Meißel, Nagel, Schraube, Schneidezähne. (Vgl. ▸ Kraft.)

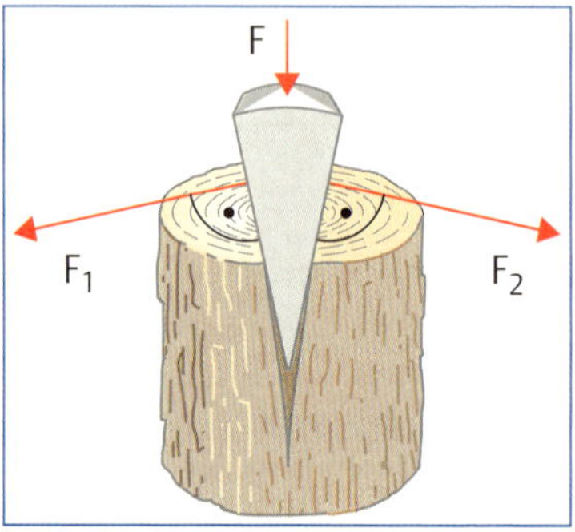

Keil: Zerlegung einer Kraft durch die Wirkung eines Keils.

Keilprinzip *n*; ***Etym.:*** *principium* „Anfang, Ursprung, Grundlage"; ***engl.:*** Wedge principle
Kontext: Spiraldynamik
Begriff für ein biomechanisches Prinzip zur Verbesserung der strukturellen und funktionellen Stabilität. Bsp. Keilbeine: Durch die Verkeilung der Keilbeine kommt es zur Erhöhung der Belastungsstabilität im Mittelfuß im Moment der Belastung. Voraussetzung für das Funktionieren des K. im Fuß ist das ▸ Spiralprinzip: Durch Supination im Rückfuß und Pronation im Vorfuß entsteht ein enger Kontakt der Keilbeinspitzen und so eine Optimierung des K. Durch ungenügende Verschraubung im Fuß (▸ 3D-Hypotorsion) kommt es zum Klaffen der Keilbeinspitzen und zur Labilisierung des Fußgewölbescheitels analog einem römischen Torbogen, dessen Abschlussstein ungenügend angeschrägt ist. Bsp. Iliosakralgelenke: Sie funktionieren nach demselben Prinzip: Durch Anspannen des M. transversus perinei superficialis/profundus kommt es zum Presssitz der kaudalen Gelenkabschnitte, die Gelenkflächen werden dadurch ineinander verkeilt. Eine ungenügende Bewegungsfunktion des Beckenbodens führt zur Labilisierung bzw. zur funktionellen Instabilität der Iliosakralgelenke.

Kelvin *n*; ***Etym.:*** nach dem engl. Physiker *Sir William Thomson, Lord Kelvin of Largs* (1824–1907); ***engl.:*** Kelvin
Kontext: Physik

Gesetzliche Temperatureinheit, SI-Einheit für Temperatur [K]. Die Kelvin-Skala ist per Definition seit 1968 nicht mehr in Grad unterteilt; daher spricht man einfach nur von z. B. „30 Kelvin" (30 K). Ein Temperaturunterschied von einem Kelvin ist der 273,16te Teil des Temperaturunterschieds zwischen dem absoluten Nullpunkt (–273,16 °C) und dem Gefrierpunkt von Wasser (0 °C). Durch diese Festlegung wurde erreicht, dass die Differenz zwischen zwei Temperaturwerten von einem Kelvin und einem Grad ▸ Celsius gleich sind.

Kennmuskeln *m*; ***engl.:*** Indicator muscles
Kontext: Orthopädie
Aus einem/zwei Segmenten versorgte Muskeln, deren Funktionsstörung (Lähmung, Reflexe) auf eine segmentale Schädigung deutet, Bsp.: radikuläre Symptomatik.

Kennmuskeln

Kennmuskel	Segment
M. deltoideus	C 4
M. biceps	C 5
M. extensor carpi radialis	C 6
M. triceps	C 7
M. flexor digitorum	C 8
M. iliopsoas	L 2
M. quadriceps	L 3
M. tibialis anterior	L 4
M. peronaeus	L 5, S 1
M. extensor hallucis longus	L 4, L 5

Kennzahl *f*; ***engl.:*** Business ratio
Kontext: Betriebswirtschaftslehre
Erfasste und ausgewertete Unternehmensdaten, die einen schnellen Überblick über die Leistungsfähigkeit des Unternehmens/der Praxis ermöglichen. Kennzahlen sind die Basis des ▸ Controllings. Die genaueste Kennzahlenanalyse enthält die Systematik der ▸ Balanced Scorecard. Arten: absolute (Summen, Differenzen oder Einzelzahlen); relative Kennzahlen (z. B. Prozentzahlen); Beziehungszahlen (z. B. Umsatz/m^2 Praxisfläche), die zueinander in Bezug gesetzt werden. Kennzahlen zu erheben verursacht Kosten, daher muss der wirtschaftliche Nutzen größer sein als der Aufwand der Erfassung und Auswertung.

Kennzahl in der Balanced Scorecard *f*
Vgl. ▸ Balanced Scorecard, Kennzahl in der.

Kennzahlensystem *n*; ***Etym.:*** griech. *systema* „Gebilde, Zusammenstellung, Gesamtheit";
engl.: Ratio system
Kontext: Betriebswirtschaftslehre
Stellt sinnvolle und reale Abhängigkeiten der Kennzahlen eines Unternehmens grafisch dar. Ausgegangen wird von einer Ausgangskennzahl (z. B. Return on Investment, ROI); das K. entwickelt sich baumartig weiter.

Kernkennzahlen *f*; ***engl.:*** Core business ratio
Kontext: Betriebswirtschaftslehre
Wesentliche, aussagekräftige Kennzahlen eines Unternehmens. Welche Kennzahlen als K. identifiziert werden, ist abhängig von der Bedeutung bzw. dem Ziel der Kennzahlenanalyse. Bsp. physiotherapeutische Praxis: absolute Kennzahlen (Umsatz, Gewinn, Anzahl der Patientenbehandlungen/Therapieform, Anzahl der maximalen Therapiestunden; Summe der Quadratmeter der Praxis, Quadratmeterzahl/Therapieraum, Summe der Heizkosten); relative Kennzahlen (Gewinn/Behandlungseinheit, Heizkosten/m^2 Praxisfläche, Privatpatienten/Therapeut in Prozent usw.).

K

Kernkettenfaser *f*; ***engl.:*** Nuclear chain fibre
Vgl. ▸ Muskelfaser, intrafusale.

Kernkompetenz *f*; ***Etym.:*** lat. *competentia* „das Zusammentreffen, Stimmen"; ***Abk.:*** KK;
engl.: Core competence
Kontext: Betriebswirtschaftslehre
Bereich, in dem ein Unternehmer oder Mitarbeiter besonders gut oder besser ist als andere. Das Vertiefen und Ausbauen der KK ist sinnvoll und Erfolg versprechend (Wettbewerbsvorteil). Physiotherapie: Jeder Praxisinhaber sollte die KK der Praxis und individuelle Kernkompetenzen der einzelnen Therapeuten kennen, um diese gegenüber den Patienten und in der Öffentlichkeit zu kommunizieren. Ein Analyseergebnis könnte sein, dass z. B. die KK eines Therapeuten die Befunderhebung, das Zuhören oder Verkaufsgespräch bei Therapiematerialien ist (nicht nur die Behandlung von Patienten).

Kernsackfaser *f*; ***engl.:*** Nuclear bag fibre
Vgl. ▸ Muskelfaser, intrafusale

Kette, myofasziale *f*; ***Etym.:*** griech. *mys* „Muskel" u. lat. *fascis* „Bündel"; ***engl.:*** Chain, myofascial
Kontext: Bewegungsanalyse
Mehrere durch Bindegewebe verbundene Muskeln, die eine strukturelle und funktionelle Einheit bilden (globale strukturelle Kontinuität); vertikaler oder horizontaler Verlauf der Kette; überwie-

gend posturale Funktion; Kraftübertragung innerhalb der Kette; sie ist durch die Auseinandersetzung zwischen Körpermasse und Schwerkraft entstanden. Klinische Relevanz: lokale muskuläre Verkürzung kompensiert die gesamte Kette; bei Dehnungsübungen einzelner Muskeln ist die gesamte Kette zu berücksichtigen.

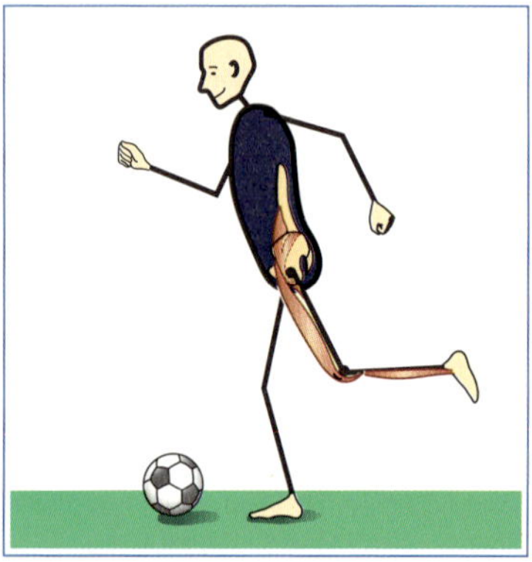

Myofasziale Kette: Muskelkette am Beispiel des Fußballschusses.

Kibler-Falte *f*

Kontext: Diagnostik, Physikalische Therapie

Palpationstest zur Prüfung der Hautkonsistenz (Tugor) rechts/links parallel zur Wirbelsäule. Auffällige, aufgrund von Quellungen unterschiedlich elastische Bereiche entstehen als reflektorische Antwort der Haut auf pathologische Vorgänge. Die Abhebung und Dehnung mittels der K. ist sehr intensiv. Durchführung (Ausgangsstellung Patient: Bauchlage): Abheben einer Hautfalte mit beiden Händen im lumbosakralen Bereich; die Hautfalte wird zügig paravertebral nach kranial verschoben. Bei Testung im Seitenvergleich muss der gleiche Abstand zur Wirbelsäule eingehalten werden. Ansonsten ergeben sich ungenaue Palpationsergebnisse.

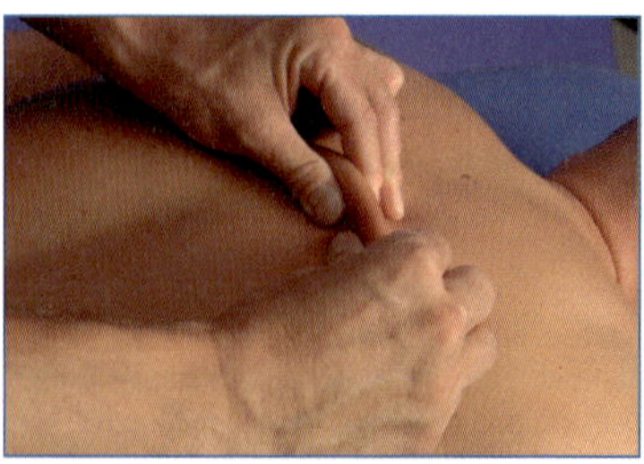

Kibler-Falte.

KIDD-Syndrom *n*; ***Etym.:*** Akronym zu *k*inematisch *i*nduziertes *D*ysgnosie- und *D*yspraxie-Syndrom; griech. *syndrome* „Anhäufung, Zusammenlaufen"; ***engl.:*** KIDD-Syndrome; ***Syn.:*** Kopfgelenkinduziertes Dysgnosie- und Dysphorie-Syndrom

Kontext: Kiefergelenkbehandlung

Das K. kann sich aus einem unbehandelten ▸ KISS-Syndrom entwickeln. Es kann einhergehen mit Kopfschmerzen, dysgnostischem oder dyslektischem Verhalten (Unfähigkeit, Gelerntes zu reproduzieren oder Koordinations- und Entwicklungsstörung u. a. mit fein- und grobmotorischen Störungen), sekundärer Schädelasymmetrie, Haltungsstörungen (Skoliosen und zu starke Extension der zervikalen Wirbelsäule) und Gleichgewichtsstörungen.

Kiefergelenkbehandlung *f*

Kontext: Kiefergelenkbehandlung

Untersuchung und Behandlung der Kiefer-, Gesichts- und Zervikalregion durch Physiotherapeuten, Logopäden und Mediziner. Behandelt werden Patienten mit Kiefergelenksschmerzen, Kopfschmerzen oder kieferorthopädischen Problemen (vgl. ▸ Bruxismus und ▸ Trismus).

Kilogramm *n*; ***Abk.:*** kg; ***engl.:*** Kilogram(me)

Kontext: Physik

SI-Einheit für die Masse eines Körpers [kg]. Seit 1889 ist ein zylindrischer Platin-Iridium-Körper in Paris das „Urkilogramm". Seine Masse ist per Definitionem 1 kg.

Kilometer *m*; ***Abk.:*** km; ***engl.:*** Kilometer

Kontext: Physik

Längenangabe; 1 km = 1.000 m (Meter).

Kinästhesie *f*; ***Etym.:*** griech. *kinein* „bewegen", *aisthesis* „Wahrnehmung"; ***engl.:*** Kinesthesia

Kontext: Neurophysiologie

Bewegungsgefühl; Bewegungssinn des Körpers, der auf der Propriozeption basiert. Sinnesrezeptoren in den Muskeln (▸ Muskelspindel), Sehnen (▸ Golgi-Sehnenorgan) und Gelenken nehmen Informationen zur Empfindung und Richtung von Bewegungen auf; Afferenzen leiten diese an Zentren im Gehirn; es resultiert ein Gefühl für Bewegung (vgl. ▸ Lagesinn).

Kinästhetik *f*; ***Etym.:*** griech. *kinein* „bewegen" u. *aisthesis* „Wahrnehmung"; ***engl.:*** Kinesthesia

Kontext: Feldenkrais

Die Fähigkeit, kleine Unterschiede der Bewegungsqualität, Veränderungen verschiedener Körpergewichte, Änderungen der Lage im Raum erkennen und steuern zu können. Dies geschieht über die propriozeptiven Nervenendungen, die über den ganzen Körper verteilt sind.

Kinästhetische Differenzierungsfähigkeit *f*; ***Etym.:*** griech. *kinein* „bewegen", *aisthesis* „Wahrnehmung" u. lat. *differre* „verschieden sein"; ***engl.:*** Kinesthetic ability of differentiation
Kontext: Physiologie, Bewegungslehre, Sportwissenschaft
▸ Koordinative Fähigkeit; ermöglicht Bewegungen mit präziser, aufeinander abgestimmter, genau voneinander getrennter, aber harmonisch fließender Aufeinanderfolge von Bewegungsabschnitten (Bewegungsablauf). Teil- und Ganzkörperbewegungen werden mit hoher Genauigkeit und Ökonomie ausgeführt. Informatorische Grundlage: alle Afferenzen, die über den Thalamus laufen (Hinterstrangsystem: Propriorezeption; Vorderseitenstrangsystem: Mechanorezeption der Haut (Berührung), Wärme, Schmerz) und von zentral konvergieren (Informationen fast aller Kortexgebiete). Die ▸ Basalganglien führen die neurophysiologische Feinjustierung der Bewegungen aus (Parameterkontrolle und -regulation); in engster Verknüpfung/Zusammenarbeit mit prämotorischen, motorischen und somatosensorischen Kortexarealen, assoziativen Teilen der Hirnrinde, Zwischen- und Mittelhirn.

Kinästhetische Empfindungs- und Bewegungskoordination *f*
Kontext: Feldenkrais
K. ist die Fähigkeit, die Empfindung für die Bewegung selbst und ihre Qualität zu differenzieren. Dies geschieht über die ▸ Aufmerksamkeit.

Kinästhetische Information *f*
Vgl. ▸ Information, kinästhetische.

Kinästhetische Informationsspeicherung *f*
Vgl. ▸ Informationsspeicherung, kinästhetische.

Kinderakupressur *f*; ***engl.:*** Acupressure for children
Kontext: Traditionelle Chinesische Medizin
Bis etwa zum Grundschulalter ist die Akupressur besonders wirksam.

Kinderrückenschule *f*; ***engl.:*** Programme of back exercises for children
Kontext: Orthopädie
Rückenschulprogramm für Kindergarten- und Grundschulkinder zur Gesundheitsförderung unter besonderer Berücksichtigung des Haltungs-, Bewegungssystems und der psychomotorischen Entwicklung. Praktische Schwerpunkte sind u. a. die taktile, kinästhetische und vestibuläre Wahrnehmung. Je intensiver Kinder körpernahe Erfahrungen sammeln, umso intensiver verinnerlichen sie diese Erfahrungen. Stundenumfang: im Kindergarten 6 oder 8 Einheiten à 60 min, in der Grundschule mindestens 6 Einheiten à 90 min.

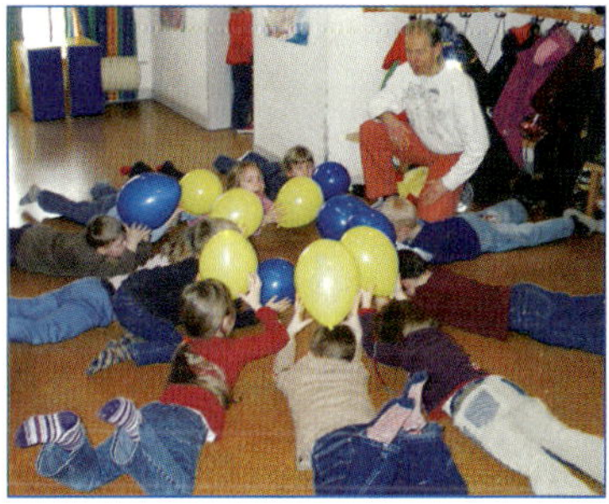

Kinderrückenschule.

Kinematik *f*; ***Etym.:*** griech. *kinein* „bewegen"; ***engl.:*** Kinematics; ***Syn.:*** raumzeitliche Bewegungsqualität, Geometrie der Bewegung
1. *Kontext:* Physik
Teilgebiet der Mechanik, das die Bewegungen von Körpern im Raum und in der Abhängigkeit von der Zeit untersucht und beschreibt, ohne die verursachenden Kräfte zu berücksichtigen. Die K. beantwortet die Frage, wie eine Bewegung geschieht (gleichmäßig, schnell, geradlinig, gebogen). Die kinematische Beschreibung der Bewegungen im menschlichen Körper ist unterteilt in die ▸ Osteokinematik und ▸ Arthrokinematik.
2. *Kontext:* Spiraldynamik
Beschreibung der raum-zeitlichen Charakteristika von Bewegung ohne Messung von Kräften. Zwei Verfahren gelangen zur Anwendung: direkte Beobachtung (z. B. ▸ Anatomiesehen, klinische Inspektion) bzw. kinematografische Aufzeichnung (z. B. Videoanalyse). Die modellhaften Vorstellungen einer raum-zeitlich geordneten Bewegungsabfolge sind Kernbestandteil der Spiraldynamik. Schlüsselelement ist die Polführung.

Kinematografie *f*; ***Etym.:*** griech. *kinematos* „Bewegung" u. *graphein* „schreiben"; ***engl.:*** Cinematography
Kontext: Bewegungsanalyse

K

Fotografische Registrierung und Darstellung bewegter Bilder. Durch Anzeigen in kurzen Zeitabständen erzeugt eine Folge von Einzelbildern für den Betrachter die Illusion einer Bewegung. Dafür genügen ungefähr 12 bis 15 Bilder pro Sekunde. Eine flimmerfreie Darstellung dagegen ist ab ca. 50 Bildern pro Sekunde möglich. Beispiel: Film. Die ersten „bewegten Bilder" waren die Vorläufer des Films wie z. B. das „Zoopraxiskop" von Eadweard Muybridge oder die „Laterna magica".

Kinemetrie *f*; ***Etym.:*** griech: wörtl. Bewegungsmessung; ***engl.:*** Cinemetry
Kontext: Biomechanik
Messung von räumlichen Bewegungsabläufen auf der Basis von Weg-Zeit-Messungen (vgl. ▸ Bewegungsanalyse).

Kinesiographie, mandibuläre *f*; ***Etym.:*** griech. *kinesis* „Bewegung", *graphein* „Schreiben" u. lat. *mandibula* „Kinnlade"; ***engl.:*** Kinesiography, mandibular
Kontext: Kiefergelenkbehandlung
Funktionsdiagnostisches Verfahren, um die Bewegung des Unterkiefers festzuhalten. Bei der K. wird die Bewegung der mittleren Mandibulafrontzähne aufgezeichnet. Ein Magnet, der an diese Stelle geklebt wird, überträgt sein Magnetfeld auf einen Außenbogen, der mit einem Computer verbunden ist und alle Bewegungen des Kiefers aufzeichnet. Bradykinesien (allgemeine Verlangsamung der Bewegung) und Dyskinesien (Störung der Bewegung) werden so deutlich sichtbar.

Kinesio-Taping-Therapie *f*
Kontext: Taping
Anfang der 1970er-Jahre durch den japanischen Chiropraktiker und Kinesiologen Dr. Kenzo Kase entwickeltes Konzept zur Unterstützung körpereigener Heilungsprozesse mittels der Anlage spezieller Tapeverbände. In den 90er Jahren wurde das Konzept in den USA und Europa bekannt. Wirkungen: Aktivierung des Lymphsystems und des endogenen analgetischen Systems, Verbesserung der Mikrozirkulation und Muskelfunktion, Unterstützung der Gelenkfunktion. Anlagetechniken: Lymph-, Ligament-, Muskel-, Korrektur- und Faszientape. Die Einsatzmöglichkeiten sind vielfältig, z. B. nach einer Lymphdrainage, Massage oder bei Patienten mit ▸ Complex regional Pain Syndrom.

Kinetik *f*; ***Etym.:*** griech. *kinein* „bewegen"; ***engl.:*** Kinetics; ***Syn.:*** raumzeitliche Bewegungsqualität
1. *Kontext:* Physik
Teilgebiet der Mechanik, das den Zusammenhang zwischen Kraft und Bewegung untersucht und beschreibt. Dabei beschreibt die Dynamik den Zusammenhang zwischen einer Bewegung und der sie verursachenden Kraft. Die Statik erläutert den Zusammenhang zwischen dem Gleichgewicht und der es verursachenden Kraft. Die K. beantwortet die Frage, warum sich etwas bewegt (weil z. B. das Drehmoment auf der einen Seite der Drehachse des Hebels größer ist als das auf der anderen Seite; dynamische Situation) bzw. nicht bewegt (weil z. B. das Drehmoment auf beiden Seiten der Achse gleich groß ist; statische Situation).
2. *Kontext:* Spiraldynamik
Beschreibung der energetisch-physikalischen Charakteristika von Bewegung durch Messung von z. B. Kräften. Zwei Verfahren gelangen zur Anwendung: manuelle Untersuchung (z. B. Muskelkrafttest) bzw. technische Messung (z. B. mit Fußdruck-Messplatte). Die modellhaften Vorstellungen einer raum-zeitlich geordneten Kraftentwicklung sind Kernbestandteil der Spiraldynamik. Schlüsselelemente sind die ▸ Impulszentren.

Kinetische Energie *f*; ***engl.:*** Kinetic energy; ***Syn.:*** Bewegungsenergie
Kontext: Biomechanik
Beim Herunterfallen bewegt sich ein Körper der Masse (m) mit einer Geschwindigkeit (v), wobei seine potenzielle Energie umgewandelt wird in Bewegungsenergie: $W_{kin} = ½\ m\ v^2$ [J]. Die Verdopplung der Geschwindigkeit führt zu einer Vervierfachung der kinetischen Energie (= ½ m $(v_2^2 - v_1^2)$.

Kippelbrett *n*; ***engl.:*** Wobble board
Kontext: Motorisches Lernen
Gerät mit instabiler Kontaktfläche auf dem Untergrund; Verwendung: Anbahnungstraining und propriozeptives Training verletzter Strukturen im Rahmen der Therapie sowie für das Gleichgewichtstraining.

Kippen des Rollstuhls *n*; ***engl.:*** To tip over the wheelchair
Kontext: Traumatologie, Neurologie
Technik für paraplegische Patienten zur selbstständigen Bewältigung nicht abgesenkter Bordsteinkanten und Stufen. Ein kurzer Schub der Hände an den Antriebsrädern nach vorne und eine Rückverlagerung des Oberkörpers lösen das K. des Rollstuhls auf die Hinterräder aus. In der Übungsphase übt der Patient zuerst das K. auf ebenem Boden.

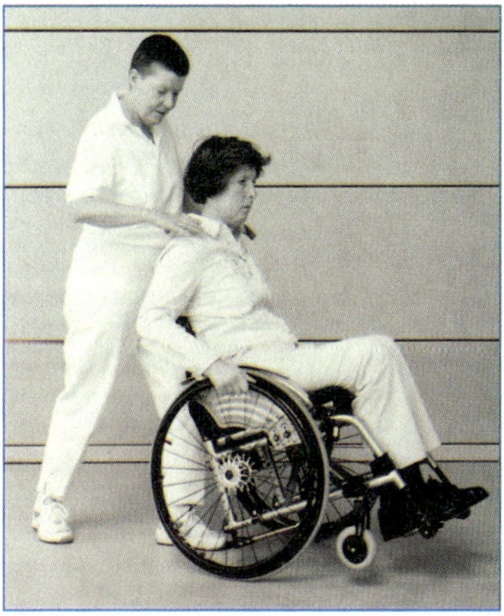

Kippen des Rollstuhls: Hilfestellung beim Erlernen des Kippens.

Kippmoment *n*; ***engl.:*** Tilting moment
Kontext: Biomechanik
Kräfte, die über einen Hebel in einem Gelenk eine Kippbewegung bewirken, erzeugen ein Kippmoment. Es kann auch als Maß für die Stabilität eines Gelenkes gesehen werden (vgl. ▸ Beugemoment).

Kipptisch *m*; ***engl.:*** Tilt table; ***Syn.:*** Schrägliegebrett
Kontext: Neurologie
Aus der Horizontalen vertikalisierbare Bank/Liege zur Vertikalisierung von Patienten mit z. B. hohem Querschnitt, Schädelhirntrauma, die nicht selbstständig stehen können. Der Patient ist festgeschnallt, er stützt sich auf seitlich einsteckbaren Holmen ab und steht auf einem unten angebrachten Brett. (Ist dieses Brett zu kurz, steht der Patient hinter seinem Schwerpunkt; eine entsprechende Verlängerung ist notwendig.) Therapeutische Effekte der Vertikalisierung: erhöhte Vigilanz (Aufmerksamkeit, Wachheit), Kreislaufaktivierung, Pneumonie-, Kontraktur-, Osteoporose-, Dekubitusprophylaxe, verbesserte Blasen- und Mastdarmfunktion etc. Mit unterschiedlich geneigtem K. kann der Patient physiotherapeutische Übungen in Teilbelastung bzw. unter teilweiser Abnahme der Schwerkraft durchführen, z. B. Rumpftraining, Stehtraining etc. Dauer: 1h/d. Steigerung: ▸ Stehtrainer.

Kirchhoff-Regel *f*; ***Etym.:*** nach dem deutschen Physiker *Gustav Robert Kirchhoff* (1824–1887); ***engl.:*** Kirchhoff's law; ***Syn.:*** Kirchhoffsche Regel, Kirchhoff-Sätze
Kontext: Physik, Elektrotherapie
1. Knotenregel: in jeden Verzweigungspunkt eines Stromkreises ist die Summe der Stromstärken der ankommenden gleich der Summe der Stromstärken der abfließenden Ströme.
2. Maschenregel: innerhalb eines in sich geschlossenen Stromkreises (bzw. in jeder Masche eines verzweigten Netzwerks) ist die Summe aller Teilspannungen an den Widerständen gleich der Spannung der Spannungsquelle (Quellspannung). Wird u. a. zur Beschreibung der Vorgänge in verzweigten Gefäßsystemen benutzt.

Kirchmayr-Kessler Naht *f*; ***engl.:*** Kirchmayr-Kessler suture
Kontext: Traumatologie
Beugesehnen werden möglichst mit einer End-zu-End-Naht versorgt, um einen Längenverlust zu vermeiden.

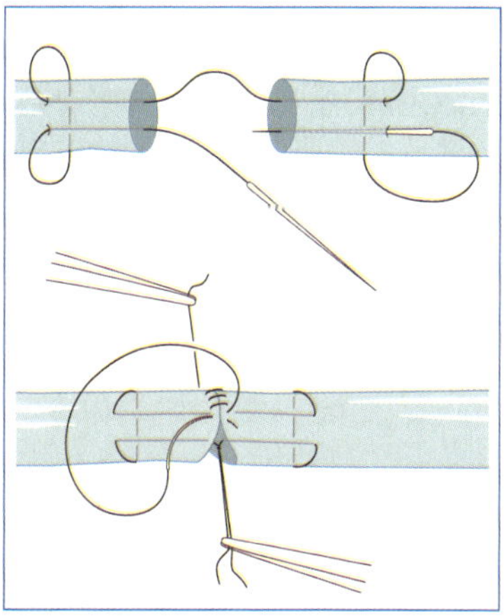

Kirchmayr-Kessler Naht.

Kissing Spine *n*; ***Etym.:*** engl. *to kiss* „küssen" u. *spine* „Rückgrat"; ***engl.:*** Kissing spine, Baastrup's disease; ***Syn.:*** Baastrup-Krankheit
Kontext: Orthopädie
Berührungssyndrom der Procc. spinosi der Lendenwirbelsäule. Als Folge einer übermäßigen Lordose oder Extensionsverletzung der Lendenwirbelsäule kann es zum Zusammenstoßen der Dornfortsätze und damit zur Kompression des

K

dazwischenliegenden interspinalen Ligaments kommen. Das Periost der Dornfortsätze wird zur Schmerzquelle. Physiotherapie: schmerzhaft eingeschränkte Extension; keine forcierte Extensionsmobilisation durchführen.

KISS-Syndrom *n*; ***Etym.:*** Akronym zu *k*opfgelenk*i*nduziertes Symmetrie-Störungs-Syndrom; griech. *syndrome* „Anhäufung, Zusammenlaufen"; ***engl.:*** Kinetic imbalance due to suboccipital strain, KISS-Syndrome; ***Syn.:*** Kopfgelenkinduziertes Symmetrie-Störungs-Syndrom

Kontext: Kiefergelenkbehandlung

Die Hypothese der Entstehung des K. geht von einem gestörten Input (nozizeptiver Input aus der kraniozervikalen Region) aus, dem vorhersagbare Störungen der Verarbeitung und der Outputmechanismen (z. B. Tonusveränderungen) folgen. Ein Kind mit einem von seiner Geburt herrührenden zervikalen Trauma hat aufgrund eines länger andauernden nozizeptiven Inputs aus der kraniozervikalen Region während dem Liegen, Sitzen etc. eine andere zerebrale Verarbeitungsweise. Reaktionen können z. B. konstantes Weinen, Verzögerungen in der motorischen Entwicklung, ein ▸ Opisthotonus oder Bindungsstörungen sein. Aufgrund klinischer Evidenz kann ein adäquater therapeutischer Reiz (z. B. eine kraniozervikale und/oder kraniofaziale Behandlung) innerhalb eines Tages die Outputmechanismen deutlich verringern.

Kistler-Platte *f*; ***engl.:*** Kistler plate; ***Syn.:*** Kistler-Mehrkomponenten-Meßplattform

Kontext: Forschung, Biomechanik

Mehrkomponenten-Messplattform der Firma Kistler Instruments AG, Schweiz, für Anwendungen in Biomechanik und Industrie. Sie liefert unter Ausnutzung des piezoelektrischen Effekts präzise analoge Signalspannungen zu Kräften bzw. Kraftkomponenten. Standardmäßig liefern solche Messplatten drei räumliche Kraftkomponenten (F_x, F_y, F_z) unabhängig vom Kraftangriffspunkt. Die Koordinaten des Kraftangriffspunktes und des freien Moments um die Z-Achse (M_z) werden rechnerisch ermittelt entweder in Echtzeit (Analog-Rechner) oder offline.

Klappsches Kriechen *n*; ***Etym.:*** nach dem deutschen Chirurg *Rudolf Klapp* (1873–1949)

Kontext: Orthopädie

Rudolf Klapp entwickelte unterschiedliche Kriechübungen speziell für seine Patienten mit Skoliose. Knie, Füße und Hände werden bei Durchführung durch polsternde Schoner geschützt.

Klassifikation der Belastbarkeit *f*; ***engl.:*** Classification of capacity

Kontext: Traumatologie

Kategorien der Deutschen Gesellschaft für Unfallchirurgie mit Vorgaben zur Rehabilitation von Patienten mit verminderter Belastung nach operativen Eingriffen. ▸ Lagerungs-, ▸ Bewegungs-, ▸ Belastungs-, ▸ Trainingsstabilität. Die Belastungssteigerung von einer Stufe zur nächsten erfolgt kontinuierlich und kleinschrittig (nicht sprunghaft), da sie sich an der Wundheilung orientiert. Die K. ist *kein* reines Stufenmodell. Bei Sehnen und Bändern müssen z. B. gleichzeitig Bewegungs- und Belastungsstabilität gegeben sein, da Bewegungen mit Zugbelastungen verbunden sind. Die Belastungsart variiert in Abhängigkeit von der jeweils beeinträchtigten Struktur.

Klassischer Frosch *m*; ***engl.:*** Classic frog

Kontext: Funktionelle Bewegungslehre

Therapeutische Übung nach Klein-Vogelbach für das Bauchmuskeltraining. Ausgangsstellung: Rückenlage. Lernziele des Patienten: funktionelles Aktivieren der Bauchmuskulatur (Verschmälern des Oberbauchs, Verkürzen des Unterbauchs). Reaktion des Patienten: weiterlaufende Bewegung (funktionelle Bauchmuskelaktivität) aufgrund von Extremitätenbewegungen. Ggf. Anpassungen an statische Abweichungen, Konstitution und Kondition: Einsatz der Übungen Urfrosch (Patienten mit Flachrücken, Hyperlordose) oder Diagonaler Frosch (Patienten mit verminderter Rumpfstabilität).

Klassischer Vierfüßler *m*

Vgl. ▸ Vierfüßler.

Kleiebad *n*; ***Etym.:*** lat. clia; ***engl.:*** Bran bath

Kontext: Balneotherapie

Teil- oder Vollbad mit Kleiezusatz; Kleie (Getreideschalen) ist ein Restprodukt, das beim Mahlen von Getreide anfällt. In der Balneologie verwendet man überwiegend Weizenkleie. Einsatz: zur Herabsetzung der Reizwirkung des Wassers, besonders in der Dermatologie; hier zur Behandlung und Reizstillung von juckenden Hauterkrankungen wie z. B. Ekzemen, Neurodermitis, Psoriasis, Altersjuckreiz, Hautentzündungen allg. usw. 1 Vollbad: ca. 3 Pfund Kleie.

Kleinert-Schiene *f*; ***Etym.:*** nach dem amerik. Chirurgen Harold Earl Kleinert (*1921); ***engl.:*** Kleinert splint

Kontext: Traumatologie, Handtherapie

Gips- oder Kunststoffschiene zur funktionellen Nachbehandlung von Patienten mit vollständiger oder teilweiser Sehnenruptur der Fingerflexoren. Ein am Fingernagel und Verband befestigter Gummizügel hält den betroffenen Finger in Beugung. Der Patient extendiert den Finger aktiv gegen den Widerstand des Gummizügels; löst die Anspannung, sodass der Zug des Gummizügels den Finger passiv flektiert. Durch die passive Beugung und die aktive Streckung gleitet die betroffene Sehne in ihren Sehnenscheiden und den zugehörigen Ringbändern. Es wird dadurch Verklebungen vorgebeugt, ohne die Bandnaht durch flektorische Aktivität zu gefährden. Die aktive Anspannung des zugehörigen Muskels ist eine größere Belastung als der passive Zug, der durch die Bewegung in die Gegenrichtung entsteht (gilt generell für Sehnenverletzungen).

Kleinert-Sehnenbehandlung *f*
Vgl. ▸ Kleinert-Schiene.

Kleinhirn *n*; ***engl.:*** Cerebellum
Kontext: Neurophysiologie, Sensomotorik
Wesentliche Struktur für die Gleichgewichts-, Stütz- und Blicksensomotorik, Feinkoordination der Extremitäten und der Kopfbewegungen; wesentlich in sensomotorische Lernprozesse involviert, an kognitiven Leistungen beteiligt.

Klein-Vogelbach, Susanne *f*
Kontext: Funktionelle Bewegungslehre
Dr. med. h. c., Physiotherapeutin, Lehrerin für rhythmische Gymnastik (1909–1996); Begründerin des Konzeptes der Funktionellen Bewegungslehre (FBL), tätig als Physiotherapeutin in eigener Praxis, Aufbau und Leitung einer Physiotherapie-Schule (Basel), seit 1963 Aufbau des FBL-Fortbildungssystems und seit 1976 Autorin mehrerer Lehr- und Fachbücher, 1979 Ehrendoktorwürde der Universität Basel (medizinische Fakultät), Initiatorin des Forschungsprojektes Musikerkrankheiten. Sie entwickelte und vermittelte das theoretisch fundierte FBL-Konzept in seiner gesamten Komplexität (therapeutische Terminologie, Patientensprache zur Initiierung motorischer Lernprozesse, systematische Beobachtung, Behandlungstechniken, therapeutische Übungen, Dokumentation).

Kletterbewegung, Komplexität der *f*;
engl.: Climbing movement, complexity of
Kontext: Therapeutisches Klettern
Gesamtheit folgender Merkmale: gekoppelte psychische und physische Anforderungen, beständiger Einsatz großer Muskelgruppen, Verarbeitung einer Vielzahl von taktilen Reizen über die Hand- und Fußarbeit, visuelles Erfassen der zu kletternden Routen und der bestehenden Griff- und Trittmöglichkeiten sowie das Ableiten einer Bewältigungsstrategie.

Klettern mit geschlossenen Augen *n*;
engl.: To climb with closed eyes
Kontext: Therapeutisches Klettern
Klettertechnik für Fortgeschrittene; Erschwerte Variante des Kletterns, wobei durch Wegnahme der visuellen Wahrnehmung verstarkt taktile Reize gefordert werden und die Realisierung einer Kletterroute mentale und körperliche Erfahrungen voraussetzt (vgl. ▸ Klettern, einbeiniges).

Klettern nach visuellen Vorgaben *n*;
engl.: To climb according to visual guidelines
Kontext: Therapeutisches Klettern
Es werden Griffe und Tritte gezeigt und dem Patienten vorgegeben, die nachfolgend selbstständig geklettert werden.

Klettern, dynamisches *n*; ***engl.:*** Climbing, dynamic
Kontext: Therapeutisches Klettern
Klettertechnik, wobei der Übende den Körperschwerpunkt durch zügige oder auch schwungvolle Bewegungen verändert (vgl. ▸ Klettern, statisches).

Klettern, einbeiniges *n*; ***engl.:*** One leg climbing
Kontext: Therapeutisches Klettern
Klettertechnik; Belastung beim Training mit einer verletzten Struktur (Sprung-, Kniegelenk, Hüftgelenk); wird hauptsächlich über die gesunde Seite realisiert. Das Aufsetzen und Stabilisieren der betroffenen Seite dient der Anbahnung gezielter Bewegungsaufgaben (vgl. ▸ Klettern mit geschlossenen Augen).

Klettern, frontales *n*; ***engl.:*** Climbing, frontal
Kontext: Therapeutisches Klettern
Klettertechnik; der Übende befindet sich mit der Körpervorderseite parallel zur Wand und belastet die Extremitäten diagonal. Besonders von Anfängern bevorzugte Form des Kletterns (vgl. ▸ Klettern, dynamisches , ▸ Klettern, statisches).

Klettern, statisches *n*; ***engl.:*** Climbing, static
Kontext: Therapeutisches Klettern
Klettertechnik; der Körperschwerpunkt befindet sich während der Bewegung in Ruhe bzw. wird nur langsam verändert (vgl. ▸ Klettern, dynamisches, ▸ Klettern, frontales).

K

Kletterwand *f*; ***engl.:*** Climbing wall
Kontext: Therapeutisches Klettern
Künstlich hergestellte, variabel kombinierbare Kletterwandelemente verschiedener Abmessungen (z. B. 1 x 1 m, 2 x 1,5 m) mit versetzbaren Griffen und Tritten bilden die K. Vorteile: kostengünstig, Platz sparend, vielfältige Einsatzmöglichkeiten; geeignet für orthopädische, traumatologische, neurologische/pädiatrische und geriatrische Patienten (vgl. ▸ Therapeutisches Klettern).

Klientenzentrierung *f*; ***engl.:*** Client-centeredness
Kontext: Psychologie
„Der Ansatz basiert auf dem Menschenbild der humanistischen Psychologie. In diesem Ansatz wird der Klient (Patient) darin unterstützt, seine Therapie so weit wie möglich selbst zu bestimmen, sich selbst Ziele zu setzen, Selbstverantwortung zu übernehmen und Entscheidungen zu treffen. Der klientenzentrierte Ansatz erkennt die Stärken und Möglichkeiten des Patienten an sowie sein Bedürfnis, Auswahlmöglichkeiten zu haben" (Law et al. 1995).

K

Klima *n*; ***Etym.:*** griech. *klima* „Neigung, Krümmung"; ***engl.:*** Climate
Kontext: Balneotherapie
Alle Wettererscheinungen, die charakteristisch sind für den mittleren Zustand der Atmosphäre an einem bestimmten Ort; Grundlage: Erhebung über 30 Jahre, sogenannte klimatologische Normalperiode. Spezielle Klimata sind nachweislich als ortsgebundene Heilmittel therapeutisch nutzbar; Gründung des ersten Seebads 1793 an der Ostsee in Heiligendamm, 1797 folgt Norderney an der Nordsee (vgl. ▸ Klimatherapie).

Klimatherapie *f*; ***Etym.:*** griech. *klima* „Neigung, Krümmung"; ***engl.:*** Climate therapy
Kontext: Balneotherapie
Einsatz klimatischer Faktoren zur Beeinflussung von (chronischen) Funktionsstörungen; der klimatische Wirkungskomplex beruht auf dem Zusammenspiel von: Temperatur, Luftfeuchtigkeit, Luftdruck, Sonnen- bzw. Ultraviolettstrahlung, Höhen- oder kosmischer Strahlung, luftelektrischem Potenzialgefälle, atmosphärischen Ionen, Aerosole usw. Bsp.: See-, Mittelgebirgs-, Hochgebirgsklima. Ein Klimawechsel löst in der Regel nach 3 Wochen deutliche physiologische Reaktionen aus, z. B. Stärkung der Abwehrkräfte, Normalisierung der Regulationsmechanismen des vegetativen Nervensystems. Dauer: mindestens 4 Wochen. Indikationen: Asthma bronchiale, Lungenemphysem, Neurodermitis, Heuschnupfen. Für Patienten mit Herz-, Kreislauf-, Nierenerkrankungen, Säuglinge, Hochaltrige, stark geschwächte Patienten ist das Hochgebirgsklima (Reizklima) kontraindiziert (vgl. ▸ Kur).

Klinisches Wissen *n*; ***Etym.:*** griech. *klinike (techne)* „Heilkunde"; ***engl.:*** Clinical knowledge
Kontext: Clinical Reasoning
Im Gedächtnis gespeicherte klinische Muster und Regeln, die Physiotherapeuten in ihrer täglichen Praxis anwenden. In Kombination mit ▸ biomedizinischem Wissen bildet es die Grundlage für eine erfolgreiche Umsetzung von Clinical-Reasoning-Prozessen und ist somit die Basis für eine optimale Patientenversorgung. Aus den Erfahrungen im klinischen Alltag und durch die reflektierende Wissensanwendung in der physiotherapeutischen Arbeit wird das k. W. ständig weiterentwickelt und spezifiziert. Es wird somit für spätere Anforderungen auf einem höheren Niveau verfügbar.

Klonus *m*; ***Etym.:*** griech. *klonos* „Krampf"; ***engl.:*** Clonus, clonic cramp; ***Syn.:*** Myoklonus
Kontext: Neurologie
Rhythmische, unwillkürliche Kontraktion eines Muskels oder einer Muskelgruppe auf einen Dehnreiz; klinisches Zeichen der Spastik. Weist auf eine Schädigung im Verlauf der Pyramidenbahn hin. Man unterscheidet den erschöpflichen und unerschöpflichen K. Am bekanntesten ist der Fußklonus, den die Dehnung der Wadenmuskulatur auslöst. Durch eine Plantarflexion im oberen Sprunggelenk (Annäherung) kann der Therapeut den K. u. U. beenden.

Klonustest *m*; ***Etym.:*** griech. *klonos* „Krampf"; ***engl.:*** Ankle clonus test
Kontext: Neurologie
Test der Wadenmuskulatur auf Spastik; ein ▸ Klonus gilt als Pyramidenbahnzeichen. Durchführung: Der Patient sitzt mit freihängenden Unterschenkeln/Füßen. Der Therapeut fasst den Vorfuß; mittels einer schnellen Dorsalextension dehnt er die Wadenmuskulatur; die Endstellung wird kurz gehalten. Positiv: rhythmisches Zusammenziehen der Wadenmuskulatur als Reaktion auf den Dehnreiz bzw. Zeichen einer spastischen Symptomatik. Der K. ist bereits bei geringster spastischer Symptomatik positiv.

Klopfungen *f*; ***engl.:*** Chest clapping
Kontext: Atemtherapie
Manuelle Technik zur Mobilisation von Sekret von den Bronchialwänden, die entweder mit der hohlen Hand oder mit einer leichten Faust auf dem

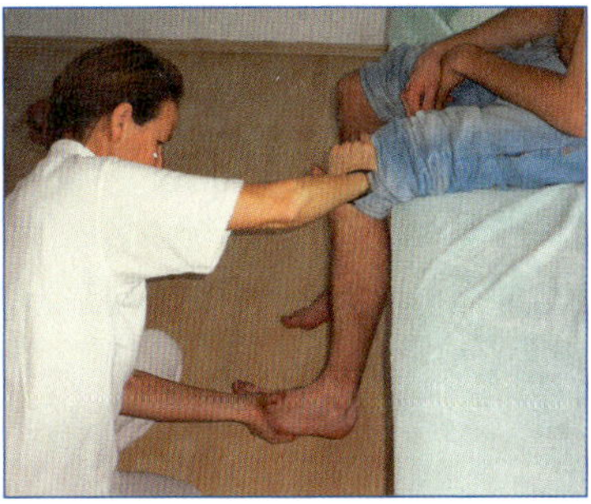

Klonustest.

Thorax des Patienten erfolgen und meistens mit Drainagelagerung der Lunge kombiniert werden.

Klötzchenspiel *n*; ***engl.:*** Building brick game
Kontext: Funktionelle Bewegungslehre
Therapeutische Übung nach Klein-Vogelbach zur segmentalen Stabilisierung der Wirbelsäule. Ausgangsstellung: Sitz. Lernziele des Patienten: Einordnen der Körperabschnitte Becken, Brustkorb und Kopf in die Körperlängsachse (▸ Türmchen); dynamische Stabilisierung der Körperlängsachse (lokale und globale Muskulatur) während der Extension/Flexion in den Hüftgelenken. Der Patient kennt spezielle Punkte und kann die Abstände zwischen ihnen kontrollieren. Anhand von körpereigenen Punkten und deren gleich bleibenden Abständen zueinander erreicht der Patient das Lernziel (z. B. Proc. xyphoideus/Bauchnabel). Reaktionen des Patienten: In der Rückneigung vergrößert sich die Unterstützungsfläche; in der Vorneigung verlagert sich der Schwerpunkt innerhalb der Unterstützungsfläche nach vorne; Fall verhindernde Aktivität der Rumpfmuskulatur dorsal/ventral. Ggf. Anpassungen an Konstitution und Kondition.

Klumpke-Lähmung *f*; ***engl.:*** Klumke palsy
Vgl. ▸ Armplexuslähmung.

Kneipp-Heilbad *n*; ***Etym.:*** nach dem deutschen Pfarrer u. Therapeuten Sebastian Kneipp (1821–1897); ***engl.:*** Kneipp spa
Kontext: Balneotherapie
Ort, der im Gegensatz zum ▸ Kneipp-Kurort über die zehnjährige Anerkennung als Kneipp-Kurort verfügt (vgl. ▸ Kurort).

Kneipp-Kurort *m*; ***Etym.:*** nach dem deutschen Pfarrer u. Therapeuten Sebastian Kneipp (1821–1897); ***engl.:*** Kneipp health resort
Kontext: Balneotherapie

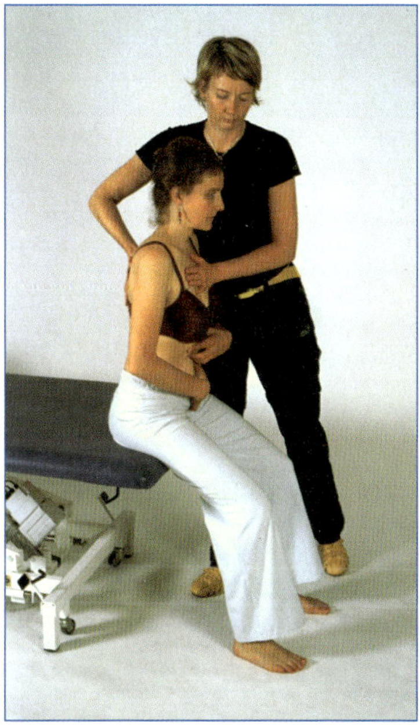

Klötzchenspiel.

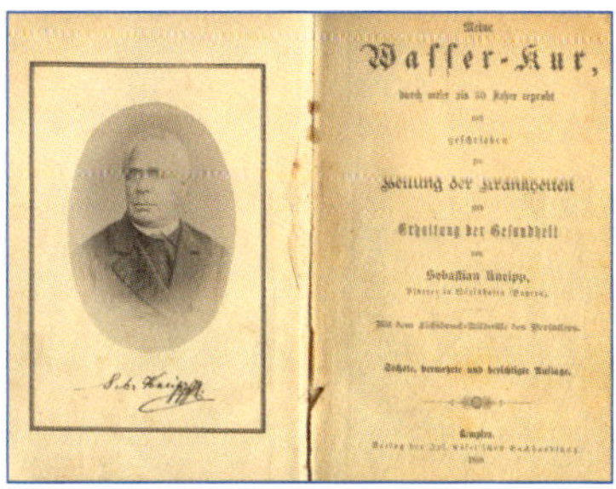

Kneipp-Kurort. 1886 veröffentlichte Kneipp sein erstes Buch „Meine Wasserkur", das ihn weit über die Grenzen des Allgäus hinaus bekannt machte.

Ort, der über die behördlich genehmigte Berechtigung verfügt, die Bezeichnung K. zu führen; Pfarrer Sebastian Kneipp systematisierte die Hydrotherapie und entwickelte sie weiter. Voraussetzungen zur Anerkennung: therapeutische Einrichtungen zur Durchführung wissenschaftlich anerkannter hydrotherapeutischer ▸ Kuren insbeson-

K

dere nach Kneipp mit ständiger ärztlicher Betreuung; wissenschaftlich anerkannte klimatische Eigenschaften und entsprechende Luftqualität mit Überwachung; mindestens eine Praxis Badearzt; Betreuung durch Physiotherapeuten, Masseure u. med. Bademeister; Kurpark, ungestörte Spiel-, Sport-, Liegewiese, Waldanlagen, Diätberatung während der Kur, in Krankenhäusern mindestens ein Diätassistent; Kommunikations- und Informationseinrichtungen (vgl. ▸ Kurort).

Knieaußenwinkel *m*; ***engl.:*** Lateral knee angle

Kontext: Diagnostik

Physiologischer Winkel zwischen anatomischer Femur- und Tibialängsachse (175°) aufgrund der normalen Abweichung der anatomischen Femurachse von der mechanischen nach lateral um 6°. Verkleinert sich der Winkel zwischen Femur und Tibia deutlich unter 175°, spricht man von einem Genu valgum (X-Bein); vergrößert sich der Winkel, spricht man von einem Genu varum (O-Bein), (vgl. ▸ Traglinie).

K

Kniebeuge *f*; ***engl.:*** Knee bend

Kontext: Sportphysiotherapie

Körperübung, bei der beidbeinig oder erschwert einbeinig der Körperschwerpunkt über die Beugung und nachfolgende Streckung im Kniegelenk gesenkt und wieder gehoben wird.

Knie-Ellenbogen-Lage *f*; ***engl.:*** Knee-elbow position; ***Syn.:*** abgelegter Vierfüßler

Kontext: Gynäkologie

Position, in der sich die Patientin auf die Unterschenkel und Unterarme aufstützt; besonders sinnvoll zur Entlastung des Beckenbodens bei ▸ Genitalsenkung.

Kniegelenk *n*; ***engl.:*** Knee joint; ***Syn.:*** Articulatio genus

Kontext: Anatomie, Traumatologie

Größtes Gelenk des menschlichen Körpers, bestehend aus der Verbindung zwischen Femur und Tibia, Femur und Patella (▸ Femoropatellargelenk) sowie Tibia und Fibula (▸ Tibiofibulargelenk). Hauptfunktionen des Gelenks sind die Flexion/Extension sowie eine Schlussrotation bei Endstreckung. Menisken gleichen die inkongruenten Gelenkflächen aus, Bänder (Kreuz-/Seitenbänder) und Muskulatur sichern das Gelenk. Häufigste Verletzung ist die Ruptur des vorderen Kreuzbandes. Nachfolgend gehen nervale Verschaltungen zur Muskulatur (Flexoren/Extensoren) verloren, die nicht durch die gelenksichernde Operation (Kreuzbandplastik) generiert werden können. Deshalb ist die gezielte therapeutische Intervention von hohem Stellenwert für die Wiederherstellung einer möglichst ungestörten Gelenkfunktion.

Kniegelenk, Extension im *f*

Kontext: Bewegungslehre

ROM: 5°.

Muskeln: M. quadriceps femoris (M. rectus femoris, M. vastus lateralis, M. vastus medialis, M. vastus intermedius), M. tensor fasciae latae.

Verkürzungen: Bei einer Verkürzung des M. quadriceps femoris ist der M. rectus femoris (einziger zweigelenkiger Anteil des M. quadriceps femoris) am stärksten betroffen. Die Verkürzung macht sich bei einer Extension im Hüftgelenk mit gleichzeitiger Flexion des Kniegelenks bemerkbar. Im Falle einer Kontraktur kann eine ungenügende Flexion im Kniegelenk oder ein Ausweichen in eine verstärkte Lendenlordose beobachtet werden. Im Stehen wird eine mangelnde Extension im Hüftgelenk mit einer Verstärkung der Lendenlordose beobachtet.

Schwäche: Eine Schwäche des M. quadriceps femoris gleichen Patienten häufig durch eine Hyperextension im Kniegelenk (Genu recurvatum) aus, um einen passiven kapsulären Halt zu erlangen. Im Alltag macht sich die Schwäche beim Treppensteigen und bei der Überwindung von Gefällstrecken bemerkbar. Will der Patient sich hinsetzen oder aufstehen, stürzt er sich mit den Händen auf den Knien ab.

Kniegelenk, Flexion im *f*

Kontext: Funktionelle Bewegungslehre

ROM: 150°.

Muskeln: M. semimembranosus, M. semitendinosus, M. biceps femoris (Caput longum, Caput breve), M. gracilis, M. sartorius, M. gastrocnemius (Caput mediale, Caput laterale), M. popliteus, M. plantaris.

Verkürzungen: In der Regel sind die Verkürzungen nicht auf beiden Seiten gleich stark ausgeprägt. Der unterschiedliche Zug der ischiokruralen Muskulatur führt zu einer Beckenverwringung, die auf der stärker verkürzten Seite durch eine Dorsalrotation des Os ileum entsteht. Funktionsstörungen in den Iliosakralgelenken und der Lenden-Becken-Hüft-Region können als Folge beobachtet werden. Aus einer beidseitigen Verkürzung der ischiokruralen Muskulatur resultiert eine Aufrichtung des Beckens mit einer gleichzeitig verbundenen Abflachung der Lendenwirbelsäule. Der Patient kann den Langsitz nicht mit einer physiologischen Lordose der Lendenwirbelsäule einnehmen.

Schwäche: Sind beide Seiten von einer Schwäche betroffen, kommt es zu einer Beckenkippung. Je nach Schwächegrad kann diese Beckenkippung mit einer Hyperextension in den Kniegelenken verbunden sein. Besteht diese Schwäche nur auf einer Seite, kann auch hier wie bei einer Verkürzung eine Beckenverwringung mit den entsprechenden Funktionsstörungen entstehen.

Kniegelenksbelastung *f*; ***engl.:*** Load at knee joint

Kontext: Biomechanik

Bestimmt man durch die im Gelenk übertragene Gesamtkraft (Resultierende), der vektoriellen Summe aller beteiligten Kräfte (Kraftwirkung der Masse, die im Gelenk stabilisiert werden muss und alle Muskelkräfte). Beim Zweibeinstand ergibt sich als Belastung je Kniegelenk etwa 43 % des Körpergewichts, beim Einbeinstand ca. 87 %. Bei sportlichen Aktivitäten (Laufen, Sprünge) kann es durch die zusätzlich auftretenden Beschleunigungen ein Mehrfaches des Körpergewichtes sein. Bei Veränderungen der kraftübertragenden Flächen oder auch bei Bänderlockerungen ändert sich bei gleicher Belastung jedoch die Beanspruchung des Kniegelenks.

Knie-Hacken-Versuch *m*; ***engl.:*** Knee-heel test

Kontext: Neurologie

Koordinationstest auf Kleinhirnschädigung bzw. ▸ Ataxie. Durchführung: Der in Rückenlage liegende Patient bewegt die Ferse des betroffenen Beines zum kontralateralen Knie und fährt mit der Ferse am Schienbein entlang. Die Zielbewegung soll mit einer weiten Ausholbewegung verbunden sein. Bei verminderter Koordination kann eine ▸ Dyssynergie und/oder ▸ Dysmetrie ursächlich sein.

Kniescheibe *f*; ***engl.:*** Patella, kneecap; ***Syn.:*** Patella

Kontext: Biomechanik

Biomechanisch gesehen hat die K. zwei Aufgaben: zum einen dient sie als kraftumlenkende (feste) Rolle, zum anderen vergrößert sie den muskulären Hebelarm. So lässt sich z. B. bei Quadrizepsschwäche ein größeres ▸ Drehmoment zur Stabilisierung des Kniegelenks erreichen, indem die Kniescheibe operativ vorverlagert wird.

Kniestabilisation *f*; ***Etym.:*** lat. *stabilis* „standfest"; ***engl.:*** Knee stabilisation

Kontext: Funktionelle Bewegungslehre

Die K. beschreibt die muskuläre differenzierte Aktivierung der auf das Kniegelenk wirkenden Muskulatur. Diese ermöglicht es, den physiologischen Stand und Gang sowie Bewegungsabläufe des normalen Lebens durchführen zu können.

Knochen *m*; ***engl.:*** Bone

Kontext: Anatomie, Physiologie

Eine der härtesten Strukturen im Körper; Form von ▸ Bindegewebe, dessen ▸ Matrix sich nicht wie normalerweise an Wasser, sondern an Mineralien bindet; verschiedene Formen (z. B. lange Rohrenknochen, flache K.); tragende, schützende, formgebende, bewegende und produzierende Funktion, Speicherfunktion für Kalzium und Phosphate, bietet Ansatzfläche (z. B. für Muskeln); Aufbau (z. B. Röhrenknochen): Diaphyse (Knochenschaft), Epiphyse, Metaphyse, Außenseite ist mit dem sog. Periost abgedeckt, Innenseite mit dem sog. Endost ausgekleidet; Gefäße und Nerven verlaufen parallel zur Knochenlängsachse in den sog. Haverschen Kanälen und schräg und senkrecht zur Längsachse durch die Volkmannschen Kanäle; K. ist sehr gut durchblutet; K. kann über sensorische Nerven Informationen über die auf ihn einwirkenden Kräfte an ZNS weiterleiten; ▸ Wundheilung

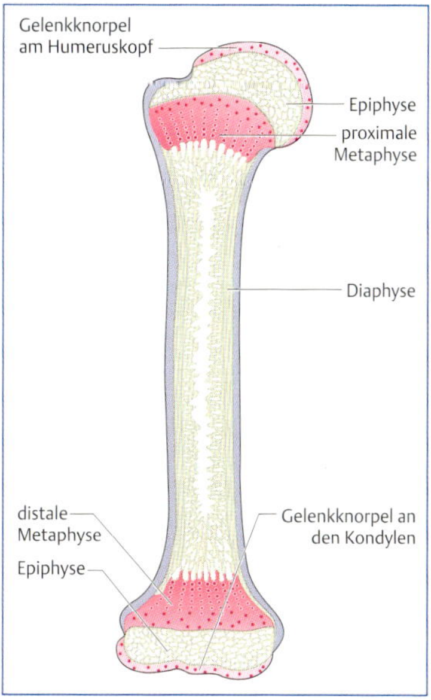

Knochen: Aufbau eines Röhrenknochens. Humerus eines Zehnjährigen.

K

entsprechend der anderer Gewebe, Frakturteile zunächst von sog. Weichteilkallus überbrückt, der später erst in harten Kallus (mineralisierten Knorpel) umgebaut, schließlich wieder durchblutet und letztendlich in normales Knochengewebe umgebaut wird; K. zeigt am Ende der Wundheilung nur ganz geringe Narbenbildung.

Knochenkontusion *f*; ***Etym.:*** lat. *contundere* „zerquetschen, zerstoßen"; ***engl.:*** Bone bruise
Kontext: Traumatologie
Knochenstauchung; kommt häufig bei starker axialer Gewalteinwirkung vor. Führt zur punktuellen Verdichtung v. a. von spongiösem Knochen und geht meist mit einer Knochenödembildung einher. Der Knochen reagiert mit vermehrter Neubildung; der Knorpel wird von seiner tiefen Zone ausgehend geschädigt (möglicher Beginn der Knorpeldegeneration). Kann sehr schmerzhaft sein und muss differenzialdiagnostisch von einer (Impressions-)Fraktur abgegrenzt werden. Physiotherapie: Relevanz der Behandlung variiert sehr stark; unter Umständen hat der Patient physiotherapeutisch kaum beeinflussbare Schmerzen. Bei Mitbeteiligung von Knorpel: Reduzieren der Druckbelastung und Unterstützen des Gelenkstoffwechsels.

K

Knochenmarködem *n*; ***engl.:*** Bone marrow edema
Kontext: Pathologie
Pathophysiologisches Korrelat des ▸ Complex Regional Pain Syndrome (CRPS, Dystrophie); mittels MRT frühzeitig nachweisbar. Aufgrund der Mikrozirkulations- und Nutritionsstörung entsteht ein Ödem im Knochenmark, das später zum Abbau der Spongiosa führt (Stadium II).

Knopflochdeformität *f*; ***engl.:*** Buttonhole deformaty
Kontext: Traumatologie
Eine typische Fehlstellung der Finger, die bei rheumatischen Erkrankungen auftritt. Dabei sind die MCP meist überstreckt, die PIP gebeugt und die DIP überstreckt. Ursache ist das Reißen des mittleren Strecksehnenzügels oder eine starke Überdehnung, wodurch die lateralen Strecksehnenzügel nach palmar abrutschen. Sie werden dadurch zu Flexoren in den PIP-Gelenken und zu Extensoren in den DIP-Gelenken. Die PIP-Gelenke rutschen durch den dorsalen Streckapparat wie ein Knopf durch ein Knopfloch. Die Greiffunktion bleibt im Wesentlichen erhalten.
Die K. am Daumen wird auch ▸ Schusterdaumen oder 90 /90 Deviation genannt.

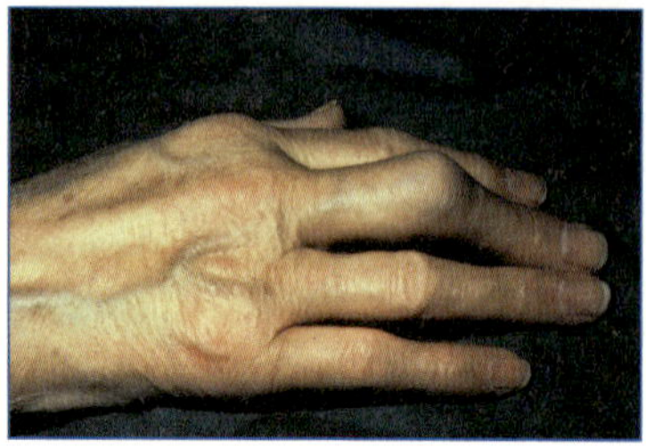

Knopflochdeformität.

Knorpel *m*
Vgl. ▸ Gelenkknorpel.

Knorpelernährung *f*; ***engl.:*** Nutrition of cartilage
Kontext: Physiologie, Orthopädie
Grundsätzlich erhält sich der Knorpel durch ein ausgeglichenes Verhältnis von anabolen und katabolen Prozessen. Beide werden primär mechanisch aktiviert und chemisch vermittelt. Bei den anabolen Prozessen kommt es sekundär zur Flüssigkeitsverschiebung, die die relative Konzentration der einzelnen Matrixkomponenten innerhalb des Knorpels verändert. Die Konzentrationsänderungen wirken über positives oder negatives Feedback auf die Chondroblasten. Physiotherapie/Medizinische Trainingstherapie: Bei der Übungsauswahl berücksichtigt man den spezifischen Reiz (Druck) für das Knorpelgewebe.

Knorpelgewebe, Proliferationsphase *n*; ***Etym.:*** lat. *proles* „Nachkommenschaft" u. *ferre* „tragen"; ***engl.:*** Cartilage tissue, Proliferation phase; ***Syn.:*** quantitative Phase
Kontext: Traumatologie, Orthopädie
Phase, in der die Masse des Gewebes neu gebildet wird. Die P. bei Knorpelgewebe (operativ) dauert ca. 3 Monate. In dieser Phase sollten Therapeuten keine Übungen mit hohen Geschwindigkeiten und überproportional hohen Kompressions- und Scherkräften durchführen.

Knott, Margaret *f*
Kontext: PNF-Konzept
US-amerikanische Physiotherapeutin, 1918–1978, entwickelte gemeinsam mit Dr. Herman Kabat und Dorothy Voss das physiotherapeutische Konzept Propriorezeptive Neuromuskuläre Fazilitation (PNF). 1939–1942 Grundschullehrerin (Sport und Biologie), 1942 Eintritt in die Armee und Besuch der Physiotherapieschule des Reed Army Hospitals; diente bis 1945 als Leutnant im U.S. Army Medical Corps (als Physiotherapeutin). 1945 ver-

ließ sie die Armee und übernahm die Stelle der Leitenden Physiotherapeutin am neu gegründeten Kabat-Kaiser-Institut für Neuromuskuläre Rehabilitation, Washington D.C. (ab 1946 Kabat-Kaiser-Institut, Vallejo; später Kaiser Foundation Rehabilitation Center/KFRC, Vallejo). K. erkannte das Phänomen der Irradiation aufgrund ihrer Arbeit mit Polio-Patienten (1946: Polioepidemie in den USA); sie suchte nach den „guten" Muskeln, die die schwachen unterstützen konnten. 1954 verließ Dr. Kabat das KFRC; K. baute das PNF-Konzept weiter kontinuierlich aus. 1956 erschien die erste Auflage des Lehrbuchs „Proprioceptive Neuromuscular Facilitation". K. wurde mehrmals zur Präsidentin der Sektion Kalifornien der American Physical Therapy Association (APTA) gewählt; 1962 Ehrenmitglied der Chartered Society for Physiotherapy; 1964 Ehrenmitglied der Kanadischen Physiotherapiegesellschaft; von 1964–1967 Mitglied im Direktorenrat der APTA; 1973 Chef-Deligierte der Sektion Kalifornien (APTA).

Knuckle pad *n*; ***Etym.:*** engl. „Fingerknöchel, Knöchel"
Kontext: Diagnostik, Handtherapie
Differenzialdiagnose bei ▶ Morbus Dupuytren. Hierbei befinden sich streckseitige Fingerknöchelpolster über den PIP-Gelenken. Diese Pölsterchen sind selten störend in der Handfunktion, sprechen aber für einen ungünstigen Krankheitsverlauf. 1893 stellte Sir Archibald Edward Garrod den Zusammenhang mit Morbus Dupuytren her.

Kognition *f*; ***Etym.:*** lat. *cognitio* „Wahrnehmen, Erkennen, Erkenntnis"; ***engl.:*** Cognition
1. ***Kontext:*** Psychologie, Clinical Reasoning
Komplexe geistige Aktivitäten, die mit Denken assoziiert werden. Im physiotherapeutischen Clinical-Reasoning-Prozess beinhalten diese Denkprozesse beispielsweise das Wahrnehmen relevanter Informationen für die Physiotherapie, das Analysieren, Interpretieren und Synthetisieren von Patientendaten, das Ableiten von Folgerungen bzw. Ziehen von Schlüssen sowie das Generieren und Abwägen von Hypothesen.
2. ***Kontext:*** Spiraldynamik
In der Spiraldynamik wird K. vor allem im Zusammenhang mit kognitivem Lernen verwendet. Eckpfeiler des kognitiven Lernens sind: Erkenntnis mit Aha-Effekt (versus Wissensvermittlung); konkretes Erleben und Begreifen (versus abstrakte Konzeption); persönliches Engagement und Verantwortung (versus Fremdmotivation); nachhaltige Integration in den Alltag (versus kurzfristige Veränderung); kognitiv ablaufende Prozesse können primär (z. B. unbewusstes Lernen) oder durch präreflexive Automatisierung unbewusst ablaufen (vgl. ▶ Random Practise).

Kognitive Störung *f*; ***Etym.:*** lat. *cognitio* „Wahrnehmen, Erkennen, Erkenntnis"; ***engl.:*** Cognitive dysfunction
Kontext: Neurologie
Verminderte Fähigkeit des Gehirns Informationen aufzunehmen, zu verarbeiten, zu speichern und zur Lösung von Problemen einzusetzen, die nicht durch eine Demenz oder ein amnestisches Syndrom bedingt ist. Physiotherapie: Therapiesituation einfach und übersichtlich strukturieren und kurze, klare Anweisungen formulieren.

Kohärente Strahlung *f*
Vgl. ▶ Strahlung, kohärente.

Kohärenzgefühl *n*; ***Etym.:*** lat. *cohaerentia* „das Zusammenhängen"; ***engl.:*** Sense of coherence; ***Syn.:*** Kohärenzsinn
Kontext: Soziologie
Produkt der Auseinandersetzung eines Menschen mit seinen Widerstandressourcen und seiner Umwelt; Grundorientierung bzw. ein Gefühl des Vertrauens, das beeinflusst wird durch: Verstehbarkeit, Handhabbarkeit, Bedeutsamkeit; Kernstück des ▶ Salutogenesemodells (Antonovsky 1987). Je stabiler das K., desto gesünder ist ein Mensch.

Kohäsion *f*; ***Etym.:*** lat. *cohaerere* „zusammenhängen"; ***engl.:*** Cohesion; ***Syn.:*** Zusammenhangskraft
Kontext: Physik
Entsteht durch gegenseitige Anziehungskräfte der Moleküle gleicher Stoffe und äußert sich in Form von Oberflächenspannung (an der Grenzfläche Flüssigkeit/Gas) und Viskosität (innere Reibung). Somit sind die Kohäsionskräfte verantwortlich für Oberflächenerscheinungen und Strömungswiderstände. Beispiele: Die Tropfenform des fallenden Wassertropfens; im schwerelosen Raum sind Tropfen kugelförmig. Insekten laufen auf der Wasseroberfläche ohne einzusinken. Die Quecksilbersäule des Fieberthermometers reißt beim Abkühlen.

Kohlendioxidtransport *m*; ***Etym.:*** griech. *di-* „zweifach", *oxys* „scharf, spitz" u. lat. *transportare* „hinüberbringen"; ***engl.:*** Carbon dioxide transport
Kontext: Herz- Kreislaufphysiologie
Transport des Kohlendioxids (CO_2) vom Zitratzyklus in den Mitochondrien (Entstehungsort) über das Blut (in die Alveolen); im Blutplasma wird Bi-

K

carbonat (Transportform des CO_2) transportiert. Das im Zitratzyklus der Mitochondrien entstandene CO_2 geht in physikalische Lösung. Das oxygenierte Blut fließt mit einem pCO_2 von 40 mmHg (5,3 kPa) in die Kapillaren. Entsprechend dem Druckgradienten diffundiert CO_2 aus der Zelle über den interstitiellen Raum in das Blutplasma. Dort bleibt nur eine kleine Gasfraktion. CO_2 diffundiert weiter in die Erythrozyten. Dort reagiert es unter katalytischer Hilfe des Enzyms Karboanhydrase mit Wasser. Es entsteht die schwache Kohlensäure, die umgehend in Bicarbonat (HCO_3^-, Transportform des CO_2) und H+-Ionen dissoziiert. $CO_2 + H_2O \leftrightarrow H_2CO_3 \leftrightarrow HCO_3^- + H^+$ (→ im Gewebe; ← in der Lunge). Die Konzentration von Bicarbonat steigt im Erythrozyten; es bildet sich ein Diffusionsgradient in Richtung Plasma. Bicarbonat folgt diesem und hat damit seinen Transportraum erreicht. Zur Sicherung der Elektroneutralität gelangen im Austausch Cl–-Ionen in die Erythrozyten (Chloridshift). Die mit der Dissoziation der H_2CO_3 entstehenden H^+ wären pH-wirksam. Sie werden zum Teil vom Hämoglobin (Hb) gebunden (abgepuffert). Das Hb hat zwei Möglichkeiten als Eiweiß-Puffer zu fungieren: Es ist eine schwächere Säure als HbO_2 (der Dissoziationsgrad fällt nach der O_2-Abgabe, H^+-Ionen können gebunden/gepuffert werden). Das Hb besitzt Ampholyteigenschaften (d. h. hydrophile Gruppen, die als An- oder Kation reagieren können; die Ampholyteigenschaft macht eine relativ große H^+-Menge pH-unwirksam). Alle Reaktionen sind Gleichgewichtsreaktionen; die Reaktionsrichtung ist umkehrbar, wenn sich die Konzentrationen der Reaktionspartner entsprechend ändern. Dies ist in der Lunge der Fall. Das mit einem pCO_2 von 46 mmHg beladene Blutplasma gelangt in die Austauschstrecke; das gelöste CO_2 folgt dem Druckgradienten in die Alveolen (40 mmHg). Durch die Verminderung der Gasfraktion im Plasma gelöstes CO_2 strömt aus dem Erythrozyten ins Plasma (Verschiebung des Reaktionsgleichgewichts der obigen Gleichung nach links). Alle Reaktionen laufen in umgekehrter Richtung ab; der pCO_2 im Blut sinkt wieder auf 40 mmHg (vgl. ▸ Sauerstofftransport).

Kohlenhydrate *f*; ***Etym.:*** griech. *hydor* „Wasser"; ***Abk.:*** KH; ***engl.:*** Carbohydrates; ***Syn.:*** Saccharide

Kontext: Biochemie, Physiologie

Wesentlicher Naturstoff für den Bau- und Energiestoffwechsel, der u. a. als Zucker, Stärke und Zellulose vorliegt; KH liegen in der Speicherform Glykogen in den Muskel- und Leberzellen vor oder finden sich durch Mobilisation in der direkt vom Energiestoffwechsel verwertbaren Form (dem Monosacharid Glukose). Die Glykogenkonzentration in Muskelfasern ist geringer als in Leberzellen; aufgrund der großen Muskelmasse ist die muskulär gespeicherte Glykogenmenge absolut größer. Bei vollen Glykogenspeichern befinden sich in der Leber ca. 20 % der Gesamtmenge. Untrainierte Personen können ca. 300–400 g Glykogen speichern, gut bis sehr gut Ausdauertrainierte ca. 600–750 g. Die Energiereserve Untrainierter beträgt ca. 1500–2000 kcal, die ohne nennenswerte Belastung für einen Tag ausreicht.

Kohlensäurebad *n*; ***engl.:*** Carbonic acid bath

Kontext: Balneotherapie

Bad unter Zusatz von natürlicher oder chemisch erzeugter Kohlensäure. Anwendungstemperatur: kühl; auf der Haut entsteht ein Gefühl der Wärme bei Anlagerung der Kohlensäureperlen. Anwendung: zur Herzentlastung durch Blutdrucksenkung und Förderung der Hautdurchblutung.

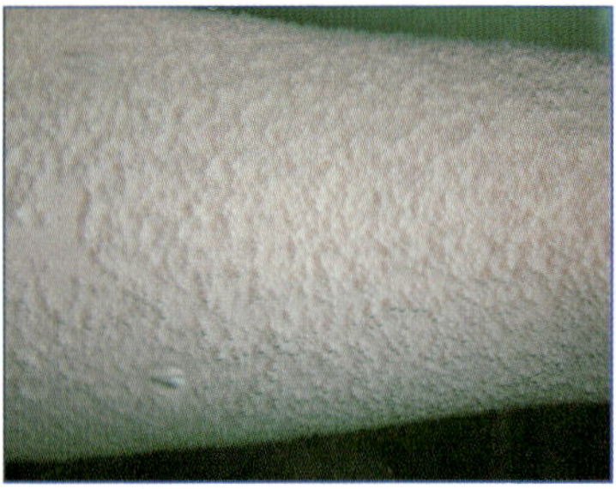

Kohlensäurebad. CO_2-Bäschen auf der Haut.

Kohlensäure-Trockenbad *n*; ***engl.:*** Carbonic acid dry bath

Vgl. ▸ Heilbad.

Kohorte *f*; ***Etym.:*** lat. *cohors* „Hundertschaft"; ***engl.:*** Cohort

Kontext: Forschung

Patientengruppe mit gemeinsamen Merkmalen und Symptomen.

Kokontraktion *f*; ***Etym.:*** lat. *cum* „mit, zusammen" u. *contrahere* „zusammenziehen, vereinigen, verbinden"; ***engl.:*** Co-contraction

1. ***Kontext:*** Muskelphysiologie

Gleichzeitige Kontraktion von Agonist und Antagonist. Zu wenig K. bedeutet fehlende Aufrichtung, mangelnde Haltungskontrolle, zu viel K. verhindert Mobilität und führt zu Blockaden, Versteifungen und Kontrakturen (vgl. ▶ Reziproke Innervation).

2. *Syn.:* Mantelspannung
Kontext: Bewegungslehre
Gleichzeitige Anspannung der agonistischen und antagonistischen Muskulatur eines Gelenks.

Kolbendruck *m*; ***engl.:*** Piston pressure; ***Syn.:*** Stempeldruck
Vgl. ▶ Stempeldruck.

Kollagen, Typ I *n*; ***Etym.:*** griech. *kolla* „Leim" u. *gennan* „erzeugen"; ***engl.:*** Collagen, type I
Kontext: Physiologie
Zu finden in allen Geweben, die unter Zugbelastung stehen, z. B. Aponeurosen, Sehnen, Bänder, Gelenkkapseln, intramuskuläres und intraneurales Bindegewebe; auch in Knochen; teilweise in Menisken, Bandscheiben und Disken; macht ca. 80 % allen Kollagens aus.

Kollagen, Typ II *f*; ***Etym.:*** griech. *kolla* „Leim" u. *gennan* „erzeugen"; ***engl.:*** Collagen, type II
Kontext: Physiologie
Zu finden in allen Geweben, die regelmäßig Druckbelastungen ausgesetzt sind, z. B. Knorpel, Teile der Bandscheibe, Menisken, Disken; Synthese durch ▶ Chondroblasten.

Kollagen, Typ III *n*; ***Etym.:*** griech. *kolla* „Leim" u. *gennan* „erzeugen"; ***engl.:*** Collagen, type III; ***Syn.:*** früher: retikuläre Fasern
Kontext: Physiologie
Zu finden v. a. in Haut, Unterhaut, synovialen Membranen, innerhalb und zwischen inneren Organen und in allen Geweben, in denen gerade eine Wundheilungsphase stattfindet; schließt dabei während der ▶ Proliferationsphase die Wunde und wird in späterem Stadium durch funktionsfähigen Kollagentyp ersetzt.

Kollagennetzwerk, ungeordnetes *n*; ***Etym.:*** griech. *kolla* „Leim" u. *gennan* „erzeugen"; ***engl.:*** Collagen network, diffuse
Vgl. ▶ Ungeordnetes Kollagennetzwerk.

Kolloidosmose *f*; ***Etym.:*** griech. *kolla* „Leim", *eidos* „Aussehen, Gestalt" u. *osmos* „Stoßen, Schieben"; ***engl.:*** Colloid osmosis
Kontext: Physiologie
Osmose durch unterschiedliche Eiweißkonzentration; bewirkt Transport durch semipermeable Membran; wichtig für Rückresorption von Wasser und niedrigmolekularen Substanzen aus dem Gewebe in das Blutgefäßsystem.

Kolloidosmotischer Druck *m*; ***Etym.:*** griech. *kolla* „Leim", *eidos* „Gestalt" u. *osmos* „das Stoßen, Drängen"; ***engl.:*** Oncotic pressure; ***Syn.:*** Onkotischer Druck
Kontext: Physiologie
Durch Proteine hervorgerufener Anteil des osmotischen Drucks; wesentlich an den Austauschprozessen in der terminalen Strombahn beteiligt. Intravasal ist der Proteingehalt höher als im Interstitium; dies bestimmt den Wasseraustausch mit.

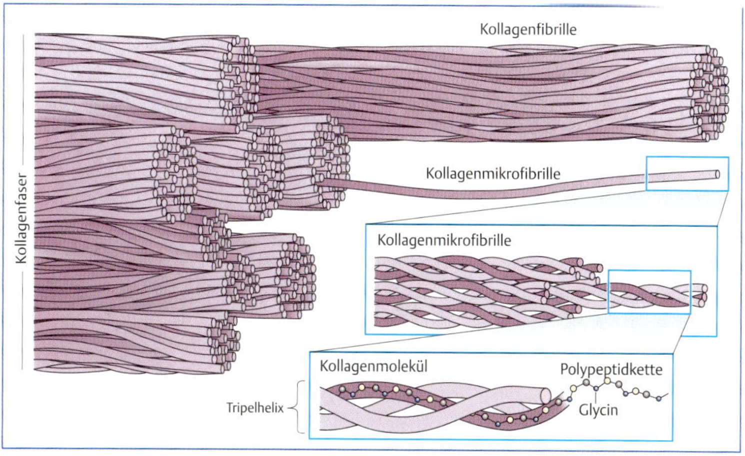

Kollagen: Aufbau einer kollagenen Faser.

Kolmogorow-Smirnow-Anpassungstest *m*; ***Etym.:*** nach den russischen Mathematikern *Andrei Nikolajewitsch Kolmogorow* (1903–1987) u. *Wladimir Iwanowitsch Smirnow* (1887–1974); engl. *test* „Prüfung, Untersuchung"; ***engl.:*** Kolmogorov-Smirnov test; ***Syn.:*** KSA-Test
Kontext: Statistik
Vergleicht die Form einer empirischen Verteilung mit der Form einer bekannten Verteilung. Ein signifikanter KSA-Test besagt, dass sich die empirische Verteilung hinreichend genau einer bekannten Verteilung anpasst. In der modifizierten Form des KSA-Tests wird er häufig benutzt, um eine empirische Verteilung rechnerisch auf das Zutreffen einer ▸ Normalverteilung zu überprüfen.

Kölner Modell *n*; ***engl.:*** Köln/ Cologne model
Kontext: Trainingslehre
Lauftraining in Dreiecksform für Gruppen, wobei die weniger belastbaren Teilnehmer eine kleine dreieckförmige Strecke laufen, während die höher belastbaren ein größeres Dreieck laufen müssen. Alle laufen zur gleichen Zeit los. Die Laufzeit ist für alle einheitlich. Daher ist eine individuelle Belastung im Gruppenverband möglich.

K

Kolonbehandlung nach Prof. Vogler *f*; ***Etym.:*** griech. *kolon* „Dickdarm"; ***engl.:*** Colon traetment according to Prof. Vogler
Kontext: Innere Medizin
Methode zur Anregung der Darmmotilität auf fünf Kolon-Punkten (Zäkalpunkt, Aszendenspunkt, lienaler Punkt, Deszendenspunkt, Sigmapunkt) mittels analwärts gerichteter Friktionsbewegungen mit Mittel- und Ringfinger.

Kolonmassage *f*; ***engl.:*** Colon massage
Kontext: Massage, Innere Medizin
Spezielle Tast- und Druckbehandlung an fünf Reaktionspunkten des Kolons unter Berücksichtigung des Atemrhythmus, die von Vogler entwickelt wurde; die manuellen Techniken beschränken sich gezielt auf das tastbare Kolon (eine allgemeine Bauchmassage kann die Peristaltik eher beeinträchtigen) und fördern die Peristaltik (Tonusregulierung); Wirkungen: durch viszeroviszerale Reflexe wird der gesamte Magen-Darm-Trakt inklusive Gallengangsystem beeinflusst (Vogler beobachtete auch die reflektorische Zunahme des Speichelflusses); Atmung und Kreislauf; Indikationen: Obstipation, Meteorismus, Migräne, pektanginöse Beschwerden, Hypertonie; Dauer: 20–30 min.

Koma *n*; ***Etym.:*** griech. *koma* „tiefer Schlaf"; ***engl.:*** Coma; ***Syn.:*** Coma
Kontext: Neurologie
Tiefste Form der Bewusstseinsstörung, bei der auch bei Schmerzreizen kein Augenöffnen gezeigt wird. Symptom einer schweren Störung der Großhirnfunktion. Physiotherapie: Maßnahmen der Physiotherapie in der Intensivmedizin; Umlagerungen führen zu erhöhtem Hirndruck und müssen bei Patienten mit erhöhtem Hirndruck unterbleiben; unsystematische oder systematische multisensorische Komastimulation.

Kombinierte physikalische Entstauungstherapie *f*; ***Abk.:*** KPE; ***engl.:*** Combined physical anti-edema therapy; ***Syn.:*** Komplexe physikalische Entstauungstherapie
Kontext: Lymphdrainage
Verfahren zur Behandlung von Patienten mit ▸ Lymphödem. Phase 1 /Entstauungsphase (Intensivphase der stationären oder ambulanten lymphologischen Rehabilitation): zur Volumenreduktion mittels der Verknüpfung von ▸ manueller Lymphdrainage (1–2-mal täglich 1 h, ca. 3–4 Wochen), Bandagierung, Bewegungs- und Atem-

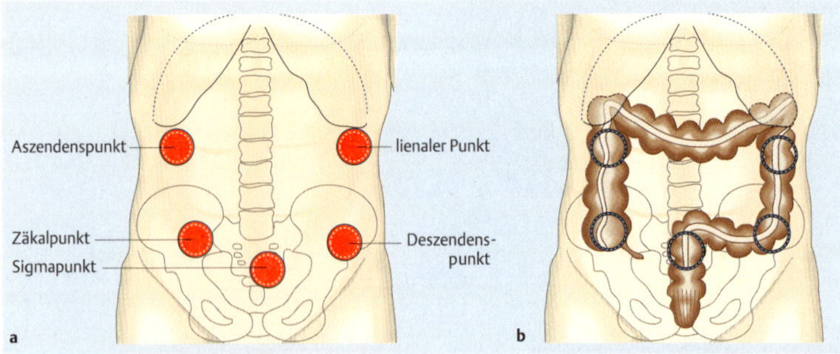

Kolonbehandlung nach Prof. Vogler: Lokalisation der Kolonpunkte.

therapie; weiterer Schwerpunkt ist die Hautpflege. Phase 2 /Erhaltungsphase (ambulante Therapie, 6–15 Monate): mit dem Ziel den in Phase 1 erreichten Status quo zu halten mittels Hautpflege, ▸ Kompressionsstrumpf, Bewegungs- und Atemtherapie, manueller Lymphdrainage (vgl. ▸ Kompression, ▸ Erysipel).

Kommanditgesellschaft *f*; ***Etym.:*** franz. *commandité* „verantwortlicher Teilhaber"; ***Abk.:*** KG; ***engl.:*** Private limited partnership
Kontext: Betriebswirtschaftslehre
Personengesellschaft von mindestens zwei Personen; geregelt durch das Handelsgesetzbuch (HGB) §§ 161ff. Die Besonderheit ist die Aufteilung der Personen in einen Komplementär und einen oder mehrere Kommanditisten. Der Komplementär haftet immer unbeschränkt (auch mit seinem Privatvermögen), die Kommanditisten nur in Höhe ihrer Einlage. Die Gründung wird ins Handelsregister eingetragen. Gesellschaftsform wird v. a. bei Handelsgewerben verwendet. Physiotherapie: Lieferanten physiotherapeutischer Praxen sind häufig KGs; Praxen werden i. d. R. nicht in dieser Gesellschaftsform geführt.

Kommunikation *f*; ***Etym.:*** lat. *communicatio* „Mitteilung"; ***engl.:*** Communication
Kontext: Psychologie, Soziologie
Sozialer Prozess der Verständigung zwischen Menschen. K. heißt wortwörtlich „Mitteilung". Grundvorgang der K. (Sender-Empfänger-Modell nach Stuart Hall): ein Sender, möchte etwas mitteilen; er verschlüsselt sein Anliegen in erkennbare Zeichen, die der Empfänger zu entschlüsseln versucht; wenn gesendete und empfangene Nachricht übereinstimmen, kann Verständigung stattfinden; da K. komplex ist, kommt es häufig zu Missverstehen oder Nichtverstehen; beim Nichtverstehen fehlt ein gemeinsames Zeichensystem, während es beim Missverstehen zwar vorhanden ist, aber unterschiedlich aufgefasst werden kann; Verstehensschwierigkeiten ergeben sich daher beispielsweise aus unterschiedlich verwendeten Worten oder anderen Zeichen. In der K. geht es nicht allein um Sprache und den Austausch von Sachinformation, sondern auch um die Übermittlung von emotionalen Inhalten über den visuellen (sehen), akustischen (hören), taktilen (tasten) und olfaktorischen (riechen) Kommunikationskanal, etwa in Form von Gesten, Körperhaltung, Mimik, Sprachmelodie, Atemgeräuschen, Haut-Temperatur, Muskel-Spannung, Körpergeruch; die Informationsübermittlung kann sowohl bewusst und absichtlich als auch unbewusst und unabsichtlich geschehen (vgl. ▸ Körpersprache). Bei bestimmten Erkrankungen (z. B. ▸ Schlaganfall) kommt es mitunter zu Störungen der verbalen Kommunikation, z. B. durch Störungen im Broca- und/oder Wernicke-Zentrum (vgl. ▸ Aphasie).

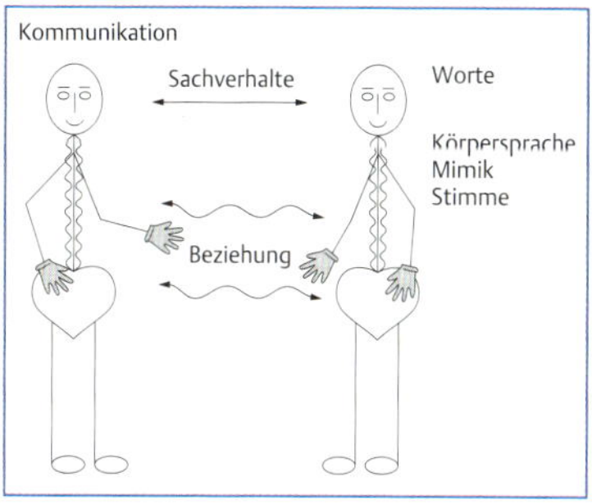

Kommunikation. Der Mensch kommuniziert auf verschiedene Arten, wobei die stärkste Botschaft, die wir empfangen, nonverbal vermittelt wird.

K

Kommunikation, gewaltfreie *f*; ***Abk.:*** GfK; ***engl.:*** Communication, non-violent
Kontext: Psychologie
Von Marshall B. Rosenberg entwickeltes Kommunikations- und Konfliktlösungsmodell, das aus vier Komponenten besteht. Dabei geht es um einen respektvollen Umgang der Kommunikationspartner untereinander, der die Bedürfnisse aller Beteiligten aufspürt, wertschätzt und berücksichtigt. Durch „gewaltfreien" einfühlsamen Sprachgebrauch wird so das Wohlwollen auf beiden Seiten verstärkt; wer sich die innere Haltung der GfK – der „language of the heart" (Rosenberg) – zu eigen macht, verzichtet auf kommunikative Formen der Gewalt; er vermeidet beispielsweise, jemanden durch Erzeugung von Scham- oder Schuldgefühlen zu etwas zu motivieren. Ein Negativ-Beispiel aus der Physiotherapie wäre: „Sie sollten täglich ihre Übungen machen, oder wollen sie, dass unsere Therapie umsonst war?". Das Konzept der GfK entstand aus Rosenbergs Auseinandersetzung mit der amerikanischen Bürgerrechtsbewegung in den frühen 1960er-Jahren und steht in der Tradition der klientenzentrierten Gesprächstherapie nach Rosenbergs Lehrer Carl Rogers; zudem fließen Gandhis Überlegungen zur Gewaltfreiheit in Rosenbergs Modell ein.

Gewaltfreie Kommunikation	
Komponenten	**Inhalte**
Beobachtung	Beobachten, was in einer Situation tatsächlich geschieht und diese Beobachtung wertfrei mitteilen
Gefühle	Aussprechen, wie man sich während der Beobachtung fühlt
Bedürfnisse	Bedürfnisse äußern, die hinter den Gefühlen stehen
Bitten	Aussprechen der konkreten Bitte, was die eigene Lebensqualität verbessern könnte

Kommunikation, interkulturelle *f*; ***Etym.:*** lat. *communicatio* „Mitteilung", *inter* „zwischen" u. *cultura* „Landbau, Pflege (des Körpers u. Geistes)"; ***engl.:*** Communication, intercultural

Kontext: Soziologie, Psychologie

Forschungsbereich, der sich mit der Kommunikation zwischen Kulturen befasst. Sein Fokus liegt in der Regel auf der Kommunikation zwischen Individuen, die zwei unterschiedlichen Kulturen angehören. Da es im deutschsprachigen Raum noch keine eigene etablierte Forschungsdisziplin gibt, widmen sich viele Wissenschaften der i. K. Wesentliche Beiträge liefern die Ethnologie, die Soziologie und die Psychologie, indem sie Antworten auf folgende Fragen suchen: Inwiefern sind Menschen in ihrem Denken und Wahrnehmen, ihren Emotionen, Wertvorstellungen und Verhaltensweisen von ihrer Kultur geprägt? Gibt es allgemein-menschliche, in allen Kulturen anzutreffende Aspekte der Kommunikation? Wo könnten Missverständnisse zwischen Angehörigen unterschiedlicher Kulturen entstehen – in der Physiotherapie beispielsweise durch unterschiedliche Ausdrucks-, Darstellungs- und Handlungsweisen bei Schmerzzuständen?

Kommunikation, nonverbale *f*

Vgl. ▸ Nonverbale Kommunikation.

Kommunikation, verbale *f*

Vgl. ▸ Verbale Kommunikation.

Kommunikationsmodell *n*; ***engl.:*** Communication model

Kontext: Psychologie

Theoretischer Ansatz, der erklärt, was Kommunikation ist und wie sie funktioniert; bekannte Beispiele sind das „Sender-Empfänger-Modell" des britischen Soziologen Stuart Hall (1970), das „Vier-Seiten-Modell" und das Persönlichkeitsmodell „Inneres Team" des Kommunikationspsychologen Friedemann Schulz von Thun oder die Kommunikationstheorie Paul Watzlawicks. Watzlawick baut seine Theorie auf fünf pragmatischen Axiomen auf, die Regeln für eine funktionierende Kommunikation bedingen; jede Störung von Kommunikation kann demnach auf ein Handeln gegen diese Axiome zurückgeführt werden. Das bekannteste dieser fünf Axiome: „Man kann nicht nicht kommunizieren!" besagt, dass zwei Personen miteinander kommunizieren, sobald sie sich gegenseitig wahrnehmen können, da jedes Verhalten kommunikativen Charakter hat.

Kommunikationspolitik *f*; ***Etym.:*** lat. *communicatio* „Mitteilung" u. griech. *politike (techne)* „Kunst der Staatsverwaltung"; ***engl.:*** Communication policy

Kontext: Betriebswirtschaftslehre, Marketing

Teilbereich des Marketings; K. fördert die Kaufentscheidung durch gezielte Vorabinformationen. Sie beeinflusst den Kontakt zwischen Anbieter und Leistungsnachfragern positiv. Mittels K. beeinflusst ein Unternehmen die öffentliche Meinung, Einstellungen und Erwartungen an ein Unternehmen bzw. seine Produkte möglichst positiv. Instrumente: Werbung, Öffentlichkeitsarbeit, Sponsoring, persönlicher Verkauf und verschiedenste Verkaufsförderungsmaßnahmen. Physiotherapie: Alle Instrumente sind je nach Zielsetzung einsetzbar.

Kommunikationsträger, verbaler *m*; ***Etym.:*** lat. *communicatio* „Mitteilung" u. *verbum* „Wort"

Kontext: Kommunikation

Wörter und Sätze gesprochen, gesungen und geschrieben.

Kompensation *f*; ***Etym.:*** lat. *compensatio* „Ausgleich"; ***engl.:*** Compensation; ***Syn.:*** Ausgleich, Ersatz

Kontext: Rehabilitation

Funktionen, Fähigkeiten oder Fertigkeiten, die sich nicht durch Üben wiederherstellen lassen, werden durch Hilfsmittel oder Umgehungsstrategien ersetzt, ausgeglichen oder umgangen. Ersetzen (z. B. die fehlende Gehfunktion durch einen Rollstuhl); Ausgleichen (z. B. fehlende Dorsalextension durch eine Schiene), Umgehen (z. B. durch Nutzen eines Einhänderbretts den Einsatz des plegischen Armes vermeiden). Zeitpunkt, Umfang und Akzeptanz sind Aspekte, die bei der Hilfsmittelversorgung berücksichtigt werden müssen.

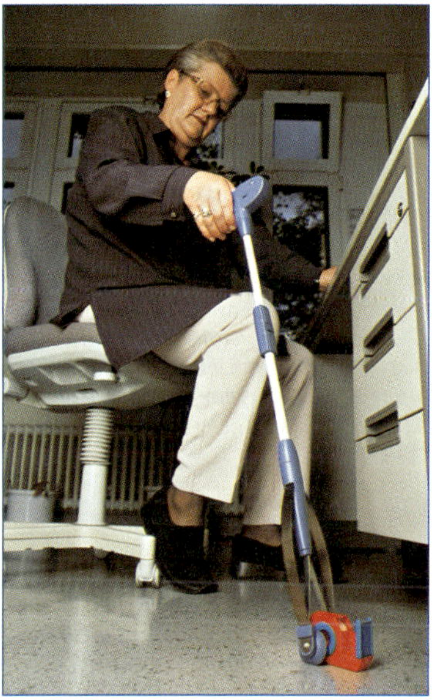

Kompensation: Einen Gegenstand mithilfe einer Greifzange aufheben.

Kompensationsbewegung *f*
Vgl. ▸ Kompensationsmechanismus.

Kompensationsbewegung bei Querschnittlähmung *f*; ***Etym.:*** lat. *compensatio* „Ausgleich"; ***engl.:*** Compensatory movement with spinal cord injury
Kontext: Rehabilitation
Funktionen motorisch gelähmter Muskeln werden auf Dauer, ggf. unter therapeutischer Anleitung, von innervierten Muskeln übernommen. In der oberen Extremität könnten dies folgende sein:

- der M. extensor carpi radialis kompensiert die Greiffunktion der Hand bei gelähmter Finger- und Handmuskulatur (vgl. ▸ Funktionshand, aktive),
- die Außenrotatoren des Schultergelenkes kompensieren bei gleichzeitiger aktiver Streckung des Handgelenkes durch den M. extensor carpi radialis die Funktion des gelähmten M. triceps brachii für die Ellbogenstreckung, man spricht von einer Ellbogenblockade,
- die Aufrichtung des Axisorganes wird teilweise kompensiert durch die motorische Innervation des M. trapezius und der Mm. rhomboidei,
- die unilaterale Beckenhebung wird durch die Umkehrung von Punktum mobile und Punktum stabile des M. latissimus dorsi kompensiert.

Kompensationsmechanismus *m*; ***engl.:*** Compensatory strategy; ***Syn.:*** Entlastungsmechanismus
Kontext: Bewegungsanalyse
Veränderung des Bewegungsverhaltens, häufig ohne bewusste Steuerung des Patienten, um eine geschädigte Struktur zu entlasten und das Abklingen von Überlastungsschäden zu ermöglichen oder um irreversible Schäden auszugleichen (vgl. ▸ Duchenne-Hinken, ▸ Trendelenburg-Zeichen). Trotz des auffälligen Bewegungsverhaltens sind K. natürlich und sinnvoll. Nur wenn der K. nicht mehr relevant ist, d. h. wenn er weiter besteht, obwohl er nicht mehr benötigt wird, sollte therapeutisch gegen ihn vorgegangen werden (vgl. ▸ Ausweichbewegungen.

Kompetenzerleben *n*; ***Etym.:*** lat. *competens* „zutreffend"; ***engl.:*** Competence experience
Kontext: Psychologie, Kommunikation
Grundlegendes psychisches ▸ Bedürfnis nach ▸ Selbstwirksamkeit. Ist eine Person in der Lage, mit ihren verfügbaren Fähigkeiten ausreichend Einfluss auf andere Personen oder eine bestimmte Situation zu nehmen, ist ihr Bedürfnis nach Kompetenz erfüllt. Sie kann dann ihre eigenen Möglichkeiten umfassend nutzen, ihren Zustand und die Bedingungen zu gestalten. In der Physiotherapie können Therapeuten das K. des Patienten gezielt fördern, indem sie diesem bewältigbare Aufgaben stellen und ihn bei Bedarf unterstützen. Das K. des Therapeuten ist für die berufliche Zufriedenheit sehr bedeutsam. Therapeuten können durch eine gute Ausbildung, Fortbildungen und die aktive Anwendung des Gelernten ihre fachlichen und sozialen Kompetenzen erwerben und erweitern, was sich positiv auf ihr eigenes K. im Beruf auswirken dürfte (vgl. ▸ Aktualisierungstendenz).

Kompetenztraining *n*; ***Etym.:*** lat. *competentia* „das Zusammentreffen, Stimmen"; ***engl.:*** Competence training
Kontext: Neurologie
Gruppentherapie zur Förderung des Störungsbewusstseins und der zielgerichteten ▸ Krankheitsbewältigung bei Patienten mit Hirnschädigung. Ziele des K. nach Kühne sind: kommunikative Fertigkeiten verbessern, Verhalten modifizieren, selbstsicheres Verhalten fördern, Selbstbeobach-

K

tungsmöglichkeiten lernen und Aktivitätenplanung. Zielgruppe: Ältere Patienten ohne Sprachprobleme (schriftliche Lernmaterialien), die von einer starken therapeutischen Strukturierung profitieren, sich auf den Alltag ohne Berufstätigkeit vorbereiten, bei der Förderung von Störungsbewusstsein, Krankheitsbewältigung und ▸ Adaption unterstützt werden wollen (vgl. Integrative Neurotherapie).

Komplementäre Bewegungstherapie *f*; ***Etym.:*** lat. *complementare* „ergänzen, vervollständigen" u. griech. *therapeia* „Behandlung, Pflege"; ***engl.:*** Complementary movement therapy

1. ***Kontext:*** Gesundheitswissenschaften, Gesundheitsökonomie

Von der Schulmedizin bzw. den Krankenversicherern nicht anerkannter oder durch getrennte Zusatzversicherungen abgedeckter bewegungstherapeutischer Ansatz. Komplementäre Bewegungstherapien stehen formal und/oder inhaltlich im Gegensatz zur offiziell anerkannten ▸ Bewegungstherapie und werden allgemein als ergänzende Therapieform bewertet.

2. ***Kontext:*** Spiraldynamik

Spiraldynamik-Therapie im engeren Sinne; Spiraldynamik als eigenständige komplementäre Therapiemethode beinhaltet ein definiertes Methodenrepertoire, z. B. ▸ Anatomiesehen, ▸ Impulszentren, ▸ Autoelongation, ▸ Achterbewegungen, 3D-Körperarbeit und 3D-Bewegungslernen. Spiraldynamik kann auch als Meta-Modell betrachtet werden (vgl. ▸ Bewegungstherapie).

Komplexe physikalische Entstauungstherapie *f*

Vgl. ▸ Kombinierte physikalische Entstauungstherapie.

Komplexübung *f*; ***Etym.:*** lat. *complecti* „umfassen, zusammenfassen"; ***engl.:*** Complex exercise

Kontext: Medizinische Trainingstherapie

Bewegungsaufgabe/Trainingseinheit im Krafttraining, die mehr als eine Extremität umfasst.

Asymmetrische K.: unterschiedliche Bewegungen der rechten/linken Extremität. Bsp.: Übungen, die in Schrittstellung ausgeführt werden; ▸ Squat Lunge.

Symmetrische K.: gleiche Bewegungen der rechten/linken Extremität. Bsp.: Übungen, die in Parallelstellung ausgeführt werden; Basic Squat.

Komponenten-Konzept *n*; ***Etym.:*** lat. *componere* „zusammensetzen, -stellen, -legen" u. *conceptum* „das in Worten Ausgedrückte, Abgefasste"; ***engl.:*** Component concept

Kontext: Diagnostik, Maitland-Konzept, Manuelle Therapie

Spezifische Taxonomie in der manualtherapeutischen ▸ Funktionsuntersuchung von schmerzhaften Bewegungsdysfunktionen (Mechanosensitivität); Komponenten: Gelenkfunktionen (lokale/geleitete Symptomatik), neurodynamische Funktionen (lokale/geleitete Symptomatik), Muskelfunktionen (kontraktile Funktionen, Triggerpunkte), Weichteile (Haut, Faszien, Bindegewebe), andere (Gefäße, Viszera).

Kompresse *f*; ***engl.:*** Compress/pad

Vgl. ▸ Auflagen.

Kompressibel ***engl.:*** Compressible; ***Syn.:*** zusammenpressbar, verdichtbar

Kontext: Biomechanik

„Zusammendrückbar"; Gase sind z. B. kompressibel, sie passen ihr Volumen dem herrschenden Druck an (vgl. ▸ Inkompressibel, Kompressibilität).

Kompressibilität *f*; ***engl.:*** Compressibility

Kontext: Biomechanik

Das Verhältnis von Volumenänderung (ΔV) zur Druckänderung (Δp). K. ist ein Maß dafür, wie sehr sich ein Medium zusammendrücken lässt („Zusammendrückbarkeit"). Bei Festkörpern und Flüssigkeiten (auch Blut) ist sie sehr gering, bei Gasen jedoch sehr groß. Beispiel: Luftpumpe. Stoffe, die eine Volumenänderung infolge einer Druckeinwirkung erfahren, nennt man deformierbare Medien. Ein Maß für K. ist der Kompressibilitätskoeffizient.

Kompression *f*; ***Etym.:*** lat. *compressio* „das Zusammendrücken"; ***engl.:*** Compression

1. ***Kontext:*** Manuelle Therapie

Stufenlos steigerbare und passiv vom Therapeuten entwickelte Last; zur Gelenkuntersuchung und Therapie einsetzbar. Bei einer differenzierenden Untersuchung wird K. in der schmerzprovozierenden Gelenkstellung ausgeübt, um falsch positive Ergebnisse zu vermeiden (vgl. ▸ Traktion, ▸ Kompressionsbehandlung).

2. ***Kontext:*** Lymphdrainage

Therapeutische Methode bei phlebologischen und lymphologischen Erkrankungen. Wirkung: vermeidet Wiederfüllung eines Ödems, verbessert venöse Resorption, erhöht ▸ Lymphangiomotorik, übt je nach Material Druck oder Widerstand auf das Gewebe aus. Maßnahmen: Bandagierung oder ▸ Kompressionsstrumpf (vgl. ▸ Bandage, ▸ Manuelle Lymphdrainage).

3. ***Kontext:*** Biomechanik

Verdichtung, Zusammendrücken, stauchende Krafteinwirkung. Beispiel: Der Kompressionsverband in der Ersten Hilfe drückt die Wundränder zusammen (Druckverband).

4. ***Kontext:*** Kaltenborn-Evjenth-Konzept

Geradlinige translatorische Bewegung rechtwinklig zur Behandlungsebene hin. Dabei erhöht sich der Druck zwischen den Gelenkflächen. K. dient insbesondere zur Untersuchung intraartikulärer Probleme. In der Behandlung wird die K. der Gelenkflächen im Rahmen eines progressiv steigernden Belastungstrainings eingesetzt. Eine manuelle Kompressionsbehandlung macht wenig Sinn, wenn der Gelenkkompressionstest positiv ist. In diesem Fall muss der Therapeut alle Techniken behutsam anwenden, die den Gelenkdruck erhöhen, wie z. B. Bewegungen gegen Widerstand.

Kompression, apparative intermittierende *f*; ***Abk.:*** AIK; ***engl.:*** Compression, mechanical intermittent; ***Syn.:*** apparative Entstauung

Kontext: Lymphologie, Manuelle Lymphdrainage

Intermittierende, mechanische Kompression zur Entstauung bei Patienten mit Ödemen mittels Mehrkammerpumpen (instrumentelle Pneumomassage). AIK ergänzt die ▸ manuelle Lymphdrainage, kann sie jedoch nicht ersetzen. Der Patient muss gelernt haben, mit seinem Ödem bzw. dem Gerät umzugehen. Ist der Abfluss nicht garantiert, kommt es zu ▸ Indurationen im proximalen Bereich der Extremitäten. Bei lymphangiologischen Erkrankungen darf die AIK nur in Kombination mit manueller Entstauung eingesetzt werden (AWMF Leitlinien Register Nr. 037 /002).

Kompressionsbehandlung *f*; ***Etym.:*** lat. *compressio* „das Zusammendrücken"

Kontext: Manuelle Therapie

Verbessern der Belastbarkeit von minder belastbaren Strukturen durch gezielte Belastung. In der K. bleibt die Belastung zunächst deutlich unter Alltagsbelastungen und führt über Zwischenschritte zur Vollbelastung in Alltagspositionen. Steigerungsstufen: ▸ Traktion in entlasteter Ausgangsstellung; Bewegung unter Traktion in entlasteter Ausgangsstellung; Bewegung ohne Traktion in entlasteter Ausgangsstellung; Kompression und aktives Üben in entlasteter Ausgangsstellung; aktives Üben in teilbelasteter Ausgangsstellung; aktives Üben in belasteter Ausgangsstellung (Kompression).

Kompressionsdruck *m*; ***engl.:*** Compression pressure

Kontext: Lymphdrainage

Gemessen in mmHg/cm² (vgl. La Place-Gesetz).

Kompressionsfähigkeit *f*; ***engl.:*** Compressibility

Kontext: Biomechanik

Materialeigenschaft eines Stoffes in Bezug auf seine ▸ Kompressibilität.

Kompressionshandschuh *m*; ***engl.:*** Compression glove

Kontext: Handtherapie

Angewendet zur Ödembehandlung. Es gibt industriell angefertigte K., die in den Größen S, M, L und XL, wahlweise mit geschlossenen oder offenen Fingerspitzen erhältlich sind.

Des Weiteren gibt es K., die nach Maß angefertigt werden. Diese werden nach individuellen Maßen, also Fingerlänge, Armlänge, geschlossene oder offene Fingerkuppen, mit oder ohne Reißverschluss, angefertigt. Sie bieten optimale Versorgung.

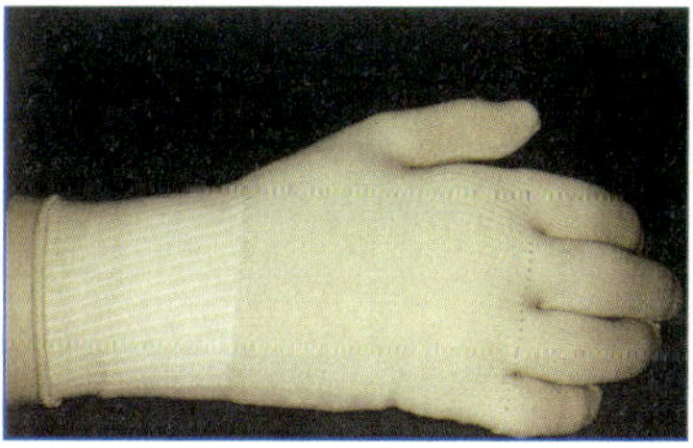

Kompressionshandschuh.

Kompressionsklasse *f*; ***Abk.:*** Kkl; ***engl.:*** Compression class

Kontext: Lymphdrainage

Einteilung nach AWMF-Leitlinien-Register Nr. 037 / 004 in vier Klassen; gibt Auskunft über den Druck des Kompressionsmaterials medizinischer Kompressionsstrümpfe pro cm² auf das darunter liegende Gewebe. Ggf. ist es sinnvoll zwei Klassen zu kombinieren (kein linearer Druckanstieg), z. B. Kkl 2 und 3. Die Strümpfe sind leichter anzuziehen als ein Strumpf der Kkl 4. Bei schlechter Compliance des Patienten kann die Verordnung einer niedrigeren Kkl für Abhilfe sorgen (vgl. ▸ Bandage).

Kompressionskraft *f*; ***engl.:*** Power of compression

Kontext: Biomechanik, Physiologie

K

Kompressionsklasse (mod. nach AWMF 2008)			
Kkl	Druck mmHg	Wirkung	Indikationen Arm/Bein
1	18 – 21	Leicht (Oberflächenwirkung)	Armlymphödem Schwache Varikosis ohne wesentliche Ödemneigung Beginnende Schwangerschaftsvarikosis
2	23 – 32	Mittel (Oberflächenwirkung)	Armlymphödem Ausgeprägte Varikosis mit Ödemneigung Posttraumatische Schwellungszustände nach Thrombophlebitis Verödung, Stripping Stärkere Schwangerschaftsvarikosis Beginnendes Lymphödem
3	34 – 46	Kräftig (Oberflächen- und Tiefenwirkung)	Armlymphödem Chronisch-venöse Insuffizienz Schwere Ödemneigung Sekundäre Varikosis Atrophie blanche Nach schweren Ulzera, Lymphödemen
4	≥ 49	Sehr kräftig (Tiefenwirkung)	Lymphödem

K

Kraft, die zu einer Verdichtung oder ▸ Kompression eines Stoffes führt. Auf ein Gas angewandt, bewirkt sie die Erhöhung seiner Dichte beziehungsweise eine Verminderung seines Volumens. In Gelenken wirkt sie als stauchende Komponente auf die Gelenkflächen. Für manche Gewebestrukturen, z. B. Knorpelgewebe, sind Kompressionskräfte der adäquate Reiz zur Neuorientierung bzw. Neubildung.

Kompressionsmaske *f*; ***engl.:*** Compression mask

Kontext: Lymphdrainage

Einsatz bei Lymphödemen im Kopfbereich. Mögliche negative Folge: Durch die äußere Kompression verlagert sich das Ödem in den Bereich der häufig ebenfalls ödematösen Schleimhäute; Behinderung der Atmung, des Schluckens. Die K. ist in diesen Fällen nur eingeschränkt einzusetzen (vgl. ▸ Kompression).

Kompressionsstrumpf *m*; ***Abk.:*** MKS, ATS; ***engl.:*** Surgical hose; ***Syn.:*** Medizinischer Kompressionsstrumpf

Kontext: Lymphdrainage, Physikalische Therapie

Therapeutische Maßnahme der ▸ kombinierten physikalischen Entstauungstherapie während der Erhaltungsphase bzw. für Patienten mit phlebologischen und lymphologischen Erkrankungen. Wirkung: vermeidet Wiederfüllung des Ödems, verbessert venöse Resorption, erhöht ▸ Lymphangiomotorik, übt je nach Material Druck oder Widerstand auf das Gewebe aus. Tragedauer: ganztägig. Mit wachsendem Umfang der Extremität nimmt der Kompressionsdruck bei gleicher Krafteinwirkung nach proximal ab (▸ LaPlace-Gesetz). Druckverlauf des K.: distal 100 % – proximal 40 %; Maßanfertigung durch Orthopädietechniker. Bsp. adäquate Versorgung, K. der ▸ Kompressionsklasse 2: alle 6 Monate als Doppelversorgung, da die therapeutische Wirkung nachlässt. Strümpfe der Kompressionsklasse 3 können länger getragen werden. Man unterscheidet zwei Materialien:

Flachstrick: mehr Widerstand, mit Naht, individuelle Passform, optimaler Druckverlauf auch bei extremen Ödemformen, geeignet für Patienten mit Lymphödem.

Rundstrick: mehr Druck, ohne Naht.

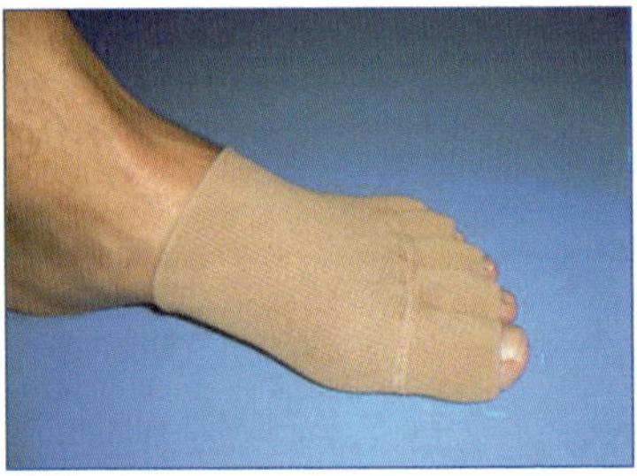

Kompressionsstrumpf: Zehenkappe.

Kompressionstherapie *f*; ***engl.:*** Compression therapy
Kontext: Innere Medizin, Lymphdrainage
Unterstützen des Venenrückstroms bei venöser Insuffizienz. Die Kompression erfolgt am wirkungsvollsten durch längselastische Maßstümpfe, Strumpfhosen oder Wickel. Sie soll den venösen Blutstrom nach proximal unterstützen, insuffiziente Vv. communicantes mit defekten Klappen abdichten, Überfüllung des oberflächlichen Venensystems verhindern, Ödeme auspressen oder ihre Bildung verhindern und insuffizient gewordene Muskulatur unterstützen.

Kondensator *m*; ***Etym.:*** lat. *condensare* „dicht zusammendrängen"; ***engl.:*** Capacitor
Kontext: Physik, Elektrotherapie
Elektronisches Bauelement oder allgemein: Anordnung zur Speicherung von Ladungsträgern. Prinzipiell besteht ein K. aus zwei Metallelektroden, die durch ▸ Dielektrikum von einander getrennt sind. Plattenfläche, angelegte Spannung und Eigenschaften des Dielektrikums bestimmen die ▸ Kapazität eines Kondensators. Kondensatoren werden in elektronischen Schaltungen verwendet (z. B. Schwingkreis, Spannungsglättung, Signalfilter). Im Bereich der Elektrotherapie wird das elektrische Feld (Gleichspannung) oder elektrische Wechselfeld (Wechselspannung) zwischen den beiden Plattenelektroden als Therapiebereich benutzt. Das behandelte Körpersegment funktioniert als „verlustbehaftetes Dielektrikum" (vgl. ▸ Kondensatorfeld).

Kondensatorfeld *n*; ***engl.:*** Capacitor field
Kontext: Elektrotherapie, Physisk
Das zwischen den beiden Elektroden (Platten) eines Kondensators herrschende elektrische Feld. Im Gewebe, das sich als „verlustbehaftetes Dielektrikum" zwischen den Plattenelektroden befindet, entsteht ein Verschiebestrom. Die Feldlinien treten senkrecht aus den Plattenoberflächen aus. Unterschiedliche Gewebeeigenschaften bzw. Anordnung der Plattenelektroden bewirken deutliche Veränderungen des Feldlinienverlaufs, was bei der Therapie zu berücksichtigen ist. Therapeutisch genutzt das K. zur Applikation von Kurzwellen zur Tiefenerwärmung (Diathermie), lokalen Durchblutungssteigerung und Anregung des Zellstoffwechsels bzw. des Immunsystems. Trockene Gewebe (Fett, Knochen, Bänder) erwärmen sich bis zu 10-mal stärker als wasserreiche (Muskel, innere Organe). Das K. ist daher zur Muskelerwärmung nicht geeignet. Dennoch: große Tiefenwirkung und genau begrenzte Bereiche. Durch Vergrößerung des Plattenabstandes wird die relative Tiefenwirkung verbessert (Homogenisierung). Vorsicht: metallische Fremdkörper (Implantate) erzeugen „Hot Spots".

Kondensieren ***Etym.:*** lat. *condensare* „dicht zusammendrängen"; ***engl.:*** Condense
Kontext: Physik
Änderung des Aggregatzustandes eines Stoffes: gasförmig – flüssig. Die Temperatur, die den Kondensationspunkt bestimmt, ist stark druckabhängig und entspricht dem ▸ Siedepunkt, bei dem die Änderung des Zustandes in entgegengesetzter Richtung verläuft (flüssig – gasförmig). Der Vorgang wird Kondensation, der feuchte Niederschlag Kondensat genannt (z. B. Beschlagene Fensterscheiben oder Spiegel).

Kondition *f*; ***Etym.:*** lat. *conditio* „Beschaffenheit, Bedingung"; ***engl.:*** Condition
Kontext: Funktionelle Bewegungslehre
Abschnitt der Untersuchung zur Erhebung des funktionellen Status; Erfassung physischer und psychosozialer Faktoren, die Haltung und Bewegung des Patienten beeinflussen und Beurteilung der allgemeinen Leistungsfähigkeit. Bsp.: Alter, Beruf, Hobbys, Arthrose im Kniegelenk, Ausdauer.

Konditionales Reasoning *n*; ***Etym.:*** lat. *conditio* „Bedingung" u. engl. *reasoning* „Schlussfolgern, Urteilen, Beweisführung"; ***engl.:*** Conditional reasoning
Kontext: Clinical Reasoning
Sehr komplexe und vielschichtige Form des ▸ Clinical Reasoning, bei der Vorstellungsvermögen und Imagination das Denken leiten. Es zielt darauf ab, dem Patienten in seinem schwierigen Prozess zu helfen, sein Leben zu rekonstruieren. Dazu muss der Therapeut den Patienten in seiner persönlichen Lebenswelt verstehen und alle Facetten seiner Lebensumstände erfassen. Charakteristisch für das k. R. ist seine zukunftsgerichtete Perspektive. Der Therapeut versucht, sich ein Bild des Patienten zu machen, das für dessen Zukunft realistisch sein könnte, um zielgerichtet Maßnahmen für die Therapie auszuwählen.

Konditionelle Fähigkeit *f*; ***Etym.:*** lat. *conditio* „Bedingung"
Kontext: Sportwissenschaft, Bewegungslehre, Sensomotorik
Auf der sensomotorischen Koordination basierende und durch energetische Prozesse bestimmte

K

psycho-physische Fähigkeit. Die Überbegriffe Kraft und Ausdauer stehen für die konditionellen Basisfähigkeiten. „Die" Kraft und „die" Ausdauer gibt es nicht, weil innerhalb dieser Fähigkeiten differenziert werden muss, z. B. die verschiedenen Formen der ▸ Langzeitausdauer (I–IV); weil aufgrund der Wechselbeziehungen zwischen Kraft und Ausdauer „Zwischen- oder komplexe Fähigkeiten" entstehen. Aus der Kombination von Kraft und Ausdauer resultiert die Kraftausdauer, Schnelligkeit (koordinativ akzentuierte Leistung) und Ausdauer ergibt die Schnelligkeitsausdauer, Schnelligkeit und Kraft die Schnellkraft.

Konditionierung, operante *f*; ***Etym.:*** engl. *condition* „Bedingung, Voraussetzung" u. lat. *operans* „wirksam, tätig"; ***engl.:*** Conditioning, operant

Kontext: Physiologie

Lernen durch Erfolg, Beibehalten bestimmter Verhaltensweisen aufgrund von Belohnung; Rückmeldung und Belohnung sind entscheidende Bestandteile erfolgreichen Lernens, die in der Physiotherapie eingesetzt werden können.

K

Konduktion *f*; ***Etym.:*** lat. *conducere* „zusammenführen"; ***engl.:*** Conduction

Kontext: Physik

Wärmeleitung. Bsp.: Körperwärme wird an die Luft und/oder die der Haut anliegende Kleidung abgegeben. Die Abgabemenge ist von der Wärmeleitfähigkeit der Materialien abhängig. K. ist die Voraussetzung für ▸ Konvektion.

Konfidenzintervall *n*; ***Etym.:*** lat. *confidere* „vertrauen", *inter* „zwischen" u. *vallum* „Wall, Pfahl"; ***engl.:*** Confidence interval; ***Syn.:*** Vertrauensbereich

Kontext: Statistik

Populationsparameter zur Beschreibung desjenigen Wertebereichs einer Merkmalsausprägung, in dem sich eine bestimmte Menge (95 % oder 99 %) aller möglichen Merkmalsausprägungen einer Population befinden. Als Populationskennwerte werden K. geschätzt, d. h. die Berechnung erfolgt aus Populationsparametern (▸ Mittelwert und ▸ Standardabweichung). Ein Nutzen der K. liegt darin, dass bei Angabe von (Populations-) Mittelwertsdifferenzen (oder ▸ Odds-Ratios am dazugehörigen K. direkt abgelesen werden kann, ob die Mittelwertsdifferenz statistisch signifikant ist. Ist die Null (bei Odds-Ratio die 1) im Wertebereich des K. enthalten, ist die Mittelwertsdifferenz nicht signifikant.

Konflikt *m*; ***engl.:*** Conflict

Kontext: Psychologie, Kommunikation

Zustand bzw. Situation, in der Wünsche, Meinungen, Interessen und ▸ Bewertungen unvereinbar sind oder zumindest so erscheinen. Ein K. kann innerhalb einer Person vorliegen (z. B. Entscheidungskonflikt) oder zwischen zwei oder mehr Personen bestehen (z. B. Interessenkonflikt). In einem K. sind je nach Intensität oft ausgeprägte emotionale Zustände zu beobachten, vor allem ▸ Wut, ▸ Ekel, ▸ Missachtung, ▸ Angst und ▸ Trauer. Häufig liegen ▸ Missverständnisse einem K. zu Grunde, die durch einfühlsame, klare und verstehenssichernde ▸ Kommunikation geklärt werden können. Durch geeignete ▸ Gesprächsführung können Therapeuten dem Patienten bei der Problemklärung, ▸ Emotionsregulation und Lösungsfindung helfen. Dies ist insbesondere dann möglich, wenn der Therapeut nicht selbst direkter Konfliktpartner ist. Allerdings muss der Therapeut hierbei seine Zuständigkeit und den Behandlungsauftrag im Sinne der ▸ Abgrenzung bedenken. Ungünstig sind meistens eigene Lösungsvorschläge; günstig sind empathische Präsenz, Zuhören und dem Patienten bei der Entwicklung eigener Lösungen helfen. Liegt ein K. zwischen Therapeut und Patient vor oder besteht ein K. im Team, erscheint es empfehlenswert, deeskalierend zu kommunizieren und/oder für externe Unterstützung zu sorgen (vgl. ▸ Gesprächstechniken, ▸ Supervision).

Kongruent ***Etym.:*** lat. *congruens* „übereinstimmend"; ***engl.:*** Congruent

Kontext: Physik, Mathematik

Übereinstimmend, sich deckend bzw. deckungsgleich (vgl. ▸ Inkongruent).

Kongruenz *f*; ***Etym.:*** lat. *congruens* „übereinstimmend"; ***engl.:*** Authenticity; ***Syn.:*** Echtheit, Echtsein

Kontext: Psychologie, Kommunikation

Echtheit; mit sich im Reinen sein bez. der eigenen Wünsche, Einstellungen und Gefühle; sich nicht verstellen. Dies führt zur glaubhaften Übereinstimmung von nonverbalen und verbalen Äußerungen. K. ist ebenso wie ▸ Empathie und ▸ Akzeptanz eine förderliche Gesprächshaltung im Sinne einer personzentrierten Gesprächsführung (Carl Rogers). Die Echtheit des Therapeuten kann den Gesprächspartner ermutigen, Vertrauen zu fassen und sich zu öffnen. Spürt der Gesprächspartner jedoch ein unechtes und fassadenhaftes Verhalten des Therapeuten, kann das dazu führen, dass er sich unwohl und unsicher fühlt. Echtsein in der Kommunikation ist schwer erlernbar, lässt sich aber über Eigenwahrnehmung und Selbstreflexion fördern.

Konkav ***Etym.:*** lat. *concavus* „hohlrund"; ***engl.:*** Concave
Kontext: Funktionelle Anatomie
Nach innen gewölbte Oberfläche; vom tiefststen Punkt allseitig nach oben gewölbte Oberfläche, sodass sich eine Senke ergibt (vgl. ▸ Konvex).

Konkordanzkoeffizient von Kendall *m*; ***Etym.:*** lat. *concordare* „übereinstimmen", *co..., con...* „mit", *efficere* „bewirken"; nach dem englischen Statistiker *Maurice Kendall* (1907–1983); ***engl.:*** Kendall's coefficient of concordance, Kendall's W
Kontext: Statistik
Kennwert für die Übereinstimmung von mehr als zwei Rangreihen. Er drückt die Güte der Übereinstimmung von $k > 2$ Rangreihen aus. Bedeutung besitzt der K. u. a., wenn Probanden einer ▸ Stichprobe anhand eines neuen Instrumentes durch mehrere Untersucher hinsichtlich eines rangskalierten Merkmals (z. B. Selbstständigkeit in den ADL auf einer Skala von 1 = völlig unselbstständig bis 6 = völlig selbstständig) eingeordnet werden sollen und die Übereinstimmung der Urteile (▸ Interrater-Reliabilität) bestimmt werden soll.

Konkretes Denken *n*
Vgl. ▸ Denken, konkretes.

Konkurrenz *f*; ***Etym.:*** lat. *concurrere* „zusammenlaufen, aufeinanderstoßen"; ***engl.:*** Competition
Kontext: Betriebswirtschaftslehre
Alle Mitbewerber eines Unternehmens um ▸ Marktanteile bzw. Kunden. Physiotherapie: Die K. einer physiotherapeutischen Praxis ist regional zu betrachten. Konkurrenten sind streng genommen alle physiotherapeutischen Praxen des Einzugsbereiches. Hat die Praxis ein spezielles Profil, z. B. neurologische Patienten, so sind nur die Praxen Konkurrenten, die sich ebenfalls auf Neurologie spezialisiert haben. Man beobachtet die K. genau, um Entwicklungen frühzeitig zu kennen. Ist die Gesamtzahl der Patienten nicht zu steigern, hat jede Praxis nur die Möglichkeit, der K. Marktanteile abzunehmen.

Konkurs *m*; ***Etym.:*** lat. *concursus (creditorum)* „Zusammenlaufen (der Gläubiger)"; ***engl.:*** Insolvency
Kontext: Betriebswirtschaftslehre
Gerichtliches Verfahren der zwangsweisen Auflösung eines Unternehmens, z. B. einer physiotherapeutischen Praxis, durch das die Forderungen der Gläubiger befriedigt werden. Die Eröffnung eines Konkursverfahrens erfordert einen Antrag des Schuldners oder Gläubigers. Konkursgründe: Zahlungsunfähigkeit (Insolvenz; d. h. fehlende Liquidität) oder drohende Zahlungsunfähigkeit oder Überschuldung des Schuldners. Ziele des gerichtlichen Verfahrens: Vermögensverwertung bzw. Verteilung der Erlöse und Schuldenbefreiung.

Konnektionismus *m*; ***Etym.:*** lat. *connexio* „Zusammenhang, Verbindung"; ***engl.:*** Connectionism
Kontext: Physiologie
Studium neuronaler Netzwerke. Oft werden diesen Netzwerken menschliche Züge zugeschrieben: Sie können mit vagen, widersprüchlichen und unvollständigen Daten umgehen; sie können große Informationsmengen gleichzeitig verarbeiten oder sie funktionieren assoziativ; sie können generalisieren und aus ihren Fehlern lernen, ohne dass dazu eine explizite Programmierung erforderlich ist.

Konsolidierungsphase *f*; ***Etym.:*** lat. *consolidare* „festmachen, sichern"; ***engl.:*** Consolidation phase
Kontext: Physiologie
Vgl. ▸ Wundheilung.

Konstanter Längenbereich *m*; ***Etym.:*** lat. *constans* „stetig, feststehend"; ***engl.:*** Constant elongation range
Kontext: Muskelphysiologie
Funktionelles Prinzip mehrgelenkiger Beuge- und Streckmuskeln mit langen Sehnen und kurzen Muskelbäuchen: Aufgrund einer parallelogrammartigen Verschiebung der Skeletteile können sie während der ▸ Lokomotion in einem gleichbleibenden Längenbereich arbeiten. Bsp.: die langen Zehenbeuger während des Abrollens: OSG-Plantarflexion (kurze Strecke) und MTP1-Extension (lange Strecke); nach der Propulsion: OSG-Dorsalextension (lange Strecke) und MTP1-Flexion (kurze Strecke). Durch den an die Lokomotion gekoppelten Wechselmechanismus der mehrgelenkigen Zehenbeuger kommt es so automatisch zu einem Längenausgleich über zwei Gelenke. Bei den Zehenstreckern ist es analog umgekehrt. Lange Zehenbeuger und -strecker können so in einem k. L. arbeiten. Ein Schreiten mit dorsalextendierten Zehen ist pathologisch (Verletzung

K

des Prinzips). Das Gegenstück zu „Muskeln mit kurzem Bauch und langer Sehne“ ist z. B. der M. sartorius (praktisch ohne Sehne). Solche Muskeln sind für große Längenveränderung während der Lokomotion geeignet.

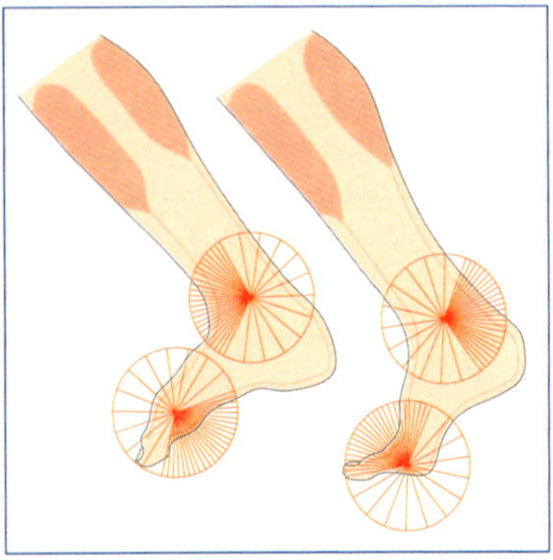

Konstanter Längenbereich. Zehenbeuger und -strecker sind im Moment des Abrollens und Abstoßens im Längengleichgewicht.

K

Konstantspannung *f*; ***engl.:*** Constant voltage

Kontext: Physik, Elektrotherapie

Spannung in einem Stromkreis, die sich bei unterschiedlich starkem Stromfluss (Änderung des Lastwiderstandes des Verbrauchers) nicht ändert. Die an einem Gerät eingestellte Spannung bleibt innerhalb bestimmter Stromstärken unabhängig vom Verbraucher konstant. Wichtige Voraussetzung für das sichere Betreiben von Geräten (Versorgungsspannung). Bei der Elektrostimulation liefern spannungskonstante Geräte unabhängig vom elektrischen Widerstand (► Impedanz) der Gewebe bzw. der Elektroden (inkl. Kontaktmaterial) die gleiche Spannung. Bezogen auf den Strom bedeutet das, dass bei konstanter Spannung sich die applizierte Stromstärke proportional mit der Größe des Widerstandes (Elektrodenkontakt, Elektrodengröße) verringert und dadurch das klinische Ergebnis variieren kann. Daher finden besonders in der Elektrodiagnostik stromkonstante Geräte Anwendung (vgl. ► Konstantstrom).

Konstantstrom *m*; ***engl.:*** Constant current

Kontext: Physik, Elektrotherapie

Stromstärke in einem Stromkreis, die immer (oder in einem bedinierten Bereich) gleich bleibt unabhängig vom Lastwiderstand des Verbrauchers. Die an einem Diagnose- oder Therapiegerät eingestellte Stromstärke bleibt unabhängig vom elektrischen Widerstand (► Impedanz) der Gewebe bzw. der Elektroden (inkl. Kontaktmaterial) gleich und garantiert daher ein gleichmäßigeres klinisches Ergebnis (Reizstromtherapie, IT-Kurve). Stromkonstante Geräte müssen zur Sicherheit des Patienten mit einer elektronischen Spannungsbegrenzung ausgestattet sein. Nachteil: wenn sich bei konstanter Stromstärke die Fläche der Kontaktstellen (Elektroden) verringert (z. B. durch Ablösen), erhöht sich die Stromdichte (Verhältnis von Stromstärke zur Kontaktfläche) und das Risiko von lokalen Verbrennungen steigt (vgl. ► Konstantspannung).

Konstitution *f*; ***Etym.:*** lat. *constitutio* „Einrichtung, Anordnung, Verfassung“

1. ***engl.:*** Constitution/shape

Kontext: Anatomie, Psychologie

Alle positiven und negativen Veranlagungen (Dispositionen) eines Menschen, die sich in körperlichen, kognitiven und psychischen Merkmalen äußern. Anhand des Körperbaus unterscheidet man verschiedene Konstitutionstypen, denen man zunächst bestimmte (psychische) Eigenschaften zuschrieb. Kritiker behaupten, dass es sich bei den Typen um den Körperbau in unterschiedlichen Lebensphasen handelt. Reine Konstitutionstypen sind relativ selten, meist finden sich Mischformen.

Athletischer Typ: Sportlich, ausgeprägter Knochenbau, kräftige Muskulatur.

Leptosomer Typ: Groß, sehr schlank bis mager, „schlaksig“; extrem: Astheniker.

Pyknischer Typ: Auch: eurysom; untersetzt, breit, rundlich.

2. ***engl.:*** Physique

Kontext: Funktionelle Bewegungslehre

Abschnitt der Untersuchung zur Erhebung des funktionellen Status; Beurteilung der Körperlängen, -breiten, -tiefen und Gewichte der Körperabschnitte sowie deren Wirkung auf Haltung und Bewegung. All diese Faktoren sind unveränderbar (vgl. ► Kondition, ► Statik).

Konstruktionsprinzip *n*; ***Etym.:*** lat. *constructio* „Zusammenfügung, Erbautes“ u. *principium* „Anfang, Ursprung, Grundlage“; ***engl.:*** Principle of construction

1. ***Kontext:*** Anatomie

Das einer Struktur zugrunde liegende Bauprinzip.

2. *Kontext:* Spiraldynamik
Das dem menschlichen Bewegungssystem zugrunde liegende Bauprinzip z. B. das ▸ Spiralprinzip, das ▸ Gewölbeprinzip, das ▸ Aufrichteprinzip und ▸ Tensegrity.

Kontakt, initialer *m*; ***Etym.:*** lat. *initialis* „anfänglich, am Anfang stehend" u. *contactus* „Berührung"; ***Abk.:*** IC; ***engl.:*** Contact, initial; ***Syn.:*** initiale Standphase, initialer Bodenkontakt, Fersenaufprall, heel strike
Kontext: Ganganalyse
1. Phase des Gangzyklus nach dem ▸ Rancho Los Amigos System; Moment, in dem die Ferse auf den Boden trifft. Funktionelle Aufgabe ist die Übernahme des Körpergewichts auf das Bein gemeinsam mit der ▸ Stoßdämpfungsphase (vgl. ▸ Standbeinphase).

Kontaktfläche *f*; ***Etym.:*** lat. *contactus* „Berührung"; ***engl.:*** Contact area
1. *Kontext:* Bobath-Konzept
Auflagefläche; Bereich des Körpers/der Haut, der die Unterlage berührt (vgl. ▸ Unterstützungsfläche).
2. *Kontext:* Hippotherapie
Pferderücken (Sattel) und Reitergesäß (Sitzknochen, Beckenboden, Schambeinast) bilden den Bereich der Bewegungsübertragung vom Pferd auf Becken, Wirbelsäule und Rumpf des Reiters.

Kontaktmittel *n*; ***engl.:*** Contact medium
Kontext: Elektrodiagnostik, Ultraschalldiagnostik
Substanz zur Verbesserung des elektrischen Kontaktes zwischen Elektrode zur Hautoberfläche; Verwendung bei der Ableitung bioelektrischer Signale (z. B. EMG, EEG, EKG) und der Elektrotherapie (Elektrostimulation). Auch zur Ankopplung von Ultraschallköpfen an die Körperoberfläche, um Refexionsverluste zu vermeiden. Paste, Gel, Wasser (Schwammelektrode).

Kontaktstellen *f*; ***Etym.:*** lat. *contactus* „Berührung"; ***engl.:*** Contact points
Kontext: Bewegungslehre
Um Bewegungsabläufe analytisch planen und evaluieren zu können, ist es sinnvoll ▸ Beobachtungskriterien festzulegen. Eines dieser Kriterien sind die K. Sie beschreiben z. B. die Berührungspunkte des Patienten mit einem Therapiegerät.

Kontextfaktoren *f*; ***Etym.:*** lat. *contextus* „Verknüpfung, Verbindung, Zusammensetzung"; ***engl.:*** Context factors; ***Syn.:*** personbezogene Faktoren
Kontext: Qualitätsmanagement
Umwelt- und personbezogene Faktoren; sie gehören zu den Komponenten von Gesundheit im biopsychosozialen Modell der ▸ Internationalen Klassifikation der Funktionsfähigkeit, Behinderung und Gesundheit (ICF). Physiotherapeuten arbeiten mit K., wenn sie z. B. Informationen zur Hilfsmittelversorgung erfragen sowie Hobbys, Interessen, Sport, Lage und Beschaffenheit der häuslichen Umgebung. Diese Auskünfte helfen, den Patienten in seiner Gesamtheit zu erfassen und gemeinsam mit dem Patienten individuelle, alltagsnahe Ziele zu erarbeiten. Dies geschieht in der Regel im Lauf der ersten Therapieeinheiten, da die K. für die erste Sitzung zu umfassend sind.

Kontinenz, abhängige *f*; ***engl.:*** Continence, dependent
Kontext: Gynäkologie, Geriatrie
Der Patient ist nur durch die Einnahme von Medikamenten kontinent.

Kontinuierliche Erregungsleitung *f*
Vgl. ▸ Erregungsleitung, kontinuierliche.

Kontinuierlicher Verbesserungsprozess *m*
Vgl. ▸ Verbesserungsprozess, kontinuierlicher.

Kontinuitätsgleichung *f*; ***engl.:*** Continuity equation; ***Syn.:*** Durchflussgesetz
Kontext: Biomechanik
Bei bewegten Flüssigkeiten besagt sie, dass durch jeden Querschnitt eines Rohres in gleichen Zeitabständen das gleiche Volumen strömen muss (da Flüssigkeiten nahezu ▸ inkompressibel sind). Durch kleinere Querschnitte (z. B. an einer Verengung) strömt die Flüssigkeit schneller und umgekehrt. Das Produkt aus Querschnittsfläche (A) und Strömungsgeschwindigkeit (v) ist konstant. $A \times v = \text{konstant}$.

Kontrahieren – Entspannen *n*; ***Etym.:*** lat. *contrahere* „zusammenziehen"; ***engl.:*** Contract – relax
Kontext: PNF-Konzept
Statisches Kontrahieren gegen den Haltewiderstand der Therapeutin. Der Patient erhält den

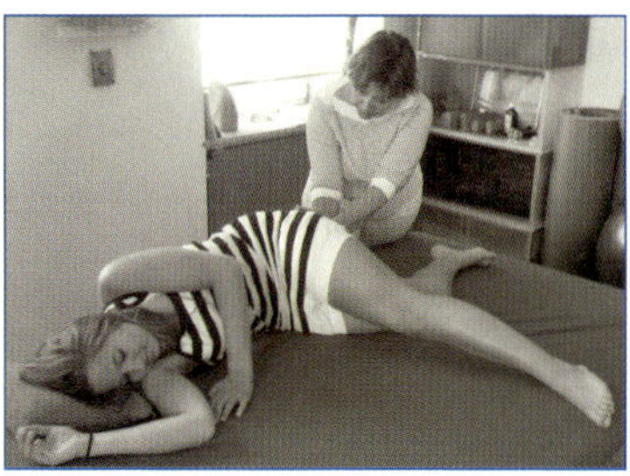

Kontrahieren – Entspannen.

Auftrag, gegen diesen Widerstand zu bewegen. Dabei werden primär *phasische* Muskelfasern rekrutiert. Das therapeutische Variieren der Techniken ▸ Halten – Entspannen und Kontrahieren – Entspannen ergibt sich aus dem Zeitfaktor, d. h. aus der Dauer der statischen Haltearbeit oder aus der Wahl der Synergie.

Kontrahierungspolitik *f*; ***Etym.:*** lat. *contrahere* „zusammenziehen, versammeln, zustande bringen" u. griech. *politike (techne)* „Kunst der Staatsverwaltung"; ***engl.:*** Contracting policy
Kontext: Betriebswirtschaftslehre, Marketing
Teilbereich des Marketings; umfasst alle die Bezahlung und die dazugehörenden Serviceleistungen regelnden Maßnahmen (Preis-, Rabattpolitik, Liefer- und Zahlungsbedingungen von z. B. Therapieleistungen, Verkaufsleistungen von z. B. Therapiematerialien). Physiotherapie: Preisgestaltung ist nur bei Privatversicherten und im Selbstzahlerbereich möglich. Rabatte sind teilweise gesetzlich reglementiert, im Bereich Lieferbedingungen bestehen Gestaltungsmöglichkeiten (Hausbesuche). Die Zahlungsbedingungen sind z. T. festgelegt (Praxisgebühr); bei Zahlungsfristen und -art (bar, Überweisung) haben Praxen individuelle Spielräume.

Kontrahierungszwang *m*; ***Etym.:*** lat. *contrahere* „zusammenziehen, vereinigen, verbinden"; ***engl.:*** Obligation to contract; ***Syn.:*** Abschlusszwang
Kontext: Berufspolitik
Der K. bezeichnet eine gesetzlich verankerte Pflicht zum Abschluss eines Vertrages. Er stellt die Ausnahme von der Vertragsfreiheit dar, die auch die Freiheit zur Wahl des Vertragspartners umfasst. Er besteht meist, wenn ein öffentliches Interesse an einer Leistung vorliegt. Die Krankenkassen unterliegen häufig einem K.

Kontraktion *f*; ***Etym.:*** lat. *contrahere* „zusammenziehen, vereinigen, verbinden"; ***engl.:*** Contraction
Kontext: Muskelphysiologie
Aktive, innervationsbedingte Spannungsentwicklung oder Verkürzung eines Muskels.

Isometrische/statische K.: Der Skelettmuskel entwickelt ausschließlich Spannung bei konstanter Länge. Die i. K. läuft ab, wenn ein Widerstand trotz maximaler Spannungsentwicklung nicht überwunden werden kann. Infolge der elastischen Dehnbarkeit der Muskelstrukturen findet zu Beginn der K. eine geringe Verkürzung statt. Das Ausmaß ist abhängig von der Dehnbarkeit. Vergleichbare K. des Herzmuskels: ▸ isovolumetrische Kontraktion.

Isotonische K.: Der Skelettmuskel verkürzt sich, ohne Spannung zu erzeugen. Eine solche K. läuft theoretisch ab, wenn ein überwindbarer (i. d. R. geringer) Widerstand nach dessen Überwindung (isometrischer Anteil der K.) mit konstanter Geschwindigkeit bewegt wird. Vergleichbare K. des Herzmuskels: ▸ isobare Kontraktion.

Auxotone/dynamische K.: Kombination aus isometrischer und isotoner K.; Spannungsentwicklung und Verkürzung finden gleichzeitig statt.

Isovolumetrische K.: Läuft während der Anspannungsphase des Myokards ab. Linker und rechter Ventrikel sind geschlossen, die kontraktile Spannung übt Druck auf das nicht komprimierbare Füllungsvolumen aus (intraventrikulärer Druckanstieg). Das Überschreiten des Druckes in der Aorta bzw. A. pulmonalis beendet die K. bzw. Anspannungsphase.

Isobare K.: Läuft während der Austreibungsphase des Myokards ab. Die Taschenklappen (Aorten-, Pulmonalisklappe) sind geöffnet, die kontraktile Spannungsentwicklung sorgt ausschließlich für die Verkürzung des Myokards. Der Auswurf des Schlagvolumens beendet die K. bzw. Austreibungsphase (vgl. ▸ Herzaktionsphasen).

Tetatnische K.: vgl. ▸ Tetanus.

Kontraktion, agistisch-exzentrische *f*; ***Etym.:*** lat. *contrahere* „zusammenziehen, versammeln, zustande bringen", *agere* „handeln, tätig sein", *ex* „aus" u. *centrum* „Mittelpunkt"; ***Abk.:*** AEK; ***engl.:*** Contraction, agistic-eccentric ; ***Syn.:*** Antagonistisch exzentrische Dekontraktion, spezifische Dekontraktion
Kontext: Brügger-Konzept
Begriff der ▸ Funktionsdiagnostik und Behandlung der ▸ Funktionskrankheiten des Bewegungssystems. AEKs sind funktionsorientierte Maßnahmen. Dies bedeutet, dass man davon ausgeht, dass eine spezifische Funktionsgruppe durch ihre verminderte exzentrische Kontraktionsfähigkeit (vgl. ▸ Funktionelle Muskelkontraktur) zu ▸ Funktionsstörungen im Bewegungssystem beiträgt. Die AEK werden sowohl im Rahmen der Funktionsanalyse als auch zur Behandlung von funktionellen Muskelkontrakturen angewandt. Aufgrund der Funktionsdiagnostik ergeben sich diejenigen Funktionen, welche im Alltag übermäßig häufig angesteuert werden und somit eine funktionelle Kontraktur aufweisen (didaktisch auch als Funktionsüberwiegen (FÜ) bezeich-

net). Die betroffenen Muskelfunktionen zeigen im Bewegungsablauf ein Defizit an exzentrischer Kontraktionsfähigkeit und wirken als funktionelle ▸ Antagonisten, indem sie die konzentrische Muskelaktivität ihrer Gegenspieler behindern. Die Wirkungsweise der AEK zielt nun darauf hin, die funktionelle Kontraktur z. B. der Schulterinnenrotatoren durch die exzentrische Ansteuerung der Schulteraußenrotatoren, also derjenigen Muskelfunktionen, die im Alltag nicht oder im Verhältnis zu den funktionell kontrakten Muskeln zu wenig angesteuert wurden, zu beseitigen. Hierbei ist die Außenrotation der Schulter die Ausgangsstellung und der Therapeut führt den Arm gegen den Widerstand des Patienten in die Innenrotation (= exzentrische Arbeit der ▸ Agisten). Vor und nach jeder AEK werden geeignete Funktionstests durchgeführt. Die Wiederholungszahl der AEK richtet sich nach funktionellen Parametern. Bei negativen Parametern wie Schmerz, Ausweichbewegungen, Zunahme des funktionellen Rigors oder Abnahme der Koordinationsfähigkeit werden sie abgebrochen. Solange positive Parameter wie Zunahme des Bewegungsausmaßes und der Kraft sowie Verbesserung der Koordination und Abnahme des funktionellen Rigors vorherrschen, wird die AEK weiter durchgeführt. Zeigen die anschließenden Funktionstests eine Verbesserung, hat die AEK bereits auch einen Behandlungseffekt erzielt. Der Patient erhält dann entsprechende Theraband-Übungen und die geeigneten Kompensationsbewegungen als Eigenübungen für seinen Alltag.

Kontraktion, wiederholte *f*
Vgl. ▸ Restretch.

Kontraktionsfrequenz *f*; ***engl.:*** Contraction frequency
Kontext: Innere Medizin, Lymphdrainage
Eigentätigkeit der Lymphgefäße (Angiomotorik) mit ca. 30 Kontraktionen/min, sympathikusgesteuert; zusätzlich etwa 3–5 Kontraktionen/min humoral gesteuert, die bei fehlenden mechanischen Reizen ein Erliegen der Kontraktionen verhindern (vgl. ▸ Lymphgefäßsegment, ▸ Lymphangiomotorik).

Kontraktionsgeschwindigkeit *f*; ***Etym.:*** lat. *contractio* „Zusammenziehung"; ***engl.:*** Contraction velocity
Kontext: Muskelphysiologie
Muskelverkürzungen pro Zeiteinheit; sie ist vom individuellen Faserspektrum abhängig. Besitzt der Trainierende mehr schnelle als langsame Fasern, kann ein besseres Niveau und eine größere Anpassung erwartet werden. Schnelle Muskelfasern besitzen einen schnelleren Querbrückenzyklus; die Frequenz der Querbrückenzyklen ist höher.

Kontraktionszeit *f*; ***Etym.:*** lat. *contrahere* „zusammenziehen, vereinigen, verbinden; ***engl.:*** Contraction time
Kontext: Muskelphysiologie
Zeit vom Beginn der Spannungs- bzw. Kraftentwicklung eines Muskels bis zum Erreichen des Spannungs- bzw. Kraftmaximums. Skelettmuskelfasern teilt man physiologisch auf der Basis der Kontraktionszeiten ihrer Muskelzuckungen in die schnelle und langsame Population ein.

Kontraktur *f*; ***Etym.:*** lat. *contrahere* „zusammenziehen"; ***engl.:*** Contracture
1. ***Kontext:*** Neurologie, Orthopädie, Traumatologie
Bewegungseinschränkung von Gelenken, die durch Verkürzungen und Schrumpfungen der Muskeln, Sehnen, Bänder und Gelenke oder durch Verknöcherung entstehen kann. Einteilung: Beugekontraktur (Verkürzung der Muskeln an der Beugeseite); Streckkontraktur (Beugung im Gelenk ist aufgehoben); Abduktions-/Adduktionskontraktur (Gelenksteife in Adduktions- bzw. in Abduktionsstellung); Spitzfußkontraktur (vgl. Prophylaxe).
2. ***Kontext:*** Muskelphysiologie
Lokale Spannungsentwicklung ohne Innervation. Ursache ist wahrscheinlich eine ischämische Schädigung der motorischen Endplatten. Sie regt die ▸ elektromechanische Kopplung und Kontrakturentstehung an.

Kontraktur- und Luxationsprophylaxe *f*; ***Etym.:*** lat. *contrahere* „zusammenziehen, vereinigen, verbinden", *luxatio* „Verrenkung" u. griech. *prophylaxis* „Vorposten, Wachtposten; Vorsicht"; ***engl.:*** Contracture and luxation prophylaxis
Kontext: Neurologie, Orthopädie, Traumatologie
Maßnahmen zur Vorbeugung und Verhinderung von Verkürzung, Verdickung, Verhärtung angespannter Muskulatur und den damit verbundenen Bewegungseinschränkungen. Verhinderung von Versteifungen in Muskeln und Gelenken sowie einseitiger Muskelzüge, die zur Luxation führen können. Verhinderung von Sekundärschäden wie Kompensationen und Einschränkungen im alltäglichen Leben und Minderung der Lebensqualität.

Therapeutische Maßnahmen: frühzeitige Mobilisation; körperliche Tätigkeiten, die mit Motivation im Stehen ausgeübt werden, bewirken eine Kette von Selbstregulierungsmechanismen mit prophylaktischer Wirkung: Muskelgruppen und Gelenke werden in Null-Stellung gebracht; kleine Gleichgewichtsreaktionen, ausgehend von den Fußgelenken, fördern Durchblutung, Dehnung, Kontraktion und Entspannung mit gleichzeitiger Muskeltonusregulation; Druck auf Knochen und Gelenke, speziell Hüftgelenke, fördert deren Ernährung, Formung und die Bildung von Gelenkflüssigkeit; ergänzend wirken Orthesen, Tag-, Nachtschienen, Lagerungshilfen, aktives Bewegen (Fahrradfahren).

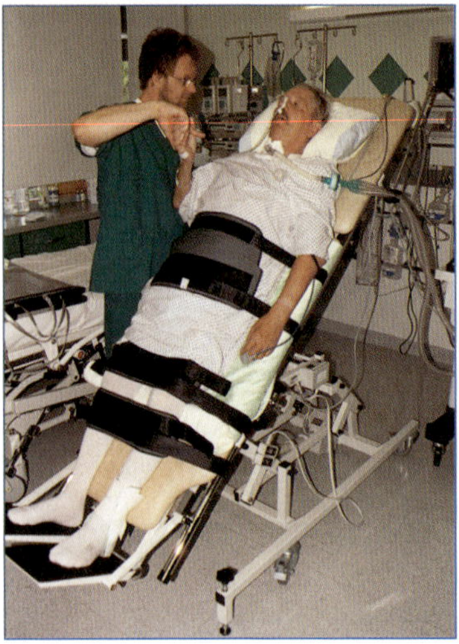

Kontraktur- und Luxationsprophylaxe des rechten Armes in passiver Form auf dem Kipptisch.

Kontrakturbehandlung *f*; ***Etym.:*** lat. *contrahere* „zusammenziehen, versammeln"; ***engl.:*** Contracture treatment

Kontext: Prävention

Unterschiedliche physiotherapeutische Techniken, die zur Verbesserung der Beweglichkeit eines Gelenks eingesetzt werden und sowohl passive Maßnahmen, wie Bewegungsschienen, manuelle Technike, und aktives Bewegen umfassen und individuell auf die Verkürzung von Muskeln und Sehnen oder auf die Schrumpfung der Gelenkkapsel abgestimmt werden.

Kontrakturprophylaxe *f*; ***Etym.:*** lat. *contrahere* „zusammenziehen, versammeln" u. griech. *prophylax* „Vorposten, Wachtposten"; ***engl.:*** Contracture prophylaxis

Kontext: Prävention

Regelmäßiges passives, aktives oder ggf. assistives Bewegen und Lagerungen mit dem Ziel, bei bettlägerigen Patienten und bei einer Ruhigstellung von Gelenken Gelenkkontrakturen (Schrumpfung der Gelenkkapsel) und Verkürzungen von Muskeln und Sehnen vorzubeugen.

Kontralateral ***Etym.:*** lat. *contra* „gegen" u. *latus* „Seite"; ***engl.:*** Contralateral

Entgegengesetzt, auf der gegenüberliegenden Seite (vgl. ▸ ipsilateral).

Kontranutation *f*

Kontext: Anatomie, Orthopädie, Gynäkologie

Rotationsbewegung im Iliosakralgelenk (ISG); das Promontorium des Os sacrum bewegt sich in der Sagittalebene nach dorsal kranial, das Steißbein nach ventral kaudal. (Die gleiche Bewegung ist vom Os ilium aus möglich und wird als Ilium anterior bezeichnet.) (Vgl. ▸ Nutation.)

Kontrolle *f*; ***engl.:*** Control

Kontext: Psychologie, Kommunikation

Beherrschen des eigenen Zustandes und/oder der Bedingungen; ein zentrales ▸ Bedürfnis, das das Überleben und die Weiterentwicklung der Person maßgeblich gewährleistet. Kontrollverluste sind mit ▸ Hilflosigkeit und ▸ Angst verbunden. Überkontrolle führt zu wenig hilfreichen Anspannungen des somato-psychischen Systems. Durch geeignete Therapiegestaltung und ▸ Gesprächsführung können Therapeuten ihre Patienten unterstützen, ausreichend K. zu haben und zu empfinden. Dies wirkt sich auf das ▸ Wohlbefinden und die Therapiebeteiligung positiv aus (vgl. ▸ Kompetenzerleben, ▸ Selbstwirksamkeit, ▸ Aktualisierungstendenz).

Kontrolle, antizipatorische posturale *f*; ***Etym.:*** lat. *anticipare* „vorwegnehmen", engl. *posture* „Körperhaltung, Stellung" u. *control* „Beherrschung"; ***engl.:*** Control, anticipatory postural

Kontext: Neurophysiologie, Motorisches Lernen, Neurologie

Vorangehende (im Sinne von „vorausschauende") unbewusste Muskelaktivierung vor der willkürlichen Muskelaktivierung, um den Körper zu stabilisieren. Bsp.: Die Wadenmuskeln sind aktiviert, bevor der Arm einen Hebel zieht (vgl. ▶ Posturale Kontrolle).

Kontrolle, motorische *f*
Vgl. ▶ Motorische Kontrolle.

Kontrolle, sensomotorische *f*; ***Etym.:*** lat. *sensus* „das Wahrnehmen, Beobachtung" u. lat. *motor* „Beweger"; ***engl.:*** Control, sensomotor
Kontext: Neurologie
Unwillkürliche efferente Reaktion auf ein afferentes Signal in Form einer Gelenkstabilisation; verhindert Traumen durch antizipatorische Vorprogrammierung der Muskulatur (vgl. ▶ Feedforward Kontrollsystem).

Kontrollvariable *f*; ***Etym.:*** franz. *contrôle* „Gegenrechnung; Aufsicht" u. lat. *variare* „sich verändern"; ***engl.:*** Control variable
Kontext: Statistik
Vom Untersucher in der Studie erhobene Größe, die den Einfluss einer oder mehrerer unabhängiger Variablen auf die Ausprägung der abhängigen Variable potenziell verändert. Die Erhebung von K. kann einerseits zur Bildung von homogenen ▶ Stichproben genutzt werden und andererseits der Analyse von Subgruppen (Teilgruppen der eigentlichen Stichprobe) dienen. U.a. hängt die Reproduzierbarkeit von Studienergebnissen maßgeblich von der Kenntnis möglichst vieler K. ab.

Konus-Kauda-Syndrom *n*; ***Etym.:*** griech. *konos* „Kegel", lat. *cauda* „Schwanz, Schweif" u. griech. *syndrome* „Anhäufung, Zusammenlaufen"; ***engl.:*** Konus-kauda syndrome
Kontext: Neurologie
Kombinierte Schädigung des Conus medullaris und der Cauda equina. Bei einer Schädigung des Konus ist die Kontrolle von Blase und Darm beeinträchtigt (Konus-Syndrom). Die Kauda-Schädigung führt zu schlaffen Paresen und Beeinträchtigung der Sensibilität der Beine und Füße (Kauda-Syndrom); beim Konus-Kauda-Syndrom liegen beide Schädigungen vor.

Konvektion *f*; ***engl.:*** Convection; ***Syn.:*** thermische Konvektion, Wärmeströmung
Kontext: Physik
Form der Wärmeausbreitung; Transport von Stoffen (Fortbewegung von Teilchen) infolge unterschiedlicher Dichten. Warme Medien sind spezifisch leichter als kalte und steigen deshalb nach oben. Bei der auftretenden Strömung wird Wärmeenergie mittransportiert. Die Wärmeausbreitung erfolgt durch Stofftransport. K. kann nur bei Fluiden (in Gasen oder Flüssigkeiten) auftreten. Beispiele: Ausatmung, Warmwasserheizung, Kaffeemaschine, Schornstein (Kaminwirkung), Föhnwind, Golfstrom (vgl. ▶ Wärmeleitung, ▶ Wärmestrahlung).
Freie K.: Die durch ▶ Konduktion auf einen Kontaktstoff (z. B. Luft) übergegangene Wärme wird mit diesem Kontaktstoff abtransportiert. Die durch Konduktion am Körper anliegende Luftschicht steigt durch ihre Erwärmung auf. Nachfließende, relativ kalte Luft ersetzt sofort die aufgestiegene (Vorgang wiederholt sich). Die freie K. ist abhängig von: dem inneren Wärmetransport entsprechend der treibenden Temperaturdifferenz Kern–Haut, der Kontaktfläche, der Temperaturdifferenz Haut–Luft. Die Durchblutung steht direkt mit der Hauttemperatur in Wechselbeziehung.
Erzwungene K.: Wärmetransport durch Luftbewegung, indem der ruhende Körper dem Wind ausgesetzt ist oder der Körper sich bei Windstille bewegt; erhöht die Wärmeabgabe um ein Vielfaches und kann sogar zu Erfrierungen führen.

Konvergentes Denken *n*
Vgl. ▶ Denken, konvergentes.

Konvergenz *f*; ***Etym.:*** lat. *convergere* „sich hinneigen"; ***engl.:*** Convergence
Kontext: Neurophysiologie
Neurophysiologisches Prinzip: Ein Neuron erhält Informationen von vielen anderen Neuronen (▶ räumliche Summation). Die Aktivität des empfangenden Neurons ist das integrale und/oder summierte Ergebnis aller bahnenden und hemmenden Informationszuflüsse (vgl. ▶ Divergenz).

Konvergenzbewegung *f*; ***Etym.:*** lat. *convergere* „sich hinneigen"; ***engl.:*** Convergence movement
Kontext: Manuelle Therapie
Beschreibt die Gleitbewegung bzw. das Ineinandergleiten der Gelenkflächen der Zygapophysialgelenke der Wirbelsäule. Extension: Rechtes und linkes Gelenk gleiten ineinander. Lateralflexion: die Gelenke auf der konkaven Seite gleiten ineinander. Beim Ineinandergleiten erhöht sich die Überlappung der Flächen (vgl. ▶ Divergenzbewegung).

Konvex ***Etym.:*** lat. *convexus* „(nach außen) gewölbt, gekrümmt"; ***engl.:*** Convex
Kontext: Funktionelle Anatomie
Nach außen gewölbte Oberfläche; vom Scheitelpunkt (Zenit) allseitig nach unten gewölbte Oberfläche, sodass sich eine Kuppe ergibt (vgl. ▶ Konkav).

Konvex-Konkav-Regel ***Etym.:*** lat. *convexus* „nach außen, erhaben gewölbt" u. *concavus* „hohl, nach innen gewölbt"; ***Abk.:*** KKR; ***engl.:*** Concave-convex rule

Kontext: Kaltenborn-Evjenth-Konzept

Kaltenborn führte die KKR 1952 in die Manuelle Therapie ein und publizierte sie erstmals 1973 in der 2. deutschen Auflage. Sie wird in Standardwerken der Anatomie seit Mitte der 1970er Jahre erläutert. Die KKR beschreibt, in welche Richtung die Gelenkfläche bei einer rotatorischen Bewegung gleitet. Diese geschieht um eine Bewegungsachse, die im konvexen Gelenkpartner liegt. Die KKR nach Kaltenborn soll als indirekte Methode helfen, bei eingeschränkter Beweglichkeit die Richtung der erforderlichen Gleitmobilisation herauszufinden, wenn das Fühlen/Spüren als direkte Methode nicht möglich ist, z. B. bei Schwellungen, in kleinen Gelenken mit minimalem Bewegungsausmaß (hypomobile Gelenke der Handwurzelknochen). Hilft die Traktionsmobilisation nicht ausreichend, kann der Therapeut die Gleitmobilisation entschlossener und kräftiger durchführen, wenn er mit der KKR die zu mobilisierende Gleitrichtung ableiten kann. Als Denkmodell vereinfacht die KKR die dreidimensionalen menschlichen Bewegungen auf eine zweidimensionale Sicht, die für die Praxis der Mobilisation ausreicht. Mechanisch betrachtet beruht die KKR auf den Hebelgesetzen.

Konvexregel: Ist die Bewegung eines Knochens mit konvexer Gelenkfläche eingeschränkt (z. B. Abduktion im Schultergelenk in offener Kette), bewegt der Therapeut diese gegensinnig zur eingeschränkten Bewegungsrichtung des distalen Knochens. Hier wirkt ein zweiarmiger Hebel mit der Drehachse zwischen distalem Knochen (Humerusschaft) und Gelenkfläche (Humeruskopffläche).

Konkavregel: Ist die Bewegung eines Knochens mit konkaver Gelenkfläche eingeschränkt (z. B. Extension im Kniegelenk in offener Kette), bewegt der Therapeut diese in die gleiche Richtung, in die der distale Knochenteil bewegt. Hier wirkt ein einarmiger Hebel, bei dem distaler Knochen und bewegte Gelenkfläche auf einer Seite der im konvexen Knochen liegenden Drehachse sind.

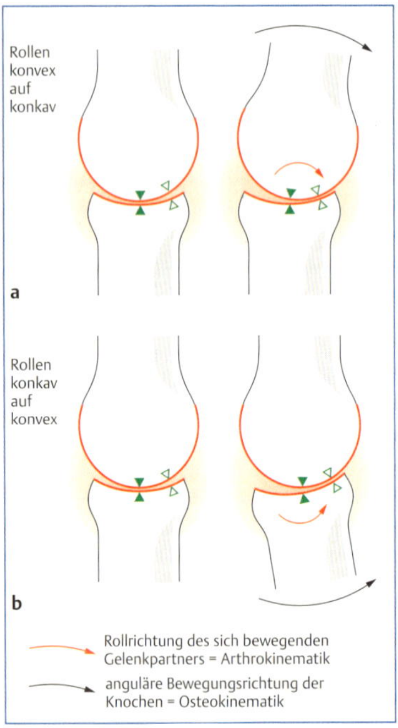

Konvex-Konkav-Regel. Rollen im Gelenk. a Konvexe Gelenkpartner, b konkave Gelenkpartner.

Konzentrative Bewegungstherapie *f;* ***Etym.:*** franz. *concentrer* „in einem Mittelpunkt vereinigen" u. griech. *therapeia* „Behandlung, Pflege"; ***Abk.:*** KBT ; ***engl.:*** Concentrative movement therapy

Kontext: Psychiatrie, Psychologie

Die KBT wurde von dem Arzt und Psychoanalytiker Helmuth Stolze (1917–2004) entwickelt und theoretisch fundiert. Er ist somit der Begründer

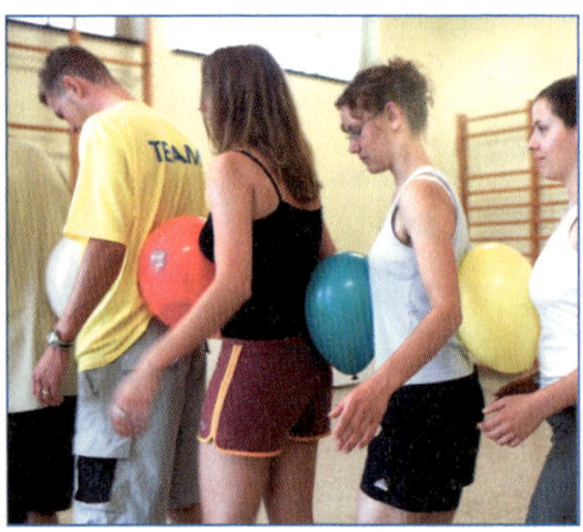

Konzentrative Bewegungstherapie: Luftballons als Bindeglied.

dieser handlungsorientierten, psychotherapeutischen Methode und gab ihr den Namen. Auf der Suche nach einer Behandlungsform für gestörte leib-seelische Zusammenhänge kam Helmuth Stolze mit Gertrud Heller zusammen. Sie war eine Schülerin von Elsa Gindler, die die Bewegungsarbeit therapeutisch nutzte und davon 1953 in Deutschland berichtete. Stolze lernte ihre Körperarbeit kennen und wandte sie in seiner Praxis an. Seit 1958 wird die KBT bei den Lindauer Psychotherapiewochen gelehrt. Inzwischen wird sie in strukturierter Form im Rahmen einer Weiterbildung gelehrt und weiterentwickelt. Träger von Weiterbildung und Forschung ist der deutsche Arbeitskreis für KBT.

Konzentrik *f*; ***Etym.:*** lat. *con...* „gemeinsam mit..." u. *centrum* „Mittelpunkt"; ***engl.:*** Concentrics
Vgl. ▸ Muskelarbeit.

Konzept *n*; ***Etym.:*** lat. *conceptum* „das (in Worten) Abgefasste, Ausgedrückte"; ***engl.:*** Concept; ***Syn.:*** Metakonzept
Kontext: Theoretische Modelle
Leitprogramm zur Lösung einer Aufgabe in klar definierten Schritten: Standortbestimmung; Zieldefinition; Strategiefindung; Festlegen von Mitteln und Maßnahmen; Aktionsplan; Zielkontrolle. Man unterscheidet ▸ Technik, ▸ Methode und ▸ Konzept (vgl. ▸ Bewegungskonzept, ▸ Therapiekonzept).

Kooperation *f*; ***Etym.:*** lat. *cooperatio* „Mitwirkung, Mitarbeit"; ***engl.:*** Cooperation; ***Syn.:*** Zusammenarbeit
Kontext: Psychologie, Kommunikation
Partnerschaftliche Zusammenarbeit mit gemeinsamen Zielen. Eine gelungene K. zwischen Therapeut und Patient ist die Grundlage für eine wirksame physiotherapeutische Behandlung. Die Berücksichtigung der ▸ Bedürfnisse des Patienten und eine wertschätzende Kommunikation fördern in der Regel eine gute Zusammenarbeit. Ist das Einverständnis des Patienten für eine gute ▸ Zusammenarbeit mit dem Therapeuten nicht in ausreichendem Maße gegeben, wird der Patient nicht aktiv mitarbeiten. Durch geeignete ▸ Gesprächsführung kann der Therapeut zu einer Klärung der möglicherweise bestehenden Vorbehalte und Schwierigkeiten beitragen (vgl. ▸ Strukturmodell der Gesprächsführung, ▸ Arbeitsbündnis, ▸ Sicherheit im Kontakt).

Kooperation, sensomotorische *f*; ***Etym.:*** lat. *cooperatio* „Mitwirkung, Mitarbeit" u. *sensus* „Sinn, Bewusstsein, Gefühl", *motor* „Beweger"; ***engl.:*** Cooperation, sensorimotor
Kontext: Konzept: Bobath-Konzept
Das gemeinsame Handeln eines Menschen, der wegen seiner Behinderung oder seines Alters auf unmittelbare körperliche Unterstützung durch einen anderen Menschen angewiesen is und der Person, die diese Hilfe jeweils leistet. Sie dient dem Ziel, dass dieser Mensch die Alltagsanforderungen bestmöglich bewältigen und gestalten kann und in einem für ihn bestmöglichen Austausch mit seiner alltäglichen Lebenswelt treten kann. Besonders charakteristisch für das Zusammenwirken ist, dass es sich als tonischer Dialog vollzieht, bei dessen Gestaltung der Mensch mit Behinderung oder der Säugling in seinem Rahmen Mitverantwortung für das Gelingen trägt und somit beteiligt ist an einer für ihn sinnvollen und wertvollen Aktivität.

Koordinate *f*, *-en*; ***Etym.:*** mlat. *coordinata* „die Zugeordnete"; ***engl.:*** Coordinate
Kontext: Bewegungsanalyse, Forschung
Als (Raum-) Koordinaten bezeichnet man die Angabe von Zahlenwerten, die die Entfernung zur jeweiligen Achse im ▸ kartesischen Koordinatensystem wiedergeben. Beispiel: Punkt P = (X/Y/Z). Mithilfe des ▸ Satzes von Pythagoras lassen sich (auch im dreidimensionalen Raum) leicht Abstände zwischen einzelnen Punkten berechnen.

Koordinatensystem *n*; ***Etym.:*** mlat. *coordinata* „die Zugeordnete" u. griech. *systema* „Gebilde"; ***engl.:*** Coordinate system
Kontext: Bewegungsanalyse, wissenschaftliches Arbeiten
Mithilfe eines Koordinatensystems lassen sich die Positionen von Punkten im Raum angeben; entweder rein über Längenangaben (Abstände zu den Achsen) oder über Winkelangaben (ggf. in zwei Ebenen) mit einem Abstand zum Nullpunkt (vgl. ▸ Kartesische Koordinatensystem, Polarkoordinatensystem).

Koordinatensystem, kartesisches *n*; ***Etym.:*** lat. *coordinata* „die Zugeordnete", nach dem franz. Philosophen u. Naturwissenschaftler *René Descartes* (1596–1650); ***engl.:*** Coordinate system, cartesian
Kontext: Bewegungsanalyse, Forschung
Rechtwinkliges (orthogonales) Koordinatensystem; das am häufigsten verwendete Koordinatensystem, da sich hier Sachverhalte am besten beschreiben lassen. Die horizontale Achse wird als x-

K

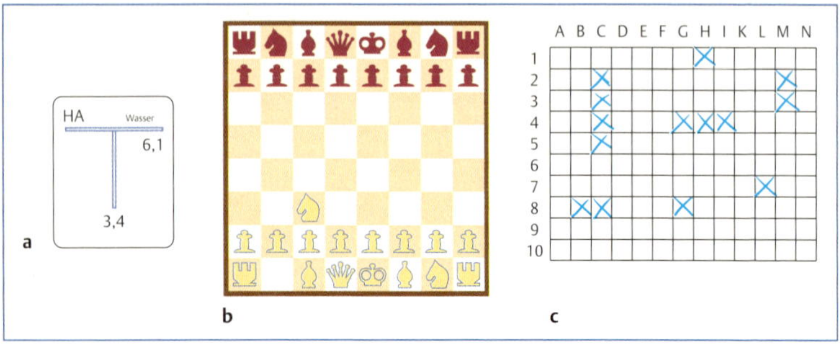

Koordinatensysteme im Alltag: a Hinweissschild auf Sperrventil, b Schachbrett, c Schiffe versenken.

Achse oder Abszisse genannt. Die vertikale Achse heißt y-Achse oder Ordinate. Zur Darstellung von dreidimensionalen Abhängigkeiten wird als dritte Achse (räumliche Achse) die z-Achse benutzt.

Koordination *f*; ***Etym.:*** lat. *co, con* „mit, zusammen" u. *ordinare* „ordnen, regeln"; ***engl.:*** Coordination

1. *Kontext:* Bewegungslehre

Erlernen, Steuern und Anpassen von Bewegungen; Grundlage jeder menschlichen Bewegung. Die K. ermöglicht erfolgreiches Handeln in unterschiedlichen Situationen und wechselnden Umgebungen. Nach Bernstein die Organisation der Steuerbarkeit des Bewegungsaktes.

2. *Kontext:* Trainingstherapie

Harmonisches Zusammenspiel zwischen ZNS und Skelettmuskulatur innerhalb eines gezielten Bewegungsablaufs; zielgerichtete Organisation von Bewegungsausführungen (vgl. ▸ Grundeigenschaften, motorische).

Intermuskuläre Koordination: Zusammenspiel verschiedener Muskelgruppen.

Intramuskuläre Koordination: Zusammenspiel zwischen Nerv und Muskel an der motorischen Endplatte.

3. *Kontext:* Muskelphysiologie

Harmonisches Zusammenspiel von Muskeln und/oder Muskelgruppen, um zweckmäßige Muskelkraft, Geschwindigkeit und adäquate Sequenzen zu erhalten.

4. *Kontext:* Feldenkrais

Das adäquate und harmonische Zusammenspiel aller Elemente, die an einer Funktion bzw. Bewegung beteiligt sind. Sie werden vom Zentralnervensystem gesteuert und den jeweiligen Situationen angepasst.

Koordination, intermuskuläre *f*; ***Etym.:*** lat. *co, con* „mit, zusammen", *ordinare* „ordnen, regeln" u. *inter* „zwischen", *musculus* „Muskel"; ***engl.:*** Coordination, intermuscular

Kontext: Anatomie, Muskelphysiologie

Synergistisches Zusammenwirken der Agonisten und Antagonisten, das zentrale und reflektorische Mechanismen steuert (vgl. ▸ Koodination, intramuskuläre).

Koordination, intramuskuläre *f*; ***Etym.:*** lat. *intra* „innerhalb", *musculus* „Muskel" u. *coordinatio* „Zuordnung"; ***engl.:*** Coordination, intramuscular

Kontext: Muskelphysiologie, Medizinische Trainingstherapie

Adäquate nervale Steuerung der motorischen Einheiten mittels Rekrutierung (Fähigkeit, möglichst viele motorische Einheiten eines Muskels zu aktivieren). Bei Patienten mit geringer Trainingserfahrung sind nur ca. 70 % der motorischen Einheiten an der muskulären Arbeit beteiligt; Frequenzierung (Fähigkeit, die einzelnen motorischen Einheiten mit der adäquaten Frequenz von Aktionspotenzialen zu aktivieren). Die verschiedenen Muskelfasertypen besitzen unterschiedliche Reizschwellen. Sollen auch die höherschwelligen Fasern mit angesprochen werden, muss mit entsprechend hoher Intensität gearbeitet werden); Synchronisation (Fähigkeit, motorische Einheiten zum gleichen Zeitpunkt bzw. zu Beginn der Kontraktion zu rekrutieren). Medizinische Trainingstherapie: z. B. Teil des Maximalkrafttrainings (neben der Hypertrophie notwendige Adaption der i.K.); durch kurze Belastungszeiten und vollständige Serienpausen metabolisch weniger belastend als Kraftausdauertraining.

Intramuskuläre Koordination				
Übung	**Wiederholungen Belastungszeit**	**Serien**	**Pause (min)**	**Rhythmus**
4–6 (2–3 Multi-Joint- 2–3 Single-Joint-Übungen)	1–3 (5)	3–4	5	1-0-1 2-0-2

Koordination, sensomotorische *f*; ***Etym.:*** lat. *coordinatio* „Zuordnung" u. *sensus* „Gefühl", *motor* „der Beweger"; ***engl.:*** Coordination, sensorimotor

Kontext: Physiologie, Bewegungslehre

Fähigkeit zur Organisation, Steuerung und/oder Regulation von Bewegungen; die K. gibt es nicht. Die der Bewegungsphase entsprechenden synergistischen Muskeln und/oder Muskelgruppen werden zum „richtigen" Zeitpunkt, über den „richtigen" Zeitraum mit der „richtigen" Kraft aktiv in Funktion versetzt (innerviert). Die aktive Funktion der jeweils aktuellen antagonistischen Muskeln wird gleichzeitig ausgesetzt (keine Innervation); dieses Verhältnis (Innervationsmuster) wird den einzelnen Bewegungsphasen dynamisch (im Sinne der Feedforward-Regulation) angepasst, sodass eine zielführende und/oder ergebnisorientierte, fließende, harmonische, scheinbar unwillkürliche Bewegung ablaufen kann.

Koordinationseinheit *f*; ***Etym.:*** lat. *coordinare* „zuordnen"; ***engl.:*** Coordination unit

Kontext: Spiraldynamik

Anatomisch-funktionelle Teileinheit des menschlichen Korpers, definiert durch zwei endständige, sphärische Skelettstrukturen (▸ Pole) und die dazwischen liegende Körperstrukturen; z. B. Schädel und Becken bilden die Pole der K. Stamm; Kugelhand und Humeruskopf bilden die beiden Pole der Koordinationseinheit Arm. Es gibt fünf Koordinationseinheiten im Konzept der Spiraldynamik: Stamm, Arm, Hand, Bein, Fuß. Die Grundbewegungen aller Koordinationseinheiten werden durch zwei Symmetrieprinzipien bestimmt: Spiegelsymmetrie >> und Achsensymmetrie >> Schulter- und Hüftgelenke übertragen die Bewegung vom Zentrum (Rumpf) zur Peripherie (Extremitäten) in beiden Richtungen.

Koordinationskomplex in der Therapie *m*; ***Etym.:*** lat. *coordinatio* „Zuordnung", *complexus* „umfassend" u. griech. *therapeia* „Behandlung, Pflege, Heilung"; ***engl.:*** Coordination complex in therapy; ***Syn.:*** Ganzkörpermuster

Kontext: Vojta-Konzept, Pädiatrie

Ein übergeordneter Begriff, den ▸ Vojta benutzt, um die beiden Fortbewegungskomplexe, das Reflexkriechen und das Reflexumdrehen, zu benennen.

Koordinationsprüfung *f*; ***Etym.:*** lat. *coordinare* „zuordnen"; ***engl.:*** Coordination examination

Kontext: Neurologie

Standardisierte motorische Aufgaben für Patienten mit neurologischen Störungen zur Beurteilung der Bewegungskontrolle. Bsp.: ▸ Finger-Nase-Versuch, ▸ Fingerfolge-Versuch, Gangprüfung, ▸ Knie-Hacken-Versuch.

Koordinationsstörung *f*; ***Etym.:*** lat. *coordinare* „zuordnen"; ***engl.:*** Coordinative impairment

Kontext: Neurologie, Pädiatrie

Beeinträchtigung der Qualität/Quantität des Bewegungsablaufs bspw. bei hypertonen, hypotonen oder überschießenden Bewegungen, wie sie bei Willkürbewegungen, emotionaler Übererregung oder starken sensorischen Reizen wirksam wird (vgl. ▸ spastische Tetraparese, ▸ Athetose, ▸ Ataxie).

Koordinationsstörung, zentrale *f*; ***Etym.:*** lat. *coordinatio* „Zuordnung" u. *centrum* „Mittelpunkt"; ***Abk.:*** ZKS; ***engl.:*** Impairment of coordination, central

Kontext: Pädiatrie, Diagnostik, Vojta-Konzept

Behelfsdiagnose. Innerhalb der ersten sechs Lebensmonate kann nicht immer eine klare Diagnose gestellt werden. Es könnte ein begründeter Verdacht auf eine negative Entwicklungsrichtung hindeuten, aber eine sichere Diagnose kann noch nicht klar definiert werden. Für diesen ersten Lebenszeitraum hat ▸ Vojta diese Übergangsdiagnose eingeführt. Sie bedeutet, dass sowohl in der Spontanmotorik und/oder in den Reflexen und vor allem in den ▸ Lagereaktionen Zeichen von nicht-idealer, unharmonischer Gesamtentwicklung vorhanden sind. Aus einer K. kann sich u. a. eine Zerebralparese entwickeln. Wenn ein Befund darauf hinweist, muss dies medizinisch überwacht werden. Spätestens nach dem sechsten bis achten Lebensmonat sollte die Zuordnung zu einer klaren Diagnose möglich sein.

Koordinationstraining *n*; ***Etym.:*** lat. *coordinatio* „Zuordnung" u. engl. *training* „Übung, Ausbildung"; ***engl.:*** Coordination training

1. ***Kontext:*** Sportwissenschaft, Physiologie, Neurologie

Häufig wiederholtes Ausführen der Bewegungsprogrammierung, -steuerung und/oder -regulation für eine konkrete Bewegungsfertigkeit auf der Grundlage eines Mindestentwicklungsstandes der konditionellen Fähigkeiten, die dabei zugleich bewegungsspezifisch qualifiziert werden. Relevante Kriterien (unter Nutzung der methodischen Maßnahmen von Harre 1986): Erarbeiten von Bewegungsvorstellungen und deren Wiedergabe; Belastung im weitestgehend ermüdungsfreien Zustand; Steigerung von der einfachen zur komplizierten Bewegungsanforderung; hohe Variation und Vielseitigkeit der Anforderungen; Bewegungen unter Ausschaltung (Augen zu) oder mit besonderer Unterstützung (Spiegel) mit optischen und/oder äußeren Feedback-Zusatzinformationen (Tonsignale, EMG) zur Bewegungsregulation; Variation der Bewegungsdynamik; Veränderung der äußeren Bedingungen; Zeitvorgaben für Bewegungsausführungen; häufiger Wechsel und Neukombinationen der Bewegungsanforderungen; Bewegungskombinationen zu Bewegungskomplexen; Kombinationen mit Vorbelastungen bei Nutzung von besonders stabilen, koordinativen Bewegungsfertigkeiten (die im Sport auch eine Ermüdung hervorrufen). Methodischer Knackpunkt: ständiges Variieren und Erhöhen des Schwierigkeitsgrades der Aufgaben. Grundsätzlich kann jeder methodische Schwerpunkt auf das Training jeder koordinativen Teilkomponente angewendet werden. Zur Unterstützung des Lernprozesses können weitere methodische Instrumente genutzt werden, die sich aus dem Prinzip der Bewegungsprogrammierung und ▸ Handlungsregulation ergeben.

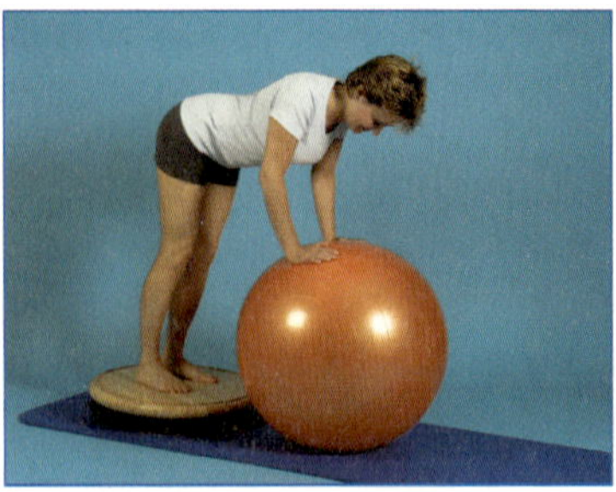

Koordinationstraining auf dem Kreisel.

2. ***Kontext:*** Trainingstherapie

Systematisches Üben des ökonomischen Ausführens schneller, unbewusster Bewegungen unter Beibehaltung der Balance, Zielsicherheit und Gelenkstabilität. Voraussetzungen: regenerierter Trainingszustand, Konzentration, individuelle Anpassung des K.

Koordinationstrainings, Ziele des *n*; ***Etym.:*** lat. *coordinatio* „Zuordnung" u. engl. *training* „Übung, Ausbildung"; ***engl.:*** Coordination training, goals

Kontext: Sportwissenschaft, Physiologie

Wiedererlernen, Stabilisieren und/oder Verbessern von Bewegungsfertigkeiten des täglichen Lebens (z. B. nach zerebralem Insult) oder Erlernen von gewünschten (sportlichen) Bewegungsfertigkeiten; Wiedereingliederung der Muskeln verletzter Gelenke in die entsprechenden Muskelketten; Erlernen kompensatorischer Bewegungsmuster einschließlich zur Stabilisierung der Belastbarkeit; Verbesserung und Stabilisierung des Gleichgewichtsverhaltens; Erlernen und Verbesserung der Bewegungsökonomie (u. a. von Bewegungen, die als Trainingsmittel im Krafttraining Verwendung finden); Lernen sensomotorischer Reaktionen auf unvorhergesehene Ereignisse; Erlernen und Verbessern der Rhythmisierungsfähigkeit.

Koordinative Fähigkeiten *f*; ***Etym.:*** lat. *coordinare* „zuordnen"; ***engl.:*** Coordinative skills

Kontext: Physiologie, Bewegungslehre, Sportwissenschaft

Von der Sportwissenschaft definierte 7 koordinative Teilfähigkeiten (Konstrukte), die in enger Wechselbeziehung stehen: ▸ Kopplungsfähigkeit (Koordination von Teilkörperbewegungen); ▸ räumliche Orientierungsfähigkeit (Bestimmung und Veränderung der Lage und Bewegung in Raum und Zeit in einem Aktionsfeld oder in Relation zu einem bewegten Objekt); ▸ kinästhetische Differenzierungsfähigkeit (Genauigkeit und Ökonomie von Teilkörperbewegungen oder Bewegungsphasen); ▸ Gleichgewichtsfähigkeit (Sicherung des statischen und dynamischen Gleichgewichts); ▸ Reaktionsfähigkeit (zweckmäßige Reaktionen auf ein Ereignis); ▸ Umstellungsfähigkeit (Anpassung des Bewegungsprogramms während der Ausführung an veränderte Situationen, Feedback, oder Aufgaben, Feedforward); ▸ Rhythmisierungsfähigkeit (sensomotorische Umsetzung eines eigenen/internen oder fremden/externen Rhythmus). Diese F. einschließlich des Zusammenwirkens von mehreren F. sind das Trainingsziel, indem sie durch das Training konkreter Fertigkeiten beansprucht werden. Die Verbesserung der F. ist weitestgehend trainingsspezifisch. Der Stand der Beherrschung ist zugleich die Voraussetzung eines weiteren effektiven sensomotorischen Lernprozesses zur Entwicklung neuer oder erweiterter Bewegungsfertigkeiten.

Kopfaufrichtung *f*; ***engl.:*** Head alignment; ***Syn.:*** Kopfhaltung, Aufrichtung des Kopfes

1. ***Kontext:*** Bewegungslehre

Kopfrotation um die Transversalachse.

2. ***Kontext:*** Spiraldynamik

Bewegung des Kopfes um die Transversalachse. Statik: Das Ausmaß der Reklination/Inklination des Kopfes ist entscheidend für die HWS-Lordose und Wirbelsäulenstatik. Eine aufgerichtete Kopfhaltung bedeutet eine HWS-Lordose von zirka 30°. Referenzlinie für eine horizontale Kopfhaltung ist die Verbindungslinie vom äußeren Gehörgang zum Augenhöhlen-Unterrand (entsprechend einer horizontalen Ausrichtung der Bogengänge des Labyrinths). Die Aufrichtung des Kopfes erfolgt in Abhängigkeit der individuellen Haltung: Delordosierung bei Plus-Lordose und Lordosierung bei Minus-Lordose. Dynamik: Durch die Aktivierung der tiefen Halsmuskulatur kommt es zu einer funktionellen Verlängerung des Nackens nach kranial mit axialer Stabilisierung der HWS.

Kopf-Rumpfkontrolle *f*; ***engl.:*** Head and trunk control

Kontext: Bobath-Konzept

Beherrschung der Kopf-Rumpfeinstellung in vertikaler Position; willkürliche Veränderung des Körperschwerpunktes. Sie geht einher mit der Entwicklung von ▸ Stellreaktionen.

Kopfschmerz *m*; ***engl.:*** Headache, (en)cephalalgia

Kontext: Traditionelle Chinesische Medizin

Die Traditionelle Chinesische Medizin geht davon aus, dass alle Störungen im Körper, sowohl lokal als auch entfernt, Schmerzen in der Kopfregion bewirken können.

Kopfstatik *f*; ***engl.:*** Static of the head

Kontext: Bewegungslehre, Biomechanik

Stellung des Schädels im Zusammenhang mit Referenzstrukturen am menschlichen Körper. In der Sagittalansicht sollte das Lot durch den äußeren Gehörgang und das Akromioklavikulargelenk gefällt werden können, was mit einer physiologischen Lordose im Bereich der Halswirbelsäule verbunden ist.

Kopfstellreflex *m*; ***Etym.:*** lat. *reflectere* „zurückwenden"; ***engl.:*** Head positioning reflex

Kontext: Neurophysiologie, Sensomotorik

Sensomotorische Reaktionen, die in Seitenlage den Kopf in die Normalposition im Raum aufrichten. Dabei sind die Hautmechanosensoren einer Körperhälfte die wesentliche afferente Informationsquelle; Leistung des Hirnstamms (vgl. ▸ Stellreflexe).

Kopplung *f*; ***engl.:*** Coupling; ***Syn.:*** Bewegungskopplung

Kontext: Kaltenborn-Evjenth-Konzept

Phänomen der Verbindung einer Bewegung (Rotation oder Translation) mit einer weiteren Bewegung um eine Achse. Für die Physiotherapie klinisch sichtbar sind die Kopplungen bei rotatorischen Bewegungen (vgl. ▸ Rotation).

Kopplung horizontale/vertikale Bewegung *f*; ***engl.:*** Coupling, horizontal/vertical movement

Kontext: Therapeutisches Klettern, Neurologie

Durch eine Verbindung von horizontalen Kletterbewegungen mit seitlichen Bewegungen wird der Schwierigkeitsgrad, z. B. für Patienten mit Multipler Sklerose erhöht. Die Orientierung muss nunmehr in verschiedene Richtungen erfolgen.

Kopplungsfähigkeit *f*; ***engl.:*** Coupling ability

1. ***Kontext:*** Physiologie, Bewegungslehre, Sportwissenschaft

▸ Koordinative Fähigkeit; stimmt Teilkörperbewegungen räumlich und zeitlich ab; während modellbezogener Bewegungen (z. B. Gehen, Salto) oder zielbezogener Handlungen (z. B. beim Führen eines Balls um einen Gegenspieler).

2. ***Kontext:*** Trainingslehre

Zeitlich und räumlich abgestimmte Bewegung aller Extremitäten: Teilkörper- und Einzelbewegungen werden so aufeinander abgestimmt, dass eine dynamische und zielgerichtete Gesamtbewegung entsteht.

Korkenzieher, der

Vgl. ▸ Der Korkenzieher.

Koronare Herzkrankheit *f*; ***Abk.:*** KHK; ***engl.:*** Coronary heart disease

Kontext: Innere Medizin

Manifestation der Arteriosklerose in den Herzkranzgefäßen (Koronararterien). Sie führt zu einer Durchblutungsnot des Herzmuskels, die sich

K

als Angina pectoris, Herzinfarkt, Herzrhythmusstörungen oder Herzinsuffizienz äußern kann (vgl. ▸ Herzerkrankung, akute).

Körper *m*; ***engl.:*** Body

Kontext: Physik

K. haben eine Masse und ein Volumen. Wo ein K. ist, kann kein anderer sein. Sie bestehen aus Stoffen. Materie im festen Aggregatzustand wird Festkörper genannt.

Fester K.: Materie im festen Aggregatzustand.

Flüssiger K.: Materie im flüssigen Aggregatzustand.

Gasförmiger K.: Materie im gasförmigen Aggregatzustand.

Körper, starrer *m*; ***engl.:*** Body, rigid

Kontext: Physik

Starre Körper sind ein (theoretischer) Zusammenschluss einzelner Massepunkte (Atome, Moleküle), die in einer konstanten Entfernung zueinander angeordnet sind. Verformungen des Körpers und Schwingungen der Massenpunkte bleiben unbeachtet. Die einzig mögliche Veränderung eines starren Körpers ist demnach die Veränderung seiner Lage (Verschiebung) relativ zu anderen Körpern oder zu einem Bezugssystem (Koordinatensystem) (vgl. ▸ Translation, Rotation).

K

Körperabschnitt *m*; ***Abk.:*** KA; ***engl.:*** Body part

Kontext: Funktionelle Bewegungslehre

Einteilung des Organismus in Funktionseinheiten nach Klein-Vogelbach, die insbesondere Gelenke und zugehörige Muskulatur fokussiert: Arm (inklusive Schultergürtel), Bein (ohne Hüftgelenk), Kopf (inklusive Hals), Brustkorb, Becken (inklusive Hüftgelenke und Lendenwirbelsäule). Körperabschnitte systematisieren bzw. erleichtern funktionelle Betrachtungsweisen, z. B. Gang-, Bewegungsanalyse.

Körperachse, vertikale *f*; ***engl.:*** Body axis, vertical

Kontext: Bewegungslehre

Lot, das senkrecht vom Ohr, via obersten Punkt am Humerus, obersten Teil des Iliums, frontalen Teils des Knies bis ein paar Zentimeter vor dem lateralen Malleolus, verläuft. Diese K. ist die Voraussetzung für eine ideale Aufrichtung im Stehen, die eine minimale tonische Muskelaktivität zur Kontrolle des ruhigen Stehens erfordert.

Körperachsen *f*; ***engl.:*** Body axes

Kontext: Anatomie, Bewegungsanalyse

Durch den menschlichen Körper lassen sich beliebig viele K. legen; es werden jedoch drei Hauptachsen definiert (hier: beschrieben auf den Stand bezogen).

Vertikal- oder Longitudinalachse: Verlauf in kranial-kaudaler Richtung senkrecht zum Boden (vgl. ▸ Körperlängsachse).

Sagittalachse: Verlauf in ventral-dorsaler Richtung

Transversal- oder Horizontalachse: Verlauf von links nach rechts bzw. im Schnittpunkt von Frontal- und Transversalebene.

Körperarbeit *f*; ***engl.:*** Body work; ***Syn.:*** Körperwahrnehmungstherapie

Kontext: theoretische Modelle

Therapiekonzepte und -methoden, die über strukturierte Anleitungen die Aufmerksamkeit auf körperliche Veränderungen lenken, wie z. B. Köperreisen, Feldenkrais, autogenes Training.

Körperbewusstsein *n*; ***engl.:*** Body awareness

Kontext: Psychosomatik

Aus dem Erlebnis- und Bewegungsaspekt des Körpers gebildetes Bewusstsein.

Erlebnisaspekt: das Erleben im Hier und Jetzt oder Erinnerungen an frühere Erlebnisse. Er kann in Teilen oder im Körper als Ganzes durch sensorische, autonome und motorische Reaktionen erfahren werden. Das Erlebnis kann mit emotionalen Komponenten geladen sein und sowohl bewusst als auch unbewusst zurückgehalten oder verstärkt werden.

Bewegungsaspekt: Fähigkeit, Körperpositionen, Bewegungen oder Spannungsverhältnisse im Alltag willkürlich zu steuern (vgl. ▸ Körperbild, ▸ Körper-Ich).

Körperbild *n*; ***engl.:*** Body image

1. *Kontext:* Neurologie, Psychosomatik

Visuelle, mentale Vorstellung des Körpers; mentale Repräsentation, die Gefühle und Gedanken über den Körper ausdrückt. Um Schäden im K. und ▸ Körperschema zu beschreiben, werden Begriffe wie ▸ Asomatognosie, halbseitiger Neglect und mangelnde Diskrimination rechts/links verwendet (vgl. ▸ Körperbewusstsein). Das eigene K. ist ein Abbild der Seele und umfasst die erlebte, subjektive Körperlichkeit. Früheste Eindrücke, Empfindungen, Berührungen werden im Körpergedächtnis gespeichert und prägen das K. Störungen des K. finden sich bei vielen psychischen Erkrankungen, z. B. bei ▸ Essstörungen.

2. *Kontext:* Feldenkrais

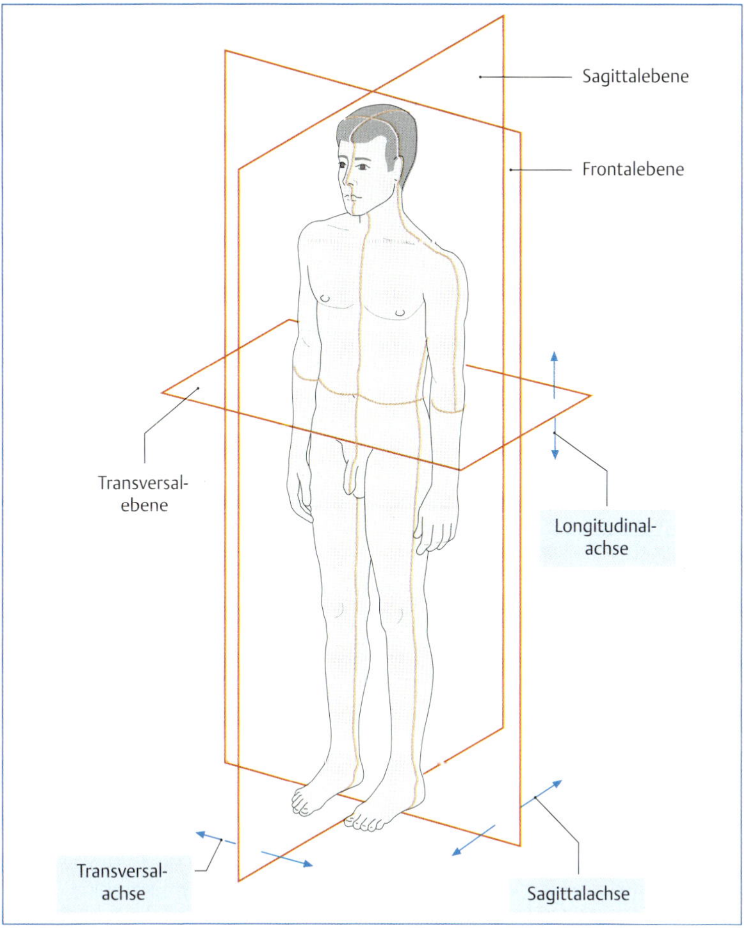

Körperachsen.

K. ist das subjektive Erleben des eigenen Körpers. (Vgl. ▸ Selbstbild.)

3. *Kontext:* Soziologie

Kulturabhängiges Idealbild des Körpers, dem die Attribute gesund, gut, schön und erstrebenswert zugeschrieben werden. Es unterliegt dem zeitlichen Wandel. Gebräunte Haut und ein gut durchtrainierter Körper entsprechen dem heutigen K. Im 19. Jahrhundert waren dagegen z. B. Frauen mit „milchweißer" Haut und rundlichen Körperformen attraktiv. Unser heutiges Ideal wurde dagegen mit mangelndem Wohlstand verbunden. Nur die ärmere, hart arbeitende Bevölkerung war gebräunt und muskulös.

Körperdiagonale *f*; ***engl.:*** Body diagonal

Kontext: Bewegungslehre

Gedachte Linie zwischen dem linken Schulterpunkt und rechten Fuß sowie zwischen dem rechten Schulterpunkt und linken Fuß.

Körperebenen *f*; ***engl.:*** Body planes

Kontext: Anatomie, Bewegungsanalyse

Durch den menschlichen Körper lassen sich beliebig viele K. legen; es werden jedoch drei Hauptebenen definiert (hier: beschrieben auf den Stand bezogen).

Frontalebene: parallel vertikal zur Stirn ausgerichtete K.

Transversalebene: horizontal verlaufende K.; senkrecht zur Körperlängsachse verlaufend.

Sagittalebene: parallel vertikal zur Sutura sagittalis (Pfeilnaht) verlaufende K.

Körpereigenwahrnehmung *f*; ***engl.:*** Self awareness

Kontext: Bobath-Konzept

Alle auf den Körper bezogenen Empfindungen, die zu einer subjektiven Selbsteinschätzung führen. Tiefensensorische (propriozeptive) Rezeptoren (insbesondere die der Fußsohlen) vermitteln ein Bild über Anfang und Ende des Körpers, seine Lage und Bewegung im Raum (auch ohne optische Kontrolle), Beugung und Streckung einzelner Körperabschnitte. K. ist Voraussetzung für das Handeln mit seinem Körper, für Kommunikation und für alle Funktionen des täglichen Lebens. Fehlt die Wahrnehmung von sich selbst oder einzelner Körperteile, werden diese nicht adäquat für Funktionen bzw. Handlungen genutzt, selbst wenn keine Perzeptionsstörungen vorliegen; es wird ein lückenhaftes Bild von sich selbst entwickelt mit allen Einschränkungen für das gesellschaftliche Leben.

K

Körpergedächtnis *n*; ***engl.:*** Body memory

Kontext: Neurologie

Das K. wird als der Ort im Gehirn (Amygdala) bezeichnet, in dem frühe vorsprachliche Erfahrungen gespeichert werden. So können schwere traumatische Erlebnisse körperliche Spuren in Form von Krankheiten hinterlassen. Aktuelle Ergebnisse der Hirnforschung bestätigen diesen Zusammenhang.

Körpergefühl *n*; ***engl.:*** Body sensation

Kontext: Pädiatrie, Vojta-Konzept

Tiefensensibler Umgang mit dem eigenen Körper. Die Fähigkeit eines Kindes/Menschen, automatisch mit seinem ganzen Körper in der Auseinandersetzung mit der Umwelt im Rahmen der Reifung des Zentralnervensystems umzugehen. Die prothopathischen, die epikritischen und die sensomotorischen Leitungsbahnen müssen für eine physiologische Engrammierung zur Verfügung stehen.

Auch Patienten mit einer Pathologie haben ein K., das sich allerdings häufig nicht auf den ganzen Körper bezieht. Immer wieder wird im Verhalten und nach Befragungen deutlich, dass sie ihren Körper nicht als eine Einheit empfinden (können). (Vgl. ► Körperwahrnehmung.)

Körpergewicht *n*; ***engl.:*** Body weight

Das Gewicht eines Menschen wird in der Einheit Kilogramm (kg) angegeben und entspricht damit der Masse eines Körpers. Da der Körper – wie jede Masse – von der Schwerkraft der Erde angezogen wird (Fallbeschleunigung), ergibt das Produkt aus Körpermasse und Fallbeschleunigung eine ► Gewichtskraft mit der Einheit Newton (N) (vgl. ► Gewicht).

Körperhaltung, aufrechte *f*; ***Abk.:*** AH, AKH; ***engl.:*** Body posture, erect

Kontext: Brügger-Konzept

Begriff der Neurophysiologie, Diagnostik und Behandlung der ► Funktionskrankheiten des Bewegungssystems. Die AH ist gekennzeichnet durch zwei harmonische Lordosen. Sie verlaufen vom Sakrum bis Th 5 (thorakolumbale Lordose) und vom Occiput bis Th 5. Der fließende Übergang dieser beiden lordotischen Wirbelsäulenabschnitte bildet eine auf die mittlere Brustwirbelsäule beschränkte Kyphose. Die genannten funktionellen Wirbelsäulenschwingungen flachen die anatomischen Lordosen der Hals- und Lendenwirbelsäule ab, indem sie die Extensionsfähigkeit dieser Regionen in die angrenzende Brustwirbelsäule weiter- bzw. auslaufen lassen. Biomechanisch ist somit weder in der Hals- noch in der Brustwirbelsäule eine Hyperlordosierung möglich, da pro Segment weniger Extension stattfindet. Die Wirbelsäule bildet zusammen mit dem Becken und dem Thorax die Funktionseinheit des Stammes. Weitere Merkmale der AH sind die ► Beckenkippung nach vorne-unten (ventro-kaudales Drehmoment), die Thoraxhebung nach vorne-oben sowie die Streckung der Halswirbelsäule mit Inklination und dorsaler Translation in den oberen Kopfgelenken. Um die AH einzunehmen, bedarf es eines komplexen synergistischen Zusammenspiels der Muskeln des Körperstamms und der Extremitäten (vgl. ► Zahnradmodell, ► Muskelschlingenmodell). Die Stellung der Extremitäten ergibt sich reaktiv durch die auslaufenden Bewegungen vom Körperstamm. Die rücklaufenden Bewegungen der Extremitäten auf den Stamm tragen wesentlich zur Gestaltung der AH bei. Nur diese komplexen synergistischen Aktivitäten ermöglichen neurophysiologische Bewegungsmuster und eine optimale strukturelle Belastung (Formationen). Abweichungen von der AH führen somit zu Fehlbeanspruchungen des posturalen und lokomotorischen Systems. Bei der Korrektur der Körperhaltung und der Optimierung der täglichen Bewegungsabläufe handelt es sich nicht nur um eine kurative therapeutische Behandlungsmaßnahme, sondern gleichzeitig um eine Präventionsmaßnahme, die auf einen langfristigen Therapieerfolg zielt. Das Wiedererlangen und die Automatisierung der dynamischen AH während der Alltagsbewegungen mit entsprechenden Kompensationsbewegungen ist somit für die Behandlung der Funktionskrankheiten unerlässlich. Die AH stellt sowohl im Rahmen der Funktionsdiagnostik als auch für die Behandlung der Funktionskrankheiten ein zentrales Element dar. Bei der Diagnostik werden die Abweichungen der physiologischen Haltungen und Bewegungen von der Norm beurteilt.

Körper-Ich *n*; ***engl.:*** Body-I
Kontext: Psychologie, Psychosomatik
Ich-Identität im Körper; der Begriff basiert auf den Arbeiten von Sigmund Freud. K. wird sichtbar durch die Art, wie eine Person dem Boden begegnet, wenn sie geht oder sitzt; in ihrer Fähigkeit Balance und Stabilität in Alltagstätigkeiten zu finden. Es zeigt sich in der Atmung, im Blickkontakt, in Bewegungsmustern und im Zusammenspiel zwischen dem Individuum und seiner Umgebung.

Körperinnenwiderstand *m*; ***engl.:*** Internal body resistance
Vgl. ▸ Impedanz.

Körperkern *m*; ***engl.:*** Body core
Kontext: Physiologie
Homöothermes Zentrum des Organismus, das von der poikilothermen Körperschale umgeben ist. Bei sehr geringen Außentemperaturen, physischer Ruhe und gleichzeitig wenig kleidungsbedingter Isolation nimmt der K. seine kleinste Ausdehnung (Gehirn, Thorax- und Abdominalraum) ein. Bei hohen Temperaturen und physischer Aktivität breitet sich der Kern maximal aus, ohne Unterhaut und Haut zu beteiligen (vgl. ▸ Temperaturregulation, ▸ Homöothermie).

Körperkontakt *m*; ***engl.:*** Body contact; ***Syn.:*** körperliche Nähe
Kontext: Psychologie, Kommunikation
Ausdrucksmöglichkeit der ▸ nonverbalen Kommunikation; insbesondere manuell arbeitende Physiotherapeuten treten über K. mit ihren Patienten in Interaktion. K. kann dazu dienen, auf nonverbaler Ebene eine gute Kommunikation aufzubauen, wenn beide Interaktionspartner zur Zusammenarbeit bereit sind. Bei angenehmer Berührung kommt es zur Ausschüttung von Oxytozin; ein Hormon, das bei Körperkontakt ausgeschüttet wird. Es steht in engem Zusammenhang mit den Empfindungen ▸ Freude und Glück und gilt als soziales Hormon. Im Gegensatz zum Physiotherapeuten ist der Patient nicht unbedingt K. gewöhnt. In Alltagssituationen regulieren sich die Abstände von Interaktionspartnern aufgrund impliziter gesellschaftlicher Normen und Regeln. (Vgl. ▸ Interaktionszone, ▸ Kooperation.)

Körperkontrolle *f*; ***engl.:*** Body control
Kontext: Psychosomatik
Fähigkeit, gelernte und trainierte Bewegungen willentlich zu steuern, z. B. Sport und Tanz.

Körper-Kopf-Stellreflex *m*; ***Etym.:*** lat. *reflectere* „zurückwenden"; ***engl.:*** Neck righting reflex
Kontext: Neurophysiologie, Sensomotorik
Die Normalstellung der Körperteile zueinander kann mithilfe dieses ▸ Stellreflexes, aber auch ohne vorherige Wiederherstellung der Normalposition des Kopfes im Raum eingenommen werden; Leistung des Hirnstamms.

K

Körperkreislauf *m*; ***engl.:*** Body circulation; ***Syn.:*** großer Kreislauf
Kontext: Herz-Kreislaufphysiologie
Gesamtheit der vielen parallelen Mikrozirkulationsgebiete der Organe und Muskulatur, die in Abhängigkeit von der Stoffwechselaktivität mit einem Anteil des Herzminutenvolumens durchflossen werden. Innerhalb der Mikrozirkulationsgebiete sind u. a. die stark verzweigten Kapillaren die ▸ Endstrombahn. Durch die Verzweigungen erreichen im kapillaren und postkapillaren Bereich (Venolen) der Gesamtquerschnitt und die Gefäßoberfläche die größte Dimension. Die kleinen Arterien (insbesondere Arteriolen, Kapillaren) leisten einen großen Beitrag zum gesamten (totalen) peripheren Strömungswiderstand. Dieses Gefäßgebiet ist der Ort des größten intravasalen Blutdruckabfalls und der stärksten Verminderung der Strömungsgeschwindigkeit. Die sehr geringe Strömungsgeschwindigkeit und riesige Gefäßinnenfläche garantieren einen adäquaten Gas-, Wasser- und Stoffaustausch zwischen Blut und Zellen über den interstitiellen Raum. Die Lymphgefäße sammeln die in Abhängigkeit vom Verhältnis zwischen Filtration und Reabsorption im interstitiellen Raum verbleibende Flüssigkeit

und führen sie in das Blutgefäßsystem zurück (Gewebedrainage) (vgl. ▶ Lungenkreislauf).

Körperlage *f*; ***engl.:*** Body position

Kontext: Bewegungslehre

Position des Körpers, z. B. Rückenlage, Seitlage, Bauchlage, Sitzen, Stehen. Die Anforderungen an die ▶ posturale Kontrolle sind höher, je höher der Schwerpunkt und je kleiner die Unterstützungsfläche ist.

Körperlängsachse *f*; ***Abk.:*** KLA; ***engl.:*** Body longitudinal axis, frontosagittal axis; ***Syn.:*** Longitudinalachse, longitudinale Achse

1. ***Kontext:*** Anatomie

Richtungsbezeichnung in Bezug auf die drei Körperebenen, senkrecht zur Transversalebene durch die Mitte des menschlichen Körpers von Kopf zum Fuß verlaufend (medial, kranial – kaudal), Schnittlinie zwischen Frontal- und Sagittalebene.

2. ***Kontext:*** Funktionelle Bewegungslehre

Gedachte frontosagittale Orientierungslinie, in die die ▶ Körperabschnitte Becken, Brustkorb und Kopf eingeordnet werden können. Die Wirbelsäule befindet sich dann in ihrer Null-Stellung. Die K. bildet sich aus den Schnittlinien der mittleren ▶ Frontalebene und der mittleren Sagittalebene. Der Begriff wurde von der ▶ Funktionellen Bewegungslehre in die Physiotherapie eingeführt. Die Beobachtung der K. hilft bei der ▶ Bewegungsanalyse und die Instruktion von Stellungen der K. in der Patienteninstruktion hilft z. B. therapeutische Übungen besser zu vermitteln. Das Aufrechterhalten der K. ist die Voraussetzung einer physiologischen Haltung, weil sie das Funktionieren der extensorisch dynamischen Muskelaktivität der auf die Wirbelsäule wirkenden Muskeln ausdrückt. Das Unvermögen einer Aufrechterhaltung der K. ist Ursache vieler Funktionsstörungen des Bewegungssystems. Die K. kann auch vor/zurück oder seitwärts geneigt werden. Das Übungsprinzip der alternierenden Vor- und Rückneigung stammt ebenfalls aus der funktionellen Bewegungslehre. Dabei muss der Patient die Stabilisation der K. in Nullstellung unter verschiedenen räumlichen Positionen und damit Angriffen der Schwerkraft dynamisch gewährleisten.

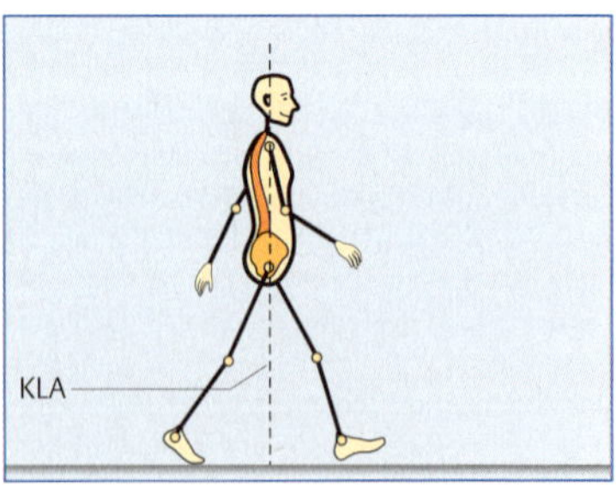

Körperlängsachse: Vertikale Ausrichtung der Körperlängsachse (KLA) beim Gehen.

Körperlich-motorische-, emotional-soziale-, kognitive- und sensorisch-integrative Ebene *f*; ***Etym.:*** lat. *motor* „Beweger“, *emovere* „aufwühlen“, *socius* „Genosse, Gefährte“, *cognitio* „Wahrnehmen, Erkennen, Erkenntnis“, *sensus* „Gefühl“ u. *integratio* „Wiederherstellung eines Ganzen“; ***Abk.:*** KEKS-Ebene; ***engl.:*** Physical-motor, emotional, social, cognitive and sensory integrative level

Kontext: Bobath-Konzept

Vier Lernebenen. Entwicklungsneurologische Erkenntnisse über das Lernen zeigen, dass das Gehirn bei einer Betätigung alle KEKS-Ebenen untereinander verknüpft. Dies führt zur ▶ sensorischen Integration. Die Bobath-Therapie nutzt dieses Wissen. Kinder lernen am effektivsten, wenn sie Bewegungen, Verhalten, Verstehen und Wahrnehmung in ihren Alltag integrieren, in sinnvollen Handlungen nutzen (vgl. ▶ Handlung).

Körperliche E.: Haltung und Beweglichkeit, Koordination, feinmotorische Geschicklichkeit (Laufen, Klettern, Tanzen, Radfahren, Schwimmen, Malen, Schrauben, Sägen, Schreiben, Spielen eines Instrumentes);

Emotional-soziale E.: Intrinsische Motivation, Interaktionsfähigkeit, emotionale Empfindungsfähigkeit (Lachen, Weinen, Wut, Freude, Mimik, Gestik, Interaktion, Trösten, Rollenspiel, Kreativität);

Kognitive E.: Aufmerksamkeit, Neugier, Konzentration, Explorationswille, Sprache (Lernen, Reimen, Erforschen, Experimentieren, Fragen, Planen, Wiedererkennen, Sich-Vertiefen);

Sensorisch-integrative E.: Nutzung von auditiven/visuellen/gustatorischen/olfaktorischen Fähigkeiten, Fähigkeit zur Wahrnehmungsverarbeitung (Sehen und Malen, Hören und Sprechen, Schmecken und Genießen, Fühlen und Streicheln).

Körpermasse *f*; ***engl.:*** Body mass

Vgl. ▶ Körpergewicht.

Körpermitte *f*; ***engl.:*** Point of balance; ***Syn.:*** Dantian

Kontext: Traditionelle Chinesische Medizin

K

Die K. wird auch als Bewegungszentrum bezeichnet. Sie befindet sich unterhalb des Nabels. Sich auf die K. zu konzentrieren hilft, um Kräfte zu sammeln. Dieser Punkt stellt eine Verbindung der vorderen und der hinteren Körperhälfte dar. Bei der ▶ Atmung sammelt sich nach der Traditionellen Chinesischen Medizin zuerst alle Energie in der K. und wird von dort aus in alle Bereiche des Körpers weitergeleitet. Auch für die Ausübung des ▶ Qigong gilt die K. als wichtiger Ausgangspunkt.

Körperpsychotherapie *f*; ***Etym.:*** griech. *psyche* „Seele, Gemüt" u. *therapeia* „Behandlung, Pflege"; ***engl.:*** Body (-oriented) psychotherapy
Kontext: Psychiatrie
▶ Psychotherapie, die das seelische und körperliche Erleben als untrennbare Einheit in den Therapieprozess einbezieht. Der körperliche Ausdruck und das körperliche Empfinden werden ins Bewusstsein gerückt und mit jeweiligen Stimmungen, Gefühlen und dem Verhalten in Zusammenhang gebracht. Durch das Wissen des ▶ Körpergedächtnisses wird verstehbar, warum selbst körperliche Erfahrungen aus frühester Zeit gespeichert sind und z. B. durch Symptome wie Ängste oder Schmerzen zum Vorschein kommen können. Die Sprache ist bei der K. somit nicht das Mittel der Wahl, um unbewusste Vorgänge verständlich zu machen.

Körperschaftssteuer *f*; ***Abk.:*** KSt; ***engl.:*** Corporate income tax
Kontext: Betriebswirtschaftslehre
Einkommenssteuer eines Unternehmens als juristische Person; besteuert wird der Ertrag (Gewinn) des Unternehmens auf der Basis des Körperschaftssteuergesetzes (KStG). Derzeit gilt der einheitliche Steuersatz von 25 % für Unternehmen. Physiotherapie: Werden physiotherapeutische Praxen in der Unternehmensform AG, GmbH oder KGaA geführt, unterliegen sie der Körperschaftssteuerpflicht.

Körperschema *n*; ***engl.:*** Body scheme
1. *Kontext:* Neurologie, Psychosomatik
Vorstellung über die Lage des Körpers im Raum und der verschiedenen Körperteile im Verhältnis zueinander. Um Schäden im ▶ Körperbild und K. zu beschreiben, werden Begriffe wie Asomatognosie, halbseitiger Neglect (Vernachlässigung einer Körperhälfte) und mangelnde Diskrimination rechts/links verwendet.
2. *Kontext:* Feldenkrais
K. ist die neuronale Repräsentation des Körpers im Zentralnervensystem mit den dazugehörigen neuro-kognitiven Funktionen. (Vgl. ▶ Selbstbild.)

Körperschwerpunkt *m*; ***Abk.:*** KSP, C/G, COM; ***engl.:*** Centre of gravity; ***Syn.:*** Syn. Massenmittelpunkt
1. *Kontext:* Biomechanik, Bewegungsanalyse
Schwerpunkt des menschlichen Körpers. Ein Punkt, in dem man sich die Masse eines Körpers vereinigt denkt (Punktmasse) und in dem die Summe aller ▶ Drehmomente gleich Null ist. Ausgangspunkt für die Schwerelinie der Wirkungsrichtung der Gewichtskraft (Schwerkraft). So lange der KSP innerhalb einer Unterstützungsfläche liegt, ist ein Körper standfest (stabiles Gleichgewicht).
2. *Kontext:* Funktionelle Bewegungslehre
Der K. ist der Punkt des Körpers, in dem sein Gewicht (oder seine Masse) vereinigt ist. Die Lage des Schwerpunkts über der ▶ Unterstützungsfläche entscheidet über die Gleichgewichtslage des Körpers. Um einen Bewegungsablauf oder eine therapeutische Übung zu erschweren, kann z. B. im Stand durch Arme-über-Kopf-Position (auch mit Verstärkung durch externe Gewichte wie Hanteln) eine Kranialverschiebung des K. ausgelöst werden. Dadurch wird die muskuläre Stabilisation der Gelenke erschwert und das Erhalten des ▶ Gleichgewichts schwieriger.

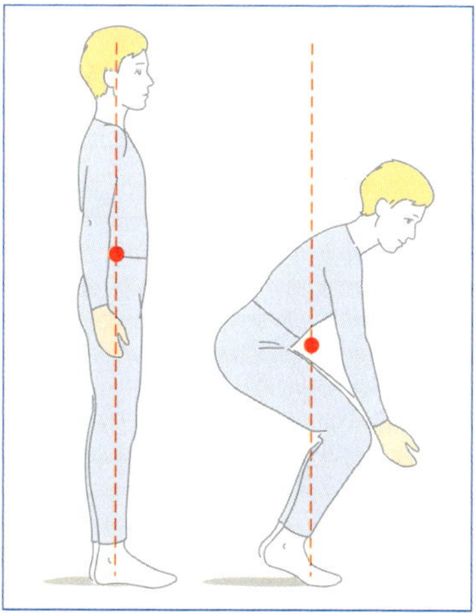

Körperschwerpunkt: Während des Bückens kann der Schwerpunkt außerhalb des Körpers liegen.

K

Körpersprache *f*; ***engl.:*** Body language; ***Syn.:*** Körperausdruck, nonverbale Kommunikation
Kontext: Psychologie, Kommunikation
Ausdruck von Mimik, Gestik, Körperhaltung, die die Dynamik eines Gesprächs beeinflussen. Im Rahmen der ▸ nonverbalen Kommunikation, die in die Physiotherapie einbezogen werden muss, integriert die Körpersprache zusätzlich Kopf- und Blickbewegungen (Zu- und Abwenden) sowie Stimme und Atemmuster. Es wurde experimentell festgestellt, dass der Gesamteindruck einer Person zu 55 % von der Körperhaltung, Gestik und Mimik und zu 38 % von der Stimme bestimmt wird, jedoch nur zu 7 % vom Gesagten. Der körpersprachliche Ausdruck lässt sich nur begrenzt unterdrücken, was zu hilfreichen Informationen in der Interaktion der Physiotherapie führen kann.

Körperstellreaktion nach Magnus und de Kleijn *f*; ***Etym.:*** lat. *re* „zurück" u. *actio* „Handlung"; nach den Ärzten *R. Magnus* und *A. de Kleijn*; ***engl.:*** Body righting reactions according to Magnus and de Kleijn; ***Syn.:*** Körperstellreflex nach Magnus und de Kleijn
Kontext: Diagnostik, Pädiatrie, Neurologie
Test der neuropädiatrischen Untersuchung. Auf eine passiv eingeleitete, langsam ausgeführte Kopfdrehung des in Rückenlage befindlichen Säuglings folgen mit geringem Zeitverzug der Schulter- und Beckengürtel nach. Die schraubenförmige Drehung erfolgt auch, wenn die passiv eingeleitete Rotation im Bereich des Schulter- oder Beckengürtels beginnt. Bei gesunden Kindern sind die K. spätestens mit drei Monaten negativ, weil dann die Säuglinge ihre Bewegungen modifizieren können. Ein zwanghaft verkoppelter Zusammenhang zwischen Kopf, Schulter- und Beckengürtel besteht nicht mehr.
Pathologische Kinder bewegen sich oft in den Schablonen dieser K. Sie haben erfahren, dass bei Bewegung des Kopfes in die hyperextensorische Rotation der Körper ▸ en bloc folgt und so eine Umdrehbewegung gelingt (vgl. ▸ Ersatzmuster).

Körperstellung *f*; ***engl.:*** Body position
Kontext: Bewegungslehre
Die K. beschreibt die Position des Körpers im Raum und oder zu einem Therapie- oder Trainingsgerät. Bei jedem koordinierten Bewegungsstart und bei der Regulation der laufenden Bewegung müssen Körperhaltung und K. bekannt sein. Ihre Veränderung muss im Sinne der ▸ Bewegungsanalyse beobachtbar sein. Dadurch wird eine therapeutische Intervention bei Abweichungen möglich.

Körperstellung, atemerleichternde *f*; ***engl.:*** Body position, breathing facilitative
Kontext: Atemtherapie
Position, die ein Patient mit obstruktiver Atemwegserkrankung einnimmt bei Atemnot oder bei erschwerter Atmung nach körperlicher Belastung: (modifizierter) ▸ Kutschersitz, Sitz mit abgelegten Armen (Tisch, Behandlungsbank), Sitz mit freiem Bauch und nach hinten abgelegten Armen, Piloten-/Paschasitz, Torwarthaltung, Stehen mit abgestützten Armen (Tisch, Geländer, Beckenkamm). In der Atemtherapie werden a. K. als Ausgangsstellungen genutzt.

Körperwahrnehmung *f*; ***engl.:*** Body perception; ***Syn.:*** Eigenwahrnehmung
Kontext: Sensomotorik, Vojta-Konzept
Hinsichtlich der Wahrnehmung unterscheiden wir die Eigenwahrnehmung von der Fremdwahrnehmung. Den eigenen Körper wahrzunehmen setzt intakte Perzeptionsorgane wie z. B. Muskeln und Sehnen und eine aktive Handlung voraus. Wahrnehmung kann man nicht sehen; Physiotherapeuten können immer nur die Handlungen beurteilen und daraufhin die möglichen Wahrnehmungen unterstellen bzw. frei interpretieren. Handlung und Wahrnehmung sind zirkulär organisiert und demzufolge in der Beurteilung nicht zu trennen. Im Tun verknüpft das Kind bestimmte Handlungen mit dazu auf der Grundlage neuronaler sensomotorischer Beziehung stehenden Wahrnehmungen, weil Änderungen des Körpers nur im aktiven Tun wahrgenommen werden können. Eine Eigenwahrnehmung ohne eine Handlung gibt es demnach nicht.

Körperwiderstand *m*; ***engl.:*** Body resistance
Vgl. ▸ Impedanz.

Korrekturtechnik *f*; ***engl.:*** Correction technique
Kontext: Sportphysiotherapie
Die Basis wird auf der Haut angebracht und vom Therapeuten fixiert, die Zügel werden unter fast maximaler Dehnung angebracht. Damit werden Bindegewebe und Faszien in die korrekte Position gebracht und dort gehalten.

Korrelation *f*; ***Etym.:*** lat. *co..., cor...* „mit, zusammen" u. *relatio* „Beziehung, Verhältnis"; ***engl.:*** Correlation; ***Syn.:*** Zusammenhang
Kontext: Statistik
Normiertes Maß für die lineare Beziehung von zwei oder mehr Variablen zueinander. Eine K.

K

kann positiv oder negativ ausfallen. In der klinischen Forschung werden K. oft bestimmt, um Reliabilitäten z. B. von Messungen desselben Merkmals durch verschiedene Untersucher (▶ Interrater-Reliabilität) oder von wiederholten Messungen desselben Merkmals durch einen Untersucher zu verschiedenen Zeitpunkten (▶ Intrarater-Reliabilität) zu ermitteln. Bei nominalskalierten Variablen spricht man auch von Kontingenz (vgl. ▶ Nominalskala). Statistische Tests zur Bestimmung von Zusammenhängen sind u. a. der ▶ Phi-Koeffizient von Pearson (nominalskalierte Daten), ▶ Spearmans rho oder die ▶ Intraklassenkorrelation. Zu beachten ist, dass eine K. von Merkmalen keine Rückschlüsse auf die Kausalität des Zusammenhangs zulässt.

Korrelationskoeffizient *m*; ***Etym.:*** lat. *co..., cor...* „mit, zusammen", *relatio* „Beziehung, Verhältnis" u. *efficere* „bewirken"; ***Abk.:*** r; ***engl.:*** Correlation coeffizient r, Pearson's r; ***Syn.:*** (Bravais-) Pearsons r, Produkt-Moment-Korrelation
Kontext: Statistik
Zusammenhangsmaß für zwei intervallskalierte Merkmale (vgl. ▶ Intervallskala). Er drückt die Vorhersehbarkeit einer Variablen x durch die Kenntnis von Variable y aus. Basierend auf dem Quotienten aus ▶ Kovarianz und ▶ Standardabweichungen (der beiden Variablen x und y) stellt der K. einen maßstabsunabhängigen Kennwert für den linearen Zusammenhang zweier Merkmale miteinander dar. Für $r = 0$ besteht zwischen den Merkmalen kein Zusammenhang, $r = \pm 1$ bedeutet einen perfekten positiven/negativen Zusammenhang. Als Richtwerte gelten: $|r| < 0{,}5$ = geringe Korrelation, $|r| < 0{,}7$ = mittlere Korrelation, $|r| > 0{,}7$ = hohe Korrelation. Die Entscheidung über die ▶ Signifikanz einer ▶ Korrelation geschieht über den ▶ t-Test.

Korsett *n*; ***Etym.:*** franz. *corset* „Schnürleib", zu *corps* „Körper"; ***engl.:*** Corset
Kontext: Traumatologie, Orthopädie
Rumpforthese zur Stabilisation der Wirbelsäule bzw. zur Verhinderung von Wirbelsäulenbewegungen. Je nach Modell kann eine eingeschränkte Entlastung der Wirbelsäule oder aber nur die Verhinderung oder Limitierung einer oder mehrerer Wirbelsäulenbewegungen erreicht werden. Einsatz: z. B. nach traumatischen oder pathologischen Wirbelfrakturen (Grunderkrankung: Osteoporose oder Tumor). Physiotherapie: Die Patienten lernen, in welchen Situationen sie das K. benötigen; wie sie es aus- und anziehen, ohne die Wirbelsäulenstrukturen zu gefährden.

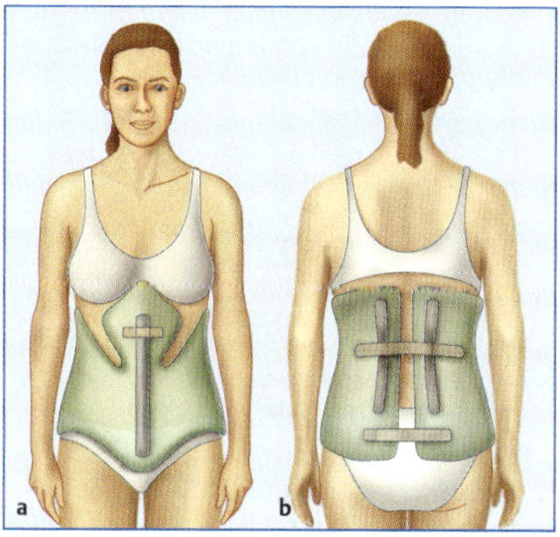

Korsett. Boston-Korsett zur Fixierung des Beckens und der Lendenwirbelsäule von a ventral und b dorsal.

Kortex *m*; ***Etym.:*** lat. *cortex* „Rinde"; ***engl.:*** Cortex; ***Syn.:*** Cortex, Hirnrinde
Kontext: Anatomie
Äußere an Nervenzellen reiche Schicht des Großhirns (Cortex cerebri) und des Kleinhirns (Cortex cerebelli). Ansammlung von ca. 10 Mrd. Nervenzellen, die als 4–6 mm dicke Schicht Groß- und Kleinhirn bedecken. Die aufgefaltete Fläche der Hirnrinde beträgt ca. 1 m^2. Zellreiche Strukturen sind dunkler gefärbt als die helleren, faserführenden Marklager; der K. wird deshalb auch als graue Substanz bezeichnet.

Kortex, assoziativer *m*; ***Etym.:*** lat. *cortex* „Rinde, Borke"; ***engl.:*** Cortex, associative
Kontext: Neurologie, Traumatologie
Gehirnareal mit synaptischen Verbindungen zu allen anderen Teilen des Gehirns; verarbeitet Informationen, indem er motorische Strategien anhand von sensorischem Input formt und die übergeordnete Planung durchführt. Bsp.: Ein Gehirnverletzter kann auf die Frage, „Wozu benutzt man dieses Ding hier?", seine Hand korrekt um einen Bleistift formen, jedoch nichts über die Funktion des Bleistifts erzählen.

Kortex, auditiver *m*; ***Etym.:*** lat. *cortex* „Rinde, Schale, Borke" u. *audire* „hören"; ***engl.:*** Cortex, auditive
Kontext: Neurophysiologie
Teil des Gehirns, der sich mit der Verarbeitung und Interpretation klanglicher Stimuli beschäftigt. Extrem komplexes System, in das zahlreiche

K

Funktionen integriert sind (z. B. Leitung von Energie, sequenzielle Analyse von Signalen).

Kortex, prämotorischer *m*; ***Etym.:*** lat. *prae...* „vor..., vorher", *motor* „Beweger" u. *cortex* „Rinde, Borke"; ***engl.:*** Cortex, premotor
Kontext: Neurophysiologie
Bereich im vorderen Kortex, der für die zeitliche Abfolge einer Bewegung, die „kinetische Melodie", für den Bewegungsfluss und das Bewegungserleben verantwortlich ist. Die Informationen fließen vor allem zum motorischen Kortex. Prämotorisches und supplementär-motorisches Areal stehen in enger Verbindung mit Absichten, die mittels Sprache formuliert werden.

Kortex, primär motorischer *m*; ***Etym.:*** lat. *primarius* „zu den ersten gehörend", *motor* „Beweger" u. *cortex* „Rinde"; ***engl.:*** Motor cortex, primary; ***Syn.:*** Gyrus praecentralis
Kontext: Neurophysiologie, Sensomotorik
Großhirnrindenfeld (zentrale motorische Neurone), von denen die motorischen Efferenzen zur Körpergegenseite ausgehen (auch vom primären somatosensiblen Kortex und vom prämotorischen Kortex); mit strikter somatotopischer Ordnung und spiegelbildlicher Repräsentation der anderen Körperhälfte. Die Körperhälfte ist spiegelbildlich als motorischer ▸ Homunkulus darstellbar. Hände, Gesicht, Zunge und Pharynx sind extrem überrepräsentiert; dies entspricht ihrer hochgradig feinmotorischen Funktion; z. B. Geschicklichkeit der Hände, Sprache (hoch spezialisierte sensomotorische Leistungen). Die beiden absteigenden Bahnsysteme (Pyramidenbahn, extrapyramidales System) vermitteln Bewegungsprogramme via Hirnstamm (Integrationszentrale für den Einbau der sensomotorischen Grundbausteine; posturalen Synergien) an die Motorneuronenpools der Rückenmarksegmente. Motorische Kortexneurone erhalten rückkoppelnde afferente Informationen über die laufende Bewegung bzw. deren Erfolg. Der Abgleich ermöglicht die Fehlererkennung und -korrektur; sorgt für das ständige Anpassen der Bewegungsparameter an den Bedarf. Die Verknüpfung im Hirnstamm bindet die posturalen Reaktionen variabel ein.

Kortex, primär somatosensibler *m*; ***Etym.:*** lat. *primarius* „zu den ersten gehörend", griech. *soma* „Leib, Körper", lat. *sentire* „fühlen, empfinden, wahrnehmen" u. *cortex* „Rinde"; ***engl.:*** Cortex, primary somatosensory; ***Syn.:*** Gyrus postcentralis
Kontext: Neurophysiologie, Sensomotorik
Großhirnrindenfeld, das mit den Afferenzen aus dem gegenseitigen Hinterstrangsystem verbunden sind, mit strikter somatotopischer Ordnung und spiegelbildlicher Repräsentation der anderen Körperhälfte. Die Körperhälfte ist daher spiegelbildlich als somatosensibler ▸ Homunkulus darstellbar. Hände, Gesicht, Mund, Pharynx und Zunge sind überproportional repräsentiert.

Kortisol *n*; ***Etym.:*** Kunstwort, zu lat. *cortex* „Rinde, Schale"; ***engl.:*** Cortisol
Kontext: Physiologie
Glukokortikoid der Nebennierenrinde; finales Hormonprodukt der Achse Hypothalamus (Releasingfaktor) – Hypophyse (ACTH) – Nebennieren-

Kortisol

Wirkung	Beschreibung
Metabolisch	Stellt schnell Energieträger bereit; im Blut werden die freien Fettsäuren erhöht (Lipolyse)
Diabetogen	Vermindert die Triglyceridsynthese; die Glukose im Blut steigt
Eiweißkatabol	Führt bei langen Ausdauerbelastungen in der Leber die Glukoneogenese aus glukoplastischen Aminosäuren durch
Antianabol	Reduziert in den Muskelfasern den Einwärtstransport der Aminosäuren (bzw. bei Bedarf kommen die Aminosäuren für die Glukoneogenese von dort)
Permissiv Katecholaminwirkung	Assistiert die sympathische Gefäßreaktion in der Muskulatur, Haut und im viszeralen Bereich
Antiphlogistisch (Sehr ausgeprägt)	Hemmt Entzündungszeichen, die Entzündung heilt aber nicht aus
Wundheilungshemmend	Unterdrückt die Proliferation des Bindegewebes nach Verletzungen (bremst die strukturelle Regeneration und Kompensation nach Belastungen
Antiallergisch	Hemmt die zelluläre und humorale Immunabwehr

rinde mit vielen Wirkungen. Wegen der Störung der Bindegewebsproliferation und der nur symptomatischen antiphlogistischen Wirkung sind Kortisongaben bei intensiv trainierenden Sportlern mit belastungsbedingten Entzündungsreaktionen von Sehnen und deren Begleitgewebe kontraindiziert.

Kosten *f*; ***engl.:*** Costs
Kontext: Betriebswirtschaftslehre
Ausgaben bzw. geldmäßiger Verbrauch von Produktionsfaktoren, z. B. menschliche Arbeitskraft, technische Ausstattung und Materialien. Unterschieden wird in Einzel-/Gemeinkosten, fixe/variable K. K. werden addiert und unterschieden in funktionsbezogene K. (z. B. Behandlungen), in zeitbezogene K. (z. B. Quartal) und umfangbezogene K., d. h. Vollkosten (fixe und variable K.) oder Teilkosten (nur variable K.). Physiotherapie: Die genaue Kostenbetrachtung ist für jede Praxis unerlässlich, da sie den Gewinn direkt beeinflusst.

Kosten, kalkulatorische *f*; ***Etym.:*** lat. *calculare* „rechnen, berechnen"; ***engl.:*** Costs, imputed
Kontext: Betriebswirtschaftslehre
Nicht real entstandene Ausgaben; entgangene Gewinne (eines bestimmten Zeitabschnitts) werden als geschätzte K. hinzugerechnet, da sie einen finanziellen Verlust darstellen (fiktive Kostenart). Physiotherapie: Sind z. B. die Praxisräumlichkeiten Eigentum des Inhabers, könnte er die Räume fremdvermieten (anstatt die Praxis zu führen) und hätte Mieteinnahmen. Er setzt die entgangene Miete als ▸ kalkulatorische Miete ein (der Mietverlust sind die Kosten). Weitere Bsp.: ▸ kalkulatorischer Unternehmerlohn, kalkulatorische Zinsen, kalkulatorische Abschreibungen und kalkulatorische Wagnisse.

Kosten, variable *f*; ***Etym.:*** lat. *variare* „sich verändern"; ***engl.:*** Costs, variable
Kontext: Betriebswirtschaftslehre
Veränderlicher Teil der Gesamtkosten eines Unternehmens innerhalb eines bestimmten Zeitraumes, der vom Auslastungsgrad (Beschäftigung) abhängig ist. Physiotherapie: V. K. ändern sich entsprechend der Patientenauslastung einer Praxis. Beschäftigungsabhängig sind, z. B. die Personalkosten der freien Mitarbeiter, die einer Behandlung genau zuordenbaren Materialkosten, speziell entstandene Werbekosten für eine besondere Behandlungstechnik (vgl. ▸ Kosten, fixe).

Proportionaler Verlauf: Die v. K. steigen im gleichen Verhältnis wie die Beschäftigung.
Degressiver Verlauf: Die v. K. steigen geringer als die Beschäftigung.
Progressiver Verlauf: Die v. K. steigen schneller als die Beschäftigung.

Kostenabweichung *f*; ***engl.:*** Cost variance
Kontext: Betriebswirtschaftslehre
Differenz zwischen den geplanten bzw. erwarteten Ausgaben (Soll) eines Unternehmens und realisierten Ausgaben (Ist). Ziel ist die Kostenkontrolle. Physiotherapie: Ursachen für Abweichungen zwischen Ist und Soll können Fehlplanungen, Preisabweichungen bei bestellten Materialien, Verbrauchsabweichungen wie Mehrbedarf oder Beschäftigungsabweichungen (vermehrte Leerzeiten ohne Patienten) sein.

Kostenanalyse *f*; ***Etym.:*** griech. *analysis* „Auflösung"; ***engl.:*** Cost analysis
Kontext: Betriebswirtschaftslehre
Bestandteil der strategischen Unternehmensplanung. Der Unternehmer/Praxisinhaber analysiert die fixen und variablen Bestandteile des gesamten Kostenblocks, Einzelkosten und Gemeinkosten. Für analytische Instrumente (▸ Balanced Scorecard, ▸ SWOT-Analyse) ist das Wissen um die exakte Kostenstruktur Voraussetzung für zukunftsträchtige unternehmerische Entscheidungen. Jede Analyse wird Kosteneinsparpotenziale aufdecken, die, vom Umsatz abgezogen, den Gewinn einer Praxis maximieren können.

Kostenartenrechnung *f*; ***engl.:*** Cost classification
Kontext: Betriebswirtschaftslehre
Erste Stufe der Kostenrechnung eines Unternehmens; die K. ist die Grundlage der Kostenstellen- und Kostenträgerrechnung. In der Kostenartenrechnung werden alle Kosten eines bestimmten Zeitraums als Einzel- oder Gemeinkosten erfasst und deren Höhe ermittelt. Physiotherapie: In einer Praxis könnte die K. z. B. folgende Positionen umfassen: Materialkosten (Materialeinzel- und Materialgemeinkosten), Personalkosten (Personaleinzel- und Personalgemeinkosten), Dienstleistungskosten (Rechtsanwalt, Steuerberater etc.), öffentliche Abgaben, kalkulatorische Kosten.

Kosten-Nutzen-Vergleich *m*; ***engl.:*** Cost-benefit equation
Kontext: Betriebswirtschaftslehre
Gegenüberstellung der Ausgaben (Investition) und des erwarteten/geplanten Nutzens zur Kontrolle und als Entscheidungshilfe. Physiotherapie:

K

Der Vergleich gibt Praxisinhabern Auskunft, ob Investition A oder B den größeren materiellen oder ideellen (z. B. Image oder Bekanntheitsgrad der Praxis) Nutzen hat. Ist der Nutzen ideell, kann er nur langfristig, indirekt als Geldwert gemessen werden. Um Kosten und Nutzen vergleichen zu können, muss der Praxisinhaber ▶ Kennzahlen festlegen, die zur Messung beider Werte geeignet erscheinen.

Kostenstelle *f*; *engl.:* Accounts
Kontext: Betriebswirtschaftslehre
Definierter Bereich in einem Unternehmen, an dem zur Leistungserstellung, z. B. therapeutische Behandlung, notwendige Ausgaben entstehen. Physiotherapie: Eine Praxis benötigt einen Behandlungsraum, Praxisausstattung, Materialien und Personal. Als räumliche Kostenstellen können z. B. jeder einzelne Behandlungsraum, die Rezeption, Buchhaltung, Trainingstherapie und Ähnliches ausgewählt werden. Jede Praxis legt die Kostenstellen nach eigener sinnvoller Zurechenbarkeit der Kosten fest (keine Vorschriften); auch aufgabenbezogene Kostenstellen sind möglich (vgl. ▶ Kostenträger).

K

Kostenträger *m*; *engl.:* Benefactor/ Sponsor
Kontext: Betriebswirtschaftslehre
Erstelltes Produkt (Dienstleistung), aus dessen Verkauf die mit der Produktion verbundenen Ausgaben zu decken sind. Physiotherapie: Ein K. in der physiotherapeutischen Praxis ist die therapeutische Behandlung bzw. trainingstherapeutische Einheit, da sie der Erfüllung des Betriebszweckes dient. Jeder K. verursacht Kosten; man unterscheidet Art (materielle und immaterielle Güter) und Bestimmung der Güter, z. B. der Pezziball als Verkaufsprodukt, die Behandlung oder innerbetriebliche Leistungen, wie die Behandlung der Kollegen untereinander (vgl. ▶ Kostenstelle).

Kostenträgerstückrechnung *f*; *engl.:* Product costing/ Unit of output costing
Kontext: Betriebswirtschaftslehre
Form der Kalkulation; sie ermittelt die Selbstkosten jeder Dienstleistung und jedes Produkts, das ein Unternehmen verkauft. Physiotherapie: Das Ermitteln der Selbstkosten ist Voraussetzung für die wirtschaftlich exakte Preisfestlegung von Behandlungstarifen im Privatpatienten- und Selbstzahlerbereich. Berechnung (Selbstkosten):

Materialeinzelkosten (entstehen pro Behandlung)
+ Materialgemeinkosten (fallen gesamt an, nicht einzeln zuordenbar)
= Materialkosten
+ Personaleinzelkosten (entstehen pro Behandlung)
+ Personalgemeinkosten (fallen gesamt an, z. B. Inhabergehalt)
+ Sondereinzelkosten (zusätzlicher Aufwand für spezielle Behandlungen)
= Behandlungskosten (= Herstellkosten)
+ Minderbestand Verkaufsprodukte (z. B. Therabänder)
– Mehrbestand Verkaufsprodukte
= Herstellkosten des Umsatzes
+ Verwaltungsgemeinkosten (Rezeption, Buchhaltung und Leitungsaufgaben)
+ Vertriebsgemeinkosten (Marketing)
+ Sondereinzelkosten des Vertriebs (besondere Aktionen der Werbung)
= **Selbstkosten**

Kovarianz *f*; *Etym.:* lat. *co...* „mit" u. *variare* „sich verändern"; *engl.:* Covariance
Kontext: Statistik
Wichtige Größe zur Beurteilung eines Zusammenhangs. Die K. entspricht dem ▶ Mittelwert der Produkte aller korrespondierenden Mittelwertsabweichungen zweier Variablen. Die K. kann grundsätzlich alle Werte annehmen und wird nur durch die ▶ Varianz der einzelnen Merkmalsausprägungen begrenzt. Eine K. von Null bedeutet, es liegt kein Zusammenhang zwischen den beiden untersuchten Merkmalen vor. Eine hohe K. (positiv oder negativ) spricht für einen starken (positiven oder negativen) Zusammenhang zwischen den Merkmalen.

Krabbeln *n*; *engl.:* Crawling
Kontext: Pädiatrie, Neurologie, Vojta-Konzept
Physiologisches, genetisch determiniertes, basales Lokomotionsmuster; tritt in der Ontogenese

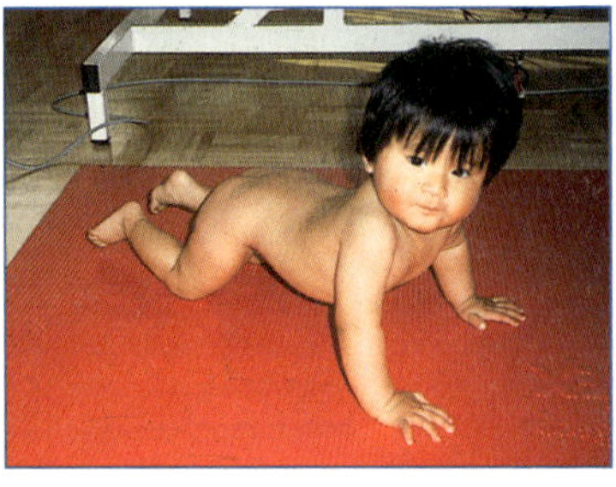

Krabbeln. Nicht-ideal gestaltete Krabbelposition: Die Wirbelsäule und der Oberbauch hängen durch, der Hüftbeugewinkel ist zu klein.

um den 10. Monat herum auf; erfordert komplexe kreuzkoordinierte Bewegungsmuster. Spätere Koordinationsstörungen und Haltungsschwächen werden oft in den (hypothetischen) Zusammenhang mit dem „(Nicht-)Krabbeln" des Kindes gebracht. Bei neurologischen Patienten lassen sich Symptome wie Ataxie, Spastik und auch Paresen durch K. positiv beeinflussen; auch als Eigentraining gut geeignet, da das Muster in seiner Komplexität abgerufen werden kann.

Krabbeln, pathologisches *n*; ***Etym.:*** griech. *pathos* „Leiden" u. *logos* „Lehre"; ***engl.:*** Crawling, pathological

Kontext: Diagnostik, Pädiatrie, Vojta-Konzept

Als pathologisch gilt: Vorwärtshüpfen auf homolog vorgesetzten, nicht-entfalteten Händen bzw. Fäusten und hüpfend nachgezogenen Knien mit in der Luft befindlichen Unterschenkeln (bunny hopping), extreme Innenrotation in den Schlüsselgelenken, extreme Lateralschwankungen des Beckens, wenig stützende Knie bei nach cranial verlagertem Körperschwerpunkt mit Schrittgrößen in den Hüftgelenken unter 60° Flexion.

Krabbeln, physiologisches *n*; ***Etym.:*** griech. *physis* „Natur" u. *logos* „Lehre"; ***engl.:*** Crawling, physiological

Kontext: Diagnostik, Pädiatrie, Vojta-Konzept

Quadrupedale rhythmisch-reziproke Fortbewegung auf Händen und Knien. In der gesunden motorischen Entwicklung beobachtbare Fortbewegung im Entwicklungszeitraum etwa vom neunten bis zum zwölften bzw. 14. Lebensmonat. Beurteilt werden: der Rhythmus, das ► Axisorgan in Haltung und Bewegungsdynamik, die Handstellung, die Schrittgröße, die Rotationsstellung in den Schlüsselgelenken und die Unterschenkel/Fußhaltungen.

In der Vojta-Therapie bedeutet koordiniertes Krabbeln in einem bestimmten Entwicklungsalter, dass keine weitere Vojta-Therapie erforderlich ist. (Vgl. ► Lokomotionsstufe.)

Kraft *f*

1. ***engl.:*** Force

Kontext: Physik

Um einen Körper aus der Ruhelage zu bringen oder ihn in seiner Bewegungsgeschwindigkeit zu verändern, ist eine Kraft notwendig (s. Newtonsche Axiome, Grundgesetz der Dynamik). Kräfte sind die Ursachen von Bewegungen, Gleichgewichtszuständen, Verformungen und Schädigungen (Druck, Zug). Kräfte erkennt man an ihren Wirkungen. Je größer die Kraft, desto größer die erzielte Wirkung. Physikalisch gesehen ist die Kraft (F) das Produkt aus Masse (m) und Beschleunigung (a). $F = m \times a$. Die Einheit ist das Newton (N). $1 N = 1 kgm/s^2$. Die K. ist eine gerichtete Größe und kann daher als Vektor (Pfeil) dargestellt werden. Der Vektor hat die Richtung der Kraft und seine Länge entspricht (maßstäblich) dem Betrag der Kraft. Eine weitere Kenngröße der K. ist der ► Kraftangriffspunkt. Wirkt eine K. senkrecht auf eine Fläche, übt sie einen ► Druck aus. Wirkt eine K. in einem (senkrechten) Abstand zu einem Drehzentrum (Hebel), erzeugt sie ein ► Drehmoment. Die Kraftwirkung längs eines Weges entspricht der Arbeit. Kräfte lassen sich addieren (Vektoraddition) und in zueinander senkrecht stehende Komponenten zerlegen (Kräftezerlegung). Weitere Kraftarten: Gewichtskraft, Reibungskraft, Auftrieb(skraft), Muskelkraft, Kernkraft, Coulomb-Kraft, magnetische Kraft.

2. ***engl.:*** Strength

Kontext: Sportwissenschaften, Bewegungslehre

Fähigkeit des Menschen, Bewegungswiderstände zu überwinden (Konzentrik), zu neutralisieren (Isometrie) oder Bewegung abzubremsen (Ekzentrik) bzw. die Lage und Geschwindigkeit von materiellen Objekten zu ändern.

3. ***engl.:*** Strength

Kontext: Physiologie, Muskelphysiologie

Phänomen, das auf den neuronalen Mechanismen der Rekrutierung und Entladungsrate der Motoneurone einzelner Muskeln bzw. von aktuell synergistisch tätigen Muskeln (Innervation) beruht; diese infolge der Innervation generierte mechanische Spannung der Muskeln führt zu Beschleunigungen, zur Neutralisation oder zum Abbremsen von Massen.

Allgemeine K.: tätigkeits- oder sportartunabhängig.

Spezielle K.: an sportartspezifische Bewegungsabläufe gebunden.

Maximalkraft: bezieht sich immer auf die K. der isometrischen maximalen Kontraktion.

Schnellkraft: Fähigkeit, Widerstände mit hoher Verkürzungsgeschwindigkeit zu überwinden; entsteht durch eine Kombination aus sensomotorischer Koordination und kontraktiler Maximalkraft, wobei laut der Hill-Beziehung der Kraftanteil lastabhängig variiert.

Kraftausdauer: Schnittstelle zur Ausdauer; die maximale K. bei konzentrischer Kontraktion nimmt mit der Bewegungsgeschwindigkeit ab (► Hill-Be-

K

ziehung) und nimmt bei exzentrischer Kontraktion zu. Ermüdungswiderstandsfähigkeit gegenüber lang dauernden Kraftleistungen im Kraftniveau zwischen ca. 35 % und 60 % der Maximalkraft.

Kraft des Myokards *f*; ***Etym.:*** griech. *mys* „Muskel" u. *kardia* „Herz"; ***engl.:*** Strength, myocardiac

Kontext: Herz-Kreislaufphysiologie

Ergebnis des Zusammenwirkens von 4 Faktoren zur Einstellung der Kontraktionskraft des ▶ Myokards: Sympathikusaktivität (extrakardiale Regulation), Dehnungszustand (intrakardiale Regulation), Dauer des Aktionspotenzials, Anzahl der Aktionspotenziale pro Zeit (Frequenzinotropie). Die beiden letzten Faktoren beruhen auf dem Ca2+-Einstrom pro Aktionspotenzial während der Plateauphase. Deren Dauer bestimmt die Ca2+-Menge bzw. die Intensität der Stimulation des Kontraktionsmechanismus. Der Ca2+-Einstrom erfolgt z. T. von extrazellulär (Unterschied zum Skelettmuskel), da das L-System der Herzmuskelzelle unterentwickelt ist. Extrazelluläres Ca2+ stimuliert die Freisetzung aus dem L-System und wird dorthin rücktransportiert. Bei hoher Aktionspotenzial-Frequenz werden somit die Speicher stärker gefüllt (die pro Aktionspotenzial freigesetzte Ca2+-Menge und die Häufigkeit der Freisetzung bzw. die Kontraktionskraft steigt). Herzstillstand: Nach Wiederaufnahme der Aktionspotenzial-Entstehung steigt die Kraft der aufeinander folgenden Kontraktionen treppenförmig an (Frequenzinotropie).

K

Kraft, spezifische *f*; ***Etym.:*** lat. *specificus* „der Art entsprechend, besonders"; ***engl.:*** Strength, specific

Kontext: Muskelphysiologie, Leistungsphysiologie

Unabhängig vom Alter, Geschlecht und Trainingszustand ca. 2–5 kg/cm^2 Querschnittsfläche. Hauptsächliche Basis der Kraftzunahme (nach den relativ schnell wirksamen neuronalen Adaptationen in den ersten Wochen) ist die Erhöhung der Querschnittsfläche, die einen monatelangen Trainingsprozess voraussetzt. Die Hypertrophie trägt fast die alleinige Hauptlast der Funktionsverbesserung. Die Proportionalität von Kraftzuwachs und Muskelquerschnitt bzw. Muskelumfang unterstützt diese Aussage.

Kraftangriffspunkt *m*; ***engl.:*** Force application point

Kontext: Physik, Biomechanik, Ganganalyse

Stelle, an der eine Kraft (Vektor) einwirkt bzw. ansetzt.

Kraftausdauer *f*; ***engl.:*** Strength endurance

Kontext: Trainingslehre

Ermüdungswiderstandsfähigkeit des Organismus bei lang andauernden Kraftleistungen. Man unterscheidet zwei Arten und Untersuchungsmöglichkeiten.

Statische K.: gegen einen feststehenden Widerstand mit kleinstmöglichem Spannungsverlust.

Dynamische K.: gegen einen variablen Widerstand mit kleinstmöglichem Verlust der Kraftstöße.

Kraftausdauertest *m*; ***engl.:*** Strength endurance test

Kontext: Trainingslehre

Rumpfkrafttest nach McGill, der sich aus Extensionstest, Flexionstest und Lateralflexionstest zusammensetzt. Bei allen drei Tests wird die maximale Zeit gemessen, in der der Patient die definierte Position halten kann. Die Zeiten werden im Verhältnis zueinander betrachtet bzw. mit Referenzwerten verglichen. Qualitätskriterium: Sobald die eingenommene Position verlassen wird, wird der Test abgebrochen. Dysbalancen: Lateralflexion rechts/links > 5 %; Flexion/Extension, wenn die Flexoren „stärker" sind; Lateralflexion rechts oder links/Extension > 75 %.

Extensionstest: Der Patient ist im Überhang, mit Kontakt zur Unterlage (Sicherheitsaspekt). Die Arme sind vor der Brust verschränkt.

Flexionstest: Der Patient nimmt die Sit-up-Position ein (30° aus der Vertikalen nach hinten geneigt, Knie- und Hüftgelenk sind 90° flektiert).

Lateralflexionstest: Der Patient befindet sich im Seitstütz, beide Füße haben Bodenkontakt. Der freie Arm liegt auf der oberen Körperseite oder die freie Hand auf der unteren Schulter.

Kraftausdauertraining *f*; ***engl.:*** Strength endurance training

Kontext: Trainingstherapie

Systematisches Übungsprogramm von Kraft und Ausdauer. Der ideale Belastungsgrad für ein K. ist erreicht, wenn der Patient eine Bewegung 20–40-mal wiederholen kann. K. ist die Basis für ein Hypertrophietraining (vgl. ▶ Kraftausdauer).

Kraftdefizit *n*; ***engl.:*** Strength deficit

Kontext: Trainingslehre

Differenz der Kraftwerte zwischen Soll- und Ist-Wert. Patienten mit Rückenschmerzen weisen in vielen Fällen ein deutliches Kraftdefizit auf. Schmerzfreie Personen können (abhängig von Alter und Geschlecht) ein deutlich besseres absolutes Drehmoment bzw. ein gutes Verhältnis zwi-

Kraftausdauertraining	
Belastungsintensität	**Maximal mögliche Wiederholungszahl**
100	1
95	2
90	3–4
85	5–6
80	7–8
75	9–10
70	11–13
65	14–16
60	17–20
55	21–24

schen den einzelnen Bewegungsrichtungen (Flexion/Extension, Lateralflexion links/rechts, Rotation links/rechts) produzieren.

Kraftdefizit, bilaterales *n*; ***Etym.:*** lat. *deficit* „es fehlt", *bis* „zweimal, doppelt", *latus* „Seite"; ***engl.:*** Strength deficit, bilateral
Kontext: Muskelphysiologie, Leistungsphysiologie
Werden Muskelkontraktionen mit maximaler Intensität beidseitig ausgeführt, ist die resultierende Kraft deutlich geringer als die Summe der Kraftwerte für die jeweils einseitige Ausführung. Das b. K. steigt mit der Bewegungsgeschwindigkeit. Ursache: Leistungslimitierend ist die Interaktion zwischen den Hirnhemisphären. Bei einseitiger Kontraktion hemmt der verantwortliche Motorkortex den der Gegenseite. Ein entsprechender sensomotorischer Lernprozess kann die hemmende Wechselwirkung und somit das b. K. vermindern.

Krafteck *n*; ***engl.:*** Polygon of forces; ***Syn.:*** Kräftepolygon
Kontext: Biomechanik
Grafische Darstellung von Kräften. Wirken mehrere Kräfte auf einen Körper, dann können sie mittels geometrischer Addition als eine resultierende Kraft zusammengefasst werden. Die resultierende Kraft wird durch den Vektor dargestellt (vgl. ▸ Vektordarstellung).

Kräftegleichgewicht *n*; ***engl.:*** Balance of forces; ***Syn.:*** Gleichgewicht der Kräfte
Kontext: Physik
Die Wirkungen aller an einem System angreifenden Kräfte heben sich auf. Gleichgewichtsbedingung: die vektorielle Summe aller wirkenden Kräfte ergibt Null.

Kraftentwicklung *f*; ***engl.:*** Strength development
Kontext: Trainingstherapie
Die jeweils notwendige K. ist von fünf Faktoren abhängig: Schwerkrafteinwirkung; zu überwindende Hubhöhe; Größe der zu bewegenden Masse; Hebelarm der Last; Beschleunigungs- und Bremseffekte bewegter Körpersegmente. K. bzw. Belastung sind anhand dieser Faktoren dosierbar. Größte muskuläre K. bei ca. 5 % Vorspannung, da die Position zwischen Aktin- und Myosinfilamenten optimal ist (vgl. ▸ Kraft).

Kräftepaar *n*; ***engl.:*** Force couple
Kontext: Physik
Kräfte treten in der Natur nie einzeln, sondern immer paarweise auf: zu jeder K. existiert eine entgegengesetzte, betragsmäßig gleich große Gegenkraft (vgl. ▸ Newtonsche Axiome).

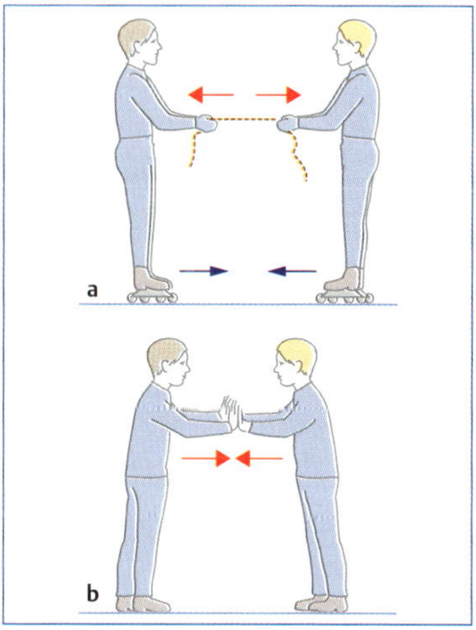

Kräftepaar. Kräfte treten immer paarweise auf. a Die beiden Rollschuhfahrer bewegen sich aufeinander zu. b Die beiden Personen stützen sich gegenseitig ab. Es entsteht keine Bewegung.

Kräftepolygon *n*; ***Etym.:*** griech. *polys* „viel" u. *gonia* „Winkel"
Vgl. ▸ Krafteck.

Kräftezerlegung *f*; ***engl.:*** Decomposition of forces
Kontext: Physik, Ganganalyse
Da Kräfte als Vektoren (Betrag und Richtung) behandelt werden, können sie in einzelne Komponenten zerlegt werden, deren vektorielle Summe dem Ursprungsvektor entspricht. So wird bei-

K

spielsweise die ▸ Bodenreaktionskraft (F_G) beim Gehen über eine ▸ Kraftmessplatte in drei räumlich orientierte (rechtwinklig zueinander stehende) Kraftkomponenten zerlegt F_x, F_y, F_z.

Kraftfähigkeit *f*; ***engl.:*** Strength
Kontext: Trainingslehre
Kraftausdauer, Maximalkraft, Schnellkraft und Reaktivkraft; sie lassen sich dem Oberbegriff Kraft zuordnen und aus ihm ableiten.

Kraft-Geschwindigkeit-Kurve ; ***engl.:*** Force-velocity curve; ***Syn.:*** Hill-Beziehung
Kontext: Muskelphysiologie, Leistungsphysiologie
Charakterisiert die Beziehung zwischen Kontraktionskraft und -geschwindigkeit (Weg/Zeit) des Skelettmuskels. Zwischen beiden Merkmalen der kontraktilen Muskelfunktion besteht ein systematischer parabolischer Zusammenhang: Der maximale Kraftwert wird bei einer Kontraktionsgeschwindigkeit von Null (Isometrie) erreicht; mit ansteigender Geschwindigkeit wird die Kraft immer kleiner. Die Flächen im Diagramm weisen die geleistete physikalische Leistung aus. Mit unterschiedlicher Anteiligkeit von Kraft und Geschwindigkeit kann die gleiche Arbeit erbracht werden (vgl. ▸ Muskelleistung).

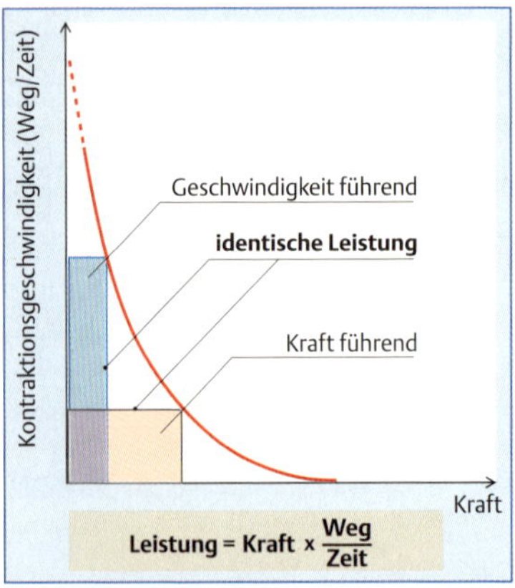

Kraft-Geschwindigkeit-Kurve.

Kraft-Geschwindigkeits-Diagramm *n*; ***engl.:*** Force-velocity diagram
Vgl. ▸ Kraft-Geschwindigkeit-Kurve.

Kraftgriff *m*; ***engl.:*** Power grip
Kontext: Handtherapie
Vgl. ▸ Pluridigitale Griffe.

Kraftintensität *f*; ***engl.:*** Force intensity
Kontext: Trainingslehre
Stärke des inter- sowie intramuskulären Einsatzes von Muskeln/Muskelfasern pro Zeiteinheit, die entsprechend den Anforderungen in verschiedene Bereiche eingeteilt wird: maximal, submaximal, mittel, leicht, gering, sehr gering.

Kraftkomponente *f*; ***engl.:*** Component of force (vector)
Kontext: Biomechanik
Teilkraft eines Summenvektors (einer Resultierenden) ggf. in Form einer Richtungskomponente des räumlich definierten Kraftvektors. Beispiel: Verlauf und Größe der ▸ Bodenreaktionskraft lässt sich aus drei rechtwinklig zueinander gemessenen Kraftkomponenten ermitteln (vgl. ▸ Mehrkomponenten-Messplatte).

Kraftkurve *f*; ***engl.:*** Force curve; ***Syn.:*** Physiologische Kraftkurve
Kontext: Physiologie, Medizinische Trainingstherapie
Grafische Darstellung der mittels Drucksensoren gemessenen Kraftentwicklung eines Muskels oder von Muskelgruppen. Beurteilung: Höhe des entwickelten Drehmoments, Kurvenverlauf, Verhältnis der Werte antagonistischer Muskulatur. Kraftkurven unterliegen einer großen individuellen Variabilität. Beeinflussende Faktoren: Bewegungsgeschwindigkeit, Kontraktionsform (isometrisch, konzentrisch, exzentrisch), Ausgangsstellung, Vordehnung (zweigelenkige Muskulatur). Sportartspezifische Anpassungen beeinflussen die Kurve ebenfalls. Die Ergebnisse sind deshalb zurückhaltend zu beurteilen; interessant ist der Vergleich zur gesunden Seite.

Kraft-Längen-Diagramm *n*; ***engl.:*** Length-force diagram
Kontext: Biomechanik
Zeigt die Längenänderung einer Struktur in Abhängigkeit von der aufgewendeten Zugkraft. Die Steigung der Kurve (Kraft-Längen-Kurve) gibt die Steifigkeit an. Die Festigkeit entspricht der Kraft, die zur Zerstörung führt (vgl. ▸ Spannungs-Längen-Diagramm).

Kraftmesser *m*; ***engl.:*** Dynamometer; ***Syn.:*** Dynamometer
Kontext: Diagnostik
Gerät zur Messung der Kontraktionskraft eines Muskels oder einer Muskelgruppe.

Kraftmessplatte *engl.:* Force plate; *Syn.:* Mehrkomponenten-Kraftmessplatte, Mehrkomponenten-Messplatte, Mehrkomponenten-Messplattform
Kontext: Biomechanik, Wissenschaftliches Arbeiten
Meist eine im Boden eingelassene Platte mit Kraftsensoren an den vier Ecken und Seiten, die räumlich orientierte Kraftkomponenten erfassen. Es werden horizontale und vertikale Kräfte gemessen. Aus dem Verhältnis der (vier) vertikalen Kräfte zueinander lässt sich der Kraftangriffpunkt der einwirkenden Kraft (Resultierenden) bestimmen. Beispiele: ▶ Kistler-Platte, ▶ AMTI-Platte.

Kraftmessung *f*; *engl.:* Measurement of force; *Syn.:* Dynamometrie
Kontext: Biomechanik, Wissenschaftliches Arbeiten
Messung der wirkenden Kraft oder ihrer Komponenten mithilfen von Kraftmessern oder Kraftsensoren (mechano-elektrische Wandler).

Kraftmessung bei Totalendoprothese *f*; *engl.:* Force measurement, total endoprothesis
Kontext: Orthopädie
Erste Messungen 1966 durch Rydell mittels Drucksensoren innerhalb der Totalendoprothesen nach Ersatz des Hüftgelenks. Die Messtechnik verbesserte sich in den folgenden Jahren. Häufig zeigten die Übungen, die von vielen Therapeuten in der frühen Rehabilitationsphase angewendet wurden, hohe Gelenkdrücke. Andererseits zeigte sich, dass normale Alltagsbewegungen geringere oder nur geringfügig höhere Drücke erzeugten als erwartet wurde.

Kraftprüfung *f*
Vgl. ▶ Muskelkraftbestimmung.

Kraftschluss *m*
Kontext: Biomechanik
Zusätzliche muskuläre Krafteinwirkung zur Stabilisierung von Gelenken mit flachen glatten Gelenkflächen, einer im Verhältnis zu einem großen Kopf kleinen Gelenkpfanne oder großen Inkongruenzen. Bsp. für ein typisches Kraftschlussgelenk: Schultergelenk.

Kraftsensor *m*; *engl.:* Force sensor; *Syn.:* Kraftmessdose (veraltet), Kraftmesser
Kontext: Biomechanik, Wissenschaftliches Arbeiten
Instrument zur Messung einer Kraft aufgrund elastischer Verformung (vgl. ▶ Drucksensor).

Kraftsinn *m*; *engl.:* Sense of power
Kontext: Bewegungslehre, Diagnostik
Eine von drei zur Bewegungswahrnehmung notwendigen Fähigkeiten; der K. ermöglicht, die für die Bewegung notwendige Intensität der Muskelaktivierung wahrzunehmen und anzupassen, z. B. für eine assistiv geführte Bewegung benötigt ein Patient wenig Kraft (vgl. ▶ Bewegungssinn, ▶ Lagesinn).

Krafttraining *n*; *engl.:* Strength training
Kontext: Sportwissenschaft, Medizinische Trainingstherapie, Leistungsphysiologie
Systematisches Training der Kraftqualitäten unter Einsatz aller Kontraktionsformen. „Die" Kraft (und K. in diesem Sinne) gibt es nicht. Man differenziert zwischen Maximalkraft (Ergebnis der maximalen Ausnutzung der Kraftabstufungsmechanismen und der aktuellen kontraktilen Kapazität des Muskels), Schnellkraft und Kraftausdauer (Schnittstelle zur Ausdauer). Je nach Art, Intensität und Umfang der genutzten Kontraktionsformen ergibt sich die jeweilige Trainingsmethode. Um eine anhaltende Reizwirksamkeit zu gewährleisten, sind Variationen und Kombinationen notwendig, von denen das K. lebt. Ziele: konditioneller Wiederaufbau der Kraftausdauer nach Erkrankungen oder Verletzungen zum Erbringen von sensomotorischen Leistungen; Entwicklung einer angepassten Maximalkraft zur Verringerung des Ausnutzungsgrades durch das mittlere Kraftniveau (relative Abnahme des mittleren Krafteinsatzes an der Maximalkraft); angepasste akzentuierte Entwicklung beider Kraftqualitäten als Grundlage einer: Belastungsverträglichkeit der Bindegewebsstrukturen, Belastungsverträglichkeit des Knochens (Osteoporoseprophylaxe und -therapie), effektiven Verletzungsprophylaxe, eines Ausgleichs für abgeschwächte Muskeln infolge einer relativ zu geringen Beanspruchung im täglichen Leben und/oder im Sport, Sicherung und Verbesserung der Körperhaltung (mit der Koordination), Protektion von Schmerzsyndromen des Stütz- und Bewegungssystems (immer in Kombination mit Koordination und Ausdauer).

Krafttraining, Organisationsformen *n*; *engl.:* Strength training, types of organisation
Kontext: Sportwissenschaft, Medizinische Trainingstherapie, Leistungsphysiologie
Umfasst Stations-, Pyramiden- und Zirkeltraining.
Stationstraining: Zunächst führt man alle Belastungsserien für einen Muskel, eine Muskelgruppe oder -kette nacheinander durch; danach arbeitet man mit einem anderen Bewegungsmuster in gleicher Art und Weise.

K

Krafttraining	
Trainingsmethode	**Kontraktionsformen**
Statisches Krafttraining	Isometrische Kontraktionen
Dynamisch-konzentrisches Krafttraining	Auxotone (verkürzende, beschleunigende, positiv-dynamische, überwindende) Kontraktionen
Exzentrisches Krafttraining	Nachgebende (verlängernde, bremsende, negativ-dynamische) Kontraktionen
Reaktives oder plyometrisches Training, Schlagmethode	Direkte schnelle Kopplung exzentrischer und konzentrischer Kontraktionen unter Ausnutzung des Dehnungsverkürzungszyklus
Desmodromisches Training	Systematische, zyklische Kopplung exzentrischer und konzentrischer Kontraktionen gegen oder in Richtung eines sich in vorgegebener Geschwindigkeit bewegenden Widerstandes
Isokinetisches Training	Konzentrische und/oder exzentrische Kontraktionen bei konstanter Geschwindigkeit und Widerstand unabhängig vom winkelabhängigen Drehmoment bzw. Hebellänge des Lastarms

Pyramidentraining: An einer Station verändert man systematisch Intensität und Anzahl der Wiederholungen von Serie zu Serie. Steigt die Intensität, fällt die Wiederholungsanzahl und umgekehrt. Begonnen wird mit einer relativ geringen Last, z. B. 60 % von F_{max}. und einer hohen Wiederholungsanzahl. Über eine Anzahl geplanter Serien steigt die Intensität, z. B. auf 95 % mit einer Wiederholung; danach wiederholt man die Serien in absteigender Folge. Pyramidentraining kann auch ausschließlich im absteigenden Modus durchgeführt werden. Die erste Serie besteht z. B. aus einer maximalen Wiederholung, nachfolgend führt man eine Anzahl von Serien mit systematisch abfallender Intensität und ansteigenden Wiederholungsanzahlen durch.
Zirkeltraining (Kreistraining): An jeder der 6–8 Stationen führt man je eine Belastungsserie aus. Die Muskelgruppen werden nacheinander angesprochen. Die inhaltliche Gestaltung der Belastungsserien ist abhängig von den Zielstellungen.

K

Kraftübertragung *f*; ***engl.:*** Transmission of force
Weiterleitung des Kraftvektors von einem Körper auf einen anderen (bzw. einer Struktur auf eine andere). Bei der K. in Gelenken bestimmen die kraftaufnehmenden Flächen der Gelenkpartner den Druck.

Kraftvektor *m*; ***Etym.:*** lat. *vector* „Träger“; ***engl.:*** Force vector
Kontext: Biomechanik
Symbolische Darstellung einer Kraft; Kräfte sind vektorielle Größen, gekennzeichnet durch einen Betrag (Größe und Einheit) und eine Richtung (vgl. ▸ Vektor).

Kraftvektorkomponente *f*; ***engl.:*** Component of force vector
Kontext: Biomechanik
Im rechten Winkel zueinander stehende Teilkräfte eines Kraftvektors (Resultierende). Beispiel: Bei der Registrierung der ▸ Bodenreaktionskraft wird deren Größe und Richtung aus drei Kraftkomponenten ermittelt, die von senkrecht zueinander angeordneten Kraftsensoren erfasst werden (vgl. ▸ Kraftmessplatte).

Kraftvektorzerlegung *f*; ***engl.:*** Decomposition of force vector
Kontext: Biomechanik
Aufteilung (Zerlegung) eines Kraftvektors in (drei) senkrecht zueinander stehende ▸ Kraftkomponenten. Beispiel: Registrierung der Bodenreaktionskraft mithilfe von ▸ Kraftmessplatten.

Kraftverschluss *m*; ***engl.:*** Force closure
Vgl.: ▸ Force closure.

Kraftwirkung *f*; ***engl.:*** Action of force
Kontext: Biomechanik
Folge des Einflusses einer Kraft auf einen Körper/eine Struktur. K. sind z. B. Beschleunigungsänderungen, Verformungen, Druck, Drehmoment, Reibung.
Kräfte haben außer einem Betrag auch eine Wirkungsrichtung (vgl. ▸ Wirkungslinie).

Krallenhand *f*; ***engl.:*** Claw hand
Kontext: Neurologie, Handtherapie
Nach motorischem Ausfall des N. ulnaris kommt es zum typischen Ausfallbild der Krallenhand. Die Mm. interossei und die Mm. lumbricales ulnares fallen aus, sodass der Tonus der langen Fingerstrecker zu einer Überstreckung der Grundgelenke und gleichzeitiger Beugung der IP-Gelenke führt, es liegt ein Übergewicht der langen Beuger vor.

Krampfpotenzial *n*; ***Etym.:*** lat. *potentia* „Macht, Kraft"; ***engl.:*** Paroxysmal potential

Kontext: Neurologie

Charakteristische Wellen und Wellenmuster im Elektroenzephalogramm (EEG), die eine erhöhte zerebrale Erregbarkeit anzeigen und deshalb als Hinweis auf ein epileptisches Anfallsgeschehen bewertet werden. Physiotherapie: Krampfauslösende Situationen reduzieren, z. B. bei Fotosensibilität (erhöhte Krampfbereitschaft durch regelmäßig wechselnde Hell-Dunkel-Kontraste) Lamellen-Vorhänge öffnen. Während eines Anfalls Ruhe bewahren, Verletzungen vermeiden und den Patienten sicher lagern.

Kranial

Kontext: Anatomie

Lagebezeichnung in Bezug auf den Körper: in Richtung des oberen Körperendes/des Kopfes gelegen (Gegensatz: ▸ kaudal).

Kranich Qigong *n*; ***engl.:*** Crane qigong

Kontext: Traditionelle Chinesische Medizin

Form des ▸ Qigong. Die Bewegungen des Kranichs sind ruhig und kraftvoll, elegant und dynamisch, gelassen, leicht und natürlich.

Kraniomandibuläre Dysfunktion *f*; ***Etym.:*** lat. *cranium* „Schädel", *mandibula* „Kinnlade", griech. *dys...* „un..., nicht, miss..." u. lat. *functio* „Verrichtung"; ***Abk.:*** CMD; ***engl.:*** Temporomandibular Disorder (TMD)

Kontext: Kiefergelenkbehandlung

CMD umfasst eine Vielzahl von Erkrankungen der Kiefergelenke und Kaumuskulatur, wie z. B. Diskusverlagerungen, Kondylusluxationen und Arthritiden. Sie ist die häufigste Form des Gesichtsschmerzes mit sehr vielfältigen Symptomen. International anerkannte Kriterien für das Vorliegen einer CMD sind: myofaszialer Schmerz, Diskusverlagerungen, Arthralgien, Arthritis und Arthrose des Kiefergelenks. Hierbei werden auch psychosoziale Aspekte einer CMD berücksichtigt. Die Ätiologie der CMD ist nicht eindeutig geklärt. Es besteht aber eine weitgehende Übereinstimmung über die Faktoren, die eine CMD begünstigen. Dazu zählen nächtliches Zähneknirschen (▸ Bruxismus, nokturnaler), abnormale ▸ Okklusion, muskuläre Dysfunktionen, Angst und Stress sowie Haltungsfehler. Mehr als 10 % der Bevölkerung über 18 Jahre sind von einer CMD im Alltag stark eingeschränkt. Frauen sind zwischen 1,5 und 2,5-mal häufiger von einer CMD betroffen als Männer.

Kraniosakrale Therapie *f*; ***Etym.:*** lat. *cranium* „Schädel", *os sacrum* „Kreuzbein" und griech. *therapeia* „Behandlung, Pflege, Heilung"; ***engl.:*** Craniosacral Therapy; ***Syn.:*** Kraniosakraltherapie

Kontext: Osteopathie

Grundannahme des Therapiekonzepts ist die Existenz eines kraniosakralen Rhythmus, der unabhängig von Atem-, Herz- und Pulsrhythmen existiert. Dieser Rhythmus kann ertastet und durch bestimmte Techniken harmonisiert und gestärkt werden. Ziel dieser manualtherapeutischen Methode ist die Diagnose und Behandlung von Dysfunktionen der Gelenk- und Gewebemobilität.

Folgende Strukturen beeinflussen das Kraniosakralsystem und werden von ihm beeinflusst: Nervensystem, quer gestreifte Muskulatur und Körperfaszien, Lymph-, Atem- und Gefäßsystem sowie das endokrine System.

Indikationen: alle Störungen des Kraniosakralsystems, die durch folgende Ursachen hervorgerufen sein können: Traumatische Verletzungen des Schädels und der Wirbelsäule, Verletzungen der intrakraniellen und intraspinalen Strukturen, alle nicht akuten, entzündlichen neurologischen Erkrankungen, Verhaltensauffälligkeiten, wie Hyperaktivität und Lernstörungen, Dysbalancen, v. a. der an Schädel und Wirbelsäule angrenzenden Muskulatur, im Bauchbereich und im orofazialen Trakt.

Kontraindikationen: akute kranielle und intrakranielle Traumen, akute Entzündungen des Zentralnervensystems.

Kraniosakralsystem *n*; ***Etym.:*** lat. *cranium* „Schädel", *os sacrum* „Kreuzbein" und griech. *systema* „Gebilde"; ***engl.:*** Craniosacral system

Kontext: Osteopathie

Die ▸ Kraniosakrale Therapie basiert auf der Arbeit mit dem K., einem Pulssystem der Gehirn- und Rückenmarksflüssigkeit, welches am ganzen Körper spürbar ist. Der Pulsrhythmus besteht aus gleichmäßigen, stabilen Zyklen, die sich aus einer Ausdehnungs- (des Körpers) und einer Kontraktionsphase zusammensetzen. Beide Phasen verbindet eine Ruhephase. Die physiologische Frequenz beträgt sechs bis zwölf Zyklen pro Minute. Das K. umfasst neben Liquor und Liquor bildenden Strukturen die Meningealmembranen Dura mater, Pia mater und Arachnoidalmembran, Knochenstrukturen, an denen die Meningealmembran angeheftet ist, d. h. der Schädel und die gesamte Wirbelsäule einschließlich Sakrum; außer-

K

dem nichtknöcherne Gewebeteile, die mit der Meningealmembran verbunden sind.

Krankengymnast/in *m/f*; ***engl.:*** Physical therapist, Physiotherapist; ***Syn.:*** Physiotherapeut/in

Kontext: Berufspolitik

Veralteter Begriff für die Berufsbezeichnung Physiotherapeut. 1994 fand eine Änderung im Berufsrecht (MPhG) statt, wodurch aus dem Begriff „Krankengymnast/in" „Physiotherapeut/in" wird. Damit erfolgte eine Anpassung an den internationalen Sprachgebrauch und nach der Wiedervereinigung Deutschlands ein einheitlicher Begriff des Heilberufes. In der DDR war der Berufszweig schon immer unter der Bezeichnung Physiotherapeut/in bekannt (vgl. Physiotherapie).

Krankheitsbewältigung *f*; ***engl.:*** Coping with disease

Kontext: Psychologie

Komplexer Prozess mit individuellen Reaktionsformen auf krankheitsspezifische Belastung zur Krankheitsverarbeitung. Man unterscheidet: Handlungsbezogenes, kognitionsbezogenes und emotionsbezogenes Bewältigungsverhalten. Im Prozess bzw. in den Phasen der K. zeigen Patienten unterschiedliche Bewältigungsformen. Verschiedene Faktoren beeinflussen die K.: Alter, psychosozialer Entwicklungsstand, intellektuelle Fähigkeiten vor der Schädigung, Ausmaß und Art der Schädigung, Symptome und Störungsbewusstsein, Bildungsniveau, soziales Umfeld, kultureller Hintergrund, Lebensgeschichte und individuelle Ressourcen.

Krankheitsbewältigung	
Handlungsbezogenes Bewältigungsverhalten	
Altruismus	Sich um andere kümmern, anderen Mut machen
Kompensation	Umwegstrategien anwenden, Flexibilität zeigen
Konstruktive Aktivitäten	Ausflüge machen, einer Beschäftigung nachgehen
Sozialer Rückzug	Alleine mit der Situation fertig werden wollen, niemanden sehen wollen
Solidarisieren	Sich mit ebenfalls Betroffenen austauschen, sich als Einer von Vielen wahrnehmen
Soziale Unterstützung	Hilfe durch Familie und Freunde suchen
Krankheitsbezogenes Zupacken	Eigenverantwortung im Rehaprozess übernehmen, Informationen zu medizinischen Belangen einholen
Kognitionsbezogenes Bewältigungsverhalten	
Ablenkung	Zerstreuung suchen, an anderes denken
Kognitive Vermeidung	Dissimulieren, so tun, als sei nichts gewesen
Humor, Ironie	Über sich selbst lachen, Galgenhumor
Situation relativieren	Vergleich mit anderen stärker Betroffenen, Wert des Lebens betonen
Sinngebung, Religiosität	Krankheit als Prüfung oder Chance sehen; häufiger, intensiver beten
Problem analysieren	Informationen einholen, Situation strukturieren und planen, Ziele anpassen
Grübeln	Sich Sorgen machen, Befürchtungen über den Verlauf haben
Emotionsbezogenes Bewältigungsverhalten	
Abwehr, Unterdrückung von Gefühlen	Negative Gefühle „ausblenden", nicht über eigenes Befinden reden (können)
Optimismus	Sich selbst Mut machen, Zuversicht haben, an die eigenen Stärken denken
Hedonismus	Sich etwas Gutes tun, die Natur genießen, positive Gefühle zulassen
Trauer	An früher denken, sich schmerzvolle Gedanken über den Verlust machen
Resignation, Depressivität	Passiv sein, sich hilflos und hoffnungslos fühlen, hadern
Wut ausleben	Streitbar, gereizt, aggressiv und/oder impulsiv sein

Krankheitsgewinn, sekundärer *m*; ***Etym.:*** lat. *secundarius* „der Zweite (in der Reihenfolge)"; ***engl.:*** Gain for illness, secondary
Kontext: Psychologie
Bewusstes oder unbewusstes Aufrechterhalten einer Krankheit, weil der Patient sich davon einen Vorteil verspricht. Mögliche Vorteile: finanzieller Gewinn, vermehrte Aufmerksamkeit.

Krankheitsverarbeitung *f*
Vgl. ▶ Krankheitsbewältigung.

Kräuterheilkunde, chinesische *f*; ***engl.:*** Herbology, chinese
Kontext: Traditionelle Chinesische Medizin
Die chinesische Phytotherapie ist eine wirksame Methode, die besonders in Kombination mit den anderen Verfahren der Traditionellen Chinesischen Medizin (z. B. ▶ Akupunktur, ▶ Moxa, ▶ Qigong, ▶ Tuina) angewandt wird. Bei der Behandlung nach der Traditionellen Chinesischen Medizin nimmt die K. 80 % der Behandlung ein und gilt als ihr wichtigster Bestandteil. Sie folgt ihren eigenen Prinzipien der Energetik und beruht auf der ganzheitlich-energetischen Sichtweise. Hier spielen die 5 Geschmacksrichtungen der ▶ 5-Elementen-Lehre eine bedeutende Rolle. Chinesische Kräuter wirken auf die Energien des Körpers ein, um über die ▶ Meridiane zu den einzelnen Organen zu gelangen.

Kreatinphosphat *n*; ***Abk.:*** KP, CP; ***engl.:*** Creatine phosphate
Kontext: Trainingstherapie
Energiereiche Phosphatverbindung; gespeichert in den Muskelzellen; spaltet sich in Kreatin und Phosphatgruppe; die freigewordene Phosphatgruppe wird unverzüglich für die Resynthese von ATP eingesetzt.
Vgl. ▶ Adenosintriphosphat, ▶ Energiebereitstellung.

Kreativitätstechnik *f*; ***Etym.:*** lat. *creatio* „das Schaffen, Erzeugen" u. griech. *techne* „Handwerk, Kunst, Kunstfertigkeit; Wissenschaft"; ***engl.:*** Creativity technique
Kontext: Betriebswirtschaftslehre
Möglichkeit zur Ideengewinnung i. d. R. mit Beteiligung der Mitarbeiter. Kreativitätstechniken setzt man in den Unternehmensbereichen Innovation (▶ Innovationsprozess) sowie ▶ Forschung und Entwicklung ein. Arten: Brainstorming (mündlich) und Brainwriting (schriftlich). Durchführung: möglichst völlige Offenheit, keine Kritik oder andere Machbarkeitshindernisse („zu teuer", „das braucht doch kein Mensch"). Weitere Arten: Synektik (Ideenfindung durch Verfremdung und Abstraktion), morphologische Matrix bzw. Analyse (Zerlegen eines Problems in alle einzelnen Bausteine, um möglichst viele Lösungen zu finden) und Bionik (Ideenfindung unter der Fragestellung: Wie löst die Natur dieses Problem?).

Kreisdiagramm *n*; ***engl.:*** Circle diagram, pie chart
Kontext: Wissenschaftliches Arbeiten
Darstellung von Messergebnissen in Form von Kreissegmenten zur Veranschaulichung von Anteilen (am Ganzen). Als dreidimensionale Scheibe dargestellt, spricht man von einem Tortendiagramm. Verzerrungseffekte sind ein Nachteil dieser Darstellung, exakter sind ▶ Balkendiagramme und ▶ Säulendiagramme.

Kreisel *m*; ***engl.:*** Gyro
Kontext: Funktionelle Bewegungslehre
Der K. ist ein Trainingsgerät und besteht aus einer runden Standfläche und einem Kugelsegment. Er ermöglicht das Üben und Trainieren von Bewegungsabläufen mit ▶ differenzierten Gleichgewichtsreaktionen zur Verbesserung der Koordination. Durch das Kugelsegment wird er punktförmig auf dem Boden abgestützt und der Übende hat mit den Füßen, Händen oder dem Becken Kontakt mit der Standplatte des K. Die Labilität der ▶ Ausgangsstellung ergibt sich nicht nur aus der kleinen ▶ Unterstützungsfläche am Kontaktpunkt Boden-K., sondern auch aus den Lastarmen, die permanent auf dem K. erzeugt werden. Das Training auf dem K. macht Spaß und regt den sportlichen Ehrgeiz der Übenden an, sodass Störungen im Bewegungsverhalten scheinbar spielerisch überwunden werden können. Das Üben fördert die Bewegungslust, ist eine Herausforderung an das Reaktionsvermögen und fordert alle Interaktionspotenziale des sensomotorischen Systems (vgl. ▶ Sensomotorik). Das Rollen

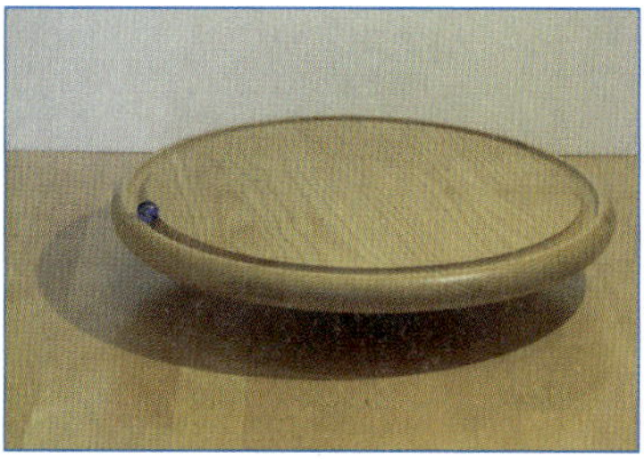

Kreisel mit Murmel.

K

einer Murmel (aus verschiedenen Materialen) innerhalb einer Murmelumlaufrille auf dem K. kann die physikalischen Effekte beim Üben visualisieren und gibt dem Übenden Feedback. So wird das Instruktionsprinzip des externen Fokus umgesetzt. Durch eine Veränderung der Unterlage kann die Reaktionsschnelligkeit des K. reduziert oder gesteigert werden.

Kreisfunktion *f*; ***engl.:*** Circular function
Kontext: Mathematik
Mathematische Funktion, die einen Kreis $x^2 + y^2 = 1$ beschreibt. Z.B. Sinus, Kosinus

Kreisgeschwindigkeit *f*; ***engl.:*** Circular velocity
Vgl. ▸ Bahngeschwindigkeit.

Kreislaufbeschwerden *f*; ***engl.:*** Circulatory problems
Kontext: Innere Medizin
Durch eine Dysregulation von Blutdruck, Atmung und Herzfrequenz ausgelöste Störungen, z. B. Schwindel, Übelkeit, Herzrasen, Schweißausbrüche oder Kreislaufkollaps. Physiotherapie: sukzessive Steigerung der die Beschwerden auslösenden Aktivität; Aufklärung des Patienten, dass keine Schädigung des Organismus zu befürchten ist (vgl. ▸ orthostatische Dysregulation).

Krepitation *f*; ***Etym.:*** lat. *crepitare* „knirschen, klappern, rasseln"; ***engl.:*** Crepitus, crepitation
1. *Kontext: Rheumatologie, Traumatologie*
Tast- und hörbares Reiben in Gelenkumgebungen bei aktiver oder passiver Bewegung. Dies ist meist sehr schmerzhaft und tritt z. B. bei Arthrosen auf.
2. ***Kontext:*** Kiefergelenkbehandlung
Knarrendes oder knisterndes Reibegeräusch, Aneinanderreiben rauer Flächen. Mögliches Symptom bei einer ▸ kraniomandibulären Dysfunktion.

Kreuzbeinmassage *f*; ***engl.:*** Sacrum massage
Kontext: Geburtshilfe
Bezeichnet eine schmerzlindernde Massagetechnik auf dem Kreuzbein während einer Geburtswehe, die im Geburtsvorbereitungskurs erlernt werden kann.

Kreuzbiss *m*; ***engl.:*** Crossbite
Kontext: Kiefergelenkbehandlung
Der K. ist einer der häufigsten Okklusionsabweichungen (vgl. ▸ Okklusion) im Seitenzahnbereich. Es handelt sich um einen umgekehrten Überbiss (vgl. ▸ Überbiss, vertikaler) im Seitenzahnbereich, bei dem der untere den oberen Seitenzahn vestibulär übergreift. Dies kann sowohl ein einzelnes Zahnpaar als auch mehrere Zähne betreffen. In vielen Fällen ist der K. mit einer ▸ Laterognathie verbunden.

Kreuzbrückenzyklus *m*; ***Etym.:*** griech. *kyklos* „Kreis"; ***engl.:*** Cross-bridge circle
Kontext: Muskelphysiologie
Komplexer, stark Energie verbrauchender Vorgang der kraftgenerierenden Wechselwirkungen zwischen dem Aktin und Myosin. Die Myosinfilamente gleiten teleskopartig zwischen die Aktinfilamente (Gleitfilamenttheorie). Im ruhenden Muskel bestehen zwischen den kontraktilen Proteinen lockere, nicht kraftgenerierende Brücken. Diese sind wesentlich am Zustandekommen des nicht kontraktilen, passiven Muskeltonus beteiligt. Mit der ▸ elektromechanischen Kopplung beginnt der kraftgenerierende Brückenzyklus. Das ATP-Molekül wird Ca2+-getrieben durch die ATP'ase gespalten. Daraus resultiert eine veränderte Raumstruktur des Myosinkopfes, der sich an das Aktinfilament locker, spannungsfrei anlegen kann. Das anorganische Phosphat verlässt den Myosinkopf, wodurch er sich fest an das Aktin bindet und eine Dreh-, Knick- oder Ruderbewegung ausführt. Diese Bewegung bewirkt das Ineinandergleiten (Verkürzung, Spannungs- bzw. Kraftentwicklung). Das Spaltprodukt ADP verlässt den Myosinkopf; die Brücke bleibt stabil bestehen. Erneute ATP-Anlagerung, die die Brücke löst (Ausgangszustand, Voraussetzung für den nächsten Kreuzbrückenzyklus). ATP ist notwendig: zur erneuten Kontraktion oder zur Entspannung der Sarkomere nach der Kontraktion (Weichmacherfunktion des ATP). Dieser Zyklus läuft ab, solange die Ca2+-Konzentration ausreichend hoch und somit die Myosin-ATP'ase aktiviert ist.

Kreuzen *n*; ***engl.:*** Crossing
Kontext: Therapeutisches Klettern, Neurologie
Der Patient steht mit den Füßen am Boden vor der Kletterfläche, die Arme und Hände befinden sich an Griffen. Übungsaufgabe: Weiterführung der betroffenen Seite/des Armes über die Körpermitte und erneutes Greifen. Bei dieser Übung muss entsprechend des Fortschrittes der Körper mitgedreht werden. Steigerung: Der Patient steht bereits in der Kletterfläche. Die Muskelschlingen werden deutlich stärker angesprochen. Im Übungsablauf folgt später das K. aller Extremitäten, z. B. beim seitlichen Klettern (K. eignet sich z. B. für Patienten nach Schlaganfall).

Kriechen *n*
1. ***engl.:*** Creeping
Kontext: Diagnostik, Pädiatrie
Es handelt sich um ein horizontales gekreuztes Fortbewegungsmuster; die Ventralseite des Körpers bleibt stets im Kontakt mit dem Boden. In der gesunden Entwicklung ist diese Lokomotionsform in der Regel nicht zu beobachten.
2. ***engl.:*** Creep
Kontext: Biomechanik, Kaltenborn-Evjenth-Konzept
Viskoelastisches Phänomen einer Verformung unter Einwirkung einer konstanten Kraft über eine längere Zeit. Creep ist ein physikalisches Phänomen, das bei der dehnenden Mobilisation von Bindegewebe geschieht (vgl. ▶ Viskosität, ▶ Entspannung).

Kriteriumsvariable *f*; ***Etym.:*** griech. *kriterion* „unterscheidendes Merkmal, Kennzeichen“ u. lat. *variare* „sich verändern“; ***engl.:*** Criterion variable
Kontext: Statistik
In der Regressionsanalyse verwendeter Begriff für ein Merkmal a (K.), dessen Ausprägung in der Realität schwer zu ermitteln ist und für das stellvertretend ein anderes Merkmal b (▶ Prädiktorvariable b), das mit Merkmal a zusammenhängt, gemessen wird. Dazu muss ein tatsächlicher Zusammenhang zwischen den Merkmalen a und b vorliegen bzw. bestimmt sein, so dass die Ausprägung von Merkmal a durch die Ausprägung von Merkmal b vorhersagbar ist. In einem statistischen Modell entspricht die K. im Grunde der ▶ abhängigen Variable .

Kritischer Distanzpunkt *m*; ***Etym.:*** griech. *kritikos* „entscheidend“ u. lat. *distantia* „Abstand, Verschiedenheit“; ***Abk.:*** kDP; ***engl.:*** Critical distance point
Kontext: Funktionelle Bewegungslehre
Körpereigener Punkt des Patienten, der in der ▶ weiterlaufenden Bewegung die Bewegungsrichtung am eindeutigsten zeigt. Er dient dem Therapeuten als Beobachtungspunkt in der Analyse einer Bewegung oder als Instruktionspunkt für einen Bewegungsauftrag. Dem Patienten hilft er bei der Wahrnehmung der Bewegung und in der Ausführung des Bewegungsauftrages (vgl. ▶ Distanzpunkt).

Kritischer Drehpunkt *m*
Vgl. ▶ Drehpunkt, kritischer.

Kruppe *f*; ***engl.:*** Croup
Kontext: Hippotherapie
Kreuz des Pferdes, es wird gebildet vom Kreuzbein und Beckenschaufeln mit den Hüftgelenken; das Kreuzbein besteht aus fünf miteinander verwachsenen Wirbeln und liegt zwischen Lendenwirbelsäule und Schweifwirbeln. Die K., aus Becken und Hüftgelenken bestehend, entscheidet mit der Winkelung der Hinterhand über die Fähigkeit des Pferdes zum Untertreten unter seinen Schwerpunkt, zur Ausbalancierung des zusätzlichen Reitergewichtes unter Entlastung der Vorhand. Je harmonischer, weicher und federnder dieser Bewegungsablauf ist, umso günstiger ist seine Einwirkung auf den Patienten. Kruppenformen zeigen deutliche rassebedingte Variationen. Funktionell sind eine möglichst lange K. und ein möglichst langer Oberschenkel wünschenswert.

Kruskal und Wallis-H-Test *m*; ***Etym.:*** nach dem US-amerikanischen Mathematiker und Statistiker *William H. Kruskal* (1919–2005) u. dem US-amerikanischen Wirtschaftswissenschaftler und Statistiker *Wilson Allen Wallis* (1912–1998); engl. *test* „Prüfung, Untersuchung“; ***engl.:*** Kruskal-Wallis one-way analysis of variance; ***Syn.:*** Kruskal-Wallis-Test
Kontext: Statistik
Nichtparametrischer Hypothesen prüfender Test. Der K. ist ein erteilungsfreier Test zur Überprüfung von Rangdaten hinsichtlich ihrer zentralen Tendenz bei $k > 2$ unabhängigen ▶ Stichproben. Geprüft wird die ▶ Nullhypothese, dass die k (formgleichen) Verteilungen zu Populationen mit gleichrangigem ▶ Median gehören. Ist der Test signifikant, bedeutet dies, dass mindestens zwei der k Populationen hinsichtlich ihres ▶ Medians verschieden sind und die ▶ Alternativhypothese angenommen werden kann. Zur Identifizierung der Stichprobenpaare, die zu der Ablehnung der ▶ Nullhypothese führen, müssen dann Einzelvergleiche der Stichprobenpaare (z. B. mit dem ▶ Mann-Whitney-U-Test mit Signifikanzkorrektur) gerechnet werden.

Kryotherapie *f*; ***Etym.:*** griech. *kryos* „Kälte, Frost“ u. *therapeia* „Behandlung, Pflege, Heilung“; ***engl.:*** Cryotherapy; ***Syn.:*** Kältetherapie
1. ***Kontext:*** Physikalische Therapie
Anwendung von Kälte als Therapiemittel. Örtlicher Wärmeentzug an Haut und Muskulatur z. B. durch Verdampfung von Flüssigkeiten (Kältespray), Verdunstungskälte (Alkohol), Kontakt zu Eispackungen.
2. ***Kontext:*** Hydrotherapie
Methodische Anwendung lokaler Kälte; kann sowohl als Teil der H. als auch als eigenständiger Teil der Thermotherapie eingeordnet werden; K.

K

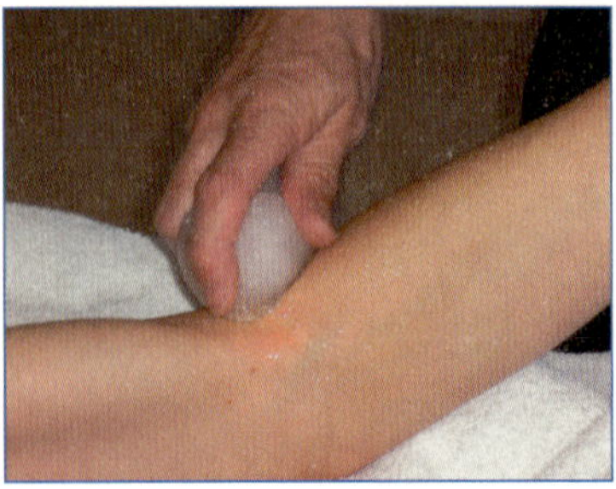

Kryotherapie.

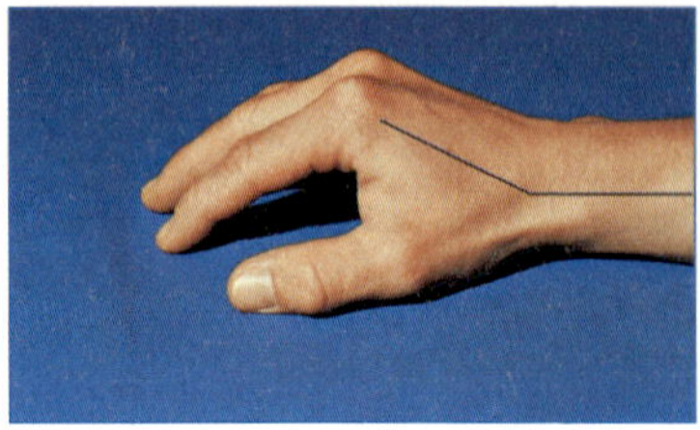

Kugel-Tellerhand: Handgewölbe mit Dorsalextension.

umfasst: Eisbeutel, -packungen, -massagen, -abreibungen, -tauchbad, -teilbad und Kaltwasserbad, Kältesprays, Kühlmanschetten, Cold-packs; für das Eigentraining von Patienten eignen sich z. B. „Eis am Stiel" bzw. „Eislollis" oder gekühlte Rapssamen (milde Kälte) (vgl. ▸ Wärmetherapie).

KTS
Vgl. ▸ Karpaltunnelsyndrom-Operation.

Kugelgelenk *n*; ***engl.:*** Ball joint (mech.), spheroidal joint (anat.)
Kontext: Anatomie, Biomechanik
Gelenk, dessen Gelenkkopf eine kugelähnliche Form besitzt und in alle Richtungen beweglich (dreiachsig) ist. Es ermöglicht nur Rotationen. Beispiel: Schultergelenk.

Kugel-Tellerhand *f*; ***Syn.:*** Kugelhand, Tellerhand
Kontext: Spiraldynamik
Bezeichnung für das funktionelle Spektrum der Handöffnung basierend auf der ▸ Opposition als grundlegendes Struktur- und Bewegungsprinzip. Daumen- und Kleinfingergrundgelenke (MTP 1 und 5) bilden einen stabilen Oppositions- und Stützbogen für die Mittelhand und für alle Fingerbewegungen. Die Opposition kommt durch synergistische Funktion aller Abduktoren und Adduktoren von Daumen und Kleinfinger zustande.
Kugelhand: Der Stützbogen entspricht einer Halbkugel mit maximalem Kugelvolumen. Über diesen Endpunkt hinaus schließt sich die Kugelhand zur Faust.
Tellerhand: Entspricht einer flachen Kugel bis hin zur fast flachen Hand mit minimal erhaltener Opposition. Über diesen Endpunkt hinaus kommt es zur ▸ Inversion: die „Spreizhand" (als ein Äquivalent zum Spreizfuß – mit Bildung von Krallenfingern).

Kundenakquise *f*; ***Etym.:*** lat. *acquisitio* „Erwerbung"; ***engl.:*** Customer aquisition
Kontext: Betriebswirtschaftslehre, Marketing
Neugewinnung von zusätzlichen Kunden/Patienten; K. ist ein wesentliches Marketingziel. Physiotherapeutisches Praxismarketing: z. B. gezieltes, persönliches Ansprechen auf Gesundheitsmessen; Praxisanzeigen schalten (z. B. Praxisferien); Artikel in der lokalen Presse, die über neue Behandlungsmethoden berichten; gezielte Vortragstätigkeiten. Je erfindungsreicher die Patientenakquise ist, umso schneller ist eine Praxisexpansion bzw. das Gewinnen größerer Marktanteile möglich.

Kundendienstpolitik *f*; ***Etym.:*** griech. *politike (techne)* „Kunst der Staatsverwaltung"; ***engl.:*** Customer service policy
Kontext: Betriebswirtschaftslehre, Marketing
Teil des Marketing-Mix; umfasst Kunden- und Serviceleistungen. Zusatzleistungen im Kundendienst verursachen Zusatzkosten, die nach der Kosten-Nutzen-Analyse berechnet werden müssen, um sie im Gesamtpreis der Leistung zu berücksichtigen. Physiotherapie: z. B. Zwischenberichte an den Patienten, Terminverspätungs-Mitteilungen via SMS/Telefon, Hol- und Bringedienst für die Patienten.

Kundenperspektive *f*; ***Etym.:*** lat. *perspicere* „mit dem Blick durchdringen, deutlich sehen"; ***engl.:*** Customer focus
Kontext: Betriebswirtschaftslehre
Eine der Betrachtungsweisen der ▸ Balanced Scorecard zur Verbesserung der Kundenorientierung. Die K. ist die am genauesten zu betrachtende Sichtweise; wesentliche Kennzahlen sind z. B. Anzahl der Reklamationen, Folgerezepte, Neukunden durch Kundenempfehlung. Physiotherapie: Durch das Betrachten der Praxis aus Sicht der Patienten erhält man wichtige Hinweise für Verbesserungspotenziale, die zur Stärkung der Pa-

tienten-Praxis-Beziehung bzw. Patienten-Bindung notwendig sind.

Kundentreue *f*; ***engl.:*** Customer loyalty
Kontext: Betriebswirtschaftslehre, Marketing
Häufigkeit bzw. Ausschließlichkeit, mit/in der ein Patient einem Unternehmen treu bleibt. Physiotherapie: Ob und wie oft Patienten mit ihrer ärztlichen Verordnung andere Praxen aufsuchen, ist nur durch Befragung (mündlich oder durch Fragebogen) der Patienten feststellbar. Sollte der Praxisinhaber feststellen, dass einige Patienten des Öfteren zwischen seiner und anderen Praxen wechseln, ist es sinnvoll, gezielt nach den Gründen zu fragen. Sind die Ursachen veränderbar, kann die Praxis für Abhilfe sorgen und die Patientenzufriedenheit und somit Kundentreue erhöhen.

Kundenwunsch *m*; ***engl.:*** Customer request/preference
Kontext: Betriebswirtschaftslehre, Marketing
Anliegen, Bedürfnis eines Kunden, aufgrund dessen er sich für ein Produkt/eine Dienstleistung entscheidet. Der Kunden-/Patientenwunsch ist der Mittelpunkt aller Marketingaktivitäten. Physiotherapie: Therapien, Serviceleistungen oder andere Veränderungen der Praxis, die nicht die Bedürfnisse der Patienten widerspiegeln und befriedigen, sind aus Managementsicht sinnfrei und unwirtschaftlich, da die Zufriedenheit der Patienten nicht zunimmt. Therapeuten gehen z. T. davon aus, dass ihre Sichtweise und Bewertung verschiedener Leistungen denen der Patienten entspricht, was häufig ein Trugschluss ist. Daher sind Patientenbefragungen (schriftlich und mündlich) in gewissen zeitlichen Abständen ein wichtiges Marketinginstrument zur Ermittlung der Kundenwünsche. Aus Reklamationen oder Beschwerden sind Kunden-/Patientenwünsche ableitbar.

Kundenzufriedenheit *f*; ***engl.:*** Customer satisfaction
Kontext: Betriebswirtschaftslehre, Marketing
Wesentliche Kennzahl im Kundenmanagement. Messung: z. B. durch das Erfassen von Reklamationen prozentual zur Anzahl der erbrachten Behandlungen. Physiotherapie: Häufig geben Praxismitarbeiter die Beschwerden von Patienten mündlich weiter; die Praxis erfasst sie aber nicht systematisch und wertet sie nicht aus. Systematische Erfassung der K.: Nach jeder Behandlungsserie füllen die Patienten einen kurzen Feedback-Bogen aus (Skala von 1–10 oder lachende/weinende Smileys, möglichst mit Textfeldern. Welchen Anspruch eine Praxis an die Höhe der Patientenzufriedenheit hat, legt sie als individuelles Praxisziel selbst fest.

Kündigung *f*; ***engl.:*** Dismissal, notice
Kontext: Betriebswirtschaftslehre
Einseitige, empfangsbedürftige Willenserklärung zur Beendigung eines Arbeitsverhältnisses, die schriftlich ausgesprochen werden muss.
Ordentliche K.: Das Kündigungsschutzrecht, die ▸ gesetzlichen Kündigungsfristen sind zu beachten. Physiotherapie: Bei Praxen mit Betriebsrat (Betriebsverfassungsgesetz, BetrVG) muss dieser vorab gehört werden. Arbeitgeber und -nehmer sind an die Einhaltung der Kündigungsfrist gebunden; unabhängig davon, von wem die Kündigung ausgeht.
Außerordentliche K.: Muss spätestens innerhalb 2 Wochen nach Kenntnis des Kündigungsgrundes ausgesprochen werden und führt zur sofortigen Beendigung des Arbeitsverhältnisses. Gründe: beharrliche Arbeitsverweigerung (z. B. wiederholtes späteres Beginnen und/oder früheres Beenden der Behandlung) trotz Hinweisen auf Fehlverhalten; unbefugtes Verlassen des Arbeitsplatzes (z. B. häufige Raucher- oder Kaffeepausen); erhebliche Intrigen gegen Arbeitskollegen; Diebstahl; Tätlichkeiten in der Praxis gegenüber Kollegen oder Patienten; betrügerische Angaben, Fälschungen (Prüfungszeugnisse, Fortbildungsbescheinigungen); anonyme Anzeigen mit Verleumdung; Drohung mit Enthüllungen von Interna usw. In der a. K. muss der Kündigungsgrund genannt sein; sicherheitshalber wird auf die ordentliche Kündigungsfrist hingewiesen, falls sich die außerordentliche als unwirksam herausstellen sollte (Nichtigkeit).

Kündigung, innere *f*
Vgl. ▸ Innere Kündigung.

Kündigungsfrist, gesetzliche *f*; ***engl.:*** Term of notice, legal
Kontext: Betriebswirtschaftslehre
Im §622 BGB geregelte, von der Betriebszugehörigkeit abhängige Zeitspanne vom Empfang der Kündigung bis zur Wirksamkeit: Betriebszugehörigkeit unter 2 Jahren: 4 Wochen zum 15. oder Monatsende; 2–5 Jahre: 1 Monat zum Monatsende; 5–8 Jahre: 2 Monate zum Monatsende; 8–10 Jahre: 3 Monate zum Monatsende usw.; ab 20 Jahre: 7 Monate zum Monatsende. Arbeitsvertragliche K. dürfen nie kürzer vereinbart werden. Eine Verlängerung zu Gunsten des Mitarbeiters/

K

Therapeuten ist immer möglich und muss im Arbeitsvertrag stehen.

Kunstkletterwand *f*; ***engl.:*** Artificial bolder wall

Kontext: Therapeutisches Klettern

Nicht natürliche Kletterstruktur, die aus verschiedenen Materialien hergestellt wird, z. B.: GFK-Elemente (Glasfaser verstärkter Kunststoff), Holzplatten mit aufgebrachten Griffelementen bzw. auch beschichteter Oberfläche. Die Segmente können zu größeren Kletterflächen zusammengefügt werden.

Künstliche Intelligenz *f*

Vgl. ▸ Intelligenz, künstliche.

Kur *f*; ***Etym.:*** lat. *cura* „Sorge, Pflege"; ***engl.:*** Health cure / to take a cure; ***Syn.:*** Heilbehandlung

Kontext: Balneotherapie

Für einen festgelegten begrenzten Zeitraum strukturierte, und stringent dosierte und durchgeführte ärztlich geleitete Heilverfahren mit ortsgebundenen Spezifika. Finden in der Regel wohnortfern in anerkannten ▸ Kurorten statt. Beinhaltet balneologische und klimatische Reize, psychosoziale Faktoren, Diät und Gesundheitsbildung.

K

Kurkrise *f*; ***Etym.:*** lat. *cura* „Sorge, Pflege" u. griech. *krisis* „Entscheidung, entscheidende Wendung"; ***Syn.:*** Brunnenkoller, Thermalkrise, Badekrise

Kontext: Balneotherapie

Überreaktion des Patienten auf die Vielzahl der Reize während des Kuraufenthaltes. Zu beobachtende Symptome: innere Unruhe; gesteigerte Reizbarkeit; Stimmungsschwankungen; Abgeschlagenheit, Müdigkeit; Appetitmangel; Schlafstörungen; Herz-, Kreislaufreaktionen; Atembeschwerden; Verdauungsstörungen; Frieren; Urtikaria (Nesselausschlag), Pruritus (Juckreiz). Dauer: ca. 1 bis 7 Tage.

Kurort *m*; ***Etym.:*** lat *cura* „Sorge, Pflege"; ***engl.:*** Health resort

Kontext: Balneotherapie

Gemeinde, die auf Antrag die Bezeichnung K./ ▸ Erholungsort erhält, wenn sie die gesetzlichen Voraussetzungen dazu erfüllt. Arten: Heil-, Seeheil-, Seebad, ▸ Kneipp-Heilbad, ▸ Kneipp-Kurort, ▸ Heilklimatischer Kurort, Luftkurort, Erholungsort. Dazu gehören u. a.: anerkannte, natürliche Heilmittel des Bodens, des Meeres, des Klimas oder anerkannte hydrotherapeutische Heilverfahren; therapeutische Einrichtungen für Kuren zur Vorbeugung, Heilung und Linderung von Krankheiten; Einrichtungen zur sportlichen Betätigung, zur Unterhaltung und Betreuung der Kurgäste; leistungsfähige Beherbergungsbetriebe; Kommunikations- und Informationseinrichtungen

Kurort, heilklimatischer *m*; ***engl.:*** Curative climatic spa

Kontext: Balneologie

Ort mit therapeutisch wirksamem Klima und behördlicher Genehmigung zur Führung dieser Bezeichnung. Voraussetzungen: wissenschaftlich anerkanntes und kurmäßig bewährtes therapeutisch anwendbares ▸ Klima, die gute Luftqualität ist durch bioklimatische Analyse und Beurteilung nachgewiesen, laufende Überwachung des Klimas durch eine Klimastation; Praxis eines Badearztes; therapeutische Einrichtungen zur Anwendung des Klimas und zur Abgabe von Kurmitteln; Kurpark; Spiel-, Sport- und Liegewiesen, Waldanlagen; Diätberatung während des Kuraufenthaltes, mind. ein Diätassistent im Krankenhaus; bewachte Bademöglichkeit; Kommunikations- und Informationseinrichtung (vgl. ▸ Kurort, ▸ Kurmedizin).

Kurortmedizin *f*; ***Etym.:*** lat *cura* „Sorge, Pflege"; ***engl.:*** Health resort medicine

Kontext: Balneotherapie

Gesamtheit der medizinischen Verfahren und lokalen, therapeutisch wirksamen Faktoren am ▸ Kurort; Therapiebausteine: Ortswechsel (Klima-Milieuwechsel); Klimaexposition (Wetter, Temperatur, Luft); balneologische Anwendungen (Bäder, Trinkkuren, Inhalationen); Physikalische Therapie (Bewegungstherapie, Massage, Elektrotherapie); Diät (Ernährungsberatung, Ernährungsumstellung); Psychotherapie(Entspannungsverfahren, Gesprächstherapie); Gesundheitsbildung (Beratung, Aufklärung, Verhaltenseinübung).

Kurreaktion *f*

Kontext: physikalische Therapie, Balneotherapie

Bekanntes Phänomen der ▸ Balneotherapie; subjektive und objektive kurzfristige Verschlechterung des Zustandes des Patienten; kann sich bis hin zur sog. ▸ Kurkrise steigern; wird belegt mit Ausdrücken wie Brunnenkoller, Thermalkrise, Badekrise usw.; Reaktionen reichen von leichten Störungen des Allgemeinbefindens (z. B. innere Unruhe, Appetitmangel, Verdauungsstörungen) bis hin zu schwersten klinischen Symptomen; Dauer einer unkomplizierten K. ca. 1–7 Tage; Therapie: ggf. Unterbrechung der Anwendungen; bei Bedarf Medikamente.

Kurzwelle *f*; ***Abk.:*** KW; ***engl.:*** Short wave
Kontext: physikalische Therapie, Elektrotherapie
Elektromagnetische Wellen mit Wellenlängen im Bereich 10 und 100 m (entspr. Frequenzen zwischen 30 und 3 MHz) (vgl. ► Langwelle, ► Hochfrequenztheapie).

Kurzzeitausdauer *f*; ***Abk.:*** KZA; ***engl.:*** Short term endurance
Kontext: Sportwissenschaft, Trainingslehre
Maximale Leistungszeit von 0,5–2,0 min. Die Maximale Sauerstoffaufnahme wird zu 100 % ausgenutzt; der aerobe Energiestoffwechsel ist zu ca. 20 % an der Absicherung der physischen Leistung beteiligt (vgl. ► Mittelzeitausdauer, ► Langzeitausdauer).

Kurzzeitgedächtnis *n*; ***engl.:*** Short term memory
Kontext: Neurophysiologie, Psychologie
Arbeitsgedächtnis; speichert Informationen für ca. 10–20 sec; hat eine Schlüsselfunktion für alle kognitiven Leistungen; ist Kontrollinstanz des Langzeitgedächtnisses. Die Verarbeitung und Übernahme von Informationen in das K. sind geprägt durch: Aufmerksamkeit und das Erkennen der Bedeutung eines Reizes. Das K. ist eine essenzielle Zwischenstation für die Übernahme in und das Abrufen von Informationen aus dem ► Langzeitgedächtnis; es ist ein wesentliches Element der bewussten Informationsverarbeitung; Voraussetzung für aktives bewusstes willkürliches Verhalten und zielgerichtetes, systematisches Denken. Die Speicherzeit ermöglicht, aktuelle Informationen mit anderen, bereits gespeicherten Inhalten abzugleichen und in Beziehung zu stellen. Es gibt verschiedene Konzepte zur Unterteilung des K. Bsp. K. mit drei Komponenten: zentrale Exekutive (übergeordnete Instanz und Verbindung zum Langzeitgedächtnis); visuell-räumlicher Notizblock (speichert visuell-räumliche Informationen); phonologische Schleife (speichert kurzzeitig verbale Informationen). Eine vergleichbare Unterteilung gibt es für das ► sensorische Gedächtnis . Die speicherbare Informationsmenge im K. ist gering. Die Übertragung aus dem sensorischen Gedächtnis geht mit einer komplexen Informationsverarbeitung (Encodierung) einher. Es erfolgt offensichtlich eine semantische Bearbeitung bzw. Kodierung der Reize, die im sensorischen Gedächtnis nur mit den Merkmalen des physikalischen Reizes abgebildet sind. Informationen werden aus dem sensorischen Gedächtnis „ausgewählt“ und zeitlich, räumlich und nach Bedeutung aufgearbeitet. Mit den Kodierungen im K. wird die Informationsmenge reduziert und dem Speicherproblem begegnet. Der Auswahlmechanismus ergibt sich aus der Aufmerksamkeitsreaktion und z. T. automatisch aus der Konstellation und Interaktion zwischen Umweltsituation, Motivation, Aufmerksamkeit, Aufgabe und Ziel einer Lernsituation oder Bewegungshandlung. Das K. ist u. a. für die Sprache essenziell. Der Sprechende oder auch Hörende muss z. B. den „ersten Teil“ eines Satzes semantisch im Gedächtnis behalten, um den zweiten Teil als logische Folge formulieren bzw. den ganzen Satz verstehen zu können (sensorisches Gedächtnis). Für den Speicherungsprozess bzw. für das Halten der Information in diesem Speichersystem sind Wiederholungen unbedingt erforderlich. Das Auftreten immer wieder gleicher oder ähnlicher Informationseinheiten löst in den relevanten Hirnarealen wiederholt bestimmte Aktivitätsmuster als Grundlage der Verknüpfung mit dem Langzeitspeicherungsprozess aus.

Kurzzugbinde *f*; ***engl.:*** Reinforced elastic bandage
Kontext: Lymphdrainage, Innere Medizin
► Bandage mit geringer Elastizität, bis ca. 80 % dehnbar, verbessert dadurch Hautwiderlager, erste Wahl bei Lymphödembandagierung (vgl. ► Arbeitskompressionsbandage, ► Kompression).

Kutiviszeraler Reflex *m*
Vgl. ► Reflex, kutiviszeraler.

Kutschersitz *m*; ***engl.:*** Coachman's seat
Kontext: Atemtherapie
Sitz mit auf den Oberschenkeln abgestützten Unterarmen, Patienten mit Dyspnoe nutzen diese atemerleichternde Ausgangsstellung bei Atemnot.

Kutschersitz, modifizierter *m*; ***engl.:*** Coachman's seat, modified
Kontext: Atemtherapie
Asymmetrischer Sitz, wobei eine Hand und auf der anderen Seite der Unterarm auf den Oberschenkeln abgestützt werden (vgl. ► Kutschersitz).

Kybernetik *f*; ***Etym.:*** griech. *kybernetike (techne)* „Steuermannskunst“; ***engl.:*** Kybernetics
1. *Kontext:* Physik
Entstand während des Zweiten Weltkriegs. Einer ihrer Begründer war Norbert Wiener. K. basiert auf dem Gedanken, dass natürliche Systeme sich auf der Grundlage der Rückkopplung von Informationen regulieren. Während des Krieges ver-

K

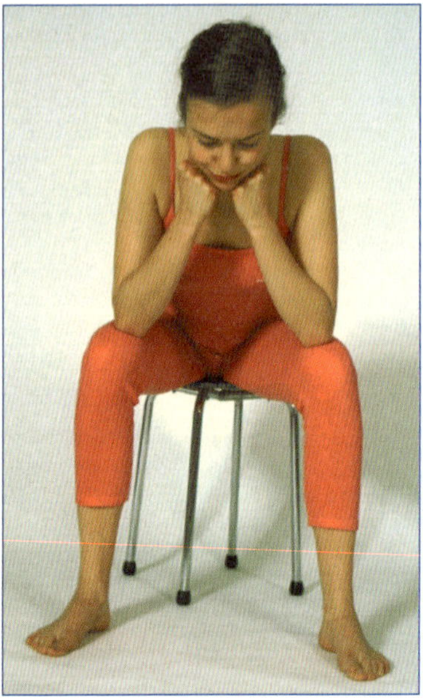

Kutschersitz.

suchten Kybernetiker, Geschütze zu bauen, die im Stande waren, Fehler (Fehlschüsse) zu entdecken und zu korrigieren. Eine Rakete, die ihr Ziel verfehlt hatte, sollte versuchen, dieses Ziel erneut aufzuspüren und mithilfe der korrigierten Koordinaten ihren „Auftrag" zu wiederholen.

2. *Kontext:* Feldenkrais

Diese fachübergreifende Wissenschaft befasst sich mit der Untersuchung von Steuerungs- und Regelungsvorgängen – in diesem Zusammenhang mit denjenigen im menschlichen Bewegungssystem. Dabei werden Aufnahme, Übertragung und Rückkopplung von Informationen betrachtet. Die Wirkmechanismen der ▸ Feldenkrais-Methode werden heute mit Grundideen aus der K. erklärt, beispielsweise die Steuerung von ▸ Bewegungen. (Vgl. ▸ Steuerung von Bewegung und ▸ Feedforeward- und Feedback-loops.)

Kyphose *f*; ***Etym.:*** griech. *kyphos* „krumm"; ***engl.:*** Kyphosis; ***Syn.:*** Hippotherapie: hohe Lende, hoher Rücken

1. *Kontext:* Orthopädie, Anatomie

Verstärkte Rundung der Brustwirbelsäule in dorsaler Richtung.

2. *Kontext:* Hippotherapie

Aufwölbung der Lendenpartie des Pferdes, sie entsteht durch die Anordnung der Lendenwirbelkörper (in der Regel fünf) und ihrer breiten Querfortsätze. Diese Verformung der Wirbelsäule beeinträchtigt die physiologische Rückenschwingung des Pferdes und ist für die Hippotherapie nicht geeignet (vgl. ▸ Lordose).

L

Labil ***Etym.:*** lat. *labilis* „leicht gleitend"; ***engl.:*** Unstable

Kontext: Physik

Gleichgewichtszustand, in dem nach einer Krafteinwirkung keine Rückkehr in die Ausgangslage erfolgt. Beispiele: Der Körperschwerpunkt liegt oberhalb des Drehpunktes (bspw. Kopf wird schwer, fällt nach unten), Gegenstand wird vom Tisch gestoßen und fällt zu Boden (vgl. ▶ Gleichgewicht).

Labiles Gleichgewicht *n*

Vgl. ▶ Gleichgewicht, labiles.

Labrumverletzung *f*; ***Etym.:*** lat. *labrum* „Lefze, Lippe"; ***engl.:*** Labrum injury

Kontext: Traumatologie

Traumatisch oder degenerativ bedingter Riss/Abriss der faserknorpeligen Gelenklippe des Schulter- oder Hüftgelenks. Labrumrisse im Hüftgelenk werden z. T. zu selten und zu spät diagnostiziert. Bei ca. der Hälfte der Patienten mit Labrumverletzung im Hüftgelenk gibt es keine bekannte auslösende Bewegung; eine Dysplasie der Hüfte könnte mitverantwortlich sein. Um Labrumverletzungen des Schulter- und Hüftgelenks physiotherapeutisch gut zu diagnostizieren, benötigt es manualtherapeutischer Spezialisierungstests.

Labyrinth-Reflex, tonischer *m*; ***Etym.:*** griech. *labyrinthos* „Haus mit vielen verschlungenen Gängen und Höfen", lat. *reflectere* „zurückbiegen, umwenden" u. griech. *tonos* „Spannung, Spannkraft"; ***engl.:*** Labyrinthine reflex, tonic

Kontext: Pädiatrie, Diagnostik

Frühkindlicher primitiver Reflex. Dieser ist in der physiologischen motorischen Entwicklung schwach inkonstant, oft in unvollkommener Ausprägung und nur sehr kurzzeitig nach der Geburt vorhanden. Der in Rückenlage befindliche gesunde Säugling zeigt die Unfähigkeit, eine Teilmenge seines Körpers gegen die Schwere zu heben. Seine Halswirbelsäule ist gestreckt bis überstreckt, alle vier Extremitäten liegen neben dem Körper auf der Unterlage, während sie in Bauchlage gebeugt sind.

In dem Moment, in dem das Kind z. B. in Bauchlage die Augen und den Kopf ein wenig anhebt, gilt dieser Reflex bereits als negativ. Dieses leichte Anheben ist bei der Mehrzahl der Neugeborenen (75 %) sichtbar.

Lachmann-Test *m*

Kontext: Diagnostik, Orthopädie, Traumatologie

Untersuchen des Kniegelenks auf eine Ruptur des vorderen Kreuzbandes durch Translation der Tibia nach ventral; Testen mit 25° flektiertem Kniegelenk (vgl. ▶ vordere Schublade).

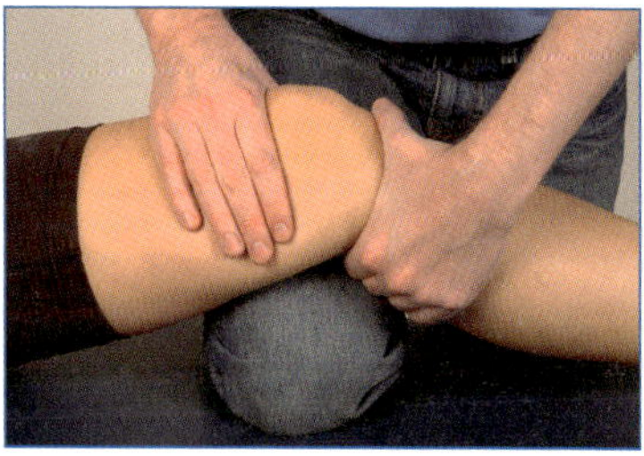

Lachmann-Test.

Lacks backward rotation *f*; ***Etym.:*** engl. *lack* „Fehlen", *backward* „rückwärts" u. *rotation*, zu lat. *rotatio* „kreisförmige Umdrehung"; ***engl.:*** Lacks backward rotation

Kontext: Bewegungsanalyse

Fehlende Rückwärtsrotation des Beckens während des Gehens (vgl. ▶ Rotation, ▶ Lacks forward rotation).

Lacks forward rotation *f*; ***Etym.:*** engl. *lack* „Fehlen", *forward* „vorwärts" u. *rotation*, zu lat. *rotatio* „kreisförmige Umdrehung"; ***engl.:*** Lacks forward rotation

Kontext: Bewegungsanalyse

Fehlende Vorwärtsrotation des Beckens während des Gehens (vgl. ▶ Rotation, ▶ Lacks backward rotation).

Ladung *f*; ***engl.:*** Charge; ***Syn.:*** elektrische Ladung, Ladungsmenge.

Kontext: Physik, Elektrotherapie

Die elektrische Ladung ist eine Eigenschaft von Elementarteilchen und immer an das Vorhandensein von Ladungsträgern gebunden. Formelzeichen: Q (von lat. quantum), SI-Einheit: das Coulomb (C). Eine L. kann positive oder negative Werte annehmen. Ladungen erzeugen elektrische Felder und sind selbst von Feldern beeinflussbar. Bewegte elektrische Ladungen nennt man elektrischen Strom.

Lageenergie *f*; ***engl.:*** Potential energy; ***Syn.:*** Potenzielle Energie, Spannungsenergie

Kontext: Physik

L

Energie der Lage bzw. der Ruhe. Die an einem Körper verrichtete Arbeit (kinetische Energie, z. B. Hubarbeit) bleibt in Form von potenzieller Energie in diesem Körper erhalten. Die gespeicherte Energie kann auf verschiedene Weise wieder in Arbeit umgewandelt werden. Beispiele: Beschleunigungsarbeit (kinetische Energie) im freien Fall, Spannen/Entspannen einer Feder (vgl. ▸ Kinetische Energie).

Lagereaktion *f*; ***Etym.:*** lat. *re* „zurück" u. *actio* „Handlung"; ***Abk.:*** LR

Kontext: Diagnostik, Vojta-Konzept

Posturales Screening zur Früherkennung von (insbesondere sensomotorischen) Entwicklungsstörungen. Bei passiv vorgenommenen Veränderungen der Körperhaltung bzw. der Körperlage (aus definierten ▸ ASTEN) von gesunden und entwicklungsgestörten Kindern im Entwicklungszeitraum Geburt bis zum 14. Lebensmonat wird die Fähigkeit abgeprüft, inwieweit das Kind sich diesen Lageveränderungen anpassen kann. Diese Anpassungsfähigkeit ist angeboren und wird im ausreifenden ZNS zunehmend differenzierter. Sie ist ein Ausdruck seines biologischen Alters. Die Untersuchung beginnt stets in Bauchlage, Seitenlage oder Rückenlage. Die vom jeweiligen Reifezustand des Zentralnervensystems abhängigen, erwarteten adäquaten dynamischen Bewegungsantworten können bei Abweichungen in Quantität und Qualität frühzeitiges therapeutisches Eingreifen begründen. Es gibt sieben verschiedene L., deren reaktive Bewegungsantworten im Zeitfenster von der Geburt bis zum aktiven freien Laufen geprüft und, nach dem Vojta-Konzept modifiziert, beurteilt werden. Die Anpassung an die Dynamik der Körperlageveränderungen wird posturale Reagibilität genannt (Anpassungs- bzw. Reaktionsfähigkeit an Körper-Lageveränderungen) (vgl. ▸ Reagibilität, posturale).

Lagern *n*; ***engl.:*** To position

Kontext: Prävention

Passives Einnehmen von bestimmten Körperpositionen zur Ruhigstellung bei Frakturen sowie passives oder aktives Einnehmen von bestimmten Körperpositionen zur Verhinderung von Muskelverkürzungen, Kontrakturen und Druckstellen.

Lagerung *f*; ***engl.:*** Positioning

1. *Kontext:* Prävention

Auf die individuellen Gegebenheiten abgestimmte Körperposition.

Spezifische L. Standardisierte Lagerung. Bsp.: zur ▸ Dekubitusprophylaxe (regelmäßiger Wechsel von Rückenlage zu 30° Seitenlage oder zur vollen Seitenlage zu beiden Körperseiten und ggf. Einsatz von Wechseldruckmatratzen); Patienten mit einem erhöhten Hirndruck müssen hingegen spezifisch in Rückenlage mit einer Oberkörperhochlagerung von 30° gelagert werden.

2. *Kontext:* Traumatologie

Maßnahme, um den Patient in eine möglichst optimale Lage zu bringen. Hierbei können unterschiedliche Ziele wichtig sein: Schmerzfreiheit; Vermeidung von Ödemen, Vermeidung von Dekubiti; Verbesserung der Ventilation und Perfusion der Lunge; Hemmung von pathologischen Reflexmustern etc. Physiotherapie: In der akuten Traumatologie stehen häufig die Schmerz- und die Ödemproblematik im Vordergrund. Die verletzte Extremität muss im Verhältnis zum Rumpf/Herz hochgelagert werden.

3. *Kontext:* Kaltenborn-Evjenth-Konzept

Wesentlicher Bestandteil der dehnenden Mobilisationsbehandlung der Gelenke und Weichteile; sie ergänzt die manuelle Technik und die aktive Bewegung des Patienten. Dazu wird das Gelenk in einer submaximalen Stellung für lange Zeit gehalten, d. h. der Patient bewegt bis an die maximale Bewegungsgrenze und geht dann wieder so weit zurück, bis er gerade kein Spannungsgefühl mehr verspürt. In dieser Stellung belässt er das Gelenk und der Organismus hat Zeit, sich an dieses Ausmaß anzupassen.

Lagerungs- und Umlagerungsplan *m*; ***engl.:*** Turning chart

Kontext: Rehabilitation, Neurologie, Traumatologie

Voraussetzung für eine umfassende ▸ Rehabilitation jeder betroffenen Person mit Querschnittlähmung sind intakte Hautverhältnisse in den Regionen der gelähmten Körperabschnitte. Der von der Pflege erstellte L. ist für alle Fachbereiche verpflichtend. In den Liegephasen werden verschiedene Materialien verwandt, z. B. Spezialmatratzen, Spezialkissen für Rücken, Arme und Beine, Rollen für Nacken und Knie sowie Spezialfelle. Rücken- und Seitenlagerung werden im regelmäßigen Drehrhythmus (drei- bis sechsstündlich) durchgeführt.

Für die Zeit nach der Entlassung reicht bei intakten Hautverhältnissen eine Antidekubitusmatratze.

Lagerungsmaterial *n*; ***engl.:*** Postioning materials

Kontext: Neurologie, Traumatologie, Innere Medizin

L

Hilfsmittel, die sich sehr gut an den Körper modellieren lassen, z. B. (Styropor-) Kissen, Decken u. Ä., zur Fixierung einer Position ohne lokalen Druck auszuüben (Vakuumkissen). Daneben sind ▸ Lagerungen auch durch die Bettkonstruktion (verstellbare Kopf- und Fußteile, Stehbetten) möglich.

Lagerungsschiene *f*; ***engl.:*** Support splint

1. ***Kontext:*** Neurologie, Traumatologie, Pädiatrie

▸ Hilfsmittel zur Stabilisation oder Dehnung einer Extremität in einer gewünschten Position über längere Zeit. Neben konfektionierten Schaumstofflagerungsschienen kommen auch individuell angepasste L. insbesondere für die untere Extremität und in der Behandlung von Kindern mit infantiler Zerebralparese zum Einsatz.

2. ***Kontext:*** Handtherapie

Dienlich zur Lagerung der Hand oder der Finger, um Deformitäten vorzubeugen. L. werden aus thermoplastischem Material gebaut. Sie sind vom Gewicht her leichter als Gipsschienen und werden in der ▸ Intrinsic-Plus-Stellung dem Patienten angepasst.

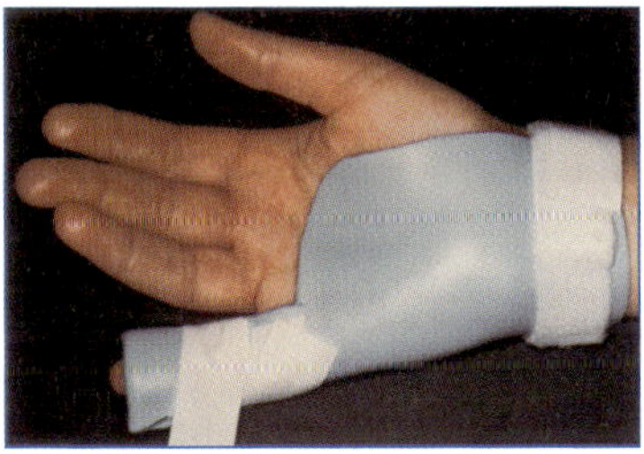

Lagerungsschiene.

Lagerungsschwindel, benigner paroxysmaler *m*

Vgl. ▸ Benigner paroxysmaler Lagerungsschwindel.

Lagerungsschwindel, gutartiger *m*

Vgl. ▸ Benigner paroxysmaler Lagerungsschwindel.

Lagerungsstabil ***engl.:*** Bedding stable

Kontext: Traumatologie

Begriff zur Belastungslimitierung bzw. physiotherapeutischen Dosierung der Deutschen Gesellschaft für Unfallchirurgie (DGU). Weder passives noch aktives Bewegen ist möglich (niedrigste Stufe eines medizinischen Behandlungsergebnisses); medizinisch notwendige Lagerungen sind zulässig. Die Behandlung anderer Körperabschnitte und der nicht betroffenen Extremität ist möglich (Funktionsverbesserung der Atmung, des venösen Rückstroms; Reizübertragung) (vgl. ▸ Bewegungsstabil, ▸ Belastungsstabil, ▸ Trainingsstabil).

Lagerungsstabilität *f*; ***engl.:*** Bedding stability

Kontext: Traumatologie

Konsequente Entlastung eines bestimmten Körperabschnittes nach einem operativen Eingriff, keine passiven oder aktiven Behandlungen. Nur medizinisch notwendige Lagerungen und Techniken zur Verbesserung der Atmung oder des venösen Rückstroms sind indiziert. Um zu vermeiden, dass das gesamte Bewegungs- und Herz-Kreislaufsystem entlastet wird, belasten Therapeuten die übrigen Abschnitte ohne den betroffenen Körperabschnitt zu belasten (vgl. ▸ Belastbarkeitsdefizite, Klassifikation der).

Lagesinn *m*; ***engl.:*** Acrognosis

Kontext: Bewegungslehre, Diagnostik

Eine von drei zur Bewegungswahrnehmung notwendigen Fähigkeiten; aufgrund des L. nimmt man ohne oder mit visueller Sinnesleistung wahr, wo und wie sich der Körper und einzelne Körperabschnitte im Raum befinden. Bsp. im Liegen: Ein Bein ist von der Körperlängsachse weiter entfernt als das andere (vgl. ▸ Bewegungssinn, ▸ Kraftsinn). L. entsteht über die vestibuläre und tiefensensorische Wahrnehmung in Verbindung mit der taktilen (Oberflächensensibilität) und der Viszerozeption (Wahrnehmung der inneren Organe); (vgl. ▸ Kinästhesie, ▸ Propriozeption).

Lähmungshöhe *f*; ***engl.:*** Paralysis level

Kontext: Traumatologie

Angabe des Wirbelsegments bei einem Patienten mit Querschnittschädigung, oberhalb dessen die motorischen, sensiblen und vegetativen Funktionen vollständig erhalten sind, z. B. C 7.

Lähmungsskoliose *f*; ***Etym.:*** griech. *skolios* „krumm"; ***engl.:*** Collapsing spine

Kontext: Traumatologie, Neurologie

Deformierung der Wirbelsäule in einer oder mehreren Körperebenen bei Patienten mit Tetraparese oder Muskeldystrophie aufgrund der Muskelschwäche. Folgen: Einschränkungen der Atmung und Probleme von Rumpf- und Kopfkontrolle. Die zum Teil durchgeführte operative Stabilisation der Wirbelsäule kann diese Beeinträchtigungen reduzieren, schränkt jedoch gleichzeitig die passive Beweglichkeit des Patienten ein. Physiotherapie: z. B. Muskeldehnungen und Dehnlagerung;

L

muskuläre Aktivierung zur Prävention und Kompensation der Skoliose. Postoperativ: Stabilisierung, Flexionsbelastungen der Wirbelsäule vermeiden.

Laktat *n*; ***Etym.:*** lat. *lac* „Milch"; ***engl.:*** Lactate
Kontext: Physiologie, Trainingstherapie
Endprodukt der anaeroben ► Glykolyse im Energiestoffwechsel; L. entsteht, wenn der Energiebedarf/Zeit größer ist als die ATP-Produktion/Zeit in den Mitochondrien über den langen Weg des aeroben Energiestoffwechsels. Die Bilanz aus Laktatproduktion, -verteilung und -elimination ist direkt an den Trainingszustand (► Langzeitausdauer) gebunden. Einzig die Langzeitausdauer erhöht die aerobe Produktionskapazität (Enzymbesatz, Mitochondrien). Die Laktatproduktion führt zur Säuerung und damit zur Minderung der Arbeits- und Leistungsfähigkeit der zellulären Enzymsysteme, deren pH-Optimum im Intensitätsbereich ohne Laktatproduktion liegt. Somit ist der beginnende Laktatanstieg bzw. ein bestimmter Laktatbilanzwert ein Merkmal einer geringer werdenden Ausdauerfähigkeit. Laktatanstiege bei relativ geringen Belastungsintensitäten belegen eine verminderte Ausdauer. L. charakterisiert die notwendige Inanspruchnahme des anaeroben Stoffwechsels und die potenzielle Dauer der Arbeitsfähigkeit.

Laktat-Leistungsdiagnostik *f*; ***Etym.:*** lat. *lac* „Milch" u. griech. *diagnoskein* „genau untersuchen, unterscheiden"; ***engl.:*** Lactate capacity diagnostics
Kontext: Leistungsphysiologie
Nutzung der Beziehung zwischen der Intensität des Energiestoffwechsels (Laktat) und der physischen Leistung im Feldtest (standardisierte Belastung) und/oder unter den realen Trainingsbedingungen. Ziele: Überprüfen der Laborergebnisse der gleichen Diagnostik unter Trainingsbedingungen (Fine-tuning) bzw. Überprüfung der energetischen Beanspruchung konkreter Trainingsbelastungen; Kontrolle der Einhaltung vorgegebener Intensitätsbereiche; Ermitteln der Beanspruchung des Energiestoffwechsels durch bestimmte Belastungen bzw. die Belastungsstrukturen des Trainings.

Laktat-Schwellenkonzepte *f*; ***Etym.:*** lat. *lac* „Milch" u. *conceptum* „das (in Worten) Abgefasste, Ausgedrückte"; ***engl.:*** Lactate barrier concepts
Kontext: Physiologie, Biochemie
Sportmedizinische und -methodische Programme zur Diagnostik der Beziehung zwischen Ausdauerbelastungen und ► Energiestoffwechsel mittels der Laktatbilanz (Wert aus Laktatproduktion, -verteilung und -elimination). Die sogenannten Laktat-Schwellen dienen als Nettokriterium der Ausdauer in Ergänzung zur VO_2 (Bruttokriterium der Ausdauer). Alle L.-S. beruhen auf Empirie. Beobachtungen der leistungssportlichen Trainings- und Wettkampfpraxis haben zu Erfahrungen geführt, die in Konzepte umgesetzt und praktisch sportwissenschaftlich und leistungsphysiologisch überprüft worden sind. Der Begriff „Schwelle" ist aus physiologischer Sicht nicht zu halten, da die aktuelle Laktatkonzentration eine Bilanzgröße ist, die sich fließend mit der Belastungsintensität verändert. Eine „Schwelle" gibt es nicht. Die Wahl des korrekten, aussagefähigen Konzeptes ist von der energetischen Struktur der

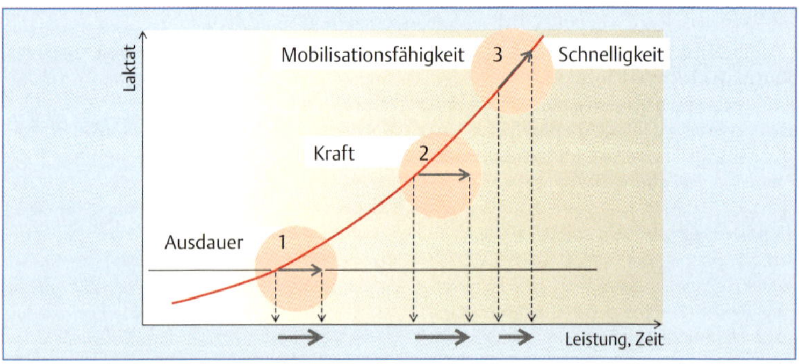

Laktat-Leistungsdiagnostik. Das Schema einer Laktat-Leistungs-Kurve mit den von Pansold 1993 benannten 3 Auswertungskriterien: Leistung bei Laktat 4,0 mmol/l (1), Kurvenform (2) und maximale Laktatkonzentration (3).

L

angestrebten Leistung abhängig. Ist diese sehr gut bekannt und ebenso das individuelle Optimum der Stoffwechselsituation für eine bestimmte Leistung, kann eine trainingsrelevante Aussage mit hoher Genauigkeit mit jedem Konzept erarbeitet werden. Die Laktatschwellen geben die Leistung oder Geschwindigkeit an: bei Beginn der Laktatakkumulation über den Ruhe- oder Vorbelastungswert (sog. aerobe Schwelle für Langzeitausdauerbelastungen IV – [III]); bei definierten Laktatwerten (sog. fixe Schwellen aerob – anaerob; Laktat 2,0 mmol/l und 4,0 mmol/l); bei einer Belastung mit 1,5 mmol/l Laktat über dem Ruhewert; beim sog. maximalen Laktat-steady-State (individuelle anaerobe Schwelle; MaxLass). Werden die Schwellen in Prozent der VO_{2max} angegeben, ist auf die Altersspezifik zu achten.

Laminar ***Etym.:*** lat. *lamina* „Schicht, Platte“; ***engl.:*** Laminar flow

Kontext: Physik

Verläuft eine Strömung ohne Wirbelbildung, d. h. die Stromlinien verlaufen parallel bzw. ohne abzureißen, dann ist sie laminar. Durch Reibungsunterschiede entsteht ein parabolisches Geschwindigkeitsprofil im Strömungsfeld. Anwendung: Laminar-Flow-Box im Operationssaal oder Sterilbank im klinisch-chemischen Labor (vgl. ▶ Strömung, laminare).

Länge *f*; ***engl.:*** Length, distance

Kontext: Physik

Grundgröße. Beschreibt die Ausdehnung entlang einer Richtung bzw. den Abstand zwischen zwei Körpern. Formelzeichen: s, SI-Einheit: das Meter (m). Andere Bezeichnungen für Längenangaben: Breite, Höhe, Tiefe, Entfernung, Distanz (vgl. ▶ Längenmessung).

Längen *f*; ***engl.:*** Lengths

Kontext: Funktionelle Bewegungslehre

Teil der Untersuchung der Konstitution. Durch die Auswertung der beobachteten L. in der frontalen Körperebene erhält der Therapeut z. B. Informationen über die Einwirkung von Hebelarmen auf die Bewegung. Beobachtungskriterien (Norm, Ausgangsstellung aufrechter Stand): Verhältnis der Ober- und Unterlänge (1:1), Verhältnis Ober- und Unterschenkellänge (1:1); die Länge der Körperabschnitte Becken, Brustkorb und Kopf (1 /5:2 /5:2 /5), das Verhältnis der Arm- und Oberlänge (im Stehen reicht die Mittelfingerspitze ungefähr bis zur Oberschenkelmitte). Längenabweichungen zur Norm entscheiden in der Bewegung über den Einsatz der nötigen Muskelaktivität und können zu einem bestimmten, unökonomischen Bewegungsverhalten führen. Bsp.: in der Vorneigung des Oberkörpers bei übermäßiger Länge der Oberlänge. Die Dokumentation von Abweichungen ist im FBL-Konzept standardisiert.

Längenbereich, konstanter *m*

Vgl. ▶ Konstanter Längenbereich.

Längenmessung *f*; ***engl.:*** Measurement of distance; ***Syn.:*** Abstandsmessung

Kontext: Physik

Bei der L. bezieht man sich auf das Urmeter und wendet Vielfache oder Teile dessen als Längenmaßstäbe an. Vielfache und Teile des Meters: Kilometer (km), Dezimeter (dm), Zentimeter (cm), Millimeter (mm), Mikrometer (mm), Nanometer (nm). In speziellen Fachgebieten sind weitere Einheiten in Gebrauch wie z. B.: Inch (Zoll) 1" = 2,54 cm, foot (Fuß) 1 ft = 12 in = 0,3048 m, Ångström (10^{-10} m).

Langsamer Urinstrahl *m*

Vgl. ▶ Urinstrahl, langsamer.

Längsdehnung *f*

Kontext: Physiologie, Manuelle Therapie

▶ Dehnung der Muskulatur in Längsrichtung, sodass sich Ursprung und Ansatz weiter voneinander entfernen. L. und ▶ Querdehnung können miteinander kombiniert werden.

Langwelle *f*; ***Abk.:*** LW; ***engl.:*** Long wave (LW)

Kontext: Physik

Elektromagnetische Welle mit Wellenlängen zwischen 1.000 und 10.000 m (entspr. Frequenzen zwischen 30 und 300 kHz) (vgl. ▶ Kurzwelle)

Langzeitausdauer *f*; ***Abk.:*** LZA; ***engl.:*** Long term endurance

Kontext: Sportwissenschaft, Trainingslehre

Unterteilung in ursprünglich drei Bereiche (LZA I–III), relativ neu hinzugefügt wurde der Bereich IV (Ultralangzeitbelastungen).

LZA I: entspricht einer maximalen Leistungszeit von 10–35 min; die maximale Sauerstoffaufnahme wird zu ca. 90–95 % ausgenutzt; der aerobe Energiestoffwechsel ist zu ca. 70 % an der Absicherung der physischen Leistung beteiligt.

LZA II: entspricht einer maximalen Leistungszeit von 35–90 min; die maximale Sauerstoffaufnahme wird zu ca. 80–95 % ausgenutzt; der aerobe Energiestoffwechsel ist zu ca. 80 % an der Absicherung der physischen Leistung beteiligt.

LZA III: entspricht einer maximalen Leistungszeit von 90–360 min; die maximale Sauerstoffaufnahme wird zu ca. 60–90 % ausgenutzt; der aerobe

L

Energiestoffwechsel ist zu ca. 95 % an der Absicherung der physischen Leistung beteiligt.
LZA IV: entspricht einer maximalen Leistungszeit von > 360 min; die maximale Sauerstoffaufnahme wird zu ca. 50–60 % ausgenutzt; der aerobe Energiestoffwechsel ist zu ca. 99 % an der Absicherung der physischen Leistung beteiligt.
Methode der Wahl für die Therapie und Prävention (▸ kardiologisch, Stoffwechsel): allgemeine, dynamische aerobe A. im Umfangsbereich der LZA II (Training einer großen Muskelmasse mit dynamischer Arbeit im aeroben Intensitätsbereich bis maximal zur anaeroben Schwelle), die LZA I wird bei Patienten häufig zum Belastungsaufbau zu nutzen sein (vgl. ▸ Kurzzeitausdauer, ▸ Mittelzeitausdauer).

Langzeitdepression *f*; ***Etym.:*** lat. *deprimere* „niederdrücken"; ***engl.:*** Long term depression; ***Syn.:*** Depression
Kontext: Psychiatrie, Neurophysiologie
Lang anhaltende gehemmte Erregungsübertragung nach gleichzeitiger Erregung von zwei der drei Eingänge der Purkinjezellen im Kleinhirn (vgl. ▸ Depression, ▸ Langzeitpotenzierung).

Langzeitgedächtnis *n*; ***engl.:*** Long term memory
Kontext: Neurophysiologie, Psychologie, Motorisches Lernen
Mit hoher Speicherkapazität ausgestattet; erhält Informationen über lange Zeiträume; kein einheitliches funktionelles System. Sehr viele Wiederholungen sind notwendig für das Überführen von Inhalten des Kurzzeitgedächtnisses in das L. und für das Aufbewahren. Über die Festigkeit der Einspeicherung entscheiden: sehr viele Wiederholungen, Verknüpfungen (Assoziationen) mit anderen Informationen, die emotionale Relevanz bzw. Bedeutung der Information. Mit der Anzahl der Wiederholungen werden schrittweise umfänglich kodierte Elemente des Kurzzeitspeichers in das L. übertragen. Dabei laufen sehr komplexe Analyseprozesse ab, womit die Bedeutung des Inhalts charakterisiert wird. Informationen werden strukturell als lerninhaltsspezifische bzw. bewegungsspezifische Neuronenvernetzungen fixiert. Man unterscheidet zwei Langzeitgedächtnissysteme:
Deklaratives, explizites Wissensgedächtnis: phylogenetisch jünger, tritt in der Ontogenese etwa mit Beginn des Schulalters voll in Erscheinung.
Prozedurales, implizites Gewohnheitsgedächtnis: auch Habitgedächtnis; phylogenetisch älter, funktioniert deshalb in der Ontogenese früher.

Langzeitpotenzierung *f*; ***Etym.:*** lat. *potentia* „Macht"; ***Abk.:*** LTP; ***engl.:*** Long term potentiation; ***Syn.:*** Potenzierung
Kontext: Neurophysiologie
Lange anhaltende, gebahnte Erregungsübertragung nach hochfrequenten Sequenzen von Aktionspotenzialen und damit verbundene Strukturveränderungen. Die synaptische Übertragung bleibt erheblich gebahnt; tritt bevorzugt an den Pyramidenzellen des Hippocampus auf. $Ca2+$-Ionen sind als Aktivatoren von Enzymsystemen wesentlich beteiligt. Diese Aktivierung löst Strukturveränderungen aus, die die Empfindlichkeit der Synapse für lange Zeit erhöhen. L. ist wahrscheinlich wesentlich an Lernprozessen beteiligt bzw. gehört zu deren Grundlage (vgl. ▸ Langzeitdepression).

Langzugbinde *f*; ***engl.:*** Long draught bandage
Kontext: Lymphdrainage, Innere Medizin
▸ Bandage mit hoher Elastizität, über 140 % dehnbar, bewirkt Druck, erste Wahl bei postoperativen Verbänden aufgrund des Blutstillungseffektes (vgl. ▸ Kompression).

Langzügelführung *f*; ***engl.:*** Long reining
Kontext: Hippotherapie
Führweise des Pferdes von hinten mittels zweier 2–3 m langer Zügel (oder Leinen), die an beiden Trensenringen eingeschnallt werden und wie Leinen beim Fahren wirken: Der Pferdeführer geht dabei ca. 1 m hinter dem Pferd oder neben der Hinterhand des Pferdes und hat optimale Einwirkung auf die Bewegung des Pferdes.

LaPlace-Gesetz *n*; ***engl.:*** LaPlace law; ***Syn.:*** Gesetz nach La Place
Kontext: Physik, Lymphdrainage
Physikalischer Grundsatz zur Wirksamkeit der ▸ Kompression; beschreibt die Korrelation zwi-

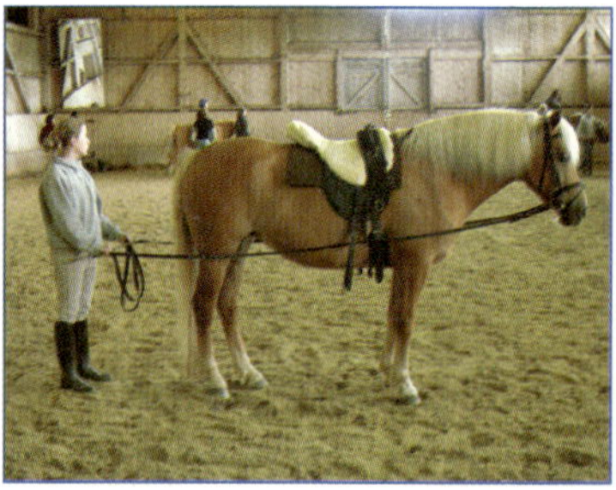

Langzügelführung.

L

schen Druck und Umfang an zylindrischen Formen. Ein nachweisbarer, sinnvoller Kompressionsdruck wird an einer zylindrischen Figur nur durch komplett zirkuläres Einwirken des Kompressionsdrucks erreicht, d. h. der Druck einer von außen einwirkenden Kraft auf eine gerundete Oberfläche ist umso größer, je kleiner der Durchmesser der Rundung ist. Bei gleicher Krafteinwirkung und wachsendem Umfang der Extremität nimmt der Druck der Kompression nach proximal ab.

Lasègue-Test *m*; ***Syn.:*** Straight Leg Raise

Kontext: Neurologie

▸ Neurodynamischer Test bei Irritation der Wurzeln L 4-S 1 (N. ischiadicus): Der Patient liegt in Rückenlage, der Untersucher bringt das Hüftgelenk passiv in Flexion, wobei das Kniegelenk gestreckt ist. Einschießende Schmerzen im ipsilateralen Bein oder Gesäß sind ein pathologisches Zeichen. Der L. eignet sich zur Verlaufsdokumentation: bei regelmäßigem Wiederbefund wird jeweils der Hüftflexionswinkel dokumentiert, in dem der Schmerz beginnt.

Läsionsphasen *f*; ***Etym.:*** lat. *laesio* „Verletzung"; ***engl.:*** Lesion phase

Kontext: Neurologie

Bei einer traumatischen Querschnittlähmung spricht man von der primären und der sekundären L. In der primären L. liegt eine direkte Schädigung des Rückenmarks z. B. durch das Trauma vor. Bei der sekundären L. entwickeln sich an der Läsionsstelle pathophysiologische Vorgänge, die eine endgültige Schädigung von Rückenmarkstrukturen bedingen.

Die molekularbiologischen Mechanismen der sekundären Schädigung stehen im Mittelpunkt aktueller Forschungsprojekte der Neurobiologie, um die Sekundärschädigung auf ein Minimum zu reduzieren mit dem Ziel, künftig möglichst viele intakte Nervenbahnen zu erhalten.

Läsionstypen bei Querschnittlähmung *f*; ***Etym.:*** lat. *laesio* „Verletzung"; ***engl.:*** Types of lesion in spinal cord injury

Kontext: Anatomie, Traumatologie, Neurologie

Die Einteilung der traumatischen Querschnittlähmung in sog. Läsionstypen erfolgt anatomisch durch Angabe der Höhe verletzter Wirbelkörperbereiche und neurologisch durch die Angabe betroffener neurologischer Segmente des Rückenmarks.

Einteilung nach anatomischer Lage: Man spricht von einer Tetraplegie, wenn durch eine knöcherne Verletzung im Bereich der Halswirbelsäule zervikale Segmente des Rückenmarks betroffen sind und eine motorische und sensible Lähmung aller vier Extremitäten und des Rumpfes, einschließlich der Lähmung des Vegetativums (Verlust der Kontrolle über Blase und Darm, Störung des Gefäßtonus und der Sexualfunktionen) vorliegt.

Es besteht eine Paraplegie, wenn durch eine knöcherne Verletzung in der Brust- oder Lendenwirbelsäule thorakale bzw. lumbale Rückenmarksegmente betroffen sind und motorische und sensible Lähmungen der unteren Extremitäten und des Rumpfes sowie vegetative Lähmungen vorliegen.

Bei einem Konus-Cauda-Syndrom ist durch eine knöcherne Verletzung der Lendenwirbelsäule die Cauda equina betroffen, klinisch liegt eine motorische schlaffe oder gemischte, sensible und vegetative Lähmung vor.

Zur Vervollständigung der Diagnose (z. B. für die Erstellung des Behindertenausweises, die Einteilung der Schadensklasse bei Sportwettkämpfen) wird das letzte intakte Rückenmarksegment angegeben, z. B. Tetraplegie unterhalb C 6, nach traumatischer, operativ stabilisierter Fraktur des 5. HWK bzw. Paraplegie ↓Th 6, nach operativ versorgtem Aortenaneurysma.

Einteilung nach neurologischer Ausprägung: Die exakte neurologische Diagnose ergibt sich aus dem ▸ ASIA, also dem Ergebnis der Überprüfungen der ▸ Kennmuskeln und des Sensibilitätsstatus.

Die Bezeichnung Parese für eine bestehende Teillähmung wird seit der Einführung des ASIA nicht mehr verwendet. Durch die Bezeichnung Inkomplette Tetra- und inkomplette Paraplegie werden Hinweise auf vorhandene Restfunktionen, jedoch keine Aussagen über vorhandene Funktionen gegeben. (Vgl. ▸ Remission des Rückenmarks und ▸ Physiotherapie bei inkompletter Querschnittlähmung.)

Last *f*; ***engl.:*** Load

Kontext: Physik, Biomechanik

1. Eine Masse, die gewogen wird (Waage) in der SI-Einheit der Masse (kg).
2. Eine von Körpern infolge der ▸ Fallbeschleunigung ausgeübte Kraft (Einheit: N). Im physikalischen Sinn ist die Last eine Kraft, die bei Veranschaulichungen als „Gegengröße" zur Muskelkraft verwendet wird.
3. Als elektronische Last bezeichnet man in einem Stromkreis einen Verbraucher (Gerät, Lampe), dessen elektrischer Widerstand (Impedanz) die Spannungsquelle „belastet".

Lastmoment *engl.:* Load torque
Kontext: Biomechanik, Rehabilitation
Die Größe des L. ist von der Länge des Lastarms abhängig. Um das L. des Achsenskeletts so gering wie möglich zu halten, sollte man das zu tragende oder hebende Gewicht so nahe wie möglich an den Körper bringen. Häufig ist diese Forderung unrealistisch bzw. im alltäglichen Leben nicht umsetzbar. Der Therapeut sollte daher versuchen, in frühen Heilungsphasen das Lastmoment so gering wie möglich zu halten. Das Hebetraining sollte man aber spätestens in der Wiedereingliederung an die realen Umweltfaktoren anpassen. Dadurch können Techniken entstehen, die zwar nicht dem therapeutischen Idealbild, aber den alltagsspezifischen Anforderungen des Patienten entsprechen.

Lastübertragung *f; engl.:* Load transfer
Vgl. ▸ Kraftübertragung.

Lateral *engl.:* Lateral
Kontext: Anatomie
Lagebezeichnung in Bezug auf den Körper: von der Medianebene weg, seitlich gelegen (Gegensatz: ▸ Medial).

L

Laterognathie *f; Etym.:* lat. *latus* „Seite" u. griech. *gnathos* „Kiefer"; *engl.:* Laterognathie
Kontext: Kiefergelenkbehandlung
Unterkieferverlagerung. Hinweise auf eine L. sind Mittenabweichung bei ansonsten symmetrischen Zahnbögen und ein Versatz des Kinns nach lateral aus der Gesichtsmitte im klinischen Bild. Ein ▸ Kreuzbiss ist in vielen Fällen mit einer L. zur Kreuzbissseite hin verbunden.

Laterotrusion *f; Etym.:* lat. *latus* „Seite" u. *trudere* „stoßen, treiben"; *engl.:* Laterotrusion
Kontext: Kiefergelenkbehandlung
Seitwärtsbewegung der Mandibula. Für die Messung der L. wird der Patient aufgefordert, den Unterkiefer locker zu lassen und diesen bei leicht geöffnetem Mund nach links zu schieben. Diese Bewegung wird mit der L. nach rechts verglichen. Gemessen wird der Abstand in der Endposition zwischen den zentralen Schneidezähnen des Ober- und des Unterkiefers. 12 mm entsprechen dem normalen Bewegungsausmaß. Lässt sich zwischen links und rechts ein deutlicher Unterschied von mehr als 5 mm feststellen, dann ist dies ein klarer Hinweis auf intraartikuläre Dysfunktionen, und zwar auf der Seite, zu der die L. eingeschränkt ist.

Latissimus-dorsi-Plastik *f; engl.:* Latissimus dorsi flap; *Syn.:* M.-latissimus-dorsi-Plastik
Kontext: Gynäkologie
Wiederaufbauoperation der Brust nach einer brustentfernenden Operation (Mastektomie); körpereigenes Gewebe, u. a. ein großer Teil des M. latissimus dorsi, wird unter der Haut zum Zielort transplantiert (Schwenklappenplasitk); der Gewebelappen ist an die Durchblutung des Muskels angeschlossen (gestielter Lappen), um eine Nekrose zu verhindern; postoperative Situation: die rekonstruierte Brust ist/bleibt gefühllos, die durchtrennte Muskulatur büßt ihre Funktion ein; ca. 15 cm lange dorsale Narbe; evtl. Lymphödem, Bewegungseinschränkung des Schultergelenkes und -gürtels (vgl. ▸ TRAM-Flap).

Lauf-ABC *n; engl.:* Walking ABC
Kontext: Medizinische Trainingstherapie
Übung im Koordinationstraining; Zusatzaufgaben erschweren die Phasen des Gangzyklus: Bewusstes, langsames Abrollen der Füße von der Ferse bis zur Großzehe; Anfersen (Ferse Richtung Gesäß bewegen); Skipping (Knie- und Hüftgelenk ca. 90° flektieren); Schrittsprung (gestrecktes Absprungbein, lange hohe Flugbahn, Oberschenkel in die waagrechte Position) (vgl. ▸ Sprung-ABC).

Laufband *n; engl.:* Treadmill
Kontext: Trainingslehre, Rehabilitation
Trainingsgerät, das über Lamellen oder eine gummierte Fläche, die endlos ist und über Rollen beweglich gelagert wird, Laufbelastungen ermöglicht. Moderne Geräte verfügen über eine Motorsteuerung, Programmautomatik sowie Höhen- und Geschwindigkeitsverstellung. Laufbänder eignen sich für die Nutzung im Sport bis hin zum gezielten Einsatz in der Therapie, z. B. für Patienten mit ▸ Hemiplegie.

Laufbandtherapie *f; Etym.:* griech. *therapeia* „Behandlung, Pflege, Heilung"; *engl.:* Treadmill therapy, locomotive therapy; *Syn.:* Laufbandtraining, Lokomotionstherapie
Kontext: Neurologie, motorisches Lernen
Therapiemethode bei neurologisch bedingter Beeinträchtigung der Gehfähigkeit. Wurde von H. Barbeau, kanadischer Physiotherapeut, erstmals 1987 eingesetzt (Patienten mit Querschnittlähmung); hat seither weltweite Verbreitung gefunden. Sicherung und ggf. Gewichtsentlastung des Patienten mittels Fallschirmgurt, der an einem System zur Körpergewichtsentlastung angebracht ist. Trainingsprinzipien: Prinzip der Repetition (viele Wiederholungen der Stand- und Spiel-

Laufbandtherapie	
Diagnose	**Durchführung/therapeutische Effekte**
Paraplegie	Sicherung mit Fallschirmgurt; Entlastung, sodass Stand-/Spielbeinphase selbstständig oder mit therapeutischer Unterstützung möglich sind. Ziel: selbstständige Gehfähigkeit auf dem Boden (mit/ohne Hilfsmittel); erreichen meist nur Patienten mit inkompletten Lähmungen (ASIA C). Positive Nebeneffekte: verbesserte Beweglichkeit in Hüft- und Kniegelenken, Kräftigung der Rumpf- und Beinmuskulatur, positive Beeinflussung der Kreislaufsituation
Tetraplegie	Patienten mit kompletter Lähmung (ASIA A): Die Wiederherstellung der Gehfähigkeit durch Laufbandtherapie ist nicht zu erwarten; Training mit Fallschirmgurtsicherung, Körpergewichtsentlastung und Unterstützung der Stand- und Spielbeinphase durch den Therapeuten Positive Effekte: verbesserte Beweglichkeit Hüft- und Kniegelenke, Reduktion der Spastik, positive Beeinflussung der Kreislaufsituation
Schlaganfall	Nicht gehfähige Patienten: verbesserte Gehfähigkeit; bei gehfähigen Patienten: verbesserte Ganggeschwindigkeit, Ausdauer Bei systematischer Steigerung der Bandgeschwindigkeit effektives Herz-Kreislauf-Training
Parkinson-Syndrom	Partielle Körpergewichtsentlastung. Positive Effekte: verbesserte Ganggeschwindigkeit, Schrittlänge, Kadenz, verlängerte maximale Gehstrecke auf ebenem Boden
Multiple Sklerose	Positive Effekte: verbesserte Ganggeschwindigkeit, Ausdauer (Fatigue nicht verstärkt); positive Beeinflussung früher Auffälligkeiten des Gehens

beinphase durch die Bewegung der Lauffläche verbessern den Lernerfolg); Prinzip der spinalen Lokomotion (▸ Central pattern generators aktivieren in korrekter zeitlicher Reihenfolge die Stand- und Spielbeinmuskulatur); die generierte Kraft reicht allerdings nicht für eine Gehfähigkeit ohne Gewichtsentlastung aus. Trainingsmotivation: Rückmeldung per Trainingscomputer (Ganggeschwindigkeit, Gehstrecke, Steigung und Pulsfrequenz etc.); verbesserte Werte motivieren. Studien (zur Wirksamkeit hinsichtlich der Verbesserung der selbstständigen Gehfähigkeit): Bei gleicher Anzahl Schritte ist das Gehtraining auf dem Boden dem Laufbandtraining ebenbürtig.

Laufbandtraining *n*

Kontext: Kontext:. Neurologie, Rehabilitation, motorisches Lernen

Sturzangst, Störungen des Sehvermögens, ▸ Plus-/Minussymptomatik und der ▸ posturalen Kontrolle beeinträchtigen die Gehfähigkeit von Patienten mit Halbseitensymptomatik. Das Training per Laufband mit Systemen zur partiellen Gewichtsabnahme ermöglicht neurologischen Patienten selbstinitiiertes Gehen zu üben. Bei Patienten mit inkompletter Querschnittlähmung ändert sich das EMG und die Koordination der unteren Extremität verbessert sich, die Gewichtsentlastung kann allmählich reduziert werden. Therapeuten können das Training fördern, indem sie mit dem Patienten gemeinsam den alten „Gehstil" (Tempo, Rhythmus) imitieren und den

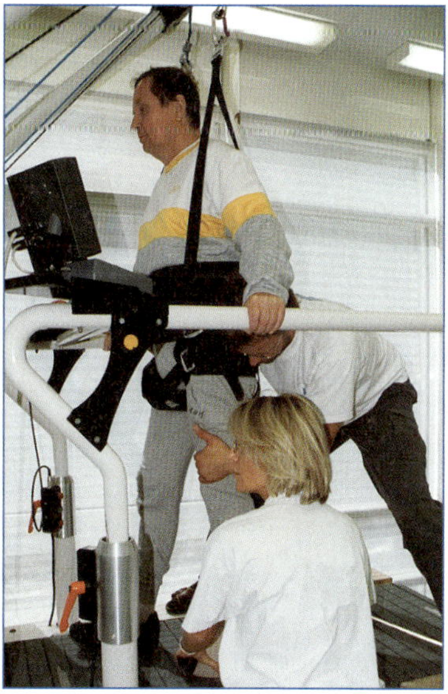

Laufbandtraining.

L

Patienten auffordern, sich intensiv an einen schönen Spaziergang zu erinnern. Hypothese: Die Vorstellung aktiviert die am Gehen beteiligten neutralen Netze (vgl. ▸ Lernen, motorisches).

Laufen *n*; ***engl.:*** Walking

Kontext: Bewegungsanalyse

Initiale Schwerpunktverlagerung nach vorne durch Vorneigung des Rumpfes und Plantarflexion in den oberen Sprunggelenken; Reduktion des ▸ Gangzyklus auf die ▸ Schwung- und Standphase; im Unterschied zum Gehen fehlt die doppelseitige Standbeinbelastung; die im Ellenbogengelenk flektierten Arme schwingen im Rhythmus der alternierenden Beinbewegungen; bei hoher Laufgeschwindigkeit (Sprint) tritt die Schwebephase auf, d. h. der Bodenkontakt ist kurzzeitig aufgehoben.

Lautes Denken *n*

Vgl. ▸ Denken, lautes.

Lautsprache *f*

Kontext: Kommunikation

Das was Hörende sprechen und hören; für gehörlos geborene Menschen ist die L. schwierig zu lernen (vgl. ▸ Gebärdensprache).

Lean Management *n*; ***Etym.:*** engl. *lean* „schlank" u. *management* „Verwaltung"; ***engl.:*** Lean management

Kontext: Betriebswirtschaftslehre

Internationaler Fachbegriff für „schlankes" Management durch möglichst wenig Hierarchiestufen und kurze Entscheidungswege. Merkmale: flache Hierarchien, Wettbewerbsvorteile durch Flexibilität bezüglich Kunden-/Patientenwünschen, niedrigere Behandlungskosten, geringe Lagerbestände, höhere Dienstleistungsqualität und vermehrte Teamarbeit. L. M. basiert auf den Prinzipien des Total Quality Management (TQM, ▸ Qualitätsmanagement) und dem ▸ Just-in-Time-Prinzip; es wurde aus dem japanischen Kaizen-Prinzip, dem „Bestreben des stetigen Wandels zum Besseren", entwickelt.

Learned Nonuse *m*; ***Etym.:*** engl. *learned* „erlernt, gelernt" u. *nonuse* „Nichtgebrauch, Nichtausübung"; ***engl.:*** Learned non-use; ***Syn.:*** Erlernter Nichtgebrauch

Kontext: Neurologie

Erlernter Nichtgebrauch; Nichtbenützen einer Extremität nach Schlaganfall, obwohl keine vollständige Parese vorliegt. Der Begriff geht auf E. Taub zurück, der dieses Phänomen im Sinne eines erlernten Verhaltens zurückführt auf den initial frustrierenden Versuch der Patienten, eine gelähmte Extremität zu benutzen.

Learning as Exploration *n*; ***Etym.:*** engl. *learning* „das Lernen", *as* „als" u. *exploration* „Erforschung, Untersuchung"; ***engl.:*** Learning as exploration

Kontext: Motorisches Lernen

Von K. Newell in jüngerer Zeit formulierte Hypothese zum motorischen Lernen; grundlegend für die Ausbildung einer optimalen Bewegungsstrategie ist die Erkundung des Bewegungsraums nach kritischen sensorischen Schlüsselreizen.

Leasing *n*; ***Etym.:*** engl. *lease* „vermieten"; ***engl.:*** Leasing; ***Syn.:*** Mietkauf

Kontext: Betriebswirtschaftslehre

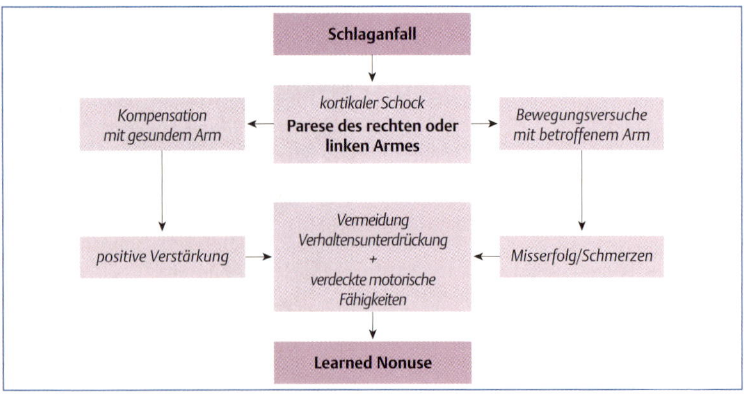

Learned Nonuse: Erklärungsmodell für den Nichtgebrauch der paretischen Seite bei Schlaganfall (nach Bauder, Taub, Miltner).

Form der langfristigen Fremdfinanzierung. L. ist im Konsum- und Investitionsgüterbereich üblich. Der Leasingvertrag regelt das für einen festgelegten Zeitraum vereinbarte miet- oder pachtähnliche Verhältnis zwischen Leasing-Geber (L-G) und Leasing-Nehmer (L-N). Das Leasing-Gut wird dem L-N gegen Gebühr zur Verfügung gestellt. Laufzeit: entsprechend des Leasingvertrags, meist 50–75 % der gewöhnlichen Nutzungsdauer. Physiotherapie: Praxen leasen am häufigsten Firmenwagen. Vorteil: Die laufenden monatlichen Belastungen durch die Leasingraten sind geringer als die einmalige Belastung durch den Kauf eines Fahrzeugs. Die Liquidität der Praxis bleibt besser.

Lebenskraft *f*; ***engl.:*** Vital energy
Kontext: Traditionelle Chinesische Medizin
Als L. bezeichnet man die Kraft bzw. Energie, von der der menschliche Körper beseelt wird. L. wird in der Traditionellen Chinesischen Medizin mit Energie oder dem Qi gleichgesetzt (vgl. ▸ Qi).

Lebenszyklusanalyse *f*; ***Etym.:*** griech. *kyklos* „Kreis“ u. *analysis* „Auflösung“
Vgl. ▸ Produktlebenszyklusanalyse.

Leberstrich *m*; ***engl.:*** Liver line
Kontext: Bindegewebsmassage
▸ Strichführung aus der ▸ Bindegewebsmassage. Der L. erfolgt auf der rechten Seite, ventral an der Medioclavicularlinie startend entlang des unteren Rippenrandes bis kurz vor die Wirbelsäule. Die Intensität muss langsam gesteigert werden (mit flach anliegender Hand beginnen, dann steiler arbeiten).

Leere *f*; ***engl.:*** Insufficiency Type; ***Syn.:*** Mangel
Kontext: Traditionelle Chinesische Medizin
Steht im Gegensatz zu ▸ Fülle. Bei L. ist oft das Dehnen (Inhibition) indiziert (Vgl. ▸ Fülle).

Leg Curler *m*; ***Etym.:*** engl. *leg* „Bein“ u. *to curl* „kräuseln, krümmen“; ***engl.:*** Leg curler; ***Syn.:*** Kniebeuger
Kontext: Medizinische Trainingstherapie
Kraftgerät im Krafttraining; der Patient befindet sich im stabilen Sitz mit extendierten Kniegelenken. Bewegung: aus der Extension im Kniegelenk in die Flexion. Den Lastarm kann man durch Versetzen des Kraftangriffspunkts (Polster) verkürzen.

Leg Press *f*; ***Etym.:*** engl. *leg* „Bein“ u. *press* „Presse“; ***engl.:*** Leg press; ***Syn.:*** Beinpresse
Kontext: Medizinische Trainingstherapie
Kraftgerät im Krafttraining; quadrizepsdominante Übung im geschlossenen System. Der Patient liegt in Rückenlage, die Füße sind parallel auf einer Fußplatte aufgestellt; auch einbeiniges Trainieren ist möglich. Bei hoher Fußstellung werden die eingelenkigen Hüftextensoren (Mm. glutaei) gebahnt, bei tiefer Fußstellung gehemmt. Um ventrale Scherkräfte im Kniegelenk zu vermeiden, sollte man ein Feedback (z. B. Inlineskate) verwenden. Da der Patient den Inlineskate nach oben und unten stabilisieren muss, kommt es zur Aktivität der ventralen und dorsalen Muskulatur; eine nur ventral gerichtete Kraft kann verhindert werden. Kompressions- und Scherkräfte: Im geschlossenen System nehmen sie bei vermehrter Flexion im Kniegelenk zu; in Extension ist die Belastung durch die verminderte muskuläre Intensität geringer.

Leg Extension *f*; ***Etym.:*** engl. *leg* „Bein“ u. *extension* „Dehnung, Streckung“; ***engl.:*** Leg-extension; ***Syn.:*** Kniestrecker
Kontext: Medizinische Trainingstherapie
Kraftgerät im Krafttraining; der Patient befindet sich im stabilen Sitz, die Kniegelenke sind gebeugt. Bewegung: aus der Kniebeugung in die -streckung. Den Lastarm kann man durch die Versetzung des Kraftangriffspunktes (Polster) verkürzen. Durch Umbau des distalen Gerätesegments ist Trainieren im geschlossenen System möglich. Bei Übungen im offenen System nimmt die Kompressionsbelastung im Kniegelenk in extensionsnahen Winkelgraden nicht ab. Zwischen 0 und 50° Flexion ist sie höher als im geschlossenen System. Muskelkontraktionen führen zu hohen Kompressionsbelastungen.

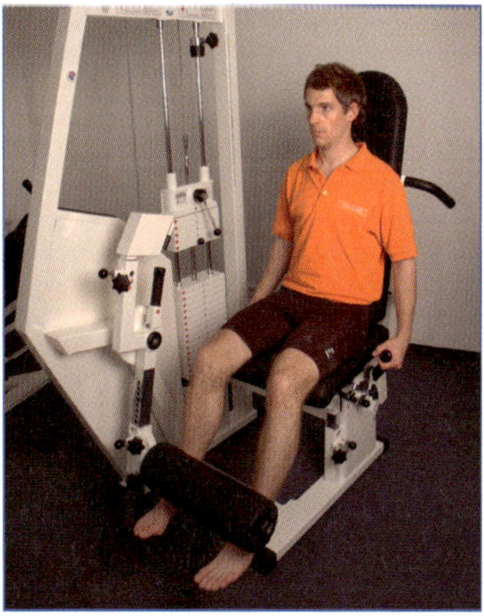

Leg Extension.

L

Leiden *n*; ***engl.:*** Suffering
Kontext: Psychologie, Kommunikation
Körperlicher und seelischer Schmerz sowie emotionale Belastungen und Zustände. Man unterscheidet zwischen Leid als objektives Phänomen und Leid als subjektive Erfahrung. Mit Leid als objektives Phänomen kann sich theoretisch jeder auseinandersetzen, ohne in einem emotional-kognitiven Kontext einer Leidenserfahrung zu sein. Leid als subjektive Erfahrung wird individuell erlebt bzw. durchlebt. Das Empfinden und der Umgang mit physischem oder psychischem Leid sind individuell. In Mimik und Körperhaltung kann Leid sehr deutlich zutage treten. In der Literatur werden verschiedene Phasen im Leidensprozess definiert, die Bewältigung und Verarbeitung ausdrücken.

Leiharbeit *f*
Vgl. ▸ Arbeitnehmerüberlassung.

Leistenfibrose *f*; ***engl.:*** Groin fibrosis
Kontext: Lymphdrainage
Verhärtung im Bereich des Leistenbandes als Komplikation eines fortgeschrittenen Lymphödems. Meist aufgrund einer ▸ Induration, eher selten echte Fibrose (Vermehrung des Bindegewebes). Häufig durch Vorbehandlungen verursacht (z. B. proximale Abflussbehinderung), bedingt Adaptierung des Therapieschemas.

L

Leistentritt *m*
Kontext: Therapeutisches Klettern
Flächiger Tritt mit abstehender Leistenkante, der sich für das Training an liegenden, senkrechten oder leicht überhängenden Wänden eignet (vgl. ▸ Wandneigung).

Leistung *f*; ***Abk.:*** W; ***engl.:*** Power
1. ***Kontext:*** Handlungstheorie
Kognitive, wissenschaftliche, kreative und künstlerische Aktivitäten, die nicht im physikalischen Sinne beschrieben werden können. Die menschliche L. im Alltag resultiert aus den Ergebnissen der bewältigten Aufgaben; sie ist das Ergebnis einer bewussten Tätigkeit – ein Teil davon ist physikalisch definierbar, der andere kann mit qualitativen Merkmalen charakterisiert werden.
2. ***Kontext:*** Physiologie
Vom sensomotorischen System erbrachte, energieverbrauchende, physische Aktivität.
3. ***Kontext:*** Trainingstherapie
Quotient aus Arbeit und der dazugehörigen Zeit; ausgedrückt in Watt (W); 1 Watt = Arbeit von 1 Joule, die in 1 Sekunde verrichtet wird.
4. ***Kontext:*** Mechanik
Die in einer Zeiteinheit (Δt) verrichtete Arbeit (ΔW); somit das Verhältnis von Arbeit zu Arbeitszeit. Formelzeichen: P. $P = \Delta W / \Delta t$, Einheit: J/s oder Watt (W).
5. ***Kontext:*** Elektrotherapie
Produkt aus Stromstärke(I) und elektrischer Spannung (U). Formelzeichen P. $P = I * U$, Einheit Watt (W)
6. ***Kontext:*** Physik
Der Mensch leistet mit den Bewegungen physikalische Arbeit (Kraft · Weg) in einer bestimmten Zeit; physikalisch erbringt er eine L. (Kraft · Weg/ Zeit). Dies gilt mit Ausnahme isometrischer Aktivitäten, weil kein Weg zurückgelegt wird. Es wird aber Energie verbraucht, die in der Physiologie der L. gleichgesetzt wird.

Leistung, elektrische *f*; ***engl.:*** Electric power
Kontext: Physik
Produkt aus Spannung und Strom (P = U x I), Einheit 1 W (Watt).

Leistungsbereich *m*; ***engl.:*** Range of capacity
Kontext: Physiologie, Trainingslehre
Ausgehend vom leistungsphysiologischen Begriff der ▸ Leistungsfähigkeit unterscheidet man bei Gesunden und Kranken verschiedene L. Gesunde: leichte Arbeit ohne bewusste Willensanspannung und Ermüdung (z. B. Gehen auf ebener Strecke); sportliche Höchstleistungen/Schwerstarbeit (80 % der Leistungsfähigkeit, höchste Willensanstrengung, sehr starke Ermüdung); letzter Bereich der Leistungsreserven (normalerweise dem Willen nicht unterworfen; hormonell mobilisierbar in extremen Situationen, z. B. Lebensgefahr). Kranke: sehr geringe Leistungsfähigkeit (während längerer Bettruhe und Ruhigstellung); Aufbau der Leistungsfähigkeit (nach Ruhigstellung und Schonung; der Pat. trainiert z. B. Muskelkraft und Ausdauer); Alltagsbelastungen (der Patient wird wieder an die normale Leistungsfähigkeit für Haushalt, Beruf und Freizeit herangeführt).

Leistungsbereitschaft *f*; ***engl.:*** Commitment
Kontext: Trainingstherapie
Teilt sich in drei Bereiche: Geschützte Reserve: willentlich nicht zugänglicher Bereich, für Untrainierte bei ca. 70 %, für Trainierte bis zu 90 % der maximalen Leistungsfähigkeit; gewöhnliche Einsatzreserve: zwischen 30 und 40 % der maximalen L., kann durch willentliche Anstrengung genutzt werden; physiolog. Leistungsbereitschaft

und automatisierte Leistungen: benutzt zum Bestreiten des Alltagslebens.

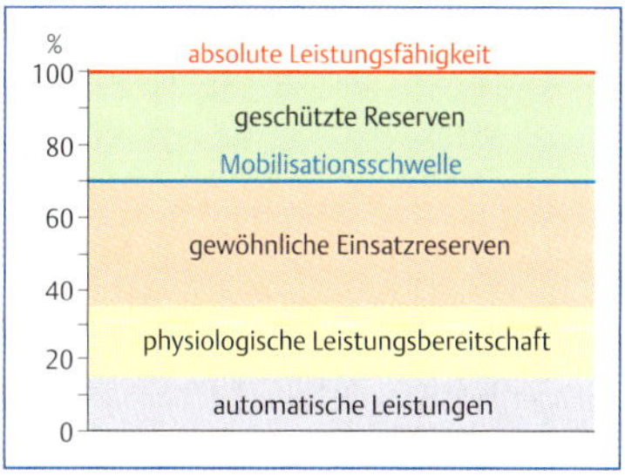

Leistungsbereitschaft: Schematische Darstellung der Stufen der Leistungsbereitschaft.

Leistungsdiagnostik *f*; ***engl.:*** Capacity diagnostics

Kontext: Medizinische Trainingstherapie

Die Leistungsdiagnostik gibt Auskunft über den Zustand eines Patienten bzw. den Leistungsstand eines Sportlers und zeigt dadurch Ansatzpunkte für eine zielorientierte Therapie (Therapiesteuerung) bzw. für ein zielorientiertes Training (Trainingssteuerung). Im Sport ist sie für die sinnvolle Gestaltung/Planung eines Trainingsprogrammes auf hohem Niveau unabdingbar. In der Therapie kommen einfache Testverfahren, um das Niveau der einzelnen motorischen Grundeigenschaften zu überprüfen, zum Einsatz. Im Leistungssport verwendet man hauptsächlich apparative Testverfahren. Im Wesentlichen werden gesundheitsrelevante Daten, wie zum Beispiel EKG unter Belastung und die Herzfrequenz in verschiedenen Belastungsstufen, festgehalten. Interpretiert man die Relationen zwischen vorgegebener Belastung und Beanspruchung in Abhängigkeit vom Alter, Geschlecht und physischer Trainings- bzw. Therapieaktivität, ergibt sich die Diagnose zum Adaptationszustand bzw. zur aktuellen Leistungsfähigkeit.

Leistungsfähigkeit *f*; ***engl.:*** Capacity/capability

Kontext: Leistungsphysiologie

Entwicklungs- und Trainingszustand eines Menschen, auf dessen Grundlage er mit kognitiven, emotionellen, konditionellen und koordinativen Fähigkeiten und Fertigkeiten gezielt Anforderungen gerecht werden kann. L. entsteht multifaktoriell und ist variabel zusammengesetzt, je nach Anforderung stehen bestimmte prägende Faktoren im Vordergrund. Sie hat eine genetische Grundlage, die durch Lernen und Training realisiert werden muss und die ohne adäquate Aktivität wertlos ist. Physische L. resultiert aus dem vorhandenen und speziell im Training angestrebten Entwicklungsstand der kognitiven und sensomotorischen Funktionsmöglichkeiten; basiert auf dem Adaptationszustand der Organsysteme (Atmung, Herz-Kreislauf-System, Muskeln) und Regulationssysteme, woraus Koordination, Ausdauer, Kraft und Schnelligkeit resultieren. Kognitive und psychische L. bestimmt die bewusste Mitarbeit in Training oder Therapie. Sie ist zur Bewältigung der Belastungen und deren soziale Einordnung in den Alltag erforderlich. Im Sport wird sie für die Entwicklung sporttechnischer und sporttaktischer Fertigkeiten benötigt. Zur Kennzeichnung der sensomotorischen L. und ihrer Logistik- und Regulationssysteme nutzt die Leistungsphysiologie die Wechselbeziehung zwischen ▸ Belastung und ▸ Beanspruchung.

Leistungsphysiologie *f*; ***Etym.:*** griech. *physis* „Natur" u. *logos* „Lehre"; ***engl.:*** Physical performance

Kontext: Physiologie

Teilgebiet der Physiologie und umfänglich genutzt in der Arbeits- und Sportmedizin, dessen Gegenstand die Analyse der Wechselbeziehung zwischen den körperlichen Belastungen (Aufgaben) in Beruf oder Sport und den resultierenden Beanspruchungen ist; psychische Belastungen werden berücksichtigt, z. B. ständiges Verarbeiten beruflicher Informationen. Anhaltend zu hohe oder zu niedrige Belastungen können als Krankheitsursachen wirksam werden und den Organismus schädigen. Die aktuelle Laktatkonzentration (in Ruhe und unter Belastung) ist immer eine Bilanzgröße aus den Vorgängen: Laktatbildung im Zytoplasma (anaerobe Glykolyse), der Freisetzung aus den (Muskel-)Zellen und dem Weitertransport in die Blutgefäße, der Verteilung zwischen und in den Flüssigkeitskompartimenten und der Elimination über den aeroben Energiestoffwechsel des Herzmuskels und der wenig intensiv tätigen Skelettmuskeln. Unter Belastung ist die Laktatproduktion abhängig von der aktuellen Kohlenhydratreserve, dem relativen Anteil der Kohlenhydrate an der momentanen ATP-Gewinnung und der Geschwindigkeit der ATP-Resynthese, der ADP-Konzentration und der Verfügbarkeit des O_2.

L

Leistungsreserve *f*
Vgl. ▶ Leistungsbereitschaft.

Leistungssport *m*; ***engl.:*** Competitive sports
Kontext: Sportwissenschaft
Intensives Ausüben einer Sportart mit dem Ziel, in einem Wettkampf eine gute Leistung zu erzielen. Der L. unterscheidet sich vom Breitensport durch den wesentlich höheren Trainingsaufwand und die Fokussierung auf den wettkampfmäßigen Erfolg. Physiotherapie: Sportphysiotherapeuten betreuen Leistungssportler während ihres Trainings und der Wettkämpfe, um Verletzungen, Überlastungserscheinungen und Übertraining vorzubeugen.

Leistungssteigerung *f*; ***engl.:*** Performance improvement
Kontext: Physiologie, Trainingslehre
Verbesserung in den Bereichen Koordination, Kraft und Ausdauer.

Leistungsstruktur, Sportart/Disziplin *f*; ***engl.:*** Structure of power, sport/discipline
Kontext: Bewegungswissenschaften
Umfasst die psychophysischen Leistungskomponenten der konkreten Sportart oder Disziplin. Sie definiert die leistungsbestimmenden Fähigkeiten und Fertigkeiten und den Bedarf ihrer konkreten Ausprägung als Leistungsfaktoren der angestrebten ▶ Leistungsfähigkeit. Wechselbeziehungen und Abhängigkeiten zwischen den einzelnen Leistungsfaktoren sind integriert. Die L. bestimmt die Mittel und Methoden des Trainings grundlegend, um die sportartspezifisch angepassten Verhältnisse zwischen koordinativen und konditionellen Fähigkeiten und Fertigkeiten auszubilden (oder um im Kinder- und Jugendsport in den ersten Trainingsjahren anhand der Fähigkeiten und Leistungsfortschritte Talente für eine konkrete Sportart zu erkennen).

Leistungsumsatz *m*; ***engl.:*** Power conversion
Kontext: Physiologie
Jeder über den Grundumsatz hinausgehende Energiebedarf für die Lebenstätigkeiten. Er hat 3 Komponenten:
Intermediärstoffwechsel: Muss die Stoffwechselleistung der spezifisch dynamischen Wirkung erbringen, um die nach der Verdauung resorbierten Substanzen umzusetzen. Die höchste spezifisch dynamische Wirkung haben die Proteine, gefolgt von den Kohlenhydraten und Fetten.
Arbeitsumsatz: Ist die Energiemenge für die berufliche Tätigkeit. Die Arbeitsmedizin unterteilt berufliche Belastungen in leichte, mittelschwere, schwere und schwerste Arbeitstätigkeiten.
Freizeitumsatz: Ist die Energiemenge für alle Belastungen des täglichen Lebens außerhalb der Arbeitszeit ohne sportliche Aktivität. Personen mit Schreibtischarbeitsplätzen, die keinem physischen Ausgleich in der Freizeit nachgehen, können dennoch einen Freizeitumsatz über dem Arbeitsumsatz haben. Der Energieumsatz für den Freizeitsport wird aufgrund der großen interindividuellen Variationen extra veranschlagt.

Leistungsverrechnung, innerbetriebliche *f*; ***Abk.:*** ILV; ***engl.:*** Internal cost allocation
Kontext: Betriebswirtschaftslehre
Bereich des internen Rechnungswesens. Betriebsintern (nicht zu Steuerermittlungszwecken) wird erfasst, welche Kosten für Mitarbeiter/Abteilungen im eigenen Unternehmen entstanden sind (nicht für Kunden/Patienten bzw. Endverbraucher). Bsp. Physiotherapie: Therapeuten behandeln sich gegenseitig. In Leerzeiten innerbetrieblich erbrachte Therapien, Massagen, Fangoanwendungen sind Leistungen, denen kein Ertrag/Umsatz gegenübersteht. Diese werden als Leistung erfasst (Buchführung). Wären sie extern erbracht worden, hätte dies höhere Kosten verursacht (z. B. längere Abwesenheit vom Arbeitsplatz durch Fahrtzeiten zu einer anderen Praxis). Behandeln sich Therapeuten gegenseitig mit ärztlicher Verordnung, die abgerechnet wird, ist dies keine innerbetriebliche Leistung.

Leitbahn, tendinomuskuläre *f*; ***Etym.:*** lat. *tendo* „Sehne" u. *musculus* „Muskel"
Kontext: Traditionelle Chinesische Medizin
Die zirkulierende Energie innerhalb des Körpers benutzt ein Leitbahnsystem, wozu die t. L. gehört. In der Manualtherapie ist diese als Muskelfunktionskette bekannt.

Leitbild *n*; ***engl.:*** Concept
1. *Syn.:* Unternehmensleitbild
Kontext: Betriebswirtschaftslehre
Schriftlich formulierte Unternehmensphilosophie und -kultur. Physiotherapie: Das L. wird von allen Mitarbeitern/Therapeuten gemeinsam mit dem Praxisinhaber erarbeitet, damit alle Beteiligten hinter den festgeschriebenen Zielen und Ansprüchen stehen. Wird das L. in der Praxis ausgehängt, erinnert es alle Beteiligten an ihre selbst gesteckten Ansprüche. Veröffentlichungen auf der Homepage und/oder in den Informationsmaterialien der Praxis kommunizieren die praxisin-

ternen Ansprüche nach außen (Werbeträger für Patienten, Kunden, Zuweiser und Öffentlichkeit).
2. *Syn.:* Hypothetische Norm
Kontext: Funktionelle Bewegungslehre
Gedachte, subjektive Referenz des Therapeuten zum funktionellen und ökonomischen (idealen) Bewegungsverhalten, um mittels Beobachtungskriterien Abweichungen in der Haltung und Bewegung des Patienten zu erkennen.

Leiter *m*; ***engl.:*** Conductor
Kontext: Physik
Stoffe, die verschiedene Arten von Energie oder Teilchen transportieren (weiterleiten) können. Arten: elektrische Leiter (Metall, Elektrolyt), Wärmeleiter (Metall, Flüssigkeit), Lichtleiter (Fiberoptik).

Leiter, elektrischer *m*; ***engl.:*** Conductor, electric
Kontext: Physik, Elektrotherapie
Stoffe, die elektrische Energie (elektrische Felder) transportieren können. Zu den elektrisch guten Leitern zählen fast alle Metalle. Bei steigender Temperatur nimmt die Leitfähigkeit ab. Weniger gut leiten Flüssigkeiten.

Leitfähigkeit, elektrische *f*; ***engl.:*** Electric conductivity
Kontext: Physik
Entspricht dem Kehrwert des spezifischen Widerstandes eines Materials und gibt den Zusammenhang zwischen elektrischem Feld und elektrischer Stromdichte an.

Leitfähigkeit, elektrolytische *f*; ***engl.:*** Conductivity, electrolytic
Kontext: Physik, Elektrotherapie
Die elektrische Leitfähigkeit von Elektrolyten beruht auf der Bewegung geladener Ionen (Ladungsträger). Die Wanderungsgeschwindigkeit eines Ions hängt ab von dessen Durchmesser und Ladung sowie von der Viskosität des Elektrolyten.

Leitfragen der Untersuchung *f*; ***engl.:*** Central questions of examination
Kontext: Kaltenborn-Evjenth-Konzept
Fragen, die Schritt für Schritt durch eine systematische Untersuchung führen. Die Antworten auf die jeweiligen Fragen ergeben die physiotherapeutische Diagnose.

Leitfragen der Untersuchung

Leitfrage	Ziel
Soll und darf ich den Patienten bewegen?	Indikation und Kontraindikationen
Muss ich vorsichtig sein?	Aktualität, Schmerzbewältigung, Vorstellungen des Patienten
Wo soll ich behandeln?	Symptomlokalisation
Wie soll ich behandeln?	Mobilisieren, Stabilisieren, Erhalten der Beweglichkeit
Was soll ich behandeln?	Struktur: Bindegewebe, Muskelgewebe, neurale Gewebe usw.
Was soll ich zusätzlich behandeln?	Beeinflussende bzw. verursachende Faktoren
Welche Folgen hat das Problem für das Leben des Patienten?	ICF

Leitlinien *f*; ***engl.:*** Guidelines
Kontext: Qualitätsmanagement
Handlungsempfehlungen für die ärztliche und/oder therapeutische Praxis bei speziellen Gesundheitsstörungen, die systematisch entwickelt werden, wissenschaftlich begründet sind und den aktuellen Wissensstand wiedergeben. Im Gegensatz zu Richtlinien, z. B. Heilmittelrichtlinien, sind sie nicht rechtlich bindend, sondern bieten Orientierungshilfen für eine angemessene Vorgehensweise; ggf. kann oder muss von ihnen abgewichen werden. Fachgesellschaften, Berufsverbände u. a. entwickeln Leitlinien. Man unterscheidet konsensbasierte und evidenzbasierte Leitlinien. Nur wenn die Autoren der L. den Entscheidungsprozess für ihre Empfehlungen darstellen, kann der Leser feststellen, wie objektiv die L. ist (vgl. ▸ Evidence-Based-Practise).

Leitmuskel *m*; ***engl.:*** Leading muscle
Kontext: Spiraldynamik

Leitlinie

Entwicklungs- und Qualitätsstufe	Beschreibung
S 1	Informelle Konsensfindung einer Expertengruppe
S 2	Formelle Konsensfindung und/oder Recherche zur Evidenz
S 3	Elemente der systematischen Leitlinienentwicklung sind transparent, Logik-, Entscheidungs- und Outcome-Analyse, Bewertung der klinischen Relevanz wissenschaftlicher Studien

L

Mehrgelenkige Muskeln der oberen und unteren Extremitäten mit diagonalem bis spiralig gewundenem Verlauf. Leitmuskeln koordinieren durch ihren anatomischen Verlauf Rotation und Gegenrotation in einer Gelenkkette. Bsp.: Der M. sartorius beugt im Hüft- und Kniegelenk, gleichzeitig rotiert er den Oberschenkel nach außen und den Unterschenkel nach innen. Die ▸ Drehrichtungen sind anatomisch-funktionell vorgegeben. Für Leitmuskeln wird eine ▸ funktionelle Kongruenz der Drehrichtungen von Knochen, Muskeln und Bändern gefordert.

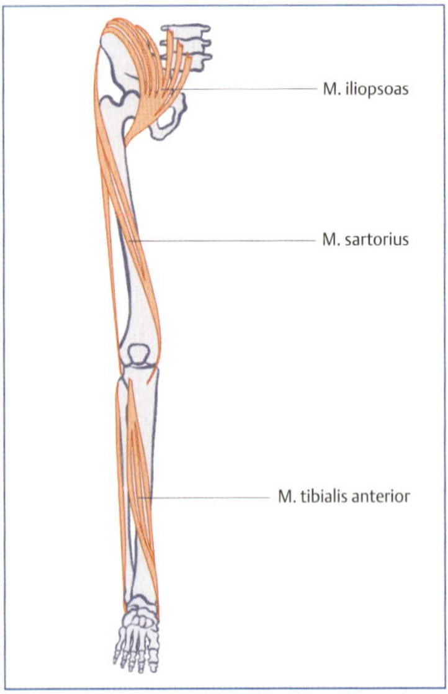

Leitmuskel. Leistmuskelkette der Flexion: 3D-Leitmuskeln des flektierten Kniegelenks.

Leitszenario *n*; ***Etym.:*** ital. *scenario*, zu lat. *scenarium* „Ort, wo die Bühne errichtet wird"; ***engl.:*** Routing scenario
Kontext: Betriebswirtschaftslehre
Betrachtungsweise aus der ▸ Szenario-Technik, die von mittleren Bedingungen für die Unternehmensentwicklung ausgeht; weder extrem positiv (▸ Best-Case-Szenario), noch extrem negativ (▸ Worst-Case-Szenario). Sie ist quasi die wahrscheinlichste Möglichkeit.

Leitungsbahn *f*; ***engl.:*** Path of conduction
Kontext: Neurophysiologie
Aus Nervenfasern (Axone) gleicher oder ähnlicher Funktion bestehendes Leitungssystem des Nervensystems.
Motorische Leitungsbahn: Wichtigste motorische L. ist die Pyramidenbahn (Tractus corticospinalis), deren Axone von Area 4 und 6 der Großhirnrinde jeder Hemisphäre durch die innere Kapsel zum Pons und weiter zur Medulla oblongata ziehen, dort zum größten Teil (80 %) zur Gegenseite kreuzen und an den α-Motoneuronen im Rückenmark enden.
Sensible Leitungsbahn: Aufsteigende Leitungsbahn, die Erregungen der Rezeptoren in Haut, Muskeln und Sehnen afferent von der Peripherie über sensible Fasern der peripheren Nerven über die hintere Wurzel zum Rückenmark leiten, im Tractus spinothalamicus zum Hirnstamm aufsteigen und weiter zu Kleinhirn, Thalamus und zur Großhirnrinde führen.

Lendenkissen *n*; ***engl.:*** Cushion for the lumbal spine; ***Syn.:*** Lumbalkissen, Lordosekissen
Kontext: Orthopädie
Unterstützt die lordotische Einstellung der Lendenwirbelsäule mit Beckenkippung und Thoraxhebung in Rückenlage und im Sitzen; bahnt die aufrechte Körperhaltung. Die Kissengröße richtet sich nach dem Ausmaß der Lendenlordose und der Beschwerden. Indikation: Für Patienten, die als Ausgleich tagsüber oder nachts die aufrechte Körperhaltung fördern möchten. Typische Fehler: zu großer Kissendurchmesser (lumbale Hyperlordose wirkt der aufrechten Körperhaltung entgegen); das Kissen liegt zu weit kaudal (keine Thoraxhebung bzw. kein Bahnen der aufrechten Körperhaltung) (vgl. ▸ Sitzkeil).

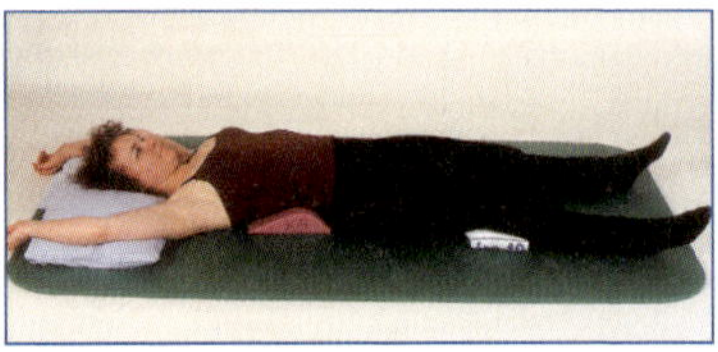

Lendenkissen.

Lendenpartie *f*; ***engl.:*** Lumbar region; ***Syn.:*** Niere
Kontext: Hippotherapie
Zwischen letzter Rippe und Becken des Pferdes lokalisiert, sie wird in der Fachsprache als „Niere" bezeichnet und entspricht dem Lendenwirbelsäulenbereich. Die L. ist eine wesentliche Schaltstelle

für ankommende und weiterlaufende Bewegungsimpulse von Hinterhand, Hüftgelenken und Beckenfunktion zu Brust- und Halswirbelsäule und Kopf. Ihre physiologische Funktion bewirkt ein optimales Bewegungsangebot für die Hippotherapie (vgl. ▸ Lendenwirbelsäule).

Lendenwirbelsäule *f*; ***engl.:*** Lumbar spine
Kontext: Hippotherapie
Sie besteht aus 5–6 Lendenwirbeln, zwischen letztem Brustwirbel und Kreuzbein des Pferdes gelegen. Besonders wichtiger Teil des Rückens, da er die übertragene Schubkraft der Hinterhand über Hüftgelenk- und Beckenfunktion in die Brust- und Halswirbelsäule weiterleitet.

Lendenwirbelsäule, Extension der *f*
Kontext: Bewegungslehre
Muskeln: vgl. ▸ Wirbelsäule, Extension der.
Verkürzungen: Verkürzung der Extensoren der Lendenwirbelsäule haben Bewegungseinschränkungen in Richtung Flexion, Rotation und Lateralflexion der Wirbelsäule zur Folge. Sie bewirken eine Hyperlordose der Lendenwirbelsäule in Kombination mit einer verstärkten Beckenkippung, Flexion der Gelenke, Abschwächung der Bauchmuskulatur und der Hüftgelenkextensoren. Einseitige Kontrakturen können die Ursache für eine skoliotische Haltung und Funktionsstörungen in der Lenden-Becken-Hüft-Region sein.
Schwäche: Eine Schwäche der Extensoren der Lendenwirbelsäule kann sich z. B. durch eine Sitzkyphose oder beim Heben von Lasten durch eine kyphotische Einstellung der Lendenwirbelsäule zeigen. Eine Überbeweglichkeit im lumbosakralen Übergang könnte eine weitere mögliche Folge sein (vgl. ▸ Rumpf, Flexion des).

Lernatmosphäre *f*; ***engl.:*** Learning environment; ***Syn.:*** Lernklima
Kontext: Psychologie, Kommunikation, Pädagogik
In der personzentrierten Beziehungsgestaltung zwischen Lernenden und Lehrenden beinhaltet eine förderliche L. emotionale und didaktische Aspekte. Sie beinhaltet die Aspekte der Personzentrierung: ▸ Empathie, ▸ Akzeptanz und ▸ Kongruenz. Eigenaktivität und Eigenverantwortung werden gefördert bezüglich eigener Lernquellen, Formulieren von Problemstellungen, Einbeziehen von Emotionen und Intellekt der Lernenden. Emotionale Aspekte sollten in einer Lernprozesse auslösenden L. berücksichtigt werden, da Motivation und Interesse eng mit Emotionen verbunden sind. Das Klima im Unterricht wirkt lernförderlich, wenn es von gegenseitiger Anerkennung und Wertschätzung geprägt ist. Eine engagierte Einstellung, Selbstakzeptanz und emotionale Ausgeglichenheit unterstützen von Seiten der Lehrperson eine förderliche L.

Lernen *n*; ***engl.:*** To learn
Kontext: Physiologie, Psychologie, Sportwissenschaft
Umfasst alle durch psychophysische Tätigkeiten erworbenen zentralnervösen Veränderungen der psychischen und physischen Leistungsbereitschaft und der Leistungsfähigkeit der intellektuellen, kognitiven, koordinativen und konditionellen Fähigkeiten und Fertigkeiten. Der Lernprozess setzt Kognition voraus; er verändert und qualifiziert die trainierte kognitive Leistungsfähigkeit und das physische (und soziale) Verhalten, das sich durch entsprechende angepasste sensomotorische Handlungen und Verhaltensweisen ausdrückt. Durch Wachstums- und Reifungsprozesse hervorgerufene Veränderungen gehören nicht zum L.

Lernen, aufgabenorientiertes *n*; ***Etym.:*** franz. *(s')orienter* „(sich) ausrichten" u. lat. *motor* „Beweger"; ***engl.:*** Learning, task orientated
1. *Kontext:* Pädagogik
Die konkret zu lösende Aufgabe steht beim Lernen im Vordergrund (nicht das Erarbeiten eines Stoffes in seiner ganzen theoretischen Breite). Bsp.: In einer Fremdsprache wird erlernt, wie im Restaurant ein Gericht bestellt wird, ohne Grammatikkenntnisse der Fremdsprache.
2. *Kontext:* Motorisches Lernen
Die konkret zu erlernende motorische Fertigkeit (Aufgabe) wird eingeübt, ohne dass der Patient zuerst über eine selektive willkürliche Bewegungsfertigkeit verfügen muss. Bsp.: Das Gehen üben, ohne dass der Patient über eine isolierte willkürliche Dorsalextension im Sprunggelenk des betroffenen Beines verfügt.

Lernen, motorisches *n*; ***Etym.:*** lat. *motor* „Beweger"; ***engl.:*** Motor learning
1. *Kontext:* Bewegungslehre
Aneignen von Fertigkeiten, um gezielte motorische Handlungen in verschiedenen Situationen durchführen zu können. Hierbei kommt es infolge von kurzfristigen funktionellen Veränderungen des motorischen Verhaltens langfristig zu strukturellen Veränderungen der neuronalen Verbindungen.
2. *Kontext:* Rehabilitation
Prozessserien, die zu Übung und Erfahrung assoziiert werden und zu relativen Veränderungen be-

L

Motorisches Lernen	
Elemente	**Prinzipien**
Repetition	Automatisierung (vermindern der kognitiven Kontrolle) Ökonomisierung (vermindern des Energieaufwandes)
Shaping	Erfolgs-Rückkoppelungs-Verstärkung (lerntheoretisches Prinzip) Erworbenen Nichtgebrauch vermeiden bei wiederholtem Fehlschlag
Aufgaben-/zielorientiertes Üben	Ergebnisorientiert, nicht bewegungsorientiert Mit expliziten Informationen zurückhaltend umgehen
Self-control	Selbst und selbstbestimmt üben
Üben in (Klein-) Gruppen	Von anderen lernen

stehender motorischer Fertigkeiten führen. M. L. richtet sich selten oder nie auf eine einzelne Muskelgruppen, sondern auf das Ziel der Bewegung. Somit können viele gespeicherte Assoziationen für die vorgegebene Bewegung benutzt werden, um durch das bereits Kodierte im ▸ assoziativen Kortex möglichst viele synaptische Ketten für das Lernen zu nutzen (vgl. ▸ Schematheorie).

Neulernen: Eine Fähigkeit neu erlernen, z. B. mit einer Gehhilfe gehen, Rollstuhlfahren.

Umlernen: Eine unphysiologische Gewohnheit abbauen, z. B. das Hinken oder eine Bewegung mit weniger Kraft ausführen, als man bislang für nötig hielt. Im Gegensatz zum Verlernen ist das Umlernen ein bewusster und aktiver Prozess.

Wiedererlernen: Eine einmal automatisierte Fähigkeit wieder lernen, z. B. Gehen nach einer komplizierten Beinfraktur.

3. *Kontext:* N.A.P.-Konzept

M. L. ist die Aneignung motorischer Fertigkeiten bzw. die Anpassung an motorische Fertigkeiten. Das Lernen erfolgt über Erfahrungen oder mithilfe von Übungen. Da der Mensch als ein adaptives System betrachtet werden muss, das auf eine sich permanent verändernde Umwelt reagiert, ist es notwendig, Übungen variabel zu gestalten. Nur hierüber ist die Erbarbeitung von Lösungsstrategien für den Alltag möglich. ▸ N.A.P. fördert das m. L. durch gezielte Nutzung der ▸ Inputsysteme und ▸ Gestaltung der Therapiesituation.

Lernen, organisches *n*; ***Etym.:*** lat. *organum* „Werkzeug, Hilfsmittel"; ***engl.:*** Learning, organic

Kontext: Feldenkrais

Über Bewegung und die Sinne vermitteltes, dem menschlichen Organismus gemäßes Erfahrungslernen. Feldenkrais hat diese Art zu lernen u. a. an der Bewegungsentwicklung von Kindern beobachtet. Es geht dabei um das *Wie* des Tuns. Es ist langsam, kennt keine Bewertung in Kategorien von gut und schlecht und keine äußere Autorität, die festlegt, was richtig und falsch ist. Es wird nicht geübt oder wiederholt, denn man würde nur wiederholen, was man bereits kennt.

Innere Kriterien entscheiden, welche Koordinationsweise aus der Vielzahl der Möglichkeiten der Handlungsabsicht am besten dient. Dieses eigenbestimmte Lernen fördert die individuelle Eigenart und die Selbstständigkeit (vgl. ▸ Lernprozess, ▸ funktionaler Zusammenhang, ▸ Bewegungsqualität und ▸ Ressourcenorientiert).

Lernen, sensomotorisches *n*; ***Etym.:*** lat. *sensus* „das Wahrnehmen, Beobachten" u. *motor* „Beweger"; ***engl.:*** Learning, sensory motor

Kontext: Physiologie, Sportwissenschaft, Sensomotorik

In der Phylogenese entwickelte Grundeigenschaft des Menschen; L. realisiert sich auf der Grundlage der strukturellen Anlagen durch sehr häufig wiederholte, trainierte Bewegungen. Die genetische Voraussetzung zum L. gründet sich auf der Kapazität zur Ausprägung der bewegungsinduzierten und bewegungsadäquaten Veränderungen im sensomotorischen System, insbesondere im Zentralnervensystem (Neuroplastizität). S. L. bedeutet die Anpassung der neuronalen Strukturen an den Bedarf konkreter Bewegungshandlungen. Zeitbedarf, Qualität und Ausprägung dieser Anpassungen an ein entsprechendes sensomotorisches Lernprogramm lassen die biologischen Potenzen des Zentralnervensystems für Lernprozesse erkennen. Sie bestimmen die Geschwindigkeit des Lernerfolgs (Trainingsökonomie) und die Möglichkeit, mehr oder weniger komplizierte Bewegungshandlungen zu erlernen und zu stabilisieren.

Lernen, somatisches *n*; ***Etym.:*** griech. *somatikos* „den Körper betreffend"; ***engl.:*** Learning, somatic

Kontext: Feldenkrais

Ein Lernen durch Erfahrung mittels körperlicher Bewegung (vgl. ▸ Lernen, organisches).

Lernförderndes Umfeld *n*
Vgl. ▶ Umfeld, lernförderndes.

Lernprogramm *n*; ***engl.:*** Learning programme
Kontext: Pädagogik
Strukturierte Vorgehensweise zum Erwerb intellektueller, sozialer und motorischer Fertigkeiten, die systematisch zu einer erwünschten Funktion hinführen.

Lernprozess *m*; ***engl.:*** Learning process
Kontext: Feldenkrais
Der Verlauf des Lernweges in der ▶ Feldenkrais-Methode. Feldenkrais-Lehrer und -Schüler machen sich gemeinsam auf den Weg, um nach Erweiterung von Spielräumen des Handelns und Wahrnehmens zu suchen. Der L. ist auf Körperwahrnehmung aufgebaut. Der Weg, wie der Schüler zum Ziel gelangt, bleibt offen (vgl. ▶ Lernen, organisches.)

Leukozyt *m*; ***Etym.:*** griech. *leukos* „weiß, hell" u. *kytos* „Zelle"; ***engl.:*** Leucocyte
Kontext: Physiologie
L. sind Zellen, die in der Lage sind, bei Immunreaktionen Fremdkörper, aber auch Zellreste anzugreifen und zu phagozytieren; zu unterteilen in Granulozyten und Agranulozyten (vgl. ▶ Phagozytose).

LFG-Komplex *m*; ***engl.:*** LFG-complex
Kontext: Anatomie
Morphologische und funktionelle Verzahnung des M. levator ani, des Fettkörpers der Fossa ischioanalis und des M. gluteus maximus (LFG-Komplex). Der Synergismus sorgt für die funktionelle Integrität des hinteren Anteils des Beckenausgangs (hinteres Kompartiment).

Lhermitte-Zeichen *n*; ***Etym.:*** Jacques Jean Lhermitte, franz. Neurologe u. Neuropsychiater (1877–1959); ***engl.:*** Lhermitte's sign
Kontext: Neurologie, Diagnostik
Durch Flexion der Halswirbelsäule ausgelöster elektrisierender, die Wirbelsäule entlanglaufender Schmerz; kann bis in die Extremitäten ausstrahlen (Test positiv); Symptom für eine Reizung der Rückenmarkhäute. Es tritt häufig bei Patienten mit Multipler Sklerose auf. Physiotherapeutisch liegt es nahe, dieses Symptom im Zusammenhang mit der von Butler und Elvey beschriebenen Neurotension zu sehen und ggf. in diesem Sinne zu behandeln.

Libelle *f*; ***Etym.:*** lat. *libella* „kleine Waage", Verkleinerungsform zu *libra* „Waage"; ***engl.:*** Dragonfly
Kontext: Bewegungslehre
Die L. ist eine therapeutische Übung auf dem ▶ Kreisel. Dieser steht auf einem harten Boden. Der Trainierende steht im ▶ Zweibeinstand auf einer gedachten Querachse des Kreisels. Zur Variation der ▶ Gleichgewichtsreaktionen kann der Patient in ▶ Schmalspur bzw. in ▶ Breitspur stehen. Die Füße stehen im gleichen Abstand zum Kreiselzentrum. Die Fußspitzen schauen nach vorn und wenig nach außen. Die Kniescheiben schauen ebenfalls nach vorn. Die Wirbelsäule ist aufgerichtet. Die ▶ Körperlängsachse steht vertikal im Raum, der Blick ist nach vorn gerichtet. Die Arme werden auf Schulterhöhe nach rechts und links horizontal ausgestreckt. Die rechte Handfläche schaut nach oben, die linke Handfläche schaut nach unten. Der Kopf ist hin zur nach oben schauenden Handfläche gedreht. Nun führen beide Arme gleichzeitig eine entgegengesetzte Rotation aus, sodass nun die rechte Handfläche nach unten schaut und die linke Handfläche nach oben. Der Kopf dreht jeweils zur Seite der nach oben schauenden Hand, wobei der Scheitelpunkt in Verlängerung der Körperlängsachse nach oben strebt. Der Kreisel balanciert um alle horizontalen Achsen. Um die Aufrechterhaltung der Körperlängsachse und die horizontale Einstellung des Kreisels zu bewahren, finden permanent Gleichgewichtsreaktionen statt. Die Fuß- und Beinmuskulatur, aber auch die Becken- und Wirbelsäulenmuskulatur haben die Aufgabe, die Gelenke während des gesamten Bewegungsablaufs der Schultergelenk- und Kopfrotation zu stabilisieren und

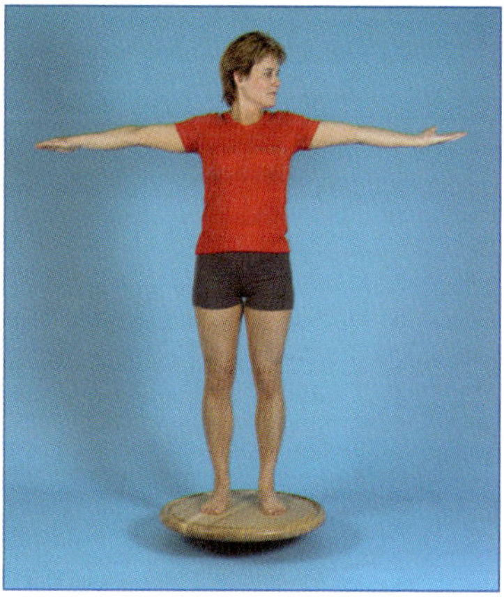

Libelle.

L

dabei die einzelnen Teilgewichte des Körpers im ▸ Gleichgewicht zu halten. Die L. hat folgende Trainings- bzw. Lernziele: Verbesserung der intra- und intermuskulären Koordination der Fuß- und Beinmuskulatur, der muskulären Stabilisation des Beckenrings und der Wirbelsäule sowie der Koordination zwischen Bein- und Wirbelsäulenmuskulatur. Außerdem erfolgt eine Mobilisation des thorakozervikalen Übergangs und der Halswirbelsäule, eine Aktivierung der Rotatorenmanschette des Humeroglenoidalgelenkes, eine Mobilisation der Neuralstrukturen im Bereich Plexus brachialis und der Neuraxis unter besonderer Berücksichtigung des thorakozervikalen Bereichs.

Licht *n*; ***engl.:*** Light
Kontext: Physik
Ursprünglich wird L. als den für den Menschen sichtbaren Bereich der elektromagnetischen Strahlung bezeichnet (380 bis 780 nm Wellenlänge). Da die Empfindlichkeit des menschlichen Auges an den Grenzen des Lichtspektrums nicht abrupt endet, sind exakte Bereichsgrenzen nicht festlegbar. Heute fasst man unter den Begriff L. auch den Infrarot-, Ultraviolett- und Röntgenstrahlen-Bereich.

L

Lichtstrom *m*; ***engl.:*** Luminous flux; ***Syn.:*** Strahlungsfluss
Kontext: Physik
Maß für die gesamte von einer Strahlungsquelle ausgesandte (sichtbare) Strahlung unter Berücksichtigung der spektralen Empfindlichkeit des menschlichen Auges. Einheit: Lumen (lm). Fotometrische Entsprechung zur Strahlungsleistung der Radiometrie.

Lieferbedingungen *f*; ***engl.:*** Delivery conditions
Kontext: Betriebswirtschaftslehre, Marketing
Alle vertraglichen Regelungen zwischen Kunde und Unternehmen zur Warenlieferung (z. B. Liefertermin, Umtausch usw.); eng verbunden mit den vereinbarten Zahlungsbedingungen. Das Festlegen der L. ist Teil des Marketings (Marketing-Instrumente Preispolitik und/oder Geschäftsbedingungen/Konditionen). Physiotherapie: Bei den L. gibt es für physiotherapeutische Praxen kaum Gestaltungsmöglichkeiten. Lieferungen sind der Hausbesuch (da die Therapieleistung ins Haus geliefert wird) und das Zustellen von bestellten Therapiemitteln. Ob die Lieferung frei Haus (ohne Zusatzkosten) oder mit Preisaufschlägen berechnet wird, ist Vertragsbestandteil, der vor Beginn des Zustandekommens des Behandlungsvertrags vereinbart werden muss.

Liegende bis senkrechte Wand *f*
Vgl. ▸ Wand, liegende bis senkrechte.

Liegende Wand *f*
Vgl. ▸ Wand, liegende.

Liegestütz *m*; ***engl.:*** Push up
Kontext: Trainingslehre
Die Ausgangsposition L. mit Abstützung auf den Vorfüßen und ▸ Stützfunktion der Arme bei überwiegend horizontaler Einstellung der Körper- und Beinlängsachse ist eine günstige Position für die Kräftigung der Arm-, Bauch- und Beinmuskulatur und unter bestimmten Bedingungen auch der Wirbelsäulenmuskulatur. Der L. kann variabel verändert werden, z. B. über den Abstand der Hände (breiter L.), mithilfe eines ▸ Kreisels, Trippelschritten etc.

Life Cycle Costing *n*; ***Etym.:*** engl. *life* „Leben", *cycle* „Zyklus" zu griech. *kyklos* „Kreis" u. *costing* „Kostenberechnung, Kalkulation"; ***Abk.:*** LCC
Kontext: Betriebswirtschaftslehre
Betrachtung der Kosten während der verschiedenen Lebenszyklusphasen eines Produktes. Hauptaufgabe LCC: frühzeitige Kostenbeeinflussung, wobei während der Herstellung von Produkten bereits in der Entwicklungsphase und Konstruktion bis zu 70 % der späteren Kosten verbindlich festgelegt sind. Physiotherapie: Im Dienstleistungsbereich sind die Kosten einer Behandlung (unabhängig von der Phase) annähernd gleich, was den Personalbedarf und die Festlegung auf Behandlungsdauern angeht (vgl. ▸ Produktlebenszyklusanalyse).

Lifter *m*; ***Etym.:*** engl. *to lift* „heben"; ***engl.:*** Lifter
Kontext: Hippotherapie
Aufsitzhilfe für Schwerbehinderte, z. B. Rollstuhlpatienten, auf das Pferd: Der Patient wird in Sitzpositur mit gespreizten Beinen in den Lifter positioniert, dann wird er von oben langsam auf den Pferderücken heruntergelassen.

Lift-reaction *f*; ***Etym.:*** engl. *lift* „heben", *reaction* „Reaktion" zu lat. *re* „zurück" u. *actio* „Handlung"
Kontext: Diagnostik, Pädiatrie
Ein Test, der die Anpassung des Kindes an passiv vorgenommene Manipulationen mit seinem Körper aufzeigt. Das seitlich am Rumpf gehaltene Kind wird sehr zügig in eine sogenannte vertikal-lineare Fall-Situation gebracht. Das vestibulär gesunde Kind zieht beide Beine zum Körper in die

Beugung; gestreckte Beine werden als abnormale Reaktion bewertet.

Ligament *n*; ***Etym.:*** lat. *ligamentum* „Band, Binde"; ***engl.:*** Ligament
Vgl. ▸ Band.

Ligamentisierung *f*; ***Etym.:*** lat. *ligamentum* „Band, Binde"; ***engl.:*** Ligamentisation
Kontext: Traumatologie, Medizinische Trainingstherapie
Zellulärer Umbauprozess eines Gewebes, z. B. eines Sehnentransplantates, zu einem ligamentartigen Gewebe. Bei Reha-Patienten nach Rekonstruktion des Kreuzbandes unterscheidet man die frühe Ligamentisierungsphase (< 8 Wochen) und die späte (> 8 Wochen). Während der frühen L. sollte man auf Krafttraining verzichten; erst ab der 8. Woche ist ein Krafttraining zu empfehlen.

Ligamenttechnik *f*; ***Etym.:*** lat. *ligamentum* „Band, Binde"; ***engl.:*** Ligament technique
Kontext: Taping
Taping nach der L. wirkt stabilisierend. Das Tape muss kleiner als das zu klebende Gebiet zugeschnitten und unter Zug (50 %–100 %) in funktioneller Ausgangsstellung und Belastung angelegt werden. Die Enden (Basen) werden ohne Zug geklebt. Man wendet die L. an, um Platz und Raum für Bandstrukturen zu schaffen und diese zu unterstützen. Bei Anwendung im Rücken werden die Segmente entlastet. Je akuter das Problem ist, umso weniger Zug wird verwendet (vgl. ▸ Kinesio-Taping-Therapie).

Ligamentum *n*; ***Etym.:*** lat. *ligamentum* „Band, Binde"; ***Abk.:*** Lig.; ***engl.:*** Ligament; ***Syn.:*** Ligament, Band
Kontext: Anatomie, Lymphdrainage
Band, meistens überwiegend aus kollagenem Bindegewebe bestehend, mit vermehrter Halte-, Hemm- und/oder Führungsfunktion von Gelenken oder Organen. Bandsysteme dienen z. B. in der ▸ manuellen Lymphdrainage auch als Orientierungspunkte:
Lig. cardinale: Haltesystem für den Gebärmutterhals, von vielen Lymphbahnen und -knoten umgeben, die bei zahlreichen chirurgischen Eingriffen entfernt werden, wodurch Lymphödeme entstehen können.
Lig. inguinale: Leistenband, entlang der Leistenbeuge, Orientierungspunkt für die Leistenlymphknoten, die die Sammelstation für die Lymphe des Beines und der Bauchhaut sind.
Lig. latum: Haltesystem für den Gebärmutterkörper, siehe Lig. cardinale.
Lig. suspensorium ovarii: Haltesystem für den Eierstock, siehe Lig. cardinale.
Lig. teres uteri: Haltesystem für den Gebärmutterkörper, siehe Lig. cardinale.

Limbisches System *n*; ***Etym.:*** lat. *limbus* „Saum, Rand" u. griech. *systema* „Gebilde, Zusammenstellung, Gesamtheit"; ***engl.:*** Limbic system
Kontext: Physiologie
Zentral gelegener Teil des Gehirns (in beiden Gehirnhälften), in dem viele ▸ Botenmoleküle für Gefühle existieren. Das l. S. hat eine sehr wichtige Aufgabe für unser Überleben bzw. aus Erfahrung zu lernen. Das l. S. (inklusive Hypothalamus) ist involviert in ▸ Kampf- und Fluchtstrategien, Reifungsprozesse, Verhalten und Sozialisation. Es reguliert zum großen Teil unsere ▸ Motivation und beeinflusst somit die ▸ motorische Kontrolle wesentlich.

Lindner 1 Test *m*; ***engl.:*** Linder 1 test
Kontext: Taping, Diagnostik

L

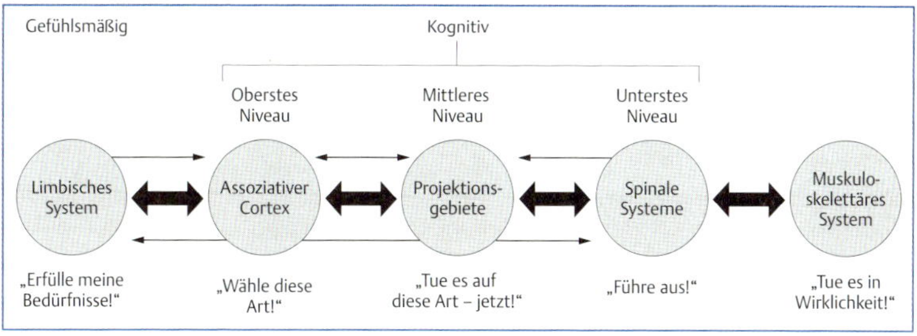

Limbisches System: Schematische Beschreibung des Motivationsfaktors des l. S. zur motorischen Kontrolle. Direkte und indirekte Verbindungen sind durch dicke und dünne Pfeile markiert (nach Brooks 1986).

Der L. prüft den Muskeltonus, die Dehnfähigkeit und/oder den Schmerz im oberen Rückenbereich. Dabei liegt der Patient in Rückenlage, der Kopf und die obere Wirbelsäule werden mit therapeutischer Unterstützung angehoben (Kinn zur Brust), die Hände des Patienten liegen auf dem Bauch.

Lindner 2 Test *m*; ***engl.:*** Linder 2 test
Kontext: Taping, Diagnostik
Der L. prüft die Muskelspannung des unteren Rückenbereiches. Dabei liegt der Patient erst in Rückenlage und richtet sich dann mithilfe des Therapeuten auf, bis er die Sitzposition erreicht hat. Kann der Patient die Bewegung nicht ausführen oder die Bewegung löst einen Schmerz aus, ist der Test positiv.

Lineal, flexibles *n*
Vgl. ▸ Flexibles Lineal.

Linear ***Etym.:*** lat. *linearis* „Linien betreffend"; ***engl.:*** Linear
Kontext: Physik
Geradlinig, gerade verlaufend. Der Graph einer linearen Funktion ist immer eine Gerade (Linie).

Linearität *f*; ***Etym.:*** lat. *linearis* „Linien betreffend"; ***engl.:*** Linearity
Kontext: Physik, Mathematik
„Geradlinigkeit". Im Allgemeinen beschreibt L. die Eigenschaft eines Systems, auf die Veränderung eines Parameters, stets mit einer dazu proportionalen Änderung eines anderen Parameters zu reagieren. In der Messtechnik ist es der Ausdruck der linearen Korrelation zwischen Messgröße und Messsignal.

Lingualisation *f*; ***Etym.:*** lat. *lingua* „Zunge, Sprache"; ***engl.:*** Lingualisation
Kontext: Kiefergelenkbehandlung
Zähne zungenwärts ausgerichtet.

Liniendiagramm *n*; ***engl.:*** Line chart, line graph
Kontext: Forschung
Darstellung von physikalischen Größen oder Messergebnissen in Form von (unterschiedlichen) Linien bzw. Kurven zur Veranschaulichung von Verläufen und Abhängigkeiten.

Linienorganisation *f*; ***Etym.:*** lat. *linea* „Leine, Schnur, Faden, mit einer Schnur gezogene gerade Linie" u. franz. *organiser* „mit Werkzeugen versehen"; ***engl.:*** Line organisation
Kontext: Betriebswirtschaftslehre
Häufigste Form der ▸ Aufbauorganisation eines Unternehmens. Die hierarchische Linienform regelt klar, wer wessen Vorgesetzter bzw. Untergebener ist, welche Informations- und Kommunikationswege im Unternehmen vorgegeben und einzuhalten sind. Mit der Position in der Linie sind Stellen, Stellenbefugnisse, Rechte und Pflichten der Mitarbeiter/Therapeuten festgelegt. Grafische Darstellung: Organigramm. Vorteile: klare Kompetenzen und Verantwortungsbereiche, einfache und überschaubare Struktur. Nachteile: Abhängigkeiten der Therapeuten untereinander durch hierarchische Beziehungen, unflexible Entscheidungsfindungen, lange Entscheidungswege (entsprechend der übergeordneten Instanzen), mangelnde Flexibilität der Praxis. Eigenverantwortung, persönliche Entfaltungsmöglichkeiten und Kreativität sind Mitarbeitereigenschaften, die ggf. in einem Liniensystem zu wenig zur Entfaltung kommen (vgl. ▸ Stabliniensystem).

Link-Fingerschiene nach Stack *f*; ***engl.:*** Link fingersplint according to Stack; ***Syn.:*** Stack'-sche Schiene
Kontext: Handtherapie
Die L. besteht aus Polythen und ist hautfarben. Man unterscheidet zwei Arten: Die eine Art wird nach Strecksehnenabriss und bei Fingerspitzen- oder Nagelbettverletzungen verwendet. Diese schützt den distalen Fingerbereich, fixiert das DIP-Gelenk und lässt eine Bewegung im PIP-Gelenk zu. Die andere Art der L. wird bei ▸ Knopflochdeformitäten angewandt. Diese Fingerschiene fixiert das PIP-Gelenk in Extension und erlaubt gleichzeitig eine Bewegung im DIP-Gelenk.
Beide Schienenarten sind mit unterschiedlichen Innendurchmessern zu erhalten. Sie werden mit ▸ Velcro-Straps fixiert, können mit einer Schere gekürzt und wenn notwendig gepolstert werden.

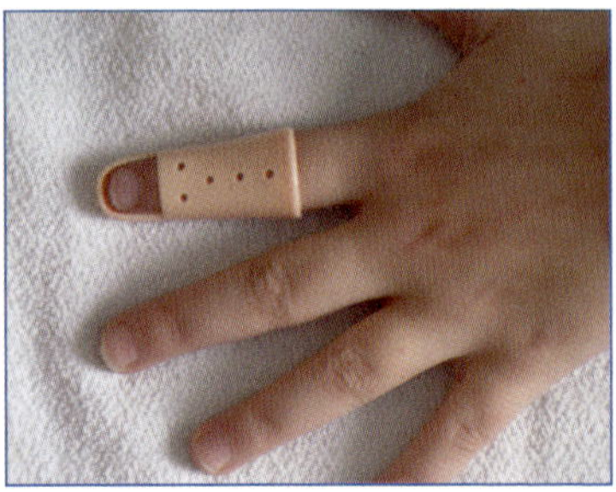

Link-Fingerschiene nach Stack.

Linksdrehung *f*; ***Abk.:*** ccw; ***engl.:*** Counter clockwise
Kontext: Biomechanik, Bewegungsanalyse

L

Richtungsangabe einer Drehbewegung gegen den Uhrzeigersinn bzw. positiver Drehsinn (vgl. ▸ Rechtsdrehung).

Links-Rechts-Spirale *f*; ***engl.:*** Left-right spiral; ***Syn.:*** Rechts-Links-Spirale, Links-Rechts-Spiralbewegung

Kontext: Spiraldynamik

Exakt definierte Komplexbewegungen nach dem Spiralprinzip. Je nach Lokalisation werden die Spiralbewegungen mit ▸ Innen-Außen-Spiralen bzw. mit Links-Rechts-Spiralen bezeichnet: Links-Rechts-Spiralbewegungen betreffen das zentrale Achsenorgan und die kranial und kaudal angrenzenden Körperabschnitte, z. B. Links-Rechs-Drehung des Kopfes, des Beckens, eines Wirbelkörpers usw.

Lipödem *n*; ***engl.:*** Lipid oedema

Kontext: Lymphdrainage

Schmerzhafte, symmetrische Vermehrung des Fettgewebes durch Vermehrung der Fettzellen mit typischer Lokalisation: bevorzugt an der unteren Extremität (▸ Fettkragen). Meist vorwiegend bei Frauen, schleichender Beginn, familiäre Häufung, führt unbehandelt zum Lymphödem unterschiedlicher Ausprägung durch Mikroaneurysmen (kleinste Ausbuchtungen) der Lymphgefäße, Füße und Zehen sind i. d. R. ödemfrei. Therapie: ▸ Kombinierte physikalische Entstauungstherapie als Erhaltungstherapie (Frequenz: wöchentlich oder alle 14 Tage) zur Abflussförderung und Schmerzlinderung. Ab dem 45. Lebensjahr werden bessere Erfolge erzielt aufgrund des physiologischen Rückganges der ▸ Lymphangiomotorik.

Lippenbremse *f*; ***engl.:*** Pursed lips breathing

Kontext: Atemtherapie

Exspiration mit geschürzten Lippen. Baut einen leichten Widerstand gegen Luftausstrom auf; hält Atemwege unter dem Einfluss des positiven Drucks länger offen; vermindert den exspiratorischen ▸ Flow und Atemfrequenz; mehr Luft wird ausgeatmet; eingesetzt v. a. bei Patienten mit COPD (Chronisch obstruktive Lungenerkrankung).

Liquidität *f*; ***Etym.:*** lat. *liquidus* „flüssig"; ***engl.:*** Liquidity

Kontext: Betriebswirtschaftslehre

Zahlungsfähigkeit eines Unternehmens/einer physiotherapeutischen Praxis. Sie muss jederzeit gegeben sein, da Zahlungsverpflichtungen wie Gehälter, Miete, Strom, Heizung, Telefon, Tilgungsraten und Versicherungsprämien eine kontinuierliche Zahlungsverpflichtung darstellen. Man unterscheidet drei Liquiditätsgrade: optimale L. (gewinnmaximale Zahlungsfähigkeit), Überliquidität (die Praxis verfügt über mehr Zahlungsmittel als benötigt werden), Unterliquidität (eingeschränkte Zahlungsfähigkeit). Sind Praxen kurzfristig nicht zahlungsfähig, da die Außenstände auf Patienten- und Krankenkassenseite zu hoch werden, kann trotz guter Patientenauslastung Insolvenz drohen.

Liquiditätsanalyse *f*; ***Etym.:*** lat. *liquidus* „flüssig" u.griech. *analysis* „Auflösung"; ***engl.:*** Liquidity analysis

Kontext: Betriebswirtschaftslehre

Berechnungsmöglichkeiten der (Praxis-)Liquidität bzw. die jederzeit bestehende Zahlungsfähigkeit. Man unterscheidet zwischen der dynamischen und der statischen Liquidität.

Statische L.: Aussage zur Zahlungsfähigkeit an einem bestimmten Zeitpunkt bzw. Stichtag.

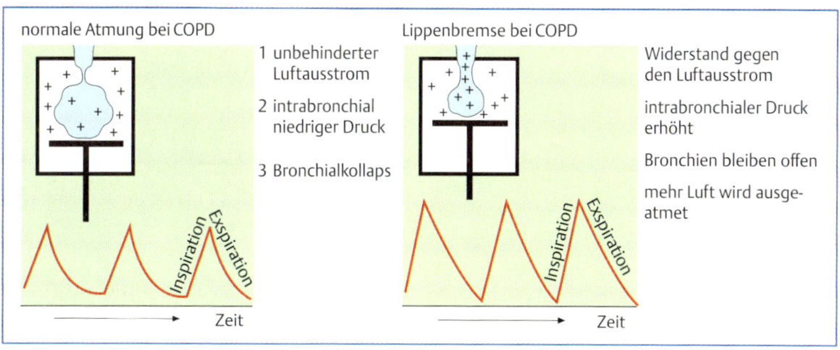

Lippenbremse.

Dynamische L.: Zeitraumbezogene Untersuchung (z. B. ½ Jahr) verschiedener Positionen, z. B. Praxisvermögen, Praxiskapital (▸ Bilanz). Die bekannteste Kennzahl der dynamischen L. ist der ▸ Cashflow.

Liquoruntersuchung *f*; ***Etym.:*** lat. *liquor* „Flüssigkeit"; ***engl.:*** Liquor examination

Kontext: Neurologie

Liquor wird zu diagnostischen Zwecken durch eine Punktion im Lumbalbereich, im Subokzipitalbereich oder direkt aus den Ventrikeln entnommen und auf Erreger, Blut, Abweichung der zellulären Zusammensetzung sowie in Bezug auf den Liquordruck untersucht. Der Liquordruck schwankt abhängig von Körperlage, Atmung und Pulsfrequenz und beträgt auf der Höhe von L 3 /4 (Höhe der lumbalen Liquorpunktion) im Normalfall beim liegenden Patienten 70–220 mmH_2O, beim sitzenden 150–240 mmH_2O. Physiotherapie: Nach einer Liquoruntersuchung werden durch den dabei entstehenden Unterdruck im Ventrikelsystem häufig Kopfschmerzen, Übelkeit und Erbrechen beklagt, insbesondere beim Vertikalisieren. Mobilisierung im Sitzen und Stehen sollte bis zum Abklingen der Beschwerden vermieden werden.

L

Lissenzephalie *f*; ***Abk.:*** MDLS; ***engl.:*** Lissencephaly; ***Syn.:*** Miller-Dieker-Lissencephalie-Syndrom

Kontext: Lymphdrainage, Pädiatrie

Veränderung der Gehirnwindungen mit unterschiedlichen, teilweise schwersten zerebralen Ausfallsymptomen. Ursachen: chromosomal oder durch Infektionen während der Gravidität. Häufig mit primären ▸ Lymphödemen kombiniert.

Load-and-Shift-Test *m*; ***Etym.:*** engl. *to load* „laden, aufladen" u. *to shift* „verschieben, verlagern"

Kontext: Manuelle Therapie

Untersuchung zur Überprüfung der anteroposterioren Translation bei instabilem Glenohumeralgelenk (Stabilitätstest, Schubladentest). Durchführung (sitzender Patient): Der Untersucher stabilisiert mit einer Hand die Skapula, während die andere Hand zuerst einen leichten Druck des Humeruskopfes nach medial Richtung Glenoid (load) ausübt und dann den Kopf nach ventral, dorsal verschiebt (shift). Dabei wird das Ausmaß der Translation geschätzt. Einteilung der glenohumeralen Translation gemäß der „Society of American Shoulder and Elbow Surgeons": keine/milde Instabilität (0–1 cm); mäßige Instabilität (1–2 cm); schwere Instabilität (> 2 cm), (vgl. ▸ Sulkus-Test).

Local Twitch Response *f*; ***Etym.:*** engl. *local* „örtlich", *twitch* „Zucken, Ruck" u. *response* „Antwort, Reaktion"; ***Abk.:*** LTR; ***engl.:*** Local twitch response

Kontext: Triggerpunkt-Therapie

Blitzartige Kontraktion des Muskelfaserbündels, in welchem sich der ▸ Triggerpunkt befindet, als Reaktion auf die mechanische Reizung des ▸ myofaszialen Triggerpunkts. Durch ▸ Dry Needling kann diese Lokale Zuckungsreaktion regelhaft erzeugt werden, mittels manueller Provokation ist sie jedoch nur unzuverlässig auslösbar. Dient als bestätigendes Kriterium in der klinischen Triggerpunkt-Diagnostik.

Locked-in-Syndrom *n*; ***Etym.:*** engl. *to lock in* „einsperren, einschließen"; ***engl.:*** Locked in syndrome

Kontext: Neurologie

Eingeschlossen; Bezeichnung für die Unfähigkeit, sich zu bewegen oder zu sprechen, bei erhaltenem Bewusstsein, Ursache kann eine Durchblutungsstörung im Versorgungsgebiet der A. basilaris sein. Auch Patienten mit amyotropher Lateralsklerose (ALS) können bei völliger Degeneration aller motorischen Bahnen in das Locked-in-Syndrom geraten. Bei diesen Patienten, die selber

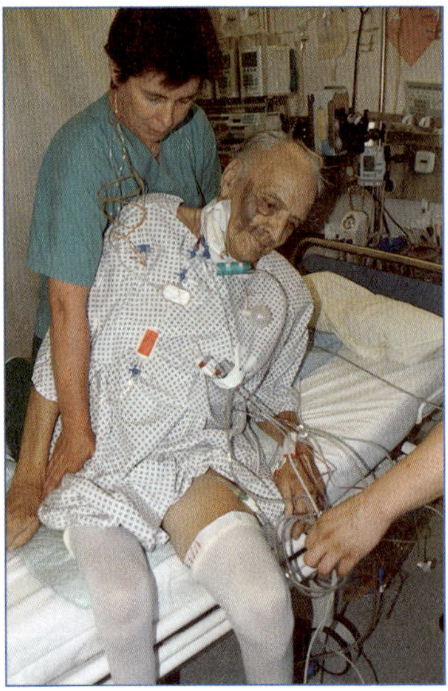

Locked-in-Syndrom: Patient mit einem Locked-in-Syndrom bei der Mobilisation in den Sitz.

nicht verbal kommunizieren können, sollten in der Physiotherapie geringste Restbewegungen, wie z. B. Zwinkern mit einem Auge oder Zucken des Mundwinkels genutzt werden, um eine Rückmeldung über Schmerzen oder unangenehme Manöver zu geben. Mit den Patienten wird die entsprechende Bedeutung solcher geringen Bewegungen vor der Physiotherapie vereinbart.

Lockerung, aseptische *f*
Vgl. ▶ Aseptische Lockerung.

Locus coeruleus *m*; ***Etym.:*** lat. *locus* „Ort, Stelle" u. *caeruleus* „dunkelfarbig, dunkelblau"; ***Abk.:*** LC
Kontext: Physiologie
Bestandteil eines komplexen Netzwerkes, das bei Orientierung und Aufmerksamkeit eine Rolle spielt. Alle Neuronen im LC reagieren auf sensorischen Input, indem sie Neurotransmitter ausscheiden, die anschließend die benachbarten Gebiete aktivieren.

Locus of Control *m*; ***Etym.:*** engl. „Ort der Kontrolle"
Kontext: Psychologie
Konstrukt, welches beschreibt, in welchem Maß Menschen glauben, dass sie die Möglichkeit haben, Kontrolle über ihre Lebensumstände zu haben. Bezieht sich auf mehrere Lebensumstände: man kann z. B. ein gutes Maß an Kontrolle über seine eigene Gesundheit haben, aber ein schlechtes über seine finanzielle Situation) (vgl. ▶ Low of Control, interner und ▶ Low of Control, externer).

Locus of Control, externer *m*
Kontext: Psychologie
Man ist der Meinung, man selbst habe keinen Einfluss auf Lebensumstände (z. B. Schmerzen, finanzielle Situation, etc.), sie seien abhängig von Schicksal, Glück, Therapeut oder anderen äußeren Umständen.

Locus of Control, interner *m*
Kontext: Psychologie
Man ist der Meinung, dass Lebensumstände (z. B. Schmerzen, finanzielle Situation, etc.) durch eigene Entscheidungen zu beeinflussen sind.

Logik *f*; ***Etym.:*** griech. *logos* „Wort, Rede, Vernunft"; ***engl.:*** Logic
Kontext: Clinical Reasoning
Anwendung von Regeln und Normen des korrekten Folgerns; bezieht sich nicht auf die Inhalte der Denkvorgänge, sondern die Methoden. Man bedient sich der L., um zu beurteilen oder zu überprüfen, ob getroffene Schlussfolgerungen gültig oder verlässlich sind. Sie gibt vor, wie man denkend fortschreiten muss, um zu richtigen Ergebnissen zu gelangen. Durch logische Operationen lassen sich demnach Kausalzusammenhänge herstellen und überprüfen. Im Denkprozess im Rahmen des physiotherapeutischen ▶ Clinical Reasoning kommen sie typischerweise bei Wenn-Dann-Verknüpfungen zum Einsatz. D.h. wenn bestimmte Faktoren vorliegen, kann auf bestimmte Tatsachen geschlossen werden (vgl. ▶ Schlussfolgerndes Denken).

Logistik *f*; ***Etym.:*** griech. *logos* „Wort, Rede, Vernunft"; ***engl.:*** Logistics
Kontext: Betriebswirtschaftslehre
Betriebswirtschaftliches Spezialgebiet, das sich auf Transport, Nachschub und Lagerung von Gütern oder Dienstleistungen bezieht. Physiotherapie: Hat eine therapeutische Praxis einen Fuhrpark bzw. ein oder mehrere Firmenwagen, ist die Planung, welcher Therapeut wann und wie lange das Fahrzeug benötigt, Praxislogistik. Optimierte L. ist ein Einsparpotenzial. Man unterscheidet: Beschaffungslogistik (z. B. Bestellung, Lieferungsannahme und Lagerung von Material wie Einmal-Fango usw.), Fertigungslogistik (z. B. Planung, welcher Therapeut benötigt welchen Therapieraum mit welcher Ausstattung) und Absatz-/Distributionslogistik (z. B. Organisation der Hausbesuche).

Logistische Regression *f*; ***Etym.:*** griech. *logos* „Wort, Rede, Vernunft" u. lat. *regressio* „Rückgang"; ***engl.:*** Logistic regression
Kontext: Statistik
Multivariate Regressionsanalyse, die den Zusammenhang einer binär (▶ dichotom) nominalskalierten ▶ abhängigen Variable mit mehreren unabhängigen Variablen untersucht (vgl. ▶ Nominalskala). Voraussetzung ist, dass die abhängige Variable dichotom vorliegt. Entscheidender Vorteil gegenüber anderen Regressionsmethoden ist das multivariate Verfahren, durch welches ein Zusammenhang auf Größe und Richtung der Einflüsse verschiedener ▶ unabhängiger Variablen aufgeklärt werden kann.

Lohmann-Reaktion *m*; ***Etym.:*** nach dem deutschen Biochemiker *Karl Lohmann* (1898–1978); ***engl.:*** Lohmann reaction
Kontext: Physiologie
Primär unter anaeroben Bedingungen ablaufende Reaktion des Energiestoffwechsels zur Energiegewinnung aus Kreatinphosphat (KP). Durch die Reaktion wird die energiereiche Phosphatbindung

L

des KP sehr schnell auf das ADP übertragen; es entsteht ATP. Die Speicherung der energiereichen Phosphatbindung im Kreatinphosphat ist sehr begrenzt; sie reicht maximal 6–8 s (Überbrückungsspeicher für kurze, sehr intensive Beanspruchungen oder Kredit für intensive Belastungswechsel (die anaerobe ATP-Produktion führt zum Eingehen einer Sauerstoffschuld bei intensiven Belastungen). Der Kredit muss durch den aeroben Stoffwechsel beglichen werden, indem KP regeneriert wird. Die KP-Nutzung ist mit Maximal-, Schnelligkeits- und Schnellkraftbelastungen verbunden und wird als anaerob-alaktazider Stoffwechsel bezeichnet. Formel der Reaktion: Adenosin–P∼P∼P + Kreatin ↔ Adenosin–P∼P + Kreatin ∼P. Nach Entleerung des KP-Speichers benötigt man bei guter aerober Leistungsfähigkeit (Basis schneller Erholungsvorgänge) ca. 3 min zur Wiederauffüllung. Die Zeit entspricht ungefähr der Pause beim Krafttraining (vgl. ▸ Energiestoffwechsel, ▸ aerober Energiestoffwechsel).

Lohnende Pause *f*

Vgl. ▸ Intervallmethode.

Lokal aerobe dynamische Muskelausdauer *f*

Vgl. ▸ Muskelausdauer, lokal aerobe dynamische.

Lokale Erregung *f*; ***Etym.:*** lat. *locus* „Ort"; ***engl.:*** Local excitation

Kontext: Neurophysiologie

Depolarisation der Zellmembran aufgrund eines geringgradig erhöhten Na^+-Einstroms ohne Erreichen der Membranschwelle. Wirkt eine minimalste Reizintensität auf eine konduktile Membran, entsteht zunächst ein ▸ elektrotonisches Potenzial. Erreicht die Amplitude dieses Potenzials wiederum einen Mindestwert, beginnt die Beeinflussung der potenzialabhängigen Na^+-Kanäle. Der Öffnungszustand der Kanaltore (die Leitfähigkeit für Na^+) wird ein klein wenig erhöht; der Na^+-Einstrom steigt. Das führt zu einem Überschuss an Depolarisation (l. E.). Der Überschuss steigt mit der Amplitude der Depolarisation; die Reizschwelle kann erreicht werden.

Lokomotion *f*; ***Etym.:*** lat. *locus* „Ort, Stelle" u. *motio* „Bewegung"; ***engl.:*** Locomotion; ***Syn.:*** Fortbewegung

1. ***Kontext:*** Bewegungslehre

Ortswechsel des Individuums; Fähigkeit zur Fortbewegung von einem Ort zum anderen. Varianten der L.: Fortbewegung aus eigener Kraft, aus eigener Kraft mit Fortbewegungsmittel (Fahrrad, Rollstuhl), motorisiert (Auto, Elektrorollstuhl). Man unterscheidet die außer- und innerhäusliche Mobilität. Zur außerhäuslichen Mobilität gehören die Teilnahme am Straßenverkehr, das Einsteigen in einen Bus etc. Zur innerhäuslichen Mobilität gehören auch Bewegungsübergänge bzw. Transfers, wie Drehen im Bett, aufstehen von einem Stuhl etc. In der neurologischen Rehabilitation ist das Ziel „wieder gehen können" eines der am häufigsten genannten. Dynamische Stabilität, Beschleunigung und Adaptationsfähigkeit sind notwendige Fähigkeiten für erfolgreiche L. Kriterien für außerhäusliche Lokomotionsfähigkeit sind: Geschwindigkeit; Stufen bewältigen können; gleichzeitig gehen, den Kopf drehen und sprechen können, ohne die Balance zu verlieren (vgl. ▸ Kontrolle, posturale, ▸ Gehen, ▸ Gangzyklus).

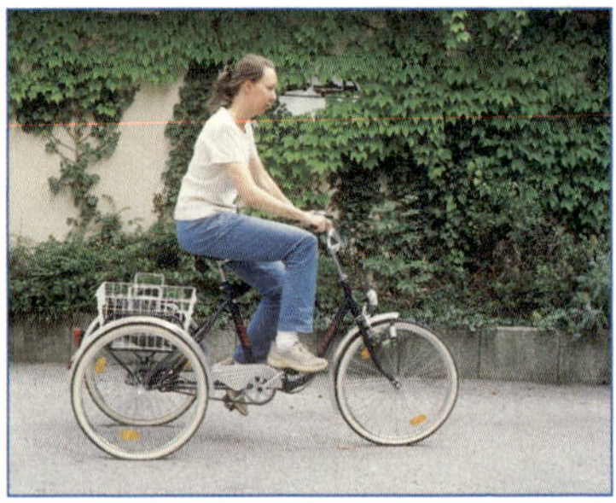

Lokomotion. Alternative Fortbewegungsmethode: Eine Patientin mit Multipler Sklerose kann kein Zweirad, allerdings ein Dreirad fahren.

2. ***Kontext:*** Physiologie

L. ist die freie Lage- und Ortsveränderung, sie ist stets zielgerichtet und erfolgt aus eigener Energie des Individuums. Sie ist eine integrative Leistung des Gesamtorganismus als Grunderscheinung des Lebendigen. L. ist gebunden an die Kommunikation aller Organe des Gesamtorganismus untereinander und an die dynamische Abstimmung aller Organe in Raum und Zeit. Jedes Lebewesen hat seine genetisch verankerte, spezifische L. Normalerweise ist dies beim Menschen der aufrechte, bipedale Gang und erscheint in reziproken, phasischen Mustern.

3. ***Kontext:*** Spiraldynamik

L. im spiraldynamischen Kontext fokussiert auf die archaischen Fortbewegungsmuster des Menschen wie Gehen, Laufen, Klettern, Kriechen, Krabbeln oder Schwimmen. Das Vorhandensein genetisch vererbter Bewegungsprogramme wird als Zeichen für die evolutionsgeschichtliche Relevanz einer Fortbewegungsart gesehen; z. B. Schreitreflex und Gehen, Inspirationsreflex und Schwimmen usw.

Lokomotionsprinzip *n*; ***Etym.:*** lat. *locus* „Ort, Stelle" u. *motio* „Bewegung" u. *principium* „Anfang, Ursprung, Grundlage"; ***engl.:*** Principle of locomotion

1. ***Kontext:*** Rehabilitation, theoretische Modelle

Für alle in der menschlichen, motorischen Entwicklung erscheinenden Fortbewegungsarten wie z. B. das Umdrehen aus Bauch- und Rückenlage, das Robben, das Krabbeln und das freie Gehen gelten folgende Gesetzmäßigkeiten:

- ausgewogene, automatisch gesteuerte Körperhaltung,
- Schwerpunktverlagerung des Rumpfes und seine Aufrichtung gegen die Schwerkraft,
- phasische Muskelarbeit mit bestimmten Winkelbewegungen zwischen den Segmenten der Extremitäten und Kopf und Rumpf.

2. ***Kontext:*** Vojta-Konzept

Die kindliche sensomotorische Entwicklung wird in Gang gebracht und durch die angeborene Neugier des Kindes fortdauernd selbst angetrieben. Alle mental gesunden Kinder streben triebmäßig nach aktiver Auseinandersetzung mit anlockenden Reizen. In der Vojta-Therapie wird dieses *Hinwollen* als das Lokomotionsprinzip beschrieben: das Kind ist stets fortbewegend „unterwegs". Zur Umsetzung gehören bestimmte Voraussetzungen. Die normale Entwicklung dieser sensomotorischen Voraussetzungen zu ermöglichen bzw. zu unterstützen, ist die Grundlage für die Therapie.

Lokomotionsstadien *f*; ***Etym.:*** lat. *locus* „Ort, Stelle" u. *motio* „Bewegung"; ***engl.:*** Stages of locomotion

Kontext: Rehabilitation, Diagnostik

Ein physiotherapeutisches Untersuchungsverfahren, welches die vorhandenen Fortbewegungsfähigkeiten des Patienten in verschiedene L. einteilt. Dieses unaufwändige, Therapie begleitende Instrument dient als Grundlage für die kurz- und langfristige Therapieplanung, die Dokumentation des Behandlungsverlaufes und die Festlegung des endgültigen Behandlungsziels. Analog zur menschlichen Ontogenese werden die Meilensteine der motorischen Entwicklung überprüft. Man unterscheidet 10 Lokomotionsstadien, die bei der Bauchlage beginnen, über die Rückenlage, den Einzelellenbogenstütz, das einseitige Greifen, das Robben und das Krabbeln bis zum wechselseitigen Einbeinstand reichen, der höchsten menschlichen Lokomotionsstufe.

Lokomotionsstufe *f*; ***Etym.:*** lat. *locus* „Ort, Stelle" u. *motio* „Bewegung"; ***engl.:*** Locomotion level

Kontext: Diagnostik, Vojta-Konzept

Beurteilungskriterien für neun verschiedene Fortbewegungsstadien in der kindlichen Entwicklung. Die Ermittlung der einzelnen Stadien oder Stufen in Relation zum Kalenderalter des Kindes ermöglicht in der Pathologie z. T. eine prognostische Einschätzung, die aus jahrelanger Beobachtungserfahrung und Dokumentation entstanden ist. Z. B. bedeutet die L. 5 ▸ pathologisches Krabbeln. Über dieses nicht-ideale Krabbeln zeigen Studien von ▸ Vojta auf, dass Kinder mit Pathologien, die diese Stufe im Alter von vier Jahren erreicht haben, in der Regel eine aktive vertikale Fortbewegung erreichen. Eine begrenzte Gehfähigkeit mithilfe von Quadrupoden, Stöcken, Rollatoren oder Personen ist unter konsequenter Durch- bzw. Fortführung der Vojta-Therapie möglich.

Lokomotionstherapie *f*; ***Etym.:*** lat. *locus* „Ort, Stelle", *motio* „Bewegung" u. griech. *therapeia* „Behandlung, Pflege, Heilung"; ***engl.:*** Locomotion therapy

Kontext: Neurologie, Gangschulung

▸ Laufbandtherapie; im weiteren Sinn jede therapeutische Maßnahme zur Verbesserung der Gehfähigkeit eines Patienten

Lokomotor *m*; ***Etym.:*** lat. *locus* „Ort", *motor* „Beweger"; ***engl.:*** Locomotor

Kontext: Ganganalyse

Untere Körperhälfte bestehend aus Becken und Beinen; das Becken wird ebenso dem ▸ Passagier zugeordnet; Funktionen des L. sind: Standstabilität, Fortbewegung, Stoßdämpfung, Energieeinsparung durch funktionelle Bewegung.

Longe *f*; ***Etym.:*** franz. *longe* „Laufleine"; ***engl.:*** Lunge/ Longe

Kontext: Hippotherapie

Lange Leine (7–9 m) sie wird auf verschiedene Weisen an den Trensenringen verschnallt.

Longenarbeit *f*; ***Etym.:*** franz. *longe* „Laufleine"; ***engl.:*** Lunge/ Longe work/ to lunge

Kontext: Hippotherapie

Führweise des Pferdes; beim Longieren lässt der Reitausbilder das Pferd an der Longe (7–9 m lange Leine) im Kreis um sich herumlaufen, um es zu gymnastizieren, auszubilden und zu arbeiten oder zum Unterricht für Reitschüler und Voltigierer. Für die Schrittbewegung bei der Hippotherapie werden gerade Strecken gewünscht; die permanente ▶ Biegung des Pferdes auf dem Longierzirkel fordert durch die veränderte Unterstützungsfläche des Pferderückens differenzierte Balancierfähigkeit des Reiters (Patienten); dazu kommen zur Fliehkraft durch Vorwärtsbewegung noch Einwirkungen der Zentrifugal- und Zentripetalkräfte. Bei der Hippotherapie kann mit vorsichtiger Longenarbeit im Schritt die Übergabe des Patienten zum heilpädagogischen Voltigieren und Reiten oder zum Reitsport für Behinderte vorbereitet werden.

Lordose *f*; ***Etym.:*** griech. *lordos* „vorwärts gekrümmt"; ***engl.:*** Lordosis; ***Syn.:*** Hippotherapie: Tiefer Rücken, Senkrücken

1. ***Kontext:*** Anatomie, Bewegungsanalyse

Die Wirbelsäule eines Erwachsenen weist in der ▶ Sagittalebene jeweils eine L. in der Halswirbelsäule und in der Lendenwirbelsäule auf. Die nach vorne gewölbten L. wechseln sich mit der nach hinten gewölbten ▶ Kyphose der Brustwirbelsäule ab. Diese typische Krümmung ist durch den aufrechten Stand und Gang entstanden und dient dem Abfedern von Belastungen.

2. ***Kontext:*** Hippotherapie

Senkrücken; durch Senkung der Lendenwirbelsäule entstanden, die zur konkaven Rückenform führt. Tiefer- oder Senkrücken; durch Senkung der Lendenwirbelsäule kommt es zu konkaver, „durchhängender" Rückenform und Fehlfunktion mit Verlust der Schwingungsfähigkeit des Rückens und seinem Festhalten aufgrund von Schmerzen. Abgesehen von den negativ veränderten Bewegungsimpulsen für die Reiter (Patienten) ist dem Pferd die Belastung durch Hippotherapie nicht zumutbar.

Lordosekissen *n*

Vgl. ▶ Lendenkissen.

Losgelassenheit *f*; ***engl.:*** Relaxation/ suppleness

Kontext: Hippotherapie

Bewegung des Pferdes unter dem Reiter ohne Verspannungen von Muskeln, in eutonem Muskelspiel. Voraussetzung für eine optimale ▶ Bewegungsübertragung des Pferdes auf den Patienten und für eine erfolgreiche Hippotherapie.

Lösungstherapie nach Schaarschuch-Haase *f*; ***engl.:*** Release therapy according to Schaarschuch-Haase

Kontext: Theoretische Modelle

Körperwahrnehmungstherapie, die von Alice Schaarschuch (1920) als „Lösungs- und Atemtherapie" entwickelt und von Heidi Haase (1970) weiterentwickelt wurde; heute ist sie als Lösungstherapie bekannt. Oberstes Behandlungsziel ist eine Regulation von Körper und Geist.

Lot *n*; ***engl.:*** Perpendicular

Kontext: Biomechanik

In der Geometrie eine gerade Linie, die auf einer anderen Geraden oder Ebene rechtwinklig steht. Als Hilfsmittel im Handwerk: ein an einem Faden hängendes Metallstück zur Bestimmung der Senkrechten. In der Biomechanik ist die Senkrechte eine zum Erdmittelpunkt hin gerichtete Linie (Schwerelinie).

Lovett-Regel *f*; ***engl.:*** Lovett-rule

Kontext: Manuelle Therapie

Beschreibt beobachtbare Kopplungen von Bewegungen im dreidimensionalen Raum. Bei der Flexion von LWS und BWS besteht die größtmögliche Bewegung bei gleichsinniger Lateralflexion und Rotation, bei Extension der LWS und BWS besteht die größtmögliche Bewegung bei gegensinniger Lateralflexion und Rotation. Es existieren unterschiedliche Benennungssysteme der assoziierten Bewegungen der Wirbelsäule (von verschiedenen manualtherapeutischen Richtungen entwickelt). Bezüglich der assoziierten Bewegungen in der BWS und LWS besteht keine Einigkeit in der Literatur. Es besteht die Tendenz kein immer gültiges Muster zu beschreiben. Experimentelle Studien wiesen von Th 4–ca. Th 10 undeutliche Assoziationen nach, ab ca. Th 10–S 1 waren sie deutlich aber individuell unterschiedlich. Daher verliert die Regel in den meisten manualtherapeutischen Konzepten zunehmend ihre Bedeutung.

Löwe kommt, der

Vgl. ▶ Der Löwe kommt.

Lübbe-Leibchen *n*; ***Etym.:*** nach dem Orthopäden *Lübbe*; ***engl.:*** Lübbe bodice

Kontext: Orthopädie, Pädiatrie

Leibchen, das bei der Säuglings-Skoliose zum Einsatz kommt. Es wird in Rückenlage auf der Konkavseite mit einem Längskeil ausgestattet, um die mittige Rückenlage des Kindes zu ermöglichen. (Heute nicht mehr die Therapie der ersten Wahl.)

Luftdruck *m*; ***engl.:*** Air pressure, barometric pressure

Kontext: Physik

Entspricht dem Schweredruck der uns umgebenden „Luftsäule". Auf Meereshöhe entspricht er einer fast 10 Meter hohen Wassersäule (1 bar = 100 000 Pa). Da Luft (Gas) stark kompressibel ist, nimmt der Luftdruck mit zunehmender Höhe (Verringerung der Luftsäule) nicht linear ab (vgl. ▸ Hydrostatischer Druck).

Luftdruckmessung *f*; ***engl.:*** Barometry

Kontext: Physik

Die Messung des (atmosphärischen) Luftdrucks erfolgt mithilfe von Barometern oder Barographen; die Angabe erfolgt in Hektopascal (hPa); früher in Torr bzw. Millimeter Quecksilbersäule (mmHG).

Luftkurort *m*; ***engl.:*** Climatic spa

Kontext: Atemtherapie, Balneotherapie

Zur Führung der Bezeichnung L. berechtigter Ort; Voraussetzungen für die Anerkennung: wissenschaftlich anerkannte klimatische Eigenschaften; entsprechende Luftqualität; mindestens eine Arztpraxis; ungestörte Park-, Waldanlagen mit gekennzeichneten Wanderwegen, Spiel-, Sport-, Liegewiesen; bewachte Bademöglichkeit (vgl. ▸ Kurort).

Luftwege *f*; ***engl.:*** Respiratory tract

Kontext: Atemtherapie

Obere L.: Nase – Mundhöhle – Rachenhöhle – Kehlkopf; Untere L.: Luftröhre (Trachea) – teilt sich in linken und rechten Hauptbonchius, der sich wiederum in zwei bzw. drei Lappenbronchien aufzweigt: am Ende liegt der Bronchiolus terminalis; in den L. wird die inspiratorische Luft aufgewärmt, mit Wasserdampf gesättigt und gereinigt; es ist kein Gasaustausch möglich; aus diesem Grund wird der Inhalt der Luftwege (ca. 150 ccm bei Erwachsenen) als anatomischer Totraum bezeichnet.

Lügen *n*; ***engl.:*** Lying

Kontext: Psychologie, Kommunikation

Die Aussage einer Person entspricht mehr oder weniger bewusst nicht der Wahrheit. Die Person versucht, eine andere in Hinblick auf Gesprächsinhalte, ihre Gefühl und/oder Absichten zu täuschen. Es gibt Anhaltspunkte in der ▸ Mimik und in der ▸ Stimme, die darauf hindeuten können, dass jemand lügt. Diese Hinweisreize sind für geschulte Beobachter bzw. Zuhörer erkennbar, geben aber nicht Aufschluss über die Gründe für die Täuschung. Gründe für Täuschungen können beispielsweise ▸ Inkongruenzen, divergierende persönliche ▸ Ziele, kriminelle Motive oder Unsicherheiten im Kontakt sein. Im Falle einer Inkongruenz muss der Person die Diskrepanz zwischen ihrer eigenen Befindlichkeit und ihrer verbalen Aussage nicht oder nicht voll bewusst sein. Eine verstehenssichernde ▸ Gesprächsführung (vgl.

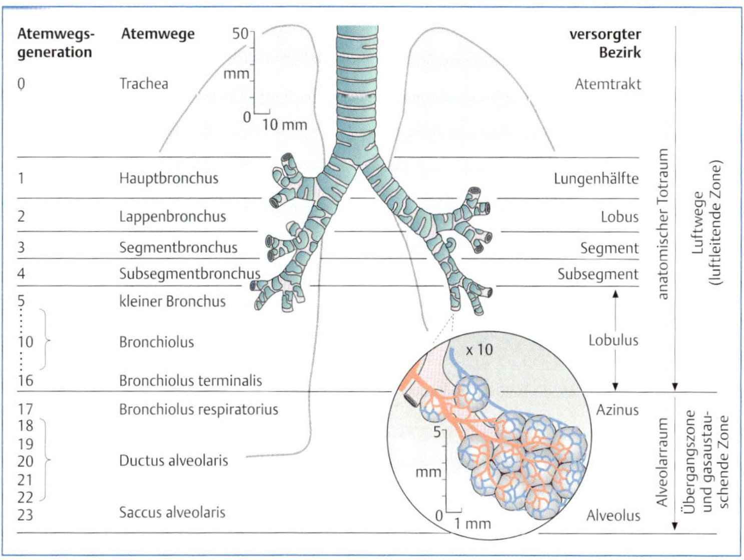

Luftwege: Verzweigungen der Luft leitenden und Luft austauschenden Atemwege.

▸ Gesprächstechniken, ▸ Fragen), das Beachten des eigenen ▸ Bauchgefühls dem Gesprächspartner gegenüber und eine Klärung der eigenen Ziele können Therapeuten helfen zu erkennen, wenn ein Patient nicht die Wahrheit sagt, und entsprechende Lösungen zu finden, ohne dass der Patient das Gesicht verlieren muss. Bezüglich der Person des Therapeuten empfiehlt sich eine ehrliche Einstellung (▸ Kongruenz, Akzeptanz) sowie eine angemessene ▸ Abgrenzung (Rollenklärung), damit der Patient berechtigtes ▸ Vertrauen fassen kann (Vgl. ▸ nonverbale Kommunikation, ▸ Arbeitsbündnis, ▸ Konflikt, ▸ somatische Marker).

Lumbago *m*; ***Etym.:*** lat. *lumbus* „Lende"; ***engl.:*** Lumbago, lumbalgia, low back pain; ***Syn.:*** Hexenschuss

Kontext: Neurologie, Orthopädie

Rückenschmerz, Kreuzschmerz.

Lumbalgie *f*; ***Etym.:*** lat. *lumbus* „Lende" u. griech. *algos* „Schmerz"; ***engl.:*** Lumbago, lumbalgia, low back pain

Kontext: Neurologie, Orthopädie

Rückenschmerz, Kreuzschmerz.

L

Lumbalpunktion *f*; ***Etym.:*** lat. *lumbus* „Lende" u. *punctio* „Stechen"; ***engl.:*** Lumbar puncture; ***Syn.:*** Liquorpunktion

Liquorentnahme zur ärztlichen Diagnostik über eine unterhalb des Rückenmarks in den Spinalkanal (L 3–L 5) eingeführte Kanüle (Hohlnadel). (Die Bezeichnung Rückenmarkpunktion ist daher nicht richtig.) Besonderen diagnostischen Stellenwert hat die L. bei allen Entzündungen des ZNS und bei Multipler Sklerose. Lange Zeit waren die im Liquor gefundnen oligoklonalen Banden (Eiweißstrukturen) ein entscheidender diagnostischer Parameter. Heute wird die L. eher zur ergänzenden Diagnostik eingesetzt. Folgebeschwerden: Durch die Entnahme entsteht ein Unterdruck im Liquorraum, der Nacken- und Kopfschmerzen verursacht. Rückenlage und Flüssigkeitsaufnahme lindern die Beschwerden.

Lumboischialgie *f*; ***Etym.:*** lat. *lumbus* „Lende", griech. *ischion* „Hüftbein" u. *algos* „Schmerz"; ***engl.:*** Lumbar sciatica

Kontext: Neurologie, Orthopädie

Rückenschmerz kombiniert mit ausstrahlendem Beinschmerz, häufig bei Bandscheibenleiden oder spinaler Enge.

Lumbosakrale Verankerung *f*; ***Etym.:*** lat. *lumbus* „Lende" u. neulat. *os sacrum* „Kreuzbein"; ***engl.:*** Lumbo-sacral anchor

Kontext: Funktionelle Bewegungslehre

Unter l. V. versteht man die muskuläre Stabilisation der lumbosakralen Übergangsregion. Insbesondere bei Neigung der ▸ Körperlängsachse nach vorne (z. B. beim Heben von Lasten) ist eine gut funktionierende l. V. nötig. Um das Auslösen der notwendigen l. V. spontan und reaktiv zu ermöglichen, ist ein entsprechendes Training nötig. Die ▸ Funktionelle Bewegungslehre berücksichtigt diese reaktive Auslösung der lumbosakralen V. in den Lernzielen ihrer therapeutischen Übungen (z. B. beim ▸ Albatros).

Lumbrikaler Griff *m*

Kontext: PNF-Konzept

Grifftechnik zur Fazilitation, die auf der Aktivität der Mm. lumbricales basiert. Die Mm. lumbricales bewirken eine Flexion in den Metakarpophalangealgelenken (MP) und eine Extension in den proximalen und distalen Interphalangealgelenken (PIP, DIP). Der Daumen (DI) steht dem Zeigefinger (DII) gegenüber. Der l. G. verbessert den Führungswiderstand für die Rotation (Vermeiden von Schmerzen durch die Drehbewegung auf der Haut) und erleichtert die Traktion (vgl. ▸ Manueller Kontakt).

Lumbrikalis-Stellung *f*; ***engl.:*** Lumbrical position

Vgl. ▸ Intrinsic-Plus-Stellung.

Lunge *f*; ***Etym.:*** engl. *lunge* „Sprung, Satz"; ***engl.:*** Lunge; ***Syn.:*** Ausfallschritt

Kontext: Medizinische Trainingstherapie

Übung im geschlossenen System; kommt in der Rehabilitation und im Training der unteren Extremität zum Einsatz. Der Patient steht im symmetrischen Zweibeinstand und macht mit dem „Aktionsbein" einen Ausfallschritt nach vorne. Die Entfernung wird so gewählt, dass in der Endstellung beide Kniegelenke 90° gebeugt sind. Der Oberkörper ist dabei vertikal.

Lungenemphysem *n*; ***engl.:*** Pulmonary emphysema; ***Syn.:*** Emphysem

Kontext: Innere Medizin

Irreversible Erweiterung der alveolartragenden Räume (Bronchiolen). Sind alle Läppchen betroffen, spricht man von einem panazinären oder zentriazinären Emphysem. Bilden sich große Blasen, handelt es sich um ein bullöses Emphysem. Die Patienten zeigen den typischen Fassthorax. Die Physiotherapie gibt Hilfen bei erschwerter Ausatmung, erhält die Ausdauerleistung in Abhängigkeit von der Belastung und schult das Atemverhalten im Alltag, um schädigende Atemformen wie Pressen zu vermeiden.

Lungenkapazität, totale *f*; ***Etym.:*** lat. *capacitas* „Fassungsvermögen, Fassungsfähigkeit" u. *totus* „ganz, völlig"; ***Abk.:*** TLC; ***engl.:*** Lung capacity, total; ***Syn.:*** Totalkapazität
Kontext: Atemtherapie
Summe aus ▸ Vitalkapazität und ▸ Residualvolumen.

Lungenkreislauf *m*; ***engl.:*** Pulmonary circulation; ***Syn.:*** kleiner Kreislauf
Kontext: Herz-Kreislaufphysiologie
Wird vom gesamten Herzminutenvolumen durchflossen; ist für die Aufnahme bzw. Abgabe der Atemgase verantwortlich (riesiges Mikrozirkulationsgebiet um die Millionen von Alveolen). Strömungswiderstand und intravasaler Druck sind sehr gering aufgrund des sehr großen Gesamtquerschnitts (vgl. ▸ Körperkreislauf).

Lurias Fingertest *m*; ***engl.:*** Luria finger opposition task
Kontext: Neurologie
Test, bei dem die Daumenspitze nacheinander die Fingerspitzen der anderen Finger berührt.

Luxation *f*; ***Etym.:*** lat. *luxare* „verrenken"; ***engl.:*** Luxation
Kontext: Traumatologie
Vollständiger Kontaktverlust der gelenkbildenden Knochenenden; schwere Schädigung des Gelenkes; häufig mit knöchernen Begleitverletzungen, Kapsel-Band-, Gefäß- und Nervenverletzungen (Überdehnung) verbunden. Als luxierter Knochen wird der körperfernere Knochen bezeichnet. Bsp. Luxation Schultergelenk: Das Behandlungsziel ist in der Regel eine gute Gelenkstabilität bei ausreichender Beweglichkeit. Unter Umständen ist eine endgradige, die Stabilität nicht gefährdende Bewegungseinschränkung sinnvoll (vgl. ▸ Hüftgelenkdysplasie, ▸ Subluxation).

LVF-Klassifikation *f*; ***engl.:*** LVF-classification
Kontext: Lymphdrainage
Alphanumerische Einteilung nach Kasseroller für Lymphödeme aufgrund von Lokalisation, Volumenvergleich (Mehrvolumen der Extremitäten im Seitenvergleich), Faltenindex (Hautfaltenzustand: gemessene Hautfalte [mm]: 2 [mm, Stärke der normalen Hautfalte]). Die Klassifikation basiert auf dem ▸ Stemmer-Zeichen und ist eine Erweiterung. Bsp. L 3 V2 F2: lymphödematöse Veränderungen am Unterschenkel und Fuß, Volumenzunahme von 10--25 %, aus der gemessenen Hautfalte (4 mm) ergibt sich ein Faltenindex von 2 (vgl. ▸ Hautfaltenmessung).

Lymphangiomotorik *f*; ***Etym.:*** lat. *lympha* „Wasser", griech. *aggeion* „Gefäß" u. lat. *motor* „Beweger"; ***engl.:*** Lymphangiomotoric
Kontext: Lymphdrainage

L

LVF-Klassifikation

Lokalisation					Volumenvergleich (%)		Faltenindex (mm)
Code	**Axillär**	**Kranial**	**Inguinal**	**Code**		**Code**	
L 1	Stamm, Thorax	Hals	Stamm, Abdomen	V0	< 5	F0	< 1,25
L 2	Unterarm	Gesichtsschleimhaut	Unterschenkel	V1	5–10	F1	1,25–2,00
L 3	Unterarm und Hand	Hals und Gesichtsschleimhaut	Unterschenkel und Fuß	V2	10—25	F2	2,00–3,50
L 4	Unter- und Oberarm	Hals und Gesicht	Unter- und Oberschenkel	V3	25-50	F3	> 3,50
L 5	Gesamter Arm	Schädel	Gesamtes Bein	V4	≥ 51	F4	+ Verfärbung
L 6	Hand		Fuß			F5	+ Sekundärerkrankungen
Lx			+ Genitalbereich	Vx	Vermehrt, aber nicht berechenbar		

Kontraktionen der kleinsten Lymphgefäßabschnitte (Lymphangione), rein sympathikusgesteuerte Aktivierung der glatten Muskulatur (reflektorische Kontraktionen 30 /min, intrinsische Kontraktionen 3 /min), Motor des Lymphtransportes. Dehnreize (Gefäßfüllung, Muskelaktivität, äußere mechanische Einflüsse bzw. Veränderung der Hautstruktur) stimulieren die Rezeptoren der Gefäße und somit die L. ▶ Manuelle Lymphdrainage: Das Verziehen der Haut stimuliert die Rezeptoren, aktiviert die L. und fördert den Lymphfluss, über die Haut zu streichen/gleiten ist kein adäquater Stimulus. Temperaturabhängigkeit der Frequenz: Anstieg bei zunehmender Temperatur (angenehme Raumtemperatur, unbehandelte Körperteile abdecken, warme Hände).

Lymphangion *n*; ***Etym.:*** lat. *lympha* „Wasser" u. griech. *aggeion* „Gefäß"; ***engl.:*** Lymphangion; ***Syn.:*** Lymphgefäßsegment
Kontext: Lymphdrainage
Zwischen zwei Klappenpaaren liegender Abschnitt eines Lymphgefäßes (▶ Lymphkollektor), anatomische und funktionelle Einheit; Länge ca. 2,5–15 mm, bei proximalen Gefäßen ca. 50 mm. Die Klappenventile verhindern den Rückstrom und bestimmen die Fließrichtung. Verfügen über füllungsunabhängigen Eigenpuls, Ruhefrequenz: 1–30 /min (vgl. ▶ Kontraktionsfrequenz).

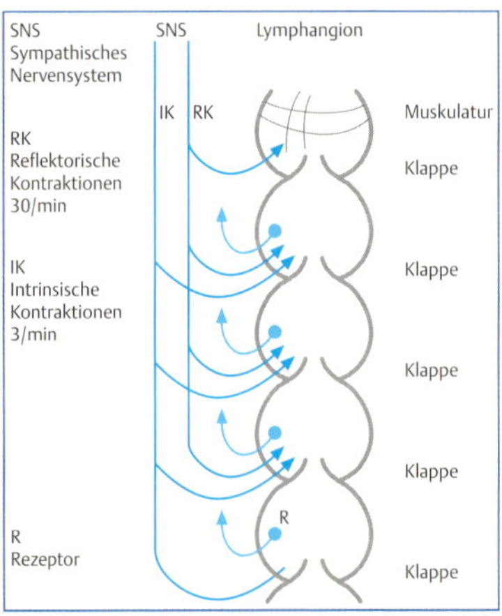

Lymphangion.

Lymphatisches System *n*; ***Etym.:*** lat. *lympha* „Wasser"; ***engl.:*** Lymphatic system
Kontext: Lymphdrainage
Gefäßsystem; Aufgabe: kann großmolekulare Stoffe (Eiweiße, Fette, Zellen) und körperfremde Stoffe (Viren, Bakterien), entartete Zellen und Zellreste aus dem Zellzwischenraum abtransportieren und über den Ductus thoracicus, den sog. „Milchbrustgang", dem venösen System zuführen; die Aufnahme und der Transport von Eiweißen trägt zur Erhaltung des kolloidosmotischen Drucks bei; das L. beginnt mit blind im Gewebe endenden Lymphkapillaren, deren dünne Filamente sie vor dem kollabieren schützen und bei einem ▶ Ödem die Aufnahme von Stoffen erleichtern; Lymphkapillaren führen in sog. Präkollektoren und von dort in sog. Lymphkollektoren; in das Gefäßsystem der Lymphkollektoren sind die Lymphknoten eingebaut, in denen die Lymphe gefiltert und gereinigt und Fremdstoffe erkannt und angegriffen werden; Lymphkollektoren führen ihren Inhalt zu den sog. Lymphstämmen (größte Lymphgefäße des Körpers; dazu gehören zentrale Transportgefäße und Ductus thoracicus); Milz stellt die lymphatische Abwehrstellung für die Reinigung und Filtrierung des Blutes dar.

Lymphdrainage *f*
Vgl. ▶ Manuelle Lymphdrainage.

Lymphdrainage, manuelle *f*
Vgl. ▶ Manuelle Lymphdrainage.

Lymphdrainagegriffe *f*; ***engl.:*** Lymphatic drainage grips
Kontext: Lymphdrainage
Großflächige, kreisförmige Hautverschiebungen mit kontinuierlicher, stufenloser Druckzunahme bis zum individuellen Maximaldruck und stufenloser Druckabnahme. Die Druckrichtung entspricht der Lymphabflussrichtung. Ziele: Freimachen der Abflussbahnen, Sicherstellen des Abflusses. Die Griffreihenfolge richtet sich nach den Zielen. Man unterscheidet vier Griffe: 1. stehender Kreis und Daumenkreis (erzielen den sympathikolytischen Effekt der ▶ Manuellen Lymphdrainage), 2. Pumpgriff (mit dem Schöpfgriff zum Ödemgriff kombinierbar), 3. Schöpfgriff, 4. Drehgriff. Für spezielle Krankheitsbilder gibt es Therapie- und Sondergriffe (Kombinationen der vier Griffe und adaptierte Griffe anderer Konzepte); (vgl. ▶ Effleurage, ▶ Trigeminustherapiegriff).

Lymphfistel *f*; ***engl.:*** Lymphatic fistula
Kontext: Lymphdrainage, Anatomie
Austrittsöffnung für Lymphflüssigkeit nach innen oder außen, hervorgerufen durch Abflusshindernis, entwickelt sich gerne aus (geplatzten) ▶ Lymphzysten, häufige Manifestationsorte sind

beim Lymphödem je nach betroffenem Abflussgebiet: Unterarm bzw. Genitalregion, Unterschenkel und Fußbereich, auch Gebiete vorausgegangener Operationen oder Bestrahlungen. Manuelle Lymphdrainage: Ödemflüssigkeit nicht zur Narbe drainieren, da sich dort Lymphfisteln bilden können.

Lymphknoten *m*; ***engl.:*** Lymph node
Vgl. ▸ Lymphatisches System.

Lymphkollektor *m*; ***engl.:*** Lymphatic collector; ***Syn.:*** Kollektor
Kontext: Lymphdrainage
Lymphgefäß mit Muskulatur und paarig angelegten Klappen, den initialen Lymphgefäßen (bzw. Präkollektoren) nachgeschaltet, für den Lymphtransport verantwortlich, pumpt die Lymphflüssigkeit zu den Lymphknoten (vgl. ▸ Lymphangion).

Lymphödem *n*; ***engl.:*** Lymphatic oedema; ***Syn.:*** Lymphstau
1. ***Kontext:*** Physiologie
Lymphflüssigkeit staut sich im Gewebe und führt zu einer messbaren Schwellung, insbesondere im Bereich der Extremitäten (distal); Ursache: mangelnder Lymphabfluss, z. B. nach Operationen, bei Entzündungen oder Tumoren; verschiedene Maßnahmen, wie Lagerung, Einsatz der Muskelpumpe, Quarkwickel und ▸ Manuelle Lymphdrainage verringern die Schwellung.
2. ***Kontext:*** Lymphdrainage
Ödem durch Rückstau der Lymphflüssigkeit in die Haut, funktionelle oder organische Störung der Lymphgefäße oder Lymphknoten.
Artefiziell: künstlich herbeigeführt durch Selbstschädigung.
Aszendierend: distal, am Extremitätenende beginnendes, nach proximal sich weiterentwickelndes postonkologisches Ödem (veraltete Bezeichnung).
Benigne: Ursache liegt in einer gutartigen Gewebeveränderung.
Deszendierend: proximal, an der Extremitätenwurzel beginnendes, nach distal fortschreitendes postonkologisches Ödem (veraltete Bezeichnung).
Hereditär: Ursache liegt in vererbter Missbildung der Lymphgefäße.
Kongenital: bereits bei Geburt bestehend.
Maligne: bösartige Erkrankung verursacht direkt den Lymphstau, evtl. potenzielle therapeutische Kontraindikationen.
Praecox: frühzeitig (etwa 15.–20. Lebensjahr) manifestiertes primäres L.
Primär: angeborener Lymphbahnfehler als Ursache, Manifestation des L. kann verzögert auftreten.
Sekundär: entsteht als Folge einer anderen Erkrankung.
Tardum: spät (etwa nach 35. Lebensjahr) manifestiertes primäres L.

Lymphostase *f*; ***engl.:*** Lymphostasis; ***Syn.:*** Lymphstau
Kontext: Lymphdrainage
Unterfunktion des lymphatischen Abtransportes aufgrund funktioneller Ursache (z. B. Entzündung, nach Operation oder Bestrahlung) oder organischer Ursache (z. B. Hypoplasie der Lymphgefäße), (vgl. ▸ Lymphödem).

Lymphpflichtige Last *f*; ***engl.:*** Lymph obligatory load
Kontext: Lymphdrainage
Substanzen, die nur über das Lymphgefäßsystem aus dem Gewebe (Interstitium, Zellzwischenraum) abtransportiert werden: großmolekulare Stoffe (Eiweiße, Eiweiß-Fettkomplexe), nichtmobile Zellen, Zelltrümmer, Abbauprodukte, Fremdstoffe (Bakterien, Viren, Partikel), überschüssiges Wasser (Plasma). Transportierte Krebszellen werden eliminiert oder breiten sich über das Lymphsystem aus. Neben dem venösen System ist das Lymphsystem ein zweites Abflusssystem.

Lymphsinus *m*; ***engl.:*** Lymphatic sinus; ***Syn.:*** Lymphkapillare, initiales Lymphgefäß
Kontext: Lymphdrainage
Kleinstes Lymphgefäß, Beginn des Lymphsystems, Durchmesser: variabel 10 bis 40 µm, entsorgt kreisförmiges Hautareal (Durchmesser ca. 6 mm). Besteht aus Endothel und Basalmembran, die im Vergleich zur Blutkapillare wesentlich dün-

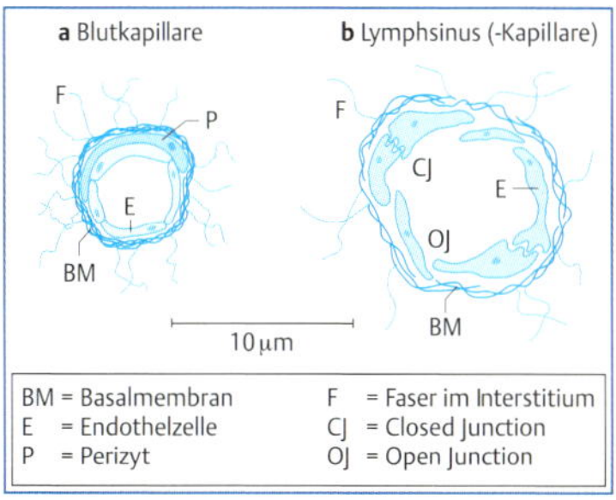

Lymphsinus.

ner ist. Veränderbarer Überlappungsgrad der Endothelzellen (open/tight junctions) aufgrund von Eigenaktivität, der nicht durch äußere Einflüsse beeinflussbar ist. Nimmt ▸ lymphpflichtige Lasten aus dem Bindegewebe bzw. der interstitiellen Flüssigkeit auf (Sammelgefäß). Kapillardruck: 7–15 mmHg. Besitzt keine Muskulatur, keine Klappen, mündet in den ▸ Präkollektor (Verbindungsstelle zum nachfolgenden Lymphgefäß bzw. ▸ Lymphkollektor) (vgl. ▸ Lymphangiomotorik, ▸ Hautquadrant).

Lymphtape *n*; ***engl.:*** Lymph tape
Kontext: Taping
Unterstützt den Abtransport der Lymphflüssigkeit im Behandlungsgebiet. Das Tape wird fächerartig mit der Basis im Lymphabflussgebiet angebracht.

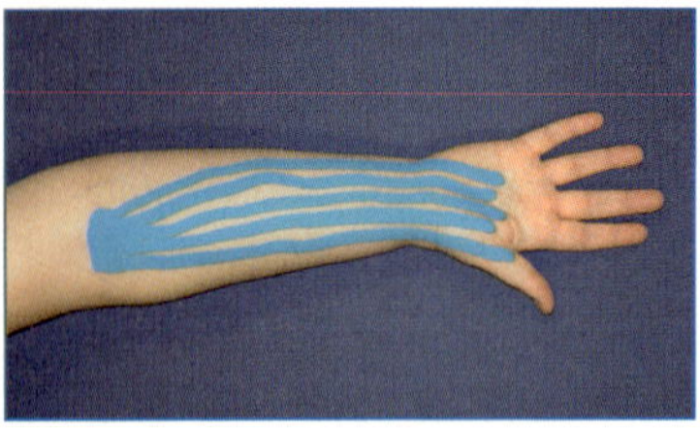

Lymphtape.

Lymphzeitvolumen *n*; ***Abk.:*** LZV; ***engl.:*** Lymph time volume
Kontext: Lymphdrainage
Pro Zeiteinheit anfallendes Lymphvolumen, unterschiedlich zwischen Ruhe und Belastung, am Venenwinkel gemessen etwa 2200 ml/Tag, zusätzlich zur in der Peripherie gebildeten und in den Lymphknoten bereits resorbierten Gewebsflüssigkeit. Überschreitet die ▸ lymphpflichtige Last die maximale Transportkapazität des Lymphsystems, entsteht ein ▸ Lymphödem (vgl. ▸ Insuffizienzformen).

Lymphzyste *f*; ***engl.:*** Lymphatic cyst
Kontext: Lymphdrainage
Mit Lymphe gefüllter Hohlraum, meist durch Abflusshindernis entstanden, äußerlich sichtbar als Bläschen; relative Kontraindikation für ▸ Manuelle Lymphdrainage aufgrund der Gefahr des Platzens (vgl. ▸ Lymphfistel).

M

Magnetfeld *n*; ***engl.:*** Magnetic field
Kontext: Physik
Raum in der Umgebung magnetischer Körper oder stromdurchflossener Leiter. M. übt eine Kraft auf bewegte Ladungen (Lorentzkraft), die senkrecht zu den Feldlinien des Magnetfeldes sowie senkrecht zur Bewegungsrichtung der Ladung wirkt. Therapeutische Anwendung: Spulenfeldmethode.

Magnetresonanztomografie *f*; ***Etym.:*** griech. *lithos magnetis* „Stein aus Magnesia", lat. *resonantia* „Widerhall", griech. *tome* „Schnitt" u. *graphein* „schreiben"; ***Abk.:*** MRT; ***engl.:*** Magnetic resonance imaging (MRI); ***Syn.:*** Kernspintomografie
Kontext: Diagnostik
Bildgebendes Verfahren, das auf der Registrierung elektromagnetischer Wellen aus dem Körper nach Anlage eines externen Magnetfeldes beruht und zur Diagnostik verschiedener Erkrankungen eingesetzt wird. Weichteilstrukturen werden sehr deutlich sichtbar. Axiale und transversale Bilder sind möglich.

Magnetresonanztomografie, funktionelle *f*; ***Etym.:*** lat. *functio* „Verrichtung", griech. *Magnet* nach dem Fundort in der thessalischen Landschaft „Magnesia", *tomos* „Stück, Schnitt" u. *graphein* „schreiben"; ***Abk.:*** fMRT; ***engl.:*** Magnetic resonance imaging, functional; ***Syn.:*** funktionelle Kernspintomographie
Kontext: Diagnostik
Bildgebendes Untersuchungsverfahren, das z. B. die aktivierten Strukturen des Gehirns erfasst, d. h. dass das Gehirn bei der Tätigkeit beobachtet werden kann. Funktionelle neuronale Netzwerke und deren Veränderungen in einem Rehabilitationsprozess sind darstellbar.

Maitland, Geoffrey Douglas *m*
Kontext: Maitland-Konzept
Begründer des ▸ Maitland-Konzeptes (1924–2010); Physiotherapiestudium an der University of Adelaide, 1951 Abschluss; Anstellung in einer Privatpraxis und Ernennung zum klinischen Tutor an der South Australian Physiotherapy School; 1960 Studienreise (USA und Großbritannien), im Anschluss formulierte er erste Ideen, auf denen das spätere Konzept basiert. Cyriax sowie James und John Mennell beeinflussten seine Überlegungen zur sanften Manipulation bzw. Mobilisation.

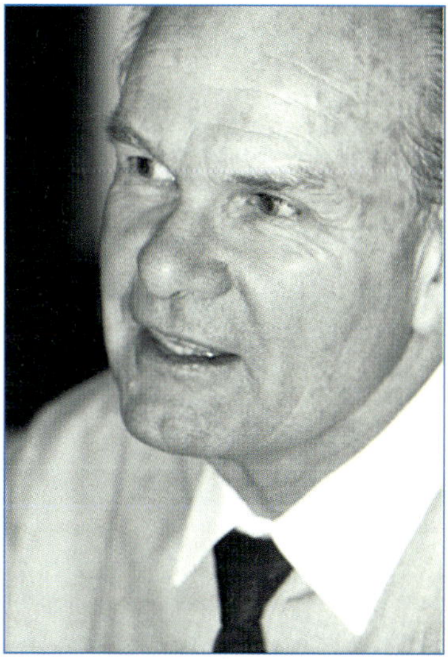

Goeffrey Douglas Maitland.

Maitland-Konzept *n*
Kontext: Maitland-Konzept
Nach dem Maitland-Konzept arbeitende Manualtherapeuten untersuchen und behandeln Patienten mit neuro-muskulo-skeletalen Problemen mittels passiven Bewegungen auf der Grundlage des Denkmodells ▸ Brickwall. Das Konzept ist nach seinem Begründer Geoffrey Douglas Maitland (1924–2010) benannt.

Makrophagen *m*; ***engl.:*** Macrophage
Kontext: Physiologie
Ausgeprägt phagozytierende Zellen; greifen alles im Gewebe an, was keine Funktion oder keine Funktion mehr hat und resorbieren es; können auch Stoffe zu Abwehrreaktionen oder zur ▸ Wundheilung freisetzen (vgl. ▸ Phagozytose).

Malalignment *n*; ***Etym.:*** franz. *mal* „schlecht" u. *alignement* „Ausrichtung"; ***engl.:*** Malalignment/ misalignment
Kontext: Traumatologie, Orthopädie
Traumatisch, degenerativ oder genetisch bedingte Stellungsänderungen von Fußknochen, die die Stabilität des oberen Sprunggelenks beeinflussen

können, z. B. veränderte Kuboid-, Talus- und Fibulaposition.

Mallet Finger *m*; ***engl.:*** Mallet finger; ***Syn.:*** Hammerfinger, Drop-Finger, Baseball-Finger
Kontext: Handtherapie
Strecksehnenverletzung oder -ruptur im Bereich des End- und Mittelgelenks eines Fingers führen zum Extensionsausfall des DIP-Gelenks. Bei geschlossenen Verletzungen spricht man von Hammer-, Drop-, oder Baseballfinger. Die Verletzung kann durch eine Schiene behandelt werden. Oft ist auch nach adäquater Behandlung keine vollständige Streckung des DIP-Gelenks mehr möglich.

Malokklusion *f*; ***Etym.:*** lat. *malus* „schlecht" u. *occludere* „verschließen"; ***engl.:*** Malocclusion
Kontext: Kiefergelenkbehandlung
Anomaler Zusammenbiss der Zähne, z. B. durch Falschstand einzelner Zähne oder zu hohe Füllungen.

Mammakarzinom *n*; ***engl.:*** Mamma carcinoma
Kontext: Lymphdrainage
Krebs der Brustdrüse, aufgrund der dabei praktisch immer notwendigen axillären Lymphknotenentfernungen häufigste Ursache eines Lymphödems des axillären Abflussgebietes, Inzidenz etwa 15 %.

Management durch Technik *f*; ***Etym.:*** engl. *management* „Verwaltung" u. griech. *techne* „Handwerk, Kunst, Kunstfertigkeit; Wissenschaft"; ***engl.:*** Management by technique
Kontext: Betriebswirtschaftslehre
Führungstechnik; grundsätzlich mögliche Verhaltens- und Verfahrensweise der Leitung gegenüber den Mitarbeitern. Managementtechniken werden von der obersten Führungskraft vorgegeben und liegen im Unterschied zu den Führungsstilen nicht im Ermessensspielraum einer Team- oder Abteilungsleitung. In der Physiotherapie häufig verwendete Techniken:

Management by Exception: Die Führungskraft mischt sich nur in Ausnahmefällen ein und lässt den Untergebenen relativ große Entscheidungsspielräume.

Management by Delegation: Die Führungskraft überträgt (delegiert) einzelne Aufgaben und Verantwortungsbereiche an Untergebene.

Management by Motivation: Suche nach individuellen Motivationsfaktoren, um bei den einzelnen Mitarbeitern das Optimum an Einsatz zu erreichen.

M

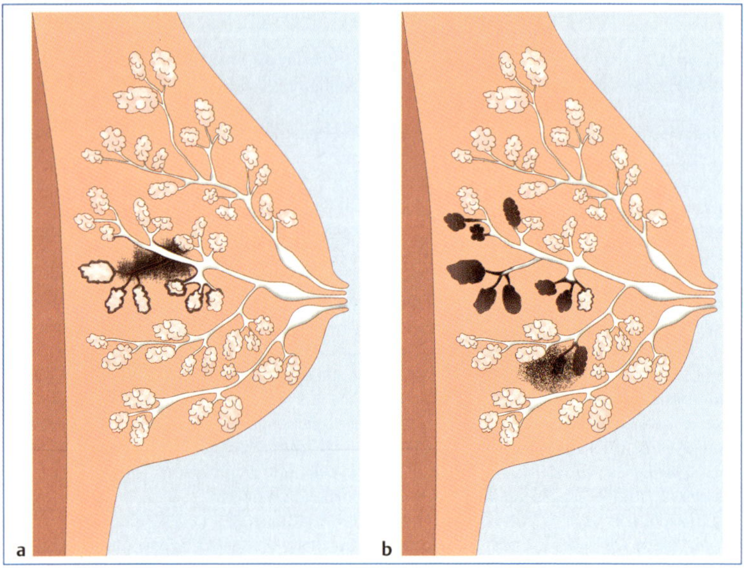

Mammakarzinom: a invasiv duktales Mammarzinom, b invasiv lobuläres Mammakarzinom.

Management by Objectives: Die Führungskraft vereinbart gemeinsam mit den Untergebenen Ziele (siehe Zielvereinbarung).

Managementaufgabe, strategische *f*; *Etym.:* griech. *strategia* „Heerführung, Feldherrenamt" u. engl. *management* „Verwaltung"; ***engl.:*** Management task, strategical

Kontext: Betriebswirtschaftslehre

Wesentliche Leitungsaufgabe der Unternehmensführung; Entwicklung und Planung eines Gesamtkonzeptes zur Unternehmenssicherung und zum Unternehmensausbau. Strategische Managemententscheidungen beziehen sich auf den langfristigen Planungshorizont (1–5 Jahre). Früher ging man von 5–10 Jahren aus, was beim heutigen Tempo der Veränderungen (Globalisierung) nicht mehr zeitgemäß ist, weil diese Zeiträume i. d. R. nicht mehr planbar sind. Physiotherapie: In physiotherapeutischen Praxen hat die s. M. der Praxisinhaber inne (vgl. ▸ Strategie).

Managementebene *f*; *Etym.:* engl. *management* „Verwaltung"; ***engl.:*** Management level

Kontext: Betriebswirtschaftslehre

Hierarchische Einteilung der Leitungsfunktionen in einem Unternehmen. Man unterscheidet drei Ebenen: obere, mittlere und untere M. Bsp.: physiotherapeutische Praxen: obere M. i. d. R. Inhaber, mittlere M. stellvertretende Praxisleitung und/oder Abteilungsleiter, untere M. Teamleiter. Die Managementebenen sind durch die ▸ Aufbauorganisation der Praxis vorgegeben und im ▸ Organigramm graphisch dargestellt.

Mandibula, aufgerichtete Haltungsposition der *f*; *Etym.:* lat. *mandibula* „Kinnlade"; *Abk.:* UPPM; ***engl.:*** Mandible, upright postural position of the

Kontext: Kiefergelenkbehandlung

Die UPPM beschreibt die wichtige Beziehung von Kiefer, Kopf und Nacken untereinander in der aufrechten Position. Der Begriff wird verwendet, wenn auf den gesamten Haltungskomplex hingewiesen wird, der auch die Position von Schulterblättern und Zunge einschließt.

Mandibuläre Kinesiographie *f*

Vgl. ▸ Kinesiographie, mandibuläre.

Mandibuläre Retrognathie *f*

Vgl. ▸ Retrognathie, mandibuläre.

Manie *f*; *Etym.:* griech. *mania* „Raserei, Wahnsinn"; ***engl.:*** Mania

Kontext: Psychiatrie

M. ist ein emotionaler Ausnahmezustand bei einer ▸ affektiven Psychose mit einer deutlichen Beeinträchtigung der Realität mit Selbstüberschätzung und fehlender Krankheitseinsicht. Das extreme Verhalten kann bei Selbst- oder Fremdgefährdung eine Klinikeinweisung erforderlich machen. Im akuten Zustand ist eine physiotherapeutische Maßnahme nicht möglich.

Manipulation *f*; *Etym.:* lat. *manus* „Hand", *manipulus* „eine Hand voll"; ***engl.:*** Manipulation

1. *Kontext:* Bewegungsanalyse, Neurologie

Unter Manipulation wird die Fähigkeit verstanden, Objekte zu ergreifen, zu halten, zu bewegen und zu manipulieren. Diese Fähigkeit ist immer dann gefordert, wenn wir mit unserer Umgebung handelnd in Beziehung treten. Gemeint sind damit sowohl alltagsorientierte Tätigkeiten wie Schuhe binden, Essen und Trinken oder Schreiben wie auch künstlerische Fertigkeiten (z. B. Klavierspielen, Malen) und auch sportliche Aktivitäten (z. B. Ballspiele, Speerwurf).

2. *Kontext:* Manuelle Therapie

Oder schnelle, durch den Patienten nicht beeinflussbare Mobilisationsbewegungen; Indikationen: Stellungsänderungen von Gelenkpartnern (z. B. Kostotransversalgelenke, Iliosakralgelenke, Handwurzel), blockierte Bewegungen durch intraartikuläre Strukturen (z. B. freie Gelenkkörper, Meniskus), einzelne strukturelle Einschränkungen, z. B. verklebter oberer Rezessus am Kniegelenk (vgl. ▸ Manipulation von Gelenken).

3. *Kontext:* Funktionelle Bewegungslehre

Form der nonverbalen Instruktion mittels manueller Hilfen/Stimulation zur Initiierung und Unterstützung motorischer Lernprozesse; Teil der Behandlungstechniken und Einsatz während der Therapeutischen Übungen des FBL-Konzeptes. Arten: Gewichtabnahme von Körperabschnitten, während der Patient die Bewegung ausführt; der Therapeut führt die Bewegung, während sich der Patient auf die Bewegungsausführung konzentriert; der Therapeut gibt einen Führungswiderstand, der Patient bewegt gegen diesen Widerstand.

Manipulation von Gelenken *f*; *Etym.:* lat. *manipulatio* „Handgriff, Verfahren"; ***engl.:*** High velocity thrust; *Syn.:* Schnelle Mobilisation, Mobilisation mit schnellem Impuls, „Griff"

1. *Kontext:* Orthopädie

Passive impulsartige Bewegung eines Gelenkes, die mit hoher Geschwindigkeit innerhalb oder über die Grenzen der passiven Beweglichkeit hinaus durchgeführt wird.

2. *Kontext:* Kaltenborn-Evjenth-Konzept

M

Impulsbewegung mit hoher Geschwindigkeit und kleinem Ausmaß. In der Manuellen Therapie des OMT Kaltenborn-Evjenth-Konzeptes wird die M. als geradlinige translatorische Bewegung aus der Ruhestellung durchgeführt, die eine hohe Geschwindigkeit, geringe Kraft und kleine Amplitude hat. Der Ablauf der geradlinigen translatorischen M. wird in der Ruhestellung begonnen. In ihr nimmt der Therapeut langsam den ▸ Slack heraus und appliziert bei Erreichen des ersten Stops den schnellen Impuls. Die M. wird nur in Gelenken durchgeführt, die ein geeignetes Endgefühl zeigen. Dieses „manipulierbare" Endgefühl ist weniger elastisch und deutlich fester als physiologisch. Die M. beginnt in der Ruhestellung, aus der der Therapeut den Slack herausnimmt und strafft, um dann beim Spüren des ersten Bewegungsstopps den Impuls durchzuführen. Diese M. ist nach Kaltenborn die wirksamste Behandlung für intraartikuläre Einschränkungen. Aufgrund der hohen Geschwindigkeit geschieht sie ohne die Kontrolle des Patienten. Er kann die Bewegung nicht stoppen. Das mechanische Ziel der M. ist eine Entfernung der Gelenkflächen voneinander (Separation), um das ▸ Gleiten des physiologischen ▸ Rollgleitens wiederherzustellen. Das Behandlungsziel ist das Wiedergewinnen der normalen, schmerzfreien Gelenkbewegung. Darüber hinaus hat die M. eine neurologisch-reflektorische Wirkung, die mit der langsamen M. nicht erreicht werden kann.

Mann-Whitney-U-Test *m*; ***Etym.:*** nach den US-amerikanischen Mathematikern *Henry B. Mann* (1905–2000) u. *Donald Whitney* (1947); engl. *test* „Untersuchung, Prüfung"; ***engl.:*** Mann-Whitney U test; ***Syn.:*** U-Test von Mann-Whitney, Mann-Whitney-Wilcoxon-U-Test, Wilcoxon U-Test
Kontext: Statistik

Nichtparametrischer, sehr häufig eingesetzter Hypothesen prüfender Test. Der M. kommt mit ordinalskalierten Variablen aus, die keine ▸ Normalverteilung zeigen müssen (vgl. ▸ Ordinalskala). Die ▸ Nullhypothese zum M. lautet, dass die ▸ Mediane (als Maße für die zentrale Tendenz) zweier Populationen gleich sind. Wird der Test signifikant, bedeutet dies, die Ablehnung der Nullhypothese und damit die Annahme der ▸ Alternativhypothese, dass sich die Mediane der zugehörigen Populationen in ihrer Rangordnung (Größe) unterscheiden. Zwar wird bei der Anwendung des M. keine Normalverteilung verlangt, die Verteilung sollte aber in beiden Stichproben etwa formgleich sein. Für Stichproben $n < 20$ liegen exakte Tabellen vor, bei Stichproben mit $n_{1/2} > 20$ verwendet man die asymptotische Form des Tests.

Manometer *n*; ***Etym.:*** griech. *manos* „dünn" u. *metron* „Maß"; ***engl.:*** Manometre
Kontext: Physik

Gerät zur Druckmessung. Zur Luftdruckmessung wird z. B. das Barometer genutzt (vgl. ▸ Flüssigkeitsmanometer).

Manuelle Lymphdrainage *f*; ***Etym.:*** lat. *manus* „Hand", *lympha* „Wasser" und engl. *drain* „Entwässerung"; ***Abk.:*** MLD, ML; ***engl.:*** Manual lymphatic drainage; ***Syn.:*** Lymphdrainage
Kontext: Lymphdrainage

Behandlungsmethode zur Aktivierung der ▸ Lymphangiomotorik und Verschiebung von Flüssigkeit in der Haut (Entödematisierung). Sympathikolytische Wirkung durch therapeutische Dehnreize: Lymphgefäße dilatieren, Lymphangiomotorik bzw. Pulsation steigt. Therapie der ersten Wahl bei ▸ Lymphödemen, charakterisiert durch spezielle Handgriffe mit immer wechselndem, relativ geringem Anwendungsdruck. Therapeutische Nebeneffekte: Beruhigung und Schmerzlinderung (Senken des Sympathikotonus), Entspannen der Muskulatur (Tonusnormalisierung der glatten Muskulatur von Hohlorganen und Skelettmuskulatur, Anregen der Darmmotilität). Kontraindikationen: maligne Erkrankungen, Infektionen, Thrombose, Herzinsuffizienz, EPH-Gestose; relative Kontraindikationen: Störungen der Schilddrüsenfunktion, Asthma bronchiale (vgl. ▸ kombinierte physikalische Entstauungstherapie).

Manuelle Lymphdrainage nach Földi *f*; ***Etym.:*** lat. *manus* „Hand", *lympha* „Wasser", engl. *drain* „Entwässerung" u. *Michael Földi* ; (*1920) ***Abk.:*** KPE, ML; ***engl.:*** Manual lymphatic drainage according to Földi; ***Syn.:*** Komplexe Physikalische Entstauungstherapie
Kontext: Manuelle Lymphdrainage nach Földi

In den 1980er Jahren von Michael Földi entwickelte Kombination aus ▸ Manueller Lymphdrainage , Kompressionsbandagierung, Hautpflege, Bewegungstherapie, speziellen Massagen und weiteren physikalischen Maßnahmen (vgl. ▸ Kombinierte physikalische Entstauungstherapie).

Manuelle Lymphdrainage nach Vodder *f*; ***Etym.:*** lat. *manus* „Hand", *lympha* „Wasser", engl. *drain* „Entwässerung" u. *Emil Vodder* (1896–1986); ***Abk.:*** MLD, ML; ***engl.:*** Manual lymphatic drainage according to Vodder; ***Syn.:*** Komplexe Physikalische Entstauungstherapie
Kontext: Manuelle Lymphdrainage nach Vodder

M

Die Massagemethode ▶ Manuelle Lymphdrainage wurde in den 1920er Jahren von dem Dänen Emil Vodder und seiner Frau entwickelt. Ziel ist die Entlastung trophisch veränderter Gewebe von Schwellungen. Technik: Rhythmische manuelle Druckbe- und Entlastungen beschleunigen das Füllen der Lymphkapillaren und regen evtl. die Lymphmotorik an; Zirkelungen fördern den Lymphabtransport; entstaut wir zuerst proximal, danach von distal nach proximal (vgl. ▶ Kombinierte physikalische Entstauungstherapie).

Manuelle Therapie *f*; ***Etym.:*** lat. *manus* „Hand" u. griech. *therapeia* „Dienst; Behandlung, Pflege"; ***Abk.:*** MT; ***engl.:*** Manual therapy

Kontext: Manuelle Therapie

Physiotherapeutisches Konzept zur Untersuchung und Behandlung von Symptomen, die mit Funktionsstörungen des Bewegungsapparates zusammenhängen. Die MT für Physiotherapeuten ist in den 1950er Jahren entstanden. Der wörtlich übersetzte Begriff „Dienst mit der Hand" betonte die Anwendung manueller Techniken in einer damals vorwiegend aus Übungen bestehenden Physiotherapie. Weltweit ist die MT heute eine Spezialisierung innerhalb der Physiotherapie für die Behandlung neuromuskuloskeletaler Zustände.

Manuelle Therapie nach Kaltenborn *f*; ***Etym.:*** lat. *manus* „Hand" u. griech. *therapeia* „Dienst; Behandlung, Pflege"; ***engl.:*** Manual therapy according to Kaltenborn

Kontext: Kaltenborn-Evjenth-Konzept

Umfasst besonders die Untersuchung und Behandlung der Gelenke mit rotatorischen und geradlinigen translatorischen Bewegungen. Sie wurde von Freddy Kaltenborn seit 1948 entwickelt und ab 1958 „Manuelle Therapie ad modum Kaltenborn" genannt. Ihre besonderen Merkmale sind die geradlinigen translatorischen Bewegungen (Gelenkspiel) im Verhältnis zur Behandlungsebene, die Bewegungsstufen von I bis III für die geradlinigen translatorischen Bewegungen, die ▶ Konvex-Konkav-Regel, die dreidimensionale Einstellung eines Gelenkes vor der Durchführung einer Untersuchungs- und Behandlungstechnik, der Schutz der angrenzenden nicht mitzubehandelnden Gelenke, die Selbstbehandlung des Patienten und die Beachtung ergonomischer Prinzipien zum Schutz des Therapeuten und zur Effizienzsteigerung der Techniken. Die Manuelle Therapie nach Kaltenborn besteht aus Elementen der Orthopädischen Medizin von Dr. James Mennell und Dr. James Cyriax, der Osteopathie von Andrew T. Still und Dr. Alan Stoddard, der Chirotherapie von Dr. Albert Cramer und Originalbeiträgen von Freddy Kaltenborn. Sie hat wesentlich die ▶ Manuelle Therapie des Nordischen Systems geprägt und bildet den Kern des ▶ OMT Kaltenborn-Evjenth-Konzeptes .

Manuelle Therapie, Intensitätsstufen *f*; ***Etym.:*** lat. *manus* „Hand"; ***engl.:*** Manual therapy, intensity levels; ***Syn.:*** Traktionsstärke, Traktionsstufe

Kontext: Kaltenborn-Evjenth-Konzept

Dreistufige Dosierung der therapeutischen Zugspannung in der Manuellen Therapie: Lösen (Stufe 1), Straffen (Stufe 2), Dehnen (Stufe 3). Stufe 1 und 2 setzt der Therapeut zur Schmerzlinderung ein, Stufe 3 zur Gelenkmobilisierung (vgl. ▶ Slack).

Manuelle Unterstützung *f*; ***Etym.:*** lat. *manus* „Hand"; ***engl.:*** Manual guidance

Kontext: N.A.P.-Konzept

Im ▶ N.A.P.-Konzept setzt der Therapeut die Hände während zielmotorischer Handlungen ein. Sie schaffen bestmögliche biomechanische Voraussetzungen, um adäquate neuromuskuläre Aktivitäten zu ermöglichen. Der taktile Reiz muss hierbei entsprechend dem ▶ Timing der Handlung gesetzt werden. Dadurch erhält das zentrale Nervensystem eine Idee, wie die Bewegung erfolgen kann und es werden Feedbackmechanismen angesprochen, die überprüfen, ob die geplante Bewegung erfolgte oder Abweichungen vorliegen. Hierüber kann das System adaptieren und Geschicklichkeit für Handlungen entwickeln.

Manuelle Vibration *f*

Vgl. ▶ Vibration, manuelle.

Manueller Kontakt *m*

Kontext: PNF-Konzept

Grundprinzip zur Fazilitation im PNF-Konzept; die Hände des Therapeuten befinden sich auf dem zu bahnenden Muskel. Der m. K. ermöglicht Führung und Fazilitation zur Kraftfreisetzung (vgl. ▶ Lumbrikaler Griff).

Marke *f*; ***engl.:*** Brand

Kontext: Betriebswirtschaftslehre, Marketing

In der Marketingsprache Englisch sind Marken „Brands"; entsprechend spricht man von „Branding", d. h. das Ziel eines Unternehmens kann es sein, eine M. bzw. einen Markennamen zu schaffen. Es geht um das Bewusstsein der Kunden (nicht um das juristisch geschützte Warenzeichen), z. B. die M. Tempo als Synonym für Taschentücher. Physiotherapie: Den Praxis- oder In-

M

habernamen als Markenname im regionalen Bereich zu etablieren könnte z. B. das Ziel der Marketingaktivitäten einer physiotherapeutischen Praxis sein; die Schaffung eines Markennamens für eine Therapieform ist relativ unrealistisch. Praxen haben z. B. in den Bereichen ▸ Sponsoring und Therapieprodukte (z. B. Thera-Band als Überbegriff für elastische Bänder) mit Marken zu tun.

Marker, somatischer *m*; ***Etym.:*** engl. *mark* „Markierung, Marke“ u. griech. *soma* „Körper“; ***engl.:*** Marker, somatic

Kontext: Psychologie, Neurophysiologie, Kommunikation

Körperliches Signal (z. B. spontanes Lächeln, Gefühl der Einengung im Brustraum), das automatisch bzw. unbewusst auftritt und Hinweise über emotionale Zustände gibt. Diese emotionalen Zustände sind notwendige Steuerungsinformationen für das eigene Überleben und die persönliche Weiterentwicklung. Häufig tragen diese Signale zu einem ▸ Bauchgefühl bei, das für gute Entscheidungen relevant ist. Wird die eigene ▸ Aufmerksamkeit bewusst auf diese körperlichen Signale gerichtet, kann der emotionale Gehalt bewusst werden (▸ Focusing). Dadurch kann die Person die wichtigen körperlichen Hinweise in ihre bewussten Überlegungen einbeziehen. In der Physiotherapie können Therapeuten dies nutzen, um zum einen Anhaltspunkte für eine möglicherweise notwendige Steuerung ihres eigenen Handelns zu beachten und zum anderen eine gute ▸ Kommunikation mit dem Patienten zu fördern (vgl. ▸ Aktualisierungstendenz, ▸ Kongruenz, ▸ Selbstkonzept).

M

Marketing *n*; ***Etym.:*** engl. *marketing* „Vermarktung“

Kontext: Betriebswirtschaftslehre, Marketing

Ausdruck für kunden-/patientenorientiertes und somit marktorientiertes Denken und Handeln. M. beschäftigt sich mit dem Verkauf/Absatz von Produkten und Dienstleistungen und schließt deren Entwicklung entsprechend der Kundenbedürfnisse sowie alle Zusatzleistungen, z. B. Zahlungsbedingungen, Ausstattung, Beratungsaspekt usw. mit ein (▸ vier P, ▸ sieben P). Einteilung: Marktforschung, Marketingprozesse, Marketinginstrumente, Marketing-Mix.

Marketingcontrolling *n*; ***Etym.:*** engl. *marketing* „Vermarktung“ u. *control* „kontrollieren, regeln, regulieren“; ***engl.:*** Marketing controlling

Kontext: Betriebswirtschaftslehre, Marketing

Steuerung der Planung und Umsetzung des Marketings mittels Kennzahlen; Informationsversorgung (Datenweitergabe an das Management) mittels Marketing-Berichtssystem. Bsp. physiotherapeutische Praxis: Das Marketingbudget und die finanzwirtschaftlichen Ziele der Praxis, die mithilfe des Marketings erreicht werden sollen, werden errechnet und verglichen. Zwecks z. B. einer Anzeigenschaltung in der Lokalpresse plant und misst (hier zählt) der für das Controlling zuständige Mitarbeiter die Soll- und Ist-Werte. Es zeigt sich, ob die Maßnahme die erwartete Wirkung in der Öffentlichkeit erzielt hat. Zur Information gibt er die Daten an die Praxisleitung weiter.

Marketinginstrument *n*; ***Etym.:*** engl. *marketing* „Vermarktung“ u. lat. *instrumentum* „Gerät, Werkzeug“; ***engl.:*** Marketing instrument

Kontext: Betriebswirtschaftslehre, Marketing

Maßnahmen zur Verbesserung der Marktposition. Die vier klassischen Marketinginstrumente sind: Produkt-, Kontrahierungs- (Preis), Distributions- (Vertrieb), Kommunikationspolitik. Im Dienstleistungsbereich sind drei weitere Instrumente notwendig: Prozess-, Ausstattungs-, Personalpolitik. In Anlehnung an die englisch geprägte Marketingsprache auch: ▸ vier P oder ▸ sieben P (entsprechend der Anfangsbuchstaben). Jedes M. ist weiter untergliedert (3–10 Varianten). Physiotherapie: Jede physiotherapeutische Praxis hat verschiedene Möglichkeiten, Marketingmaßnahmen zu ergreifen, z. B. Preisgestaltung (Kontrahierungspolitik), verlängerte Behandlungsdauer (Produktpolitik) und/oder keine Wartezeiten (Prozesspolitik); (vgl. ▸ Marketing-Mix).

Marketing-Mix *m*; ***Etym.:*** engl. *marketing* „Vermarktung“ u. *mix* „Mischung“; ***engl.:*** Marketing mixture

Kontext: Betriebswirtschaftslehre, Marketing

Ergebnis der ▸ Marketingplanung; individuelle, optimale Kombination der ▸ Marketinginstrumente. Der individuelle Mix ist für physiotherapeutische Praxen erfolgsentscheidend. Am kostenintensivsten ist die klassische ▸ Werbung (Teil der Kommunikationspolitik). Die weiteren Instrumente sind, gezielt eingesetzt, häufig sehr wirkungsvoll, kundenorientiert und weniger kostenintensiv (vgl. ▸ Vier P, ▸ Sieben P).

Marketingplanung *f*; ***Etym.:*** engl. *marketing* „Vermarktung“; ***engl.:*** Marketing planning

Kontext: Betriebswirtschaftslehre, Marketing

Systematische planerische Umsetzung der Marketingziele durch gezielten Einsatz der ▸ Marketinginstrumente. Man unterscheidet i. d. R. kurz-, mittel- und langfristige Maßnahmen.
Bereiche der M.: Absatzplanung (Wie viele z. B. Behandlungseinheiten je Therapieform können an welche Patienten-Zielgruppe „verkauft" werden; wie viele therapeutische Hilfsmittel können verkauft werden?); Marketing-Maßnahmenplan (Welche Maßnahmen/Instrumente werden zur Zielerreichung ergriffen?); Kostenplanung (Welche Kosten entstehen durch die ausgewählten Marketinginstrumente?). Physiotherapie: Die M. muss immer mit der Personal-, Behandlungs-, Raum-, Termin- und Materialplanung abgestimmt sein.

Marketingprozess *m*; ***Etym.:*** engl. *marketing* „Vermarktung" u. lat. *processus* „Fortschreiten, Fortgang, Verlauf"; ***engl.:*** Marketing process
Kontext: Betriebswirtschaftslehre, Marketing
Aufeinanderfolgende Phasen der Marketinggestaltung: Marketingplanung, Marketingerfolgskontrolle, ▸ Marketingcontrolling. Physiotherapie: Entscheidet sich ein Praxisinhaber, aktiv Marketing zu betreiben, muss er, um finanzielle Verluste zu vermeiden (ohne im Gegenzug Umsatz-/Gewinnzuwächse zu realisieren), konsequent Marketing betreiben (d. h. den Marketingprozess genauso strukturiert verfolgen wie den therapeutischen Behandlungsprozess). Alternativ kann er auf die Mundpropaganda setzen und diese gezielt steuern. Er hat dadurch keine zusätzlichen Marketingausgaben mit der Gefahr, dass die Ausgaben zwar definitiv, die erhofften zusätzlichen Einnahmen jedoch fraglich bleiben.

Markieren von Wegen *n*; ***engl.:*** To mark pathways
Kontext: Therapeutisches Klettern, Neurologie
Zur Verbesserung der Bewegungsausmaße werden, z. B. bei Patienten nach Schlaganfall, Griffe und Tritte (anfangs am Boden) farblich hervorgehoben oder markiert (Klebezettel, rutschsichere kleine Matten). Der Patient muss zusätzlich zum Stabilisieren die Griffweite sowie Schrittlänge verändern. Durch unterschiedliche Unterlagen können weiter Reize zur Verbesserung der Gleichgewichtsfähigkeit gesetzt werden.

Markscheide *f*; ***engl.:*** Myelin sheath; ***Syn.:*** Myelinscheide
Kontext: Neurologie
Schützende Myelinummantelung für das Axon; besteht aus Schwann-Zelle, die sich zum Schutz so oft und eng um das Axon gewickelt hat, dass sich eine eigene Lipoproteinschicht bildet (das sog. Myelin) (vgl. ▸ Nervenzelle).

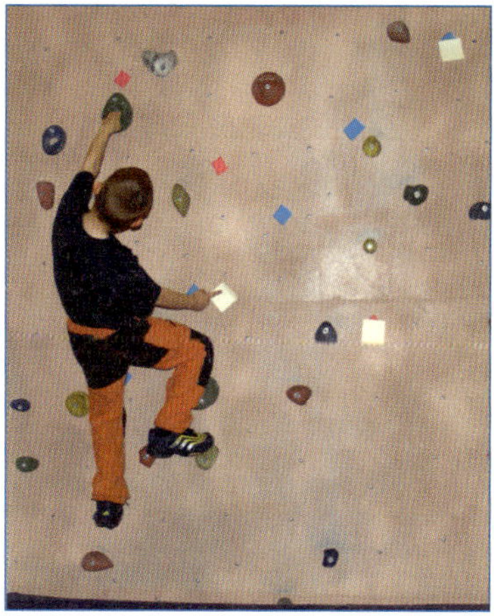

Markieren von Wegen durch Klebezettel.

Marktanalyse *f*; ***Etym.:*** griech. *analysis* „Auflösung"; ***engl.:*** Market analysis
Kontext: Betriebswirtschaftslehre, Marketing
Teilgebiet der ▸ Marktforschung. Bsp. physiotherapeutische Praxis: Mithilfe der M. ermittelt der Praxisinhaber einmalig oder zu bestimmten Intervallen alle Faktoren, die den Therapie-Markt bestimmen. Da Physiotherapie ein regional begrenzter Markt ist, erhebt er die benötigten Daten z. T. selbst (Primärforschung) oder er kann auf bereits erhobene Daten zurückgreifen (Sekundärforschung). Zu analysierende Aspekte im therapeutischen Bereich: Markttrends (▸ Trends), Marktwachstum, ▸ Marktsegmente , alle angebotenen Behandlungsmethoden (Produktforschung) der Region und alle weiteren Elemente der Marktforschung (vgl. ▸ Marktanteil).

Marktanteil *m*; ***engl.:*** Market share
Kontext: Betriebswirtschaftslehre
Prozentualer Anteil eines Unternehmens am gesamten Marktvolumen der betrachteten Region. Berechnung: Marktanteil = Unternehmensumsatz (oder -absatz) 100 / Marktvolumen. Physiotherapie: Der M. kann meist nur geschätzt werden, Zahlen über die gesamte Anzahl physiotherapeutischer Verordnungen aller Ärzte der Region liegen selten vor. Es ist schwierig, den Gesamtmarkt präzise zu erfassen. Im Rahmen der ▸ Marktfor-

schung bzw. ▸ Marktanalyse kann man versuchen, diese Zahlen über die Kassenärztlichen Vereinigungen zu erhalten. Der Gesamtmarkt ist die Addition aller Anbieter physiotherapeutischer Behandlungen. Die Anzahl der Mitarbeiter physiotherapeutischer Praxen kann über das Gesundheitsamt erfragt werden (nur Erfassung nach Köpfen, nicht Summe der wöchentlichen Arbeitsstunden).

Marktattraktivität *f*; ***Etym.:*** franz. *attraction* „Anziehung, Anziehungskraft"; ***engl.:*** Market desirability

Kontext: Betriebswirtschaftslehre

Begriff aus der Portfolioanalyse nach McKinsey; umfasst drei Attraktivitätsstufen (niedrig, mittel und hoch) für ein Unternehmen, um in diesem Markt aktiv zu werden. Die M. ist für jedes Unternehmen (zu verschiedenen Zeitpunkten) unterschiedlich. Bsp.: Je nach Ausrichtung des Praxisprofils (Orthopädie, Neurologie, Pädiatrie usw.) sind Wellness-Leistungen ein ggf. attraktiver oder unattraktiver Markt. Praxen, die bisher nichts im Bereich Wellness angeboten haben, sind evtl. zu spät für diesen Trend (Konkurrenz-Praxen haben sich bereits etabliert). Für einige Praxen hat der Wellnessmarkt eine hohe M., für andere eine niedrige (vgl. ▸ McKinsey-Portfolio, ▸ Portfolioanalyse).

M

Markteinführungsphase *f*

Vgl. ▸ Einführungsphase.

Marktforschung *f*; ***engl.:*** Market research

Kontext: Betriebswirtschaftslehre, Marketing

Umfasst die Marktanalyse, -beobachtung und -prognose; Basis, um geeignete Marketingmaßnahmen zu ergreifen. Physiotherapie: Neben den unter ▸ Marktanalyse beschriebenen Aspekten berücksichtigen physiotherapeutische Praxen das Konkurrenzverhalten (Therapieangebote, -preise und Marketingmaßnahmen); die Patientenforschung (Motive, Kaufverhalten von Patienten, Praxistreue, Zielgruppeneinteilung) und das Verordnungsverhalten der Ärzteschaft (vgl. ▸ Marktsegmentierung).

Marktnische *f*; ***engl.:*** Market niche

Kontext: Betriebswirtschaftslehre, Marketing

Kleine, Spezialisierungen erfordernde Lücke im Gesamtangebot aller Produkte und Dienstleistungen, die nur ein Anbieter erfüllt. Die Zahl der Nachfrager ist aufgrund der Spezialisierung relativ gering. Marktnischen suchen und finden kann eine erfolgreiche Marktstrategie sein, da die Preise der Nischenprodukte/-dienstleistungen durch die geringe Anzahl höher sind. Physiotherapeutische Nischen: z. B. die Spezialisierung auf einzelne Krankheitsbilder, wie Mukoviszidose, ALS, Kiefergelenkprobleme usw.

Marktperspektive *f*; ***Etym.:*** lat. *perspicere* „mit dem Blick durchdringen, deutlich sehen"; ***engl.:*** Marketing perspective

Kontext: Betriebswirtschaftslehre

Begriff der ▸ Balanced Scorecard; ist eine der fünf häufigsten Sichtweisen zur Betrachtung des eigenen Unternehmens. Physiotherapie: Der Praxisinhaber nimmt die Position/Sichtweise des Gesamtmarktes ein und stellt die damit verbundenen anderen Fragen: Welche der hier angebotenen Therapieleistungen sind gerade von allgemeinem Interesse oder Desinteresse? Was will keiner? Was liegt im Trend? Die M. unterscheidet sich von der des Praxisinhabers; der Perspektivenwechsel eröffnet evtl. neue Aspekte für die Praxisentwicklung.

Marktsegmentierung *f*; ***Etym.:*** lat. *segmentum* „Schnitt, Einschnitt, Abschnitt"; ***engl.:*** Market segmentation

Kontext: Betriebswirtschaftslehre, Marketing

Aufteilung des Gesamtmarktes in homogene Teilmärkte. M. gehört zur Marketingplanung bzw. Marketingstrategie-Entwicklung. Je genauer man eine Zielgruppe in ihrem Segment erfasst, umso zielgerichteter kann man spezifische Marketingmaßnahmen ergreifen, um den Absatz zu fördern. Physiotherapie: Kriterien zur Aufteilung des physiotherapeutischen Gesamtmarktes: Geschlecht, Alter, Einkommen, Krankheitsbilder, Compliance der Patienten, Art der Versicherung oder Selbstzahler, Mobilität usw.

Martin-Gruber-Verbindung *f*; ***engl.:*** Martin-Gruber-connection

Kontext: Neurophysiologie

Jedem Nerv werden sensible Hautareale und motorische Kennmuskeln zugeordnet. Diese Zuordnung kann durch Querverbindungen zwischen zwei Nerven variieren, den sogenannten Martin-Gruber-Verbindungen.

Massage, chinesische *f*; ***engl.:*** Massage, Chinese; ***Syn.:*** Synonyme: Tuina, Anmo, APM. Akupressur, Shiatsu, Tsubo

Kontext: Traditionelle Chinesische Medizin

Die Chinesische Massage bezeichnet man als ▸ Tuina, wenn sie vom Fachmann angewendet wird, und als ▸ Akupressur, wenn sie vom Laien angewendet wird. Sie ist eine Reflexbehandlung und dient der Kräftigung, der Vorbeugung oder

der Schmerzlinderung. Alle funktionellen und reversiblen Erkrankungen können durch die c.M. geheilt werden.

Massage, klassische *f*; ***Etym.:*** lat. *mobilis* „beweglich" u. franz. *massage* in gleicher Bedeutung zu griech. *massein* „kneten"
Kontext: Massage
Die klassische M. nutzt vorwiegend die mechanische und reflektorische Wirkung auf die Muskulatur mit ihren bindegewebigen Hüllen, auf Haut, Unterhaut und arterielle Durchblutung. Mit verschiedenen Techniken werden die Muskulatur und die oberen Gewebeschichten bearbeitet. Bei trockener oder stark behaarter Haut werden spezielle Öle oder Emulsionen zur Herabsetzung der Reibung verwendet.
Wirkung: Tonisierung oder Detonisierung der Muskulatur, Verbessern der Verschieblichkeit der Gewebe, Durchblutungsförderung.

Massage, mobilisierende *f*; ***Etym.:*** lat. *mobilis* „beweglich" u. franz. *massage* in gleicher Bedeutung zu griech. *massein* „kneten"; ***engl.:*** Massage, mobilisation
Kontext: Funktionelle Bewegungslehre
Behandlungstechnik nach Klein-Vogelbach, die alternierende Muskeldehnung/-annäherung durch therapeutische Griffe kombiniert mit passiver/aktiver Gelenkbewegung in einer Bewegungsrichtung nutzt. Ziele: Verbesserung der Wahrnehmung, Gewebetrophik, -verschieblichkeit, Muskelfunktion (Tonusregulierung, Koordination) und des Bewegungsausmaßes. Einsatz: z. B. bei Patienten mit schmerzbedingten Bewegungseinschränkungen, Hypertonus (vgl. ▸ Hubfreie Mobilisation, ▸ Widerlagernde Mobilisation).

Masse *f*; ***engl.:*** Mass
Kontext: Physik
Widerstand der Materie gegen Bewegungsänderungen bzw. die Trägheit oder das Beharrungsvermögen eines Körpers; Maßeinheit: Kilogramm [kg].

Masse, träge *f*; ***engl.:*** Mass, inert
Kontext: Physik
Grundeigenschaft der Materie, Ursache für Gewicht und Trägheit eines Körpers. Grundgröße im Internationalen Einheitensystem (SI-System). Formelzeichen: m, Einheit Kilogramm (kg).

Massenbewegung *f*; ***engl.:*** Mass movement; ***Syn.:*** Holokinese
Kontext: Diagnostik, Vojta-Konzept
Unmittelbar nach der Geburt wird das Neugeborene mit einer Flut von neuen Afferenzen überschüttet, mit denen es noch nicht umgehen kann. Dies wird sichtbar, indem es instabil in Rückenlage hin und her schwankt, wobei seine Extremitätenbewegungen immer wieder in Moro- oder moroähnlichen Bewegungen „auseinanderfliegen". Spätestens am Ende des ersten Trimenons hat der gesunde Säugling Strategien zur Bewältigung dieser neuen Afferenzfülle entwickelt: Er liegt mit gut gebeugten Beinen sicher in der Rückenlage, der Stützbereich befindet sich am Hinterkopf und am extendierten dorsalseitigen Oberkörper mit nach dorsal-kaudal gesichertem Schultergürtel. Jetzt sind irradiierte Mitbewegungen nur noch selten zu sehen: z. B. bei sehr plötzlichen Stimuli.
In der pathologischen Entwicklung sind die Massenbewegungen deshalb abrupter und zeitlich länger zu sehen, weil die Gestaltung einer dynamisch-stabilen Körperlage gestört ist, sodass die zielgerichteten, koordinierten, phasischen Bemühungen entarten müssen. Manche pathologische Kinder kommen in ihrer Entwicklung über das Stadium der Holokinese nicht hinaus. (Vgl. ▸ Reagibilität, posturale, ▸ Irradiation.)

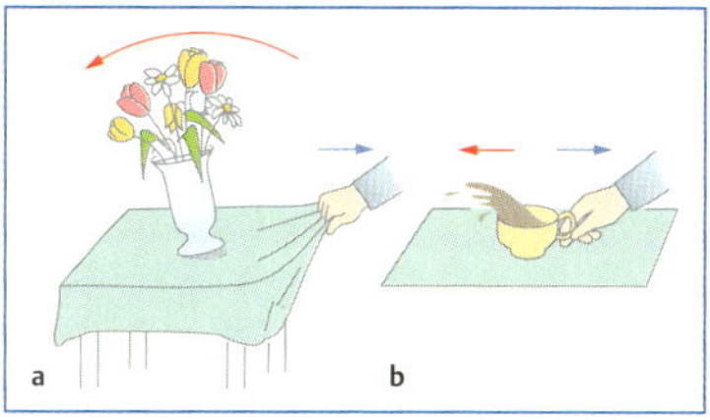

Träge Masse. Beispiele: a Die Vase fällt entgegen der Zugrichtung an der Tischdecke. b Der Kaffee schwappt in die Gegenrichtung der Zugrichtung an der Tasse.

Massenmittelpunkt *m*; ***engl.:*** Center of mass; ***Syn.:*** Schwerpunkt, Punktmasse, Masse(n) punkt
Kontext: Biomechanik
Idealisierter (virtueller) Punkt, der den Körper hinsichtlich seines Ortes und seiner Masse vertritt. Das tatsächliche Volumen und seine Form werden vernachlässigt; die gesamte Masse des Körpers wird diesem Punkt zugeordnet (Massenmittelpunkt). Der Massenpunkt besitzt 3 Translationsfreiheitsgrade und keine Rotationsfreiheitsgrade (vgl. ▸ Freiheitsgrad).

M

Massenträgheit *f*; ***engl.:*** Inertia of mass; *Syn.:* Trägheit
Kontext: Physik
„Beharrungsvermögen". Jeder Körper hat eine bestimmte Masse. Je größer die Masse eines Körpers ist, desto geringer sind die Einflüsse einwirkender Kräfte; er reagiert träge. S. ▶ Newton-Axiome („Trägheitsgesetz").

Mastoiditis *f*; ***Etym.:*** griech. *mastos* „Brust, Mutterbrust", *...id* zu *eidos* „Aussehen, Gestalt" und *...itis* = Endung in der medizinischen Bezeichnung von Entzündungen; ***engl.:*** Mastoiditis
Kontext: Kiefergelenkbehandlung
Entzündung der Schleimhaut in den lufthaltigen Zellen des Processus mastoideus. Ursache kann eine nicht ausgeheilte Mittelohrentzündung sein.

Material *n*; ***Etym.:*** lat. *materia* „Stoff"; ***engl.:*** Material
Kontext: Betriebswirtschaftslehre
Für den Prozess der Produktherstellung bzw. Dienstleistungserbringung notwendige Stoffe, z. B. Roh-, Hilfs- und Betriebsstoffe. Physiotherapie: Therapeuten verwenden/verbrauchen in die Behandlung einfließende Materialien. In der Buchführung (Bilanz) grenzt man sie ab von den Therapieprodukten, die benutzt und verkauft, aber nicht verbraucht werden (z. B. Keilkissen, Pezziball). Therapeuten verbrauchen zudem Hilfsstoffe (z. B. Narbencremes, Massageöle und Einmal-Fango) und Betriebsstoffe (Wasser, Seife und Strom). Betriebsstoffe sind kostengünstiger als Hilfsstoffe.

Materialismus *m*; ***Etym.:*** lat. *materia* „Stoff"; ***engl.:*** Materialism
Kontext: Forschung
Alle Phänomene lassen sich auf Materie und deren Prozesse zurückführen. Alles, was existiert und wahrgenommen werden kann, lässt sich auf materielle (physische) Strukturen zurückführen. Die materialistische Sichtweise der Wissenschaftsausübung basiert auf dem Gedanken, dass die gesamte Natur (inklusive der sozialen und individuellen Wirklichkeit) naturwissenschaftlich untersucht werden sollte.

Materialkosten *f*; ***Etym.:*** lat. *materia* „Stoff"; ***engl.:*** Material costs
Kontext: Betriebswirtschaftslehre
Alle durch ▶ Material verursachten Ausgaben eines Unternehmens. Physiotherapie: Ziel jeder physiotherapeutischen Praxis ist es, die Kosten der Materialbeschaffung (Verbrauchs-, Betriebs-, Gerätematerial) und Lagerkosten (entsprechend den Bedarfsmengen und -zeitpunkten) möglichst gering zu halten. Zu große Vorräte an Material (z. B. Papier, Büromaterial) verringert die ▶ Liquidität der Praxis, zu geringe Vorräte stören den Praxisablauf (z. B. kaputte Pezzibälle, verschwundenes, nicht rechtzeitig ersetztes Lagerungsmaterial). Eine mengenmäßige, zeitliche, qualitative und wertmäßige Materialkontrolle hilft, die M. und somit die Praxisabläufe zu optimieren (vgl. ▶ Materialwirtschaft).

Materiallager *n*; ***Etym.:*** lat. *materia* „Stoff"; ***engl.:*** Stocks
Kontext: Betriebswirtschaftslehre
Räumlicher Bereich zur Aufbewahrung des ▶ Materials; mögliche Kostenstelle der Kosten- und Leistungsrechnung. Das M. ist betriebswirtschaftlich aufgrund der Lagerhaltungskosten von Bedeutung. Die Quadratmeter des Lagers verursachen Mietkosten, die minimiert sein sollten. Physiotherapie: Während der Behandlungen verbrauchen Therapeuten überwiegend Materialien von geringem Wert; Lagerkontrolle oder Schwund entfallen weitestgehend. Verkauft eine Praxis viele Therapiehilfsmittel, wird die Pflege und Kostenkontrolle der gelagerten Therapiematerialien bedeutsam. Auch die Entfernung zwischen Lager und Verbrauchsort ist ein Kostenfaktor.

Materialwirtschaft *f*; ***Etym.:*** lat. *materia* „Stoff"; ***engl.:*** Materials management
Kontext: Betriebswirtschaftslehre
Umfasst die Materialbedarfsplanung, -beschaffungszeitpunkte, optimale Bestellmenge, Materialkontrolle und Lagerkosten. ▶ Material bindet Kapital. Falsche Vorgehensweisen steigern die Kosten unnötig, z. B. zu teure saisonale Bestell-Zeitpunkte, zu kleine oder zu große Mengen, spät bemerkte Materialfehler, Schwund und Raummiete der Lagerräume. Physiotherapie: Einspar- bzw. Kostensenkungspotenziale bietet die M. umso mehr, wenn der Verkauf von Therapiehilfsmitteln Betriebszweck ist. Die Materialbeschaffung kann man häufig vernachlässigen, da die Materialien von geringem Wert (relativ kostengünstig) sind, oder selten beschafft werden müssen (z. B. Gymnastikmatten mit langer Nutzungsdauer).

Matrix *f*; ***Etym.:*** lat. *matrix* „Verzeichnis, Stammrolle"; ***engl.:*** Matrix
1. *Kontext:* Mathematik, Physik
Anordnung von Zahlenwerten in Tabellenform bzw. von Objekten schachbrettartig. Beispiele: Bildpunkte-Matrix eines Bildschirms (LED-, LCD-Array) oder eines Fotochips (Foto-, Filmkamera).

In der Biologie: Zwischenzellsubstanzen (Extrazelluläre Matrix).
2. *Kontext:* Betriebswirtschaftslehre
Diagrammähnliche Darstellung mit Gitternetzeinteilung, die (markt-)wirtschaftliche Zusammenhänge darstellt. Jede M. hat eine x- und y-Achse für jeweils ein Kriterium (z. B. x = Zeitablauf; y = Gewinn). Am häufigsten ist die 4-Felder-Matrix (4 Quadranten). Bekannt ist in der Physiotherapie v. a. die Portfolio-Matrix (vgl. ▸ Portfolioanalyse).
3. *Kontext:* Physiologie
Gesamtheit aller extrazellulären Bestandteile des Bindegewebes: kollagene Fasern, elastische Fasern, ▸ Grundsubstanz, Wasser, nicht-kollagene Proteine; die M. bildet ein stabiles Netzwerk und gibt dem Gewebe sein Volumen; Netzwerk der M., insbesondere die Grundsubstanz, haben die Funktion, Gewicht zu tragen und Stöße zu dämpfen.

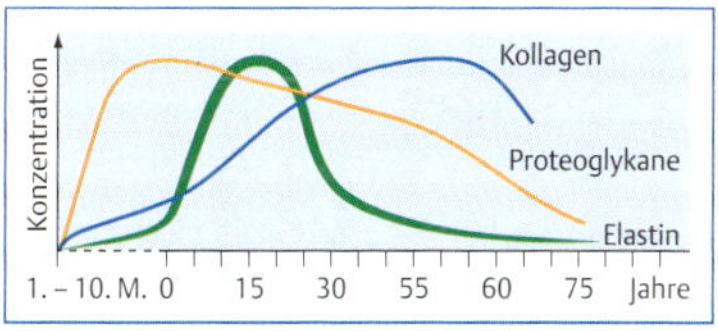

Matrix. Die Synthese der wichtigsten Matrixmakromoleküle im zeitlichen Verlauf.

Matrixbelastung *f*; ***engl.:*** Matrix stress
Kontext: Physiologie, Traumatologie
Einwirken einer Kraft auf die Fasern des Bindegewebes. Die mechanischen Eigenschaften von Bindegewebe hängen von der Kraft und Dauer der Krafteinwirkung ab. Ist die dehnende Kraft gering, wird das Gewebe gestrafft, die Fasern richten sich entlang der Zugrichtung aus. Kraft und Dauer, die durch eine Übung auf das Gewebe wirken (Belastung der ▸ Matrix), passt der Therapeut an die ▸ Wundheilungsphasen an.

Matrixorganisation *f*; ***Etym.:*** lat. *matrix* „Zuchttier, Stammmutter", zu *mater* „Mutter" u. franz. *organiser* „mit Werkzeugen versehen"; ***engl.:*** Matrix organisation
Kontext: Betriebswirtschaftslehre
Form der Aufbauorganisation eines Unternehmens; Mehrlinienorganisation. Merkmale: Gliederung in vertikale und horizontale Einheiten; sehr viele Schnittstellen zwischen allen Einheiten, die die ausdrücklich erwünschte Kommunikation zwischen allen Funktionsbereichen ermöglichen. Vorteile: Wegfall der Hierarchien (stattdessen projektbezogenes Zusammenarbeiten), hohe Flexibilität und Kreativität jedes Bereiches. Nachteile: Konflikte, Überforderungen und unklare Instanzen. Bsp. Rehaklinik mit M.: Therapeutische Fachbereichsebenen (Einheiten) und ärztliche Fachabteilungen (z. B. Physiotherapie in der Orthopädie, Orthopädie, Physiotherapie in der Neurologie, Ergotherapie in der Neurologie, Neurologie, Physiotherapie in der Inneren Medizin, Innere Medizin usw.) sind horizontal, gleichberechtigt nebeneinander angeordnet; die Einheiten Marketing, Materialbeschaffung, Personalabteilung und Controlling sind vertikal anordnet. Die Einheiten Physiotherapie in der Neurologie, Ergotherapie in der Neurologie, Neurologie, Physiotherapie in der Inneren Medizin und Marketing erarbeiten gemeinsam ein Konzept für die ambulante Betreuung von Patienten mit Schlaganfall.

Matrixsynthese *f*; ***engl.:*** Matrix synthesis
Kontext: Physiologie
Bildung von Fasern und Grundsubstanz im Extrazellularraum. Die Synthese beginnt im Zellkern: Die Informationen werden kopiert und an die Ribosomen versendet. Dort wird die Kopie gelesen und in spezifische Aminosäuresequenzen übersetzt. Nach diesem Bauplan wird im rauen endoplasmatischen Retikulum mit der Herstellung von Matrixmolekülen begonnen. Im Golgi-Apparat werden die Moleküle weiter vervollständigt und in kleine Pakete verpackt. Diese Pakete bewegen sich zur Zellmembran und werden nach außen transportiert. Im Extrazellulärraum werden die einzelnen Untereinheiten zusammengesetzt: Fasern und Grundsubstanzmoleküle entstehen. Physiotherapie: Die Zelle benötigt verschiedene Mechanismen, z. B. mechanische Reize, um ihre Aktivität zu verändern. Diese Mechanismen (Einflussfaktoren) steuern die Synthesequalität und -quantität.

Matthiaß-Test *m*; ***engl.:*** Matthiass test
Kontext: Orthopädie, Pädiatrie
Haltungsleistungstest zur Überprüfung der Leistungsfähigkeit der Rücken- und Rumpfmuskulatur bei Kindern und Jugendlichen. Durchführung: Das Kind wird aufgefordert ganz aufrecht zu stehen; es hebt beide Arme nach vorne an (Schulterhöhe), hält diese Position über 30 sec. Testmechanismus: Durch das ventrale Armgewicht verlagert sich der Körperschwerpunkt nach vorne. Folgen: Bei haltungsstarken Kindern kommt es zu einer geringgradigen Rückverlagerung der ge-

M

samten Körperlängsachse; bei haltungsschwachen Kindern verstärken sich BWS-Kyphose und LWS-Lordose. Einteilung der Schwäche: Allmähliches Auftreten der Haltungsveränderung während der 30 sec (Grad 1); das Kind kann sich nicht aufrichten, die Körperabschnitte verschieben sich bereits zu Beginn der Armbewegung (Grad 2). Die Kriterien zur Beurteilung der Haltung sind subjektiv. Der Test erfüllt keine objektiven Gütekriterien. Studien zeigten eine schlechte Intertesterreliabilität.

Mature-Organism-Modell *n*; ***Etym.:*** engl. *mature organism* „reifer Organismus"; ***Abk.:*** MOM-Modell

Kontext: Theoretische Modelle

„Modell des reifen Organismus"; entwickelt vom engl. Physiotherapeuten Louis Gifford. Es zeigt den Menschen als biologisches Wesen mit dynamischem und plastischem Nervensystem, das ständig Informationen aus Umgebung und Körper aufnimmt (Input). Diese werden in Abhängigkeit von physiologischen, affektiven, kognitiven und sozio-kulturellen Faktoren sowie früheren Lernerfahrungen verarbeitet und drücken sich dann in physiologischen Prozessen (Muskeltonus, hormonelle Prozesse, Verhalten, etc.) aus (Output). Der Output beeinflusst dann wiederum den Input ins biologische System; Schmerzerleben wird als dynamisches Phänomen dargestellt; es zeigt, dass eine Behinderung durch Schmerzen direkt als Folge kognitiver, affektiver oder Verhaltensfaktoren auftreten kann.

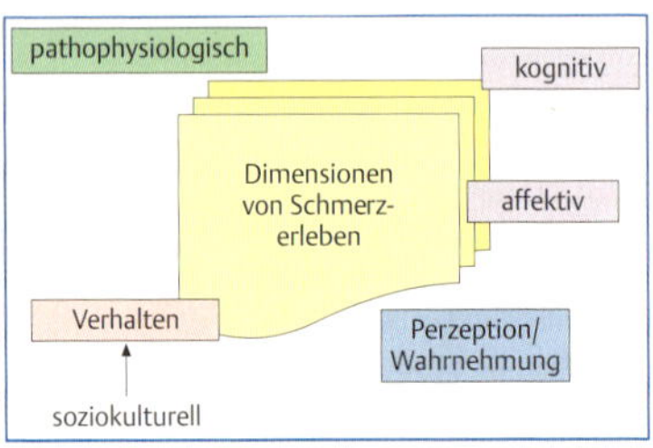

Mature-Organism-Modell.

Maxilläre Retrognathie *f*; ***Etym.:*** lat. *retro* „rückwärts, zurück", griech. *gnathos* „Kiefer" u. lat. *maxilla* „Kinnbacken"; ***engl.:*** Maxillary rethrognathia

Vgl. ▸ Retrognathie, maxilläre.

Maximale Bewegungsamplitude *f*; ***engl.:*** Maximal amplitude of motion

Kontext: Biomechanik, Trainingslehre

Größtmögliches Ausmaß an physiologischer Bewegung der Extremitäten, die von individuellen Voraussetzungen abhängig sind, z. B. von der Dehnfähigkeit der Muskulatur.

Maximalkraft *f*; ***engl.:*** Maximum strength

1. ***Kontext:*** Physik

Größtmögliche Kraft, die das Nerv-Muskel-System willkürlich gegen einen Widerstand auszuüben vermag. Bestimmende Faktoren sind u. a. Muskelquerschnitt, Muskelfaseranzahl, Muskelfasertypenverhältnis, Muskelstruktur, inter- und intramuskuläre Koordination, Muskelvordehnung, Kontraktionsgeschwindigkeit, Trainingszustand und Motivation.

2. ***Kontext:*** Medizinische Trainingstherapie

Höchster Wert, der willkürlich mittels isotonischer Muskelkontraktion erreichbar ist. Er ist abhängig von der intra- und intermuskulären Koordination, d. h. dass zwei Faktoren maßgeblich zur Steigerung notwendig sind: Vergrößerung der einzelnen Muskelzellen, Verbesserung neuromuskulärer Qualitäten (vgl. ▸ Hypertrophietraining).

Maximalprinzip *n*; ***Etym.:*** lat. *maximus* „der Größte" u. *principium* „Anfang, Ursprung, Grundlage"

Vgl. ▸ Ökonomisches Prinzip.

Maximalpuls *m*; ***engl.:*** Maximal pulse

Kontext: Trainingslehre

Höchste Herzfrequenz, die während des Trainings nicht überschritten werden sollte, um Risiken zu vermeiden. Faustregel: Frauen: 226 minus Lebensalter; Männer: 220 minus Lebensalter.

McBurney-Punkt *m*

Vgl. ▸ Alarmpunkt.

McGill Schmerzfragebogen *m*

Kontext: Algesiologie

Maximalkraft				
Übungen	**Wiederholungen/ Belastungszeit**	**Serien**	**Pause**	**Rhythmus**
4–6 (2-3 Multi-Joint-, 2–3 Single-Joint-Übungen)	1–3 (5)	3-4	5 min	(1-0-1) (2-0-2)

Dreiteiliger Patientenfragebogen zur Erfassung von Schmerzen; Teil 1: schematisch gezeichneter Körper zum Einzeichnen schmerzhafter Stellen; Teil 2: verschiedene Blöcke von Adjektiven, die den Schmerz beschreiben; Teil 3: unstrukturierte Anamneseerhebung; relativ einfache Erfassung und Auswertung; Zeitdauer ca. 15 min.

McKenzie, Robin *m*
Kontext: McKenzie-Konzept
Robin McKenzie (*1931) ist der Begründer und Entwickler des ▸ McKenzie-Konzeptes bzw. der Mechanischen Diagnose und Therapie (MDT). Physiotherapeutisches Diplom 1952 an der Otago-Universität (Neuseeland), 1953 Praxiseröffnung. 1956 beobachtet er erstmals die ▸ Zentralisation bei einem Patienten: die „Geburtsstunde" des Konzeptes. Zu Beginn seiner Laufbahn ist M. besonders durch ▸ Cyriax geprägt. Er engagiert sich im Verband der Manualtherapeuten und baut ihn in den 60er Jahren mit auf. M. entwickelt ein Modell für das ▸ Derangementsyndrom, dabei orientiert er sich an Cyriax. Aufgrund intensiver klinischer Beobachtung seiner Patienten und des Modells der Bandscheibenverlagerung entwickelt er ein Klassifizierungssystem für die Diagnostik und Therapie. Entgegen dem allgemeinen Trend setzt M. frühzeitig auf die Aufklärung des Patienten und Selbstbehandlung. Die internationale Zentralstelle der McKenzie-Institute eröffnet er 1989 in Neuseeland. M. hat zahlreiche nationale und internationale Auszeichnungen erhalten.

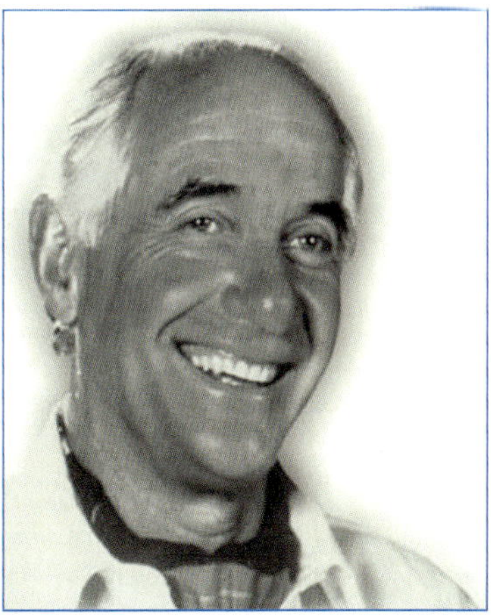

Robin McKenzie.

McKenzie-Konzept *n*; ***Etym.:*** nach dem Begründer *Robin McKenzie* (*1931); ***Syn.:*** MDT (Mechanische Diagnose und Therapie)
Kontext: Manualtherapie
Die mechanische Untersuchung mit verschiedenen ▸ Belastungsstrategien wie repetierten Bewegungen ermöglicht eine mechanische Diagnose. Die Einteilung in die drei klinischen Muster (Derangement-, Dysfunktions-, Haltungssyndrom) ermöglicht eine gezielte, funktions- und schmerzorientierte Behandlungsweise. Richtungsweisend für die Therapie sind ▸ Zentralisation und ▸ Directional Preference. Oberste Priorität haben Patientenschulung, Integration der Patientenmitarbeit und Selbstbehandlung. Ursprünglich waren Diagnostik und Therapie auf Patienten mit Beschwerden der Lendenwirbelsäule ausgerichtet. Aufgrund der Weiterentwicklung kann das Konzept heute bei Beschwerden in allen Bereichen der Wirbelsäule und Extremitäten eingesetzt werden.

McKinsey-Portfolio *f*
Vgl. ▸ 9-Felder-Matrix.

McMurray-Test *f*; ***Etym.:*** nach dem brit. Chirurgen Thomas Porter McMurray (1887–1949); ***engl.:*** McMurray test
Kontext: Diagnostik, Traumatologie
Meniskusprovokationstests. Der Patient liegt auf dem Rücken, Hüft- und Kniegelenk des betroffenen Beines werden stark gebeugt. Der Untersucher führt den innen- oder außenrotierten Unterschenkel des Patienten aus der maximalen Flexion bis 90°. Beurteilt werden Blockierungsphänomene und charakteristischer Schmerz.

McNemar-Test *m*; ***Etym.:*** nach dem US-amerikanischen Psychologen und Statistiker *Quinn McNemar* (1900–1986); ***engl.:*** McNemar test; ***Syn.:*** χ2-Test von McNemar
Kontext: Statistik
Nichtparametrischer, asymptotischer Hypothesen prüfender Test bei Vorliegen abhängiger ▸ Stichproben. Der M. stellt eine Modifikation des ▸ Chi-Quadrat-Tests für die Untersuchung einer ▸ Häufigkeitsverteilung in einer abhängigen Stichprobe dar. Dies ist z. B. bei zweimaliger Messung eines Alternativmerkmals in einer Stichprobe der Fall. Eine abhängige Stichprobe kann auch bei Zuteilung der Probanden in die jeweilige Stichprobe aufgrund bestimmter Merkmalsausprägungen (matched samples) vorliegen. Für den M. sollten die Erwartungswerte > 5 sein.

M

MDT *f*
Vgl. ▸ McKenzie-Konzept.

ME *f*
Vgl. ▸ Motorische Einheit.

Mechanik *f*; ***Etym.:*** griech. *mechanike (techne)* „Maschinenkunst"; ***engl.:*** Mechanics
Kontext: Physik
Grundlegendes Teilgebiet der Physik. Lässt sich in Kinematik und Kinetik (Statik, Dynamik) untergliedern (vgl. ▸ Kinematik und ▸ Kinetik).

Mechanische Allodynie *f*
Vgl. ▸ Allodynie, mechanische.

Mechanische Präsentation *f*; ***Etym.:*** griech. *mechanike (techne)*, „Maschinenkunst" u. lat. *praesentare* „zeigen, gegenwärtig machen"; ***engl.:*** Mechanical presentation
Kontext: McKenzie-Konzept
Äußerliche Zeichen, durch die sich ein muskuloskeletales Problem zeigt. Beispiele: Deformität, verringertes Bewegungsausmaß/-geschwindigkeit oder Bewegungsabweichungen. Im McKenzie-Konzept notwendig für das erneute Beurteilen der Wirksamkeit einer Behandlung (vgl. ▸ Syndrome, mechanische, ▸ Symptompräsentation).

Mechanische Spannung *f*
Vgl. ▸ Spannung, mechanische.

M

Mechanische Syndrome *f*; ***engl.:*** Mechanical syndromes
Kontext: McKenzie-Konzept
Umfasst die drei von McKenzie beschriebenen mechanischen Syndrome: ▸ Derangement-, ▸ Dysfunktions- und ▸ Haltungssyndrom. Der Großteil der unspezifischen spinalen Probleme lässt sich mit diesen Begriffen klassifizieren (vgl. ▸ Präsentation, mechanische).

Mechanische Wärmetheorie *f*
Vgl. ▸ Wärmetheorie, mechanische.

Mechanorezeption *f*; ***engl.:*** Mechanoreception
Vgl. ▸ Somatosensorisches Informationssystem.

Mechanosensor *m*; ***engl.:*** Mechanical sensor
Kontext: Physik
Sinneszelle, „Tastkörperchen".

Medial ***engl.:*** Medial
Kontext: Anatomie
Lagebezeichnung in Bezug auf den Körper: zur Medianebene hin, in der Mitte gelegen. (Gegensatz: ▸ lateral).

Medialer Kollaps *m*; ***Etym.:*** lat. *medianus* „in der Mitte befindlich" u. *collapsus* „Zusammenbruch"; ***engl.:*** Medial collapse
Kontext: Orthopädie, Traumatologie
Destabilisierter Einbeinstand aufgrund fehlender koordinierter synergistischer Muskelaktivität. Folgen: Destabilisierung der unteren Extremität und damit des gesamten Körpers; von distal nach proximal kommt es sukzessive zur Abflachung des Längsgewölbes, medialen Rotation mit Abkippen der Tibia, medialen Rotation der Femurkondylen im Kniegelenk und zu einer leichten LWS-Skoliose.

Median *m*; ***Etym.:*** lat. *medianus* „in der Mitte befindlich"; ***engl.:*** Median
Kontext: Statistik
Maß für die zentrale Tendenz einer Verteilung. Der M. einer Messreihe ist derjenige Wert, von dem alle übrigen Messwerte am wenigsten abweichen. Eine Verteilung wird durch den M. in zwei gleich große Hälften geteilt. Dazu werden die Messwerte nach ihrer Größe geteilt. Der Median ist der Wert, neben dem links (in Richtung kleinerer Werte) genauso viele Messwerte wie rechts (in Richtung größerer Messwerte) liegen. Bei einer ungeraden Anzahl von Messwerten ist dies eindeutig, liegt eine gerade Anzahl von Messwerten vor, käme streng genommen kein Messwert dafür in Frage, weil eine Seite immer einen Messwert mehr als die andere enthielte. Daher wird der M. bei einer geraden Anzahl von Messwerten als ▸ Mittelwert zwischen den beiden mittleren Messwerten berechnet. Der M. stellt eine Alternative zum arithmetischen Mittelwert dar, wenn z. B. aufgrund einer zu geringen Anzahl von Messwerten keine ▸ Normalverteilung der Messwerte angenommen werden kann oder es sich um Daten einer ▸ Ordinalskala handelt.

Mediantest *m*; ***Etym.:*** lat. *medianus* „in der Mitte befindlich" u. engl. *test* „Prüfung, Untersuchung"; ***engl.:*** Median test
Kontext: Statistik
Nichtparametrischer, asymptotischer Hypothesen prüfender Test. Der M. dient der Überprüfung, ob die rangmäßigen Ausprägungen von Merkmalen (z. B. nicht gehfähig, gehfähig mit Hilfsmittel, begrenzt gehfähig ohne Hilfsmittel, unbegrenzt gehfähig ohne Hilfsmittel) in zwei unabhängigen ▸ Stichproben gleich oder unterschiedlich hoch ausfallen. Als Maß der zentralen Tendenz verwendet der M. den ▸ Median. Das Datenniveau muss einer ▸ Ordinalskala entsprechen, aber keine ▸ Normalverteilung aufweisen. Er ist besonders geeignet bei Stichproben mit starken Ausreißern.

Medigelfingerling *m*; ***engl.:*** Midgel finger sleeve
Kontext: Handtherapie
Kompressionsbandage zur Ödem- und Narbenbehandlung (vgl. ▸ Digi-Sleeves). M. besteht aus elastischem, komprimierendem Material, das zusätzlich mit Silikon auf der Innenseite ausgestattet ist. Erhältlich als Schlauch in verschiedenen Größen, individuell an die Fingerlänge anpassbar. Die Fingerkuppe bleibt offen.

Medioaxillarlinie *f*; ***engl.:*** Medioaxillary line
Kontext: Lymphdrainage
Gedachte vertikale Linie durch die Mitte der Achselhöhle nach unten, kreuzt die ▸ Mediosternallinie. Orientierungspunkt der lymphologischen Diagnostik von ▸ Indurationen.

Medioklavikularlinie *f*; ***engl.:*** Medioclavicular line; ***Syn.:*** Medioclavicularlinie
Kontext: Lymphdrainage
Gedachte vertikale Linie am Thorax vom Mittelpunkt der Klavikula nach kaudal, kreuzt die ▸ Mediosternallinie. Orientierungspunkt der lymphologischen Diagnostik von ▸ Indurationen (vgl. ▸ Hautfaltenmessung).

Mediosternallinie *f*; ***engl.:*** Mediosternal line
Kontext: Lymphdrainage
Gedachte horizontale Linie durch die Mitte des Brustbeines.

Medizin, evidenzbasierte *f*; ***Etym.:*** lat. *evidentia* „Augenscheinlichkeit, Offensichtlichkeit"; ***Abk.:*** EBM; ***engl.:*** Evidence-based medicine
Kontext: Wissenschaftliches Arbeiten
Beweis, Nachweis, Hinweis. Mediziner/Therapeuten treffen patientenorientierte Entscheidungen aufgrund der zurzeit bestmöglichen wissenschaftlichen Grundlage, im Sinne einer „beweisgestützten Heilkunde" (vgl. ▸ Evidenz).

Medizingeräteverordnung *f*; ***Abk.:*** MedGV; ***engl.:*** Medical Devices Act
Kontext: Physikalische Therapie, Elektrotherapie
In Kraft getreten am 1. Januar 1986; nach der M. sind sowohl sog. Altgeräte als auch sog. Neugeräte (vor bzw. nach dem 1.1.1986 in Betrieb genommen) jährlich einer sicherheitstechnischen Kontrolle zu unterziehen; Kontrolle wird von Prüfstellen für die Prüfung medizinisch-technischer Geräte durchgeführt, die in der Gerätesicherheits-Prüfstellenverordnung mit den jeweiligen Aufgabengebieten benannt sind.

Medizinische Trainingstherapie *f*; ***Abk.:*** MTT; ***engl.:*** Medical exercise therapy
1. *Kontext:* Medizinische Trainingstherapie
Aktive Behandlungsform; reduziert über gezielte Bewegungen/Übungen Störungen und Funktionseinschränkungen – insbesondere im Muskel-Skelett-System. Die Einteilung der MTT in verschiedene Phasen nach Meier dient den spezifischen Anpassungsreaktionen des Körpers im Regenerationsgeschehen. Hauptziel ist die ungestörte Bewegung im Alltag, aber auch die Vorbereitung und Wiederherstellung der Leistungsfähigkeit für den Sport.
Phase 1 (Automobilisation): Mobilisation von Strukturen gegen die Schwerkraft mit minimalem Krafteinsatz, Verbesserung der Beweglichkeit von allen komplexen Strukturen des Arthrons bzw. Vertebrons, Verbesserung der myofaszialen und bindegewebigen Verschiebbarkeit, beginnende Koordinationsschulung.
Phase 2 (Anbahnung): Verbesserung der Bewegungswahrnehmung, Koordinationstraining, Erar-

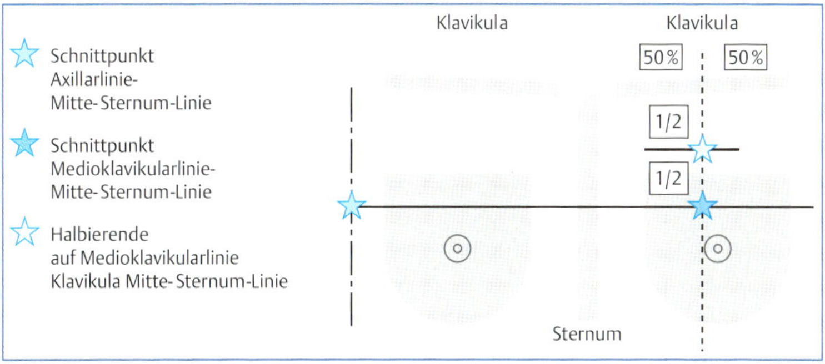

Medioklavikularlinie. Messpunkte Thorax.

M

beiten neuromuskulärer Funktionsmuster, propriozeptives Training.
Phase 3 (Ausdauer): Verbesserung der Ermüdungsresistenz durch gezieltes Ausdauertraining, Stoffwechselanregung, Optimierung der Energiebereitstellung.
Phase 4 (Hypertrophie): Wiederherstellung einer physiologisch und individuell adaptierten Muskelmasse, Verbesserung der Kraftleistungsfähigkeit, Gelenkstabilisation.
Phase 5 (Umsetzung): Optimierung der intramuskulären Koordination und Steigerung der neuromuskulären Kraftqualitäten, reaktives Muskeltraining, Schnelligkeitstraining.
Phase 6 (Spezialisierung): Optimierung der Alltagsmotorik, Integration sportartspezifischer Beanspruchungen zur weiteren Verbesserung von Kraftqualitäten im Zusammenhang mit einer optimierten intermuskulären Koordination, Schnellkraft- sowie Explosivkrafttraining.
2. ***Kontext:*** Manuelle Therapie
Oddvar Holten, ein Mitglied der Manuelle Therapie Gruppe um F. Kaltenborn, hat das ursprüngliche Training weiterentwickelt und in den 1960-er Jahren in die ▸ Manuelle Therapie des Nordischen Systems als MTT eingeführt. Sie umfasst Übungen zur Selbstmobilisation der Gelenke, zur Selbstdehnung bzw. -entspannung von Muskeln und vor allem zur „Kräftigung". Mit „Kräftigung" ist die Förderung der verschiedenen Aspekte gemeint, die zur Muskelleistung beitragen wie Koordination, Ausdauer, Maximalkraft, Fähigkeit zur Stabilisation hypermobiler Gelenke usw. Erst Manuelle Therapie zur Symptomlinderung und dann MTT nach der kurativen Behandlung, damit der Zustand besser wird als vor dem Unfall/Geschehen, Krankheitsereignis, damit keine Rezidive auftreten – nicht aufhören, wenn die Symptome gelindert sind.
3. ***Kontext:*** Neurologie
Geeignet für Patienten mit neurologischen Symptomen, wie spinale Spastik, Paresen, Ataxie, Fatigue. Wissenschaftliche Untersuchungen belegen die Wirksamkeit der MTT für neurologische Patienten. Trainingsformen: Ausdauertraining (z. B. Ergometer, Oberkörperergometer, Crosstrainer); Krafttraining (unter Beachtung spezieller Trainingsgrundsätze); Geräte für das Rumpf- und Gleichgewichtstraining (möglichst feedback-gestützte Geräte); ▸ Vibrationstraining; Laufbandtraining (ggf. mit Gewichtsentlastungssystem); Kletterwände. Berücksichtigte Grundsätze der Neurorehabilitation: repetitives Training; häufig apparatives Feedback; motivierende Aktivität; task-orientiert. Trainingsaspekte: Arme und Beine abwechselnd trainieren; Trainingsarten variieren, z. B. Kraft-, Ausdauertraining etc.; Ermüdung vermeiden (▸ Borg-Skala beachten); pathologischen Tonus vermeiden; Synergien nutzen; Pausen einhalten (vgl. ▸ Messen Therapieren Dokumentieren, ▸ Space-curl).

Medizinisches Aufbautraining *n*; ***Abk.:*** MAT
Vgl. ▸ Medizinische Trainingstherapie.

Medizinisches Bad *n*; ***engl.:*** Medical bath
Kontext: Balneotherapie
Äußerliche Anwendung von Heilwässern überwiegend in Kureinrichtungen, Kurorten, Heilbädern, bei der ein oder mehrere Körperteile (Teilbäder), Körperabschnitte (Halb-, Dreiviertelbad) oder der ganze Körper bis zum Kopf (Ganz-/Vollbad) eingetaucht werden. Indikationsstellung und Verordnung durch den Arzt (Badearzt, Facharzt für Balneologie); Bestandteil eines umfassenden Behandlungsplans z. B. im Rahmen einer ▸ Kur. Wesentliche Bäder: ▸ Bewegungsbad, Eichenrindenbad, Fichtennadelbad, Inhalationsbad, Jodbad, Kleiebad, Kohlensäurebad, Moorbad, Sauerstoffbad, Solebad, Schwefelbad, Stangerbad.

Medizinisches Versorgungszentrum *f*; ***Abk.:*** MVZ; ***engl.:*** Medical care unit
Kontext: Berufspolitik
Mit Inkrafttreten des GKV-Modernisierungsgesetzes 2004 wurden MVZ zur vertragsärztlichen Versorgung zugelassen. MVZ sind fachübergreifende, ärztlich geleitete Einrichtungen. Zur Gründung eines MVZ sind ein Vertragsarztsitz und eine Zulassung der Kassenärztlichen Vereinigung nötig. Gründungen für ein MVZ sind ausschließlich von Leistungserbringern des SGB V zulässig. Somit kann ein MVZ von zugelassenen Physiotherapeuten gegründet werden. Gründungszweck muss die Sicherstellung der ambulanten vertragsärztlichen Versorgung sein. Im Gegensatz zur ▸ Integrierten Versorgung gelten für Physiotherapeuten die von den Heilmittelverbänden geschlossenen Kollektivverträge.

Meersseman-Test *m*; ***Etym.:*** nach dem in Belgien geborenen, in Italien praktizierenden Chiropraktiker und Kinesiologen *Jean-Pierre Meersseman*; engl. *test* „Prüfung, Untersuchung"; ***engl.:*** Meersseman test
Kontext: Kiefergelenkbehandlung

M

Zusammen mit dem ▸ Priener Abduktions-Test lässt sich mit dem M. eine ▸ kraniomandibuläre Dysfunktion darstellen, wenn die Mandibulafehlstellung dadurch ausgeglichen wird, dass der Patient in Höhe der zweiten Prämolaren und ersten Molaren auf ein bis vier Streifen Papier beißt. Durch diese Erhöhung ist es möglich, die Fehlstellung auszugleichen. Die Fehlbelastung in der kraniomandibulären Region verschwindet und die Hüftabduktion ist im positiven Fall um mindestens 15° freier.

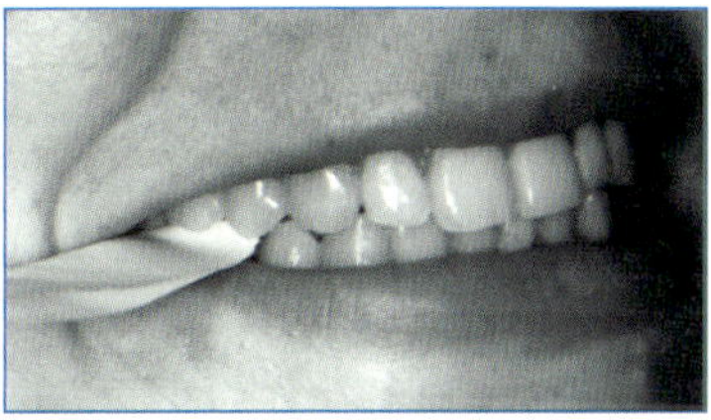

Meersseman-Test.

Meerwasserbad *n*; ***engl.:*** Seawater bath
Kontext: Balneotherapie
Gehört zu den ▸ Solebädern; Gesamtsalzgehalt durchschnittlich 32–38 g/l Wasser. Wirkung beruht u. A. auf dem Zusammenwirken von Bad und Seeklima. Dauer: Warmbad allmählich gesteigert von 10–30 min; anschließend ca. 1 h Bettruhe.

Mehrfelder-Chi-Quadrat-Test *m*; ***Etym.:*** griech. Buchstabe χ (Chi), lat. *quadratum* „Viereck" u. engl. *test* „Prüfung, Untersuchung"; ***engl.:*** Chi-square test, Goodness-of-fit-test; ***Syn.:*** Goodness-of-fit-Test
Kontext: Statistik
Nichtparametrischer, asymptotischer Hypothesen prüfender Test aus der Gruppe der ▸ Chi-Quadrat-Tests. Der M. ist eine Alternative zum exakten ▸ Multinomialtest bei großen ▸ Stichprobenumfängen. Er prüft, ob eine beobachtete ▸ Häufigkeitsverteilung von mehrfach gestuften Kategorialdaten mit einer erwarteten Verteilung übereinstimmt. Der M. sollte erst ab einer erwartenden Häufigkeit $e_{ij} > 5$ für jede Merkmalskombination angewendet werden.

Mehrformen-Modell *n*; ***engl.:*** Three-track mind model; ***Syn.:*** Three-Track-Mind-Modell
Kontext: Clinical Reasoning
Nutzen verschiedener ▸ Formen des Clinical Reasoning; geschieht mit verschiedenen Absichten und ist von den speziellen Merkmalen des klinischen Problems abhängig, unabhängig von der Persönlichkeit. Je mehr Berufserfahrung, desto leichter und schneller wechseln Therapeuten (unbewusst) zwischen den verschiedenen Formen (Mattingly u. Fleming 1994) (vgl. ▸ Modellzyklisches, ▸ Prozess, physiotherapeutischer).

Melker *m*; ***engl.:*** Milker
Kontext: Handtherapie
Übungsgerät, bei dem der Patient durch Zusammendrücken des „Euters" Wasser aus dem oberen Gefäß in die untere Schüssel befördern muss. Der sogenannte Euter ist ein Ventil im Eimer, das sich durch den Druck öffnet. Diese Übung steigert die Handkraft.

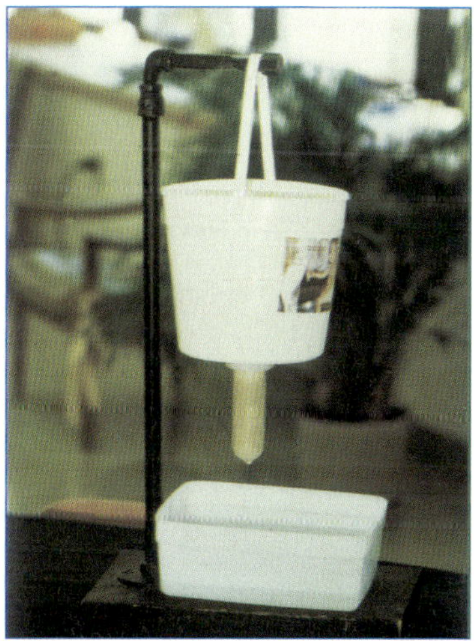

Melker.

Membranmanometer *n*; ***engl.:*** Membrane manometer
Sonderform eines Manometers. Ein Druckwandler, der mithilfe einer Druckdose, die mit einer Membran abgedichtet ist, Druckänderungen in proportionale Längenänderungen (Zeigerbewegung) umwandelt (vgl. ▸ Manometer).

Membranrezeptor *m*; ***Etym.:*** lat. *membrana* „Häutchen, Haut" u. *receptor* „Empfänger"; ***engl.:*** Membrane receptor
Kontext: Neurophysiologie
Makromolekulare Proteine in den Zellmembranen oder Membranen der Zellorganellen bzw. des Zellkerns; die für die Kommunikation in den

M

Zellen und der Zellen untereinander verantwortlich sind. Membranrezeptoren regulieren u. a. Stoffwechselprozesse. Das hormonelle System wirkt mittels Membranrezeptoren gezielt auf Zellen ein. Es reagieren nur Zellen, die den spezifischen Rezeptor besitzen (Wirkungsspezifität). Die Membranrezeptoren erkennen die Signalstoffe (z. B. Neurotransmitter, Hormone) aufgrund des Schlüssel-Schloss-Prinzips. Passt der Schlüssel (Erkennen des Signalstoffes), löst dies die spezifische, gerichtete Reaktion aus.

Mengenrabatt *m*; ***Etym.:*** ital. *rabatto, zu rabattere* „niederschlagen"; ***engl.:*** Quantity discount

Kontext: Betriebswirtschaftslehre, Marketing

Preisnachlass; Marketinginstrument der Rabatt- bzw. Kontrahierungspolitik. Physiotherapie: M. kann nur auf Selbstzahler-Leistungen gewährt werden. Möglichkeiten: Barrabatt (beim Kauf von 10 oder 20 Anwendungen wird ein Preisnachlass von 5 % gegeben); Naturalrabatt (beim Kauf von 10 oder 20 Anwendungen werden 11 oder 22 Anwendungen geleistet). Mengenrabatte können je nach Praxispolitik aktiv kommuniziert/beworben werden oder nur auf Nachfrage des Kunden angeboten werden.

M

Meniskoiden *f*; ***engl.:*** Meniscoids

Kontext: Physiologie

▸ Meniskus- oder diskusähnliche Strukturen in den Facettengelenken der Wirbelsäule; Aufgabe: Vergrößerung der Gelenkkongruenz, Verringerung der Kompressionsbelastung auf Gelenkflächen; drei verschiedene Erscheinungsformen: die kleinste ist ein bindegewebiger Ausläufer der Gelenkkapsel, die mittlere ist ca. 2 mm groß und aus Fettgewebe aufgebaut, die größte ist etwa 5 mm groß und besteht aus einer Fettgewebsbasis und einem bindegewebigen Ausläufer.

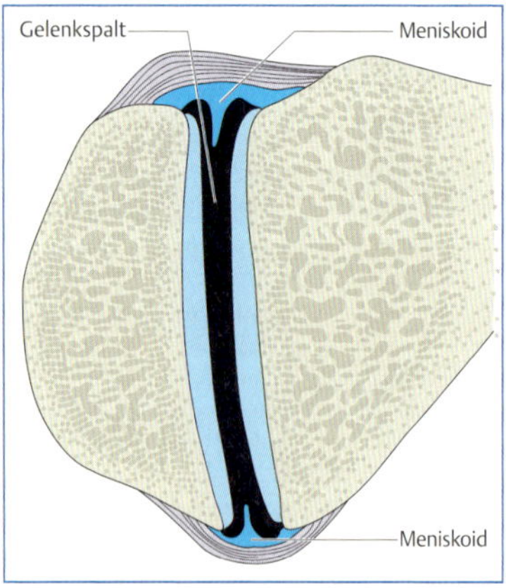

Meniskoiden.

Meniskus *m*; ***Etym.:*** griech. *meniskos* „Möndchen, mondförmiger Körper"; ***engl.:*** Meniscus

1. ***Kontext:*** Physiologie

Weiße, glänzende, elastische und außerordentlich zug- und druckbelastbare knorpelige Strukturen; existieren lediglich im Kniegelenk (intraartikulär); lateraler Meniskus (Außenmeniskus) hat eine eher runde Form, ist am Rand am dicksten und wird zur Mitte hin dünner; medialer M. (Innenmeniskus) ist mehr sichelförmig und im hinteren äußeren Bereich am dicksten; beide M. sind mit der ▸ Gelenkkapsel verwachsen und nur im äußeren Drittel durchblutet; nerval innerviert sind die äußeren zwei Drittel; benötigt für Erhalt von Struktur und Funktion einen regelmäßigen Wechsel von Be- und Entlastung; Funktion: Absorption von Druckbelastungen, Vergrößerung der Kongruenz der Gelenkflächen, Vergrößerung der Stabilität, Unterstützung der Gelenkschmierung; bestehen zu 90 % aus ▸ Kollagen Typ 1.

2. ***Kontext:*** Physik

▸ Konkav oder ▸ konvex gewölbte Oberfläche einer Flüssigkeit in engen Gefäßen. Basierend auf der Wechselwirkung zwischen Flüssigkeit und Oberfläche des Gefäßes. Konvexe Menisken (nicht benetzend) werden im Maximum, konkave Menisken (benetzend) am Minimum abgelesen (vgl. ▸ Adhäsion, ▸ Kohäsion, ▸ Oberflächenspannung, ▸ Kapillarität).

Meniskusrefixation *f*; ***Etym.:*** griech. *meniskos* „Möndchen, mondförmiger Körper", lat. *re...* „zurück, wieder" u. *fixare* „festsetzen, bestimmen"; ***engl.:*** Meniscus refixation

Kontext: Traumatologie

Arthroskopische/operative Befestigung bei Meniskusabriss oder instabilen Längs- und Korbhenkelrissen (Deformation der Läsion > 35 mm), die eine Ausdehnung von mindestens 7–10 mm aufweisen und überwiegend in der rot-roten oder rot-weißen Zone (durchblutetes Gewebe) lokalisiert sind. Fixation mittels Nähten, Schrauben, Haken, Arrows und Klammern. Im Allgemeinen bieten Nähte die beste Primärstabilität.

Meniskusriss *m*; ***Etym.:*** griech. *meniskos* „Möndchen, mondförmiger Körper"; ***engl.:*** Meniscal tear

Kontext: Traumatologie

Traumatisch oder degenerativ bedingter Einriss der faserknorpeligen inneren oder äußeren Gelenkscheibe im Kniegelenk; Häufigkeit: medialer M. ca. 70 %, lateraler M. ca. 20 %, beide Menisken ca. 8 %. Bei konservativer Versorgung oder meniskuserhaltender Operation sind aufgrund der geringen Meniskusdurchblutung lange Nachbehandlungszeiten erforderlich, deren Dauer außerdem von der Meniskuszone (Durchblutung), Stoffwechselsituation und Alter des Patienten abhängig ist (vgl. ▸ Meniskuszelle).

Horizontalriss: Der Riss verläuft vom freien (konkaven) Rand des Meniskus nach außen in Richtung des konvexen Anteils; teilt den Meniskus in einen oberen und unteren Anteil.

Korbhenkelriss: Nach ventral weiter fortgesetzter Längsriss; der freie Rand der Läsion kann umgeschlagen und luxiert sein.

(Longitudinaler) Längsriss: Meist im hinteren Meniskusanteil lokalisiert, verläuft parallel zur Rundung innerhalb des Gewebes. Er ist die häufigste Läsion.

Lappenriss (flap): Beginnt meist am hinteren Meniskusanteil, verläuft je nach Ausprägungsgrad nach ventral. Er teilt den Meniskus in einen inneren und äußeren Anteil. Es werden ganze „Lappen“ oder „Zungen“ vom Meniskus separiert. Diese können in den Gelenkraum hineinragen.

Meniskustransplantat *n*; ***Etym.:*** griech. *meniskos* „Möndchen, mondförmiger Körper“ u. lat. *transplantatio* „Überpflanzung“; ***engl.:*** Meniscus transplant

Kontext: Traumatologie

Ersatz des Meniskus durch eine Alloplastik (körperfremdes Spendermaterial). Das M. wird mit seiner knöchernen Insertionsstelle gewonnen und auf dem Tibiaplateau in einem oder zwei Tunneln mit Schrauben fixiert. Die äußeren Anteile werden mit Nähten an der Gelenkkapsel befestigt. Das Ersatzgewebe kann die mittlere Kompressionsbelastbarkeit zum großen Anteil wiederherstellen. Die Mobilität bleibt deutlich eingeschränkt. Während sich die klinische Symptomatik nach einer Meniskustransplantation subjektiv deutlich verbessern kann, scheint es nicht möglich zu sein, eine frühzeitige Degeneration des Knorpels zu verhindern.

Meniskuszelle *f*; ***Etym.:*** griech. *meniskos* „Möndchen, mondförmiger Körper“; ***engl.:*** Meniscus cell

Kontext: Anatomie

Kleinste Struktur- und Funktionseinheit der Gelenkscheiben im Kniegelenk. Die Zellzusammensetzung innerhalb des Meniskusgewebes hängt stark von der Zonen-Lokalisation ab. Die Zellen in der peripheren roten (durchbluteten) Zone gleichen eher Fibroblasten, in der inneren weißen (nicht durchbluteten) Zone befinden sich knorpelähnliche Zellen. Das heißt, innen sind überwiegend Grundsubstanzmoleküle und Fasern vom Kollagen Typ 2 und in der Peripherie dominieren eher Typ-1-Fasern und eine fibrose Grundsubstanz. Bei Verletzungen in der roten Zone durchläuft das Gewebe die einzelnen Wundheilungsphasen, welche man in der Therapie beachten sollte.

Menschlichen Motorik, Modell der *n*

Vgl. ▸ Modell der menschlichen Motorik.

Mentales Training *n*; ***Etym.:*** lat. *mentalis* „geistig“ u. engl. *training* „Ausbildung, Schulung“; ***engl.:*** Mental training

Kontext: Trainingslehre

Vorstellen einer Bewegung und günstigeren Situation; Ziel der Übung ist eine bessere Bewegungsfertigkeit.

Mentales Üben motorischer Fähigkeiten *n*; ***Abk.:*** MÜMF; ***engl.:*** Mental training of motoric skills

Kontext: medizinische Trainingstherapie, Neurologie

Psychoregulatives, autosuggestives Verfahren, bei dem sich die eigene Bewegung oder Handlung ohne realen Vollzug vorgestellt wird; wird seit Jahren mit Erfolg im Leistungssport zur Leistungssteigerung und bei Verletzungen eingesetzt; mithilfe des ▸ EEG konnte bei Schlaganfallpatienten nachgewiesen werden, dass dabei über den sensomotorischen Hirnarealen Aktivierungsphänomene ableitbar waren, die denen bei realer Bewegungsausführung analog sind; Befunde wurden später durch Messungen der regionalen Hirndurchblutung bestätigt und erweitert.

Meridian *m*; ***Etym.:*** urspr. lat. *(circulus) meridianus* „Mittagskreis, Längenkreis (von Pol zu Pol)“; ***engl.:*** Meridian, meridian line; ***Syn.:*** Synonyme: Leitbahnen, Jingluo

Kontext: Traditionelle Chinesische Medizin

Das Meridiansystem ist ein Netzwerk von Leitbahnen, in denen sich ▸ Qi, Blut und Körperflüssigkeiten bewegen und so Nährstoffe und Qi verteilen. Es stellt, im Gegensatz zum Blutkreislauf, ein pulsierendes energetisches Fließsystem dar. Übersetzt bedeutet M. der Norm oder Regeln

entsprechend. Es gibt 12 Hauptmeridiane und 8 Wundermeridiane. Auf den Meridianen liegen die ▸ Meridianpunkte. Über den Meridianverlauf bestehen aber ausschließlich Vermutungen.
Die M. bilden ein sehr fein entwickeltes Netzwerk mit Hauptmeridianen, Verbindungsmeridianen und kleinen Verästelungen. Der Informationsfluss im menschlichen Körper wird über das vegetative und zentrale Nervensystemsowie über das Blut- und Lymphsystem aufrechterhalten. Darüber hinaus gibt es noch ein in der Schulmedizin bisher wenig anerkanntes Informationssystem, das mit dem Meridiansystem aus der Akupunkturlehre gleichzusetzen ist. Bei Erkrankungen kann die Diagnose nach der 3-er Regel von A. Meng gestellt werden: man sucht zunächst den betroffenen Meridian, dann das betroffene Organ und fragt zuletzt nach der Modalität der Störung.
Jeder M. hat eine bestimmte Farbe, die auf seinen spezifischen ▸ Anregungspunkt angewendet eine Aktivierung des Meridianstroms bewirkt.

Meridianpunkt *m*
Vgl. ▸ Akupunkturpunkt.

Meridianpunkte, Drücken auf die *n*; ***engl.:*** Meridian points, compression of; ***Syn.:*** Anfa
Kontext: Traditionelle Chinesische Medizin
Das D. (Anfa) wird an allen Meridianpunkten angewendet. Mit dem Finger oder der Handfläche, meist in Kombination mit dem Rougriff. Der Druck wird langsam bis zum ▸ Deqi-Gefühl verstärkt und 10 sec bis 2 min gehalten.

Meridianströmung nach Dr. Masunaga *f*; ***engl.:*** Meridian streaming according to M.D. Masunaga
Kontext: Traditionelle Chinesische Medizin
Dr. Masunaga orientiert sich in der Shiatsu-Behandlung primär am Zustand des Energieflusses in den ▸ Leitbahnen und nicht so sehr am Zustand einzelner Meridianpunkte oder deren spezifischer Wirkung. Er entwickelte aus dieser Sicht heraus eine Erweiterung des traditionellen ▸ Meridiansystems, indem er es auf die gesamte Körperoberfläche ausdehnte.

Mesial ***Etym.:*** griech. *mesos* „Mitte"; ***engl.:*** Mesial; ***Syn.:*** Medial
Kontext: Kiefergelenkbehandlung
Zur Mitte hin. Zahnmedizinisch: in Richtung Kiefer-, Zahnbogenmitte gerichtet.

Mesialbiss *m*; ***Etym.:*** griech. *mesos* „Mitte"; ***engl.:*** Mesial bite
Kontext: Kiefergelenkbehandlung
Beim M. steht der mesiobukkale Höcker des oberen ▸ Sechsjahresmolaren distal der Querfissur des unteren Sechsjahresmolaren. Hier werden verschiedene Arten des progenen Formenkreises (vgl. ▸ Progenie) unterschieden, z. B. der frontale ▸ Kreuzbiss, bei dem die umgekehrte Frontzahnstufe bei neutraler Kieferbasenrelation durch alveoläre (vgl. ▸ dentoalveolär) Stellungsfehler der Inzisivi (Schneidezähne) verursacht werden.

Messe *f*; ***engl.:*** Exhibition
Kontext: Betriebswirtschaftslehre, Marketing
Zeitlich begrenzte Marketingveranstaltung, die Nachfragern und Anbietern bestimmter Produkte und Dienstleistungen die Möglichkeit der Information, Produkt-Demonstration und Kommunikation gibt. Physiotherapie: Für Therapeuten als Kunden sind Fachmessen auf Kongressen, Medizinprodukte-, Gesundheits- und regionale Gewerbemessen interessant. Als Aussteller für Physiotherapie auf Messen in Erscheinung zu treten ist ein Marketinginstrument (Kommunikationspolitik). Messen sind sehr kostenintensiv (Messestand, Infomaterial, Arbeitszeit usw.), daher ist eine genaue Analyse erforderlich, ob die Zielgruppe der Praxis zu den Messebesuchern zählt. Nach der Messe wird per Erfolgskontrolle festgestellt, ob die Investition eine relevante Anzahl zusätzlicher Neukunden gebracht hat.

Messen, Therapieren, Dokumentieren *n*; ***Abk.:*** MTD; ***engl.:*** Measure, treat, record
Kontext: Diagnostik, Dokumentation, Sensomotorik
Computergesteuertes Feedbackgerät mit Druckmessplatten für das Untersuchen und Trainieren des Gleichgewichts und Möglichkeit zur Verlaufsdokumentation. Breites Anwendungsspektrum: geeignet für orthopädische, traumatologische, neurologische, geriatrische, pädiatrische Patienten. Der Patient steht auf zwei Druckmessplatten. Der Vorteil gegenüber anderen Gleichgewichtsgeräten ist, dass die Platten fest stehen und sich nicht bewegen. Dies ist besonders in der Neurologie und Geriatrie wichtig, da Unsicherheit zu pathologischer Tonuserhöhung führen kann. Der Patient wird per Bildschirm bzw. Vorgaben des Computers angeregt, bestimmte Gewichtsverlagerungen auszuführen. Er trainiert je nach Vorgabe Körperwahrnehmung, Bewegungsplanung, -steuerung, Gleichgewicht, Reaktion, Kraft und Schnelligkeit. Voraussetzungen für eine effektive motorische Rehabilitation sind gegeben, z. B. sofortiges Feed-

back (visuell, akustisch), viele Wiederholungen, leicht verständliche, variierende Bewegungsaufgaben (task-orientiert) und motivierende Aktivität. MTD ermöglicht, den Leistungsstand zu messen und Leistungsverbesserungen zu dokumentieren.

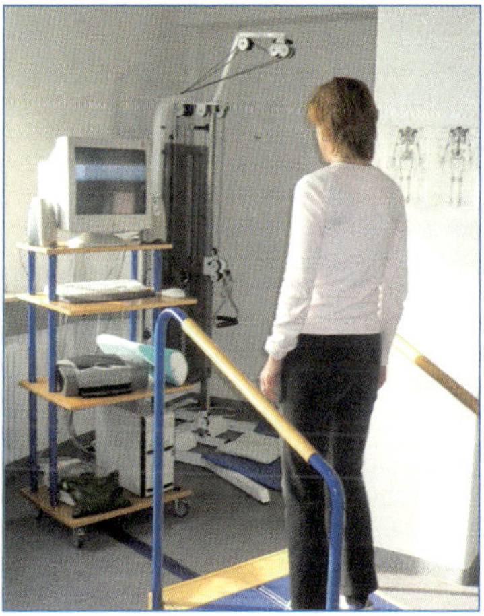

Messen, Therapieren, Dokumentieren.

Messfehler *m*; ***engl.:*** Measuring error, measurement error
Kontext: Physik
Abweichung von Messergebnissen nach mehrfacher Wiederholung einer Messung. Über Mittelwertbildung und statistische Methoden wird versucht, zufällige (statische) M. aufzuheben. Neben den statischen M. sind auch dynamische M. zu beachten wie beispielsweise eine Hysteresebildung und zeitliche bzw. thermische Inkonstanz (Drift) bei Messwertaufnehmern.

Messgröße *f*
1. ***engl.:*** Measurement parameter
Kontext: Physik
Physikalische Größe, die durch eine Messung erfasst wird; z. B. Masse, Kraft, Zeit, Geschwindigkeit, Leistung, Temperatur, usw.
2. ***engl.:*** Measurant
Kontext: Betriebswirtschaftslehre
Begriff der ▸ Balanced Scorecard; bezeichnet messbare Größen in einem Unternehmen. Messgrößen werden auch als ▸ Kennzahlen bezeichnet. Physiotherapie: z. B. Dauer der Behandlungen je Therapieform (M. der Patientenperspektive), Vergütung je Behandlung durch die Gesetzliche oder Private Krankenversicherung (M. der Finanzperspektive).

Messgrößenumformer *m*; ***engl.:*** Measuring transmitter; ***Syn.:*** Messwandler
Kontext: Physik
Geräte oder Sensoren, die eine nichtelektrische Größe in eine elektrische Größe umformen. Beispiele: Kraft-Sensoren (Piezo-Wandler, Dehnungsmessstreifen), Thermosensoren, Wegaufnehmer (veränderbare Widerstände), Winkelgeber (Potentiometer, Goniometer)

Messinstrument *n*; ***Etym.:*** lat. *instrumentum* „Gerät, Werkzeug"; ***engl.:*** Measuring instrument
Kontext: Diagnostik
Gerät oder Skala zur objektiven Beurteilung eines Behandlungsverlaufs. M. sind valide (gültig), reliabel (zuverlässig), sensitiv (empfindlich), präzise und praktikabel. Bsp.: ▸ Motor Function Assessment Scale.

Messkette *f*; ***engl.:*** Measurement chain
Kontext: Physik, Forschung
Gesamtheit von Komponenten eines elektronischen Messsystems (Messeinrichtung) von Ableitelektrode über Kabel, Vorverstärker, Verstärker zur Ausgabe bzw. Darstellung der Werte.

Messung *f*; ***engl.:*** Measurement
Kontext: Physik
Quantitative Erfassung (Registrierung, Speicherung) von Messwerten (Messgrößen) direkt oder indirekt über ▸ Messgrößenumformer.

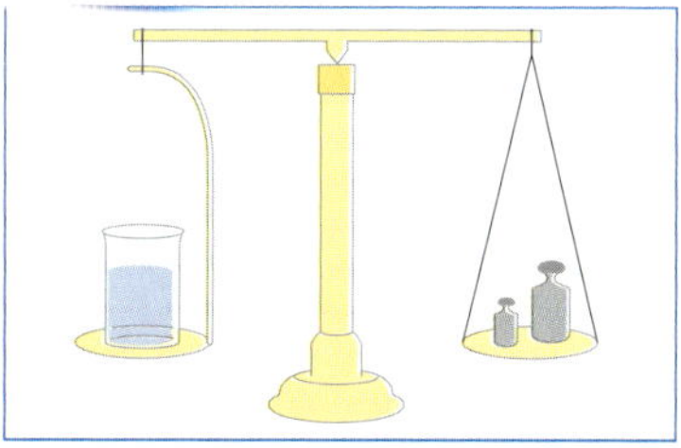

Messung: Messen heißt Vergleichen mit bekannten Größen.

Messverfahren *n*; ***engl.:*** Measurement method
Kontext: Physik
Praktische Durchführung eines Messprinzips (wissenschaftliche Grundlage) mit geeigneten Messgeräten.

M

Messwert *m*; ***engl.:*** Measured value
Kontext: Physik
Quantitative Aussage einer Messung. Als physikalische Größe durch das Produkt aus Zahlenwert und Einheit angegeben (z. B. 70 kg).

Messwiederholung *f*; ***engl.:*** Repeated measure
Kontext: Statistik
Wiederholte Messung derselben ▸ abhängigen Variable. Sieht ein Messprotokoll die mehrfache Messung einer abhängigen Variable vor (z. B. um die Merkmalsausprägung a unter verschiedenen Bedingungen oder zu verschiedenen Zeitpunkten zu bestimmen), so spricht man von einem Untersuchungsplan mit M. M. bedingen einige Anpassungen in den statistischen Tests, weshalb entsprechende Tests entwickelt wurden (z. B. der ▸ Friedman-Test). Die spezielle Problematik in der M. liegt darin, dass die ▸ Stichproben der einzelnen Messungen abhängig (nämlich identisch) sind.

Metaanalyse *f*; ***Etym.:*** engl. griech. *meta* „mitten, zwischen" u. *analysis* „Auflösung"; ***engl.:*** Meta-analysis; ***Syn.:*** Review
Kontext: Forschung
Umfassende, kritisch bewertende Analyse mehrerer (meist) klinischer Studien zu einer definierten Fragestellung.

M

Metabolische Energie *f*
Vgl. ▸ Energie, metabolische.

Metakognition *f*; ***Etym.:*** griech. *meta* „hinter, später" u. lat. *cognitio* „das Wahrnehmen, das Erkennen"; ***engl.:*** Metacognition
Kontext: Clinical Reasoning
Fähigkeit, sich das eigene Denken bewusst zu machen und darüber nachzudenken, sich bei der Bearbeitung einer kognitiven Aufgabe zu beobachten und die eigenen Denkprozesse effektiv zu organisieren. Kurz: das Denken über das Denken. Die M. als ein dem Wissen und der Kognition übergeordnetes Element kann sich sowohl auf die Wahrnehmung und Kenntnis der eigenen Denkprozesse als auch auf das Wissen um die eigene Wissensbasis und deren Organisation beziehen. Besondere Relevanz hat die M. in Bezug auf physiotherapeutische Clinical-Reasoning-Prozesse, in dem durch sie die ablaufenden kognitiven Prozesse reflektiert werden können. Reflexionsprozesse als Teil der M. dienen dazu, therapeutisches Denken und Handeln zu steuern und zu kontrollieren sowie dazu physiotherapeutische Clinical-Reasoning-Fähigkeiten weiterzuentwickeln (vgl. ▸ Reflexion).

Metakommunikation *f*; ***Etym.:*** griech. *meta* „hinter, nach" u. lat. *communicatio* „Mitteilung"; ***engl.:*** Metacommunication
Kontext: Psychologie
Kommunikation über Kommunikation – also der Versuch, aus einer gewissen Distanz heraus über die Kommunikationsweise und ihre Botschaften zu sprechen. Die Gesprächspartner tauschen sich darüber aus, wie sie miteinander umgehen oder was sie im Moment stark beschäftigt; dies verlangt von allen Beteiligten die Bereitschaft, sich selbst wahrzunehmen und Handeln zu reflektieren.

Metall *n*; ***engl.:*** Metal
Kontext: Traditionelle Chinesische Medizin
Eines der 5 Elemente aus der chinesischen ▸ 5-Elementen-Lehre. M. repräsentiert die Klarheit, die scharfe Trennung, den Herbst, den Westen, das Alter und als Organ die Lunge. Seine Farbe ist weiß und sein Geschmack scharf.

Metall-Typ *m*; ***engl.:*** Metal type
Kontext: Traditionelle Chinesische Medizin
Ist breitschultrig und meist schlank, hat eine eher dreieckige Kopfform, helle Hautfarbe und bewegt sich langsam und bedächtig, aber zielstrebig. Der M. ist eher rational, sehr sorgfältig, diszipliniert, zuverlässig und vernunftbetont.

Metaplan-Technik *f*; ***Etym.:*** nach der Firma *Metaplan* u. griech. *techne* „Handwerk, Kunst, Kunstfertigkeit; Wissenschaft"; ***engl.:*** Metaplan-technique
Kontext: Betriebswirtschaftslehre
Moderationstechnik; nutzt die Kartenabfrage zur zielorientierten Gestaltung von Kommunikations- und Kooperationsprozessen in Gruppen. Die Teilnehmer notieren auf farbigen Moderationskarten ihre Ideen zu einer Frage oder Aufgabenstellung; die Karten werden anschließend an einer Tafel befestigt und ggf. gemeinsam thematisch sortiert. Physiotherapie: Die Technik kann eingesetzt werden zur Ideensammlung (z. B. Brainstorming zur Praxisentwicklung), Strukturierung (z. B. Zielfindungsprozesse), Visualisierung (z. B. Erarbeitung eines Unternehmensleitbildes).

Meter *m*; ***Abk.:*** m; ***engl.:*** Meter
Kontext: Physik
SI-Einheit der Länge; Einheit: [m].

Methode *f*; ***Etym.:*** griech. *methodos* „Gang einer Untersuchung"; ***engl.:*** Method; ***Syn.:*** Behandlungsmethode
1. *Kontext:* Theoretische Modelle

Definiertes Regelwerk für folgerichtiges Verfahren in Planung, Forschung, Vorgehen und Handlung.

2. *Kontext:* Spiraldynamik

Spiraldynamik als M. basiert auf allgemeinen und spezifischen Methoden. Allgemein etablierte Methoden: z. B. Anatomielernen, Wahrnehmungsschulung, ▶ Random Practise, Arbeit mit Widerstand. Spezifische, vom Spiraldynamik-Konzept abgeleitete Methoden: z. B. Polführung, Aufrichtung, spiralige Verschraubung.

Methodenkompetenz *f*; ***Etym.:*** griech. *methodos* „Gang einer Untersuchung" u. lat. *competentia* „das Zusammentreffen, Stimmen"; ***engl.:*** Method competence; ***Syn.:*** Können

1. *Kontext:* Pädagogik

Schlüsselbegriff der Hochschulbildung (vgl. ▶ Selbstkompetenz).

2. *Kontext:* Spiraldynamik

M. im Rahmen von Spiraldynamik Aus-, Weiter- und Fortbildungen umfasst die professionelle Umsetzung von: 3D-Anatomie-Sehen (Blickdiagnose); statodynamischer Untersuchungstechnik; ▶ 3D-Mobilisation und ▶ 3D-Massage; manuelle Bewegungsführung und Fazilitation (z. B. ▶ Impulszentren); aktive und resistive ▶ 3D-Körperarbeit; kognitives und manuelles Anleiten von Patienten; Demonstration am Modell, am eigenen Körper und an einer anderen Person.

Meyer-Druckpunkte *m*; ***engl.:*** Meyer's pressure points

Kontext: Innere Medizin

Klinisches Zeichen bei Verdacht auf ▶ Phlebothrombose. Untersuchungstechnik: Der Therapeut fährt mit Daumen und Zeigefinger entlang der medialen Tibiakante. Bei Schmerz besteht Thromboseverdacht.

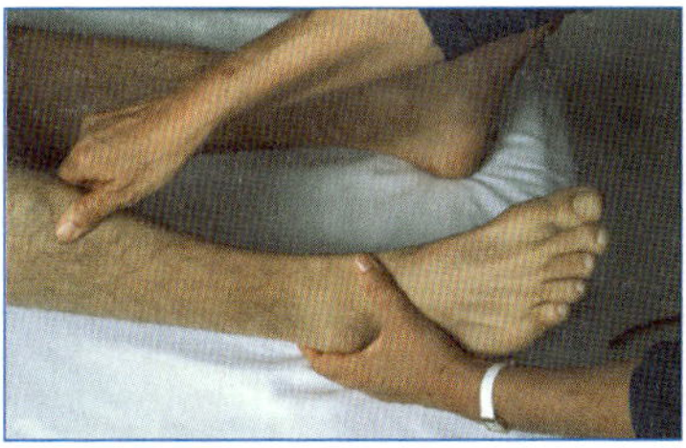

Meyer-Druckpunkte.

MF *f*; ***Abk.:*** MF; ***engl.:*** Medium frequency

Vgl. ▶ Mittelfrequenz.

Miete, kalkulatorische *f*; ***Etym.:*** lat. *calculare* „rechnen, berechnen"; ***engl.:*** Rent, imputed

Kontext: Betriebswirtschaftslehre

Teil der Opportunitätskosten (Verzichtskosten), die in die Kostenplanung mit einfließen. Physiotherapie: Der Praxisinhaber könnte die Praxisräumlichkeiten, wenn er selbst Eigentümer der Räume ist, fremdvermieten, statt sie selbst zu nutzen; er würde dadurch Mieteinnahmen erzielen. Er verzichtet auf diese Mieteinnahmen; erleidet einen fiktiven rechnerischen Verlust, den er in seine Kostenkalkulation einrechnet. Erwirtschaftet er mit seiner Praxis weniger Gewinn, als er als Mieteinnahmen einnehmen könnte, ist das Betreiben der Praxis unökonomisch (vgl. ▶ Kosten, kalkulatorische , ▶ Unternehmerlohn, kalkulatorischer).

Mikrodiskektomie *f*; ***Etym.:*** griech. *mikros* „klein, gering", *diskos* „Scheibe", *ek* „heraus" u. *tome* „Schnitt"; ***engl.:*** Microdiscectomy

Kontext: Orthopädie

Technik zur Entfernung von Bandscheibengewebe, die bei allen Formen des Bandscheibenvorfalls eingesetzt wird. Die Entfernung des Gewebes erfolgt mit einer Faserzange über einen interlaminären Zugang, wobei die Resektion des Lig. flavum und der angrenzenden Wirbelbögen so gering wie möglich gehalten wird. Die Ergebnisse sind überwiegend gut und werden mit einer Erfolgsquote von 75–90 % angegeben.

Mikroelektrode *f*; ***engl.:*** Micro electrode

Kontext: Physiologie, Wissenschaftliches Arbeiten

Zur Messung intra- oder extrazellulärer Spannungen.

Mikrognathie *f*; ***Etym.:*** griech. *mikros* „klein" u. *gnathos* „Kiefer"; ***engl.:*** Micrognathia; ***Syn.:*** Brachygnathie

Kontext: Kiefergelenkbehandlung

Abnorm kleiner Oberkiefer. Angeboren (als Hypoplasie, einschließlich des Alveolarfortsatzes), aber auch sekundär z. B. nach Lippen-Kiefer-Gaumenspalten-Operation.

Mikrographie *f*; ***Etym.:*** griech. *mikros* „klein" u. *graphein* „schreiben"; ***engl.:*** Micrography

Kontext: Neurologie

Symptom des ▶ Parkinson-Syndroms. Im Laufe der Erkrankung verkleinert sich die Schriftgröße der Handschrift. Die Verkleinerung ist häufig beim Schreiben in Richtung Zeilenende beobachtbar. Bedingt durch die Bewegungsverlangsamung (Bradykinese) sind weitere feinmotorische Tätigkeiten (z. B. Nähen) beeinträchtigt.

M

Mikromotion *f*; ***Etym.:*** griech. *mikros* „klein, gering“ u. lat. *motio* „Bewegung“; ***engl.:*** Micromotion

Kontext: Orthopädie

Relativbewegung zwischen Transplantat und Knochen bei Gelenkersatz. Sie ist einer der entscheidenden Faktoren für die Primärstabilität nach Gelenkersatz und sollte ein gewisses Ausmaß nicht überschreiten. Verschiedene Faktoren bestimmen die M.: einwirkende Kraft, Prothesendesign, -material, Operationstechnik, Größe der Kontaktfläche zwischen Transplantat und Knochen (Osteointegration), Qualität des Implantatlagers (Knochenqualität). Die Grenze der tolerierbaren M. ist nicht geklärt.

Mikrotrauma *n, -men u. -ta*; ***Etym.:*** griech. *mikros* „klein“ u. *trauma* „Wunde, Verletzung“; ***engl.:*** Microtrauma

Kontext: Physiologie

Repetitiver submaximaler Stress, der die Adaptions- und Regenerationsfähigkeit des betroffenen Gewebes übersteigt; Mikrotraumen aufgrund fehlender Muskelbalance bzw. von Haltungsdefiziten können langfristig zu neuromuskuloskeletalen Syndromen führen.

Mikrowelle *f*; ***engl.:*** Microwave

Kontext: Physik, Elektrotherapie

Elektromagnetische Schwingungen im Dezimeter-, Zentimeter- und Millimeter-Wellenlängenbereich (entspr. Frequenzen von 300 MHz bis 300 GHz). Der Mikrowellenbereich schließt an den Infrarot-Bereich des elektromagnetischen Spektrums an. Anwendung: Wärmetherapie

Mikrozirkulation *f*; ***Etym.:*** griech. *mikros* „klein“ u. lat. *circulus* „kleiner Kreis“; ***engl.:*** Microcirculation

Kontext: Herz- Kreislaufphysiologie

Gefäßgebiet zwischen den Arteriolen und Venolen bzw. kleinen Venen, einschließlich der frei endenden Lymphgefäße. Innerhalb der M. bilden die Kapillaren die ▸ Endstrombahn. Die Gefäße sind sehr stark verzweigt. Im kapillaren und postkapillaren Bereich (Venolen) sind daher Gesamtquerschnitt und Gefäßoberfläche sehr groß. Die kleinen Arterien (insbesondere Arteriolen, Kapillaren) leisten einen großen Beitrag zum gesamten (totalen) peripheren Strömungswiderstand (diastolischer Blutdruck). Dieses Gefäßgebiet ist der Ort des größten intravasalen Blutdruckabfalls und der stärksten Verminderung der Strömungsgeschwindigkeit. Die sehr geringe Strömungsgeschwindigkeit und die riesige Gefäßinnenfläche garantieren einen adäquaten Gas-, Wasser- und Stoffaustausch zwischen Blut und Zellen über den interstitiellen Raum. Lymphgefäße sammeln die in Abhängigkeit vom Verhältnis zwischen Filtration und Reabsorption im interstitiellen Raum verbleibende Flüssigkeit und führen sie in das Blutgefäßsystem zurück (Gewebedrainage) (vgl. ▸ Niederdrucksystem).

Miktion *f*; ***Etym.:*** lat. *mictio* „Harnen“; ***engl.:*** Micturition; ***Syn.:*** Blasenentleerung

Kontext: Physiologie, Neurologie

Harnlassen durch Kontraktion der Blasenmuskulatur (M. detrusor vesicae) bei gleichzeitiger Hemmung der Mm. sphincter urethrae internus und externus; Aktivierung über parasympathische Neurone im Rückenmark (sakrales Blasenzentrum).

Urinmenge (je nach Trinkmenge): 1000–1500 ml/24 h. Häufigkeit des Wasserlassens: 2–3-mal/d. Empfohlene Trinkmenge: 2–3 l/d. Neurologische Funktionsstörungen: ▸ Detrusorhyperreflexie, ▸ Detrusor-Sphinkter-Dyssynergie, ▸ Detrusorhyporeflexie. Physiotherapie: Die gesamte Blasenfunktion (Füllung, Entleerung) ist ein Zusammenspiel aller Blasenzentren. Die Miktion ist ein komplexes Reflexgeschehen, deshalb sollten Patienten mit neurologisch bedingten Miktionsstörungen nicht das willkürliche Unterbrechen des Urinstrahls zur Beckenbodenkräftigung trainieren (Störung des Reflexgeschehens). Stattdessen: Blasentraining mit festen Entleerungszeiten und ggf. auch festen Trinkzeiten und -mengen. Allgemeine Empfehlung bei allen Blasenfunktionsstörungen: viel trinken. Bindegewebsmassage: Das Aktivieren des parasympathischen Nervensystems tonisiert die Blasenmuskulatur und fördert die M.; das Aktivieren des sympathischen Nervensystems tonisiert den M. sphincter urethrae internus und unterstützt den Verschluss der Harnblase (vgl. ▸ Blasenfüllung, ▸ Blasenzentrum).

Miktionsanamnese *f*; ***Etym.:*** lat. *mictio* „das Harnen“ u. griech. *anamnesis* „Rückerinnerung“; ***engl.:*** Micturition disorders anamnesis

Kontext: Innere Medizin, Neurologie, Gynäkologie

Fragen an den Patienten zu Speicher- und Entleerungsstörungen der Blase helfen, das Problem einzugrenzen und sind Bestandteil der physiotherapeutischen Untersuchung; sie betreffen z. B. Füllungsgefühl, Entleerungsmodus, Harnstrahlqualität, Restharngefühl, Katheteranwendungen, Urinverfärbungen, Schmerzen.

Miktionshaltung *f*; ***Etym.:*** lat. *mictio* „das Harnen“; ***engl.:*** Micturition position
Kontext: Innere Medizin, Neurologie, Gynäkologie
Sitzende Haltung mit aufgerichteter Wirbelsäule; erleichtert das notwendige Ent- und abschließende Anspannen der Beckenbodenmuskulatur und ermöglicht das zügige Entleeren der Blase (vgl. ▸ Blasentraining, ▸ Miktionstraining).

Miktionstraining *n*; ***Etym.:*** lat. *mictio* „das Harnen“; ***engl.:*** Micturition training
Kontext: Innere Medizin, Neurologie, Gynäkologie
Systematisches Üben mit dem Ziel einer zügigen und vollständigen Blasenentleerung von Patienten mit Blasenfunktionsstörungen; Bestandteile sind das Erlernen der korrekten ▸ Miktionshaltung und das physiologische An- und Entspannen der Beckenbodenmuskulatur.

Milchstrich *m*; ***engl.:*** Milk line
Kontext: Bindegewebsmassage
▸ Strichführung aus der ▸ Bindegewebsmassage. Er entspricht dem großen ▸ Ausgleichsstrich, wird aber flächig und zügiger gezogen und endet steiler auslaufend. Der M. wird unilateral, seitlich im Bereich des sechsten/siebten Interkostalraums an der vorderen Axillarlinie beginnend und über die Seite flächig um die Schulterblattspitze herum ausgeführt. Danach erfolgt er paravertebral bis zum siebten Halswirbel.

Mimik *f*; ***Etym.:*** lat. *ars mimica* „Schauspielkunst, Nachahmungskunst“; ***engl.:*** Mimic, facial expression
Kontext: Psychologie, Kommunikation
Gesichtsausdruck; mimische Signale sind ein Ausdruck von Emotion. Diese sind oft subtil als Ausdruck der primären Emotionen Trauer, Angst, Ärger, Überraschung oder einer Mischung daraus. In der Physiotherapie ist die Mimik des Patienten in vielen Therapiesituationen erkennbar und Ausdruck der Körpersprache. Sie ermöglicht Therapeuten, Informationen über den Zustand und eventuelle Bedürfnisse oder Absichten des Patienten zu erkennen.

Minimal belastender Gang *m*
Vgl. ▸ Gang, minimal belastender.

Minimalprinzip *n*; ***Etym.:*** lat. *minimum* „das Kleinste“ u. *principium* „Anfang, Ursprung, Grundlage“
Vgl. ▸ Ökonomisches Prinzip.

Minussymptome *n*; ***engl.:*** Negative symptoms
Kontext: Neurologie
Charakteristische Symptome bei M. Parkinson: Bewegungsarmut (Akinese) für selbst initiierte Bewegungen, Unfähigkeit, Bewegungsprogramme zu ändern, verlangsamte Bewegungen (Bradykinese) und reduzierte Mimik (Maskengesicht) (vgl. ▸ Plussymptome).

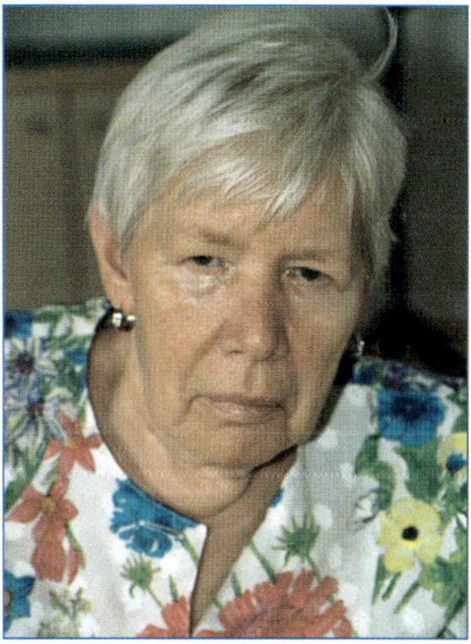

Minussymptom bei M. Parkinson: Reduzierter mimischer Ausdruck beim Maskengesicht.

Mirroring *n*; ***Etym.:*** engl. *mirror* „Spiegel“
Kontext: Bobath-Konzept
Test zur Prüfung der Tiefensensibilität nach Berta Bobath für Patienten mit Halbseitensymptomatik; spiegelbildliches Einstellen einer Extremität. Der Therapeut führt die betroffene Extremität des Patienten (ohne dessen visuelle Kontrolle) in eine bestimmte Position. Der Patient versucht, die Gelenkstellungen zu erspüren und kopiert diese mit seiner gesunden Extremität. Kleinste Bewegungen, z. B. einzelner Fingergelenke, sind möglich.

Mischgefühl *n*; ***engl.:*** Ambiguous sensation
Kontext: Bindegewebsmassage
Während der ▸ Strichführungen kann der Patient keine Aussage darüber treffen, was er genau fühlt (stumpf, spitz, ritzend, schneidend etc.). Es handelt sich dabei um eine neuroreflektorische ▸ Fehlreaktion. Ursachen für ein M. können eine falsche Technik oder eine nicht korrekte Ausführung der Abfolge/Regeln im Behandlungsaufbau (Reaktionen bestimmen die Geschwindigkeit) sein.

M

Missachtung *f*; ***engl.:*** Contempt, disdain, disregard, disrespect, neglect
Kontext: Psychologie, Kommunikation
Häufig auftretende Reaktion auf einen anderen Menschen. In der Regel lösen bestimmte Merkmale oder Verhaltensweisen der anderen Person diese Reaktion aus. M. ist erkennbar anhand von mimischen Anzeichen von ▸ Ekel und an den entsprechenden Gedankengängen oder verbalen Äußerungen (z. B. Abwertung der anderen Person, Erniedrigung). M. verhindert einen guten Kontakt zur anderen Person und eine erfolgreiche ▸ Kooperation in der Physiotherapie. M. kann auch in ▸ Übergriffen oder ▸ Belästigungen zum Ausdruck kommen. M. ist der unbedingten Wertschätzung diametral entgegengesetzt. Erkennt ein Therapeut dauerhafte Anzeichen der M. bei einem bestimmten Patienten, empfiehlt es sich die Gründe dafür zu reflektieren und Abhilfe zu schaffen; möglicherweise durch einen Therapeutenwechsel (vgl. ▸ Beziehungsqualität, ▸ Reflexion, ▸ Supervision).

Missverständnis *n*; ***engl.:*** Misunderstanding, misconception
Kontext: Psychologie, Kommunikation
Diskrepanz zwischen Gemeintem und Verstandenem. Missverständnisse sollten in der Physiotherapie vermieden werden, damit der Therapeut eine wirksame Behandlung gestalten kann. Es sind präzise Angaben und Aussagen notwendig, damit der Patient den Therapeuten und der Therapeut den Patienten differenziert verstehen kann. Diese Präzision kann durch ▸ Gesprächstechniken, ▸ aktives Zuhören, das Beachten der ▸ Sprachfunktionen und der nonverbalen Signale und eine förderliche Beziehungsqualität erreicht werden (vgl. ▸ Interpretieren, ▸ Nonverbale Kommunikation, ▸ Arbeitsbündnis, ▸ Prozess- und Strukturmodell der Gesprächsführung).

Mit geschlossenen Augen Klettern *n*
Vgl. ▸ Klettern mit geschlossenen Augen.

Mitarbeiterauswahl *f*
Vgl. ▸ Personalauswahl.

Mitarbeiterbefragung *f*; ***engl.:*** Employee attitude survey
Kontext: Betriebswirtschaftslehre
Analyse- und Führungsinstrument, um die Erwartungen der Mitarbeiter, ihre Einstellung zu ihrem Arbeitsplatz, -aufgaben und ihre Bedürfnisse am Arbeitsplatz zu erfassen. Sie kann mündlich im Rahmen eines ▸ Mitarbeitergesprächs mit dem Vorgesetzten, z. B. Praxisinhaber, oder auch schriftlich in Form einer Evaluation erfolgen. Die schriftliche Form ist häufig aussagekräftiger, weil Mitarbeiter/Therapeuten negative Äußerungen in der Anonymität einer Evaluation leichter äußern als im Gespräch.

Mitarbeiterfluktuation *f*; ***Etym.:*** lat. *fluctuatio* „das Wanken, Schwanken, Wogen"; ***engl.:*** Employee turnover
Kontext: Betriebswirtschaftslehre
Gesamtheit aller beendeten Arbeitsverhältnisse pro Unternehmen (pro Zeiteinheit: Fluktuationsrate). Eine niedrige M. ist betriebswirtschaftliches Ziel, da so Personalkosten gesenkt werden können. Physiotherapie: Ist die Mitarbeitertreue in einer physiotherapeutischen Praxis hoch, wechseln die Mitarbeiter/Therapeuten selten; die M. ist gering. Vorteile einer geringen Fluktuation: Die Praxis hat vermutlich ein gutes Betriebsklima; seltener Therapeutenwechsel ist für die Patienten angenehm (Vertrauensverhältnis). Nachteile: Fachliche und konzeptionelle Weiterentwicklung können stagnieren, da neue Impulse durch neue Therapeuten fehlen. Bleibt ein Mitarbeiter, der innerlich gekündigt hat, da er auf dem regionalen Arbeitsmarkt keine Alternativen hat, wirkt sich dies ebenfalls negativ auf die Praxis aus.

Mitarbeitergespräch *n*; ***Abk.:*** MAG; ***engl.:*** Appraisal interview
Kontext: Betriebswirtschaftslehre
Instrument zur Personalführung; die Führungskraft nimmt sich mindestens einmal pro Jahr Zeit (ca. 1–1,5 h) für ein offenes und strukturiertes Gespräch mit jedem Mitarbeiter/Therapeuten. Damit sich beide Parteien vorbereiten können, vereinbaren sie im Voraus einen Termin. Gesprächsthemen: Arbeitsleistung (Fachwissen, Qualität der Arbeit, Fachkönnen); Arbeitsverhalten (Belastbarkeit, Flexibilität, Selbstständigkeit); Zusammenarbeit (Kooperation, Information, Konflikte); unternehmerisches Denken und Handeln (Kostenbewusstsein, Effizienz); Zukunftspläne bezüglich der therapeutischen Entwicklung und Aufstiegsmöglichkeiten, Wünsche aus Mitarbeitersicht usw. Die Führungskraft dokumentiert die Gesprächsergebnisse/Vereinbarungen; das von beiden Gesprächspartnern unterzeichnete Protokoll wird in der Personalakte abgelegt.

Mitarbeiterpotenzial *n*; ***Etym.:*** lat. *potentia* „Macht, Kraft"; ***engl.:*** Employee potential
Kontext: Betriebswirtschaftslehre
Individuelle Fähigkeiten und Fertigkeiten eines Mitarbeiters, die die Führungskraft zum beider-

M

seitigen Nutzen fördert. Bsp.: emotionale, soziale, fachliche und kommunikative Kompetenz. Der Praxisinhaber setzt seine Mitarbeiter/Therapeuten möglichst entsprechend der persönlichen Stärken ein und unterstützt seine Mitarbeiter in ihrer Entwicklung (▸ Personalentwicklung). Das M. ist im Dienstleistungsbereich ein Schlüsselfaktor für den Erfolg einer Praxis. Praxisinhaber können die Potenziale der Therapeuten/Mitarbeiter anhand der ▸ SWOT-Analyse untersuchen. Die jeweiligen Stärken (Kompetenzen) und Schwächen, Chancen (ein Therapeut eignet sich, um einen neuen Spezialbereich aufzubauen; Erweitern des Praxisprofils) und Risiken (ein Mitarbeiter plant sich selbstständig zu machen; neuer Konkurrent) werden analysiert, reflektiert und im ▸ Mitarbeitergespräch besprochen.

Mitarbeiterproduktivität *f*; ***Etym.:*** lat. *producere* „hervorbringen, erzeugen"; ***engl.:*** Employee productivity
Kontext: Betriebswirtschaftslehre
Maß für den ▸ Output bzw. die Leistungsfähigkeit der Mitarbeiter eines Unternehmens. Physiotherapie: Maß für den therapeutischen Output (Behandlungsleistungen). Aussagekräftig ist der Vergleich der M. verschiedener Kalenderjahre, Monate, Quartale oder verschiedener Therapeuten in einer Praxis (nicht die Betrachtung einer isolierten Maßzahl). Berechnung: Therapeuten-Output : Therapeuten-Input = M.

Mitarbeitertreue *f*
Vgl. ▸ Mitarbeiterfluktuation.

Mitarbeiterzufriedenheit *f*; ***engl.:*** Employee satisfaction
Kontext: Betriebswirtschaftslehre
Kriterium für das Betriebsklima und für die Außenwirkung eines Unternehmens. Physiotherapie: Hohe M. bringt hohe Motivation mit sich und steigert die ▸ Mitarbeiterproduktivität (▸ Motivationsforschung). Dies wirkt sich auf die zu behandelnden Patienten aus, denn zufriedene Mitarbeiter/Therapeuten sind ein wesentlicher Werbefaktor (Mundpropaganda). Therapeuten, die sich den Patienten gegenüber negativ über die Praxis oder ihren Chef äußern, sind schlecht für das Image (Außenwirkung) der Praxis. Zudem fühlen sich auch Patienten i. d. R. nicht wohl, wenn eine negative Stimmung herrscht.

Mitbewerber *m*; ***engl.:*** Rival
Kontext: Betriebswirtschaftslehre
Konkurrent; der Begriff M. ist weniger offensiv bzw. aggressiv im Wettbewerbsdenken. Physiotherapie: Die meisten physiotherapeutischen Praxen sind nicht die einzige am Ort. Patienten haben Wahlmöglichkeiten; Praxen müssen um Patienten werben und sind somit untereinander M. um Patienten oder die zuweisenden Ärzte.

Mitchell-Typen *f*; ***Etym.:*** nach dem Arzt *P. Ch. Mitchell*; ***engl.:*** Mitchell types
Kontext: Pädiatrie
Unterscheidung bei Diparesen zwischen Beuge- und Strecktyp. Der Strecktyp (Mitchell I) zeigt von Geburt an zunehmend in der Entwicklung stets die Tendenz zu gestreckten spastischen Beinen, während der Beugetypus eher aus der Hypotonie und durch z. T. abduziert, gebeugt gehaltene Beine (Mitchell II) gekennzeichnet ist. Erst wenn sich Kinder mit der Diparese des Beugetyps aufrichten, entwickelt sich die Streckhaltung der Beine.

Mitnehmerschlaufe *f*; ***engl.:*** Carrier loop
Vgl. ▸ Achterschiene.

Mittel, geeignete *f*; ***engl.:*** Means, appropriate
Kontext: Alexander-Technik
Die ▸ Prävention falscher Bewegungssteuerung ist in Alexanders Arbeit zwar immer erster Schritt und Hauptfokus, reicht aber oft alleine nicht aus. In diesen Fällen ist es zusätzlich nötig, sich zu überlegen, was der Zweck oder das Ziel der Handlungen ist und welche Mittel bzw. Schritte für das beabsichtigte Vorhaben tatsächlich geeignet und notwendig sind.

Mittelfrequenz *f*; ***Abk.:*** MF; ***engl.:*** Medium frequency
Kontext: Physik, Elektrotherapie
Bezogen auf elektrotherapeutisch genutzte Ströme umfasst die M. den Bereich von 1 bis 300 kHz. Aufgrund des scheinbar geringeren Widerstandes des Gewebes infolge der hohen Impulsfrequenzen wird eine größere Tiefenwirkung als bei der Behandlung mit niederfrequenten Stromformen erzielt. Anwendung: mittelfrequenter Wechselstrom (Interferenz-Verfahren) zur Schmerzhemmung und Blockieren von Nervenleitung; s. ▸ Gildemeister-Effekt.

Mittelfrequenztherapie *f*; ***engl.:*** Middle frequency therapy
Kontext: Physikalische Therapie, Elektrotherapie
Form von ▸ Wechselstrom; therapeutische Frequenzen liegen zwischen 2 und 10 KHz (vgl. ▸ Interferenzstrom).

Mittelwert *m*; ***engl.:*** Mean; ***Syn.:*** Arithmetisches Mittel
Kontext: Statistik

M

Maß für die zentrale Tendenz einer Verteilung. Der M. ist gleich dem Quotienten aus der Summe aller Messwerte x_i und der Anzahl der Messwerte n (Mittelwert = $\sum x_i/n$). Er entspricht der klassischen Vorstellung des Durchschnitts. In einer idealen ▸ Normalverteilung befindet sich der M. exakt in der Mitte der Verteilungskurve. Streng genommen erfordert die Verwendung des M. eine Normalverteilung und mindestens intervallskalierte Daten, da die Abstände zwischen den Werten äquidistant sein müssen (vgl. ▸ Intervallskala). Tatsächlich wird in der Forschung wie im Alltag häufig (wegen der Anschaulichkeit des M.) der M. auch bei Daten gebildet, deren Intervallskalierung mehr als zweifelhaft ist. Bekanntestes Beispiel hierfür ist der nach Leistungsüberprüfungen präsentierte Notendurchschnitt. Er wird als M. berechnet, obwohl die Notenskala nur Ordinalskalenniveau aufweist (es liegt kein gleicher Leistungsabstand zwischen den einzelnen Noten, z. B. 1 und 2 zu 3 und 4 vor).

Mittelzeitausdauer *f*; ***Abk.:*** MZA; ***engl.:*** Mid time endurance

Kontext: Sportwissenschaft, Trainingslehre

Maximale Leistungszeit von 2–10 min. Die maximale Sauerstoffaufnahme wird zu 95–100 % ausgenutzt; der aerobe Energiestoffwechsel ist zu ca. 60 % an der Absicherung der physischen Leistung beteiligt (vgl. ▸ Kurzzeitausdauer, ▸ Langzeitausdauer).

M

Moberg-Operation *f*; ***Etym.:*** nach dem schwedischen Handchirurgen *Erik Moberg* (1905–1993); lat. *operatio* „Arbeit, Verrichtung, Wirken"; ***engl.:*** Moberg procedure

Kontext: Traumatologie

Operation bei tetraplegischen Patienten zur Verbesserung der Funktionsfähigkeit der Hand. Das Interphalangealgelenk des Daumens wird durch eine Arthrodese fixiert oder durch die Verlagerung der Sehne des M. flexor pollicis longus auf den M. extensor pollicis longus stabilisiert. Das proximale Ende des M. flexor pollicis longus wird distal und volar am Radius fixiert. Durch diese Fixierung wird bei einer Dorsalextension der Daumen adduziert und dadurch ein Schlüsselgriff ermöglicht. Physiotherapie: postoperative Immobilisierung für ca. 6 Wochen; danach schrittweises Erarbeiten der aktiven Daumenadduktion und des Schlüsselgriffs; abrupte Dehnungen zum Schutz der operierten Sehnen vermeiden.

Mobilisation *f*; ***Etym.:*** lat. „in Bewegung setzen"; ***engl.:*** Mobilisation; ***Syn.:*** langsame Mobilisation, Mobilisation mit langsamem Impuls

1. ***Kontext:*** Manuelle Therapie

Meist passiv durchgeführte Bewegung eines Gelenkes bzw. Gelenkbereiches.

2. ***Kontext:*** Kaltenborn-Evjenth-Konzept

Kaltenborn unterscheidet zwischen einer schmerzlindernden M. in Stufe II (in der Slackzone), einer entspannenden M. in Stufe II (gesamte Stufe II bis in die Übergangszone hinein) und einer dehnenden M. in Stufe III. Ein wesentliches Merkmal der M. ist die Patientenkontrolle, d. h. der Patient kann die Bewegung jederzeit stoppen.

3. ***Kontext:*** Orthopädie, Chirurgie, Innere Medizin,

Aktive oder passive Bewegung; wird im Krankenhausalltag häufig als Bezeichnung für das Aufrichten eines Patienten im Bett oder für das Bewegen des Patienten aus dem Bett heraus genutzt. Mobilisation von Gelenken: Passive oder aktive Bewegung eines Gelenkes, die mit geringer Geschwindigkeit innerhalb der passiven Beweglichkeit durchgeführt wird.

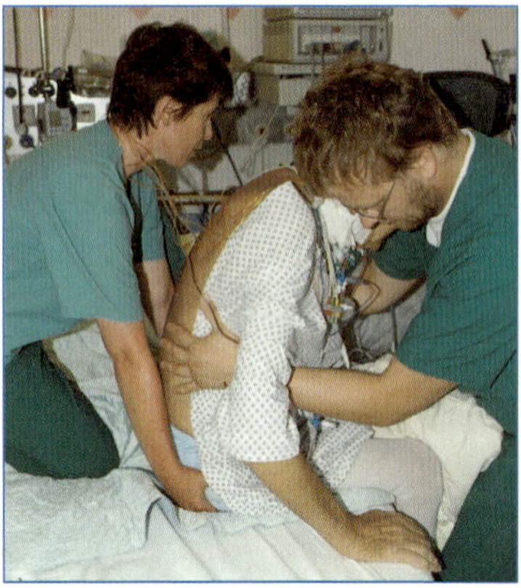

Mobilisation vom Liegen in den Sitz.

Mobilisation des Nervensystems *f*; ***engl.:*** Mobilisation of the nervous system

Kontext: Manuelle Therapie

In der ▸ Neurodynamik wird die Elastizität und Gleitfähigkeit des Nervensystems geprüft und behandelt. Erweist sich die Mobilität eines Nervs bei einem ▸ neurodynamischen Test als vermindert, wird an der M. gearbeitet, z. B.: über direkte Mobilisation des Nervs, meist in den Bewegungsmustern der Spannungstests; über die Behandlung des den Nerv umgebenden Gewebes oder des zum Nervenstamm in Beziehung stehenden Gewebes (Gelenke, Muskeln, Faszien, Haut); über indirekte Maßnahmen, wie Haltungsschulung und Verändern des Bewegungsverhaltens (vgl. ▸ Lasègue-Test, ▸ Slump-Test).

Mobilisation, hubfreie *f*
Vgl. ▸ Hubfreie Mobilisation.

Mobilisation, widerlagernde *f*
Vgl. ▸ Widerlagernde Mobilisation.

Mobilisationsbehandlung *f*
Kontext: Manuelle Therapie
Anwendung spezieller ▸ Mobilisationstechniken zur Bewegungserweiterung eines Gelenks.

Mobilisationstechnik *f*
Kontext: Manuelle Therapie
Anwendung spezieller Techniken zur ▸ Mobilisation eines Gelenks. Unter dem Begriff ▸ Manuelle Therapie werden verschiedene Methoden subsummiert, die jeweils unterschiedliche Mobilisationstechniken einsetzen (vgl. ▸ Maitland-Konzept, ▸ Kaltenborn-Evjenth-Konzept, ▸ McKenzie-Konzept, ▸ Mulligan-Konzept, ▸ Cyriax-Konzept).

Mobilisatoren, globale *f*
Kontext: Sensomotorik
Oberflächlich liegende, mehrgelenkige Muskeln, die überwiegend aus Fast-twitch-Fasern Typ II bestehen. Merkmale: schnell kontrahierende motorische Einheiten, fusiform (spindelförmig); vom Rotationszentrum entfernter lokalisiert; Bewegungserzeuger in den Extremitätengelenken und zwischen den Körpersegmenten an der Wirbelsäule; Aktivierung bevorzugt konzentrisch im offenen System, bei höherer Belastung, bei schnellen ballistischen Bewegungen und bei Bewegungen in der Sagittalebene. Bsp.: M. rectus femoris, M. tensor fasciae latae, M. latissimus dorsi, M. rectus abdominis. Bei Dysfunktionen tendieren g. M. zu Hyperaktivität, Verkürzung und Hypersensivität bei Dehnungen. (Letzteres, wenn eine Irritation der neuralen Strukturen vorliegt.) Zu Beginn der Rehabilitation die Übungen langsam ausführen lassen, mit geringer Kraft und die Wahrnehmung ansprechen. Verlängerung der verkürzten g. M. in der Funktionsstellung und bei stabilisierten hypermobilen Segmenten.

Mobilisieren, dreidimensionales *n*
Vgl. ▸ Dreidimensionales Mobilisieren.

Mobilisierende Massage *f*
Vgl. ▸ Massage, mobilisierende.

Mobilitätsstufen *f*; ***Etym.:*** lat. *mobilitas* „Beweglichkeit"; ***engl.:*** Mobility levels
Kontext: Kaltenborn-Evjenth-Konzept
Skala nach Kaltenborn zur Unterscheidung der Gelenkbeweglichkeit; umfasst die Mobilitätsstufen 0–6; gilt für die aktive und passive Funktionsprüfung eines Gelenks. M. 3 entspricht der physiologischen Gelenkbeweglichkeit.

Modalitätentest *m*; ***engl.:*** Modalities test;
Syn.: Akademischer Test
Kontext: Diagnostik, Handtherapie
Eine Form von Tests, bei der mit den unterschiedlichen Testverfahren spezielle Funktionen der Hautrezeptoren geprüft werden. Der Therapeut untersucht die Haut bezüglich Schmerz, Berührung, Kälte und Wärme, was nach Nervenverletzungen Auskunft geben kann, inwieweit die Schutz- und Berührungssensibilität zurückkehrt. Zu diesen Tests gehören u. a. ▸ Semmes-Weinstein-Monofilaments, ▸ Ten-Test, ▸ Spitz-Stumpf-Diskrimination, ▸ Temperaturdiskrimination und ▸ Vibrationstest.

Modell der menschlichen Motorik *n*;
Etym.: lat. *motor* „Beweger"; ***Syn.:*** Modell des menschlichen Verhaltens
Kontext: Theoretische Modelle
Basiert auf einer interaktiven Theorie. Dabei wird der Mensch als ein System gesehen, das sich auf der Grundlage sich verändernder Input-Output-

Mobilitätsstufen

Stufe	Definition	Beschreibung
0	Ankylose	Extrem harter Stopp, wo kein harter Stopp zu erwarten ist; mit mobilisierenden Maßnahmen nicht mehr beeinflussbar
1	Sehr hypomobil	Nicht immer schmerzhaft; Therapie
2	Etwas hypomobil	Belanglos; keine Therapie
3	**Normobil**	**Gelenkbeweglichkeit entsprechend Neutral-Null-Methode**
4	Etwas hypermobil	Ohne Beschwerden
5	Sehr hypermobil	Schmerzhaft; Therapie erforderlich
6	Komplett instabil	Außer Stabilisationsmaßnahmen auch Hilfsmittelversorgung oder Operation notwendig

Modell der menschlichen Motorik (Mulder 2007)

Tests zur Erhaltung des Gleichgewichts			
Basismessung	*Kognitive Manipulation*	*Perzeptive Manipulation*	*Motorische Manipulation*
Ziel: Bestimmen von Referenzwerten	*Ziel*: Bestimmen der kognitiven Abhängigkeit der Aufgabenausführung	*Ziel*: Bestimmen der visuellen Abhängigkeit der Aufgabenausführung	*Ziel*: Bestimmen der Fähigkeit, zukünftige zu antizipieren oder auf plötzliche Störungen zu reagieren
Ausgangsstellung: Ruhiges aufrechtes Stehen mit hinter dem Rücken verschränkten Händen			
Optimale Konditionen (gute Lichtverhältnisse, keine Hindernisse, keine Ablenkung)	Gleichzeitig soll eine zweite, die Aufmerksamkeit in Anspruch nehmende Aufgabe (z. B. in Dreierschritten rückwärts zählen) ausgeführt werden	Die Qualität der visuellen Information wird reduziert durch das Tragen einer Milchglasbrille, die zwar Licht, aber keine Informationen durchlässt	Eine Störung (Stoß oder Zug) kann auftreten; manchmal sind Art und Zeitpunkt der Störung bekannt (Antizipation); manchmal sind Art und Zeitpunkt nicht bekannt (Reaktion)
Gehtests			
Ziel: Bestimmen von Referenzwerten	*Ziel*: Bestimmen der kognitiven Abhängigkeit der Aufgabenausführung	*Ziel*: Bestimmen der visuellen Abhängigkeit der Aufgabenausführung	*Ziel*: Bestimmen der Fähigkeit, auf relevante Umgebungshindernisse zu antizipieren und zu reagieren, ohne dass die Bewegung an Qualität verliert
Gehen auf ebenem Untergrund, unter optimalen Umständen (gute Lichtverhältnisse, keine Hindernisse oder Ablenkung)	Gehen, während gleichzeitig eine zweite, die Aufmerksamkeit in Anspruch nehmende Aufgabe gelöst werden soll (z. B. Kopfrechnen)	Gehen unter nicht optimalen Lichtverhältnissen oder Gehen, während der Patient einen Teil des Bodens vor sich und seine Füße nicht sehen kann	Gehen, während ein deutlich sichtbares Hindernis (eine Stufe) vorhanden ist. Der Patient soll die Stufe hinaufgehen, ohne seine Geschwindigkeit zu reduzieren (Antizipation). Gehen, während einem Hindernis ausgewichen werden soll. Zu einem nicht vorhersagbaren Zeitpunkt springt das Hindernis (Licht) an eine andere Stelle (Reaktion)

Relationen immer wieder selbst (re)organisiert (Mulder 2007). Im Gegensatz zu anderen Modellen der Bewegungssteuerung sind motorische, sensorische und kognitive Prozesse miteinander verbunden. Bewegungen (Handlungen bzw. Verhalten) sind darauf ausgerichtet, Probleme in der Umwelt zu lösen. Dazu sind körpergebundene (interne) und umgebungsgebundene (externe) Informationen notwendig. Mittels selektiver und integrativer Prozesse wird die optimal angepasste Bewegung gefunden, um das Problem zu lösen. Sogenannte „Gewichte" beeinflussen diesen Problemlösungsprozess: Bedürfnisse, Wissen und Gedächtnis, Aufmerksamkeit, Motivation, Emotionen und unbekannte Variablen. Die mit dem Modell verbundenen Tests sind insbesondere für neurologische Patienten geeignet.

Modell des Bewegungskontinuums *n*;
Etym.: lat. *continuum* „das ununterbrochen Fortlaufende"; ***Abk.:*** MCT; ***engl.:*** Movement Continuum Theory
Kontext: Theoretische Modelle
Modell der Kanadierin Cheryl Cott (et al. 1995), das Bewegung als Gegenstand der Physiotherapie beschreibt: von der Mikro- bis zur Makroebene (molekular, subzellulär, zellulär, Gewebe, Organsystem, Körperteil, Körper, Personen in der Umwelt, Person in der Gesellschaft). Äußere Faktoren (z. B. soziale und physische Umgebung) und innere Faktoren (z. B. kognitive und physiolo-

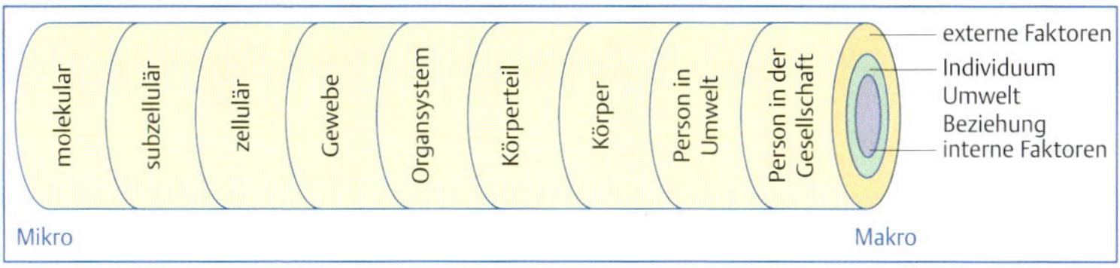

Modell des Bewegungskontinuums.

gische Kapazitäten) beeinflussen alle Bewegungen. Jeder Mensch verfügt über eine bevorzugte Bewegungsfähigkeit, die er im Alltag einsetzt. Bewegungsstörungen verändern und beeinflussen diese Bewegungsfähigkeit. Physiotherapie beeinflusst die veränderte Bewegungsfähigkeit und versucht, die individuelle Bewegungsfähigkeit wiederherzustellen.

Modell, zyklisches *n*
Vgl. ▸ Zyklisches Modell.

Modellbezogene Bewegung *f*; ***engl.:*** Model-based movement
Kontext: Physiologie, Sportwissenschaft, Trainingslehre
Konkret vorgegebener Bewegungsablauf, der unter verschiedenen Bedingungen möglichst konstant ausgeführt werden soll. Das detailliert vorgegebene Bewegungsprogramm soll unter möglichst weitgehender Kompensation aller inneren und äußeren Störeinflüsse stabil ausgeführt werden. Der Patient soll z. B. eine Bewegungsfolge auf harter und weicher Unterlage, bei unterschiedlich großen Unterstützungsflächen oder mit unterschiedlichen Zeitvorgaben ausführen. Sport: z. B. die Leistungen der Turner, Wasserspringer, Eiskunstläufer und technischer Disziplinen der Leichtathletik (hohe Konstanz und Präzision). Die Bewegungsabläufe sollen unter den variablen Eigenschaften der Untergründe und Geräte und veränderlichen äußeren Bedingungen konstant gleichartig ablaufen (vgl. ▸ zielbezogene Bewegung).

Modellbildung *f*; ***engl.:*** Modeling
Kontext: Physik
Durch M. werden Vorgänge als vereinfacht dargestellt (Abbild von Teilen der Realität), um sie besser verstehen oder analysieren oder um Prognosen machen zu können. Das Modell ist ein abstraktes Abbild eines Systems.

Modelle des Gesundheitsverhaltens *n*
Vgl. ▸ Gesundheitsverhaltens, Modelle des

Modellklausel *f*; ***engl.:*** Model clause; ***Syn.:*** Öffnungsklausel
Kontext: Berufspolitik
Der Bundesrat hat am 23. Mai 2008 einen Gesetzentwurf zur Einführung einer M. in die Berufsgesetze der Hebammen, Logopäden, Physiotherapeuten und Ergotherapeuten beschlossen. Dieser wurde im Juli 2009 in geänderter Fassung durch den Deutschen Bundestag angenommen. Die Änderungen betreffen insbesondere eine inhaltliche Präzisierung der M., Vorgaben zur Genehmigung sowie die Berichtspflicht des Bundesministeriums für Gesundheit gegenüber dem Deutschen Bundestag nach Ablauf der M. Sie ist auf acht Jahre befristet. Die genaue Ausgestaltung der M. ist zwischen dem Bundesministerium für Gesundheit und den betreffenden Ländern zu regeln. Mithilfe dieses Gesetzes ist eine modellhafte Erprobung grundständiger Studiengänge in der Physiotherapie möglich.

Modellübung *f*; ***Etym.:*** ital. *modello* „Muster, Vorbild", ***engl.:*** Model-based training
Kontext: Funktionelle Bewegungslehre
Basisübung einer therapeutischen Übung; Grundlage für individuell anpassbare Übungen. Die Anpassung der therapeutischen Übungen orientiert sich am funktionellen Status des Patienten und dem daraus formulierten funktionellen Problem.

Modellvorhaben *n*; ***engl.:*** Model project
Kontext: Berufspolitik
Nach Beschluss des Bundestags zum Pflege-Weiterentwicklungsgesetz 2008 können Physiotherapieverbände mit den Krankenkassen M. nach § 63 SGB V vereinbaren. Innerhalb der M. kann der Physiotherapeut Auswahl, Dauer der physikalischen Therapie sowie die Frequenz der Behandlungseinheiten festlegen. Der Gesetzgeber hat für die M. die Verordnungshoheit des Arztes begrenzt und die Mitwirkungsrechte der Physiotherapeuten bei der Durchführung der Therapie erweitert.

Moderatorvariable *f*; ***Etym.:*** lat. *moderari* „ein Maß setzen, mäßigen, lenken" u. *variare* „sich verändern"; ***engl.:*** Moderator variable
Kontext: Statistik
Größe, die den Einfluss einer oder mehrerer ▸ unabhängiger Variablen auf die ▸ abhängige Variable verändert. M. sind in jeder Untersuchung vorhanden. Sie werden zur ▸ Kontrollvariable, wenn ihre Ausprägungen in der Untersuchung erhoben werden, und zur ▸ Störvariable, wenn sie, egal aus welchem Grund, nicht erhoben werden.

Modifizierte Ashworth-Skala *f*
Vgl. ▸ Ashworth-Skala, modifizierte.

Modulation *f*; ***Etym.:*** lat. *modulatio* „Takt"; ***engl.:*** Modulation
Kontext: Physik
Beeinflussung einer (ungedämpften) Schwingung (Trägerfrequenz) durch eine Schwingung niedrigerer Frequenz. Moduliert werden entweder die Amplitude (Amplitudenmodulation, kurz: AM) oder die Trägerfrequenz (Frequenzmodulation, kurz: FM). Werden Informationen in digitalen Einheiten aufmoduliert, spricht man von Puls-Code-Modulation (PCM). Anwendung: Übertragung von Signalen und Messwerten; Funkfernsteuerung, Fernbedienung

M

Modulationsfrequenz *f*; ***engl.:*** Frequency of modulation
Kontext: Physik
Die Trägerfrequenz verändernde niederfrequente Schwingung, die das Nutzsignal (Information, Messwert, Datencode) repräsentiert (vgl. ▸ Modulation).

Modus *m*; ***Etym.:*** lat. *modus* „Maß(stab), Art und Weise"; ***engl.:*** Mode; ***Syn.:*** Modalwert
Kontext: Statistik
Maß für die zentrale Tendenz einer Verteilung. Der M. einer Verteilung ist der Wert, der am häufigsten auftritt. Im Gegensatz zum ▸ Mittelwert und dem ▸ Median beschreibt der M. auch die Daten einer ▸ Nominalskala. Ebenso kann der M. bei nicht normalverteilten Daten oder bei zwei- und mehrgipfligen Verteilungen eine sinnvolle Größe sein (vgl. ▸ Normalverteilung).

Mofette *f*; ***Etym.:*** franz. „Gasquelle, postvulkanische"; ***engl.:*** Mofette
Kontext: Balneotherapie
Natürliche Austrittsstelle von Kohlendioxid (ggf. auch Methan und/oder Schwefelwasserstoff); im Vergleich zu vulkanischen Austrittsstellen kühl (< 100 °C); Vorkommen in Deutschland: z. B. Laacher See. Ableitung durch Anbohrung ist zu balneologischen Zwecken möglich.

Moglispiel *n*; ***engl.:*** To play Mogli (game for climbing therapy)
Kontext: Therapeutisches Klettern
Kletterspiel; wie im Urwald soll das Hangeln an Griffen in spielerischer Art und Weise die Hand- und Armkraft stärken. Die bewältigte Strecke kann als Maß der momentanen Leistungsfähigkeit gewertet werden.

Moment *n*; ***engl.:*** Moment
Vgl. ▸ Drehmoment.

Momentanbeschleunigung *f*; ***engl.:*** Momentary acceleration; ***Syn.:*** Augenblicksbeschleunigung
Kontext: Biomechanik
Quotient aus ▸ Momentangeschwindigkeit und Zeiteinheit.

Momentangeschwindigkeit *f*; ***engl.:*** Momentary velocity; ***Syn.:*** Augenblicksgeschwindigkeit
Kontext: Biomechanik
Quotient aus Weg und Zeiteinheit (vgl. ▸ Momentanbeschleunigung).

Momentarm *m*; ***engl.:*** Moment arm
Kontext: Biomechanik
Für das Drehmoment wirksamer ▸ Hebelarm.

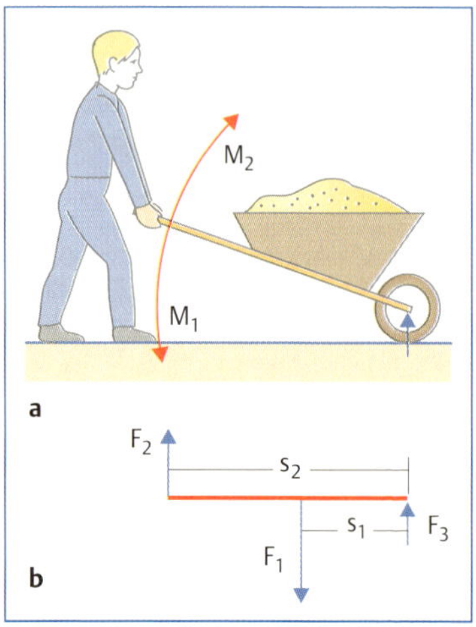

Momentarm: Kräfte und Momente am einseitigen Hebel.

Momentengleichgewicht *n*; ***engl.:*** Balance of moments
Kontext: Physik
Die Wirkungen aller an einem System angreifenden Momente heben sich auf. Gleichgewichtsbedingung: die Summe aller wirkenden Momente ergibt Null.

Momentum transfer strategy *f*; ***Etym.:*** engl. *momentum* „Impuls, Schwungkraft“, *transfer* „Übertragung“ u. *strategy* „Strategie“
Kontext: Bewegungsanalyse
Strategie zur Bewältigung eines Lagewechsels mit Kraft sparendem Effekt durch Beschleunigung. Bsp. Wechsel vom Sitzen zum Stehen: Der Oberkörper wird mit Schwung nach vorne bewegt. Der Körperschwerpunkt befindet sich vor der Unterstützungsfläche, die vorne durch die Füße begrenzt wird. Der nach vorne beschleunigte Körper kann leichter nach oben bewegt werden. Die Vorwärtsbewegung reduziert die notwendige Beinkraft und wird rechtzeitig abgebremst unter Beibehaltung der ▸ posturalen Kontrolle. Notwendige Faktoren sind Kraft, Koordination und Timing (vgl. ▸ Zero-momentum strategy).

Monochrom ***Etym.:*** griech. *monos* „allein“ u. *chroma* „Farbe“; ***engl.:*** Monochrome
Kontext: Physik
Einfarbig. Licht (elektromagnetische Wellen) gleicher Wellenlänge (vgl. ▸ Laserlicht).

Monomotivierte Handlungen *f*; ***Etym.:*** griech. *monos...* „allein...“ u. lat. *motivum* „Beweggrund, Antrieb“; ***engl.:*** Monomotivated activity
Kontext: Feldenkrais
Die ideale, bewusste Handlung ist monomotiviert, sie entspricht einer einzigen und klar erkannten Motivierung. Monomotivert bedeutet andere, widersprüchliche Motivationen erkennen und hemmen zu können. Beispielsweise ein guter Schwimmer benutzt nur die Bewegungen, die ihn in die gewünschte Richtung bringen; darin liegt sein Geschick und seine Fertigkeit, andere Impulse kann er hemmen (vgl. ▸ Motivation.)

Monophasisch ***Etym.:*** griech. *monos* „allein“ u. *phasis* „Erscheinung“; ***engl.:*** Monophasic
Kontext: Physik, Elektrotherapie
Einphasig. Gleichspannungs-Signal, das nur eine Stromrichtung (kein Vorzeichenwechsel, kein Nullliniendurchgang) hat. Anwendung: elektrischer Reizimpuls, gleichgerichteter Wechselstrom.

Monopolar ***Etym.:*** griech. *monos* „allein“ u. neulat. *polaris* „den Pol, eine Ausprägung betreffend“; ***engl.:*** Unipolar; ***Syn.:*** unipolar
Kontext: Physiologie, Elektrotherapie
Einpolig; z. B. mit nur einem Pol versehene Nervenzelle (vgl. ▸ bipolar). Oder als Ableittechnik mit Einzelelektroden gegen eine Neutralelektrode (Bezugelektrode, Erdelektrode) z. B. EKG-Ableittechnik (nach Goldberger). Bei bipolarer Ableittechnik wird die Spannung zwischen zwei gleichberechtigten Punkten der Körperoberfläche registriert, bei der unipolaren zwischen einer differenten und einer indifferenten Elektrode.

Monosynaptischer Reflex *m*
Vgl. ▸ Reflex, monosynaptischer.

Monosynaptischer Reflex – phasische Eigenschaft *f*
Vgl. ▸ Reflex, monosynaptischer – phasische Eigenschaft.

Monosynaptischer Reflex – tonische Eigenschaft *m*
Vgl. ▸ Reflex, monosynaptischer – tonische Eigenschaft.

Moorbad *n*; ***engl.:*** Mud bath
Kontext: Balneotherapie
▸ Peloid zur Anwendung als Voll- oder Teilbad mit naturfeuchtem Badetorf. Verabreichung üblicherweise in Holzbadewannen. Dosierung: Vollbad ca. 200 kg, Sitz- oder Teilbad ca. 70 kg Material. Indikationen: zur Behandlung bei rheumatischen Erkrankungen des Bewegungssystems, gynäkologische Beschwerden und nach Verletzungen.

Morbihan, Morbus *m*
Vgl. ▸ Morbus Morbihan.

Morbus Dercum *m*; ***engl.:*** Dercum's syndrome; ***Syn.:*** Dercum-Krankheit, Adipositas dolorosa
Kontext: Neurologie, Lymphdrainage
Schmerzhafte, oft grobknotige, gelenknahe Fettvermehrung am Oberarm und Oberschenkel, auch am Rücken, Bauch und an der Fußsohle bei übergewichtigen Frauen im mittleren Lebensalter, rheumatologische Begleitsymptome, Besserung bei Wärme; Differenzialdiagnose: ▸ Lipödem.

Morbus Morbihan *m*; ***engl.:*** Morbihan's disease
Kontext: Lymphdrainage
Sonderform der Rosazea (chronische Hauterkrankung) mit ausgedehnten ▸ Ödemen im Gesichtsbereich, lokaler Lymphstau, second line Therapie mit ▸ manueller Lymphdrainage als Begleittherapie.

M

Morbus Parkinson *m*
Vgl. ▸ Parkinson-Syndrom.

Morbus Sudeck *m*
Vgl. ▸ Complex Regional Pain Syndrom.

Morgensteifigkeit *f*; ***engl.:*** Morning stiffness
Kontext: Orthopädie, Traumatologie
Patienten haben morgens steife Gelenke, brauchen viel Zeit, bevor ihre Gelenke wieder beweglich sind. M. tritt hauptsächlich bei rheumatischen Patienten auf, kommt aber auch bei Patienten mit Gelenkverletzungen vor. Bei fortschreitendem Heilungsverlauf verkürzt sich die morgendliche Gelenksteife, während sie z. B. bei Arthrose Patienten als Alarmsignal zu deuten ist und diese Patienten einen Arzt kontaktieren sollten.

Motivation *f*; ***Etym.:*** lat. *motivum* „Beweggrund, Antrieb"; ***engl.:*** Motivation
1. *Kontext:* Psychologie, Pädiatrie
Summe der Beweggründe, die Entscheidungen und Handlungen beeinflussen.
Intrinsische M.: Aus eigenem, inneren Antrieb und durch das Interesse des Kindes/des Patienten an der Aufgabe heraus erfolgend.
Extrinsische M.: Von außen angeregt (z. B. durch Belohnung), nicht aus eigenem inneren Anlass erfolgend.
Physiotherapie: Der Therapeut wartet auf den Impuls des Kindes, der den Beginn einer Tätigkeit signalisiert, um den Fortgang unterstützend zum Erfolg zu führen. Der eigene Wille wird zur Triebfeder des Handelns, spornt zu Leistungen an. Durch das intrinsische Handeln wird im Körper Dopamin ausgeschüttet. Die entstehenden Glücksgefühle sind für das Kind die größte Belohnung, die es aus seinem Tun ziehen kann. Am sinnvollsten ist eine ausgewogene Mischung aus intrinsischer und extrinsischer M.
2. *Kontext:* Feldenkrais
M. ist der Ursprung der Impulse, welche die Muskelaktivität für eine bestimmte Handlung in Gang setzen. Feldenkrais führt den Drang zu handeln auf bestimmte körperliche Spannungen zurück, die sich lösen, wenn die ▸ Handlung ausgeführt ist. Beispielsweise essen wir, weil Hunger sich bemerkbar macht, und schlafen wir, weil wir müde sind.
Man unterscheidet zwischen Bewegungen mit einer vorherrschenden, eindeutigen Motivation und Motivationen, die sich gegenseitig behindern. Bei letzteren sind das Spannungen, bei denen es schwierig ist, die ▸ Handlung zu erzeugen, die sie löst. Beispielsweise kann die Empfindung der Unsicherheit im Zusammenhang mit verschiedenen Körperteilen stehen und auf unterschiedliche Weisen erzeugt werden. Dadurch fällt es schwer, einen Zusammenhang zwischen der Spannung und der Unsicherheit zu erkennen und somit die entsprechende Handlung herbeizuführen, die sie löst. Auch wenn z. B. Neues erlernt wird, werden viele unnötige, einander widersprechende Handlungselemente mit ausgeführt. Oft erst später wird erkannt, wie viel mehr als das Nötige und Angemessene getan wurde. Beim Lernen ist es außerordentlich wichtig, solche unerwünschten, schwer erkennbaren Motivationen wahrzunehmen. Es wird zwischen bewusster, unerkannter und reflektorischer Motivation unterschieden (vgl. ▸ Monomotivierte Handlungen und ▸ Überkreuz-Motivation.)

Motivationsforschung *f*; ***Etym.:*** lat. *motivum* „Ursache, Antrieb, Beweggrund"; ***engl.:*** Motivation research
Kontext: Psychologie
Forschungsgebiet der Psychologie; beschäftigt sich mit den menschlichen Verhaltensweisen im Zusammenhang mit der Leistungsbereitschaft und -fähigkeit und untersucht die Faktoren, die darauf Einfluss nehmen. Motivation betrifft Physiotherapeuten in zweifacher Hinsicht: Als Inhaber oder Angestellte unterliegen sie den erforschten Einflussfaktoren; als Therapeuten haben sie den Auftrag, Motivationshemmnisse, die sich auf den Gesundungs- und Heilungsprozess negativ auswirken, individuell herauszufinden und positiv zu beeinflussen. Theorien der M.: z. B. ▸ Zwei-Faktoren-Theorie, ▸ Bedürfnispyramide.

Motor evoked potentials *n*; ***Etym.:*** engl. „durch Bewegung hervorgerufene Potenziale"; ***Abk.:*** MEP
Kontext: Bewegungslehre
Hervorrufen der zu einer Bewegung gehörenden elektrischen Potenziale durch eine nicht invasive Stimulierung bestimmter Gehirnareale.

Motor Function Assessment Scale *f*; ***Etym.:*** engl. „Skala zur Beurteilung motorischer Funktionen"; ***Abk.:*** MFAS
Kontext: Diagnostik
Diagnoseunabhängiger, ▸ standardisierter Test, z. B. für neurologische Patienten mit Schädelhirntrauma, Multipler Sklerose oder nach neurochirurgischen Eingriffen. Der Test besteht aus Aufgaben in folgenden Bereichen: Sitzen, Aufstehen und Stehen, Gehen, Übungen für die obere

Extremität. Beurteilt wird, ob der Patient die Aufgabe ausführen kann (0 = keine Therapie notwendig) oder nicht ausführen kann (1 = Therapie notwendig).

Motor Imagery Training *n*; ***Etym.:*** engl. *motor* „Muskel", *imagery* „geistige Bilder, Vorstellungen" u. *training* „Ausbildung, Schulung"
Kontext: Medizinische Trainingstherapie
Trainingsform, die mit Bewegungsvorstellungen arbeitet. Diese zeigen ähnliche Aktivitäten im Elektroenzephalogramm (EEG) wie ein richtiges Training, nur mit deutlich abgeschwächter Intensität.

Motor Relearning *n*; ***Etym.:*** engl. *motor* „Muskel, motorisch" u. *relearning* „Wiedererlernen"
Kontext: Neurologie, Motorisches Lernen
Wiedererlernen einer motorischen Fähigkeit nach Läsion neuronaler Strukturen. Der Wiedererwerb erfolgt nach den Prinzipien des motorischen Lernens.

Motorbetriebener Bewegungstrainer *m*; ***Etym.:*** engl. *training* „Schulung, Ausbildung, Üben" u. lat. *motor* „Beweger"
Vgl. ▸ Bewegungstrainer, motorbetriebener.

Motorik *f*; ***Etym.:*** lat. *motor* „Beweger"; ***engl.:*** Motoric function
Kontext: Physiologie
Fähigkeit und Fertigkeit von Mensch und Tier, sich oder ihre Organe zu bewegen. Die vom Individuum bewusst initiierten Bewegungen werden als Willkürmotorik bezeichnet. Bei jeder motorischen Handlung erfolgt jedoch ein großer Teil der motorischen Aktivität nicht bewusst, sondern unwillkürlich. Grundsätzlich gilt, je automatisierter eine motorische Aktivität ist, desto kleiner ist der bewusste Anteil am Bewegungsablauf.

Motorik, ideale *f*; ***Etym.:*** lat. *motor* „Beweger" u. griech. *idea* „Aussehen, Erscheinung, Gestalt"; ***engl.:*** Motor patterns, ideal
Kontext: Diagnostik, Vojta-Therapie
Klassifikation der physiologischen sensomotorischen Ontogenese. Man geht davon aus, dass nur gesunde Säuglinge und Kleinkinder sich bei natürlichen, weitgehend selbstbestimmten Entwicklungsbedingungen unverfälscht bewegen. Durch jahrelange Erfahrung im Beobachten gesunder Kinder hat Vojta sehr klar erkannt, dass bei genauer Analyse der muskulären und artikulären Haltungs- und Bewegungsmuster dieser Kinder die Inhalte sehr große Ähnlichkeiten zeigen. Z.B. zeigen gesunde Kinder in Bauchlage beim zielgerichteten Greifen die gleichen Handlungsmuster: der Reiz wird optisch erfasst, die Augen starren in Richtung des Reizes und die Kinder bemühen sich mit allen Fasern ihres Könnens, dem Reiz räumlich näher zu kommen. Mit etwa acht Wochen können gesunde Kinder mit den Augen bei altersentsprechender Aufrichtung des Schultergürtels/cranialen Oberkörpers einem sich bewegenden Reiz folgen.
▸ Vojta hat zur quantitativen Beschreibung der Entwicklungsdynamik die qualitative erforscht und die muskulären wie artikulären Zusammenhänge bis ins Detail beschrieben, sodass das Erkennen von Defiziten vor diesem Hintergrund klarer und einfacher wird. Er unterscheidet ideale, normale, abnormale und pathologische Haltungs- bzw. Bewegungsmuster.

Motorisch evozierte Potenziale *f*; ***Etym.:*** lat. *motor* „Beweger", *evocare* „herausrufen, aufrufen, vorladen" u. *potentia* „Macht, Kraft"; ***Abk.:*** MEP; ***engl.:*** Motor-evoked potentials
Kontext: Neurologie, Traumatologie
Aktivierung von Muskelfasern durch einen am Kortex oder an den motorischen Nerven von außen gesetzten Reiz (elektrisch, magnetisch) zu diagnostischen Zwecken. Aufgrund der reduzierten Schmerzhaftigkeit wird als Reizquelle überwiegend die ▸ transkranielle Magnetstimulation verwendet. Physiotherapie: MEP zeigen die Intaktheit der Axone der Pyramidenbahn auf; sie sind jedoch nicht gleichzusetzen mit einer möglichen Willküraktivität des Patienten.

Motorische Aphasie *f*
Vgl. ▸ Aphasie, motorische.

Motorische Bahn *f*; ***Etym.:*** lat. *motor* „Beweger"
Vgl. ▸ Pyramidenbahn.

Motorische Einheit *f*; ***Etym.:*** lat. *motor* „Beweger"; ***Abk.:*** ME; ***engl.:*** Motor unit
Kontext: Physiologie
Umfasst ein α-Motoneuron und die Gesamtheit der von ihm innervierten extrafusalen Skelettmuskelfasern; eine ME ist die efferent-effektorische Endstrecke des sensomotorischen Systems. Alle Muskelfasern gehören zum gleichen Muskelfasertyp, sodass auch von langsamen und schnellen motorischen Einheiten gesprochen werden kann. Die Größe der Motoneurone steigt von der ME mit den langsamsten der langsamen Muskelfasern bis zu den Motoneuronen mit den schnellsten der schnellen Muskelfasern systematisch an. Auch die Rekrutierungsschwellen stei-

M

gen entsprechend systematisch (vgl. ▸ Rekrutierung, ▸ Motorische Endplatte).

Motorische Einheit – Stoffwechselausstattung *f*; ***Etym.:*** lat. *motor* „Beweger"; ***engl.:*** Motor unit, metabolic configuration

Kontext: Muskelphysiologie

Nach der Stoffwechselausstattung unterscheidet man SO (Slow-oxidativ entspricht S), FOG (Fast-oxidativ-glycolytic entspricht FR) und FG (Fast-glycolytic entspricht FF). Die FG sind bei sehr hohem Energiebedarf pro Zeit für die Laktatproduktion verantwortlich. Mit histochemischer Einteilung vereinbar: Typ I entspricht den S- bzw. SO-Fasern, Typ IIa den FR- bzw. FOG-Fasern, Typ IIb den FF- bzw. FG-Fasern. SO besitzen mit vielen Mitochondrien die strukturelle Basis für den aeroben Stoffwechsel; sind primär und in Abhängigkeit vom Trainingszustand mit Enzymen des Fettstoffwechsels (β-Oxidation) ausgerüstet.

Motorische Endplatte *f*; ***Etym.:*** lat. *motor* „Beweger"; ***engl.:*** Motor endplate

Kontext: Muskelphysiologie

Synaptische Verbindung zwischen Motoneuron und Skelettmuskelfaser. Diese chemische Synapse arbeitet mit dem Transmitter Azetylcholin.

Motorische Funktion *f*; ***Etym.:*** lat. *motor* „Beweger" u. *functio* „Verrichtung"; ***engl.:*** Motoric function

Kontext: Physiologie

Umfasst die willkürliche Aktivierung einzelner Muskeln, Fähigkeit und Fertigkeit zielgerichteter Bewegungsabläufe und die Auslösbarkeit motorischer Reflexe.

Motorische Grundeigenschaften *f*; ***Etym.:*** lat *motor* „Beweger"; ***engl.:*** Basic motor skills

Kontext: Trainingstherapie

Kraft, Koordination, Ausdauer, Schnelligkeit und Beweglichkeit sind die fünf m.G.

Motorische Kontrolle *f*; ***Etym.:*** lat. *motor* „Beweger" u. franz. *contrôler* „überprüfen, nachprüfen"; ***engl.:*** Control, motor

1. ***Kontext:*** Neurophysiologie, Muskelphysiologie

Vielfalt der Steuerungsprozesse in der Motorik (spinaler Reflex, Körperhaltung und willkürliche Bewegung), um Erwartungen des Umfelds oder eigenen Gefühlen/Motiven zu entsprechen. Sie bilden ein großes Netzwerk von selbstständigen Untersystemen, die zweckmäßig zusammenarbeiten. Die aufgabenorientierte Sichtweise der Motorik begann sich ab den 1960er Jahren durchzusetzen. Seit den 1990er Jahren hält man sie für wichtiger als die Forschung zu Detailkenntnissen, z. B. die Forschung zur Funktion der Muskelspindel (vgl. ▸ Aufgabenorientierte Sichtweise, ▸ Central Pattern Generator, ▸ Open Loop).

2. ***Kontext:*** PNF-Konzept

Abstimmung des muskuloskeletalen und der neuralen Systeme mit dem Ziel, motorische Strategien zu planen sowie ökonomisch und sicher durchzuführen.

Motorische Lernphasen nach Fitts *f*; ***Etym.:*** lat. *motor* „Beweger"; ***engl.:*** Motor learning stages according to Fitts; ***Syn.:*** Stage-Theorie

Kontext: Pädagogik, motorisches Lernen

Theorie des motorischen Lernens nach Fitts; er unterscheidet drei Phasen:

Kognitive L.: Bewusstmachen grundlegender, elementarer Handlungsvorgänge, die konkrete Aufmerksamkeit und verbale Unterstützung benötigen.

Assoziative L.: ständiges Wiederholen und Ausprobieren. Versuche mit erfolgreichen Ergebnissen werden weiter verfolgt und vervollkommnet. In dieser Phase besitzen intrinsische und extrinsische Feedback-Informationen eine sehr hohe Wertigkeit. Mit der Anzahl der Wiederholungen

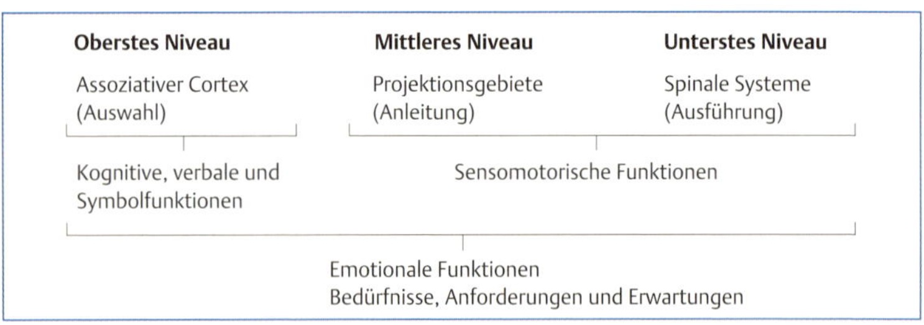

Motorische Kontrolle: Die Regelung der Motorik, grob in drei Niveaus eingeteilt.

Motorische Grundeigenschaften		
Kraft	Produkt aus Masse (m) und Beschleunigung (a) Sammelbezeichnung für verschiedene Kraftfähigkeiten (siehe Unterpunkte Schnellkraft)	Maximalkraft Kraftausdauer Reaktivität Schnellkraft • Dynamisch-konzentrisch • Dynamisch-exzentrisch • Statisch-isometrisch • Isotonisch Komplexe Bewegungsformen
Koordination	Zusammenspiel von ZNS und Skelettmuskulatur innerhalb eines gezielten Bewegungsablaufes	Intermuskuläre Koordination Intramuskuläre Koordination Bewegungserfahrung Motorische Lernfähigkeit Anpassungsfähigkeit Umstellungsfähigkeit Teilkörperkoordination Steuerungsfähigkeit Bewegungsschnelligkeit Bewegungspräzision
Ausdauer	Beibehalten einer Belastung über einen möglichst langen Zeitraum	Grundlagenausdauer (allgemeine aerobe Ausdauer) Spezielle Ausdauer Kurzzeitausdauer (KZA) Mittelzeitausdauer (MZA) Langzeitausdauer (LZA)
Schnelligkeit	Erzielen von maximal möglichen Reaktions- und Bewegungsgeschwindigkeiten	Wahrnehmungsschnelligkeit Reaktionsschnelligkeit Entscheidungsschnelligkeit Antizipationsschnelligkeit Beschleunigungsschnelligkeit Maximale Geschwindigkeit Schnelligkeitsausdauer • Zyklisch/azyklisch
Beweglichkeit	Bewegungsfähigkeit des Bewegungssystems	Gelenkigkeit Gewandtheit • Aktiv/passiv • Statisch/dynamisch • Allgemein/speziell

nehmen die Fehler ab; der Bewegungsvollzug nähert sich der Zielstellung an.

Autonome L.: Die Bewegungen können fortwährend scheinbar ohne große Aufmerksamkeit ausgeführt werden. (Entspricht etwa der Phase der variablen Verfügbarkeit bei Meinel und Schnabel.)

Motorische Lernphasen nach Stark *f*; ***Etym.:*** lat. *motor* „Beweger"; ***engl.:*** Motor Learning stages according to Stark

Kontext: Physiologie, motorisches Lernen

Stark (1970) definiert fünf Stadien bzw. Phasen der Aneignung, des Lernens sensomotorischer Fertigkeiten: Bildung einer Vorstellung über die Bewegungshandlung und die Einstellung auf die Ausführung (kognitive Leistung des ZNS); grundsätzliche Ausführung der Bewegung und eine Generalisation der Bewegungsreaktion; Präzisierung und Stabilisierung der Bewegungshandlung; Festigung der Bewegungshandlung durch Automatisierung und Stabilisation; Bewegung wird zur variablen Fertigkeit.

Motorische Ontogenese *f*

Vgl. ▸ Ontogenese, motorische.

Motorische Störung *f*; ***Etym.:*** lat. *motor* „Beweger"; ***engl.:*** Motor dysfunction

Kontext: Neurologie

M

Störung der Fähigkeit, sich willentlich und an die Umgebungsbedingungen angepasst zu bewegen. Physiotherapie: differenzierte Testung zur Erfassung der motorischen Einschränkungen; Einüben von willkürlichen und reflektorischen Muskelspannungen und Bewegungsabläufen defizitärer Leistungen.

Motorische Untersuchung *f*; ***Etym.:*** lat. *motor* „Beweger"; ***engl.:*** Motor examination
Kontext: Neurologie
Teil der physiotherapeutischen U.; dient der Erfassung motorischer Defizite auf Körperfunktions-, Körperstruktur-, Aktivitätsebene (und Partizipationsebene) des Patienten. Zur Prüfung eingesetzt werden allgemeingültige, standardisierte Testverfahren, z. B. ▸ Rivermead Motor Assessment und Messungen.

Motorischen Einheit, kontraktile Eigenschaft der ***Etym.:*** lat. *motor* „Beweger" u. *contrahere* „zusammenziehen"; ***engl.:*** Motor unit, contractile qualities
Kontext: Muskelphysiologie
Grundlage der Einteilung nach den kontraktilen Eigenschaften ist die Zeit, mit der die Kraftentwicklung der Muskelfasern auf ein Aktionspotenzial das Maximum erreicht. Die Kontraktion auf ein Aktionspotenzial wird als Muskelzuckung (Twitch), die Zeit vom Beginn der Kraftentwicklung bis zum Maximum als Kontraktionszeit (KZ) bezeichnet. Innerhalb beider Populationen von motorischen Einheiten sind die Kontraktionszeiten nicht gleich, es existiert ein Spektrum von Kontraktionszeiten mit Überlappungen im Grenzbereich. Man unterscheidet: langsam (S: Slow-Contracting = Slow-Twitch-Fiber) und schnell kontrahierende (F: Fast-Contracting = Fast-Twitch-Fiber) motorische Einheiten. Die Kontraktionszeit beruht auf der Ausstattung mit langsamen und schnellen kontraktilen Proteinen und der angepassten Myosin-ATP'ase-Aktivität. Der ATP'ase-Typ bestimmt die Geschwindigkeit der ATP-Spaltung. Er ist direkt mit der Verkürzungsgeschwindigkeit verbunden, weil das Ineinandergleiten der Myosin- und Aktinfilamente u. a. von der Schnelligkeit der ATP-Spaltung abhängig ist. Weiteres Kriterium: Ermüdung. S ermüden wenig und langsam; F aufsteigend intensiv und schnell. Unterteilung der F-Population: FR (Fast-Contracting, Fatigue-Resistant) und FF (Fast-Contracting, Fast-Fatigue).
Bsp. M. quadriceps femoris: Die Kraftentwicklung der Muskelkontraktion beginnt, wenn das Muskelaktionspotenzial bereits wieder zurückgebildet ist (elektromachanische Latenz). Die Muskelzuckung zeigt zwei Gipfel: Kontraktionszeit des 1. Gipfels 25–45 ms (Kontraktion der FTF-Population); Kontraktionszeit des 2. Gipfels 70–90 ms (Kontraktion der STF-Population).

Motorisches Handeln *n*; ***Etym.:*** lat. *motor* „Beweger"; ***engl.:*** Motoric action
Kontext: Neurophysiologie
Zielgerichtetes, intentionales Bewegen. Bewegungsplanung und Bewegungssteuerung erfolgen durch mehrere kortikale Areale (Brodmann Areale A4, A6, A8). Die Impulse zur Bewegungsdurchführung werden über die kortikospinalen Axone zum Motoneuron des Rückenmarks und von dort über den motorischen Nerven zum Muskel geleitet.

Motorisches Handlungsschema *n*; ***Etym.:*** lat. *motor* „Beweger" u. griech. *schema* „Gestalt, Figur, Form"
Vgl. ▸ Handlungsschema, motorisches.

Motorisches Lernen *n*
Vgl. ▸ Lernen, motorisches.

Motorisches Neuron *n*; ***Syn.:*** Motoneuron, motorischer Nerv
Kontext: Muskelphysiologie
Efferenter Nerv, der Impulse des Zentralnervensystems (Gehirn und Rückenmark) zu peripheren Strukturen (Muskel) weiterleitet; die Impulse bewirken die Muskelkontraktion. Motorische Nerven sind auch mit dem Hormonsystem verbunden, sie enden an Drüsen (Ausschüttung von TSH/Wachstumshormon); (vgl. ▸ Motorische Einheit).

Motorisches Syndrom *n*; ***Etym.:*** lat. *motor* „Beweger" u. griech. *syndrome* „Anhäufung, Zusammenlaufen"; ***engl.:*** Upper motor neurone syndrome; ***Syn.:*** UMN-Syndrom
Kontext: Neurologie
Syndrom des ersten (oberen) motorischen Neurons im motorischen Kortex oder Rückenmark, das durch eine ▸ Plus- und Minussymptomatik gekennzeichnet ist. Plussymptomatik: alle den Muskel aktivierenden Phänomene (z. B. Tonuserhöhung, gesteigerte Eigenreflexe); wichtigstes Minussymptom ist die Kraftminderung (Parese).

Motorisches System *n*; ***Etym.:*** lat. *motor* „Beweger" u. griech. *systema* „Zusammenstellung, Gebilde, Gesamtheit"; ***engl.:*** Motor system
Kontext: Neurologie

M

Motorische Einheit			
Strukturelle/funktionelle Eigenschaft	**Langsam kontrahierend**	**Schnell kontrahierend**	**Sehr schnell kontrahierend**
Kontraktionszeiten der Muskelfasern (motorischen Einheiten)	Langsam	Schnell	
	Spektrum: 60–150 ms	Spektrum: 20–65 ms	
	Slow-Twitch-Fiber	Fast-Twitch-Fiber	
	Typ I (S)	Typ II: IIa (FR), IIb (FF)	
Myosinketten (heavy/light)	Spezifisch langsam	Spezifisch schnell, IIa	Spezifisch schnell, IIb
Myosin-ATP'ase-Aktivität (Korrelat zur Kontraktionszeit)	Gering	Relativ hoch	Sehr hoch
Kraft der Kontraktion (Zuckungskraft der ME)	Gering	Mittel – hoch	Sehr hoch
Posttetanische Potenzierung	Gering	–	Sehr hoch
Motoneurone	Sehr klein – klein	Mittelgroß	Sehr groß
Axondurchmesser	Klein (ca. 10 µm)	Mittel (ca. 15 µm)	Groß (ca. 20 µm)
Innervationsverhältnis	Bis 1: 500	Bis 1: 700	Bis 1: 1000
Rekrutierungsschwelle/Reiz-	Sehr gering – gering	Mittel hoch	Sehr hoch
Entladungsrate	Gering (20–30 Imp/s)	Mittel (70–90 Imp/s)	Hoch (120–150 Imp/s)
Leitungsgeschwindigkeit des Aktionspotenzials	Sehr gering – gering (30–40 m/s)	Mittel schnell (40–90 m/s)	Hoch (70–120 m/s)
Stoffwechselausstattung	Aerob	Aerob-anaerob	Anaerob
	Viele Mitochondrien	Relativ viele Mitochondrien	Wenig Mitochondrien
	Oxidative Enzyme	–	Glykolytische Enzyme
	Slow-oxidativ	F-oxidativ-glycolytic	Fast-glycolytic
	SO	FOG	FG
Myoglobingehalt	Viel	Wenig	Wenig
	Rote Fasern	Weiße Fasern	Weiße Fasern
Glykogengehalt	Gering	Sehr hoch	Sehr hoch
Kapillarisierungsnetz	Ausgeprägt	Relativ gut	Gering
Ermüdbarkeit	Sehr gering – gering	Relativ gering (mittel)	Stark – sehr stark
	–	FT-fatigue-resistant-F	FT-fast-fatigue-F
	Typ S	Typ FR	Typ FF
Verteilung der Muskelfasern	Mosaikartig in der Querschnittsfläche (in den Faszikeln evtl. z. T. geschichtet)	Mosaikartig in der Querschnittsfläche (in den Faszikeln evtl. z. T. geschichtet)	Mosaikartig in der Querschnittsfläche (in den Faszikeln evtl. z. T. geschichtet)
Funktionen	Geringe Kraftniveaus	Beides	Hohe Kraftniveaus
	Posturale Reaktionen	–	Ballistische Bewegung
	Ausdauer	Ausdauer/Intensität	Kraftanstieg

Dient der Steuerung der Willkürbewegungen und der Anpassung der Muskelaktivierung an Umweltbedingungen; besteht aus einem zentralen und peripheren Anteil. Zentraler Anteil: motorische Areale der Großhirnrinde und deren Faserstrukturen, extrapyramidale Kerne und Fasern, Kleinhirn (mit seinen Verbindungen) und spinale Motoneurone. Peripherer Anteil: periphere Nerven, motorische Endplatten und Skelettmuskulatur. Physiotherapeutische Untersuchung: in Abhängigkeit

M

von der Funktionsstörung des Patienten Inspektion und Beurteilung von z. B. Skelettveränderungen, Muskelrelief, Ödemen und Hautveränderungen; Erfassung von Reflexstatus, Kraft, Tonus, Halteversuchen und Gangprobe sowie von Bewegungsauffälligkeiten (Tremor, Dyskinesien und Myoklonien).

Motorisches Üben *n*; ***Etym.:*** lat. *motor* „Beweger"; ***engl.:*** Motor exercises
Kontext: Bewegungslehre
Oberbegriff aller Maßnahmen zur Verbesserung oder zum Erlernen motorischer Fertigkeiten; umfasst sowohl das praktische Üben als auch mentales Üben und Bewegungsbeobachtung.

Motorisches Wiedererlernen *n*; ***Etym.:*** lat. *motor* „Beweger"; ***engl.:*** Motoric re-learning
Kontext: Motorisches Lernen
Wiedererwerb motorischer Fertigkeiten nach einer Schädigung des Nervensystems. Physiotherapie: Zielorientierte Aufgaben stellen und üben, Übungssituation entsprechend den Grundsätzen des motorischen Lernens strukturieren.

Motorschiene *f*
Vgl. ▸ Continuous passive Motion.

Motricity Index *m*; ***Etym.:*** engl. Kunstwort aus *mobile* „mobil, beweglich" u. *electricity* „Strom" u. *index* „Tabelle, Register"; ***engl.:*** Motricity index
Kontext: Neurologie
Skala zur Erfassung der Parese bei Patienten mit zentralen Lähmungen. Anhand von je drei Aufgaben für die obere und untere Extremität erfasst der Therapeut auf der Grundlage der Kraftmessung die willkürliche Aktivierung. Minimalscore pro Extremität: 1; Maximalscore: 100 Punkte.

Movement Assessment Battery for Children *f*; ***Etym.:*** engl. *movement* „Bewegung", *assessment* „Beurteilung, Einschätzung", *battery* „Reihe, Satz", *for* „für" u. *children* „Kinder"; ***Abk.:*** Movement ABC
Kontext: Kiefergelenkbehandlung
Internationale standardisierte Testreihe für die Testung der Motorik von Kindern. Sie besteht aus einer Checkliste und motorischen Tests. Die M. gibt es für drei Altersgruppen: 3–6 Jahre, 7–10 Jahre und 11–16 Jahre. Die Tests bestehen aus jeweils acht Aufgaben. Sie testen die Handgeschicklichkeit, die Ballfertigkeit sowie das statische und das dynamische Gleichgewicht. Die M. kann z. B. bei Kindern mit Kopfschmerzen eingesetzt werden, da diese auffällig häufig ein schlechtes Gleichgewicht aufweisen.

Moxa-Therapie *f*; ***engl.:*** Moxibustion therapy; ***Syn.:*** Moxibustion, Jiufa
Kontext: Traditionelle Chinesische Medizin
Getrocknetes, klein gehacktes Wermutkraut wird mit Papier zu einer Zigarre verpackt und zum Glühen gebracht. Mit dieser Zigarre werden die ▸ Akupunkturpunkte lokal und oberflächlich erwärmt (vgl. ▸ Moxibustion).

Moxibustion *f*; ***engl.:*** Moxibustion
Kontext: Traditionelle Chinesische Medizin
Getrocknetes, klein gehacktes Wermutkraut, das mit Papier zu einer Zigarre verpackt und zum Glühen gebracht wird. Mit dieser Zigarre werden die Akupunkturpunkte lokal, oberflächlich erwärmt (vgl. ▸ Moxa-Therappie).

MRT *f*
Vgl. ▸ Magnetresonanztomografie.

MS *f*
Vgl. ▸ Multiple Sklerose.

MTD *n*
Vgl. ▸ Messen, Therapieren, Dokumentieren.

MTT *f*
Vgl. ▸ Medizinische Trainingstherapie.

Mukoviszidose *f*; ***Etym.:*** lat. *mucus* „Schleim" u. *viscosus* „zähflüssig"; ***Abk.:*** CF; ***engl.:*** Cystic fibrosis; ***Syn.:*** zystische Fibrose
Kontext: Innere Medizin, Pädiatrie
Störung der mukösen Drüsen (zähflüssiges Sekret) aufgrund eines angeborenen Gendefektes. Organmanifestationen: generalisierte Bronchiek-

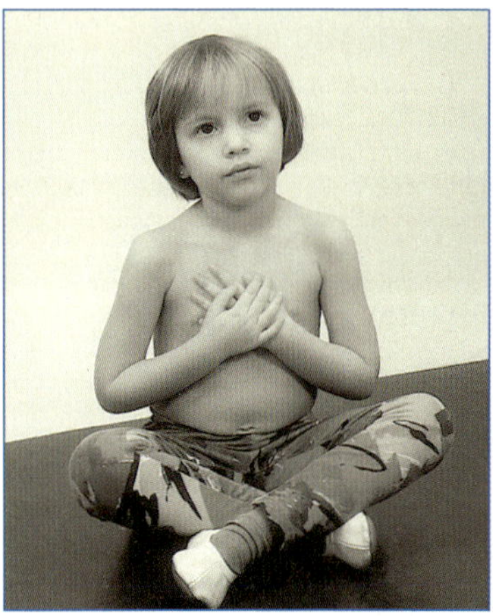

Mukoviszidose: Autogene Drainage einer Vierjährigen.

M

tasenbildung, Pankreasinsuffizienz und Leberzirrhose. Eingeschränkte Lebenserwartung. Prinzipien der Physiotherapie: Mobilisieren des Bronchialsekrets mit Abhusten und verbessern der Ventilation und Perfusion der Lunge. Maßnahmen: Inhalation, vertikale Erschütterungen (Pezziball, Trampolin), Autogene Drainage, Hustenhilfen, Maßnahmen zur Konditionsverbesserung.

Mulligan, Brian *m*

Kontext: Mulligan Konzept

Neuseeländischer Physiotherapeut (*1932), Begründer und Entwickler des manualtherapeutischen ▸ Mulligan-Konzeptes, Ehrenmitglied der New Zealand Society of Physiotherapist, Berater und Referent der University of Otago/Neuseeland. M. entwickelte ab 1973 innovative Methoden und Techniken: Mobilisation with Movement (▸ MWM), Sustained Natural Apophyseal Glides (▸ SNAGs), Natural Apophyseal Glide (NAG) u. a. Dabei ging er von der Hypothese des Positionsfehlers aus, die inzwischen wissenschaftlich bestätigt ist. Publikationen: 1989 das Lehrbuch „Manual Therapy: NAGs SNAGs MWMs etc.", das inzwischen in der 5. überarbeiteten Auflage erschienen ist; 2003 ein Buch zur Selbstbehandlung „Self Treatment for Back, Neck and Limbs"; mehrere Lehrvideos; zahlreiche Artikel. Ab den 1990er Jahren baute er das inzwischen international verbreitete Fortbildungsprogramm auf, 1995 gründete er die „Mulligan Concept Teacher Association" (MCTA). Bis vor wenigen Jahren war er noch in seiner eigenen Praxis tätig; er führt Mulligan-Kurse in Neuseeland und den USA durch.

Mulligan-Konzept *n*; ***Etym.:*** nach *Brian Mulligan* (*1932); ***engl.:*** Mulligan Concept

Kontext: Mulligan-Konzept, Manuelle Therapie

Der Neuseeländer ▸ Brian Mulligan entwickelte seit den 1970er Jahren, beeinflusst durch seinen Mentor ▸ Freddy Kaltenborn, manualtherapeutische Methoden und Techniken zur Behandlung der Wirbelsäule und Extremitätengelenke. Charakteristika des Konzepts sind: gleichzeitige aktive und passive Mobilisation eines Gelenks unter Beachtung der sich ändernden Behandlungsebene (Mobilisation with Movement, kurz ▸ MWM), Hypothese des Positionsfehlers (knöcherner Positionsfehler bzw. Gleit- oder Führungsfehler im Gelenk), Schmerzfreiheit der Therapie und Selbstbehandlung sowie Compliance des Patienten zur Sicherung des Therapieerfolges.

Multidisziplinarität *f*; ***Etym.:*** lat. *multus* „viel" u. *disciplina* „Wissenschaft"; ***engl.:*** Multidisciplinarity; ***Syn.:*** Pluridisziplinarität, heterogene Kooperation

Kontext: Qualitätsmanagement

Nebeneinander verschiedener nicht bzw. mehr oder weniger verwandter Disziplinen (vgl. ▸ Interdisziplinarität).

Multinomialtest *m*; ***Etym.:*** lat. *multus* „viel", *nomen* „Name" u. engl. *test* „Prüfung, Untersuchung"; ***engl.:*** Multinomial test

Kontext: Statistik

Nichtparametrischer, exakter Hypothesen prüfender Test. Erweiterung des ▸ Binomialtests auf mehr als zweifach gestufte, kategoriale Merkmale. Der M. dient zur Bestimmung der ▸ Wahrscheinlichkeit, dass eine ▸ Häufigkeitsverteilung eines kategorial mehrfach gestuften Merkmals in einer ▸ Stichprobe gleich der Häufigkeitsverteilung in einer Referenzpopulation bzw. einer erwarteten Häufigkeitsverteilung ist. Analog dem Binomialtest ist seine Anwendung auf kleine ▸ Stichprobenumfänge begrenzt.

Multiple Sklerose *f*; ***Etym.:*** lat. *multiplex* „vielfältig, zahlreich" u. griech. *sklerosis* „Verhärtung"; ***Abk.:*** MS; ***engl.:*** Multiple sclerosis, disseminated sclerosis; ***Syn.:*** Encephalomyelitis disseminata

Kontext: Neurologie

In Schüben verlaufende, chronisch-entzündliche Entmarkungserkrankung des ZNS unbekannter Ursache mit genetischer Disposition (HLA-Faktor); Autoimmunerkrankung, die das körpereigene Myelin (von Oligodendrozyten gebildete Isolierschicht der Axone im ZNS) angreift und zerstört; wird z. T. als „Entzündung ZNS" bezeichnet, um die Diagnose zu vertuschen. Prävalenz in Deutschland: 149 Erkrankte/100 000 Einwohnern. Von einem Schub spricht man, wenn eine neu auftretende, neurologische Funktionsstörung länger als 24–48 h andauert und der letzte Schub min. 6 Wochen zurückliegt (ansonsten handelt es sich um den gleichen Schub). Verlaufsformen: schubförmig-remittierender Verlauf (relaps remitted, RR; sich vollständig oder teilweise zurückbildende Schübe); sekundär-progredienter Verlauf (SP, schubförmiger Beginn, dann chronisch progredienter Verlauf); primär-progredienter Verlauf (PP, stetige Verschlechterung ohne Schübe). Hauptsymptome: Sensibilitätsstörungen, Spastik, Paresen, Ataxie, Fatigue; bei schweren Verläufen: Immobilität, Atmungs-, Schluckstörungen, Schmer-

M

zen, Blasen-/Mastdarmprobleme, Dekubitus. Für die Physiotherapie geeignete Untersuchungs-/Dokumentationsinstrumente: z. B. ADL-Skala, ▶ Expanded Disability Status Scale (EDSS), ▶ Berg Balance Scale, ▶ Tinetti-Score. Physiotherapeutische Schwerpunkte je nach Befund: Spastikreduktion bei gleichzeitiger funktioneller Beanspruchung, Kontrakturprophylaxe, Förderung der Mobilität und Eigentraining (Hippotherapie, therapeutisches Klettern, Medizinische Trainingstherapie). Nebenwirkungen immunsuppressiver Medikamente schränken die Belastbarkeit des Patienten ein: Übelkeit (Cyclophosphamid), Kardiotoxie (Mitoxantron).

Multiple Sklerose

Positive prognostische Indikatoren	Negative prognostische Indikatoren
Erhaltene Gehfähigkeit	Rasche Schubfolge zu Beginn der Erkrankung
Jünger als 35 Jahre bei Erkrankungsbeginn	Schlechte Rückbildung nach ersten Schüben
Nur sensible neurologische Ausfälle	Frühe motorische Ausfälle und Kleinhirn-Symptome (Koordinations-, Artikulationsstörungen)
Kurze Dauer des letzten Schubes	Lange Dauer einzelner Schübe
Monosymptomatischer Erkrankungsbeginn	Anfänglich ausgedehnte entzündliche Defekte (cMRT) an vielen Stellen im ZNS (Gehirn, Rückenmark)

M

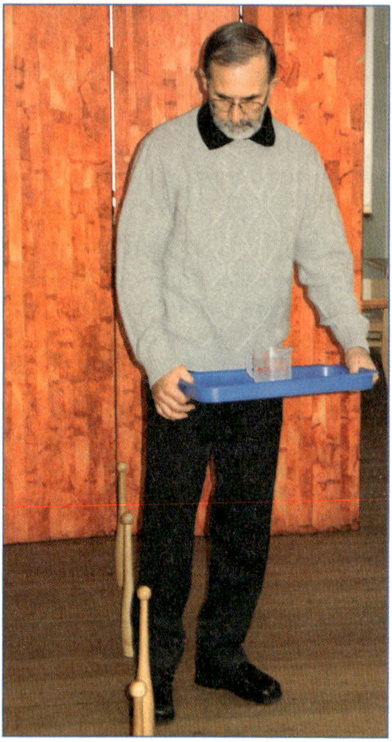

Multitasking.

Multitasking *n*; ***Etym.:*** lat. *multus* „viel" u. engl. *task* „Pflicht, Aufgabe"
Kontext: Neuropsychologie
Gleichzeitiges Ausführen mehrerer Aufgaben. Bei automatisierten Handlungen wie Gehen oder Radfahren sind andere Aktivitäten wie Reden oder Musikhören gleichzeitig möglich. Nach einer Hirnverletzung erfordern solche Leistungen vermehrte Konzentration. Mehrere Aufgaben können nicht mehr gleichzeitig bewältigt werden (vgl. ▶ Dual-Task).

Multivariate Varianzanalyse *f*
Vgl. ▶ Varianzanalyse, multivariate.

Münchner Fitnesstest *m*; ***engl.:*** Munich fitness test
Kontext: Wissenschaftliches Arbeiten
Studie der Technischen Universität München (Rusch 2001), die die körperliche Leistungsfähigkeit von Kindern und Jugendlichen (6–17 Jahre) anhand von 6 Übungen untersuchte. 2001 erreichte ein Viertel die Durchschnittsleistungen von 1986.

Mundinnendrainage *f*; ***engl.:*** Mouth internal drainage
Kontext: Lymphdrainage
Sondergriff der ▶ manuellen Lymphdrainage , bei Lymphödem im Kopf- und Halsbereich und ausgesuchten Erkrankungen wie Menière-Krankheit, Trigeminusneuralgie, Bell-Parese (vgl. ▶ Lymphdrainagegriffe).

Muscle guardening *n*; ***Etym.:*** engl. *muscle* „Muskel" u. *guard* „schützen, behüten, sichern"
Kontext: Kiefergelenkbehandlung
Unbewusste muskuläre Schutzspannung während einer spezifischen aktiven oder passiven Bewegung, z. B. als Reaktion auf eine Kapselsteifheit.

Musical-Motor-Feedback *n*; ***Etym.:*** engl. *musical* „musikalisch, Musik...", *motor* „Muskel, motorisch..." u. *feedback* „Rückmeldung, Rückkopplung"; ***Abk.:*** MMF

Kontext: Gangschulung, Motorisches Lernen, Neurologie

Form des Biofeedbacks mittels Musik; ▸ rhythmisch-akustische Stimulation zur Verbesserung motorischer Leistungen. Die Stimulation kann auch durch ein Metronom erfolgen (z. B. während des Gehens); wird nach Erlernen der Funktion schrittweise ausgeschlichen. Rhythmisch-akustische Stimulation ist in der Lage Ganggeschwindigkeit, Schrittlänge, Standphase und Gangsymmetrie bei Patienten nach Schlaganfall zu verbessern.

Musik-Biofeedback *n*; ***Etym.:*** griech. *bios* „Leben" u. engl. *feedback* „Rückmeldung, Rückkopplung"; ***engl.:*** Musical biofeedback

Kontext: Motorisches Lernen

Feedbackverfahren; Methode der externen Rückmeldung. Es gibt vielfältige Verfahren; verhaltenstherapeutisch orientierte Verfahren belohnen den Probanden nach einer erfolgreichen Durchführung (positive Verstärkung). Beim M. erfolgt die Rückmeldung/Belohnung durch das Abspielen einer vom Patienten bevorzugten Melodie.

Muskel Energie Techniken *f*; ***Abk.:*** MET; ***engl.:*** Muscle energy technicques

Kontext: Manuelle Therapie

Ansatz der Osteopathie und Manuellen Medizin, der die Weichteile einbezieht. Techniken der MET nutzt man zur Tonussenkung von Muskeln und Gelenkmobilisation. Fred Mitchell entwickelte sie; 1958 erfolgte die Einführung in die Osteopathie. Bsp.: ▸ postisometrische Relaxation, ▸ reziproke Hemmung.

Muskelaktivität, exzentrische *f*; ***Etym.:*** lat. *ex* „aus" u. *centrum* „(Kreis-)Mittelpunkt"; ***engl.:*** Muscle activity, eccentric; ***Syn.:*** exzentrische Kontraktion, bremsende Muskelarbeit, Bremsung

Kontext: Anatomie

Fähigkeit, durch Muskeleinsatz eine Last zu bremsen; der Muskel verlängert sich. Das durch Last und Lastarm erzeugte ▸ Drehmoment überwiegt im Vergleich zum von der Kraft und vom Kraftarm erzeugten Drehmoment (vgl. ▸ Muskelaktivität, konzentrische, ▸ Muskelaktivität, isometrische).

Muskelaktivität, isometrische *f*; ***Etym.:*** griech. *isos* „gleich" u. *metron* „Maß"; ***engl.:*** Contraction, isometric; ***Syn.:*** isometrische/statische Kontraktion, Haltearbeit

Kontext: Anatomie

Fähigkeit, durch Muskeleinsatz einen Widerstand ohne Bewegung zu halten; die Länge des Muskels bleibt unverändert, auch wenn der Tonus zunimmt (vgl. ▸ Muskelaktivität, konzentrische, ▸ Muskelarbeit, exzentrische).

Muskelaktivität, konzentrische *f*; ***Etym.:*** lat. *con* „gemeinsam, mit" u. *centrum* „(Kreis-)Mittelpunkt"; ***engl.:*** Muscle activity, concentric; ***Syn.:*** konzentrische Kontraktion, Beschleunigung

Kontext: Anatomie

Fähigkeit, durch Muskeleinsatz eine Masse zu beschleunigen oder einen Widerstand zu überwinden; der Muskel verkürzt sich, die Myofibrillen gleiten ineinander. Das von Kraft und Kraftarm erzeugte ▸ Drehmoment überwiegt im Vergleich zum von Last und Lastarm erzeugten Drehmoment (vgl. ▸ Muskelarbeit, isometrische, ▸ Muskelaktivität, exzentrische).

Muskel-Akupunkturleitbahn-Beziehung *f*

Kontext: Traditionelle Chinesische Medizin

Eine Akupunktur-Leitbahn wird je einem Muskel zugeordnet, die auf einer anatomisch topografischen Beziehung zwischen Muskel und Leitbahn basiert. Die Energie in den Meridianen wird als ein elektromagnetisches Phänomen betrachtet. Die Akupunkturleitbahnen sind die muskulären Läsionsketten, auf denen die Haupt-Triggerpunkte liegen.

Muskelarbeit *f*; ***engl.:*** Muscle activity

Kontext: Physik

Durch Kontraktion der Muskelfilamente aufgebrachte Energie, die zu einer Bewegung oder zur Stabilisierung (Haltearbeit) umgesetzt wird. Je nach Arbeitsweise werden folgende Grundformen unterschieden:

a. isometrisch: Wenn ein Muskel gegen einen Widerstand kontrahiert, ohne dass eine Verkürzung des Muskels auftritt (Kraftänderung ohne Längenänderung). z. B. gleichzeitiges Anspannen von Antagonistischer Muskulatur, Halten einer Tasche, Zähne zusammenbeißen. Im physikalischen Sinne wird hierbei keine Arbeit (Kraft x Weg) verrichtet, da kein Weg zurückgelegt wird.

b. isotonisch: Wenn Bewegungen bei gleich bleibender Muskelspannung erfolgen.

M

c. auxotonisch: Wenn sich sowohl Kraft als auch Länge ändern; häufigste Arbeitsweise.

d. isokinetisch: Wenn die Bewegung mit einer gleich bleibenden Geschwindigkeit erfolgt.

Hinsichtlich der sich ergebenden Längenänderung, lässt sich die Arbeitsweise eines Muskels/einer Muskelgruppe einteilen in:

a. konzentrisch: Verkürzung des Muskels bei der Kraftentfaltung (Anheben eines Gewichtes)

b. exzentrisch: Verlängerung (Dehnung) des Muskels bei der Kraftentfaltung (Absetzen eines Gewichtes). Ungewollt exzentrische Muskelarbeit kann leicht zu Verletzungen führen.

Muskelarbeit, exzentrische *f*

Vgl. ▸ Muskelaktivität, exzentrische.

Muskelarbeit, konzentrische *f*

Vgl. ▸ Muskelaktivität, konzentrische.

Muskelatrophie *f*

Vgl. ▸ Atrophie, muskuläre.

Muskelaufbautraining *n*; ***engl.:*** Muscle building

Kontext: Trainingstherapie

Vergrößerung des Muskelquerschnitts bzw. Hypertrophie durch ein systematisches Übungsprogramm zur Verbesserung der Maximalkraft; aktive und passive Gelenkstrukturen sind dabei einer starken Belastung ausgesetzt; als Orientierung kann die Maximalkraft der kontralateralen Seite dienen. Im Krafttraining bei Trainingsstabilität ist das M. die Voraussetzung für das Trainieren der Explosivkraft und später der Reaktionsfähigkeit (vgl. ▸ Kraft, ▸ Trainingsplanung).

Muskelausdauer, lokal aerobe dynamische *f*; ***Etym.:*** lat. *locus* „Ort, Platz, Stelle", griech. *aer* „Luft, Gas" u. *dynamis* „Kraft"; ***engl.:*** Muscle endurance, local aerobic dynamic

Kontext: Medizinische Trainingstherapie

Ausdauerbelastung, an der weniger als ⅙ der Gesamtmuskelmasse beteiligt ist, ausreichend Sauerstoff zur Verfügung steht und ein Wechsel zwischen konzentrischer und exzentrischer Muskelarbeit stattfindet.

Muskelbalance *f*; ***Etym.:*** franz. *balance* „Waage, Gleichgewicht"; ***engl.:*** Muscle balance; ***Syn.:*** muskuläre Balance, muskuläres Gleichgewicht

Kontext: Diagnostik

Gleichgewicht zwischen Agonist und Antagonist bei annähernd idealer Haltung; die Muskeln sind gleich lang, gleich kräftig und ihr bindegewebiger Widerstand gegen eine Bewegung ist gleich hoch bzw. niedrig, sodass die Beweglichkeit des Gelenkes in die agonistische und antagonistische Bewegungsrichtung gleich ist (vgl. ▸ Adaption).

Muskeldehnfähigkeit *f*; ***engl.:*** Muscle elasticity

Kontext: Biomechanik

Flexibilität eines Muskels, die durch eine genetische Grenze bestimmt ist. Folgen verminderter Dehnfähigkeit: erhöhte Aktivität des Muskels, veränderte Biomechanik des Gelenks. Bsp.: Ein verspannter M. gastrocnemius verstärkt die Pronation in der Standbeinphase, es folgen Rotationsmomente im Knie- bzw. Patellofemoralgelenk.

Muskeldehnung *f*; ***engl.:*** Muscle stretch

Kontext: Neurologie

Therapeutische Maßnahmen zur Verlängerung der Muskel-Sehneneinheit mit dem Ziel, die Empfindlichkeit der Dehnungsrezeptoren der Muskelspindeln und dadurch die spastische Reaktion des Muskels zu beeinflussen.

Funktionell-dynamische M.: Dehnungen mittels Wippen und Federn (im Turnunterricht des vorigen Jahrhunderts lange Zeit gebräuchliche Art der Muskeldehnung). Sie wurde wegen der Auslösung eines Muskeldehnungsreflexes als schädlich verworfen, wird jedoch in einer differenzierteren Betrachtungsweise der jüngeren Zeit wieder positiv beurteilt; ist insbesondere zur Lösung von Verspannungen und zur Verbesserung der intramuskulären Koordination wirksam.

Post-isometrische M.: Ausgehend von der Kritik am funktionell-dynamischen Dehnen wurden verschiedene andere Dehntechniken entwickelt. Beim post-isometrischen Dehnen wird der zu dehnende Muskel zuerst willkürlich angespannt und anschließend passiv und statisch gedehnt. Die Annahme, dass dabei die Muskeldehnung in der Refraktärzeit (Zeit, in der nach einer Kontraktion keine Muskelaktivierung stattfindet) erfolgt, konnte jedoch mit neurophysiologischen Methoden nicht bestätigt werden.

Muskeldrehmoment *n*; ***engl.:*** Torque, muscular

Kontext: Biomechanik

Durch Muskelkraft an einem Gelenk hervorgerufenes ▸ Drehmoment. Besser: Muskuläres Drehmoment.

Muskeldysbalance *f*; ***Etym.:*** griech. *dys...* „nicht, un-" u. franz. *balance* „Waage, Gleichgewicht"; ***engl.:*** Muscular imbalance; ***Syn.:*** muskuläre Dysbalance, muskuläres Ungleichgewicht

Kontext: Diagnostik

Ungleichgewicht zwischen Agonist und Antagonist durch muskuläre ▶ Adaption bei Abweichungen von der idealen Haltung; aufgrund einseitiger Nutzung entsteht ein Spannungsungleichgewicht innerhalb der Muskulatur; beeinträchtigt langfristig die Bewegungs- und Haltungskoordination. Bsp.: Bei fixiertem Hohlkreuz kann das Becken nicht stabil auf dem Femurkopf bzw. Standbein zentriert werden.

Muskeleigenreflex *m*
Vgl. ▶ Eigenreflex.

Muskelelastizität *f*; ***Etym.:*** franz. *élasticité* „Dehnbarkeit, Schnellkraft, Federkraft"; ***engl.:*** Muscle elasticity
Kontext: Diagnostik
Ein normal langer eingelenkiger Muskel lässt endgradige Bewegungsausschläge schmerzfrei und ohne Spannungserhöhung zu; bei mehrgelenkigen Muskeln sind gleichzeitige endgradige Bewegungen aufgrund ihrer Länge nicht möglich; die Stellung des Nachbargelenkes ist zu berücksichtigen (vgl. ▶ Insuffizienz).

Muskelentspannung, postisometrische *f*
Vgl. ▶ Halten – Entspannen.

Muskelentspannung, progressive *f*
Vgl. ▶ Progressive Muskelentspannung nach Jacobson.

Muskelentspannung, reziproke *f*
Kontext: Physiologie
Die ▶ Antagonisten der zu entspannenden Muskeln werden aktiviert, um über ▶ reziproke Hemmung ein Nachlassen des Muskeltonus zu bewirken.

Muskelermüdung *f*; ***engl.:*** Muscle fatigue
Kontext: Trainingstherapie
Unfähigkeit des Muskels, einen Drehmoment über einen bestimmten Zeitraum oder über eine Reihe von Kontraktionen hinweg beizubehalten.

Muskelfaser *f*; ***engl.:*** Muscle fibre
Kontext: Physiologie
Strukturelle Einheit des Skelettmuskels; lange, zylindrische Zelle mit hunderten von Zellkernen; dünne M. befinden sich z. B. in den Augenmuskeln, dicke z. B. in den Oberschenkelmuskeln; Länge der M. variiert von 1–30 cm; mehrere M. bilden ein Muskelfaserbündel, das umgeben ist von einer Bindegewebshülle, dem sog. Endomysium; unter dem Lichtmikroskop ist in der M. eine Querzeichnung zu erkennen, deren Streifen als A-, I- oder Z-Streifen bezeichnet werden; jede Muskelzelle ist größtenteils mit faserartigen Elementen, den sog. Myofibrillen, gefüllt; jede Myofibrille besteht wiederum aus einer Aneinanderreihung zahlreicher sog. Sarkomere, den kleinsten Einheiten der Muskelzelle, die jeweils von einem Z-Streifen zur anderen laufen; die Myofibrille besteht aus zwei verschiedenen Filamentarten (dicken Myosin- und dünnen Aktinfilamenten), die bei einer Muskelverkürzung (Kontraktion) ineinander und bei einer Verlängerung auseinander gleiten, ohne dass sich ihre jeweiligen Längen verändern (sog. „Sliding-Filament-Theorie").

Muskelfaser, extrafusale *f*; ***Etym.:*** lat. *extra* „außerhalb, über ... hinaus, ohne" u. *fusus* „Spindel"; ***engl.:*** Muscle fiber, extrafusal
Kontext: Muskelphysiologie
„Arbeitsmuskelfasern"; innerviert von den α-Motoneuronen, sorgen sie für die mechanische Spannungsentwicklung, mit dem der Skelettmuskel Arbeit leistet oder eine Leistung erbringt. Sonderstellung der isometrischen Kontraktion: Es wird keine physikalische Arbeit abgegeben, weil kein Weg zurückgelegt wird; Energie wird jedoch verbraucht (vgl. ▶ Intrafusale Muskelfaser).

Muskelfaser, intrafusale *f*; ***Etym.:*** lat. *intra* „innen, innerhalb" u. *fusus* „Spindel"; ***engl.:*** Muscle fibre, intrafusal
Kontext: Muskelphysiologie
Muskelfaser in der ▶ Muskelspindel; innerviert von den γ-Motoneuronen reguliert sie die Empfindlichkeit der Muskelspindel (Längensensor), (vgl. ▶ Extrafusale Muskelfaser).

Muskelfaserbündel *n*; ***engl.:*** Muscle fascile;
Syn.: Faszikel
Kontext: Physiologie
Besteht aus mehreren ▶ Muskelfasern; umgeben von einer Bindegewebshülle, dem sogenannten Perimysium.

Muskelfaserexzentrik *f*; ***Etym.:*** lat. *ex* „aus ... heraus" u. *centrum* „(Kreis)Mittelpunkt"; ***engl.:*** Eccentric muscle fibre
Kontext: Medizinische Trainingstherapie
Schädigung der Muskelfasern durch betonte exzentrische Muskelarbeit, z. B. beim Krafttraining. Diese Schädigung führt zu einem initialen Stimulus für die adaptive Proteinsynthese, die z. B. beim Hypertrophie-Training als physiologisches Ziel angesehen wird.

Muskelfasertyp *m*
Vgl. ▶ motorischen Einheit, kontraktile Eigenschaft der.

Muskelfaserverkürzung *f*; ***engl.:*** Muscle fibre shortening
Kontext: Anatomie

M

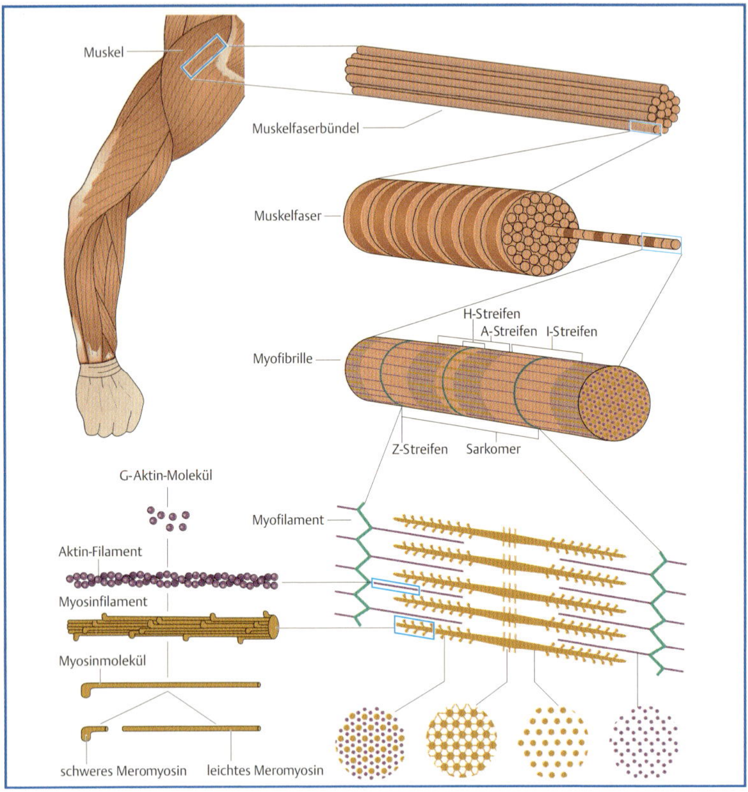

Muskelfaser.

Ist ein Muskel für längere Zeit angenähert, bleibt zwar die Muskelfaseranzahl konstant, die Fasern verkürzen sich jedoch, da die Anzahl der Sarkomere (motorische Einheiten) abnimmt (vgl. ▶ Muskelfaserverlängerung).

Muskelfaserverlängerung *f*; ***engl.:*** Muscle fibre elongation
Kontext: Anatomie
Zusätzlicher Anbau von Sarkomeren (motorischen Einheiten) an die Muskelfasern, wenn ausreichend Längenreize auf den Muskel treffen; der Muskel wächst; tatsächliches Gewebewachstum, keine Dehnung (vgl. ▶ Muskelfaserverkürzung).

Muskelfunktionsdifferenzierung *f*; ***Etym.:*** lat. *functio* „Verrichtung" u. *differre* „verschieden sein"; ***engl.:*** Muscle function differentiation
Kontext: Vojta-Konzept, Muskelphysiologie
Veränderung der Kontraktionsaktivitäten im Entwicklungsverlauf. Wir verstehen darunter die Fähigkeit der an der dynamischen Fortbewegungsentwicklung beteiligten quer gestreiften Muskeln, optimal-adäquat aktiv zu sein. Das bedeutet, dass mit der Veränderung der Fortbewegungsmöglichkeiten des sich entwickelnden Kindes (z. B. vom Robben zum ▶ Krabbeln) die Kontraktionsformen der an diesem Prozess beteiligten Muskelgruppen ihre Funktion differenzieren müssen. Dies reicht von einfacher, fast achsengerechter Aktion bis hin zur sogenannten ▶ funktionellen Umkehr, bei der Agonisten und Antagonisten zum Zwecke des Stützens, Aufrichtens und *gleichzeitigen* Fortbewegens gemeinsam als Synergisten arbeiten müssen. Ohne diese Fähigkeit kann sich das ▶ Axisorgan nicht als ▶ Punctum mobile von einem zum

anderen Punkt bewegen. (Vgl. ▸ Umkehr, funktionelle, ▸ Punctum fixum – Punctum mobile.)

Muskelfunktionsprüfung *f*
Vgl. ▸ Muskelfunktionstest.

Muskelfunktionstest *m*; ***Abk.:*** MFT; ***engl.:*** Muscle function test; ***Syn.:*** Manueller Muskelfunktionstest, Muskeltest, Widerstandstest
Kontext: Diagnostik
Standardisierte Skala (0–6) für Patienten mit muskuloskeletalen und neuromuskulären Störungen nach Lovett (1932). Ursprünglich umfasste die Skala 5 Muskelwerte. Durch das Einwirken der Schwerkraft bzw. des Widerstands durch den Therapeuten wird die Kraftentwicklung von Muskeln/Muskelgruppen beurteilt und dokumentiert. Die Beurteilung ist subjektiv, da der Widerstand von Therapeut zu Therapeut variiert.

Muskelfunktionstest

Muskelwert	Befund
0	Keine sicht- oder tastbare Anspannung eines an der Bewegung beteiligten Muskels
1	Sicht- oder tastbare Kontraktion, aus der Kontraktion resultiert keine Bewegung
2	Die Bewegung ist nur unter Ausschaltung der Schwerkraft in einer horizontalen Ebene möglich
3	Die Bewegung kann vollständig ohne Widerstand gegen die Schwerkraft ausgeführt werden
4	Die Bewegung kann vollständig gegen die Schwerkraft und mäßigen Widerstand ausgeführt werden
5	Die Bewegung kann vollständig gegen die Schwerkraft und starken Widerstand ausgeführt werden
6	Die Bewegung kann 10-mal vollständig gegen die Schwerkraft und starken Widerstand ausgeführt werden

Muskel-Hebel-System *n*; ***engl.:*** Muscle lever arm system
Kontext: Biomechanik
Darstellung der Hebelverhältnisse (Arbeitsbedingungen) für die zu betrachtenden Muskeln oder Muskelgruppen unter Berücksichtigung der Kraftansatzpunkte am Knochen sowie der Kraftwirkungsrichtungen. Dient zur Berechnung (Abschätzung) von Drehmomenten und Gelenkbelastungen.

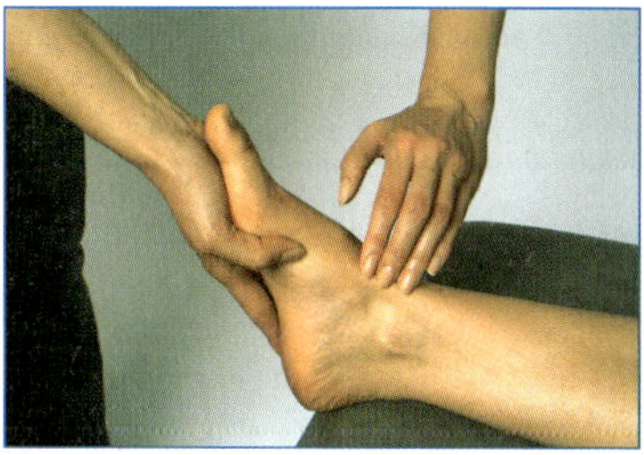

Muskelfunktionstest: Test des M. tibialis auf den Wert 1, Palpation im Bereich seiner Sehne.

Muskelhypertrophie *f*; ***Etym.:*** griech. *hyper* „über, über ... hinaus“ u. *trophe* „Nahrung“; ***engl.:*** Myohypertrophia
Kontext: Trainingslehre
Zustand der Querschnittszunahme eines Muskels, wo durch gezieltes Training eine vermehrte Anlagerung kontraktiler Eiweiße und somit erhöhte Leistungsfähigkeit generiert wird.

Muskelinnervationsschema *n*; ***Etym.:*** lat. *in* „in, in ... hinein“, *nervus* „Sehne, Band“ u. griech. *schema* „Haltung, Stellung, Gestalt, Figur, Form“; ***engl.:*** Muscle innervation scheme
Kontext: Anatomie, Diagnostik
Schema der Höhe des segmentalen Austritts aus dem Rückenmark peripherer Nerven und Zuordnung der vom peripheren Nerven innervierten Muskeln.

Muskelinnervationsstatus *m*; ***Etym.:*** lat. *in* „in, in ... hinein“, *nervus* „Sehne, Band“ u. *status* „Stand“; ***engl.:*** Muscle innervation status
Kontext: Traumatologie, Diagnostik
Prüfung der Kraft aller Muskeln einer Extremität nach der Skala des Medical Research Council (MRC) und segmentale Zuordnung der willkürlich aktivierbaren/nicht aktivierbaren Muskeln. Durch die Kennmuskeln kann die Höhe der Schädigung des Rückenmarks bestimmt werden (vgl. ▸ Muskelfunktionstest, ▸ Muskelinnervationsschema).

Muskelinnervationstest *m*; ***Etym.:*** lat. *in...* „in, innerhalb“ u. *nervus* „Nerv“; ***engl.:*** Muscle innervation test
Kontext: Diagnostik, Neurologie
Eingesetzt bei Querschnittlähmung. International anerkanntes, klinisches Untersuchungsverfahren willkürlich abrufbarer Muskeln, welches die Innervation auf spinaler Ebene des ZNS überprüft. Die Einteilung auf einer Skala erfolgt von 0 (keine

M

Muskelaktivität tastbar) bis 5 (Willkürbewegung gegen Widerstand des Therapeuten durch den gesamten Bewegungsweg durchführbar).
Da die Nerven jedes einzelnen Muskels von mehreren Rückenmarksegmenten versorgt werden, trägt der M. dazu bei, das neurologische Läsionsniveau klinisch festzulegen, die Teillähmungen in den Übergangssegmenten festzustellen, den Lähmungsverlauf zu dokumentieren, die Remission oder Progredienz der Lähmung zu verifizieren und die Therapieziele zu definieren.

Muskelkater *m*; ***engl.:*** Delayed-onset Muscle Soreness (DOMS), aching muscles, muscle ache
Kontext: Muskelphysiologie
Nach anstrengender oder ungewohnter Aktivität auftretender Muskelschmerz; auch nach Muskelkrämpfen oder Operationen. Ursache: Entzündungsreaktion durch strukturelle Schäden/Mikrotraumen im Muskelgewebe. Im Training entsteht M. primär nach exzentrischem Krafttraining. Vermeidungsstrategien: mit niedriger Reizdosis und wenig exzentrischen Aktivitäten beginnen, dann kontinuierlich steigern. Wärme und ein moderates Training lindern den M.

Muskelkette *f*; ***engl.:*** Muscle chain
Kontext: Trainingslehre
M. sind eine Aneinanderreihung einzelner Muskeln. In ihrer Funktion bilden M. statische oder dynamische Synergien und ermöglichen so ein differenziertes Bewegungsverhalten. Die dorsal liegende M. reguliert z. B. die Stabilität von Bewegungen nach vorne (z. B. das Bücken). Die ventrale Kette stabilisiert Bewegungen nach dorsal, z. B. beim Rückwärtsneigen. Das differenzierte Zusammenspiel zwischen den einzelnen M. ist die Voraussetzung für ein ökonomisches Bewegungsverhalten.

Muskelkonsistenz *f*; ***Etym.:*** lat. *consistens* „standhaltend"; ***engl.:*** Muscle consistency
Kontext: Muskelphysiologie
Palpable Qualität eines Muskels, z. B. Masse, Elastizität und Fülle (vgl. ▸ Grundtonus, ▸ Hypertonus, ▸ Hypotonus).

Muskelkontraktion *f*; ***Etym.:*** lat. *contrahere* „zusammenziehen"; ***engl.:*** Muscle contraction
Kontext: Muskelphysiologie
Aktive Verkürzung des Muskels, die durch direkte oder indirekte Aktivierung der Muskelfasern erfolgt. Nach Längen- und Kraft- (Spannungs-)änderung der Muskulatur werden verschiedene Kontraktionsarten unterschieden: isotonische Kontraktion (Muskelverkürzung ohne Kraftänderung), isometrische Kontraktion (Kraft- ohne Längenänderung), auxotone Kontraktion (Länge und Kraft ändern sich).

Muskelkontraktur, funktionelle *f*; ***Etym.:*** lat. *contrahere* „zusammenziehen u. *functio* „Verrichtung" ; ***engl.:*** Muscle contracture, functional; ***Syn.:*** Funktionsüberwiegen (FÜ) (didaktisches Synonym), persistierender Störfaktor
Kontext: Brügger-Konzept
Begriff der pathophysiologischen Grundlagen der ▸ Funktionskrankheiten des Bewegungssystems. Die M. unterscheidet sich von der strukturellen M. dadurch, dass kein geweblicher Umbau im Muskel stattgefunden hat. Durch einseitig vermehrte konzentrische Ansteuerung einer bestimmten Muskelgruppe wie z. B. der Schulterinnenrotatoren, verlieren diese vorübergehend ihre exzentrische Kontraktionsfähigkeit (vgl. ▸ Dekontraktion). Diese vermehrte konzentrische Ansteuerung führt zur pathophysiologischen Adaptation der Bewegungsprogramme. Hieraus ergeben sich sichtbare ▸ Funktionsstörungen (Ausweichbewegungen) sowohl bei der isolierten Außenrotationsprüfung als auch bei allen Bewegungsabläufen, welche eine außenrotatorische Bewegungskomponente erhalten. Verbessern sich die Funktionstests nach der ▸ agistisch-exzentrischen Kontraktion, der Innenrotatoren, so bestätigt sich sowohl die Annahme, dass ein innenrotatorisches Funktionsüberwiegen vorgelegen hat als auch die Vermutung, dass es sich hierbei primär um eine M. der Innenrotatoren gehandelt hat. Aus M. können sich bei anhaltendem Defizit an exzentrischer Beanspruchung mit der Zeit strukturelle M. entwickeln. Hierbei spielt die Dauer der zentralnervös organisierten tendomyotischen Schutzmechanismen (vgl. ▸ Tendomyose) mit den entsprechenden begleitenden infrastrukturellen Veränderungen eine entscheidende Rolle. Die Kontrakturen der kurzen eingelenkigen Muskeln sind als Ursache von Funktionsstörungen hierbei von besonderer Bedeutung, da diese schneller als die längeren Muskeln ihr exzentrisches Maximum (maximale Verlängerungsfähigkeit) erreichen und im Gegensatz zu den mehrgelenkigen Muskeln keine Möglichkeit haben, ihr Dehnungsdefizit über ein anderes Gelenk zu kompensieren. Deshalb steht die Behandlung der kurzen eingelenkigen Muskeln bei der Behandlung von Funktionsstörungen durch M. zwar im Vordergrund, generell gilt aber, dass alle Muskeln einer Funktionsgruppe einschließlich ihrer

▸ Synergisten behandelt werden müssen (vgl. ▸ Funktionsorientierter Therapieansatz und ▸ Globaler Therapieansatz).

Muskelkraft *f*; ***engl.:*** Muscular strength, muscle power

Kontext: Biomechanik

Vom Muskel aufgebrachte Kraft. Unterscheidung: Maximalkraft, Schnellkraft, Ausdauerkraft

Muskelkraftbestimmung *f*; ***engl.:*** Muscle power assessment; ***Syn.:*** Muskelkraftprüfung

Kontext: Diagnostik

Verschiedene Verfahren, um die Muskelkraft festzustellen. Man unterscheidet manuelle Verfahren (Widerstandstest, ▸ Muskelfunktionstest) und apparative (isokinetische Kraftbestimmung, Kraftmessplatten, Beschleunigungsmesser, Elektromyografie) (vgl. ▸ Leistungsdiagnostik).

Muskelkraftvektor *m*; ***engl.:*** Force vector of muscle

Kontext: Biomechanik

Der die Muskelkraft repräsentierende Vektor (Pfeillänge, -richtung).

Muskelkrampf *m*; ***engl.:*** Muscle cramp

Kontext: Muskelphysiologie

Extremer ▸ Hypertonus; der Betroffene kann den Muskel nicht aktiv entspannen.

Muskelleistung *f*; ***engl.:*** Muscle capacity

Kontext: Muskelphysiologie

Physikalischer Wert, der sich aus der ▸ Kraft-Geschwindigkeit-Kurve (Hill-Beziehung) ergibt; M. = Kraft · Weg/Zeit. Bei isometrischer Kontraktion (Kontraktionsgeschwindigkeit von Null) ist kein Wert für die M. errechenbar, da kein Weg zurückgelegt wird.

Muskelmodell *n*; ***engl.:*** Muscle model

Kontext: Muskelphysiologie

Theoretische Darstellung der passiven und aktiven Komponenten des Muskeltonus zur Charakterisierung der mechanischen Muskeleigenschaften. Winton definierte ein elastisch-viskös-elastisch-plastisches Modell (1930); Hill (1938) beschrieb ein Modell mit einer kontraktilen, serienelastischen, parallelelastischen Komponente.

Kontraktil: durch die Funktion der Sarkomere.

Serienelastisch: Sarkomere (aktiv veränderbarer Anteil der Komponente) und Sehnen (passiver Anteil). In Ruhe ist der aktive Anteil kleiner; die Anzahl der geschlossenen, nicht kraftgenerierenden Kreuzbrückenverbindungen repräsentiert ihn. Der deutlich größere passive Anteil entsteht durch die Sehnenstrukturen. Beide Anteile sind an Veränderungen der ▸ Compliance des Muskel-Sehnen-Komplexes beteiligt. Die serienelastische Komponente bestimmt erheblich die Fähigkeit des Muskels zur Speicherung und Wiederfreigabe elastischer Energie, z. B. im ▸ Dehnungsverkürzungszyklus bei reaktiven Sprüngen. Der Einfluss des Kontraktionszustands auf die passiv-mechanischen Eigenschaften spart Innervation. Die höhere Compliance des innervierten Muskels unterstützt mit der passiven Retraktionskraft die kontraktile Kraft.

Parallelelastisch: gebildet von Bindegewebsstrukturen.

Muskeln *f*; ***engl.:*** Muscles

Kontext: Anatomie, Physiologie

M. sind für verschiedene Körperbewegungen zuständig. Aufgrund von Morphologie und Physiologie werden drei Arten von M. unterschieden: **glatte Muskulatur** (nicht willkürlich steuerbar, vom vegetativen Nervensystem innerviert, z. B.

M

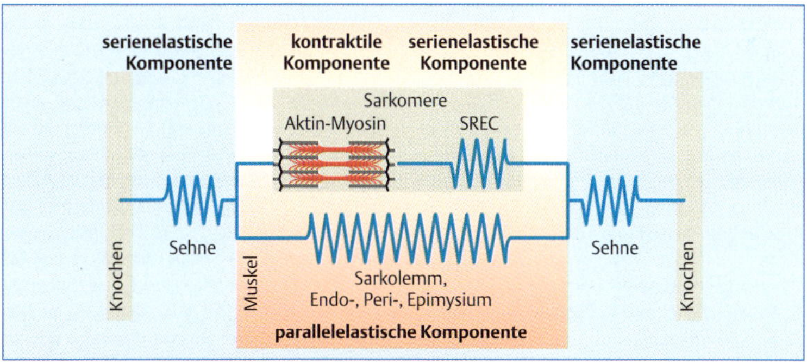

Muskelmodell. Mechanisches Modell des Sehnen-Muskel-Komplexes.

Darmmuskulatur), **Skelettmuskulatur** (auch quergestreifte Muskulatur genannt, zur willkürlichen Steuerung des Bewegungsapparates) und **Herzmuskulatur** (ständig in Bewegung, mit eigenem Erregungsleitungssystem). In der Physiotherapie wird der Begriff M. meist gleichbedeutend für ▶ Skelettmuskeln verwendet (vgl. ▶ Muskelfaser, ▶ Muskelzelle).

Muskeln, dynamische *f*; ***Etym.:*** griech. *dynamos* „Kraft, Leistungsfähigkeit"; ***engl.:*** Muscles, dynamic

Kontext: Anatomie

M., die kurzzeitig sehr viel Kraft entwickeln können, z. B. M. rectus abdominis; Anatomie (Hebelverhältnisse) und Physiologie (Faserzusammensetzung) sind auf die Kraftentwicklung ausgerichtet; ihr Wechsel von An- und Entspannung ermöglicht Bewegung (vgl. ▶ Muskeln stabilisierende).

Muskeln, stabilisierende *f*; ***Etym.:*** lat. *stabilis* „standfest"; ***engl.:*** Muscles, stabilising

Kontext: Anatomie

M., die überwiegend an der Stabilisation der Gelenke beteiligt sind, z. B. M. transversus. Merkmale: innen liegend (gelenknah); hoher Anteil Slow-twitch-Fasern (weiße Muskelfasern) mit hoher Ausdauerleistung; geringe Kraftentwicklung; dauerhafte Aktivität, die vor der Aktivierung ▶ dynamischer Muskeln zunimmt.

M

Muskelpotenzial *n*; ***engl.:*** Action potential of muscle; ***Syn.:*** Muskelaktionspotenzial

Kontext: Physiologie

Elektrische Spannung, die ein Muskel (bzw. seine einzelnen Muskelfasern) bei seiner Kontraktion erzeugt (Aktionspotenzial). Sie werden als Spannungsdifferenz zwischen zwei Punkten (Ableitstellen) gemessen (Elektromyografie) und geben Auskunft über die Aktivität des Muskels bei bestimmten Bewegungen. Sie lassen keinen direkten Rückschluss auf die Muskelkraft zu.

Muskelpumpe *f*; ***engl.:*** Muscle pump

Kontext: Innere Medizin

Rhythmische Kompression der Beinvenen durch Muskelaktivität der Beinmuskulatur, die zu einem Herauspressen des Blutes führt; eingesetzt auch zur Thromboseprophylaxe durch aktive Dorsalextension und Plantarflexion im oberen Sprunggelenk.

Muskelrelaxanzien *f*; ***Etym.:*** lat. *relaxare* „lockern, erschlaffen lassen"; ***engl.:*** Muscle relaxants

Kontext: Neurologie

Medikamente, die eine vorübergehende Entspannung des Skelettmuskels bewirken und entweder direkt an der motorischen Endplatte oder im zentralen Nervensystem angreifen. M. werden zur Durchführung von Narkosen sowie zur Behandlung von Muskelspasmen und zentral oder spinal verursachten Tonuserhöhungen eingesetzt.

Muskelschlaufe *f*; ***engl.:*** Muscle loop

Kontext: Spiraldynamik

Muskeln mit gemeinsamer Verlaufsrichtung der Fasern; sie ziehen um das Körpervolumen. Bsp. schräge Rumpfmuskelschlaufe, die während der Standbeinphase konzentrisch arbeitet, während die schräge Rumpfmuskelschlaufe auf der anderen Seite (Spielbein) exzentrisch arbeitet: M. rectus capitis posterior major, M. splenius capitis (beide auf der rechten Körperseite), M. serratus posterior superior (links), Mm. intercostales interni, M. longissimus dorsi, M. iliocostalis (alle drei rechts), Mm. intercostales externi und M. rotatores (alle links), M. obliquus internus abdominis (rechts), M. obliquus externus abdominis und Mm. glutaei (alle links).

Muskelschlingenmodell (mit Bauchmuskelverband) *n*; ***engl.:*** Muscle sling model; ***Syn.:*** Bewegungsmuster, Bewegungsprogramm, diagonale Muskelschlinge, gekoppelte Bewegung, Muskelverband

Kontext: Brügger-Konzept

Begriff der Neurophysiologie der ▶ Funktionskrankheiten des Bewegungssystems. Die Muskelschlingen veranschaulichen zum besseren Verständnis einige der vielen möglichen gekoppelten neurophysiologischen Bewegungen bzw. Bewegungsprogramme. Die anatomisch definierten Funktionen einzelner Muskel können sich verändern, wenn diese Teil einer Muskelschlinge (gekoppelten Bewegung) werden, indem sie ihr anatomisches Punctum fixum und Punctum mobile vertauschen. Die diagonale Muskelschlinge verkörpert die Aneinanderreihung von Muskelfunktionen. Jede dieser Funktionen wird durch einen oder mehrere Kennmuskeln dargestellt. Die diagonale Muskelschlinge repräsentiert das notwendige komplexe synergistisch-muskuläre Zusammenspiel, welches für die Konstruktion der ▶ aufrechten Körperhaltung (vgl. ▶ Zahnradmodell) benötigt wird. Sie ist bilateral angelegt und verbindet den rechten bzw. linken Thorax über die ipsilaterale obere Extremität mit dem kontralateralen Becken sowie der kontralateralen unteren Extremität. Zentraler Bestandteil dieser Muskelschlinge ist der sog. Bauchmuskelverband (BMV).

Unter neurophysiologischen Bedingungen arbeiten die Bauchmuskeln (M. transversus abdominis, Mm. obliqui internus und externus, M. rectus abdominis) als ▸ Synergisten der Rückenmuskulatur und ermöglichen somit mit dem Rest der diagonalen Muskelschlinge die Einnahme der aufrechten Körperhaltung. Brügger war der erste, der bereits 1971 auf die aufrichtende Wirkung der synergistisch arbeitenden Bauchmuskulatur hinwies. Unterstützt wird der Bauchmuskelverband von zwei weiteren Anti-Gravitationsmuskeln, dem Diaphragma pulmonale und dem Beckenboden. Im Bereich der unteren Extremität verkörpert der funktionelle Steigbügel (M. peronaeus longus und M. tibialis posterior) wichtige funktionelle Verbindungen für den Erhalt der Fußstatik und bildet somit als Fundament für die aufrechte Körperhaltung. Zu den kranialen Thoraxhebern der Muskelschlinge gehören u. a. die Mm. skaleni, der M. sternocleidomastoideus und die supra- und infrahyale Muskulatur. 1992 entdeckte Brügger die „Daumen-Atlas-Schlinge", welche die funktionelle Verbindung aller Funktionen vom Daumen ausgehend zum Oberarm und über das Schulterblatt (M. levator scapulae) zum Atlas impliziert. Anhand dieser Muskelschlinge lassen sich zahlreiche Funktionsstörungen im Bereich von Halswirbelsäule, Kopf und Schultergürtel erklären. 2001 ergänzte Rock die Muskelschlingen um die Kalkaneus-Schlinge (M. peronaeus longus und M. flexor hallucis longus), mit der sich eine Vielzahl von reflektorischen Schmerzen vor allem der unteren Extremität und des Beckens erklären lässt. Störungen in diesen synergistischen Muskelfunktionseinheiten führen zum Verlust der ökonomischen Arbeit des skelettoarthromuskulären Systems sowie seiner infrastrukturellen Leistungen und zum Entstehen einer Vielzahl von Krankheitsbildern (z. B. funktionelle Skoliosen mit Störung in der Symmetrie der beiden diagonalen Muskelschlingen oder Rückenschmerzen durch mangelnden funktionellen Synergismus von Körperstamm und Extremitäten).

Muskelschwäche *f*; ***Syn.:*** Myasthenie, Myasthenia

Kontext: Physiologie

Nachlassende Kraft durch ▸ körperliche Überbelastung, Blutarmut, Eisen- und Magnesiummangel oder auch durch spezielle Erkrankungen wie z. B. ▸ Multiple Sklerose, ▸ Parkinson-Syndrom, ▸ Amyotrophische Lateralsklerose, Muskeldystrophien oder Zustand nach einem ▸ Schlaganfall.

Muskelselektionstest *m*; ***Etym.:*** lat. *selectio* „Auswahl"; ***engl.:*** Muscle selection test

Kontext: Diagnostik

Untersuchung zur Differenzierung von Muskeln, wenn mehrere Muskeln die gleiche Funktion ausführen; z. B. zur Schmerzprovokation notwendig, um einen schmerzhaften Muskel zu identifizieren. Zur Differenzierung notwendige Kenntnisse: Muskeln der Gruppe, jeweiliger Verlauf, Funktion (Nebenfunktionen), antagonistische Funktionen (vgl. ▸ Muskelfunktionstest).

Muskelspindel *f*; ***engl.:*** Muscle spindle

Kontext: Muskelphysiologie

Längensensor. Muskelspindeln bilden mit den ▸ Golgi-Sehnenorganen (Spannungssensoren) die Informationsbasis des Längen- und Spannungs-Kontrollsystems; sind parallel zu den extrafusalen Arbeitsmuskelfasern angeordnet, mit einer Bindegewebshülle begrenzt; im Inneren befinden sich

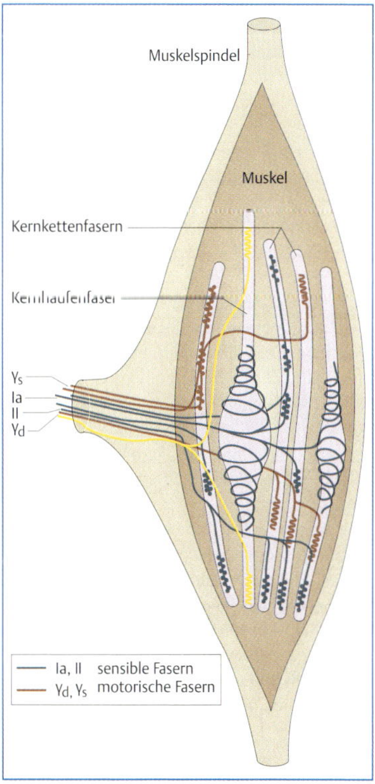

Muskelspindel.

zwei Typen spezialisierter, intrafusaler Muskelfasern: Kernsack- und Kernkettenfasern (je nach Anordnung der Zellkerne in der Äquatorregion). Sie unterscheiden sich auch in den kontraktilen und elastischen Eigenschaften. Die Axone der sensorischen Neurone (Ia-Fasern) umwinden beide intrafusalen Muskelfasertypen in der Äquatorzone. Die weniger markhaltigen II-Fasern sind insbesondere um die Kernkettenfasern gewickelt. Der adäquate Reiz für die M. ist die Dehnung der Äquatorregion (Auslösung der Ia- und II-Afferenzen). Die Ia-Afferenzen sind monosynaptisch bahnend mit den α-Motoneuronen des gedehnten Muskels (Eigenreflex) und über ein hemmendes Interneuron mit dem antagonistischen Muskel (reziproke Hemmung) verbunden. Durch die Aktivität der γ-Motoneurone, die die intrafusalen Muskelfasern innervieren, wird die Empfindlichkeit der Muskelspindeln dem aktuellen Bedarf dynamisch angepasst (aktuelle Muskellänge).

Muskelstimulation, biomechanische *f*; *Abk.:* BMS; *engl.:* Muscle stimulation, biomechanical

Kontext: Rehabilitation, Trainingslehre, Sportphysiotherapie

Mechanisches apparatives Schwingungsverfahren zur Applikation verschiedener Frequenzen (15–35 Hz) auf Muskeln und bindegewebige Strukturen. Durch Vibrationen im Längsverlauf der Muskelfasern können myofasziale Verklebungen reduziert bzw. wieder gelöst werden. Die BMS wird auch zur Optimierung der Muskelkraft genutzt, indem auf vibrierenden Plattformen kurze Trainingssequenzen durchgeführt werden. In der ehemaligen Sowjetunion entwickelte *Nasarov* in den 70er Jahren Geräte, um die Muskulatur zu beeinflussen. Diese Geräte wurden zunächst im Leistungssport eingesetzt (vgl. ▸ Crosslinks).

Muskeltechnik *f*; *engl.:* Muscle technique

Kontext: Taping

Eine Kinesio-Taping-Technik, bei der das Tape in gedehnter Körperstellung abgemessen und zugeschnitten wird. Die Basis wird in neutraler Stellung geklebt, die Züge ohne Zug werden dann in gedehnter Körperstellung angelegt. Danach müssen die ▸ Convolutions überprüft werden.

Muskeltonus *m*; *Etym.:* griech. *tonos* „Spannen, Anspannung"; *engl.:* Muscle tone; *Syn.:* Tonus

1. *Kontext:* Muskelphysiologie

Spannungszustand eines Muskels, der aus neuralen (Reflexaktivität bzw. aktive Spannung) und nicht-neuralen (physikalische Eigenschaften der Muskulatur und des Bindegewebes bzw. passive Spannung) Anteilen gebildet wird. Der M. bildet die Grundlage von Haltung und Bewegung sowie die Fähigkeit der Anpassung an Haltungs- und Bewegungsänderung, an die eigene, innere Erregung, an starke äußere sensorische Reize und an psychische Veränderungen. Ein normaler Muskeltonus stellt ein ausgewogenes Gleichgewicht zwischen agonistischer und antagonistischer Muskulatur her. Der M. kann Anspannung, Entspannung oder schlaffe Zustände widerspiegeln.

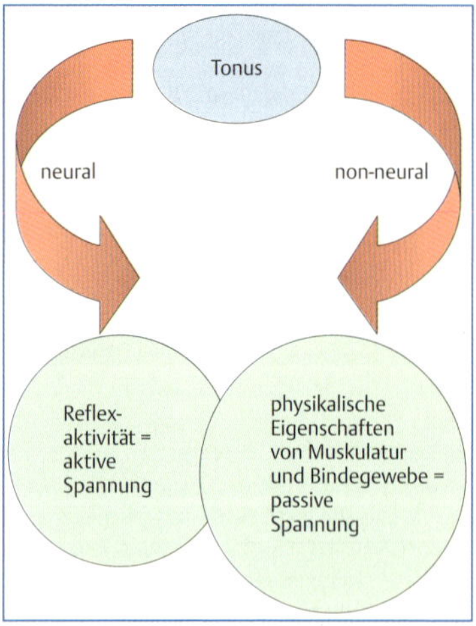

Der Muskeltonus setzt sich aus neuralen und non-neuralen Anteilen zusammen.

2. *Kontext:* Neurophysiologie

Neurophysiologische Zustandsgröße, die auf Innervation mit den Komponenten Ziel- und Stützsensomotorik basiert. Intensität und Dauer der Innervation verändern systematisch das passiv-mechanische Verhalten der Muskelfasern.

2. *Kontext:* Feldenkrais

In ▸ Bewegungen mit ausgewogenem M. übernehmen große Muskeln die schwere Arbeit und kleine Muskeln die leichte Arbeit. Das Becken spielt meist eine zentrale Rolle. Es trägt das Gewicht der Wirbelsäule. Damit kann die Kraft aus der Körpermitte genutzt werden, indem sie durch die Knochen der Wirbelsäule und der Extremitäten zu der Stelle geleitet wird, an der sie wirksam werden soll. Kopf und Wirbelsäule werden dabei frei gehalten von Muskelaktivitäten, die allein vom Becken ausgehen sollten. Eine wichtige Voraussetzung dafür sind die freien Beckengelenke. Kopf und Sinnesorgane ermöglichen so die Orientierung im Raum.

3. ***Kontext:*** Physik

Biophysikalische Zustandsgröße mit vielen Einflussfaktoren: Materialeigenschaften des Muskel-Sehnen-Komplexes, anatomische Konstruktion der Sarkomere, Muskelfaserzusammensetzung, anatomische Lage und dehnungsbedingte Länge des Muskels durch die Fixierung zwischen Ursprung und Ansatz; Füllungszustand der intra- und extrazellulären Flüssigkeitsräume; Durchblutung und die damit verknüpften Komponenten Volumen und O_2-Versorgung, Temperatur, Eigenschaft der ► Thixotropie, Ermüdung (Funktion der Belastungsintensität oder Belastungsdauer), Intensität der Innervation (Rekrutierung und Entladungsrate).

Muskeltonus, pathologischer *m*; ***Etym.:*** lat. *musculus* „Muskel", griech. *tonos* „Seil, Tau, Spannung, Spannkraft", *pathos* „Leiden" u. *logos* „Lehre, Wissenschaft"; ***engl.:*** Muscle tone, pathological

Kontext: Bobath-Konzept

Aufgrund von Erkrankungen oder anderen Belastungen gestörte intramuskuläre Koordination. Ursachen: im z. B. ZNS, Muskelsystem, Sinnessystem, emotional-sozialen oder mentalen Bereich.

Hypotoner M.: z. B. bei Kindern mit Athetose vorrangig im Kopf-Rumpfbereich; bei Kindern mit Tetraparese häufig im Rumpf und in der antagonistischen Muskulatur, die gegenüber der agonistisch spastischen Muskulatur geschwächt wird; bei Kindern mit Ataxie vorrangig im Rumpf oder in den Extremitäten; bei Kindern mit Schockerlebnissen, seelischen Belastungen, bzw. geistiger Behinderung, im gesamten Körper möglich.

Hypertoner M.: bei Kindern mit Tetraparese in speziellen Muskelgruppen bei Aktivität, vorrangig in den Extremitäten, und als assoziierte Reaktion z. B. bei einem Kind mit einer Hemiparese in der betroffenen Seite.

Fluktuierender M.: von hypo- zu hyperton wechselnde Spannung; z. B. bei Kindern mit Athetose vorrangig während sie aktiv bzw. erregt sind. Kinder mit Zerebralparese leiden speziell unter der Diskrepanz zwischen Grundtonus (Ruhephase) und dem Tonus während einer Aktivität (Eigenbewegungen, Bewegtwerden, Halten gegen die Schwerkraft) bzw. dem Tonus bei innerer Erregung oder/und äußeren Reizen. Folge: Bewegungen oder Handlungen sind nicht oder nur unter großen Schwierigkeiten möglich.

Muskelvenenpumpe *f*; ***engl.:*** Muscle pump, venous

Kontext: Neurologie, Innere Medizin, Lymphdrainage

Aktivität der Muskulatur, insbesondere der Wadenmuskulatur, die den venösen Rückfluss unterstützt. Die M. spielt bei neurologischen Patienten mit Schwäche der Wadenmuskulatur eine Rolle, z. B. Multiple Sklerose, Apoplex, amyotrophe Lateralsklerose, Polyneuropathie. Es kann zu (starken) Schwellungen des Unterschenkels/Fußes kommen, da die Funktion der M. vermindert ist. Physiotherapie: z. B. ► Lymphdrainage; Versorgung mit Stützstrumpf bzw. Bandage. Bei Patienten, die länger stehen (Stehtrainer), muss auf die Trophik und den Unterschenkelumfang geachtet werden. Die M. der oberen Extremität ist bei neurologischen Patienten aus statischen Gründen in der Regel intakt.

Muskelverkürzung *f*; ***engl.:*** Muscle shortening; ***Syn.:*** Verkürzung

Kontext: Diagnostik, Anatomie

Erhöhte Dehnungsempfindlichkeit des Muskels und erhöhter aktiver Muskeltonus durch ständige Annäherung von Muskelursprung und -ansatz; je länger eine Immobilisierung anhält, desto stärker verändert sich der Muskel strukturell aufgrund der muskulären Plastizität. Für die adäquate Therapie ist die Kenntnis der Genese notwendig; man unterscheidet reflektorische, reversible/irreversible strukturelle M. (vgl. ► Muskelverlängerung).

Muskelverkürzung, irreversible strukturelle *f*; ***Etym.:*** franz. *irréversible* „nicht umkehrbar"; ***engl.:*** Muscle shortening, irreversible structural

Kontext: Diagnostik, Anatomie

Kontraktile motorische Einheiten sind in nicht-kontraktile umgebaut worden, da sich währende einer Immobilisierung (länger als 6 Wochen) ► pathologische Crosslinks gebildet haben; es besteht eine Kontraktur; der Umbauprozess kann nicht rückgängig gemacht werden.

Muskelverkürzung, reflektorische *f*; ***Etym.:*** lat. *reflectere* „zurückbiegen, umwenden"; ***engl.:*** Muscle shortening, reflectoric

Kontext: Diagnostik, Anatomie

Erhöhte Dehnungsempfindlichkeit aufgrund eines Reflexes, keine strukturelle Veränderung des Muskels.

M

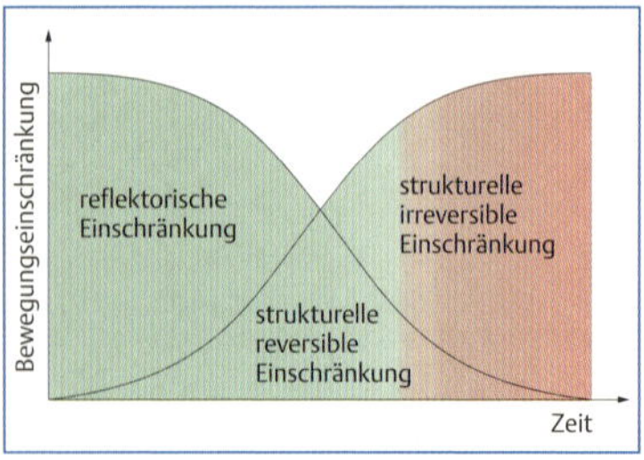

Irreversible strukturelle Muskelverkürzung. Während der reflektorischen oder externen Immobilisierung entstehen zunehmend strukturelle Veränderungen, die sich im Laufe von Wochen von reversiblen in nicht reversible Veränderungen entwickeln.

Muskelverkürzung, reversible strukturelle *f*; *Etym.:* franz. *réversible* „umkehrbar"; *engl.:* Muscle shortening, reversible structural
Kontext: Diagnostik, Anatomie
Verkürzung der Muskelfasern durch wieder umkehrbare Umbauprozesse bzw. durch den Verlust von motorischen Einheiten (die Anzahl der Fasern bleibt konstant); Treffen viele Bewegungs- bzw. Längenreize auf den Muskel, verlängern sich die Fasern wieder durch den Einbau von motorischen Einheiten – keine Muskeldehnung (vgl. ▸ Crosslinks).

M

Muskelverlängerung *f*; *engl.:* Muscle elongation
Kontext: Anatomie
Muskelursprung und -ansatz entfernen sich voneinander; Bewegungen erfordern z. T. eine enorme M. Bsp.: Der M. glutaeus maximus ist bei 120° Flexion im Hüftgelenk fast doppelt so lang wie im Stehen. Verlängerung durch: Auseinandergleiten der Aktin- und Myosinfilamente (deutlicher Längengewinn), Gitterstruktur des straffen Bindegewebes (die Fasern laufen nicht parallel zu den Muskelfasern), Muskelsehnen (geringer Anteil), (vgl. ▸ Muskelverkürzung).

Muskelwert *m*; *engl.:* Muscle grade
Kontext: Diagnostik
Testergebnis des Muskelfunktionstests; M. von 1–6 sind definiert (vgl. ▸ Muskelfunktionstest).

Muskelzelle *f*; *engl.:* Myocyte
Kontext: Anatomie, Medizinische Trainingstherapie
Kontraktile Struktur- und Funktionseinheit der Herz- und der glatten Muskulatur. Die M. der Skelettmuskulatur wird meist als ▸ Muskelfaser bezeichnet. Ein niedriger pH-Wert bzw. ein hoher Laktatspiegel scheint eine wichtige Begleiterscheinung für die Hypertrophie von Muskelzellen zu sein. Dies könnte unter anderem mit dem säurevermittelten Ausstoß von Wachstumshormonen zusammenhängen. Es besteht ein wissenschaftlich erwiesener Zusammenhang zwischen der Laktatproduktion und der Höhe des Hormonspiegels direkt nach dem Training.

Muskelzelle, Proteine der *engl.:* Muscle cell, protein; *Syn.:* Muskelfaser, Strukturprotein
Kontext: Anatomie, Muskelphysiologie
Aktin, Costamer, Desmin, Myosin, Nebulin, Titin: Muskelzellen bestehen aus 6 Strukturproteinen, die für die Kontraktion wesentlich sind.

Muskelzerrung *f*; *engl.:* Strained muscle
Kontext: Traumatologie
Unphysiologische, übermäßige Muskeldehnung ohne Gewebeschaden (im Unterschied zum Muskelfaserriss). Bei Nichtbeachten der Beschwerden kann es zu einem Muskelfaserriss oder Muskelriss kommen.

Muskelzuckung *f*; *engl.:* Muscle twitch
Kontext: Muskelphysiologie
Kontraktion von Muskelfasern bzw. des gesamten Muskels auf ein Aktionspotenzial. Die Kraft der M. ist vom Muskelfasertyp abhängig. Langsame motorische Einheiten entwickeln geringe, schnelle motorische Einheiten hohe Kraftwerte. Regt man mittels Einzelreizung alle motorischen Einheiten eines Muskels simultan zur M. an, erreicht die Kraft nur ca. 15–30 % des maximal möglichen Willkürwertes. Der Vergleich zwischen einer M. und einer maximalen isometrischen Willkürkontraktion zeigt, dass selbst die gleichzeitige Rekrutierung aller motorischen Einheiten (durch supramaximalen Reizimpuls) nicht zu dem in der Praxis bekannten hohen Willkürkraftwert führt. Für dieses Ergebnis muss die Rekrutierung mit der Entladungsrate der Motoneurone kombiniert werden. Die zeitliche Beziehung zwischen Aktionspotenzial und M. bestimmt die elektromechanische Latenz (EML). Während der EML laufen die Vorgänge der elektromechanischen Kopplung ab. Dieser Umsetzungsprozess benötigt bei jedem Aktionspotenzial etwa die gleiche Zeit. Nur relativ geringe Verkürzungen finden infolge einer Aktionspotenzialserie statt. Es wird deutlich, dass die Kontraktion erst nach dem Wiederherstellen des Ruhemembranpotenzials beginnt. Die Muskelzuckung nimmt bis zum vollständigen Abklingen

Muskelzelle, Protein		
Protein	**Anatomie**	**Physiologie/Funktion**
Aktin	Dünne Filamente, die in der Z-Scheibe in der Mitte verankert sind	Querbrückenzyklus
Costamer	Verbindet die kontraktilen Proteine mit der Muskelmembran und der extrazellulären Matrix	Übertragung von Kontraktionskräften auf den myotendinösen Übergang oder benachbarte Muskelzellen Sensible Wahrnehmung von externen Kräften
Desmin	Verbindet die Sarkomere (Z-Scheiben) in longitudinaler Richtung untereinander und stellt Verbindung zur Muskelmembran her	Übertragung von Kontraktionskräften auf die Muskelmembran und auf die extrazelluläre Matrix
Myosin	Dicke Filamente, die in der M-Linie in der Mitte zusammengehalten werden	Querbrückenzyklus
Nebulin	Bestandteil des Aktinfilaments, verläuft in den Zwischenräumen der Aktinhelix	Proteinruler: das Aktinmolekül wächst so lange, bis die „Nebulinhülle" das Wachstum limitiert
Titin	Verbindet die Z-Scheibe eines Sarkomers, verläuft um das Myosinmolekül Besteht aus einem freien Anteil (nicht mit Myosin verbunden) und einem gebundenen Anteil (fest mit Myosin verbunden)	Proteinruler: das Aktinmolekül wächst so lange, bis die „Titinhülle" das Wachstum limitiert Zentrierung der kontraktilen Einheit Beitrag zur passiven Ruhespannung des Muskels Beitrag zur Kontraktionskraft Determiniert die Stärke der Z-Scheibe

M

(Kontraktions- plus Relaxationszeit) eine wesentlich längere Zeit in Anspruch, sodass während einer M. viele weitere Aktionspotenziale ablaufen, die weitere Muskelzuckungen auslösen können (vgl. ▸ Muskelzuckung, Summation).

Muskelzuckung, Summation *f*; ***Etym.:*** lat. *summare* „hinzuzählen"; ***engl.:*** Muscle twitch, summation

Kontext: Muskelphysiologie

Auslösung einer weiteren M. während die vorangegangene noch abläuft. Ursache: Jedes Aktionspotenzial einer Sequenz löst eine M. aus; während einer M. kann ein zweites bzw. viele Aktionspotenziale übertragen werden. Dies führt zur S. des zweiten bzw. x-fachen Kraft-Zeit-Verlaufs auf den jeweils vorangegangenen Spannungsverlauf. Infolge der S. der aufeinanderfolgenden Kraft-Zeit-Verläufe der Muskelzuckungen erfolgt eine systematische Spannungserhöhung, wobei der Summationseffekt mit der Anzahl der Muskelzuckungen abnimmt, einem Maximalwert zustrebt. Ist der Zeitabstand zwischen zwei Aktionspotenzialen jedoch ausreichend lang, bleibt die nachfolgende M. durch die vorangegangene unbeeinflusst. Das zweite Aktionspotenzial trifft nach völligem Abklingen der Spannungsentwicklung und vollständigem Rücktransport des Ca2+ in das L-System ein.

Muskuläre Durchblutung *f*; ***engl.:*** Muscular circulation

Kontext: Muskelphysiologie

In Ruhe ist die Muskeldurchblutung relativ gering. Der Tonus der Gefäßwände (unterliegt nervalen und hormonalen Einflüssen) und die spontane Aktivität der Gefäßmuskulatur (Minutenrhythmus; Ursache: Sympathikus und Eigenschaften der glatten Gefäßmuskulatur) bestimmen sie. Bei muskulärer Arbeit steigt die Durchblutung aufgrund lokaler, metabolischer Faktoren an (verstärkte Vasodilatation im Gefäßnetz, um die Versorgung schnell dem Bedarf anzupassen). Direkt mit der Stoffwechselaktivität der Zellen gekoppelte Veränderungen im interstitiellen Raum haben einen dilatierenden Gefäßeffekt (Anstieg der K+, des ADP, der H+, pH-Abfall, veränderter pCO_2 und pO_2). Die metabolische Dilatation koppelt Ver- und Entsorgung direkt mit dem Energiestoffwechsel. Auch die Endothelzellen produzieren vasodilatierende Substanzen (direkt oder durch Gewebshormone bzw. Stoffwechselzwischenprodukte und -endprodukte vermittelt), z. B. Stickstoffmonoxid (NO; sehr wirksame Substanz). Ein

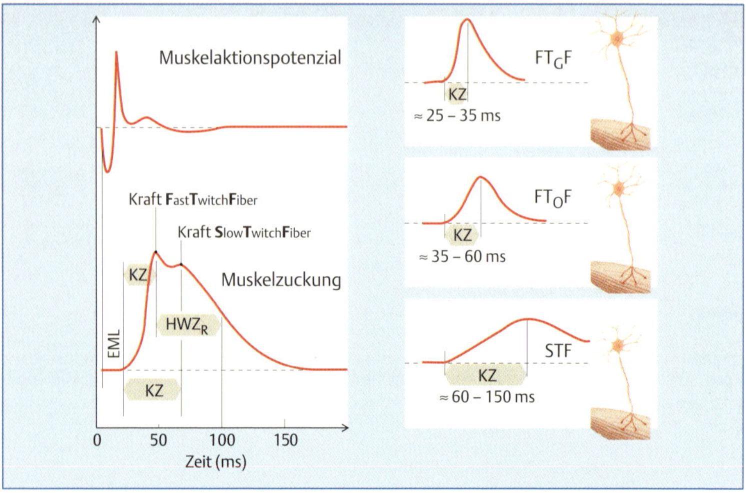

Muskelzuckung. Links ist oben ein Originalmuskel-AP des M. quadriceps femoris und unten die zugehörige Muskelzuckung abgebildet.

wesentlicher produktionsauslösender Faktor ist eine hohe Stromstärke in den distalen Widerstandsgefäßen (flussabhängige Dilatation). Diese periphere Dilatation bewirkt außerdem eine rückläufig-aufwärts-laufende Relaxation der glatten Gefäßmuskulatur in den vorgeschalteten Arterien, sodass eine gegen den Blutstrom rückwärts fortgeleitete Dilatation zustande kommt und den Blutzufluss unterstützt.

Muskuläre Durchblutung bei dynamischer Kontraktion *f*; ***Etym.:*** griech. *dynamos* „Kraft, Leistungsfähigkeit" u. lat. *contrahere* „zusammenziehen"; ***engl.:*** Muscular circulation, dynamic contraction
Kontext: Muskelphysiologie
Bei zyklischen dynamischen Muskelkontraktionen steigt die Durchblutung des Muskels etwa linear mit der Arbeitsintensität bzw. der Sauerstoffaufnahme an. Bei sehr hohen Intensitäten geht die Linearität im Sinne eines Levelling-off verloren. Die Ruhedurchblutung kann um den Faktor 20–30 erhöht werden.

Muskuläre Durchblutung bei statischer Kontraktion *f*; ***Etym.:*** griech. *statikos* „stehen machend, im Gleichgewicht" u. lat. *contrahere* „zusammenziehen"; ***engl.:*** Muscular circulation, static contraction
Kontext: Muskelphysiologie
Die intramuskulären Druckverhältnisse prägen wesentlich die Durchblutung des Muskels. Bei isometrischen Kontraktionen steigt der intramuskuläre Druck proportional zur Intensität der Spannungsentwicklung. Bsp. M. quadrizeps femoris: bei maximaler Isometrie Druckwerte bis 700 mmHg. Diese Druckwerte liegen weit über dem arteriellen Blutdruck; sehr weit über dem Druck in den Kapillaren. Damit wird die Blutversorgung unterbrochen. Der im Myoglobin vorhandene Sauerstoff (ca. 10 ml O_2/kg Muskelmasse) ist nahezu umgehend verbraucht; die ATP-Bildung muss aus dem Kreatinphosphat und über die anaerobe Glykolyse erfolgen.

Muskulärer Wirkungsgrad *m*
Vgl. ▸ Wirkungsgrad, muskulärer.

Muskulatur, Dehnungsverhalten der *n*; ***engl.:*** Musculature, stress-strain characteristics of
Kontext: Trainingslehre
Durch unterschiedliche Winkeleinstellungen eines Gelenkes werden Ursprung und Ansatz der M. unterschiedlich weit voneinander entfernt bzw. angenähert. Physiologische Bewegungsabläufe zeichnen sich durch ein unterschiedliches Dehnungsverhalten der beteiligten M. aus. Dies zu trainieren ist u. a. eine physiotherapeutische Aufgabe.

Muskulatur, Längsdehnen der *n*
Vgl. ► Längsdehnung.

Muskulatur, Querdehnen der *n*
Vgl. ► Querdehnung.

Muskuloskeletale Diagnose *f*; ***engl.:*** Musculoskeletal diagnosis
Kontext: Kaltenborn-Evjenth-Konzept
Ergebnis der biomechanischen und funktionellen Beurteilung in der Untersuchung nach Kaltenborn. Er unterstreicht damit die Bedeutung der mechanischen Beurteilung des arthroneuromuskulären Systems. Die m. D. ist Teil der ► physiotherapeutischen Diagnose .

Muskuloskeletale Dysfunktion *f*; ***engl.:*** Musculoskeletal dysfunction
Kontext: Muskelphysiologie
Beschwerden, wie Schmerzen, Bewegungseinschränkung, Inkontinenz, deren Ursache im muskuloskeletalen System liegt.

Muskuloskeletales Schmerzsyndrom *n*; ***engl.:*** Musculoskeletal pain syndrome
Kontext: Algesiologie
Durch muskuloskeletale Dysfunktion verursachte Schmerzen.

Muster, globales *n*; ***Etym.:*** lat. *globus* „Kugel"; ***engl.:*** Pattern, global
Kontext: Diagnostik, Vojta-Konzept
Ganzkörpermuster. Jede Bewegung des gesunden Säuglings zeigt, dass, entsprechend seinem Entwicklungsstand, sein ganzer Körper beteiligt ist. Postpartal ist diese Beteiligung sehr stark, im weiteren Entwicklungsverlauf nimmt sie durch die Zunahme an Komplexität und Differenzierungsfähigkeit ab.
Z.B. wenn ein Kind mit ca. dreieinhalb Monaten in Rückenlage die Hände in den Mund steckt, zeigt es dabei einen Stütz auf dem Hinterkopf und der gestreckten Hals- und kranialen Brustwirbelsäule, es beugt den Unterkörper sowie in bestimmten Winkelgrößen die Beine, es zeigt bestimmte Rotationswinkel in den proximalen Extremitätengelenken und hält die Füße in ► Neutral-Null-Stellung – obwohl eigentlich nur die Hände tätig sind. Zufrieden juchzt dieses Kind. Im Laufe der Entwicklung wird die globale Beteiligung geringer und die Handlungsmuster differenzierter.
Auch in der Vojta-Therapie werden immer g. M. beobachtbar provoziert, die in ihren ► Teilmuster denen der gesunden motorischen Ontogenese entsprechen. Es wird keine isolierte segmentale oder polysegmentale Bewegungsantwort hervorgelockt, sondern ein globales, den ganzen Körper erfassendes Muskelmuster erwartet, das aus eben diesen Teilmustern, den Bausteinen für die gesunde Fortbewegungsentwicklungsdynamik der ersten 18 Lebensmonate zusammengesetzt ist. (Vgl. ► Reflexlokomotion, ► Vojta-Konzept.)

Muster, klinisches *n*
Kontext: Diagnostik
Erkennen von identischen Zusammenhängen in den Symptomen und Zeichen von verschiedenen Patienten; es erleichtert das Erkennen von Diagnosen, Gefahrensituationen, Untersuchungs-/Behandlungsstrategien und des therapeutischen Klimas; Muster sind dynamisch und entwickeln sich während der gesamten Berufstätigkeit weiter; sie sind umfassender als das Erkennen von pathobiologischen Prozessen (vgl. ► Clinical Reasoning).

Mustererkennung *f*; ***engl.:*** Pattern recognition; ***Syn.:*** klinische Muster
Kontext: Diagnostik
Anhand des allgemeinen Musters erkennt der Untersucher innerhalb weniger Sekunden die Gestalt des Phänomens. Dies kann eine Person sein, die man auf der Straße schon von weiter Entfernung anhand ihres Gangbildes und ihrer Umrisse erkennt, oder ein Krankheitsbild wie Morbus Parkinson, das beim Eintreten des Patienten anhand der Gesichtsstarre, dem Gangmuster und dem Tremor offensichtlich ist. Davon zu unterscheiden ist das Erkennen klinischer Muster. Dabei werden aktuelle Fakten oder Ereignisse mit abgespeicherten Schemata verglichen: Wenn bestimmte Merkmale oder Zustände vorliegen, werden bestimmte klinische Muster und Behandlungsstrategien ins Gedächtnis gerufen.

Mustergenerator, zentraler *m*; ***Abk.:*** ZMG; ***engl.:*** Pattern generator, central
Kontext: Neurologie
Gruppe von spinalen Neuronen, die im Stande ist, ein rhythmisches Muster zu regenerieren. Dient als Erklärung für Verhaltensweisen mit ausgeprägter Wiederholungskomponente, z. B. gehen, kauen, schwimmen. Als Erklärung für Verhaltensweisen ohne Wiederholungen eignet es sich nicht, z. B. einen Ball fangen, zeichnen, sprechen, Klavier spielen.

Musterung *f*; ***engl.:*** Patterning
Kontext: Diagnostik, Vojta-Konzept
Gleiche oder sehr ähnliche Gestaltung von Körper- bzw. Extremitätenhaltungen. In der Diagnostik wird von Mustern gesprochen, die das zentrale Nervensystem bereithält: Z.B. gibt es das typische Arm-Abstreckmuster bei der Moro-Reaktion

M

(z. B. provokativ bei der Prüfung der ▸ Lagereaktion).
In der Therapie sprechen wir in ähnlichem Zusammenhang von Mustern: Z.B. zeigt eine typabhängige spastische infantile Diparese eine entsprechende Musterung in der unteren Extremität: Die Beine erscheinen in Knie- und oberen Sprunggelenken gestreckt, zusätzlich in den Hüftgelenken adduziert, innenrotiert und leicht flektiert, bei unterschiedlich ausgeprägter Beckenbeugehaltung.

Mutismus, akinetischer *m*; ***Etym.:*** griech. *a...* „nicht", *kinesis* „Bewegung" u. lat. *mutus* „stumm"; ***engl.:*** Mutism, akinetic
Kontext: Neurologie, Traumatologie
Schwerste Antriebsstörung bei erhaltener Wachheit und ohne Vorliegen von Lähmungen. Der Patient bewegt sich nicht (Akinese), spricht nicht (Mutismus) und zeigt keinerlei Emotionen. Ursache: Schädigung des Frontalhirns oder dienzephaler Strukturen nach Schlaganfall oder Schädelhirntrauma. Physiotherapie: Starke visuelle, taktile oder akustische Reize können eine vorübergehende Verbesserung des Antriebs bewirken; eine ursächliche Therapie der Störung ist jedoch nicht möglich.

M

MWM *f*; ***Etym.:*** Akronym zu Mobilisation with Movement; ***engl.:*** Mobilisation with Movement
Kontext: Mulligan-Konzept, Manuelle Therapie
Manualtherapeutische Behandlungsmethode, bei der die aktive und passive Mobilisation eines Gelenks kombiniert werden. Eine manuelle Kraft, meist ein gehaltenes Gleiten im Gelenk, wird mit der eingeschränkten aktiven Bewegung durch den Patienten kombiniert. Dabei darf die aktive Bewegung während des Gleitens nicht schmerzhaft sein (vgl. ▸ Mulligan-Konzept, ▸ SNAGs).

Myelin *n*; ***Etym.:*** griech. *myelos* „Mark"; ***engl.:*** Myelin
Vgl. ▸ Markscheide.

Myofasziale Kette *f*
Vgl. ▸ Kette, myofasziale.

Myofasziales System *n*
Vgl. ▸ System, myofasziales.

Myofibrille *f*; ***Etym.:*** griech. *mys* „Muskel" u. lat. *fibra* „Faser"; ***engl.:*** Muscle fibril
Kontext: Anatomie, Muskelphysiologie
Kontraktile Struktur des Skelettmuskels; entsteht durch die Aneinanderreihung ihrer kleinsten funktionellen Einheiten (Sarkomere; ca. 2,0–2,5 μm lang; maximale Spannungsentwicklung bei optimaler Länge, ca. 2,2 μm). Die Anzahl der Sarkomere pro M. bestimmt die Muskelfaserlänge. Diese adaptiert immer auf die Gelenkstellung (Muskelfaserlänge), in der der Muskel bevorzugt hohe Kräfte entwickeln muss (z. B. Krafttraining) oder fixiert wird, z. B. während absoluter oder relativer Ruhigstellung. Durch die streng parallele Anordnung jeweils gleicher Sarkomerabschnitte benachbarter Myofibrillen erhält die Muskelfaser lichtmikroskopisch die Querstreifung (vgl. ▸ Sarkomer, ▸ Muskelfaser).

Myofibroblasten *m*; ***Etym.:*** griech. *mys* „Muskel", lat. *fibra* „Faser" u. griech. *blastos* „Schössling"; ***engl.:*** Myofibroblasts
Kontext: Physiologie
Sonderform der ▸ Fibroblasten; besitzen Aktin- und möglicherweise auch Myosinfilamente, sind daher in der Lage, sich zu kontrahieren (Wundkontraktion, vgl. ▸ Wundheilung), vor allem in der ersten Phase der Wundheilung für Synthese des Kollagens Typ III verantwortlich und in der Proliferationsphase für Stabilität des neu wachsenden Gewebes mittels Wundkontraktion; auch zu finden während entzündlicher (z. B. rheumatischer) Prozesse. (vgl. ▸ Kollagen Typ III.)

Myogelose *f*; ***Etym.:*** griech. *mys* „Muskel" u. lat. *gelare* „zu Eis machen, gefrieren lassen"; ***engl.:*** Myogelosis; ***Syn.:*** Myofaszialer Triggerpunkt
Kontext: Triggerpunkt-Therapie
Lokal klar begrenzte Verhärtung und Druckschmerzhaftigkeit in einem Muskel. Histopathologischen Untersuchungen zufolge bezeichnen M. und ▸ myofaszialer Triggerpunkt dieselbe pathologische Veränderung eines Muskels. Der Ausdruck M. beruht auf einer veralteten Hypothese über die Muskelkontraktion, die vor der Entdeckung des Aktin-Myosin-Kontraktionsmechanismus vorherrschte. Er spiegelt die Meinung, die als M. bezeichneten Verhärtungen seien auf lokales Erstarren (Gelieren) von Muskelproteinen zurückzuführen. Diese Auffassung ist überholt und der Begriff sollte deshalb heute nicht mehr verwendet werden. Der Begriff ▸ myofaszialer Triggerpunkt ist vorzuziehen.

Myokard *n*; ***Etym.:*** griech. *mys* „Muskel" u. *kardia* „Herz"; ***engl.:*** Myocardium
Vgl. ▸ Herzmuskulatur.

Myoklonie *f*; ***Etym.:*** griech. *mys* „Muskel" u. *klonos* „Erregung, heftige Bewegung, Krampf"; ***engl.:*** Myoclonia
Kontext: Neurologie
Rasche, unwillkürliche, rhythmische oder arhythmische Muskelzuckungen oder Bewegungen, die

als Symptom bei verschiedenen neurologischen Erkrankungen sowie bei epileptischen Anfällen auftreten. Physiotherapie: Funktionsorientiertes Üben motorischer Fertigkeiten, Muskeldehnungen zur Kontrakturprophylaxe; ggf. Entspannungstherapie. Die M. an sich kann durch physiotherapeutische Maßnahmen nicht direkt beeinflusst werden.

Myoklonus *m*
Vgl. ▸ Myoklonie.

Myosin *n*; ***Etym.:*** griech. *mys* „Muskel"; ***engl.:*** Myosin
Kontext: Anatomie, Muskelphysiologie
Relativ großkalibriges (im Vergleich zum ▸ Aktin), stabförmiges kontraktiles Eiweißfilament, das im Sarkomer zwischen den Aktinfilamenten ohne Verbindung zum Z-Streifen liegt. Myosinfilamente besitzen eine große Anzahl Myosinköpfchen. Sie sind in Richtung der Aktinfilamente ausgerichtet; durch ihren Hals beweglich. Ein wichtiger Strukturbestandteil des Myosinkopfes ist die Myosin-ATP'ase. Dieses Enzym wird durch Ca2+-Ionen aktiviert (▸ elektromechanische Kopplung) und katalysiert die Spaltung des ATP für die Kontraktion (▸ Kreuzbrückenzyklus). Somit können die Myosinköpfchen mit den Aktinfilamenten kurzzeitige, feste, kraftgenerierende Verbindungen (Aktin-Myosin-Komplex) herstellen.

Myositis ossificans *f*; ***Etym.:*** griech. *mys* „Muskel", lat. *os* „Knochen" u. *facere* „machen"; ***engl.:*** Myositis ossificans
Kontext: Traumatologie
Komplikation mit Verkalkung/Verknöcherung von Weichteilen, v. a. Muskelgewebe. Der Körper reagiert auf die Schädigung von Weichteilen mit Kalkeinlagerungen bis hin zur Verknöcherung. Man vermutet, dass eine wiederkehrende mechanische Reizung eines primär traumatisierten Areals zu dieser Komplikation führt. Physiotherapie: Weichteiltechniken, z. B. klassische Massage, sind bei akuten Patienten im Operations-/Verletzungsgebiet kontraindiziert. Bei Patienten mit Metallimplantaten gilt dies für die Dauer des Verbleibs des Implantates.

Myotom *n*; ***Etym.:*** griech. *mys* „Muskel" u. *temnein* „schneiden, abschneiden"; ***engl.:*** Myotome
Kontext: Anatomie, Neurologie, Bindegewebsmassage
Von einem Spinalnerv und dem zugehörigen Rückenmarksegment innervierter Anteil eines Skelettmuskels. Myotome sind segmental gegliedert, d. h. sie können einem bestimmten Rückenmarksegment und seinem Spinalnervenpaar zugeordnet werden. Physiotherapie: Irritationen/Schmerzreize innerer Organe können lokale, schmerzhafte Muskelverkrampfungen im zugehörigen M. bewirken (Maximalpunkte nach James Mackenzie, Druckpunkte) und sind diagnostische Hinweise bzw. therapeutische Ansatzpunkte der ▸ Bindegewebsmassage. Bei Patienten mit Querschnitt können muskuläre Teilfunktionen erhalten bleiben aufgrund der Innervation durch mehrere Segmente. Oberhalb der Rückenmarkläsion befinden sich intakte Segmente/Spinalnerven, die die Muskelanteile versorgen (vgl. ▸ Dermatom).

M

N

N.A.P.-Konzept *n*
Kontext: N.A.P.-Konzept
N.A.P. (neuromuskuläre arthroossäre Plastizität) ist ein integratives, neuroorthopädisches Konzept, das sowohl in der neurologischen, orthopädischen und traumatologischen Rehabilitation als auch in der Prävention angewendet wird. Entwickelt wurde dieses Konzept von der Physiotherapeutin Renata Horst. Ziel der Methode: Bewegungsabläufe des gesamten Körpers optimieren, sodass Gelenke und Muskeln gleichmäßig belastet werden und so z. B. Muskelverspannungen oder Belastungsschmerzen in Gelenken vermieden werden können. Die strukturelle Behandlung erfolgt vorwiegend unter der aktiven zielmotorischen Bewegung des Patienten. Hierbei verbindet der Therapeut manualtherapeutische Kenntnisse und neurophysiologische Grundlagen, um das motorische Lernen des Patienten zu fördern (vgl. ▸ Propriozeptive Neuromuskuläre Fazilitation.

Nach visuellen Vorgaben Klettern *n*
Vgl. ▸ Klettern nach visuellen Vorgaben.

Nachbelastungspuls *m*; ***engl.:*** Post-stress pulse
Kontext: Diagnostik, Medizinische Trainingstherapie
Test der Erholungsfähigkeit und Grundlagenausdauer zur Groborientierung, da die Werte individuellen Einflussfaktoren unterliegen. Der Patient wärmt sich 5 min lang mit einer Pulsfrequenz von ca. 120–140 Schlägen/min auf. Danach steigert er die Frequenz auf 150–160 Schläge. Abschließend wird für 30 sec der Puls auf über 180 Schläge erhöht. Der Abfall der Pulsfrequenz wird nun im Minutentakt bis 5 min nach Belastungsende gemessen und mit Referenzwerten verglichen.

Nachbelastungspuls

Pulsabfall nach 5 min	Bewertung
• < 50	• Schlecht
• 50-60	• Ausreichend
• 60-65	• Befriedigend
• 65-75	• Gut
• 75-80	• Sehr gut
• > 80	• Hochleistung

Nachlast *f*; ***engl.:*** Afterload
Kontext: Herz-Kreislauf-Physiologie
Kontraktile Spannung der isovolumetrischen Kontraktion des Myokards, die in der Anspannungsphase den diastolischen Druckwert in der Aorta überwinden muss.

Nachricht *f*; ***engl.:*** Message; ***Syn.:*** Kommunikationsquadrat
Kontext: Psychologie
Jede Äußerung und die in ihr enthaltenen Botschaften, Um die Vielfalt der Botschaften, die in einer N. stecken, ordnen zu können, hat der Kommunikationspsychologe Friedemann Schulz von Thun vier seelisch bedeutsame Seiten an ihr unterschieden und in einem Modell dargestellt, dem Kommunikationsquadrat (1981). Jede Seite des Quadranten symbolisiert eine Bedeutung der N.: die vier Seiten (Aspekte) einer N.; sie kommen sowohl beim Senden als auch beim Empfangen der N. zum Tragen. Dementsprechend sind dem Sender „vier Schnäbel" und dem Empfänger „vier Ohren" zugeordnet. Die Qualität des Gespräches hängt davon ab, in welcher Weise sie zusammenspielen.

Nachricht

„Vier Seiten der Nachricht"	Bedeutung
Sachinformation	Worüber ich informiere
Selbstkundgabe	Was ich von mir zu erkennen gebe Ich-Botschaft
Beziehungshinweis	Was ich von dir halte und wie ich zu Dir stehe Wir-Botschaft
Appell	Was ich bei dir erreichen möchte

Nachtlagerungsschiene *f*; ***engl.:*** Night resting splint
Kontext: Handtherapie
Schienen, die Patienten in der Nacht zur Kontraktur- oder Deformitätenprävention tragen. Individuell angepasst aus thermoplastischem Material. Können als ▸ Lagerungsschiene oder auch als Quengelschiene (▸ Schiene, redressierende) verordnet werden.

Nachtröpfeln *n*; ***engl.:*** Post micturition dribble
Kontext: Gynäkologie

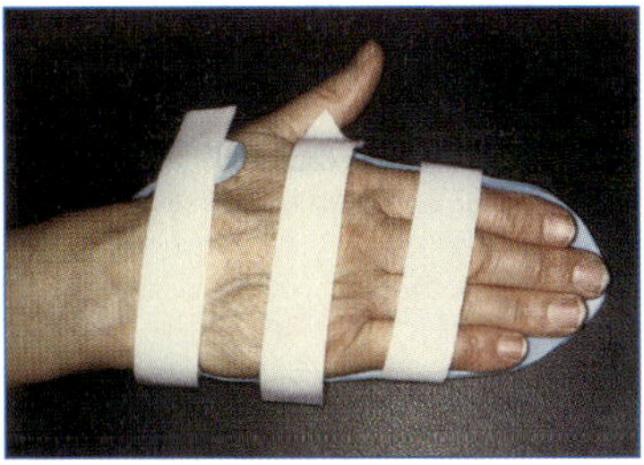

Nachtlagerungsschiene.

Das Ausscheiden von Urintröpfchen nach dem Urinieren. Tritt häufig bei älteren Männern auf und kann durch Anspannen des Beckenbodens korrigiert werden. Behandlung durch Kräftigung der betroffenen Muskeln (M. bulbospongiosus, M. ischiocavernosus, M. levator ani) kann hilfreich sein.

Nackenflexion, passive *f*; ***Etym.:*** lat. *flexio* „Biegung, Beugung"; ***Abk.:*** PNP; ***engl.:*** Cervical flexion, passive

Kontext: Diagnostik

▸ Neurodynamischer Test zur Untersuchung der longitudinalen Richtung des Nervensystems. Der Therapeut beugt den Nacken des in Rückenlage liegenden Patienten.

Nackenreflex, asymmetrisch tonischer *m*

Vgl. ▸ ATNR-Schablone.

Nackenreflex, symmetrisch-tonischer *m*; ***Etym.:*** lat. *reflectere* „zurückbiegen, umwenden", griech. *symmetros* „gleichmäßig, ebenmäßig" u. *tonos* „Seil, Tau, Saite; Spannung, Spannkraft"; ***Abk.:*** STNR; ***engl.:*** Neck reflex, symmetric tonic

Kontext: Pädiatrie, Diagnostik

Zur Diagnostik von Bewegungsstörungen verwendeter Reflex. Bei dem in Rückenlage liegenden Kind wird bei leicht fixiertem Thorax die Halswirbelsäule gebeugt. Wenn sich direkt beide Arme beugen und die Beine strecken, ist dieser Reflex positiv. In der gesunden Entwicklung ist er eher selten auslösbar, inkonstant, unvollkommen und zeitlich kurz vorhanden. Ist der Reflex nach dem zweiten Lebensmonat auslösbar, kann er im Rahmen der Gesamtuntersuchung ein Zeichen einer gestörten Bewegungsentwicklung sein. Bei spastischen Diparesen ist er neben anderen Streckreflexen beobachtbar. Beim Bemühen, einem optisch oder akustisch wahrgenommenen Reiz näher zu kommen, hebt das neugierige Kind mit infantiler Zerebralparese seinen Kopf und löst damit selbst unbewusst den N. in seiner typischen Haltungsschablone aus. Diese Verkoppelung von aktivem Tun und ungewollter Auslösung des N. ist der erste von drei sogenannten *Mechanismen* zur muskulären Versteifung der Beine.

Nadelelektrode *f*; ***engl.:*** Pin electrode

Kontext: Physiologie, wissenschaftliches Arbeiten

Sonderform einer ▸ Ableitelektrode. Beispiele: intramuskuläres Elektromyogramm, physiologische Untersuchungen in Zellen oder Geweben.

Nadelung *f*; ***engl.:*** Acupuncture Therapy

Kontext: Traditionelle Chinesische Medizin

Die ▸ Akupunktur verwendet Nadeln zur mechanischen Reizung an genau festgelegten Körperregionen, die spontan druckempfindlich sein können; bei funktionellen, reversiblen Erkrankungen oder bei Störungen zu diagnostischen und/oder therapeutischen Zwecken. Bei tatsächlicher N. kann es erforderlich sein, dass die Nadelrichtung, die Tiefe oder die Punktlokalisation des Fernpunktes noch korrigiert werden müssen, bis das optimale Ergebnis erzielt wird. Anschließend wird der lokale Punkt genadelt und somit ein dumpfes, ausstrahlendes Gefühl ausgelöst, das meist von einem Zucken des Muskelfaserbündels begleitet wird.

Naegele-Regel *f*; ***engl.:*** Naegele rule/rule to calculate the delivery date of a pregnancy

Kontext: Gynäkologie

Berechnung des ungefähren Geburtstermins anhand der letzten Regelblutung. 1. Tag der letzten Menses plus 7 Tage minus 3 Monate plus ein Jahr.

Narbe *f*; ***engl.:*** scar

Kontext: Orthopädie, Traumatologie

Kollagenreiches Bindegewebe, das der Organismus nach Verletzungen während der Wundheilung bildet. Bei tiefen Wunden, z. B. Operationen, verbinden N. mehrere Gewebe(gleit)schichten. N. tendieren dazu, sich nach Abschluss der Wundheilung zusammenziehen; sie sind dann sehr fest und können die Beweglichkeit einschränken. Während der Wundheilung (Proliferationsphase) sind Narben leicht durch Lagerungen und endgradiges Bewegen beeinflussbar: Der Organismus bildet ausreichend Narbengewebe, sodass die Narbenlänge endgradige Bewegungen zulässt. Voraussetzung ist die Bewegungsstabilität der Narbe. Überlastungen zeigt das Gewebe durch Schmerzen an.

N

1. Atemtherapie: Großflächige Narben im Thoraxbereich, z. B. durch Verbrennungen, beeinträchtigen seine Ausdehnungsfähigkeit.
2. Neuraltherapie: Narben gelten als Störfelder, die therapeutisch berücksichtigt werden.

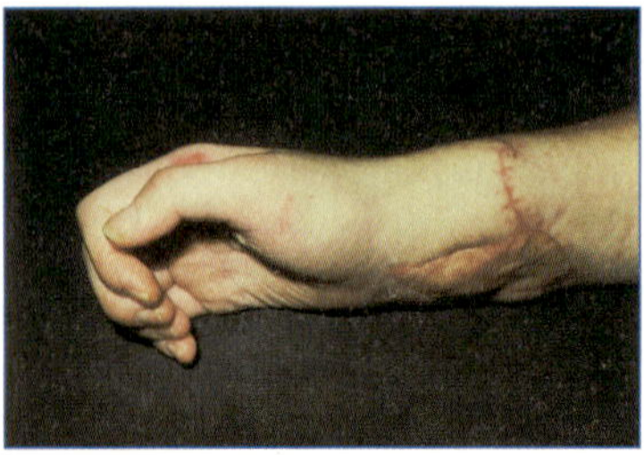

Narbe nach Replantation der Hand.

Narbe, funktionelle *f*; ***Etym.:*** lat. *functio* „Verrichtung" ; ***engl.:*** Scar, functional
Kontext: Muskelphysiologie, Traumatologie, Sensomotorik
Verminderte Qualität der muskulären Aktivierungsfähigkeit (Funktionsstörung der intra- und intermuskulären Koordination). Ungeklärte Fragen: Umfang und Dauer der Wiederherstellung einer vollen Rekrutierungsfähigkeit nach einer gravierenden Verletzung des Bewegungssystems (z. B. Kreuzbandruptur); Größe der f. N. eines Patienten (nur der Verlauf lässt Rückschlüsse zu); Ursachen für unterschiedliche Ausheilungen trotz gleicher Verletzung und Behandlung. Eine „restitutio ad integrum" (Ausheilungszustand, als ob die Verletzung nicht stattgefunden hätte) ist nicht möglich; angestrebt wird eine „restitutio ad optimum".

N

Narbenabhärtung *f*; ***engl.:*** Scar hardening
Kontext: Handtherapie, Traumatologie
Frühzeitiges Behandeln einer Narbe durch Massage. Dabei wird die Haut mit und ohne Hilfsmittel in verschiedene Richtungen gedehnt. Wichtig, um bewegungseinschränkendem Narbengewebe (Narbenkontrakturen) oder hypertrophen Narben entgegenzuwirken. Der Patient muss lernen, die unangenehmen Empfindungen (Schmerz) weniger oder gar nicht mehr wahrzunehmen. N. ist v. a. nach Amputationen und komplexen Weichteilverletzungen wichtig. ▸ Desensibilisierung der Narben kann z. B. durch Massagen oder Berührung mit verschiedenem Material und Druck ausgeführt werden. Dies kann mithilfe von Bürsten, Pinseln oder Fell geschehen. Der Therapeut kann das Narbengewebe aber auch durch Abklopfen mit der Hand oder mit verschiedenen Gegenständen wie einem Igelball, Raps-, Paraffin- oder Eichenrindenbädern behandeln. Der Patient selbst kann durch Bewegen der Hand in verschiedenen Materialien (Reis-, Erbsen-, Linsenbad) aktiv einen Teil der N. durchführen.
Bei hypertrophen Narben sind ▸ Silikon-Narben-Pflaster und/oder ▸ Kompression indiziert.

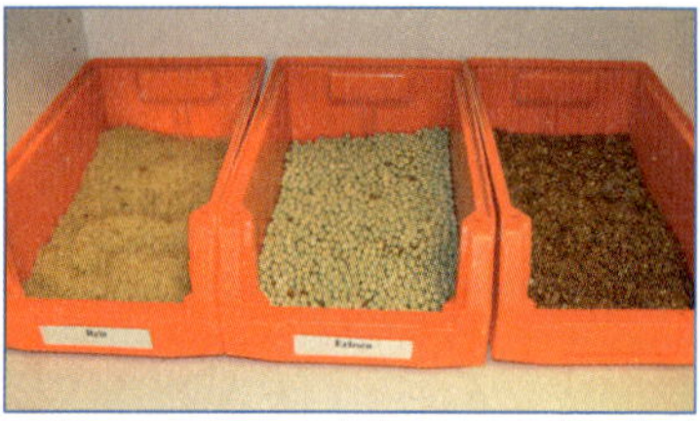

Narbenabhärtung: Reis-, Erbsen- und Linsenbad.

Narbenbehandlung *f*; ***engl.:*** Scar treatment
Kontext: Traumatologie
Verschiedene physiotherapeutische Maßnahmen, wie z. B. ▸ Lymphdrainage, ▸ Atemtherapie, ▸ schmerzfreie Mobilisation sollen die Synthese kollagener Gewebe nach einer Verletzung unterstützen. Besonders sinnvoll ist die Massage der Narbe mit einer bestimmten Technik, um die Elastizität des Bindegewebes zu erhalten.

Narbenfixation *f*; ***engl.:*** Fixation of a scar
Kontext: Chirurgie
Maßnahme, um den Wundheilungsprozess einer Narbe trotz Belastung nicht zu stören; insbesondere nach abdominalen Operationen; durch Handkontakt auf dem Unterbauch mit/ohne Kissen schützt der Patient die Narbe vor übermäßigen Zug- und Druckbelastungen, die z. B. durch das Abhusten verursacht werden können.

Narbenmobilisation *f*; ***engl.:*** Scar mobilisation; ***Syn.:*** Narbenbehandlung
Kontext: Chirurgie, Traumatologie
Alle (v. a. manuelle) Maßnahmen, die die Verschieblichkeit der Gewebeschichten im Narbengebiet verbessern. Oberflächliche und tiefe Narben können Störungen der Gelenkmobilität verursachen. Je nach Verletzungstiefe können Narben mehrere Gewebeschichten überbrücken. Die Folge ist eine Störung der Verschieblichkeit zwischen den Schichten (Verklebungen). Physiotherapie: Um Verklebungen zu verhindern, sollte bei

tiefen Wunden spätestens nach 3 Wochen mit der Narbenbehandlung begonnen werden. Voraussetzung: Die Wunde ist geschlossen narbig verheilt.

Narbentape *n*; ***engl.:*** Scar tape

Kontext: Taping

Das Tape wird mit 30 % Zug und in Form eines Lattenzaunes auf die Narbe geklebt. Dies fördert die Wundheilung und verringert die Narbenverklebungen. Wendet man es bei einem Sonnenbrand an, so wird der Stoffwechsel beschleunigt. Das Tape gilt als steril, solange man die Klebefläche noch nicht berührt hat.

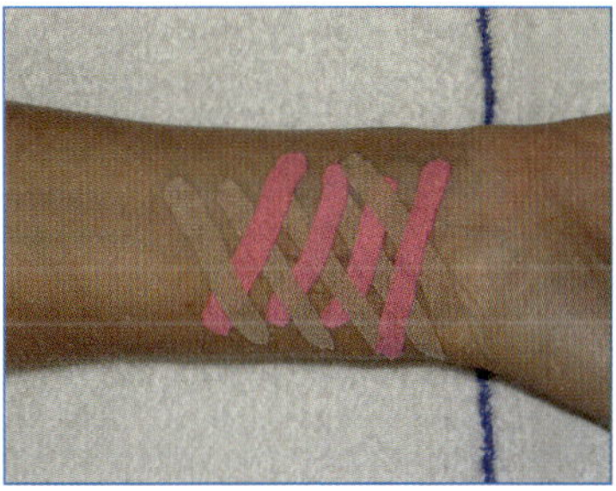

Narbentape.

Narkosemobilisation *f*; ***Etym.:*** lat. *mobilis* „beweglich, leicht zu bewegen"; ***engl.:*** Mobilisation under anaesthetic

Kontext: Orthopädie, Traumatologie

Mechanisches Zerreißen pathologischer Verbindungen, Adhäsionen/Kapselverklebungen, um die Gelenkbeweglichkeit zu verbessern. Aufgrund der Narkose kann der Patient keine muskuläre Abwehrspannung aufbauen. Risiken der mechanischen Einwirkung: Fraktur (pathologische Verbindungen können fester sein als Knochen), Nervenläsion/Lähmung. Kontraindikation: akuter Reizzustand, z. B. Arthritis (ein Kapselmuster kann auf Arthritis hinweisen). Vermeiden von Komplikationen: nur schmerzarme Einschränkungen mobilisieren (abruptes Endgefühl, geringe Abwehrspannung); am Ende der angulären Bewegung durch ▶ Traktion oder Translation mobilisieren; Ausgangsstellung, in der die Nerven und Muskeln angenähert sind. Postoperativ: schmerzarme Lagerung und möglichst schmerzfreies Bewegen, um den Bewegungsgewinn zu erhalten (vgl. ▶ Crosslink, ▶ Narbe).

Narratives Reasoning *n*; ***Etym.:*** lat. *narrare* „erzählen" u. engl. *reasoning* „Schlussfolgern, Urteilen, Beweisführung"

Kontext: Clinical Reasoning

Form des ▶ Clinical Reasoning, die sich durch das Denken in und durch Geschichten auszeichnet. Sie ist im Wesentlichen darauf ausgerichtet, die Bedeutung einer Krankheit oder Behinderung für einen Patienten und deren Einfluss auf seine Lebensumstände zu erfassen. Der besondere Wert von Erzählungen als eine Mischung aus Fakten und Fiktion liegt darin, dass sie implizites Wissen, subjektives Erleben und Fantasie mit einbeziehen. Dem Therapeuten wird es dadurch erleichtert, die Ereignisse aus der Perspektive des Patienten zu betrachten und sich in seine Lage zu versetzten. Im Hinblick auf das Clinical Reasoning lassen sich drei Formen unterscheiden: Geschichten, die Patienten berichten; Geschichten, die Therapeuten über Patenten berichten; Geschichten, die als gemeinsame Geschichte des Patienten und des Therapeuten durch die Therapie entstehen.

Natrium-Kalium-Pumpe *f*; ***engl.:*** Sodium potassium pump

Kontext: Neurophysiologie

Durch ein die Zellmembran durchdringendes Proteinmolekül (Na^+-K^+-ATP'ase) gebildete Ionenpumpe. Sie schafft gegen den Konzentrationsgradienten K^+ von extrazellulär nach intrazellulär sowie gegen den Konzentrations- und den elektrischen Gradienten Na^+ in umgekehrter Richtung. Der Transportprozess produziert zusätzliches Membranpotenzial, indem in einem Transportvorgang 3 Na^+-Ionen nach extrazellulär und 2 K^+-Ionen nach intrazellulär gepumpt werden. Sie funktioniert damit elektrogen.

Naturfels *m*; ***engl.:*** Natural rock

Kontext: Therapeutisches Klettern

Durch Erosion entstandene Gesteinsformation im Freien, die je nach Schwierigkeit zum Klettern geeignet ist (vgl. ▶ Boulder).

Naturprinzip *n*; ***Etym.:*** lat. *principium* „Anfang, Ursprung, Grundlage"; ***engl.:*** Principles of nature

1. *Kontext:* Biologie, Physik

Grundgesetze der Natur, die anderen Gesetzen übergeordnet sind, z. B. Schwerkraft, Morphogenese, Evolution.

2. *Kontext:* Spiraldynamik

Naturprinzipien untermauern die Spiraldynamik als Bewegungs- und Therapiekonzept; z. B. das

▸ Spiralprinzip als universellen Baustein der Natur. Andere Naturprinzipien sind ▸ Wellenbewegungen, ▸ Raum-Zeit u. a. (vgl. ▸ Geometrie der Spirale).

Nebeneffekt, unerwünschter *m*; ***engl.:*** Side effekt, undesired

Kontext: Diagnostik

Unbeabsichtigte, negative Wirkungen der Therapie, die eine Prüfung und Änderung der bisher durchgeführten therapeutischen Maßnahmen erfordern, z. B. allgemeine Tonussteigerung, vegetative Reaktionen, Entzündungszeichen, Störungen der Heilungsprozesse von Weichteilen und Frakturen, zunehmende Schmerzen bei irritierbaren Symptomen, Angst ,zu bewegen, Externalisieren (Übertragen der Verantwortung auf andere), vermindertes Gefühl der Selbstwirksamkeit.

Nebenübung *f*; ***engl.:*** Secondary exercise

Kontext: Medizinische Trainingstherapie

Trainieren eines Gelenkes oder einer Muskelgruppe im Krafttraining, z. B. Bizepscurl (Bizepstraining mit Hantel). Bei der Übungsauswahl unterscheidet man zwischen ▸ Hauptübungen und Nebenübungen. Vorteile N.: Defizite können isoliert und gezielt aufgearbeitet werden; leichter und schneller erlernbar für Trainingsunerfahrene.

Nebulin *n*; ***Etym.:*** Kunstwort; ***engl.:*** Nebulin

Kontext: Muskelphysiologie

Protein in der Muskelzelle und Bestandteil des Aktinfilaments. Es verläuft in den Zwischenräumen der Aktinhelix. N. stabilisiert das Aktinfilament während der Muskelkontraktion und -relaxation.

Negativbeschleunigung *f*; ***engl.:*** Deceleration

Kontext: Biomechanik

Verringerung der Geschwindigkeit durch hemmende Kräfte (z. B. Bremsen, Reibung).

Negativer Stress *m*; ***engl.:*** Negative stress, distress; ***Syn.:*** Disstress

Kontext: Physiologie, Psychologie

Lang anhaltender Zustand erhöhter Anforderungen, in dem man wenig ▸ Selbstwirksamkeit empfindet; häufig mit einem hohen Anteil gelernter Hilflosigkeit verbunden. Es wird wenig Adrenalin ausgeschüttet, jedoch viel Noradrenalin und Kortisol (vgl. ▸ Positiver Stress, ▸ Psychomotorische Schutzreaktion).

Neglekt *m*; ***Etym.:*** engl. *neglect* „Vernachlässigung"; ***engl.:*** Neglect; ***Syn.:*** Vernachlässigungssyndrom

Kontext: Neuropsychologie

Sammelbezeichnung für verschiedene Vernachlässigungsphänomene einer Körper- und/oder Raumhälfte nach Schlaganfall. Der Patient hat keine sensorische Wahrnehmungsstörung, reagiert aber nicht oder unzureichend auf sensorische Reize kontralateral zur (i. d. R. rechten) Läsionsseite. Folgen sind u. a. asymmetrische Körperhaltungen und Gefährdungen. Die „fehlende" Seite wird bei der Raumanordnung berücksichtigt, um die Aufmerksamkeit auf die betroffene Seite zu lenken. Bei der Rollstuhlversorgung sind Speichenschutz und eine Tischplattenkonstruktion erforderlich. Ansonsten besteht die Gefahr, dass die Finger/Hand der betroffenen Seite in die Speichen geraten, ohne dass der Patient dies bemerkt. Patienten mit Neglekt nehmen häufig keinen Blickkontakt auf. Ihnen fehlt eine wichtige Komponente der nonverbalen Kommunikation. Außerhalb klinischer Einrichtungen sind die Patienten mit unkalkulierbaren Schwierigkeiten konfrontiert. Unsicherheit und Vermeidungsverhalten sind die Folgen.

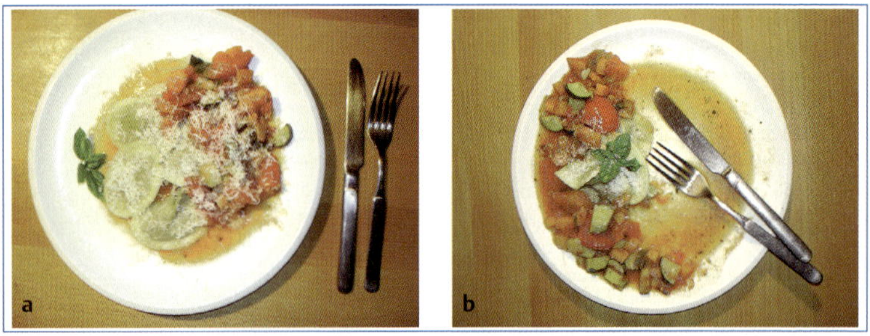

Neglekt. So könnte der Teller eines Neglektpatienten aussehen: a Das Essen ist gerichtet. b Der Patient isst nur die rechte Hälfte, das Essen auf der linken Seite übersieht er.

N

Neofaradischer Strom *m*; ***Etym.:*** griech. *neos* „neu, jung" u. nach dem englischen Physiker u. Chemiker *Michael Faraday* (1791–1867); ***engl.:*** Neo faradic current
Kontext: Elektrotherapie
Technische Weiterentwicklung des (ursprünglichen) faradischen Reizstromes, der mittels Spule und dem „Wagner'schen Hammer" aus einer Gleichspannung erzeugt wurde. Die Nachteile der Unregelmäßigkeit wurden behoben sowie die Einschalt- und Ausschaltphasen steuerbar. Die dreieckförmigen Impulse mit einer Frequenz von ca. 50 Hz haben eine Impulsdauer von 1 ms und eine Pausendauer von 20 ms und sind in der Lage, tetanische Zuckungen hervorzurufen. Anwendung in Form von Schwellstrom.

Nerve growth factor *m*
Kontext: Physiologie
Wachstumshormon, das bei den regenerativen Prozessen der Nerven eine Rolle spielt.

Nervendehnfähigkeit *f*; ***Etym.:*** lat. *nervus* „Sehne, Band"
Kontext: Maitland-Konzept
Während das Nervengewebe Impulse in die Peripherie oder nach zentral leitet, muss es sich bei Bewegungen ständig mechanisch anpassen. Es erfährt dabei z. T. enorme Längenveränderungen: Bei Flexion der Wirbelsäule bspw. verlängert sich der Spinalkanal um 5–9 cm. Da peripheres und zentrales Nervensystem als ein kontinuierlicher Gewebstrakt eine Einheit bilden, äußern sich dessen Mobilitätsverluste nicht nur lokal. Treten an den Kontaktflächen zwischen Nerv und Umgebung „Hindernisse" auf, kommt es zu Einschränkungen. Bsp.: Ödeme, Narben, Schwellungen in Bändern, Osteophyten u.Ä. Standardisierte Spannungstests dienen dem Sammeln von Hinweisen auf verminderte Mobilität des Nervensystems (vgl. ▸ Neurodynamischer Test, ▸ Slump-Test, ▸ Straight Leg Raise).

Nervengleitfähigkeit *f*; ***Etym.:*** lat. *nervus* „Sehne, Band"
Kontext: Maitland-Konzept
Während das Nervengewebe Impulse in die Peripherie oder nach zentral leitet, muss es sich bei Bewegungen ständig mechanisch anpassen. Es erfährt dabei z. T. enorme Längenveränderungen: Bei Flexion der Wirbelsäule bspw. verlängert sich der Spinalkanal um 5–9 cm. Da peripheres und zentrales Nervensystem als ein kontinuierlicher Gewebstrakt eine Einheit bilden, äußern sich dessen Mobilitätsverluste nicht nur lokal. Treten intraneural „Hindernisse" auf, kommt es zu Einschränkungen der N. Bsp.: Ödeme, Blutungen, pathologisch bedingte Verklebungen. Standardisierte Spannungstests dienen dem Sammeln von Hinweisen auf verminderte Mobilität des Nervensystems (vgl. ▸ Neurodynamischer Test, ▸ Slump-Test, ▸ Straight Leg Raise).

Nervenläsion, periphere *f*; ***Etym.:*** lat. *nervus* „Sehne, Band", *laesio* „Verletzung" u. griech. *peripherein* „herumtragen"; ***engl.:*** Neural lesion, peripheral
Kontext: Neurologie
Verletzung eines peripheren Nervs. Im peripheren Nerv laufen die Axone der α-Motoneurone, deren Zellen im Rückenmark (zentrales Nervensystem) liegen, und die sensibel afferenten Fasern der Rezeptoren aus Haut, Muskeln und Gelenken. Schädigungsfolgen: schlaffe Paresen und Sensibilitätsdefizite. Einteilung: leichte N. (▸ Neurapraxie; Axon und Hüllgewebe bleiben erhalten), mittelschwere N. (▸ Axonotmesis; das Axon ist geschädigt, das Hüllgewebe bleibt erhalten), schwere (▸ Neurotmesis; Axon und Hüllgewebe sind unterbrochen). Ursachen: Druck (Parkbanklähmung, lagerungsbedingt bei Operationen), Schnitt- oder Schussverletzungen, Frakturen oder eine indirekte Schädigung durch Mangeldurchblutung bei Engpasssyndromen, Logensyndromen oder zirkulären Gipsen. Physiotherapie: Die Therapie richtet sich nach Ursache, Dauer und Schwere der Nervenschädigung. Unkomplizierte Druckschädigung: i. d. R. keine Therapie, Abpolsterung der betroffenen Stelle; Patienteninformation (Vermeiden weiterer Kompressionen). Schwere Schädigung: ▸ Muskelfunktionstest; Verbessern der Kraftleistung durch Auslösung willkürlicher und funktioneller Aktivität; Erhalt der Gelenkbeweglichkeit durch passive Bewegungen; ggf. Anpassung einer Lagerungsschiene (Vermeiden von Muskelüberdehnungen). Die Notwendigkeit und Wirksamkeit von ▸ Elektrotherapie bei mittelschwerer und schwerer Schädigung sind nach wie vor unklar und umstritten.

Nervenläsion, zentrale *f*; ***Etym.:*** lat. *nervus* „Sehne, Band", *laesio* „Verletzung" u. *centrum* „Stachel, Einstich des Zirkels, Kreismittelpunkt"; ***engl.:*** Neural lesion, central
Kontext: Neurologie
Verletzung des zentralen Nervensystems (neuronale Zellen und deren Axone). Schädigungsfolgen: Sie sind abhängig von der Funktion der geschädigten zentralen Struktur (z. B. sprachliche,

kognitive, motorische oder sinnesspezifische Störungen). Bsp.: Verletzung eines Hirnnervs: N. trigeminus (Drillingsnerv, sensible Innervierung Gesicht), N. facialis (Gesichtsnerv, steuert die mimische Muskulatur), N. accessorius („Zusatznerv", der den M. trapezius und den M. sternocleidomastoideus innerviert). Physiotherapie: Innervationsschulung der betroffenen Muskeln, Einüben funktioneller motorischer Aktivitäten und Muskeldehnungen zum Erhalt der Muskellängen.

Nervenleitgeschwindigkeit *f*; ***Abk.:*** NLG; ***engl.:*** Nerve conduction velocity (NCV)

1. ***Kontext:*** Physiologie

Die Geschwindigkeit in Meter pro Sekunde (m/s), mit der ein elektrischer Reiz (eine Depolarisation) entlang eines peripheren Nervs weitergeleitet wird. Die Größe der N. ist temperaturabhängig (vgl. ▸ Elektroneurografie).

2. ***Kontext:*** Diagnostik

Apparative Messung der Geschwindigkeit, mit der die elektrischen Impulse entlang einer Nervenfaser übertragen werden. Die Messung wird zur ärztlichen Diagnostik eingesetzt. Der motorische Nerv wird an zwei unterschiedlichen Stellen mittels eines kurzen elektrischen Impulses gereizt und die Aktivierung des Muskels erfasst. Durch die Differenz der Leitungszeit (in ms) und den Abstand der Reizorte (mm) berechnet man die Leitungsgeschwindigkeit; Vergleich mit den Normwerten. Die NLG ist abhängig von der Dicke und Myelinisierung des Axons. Physiotherapie: Untersuchung gibt Hinweise darauf, wo im neuronalen System eine Schädigung ist.

Nervenmobilität, Störungen der *f*; ***Etym.:***

Kontext: Neurologie

Durch mechanische Hindernisse (z. B. Bandscheibenvorfall) eingeschränkte ▸ Neurodynamik. ▸ Nervengleitfähigkeit, und ▸ Nervendehnfähigkeit werden durch ▸ Neurodynamische Tests überprüft.

Nervenpalpation *f*; ***Etym.:*** lat. *nervus* „Sehne, Band" u. *palpare* „sanft klopfen, streicheln"; ***Syn.:*** Palpation von Nerven

Kontext: Maitland-Konzept

Tasten von Nerven, z. T. als klarer Strang, z. B. N. ulnaris oder als nicht klare Struktur durch darüberliegende Muskeln und Weichteile; Bestandteil der Routineuntersuchung bei Patienten mit schmerzhaften Bewegungsdysfunktionen, wobei zuerst die gesunde Seite untersucht wird; erste Berichte über N. von Poore (1887); (vgl. Mechanosensitivität).

Nervenschädigung *f*

Vgl. ▸ Nervenläsion, periphere, ▸ Nervenläsion, zentrale.

Nervenstimulation, transkutane elektrische *f*; ***Etym.:*** lat. *stimulare* „stacheln, antreiben, reizen", *trans* „über, über … hinweg" u. *cutis* „Haut"; ***Abk.:*** TENS; ***engl.:*** Nerve stimulation, transcutaneous electric

Kontext: Physikalische Therapie

Elektrisches Stimulations- oder Gegenirritationsverfahren zur Schmerzlinderung; primär für Anwendung durch Pat. selbst; nicht invasiv; mittels Flächen-, Punkt-, Haft- oder Klebeelektroden werden schmerzende Stellen des Körpers, die über Haut oder Akupunkturpunkte beeinflussbar sind, stimuliert; erfolgt mithilfe eines Pulsgebers; wirkt vorwiegend lokal am Schmerzort. Schmerzlinderung durch: vermehrte Ausschüttung von körpereigenen schmerzhemmenden Neurotransmittern und durchblutungsfördernden Stoffen, Hemmung der Übertragung von Schmerzimpulsen über eine Aktivierung schmerzhemmender Systeme im Rückenmark, Blockade peripherer und autonomer Nerven durch elektrische Hemmvorgänge, Aktivierung absteigender nervaler Hemmsysteme durch Stimulation von Akupunkturpunkten.

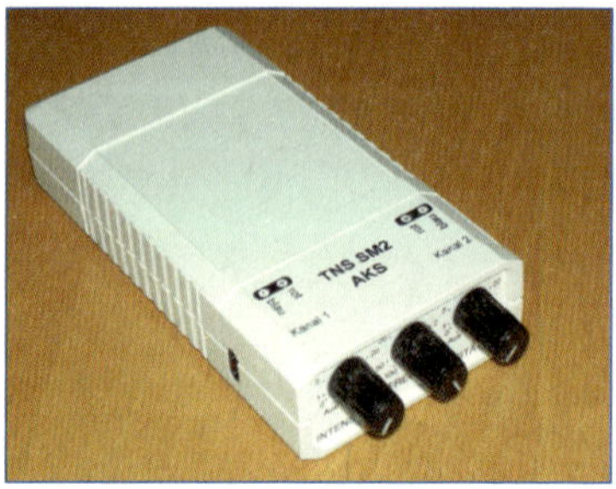

Transkutane elektrische Nervenstimulation: TENS-Gerät.

Nervensystem, autonomes *n*; ***Etym.:*** griech. *autos* „selbst" u. *nomos* „Gesetz"; ***Abk.:*** ANS; ***engl.:*** Nervous system, autonomic; ***Syn.:*** vegetatives Nervensystem

Kontext: Anatomie, Physiologie

Bildet zusammen mit dem motorischen, willkürlichen Nervensystem eine funktionelle Einheit. Die Funktion lebensnotwendiger Organe reguliert, moduliert, koordiniert sich „automatisch", ohne bewusste Steuerung (Autonomie): Verdauungs-, Herz- (Blutkreislauf), Lungen-, Nieren-, Blasen-,

Nervenpalpation	
Nervenpalpation im Bereich der oberen Extremität	
Stämme des Plexus brachialis	• Posteriores Dreieck zwischen Mm. scaleni anterior und medius • Oberer Stamm C 5 und C 6 • Mittlerer Stamm C 7 • Unterer Stamm C 8 und T 1
Neurovaskuläre Bündel	• Unterhalb des Proc. coracoideus • In der Achselhöhle
N. medianus	• In der Achselhöhle superior der A. brachialis • In der Ellenbeuge medial der Sehne des M. biceps brachii und der A. brachialis • Im Karpaltunnel
N. radialis	• Im intermuskulären Septum (Sulcus nervi radialis) • Am Unterarm, zwischen Mm. extensores carpi radiales longus und brevis • In der Tabatière
N. ulnaris	• In der Achselhöhle • Inferior der A. brachialis • Am Olekranon • Zwischen Os pisiforme und Hamulus ossis hamati
N. axillaries	• Durch den posterioren Anteil des M. deltoideus • Lateraler Rand des Schulterblattes
N. suprascapularis	• Incisura scapulae • Fossa infraspinata
N. dorsalis scapulae	• Zwischen BWS und medialem Rand des Schulterblattes
Nervenpalpation im Bereich der unteren Extremität	
N. ischiadicus	• Zwischen Trochanter major und Tuber ischiadicum • Kurz vor der Verzweigung in N. tibialis und N. peronaeus
N. peronaeus communis	• Fibulahals kurz unter dem Fibulakopf
N. tibialis posterior	• Posterior des Malleolus medialis und arteriellem Puls
N. peronaeus profundus	• Zwischen den Ossa metatarsalis 1 und 2
N. tibialis	• Lateral zur A. poplitea • 3 cm proximal der Kniefalte
N. suralis (Fortsetzung des N. tibialis)	• Posterior des Malleolus lateralis • Laterale Seite des Fußrückens
N. femoralis	• Lateral der A. femoralis
N. cutaneus femoris lateralis	• Etwas medial und 2 cm inferior der Spina iliaca anterior superior

Schweißdrüsenfunktion (Hauttemperatur). Man unterscheidet zwei Anteile des ANS:

Sympathisches NS: aktiv bei Alarm, Anspannung, schnellen Bewegungen.

Parasympathisches NS: aktiv bei Entspannung, Ruhe und Verdauung.

Eine Dysbalance zwischen beiden Teilen ist häufig verbunden mit zu hoher Aktivität im sympathischen NS und zu geringer im parasympathischen. Folgen: ▸ negativer Stress mit evtl. Schmerzen oder anderen lang anhaltenden Krankheiten (vgl. ▸ Positiver Stress).

Nervensystem, Mobilisation *n*

Vgl. ▸ Mobilisation des Nervensystems.

Nervensystem, peripheres *n*

Vgl. ▸ Peripheres Nervensystem.

Nervensystem, vegetatives *n*

Vgl. ▸ Nervensystem, autonomes.

Nervensystem, zentrales *n*

Vgl. ▸ Zentralnervensystem.

Nervenverletzung *f*

Vgl. ▸ Nervenläsion, periphere, ▸ Nervenläsion, zentrale.

Nervenzelle *f*; ***engl.:*** Nerve cell; ***Syn.:*** Neuron

Kontext: Neurologie

Kleinste funktionelle Einheit des Nervensystems; besteht aus dem Zellleib (Soma, Perykarion), von dem aus zwei unterschiedliche Arten von Fortsätzen ausgehen:

N

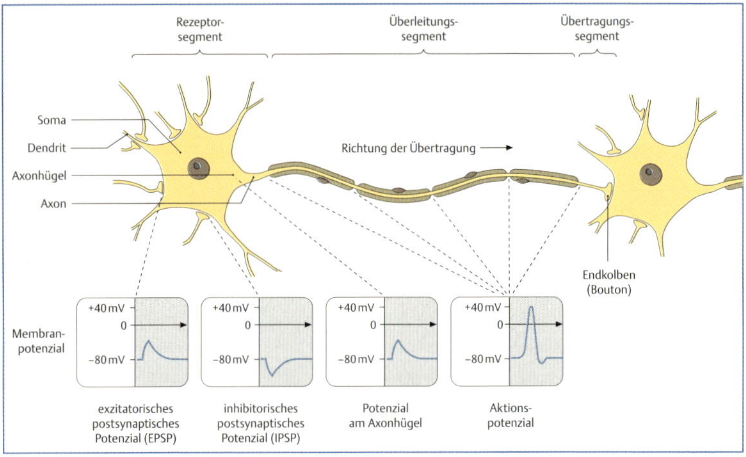

Nervenzelle.

1. Dendriten: Rezeptorsegmente des Neurons; an ihnen enden die Synapsen anderer Neurone; ein Neuron kann mehrere Dendriten mit z. T. sehr komplexen Verzweigungen zur Oberflächenvergrößerung besitzen; D. sind im Gegensatz zum Axon nicht myelinisiert (vgl. ▸ Markscheide).

N

2. Neuriten (Axone): Teil des Nervs, der die elektrische Erregung zu anderen Neuronen oder zu anderen Zellen (z. B. Skelettmuskelzelle) weiterleitet; jedes Neuron hat nur ein Axon; wird im ZNS generell von einer Markscheide umgeben, im peripheren Nervensystem kann diese fehlen; bei Nervenzellen mit Markscheide (sog. markhaltige Nervenfaser) ist diese im Abstand von 1–3 mm regelmäßig unterbrochen (sog. Ranvier-Schnürring), sodass sich das Aktionspotenzial „saltatorisch" ausbreiten kann; markhaltige N. haben dadurch eine höhere Leitungsgeschwindigkeit (ca. 120 m/sek.) als marklose; endet im sog. Endkolben (Bouton).

Synapsen: stellen die funktionelle Verbindung zwischen zwei Neuronen her; bestehen aus einer präsynaptischen Membran, einem synaptischen Spalt, in den die aktivierenden oder hemmenden Neurotransmitter von der präsynaptischen Membran her ausgeschüttet werden, und einer postsynaptischen Membran; können an verschiedenen Orten des Zielneurons enden (axodendritische S., axoaxonische S., axosomatische S.).

Nervi nervorum *m*; ***Etym.:*** lat. *nervus* „Sehne, Flechse, Band", *nervi* Plural, *nervorum* Genitiv
Kontext: Neurologie
Kleine Nervenfasern, die von einem Nerv in seinem Verlauf fortwährend abgegeben werden und die das Bindegewebe dieses Nervs innervieren; Aufgabe: fortwährende Information des Nervs über die einwirkenden mechanischen Belastungen und über die chemische Zusammensetzung und Temperatur des Gewebes; somit leitet ein Nerv nicht nur Informationen von einem peripheren ▸ Rezeptor zum ZNS weiter, sondern auch Informationen über den Nerv selbst; gibt dem Körper die Möglichkeit, auf potenziell schädigende Belastungen für den Nerv zu reagieren.

Nettostichprobe *f*; ***Etym.:*** ital. *netto* „rein, unvermischt"; ***engl.:*** Adjusted sample
Kontext: Statistik
Die Menge der vollständigen ▸ Stichprobe abzüglich aller Einheiten, die ungeachtet aus welchem Grund an der Untersuchung nicht teilgenommen haben.

Nettoultrafiltrat *n*; ***engl.:*** Net ultrafiltration
Kontext: Lymphdrainage
Effektives theoretisches Endprodukt der an der Gefäßwand filtrierten und resorbierten Flüssigkeitsmengen; abhängig von der Oberfläche und Durchlässigkeit der Kapillarwand, vom Druckunterschied inner- und außerhalb des Blutgefäßes (vgl. ▸ Lymphzeitvolumen).

Netzwerkbildung *f*; ***engl.:*** Network ing
Kontext: Betriebswirtschaftslehre, Marketing
Gezielter Aufbau, Pflege und Ausbau von zwischenmenschlichen Kontakten, um die berufliche Weiterentwicklung langfristig positiv zu beeinflussen. Netzwerkbildung und -pflege sind langfristig wirkende Marketingmaßnahmen. Physiotherapie: Netzwerke sind z. B. für physiotherapeutische Praxen hilfreich. Über Plattformen im Internet können Physiotherapeuten leicht kommunizieren und Informationen mit ehemaligen Mitschülern, Kommilitonen, Arbeitskollegen usw. austauschen. Als Praxisinhaber sind Netzwerke Möglichkeiten, um Kontakte auszubauen, z. B. mit Ärzten (Zuweiser) und Kollegen, die keine direkten Konkurrenten sind (andere Praxisschwerpunkte, Einzugsbereiche, therapeutische Berufe, z. B. Ergotherapeuten oder Logopäden).

Neues Denkmodell *n*; ***engl.:*** New thinking model
Kontext: Theoretische Modelle
Nach Hüter-Becker (1997) wirkt Physiotherapie in vier Organ- und Funktionssystemen, den sog. physiotherapeutischen Wirkorten: Bewegungssystem, Bewegungsentwicklung und -kontrolle, Erleben und Verhalten, innere Organe. In der aktuellen therapeutischen Situation sind immer alle vier Wirkorte vernetzt, je nach Störungsbild können sie jedoch unterschiedlich gewichtet sein. Sozialbezüge, Lebenssituation, Erwartungen, Einstellungen und Überzeugungen des Patienten beeinflussen die Behandlungssituation zusätzlich (erweitertes Denkmodell).

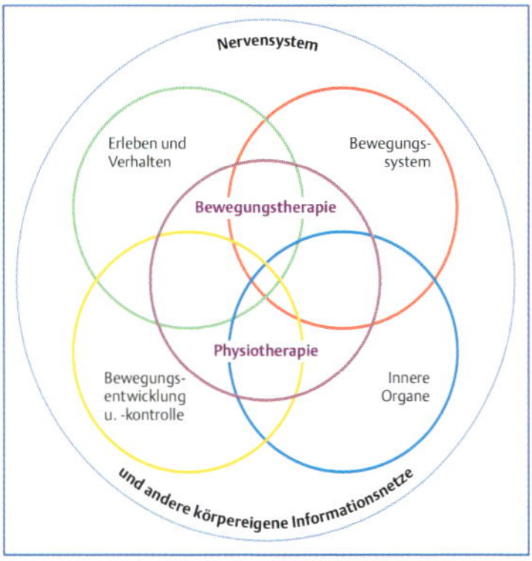

Neues Denkmodell.

Neunerregel nach Wallace *f*; ***engl.:*** Rule of nine according to Wallace
Kontext: Pathologie
Festlegung des Ausdehnungsgrades von Verbrennungen bei Erwachsenen. Für Kleinkinder und Säuglinge ist dieser modifiziert. Die Verbrennungsgrade werden wie folgt eingeteilt:
Sind 15 % der Körperoberfläche betroffen, so spricht man von der sogenannten Verbrennungskrankheit. Bei einer betroffenen Fläche von mehr als 20 % ist die Rede von einer schweren Verbrennung. Ab 40 % Verbrennungsfläche ist eine hohe Mortalitätswahrscheinlichkeit gegeben. Abhängig vom Alter liegt sie zwischen 40 % und 100 %. Als Anhaltspunkt geht man davon aus, dass 1 % der Körperoberfläche in etwa der Größe der Handoberfläche entsprechen.

Neuraler Provokationstest *m*
Vgl. ▸ Provokationstest, neuraler.

Neuralgie *f*; ***engl.:*** Neuralgia
Kontext: Neurologie
Schmerz im Versorgungsgebiet eines peripheren Nervs.

Neurapraxie *f*; ***Etym.:*** griech. *neuron* „Sehne, Nerv" u. *apraxia* „Untätigkeit"; ***engl.:*** Neurapraxia
Kontext: Neurologie
Reversible Nervenschädigung, bei der die Myelinscheide betroffen ist. Es kann zu leichten sensorischen Ausfällen mit oder ohne motorische Beteiligung kommen. Regenerationszeit: ca. 6–12 Wochen. Wird teilweise auch als *Neuropraxie* bezeichnet (vgl. ▸ Neurotmesis).

Neurodynamik *f*; ***Etym.:*** griech. *neuron* „Sehne, Nerv" u. *dynamis* „Kraft"; ***engl.:*** Neurodynamics
1. ***Kontext:*** Manuelle Therapie
Umfasst die mechanischen und physiologischen Aspekte bei Bewegungen des neuralen Systems. Man unterscheidet in der manualtherapeutischen Untersuchung und Behandlung: die Kompression des neuralen Systems, Adhäsionen zwischen dem neuralen System und den umliegenden Geweben sowie unklare Reizzustände des neuralen Systems.
2. ***Kontext:*** Maitland-Konzept
Neurale Strukturen bewegen sich gegen ihre ▸ mechanische Berührungsfläche, z. B. den Wirbelkanal usw. (extraneurale Bewegung). Bewegungen innerhalb des Nervs: Er verlängert sich, kann gedehnt werden, verkürzen, knicken usw. (intraneurale Bewegung). Neurodynamik umfasst mechanische und physiologische Aspekte (vgl. ▸ Neurodynamischer Test).

N

Neurodynamische Störungen *f*
Vgl. ▸ Nervenmobilität, Störungen der.

Neurodynamischer Test *m*; ***Syn.:*** Neurodynamiktest
Kontext: Manuelle Therapie
Untersuchung peripherer Nerven und ihrer bindegewebigen Strukturen (Hüllen) auf Adaptionsfähigkeit an Bewegungen und mechanische Belastbarkeit zur Differenzierung nerval und muskulär bedingter Schmerzen. Die Gelenkeinstellungen für alle Neurodynamiktests ergeben sich aus dem anatomischen Verlauf der Nervenbahnen; die Bewegungsabläufe spannen die Nerven allmählich über alle Drehpunkte, die sie kreuzen. Test positiv: In der Anamnese angegebene Schmerzen treten auf oder verschlimmern sich (vgl. ▸ Lasègue-Test, ▸ Slump-Test).

Neurogene Blase *f*
Vgl. ▸ Blase, neurogene.

Neurohypophyse *f*; ***Etym.:*** griech. *neuron* „Sehne, Nerv", *hypo* „unter" u. *phyestai* „wachsen, entstehen"
Vgl. ▸ Hypophysenhinterlappen.

Neurokinesiologisch ***Etym.:*** griech. *neuron* „Sehne, Nerv", *kinesis* „Bewegung" u. *logos* „Wort, Lehre, Kunde"; ***engl.:*** Neurokinesiologic
Kontext: Neurologie, Vojta-Konzept
Die n. Therapie nach Vojta besagt, dass es sich dabei um eine Therapie handelt, die im Bereich der Neurologie angesiedelt ist, bei der während der praktischen Anwendung die entwicklungsdynamischen Gesetzmäßigkeiten berücksichtigt und (neuro-)physiologische Bewegungsabläufe provoziert werden.

N

Neurologische Rehabilitation *f*; ***Etym.:*** griech. *neuron* „Sehne, Nerv", *logos* „Wort, Kunde", lat. *re* „wieder" u. *habilitare* „geschickt machen"; ***engl.:*** Neurological rehabilitation
Kontext: Rehabilitation, Neurologie
Funktionsbezogene Vorgehensweise zur Wiederherstellung von Aktivitäten (Fähigkeiten und Fertigkeiten) sowie zur Partizipation nach schweren Erkrankungen und Traumen im Nervensystem. Erweiternd zur klassischen R. sind verstärkt Maßnahmen der logopädischen und psychologischen Betreuung integrativer Bestandteil der Therapie.

Neurolymphatische Zone *f*; ***Etym.:*** griech. *zone* „Gürtel; Querstreifen", *neuron* „Nerv, Sehne" u. lat. *lympha* „Wasser"; ***engl.:*** Neurolymphatic zone
Kontext: Traditionelle Chinesische Medizin
Spezielle Reflexzonen. In ihnen wird eine besondere Wirkung im lymphatischen Bereich erzielt. Der Abtransport von Giftstoffen wird erhöht, der Muskel entlastet.

Neuromuskuläre Endplatte *f*
Vgl. ▸ Motorische Endplatte.

Neuron *n*
Vgl. ▸ Nervenzelle.

Neuron, motorisches *n*
Vgl. ▸ Motorisches Neuron.

Neuronales Set *n*
Vgl. ▸ Set, neuronales.

Neuropsychologie *f*; ***Etym.:*** griech. *neuron* „Sehne, Faser, Nerv", *psyche* „Seele, Gemüt" u. *logos* „Wort, Lehre, Kunde"; ***engl.:*** Neuropsychology
Kontext: Neurologie, Psychologie
Fachgebiet der Psychologie, das sich mit der Erforschung, Diagnostik und Behandlung der Wechselwirkungen zwischen Gehirn, Verhalten und Kognition beschäftigt und bei Hirnschädigungen Defizite untersucht (insbesondere in den Bereichen Gedächtnis, Konzentration und Aufmerksamkeit, Wahrnehmung, Denken, Handlungsplanung und -ablauf). Physiotherapie: Neuropsychologische Beeinträchtigungen eines Patienten müssen auch in der physiotherapeutischen Behandlung berücksichtigt werden, sind aber nicht Gegenstand einer spezifischen Behandlung.

Neuropsychologisches Syndrom *n*; ***Etym.:*** griech. *neuron* „Sehne, Faser, Nerv", *psyche* „Seele, Gemüt", *logos* „Wort, Lehre, Kunde" u. *syndrome* „Anhäufung, Zusammenlaufen"; ***engl.:*** Neuropsychological syndrome
Kontext: Neurologie
Symptomkombination mit Störungen von Wachheit, Aufmerksamkeit, Sprache, Wahrnehmung, Gedächtnis und komplexen Handlungsabläufen. Physiotherapie: Die spezifische Behandlung dieser Störungen gehört zum Aufgabengebiet der Neuropsychologie, Ergotherapie und Logopädie.

Neurorehabilitationsprognose *f*; ***engl.:*** Neurorehabilitation prognosis
Kontext: Neurologie
Aussage über die Erfolgsaussichten der Rehabilitation eines neurologischen Patienten. Der rehabilitative Erfolg ist u. a. abhängig von Qualität und Quantität der Therapie, Plastizität des Nervensystems, Schädigungsausmaß, -ort, -ursache (z. B. Schuss oder Tumor), Alter, mentalem Zustand, psychischer Situation (z. B. Depression),

Begleiterkrankungen, sozialem Kontext (vgl. ▸ Plastizität).

Neurotmesis *f*; ***Etym.:*** griech. *neuron* „Sehne, Nerv" u. *tmesis* „Schnitt"; ***engl.:*** Neurotmesis
Kontext: Neurologie
Irreversible Nervenschädigung mit vollständiger Kontinuitätsunterbrechung. Befund: z. B. Reflexausfall, Lähmung, Taubheit (vgl. ▸ Neurapraxie).

Neurotom *n*; ***Etym.:*** griech. *neuron* „Sehne, Faser, Nerv" u. *tomos* „Stück, Schnitt"; ***engl.:*** Neurotome
Kontext: Bindegewebsmassage
Der Begriff N. ist als Definition eines Segments nicht haltbar. Als einzige neuronale Struktur ist nur der Spinalnerv segmental zuordenbar. Rückenmark und Gehirn sind weder phylogenetisch noch ontogenetisch segmental angelegt. In ihrem Aufbau lassen sich ebenfalls keine Segmentgrenzen erkennen.

Neurovegetatives Nervensystem *n*; ***Etym.:*** griech. *neuron* „Sehne, Nerv" u. lat. *vegetare* „in Bewegung setzen, beleben"
Vgl. ▸ Autonomes Nervensystem.

Neutrale Wärme *f*
Vgl. ▸ Wärme, neutrale.

Neutrale Zone *f*; ***engl.:*** Neutral zone
1. *Kontext:* Manuelle Therapie
Abschnitt der Gelenkbewegung, in dem der Therapeut nur gegen den minimalen Gewebewiderstand von Muskeln und Sehnen bzw. deren Stabilisationsarbeit bewegt (vgl. ▸ Elastische Zone).
2. *Kontext:* Funktionelle Bewegungslehre
Um die Neutralstellung herum befindlicher Abschnitt des Bewegungsausmaßes eines Gelenkes mit geringer „passiver" Stabilität, die aktiven Komponenten gewährleisten hier die Einstellung und Stabilität. Dies geschieht durch Aktivierung der kurzen, kleinen Muskeln, die nahe an der Drehachse des Gelenks liegen und somit prädisponiert sind, Kompression auf die Gelenkpartner auszuüben. In dieser Zone wird wenig Kraft benötigt, um eine Bewegung hervorzurufen (vgl. ▸ Elastische Zone).

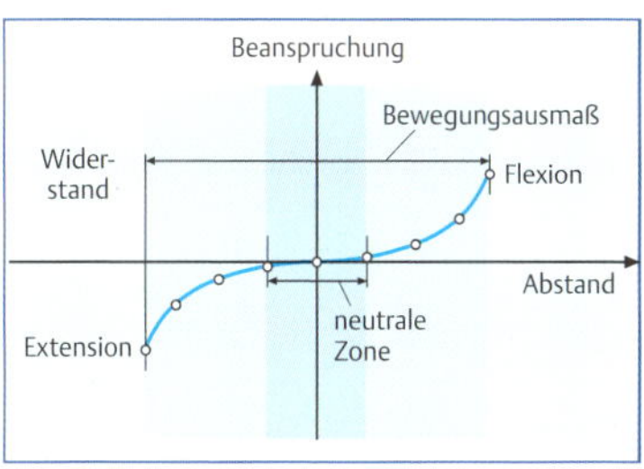

Neutrale Zone. Neutrale und elastische Zone.

Neutraler Bücktypus *m*; ***Etym.:*** lat. *neutralis* „keiner Partei angehörend" u. griech. *typos* „Schlag, Gestalt, Muster, Vorbild"; ***engl.:*** Neutral bending type
Kontext: Funktionelle Bewegungslehre
Mischform aus vertikalem und horizontalem Bücktyp (vgl. ▸ Vertikaler Bücktypus, ▸ Horizontaler Bücktypus); Vorneigung der Körperlängsachse 30–60°.

Neutral-Null-Methode *f*; ***engl.:*** Neutral position method; ***Syn.:*** Neutral-0-Methode
Kontext: Diagnostik
Methode zur Dokumentation der Gelenkbeweglichkeit; der Therapeut misst mit einem ▸ Winkelmesser in jeweils einer Ebene das maximale aktive oder passive Bewegungsausmaß für beide Bewegungsrichtungen. Zwischen beiden Maßen notiert er eine Null für die Nullstellung. Die Null steht außerdem für eine nicht erreichte Bewegungsrichtung. Dokumentiert wird in 5°-Schritten. Beispiele: rechtes Kniegelenk Extension/Fle-

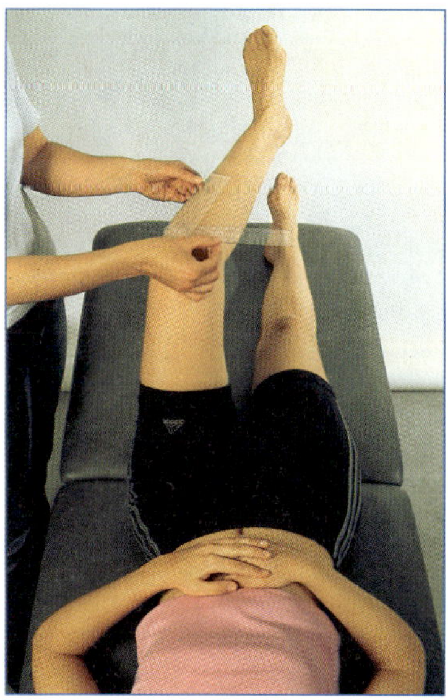

Neutral-Null-Methode: Messung der Rotation des Hüftgelenks bei 90° flektiertem Hüft- und Kniegelenk.

N

Neutral-Null-Methode		
Gelenk	**Bewegung**	**Durchschnittliches Bewegungsausmaß**
Schultergelenk	Flexion/Extension	170 /0 /40
	Abduktion/Adduktion	170 /0 /40
	Transversale Flexion/Extension	130 /0 /40
	Innen-/Außenrotation in Nullstellung	100 /0 /40
	Innen-/Außenrotation in 90° Abduktion	70 /0 /70
Ellenbogengelenk	Flexion/Extension	150 /0 /5
	Supination/Pronation	90 /0 /90
Handgelenk	Dorsalextension/Palmarflexion	60 /0 /60
	Ulnare/radiale Abduktion	40 /0 /30
Fingergrundgelenk	Flexion/Extension	90 /0 /5
Fingermittelgelenk	Flexion/Extension	100 /0 /0
Hüftgelenk	Flexion/Extension	130 /0 /15
	Abduktion/Adduktion	40 /0 /30
	Transversale Abduktion/Adduktion	80 /0 /20
	Innen-/Außenrotation in Nullstellung	40 /0 /30
	Innen-/Außenrotation in 90° Abduktion	30 /0 /50
Kniegelenk	Flexion/Extension	150 /0 /5
	Innen-/Außenrotation in 90° Abduktion	10 /0 /25
Oberes Sprunggelenk	Dorsalextension/Plantarflexion	20 /0 /50
Unteres Sprunggelenk	Inversion/Eversion	20 /0 /15
Mittelfußgelenk	Supination/Pronation	30 /0 /15

xion 5 /0 /150 (gesundes Kniegelenk mit 5° Überstreckung, 150° Beugung); rechtes Kniegelenk Extension/Flexion 0 /10 /100 (verminderte Beweglichkeit in beiden Richtungen, 10° Streckdefizit, 100° Beugung). Mit einer fehlerhaften Abweichung von 5° muss gerechnet werden. Die Normwerte zur Gelenkbeweglichkeit sind nur eine Richtschnur, die eine gute Funktion des Bewegungssystems gewährleistet. Starke Normabweichungen können zu eingeschränkter Leistungsfähigkeit und Überlastungen führen. Die Grenze zwischen „noch normal“ und „langfristig krank machend“ ist fließend und nicht exakt bestimmbar (vgl. ▸ Neutral-Null-Stellung).

Neutral-Null-Stellung *f*; ***engl.:*** Neutral-0-position; ***Syn.:*** Neutral-0-Stellung

Kontext: Diagnostik

Standardisierte Ausgangsstellung zur Messung nach der ▸ Neutral-Null-Methode, in der sich alle Gelenke in ihrer Nullstellung befinden: aufrechtes Stehen, Arme seitlich neben dem Körper, Daumen, Füße, Knie und Blick sind nach vorne gerichtet, Fuß- und Unterschenkellängsachse bilden einen rechten Winkel, Füße stehen im Hüftgelenksabstand. Die Haltung lässt sich auch in andere Ausgangsstellungen übertragen. Das Festlegen

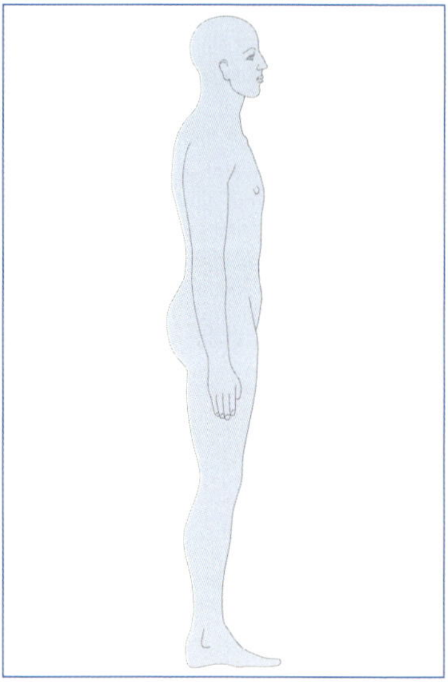

Neutral-Null-Stellung.

der Nullstellung ermöglicht vergleichbare Ergebnisse für die Gelenkmessung (vgl. ▶ Winkelmesser).

Neutralzone *f*; ***engl.:*** Neutral zone; ***Syn.:*** Neutrale Zone
Kontext: Manuelle Therapie
Bereich der aktiven Bewegungsbahn eines Gelenks. Ausgehend von der neutralen Position bewegt der Therapeut hier gegen minimalen internen Widerstand. Jede Bewegungsrichtung hat eine eigene neutrale und elastische Zone (▶ physiologischer Reserveraum). Signifikante Schädigungen der ligamentären Strukturen vergrößern die N. deutlich. Folgen: vergrößerte Amplitude der Translation der Gelenkflächen und verändertes Endgefühl (später auftretend oder aufgrund muskulärer Gegenspannung nicht wahrnehmbar, d. h. Hinweis auf Instabilität.

Newton ***Etym.:*** nach dem engl. Mathematiker u. Begründer der klassischen Mechanik *Isaac Newton* (1643–1727)
Kontext: Physik
Abgeleitete SI-Einheit der Kraft; $1\ N = 1\ kgm/s^2$. 1 N ist die Kraft, die der Masse 1 kg die Beschleunigung 1 m/s erteilt.

Newton-Axiome *f*; ***engl.:*** Newton's (three) laws of motion; ***Syn.:*** Newton'sche Axiome
Kontext: Physik
Die von Newton aufgestellten drei Axiome für die Mechanik:

I. Trägheitsgesetz: Jeder Körper verharrt im Zustand der Ruhe oder geradlinig gleichförmigen Bewegung, solange keine äußeren Einflüsse (Kräfte) auf ihn einwirken. Daraus folgt: Ursache jeder Änderung des Bewegungszustandes ist das Wirken von Kräften.

II. Grundgesetz der Dynamik: Die wirkende Kraft und die erzielte Beschleunigung sind einander proportional. Daraus folgt: Das Verhältnis der wirkenden Kraft zur erzielten Beschleunigung ist für jeden Körper eine konstante Größe – sie wird Masse genannt. Masse = Kraft/Beschleunigung. Auch: Newton-Bewegungsgleichung (vgl. ▶ Bewegungsgleichung). Formel: $F = m\ dv/dt$.

III. Reaktions- oder Wechselwirkungsprinzip: Jede Kraft bewirkt eine Gegenkraft (Reaktionskraft) mit gleichem Betrag, aber entgegengesetzter Richtung.

Nicht benetzende Flüssigkeit *f*
Vgl. ▶ Flüssigkeit, nicht benetzende.

Nicht glandotrope Hormone *f*; ***Etym.:*** lat. *glandula* „Halsmandeln, Halsdrüsen", griech. *trepein* „wenden" u. *horman* „in Bewegung setzen, antreiben, anregen"; ***engl.:*** Non-glandotropic hormone
Kontext: Physiologie
Hormone der Adenohypophyse (Hypophysenvorderlappen): Wachstumshormon (Somatotropin, STH oder Growth Hormon, GH) und Prolaktin.

Nichtgebrauch *m*; ***engl.:*** Non-use
Kontext: Neurologie
Beschreibt das Phänomen, dass nach zentraler Schädigung eine Extremität nicht eingesetzt wird, obwohl die Parese sich zurückgebildet hat. Physiotherapie: Der Patient wird aufgefordert, bei Alltagsaktivitäten die betroffene Hand einzusetzen und deren Einsatz regelmäßig zu überprüfen (vgl. ▶ Learned Non-use).

Nichtgebrauch, erlernter *m*; ***engl.:*** Non-use, learned
Kontext: Neurologie
Manifestation einer Behinderung durch Lernerfahrungen, die zu einem Teufelskreis führen. Bsp.: Ein Patient nach Schlaganfall lernt, dass der Einsatz seiner gesunden Hand schnell zum Erfolg führt (positive Lernerfahrung); dass der Einsatz der paretischen Hand mit Misserfolg verbunden ist (negative Lernerfahrung). Er vermeidet den Gebrauch der betroffenen Seite zunehmend, nutzt Kompensationsmechanismen. Selbstinitiierte Aktivität ist jedoch die Voraussetzung für die Reorganisation/Reparatur geschädigter Hirnstrukturen. E.N. ist mit allen Kompensationsmechanismen verbunden, z. B. Gehen; tritt auch bei anderen neurologischen Erkrankungen auf, z. B. Multiple Sklerose (manifestiert Verschlechterungen nach Schüben).

Nichtsteroidale Antirheumatika *f*
Vgl. ▶ Antirheumatika, nichtsteroidale.

Nickbewegung *f*; ***engl.:*** Nodding movement
Kontext: Hippotherapie
Der Hals des Pferdes wirkt auf die ankommenden Bewegungsimpulse der Wirbelsäule als Balancierstange mit sichtbaren Auf- und Abbewegungen im Schritt; dieses Ausbalancieren setzt sich in weiterlaufenden Bewegungen zum Kopf fort und führt zu Nickbewegungen. Hippotherapie: Jede Bewegungsphase vom Balancierakt des Pferdes hat Einfluss auf die Bewegungsstimulation des Patienten und muss dem Therapeuten bewusst sein.

Niederdrucksystem *n*; ***Etym.:*** griech. *systema* „Gebilde, Zusammenstellung, Gesamtheit"; ***engl.:*** Low pressure system
Kontext: Herz- Kreislaufphysiologie
Teil des Blutkreislaufsystems, in dem ständig ein geringer, vom Füllungszustand abhängiger Druck herrscht (Venolen, rechtes Herz, Lungenkreislauf, linker Vorhof und linke Herzkammer während der Diastole). Im N. befinden sich ca. 85 % des Blutvolumens (Volumenspeicher), wobei die größte Blutmenge in den Venolen und kleinen Venen des großen Kreislaufes ist.

Niederfrequenz *f*; ***Abk.:*** NF; ***engl.:*** Low frequency, audio frequency
Kontext: Physik, Elektrotherapie
Im Bereich der Elektrostimulation: 0 bis 1.000 Hz (Impulse pro Sekunde). In der Akustik der hörbare Bereich (Audio-Bereich).

Niederfrequenztherapie *f*; ***engl.:*** Low frequency therapy
Kontext: Physikalische Therapie, Elektrotherapie
Form von ▸ Wechselstrom, bei der isolierte elektrische Impulse eingesetzt werden; unterschiedliche Wirkung durch unterschiedliche Intensität der Reize; in der N. werden auch vorgeformte Ströme eingesetzt, die nur noch in der Intensität veränderbar sind, nicht in Form, Impuls- und Pausendauer; dazu gehören z. B. ▸ Neofaradischer Strom, ▸ Ultrareizstrom; ▸ diadynamischer Strom, TENS (vgl. ▸ Nervenstimulation, transkutane elektrische).

N

Niedersprung-Koordinationstest *m*; ***engl.:*** Low jump coordination test
Kontext: Medizinische Trainingstherapie, Sportphysiotherapie
Test mit Sprüngen aus 20–40 cm Höhe zur Beurteilung der gesamten Bewegungsqualität und der Landung (Schwerpunkt). Für die optimale Durchführung ist vor allem die antizipatorische Fähigkeit *der Muskulatur* des neuromuskulären Systems notwendig. Man macht Sprünge und beurteilt folgende Kriterien: Erhalt der Beinachse, leichte Flexionsstellung der Hüft-, Knie- und Sprunggelenke, leichte Oberkörpervorneigung. Für bestimmte sportartspezifische Anforderungen kann der Test angepasst werden.

Niedervolumeninsuffizienz *f*; ***engl.:*** Low volume insufficiency; ***Syn.:*** mechanische Insuffizienz, lymphostatisches Ödem
Kontext: Lymphdrainage
Aufgrund organischer oder funktioneller Veränderung kann das Lymphsystem die normal anfallende Menge an ▸ lymphpflichtiger Last nicht bewältigen (Transportvolumen des Lymphsystems und ▸ Lymphzeitvolumen sinken). Folgen: Proteinstau im Interstitium (Zellzwischenraum): An die Proteine lagern sich Wassermoleküle an, erhöhter interstitieller Druck. Letzteres erhöht die Filtration aus den Blutkapillaren. Es entsteht ein ▸ Lymphödem. Im Gegensatz zur ▸ Hochvolumeninsuffizienz ist die ▸ kombinierte physikalische Entstauungstherapie die (einzige) Methode der Wahl (vgl. ▸ Sicherheitsventilinsuffizienz).

Niemandsland *n*; ***engl.:*** No man's land; ***Syn.:*** Nichtjedermannsland
Kontext: Handtherapie
Laut ▸ Zoneneinteilung nach Beugesehnenverletzungen an der Hand wurde die Zone 2 von S. Bunell (1944) als kritische Zone zum sogenannten Niemandsland erklärt. Damals sollten aufgrund der schlechten postoperativen Ergebnisse in der Zone 2 keine primären Sehnennähte durchgeführt werden. Heute werden Beugesehnenverletzungen in diesem Bereich operativ behandelt; dies sollte jedoch von einem absoluten Fachmann geschehen. Man spricht heute von *Nichtjedermannsland*.

Niereninsuffizienz *f*; ***engl.:*** Renal insufficiency
Kontext: Innere Medizin
Der Ausfall funktionstüchtigen Nierengewebes führt zu gestörter Ausscheidungsfunktion der Niere und damit zur Retention harnpflichtiger Substanzen wie Harnstoff, Harnsäure, Kreatin, Phosphat.

Nine Hole Peg Test *m*; ***Etym.:*** engl. *nine* „neun", *hole* „Loch", *peg* „Stift, Dübel" u. *test* „Prüfung, Untersuchung"; ***Abk.:*** NHPT
Kontext: Diagnostik, Neurologie, Handtherapie
Aufgabenspezifischer ▸ standardisierter Test zur Messung der Handfunktion mittels Zeitfaktor. Durchführung: Der Patient nimmt neun kleine Stecker aus einer Schale auf, steckt sie in neun Löcher eines Brettes, nimmt sie wieder heraus und legt sie in die Schale zurück. Der Therapeut erfasst die dafür benötigte Zeit.

Ninhydrintest *m*; ***engl.:*** Ninhydrin reaction
Kontext: Diagnostik
Objektiver Färbetest, bei dem durch ein Gemisch aus Nihydrin, Acetonlösung und Essigsäure auf die betroffene Stelle getropft wird. Bei ausbleibender Schweißsekretion kann man eine Aussage über den entstandenen Sensibilitätsverlust machen. Bei kompletter Nervdurchtrennung zeigt

die denervierte Haut keine Schweißsekretion und die Haut im betroffenen Areal bleibt trocken. Nihydrin färbt die Bestandteile (Aminosäuren und Peptide) des Schweißes violett.

Nodulus lymphaticus *m*; ***Etym.:*** lat. *nodus* „Knoten" (*nodulus* = Verkleinerungsform) u. *lympha* „Wasser"; ***Abk.:*** Nl, Nll (Mz.); ***engl.:*** Lymphatic node; ***Syn.:*** Lymphknoten

Kontext: Lymphdrainage, Anatomie

Lymphknoten, bohnenförmig 0,5–25 mm groß; Hauptarbeitsplatz der Immunarbeit, sehr variable Anzahl (ca. 600–1000 Knoten). Funktionen: Filtrieren der Lymphe (Reinigen von Viren, Bakterien, Pilzen usw.), Lympheindickung (um 50 %, Entzug von Plasma, das zurück in den Blutkreislauf gelangt), Aktivieren des Immunsystems (Sensibilisierung bzw. Antigenkontakt der Lymphozyten), Depot für nicht abbaubare Stoffe (Ruß, Kohlen-, Glasstaub). ▸ Manuelle Lymphdrainage regt die Arbeitsleistung der Lymphknoten indirekt an. Lokalisation: in bestimmten Körperregionen, die die manuelle Lymphdrainage berücksichtigt.

Nodi lymphoidei axillares: wichtige Station für gesamten Arm, gesamte Brust- und obere Rückenhaut sowie Muskulatur, etwa 15–50, aufgeteilt in die Gruppen: apicales, centrales, infraclaviculares, laterales, pectorales und subscapulares.

Nodi bronchomediastinales: in der Tiefe im Mediastinalraum, filtrieren Lymphe der Lunge.

Nodi lymphoidei bronchopulmonales: den brochomediastinalen Knoten vorgeschaltet.

Nodi lymphoidei cervicales: Halslymphknoten, leiten Lymphe des Schädels ab, **superficiales** gehen über in **profundi** entlang der Vena jugularis externa, beide zusätzlich in **superiores** und **inferiores** aufgeteilt, wodurch mehr Stationen entstehen.

Nodi lymphoidei cubitales: im Bereich der Ellenbeuge, **superficiales** und **profundi** (sehr inkonstante Zahl, 0–5) sind eher dem ulnaren Bündel zugeordnet.

Nodi lymphoidei glutaeales: aufgeteilt in **superiores** und **inferiores**, liegen im kleinen Becken in der Nähe des Lig. cardinale, wichtig für Genitalorgane, speziell Uterus und Vagina.

Nodi lymphoidei iliaci: mehrere Gruppen (**externi mediales** und **laterales, communes**) entlang der A. iliaca, wichtig für Beckenbodenmuskulatur und Genitalorgane.

Nodi infraclaviculares: zweiter Abflussweg für Brustdrüse.

Nodi lymphoidei inguinales: im Bereich der Leistenbeuge, aufgeteilt in **profundi** und **superficiales**, die weiter unterteilt sind in **superiores** für Hüft-, Gesäß- und Genitalregion und **inferiores** für das Bein.

Nodi lymphoidei interpectorales: dritter Abflussweg der Brustdrüse.

Nodi lymphoidei jugulares: mehrere Gruppen, in Verbindung mit den zervikalen Lymphknoten und Bahnen bilden sie den Truncus jugularis, leiten Lymphe des Gesichtes ab.

Nodi mediastinales anteriores: tiefliegendes System für Herz, Thymus und obere Trachea.

Nodi lymphoidei occipitales: leiten zu den tiefen Halslymphknoten.

Nodi lymphoidei paramammarii: neben den Lymphknoten des axillären Gefäßstiels wichtig für Brustdrüse.

Nodi lymphoidei parasternales: vierter Abfluss der Brustdrüse sowie der Thoraxwand.

Nodi lymphoidei poplitei profundi und **superficiales:** n der Kniekehle, verbinden oberflächliches und tiefes Lymphnetz des dorsolateralen Unterschenkels.

Nodi subepicardiales: liegen oberflächlich, zahlreich, zusammen mit den

Nodi subendocardiales: für die Lymphe des Herzens zuständig, über die mediastinalen Knoten vorwiegend zum rechten Venenwinkel.

Nodi lymphoidei submandibulares: unterhalb des Unterkiefers, für Mund und Nasenraum zuständig.

Nodi lymphoidei supraclaviculares: den axillären Knoten nachgeschaltet.

Okziput: Region der Lymphknoten im Nacken und hinter dem Ohr.

Profundus: Region der tiefen Halslymphgefäße und Lymphknoten.

Rosenmüller: einzelner Knoten, letzte Engstelle am Bein im Canalis femoralis.

Nogier-Reflex *m*; ***Etym.:*** Paul Nogier, franz. Arzt (1909–1996); ***engl.:*** Nogier's reflex; ***Syn.:*** RAC

Kontext: Traditionelle Chinesische Medizin

Pulsbefund; je nach Fähigkeit des Behandlers wird der Radialispulsbefund mit verwendet. Ausgehend von der chinesischen ▸ Ohrakupunktur entwickelte Paul Nogier und weiterführend Frank Bahr eine eigene funktionelle Behandlungsmöglichkeit, die sich auf diese Reflexregion des Körpers gründet.

N

Nokturnaler Bruxismus *m*
Vgl. ▸ Bruxismus, nokturnaler.

Nominalskala *f*; ***Etym.:*** lat. *nomen* „Name“ u. *scalae* „Leiter, Treppe“; ***engl.:*** Nominal scale
Kontext: Statistik
Skala, die empirisch erhobene Daten einer vorher definierten Kategorisierung zuordnet. Die Kategorisierung betrifft verschiedene Merkmalsausprägungen, ohne diese in eine Rangordnung zu sortieren. Den einzelnen Ausprägungen muss lediglich eine Zahl zugeordnet werden (Kodierung). Beispiele sind die Erhebung des Geschlechts (z. B. mit 1 = weiblich und 2 = männlich kodiert) oder des Vorhandenseins bestimmter Diagnosen (z. B. 1 = Koxarthrose, 2 = Gonarthrose). Die Kenntnis über die Skalenart ist für die Statistik von essenzieller Bedeutung, da die Auswahl der statistischen Verfahren von der Skalenart des Datenmaterials abhängig ist.

Noncompliance *f*; ***Etym.:*** lat. *non...* „nein, nicht...“ u. engl. *compliance* „Fügsamkeit, Willfährigkeit“; ***engl.:*** Non-compliance; ***Syn.:*** Nichteinhaltung, Nichtbefolgung, Zuwiderhandlung
Kontext: Psychologie
Patient kooperiert nicht (therapeutischer Kontext). Die Verhaltensweise kann bedeuten, dass eine Person keine Verantwortung für ihren Zustand übernehmen möchte oder kann. N. kann ein Zeichen des Rückzugs und der Passivität sein. Personen, die diesen Eindruck machen, werden gerne als „schwierige Patienten“ bezeichnet (vgl. ▸ Compliance).

Noninvasiv ***Etym.:*** lat. *non...* „nein, nicht...“ u. *invadere* „(gewaltsam) eindringen“; ***engl.:*** Non-invasive
Kontext: Diagnostik
Untersuchungs- und Behandlungsverfahren, bei denen der Körper des Patienten nicht verletzt wird. Physiotherapie ist grundsätzlich noninvasiv im Gegensatz zu Injektionen oder operativen Behandlungen. ▸ Manipulationen, die im Grundsatz Verletzungen herbeiführen können, stellen ein Grenzgebiet zwischen invasiven und noninvasiven Verfahren dar.

Nonverbale Kommunikation *f*; ***Etym.:*** lat. *communicatio* „Mitteilung“, *non...* „nein, nicht...“ u. *verbum* „Wort“; ***engl.:*** Non-verbal communication; ***Syn.:*** nonverbales Ausdrucksverhalten, Körpersprache
1. *Kontext:* Psychologie
Nicht in Worte gefasstes Ausdrucksverhalten, das insbesondere Beziehungs- und Emotionsinformationen transportiert, z. B. ▸ Körpersprache. Im Unterschied zu ▸ verbaler Kommunikation ist n. K. analog kodiert. Sie läuft unmittelbar in der Situation, dreidimensional und dynamisch ab und ist damit semantisch ausgesprochen wirkungsvoll. Sie umfasst: die Körperhaltung sowie deren Veränderung im Gespräch, ▸ Stimme und Atemmuster, Blickbewegungen, Gestik und ▸ Mimik. Stimmliche Merkmale werden häufig auch als „paraverbal“, d. h. die Verbalisierung begleitend, bezeichnet. N. K. ist stark an autonome, körperliche Prozesse gekoppelt (z. B. ▸ Emotion, ▸ somatische Marker ▸ organismische Bewertung) und nur eingeschränkt bewusst kontrollierbar. Das nonverbale Ausdrucksverhalten kann zwar durchaus bewusst unterdrückt werden, was jedoch meist ein hohes Maß an kognitivem Aufwand erfordert sowie Übung und Training (▸ Lügen). Daher drücken kleine Kinder meist recht unverblümt stimmlich und körpersprachlich aus, wie es ihnen geht und wie sie eine Situation empfinden. Die Kontrolle emotionaler Signale ist durch kulturelle Einflüsse und Erziehung bedingt, sodass Erwartungen anderer Personen und der Gesellschaft je nach Kontext die Unterdrückung des nonverbalen Ausdrucksverhaltens bedingen (vgl. ▸ Erwartungseffekte).
2. *Kontext:* Kommunikation
Verständigung zweier Menschen ohne Worte; jedes nichtsprachliche Verhalten, das Auskunft über innere Zustände eines Menschen gibt – auch ohne dessen kommunikative Absicht. N. K. ist die früheste Form zwischenmenschlicher Verständigung; lange bevor der Mensch das erste Wort geäußert hat, spricht der Körper allein; da die Körpersprache schwerer bewusst zu beherrschen ist als die gesprochene Sprache, werden die Bot-

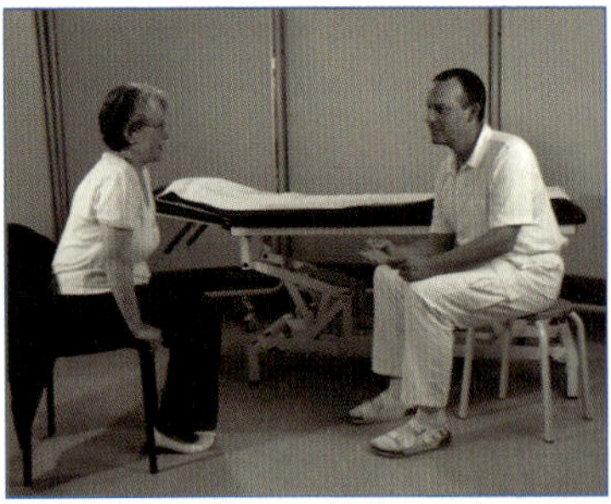

Nonverbale Kommunikation: Der Therapeut greift die Körpersprache der Patientin auf.

N

schaften der Körpersprache zwar oft als „echter“ empfunden, bisweilen aber auch vorschnell anders gedeutet als gemeint; mit dem Auge wahrnehmbar sind beispielsweise Gesichtsausdruck (Mimik), Körperbewegung und Körperhaltung (Gestik), Nähe- und Distanzverhalten sowie Blickkontakt und Blickverhalten, Erröten oder Erblassen; spür- und tastbar sind etwa die Hauttemperatur, Gewebespannung, Vibration, Pulsieren, Bewegungsrichtung und Beweglichkeit; hörbar sind nonverbale vokale Signale, die sprachlich vermittelte Information begleiten, wie Stimmfärbung, Tonfall und Tonhöhe, Sprachmelodie, Pausen und Atemgeräusche, Lachen und Seufzen, sowie Geräusche, die durch Bewegung entstehen – etwa Gelenkgeräusche oder Schritttempo; auch über den Geruchssinn können Signale nonverbaler Kommunikation empfangen werden, so z. B. spezieller Schweißgeruch bei Aufregung und Angst.

Nordic Walking *n*; ***Etym.:*** engl. *Nordic Walking* „Gehen, Wandern im Stil des nordischen Skilanglaufs“; ***Syn.:*** Skigang

Kontext: Prävention

Auf dem physiologischen Bewegungsablauf des Gehens basierende Ausdauersportart mit bewusstem Einsatz von Stöcken (Poles) anstelle des reaktiven Armpendels. Durch den Stockeinsatz wird neben der Arm- und Schultergürtelmuskulatur insbesondere die aufrichtende Rumpfmuskulatur aktiviert. Weitere typische Merkmale sind das zügige Tempo und die ausgreifenden Schritte. Da ca. 90 % der Skelettmuskulatur einbezogen werden, ist es ein effektiveres Fitnesstraining als ▸ Walking. N. W. stammt ursprünglich aus Skandinavien (sog. „Skigang“ als Sommertraining für Skilangläufer in den 50er-Jahren), Mitte der 90er-Jahre kam es aus Finnland nach Mitteleuropa.

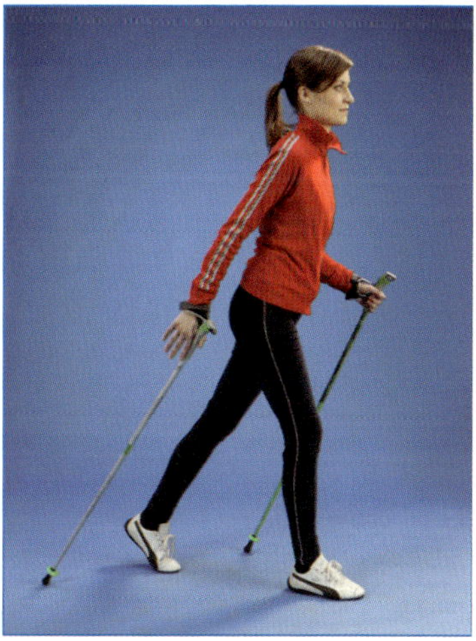

Nordic Walking.

Nordisches System in OMT *n*; ***engl.:*** Nordic OMT System

Kontext: Kaltenborn-Evjenth-Konzept

Von einer Gruppe nordischer Physiotherapeuten und Ärzte ab 1962 entwickeltes Konzept für Orthopädische Manuelle Therapie (OMT). Sie nannte ihr Konzept anfangs „Manuel Terapi ad modum Kaltenborn“ und dann „OMT Nordisches System“. Jedes Land hatte einen Arzt als Ausbildungsleiter für Physiotherapeuten und Ärzte. Kaltenborn war der übergeordnete Unterrichtsleiter. Die nordischen Länder sind Norwegen, Schweden, Dänemark, Finnland und Island.

Norm *f*; ***Etym.:*** lat. *norma* „Winkelmaß, Maßstab, Regel, Vorschrift“; ***engl.:*** Norm

Kontext: Funktionelle Bewegungslehre

Der Begriff der N. wird unterschiedlich definiert. In der ▸ Funktionellen Bewegungslehre wurde ein Normbegriff geschaffen, um die optimale Statik bzw. das optimale Bewegungsverhalten zu definieren und klinisch beobachtbar und beurteilbar zu machen. Entsprechend werden bei der Untersuchung, dem funktionellen Status, Abweichungen von der N. notiert. Aus ihnen wird ein funktionelles Problem formuliert, das wiederum die Erklärung im Entstehungsmechanismus der ärztlichen Diagnose darstellt. Die Kenntnis von der N. hilft, Abweichungen davon besser erkennen zu können. Im sensomotorischen Kontext wird die N. folgendermaßen beschrieben: Durch den interessenabhängigen Antrieb und den emotionalen Hintergrund wird der Lernprozess in Wechselbeziehung zwischen erreichtem Stand und dem angestrebten Ziel bis zum Erreichen der Zielstellung aufrechterhalten. Das Ziel wird und ist für den Lernenden zugleich die N., die es zu erreichen gilt. Diese N. kann die kognitiv gestützte ▸ Sensomotorik für verschiedene Fertigkeiten (z. B. Schreiben, Singen) sein. Die aus dem Ziel erwachsende N. ist dabei auch als eine Qualitätsvorgabe oder ein Bewegungs- bzw. Ergebnisleitbild zu verstehen. Sie wird zum Sollwert des Systems, an dem Lernfortschritt und Gesamtergebnis des Lernprozesses gemessen werden.

N

Normalverteilung *f*; ***Etym.:*** lat. *norma* „Maßstab, Regel, Vorschrift“; ***engl.:*** Normal distribution; ***Syn.:*** Parametrische Verteilung, Gauß'sche Normalverteilung
Kontext: Statistik
Verteilung der Daten in Form einer Gauß´schen Glockenkurve um einen ▸ Mittelwert. In einer idealen N. von empirischen Daten verteilen sich die Werte gleichmäßig oberhalb und unterhalb des Mittelwertes mit abnehmender Häufigkeit und nähern sich mit zunehmenden Abstand vom Mittelwert asymptotisch der x-Achse an. Die Breite der Glockenkurve ist dabei ein Maß für die Streuung σ. Für viele Messgrößen nimmt die Verteilung bei großen ▸ Stichproben eine N. an. Bei kleinen Stichproben sind die Kriterien für eine N. der Daten häufig nicht erfüllt. Die Auswahl von Hypothesenprüfenden Tests hängt davon ab, ob eine N. vorliegt oder nicht. Für normalverteilte (parametrische) Daten können ▸ parametrische Tests verwendet werden. Eine Kontrolle der Daten auf N. kann grafisch erfolgen oder rechnerisch mit dem ▸ Kolmogorow-Smirnow-Test.

Normspur *f*; ***Etym.:*** lat. *norma* „Winkelmaß, Maßstab, Regel, Vorschrift“; ***engl.:*** Norm track width
Kontext: Funktionelle Bewegungslehre
N. ist die ökonomische Spurbreite für Stand und Gang. Beim Stehen ist die ökonomische Spur breiter als beim Gehen. Die Standspur entspricht der Fläche zwischen dem jeweiligen Lot des Hüftgelenkzentrums und dem Lot gefällt von der breitesten Stelle des Beckens. Beim Gehen entspricht die N. der geringsten Spurbreite, bei der der mediale Malleolus des Spielbeins den medialen Malleolus des Standbeins nicht berührt. Dadurch wird die gesamte Muskelaktivität optimal in den Vorwärtstransport des Körpergewichts investiert.

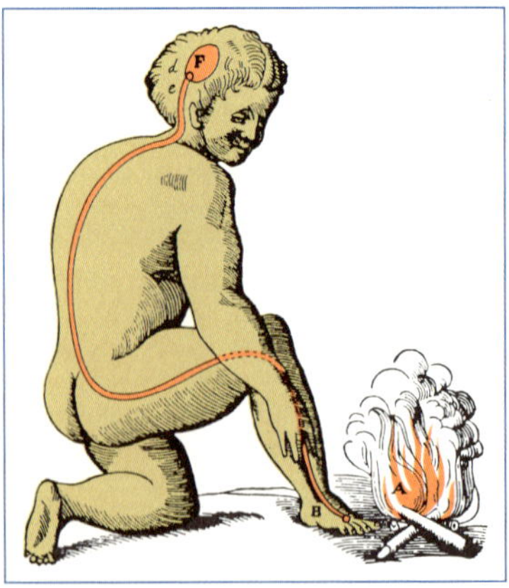

Nozizeption. Descartes' Vorstellungen von nozifensiven Schutzreflexen.

Nozeboeffekt *m*; ***Etym.:*** lat. *nocere* „ich werde nicht gefallen“; ***engl.:*** Nocebo effect
Kontext: Psychologie
Alle negativen Wirkungen therapeutischer Maßnahmen, die nicht spezifisches Ergebnis der Maßnahme an sich sind, sondern als unspezifische Reaktion der Patienten auf die Therapiemaßnahme zu interpretieren sind. So geht es den Patienten in der Regel durch angstauslösende Äußerungen bezüglich der Schwere einer Erkrankung und der Prognose schlechter. Beschämende oder tadelnde Äußerungen haben denselben Effekt (vgl. ▸ Plazeboeffekt).

Nozizeption *f*; ***Etym.:*** lat. *nocere* „schaden“ u. *capere* „nehmen, fassen“; ***engl.:*** Nociception
1. *Kontext:* Neurophysiologie
Aufnahme von Schmerzreizen durch freie Nervenendigungen (Sensoren) und deren Verarbeitung im Nervensystem. Schmerzreize schädigen das Gewebe aktuell oder potenziell und schlagen sich als Schmerzempfinden nieder. (Vgl. ▸ Somatosensorisches Informationssystem).
2. *Kontext:* Algesiologie
Umfasst alle physiologischen und pathophysiologischen Vorgänge der Detektion, Leitung und Verarbeitung noxischer Reize durch spezifische Strukturen des Nervensystems.
Aktuell oder potenziell gewebeschädigende mechanische, thermische und/oder chemische Einwirkungen sind noxische Reize (entsprechend der Definition des Schmerzes); für sie gibt es spezifische Rezeptoren (▸ Nozizeptoren). Nozizeptorische Information ist eine ausgeprägte Quelle für die Störung oder Veränderung der Bewegungsabläufe.
Nozizeptive Nervenzellen: kodieren und verarbeiten noxische Reize.
Nozizeptives System: alle nozizeptiven Nervenzellen. Die Aktivierung des nozizeptiven Systems löst die Schmerzempfindung bzw. -wahrnehmung aus.

Nozizeptiver somatomotorischer Blockierungseffekt *m*; ***Etym.:*** lat. *nocere* „schaden“, *capere* „nehmen, fassen“, griech. *soma* „Körper“, lat. *motor* „Beweger“ u. *effectus* „Wirkung, Erfolg“; ***Abk.:*** nsB; ***engl.:*** Nociceptive somatomotoric blocking effect
Kontext: Brügger-Konzept

N

Begriff der pathophysiologischen Grundlagen der ▶ Funktionskrankheiten des Bewegungssystems. Alle Strukturen, die Nozizeptoren besitzen, können nozizeptive Afferenzen aussenden, die durch ihre Summation (vgl. ▶ Summationseffekt) beim Überschreiten des Schwellwertes des nozizeptiven Hemmkomplexes entsprechende zentralnervös organisierte Schutzmechanismen auslösen. Der nsB ist ein Schutzmechanismus vor Fehl- und Überlastungen. Bei bereits bestehenden Schäden versucht er einer Verschlechterung entgegenzuwirken. Auf subkortikaler Ebene generiert der nsB zum Schutz vor ▶ Störfaktoren pathophysiologische Bewegungsprogramme, welche die durch eine entsprechende ▶ arthrotendomyotische Reaktion realisiert werden und durch die damit verbundenen ▶ Funktionsstörungen in Erscheinung treten. Diese Veränderungen werden vom betroffenen Individuum noch nicht wahrgenommen. Bei sehr starkem nozizeptiven Input reichen die subkortikal organisierten Schutzmechanismen nicht mehr aus. Die nozizeptiven Signale werden zur Bewusstseinsebene weitergeleitet und somit vom Betroffenen als spürbare Bewegungseinschränkung, Schmerz, Unsicherheit etc. wahrgenommen. Die Wahrnehmung der nozizeptiven Signale bezeichnet Brügger als nozizeptive Aufforderung an den Betroffenen, aktiv am Schonungs- und Heilungsprozess teilzunehmen. Der Schmerz ist in diesem Zusammenhang die kortikale Schutzfunktion (Warnsignalfunktion) für die Krankheitsursache und damit „pain for a reason". Brügger betont, dass es nicht primär darum gehen kann, den Schmerz (das Symptom) zu beseitigen, sondern seine Funktion zu verstehen, um die ihm zugrunde liegenden Ursachen (vgl. ▶ Störfaktor) gezielt und effektiv beseitigen zu können. Das nsB-Geschehen und die damit verbundenen pathophysiologisch veränderten Reaktionen des Körpers aufgrund des Vorhandenseins von entsprechenden Störfaktoren bilden den zentralen Teil des Verständnisses für die Diagnostik und die Behandlung der Funktionskrankheiten des Bewegungssystems. Brügger wies mit Nachdruck darauf hin, dass neurophysiologische Prinzipien unter pathophysiologischen Bedingungen nicht zur Anwendung kommen dürfen, da diese ihre Gültigkeit verloren haben und zu falschen Rückschlüssen in der Diagnostik und vor allem der Therapie führen würden.

Nozizeptoren *f*; ***Etym.:*** lat. *nocere* „schaden" u. *capere* „nehmen, fassen"; ***engl.:*** Nociceptors; ***Syn.:*** Schmerzrezeptoren, Schmerzsensoren

1. *Kontext:* Anatomie

Rezeptor, der Schmerz, Schmerzempfinden sowie Schwellen des Schmerzes zu Strukturen des Gehirns weiterleitet und spezifische Schutzreaktionen, Hemmmechanismen, Inhibition von Muskeln, Meideverhalten und Schonmechanismen hervorruft. Nozizeptoren sind als freie Nervenendigungen in der Dermis lokalisiert und bis auf Leber und Gehirn in allen Geweben enthalten.

2. *Kontext:* Neurophysiologie, Algesiologie

Freie Nervenendigungen, die auf Schmerzreize reagieren. N. antworten auf potenziell schädigende Einwirkungen/Zustände, die Schädigung selbst und insbesondere auf die (entzündlichen) Folgen.

A-Mechanonozizeptoren: Vermitteln den ersten Schmerz (gut lokalisierbar, relativ kurz, hell); Sensoren der markhaltigen (Aα- bzw. Typ-III-)Fasern; sie antworten auf starke, spitze, mechanische Reize.

A-polymodale N.: Sensoren der markhaltigen Fasern; sie reagieren auch auf thermische und chemische Reize (potenzielle Gewebeschädigung).

C-Nozizeptoren: Sensoren der marklosen Fasern; polymodales Antwortverhalten; sie vermitteln den zweiten Schmerz (wenig gut lokalisierbar, dumpf, brennend, anhaltend, ausstrahlend).

Sensibilisierung: Eigenschaft der N. Sie antworten auf potenziell schädliche Reize zunächst nicht (schlafende N.) oder nur als langsam adaptierende Sensoren. Haben überstarke Reize oder chronisch entzündliche Gewebeveränderungen sie zur Entladung gebracht, reagieren sie anschließend auch auf nicht schädigende, alltägliche Reize.

NSAR *f*

Vgl. ▶ Antirheumatika, nichtsteroidale.

Nucleus pulposus *m*; ***Etym.:*** lat. *nucleus* „Kern" u. *pulpa* „Fleisch"; ***engl.:*** Nucleus pulposus

Vgl. ▶ Bandscheibe.

Nullhypothese *f*; ***Etym.:*** lat. *nullus* „keiner" u. griech. *hypothesis* „Unterstellung"; ***Abk.:*** H_0; ***engl.:*** Null hypothesis

Kontext: Statistik

Annahme über die ▶ Grundgesamtheit, deren Gültigkeit mit statistischen Verfahren überprüft werden soll. Meist ist die N. so formuliert, dass sie behauptet, in der Grundgesamtheit existiere kein systematischer Unterschied hinsichtlich der

N

untersuchten Eigenschaft (▶ abhängige Variable). Mit entsprechenden hypothesenprüfenden Tests wird dann ermittelt, mit welcher ▶ Wahrscheinlichkeit die N. nicht zutrifft und ob eventuelle Unterschiede systematisch sind oder auf dem Zufall beruhen. Das Widerlegen (Falsifizieren) der N. führt dann zur Ablehnung dieser Annahme, i. d. R. also zur Annahme (der ▶ Alternativhypothese), dass ein systematischer Unterschied hinsichtlich der untersuchten Eigenschaft in der Grundgesamtheit besteht.

Nullpunkt, absoluter *m*; ***engl.:*** Zero absolute

Kontext: Physik

Theoretisch tiefste mögliche Temperatur. Sie wird als 0 Grad Kelvin definiert und entspricht −273,15 Grad Celsius. In der Nähe des absoluten Nullpunkts zeigen Metalle Supraleitung und einige Gase werden zur Suprafluidität, zu einer Flüssigkeit, die keine Viskosität besitzt.

Nullspur *f*; ***Etym.:*** lat. *nullus* „keiner"; ***engl.:*** Zero track width

Kontext: Funktionelle Bewegungslehre

Beim Nullspurgang geht man auf einem Strich. Beim Versuch, mit nach vorn gerichteter funktioneller Fußlängsachse vorwärts zu gehen, steht das aktuelle Standbein dem Spielbein im Weg. Die Gewichtsübertragung von einem Fuß auf den anderen hat zwar nur eine Richtungskomponente nach vorn, diese muss aber durch einen Umweg des Spielbeins (Zirkumduktion) realisiert werden. Die Schritte sind unter diesen Umständen nicht reaktiv. Die Gleichgewichtslage wird vor allem auf der ▶ Frontalebene sehr labil.

Nullwachstum *n*; ***Etym.:*** lat. *nullus* „keiner"
Vgl. ▶ Erhaltungsziel.

Number-needed-to-treat *f*; ***Etym.:*** engl. *number* „(An-)Zahl", *need* „brauchen, benötigen", *to* „um zu" u. *treat* „behandeln"; ***Abk.:*** NNT

Kontext: Statistik, Forschung

Kenngröße zur Quantifizierung des Therapieerfolges in randomisierten Kontrollstudien. Die NNT gibt an, wie viele Personen mit einer Methode a therapiert werden müssen, um im Vergleich mit einer Methode b einen zusätzlichen positiven Erfolg zu haben. Die Angabe der NNT setzt einen ▶ dichotomen Outcome (z. B. Wiederaufnahme/keine Wiederaufnahme des Sports) voraus. In einer Untersuchung zur Überlegenheit eines funktionellen Trainings (Methode a) gegenüber eines standardisierten Krafttrainings (Methode b, Kontrollmethode) bedeutet eine NNT = 6 für den genannten Outcome, dass sechs Personen mit Methode a behandelt werden müssen, damit eine Person mehr den Sport wiederaufnimmt, als dies bei Methode b der Fall wäre. Die NNT kann Werte zwischen 1 (größte Überlegenheit) und unendlich (geringste Überlegenheit) annehmen. Die Beurteilung der NNT ist stark abhängig von der Art des Outcomes. Analog ist die Number-needed-to-harm zu verstehen, wobei hier ein negativer Outcome (durch eine schädliche Bedingung) betrachtet wird.

Numeric analog scale *f*; ***Etym.:*** engl. *numerical* „numerisch", *analogic* „analog" u. *scale* „Skala"; ***Abk.:*** NAS

Kontext: Diagnostik, Dokumentation

Skala zur Einstufung der Schmerzintensität, bei der der Schmerz bestimmten Zahlenwerten zugeordnet wird. Nützlich ist eine Skalierung von 0 = kein Schmerz bis 10 = maximal vorstellbarer Schmerz, wie z. B. bei einer Verbrennung an offenem Feuer.

Nutation *f*; ***Syn.:*** Kippung

Kontext: Anatomie, Orthopädie, Gynäkologie

Rotationsbewegung im Iliosakralgelenk (ISG); das Promontorium bewegt sich in der Sagittalebene nach ventral kaudal, das Steißbein nach dorsal kranial. (Die gleiche Bewegung ist vom Os ilium aus möglich und wird als Ilium posterior bezeichnet.) Da das Iliosakralgelenk die größte Amphiarthrose (straffer Bandapparat) des Körpers ist, ist das Bewegungsausmaß sehr gering (1–2°). Die Beckengelenke von Frauen sind im Vergleich zu Männern um 30–40 % mobiler (Schwangerschaft und Geburt). Die sagittale Beckeneingangsebene kann durch die Kippbewegung um 3–15 mm erweitert werden. Frauen sind anfälliger für ISG-Pathologien (vgl. ▶ Kontranutation).

Nykturie *f*; ***Etym.:*** griech. *nyx* „Nacht" u. *ouron* „Harn"; ***engl.:*** Nocturia

Kontext: Gynäkologie

Speicherstörung; ein Patient mit N. wacht nachts mindestens einmal auf, da er Harndrang verspürt. Als Ursache gehören ein zu kleines Speichervolumen der Blase oder neurogene Störungen.

Nystagmus *m*; ***Etym.:*** griech. *nystagmos* „Schläfrigkeit"; ***engl.:*** Nystagmus

Kontext: Neurologie

Unwillkürliche, rhythmische Bewegungen der Augen; pathologisches Zeichen einer Kleinhirnschädigung; auch andere Ursachen können einen N. auslösen, z. B. Hirnstammläsionen, vestibuläre Er-

N

krankungen, bestimmte Drogen etc.; häufiges Symptom bei Multipler Sklerose mit ▶ Ataxie; N. gehört zur ▶ Charcot Trias. Therapie: Vojta und/ oder Augentraining bei Orthoptisten.

O

O-Bein *n*
Vgl. ▸ Genu varum.

Oberfläche, hydrophile *f*; ***Etym.:*** griech. *hydor* „Wasser" u. *philein* „lieben"; ***engl.:*** Surface, hydrophilic
Kontext: Biomechanik, Physik
Wasseranziehende Oberfläche.

Oberfläche, hydrophobe *f*; ***Etym.:*** griech. *hydor* „Wasser" u. *phobos* „Furcht"; ***engl.:*** Surface, hydrophobic
Kontext: Biomechanik, Physik
Wasserabweisende Oberfläche.

Oberflächenelektrode *f*; ***engl.:*** Surface electrode
Kontext: Physik, Forschung
Auf die Hautoberfläche aufgebrachte ▸ Ableitelektrode zur Erfassung bioelektrischer Signale, z. B. EMG, EKG, EEG.

Oberflächenreibung *f*; ***engl.:*** Surface friction (drag)
Kontext: Biomechanik
Hemmende Kraft (Reibung) an der Oberfläche eines Gegenstandes bzw. Stoffes.

Oberflächensensibilität *f*; ***engl.:*** Superficial awareness
Vgl. ▸ Informationssystem, somatosensorisches.

Oberflächenspannung *f*; ***engl.:*** (Interfacial) surface tension; ***Syn.:*** Grenzflächenspannung
Kontext: Physik
Eigenschaft einer Oberfläche (Grenzfläche) an der Grenzfläche zwischen Flüssigkeit und Gas. Sie basiert auf Kohäsionskräften innerhalb der Flüssigkeit. Beispiel: Spülmittel „entspannt" das Wasser, indem es die Kohäsionskräfte vermindert und damit die Oberflächenspannung herabsetzt (vgl. ▸ Kohäsion).

Oberkörperergometer *m*; ***engl.:*** Upper body (arm) ergometer; ***Syn.:*** Armergometer
Kontext: Medizinische Trainingstherapie, Neurologie
Mit den Armen betriebener Fahrradergometer, das Trainingsmöglichkeiten für orthopädische, traumatologische, geriatrische und neurologische Patienten bietet. Oberkörpertraining per Ergometer beinhaltet wesentliche Aspekte der Neurorehabilitation (repetitives Üben; Steigern der Anforderungen). Geeignet für Patienten nach Apoplex (falls die betroffene Extremität keine Haltefunktionen hat, kann sie ggf. mit Klettbändern fixiert werden), mit Multipler Sklerose (Ataxie, Paresen, auch zur Spastiklockerung bei gleichzeitiger funktioneller Beanspruchung), Parkinson-Syndrom (vgl. ▸ Medizinische Trainingstherapie).

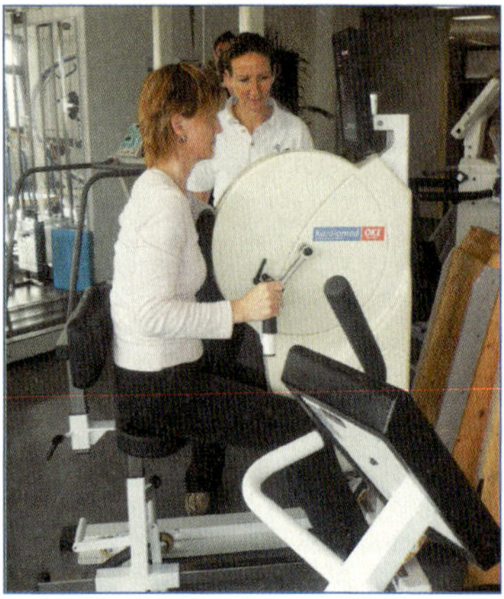

Oberkörperergometer.

Objektivität *f*; ***engl.:*** Objectivity; ***Syn.:*** Beobachterübereinstimmung, Interrater-Reliabilität
Kontext: Forschung, Wissenschaftliches Arbeiten, Diagnostik
Objektiv nennt man ein Verfahren, mit dem das zu ermittelnde Merkmal eindeutig festgestellt wird, bei dem also die Ergebnisse von der Person des Auswerters unabhängig sind. O., Reliabilität und Validität stellen die drei wichtigsten Gütekriterien für empirische Untersuchungen dar.

Obolenskaja-Goljanitzki-Effekt *m*; ***Etym.:*** nach *A. J. Obolenskaja* u. *J. A. Goljanitzki*; lat. *effectus* „Wirkung, Erfolg"; ***Abk.:*** OGE; ***engl.:*** Obolenskaje-Goljanitzki-effect; ***Syn.:*** Mechanisches Überlastungsödem
Kontext: Brügger-Konzept
Begriff der pathophysiologischen Grundlagen der ▸ Funktionskrankheiten des Bewegungssystems. OGE sind funktionell-mechanische Überlastungsödeme, die vom russischen Forscherehepaar Obolenskaja-Goljanitzki 1926 entdeckt wurden. Sie beobachteten, dass neue monotone Bewegungsabläufe oder repetitive Bewegungen über einen längeren Zeitraum zu Ödemen in den beanspruchten Geweben führten. In einer Untersu-

chung wiesen sie nach, dass bereits nach einer Stunde mikroskopisch eine geringe ödematöse Durchtränkung des Bindegewebes in der Umgebung der Sehnenscheiden, der Muskelsepten und zwischen den einzelnen Muskelfibrillen auftrat. Nach zwei Stunden waren die Ödeme so stark, dass sie auch makroskopisch in den Faszien, in der Nähe der Sehnen, in den Muskelinterstitien sowie als Zunahme der Synovialflüssigkeit in den Gelenken sichtbar wurden. Schwellungen der Sehnenfaserbündel und der Sehnenfibrillen, eine ödematöse Durchtränkung der Sehnenscheidenwand und des Bindegewebes, akute Schwellungen der Synovialmembran und Aufquellungen der Sehnenscheidenzotten entstanden nach vierstündiger monotoner Bewegungsbelastung. Brügger erkannte die funktionelle Bedeutung dieser OGE und erweiterte diese Definition in den 80er-Jahren. Er postulierte, dass sowohl ▸ Tendomyosen als auch massive kurzfristige konzentrische und exzentrische muskuläre Belastungen (z. B. nach einem Trauma) zum OGE führen würden. Auch die mechanische Fehlbelastung der Gelenke mit dem reaktiven Kapselödem klassifizierte er als Überlastungsödem. Der OGE zählt neben den funktionellen Kontrakturen zu den wichtigsten persistierenden ▸ Störfaktoren und muss beseitigt werden, da er zu einer Überlastung der ▸ Infrastruktur (u. a. des Lymphgefäßsystems) führt. Fortbestehende OGE verursachen neue Störfaktoren wie z. B. strukturelle Muskelkontrakturen durch eine Gewebeproliferation mit Einlagerungen von Bindegewebe in der Muskulatur.

Der OGE wird in der Brügger-Therapie zum einen möglichst ursächlich behandelt, indem man versucht, die zugrunde liegenden monotonen Bewegungsabläufe zu verändern. Zum anderen wird er durch die Anwendung der heißen Rolle, gezielter Heißwasserapplikationen, Lymphdrainage, elektrotherapeutischer Maßnahmen, Kompensationsbewegungen etc. beseitigt, um die reaktiven Proliferationsvorgänge zu vermeiden. Das Verständnis der OGE-Mechanismen ist für die muskuläre Rehabilitation von zentraler Bedeutung, da sie als Störfaktoren muskuläre Schutzmechanismen (vgl. ▸ Tendomyose) auslösen und selbst zu neuen Störfaktoren führen können.

Observational Gait Instructor Group *f*; ***Etym.:*** engl. *observe* „beobachten", *gait* „Gang", *instructor* „Lehrer" u. *group* „Gruppe"; ***Abk.:*** O.G.I.G.

Kontext: Ganganalyse

Internationale Vereinigung von Ganganalyse-Spezialisten wie Dr. Jacquelin Perry, Dr. Christopher M. Powers. Gegründet von Kirsten Götz-Neumann 1998 in Los Angeles, Kalifornien, mit dem Ziel, die aktuellsten wissenschaftlichen Erkenntnisse als wirksame und effiziente Befundungs- und Behandlungsmethoden interessierten Therapeuten zugänglich zu machen. Die O. bietet dazu als Veranstalter von internationalen Kursen und Seminaren das Therapie-Konzept ▸ Gehen Verstehen als Ausbildungsinhalt an. Darüber hinaus bietet sie Expertenberatung für Patienten und Therapeuten sowie Vermittlung von Patienten an entsprechend geschulte Ganganalysetherapeuten.

Obstipation *f*; ***Etym.:*** lat. *obstipare* „verstopfen"; ***engl.:*** Constipation, obstipation; ***Syn.:*** Konstipation, Verstopfung

1. *Kontext:* Innere Medizin, Massage

Schwieriger oder seltener Austritt von Stuhl; sind zwei der folgenden vier Kriterien gegeben, spricht man von chronischer O.: Stuhlfrequenz < 3-mal/Woche, harter Stuhl, starkes Pressen nötig bei mehr als 25 % der Stuhlgänge, Gefühl der inkompletten Entleerung; Ursachen: verminderte Darmbeweglichkeit (stopfende Nahrungsmittel, psychische Ursachen, Bewegungsmangel) und/oder funktionelle Entleerungsschwierigkeiten (beeinträchtigende Defäkationshaltung); Physiotherapie wird selten, aber zunehmend verordnet. (Vgl. ▸ Kolonmassage).

2. *Kontext:* Neurologie

Verstopfung; tritt z. T. bei neurologischen Erkrankungen auf, z. B. Querschnittsyndromen, Multiple Sklerose. Bei zusätzlicher urologischer Problematik trinken die Patienten häufig zu wenig. O. kann bei neurologischen Patienten die Spastizität erhöhen. Physiotherapie: z. B. allgemeine Bewegung fördern oder Stehtraining. Patienteninformation: Am wichtigsten ist eine ausreichende Trinkmenge (2–3 l/d); ca. 30 min vor der Nahrungsaufnahme warmes Wasser trinken; Ernährungsumstellung: genügend Ballaststoffe, Einnahme von Lactulose (synthetischer, aus Milchzucker gewonnener Zweifachzucker); einfaches, effektives Hilfsmittel: transanale Irrigation (Einlauf mit warmem Leitungswasser).

Obstruktive Ventilationsstörung *f*

Vgl. ▸ Ventilationsstörung, obstruktive.

Odds-Ratio *n*; ***Etym.:*** engl. *odd* „etliche, einige, überzählig“ u. *ratio* „Verhältnis“ zu lat. *ratio* „Vernunft, Beweisführung, Berechnung“; ***Abk.:*** OR; ***Syn.:*** Kreuzproduktquotient
Kontext: Statistik
Kennwert zum Chancenverhältnis zweier miteinander in Relation gesetzter Methoden. Odds sind, ähnlich wie in Wettbüros, die auf den Wert 1 normierten Erfolgsquoten und berechnen sich aus den ▸ Wahrscheinlichkeiten p durch p/(1-p). Das OR erhält man aus dem Verhältnis der einzelnen Odds. Ist die Wahrscheinlichkeit p mit einer Methode a (z. B. konservative Therapie) ein bestimmtes Ziel (z. B. Wiederaufnahme des Sports) zu erreichen p_A und die Wahrscheinlichkeit mit einem alternativen Verfahren b (z. B. operative Therapie) p_B, so ist die OR $Odds_A : Odds_B$, also $OR = [p_A / (1\text{-}p_A)] / [p_B / (1\text{-}p_B)]$. Das OR stellt also die (Erfolgs-)Chancen zweier Verfahren gegenüber. In dieser Weise wird das OR häufig als Kriterium zur Beurteilung einer Methode im Vergleich zu einer alternativen Methode verwendet. Da das OR einen Zusammenhang ausdrückt, wird sie oft in epidemiologischen Untersuchungen angegeben, um z. B. je nach An- oder Abwesenheit eines Risikofaktors (z. B. Bewegungsarmut) die Erhöhung der Chance einer Krankheitsentstehung (z. B. Adipositas) zu beschreiben.

Ödem *n*; ***Etym.:*** griech. *oidema* „Schwellung“; ***engl.:*** Oedema
Kontext: Pathologie, Lymphdrainage
Abnormale Flüssigkeitsansammlung im Bindegewebe unterschiedlichster Ursache und Zusammensetzung mit Indikation für ▸ manuelle Lymphdrainage, Ausnahme: kardiales Ö. (vgl. ▸ Lymphödem, ▸ Lipödem).
Benignes Ö.: vgl. ▸ Lymphödem.
Dynamisches Ö.: durch erhöhte Filtration oder reduzierte Resorption an der Blutgefäß-Gewebe-Schranke.
Idiopathisches, auch **zyklisch idiopathisches Ö.:** periodisch wiederkehrender generalisierter Schwellungszustand unklarer Genese; nur bei Frauen; Differenzialdiagnose: prämenstruelles Syndrom.
Kardiales Ö.: durch eingeschränkte Herzfunktion verursacht, dynamisch, ist immer im Zusammenhang mit Lymphstau zu sehen, Kontraindikation für Entstauungstherapie, manuelle Lymphdrainage.
Lymphostatisches Ö.: vgl. ▸ Lymphödem.
Malignes Ö.: vgl. ▸ Lymphödem.
Postischämisches Ö.: potenzieller reaktiver Zustand nach Wiederherstellung der arteriellen Durchblutung bei peripherer arterieller Verschlusskrankheit.
Renales Ö.: durch Nierenschädigung verursacht, dynamisch.

Ödemprophylaxe *f*; ***engl.:*** Oedema prophylaxis
Kontext: Physiologie, Traumatologie
Verschiedene Maßnahmen mit dem Ziel, ein lokales oder generalisiertes ▸ Lymphödem zu verhindern: Hochlagerung des betroffenen Gebietes, Komplexe Manuelle Lymphdrainage, Entstauungsübungen, Eigendrainage (1–2 Minuten), Atemtherapie (vertiefte Ein- und Ausatmung regt den Lymphstrom an), Kühlung (5–15°), Verhaltensregeln (vgl. ▸ Lymphödem).

Ödemtherapie *f*; ***engl.:*** Oedema therapy
Kontext: Physiologie, Traumatologie
Verschiedene Maßnahmen mit dem Ziel, ein lokales oder generalisiertes ▸ Lymphödem zu reduzieren; zusätzlich zu den Maßnahmen der ▸ Ödemprophylaxe erhalten die Patienten nach der Therapie Kompressionsverbände/-strümpfe; bei einem chronischen Lymphödem muss das betroffene Gebiet immer komprimiert sein; Hautpflege (vgl. ▸ Lymphödem).

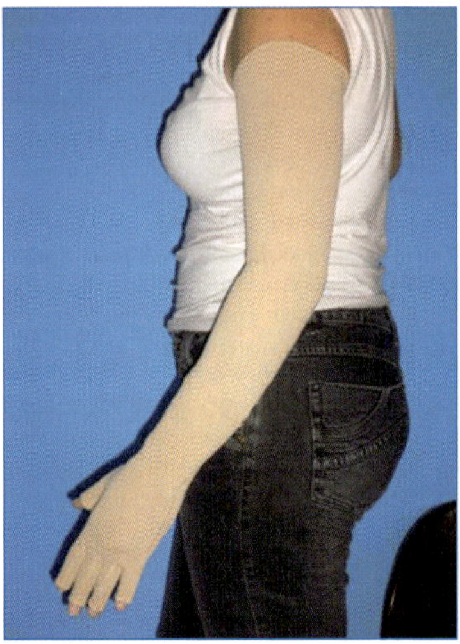

Ödemtherapie: Armstrumpf und Handschuh.

Odontalgie *f*; ***Etym.:*** griech. *odous* „Zahn" u. *algos* „Schmerz"; ***engl.:*** Odontalgia
Kontext: Kiefergelenkbehandlung
Schmerzen an den Zähnen.

Offene Frage *f*; ***engl.:*** Open question
Kontext: Kommunikation
Wertfreie Frage, auf die eine nicht im Voraus gegebene Antwort folgt, z. B. „Was spüren Sie in der Schulter?" statt „Spüren Sie jetzt, dass die Schulter angespannt ist?" (führende, geschlossene Frage). Typische Fragewörter am Anfang einer offenen Frage sind: wie, wer, wann, wo, wozu, woran.

Offene Handelsgesellschaft *f*; ***Abk.:*** OHG; ***engl.:*** Partnership
Kontext: Betriebswirtschaftslehre
Form der Personengesellschaft; geregelt im Handelsgesetzbuch (HGB §§ 105 ff). Die OHG muss im Handelsregister eingetragen sein. Die mindestens zwei Gesellschafter haben das Recht auf Geschäftsführung, auf 4 % des jährlichen Reingewinns, je nach Höhe der Einlage, auf Privatentnahmen; sie haben eine 6-monatige Kündigungsfrist. Ihre Pflichten sind v. a. die solidarische, unmittelbare, unbeschränkte Haftung bis ins Privatvermögen. Physiotherapie: OHGs kommen bei physiotherapeutischen Praxen sehr selten vor, i. d. R. nur, wenn der Vertrieb von Therapiehilfsmitteln der deutlich größere Geschäftsbereich ist als die therapeutischen Leistungen/Behandlungen.

Offener Biss *m*; ***engl.:*** Open bite
Kontext: Kiefergelenkbehandlung
Der o. B. ist charakterisiert durch fehlenden Kontakt der Zähne im Schlussbiss. Man unterscheidet zwischen dem frontalen o. B. und dem seitlich offenen o. B. Beim frontalen o. B. fehlt der Zahnkontakt zwischen Inzisivi (Schneidezähnen) und Eckzähnen. Fehlender Zahnkontakt zwischen den Prämolaren (kleine Backenzähne) und/oder Molaren (große Backenzähne) kennzeichnet den seitlich offenen Biss. Der o. B. führt zu einer Einschränkung der Abbiss- und Kaufunktion und häufig kommt es zu Störungen der Sprache sowie Fehl- bzw. Überbelastung einzelner Zähne.

Offene-Tür-Situation *f*; ***engl.:*** Open door situation
Kontext: Therapeutisches Klettern
Durch Lösen einer stabilisierenden Hand während des Kletterns schwingt der Körper von der Wand weg über die fixierende Hand. Der Körperschwerpunkt liegt dabei außerhalb der Diagonalen.

Öffentlichkeitsarbeit *f*; ***engl.:*** Public Relations (PR)
Kontext: Betriebswirtschaftslehre, Marketing
Marketinginstrument der Kommunikationspolitik, das auf einen hohen Bekanntheitsgrad, eine positive Beeinflussung, ein gutes Image und einen guten Ruf in der Öffentlichkeit abzielt. Physiotherapie: Das gezielte und geplante Bemühen von Praxisinhabern, Vertrauen bei der Bevölkerung im Einzugsbereich zu erwerben, die Informationsweitergabe, Imageverbesserung, Beeinflussung (z. B. über die Bedeutung einer konsequenten physiotherapeutischen postoperativen Nachbehandlung) und Kontaktpflege sind die wesentlichen Aufgaben der PR. Maßnahmen/Instrumente: Pressemitteilungen, Praxisveröffentlichungen, Praxisjubiläen usw.

Öffnungsklammer *f*; ***Syn.:*** Öffnungsklammermechanismus
Kontext: Biomechanik
Biomechanisches Dekompressionssystem für Bandscheibe und Wirbelkörper eines Bewegungssegmentes, das funktionellen Belastungskräften Widerstand leistet. Die Extensionskräfte (u. a. autochthone Rückenmuskeln) bringen das System in Funktion. Die Kräfte verwandeln sich über das doppelseitige Hebelsystem des Wirbels in Entlastungskräfte (Bandscheibe) und Zugkräfte (Knochenstruktur des Wirbelkörpers). Dieses stimuliert die Einlagerung der Kalksalze entlang der einwirkenden Zugkräfte. In der Auseinandersetzung mit der Schwerkraft und der damit verbundenen Haltearbeit üben die Extensionskräfte der angreifenden Muskeln an den knöchernen Hebeln (Dorn- und Querfortsatz) Zug aus, diese übertragen sich innerhalb der knöchernen Struktur des Wirbelkörpers. Die Bandscheibe ist mit dem Periost der Grund- und Deckplatte verbunden. Die gegeneinandergerichteten Zugkräfte am oberen und unteren Wirbelkörper „öffnen" den Intervertebralraum, sodass die Bandscheibe einen Entlastungseffekt erfährt. Raymond Sohier hat diese Funktion Anfang der 70er-Jahre als „Öffnungsklammermechanismus" bezeichnet.

Ohm ***Etym.:*** nach dem deutschen Physiker *Georg Simon Ohm* (1789–1854); ***engl.:*** Ohm
Kontext: Physik
Abgeleitete SI-Einheit des elektrischen Widerstandes. Ein Leiter hat den Widerstand 1 Ohm, wenn bei einer Spannung von 1 Volt durch ihn ein Strom von 1 Ampère fließt. $1 \Omega = 1 V/A$.

Ohm'sches Gesetz *n*; ***engl.:*** Ohm's law; ***Syn.:*** Ohm'sches Gesetz
Kontext: Physik
In einem Leiter ist die Stromstärke der Spannung direkt und dem Widerstand umgekehrt proportional. R = U/I. Das O. gilt auch für Teile eines Stromkreises (vgl. ▸ Ohm).

Ohrakupunktur *f*; ***engl.:*** Auriculomedicine
Kontext: Traditionelle Chinesische Medizin
Die Akupressur der Ohrpunkte ist besonders geeignet für die Soforthilfe. Man untersucht die Haut der Ohrmuschel auf Farbveränderungen, Erhabenheiten, Vertiefungen und Schuppenbildungen. Diese weisen auf Erkrankungen von Organen bzw. Körperregionen hin. Drücken mit einer Knopfsonde hilft, die druck- und schmerzempfindliche Zone am Ohr zu finden. Es gibt auch Hautwiderstandsmessgeräte, die die Zone an der Ohrmuschel mit vermindertem Hautwiderstand anzeigen. Die Ohrbefunde führt man mit einem Metallstäbchen durch. Diese Untersuchung an der Ohrmuschel dient der Bestimmung erkrankter Organe und Körperregionen.

Okklusion *f*; ***Etym.:*** lat. *occludere* „verschließen"; ***engl.:*** Occlusion
Kontext: Kiefergelenkbehandlung
Zahnreihenschluss. Stellung der unteren zur oberen Zahnreihe beim Schlussbiss. Die O. spiegelt meistens auch das Wachstum der kraniofazialen Region wider. Daraus kann eine Erklärung oder Bestätigung der möglicherweise im Kranium oder in der kraniomandibulären Region gefundenen Dysfunktionen abgeleitet werden.

O

Ökonomische Aktivität *f*; ***Etym.:*** lat. *oeconomia* „Einteilung, Ordnung, Verwaltung" u. *activus* „tätig"; ***engl.:*** Energy efficient activity
Kontext: Funktionelle Bewegungslehre
Ausführung einer Haltung oder Bewegung mit der Situation angepasster Muskelaktivität. Die Veränderung der ö. A. führt zur Mehrbelastung der passiven Strukturen und zu Hypo- oder Hypertonus der Muskulatur. Adäquate ö. A. lässt eine Bewegung harmonisch erscheinen.

Ökonomisches Prinzip *n*; ***Etym.:*** lat. *oeconomia* „Einteilung, Ordnung, Verwaltung", griech. *oikos* „Haus" u. *nomos* „Gesetz", u. lat. *principium* „Anfang, Ursprung, Grundlage"; ***engl.:*** Economic principle
Kontext: Betriebswirtschaftslehre
Prinzip der Wirtschaftlichkeit; Tätigkeiten/Handlungsweisen des Unternehmers und der einzelnen Mitarbeiter richten sich am ö.P. aus. Sie halten das Maximal- und Minimalprinzip ein (Bestandteile des ö. P.); beide Prinzipien sind ökonomisch, da sie die Relation zwischen Kosten und Nutzen beschreiben (vgl. ▸ Wirtschaftlichkeit).
Maximalprinzip: Mit den gegebenen Mitteln wird der größtmögliche Erfolg erzielt (das maximale Ergebnis). Physiotherapie: Die Praxis versucht, bei gegebenen Kapazitäten (Anzahl und Arbeitszeit der Therapeuten, Praxisfläche bzw. Anzahl der Behandlungsräume) das maximal mögliche Ergebnis zu erzielen. Die Kosten bleiben konstant, der Umsatz steigt; der Gewinn der Praxis steigt.
Minimalprinzip: Ein bestimmter Erfolg ist mit so wenig Mitteln wie möglich zu erreichen (unter minimiertem Einsatz wird das bisherige Ergebnis gehalten). Physiotherapie: In einer Praxis bestehen Einsparpotenziale, die es zu identifizieren und auszuschöpfen gilt. Die Kosten der Praxis sinken, der Umsatz bleibt bestehen; der Gewinn steigt somit.

Okzipitalhirnsyndrom *n*; ***Etym.:*** lat. *occiput* „Hinterkopf, Hinterhaupt" u. griech. *syndrome* „Anhäufung, Zusammenlaufen"; ***engl.:*** Occipital cerebral syndrome
Kontext: Neurologie
Veralteter Begriff; Schädigung des Okzipitalhirns, die zu verschiedenen Störungen führen kann. Die Störungen werden differenziert und individuell erfasst. Bei einer durch Blutungen, Infarkte oder Traumen verursachten Schädigung des primären Sehzentrums steht eine homonyme Hemianopsie (Ausfall des gleichen Gesichtsfeldes beider Augen) zur Gegenseite der Läsion im Vordergrund, die initial von Patienten meist nicht wahrgenommen wird. Physiotherapie: visuelles Explorationstraining zur Kompensation des Gesichtsfelddefizits.

Okzipitallappen *m*; ***Etym.:*** lat. *occiput* „Hinterkopf"; ***engl.:*** Occipital lobe; ***Syn.:*** Lobus occipitalis
Kontext: Neurophysiologie, Sensomotorik
Hinterhauptlappen; beinhaltet das visuelle Kernfeld. Das Gesichtsfeld ist in der Area striata (Brodmann Feld 17) topografisch repräsentiert. Der Punkt des schärfsten Sehens (Fovea centralis) belegt ca. 80 % der Area.

Okziput *n*; ***Etym.:*** lat. *occiput* „Hinterkopf"; ***engl.:*** Occiput
Vgl. ▸ Nodulus lymphaticus.

Omega-Schiene *f*
Vgl. ▸ Achterschiene.

OMT *f*
Vgl. ▸ Orthopädische Manuelle/Manipulative Therapie.

OMT Kaltenborn-Evjenth-Konzept *n*
Vgl. ▸ Kaltenborn-Evjenth-Konzept.

Onkotischer Druck *m*
Vgl. ▸ Oolloidosmotischer Druck.

Ontogenese, motorische *f*; ***Etym.:*** griech. *on* „Wesen, seiend" u. *genesis* „Schöpfung, Entstehung"; ***engl.:*** Ontogenesis, motoric
Kontext: Physiologie
Motorische Entwicklung eines Individuums, die von genetischen und sozialen Faktoren sowie von Wachstums-, Reifungs- und Lernprozessen beeinflusst wird.

Open Loop *m*; ***Etym.:*** engl. *open* „offen" u. *loop* „Schleife"; ***Syn.:*** offener Regelkreis
Kontext: Neurologie, Motorisches Lernen
Allgemeiner Impuls des assoziativen Kortex zur Bewegung. Die Zeit von der Idee zur Ausführung bis zum realisierten Bewegungsmuster ist sehr kurz, die Bewegung ist jedoch eher unpräzise (vgl. ▸ Feedforward, ▸ Feedback, ▸ Open Skill).

Open Skill *f*; ***Etym.:*** engl. *open* „offen" u. *skill* „Fertigkeit, Sachkenntnis"; ***Syn.:*** offene Fertigkeit
Kontext: Neurologie, Motorisches Lernen
Neuromuskuläre Fertigkeit bzw. gelernter Bewegungsablauf, der in einer sich ständig verändernden äußeren Situation stattfindet, z. B. Ballspiel. Das Gedächtnis speichert nicht Informationen für jedes einzelne Bewegungsmuster. Vielmehr speichert das Gehirn, wie man die Bewegung am besten variieren kann bez. möglicher Veränderungen in der Umgebung. Geschicklichkeit bedeutet die starke Fähigkeit des Gehirns, vorauszusehen, welche Veränderungen im Zusammenhang mit den zum ▸ Zielbild gehörenden Bewegungen eintreffen können (vgl. ▸ Closed Skill).

Open-Loop-Bewegung *f*; ***Etym.:*** engl. *open* „offen" u. *loop* „Schleife, Kreislauf"; ***engl.:*** Open-loop movement
Kontext: Bewegungslehre
Bewegungen ohne Rückmeldungsmechanismus. Die Bewegungen sind schneller, als die Reflexmechanismen zurückmelden können, und müssen deshalb von den an der Bewegungsplanung beteiligten Gehirnabschnitten optimal vorbereitet sein. Ansonsten kann es zu Verletzungen oder zu Mikrotraumen kommen. Bsp.: Sprünge und Würfe.

Open-Loop-Theorie *f*; ***Etym.:*** engl. *open* „offen" u. *loop* „Schlinge, Schlaufe, Schleife"; ***engl.:*** Open-loop theory
Kontext: Neurophysiologie, Sensomotorik, Motorisches Lernen
Auf der Kybernetik basierendes Modell des motorischen Lernens, wobei Rückkopplungen nicht nur aus der Peripherie kommen, sondern in wesentlichem Maße im Gehirn selbst stattfinden. Das Gehirn hat eine „Vorgabe" für die Bewegung; mit dieser vergleicht es die efferenten Informationen. Die Vorgabe ist das im Langzeitgedächtnis vorliegende „Motorprogramm" mit Detailinformationen über die Parameter von jeweils konkre-

O

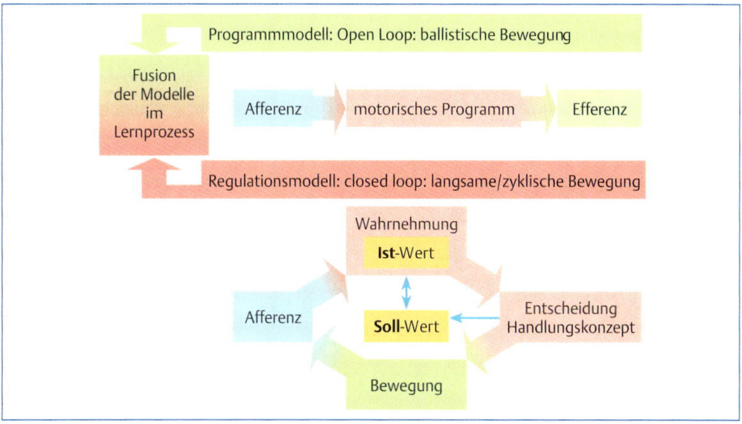

Open-Loop-Theorie.

ten Bewegungen (Kraft, Richtung, Geschwindigkeit ...) gespeichert. Dieses Motorprogramm wird durch Lernen gebildet; später kann man die Bewegung auch ohne peripheres Feedback ausführen. (Das bedeutet nicht, dass peripheres Feedback unbedeutend für die Bewegungsregulation ist. Feinanpassung, Flexibilität und Kompensationsmöglichkeiten von Bewegungshandlungen benötigen propriorezeptives Feedback.) Bei Patienten mit Ruptur und Plastik des vorderen Kreuzbandes bleibt die Bewegungsmöglichkeit erhalten, die Bewegungsqualität nimmt aber ab. Grobmotorisches Lernen ist nach Ausfall der peripheren Informationen möglich; die präzise, harmonische und scheinbar automatische Bewegungsausführung ist jedoch beeinträchtigt. Notwendig sind beide Komponenten: ein im motorischen Gedächtnis abgespeicherter Bewegungsablauf, der aber durch periphere Rückinformationen (Feinregulation) eine hohe Qualität erhält und zugleich veränderten, aktuellen Umweltbedingungen angepasst werden kann (vgl. ▸ Closed-Loop-Theorie).

Operationalisierung *f*; ***Etym.:*** lat. *opera* „Arbeit, Werk"; ***engl.:*** Operationalisation

Kontext: Statistik

Prozess der Messbarmachung von empirischen Merkmalen. Dazu gehört sowohl die Frage, wie das im Forschungsinteresse stehende Merkmal gemessen/bestimmt werden kann, als auch die Methode der Quantifizierung dieser Merkmalsbestimmungen. Handelt es sich um metrische Größen (z. B. Körpergröße), kann dies sehr einfach sein. Oft sollen aber Merkmale wie Schmerzintensität, Depressivität etc. gemessen werden, für deren Bestimmung zunächst entsprechende Instrumente entwickelt werden müssen.

Operationen, funktionsverbessernde *f*; ***engl.:*** Operation, function improving

Kontext: Chirurgie

Zur Verbesserung der Hand- und Schulter-Arm-Funktionen bei Querschnittlähmung können im späteren Verlauf Operationen nach Moberg differenziert diskutiert und ggf. durchgeführt werden. Diese haben das Ziel, eine verbesserte Opponensstellung des Daumens zu gewährleisten, was durch Arthrodese des Interphalangealgelenkes, kombiniert mit Tenodese des M. flexor policis longus am distalen Drittel des Radius passiert. Des Weiteren kann durch eine Operation eine verbesserte Extension des Handgelenkes und damit der Greiffunktion bei schwach innerviertem M. extensor carpi radialis erreicht werden. Dabei findet eine Sehnenverlagerung des M. brachio radialis auf die Sehne des M. extensor carpi radialis statt. Eine verbesserte Streckfunktion des Ellbogengelenkes kann durch Verlagerung des vorderen Anteils des M. deltoideus auf den M. triceps brachii erreicht werden.

Opisthotonus *m*; ***Etym.:*** griech. *ophistios* „hinten" u. *tonos* „Seil, Tau, Spannung, Spannkraft"; ***engl.:*** Opisthotonus

Kontext: Pädiatrie, Bobath-Konzept

Pathologisch hypertone Aktivitäten der Nacken- und Rumpfmuskulatur, die zu einer Überstreckung von Kopf und Rumpf, Längsfalten (Stirn) und zur Mundöffnung führen. Häufig liegt ein muskuläres Ungleichgewicht zugrunde, dessen Ursachen zumeist zentralmotorische, peripherneurogene oder myogene Störungen sind. Bei der klinischen Untersuchung wird der Widerstand gegen die Hand gegen langsames passives Beugen des Kopfes aus Rückenlage geprüft. Der O. verhindert die Entwicklung von Stellreaktionen, erschwert Atmung, Nahrungsaufnahme, Kommunikation und beeinflusst die normalkindliche Entwicklung auf allen Ebenen negativ (vgl. ▸ Dorsalextensionskette, ▸ Handwurzelstütz, ▸ Stellreaktionen).

Opposition *f*; ***Etym.:*** lat. *oppositio* „Entgegensetzen, Entgegengesetztes"; ***engl.:*** Opposition

1. ***Kontext:*** Bewegungslehre, Handtherapie

Unterschiedlich verwendeter Begriff; z. B. Greifbewegung von Daumen und Kleinfinger zum Oppositionsgriff; Voraussetzung für differenzierte Greifbewegungen, z. B. Funktionshand, Pinzettengriff.

2. ***Kontext:*** Spiraldynamik

Struktur: O., z. B. Handgewölbe mit Oppositionsbogen zwischen Daumen und Kleinfingergrundgelenk. Funktion: Oppositionsbewegung, z. B. Greifbewegung der Hand mit Daumen und Kleinfinger (im Detail bestehend aus Retroposition/Abduktion/Opposition im Daumensattelgelenk und analoger Gegenbewegung der Kleinfingerseite). Der ▸ C-Bogen ist das sichtbare strukturelle bzw. funktionelle Resultat der O. Gegenteil: ▸ Reposition. Therapie: Das Bewegungspaar O./Reposition wird verwendet zur Behandlung bei Funktionseinschränkungen, z. B. bei einer Rhizarthrose.

Optische Agnosie *f*

Vgl. ▸ Agnosie, optische.

Optoelektronisch ***Etym.:*** zusammengesetzt aus „optisch" u. „elektronisch"; ***engl.:*** Optoelectronic

Kontext: Forschung, Bewegungsanalyse

Verbindung optischer Elemente (Sensoren) mit elektronischer Signalaufbereitung (Verstärkertechnik); häufig genutzte messtechnische Grundlage für Bewegungsanalyse-Systeme. Beispiele: CCD-Kamaras, Lichtsensoren.

Orale Stimulation *f*; ***engl.:*** Oral stimulation
Kontext: Neurologie
Taktile und gustatorische Reizsetzung im Mund durch z. B. in Obstsaft getränkte Wattestäbchen. Wird oft von Logopäden oder Pflegepersonal bei Schwersthirngeschädigten (vgl. ▶ Apallisches Syndrom) durchgeführt, um die Wahrnehmung in diesem Bereich zu fördern, wodurch eine verbesserte Mundpflege möglich wird. Oft zeigen neurologisch Erkrankte auch orale Autostimulationen: Schmatzen bei Erregung, Beißen (in die eigene Lippe).

Orbicularis-oris-Reflex *m*; ***Etym.:*** lat. *orbiculus* „kleiner Kreis, kleine Scheibe", *os*, Genitiv *oris* „Mund" u. *reflectere* „zurückbiegen, umwenden"; ***engl.:*** Orbicularis-oris reflex
Kontext: Neurologie
▶ Eigenreflex des kreisförmig die Mundöffnung umschließenden Muskels, der bei einer Kontraktion den Mund schließt oder die Lippen schürzt und beim Beklopfen zu einem rüsselartigen Vorstrecken der Lippen (Schnauzreflex) führt.

Orbitalhirnsyndrom *n*; ***Etym.:*** lat. *orbis* „Kreis, Rundung" u. griech. *syndrome* „Anhäufung, Zusammenlaufen"; ***engl.:*** Orbital cerebral syndrome; ***Syn.:*** Stirnhirnsyndrom
Kontext: Neurologie
Zustand nach Schädigung von frontalen orbitalen Großhirnstrukturen; charakteristisch sind Persönlichkeitsveränderungen mit Distanz- und Taktlosigkeit, Verlust ethischer und moralischer Hemmungen, Euphorie und geringe Schmerzresonanz. Physiotherapie: klare Strukturierung der Therapiesituation und klares therapeutisches Verhalten.

Ordinalskala *f*; ***Etym.:*** lat. *ordinalis* „eine Ordnung anzeigend" u. *scalae* „Leiter, Treppe"; ***engl.:*** Ordinal scale, rang scale; ***Syn.:*** Rangskala
Kontext: Statistik
Skala, die empirisch erhobene Daten einer vorher definierten Kategorisierung anhand von Rangplätzen zuordnet. Dies ist nur zulässig, wenn die Merkmalsausprägungen in eine Rangfolge gebracht werden können. Zum Beispiel ist eine Notenskala von 1 bis 6, wie sie zur Leistungsüberprüfung verwendet wird, eine typische O., denn eine kleinere Zahl entspricht (in Deutschland) einer besseren Leistung im Test (obwohl die Skala der Schulnoten häufig fälschlicherweise als ▶ Intervallskala behandelt wird). Die Kenntnis über die Skalenart ist für die Statistik von essenzieller Bedeutung, da die Auswahl der statistischen Verfahren von der Skalenart des Datenmaterials abhängig ist.

Ordinate *f*; ***Etym.:*** lat. (*linea*) *ordinata* „geordnet(e Linie)"; ***engl.:*** Ordinate, y-axis; ***Syn.:*** y-Achse
Kontext: Physik, Mathematik
Vertikale Achse im ▶ kartesischen Koordinatensystem. Der Ordinatenwert entspricht dem Betrag der abhängigen Variablen (y) einer Funktion (y = f(x)). Gegenstück ist die ▶ Abszisse.

Organigramm *n*; ***Etym.:*** franz. *organisation*, zu *organiser* „mit Werkzeugen versehen" u. *gr.* „schreiben"; ***engl.:*** Organigram
Kontext: Betriebswirtschaftslehre
Grafische Darstellung des Aufbaus/der Struktur einer Organisation, z. B. des Unternehmensaufbaus. Es gibt verschiedene Organigrammformen, die heute in den Text- und Tabellenverarbeitungsprogrammen der Computer abrufbar und einsetzbar sind (vgl. ▶ Linienorganisation, ▶ Aufbauorganisation).

Organisation *f*; ***Etym.:*** franz. *organisation*, zu *organiser* „mit Werkzeugen versehen"; ***engl.:*** Organization
Kontext: Betriebswirtschaftslehre
Begriff mit drei Bedeutungen: das gesamte Unternehmen (O. als Ganzes); die Struktur des Unternehmens (▶ Aufbauorganisation); alle Arbeitsabläufe/Prozesse im Unternehmen (▶ Ablauforganisation). O. beinhaltet die Dauerhaftigkeit der gesamten Systematik, aufgrund der z. B. eine physiotherapeutische Praxis aufgebaut oder später auch umstrukturiert und weiterentwickelt wird.

Organisationseinheit *f*; ***Etym.:*** franz. *organisation*, zu *organiser* „mit Werkzeugen versehen"; ***engl.:*** Organisation unit
Kontext: Betriebswirtschaftslehre
Bestandteil der ▶ Aufbauorganisation, z. B. Stelle, Team, Abteilung usw. Physiotherapie: Für physiotherapeutische Praxen ist meist die Stelle als kleinste Form der O. interessant. Jede Stelle wird mit einem Stelleninhaber besetzt, der verschiedenste Arbeitsaufgaben im Rahmen seiner Organisationseinheit ausführt (Ausführungsstelle). Beim Praxisaufbau beschreibt man jede O./Stelle mit allen ihren Rechten und Pflichten, um Überschneidungen und Lücken der Arbeitsaufgaben

zu vermeiden. Im therapeutischen Bereich ist dies die Stelle jedes Therapeuten und jeder Verwaltungskraft der Praxis (vgl. ▸ Stellenbeschreibung, ▸ Organigramm).

Organisationsentwicklung *f*; ***Etym.:*** franz. *organisation*, zu *organiser* „mit Werkzeugen versehen"; ***Abk.:*** OE; ***engl.:*** Organisational development

Kontext: Betriebswirtschaftslehre

Immerwährender Prozess der Anpassung und Weiterentwicklung eines Unternehmens. Physiotherapie: Alle Mitarbeiter/Therapeuten, ihre Aufgaben und Arbeitsinhalte, die jeweiligen Teamzusammensetzungen, qualitative und quantitative Veränderungen und die jeweiligen Arbeitsabläufe unterliegen einem ständigen Verbesserungsprozess. Die Praxis (Organisation) muss sich weiterentwickeln, um sich an veränderte Rahmenbedingungen anzupassen und um dem Wettbewerbsdruck standhalten zu können. Wesentlicher Bestandteil der O. ist die ▸ Personalentwicklung. Betriebliche Umstrukturierungen sind Teil der O.

Organisationsform *f*; ***Etym.:*** franz. *organisation*, zu *organiser* „mit Werkzeugen versehen"; ***engl.:*** Organisational forms

Kontext: Betriebswirtschaftslehre

Art der Unternehmensgestaltung. Man unterscheidet: ▸ Linienorganisation, Stablinienorganisation (Stab: zusätzliche Einheit zur Unterstützung der Unternehmensführung in der Linienorganisation), ▸ Spartenorganisation, ▸ Matrixorganisation. Die verschiedenen Organisationsformen unterscheiden sich hinsichtlich ihrer Konsequenzen bezüglich der Informations-, Entscheidungs-, Kommunikationswege und ihrer mehr oder weniger stark ausgeprägten hierarchischen Struktur. Physiotherapie: Um eine größere Praxis sinnvoll und effizient organisieren zu können, wird bei der Praxisgründung oder -expansion eine bestimmte O. gewählt, z. B. Linienorganisation.

Organuhr *f*; ***engl.:*** Organ clock

Kontext: Traditionelle Chinesische Medizin

Die physiologischen Vorgänge des Körpers haben einen bestimmten Rhythmus: Tagesrhythmus, Monatsrhythmus, Jahresrhythmus, 60-Jahre-Rhythmus. Jedes der 12 Organe hat einen 2-stündigen Aktivitätshöhepunkt. In dieser Doppelstunde treten die Symptome des Organs deutlicher hervor.

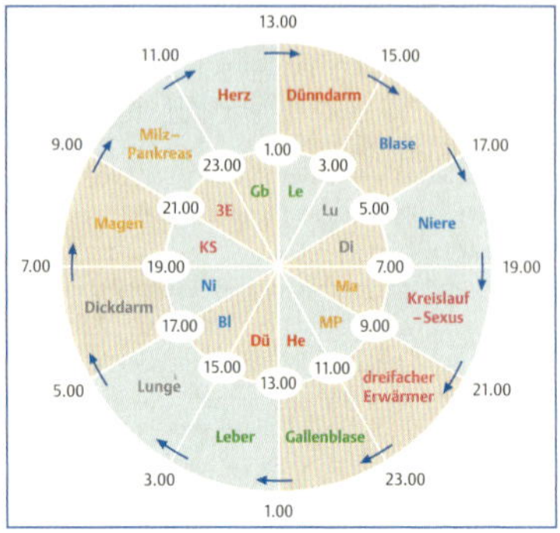

Organuhr.

Orientierende Untersuchung *f*; ***engl.:*** Exploratory analysis

Kontext: Manuelle Therapie

Grenzt zu Beginn der physiotherapeutischen Untersuchung das Problem des Patienten ein; erfasst die Gesamtsituation des Patienten und führt entweder zur Aufdeckung von Kontraindikationen für die Physiotherapie bzw. Manuelle Therapie, zu einer offensichtlichen Diagnose im Sinne der Mustererkennung oder zur Einleitung einer ▸ spezifischen Untersuchung des Bereichs, auf den das Problem begrenzt wurde.

Orientierung, posturale *f*

Vgl. ▸ Posturale Orientierung.

Orientierungsfähigkeit, räumliche *f*; ***Etym.:*** franz. *(s')orienter* „(sich) orientieren", zu *orient* „Sonnenaufgang, Osten, Orient"; ***engl.:*** Orientation ability, spatial

Kontext: Physiologie, Bewegungslehre, Sportwissenschaft

▸ Koordinative Fähigkeit; kennzeichnet die Position und zielgerichtete Positionsveränderung des sich bewegenden Gesamtkörpers in Relation zur Umwelt; Gegenstand ist die Wechselbeziehung zwischen der sich bewegenden Person und dem Aktionsraum. Bsp.: Position und Bewegung der Person auf einer Umweltfläche (Spielfeld) bzw. in einem Umweltraum und darauf/darin agierende andere Personen oder befindliche Objekte (Hürden, Bälle, Geräte usw.). Um sich in einem definierten Aktionsraum positionieren und sensomotorisch agieren zu können, ist die optische Information essenziell. Für zeitgleich ablaufende Bewegungen sind hauptsächlich die propriozeptiven und vestibulären Afferenzen verantwortlich.

O

Orientierungsstörung, räumliche *f*; *Etym.:* franz. *(s')orienter* „(sich) ausrichten" zu *orient* „Sonnenaufgang, Osten, Orient"; *engl.:* Orientation disability, spatial

Kontext: Neurologie

Räumliche Beziehungen zwischen verschiedenen Objekten und in Bezug zum Individuum werden nicht richtig erkannt (keine Störung der Augen oder des Sehnervs). Folgen: z. B. Störungen beim Ergreifen von Objekten (optische Ataxie), Fehleinschätzungen von Entfernungen, Probleme beim Lesen und Schreiben und bei der Durchführung von Handlungsabläufen. Physiotherapie: Einüben konkreter problematischer Alltagshandlungen wie Rollstuhlfahren, Transfers, Gegenstände einsortieren, Tisch decken u. Ä. (vgl. ▸ räumliche Verarbeitungsstörung).

Räumlich-kognitive Störung: Gedankliche räumliche Operationen, z. B. das Drehen einer Figur, können nicht durchgeführt werden.

Räumlich-konstruktive Störung: Handlungen im räumlichen Kontext, z. B. das Versorgen eines Tellers im Schrank, können nicht durchgeführt werden.

Räumlich-perzeptive Störung: Lage, räumliche Beziehungen und Proportionen von Objekten können nicht erfasst werden.

Räumlich-topografische Störung: Störung der Fähigkeit, sich im vorgestellten und realen dreidimensionalen Raum zu orientieren und zu bewegen. Folgen: Die Patienten verirren sich häufig, finden sich in neuen Umgebungen kaum zurecht; sind nicht in der Lage, neue Wege zu lernen oder Abkürzungen zu benützen.

Orofaziale Behandlung *f*

Kontext: Neurologie

Spezielle Orofaziale Behandlungsmethoden (werden auch von Logopäden und Ergotherapeuten durchgeführt): Fazio-orale-Trakt-Therapie (FOTT) nach Kay Coombes, Orofaziale Regulationstherapie nach Castillo Morales, Gesichts- und Mundbehandlung nach ▸ PNF. Indikationen: Schluckstörungen, Wahrnehmungsstörungen, Tonusstörungen, mangelnde Mundhygiene. Die ▸ Ausgangsstellung, das ▸ Handling während der Therapie und der ▸ Transfer vor und nach jeder Therapie sind wesentliche Faktoren bei allen orofazialen Behandlungen.

Orthese *f*; *Etym.:* Kurzwort aus *orthopädisch* u. *Prothese*, zu griech. *orthos* „gerade, aufrecht, richtig" u. *prothesis* „das Hinzusetzen, Dazufügen, Ansetzen"; *engl.:* Orthosis

Kontext: Orthopädie, Traumatologie

Industriell oder speziell durch einen Orthopädietechniker hergestelltes medizinisches Hilfsmittel zur Unterstützung eingeschränkter Körperfunktionen; Korrigieren oder Stabilisieren des Körpers bei Formfehlern oder Deformitäten. Grundsätze der Versorgung: so viel wie nötig, so wenig wie möglich (Gefahr von Inaktivität und muskulärer Atrophie); der Patient entscheidet, ob er die O. benötigt (Vermeiden der unnötigen Produktion); Interdisziplinarität (optimale Anpassung und Funktion); Zeit (Dauer der zentralmotorischen Gewöhnung an das Hilfsmittel ca. 1 Monat, dann erneute Überprüfung durch den Therapeuten).

Bei Querschnittlähmung: Während der Liegephase sollten bereits notwendige Orthesenversorgungen eingeleitet werden. Bei Tetraplegie sind dies z. B. Zervikalstütze, Tetraleibgurt, halbelastisches Stützmieder, Spiralschiene für das Handgelenk; bei Paraplegie z. B. Dreipunkte-Korsett, ein halbelastisches Stützmieder mit Klettverschlüssen sowie ggf. Beinorthesen und Fußhebehilfen.

Orthodontie *f*; *Etym.:* griech. *orthos* „gerade, recht, richtig" u. *odous* „Zahn"; *engl.:* Orthodontia; *Syn.:* Kieferorthopädie

Kontext: Kiefergelenkbehandlung

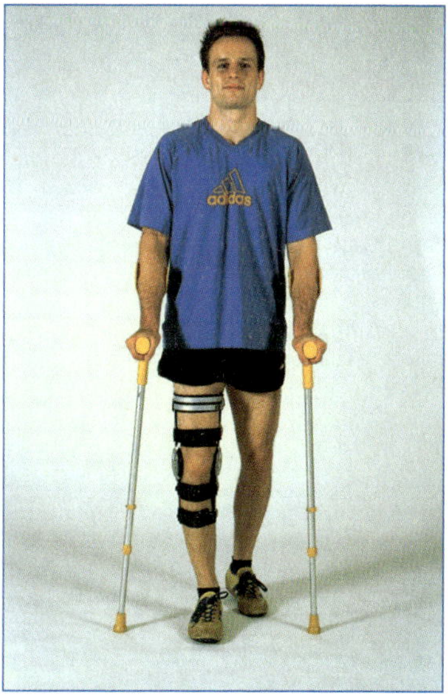

Orthese mit beweglichem Scharnier.

O

Geraderichten der Zähne, v. a. mittels fest sitzender, auf das Zahnsystem aufzementierter Apparaturen.

Orthopädische Manuelle/Manipulative Therapie *f*; ***Abk.:*** OMT; ***engl.:*** Othopaedic manual/manipulative therapy

Kontext: Kaltenborn-Evjenth-Konzept

Umfassendes manualtherapeutisches Konzept für die Untersuchung und Behandlung des Bewegungssystems. Die Bezeichnung OMT wurde in den 1970er-Jahren geprägt und sollte betonen, dass die Manuelle Therapie (nach Kaltenborn im engeren Sinne) nicht nur aus Gelenkuntersuchung und -mobilisation besteht. Definition der IFOMT (frei aus dem Englischen übersetzt): „Die Orthopädische Manuelle Therapie ist eine Spezialisierung innerhalb der Physiotherapie für die Behandlung neuromuskuloskeletaler Zustände. Sie gründet auf dem klinischen Nachdenken (Clinical Reasoning) und benutzt ein hochspezifisches Vorgehen in der Behandlung, das manuelle Techniken und therapeutische Übungen umfasst. Die OMT wird vorangetrieben und umfasst ebenfalls die verfügbare wissenschaftliche und klinische Evidenz und den biopsychosozialen Rahmen eines jeden individuellen Patienten. Die Anwendung von OMT basiert auf einer umfassenden Bewertung des neuromuskuloskeletalen Systems und der funktionellen Fähigkeiten des Patienten. Die Untersuchung dient zur Definition der vorhandenen Funktionsstörung(en) im artikulären, neuralen, muskulären und anderen Systemen und wie diese verbunden sind mit einer Unfähigkeit (Aktivitätsminderung) oder Funktionseinschränkung wie von der Internationalen Klassifikation der Funktionsfähigkeit, Behinderung und Gesundheit (ICF). Die Untersuchung zielt ebenfalls darauf ab zu unterscheiden zwischen Zuständen, die Indikationen oder Kontraindikationen für die OMT Physiotherapie sind und/oder spezielle Vorsichtsmaßnahmen verlangen, und ebenso solche, in denen anatomische Anomalien oder pathologische Vorgänge die Anwendung der OMT-Maßnahmen begrenzen oder lenken. Die OMT beinhaltet eine große Vielfalt an therapeutischen Verfahren wie passive Bewegungen (Mobilisation und/oder Manipulation) und rehabilitative Übungen ebenso wie andere Interventionen und Ausführungsarten. Die hauptsächlichen Ziele der OMT sind das Lindern von Schmerzen und Optimieren der Funktionsfähigkeit des Patienten."

Orthopnoe *f*; ***Etym.:*** griech. *orthos* „richtig, recht" u. *pnoe* „Atem, Hauch"; ***Syn.:*** ausgeprägte Ruhedyspnoe

Kontext: Atemtherapie, Innere Medizin

Ausgeprägte Ruhedyspnoe, die den Patienten zur aufrechten Körperhaltung bzw. zum aufrechten Sitzen zwingt (vgl. ▸ Dyspnoe).

Orthostase-Prophylaxe *f*; ***Etym.:*** griech. *orthos* „gerade, recht, richtig", *stasis* „Stehen, Stellung" u. *prophylax* „Vorposten, Wachtposten"; ***engl.:*** Orthostatic prophylaxis

Kontext: Prävention

Schrittweises Vorgehen bei der Vertikalisierung zur Vermeidung eines Blutdruckabfalls; ggf. kombiniert mit kreislaufanregenden Maßnahmen, z. B. alternierendes Bewegen der Waden- und Fußmuskulatur. Bei aufrechter Körperhaltung (Orthostase) muss es zur Aufrechterhaltung von Blutdruck und Kreislauf zu einer Anpassung kommen. Folgen einer mangelhaften Anpassung: Schwindel, Ohrensausen, herabgesetzte körperliche und geistige Leistungsfähigkeit.

Orthostase-Syndrom *n*; ***Etym.:*** griech. *orthos* „gerade, recht, richtig", *stasis* „Stehen, Stellung" u. *syndrome* „Anhäufung, Zusammenlaufen"; ***engl.:*** Orthostatic hypotension

Kontext: Innere Medizin

Regulationsstörung des Blutdrucks beim Wechsel in die aufrechte Körperhaltung. Man unterscheidet: sympathikotone orthostatische Hypotonie (starker Abfall des systolischen Blutdrucks bei gleichzeitigem Anstieg des diastolischen Blutdrucks), asympathikotone orthostatische Hypotonie (systolischer und diastolischer Blutdruckabfall), posturales orthostatisches Tachykardiesyndrom (übermäßig starker Anstieg der Herzfrequenz ohne Blutdruckabfall); (vgl. ▸ Orthostase-Prophylaxe).

Orthostatische Dysregulation *f*; ***Etym.:*** griech. *orthos* „gerade, recht, richtig", *stasis* „Stehen, Stellung", *dys...* „un..., nicht, gegen" u. lat. *regulare* „regeln, einrichten"; ***engl.:*** Orthostatic dysregulation

Kontext: Innere Medizin

Beim Wechsel von einer liegenden in eine aufrechte Körperposition auftretende Regulationsstörung des Blutdrucks. Dabei kann es zu einer überschießenden sympathischen Gegenregulation mit einem übermäßig starken diastolischen Blutdruck- und Herzfrequenzanstieg und zu einem Abfall des systolischen Blutdrucks kommen oder zu einer zu geringen sympathischen Gegenregulation ohne Blutdruck- und Herzfrequenzanstieg. Die zerebrale Minderdurchblutung kann einen orthostatischen Kreislaufkollaps auslösen (vgl. ▸ Kreislaufbeschwerden).

Osmolalität *f*; ***Etym.:*** griech. *osmos* „Stoß, Stoßen, Schieben"; ***engl.:*** Osmolality
Kontext: Physiologie
Die O. ist Maßeinheit für den ▸ osmotischen Druck. Sie gibt an, wie viele osmotisch aktive Teilchen in einer Flüssigkeitsmenge vorhanden sind (osmol/kg) (vgl. ▸ Osmolarität).

Osmolarität *f*; ***Etym.:*** griech. *osmos* „Stoß, Stoßen, Schieben"; ***engl.:*** Osmolarity
Kontext: Physiologie
Anzahl osmotisch aktiver Teilchen (Salze, Proteine) in einem Liter Lösung (i. d. R. Wasser) [osmol/l]. Im Körper diffundiert Wasser immer zum Ort (in das Flüssigkeitskompartiment) mit höherer O. Der Unterschied zwischen O. [osmol/l] und Osmolalität [osmol/kg] ist ausschließlich die Bezugsgröße.

Osmotischer Druck *m*; ***Etym.:*** griech. *osmos* „Stoß, Stoßen, Schieben"; ***engl.:*** Osmotic pressure
Kontext: Physiologie
Der osmotische Druck resultiert aus der Menge osmotisch aktiver Teilchen in einer Flüssigkeitsmenge. Maß des osmotischen Druckes ist die Osmolalität (osmol/kg) oder auch die ▸ Osmolarität (osmol/l), die sich nur durch die Bezugsgröße unterscheiden.

Ossifikation *f*; ***Etym.:*** lat. *os*, Genitiv *ossis* „Knochen, Gebein" u. *facere* „machen"; ***engl.:*** Ossification
Kontext: Traumatologie
Bildung von Knochengewebe während des Wachstums, nach Knochenbrüchen und auch als pathologischer Prozess, der nach schwerwiegenden Traumen und Operationen zu Knochenneubildungen um Gelenke und in Muskeln führt. Physiotherapie: Bei deutlicher Abwehrspannung kein forciertes passives Bewegen, ggf. nur mit geringem Ausmaß passiv bewegen.

Osteokinematik *f*; ***Etym.:*** griech. *osteon* „Knochen" u. *kinema* „Bewegung"; ***engl.:*** Osteokinematics
Kontext: Kaltenborn-Evjenth-Konzept
Teilgebiet der ▸ Kinematik für die Analyse der Knochenbewegungen im Raum. Die Winkelmessung der Gelenke beispielsweise beschreibt osteokinematisch die Bewegungen der Körperteile im Raum bzw. im Verhältnis zur Neutralnullstellung. Rotationen und Translationen eines Körpers im Raum sind die von der O. beschriebenen Bewegungen.

Osteopathie *f*; ***Etym.:*** griech. *osteon* „Knochen" u. *pathos* „Gefühl, Leiden, Leidenschaft"; ***engl.:*** Osteopathy
Kontext: Osteopathie
Die O. ist eine manuelle Methode, die auf den US-amerikanischen Arzt Andrew Taylor Still (1828–1917) zurückgeht. Er suchte Ende des 19. Jahrhunderts nach einer neuen medizinischen Methode, da operative Eingriffe und Medikamente damals häufig nicht den erwünschten Erfolg aufwiesen. Die traditionelle amerikanische O. beruht auf der Erkenntnis, dass der Körper Selbstheilungskräfte besitzt, die durch sanften Druck der Hände angeregt werden können. Die O. geht neben den Ursachen von Krankheiten auch der Frage auf den Grund, was den Körper bisher daran gehindert hat, gesund zu werden. Ansatz der O. ist, dass sich Leben in Form von Bewegung zeigt und sich Krankheit breitmacht, wo Bewegung verhindert wird. Die O. kann Bewegungseinschränkungen aufspüren und lösen und damit das funktionelle Gleichgewicht wiederherstellen.
Je nach Ort der Funktionsstörung wird die O. unterteilt in ▸ parietale O., ▸ viszerale O. und ▸ Kraniosakrale Therapie.

Osteopathie, kraniosakrale *f*
Vgl. ▸ Kraniosakrale Therapie.

Osteopathie, parietale *f*; ***Etym.:*** griech. *osteon* „Knochen" u. *pathos* „Gefühl, Leiden, Leidenschaft" u. lat. *paries* „Wand"
Kontext: Osteopathie
▸ Osteopathie, die sich mit muskuloskeletalen Funktionsstörungen befasst.

Osteopathie, viszerale *f*; ***Etym.:*** griech. *osteon* „Knochen" u. *pathos* „Gefühl, Leiden, Leidenschaft" u. lat. *viscera* „Eingeweide, innere Organe"
Kontext: Osteopathie
▸ Osteopathie, die sich mit Funktionsstörungen der inneren Organe befasst.

Osteopenie *f*; ***Etym.:*** griech. *osteon* „Knochen" u. *penia* „Armut, Mangel"; ***engl.:*** Osteopenia
Kontext: Physiologie, Medizinische Trainingstherapie
Physiologischer, altersbedingter Abbau von Knochensubstanz. Ursache: normale Resorption bei gleichzeitig geringem Aufbau. Schwerpunkte der Medizinischen Trainingstherapie für den Erhalt der Knochenmasse: effektives Krafttraining durch

ausreichend hohe Intensität (70–80 % des Einwiederholungsmaximums, 8–12 Wiederholungen); moderates/hohes Ausdauertraining (vgl. ▸ Osteoporose).

Osteoporose *f*; ***Etym.:*** griech. *osteon* „Knochen" u. *poros* „Öffnung"; ***engl.:*** Osteoporosis

Kontext: Orthopädie, Medizinische Trainingstherapie

Häufigste menschliche Skeletterkrankung, die mit verringerter Knochenmasse, zerstörter Mikroarchitektur und dadurch bedingter Frakturneigung einhergeht. Diagnose: ab einem Massenverlust von 25 % oder einer Standardabweichung von 2,5 Punkten. Medizinische Trainingstherapie: Neben dem Training zum Erhalt der Knochenmasse sind Koordinationstraining und Sturzprophylaxe therapeutische Schwerpunkte (vgl. ▸ Osteopenie).

Osteoporoseprävention *f*; ***engl.:*** Prevention of osteoporosis

Kontext: Orthopädie

Maßnahmen mit dem Ziel, osteoporotische Veränderungen zu verhindern, zu begrenzen oder die Folgen zu mindern; das Kräftigen der Muskulatur bewirkt, dass mehr Knochensubstanz auf- als abgebaut wird; bei Stürzen senken kräftige Muskeln das Verletzungsrisiko; trainiert werden alle Körperabschnitte, insbesondere die Rumpfmuskulatur (die Dichte der Knochenmasse nimmt nur im Bereich der größten Kraftanstrengung zu); bewährt hat sich die Kombination von Krafttraining und Ausdauersport (Aerobic).

Primäre Prävention: Sportliche Aktivität in der Pubertät ist ein anhaltender, protektiver Faktor gegen Osteoporose im Alter (erhöht die Knochenmasse); bei risikobehafteten Frauen (Athletinnen, langfristige Kortisontherapie) ist es das Ziel, die Abnahme der Knochenmasse zu verhindern.

Sekundäre Prävention: Ziel ist es, bei erkrankten Frauen das Fortschreiten der Osteoporose zu mindern.

Tertiäre Prävention: Chronisch erkrankte Frauen werden behandelt und weiterhin begleitet.

Oszillation *f*; ***Etym.:*** lat. *oscillare* „schwingen, schaukeln"; ***engl.:*** Oscillation; ***Syn.:*** Kaltenborn-Evjenth-Konzept: Vibration

1. *Kontext:* Trainingstherapie

Fördert und fordert die Aktivierung ganzer Muskelketten und bewirkt reflektorisch eine optimale Anspannung der Muskulatur des Rumpfes. Die Muskelarbeit erfolgt über freie Bewegung im Raum, z. B. mit dem body blade. Vgl. ▸ Eigentraining.

2. *Kontext:* Kaltenborn-Evjenth-Konzept

Schwingungen; zeitlich periodische Änderungen einer physikalischen Größe. Ein Beispiel für eine mechanische Schwingung ist die Pendelbewegung. Oszillationen wurden erstmals von Récamier 1838 in der Therapie empfohlen. In der nordischen Manuellen Therapie wird mehr von Vibrationen als von Oszillationen gesprochen. Der Therapeut führt die Vibration am Anfang der Stufe II (Slackzone) zur Schmerzlinderung durch und in der gesamten Stufe II bis einschließlich der Übergangszone zur Entspannung. Bei Dehnschmerz kann er die Vibration auch während der dehnenden Mobilisation in Stufe III anwenden.

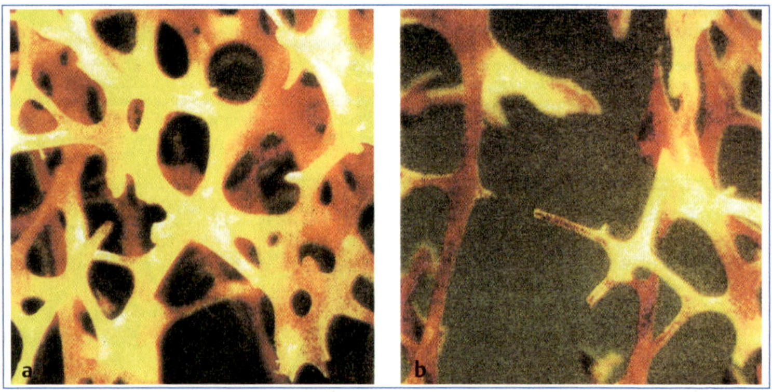

Osteoporose. a Gesunde Knochenstruktur. b Osteoporotischer Knochen.

Ottawa-Charta für Gesundheitsförderung *f*; ***engl.:*** Ottwa-charta for health promotion
Kontext: Wissenschaftliches Arbeiten, Prävention
Deklaration der WHO (1986). Reaktion auf die Notwendigkeit, die Bedingungen für Gesundheit und die Gestaltung von Gesundheit förderlicher Welten stärker zu favorisieren. Weder der Einzelne noch einzelne gesellschaftliche Institutionen sind in der Lage, Lebenswelten strukturell zu verändern. Die Charta hat das Umdenken in den Gesundheitswissenschaften im Hinblick auf die ▶ Gesundheitsförderung wesentlich gefördert.

Ott-Zeichen *n*; ***Etym.:*** Victor Rudolf Ott, deutscher Rheumatologe (1914–1986); ***engl.:*** Ott sign
Kontext: Diagnostik, Orthopädie
Abstandmessung für die Extension/Flexion der BWS nach Ott durch Vorwärtsneigen aus dem Stand; 1. Markierung C 7 (Dornfortsatz), 2. Markierung 30 cm weiter kaudal; beim Vorwärtsneigen vergrößert sich der Abstand um ca. 8 cm (vgl. ▶ Schober-Zeichen, ▶ Fingerbodenabstand).

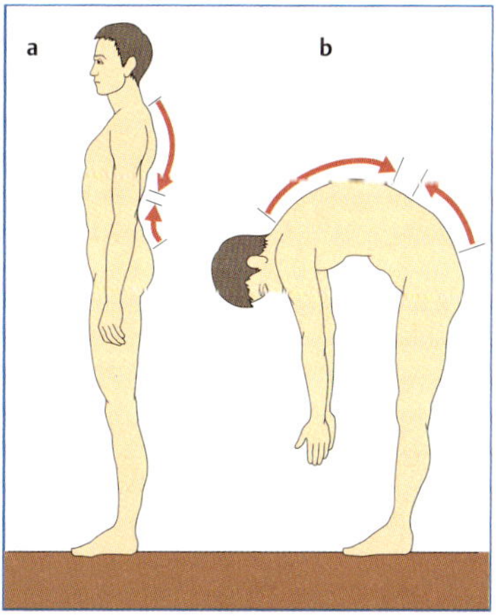

Ott-Zeichen. a Ausgangsstellung, b Endstellung.

Output *m*; ***Etym.:*** engl. *output* „Leistung, Ertrag, (Daten-)Ausgabe"; ***engl.:*** Output
1. *Kontext:* Betriebswirtschaftslehre
Messbares Ergebnis der unternehmerischen Aktivitäten eines Unternehmens am Ende eines Betrachtungszeitraumes. Physiotherapie: Der O. beinhaltet die Anzahl der Behandlungen in einem Betriebsjahr, die Anzahl der Patienten mit oder ohne Folgerezept oder z. B. die Anzahl der verkauften Therabänder. Häufig wird als O. nur der Umsatz oder der Gewinn als Gesamtergebnis der Praxis bezeichnet. Das Gegenteil des O. ist der ▶ Input. Ökonomisch handeln bedeutet, dass mittel- und langfristig der O. deutlich größer sein muss als der Input (Input-Output-Analyse).
2. *Kontext:* Neurologie
Beurteilbare Efferenz.

Over-Engineering *n*; ***Etym.:*** engl. *over* „über" u. *engineering* „Technik, Ingenieurwesen"
Kontext: Betriebswirtschaftslehre
Höhere Produkt- oder Dienstleistungsqualität als von den Kunden gewünscht. Bsp.: Ein Produkt mit einem „Zuviel" an Technologie, das die Endverbraucher nicht nutzen, aber bezahlen müssen, weil die Entwicklung und Herstellung zusätzlicher technischer Funktionen Kosten verursacht. Physiotherapie: Praxisinhaber müssen die Kundenbedürfnisse möglichst exakt kennen, damit die Therapieangebote (Selbstzahler) nicht mehr als nötig beinhalten. Ein Zuviel kann Patienten genauso stören wie ein Zuwenig, z. B. die Anzahl der Fernseher im Trainingsbereich. Ein Zuviel verursacht Kosten, stiftet keinen Nutzen für den Patienten und ist betriebswirtschaftlich gesehen eine Fehlinvestition.

Overflow *m*; ***Etym.:*** engl. *overflow* „Überfließen, Überschwemmung, Überlauf"; ***Syn.:*** Irradiation
1. *Kontext:* Neurophysiologie
Physiologisches Übertragen muskulärer Aktivität auf benachbarte Muskeln.
2. *Kontext:* Propriozeptive neuromuskuläre Fazilitation
Wirkprinzip der propriozeptiven neuromuskulären Fazilitation (PNF); meist als ▶ Irradiation bezeichnet.
Ipsilateraler O.: Übertragen muskulärer Aktivität auf benachbarte Muskeln der gleichen Körperseite i. d. R. durch von außen gesetzte Widerstände als therapeutische Maßnahme zur Muskelkräftigung; auch das Ausbreiten unerwünschter unwillkürlicher Muskelaktivität bei extrapyramidalen Bewegungsstörungen.
Kontralateraler O.: Übertragen muskulärer Aktivität auf Muskeln der gegenüberliegenden Körperseite i. d. R. durch von außen gesetzte Widerstände als therapeutische Maßnahme zur Muskelkräftigung; auch das Mitbewegen (Mirror Movements) der nicht willkürlich aktivierten Extremität, insbesondere beim Erlernen von Fertigkeiten.

O

Oxford-Grading *n*; ***Etym.:*** nach der gleichnamigen engl. Stadt, *grading* „Einstufung"
Kontext: Gynäkologie
Standardisiertes Muskelbewertungsschema für die Beckenbodenmuskulatur (Laycock 1994) bzw. Patientinnen mit urethrovesikalen Dysfunktionen, das in 5 Grade (0 = keine Aktivität) eingeteilt ist; die Prüfung kann vaginal und/oder rektal durchgeführt werden; sie war Bestandteil der Befundaufnahme am Beckenboden nach dem ▸ PERFECT-Schema und basiert auf dem ▸ Muskelfunktionstest; trotz Standardisierung sind die Ergebnisse auch subjektiv. Heute wird unterschieden: nicht tastbar, spürbar, normal, kräftig (absent, weak, normal, strong).

Oxygenation *f*; ***Etym.:*** griech. *oxys* „scharf, spitz" u. *gennan* „erzeugen, hervorbringen";
engl.: Oxygenation
Kontext: Herz-Kreislauf-Physiologie
Beladen des Hämoglobins (Hb) mit Sauerstoff (O_2). Mit der O. des Hb in der Lunge entsteht oxygeniertes Hb (eine etwas stärkere Säure), sodass die im Kapillargebiet abgepufferten (gebundenen) H^+-Ionen) freigesetzt werden und wieder der ▸ Karboanhydrasereaktion zur Verfügung stehen (vgl. ▸ Desoxygenation).

Oxytocin *n*; ***Etym.:*** griech. *oxys* „scharf, spitz" u. *toxos* „das Gebären"; ***engl.:*** Oxytocin, oxytocic hormone
Kontext: Neurophysiologie
Hormon, das bei Massagen, freundlichen Berührungen, in Ruhe, während des Entspannt- und Stillseins vom Gehirn und Bauch ausgeschüttet wird – sowohl bei Frauen als auch bei Männern. O. aktiviert das parasympathische Nervensystem, fördert Vertrauen und Bindungsbereitschaft zwischen Menschen.

O

Oxford-Grading

Muskelwert	Befund
0	• Keine Bewegung fühlbar
1	• Minimale oder sehr geringe Muskelwölbung während des Anspannens (wie eine Feder) • Von außen am Damm nicht sichtbar
2	• Schwache, eindeutig spürbare Kontraktion • Leichter Druck am untersuchenden Finger
3	• Mittlere Muskelkraft • Deutlicher Druck am untersuchenden Finger • Spürbare kranioventrale Bewegung, von außen am Damm sichtbar
4	• Feste Muskelbewegung, die sich um den Finger schließt • Elevation gegen leichten Widerstand möglich • Bei gleichzeitig palpierendem Zeige- und Mittelfinger werden diese zusammengedrückt
5	• Sehr starke Muskelkraft • Kontraktion gegen kräftigen Widerstand möglich • Einsaugender Effekt auf den untersuchenden Finger • Bei gleichzeitig palpierendem Zeige- und Mittelfinger werden diese trotz Widerstand zusammengedrückt

P

PA *f*; ***Etym.:*** Akronym zu *posteroanteriore* Zusatzbewegung
Kontext: Maitland-Konzept, Manuelle Therapie
P. beschreibt eine ▸ Zusatzbewegung von posterior nach anterior, die der Patient nicht aktiv ausführen kann. Sie ist Bestandteil der physiologischen Gelenkbewegung und ihre Restriktion hat zwingend eine Einschränkung der aktiven Beweglichkeit zur Folge. Deswegen werden Bewegungseinschränkungen häufig zuerst passiv mit Zusatzbewegungen wie der PA behandelt.

Pacing *n*; ***Etym.:*** engl. *pacing* „Stufensteuerung", *pace* „Schritt, Geschwindigkeit, Stufe"
Kontext: Algesiologie
Stufenweise Steigerung alltäglicher Aktivitäten oder Bewegungsübungen, wobei das festgelegte Behandlungsziel auch trotz Schmerzen unbedingt eingehalten wird; durch P. sollen Schmerzpatienten mit Vermeidungsverhalten die Kontrolle über ihr Tun zurückgewinnen; Voraussetzung ist das Bestimmen der aktuellen Leistungsfähigkeit. Man misst die Zeit bis zum Beginn des Schmerzes bei einer bestimmten Aktivität und berechnet den durchschnittlichen Wert von drei Durchgängen. Dieser Wert minus 20 % ist die Basiszeit für die Aktivität, die zu Hause jeden Tag ausgeführt werden soll. Wenn die Schmerzen während dieser Aktivität eine Woche lang nicht ausgelöst wurden, kann man die Dauer vorsichtig um 10–20 % steigern und (falls notwendig) zusätzlich eine andere Aktivität ausführen lassen. Bei Kindern ist es manchmal schwierig, die Zeit zu messen (alternativ: Schätzungen). Die Belastbarkeit der Körpergewebe erhöht sich allmählich; der Patient macht die Erfahrung, dass Aktivitäten nicht immer schmerzen.

Päckchensitz *m*
Kontext: Atemtherapie
Atemerleichternde Stellung; der Oberkörper ruht auf den Oberschenkeln und die Stirn liegt auf den Händen oder Fäusten. Besonders für Kinder geeignet.

Packung *f*
Vgl. ▸ Wickel.

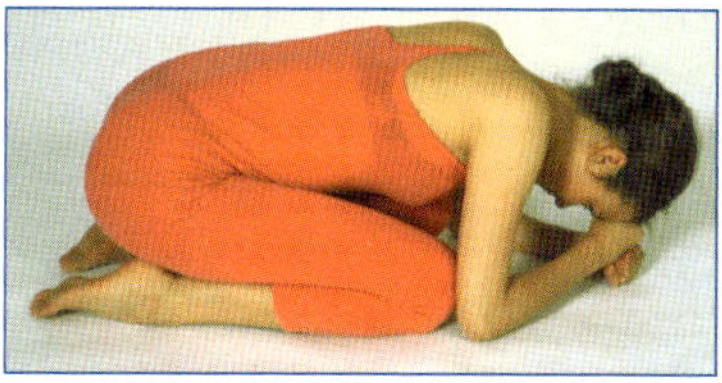

Päckchensitz.

Pad-Test *m*; ***Etym.:*** engl. „Polster, Kissen"; ***engl.:*** Pad Test; ***Syn.:*** Vorlagenwiegetest
Kontext: Urologie
Test zur Quantifizierung eines unwillkürlichen Urinverlustes für Patienten mit urethrovesikalen Dysfunktionen; der Patient wiegt seine Vorlagen über einen bestimmten Zeitraum (meist 24 h) und dokumentiert die Messergebnisse; der Test kann mit zusätzlichen Belastungen, z. B. Springen oder Husten, verbunden werden.

PAG *n*; ***engl.:*** Periaqueductal gray
Vgl. ▸ Periaquaeduktales Grau.

Painful arc *m*
Vgl. ▸ Schmerzhafter Bogen.

PAIVMs *f*
Vgl. ▸ Passive Accessory Intervertebral Movements.

Palatinum *n*; ***Etym.:*** lat. *palatum* „Gaumen"; ***engl.:*** Palate; ***Syn.:*** Gaumenregion
Kontext: Kiefergelenkbehandlung
Der Gaumen wird von zwei Knochen geformt, der Maxilla und dem Os palatinum. Drei Suturen fixieren ihn. Wegen der Kruzifixform werden diese Nähte auch Sutura crucificia genannt (vgl. ▸ Velum).

Palmar
Kontext: Anatomie
Lagebezeichnung in Bezug auf den Körper: in Richtung der Handinnenfläche gelegen (Gegensatz: ▸ dorsal).

Palpation *f*; ***Etym.:*** lat. *palpare* „sanft klopfen, streicheln"; ***engl.:*** Palpation; ***Syn.:*** Tastuntersuchung, taktiles Beobachten
Kontext: Diagnostik
Untersuchen von Körperstrukturen durch Tasten; man unterscheidet die P. oberflächlicher und tiefer liegender Strukturen. Informationen durch die oberflächliche P.: Muskeltonus, Ödeme, Temperatur (Entzündungszeichen), Verschieblichkeit der Haut und Schweißbildung (beides sympathische Zeichen), schmerzhafte Reizpunkte. P. tiefer liegender Strukturen: Durch sie lassen sich der

P

Widerstand gegen den vom Therapeuten ausgeübten Druck registrieren (Maß der Beweglichkeit der Bewegungssegmente) und provozierbare Schmerzen. Bsp.: In Bauchlage kann der Therapeut die Wirbelsäulensegmente durch lokalen Druck nach ventral relativ genau auf ihre Beweglichkeit und evtl. Schmerzen prüfen.

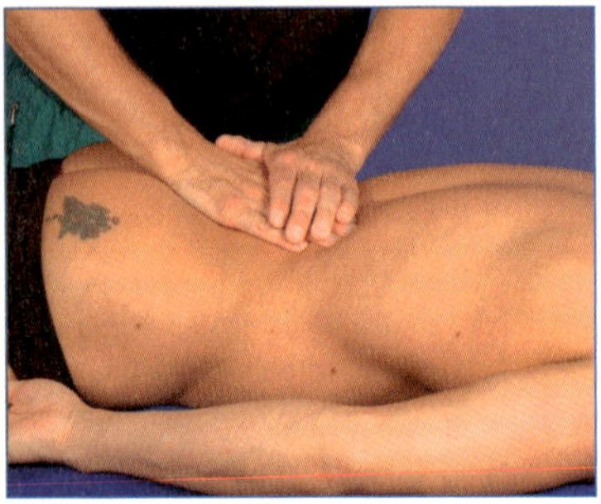

Palpation des Rückenstreckers.

Papillomatosis *f*; ***Etym.:*** lat. *papilla* „Brustwarze, Wärzchen"; ***engl.:*** Papillomatosis
Kontext: Lymphdrainage
Mit starker Verhornung (Hyperkeratose) einhergehende Veränderung der oberen Hautschicht durch massiven Lymphstau mit organischer Veränderung der Hautstruktur meist im distalen Bereich, z. B. an den Füßen; lymphödemtypisches Symptom eines bereits länger bestehenden Ödems; bedarf intensiver Therapie, Gefahr der Austrocknung der Haut; potenzielle Infektionsstelle für Patienten, nicht für Therapeuten.

Parachutreaktion *f*; ***Etym.:*** engl. *parachute* „Fallschirm", lat. *re* „zurück" u. *actio* „Handlung"; ***engl.:*** Parachute reaction
Kontext: Pädiatrie, Diagnostik
Abstützreaktion auf die Hände.

Paradigma, physiotherapeutisches *n, -men u. -ta*; ***Etym.:*** griech. *paradeigma* „Beispiel", lat. *paradigma* „Beispiel, Muster"
Kontext: Theoretische Modelle
Wissenschaftliche Grundauffassung, die die Basis der klinischen Praxis und Forschung bestimmt; historisch bedingt folgten Physiotherapeuten früher dem dominant biomedizinischen Denkmodell; seit Mitte der 90er-Jahre setzt sich jedoch zunehmend das ▸ biopsychosoziale Bewegungsparadigma durch (vgl. ▸ Physiotherapie, ▸ Neues Denkmodell).

Paradoxon nach Codman *n, -xa*; ***Etym.:*** griech. *paradoxos* „unerwartet, unglaublich, sonderbar"; ***engl.:*** Codman's paradox
Kontext: Anatomie
Wird ein Arm exakt in der Sagittalebene angehoben (Handfläche zeigt nach vorne) und von dieser Endposition ausgehend exakt in der Frontalebene an den Ausgangspunkt zurückbewegt (Handfläche zeigt nach hinten), ist eine Rotation um 180° notwendig. Das P. zeigt, dass Rotationen Bestandteil der Flexions- und Abduktionsbewegung im Schultergelenk sind. Abduktion und Flexion sind *keine* Bewegungen in einer Ebene.

Paradoxon, hydrostatisches *n*; ***Etym.:*** griech. *hydor* „Wasser", *statike* „Kunst des Wägens" u. lat. *paradoxus* „Widersinn, Widersprüchlichkeit"; ***engl.:*** Paradox, hydrostatic
Kontext: Physik
In unterschiedlichen mit Flüssigkeit gefüllten Gefäßen ist der Druck am Boden überall gleich und nur von der Höhe der Flüssigkeitssäule darüber abhängig, jedoch nicht von der Form des Gefäßes (vgl. ▸ Hydrostatischer Druck).

Paraffin *n*; ***Etym.:*** lat. *parum* „wenig" u. *affinis* „verwandt"; ***engl.:*** Paraffin
Kontext: Balneologie
Gemisch aus Alkanen (Kohlenwasserstoffgemisch); Nebenprodukt der Erdölgewinnung; Eigenschaften: wachsartig, brennbar, geruch- und geschmacklos, ungiftig, elektrisch isolierend. Schlechter ▸ Wärmeleiter, daher langsame Wärmeabgabe Erstarrungspunkt bei ca. 50 und 75 ° C, Schmelzwärme zwischen 200 und ca. 240 kJ/kg (vgl. ▸ Fango-Paraffin).

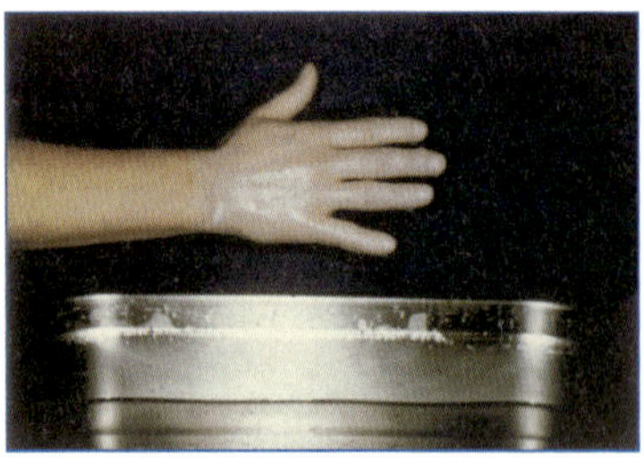

Paraffin: Anwendung eines Paraffinbades.

Parafunktion *f*; ***Etym.:*** griech. *para* „neben, bei, über ... hinaus, gegen" u. lat. *functio* „Verrichtung"; ***engl.:*** Parafunction; ***Syn.:*** Dysfunktion
Kontext: Kiefergelenkbehandlung

P

P. sind abnormale, orale Bewegungen wie z. B. Zähneknirschen, Pressen, auf die Lippe oder die Zunge beißen und einseitiges Kauen (vgl. ▸ Bruxismus, diurnal, ▸ Bruxismus, nokturnal).

Parallelschaltung *f*; ***engl.:*** Parallel connection, shunt (connection)
Kontext: Physik
Aufteilung eines Stromes in zwei oder mehrere getrennte Wege (Teilströme). Anschließend kommt es wieder zu einer Vereinigung. In der Elektrotechnik/Elektronik liegen Verbraucher nebeneinander an der gleichen Spannung (z. B. Mehrfachsteckdose). Der Gesamtstrom ist die Summe der Teilströme (durch jeden Verbraucher). Im Strömungskanälen (Blutkreislauf, Lunge) ergibt die Summe der Teilströme wieder den Gesamtstrom (vgl. ▸ Reihenschaltung).

Paralyse *f*; ***Etym.:*** griech. *paralysis* „Lähmung"; ***engl.:*** Paralysis
Vgl. ▸ Plegie.

Paraphrasieren *n*; ***Etym.:*** griech. *paraphrasis* „Umschreibung"; ***engl.:*** Paraphrase; ***Syn.:*** Umschreibung, Umformulierung
Kontext: Psychologie, Kommunikation
Bezugnehmende Gesprächstechnik. Der Gesprächspartner thematisiert einen Sachverhalt, ein Ereignis oder den Gesprächsgegenstand, indem er das Gesagte mit eigenen Worten wiedergibt und so sein Verstehen sichern kann (vgl. ▸ aktives Zuhören).

Paraplegie *f*; ***Etym.:*** griech. *para* „neben, bei, über … hinaus, gegen" u. *plege* „Schlag, Hieb, Stoß"; ***engl.:*** Paraplegia
Kontext: Traumatologie, Neurologie
Lähmung der unteren Extremität als Resultat einer Schädigung des Rückenmarks auf Höhe der Brust- und Lendenwirbelsäule (vgl. ▸ Querschnittlähmung).

Paraplegie, Rollstuhlversorgung bei *f*; ***Etym.:*** griech. *para* „neben, bei, über … hinaus, gegen" u. *plege* „Schlag, Hieb, Stoß"; ***engl.:*** Paraplegia, wheelchair provision in
Kontext: Traumatologie, Neurologie
Paraplegische Patienten sind in der Lage, Rollstühle mit Hand-/Armkraft anzutreiben. Eine optimale Rollstuhlversorgung gewährleistet selbstständige Mobilität in Schule, Alltag, Freizeit und im beruflichen Umfeld. Für den Alltagsgebrauch setzt man überwiegend Faltrollstühle ein, die die Patienten zusammenklappen und z. B. selbstständig im Auto verstauen können. Für sportliche Aktivitäten eignen sich Rollstühle mit einer starren Sitzfläche (günstigere Kraftübertragung auf die Räder). Sitzbreite, -tiefe, -neigung und Höhe der Rückenlehne werden auf die persönlichen Bedürfnisse individuell abgestimmt.

Parästhesie *f*; ***Etym.:*** griech. *para…* „neben…" u. *aisthesis* „Wahrnehmung, Empfindung"; ***engl.:*** Paraesthesia
Kontext: Neurologie
Form der ▸ Sensibilitätsstörung; abnorme Empfindung; der Betroffene nimmt ein Kribbeln, Prickeln, Pelzigkeit, Ameisenlaufen, Jucken, Kälte, Wärme, Schwellungsgefühl etc. wahr. Das Berührungsempfinden kann normal sein. Ursachen: Schädigungen sensibler Nerven des peripheren oder zentralen Nervensystems. Parästhesien können bei Polyneuropathien (durch Diabetes), verschiedenen Toxinen (bei Alkoholismus), Multipler Sklerose auftreten. Messung: visuelle Analogskala. Physiotherapie: Desensibilisierung und Sensibilitätstraining (Bürsten, Kälte-/Wärmereize, Durchblutungsförderung etc.). Die Behandlung von Sensibilitätsstörungen ist allgemein schwierig. Als Symptom der Multiplen Sklerose persistieren sie häufig. Von Parästhesien zu differenzieren sind: Dysästhesie (unangenehme, schmerzhafte abnormale Wahrnehmungen), ▸ Hyperästhesien (gesteigerte Empfindung von Berührungsreizen), Hypästhesie (Taubheitsgefühl, wie beim Zahnarzt), Anästhesie (fehlendes Berührungsempfinden).

Parasympathikus *m*; ***Etym.:*** griech. *para* „neben, bei, über … hinaus, gegen" u. neulat. *sympathikus* zu griech. *sympatheia* „Mitgefühl, Zusammenstimmung"; ***engl.:*** Parasympathetic nervous system (PSNS)
Kontext: Neurophysiologie, Bindegewebsmassage
Teil des vegetativen Nervensystems; entgegengesetzte Wirkung zum ▸ Sympathikus; steuert unwillkürlich die inneren Organe und den Kreislauf, dient der Regeneration und dem Aufbau körpereigener Reserven (trophotrope Wirkung). Der P. wirkt beruhigend auf das Herz-Kreislauf- und das Atmungssystem sowie anregend auf die Verdauungsorgane und die Speichel- und Tränendrüsen. Überträgersubstanz (Neurotransmitter): Azetylcholin. Der P. gliedert sich in zwei Anteile. Beide Anteile haben ihre Kerne im Stammhirnbereich. Sie ziehen über die Hirnbasis (N. vagus, 10. Hirnnerv) und versorgen hauptsächlich die oberen Bauchorgane. Der als zentraler P. bezeichnete Anteil verläuft im Rückenmark (beidseitig des Canalis centralis) und bildet das parasympa-

thische Zentrum im Sakralmark (S 2-S 5). Aus ihm entsteht der Plexus hypogastricus im unteren Bauchraum, von dem er zu seinen Erfolgsorganen im unteren Bauchraum zieht. Der P. wird als Gegenspieler des Sympathikus bezeichnet. Von dieser alten, strikten Trennung geht man heute nicht mehr aus. Eher davon, dass es sich um zwei sich ergänzende Systeme handelt. (Die alte Funktionsbeschreibung gilt aber weiterhin.) Neuere Untersuchungen ergaben, dass sich der N. vagus entgegen der alten Lehrmeinung bis in den unteren Bauchraum erstreckt. Dadurch sind einige Phänomene wie z. B. die Funktionsfähigkeit der unteren Bauchorgane bei einer kompletten Querschnittlähmung zu erklären. ▸ Bindegewebsmassage fördert über kutaneoviszerale Reflexe die parasympathische Wirkung. Bsp. Patienten mit Querschnittlähmung: Förderung der Magen-, Darm- und Blasentätigkeit; Verminderung von Darmspastiken, Ileussymptomen, Harnverhalt.

Parese *f*; ***Etym.:*** griech. *paresis* „Erschlaffung“; ***engl.:*** Paresis

Kontext: Neurologie, Pädiatrie

Kraftminderung bzw. nicht komplette, unvollständige Lähmung einzelner Muskeln, Muskelgruppen oder aller Muskeln einer Extremität bei dem Versuch einer Willkürinnervation. Eine Schädigung des Nervensystems verursacht die verminderte Kontraktionsfähigkeit. Man differenziert zwischen P. und Plegie (vollständige Lähmung). Diagnostik/Verlaufkontrolle: ▸ Muskelfunktionstest.

P

Periphere/schlaffe P.: Kraftminderung einzelner Muskeln oder Muskelgruppen; verursacht durch Schädigung des 2. Motoneurons (motorische Vorderhornzelle im Rückenmark) oder der peripheren Nervenfaser; abgeschwächte Muskeleigenreflexe, keine pathologischen Reflexe, Atrophie der Muskulatur. Physiotherapie: z. B. verschiedene neurophysiologische Techniken (PNF, Vojta usw.), Medizinische Trainingstherapie, ggf. Elektrotherapie.

Zentrale P.: Kraftminderung einzelner Muskeln, Muskelgruppen oder Extremitäten aufgrund einer Schädigung des 1. Motoneurons bei zerebraler Ischämie, Rückenmarkverletzung oder Sauerstoffmangel während der Geburt, z. B. im Verlauf der Pyramidenbahn; gesteigerte Muskeleigenreflexe, ▸ Babinski-Zeichen, keine Atrophie der Muskulatur, erhöhter Widerstand bei passiven Bewegungen. Meistens handelt es sich um eine spastische Lähmung.

Spastische P.: Kann bei zentraler P. auftreten, wenn die hemmenden Impulse der extrapyramidalen Fasern fehlen und somit der Muskeltonus gesteigert ist.

Hemiparese: Halbseitenlähmung einer Körperseite aufgrund einer zentralen Schädigung (Ischämie); die Hemiparese ist auf der der zentralen Läsion gegenüberliegenden Körperseite. Bei vollständiger Lähmung spricht man von ▸ Hemiplegie.

Plexusparese: Durch Schädigung eines Nervengeflechts (Plexus brachialis oder Plexus lumbalis) verursachte P.; lassen sich ausgesprochen erfolgreich mit der Vojta-Therapie behandeln.

Monoparese: Eine Extremität (oder ein Abschnitt einer Extremität) ist unvollständig gelähmt.

Diparese: Entweder die obere Extremität (beide Arme) oder die untere Extremität (beide Beine) sind unvollständig gelähmt. Bei Patienten mit gering ausgeprägter Zerebralparese wird oft von einer Diparese gesprochen, obwohl die obere Extremität ebenfalls betroffen ist (Tetraparese).

Paraparese: Meist bei Querschnittsymptomatik, P. der unteren Extremität.

Tetraparese: Obere und untere Extremität bzw. alle vier Extremitäten sind von der Querschnittlähmung betroffen.

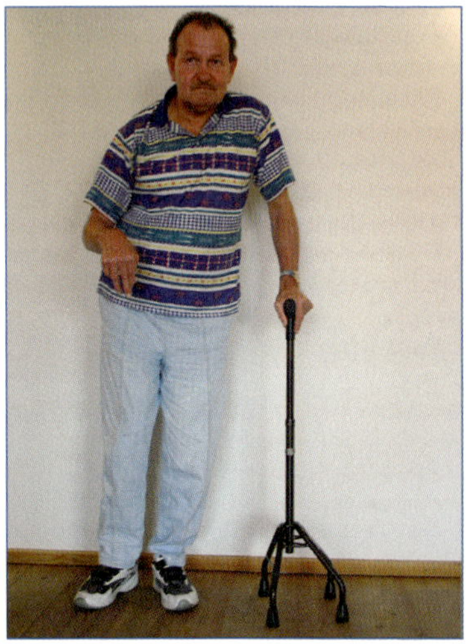

Parese. Patient mit spastischer Hemiparese: Das Gewicht wird zwischen Arm, Stütze und Bein der nicht betroffenen Seite verteilt.

Parietalhirnsyndrom *n*; ***Etym.:*** lat. *paries* „Wand" u. griech. *syndrome* „Anhäufung, Zusammenlaufen"; ***engl.:*** Parietal brain syndrome
Kontext: Neurologie
Veralteter Begriff; eine Schädigung des Parietallappens kann zu verschiedenen Symptomen führen, die differenziert und individuell erfasst werden sollten. Im Vordergrund stehen Störungen der Oberflächen- und Tiefensensibilität, räumlich-konstruktive Störungen, Hemianopsien und apraktische, aphasische Beeinträchtigung sowie Neglektphänomene. Physiotherapie: richtet sich nach der Art der Beeinträchtigung. Bei der Behandlung von Patienten mit Neglektphänomenen sind multimodale Stimulationen, Vibrationen der Nackenmuskulatur, bei Patienten mit motorischem Neglekt auch eine Forced-Use-Therapie angezeigt.

Parietallappen *m*; ***Etym.:*** lat. *paries* „Wand"; ***engl.:*** Parietal lobe; ***Syn.:*** Lobus parietalis
Kontext: Neurophysiologie, Sensomotorik
Schläfenlappen; beinhaltet u. a. das somatosensorische Kernfeld, den primären somatosensorischen Kortex (Brodmann Feld 3) als Ankunftsort aller sensomotorisch relevanten sensorischen Informationen über die Hinterstrang- und die Vorderseitenstrangbahn. Gleichfalls sind seine Neuronennetze für Sprache und Kurzzeitgedächtnis mit verantwortlich. Störungen im P., z. B. nach einem Schlaganfall, können zum Verlust einer Seite der Umgebung oder des Körpers führen (meistens der linken Seite). Die Repräsentation der Welt ist sozusagen zur Hälfte verschwunden.

Pari-PEP-System *n*; ***engl.:*** Positive-Expiratory-Pressure; ***Syn.:*** PEP-Gerät
Kontext: Atemtherapie
Mit den PEP-Geräten wird gegen einen Ausatemwiderstand geatmet, um den intrabronchialen Druck zu steigern und die Atemwege offenzuhalten. Der Ausatemdruck kann durch verschieden große Öffnungen variiert und individuell angepasst werden. PEP-Systeme können mit einem Vernebler kombiniert werden.

Parkierfunktion *f*; ***Etym.:*** engl. *to park* „abstellen, parken" u. lat. *functio* „Verrichtung"
Kontext: Funktionelle Bewegungslehre
▸ Aktivitätszustand; ein Körper oder ein Körperabschnitt drückt nur mit seinem Eigengewicht auf die Unterlage; die Gelenke müssen nicht muskulär stabilisiert werden. Bsp.: Entlastungsstellungen für einzelne Körperabschnitte.

Parkinson-Syndrom *n*; ***Etym.:*** nach dem englischen Arzt *James Parkinson* (1755–1824); griech. *syndrome* „Anhäufung, Zusammenlaufen"; ***engl.:*** Parkinson's disease; ***Syn.:*** Parkinson-Krankheit, Morbus Parkinson
Kontext: Neurologie
Langsam fortschreitende degenerative neurologische Erkrankung des extrapyramidalen Systems, die durch ein Absterben der Dopamin produzierenden Zellen der Substantia nigra des Mittelhirns ausgelöst wird. Leitsymptome: Rigor (Muskelstarre), Ruhetremor, verlangsamte Bewegungen, fehlende Mitbewegungen (Brady- oder Hypokinese) bis hin zur Bewegungslosigkeit (▸ Akinese). Wei-

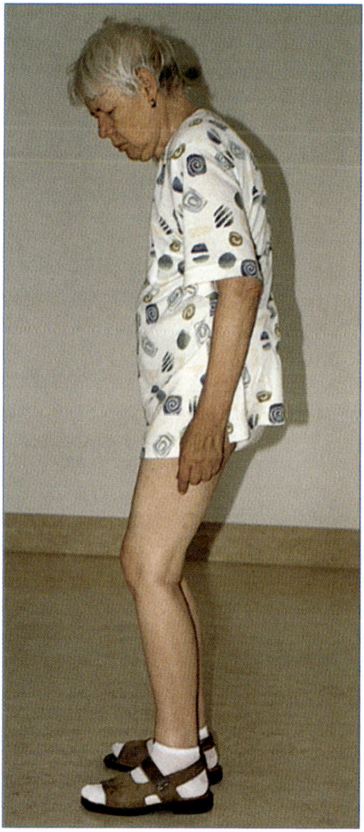

Parkinson-Syndrom. Charakteristische Flexionshaltung des Körpers bei Parkinson-Patienten.

P

tere Symptome: ▸ Mikrografie, sensorische, vegetative, psychische oder kognitive Beeinträchtigungen; Sturzgefahr (verminderte Halte- und Stellreflexe führen zu defizitären posturalen Mechanismen). Physiotherapie: Rhythmisch-akustische Stimulation (z. B. mittels Metronom) verbessert Gangtempo und Schrittfrequenz und vermindert die Anzahl von Blockierungen (▸ Freezing-Phänomen). Sturzprävention: Einüben von Schutz- und Kompensationsschritten bei Schwerpunktverlagerungen und das Einüben höherer Gleichgewichtsanforderungen (z. B. Körperdrehungen) vermindern die Sturzhäufigkeit; ggf. Hilfsmittel (z. B. Walking-Stöcke); Stolperfallen (Teppiche, glatte Fliesen u. Ä.) entfernen. Heimprogramm: Dehn- und Lagerungsübungen (Erhalt der passiven Beweglichkeit) und individuell ausgewählte, den Neigungen des Patienten entsprechende Aktivitäten (z. B. Walking), die er nach dem Grundsatz „mäßig, aber regelmäßig" durchführt (vgl. ▸ Hoehn-and-Yahr-Scale, ▸ Webster-Scale).

Parkinson-Syndrom, atypisches *n*; ***Etym.:*** nach dem englischen Arzt *James Parkinson* (1755–1824); griech. *syndrome* „Anhäufung, Zusammenlaufen", *a...* „nicht, un..." u. *typos* „Schlag, Gestalt, Muster, Vorbild"; ***engl.:*** Parkinson syndrome, atypical; ***Syn.:*** Parkinson-plus-Syndrom

Kontext: Neurologie

Neurologische Erkrankungen mit dem ▸ Parkinson-Syndrom ähnelnden Symptomen; Ursache ist z. T. ebenfalls ein Abbau von Nervenzellen der Basalganglien, der aber nicht durch eine Degeneration der Substantia nigra bedingt ist. Bsp.: Multi-System-Athrophie, progressive supranukleäre Blickparese, kortikobasale Degeneration. Physiotherapie: Spezifisch zu üben sind posturale Anforderungen zur Verbesserung der Gangsicherheit und Minderung von Stürzen, da bei dieser Ausprägungsform vorrangig die Stellreflexe gestört sind.

Paraosteoarthropathie *f*; ***Etym.:*** griech. *para* „über ... hinaus", *osteon* „Bein, Knochen", *arthron* „Gelenk, Glied" u. *pathos* „Leiden"; ***Abk.:*** POA; ***engl.:*** Paraosteoarthropathy

Kontext: Pathologie

Pseudoknochenbildung in gelähmten Körperabschnitten, meist in gelenknahen Strukturen. Gefürchtete Komplikation als Folge einer Querschnittlähmung mit einer unklaren Genese. Das erste Anzeichen tritt meist in den ersten Wochen nach dem Trauma auf. Bei extremer Ausbildung der P. ist z. B. die Sitzposition im Rollstuhl erheblich eingeschränkt oder aufgehoben. Als Differentialdiagnose gelten auffallend zunehmende Bewegungseinschränkungen sowie Schwellung und Rötung im Gelenkbereich oder Einschränkungen bei der Körperpflege. Die endgültige diagnostische Abklärung erfolgt durch Röntgen- und Blutbildkontrollen. Bei extremer Ausbildung von Pseudoknochengewebe muss auf Dauer die operative Entfernung der P. diskutiert werden (vgl. ▸ Ossifikation).

Partialdruck *m*; ***Etym.:*** lat. *partialis* „(an)teilig"; ***engl.:*** Partial pressure

Kontext: Atemphysiologie

Durch eine einzelne Komponente ausgeübter Druck in einem Gasgemisch. Laut dem Dalton-Gesetz ist der Gesamtdruck die Summe aller Partialdrücke.

Partial-Thickness-Defekt *m*; ***Etym.:*** engl. *partial* „teilweise", *thickness* „Dicke, Stärke" u. lat. *defectus* „geschwächt, mangelhaft"

Kontext: Traumatologie

Knorpeldefekt innerhalb der Knorpelzone 1–3 (reicht nicht bis in den subchondralen Knochen). Es kommt nicht zur Einblutung und daher zu einer begrenzten Reaktion des Gewebes; nur bei minimalem Matrixverlust ($< 3–5\ mm^2$) spontane, komplette Heilung. Nach neun Monaten ist der Defekt an der Knorpeloberfläche nicht mehr zu lokalisieren. Da er eigentlich nicht heilt (bis auf den minimalen Verlust), sind direkte Nachbehandlungsempfehlungen schwierig (vgl. ▸ Full-Thickness-Defekt).

Partikelerkrankung *f*; ***Etym.:*** lat. *particula* „Teilchen"; ***engl.:*** Particle disease; ***Syn.:*** Partikelabrieb

Kontext: Orthopädie

Aseptische Prothesenlockerung; Partikelabrieb, der an Grenzflächen von Endoprothesen entsteht, z. B. zwischen Knochen und Implantat oder Hüftkopf und Hüftpfanne. Abriebpartikel können zur Osteolyse führen und so die Festigkeit der Prothesenverankerung (Schaft und Pfanne) verringern. Die Partikelerkrankung scheint der wichtigste Langzeitfaktor für die Haltbarkeit einer Endoprothese zu sein. Je mehr Aktivität, desto mehr Partikelabrieb (jedoch höhere Lebensqualität und weniger durch Bewegungsmangel verursachte sekundäre Folgeerkrankungen).

Partizipation *f*; ***Etym.:*** lat. *participare* „teilhaben"; ***engl.:*** Participation; ***Syn.:*** Teilhabe

1. *Kontext:* Theoretische Modelle, Rehabilitation

Einbezogensein einer Person in eine Lebenssituation, wobei P. alle Lebensbereiche umfasst. Begriff der ▶ Internationalen Klassifikation der Funktionsfähigkeit, Behinderung und Gesundheit , der in neun Domänen untergliedert ist. Bsp.: Lernen und Wissensanwendung; Kommunikation; Mobilität; Selbstversorgung; häusliche Lebensführung; interpersonelle Interaktion und Beziehungen; Gemeinschafts-, soziales und staatsbürgerliches Leben. P. wird als multifaktoriell verstanden, zugrunde liegende Faktoren sind Körperstrukturen und -funktionen, Aktivitäten, externe und personbezogene ▶ Kontextfaktoren. Eine Beeinträchtigung der P. liegt vor, wenn ein Mensch ein Problem im Hinblick auf sein Einbezogensein in eine Lebenssituation erlebt. Dabei werden allgemein akzeptierte Bevölkerungsstandards als Beurteilungsmaßstab zugrunde gelegt, d. h. die Leistung (sfähigkeit) von Personen ohne ein vergleichbares Gesundheitsproblem. Eine Beeinträchtigung der P. entspricht einer ▶ Behinderung. Der Begriff P. ist zentraler Bestandteil im Sozialbereich (Sozialgesetzbuch IX) für die Gewährung von Leistungen zur Rehabilitation und Teilhabe.

2. ***Kontext:*** Betriebswirtschaftslehre

Beteiligung bzw. Einbeziehung der Mitarbeiter/Therapeuten und/oder Kunden/Patienten an der Unternehmensentwicklung. Physiotherapie: Durch z. B. ▶ Patientenbefragungen, Bearbeitung von Sonderwünschen, Abfrage der Zufriedenheit nach der Behandlung usw. spüren Patienten, dass ihre Bedürfnisse im Mittelpunkt stehen. Der Patient oder Mitarbeiter nimmt teil am ▶ kontinuierlichen Verbesserungsprozess der Praxis.

Partnerdefinition *f*; ***Etym.:*** lat. *Definitio* „Abgrenzung; ***engl.:*** Partner definition

Kontext: Psychologie, Kommunikation

Vorstellungen, die man von einem Gesprächspartner hat, z. B. Annahmen über sein Vorwissen, seine Einstellung zu bestimmten Gesprächsthemen, seine Kompetenzen. Der erste Eindruck sowie die ▶ Erfahrungen, die man im Kontakt mit dieser Person macht, tragen zur jeweiligen P. bei. Diese ist somit durch andere Erfahrungen veränderbar. Das, was man vom anderen hält, hat großen Einfluss darauf, wie man seine Äußerungen interpretiert. Wenn man beispielsweise denkt, die andere Person sei unehrlich, wird man bestimmte Aussagen sicherlich dementsprechend einordnen. Die jeweiligen Partnerdefinitionen haben wiederum einen Einfluss auf die ▶ Beziehungsdefinition. Durch geeignete ▶ Gesprächsführung können Therapeuten dazu beitragen, eigene Vorurteile dem Patienten gegenüber zu prüfen und g. g. f. zu ändern und eine ▶ Rollenklärung vorzunehmen, damit auch der Patient realistische Erwartungen b. z. der Physiotherapie entwickeln kann (vgl. ▶ Interpretieren, ▶ Erwartungseffekte).

Pascal *n*; ***Etym.:*** nach dem franz. Universalgelehrten *Blaise Pascal* (1623–1662)

Kontext: Physik

Si-Einheit des Drucks [Pa]; 1 Pa = 1 N/m^2.

Passagier *m*; ***Etym.:*** ital. *passeggiere* „Reisender, Schiffsreisender"; ***engl.:*** HAT (head, arms, trunk); ***Syn.:*** Passagiereinheit

Kontext: Ganganalyse

Obere Körperhälfte bestehend aus Kopf, Nacken, Armen, Rumpf einschließlich Becken; ca. 70 % des gesamten Körpergewichts (vgl. ▶ Lokomotor).

Passgang *m*; ***engl.:*** Pace

1. ***Kontext:*** Ganganalyse

Gestörtes Bewegungsmuster beim Menschen während des Gehens, im Gegensatz zur kontralateralen Bewegungsausführung (rechtes Bein/linker Arm) wird die Bewegung ipsilateral ausgeführt, d. h. linker Arm und linkes Bein werden gleichzeitig bzw. unphysiologisch bewegt.

2. ***Kontext:*** Hippotherapie

Zweitakt des Pferdes; es werden jeweils gleichseitige Vor- und Hinterbeine zu gleicher Zeit bewegt. Das Fehlen diagonaler Abfederung des Pferdekörpers führt jeweils zum Absinken der nicht abgestützten Pferdeseite. Der P. ist eine Abweichung vom normalen ▶ Schritt. Durch das empfindliche Absacken der jeweils nicht abgestützten Pferdeseite wird auf den Reiter eine ausgeprägte Schaukelbewegung nach rechts/links unten übertragen, dieser Bewegungseffekt ist für die Hippotherapie unerwünscht.

Passive Accessory Intervertebral Movements *f*; ***Etym.:*** engl. *passive* „passiv", accessory „zusätzlich", *intervertebral* „intervertebral", *movements* „Bewegungen"; ***Abk.:*** PAIVMs

Kontext: Maitland-Konzept, Manuelle Therapie

Passive akzessorische intervertebrale Bewegungen, Gleitbewegungen in unterschiedliche Richtungen, z. B. ein postero-anteriores Gleiten.

Passive Physiological Intervertebral Movements *f*; ***Etym.:*** engl. *passive* „passiv", *physiological* „physiologisch", *intervertebral* „intervertebral", *movements* „Bewegungen"; ***Abk.:*** PPIVMs

Kontext: Maitland-Konzept, Manuelle Therapie

P

Passive physiologische intervertebrale Bewegungen, anguläre Bewegungen wie Flexion, Extension etc.

Passive Stabilisatoren *f*
Vgl. ▶ Stabilisatoren, passive.

Passives Bewegen *n*
Vgl. ▶ Bewegen, passives.

Patella alta *f, -ae*; ***Etym.:*** lat. *patella* „kleine Pfanne, Schüssel" u. *altus* „hoch, hochstehend"; ***engl.:*** Patella elevation
Kontext: Pädiatrie, Diagnostik
Nach kranial hochgezogene Patella. Es gibt diesen Zustand angeboren und erworben. In der neuropädiatrischen Diagnostik und Therapie sehen wir die nach kranial verzogenen P. bei Kindern mit starker Streckspastik oft sehr früh, lange vor dem Erwerb aktiver Vertikalisation. Der Zug des M. quadriceps mit seinen Anteilen der Mm. intermedius et rectus femoris beginnt in der Pathologie direkt postpartal. Täglich ungezählte Male sind die M. quadriceps-Anteile in der Kontraktionsrichtung von distal nach proximal tätig und ziehen bei dieser Kontraktion die Patella mit sich. In der Entwicklung dieser Kinder mit Infantiler Zerebralparese fehlt die Differenzierung der Muskelfunktion (vgl. ▶ Boxerbizeps nach von Aufschnaiter, ▶ Muskelfunktionsdifferenzierung und ▶ Umkehr, funktionelle).

Patellofemorales Schmerzsyndrom *n*; ***Etym.:*** lat. *patella* „kleine Pfanne" u. *femur* „Oberschenkel"; ***Abk.:*** PFS; ***engl.:*** Patellofemoral pain syndrome
Kontext: Orthopädie, Medizinische Trainingstherapie
Chronischer Schmerzzustand im ventralen Kniegelenkbereich unter Ausschluss intraartikulärer Pathologien, Sehnenerkrankungen und anderer „fassbarer" Krankheitsbilder. Es können sowohl entzündliche und nicht entzündliche Veränderungen auftreten. Risikofaktor und typischer Befund: Kraftdefizit des M. quadriceps (Stabilisator des Patellofemoralgelenks); das muskuläre Defizit führt bei maximalen/explosiven Bewegungen zu erhöhten Belastungen der passiven Strukturen; Diagnostik des Kraftdefizits im Seitenvergleich: 15–20 % Differenz bei isokinetischer/isometrischer Kraftmessung oder bei der Weite des ▶ Einbeinsprungtests.

Patient *m*; ***Etym.:*** lat. *patiens* „(er)duldend, leidend"; ***engl.:*** Patient
Kontext: Gesundheitswissenschaften
Kranker oder Gesunder, der Leistungen des Gesundheitswesens in Anspruch nimmt; innerhalb der Physiotherapie durchläuft der Patient einen (motorischen) Lernprozess, zwischen P. und Therapeut entsteht eine therapeutische Beziehung; gemeinsam wird ein Problemlösungsprozess bewältigt: P. und Therapeut analysieren Bewegungsdysfunktionen und Potenziale, formulieren Ziele, Trainieren u. a. Bewegungsfunktionen, Aktivitäten und Möglichkeiten des Selbstmanagements.

Patientenbefragung *f*; ***Etym.:*** lat. *patiens* „duldend, leidend, Leiden ertragend"; ***engl.:*** Patient interview/questionnaire
Kontext: Betriebswirtschaftslehre, Marketing
Instrument zur Marktforschung, um Bedürfnisse und Optimierungsmöglichkeiten zu erkennen; wesentlicher Teil des Marketings. Die P. kann mündlich oder schriftlich (aussagekräftiger) erfolgen. Die ▶ Fragebögen sollten standardisiert sein und möglichst sofort nach dem Ausfüllen von einem Mitarbeiter eingesammelt werden, um das Rücklaufproblem gering zu halten. Inhalte: Wünsche und Bedürfnisse, Verbesserungsvorschläge aus Patientensicht und die Bitte um Feedback bezüglich der Mängel der Praxis.. Die Motivation der Patienten an der Teilnahme sinkt, wenn nach der P. keine Veränderungen erkennbar sind.

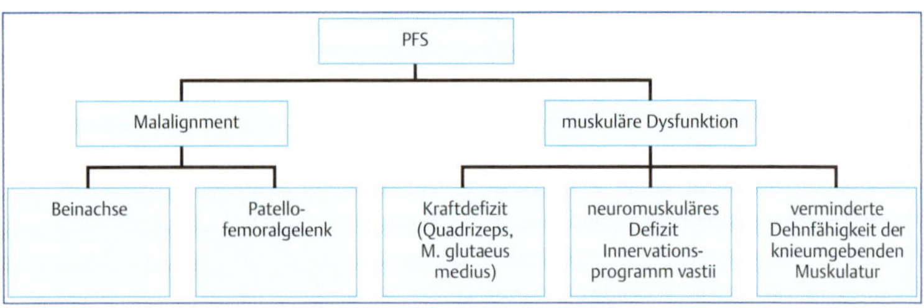

Patellofemorales Schmerzsyndrom.

Patientendokumentation *f*; ***Etym.:*** lat. *patiens* „(er)duldend, leidend, Leiden ertragend" u. *documentum* „Lehre, Beispiel, Beweis, Zeugnis"; ***engl.:*** Patient documentation
Kontext: Betriebswirtschaftslehre
Schriftliche Fixierung der für die physiotherapeutische Behandlung relevanten ▸ Daten. Bsp. physiotherapeutische Praxis: persönliche Patientendaten, Diagnose, zuweisender Arzt, Krankenversicherung, Behandlungstermine, Therapeut, Anamnese, stichwortartig die Behandlungsziele und -maßnahmen; die Dokumentation erfolgt auf Karteikarten oder elektronisch. Als Grundlage für strategische Entscheidungen (Praxisbetrieb) sind zusätzliche Daten für den Praxisinhaber interessant: z. B. Häufigkeit der Termine pro Woche, Anzahl der Nachfolgerezepte, Patiententreue (Wie häufig kommt ein Patient mit anderen/neuen Beschwerden wieder in die selbe Praxis?), Beschwerden/Reklamationen des Patienten und Sonderwünsche.

Patientenfragebogen *m*; ***Etym.:*** lat. *patiens* „duldend, leidend, Leiden ertragend"; ***engl.:*** Patient questionnaire
Kontext: Betriebswirtschaftslehre, Marketing
Umfasst in einer physiotherapeutischen Praxis i. d. R. therapeutische und gesundheitsrelevante Fragestellungen. Der P. kann oder sollte auf einer Extraseite um einige Marketingfragen ergänzt werden, die dem Praxisinhaber helfen, spezifische Angebote für seinen Stammklientel zu entwickeln und anbieten zu können, z. B. Trainingsgruppen für Patienten mit bestimmten Krankheitsbildern, Angebote zu speziellen Tageszeiten usw. Ziele: Kundenwünsche herausfinden, um schnell darauf reagieren zu können; erfolgreiche Weiterentwicklung der Praxis; langfristige Bindung der Patienten an die Praxis (vgl. ▸ Fragebogen).

Patienteninstruktionen *f*
Vgl. ▸ Instruktionen.

Patientenmotivation *f*; ***Etym.:*** lat. *patiens* „(er)duldend, leidend" u. *motivum* „Beweggrund, Antrieb"; ***engl.:*** Patient motivation
Kontext: Psychologie
Die ▸ Motivation des Patienten spielt eine bedeutende Rolle in der physiotherapeutischen Behandlung. Wichtig für den therapeutischen Erfolg ist daher, wenn möglich, die gemeinsame Abklärung der ▸ Therapieziele.

Patientenorientierung *f*; ***Etym.:*** lat. *patiens* „duldend, leidend, Leiden ertragend" u. franz. *(s')orienter* „(sich) ausrichten", zu *orient* „Sonnenaufgang, Osten, Orient"; ***engl.:*** Patient orientation
Kontext: Betriebswirtschaftslehre
Im Gesundheitswesen üblicher Begriff für Kundenorientierung; die Patientenwünsche stehen an erster Stelle aller Bemühungen. Ziel ist die Kundenbindung. Patienten sind in Kliniken z. T. eher geduldete Bittsteller, die vom Krankenhausbetrieb leicht überrollt werden, was eine geringe P. darstellt. Physiotherapie: In der physiotherapeutischen Praxis darf diese Haltung keinesfalls vermittelt werden, denn Patienten können jederzeit Rezepte abbrechen oder beim nächsten Rezept die Praxis wechseln. Eng verbunden mit der P. ist das Marketing, das die Patientenwünsche ermittelt und deshalb sehr bedeutsam ist.

Patientenschulung *f*; ***engl.:*** Patient education
Kontext: Prävention
Systematisches Lernen innerhalb einer Organisation des Gesundheitswesens; meistens in Patientengruppen, die interdisziplinär betreut werden und in denen Physiotherapeuten Einheiten übernehmen.

Patientensprache, Instruktion in *f*
Vgl. ▸ Instruktion in Patientensprache.

Patient-Therapeut-Beziehung *f*; ***engl.:*** Doctor-patient relationship; ***Syn.:*** Klient-Therapeut-Beziehung
Kontext: Psychologie, Kommunikation
Zwischen zwei Personen (Patient und Therapeut) entsteht eine Beziehung, wenn sie in psychologischem Kontakt zueinander stehen. Jede Person nimmt die jeweils andere wahr und bezieht sich auf sie bzw. ihre Äußerungen. In der Physiotherapie liegt aufgrund des Behandlungsauftrags und der Behandlungsdauer grundsätzlich eine Beziehung zwischen zwei miteinander kooperierenden Personen vor. Die ▸ Beziehungsqualität kann jedoch unterschiedlich ausgeprägt sein. Beachtet der Therapeut bestimmte Einstellungen (Empathie, Akzeptanz, Kongruenz), ▸ Gesprächskonventionen und führt er das Gespräch mit dem Patienten aktiv, trägt dies zu einer positiven Beziehungsqualität und einem gelungenen ▸ Arbeitsbündnis bei (vgl. ▸ Gesprächsführung, ▸ Gesprächstechniken, ▸ Struktur- und Prozessmodell der Gesprächsführung, ▸ Kooperation).

Patrick-Test *m*; ***engl.:*** Patrick's Test
Kontext: Kinesio-Taping-Therapie, Diagnostik
Test für den Bereich des Beckens und der Hüfte. Der Patient liegt in Rückenlage, der Fuß der zu

P

testenden Seite wird an das gegenüberliegende Knie gelegt. Das Knie ist gebeugt und wird abduziert. Der Therapeut fixiert das Becken der Gegenseite und drückt das angewinkelte Knie auf die Unterlage. Der Test ist positiv, wenn die Bewegung eingeschränkt ist oder es zu Gegenspannung und/oder Schmerzen kommt. Ein positiver Test verweist auf Probleme im Hüft- und Beckenbereich.

Pattern Recognition *f*; ***Etym.:*** engl. *pattern* „Muster" u. *recognition* „(Wieder)Erkennen"; ***Syn.:*** Mustererkennung
Kontext: Clinical Reasoning
Vorgehensweise des ▸ Clinical Reasoning, bei der Experten in vertrauten Situationen schnell und ohne explizites Testen von Hypothesen Lösungen für klinische Probleme finden. Anhand bestimmter Merkmalskonstellationen werden vorher gespeicherte Informationen oder Erfahrungen direkt abgerufen. Experten schöpfen dabei aus einem gut strukturierten Netzwerk angesammelten Wissens. Neue Fälle können dabei entweder mit spezifischen Beispielen bisheriger Fälle oder mit bereits entwickelten abstrakteren Prototypen abgeglichen werden. Durch das Erkennen von Ähnlichkeiten werden diese neuen Fälle daraufhin in entsprechende vorliegende Kategorien eingeordnet und ergänzen damit die vorhandenen Wissensnetze.

Pause, aktive *f*; ***engl.:*** Pause, active; Break, active; ***Syn.:*** Ausgleichsgymnastik
Kontext: Prävention
Individuell zusammengestellte Dehnungs- und Mobilisationsübungen zur ▸ Prävention oder für beanspruchte oder beschwerdenverursachende Körperregionen, die am (Büro-)Arbeitsplatz i. d. R. im Sitzen mehrmals täglich durchgeführt werden. Mögliche Übungseinheiten: Gesicht und Augen; Schulter-Nacken-Bereich; Arme, Hände und Finger; Rücken und Bauch, Gesäß; Beine und Füße; Kurzentspannung (mentale Pause).

Pause, bewegte *f*; ***engl.:*** Break, active
Kontext: Prävention
Neugestaltung der Unterrichtspausen, des Pausenhofes im Rahmen des Projektes ▸ Bewegte Schule. Medizinische Funktionen: Bewegungsausgleich schaffen, Haltung und Organschwächen ausgleichen, Stoffwechselaktivierung; psychologische Funktionen: Konzentrationsfähigkeit verbessern, Aggressionen abbauen; soziologische Funktionen: Gruppenkontakte ermöglichen, Kommunikationsfähigkeit fördern, Sozialverhalten (im Spiel) lernen; pädagogische Funktionen: selbstbestimmtes Freizeitverhalten erlernen, kreatives Potenzial ausschöpfen, außerschulischen Freizeitsport anregen (vgl. ▸ Pause, aktive).

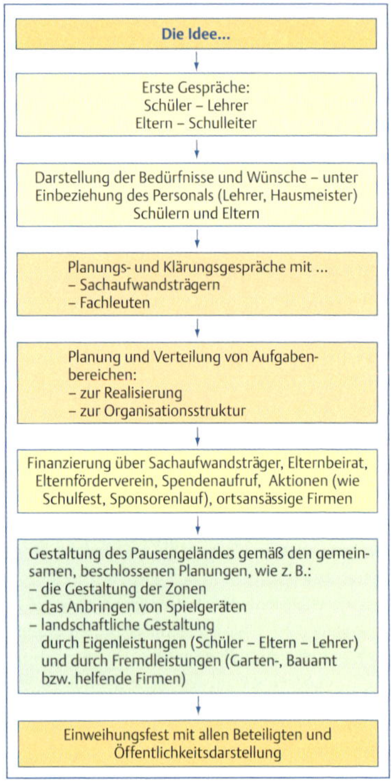

Bewegte Pause: die Umgestaltung des Pausenhofs von der Idee bis zur Umsetzung.

Pausenzeiten *f*; ***engl.:*** Breaks
Kontext: Motorisches Lernen
Während des Lernens im motorischen Bereich sind Pausen zwischen einzelnen Durchführungen und den Übungseinheiten notwendig. Eine wichtige Rolle spielt der Nachtschlaf (während der Schlafphasen werden Gedächtnisinhalte vom Kurzzeitspeicher in den Langzeitspeicher überführt).

Pauwels-Waage *f*; ***Etym.:*** nach dem deutschen Orthopäden *Friedrich Pauwels* (1885–1980); ***engl.:*** Pauwels' balance
Kontext: Biomechanik

Schema zur Beurteilung bzw. Berechnung der Belastungsverhältnisse am menschlichen Hüftgelenk unter Berücksichtigung der wirkenden Kräfte und Hebelarme (Gleichgewichtsbedingung). Gleiche Belastung ruft je nach individuellen Eigenschaften (Veränderungen der kraftübertragenden Gelenkflächen) unterschiedliche Beanspruchungen hervor.

Pelit *m*; ***Etym.:*** griech. *pelos* „Schlamm"; ***engl.:*** Pelite

Kontext: Balneologie

Sedimentgestein; Sammelbegriff für anorganische mineralische Schlämme, z. B. Fango, Sand, Mergel, Kreide, Löss.

Peloid *n*; ***Etym.:*** griech. *pelos* „Schlamm" u. *eidos* „Beschaffenheit"; ***engl.:*** Peloid

Kontext: Balneologie

Bezeichnung für durch geologische Vorgänge entstandene Schlämme oder Heilerden; Mischung mit Wasser und Verwendung als Heilmittel (Nachweis durch wissenschaftliche Gutachten). Unterscheidung: organische und anorganische Peloide. Gebräuchlichste Sorten: Fango, Torf, Schlick, Schlamm, Lehm, Löss, Heilerde, Kreide, Sand. Wirkung teilweise über die Haut (antiviral, entzündungshemmend). Wärmespeicherfähigkeit und Konsistenz sind durch den Wassergehalt beeinflussbar; hoher Wassergehalt bedeutet hohe ▸ Wärmeleitfähigkeit, aber geringe Wärmespeicherfähigkeit (vgl. ▸ Humolith).

Peloidbad *n*; ***Etym.:*** griech. *pelos* „Schlamm" u. *eidos* „Beschaffenheit"; ***engl.:*** Peloid bath

Kontext: Balneologie

Badetherapie in/mit ▸ Peloiden; die Patienten baden i. d. R. in Heilerde, Badetorf (höchste Wärmespeicherfähigkeit wg. geringem Wasseranteil von ca. 30 %) oder Moor (geringste Wärmespeicherfähigkeit wg. hohem Wasseranteil von ca. 95 %). Indikationen: Osteoporose, Rheuma, Arthrose, Gicht, orthopädische Beschwerdebilder, gynäkologische Beschwerden. Für die Anwendung gelten die allgemeinen Kontraindikationen der Bädertherapie.

Pelotte *f*; ***Etym.:*** frz. *pelote* „Ball, Ballen"; ***engl.:*** Pelotte

Kontext: Lymphdrainage

Aus Kunststoff gefertigtes Sonderteil zur lokalen Druckerhöhung bei Kompressionsverbänden und -strümpfen.

Pelvic Drop *m*; ***Etym.:*** engl. *pelvis* „Becken" u. *drop* „Fall, Fallen"

Kontext: Medizinische Trainingstherapie

Übung zur Aktivierung des M. gluetaeus medius und minimus auf der Standbeinseite. Mit dem Standbein steht der Patient auf einem Stepper (nah am Rand), er bewegt das Spielbein in der Frontalebene gestreckt nach unten. Auf der Spielbeinseite bewegt er das Becken nach kranial, sodass auf der Standbeinseite die kleinen Glutäen aktiviert werden.

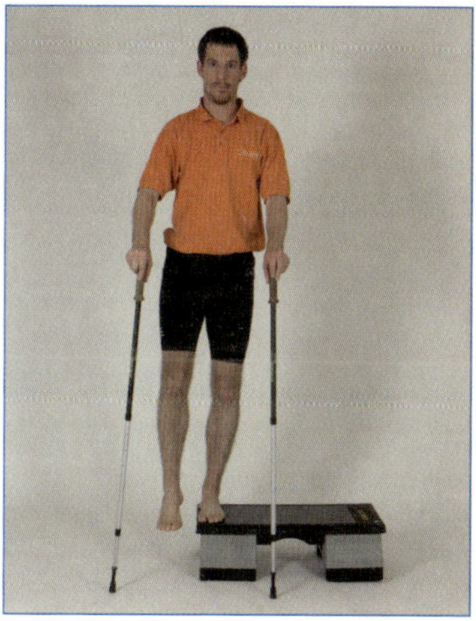

Pelvic Drop.

Pendelversuch *m*

Kontext: Pädiatrie, Neurologie, Diagnostik

Test bei Verdacht einer Fehlinnervation der unteren Extremität. Die Beine des vertikal am Rumpf gehaltenen Kindes werden zwischen den Beinen des Untersuchers vor und zurück gependelt. Beurteilt wird der Schwung beider Beine in Qualität und Quantität.

Pentadigitaler Griff *m*

Vgl. ▸ Griff, pentadigitaler.

PEP-Maske *f*

Vgl. ▸ Positive exspiratory Pressure-Maske.

Peptid *n*; ***Etym.:*** griech. *peptos* „gekocht"; ***engl.:*** Peptide

Kontext: Physiologie, Neurophysiologie

▸ Botenmolekül, aus verschiedenen Aminosäuren, die genau zu einem spezifischen Ligand an der Zelloberfläche passen; überträgt chemische Informationen vom Gehirn zum Körper und umgekehrt, ohne in die Blutbahn gelangen zu müssen. Das Gehirn, Immunsystem, endokrines System und die Körperzellen bilden ein großes Informationsnetzwerk. Bsp.: Endorphin, Insulin.

PERFECT-Assessment-Schema *n*; ***engl.:*** PERFECT-assessment-scheme

Kontext: Gynäkologie, Geburtshilfe

Internationaler standardisierter Test nach Laycock (1994), um die Funktion der Beckenbodenmuskulatur zu untersuchen; wobei die Muskelkraft anhand des ▸ Oxford-Gradings bewertet wird; Voraussetzung ist die korrekte Kontraktion der Beckenbodenmuskulatur (Abweichungen: Kontraktion nur mit Synergisten möglich, keine Kontraktion, Pressmanöver); Dokumentationsbeispiel: P E R F = 3 5 4 7; die Reliabilität ist bei verschiedenen Therapeuten unterschiedlich.

PERFECT-Assessment-Schema

Abkürzungen	Bedeutungen
P(ower)	Kraft der Beckenbodenmuskulatur (absent, weak, normal, strong)
E(ndurance)	Ausdauerkraft (10 sec halten)
R(epetitions)	Wiederholbarkeit der Übung (10 x)
F(ast Contractions)	Schnellkraft (10 schnelle Kontraktionen)
E(levation)	Anhebende Aktivität der Muskulatur
C(ocontraction)	Kokontraktion (Beckenboden und schräge Bauchmuskulatur)
T(iming)	Zeitnahe Anspannung der Muskeln

P

Perfetti-Konzept *n*; ***Etym.:*** nach *Carlo Perfetti* (∗1940)

Kontext: Neurologie

Das P. ist ein neurophysiologisches Therapiekonzept zur Behandlung zerebraler Erkrankungen, vor allem hemiplegischer Patienten. Die von Perfetti ausgearbeiteten „kognitiv-therapeutischen" Übungen betonen die Bedeutung der ▸ Wahrnehmung sowie der kognitiven Leistungsbereitschaft und -fähigkeit des Patienten im Rehabilitationsprozess.

Perfusion *f*; ***Etym.:*** lat. *perfundere* „übergießen"

Vgl. ▸ Atmung, äußere.

Periaquaeduktales Grau *n*; ***Abk.:*** PAG; ***engl.:*** Periaqueductal gray

Kontext: Algesiologie

Gehirnareal mit besonderer Bedeutung für die endogene Schmerzkontrolle; innerhalb des PAG gibt es zwei umschriebene Gebiete, die unterschiedliche Formen der endogenen Analgesie vermitteln: dorsales System (dPGA, nicht opioide Analgesie bei akuten Stresssituationen) und ventrales System (vPGA, opioide Analgesie, verbunden mit einer Hemmung des Sympathikus und einer Unterdrückung der motorischen Aktivität; unterstützt die Rekonvaleszenz); man vermutet, dass der initiale schmerzlindernde Effekt durch spinale manuelle Techniken zum Teil über die Projektion vom PAG ins Rückenmark ausgelöst werden könnte.

Perineometer *n*; ***engl.:*** Perineometre

Kontext: Gynäkologie

Messinstrument mit vaginalem Drucksensor für die Kraft und Ausdauer der Beckenbodenmuskulatur bei Patientinnen mit urethrovesikalen Dysfunktionen; 1951 von Kraft entwickelt; elektromyografische vaginale Sonden messen genauer.

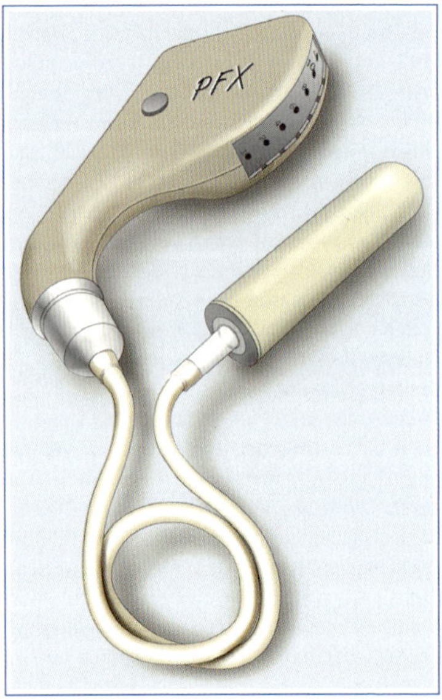

Perineometer.

Periode *f*; ***Etym.:*** lat. *periodus* „Gliedersatz"; ***engl.:*** Period, cycle; ***Syn.:*** Schwingungsdauer, Periodendauer

Kontext: Physik

Allgm.: Zeitabschnitt, der durch einheitliche Ereignisse geprägt ist. Physik: Länge einer periodischen Schwingung. Die P. hat die Einheit der Zeit

(Sekunde); der Kehrwert ist die Frequenz einer Schwingung.

Periost *n*; ***Etym.:*** griech. *peri* „(rings)um, um ... herum" u. *osteon* „Knochen"; ***engl.:*** Periosteum; ***Syn.:*** Knochenhaut
Vgl. ▸ Knochen.

Periostzonen *f*; ***Etym.:*** griech. *peri* „(rings) um, um ... herum", *osteon* „Knochen" u. *zone* „Gürtel, Querstreifen auf der Erd- od. Himmelskugel, Gebiet"
Kontext: Vojta-Konzept
Durch das Reizen von P. in definierten ▸ Ausgangsstellungen lassen sich reflektorische Bewegungsmuster auslösen. Die entstehende ▸ Reflexlokomotion entspricht stets Fortbewegungsmustern im Kreuzgang und breitet sich auf den gesamten Bewegungsapparat aus.

Peripartum Pelvic Girdle Pain *m*; ***Etym.:*** engl. *peripartum* „während bzw. um die Schwangerschaft, Geburt herum", *pelvic* „Becken", *Girdle* „Hüftgürtel, Hüfthalter" u. *Pain* „Schmerz"; ***Abk.:*** PPGP
Kontext: Orthopädie, Manuelle Therapie
Beckengürtelschmerzen (Symphyse, Iliosakralgelenke); treten besonders häufig bei Schwangeren und Wöchnerinnen auf, z. B. bei Abduktion im Hüftgelenk, bei asymmetrischen Beinbewegungen unter Belastung (Treppensteigen); eine Beckenringlockerung wird durch den P4-Test (posterior pelvic pain provocation test) und den Active ▸ Straight Leg Raise (ASLR) von einer Lumbalgie unterschieden. Bei einer Beckenringlockerung kann ein spezieller Gürtel das Becken stabilisieren.

Peripheralisierung *f*; ***Etym.:*** griech. *peripherein* „herumtragen"; ***engl.:*** Peripheralisation
Kontext: McKenzie-Konzept
Ausstrahlender oder radikulärer Schmerz, der sich aus dem Zentrum (Lendenwirbelsäule) nach distal in das Gesäß oder Bein verlagert, z. B. bei durch Verlagerungen von Bandscheibengewebe verursachte Beschwerden der Lendenwirbelsäule. Dabei kann zentraler, mehr in Richtung oder im Zentrum des betroffenen Wirbelsäulenabschnittes gelegener Schmerz verschwinden. Diese Veränderung wird durch Bewegungen verursacht und bleibt nach den Bewegungen erhalten (vgl. ▸ Zentralisation, ▸ Derangementsyndrom).

Peripheralist *m*; ***Etym.:*** griech. *peripherein* „herumtragen"; ***engl.:*** Peripheralist
Kontext: Theoretische Modelle
Anhänger des Gedankens, dass Bewegungen nur auf der Grundlage eines permanenten Informationsflusses aus der Peripherie gesteuert und ausgeführt werden können (vgl. ▸ Zentralist).

Periphere arterielle Verschlusskrankheit *f*; ***Etym.:*** griech. *peripherein* „herumtragen", von lat. *ateria* „Schlagader"; ***Abk.:*** PAVK; ***engl.:*** Peripheral arterial obstructive disease
Kontext: Innere Medizin
Akute (Thrombose, Trauma) oder chronische (Gefäßverkalkung) Erkrankung der Extremitätengefäße. Folge: Unterversorgung mit Sauerstoff. 4 Stadien (Kältegefühl, verkürzte Gehstrecke, Ruheschmerz, Nekrose). Ursache: Ödem der inneren Schicht der Gefäßwand (Intima), Durchlässigkeit des Endothels nimmt zu, Einlagerung von Cholesterin, Kalziumverbindungen, verengtes Gefäßlumen, evtl. Bildung von Mikroemboli (aus Fibrin,

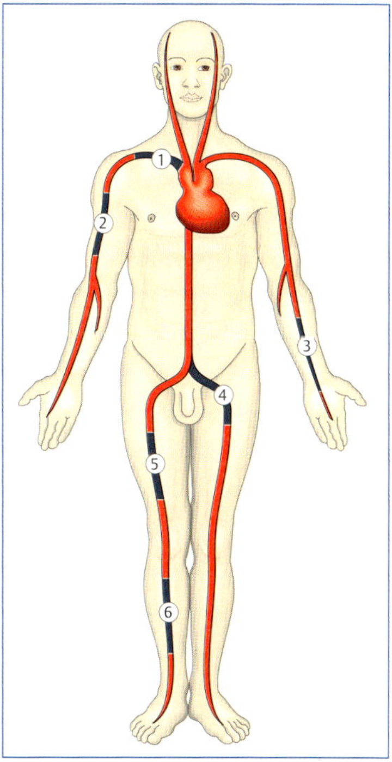

Periphere arterielle Verschlusskrankheit. Verschlusslokalisation: 1 = Schultertyp, 2 und 3 = Armtyp, 4 = Beckentyp, 5 = Oberschenkeltyp, 6 = peripherer Typ.

P

Thrombozyten), Elastizitätsverlust der elastischen Fasern und Umbau in kollagene Fibrillen (zunehmende Verhärtung), Grundsubstanz in der Gefäßwand verfestigt sich, Nährstoffdiffusion nimmt ab, ödematöse Veränderung der gesamten Gefäßwand. Veränderungen greifen auf die Vasa vasorum (das Gefäß versorgende Gefäße) über. Arteriolen: Zugrundegehen der Tunica media mit folgender Lipoideinlagerung und Hylinose (Ablagerung von kolloidalen Eiweißkörpern, d. h. von Zellprodukten des Bindegewebes an der Gefäßwand). Aufgrund reaktiver Regulationskreise entsteht sympathikotone Reaktionslage mit Spasmus der Gefäßmuskulatur und fehlender Nährstoffversorgung des Gewebes. Therapie: z. B. manuelle Lymphdrainage (sympathikolytische Wirkung, Drainage der perivaskulären und vaskulären Ödeme, verbesserte Nährstoffversorgung; keine Heilung, jedoch wesentliche Besserung der Beschwerden, Verlängerung der Gehstrecke). Es wird zwischen akuten und chronischen Arterienverschlüssen unterschieden. Patienten mit akutem Verschluss müssen sofort operiert werden. Bei chronischen arteriellen Verschlüssen unterscheidet man vier Stadien nach Fontaine. Die Domaine der Physiotherapie ist das Stadium II: Mit gezieltem 2 /3-Training kann die Gehstrecke verbessert werden.

Periphere arterielle Verschlusskrankheit (nach Fontaine)

Stadium	Beschreibung
I	Fehlen peripherer Pulse, Zufallsdiagnose
II	Claudicatio intermittens, auch Schaufensterkrankheit: krampfartige Schmerzen, die zum Stehenbleiben zwingen
IIa	Gehstrecke über 200 m
IIb	Gehstrecke unter 200 m
III	Ruheschmerz
IV	Nekrose/Gangrän

Peripheres Nervensystem *n*; ***Etym.:*** griech. *peripherein* „herumtragen“, lat. *nervus* „Sehne, Band“ u. griech. *systema* „Gebilde, Gesamtheit“; ***Abk.:*** PNS; ***engl.:*** Peripheral nervous system
Kontext: Neurologie, Anatomie
Im PNS erfolgt die Datenübertragung durch Nerven, die aus gebündelten ▸ Axonen bestehen. Sie entsprechen den Bahnen (Tractus) des ▸ ZNS; der typische Spinalnerv (= peripherer Nerv) enthält jedoch gleichzeitig afferente und efferente Fasern, weshalb er als gemischter Nerv bezeichnet wird. Beide Faserarten können myelinisiert oder marklos (unmyelinisiert) sein. Die Myelinisierung erfolgt im peripheren Nerv durch Schwann-Zellen.

Peronäusparese, periphere *f*; ***Etym.:*** griech. *perone* „Stachel, Spange, Speiche, Wade“, *paresis* „Erschlaffung“ u. *peripherein* „herumtragen“; ***engl.:*** Peroneal paralysis, peripheral
Kontext: Traumatologie
Schädigung des N. peronaeus (durch Oberschenkelfrakturen, Knieverletzungen, Fibulafrakturen), die Paresen des M. tibialis anterior, der Mm. extensor digitorium longus und brevis, des M. extensor hallucis longus und der Mm. peronaei longus und brevis bewirkt. Fersengang ist nicht möglich; typisch ist der Steppergang (Aufsetzen des Vorfußes). Physiotherapie: Innervationsschulung durch isometrische und reflektorische Aktivierung der betroffenen Muskeln, ggf. Elektrostimulation, passives Bewegen zum Erhalt der Gelenkbeweglichkeit und Versorgung mit Orthesen (Peronäusschiene, Heidelbergerwinkel, Valenserschiene, Aircast) zur passiven Unterstützung der Fußhebung (vgl. ▸ Peronäusparese, zentrale).

Peronäusparese, zentrale *f*; ***Etym.:*** griech. *perone* „Stachel, Spange, Speiche, Wade“, *paresis* „Erschlaffung“ u. lat. *centrum* „Stachel, Einstich des Zirkels, Kreismittelpunkt“; ***engl.:*** Peroneal paralysis, central
Kontext: Neurologie
Fußheberparese mit ungenügender Dorsalflexion während der Spielbeinphase aufgrund einer zentralen Halbseitenlähmung. Physiotherapie: Im Gegensatz zu den ▸ peripheren Peronäusparesen ist eine reflektorische Aktivität der Fußheber bei Auslösung der Dehnungsreflexe und tonischer Muster meist möglich.

Peronäusschiene *f*; ***Etym.:*** griech. *perone* „Stachel, Spange, Speiche, Wade“; ***engl.:*** Peroneus splint
Kontext: Neurologie, Traumatologie
Fußheberorthese zur passiven Hebung des Fußes. Es existiert eine Vielzahl von konfektionierten Modellen, die i. d. R. thermoplastisch verformt und individuell angepasst werden können.

Peronäuswickel *m*; ***Etym.:*** griech. *perone* „Stachel, Spange, Speiche, Wade“
Kontext: Neurologie, Traumatologie
Passives Stabilisieren des Fußes in Dorsalflexion und in Mittelstellung in Bezug auf Pronation/Supi-

nation durch elastische Binden als vorübergehende Hilfsmaßnahme bei Peronäusparesen.

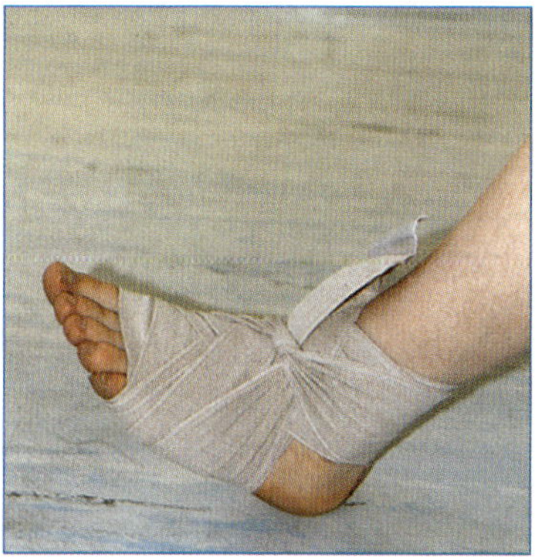

Peronäus-Wickel.

Perry, Jacquelin *f*
Kontext: Ganganalyse
Ist die Begründerin der systematischen Ganganalyse, die in den 1960er-Jahren bei ihrer Arbeit am Rancho Los Amigos National Rehabilitation Center, einer großen und renommierten Rehabilitationsklinik in Los Angeles, USA, entstand. P. kam 1955 an das Institut, richtete 1968 ein Ganglabor zur Befundung und zur wissenschaftlichen Arbeit ein und leitete die Pathokinesiologische Abteilung bis zu Beginn der 1990er-Jahre. 1992 veröffentlichte sie ihr Buch über die ▶ Ganganalyse, eine Zusammenfassung ihres klinischen Fachwissens und ihrer wissenschaftlichen Arbeit vieler Jahre. Sie ist Professor (im Ruhestand) der University of Southern California der Abteilungen operative Orthopädie, Biokinesiologie und Physiotherapie. Sie unterrichtete Ärzte, Physio- und Ergotherapeuten sowie Orthopädiemechaniker.

Persistierende Aktivierungsinsuffizienz *f*; ***Etym.:*** lat. *persistere* „verharren", *activus* „tätig" u. *insufficientia* „Unzulänglichkeit"; ***engl.:*** Persisting activation insufficiency; ***Syn.:*** persistierende Rekrutierungsinsuffizienz
Kontext: Muskelphysiologie, Traumatologie
Anhaltender, nicht umkehrbarer Verlust der Mechanorezeptoren infolge akuter Verletzungen, chronisch degenerativer Gelenkerkrankungen und des Alterungsprozesses (i. d. R. immer kombiniert mit degenerativen Veränderungen), der bewirkt, dass während maximaler Isometrie endgültig nicht mehr alle motorischen Einheiten eines Muskels simultan rekrutiert werden können. Jahre nach einer Kreuzbandverletzung zeigen sich zwar in sehr seltenen Fällen mögliche Reinnervierungsprozesse, deren funktionelle Wirksamkeit aber offen bleibt. Minderungen der A. entstehen eher im Rahmen zentralnervöser Lernprozesse als Anpassung an das veränderte Set an Afferenzen.

Personal Training *n*; ***Etym.:*** engl. „persönliches Aufbauprogramm"
Kontext: Trainingslehre
Individuelles Trainingsprogramm für Einzelpersonen bzw. Privatzahler am Arbeitsplatz oder zu Hause; der Begriff ist nicht geschützt. Mögliche Bestandteile: Muskeltraining, Herz-Kreislauf-Training, Verhaltensschulung oder als „Rund um-Präventionsangebot" (Laufen/Walken, Rückengymnastik, Dehnung, Entspannung, Massagen).

Personalakte *f*; ***Etym.:*** lat. *persona* „Bühnenrolle, Person, Persönlichkeit" u. *actus* „Handlung, Tat"; ***engl.:*** Personnel file, personnel records
Kontext: Betriebswirtschaftslehre
Sammlung aller schriftlichen Unterlagen über einen Mitarbeiter eines Unternehmens. Die P. wird bei Abschluss des Arbeitsvertrages angelegt und in der Personalabteilung für Unbefugte unzugänglich aufbewahrt. Sie besteht aus 3 Teilen: persönlicher Teil (Bewerbung, Lebenslauf, Zeugnisse, Weiterbildungsnachweise), vertraglicher Teil (Arbeitsvertrag, Zusatzvereinbarungen), betrieblicher Teil (Arbeitsplatzbeschreibung, Zwischenzeugnis, Dokumentation der Mitarbeitergespräche usw.). Jeder Mitarbeiter/Therapeut kann jederzeit nach Rücksprache seine Personalakte einsehen und ggf. die Berichtigung der Personalunterlagen fordern. In physiotherapeutischen Praxen werden Personaldokumente i. d. R. vom Praxisinhaber verwahrt.

Personalanpassung *f*; ***Etym.:*** lat. *persona* „Bühnenrolle, Person, Persönlichkeit"; ***engl.:*** Personnel adjustment
Kontext: Betriebswirtschaftslehre
Alle Maßnahmen, die der Personalveränderung, -einschränkung oder dem Personalabbau dienen. Therapeutische Praxen haben verschiedene Möglichkeiten, Personal zu reduzieren. Folgende interne Personalanpassungsmaßnahmen sind ohne Entlassungen möglich: Abbau von Überstunden, flexiblere Arbeitszeiten, Umwandlung von Voll- in Teilzeitstellen, Betriebsferien, Weiterbildungsmaßnahmen mit viel Abwesenheit des Therapeuten, Versetzung in andere Praxisbereiche.

P

Personalauswahl *f*; ***Etym.:*** lat. *persona* „Bühnenrolle, Person, Persönlichkeit"; ***engl.:*** Personnel selection; ***Syn.:*** Mitarbeiterauswahl
Kontext: Betriebswirtschaftslehre
Strukturierte Auswahl unter verschiedenen Bewerbern auf eine Stelle. Physiotherapie: In einer Praxis analysiert i. d. R. der Inhaber die Bewerbungsunterlagen (erforderliche berufliche Qualifikationen, Arbeitszeugnisse, Lücken im Lebenslauf). Im Vorstellungsgespräch werden entsprechende Aspekte angesprochen. Der Praxisinhaber kann im Auswahlverfahren zusätzlich Probearbeiten oder Eignungstests fordern.

Personalbeschaffung *f*; ***Etym.:*** lat. *persona* „Bühnenrolle, Person, Persönlichkeit"; ***engl.:*** Personnel recruitment
Kontext: Betriebswirtschaftslehre
Maßnahmen zur Sicherstellung des Personalbedarfs in einem Unternehmen. Man unterscheidet interne und externe P.

Interne P.: Mehrarbeit durch die bereits Beschäftigten, z. B. Mehrarbeit z. B. durch Überstunden, Umwandlung von Teilzeit- in Vollzeitstellen, Aufnahme von Praktikanten und Schülern.

Externe P.: Einstellung neuer Mitarbeiter über Arbeitsvermittler (Arbeitsagenturen, private Arbeitsvermittler), Stellenanzeigen, Personalleasing von Leiharbeitsfirmen oder aktives Bemühen im Umfeld von bereits angestellten Therapeuten/Mitarbeitern.

Personalbeurteilung *f*; ***Etym.:*** lat. *persona* „Bühnenrolle, Person, Persönlichkeit"; ***engl.:*** Performance appraisal, employee appraisal; ***Syn.:*** Mitarbeiterbeurteilung
Kontext: Betriebswirtschaftslehre
Instrument der Personalführung. Physiotherapie: Setzt z. B. eine Praxis die P. ein, muss dies den Therapeuten/Mitarbeitern vorab mitgeteilt werden. Um spätere Konflikte zu vermeiden, erhalten die Mitarbeiter Informationen über das Verfahren (wer beurteilt wann wen und warum, z. B. Ende der Probezeit oder Erhalt einer Prämie) und die Bewertungskriterien (Kommunikation, Teamfähigkeit, Qualifikation, Arbeitstempo, Hygiene etc.). Das Beurteilungsergebnis wird mit dem jeweiligen Therapeuten besprochen, sodass er die Möglichkeit hat, sich dazu zu äußern, Ursachen zu benennen und ggf. das Verhalten zu verändern.

Personaleinsatz *m*; ***Etym.:*** lat. *persona* „Bühnenrolle, Person, Persönlichkeit"; ***engl.:*** Deployment
Kontext: Betriebswirtschaftslehre
Zuordnung der Mitarbeiter zu den verfügbaren Arbeitsplätzen eines Unternehmens. Der Einsatz muss qualitativ, quantitativ und zeitlich geplant werden. Physiotherapie: In physiotherapeutischen Praxen planen z. T. Rezeptionsmitarbeiter den P. und z. T. vereinbaren die Therapeuten selbst ihren Einsatz. Sind die Einsatzpläne aus ökonomischer Sicht, der Kunden- (Patientenwünsche) oder Therapeutensicht nicht optimal, muss das Rezeptionspersonal geschult werden. Die Schaffung zusätzlicher Kapazitäten durch längere oder andere Praxisöffnungszeiten oder andere Arbeitszeitmodelle der Therapeuten können organisiert werden. Weitere Personaleinsatz-Differenzierungen: geschlechtsspezifische Zuordnung von Therapeuten und Patienten, Berufserfahrung und spezifische Weiterbildungen.

Personalentlohnung *f*; ***Etym.:*** lat. *persona* „Bühnenrolle, Person, Persönlichkeit"; ***engl.:*** Payment
Kontext: Betriebswirtschaftslehre
Im Arbeitsvertrag geregelte Vergütungssystematik des Unternehmens für die erbrachte Arbeitsleistung. Die P. ist in jedem Unternehmen ein sehr sensibles Thema. Physiotherapie: Praxisinhaber können z. B. ein klares, transparentes Gehaltsgefüge einführen, sodass für jeden Therapeut/Mitarbeiter ersichtlich ist, dass durch Qualifikation, Berufserfahrung, Weiterbildungen, Leistungsfähigkeit und Lebenssituation verschiedene Stufen erreicht werden können. Alternativ: vertrauliche Gehaltsvereinbarungen über individuelle Prämien oder Zuschläge etc. Lohngerechtigkeit ist immer subjektiv, da die Erwartungen, Lebenssituationen und Bedürfnisse der Mitarbeiter verschieden sind. Die relative Lohngerechtigkeit ist ein wichtiger Bestandteil des Betriebsfriedens und der Mitarbeitermotivation (▸ Bedürfnispyramide).

Personalentwicklung *f*; ***Etym.:*** lat. *persona* „Bühnenrolle, Person, Persönlichkeit"; ***Abk.:*** PE; ***engl.:*** Personnel development
Kontext: Betriebswirtschaftslehre
Umfasst alle Maßnahmen zur Erhaltung und Verbesserung des Wissensstandes und der Qualifikationen der Mitarbeiter eines Unternehmens; dient im weiteren Sinne der ▸ Organisationsentwicklung. Physiotherapie: Praxen, die nicht rechtzeitig und umfassend auf die Weiterentwicklungen der Berufsgruppe und des Gesundheitswesens reagieren und investieren, gehen Risiken ein (Wettbewerbsnachteile usw.). Zur PE zählen Aus-

bildung (Schüler), Fortbildung (fachspezifisch therapeutisch) und Weiterbildung (z. B. Bachelor-Studium). In ▶ Mitarbeitergesprächen erfragen Praxisinhaber/Führungskräfte die Interessen bezüglich Fort- und Weiterbildung der Therapeuten, gleichen sie mit den Praxisinteressen ab. Je besser die Fertigkeiten der Mitarbeiter, umso mehr profitiert der Inhaber von seinem Team. PE ist auch ein ▶ Marketinginstrument.

Personalleasing ***Etym.:*** lat. *persona* „Bühnenrolle, Person, Persönlichkeit" u. engl. *lease* „vermieten"

Vgl. ▶ Arbeitnehmerüberlassung.

Personalpolitik *f*; ***Etym.:*** lat. *persona* „Bühnenrolle, Person, Persönlichkeit" u. griech. *politike (techne)* „Kunst der Staatsverwaltung"; ***engl.:*** Personnel policy

Kontext: Betriebswirtschaftslehre, Marketing

Teil des Personalwesens; auch Teil des Marketings bzw. eines von sieben Marketinginstrumenten (▶ sieben P's). Bestandteile der P. sind alle Grundsätze und Entscheidungen, die sich auf die wechselseitigen Beziehungen zwischen Vorgesetzten, Mitarbeitern, den Mitarbeitern untereinander und der Einstellung der Mitarbeiter zu ihrer Arbeit beziehen. Physiotherapie: Da Physiotherapie als Dienstleistung im besonderen Maße vom Auftreten, dem Erscheinungsbild, den Umgangsformen, der Außenwirkung und der fachlichen Qualifikation der Therapeuten/Mitarbeiter abhängig ist, ist die P. ein Kernstück der Erfolgsstrategie einer Praxis.

Personalstrategie *f*; ***Etym.:*** lat. *persona* „Bühnenrolle, Person, Persönlichkeit" u. griech. *strategia* „Heerführung, Feldherrenamt"; ***engl.:*** Personnel strategy

Kontext: Betriebswirtschaftslehre

Alle langfristig ausgerichteten, richtungsweisenden Maßnahmen im Personalbereich zur Umsetzung der ▶ Personalpolitik. Physiotherapie: In einer physiotherapeutischen Praxis umfasst die P. z. B. die Personalbeschaffung, -entwicklung und -förderung, Entwicklung verschiedener Arbeitszeitmodelle, Optimierung der therapeutischen Personalkapazitäten, Personalentlohnungsmöglichkeiten und die Entwicklung von Motivationsmaßnahmen im Bereich Sozialinnovationen, wie betriebliches Vorschlagswesen, Prämiensysteme, betriebliche Altersversorgung oder Mitwirkung und Mitsprache der Beschäftigten.

Personengesellschaft *f*; ***Etym.:*** lat. *persona* „Bühnenrolle, Person, Persönlichkeit"; ***engl.:*** Partnership

Kontext: Betriebswirtschaftslehre

Gruppe von Unternehmensformen, in der sich natürliche Personen als Gesellschafter zusammenschließen. Eine Untergruppe der Personengesellschaften sind die Handelsgesellschaften wie ▶ offene Handelsgesellschaft (OHG) und die ▶ Kommanditgesellschaft (KG). Für physiotherapeutische Praxen ist die ▶ Gesellschaft bürgerlichen Rechts (GbR) die gebräuchlichste Form der P. Die ▶ stille Gesellschaft ist eine P., die im Gesundheitswesen sehr selten genutzt wird. Seit 1995 gibt es eine zusätzliche Form der P., die Partnerschaftsgesellschaft oder Partnergesellschaft, die für freie Berufe (Ärzte, Rechtsanwälte, Physiotherapeuten usw.) geschaffen wurde. Bei Personengesellschaften stehen die persönlichen Beziehungen der beteiligten Personen untereinander im Vordergrund: Entsprechend streng ist die persönliche Haftung; es gibt ein umfassendes Gemeinschaftsvermögen; Geschäftsanteile zu übertragen ist schwierig.

Persönlicher Verkauf *m*

Vgl. ▶ Verkauf, persönlicher.

Persönliches Wissen *n*

Vgl. ▶ Wissen, persönliches.

Persönlichkeitsstörung *f*; ***engl.:*** Personality disorder

Kontext: Psychiatrie

Anhaltende, überdauernde Verhaltensweisen, die in der Kindheit und in der Adoleszenz beginnen und sich endgültig im Erwachsenenalter manifestieren. Die P. ist vor allem als Beziehungsstörung zu verstehen. Sowohl der Bezug zu sich selbst als auch der Bezug zu anderen ist derart gestört, dass die Betroffenen immer wieder schwierige und konfliktreiche Erfahrungen mit sich und anderen machen. Als Therapie eignen sich ▶ Psychotherapie, ▶ Psychoanalyse und ▶ Körperpsychotherapie.

Personzentrierter Ansatz *m*; ***engl.:*** Person-centered approach; ***Syn.:*** Klientenzentrierter Ansatz, Personzentrierte Gesprächsführung

Kontext: Psychologie, Psychotherapie, Kommunikation

Von Carl Ransom Rogers (1902–1987) und seinen Mitarbeitern erarbeitetes psychotherapeutisches Verfahren, das Psychotherapeuten zur Gesprächspsychotherapie nutzen. Der international verwendete und mit am besten untersuchte (empirische Forschung) Ansatz ist nach relativ kurzer

Therapiedauer wirksam. Förderliche Einstellungen des Therapeuten, Vertrauen in die Fähigkeiten und Entwicklungspotenziale jeder Person charakterisieren Haltung und Begegnung zwischen Therapeut und Patient (Klient). Personen werden durch die Förderung der Fähigkeit, sich in jeder Situation auf neue Umstände einstellen zu können (Aktualisierungstendenz), in ihrer persönlichen Entwicklung gefördert. Die hierzu nötige Haltung des Therapeuten ist geprägt von ▸ Empathie, ▸ Akzeptanz und ▸ Kongruenz. Der Ansatz ist in verschiedenen gesellschaftlichen Feldern etabliert, z. B. Sozialarbeit, Jugendhilfe, Erziehungseinrichtungen, Weiterbildung, Coaching, Supervision, Führungspsychologie. Er ist eine sehr gute Grundlage für einen guten Kontakt zwischen Physiotherapeut und Patient, da er vor dem Hintergrund des bio-psycho-sozialen Ansatzes der Physiotherapie als Basis für eine empathische, wertschätzende und erfolgreiche Kommunikation geeignet ist.

Perspektive *f*; ***Etym.:*** lat. *perspicere* „mit dem Blick durchdringen, deutlich sehen"; ***engl.:*** Perspective; ***Syn.:*** Blickrichtung
Kontext: Betriebswirtschaftslehre
Sichtweise; hier z. B. Unternehmensperspektive, die die Zukunftsaussichten und Entwicklungspotenziale des Unternehmens umfasst. Speziell die ▸ Balanced Scorecard entwickelte den Begriff weiter. Gemeint sind hier Analyseperspektiven, d. h., das eigene Unternehmen wird aus verschiedenen Sichtweisen kritisch betrachtet. Bsp.: Eine physiotherapeutische Praxis kann man aus den Perspektiven Therapeuten, Patienten, Finanzen, Prozesse und Therapieangebote (Produkte) analysieren. In der ▸ SWOT-Analyse sind die Perspektiven die Stärken, Schwächen, Chancen und Risiken des Unternehmens.

Perspektivenübernahme *f*
Kontext: Psychologie, Kommunikation
Fähigkeit, sich in die Lage und die innere Welt einer anderen Person hineinzuversetzen. P. ist somit die Grundlage für Einfühlungsvermögen und eine zentrale Fähigkeit für gelungene ▸ Kommunikation mit dem Patienten (vgl. ▸ Empathie).

Pertissage *f*; ***Etym.:*** franz. *pértrir* „kneten"; ***engl.:*** Pertissage
Kontext: Massage
Knetung.

Perzentil *n*; ***Etym.:*** lat. *per centum* „pro hundert"; ***engl.:*** Percentile
Kontext: Statistik
Verteilungskennwert der ▸ deskriptiven Statistik zur Beschreibung der Datenverteilung. Häufig verwendet werden die 10 % bzw. 50 % P. und die Quartile (25 % P.). Die P. teilen das anhand der Merkmalsausprägung in einer Rangordnung sortierte Datenmaterial in entsprechende (10 %, 25 % oder 50 %) Anteile. In einer ▸ Box-Plot Darstellung ist z. B. der Wertebereich des mittleren 50 % P. durch die Box erfasst. Die Daten einer Messung des BMI in einer ▸ Stichprobe von n = 100 lassen sich also in zehn 10 % P. teilen, von denen das erste 10 % P. die 10 niedrigsten BMI-Werte, das zweite 10 % P. die 11.–20. niedrigsten BMI-Werte usw. enthalten. Vorallem bei großen Stichproben können die P. sinnvolle Hilfen für die Datenbeschreibung darstellen.

Perzeption *f*; ***Etym.:*** lat. *percipere* „wahrnehmen"; ***engl.:*** Perception
Wahrnehmung, Reizaufnahme durch Sinneszellen.

Perzeptionsqualität *f*; ***Etym.:*** lat. *percipere* „wahrnehmen" u. *qualitas* „Beschaffenheit, Verhältnis, Eigenschaft"; ***engl.:*** Quality of perception
Kontext: Neurophysiologie
Art der sensorischen Reizempfindlichkeit. Nach der Funktion unterscheidet man: Mechanosensoren (Druck, Spannung, Dehnung, Vibration, Scherung, Schallwellen), Thermosensoren (Kälte, Wärme), Photosensoren (Licht), Chemosensoren (Ionen, Osmolalität, Gewebshormone, Duftstoffe) und Nozizeptoren (Schmerz). Nozizeptoren sind polymodal (für mehrere Reizqualitäten ausgelegt); sie reagieren auf chemische und mechanische Reize/Veränderungen.

Pessar *n*; ***Etym.:*** lat. *pessarium* „Mutterkranz"; ***engl.:*** Pessary
Kontext: Gynäkologie, Geburtshilfe
Unterstützende sieb-, schalen-, ring- oder würfelförmige Hilfsmittel, die die gesenkten Beckenorgane einer Frau stützen und den Beckenboden entlasten; sie bestehen aus Metall, Weichgummi, Silikon oder Kunststoff und können nach Bedarf von der Betroffenen eingesetzt werden; früher nutzten sie nur ältere, nicht operierbare Frauen, heute verwenden sie auch junge Frauen während der Schwangerschaft oder nach Geburten; Pessare verbessern Störungen durch Genitalsenkungen nachweislich; im Rahmen der Hilfsmittelberatung können Therapeuten auf diese konservative Therapie hinweisen (vgl. ▸ Pessartherapie).

Pessartherapie *f*; ***engl.:*** Pessary treatment
Kontext: Gynäkologie, Geburtshilfe

P

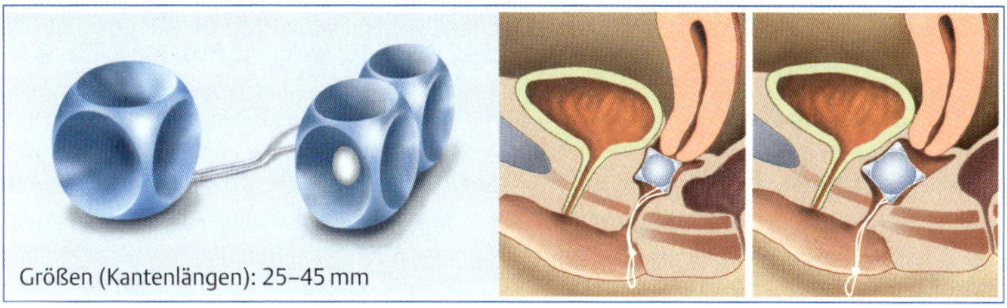

Pessar: Würfelpessar nach Arabin.

Strukturierte Anwendung eines ▸ Pessars; bei Bedarf oder dauerhaft eingesetzt entlastet es die Beckenbodenmuskulatur, verhindert ein Druckgefühl in der Scheide und ermöglicht sportliche Aktivitäten; die individuelle Anpassung des anerkannten Hilfsmittels muss durch Ärzte erfolgen.

Pflaster *n*; ***engl.:*** Patch
Vgl. ▸ Auflagen.

Phagozytose *f*; ***Etym.:*** griech. *phagein* „essen, fressen" u. *kytos* „Höhlung, Zelle"; ***engl.:*** Phagocytosis
Kontext: Physiologie
Aufnahme und Resorption von z. B. Nahrungsstoffen, Krankheitserregern etc. durch eine Zelle.

Phalen-Test *m*; ***Etym.:*** George S. Phalen, 1911–1998, US-amerikanischer Orthopäde; ***engl.:*** Phalen's test
Kontext: Diagnostik, Handtherapie
Dient der Diagnostik des Karpaltunnelsyndroms. Beide Handgelenke werden durch einen Mediziner assistiv in maximale Flexion gebracht und dort passiv gehalten. Die Zeit bis zum Auftreten von Missempfindungen wird gemessen. Treten nach 15–20 sec Schmerzen auf, ist vom Vorliegen eines Karpaltunnelsyndroms auszugehen. Nach dem Aufheben der Flexion gehen die Schmerzen oder Missempfindungen zurück. Der Test sollte nicht bei bestehenden Anästhesien oder Parästhesien durchgeführt werden.

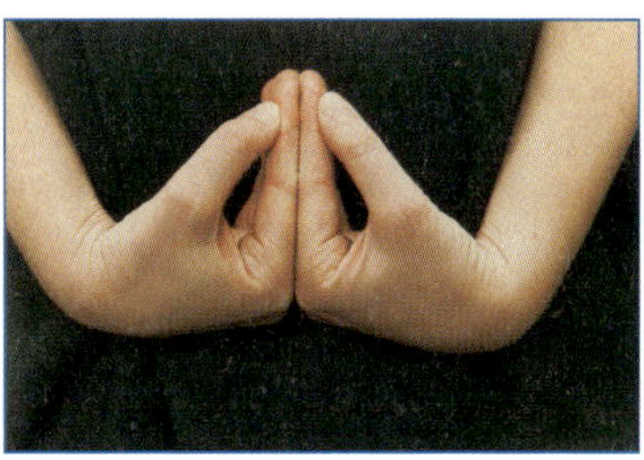

Phalen Test.

Phalen-Test, umgekehrter *m*; ***Etym.:*** George S. Phalen, 1911–1998, US-amerikanischer Orthopäde; ***engl.:*** Phalen's test, reversed
Kontext: Diagnostik, Handtherapie
Beide Handgelenke werden in maximale Extension gebracht. Die Zeit bis zum Auftreten von Missempfindungen wird gemessen. Das Ergebnis wird analog zum ▸ Phalen-Test gemessen.

Phänomene, übertragene *n*; ***Etym.:*** griech. *phainomenon* „Erscheinendes, sinnlich Wahrnehmbares"; ***engl.:*** Phenomena, referred
Kontext: Triggerpunkt-Therapie
Erscheinungen sensorischer (Schmerz, Disästhesien), motorischer (Schwäche, Koordinationsbeeinträchtigung) und autonom vegetativer Art (Vasodilatation, Vasokonstriktion, Schwitzen, Übelkeit, Schwindel), die durch ▸ Triggerpunkte verursacht werden und meist in einiger Entfernung von diesen auftreten. ▸ Referred Pain ist die häufigste Form eines übertragenen Phänomens.

Phantomempfindung *f*; ***Etym.:*** griech. *phantasma* „Erscheinung, Gestalt, Trugbild"; ***engl.:*** Autosomatognosis; ***Syn.:*** Teleskopphänomen
Kontext: Traumatologie
Gefühlte Verkürzung einer amputierten Extremität aufgrund der kortikalen Reorganisation. Die amputierte Extremität „schrumpft", „kriecht" Richtung Rumpf und nimmt dabei eine bestimmte Haltung ein. Die P. ist durch mentales Training beeinflussbar. Durch vorgestellte Bewegungen bzw. Handlungen lässt sich die betroffene Extremität wieder „verlängern" (vgl. ▸ Phantomschmerz).

Phantomschmerz *m*; ***Etym.:*** griech. *phantasma* „Erscheinung, Gestalt, Trugbild"; ***engl.:*** Phantom pain
Kontext: Traumatologie, Algesiologie

Nach Amputation eines Körperteiles werden Schmerzen und Missempfindungen dorthin projiziert und an der Stelle wahrgenommen, wo sich der jeweilige Körperteil befunden hat (vgl. ▸ Phantomempfindung).

Phase, vaskuläre *f*; ***Etym.:*** lat. *vascularis* „kleines Gefäß"; ***engl.:*** Phase, vascular; ***Syn.:*** Alarmphase

Vgl. ▸ Wundheilung.

Phase, zelluläre *f*

Vgl. ▸ Zelluläre Phase.

Phasen bei Querschnittlähmung *f*

Vgl. ▸ Querschnittlähmung, Phasen bei.

Phasenlage *f*; ***engl.:*** Phasing, phase relationship

Kontext: Physik, Mathematik

Die Beziehung von zwei oder mehreren periodisch ablaufenden Vorgängen gleicher Frequenz zueinander (vgl. ▸ Phasenverschiebung).

Phasenmodell, Rehabilitation *n*; ***Etym.:*** griech. *phasis* „Erscheinung, Aufgang eines Gestirns, Anzeige", ital. *modello* „Muster, Modell", lat. *re* „wieder, erneut" u. *habilis* „geschickt, fähig"; ***engl.:*** Phase model, rehabilitation

Kontext: Rehabilitation

Von der Bundesarbeitsgemeinschaft für Rehabilitation (BAR) entwickeltes 6-stufiges Modell des Rehabilitationsverlaufs. Phase A umfasst die Akutbehandlung, Phase B die Frührehabilitation, Phase C die postprimäre oder weiterführende Rehabilitation, Phase D die Anschlussheilbehandlung zur Förderung der Selbstständigkeit und Wiedereingliederung in Familie und Erwerbsleben, Phase E die ambulante Nachsorge, Phase F die zustandserhaltende Dauerpflege von Patienten mit schweren und schwersten Schädigungen des Nervensystems, bei denen aufgrund des bisherigen Verlaufes kein weiterer funktioneller Zugewinn mehr zu erwarten ist.

Phasenmodelle, sensomotorisches Lernen *f*; ***Etym.:*** griech. *phasis* „Anzeige, Erscheinung, Aufgang eines Gestirns", ital. *modello* „Muster, Modell", lat. *sentire* „fühlen, empfinden" u. *motor* „Beweger"; ***engl.:*** Phase model, sensomotoric learning

Kontext: Neurophysiologie, Sensomotorik

Diskontinuierlicher, in Abschnitten oder Stadien verlaufender Lernprozess zur optimierten Verknüpfung von Kognition, Wahrnehmung und Bewegungsabläufen; es gibt verschiedene Autoren mit unterschiedlichen Modellvorstellungen bzw. Stadieneinteilungen.

Erste Phase: Kognitive Leistung zur Erarbeitung der Bewegungsvorstellung (Grundlage aller P.).

Weitere Phasen: Häufiges Ausführen der Bewegung; zunächst unexakte, unökonomische Bewegungsausführungen, Fehlversuche, schlechte bis mäßige Bewegungsqualität aufgrund instabiler, inadäquater Verschaltungen und Interaktionen der beteiligten Neuronenverbände; zunehmen-

P

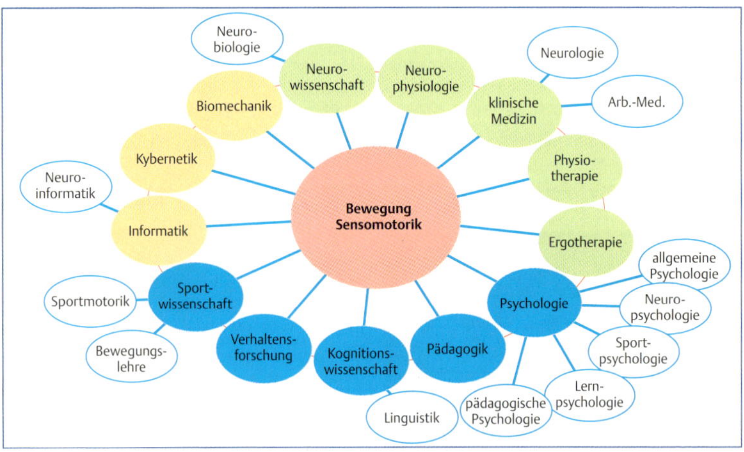

Phasenmodelle, sensomotorisches Lernen. Zusammenfassung der Wissensgebiete, sich mit der Thematik Lernen und sensomotorisches Lernen beschäftigen.

des Qualifizieren der Bewegungsausführung in Wechselbeziehung zwischen praktischer Bewegungserfahrung und Weiterentwicklung der Bewegungsvorstellung; Rückmeldung/-kopplung zum Bewegungsablauf durch den Therapeuten oder visuelle Rückkopplungen (z. B. Videoaufzeichnung). Lernfortschritte: Die auf der propriorezeptiven Rückkopplung beruhende Wahrnehmung entwickelt sich allmählich; das Bewegungsgedächtnis (das Motorprogramm) ausmachende neuronale Verschaltungen bilden sich immer mehr heraus, die Interaktionen sind präziser und abgestimmter (z. B. zwischen sensorischer und motorischer Hirnrinde, Assoziationsarealen, Basalganglien, limbischem System und Kleinhirn). Propriorezeptive Rückkopplungen gewinnen die Oberhand bei der Bewegungsregulation (harmonische, exakte, stabil reproduzierbare Bewegungen ohne unnötige Muskelaktivierungen). Mit zunehmendem Bewegungserfolg nimmt die Konzentration auf die Bewegungsausführung ab. In den Hirnstrukturen unterhalb der kortikalen Ebene haben sich präzise arbeitende Rückkopplungskreise entwickelt.

Endphase: Erlernte Bewegungen bleiben Willkürbewegungen (auch bei bestem Beherrschungsgrad). Unabhängig von der Anzahl der definierten Lernphasen steht am Ende die sehr gut beherrschte, scheinbar automatische, variabel nutzbare Ausführung. Automatisierung und variable Verfügbarkeit einer „Grundbewegung" scheinen sich zu widersprechen. Automatisierung basiert auf einem „sensomotorischem Stereotyp"; Verfügbarkeit ist die Fähigkeit zur variablen Änderung im Sinne von bedarfsgerechter Anpassung und Modifikation. Wie sich dieser Widerspruch zentralnervös auflöst, ist zurzeit nicht bekannt. Hypothese: Gerichtete, modifizierende Interaktionen zwischen diversen antrainierten spezifischen Neuronenvernetzungen und Hirnarealen ermöglichen auf der Grundlage der aktuellen Afferenzen die Parallelität von „Automatisierung" und Variabilität.

Phasenumkehr *f*; ***Etym.:*** griech. *phasis* „Anzeige, Erscheinung, Aufgang eines Gestirns"; ***engl.:*** Phase inversion, phase reversal
Kontext: Pädiatrie, Vojta-Konzept
Bewegungssequenzen aus der ▸ Reflexlokomotion. Für den zu bahnenden Bewegungsweg von der Seitenlage in die Krabbelstellung werden in Seitenlage an mindestens zwei Zonen der oben liegenden Körperhälfte (Scapula und Spina illiaca anterior superior) Reize gesetzt. Dies ist die zweite Phase des ▸ Reflexumdrehens. Wenn jedoch zwei andere Zonen, z. B. das Acromion und M. glutaeus medius der oben liegenden Körperseite für die entsprechenden Reize gewählt werden, nennen wir diese Sequenz P. Der Phasen*wechsel* ist ein zeitlich schneller arhythmischer Wechsel zwischen den oben genannten zwei Phasen.

Phasenverschiebung *f*; ***engl.:*** Phase shift (ing), phase difference; ***Syn.:*** Phasendifferenz
Kontext: Physik
Schwingungen gleicher Frequenz können sich hinsichtlich der zeitlichen Veränderung ihrer Amplituden unterscheiden. Wenn der gleiche Zustand (z. B. gleichsinniger Nulldurchgang oder Maximalwert) zu jeweils einem anderen Zeitpunkt auftritt, spricht man von einer P. Der zeitliche Abstand wird Phasendifferenz genannt und in Grad angegeben (eine Phase bzw. ein Zyklus umfasst 360 Grad). Bei der Überlagerung von Schwingungen gleicher Frequenz ergibt sich als resultierendes Signal je nach Phasenwinkel ein entweder verstärktes oder gedämpftes Signal (Interferenz).

Phasik *f*; ***Etym.:*** griech. *phasis* „Anzeige, Erscheinung, Aufgang eines Gestirns"; ***engl.:*** Phasic
Kontext: Vojta-Konzept
Zielgerichtete widerstandsarme Bewegungen/Handlungen wie z. B. Greifen oder auch die schrittmachenden Bewegungen beim Gang. Voraussetzungen für die phasischen Bewegungen sind die sichere automatische Steuerung der eigenen Körperhaltung (posturale Reagibilität) und die souverän gestaltete, für die Handlung notwendige Aufrichtung.

Phi-Koeffizient *m*; ***Etym.:*** griech. Buchstabe φ, lat. *co, con...* „mit, zusammen" u. *efficere* „bewirken, entstehen lassen"; ***Abk.:*** φ; ***engl.:*** Phi coefficient; ***Syn.:*** Phi-Koeffizient von Pearson
Kontext: Statistik
Der P. ist ein Maß für die ▸ Korrelation, das die Größe eines Zusammenhangs zweier zweifach gestufter (▸ dichotomer) Merkmale angibt. Er hängt eng mit dem ▸ Vierfelder-Chi-Quadrat-Test zusammen und berechnet sich aus der Wurzel des Quotienten aus χ^2 und n, $\varphi = \sqrt{[\chi/n]}$. Der P. ist dann signifikant, wenn der zugehörige χ^2-Wert signifikant ist. Das Vorzeichen der Korrelation muss den experimentellen Daten entnommen werden. Die Interpretation eines signifikanten P. lautet: Je mehr (weniger)..., desto mehr (weniger).

P

Phlebothrombose *f*; ***Etym.:*** Etym. griech. *phleps* „Blutader“ u. *thrombos* „geronnene Masse, Klumpen“; ***engl.:*** Phlebothrombosis; ***Syn.:*** Venenthrombose

Kontext: Innere Medizin

Es handelt sich um einen Verschluss der tiefen Beinvenen aufgrund eines Blutgerinnsels. Da dieser Zustand lebensbedrohlich ist, gilt für die Physiotherapie erhöhte Vorsicht. Die Behandlung besteht aus Atemtherapie mit lediglich vertieften Atemzügen, dem Erhalten der Muskelkraft durch dynamische Bewegungsserien, Hochlagerung von 30° und nach Absprache mit dem Arzt ▸ Kompression.

Phosphorylierung, glykolytische *f*; ***Etym.:*** griech. *glykys* „süß“, *lysis* „Auflösung“ u. *phosphoros* „Licht tragend“; ***engl.:*** Phosphorylation, glycolytic

Kontext: Biochemie

ATP-produzierende Schritte der ▸ Glykolyse im Energiestoffwechsel (vgl. ▸ Substratphosphorylierung).

Photorezeptor *m*; ***Etym.:*** griech. *phos* „Licht“ u. lat. *receptor* „Empfänger“; ***engl.:*** Photoreceptor

Kontext: Neurophysiologie, Sensomotorik

Photosensor der Netzhaut, der auf elektromagnetische Strahlung mit einer Wellenlänge von 400–750 nm (sogenanntes sichtbares Licht) reagiert. Man unterscheidet: Stäbchen (größerer Anteil; Dämmerungs- und Nachtsehen) und Zapfen (Tagsehen). Photorezeptoren besitzen Sehfarbstoffe. Werden diese vom Licht getroffen, leiten sie über intrazelluläre Vermittlersysteme den Transduktionsprozess ein. Komplexe Prozesse in den Schichten der Netzhaut führen zur Auslösung von Aktionspotenzialen an den Ganglienzellen. Die Netzhaut ist ein neuronales Netzwerk; kann als Teil des ZNS angesehen werden. Im Rahmen der lokalen Signalverarbeitung werden rückgekoppelt die Photosensoren beeinflusst. Die rezeptiven Felder werden durch die laterale Hemmung erzeugt, wodurch zugleich die Kontrastverstärkung zustande kommt. Die Axone der Ganglienzellen bilden den N. opticus. Die Afferenzen führen zentral zum Bewegungssehen, dem Erkennen der Farben und einer komplexen Musteranalyse. Form, Farbe und Bewegung werden parallel verarbeitet (vgl. ▸ Gleichgewichtsrezeptor).

pH-Wert *m*; ***engl.:*** PH-value

Kontext: Physiologie

Konzentration der Wasserstoff-(H^+-)Ionen einer Lösung; errechnet sich als negativ dekadischer Logarithmus der H^+-Konzentration. Säuren setzen H^+ frei; am pH-Wert lässt sich ablesen, wie sauer oder basisch eine Lösung ist.

pH-Wert-Regulation *f*; ***Etym.:*** lat. *regulare* „regeln, einrichten“; ***engl.:*** PH-value regulation

Kontext: Physiologie

Mechanismen des Organismus zur Aufrechterhaltung der Säure-Basen-Homöostase bzw. der Konstanz des pH-Wertes und zur Begrenzung von Änderungen. An der Regulation beteiligte Strukturen: Blut, Lungen und Nieren. Im Blutplasma und Extrazellularraum herrscht in Ruhe und bei aerober Beanspruchung ein pH-Wert von 7,4 ± 0,03; intrazellulär um 7,0. Regulationsmechanismen sind notwendig, wenn z. B. aufgrund intensiver Belastungen der anaerobe Stoffwechsel in Anspruch genommen werden muss; hypoxische Bedingungen herrschen (Hochgebirge); bei Erkrankungen (Diabetes mellitus, Niere) verstärkt Säuren entstehen oder nicht ausgeschieden werden können; Ventilationsstörungen (Asthma, Lungenfibrose, Lungenemphysem, Fremdkörper) vorliegen; übermäßig Säuren zugeführt werden (Ernährung: Eiweiße) bzw. Basen (Durchfall) oder Säuren (Erbrechen) verloren gehen.

pH-Wert-Regulation, Lungenfunktion *f*; ***Etym.:*** lat. *regulare* „regeln, einrichten“ u. *functio* „Verrichtung“; ***engl.:*** PH-value regulation, lung function

Kontext: Physiologie

Beteiligung der Lunge an der pH-Wert-Regulation über die CO_2-Abgabe (▸ Kohlendioxidtransport). Steigt die CO_2-Produktion, wird die CO_2-Abatmung erhöht. CO_2 ist zugleich für die Atemregulation der stärkste reflektorische Antrieb (Chemorezeptoren: pCO_2 und pH). Abgeleitet aus dem CO_2-Transport wird verstärkt H^+ eliminiert. Messbar wird die kompensationsbedingte Hyperventilation durch den respiratorischen Quotienten (RQ; Quotient aus CO_2-Abgabe und O_2-Aufnahme) oder das Atemminutenvolumen (AMV), indem der RQ 1,0 überschreitet oder der AMV-Anstieg steiler wird. Die ventilatorische Reaktion der Lunge tritt zeitlich verzögert auf, da sie eine Folgereaktion der Säureproduktion ist.

pH-Wert-Regulation, Nierenfunktion *f*; ***Etym.:*** lat. *regulare* „regeln, einrichten“ u. *functio* „Verrichtung“; ***engl.:*** PH-value regulation, kidney function

Kontext: Physiologie

Beteiligung der Niere an der pH-Wert-Regulation durch bedarfsabhängiges Ausscheiden einer größeren Menge H^+ oder HCO^{3-}. H^+-Ionen werden mit Phosphat als Base oder im Ammoniak eliminiert. Die Ausscheidung ist zeitlich verzögert, da sie eine Folgereaktion der Säureproduktion ist.

Physical Work Capacity *f*; ***Etym.:*** engl. *physical* „körperlich", *work* „Arbeit" u. *capacity* „Leistungsfähigkeit"; ***Abk.:*** PWC

Kontext: Medizinische Trainingstherapie, Sportphysiotherapie

Test zur Ermittlung der Belastungsintensität bei bestimmten Herzfrequenzen (PWC 130 / 150 / 170) mit geeichtem Fahrradergometer. Die PWC 150 weist einen Zusammenhang zur aeroben Schwelle auf, die PWC 170 zur anaeroben Schwelle. Der Patient oder Sportler beginnt mit: ca. 25 Watt, Geschwindigkeit 80–90 Umdrehungen/min. Ausgehend davon wird die Belastung nach einer definierten Zeiteinheit (z. B. 2 min) schrittweise um 25 Watt erhöht. Der Abbruch erfolgt nach Erreichen der maximalen Herzfrequenz, also 130, 150 bzw. 170 Schlägen/min. Die erreichte Wattzahl wird durch das Körpergewicht geteilt und dieser Quotient anhand von Referenzwerten eingeordnet und beurteilt.

Physical Work Capacity

Männer: PWC 130	Männer: PWC 150	Frauen: PWC 130	Frauen: PWC 150	Bewertung
> 3	> 2,5	> 2,5	> 2	Sehr gut
2,5–3	2–2,5	2–2,5	1,6–2	Gut
2–2,5	1,5–2	1,6–2	1,25–1,6	Befriedigend
1,5–2	1–1,5	1,25–1,6	1–1,25	Unbefriedigend
< 1,5	< 1	< 1,25	< 1	Ungenügend

Physikalische Therapie *f*; ***Etym.:*** griech. *physis* „Natur" u. *therapeia* „Behandlung, Pflege, Heilung"; ***engl.:*** Physical therapy

Kontext: Physikalische Therapie

Reiz- und Regulationstherapie; gezielter/befundorientierter Einsatz physikalischer Faktoren als Heilmittel, z. B. Druck, Temperatur, elektrische Energie, zur Beeinflussung von Funktionsstörungen und Stabilisierung körpereigner Systeme. Sie umfasst die ▸ Massage, Reflexzonentherapie, Thermo-, ▸ Hydrotherapie, ▸ Balneotherapie und ▸ Elektrotherapie.

Physio Austria ***Syn.:*** physioaustria, Bundesverband der Physiotherpeut(innen) Österreichs

Kontext: Berufspolitik

Berufsständische Interessenvertretung angestellter und freiberuflicher Physiotherapeuten in Österreich.

Physio-In ***Syn.:*** Verein Physiotherapeuteninitiative zur Gesundheitsförderung in öffentlichen Einrichtungen mit Gemeinschaftscharakter e. V.

Kontext: Prävention

Verein in Dresden; beratende Physiotherapie zu Fragen der Gesundheitsbildung und Gesundheitsförderung in Kitas und Schulen.

Physiologische Inkongruenz *f*

Vgl. ▸ Inkongruenz, physiologische.

Physiologischer Reserveraum *m*

Vgl. ▸ Reserveraum, physiologischer.

Physiopädagogik *f*; ***Etym.:*** griech. *physis* „Natur" u. *paidagogos* „Kinder-, Knabenführer"

Kontext: Spiraldynamik

Erzieherische Arbeit am menschlichen Körper im Sinne eines Lernprozesses in anatomisch/neurologisch begründeter Wahrnehmungsschulung und Bewegungssteuerung; Schwerpunkte der P. sind u. a. das Fördern der Aktivität der Patienten und der Lerngewinn für ein verändertes Bewegungsverhalten im Alltag; Abgrenzung zur ▸ Physiotherapie (aktives/passives Einsetzen von Bewegung mit therapeutischen Zielen) und Bewegungspädagogik (Erziehung durch Bewegung und Erziehung zur Bewegung).

Physioswiss ***Etym.:*** griech. *physis* „Natur, natürliche Beschaffenheit, Wuchs"; ***Syn.:*** schweizerischer Berufsverband

Kontext: Berufspolitik

Berufsständische Interessenvertretung angestellter und freiberuflicher Physiotherapeuten in der Schweiz.

Physiotherapeutische Diagnose *f*

Vgl. ▸ Diagnose, physiotherapeutische.

Physiotherapeutische Untersuchung *f*

Vgl. ▸ Untersuchung, physiotherapeutische.

Physiotherapeutische Zielfelder *f*

Vgl. ▸ Zielfelder, physiotherapeutische.

Physiotherapeutischer Prozess *m*

Vgl. ▸ Prozess, physiotherapeutischer.

Physiotherapeutischer Wiederbefund *m*

Vgl. ▸ Wiederbefund, physiotherapeutischer

Physiotherapeutischer Wirkort *m*

Vgl. ▸ Wirkort, physiotherapeutischer

Physiotherapeutisches Paradigma *n*

Vgl. ▸ Paradigma, physiotherapeutisches.

Physiotherapie *f*; ***Etym.:*** griech. *physis* „Natur, natürliche Beschaffenheit, Wuchs", *therapeia* „Behandlung, Pflege"; ***Abk.:*** PT; ***engl.:*** Physiotherapy, physical therapy; ***Syn.:*** Krankengymnastik (veraltet)

Kontext: Berufspolitik

P. basiert auf dem biopsychosozialen Bewegungsparadigma: Arbeiten mit einzelnen Personen oder Gruppen, damit deren Bewegungs- und Funktionsfähigkeit während des ganzen Lebens so weit wie möglich erhalten bleibt bzw. wieder hergestellt wird. P. ist notwendig, wenn Bewegungs- und Funktionsfähigkeit durch Alterung, Verletzung oder Krankheit bedroht sind. „Gesund sein" ist im physiotherapeutischen Sinne volle und funktionelle Bewegungsfähigkeit. P. stellt das Bewegungspotenzial sicher und maximiert es im Rahmen von Förderung, Prävention, Behandlung und Rehabilitation. Dazu arbeiten Physiotherapeuten, Patienten/Klienten und weitere Kliniker in einem Prozess zusammen, in dem das Bewegungspotenzial beurteilt wird und in dem auf einvernehmliche Ziele hingearbeitet wird. Therapeuten setzen dabei Kenntnisse und Fertigkeiten ein, die für die P. einzigartig sind. Voraussetzungen, für die physiotherapeutisches Wissen und physiotherapeutische Praxis notwendig sind. Bewegung: Die Fähigkeit, sich zu bewegen, ist ein wesentliches Element von Gesundheit und Wohlbefinden. Bewegung ist abhängig von integriertem, koordiniertem Funktionieren des Körpers. Bewegung ist zweckgerichtet, innere und äußere Faktoren beeinflussen sie. P. ist ausgerichtet auf Bewegungsbedürfnisse und -potenziale des Einzelnen (WCPT).

P

Physiotherapie, integrative *f*; ***Etym.:*** griech. *physis* „Natur, natürliche Beschaffenheit, Wuchs", *therapeia* „Behandlung, Pflege", lat. *integrare* „(ein Ganzes) wiederherstellen, ergänzen"

Kontext: Theoretische Modelle

Berücksichtigt neben dem linear-kausalen (defizitorientierten) pathogenetischen auch den systemischen (ressourcenorientierten) salutogenetischen Ansatz. Objektive Funktionsstörungen werden mittels physiotherapeutischer Techniken untersucht und behandelt; die Person wird als psychophysische Ganzheit erfasst und durch Körperwahrnehmung und Bewegungserfahrung in die Behandlung einbezogen (vgl. ▸ Neues Denkmodell).

Physiotherapie, psychosomatische *f*; ***Etym.:*** griech. *physis* „Natur, natürliche Beschaffenheit, Wuchs", *therapeia* „Behandlung, Pflege", *psyche* „Seele" u. *soma* „Körper"; ***engl.:*** Physiotherapy, psychosomatic

Kontext: Psychosomatik

Zweig der Physiotherapie, der sich mit den körperlichen und emotionalen Aspekten des Menschen befasst, die sich im Körper als Ganzes manifestieren. Dabei werden Haltung, Atmungsmuster, Muskelkonsistenz, Bewegungsmuster und posturale Reaktionen beobachtet, untersucht und behandelt. Ziele: die Ressourcen des Menschen stärken, seine gesunden Anteile hervorheben und seine Selbstregulation fördern (vgl. ▸ Physiotherapie, integrative).

Pick-up-Test *m*

Vgl. ▸ Auflesetest.

Piezoelektrischer Effekt *m*; ***Etym.:*** griech. *piezein* „drücken", *elektron* „Bernstein" u. lat. *effectus* „Wirkung, Erfolg"; ***engl.:*** Piezoelectric effect

1. *Kontext:* Physiologie

Mechanische Verformung führt zu zielgerichteten Ladungsverschiebungen innerhalb des belasteten Gewebes. Offensichtlich reagieren Zellen auf diese Ladungsdifferenzen und passen ihre Syntheseaktivität entsprechend der Größe der Veränderung an. Der piezoelektrische Effekt spielt beim ▸ Turnover von Gewebe eine Rolle. Die spezifische, therapeutische Übungsauswahl (Reiz), bezogen auf das betroffene Gewebe, entscheidet über die Qualität/Quantität des Gewebes bzw. über den Turnover.

2. *Kontext:* Physik

Wirkt eine Kraft auf die Seiten einiger Kristalle (Quarz, Turmalin) oder polykristalliner Keramikstoffe, so treten an der Oberfläche elektrische Ladungen auf (Piezoelektrizität). Die auftretenden Spannungsänderungen sind proportional zum Druck (vgl. ▸ Kraftmessung, ▸ Kraftmessplatte).

Pinch Gauge *f*; ***Etym.:*** engl. *pinch* „Zangengriff", *gauge* „Messgerät"; ***engl.:*** Pinch meter, Pinch gauge

Kontext: Handtherapie

Gerät zur Kraftmessung der Hand bei einem ▸ Präzisionsgriff.

Pink puffer *m*; ***Etym.:*** engl. „Rosiger Puster"

Kontext: Innere Medizin

Untergewichtiger und stark dyspnoischer Emphysempatient mit Partialinsuffizienz.

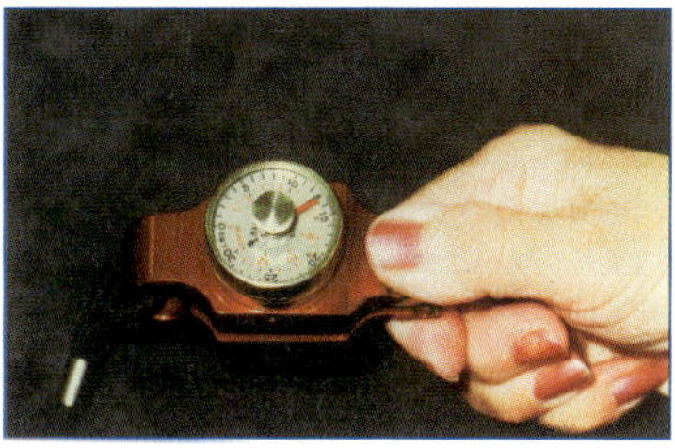

Pinch Gauge.

Pivot-Shift-Test *m*; ***Etym.:*** engl. *to pivot* „sich drehen, schwenken" u. *to shift* „sich verlagern, wechseln"; ***Syn.:*** Galway-Test
Kontext: Traumatologie
Differenzialdiagnostischer Test bei Verdacht auf Ruptur des vorderen Kreuzbandes. Der Untersucher führt bei gestrecktem Kniegelenk den Unterschenkel in Innenrotation und Abduktion (Valgusstress). Aus dieser Ausgangsstellung wird das Knie in Flexion geführt. Bei einer Ruptur des vorderen Kreuzbandes subluxiert das Tibiaplateau bereits in Extension nach ventral. Bei ca. 20–40° Flexion kommt es zur Reposition des Tibiaplateaus nach dorsal. Absoluter Test, d. h., er wird nicht im Seitenvergleich beurteilt. Das Phänomen ist bei intaktem vorderem Kreuzband nicht auslösbar und ist in jeder Form pathologisch.

Pixel *n*; ***Etym.:*** engl. *picture element* „Bildelement, Bildpunkt"; ***engl.:*** Pixel; ***Syn.:*** Bildpunkt
Kontext: Forschung, Bewegungsanalyse
Einzelnes Bildelement einer digitalen Rastergrafik, die regelmäßig angeordnete diskrete Punkte auf einer Ebene im ▸ kartesischen Koordinatensystem enthält. Jedem P. ist eine Koordinate und weiterhin eine bestimmte Farb-Information zugeordnet. Je dichter sich die Bildpunkte drängen, desto höher die Auflösung von Sensoren (CCD-Kamera) bzw. der Wiedergabeeinheiten bzw. Monitore (vgl. ▸ Auflösungsvermögen).

Plagiozephalie *f*; ***Etym.:*** griech. *plagios* „schief, schräg, quer" u. *kephale* „Kopf"; ***engl.:*** Plagiocephaly, Plagiocephalism; ***Syn.:*** Stenozephalie
Kontext: Kiefergelenkbehandlung
Abgeplatteter Hinterkopf, weit verbreitete postnatale Hinterkopfasymmetrie.

Plankostenrechnung *f*; ***engl.:*** Cost accounting
Kontext: Betriebswirtschaftslehre
Teilbereich der Kostenrechnung; bezieht alle Kosten der kommenden Periode (Vollkosten) mit ein. Bsp. physiotherapeutische Praxis: Man versucht alle Kosten des zukünftigen Jahres (Personal-, Material-, Energiekosten, Miete, Investitionen in die Ausstattung, Fortbildungskosten usw.) zu erfassen. Dies dient einerseits der Ermittlung des Kapitalbedarfs; andererseits ist eine Zielgröße vorgegeben (alle geplanten Kosten plus Gewinnerwartung ergeben den zu erwirtschaftenden Umsatz). In der P. wird das geplante Soll mit dem realisierten Ist nicht nur am Ende der Periode, sondern z. B. auch quartalsweise abgeglichen, um rechtzeitig Abweichungen festzustellen und gegenzusteuern.

Plantar
Kontext: Anatomie
Lagebezeichnung in Bezug auf den Körper: in Richtung der Fußunterseite gelegen. (Gegensatz: ▸ dorsal).

Plantarfaszie *f*; ***Etym.:*** lat. *planta* „Fußsohle" u. *fascis* „Bündel"; ***engl.:*** Plantar fascia; ***Syn.:*** Plantaraponeurose, Aponeurosis plantaris
Kontext: Anatomie, Ganganalyse
Derbe Sehnenplatte im Bereich der Fußsohle, die als Muskelansatz dient und das Fußgewölbe stabilisiert. Sie wirkt hauptsächlich in verlängerter Position stabilisierend. Dies geschieht durch muskuläre Voraktivität. In der Initial-contact-Phase durch den M. extensor hallucis longus und in der Terminal-stance-Phase ebenfalls durch eine Großzehenextension. Beide Phasen benötigen besonders große Stabilität des Fußes. Zur Stabilisierung kommt es demnach nicht durch Krallen der Zehen, sondern durch deren Streckung (Windenprinzip nach Hicks).

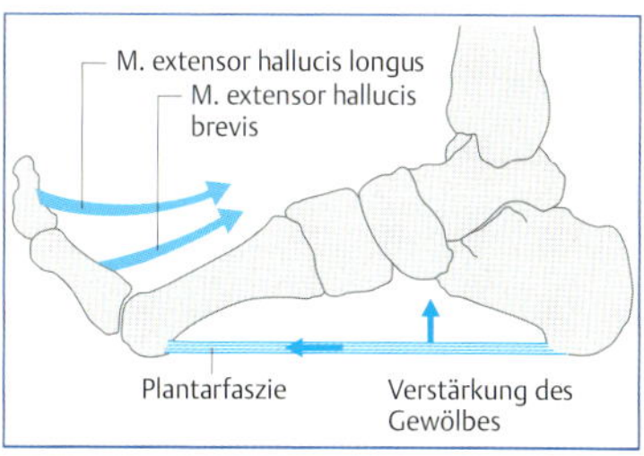

Plantarfaszie. Stabilisierung in der Initial-contact-Phase beim Gehen.

Planung *f*; ***engl.:*** Planning
Kontext: Betriebswirtschaftslehre
Detaillierte Festlegung von zielgerichteten Maßnahmen/Teilschritten.

Strategische P.: Planungszeitraum 1–5 Jahre; vor der Globalisierung und der damit verbundenen Beschleunigung aller wirtschaftlichen Abläufe umfasste der strategische Planungshorizont 1–10 Jahre. Da zu viele unbekannte Veränderungen auftreten können, kann man nicht 10 Jahre im Voraus planen. Die strategische P. ist Aufgabe der obersten Führungsebene eines Unternehmens. In der Physiotherapie geben die Praxisinhaber die langfristige Praxisstrategie vor.

Taktische P.: Mittelfristiger Planungszeitraum ½–1 Jahr; sie leitet sich von der strategischen P. ab; ist das Bindeglied zwischen den langfristig zu erreichenden Strategiezielen und den kurzfristig ergriffenen Maßnahmen der operativen P. In Unternehmen befasst sich die mittlere Führungsebene mit der taktischen P. Im therapeutischen Bereich sind dies die Teamleiter, die durch Personal-, Kosten- oder Prozessablaufpläne mittelfristige Zielerreichungen vorgeben und für deren Umsetzung Verantwortung tragen.

Operative P.: Planungszeitraum bis zu einem ½ Jahr; in der operativen P. werden die konkreten Einzelteilschritte der taktischen P. vorbereitet. Sie umfasst kurzfristige Entscheidungen, z. B. Personaleinsatzplan, konkrete Investitionen/Materialbestellungen, Marketingmaßnahmen, die Planung eines „Tages der offenen Tür". Die operative P. erstreckt sich auf alle Praxisbereiche und verknüpft alle Maßnahmen, damit die taktischen und strategischen Ziele der Praxis insgesamt erreicht werden.

P

Planungshorizont *m*; ***Etym.:*** griech. *horizein* „begrenzen"; ***engl.:*** Planning horizon

Kontext: Betriebswirtschaftslehre

Umfasst die verschiedenen Planungszeiträume, in denen Unternehmen planen. Sie werden in strategisch (langfristig), taktisch (mittelfristig) und operativ (kurzfristig) unterteilt.

Plaque *m, -es*; ***Etym.:*** franz. *plaque* „Platte"

Kontext: Neurologie

Entzündungsherd im ZNS bei Multipler Sklerose; Lokalisation: Entzündungsherde sind häufig perivenös, an den Ventrikeln und der Sehnervenkreuzung (Chiasma opticum) zu finden. Magnetresonanztomographie (MRT): Die Plaqueanzahl ist für die Ausprägung der klinischen Symptomatik nicht entscheidend; sie kann trotz vieler Plaques gering sein. Das MRT wird trotzdem zur Verlaufsdokumentation eingesetzt. Plaques ergeben im MRT einen hellen Fleck. Bei MRT mit Kontrastmittel (Gadolinium) können frische Entzündungsherde von älteren unterschieden werden. Länger bestehende Plaques bezeichnet man als „black holes".

Plastische Verformung *f*

Vgl. ▸ Verformung, plastische.

Plastizität *f*; ***Etym.:*** griech. *plastikos* „zum Gestalten gehörig" zu *plassein* „gestalten"; ***engl.:*** Plasticity; ***Syn.:*** Neuroplastizität, neuronale Plastizität

1. ***Kontext:*** Neurophysiologie

Fertigkeit des Gehirns, zu lernen, sich zu adaptieren und sich strukturell zu reorganisieren. Molekulare, biochemische, elektrophysiologische und strukturelle Veränderungen finden ständig statt. Das Gehirn ist auch nach einer zentralen Läsion lernfähig. Einzelne kortikale Areale können im Fall einer Schädigung eines Areals dessen Funktion übernehmen. Beim Erlernen neuer Bewegungssequenzen sind im Gegensatz zu passiven Maßnahmen bei Patienten mit zentralnervöser Schädigung plastische Veränderungen von Hirnarealen mittels bildgebender Verfahren beobachtbar.

2. ***Kontext:*** Psychosomatik, Motorisches Lernen

Siehe 1.; starke Gefühle können neue Netzwerke aufbauen, einschalten, wieder abrufen. Dabei werden benutzte ▸ Synapsen stabilisiert und verstärkt. Synapsen, deren Gebrauch abnimmt, können ganz verloren gehen. Prinzip: Use it or lose it (gelernter Nicht-Gebrauch).

3. ***Kontext:*** Neurologie, Motorisches Lernen

Siehe 1.; Fähigkeit des Nervensystems, auf Schädigung und Zelluntergang zu reagieren, der von vielen Faktoren abhängig ist. Physiotherapie: Aufgabenspezifisches Training, aktives, selbst initiiertes Bewegen, repetitives Üben, „erzwungener" Gebrauch (Forced-Use-Therapie) sowie ein lernförderndes Umfeld und motivierende Ziele fördern die Reorganisation und motorisches Lernen des Patienten. Die aggressive Frühmobilisation von Patienten mit Hirnläsionen ist umstritten, da in Tierversuchen irreversible Folgeschäden durch frühzeitige, intensive Aktivität nachgewiesen sind (vgl. ▸ Neurorehabilitationsprognose).

Vakariation: Andere Hirnareale übernehmen die Funktion zerstörter Areale.

Unmaskin: Aktivierung nicht benutzter, neuronaler Verbindungen.

Up-and-down-Regulation: Anpassung der Übertragungsempfindlichkeit von Rezeptoren bzw. Regulierung der Rezeptorschwelle.

Synaptische Plastizität: Bildung neuer Synapsen und flexible Funktion existierender Synapsen.

Neurotrophe Faktoren: Bildung von Faktoren, die das Nervenwachstum fördern.
Neubildung von Nervenzellen: Bisher im Hippocampus nachgewiesen.
Sprouting: Nachwachsen neuronaler Verzweigungen besonders im peripheren Nervensystem. Sie können regenerativ oder kollateral sein.
4. ***Kontext:*** Alexander-Technik
Siehe 1.; wird eine Bewegung koordiniert und mühelos von einer Person auf bisher unbekannte neue Art und Weise ausgeführt, können schädliche neuromuskuläre ▶ Gewohnheiten aufgelöst und neue Verknüpfungen im Gehirn und in den Nervenbahnen entwickelt werden.
5. ***Kontext:*** N.A.P.-Konzept
Veränderung bzw. Adaptationsfähigkeit durch funktionelle Anforderungen. Da Alltagshandlungen variabel sind, müssen das sensorische und motorische System ebenfalls anpassbar reagieren können. Diese variable Handlungsorganisation ist lebensnotwendig. Die Behandlungsprinzipien des ▶ N.A.P.-Konzepts, dass jede Struktur nur so belastbar ist ,wie sie belastet wird, und dass die funktionelle Aktivität die Struktur bestimmt, werden zur Förderung der P. befolgt.
6. ***Kontext:*** Biomechanik
Eigenschaft fester Stoffe, sich unter einer Krafteinwirkung zu verformen (fließen) unter Beibehaltung dieser Form nach der Einwirkung. Das plastische Verformungsverhalten hängt u. a. vom Spannungszustand, von der Temperatur, Belastungsart und Belastungsgeschwindigkeit ab. Bsp.: Knetgummi, Salbe. Gegensatz: ▶ Elastizität – ein elastischer Stoff nimmt seine ursprüngliche Form wieder an.

Platysma *n*; ***Etym.:*** griech. *platysma* „Platte"; ***engl.:*** Platysma
Kontext: Anatomie, Lymphdrainage
Oberflächliche Schicht der Hautmuskulatur am Hals, entwicklungsgeschichtlich in Rückbildung, rudimentär auch als Fascia cribrosa oder Hiatus saphenus zu sehen. Eine besonders kräftige Ausbildung, Verdickung durch ein ▶ Ödem oder eine Fibrose kann die Subkutis zusätzlich in ein subkutanes und epifasziales Kompartiment unterteilen, weshalb Therapeuten während der ▶ manuellen Lymphdrainage den Behandlungsdruck erhöhen.

Plazeboeffekt *m*; ***Etym.:*** lat. *placebo* „ich werde gefallen"; ***engl.:*** Placebo effect
1. ***Kontext:*** Forschung
Positiver Heilungseffekt eines Arzneimittels ohne Wirkstoff; wird als eigenständige, therapeutische Kategorie definiert, eine Unterteilung in spezifische und unspezifische Effekte entfällt; der P. ist individuell bedingt und somit unterschiedlich; neben pharmakologischen Effekten können z. B. auch Wirkungen des Therapeuten auf den Patienten als P. bezeichnet werden.
2. ***Kontext:*** Psychologie
Alle positiven Wirkungen therapeutischer Maßnahmen, die kein spezifisches Ergebnis der Maßnahme an sich sind, sondern als unspezifische Reaktion der Patienten auf die Therapiemaßnahme zu interpretieren sind. So geht es den Patienten in der Regel schon durch Zuwendung und Hoffnung auf Heilung besser. In der Physiotherapie kann man den P. nutzen, um den Therapieverlauf günstig zu beeinflussen. Allerdings werden auch messbare Therapieerfolge angestrebt (vgl. ▶ Nozeboeffekt).

Plazenta(r)phase *f*; ***Etym.:*** lat. *placenta* „Kuchen"; ***Abk.:*** PP; ***engl.:*** Time of placenta separation; ***Syn.:*** Nachgeburtsperiode
Kontext: Geburtshilfe
Zeit vom Ende der Austreibungsphase bis zur Geburt der Plazenta.

Plegie *f*; ***Etym.:*** griech. *plege* „Schlag, Hieb, Lähmung"; ***engl.:*** Plegia; ***Syn.:*** Paralyse
Kontext: Neurologie, Pädiatrie
Vollständige, komplette Lähmung der Muskulatur.

Pleura *f*; ***Etym.:*** griech. *pleura* „Rippe, Körperseite"; ***engl.:*** Pleura; ***Syn.:*** Brustfell
Kontext: Atemtherapie
Verbindung der Lunge zum Brustkorb; besteht aus Pleura visceralis (liegt der Außenseite der Lunge auf) und Pleura parietalis (liegt der Innenseite des Brustkorbs an); zwischen beiden Pleurablättern herrscht ein geringer Unterdruck (▶ Pleuradruck), da die Lunge eine nach innen gerichtete elastische Kraft und der Brustkorb eine nach außen gerichtete Kraft ausüben.

Pleuradruck *m*; ***Etym.:*** griech. *pleura* „Rippen, Körperseite"; ***Abk.:*** P_{Pleu}; ***engl.:*** Pleural pressure; ***Syn.:*** intrapleuraler Druck, Donders-Druck
Kontext: Atemphysiologie
Im Pleuraspalt herrschender Unterdruck (–5 cm H_2O); kann mit einer Ösophagussonde gemessen werden, da er sich aufgrund der Gewebeverhältnisse unverfälscht vermittelt.

Plexus *m*; ***Etym.:*** lat. *plexus* „Geflecht"; ***engl.:*** Plexus
Kontext: Neurologie

P

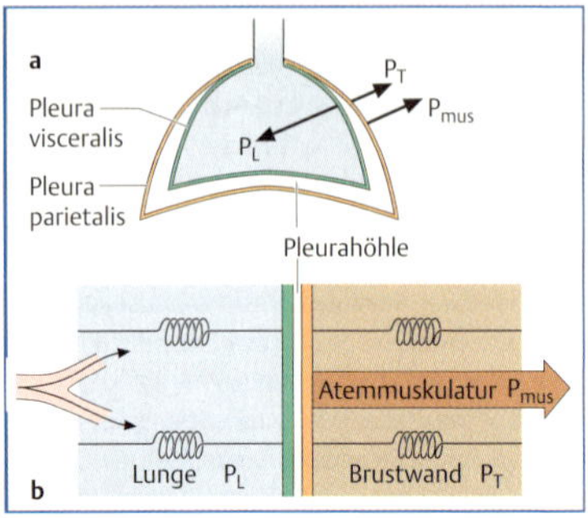

Pleura. Modell der auf die Lunge und den Thorax einwirkenden Kräfte. In der Pleurahöhle herrscht ein Unterdruck von ca. –5 cm H_2O. PL = nach innen gerichtete elastische Kraft der Lungen; P_T = nach außen gerichtete elastische Kraft des Brustkorbes; P_{mus} = Kraft der Einatmungsmuskeln (nach außen gerichtet).

Nervengeflecht; Nervenwurzeln verbinden sich nach ihrem Austritt aus den Zwischenwirbellöchern mit benachbarten Nervenwurzeln; Fasern der Spinalnerven werden in verschiedene periphere Nerv geleitet, sodass sich in einem peripheren Nerven Fasern aus mehreren benachbarten Wurzelsegmenten befinden; Plexus brachialis: Bündelung der Fasern der Wurzeln C 5–Th 1; Plexus lumbalis: Bündelung der Fasern der Wurzeln Th 12–L 4; Plexus sakralis: Bündelung der Fasern der Wurzeln L 5–S 3. (Vgl. ▸ Armplexuslähmung.)

Plexusbildung *f*; ***Etym.:*** lat. *plexus* „Geflecht"; ***engl.:*** Plexus formation

Kontext: Neurologie, Traumatologie

In einem Plexus werden verschiedene Nervenwurzeln gebündelt und auf verschiedene Nerven aufgeteilt. Folge: Ein Muskel wird aus mehreren Segmenten aktiviert; der Ausfall eines Spinalsegmentes führt nicht zu einer kompletten Lähmung eines Muskels. Erst wenn der periphere Nerv durchtrennt wird, ist der Muskel gelähmt.

Plexusläsion *f*; ***Etym.:*** lat. *plexus* „Geflecht" u. *laesio* „Verletzung"; ***engl.:*** Plexus lesion

Kontext: Neurologie, Traumatologie

Schädigung des Arm- oder Beinplexus durch Überdehnung, Nervenwurzelausriss oder Druck. Bei der oberen Extremität unterscheidet man: die obere Plexusschädigung der Segmente C 4–6 (Erb-Lähmung) und untere Plexusschädigung der Segmente C 7–Th 1 (Klumpke-Lähmung). In den Plexus lumbosacralis strahlen die Wurzeln aus den Segmenten Th 12–S 5 ein. Die Plexusbildung der Wurzeln der Lendenwirbelsäule ist gering, deutlicher ausgeprägt ist sie bei den Sakralwurzeln.

Pluralität der Afferenzen *f*; ***Etym.:*** lat. *pluralis* „aus mehreren bestehend, Mehrzahl" u. *afferre* „herbeitragen, hintragen"; ***engl.:*** Plurality of afferences

Kontext: Neurologie, Pädiatrie

Mehrere zeitgleich zum Zentralnervensystem gerichtete Reize, z. B. thermische, mechanische, propriozeptive, optische und vestibuläre Reize erreichen zusammen/zeitgleich das zentrale Nervensystem und müssen dort parallel verarbeitet werden. In der menschlichen Entwicklung nimmt die letztgenannte Fähigkeit von der Geburt an zu. Bei der Durchführung der ▸ Lagereaktionen wird sie provozierend abgefragt.

Plurimeter *n*; ***Etym.:*** lat. *plus* „mehr, größer, zahlreicher" u. griech. *metron* „Maß"; ***Syn.:*** Inklinometer

Kontext: Diagnostik

Messgerät zur Messung der Wirbelsäulenbeweglichkeit.

Plus- und Minussymptomatik *f*; ***Etym.:*** lat. *plus* „mehr, größer, zahlreicher", *minus* „weniger" u. griech. *symptoma* „Zufall, Begebenheit"; ***Abk.:*** UMN-Syndrom; ***engl.:*** Upper motor neurone syndrome

Kontext: Neurologie

Bei einer Läsion des ZNS bzw. des 1. Motoneurons im Gehirn oder Rückenmark zeigen die Patienten ein Ungleichgewicht, das sich zusammensetzt aus „Zuviel" auf der einen und „Zuwenig" auf der anderen Seite. Bereits 1873 teilte der engl. Neurologe John Hughlings Jackson das klinische Erscheinungsbild der Patienten mit ZNS-Läsionen in positive und negative Features ein. Mit der PM verbunden sind: verminderte ▸ posturale Kontrolle, Störungen der ▸ Lokomotion, verminderte ▸ Manipulation. Sie löst zahlreiche Sekundärschäden aus, wie Muskelschwäche, Kontrakturen usw. Plus und Minus sind jedoch nur grobe Einteilungen, d. h., ein Plus- kann im Grunde ein Minussymptom sein. Bsp.: hypertoner Muskel (+) mit geringer Kraftentwicklung (–). Plus- und Minussymptomatiken können bei Patienten nach Schlaganfall, Schädelhirntrauma, mit Multipler Sklerose, infantiler Zerebralparese usw. auftreten.

P

Plus- und Minussymptomatik		
	Plussymptomatik	**Minussymptomatik**
Tonus und Kraft	Tonuserhöhung Spastik, Rigor, Dystonie Spastische Parese	Hypotonie Schwäche, keine Atrophie Kraftminderung Schlaffe Parese, Plegie
Reflexe	Pathologische Fremdreflexe (Babinski, ATNR) Gesteigerte Eigenreflexe	Abgeschwächte physiologische Fremdreflexe (Bauchhaut, Cremaster)
Bewegungsabfolgen Koordination	Abnormale Kokontraktion Assoziierte Reaktionen/ Bewegungen Abnormale Synergien (Massensynergien) Unadäquates Timing	Verlust der Feinmotorik und Geschicklichkeit Abnormale Synergien, Dyssynergien Unadäquates Timing
Weiteres	Tremor Kloni usw.	Massensynergien Assoziierte Reaktionen/Bewegungen usw.

Plussymptom *n*; ***Etym.:*** lat. *plus* „mehr, zahlreicher" u. griech. *symptoma* „Zufall, Begebenheit, Unfall, Unglück"; ***engl.:*** Plus symptom
Kontext: Neurologie
Gesteigerte Körperfunktion nach einer Schädigung kortikaler motorischer Neurone oder der Pyramidenbahn, z. B. Tonuserhöhung, Spastik, gesteigerte Eigenreflexe und unphysiologische Synergien (Massensynergien, assoziierte Reaktion usw.); (vgl. ▸ Plus- und Minussymptomatik).

Pneumonie *f*; ***engl.:*** Pneumonia
Kontext: Innere Medizin
Akute oder chronische Entzündung mit Akkumulation von Entzündungszellen und Sekret, die den Alveolarraum und/oder das Interstitium betrifft. Pneumonien stellen in den industrialisierten Ländern die häufigste Todesursache dar. Physiotherapeutische Behandlungsziele: Vertiefen des Atemzugvolumens, Erweitern der Atembewegungen und Entfalten des Sinus phrenicocostalis, Verbessern der Perfusion, Erhalten der Verschieblichkeit der Pleurablätter, Herabsetzen erhöhter Gewebswiderstände in der Haut und in der Muskulatur, Verbessern der Atemmuskelkraft und Atemmuskelkoordination.

Pneumonieprophylaxe *f*; ***Etym.:*** griech. *pneumonia* „Lungensucht" u. *prophylax* „Vorposten, Wachtposten"; ***engl.:*** Pneumonia prophylaxis
Kontext: Atemtherapie, Prävention
Maßnahmen, die der Vorbeugung einer Lungenentzündung dienen. Neben der Verminderung der Risikofaktoren (Kontakt mit Krankheitserregern, Aspiration) sind die Verbesserung der Belüftung der Lunge (durch Atemanregung), die Sekretlockerung (durch Klopfungen, Vibrationen), Inhalationen und der Sekretabfluss durch Lagerungen zentrale Maßnahmen.

PNF *f*
Vgl. ▸ Propriozeptive Neuromuskuläre Fazilitation.

PNF-Konzept *n*
Vgl. ▸ Propriozeptive Neuromuskuläre Fazilitation.

PNF-Mattentraining *n*; ***Etym.:*** Akronym zu *P*ropriozeptive *N*euromuskuläre *F*azilitation u. engl. *training* „Schulung, Ausbildung, Üben"
Kontext: PNF-Konzept

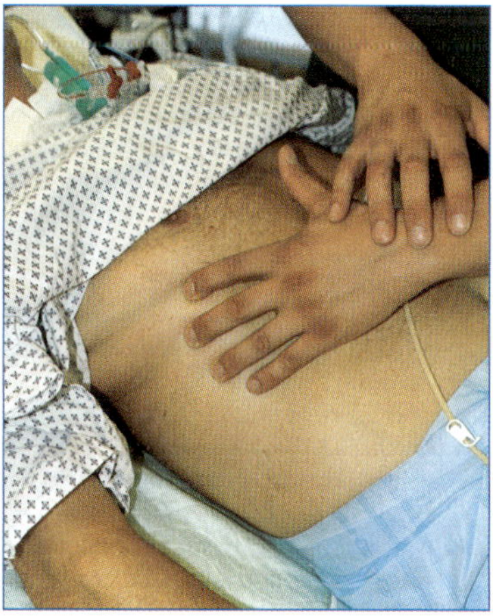

Pneumonieprophylaxe: interkostale Ausstreichungen an einem Patienten mit Apallischem Syndrom.

P

Beim P. wird die ▶ Propriozeptive Neuromuskuläre Fazilitation eingesetzt, um Bewegungsübergänge neu einzuüben. Verschiedene ▶ PNF-Techniken kommen zum Einsatz, um, entsprechend der motorischen Entwicklung, aus niedrigen Ausgangsstellungen (von der Matte) bis in den Stand und Gang zu gelangen.

PNF-Pattern *f*; ***Etym.:*** Akronym zu *P*ropriozeptive *N*euromuskuläre *F*azilitation u. engl. *pattern* „Muster"; ***engl.:*** PNF Pattern; ***Syn.:*** PNF-Muster
Kontext: PNF-Konzept
P. sind definierte dreidimensionale, diagonal spiralig verlaufende Bewegungsmuster. Als grundlegende Muster des PNF-Konzepts wurden sie ursprünglich u. a. anhand der spiralig und diagonal angeordneten Muskulatur sowie aufgrund der Beobachtung von normalem Bewegungsverhalten entwickelt (vgl. ▶ Propriozeptive Neuromuskuläre Fazilitation).

PNF-Techniken *f*
Kontext: PNF-Konzept
Vgl. ▶ Umkehr, agonistische, ▶ Umkehr, dynamische, ▶ Umkehr, stabilisierende, ▶ Stabilisation, rhythmische, ▶ Anspannen – Entspannen, ▶ Rhythmische Bewegungseinleitung.

Podometer *n*; ***Etym.:*** griech. *pous* „Fuß" u. *metrein* „messen"; ***engl.:*** Podometer, podoscope; ***Syn.:*** Podoskop
Kontext: Biomechanik
Zumeist bezieht sich der Begriff auf ein Gerät (Podoskop), das eine direkte Beobachtung und Auswertung (Foto, Videoaufzeichnung) der belasteten Fußsohle ermöglicht. Die Füße stehen dabei auf einer von unten beleuchteten Glasplatte während ein Umlenkspiegel den „Fußabdruck" in die Betrachtungsebene bringt. Im englischen Sprachraum versteht man unter P. einen „Schrittmesser", der während des Gehens die Anzahl der Schritte zählt.

Poikilothermie *f*; ***Etym.:*** griech. *poikilos* „verschiedenartig, veränderlich" u. *therme* „Wärme"; ***engl.:*** Poikilothermy
Kontext: Physiologie
Temperaturregulation gekennzeichnet durch die Angleichung der Körperkerntemperatur an die thermischen Außenbedingungen: Ausdehnung von Körperkern oder Körperschale. Beide Mechanismen sind sehr stark abhängig von der Außentemperatur, Isolation und physischer Aktivität.

Pol *m*; ***Etym.:*** griech. *polos* „Drehpunkt, Achse, Achsenpunkt"; ***engl.:*** Pole; ***Syn.:*** Polsphäre
Kontext: Spiraldynamik
Allgemein: In den Naturwissenschaften meist Oberflächenpunkte, die auf einer Drehachse liegen, z. B. Nordpol (Geografie), Himmelspol (Astronomie) oder Gebiete mit hoher Energiedichte (Magnetfeld). Spiraldynamik: Endständige sphärische Skelettanteile, deren dreidimensionales Bewegungsverhalten für die Haltung und Bewegung der dazwischenliegenden Körperstrukturen entscheidend ist, z. B.: Das 3D-Bewegungsverhalten von Kopf und Becken ist entscheidend für das Bewegungsverhalten des Brustkorbs; die Opposition von Daumen und Kleinfinger ist entscheidend für die Koordination der dazwischenliegenden Fingergrundgelenke.

Polarisation *f*; ***Etym.:*** neulat. *polaris* „den Pol, eine Ausprägung betreffend"; ***engl.:*** Polarisation
Kontext: Physik
Charakterisierung eines Zustandes bezogen auf elektrische oder magnetische Feldgrößen.
Elektromagnetische P. (z. B. Licht): Eigenschaft von Wellen. Gibt die Richtung an, in die eine Schwingung erfolgt (Schwingungsebene). Durch Polarisationsfilter lässt sich Licht (mit gewöhnlich unregelmäßiger Schwingungsrichtung) ausrichten (z. B. horizontal, vertikal).
Elektrische P.: Ausrichtung von Dipolen im elektrischen Feld (z. B. im Dielektrikum, Gewebe) (vgl. ▶ Kondensatorfeld).
Elektrolytische P.: Wird ein Strom über zwei gleichartige Elektroden durch einen Elektrolyten geleitet, so entsteht nach Abschalten des Stromes durch Veränderung der Elektroden eine elektrische Spannung (Polarisationsspannung). Anwendung: Akku (vgl. ▶ Elektrolyse).
Elektrophysiologie: Entstehung bioelektrischer Signale (Ruhepotenzial, Aktionspotenzial) an Membranen durch unterschiedliche Ionenkonzentrationen (vgl. ▶ Depolarisation).

Polarisierbarkeit *f*; ***engl.:*** Polarisability
Kontext: Physik
Maß dafür, wie sehr sich in einem zuvor unpolaren Dielektrikum durch ein elektrisches Feld Dipole erzeugen lassen.

Polarität *f*; ***engl.:*** Polarity
Kontext: Physik
Die P. einer Spannungsquelle richtet sich nach dem Sitz positiver oder negativer Ladungen. Man unterscheidet positive und negative P. Definitionsgemäß wird der Pol mit Elektronenüberschuss als Minuspol und der Pol mit Elektronenmangel als Pluspol bezeichnet (physikalische Stromrichtung). Bsp.: Pluspol und Minuspol an ei-

P

ner Batterie. Analogie bei einem Magneten bzw. Magnetfeld (magnetischer Dipol): Nordpol/Südpol.

Polarkoordinaten *f*; ***engl.:*** Polar coordinates; ***Syn.:*** Kreiskoordinaten
Kontext: Biomechanik
Mathematischer Begriff; Beschreibung eines Punktes in einer Ebene: Jeder Punkt einer Ebene wird durch einen Winkel und einen Abstand definiert. Man unterscheidet Winkelkoordinate und Radialkoordinate. Die Radialkoordinate (r) gibt den Abstand zu einem zentralen Punkt (Pol, dem Ausgangspunkt des Polarkoordinatensystems) an. Die Winkelkoordinate (Polarwinkel, Azimutwinkel) gibt den Winkel zur 0°-Geraden (Polarachse, dem Äquivalent zur positiven x-Achse im Kartesischen Koordinatensystem) an. Gegen den Uhrzeigersinn (ccw) gedrehte Winkel haben ein positives Vorzeichen (vgl. ▸ Polarkoordinatensystem).

Polarkoordinatensystem *n*; ***engl.:*** Polar coordinate system; ***Syn.:*** Kreiskoordinatensystem
Kontext: Biomechanik
Mathematischer Begriff; zweidimensionales Koordinatensystem, das besonders in der Geodäsie („Polarmethode") und Funknavigation (Richtungs- und Distanzmessung) verwendet wird, in dem jeder Punkt durch zwei ▸ Polarkoordinaten beschrieben werden kann.

Polung *f*; ***engl.:*** Polarity
Kontext: Physik
Das Vorhandensein bzw. das Verhältnis zweier sich gegenseitig bedingender Pole, die in Wechselwirkung miteinander stehen. Pluspol und Minuspol bei elektrischen bzw. Nordpol und Südpol bei magnetischen Feldern (vgl. ▸ Polarität).

Polygon *n*; ***Etym.:*** griech.: *polys* „viel" u. *gonia* „Winkel"; ***engl.:*** Polygon; ***Syn.:*** Vieleck
Kontext: Geometrie
Verbindung von mindestens drei voneinander verschiedenen Punkten in einer Zeichenebene durch einen Linienzug, der eine zusammenhängende Fläche umschließt. Der Linienzug wie auch die Fläche werden als P. bezeichnet. Bsp.: Dreiecke, Vierecke, Sechsecke usw.

Polysynaptischer Reflex *m*
Vgl. ▸ Reflex, polysynaptischer.

Polytrauma *n*; ***Etym.:*** griech. *polys* „viel" u. *trauma* „Wunde"; ***engl.:*** Multiple trauma
Kontext: Traumatologie
Gleichzeitige Verletzung mehrerer Körperabschnitte und/oder Organsysteme, wobei mindestens eine Verletzung lebensbedrohlich ist, oder die Kombination mehrerer Verletzungen. Die untere Extremität ist häufig betroffen. Physiotherapie: langwierige Behandlung; erfordert von Patienten und Therapeuten viel Geduld und Kreativität.

Polyurie *f*; ***engl.:*** Polyuria
Kontext: Gynäkologie
Übermäßige Urinausscheidung. Die Produktion von mehr als 2,8 Liter Urin innerhalb von 24 Stunden bei einer erwachsenen 70 kg schweren Person (Urinausscheidung > 40 ml/kg Körpergewicht/24 Stunden). P. ist eine häufige Begleiterscheinung von Diabetes mellitus.

Polyurie, nächtliche *f*; ***engl.:*** Polyuria, nocturnal
Kontext: Gynäkologie
Übermäßige Urinausscheidung während der Nacht (mehr als 20 % der Gesamtmenge). Primäre nächtliche P. ist oft ideopathisch. Sekundäre nächtliche P. kann eine Folge von Herzerkrankungen, autonomen oder Nierendysfunktionen, Estrogenmangel oder Schlafapnoe sein.

Poor Dog *m*; ***Etym.:*** engl. *poor dog* „armer Hund"
Kontext: Betriebswirtschaftslehre
Begriff aus der ▸ Portfolioanalyse; Produkt oder Dienstleistung mit niedrigem Marktanteil und geringem Marktwachstum (Problemprodukt oder auch „armer Hund"), in das nicht mehr investiert wird. Poor Dogs trägt man in der Portfoliomatrix (▸ 4-Felder-Matrix) links unten ein. Physiotherapie: Ist ihr ▸ Deckungsbeitrag niedrig, kann man sie schnell vom Markt nehmen. Es kann aber auch sinnvoll sein, sie im Praxis-Angebot zu belassen, da somit das Sortiment an Dienstleistungen breiter bleibt (Dienstleistungsvielfalt). Man will so einem Patientenverlust vorbeugen, da Patienten aufgrund einer geringen Vielfalt an Therapiemöglichkeiten die Praxis wechseln könnten (vgl. ▸ Cashcow).

Poplitealwinkel *m*; ***Etym.:*** lat. *popliteus* „zur Kniekehle gehörend"
Kontext: Diagnostik, Orthopädie, Neurologie
Messung der eingeschränkten Extension im Kniegelenk bei Kontraktur der Kniegelenkbeuger bzw. verkürzter ischiokruraler Muskulatur. Ausgangsstellung: Rückenlage. Durchführung: Ein Hüftgelenk wird 90° flektiert, das Kniegelenk maximal extendiert. Normal ist die vollständige Extension des Kniegelenks, die verminderte Extension gibt der Therapeut als P. an. Kontrakturen können

z. B. bei neurologischen Patienten aufgrund von Spastizität entstehen. Bei verkürzten Kniegelenkbeugern kann u. U. eine operative Verlängerung erforderlich sein.

Populationsparameter *m*; ***Etym.:*** lat. *populus* „Volk", griech. *para* „bei, neben" u. *metron* „Maß"; ***engl.:*** Population parameter
Kontext: Statistik
Parameter, die sich auf Kenngrößen der ▸ Grundgesamtheit (auch Population) beziehen. Kenngrößen der Grundgesamtheit sind (außer in Vollerhebungen) nicht identisch mit den in der ▸ Stichprobe ermittelten statistischen Kenngrößen. Zur Übertragung der statistischen Kennwerte auf Populationswerte müssen Erstere mit entsprechenden Rechenoperationen geschätzt werden. Kennwerte der Population werden mit griechischen Buchstaben symbolisiert.

Portfolio *n*; ***Etym.:*** ital. *portafoglio* „Brieftasche, Aktenmappe, Wertbestand"; ***engl.:*** Portfolio
Kontext: Betriebswirtschaftslehre
Leistungspotenzial aller Produkte eines Unternehmens (ursprüngliche Bedeutung: Wertpapierdepot). Grafisch als Matrix darstellbar, die aus vier (BCG-Matrix) oder neun Feldern (▸ 9-Felder-Matrix bzw. McKinsey-Matrix) besteht. Portfolios haben den Vorteil, dass man sich einen schnellen Überblick verschaffen kann, z. B. über die Praxis und den Erfolg der Therapieangebote. Aus der Positionierung der Produkte (erfolgreich/erfolglos) im P. kann man entsprechende Erfolg versprechende Maßnahmen ableiten.

P

Portfolioanalyse *f*; ***Etym.:*** ital. *portafoglio* „Brieftasche, Aktenmappe, Wertbestand" u. griech. *analysis* „Auflösung"; ***engl.:*** Portfolio analysis
Kontext: Betriebswirtschaftslehre
Analyse der angebotenen Leistungen/Produkte eines Unternehmens und deren strategischen Weiterentwicklung mittels einer grafischen Matrix (4-Felder-Matrix). Die BCG-Matrix entwickelte die Unternehmensberatung Boston Consulting Group. In der P. wird das (Praxis-) Portfolio ausgearbeitet, ausgewertet und eine entsprechende ▸ Strategie daraus entwickelt. Die P. markiert die Nachwuchsprodukte (Question Marks bzw. Fragezeichen), die Verkaufsprodukte (Cashcows bzw. Milchkühe), die Spitzenprodukte (Stars bzw. Sterne) und die Problemprodukte (Poor Dogs bzw. arme Hunde) der Praxis. Physiotherapie: Der Praxisinhaber kann sich mit einfachen Mitteln in kurzer Zeit einen Überblick verschaffen, wo in seiner Praxis Entwicklungspotenziale vorhanden sind, wo Handlungsbedarf besteht. Jede Kategorie erfordert andere Maßnahmen, um ihre Entwicklung möglichst positiv zu beeinflussen und somit den wirtschaftlichen Erfolg der physiotherapeutischen Praxis zu optimieren (vgl. ▸ Portfolio).

Portfoliostrategie *f*; ***Etym.:*** ital. *portafoglio* „Brieftasche, Aktenmappe, Wertbestand" u. griech. *strategia* „Heerführung, Feldherrenamt"; ***engl.:*** Portfolio strategy
Kontext: Betriebswirtschaftslehre
Festlegung zielgerichteter Maßnahmen zur Förderung der einzelnen Produkte eines Unternehmens am Markt; Portfoliostrategien werden nach Auswertung der ▸ Portfolioanalyse entwickelt. Spitzenprodukte (Stars) sollten dringend erhalten werden; Maßnahmen, die ihren Vorsprung gegenüber Konkurrenzangeboten festigen, sind notwendig. Verkaufsprodukte (Cashcows) sichern die Liquidität des Unternehmens/der Praxis und sollten wenn möglich noch weiter entsprechend den Patientenbedürfnissen optimiert werden, um das niedrige Marktwachstum abzufangen. Nachwuchsprodukte (Question Marks) werden noch nicht lange angeboten und haben einen niedrigen Bekanntheitsgrad. Da der Markt wächst, gilt es, ihre Stärken auszubauen und bekannter zu machen. Problemprodukte (Poor Dogs) können evtl. vom Markt genommen werden.

Po-Rutscher *m*; ***engl.:*** Bottom scooter
Kontext: Pädiatrie
Aus dem Langsitz mit o-förmig gehaltenen Beinen schiebt das noch nicht frei laufende Kind beide Fersen nach vorn und zieht sich an diese festgestellten Fersen mit dem Gesäß heran. Diese Fortbewegungsform kann zustande kommen, wenn das Kind z. B. passiv hingesetzt wurde oder es einen deutlichen Stützmangel (Schultergürtel bzw. obere Extremität) hat.

Positionssinn, dynamischer *m*; ***Etym.:*** griech. *dynamos* „Kraft, Leistungsfähigkeit" u. lat. *positio* „Lage, Stellung"; ***engl.:*** Position sense, dynamic
Kontext: Neurophysiologie
Zentralnervöse Leistung zur Erkennung bzw. Bestimmung der Kinematik eines sich bewegenden Gelenks. Die Kinematik wird ermittelt aus der aktuellen Gelenkwinkelposition und Bewegungsgeschwindigkeit. Dies geschieht auf der Basis der zentralnervösen Verarbeitung eines multiplen

Sets von Sensorinformationen. Beteiligte Strukturen: Afferenzen aller Muskelspindeln des sich verlängernden, antagonistischen Muskels, Afferenzen der Rezeptoren der Gelenkkapseln, Bänder und Sehnen sowie der Haut (bei population coding). Im Alter nimmt der Beitrag der Muskelspindelafferenzen ab (vgl. ▶ statischer Positionssinn).

Positionssinn, statischer *m*; ***Etym.:*** griech. *statikos* „stehend machend" u. lat. *positio* „das Setzen, Stellen"; ***engl.:*** Position sense, static
Kontext: Neurophysiologie
Zentralnervöse Leistung zur Erkennung der Gelenkpositionen während Körperhaltungen. Die Informationen liefern Rezeptoren mit einer spontanen Ruheaktivität (background discharge). Hierzu gehören insbesondere Rezeptoren der Gelenkkapsel und langsam adaptierende Rezeptoren der Haut und weniger als die Hälfte der Muskelspindeln (vgl. ▶ Positionssinn, dynamischer).

Positive approach *m*; ***Etym.:*** engl. *positive* „positiv" u. *approach* „Herangehensweise, Ansatz"
Kontext: PNF-Konzept
P. beschreibt das Arbeiten mit den Funktionen, die der Patient beherrscht. Im ▶ PNF-Konzept wird, zumindest initial, problemfern über ▶ Irradiation zielgerichtet gearbeitet.

Positive exspiratory Pressure-Maske *f*; ***Etym.:*** engl. *positive* „positiv", *exspiratory* „die Ausatmung betreffend", *Pressure* „Druck"; ***Abk.:*** PEP-Maske
Kontext: Atemtherapie
Hilfsmittel zur Unterstutzung des Schleimauswurfs; Maske weist an der Ausatemseite einen (variablen) Widerstand auf; Munddruck bleibt bei Ausatmung positiv und Atelektasen können aufgehoben werden, Atemwege bleiben in Exspiration geöffnet; Luft verteilt sich über Kollateralen in Lungenabschnitte distal der Obstruktion, Mukus verlagert sich dadurch in die zentralen Atemwege; die P. führt zu einer besseren Ventilationsverteilung über den Lungen; scheint theoretisch die Clearance der peripheren Atemwege günstig beeinflussen zu können.

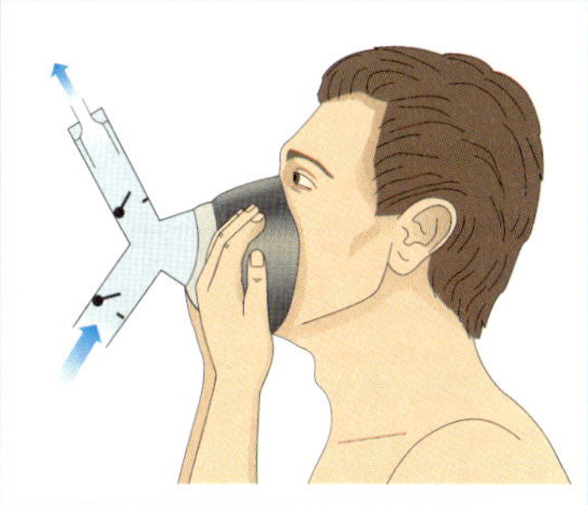

Positive exspiratory Pressure-Maske.

Positiver Einstieg *m*; ***engl.:*** Positive beginning
Kontext: PNF-Konzept
Erkennen der individuellen Potenziale des Patienten, um seine Reserven zu mobilisieren, und das Berücksichtigen seiner individuellen Bedürfnisse unter der realistischen Einschätzung seiner Möglichkeiten sowie die darauf abgestimmte Gestaltung der Therapiesituation, in der sinnvolle kontextbezogene Handlungen geübt und gelernt werden.

Positiver Griff *m*; ***engl.:*** Positive grip
Kontext: Therapeutisches Klettern
Gut zu greifender, sicherer ▶ Griff, der bei pronierter Hand von oben zu fassen ist.

Positiver Stress *m*; ***engl.:*** Positive stress, eustress; ***Syn.:*** Eustress
Kontext: Physiologie, Psychologie
Körperliche Reaktion auf erhöhte, aber zu bewältigende Anforderungen. P.S. wirkt anregend. Biologischer Hintergrund: Abwehr körperlicher, das eigene Überleben nicht gefährdender Gefahren mittels kurzzeitiger Leistungssteigerungen. Es wird viel Adrenalin und wenig Noradrenalin und Kortisol ausgeschüttet (vgl. ▶ negativer Stress).

Postdiskotomiesyndrom *n*; ***Etym.:*** lat. *post* „nach, hinter", griech. *diskos* „Scheibe", *ek* „heraus", *tome* „Schnitt" u. *syndrome* „Zusammenlauf"; ***Abk.:*** PDS; ***engl.:*** Post-discectomy syndrome
Kontext: Orthopädie
Schwere Komplikation nach Operation an der Bandscheibe. Nach einem beschwerdefreien Intervall stellen sich erneut Symptome ein. Sie gehen entweder vom operierten Gebiet selbst oder von angrenzenden Segmenten aus. Häufigkeit bei erstmaliger Operation: mikrochirurgisches Verfahren 2–12 %, makrochirurgisches Verfahren 5–30 %. Ursachen: z. B. bakterielle Entzündungen der Bandscheibe, erneuter Bandscheibenvorfall auf gleicher oder benachbarter Höhe.

Posterior Pelvic Pain Provocation Test *m*; ***Etym.:*** engl. *posterior* „später, hinter", *pelvis* „Becken", *pain* „Schmerz" u. *to provoke* „hervorrufen, herausfordern"; ***Syn.:*** Östgaard-Test
Kontext: Manuelle Therapie

P

Schmerzprovokationstest des Sakroiliakalgelenks in Rückenlage. Die Arme sind zur Stabilisierung der Lordose hinter dem Rücken verschränkt. Das Bein der betroffenen (schmerzhaften) Seite befindet sich in 90° Hüftflexion, rotationsneutral, ohne Adduktion. Eine Hand des Therapeuten verhindert eine Rotation des Beckens und der Wirbelsäule durch die Stabilisation an der gegenüberliegenden Spina iliaca anterior superior. Der Therapeut übt einen axialen Druck für ca. 60 sec entlang der Femurlängsachse in das Hüftgelenk aus. Am Ende gibt er zusätzlich einen kurzen Überdruck auf das Os ilium. Wenn der spezifische Schmerz des Patienten provoziert wird, ist der Test positiv.

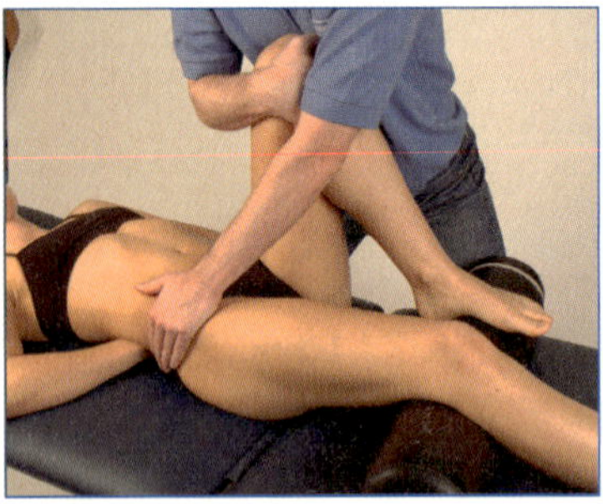

Posterior Pelvic Pain Provocation Test.

P

Posteriores tibiotalares Kompressionssyndrom *n*; ***Etym.:*** lat. *posterior* „später folgend", *tibia* „Schienbein", *talus* „Sprungbein", *comprimere* „zusammendrücken" u. griech. *syndrome* „Zusammenlauf"; ***Abk.:*** PTTKS; ***engl.:*** Posterior tibio-talar impingement syndrome; ***Syn.:*** posteriores tibiotalares Impingementsyndrom

Kontext: Traumatologie, Medizinische Trainingstherapie

Schmerzhafte Funktionseinschränkung nach Inversionstrauma oder anderen Mikro- oder Makroverletzungen des Fußes, die chronisch verlaufen kann. Kapsel, Knorpel und Knochengewebe, die hypertrophieren oder sich in ihrer Position verändern, können zu Einklemmungen (mechanischer Schmerz) und Entzündungsprozessen (chemischer Schmerz) führen. Die Ursachen für die hypertrophischen Prozesse sind unklar. Knöchern können der Talus und die distale Tibia mit Osteophytenanlagerungen reagieren. Konservative Therapie: kein Training der Plantarflexion, z. B. Sprünge, Landungen usw., keine forcierte Mobilisation in die eingeschränkte Richtung (Problemverstärkung, weitere Osteophytenanlagerungen).

Post-hoc-Verfahren *n*; ***Etym.:*** lat. *post* „nach" u. *hoc* „dieser"; ***engl.:*** Post hoc test; ***Syn.:*** Post-hoc-Test

Kontext: Statistik

Erweiterungen der varianzanalytischen Statistik. P. in der ▶ Varianzanalyse werden nach dem eigentlichen hypothesenprüfenden Test angewendet, um zusätzliche Informationen aus dem Datenmaterial zu gewinnen. Dies ist v. a. dann sinnvoll, wenn mehr als zwei Gruppen untersucht werden (bzw. mehr als zwei Messungen an einer Gruppe vorgenommen wurden). Signifikante Ergebnisse in varianzanalytischen Tests wie dem ▶ Friedman-Test oder dem ▶ Allgemein Linearen Modell besagen lediglich, dass mindestens ein analysiertes Mittelwertepaar signifikant verschieden ist. Um herauszufinden, um welches Mittelwertepaar es sich dabei handelt, prüfen die P. sämtliche möglichen Mittelwertepaare auf ▶ Signifikanz. Die gebräuchlichsten P. sind der ▶ Scheffé-Test und der ▶ Tukey-HSD-Test.

Postisometrische Relaxation *f*; ***Etym.:*** lat. *post* „nach, hinter", griech. *isos* „gleich", *metron* „Maß" u. lat. *relaxatio* „Erleichterung, Erholung"; ***Abk.:*** PIR; ***engl.:*** Postisometric relaxation

1. ***Kontext:*** Muskelphysiologie

Tonusabnahme eines Muskel oder einer Muskelgruppe nach kurzen Perioden isometrischer Kontraktionen. Die genauen Ursachen, die zur Entspannung des Muskels führen, sind nicht eindeutig geklärt; es bestehen verschiedene Theorien, die z. B. Manualtherapeuten diskutieren und methodisch/technisch umsetzen.

Theorie spinale Inhibition (nach Liebenson): Für die PIR verantwortliche Rezeptoren befinden sich im Muskel (nicht in der Haut oder Gelenken). Neurophysiologische Mechanismen bewirken die Tonussenkung; nach einer isometrischen Kontraktion eines Muskels kommt es zu einer kurzen Erschlaffungsphase. Kritiker halten diese Theorie für unwahrscheinlich, da die Kraftkomponenten der isometrischen Kontraktion nicht ausreichen.

Theorie intratendomuskuläre Inhibition (nach Lewitt): Tonussenkung, da während des Widerstands unter Einsatz minimaler Kraft (isometrische Kontraktion) nur wenige Fasern aktiv sind, die anderen werden inhibiert. Bei der anschließenden behutsamen Dehnung an der neuen Barriere (Bewegungsgrenze) wird der Dehnreflex vermieden. Die Wirkung beruht nicht auf spinaler Inhibition.

Theorie Golgi-Sehnenapparat (nach Mitchell): Die Kontraktion wirkt auf den Golgi-Sehnenapparat (Spannungserhöhung); dessen Reaktion auf die Kontraktion scheint zu bewirken, dass Sehne und Muskel durch Inhibition (Hemmung) auf eine neue Länge eingestellt werden.

2. ***Kontext:*** Manuelle Therapie

Von Mitchell sen. beschriebene ▸ Muskels Energie Technik zur Entspannung eines Muskel oder einer Muskelgruppe, die auf dem physiologischen Phänomen der PIR beruht bzw. auf der Theorie Golgi-Sehnenapparat (entscheidend ist der Effekt der Kontraktion auf den Golgi-Sehnenapparat). Durchführung PIR nach Lewitt: Der hypertone Muskel wird ohne Kraft an der Bewegungsgrenze (Schmerz oder wahrnehmbarer Widerstand) gedehnt, bis Widerstand wahrnehmbar ist. Der Patient spannt den betroffenen Muskel vorsichtig von der Barriere weg an (5–10 sec); der Therapeut setzt eine gleichwertige Gegenkraft als Widerstand ein. Der Patient atmet während der Aktivität ein (minimaler Kraftaufwand, 10–20 % der verfügbaren Kraft). Nach der Ausatmung wird der Muskel behutsam an die Barriere herangeführt, es wird keine Dehnung induziert, sodass nun die Erschlaffung des hypertonen Muskels möglich ist. Von der neuen Barriere wird der Vorgang zwei- bis dreimal wiederholt. Bei der Behandlung von Rumpfmuskeln kann die Augenbewegung unterstützend eingesetzt werden; Blickrichtung entsprechend der Bewegungs-/Kontraktions- bzw. Dehnungsrichtung (vgl. ▸ Reziproke Hemmung).

Postpoliomyelitis-Syndrom

n; ***Etym.:*** lat. *post* „nach“, griech. *polios* „grau, weißlich“ (als Wortbildungselement „die graue Hirn-, Nerven- und Rückenmarkssubstanz betreffend“), *myelos* „Mark“ u. *syndrome* „Anhäufung, Zusammenlaufen“; ***engl.:*** Post polio syndrome

Kontext: Neurologie

Folgeerscheinungen der Poliomyelitiserkrankung (Kinderlähmung), die mehrere Jahrzehnte nach der Erstinfektion auftreten. Symptome: zunehmende Müdigkeit und Muskelschwächen sowie Muskel- und Gelenkschmerzen. Physiotherapie: langsam aufbauende individuelle angepasste Muskelkräftigung, schmerzreduzierende und entspannende Maßnahmen, Überprüfung von Alltagsaktivitäten und ggf. Einsatz von Hilfsmitteln.

Posttetanische Potenzierung

f; ***Etym.:*** lat. *post* „nach, hinter“, griech. *teinein* „strecken, spannen, ausstrecken“ u. lat. *potentia* „Macht, Kraft“; ***engl.:*** Post-tetanal potentialisation

Kontext: Muskelphysiologie

Kraftanstieg der Muskelzuckung(en), die sehr kurz nach einer intensiven Innervation durch Reizung mit einem Stimulationsimpuls oder erneute Willkürinnervation ausgelöst wird (werden). Diese Reaktion ist insbesondere an die Fast-Twitch-Muskelfasern gebunden. Mechanismus: Während einer intensiven Willkürkontraktion werden sehr viele Aktionspotenziale über die ▸ motorische Endplatte übertragen und somit während der anschließenden ▸ elektromechanischen Kopplung große Mengen Ca^{2+} freigesetzt. Nach der Innervation wird Zeit für den Rücktransport in das L-System über die Ca^{2+}-Pumpen benötigt. Trifft ein erneutes Aktionspotenzial vor dem Abschluss des Rücktransportprozesses ein, addiert sich die neuerlich freigesetzte Ca^{2+}-Ionenmenge zum erhöhten Ca^{2+}-Spiegel. Da die Kalziumkonzentration direkt mit der Aktivierung der Myosin-ATP'ase verbunden ist, resultiert ein kräftigerer Antrieb des ▸ Kreuzbrückenzyklus; Kraftanstieg der Muskelzuckung auf ein Aktionspotenzial (vgl. ▸ Tetanus).

Posttraumatische Amnesie

f

Vgl. ▸ Amnesie, posttraumatische.

Posturale Kontrolle

f; ***Etym.:*** engl. *posture* „Stellung, Haltung“ u. franz. *contrôle* „Gegenrechnung; Aufsicht“; ***engl.:*** Postural control

Kontext: Neurophysiologie

Fähigkeit, Rumpf und Gliedmaßen antizipatorisch (vorwegnehmend, vorausschauend) adäquat zu stabilisieren und auszurichten. Auf der Systemtheorie basierendes Modell; Fähigkeit des Körpers, seine Position im Raum aufgabenorientiert zu kontrollieren (d. h. bei Bewegungen zu aktivieren und bei äußeren Störungen die vertikale Projektion des Schwerpunkts innerhalb der Unterstützungsfläche beizubehalten). P. K. ist ein kontinuierlicher Prozess, sie entsteht aus der Auseinandersetzung des Individuums mit einer Aufgabe und der Umgebung. Grundlagen sind das posturale Kontrollsystem (ein komplexes Zusammenspiel neuraler und muskuloskeletaler Komponenten), verschiedene, normal funktionsfähige Körpersysteme (zentrales Programm, Tonus, Koordination, Körperwahrnehmung, psychisches Gleichgewicht, ausreichende Muskelkraft und Ausdauer, Gelenkbeweglichkeit, spatio-visuelle

Wahrnehmung, somatosensorisches Feedback, visuelles und vestibuläres Feedback). Abhängig von der Zielsetzung sind unterschiedliche Anteile der p. K. wirksam: posturale Orientierung, posturale Stabilität. Innere Einflüsse (Atmung usw.), innere Bewegungsimpulse (jede Art des Sich-Bewegens) und äußere Einflüsse (Bewegt-Werden, z. B. Zug) beeinflussen die p. K. Körperliche/geistige Erschöpfung, Ausfall eines Sinnesorganes, widersprüchliche Informationen verschiedener Sinnessysteme, ungewohnte Körperpositionen, eingeschränkte Beweglichkeit, Schmerzen, Frieren beeinträchtigen die p. K. (vgl. ▸ Haltungskontrolle).

Posturale Kontrolle, Funktionstest *Etym.:* engl. *posture* „Stellung, Haltung", franz. *contrôle* „Gegenrechnung; Aufsicht", lat *functio* „Verrichtung" u. engl. *test* „Prüfung, Untersuchung"; ***engl.:*** Postural control, functional testing
Kontext: Neurologie
Fertigkeit, den Massenmittelpunkt unter statischen und dynamischen Bedingungen über der Unterstützungsfläche zu halten und die Vertikalität beizubehalten (Alignement). Zur Überprüfung dieser Fertigkeit stehen mehrer Funktionstests unterschiedlicher Schweregrade der Anforderung zur Verfügung, z. B. Berg-Balance-Scale, Timed-up-and-go, Trunk-Control-Test.

Posturale Kontrolle, richtungsspezifische *f*; *Etym.:* engl. *posture* „Körperhaltung"; ***engl.:*** Postural control, direction specific
Kontext: Neurophysiologie
Wird der menschliche Körper in Richtung anterior-posterior aus dem Gleichgewicht gebracht,

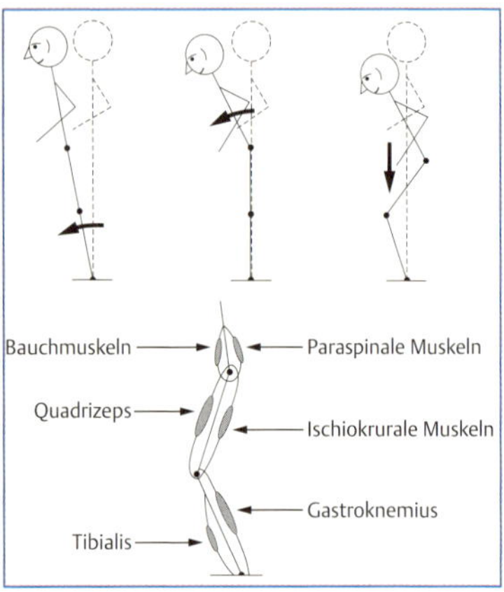

Richtungsspezifische posturale Kontrolle.

beugen sich zuerst die Fußgelenke, dann die Hüftgelenke und danach das ganze Bein. Das Minimum von drei Paaren entgegengesetzt wirkender Muskelgruppen reicht aus, um die Balance wiederzugewinnen (vgl. ▸ Posturale Kontrolle, ▸ Hüftstrategie).

Posturale Orientierung *f*; *Etym.:* franz. *(s')* *orienter* „(sich) ausrichten, einstellen" u. lat. *positur* „Stellung, Lage"; ***engl.:*** Postural orientation
Kontext: Neurophysiologie
Fertigkeit, einen adäquaten Bezug einzelner Körperabschnitte zueinander sowie zwischen Körper und Umgebung beizubehalten (vgl. ▸ posturale Kontrolle).

Posturale Reagibilität *f*; *Etym.:* lat. *re...* „zurück", *agere* „handeln, treiben, wirken" u. engl. *posture* „Stellung, Haltung"; ***engl.:*** Postural reagibility
Kontext: Bewegungslehre, Pädiatrie
Automatische Anpassungs- bzw. Reaktionsfähigkeit auf passiv vorgenommene Veränderungen bestimmter Körperpositionen, geprüft mit dem Screeningsystem der ▸ Lagereaktionen. R. bedeutet, dass sich ein Kind, dessen Körperposition passiv zügig vom Untersucher aus bestimmten Ausgangsstellungen in sieben verschiedene Situationen gebracht wird, sich automatisch diesen dynamischen Veränderungen anpasst. Im Rahmen der Reifung des Zentralnervensystems gelingt die Anpassung entsprechend zunehmend differenzierter. Mehr als fünf auffällige (von der erwarteten biologischen Normreaktion abweichende) Antworten erfordern besondere Aufmerksamkeit, da sie ein extrem frühes Zeichen einer Fehlentwicklung sein können. Die p. R. wird mithilfe der Lageraktionen im Zeitraum von der Geburt bis zum freien Laufen bzw. der aktiven Modifizierfähigkeit an extern provozierte Körperlageveränderungen geprüft (vgl. ▸ Lagereaktion).

Posturale Synergie *f*; *Etym.:* engl. *posture* „Stellung, Haltung" u. griech. *synergia* „gemeinsame Tätigkeit"; ***engl.:*** Postural synergy; ***Syn.:*** posturale Reaktion
Kontext: Neurophysiologie, Sensomotorik
Programmgesteuerte statische und dynamische, hochkomplexe sensomotorische Grundbausteine, die untrennbare Bestandteile der Willkürsensomotorik sind und die stützsensomotorische Sicherung der Körperhaltung und -stellung verantworten. Sie umfasst alle sensomotorischen Abläufe und Reaktionen, die die Zielsensomotorik

P

scheinbar unwillkürlich und nicht bewusstseinspflichtig absichert; sie trägt dazu bei, dass die Stellung des Kopfes im Raum und zum Oberkörper, die Stellungen der Körperteile zueinander und das Gleichgewicht unter statischen und dynamischen Bedingungen geregelt wird. Der willkürliche koordinative Beherrschungsgrad einer Bewegung hängt wesentlich von der adäquaten, dynamischen Integration dieser Grundbausteine ab. Sie prägen die Qualitätsmerkmale der Bewegungshandlung (präzise, scheinbar mühelose und automatische, sichere, fließende, harmonische Bewegungsausführung); sie passen Gleichgewicht und Körperhaltung an den sichtbaren Bewegungsablauf an („Fine-tuning"). Dieses Resultat ist nur durch sehr viele Bewegungswiederholungen erreichbar und ist eine Zielstellung des sensomotorischen Lernens. Die Stützsensomotorik ist somit ein wesentliches Element der Willkürsensomotorik (konkrete Bewegungsfertigkeit) und nicht nur die Integration hochkomplexer Bausteine der nicht willkürlichen Ebene. Posturale Reaktionen werden in der Willkürhandlung zum sensomotorischen Verhalten zusammengefügt (vgl. ▸ sensomotorisches System).

Posturales Training *n*; ***Etym.:*** engl. *posture* „Körperhaltung" u. *training* „Ausbildung, Schulung"; ***engl.:*** Postural training
Kontext: Neurologie
Systematisches Üben der Gleichgewichtsreaktionen im Körper in verschiedenen Positionen und auf beweglichen Geräten. Bsp. für eine Trainingssequenz: eine Stellung einnehmen; die Stellung beibehalten; sich in der Stellung bewegen und gleichzeitig willkürliche Motorik ausführen; wechseln zwischen verschiedenen Positionen; das Gleiche auf beweglichen Geräten durchführen.

Posturographie *f*; ***Etym.:*** engl. *posture* „Geste, Haltung" u. griech. *graphein* „schreiben"; ***engl.:*** Posturagraphic measurement, Posturography; ***Syn.:*** Haltungsanalyse, Gleichgewichtsanalyse
Kontext: Diagnostik
Technisches Verfahren zur Messung der posturalen Leistungen. Kraftsensoren einer Messplattform zeichnen die Gewichtsverlagerungen auf, ermitteln den Körperschwerpunkt und das Schwingungsverhalten mit und ohne visuelle Kontrolle sowie bei Störreizen durch Bewegungen der Messplattform und des visuellen Hintergrundes. Physiotherapie: Das Verfahren zeigt auf, welche Afferenzen der Patient zur posturalen Kontrolle überwiegend benützt, und kann Verbesserungen der posturalen Kontrolle objektiv abbilden (vgl. ▸ Romberg-Tests).

Potenzial *n*; ***Etym.:*** lat. *potentialis* „nach Vermögen"; ***engl.:*** Potential
Kontext: Physik, Elektrotherapie
Die in einer (verschobenen) elektrischen Ladung steckende Arbeit. Fähigkeit eines elektrischen Feldes, eine der Ladung proportionale Arbeit zu verrichten.

Potenzial, adaptives *n*; ***Etym.:*** lat. *potentia* „Macht, Gewalt" u. *adaptare* „anpassen"
Kontext: Rehabilitation
Umfang der Anpassungsfähigkeit eines Patienten. Therapeuten schätzen ein, über wie viel Selbstständigkeit ein Patient verfügt, wie viel adaptives Potenzial er besitzt oder mobilisieren kann. Diese Einschätzung beeinflusst therapeutische Entscheidungen. Hohe Adaptionsfähigkeit ermöglicht, mehr Therapiezeit in funktionelles Üben zu investieren (leichtes und selbstständiges Anpassen des Patienten möglich). Bei geringer Adaptionsfähigkeit muss mehr in konkreten Alltagssituationen geübt werden.

Potenzialanalyse *f*; ***Etym.:*** lat. *potentia* „Macht" u. griech. *analysis* „Auflösung"
Vgl. ▸ Mitarbeiterpotenzial.

Potenzialdifferenz *f*; ***engl.:*** Potential difference, (electrode) voltage; ***Syn.:*** Spannung
Kontext: Physik, Elektrotherapie
Unterschied zwischen zwei ▸ Potenzialen. Verhältnis der Arbeit, die zur Verschiebung von Ladungen im elektrischen Feld aufgebracht wurde, zur Größe der Ladungsmenge. Die P. ist die Ursache für eine elektrische Spannung und damit die Voraussetzung für Strom(fluss).

Potenziale, evozierte *f*; ***Etym.:*** lat. *evocare* „aufrufen, hervorrufen" u. *potentia* „Macht"; ***engl.:*** Potentials, evoked
Kontext: Neurologie
Neurologische Untersuchung der Funktionsfähigkeit von Nervenbahnen (auch bei bewusstseinsgetrübten Patienten). Die durch Sinnesreize oder durch elektrische Stimulation des peripheren Nervs ausgelösten Potenziale werden in den verschiedenen reizverarbeitenden Regionen des Zentralnervensystems erfasst und in Bezug auf Amplitude (Wellenhöhe) und Latenz (Laufzeit) beurteilt. Physiotherapie: Akustisch evozierte Potenziale zeigen z. B. auf, ob die Verbindung vom Innenohr zur Großhirnrinde intakt ist; sie sagen aber nichts darüber aus, ob der Patient eine verbale Aufforderung versteht.

Potenzielle Beweglichkeit *f*; ***Etym.:*** lat. *potentia* „Macht"; ***engl.:*** Potential motion
Kontext: Funktionelle Bewegungslehre
Generelle Reaktionsbereitschaft zur Entwicklung muskulärer Aktivität und somit zur Bewegung von Gelenken. Bsp. Körperabschnitt Becken: Das Becken befindet sich im Stehen in einem labilen Gleichgewicht; die Reaktionsbereitschaft der angrenzenden Muskulatur ist sehr hoch, um auf die ▸ weiterlaufenden Bewegungen der Körperabschnitte Beine zu reagieren.

Potenzielle Energie *f*
Vgl. ▸ Energie, potenzielle.

Potenzierung *f*; ***Etym.:*** lat. *potentia* „Macht"
Vgl. ▸ Langzeitpotenzierung.

Potenzierung, posttetanische *f*
Vgl. ▸ Posttetanische Potenzierung.

Power Web Combo *m*
Kontext: Handtherapie
Übungsgerät zur Verbesserung der Handkraft und Handkoordination. Hiermit können sowohl Flexion, Extension und Abduktion der Finger sowie Rotation der Hand und Opposition des Daumens beübt werden. Auch erhältlich als Thera-Band „Progressiver Finger Trainer". Als Set bestehend aus einem Aufnahmering mit 6 Latexeinsätzen verschiedener Farben und Stärken.

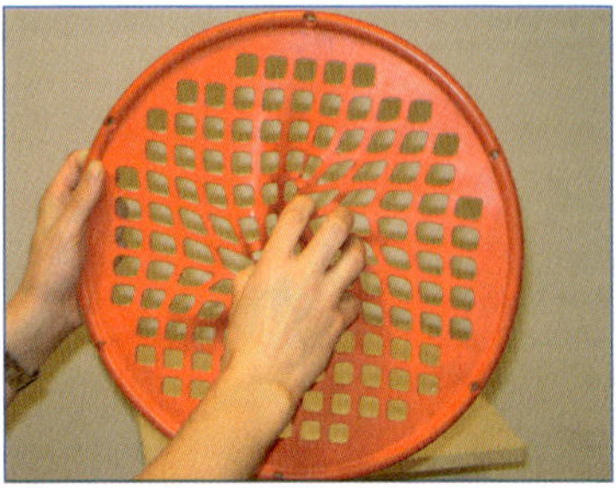

Power Web Combo.

PPIVMs *f*
Vgl. ▸ Passive Physiological Intervertebral Movements.

Prädiktorvariable *f*; ***Etym.:*** lat. *prae* „vor, vorher", *dicere* „sagen" u. *variare* „sich verändern"; ***engl.:*** Predictor variable
Kontext: Statistik
Variable eines Merkmals b, das ein anderes Merkmal a (▸ Kriteriumsvariable) vorhersagen kann. Dazu muss ein Zusammenhang zwischen Merkmal b und Merkmal a vorliegen bzw. bekannt sein. Als P. sind z. B. solche Merkmale interessant, die deutlich leichter oder kostengünstiger als Merkmal a erhoben werden können. In einigen Fällen kann auch ein Set von P. zur Vorhersage der Ausprägung von Merkmal a dienen. Im statistischen Modell entspricht die P. der ▸ unabhängigen Variable. Die meisten klinischen Fragebögen (z. B. Barthel-Index, NPAD-Score) werden in der Forschung als Prädiktoren für andere Merkmale (z. B. Selbstständigkeit in Alltagsfunktionen, Funktion der Halswirbelsäule) verwendet.

Pragmatisches Reasoning *n*; ***Etym.:*** griech. *pragmatike (techne)* „Kunst, richtig zu handeln" u. engl. *reasoning* „Schlussfolgern, Urteilen, Beweisführung"; ***engl.:*** Pragmatic reasoning
Kontext: Clinical Reasoning
Form des ▸ Clinical Reasoning, bei der alle Einflussfaktoren oder Begleitumstände berücksichtigt werden, die außerhalb der direkten Therapeuten-Patienten-Beziehung liegen, die aber im Kontext der Therapie eine Rolle spielen. Im Rahmen des p. R. werden beispielsweise räumliche, zeitliche, organisatorische oder personelle Einflussfaktoren beleuchtet und in die Denk- und Entscheidungsprozesse einbezogen. Auch politische, soziale oder institutionelle Rahmenbedingungen finden in dieser Form des Clinical Reasoning Berücksichtigung.

Präkollektor *m*; ***Etym.:*** lat. *prae...* „vor, vorher" u. *collector* „Sammler"; ***engl.:*** Precollector
Kontext: Anatomie, Lymphdrainage
Kleines Lymphgefäß ohne Muskel und Klappe in der Haut und Unterhaut, zählt zu den Lymphkapillaren (vgl. ▸ Lymphsinus).

Prallkopfvernebler *m*; ***engl.:*** Pressurised-air atomiser; ***Syn.:*** Druckluftvernebler
Vgl. ▸ Aerosole.

Prälymphe *f*; ***Etym.:*** lat. *prae...* „vor, vorher" u. *lympha* „Wasser"; ***engl.:*** Prelymph; ***Syn.:*** Grundsubstanz, interstitielle Flüssigkeit
Kontext: Manuelle Lymphdrainage
Interstitielle Flüssigkeit vor dem Eintreten in ein Lymphgefäß. Bewegt sich aufgrund der Diffusion im Interstitium (Gewebezwischenraum) entlang der kollagenen und elastischen Fasernnetze. ▸ Manuelle Lymphdrainage fördert den Abfluss aus dem Interstitium über das Lymphsystem (vgl. ▸ Lymphpflichtige Last, ▸ Lymphsinus).

Prämenstruelles Syndrom *n*; ***Abk.:*** PMS; ***engl.:*** Premenstrual syndrome
Kontext: Gynäkologie

P

Zusammenfassung einer Anzahl von körperlichen und psychischen Symptomen, die ca. 80 % der Frauen im Zeitraum vom Eisprung bis zum Beginn der Regelblutung beeinträchtigen; man geht von einer hormonellen Dysbalance aus, die genauen Ursachen sind jedoch unklar. Häufige Symptome: Schmerzen im Unterbauch, Heißhunger, Wassereinlagerungen, Stimmungswechsel. Heiße Rolle, ▸ Bindegewebsmassage, das Verbessern der Körperwahrnehmung kombiniert mit Bewegung (Feldenkrais) sind beispielhafte Maßnahmen, die Menstruationsstörungen günstig beeinflussen (vgl. ▸ Dysmenorrhoe).

Prämienlohn *m*; ***Etym.:*** lat. *praemium* „Belohnung, Preis"; ***engl.:*** Incentives

Kontext: Betriebswirtschaftslehre

Form der Personalentlohnung; ein leistungsbezogener Prämienanteil kommt zum Grundlohn (▸ Zeitlohn) hinzu. Voraussetzung: Der Mitarbeiter/Therapeut kann sein Arbeitsergebnis selbst beeinflussen. Auszahlung: Der Grundlohn wird monatlich bezahlt, der Prämienanteil kann monatlich, quartalsweise, halbjährlich oder als Jahresabschlussprämie bezahlt werden. Prämienarten: Mengen-, Qualitäts-, Ersparnis-, Umsatz- oder Termineinhalteprämien für Pünktlichkeit. Auch Einzel- oder Gruppenprämien sind Möglichkeiten der Prämienzahlung (Sonderzahlungen aufgrund besonderer Leistungen oder Vorkommnisse, kein fest eingeplanter Gehaltsbestandteil).

Prävalenz *f*; ***Etym.:*** lat. *praevalere* „überwiegen"; ***engl.:*** Prevalence; ***Syn.:*** Krankheitshäufigkeit

Kontext: Gesundheitswissenschaften, Forschung, Gesundheitsökonomie

Anzahl der von einer Krankheit betroffenen Personen in einem bestimmten Gebiet zu einem bestimmten Zeitpunkt; wesentliche Kennzahl in der Krankheitslehre (Epidemiologie). Die P. benötigt man z. B. für wissenschaftliche Untersuchungen. Für Kostenträger, Praxisinhaber, therapeutischen Leiter (Marketingstrategien) ist die Kenntnis der P. einer Erkrankung ebenfalls erforderlich. Bsp.: P. der Multiplen Sklerose in Deutschland pro 100 000 Einwohner im Jahr 2000: 149,1.

Prävention *f*; ***Etym.:*** lat. *praevenire* „zuvorkommen"; ***engl.:*** Prevention

1. *Kontext:* Prävention

Regelmäßige Anwendung gesundheitsorientierter Maßnahmen. P. umfasst Maßnahmen der primären, sekundären, tertiären Prävention, ▸ Verhaltens- und Verhältnisprävention. Sie ist eng verbunden mit der ▸ Gesundheitsförderung. Im Gegensatz zur Gesundheitsförderung stammt der Präventionsgedanke aus der traditionellen biomedizinischen Denkrichtung. Die P. bietet Physiotherapeuten ein umfangreiches Arbeitsfeld: in Betrieben, Krankenkassen, Physiotherapiepraxen, Schulen und Kindergärten (▸ Anbieterqualifikation). Ein Problem der P. ist die Abgrenzung zum Wellnessbereich. Präventive Maßnahmen bedürfen keiner ärztlichen Verordnung; die Krankenkassen übernehmen die Kosten nur zum Teil.

Primärprävention: Präventionsmaßnahmen für Gesunde zur Förderung der Gesundheit und Verhütung von Krankheiten durch Beseitigen eines oder mehrerer ursächlicher Faktoren; gesetzlich geregelt im Sozialgesetzbuch (SGB) V § 20 Abs. 1. Bsp.: Rückenschulkurse.

Sekundärprävention: Frühzeitiges Erkennen von beginnenden Krankheiten, um sie so schnell wie möglich zu behandeln und zu heilen; geschieht durch die Heilmittelerbringer in Zusammenarbeit mit den Ärzten.

Tertiärprävention: Vermeiden der Verschlimmerung von bestehenden und anhaltenden Beschwerdebildern und der Entstehung von Rezidiven oder Folgeschäden. Bestandteil der Rehabilitation mit dem Ziel, eine Reintegration zu erreichen. Bsp.: Dekubitusprophylaxe bei bettlägerigen Patienten.

2. *Kontext:* Spiraldynamik

Integrierter Bestandteil jeder Spiraldynamik Anwendung: Bewegungstherapie (bei manifester Gesundheitsstörung); Gesundheitsförderung (risikounabhängige Förderung von Gesundheit und Gesundheitsbewusstsein); ▸ Wellness (Förderung des psychophysischen Wohlbefindens); ▸ Empowerment (Förderung der persönlichen gesundheitsbezogenen Ressourcen).

3. *Kontext:* Alexander-Technik

P. bedeutet das Unterlassen bzw. Aufgeben von Denkschemata, Bewegungsmustern oder Verhaltensweisen, die zu einem Missbrauch des Organismus führen und somit zur Verschlechterung des allgemeinen Gesundheitszustands beitragen können.

Präventionsangebot *n*; ***engl.:*** Preventative measures

Kontext: Prävention

Kurse zur ▸ Prävention, die in der Regel von den Krankenkassen unterstützt werden (60–90 % der Teilnahmegebühr). Bestimmte Voraussetzungen, z. B. eine von Krankenkassen anerkannte Ausbildung zum Nordic-Walking-Instruktor und Absprachen mit den Krankenkassen sind notwendig. Bsp.: Nordic Walking, Laufgruppen, (Kinder-)Rückenschule, Rückengymnastik, Kombinationsangebote (Bewegung und Ernährung), Entspannungskurse, Ergonomieberatungen für Firmen oder Privatpersonen, präventives berufs- oder sportartspezifisches Muskelaufbautraining (Bildschirmarbeitsplatz, Golf, Tennis), ▸ Personal Training, Aqua-Gymnastikkurse, Motorikkurse für Kinder usw. (vgl. ▸ Anbieterqualifikation).

Präventive Ergonomie *f*; ***Etym.:*** franz. *préventif* „vorbeugend" u. griech. *ergon* „Arbeit, Werk", *nomos* „Brauch, Gesetz"; ***engl.:*** Preventive ergonomics
Kontext: Prävention
Umfasst neben der klassischen ▸ Ergonomie (Reduktion von Gefährdungen, Steigerung der Arbeitsergebnisse) zusätzlich das Verbessern der Leistungsfähigkeit, die psychosoziale Gesundheit und Sicherheit des Menschen im Alltag; Weiterbildungsinhalte: Gesprächsführung im Bereich der Arbeitssicherheit; Motivation und Kommunikation in der Vermittlung von Prävention; technische Weiterentwicklung von Hilfsmitteln; kostengünstige Konstruktion; Analyse spezieller Arbeitsumgebungstätigkeiten; Erkrankungen, arbeitsbedingte Ursachen und Kosten-Nutzen-Relation von Prävention; Unfallgeschehen im Haushalt, auf der Straße, im Sport; sicheres Freizeitverhalten; Gesundheitsschutz in Beschäftigungsprogrammen.

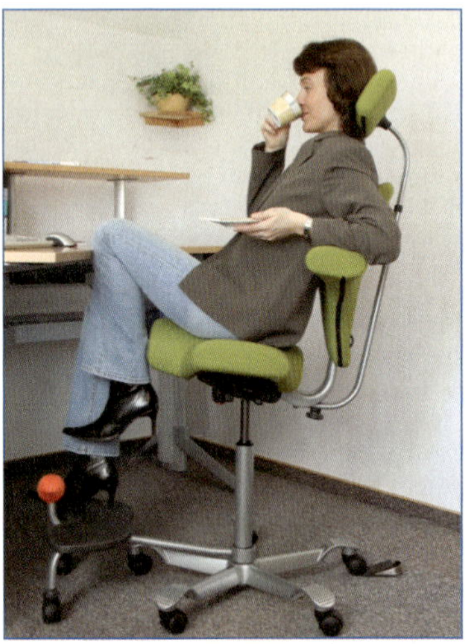

Präventive Ergonomie: Bewegung als Gestaltungsprinzip am Bildschirmarbeitsplatz.

Praxisleitbild *n*; ***Etym.:*** griech. *praxis* „Tätigkeit, Geschäft, Unternehmen"
Vgl. ▸ Leitbild.

Pre-assessment-Image *n*; ***Etym.:*** engl. *pre...* „vor, zuvor", *assessment* „Einschätzung, Beurteilung" u. *image* „Vorstellung, Idee"
Kontext: Clinical Reasoning, Psychologie
Erwartungen, die ein Therapeut entwickelt, bevor er mit dem Patienten/Klienten in Kontakt tritt; Schritt des ▸ hypothetisch-deduktiven Reasoning. Es basiert auf Informationen, die dem Therapeuten im Vorhinein vorliegen, wie z. B. ärztliche Diagnose, Alter oder Geschlecht, und wird beeinflusst durch Vorerfahrungen, die der Therapeut bei Patienten/Klienten mit ähnlichem medizinischem und/oder persönlichem Hintergrund gesammelt hat.

Preisbildung *f*; ***engl.:*** Pricing
Kontext: Betriebswirtschaftslehre, Marketing
Festlegung des Geldwertes für ein Produkt/eine Dienstleistung unter Berücksichtigung des Marktes. Physiotherapie: Die P. für eine therapeutische Dienst- oder Behandlungsleistung wird auf der Grundlage unternehmerischer Zielsetzungen beeinflusst. Vier Aspekte beeinflussen die P. für Selbstzahlerleistungen oder privatversicherte Patienten: spezifische Kostensituation der Praxis und/oder der Therapieform; Zahlungsbereitschaft der bestehenden und angestrebten Praxisklientel; Preisniveau der Konkurrenz; Gewinnerwartung des Praxisinhabers. Wird eines der Kriterien falsch bewertet oder errechnet, besteht die Gefahr, durch zu hohe Preise Patienten abzuschrecken oder durch zu niedrige Preise auf Gewinne zu verzichten. Beides stellt unökonomisches Verhalten dar.

Preisdifferenzierung *f*; ***Etym.:*** lat. *differre* „verschieden sein"; ***engl.:*** Price differentiation
Kontext: Betriebswirtschaftslehre, Marketing
Bestandteil der ▸ Kontrahierungspolitik (Preispolitik) des Marketings; unterschiedliche Gestaltung des Preises für ein Produkt/eine Dienstleistung. Voraussetzung: Die Käuferschichten lassen sich abgrenzen. Physiotherapie: Da in einer physiotherapeutischen Praxis die Patientengruppe (Alter, Geschlecht, Einkommen, Berufstätigkeit, Bedürfnisse oder Vorlieben) nicht homogen ist, kann über eine P. nachgedacht werden. Differenzierungsmöglichkeiten: zeitlich (Tageszeit, Wo-

P

chentage, Saison oder Flaute einer Praxis); personell (Kinder, Altersgruppen, Senioren, Studenten); mengenbezogen (unterschiedliche Anzahl an Behandlungen, die zu einem Zeitpunkt erworben werden, z. B. 6, 10, 15 oder 20); dienstleistungsbezogen (Behandlungsdauer 15, 20, 25, 30 min); zweckbezogen (medizinisch notwendig, begleitend, präventiv oder Wellness). Ob und welche Preisdifferenzierungen sinnvoll und vertretbar sind, muss jede Praxis individuell entscheiden.

Preiselastizität *f*; ***Etym.:*** franz. *élasticité* „Schnellkraft, Dehnbarkeit"; ***engl.:*** Price elasticity
Kontext: Betriebswirtschaftslehre, Marketing
Maß für die Änderung der Nachfrage, wenn sich der Preis für das Produkt/die Dienstleistung verändert. Bei unerlässlichen Dienstleistungen ist die P. hoch. Bsp.: Patienten sind von der ärztlichen Behandlung (Blinddarmoperation) abhängig und können sie nicht weglassen oder durch eine andere Maßnahme ersetzen. Bei nicht dringend benötigten, leicht ersetzbaren Dienstleistungen ist die Preiselastizität gering; die Leistung wird nicht mehr nachgefragt. Physiotherapeutische Leistungen sind relativ preiselastisch, da sie häufig nicht medizinisch unerlässlich notwendig erscheinen (im Gegensatz zu einem operativen Eingriff oder Pflegeleistungen). Daher ist es eine Frage des therapeutischen Erfolges, ob die Patienten der physiotherapeutischen Behandlung eine hohe Wichtigkeit beimessen und infolgedessen die P. steigt.

Preisgestaltung *f*; ***engl.:*** Pricing
Kontext: Betriebswirtschaftslehre, Marketing
Berücksichtigung der ► Preiselastizität, ► Preisdifferenzierung, Grundsätze der Preisbildung, individuellen Preisuntergrenze und die Wahl der ► Preisstrategie bei der Preisfestlegung für ein Produkt/eine Dienstleistung. Physiotherapie: Bei der P. der Therapieleistungen muss jeder Praxisinhaber die verschiedenen Elemente der Preisfestlegung berücksichtigen. Weitet sich der Selbstzahler-Bereich in physiotherapeutischen Praxis zunehmend aus, müssen sich die Praxen mittelfristig mit der P. auseinandersetzen.

Preispolitik *f*; ***Etym.:*** griech. *politike (techne)* „Kunst der Staatsverwaltung"; ***engl.:*** Price policy
Kontext: Betriebswirtschaftslehre, Marketing
Teil der strategischen Ausrichtung und somit Teil der Unternehmensstrategie; auch: Teil der ► Kontrahierungspolitik des Marketings; umfasst alle Maßnahmen und Entscheidungen eines Unternehmens, die sich auf die ► Preisgestaltung beziehen. Physiotherapie: Preispolitische Entscheidungen sind schwierig und sehr sensibel. Durch eine aggressive P. kann offensiver Wettbewerb entstehen, der die Praxis in eine Krise treiben kann. Gegenüber den Patienten sollten Preisänderungen immer sehr gut überlegt, begründet und kommuniziert werden.

Preisstrategie *f*; ***Etym.:*** griech. *strategia* „Heerführung, Feldherrenamt"; ***engl.:*** Price strategy
Kontext: Betriebswirtschaftslehre, Marketing
Festlegung der jeweiligen Produkt-/Dienstleistungspreise und des Preisgefüges eines Unternehmens. Physiotherapie: Aufgabe der Praxisleitung und Teil der Marketingstrategie. Preisstrategien basieren auch auf psychologischen Überlegungen, z. B. reagiert die Praxisklientel auf verschiedene Preise reagiert. Bei Neueinführung einer Behandlungsmethode kann z. B. vorab die Zahlungsbereitschaft der Patienten mittels Fragebogen ermittelt werden. Man unterscheidet vier Preisstrategien. Man unterscheidet: Hochpreisstrategie (hohe Preise im Vergleich zu den Konkurrenten der Region), Niedrigpreisstrategie (niedrigere Preise als die Konkurrenz), Abschöpfungspreisstrategie (Einstieg mit hohen Preisen und langsame Senkung), Promotionspreisstrategie (Einstieg mit niedrigen Preisen und langsame Steigerung).

Preisuntergrenze *f*; ***engl.:*** Price floor
Kontext: Betriebswirtschaftslehre, Marketing
Mindestangebotspreis, den ein Unternehmen verlangen muss, um finanziell überleben zu können. Preisuntergrenzen dürfen nur kurzfristig von einzelnen Produkten unterschritten werden (► Preisstrategie), um die Existenz des Unternehmens/der Praxis nicht zu gefährden. Um die P. zu ermitteln, braucht man den ► Deckungsbeitrag. Bei der Ermittlung wird davon ausgegangen, dass keine ► Preisdifferenzierung stattfindet. Man unterscheidet drei verschiedene Preisuntergrenzen: kostenorientierte Preisuntergrenze (wird je Dienstleistung ermittelt); erfolgsorientierte Preisuntergrenze (bezieht sich auf die Gesamtheit der Dienstleistungen, den Praxiserfolg); liquiditätsorientierte Preisuntergrenze (bezieht sich auf die Gesamtheit der Zahlungsverpflichtungen der Praxis).

Pressdrang *m*; ***engl.:*** Expulsive pain
Kontext: Geburtshilfe
Reflektorisch ausgelöster, starker Drang der Gebärenden während der Austreibungsphase beim

P

Durchtritt des kindlichen Kopfes durch den Beckenausgang, das Kind hinauszuschieben und den Darm zu entleeren. Auslöser des Reflexes ist der Druck des kindlichen Kopfes auf die Beckenbodenmuskulatur.

Pressen *n*; ***engl.:*** Pressing
Kontext: Physiologie
Luftanhalten bei Stuhlgang, Geburt, Husten, Niesen, Lachen und bei schwerem Heben. Das Ziel ist ein hoher Druckaufbau. Nach einem tiefen Atemzug wird der Kehlkopfdeckel geschlossen und dabei sämtliche Ausatemmuskeln von ventral, lateral und dorsal angespannt. Wird nun der Kehlkopfdeckel geöffnet, schießt der Atemstrom mit orkanartiger Geschwindigkeit nach oben und reißt Fremdkörper oder Schleim mit sich. Gefahren des Pressens: Anstieg des Blutdrucks, Anstieg der Herzfrequenz, Gefahr von Rhythmusstörungen, Anstieg des Venenrückstroms in der postpressorischen Phase.

Pressorezeptorreflex *m*; ***Etym.:*** lat. *premere* „drücken", *recipere* „empfangen, aufnehmen, annehmen" u. *reflectere* „zurückbiegen, umwenden"; ***engl.:*** Pressoreceptor reflex; ***Syn.:*** Baroreflex
Kontext: Herz- Kreislauf-Physiologie
Wesentlicher Regelkreis der kurzfristigen Blutdruckkontrolle. Die Druckrezeptoren (Pressorezeptoren; PD-Rezeptoren) befinden sich in den Gefäßwänden (Aortenbogen, herznahe Arterien, Glomus caroticus, z. B. Teilung der A. carotis communis in die A. carotis interna und externa). Afferenzen geben die zeitliche Veränderung der Gefäßwanddehnung wieder, womit sie den arteriellen Mitteldruck, die Blutdruckamplitude und die Häufigkeit der Druckanstiege kodieren (und indirekt die Herzfrequenz). Sie gelangen im Hirnstamm zum Nucleus tractus solitarius (Ankunftsort aller viszeralen Afferenzen des Thorakal- und Abdominalraums). Von dort werden die Aktivitäten auf den Parasympathikus und Sympathikus verteilt. Zum einen gelangen die Afferenzen zu den präganglionären parasympathischen Neuro-

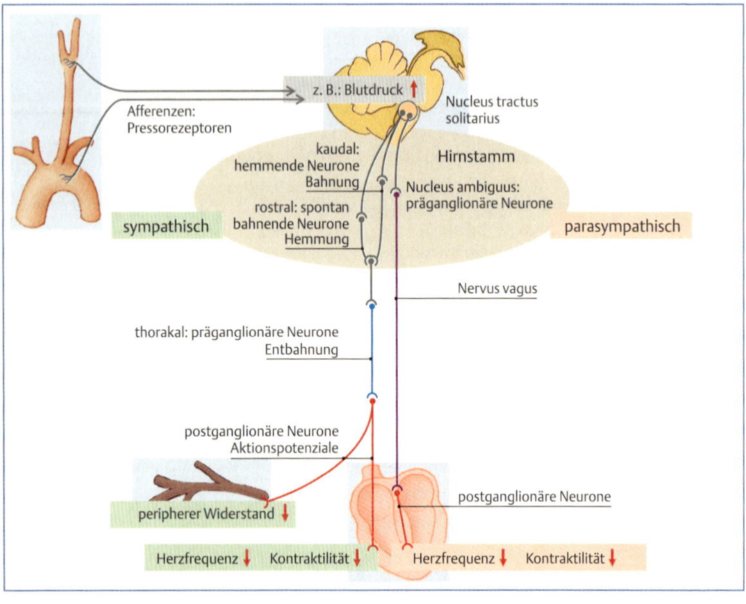

Pressorezeptorenreflex. Das Schema des Pressorezeptorenreflexes mit den Wirkungskomponenten über das parasympatische und sympatische System. Beide Teilsysteme arbeiten als funktionelle Synergisten.

P

nen (Nucleus ambiguus). Zum anderen erreichen sie über zwei Stationen im Hirnstamm indirekt die präganglionären sympathischen Neurone im Thorakalmark. Die Neurone der 1. Station (kaudal in der Medulla oblongata) sind mit denen der 2. Station (rostral in der Medulla oblongata) hemmend (entbahnend) verbunden. Bei Druckanstieg wird der Nucleus ambiguus aktiviert (parasympathische Gegenregulation): negativ inotrope und chronotrope Wirkung am Herzen. Der Abfall der Kontraktionskraft reduziert das Schlagvolumen (systolischer Blutdruck sinkt). Gemeinsam mit dem Herzschlagfrequenzabfall wird das Herzminutenvolumen vermindert (Volumenbelastung der Peripherie nimmt ab). Die Neurone der 1. Zwischenstation zum Sympathikus werden vom Nucleus tractus solitarius gebahnt, wodurch die Neurone der 2. Zwischenstation entbahnt (▸ Entbahnung) werden. Damit reduziert sich der Antrieb der präganglionären vasomotorischen Neurone und der kardial wirksamen Neurone im Thorakalmark. Der Sympathikotonus fällt; die resultierende Vasodilatation vermindert den peripheren Widerstand. Die positiv inotrope und chronotrope Wirkung am Herzen wird zurückgenommen. Die sympathische Herzwirkung ist der funktionelle Synergismus zur Parasympathikusaktivierung. Bei Druckabfall werden alle Wirkungen in entgegengesetzter Richtung ausgelöst.

Press-Relax-Technik *f*; ***Etym.:*** engl. *press* „pressen“, *relax* „erholen“ u. griech. *techne* „Handwerk, Kunst, Kunstfertigkeit, Wissenschaft“; ***Syn.:*** Brace-Relax-Technik
Kontext: Kiefergelenkbehandlung
Entspannungstechnik für die Kaumuskulatur. Bei der P. wird dem Patienten zunächst das Ziel vor Augen geführt und er wird aufgefordert, sich auf das Entspannen und „Gehenlassen“ des Unterkiefers zu konzentrieren.

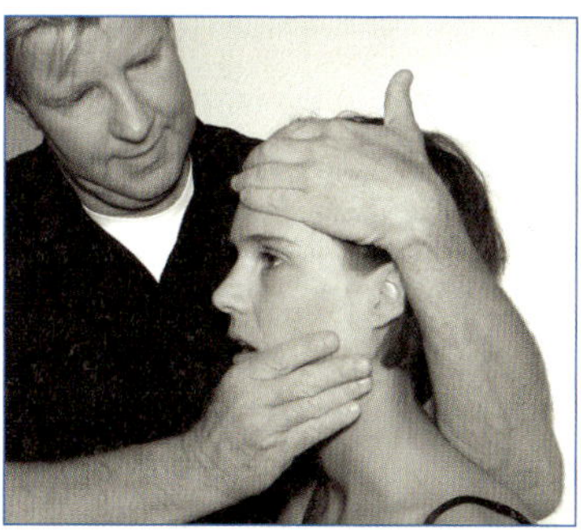

Press-Relax-Technik.

Durchführung: Der Patient sitzt aufrecht in entspannter Haltung auf dem Stuhl. Er wird aufgefordert, die Zungenspitze leicht gegen den Gaumen zu drücken. Anschließend umfasst der Therapeut mit der rechten Hand den Kopf und hält ihn in dieser Position fest. Dann umfasst er mit der linken Hand den gesamten Unterkiefer, ohne dass der Patient dies als unangenehm empfindet. In dieser Stellung macht der Therapeut kleine oszillierende Bewegungen, zunächst in der Laterotrusionsrichtung, sowohl links als auch rechts. Hierbei stimuliert der Therapeut den Patienten, sich vorzustellen, dass die Mandibula entspannt ist. In vielen Fällen stellt man fest, dass die Spannung nach einer kurzen Phase der Entspannung nach einigen Sekunden langsam wieder zunimmt. Der Therapeut hat die Aufgabe, den Patienten damit zu konfrontieren und die Wahrnehmung des eigenen Pressverhaltens zu schärfen. Ein gesteigertes Bewusstsein während der Therapie sowie im täglichen Leben führt zusammen mit den Übungen oft zu überraschenden Ergebnissen, d. h., der Therapeut bemerkt, dass das Ausmaß und die Dauer der Entspannung deutlich zugenommen haben. Beherrscht der Patient die Grundübung, können Variationen bezüglich der Geschwindigkeit, Bewegungsrichtung usw. durchgeführt werden (vgl. ▸ Laterotrusion).

Priener Abduktions-Test *m*; ***Etym.:*** nach dem Ort *Prien* am Chiemsee, lat. *abducere* „wegführen“ u. engl. *test* „Untersuchung, Prüfung“; ***Abk.:*** PAT; ***engl.:*** Prien's abduction test
Kontext: Kiefergelenkbehandlung
Mit einem Hüftabduktions-Test lassen sich Zusammenhänge zwischen einer Arthropathie der kraniomandibulären Region und der Hüftabduktion überprüfen. Die Hüftregion wird mit dem Hüftabduktions-Test nach Patrick-Kubis untersucht. Besonders aussagekräftig ist dieser Test in der modifizierten Version von Marx, dem PAT. Dabei erfolgt die Hüftabduktion mit einer Hüftbeugung von 90°. Gemessen wird der Winkel zwischen Oberschenkel und Unterlage. Mit diesem Test lässt sich eine ▸ kraniomandibuläre Dysfunktion darstellen, wenn die Mandibulafehlstellung dadurch ausgeglichen wird, dass der Patient in Höhe der zweiten Prämolaren und ersten Molaren auf ein bis vier Streifen Papier beißt (▸ Meerssemann-Test). Durch diese Erhöhung ist es möglich, die Fehlstellung auszugleichen. Die Fehlbe-

P

lastung in der kraniomandibulären Region verschwindet und die Hüftabduktion ist im positiven Fall um mindestens 15° freier. Wenn eine kraniomandibuläre Dysfunktion also erfolgreich behandelt wurde, ist eine freie Hüftabduktion nachweisbar. Die klinische Bedeutung des P. für den Zahnarzt liegt darin, dass erkennbar ist, ob vor der Anpassung einer Schiene eine Manualtherapie durchgeführt werden muss. Andernfalls erfolgt die Schienenanpassung in einer funktionellen Fehlstellung des Unterkiefers.

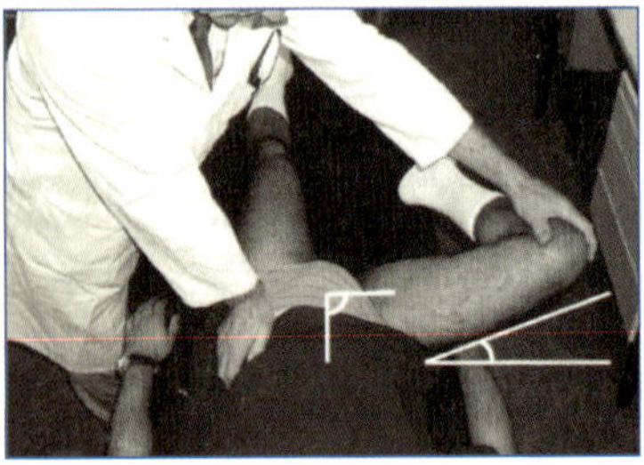

Hüftabduktions-Test nach Patrick-Kubis in der Modifikation von Marx, dem Priener Abduktions-Test (PAT).

Primär somatosensibler Kortex *m*
Vgl. ▸ Kortex, primär somatosensibler.

Primärbewegung *f*; ***Etym.:*** lat. *primus* „der erste"; ***Abk.:*** PB; ***engl.:*** Primary movement; ***Syn.:*** Actio
Kontext: Funktionelle Bewegungslehre
Startbewegung, um ein Bewegungsziel zu erreichen. Folgen der PB (Reaktionen): weiterlaufende Bewegung und/oder Gleichgewichtsreaktion. Der Therapeut nutzt sie zur Instruktion (PB als Bewegungsauftrag) und bewussten Initiierung von Bewegungen, z. B. Fördern oder Begrenzen einer weiterlaufenden Bewegung.

Primäre Reaktionen *f*; ***Etym.:*** lat. *primarius* „zu den ersten gehörend", *re* „zurück", *actio* „Handlung"; ***engl.:*** Primary reaction; ***Syn.:*** frühkindliche Reflexe
Kontext: Pädiatrie
Altersspezifische, frühkindliche Bewegungsautomatismen während der ersten Lebenswochen und -monate; z. B. Such- und Saugreaktion, Greif- und Schreitreaktion, Asymmetrisch-Tonische-Nacken-Reaktion (ATNR), Symmetrisch-Tonische-Nacken-Reaktion (STNR), Mororeaktion. Die Bewegungen sind eine physiologische Antwort eines Erfolgsorgans auf einen Reiz als komplette Verhaltensweise. Sie verschwinden allmählich mit der Ausreifung des ZNS und der Aneignung neuer Bewegungsmuster. Bei Bestehenbleiben der p. R. wird die kindliche Entwicklung negativ beeinflusst (vgl. ▸ Abnormale Reaktionen).

Primärerhebung *f*; ***Etym.:*** lat. *primarius* „zu den ersten gehörend"; ***engl.:*** Primary data collection; ***Syn.:*** Primärforschung
Kontext: Betriebswirtschaftslehre, Marketing
Methode des Marketings zur Erhebung neuer Daten für die Marktforschung mittels Befragung, Beobachtung oder Experiment. Man unterscheidet: Vollerhebung (alle Personen einer Zielgruppe werden einbezogen) und Teilerhebung (eine begrenze, repräsentative Anzahl der Zielgruppe wird untersucht). Physiotherapie: Aus Kostengründen bevorzugen Praxisinhaber meist die ▸ Sekundärerhebung. Eine Ausnahme ist die Patientenbefragung; diese individuellen Kundendaten können Praxen nur durch eine P. ermitteln.

Primärsteuerung *f*; ***Etym.:*** lat. *primarius* „zu den ersten gehörend"; ***engl.:*** Primary control
Kontext: Alexander-Technik
Das Zusammenspiel von Hals, Kopf und Rumpf ist für den Muskeltonus und die Koordination des ganzen Körpers bestimmend: Das freie Balancieren des Kopfes auf dem Atlas ermöglicht die Streckung und Aufrichtung der Wirbelsäule. Erst dann erhält die periphere Muskulatur eine angemessene Muskelspannung und die Extremitätengelenke ihren vollen Bewegungsspielraum. Das ausgewogene Zusammenspiel von Hals, Kopf und Rumpf ist nicht über direkte muskuläre Aktivität zu erreichen, sondern mittels gedanklicher Ausrichtung (vgl. ▸ Direktive).

Primärtherapeut *m*; ***Etym.:*** lat. *primarius* „zu den Ersten gehörend" u. griech. *therapeutes* „Diener, Wärter, Pfleger"
Kontext: Rehabilitation
Ansprechpartner für den Patienten aus dem interdisziplinären Team in der teilhabebezogenen Rehabilitation. Aufgaben: umfassende teilhabebezogene Anamnese erheben; Ziele mit dem Patienten vereinbaren; kontinuierlich den Therapieverlauf besprechen und die Zielvereinbarungen anpassen (Wünsche oder Änderungen des Patienten); allgemeine, medizinische, versicherungsrechtliche Fragen beantworten oder Kontakte zu den entsprechenden Experten herstellen; mit den Angehörigen Kontakt aufnehmen; gemeinsam mit der Sozialtherapeutin die berufliche Wiedereingliederung einleiten.

P

Priming *n*; ***Etym.:*** engl. *priming* „Vorbereitung, Instruktion"; ***Syn.:*** Bahnung

1. ***Kontext:*** Psychologie, Kommunikation

Aktivierung emotionaler Zustände mit der Folge, dass je nach Zustand unterschiedliche motivationale Orientierungen implizit (unbewusst) hervorgerufen werden. Es handelt sich um weitgehend unbewusste, automatisierte ► Erwartungseffekte, die Bewertungsprozesse und Handlungsbereitschaften beeinflussen. Bsp.: In einem Experiment mussten Versuchspersonen Sätze zum Thema „selbstbewusstes Auftreten" bilden; anschließend verhielten sie sich selbst so. Sprachliche Formulierungen können dazu beitragen, bestimmte Zustände zu begünstigen. Therapeuten können dies in der Physiotherapie nutzen, indem sie durch geeignete ► Gesprächsführung positive Zustände (z. B. ► Freude, ► Flow-Zustand) des Patienten fördern, ohne diese als ausdrückliches Gesprächsthema aufgreifen zu müssen. Neben sprachlichen Informationen können auch die räumlichen Bedingungen und das Auftreten des Therapeuten entsprechende Prozesse beim Patienten hervorrufen (vgl. ► Bewertung, ► Körpersprache).

2. ***Kontext:*** Psychologie, Pädagogik

Gehört zum impliziten Lernen; Situationen, Wörter etc., die einem kurze Zeit zuvor begegnet sind, werden leichter erinnert als andere.

3. ***Kontext:*** Neuropsychologie

P. ist, wenn die Darbietung bestimmter Informationen Erwartungen generiert, die sich auf das nachfolgende Verhalten förderlich (oder hinderlich) auswirken; z. B. erinnert man sich häufiger an kürzlich präsentierte Wörter, wenn Wortstämme zur Ergänzung vorgelegt werden; scheinbar macht es dabei keinen Unterschied, ob das die Erwartungen generierende Material bewusst wahrgenommen oder unterschwellig dargeboten wurde.

Primitivreflex *m*; ***Etym.:*** franz. *primitif* „primitiv, ursprünglich" u. lat. *reflectere* „zurückbiegen, umwenden"; ***engl.:*** Primitive/innate reflex

Kontext: Pädiatrie

In der frühkindlichen Entwicklung auftretender Reflex (palmarer und plantarer Greifreflex, Mororeflex, Galantreflex und Schreitreflex), die unterschiedlich lange auslösbar bleiben; nur pathologisch, wenn sie sich beim älteren Kind noch zeigen.

Prinzip *n*; ***Etym.:*** lat. *principium* „Anfang, Ursprung, Grundlage"; ***engl.:*** Principle

1. ***Kontext:*** Theoretische Modelle

Grundgesetz, das anderen Gesetzen übergeordnet ist, wobei der Begriff Grundgesetz ersetzbar ist durch Begriffe wie Gesetzmäßigkeit, Naturgesetz oder Grundsatz. Physiotherapie: Grundannahme, die das (physiotherapeutische) Vorgehen begründet. Während sich in der evidenzbasierten Physiotherapie Behandlungsmaßnahmen auf den aktuellen wissenschaftlichen Erkenntnisstand stützen, spielen in den unterschiedlichen therapeutischen Schulen zum Teil auch nicht allgemeingültige und akzeptierte Annahmen eine entscheidende Rolle bei der Begründung und Formulierung therapeutischer Behandlungsmaßnahmen.

2. ***Kontext:*** Spiraldynamik

Spiraldynamik als Konzept ist prinzipiengestützt (► Spiral Prinzip, ► Rhythmus). Im Therapiekontext entscheidend ist die Offenheit des P. in Bezug auf die untergeordneten Gesetzmäßigkeiten – im Gegensatz zum festgelegten Regelwerk einer Methode. Bsp.: Prinzipiell läuft der Mensch im Kreuzgang, der Rumpf rotiert dabei alternierend nach links und rechts; im Tanz/Sport kann er sich von diesem P. abweichend bewegen.

Probearbeitsverhältnis *n*; ***engl.:*** Employment on probation

Kontext: Betriebswirtschaftslehre

Arbeitsverhältnis, für das eine Probezeit vereinbart ist. Man unterscheidet zwei Vereinbarungsmöglichkeiten: Das Arbeitsverhältnis wird auf 6 Monate befristet geschlossen und nur durch eine ausdrückliche Vereinbarung (Vertrag) in ein endgültiges, unbefristetes Arbeitsverhältnis umgewandelt, falls keine ausdrücklichen anderen Regelungen vereinbart wurden, das Arbeitsverhältnis wird unbefristet geschlossen, wobei die vereinbarte Anzahl an Monaten die Dauer der Probezeit darstellt. Die vereinbarte Probezeit kann nach § 622 Abs. 3 BGB mit einer Frist von 2 Wochen gekündigt werden, wenn die Probezeit die Dauer von 6 Monaten nicht übersteigt. Bei Ausbildungsverhältnissen gilt die gesetzliche Mindestprobezeit von einem Monat; sie kann auf bis zu 3 Monate verlängert werden. Ein P. ist für beide Parteien (Praxisinhaber und Mitarbeiter) eine gute Möglichkeit, sich konkret in der Zusammenarbeit am Arbeitsplatz kennenzulernen.

Probebehandlung *f*; ***engl.:*** Trial treatment

1. ***Kontext:*** Diagnostik

Überprüfen einer Hypothese, indem die Therapie auf die Behandlung der vermutlich beeinträchtigenden Struktur abzielt. Die erfolgreiche P. stützt die Hypothese; ändert sich nichts, stimmt die Hypothese oder Dosierung nicht (vgl. ► Clinical Reasoning).

P

2. ***Kontext:*** Kaltenborn-Evjenth-Konzept
Einzige Behandlungstechnik, die für die zu prüfende Funktionsstörung bzw. Gewebeveränderung spezifisch ist. Ihr Ergebnis wird anhand der dominanten Befunde bezüglich Schmerz und Funktionsstörung kontrolliert, die der Therapeut vor und nach der Behandlung testet. Mit dieser P. prüft der Therapeut, ob eine Funktionsstörung bzw. Gewebeveränderung mit den Symptomen korreliert und adäquat behandelt wird. Die P. wird daher am Ende der Untersuchung durchgeführt. Auch im weiteren Verlauf sollte jede Behandlungstechnik als P. durchgeführt werden (d. h. mit einer Ergebniskontrolle der dominanten Befunde), um die Behandlung ständig den Reaktionen des Patienten anpassen zu können. Kaltenborn führte die P. 1952 in sein Konzept ein.

Problem *n*; ***engl.:*** Problem
Kontext: Diagnostik
Bei der ► Befunderhebung versucht der Therapeut, das für die Beschwerden ursächliche P. einzukreisen. Neben der Anamnese, in der der Patient das P. aus seiner Perspektive schildert, führt der Therapeut verschiedene Tests durch, um der Ursache der Beschwerden auf den Grund zu gehen. Dafür bildet er eine ► Hypothese, die er evtl. verwirft. Durch wiederholte Tests während des Behandlungsverlaufs beleuchtet er das P. immer wieder neu (vgl. ► Clinical Reasoning).

Problemlösen *n*; ***engl.:*** Problem solving
Kontext: Clinical Reasoning
Beseitigen einer Abweichung (Ist-Zustand) vom sogenannten Soll-Zustand oder Ziel in einer gegebenen Situation. Dabei sind keine festgelegten und zielführenden Regeln bekannt. Lösungsstrategien müssen erst durch Denkvorgänge entwickelt werden. Klinische Situationen weisen fast immer die typischen Merkmale einer Problemsituation auf. Um diese Problemsituationen zu bewältigen, bedienen sich klinisch tätige Personen (z. B. Therapeuten, Ärzte) geeigneter Problemlösungsstrategien im Rahmen eines Clinical-Reasoning-Prozesses (vgl. ► Schlussfolgerndes Denken, ► Kognition, ► Clinical Reasoning).

P

Problemlösungsprozess, physiotherapeutischer *m*; ***engl.:*** Problem solving process, physiotherapeutic
1. ***Kontext:*** Theoretische Modelle
Ablauf der physiotherapeutischen Behandlung in fünf Schritten mit dem Ziel, Störungen und Beschwerden des Patienten zu beheben. 1. Physiotherapeut und Patient formulieren interaktiv das Problem des Patienten; 2. Der Therapeut erstellt die physiotherapeutische Diagnose durch Sammeln von Daten; 3. Plan für Behandlungsverlauf und -ziel; 4. Durchführung der Behandlung; 5. Auswertung: Sind die Ziele erreicht?
2. ***Kontext:*** Clinical Reasoning
Hypothesengesteuerter Ablauf zur Analyse und Therapie von Bewegungsdysfunktionen; Voraussetzung ist u. a. die physiotherapeutische Wissensbasis; Therapeuten sammeln in der Begegnung mit dem Patienten zunächst Hinweise; darauf aufbauend formulieren sie mehrere erste Hypothesen, die im weiteren Verlauf verworfen, bestätigt oder modifiziert werden (vgl. ► Clinical Reasoning, ► Physiotherapeutischer Prozess).

Product Placement *n*; ***Etym.:*** engl. *product* „Produkt, Ware“ u. *placement* „Platzierung“
Kontext: Betriebswirtschaftslehre, Marketing
Spezialbereich der Kommunikationspolitik des Marketings. In Medien wie Fernsehen oder Zeitschriften werden Produkte oder Dienstleistungen verwendet und eingeblendet, ohne dass der Eindruck der Werbung erweckt wird (z. B. in einem Kinofilm fährt der Hauptdarsteller einen bestimmten Wagen; Notebook mit erkennbarem Firmen-Logo). Physiotherapie: Möglich ist nur die allgemeine Werbung für die Berufsgruppe „Physiotherapeuten“ in Abendserien wie Arzt- oder Krimiserien. Dies ist eine Form des Generic Placements (Warengattung) oder des Image Placements (das gesamte Filmthema beschäftigt sich mit der Berufsgruppe).

Produkt *n*; ***Etym.:*** lat. *productum* „das Erzeugte, Ware“, zu *producere* „hervorbringen“; ***engl.:*** Product
Kontext: Betriebswirtschaftslehre
Materieller Gegenstand. Man unterscheidet nach der Nutzungsdauer Gebrauchsprodukte (langlebig) und Verbrauchsprodukte (kurzlebig); nach ihrem Zweck Konsumgüter (dienen der Bedürfnisbefriedigung wie Nahrung, Kleidung etc.) und Investitionsgüter (dienen der Produktion, z. B. Maschinen); nach der Marke Markenprodukte (Markenname) und No-Name-Produkte. Dienstleistungen wie physiotherapeutische Behandlungen sind immaterielle (nicht lagerfähige) Produkte.

Produktelimination *f*; ***Etym.:*** lat. *productum* „das Erzeugte, Ware“ u. franz. *élimination* „Beseitigung, Entfernung“ zu lat. *eliminare* „über die Schwelle treiben“; ***engl.:*** Product limitation
Kontext: Betriebswirtschaftslehre, Marketing
Bestandteil der Produktpolitik im Marketing. Physiotherapie: Übertragen auf die Therapie bedeutet

Dienstleistungselimination, dass ein Therapieangebot aus dem Sortiment entfernt wird, wenn es nicht genügend nachgefragt wird und somit unwirtschaftlich ist, z. B. Schlingentischbehandlung. Die Elimination ist eine Grundsatzentscheidung, die der Praxisinhaber trifft. Analysen oder Kennzahlen des Praxis-Controllings bilden die Grundlage für die Entscheidung (vgl. ▶ Controlling).

Produktentwicklung *f*; ***Etym.:*** lat. *productum* „das Erzeugte, Ware"; ***engl.:*** Product development
Kontext: Betriebswirtschaftslehre, Marketing
Aufgabe des Bereiches Forschung und Entwicklung in einem Unternehmen; sie kann auch dem Marketing, der Produktpolitik (▶ Produktinnovation) zugeordnet werden. Produkt- oder Dienstleistungsentwicklung ist sehr kostenintensiv, da ca. 80 % aller neu entwickelten Produkte die Marktreife (Verkauf) nicht erreichen. Sie werden aus technischen, kostentechnischen, konkurrenztechnischen oder kundentechnischen Gründen (z. B. zu hoher Preis) nicht produziert, fallen bei Testkunden in der Bewertung durch oder ihre Herstellung wird vor der Massenproduktion eingestellt.

Produktinnovation *f*; ***Etym.:*** lat. *productum* „das Erzeugte, Ware" u. *innovatio* „Erneuerung"; ***engl.:*** Product innovation
Kontext: Betriebswirtschaftslehre, Marketing
Weiterentwicklung von Produkten/Dienstleistungen eines Unternehmens; Aufgabe der Produktpolitik des Marketings. Physiotherapie: Innovationen sind meist die Leistung langjährig erfahrener Therapeuten oder Instruktoren. Da jeder Therapeut in seiner Behandlung verschiedene Therapiekonzepte mischen kann und seiner Erfahrung entsprechend verändert, ergänzt oder erweitert, sind dies streng genommen Innovationen. Aus Sicht des Marketings ist es zu überlegen, wie dies den Patienten und der Öffentlichkeit kommuniziert wird und ob durch Überzeugungskraft und Therapieerfolge eine Innovation glaubwürdig darstellbar ist.

Produktionsfaktor *m*; ***Etym.:*** lat. *producere* „hervorbringen" u. *factor* „der etwas tut, Schöpfer, Urheber"
Vgl. ▶ Input.

Produktivität *f*; ***Etym.:*** lat. *producere* „hervorbringen"; ***engl.:*** Productivity
Kontext: Betriebswirtschaftslehre
Maß für die mengenmäßige Ergiebigkeit des Einsatzes von Produktionsfaktoren. Betriebswirtschaftlich relevant ist nur der Vergleich mehrerer Produktivitätszahlen, z. B. Arbeits- oder Materialproduktivität bei Geräten zu verschiedenen Untersuchungszeitpunkten (nicht die P. als einzelne Zahl, denn ohne Vergleich keine Aussage). Berechnung: P. = Output/Input. Oder: Arbeitsproduktivität = erzeugte Menge (Behandlungseinheiten)/Arbeitsstunden.

Produktlebenszyklusanalyse *f*; ***Etym.:*** lat. *productum* „das Erzeugte, Ware", griech. *kyklos* „Kreis" u. *analysis* „Auflösung"; ***engl.:*** Product life cycle analysis; ***Syn.:*** Lebenszyklusanalyse
Kontext: Betriebswirtschaftslehre, Marketing
Strategisches Analyseinstrument, das die typischen, nacheinander ablaufenden Phasen von Produkten und Dienstleistungen am Markt beschreibt. Phasen: Entstehung (bzw. Entwicklung), Einführung (Marktreife), Wachstum, Reife, Sättigung, Rückgang, Degeneration bzw. Entsorgung. Jede Phase kann unterschiedlich lang dauern und erfordert je nach Phase andere Förderungsmaßnahmen des Marketings. Physiotherapie: Praxisinhaber steuern mit Hilfe der P. die verschiedenen Dienstleistungen; sie entscheiden je nach Phase, welche operativen Maßnahmen zu ergreifen sind. Die Entscheidung, ob neue zusätzliche Therapien angeboten werden sollen, ist davon abhängig, in welcher Phase sich gerade welche Therapieform befindet; eine breite Streuung der Angebote über alle Phasen ist günstig.

Produktpolitik *f*; ***Etym.:*** lat. *productum* „das Erzeugte, Ware" u. griech. *politike (techne)* „Kunst der Staatsverwaltung"; ***engl.:*** Product policy
Kontext: Betriebswirtschaftslehre, Marketing
Wesentliches Marketinginstrument; umfasst alle Maßnahmen, die darauf abzielen, dass die einzelnen Produkte den Kundenbedürfnissen entsprechen, z. B. Produktvariationen, -innovationen, -eliminationen. Physiotherapie: Variationsmöglichkeiten der physiotherapeutischen Behandlung (Dienstleistung bzw. Produkt) sind z. B. verschiedene Behandlungszeiten (z. B. Wahlmöglichkeiten der Patienten zwischen 15 und 60 min Dauer) oder neue Behandlungsmethoden. Zur P. gehören zudem: Programm-, Sortiments-, Kundendienst-, Garantieleistungspolitik (in der Physiotherapie kann die Garantie nur Vertragsbestandteil von verkauften Therapiematerialien sein, z. B. bei Pezzibällen oder Keilkissen). Praxisinhaber benötigen eine sehr sorgfältige P. Stimmt das Produkt für die spezifische Zielgruppe nicht, ist die beste Werbung Ressourcenvergeudung (vgl. ▶ Sortimentspolitik).

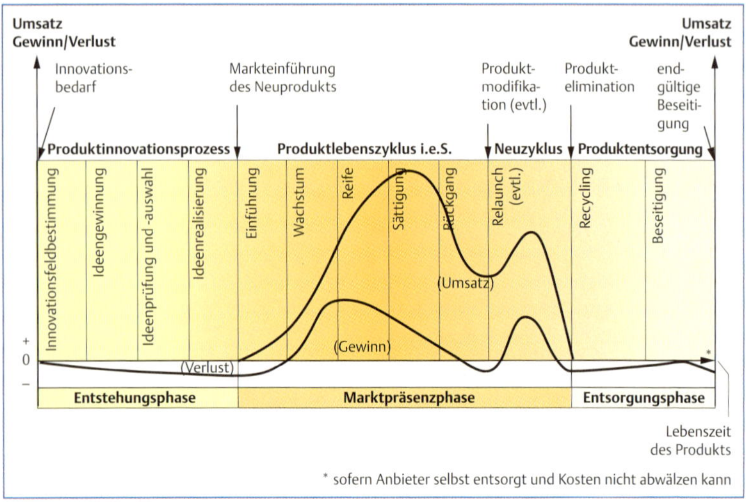

Produktlebenszyklusanalyse.

Produktvariation *f*; ***Etym.:*** lat. *productum* „das Erzeugte, Ware“ u. *variare* „sich verändern“; ***engl.:*** Product variation
Kontext: Betriebswirtschaftslehre, Marketing
Marketinginstrument der Produktpolitik; mittels P. stimmt man ein Produkt/eine Dienstleistung in verschiedenen angebotenen Variationen auf unterschiedliche Kundenbedürfnisse ab. Physiotherapie: Praxen können Dienstleistungsvariationen anbieten, wenn sie die Patientenwünsche genau erhoben haben. Therapeutische Angebote kombiniert mit Wärme/Kälte, Wellness-Anwendungen mit oder ohne Ruhephasen, mit Eigentrainingssequenz oder ohne usw. sind Variationen, die das Therapie-Sortiment vergrößern. Möglichkeiten sind: Eigenschaften der Dienstleistung (Kraft, Mobilität, Entspannung), Image der Dienstleistung (Fitness, Gesundheit, Krankheit), Nutzen (Schmerzfreiheit, Körpergefühl, Durchblutung etc.), Name (positiv klingend, exotisch etc.).

Profit Center *m*; ***Etym.:*** engl. *profit center* „Abteilung mit wirtschaftlicher Eigenverantwortlichkeit“
Vgl. ▸ Spartenorganisation.

Profundus *m*; ***Etym.:*** lat. *profundus* „tief, bodenlos“; ***engl.:*** Profundus
Vgl. ▸ Nodulus lymphaticus.

Progenie *f*; ***Etym.:*** lat *pro* „vor, voran“ u. griech. *geneion* „Kinn“; ***engl.:*** Progenia
Kontext: Kiefergelenkbehandlung
In Bezug auf die Schädelbasis zu weit vorne liegende Unterkieferbasis mit Überbiss der Schneidezähne.

Prognathie *f*; ***Etym.:*** lat. *pro* „vor, voran“ u. griech. *gnathos* „Kiefer“; ***engl.:*** Prognathy
Kontext: Kiefergelenkbehandlung
In Bezug auf die Schädelbasis zu weit vorn liegende Oberkieferbasis. P. ist die häufigste Bissanomalie, erblich bedingt oder verursacht durch einen Engstand der Zähne, Angewohnheiten (z. B. Nuckeln/Lutschen am Daumen) etc.

Progredienter Verlauf *m*
Vgl. ▸ Verlauf, progredienter.

Progressive Muskelentspannung nach Jacobson *f*; ***Etym.:*** lat. *progredi* „vorwärtsschreiten“, Edmund Jacobson, 1888–1983, US-amerikanischer Arzt und Physiologe; ***Syn.:*** progressive Entspannung, progressive Muskelrelaxation
Kontext: Progressive Muskelentspannung nach Jacobson
Entspannungsmethode; verschiedener Muskelgruppen werden nacheinander für mehrere Sekunden kontrahiert, die Entspannung nach den Kontraktionen wird bewusst wahrgenommen.

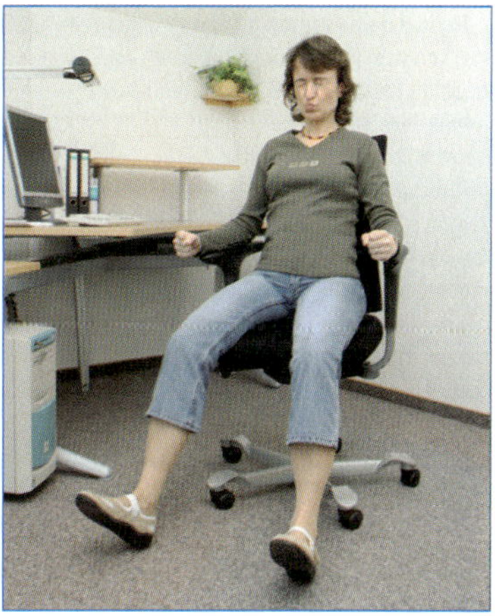

Progressive Muskelentspannung nach Jacobson am Arbeitsplatz.

Projekt *n*; ***Etym.:*** lat. *proiectum* „das nach vorn Geworfene"; ***engl.:*** Project
Kontext: Betriebswirtschaftslehre
Betriebliche Sonderaufgabe, die zeitlich begrenzt ist und einen klaren Auftrag hat. Projekte sind einmalig, haben komplexe Schwierigkeitsgrade, sind von ihrem Umfang her sehr verschieden (je nach Branche und Aufgabe) und beinhalten ein gewisses Erfolgsrisiko. Mögliche Projektaufgaben in der Physiotherapie: z. B. die Erstellung eines Praxisleitbildes (Unternehmensleitbild), Aufbau der Trainingstherapie zur Erweiterung der Praxis, die Entwicklung von neuen Therapieangeboten oder Konzepten.

Projektarbeit *f*; ***Etym.:*** lat. *proiectum* „das nach vorn Geworfene"
Kontext: Rehabilitation
Methode der Gruppenarbeit z. B. in der teilhabebezogenen Rehabilitation von neurologischen Patienten mit den Zielen, Aktivitäten des täglichen Lebens im Alltag zu erproben und selbstständiges Problemlösen zu fördern. Die Fachkompetenz der Projektleiter richtet sich nach dem inhaltlichen Schwerpunkt. Durchführung: z. B. ein Therapietag pro Woche.

Projektmanagement *n*; ***Etym.:*** lat. *proiectum* „das nach vorn Geworfene" u. engl. *management* „Verwaltung"; ***Abk.:*** PM; ***engl.:*** Project management
Kontext: Betriebswirtschaftslehre
Alle Führungsaufgaben innerhalb eines Projektes. Das PM und die Projektverantwortung liegen beim Projektleiter, den die Praxisleitung bestimmt. Aufgaben des Projektleiters: Zusammenstellung der Projektgruppe (Mitglieder aus verschiedenen Fachbereichen/Teams), Projektplanung, Projektsteuerung (Leitung), Projektkontrolle (Projektzeitplan, Projektkosten, Zwischenergebnisse), Projektberichte und Zwischenbericht an den Praxisinhaber.

Prolaps-Quantifizierungssystem *n*; ***Abk.:*** POP-Q, popQS, POPQ; ***engl.:*** Pelvic organ prolapse quantification system (POPQS)
Kontext: Gynäkologie
Quantifizierungsprotokoll der International Continence Society (ICS); es ermöglicht eine präzise Lagebeschreibung der weiblichen Genitalorgane und die Einstufung möglicher Organveränderungen (ICS 0–IV).

Proliferationsphase *f*; ***Etym.:*** lat. *proles* „Nachwuchs" u. *ferre* „tragen"; ***engl.:*** Proliferation phase
Kontext: Traumatologie, Orthopädie
Quantitative Phase der ▸ Wundheilung, in der die Masse des Gewebes neu gebildet wird. Die P. wird mit einer nur minimalen zeitlichen Verzögerung während der Entzündungsphase gestartet. Beide Phasen laufen zu Beginn der Wundheilung mehr oder weniger parallel ab. In den ersten Tagen dominiert die Entzündungsphase. Abhängig

Projektarbeit (Beispiel)

Projektgruppe	Inhaltlicher Schwerpunkt (nach ICF)	Fachkompetenz des Projektleiters
1	Produktivität	Ergotherapie Neuropsychologie
2	Kommunikation und Wissenserwerb/-anwendung	Klinische Linguistik Physiotherapie
3	Selbstständige Haushaltsführung und aktive Freizeitgestaltung	Ergotherapie Neuropsychologie
4	Mobilität	Physiotherapie Kunsttherapie

P

Prolaps-Quantifizierungssystem	
Grad	**Lagebeschreibung**
0	Normale Anatomie, alle sechs Punkte (Blase, Harnröhre, Rektum, Dünndarm, Vagina, Uterus) sind so weit wie möglich proximal des Hymens
I	Distalster Punkt des Prolapses ist mehr als 1 cm proximal des Hymens
II	Distalster Punkt des Prolapses ist 1 cm oder weniger proximal oder distal des Hymens
III	Distalster Punkt des Prolapses ist mehr als 1 cm außerhalb des Hymens
IV	Komplette Ausstülpung/Eversion der totalen Länge des unteren Genitaltraktes

vom Ausmaß der Traumatisierung und der individuellen Stoffwechsellage des Patienten erfolgt ein fließender Übergang von der abklingenden Entzündung in die beginnende Proliferation. Der Übergang ist durch folgende klinische Symptome gekennzeichnet: Die Temperaturdifferenz (im Seitenvergleich) reduziert sich; der Patient hat keinen Ruhe- bzw. Nachtschmerz mehr, es besteht lediglich ein intermittierender, mechanisch auslösbarer Schmerz. Wichtigster Einflussfaktor für die Dauer der Proliferation: Stoffwechselaktivität bzw. Durchblutung. Bradytrophe Gewebe benötigen länger als gut versorgtes Bindegewebe. Weitere Faktoren: Systemerkrankungen (z. B. Diabetes), Disstress, mangelhafte Ernährung und übermäßiger Konsum von Genussmitteln.

P

Proliferationsphase bei Knorpelgewebe *f*
Vgl. ▶ Knorpelgewebe, Proliferationsphase bei.

Pronation *f*; ***Etym.:*** lat. *pronare* „vorwärts neigen, bücken"; ***engl.:*** Pronation
Kontext: Anatomie
Einwärtsdrehung; entgegengesetzte Bewegungsrichtung ist die ▶ Supination
P. des Unterarmes: Drehen des Unterarmes im proximalen und distalen Radioulnargelenk bzw. um die eigene Längsachse. Ausgehend von der ▶ Neutral-Null-Stellung ist der Daumen in der Endstellung nach medial gerichtet (der Radius überkreuzt die Ulna).
P. des Fußes: Absenken des Fußinnenrandes; komplexe Bewegung im Subtalargelenk in allen drei Ebenen, die von einer ▶ Eversion des Kalkaneus begleitet wird.

Prone Knee Bend *m*; ***Etym.:*** engl. *prone* „hingestreckt, auf dem Bauch liegend", *knee* „Knie" u. *bend* „Biegung, Beugung"; ***Abk.:*** PKB; ***Syn.:*** umgekehrter Lasègue
Kontext: Manuelle Therapie, Neurologie
Neurodynamiktest mit Dominanz auf den Plexus lumbalis und N. femoralis. In Verbindung mit Bandscheibenproblematiken der oberen LWS ist dieser Test im ärztlichen Sprachgebrauch auch als umgekehrter Lasègue bekannt. Therapeuten setzen ihn nicht nur bei Bandscheibenproblematiken ein, sondern bei allen Symptomen im Bereich des ventralen Oberschenkels, der Leiste oder oberen LWS, die auf Beteiligung der neuralen Strukturen hindeuten (z. B. Kribbeln, Schmerzen im Nervenverlauf, Minusqualitäten der Sensorik oder Motorik). Durchführung (Bauchlage, Kopf ist zur Testseite rotiert): Der Therapeut flektiert das Kniegelenk bis zum Symptombeginn. Die Ausgangsstellung dehnt gleichzeitig den M. rectus femoris. Die Schmerzqualität des Nervs ist anders als ein Muskeldehnschmerz (häufig einschießend, heller, stechender als muskulärer Schmerz. Variante: Test in Seitenlage. Eine zusätzliche HWS-Flexion erhöht die durale Spannung von kranial. Test positiv (nervaler Schmerz): Bei Auslösung/Verstärkung des Oberschenkel- oder Leistenschmerzens (kein lokaler Muskelschmerz, da unveränderte Muskellänge).

Prophylaxe *f*; ***Etym.:*** griech. *prophylax* „Vorposten, Wachtposten"; ***engl.:*** Prophylaxis
Kontext: Prävention
P. umfasst alle Maßnahmen, die der Verhütung von Krankheiten dienen. In der Physiotherapie zählen neben der ▶ Thromboseprophylaxe, ▶ Kontrakturprophylaxe, ▶ Pneumonieprophylaxe und ▶ Dekubitusprophylaxe u. a. auch die ▶ Rückenschule zu den präventiven Maßnahmen (vgl. ▶ Prävention).

Proportionalrezeptor *m*; ***Etym.:*** lat. *proportio* „entsprechendes Verhältnis, Ebenmaß" u. *receptor* „Empfänger"; ***engl.:*** Proportional receptor; ***Syn.:*** P-Rezeptor, Proportional-(P-)Rezeptor
Kontext: Neurophysiologie
Sensor, dessen Potenzial die zeitlich Dauer und Intensität eines Reizes wiedergibt (in großer Näherung). PD-Rezeptoren weisen gleichzeitig die Antworteigenschaften eines Proportional- und ▶ Differenzialrezeptors auf.

Propriozeption *f*; ***Etym.:*** lat. *proprius* „eigen, eigentümlich, allein" u. *percipere* „aufnehmen, empfangen, wahrnehmen"; ***engl.:*** Proprioception
1. ***Kontext:*** Neurophysiologie

Wahrnehmung des Körpers oder von Körperabschnitten im Raum und der Gelenk- und Körperbewegung (Definition des brit. Neurophysiologen Sherrington). Die Physiologie der P. umfasst die Transformation der physikalischen Reizqualitäten aus Muskeln, Gelenkkapseln, Bändern, subchondralem Knochen und Haut in die körpereigene Sprache einschließlich der Verarbeitung dieser Informationen. Die Ia- und II-Muskelspindelafferenzen liefern die wichtigsten Informationen. Sie geben am empfindlichsten die Geschwindigkeit der Muskelverlängerung und absolute Längenveränderungen wider. Nur wenige dieser afferenten Informationen sind bewusstseinsfähig. Aus diesem Komplex von Afferenzen entstehen aber Empfindungen und Wahrnehmungen über die Stellung des Körpers im Raum, die Haltung von Körperteilen zueinander und die Dynamik der Veränderungen der Gelenkpositionen während Bewegungen (Verarbeitungsprodukte des ZNS). P. ist ein essenzielles Element: der sensorischen Detektion von Einflüssen auf den Organismus, zentralen Selektion und Wichtung sensorischer Informationen, internen zentralnervösen Repräsentation der Haltung sowie der räumlichen und zeitlichen Orientierung (durch interaktive sensorische Integration mit den vestibulären und optischen Informationen), sensorisch-motorischen Integration (sensorische Selektion und Auswahl gemeinsam mit den zielgerichteten kognitiven und motorischen Funktionen), statischen und dynamischen Gleichgewichtsregulation (Stabilität, balance control), der Bestimmung und der dynamischen Regulation der Bewegungsrichtung und des Bewegungsumfanges, Bewegungskorrektur und des sensomotorischen Lernens.

2. ***Kontext:*** Pädiatrie

Siehe 1; ein Kind, dessen propriozeptive Empfindlichkeit vermindert ist, kann Bewegungen nicht ausreichend planen und wirkt ungeschickt (vgl. ▸ Körpereigenwahrnehmung, ▸ Handwurzelstütz, ▸ Dorsalextensionskette).

Propriozeptive Neuromuskuläre Fazilitation *f*; ***Etym.:*** lat. *proprius* „eigen“, *percipere* „empfangen, wahrnehmen“, griech. *neuron* „Nerv, Sehne“, lat. *musculus* „Muskel“ u. *facilitas* „Leichtigkeit im Handeln“; ***Abk.:*** PNF; ***engl.:*** Proprioceptive neuromuscular facilitation; ***Syn.:*** PNF-Konzept

Kontext: PNF-Konzept

Physiotherapeutisches Behandlungskonzept; Aktivierung von abgeschwächten einzelnen Muskeln und ganzer Muskelketten in diagonalen Bewegungsmustern (Komplexbewegungen) u. a. durch therapeutisch gesetzte exterozeptive Reize (taktile, visuelle, akustische) und propriozeptive (Dehnung, Zug und Druck), Reizsummation, Wiederholung und Timing; geeignet für Patienten mit Störungen der Bewegungskontrolle, -entwicklung und des Bewegungssystems.

Propulsion *f*; ***Etym.:*** lat. *propellere* „vorwärtstreiben, vorwärtsstoßen“; ***engl.:*** Propulsion

1. ***Kontext:*** Physik

Antrieb nach vorne, z. B. durch einen Propeller.

2. ***Kontext:*** Spiraldynamik

Abstoßen beim Gehen oder Laufen; am Schluss des Abrollens in der späten Belastungsphase. Die Abstoßkraft umfasst die gesamte Streckerkette des Beines von proximal nach distal (Glutealmuskulatur, M. quadriceps, M. triceps surae, M. flexor hallucis longus bis zum feinen ▸ Impulszentrum der Vorfußballenmuskulatur).

Prosodie *f*; ***Etym.:*** griech. *prosudia* „Aussprache“; ***engl.:*** Prosody; ***Syn.:*** Sprechmelodie

Kontext: Psychologie, Kommunikation

Sprechmelodie; Element der nonverbalen Kommunikation, das sich auf die ▸ Stimme und Sprechweise bezieht, z. B. monotones oder abwechslungsreiches Modulieren.

Prospektive Studie *f*; ***Etym.:*** lat. *prospectivus* „die Aussicht betreffend“; ***engl.:*** Prospective study

Kontext: Forschung

Behandlung von Patienten nach einem zuvor (vorausschauend) definierten Studienprotokoll.

Proteoglykan *n*; ***Etym.:*** griech. *protos* „der Erste“ u. *glykys* „süß“; ***engl.:*** Proteoglycane

Kontext: Lymphdrainage, Physiologie

Großmolekulare, stark wasserbindende Substanz des Bindegewebes, verantwortlich für pathophysiologische Veränderungen im Lymphödem, da sie Wasser binden, hohe Anreicherung im Knorpel (vgl. ▸ Grundsubstanz).

Prothese *f*; ***Etym.:*** griech. *prosthesis* „das Hinzufügen, das Ansetzen“; ***engl.:*** Prosthesis

Kontext: Traumatologie, Orthopädie, Chirurgie

Ersatz von Gliedmaßen, Organen oder Organteilen durch künstlich geschaffene, funktionell ähnliche Produkte. Man unterscheidet **Exoprothese** (außerhalb des Körpers, z. B. Hand-, Unterschenkelprothese) und **Endoprothese** (innerhalb des Körpers, z. B. Kniegelenkprothese).

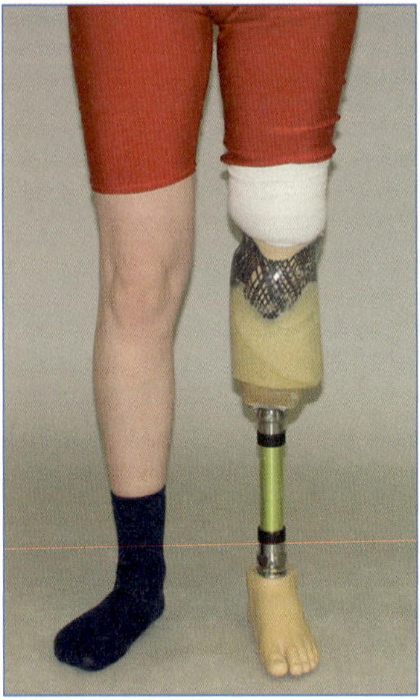

Prothese nach Knieexartikulation.

Prothesentraining *n*; ***Etym.:*** griech. *prosthesis* „das Hinzufügen, das Ansetzen" u engl. *training* „Schulung, Ausbildung, Üben"
Kontext: Traumatologie, Orthopädie, Chirurgie
Das P. dient dem Erlernen des Umgangs mit einer externen ▸ Prothese. Nach einer Amputation lernt der Patient, im häuslichen und beruflichen Alltag zurechtzukommen.

Protrusion *f*; ***Etym.:*** lat. *protrudere* „fortstoßen"; ***engl.:*** Protrusion
Kontext: Kiefergelenkbehandlung
Vorwärtsbewegung der Mandibula. Um die P. zu messen, wird mit einem Lineal oder einer Schieblehre der Abstand zwischen oberen und unteren Schneidezähnen in der Transversalebene gemessen und dieser Wert zu der Distanz zwischen den Schneidezähnen in der Ruhestellung (Überbiss-Distanz) addiert. Bei Frauen beträgt der Durchschnittswert 6–12 mm, bei Männern 6–11 mm.

Provokation, externe *f*; ***Etym.:*** lat. *provocare* „hervorrufen" u. *externus* „außerhalb befindlich"; ***engl.:*** Provocation, external
Kontext: Vojta-Konzept, Pädiatrie
Durch Maßnahmen von außen provoziert. Um das gesamte globale Muskelmuster der jeweiligen Bewegungskomplexe Reflexkriechen und Reflexumdrehen zu provozieren, werden nicht verbal Aufträge erteilt, sondern es werden in der Vojta-Therapie unter Berücksichtigung verschiedener Parameter die gewünschten Bewegungsantworten durch die Hände des Physiotherapeuten sozusagen automatisch hervorgelockt, wobei die Bewegungen nicht passiv initiiert werden. Die an speziellen ▸ Zonen gesetzten Reize erzeugen in bestimmten ▸ ASTEN die bereits im Zentralnervensystem vorhandenen physiologischen Muster, die der Patient unbewusst, automatisch, aber aktiv vollzieht (▸ Reflexlokomotion). Alle Bewegungen in unserem täglichen Tun vollziehen wir unbewusst und automatisch richtig, d. h. an das Handlungsziel angepasst.

Provokationstest *m*; ***Etym.:*** lat. *provocatio* „Herausforderung, Reizung"; ***engl.:*** Provocation test; ***Syn.:*** Symptomprovokation
Kontext: Manuelle Therapie
Manuelle Untersuchung von Strukturen mit dem Ziel, die Beschwerden bzw. Schmerzen des Patienten zu reproduzieren, um die auslösende Struktur festzustellen und eine zuvor aufgestellte, therapeutische Hypothese zu prüfen.

Provokationstest, neuraler *m*; ***Etym.:*** lat. *provocatio* „Herausforderung, Reizung"; ***Abk.:*** NPT; ***Syn.:*** Neural Tissue Provocation Test (NTPT), neurodynamischer Test
Kontext: Manuelle Therapie
Untersuchung der ▸ neuralen Mechanosensitivität (kein Spannungstest); Teil der Routineuntersuchung von Patienten mit schmerzhaften Bewegungsdysfunktionen; erste Beschreibungen u. a. von Lazarević (1880, Lasègue-Test) und Poore (1887, N. medianus, N. radialis, N. ulnaris); früher nahm man an, dass neurogene Störungen auf abnormen Spannungen von Nerven beruhen, inzwischen weiß man, dass die neurale Mechanosensitivität verändert ist; die Nomenklatur des Tests wurde angepasst (veraltete Bezeichnungen: Brachial Plexus Tension Test, Upper Limb Tension Test, Adverse Mechanical Tension); die Bedeutung n. P. hat seit den 80er-Jahren zugenommen.

Proximal ***Etym.:*** lat. *proximus* „der Nächste"; ***engl.:*** Proximal
Kontext: Anatomie
Lage- und Richtungsbezeichnung; zur Körpermitte hin gelegen oder sich zur Körpermitte hin bewegend. Bsp.: Der Ellenbogen befindet sich proximal der Hand und distal der Schulter (vgl. ▸ distal).

P

Prozedurales Reasoning *n*; ***Etym.:*** lat. *processus* „Fortschreiten, Verlauf, Handlungsweise" u. engl. *reasoning* „Schlussfolgern, Urteilen, Beweisführung"; ***engl.:*** Procedural reasoning
Kontext: Clinical Reasoning
Form des ▸ Clinical Reasoning, die dazu dient, die funktionellen Probleme eines Patienten zu ermitteln. Primär müssen dafür die biomedizinischen Einflussfaktoren und deren Zusammenwirken beleuchtet werden. Typischerweise kommen in diesem Problemlösungsprozess die Schritte des ▸ hypothetisch-deduktiven Reasoning zum Einsatz. In Ergänzung zum ▸ diagnostischen Reasoning wird beim p.R. über die Ermittlung der therapeutischen Diagnose hinaus die Planung geeigneter Behandlungsmaßnahmen mitbedacht.

Prozedurales Wissen *n*
Vgl. ▸ Wissen, prozedurales.

Prozess *m*; ***Etym.:*** lat. *processus* „Fortschreiten, Fortgang, Verlauf"; ***engl.:*** Process
1. ***Kontext:*** Feldenkrais
Der Verlauf des Entwicklungsprozesses, der mit Hilfe von Bewegung zu Bewusstheit über das eigene Verhalten führt. Dabei bleibt das Lernziel offen, beispielsweise durch offene Fragen oder offene Angebote, die keine Lösung vorgeben. Voraussetzung sind eine forschende Grundeinstellung und eine flexible, offene Aufmerksamkeit, die sich auf die Qualität des eigenen Vorgehens richtet und nicht auf ein zu erreichendes Ziel. Das prozesshafte Vorgehen hilft dem Schüler, selbst neue, flexiblere Handlungsmöglichkeiten zu entdecken und sein Vertrauen in die eigene Entwicklungsfähigkeit wachsen zu lassen (vgl. ▸ organisches Lernen, ▸ Lernprozess, ▸ Aufmerksamkeit).
2. ***Kontext:*** Betriebswirtschaftslehre, Qualitätsmanagement
Einzelne organisatorische Arbeitsabschnitte, die in ihrer Summe den gesamten Produktionsablauf abbilden. Prozessdenken wurde durch die ▸ Qualitätssicherung eingeführt, um sicherzustellen, dass alle Prozesse gleich optimiert ablaufen und nichts vergessen oder übersehen wird. Physiotherapie: In der therapeutischen Praxis sind alle Aufgaben in einzelne organisatorische Prozesse zerlegbar; jeder P. kann qualitativ und quantitativ optimiert werden. Bsp.: Terminvergabe, Vor- oder Nachbereitung der Therapie (z. B. Aufräumen des Behandlungsraumes), unterstützende physikalische Maßnahmen (z. B. Fango vor oder nach der Therapie), Beratung und Information zum Krankheits- oder Beschwerdebild, Dokumentation der Behandlung etc. (vgl. ▸ Ablauforganisation).

Prozess, physiotherapeutischer *m*; ***Etym.:*** griech. *physis* „Natur, natürliche Beschaffenheit, Wuchs", *therapeia* „Behandlung, Pflege" u. lat. *processus* „Fortschreiten, Fortgang, Verlauf"
Kontext: Clinical Reasoning
Zyklischer, hypothesengesteuerter Ablauf, der alle Handlungen des Untersuchens und Behandelns von der ersten bis zur letzten Therapieeinheit umfasst; dient der Problemlösung und basiert auf der therapeutischen Beziehung. Typische, bewusst geplante und durchgeführte kritische Prozessphasen sind z. B.: ▸ Begrüßungs- und Informationsphase, Anamnese, Planung der ▸ Funktionsuntersuchung, Funktionsuntersuchung mit Probebehandlung und Wiederbefund, Auswertung des Erstbefundes und Behandlungsplanung, Planung der 2. und 3. Sitzung, Prozesse der Wiederbefundung, retrospektive Assessments, Abschlussphase (vgl. ▸ Clinical Reasoning).

Prozessanalyse *f*; ***Etym.:*** lat. *processus* „Fortschreiten, Fortgang, Verlauf" u. griech. *analysis* „Auflösung"; ***engl.:*** Process analysis
Kontext: Betriebswirtschaftslehre, Qualitätsmanagement
Zerlegung aller betrieblichen Aufgaben in einzelne Teilschritte und deren genaue Betrachtung. Physiotherapie: Häufig endet ein Prozess und beginnt ein neuer, wenn die Person (Mitarbeiter der Rezeption/Therapeut) wechselt, der Raum wechselt (Fangoraum/Behandlungszimmer), ein Medium (PC oder Kartei) hinzukommt oder wegfällt, andere Hilfsmittel oder Geräte (Elektrotherapie) hinzukommen. Die präzise Zerlegung ermöglicht den Beteiligten, schrittweise Verbesserungen bezüglich Arbeitstempo, Materialverbrauch oder Patientenbedürfnisse herauszufinden und umzusetzen.

Prozesskostenrechnung *f*; ***Etym.:*** lat. *processus* „Fortschreiten, Fortgang, Verlauf"; ***Abk.:*** PKR; ***engl.:*** Activity based costing
Kontext: Betriebswirtschaftslehre
Möglichkeit der Kostenermittlung im Dienstleistungssektor. Unterschiedliche Tätigkeiten bzw. unterschiedliche Prozesse verursachen ungleiche Kosten. Durch die PKR ermittelt man die Gesamtheit aller Prozesskosten (Vollkosten), d. h. fixe und variable Kosten jedes kleinen Einzelprozesses, addiert diese und erhält so die Gesamtkosten. Vorteile: Dieser Kostenermittlungsansatz ist sehr verursachergerecht und daher genauer als andere Ansätze. Nachteile: Die Kosten sind deut-

lich schwieriger zu ermitteln, daher ist die PKR noch relativ unbekannt und unüblich. Verursacht ein Kostenermittlungsverfahren aufgrund seiner Komplexität selbst hohe Kosten, verteuert dies die gesamte Kostenstruktur des Unternehmens/der Praxis.

Prozessmodell der Gesprächsführung *n*; ***engl.:*** Process model of negotiation; ***Syn.:*** heuristisches Modell der Gesprächsführung
Vgl. ▶ Gesprächsführung, Prozessmodell der.

Prozessperspektive *f*; ***Etym.:*** lat. *processus* „Fortschreiten, Fortgang, Verlauf" u. *perspicere* „mit dem Blick durchdringen, deutlich sehen"; ***engl.:*** Process perspective
Kontext: Betriebswirtschaftslehre
Begriff der ▶ Balanced Scorecard; Sichtweise, um alle einzelnen Prozesse des Unternehmens zu betrachten. Verbesserungspotenziale werden in die Balanced Scorecard übernommen (vgl. ▶ Prozessanalyse).

Pseudoadduktion *f*; ***Etym.:*** griech. *pseudos* „Unwahrheit, Täuschung" u. lat. *adducere* „heranführen, heranziehen"; ***engl.:*** Pseudoadduction
Kontext: Ganganalyse
Flexion und Innenrotation im Hüftgelenk während des Gehens, der Kalkaneus zeigt nach lateral (vgl. ▶ Scherengang).

Pseudoklonus *m*; ***Etym.:*** griech. *pseudos* „Unwahrheit, Täuschung" u. *klonos* „Erregung, heftige Bewegung"; ***engl.:*** Pseudoclonus
Kontext: Diagnostik, Pädiatrie
Kurzzeitige Muskelzuckungen, üblicherweise an distalen Extremitätenabschnitten zu beobachten, die durch plötzliche Vordehnung oder auch spontan auftreten können. Im Gegensatz zum echten Klonus ist der P. erschöpfbar. Er ist z. B. bei Frühgeborenen spontan zu beobachten und gilt als physiologisch (vgl. ▶ Klonus).

Psychoanalyse *f*; ***Etym.:*** griech. *psyche* „Seele, Gemüt" u. *analysis* „Auflösung"; ***engl.:*** Psychoanalysis
Kontext: Psychiatrie, Psychologie
Von S. Freud (1856–1939) geprägte Bezeichnung seiner Behandlungsmethode für Menschen mit psychischen Störungen (talking cure), die auf der Entdeckung des Unbewussten beruhte. Freud lieferte die Psychopathologie, die bisher unerklärliches Verhalten von Menschen über die Einbeziehung des Unbewussten verstehbar machte. Von Zeitgenossen massiv angegriffen finden seine Theorien heute eine späte Bestätigung durch die Erkenntnisse der Hirnforschung.

Psychomotorik *f*; ***Etym.:*** griech. *psyche* „Seele, Gemüt" u. lat *motor* „Beweger"; ***engl.:*** Psychomotoric, Psychomotor domain
Kontext: Pädiatrie
Körperlicher Ausdruck des seelischen Erlebens; basiert auf der Interaktion psychischer Faktoren (Emotionalität, Aufmerksamkeit und Sozialverhalten) mit dem Bewegungsverhalten. Zur Verbesserung dieser Interaktion haben sich unterschiedliche pädagogisch-therapeutische Konzepte entwickelt, z. B. Bewegungspädagogik, Motopädie, Mototherapie. Durch die psychomotorischen Übungsbehandlungen des Gründervaters E. Kiphard bei Kindern wurde die sensomotorische Entwicklungsmöglichkeit und Stabilität bei Beziehungs- und Verhaltensstörungen sichtbar beeinflusst.

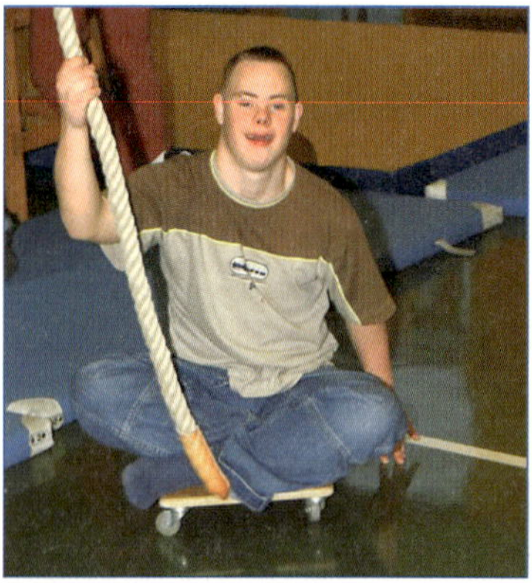

Psychomotorik: mit dem Rollbrett am Seil.

Psychomotorische Schutzreaktion *f*
Vgl. ▶ Schutzreaktion, psychomotorische.

Psychophysische Einheit *f*; ***Etym.:*** griech. *psyche* „Seele", *physis* „Natur"; ***engl.:*** Psychophysical unity (PU)
Kontext: Alexander-Technik
Untrennbarkeit und Ineinanderwirken von gedanklicher, emotionaler und körperlicher Ebene: Gedanken, Intentionen und Gefühle wirken sich auf Haltung und Bewegung aus und umgekehrt. In der Alexander-Technik hat die Auswirkung von Gedanken auf Bewegung und Haltung mittels ▶ Direktiven eine besondere Bedeutung.

Psychophysischer Aufwand *m*; ***Etym.:*** griech. *psyche* „Seele, Gemüt" u. *physis* „Natur"
Vgl. ▶ Beanspruchung.

P

Psychosomatische Physiotherapie *f*
Vgl. ▸ Physiotherapie, psychosomatische.

Psychosoziale Faktoren *f*; ***Etym.:*** griech. *psyche* „Seele", lat. *socius* „Genosse, Gefährte" u. *factor* „derjenige, der etwas tut, schafft"; ***engl.:*** Psychosocial factors
Kontext: Psychologie
P. umfassen alle Faktoren, die sich aus der Biografie des Patienten, seiner sozialen Situation und seiner psychischen Befindlichkeit ergeben. So wird z. B. ein Mensch, der bisher negative Erfahrungen mit Therapeuten hatte, der Therapie erst mal mit großer Skepsis begegnen; die Prognose eines Patienten kann deutlich ungünstiger sein, wenn er durch seine Erkrankung einen sozialen (mehr Aufmerksamkeit und Zuwendung) oder materiellen Gewinn (Berentung) hat.

Psychotherapie *f*; ***Etym.:*** griech. *psyche* „Seele, Gemüt" u. *therapeia* „Behandlung, Pflege"; ***engl.:*** Psychotherapy
Kontext: Psychiatrie, Psychologie
Therapiemethoden, die sich mit der Heilung von psychischen Störungen befassen. Es gibt verschiedene Schulen oder Richtungen, die jeweils eigene Theoriegebäude haben, z. B. Verhaltenstherapie, ▸ Psychoanalyse, Systemische Therapie und Gesprächstherapie. Die Verwendung der Sprache steht im Zentrum des therapeutischen Prozesses.

Puffersystem *n*; ***engl.:*** Buffer system
Kontext: Physiologie
Ein Säure-Basen-Paar (Säure ↔ Base + H^+). Beim Anfall von H^+ wird der Dissoziationsgrad (entsprechend der Gleichgewichtsreaktion) zurückgedrängt, sodass unter Verbrauch von Basen H^+ neutralisiert werden. Puffersysteme: intrazelluläre (z. B. Hb) und extrazelluläre (z. B. Plasmaproteine) Proteinpuffer, intrazelluläre Phosphatpuffer, Bicarbonatpuffer im Blutplasma (wichtigster Puffer; basiert auf der ▸ Karboanhydrasereaktion im Erythrozyten: $CO_2 + H_2O \leftrightarrow H_2CO_3 \leftrightarrow HCO_3^- + H^+$ (Henderson-Hasselbalch-Gleichung).

Pufferung *f*; ***engl.:*** Buffer
Kontext: Physiologie
Neutralisation von im Intermediärstoffwechsel (z. B. anaerobe Glykolyse) entstandenen pH-wirsamen H^+-Ionen zur Regulation des Säure-Basen-Haushaltes. Die korrespondierenden Basen binden durch Assoziation die anfallenden H^+-Ionen. Das Gleichgewicht (pH-Wert) bleibt erhalten. Die pH-Änderung ist in der Bilanz entsprechend kleiner, als es der primär entstandenen Menge an H^+ entsprechen würde.

Pulsfrequenz *f*; ***engl.:*** Pulse rate
Kontext: Innere Medizin, Sportphysiotherapie
Absoluter Indikator für den Sauerstoffverbrauch des Myokards. Die normale Ruhefrequenz liegt bei 72 Schlägen/min. Die Trainingsherzfrequenz berechnet sich aus dem Ruhepuls plus 60 % der Differenz zwischen maximaler Pulsfrequenz und Ruhefrequenz.

Pulvinar *n*; ***Etym.:*** lat. *pulvinar* „Polster, Polstersitz"; ***engl.:*** Pulvinar
Kontext: Physiologie
Wölbung im hinteren Teil des Sehhügels (Thalamus). Spielt wahrscheinlich eine Rolle bei der Erhaltung der Stabilität der visuellen Wahrnehmung. Die Rolle des P. ist nicht völlig klar. Informationen erhält es über den ▸ Colliculus superior.

Pumpschwengel-Bewegung *f*; ***engl.:*** Pump handle movement
Kontext: Atemtherapie
Bezeichnung für die Bewegung der kranialen Rippen nach kranial und ventral bei der Einatmung (vgl. ▸ Eimerhenkel-Bewegung).

Punctum fixum – Punctum mobile *n, -a*; ***Etym.:*** lat. *punctum* „Punkt", eigtl. „das Gestochene, der Einstich", *fixum* „fest, bleibend, unabänderlich" u. *mobilis* „beweglich"; ***engl.:*** Fixed point – mobile point
Kontext: Pädiatrie, Vojta-Konzept
Um den menschlichen Körper vor- und aufwärts zu bewegen, muss dieser zum P. m. werden. Dazu muss wiederum das Individuum feste Stützpunkte außerhalb des Kopf-Rumpf-ereiches einsetzen. Diese distalen Stütz- bzw. Fixpunkte veranlassen die beteiligten Agonisten und Antagonisten, als Synergisten zu fungieren. Sie müssen ihre Aktionsrichtung verändern (umkehren): Das P. m. muss proximal entstehen, was bedeutet, dass in der Entwicklungsdynamik erst dadurch aus dem liegenden Säugling ein sich-fortbewegendes Kind werden kann. Ohne die muskuläre ▸ funktionelle Umkehr (das Vertauschen von P. m. mit dem P. f.) ist ▸ Lokomotion nicht möglich (vgl. ▸ Muskelfunktionsdifferenzierung).

Punkt- und Meridianmassage, ausgleichende *f*; ***Abk.:*** APMM; ***engl.:*** Point and Meridian massage, balancing
Kontext: Traditionelle Chinesische Medizin
Eine Therapieform, die die individuellen Erfahrungen und Kompetenzen des Therapeuten integriert und fördert. Dazu gehören Spannungs-

P

ausgleichmassage, Ebbe- und Fluteffekt, Umlaufbehandlung, Beckenbehandlung, Extremitätengelenkbehandlung, Skoliosebehandlung und Punktbehandlung. Zur Datenerfassung dient ein besonderes Modul als interaktives Nachschlagwerk. Man verknüpft altes Wissen mit neuen wissenschaftlichen Erkenntnissen.

Punktförmige Allodynie *f*
Vgl. ▸ Allodynie, punktförmige.

Punktstimulationsgerät *n*; ***Etym.:*** lat. *stimulare* „stacheln, antreiben, reizen"; ***engl.:*** Point stimulation device
Kontext: Traditionelle Chinesische Medizin
Gerät, mit dem man die ▸ Meridian-Massage ausführen kann.

Pusher-Symptomatik *f*; ***Etym.:*** engl. *push* „drücken, schieben, stoßen" u. griech. *symptoma* „das Zusammenfallende, Zufall, Unfall, Unglück"; ***engl.:*** Pusher syndrome, Pusher symptomatology; ***Syn.:*** Pusher-Syndrom
1. ***Kontext:*** Neurologie
Ursprünglich von P. Davies beschriebene Störung nach Hirnschädigung, die unterschiedliche Auffälligkeiten der Raum- und Körperorientierung, mangelhafte Gleichgewichtsreaktionen und Vernachlässigungsphänomene umfasst. Die P.-S. beruht auf einer fehlerhaften Wahrnehmung der eigenen Körperorientierung im Raum. Die Patienten empfinden ihren Körper (mit geschlossenen Augen) als aufrecht, wenn er objektiv zur nicht gelähmten Seite gekippt ist, und wehren sich mit Widerstand durch die nicht betroffene Körperseite gegen die Korrektur der Körperachse. Die P.-S. muss von anderen Störungen wie Neglekt und posturalem Defizit abgegrenzt werden. Physiotherapie: Der Therapeut beurteilt u. a. die spontan eingenommene Körperhaltung, den Einsatz der nicht gelähmten Extremitäten und den Widerstand bei passiven Bewegungen. Die physiotherapeutische Behandlung richtet sich nach der Art der Störung; der Patient wird vertikalisiert und lernt, seine verschoben wahrgenommene Vertikalität anhand visuell dargebotener vertikaler Linien stufenweise zu korrigieren.
2. ***Kontext:*** Neurologie, Ganganalyse
Siehe 1; der Rumpf kippt während des Gehens zur Schwungbeinseite z. B. bei Patienten mit Hemiplegie. Bei den Patienten ist die Wahrnehmung der Körperorientierung (vertikale Ausrichtung der Körperlängsachse) in Relation zur Gravitation gestört. Bei fehlender ▸ posturaler Kontrolle und erhöhtem Muskeltonus auf der nicht plegischen Körperseite drücken sich die Patienten aktiv mit Arm und Bein zur gelähmten Seite. Dieses Verhalten ist für die Fortbewegung inkompatibel. Des Weiteren fehlt Patienten mit P. die Instabilitätssensibilität. Bei passiver Korrektur erhöhen sie die Druckaktivität auf der nicht plegischen Seite, um sich während der Schwungphase in Richtung der plegischen Seite zu bewegen.

Pyramidenbahn *n*; ***Etym.:*** gleichbedeutend griech. *pyramis*; ***engl.:*** Pyramidal tract, corticospinal tract; ***Syn.:*** Tractus corticospinalis
1. ***Kontext:*** Neurophysiologie, Sensomotorik
Absteigendes (efferentes) Nervenbahnsystem; Teil der efferenten Verbindung vom Kortex zu den Rückenmarksegmenten. Die P. entspringt im Gyrus post- (ca. 40 % der Fasern), praecentralis (ca. 30 % der Fasern) und im anschließenden prämotorischen Kortex (ca. 30 % der Fasern). Die Nervenfasern leiten mittelschnell weiter. Die Neuriten ziehen über die Capsula interna zu den mo-

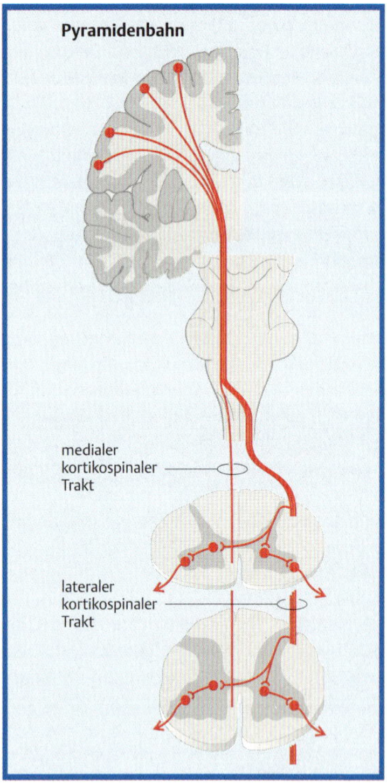

Pyramidenbahn.

torischen Kernen der Hirnnerven im Hirnstamm (Tractus corticonuclearis) oder über die Brücke, die Pyramidenkreuzung und ventral im Vorderstrang (Tractus corticospinalis anterior) und lateral im Seitenstrang (Tractus corticospinalis lateralis) zu den einzelnen Rückenmarksegmenten. Ca. 80 % der Fasern kreuzen zur Gegenseite (Pyramidenkreuzung); bilden im Rückenmark den kortikospinalen Trakt im Seitenstrang. Die relativ wenigen nicht kreuzenden Fasern ziehen auf der gleichen Seite im Vorderstrang abwärts; kreuzen im Rückenmarksegment zur Gegenseite. Die Umschaltung erfolgt auf propriospinale Neurone, Ia- und Ib-Interneurone und α- und γ-Motoneurone. Direkte und indirekte Verschaltungen passen die Reflexempfindlichkeit des Längen- und Spannungskontrollsystems an; kontrollieren bevorzugt die Reflexaktivität der Beuger. Die direkten Verschaltungen zu den Motoneuronen bilden sich erst während des Zeitabschnitts des Gehenlernens. Die höchste Dichte findet sich zu motorischen Einheiten der Hand und der Finger (ausgeprägte Feinmotorik).

Rückkopplungsmechanismen: Die Neurite (der P.) geben sehr viele Kollateralen ab; bilden die direkten Rückkopplungen zum Kortex (motorische Efferenz zu gleich- und gegenseitigen Kortexarealen; Information über das Programm als Basis des Abgleichs mit der bewegungsinduzierten Reafferenz; Soll-Ist-Vergleich). Die Kollateralen versorgen intensiv Basalganglien (Striatum; ▸ Schleifensysteme), Thalamus (▸ afferente Bahnsysteme), Mittelhirn (Nucleus ruber; ▸ posturale Synergien) und Hirnstamm (Formatio reticularis; Hinterstrang- und Trigeminuskerne) (efferente Rückkopplung). Im Hinterhorn (Rückenmark) werden afferente, sensorische Eingänge zum Zweck der Selektion moduliert (Hemmung momentan unwesentlicher, Bahnung relevanter Afferenzen); (vgl. ▸ Extrapyramidales Bahnsystem).

2. ***Kontext:*** Neurologie, Pädiatrie

Die P. hat eine wesentliche motorische Steuerungsfunktion; insbesondere für die distale Extremitätenmuskulatur); sie kontrolliert die synaptischen Prozesse im Rückenmark (z. B. Unterdrückung von Fremdreflexen). Physiotherapie: Viele Reflexe sind beim Säugling noch auslösbar, da die P. noch nicht ausgereift ist. Bei Schädigung der P. kommt es zu Beginn zu einer schlaffen Lähmung, durch die deutlich beeinträchtigte Feinmotorik zu auffälligen Massenbewegungen (der Patient kann z. B. nur das gesamte Bein bewegen, nicht differenziert den Fuß). Lokalisation der Schädigung: ipsilateral bei Läsion im Rückenmark; kontralateral bei Läsion im Hirnstamm oder Großhirn. Später tritt eine spastische Lähmung auf; es zeigen sich wieder primitive/pathologische Reflexe (z. B. ▸ Babinski-Zeichen). P. und ▸ extrapyramidale Bahnen arbeiten bei den meisten Bewegungen synergistisch.

Pythagoras, Satz des *m*; ***Etym.:*** nach dem griech. Philosophen *Pythagoras von Samos* (etwa 570–510 v. Chr.); ***engl.:*** Pythagoras' theory; ***Syn.:*** pythagoreischer Lehrsatz

Kontext: Geometrie

Lehrsatz der Geometrie; mathematische Formel; $a^2 + b^2 = c^2$; im rechtwinkligen Dreieck ist die Summe der Quadrate über den Katheten (die beiden Dreieckseiten, die den rechten Winkel bilden, hier: a, b) gleich dem Quadrat über der Hypothenuse (die dem rechten Winkel gegenüberliegende Seite, hier: c). Anwendung z. B. in der Biomechanik zur Bestimmung von speziellen Positionen oder Strecken zwischen bestimmten Körperpunkten im Raum.

Q

Qi *n*; ***Etym.:*** chin. „Dunst, Stoff, Energie"; ***engl.:*** Chi, vital energy, Air; ***Syn.:*** Qi, Vitalenergie, Luft
Kontext: Traditionelle Chinesische Medizin
Umfasst die Atmung, Vitalenergie, Funktion, Information oder energetischen Partikel. Das Q. hat unterschiedliche Erscheinungsformen bzw. Ausprägungen der Yin/Yang-Anteile und dementsprechend unterschiedliche Wirkungen. Q. steht für die Lebenskraft. Ist das Q. in Harmonie, können schädigende Einflüsse aus eigener Kraft reguliert werden. Die wichtigste Funktion des Q. besteht darin, dass es belebt, wärmt, schützt, seinen eigenen Strom in festen Bahnen hält und das Trübe ins Klare transformiert. Jeder Mensch, der sein Q. regulieren möchte, muss erst lernen, seinen Körper, seine Atmung und seinen Geist zu regulieren. Das therapeutische Ziel der Traditionellen Chinesischen Medizin ist daher die Stärkung und Harmonisierung des Q. bzw. der Ausgleich von ▸ Yin und ▸ Yang.

Qigong *n*; ***Etym.:*** chin. „Arbeit mit Qi"; ***engl.:*** Qigong
Kontext: Traditionelle Chinesische Medizin
Medizinisches Q. hat sich aus dem Wissen der alten Schamanen, der hellsichtigen Weisen und der sogenannten Unsterblichen entwickelt. Es beinhaltet Methoden zur Harmonisierung unserer vitalen Prozesse durch einzelne Bewegungen, Bewegungsabläufe, Haltungen, Selbstmassage, Meditationen, Übungen mit Visualisierungen, Konzentrationsübungen und Heillauten. Q. ist vor allem eine Methode der Prävention von Erkrankungen. Es eignet sich bei psychovegetativen Störungen. Man bezeichnet es als die Arbeit mit dem ▸ Qi. Die Übungen des Q. beinhalten vor allem 5 Elemente: die Regulierung des Körpers, der Atmung, des ▸ Yi, des ▸ Qi und des ▸ Shen. Beim stillen Q. macht man vor allem Übungen in Ruhe.

Q-Test *m*; ***Etym.:*** engl. *test* „Prüfung, Untersuchung"; ***engl.:*** Q-test; ***Syn.:*** Q-Test von Cochran
Kontext: Statistik
Nichtparametrischer, asymptotischer hypothesenprüfender Test bei Vorliegen abhängiger Stichproben. Der Q. ist zur ungerichteten Überprüfung von Häufigkeitsverteilungen eines Alternativmerkmals in m abhängigen Stichproben geeignet. Analog dem ▸ McNemar-Test ist der Q. auch zur Überprüfung einer m-fachen Messung eines Alternativmerkmals in einer ▸ Stichprobe anwendbar. Dies ist z. B. der Fall, wenn ein binäres Merkmal (selbstständige Gehfähigkeit ja/nein) in einer Stichprobe zu verschiedenen Zeiten (t_0 = vor, t_1 = nach, t_2 = 6 Wochen nach der Therapie) gemessen wird. Der Q. existiert in einer exakten Variante (bei kleinerem Stichprobenumfang) und einer dem ▸ Chi-Quadrat-Test abgeleiteten, asymptotischen Form (bei größerem Stichprobenumfang).

Quadrantenposition *f*; ***Etym.:*** lat. *quadrans* „vierter Teil", *positio* „Lage, Stellung, bestimmte Haltung"
Kontext: Manuelle Therapie
Definierte, vom Therapeuten ausgeführte, besonders belastende Gelenkstellung. Bsp. ▸ Hüftquadrant: Flexion, Adduktion, Innenrotation. Ziel: Feststellen von Bewegungsdefiziten bei geringen Schmerzen und/oder Ausschlussuntersuchung.

Quadratpferd *n*; ***Etym.:*** lat. *quadratum* „Viereck"
Kontext: Hippotherapie
Pferdetyp mit kürzerem oder kurzem Rücken, dieser schwingt weniger, der Gang ist weniger weich, das Pferd nicht so bequem zu sitzen wie bspw. eines mit langem Rücken. Für die Hippotherapie kann dies evtl. ein Nachteil sein, günstig sind dagegen die gute Tragkraft und Belastbarkeit sowie seltener auftretende Rückenprobleme, z. B. ▸ Lordose (vgl. ▸ Rechteckpferd).

Quad-Rugby *n*; ***Etym.:*** engl. *quad* „Vierrad" zu lat. *quattuor* „vier" u. *rugby,* ein Mannschaftsballspiel, nach dem mittelenglischen Ort *Rugby*, wo es erfunden wurde
Kontext: Traumatologie, Rehabilitation
Paralympische Rollstuhlsportart für körperbehinderte Patienten mit Einschränkungen an mindestens drei Extremitäten. Die Spielregeln umfassen Elemente aus dem ▸ Rollstuhlbasketball, Eishockey, Handball und Rugby.

Qualitätsmanagement *n*; ***Etym.:*** lat. *qualitas* „Beschaffenheit, Verhältnis, Eigenschaft" u. engl. *management* „Verwaltung"; ***Abk.:*** QM; ***engl.:*** Quality management
Kontext: Betriebswirtschaftslehre, Qualitätsmanagement
Von der Unternehmensleitung implementierte Förderung und Verbesserung der Struktur-, Prozess- und Ergebnisqualität auf der Basis kontinuierlicher Verbesserungsprozesse. Ein QM-Sys-

tem umfasst: festgelegte Qualitätsziele und Verantwortlichkeiten, Mittel zur Qualitätsprüfung, -lenkung, -sicherung und die Dokumentation (QM-Handbuch). Im Gegensatz zur ▸ Qualitätssicherung (älterer Begriff) umfasst das QM die stetige Verbesserung der Qualität. Etablierte QM-Systeme: Deutsches Institut für Normierung Europäische Norm ISO 9004 (DIN EN ISO 9004), Total Quality Management (TQM), European Foundation for Quality Management (EFQM). Für das Gesundheitswesen entwickelte QM-Systeme: Kooperation für Transparenz und Qualität im Gesundheitswesen (KTQ), proCum Cert (pCC). Physiotherapie: Ca. 30 Schulen für Physiotherapie sind nach ISQ-Kriterien (Interessenverband zur Sicherung der Qualität der Ausbildung an den deutschen Schulen für Physiotherapie) zertifiziert.

Qualitätssicherung *f*; ***Etym.:*** lat. *qualitas* „Beschaffenheit, Verhältnis, Eigenschaft"; ***Abk.:*** QS; ***engl.:*** Quality control
Kontext: Betriebswirtschaftslehre, Qualitätsmanagement
Alle geplanten, systematischen Tätigkeiten und deren Dokumentation (meist innerhalb eines ▸ Qualitätsmanagementsystems, um einheitliche Qualitätsanforderungen zu erhalten. Krankenhäuser sind z. B. gesetzlich zur QS verpflichtet (SGB V §§135a, 137). Physiotherapie: Die QS physiotherapeutischer Praxen umfasst strukturierte Prozesse (Praxisablauf; klar geregelte Zuständigkeiten, das Vermeiden von Doppelerledigungen oder das Vergessen von Aufgaben) und therapeutische Prozesse (z. B. evidenzbasierte Leitlinien im Sinne eines „Behandlungskorridores"). Der optimale Patientennutzen steht im Mittelpunkt. QS kann durch ein strukturiertes Qualitätsmanagement gelenkt werden. Die Praxis kann sich freiwillig Zertifizierungsmaßnahmen (Qualitätssiegel), externen und internen Audits (Kontrolluntersuchungen) unterziehen.

Qualitätszirkel *m*; ***Etym.:*** lat. *qualitas* „Beschaffenheit, Verhältnis, Eigenschaft" u. *circulus* „kleiner Kreis"; ***Abk.:*** QZ; ***engl.:*** Quality circle
Kontext: Betriebswirtschaftslehre, Qualitätsmanagement
Arbeitsgruppe, die sich mit den verschiedenen Aspekten der Qualitätssicherung in ihrem Unternehmen/ihrer Praxis beschäftigt. Die Mitarbeiter des Q. treffen sich in regelmäßigen Abständen, sammeln Qualitätsdefizite, erarbeiten Lösungen, Möglichkeiten zur Ergebniskontrolle und teilen diese dem Praxisinhaber mit, der wiederum für die Umsetzung verantwortlich ist. Ziel der Zirkel ist, dass die beteiligten Mitarbeiter ihr Wissen und ihr Potenzial einbringen können.

Quarkumschlag *m*; ***engl.:*** Curd compress
Kontext: Physikalische Therapie
Altes Hausmittel zur Ödemtherapie, das bei geschlossenen Verletzungen mit Schwellungszuständen angewandt wird. Der Quark (evtl. mit Zusatz von Arnikatinktur) wird auf den geschwollenen Bereich gestrichen und z. B. mit einem Plastikbeutel abgedeckt. Nach 20 min Einwirkzeit kann der Quark abgespült werden.

Quellpunkt *m*; ***Syn.:*** Yuan xue
Kontext: Traditionelle Chinesische Medizin
Eine bestimmte Art der ▸ Meridianpunkte. Die Q. liegen auf ihren jeweiligen Meridianen im Bereich der Hand- und Fußgelenke. Er verstärkt die Wirkung anderer verwendeter Punkte und hat eine direkte Verbindung zum Organ.

Quengelschiene *f*
Vgl. ▸ Schienen, redressierende.

Querdehnung *f*
Kontext: Physiologie, Manuelle Therapie
▸ Dehnung der Muskulatur quer zur Faserrichtung; es tritt eine Längenzunahme ein, ohne dass sich Ursprung und Ansatz des Muskels weiter voneinander entfernen. Q. und ▸ Längsdehnung können miteinander kombiniert werden.

Queren *n*; ***engl.:*** Crossing
Kontext: Therapeutisches Klettern, Neurologie
Klettertechnik; Patienten z. B. nach Schlaganfall bewegen sich seitlich an einer Kletterfläche anfangs mit den Füßen am Boden und je nach Fortschritt mit allen Extremitäten an Griffen und Tritten. Aufgabe ist es, dass die betroffene Seite die Bewegung anführt.

Querfriktionen *f*
Kontext: Cyriax-Konzept, Manuelle Therapie
Quer zur Faserrichtung ausgeübte ▸ Friktionen.

Querschnittlähmung *f*; ***engl.:*** Spinal cord injury; ***Syn.:*** Paraplegie, Tetraplegie, spinales Querschnittsyndrom, Querschnittläsion, Transversalsyndrom
Kontext: Traumatologie, Neurologie
Vollständiger oder teilweiser Ausfall der motorischen, sensiblen und vegetativen Funktion aufgrund einer Läsion des Rückenmarks durch traumatische Verletzungen, Erkrankungen, Entzündungen oder Tumore. Ursachen: 1/3 traumatisch, 2/3, krankheitsbedingt. Häufigste Ursache traumatischer Querschnittlähmungen sind Sport- und Verkehrsunfälle; die Betroffenen sind zu 2/3 männ-

Q

lich. Therapeutische Schwerpunkte: Aktivieren und Stabilisieren der Vitalfunktionen und Funktionen des Bewegungssystems; Schulen der Körperwahrnehmung (Einbeziehen gelähmter Körperabschnitte in das Körperschema und in die möglichen/veränderten Bewegungsabläufe); Schaffen von Voraussetzungen für das funktionelle Training für die größtmögliche Selbstständigkeit; Schulen von Bewegungsübergängen für Alltagsaktivitäten; Fördern von Koordination, Ausdauer, Kraft für die Aktivitäten des täglichen Lebens; Mitwirken bei der Auswahl der Hilfsmittelversorgung für die Mobilisation und Ersatzlokomotion; Einweisen in den Umgang mit Hilfsmitteln; Durchführen des Rollstuhltrainings; Einweisen in den Rollstuhlsport (verschiedene Disziplinen, ggf. Überleiten in Rollstuhlsportverein); Erarbeiten des Eigentrainings; Anleiten des Patienten in das Einweisen von Hilfspersonen (z. B. Transfer in/aus dem Rollstuhl, Abhusten); Informationen über nachstationäre Behandlungsnotwendigkeiten/-möglichkeiten; Fördern positiver Selbsterfahrung in der veränderten Situation. Man unterscheidet zwischen der ▸ Lähmungshöhe und dem Ausmaß des Funktionsausfalls.

Zervikale Q.: Schädigung des Rückenmarks im Bereich der Halswirbelsäule, die aufgrund der Beeinträchtigung aller vier Extremitäten auch als Tetraplegie/-parese (45 % der Patienten) bezeichnet wird.

Thorakale Q.: Schädigung des Rückenmarks im Bereich der Brustwirbelsäule.

Lumbale Q.: Schädigung des Rückenmarks auf Höhe der Lendenwirbelsäule, die nur die untere Extremität betrifft und deshalb als Paraplegie/-parese (55 % der Patienten) bezeichnet wird. Zusätzlich kann zwischen schlaffer (i. d. R. bei Läsionen unterhalb des 2. Lendenwirbels) und spastischer Q. unterschieden werden.

Komplette Q.: Unterhalb der Läsionshöhe sind weder sensible noch motorische Leistungen möglich, vegetative Funktionen sind beeinträchtigt.

Inkomplette Q.: Die Wahrnehmung sensibler Reize oder eine willkürliche Kraftentwicklung ist unterhalb der Läsionsebene der Querschnittschädigung möglich. Die willkürliche Kraftentwicklung wird mit der Kraftmessung/MRC-Skalierung (Medical Research Council) erfasst, die Wahrnehmung sensibler Reizen anhand der Dermatome beurteilt.

Q

Querschnittlähmung, Akut- und Intensivmaßnahmen bei *f*; *engl.:* Spinal cord injury, acute and intensive measures in

Kontext: Traumatologie, Neurologie

Bei einer traumatischen Querschnittlähmung sind folgende Akut- und Intensivmaßnahmen zu treffen: Die Überprüfung der Atmung richtet sich auf die Atemgeräusche, die Atemfrequenz und die subjektive Atembefindlichkeit des Patienten. Bei einem pathologischen Befund setzt sofort eine zielgerichtete Atemtherapie ein. Diese dient insbesondere bei Tetra- und hoher Paraplegie der Prävention von vorhersehbaren Lungenkomplikationen durch Sekretstau. Zielgerichtete physiotherapeutische Maßnahmen verbessern primär das Aktivierungsniveau teilinnervierter und innervierter Atemmuskulatur, die Belüftung der Lungen und den Atemrhythmus und bewirken zusätzlich eine Aktivierung des Gesamtorganismus. Grundlage für das physiotherapeutische Vorgehen sind die Kenntnisse über die Innervation der ▸ Kennmuskeln. Der Physiotherapeut trägt zur Erstellung eines Lagerungsplans bei, indem er auf die entsprechende atemtherapeutische, thrombo- und schmerzprophylaktische Wirkung der regelmäßigen ▸ Lagerungs- und Umlagerungsmaßnahmen des Patienten hinweist. Der Physiotherapeut unterstützt die ▸ Dekubitusprophylaxe durch sorgsamen Umgang mit den gelähmten Körperabschnitten während seiner Behandlung. Das ▸ passive Bewegen der gelähmten Körperabschnitte ist ein Teil der physiotherapeutischen Befunderhebung und dient der Unterstützung visueller Wahrnehmung der gelähmten Körperabschnitte durch die betroffene Person selbst. Die Hilfsmittelversorgung, ▸ Orthesen, für die Frühmobilisation des Patienten im Bett und im Rollstuhl leitet der Physiotherapeut möglichst frühzeitig ein.

Querschnittlähmung, Akut- und Intensivphase bei *f*; *engl.:* Spinal cord injury, acute and intensive phase

Kontext: Traumatologie, Neurologie

Die Akutphase umfasst die Ereignisse des Traumas (▸ primäre Läsion) mit dem Eintritt von Lähmungserscheinungen (▸ sekundäre Läsion), die Notfallversorgung am Unfallort, den Transport in eine Spezialabteilung, die Erstversorgung des Patienten und die Versorgung der Wirbelsäulenfraktur. Während der Intensivphase bleibt der Patient auf der Intensivstation, damit Atem- und Herz-Kreislauf-Funktionen kontinuierlich kontrolliert werden und Maßnahmen zur Entleerung von Darm und Blase eingeleitet werden können sowie alle Maßnahmen zur ▶ Dekubitusprophylaxe. Die Funktionen des Rückenmarks befinden sich unterhalb der Läsion im ▶ spinalen Schock.

Querschnittlähmung, Atembefund bei *m*; *engl.:* Respiration assessment for spinal cord injuries

Kontext: Traumatologie, Diagnostik

Grundlage für den A. bei Querschnittlähmung sind die Beurteilung der Spontanatmung sowie die klinische Überprüfung des wichtigsten Atemmuskels (Diaphragma) und seiner Synergisten. Kenntnisse über eventuelle zusätzliche Thoraxtraumen bzw. über Vorerkrankungen des Patienten an den Organen des Atemapparates sind Grundlage für die physiotherapeutische Behandlung.

Spontanatmung/Dokumentation: Ansprechbarkeit des Patienten, sein subjektives Atembefinden, klinische Werte wie z. B. objektive Atemnot (Atemrhythmus, Hautfärbung), Atemgeräusche, Hustenstoß, Sprachfluss und Atemmuster sowie messbare Werte wie z. B. Atemfrequenz, Atemquotient, Vitalkapazität sowie die aktuellen Werte der Blutgasanalyse.

Maschinelle Beatmung/Dokumentation: Form der Beatmung, Zugang des Gerätes zum Patienten (Nasen-Mund-Tubus, Tracheostoma) und Behandlungsplanung der anästhesiologischen Abteilung.

Querschnittlähmung, Basissportarten bei *f*; *engl.:* Basic sports for people with spinal cord injuries

Kontext: Traumatologie, Rehabilitation

Jeder Patient mit traumatischer Para- und Tetraplegie, der einen mechanischen Rollstuhl fahren kann, wird während der Erstbehandlung in folgende Sportarten eingewiesen: Tischtennis, Schwimmen, kleine Spiele in der Gruppe, Ballspiele bei beidhändiger Greiffunktion der Hände und Bogenschießen.

Querschnittlähmung, Behandlung bei *f*; *engl.:* Spinal cord injury, treatment of

Kontext: Traumatologie, Neurologie

Komplette Querschnittlähmung

Bei einer ▶ kompletten Querschnittlähmung werden durch physiotherapeutische Maßnahmen die Vitalfunktionen aktiviert und stabilisiert, Spontan- und Willkürmotorik aktiviert und funktionelle Fertigkeiten für die größtmögliche Selbstständigkeit des Patienten in täglichen Aktivitäten geschult und trainiert. Der Physiotherapeut leitet

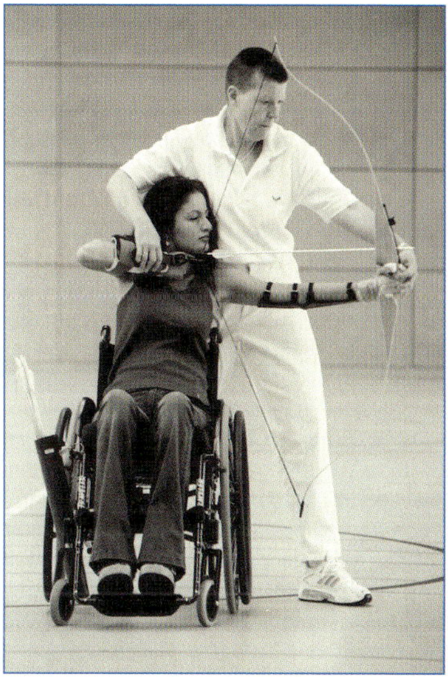

Basissportarten bei Querschnittlähmung: eine Patientin mit Tetraplegie unterhalb C 6 beim Bogenschießen.

die Hilfsmittelversorgung für die Mobilisation und die Ersatzlokomotion ein, ▶ Orthesen, führt das ▶ Rollstuhltraining durch und weist den Patienten in mögliche Sportarten ein. Gemeinsam mit dem Patienten wird ein Eigentraining erarbeitet und bei entsprechenden funktionellen Voraussetzungen wird die ▶ Laufbandtherapie eingesetzt. Ein weiterer wichtiger Punkt in der B. der Physiotherapie ist das Anleiten des Patienten in die Anweisung künftiger Hilfspersonen, z. B. bei Transfers in und aus dem Rollstuhl oder bei der Bronchialtoilette.

Inkomplette Querschnittlähmung

Es gelten die gleichen Behandlungsprinzipien wie bei der kompletten Querschnittlähmung. Physiotherapeutische Maßnahmen bei kompletter Querschnittlähmung lassen bei unterschiedlichen ▶ Lähmungstypen sehr unterschiedliche Behandlungsergebnisse erwarten: von z. B. nahezu normaler Gehfähigkeit bei ▶ Remission der Nervenbahnen über seitendifferente Mängel der Körpersymmetrie bis hin zur Pflegeabhängigkeit bei ausgeprägter Dysbalance der motorischen und sensiblen Steuerung. Das ▶ Laufbandtraining nimmt in der B. von inkompletter Q. mit beginnender Willkürmotorik der Beine und ausreichender Belastbarkeit der Wirbelsäule einen hohen Stellenwert ein. Bevor das Gehen in der Ebene möglich ist, werden repetitive Schreitbewegungen auf dem ▶ Laufband trainiert, ggf. zunächst unter angepasster Körpergewichtsentlastung.

Querschnittlähmung, Darmtraining bei *n*; ***engl.:*** Spinal cord injury, bowel training in

Kontext: Traumatologie, Neurologie

Eine Folge der vegetativen Störung bei Querschnittlähmung ist u. a. der Verlust über die Kontrolle der Darmentleerung. Die Einstellung eines neuen Entleerungsmodus ist oft langwierig und für den Patienten mit häufigen Misserfolgen verbunden. Therapeutisches Ziel ist, durch rektale und/oder orale Laxanzien (Abführmittel) den Darm auf einen zweitägigen Abführrhythmus einzustellen bei einer Entleerungszeit von 20 Minuten. Bei vorhandener ▶ Spastik erfolgt ggf. auch eine Entleerung durch digitale Reizung des Enddarms. Kontrollierte Darmentleerung durch den Patienten ist eine wichtige Basis für seine soziale Integration.

Querschnittlähmung, Dekubitusprophylaxe bei *f*; ***engl.:*** Decubitus prevention

Kontext: Traumatologie, Prävention

In der Akut- und Intensivphase ist die Lagerung auf einer Spezialmatratze indiziert, zusätzlich das zweistündliche Umlagern in Bauch- und Rückenlage sowie die sogenannte 30-Minuten-Seitenlage und regelmäßige Hautkontrolle. Während der Stabilisierungs- und der späteren Belastungsphase müssen eine adäquate Rollstuhlversorgung mit Spezialkissen sowie regelmäßige Hautkontrollen stattfinden. Später werden die Kontrollen durch den Patienten selbstständig durchgeführt, ggf. ergänzt durch regelmäßige Spiegelkontrolle.

Querschnittlähmung, Phasen bei *f*; ***engl.:*** Spinal cord injury, phases of

Kontext: Neurologie, Traumatologie

Kenntnisse der unterschiedlichen Phasen als Reaktion des Rückenmarks auf das Trauma und als Reaktion des Patienten auf die neu eingetretene Lebenssituation gehören zum Grundwissen aller Fachbereiche. Jede Phase erfordert ein verändertes therapeutisches Vorgehen. Klinisch sind die unterschiedlichen Phasen am Patienten wahrnehmbar. Die Phaseneinteilung bei traumatischer Querschnittlähmung nach dem Trauma des Rückenmarks mit pathophysiologischen Veränderungen sind von den ▶ Rehabilitationsphasen der betroffenen Person und seiner Traumaverarbeitung deutlich zu trennen. Folgende Phasen beschreiben physiologische und pathophysiologische Reaktionen des Rückenmarks nach der Schädigung: die ▶ Akut- und Intensivphase, die Reflektorische Regulationsphase, mit dem ▶ spinalen Schock, die ▶ Reorganisationsphase bzw. die ▶ Remissionsphase des Rückenmarks und die Stabilisationsphase. Die ▶ Rehabilitationsphasen des Patienten ergeben sich aus der individuellen, psychosozialen Verarbeitung des Traumas und den Folgen für die betroffene Person.

Querschnittlähmung, Progredienz *f*; ***engl.:*** Spinal cord injury, progress in

Kontext: Traumatologie, Neurologie

Fortschreiten, Verschlimmerung der krankhaften Ereignisse durch Folgen einer Querschnittlähmung. Erste klinische Anzeichen von Folgekomplikationen durch die Querschnittlähmung müssen umgehend wahrgenommen und therapiert werden, um vermeidbaren Spätkomplikationen vorzubeugen. Dazu gehören: auffällige Atemgeräusche durch Sekretstau in den Lungen, die auf den Beginn einer Lungenentzündung hinweisen können und sofortige ▶ Akut- und Intensivmaßnahmen erfordern. Oberflächliche Rötung der Haut über gelähmten Körperabschnitten können auf Dauer zu tiefen Druckulzera führen und erfordern die umgehende Überprüfung der ▶ Dekubitusprophylaxe. Fieberschübe können Zeichen für Harnwegsinfekte sein und auf Dauer zum lebensbedrohlichen Nierenversagen führen. Bei zunehmender Spastik müssen Irritationen z. B. durch Harnwegsinfekte, eingewachsene Fußnägel, beginnende Lungenentzündung oder beginnenden Dekubitus ausgeschlossen werden.

Quersitz *m*

Kontext: Hippotherapie

Reitsitz quer auf dem Rücken des Pferdes mit beiden Beinen auf einer Seite. Bei Patienten, meist Kindern, die durch schwere Bein- und Hüftspastik zu Beginn nicht im Spreizsitz auf dem Pferd sitzen können, wird über den Q. versucht, den Spreizsitz und die Rumpfaufrichtung zu entwickeln (vgl. ▶ Sitz).

Question Mark *n*; ***Etym.:*** engl. *question mark* „Fragezeichen"

Kontext: Betriebswirtschaftslehre

Bezeichnung der Portfolioanalyse für ein Produkt bzw. eine Dienstleistung mit unklarer Entwicklung. Das Marktwachstum ist hoch, der eigene Marktanteil des Unternehmens ist noch gering. Physiotherapie: Bei Question Marks muss der Praxisinhaber die Entscheidung treffen, ob er Maßnahmen ergreifen kann und will, um den eigenen Marktanteil deutlich zu vergrößern und so zukünftig evtl. den nächsten Quadranten (▶ Stars) zu erreichen. Fällt der Inhaber die Entscheidung, ein Q. nicht weiterzuentwickeln, weil z. B. der Vorsprung der Konkurrenz zu groß ist oder das Marktwachstum nicht mehr lange andauern wird, könnte es sich zum ▶ Poor Dog entwickeln.

Quick-DASH-Fragebogen *m*; ***engl.:*** Quick-DASH questionnaire
Vgl. ▶ DASH-Fragebogen.

Q

R

Rabattpolitik *f*; ***Etym.:*** ital. *rabatto*, zu *rabattere* „niederschlagen" u. griech. *politike (techne)* „Kunst der Staatsverwaltung"; ***engl.:*** Discount policy

Kontext: Betriebswirtschaftslehre, Marketing

Marketinginstrument der Preispolitik bzw. ▸ Kontrahierungspolitik; umfasst alle Maßnahmen, die Patienten/Kunden Preisnachlässe ermöglichen. Physiotherapie: Preisnachlässe sind nur im Selbstzahler- und Präventionsbereich möglich. Rabatte werden unterteilt in: Mengenrabatte (z. B. 6 Massagen zum Preis von 5; ab 10 Massagen wird jede weitere 2,00 € preiswerter usw.); Zeitrabatte (z. B. Behandlungen in der Mittagszeit sind 10 % preiswerter, abends nach 17 h und samstags 10 % teurer; Termine im Sommerloch sind 15 % preiswerter oder die Behandlungsdauer ist 10 min länger usw.).

Radial ***Etym.:*** lat. *radius* „Speiche"

Kontext: Anatomie

Lagebezeichnung in Bezug auf den Unterarm: in Richtung Radius gelegen (Gegensatz: ▸ ulnar).

Radikuläre Symptomatik *f*; ***Etym.:*** lat. *radicula* „kleine Wurzel, Würzelchen"; ***Syn.:*** Wurzelirritationssyndrom, Wurzelreizsyndrom

Kontext: Orthopädie

Reizung einer (monoradikulär) oder mehrerer (polyradikulär) Spinalnervenwurzeln durch z. B. Bandscheibenvorfall, Tumor; die damit verbundenen Schmerzen und Funktionsstörungen (Sensibilität, Motorik, Reflexe) sind streng an das Versorgungsgebiet des jeweiligen Nervs gebunden (vgl. ▸ Kennmuskel).

Radikuläre Symptomatik

Ursache	Beschreibung und Symptomatik
Nichtradikulär	Reizung einer Struktur mit polyradikulär versorgten Schmerzrezeptoren, d. h. es handelt sich um lokalen/regionalen Schmerz
Pseudoradikulär	Nicht radikuläre Ausstrahlung Ähnlich streifenartiger Verlauf wie beim radikulären Schmerz, aber nicht dermatomgebunden Von der Halswirbelsäule ausgehend meist nicht über die Schulter hinaus verlaufend, von der Lendenwirbelsäule nicht über das Knie hinaus
Radikulär	Spinalnervenwurzelbedingter, streifenartiger dermatomgebundener Schmerz
Polyradikulär	Dermatomgebundene Symptomatik durch Reizung mehrer Spinalnervenwurzeln

Radioulnargelenk, Pronation im distalen und proximalen *f*

Kontext: Bewegungslehre

ROM: 90°.

Muskeln: M. pronator quadratus, M. pronator teres (Caput humerale, Caput ulnare), M. flexor carpi radialis, M. extensor carpi radialis longus, M. brachioradialis.

Verkürzungen: Neben einer eingeschränkten Supination führt die Verkürzung der pronatorisch wirkenden Muskeln auch zu einer Bewegungseinschränkung in der Extension des Ellenbogengelenkes, da außer dem M. pronator quadratus alle Muskeln über das Ellenbogengelenk ziehen und hier flektorisch wirken. Im Alltag sind Gebrauchsfunktionen erschwert, z. B. das Schlüsselumdrehen oder Festziehen einer Schraube. Der Patient kompensiert die Bewegungseinschränkung durch eine verstärkte Außenrotation und Adduktion im Schultergelenk sowie durch eine Lateralflexion des Rumpfes.

Schwäche: Sie ist klinisch kaum auffällig. Den Betroffenen fehlt jedoch bei Alltagsfunktionen die Kraft, z. B. Aufdrehen des Wasserhahns, Lösen einer Schraube.

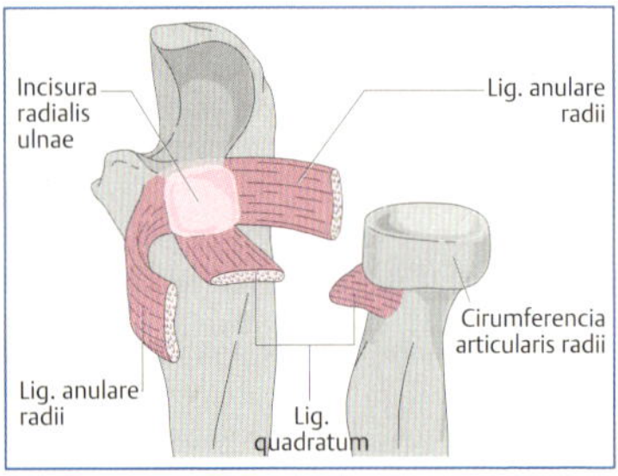

Pronation im distalen und proximalen Radioulnargelenk. Articulatio radio-ulnaris proximalis.

Radioulnargelenk, Supination im distalen und proximalen *f*

Kontext: Bewegungslehre

ROM: 90°.

Muskeln: M. supinator, M. biceps brachii (Caput longum, Caput breve), M. abductor pollicis longus, M. extensor pollicis longus, M. brachioradialis.

Verkürzungen: M. biceps brachii und M. brachioradialis wirken neben der Supination des Unterarmes auf das Ellenbogengelenk flektierend. Bei einer Verkürzung entstehen Bewegungseinschränkungen in der Pronation des Unterarmes und der Extension des Ellenbogengelenkes. Der Patient gleicht eine eingeschränkte Pronationsbewegung durch eine verstärkte Innenrotation und Abduktion im Schultergelenk aus. Als weiterlaufende Bewegung entsteht eine Lateralflexion des Rumpfes (Konvexität zur betroffenen Seite).

Schwäche: Eine Schwäche der Supinatoren des Unterarmes äußert sich bei verschiedenen Alltagsbewegungen, wie z. B. beim Festziehen einer Schraube, Aufschließen einer Tür oder Zudrehen des Wasserhahns.

Radon *n*; ***Etym.:*** lat. *radius* „Strahl"; ***engl.:*** Radon; ***Syn.:*** Radiumemanation

Kontext: Balneologie

Lipidlösliches Edelgas, das beim Zerfall von Radium entsteht. Kommt in gelöster Form in Quellwasser oder konzentriert in der Luft einiger Erdhöhlen oder Bergstollen vor. Höhere Konzentrationsaufkommen in Süddeutschland. Wird durch Inhalation, durch Resorption im Bad oder durch Trinken aufgenommen. Abbau durch Ausscheidung über Lunge, Nieren, Haut und Zerfall im Gewebe. 1900 von Friedrich Ernst Dorn entdeckt; ursprüngliche Bezeichnung Radiumemanation (Radiumausfluss), seit 1923 Radon. Einsatz: zur Stimulation der Immunabwehr.

Rahmenempfehlungen *f*; ***engl.:*** Basic recommendations

Kontext: Berufspolitik

Von den Spitzenverbänden der Krankenkassen und maßgeblichen Spitzenverbänden der Heilmittelerbringer (BHV) ausgestaltete Richtlinien. Sie werden auf Bundes- und Länderebene in Rahmenverträgen umgesetzt. Unter anderem enthalten sie Regelungen zum Inhalt von einzelnen ▸ Heilmitteln, Behandlungszeiten, Maßnahmen zur Qualitätssicherung und Art und Umfang der Kommunikation zwischen Heilmittelerbringer und Vertragsarzt. Die R. zu den ▸ Heilmittel-Richtlinien sind für Physiotherapeuten erst dann bindend, wenn sie entsprechend in einschlägige Versorgungsverträge übernommen worden sind. In den R. wird das Ziel der Heilmittelanwendung erläutert.

Rampe *f*; ***engl.:*** Ramp

1. ***Kontext:*** Traumatologie, Orthopädie, Neurologie

Geneigte, befahrbare Fläche zur Überwindung von Höhenunterschieden, die als Hilfsmittel für Rollstuhlpatienten eingesetzt wird.

2. ***Kontext:*** Hippotherapie

Aufsitzhilfe, um möglichst in Pferderückenhöhe einsitzen zu können; reduziert die körperliche Belastung für den Patienten, die Therapeuten und schont den Rücken des Therapiepferdes.

Rancho Los Amigos System *n*; ***Etym.:*** nach dem *Rancho Los Amigos* National Rehabilitation Center in Los Angeles; griech. *systema* „Gebilde, Zusammenstellung, Gesamtheit"; ***Syn.:*** RLANRC-System

Kontext: Ganganalyse

Dieses spezielle System der beobachtenden Ganganalyse wurde in den 70er-Jahren von Dr. J. Perry und ihren Mitarbeitern am Rancho Los Amigos National Rehabilitation Center in Los Angeles entwickelt. Das RLANRC ist eine renommierte Rehabilitationsklinik in den USA. Die besondere Leistung dieses Systems liegt in der eindeutigen weltweit anerkannten Terminologie, mit der sich sowohl physiologische als auch pathologische Gangbilder beschreiben lassen. Die ▸ O.G.I.G. hat dieses System weiterentwickelt und durch das Therapiekonzept ▸ Gehen Verstehen erweitert.

Random Practise *f*; ***Etym.:*** engl. *random* „Zufall", *practise* „Übung, Üben"; ***Syn.:*** Blitzübungen im Alltag

Kontext: Spiraldynamik

Übungsprogramm für effektives Bewegungslernen im Alltag. Zielsetzung: Automatisation und Integration durch wiederholte kontextspezifische Anwendung in Therapie, Alltag und Training. Technik: Ein nicht vorhersehbarer (zufälliger) spezifischer Stimulus (z. B. Handyklingelton) wird neurologisch mit einer definierten Körperantwort (z. B. Aufrichtung der Kopfhaltung) „gekoppelt" und im Alltagsrepertoire verankert. Signal und Reaktion müssen spezifisch und sekundenschnell sein, um Automatisation, Habituation und Integration zu ermöglichen.

Randomisierte kontrollierte Studie *f*; ***Abk.:*** RCT; ***engl.:*** Randomised controlled trial

Kontext: Forschung

Wissenschaftliche Untersuchung mit zufälliger Verteilung der Patienten auf die Behandlungs- und Kontrollgruppe. Beide Gruppen sind in allen Aspekten vergleichbar bis auf die zu untersuchende Variable. Methode der Wahl, um die Effektivität einer Behandlung bzw. Technik zu untersuchen. Vorteile: Der zu untersuchende Faktor wird nahezu isoliert und kann unvoreingenommen untersucht werden. Nachteile: Starrheit und Standardisierung entsprechen nicht realen Behandlungen. Eine Alternative sind Einzelfallstudien, die jedoch nicht dem hohen wissenschaftlichen Niveau eines RCT entsprechen.

Randomisierung *f*; ***Etym.:*** engl. *random* „zufällig, wahllos"; ***engl.:*** Randomisation
Kontext: Forschung
Zufällige Verteilung der Patienten auf verschiedene ▸ Studienarme. Diese erfolgt in der Regel durch zuvor erstellte Randomisierungslisten.

Range of Motion *n*; ***Etym.:*** engl. *range* „Reichweite, Spielweite" u. *motion* „Bewegung"; ***Abk.:*** ROM; ***Syn.:*** Bewegungsausmaß
1. *Kontext:* Diagnostik
Bewegungsausmaß (passiv/aktiv) eines Gelenkes, wird in der Regel in Graden angegeben und mittels eines Goniometers ermittelt.
2. *Kontext:* Medizinische Trainingstherapie
Zusätzlich zur allgemeinen diagnostischen Funktion ist das ROM ein Beobachtungskriterium zur Beurteilung der Bewegungsqualität. Es wird ein Training über das gesamte ROM angestrebt (vgl. ▸ segmentales Training).

Ranvier-Schnürring *m*; ***engl.:*** Nodes of Ranvier
Vgl. ▸ Nervenzelle.

Rapport *m*; ***Etym.:*** franz. *rapport* „Bericht"; ***engl.:*** Rapport
Kontext: Psychologie, Kommunikation
Sich im Gespräch auf die andere Person einstellen, was sich durch ein Aufgreifen der ▸ Körpersprache und der Äußerungen bemerkbar macht. Zum einen kann man sich dann besser in die Lage des anderen versetzen, zum anderen empfindet die andere Person dies meist so, dass man sich im Gespräch auf gleicher Augenhöhe und Wellenlänge befindet. Dies trägt maßgeblich zu einer angenehmen Gesprächsatmosphäre, zu gegenseitigem ▸ Vertrauen und zu einer positiven ▸ Beziehungsqualität bei (vgl. ▸ Prozessmodell der Gesprächsführung, ▸ Perspektivenübernahme, ▸ Empathie).

Rasch-Analyse *f*; ***Etym.:*** *Georg Rasch*, 1901–1980, dänischer Statistiker; griech. *analysis* „Auflösung"; ***engl.:*** Rasch analysis, Rasch measurement model
Kontext: Statistik
Skalierungsmethode zur Kalibrierung verschiedener Items auf dieselbe Skala. Kalibrierung bedeutet, dass unterschiedliche Skalen (z. B. Barthel-Index und SF-36) mit der R. quasi aufeinander geeicht und zu einem gemeinsamen Score zusammengefasst werden können. Der R. wird v. a. für die Konstruktion von neuen Fragebögen oder als Gütetest bzw. zur Verbesserung von bestehenden Fragebögen genutzt. Eine lineare Skalierung und einfache Addition der Einzelitems solcher Fragebögen ist meist nicht gut geeignet, um die individuell unterschiedlichen Merkmalsausprägungen abzubilden. Die R. vermag das unterschiedliche Merkmalsverhalten der Probanden angemessen einzuordnen und bietet gleichzeitig die Möglichkeit, unterschiedliche Itemkomplexe in einem Fragebogen zu verknüpfen. Mathematisch basiert die R. auf der Transformation von ordinalskalierten Daten auf Intervallskalenniveau unter Berücksichtigung des unterschiedlichen Verhaltens der Einzelitems je nach Merkmalsausprägung (vgl. ▸ Ordinalskala, ▸ Intervallskala).

Rate of perceived Exertion *f*; ***Etym.:*** engl. „Rate/Quote der wahrgenommenen Anstrengung"; ***Abk.:*** RPE; ***Syn.:*** RPE-Skala
Kontext: Diagnostik
Modifizierte ▸ Borg-Skala nach DeToia. Vorteil: Durch die Visualisierung (Smilies) lernen Patienten, ihre aktuelle Trainingsbelastung zu artikulieren. Diese subjektiven Einschätzungen sind durch Adjektive beschrieben, durch zugeordnete Zahlen objektiviert und so dokumentierbar.

Ratingskala, numerische *f*; ***Etym.:*** engl. *rating* „Einschätzung", lat. *numerus* „Zahl, Anzahl"; ***Abk.:*** NRS; ***engl.:*** Numeric Rating Scale
Kontext: Algesiologie
Die Einschätzung der Schmerzintensität erfolgt anhand einer Zahlenreihe, i. d. R. 0–10 oder 0–100, deren Enden mit „kein Schmerz" und „maximal vorstellbarer Schmerz" versehen werden. Der Patient schätzt die Intensität seines Schmerzes anhand einer Zahl ein.

Ratingskala, verbale *f*; ***Etym.:*** engl. *rating* „Einschätzung", lat. *verbum* „Wort"; ***Abk.:*** VRS; ***engl.:*** Rating Scale, Verbal
Kontext: Algesiologie
Die Einschätzung der Schmerzintensität erfolgt anhand verschiedener Begriffe, die in ihrer Reihenfolge eine Zunahme der Schmerzintensität charakterisieren, z. B.: kein – gering – mäßig – mittel – stark – sehr stark – maximal.

Rationalisierung *f*; ***Etym.:*** lat. *ratio* „Vernunft, vernünftige Überlegung"; ***engl.:*** Streamlining

Kontext: Betriebswirtschaftslehre

Möglichst wirtschaftlich effiziente Gestaltung des Aufbaus und der Organisation der Abläufe eines Unternehmens. Kostensenkungen und Leistungssteigerungen sind die Ziele der R. Physiotherapie: Kostensenkungen und Leistungssteigerungen sind in allen Funktionsbereichen einer physiotherapeutischen Praxis möglich. Umgangssprachlich wird Rationalisierung häufig mit Stellenabbau im Personalbereich gleichgesetzt. Dies kann eines der Analyseergebnisse sein. Rationalisierungen in Arbeitsabläufen können aber auch zeitliche Ressourcen freisetzen, die für andere Praxisbelange zur Verfügung stehen oder höhere therapeutische Kapazitäten ermöglichen.

Ratschow-Lagerungstest *m*; ***Etym.:*** nach *Max Ratschow* (1904–1963), deutscher Internist; ***engl.:*** Ratschow's positioning test, Ratschow's test; ***Syn.:*** Ratschow-Lagerungsprobe

Kontext: Diagnostik, Innere Medizin

Klassische Belastungsuntersuchung für Patienten mit peripheren Verschlusskrankheiten; zur Prüfung der unteren Extremität liegt der Patient in Rückenlage mit 90° Flexion in den Hüftgelenken und extendierten Kniegelenken; im Takt eines Metronoms (30 Taktschläge/min) bewegt er alternierend die Füße, bis Schmerzen auftreten oder bis er den Bewegungsablauf nicht mehr exakt ausführen kann: Dorsalextension/Plantarflexion in den oberen Sprunggelenken, Extension/Flexion in den Zehengelenken. Anschließend setzt der Patient sich mit herabhängenden Füßen hin: Bei intakten Arterien röten sich die blassen Füße rasch, die Venen füllen sich innerhalb von 15 sec (prall); bei Verschlusskrankheiten dauern die Vorgänge länger als 30 sec. Durch Kälte oder Aufregung kann es zu falsch positiven Ergebnissen kommen. Der R. ist gleichzeitig die Trainingsmethode für Patienten mit Verschlusskrankheiten. Für Diabetiker mit peripherer Neuropathie ist die R. nicht geeignet, da ihr Schmerzempfinden gestört ist; es empfiehlt sich die ▸ Umlagerungsprobe.

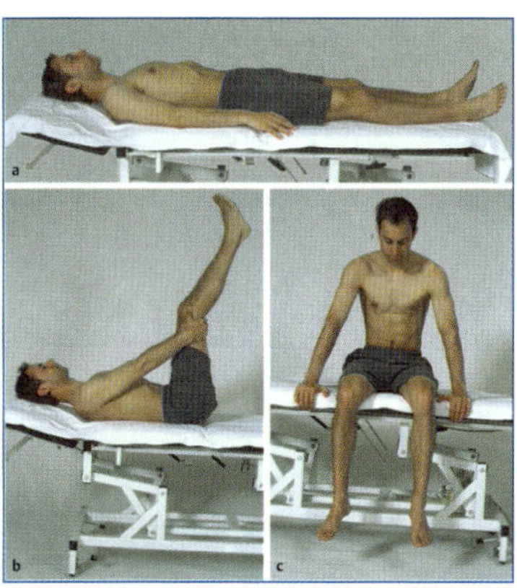

Ratschow-Lagerungstest.

Raum *m*; ***engl.:*** Space; ***Syn.:*** Raum-Einheit, Volumen

1. *Kontext:* Physik, Biomechanik

Grundbegriff zur Erfassung der gegenseitigen Anordnung von Körpern und Feldern in drei zueinander senkrechten Richtungen (3 Dimensionen): Höhe, Breite und Tiefe. Räumliche Größen bzw. deren Verlaufsrichtung (Wirkrichtung) werden in der Biomechanik mit drei Raumkoordinaten angegeben (x, y, z) wie beispielsweise die drei Kraftkomponenten F_x, F_y, F_z; (vgl. ▸ Kartesisches Koordinatensystem).

2. *Kontext:* Physik, Anatomie

Ausdehnung in Länge, Höhe und Breite, (x-, y- und z-Achse). Beim Körperraum gebräuchlicher sind die drei Hauptkörperachsen transversal (t), sagittal (s) und longitudinal (l). Senkrecht zu jeder Achse wird eine Körperebene festgelegt: Sagittalebene S (Pfeilebene senkrecht zu t), Frontalebene F (Stirnebene senkrecht zu s) und Transversalebene T (Horizontalebene senkrecht zu l). Die SI-Einheit (Système international d'unités, internationales Einheitssystem für physikalische Größen) des R. ist die Strecke als Meter.

3. *Kontext:* Spiraldynamik

R. ist eine jede Bewegung prägende Wirklichkeit. In Ergänzung zum gängigen x-, y-, z- Achsensystem definiert die Spiraldynamik konkrete Raum- oder Körpereinheiten und deren Organisation. Die objektiven Kenngrößen sind messbare Winkel; die subjektive Kenngröße sinnvoller Winkelkonstellationen ist strukturelles ▸ Gleichgewicht. Formales Organisationsprinzip des R. ist die ▸ Spirale; z. B. Kristallgitter, Wirbelsturm, Pflanzenwachstum, DNA, Anatomie des Bewegungssystems.

Raumfüllungsvermögen *n*; ***engl.:*** Space filling capacity

Kontext: Physik

R

Eigenschaft eines Gases, sich überall in einem Raum auszubreiten. Eine Gasmenge hat keine feste Gestalt und kann ein beliebig großes Volumen einnehmen.

Räumliche Orientierungsstörung *f*
Vgl. ▸ Orientierungsstörung, räumliche.

Räumliche Verarbeitungsstörung *f*; *engl.:* Spatial processing impairment
Kontext: Neurologie
Störung mit einer Vernachlässigung des extra-, peri- oder personalen Raums (Neglektsymptomatik). Die inadäquate Wahrnehmung und die zentrale räumliche Repräsentation des Körpers und des umgebenden Raums sind unabdingbare Voraussetzungen für alle Aktivitäten des täglichen Lebens (vgl. ▸ Pushersymptomatik, ▸ Neglekt, ▸ Orientierungsstörung, räumliche).

Raumwahrnehmung *f*; *engl.:* Spatial perception; *Syn.:* Perzeption
Kontext: Neurophysiologie, Sensomotorik
Zentralnervöser Prozess der höheren Nerventätigkeit zum dynamischen Erkennen der räumlichen Verhältnisse und der Bewertung von Bewegungsergebnissen; basiert auf der analytischen, zusammenfügenden und vergleichenden Funktion des ZNS durch die Einbeziehung von aktuellen Afferenzen und Gedächtnisinhalten. Die R. ist für jede Bewegung wesentlich (vgl. ▸ Zeitwahrnehmung, ▸ Bewegungswahrnehmung).

Raumwahrnehmungsstörung *f*; *engl.:* Spatial perception impairment
Kontext: Neurologie, Rehabilitation
Probleme mit räumlichen Relationen nach einer Gehirnverletzung oder bei lang anhaltendem Stress. Damit in Zusammenhang stehende Begriffe: Figur-Grund-Wahrnehmung, Formkonstanz, Positionen im Raum, ▸ Apraxie, Kleidungsapraxie und Probleme mit dem Tiefen- und Distanzsehen.

Raumzeit *f*; *engl.:* Space-time
1. *Kontext:* Physik
Raum und Zeit werden physikalisch als zusammengehörend, als Raum-Zeit-Kontinuum betrachtet. Die Zeit wird als Krümmung des Raumes interpretiert. Eine erlebbare Annäherung an den Zusammenhang zwischen Zeit und Raumkrümmung ist die Beobachtung eines Sonnenuntergangs: Die Lichtscheibe berührt den Horizont, obschon dieser Moment bereits vor 7 min stattgefunden hat (solange braucht das Licht von der Sonne zur Erde). Ergo: Die Lichtbahn von der Sonne „hinter dem Horizont" zur Erde ist gebogen entsprechend der Zeitverzögerung.
2. *Kontext:* Spiraldynamik
Die R. gehört zu den Grunddimensionen menschlicher Bewegung. Neben ▸ Raum und ▸ Zeit findet menschliche Bewegung in den Dimensionen Materie – Energie sowie Bewusstsein statt. Anmerkung: ▸ Kinematik befasst sich mit der Dimension Raum-Zeit, ▸ Kinetik mit der Dimension Materie-Energie. Bewusstseinsforschung befasst sich mit den psychologischen und neurologischen Aspekten menschlicher Bewegung.

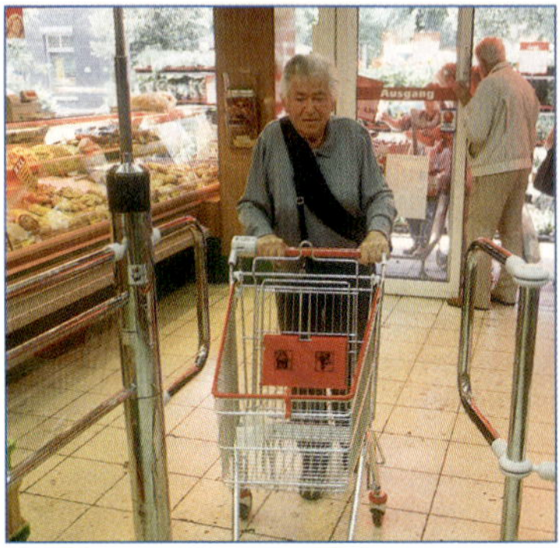

Raumwahrnehmungsstörung: Die Patientin muss sich sehr auf das Durchfahren des schmalen Durchgangs im Supermarkt konzentrieren.

RDK *f*
Vgl. ▸ Ruhedehnungskurve.

Re-Adaptation *f*; *Etym.:* lat. *re...* „zurück" u. *adaptare* „anpassen"; *engl.:* Readaptation
Kontext: Rehabilitation
Ziel der Rehabilitation; Wiederherstellung der psycho-physischen Fähigkeiten/Fertigkeiten entsprechend dem prätraumatischen Niveau.

Readiness Potential *n*; *Etym.:* engl. *ready* „bereit, fertig" u. lat. *potentia* „Macht"; *engl.:* Readiness potential; *Syn.:* Bereitschaftspotenzial
Kontext: Neurophysiologie
Zeitdauer vom Gedanken, eine Bewegung beginnen zu wollen, bis zur Ausführung. Ein Bereitschaftspotenzial kann im sensomotorischen Kortex bereits 0,8 sec vor der Registrierung der ausgeführten Bewegung im EMG gemessen werden. 0,3 sec vor dem EMG-Signal wird der jeweiligen Person bewusst, dass sie die Bewegung ausführen möchte.

Reafferenz *f*; ***Etym.:*** lat. *re...* „zurück, wieder" u. *afferre* „herbeitragen"; ***engl.:*** Reafference
Kontext: Neurophysiologie, Sensomotorik
Ereignisabhängige Rückinformation; haltungs- und/oder bewegungsabhängige, -induzierte Afferenz. Geänderte Körperhaltungen und Bewegungen bewirken (über die sie hervorrufenden Muskelkontraktionen und/oder Veränderungen der Gelenkpositionen) veränderte Spannungs- und Längenverhältnisse in der Muskulatur, den Gelenkkapseln, Bändern und der Haut, die als adäquate Reize für die Mechanosensoren wirken und so Reafferenzen hervorrufen.

Reafferenzprinzip *n*; ***Etym.:*** lat. *re...* „zurück, wieder", *afferre* „herbeitragen" u. *principium* „Anfang, Ursprung, Grundlage"; ***engl.:*** Reafference principle
Kontext: Neurophysiologie, Sensomotorik, motorisches Lernen
Modell des motorischen Lernens nach von Holst (1974). Von Holst kritisierte die Reflextheorien des motorischen Verhaltens (▸ Behaviorismus); er fragt nicht mehr nach der Beziehung zwischen Afferenz und Efferenz (Reflex). Sein Modell geht von der Efferenz (Aktion) aus, die eine Reafferenz hervorruft. Die Efferenzkopie informiert verantwortliche ZNS-Strukturen über die an die Muskulatur (u. a. untergeordnete Strukturen) ausgegebenen Signalmuster.

Reagibilität, posturale *f*
Vgl. ▸ Posturale Reagibilität.

Reaktion *f*; ***Etym.:*** lat. *re...* „zurück, gegen, wieder, erneut" u. *actio* „Handlung"; ***engl.:*** Reaction
Kontext: Physiologie
Gegen- oder Rückwirkung eines Organismus oder eines seiner Teile auf äußerliche, körperliche, seelische oder vegetative Reize.

Reaktion, abnorme *f*; ***Etym.:*** lat. *re...* „zurück", *actio* „Handlung" u. *abnormis, zu norma* „Richtschnur"; ***Syn.:*** pathologischer Schmerz
Kontext: Diagnostik, Manuelle Therapie, Maitland-Konzept
Mögliches Ergebnis eines ▸ neuralen Provokationstests; die auftretenden Schmerzen unterscheiden sich von denen auf der gesunden, symptomfreien Seite oder die Symptome können exakt reproduziert werden; die Bewegungseinschränkung auf der betroffenen Seite ist größer, wobei eine gewisse Seitendifferenz der Beweglichkeit normal ist.

Reaktion, assoziierte *f*; ***Etym.:*** lat. *re...* „zurück" u. *actio* „Handlung", franz. *associer* „zugesellen, verbinden"
Kontext: Neurologie
Pathologische und stereotype Antwort auf einen Stimulus, der die individuelle Hemmschwelle (die hemmende Kontrolle des Patienten) übersteigt; ist dynamisch, anpassungsfähig und erlernt; zeigt dem Therapeuten an, dass die vom Patienten geforderte Aktivität oder das Einnehmen einer Stellung eine Überforderung darstellt.

Reaktionsfähigkeit *f*; ***Etym.:*** lat. *re...* „zurück, gegen, wieder, erneut" u. *actio* „Handlung"; ***engl.:*** Reactivity
1. ***Kontext:*** Physiologie, Funktionelle Bewegungslehre, Sportwissenschaft
▸ Koordinative Fähigkeit; versetzt in die Lage, auf Reize verschiedener Art (optisch, akustisch, taktil; extern, intern) gerichtete, zielführende Bewegungen auszuführen bzw. adäquat zu reagieren. Signalcharakter für eine angepasste sensomotorische Reaktion haben: „einfache" Signale, z. B. Startschuss, Pfiffe des Schiedsrichters, Zurufe, Lichtsignale usw., und komplexe Situationen, z. B. Spielkonstellationen. Bsp.: Die reaktive sensomotorische Handlung kann eine z. B. vom Startschuss oder von der aufleuchtenden grünen Ampel im Straßenverkehr ausgelöste modellbezogene Bewegung sein. Je nach Trainings- und Erfahrungsstand steht eine Reihe von Handlungsmöglichkeiten zur Auswahl. Die R. ist eine wesentliche Eigenschaft für das ständige Anpassen von Handlungen im täglichen Leben; eng verbunden mit der Anpassungs- und ▸ Umstellungsfähigkeit. Die Beurteilung der R. kann mittels objektiver (z. B. Zeitmessung, Anzahl richtiger Handlungen) und/oder subjektiver Messung (z. B. Anzahl situativ angepasster sensomotorischer Handlungen) erfolgen (vgl. ▸ Sensomotorik).
2. ***Kontext:*** Geriatrie
Siehe 1; eine gute und schnelle Reizverarbeitung ist notwendig, um die Zeit zwischen Reizaufnahme, -verarbeitung und -weiterleitung so gering wie möglich zu halten. Gerade die R. lässt im Alter deutlich nach.

Reaktionskraft *f*; ***Etym.:*** lat. *re...* „zurück" u. *actio* „Handlung"; ***engl.:*** Reaction force
Kontext: Biomechanik
Bei zweiseitig relativen Kraftgeschehnissen ist die Reaktionskraft des einen Körpers die Aktionskraft für den anderen. Auch bei der Gewichtskraft ($F_G = m \cdot g$) – als Reaktionskraft der beschleunigten Kör-

R

permasse – muss eine Aktionskraft in entgegengesetzter Richtung (von unten nach oben) wirken. Die Aktionskraft ist die Kraft, die eine Unterlage (der Führungsmechanismus) aufbringt, um Körper entgegen der Fallbeschleunigung zu beschleunigen. Sind Aktionskraft und R. im Gleichgewicht, befindet sich der Körper gegenüber seiner Unterlage im Zustand der Ruhe (Stillstand). Beispiel: Beim Rollen einer Kugel auf einem waagerechten Tisch tritt eine der Schwerkraft entgegengerichtete, betragsmäßig gleich große Reaktionskraft auf, die die Bewegung auf die Tischebene bindet. In der Biomechanik wird die beim Gehen erzeugte ▸ Bodenreaktionskraft in drei Raumrichtungen registriert (Kraftkomponenten) (vgl. ▸ Kräftezerlegung, ▸ Kraftpomponente, ▸ Bodenreaktionskraft, ▸ Kraftmessplatte).

Reaktiver Sprung *m*; ***Etym.:*** lat. *re...* „zurück" u. *activus* „tätig"; ***engl.:*** Reactive jump
Kontext: Therapeutisches Klettern, Traumatologie
Zur weiteren Adaptation an Belastungen, z. B. bei Patienten nach Sprunggelenkdistorsionen (Fortgeschrittene), wird beim Klettern eine Niedersprungbelastung aus vorgegebenen Höhen durchgeführt. Beim Sprung von der Wand mit leicht gebeugtem Kniegelenk ist sofort nach der Landung die Position im Bereich der Füße zu stabilisieren. Steigerung: Aufspringen von der Matte an die Kletterwand, da die Tritte meist unregelmäßig geformt sind und somit zusätzlich zur Stabilisierung ein bereits hohes Maß an Propriozeption erforderlich ist (vgl. ▸ Aufwärmübung).

Reaktives Üben *n*
Vgl. ▸ Üben, reaktives.

Reaktivkraft *f*; ***Etym.:*** lat. *re...* „zurück" u. *activus* „tätig"; ***engl.:*** Reactive force
1. *Kontext:* Trainingslehre
Form der Schnellkraft; Kraftpotenzierung bzw. erhöhter Kraftstoß, wenn Schnellkraftleistungen innerhalb eines Dehnungsverkürzungszyklus (DVZ) stattfinden. Es handelt sich um eine schnelle Kontraktion mit möglichst kurzer Kopplung (meist ≤ 200 ms). Die R. ist im Alltag häufig anzutreffen und beschreibt eine exzentrische Dehnung, eine kurze Amortisationsphase (Übergang vom Anlauf zum Absprung bei Sprüngen) und eine darauffolgende schnellstmögliche konzentrische Beschleunigung (z. B. schnelles Treppabgehen); Grundlage für Gleichgewichtsreaktionen und Schutz vor Verletzung (vgl. ▸ Startkraft, ▸ Explosivkraft).
2. *Kontext:* Neurophysiologie, Sensomotorik
Siehe 1.; basiert auf dem tendomyotischen Dehnreflex, der den Dehnungsverkürzungszyklus in der exzentrischen Phase auslöst, indem er die konzentrische reflektorisch einleitet. Werden Strukturen plötzlich gedehnt, reagiert der Körper mit konzentrischer Aktivität, um die Dehnung zu begrenzen/rückgängig zu machen.

Reaktivtraining *n*; ***Etym.:*** lat. *re...* „zurück" u. *activus* „tätig"; ***engl.:*** Reactive training
Kontext: Therapeutisches Klettern
Kletterübungen, die das schnelle Reagieren der Kniegelenkmuskulatur durch spezielle Belastungen fordern. Bsp.: Nach Einnehmen einer bestimmten Kletterposition wird von der Wand auf eine Weichbodenmatte abgesprungen und sofort die Position stabilisiert. Steigerung: Der Sprung wird an eine vorab festgelegte Wandposition von der Matte aus durchgeführt.

Rebound-Phänomen *n*; ***Etym.:*** engl. *rebound* „zurückschlagen, zurückschnellen" u. griech. *phainomenon* „Erscheinendes, sinnlich Wahrnehmbares"; ***engl.:*** Rebound phenomenon
Kontext: Neurologie
Ausdruck einer intakten Agonisten-Antagonisten-Steuerung; Gegenbewegung, die beim plötzlichen Wegfall eines Widerstandes auf einen kurzen Bewegungsausschlag in die bisherige Kontraktionsrichtung folgt.

Rebound-Phänomen, pathologisches *n*; ***Etym.:*** engl. *rebound* „zurückschlagen, zurückschnellen" u. griech. *phainomenon* „Erscheinendes, sinnlich Wahrnehmbares"; ***engl.:*** Rebound phenomenon, pathological
Kontext: Neurologie, Diagnostik
Überschießende Bewegung einer Extremität bei plötzlichem Spannungsverlust des Agonisten aufgrund einer Dysfunktion/Koordinationsstörung zwischen Agonist und Antagonist. Bei Kleinhirnerkrankungen wird die bisherige Bewegungsrichtung ungehemmt beibehalten (fehlendes R.-P.). Typischer Test: Sitzender Patient mit ca. 90° flektiertem Ellenbogengelenk. Der Therapeut extendiert gegen den Widerstand des Patienten das Ellenbogengelenk und lässt plötzlich los. Der Arm schnellt ungebremst in eine extreme Beugestellung zurück. Das Phänomen tritt bei einer Kleinhirnschädigung bzw. im Rahmen einer zerebellären ▸ Ataxie auf.

Recall-Schema *n*; ***Etym.:*** engl. *recall* „zurückrufen, erinnern" u. griech. *schema* „Haltung, Stellung, Gestalt, Figur, Form"; ***engl.:*** Recall scheme;
Syn.: Erinnerungsschema
Kontext: Motorisches Lernen

R

Begriff aus der Schema-Theorie von R. A. Schmidt zum motorischen Lernen; generalisiertes motorisches Programm, das die Parameter früher ausgeführter gleichartiger Bewegungen zusammen mit dem Bewegungsergebnis umfasst (recall); bildet mit den aktuellen Ausgangsbedingungen und dem erwünschten Resultat die Grundlage der Bewegungsplanung.

Rechnungswesen *n*; ***Abk.:*** RW, REWE; ***engl.:*** Accountancy

Kontext: Betriebswirtschaftslehre

Zahlen- und ggf. mengenmäßige Erfassung sämtlicher wirtschaftlich relevanter Vorgänge im Einzelnen und im Gesamten. Physiotherapie: In therapeutischen Praxen umfasst es die Kostenrechnung, Buchführung (auch Abrechnungen), Gewinn- und Verlustrechnung, Steuern, Bilanz und Praxisstatistiken. Das R. ist selbst ein Kostenfaktor. Daher gilt auch hier die Kosten-Nutzen-Relation: Der zusätzliche Gewinn durch eine exakte Buchführung, reibungslose Abrechnung, genaue Kostenermittlung und eine fehlerfreie Betriebsergebnisrechnung muss höher sein als die durch die Abteilung Rechnungswesen verursachten Kosten.

Rechteckpferd *n*

Kontext: Hippotherapie

Pferdetyp mit längerer Mittelhand, also langem Rücken. Für die Hippotherapie günstig, da der Sitz bequem und weich ist, wenn der Rücken schwingt. Nachteil: Fehlerhafte Ausbildung und Überbelastung können zu Rückenproblemen führen, z. B. ▸ Lordose (vgl. ▸ Quadratpferd).

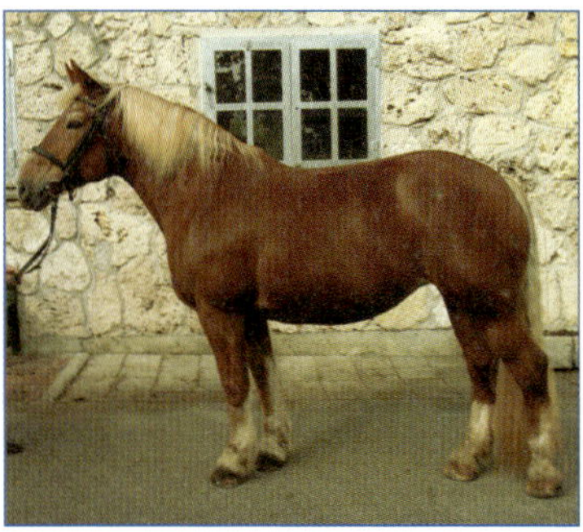

Rechteckpferd.

Rechteckstrom *m*; ***engl.:*** Square-wave current, square pulse; ***Syn.:*** Rechteckimpuls

Kontext: Elektrotherapie

Rechteckförmige Stromform. Im (theoretischen) Idealfall erfolgt die Änderung der Stromstärke zum Maximum bzw. zurück in der Zeit Null, was einem rechtwinkligen Anstieg/Abfall entspricht. In der Praxis beträgt die Anstiegssteilheit jedoch nicht Null und der Anstiegswinkel daher auch nicht 90 Grad. Rechteckimpulse finden Anwendung u. a. in der Elektrotherapie als niederfrequente Reizströme (Muskelkräftigung) und bei der Aufnahme einer IT-Kurve (Rechteckimpulscharakteristik, RIC).

Rechtsdrehung *f*; ***Abk.:*** cw; ***engl.:*** Clockwise

Kontext: Biomechanik, Bewegungsanalyse

Richtungsangabe einer Drehbewegung bzw. eines Drehmomentes im Uhrzeigersinn bzw. negativer Drehsinn (vgl. ▸ Linksdrehung).

Rechtsform *f*; ***engl.:*** Form of organization, legal form

Kontext: Betriebswirtschaftslehre

Von der Unternehmensform abhängige, gesetzlich geregelte Rechtsbeziehungen im Außen- und Innenverhältnis eines Unternehmens. Die möglichen Rechtsformen sind im Gesellschaftsrecht geregelt. Jede R. hat Rechte und Pflichten, Vor- und Nachteile bez. Haftung, Geschäftsführung, Kapitalbeschaffung und Brancheneignung. Man unterscheidet: Einzelunternehmen (häufigste Form für physiotherapeutische Praxen), Personengesellschaften (Gesellschaft bürgerlichen Rechts, GbR; Partnerschaft; stille Gesellschaft; Kommanditgesellschaft, KG; offene Handelsgesellschaft, OHG), Kapitalgesellschaften (Aktiengesellschaft, AG; Gesellschaft mit beschränkter Haftung, GmbH; Kommanditgesellschaft auf Aktien, KGaA), gemischte Rechtsformen (AG & Co. KG, GmbH & Co. KG, gGmbH), sonstige Rechtsformen (Stiftung, Genossenschaft, Verein).

Rechtsgeschäft *n*; ***engl.:*** Legal transaction

Kontext: Betriebswirtschaftslehre

Rechtlicher Tatbestand aufgrund mindestens einer Willenserklärung, der Rechtsfolgen bewirkt; geregelt durch das Bürgerliche Gesetzbuch BGB § 433 ff. Voraussetzung ist die Geschäftsfähigkeit. Man unterscheidet ein- und mehrseitige Rechtsgeschäfte. Die Kündigung ist z. B. ein einseitiges R., das empfangsbedürftig ist. Das Testament ist ebenfalls einseitig, jedoch nicht empfangsbedürftig. Physiotherapie: Die häufigsten Rechtsgeschäfte im Praxisalltag sind Kaufvertrag, Dienstvertrag (Arbeits- und Behandlungsvertrag), Miet- oder Pachtvertrag und Kredit- bzw. Darlehensverträge.

R

Recognition-Schema *n*; ***Etym.:*** engl. *recognition* „(Wieder-)Erkennen" u. griech. *schema* „Haltung, Stellung, Gestalt, Figur, Form"; ***engl.:*** Recognition scheme; ***Syn.:*** Wiedererkennungsschema
Kontext: Motorisches Lernen
Begriff aus der Schema-Theorie von R. A. Schmidt zum motorischen Lernen; Teil des Handlungsschemas; es umfasst die Regeln über die Beziehung der Ausgangsbedingungen, die sensorischen Konsequenzen und Bewegungsergebnisse einer Bewegungsprogrammierung.

Red Flags *f*; ***Etym.:*** engl. *red* „rot" u. *flag* „Flagge, Wimpel"
Kontext: Manuelle Therapie
Warnzeichen/Risikofaktoren, die auf Kontraindikationen für physiotherapeutische Maßnahmen oder eine ernste Erkrankung hinweisen, z. B. Informationen aus der Krankengeschichte. Begegnen dem Physiotherapeuten solche Informationen, kann eine erneute Konsultation des Arztes notwendig sein. Bsp. Patient mit unspezifischem Rückenschmerz: Karzinom, Steroideinnahme (Anamnese), Schmerz besteht zeit- und aktivitätsunabhängig, Gewichtsverlust, Unwohlsein bezogen auf den Allgemeinzustand, bei erstmaligem Schmerzauftreten < 20 Jahre oder > als 55 Jahre, thorakaler Schmerz (vgl. ▸ Yellow Flags).

Reduktion *f*; ***Etym.:*** lat. *reductio* „Zurückführung"; ***engl.:*** Reduction
Kontext: Balneologie
Chemischer Vorgang; Wegnahme von Sauerstoff oder Aufnahme von Wasserstoff. R. ist ein Verfahren der Wasseraufbereitung, das man zur Nitratentfernung einsetzt.

Reduktionismus *m*; ***Etym.:*** lat. *reductio* „Zurückführung"; ***engl.:*** Reductionism
Kontext: Forschung
Ableitung beobachteter Tatbestände aus kleineren Einheiten (reducta) durch Formalisierung; kennzeichnend für alle Wissenschaften. Reduktion findet statt, indem man reichhaltige, komplexe Phänomene von einfacheren und grundlegenderen Phänomenen ableitet, die man studieren kann. Es wird davon ausgegangen, dass einzelne Bestandteile ein System vollständig bestimmen. Das Ausmaß der Reduktion hängt von dem zu untersuchenden Problem ab.

Referenzbein *n*; ***Etym.:*** franz. *référence* „Bezugnahme, Empfehlung"; ***engl.:*** Reference leg
Kontext: Ganganalyse
Das im Fokus der Beobachtung stehende Bein.

Referenzpunkt *m*; ***Etym.:*** franz. *référence* „Bezugnahme, Empfehlung"; ***engl.:*** Reference point
Kontext: Spiraldynamik
Gut sichtbarer bzw. palpabler knöcherner Orientierungspunkt in der bewegten Körperlandschaft. Referenzpunkte dienen als blickdiagnostische anatomische Kriterien bei der Haltungs- und Bewegungsanalyse und unterstützen die propriozeptive Wahrnehmungsschulung in der Therapie; z. B. Zehengrundgelenke MTP 1–5 für den Vorfuß; z. B. Rippe 2 und 12 für den Thorax oder die Processi mastoidei für den Schädel.

Referenzwert *m*; ***Etym.:*** franz. *référer* „Bericht erstatten, berichten"
Kontext: Forschung
Durchschnittswert (Data) eines standardisierten Tests, bezogen auf eine experimentelle Untersuchungspopulation, z. B. das durchschnittliche Bewegungsausmaß des SLR bei Männern zwischen 20 und 40 Jahren ohne Rücken- und Beinbeschwerden.

Referred Pain *m*; ***Etym.:*** engl. *to refer* „verweisen, hinweisen" u. *pain* „Schmerz"; ***Syn.:*** Übertragener Schmerz
1. *Kontext:* Cyriax-Konzept, Manuelle Therapie
Ausstrahlender Schmerz, der entfernt vom Ort der Schmerzursache wahrgenommen wird. Ursachen: z. B. Funktionsstörungen der Wirbelbogengelenke, muskuläre Triggerpunkte. In der Untersuchung ist die Differenzierung von einem radikulären (durch Kompression der Nervenwurzel) Schmerz notwendig. Der Therapeut prüft neurologische Symptome (Dermatome, Kennmuskeln, Reflexe). Im Gegensatz zum radikulären Schmerz zeigt ein übertragender Schmerz nie neurologische Minusqualitäten.
2. *Kontext:* Triggerpunkt-Therapie
Siehe 1; durch die Aktivität eines ▸ Triggerpunktes hervorgerufener Schmerz, der nicht lokal am Ort des ▸ Triggerpunktes selbst, sondern davon entfernt empfunden wird. Das Muster des ausstrahlenden Schmerzes ist durch Provokation des ▸ Triggerpunktes wiederholt reproduzierbar. Das Ausbreitungsgebiet der ausstrahlenden Schmerzen deckt sich weder mit dem radikulär segmentalen Innervationsmuster (Dermatom) noch mit dem Innervationsgebiet peripherer Nerven.

Reflection, structured *f*; ***Etym.:*** engl. *reflection* „Überlegung" u. *structured* „strukturiert"
Kontext: Clinical Reasoning

R

Verfahren, das durch Übungen und Fragen eine gesteuerte erste Selbstreflexion ermöglicht. Im Gegensatz zur allgemeinen ▸ Reflexion findet hier eine Strukturierung und damit eine gezielte Steuerung des Prozesses statt (vgl. ▸ Inquiry, structured).

Reflection-in-Action *f*; ***Etym.:*** engl. *to reflect* „nachdenken über" u. *action* „Handlung"
Kontext: Clinical Reasoning
Reflektieren einer Handlung, während man sie ausführt. In Bezug auf das physiotherapeutische ▸ Clinical Reasoning kann dies erfolgen, wenn der Therapeut seine Denk- und Entscheidungsprozesse, schon während er sie ausführt, wahrnimmt und kritisch bewertet. Eher für erfahrene Praktiker typisch, die aber ebenso zur Vor- und Nachbereitung von Behandlungen ▸ Reflection-on-Action praktizieren; R. ermöglicht ▸ Forward Reasoning und somit effektivere, umfassendere Therapien (vgl. ▸ Reflection-on-Action, ▸ Reflexion).

Reflection-on-Action *f*; ***Etym.:*** engl. *to reflect* „nachdenken über" u. *action* „Handlung"
Kontext: Clinical Reasoning
Reflektieren einer Handlung, nachdem sie erfolgt ist; retrospektive ▸ Reflexion. Sie kann In Form einer kritischen Analyse, einer Selbstkorrektur oder eines reflektierenden Gesprächs erfolgen. In Bezug auf das ▸ Clinical Reasoning kann dies z. B. bedeuten, dass ein Therapeut sich bewusst macht, wie er im Rahmen seiner Untersuchung zu einer physiotherapeutischen Diagnose gekommen ist und die abgelaufenen Denk- und Entscheidungsprozesse nochmals hinterfragt und kritisch bewertet. Eher für Berufsanfänger typisch, da sie sich zunächst auf das korrekte Ausführen von Handlungen konzentrieren müssen; Praktikanten und Berufsanfänger benötigen für diese Reflexion ausreichend Zeit und Begleitung durch erfahrene Kollegen (vgl. ▸ Reflection-in-Action).

Reflektorische Zone *f*; ***Etym.:*** griech. *zone* „Gürtel, Querstreifen auf der Erd- od. Himmelskugel, Gebiet" u. lat. *reflectere* „zurückbiegen, umwenden"; ***engl.:*** Reflective zone
Kontext: Bindegewebsmassage
Umschriebene segmental zuzuordnende sicht- und tastbare gewebliche Veränderungen in Haut (▸ Dermatom), Muskulatur (▸ Myotom), Skelett (▸ Sklerotom) und Organen (▸ Enterotom). Sie entstehen neuronal über den Spinalnerven und dessen weitere Verschaltung (vgl. ▸ Reflex, kutiviszeraler und ▸ Reflex, viszerokutaner) oder über die vegetative Innervation und deren Verschaltung (vgl. ▸ Grenzstrang, ▸ Reflexzonen).

Reflex *m*; ***Etym.:*** lat. *reflectere* „zurückbiegen, umwenden"; ***engl.:*** Reflex
Kontext: Neurophysiologie, Sensomotorik
Stereotype, maschinenartige Antwort eines Reflexkreises auf den adäquaten Reiz, indem die Reaktion des Effektors der Ursache entgegenwirkt. Reflexe sind Ausdruck des vererbten Bauplanes des ZNS; bei allen Individuen in gleichartiger qualitativer Form verfügbar. Man unterscheidet Eigenreflex/▸ monosynaptischer Reflex (Sensoren im gereizten Muskel) und Fremdreflex/ ▸ polysynaptischer Reflex (Sensoren außerhalb des Muskels, z. B. in der Haut).

Reflex acustico facialis *m*; ***Etym.:*** lat. *reflectere* „zurückbiegen, umwenden", griech. *akoustos* „hörbar" u. lat. *facialis* „zum Gesicht gehörig"; ***Abk.:*** RAF; ***engl.:*** Acustic facial reflex
Kontext: Diagnostik, Pädiatrie
Einfacher Test zur Festsstellung der Hörfähigkeit des jungen Kindes. Ohne Sichtkontakt wird ein deutliches Klatschen des Untersuchers mit dem Zwinkern beider Augen seitens des Kindes beantwortet. Physiologisch positiv ist dieser Test ab etwa dem zehnten Lebenstag, weil dann erwartungsgemäß der postpartale (physiologische) Paukenerguss im Innenohr abgeschwollen ist. Dieser R. ist bis ans Lebensende auslösbar.

Reflex optico facialis *m*; ***Etym.:*** lat. *reflectere* „zurückbiegen, umwenden", griech. *optikos* „das Sehen betreffend" u. lat. *facialis* „zum Gesicht gehörig"; ***Abk.:*** ROF; ***engl.:*** Optic facial reflex
Kontext: Diagnostik, Pädiatrie
Einfacher manuell durchgeführter Schnelltest zur Feststellung der Sehfähigkeit des jungen Kindes. Zügig und ohne Windhauch wird dem in Rückenlage befindlichen Kind die flache Hand des Untersuchers einige Male zum Gesicht hinuntergesenkt. Der Test ist positiv, wenn das Kind beide Augen kurz schließt, was in der gesunden Entwicklung nach dem dritten Lebensmonat zu beobachten ist.

Reflex, kutiviszeraler *m*; ***Etym.:*** lat. *reflectere* „zurückbiegen, umwenden", *cutis* „Haut" u. *viscera* „Eingeweide, innere Organe"; ***engl.:*** Reflex, cutivisceral
Kontext: Bindegewebsmassage
Von der Unter(haut) ausgehender Reiz, der über das Hinterhorn kommend auf spinaler Ebene verschaltet wird. Zum einen erfolgt die Verschaltung

R

zum Thalamus (spinothalamische Bahn) und löst zentrale Reaktionen aus, die wiederum die lokalen beeinflussen. Zum anderen gibt es eine direkt segmentale Verschaltung. Dabei wird der Reiz über Interneurone auf Vorder- und Seitenhornabschnitte geleitet und entsprechend motorisch oder vegetativ „gesamtsegmental" beantwortet, bevor das zentrale System regulierend einwirkt.

Reflex, monosynaptischer *m*; ***Etym.:*** lat. *reflectere* „zurückwenden" u. griech. *monos* „allein, einzeln, einzig", *synapsis* „Verbindung"; ***engl.:*** Reflex, monosynaptic; ***Syn.:*** Muskeldehnungsreflex, Eigenreflex, Längenkontrollsystem
Kontext: Neurophysiologie, Sensomotorik
Einfachste neuronale Grundstruktur mit zwei Neuronen (sensibles Neuron einer ▸ Muskelspindel, Motoneuron des gleichen Muskels bzw. der motorischen Einheit); arbeitet auch als Längenkontrollsystem. Der Begriff Muskeldehnungsreflex kennzeichnet den adäquaten Reiz. Eigenreflex besagt, dass sich der Rezeptor im gedehnten und antwortenden Muskel befindet. Der Rezeptor ist die Muskelspindel; das γ-System passt ständig die Empfindlichkeit dieses Rezeptors an die aktuelle Muskellänge an. Die monosynaptische Struktur betrifft diesen Reflex nur im engsten Sinn. In Erweiterung der Wirkung auf die antagonistische Muskulatur sind Interneurone zwischen das sensible und motorische Neuron geschaltet. Mit der strukturellen Einordnung des monosynaptischen Reflexablaufs im engsten Sinn in die zu erbringende Gesamtleistung des segmentalen und intersegmentalen spinalen Neuronennetzes wird der Reflex zwingend polysynaptisch. Die sensomotorische Gesamtleistung erfordert es,

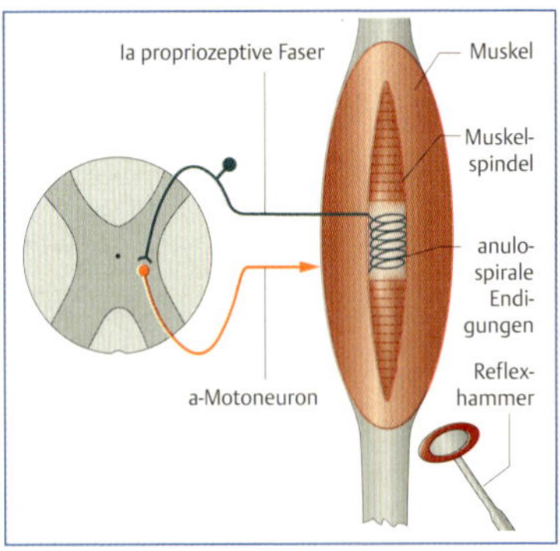

Reflex: monosynaptischer Reflexbogen.

die Kontraktion des gedehnten Muskels mit einer Relaxation des Antagonisten zu koppeln. Eine Bewegung gegen die Ursache wäre sonst unmöglich. Dies geschieht, indem die Ia-Afferenz ein hemmendes Interneuron aktiviert und dieses die Motoneurone des Antagonisten hemmt (vgl. ▸ Reziproke Hemmung, Erhöhung der ▸ Reizschwellen).

Reflex, monosynaptischer – phasische Eigenschaft *f*; ***Etym.:*** griech. *monos* „allein, einzeln, einzig", *synapsis* „Verbindung", lat. *reflectere* „zurückwenden" u. griech. *phasis* „Anzeige, Erscheinung, Aufgang eines Gestirns"; ***engl.:*** Reflex, monosynaptic – phasic qualities
Kontext: Neurophysiologie, Sensomotorik
Reflektorische, kurze, relativ kräftige Kontraktion des Muskels, an der u. a. die Muskelfasern Typ II beteiligt sind (schnell kontrahierend, schnell ermüdbar), aufgrund eines Dehnungsreizes mit hoher Anstiegssteilheit (impulsartige, kurze Dehnung des Muskels); führt die Muskellänge auf den Ausgangswert zurück. Untersuchung der phasischen Eigenschaften des Eigenreflexes: Schlag auf die Sehne. Die Muskelspindeln antworten auf diesen Reiz mit ihrer Differenzialempfindlichkeit (D-Sensoren); die Entladungssequenz steigt plötzlich stark an. Zeitliche Summation an den Motoneuronen und räumliche Summation im Motoneuronenpool führen zur Entladung der motorischen Einheiten bzw. zur kurzen, kräftigen Kontraktion, die die ursprüngliche Muskellänge wiederherstellt. Die Empfindlichkeitseinstellung durch das γ-System variiert den Sollwert der Muskellänge so, dass der Reflex im Rahmen der Willkürmotorik als sensomotorischer Grundbaustein zur Verfügung steht. Die Eigenschaft der Motoneurone, tonisch oder phasisch zu reagieren, wird von übergeordneten supraspinalen Strukturen eingestellt. Sie ist keine Konstante.

Reflex, monosynaptischer – tonische Eigenschaft *m*; ***Etym.:*** griech. *monos* „allein, einzeln, einzig", *synapsis* „Verbindung", lat. *reflectere* „zurückwenden" u. griech. *tonos* „Seil, Tau, Spannung, Spannkraft"; ***engl.:*** Reflex, monosynaptic – tonic qualities
Kontext: Neurophysiologie, Sensomotorik
Reflektorische schwache Kontraktion (Slow-Twitch-Fasern) aufgrund eines kontinuierlichen Dehnungsreizes mit geringer Anstiegssteilheit; stabilisiert die Muskellänge (Stützsensomotorik), z. B. zur Kompensation der Schwerkraft. Bsp.: Im Stehen ist der M. quadriceps femoris (Antischwerkraftmuskel) ei-

R

nem kontinuierlichen Dehnungsreiz mit sehr geringer Anstiegssteilheit ausgesetzt. Nur wenige ▸ Muskelspindeln reagieren mit ihrer Proportionalempfindlichkeit (P-Sensoren) und sehr geringer Aktivitätszunahme. Reflektorisch entladen sich nur die niedrigstschwelligen, sehr langsam kontrahierenden, ▸ motorischen Einheiten (sehr geringes Kraftniveau). Die sehr langsam kontrahierenden Einheiten kontrahieren auf die sehr gering frequenten Afferenzen tetanisch aufgrund ihrer besonders intensiven Ia-Verknüpfungen. Die Kontraktionen reichen für den adäquat kompensierenden aktiven Muskeltonus aus. Sie liegen unter der Wahrnehmungsschwelle. Die tonische Antwort des Dehnungsreflexes stabilisiert die Muskellänge z. B. beim Stehen. Die Nutzung des tonischen Dehnungsreflexes ist nur mit einer gleichzeitigen supraspinalen räumlich bahnenden Aktivität auf die Motoneurone möglich. Somit entscheidet die Willkürhandlung Stehen über die Wirksamkeit des tonischen Reflexes bei der Schwerkraftkompensation. Am ruhenden, entspannt liegenden Menschen sind keine EMG-Aktivitäten als Zeichen eines aktiven Muskeltonus messbar. Die Eigenschaft der Motoneurone, tonisch oder phasisch zu reagieren, wird von übergeordneten supraspinalen Strukturen eingestellt. Sie ist keine Konstante.

Reflex, pathologischer *m*; ***Etym.:*** lat. *reflectere* „zurückbiegen, zurückwenden" u. griech. *pathos* „Leiden, Krankheit", *logos* „Wort, Rede, Kunde"; ***engl.:*** Reflex, pathologic

Kontext: Neurologie

Nur beim neuronal beeinträchtigten Patienten auslösbarer Reflex (bei gesunden Gleichaltrigen nicht nachweisbar). Wichtigster p. R. ist das ▸ Babinski-Zeichen: Beim Streichen über den seitlichen Fußsohlenrand wird eine Dorsalflexion der Großzehe bei gleichzeitigem fächerartigem Abspreizen der anderen Zehen beobachtet; bei Gesunden wird die Großzehe nach plantar flektiert oder der Fuß weggezogen; dieser Reflex ist bei Säuglingen in den ersten Lebensmonaten zu beobachten, verliert sich im Zusammenhang mit der Reifung des Tractus corticospinalis; tritt bei Läsionen des Tractus (z. B. zerebraler Insult) wieder auf (vgl. ▸ Reflex, polysynaptischer).

Reflex, polysynaptischer *m*; ***Etym.:*** lat. *reflectere* „zurückbiegen, zurückwenden", griech. *poly...* „viel, mehr" u. *synapsis* „Verbindung"; ***engl.:*** Reflex, polysynaptic; ***Syn.:*** Fremdreflex, Fluchtreflex

Kontext: Neurophysiologie, Sensomotorik

Verschaltung zwischen verschiedenen Sensoren (unterschiedliche adäquate Reize und Antwortverhalten auf die adäquaten Reize) und motorischen Einheiten mehrerer Muskeln über das spinale Interneuronennetz; die Sensoren sind nicht in der antwortenden Muskulatur lokalisiert, sondern in der Haut oder Schleimhaut. Bsp.: somatosomatische und somatoviszerale Reflexabläufe. Adäquate Reize: mechanische, thermische, chemische Reize mit nozizeptivem Charakter (Druck, Stich, Hitze, Säure). Sie lösen Noziafferenzen aus oder werden als Störgröße (z. B. Bestreichen der Bauchhaut) empfunden. Der Reflexerfolg wird daran gemessen, wie weit sich die gereizte Körperstelle vom Reiz entfernt. Je nach Reizstärke kann sich der Fremdreflex von einem reinen kurzen Entfernen eines Körperteils bis zur Fortbewegung ausweiten. Für die Reizantwort sind alle Rückenmarksegmente und der Hirnstamm (Halte- und Stellreflexe) verantwortlich. Die Grundlage hierfür ist die sich ausbreitende zeitliche und räumliche Summation in den Interneuronennetzen in Abhängigkeit von der Reizstärke. Fremdreflexe haben den Charakter von Schutz- oder Fluchtreaktionen. Starke, mechanische bzw. schmerzhafte Reize an der Fußsohle (▸ Flexorreflex mit gekreuztem Extensorreflex) oder thermische Reize an der Hand aktivieren reflektorisch die Flexoren der unteren (Sprung-, Knie-, Hüftgelenk) oder oberen Extremität (Hand-, Ellenbogen-, Schultergelenk). Fuß und Hand entfernen sich vom Reiz. Die Afferenzen der Nozizeptoren bahnen über intrasegmentale und intersegmentale gleichseitige (ipsilaterale) Interneuronennetze die α- und γ-Motoneuronenpools der Flexoren. Die Flexionen können nur ausgeführt werden, wenn die Antagonisten ihre Spannung vermindern. Die gleichen Afferenzen sind mit den Motoneuronenpools der Extensoren hemmend verschaltet.

Reflex, propriozeptiver *m*

Vgl. ▸ Eigenreflex.

Reflex, viszerokutaner *m*; ***Etym.:*** lat. *reflectere* „zurückbiegen, umwenden", *viscera* „Eingeweide, innere Organe" u. *cutis* „Haut"; ***engl.:*** Reflex, viscerocutaneous

Kontext: Bindegewebsmassage

Von einem Organ ausgehender Reiz, der über das Hinterhorn eintreffend auf segmentaler Ebene verschaltet wird. Zum einen erfolgt die Verschaltung über den Tractus spinothalamicus und löst ebenfalls zentrale Reaktionen aus. Zum anderen

R

gibt es eine direkte segmentale Verschaltung über Interneurone auf das Vorder- und Seitenhorn. Dabei werden motorische und vegetative Reaktionen in allen segmentalen Strukturen bzw. Bereichen (▸ Dermatom, ▸ Myotom, ▸ Sklerotom) ausgelöst.

Reflexblase *f*; ***Etym.:*** lat. *reflectere* „zurückwerfen, zurückbiegen"; ***engl.:*** Reflex bladder
Kontext: Neurologie
Harnblase mit sich häufig reflektorisch zusammenziehendem Blasenmuskel. Ursache: Durch neurologische Störungen (z. B. durch Querschnittsyndrom, Multiple Sklerose) kontrahiert sich der Blasenmuskel bereits bei kleinen Urinmengen reflektorisch. Dies tritt auf bei ▸ Detrusorhyperreflexie und bei ▸ Detrusor-Sphinkter-Dyssynergie.

Reflexbronchokonstriktion *f*; ***Etym.:*** lat. *reflexum* „das Zurückgeworfene", griech. *bronchos* „Kehle, Luftröhre" u. lat. *constrictio* „das Zusammenschnüren"; ***engl.:*** Reflex bronchoconstriction
Kontext: Innere Medizin
Reflexartige Engstellung der Bronchien im Sinne eines vaso-vagalen Reflexes durch chemische oder mechanische Überreizung. Hierbei spielen Mediatorenstoffe wie Histamin, Prostaglandin etc. eine Rolle. Physiotherapie: Eine Inhalation kann zu Beginn eine Reflexbronchokonstriktion auslösen. Es empfiehlt sich daher, dass der Patient vorab sein Dosieraerosol (Beta2-Adrenergikum oder Anticholinergikum) zur Erweiterung der Bronchien nutzt.

Reflexinkontinenz *f*; ***engl.:*** Reflex incontinence
Vgl. ▸ Harninkontinenz.

R

Reflexion *f*; ***Etym.:*** lat. *reflectere* „zurückwerfen, zurückbiegen"; ***engl.:*** Reflection
1. ***Kontext:*** Clinical Reasoning
Teil der metakognitiven Fähigkeiten eines Therapeuten, der im Hinblick auf das physiotherapeutische ▸ Clinical Reasoning besonders relevant ist. R. kann als ein Betrachten der eigenen Gedanken und Handlungen bei der Bearbeitung kognitiver Aufgaben verstanden werden. Durch Reflexionsprozesse nimmt ein Therapeut die eigenen Denk-, Handlungs- und Lernprozesse wahr und bewertet sie kritisch im Hinblick auf ihre Effektivität. Statt einer schematischen und routinemäßigen Behandlung ermöglicht R. ein variables und durchdachtes Anpassen der Maßnahmen auf die individuellen Bedürfnisse des Patienten. Die angewendeten Strategien können systematisch gesteuert, kontrolliert und weiterentwickelt werden. Durch R. wird jede therapeutische Tätigkeit eine ergiebige Quelle des Lernens und der persönlichen Weiterentwicklung (vgl. ▸ Metakognition).
2. ***Kontext:*** Psychologie, Kommunikation
Fähigkeit und Bereitschaft, das eigene Fühlen, Denken und Handeln zu überdenken und zu hinterfragen. Bezogen auf die emotionalen Anteile trägt R. zu mehr ▸ Kongruenz bei – die Person versteht und akzeptiert sich selbst und ihre ▸ Erfahrungen und ▸ Emotionen besser. Darüber hinaus spielt R. eine große Rolle beim Transfer von Wissen auf Alltagssituationen.
3. ***Kontext:*** Physik
Zurückwerfen von elektromagnetischen Wellen (z. B. Licht) oder Schallwellen von einer Oberfläche. Bezogen auf das Einfallslot (im Auftreffpunkt) sind der Einfallswinkel und der Reflexionswinkel gleich (Reflexionsgesetz). Beispiele: Spiegelung von Gegenständen, Ultraschall-Diagnostik, Radar, Tiefenmessung (Seefahrt), Pool-Billard.

Reflexionsphase, physiotherapeutische *f*; ***engl.:*** Reflection phase, physiotherapeutic; ***Syn.:*** kritische Phase
Kontext: Maitland-Konzept
Wiederkehrende Phase im ▸ physiotherapeutischen Prozess, die Therapeuten bewusst planen und durchführen, z. B. in der Begrüßungs- und Informationsphase, Anamnese, Planung der Funktionsuntersuchung, Funktionsuntersuchung mit Probebehandlung und Wiederbefund, Auswertung des Erstbefundes, Behandlungsplanung, Planung der 2. und 3. Sitzung, Wiederbefundprozesse, retrospektive Assessments, Abschlussphase.

Reflexirradiation *f*; ***Etym.:*** lat. *reflectere* „zurückbiegen, umwenden" u. *irradiare* „strahlen, bestrahlen"; ***engl.:*** Reflex irradiation
Kontext: Neurologie
Bei Fremdreflexen und polysynaptischen Reflexen vorkommende Ausbreitung der Reflexantwort über die normale Antwort hinaus, z. B. die Aktivierung ganzer Muskelketten bei einem Hautreiz.

Reflexkriechen *n*; ***Etym.:*** lat. *reflectere* „zurückbiegen, umwenden"; ***Abk.:*** RF; ***engl.:*** Reflex crawling
Kontext: Pädiatrie, Vojta-Konzept
Eine mit Hilfe externer Stimuli provozierte horizontale menschliche Fortbewegungsform, in Bauchlage beginnend. Diese entspricht in ihren

einzelnen Anteilen (als Teilmuster bezüglich Gelenkbewegungen, Muskelaktionen etc. benannt) denen gesunder Kinder im Entwicklungszeitraum von der Geburt bis zum freien Laufen. Sie enthalten die notwendigen Muskelfunktionsdifferenzierungen menschlicher Fortbewegungsformen. Es handelt sich um eine durch sensorische Reize herausgelockte kriechähnliche ▸ Lokomotion. Dieser horizontal ablaufenden tendenziellen Fortbewegung wird allerdings ein angepasster, an den diagonalen Stützpunkten des Kriechmusters totaler Widerstand entgegengesetzt, sodass die Bahnung des antipathologischen, physiologischen, reziproken Fortbewegungsmusters sozusagen dreidimensional auf der Stelle, aber intensiver, häufiger und effektiver abläuft. Das bedeutet eine erhöhte ▸ Summation von Reizen hinsichtlich der Ummusterung nicht idealer Spontanmotorik. Das Fortbewegungsmuster wird von den Patienten ohne verbale Instruktionen aktiv dreidimensional ausgeführt und ist gut beobachtbar (vgl. ▸ Reflexlokomotion, ▸ Summation von Reizen, ▸ Effekte der Therapie, ▸ Auslösungszone).

Reflexlokomotion *f*; ***Etym.:*** lat. *reflectere* „zurückbiegen, umwenden“, *locus* „Ort, Stelle“ u. *motio* „Bewegung“; ***Abk.:*** Relo; ***engl.:*** Reflex locomotion, characteristics of

Kontext: Vojta-Konzept

Neurokinesiologische Therapieform, bei der durch extern gesetzte Reize *künstlich* Fortbewegungsformen provoziert werden, die es so in der spontanen gesunden sensomotorischen Ontognese hinsichtlich ihrer Zusammensetzung der Teilmuster nicht gibt. Bei Patienten mit Störungen der Bewegungsquantität und -qualität können unter bestimmten Bedingungen aber genau die Bewegungsmuster bzw. Bewegungssequenzen hervorgelockt werden, die der Dynamik der gesunden Bewegungsentwicklung von jungen Kindern entsprechen. Diese nonverbal provozierten Muster enthalten die für die gesunde Entwicklung notwendigen Bausteine von menschlichen Fortbewegungsformen. Die R. wurde 1950 von ▸ Vojta empirisch entdeckt und beschrieben. Sie ist eine physiotherapeutische Behandlungsform bei Störungen des Haltungs- und Bewegungsapparates, insbesondere wenn diese durch Hirnfunktionsstörungen verursacht wurden. Der Therapeut provoziert über bestimmte Techniken (unter Berücksichtigung bestimmter Parameter) globale Fortbewegungsmuster. Dies geschieht für den Patienten ohne Kommando, unbewusst, aber aktiv und ist fast beliebig oft wiederholbar. Bei genauer Analyse stellte ▸ Vojta fest, dass diese Muster aus Teilmustern unterschiedlicher Entwicklungsstufen der gesunden sensomotorischen Ontogenese im Zeitfenster von der Geburt bis zum aktiven freien Laufen zusammengesetzt sind. Sie können bereits bei extrem jungen gesunden, ebenso wie bei entwicklungsgestörten Säuglingen provoziert werden. Das bedeutet, dass diese wiederholt aus dem Zentralnervensystem herauszulockenden Muster angeboren sein müssen. Das zentrale Nervensystem des behandelten Kindes gibt vor, ob, wann und wie vollkommen diese für die gesunde Entwicklung benötigten Teilmuster und deren Eigenschaften aktiv in die eigene motorische Ontogenese integriert werden. Die sensomotorischen Haltungs- und Bewegungsmuster des ersten Lebensjahres kann man als Basismuster der dynamischen Fortbewegungsentwicklung betrachten. Erst wenn diese Basismuster ausgereift harmonisch und koordiniert beherrscht werden, sind höchste motorische Leistungen möglich, z. B. Geigespielen oder Spitzentanz. Je früher diese physiologischen Anteile der Spontanmotorik aus dem zentralen Nervensystem herausgelockt werden, desto größer ist die Chance auf vollständige Eliminierung bzw. größtmögliche Minimierung der Pathologie. Die R. besteht aus zwei Koordinationskomplexen: ▸ Reflexkriechen und ▸ Reflexumdrehen. Aufgrund klinischer, systematisierter Beobachtungen an Patienten und neuerer Er-

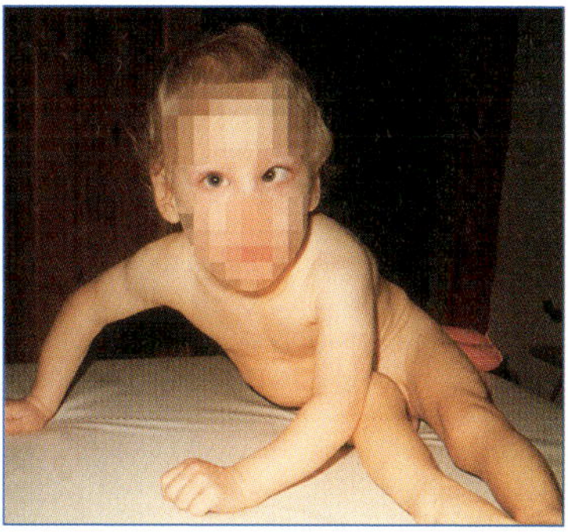

Reflexlokomotion: Nach ca 3½ Monaten Behandlungszeit mit der Reflexlokomotion hat das Kind nun ein Entwicklungsalter von ca. 9 Monaten. Es kann drehen, robben und sich aktiv hinsetzen.

R

kenntnisse der Hirnforschung werden die Grundlagen der R. als Basistherapie in aktuelle Behandlungskonzepte bei Bewegungsstörungen aller Altersgruppen einbezogen (vgl. ▸ Koordinationskomplexe).

Reflexlokomotion, angeborene Muster der *n*; ***Etym.:*** lat. *reflectere* „zurückbiegen, umwenden", *locus* „Ort, Stelle" u. *motio* „Bewegung"; ***engl.:*** Reflex locomotion, inborn pattern of

Kontext: Vojta-Konzept

Globale Bewegungs- bzw. Muskelmuster, die unter bestimmten Bedingungen altersunabhängig bei jedem Menschen provoziert werden können. Unter Berücksichtigung bestimmter Parameter (▸ ASTE , ▸ Zonen und den an den Zonen gesetzten Reizen) bewegen sich die Patienten jeden Alters mit unterschiedlicher Vollkommenheit in immer der gleichen bzw. sehr ähnlichen Weise, insbesondere in den ersten 6 Lebensmonaten. Diese Bewegungsmuster sind mit bloßem Auge gut zu erkennen. Bei der Analyse stellt man fest, dass sie in ihren ▸ Teilmustern denen gesunder Kinder entsprechen, solange sie sich innerhalb des Zeitfensters postpartal bis zu dem Zeitpunkt des freien Laufens befinden. Die Provozierbarkeit dieser Muster scheint angeboren zu sein (vgl. ▸ Antwortmuster, ▸ Vojta-Konzept).

Reflexlokomotion, Ausgangsstellung der *f*

Vgl. ▸ Ausgangsstellung der Reflexlokomotion.

Reflexlokomotion, Charakteristika der *f*; ***Etym.:*** lat. *reflexio* „Zurückbeugung", *locus* „Ort, Stelle" u. *motio* „Bewegung"; ***engl.:*** Reflex locomotion

Kontext: Vojta-Konzept, Neurologie

Dynamische Muskelaktivitäten und vegetative Reaktionen sind beim Patienten während und nach der Therapie beobachtbar. Sie werden vom Physiotherapeuten über definierte Reizpunkte am Körper des Patienten ausgelöst und breiten sich, bei Andauern der Reizauslösung zielgerichtet über die gesamte Skelettmuskulatur aus, einschließlich der Augenmotorik und der Motorik für die Atmung, für die Blutgefäße und die Motorik für Blase und Darm. Die Reizantworten kommen aus verschiedenen Schaltebenen des ZNS, sind den Gesetzmäßigkeiten der menschlichen Fortbewegung zuzuordnen und sind reproduzierbar. Sie werden ggf. vom Patienten rückgemeldet. Die Anwendung der R. verbessert bei Patienten während der Therapie, vorübergehend oder dauerhaft die automatische Steuerung der Körperhaltung, vegetative Funktionen, die Stützfunktion der Extremitäten, die dafür notwendigen zielgerichteten Muskelaktivitäten und die Bewegungsökonomie und verbessert somit die Lebensqualität des Patienten.

Reflexogen *n*; ***Etym.:*** lat. *reflectere* „zurückbiegen, umwenden" u. griech. *gennan* „erzeugen, hervorbringen"; ***engl.:*** Reflex circuit; ***Syn.:*** reflexähnlich

Kontext: Pädiatrie, Vojta-Konzept

Reflexähnlich. Das Wort Reflex bedeutet im medizinischen Sinne: unbewusste, automatisch und regelhaft ablaufende Reaktion eines Erfolgsorgans auf einen adäquaten Reiz hin. Diese Reaktion tritt ohne Zeitverzug prompt auf und ist beliebig oft wiederholbar. R. bedeutet im Zusammenhang mit der Provokation der beiden therapeutisch relevanten Koordinationskomplexe ▸ Reflexkriechen und ▸ Reflexumdrehen, dass die Reaktionen zwar auch automatisch und unbewusst auftreten, aber sie sind nicht prompt zu erwarten und sind immer am ganzen Körper mit genau bekannten, erwarteten Reaktionen unterschiedlicher Intensität zu beobachten. Die Reaktionen erfolgen über mehrere bestimmte, in Richtung und Stärke sehr an das Individuum angepasste Stimuli. Die Stärke und die Vollkommenheit der genau bis ins Detail bekannten Reaktionen sind in Abhängigkeit von Alter und Diagnose unterschiedlich. Die Provokation gelingt aber altersunabhängig und weitgehend beliebig oft, also reflexähnlich. R. ist ein von ▸ Vojta geprägter Begriff.

Reflexprüfung *f*; ***Etym.:*** lat. *reflectere* „zurückbiegen, umwenden"; ***engl.:*** Reflex testing

Kontext: Diagnostik, Neurologie, Pädiatrie

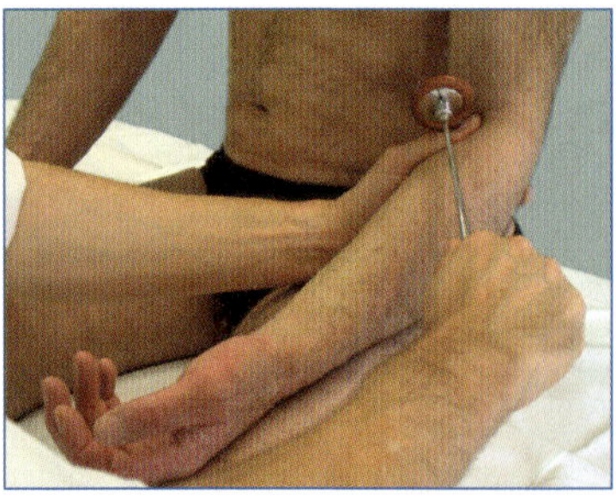

Reflexprüfung: Prüfung des Bizepssehnenreflexes.

R

Testung von Eigen-, Fremd- und Primitivreflexen, tonischen Reflexen, Stellreflexen und Gleichgewichtsreaktionen zur Diagnostik des Schädigungsniveaus und der motorischen Entwicklung. Bsp.: Prüfung des Muskeleigenreflexes durch Schlag auf die Muskelsehnen und Beurteilung der Reflexantwort (Muskelkontraktion) im Seitenvergleich hinsichtlich Verlust, Abschwächung oder Steigerung der Reflexantwort.

Reflexstatus *m*; ***Etym.:*** lat. *reflectere* „zurückbiegen, umwenden" u. *status* „Stand"; ***engl.:*** Reflex status

Kontext: Neurologie

Erfassung und Dokumentation von ▸ Eigenreflexen und ▸ Fremdreflexen sowie ▸ pathologischen Reflexen zur Diagnostik und Überprüfung des Krankheitsverlaufs.

Reflextheorie *f*; ***Etym.:*** lat. *reflectere* „zurückbiegen, umwenden" u. griech. *theoria* „das Anschauen, Betrachtung, Untersuchung, Forschung"; ***engl.:*** Reflex theory

Kontext: Motorisches Lernen, Neurophysiologie

Auf den Arbeiten des Neurophysiologen Sir Charles Scott Sherrington beruhende, veraltete Modellvorstellung. Die R. geht davon aus, dass Willkürbewegungen eine Summation von Reflexen darstellen, wobei höhere neuronale Strukturen die jeweils niedrigeren kontrollieren. Es existieren mehrere Theorien, wie das zentrale Nervensystem Bewegungsabläufe steuert und kontrolliert (vgl. ▸ Closed-loop-Theorie).

Reflextherapie *f*; ***Etym.:*** lat. *reflectere* „zurückwerfen, zurückbiegen" u. griech. *therapeia* „Pflege, Heilung"; ***engl.:*** Reflexotherapy, reflex treatment

Kontext: Traditionelle Chinesische Medizin

Gezielte Kombination auf der körperlichen (Injektionen, kraniosakrale Therapie, Heildiät, Basentherapie, Phytodolor), energetischen (Thermokochsalz, Magnetfeldtherapie) und informativen Ebene (Homöopathie, Fußreflex- und kraniosakrale Therapie, Akupunktur) mit Summationseffekt. Die R. hat keine Nebenwirkungen, niedrige Kosten und gewährleistet eine schnelle und dauerhafte Wiederherstellung der Arbeitsfähigkeit. ▸ Akupunktur und ▸ Tuina sind R., die Gleichgewichtsstörungen des Organismus beseitigen. Weitere nicht invasive R. sind u. a. ▸ Schröpfen, Soft-Laser, ▸ Moxa, ▸ TENS. Die klassische ▸ Bindegewebsmassage basiert auf neuronalen Verschaltungen, die als viszero-kutane oder kuti-viszerale Reflexbögen beschrieben werden.

Reflextraining *n*; ***Etym.:*** lat. *reflectere* „zurückbiegen, umwenden"; ***engl.:*** Reflex training; ***Syn.:*** Reaktionstraining

1. ***Kontext:*** Sportphysiotherapie, Trainingslehre

Unterschiedlich verwendeter Begriff, meist im Sinne einer neuronal vermittelten, unwillkürlichen, raschen und wiederholt abrufbaren Reaktion auf einen definierten Stimulus – vom einfachen angeborenen Reflexbogen bis hin zu komplexen, teilweise erworbenen, höheren Reflexkreisen; Bsp.: Kampfsport, Torwarttraining.

2. ***Kontext:*** Spiraldynamik

Systematisches Training von Reflexen und Reaktionen. Das R. umfasst unbewusst ablaufende Prozesse; diese sind bewusstseinsfähig, aber nicht bewusstseinspflichtig. Es ist an zwei Bedingungen geknüpft: Bezug zu ▸ archaischen Bewegungsmustern, wie z. B. Schreit-, Stütz- oder Greifreflex; Transfermöglichkeiten in den Alltag, z. B. Gangschule, Lauftraining, Greiffunktion im Haushalt (vgl. ▸ Random practise).

Reflexumdrehen *n*; ***Etym.:*** lat. *reflectere* „zurückbiegen, umwenden"; ***Abk.:*** RU; ***engl.:*** Reflex rolling

Kontext: Pädiatrie, Vojta-Konzept

Bahnbarer Bewegungsweg von der Rückenlage bis in die Seitenlage. Es handelt sich um den sogenannten zweiten Koordinationskomplex. Der Patient liegt in Rückenlage. Über einen bestimmten Reiz und ein am Kopf gefühlvoll, gegen die beginnende und erwartete Rotation bremsenden Widerstand wird der Bewegungsweg bis in die Seitenlage gebahnt. Aus Seitenlage wird mit Hilfe mindestens zweier externer Reize der Weg bis in die Krabbelstellung, analog dem Bewegungsverhalten gesunder Kinder, provoziert, aber bis zur Isometrie, besonders hinsichtlich der Fortbewegungstendenz des Rumpfes, wieder gebremst. Die Bausteine/Elemente dieser Muster sind Teilmuster des gesunden motorischen Entwicklungszeitraumes von der Geburt bis zum freien Laufen. Die provozierten Bewegungselemente mit hochdifferenzierten Muskelaktionen werden, in Abhängigkeit vom Reifezustand des kindlichen ZNS, in die Spontanmotorik des behandelten Individuums eingebaut (vgl. ▸ Reflexlokomotion, ▸ Phasenumkehr, ▸ Teilmuster).

Reflexzeit *f*; ***Etym.:*** lat. *reflectere* „zurückbiegen, umwenden"; ***engl.:*** Reflex time

Kontext: Neurophysiologie, Sensomotorik

Zeit zwischen Reiz und Reaktion; abhängig von der Reflexkreisstruktur und der Körperlänge.

Beim ▸ monosynaptischen Reflex z. B. sehr kurz und konstant (20–30 ms); beim Fremdreflex relativ lang und abhängig von der Reizintensität. Bsp. Achillessehnenreflex: R. ca. 29 ms. 5 Teilzeiten bilden die R.

Reiztransformation: Zeit für die Transformation des Reizes in eine Aktionspotenzial-Sequenz (ca. 1 ms).

Afferente Leitungszeit: Weiterleitung der Aktionspotenziale über das Ganglion spinale zu den Motoneuronen des gereizten Muskels im Vorderhorn des Rückenmarks (abhängig von der Struktur der Nervenfaser). Das Aktionspotenzial der Muskelspindeln des M. triceps surae benötigt ca. 13 ms bis zur Synapse im Segment L 5–S 2 (Dehnungsreflex mit sehr schneller Ia-Afferenz).

Synaptische Übertragungszeit: Zeitbedarf für die Entstehung eines Aktionspotenzials im Axonkegel des Motoneurons infolge des chemischen Übertragungsmechanismus (ca. 0,5 ms).

Efferente Leitungszeit: Weiterleitung zurück zum Muskel bzw. M. triceps surae (ca. 13 ms).

Synaptische Übertragungszeit: über die motorische Endplatte und für den Umsetzungsprozess des elektrischen Signals in den Kontraktionsprozess (elektromechanische Ankopplung), den Kreuzbrückenzyklus (zusammen ca. 2 ms).

Reflexzone, organische *f*; ***Etym.:*** lat. *reflectere* „zurückbiegen, umwenden", griech. *zone* „Gürtel, Querstreifen auf der Erd- od. Himmelskugel, Gebiet" u. griech. *organon* „Werkzeug, Hilfsmittel"; ***engl.:*** Reflex zone, organic

Kontext: Fußreflexzonenmassage, Bindegewebsmassage

Definiertes Areal auf der Fußsohle, dem Rücken, das einem bestimmten inneren Organ zugeordnet ist. Therapeuten mit spezieller Weiterbildung, z. B. in Fußreflexzonenmassage, nutzen die Zonen zur Diagnostik und Therapie von Funktionsstörungen der inneren Organe. Reflexzonen sind auch für die Handinnenflächen, Ohren (Akupunktur) und die Iris (Irisdiagnostik) definiert. Organische R. bilden sich aufgrund von Kumulationsprozessen. Die physiologisch auf einer Segmenthöhe eintreffenden algetisch wirkenden Meldungen addieren sich mit den zusätzlich organisch eintreffenden Meldungen. Allerdings kommt es erst bei einem Versagen der hemmend wirkenden Regelkreisläufe zur Ausbildung einer hyperalgetischen Zone. Durch die segmentale Zuordnung der Organe entstehen ▸ Head-Zonen oder im ▸ Myotom liegende ▸ Druckpunkte.

Segmentbeziehungen wichtiger Organe

Organ	Segment	Befundseite
Herz	Th 3–Th 5	Links
Speiseröhre	Th 4–Th 6	Beidseitig
Lunge	Th 5–Th 6	Beidseitig
Magen	Th 5–Th 8	Links
Leber	Th 8–Th 11	Rechts
Pankreas	Th 8–Th 9	Links
Milz	Th 8–Th 9	Links
Duodenum	Th 8–Th 10	Rechts
Ilium, Jenunum	Th 8– Th 9	Links/rechts
Niere	Th 10–Th 11	Beidseitig
Kolon	Th 10–Th 12	Links/rechts
Harnblase	Th 11–Th 12	Beidseitig
Geschlechtsdrüsen	Th 10–L 1	Beidseitig
Sigmoideum	Th 12–L 1	Links

Reflexzonentherapie *f*; ***Etym.:*** lat. *reflectere* „zurückwerfen, zurückbiegen" griech. *zone* „Gürtel" u. *therapeia* „Pflege, Heilung"; ***engl.:*** Segmental reflex massage, reflex zone therapy

Kontext: Traditionelle Chinesische Medizin

Bestimmte Körperzonen sind die Grundlage für die Arbeit der Reflexzonentherapie. Wichtige Reflexzonen des Körpers sind die Zunge, der Puls, das Ohr, der Schädel, der Fuß, die Hand, die radiale Seite des Zeigefingers und die Bauchdecke. Als Hintergrundzonen bezeichnet man diejenigen, die primär oder sekundär am Entstehen der vorliegenden Beschwerden des Patienten beteiligt sein können bzw. die das belastete Milieu darstellen, auf dessen Grundlage die Symptomatik entstehen kann. Eine Form der R. ist die ▸ Fußreflexzonentherapie. Diese wurde durch den amerikanischen Mediziner William Fitzgerald in die westliche Medizin eingeführt. Dieser stellte einen

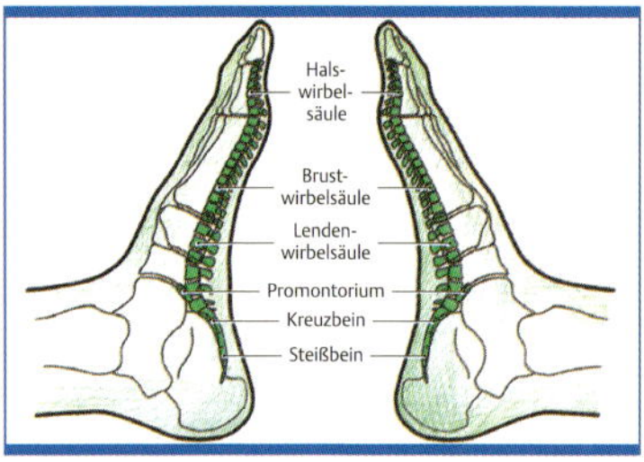

Reflexzonentherapie: Wirbelsäulenzonen.

Zusammenhang zwischen dem Makrosystem des ganzen Menschen und dem Mikrosystem seiner Füße dar. Die Fußsohle ist in 10 senkrecht verlaufende Felder und 3 waagerecht verlaufende Felder unterteilt. Liegt eine Störung in einer bestimmten Körperzone vor, so spiegelt diese sich in der gleichen Zone am Fuß als belastetes Areal wider.

Refraktärzeit *f*; ***Etym.:*** lat. *refractarius* „ungeschmeidig, halsstarrig, widerspenstig"; ***engl.:*** Absolute refractory period; ***Syn.:*** Refraktärphase
Kontext: Neurophysiologie
Zeitraum nach dem Maximalwert der Umpolarisation (Overshoot) des ▶ Aktionspotenzials, indem trotz Weiterbestehen der Reizeinwirkung die erneute Auslösung eines Aktionspotenzials nicht stattfinden kann (absolute R.) oder die Reizintensität deutlich höher liegen muss (relative R.).
Absolute R.: Während der Repolarisation werden die Na^+-Kanäle fortschreitend vom geschlossenen nicht aktivierbaren in den geschlossenen aktivierbaren Zustand regeneriert. Deren zunächst vollständige Inaktivierung bedeutet, dass trotz Weiterbestehen der aktionspotenzialauslösenden Ursache die Membran nicht mit den Ionenströmen des Aktionspotenzials antworten kann (kein erneutes Aktionspotenzial). Die Membran ist unerregbar. Die absolute Refraktärzeit transformiert einen kontinuierlich einwirkenden Reiz in eine diskontinuierliche Sequenz von Aktionspotenzialen (körpereigene Sprache des ersten Signalsystems). Der spezifische Rezeptor verschlüsselt die Reizquantität in der Aktionspotenzialsequenz.
Relative R.: Die fortschreitende Rückkehr zum Ruhemembranpotenzial regeneriert immer mehr Na^+-Kanäle. Ist eine ausreichende Anzahl wieder aktivierbar und der aktionspotenzialauslösende Reiz besteht weiter, kann ein Aktionspotenzial mit geringerer Amplitude ausgelöst werden. (Ein Aktionspotenzial mit identischer Amplitude kann erst wieder nach der vollständigen Regenerierung aller Na^+-Kanäle ablaufen.)

Refraktärzustand *m*; ***engl.:*** lat. refractarius „halsstarrig, widerspenstig"; ***Syn.:*** Refraktärphase
Kontext: Psychologie, Kommunikation
Zeitspanne vom Auslösen einer bestimmten Emotion bis zu deren Abklingen. Ein R. liegt dann vor, wenn eine bestimmte ▶ Emotion ausgelöst wurde. In der Zeitspanne nach der emotionalen Reaktion mit ihren neurophysiologischen Komponenten ist die ▶ Aufmerksamkeit der Person noch auf das vorliegende Problem gerichtet, sodass sie überwiegend diejenigen Informationen wahrnimmt, die zu dieser Emotion passen. Diese Informationen können Situationsmerkmale, aber auch psychische Inhalte sein (z. B. Wissen). Die Zeitdauer der R. kann unterschiedlich lange dauern. Bei einem Schreck wird der Organismus Atmung und Herzschlag meist innerhalb von 5 bis 15 sec wieder selbst regulieren, wenn die Person wahrnimmt, dass keine Gefahr besteht. Dauert die R. jedoch länger, z. B. Minuten oder Stunden, kann das dazu führen, dass die Person die Welt vorwiegend unter dem verengten Blickwinkel der bestimmten Emotion sieht. In diesem Fall wird es schwierig, andere Wissensbestände abzurufen und die neuen Situationen angemessen zu ▶ interpretieren. Liegt beispielsweise ein ▶ Konflikt zwischen zwei Personen vor, die wütend werden, fällt es schwer, auf eigene Gedanken zu kommen, die nicht mit Wut zu tun haben und Signale des anderen wahrzunehmen (nonverbal und/oder verbal), die für eine Lösung hilfreich sein können. Über entsprechende Strategien der Selbstregulation (z. B. ▶ Achtsamkeit, ▶ Focusing, ▶ Body-Scan) kann man jedoch dazu beitragen, die emotionale Aktivierung positiv zu beeinflussen, um wieder aufnahmefähiger für andere Sichtweisen werden zu können (vgl. ▶ Stimmung, ▶ Emotionsregulation).

Regelfall *m*; ***engl.:*** Rule
Kontext: Berufspolitik
Der Arzt geht innerhalb der ambulanten Versorgung bei der Verordnung von ▶ Heilmitteln von R. aus. Diese werden im Heilmittelkatalog beschrieben. Der R. bestimmt die Art und die Anzahl der Therapie sowie die Menge der Verordnungen. Es ist zwischen Erst- und Folgeverordnungen zu unterscheiden. Heilmittel können im R. in der physikalischen Therapie als vorrangige, optionale und ergänzende Heilmittel sowie als standardisierte Heilmittelkombination verschrieben werden. Verordnungen außerhalb des R. sind möglich, wenn sich die Behandlung mit der nach Maßgabe des Heilmittelkatalogs bestimmten Gesamtverordnungsmenge nicht abschließen lässt.

Regenerationszeit *f*; ***Etym.:*** lat. *regeneratio* „Wiedererzeugung, Neuentstehung"; ***engl.:*** Regeneration time
Kontext: Trainingslehre
Je nach Intensität und Umfang von körperlichen Belastungen benötigt der Körper nachfolgend eine individuell determinierte Zeit für Erholungs- und Wiederherstellungsvorgänge. Dabei sind alle Pro-

zesse der physischen und auch psychischen Erholung eingeschlossen, die für einen wieder leistungsfähigen Funktionszustand des Organismus sorgen.

Regulation, extrakardiale *f*; ***Etym.:*** lat. *extra* „außerhalb, über ... hinaus, ohne", griech. *kardia* „Herz" u. lat. *regulare* „regeln, einrichten"; ***engl.:*** Regulation, extracardial

Kontext: Herz-/Kreislauf-Physiologie

Regelung der Herzfunktion durch das neurovegetative Nervensystem zur Anpassung des Herzminutenvolumens an den Bedarf der physischen Belastung. Der sympathische Teil versorgt alle Anteile des Herzens; der Parasympathikus ist im Kammerbereich wenig präsent, beeinflusst den Sinus- und Atrioventrikularknoten. Der Sympathikus erhöht durch die Katecholamine (Noradrenalin, Adrenalin) die Kontraktilität des Myokards. Kraftmaximum und Kraftanstieg werden ohne Änderung der Vordehnung erhöht. Die Kurven der isovolumetrischen und isobaren Maxima verschieben sich nach links, werden steiler. Mit dieser positiv inotropen Wirkung steigt das Schlagvolumen auf Kosten des Restvolumens. Gleichzeitig beschleunigt sich die Erschlaffung, die Diastole wird stärker als die Systole verkürzt. Die rasche Ventrikelfüllung garantiert dennoch ein adäquates enddiastolisches Volumen. Die positiv inotrope Wirkung und die schnellere Relaxation basieren auf einem verstärkten Ca^{2+}-Einstrom und beschleunigten Ca^{2+}-Rücktransport in das L-System. Die positiv chronotrope Wirkung entsteht durch eine Beschleunigung der langsamen diastolischen Depolarisation. Damit steigt die Eigenfrequenz des Sinusknotens. Die positiv dromotrope Wirkung vermindert die Leitungsverzögerung im Atrioventrikularknoten. Der Parasympathikus (Azetylcholin) hat eine jeweils negative inotrope, chronotrope und dromotrope Wirkung (vgl. ▸ Intrakardiale Regulation, ▸ Frank-Starling-Mechanismus).

Regulation, intrakardiale *f*; ***Etym.:*** lat. *intra* „innen, innerhalb", griech. *kardia* „Herz" u. lat. *regulare* „regeln, einrichten"; ***engl.:*** Intracardial regulation

Kontext: Physiologie

Regulation der Herzfunktion durch den herzeigenen ▸ Frank-Starling-Mechanismus. Das Herz kann kurzfristig auf variierende Volumen- und Druckbelastungen reagieren. Für die Anpassung an physische Belastungen ist die intrakardiale Regulation nicht geeignet (vgl. ▸ Extrakardiale Regulation).

Rehabilitation *f*; ***Etym.:*** lat. *re...* „wieder..." u. *habilis* „geschickt, geeignet, fähig"; ***engl.:*** Rehabilitation

Kontext: Rehabilitation

Einsatz von Maßnahmen, die darauf zielen, körperliche, kognitive, psychische und soziale Folgen einer Behinderung zu minimieren und dem Patienten Alltagsaktivitäten und die Teilhabe am sozialen Leben zu ermöglichen. Die R. wird stationär oder ambulant durchgeführt. Leistungen der R. werden je nach Zuständigkeit u. a. von den Rentenversicherungsträgern, der GKV, von der gesetzlichen Unfallversicherung oder von Sozialhilfeträgern geregelt (§ 6 SGB IX). Im Funktionsbereich R. haben die ▸ Heilmittel-Richtlinien keine Geltung.

Motorische R.: Maßnahmen, die darauf zielen, Mobilität und Bewegungsfähigkeit eines Patienten zu verbessern mit dem Ziel, ihm dadurch im Alltag zu vermehrter Selbstständigkeit und Teilhabe am sozialen Leben zu verhelfen.

Neurologische R.: Gesamtheit der Maßnahmen bei neurologisch beeinträchtigen Patienten zur Verbesserung körperlicher, kognitiver, psychischer Funktionen durch Physio- und Ergotherapie, Logopädie, Neuropsychologie sowie Kunst- und Musiktherapie.

Postprimäre R./weiterführende R.: Phase C des ▸ Phasenmodells der Bundesarbeitsgemeinschaft für Rehabilitation (BAR), in der die Verbesserung der Selbstständigkeit eines Patienten im Vordergrund steht. Die Patienten müssen noch mit einem hohen pflegerischen Aufwand betreut werden, sind aber in der Lage, in Therapien gezielt mitzuarbeiten.

Rehabilitation, medizinisch-beruflich orientierte *f*; ***Etym.:*** lat. *re* „wieder" u. *habilitare* „geschickt machen"; ***Abk.:*** MBO; ***engl.:*** Rehabilitation, medical-professional orientated

Interdisziplinär arbeiten alle Berufsgruppen (Ärzte, Therapeuten, Sozialarbeiter, Berufshelfer, Psychologen u. a.) zusammen, um dem Patienten einen Wiedereinstieg in die Arbeit zu ermöglichen. Alles läuft unter realen Arbeitsbedingungen ab mit den passenden, dafür benötigten Werkzeugen. Es findet ein Wechsel aus Arbeit und Therapie im Rehabilitationszentrum statt, meist für eine Dauer von 4–6 Wochen.

Rehabilitation, Phasenmodelle der *f*; ***Etym.:*** lat. *re* „wieder" u. *habilitare* „geschickt machen"; ***engl.:*** Rehabilitation, phase model

Kontext: Rehabilitation

R

Für verschiedenen Schädigungen und Erkrankungen wurden methodische Schritte der R. als Handlungsrichtlinie definiert. Dabei wird mittels spezieller Übungen und Geräteauswahl eine Differenzierung der möglichen Belastbarkeit vorgegeben, die weitgehend dem momentanen Schweregrad der Schädigung/Erkrankung entspricht. Die Modelle stellen Hilfsmöglichkeiten dar, ersetzen aber nicht die individuelle Diagnostik sowie das Ableiten von gezielten Maßnahmen für den Patienten (vgl. ▸ Phasenmodell, Rehabilitation).

Rehabilitationsphasen *f*; ***Etym.:*** lat. *re* „wieder, erneut", *habilis* „geschickt, fähig" u. griech. *phasis* „Erscheinung, Aufgang eines Gestirns, Anzeige"
Vgl. ▸ Phasenmodell, Rehabilitation.

Rehabilitationsphasen bei Querschnittlähmung *f*; ***Etym.:*** lat. *re* „wieder, erneut", *habilis* „geschickt, fähig" u. griech. *phasis* „Erscheinung, Aufgang eines Gestirns, Anzeige"; ***engl.:*** Rehabilitation stages in spiral injury
Kontext: Traumatologie, Rehabilitation
Man unterscheidet bei einer Querschnittlähmung vier aufeinanderfolgende Phasen: Traumaphase, Liegephase (Akut-, Intensiv- und Frühmaßnahmen), Mobilisationsphase, ganztägige Belastungsphase (funktionelles Training und Vorbereitung auf die klinische Entlassung). Jede Phase erfordert von allen Fachbereichen eine Veränderung des therapeutischen Vorgehens.

Rehabilitationsverlauf, Dokumentation *m*; ***Etym.:*** lat. *re* „wieder, erneut", *habilis* „geschickt, fähig" u. *documentum* „Lehre, Beispiel, Beweis, Zeugnis"; ***engl.:*** Rehabilitation process, documentation
Kontext: Dokumentation, Rehabilitation
Erfassung von Funktions- und Fähigkeitsstörungen, kognitiven Leistungen und psychologischen Faktoren mit Hilfe verschiedener Testverfahren sowie die Dokumentation der sozialen Wiedereingliederung in Familie, Beruf und Alltag zu Beginn und am Ende stationärer oder ambulanter Therapiemaßnahmen.

Rehydratation *f*; ***Etym.:*** lat. *re* „wieder" u. griech. *hydor* „Wasser"; ***engl.:*** Rehydration; ***Syn.:*** Rehydration, Rehydrisierung
Kontext: Orthopädie
Ausgleich eines Flüssigkeitsverlustes; Bsp. Wassereinstrom in den Nucleus pulposus: Die R. findet über Diffusion und mechanische Flüssigkeitsverschiebungen statt. Der Diffusionsprozess ist abhängig vom Konzentrationsgradienten, Widerstand der vertebralen Endplatte, Widerstand/Status des Nucleus pulposus und Anulus fibrosus, der Länge der Diffusionsstrecke und mechanischen Belastungen. Physiotherapie: mechanische Verbesserung der R. z. B. durch Ausgangsstellungen mit geringer Muskelspannung und Lasteinwirkung, Extensionsstellung der LWS (Einbeziehen der Facettengelenke in die Lastübernahme), wie Bauchlage (mit Unterarmstütz), Sitz mit Ellbogenstütz auf den distalen Oberschenkeln (3–5 min).

Reibung *f*; ***engl.:*** Friction
Kontext: Biomechanik
Mechanischer Widerstand gegen die Relativbewegung zweier Oberflächen (hemmende Kraft). R. entsteht z. B. an den Gelenkoberflächen; die Synovia vermindert sie. Das Verhältnis von ▸ Reibungskraft und Normalkraft bezeichnet man als Reibungskoeffizient bzw. Reibungszahl μ. Durch Reibung entsteht Wärme; kinetische Energie wird in Wärme umgewandelt. Bsp.: Kalte Hände aneinanderreiben, damit sie warm werden. Abrieb kann die Folge von Reibung sein (Gelenkoberflächen, Autoreifen) – es kommt zu Verschleiß.

Reibung, äußere *f*; ***engl.:*** Friction, external
Kontext: Biomechanik
Bezieht sich auf das Verhalten eines festen Körpers gegenüber seiner Unterlage; umfasst drei Formen: Haft-, Gleit- und Rollreibung. Die hemmende Kraft ist proportional der Kraft, mit der beide Berührungsflächen gegeneinander gedrückt werden. Sie hängt ab von der Oberflächenbeschaffenheit und der Andruckkraft (Gewichtskraft des Körpers). Sie ist unabhängig von der Andruckfläche und der Bewegungsgeschwindigkeit (vgl. ▸ Viskosität).

Reibungsarbeit *f*; ***engl.:*** Friction work
Kontext: Physik
R. wird verrichtet, wenn auf einen bewegten Körper Reibungskräfte wirken und seine Bewegung hemmen. Einheit (wie Arbeit): Nm oder J.

Reibungsenergie *f*; ***engl.:*** Friction energy
Kontext: Physik
Durch ▸ Reibung abgegebene Energie.

Reibungskoeffizient *m*; ***Etym.:*** lat. *coefficere* „mitbewirken"; ***engl.:*** Friction coefficient ; ***Syn.:*** Reibungszahl
Kontext: Physik, Biomechanik
Verhältnis von ▸ Reibungskraft und Normalkraft bezeichnet man als Reibungskoeffizient μ. Er ist ein Maß dafür, wie groß die Reibungskräfte sind, die zwischen zwei Festkörpern wirken.

Reibungskraft *f*; ***engl.:*** Frictional force
Kontext: Physik, Biomechanik
Hemmende Kraft an Mediengrenzen. Sie wirkt parallel zur Berührungsfläche der bewegungsauslösenden Kraft entgegen (vgl. ▶ Äußere Reibung).

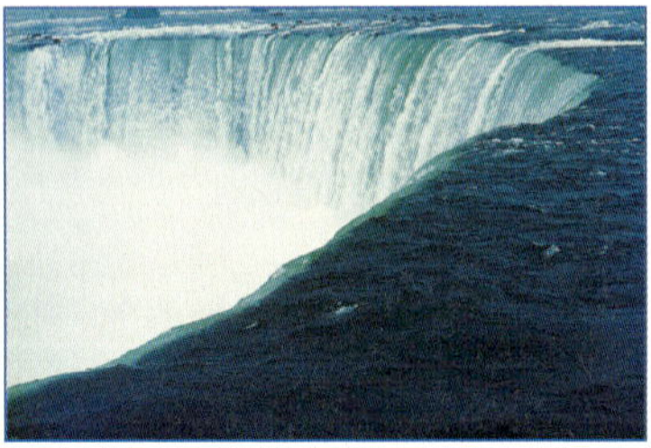

Reibungskräfte sind bei den Niagarafällen die Ursache der bekannten Hufeisenform.

Reibungswiderstand *m*; ***engl.:*** Friction resistance
Kontext: Physikalische Therapie, Hydrotherapie
Widerstand, der einem im Wasser bewegten Körper entgegenwirkt; die Stärke dieses Widerstandes wird bestimmt durch die ▶ Viskosität, die Geschwindigkeit, Form und Oberflächenbeschaffenheit des bewegten Körpers.

Reife *f*; ***engl.:*** Maturity
Kontext: Feldenkrais
Fähigkeit, frühere Erfahrungen in ihre Bestandteile zerlegen zu können, um davon nur die Teile zu verwenden, die im Augenblick von Nutzen sind. Tätigkeiten können dann auf unterschiedlichste Art und Weise ausgeführt werden, je nach Erfordernis. Im Gegensatz dazu stehen im Zustand der Unreife oft nur bestimmte, gewohnheitsmäßige Verhaltensmuster zur Verfügung (vgl. ▶ Bewegungsmuster).

Reifephase *f*; ***Etym.:*** griech. *phasis* „Anzeige, Erscheinung, Aufgang eines Gestirns"; ***engl.:*** Maturity stage
Kontext: Betriebswirtschaftslehre, Marketing
Phase der ▶ Produktlebenszyklusanalyse; Phase, in der das Produkt/die Dienstleistung auf ihrem Höhepunkt angekommen ist, der Rückgang droht. Physiotherapie: Die Praxis ergreift Maßnahmen, die den Rückgang verzögern, bzw. versucht, das Niveau der R. zu stabilisieren, zu verlängern, z. B. Variationen durch Zugaben, einfache Modernisierungen (Facelifts) und/oder Rabatte usw.

Reihenschaltung *f*; ***engl.:*** Series connection; ***Syn.:*** Serienschaltung
Kontext: Physik
Bei der R. von elektrischen Widerständen (Verbrauchern) ergibt sich der Gesamtwiderstand aus der Summe der Einzelwiderstände. Die angelegte Spannung teilt sich im Verhältnis der Widerstände. Der Gesamtstrom durchfließt nacheinander jeden Widerstand (Ohm-Gesetz). Analogie im Gefäßsystem: Summierung der Strömungswiderstände längs des Strömungskanals.

Reinnervation *f*; ***Etym.:*** lat. *re* „wieder, erneut", *in* „in, in … hinein" u. *nervus* „Sehne, Band"; ***engl.:*** Reinnervation
Kontext: Neurologie
Prozess der Aussprossung des Axons nach peripherer Nervenschädigung. Physiotherapie: Innervationsschulung durch isometrische und reflektorische Aktivierung der betroffenen Muskeln, passives Bewegen zum Erhalt der Gelenkbeweglichkeit, ggf. Elektrostimulation und Versorgung mit Orthesen sowie Lagerungs- und Funktionsschienen.

Reiz *m*; ***engl.:*** Stimulus
Kontext: Neurophysiologie
Alle äußeren und inneren physikalischen oder chemischen Veränderungen bzw. alle von außen auf Zellen wirkenden Einflüsse (elektrische, chemische, mechanische, thermische oder optische Reize), die mit einer Erregung (▶ Lokale Erregung, ▶ Aktionspotenzial) beantwortet werden. Grundlage für die Umwandlung der Reize in die Erregung ist das Ruhemembranpotenzial (RMP).

Reiz, Eigenschaften *m*; ***engl.:*** Stimulus, characteristics
Kontext: Neurophysiologie
Reizqualität, Reizstärke und Reizdauer (Merkmale des adäquaten Reizes). Die Reizstärke steigt zu Beginn immer an, fällt am Ende des Reizes ab und variiert während der Einwirkung. Diese Veränderungen müssen die Sensoren kodieren, um ein korrektes Abbild des Reizes zu sichern. Zur Kodierung der verschiedenen quantitativen Reizeigenschaften (Intensität, Einwirkungsgeschwindigkeit einschließlich ihrer Veränderungen, d. h. positive oder negative Beschleunigungen und Dauer) haben sich Subpopulationen von Rezeptoren mit charakteristischem Antwortverhalten entwickelt (Proportional-(P-)Rezeptoren, Differenzial-(D-)Rezeptoren, PD-Rezeptoren). Die qualitativen Reizeigenschaften entscheiden, welcher Rezeptor reagiert. Die hohe Empfindlichkeit für be-

R

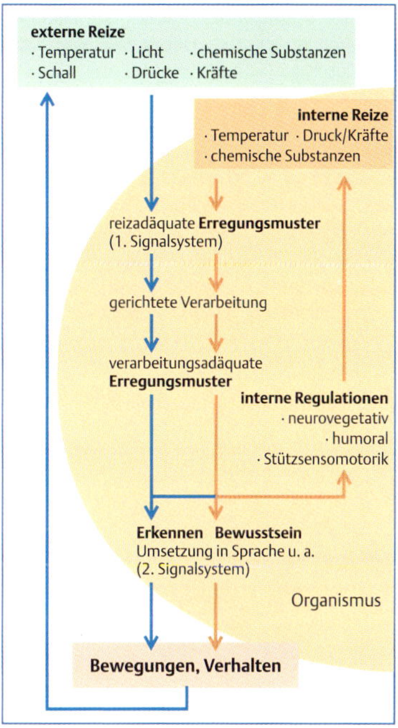

Reiz.

stimmte qualitative Reizeigenschaften führt zur Rezeptorspezifität; nur spezifische oder adäquate Rezeptoren antworten. Auf mechanische Reize wie Druck, Spannung oder Längenveränderung die Mechanorezeptoren der Haut, der Gelenkkapseln oder des Muskels. Die Aktionspotenzial-Sequenz verschlüsselt die quantitativen Reizeigenschaften.

Reiz, exterozeptiver *m*; ***engl.:*** Stimulus, environmental

Kontext: Neurophysiologie

Von außen kommender ▸ Reiz, der über spezielle Sinnesorgane wahrgenommen werden kann. Bsp.: Temperatur, Licht, Druck, Schall.

Reiz, propriozeptiver *m*; ***engl.:*** Stimulus, proprioceptive

Kontext: Neurophysiologie

Von innerhalb des Körpers kommender ▸ Reiz, der über spezielle ▸ neuronale Rezeptoren wahrgenommen werden kann. Bsp.: Temperatur, Druck, chemische Substanzen (vgl. ▸ Propriozeption).

Reiz, taktiler *m*; ***engl.:*** Stimulus, tactile

Kontext: Neurophysiologie

▸ Exterozeptiver Reiz, der den Tastsinn anspricht.

Reiz, verbaler *m*; ***engl.:*** Stimulus, verbal

Kontext: Neurophysiologie

Bewegungsaufträge mit aufforderndem oder dämpfendem Charakter erleichtern z. B. den Start einer Bewegung, das Finden oder das Beibehalten des Bewegungsrhythmus oder das Steigern einer Aktivität.

Reiz, visueller *m*; ***engl.:*** Stimulus, visual

Kontext: Neurophysiologie

▸ Exterozeptiver Reiz, der den Sehsinn anspricht.

Reizdauer *f*; ***engl.:*** Duration of stimulus

1. *Kontext:* Trainingslehre

Zeitspanne der Belastung; bei hoher ▸ Reizintensität ist die R. gering und umgekehrt; im Ausdauertraining beträgt die R. 30–60 min; bei bettlägerigen Patienten trainiert eine wesentlich geringere R. bereits die Ausdauer; R. spielt im Koordinationstraining eine zentrale Rolle, da Koordination nicht bei Ermüdung trainierbar ist (vgl. ▸ Belastungsnormative).

2. *Kontext:* Elektrotherapie

Dauer der Einwirkung eines (elektrischen) Reizes. Es kann sich dabei um die Dauer einzelner Impulse (Impulsbreite) handeln oder um die Einwirkzeit einer ganzen Impulsserie. Bei der IT-Kurve: Zu jeder R. gehört eine Mindeststromstärke (Schwellenstromstärke) zur Wahrnehmung bzw. Reaktion.

Reizdichte *f*; ***engl.:*** Impulse density

Kontext: Trainingslehre

Zeitlicher Abstand der Trainingsreize; Wechsel zwischen Be- und Entlastung; R. ist abhängig von der ▸ Reizintensität und ▸ Reizdauer; je höher die Intensität, desto niedriger die R. bzw. desto länger die Pausen (vgl. ▸ Belastungsnormative).

Reizelektrode *f*; ***engl.:*** Electrode; ***Syn.:*** Stimulationselektrode

Kontext: Elektrotherapie

Bei der Elektrostimulation verwendete Elektrode (Kontaktstelle) aus Metall oder leitfähigem Kunststoff in unterschiedlichen Formen und Größen. Für einen Stromkreis sind zwei Elektroden notwendig. Das Verhältnis ihrer Flächen zueinander bestimmt die ▸ Stromdichte (d. h. das Verhältnis von Stromstärke zur Fläche). Bei der Anwendung von Gleichstromformen unterscheidet man zwischen differenter Elektrode (Wirkelektrode) und indifferenter Elektrode (Bezugselektrode). Bei reiner Gleichstromanwendung wird die Anode und

R

bei Reizströmen (Reizimpulse) die Kathode als differente R. geschaltet.

Reizempfindlichkeit *f*; ***engl.:*** Responsiveness

Kontext: Neurophysiologie

Reaktionsempfindlichkeit eines Rezeptors für den adäquaten Reiz. Man unterscheidet empfindliche niederschwellige von unempfindlichen hochschwelligen Sensoren. Besonders hochschwellig sind die Nozizeptoren. Sie antworten ausschließlich auf potenziell gewebeschädigende Zustände. Eine Sensibilisierung lässt ihre Schwellen stark abfallen, sodass sie mit alltäglichen Reizen erregt werden können. Die Rezeptoren messen den Reiz jeweils in einem konkret begrenzten Gewebebezirk, dem rezeptiven Feld. Die Felder überlappen zum Teil.

Reizgriff *m*; ***engl.:*** Stimulating grip

Kontext: Bindegewebsmassage

Griffe, die nach dem ▸ Grundaufbau durchgeführt werden können (Dehngriff am Trigonum lumbale, oberer ▸ Fächer).

Reizhäufigkeit *f*; ***engl.:*** Impulse frequency

Kontext: Trainingslehre

Anzahl der Trainingsreize; Beispiel Ausdauertraining: ein Waldlauf, R. = 1, Beispiel Krafttraining: 3 Serien mit 8 Wiederholungen, R. = 24. Die R. ist abhängig von der ▸ Reizintensität, ▸ Reizdauer und ▸ Reizdichte (vgl. ▸ Belastungsnormative).

Reizintensität *f*; ***Etym.:*** lat. *intensus* „heftig, stark, aufmerksam"; ***engl.:*** Intensity of stimulus; ***Syn.:*** Reizstärke

1. ***Kontext:*** Trainingslehre

Ausprägung eines Stimulus; Reizhöhe oder -stärke im Verhältnis zur individuellen Maximalleistung (vgl. ▸ Belastungsnormative).

2. ***Kontext:*** Elektrotherapie

Die Stärke eines (elektrischen) Reizes sowohl subjektiv (Skala) als auch objektiv; messbar in Einheiten der Stromstärke (z. B. Milliampère).

Reizschwelle *f*; ***engl.:*** Threshold

Kontext: Neurophysiologie

Wert der Depolarisation, auf den das Membranpotenzial abfallen muss, um ein Aktionspotenzial auszulösen (ca. –50 mV bis –60 mV). Nur konduktile Membranen besitzen eine R. Für die Depolarisation zur R. ist eine Mindestintensität des Reizes notwendig.

Reizsetzung, propriozeptive *f*; ***Etym.:*** lat. *proprius* „eigen", *percipere* „einnehmen, empfangen, wahrnehmen"; ***engl.:*** Stimulation, proprioceptive

Kontext: Neurologie, Traumatologie, Orthopädie

Therapeutisches Setzen von Druck, Zug und Approximation und damit von Reizen, die Muskelspindeln, Sehnen-, Kapsel- und Hautrezeptoren erregen. Als propriozeptive Reize werden in der Physiologie alle Reize zusammengefasst, die der Eigenwahrnehmung dienen, d. h. nicht nur Oberflächen- und Tiefensensibilität, sondern auch vestibuläre Reize (vgl. ▸ Reizsetzung, taktile, ▸ Reizsetzung, thermische).

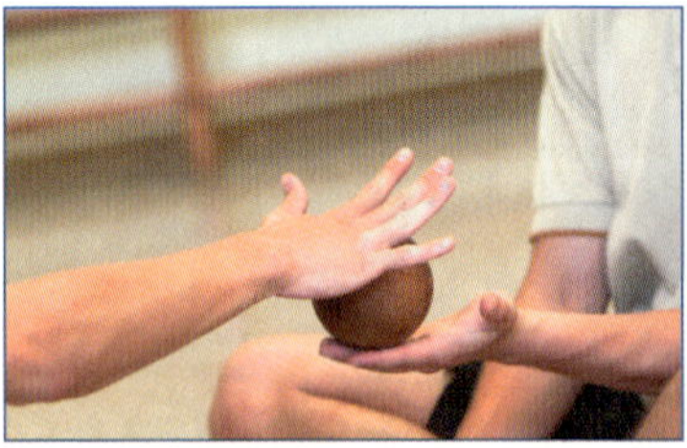

Propriozeptive Reizsetzung beim Erspüren von Gegenständen.

Reizsetzung, taktile *f*; ***Etym.:*** lat. *tangere* „berühren"; ***engl.:*** Stimulation, tactile

Kontext: Neurologie, Traumatologie, Orthopädie

Therapeutisches Setzen von Berührungsreizen zur Bewegungsschulung, zur Tonusreduktion, zur Beruhigung und als soziale Interaktion (vgl. ▸ Reizsetzung, propriorezeptive, ▸ Reizsetzung, thermische, ▸ Stimulation).

Reizintensität		
Stufe	**Anteil der maximal möglichen Leistung (%)**	**Anmerkung**
Maximal	85–100	Schneller, labiler Trainingsgewinn
Submaximal	70–90	
Mittel	50–75	Ausdauertraining
Leicht	35–55	
Gering	20–40	Langsamer, stabiler Trainingsgewinn

Reizsetzung, thermische *f*; ***Etym.:*** griech. *therme* „Wärme"; ***engl.:*** Stimulation, thermal
Kontext: Neurologie, Traumatologie, Physikalische Therapie
Therapeutisches Setzen von Temperaturreizen zur Tonusreduktion, gelegentlich auch zur Verbesserung einer Aktivierung (vgl. ▶ Reizsetzung, propriorezeptive, ▶ Reizsetzung, taktile, ▶ Stimulation).

Reizstrom *m*; ***engl.:*** Stimulation current
Kontext: Elektrotherapie
Elektrische Stromform zur therapeutischen oder diagnostischen Anwendung an Nerven und Muskeln. Zur Anwendung kommen Gleichströme (Galvanisation), halbsinusförmige Wechselströme in Kombination mit Gleichstrom (diadynamische Ströme), sinusförmige Wechselströme (Interferenzstrom, amplitudenmodulierter Strom), niederfrequente Impulsströme (rechteck- oder dreieckförmig, monophasisch oder biphasisch), Schwellstrom sowie Ultrareizstrom (nach Träbert). Auch Herzschrittmacher und Defibrillator verwenden elektrische Reizimpulse. Um bei der Behandlung mit R. eine Gewöhnung an regelmäßig wirkende Reizimpulse zu vermeiden, werden zufallsbedingte (stochastische) Impulsabstände verwendet (vgl. ▶ Transkutane elektrische Nervenstimulation (TENS), ▶ Funktionelle Elektrostimulation (FES), ▶ IT-Kurve).

Reizstufenregel *f*
Vgl. ▶ Arndt-Schulz-Regel.

Reizumfang *m*; ***engl.:*** Impulse circumference
Kontext: Trainingslehre
Summe der Einzelreize einer Trainingseinheit; Gesamtbelastung. Bsp. Ausdauertraining: die zurückgelegte Strecke; Beispiel Krafttraining: 3 Serien · 8 Wiederholungen · 15 kg = 360 kg (vgl. ▶ Belastungsnormative).

Reizung, adäquate *f*; ***Etym.:*** lat. *adaequatus* „gleich gemacht"; ***engl.:*** Excitation, adequate
Kontext: Diagnostik, Neurologie, Vojta-Konzept
Angemessener Reiz. Der vom Therapeuten gesetzte Reiz ist genau so intensiv und so angepasst, dass möglichst die optimalen (erwarteten und bekannten) Reaktionen zu beobachten sind. Im Vojta-Konzept sind diese Reize primär propriozeptiver Natur.

Rekrutierung *f*; ***Etym.:*** franz. *recruter* „ausheben, rekrutieren"; ***engl.:*** Recruitment
Kontext: Muskelphysiologie
Systematische Zuschaltung ▶ motorischer Einheiten mit ansteigendem Kraftwert. Rekrutierungsordnung nach dem Größenprinzip: Die Zuschaltung motorischer Einheiten richtet sich beim Kraftanstieg jeder Geschwindigkeit immer nach der Größe der Motoneuronen, d. h. unabhängig von der Steilheit des gewünschten Kraftanstiegs werden immer zuerst die kleinsten Motoneuronen (die langsamsten der langsamen motorischen Einheiten) in Funktion versetzt und sukzessive die immer größeren bis zu den größten Motoneuronen (die schnellsten der schnellen motorischen Einheiten).
Kollektive R.: Motorische Einheiten synergistischer bzw. kokontrahierender Muskeln werden als Ganzes, wie aus einem Motoneuronenpool, nach dem Größenprinzip in Tätigkeit versetzt. Die Einfachheit des neuronalen Prozesses wird vom Einzelmuskel auf die Synergisten ausgeweitet; kein zusätzlicher Koordinationsbedarf zur Abstimmung der Einzelmuskelfunktionen erforderlich; fließende Regulation der Kraftentwicklung und Gelenkbewegung ohne Abstimmungsprobleme. Training verändert die Rekrutierungsordnung nicht.

Rekrutierungsinsuffizienz *f*; ***Etym.:*** franz. *recruter* „ausheben, rekrutieren" u. lat. *insufficientia* „Unzulänglichkeit"
Vgl. ▶ Aktivierungsinsuffizienz.

Rektale Untersuchung *f*; ***engl.:*** Rectal examination
Kontext: Gynäkologie
Rektale Inspektion und Palpation bei Patienten mit Defäkationsstörungen, um das Ausmaß der Störung und mögliche Ursachen für die Arbeitshypothese festzustellen. Physiotherapeuten benötigen die Einwilligung der Patientin und eine spezielle Fortbildung (vgl. ▶ Untersuchung, vaginale).

Rektusdiastase *f*; ***Etym.:*** lat. *rectus* „gerade" u. griech. *diastasis* „Spaltung"; ***engl.:*** Rectus diastasis
Kontext: Geburtshilfe
Lateralisierung der beiden Mm. recti abdominis im Bereich der Linea alba durch die wachsende Gebärmutter während der Schwangerschaft (auch: angeboren oder erworben durch Übergewicht); hormonelle Einflüsse hypotonisieren die Muskulatur; die Breite der R. ist abhängig vom Gewicht der Frau/des Kindes, von der Fruchtwassermenge, der Festigkeit des Bindegewebes und vom Trainingszustand der Muskulatur; nach der Geburt beträgt die R. 2–3 Querfingerbreiten (Sternum bis Symphyse), am Bauchnabel ist die

R

R. am größten, am Unterbauch verkleinert sie der quer verlaufende M. transversus abdominis. Therapeuten kontrollieren den Zustand der Bauchmuskulatur durch den ▸ Rektusdiastasentest; funktionelles Training der lokalen und globalen Bauchmuskeln ist ein Schwerpunkt der Wochenbettgymnastik; die Rückbildung der R. dauert mehrere Monate.

Rektusdiastasentest *m*; ***engl.:*** Rectus diastasis test

Kontext: Geburtshilfe

Messen der ▸ Rektusdiastase von Wöchnerinnen während der Wochenbett-/Rückbildungsgymnastik, um den (Trainings-)Zustand der gedehnten, insuffizienten Bauchmuskulatur zu kontrollieren; dokumentiert werden die Breite der R. in Querfingern und die Messpunkte; zusätzlich kann die Länge der Diastase (zwischen Sternum und Symphyse) in cm angegeben werden (vgl. ▸ Fundusstand).

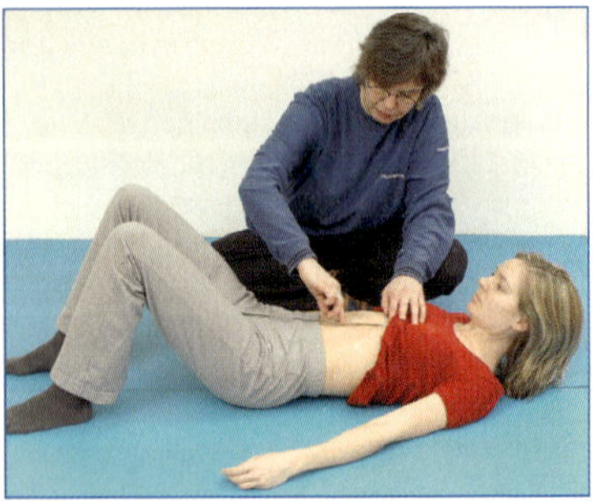

Rektusdiastasentest.

R

Relatives Risiko *n*; ***Etym.:*** lat. *relativus* „sich beziehend, bezüglich" u. ital. *risico, risco* „Wagnis", zu *risicare* „Gefahr laufen, wagen"; ***Abk.:*** RR; ***engl.:*** Relative risk

Kontext: Statistik

Kenngröße zum Vergleich des Risikos eines unerwünschten Ereignisses in einer (Behandlungs-) Methode a im Vergleich zu einer (Kontrollbehandlungs-)Methode b. Das RR setzt eine ▸ dichotome Struktur des (unerwünschten) Ereignisses voraus. Erlitten in einer ▸ Stichprobe von 100 Probanden, die an einem Kardiotraining teilnehmen, 2 Personen später einen Herzinfarkt gegenüber 8 Personen mit Herzinfarkt ohne vorheriges Kardiotraining, betrüge das RR, später einen Herzinfarkt zu erleiden, für Personen, die ein Kardiotraining betreiben, RR $2/8 = 0{,}125 = 12{,}5\,\%$ gegenüber einem definitionsgemäßen RR = 1 = 100 % bei Personen, die kein Kardiotraining betreiben (Kontrollgruppe). Mit RR = 1 liegt kein Risikounterschied zwischen den verglichenen Methoden vor, RR < 1 bedeutet eine Risikominderung durch die Methode a und RR > 1 eine Risikosteigerung durch die Methode a. Oft wird auch die Relative Risikoreduktion (RRR = 1-RR) verwandt, die besagt, um wie viel sich das Risiko eines unerwünschten Ereignisses durch den Einsatz von Methode a (statt Methode b) mindert.

Relaxationsphase *f*; ***Etym.:*** lat. *relaxatio* „Erleichterung, Erholung"; ***engl.:*** Relaxation phase; ***Syn.:*** Erschlaffungsphase

Kontext: Herz-Kreislaufphysiologie

Eine der vier Herzaktionsphasen; bildet gemeinsam mit der ▸ Füllungsphase die Diastole. Die R. beginnt mit dem Abfall des Ventrikeldrucks unter den Aortendruck, sodass sich die Taschenklappen (Aorten-, Pulmonalisklappe) schließen. Im Weiteren schließt sich eine isovolumetrische Erschlaffung des Myokards an, bis der Druck in den Ventrikeln unter den der Vorhöfe abfällt, wodurch sich die Segelklappen passiv öffnen; die Füllungsphase startet.

Relevante laterale Komponente *f*; ***Etym.:*** lat. *relevare* „in die Höhe heben" u. *lateralis* „an der Seite"

Kontext: McKenzie-Konzept

Unilaterale oder asymmetrische Symptome bei Patienten mit ▸ Derangementsyndrom, die sich bei der Anwendung von Belastungen in der sagittalen Ebene nicht bessern. Wenn die laterale Komponente relevant ist, sind asymmetrische Kräfte nötig, um eine ▸ Zentralisation oder Abnahme der Symptome zu erreichen.

Reliabilität *f*; ***Etym.:*** engl. *reliability* „Verlässlichkeit, Zuverlässigkeit"; ***engl.:*** Reliability

1. ***Kontext:*** Forschung

Maß für Zuverlässigkeit wissenschaftlicher Untersuchungen. Zuverlässig ist ein Verfahren, wenn es das zu ermittelnde Merkmal exakt erfasst, also bei wiederholter Anwendung in geringem zeitlichem Abstand zum identischen Resultat führt. Geht man davon aus, dass es einen objektiven, „wahren Wert" gibt, so beschreibt die R. den Grad der Übereinstimmung zwischen diesem wahren Wert und dem gemessenen Wert. Ist die verwendete Messmethode exakt, dann sind Messwert und wahrer Wert gleich – die R. hat dann den Wert 1. Reliabilität, ▸ Validität und

▸ Objektivität stellen die drei wichtigsten ▸ Gütekriterien für empirische Untersuchungen dar. Ohne Objektivität keine R., ohne R. keine Validität.
2. ***Kontext:*** Diagnostik, Forschung
Zuverlässigkeit; Gütekriterium für ein Test- oder Messverfahren bezüglich der Fähigkeit, bei Wiederholung zu einem identischen Ergebnis zu führen (vgl. ▸ Test-Retest-Reliabilität, ▸ Inter-Tester-Reliabilität, ▸ Validität).

Relocation-Test *m*; ***Etym.:*** engl. *to relocate* „verlegen, verschieben"
Kontext: Diagnostik, Traumatologie
Test zur Beurteilung, ob durch eine anteriore Position des Talus (bzw. posteriore Position der Malleolengabel) eine Dorsalextensionseinschränkung bzw. und/oder anteriorer Schmerz verursacht wird. Dies könnte durch eine Verletzung der lateralen Sprunggelenksbänder verursacht sein mit einer anschließenden fehlenden anterioren Stabilität. Test: Der Patient steht und belastet beide Beine gleich. Indem er seine Kniegelenke flektiert, macht er eine Dorsalextension. Wenn eine Seite mit der Ferse früher abhebt, wird dieses Bewegungsausmaß als Referenz gemerkt. Beim 2. Versuch wird diese Seite zuerst entlastet. Der Therapeut gibt von dorsal Schub über den Unterschenkel nach anterior. Dann werden beide Seiten wieder gleich belastet und der Patient geht wieder in die belastete Dorsalextension. Der Therapeut beobachtet, wann die Ferse abhebt. Beurteilung: Hebt die Ferse beim 2. Versuch später ab und/oder kommt es zu einer Eliminierung des typischen Schmerzes, liegt die Einschränkung an der Fehlposition des Talus bzw. der Tibia vor. Kommt es zu keiner Verbesserung (meist mit posteriorem Schmerz), ist eine andere Struktur für die Einschränkung verantwortlich. Bleibt der Schmerz anterior und verbessert sich die Bewegung nicht, muss man an ein anteriores Impingementsyndrom denken.

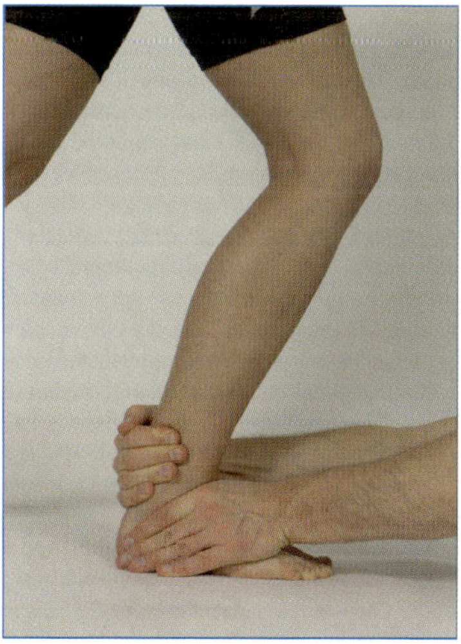

Relocation-Test.

Remission *f*; ***Etym.:*** lat. *remittere* „nachlassen, zurückschicken"; ***engl.:*** Remission, improvement, recovery, decrease
Kontext: Innere Medizin, Neurologie, Traumatologie
Besserung von Krankheitssymptomen; z. B. bei Patienten mit onkologischen, rheumatologischen oder neurologischen Erkrankungen. Bsp. Patienten mit Multipler Sklerose: R. bedeutet die Verbesserung der (im Schub) aufgetretenen Symptome; es kann zur vollständigen Zurückbildung aller Symptome kommen (komplette R.), obwohl pathologische Veränderungen zu finden sind (Magnetresonanztomographie/MRT: Plaques). Bsp. Patienten mit Querschnittlähmung: Die Leitungsbahnen erholen sich nach vorübergehender ▸ Kompression oder abklingender Entzündung; die R. ist ein Zeichen für primär nicht zerstörte Rückenmarkstrukturen. Bei einer vollständigen bzw. kompletten R. stellen sich die normalen Funktionen wieder ein. Bei einer unvollständigen oder partiellen R. verbessern sich die Funktionen, normalisieren sich aber nicht.

Remissionsstadium ***Etym.:*** lat. *remittere* „zurückschicken, nachlassen" u. *stadium* „Rennbahn", in der medizinischen Fachsprache ab 18./19. Jh. „Abschnitt im Verlauf einer Krankheit"; ***engl.:*** Remission stage
Kontext: Neurologie
Krankheitsstadium; Phase der postprimären Rehabilitation. Physiotherapie: bewusstseinsklarer und kooperativer Patient, nimmt an therapeutischen Maßnahmen teil, bei vielen Alltagsaktivitäte ist Unterstützung notwendig (z. B. Transfer). Therapeutischer Schwerpunkt ist die Unterstützung der Funktionsrestitution als Voraussetzung für die gesellschaftliche Reintegration; Voraussetzung ist das Identifizieren von funktionshemmenden Faktoren in der Untersuchung (vgl. ▸ Akutstadium, ▸ Stadium des Dauerschadens).

R

Remodellierungsphase *f*; ***Etym.:*** lat. *re* „wieder" u. ital. *modellare* „formen"; ***engl.:*** Remodelling phase

Kontext: Physiologie, Medizinische Trainingstherapie

Phase der ▸ Wundheilung, in der die gebildete Masse qualitativ ausgebildet und die endgültige Stabilität erlangt wird. Der Übergang von der ▸ Proliferationsphase in die R. verläuft fließend und ist klinisch nicht zu bestimmen. Der behandelnde Therapeut kann sich daher nur auf sein theoretisches Wissen über die globalen Zeiten der Wundheilungsprozesse und seine klinischen Erfahrungen verlassen. In dieser Phase entscheidet nur noch das Leistungsniveau des Patienten über die Progression der Trainingsmethoden. Die Dauer der R. ist schwer zu bestimmen, da sie vom Verlauf der vorherigen Phasen abhängig ist. Es ist davon auszugehen, dass die letzte Phase mindestens ein Jahr andauert.

Renin-Angiotensin-Aldosteron-System *n*; ***Etym.:*** lat. *ren* „Niere", griech. *aggeion* „Gefäß", lat. *tendere* „spannen, ausdehnen" u. *systema* „Gebilde, Zusammenstellung, Gesamtheit"; ***engl.:*** Renin-angiotensin-aldosterone system

Kontext: Physiologie

Wesentliches Regulationssystem für den Volumen- und Elektrolythaushalt; das Renin(Niere)-Angiotensin(Leber)-Aldosteron(Nebenniere)-System regelt die Bilanz der Elektrolyte Na^+ und K^+ und osmotisch daran gekoppelt auch das Flüssigkeitsvolumen. Fällt der arterielle Blutdruck ab, setzt die Niere Renin frei; es produziert Angiotensin I aus der Vorstufe Angiotensinogen (Leber). Unter der Wirkung des Angiotensin-Converting-Enzyms (ACE-Hemmer in der Bluthochdrucktherapie) entsteht das vasokonstriktorische Angiotensin II. Die Vasokonstriktion lässt den peripheren Widerstand bzw. Blutdruck ansteigen. Zugleich sorgt Angiotensin II für die Freisetzung des Mineralokortikoids Aldosteron (Nebennierenrinde). Aldosteron reduziert die Na + Ausscheidung und damit osmotisch verbunden die Wasserausscheidung; fördert die Ausscheidung von H^+ und K^+. Durch den Volumenanstieg werden die Flüssigkeitsräume aufgefüllt. Mittelfristig ist die Volumenvermehrung eine Komponente der Blutdruckregulation nach Volumenverlust.

Renshaw-Hemmung *f*

Vgl. ▸ Hemmung.

Rentabilität *f*; ***Etym.:*** franz. *rentable* „lohnend, ertragreich, rentabel", zu *rente* „Einkommen, Ertrag, Gewinn"; ***engl.:*** Profitability

Kontext: Betriebswirtschaftslehre

Prozentualer Anteil des Gewinns zum eingesetzten Kapital in einer Rechnungsperiode. Bsp.: Die R. ist das Ergebnis einer physiotherapeutischen Praxis in einem Kalenderjahr, in dem der Aufwand (Kosten) dem Ertrag (Umsatz oder Gewinn) der Periode gegenübergestellt wird. Man unterscheidet drei Arten der R. bzw. der Rentabilitätsanalyse: gewinnorientierte R. (Eigenkapital-, Gesamtkapital- und Umsatzrentabilität), ▸ cashflow-orientierte Rentabilitätsanalyse, ▸ Return on Investment. Kurz-, mittel- und langfristige Zeithorizonte der R. können berücksichtigt werden. Das Ergebnis der Rentabilitätsanalyse wird Rendite genannt. Ein Unternehmer/Praxisinhaber agiert wirtschaftlich sinnvoll, wenn die R. der betrieblichen Investitionen höher ist als die Verzinsung des eingesetzten Kapitals am Kapitalmarkt (z. B. Aktienkauf). Da allen Rentabilitätsberechnungen die Gewinnermittlung als Grundlage dient, ist die korrekte Gewinnermittlung Grundvoraussetzung für ein aussagekräftiges Ergebnis.

Rentabilität	
Eigenkapitalrentabilität	Gewinn · (100 : Eigenkapital)
Gesamtkapitalrentabilität	(Gewinn + Fremdkapitalzinsen) · (100 : Gesamtkapital)
Umsatzrentabilität	Gewinn · (100 : Umsatz)

Reorganisation *f*; ***Etym.:*** lat. *re* „wieder, erneut" u. franz. *organiser* „mit Werkzeugen versehen"; ***engl.:*** Reorganization

Kontext: Neurologie

Veränderung der neuronalen Organisation mit dem Ziel, Abläufe zu verändern und neu zu organisieren.

Funktionelle R.: Nach einer strukturellen Schädigung von Hirnarealen werden Funktionen dieser geschädigten Areale durch andere Strukturen wieder möglich. Voraussetzung ist die gezielte, regelmäßige Förderung der Funktion, z. B. innerhalb eines strukturierten Therapieprogrammes (neurologische Rehabilitation).

Reorganisation des Rückenmarks *f*; ***Etym.:*** lat. *re* „wieder, erneut" u. franz. *organiser* „mit Werkzeugen versehen"; ***engl.:*** Reorganisation of the spinal medulla

1. ***Kontext:*** Neurologie, Traumatologie

R

Nach traumatischer Querschnittlähmung findet im Rückenmark eine R. statt. Die ▸ spinale Schockphase klingt ab. Afferente und efferente Impulse werden über die Nervenbahnen unterhalb der Läsionsstelle wieder weitergeleitet. Klinisch werden Eigenfunktionen des Rückenmarks erkennbar, z. B. Darmgeräusche und auslösbare Muskeleigenreflexe, pathologische Reflexe, spastische Bewegungsmuster, spinale Automatismen bei zervikalen und thorakalen Läsionen.

2. *Kontext:* Traumatologie, Pathophysiologie

Reaktion des Rückenmarks auf Entzündungen in der Peripherie. Kommt es zu einem Trauma, werden im Wundgebiet Entzündungstransmitter freigesetzt. Diese werden aus der Peripherie über den Axoplasmafluss ins ZNS transportiert. Dadurch kommt es sowohl peripher auf Sensorenebene als auch im ZNS zu Veränderungen infolge einer Entzündung. In der Peripherie wird die Reizschwelle der Schmerzsensoren gesenkt (periphere Hyperalgesie). Werden Entzündungstransmitter auf Rückenmarksebene freigesetzt, kommt es zu einer funktionellen R. des Rückenmarks. Dadurch wächst die Neuronenpopulation, die aus dem Wundgebiet aktiviert werden kann (z. B.

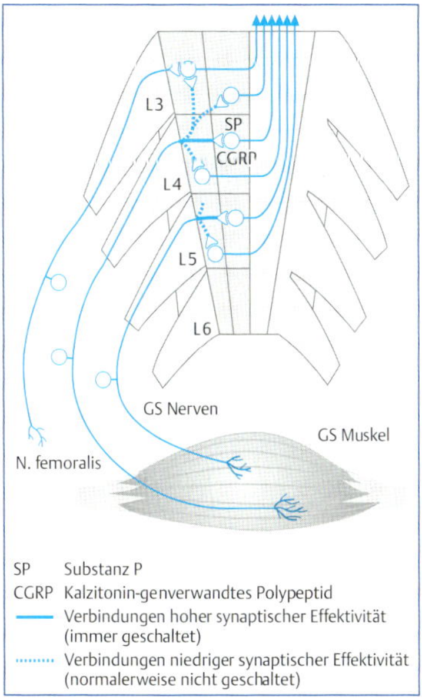

Reorganisation des Rückenmarks.

können Schmerzen, die normalerweise über die Segmente L 4/L 5 übertragen werden und auf der Oberschenkelrückseite zu spüren sind, nun im Versorgungsgebiet von L 3 auf der Oberschenkelvorderseite empfunden werden). Diese R. beschränkt sich nicht nur auf die Rückenmarksebene, sondern breitet sich auch in anderen Bereichen des ZNS aus. So vergrößert sich die Repräsentation des betroffenen Körperabschnitts im primär somatosensorischen Kortex. Bei wiederholter nozizeptiver Stimulierung durch eine verlängerte Entzündungsphase kann dies unter Umständen zur Ausbildung eines Schmerzgedächtnisses führen.

Reorganisationsprozess *m*; ***Etym.:*** lat. *re* „wieder, erneut", franz. *organiser* „mit Werkzeugen versehen" u. lat. *processus* „Fortschreiten, Fortgang, Verlauf"; ***engl.:*** Reorganisation process

Kontext: Neurologie

Neurophysiologischer prozesshafter Ablauf der ▸ Reorganisation. Voraussetzung einer Reorganisation ist, dass beeinträchtigte Funktionen immer wieder zielorientiert benützt werden.

Repetition *f*; ***Etym.:*** lat. *repetitio* „Wiederholung"; ***engl.:*** Repetition

Kontext: Motorisches Lernen

Vielfaches Wiederholen von einfachen oder komplexen Bewegungen als Voraussetzung für einen erfolgreichen Lernprozess motorischer Funktionen; dient der Automatisierung und optimiert den Bewegungsablauf, sodass weniger Aufmerksamkeit, Kraft und Energie notwendig sind (vgl. ▸ Motorisches Lernen).

Replikation *f*; ***Etym.:*** lat. *replicatio* „das Wiederaufrollen"

Kontext: PNF-Konzept

Nachahmung; die Therapeutin präpositioniert den Patienten in einer bestimmten Stellung. Hierdurch erhält der Patient propriozeptive Informationen über die Stellung seines Körpers im Raum. Diese Stellung fördert notwendige Muskelspannungen und Gelenkstellungen, um die Position zu halten. Zusätzliche exterozeptive Informationen, bezogen auf die Aufgabe und die Umwelt, werden ebenfalls genutzt. Die Therapeutin erhält Informationen über die passive Beweglichkeit der Gelenke und die Rekrutierfähigkeit der Muskulatur. Sie bewegt den Patienten zurück in die Ausgangsstellung oder bittet ihn, die Position „zu lösen". Die Fähigkeit des Patienten „loszulassen", kann so beurteilt werden. Abschließend wird der Patient aufgefordert, die Position allein einzunehmen bzw. eine Handlung allein auszuführen, ohne Unterstützung des Therapeuten. Dabei wird die aktive Beweglichkeit des Patienten quantitativ beurteilt.

Repolarisation *f*; ***Etym.:*** lat. *re...* „zurück, wieder" u. griech. *polos* „Drehpunkt, Achse, Achsenpunkt"; ***engl.:*** Repolarisation

Kontext: Herz-Kreislauf-Physiologie

Phase des Aktionspotenzials, die am Herzen aufgrund der langen Plateauphase sehr lange dauert (Besonderheit des kardialen Erregungsbildungs- und Erregungsleitungssystems). Die R. zeigt zunächst eine kurze, schnelle initiale Phase, ohne aus der Umpolarisation herauszukommen. Es schließt sich eine lange Plateauphase an, deren Basis eine verminderte K^{+}-Leitfähigkeit und ein langsamer, depolarisierender Ca^{2+}-Einstrom sind. Danach erfolgt die R. zum maximalen diastolischen Potenzial bzw. zum stabilen Ruhemembranpotenzial der Myokardzellen. Die Aktionspotenzial-Dauer ist länger als die Dauer, die für deren Ausbreitung vom Sinusknoten zum Myokard (ca. 200 ms) benötigt wird. Folgen/Bedeutung: Das Myokard kann kein vorzeitiges Aktionspotenzial erhalten. (Die Kontraktion ist immer eine Muskelzuckung; das Verhältnis Aktionspotenzial zu Kontraktion ist 1:1.) Das Myokard besitzt nicht die Mechanismen der Rekrutierung und Entladungsrate (keine Kraftabstufung). Diese wird ausschließlich über Mechanismen geregelt, die die Ca^{2+}-Konzentration und damit die Aktivierung der Myosin-ATP'ase variieren.

Reporting-System *n*; ***Etym.:*** engl. *reporting* „Berichterstattung" u. griech. *systema* „Gebilde, Zusammenstellung, Gesamtheit"; ***engl.:*** Reporting system; ***Syn.:*** Berichtssystem

Kontext: Betriebswirtschaftslehre

Begriff der ▸ Balanced Scorecard; systematisierte schriftliche und/oder mündliche Rückmeldung über den Stand der Unternehmensentwicklung und/oder die Umsetzung der einzelnen Kriterien (anhand von Messgrößen) an die Unternehmens- bzw. Praxisleitung zu bestimmten Zeitpunkten. Als Berichtssystem ist das Reporting fester Bestandteil aller unternehmensrelevanten Informationen, die adressatengerecht, d. h. für die Führungsebene zur Entscheidungsfindung erstellt werden.

R

Reposition *f*; ***Etym.:*** lat. *re...* „zurück, wieder" u. *positio* „das Setzen, Stellen"; ***engl.:*** Reposition

1. *Kontext:* Handtherapie

Unterschiedlich verwendeter Begriff, z. B. koordinierte Öffnung der Hand nach erfolgtem Oppositionsgriff.

2. *Kontext:* Spiraldynamik

Funktion: Gegenbewegung zur ▸ Opposition, z. B. Wiederaufrichtung der Wirbelsäule nach Einrollbewegung von Kopf und Becken. Therapie: Das Bewegungspaar Opposition/R. wird verwendet zur Behandlung bei Funktionseinschränkungen z. B. bei einer Rhizarthrose (Koordinationseinheit Hand) oder bei einem thorakalen Flachrücken, thorakozervikaler Stufenbildung, Lordoseknick der LWS (Koordinationseinheit Stamm).

Repräsentation *f*; ***Etym.:*** lat. *repraesentatio* „Vergegenwärtigung, Darstellung"; ***engl.:*** Representation

Kontext: Neurophysiologie, N.A.P.-Konzept

Körperteile sind in unterschiedlichen Bereichen des Kortex in funktionellen Verbänden, für verschiedene Aktivitäten, an unterschiedlichen Stellen mosaikartig vertreten. Je nach Handlung werden unterschiedliche Neuronenpopulationen rekrutiert. Bei einem Nichtgebrauch von Körperstrukturen nimmt die R. hierfür ab. Werden sie wieder genutzt, nimmt auch die R. wieder zu. In der N.A.P.-Behandlung wird dieser Evidenz entsprechend methodisch gearbeitet, indem Körperstrukturen während der zielmotorischen Handlung beeinflusst werden.

Reproduzierbarkeit *f*; ***Etym.:*** lat. *re...* „wieder" u. *producere* „hervorführen, hervorbringen"; ***engl.:*** Reproducibility; ***Syn.:*** Nachvollziehbarkeit

Kontext: Forschung

Wiederholbarkeit von empirisch ermittelten Werten. Grundanforderung an wissenschaftliche Experimente, Messungen und Analysen: Gleiche Versuchsbedingungen müssen (im Rahmen kalkulierbarer Messfehler) gleiche Ergebnisse bringen (nachvollziehbar).

Reservekapazität, funktionelle *f*; ***Etym.:*** franz. *réserve* „Vorrat, Vorbehalt, Einschränkung", lat. *capacitas* „Fassungsvermögen" u. *functio* „Verrichtung"; ***Abk.:*** FRC; ***Syn.:*** Funktionelle Residualkapazität

Kontext: Physiologie, Atemtherapie

Luftvolumen, das nach ruhiger Ausatmung noch in der Lunge verbleibt. Summe aus ▸ Reservevolumen, exspiratorischem und ▸ Residualvolumen.

Reservekapazitätsmodell *n*; ***Etym.:*** franz. *réserve* „Vorrat, Vorbehalt, Einschränkung", lat. *capacitas* „Fassungsvermögen"

Kontext: Physiologie

Beschreibt die Adaptionsfähigkeit bei biologischen Schäden bzw. Verletzungen. Die Reservekapazität ist abhängig von der Vorgeschichte bzw. den ▶ Biological life events (BLE). Je höher die Anzahl der BLE, desto geringer ist die verbleibende Restkapazität.

Reserveraum, physiologischer *m*; ***Etym.:*** griech. *physis* „Natur" u. *logos* „Lehre"; ***engl.:*** Reserve space, physiological; ***Syn.:*** elastische Zone
Kontext: Manuelle Therapie
Nur durch passives Bewegen erreichbarer Bereich des Gelenkspiels mit Schutzfunktion für das Gewebe; beginnt am Ende der aktiven Bewegungsbahn. Es ist normal, dass ein Gelenk passiv weiter bewegt werden kann. In diesem Raum wird passiv das Endgefühl geprüft, entfaltet das passive Haltesystem seine mechanische Wirkung. Die Bewegung wird gegen signifikanten internen Widerstand durchgeführt. Bei der aktiven Bewegung gelangt das Gelenk nicht in den p. R., da sonst endgradige Bewegungen die Gelenkstrukturen maximal dehnen und komprimieren würden. Beginnende Bewegungseinschränkungen bei degenerativ veränderten Gelenken werden zuerst im p. R. deutlich (veränderte Endgefühlqualität, früher auftretendes Endgefühl); (vgl. ▶ Neutralzone).

Reservevolumen, exspiratorisches *n*; ***Etym.:*** franz. *réserve* „Vorrat, Vorbehalt, Einschränkung", lat. *volumen* „Schriftrolle, Buch" u. *exspirare* „ausatmen"; ***Abk.:*** ERV
Kontext: Physiologie, Atemtherapie
Über das Atemzugvolumen der Ruheatmung hinaus ausatembare Luftmenge [ml]. Atemtherapie: Luftvolumen, das nach einer ruhigen Ausatmung noch zusätzlich ausgeatmet werden kann (vgl. ▶ Reservevolumen, inspiratorisches).

Reservevolumen, inspiratorisches *n*; ***Etym.:*** lat. *in* „ein..., hinein...", *spirare* „blasen, wehen, atmen", franz. *réserve* „Vorrat" u. lat. *volumen* „etwas, was gerollt, gewickelt wird, Schriftrolle, Buch"; ***Abk.:*** IRV; ***engl.:*** Reserve volume, inspiratory
Kontext: Physiologie
Über das Atemzugvolumen der Ruheatmung hinaus einatembare Luftmenge [ml]. Das IRV ist abhängig von: Alter, Geschlecht, Konstitution, Ausdauertrainingszustand (Erhöhung der Compliance der Lunge) und Erkrankungen der Lunge. Atemtherapie: Luftvolumen, das nach einer ruhigen Einatmung noch zusätzlich eingeatmet werden kann (vgl. ▶ Exspiratorisches Reservevolumen).

Reset *f*; ***Etym.:*** engl. *reset* „wiederherstellen, nachstellen"
Kontext: N.A.P.-Konzept
Wiederherstellen des Zustandes vor Eintritt der Schädigung. Durch das Vermitteln einer positiv erlebten motorischen Strategie werden Schutzprogramme des Gehirns gelöscht. Im ▶ N.A.P.-Konzept nutzt der Therapeut die Hände als spezifisches Werkzeug, um Körperstrukturen innerhalb der Willküraktivität so zu bewegen bzw. zu stabilisieren, wie es im gesunden neuromuskulären System erfolgt. Durch das Zurücksetzten auf die Ursprungseinstellungen oder Werkseinstellungen kann das Gehirn erneuten Zugang zu den bestehenden motorischen Programmen bekommen.

Residualkapazität, funktionelle *f*; ***Etym.:*** lat. *functio* „Verrichtung", *residuus* „zurückbleibend" u. *capacitas* „Fassungsvermögen"; ***Abk.:*** FRK; ***engl.:*** Residual capacity, functional
Kontext: Physiologie
Atemkapazität, die das Volumen in der Lunge nach der Exspiration des Atemzugvolumens in Ruheatmung angibt [ml, l]; Summe aus Residualvolumen und exspiratorischem Reservevolumen. Mit diesem Volumen ist das Thorax-Lungen-System im elastischen Gleichgewicht, der intrapulmonale Druck ist 0 (vgl. ▶ Totalkapazität, ▶ Vitalkapazität).

Residualsyndrom *n*; ***Etym.:*** lat. *residuum* „Rest, Rückstand" u. griech. *syndrome* „Anhäufung, das Zusammenlaufen"; ***engl.:*** Residual syndrome
Kontext: Psychiatrie
Chronisches Stadium der ▶ Schizophrenie mit Persönlichkeitsveränderungen wie Rückzug, autistische Verhaltensweisen und Verarmung des Gefühlslebens.

Residualvolumen *n*; ***Etym.:*** lat. *residuum* „Rest, Rückstand" u. *volumen* „etwas, was gerollt, gewickelt wird, Schriftrolle, Buch"; ***Abk.:*** RV; ***engl.:*** Residual volume
Kontext: Physiologie
Nicht ventilierbares Volumen; Luftmenge [ml], die nach maximaler Exspiration in der Lunge verbleibt (vgl. ▶ Vitalkapazität, ▶ Totalkapazität).

Resistive breathing *n*; ***Etym.:*** engl. „widerständiges Atmen"
Vgl. ▶ Atemwiderstandstraining, inspiratorisches.

Resorptionsförderung *f*; ***Etym.:*** lat. *re* „zurück, wieder" u. *sorbere, sorptum* „hineinschlürfen"
Kontext: Physikalische Therapie, Elektrotherapie, Massage

R

R. umfasst alle Maßnahmen, die die Resorption seröser Flüssigkeiten, von Blut oder Medikamenten in die Blut- oder Lymphbahn fördern, z. B. ▶ heiße Rolle, ▶ Massage oder ▶ Elektrotherapie.

Respiratorische Schwelle *f*; ***Etym.:*** lat. *respirare* „atmen, hauchen"
Vgl. ▶ Ventilatorische Schwelle

Respiratorischer Quotient *m*; ***Etym.:*** lat. *respirare* „atmen, hauchen" u. lat. *quotiens* „wie oft"; ***Abk.:*** RQ; ***engl.:*** Respiratory quotient
Kontext: Physiologie
Divisionsergebnis (Quotient) aus CO_2-Abgabe (VCO_2; ml/min) und Sauerstoffaufnahme (VO_2, ml/min); beschreibt die Anteiligkeit der Kohlenhydrate und Fette an der Energieproduktion. RQ bei reiner Fettverbrennung: 0,7; bei reiner Kohlenhydratverbrennung: 1,0. Der kleinere Wert bei den Fetten resultiert aus ihrem geringeren O_2-Gehalt, sodass relativ mehr O_2 aufgenommen werden muss. Ruhewert: 0,80–0,85. Unter Belastung steigt der RQ an und erreicht spätestens an der anaeroben Schwelle den Wert von 1,0.

Responsekompatibilität *f*; ***Etym.:*** engl. *response* „Antwort, Reaktion" u. franz. *compatible* „vereinbar, verträglich"; ***Syn.:*** Stimulus-Response-Kompatibilität
Kontext: Psychologie
Verweist auf den Zusammenhang zwischen Information und Aufgabe. Beispiel hohe R. (aufgrund der räumlichen Entsprechung): Ein Zeiger, der sich nach *links* bewegt, und ein Hebel, der daraufhin ebenfalls nach *links* bewegt werden soll. Beispiel geringe R. (keine räumliche Entsprechung): Ein Zeiger, der sich nach *links* bewegt, und ein Knopf, der nach *rechts* gedreht oder losgelassen werden soll. Ist die R. gering, erhöht sich bei den Anwendern die Fehlerzahl.

R

Responsiveness *f*; ***Etym.:*** engl. „Empfindlichkeit, Empfänglichkeit"
Kontext: Forschung, Diagnostik
Empfindlichkeit eines Tests. Das Maß, in dem ein Messinstrument bei einem Patienten klinisch relevante Veränderungen im zeitlichen Verlauf registrieren kann. Bsp.: Der SLR ist in der zweiten Behandlung 5° besser, R. des SLR ist die Verbesserung.

Ressource *f*; ***Etym.:*** franz. *Ressource* „Quelle, Hilfsmittel, Möglichkeit"; ***engl.:*** Resource
1. *Kontext:* Psychologie, Psychosomatik, Traumatologie
Bewusst körperlicher Kontakt zur Atmung, Körperwahrnehmung, Kontakt mit dem Boden; psychische und physische Energien, die nach einem Unfall, psychosozialen Trauma, in einer Lebenskrise unterstützend wirken können.
2. *Kontext:* Bobath-Konzept
Natürlich vorhandene Leistungsfähigkeiten und Potenziale eines Menschen, auf die die Bobath-Therapie zurückgreift und aufbaut.
3. *Kontext:* Betriebswirtschaftslehre
Finanzieller oder personeller Vorrat, der in einem Betrieb als zusätzliche Praxisinvestition eingesetzt werden kann. Man unterscheidet: Humanressourcen (Mitarbeiterpotenziale, -kompetenzen und -zeitkontingente), finanzielle (z. B. nicht entnommene Gewinne, vorausschauend gebildete Rücklagen) und zeitliche Ressourcen (freie Kapazitäten im Praxisablauf).

Ressourcenallokation *f*; ***Etym.:*** franz. *ressource* „Quelle", lat *al…*, *ad…* „an, zu, nach, bis zu, bis nach, heran" u. *locus* „Ort, Platz, Stelle"; ***engl.:*** Resource allocation
Kontext: Betriebswirtschaftslehre
Verteilung oder Anordnung der vorhandenen Reserven. Sie könnten schwerpunktmäßig auf personellen, zeitlichen oder finanziellen Ressourcen liegen oder auf alle drei Bereiche gleichmäßig verteilt sein. Personelle Ressourcen können in einer physiotherapeutischen Praxis ein Ausdruck von Überkapazitäten im Bereich der Mitarbeiter/Therapeuten sein.

Ressourcenorientierte Körperuntersuchung und Behandlung *f*; ***Etym.:*** franz. *Ressource* „Hilfsmittel, Möglichkeit"; ***engl.:*** Resource orientated physical examination and treatment; ***Syn.:*** Ressourcenorientierte Behandlung
Kontext: Psychosomatik
Methode nach Berit Bunkan (Norwegen), die eine Stärkung von Ressourcen, einen tieferen Kontakt mit der Atmung und die sensomotorischen Aspekte des Körpers fokussiert. Somit werden Erfahrungs- und Erlebnisaspekte inkl. der gefühlsmäßigen Aspekte des Körpers stärker betont als die biomechanischen. Die Behandlung bewirkt größere psychosoziale und psychologische Ressourcen beim Patienten.

Ressourcenorientiertheit *f*; ***Etym.:*** franz. *Ressource* „Hilfsmittel, Möglichkeit"; ***engl.:*** Resource-oriented
Kontext: Feldenkrais
Der Feldenkrais-Lehrer richtet sich nach den Möglichkeiten des Schülers. Er geht von dem aus, was der Schüler kann, und orientiert sich nicht an dessen Defiziten (vgl. ▶ Organisches Lernen).

Ressourcenperspektive *f*; ***Etym.:*** franz. *ressource* „Quelle“ u. lat. *perspicere* „mit dem Blick durchdringen, deutlich sehen“; ***engl.:*** Resource perspective
Kontext: Betriebswirtschaftslehre
Sichtweise der ▶ Balanced Scorecard. Zur Analyse und Entwicklung eines Unternehmens/der eigenen physiotherapeutischen Praxis stellt sich aus Sicht der Ressourcen die Frage: „Haben wir Ressourcen und wenn ja welche?“, um dann entscheiden zu können, wie diese am gewinnbringendsten eingesetzt werden können (vgl. ▶ Kundenperspektive, ▶ Finanzperspektive, ▶ Mitarbeiterperspektive).

Restharn *m*; ***engl.:*** Residual urine
Kontext: Neurologie
In der Blase verbleibende Urinmenge nach der ▶ Miktion. Besonders bei neurologischen Blasenstörungen kann nach dem Wasserlassen die Blase nicht vollständig entleert sein. Folgen: Blaseninfekt oder aufsteigende Blasen-Nieren-Entzündung. Physiotherapie: ▶ Blasentraining zur Restharnreduktion und Patienteninformation, z. B. ▶ Urinansäuerung (vgl. ▶ Detrusor-Shinkter-Dyssynergie, ▶ Detrusorhyporeflexie).

Restitution *f*; ***Etym.:*** lat. *restitutio* „Wiederherstellung, Rückgabe“
Kontext: Neurologie, Rehabilitation
Wiederherstellung von Funktionen z. B. nach erworbener Hirnschädigung; kann durch Üben erreicht werden, aber ebenso spontan eintreten, d. h. ohne therapeutische Intervention.

Restretch *m*; ***Etym.:*** lat. *re...* „zurück, wieder“ u. engl. *to stretch* „dehnen, strecken“; ***Syn.:*** wiederholter Stretch
Kontext: PNF-Konzept
Wiederholter ▶ Stretch auf die aktive Muskulatur zur Verstärkung der Muskelkontraktion.

Restriktion *f*; ***Etym.:*** lat. *restrictio* „Einschränkung“
Kontext: Neurologie
Einschränkung; wird in der neurologischen Rehabilitation als Verfahren eingesetzt, um den Patienten zum vermehrten Einsatz der betroffenen Hand anzuregen. Die Restriktion der nicht betroffenen Seite erfolgt durch eine Schiene, Schlinge oder einen Handschuh (vgl. ▶ Forced-Use-Therapie).

Restriktive Ventilationsstörung *f*
Vgl. ▶ Ventilationsstörung, restriktive.

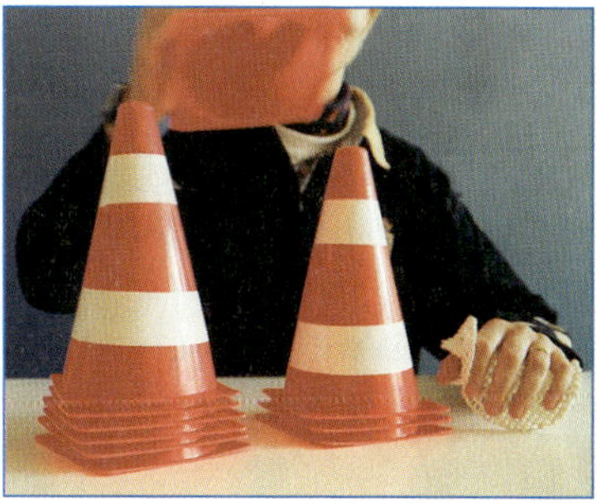

Restriktion. Eine Restriktionsschiene am linken Arm verhindert die Finger-Hand-Funktion.

Resultierende *f*; ***Etym.:*** franz. *résultat* „Ergebnis“; ***engl.:*** Resulting force (vector); ***Syn.:*** Resultante
Kontext: Biomechanik
Ergebnisvektor bzw. vektorielle Summe, die sich aus zwei oder mehreren Bewegungs- oder Kraftvektoren ergibt. Zur grafischen Ermittlung der R. aus zwei Kräften (in der Ebene) benutzt man ein Kräfteparallelogramm. Mehrere Kräfte können durch Vektoraddition oder grafisch durch Parallelverschiebung addiert werden, indem man den Anfangspunkt des Folgevektors an den Zielpunkt des vorherigen Vektors legt. Der Summenvektor (die R.) verläuft dann vom Anfangspunkt des ersten bis zum Zielpunkt des letzten Vektors (vgl. ▶ Vektor).

Retrognathie, mandibuläre *f*; ***Etym.:*** lat. *retro* „rückwärts, zurück“, griech. *gnathos* „Kiefer“ u. lat. *mandibula* „Kinnlade“; ***engl.:*** Rethrognathia, mandibular
Kontext: Kiefergelenkbehandlung
Der Unterkiefer ist verkürzt und das Kinn fliehend.

Retrognathie, maxilläre *f*; ***Etym.:*** lat. *retro* „rückwärts, zurück“, griech. *gnathos* „Kiefer“ u. lat. *maxilla* „Kinnbacken“; ***engl.:*** Rethrognathia, maxillar
Kontext: Kiefergelenkbehandlung
Die Frontzahnreihe des Oberkiefers steht zu weit hinten oder es besteht nur eine Rückverlagerung des Unterkiefers.

Retroinklination *f*; ***Etym.:*** lat. *retro* „rückwärts, zurück“ u. *inclinatio* „Neigung“; ***engl.:*** Retroinclination
Kontext: Kiefergelenkbehandlung
Zahnkippung nach hinten.

R

Retrospektive Studie *f*; ***Etym.:*** lat. *retro...* „rückwärts, zurück..." u. *spicere* „schauen"; ***engl.:*** Retrospective study
Kontext: Forschung
Rückblickend werden z. B. Patientenakten mit einer bestimmten Fragestellung ausgewertet, um einen vermuteten Zusammenhang zu erhärten oder auszuschließen (vgl. ► Prospektive Studie).

Retrusion *f*; ***Etym.:*** lat. *retrudere* „zurückstoßen, zurücktreiben"; ***engl.:*** Retrusion; ***Syn.:*** Retropulsion
Kontext: Kiefergelenkbehandlung
Dorsalbewegung der Mandibula. Für viele Patienten mit ► kraniomandibulärer Dysfunktion ist diese Bewegung schwierig auszuführen. Sie ist im motorischen Kortex nur in reduzierter Form gespeichert. In diesem Fall kann der Therapeut die Bewegung passiv oder gemeinsam mit dem Patienten durchführen. Es ist möglich, dass der Patient anschließend besser in der Lage ist, die Bewegung allein zu machen. Die Distanz zwischen den Schneidezähnen ist mit einem Lineal oder einer Schieblehre in der Transversalebene messbar. Der Abstand der Schneidezähne in Ruhe muss allerdings davon subtrahiert werden. Der durchschnittliche Wert beträgt 4 mm.

Return on Investment *m*; ***Etym.:*** engl. *return* „Ertrag", *on* „auf, aus" u. *investment* „Investition, Anlage"; ***Abk.:*** ROI
Kontext: Betriebswirtschaftslehre
Wesentliche Rentabilitätskennzahl (%); erwirtschafteter Mehrwert. Die Berechnung des ROI beantwortet die Frage: Was kommt von dem investierten Kapital zurück? Das Ergebnis ist eine Prozentzahl, die über dem gängigen Marktzins liegen sollte (ökonomisch erfolgreiche Investition). Ergibt z. B. ein fest angelegtes Wertpapier eine Rendite von 5 %, die Neuinvestition in moderne Trainingstherapiegeräte jedoch nur 3 %, ist Letzteres die schlechtere Investition bzw. der schlechtere ROI. Es gibt unterschiedliche Berechnungsarten:
ROI = Gewinn · 100 / investiertes Kapital
ROI = (Gewinn · 100 / Umsatz) · (Umsatz / investiertes Kapital).

Reversible Funktionsstörung *f*; ***Etym.:*** lat. *revertere* „umkehren"; ***engl.:*** Reversible dysfunction; ***Syn.:*** Segmentale Dysfunktion, peripher-artikuläre Dysfunktion, osteopathische Läsion, Blockierung
Kontext: Kaltenborn-Evjenth-Konzept
Wieder beweglich zu machende hypomobile Dysfunktion eines Gelenkes bzw. Wirbelsäulensegmentes. Der Verlust an Beweglichkeit in eine oder mehrere Richtungen (nie alle) ist an jedem Punkt der physiologischen Bewegungsbahn möglich. Er geht oft einher mit Muskelverspannungen entsprechend der/den eingeschränkten Richtung(en) mit Gewebeveränderungen und kann sich auf innere Organe und Nerven auswirken. Der veraltete Begriff Blockierung wird von vielen als zu mechanisch und zu wenig neurophysiologisch betrachtet.

Review *m*; ***Etym.:*** engl. *review* „(Über)Prüfung, Besprechung"
Kontext: Forschung
Übersichtsartikel in Abgrenzung zu Publikationen, die neue (originale) Daten referieren.
Prozess der Begutachtung eines zur Publikation eingereichten wissenschaftlichen Manuskriptes.

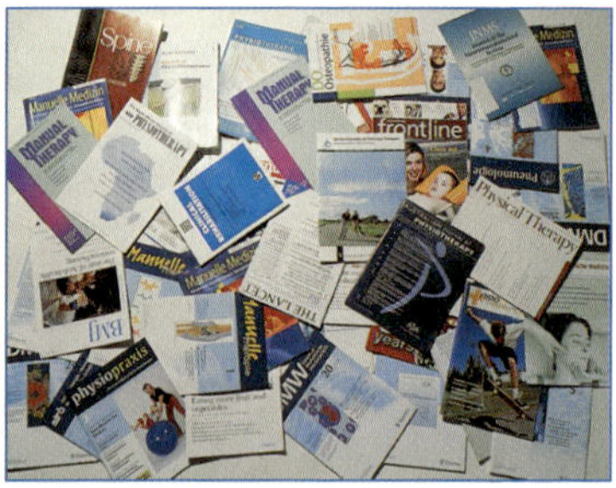

Review. Es gibt viele Fachzeitschriften für Physiotherapeuten.

Rezept *n*; ***Etym.:*** lat. *receptum* „das Genommene" (ursprünglich Vermerk des Apothekers, dass er die Anordnung des Arztes, eingeleitet durch lat. *recipe* ... „nimm ...", befolgt hat); ***engl.:*** Prescription
Kontext: Berufspolitik
Das R. stellt die Verordnung eines Arztes für Arznei- oder ► Heilmittel dar. Für die Abrechnung einer Heilmittelverordnung mit der Krankenkasse muss das R. vollständig ausgefüllt sein. Auf den meisten Verordnungen sind insbesondere die Angabe von Diagnose, Leitsymptomatik, Therapieziel sowie der Verordnungsmenge nötig. Grundsätzlich hat der Physiotherapeut die Pflicht, die Angaben auf dem R. auf Vollständigkeit, nicht jedoch auf Richtigkeit zu überprüfen.

Rezeptor, hochschwelliger *m*; ***Etym.:*** lat. *receptor* „Empfänger"; ***engl.:*** Receptor, high-threshold
Kontext: Neurophysiologie
Sensor mit hoher oder sehr hoher Reizschwelle, der relativ unempfindlich auf den adäquaten Reiz reagiert.

Rezeptor, neuronaler *m*; ***Etym.:*** lat. *receptor* „Empfänger" u. griech. *neuron* „Nerv, Sehne"; ***engl.:*** Receptor, neuronal; ***Syn.:*** Sensor, Messfühler
Kontext: Neurophysiologie, Sensomotorik
Spezifisch erregbarer Abschnitt am Ende des Axons (rezeptive Zone; freie Nervenendigung) oder spezifische Rezeptorstruktur (z. B. Vater-Pacini-Körperchen u. a.) zur Übersetzung der jeweils spezifischen Reize (mechanisch, chemisch, optisch, akustisch) in die körpereigene Sprache (in Aktionspotenzialsequenzen). Der Umwandlungsprozess der Reize in Aktionspotenziale erfolgt in zwei aufeinanderfolgenden Schritten: Transduktions- und Transformationsprozess. Der Ablauf der Prozesse ist bei allen Sensoren prinzipiell gleich (Unterschiede im Detail). Neuronale Rezeptoren sind ausschließlich an ihrem jeweiligen Standort für die Umwandlung des adäquaten Reizes in die körpereigene Sprache verantwortlich (vgl. ▸ Membranrezeptor).

Rezeptor, niederschwelliger *m*; ***Etym.:*** lat. *receptor* „Empfänger"; ***engl.:*** Receptor, low-threshold
Kontext: Neurophysiologie
Sensor mit sehr geringer Reizschwelle, der hochempfindlich auf den adäquaten Reiz reagiert.

Rezeptoradaptation *m*; ***Etym.:*** lat. *receptor* „Empfänger" u. *adaptare* „anpassen"; ***engl.:*** Receptor adaptability
Kontext: Neurophysiologie, Sensomotorik
Anpassung der Rezeptoren an die Reizstärke; Abnahme der Aktionspotenzial-Sequenz bei gleichbleibender, physikalischer Reizstärke oder Konzentration einer chemischen Substanz. Wird der Reiz vermindert oder nicht mehr transformiert, kann er nur noch weniger oder gar nicht mehr empfunden werden. Ein wesentliches Merkmal des Antwortverhaltens eines Rezeptors ist die Geschwindigkeit der Rezeptoradaptation. Entsprechend der Adaptationsgeschwindigkeit unterscheidet man tonische P-Rezeptoren und phasische D-Rezeptoren. A. ist vom Ergebnis vergleichbar mit der ▸ Gewöhnung (Habituation). Bei der A. wird der Reiz nicht mehr adäquat übersetzt; Gewöhnung basiert dagegen (bei vollständiger Reizübersetzung) auf einer veränderten zentralnervösen Verarbeitung der Afferenzen.

Rezeptorpotenzial *n*; ***Etym.:*** lat. *receptor* „Empfänger" u. *potentia* „Macht, Kraft"; ***engl.:*** Receptor potential; ***Syn.:*** Generatorpotenzial
Kontext: Neurophysiologie
Ergebnis des durch einen spezifischen Reiz ausgelösten ▸ Transduktionsprozesses an einem Rezeptor. Die Membran der rezeptiven Zone ist nicht konduktil und hochsensibel für den adäquaten Reiz. Er löst in Abhängigkeit seiner Intensität Ionenströme aus, die zu einer entsprechend abgestuften Depolarisation führen.
Die reizadäquate Veränderung des lokalen Membranpotenzials ist der Transduktionsprozess; der das R. bewirkt. Die Amplitude des R. ist das ortsgebundene biologische Abbild des adäquaten Reizes. Dieses Prinzip gilt für alle Rezeptoren, unabhängig davon, ob der Reiz eine direkte Wirkung auf den rezeptiven Bereich ausübt oder ob dieses Ergebnis über indirekte Mechanismen (z. B. Transmitter) ausgelöst wird. Der der rezeptiven Zone benachbarte Membranabschnitt ist konduktil. Dort liegt ein höheres Membranpotenzial vor; er verhält sich wie ein Plus- bzw. Minuspol. Es fließt ein Strom. Dieser führt als ▸ Transformationsprozess über das elektrotonische Potenzial zur lokalen Erregung und zum Aktionspotenzial bzw. zu den Aktionspotenzial-Sequenzen.

Rezeptorschmerz *m*; ***Etym.:*** lat. *receptor* „Empfänger"; ***engl.:*** Receptor pain
Kontext: Bindegewebsmassage
Sowohl Mechanorezeptoren als auch unimodale Thermorezeptoren können bei einer nozizeptiven Dominanz der Erregungsweiterleitung Schmerzwahrnehmungen weiterleiten. Dieser aselektive Zustand tritt bei Gewebeschädigung oder reflektorisch bedingter Fehlverschaltung auf. In diesen Bereichen entstehen dann hyperalgetische Zonen.

Rezidiv *n*; ***Etym.:*** lat. *recidere* „wiederkommen"; ***engl.:*** Relapse, recurrence, recidivation, palindromia
Kontext: Pathophysiologie
Rückfall, Wiederauftreten einer Krankheit nach Ausheilung.

Reziproke Hemmung *f*; ***Etym.:*** lat. *reciprocus* „auf demselben Weg zurückkehrend"; ***engl.:*** Reciprocal inhibition
1. *Kontext:* Manuelle Therapie
▸ Muskel Energie Technik zur Tonussenkung von Muskeln. Einsatz: Zu behandelnder Muskel mit

Gewebeschaden oder Schmerzen bei Kontraktion, sodass die ▸ postisometrische Relaxation nicht angewendet werden kann. Häufig wird die Technik ergänzend zum Abschluss der postisometrischen Relaxation eingesetzt. Wirkung: Die isometrische Kontraktion eines Muskels inhibiert dessen Antagonisten, der direkt anschließend einen verringerten Tonus aufweist. Daher kann der Antagonist eines verkürzten Muskels oder einer Muskelgruppe angespannt werden, um eine gewisse Lockerung und ein zusätzliches Bewegungsausmaß in den verkürzten Geweben zu erreichen.

2. ***Kontext:*** Muskelphysiologie, Neurologie
Bei Aktivierung der Agonisten erfolgt gleichzeitig eine Hemmung der Antagonisten. Bei neurologischen Patienten kann die Hyperaktivität eines spastischen Muskels oder einer Muskelgruppe die antagonistische Muskulatur ständig hemmen und damit schwächen. Typisches Bsp.: Fußheberschwäche; häufiger und frühzeitig auftretender Hypertonus der Wadenmuskulatur hemmt und schwächt schließlich die Fußhebermuskulatur. Sinnvoll ist in diesem Zusammenhang, Fußheberbandagen mit ▸ Nancy-Hylton-Orthesen zu kombinieren. Die Einlage wirkt u. a. tonusregulierend und verhindert bzw. reduziert somit die r. H. (vgl. ▸ Hemmung).

Reziproke Inhibition *f*; ***Etym.:*** lat. *inhibere* „einhalten, hemmen" u. *reciprocus* „auf demselben Weg zurückkehrend"; ***engl.:*** Reciprocal inhibition
Kontext: PNF-Konzept
Wechselseitige Hemmung; koordiniert spezifische Motoneuronrekrutierungen und Muskelaktivitäten, um zielorientiertes Bewegungsverhalten zu ermöglichen. Durch die reziproke Inhibition werden unnötige Aktivitäten unterbunden. Sie dient der Bewegungsökonomisierung.

Reziproke Innervation *f*; ***Etym.:*** lat. *reciprocus* „auf demselben Weg zurückkehrend", *in* „in, hinein, ein..." u. *nervus* „Sehne, Band"; ***engl.:*** Reciprocal innervation
1. ***Kontext:*** Neurophysiologie
Komplexer neurophysiologischer Vorgang zur wechselseitigen nervalen Versorgung einzelner Körperbereiche, wie z. B. der agonistischen und antagonistischen Muskeln von Armen und Beinen. Eine Gelenkbewegung kann stattfinden, wenn während der I. synergetisch wirkender Muskeln deren Antagonisten gehemmt werden.

2. ***Kontext:*** N.A.P.-Konzept
Die für die Ausführung von Willküraktivitäten benötigte Koordination ist aufgabenspezifisch und wird vorher festgelegt. ▸ Agonisten bekommen über kortikospinale Bahnen Informationen über ihre Aktivierungsfolge (intermuskuläre Koordination). Auch der Muskelfasertyp und die Rekrutierungsgeschwindigkeit werden durch die Aufgabe bestimmt. Schnelle ▸ phasische Bewegungen erfordern die Rekrutierung von phasischen Fasern. Gleichzeitig müssen die ▸ tonischen Fasern im selben Muskel gehemmt werden. Bei langsamen Bewegungen und Halteaktivitäten erfolgt eine (reziproke) Hemmung der phasischen Muskelfasern. Die r. I. ermöglicht, dass in einem Muskel gleichzeitig unterschiedliche Muskelaktivierungen (▸ exzentrisch, ▸ konzentrisch, ▸ auxotonisch) erfolgen kann (intramuskuläre Koordination). Ebenso erhalten ▸ Antagonisten sowohl von absteigenden kortikospinalen Bahnen als auch vom rubrospinalen Trakt und vom limbischen System über Interneuronverschaltungen auf spinaler Ebene Informationen, wann, wie und ob sie rekrutiert werden müssen. Schnelle, zielorientierte Willkürhandlungen erfordern eine reziproke Hemmung der Antagonisten zu Beginn der Bewegung (triphasische Muskelaktivierungsfolge). Langsame Bewegungen und passive Bewegungen ohne Ziel erfordern eine Koaktivierung des Antagonisten. Um die aufgabenspezifische r. I. zu fördern, wird dem Patienten im ▸ N.A.P.-Konzept ein Ziel vermittelt und die Ausgangsstellung so gewählt, dass die Antagonisten ebenfalls entsprechende Informationen erhalten.

Rhagade *f*; ***Etym.:*** griech. *rhagos* „Hautriss"; ***engl.:*** Rhagade
Kontext: Geburtshilfe
Hautriss durch alle Schichten der Epidermis bei herabgesetzter Elastizität; tritt u. a. auch während der Stillzeit im Bereich der Mamillen auf; kann therapeutisch durch die Vermittlung der richtigen Anlagetechnik des Kindes während des Stillens und eine gute Stillberatung günstig beeinflusst werden.

Rhinophym *n*; ***Etym.:*** griech. *rhis* „Nase" u. *phyma* „Geschwulst"; ***engl.:*** Rhinophyma; ***Syn.:*** Knollennase
Kontext: Lymphdrainage
Gefäßbedingte u. U. elefantiasisartige Vergrößerung der Nase durch Lymphstau, Endstadium der ▸ Rosazea. Deutliche kosmetische Verbesserung durch ▸ manuelle Lymphdrainage.

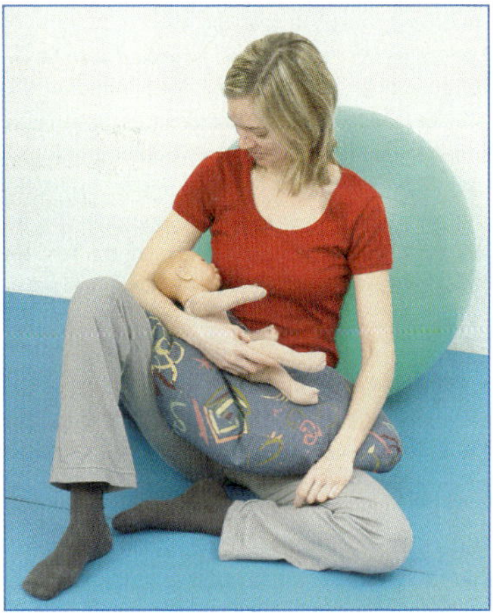

Rhagade: Beispiel für eine gute Stillhaltung.

Rhythmisch-akustische Stimulation *f*; ***Etym.:*** lat. *stimulare* „stacheln, antreiben, reizen", griech. *rhythmos* „geregelte Bewegung, Zeitmaß, Gleichmaß" u. *akoustos* „hörbar"; ***Abk.:*** RAS
Kontext: Gangschulung
Auslösung (Priming) und Synchronisation der Muskelaktivität zur Fortbewegung durch einen externen Taktgeber, z. B. Metronom, Tamburin. Besonders geeignet ist Musik, die dem Gangrhythmus entspricht und den Patienten emotional anspricht. Sie zählt zu den aufgabenorientierten Therapien und kann mit dem Training auf dem Laufband kombiniert werden. In Einzelfällen kann sich das Gehen durch externe Taktgeber verschlechtern.

Rhythmische Bewegungseinleitung *f*; ***Etym.:*** griech. *rhythmos* „geregelte Bewegung, Gleichmaß"
Kontext: PNF-Konzept
Gleich- und regelmäßige Zielbewegungen, die häufig wiederholt werden bis zur selbstständigen Ausführung der Bewegung durch den Patienten. Vor passiven rhythmischen Bewegungseinleitungen sagt die Therapeutin ein Bewegungsziel an, um Abwehrspannungen zu vermeiden und um einen Lerneffekt zu ermöglichen.

Rhythmische Stabilisation *f*
Vgl. ▸ Stabilisation, rhythmische.

Rhythmisierungsfähigkeit *f*; ***Etym.:*** griech. *rhythmos* „geregelte Bewegung, Gleichmaß"; ***engl.:*** Rhythmisation ability
Kontext: Physiologie, Bewegungslehre, Trainingslehre
▸ Koordinative Fähigkeit; ermöglicht, Bewegungen mit einem „eigenen" intern generierten Rhythmus auszuführen oder einen Rhythmus aus der Umwelt zur Grundlage des Bewegungsprogramms zu machen. Dabei dienen Geschwindigkeitswechsel und die Kopplung mit differenzierten motorischen Anforderungen zur Optimierung der Harmonie von Bewegungen. Bsp.: Musik (Rhythmus aus der Umwelt), die in Tanz oder in synchronisierte gymnastische Bewegungshandlungen (z. B. Aerobic) umgesetzt wird. Auch Umwelteigenschaften können einen Bewegungsrhythmus erfordern, z. B. das Gelände in dem gelaufen oder Ski gefahren wird. Der intern produzierte Bewegungsrhythmus resultiert aus eigenen oder angenommenen Bewegungsvorstellungen über den Ablauf einer Bewegungshandlung. Das Gehen oder Laufen eines Menschen hat häufig einen charakterisierenden rhythmischen Bewegungsablauf. Der Anlauf zu einem Sprung ist rhythmisch. Im Kunstturnen gibt es Bewegungsleitbilder, die u. a. den Bewegungsrhythmus als Ablaufeigenschaft eines Elements vorgeben.

Rhythmisierungsfähigkeit, Schulung der *f*; ***Etym.:*** griech. *rhythmos* „geregelte Bewegung, Zeitmaß, Gleichmaß"; ***engl.:*** Rhythmization ability, training of the
Kontext: Therapeutisches Klettern, Neurologie
Während des Kletterns bekommt der Übende akustische Signale bzw. verbale Anweisungen, die die Geschwindigkeit, Wegstrecke oder Pausen innerhalb der Bewegung vorgeben und somit ein höheres Maß an Koordination und Konzentration abfordern, was sich u. a. für Patienten mit Multipler Sklerose eignet.

Rhythmus *m*; ***Etym.:*** griech. *rhythmos* „geregelte Bewegung, Gleichmaß"; ***engl.:*** Rhythm
Kontext: Spiraldynamik
Allg.: regelmäßig wiederkehrende interne oder externe Ereignisse bzw. zeitliche Akzentmuster in der Abfolge von Tönen, Klängen, Worten oder Bewegungen. Spiraldynamik: Optimale Organisation menschlicher Bewegung in der Dimension Zeit – objektiv: anatomisch-funktionell sinnvolle und messbare Frequenzsynchronisation in der Stato-Dynamik, z. B. das Verhältnis von Atem-

und Schrittrhythmus beim Joggen; subjektiv: die Rhythmen von Atem, Puls, Bewegung, Gefühl und Denken als ganzheitliche Bewegungserfahrung.

Rhythmusgenerator *m*; ***Etym.:*** griech. *rhythmos* „geregelte Bewegung, Gleichmaß" u. lat. *generator* „Erzeuger"; ***engl.:*** Rhythm generator

Kontext: Neurophysiologie, Sensomotorik

Spinale Neuronenpopulation, die auf der Basis ihrer komplexen intra- und intersegmentalen Verschaltung, angeregt durch eine multisensible Konvergenz und absteigende zentrale Impulse (Mittelhirn) eine reflektorisch abgestimmte, koordinierte zyklische Muskelaktivität hervorrufen kann. Im engeren Sinne: komplexer, gerichteter, fremdreflektorischer Ablauf, wobei der Beugereflex mit kontralateralem Streckreflex (▸ Flexorreflex mit gekreuztem Extensorreflex) eine wesentliche Komponente ist. Durch die zyklische Generation dieser Abläufe einschließlich des koordinierten Rechts-links-Wechsels entsteht die Muskelaktivität der Lokomotion. Der Beugereflex mit dem gekreuzten Streckreflex wird zur Basis der reflektorischen Lokomotion, weil diese sensomotorischen Abläufe nicht nur durch nozizeptive Afferenzen provoziert werden können. Auch die Informationen mechanischer Sensoren mit Fasern der Gruppe II, III und IV können der Auslöser sein. Die Hirnstammaktivität modifiziert den zyklischen, spinal generierten Ablauf. (Das Willkürprogramm nutzt Rhythmusgeneratoren als Grundbausteine.)

Richtungswechsel *m*; ***engl.:*** Change in direction

Kontext: Bewegungslehre

Gezielte Änderung der Bewegungsrichtung entsprechend äußeren oder inneren Vorgaben.

Rigidität *f*; ***Etym.:*** lat. *rigidus* „starr, steif"; ***engl.:*** Rigidity

Kontext: Neurologie

Steifigkeit eines Gewebes; der Begriff wird in der Medizin vor allem in Bezug auf einen Muskel benutzt und bezeichnet den Widerstand eines Muskels bei passiver Bewegung unabhängig von der Bewegungsgeschwindigkeit (vgl. ▸ Rigor).

Rigor *m*; ***Etym.:*** lat. *rigor* „Steifheit, Härte, Unbeugsamkeit"; ***engl.:*** Rigor

Kontext: Neurologie, Bindegewebsmassage

Steifigkeit/Starre der Muskulatur bei passiver Bewegung. Je höher der R., desto höher auch der ▸ Tonus. Ein hoher R. führt zum Zahnradphänomen/Negro-Zeichen (plötzliches und ruckartiges Loslassen der Muskulatur gegen Widerstand). Kontralaterale Mitbewegungen verstärken den R. auf der bewegten Seite (gestörte reziproke Hemmung). Symptom beim ▸ Parkinson-Syndrom bzw. bei einer Störung/Schädigung des extrapyramidalen Systems. Bindegewebsmassage: Ziel ist die Senkung des Muskeltonus; insbesondere die Tonussenkung der Extremitäten- und Beckenbodenmuskulatur (Harnentleerungsstörungen bei Patienten mit Parkinson-Syndrom).

Ring of continence *m*; ***Etym.:*** engl. *ring* „Ring, Kreis" u. *continence* „Kontinenz, Harn- und Stuhlverhalt"; ***Abk.:*** ROC

Kontext: Gynäkologie

Dokumentationsschema nach Laycock für die Ergebnisse einer vaginalen Untersuchung.

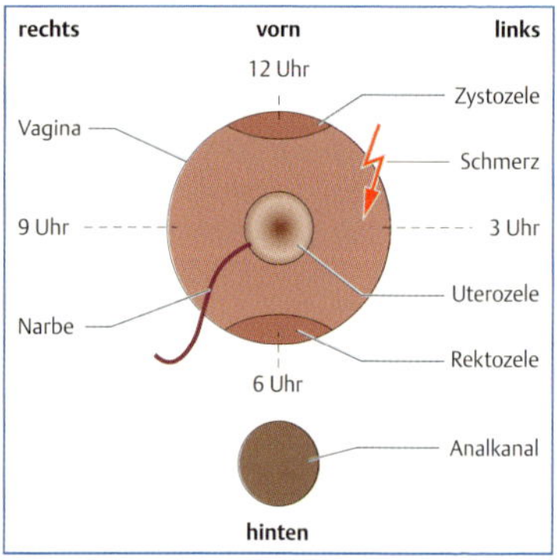

Ring of continence.

Rinne-Test *m*; ***Etym.:*** nach dem deutschen Hals-Nasen-Ohren-Arzt *Heinrich Adolf Rinne* (1819–1868); engl. *test* „Versuch, Prüfung, Untersuchung"; ***engl.:*** Rinne's test; ***Syn.:*** Rinne-Versuch

Kontext: Kiefergelenkbehandlung

Beim R. schlägt der Therapeut eine Stimmgabel an, hält diese nah (2–3 cm) an einen Gehörgang, deckt den anderen ab und fragt den Patienten, ob er es hören kann. Dann hält er die Stimmgabel alternierend an den Processus mastoideus und vor den Gehörgang, bis der Ton an keiner Stelle mehr hörbar ist. Bei normaler Konduktivität (Leitfähigkeit) kann die Stimmgabel vor dem Ohr länger gehört werden als am Processus mastoideus (negativer R.). Wenn die Stimmgabel auf dem Processus mastoideus länger gehört wird als vor dem Gehörgang, handelt es sich um eine Abnormalität (positiver R.). Diese Reaktion weist auf eine Schwerhörigkeit des Mittelohrs oder eine „nervale“ Schwerhörigkeit (in Zusammenhang mit dem N. acusticus) hin (vgl. ▸ Weber-Test).

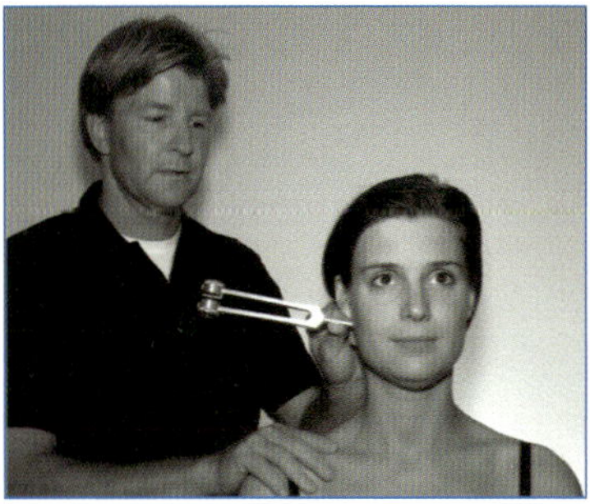

Rinne-Test.

Rippen, Entfaltung der *f*; ***engl.:*** Ribs, unfolding of the
Kontext: Vojta-Konzept, Diagnostik, Pädiatrie
Vergrößerung des inspiratorischen Thoraxraumes. Sowohl der Abstand der Rippen zueinander sowie die Streckung der Brustwirbelsäule als auch Atemtiefe und -rhythmus verändern sich durch die funktionelle Differenzierung der beteiligten Muskulatur sicht- und messbar. Bei einer zentralen spastischen Parese ist die Muskulatur zur modifizierten Differenzierung in den geforderten Funktionen nicht fähig. So sind also auch die Zwischenrippenmuskeln nicht in der Lage, bei Inspiration den Thorax weit zu stellen und in Rückenlage gegen die Schwere langsam abzusenken. Die Rippen sind deshalb eher in Exspirationsstellung. Durch die Anwendung der ▸ Vojta-Therapie wird die Funktion aller am Thorax und im Bereich des Zwerchfells befindlichen Muskeln in ihrer differenzierten Funktion physiologisiert: Es ist sichtbar, dass sich der Abstand der einzelnen Rippen voneinander und der sagittale Durchmesser nachweislich vergrößert (vgl. ▸ Effekte der Therapie, ▸ Funktionsdifferenzierung der Muskulatur, ▸ Sprachexplosion).

Riva-Rocci-Methode *f*; ***Etym.:*** *Scipione Riva-Rocci*, 1863–1937, italienischer Arzt; ***Abk.:*** RR; ***engl.:*** Riva-Rocci method
Vgl. ▸ Blutdruck.

Rivermead Motor Assessment *n*; ***Etym.:*** nach dem *Rivermead Rehabilitation Centre* in Oxford, Großbritannien, wo die Skala entwickelt wurde; engl. *motor* „motorisch“ u. *assessment* „Bewertung, Einschätzung, Beurteilung“; ***Abk.:*** RMA
Kontext: Neurologie
International weitverbreitete Skala zur Testung motorischer Fertigkeiten für Patienten mit Halbseitenlähmung; gliedert sich in drei Abschnitte: Grobmotorik (13 Aufgaben); Beine und Rumpf (10 Aufgaben); Arm (15 Aufgaben). Maximale Punktzahl 38, minimale 0 Punkte. Die sich daraus ergebende Gesamtpunktzahl (Score) verdeutlicht das Ausmaß der motorischen Einschränkung. Kritik: Das RMA differenziert nicht zwischen verschiedenen ICF-Komponenten. In der Gesamtpunktzahl werden die unterschiedlichen Kategorien Körperfunktionen (z. B. Dorsalextension im oberen Sprunggelenk) und Aktivitäten (z. B. Aufstehen) gleichberechtigt berücksichtigt.

RMP *n*
Vgl. ▸ Ruhemembranpotenzial.

Robustheit *f*; ***Etym.:*** lat. *robur* „Hart-, Kernholz“; ***engl.:*** Robustness
Kontext: Statistik
Begriff zur Beschreibung des Verhaltens eines Signifikanztests bei dessen Anwendung trotz Vorliegen von Verletzungen der Testvoraussetzungen. Die R. stellt ein Gütekriterium für einen Signifikanztest dar und beeinflusst die Auswahlkriterien für einen bestimmten Signifikanztest. Ein Signifikanztest ist robust, wenn die Entscheidung für oder gegen die ▸ Nullhypothese nur wenig von der Tatsache beeinflusst wird, ob das Datenmaterial die theoretischen Testvoraussetzungen erfüllt oder nicht, z. B. verhält sich das ▸ Allgemein Lineare Modell relativ robust gegenüber Verletzungen der ▸ Normalverteilung der Daten, wogegen es auf Verletzungen der ▸ Sphärizität deutlich empfindlicher reagiert und die ▸ Wahrscheinlichkeit des ▸ Alpha-Fehlers inakzeptabel steigen kann.

ROC *m*
Vgl. ▸ Ring of continence.

Rocker *m*; ***Etym.:*** amerikan. Engl. *rocker* „Schaukelstuhl“; ***engl.:*** Rocker, Rocking chair;
Syn.: Kipphebel
Kontext: Ganganalyse
Die Vorwärtsbewegung während des Gehens besteht aus 3 Mechanismen, die „die 3 Rocker-Funktionen“ genannt werden. 1. Fersen-Kipphebel, 2.

R

Sprunggelenk-Kipphebel und 3. Vorfuß-Kipphebel. Der Begriff des Schaukelstuhls (Rocking Chair) verdeutlicht, dass jeweils zu einem bestimmten Zeitpunkt während der Standphasen das Körpergewicht über drei runde Oberflächen abgerollt wird. Der 1. Rocker (Kipphebel) erscheint im Initialen Kontakt und erfolgt über die runde Oberfläche des Kalkaneus. Der 2. Rocker erfolgt während der Mittleren Standphase auf der Oberfläche der Talus-Rolle. Der 3. Rocker vollzieht sich während der Terminalen Standphase über die Oberfläche der Metatarsal-phalangealen Gelenke hinweg.

Rogers, Carl R. *m*

Kontext: Psychiatrie

Der Psychologe R. ist der ist Begründer der klientenzentrierten ▸ Psychotherapie. Ihr liegt ein humanistisches Menschenbild zugrunde. Ausgehend von der Annahme, dass jeder Hilfesuchende selbst ausreichende Fähigkeiten zur Heilung in sich trägt, kann dies unter geeigneten therapeutischen Voraussetzungen wirksam werden. Dazu müssen Echtheit, Wertschätzung und Empathie dem Klienten gegenüber vorhanden und übermittelbar sein. Die Qualität der Beziehung prägt somit entscheidend den therapeutischen Erfolg.

Roland-Morris-Fragebogen *m*; ***engl.:*** Roland-Morris disability questionnaire

Kontext: Diagnostik, Orthopädie

Erfasst aktuelle Behinderungen von Patienten mit Rückenschmerzen; bietet 24 Aussagen zu Aktivitäten an; der Patient kreuzt diejenigen an, die für seine momentane Situation zutreffen; einer der besten Fragebögen für Forschungszwecke.

Rollator *m*; ***Etym.:*** Kunstwort zu „rollen, gerollt werden"; ***engl.:*** Wheeled walker, rollator

Kontext: Gangschulung, Geriatrie, Traumatologie

Rollbares Gehhilfsmittel für Patienten mit erhöhter Sturzgefahr; mit vier Rädern und Bremsen an den Handgriffen ausgestattet (verschiedene Ausführungen). Der Patient stützt sich auf die Hände, kann kleinere Gegenstände transportieren. Rollatoren ermöglichen aufgrund der größeren ▸ Unterstützungsfläche Patienten mit Gleichgewichtsproblemen eine alltagsrelevante Mobilität; sie sind nicht zur Belastungslimitierung der unteren Extremität geeignet (vgl. ▸ Gehwagen).

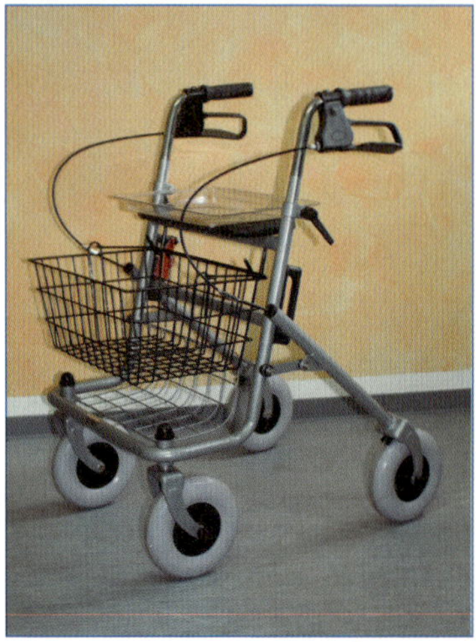

Rollator.

Rolle, feste *f*; ***engl.:*** Roll, fixed; ***Syn.:*** Umlenkrolle

Kontext: Biomechanik

Umlenkrolle; gehört zu den ▸ einfachen Maschinen der Mechanik. Sie ändert lediglich die Richtung einer Kraft (Kraftwirkungslinie). Beispiele: Schlingentisch; die Kniescheibe übernimmt die Funktion einer festen Rolle, indem sie die Kraft der Unterschenkelstreckmuskulatur umlenkt.

Rolle, heiße *f*

Vgl. ▸ Heiße Rolle.

Rolle, lose *f*; ***engl.:*** Roll, loose; ***Syn.:*** Laufrolle

Kontext: Biomechanik

Gehört zu den ▸ einfachen Maschinen der Mechanik. Sie halbiert die Größe einer Kraft (Betrag), da über sie die Last auf zwei Seilstränge verteilt wird. Bsp.: beim Schlingentisch in Kombination mit einer festen Rolle verwendet. Mehrere feste und lose Rollen bilden einen ▸ Flaschenzug.

Rollen *n*; ***engl.:*** To roll

Kontext: Kaltenborn-Evjenth-Konzept

Bewegung eines Körpers, wenn neue, voneinander gleich weit entfernte Punkte seiner Gelenkfläche mit stets neuen, voneinander ebenso gleich weit entfernten Punkten der gegenüberliegenden Gelenkfläche in Kontakt kommen. Gelenkflächen können aufeinander nur rollen, wenn sie inkongruent zueinander sind. In menschlichen Gelenken rollen und gleiten die Gelenkflächen. Je inkongruenter die Gelenkflächen, desto größer ist die Rollkomponente im ▸ Rollgleiten. Das Verhältnis von R. und ▸ Gleiten wird nicht nur durch die Knochenform bestimmt. Ligamente wie z. B. im Kniegelenk und Muskelzüge wie z. B. im glenohumeralen Gelenk beeinflussen das Rollgleiten,

R

indem sie gewöhnlich das R. in ein Gleiten umwandeln.

Rollenklärung *f*; ***engl.:*** Definition of roles
Kontext: Psychologie, Kommunikation
Prozess, in dem Therapeut und Patient ihre Aufgaben, Zuständigkeiten und Berechtigungen festlegen. In der Physiotherapie besteht ein asymmetrisches Verhältnis zwischen den beteiligten Personen, d. h., der Therapeut darf Dinge, die der Patient nicht darf (z. B. diesen zum Zwecke der Behandlung berühren). Diese Rollen von Therapeut und Patient sind grundsätzlich klar festgelegt (z. B. Behandlungsauftrag, ethische Richtlinien, Berufsbild, gesetzliche Vorgaben). Unabhängig davon beeinflussen der erste Eindruck vom Therapeuten und die damit in Verbindung stehende ▸ Partnerdefinition im weiteren Verlauf die ▸ Beziehungsdefinition, also die Annahme, wie die eine mit der anderen Person umgehen darf. Häufig besteht eine zufriedenstellende unausgesprochene Übereinkunft über die Rollen von Therapeut und Patient, insbesondere wenn Patienten bereits Erfahrungen mit Physiotherapie haben oder bereits vorher gut darüber informiert sind. Doch nicht immer sind Patienten ausreichend informiert oder sie überschreiten absichtlich Grenzen. Führt dies nicht automatisch zu einer gelungenen ▸ Kooperation (z. B. keine ausreichend aktive Mitwirkung des Patienten an der Therapie), hat der Therapeut die Aufgabe, eine R. durch geeignete ▸ Gesprächsführung vorzunehmen, um ein positives ▸ Arbeitsbündnis zu fördern (vgl. ▸ Grenzüberschreitung).

Rollgleiten *n*; ***engl.:*** Roll gliding
Kontext: Kaltenborn-Evjenth-Konzept
Zusammensetzung (Kombination) von ▸ Rollen und ▸ Gleiten eines Körpers, wie der Gelenkfläche. Aufgrund der nicht vollständigen Kongruenz der menschlichen Gelenkflächen findet in allen Gelenken ein R. statt. Betrachtet man nur die Form der Gelenkflächen, dann gilt, dass je größer ihre Kongruenz ist, desto kleiner die Rollkomponente und desto größer die Gleitkomponente (Bsp. koxofemorales Gelenk). Umgekehrt ist die Rollkomponente umso größer und die Gleitkomponente umso kleiner, je kleiner die Kongruenz der Gelenkflächen ist (Bsp. femorotibiales Gelenk). Zusätzlich muss die Überdachung der Gelenkflächen beachtet werden, um das Verhältnis zwischen Rollen und Gleiten zu verstehen. Je größer die Überdachung bzw. Umfassung der gegenüberliegenden Gelenkflächen, desto mehr Gleiten und weniger Rollen ist möglich (Bsp. proximales radioulnares Gelenk). Auch hier gilt umgekehrt, dass je kleiner diese Überdachung der Gelenkflächen ist, desto mehr Rollen und weniger Gleiten geschieht (Bsp. distales radioulnares Gelenk). Bei Bewegungseinschränkungen ist der Anteil des Gleitens am R. vermindert. In Gelenken mit großer Überdachung der Gelenkflächen kann die Gleiteinschränkung kaum durch Rollen kompensiert werden. Der Patient spürt die Bewegungseinschränkung rasch wie z. B. im koxofemoralen Gelenk. Ist die Überdachung hingegen gering, kann die Gleiteinschränkung durch Rollen ausgeglichen werden. Der Patient spürt eine Gleiteinschränkung dann weniger leicht als bei der Flexionseinschränkung im Kniegelenk. Ligamente (z. B. im Kniegelenk) und Muskeln (z. B. im Schultergelenk) können das R. entscheidend beeinflussen.

Rollreibung *f*; ***engl.:*** Rolling friction; ***Syn.:*** Rollwiderstand
Kontext: Biomechanik
Form der ▸ äußeren Reibung; entsteht während der Bewegung durch minimale Verformung der Oberflächen des rollenden Gegenstandes. Die R. ist wesentlich geringer als die Gleitreibung. Anwendung: Kugellager, Inline-Skater, Kugelgelenk. Je inkongruenter die Gelenkflächen, desto größer ist der Anteil des Rollens (z. B. Kniegelenk) (vgl. ▸ Rollgleiten).

Rollstuhl *m*; ***engl.:*** Wheelchair, invalid chair
Kontext: Rehabilitation
Fahrbares Hilfsmittel für Patienten mit deutlich eingeschränkter oder nicht mehr vorhandener Gehfunktion, das Mobilität ermöglicht. Je nach Behinderungsgrad der Fortbewegungsmöglichkeit stehen verschiedene Rollstuhltypen zur Verfügung: mechanischer R. (faltbarer/starrer Rahmen), Elektrorollstuhl, mechanischer R. mit elektrischem Zusatzantrieb (E-Antrieb/Schwungkraftverstärker). Grundmaße des R.: Sitzbreite, Sitztiefe, Rückenlehnenhöhe (vgl. ▸ Rollstuhlanpassung, ▸ Rollstuhlgrundtypen).

Rollstuhl, mechanischer *m*; ***Etym.:*** lat. *mechanicus* „zu Maschinen gehörig“; ***engl.:*** Wheelchair, mechanical
Kontext: Neurologie, Traumatologie
Von Hand angetriebener R. Die Antriebsräder sind i. d. R. mit einem Greifreifen ausgerüstet und hinten montiert. Zusätzlich ist ein elektrischer Antrieb möglich; es existieren mehrere Modelle, die an einen m. R. montiert werden kön-

R

nen. Häufig zum Einsatz kommen elektrische Zusatzantriebe, die in den Radnaben untergebracht sind und bei denen jeweils nur die Antriebsräder gewechselt werden müssen. Alternativ können sie vor der Sitzfläche angekoppelt werden.

Rollstuhlanpassung *f*; *engl.:* Wheelchair fitting

Kontext: Rehabilitation

Phase der ▸ Rollstuhlversorgung, in der die Rollstuhlmaße und -komponenten an den Patienten und dessen Bedürfnisse angepasst werden. Ziele: Selbstständigkeit und Mobilität ermöglichen, Folgeschäden vermeiden, optimale Sitzposition, Stabilität unterstützen. Kriterien zur individuelle Anpassung des R. an den Patienten: Alter, körperliche Faktoren (Krankheitsbild, Statik, Kraft, Gewicht usw.), psychische Faktoren (Motivation, Angst usw.), häusliche Situation, Lebenssituation, Erfahrungen mit Rollstuhlmodellen. Bei der R. arbeiten Orthopädietechniker, Physio- und Ergothe-

Rollstuhlanpassung

Optionen/ Komponenten	Aspekte
Sitzbreite	So schmal wie möglich (Antrieb, Durchfahrten), so breit wie nötig (max. eine Fingerbreite auf Trochanterhöhe)
Sitztiefe	So kurz wie möglich, so lang wie nötig (Abstand zur Kniekehle ca. vier Fingerbreiten)
Rückenlehnenhöhe	So niedrig wie möglich, so hoch wie nötig (Sitzkissen?)
Rahmenlänge	So kurz wie möglich (kleiner Wendekreis), so lang wie nötig
Rahmenmaterial	Aluminium-Faltrollstühle sind besonders leicht, wendig transportabel
Bespannungsmaterial	Wasserabweisend, nicht dehnbar
Rückenlehne	Optimieren der aufrechten Sitzposition durch Bespannung mit Klettverschlüssen
Schiebegriffe	Für Hilfspersonen, seitliche Stabilität des Benutzers, Schutz beim Rückwärtsumkippen
Fußraste	Durchgehende Fußbretter verbessern die Stabilität und Fahreigenschaften (bei Multipler Sklerose ungeeignet)
Fußstützen	Ausreichende Auflagefläche, leicht zu entfernen
Achsaufnahme	Variable Achsaufnahmen ermöglichen individuelles Einstellen der Sitzposition Je ventraler die Radachse, desto größer die Kippgefahr (Ausnahme Sportrollstuhl)
Seitenteile mit Kleiderschutz	Führen das Becken (Rumpfstabilisierung), leicht abnehmbar, Armlehnen erschweren das selbstständige Antreiben
Antriebsräder	Normdurchmesser 24 Zoll, Steckachsen, Luftbereifung (Dämpfung) mit Grobprofil (Straßenbelag), Edelstahlgreifringe mit weitem Anbau, gummierte Supergrip-Greifringe (Tetraplegie)
Lenkräder	Vollgummi, geringerer Rollwiderstand, je kleiner, desto wendiger
Kniehebelbremse	Gegebenenfalls zusätzliche Bremshebelverlängerung (Tetraplegie)
Sitzkissen	Dekubitus-Prophylaxe (Faktoren: Lähmungshöhe, Körperkonstitution, Hautverhältnisse, Compliance; Sitzdruckmessung)
Zusatzteile	
Ankippbügel	Erleichtert Hilfspersonen das Kippen
Sicherheitsrad	Verhindert das Umkippen nach hinten
Speichenschutz	Schutz der Finger/Hände (sensomotorische Störungen)
Stockhalter	Für Unterarmgehstützen
Trommelbremse	Sicherer, geringerer Krafteinsatz
Transitrollen	Ersetzen Antriebsräder, ermöglichen die Durchfahrt von Engpässen (z. B. WC-Türen)
Lumbalknick	Aufrichtung der Lendenwirbelsäule bei 90° Flexion in den Hüftgelenken
Winkelverstellbare Rückenlehne	Verstellmöglichkeit nach vorne zur Aufrichtung der Lendenwirbelsäule bei vermehrter Flexion in den Hüftgelenken (> 90°)

rapeuten zusammen. Baukastensysteme der Hersteller ermöglichen die individuelle R.; Zusatzteile erhöhen das Gewicht. Bsp.: Ein Rollstuhl für einen Patienten mit Querschnittsyndrom muss anderen Anforderungen entsprechen als ein Rollstuhl für einen Patienten mit Multipler Sklerose; pädiatrische Patienten haben andere Bedürfnisse als geriatrische.

Rollstuhlbasketball *m*; ***Etym.:*** engl. *basket* „Korb" u. *ball* „Ball"; ***engl.:*** Wheelchair basketball
Kontext: Traumatologie, Rehabilitation
▸ Basissportart für Querschnittgelähmte (Paraplegie), Disziplin der Paralympics. Die Regeln sind an die des klassischen Basketballs angelehnt: gewöhnliches Basketballspielfeld mit normaler Korbhöhe von 3,05 m; pro Team 5 Feld- und bis zu 7 Ersatzspieler; Spieldauer 4x10 min; 2 min Pause nach dem ersten und dritten Viertel, 15 min Pause nach dem zweiten Viertel. Es existiert ein Klassifizierungssystem für den Schweregrad der Beeinträchtigung, das einen Ausgleich zwischen Spielern mit unterschiedlich starken Behinderungen herstellen soll.

Rollstuhlfalltraining *n*; ***Etym.:*** engl. *training* „Schulung, Ausbildung, Üben"; ***engl.:*** Wheelchair fall training
Kontext: Traumotologie, Neurologie
Systematisches Training für Patienten mit Paraplegie/Paraparese zur Selbsthilfe bei Herausfallen aus dem Rollstuhl. Bestandteile: z. B. Rumpf- und Sitzkontrolle (bei Schwerpunktverlagerungen, beim Kippen des Rollstuhls), Vorgehensweise beim Wiedereinsteigen in den Rollstuhl, ggf. Anleitung von Hilfspersonen.

Rollstuhlgrundtypen *m*; ***Etym.:*** griech. *typos* „Schlag, Gestalt, Muster, Vorbild"; ***engl.:*** Basic wheelchair types
Kontext: Neurologie, Traumatologie
Umfasst Standard-, Leichtgewicht-, Trippel-, Aktiv-, Sport-, Renn-, Pflege- (Multifunktions-, Lagerungs-) und Elektrorollstühle. Daneben werden unterschiedliche Antriebsformen (über Greifreifen oder als Handbike), verstellbare Sitzeinheiten bis hin zu einer Stehmöglichkeit und unterschiedliche Konstruktionen der Rahmen angeboten. Rollstühle mit einem starren Rahmen sind stabiler, lassen sich aber nicht falten und sind deshalb schlechter zu verstauen und zu transportieren. Faltrollstühle können zusammengefaltet werden, sind aber weniger stabil und wendig.

Rollstuhlgrundtypen, Elektrorollstuhl *m*; ***Etym.:*** griech. *typos* „Schlag, Gestalt, Muster, Vorbild" u. *elektron* „Bernstein"; ***engl.:*** Basic wheelchair types, electric wheelchair
Kontext: Neurologie, Traumatologie
Als Grundtypen unterscheiden sich die vorwiegend im Innenbereich eingesetzten Elektrorollstühle von den auch für den Straßenverkehr tauglichen und stärker motorisierten Elektromobilen. Sitzbreite, Sitztiefe, Höhe und Verstellbarkeit von Rückenlehne und Sitzeinheit werden individuell ausgewählt.

Rollstuhlhandschuh *m*; ***engl.:*** Wheelchair glove
Kontext: Neurologie, Traumatologie
Speziell zum Antrieb der Greifreifen verwendete Handschuhe, die griffsicher und abriebfest sind und deshalb Hautreizungen und -verletzungen vorbeugen sowie teilweise auch fehlende Fingerfunktionen kompensieren können.

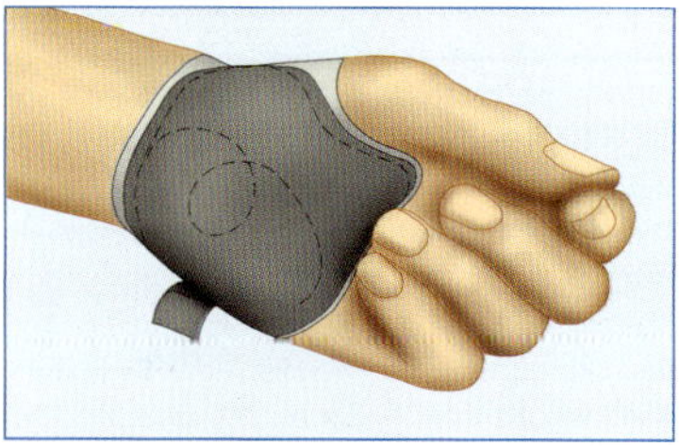

Rollstuhlhandschuh.

Rollstuhloptionen *f*; ***Etym.:*** lat. *optio* „Wunsch, Wahl"; ***engl.:*** Wheelchair options
Kontext: Neurologie, Traumatologie
Kenntnis der Möglichkeiten einer ▸ Rollstuhlversorgung eines Patienten im Hinblick auf eine Verbesserung der selbstständigen Mobilität und verbesserter Partizipation. Gegebenenfalls müssen bei einem Patienten unterschiedliche Rollstühle für Sport, Alltag oder Beruf ausgewählt werden.

Rollstuhls, Bestandteile des *m*; ***engl.:*** Wheelchair, parts
Kontext: Neurologie
Umfasst Sitz, Rückenlehne, Antriebs- und Lenkräder sowie Fußrasten, Armlehnen und Bremsen und die zur Stabilität notwendige Kreuzstrebe (Hauptbestandteile). Sie werden aufgrund der spezifischen Bedürfnisse individuell ergänzt.

Rollstuhls, Einstellung des *f*; ***engl.:*** Wheelchair, set up
Kontext: Neurologie, Traumatologie

R

Sitzbreite, Sitztiefe, Höhe der Rückenlehne richten sich nach den anatomischen Gegebenheiten eines Patienten. Die Länge der Beinstützen sollte eine möglichst rechtwinklige Fußstellung ermöglichen und die Armlehnen so eingestellt werden, dass die Antriebsräder bzw. die Greifreifen gut mit den Händen erreicht werden. Im Sportbereich werden die Rollstühle oft mit einem negativen Sturz, d. h. mit einer Kippung der Sitzfläche nach hinten unten eingestellt, um die Wendigkeit des R. zu verbessern und dadurch einen größeren Aktionsradius der Arme zu erhalten.

Rollstuhls, Kippen des *n*
Vgl. ▸ Kippen des Rollstuhls.

Rollstuhlsport *m*; ***engl.:*** Wheelchair sports
Kontext: Traumatologie, Neurologie
Umfasst die von Rollstuhlfahrern ausgeübten Sportarten. Traditionell: Badminton, Basketball, Bogenschießen, Leichtathletik, Handbike und Tischtennis; weitere Sportarten: Curling, Golf, Rugby, Schießen, Tennis, Wintersport, Wasserski usw.

Rollstuhltraining *n*; ***Etym.:*** engl. *training* „Schulung, Ausbildung, Üben"; ***engl.:*** Wheelchair training
Kontext: Neurologie, Traumatologie, Rehabilitation
Erlernen der Grundtechniken zur Dekubitusprophylaxe, zum Fahren, Wenden und zur Bewältigung von Stufen mit einem mechanischen Rollstuhl sowie das Training zur Verbesserung der Gleichgewichtskontrolle, Ausdauer, Kraft und Koordination. Das R. beinhaltet das aktive Bewegen des Patienten im und mit dem Rollsstuhl. Trainingsinhalte Bewegen im Rollstuhl: z. B. verschiedene Techniken zur Entlastung des Gesäßes (Dekubitusprophylaxe), seitliches Herauslehnen des Oberkörpers, Oberkörpervorlage, Vor- und Zurücksetzen des Gesäßes auf dem Sitzkissen. Trainingsinhalte Bewegen mit dem Rollstuhl: Vorwärts- und Rückwärtsfahren; dynamisches Wechseln der Fahrtrichtung; Drehen auf der Stelle und aus der Fahrt; einhändiges Fahren; Bremsen aus der Fahrt heraus; Slalom fahren; „Kippen" (Balancieren auf den Antriebsrädern); Fahren im Gelände; Bergab- und Bergauffahren; Auf- und Abwärtsfahren von Stufen und Bordsteinen mit und ohne Hilfe; Umgang an der Treppe und Rolltreppe.

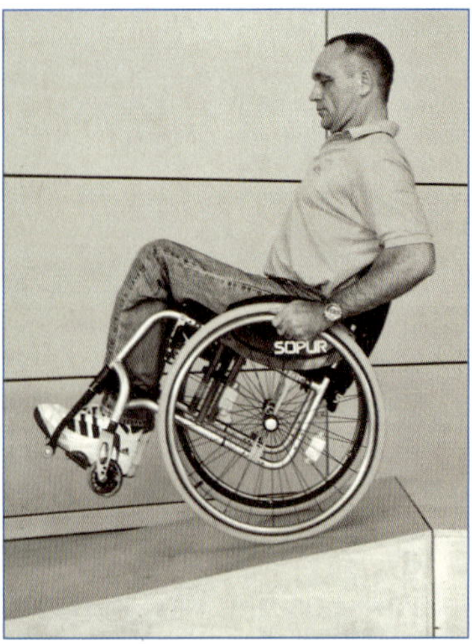

Rollstuhltraining: Üben des Bergabfahrens.

Rollstuhlversorgung *f*; ***engl.:*** Wheelchair supply
Kontext: Neurologie, Traumatologie
Prozess der Rollstuhlbeschaffung von der ärztlichen Verordnung über die Bedarfserhebung, Beantragung (Pflichtleistung der Krankenkassen) bis zur individuellen Anpassung und Anfertigung des Rollstuhls; zur Verbesserung der selbstständigen Mobilität mit dem Ziel der verbesserten ▸ Partizipation eines Patienten. Gegebenenfalls müssen bei einem Patienten unterschiedliche Rollstühle (für Alltag, Beruf oder Sport) angepasst werden (vgl. ▸ Rollstuhlanpassung).

Romberg-Stehversuch *m*
Vgl. ▸ Romberg-Test.

Romberg-Test *m*; ***Etym.:*** Moritz Heinrich *Romberg*, deutscher Neurologe (1795–1873); ***engl.:*** Romberg's test, Romberg's method; ***Syn.:*** Romberg-Stehversuch
Kontext: Neurologie
Gleichgewichtstest im Stehen zur Differenzierung zwischen vestibulärer (Gleichgewichtsorgan, Innenohr), spinaler (Rückenmark) oder zerebellärer (Kleinhirn) Gleichgewichtsstörung. Durchführung: Der Patient steht mit geschlossenen Beinen und ausgestreckten Armen. Test positiv: Der Patient schwankt (alle drei Ursachen sind möglich). Testwiederholung mit geschlossenen Augen bei vorangegangenem negativem Testergebnis: Schwankt der Patient erst jetzt, deutet dies auf eine Störung der Tiefensensibilität hin, wie z. B. bei spinaler ▸ Ataxie, die mittels visueller Kontrolle kompensiert werden kann. Eine zerebelläre

Störung ist nicht visuell kompensierbar (▸ Seiltänzergang). Eine technische Weiterentwicklung mit elektronischer Erfassung der Schwankung (d. h. die Änderung des Verlaufs der Schwerelinie) mit Hilfe einer ▸ Kraftmessplatte findet man in der ▸ Posturografie.

Rosazea *m*; ***engl.:*** Rosacea disease

Kontext: Lymphdrainage

Akneähnliche Erkrankung der Gesichtshaut mit Beteiligung der Blut- und Lymphgefäße, oft mit entzündlichen Pusteln, vermutlich Autoimmunerkrankung, fälschlich auch Akne genannt. ▸ Manuelle Lymphdrainage verbessert die kosmetische Situation deutlich. Bei Verträglichkeit kann zusätzlich Öl (Gleitmittel) eingesetzt werden zur Besserung der rauen Haut (vgl. ▸ Rhinophym).

Rosenmüller *m*

Vgl. ▸ Lymphknoten.

Rossolimo-Reflex *m*; ***Etym.:*** nach dem russischen Neurologen *Grigorij I. Rossolimo* (1860–1928); lat. *reflectere* „zurückbiegen, umwenden"; ***engl.:*** Rossolimo's reflex

Kontext: Bewegungslehre, Pädiatrie, Diagnostik

Signifikanter Reflex zum Nachweis einer Störung der Pyramidenbahn. Von distal-kaudal wird mit einer kurzen Beugebewegung der Finger des Untersuchers an die Patienten-Zehen geklopft. Daraufhin streckt der Patient prompt die Zehen vor und flektiert und abduziert gleichzeitig die Zehengrundgelenke. Erst nach dem ersten Trimenon wird dieser Reflex als pathologisches Zeichen der Pyramidenbahnschädigung gewertet. Sollte er vorher auslösbar sein, wird dieses Symptom nur im Rahmen einer vollkommenen neuropädiatrischen Untersuchung aussagekräftig.

Rotation *f*; ***Etym.:*** lat. *rotatio* „kreisförmige Umdrehung"; ***engl.:*** Rotation

1. ***Kontext:*** Bewegungslehre

Bewegungsrichtung eines Kugelgelenkes mit drei Freiheitsgraden und drei Hauptbewegungsachsen, die senkrecht aufeinander stehen und sich im Mittelpunkt der Kugel schneiden (Drehpunkt, -zentrum), wie z. B. im Schulter-, Hüftgelenk. Bei Rotationsbewegungen gleiten oder rollen die Gelenkflächen gegeneinander. Je kongruenter die Flächen sind, desto größer ist der Anteil des Gleitens (z. B. Schultergelenk).

2. ***Kontext:*** Biomechanik

Syn: Drehbewegung

Bewegung eines starren Körpers um eine Achse oder einen Mittelpunkt. Der Drehpunkt kann innerhalb oder außerhalb eines Körpers liegen. Alle Massenpunkte eines Körpers bewegen sich auf konzentrischen Kreisen.

3. ***Kontext:*** Bobath-Konzept

Syn: Torsion

Rollen, Drehen, wobei eine Schulter gegen das Becken bzw. das Becken gegen eine Schulter bewegt wird.

4. ***Kontext:*** Physik, Manuelle Therapie

Bewegung eines starren Körpers um eine Achse oder einen Punkt. Begriff aus der Mechanik, der in der Manuellen Therapie benutzt wird als Überbegriff für alle Bewegungen, die die Winkelstellung eines Körperteils verändern, wie Flexion und Extension, Abduktion und Adduktion, Pro- und Supination, Lateralflexion, Innen- und Außenrotation, wie auch für die weniger üblichen englischen Begriffe Spin und Swing. Rotationsbewegungen können als einfache (anatomische) oder kombinierte Knochenbewegungen beschrieben werden.

Einfache Knochenbewegungen: Bewegungen um eine anatomische Achse in einer anatomischen Ebene, z. B. in der Sagittalebene als Flexion und Extension. Sie dienen der standardisierten Winkelmessung der Gelenke. Als Alltagsbewegungen kommen sie kaum vor. Pro- und Supination am Fuß und Unterarm sowie die In- und Eversion sind einfache Rotationsbewegungen um eine Achse, die nicht exakt in den anatomischen Ebenen liegt.

Kombinierte Knochenbewegungen: Bewegungen um mehrere anatomische Achsen gleichzeitig, außerhalb der anatomischen Ebenen. Sie können als gekoppelte oder als nicht gekoppelte Bewegungen geschehen. Es sind die typischen Alltagsbewegungen. Eine gekoppelte Bewegung findet statt, wenn innerhalb eines Gelenkes automatisch zur Hauptbewegung eine weitere Bewegung durchgeführt wird. Diese wird eingeleitet durch Muskelzüge, physikalische Eigenschaften der Ligamente und/oder die Geometrie der Gelenkflächen. Wenn diese weitere Bewegung eine R. ist, wurde sie im Englischen als „conjunct rotation" bezeichnet. Ist die Hauptbewegung jedoch eine R., z. B. der Wirbelsäule, ist die weitere gekoppelte Bewegung eine Lateralflexion. Bei der Skoliose hingegen ist die Hauptbewegung eine Lateralflexion, die mit einer R. gekoppelt ist. Diese gekoppelten Bewegungen geschehen automatisch (ohne nachzudenken), haben ein größeres Bewegungsausmaß und ein weniger hartes bzw. festes Endgefühl als ihr Gegenteil, die nicht ge-

R

koppelten Bewegungen. Diese sind nur bewusst willkürlich möglich, haben ein kleineres Bewegungsausmaß und ein härteres bzw. festeres Endgefühl als die gekoppelten Bewegungen. Die dabei zur Hauptbewegung geschehende R. wurde im Englischen früher „adjunct rotation" genannt.

Rotationsachse *f*; ***engl.:*** Axis of rotation;
Syn.: Drehachse
Kontext: Physik
Gerade, um die die Drehung eines Körpers erfolgt oder erfolgen kann (vgl. ▸ Drehimpuls, ▸ Drehmoment).

Rowing *n*; ***Etym.:*** engl. to row „rudern"
Kontext: Trainingslehre
Freihantelübung (bspw. zur statischen Stabilisierung der LWS). Ausgangstellung:
Symmetrische Fußstellung, die LWS ist in einer stabilen Lordose, die Hüftgelenke sind in mittlerer Beugestellung, das Gewicht wird mit hängendem Arm gehalten. Aktion: Das Gewicht wird durch eine Ellbogenbeugung nach oben gehoben. Der Ellbogen ist in der Endstellung hinter bzw. neben dem Rumpf platziert. Die Gelenke der unteren Extremität und der Rumpf bleiben statisch. Variationen: gleiche Ausführung mit Langhantelstange.

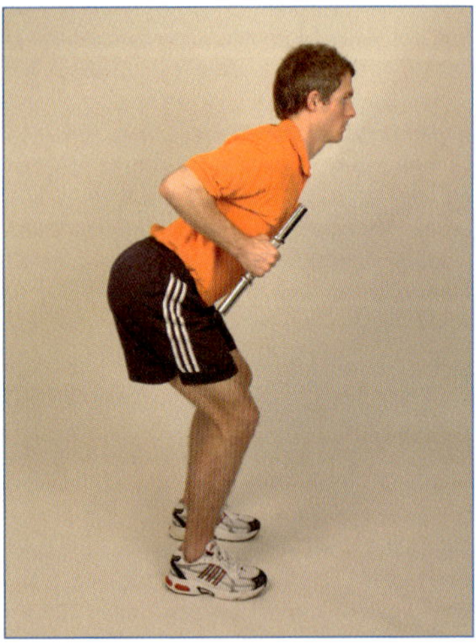

Rowing.

RS *f*
Vgl. ▸ Ruhestellung.

Rückbildungsgymnastik *f*; ***engl.:*** Postnatal classes
Kontext: Geburtshilfe
Therapeutisches Angebot von Physiotherapeuten und Hebammen für Wöchnerinnen, die allein oder in einer Gruppe die Folgen von Schwangerschaft, Geburt und Wochenbett reduzieren und weitere Schäden verhüten möchten. Didaktische Modelle, wie z. B. das 4-Phasen-Modell nach Petzoldt, erleichtern das Strukturieren der Kurseinheiten und die zielorientierte Durchführung.

Rückenmark *n*; ***Abk.:*** RM; ***engl.:*** Spinal cord;
Syn.: Medulla spinalis
Kontext: Neurophysiologie, Sensomotorik
Struktur des Zentralnervensystems im Wirbelkanal; liefert grundlegende sensomotorische Reflexbausteine zur Längen- und Spannungskontrolle der Muskulatur, fremdreflektorische Grundbausteine (z. B. ▸ Flexorreflex mit gekreuztem Extensorreflex) und ▸ Rhythmusgeneratoren.

Rückenmarkprellung *f*; ***engl.:*** Spinal contusion; ***Syn.:*** Contusio spinals
Kontext: Neurologie, Traumatologie
Durch Gewalteinwirkung verursachte Quetschung des Rückenmarks mit einer Substanzschädigung, die zu länger als 48 Stunden anhaltenden neurologischen Ausfällen führt und nach dem initialen spinalen Schock in eine komplette oder inkomplette Querschnittläsion übergeht. Physiotherapie: Muskelfunktionsprüfung und isolierte Muskelkräftigung der betroffenen Muskeln, Einüben von funktionellen Aktivitäten und Muskeldehnungen.

Rückenmarksegment *n*; ***Etym.:*** lat. *segmentum* „Schnitt, Einschnitt, Abschnitt"; ***engl.:*** Spinal cord segment
Kontext: Anatomie
Topografische und funktionelle Unterteilung des Rückenmarks in 8 Zervikalsegmente, 12 Thorakalsegmente, 5 Lumbalsegmente, 5 Sakralsegmente und 1 Steißbeinsegment. Die Lokalisation der Rückenmarksegmente stimmt nicht mit dem entsprechenden Wirbel überein, da das Rückenmark kürzer ist als der Wirbelkanal (endet auf Höhe des ersten Lendenwirbels).

Rückenmarksyndrom, zentrales *n*
Vgl. ▸ Zentrales Rückenmarksyndrom.

Rückenprävention *f*; ***Etym.:*** franz. *préventif* „vorbeugend"
Kontext: Prävention
Moderne Rückenschule; Weiterbildungsinhalte (Zertifikat) für interessierte Physiotherapeuten:

Einbinden biopsychosozialer Hintergründe, klientenorientierter Transfer, Nachweis pädagogischer Kenntnisse im Bereich Methodik und Didaktik, Kolloquium (Hausarbeit, Klausur, Referat), evidenzbasierte Inhalte, Qualitätssicherung durch Evaluation von Rückenschulprogrammen, Methodik und Statistik, Verfahren zur Aktualisierung und Lizenzierung der Zertifikate, Einblick in die Organisationsentwicklung und das Qualitätsmanagement, aktualisierte Abstimmung auf Lifetimesportarten, z. B. ▶ Nordic Walking (vgl. ▶ Kinderrückenschule).

Rückenschule *f*; ***engl.:*** Programme of back exercises

Kontext: Orthopädie, Prävention

Programm zur Prävention von Rückenschmerzen mit Hilfe von Information über die Entstehung von Rückenschmerzen, Schulung von Hebetechniken, Sitzpositionen und Haltungen, Kraft- und Entspannungstraining. Man unterscheidet verschiedene Programme.

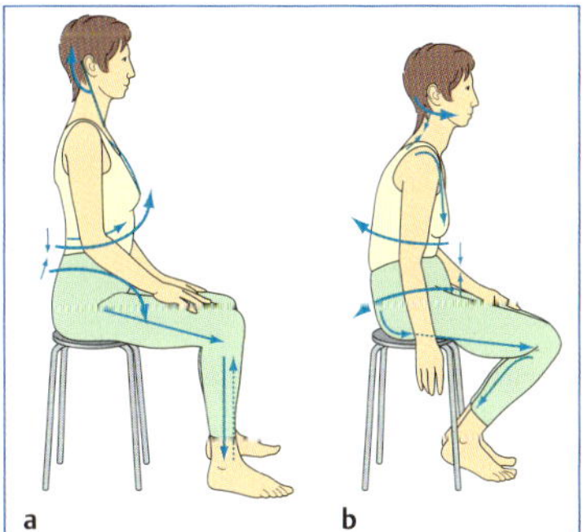

Rückenschule. a Aufrechte Körperhaltung im Sitzen. b Krumme Körperhaltung im Sitzen.

Rückgangsphase *f*; ***Etym.:*** griech. *phasis* „Anzeige, Erscheinung, Aufgang eines Gestirns"; ***engl.:*** Recession phase; ***Syn.:*** Degenerationsphase

Kontext: Betriebswirtschaftslehre

Phase der ▶ Produktlebenszyklusanalyse; Phase, in der die Umsatzzahlen des angebotenen Produktes/der Dienstleistung stetig sinken. Physiotherapie: Ob es zu diesem Zeitpunkt richtig ist, das Produkt aus der Palette der angebotenen Therapieleistungen einer Praxis zu nehmen oder nicht, kann nicht allgemein beantwortet werden. Manche, nur noch selten nachgefragte Therapien sind kein finanzielles Risiko (wenn keine kostenintensiven Materialien vorrätig gehalten werden müssen). Sind die zeitlichen Kapazitäten der Therapeuten knapp, ist die Entscheidung von der Ertragshöhe abhängig.

Rücklage *f*; ***engl.:*** Reserve; ***Syn.:*** Reserve

Kontext: Betriebswirtschaftslehre

Finanzielle Reserve eines Unternehmens/einer physiotherapeutischen Praxis. Man unterscheidet zwei Arten: Gewinnrücklage (aus dem frei verfügbaren Gewinn des Praxisinhabers) und Kapitalrücklage (in verschiedenen Unternehmensformen von außen zugeführte finanzielle Mittel). Praxisinhaber bilden Rücklagen, um auftretende Verluste ohne Erhöhung des konstanten Kapitalbedarfs oder Personalfreisetzungen ausgleichen zu können. Sie können somit den geregelten Praxisbetrieb in schwierigen Phasen normal aufrechterhalten.

Rückstellkraft *f*; ***engl.:*** Reset force, Restoring force

1. ***Kontext:*** Physik

Kraft, die (zurück) in Richtung der ursprünglichen Ruhelage eines Körpers wirkt. Durch die Wechselwirkung der R. mit der „Stellkraft" (die Ruhelage verändernden Kraft) kommt es zu (gedämpften) Schwingungen. An den Umkehrpunkten der Schwingung erreicht die R: jeweils ihr Maximum, bei den Nulldurchgängen (Null entspricht der Ruhelage) ist sie gleich null. Beispiele: Dehnung/Stauchung von elastischen Federn, Pendeln, Wassersäulen (vgl. ▶ Stabiles Gleichgewicht).

2. ***Kontext:*** Lymphdrainage

Durch die Elastizität bedingte Tendenz einer ▶ Bandage, sich zusammenzuziehen; je größer die R., desto höher ist der Druck in Ruhe (vgl. ▶ Ruhedruck, ▶ Arbeitskompressionsbandage).

Rückstellung *f*; ***engl.:*** Reserve

Kontext: Betriebswirtschaftslehre

Bezeichnung für eine Rücklage oder finanzielle Reserve in der Bilanz eines Unternehmens (bestimmte Unternehmensformen müssen Bilanzen erstellen). Rückstellungen vermindern bilanziell gesehen den ausgewiesenen Gewinn. Sie können zu einem späteren Zeitpunkt als Aufwand geltend gemacht werden. Physiotherapie: Bezahlt eine therapeutische Praxis ihren Mitarbeitern z. B. eine betriebliche Altersversorgung, müssen für den Zeitpunkt der Auszahlung der Betriebsrente viele Jahre im Voraus Rücklagen gebildet werden. Ein anderer häufiger Rückstellungsposten sind Kosten für laufende oder erwartete Gerichtsverfahren mit unklarem Ausgang. Steuerrückstellungen sind in physiotherapeutischen Praxen die häufigste Rückstellungsart.

R

Rückwärtssitz *m*; ***engl.:*** Backward seat
Kontext: Hippotherapie
Umgekehrter Reitsitz mit dem Rücken zur Vorwärtsbewegung des Pferdes; Steigerungsmöglichkeit für Balancierfähigkeit und Entwicklung des Raum-Lagegefühls von Patienten.

Ruffini- und Pacini-Körperchen *f*; ***Etym.:*** nach dem ital. Anatomen *Angelo Ruffini* (1864–1929) u. dem ital. Anatomen *Filippo Pacini* (1812–1883); ***engl.:*** Ruffini and Pacini corpuscles
Kontext: Neurophysiologie, Sensomotorik
Mechanosensorentyp des propriorezeptiven Bereiches; ähneln den Ruffini- und Pacini-Körperchen der Haut sehr. Diejenigen der Propriorezeption sind auf bestimmte Bewegungssektoren spezialisiert. In den übrigen Bewegungssektoren entladen sie nicht. Die Entladungsmuster charakterisieren die Gelenkposition. Im Verband mit den weiteren Sensortypen liefern sie Informationen zum Stellungs- und Bewegungssinn. Verluste und veränderte Funktionsbedingungen von Sensoren des Kapsel-Band-Apparates haben einen wesentlichen Anteil an der Funktionsstörung im sensomotorischen System.

Ruhedehnungskurve *f*; ***Abk.:*** RDK; ***engl.:*** Rest-stretch curve
1. *Kontext:* Physiologie, Atemtherapie
Syn: Druck-Volumen-Kurve
Grafische Darstellung der Beziehung zwischen geatmetem Volumen und dem durch die aktuellen elastischen Retraktionskräfte des Thorax-Lungen-Systems hervorgerufenen Druck. Durchführung: Der Patient/Probant inspiriert oder exspiriert in fraktionierten Schritten Atemluft. Nach jeder Teilmenge stoppt er die Ventilation (unterbrochene Verbindung zwischen Alveolarraum und Atmosphäre). Der Untersucher fordert den Patienten auf, die Atemmuskulatur vollständig zu entspannen; es sind ausschließlich passive Kräfte wirksam. In Atemruhelage (mit funktioneller Residualkapazität) wird ein Druck von 0 kPa, bei ansteigenden Volumina ein fortschreitend positiver, bei abfallenden Volumina ein negativer Druck, gemessen. Im Bereich um die Ruheatmung besteht Linearität (fast ausschließlich elastische Eigenschaften sind bestimmend). Mit steigender Nutzung des inspiratorischen Reservevolumens und exspiratorischen Reservevolumens flacht die Kurve ab. Die lang gestreckte, s-förmige Kurve drückt aus, dass keine idealelastischen Verhältnisse (Hooke-Gesetz) vorliegen. Der Druckanstieg oberhalb der Ruhelage resultiert aus der steigenden Retraktionskraft der Lunge, zu der sich ab einem Volumen von ca. 55 % der Vitalkapazität auch die nach innen gerichtete elastische Rückstellkraft des Thorax addiert. Die Summenretraktionskraft komprimiert das alveoläre Volumen. Wird im Bereich des exspiratorischen Reservevo-

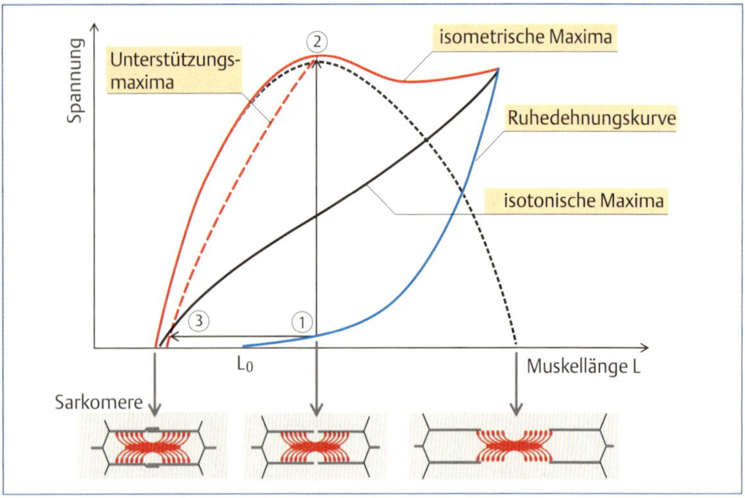

Ruhedehnungskurve des Skelettmuskels (Kontext: Muskelphysiologie).

lumens gemessen, vermindert sich die Retraktionskraft der Lunge fortschreitend, die des Thorax wird größer. In der Summe entsteht eine in Richtung Alveolarraumvergrößerung gerichtete Kraft, die Alveolarluft wird entkomprimiert; der Druck wird negativ (vgl. ▸ Compliance).

2. ***Kontext:*** Muskelphysiologie

Grafische Darstellung der Beziehung zwischen Dehnung und (der Dehnung entgegenwirkenden) Retraktionskraft. Wird eine Muskelfaser (der Muskel) gedehnt, entsteht entsprechend der elastischen Eigenschaften eine passive Retraktionskraft. Der Muskel ist nicht ideal elastisch (Hooke-Gesetz), sodass bei fortschreitender Dehnung die Retraktionskraft überproportional ansteigt. RDK Skelettmuskel: Der Muskel kontrahiert isometrisch (isometrische Maxima; z. B. Linie 1–2) oder isotonisch (isotonische Maxima; 1–3). Die Kurve der Unterstützungsmaxima (Linie 3–2) entsteht aus der nahezu linearen Verbindung zwischen isometrischem und isotonischem Maximum eines Punktes der RDK. Die gepunktete Linie ergibt sich, indem von der isometrischen Kraft die passive Spannung der RDK subtrahiert wird. Sie erreicht den Wert Null bei großen Muskellängen. Dehnungsverhältnisse der Sarkomere für die Abschnitte der RDK: Die Minimallänge wie auch ein großer Dehnungszustand sind mit geringen, gegen null strebenden Kraftentwicklungen verknüpft. Ein bestimmter Dehnungszustand, die optimale Länge, führt zum maximalen isometrischen Kraftwert (3).

3. ***Kontext:*** Herz- Kreislaufphysiologie

Syn: Druck-Volumen-Kurve

Grafische Darstellung des Zusammenhangs zwischen Füllungsvolumen und Ventrikeldruck des Herzmuskels.

Ruhedruck *m*; ***engl.:*** Static pressure

Kontext: Lymphdrainage

Von Kompressionsverbänden ausgeübter Druck auf das Gewebe, wirkt auch in Ruhephasen (Entwässerung des Gewebes durch erhöhten Gewebedruck). Nach ▸ manueller Lymphdrainage sollte immer eine Kompressionstherapie mittels Bandagierung erfolgen (vgl. ▸ Arbeitsdruck, ▸ Bandage, ▸ Kompression).

Ruhelänge, Muskel *f*; ***engl.:*** Rest length, muscle

Kontext: Muskelphysiologie

Muskellänge, bei der maximale aktive Spannung erreicht werden kann (vgl. ▸ Ruhedehnungskurve).

Ruhemembranpotenzial *n*; ***Etym.:*** lat. *membrana* „Häutchen, Haut" u. *potentia* „Macht, Kraft"; ***Abk.:*** RMP; ***engl.:*** Resting membrane potential; ***Syn.:*** K +-Diffusionspotenzial

Kontext: Neurophysiologie

Ladungsunterschied zwischen der Außen- und Innenseite einer ruhenden Zellmembran aufgrund der unterschiedlichen Verteilungen und Membranpermeabilitäten für die Na^+- und K^+-Ionen; −70 bis −90 mV. Das RMP ermöglicht biologischen Strukturen, Reize in die körpereigene Sprache zu transformieren, zu transportieren und zu verarbeiten. Es ist die Voraussetzung, dass Zellen auf Reize reagieren können. Die ruhende Zellmembran hat eine höhere Leitfähigkeit für K^+-Ionen (intrazellulär) gegenüber Na^+-Ionen (extrazellulär). Sie ist semipermeabel für K^+. Aufgrund des Konzentrationsgradienten diffundieren im gleichen Zeitraum mehr K^+-Ionen nach extrazellulär als Na^+-Ionen nach intrazellulär. An der Außenseite der Membran bildet sich ein Überschuss, an der Innenseite ein relativer Mangel an einwertigen positiven Ladungsträgern. Es entsteht ein elektrischer Gradient. Wegen der höheren K^+-Durchlässigkeit der ruhenden Membran wird die Außenseite gegenüber der Innenseite positiv aufgeladen (Ladungsunterschied bzw. RMP). An jeder unbeeinflussten, in Ruhe befindlichen, nicht erregbaren und erregbaren Zelle des Körpers besteht ein RMP, das auch aus den Ionenkonzentrationen berechnet werden kann (vgl. ▸ Aktionspotenzial).

Ruheschmerz *m*

Kontext: Algesiologie

Schmerz, der ohne Reiz von außen besteht.

Ruhestellung *f*; ***Abk.:*** RS; ***engl.:*** Maximally loose-packed position, least packed position; ***Syn.:*** Status perlaxus, aktuelle Ruhestellung

Kontext: Manuelle Therapie

Gelenkstellung, in der die miteinander artikulierenden Gelenkflächen den geringst möglichen Kontakt miteinander haben, die Gelenkkapsel mit ihren Bändern in ihrer Gesamtheit am lockersten und (als einzig klinisch direkt prüfbares Kriterium) das Gelenkspiel am größten ist. Die R. ist (wie die verriegelte) anatomisch definiert. In ihr kann das Gelenk am meisten Flüssigkeit aufnehmen, weshalb sie häufig die Schonhaltung erkrankter Gelenke ist. Die R. wird in der Manuellen Therapie benutzt zur Untersuchung, zur Probebehandlung, zur schmerzlindernden Behandlung im ersten Abschnitt der Stufe II (Slackzone), zur entspannen-

R

den Behandlung in der gesamten Stufe II einschließlich der Übergangszone und als Beginn der dehnenden Mobilisation in Stufe III.

Aktuelle R.: Das Abweichen der R. (bezüglich des größtmöglichen Gelenkspiels) aufgrund anatomischer Varianten oder Erkrankungen von der allgemein beschriebenen R.

Rumpf *m*; *engl.:* Trunk

1. *Kontext:* Anatomie

Menschlicher Körper ohne Kopf und ohne Extremitäten.

2. *Kontext:* Hippotherapie

Rundung des Pferdekörpers im Querschnitt von Rücken und Bauch; er kann längsoval bis rund ausgebildet sein. Für die Hippotherapie kann ein längsovaler Rumpf günstiger sein bei Patienten mit ausgeprägter Beinspastik und eingeschränkter Hüftbeweglichkeit. Ein runder, tonnenförmiger Rumpf kann z. B. für Zentrierung des Hüftkopfes in die Hüftpfanne von Vorteil sein.

Rumpf, Flexion im *f*

Kontext: Bewegungslehre

Muskeln: M. rectus abdominis, M. obliquus externus abdominis, M. obliquus internus abdominis, M. transversus abdominis.

Verkürzungen: Durch den Zug der verkürzten Flexoren des Rumpfes ist es dem Patienten nur bedingt möglich, die Wirbelsäule in ihren physiologischen Schwingungen aufzurichten. Das Becken wird nach dorsal gekippt und am Os pubis (Ansatz M. rectus abdominis) können schmerzhafte Überlastungserscheinungen auftreten. Die Lendenwirbelsäule kann nicht ausreichend lordosiert werden, die Brustwirbelsäule zeigt eine zu starke Kyphose. Dadurch wird die Stellung des Schultergürtels und der Halswirbelsäule beeinflusst. Dieser Abweichungen ziehen wiederum bei längerem Bestehen muskuläre Dysbalancen im Schultergürtel-Hals-Bereich nach sich.

Schwäche: Bei einer Schwäche der Flexoren des Rumpfes ist das Aufsetzen aus der Rückenlage nur durch das Abstützen der Arme möglich. Die Lendenwirbelsäule ist bei dieser Schwäche hyperlordosiert, das Becken gekippt. Bei nicht oder nur gering innervierter Bauchmuskulatur ist das Atemvolumen vermindert.

Rumpf, Lateralflexion im *f*

Kontext: Bewegungslehre

Muskeln: M. erector spinae, M. obliquus internus abdominis, M. obliquus externus abdominis, M. rectus abdominis, M. latissimus dorsi, M. quadratus lumborum.

Verkürzungen: Einseitige Verkürzungen der Lateralflexoren des Rumpfes führen zu einer eingeschränkten Rotation des Rumpfes, der Lateralflexion zur Gegenseite und zu einer skoliotischen Haltung der Wirbelsäule. Es können Funktionsstörungen in den Bewegungssegmenten der Wirbelsäule und der Lenden-Becken-Hüft-Region auftreten.

Schwäche: Durch eine Schwäche der Lateralflexion des Rumpfes entsteht eine muskulär bedingte Instabilität des Rumpfes und damit verbunden eine skoliotische Haltung. Die Fähigkeit, im Sitz oder im Stehen das Gleichgewicht zu halten, ist herabgesetzt.

Rumpf, Rotation im *f*

Kontext: Bewegungslehre

Muskeln: M. obliquus externus abdominis, M. obliquus internus abdominis, *Schrägsystem*: Mm. rotatores brevis et longi cervicis, Mm. rotatores brevis et longi thoracis, Mm. rotatores brevis et longi lumborum, M. multifides, M. semispinalis thoracis et cervicis, M. semispinalis capitis.

Verkürzungen: Einseitige Verkürzungen der kurzen Rotatoren der Wirbelsäule (Schrägsystem der Extensoren der Wirbelsäule) führen zu Funktionsstörungen in den einzelnen Bewegungssegmenten der Wirbelsäule. Sind die schrägen Bauchmuskeln einseitig verkürzt, resultiert daraus eine skoliotische Haltung der gesamten Wirbelsäule.

Schwäche: Für den physiologischen Gangablauf ist die Rotation in den einzelnen Abschnitten der Wirbelsäule von großer Bedeutung. Während der verschiedenen Gangphasen rotatieren sie jeweils gegensinnig. Eine Schwäche der Rotatoren des Rumpfes äußert sich daher überwiegend im Gangablauf (vgl. Gangzyklus).

Rumpfaufrichtung *f*

Kontext: Bewegungslehre

Differenzierte Aufrichtung des Rumpfes in Sitz, Stand oder Gang; die synergistische Aktivierung der Bauch- und Rückenmuskulatur führt zu ▸ Rumpfstabilität, die auch bei Bewegungen von Extremitäten und Kopf beibehalten werden kann (vgl. ▸ Aufrichtung).

Rumpfextensoren, Kraftkurve *f*; *engl.:* Trunk extensors, force curve

Kontext: Medizinische Trainingstherapie

Für die Rumpfextensoren entsteht eine aufsteigende ▸ Kraftkurve, d. h., die Kraft nimmt mit steigender Flexion zu, da die Größe des Drehmoments von der Gelenkstellung abhängig ist. Die oberflächlichen Extensoren generieren 80 % des

Gesamt-Extensionsdrehmoments, die restlichen 20 % produzieren die Mm. multifidi. Von den genannten 80 % übernimmt der thorakale M. erector spinae 50 % und somit den größten Anteil. Die restlichen 30 % werden durch die lumbalen Strecker (z. B. M. iliocostalis pars lumborum) übernommen.

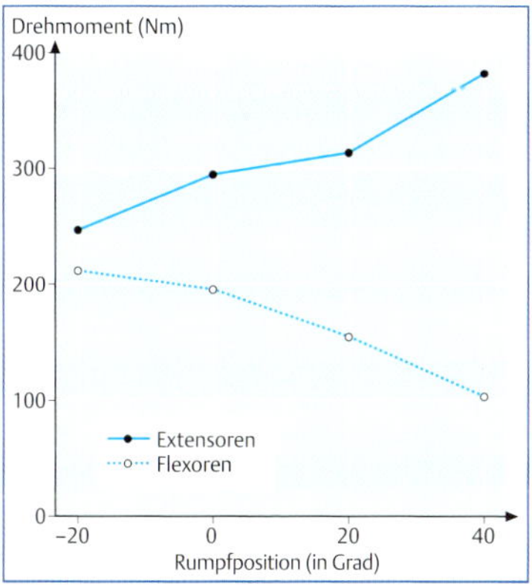

Rumpfextensoren, Kraftkurve. Physiologische Kraftkurve der Rumpfextensoren und Rumpfflexoren (Denner 1998).

Rumpfextensoren, Training der *n*; ***engl.:*** Trunk extensors, training
Kontext: Medizinische Trainingstherapie
Dynamische Belastung der entsprechenden Muskelgruppen über ein vollständiges ROM, da ausschließlich statische Belastungen der Wirbelsäule für morphologische Anpassungen (Hypertrophie) nicht ausreichen. Die Wirbelsäule soll und darf sich dabei segmental in allen Ebenen bewegen. Insbesondere die Isolation der zu trainierenden Muskelgruppen über spezielle Apparaturen hat sich als erfolgreiches Konzept etabliert. Neben aufwendigen Apparaturen besteht auch die Möglichkeit, mit Seilzügen, dem Rumpfheber und freien Gewichten zu arbeiten.

Rumpfflexoren, Kraftkurve der *f*; ***engl.:*** Trunk flexors, force curve
Kontext: Medizinische Trainingstherapie
Für die Rumpfflexoren besteht eine absteigende ▸ Kraftkurve, d. h., die Kraft nimmt mit zunehmender Flexion ab.

Rumpfflexoren, Training der *n*; ***engl.:*** Trunk flexors, training
Kontext: Medizinische Trainingstherapie
Aktivität durch funktionsgymnastische Übungen (z. B. ▸ Seitstütz, ▸ Crunch, Sit Ups oder ▸ Russian Twist) und einfache Trainingsgeräte, wie z. B. dem Ab-Slide. Sie ist ausreichend hoch, um morphologische Anpassungserscheinungen (Hypertrophie) zu erzielen. Das ▸ Training der Rumpfextensoren erfordert dagegen spezielle Trainingsgeräte.

Rumpfreaktion *f*; ***engl.:*** Trunk reaction
Kontext: Medizinische Trainingstherapie
Schnelle reflexartige Bewegungen in der Wirbelsäule, um äußeren Anforderungen zu entsprechen. Der Rumpf entwickelt auch bei scheinbar langsamen Alltagsbewegungen relativ hohe Winkelgeschwindigkeiten, z. B. als Reaktion auf ein fallendes Objekt: 285°/sec. In der Rehabilitation kann man dem durch ein Schnellkrafttraining für die Rumpfmuskulatur Rechnung tragen, z. B. Würfe im Koordinationstraining.

Rumpfstabilität *f*; ***engl.:*** Trunk stability
Kontext: Bewegungslehre
Fertigkeit, Wirbelsäule, Schultergürtel, Brustkorb und Becken muskulär in einer physiologischen (aktiven) Haltung zu stabilisieren; auch während Kopf- und/oder Extremitätenbewegungen. Schultergürtel und Becken nehmen dabei eine Schlüsselposition ein, da sie die freien Gliedmaßen mit dem Rumpf verbinden. Das Erarbeiten oder Verbessern der R. ist häufig ein therapeutischer Schwerpunkt bei neurologischen, orthopädischen oder traumatologischen Patienten mit Störungen der Bewegungskontrolle (z. B. nach Apoplex) und/oder des Bewegungssystems (z. B. Schulter-, HWS-Probleme). Training der R.: Viele Konzepte, z. B. Vojta, Bobath, Brunkow, Propriorezeptive Neuromuskuläre Fazilitation (PNF), Funktionelle Bewegungslehre (FBL), bieten Untersuchungs- und Behandlungstechniken; Medizinische Trainingstherapie (spezielle Rumpfgeräte und Übungen); Therapeutisches Klettern, Hippotherapie (spezifisches, funktionelles Rumpftraining mit gangtypischer Brustkorbstabilität und Beckenbewegungen).

Runder Tritt *m*
Kontext: Therapeutisches Klettern
Regelmäßig geformter einfacher Tritt mit großer Oberfläche, der sich für das Klettern an einfachen Wänden eignet.

Rundrücken *m*; ***engl.:*** Round back, kyphosis
Kontext: Orthopädie
Vermehrte Kyphose der Brustwirbelsäule; kann als sog. „Haltungsschwäche" auftreten oder

durch Erkrankungen wie z. B. M. Scheuermann, M. Bechterew, Osteoporose oder in Fehlstellung verheilten Wirbelfrakturen verursacht sein.

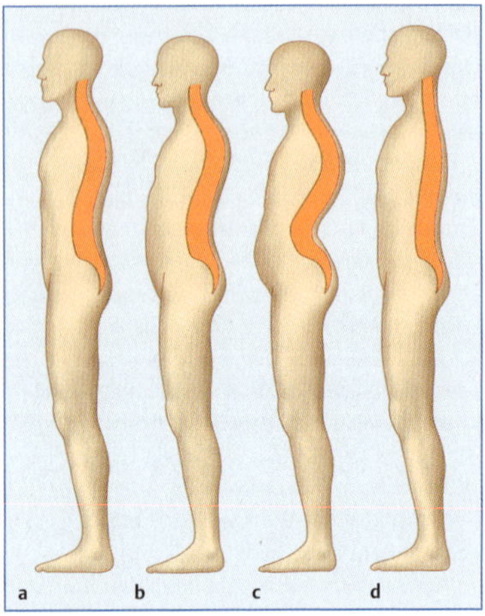

Rundrücken: verschiedene Rückentypen – a Normalrücken b Rundrücken c Hohlrunder Rücken d Flachrücken.

Russian Twist *m*; ***Etym.:*** engl. *russian* „russisch" u. *twist* „Verdrehung"

Kontext: Medizinische Trainingstherapie

Rumpfdrehen im Sitz. Kräftigungsübung für die Rumpfflexoren. Ausgangsstellung: Der Patient sitzt, die Füße sind fixiert, die Hüftgelenke gebeugt. Der gesamte Rumpf befindet sich im Überhang, die Schwingungen der Wirbelsäule bleiben erhalten. Die Arme sind entweder vor der Brust verschränkt oder halten in flektierter Stellung ein Gewicht. Aktion: Der Übende führt eine axiale Rotation der Wirbelsäule aus. Die Hüftgelenke bleiben stabilisiert, die Lordose bleibt erhalten.

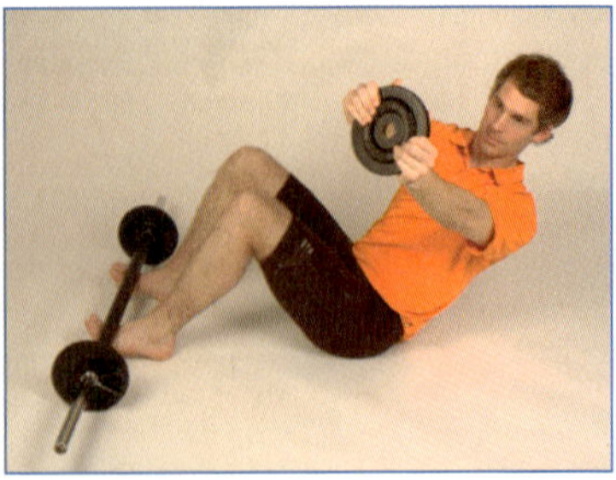

Russian Twist.

Rüstzeit *f*; ***engl.:*** Set up time

Kontext: Betriebswirtschaftslehre

Vor und nach der reinen ▸ Durchlaufzeit benötigte Zeit; Voraussetzung, um die eigentliche Bearbeitungszeit bei Produkten/Dienstleistungen durchführen zu können. Physiotherapie: Für die Wiederherstellung der Behandlungsräume benötigte Zeit vor und nach jeder Behandlung. R. umfasst z. B. das Öffnen der Fenster (Frischluft), Auslegen eines neuen Behandlungslakens, Aufräumen von therapeutischen Hilfsmitteln, Entfernen der Fangopackungen usw. Rüstzeiten sind Arbeitszeit. Der Praxisinhaber muss entscheiden, inwiefern Rüstzeiten inner- oder außerhalb der Behandlungszeiten und von welchen Mitarbeitern (z. B. Therapeut, Praktikant, Schüler oder Rezeptionskraft) diese geleistet werden. Es ist ökonomisch sinnvoll, Rüstzeiten möglichst minimal zu halten und für Rüstzeiten kostengünstige Mitarbeiter zu beschäftigen.

R

S

Sagittal ***Etym.:*** lat. *sagitta* „Pfeil"
Kontext: Anatomie
Richtungsbezeichnung am Körper; von vorne nach hinten verlaufend (bezogen auf den aufrechten Stand) (vgl. ▸ Frontal, ▸ Transversal).

Sagittalebene *f*; ***Etym.:*** lat. *sagitta* „Pfeil"; ***engl.:*** Sagittal plane
Kontext: Anatomie
Anatomische Bezeichnung der von vorne nach hinten (Sagittalachse) verlaufenden ▸ Körperebene.

Sagittotransversale Achse *f*; ***Etym.:*** lat. *sagitta* „Pfeil" u. *transversus* „quer, schief"; ***engl.:*** Sagittal-transversal axis
Kontext: Funktionelle Bewegungslehre
Durch die Schnittstelle von Sagittal- und Transversalebene gebildete Bewegungsachse in einem Gelenk. Bsp.: Abduktion und Adduktion im Hüftgelenk sind Bewegungen um die s. A. Eine sagittotransversale Beobachtungsachse ist der sagittotransversale Brustkorbdurchmesser auf Höhe Th 7 (vgl. ▸ Frontotransversale Achse, ▸ Frontosagittale Achse).

Saltatorische Erregungsleitung *f*; ***Etym.:*** lat. *saltare* „tanzen"; ***engl.:*** Saltatory conduction; ***Syn.:*** Sprungförmige Erregungsleitung
Kontext: Neurophysiologie
Schnelle, sprungförmige Weiterleitung der Aktionspotenziale von einem Ranvier-Schnürring zum nächsten bei markreichen Nervenfaser, die von Schwann-Scheiden umhüllt werden. Ein Aktionspotenzial kann nur im Bereich der Schnürringe entstehen, weil die Umhüllung im übrigen Membranabschnitt zur völligen elektrischen Isolierung führt. Ausgangspunkt ist ein Aktionspotenzial auf dem ersten Ranvier-Schnürring nach der rezeptiven Zone oder im Bereich des Axonkegels eines Neurons. Beim Schnürring mit einem Aktionspotenzial ist die Membran außen negativ und innen positiv geladen; beim benachbarten Schnürring besteht ein Ruhemembranpotenzial (umgekehrter Ladungszustand). Es liegt eine Potenzialdifferenz zwischen der Außen- und Innenseite (quer) sowie inner- und außerhalb der Membran zwischen benachbarten Schnürringen (längs) vor. Entlang der Membran fließt innen und außen ein Ionenstrom. An der Innenseite wandern die Kationen in Richtung des Membranabschnittes mit Ruhemembranpotenzial; außerhalb in umgekehrter Richtung. Die Ionenströme führen im Bereich des Schnürringes mit Ruhemembranpotenzial zum elektrotonischen Potenzial; nachfolgend zur lokalen Erregung, die das Schwellenpotenzial erreicht. Im benachbarten Schnürring entsteht ein neues (weitergeleitetes) Aktionspotenzial (vgl. ▸ Erregungsleitung, ▸ Kontinuierliche Erregungsleitung).

Salutogenesemodell *n*; ***Etym.:*** lat. *salutas* „Gesundheit" und griech. *genesis* „Erzeugung, Ursprung" = „Gesundheitsentstehung"
Kontext: Soziologie, Gesundheitswissenschaften
Entwickelt durch den US-amerikanischen Medizinsoziologen und Stressforscher Aaron Antonovsky (1987). Gesundheit und Krankheit sind als ein Kontinuum zu betrachten. Menschen sind im Verlauf ihres Lebens mal mehr und mal weniger gesund bzw. krank (Flussmetapher). Kernstück des Modells ist das ▸ Kohärenzgefühl. Das Modell wurde durch andere Forscher weiterentwickelt und um soziale Faktoren erweitert.

Salzmantel *m*; ***engl.:*** Salt coating
Kontext: Balneologie
Effekt der Besalzung der Hautoberfläche im ▸ Solebad; Salzfurchen und Kochsalzkristalle lagern sich am ganzen Körper ab.

Sarkomer *n*; ***Etym.:*** griech. *sarx* „Fleisch" u. *meros* „Teil"; ***engl.:*** Sarcomere
Kontext: Anatomie, Muskelphysiologie
Muskuläre, kontraktile Basisstruktureinheit; besteht aus Aktin und Myosin (stabförmige, kontraktile Proteine); aneinandergereihte Sarkomere bilden ▸ Myofibrillen; Sarkomerlänge: ca. 2,0–2,5 µm; maximale Spannungsentwicklung bei optimaler Länge, ca. 2,2 µm. Die Anzahl der Sarkomere pro Myofibrille bestimmt die Muskelfaserlänge. Durch die streng parallele Anordnung jeweils gleicher Sarkomerabschnitte benachbarter Myofibrillen erhält die ▸ Muskelfaser lichtmikroskopisch die Querstreifung. Sarkomerquerschnitt: hexagonale Raumstruktur („Bienenwabe"). Im Überlappungsbereich von Aktin und Myosin ist jedes Myosinfilament von 6 Aktinfilamenten umgeben. Die Myosinköpfchen eines Filaments bilden während des Kontraktionszyklus mit insgesamt 6 Aktinfilamenten die passageren kraftgenerierenden Verbindungen. Mit deren Hilfe schieben sich die Filamente teleskopartig ineinander. Das S. kann nur im Überlappungsbereich

Sarkomer		
Sarkomerabschnitt	**Querstreifung**	**Lokalisation und Eigenschaften**
A-Band	Dunkel	Überlappungsbereich: Aktin und Myosin Stark lichtbrechend
H-Zone	Hell	In der Mitte des A-Bandes Ausschließlich Myosin
M-Linie	Dunkel	In der Mitte der H-Zone Vernetzte Myosinfilamente
I-Band	Hell	Querschnitt, der nur Aktinfilamente und den Z-Streifen enthält Schwach lichtbrechend
Z-Streifen		Bindegewebige Struktur Grenzt das Sarkomer nach beiden Seiten ab Aktinfilamente sind angeheftet
Myosin		In der Sarkomermitte zwischen den Aktinfilamenten Ohne Verbindung zum Z-Streifen Dicke, stark doppelt brechende Filamente

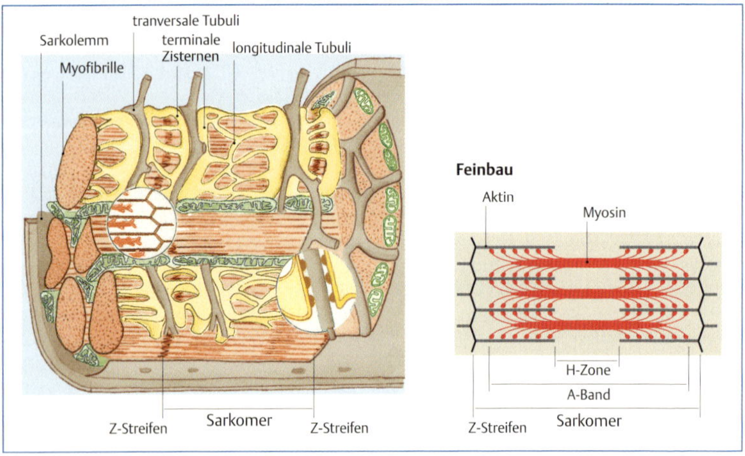

Sarkomer. Es ist schematisch eine Muskelfaser mit dem Sarkolemm, den randständigen Kernen, den T-Tubuluseinstülpungen und dem L-Tubulusnetz um die Sarkomere zu erkennen. Rechts vergrößert ist die Struktur des kontraktilen Grundbausteins, des Sarkomers, ersichtlich.

von Aktin und Myosin Spannung generieren. Unterliegt der Überlappungsbereich Veränderungen, muss die Spannungsentwicklung variieren. Das bedeutet: Wird das S. gedehnt, nimmt die Anzahl der möglichen Kreuzbrücken ab, die kontraktile Spannung fällt – und umgekehrt. Eine zu starke Entdehnung führt ebenfalls zum Spannungsverlust, weil unkorrekte Brückenbildungen entstehen (vgl. ► Extrafusale Muskelfaser).

Sarkopenie *f*; ***Etym.:*** griech. *sarx* „Fleisch" u. *penia* „Mangel"; ***engl.:*** Sarcopenia
Kontext: Muskelphysiologie, Geriatrie
Systematischer Ab- und Umbau der Skelettmuskulatur während des Alterungsprozesses; Verlust von Muskelfasern und Ersatz durch Fett- und Bindegewebe. Der Untergang der Muskelfasern beruht auf dem programmierten Zelltod (Apoptose).

Sättigungsphase *f*; ***Etym.:*** griech. *phasis* „Anzeige, Erscheinung, Aufgang eines Gestirns"; ***engl.:*** Saturation phase
Kontext: Betriebswirtschaftslehre, Marketing
Phase der ▶ Produktlebenszyklusanalyse; folgt der ▶ Reifephase, d. h., die Nachfrage nach einem Produkt/einer Dienstleistung lässt deutlich nach. Der bisher erzielte Umsatz geht zurück. Physiotherapie: Die Praxis muss sich entscheiden, ob die Dienstleistung aus dem Angebot genommen wird oder ob sie durch eine Wiederbelebung (sog. Relaunch) reaktiviert werden kann. Der Erhalt kann sinnvoll sein, um eine möglichst breite Palette an Therapien anbieten zu können (trotz Umsatzrückgang).

Satz des Pythagoras *m*
Vgl. ▶ Pythagoras, Satz des.

Sauerstoffaufnahme *f*; ***engl.:*** Oxygen uptake
Kontext: Physiologie
Physiologischer Prozess zur Versorgung der Zellen mit Sauerstoff (O_2) aus der Atmosphäre mittels der funktionellen Kette Lunge (Ventilation, O_2-Transport in das Blut, CO_2-Elimination), Herz-Kreislauf-System (konvektiver Transport), Blut (O_2-Sättigung, O_2- und CO_2-Transport, Pufferung) und den Strukturen des aeroben Zellstoffwechsels (Zytoplasma: Glykolyse; Mitochondrien: Zitratzyklus, Atmungskette). Ausgangpunkt der entsprechenden Regulationsprozesse, vermittelt über das autonome Nervensystem (Regulation Herzminutenvolumen, Blutdruck, Blutverteilung, Durchblutung), ist der Sauerstoffbedarf. Die Funktionen dieser Strukturen und die Strukturen selbst adaptieren an ein systematisches Ausdauertraining (präventive und therapeutische Wirkorte). Der Messwert der S. spiegelt den Energiebedarf direkt wider; er integriert alle Strukturen und Funktionen des O_2-Transports aus der Atmosphäre in die Zellen; schließt die aerobe Energieproduktion des ATP ein. Der Maximalwert der S. kennzeichnet unter maximaler physischer Ganzkörperbelastung die maximal mögliche Menge der O_2-Verwertung im aeroben Energiestoffwechsel. Bei gesunden Personen ist die aerobe Verwertungskapazität der Zellen der limitierende Faktor.

Sauerstoffbad *n*; ***engl.:*** Oxygen bath
Kontext: Balneologie
Methode der Badetherapie zur Förderung der Hautdurchblutung durch Zufuhr von sprudelndem Sauerstoff in warmes Wasser.

Sauerstoffkapazität *f*; ***Etym.:*** lat. *capacitas* „Fassungsvermögen"; ***engl.:*** Oxygen capacity
Kontext: Herz-Kreislaufphysiologie
Maximal mittels Erythrozyten (Hämoglobin) im Blut transportierbare Sauerstoffmenge. Von 1 mol Hb können 4 mol O_2 gebunden werden. Kennt man die Hb-Konzentration, lässt sich die maximale O_2-Menge (O_2-Kapazität des Blutes) berechnen: 1 mol Hb hat ein Molekulargewicht von 64 500 g. Diese Masse bindet 4 mol O_2, was einem Gesamtmolvolumen von 89,6 l entspricht (Molvolumen idealer Gase: 22,4 l/mol). Es errechnet sich für 1 g Hb eine ideale O_2-Kapazität von 1,39 ml O_2. Die Messung ergibt einen Wert von 1,34 ml O_2/g Hb. Diese Hüfner-Zahl multipliziert mit der gemessenen Hb-Konzentration ergibt die maximale O_2-Bindungskapazität (vgl. ▶ Sauerstofftransport).

Sauerstoffpuls *m*; ***engl.:*** Oxygen pulse
Kontext: Herz-Kreislaufphysiologie
Pro Schlagvolumen (pro Herzschlag) transportierte Menge Sauerstoff.

Sauerstoffsättigungskurve *f*; ***engl.:*** Oxygen saturation curve; ***Syn.:*** Sauerstoff-Dissoziationskurve, Sauerstoffbindungskurve
Kontext: Herz-Kreislauf-Physiologie
Grafische Darstellung der Beziehung zwischen Sauerstoff-Partialdruck (pO_2) und -Bindung durch Hämoglobin (Hb). Die S. hat einen s-förmigen Verlauf. In der Lunge (hoher pO_2) weist sie ab Werten von 60–65 mmHg bereits eine Sättigung von 90 % aus; sie steigt weiter flach und asymptotisch bis auf 97–98 %. Dieser Verlauf sichert auch bei großen pO_2-Schwankungen eine hohe oder ausreichende Sättigung; bedeutsam unter schlechten Diffusionsbedingungen (Höhe oder Patienten mit Lungenerkrankungen). Im Bereich der Mikrozirkulation (geringer pO_2) verläuft die Kurve deutlich steiler. Vorteil: Geringe Abnahmen des pO_2 setzen eine große Menge O_2 für das Gewebe aus der Bindung frei. In physischer Ruhe beträgt nach der Passage der Mikrozirkulation der pO_2 im Mittel 40 mmHg (ca. 75 %-ige O_2-Sättigung des Blutes). Kohlendioxid-Partialdruck (pCO_2) und der mit ihm in Wechselbeziehung stehende pH-Wert beeinflussen die O_2-Aufnahme und O_2-Abgabe ▶ Bohr-Effekt.

Sauerstofftransport *m*; ***Etym.:*** lat. *transportare* „hinüberbringen"; ***engl.:*** Oxygen transport
Kontext: Herz-Kreislaufphysiologie
Durch die Erythrozyten geleisteter Sauerstofftransport. Der Sauerstoff (O_2) diffundiert physikalisch gelöst in das Blutplasma und weiter zu den

S

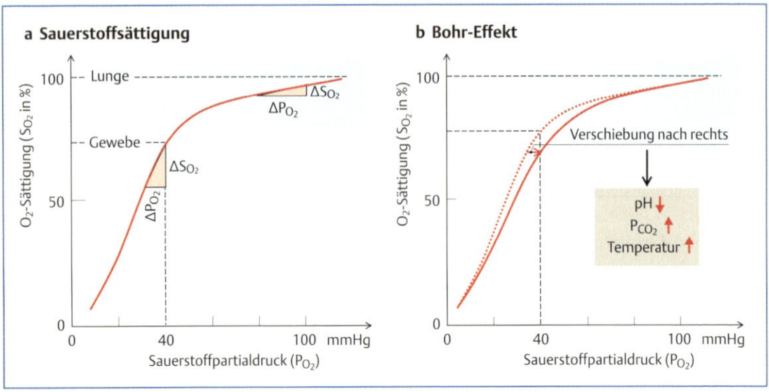

Sauerstoffsättigungskurve.

Erythrozyten. Deren Struktureinheit für den O_2-Transport ist das ▶ Hämoglobin (Hb), das ein zentrales Fe^{2+}-Atom besitzt. Am Fe^{2+} wird jeweils ein O_2 locker reversibel gebunden (keine Veränderung der Fe^{2+}-Wertigkeit, keine Oxidation). Die O_2-Bindung ist eine ▶ Oxygenation (oxygeniertes Hb), die Abgabe ist die Desoxygenation (desoxygeniertes Hb); (vgl. ▶ Sauerstoffkapazität, ▶ Kohlendioxidtransport).

Säuglingsskoliose, sogenannte *f*
Vgl. ▶ Siebener Syndrom.

Säulen, diagnostische *f*; ***Etym.:*** griech. *diagnoskein* „genau untersuchen, unterscheiden“; ***engl.:*** Pillar, diagnostic
Kontext: Pädiatrie, Diagnostik, Vojta-Konzept
Neuropädiatrischer Untersuchungsverlauf. Um bei der Beurteilung eines Säuglings oder Kleinkindes zu einem umfassenden Befund hinsichtlich einer Fehlentwicklung zu kommen, genügt es nicht, nur die Spontanmotorik des Säuglings zu beobachten. Es sind drei Untersuchungsgänge notwendig: 1. Beurteilung der Spontanmotorik und Interpretation des Gesehenen vor dem Hintergrund der idealen sensomotorischen Ontogenese; 2. Beurteilung der frühkindlichen (sog. primitiven) Reflexe und Reaktionen und deren Bewertung hinsichtlich der gesehenen Spontanmotorik in der Beziehung zur gesunden sensomotorischen Ontogenese; 3. Prüfung und Interpretation der sieben Lagereaktionen nach Vojta. Während der Durchführung wird auf Zusatzbefunde wie z. B. Narben, Schwellungen, Hautdurchblutungsunterschiede, Sprache, Sozialkontakt etc. geachtet. Erst danach folgen Angaben zu Anamnese Vorbefunde seitens der Eltern und Einschätzung des Ist-Zustandes sowie seitens des Therapeuten Vorschläge für das weitere Prozedere (vgl. ▶ Untersuchungsprinzip).

Säulendiagramm *n*; ***Etym.:*** griech. *diagramma* „Umriss“; ***engl.:*** Bar graph; ***Syn.:*** Balkendiagramm
Kontext: Forschung
Darstellung von physikalischen Größen oder Messergebnissen als Abstand zur Achse in Form von flächigen (rechteckigen) oder räumlich wirkenden Rechtecken (Balken), deren Länge proportional der Messgröße ist. Meist vertikal nebeneinander, überlappend oder gestapelt angeordnet (vgl. ▶ Balkendiagramm).

Sauna *f*; ***Etym.:*** finnisch *Sauna* „Dampfbad“; ***engl.:*** Sauna; ***Syn.:*** Heißluftbad, finnische Sauna
Kontext: Physikalische Therapie
Trockenheißes Raumluftbad; Methode der Thermotherapie, wobei der Wärmeträger Luft auf den gesamten Organismus wirkt, insbesondere auf Haut und Atmungsorgane. Saunakabine aus Holz, in der hohe Temperaturen 85–100 °C und geringe Luftfeuchtigkeit herrschen (unter 15 %, nach ▶ Aufguss kurzfristig 50–60 %). Mehrere Saunagänge (max. 3 à 10–15 min; Steigerung von Anzahl und Zeit nach Gewöhnung) mit anschließender Abkühlung und Ruhephasen. Kontraindikationen: akute fieberhafte Erkrankungen, akute Herzerkrankungen, Hochdruckleiden.

Säure *f*; ***engl.:*** Acid
Kontext: Physiologie
Substanz, die in wässriger Lösung in die korrespondierende Base und Wasserstoff (H^+) dissoziiert. Dissoziationsgleichung: Säure = Protonendonator

S

(H_2CO_3) ↔ Proton (H^+) + Base = Protonenakzeptor (HCO_3-). Der Dissoziationsgrad bestimmt die Stärke der Säure (Massenwirkungsgesetz). Eine schwache Säure dissoziiert gering, eine starke Säure vollständig. Die Dissoziation ist eine Gleichgewichtsreaktion, d. h., mit Zuführung von H^+ wird der Dissoziationsgrad zurückgedrängt. Es entsteht vermehrt Säure und umgekehrt (vgl. ▸ Energiestoffwechsel).

Säuren-Basen-Haushalt *m*; ***engl.:*** Acid-base balance

Kontext: Physiologie

Prozesse und Leistungen der Lunge und Niere im Dienste der Homöostase des Körpermilieus bzw. des pH-Milieus (▸ Pufferung, ▸ pH-Wert-Regulation). Die Konstanz der pH-Verhältnisse in einem sehr engen Bereich ist für alle Lebensprozesse essenziell und einer strikten Regulation unterworfen.

S-Bogen *m*; ***engl.:*** S-bow

1. ***Kontext:*** Anatomie

S-förmiger Bogen ohne nähere Spezifikationen.

2. ***Kontext:*** Spiraldynamik

Formal: Bestandteil der Geometrie der ▸ Spirale. Hinweis: Der S-Bogen hat keinen direkten Bezug zur (Doppel-) ▸ S-Form der Wirbelsäule.

Scapula alata *f, -ae*; ***Etym.:*** lat. *scapula* „Schulterblatt" u. *ala* „Flügel"; ***engl.:*** Winged scapula, Scapula alata; ***Syn.:*** Engelflügel, Flügelstellung

Kontext: Orthopädie

Protrahierte Skapula, mit nach dorsal, lateral gekipptem, medialem Rand. Ursache: Schwäche des M. rhomboideus major und minor, Pars transversa des M. trapezius und M. subscapularis.

Schaarschuch, Alice *f*

Kontext: Atemtherapie

Atemtherapeutin in Hahnenklee (Stadtteil von Goslar im Oberharz, anerkannter heilklimatischer Kurort). Entwickelte um 1920 die „Lösungs- und Atemtherapie", später in Zusammenarbeit mit Hedi Haase. Die Methode enthält Elemente aus der Massage, dem Yoga und eine intensive Wahrnehmungsschulung. Behandlungsziele: verbesserte Körperwahrnehmung, realistisches Körperbild, Akzeptanz des Körpers bei Veränderungen (z. B. Amputationen), ökonomische Atembewegungen, psychische Ausgeglichenheit, ausgeglichenes Vegetativum.

Schädel-Hirn-Trauma ***Etym.:*** griech. *trauma* „Wunde, Verletzung"; ***Abk.:*** SHT; ***engl.:*** Traumatic brain injury

Kontext: Traumatologie

Verletzung des Schädels mit Hirnbeteiligung. Man unterscheidet: gedecktes (harte Hirnhaut/Dura mater intakt) und offenes SHT (Schädelknochen und Dura mater verletzt). Physiotherapie: Therapeutische Maßnahmen in der Akutphase sind z. B. passives Bewegen aller Extremitäten zur Kontrakturprophlyaxe, Lagerungen zur Tonusbeeinflussung und sinnesspezifische Stimulationen zur Verbesserung der Wachheit oder zur Beruhigung. In der subakuten und Rehabilitationsphase: Testung motorischer Funktionen und der Tonuserhöhung der unteren und oberen Extremität, isolierte Muskelkräftigung, Muskeldehnungen und Einüben motorischer Fertigkeiten wie Transfers, Stehen, Gehen und von Alltagsaktivitäten.

Schall *m*; ***engl.:*** Sound

Kontext: Physik

Mit dem menschlichen Gehör wahrnehmbare Schwingungen und Wellen im Frequenzbereich zwischen 16 Hz und 20 kHz. Liegen die Frequenzen unterhalb von 16 Hz, spricht man von ▸ Infraschall, über 20 kHz von ▸ Ultraschall. Schallquelle kann jedes schwingende (Druckunterschied erzeugende) Medium sein. Man unterscheidet: Ton als reine harmonische Schwingung mit nur einer Frequenz, Klang als Kombination verschiedener harmonischer Frequenzen (Grund- und Obertöne), Geräusch-Gemisch aus nicht harmonische Frequenzen.

Schallausbreitung *f*; ***engl.:*** Sound conduction; ***Syn.:*** Schallweiterleitung

Kontext: Physik

Die Ausbreitung des Schalls ist an ein Medium (gasförmig, flüssig oder fest) gebunden. Im Vakuum können sich Schallwellen nicht ausbreiten. Die Geschwindigkeit der Ausbreitung (Schallgeschwindigkeit) ist abhängig von den Deformationseigenschaften des Mediums. Schallgeschwindigkeiten in: Luft 330 m/s, Wasser 1490

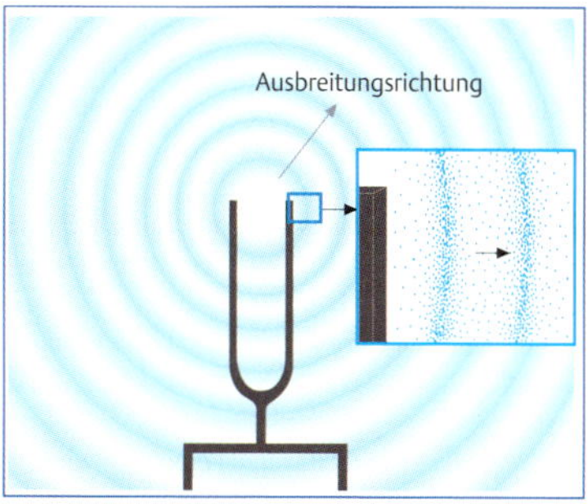

Schallausbreitung.

S

m/s, Fettgewebe 1500 m/s, Knochen 2500–3300 m/s.

Schalldruck *m*; ***engl.:*** Sound pressure; ***Syn.:*** Schallwechseldruck
Kontext: Physik
Druckunterschied in einem Schallübertragungsmedium, der bei der Ausbreitung von Schallwellen auftritt.

Schallfrequenz *f*; ***engl.:*** Sound frequency
Kontext: Physik
Anzahl der Schwingungen pro Sekunde. Einheit: Hz. Einteilung in Bereiche Infraschall (unter 16 Hz), Hörbereich, Ultraschall (über 20 kHz); (vgl. ▸ Schall).

Schallleistung *f*; ***engl.:*** Acoustic power
Kontext: Physik
Die pro Zeiteinheit von einer Schallquelle abgegebene Schallenergie. Ist eine mechanische Leistung mit der Einheit Watt (W). Die gebräuchlichere (logarithmische) Größe ist der Schallleistungspegel in Dezibel (dB). Beispiele: Sprechen 10^{-5} W (70 dB), Motorsäge 0,1 W (110 dB), Presslufthammer 1 W (120 dB), Lautsprecher 100 W (140 dB).

Schallpegelmessung *f*; ***engl.:*** Measurement of sound level
Kontext: Physik
Registrierung der von einer Schallquelle abgegebenen Schallleistung. Zur Messung dienen spezielle Sonden oder Mikrofone (Schalldruckwandler), wenn der Schall überall senkrecht durch die Hüllfläche tritt und kein Störschall vorhanden ist (vgl. ▸ Schallleistung).

Schallstärke *f*; ***engl.:*** Intensity of sound, acoustic power; ***Syn.:*** Schallintensität, Lautstärke
Kontext: Physik
Leistungsdichte einer auftreffenden Schallwelle. Einheit: Watt pro Quadratmeter (W/m^2) in der Physiologie W/cm^2. Beispiel: Schmerzschwelle des Ohrs bei ca. 10 W/m^2. Da die Schallstärke proportional dem Quadrat der Schallfrequenz ist, lassen sich durch Ultraschallwellen hohe Schallstärken erzielen (von der Gewebeerwärmung bis zur Zertrümmerung von Nierensteinen). Wird die Schallstärke als relative Größe bezogen auf eine standardisierte Hörschwelle des menschlichen Ohrs definiert, spricht man vom Lautstärkepegel. Er wird in Phon (keine Einheit) angegeben. Die Schallstärke 10^{-12} W/m^2 entspricht 0 phon.

Schanz-Verband *m*; ***Etym.:*** nach dem deutschen Orthopäden *Alfred Schanz* (1868–1931)
Vgl. ▸ Zervikalstütze.

Scharniergelenk *n*; ***engl.:*** Hinge joint
Kontext: Physik, Anatomie
Formvariante eines echten Gelenkes mit nur einer Bewegungsachse bzw. einem Freiheitsgrad (Flexion/Extension). Es bestehend aus einem walzenförmigen Gelenkkopf in einer zylinderförmigen Gelenkpfanne. Das S. wird meist durch straffe Seitenbänder stabilisiert. Beispiele: Oberarm-Ellen-Gelenk, Fingergelenke, Daumengrundgelenk.

Schätzwert *m*; ***engl.:*** Estimated value
Kontext: Statistik
Auf die ▸ Grundgesamtheit bezogene Größe. In experimentellen Studien werden (außer in Vollerhebungen) Stichprobenkennwerte ermittelt. Diese gelten nicht in gleicher Höhe für die Grundgesamtheit (Population). Der vom Untersucher in einer ▸ Stichprobe ermittelte Wert für eine Merkmalsausprägung kann mit einer gewissen ▸ Wahrscheinlichkeit zufällig um den eigentlichen Populationsmittelwert des Merkmals liegen. Dasselbe gilt für die in der Stichprobe ermittelten ▸ Varianzen. Daher werden die Populationsparameter aus den Stichprobenkennwerten geschätzt. Die Genauigkeit, die von dieser Schätzung erwartet werden kann, hängt von verschiedenen Voraussetzungen wie z. B. dem ▸ Stichprobenumfang und der Varianz ab.

Scheffé-Test *m*; ***Etym.:*** nach dem US-amerikanischen Statistiker *Henry Scheffé* (1907–1977); engl. *test* „Prüfung, Untersuchung“; ***engl.:*** Scheffé test
Kontext: Statistik
Der S. ist ein ▸ Post-hoc-Verfahren, das gegenüber Verletzungen der Testvoraussetzungen (der ▸ Varianzanalyse) relativ robuster ist. Er wird zur Durchführung von a posteriori Mittelwertsvergleichen verwendet.

Scheitelwert *m*; ***engl.:*** Peak value; ***Syn.:*** Spitzenwert, Amplitude
Kontext: Physik
Höchstwert (positiv oder negativ) eines Signals oder einer Wechselspannung. In der Elektrotechnik: Scheitelstrom, Scheitelspannung.

Schematheorie *f*; ***engl.:*** Scheme theory
Kontext: Theoretische Modelle, motorisches Lernen
Schmidt (1982, 1999) beschreibt vier verschiedene Quellen als Voraussetzung für ▸ motorisches Lernen. Fehlt eine der Informationsquellen, wird das Gelernte weniger gut im Gedächtnis verankert. 1. Gegebene Voraussetzungen für den Be-

S

ginn der Bewegung (z. B. Abstand zu einer anderen Person, zu einem Korb oder das Gewicht eines Gegenstands); 2. Koppelung an bereits gespeicherte Informationen für ein ähnliches motorisches Programm; 3. Feedback der Sinnesorgane zu den Konsequenzen der ausgeführten Bewegung (Wie fühlte sich die Bewegung an, wie sah sie aus, wie hörte sie sich an usw.?); 4. Resultat der Bewegung (Wie gut stimmte die tatsächliche Bewegung überein mit der beabsichtigen, z. B. landete der Ball im Korb?).

Schenkelhalswinkel *m*; ***engl.:*** Femoral neck angle; ***Syn.:*** Centrum-Collum-Diaphysen-Winkel, CCD-Winkel

Kontext: Anatomie

Winkel zwischen einer Linie durch die Mitte des Oberschenkelhalses und einer Linie durch die Mitte des Oberschenkelschaftes. Der S. ist bei Neugeborenen beträgt etwa 150° und wird mit zunehmendem Alter kleiner. Bei Erwachsenen beträgt er durchschnittlich 125° und bei alten Menschen ca. 115°. Coxa valga: S. größer 125° und Tendenz zur O-Beinstellung, Coxa vara: S. kleiner 125° und Tendenz zur X-Bein-Stellung.

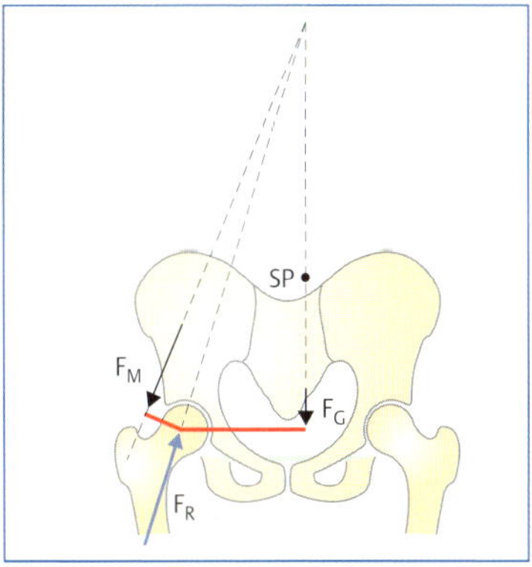

Schenkelhalswinkel beim Erwachsenen. Norm.

Schere, die

Vgl. ▸ Die Schere.

Scherengang *m*; ***engl.:*** Scissors gait

Kontext: Ganganalyse

Während des Gehens bewegt sich das gesamte Bein (Oberschenkel bis Fuß) so stark nach medial, dass die Füße aneinanderreiben; Ursache: übermäßige Adduktion im Hüftgelenk (vgl. ▸ Pseudoadduktion).

Scherkraft *f*; ***engl.:*** Shearing force; ***Syn.:*** Schubkraft, Torsion

1. *Kontext:* Physik

Wirkt eine Kraft parallel zu zwei gegenüberliegende Flächen eines Körpers (Kraftvektor parallel zu dieser Fläche), werden die beiden Flächen gegeneinander verschoben; eine Scherung ist die Folge.

2. *Kontext:* Traumatologie

Siehe 1.; besteht eine Fraktur, ist sie die schwächste Stelle. Ist die wirksame Kraft entsprechend groß, kann dies zur Scherung im Frakturbereich führen (die Frakturstücke verschieben sich gegeneinander).

Schieben *n*

Kontext: Geburtshilfe

Atemtechnik, die der Gebärenden hilft, das Kind in der Austreibungsphase schonend herauszuschieben statt zu pressen.

Schiefe Ebene *f*

Vgl. ▸ Ebene, schiefe.

Schiefer Winkel *m*

Vgl. ▸ Winkel, schiefer.

Schiefhals, spasmodischer *m*; ***Etym.:*** griech. *spasmos* „Zucken, Krampf“

Vgl. ▸ Torticollis spasmodicus.

Schiene, dynamische *f*; ***Etym.:*** griech. *dynamis* „Kraft“; ***engl.:*** Splint, dynamic

Kontext: Orthopädie

Schiene, die aus zwei oder mehreren Teilen besteht, die beweglich miteinander verbunden sind. So werden bestimmte Bewegungen vermieden, andere hingegen gefördert, um die Funktionsfähigkeit zu verbessern.

Schiene, redressierende *f*; ***Etym.:*** franz. *redresser* „aufrichten, richtigstellen, wieder in Ordnung bringen“; ***engl.:*** Splint, remodel; ***Syn.:*** Quengel-Schiene

Kontext: Handtherapie

Das Ziel dieser Schienenversorgung ist es, Defizite von Extension oder Flexion im PIP-Gelenk zu verringern oder ganz aufzuheben. Unterschiedliche Ziele erfordern unterschiedliche Modelle und Anbieter. Häufig verwendete S. sind z. B. die ▸ Joint Jack Extensionsschiene, die Reversed Knuckle Bender nach Bunnell oder die statisch progressive Fingerorthese von Rolyan. Die Tragedauer der S. ist abhängig vom Modell und vom Patienten.

Schiene, statische *f*; ***Etym.:*** griech. *statikos* „stellend, stehen machend“; ***engl.:*** Splint, static

Kontext: Handtherapie

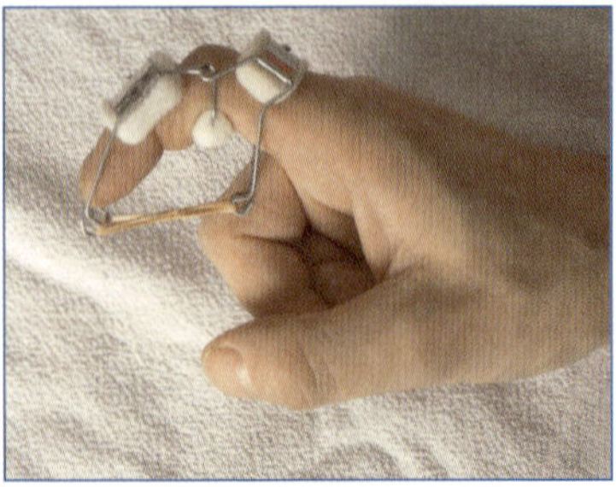

Redressierende Schiene.

Ziel dieser Schienenversorgung ist die Ruhigstellung eines oder mehrerer Gelenkabschnitte. Eine statische S. besteht aus einem oder mehreren nicht beweglichen Teilen, die meist dorsal getragen werden. Palmare S. sind aber auch möglich. Ihre Anwendung unterstützt den Heilungsprozess, vermeidet Überlastungen, dient der Kontrakturprophylaxe und vermeidet die Überdehnung der paretischen Musklatur.

Schienenbehandlung *f*
Kontext: Ergotherapie, Handtherapie
Zeitlich begrenzte oder ständige Lagerung, Fixierung und/oder Korrektur einer Gelenkes oder Extremitätenabschnittes mittels eines individuell angepassten Hilfsmittels, das den Heilungsverlauf und die Funktionsverbesserung unterstützt. Schienenbau und -kontrolle (Ödeme, Druckstellen, Hautverträglichkeit, übermäßige Schweißbildung) sind Bestandteile der S., die i. d. R. von Ergotherapeuten durchgeführt werden. Schienen gehören zu den Orthesen. Sie ermöglichen das achsengerechte Lagern eines oder mehrerer Gelenke; ermöglichen oder limitieren Gelenkbewegungen; schützen Muskeln, Sehnen, Bänder und Nerven vor Überdehnungen; stabilisieren Behandlungsergebnisse. Schienenarten (es gibt verschiedene Einteilungen): Lagerungs-, Funktionsschienen, redressierende Schienen. Indikationen: Dupuytren-Kontraktur, Sehnenverletzungen, Arthritis, neurologische Erkrankungen usw. Die S. ist eine Schnittstelle zwischen Ergo- und Physiotherapie. In der Physiotherapie lernen die Patienten den Umgang mit der Schiene und ein Übungsprogramm, das sie selbstständig ausführen.

Schizophrenie *f*; ***Etym.:*** griech. *schizein* „spalten" u. *phren* „Zwerchfell; Geist, Gemüt"; ***engl.:*** Schizophrenia
Kontext: Psychiatrie
Eine der schwersten psychischen Erkrankungen, die eine Desintegration des Ichs zur Folge hat und häufig von Störungen des Körpererlebens begleitet wird. In der Akutphase dominieren Positivsymptome wie ▸ Wahn, formale Denkstörungen und Ich-Störungen. Im späteren Verlauf werden Negativsymptome beschrieben, wie Antriebsminderung, Gefühlsarmut, kognitive Defizite und Verlust der Lebensfreude. Die Ursachen sind vielfältig und erfordern Kenntnisse aus dem gesamten biopsychosozialen Spektrum eines Erkrankten (▸ Vulnerabilitäts-Stress-Modell). Auslösende Faktoren für eine S. können auch Medikamente und Drogen sein. Die S. tritt in verschiedenen Formen auf: paranoide S. (häufigstes Vorkommen, wahnhafte Inhalte), Hebephrenie (im Jugendalter beginnende S.), Schizophrenia simplex (schleichender Verlauf, ohne Wahn), katatone S. (vorrangig psychomotorische Störungen bis hin zur völligen Bewegungsstarre). Im Rahmen der Bewegungstherapie können Erkrankte einen positiven Zugang zu ihrem Körpererleben finden und sich als Ganzheit spüren

Schlaganfall *m*; ***engl.:*** Stroke, cerebrovascular accident (CVA); ***Syn.:*** (Zerebraler) Apoplex, Apoplexie, zerebraler Insult, apoplektischer Insult
1. ***Kontext:*** Neurologie
Plötzlich auftretender, anhaltender Funktionsausfall des Zentralnervensystems, der durch eine Störung der Blutversorgung des Gehirns verursacht wird (die Nervenzellen sterben ab). Je nach Lokalisation der Minderdurchblutung treten motorische, sprachliche und/oder neuropsychologische Defizite auf; motorische Beeinträchtigungen sind am häufigsten. Da 80 % der Axone der Pyramidenbahn zur Gegenseite kreuzen, ist bei einer Durchblutungsstörung der rechten Hemisphäre die linke Körperseite gelähmt (paretische Seite) und umgekehrt. Physiotherapie: Befunderhebung auf Funktions- und Aktivitätsebene; aktives isoliertes Üben von Bewegungen und aufgabenorientiertes Üben motorischer Fertigkeiten wie Transfers, Gehen oder Greifen unter Berücksichtigung von Muskellängen und Gelenkbeweglichkeit. Anpassen von Hilfsmitteln (Orthesen, Gehstöcke) zur Bewältigung motorischer Anforderungen.
2. ***Kontext:*** Therapeutisches Klettern
Siehe 1; Therapeutisches Klettern eignet sich zur Wiederherstellung von Funktionen bei Patienten nach Schlaganfall. Der Übungsaufbau Greifen, ▸ Kreuzen, dynamische Bewegung und seitliches

Queren wird als methodischer Weg aufgezeigt, der je nach eigenen Erfahrungen erweitert werden sollte.

Schlagvolumen *n*; ***Etym.:*** lat. *volumen* „etwas, was gerollt, gewickelt wird, Schriftrolle, Buch"; ***engl.:*** Stroke volume
Kontext: Herz-Kreislaufphysiologie
Blutmenge, die während der isobaren Kontraktion der Austreibungsphase den rechten Ventrikel in die Lungenarterie und den linken Ventrikel in die Aorta verlässt.

Schlamm *m*; ***Etym.:*** Mittelhochdeutsch *slam* (weicher, nasser Bodensatz) und mittelniederdeutsch *slam* (Schmutz, Morast); ***engl.:*** Mud
Kontext: Balneologie
Feinkörniges Gemisch aus sehr feinen Feststoffen und wenig Wasser; Anwendung: z. B. als Packungen oder Bäder.

Schlangenlinien *f*; ***engl.:*** Sinuous lines
Kontext: Hippotherapie
Bahnfiguren mit unterschiedlich langen und weiten Bogen nach rechts/links geritten durch Richtungswechsel mit korrekter ▸ Biegung des Pferdes. Für den Patienten bedeuten Richtungswechsel mit Umstellen des Pferdes jeweils Finden eines neuen Gleichgewichtes, Üben von Reaktionsgeschwindigkeit, Koordination und Geschicklichkeit.

Schleifensystem *n*; ***Etym.:*** griech. *systema* „Gebilde, Zusammenstellung, Gesamtheit"; ***engl.:*** Loop system
Kontext: Neurophysiologie, Sensomotorik
Kreisförmige Kopplung bzw. Verschaltung der Basalganglien mit assoziativen Teilen der Hirnrinde, dem Zwischen- und Mittelhirn zur spezifischen, parallelen Verarbeitung von Informationen; ist in Antrieb, Motivation, Strategiewahl und andere kognitive Funktionen eingebunden. Die Basalganglien stellen drei große Schleifensysteme zur Verfügung.
Skelettmotorische S.: verantwortlich für die Parameterkontrolle der Bewegungen (Amplitude, Richtung, Kraft) zur Feinjustierung Bewegungsparameter. Es besteht eine enge Beziehung zur Mund- und Gesichtsmotorik. Die Ausgangsinformationen für das S. kommen aus den prämotorischen, motorischen und somatosensorischen Kortexarealen. Es herrscht durchgehend eine somatotope Organisation. Über den Thalamus kehren die Impulse zum prämotorischen und supplementärmotorischen Kortex (Area 6) zurück, die sich direkt dem primär motorischen Kortex nach frontal anschließen.
Okulomotorisches S.: Feinkoordination der Augenmotorik. Die Informationen kommen von den Kortexarealen der Augenmotorik und Anteilen des parietalen Kortex. Nach Verschaltung mit Thalamuskernen und dem Mittelhirn (Substantia nigra) gelangen die Informationen zum frontalen Augenfeld zurück.
Assoziativ-kognitives/komplexe S.: Mehrere Schleifen, die kortikale Assoziationsareale mit thalamischen Kernen und frontalen Assoziationsgebieten des Kortex koppeln. Strukturen der Basalganglien sind somit eingebunden in die Prozesse der sogenannten höheren Nerventätigkeit; Verknüpfung der kognitiven Ebene mit neurophysiologischen Prozessen der sensomotorischen Regulation (Handlungsregulation).

Schleimbeutel *m*; ***engl.:*** Bursa; ***Syn.:*** Bursa
Kontext: Physiologie
Hat in seinem zweiblättrigen Aufbau große Ähnlichkeit mit einer ▸ Sehnenscheide; z. B. bei der Bursa subacromiale verbindet sich das untere Blatt mit der Rotatorenmanschette und das obere Blatt mit dem Akromion; dazwischen befindet sich eine Art ▸ Synovialflüssigkeit, die eine reibungslose Beweglichkeit zwischen beiden Blättern bewirkt.

Schleudertrauma *n*; ***Etym.:*** griech. *trauma* „Wunde, Verletzung"; ***engl.:*** Whiplash associated disorders (WAD)
Kontext: Kiefergelenkbehandlung
Oftmals treten bei Patienten mit einem zervikalen S. Gesichts- oder Nackenschmerzen auf, die durch manuelle Tests der kraniomandibulären Region provoziert werden können. Die wissenschaftlichen und klinischen Auffassungen über die Entstehung und das Auftreten ▸ kraniomandibulärer Dysfunktion und Schmerzen infolge eines S. divergieren. Studien konnten nachweisen, dass nach einem S. neurophysiologische Musteränderungen feststellbar sind, z. B. ein gestörter Inhibitionsreflex des M. temporalis oder eine Störung des trigeminovaskulären Systems. Anatomische und biomechanische Erklärungen ergeben sich durch das Beschleunigungs- und Verzögerungsmodell des Kiefergelenks. Weil es ein synoviales Gelenk ist, können durch überdehnte Ligamente, Kapseln, Muskeln, Nervengewebe etc. auch in der kraniomandibulären Region Beschwerden verursacht werden. Auch Airbags können Auswirkungen auf die kraniomandibuläre Re-

S

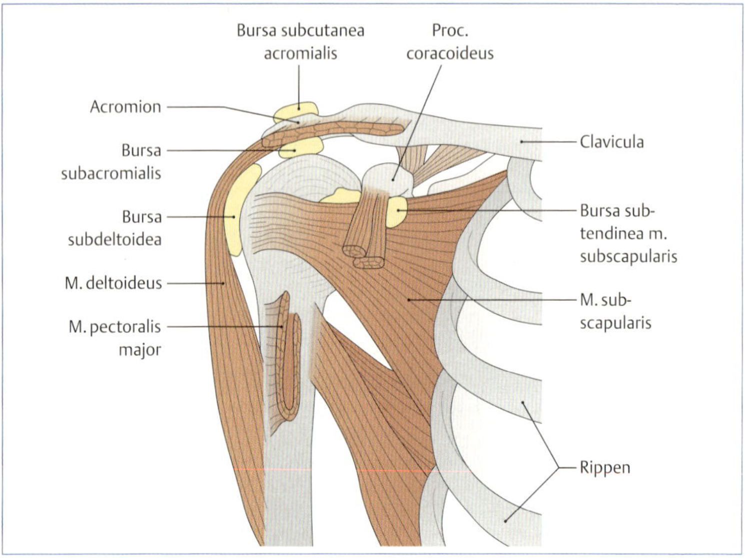

Schleimbeutel im Bereich der Schulter.

gion haben. Dabei werden die Kräfte der Geschwindigkeit des Kopfes durch eine Beschleunigung und Kompression des Airbags verstärkt. Artikuläre und muskuläre Dysfunktionen konnten ebenfalls bei Patienten mit einem S. nachgewiesen werden. So kommen im retrodiskalen Raum deutlich mehr artikuläre Dysfunktionen wie Diskusverlagerungen, Gelenkentzündungen, Entzündungen und Ödeme vor. Auch konnten eine Abnahme der Schmerzschwelle und eine Zunahme des Tonus der Kaumuskulatur belegt werden. Neuropsychologische Studien zeigen, dass Patienten mit einer kraniomandibulären Dysfunktion nach einem S. ein deutlich höheres Auftreten von Somatisation, Depression etc. aufwiesen (vgl. ▸ Halswirbelsäulen-Beschleunigungsverletzung).

Schlick *m*; ***Etym.:*** althd. *slich* „Schlamm"; ***engl.:*** Mud

Kontext: Balneologie

▸ Schlamm mit einem hohen Anteil an natürlichen organischen Beimengungen, z. B. Wattenmeer, Nordsee; Anwendung: als Packungen oder Bäder.

Schlingentisch *m*; ***engl.:*** Sling suspension apparatus

Kontext: Rehabilitation

Vorrichtung zur Entlastung des Bewegungsapparates und Erleichterung von Bewegungen durch die Aufhebung der Gewichtskraft (einzelner Körperteile). Die Entlastung wird herbeigeführt durch (Gegen-)Gewichte, die über Seile, Rollen und Schlingen mit Teilen des Körpers oder dem gesamten Köper verbunden sind. Der Zustand gleicht dem Schweben im Wasser. Durch die Einstellung des Aufhängepunktes kann eine Bewegung zusätzlich erleichtert oder erschwert werden.

Schlucht *f*; ***engl.:*** Canyon

Kontext: Vojta-Konzept

Sequenz aus der Therapie nach Vojta zur Aktivierung der gesamten, stützenden Muskulatur einer

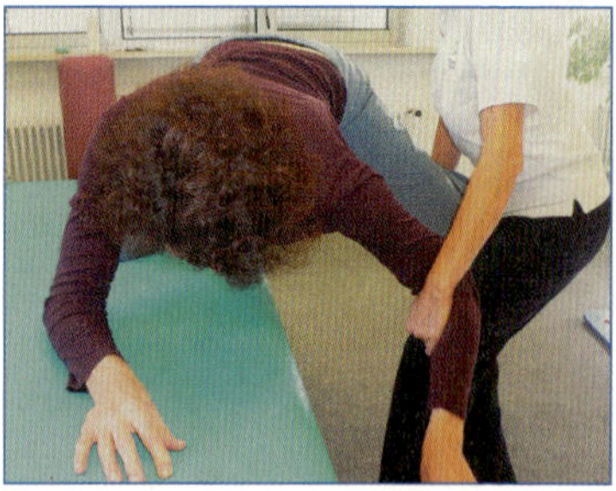

Schlucht.

S

Körperhälfte und der diagonal verlaufenden Muskelketten. Geeignet für z. B. Kinder mit Fehlhaltungen, Skoliose. Durchführung: Der Patient ist seitlich am Bankrand im Vierfüßlerstand. Der Therapeut nimmt ihm erst das Bein-, dann das Armgewicht der gleichen Seite ab, unterstützt diese und fazilitiert die Gleichgewichtsreaktionen in der Frontal-, Sagittal- und Transversalebene (dynamisches Halten/Stabilisieren der Ausgangsstellung).

Schluckakt *m*; ***engl.:*** Deglutition, swallowing

Kontext: Physiologie, Geriatrie, Neurologie

Komplexer physiologischer Prozess, der der Aufnahme, Zerkleinerung und dem Transport der Nahrung dient, bei gleichzeitigem Schutz vor Aspiration durch Verschlussmechanismen; willkürlich auslösbar, ab Auslösung des Schluckreflexes unwillkürlich ablaufend. Menschen schlucken täglich bis zu 2000-mal; 50 Muskelpaare sind bei der Nahrungsaufnahme aktiv. Man unterscheidet vier Phasen des S. Physiotherapie: Für alle Phasen ist die Haltungskorrektur wesentlich. Eine hyperlordotische HWS und die Translation des Kopfes nach ventral schränken die Funktion der infra- und suprahyalen Muskulatur ein. Physiologische Sitz- und Kopfhaltung verbessern die muskuläre Aktivität des Schluckens, senken die Aspirationsgefahr (vgl. ▸ Aspiration, ▸ Essregeln).

Präorale Phase: Vorbereitungsphase mit Anregung des Speichelflusses; die Schwelle zur Auslösung des Schluckreflexes sinkt.

Orale Phase: Aufnehmen der Nahrung in den Mund, Analysieren, Zerkleinern, Einspeicheln und Transportieren nach dorsal (Zungenperistaltik); Auslösung des Schluckreflexes am weichen Gaumen; bei Älteren ist der Reflex weiter hinten auslösbar.

Pharyngeale Phase: Vorletzte Phase des S.; muskulär bedingter, aktiver Transport des Bolus (Bissens) durch den Rachen (vom Gaumen bis zur Speiseröhre) mit gleichzeitigem Verschluss der Luftwege (nach kranial zur Nase, nach kaudal zur Luftröhre); beginnt, nachdem der Schluckreflex ausgelöst wurde. Die komplexen Verschlussvorgänge erfolgen während des S. innerhalb 1 sec (nach kranial durch Heben der Gaumensegel/Velumelevation), nach kaudal durch Verschluss des Kehlkopfdeckels, Stimmbandschluss und Anheben des Kehlkopfes). Die Komplexität der Verschlussvorgänge und das Kreuzen von Speiseröhre und Luftröhre am Kehlkopf erhöhen in dieser Phase die Gefahr des Verschluckens (Aspirationsgefahr).

Ösophageale Phase: Letzte Phase; Öffnung des Ösophagussphinkters (Speiseröhrenschließmuskel); aktiver Transport (Speiseröhrenmuskulatur) des Nahrungsbreis bis zum Magen; der Ösophagus ist ein ungefähr 25 cm langer Muskelschlauch. Dauer: bis zu 20 sec.

Schlucken

Vgl. ▸ Schluckakt.

Schluckphasen *f*

Vgl. ▸ Schluckakt.

Schlussanalyse *f*; ***Etym.:*** griech. *analysis* „Auflösung"

Kontext: Diagnostik

Auswertungsphase des Lernprozesses zwischen Patient und Therapeut; Teil der Abschiedsphase im ▸ physiotherapeutischen Prozess; beinhaltet Reflexion (erreichte Ziele, hilfreiche Interventionen, Selbstmanagementstrategien, Gelerntes) und Antizipation (Rezidivprognose des Therapeuten, mögliche Restbehinderungen, andere sinnvolle medizinische Maßnahmen); Patient und Therapeut besprechen potenzielle Schwierigkeiten und Interventionsmöglichkeiten des Patienten; beginnt die S. z. B. in der drittletzten Behandlung, kann die Therapie noch angepasst werden.

Schlüsselbewegung, arbeitsspezifische *f*; ***engl.:*** Key movement, work specific

Kontext: Medizinische Trainingstherapie

Bewegung eines typischen Bewegungsmusters am Arbeitsplatz des Patienten, die momentan wegen Beschwerden nicht oder nur mühsam ausführbar ist. Bei der Sollwert-Bestimmung sucht

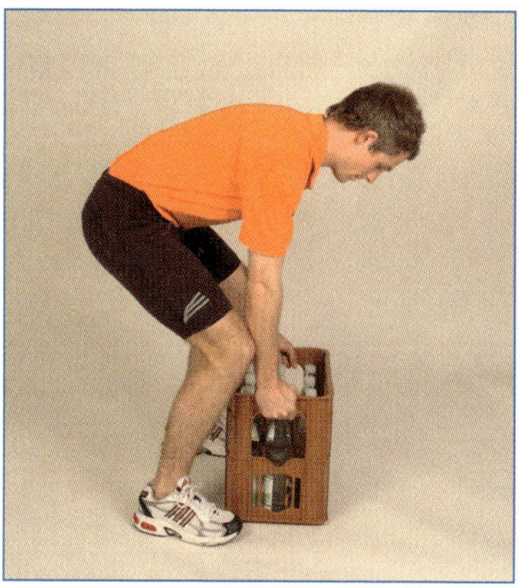

Arbeitsspezifische Schlüsselbewegung.

S

der Physiotherapeut nach dieser S. (vgl. ▶ Sportspezifisch Schlüsselbewegung).

Schlüsselbewegung, sportspezifische *f*; *engl.:* Key movement, sports specific
Kontext: Medizinische Trainingstherapie
Bewegung eines typischen Bewegungsmusters der Sportaktivität des Patienten, die momentan aufgrund von Beschwerden nicht oder nur mühsam ausführbar ist. Bei der Sollwert-Bestimmung sucht man nach dieser S. (vgl. ▶ Schlüsselbewegung, arbeitsspezifische).

Schlüsselproblem *n*; *Etym.:* griech. *problema* „das Vorgelegte, die gestellte Aufgabe, Streitfrage"; *engl.:* Key problem
Kontext: Diagnostik
Ursache für das funktionelle Defizit des Patienten; Teil der physiotherapeutischen Diagnostik. Ziel der physiotherapeutischen Untersuchung ist, das S. zu identifizieren als Basis für die Behandlungsplanung. Bsp.: Der Patient übernimmt während des Gehens nicht genügend Gewicht auf seine betroffene Seite; daher ist das Gangbild gestört. S.: Kraftdefizit der Abduktoren (Muskelfunktionstest 3).

Schlüsselregion *f*
Kontext: Bobath-Konzept
Funktionale Einheit; Bereich, der sowohl über Eigenaktivität verfügt als auch mit dem übrigen Körper zusammenarbeitet. Klinische Einteilung: zentrale, proximale und distale S.

Schmalspur *f*
Kontext: Funktionelle Bewegungslehre
Unter S. versteht man eine schmalere Fußposition als bei der ▶ Normspur. Dies kann bis zur ▶ Nullspur gehen, bei dem man auf einer Linie geht. Beim Versuch mit nach vorn gerichteter funktioneller Fußlängsachse vorwärts zu gehen, stehen die Füße einander im Weg und das Spielbein muss zum Überholen einen Umweg machen. Damit ist das Gehen nicht mehr reaktiv. Die Schritte werden kürzer, das Gangtempo wird verlangsamt und die Gleichgewichtslage ist sehr labil. Die S. kann auch als Ausgangsposition für therapeutische Übungen genutzt werden.

Schmelzen *n*; *engl.:* To melt
Kontext: Physik
Änderung des Aggregatzustandes von fest zu flüssig. Der dazugehörige Temperaturwert wird ▶ Schmelzpunkt genannt (vgl. ▶ Erstarren, ▶ Erstarrungspunkt).

Schmelzpunkt *m*; *engl.:* Fusion point, melting point
Kontext: Physik
Temperaturwert, bei dem sich der Übergang vom festen zum flüssigen Aggregatzustand vollzieht. Schmelzpunkt und ▶ Erstarrungspunkt eines Stoffes haben denselben Temperaturwert.

Schmerz *m*; *engl.:* Pain
Kontext: Algesiologie
Unangenehmes Sinnes- und Gefühlserlebnis, das mit aktueller oder potenzieller Gewebeschädigung verknüpft ist oder mit Begriffen einer solchen Schädigung beschrieben werden kann (Definition der International Association for the Study of Pain, IASP); (vgl. ▶ Schmerzsyndrom).

Schmerz, akuter *m*; *engl.:* Pain, acute
Kontext: Algesiologie, Traumatologie

Schmerzklassifikation

Begriff	Erklärungen
Hyperalgesie	• Erhöhte Sensibilität des Gewebes
Primäre Hyperalgesie	• Verstärkte Schmerzreaktion auf einen (normalerweise) schmerzhaften Reiz • Unangenehmer Reiz, der durch eine Verletzung unerträglich wird • Schmerz- und Verletzungsort sind identisch
Allodynie	• Schmerzreaktion auf einen unter normalen Bedingungen schmerzlosen Reiz • Leichter, aber nicht unangenehmer Druck wird schmerzhaft, wenn an der gleichen Stelle eine Verletzung auftritt oder das Gewebe durch einen fortgeleiteten Schmerz empfindlicher geworden ist
Sekundäre Hyperalgesie	• Gesundes Gewebe wird abnormal mechanisch empfindlich • Schmerz- und Verletzungsort sind nicht identisch • Fortgeleiteter Schmerz (Überschneidung mit Allodyniebegriff)
Hypoalgesie	• Verminderte Schmerzreaktion auf einen normalerweise schmerzhaften Reiz • Schädigung der Nozizeptoren bzw. Schmerzafferenzen

Psychosoziales Biosignal; Schutzsignal; komplexe, sehr unangenehme Reaktion auf eine Gewebeschädigung, die vor weiterer Gewebezerstörung durch Verletzung oder Überlastung schützt. Die Intensität ist abhängig von der Dringlichkeit und kann zur Funktionsverhinderung führen. Während der Wundheilung von belastungsreduziertem Gewebe weist reduzierter a. S. auf eine adäquate therapeutische Dosierung hin. Häufig verbunden mit akutem ▶ Reizzustand.

Schmerz, atemabhängiger *m*

Kontext: Atemtherapie

Durch die Pleura oder Thoraxwand verursachte Schmerzen im Brustbereich, die Atembewegungen verstärken; die Lunge ist nicht sensibel innerviert; Pleura (z. B. Pleurits): scharf, stechend, gut lokalisierbar; Thorax (z. B. muskuläre Ursache, Rippenfraktur): gut lokalisierbar, bewegungs- und atmungsabhängig, durch äußeren Druck reproduzierbar; Differenzialdiagnosen Brustschmerz: Angina pectoris, segmentale Störung der BWS.

Schmerz, chronischer *m*; ***Etym.:*** griech. *chronos* „Zeit, Dauer"; ***engl.:*** Pain, chronic; ***Syn.:*** chronifizierter Schmerz

Kontext: Algesiologie

Körperliche Manifestierung von ursprünglich sinnvollem, nützlichem Schmerz durch fehlerhafte Anpassungsprozesse des Nervensystems, wobei die Schmerzursache nicht mehr besteht oder inzwischen so vermindert ist, dass der Schmerz unverhältnismäßig stark ist. C. S. kann mit fortwährender Dauer zu einer eigenständigen Krankheit werden. Wahrscheinlich sind folgende Faktoren an der Schmerzchronifizierung beteiligt: ▶ spinale Sensibilisierung; Entstehung eines ▶ Schmerzgedächtnisses; sekundäre Folgeprobleme (verminderte Belastbarkeit/verminderter Trainingszustand, da durch das Vermeiden von Bewegung der Reiz für die physiologische Kollagensynthese fehlt); Beeinflussung der Schmerzwahrnehmung durch den motorischen Kortex (sich wenig bewegende Menschen sind schmerzempfindlicher). Seelisch-geistige und soziale Einflüsse können an der Entstehung c. S. beteiligt sein (vgl. ▶ Schmerz, akuter).

Schmerz, lang anhaltender *m*; ***engl.:*** Pain, long lasting; ***Syn.:*** chronischer Schmerz

Kontext: Algesiologie, Psychosomatik

S., der mehr als drei Monate gedauert hat und behandelbar ist. Wurde früher chronisch genannt, weil man sich vorstellte, Schmerz hoch Zeit ist gleich chronischer Schmerz. Bei der Behandlung sind Methoden aus der ▶ psychosomatischen Physiotherapie Erfolg versprechend.

Schmerz, myofaszialer *m*; ***Etym.:*** griech. *mys* „Muskel" u. lat. *fascia* „Binde, Band"; ***engl.:*** Pain, myofascial

Kontext: Triggerpunkt-Therapie

Im Muskel und Muskelbindegewebe verursachter Schmerz. Das Triggerpunkt-Therapie:Grundlagen-Konzept des myofaszialen Schmerzes ist ein neues Paradigma der neuromuskuloskeletalen Medizin. Seine Kernsätze lauten: Durch Überlastung oder traumatische Überdehnung entstehen in einem Muskel oftmals Zonen, die unter einer Sauerstoffunterversorgung leiden (Hypoxie). Zu wenig Sauerstoff führt zu einem Mangel an Adenosintriphosphat (ATP) und infolge des ATP-Mangels können sich in diesen Gebieten die Myosin- und Aktinfilamente nicht mehr voneinander lösen (Rigorkomplex). Die erkrankten Muskelstellen sind tastbar (▶ Triggerpunkte): Durch Druck wird ein Schmerz ausgelöst, der oft in andere Körperregionen übertragen wird (▶ Referred Pain). Neben Schmerzen können durch Triggerpunkte auch Parästhesien, Muskelschwächen ohne primäre Atrophie, Bewegungseinschränkungen, propriozeptive Störungen mit Beeinträchtigung der Koordination und autonome vegetative Reaktionen verursacht werden. Die Summe aller durch aktive Triggerpunkte induzierten Symptome (Schmerzen, Funktionsstörungen und autonom-vegetative Reaktionen) wird als ▶ Myofasziales Syndrom bezeichnet. (Vgl. ▶ Schmerzsyndrom, myofasziales.)

Schmerz, neuropathischer *m*; ***Etym.:*** griech. *neura, neuron* „Nerv, Sehne" und *pathos* „Leiden, Krankheit"; ***Syn.:*** neuralgischer Schmerz

Kontext: Algesiologie

Entsteht aufgrund einer Schädigung der Nervenstämme, Nervenwurzeln oder Strukturen innerhalb des Spinalganglions. Schmerzen kommen häufig episodenhaft und ohne Bezug zu einem Reiz; sind brennend, bohrend; werden als äußerst unangenehm beschrieben. Häufig auch ▶ Allodynie oder ▶ Hyperalgesie. Schmerz wird oft nicht am Ort der Schädigung empfunden, sondern im Versorgungsgebiet des Nervs; z. B. Trigeminusneuralgie, Herpes zoster, diabetische Neuropathie.

Schmerz, projizierter *m*; ***Etym.:*** lat. *proicere* „vorwärtswerfen, hinwerfen"; ***engl.:*** Referred pain; ***Syn.:*** Schmerzübertragung

Kontext: Algesiologie

Schmerz, der nicht im betroffenen Gewebe, sondern an einem anderen Ort im Körper zu spüren ist; z. B. Schmerzen im linken Arm als Folge eines Herzinfarktes oder ausstrahlende Schmerzen im Bein als Folge eines ▶ Triggerpunktes im M. tensor fasciae latae; entsteht, weil sowohl die Primärafferenzen aus der betroffenen Struktur als auch die Afferenzen des letztendlichen Schmerzgebietes in die gleichen Rückenmarkssegmente projizieren; das Gehirn kann daher den schmerzhaften Krankheitsherd nicht immer exakt lokalisieren; kommt es dabei zu einer regelrechten Fehlinterpretation des Gehirns, hat diese eine Schmerzübertragung zur Folge; das Ausbreitungsgebiet der ausstrahlenden Schmerzen deckt sich weder mit dem radikulär-segmentalen Innervationsmuster (▶ Dermatom, ▶ Myotom) noch mit dem Innervationsgebiet peripherer Nerven.

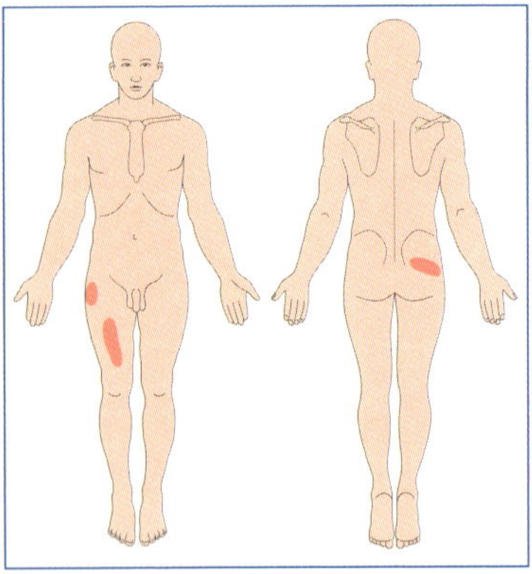

Projizierter Schmerz: Körperschema mit Schmerz im Gesäß, Trochanter und vorderen Oberschenkel. Sind Rücken, Hüfte oder beide zusammen die Ursache der Beschwerden?

S

Schmerz, pseudoradikulärer *m*; ***Etym.:*** griech. *pseudos* „Unwahrheit, Täuschung" u. lat. *radicula* „kleine Wurzel, Würzelchen"
Kontext: Algesiologie
Ausstrahlende, meist diffuse, dumpfe, ziehende Schmerzen, die einen muskuloskeletalen Ursprung haben; oft begleitet von ▶ Dysästhesien; z. B. Hüftkopfnekrose mit Ausstrahlung bis zum Knie.

Schmerz, radikulärer *m*; ***Etym.:*** lat. *radix* „Wurzel"; ***engl.:*** Pain, radicular
Kontext: Algesiologie, Neurologie
Durch eine Kompression der Nervenwurzeln (z. B. durch Bandscheibenprolaps, Spinalkanalstenose, Tumoren) ausgelöste Schmerzen. Typischerweise ist die Schmerzintensität im Bein bzw. Arm höher als im Rücken- oder Nackenbereich und die Lokalisation der Schmerzausstrahlung segmental zuzuordnen (vgl. ▶ Schmerz, projizierter).

Schmerz, spezifischer *m*; ***Etym.:*** lat. *specificus* „der Art entsprechend, besonders"; ***engl.:*** Pain, specific
Kontext: Algesiologie, Diagnostik
Zweifelsfreie Zuordnung des Schmerzes zu einem Krankheitsbegriff ist möglich, z. B. Schmerz durch einen Bandscheibenvorfall (vgl. ▶ Schmerz, unspezifischer).

Schmerz, unspezifisch fazialer *m*; ***Etym.:*** mlat. *specificus* „der Art entsprechend, besonders" u. lat. *facies* „Gesicht"; ***Abk.:*** UFS; ***engl.:*** Pain, non-specific facial
Kontext: Algesiologie, Diagnostik
Gesichtsschmerz mit unbekannter Ursache.

Schmerz, zentraler *m*; ***engl.:*** Pain, central
Kontext: Algesiologie
Schmerzen infolge Läsion im Gehirn und Rückenmark; die Schmerzqualität ist abhängig vom Projektionsgebiet des betroffenen ZNS-Gebietes; z. B. stechende, blitzartige Schmerzen durch Hinterstrangkompression bei epiduralen Metastasen.

Schmerz-Adaptions-Modell *n*; ***engl.:*** Pain-adaption model
Kontext: Physiologie
Modell zur Beschreibung der Auswirkung von Schmerz auf die Muskelkoordination. Die agonistische Muskelaktivität ist reduziert, die antagonistische Aktivität dagegen erhöht. So entsteht auch bei zielmotorischen Bewegungen eine Kokontraktion, die die Bewegungsgeschwindigkeit reduziert und die Mobilität limitiert (vgl. ▶ Schmerz-Spasmus-Schmerz-Modell).

Schmerzasymbolie *f*; ***Etym.:*** griech. *a...* „verneinende Vorsilbe" u. *symbolon* „Erkennungszeichen"; ***engl.:*** Pain asymboly
Kontext: Neurologie
Fehlen normaler schmerzbezogener Reaktionen; typische Ausfallerscheinung bei Schädigung parietaler Strukturen des Großhirns.

Schmerzausstrahlung *f*
Kontext: Algesiologie
S. beschreibt das Auseinanderliegen von Schmerzursache und Ort der Schmerzwahrnehmung. Bei neurogenen Schmerzen können beide sehr weit auseinanderliegen, z. B. kann das Schmerzempfin-

den am großen Zeh seine Ursache in einer Nervenwurzelkompression L 5 haben. Peripher neurogene Schmerzen strahlen in festgelegte Haut-, Muskel- und Knochenregionen aus (vgl. ▶ Dermatom, ▶ Myotom, ▶ Sklerotom). Störungen der synovialen Gelenke der Wirbelsäule, der Extremitäten und des Kiefers können ebenfalls Schmerzen in gelenktypischen Zonen auslösen. Ein schmerzhafter reflektorischer Hartspann kann durch myofasziale, ligamentäre, ossäre und artikuläre Störungen ausgelöst werden. ▶ Head-Zonen sind viszerokutan geleitete Schmerzen; die Hautareale entsprechen in ihrer Ausdehnung dem Dermatom, das aus demselben spinalen Nerv innerviert wird wie das erkrankte Organ.

Schmerzbefund *m*

Kontext: Diagnostik, Algesiologie

▶ Befund im Hinblick auf auftretende Schmerzen. Durch Beobachten, Zuhören und Spüren nimmt der Therapeut den ▶ Schmerz des Patienten wahr und zieht daraus Rückschlüsse auf mögliche ▶ Schmerzursachen, ▶ Behandlungsziele und physiotherapeutische Maßnahmen.

Schmerzen, sympathikusunabhängige *m*; ***Etym.:*** griech. *sympathein* „mitleiden, mitempfinden"; ***Abk.:*** SIP; ***engl.:*** Pain, sympathetic independent

Kontext: Algesiologie

Begriff, der aufgrund der Tatsache eingeführt wurde, dass viele Schmerzzustände, die üblicherweise als z. B. sympathische Reflexdystrophie bezeichnet werden, keine Reaktion auf pharmakologische Sympathikus- oder Rezeptorblockaden zeigen; nur weil das betroffene Bein des Patienten wärmer oder deutlich kälter ist, schwitzt oder atrophische Veränderungen zeigt, heißt das nicht, dass ein direkter sympathischer Mechanismus zugrunde liegen muss. Durch Untersuchungen konnte festgestellt werden, dass bei Patienten, bei denen Kühlung des betroffenen Gebietes die Schmerzen nicht negativ beeinflusst, wahrscheinlich kein sympathischer Mechanismus den Schmerzen zugrunde liegt (vgl. ▶ Complex regional Pain Syndrome).

Schmerzerleben, modulieren *n*

Kontext: Algesiologie, Psychosomatik

Fähigkeit, mit Medikamenten oder aus eigener Kraft den Schmerz zu beeinflussen. Bsp.: Atmung, sanfte Bewegung, Dehnung, Friktionen am Schmerzpunkt, Stärken der Muskelkraft, Visualisierungsübungen usw. können das Schmerzerlebnis verändern.

Schmerzgedächtnis *n*; ***Syn.:*** Schmerzerinnerung

Kontext: Orthopädie, Algesiologie

Bildung neuer Nervenbahnen aufgrund verstärkter Zellaktivität im Hinterhorn bei ▶ spinaler Sensibilisierung. Trotz Beendigung der Zellaktivität bleiben die Nervenbahnen bestehen und leiten Schmerzreize weiter, obwohl die periphere Schädigung nicht mehr besteht (Eigendynamik des Schmerzes). Die Veränderungen sind nur z. T. reversibel. Der ▶ chronische Schmerz fördert Bewegungsmangel, der wiederum schmerzverstärkend wirkt.

Schmerzhafter Bogen *m*; ***engl.:*** Painful arc; ***Syn.:*** Painful arc

1. ***Kontext:*** Cyriax-Konzept, Kaltenborn-Evjenth-Konzept

Von Cyriax eingeführter Begriff; Bewegung, die im mittleren Bereich Schmerz hervorruft, der vor und nach diesem Bereich nicht auftritt. Er kann am maximalen Bewegungsausmaß erneut auftreten, muss es aber nicht. Dieser schmerzhafte Bogen weist auf eine empfindliche Struktur hin, die eingeklemmt wird.

2. ***Kontext:*** Orthopädie

Schmerzhafte Bewegungseinschränkung bzw. Schmerzprovokation durch Abduzieren des Ar-

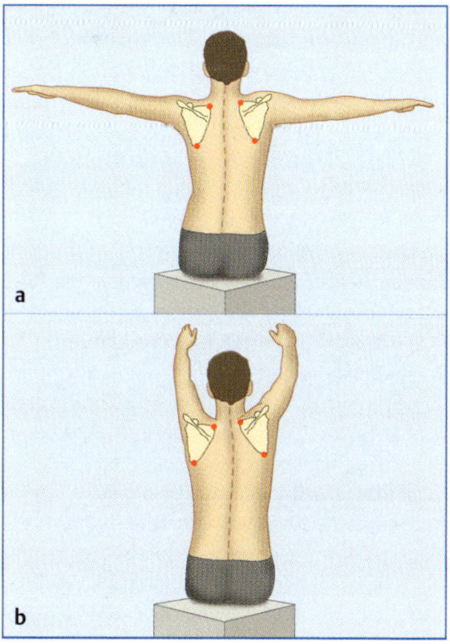

Schmerzhafter Bogen: Ausweichbewegungen. a Eingeschränkte Abduktion, b Eingeschränkte Flexion.

S

mes zwischen 60 und 120°; Symptom verminderter subakromialer Belastbarkeit. Der Bewegungsablauf ist zunächst unauffällig, der schmerzhafte Bereich wird durch eine Ausweichbewegung überwunden, z. B. Elevation des Schulterblattes.

Schmerzkomponente, emotionale *f*; ***Etym.:*** lat. *emovere* „aufwühlen"; ***Syn.:*** Schmerzkomponente, affektive
Kontext: Algesiologie
Gemütsregung aufgrund eines Schmerzes; z. B. Auslösen von Unlust und Störung des Wohlbefindens.

Schmerzkomponente, kognitiv-evaluative *f*; ***Etym.:*** lat. *cognitio* „das Wahrnehmen, das Erkennen", franz. *évaluation* „Abschätzung, Bewertung"
Kontext: Algesiologie
Bewusste Bewertung des Schmerzes; benutzt neben direkt vermittelten nozizeptiven Informationen auch Ergebnisse der anderen ▸ Schmerzkomponenten; letztendliche Wahrnehmung des Schmerzes als kaum merklich, mild oder heftig hängt jedoch auch von z. B. Ursache, Begleitumständen, kultureller Einordnung und bereits gemachten Schmerzerfahrungen ab.

Schmerzkomponente, motorische *f*
Kontext: Algesiologie
Durch Schmerzen ausgelöste Schutz-, Flucht-, und spezifische Halte- und Haltungsreflexe; z. B. Wegziehen des Fußes bei Tritt auf einen spitzen Stein bei gleichzeitiger Streckung des anderen Beines.

Schmerzkomponente, sensorisch-diskriminative *f*; ***Etym.:*** lat. *sensus* „Gefühl" u. *discriminare* „absondern, trennen"
Kontext: Algesiologie
Bewusste Wahrnehmung von Lokalisation, Zeitdauer und Intensität des Schmerzes.

S

Schmerzkomponente, vegetative *f*
Kontext: Algesiologie
Auslösung vegetativer Reaktionen aufgrund eines Schmerzes; z. B. Erhöhung von Herzfrequenz und Blutdruck, Erweiterung der Pupillen etc.

Schmerzkreuz *n*; ***engl.:*** Cross tape
Kontext: Kinesio-Taping-Therapie
Vier meist 6–7 cm lange Klebestreifen werden auf einen Schmerz- oder Triggerpunkt geklebt. Dazu wird die Stelle in neutraler Ausgangsstellung markiert, gedehnt und mit 100 % Zug ein Kreuz aus Tape aufgeklebt (wie ein Pluszeichen). Im zweiten Schritt füllt der Therapeut die Lücken des Kreuzes (wie ein X).

Schmerzlindernde Maßnahmen *f*
Kontext: Algesiologie
Lernen und Trainieren sind unter ▸ Schmerzen erschwert. S. u. vor oder während anderer gezielter therapeutischer Handlungen sind deshalb stets Bestandteile der Behandlung (vgl. ▸ Schmerzlinderung).

Schmerzlinderung *f*; ***engl.:*** Pain relief
Kontext: Algesiologie
Gesamtheit der Maßnahmen, die eine Minderung der unangenehmen Sinnes- oder Gefühlswahrnehmungen bewirken und von der Behandlung der auslösenden Strukturschädigung über medikamentöse, physikalische, psychotherapeutische, Nervenblockaden bis hin zu den Therapiemaßnahmen der Komplementärmedizin reicht. (Vgl. ▸ Schmerzlindernde Maßnahmen.)

Schmerzmediator *m*; ***Etym.:*** lat. *mediator* „Mittler"
Kontext: Algesiologie
Individuelle psychosoziale Faktoren, die Schmerzreize modifizieren und so die Schmerzwahrnehmung beeinflussen: Kultur, soziales Umfeld, Persönlichkeit, Wissen, Glauben, Erfahrung (vgl. ▸ Schmerz, akuter).

Schmerzmuster *n*; ***engl.:*** Pain pattern
Kontext: Triggerpunkt-Therapie
Klinisches S.: Die dem Patienten aus seinem Alltag bekannten Schmerzen.
Ausstrahlendes S.: Gleichbedeutend mit ▸ Referred Pain (ausstrahlenden, fortgeleiteten Schmerzen).
Zusammengesetztes S.: Die aktiven ▸ myofaszialen Triggerpunkte liegen in unterschiedlichen Muskeln. Die damit induzierten einzelnen Referred-Pain-Muster überlagern sich und bilden in ihrer Gesamtheit das klinische Schmerzmuster.
Komplexe S.: Schmerzen, die infolge von Triggerpunkt-Aktivität in unterschiedlichen Muskeln entstehen (zusammengesetztes S.), wobei gleichzeitig Triggerpunkt-Ketten mit ▸ sekundären Triggerpunkten und/oder ▸ Satelliten-Triggerpunkten sowie dysfunktionsrelevante ▸ Triggerpunkte mitbeteiligt sind.

Schmerzprovokation, muskuläre *f*; ***Etym.:*** lat. *provocatio* „Herausforderung, Aufreizung"
Kontext: Diagnostik
Untersuchung eines schmerzhaften Muskels zur Schmerzlokalisation bzw. -ursachenklärung; Möglichkeiten: ▸ Muskelselektionstest; Funktionstest: statische Kontraktion aus der Mittelstellung und

Schmerzlindernde Maßnahmen	
Streß- und angstfreie Behandlungssituation herstellen	Aufklärung über die geplanten Maßnahmen; Absprache, wie bei auftretenden Schmerzen zu verfahren ist, Ankündigung schmerzhafter Provokationstests; nach Schmerzqualität und -dauer fragen; Zeit nehmen und Ruhe ausstrahlen (bei Hektik kann kein Patient entspannen).
Fördern der Resorption bei Schwellungen und Gelenkergüssen	Druckverminderung extra- und intraartikulär wirkt schmerzmindernd: alternierendes Hin- und Herbewegen im schmerzfreien Bereich; Hitzeanwendungen (▸ Heiße Rolle) und Hochlagern bei Ödemen fördern die Resorption).
Entspannen hypertoner Muskulatur	Schmerzbedingte Ausschüttungen von Histamin, Serotonin und anderen sog. Schmerzmediatoren führen zu Hypertonus der Muskulatur: aktives Bewegen im schmerzfreien Bereich zur Förderung des Muskelstoffwechsels; Hitzeanwendungen, evtl. Lösen einer Gelenkblockade als Ursache für den Hypertonus; evtl. Haltungsschulung, Dehnen bei Dauerhypotonus aufgrund von statischer Fehlhaltung/Muskelverkürzung.
Dämpfen der Sympathikusaktivität	Schmerz und ▸ Angst führen zu Gewebsveränderungen, die auf sympathischen Reflexen beruhen: entspannende Maßnahmen einleiten, z. B. Finden schmerzfreier Ausgangsstellungen und Lagerungen, mentales Entspannen, ▸ Bindegewebsmassage, evtl. Bewegen unter Gewichtsabnahme oder hubfreies Bewegen.
Dämpfen der Nozizeption durch Erhöhen der Aktivität der Mechanorezeptoren	Hypothese ist, dass mit vermehrter Aktivität die Schmerzwahrnehmung in den Hintergrund tritt: die Aktivität wird gesteigert durch räumliche und zeitliche Summation extero- und propriozeptiver Reize.
Nutzen der Wirkungen physikalischer Maßnahmen	Langzeit-▸ Eisanwendungen, ▸ Elektrotherapie, ▸ Heiße Rolle.

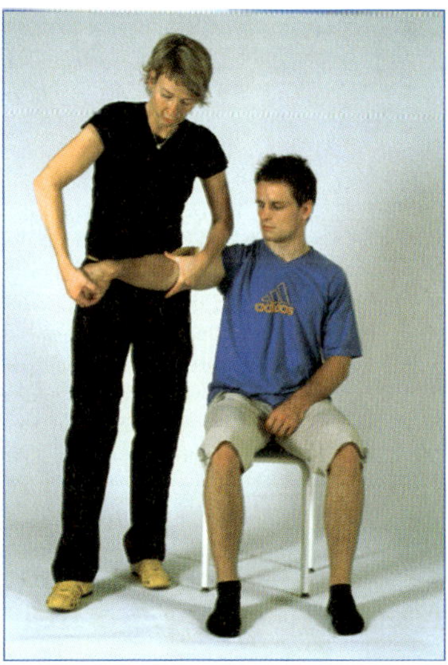

Muskuläre Schmerzprovokation der Handextensoren.

dynamisch konzentrische/exzentrische Kontraktion sind schmerzhaft (reduzierte Kraft); Druckpalpation: Muskelbauch, tendomuskulärer oder tendoperiostaler Übergang ist schmerzhaft (Schmerzausstrahlung durch aktivierte Triggerpunkte).

Schmerzrosette *f*

Kontext: Manuelle Therapie

Schmerz um die Dornfortsatzspitze; durch die Ansatzstellen der Bänder und autochthonen Muskeln bei veränderter Zugbelastung aufgrund von Funktionsstörungen der Wirbelbogengelenke (Hypermobilität, Hypomobilität) ausgelöster Periostschmerz. Palpatorische Untersuchung auf Druckschmerz: Der Therapeut prüft am Dornfortsatz mit mäßigem Druck die Ansätze der Bänder (Ligg. supra- und interspinale) und der autochthonen Muskeln (M. interspinalis, M. multifidus, M. semispinalis).

Schmerz-Spasmus-Schmerz-Modell *n*;

engl.: Pain-spasm-pain model

Kontext: Algesiologie

Modell zur Beschreibung der Auswirkung von Schmerz auf die Muskelkoordination. Eine erhöhte Muskelspannung erhält durch die Akkumula-

S

tion von Metaboliten den Hypertonus aufrecht und verursacht einen Teufelskreis, der Schmerz und Spannung immer weiter erhöht (vgl. ▶ Schmerz-Adaptions-Modell).

Schmerzsyndrom *n*; ***Etym.:*** griech. *syndrome* „Anhäufung, Zusammenlaufen"; ***engl.:*** Pain syndrome

Kontext: Algesiologie

Länger andauernde Schmerzen (>6 Monate), wobei der Schmerz keine Warnfunktion mehr hat und die zu einer eigenständigen Erkrankung geworden sind. Wiederholt auftretende Schmerzen führen zur Herabsetzung der Schmerzschwelle und dadurch zu einem längeren und intensiveren Schmerzempfinden; der Schmerz wird erlernt. Zur Vermeidung dieses Mechanismus ist die Behandlung akuter Schmerzen zentral. Physiotherapie: Die Untersuchung umfasst: Das Erfragen von Schmerzlokalisation und -charakter (stechend, drückend, brennend); Bestimmen der Intensität (visuelle Analogskala). Weitere wichtige Informationen: Dauer und Entwicklung der Schmerzsymptomatik; Verlauf im Tagesablauf und schmerzreduzierende Ereignisse (regelmäßige Überprüfung im Therapieverlauf mittels Schmerzfragebogen). Die physiotherapeutische Behandlung ist vom Verlauf und von der Chronizität abhängig. Zur Behandlung chronischer Schmerzen existieren unterschiedliche therapeutische Vorgehensweisen (aufgrund der unterschiedlichen Entstehungstheorien chronischer Schmerzen). Bsp.: Schmerzüberlagerung mit einer anderen Empfindung (z. B. mittels transkutaner elektrischer Nervenstimulation oder Biofeedback), sodass der Patient die Schmerzempfindung schrittweise „verlernt" (theoretische Basis: Gate-Control-Theorie); (vgl. ▶ Deafferenzierungsschmerz).

Muskuloskeletales S.: Chronische Schmerzen am Muskel- und Skelettsystem unterschiedlicher Ursachen (z. B. Fibromyalgie, entzündliche rheumatische Erkrankungen, Folgen von Osteoporose und Arthrosen). Ein größeres Trauma oder unbewusste Mikrotraumatisierungen werden als primäre Ursache vermutet; Folgen: Fehlhaltungen, Überlastungen und wiederholt ausgelöster Schmerz.

Viszerales S.: Chronische Schmerzen der inneren Organe. Eine Besonderheit ist die Übertragung des Schmerzes auf Hautareale und die darunterliegende Muskulatur (Head-Zonen). Hintergrund: Der segmentale Spinalnerv überträgt die viszeroafferente Erregung; das Gehirn ordnet sie den entsprechenden Hautarealen dieses Spinalnervs zu.

Schmerzsyndrom, myofasziales *n*; ***Etym.:*** griech. *syndrome* „Anhäufung, Zusammenlaufen", *mys* „Muskel" u. lat. *fascia* „Binde, Band"; ***Abk.:*** MSS; ***engl.:*** Pain syndrome, myofascial; ***Syn.:*** myofasziales Syndrom, myofasziales Schmerz- und Dysfunktionssyndrom

Kontext: Triggerpunkt-Therapie

Myofasziales Syndrom, dessen Hauptsymptomatik sich in Form von Schmerzen äußert. Das morphologische Korrelat des S. ist der ▶ myofasziale Triggerpunkt (vgl. ▶ Syndrom, myofasziales.)

Schmerzsyndrom, polytopes *n*; ***Etym.:*** griech. *polys...* „viel..." u. *topos* „Ort, Platz, Stelle"; ***engl.:*** Pain syndrome, polytope

Kontext: Algesiologie

Schmerzangabe an vielen Stellen des Körpers, die diagnostisch nicht näher zugeordnet werden kann.

Schmerztagebuch *n*

Kontext: Algesiologie

Vom Patienten oder ggf. Beobachter schriftlich, in standardisierter Form und für einen bestimmte Zeitraum festgehaltener Bericht über Komponenten und Aspekte des Schmerzes; beinhaltet auch schmerzbeeinflussende Bedingungen und Faktoren (z. B. Schlaf) sowie eingeleitete Maßnahmen gegen die Schmerzen; erfasst zumeist Schmerzart, Lokalisation, Intensität etc. Ziel des S.: z. B. Aufdeckung der Zusammenhänge zwischen Schmerz und schmerzbegleitenden Ereignissen; Erkennung von Periodizitäten etc.

Schmerzursachen *f*

Kontext: Algesiologie

▶ Schmerz als Warnsignal des Körpers kann vielfältige Ursachen haben, deren Zuordnung oft nicht einfach ist. Ein ausführlicher ▶ Schmerzbefund dient der Klärung möglicher S.

Schmerzvermeidung *f*

Kontext: Algesiologie

Vermeidung von Schmerzen durch z. B. ▶ Ausweichbewegungen, ▶ Kompensationsmechanismen oder Einnehmen einer Schonhaltung (z. B. bei einer Armfraktur).

Schmerzwahrnehmung *f*

Kontext: Algesiologie

Empfindung der eigenen Schmerzen. Jeder Mensch empfindet „seine" Schmerzen subjektiv. Dies betrifft den Schmerzcharakter (z. B. ziehend, pochend, stechend) und auch die Schmerzinten-

Monat								Begleiter-scheinungen	Medikation
Tag\Zeit	6	9	12	15	18	21	24		
1									
2									
3									
4									
5									
6									
7									
8									
9									
10									
11									
12									
13									
14									
15									
16									
17									
18									
19									
20									
21									
22									
23									
24									
25									
26									
27									
28									
29									
30									
31									

Zeichenerklärung:
W = Wochenende, P = Periode,
├───┤ = Dauer der Migräneattacke
Begleiterscheinungen:
Sehstörungen (S), Licht-/Lärmempfindlichkeit (L), Übelkeit (Ü), Erbrechen (E)

Schmerztagebuch für Migränepatienten.

sität. Was z. B. Patient „A" gut aushalten kann, ist für den Patienten „B" nicht mehr ertragbar.

Schmierung *f*; ***engl.:*** Lubrication
Kontext: Physik
Verringerung von Reibung und Verschleiß an sich relativ zueinander bewegenden Oberflächen durch Verwendung von Schmiermitteln. Beispiele: Öle und Fette in der Technik, synoviale Flüssigkeit in Gelenken (vgl. ▸ Grenzflächenschmierung).

Schneegehen *n*; ***engl.:*** Snow walking
Kontext: Physikalische Therapie, Hydrotherapie
Barfußgehen im frisch gefallenen, weichen Schnee; starker thermischer Reiz, daher nur kurz anwenden; Wirkung: starke Gefäßreaktion mit anschließendem lang anhaltendem Wärmegefühl durch reaktive verstärkte Durchblutung; Verringerung der Infektanfälligkeit, Harmonisierung des vegetativen Nervensystems; nicht anwenden bei aktuten Nieren-, Blasen- oder Harnwegserkrankungen, während Menstruation, bestehendem Kältegefühl.

Schneidegefühl *n*; ***engl.:*** Cutting sensation
Kontext: Bindegewebsmassage
Zwei Arten von S. können bei der Behandlung auftreten. Zum einen kann der Patient das S. (auch Ritzgefühl, Fingernagel, Messerspitze) als erträglich empfinden. Er weicht der Behandlung dann auch nicht aus. Bei diesem S. ist der Reiz richtig, wird aber eventuell mit gesteigerter Intensität ausgeführt und löst dadurch neural-reflektorische Reaktionen aus. Der ▸ Turgor im betroffenen Bereich ist (stark) erhöht. Zum anderen kann der Patient das S. als brennend bis schmerzhaft empfinden. Er weicht der Behandlung aus. Ursache für dieses S. kann ein zu großer Reiz sein. Deshalb muss der Therapeut seine Technik überprüfen (Finger- und Handstellung, Tempo, Druck- und Zugstärke etc.). Eine weitere Ursache kann eine zu frühe Erweiterung der Behandlungsbereiche sein. Hier gilt es wieder, vorbereitend zu arbeiten und ▸ Ausgleichsstriche anzuwenden.

Schnelles Aufsteigen *n*; ***engl.:*** Fast ascension
Kontext: Therapeutisches Klettern
Klettertechnik; Je nach Können und Sicherheit des Patienten/Übenden wird eine Griffposition in der Wand bestimmt, zu der er nach einem Signal so schnell wie möglich aufsteigen soll.

Schnelligkeit *f*; ***engl.:*** Velocity
1. *Kontext:* Sportwissenschaft, Trainingslehre
Erzielen von maximal möglichen Reaktions- und Bewegungsgeschwindigkeiten (motorische Grundeigenschaft). Eine azyklische, ballistische Bewegungsform (z. B. Würfe, Schüsse) oder eine zyklische Bewegung wird so schnell wie möglich ausgeführt bzw. ein kurzer Weg so schnell wie möglich zurückgelegt (z. B. Sprints). Im Training/in der Therapie ist S. insbesondere für die Alltagsbewältigung notwendig, z. B. um Verletzungen zu vermeiden.
2. *Kontext:* Neurophysiologie
Basiert auf der Geschwindigkeit der neurophysiologischen Prozesse zur Realisierung der Bewegungshandlung; spezifische Kombination aus den willkürlichen zentralnervösen Antriebsleistungen, sensomotorischer Koordination und kontraktiler Kapazität. S. bezieht sich auf Einzelbewegungen, Bewegungsfrequenzen und/oder Reaktions- oder Fortbewegungsgeschwindigkeiten. Die neurophysiologischen Prozesse richten sich auf: die programmgesteuerte Rekrutierung der momentan synergistischen motorischen Einheiten (kollektive Rekrutierung) in kürzester Zeit;

sehr schnelles, präzises Abstimmen zwischen Agonisten und Antagonisten (Umkehr des momentan aktiven Motoneuronenpools) sowie innerhalb der Muskelketten. Das kontraktile Potenzial und die passiv-mechanischen Eigenschaften der Muskeln werden impulsartig genutzt. Die energetische Absicherung erfolgt bevorzugt alaktazid, auch laktazid (vgl. ▸ Schnellkraft).

Schnellkraft *f*; ***engl.:*** Elasticity, springiness
Kontext: Sportwissenschaft, Trainingslehre
Fähigkeit des sensomotorischen Systems, einen möglichst großen Impuls oder Kraftstoß innerhalb einer möglichst kurzen Zeit zu entfalten bzw. eine Masse (Sportgerät) durch einen möglichst hohen Impuls zu beschleunigen und der Masse so eine hohe Geschwindigkeit zu verleihen. Die S. basiert auf der vollständigen Ausnutzung beider Kraftabstufungsmechanismen (Rekrutierung und Entladungsrate) in kürzester Zeit und der kontraktilen Kapazität des Muskels (Hypertrophiegrad); entsprechend der Geschwindigkeits-Kraft-Beziehung kommt es besonders auf die ▸ Schnelligkeit der Muskelverkürzung an.

Schnellkraft, Bestimmung *f*; ***engl.:*** Elasticity, assignment of; ***Syn.:*** Jump and Reach, Differenzsprung
Kontext: Trainingslehre
Untersuchung des Schnellkraftniveaus durch einen sogenannten Jump and Reach bzw. Differenzsprung. Ausgangsstellung: Der Patient steht mit gestreckten Beinen und flektiertem Schultergelenk an einer Wand. Der höchste Punkt, den er mit den Fingerspitzen erreicht, wird markiert (Reichhöhe). Test: Entsprechend dem ▸ Squat-Jump springt er so hoch wie möglich und versucht, am höchsten Punkt die Wand zu berühren. Bewertung: Ermittelt wird die Sprunghöhe, indem von der maximalen Reichhöhe während des Sprungs die Reichhöhe im Stand subtrahiert wird. Sportler unterschiedlicher Disziplinen erreichen 50,6–67,8 cm. Aussagekräftiger wird der Differenzsprung, wenn eine Kraftmessplatte benutzt wird. Sprungleistung und Absprunggeschwindigkeit können dann zusätzlich berechnet werden.

Schnellkraft, Kontraktionsgeschwindigkeit *f*; ***engl.:*** Elasticity, contraction velocity
Kontext: Trainingslehre
Das individuelle Faserspektrum ist maßgeblich an der Entwicklung von Schnellkraftleistungen beteiligt. Besitzt der Trainierende mehr schnelle als langsame Muskelfasern, sind grundsätzlich ein besseres Niveau und eine größere Anpassung zu erwarten. Inwiefern eine Veränderung der genetisch vorgegebenen Faserverteilung durch Training möglich ist, wird zurzeit kontrovers diskutiert.

Schnellkraft, Muskelquerschnitt *f*; ***engl.:*** Elasticity, muscleprofile
Kontext: Trainingslehre
Muss eine große Masse beschleunigt werden, gewinnen der Muskelquerschnitt und der damit verbundene Maximalkraftwert an Bedeutung. Dementsprechend beeinflusst die Muskelmasse die Wurfgeschwindigkeit eines Handballs weniger als die eines Diskus.

Schnittstelle *f*; ***engl.:*** Interface
Kontext: Betriebswirtschaftslehre
Übergangsstelle in einem komplexen System, an der organisatorische Zuständigkeiten, berufliche Fachkompetenzen und erbrachte Dienstleistungen jeweils enden und in neuen Zuständigkeiten weitergeführt werden. Voraussetzung für reibungslose, betriebliche Abläufe ist eine effektive Kommunikation an Schnittstellen.

Schnüffeln *n*
Vgl. ▸ Schnuppern.

Schnuppern *n*; ***Syn.:*** Schnüffeln
Kontext: Atemtherapie
Stakkadierende Einatmung durch Einsatz der körpereigenen Nasenstenose; S. ermöglicht das Testen der Kraft des Diaphragmas, ggf. je nach Situation des Patienten kombiniert mit einer atmungserleichternden oder -erschwerenden Ausgangsstellung.

Schober-Zeichen *n*; ***Etym.:*** Paul Schober, deutscher Arzt und Rheumatologe (1865–1943); ***engl.:*** Schober's test
Kontext: Orthopädie, Diagnostik
Maß für die Entfaltbarkeit der Lendenwirbelsäule. Durchführung: Der Therapeut markiert beim aufrecht stehenden Patienten den Dornfortsatz S 1 und 10 cm weiter kranial einen Punkt. Norm: Bei Flexion vergrößert sich der Abstand bis ca. 15 cm; bei maximaler Extension verkleinert er sich auf 7–9 cm. Abweichende Differenzen können auf Hypomobilität oder Hypermobilität hinweisen. Der Test beurteilt nur die globale Beweglichkeit (vgl. ▸ Ott-Zeichen).

Schocktrauma *n, -ta*; ***Etym.:*** franz. *choc* „Stoß, Erschütterung" u. griech. *trauma* „Wunde"
Kontext: Psychologie, Psychosomatik, Psychiatrie
Lebensbedrohliche Überstimulation des Nervensystems, die zu groß, zu intensiv oder zu lang ist.

S

Die einem S. ausgesetzte Person kann sich nicht bewegen; spaltet ihre Wahrnehmung, damit Angst und Schmerz nicht vernommen werden (vgl. ▶ Dissoziation, ▶ Totstellreflex).

Schraube *f*; ***engl.:*** Screw

Kontext: Physik

Verbindungselement zwischen Werkstücken. Die S. zählt zu den ▶ einfachen Maschinen in der Mechanik, denn ihr Gewinde kann prinzipiell als Keil oder schiefe Ebene betrachtet werden, das durch Drehbewegung in Abhängigkeit vom Steigungswinkel eine kraftverstärkende Wirkung erzielt. Je kleiner der Steigungswinkel (je flacher der Keil), desto stärker die Wirkung.

Schreibhilfe *f*; ***engl.:*** Writing aid

Kontext: Handtherapie

Es gibt unterschiedliche spezielle Arten von Schreibhilfen. Manchmal genügt ein dickerer Stift oder eine rutschfeste Stiftverdickung. Vor der Hilfsmittelversorgung sollte ein Schreibtraining durchgeführt werden.

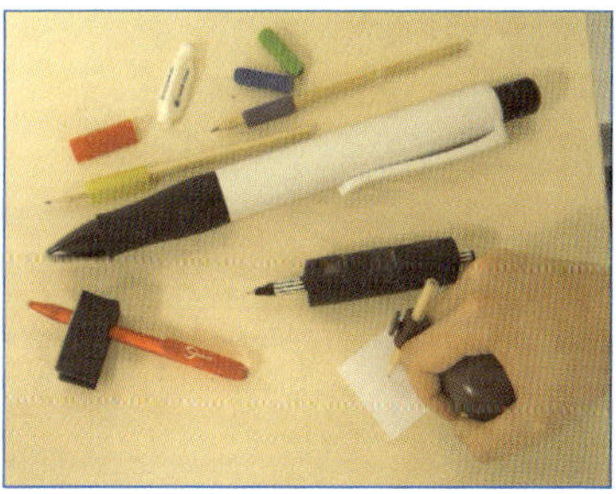

Schreibhilfe.

Schreibkrampf *m*; ***engl.:*** Writer's cramp

Kontext: Neurologie

Extrapyramidale Bewegungsstörung, die eine Verkrampfung der am Schreiben beteiligten Unterarmmuskeln bewirkt; Form der aktionsspezifischen fokalen ▶ Dystonie.

Schriftprobe *f*; ***engl.:*** Handwriting sample

Kontext: Neurologie

Prüfung der feinmotorischen Koordination; der Patient zeichnet mit einem Stift Linien, Kreise u. Ä. und schreibt (falls möglich) einen Text. Beurteilungskriterien: Druckausübung, Flüssigkeit und Schriftgröße.

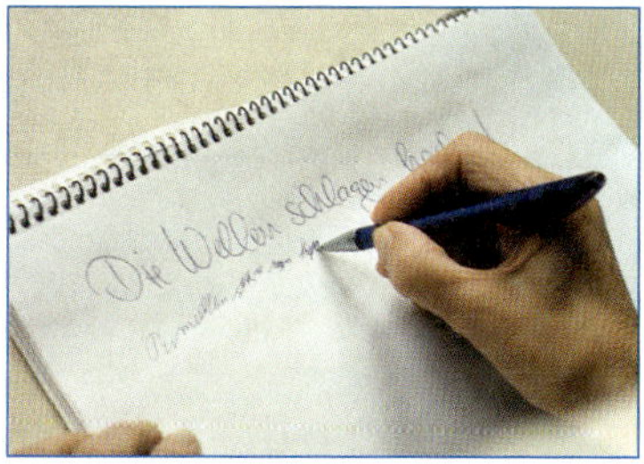

Schriftprobe: Eine Parkinson-Patientin schreibt den oben stehenden Satz nach. Mitten im Satz stoppt sie die Bewegung.

Schritt *m*

1. ***engl.:*** Step

Kontext: Ganganalyse

Einzelschritt: vom 1. Bodenkontakt des 1. Fußes bis zum 1. Bodenkontakt des 2. Fußes.

2. ***engl.:*** Pace

Kontext: Hippotherapie

Gangart des Pferdes mit einem Bewegungsablauf im Viertakt: Die Fußsetzung erfolgt jeweils auf der gleichen Seite, aber nicht zeitgleich. Rhythmus: hinten links/vorne links, hinten rechts/vorne rechts; so entstehen bei einer Schrittfrequenz acht Bewegungsphasen, es wechseln alternierend jeweils ein Dreibeinstand mit einem Zweibeinstand diagonal oder gleichseitig. Die Hippotherapie wird in der Gangart S. durchgeführt und nutzt die übertragenen Schwingungsimpulse therapeutisch: Ein Großpferd überträgt im „mittleren“ S. ca. 110 mehrdimensionale Schwingungsimpulse auf den Reiter. Diese Bewegungsstimulation ist die Behandlungsgrundlage für die Physiotherapie, die Schrittqualität des Pferdes ist daher von ausschlaggebender Bedeutung. Der S. soll frei, elastisch und rhythmisch sein, der Bewegungstoleranz des Patienten angemessen.

Schrittbreite *f*; ***engl.:*** Step width

Kontext: Ganganalyse

Abstand zwischen den Fortbewegungslinien (Ferseninnenkanten) beider Füße; ca. 10 cm (vgl. ▶ Spurbreite).

Schrittfrequenz *f*; ***engl.:*** Cadence; ***Syn.:*** Kadenz

Kontext: Ganganalyse

Anzahl der Schritte pro Minute.

Schrittlänge *f*; ***engl.:*** Step length

1. *Kontext:* Ganganalyse

Distanz zwischen den Kontaktstellen beider Füße, beginnt mit dem Fersenkontakt des einen Fußes und endet mit dem Fersenkontakt des kontralateralen Fußes. Die S. ist nicht festgelegt und sollte für beide Beine gleich sein; Körpergröße, Bein-

S

länge und ▶ Gehgeschwindigkeit beeinflussen die S. (vgl. ▶ Gangzyklus, ▶ Spurbreite).

2. ***Kontext:*** Ganganalyse, Biomechanik
Abstand zwischen 1. Bodenkontakt des 1. Fußes bis zum 1. Bodenkontakt des 2. Fußes, ca. 70 cm.

Schrittmacher, ektopischer *m*; ***Abk.:*** AIGS; ***engl.:*** Abnormal impulse generating site
Kontext: Algesiologie
Mögliche Folge einer peripheren Nervenverletzung; Verletzungsgebiet beginnt, unabhängig von fremden Reizen oder Impulsen anhaltende Impulssalven zu generieren, die sich selbst aktivieren; Impulse können in Wellen, Attacken oder kontinuierlich aktiv sein; dieser Mechanismus wird für einige der verheerenden anhaltenden und unkontrollierbaren Schmerzen verantwortlich gemacht, die nach einer Nervenverletzung entstehen können; ektopisch: Impulse entstehen entlang des Axons (vgl. ▶ Nervenzelle).

Schröpfen *n*; ***engl.:*** Cupping
Kontext: Traditionelle Chinesische Medizin
Wird bei energetischer ▶ Leere angewandt oder um Ablagerungen aus dem Gewebe zu schaffen. Mittels eines Vakuums wird eine Negativdruckmassage an den ▶ Meridianpunkten, entlang der ▶ Meridiane und an bestimmten Körperregionen ausgeübt.

Schroth, Katharina *f*
Vgl. ▶ Skoliosetherapie nach Schroth.

Schub *m*; ***engl.:*** Push
Kontext: Hippotherapie
Vorwärtsbewegung des Pferdes durch das Anschieben mit der Hinterhand beim ▶ Abfußen (vgl. ▶ Schubphase).

Schubbelastung *f*; ***engl.:*** Shear/thrust load
Kontext: Funktionelle Bewegungslehre
Unphysiologische Belastung von Bändern und Gelenkkapseln, wenn die Gelenke nicht mehr axial mit körpereigenen Gewichten belastet werden. Muskuläre Dysbalancen und Schmerzen können Folge dieser Belastung sein.

Schubkraft *f*; ***engl.:*** Thrust, shearing force
Kontext: Physik
Antriebskraft und Kenngröße der Leistungsfähigkeit von Strahltriebwerken, die Vortrieb erzeugt und Flugkörper beschleunigt. Wird auch im Sinne der ▶ Scherkraft verwendet, wenn eine Kraft Körper/Flächen gegeneinander verschiebt.

Schublade, hintere *f*
Vgl. ▶ Hintere Schublade.

Schublade, vordere *f*
Vgl. ▶ Vordere Schublade.

Schubphase *f*; ***engl.:*** Push phase
Kontext: Hippotherapie
Vorwärtsschub (Beschleunigung) des Pferdes; ausgelöst durch das ▶ Abfußen der Hinterhand und beendet durch das ▶ Auffußen (Bremskraft). Ab- und Auffußen bestimmen jeweils die S. und die Qualität einer Gangart. Für die Hippotherapie ist der ▶ Schritt des Pferdes von ausschlaggebender Bedeutung.

Schuhwerk *n*; ***engl.:*** Footwear
Kontext: Therapeutisches Klettern, Traumatologie
Schuhe mit Knöchelschutz; z. B. für Anfänger bzw. Patienten nach Instabilitäten und Beschwerden im Sprunggelenk. Je nach Fortschritt können normale Sportschuhe mit einer flachen Sohle getragen werden. Bei fortgeschrittenen Patienten kann auch das ▶ Barfußklettern empfohlen werden.

Schuhzurichtung *f*
Kontext: Orthopädie, Neurologie, Gangschulung
Veränderung eines handelsüblichen oder orthopädischen Schuhs unter funktionellen Gesichtspunkten für Patienten mit Störungen des Bewegungssystems oder der Bewegungskontrolle. Bsp.: Pufferabsätze, Schuherhöhungen etc. (z. B. für Patienten mit Beinlängendifferenz, Arthrose); Ersatz der vorderen Profilsohle durch eine glatte Ledersohle, um den Reibungswiderstand zu reduzieren (z. B. für Patienten mit dezenter Fußheberschwäche oder -parese kombiniert mit einer Hüftbeugerparese. Letzteres tritt häufig bei Patienten mit Multipler Sklerose auf. Die S. ermöglicht ihnen, dass im Hüftgelenk außenrotierte Bein ohne Dorsalextension im Sprunggelenk in die Bewegungsrichtung zu bewegen.

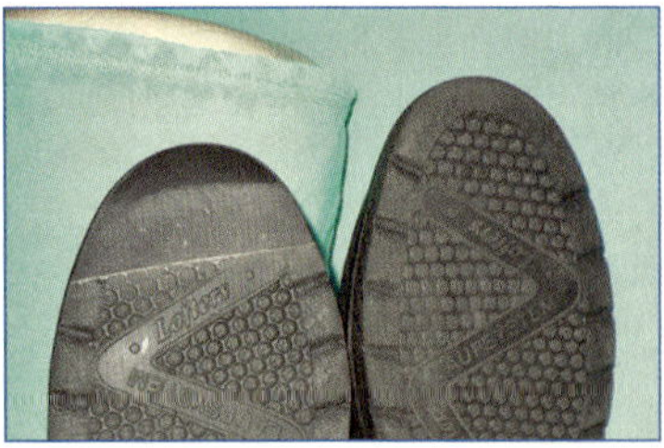

Schuhzurichtung.

Schulangstsyndrom *n*; ***Etym.:*** griech. *syndrome* „Anhäufung, das Zusammenlaufen"; ***engl.:*** School refusal syndrome
Kontext: Psychiatrie, Soziologie, Pädiatrie

Beim Schulangstsyndrom kommt als Verursacher insbesondere das schulische Umfeld (Mobbing, Leistungsdruck) in Frage. Bei den Unterformen Schulphobie und Schulverweigerung findet man häufig Auslöser im familiären Bereich (Trennungsängste). In beiden Fällen wird die Angst meist von körperlichen Symptomen begleitet und ist daher nicht auf Anhieb als seelisches Problem erkennbar. Aufklärung, Entlastung und Beseitigung auslösender Ursachen sowie eine Reduzierung des Leistungsdrucks können Abhilfe schaffen. Bei längeren, schweren Verläufen ist psychotherapeutische Hilfe erforderlich.

Schule, bewegte *f*

Kontext: Prävention

Projekt, das verschiedene Aktivitäten zu Gesundheitsförderung im Setting Schule (Kindergarten) beinhaltet, z. B. ▸ Kinderrückenschule. Strukturierte, schrittweise durchzuführende Maßnahmen führen zu einer neuen gesundheitsfördernden Konzeption der Schule (Kindergarten) (vgl. ▸ Pause, bewegte, ▸ Kinderrückenschule).

Schulterblatt, Dorsomedialbewegung *f*

Kontext: Bewegungslehre

ROM: Seitenvergleich.

Muskeln: M. trapezius (Pars descendens, Pars transversa, Pars ascendens), Mm. rhomboidei, M. latissimus dorsi.

Verkürzungen: Verkürzungen der Muskeln, die eine dorsomediale Bewegung durchführen, sind sehr selten.

Schwäche: Durch eine Schwäche dieser Muskeln ist der Schultergürtel protrahiert, häufig ist die Kyphose der Brustwirbelsäule verstärkt. Bei der Flexion des Armes im Schultergelenk weicht der mediale Schulterblattrand von der Thoraxwand ab, da das Schulterblatt nicht am Thorax fixiert werden kann. Je nach Schwächegrad verstärkt sich diese Symptomatik, z. B. beim Heben von Gegenständen. Als Folge resultieren daraus Überlastungserscheinungen an allen Gelenken des Schultergürtels.

Schulterblatt, Kaudalbewegung *f*

Kontext: Bewegungslehre

ROM: Seitenvergleich.

Muskeln: M. trapezius (Pars ascendens), M. latissimus dorsi, M. pectoralis major, M. serratus anterior, M. pectoralis minor, M. subclavius.

Verkürzungen: Eine isolierte Verkürzung der Pars ascendens des M. trapezius ist nicht zu beobachten (Verkürzung des M. latissimus dorsi vgl. ▸ Schultergelenk, Extension im).

Schwäche: Die Kaudalbewegung des Schulterblattes ist erforderlich, um den Arm über 70° zu heben. Ist die Kraft dieser Muskeln vermindert, so versucht der Patient, die Schwäche durch eine Retroversion und Lateralflexion des Rumpfes zu kompensieren. Der Patient zieht außerdem den Schultergürtel hoch, um das Bewegungsausmaß zu erweitern.

Schulterblatt, Kranialbewegung *f*

Kontext: Bewegungslehre

ROM: Seitenvergleich.

Muskeln: M. trapezius (Pars descendens, Pars transversa), M. levator scapulae, Mm. rhomboidei.

Verkürzungen: Aus einer Verkürzung der Muskeln, die eine Kranialbewegung des Schulterblattes bewirken, resultiert ein Schulterblatthochstand. Die Beweglichkeit der Halswirbelsäule ist in Richtung Lateralflexion, Rotation und Flexion eingeschränkt. Im Schultergelenk führt eine Verkürzung dieser Muskeln zu einer endgradig eingeschränkten Flexion, da die notwendige Drehbewegung des Schulterblattes (Angulus inferior scapulae wandert nach außen oben) nicht durchgeführt werden kann. Eine einseitige Verkürzung führt zu einer Schiefhaltung des Kopfes und zu einer skoliotischen Haltung der Wirbelsäule.

Schwäche: Eine einseitige Kraftminderung führt zu einer skoliotischen Haltung der Halswirbelsäule mit der Konvexität auf der geschwächten Seite. Pars descendens des M. trapezius und M. levator scapulae sind Atemhilfsmuskeln. Ist der Patient auf die Mitarbeit dieser Muskeln angewiesen, wie z. B. bei Rückenmarksläsionen im oberen Halsmarkbereich, verringert sich das Atemvolumen.

Schulterblatt, Ventrolateralbewegung *f*

Kontext: Bewegungslehre

ROM: Seitenvergleich.

Muskeln: M. serratus anterior, M. pectoralis major, M. pectoralis minor.

Verkürzungen: Der Schultergürtel ist protrahiert, die Kyphose der Brustwirbelsäule ist verstärkt. Die Antagonisten, die adduzierend auf das Schulterblatt wirken, befinden sich in einer ständig gedehnten Position, da Ansatz und Ursprung durch die Lateralisierung der Skapula voneinander entfernt sind. Sie sind in der Regel stark geschwächt. Im Schultergelenk ist die Beweglichkeit der Flexion, Abduktion und Außenrotation eingeschränkt.

Schwäche: Neben der Funktion, das Schulterblatt nach vorn zu bewegen, hat der M. serratus

S

anterior auch die Aufgabe, das Schulterblatt an den Thorax zu pressen. Bei einer Schwäche geschieht dies nur unvollständig, es entsteht eine Scapula alata.

Schultergelenk, Abduktion im *f*

Kontext: Bewegungslehre

ROM: 180°.

Muskeln: M. deltoideus (Pars acromialis, Pars spinalis, Pars clavicularis), M. supraspinatus, M. biceps brachii (Caput longum).

Verkürzungen: Kontrakturen des M. deltoideus sind selten, häufiger treten Kontrakturen des M. supraspinatus und der langen Sehne des M. biceps brachii auf. Bewegungseinschränkungen sind in der Extension, Adduktion und Außenrotation des Schultergelenks zu beobachten.

Schwäche: Bei einer Schwäche der Adduktoren des Schultergelenks fällt optisch die Abflachung des Schultergelenks auf und bei einer Subluxationsstellung des Oberarmkopfes entsteht unterhalb des Akromions die typische „Delle". Der Patient versucht die Schwäche durch Hochziehen des Schultergürtels und durch Lateralflexion des Rumpfes (Konvexität auf der betroffenen Seite), zu kompensieren. Er erreicht so ein scheinbar größeres Bewegungsausmaß.

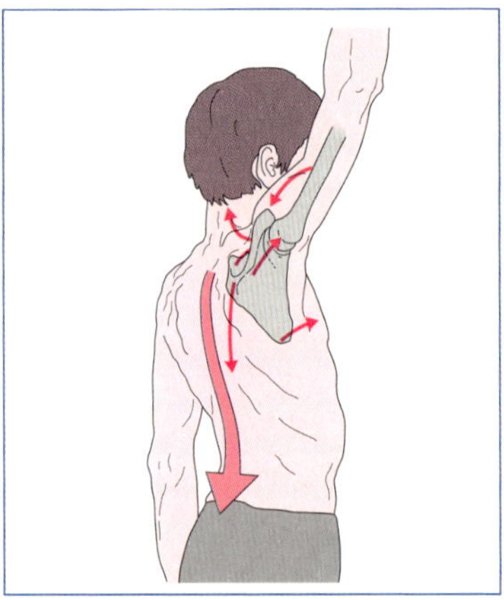

Abduktion im Schultergelenk. Norm.

Schultergelenk, Adduktion im *f*

Kontext: Bewegungslehre

ROM: 40°.

Muskeln: M. pectoralis major, M. triceps (Caput longum), M. teres major, M. latissimus dorsi, M. deltoideus (Pars clavicularis, Pars spinalis), M. biceps brachii (Caput breve), M. coracobrachialis, M. subscapularis.

Verkürzungen: Häufig ist der M. pectoralis major verkürzt. Kontrakturfolgen: protrahierte Stellung des Schultergürtels; verstärkte Kyphose der Brustwirbelsäule mit kompensatorisch stärker ausgeprägter Lordose der Halswirbelsäule; Dehnung und Abschwächung der Muskeln, die das Schulterblatt dorsomedial- und kaudalwärts bewegen; Schwäche der Flexoren der Halswirbelsäule und der Extensoren der Brustwirbelsäule; sekundäre Verkürzung des M. pectoralis major, des Caput breve (M. biceps brachii), M. coracobrachialis, der Pars descendens (M. trapezius), der Extensoren der Halswirbelsäule. Eine Verkürzung der adduzierend auf das Schultergelenk wirkenden Muskeln (mit den beschriebenen Begleitsymptomen) bewirkt eine eingeschränkte Beweglichkeit aller Bewegungsrichtungen im Schultergelenk. Außenrotation, Abduktion und Flexion sind besonders betroffen.

Schwäche: Sie zeigt sich bei diesen Muskeln erst bei extremen Belastungen, z. B. Klimmzüge oder auf den Armen hochstützen.

Schultergelenk, Außenrotation im *f*

Kontext: Bewegungslehre

ROM: 40°.

Muskeln: M. infraspinatus, M. teres minor, M. deltoideus (Pars spinalis).

Verkürzungen: Die Außenrotatoren des Schultergelenks sind selten verkürzt, da die Grundeinstellung im Schultergelenk im Ruhetonus ca. 30° Innenrotation beträgt. Nur während einer längeren Ruhestellung verkürzen diese Muskeln. Sie schränken dann die Innenrotation ein.

Schwäche: Während der Abduktion im Schultergelenk bewirken der M. infraspinatus und M. teres minor gemeinsam mit dem M. subscapularis (Innenrotator) eine Zentrierung des Humeruskopfes in der Pfanne. Je nach Schwächegrad kann beim Anheben des Armes diese Funktion nicht ausreichend durchgeführt werden. Auffällig wird der Kraftverlust bei Ausdauerleistungen und wiederkehrenden Bewegungen (z. B. Fenster putzen). Die Patienten versuchen, durch vermehrten Einsatz der Abduktoren (Überlastung M. supraspinatus), durch Hochzielen der Schulter (Überlastung M. levator scapulae, Pars descendens des M. trapezius) und durch verstärkte Lateralflexion des Rumpfes die Schwäche zu kompensieren.

Schultergelenk, Extension im *f*
Kontext: Bewegungslehre
ROM: 40°.
Muskeln: M. teres major, M. latissimus dorsi, M. triceps brachii (Caput longum), M. deltoideus (Pars spinalis, Pars acromialis), M. teres minor.
Verkürzungen: Eine Verkürzung des M. teres major, M. teres minor, M. latissimus dorsi und M. triceps brachii führt zu einer eingeschränkten Flexion. Bei einer Verkürzung des M. teres major und des M. latissimus dorsi ist die Außenrotation eingeschränkt. Aus einem verkürzten M. teres minor resultiert eine eingeschränkte Innenrotation. Verkürzungen des M. triceps brachii zeigen sich bei endgradiger Flexion, kombiniert mit einer Flexion im Ellenbogengelenk. Alle genannten Kontrakturen führen zu Störungen des physiologischen Bewegungsablaufs des Schulterblattes während der Armbewegungen und somit zu einem gestörten Synergismus. Überlastungserscheinungen anderer Muskeln, die im Schultergelenk bewegen oder stabilisieren, können die Folge sein.
Schwäche: Erst bei extremen Belastungen, wie z. B. beim Hochstützen auf beiden Armen oder bei Klimmzügen, zeigen sich muskuläre Schwächen.

Schultergelenk, Flexion im *f*
Kontext: Bewegungslehre
ROM: 170°.
Muskeln: M. deltoideus (Pars acromialis), M. biceps brachii, M. pectoralis major, M. coracobrachialis, M. supraspinatus.
Verkürzungen: M. pectoralis major, M. biceps brachii, M. coracobrachialis sind häufig von einer Verkürzung betroffen. Der Schultergürtel ist dabei protrahiert, die Beweglichkeit der Flexion, Abduktion, Extension und Außenrotation im Schultergelenk sind eingeschränkt. Besonders auffällig sind die Schwächen der Adduktoren des Schulterblattes und der Außenrotatoren des Schultergelenks, die diese Kontraktur begleiten.
Schwäche: Der Patient versucht eine Schwäche dieser Muskeln auszugleichen durch das Hochziehen des Schultergürtels, das Verlagern des Oberkörpers (Verstärken der lumbalen Lordose) und durch eine vermehrte Lateralflexion (Konvexität auf der betroffenen Seite) des Rumpfes. Er bewirkt über diese Kompensationsmechanismen ein scheinbar größeres Bewegungsausmaß. Sind der M. deltoideus und der M. supraspinatus paretisch, sieht man neben der Abflachung des Schulterreliefs häufig eine Subluxationsstellung des Oberarmkopfes mit einer charakteristischen „Delle“ unterhalb des Akromions.

Schultergelenk, Innenrotation im *f*
Kontext: Bewegungslehre
ROM: 100°.
Muskeln: M. subscapularis, M. pectoralis major, M. biceps brachii (Caput longum), M. deltoideus (Pars clavicularis), M. teres major, M. latissimus dorsi.
Verkürzungen: Verkürzungen der auf das Schultergelenk innenrotatorisch wirkenden Muskeln, speziell des M. subscapularis, führen zu einem muskulären Ungleichgewicht. Die Synergisten, M. serratus anterior und M. pectoralis minor, verkürzen sekundär. Diese Kontrakturen führen wiederum durch die Lateralisierung der Skapula, zu einer ständigen Dehnung und somit Abschwächung der Antagonisten, d. h. der Muskeln, die das Schulterblatt dorsomedial- und kaudalwärts bewegen. Die Außenrotatoren des Schultergelenks sind ebenfalls von einer Überdehnung und Abschwächung betroffen. Die Extension der Brustwirbelsäule ist vermindert, die Lordose der Halswirbelsäule verstärkt. Die Extensoren der Halswirbelsäule verkürzen sich bei länger bestehender Kontraktur und die Flexoren der Halswirbelsäule verlieren an Kraft. Alle Bewegungsrichtungen im Schultergelenk können eingeschränkt sein. Besonders betroffen sind die Außenrotation, Abduktion und Flexion.
Schwäche: Eine Schwäche der Innenrotatoren des Schultergelenks ist selten zu beobachten und nur bei extremen Belastungen auffällig. (Mögliche Ursache: Die meisten Armaktivitäten werden in Richtung Flexion und Innenrotation verrichtet).

Schultergürtelstabilisation *f*; ***Etym.:*** lat. *stabilis* „standfest“; ***engl.:*** Shoulder girdle stabilisation, pectoral gridle stabilisation
Kontext: Orthopädie
Insbesondere bei Bewegungen des Humerus im Schultergelenk notwendige Aktivität der depressorisch wirkenden Muskeln des Schultergürtels und der dorsalen, das Schulterblatt fixierenden Muskeln. Das Training dieser muskulären Funktion verbessert die Haltung im Schultergürtelbereich, die interskapuläre Muskelspannung und unterstützt die Aufrichtung in der Brustkyphose. Durch gezielte Übungen können statische Abweichungen des Schultergürtels in der sagitalen Ebene ausgeglichen werden.

S

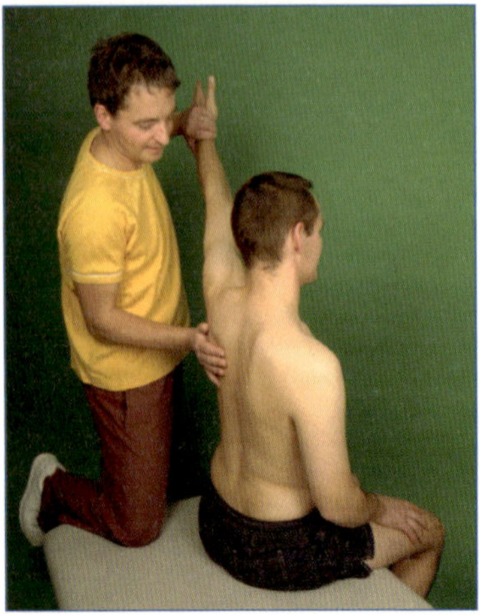

Schultergürtelstabilisation. Arm und Schultergürtel werden in unterschiedlichen Abduktionsstellungen stabilisiert.

Schulter-Hand-Syndrom *n*; ***Etym.:*** griech. *syndrome* „Anhäufung, Zusammenlaufen“
Vgl. ▸ Complex regional Pain Syndrome Typ 1.

Schulterhochstand *m*
Kontext: Orthopädie, Psychosomatik
Elevation des Schultergürtels aufgrund einer Hyperaktivität der Schulterblattelevatoren: M. trapezius (Pars descendens, Pars transversa), M. levator scapulae, Mm. rhomboidei. Ursache: Affektive Komponenten im sozialen Umfeld (z. B. psychischer Stress) erhöhen die Muskelspannung und führen zu einer myofazialen Dysfunktion. Mit dem S. ist häufig eine Dysfunktion des Komplexes Kopf/Halswirbelsäule/Schultergürtel verbunden.

S

Schultern, Elargation der *f*
Vgl. ▸ Schultern, Elargation der.

Schulterorthese *f*; ***Etym.:*** *Orthese* = Kurzwort aus *orthopädisch* und *Prothese* zu griech. *orthos* „gerade, aufrecht, richtig“ u. *prothesis* „das Hinzusetzen, Dazufügen, Ansetzen“; ***engl.:*** Shoulder orthosis
Kontext: Traumatologie
Schlinge oder Bandage zur Ruhigstellung des Schultergelenks nach Operationen oder Sehnenausrissen sowie zur Verminderung der Überdehnung der Gelenkkapsel und der Subluxationsstellung. Physiotherapie: isolierte isometrische Spannungsübungen und/oder Elektrotherapie für die Abduktoren und Rotatoren des Schultergelenks; postoperativer passiver und aktiver Bewegungsradius nach Vorgabe des Operateurs.

Schulterschmerz *m*; ***engl.:*** Shoulder pain
Kontext: Traumatologie, Orthopädie
Schmerzen im Bereich des Schultergelenks und der Muskelansätze. Ursachen: z. B. Kompression von Nerven oder Sehnen, arthrotische Veränderungen, Traumen oder Entzündungen. Physiotherapie: richtet sich nach der zugrunde liegenden Ursache des Schulterschmerzes. Bei Kompression der Rotatorenmanschette isometrische Spannungsübungen der Rotatoren und Einüben einer Schulterblattdepression während der Armhebung.

Schultersubluxation *f*; ***Etym.:*** lat. *sub* „unter“ u. *luxatio* „Verrenkung“; ***engl.:*** Shoulder subluxation
Kontext: Neurologie
Absinken des Humeruskopfes nach kaudal bei hemiparetischen/-plegischen Patienten. Aufgrund des Kraftverlusts (insbesondere M. deltoideus, M. supraspinatus) ist der Humeruskopf unzureichend im Schultergelenk zentriert; der Oberarmkopf sinkt nach kaudal (Überdehnung der Gelenkkapsel). Der Abstand zwischen Akromion und Humeruskopf bestimmt die Ausprägung der Subluxation. Physiotherapie: Anpassung von Armschlingen und Lagerungen des Armes zur Verminderung des Zuges auf die Gelenkkapsel. Isolierte isometrische Spannungsübungen und/oder Elektrotherapie für die Abduktoren und Rotatoren des Schultergelenks. Passive und aktive Bewegungen unter Berücksichtigung der Schulterblattdepression und Außenrotation des Humerus.

Schultersyndrom, gekreuztes *n*
Vgl. ▸ Gekreuztes Schultersyndrom.

Schulz-Arndt-Regel *f*; ***Etym.:*** nach dem deutschen Pharmakologen *Hugo Paul Friedrich Schulz* (1853–1932) u. dem Psychiater Rudolf *Gottfried Arndt* (1835–900); ***engl.:*** Schulz-Arndt rule
Kontext: Trainingslehre
Beschreibt das Prinzip des trainingswirksamen Reizes. Anpassungsreaktionen an Trainingsmaßnahmen können nur erfolgen, wenn der Reiz eine ausreichende Stärke besitzt. So sind unterschwellige Reize wirkungslos, schwache Reize können funktionserhaltend bzw. anregend wirken, starke/überschwellige Reize führen zu Adaptationen und supramaximale Reize führen zu Störungen.

Schusterdaumen *m*; ***engl.:*** 90 /90 Deviation; ***Syn.:*** 90 /90 Deviation, Knopflochdeformität des Daumens
Kontext: Rheumatologie
Typische Fehlstellung des Daumens, die durch eine rheumatische Erkrankung entsteht. Dabei steht das MCP-Gelenk in Flexion, das IP-Gelenk ist in Hyperextension.
Als Ursache gilt die entzündungsbedingte Erweiterung der Gelenkkapsel, die eine Subluxation hervorrufen kann. Dadurch verändert sich die Zugrichtung der Streckmuskulatur des Daumens. Die Folge ist eine Fehlstellung des Daumens, bei der die Abduktion des Daumens eingeschränkt ist und die Ulnadeviation der Langfinger begünstigt wird.

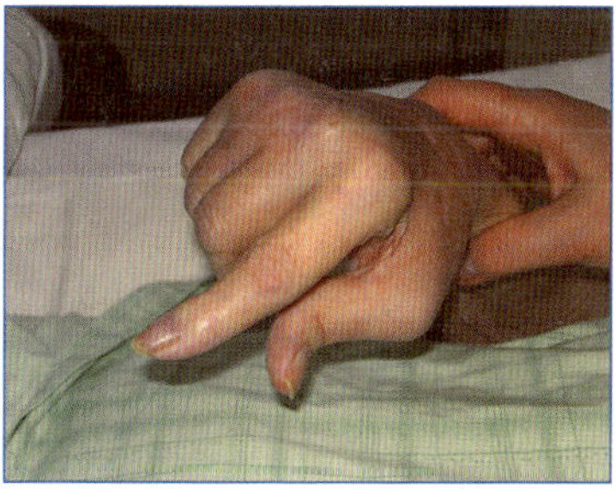

Schusterdaumen.

Schutzreaktion, psychomotorische *f*; ***Etym.:*** griech. *psyche* „Seele", lat. *motor* „Beweger"; ***engl.:*** Startle reaction; ***Syn.:*** Startle, Alarmreaktion
Kontext: Psychosomatik
Durch eine plötzlich auftretende Bedrohung ausgelöstes motorisches Programm, das den Körper in eine nach vorne gerichtete Flexionsposition bringt, um den Plexus solaris zu schützen. Alternativ: Extensionsposition mit über den Kopf gelegten Armen. Ist die Bedrohung vorbei, löst sich die S. auf. Bleibt sie bestehen, verursacht sie lang anhaltenden Schmerz in den entsprechenden Muskeln. Bei Patienten können in der Haltung unvollständig entwickelte, z. B. durch Belastungssituationen entstandene Schutzreaktionen beobachtet werden.

Schutzschrittstrategie *f*; ***Etym.:*** griech. *strategia* „Heerführung, Feldherrnamt"; ***engl.:*** Protective step strategy
Kontext: Neurophysiologie
Erhalt des Gleichgewichts durch einen Ausgleichsschritt (Gleichgewichtskontrolle). Wenn das Gleichgewicht mit der Sprunggelenk- und Hüftgelenkstrategie nicht mehr erhalten werden kann, muss der Körper seinen Schwerpunkt über eine neue Unterstützungsfläche bringen, indem er einen Schutzschritt durchführt.

Schutzspasmus *m*; ***Etym.:*** griech. *spasmos* „Zucken, Krampf"
Kontext: Manuelle Therapie, Maitland-Konzept, Traumatologie
Unwillkürliche, muskuläre Schutzspannung. Reflektorische Muskelaktivität, die als Schutzmechanismus angesehen werden kann.

Schwanenhalsdeformität *f*; ***engl.:*** Swan neck deformity; ***Syn.:*** Hammerfinger
Kontext: Handtherapie
Rheumatische Deformität, die durch eine Lockerung der palmaren Platte und der Schrumpfung der Mm. interossei verursacht wird. Dadurch befinden sich die PIP-Gelenke in Extension und als Kompensation dazu entsteht eine Flexion in den DIP-Gelenken. Ein ähnliches Erscheinungsbild entsteht bei Abriss der Strecksehne am Ansatz, vgl. ▸ Mallet finger. Die Greiffunktion der Hand ist eingeschränkt, Faustschluss oder Spitzgriff sind nicht mehr möglich.

Schwangerschaftsstreifen *m*; ***engl.:*** Stretch marks, Stria; ***Syn.:*** Striae gravidarum
Kontext: Geburtshilfe
Bläuliche Hautveränderungen, die in der Schwangerschaft durch eine Überdehnung des Bindegewebes im Bauchbereich entstehen. Sie können therapeutisch nicht beeinflusst werden und bleiben bestehen. Während der Zeit des Wochenbetts ändern sie ihre Farbe und werden weiß-silbrig.

Schwann-Zelle *f*; ***Etym.:*** *Theodor Schwann*, dt. Anatom u. Physiologe (1810–1882); ***engl.:*** Schwann cell
Vgl. ▸ Markscheide.

Schwebung *f*; ***engl.:*** Beat
Kontext: Physik
Überlagern sich zwei Schwingungen mit gering unterschiedlichen Frequenzen, entsteht eine Schwingung, deren Frequenz gleich dem Mittelwert der einzelnen Frequenzen ist und deren Amplitude sich periodisch ändert, und zwar mit einer Frequenz, die der Differenz der beiden Frequenzen entspricht. Diese Erscheinung wird S. genannt. S. können bei Schallwellen oder elektromagnetischen Wellen auftreten. Langsame S. machen sich akustisch als Lautstärkeschwankungen

S

bemerkbar (Schwebungsfrequenz). Bsp.: Klavierstimmen mit Stimmgabel (vgl. ▸ Interferenz).

Schwebungsfrequenz *f*; ***engl.:*** Beat frequency

Kontext: Physik

Die infolge einer Frequenzüberlagerung entstandene Schwingung (Schwebung) erfährt eine Amplitudenmodulation (Lautstärkeänderung), die der Differenz der beiden Frequenzen entspricht und S. genannt wird.

Schwefelbad *n*; ***engl.:*** Sulphur bath

Kontext: Balneologie

Methode der Badetherapie; Bad in einer Zubereitung mit Schwefelwasserstoff. Wirkung: Durchblutungsförderung, Anregung des Stoffwechsels; antibakteriell bei Psoriasis, Neurodermitis, chronischen Ekzemen (vgl. ▸ Heilbad).

Schweißsekretionsstörung *f*; ***Etym.:*** lat. *secretum* „das Abgesonderte, Ausgeschiedene"; ***engl.:*** Perspiration secretion impairment

Kontext: Neurologie, Traumatologie

Bei Verletzungen des vegetativen Nervensystems kann es zu einer Fehlregulation der Schweißsekretion mit Überproduktion (▸ Hyperhidrose) oder mangelhafter Schweißsekretion und bei Querschnittläsion zu einer Aufhebung der Schweißsekretion kommen.

Schwelle, aerobe *f*; ***engl.:*** Threshold, aerobic

Kontext: Physiologie, Trainingslehre

Anstieg des Blut-Laktatspiegels auf 2 mmol/Liter; bis zu dieser Schwelle dominieren aerobe Prozesse zur Energiebereitstellung (vgl. ▸ Energiebereitstellung, ▸ Laktat).

Schwelle, anaerobe *f*; ***engl.:*** Threshold, anaerobic

Kontext: Physiologie, Trainingslehre

Anstieg des Blut-Laktatspiegels auf 4 mmol/Liter; Übergang von rein aerober zu partiell anaerob laktazider Energiegewinnung; ist diese Schwelle infolge einer hohen Belastungsintensität erst einmal überschritten, häuft sich das Laktat immer weiter an, die Laktatbildungsrate übersteigt die -eliminationsrate; nach kurzer Zeit muss die Belastung entweder abgebrochen oder deren Intensität verringert werden (vgl. ▸ Energiebereitstellung, ▸ Laktat).

Schwelle, Erkennen/Empfinden von Gelenkbewegungen *f*; ***engl.:*** Threshold, perception of joint movement

Kontext: Sensomotorik

Beginn des bewussten Erkennens (Empfinden) von Gelenkbewegungen; ist wesentlich vom Rekrutierungsmuster der Gesamtpopulation der Mechanorezeptoren der Gelenkstrukturen abhängig, weniger von der Entladungsrate einzelner Sensoren.

Schwelle, individuelle anaerobe *f*; ***Etym.:*** franz. *individuel* „persönlich", griech. *a* „nicht" u. *aer* „Luft, Gas"; ***Abk.:*** iANS, IAS; ***engl.:*** Threshold, individual anaerobic

Kontext: Physiologie, Trainingslehre

Die interindividuellen Abweichungen vom sogenannten fixen Laktatschwellenwert von 4,0 mmol/l gaben Anlass, nach einer individualisierten Bestimmungsmöglichkeit der a. S. zu suchen. Verschiedene Wissenschaftler machten Vorschläge; ihre Bestimmungsmethoden lassen gegenüber denen mit fixem Laktatwert von 4,0 mmol/l keinen großen Vorteil erkennen. Allerdings ist für Leistungen im Langzeitausdauerbereich III (Marathon) die sogenannte fixe anaerobe 4,0 mmol/l-Schwelle zu hoch, um daraus für diese Wettkampfdistanz optimale Trainingsintensitäten abzuleiten oder eine verlässliche Prognose abzugeben. Für die Festlegung der optimalen Trainingsintensitäten sind Kenntnisse über die energetische Wettkampfstruktur (Wie wird für eine optimale Leistung der Energiestoffwechsel im Wettkampf beansprucht? Mit welchen Laktatkonzentrationen können die angestrebten Leistungen erreicht werden?) wichtiger als die Methode der Diagnostik Leistung – Laktat.

IAS nach Simon: Belastung, die zu einem Nettoanstieg des Laktats von 1,5 mmol/l über die aerobe Schwelle führt. Die Diagnostik der Schwelle resultiert aus einem zweistufigen Verfahren. Zunächst wird die Leistung oder Geschwindigkeit ermittelt, die den Beginn des Laktatanstiegs über den Ruhe- bzw. Ausgangswert hervorruft. Diese Leistung entspricht der Laktatschwelle oder ▸ aeroben Schwelle). Danach wird die Leistung mit einem 1,5 mmol/l höheren Laktatwert gesucht. Dieses Schwellenkonzept berücksichtigt die interindividuellen Variationen der Ruhelaktatwerte, die Kinetik der belastungsbedingten Laktatproduktion und die beobachtete Tatsache, dass bei gut ausdauertrainierten Sportlern die sogenannte anaerobe Schwelle eher unter 4,0 mmol/l und bei Untrainierten eher über 4,0 mmol/l liegt.

IAS nach Dickhut: 1,5 mmol/l über dem minimalen Laktatäquivalent (Laktat/VO_2 /Körpergewicht).

IAS nach Keul: Die Leistung bei einem Anstieg der Laktatkonzentration mit einem Winkel der Tangente an die Laktat-Leistungs-Kurve von 51°.

S

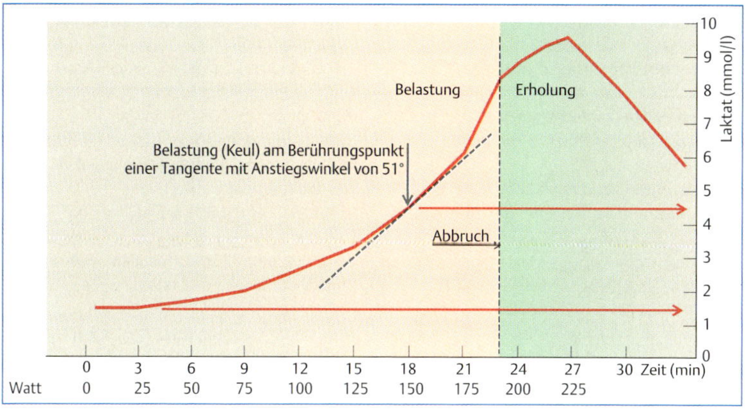

Individuelle anaerobe Schwelle nach Keul.

Es wird von einer in guter Näherung korrekten mittleren anaeroben Schwelle bei 4,0 mmol/l ausgegangen und der Tangentenwinkel wurde im Mittel mit einem Winkel von 51° festgestellt. Diagnostik: Als IAS sucht man die Leistung, bei der die Tangente mit diesem Winkel die Laktat-Leistungs-Kurve berührt. Somit wird die ▸ anaerobe Schwelle nicht mehr mit einem fixen Laktatwert, sondern mit dem Anstieg verbunden.

Schwelle, ventilatorische *f*; ***Etym.:*** lat. *ventilare* „lüften"; ***engl.:*** Threshold, ventilatory; ***Syn.:*** Respiratorische Schwelle

Kontext: Physiologie

Belastung, ab der sich die lineare Beziehung zwischen Atemminutenvolumen und Sauerstoffaufnahme verändert bzw. verloren geht. Die Bestimmung der v. S. setzt eine fortlaufende Atemgasanalyse voraus. Bei der Auswertung wird die Belastung gesucht, ab der das Atemminutenvolumen beginnt, überproportional zur VO_2 anzusteigen. Der hohe apparative Aufwand begrenzt den Einsatz in der rehabilitativen Routinediagnostik.

Schwellenkonzepte *f*; ***Etym.:*** lat. *conceptum* „das (in Worten) Abgefasste, Ausgedrückte"; ***engl.:*** Threshold concepts

Kontext: Physiologie, Sportwissenschaft, Trainingslehre

Sportmedizinisch-leistungsphysiologische Methodenkonzepte zur Bestimmung der Beziehung zwischen Belastung und Beanspruchung des Energiestoffwechsels unter konkreten, standardisierten Testbedingungen oder unter sportspezifischen Belastungsbedingungen. Bsp. für S., die der Belastungsintensität (Laufen, Radfahren, Schwimmen) oder absoluten Sauerstoffaufnahme verschiedene Beanspruchungsparameter (Messgrößen) gegenüberstellen: Parameter des anaeroben Energiestoffwechsels (metabolische Schwelle: Laktat-Leistungs-Kurve bzw. -Beziehung); Parameter der Respiration (respiratorische Schwelle); Herzfrequenz (Beginn des Abflachens des Anstiegs der Herzfrequenz, Levelling-off, ca. bei 85 % der Hf_{max}; Conconi-Schwelle). Die Entwicklung der S. startete in den 50er-Jahren; zunächst definierte man die Sauerstoff-Dauerleistungsgrenze, die Wassermann (1964) als anaerobe Schwelle (ANS) einführte. Die „Schwelle" setzte man zunächst im Leistungs-, später im Freizeitsport ein; heute auch (leider viel zu wenig) in der Prävention, Therapie und Rehabilitation.

Schwellstrom *m*; ***engl.:*** Swell current

Kontext: Physik

Amplitudenmodulierte monophasische (Gleichstrom-) oder biphasische Impulse zur Reizstromtherapie. Bei trapezförmigem S. steigt die Impulshöhe langsam an (ansteigende Rampe), bleibt für gewisse Zeit konstant (Plateau) und fällt danach wieder ab (abfallende Rampe). Die Schwellfrequenz ist die Anzahl der Modulationen (Schwellungen) pro Minute (vgl. ▸ Neofaradischer Strom).

Schwellung *f*

Kontext: Pathologie

Massenzunahme eines Körperorgans oder Gewebes aufgrund einer Entzündung (z. B. durch eine ▸ Fraktur) oder Wasseransammlung (▸ Ödem).

Physiotherapie: ▸ Physikalische Therapie (z. B. ▸ Kryotherapie) oder ▸ Manuelle Lymphdrainage. Bewegen der betroffenen Strukturen ist kontraindiziert.

Schweredruck *m*; ***engl.:*** Gravitational pressure; ***Syn.:*** Statischer Druck

Kontext: Physik

Der S. wird hervorgerufen durch die auf eine Fläche senkrecht wirkende Kraft. Er hängt nur von der Höhe des Fluids (z. B. Wassersäule, Luftsäule) und seinem Gewicht ab, nicht von der Menge und Form des Volumens (gefüllten Raumes). Der S. eines Fluids heißt statischer Druck. Bei Flüssigkeiten spricht man von hydrostatischem Druck. Der Luftdruck entspricht dem S. der Atmosphäre. Da Gase hochkompressibel sind, ist ihre Dichte (Verhältnis: Masse/Volumen) stark druckabhängig (s. Boyle-Mariotte-Gesetz). Bezogen auf den Luftdruck bedeutet das, dass er mit zunehmender Höhe (bezogen auf den Meeresspiegel) exponentiell abnimmt. Bei Flüssigkeiten steigt der S. annähernd proportional mit zunehmender Tiefe, da Flüssigkeiten nicht kompressibel sind. Alle 10 Meter Wassertiefe erhöht sich der hydrostatische Druck um ca. 1 bar (100 000 Pa). Der S. ist auch Ursache für den ▸ Auftrieb (Eintauchtiefe); (vgl. ▸ Hydrostatischer Druck).

Schwerefeld *n*; ***engl.:*** Gravitational field

Kontext: Physik

Das Feld der Schwerkraft der Erde (eines Himmelskörpers), das den freien Fall eines Körpers bewirkt. Die Stärke des S. ist durch die Fallbeschleunigung festgelegt.

Schwerelinie *f*; ***engl.:*** Line of gravity

Kontext: Physik

Eine virtuelle (gedachte) Linie, die durch den Schwerpunkt eines Körpers senkrecht zum Erdmittelpunkt (Schwerpunkt der Erde) verläuft. Sie repräsentiert die Richtung der Anziehungskraft (Schwerkraft). Solange die S. eines Körpers innerhalb seiner ▸ Unterstützungsfläche verläuft, wird von Standfestigkeit (stabiles Gleichgewicht) gesprochen.

Schwerkraft *f*; ***engl.:*** Force of gravity; ***Syn.:*** Gravitationskraft

Kontext: Biomechanik

Resultiert aus der Eigenschaft (schwerer) Massen, ein Gravitationsfeld um sich herum aufzubauen. Die zu ihrem Mittelpunkt hin gerichtete Kraft bewirkt eine Anziehung. Die Größe der Schwerkraft ist proportional zur Masse. Sie verringert sich quadratisch mit zunehmendem Abstand zum Massenmittelpunkt. Erstmals von Newton beschrieben.

Schwerpunkt *m*; ***engl.:*** Center of gravity, center of mass; ***Syn.:*** Massenmittelpunkt, Körperschwerpunkt

1. *Kontext:* Trainingslehre

Mittelpunkt eines Körpers in Bezug auf die Erdanziehungskraft (Schwerkraft).

2. *Kontext:* Funktionelle Bewegungslehre

Gedachter Punkt, in dem sich das Gewicht bzw. die Masse eines Körpers vereinigt; befindet sich ungefähr auf Höhe des 2. Sakralwirbels (aufrechtes Stehen); der Körper befindet sich somit in einem labilen Gleichgewicht, da der S. relativ weit entfernt von der Unterstützungsfläche ist; bei Bewegungen oder in anderen Ausgangsstellungen kann sich der S. auch außerhalb des Körpers befinden, z. B. Bücken.

3. *Kontext:* Biomechanik

Virtueller Punkt, in dem man sich die Masse eines Körpers vereinigt denkt. Angriffspunkt der Resultierenden der an einem Körper angreifenden Schwerkraft. Ausgangspunkt der ▸ Schwerelinie.

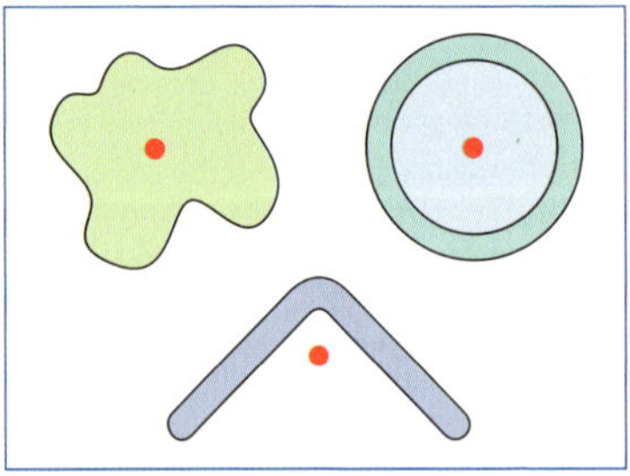

Schwerpunkt: Der Schwerpunkt kann bei einem Winkel außerhalb des Körpers liegen.

Schwerpunktlot *n*; ***Abk.:*** SPL; ***Syn.:*** Schwerelinie

Kontext: Funktionelle Bewegungslehre

Gedachte Verbindungslinie vom ▸ Schwerpunkt des Körpers zum Erdmittelpunkt; entsteht durch die Interaktion von Körpersegmenten und Schwerkraft, ob ein Drehmoment oder eine Bewegung entsteht, hängt u. a. von der Lage des S. ab; je näher ein Gelenk am Lot liegt, desto niedriger ist sein Drehmoment; fällt das Lot durch das Gelenkzentrum, sind beide Gelenkpartner im Gleichgewicht (Drehmoment = 0), die zur Stabilisierung der ▸ Haltung notwendige Muskelaktivität ist am geringsten (vgl. ▸ Haltungsanalyse).

S

Schwerpunktverlagerung *f*; ***engl.:*** Centre of gravity shift
Kontext: Biomechanik
Örtliche Veränderung des Schwerpunktes durch Massenverlagerung, Dichteunterschiede, Bewegungs- oder Haltungsänderungen (vgl. ▸ Kompensationsmechanismen).

Schwimmen *n*; ***engl.:*** To swim
Kontext: Traumatologie, Rehabilitation
Paralympische Sportart für Para- und Tetraplegiker; die Teilnehmer werden aufgrund ihrer motorischen Beeinträchtigung klassifiziert und starten bei Wettkämpfen in unterschiedlichen Startklassen: Freistil, Rücken, Brust, Schmetterling und Lagen (mehrere Schwimmstile).

Schwindel *m*; ***engl.:*** Vertigo; ***Syn.:*** Vertigo
Kontext: Neurologie
Gleichgewichtsstörung infolge fehlender Übereinstimmung zwischen vestibulären, somatosensiblen und visuellen Afferenzen, die mit vegetativen Symptomen (Erbrechen, Schweißausbruch, Tachykardie) einhergeht. Physiotherapie: zunächst Abklärung von Art und Ursache der Schwindelproblematik; visuelle Fixationsübungen mit und ohne Kopf- und Rumpfbewegungen (bei vestibulärem Schwindel).

Schwingen *n*; ***engl.:*** To swing
Kontext: Kaltenborn-Evjenth-Konzept
Alle Drehbewegungen eines Knochenschaftes um Achsen (▸ Rotationen), die nicht Spin sind. S. wird unterteilt in Scharnier-Schwingen (pure swing, cardinal swing) und Bogen-Schwingen (im pure swing, arcuate swing). In der Manuellen Therapie werden statt dieser englischen Ausdrücke heute die Begriffe einfache Bewegungen (pure swing) und kombinierte Bewegungen (impure swing) benutzt.
Einfache Bewegung: Reine Schwingbewegung ohne jegliche Drehbewegung um die Längsachse des Knochens, also ohne ▸ Spin. Der Knochen bewegt dabei von der Ausgangs- zur Endstellung auf dem kürzestmöglichen Weg und bleibt in einer Ebene. Im Alltag benutzt man diese Bewegungen kaum. In der Physiotherapie dient sie zur Winkelmessung des Bewegungsausmaßes.
Kombinierte Bewegung (Bogenschwingen): Gebogene Schwingbewegung, die mit einer mehr oder weniger ausgeprägten Drehbewegung um die Längsachse des Knochens geschieht, also mit einem ▸ Spin. Der Knochen bewegt dabei von der Ausgangs- zur Endstellung nicht auf dem kürzestmöglichen Weg und bleibt folglich nicht in einer Ebene. Dies sind die üblichen Alltagsbewegungen. Diese Spinbewegungen geschehen als gekoppelte ▸ Rotation (conjunct rotation) in allen Gelenken mit einer sattelartigen oder ovoiden Gelenkflächenform. Sie kann auch als willkürliche Gegenrotation (adjunct rotation) zur gekoppelten Rotation geschehen.

Schwingung *f*; ***engl.:*** Oscillation, vibration
Kontext: Physik
Eine Schwingung (auch Oszillation) kennzeichnet den Verlauf einer in der Zeit periodischen Zustandsänderung einer Größe (mechanisch oder nichtmechanisch). Beispiele: Pendel, Strom, Spannung, Töne. Die Stärke der Abweichung aus der Ruhelage wird Elongation genannt, die maximale Auslenkung Amplitude. Nimmt die Amplitude mit der Zeit ab, spricht man von einer gedämpften Schwingung. Eine vollständige Hin- und Herschwingung (positive und negative Halbwelle) ergibt die Schwingungsdauer oder Periode. Die Zahl der Schwingungen in einer Sekunde wird Frequenz genannt und ist damit der Kehrwert der Schwingungsdauer.

Schwingungsbelastung *f*
Kontext: Ergonomie
Durch Maschinen auf den Körper übertragene Vibrationen. Man unterscheidet Ganzkörperschwingungen (betrifft z. B. Lkw-Fahrer), Hand-Arm-Schwingungen. Folgen von S.: veränderte Muskelreflexe, Geschicklichkeit bzw. erschwerte feinmotorische Koordination, erhöhte Muskelaktivität, Wirbelsäulenerkrankungen, verminderte periphere Durchblutung, Sehvermögen. Notwendig sind bestmögliche Dämpfung (z. B. gut gefederter Lkw-Sitz), optimale Gerätevorrichtungen zur Handhabung.

Schwingungsdauer *f*; ***engl.:*** Period (of oscillation) ; ***Syn.:*** Periode, Periodendauer
Kontext: Physik
Länge einer periodischen ▸ Schwingung. Die Periode hat die Einheit der Zeit (Sekunde). Der Kehrwert der S. ist die Frequenz einer Schwingung.

Schwungphase *f*; ***Etym.:*** griech. *phasis* „Anzeige, Erscheinung, Aufgang eines Gestirns“; ***engl.:*** Swing phase
Kontext: Ganganalyse
Zeitraum im ▸ Gangzyklus, in dem der Fuß in der Luft ist und u. a. der Schwung das Bein nach vorne bringt; beginnt mit der ▸ initialen Schwungphase (vgl. ▸ Standphase).

Schwungphase, initiale *f*; ***Etym.:*** griech. *phasis* „Anzeige, Erscheinung, Aufgang eines Gestirns" u. lat. *initialis* „anfänglich, am Anfang stehend"; ***Abk.:*** ISw; ***engl.:*** Swing, initial; ***Syn.:*** Beschleunigungsphase, Acceleration

Kontext: Ganganalyse

6. Phase des Gangzyklus nach dem ▸ Rancho Los Amigos System; funktionelle Aufgabe ist die Vorwärtsbewegung des Schwungbeines gemeinsam mit der Vorschwung-, ▸ mittleren und terminalen Schwungphase bzw. die Fußablösung vom Boden und das Nachvornebringen des Beines. Sie beginnt mit dem Abheben des Referenzbeines (Toe-off) und endet, wenn sich Sprunggelenk des Standbeines und Sprunggelenk des Referenzbeines überkreuzen; (vgl. ▸ Schwungphase).

Schwungphase, mittlere *f*; ***Etym.:*** griech. *phasis* „Anzeige, Erscheinung, Aufgang eines Gestirns"; ***Abk.:*** MSw; ***engl.:*** Swing phase, mid

Kontext: Ganganalyse

7. Phase des Gangzyklus nach dem ▸ Rancho Los Amigos System; funktionelle Aufgabe ist die Vorwärtsbewegung des Schwungbeines gemeinsam mit der Vorschwung-, ▸ initialen und terminalen Schwungphase bzw. das Bein weiter nach vorne zu bringen und ausreichenden Bodenabstand zu gewährleisten. Sie beginnt, wenn die Tibia des Standbeines sich mit der Tibia des Referenzbeines überkreuzt. Sichtbar in der sagitalen Ebene. Sie endet, wenn die Tibia des Schwungbeines (Referenzbein) vertikal zum Boden steht (vgl. ▸ Schwungphase).

Schwungphase, terminale *f*; ***Etym.:*** griech. *phasis* „Anzeige, Erscheinung, Aufgang eines Gestirns" u. lat. *terminus* „Grenze, Ziel, Ende"; ***Abk.:*** TSw; ***engl.:*** Swing phase, terminal; ***Syn.:*** Abbremsphase, deceleration

Kontext: Ganganalyse

8. Phase des Gangzyklus nach dem ▸ Rancho Los Amigos System; funktionelle Aufgabe ist die Vorwärtsbewegung des Schwungbeines gemeinsam mit der Vorschwung-, ▸ initialen und mittleren Schwungphase bzw. das Abschließen des Nachvornebringens des Beines und das Vorbereiten für den Stand. Sie beginnt, wenn die Tibia des Referenzbeines vertikal zum Boden steht, und endet, wenn der Fuß des Referenzbeines den Boden berührt (vgl. ▸ Schwungphase).

Schwurhand *f*; ***engl.:*** Ape hand deformity

Kontext: Handtherapie

Typisches Erscheinungsbild nach Läsion des N. medianus proximal des Ellenbogens. Das Daumenendgelenk kann nicht mehr gebeugt werden, da der M. flexor pollicis longus ausfällt. Zeige- und Mittelfinger haben eine Beugeschwäche in den PIP-Gelenken, was durch Lähmungen der Mm. flexor digitorum profundus I und II und des M. flexor digitorum superficialis bedingt ist.

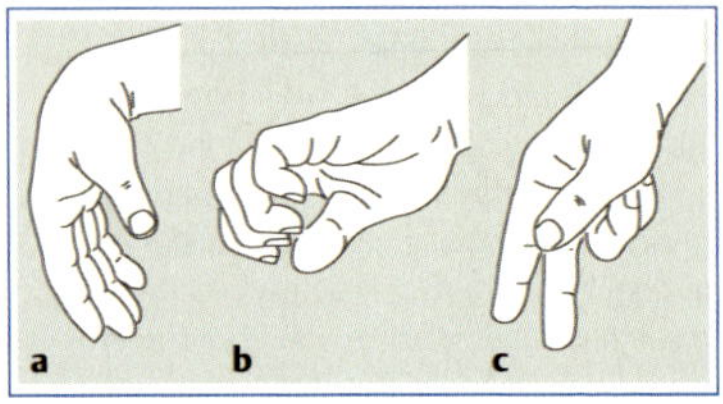

Schwurhand. Motorische Ausfälle: a N. radialis (Fallhand), b N. Ulnaris (Krallenhand), c N. medianus (Schwurhand).

Scientific Reasoning *n*; ***Etym.:*** engl. *scientific* „wissenschaftlich" u. *reasoning* „Schlussfolgern, Urteilen, Beweisführung"

Kontext: Clinical Reasoning

Form des ▸ Clinical Reasoning, um den körperlichen und psychischen Zustand eines Patienten sachlich und fachlich kompetent zu erfassen. Primär müssen dafür die biomedizinischen Einflussfaktoren und deren Zusammenwirken beleuchtet werden. Dieser Prozess wird als wissenschaftlich bezeichnet, da er logischen Gesetzmäßigkeiten folgt und darauf abzielt, eine objektive und realistische Sicht der Krankheit oder Behinderung zu erhalten.

SCIM *m*

Vgl. ▸ Spinal Cord Independence Measure.

Screening *n*; ***Etym.:*** engl. *to screen* „durchsieben"

1. ***Kontext:*** Forschung

Reihenuntersuchung; Suchtest zur Identifizierung bestimmter Eigenschaften oder Risikofaktoren von Personen mittels Einsatz valider Testinstrumente mit exakter Beschreibung des Testvorgangs (Standardisierung).

2. ***Kontext:*** Diagnostik

Ein standardisiertes Testverfahren, das darauf ausgerichtet ist, bestimmte Kriterien hinsichtlich einer definierten Fragestellung zu erfassen, z. B. Risikofaktoren des Patienten (vgl. ▸ Screeningfragen).

3. ***Kontext:*** Kinesio-Taping-Therapie, Diagnostik

Vor Beginn einer Kinesio-Tape-Behandlung führt man 8 Screening-Tests durch zur Identifizierung von Funktionsstörungen. Mit diesen Tests kann außerdem die Wirkung der Therapie überprüft werden. Der Therapeut beginnt in der Nähe des Schmerzgebietes und arbeitet vom Schmerzpunkt aus weg. Diese Tests sind: ▸ Lindner 1, ▸ Lindner 2, ▸ Bulge in an artery, ▸ Wright-Test, ▸ Cervical Spine Test, ▸ Patrick Test, ▸ Abdominal pressure Test, ▸ Straight Leg Raise (SLR Test).

Screeningfragen *f*; ***Etym.:*** engl. *screening* „Durchsieben"
Kontext: Diagnostik
Gezieltes Nachfragen des Therapeuten während der Anamnese zu Beschwerden und Störungen physiologischer Teil-/Organsysteme; notwendig, um Kontraindikationen zu bestimmen oder um ggf. notwendige Voruntersuchungen zu veranlassen, die klären, ob die Therapie durchgeführt werden kann; insbesondere in Ländern von Bedeutung, in denen Therapeuten ohne ärztliche Überweisung behandeln können.

Sechsjahrmolar *m*; ***Etym.:*** lat. *molaris* „zum Mühlstein gehörend"; ***engl.:*** Six-year molar
Kontext: Kiefergelenkbehandlung
Der erste bleibende Molar (großer Backenzahn, Mahlzahn). Kommt im 6. Lebensjahr zum Durchbruch.

Seddon-Skala *f*; ***Etym.:*** Sir Herbert *Seddon*, brit. Arzt (1903–1977); ***engl.:*** Seddon scale
Kontext: Neurologie
Einteilung zur Quantifizierung von Sensibilitätsstörungen.

Seddon-Skala

Grad	Klinik
S 0	Keine Sensibilität
S 1	Tiefe kutane Sensibilität (Schmerzempfindung)
S 2	Geringes oberflächliche kutanes Schmerzempfinden, oberflächliche Sensibilität
S 3	Oberflächliche kutane Schmerzempfindung, Berührungsempfinden
S 3 +	Wie S 3, 2-Punkte-Diskrimination teilweise
S 4	Normale Sensibilität

Seeigel und Goldfisch *m*; ***engl.:*** Sea urchin and goldfish
Kontext: Funktionelle Bewegungslehre
Die Originalübung S. wurde durch die ▸ Funktionelle Bewegungslehre Klein-Vogelbach bekannt. Dabei stabilisiert sich der Patient in der Endstellung im Fersensitz auf einem Gymnastikball, während er mit den Händen in ▸ Stützfunktion das ▸ Gleichgewicht garantiert. Lernziel ist, unter labilen Voraussetzungen die Knie-, Hüft- und Wirbelsäulengelenke sowie die Schultergelenke nahezu endgradig in Flexion und Extension koordiniert bewegen zu können. Dafür ist eine ausgeprägte koordinative Fähigkeit bei erhöhter muskulärer Aktivität notwendig. Die Übung kann mit einem Kreisel modifiziert werden. Dann erfolgt die Stützaktivität der Hände unter labilen Bedingungen. Die Lern- bzw. Trainingsziele sind dann: Verbesserung der inter- und intramuskulären Koordination der Stützfunktion der Arme und des Schultergürtels, der muskulären Verankerung des Brustkorbs am Schultergürtel und der ▸ dynamischen Stabilisation der Wirbelsäule sowie eine Aktivierung der Hüftextensoren im Sinne der ▸ Gleichgewichtsreaktion. Durch die geradlinige Rollbewegung des ▸ Balls und des nach oben ausweichenden Beckens wird die ▸ Unterstützungsfläche labilisert und die Anforderung an das ▸ Gleichgewicht erhöht. Dies kann z. B. bei der Behandlung von Skoliosen nutzbringend eingesetzt werden.

Segment *n*; ***Etym.:*** lat. *segmentum* „Schnitt, Einschnitt, Abschnitt"; ***engl.:*** Segment; ***Syn.:*** Metamer
Kontext: Bindegewebsmassage
Ein S. ist das gesamte Einflussgebiet (Innervationsgebiet) eines Spinalnervs. Der Körper ist entsprechend der phylogenetischen Entwicklung unterschiedlich gegliedert. Da die unterschiedlichen Körperabschnitte aus verschiedenen Keimblättern entstehen und sie entsprechend ihrer Funktion und Struktur anatomisch und funktionell unterschiedliche Charakteristika aufweisen, werden die S. aufgeteilt in: ▸ Dermatom (Haut), ▸ Myotom (Muskulatur), ▸ Enterotom (Organe), ▸ Sklerotom (Skelett) und ▸ Neurotom (neuronal). Bei einer fortgeschrittenen Veränderung können pathologische Einflüsse von jedem dieser Anteile ausgehen bzw. diese störenden Einflüsse können selbst anatomische und funktionelle Veränderungen in den segmentalen Partnern auslösen.

Segmentale Innervation, Haut *f*; ***Etym.:*** lat. *segmentum* „Schnitt, Einschnitt, Abschnitt", *in* „in, in ... hinein" u. *nervus* „Sehne, Band"
Vgl. ▸ Dermatom.

Sehne *f*; ***engl.:*** Tendon
1. *Kontext:* Biomechanik

S

Mechanische Verbindung (Kraftübertragung) zwischen Muskel und Knochen.
2. *Kontext:* Anatomie, Physiologie
Feste, weißglänzende, bindegewebige, nicht kontraktile Struktur; entweder rund wie ein Seil oder flach; Aufgabe: überträgt Muskelaktivität auf Knochen und ermöglicht damit Bewegung, absorbiert Zugbelastungen, die während Kontraktion oder Dehnung des Muskels entstehen; aufgebaut aus einer großen Menge wellenförmig angelegter Fasern (überwiegend ▶ Kollagen Typ I), die mehr oder weniger parallel zum Verlauf der Sehne liegen; dazwischen befinden sich verschiedene elastische Fasern, die für die Absorption einwirkender Belastungen eine sehr wichtige Funktion besitzen; um mehrere Sehnenfasern liegt das sog. Endotenon, wodurch kleine Bündel entstehen; zwischen den verschiedenen Bündeln liegt das sog. Peritenon internis, das vom Peritenon externis umhüllt ist; um die gesamte Sehne befindet sich das sog. Paratenon, das die Sehne von umliegenden Strukturen trennt und in der Lage ist, Synovialflüssigkeit zu produzieren, die der Sehne ein reibungsloses Bewegen gegenüber den umliegenden Strukturen ermöglicht (vgl. ▶ Sehnenscheide, ▶ Schleimbeutel).

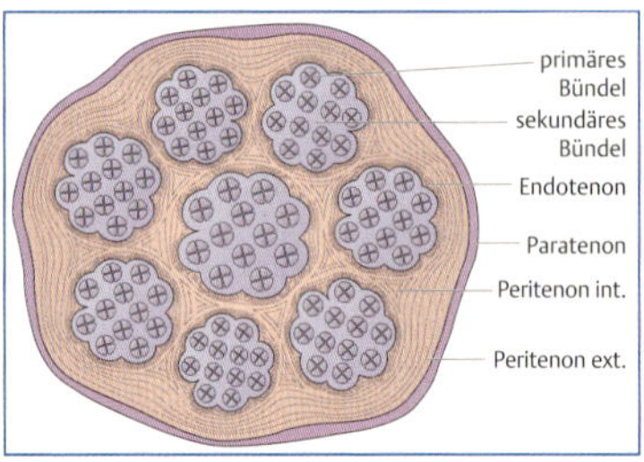

Sehne. Querschnitt durch eine Sehne.

Sehnenkraft *f*; ***engl.:*** Tendon force
Kontext: Biomechanik
Die vom Muskel aufgebrachte Kraft kann über Sehnen zum Knochen übertragen werden. Verläuft die Sehne in Zugrichtung des Muskels, wird die gesamte Muskelkraft auf die Sehne übertragen. Die auf die Sehne übertragene Kontraktionskraft wird als Sehnenkraft bezeichnet.

Sehnenorgan *n*; ***Etym.:*** griech. *organon* „Werkzeug"; ***engl.:*** Tendon organ
Kontext: Physiologie
Struktur in der Sehne, die eine Dehnung oder Anspannung registriert, z. B. Golgi-Sehnenorgan, Muskelspindel (vgl. ▶ Propriozeption).

Sehnenscheide *f*; ***engl.:*** Tendon sheath, synovial sheath (of tendon); ***Syn.:*** Vagina tendinis, Vagina tendinum
Kontext: Anatomie, Physiologie
Eine mit Synovia gefüllte Hülle um eine Sehne herum mit Schutzfunktion (Reibungsminderung). Bildet sich an Stellen, an denen eine ▶ Sehne großen Reibungskräften ausgesetzt ist und die Schmierung des Paratenons nicht mehr ausreicht (z. B. wo Sehnen durch Knochenvorsprünge oder Bänder umgelenkt oder an Knochen entlang geführt werden). Besteht aus zwei Blättern, die sich im Bereich des Peritenon externis der Sehne befinden und zwischen denen eine der ▶ Synovialflüssigkeit ähnliche Flüssigkeit produziert wird; dadurch können sowohl die beiden Blätter der Sehnenscheide wie auch die Sehne gegenüber ihren umliegenden Strukturen reibungslos gegeneinander bewegen.

Sehnenscheidenentzündung *f*; ***engl.:*** Synovial sheath inflammation; ***Syn.:*** Tendovaginitis (crepitans)
Kontext: Orthopädie, Traumatologie
Überlastungssyndrom mit Veränderung des chemischen Zustandes der Synovialflüssigkeit vom Sol- in den Gelzustand und Zunahme der Synovialflüssigkeit. Folgen/Symptome: Verklebungen, die die Beweglichkeit einschränken, spürbare ▶ Krepitation, Schmerzen, lokale Entzündungsreaktionen mit Bildung eines Mikroödems. Typische Lokalisationen: extensorische Sehnen der Finger/des Daumens, Archillessehne, Peronäusloge. Bei ▶ manueller Lymphdrainage zur Behandlung der lokalen Ödeme ist eine intensive Behandlungszeit von täglich 30–40 min vorteilhaft, sie verkürzt die Gesamtbehandlungszeit wesentlich.

Sehnenspindel *f*; ***engl.:*** Golgi tendon organ
Kontext: Physiologie
Vgl. ▶ Golgi-Sehnenorgane.

Seil *n*; ***engl.:*** Rope
Kontext: Biomechanik
Mechanisches Hilfsmittel, das zu den ▶ einfachen Maschinen gehört. Es dient zum Übertragen einer Zugkraft und zum Ändern des Kraftangriffspunktes.

Seilsicherung *f*; ***engl.:*** Tightrope security
Kontext: Therapeutisches Klettern

An Wänden mit einer Höhe von mehr als 3 m muss mit Sicherungstechnik (Seil, Gurt, Karabiner usw.) geklettert werden. Eine zweite Person sichert die Übungsausführung. Bei den Gurten unterscheidet man: Hüft-, Brust- bzw. Kombigurt.

Seiltänzergang *m*

Kontext: Neurologie, Diagnostik

Test des Gleichgewichts bei Verdacht auf Gleichgewichtsstörungen nach vestibulären, spinalen oder zerebellären Läsionen (oder Alkoholabusus). Durchführung: Der Patient geht auf einer gedachten Linie geradeaus. Test positv: Der Patient beginnt zu schwanken, kann nicht auf der Linie gehen. Testdurchführung mit geschlossenen Augen: Schwankt der Patient vermehrt, können die sensiblen Bahnen betroffen sein (spinale Ataxie, Störung des vestibulären Systems). Bei zerebellärer Gangataxie ist das Testergebnis unabhängig von der visuellen Kontrolle bzw. identisch bei Durchführung mit offenen oder geschlossenen Augen (vgl. ▸ Romberg-Test).

Seitengang *m*

Kontext: Hippotherapie

Dressuraufgabe; Übertreten des Pferdes im Geradeaus-Vorwärts. Der S. erfordert gleichermaßen körperliche Geschicklichkeit vom Reiter wie vom Pferd: Durch raschen Wechsel differenzierter Koordinationsleistungen der erforderlichen rechts-links-rotations-diagonal Bewegungsmuster von Rumpf und Wirbelsäule. Die Bewegungstoleranz eines Patienten mit zentralmotorischer Bewegungsstörung wird mit dem vom Pferd übertragenen Bewegungsmuster im S. fast sicher überfordert und das Pferd wird durch Fehlbewegungen des Patienten bei seiner anspruchsvollen Aufgabe empfindlich gestört. Daher sollte Hippotherapie wenn möglich auf den Einsatz von S. im ▸ Schritt verzichten.

Seitgriff *m*; ***engl.:*** Side grip

Kontext: Therapeutisches Klettern

Fläche des Griffs ist mit der Hand von seitwärts aus zu greifen.

Seitstütz *m*

1. *Kontext:* Bewegungslehre

Begriff aus der Ontogenese; therapeutische Ausgangsstellung. Der Patient liegt in der Seitenlage und stützt sich auf den Unterarm oder die Hand; das untere Bein ist meist angewinkelt.

2. *Kontext:* Medizinische Trainingstherapie

Übung zur Kräftigung der Rumpfmuskulatur. Ausgangsstellung: Der Patient ist im seitlichen Ellenbogenstütz. Aktion: Das Becken wird abgehoben und statisch gehalten oder dynamisch nach unten und oben bewegt. Mit kurzem Hebel liegen die Kniegelenke, mit langem Hebel liegen nur die Sprunggelenke auf. Steigerung: Das obere Bein kann dynamisch auf und ab bewegt werden.

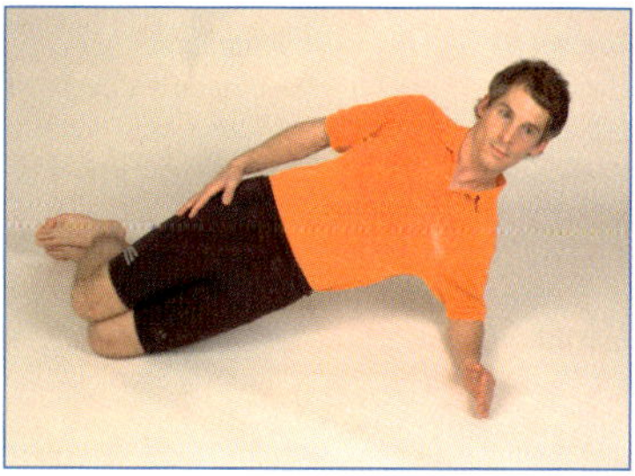

Seitstütz.

Sekretlösung *f*

Kontext: Atemtherapie

Zur Lösung zähen Schleims werden, neben der medikamentösen Behandlung, auch physiotherapeutische Maßnahmen angewandt; z. B. Vibrationen, Klopfungen und Klatschungen auf dem Thorax, Umlagerungen, Drainagelagerungen und Techniken zur Vertiefung der Atemzüge.

Sekretolyse *f*; ***engl.:*** Secretolysis

Kontext: Atemtherapie

Das Lösen des zähen Sekretes erreicht man vor allem medikamentös in oraler, parenteraler, rektaler oder inhalativer Darreichungsform. Die Inhalation wirkt schnell, erlaubt eine niedrige Dosierung bei hoher lokaler Konzentration. Sie ist Bestandteil des Selbsthilfeprogramms.

Sekundäre Varizen *f*

Vgl. ▸ Varizen, sekundäre.

Sekundärerhebung *f*; ***Etym.:*** lat. *secundarius* „der Zweite in der Ordnung, Neben…"; ***engl.:*** Secondary research; ***Syn.:*** Sekundärforschung

Kontext: Betriebswirtschaftslehre, Marketing

Methode zur Marktforschung; Auswertung bereits vorhandenen Datenmaterials. Bsp.: Untersuchungs- und Umfrageergebnisse von Meinungsforschungsinstituten, Statistischen Bundesämtern, die in Fachzeitschriften publiziert wurden, kommunale Statistiken usw. Physiotherapie: Durch das Internet sind die meisten relevanten Daten schnell recherchierbar. Die S. ist eine vergleichsweise kostengünstige Möglichkeit für Praxisinhaber, sich die für ihre Praxisentwicklung notwendigen Daten zu beschaffen. Die Daten

S

selbst zu erheben (▶ Primärerhebung) ist zeitaufwendiger und teurer.

Sekundärschaden *m*; ***Etym.:*** lat. *secundarius* „der Zweite in der Ordnung, Neben…"; ***engl.:*** Secondary impairment
Kontext: Pathophysiologie, Prävention
Eine durch die Folgen einer Erkrankung bedingte Schädigung, z. B. die Ausbildung von Kontrakturen oder Dekubiti. Physiotherapie: Sekundärschäden zu vermeiden oder deren Ausmaß zu reduzieren ist eine wesentliche Aufgabe in der Versorgung von akut oder chronisch kranken Patienten mit physiotherapeutischen Leistungen (vgl. ▶ Hüftgelenkluxation, ▶ Prophylaxe).

Sekunde *f*; ***engl.:*** Second
Kontext: Physik
Grundeinheit (Basiseinheit) der Zeit im Internationalen Einheitensystem (SI-System). Definition: Eine Sekunde ist die Zeit, in der 9 192 631 770 Atomschwingungen des Nuklids CS 133 stattfinden. Formelzeichen: t. Einheit: 1 s.

Selbst- und Fremdgefährdung *f*; ***engl.:*** Endangerment to self and others
Kontext: Psychologie, Psychiatrie
Gefährdung der eigenen oder fremder Personen durch Gewalttätigkeit aufgrund psychischer, psychiatrischer oder sozialer Faktoren; rechtliche Voraussetzung für freiheitsentziehende Maßnahmen. Physiotherapie: Weiterleitung entsprechender Beobachtungen an den behandelnden Arzt.

Selbstanalyse *f*; ***Etym.:*** griech. *analysis* „Auflösung"; ***engl.:*** Soul searching
Kontext: Betriebswirtschaftslehre
Systematische Untersuchung eines Unternehmens durch den Unternehmer oder einen eigenen Mitarbeiter. Physiotherapie: Der Blick von innen auf die eigenen Praxisgegebenheiten (Dienstleistungen, Ausstattung, Therapeuten) birgt die Gefahr der Betriebsblindheit; Verbesserungspotenziale werden nicht erkannt. Das Erkennen der eigenen Schwächen setzt ein hohes Maß an Selbstkritik voraus. Um die eigene Praxis weiterentwickeln zu können, sollte die S. möglichst emotionslos und sachlich durchgeführt werden. Die ▶ SWOT-Analyse ist ein geeignetes Analyseinstrument. Eine wesentliche Ergänzung ist die ▶ Fremdanalyse.

Selbstbild *n*; ***engl.:*** Self-image, Self-perception; ***Syn.:*** Selbstschema
1. *Kontext:* Alexander-Technik
Geistiges inneres Bild, Summe der Vorstellungen eines Menschen über sich selbst („so einer bin ich"). Das S. verursacht meist große Hindernisse, birgt aber in der Regel den entscheidenden Schlüssel zur grundlegenden und weitreichenden Veränderung von Denkweisen, die für entsprechende Änderungen von störenden zu adäquaten Bewegungsweisen und Verhaltensstrategien notwendig sind.
2. *Kontext:* Feldenkrais
Das innere Bild, das sich der Mensch von sich selbst macht und nach dem er handelt. In der ▶ Feldenkrais-Methode umfasst das S. die miteinander verknüpften Dimensionen Bewegung, Sinnesempfindung, Gefühl und Denken. Das S. verändert sich ständig auf der Grundlage der gemachten Erfahrungen. Drei Faktoren prägen das S.: Vererbung, Erziehung und Selbsterziehung (vgl. ▶ Körperbild, ▶ Körperschema).

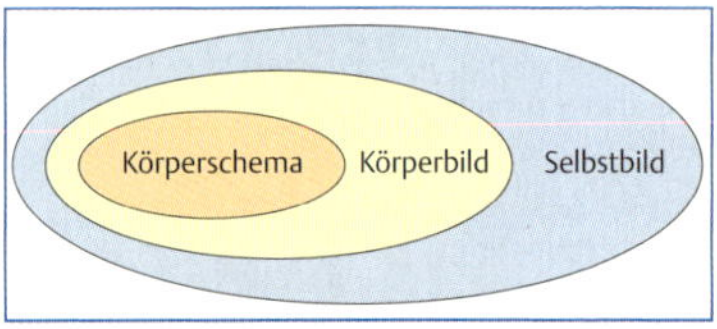

Selbstbild nach Feldenkrais. Schaubild zum Zwecke der Differenzierung zwischen Selbstbild, Körperbild und Körperschema.

Selbsterziehung *f*; ***engl.:*** Self-discipline
Kontext: Feldenkrais
Das Arbeiten an der eigenen Entwicklung, Studieren und Verbessern der ▶ Selbstorganisation, Klären der eigenen Motivationen. S. ermöglicht Veränderungen durch ein Lernen, das von innen nach außen erfolgt, da es am eigenen inneren Erleben anknüpft. Feldenkrais setzt auf Selbsterziehung, um das Selbstbild zu erweitern (vgl. ▶ Organisches Lernen, ▶ Selbstorganisation).

Selbstfinanzierung *f*; ***Etym.:*** lat. *finantia* „Beendigung, endgültiger Entscheid, Zahlungsbefehl, Zahlung"; ***engl.:*** Self-financing
Kontext: Betriebswirtschaftslehre
Form der Innenfinanzierung, d. h., ein Unternehmen/eine physiotherapeutische Praxis benötigt kein ▶ Fremdkapital. S. ist möglich, wenn die Praxis in der Vergangenheit die Praxisgewinne nicht vollständig ausgeschüttet hat bzw. der Praxisinhaber trotz Privatentnahmen Gewinne im Unternehmen belassen hat und diese in die Praxis reinvestiert. Er hat ▶ Rücklagen gebildet. Vorteile: Sicherheiten sind nicht notwendig; die S. ist kostengünstig; es steht schnell Kapital zur Verfü-

S

gung ohne Rückzahlungspflicht oder Zinszahlungen. Nachteile: Fehlinvestitionen aufgrund fehlender Außenkontrolle (z. B. Kreditwürdigkeitsprüfung bei Kreditvergabe); (vgl. ▸ Fremdfinanzierung).

Selbsthilfetraining *n*
Vgl. ▸ Aktivitäten des täglichen Lebens.

Selbstkompetenz *f*; ***Etym.:*** lat. *competentia* „das Zusammentreffen, Stimmen"; ***engl.:*** Self-competence

1. ***Kontext:*** Pädagogik
Teil des Kompetenzenprofils gemäß der Bologna-Hochschulreform, das folgende Kompetenzen umfasst: Fachkompetenz (Wissen), Methodenkompetenz (Können), Sozialkompetenz (zwischenmenschliche Interaktion) und S. (Vorbildfunktion, Glaubwürdigkeit).

2. ***Kontext:*** Spiraldynamik
Die S. des Therapeuten wird im Rahmen der Spiraldynamik Aus-, Weiter- und Fortbildung gefördert und gefordert: persönliche Bewegungserfahrung, Hands-on-Arbeit, Empathie und Dialogfähigkeit, Selbstreflexion und Kritikfähigkeit. Die S. des Patienten wird durch die Kombination von ▸ Empowerment und ▸ Eigenverantwortung gefördert und gefordert.

Selbstkonzept *n*; ***Etym.:*** lat. *conceptum* „das (in Worten) Abgefasste, Ausgedrückte"; ***engl.:*** Self-concept

Kontext: Psychologie, Kommunikation
Das Bild, das man von sich selbst, von seinen Fähigkeiten und Merkmalen, hat. Dazu gehören die im Gedächtnis gespeicherten Wahrnehmungen in Bezug auf die eigene Person und die Beziehungen zu anderen Personen sowie zur Außenwelt. Die Bewertungen dieser Wahrnehmungen und die eigenen Wertvorstellungen stehen damit ebenfalls in Verbindung (▸ Selbstwertgefühl). Sind bestimmte Erfahrungen bedrohlich für das S. (z. B. weil ▸ Bewertungsbedingungen bestehen), werden diese nicht oder verzerrt in das S. integriert. Das S. beeinflusst, wie nonverbale Signale und sprachliche Äußerungen von anderen interpretiert werden und wie man selbst mit anderen kommuniziert (vgl. ▸ Inkongruenz, ▸ Körpersprache, ▸ Verbale Kommunikation).

Selbstmanagementstrategie *f*; ***Etym.:*** engl. *management* „Führung, Leitung" u. griech. *strategia* „Heerführung, Feldherrnamt"; ***engl.:*** Self-management strategy

Kontext: Maitland-Konzept
Vorgehensweise des Patienten, wenn Beschwerden auftreten, der Patient weiß, wann er sich wie selbst helfen kann; geeignete Vorgehensweisen suchen, erarbeiten und testen Patient und Therapeut gemeinsam während des ▸ physiotherapeutischen Prozesses.

Selbstorganisation *f*; ***engl.:*** Self-organisation

Kontext: Feldenkrais
Moshé Feldenkrais sieht die S. als einen Prozess des Sichleitens an.

Selbstregulation *f*; ***Etym.:*** lat. *regula* „Richtholz, Richtschnur, Regel"

1. ***Kontext:*** Physiologie
Vermögen eines (biologischen) Systems, sich selbst „in Schuss" zu halten und zu korrigieren. Grundlagen sind die Koppelung von Information und die Aufnahme von Informationen aus dem eigenen System oder der Umgebung. Eine übergeordnete Struktur („Supervisor") ist nicht erforderlich.

2. ***Kontext:*** Psychosomatik
Fähigkeit des Körpers und der Psyche, nach einer Belastung und/oder Bedrohung die Grenzen der eigenen Kapazität wahrzunehmen sowie zur Ruhe und Entspannung zu kommen. In der ▸ psychosomatischen Physiotherapie ist die S. des Patienten ein Behandlungsziel (vgl. ▸ Psychomotorische Schutzreaktion).

Selbstständigkeit *f*

1. ***engl.:*** Independence
Kontext: Rehabilitation, Beratung
S. beschreibt die Fähigkeit, den Alltag eigenständig zu meistern; fehlende S. ist ein wesentlicher Faktor einer ▸ Behinderung. Sie umschreibt die Abhängigkeit von äußerer Hilfe.
Im Rahmen der Physiotherapie gilt es folgende Bereiche zu beurteilen: alle für den Alltag relevanten Transfers (z. B. Rollstuhl/Auto), An- und Auskleiden, Körperpflege, Essen und Trinken, Gehen und Treppensteigen, Haushaltsführung und Kinderversorgung, Mobilität am Arbeitsplatz.

2. ***engl.:*** Self employment
Kontext: Betriebswirtschaftslehre
Unter S. versteht man das Betreiben einer eigenen Praxis; sie beschreibt die berufliche S. im Gegensatz zum Angestelltenverhältnis in einer physiotherapeutischen Einrichtung.

Selbsttherapie *f*; ***Etym.:*** griech. *therapeia* „Behandlung, Pflege"

Kontext: Rehabilitation, Prävention

Selbstständiges Üben abgesprochener Aufgaben mit den Zielen: Eigenverantwortlichkeit und Selbstvertrauen zu stärken, Angst zu reduzieren, den Transfer erlernter Fertigkeiten in den Alltag des Patienten zu fördern. S. ist auch aufgrund begrenzter Therapiezeiten sinnvoll. Bsp.: gerätegestütztes Training (Stepper, Laufband), Krafttraining an einer Treppe, selbstständiges Dehnen, Einkaufen, Orientierungs- und ▶ Terraintraining ohne therapeutische Begleitung (vgl. ▶ Self-control).

Selbstwertgefühl *n*; ***engl.:*** Self-esteem
Kontext: Psychologie, Kommunikation
Gesamtheit der Vorstellungen darüber, was eine Person von sich selbst hält. Es basiert auf den ▶ Erfahrungen und ▶ Bewertungen derselben (vgl. ▶ Selbstkonzept, ▶ Selbstwirksamkeit).

Selbstwirksamkeit *f*; ***engl.:*** Self-efficacy
Kontext: Psychologie, Psychosomatik
Das Vertrauen einer Person in die eigenen Fähigkeiten; Fähigkeit und Überzeugung, in einer gegebenen Situation selbst etwas bewirken zu können. S. ist ein Element des ▶ Selbstkonzeptes einer Person. Der Psychologe Bandura geprägte den Begriff, der für Behandlungsprogramme zur Schmerzlinderung des ▶ lang anhaltenden Schmerzes von Bedeutung ist. Ein Mensch mit einer hoch ausgeprägten Erwartung, mit einer bestimmten Aufgabe kompetent zurechtzukommen, fühlt sich wohler und ist leistungsfähiger (vgl. ▶ Erwartungseffekte, ▶ Kompetenzerleben, ▶ Kontrolle).

Selektives Muskeltraining *n*; ***Etym.:*** lat. *selectio* „Auswahl" u. engl. *training* „Schulung, Ausbildung, Üben"; ***engl.:*** Selective muscle training
Kontext: Funktionelle Bewegungslehre
Zielgerichtetes Üben der Muskulatur unter Fokussierung eines oder mehrerer funktioneller Aspekte, deren Auswahl von der angestrebten Aktivität abhängig ist; z. B. Gelenkstabilisation mittels Kokontraktion (gedachte Widerstände oder Gewichte); muskuläre Aktivität in offener oder geschlossener Kette; alternierende Aktivität agonistischer/antagonistischer Muskulatur mit Veränderung des Bewegungstempos; Berücksichtigen der physiologische Kontraktionsweise mehrgelenkiger Muskeln.

Self-control *f*; ***Etym.:*** engl. „Selbstbeherrschung, Selbstkontrolle"
Kontext: Motorisches Lernen
Selbstbestimmtes Üben. Bei freier Wahl der Übungsbedingungen und des Ablaufes motorischer Aufgaben ist der Lernerfolg höher als bei strikter externer Kontrolle durch einen Therapeuten (vgl. ▶ motorisches Lernen).

Self-Evaluation of Life Function Scale *f*;
Etym.: engl.; ***Abk.:*** SELF-Scale
Kontext: Diagnostik, Rehabilitation
Bewertungsbogen für Patienten zur Selbsteinschätzung ihrer gesundheitlichen Lebensumstände; einsetzbar als klinischer Routinefragebogen, in der Rehabilitation, in Studien; 53 Fragen/Aussagen, Dauer 15 min. Der Test wurde für über 60-jährige Patienten entwickelt.

Semmes-Weinstein-Ästhesiometer *m*;
Etym.: Josephine *Semmes*, Sidney *Weinstein*, griech. *aisthesis* „Sinneswahrnehmung" u. *metron* „Maß"; ***engl.:*** Semmes-Weinstein aesthesiometer;
Syn.: Semmes-Weinstein-Monofilament-Test
Kontext: Diagnostik, Neurologie, Handtherapie
Standardisierter Test zur Sensibilitätsprüfung der Haut, z. B. im Bereich der Hand. Der Therapeut führt leichte Berührungen bis hin zu festem Druck aus. Es gibt 20 sogenannte Monofilamente, geeichte Nylonfäden, von unterschiedlicher Dicke, die senkrecht auf den zu testenden Hautabschnitt aufgebracht werden, bis sich der Nylonfaden biegt. Der Patient gibt an, sobald er eine Berührung wahrnimmt. Er hat dabei keinen Augenkontakt zum Therapeuten. Der Test wird auf beiden Seiten durchgeführt und beginnt auf der nicht betroffenen Seite. Jedes Monofilament ist mit einer Nummer versehen, die den Logarithmus der zehnfachen Kraft in Milligramm angibt. Zur Auswertung werden die Zahlen, denen auch bestimmte Farben zugeordnet werden, mit Hilfe der Interpretationsskala von Semmes und Weinstein ausgewertet.

Senkung *f*; ***engl.:*** Pelvic organ prolapse; ***Syn.:*** Descensus genitalis
Kontext: Gynäkologie
Lageveränderung der weiblichen Genitalorgane nach kaudal, die über das ▶ Prolaps-Quantifizierungssystem eingestuft wird; Hauptursache ist eine angeborene Bindegewebsschwäche bei gleichzeitiger schwerer körperlicher Belastung, wie Geburten; die Organe stützende Pessare, intensives Beckenbodentraining und entlastendes Alltagsverhalten sind sinnvolle konservative Therapiemöglichkeiten.

Sensibilisierung *f*; ***Etym.:*** lat. *sensibilis* „sinnlich wahrnehmbar, mit Gefühl begabt", zu *sentire* „fühlen, empfinden, wahrnehmen"
Vgl. ▶ Nozizeptoren.

Sensibilisierung, spinale *f*; ***Etym.:*** lat. *sensibilis* „empfindungsfähig, mit den Sinnen verbunden“, *spina* „Dorn, Stachel, Rückgrat“
Kontext: Orthopädie, Algesiologie
Veränderung der Hinterhornzellen im Rückenmark bei schmerzhaften peripheren Schädigungen: Bisher unterschwellige Reize werden als Schmerzreiz weitergeleitet; nicht betroffene Hinterhornzellen leiten ebenfalls Schmerzreize weiter (Referred pain, weitergeleiteter Schmerz). Beide Phänomene schützen den Körper bei akuten Störungen vor Überlastungen. Bei chronischen Beschwerden sind sie jedoch Teil eines maladaptiven zentralen Schmerzmechanismus.

Sensibilität *f*; ***Etym.:*** lat. *sensibilis* „sinnlich wahrnehmbar, mit Gefühl begabt“, zu *sentire* „fühlen, empfinden, wahrnehmen“; ***engl.:*** Sensibility
Kontext: Physiologie
Informationsaufnahme (Transformation des Reizes in Aktionspotenzialserien) durch die spezifischen Sensoren und Verarbeitung der reizadäquaten Aktionspotenzialsequenzen. Aus der bewussten Verarbeitung der Informationen entstehen charakteristische Empfindungen bzw. Empfindungskomplexe (Sinnesmodalitäten): Die sogenannten fünf Sinne (Fühlen, Sehen, Hören, Riechen und Schmecken). Weitere Sinnesmodalitäten: Gleichgewichts-, Kraft-, Stellungs-, Bewegungs-, Schmerzsinn. Ausgehend von der Lokalisation der Rezeptoren in der Haut, den Muskeln, Gelenken und inneren Organen unterscheidet man: Oberflächen- (Tast-, Temperatur-, Schmerzsinn), Tiefen- (Kraft-, Stellungs-, Bewegungssinn) und Eingeweidesensibilität; gemeinsam bilden sie die somatoviszerale Sensibilität. Nicht der Reiz, sondern der antwortende Sensor und die verarbeitenden spezifischen zentralnervösen Strukturen bestimmen die Sinnesmodalität (Gesetz der spezifischen Sinnesenergien von J. Müller). Ein Sensor ist nicht absolut spezifisch; er kann intensitätsabhängig auf verschiedene Reizqualitäten reagieren. Bsp.: das Sehen von Sternen nach einem Schlag auf das Auge. Sinnesmodalitäten werden weiter in Sinnesqualitäten unterteilt. Bsp.: Ein bestimmter Ton ist eine Sinnesqualität der Modalität Hören; eine Farbe eine Qualität der Modalität Sehen.

Sensibilitätsprüfung *f*; ***Etym.:*** lat. *sensibilis* „sinnlich wahrnehmbar, mit Gefühl begabt“ zu *sentire* „fühlen, empfinden, wahrnehmen“; ***engl.:*** Sensibility testing
Kontext: Neurologie
Testung der unterschiedlichen sensiblen Qualitäten zur Erfassung von Sensibilitätsstörungen. Der Therapeut untersucht: Berührungs-, Druck-, Temperatur-, Vibrations-, Schmerz-, Bewegungs-, Lageempfindung (unter Berücksichtigung der sensiblen Areale bzw. Dermatome und Zuordnung zu den peripheren Nerven) und komplexe Sensibilitätsleistungen, z. B. Stereognosie (vgl. ▸ Sensibilitätsstatus).

Sensibilitätsschema *n*; ***Etym.:*** lat. *sensibilis* „sinnlich wahrnehmbar, mit Gefühl begabt“, zu *sentire* „fühlen, empfinden, wahrnehmen“ u. griech. *schema* „Gestalt, Figur, Form“; ***engl.:*** Sensibility scheme
Kontext: Neurologie, Dokumentation
Optische Darstellung gestörter Oberflächensensibilität. Bei bestimmten neurologischen Erkrankungen testen Physiotherapeuten Patienten hinsichtlich ihrer Fähigkeit, ohne optische Kontrolle unterschiedliche Reizqualitäten auf der Haut zu unterscheiden. Das Testergebnis wird auf der Haut des Patienten bzw. auf einem Extrablatt optisch erfasst (vgl. ▸ Aesthesie).

Sensibilitätsstatus *m*; ***Etym.:*** lat. *sensibilis* „sinnlich wahrnehmbar, mit Gefühl begabt“ zu *sentire* „fühlen, empfinden, wahrnehmen“ u. *status* „Stand“; ***engl.:*** Sensibility status/assessment
Kontext: Neurologie
Zusammenstellung der Ergebnisse der ▸ Sensibilitätsprüfung im Hinblick auf Qualitäten und Lokalisation der Beeinträchtigung.

Sensibilitätsstörung *f*, ***Etym.:*** lat. *sensibilis* „empfindsam“; ***engl.:*** Sensory impairment
Kontext: Neurologie
Verminderte oder veränderte Wahrnehmung von taktilen Reizen, Temperatur- und Schmerzreizen, Druck, Lage/Stellung und Bewegung der Körperabschnitte aufgrund verschiedenster Erkrankungen. Lokalisationen und Ursachen: Sensibilitätstörungen im Gesicht, z. B. aufgrund von Tumoren, Fazialisparesen, Trigeminusneuralgien, Kopfschmerzen etc.; an den Händen in den jeweiligen Dermatomen durch Einengungen im Zervikalkanal, z. B. aufgrund arthrotischer Veränderungen, Karpaltunnelsyndrom; an den Füßen durch einen Prolaps des Nucleus pulposus, häufig durch Polyneuropathien bei Diabetes oder Alkoholabusus usw. Weitere mit Sensibilitätsstörungen verbundene Krankheitsbilder: Apoplex, Querschnittsyndrom. Bei Patienten mit Multipler Sklerose treten häufig frühzeitig Sensibilitätsstörungen an Händen und

Füßen auf; Ursachen sind meist Plaques in den sensorischen Nervenbahnen. Physiotherapie: Maßnahmen zur ▶ Sensibilitätsschulung; effektive Techniken: z. B. Mobilisationen im Sinne der Neurotension nach Butler und Elvey, Weichteiltechniken der Manuellen Therapie (vgl. ▶ Parästhesie, ▶ Seddon-Skala).

Sensibilitätstraining *n*; ***Etym.:*** lat. *sensibilis* „empfindsam"

Kontext: Neurologie

Durchführen eines systematischen, geplanten Übungsprogramms bei zentralen und peripheren Sensibilitätsdefiziten, um die verminderte Sensibilität zu verbessern bzw. das Spüren und Erspüren zu bahnen. Bei zentral bedingten Störungen ist das Erkennen vermindert, bei peripheren Störungen ist dagegen die Reizaufnahme oder -weiterleitung betroffen. S. findet an/mit den Händen statt und an/mit der Fußsohle, um den Gangablauf zu verbessern und z. B. die Spastik zu reduzieren (Therapiegarten bzw. Gehen auf verschiedenen Untergründen/Materialien). Beeinträchtigt sind besonders das ▶ Greifen und die ▶ Manipulation von feineren Objekten. Kompensationen durch das visuelle System sind bei Manipulationen im Gesichtsfeld möglich, erfordern aber erhöhte Aufmerksamkeit. Das Training sollte verschiedenen Reizmodalitäten und -intensitäten beinhalten: 2-Punkt-Diskrimination, Unterscheiden von Oberflächenbeschaffenheiten, Lokalisieren taktiler Reize, Druckempfindung, Wahrnehmen passiver Bewegungen, Erkennen von Gegenständen durch Tasten mit geschlossenen Augen. Bsp.: Wärme-/Kälteanwendungen, Teilbäder (Eis-, Linsen-, Bohnen-, Kieselbad etc.), Bürsten (auch Igelbälle), Reizen mit/Erspüren von verschiedenen Materialien/Gegenständen, Vibration. Es kann mit Einzelreizen oder der Paarvergleichsmethode gearbeitet werden. Damit der Patient Reize aktiv und bewusst wahrnimmt (keine rein passive Reizapplikation), sind Rückmeldungen, ggf. Korrekturen und visuelle Kontrollen durch den Patienten notwendig. Nur wenn der Patient aktiv ist, kann er erfolgreichen lernen. Ergo- und Physiotherapeuten führen das S. durch.

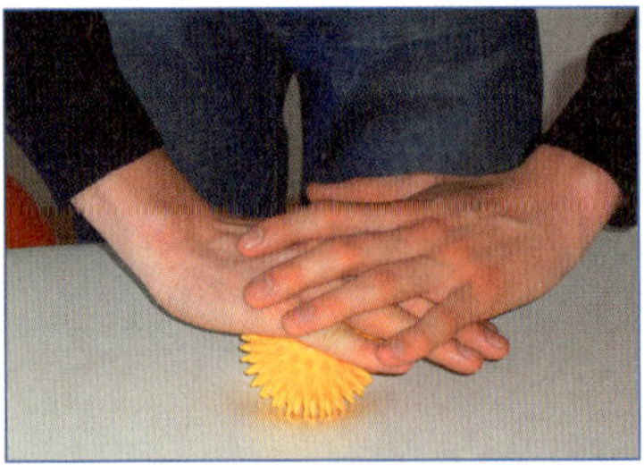

Sensibilitätstraining mit dem Igelball.

Sensibles Syndrom *n*; ***Etym.:*** lat. *sensibilis* „sinnlich wahrnehmbar, mit Gefühl begabt" zu *sentire* „fühlen, empfinden, wahrnehmen" u. griech. *syndrome* „Anhäufung, Zusammenlaufen"; ***engl.:*** Sensitive syndrome

Kontext: Neurologie

Kombination von mehreren Sensibilitätsstörungen. Die Kombination der Symptome ist abhängig vom Ort der Läsion (z. B. peripherer Nerv oder Hinterstränge). Bsp. Lokalisation der Symptome beim Brown-Séquard-Syndrom (Halbseitensyndrom bei halbseitiger Durchtrennung des Rückenmarks): auf Höhe der Läsion ipsilateral radikuläre Schmerzen (durch Hinterwurzelirritation), ipsilateral unterhalb der Läsion fehlende Lage- und Vibrationsempfindung, kontralateral unterhalb der Läsion gestörte Schmerz- und Temperaturempfindung. Aufgrund dieser Symptomkombination wird diese Beeinträchtigung auch als dissoziierte Empfindungsstörung bezeichnet. Physiotherapie: Erfassung motorischer und sensibler Defizite und entsprechende therapeutische Maßnahmen, z. B. isolierte isometrische Muskelkräftigung, Einüben von Bewegungen und funktionellen Aktivitäten.

Sensitivierung *f*; ***Etym.:*** lat. *sensibilis* „empfindsam"; ***engl.:*** Sensitization

Kontext: Neurologie, Algesiologie

Empfindlichkeitssteigerung bzw. Anstieg der Reaktionsintensität beim wiederholten Auftreten oder bei wiederholter Applikation eines Reizes (vgl. ▶ Habituation).

Sensivität *f*; ***Etym.:*** lat. *sensibilis* „empfindsam"; ***engl.:*** Sensitivity

Kontext: Forschung, Diagnostik

Personenzahl einer untersuchten Teilpopulation, auf die der untersuchte Teilzustand zutrifft und die der Test identifizieren kann, im Verhältnis zur Anzahl der betroffenen Personen in der gesamten Population. Der Test erkennt Funktionsstörungen/Krankheiten. Zur Unterscheidung zweier ▶ Hypothesen in der physiotherapeutischen Untersuchung muss ein Test ausreichend sensitiv und spezifisch sein (vgl. ▶ Spezifität, ▶ Validität).

S

Sensomotorik *f*; ***Etym.:*** lat. *sensus* „das Wahrnehmen, Beobachten, Gefühl" u. *motor* „Beweger"; ***engl.:*** Sensory motor function

1. ***Kontext:*** Bewegungslehre

Sämtliche, auf dem sensomotorischen System basierenden Bewegungsleistungen des Menschen. Das Training der S. ist ein Ziel innerhalb der Physiotherapie und bei sportmotorischen Bewegungsabläufen (vgl. ▸ Sensomotorisches System).

2. ***Kontext:*** Feldenkrais

Das Zusammenspiel von Wahrnehmung und ▸ Bewegung. Das Wahrnehmen von Bewegungen beeinflusst die Beweglichkeit. Ebenso umgekehrt kann sich der Mensch über ▸ Bewegung besser wahrnehmen lernen. ▸ Bewegung und Wahrnehmung sind dabei Ursache und Wirkung zugleich. Sensomotorische Erfahrungen helfen dem Schüler, besser das tun zu können, was er beabsichtigt. Denn „solange ich nicht wahrnehme und also nicht weiß, was ich tue, kann ich auch nicht das tun, was ich tun will" (Moshé Feldenkrais); (vgl. ▸ Bewegung).

Sensomotorisches System *n*; ***Etym.:*** lat. *sensus* „das Wahrnehmen, Beobachten, Gefühl", *motor* „der Beweger" u. griech. *systema* „Gebilde, Zusammenstellung, Gesamtheit"; ***Abk.:*** SMS; ***engl.:*** Sensory motor system

Kontext: Sensomotorik

Strukturell und funktionell kreisförmig angelegtes, in seiner Funktion unteilbares System zur Verknüpfung sensorischer und motorischer Funktionen (Aufnahme und Verarbeitung interner/externer sensorischer Reize sowie Haltungen und Bewegungen); Voraussetzung für adäquates Bewegungsverhalten. Miteinander verbundene Strukturen: Sensoren mit ihren afferenten sensorischen Neuronen im Gg. spinale oder den Trigeminuskernen bzw. sensorische Neurone mit ihren rezeptiven Zonen im Bereich der freien Nervenendigungen; afferente Bahnsysteme mit ihren spinalen und supraspinalen Schalt-, Verknüpfungs- und Informationsverarbeitungsstellen; zentralnervöse Strukturen der Bewegungs- und Handlungsregulation (einschließlich der für die Sensomotorik erforderlichen Strukturen für die kognitiven Leistungen); efferente Bahnsysteme mit ihren supraspinalen und spinalen Schalt-, Verknüpfungs- und Informationsverarbeitungsstellen – die Muskulatur. Die Muskulatur selbst und die durch die Muskelkontraktionen direkt mechanisch beanspruchten Bindegewebsstrukturen (z. B. Gelenkkapseln, Bänder) sind der anatomische Standort von Sensoren oder freien Nervenendigungen sensorischer Neurone. Dadurch wird der Funktionskreis geschlossen.

Sensomotorisches System, Diagnostik *n*; ***Etym.:*** lat. *sensus* „das Wahrnehmen, Beobachten, Gefühl", *motor* „der Beweger", griech. *systema* „Gebilde, Zusammenstellung, Gesamtheit" u. *diagnoskein* „genau untersuchen, unterscheiden"; ***engl.:*** Sensory motor system, diagnostics

Kontext: Sensomotorik

Alle diagnostischen Methoden zur Untersuchung des SMS spiegeln immer die Funktion des Gesamtsystems wider, wenn Willkürbewegungen als Testbelastungen vorgegeben werden. Alle diese Belastungen erbringt der Funktionskreis: Sensoren – afferente Erregungsleitung – Verarbeitung zum Bewegungsprogramm – efferente Erregungsleitung – Muskelfunktion – bewegungsbedingte Reafferenz. Diagnostische Methoden zur Untersuchung des SMS nutzen einen direkten oder indirekten Zugangsweg.

Direkter Zugang (Beanspruchungsmerkmale Elektromyogramm (EMG) und/oder Kraft werden unmittelbar gemessen): kinesiologische Elektromyographie bei Willkürsensomotorik, statische oder dynamische Dynamografie bei Willkürsensomotorik, die Kombination von EMG und Dynamografie und die Elektromyostimulation in Kombination mit EMG und Dynamografie.

Indirekter Zugang (Beanspruchungsmerkmale werden nicht gemessen): Es wird direkt aus kinetischen und kinematischen Parametern der Biomechanik auf die Beanspruchung geschlossen. Die Parameter ergeben sich aus dem Bewegungsvollzug, sind deren physikalische Kennwerte, z. B. äußere Kräfte, Geschwindigkeiten, Beschleunigungen und Winkeländerungen.

Sensorik *f*; ***Etym.:*** lat. *sensus* „das Wahrnehmen, Beobachten, Gefühl"; ***engl.:*** Sensoric

Kontext: Neurophysiologie

Oberbegriff für die Gesamtheit der Sinneswahrnehmungen. Im deutschen Sprachgebrauch werden unter dem Begriff oft (und in unzutreffender Weise) nur sensible Wahrnehmungen, Geruchs- und Geschmacksreize verstanden.

Sensorische Information *f*; ***Etym.:*** lat. *sensus* „das Wahrnehmen, Beobachten, Gefühl" u. *informatio* „Formung, Bildung durch Unterweisung"; ***engl.:*** Sensory information

Kontext: Neurophysiologie

S

Gesamtheit der Reize, die über die Sinnesorgane (Auge, Nase, Zunge, Ohr, vestibuläres System) und das somatosensible System aufgenommen und im zentralen Nervensystem in einem mehrstufigen Prozess zum größten Teil unterhalb der Bewusstseinsstufe verarbeitet werden.

Sensorischer Trick *m*; ***Etym.:*** lat. *sensus* „das Wahrnehmen, Beobachten, Gefühl" u. engl. *trick* „Kunstgriff, Kniff, Trick"; ***engl.:*** Sensory trick; ***Syn.:*** Trick-Manöver, anatagonistische Geste
Kontext: Neurologie
Verminderung einer Symptomatik bei Dystonien (insbesondere Torticollis) durch Berührung eines bestimmten Hautareals, z. B. Kinn.

Sensorisches Feedback *n*
Vgl. ▶ Feedback, sensorisches.

Sensumotorik *f*; ***Etym.:*** lat. *sensus* „Sinn, Bewusstsein, Gefühl" u. *motor* „Beweger"; ***engl.:*** Sensorimotor
Kontext: Bobath-Konzept
Beinhaltet nach Pust und Ritter die Bedeutung des Begriffs Sensomotorik als Zusammenspiel von Sensorik und Motorik. Mit Sensumotorik wird erweiternd betont, dass in diesem Zusammenwirken über Sensorik und Motorik hinaus die emotionale und kognitive Befindlichkeit und Aktivität maßgeblich einbezogen werden (vgl. ▶ Kooperation, sensumotorische).

Serienschaltung *f*; ***engl.:*** Serial connection; ***Syn.:*** Reihenschaltung, Hintereinanderschaltung
Vgl. ▶ Reihenschaltung.

Set, neuronales *n*; ***Etym.:*** engl. *set* „Satz, Gruppe, Kategorie"; ***engl.:*** Set, neural
Kontext: Konzept: Bobath-Konzept
Gruppierung von Neuronen, deren Erregung zur Durchführung einer selektiven Bewegung bzw. eines Bewegungsmusters führt. Bewegungsmuster, die dem Überleben dienen (Atmen, Schlucken usw.), werden von angeborenen neuronalen Sets initiiert. Durch willkürliche Bewegungen, die immer wieder wiederholt werden, können neue neuronale Sets gebildet werden (Automatisierung von Bewegungen). Zentrale Mustegeneratoren sind angeborene neuronale Sets, wobei nicht jedes neuronale Set ein Zentraler Mustergenerator ist.

Sexueller Missbrauch *m*; ***Etym.:*** lat. *sexus* „Geschlecht" ; ***engl.:*** Sexual abuse
Kontext: Psychiatrie
Dabei handelt es sich um sexuelle Handlungen, die gegen den Willen eines anderen ausgeführt werden und dessen Integrität verletzen. Sie sind meist verbunden mit Gewalt oder Machtausübung. M. wird als schweres Verbrechen geahndet. An Kindern ausgeübte sexuelle Übergriffe schädigen diese nachhaltig. Menschen, die sexuelle Gewalt/Missbrauch erfahren, haben oft psychische Störungen, die mit einem gestörten, entfremdeten Verhältnis zu ihrem Körper verbunden sind.

SF-36 *m*; ***engl.:*** SF 36 questionnaire; ***Syn.:*** Short-Form 36
Kontext: Psychologie, Diagnostik
Standardisierter Fragebogen zum Gesundheitszustand, der die gesundheitsbezogene Lebensqualität in acht Kategorien erfasst, z. B. körperliche Funktionsfähigkeit, emotionale Rollenfunktion. Der Patient beurteilt anhand einzelner Kriterien (z. B. „Mehr als 1 km gehen.") den Grad der Einschränkung (stark, etwas, nicht). Der Fragebogen kann in allen klinischen Bereichen eingesetzt werden, Dauer ca. 10 min.

S-Form der Wirbelsäule *f*; ***engl.:*** S-shape of spine; ***Syn.:*** Doppel-S, Wirbelsäulen-S
1. *Kontext:* Anatomie, Biomechanik
Charakteristische Doppel-S-Form der Wirbelsäule in der sagittalen Ebene (Statik) (meist nicht näher quantifiziert). Als biomechanisch-funktionelle Begründung wird häufig die federnde Stoßdämpfung des Achsenorgans postuliert.
2. *Kontext:* Spiraldynamik
Die Spiraldynamik bietet für die Erklärung der Doppel-S-Form der Wirbelsäule verschiedene Ansätze. Formal: Ergebnis der geometrischen Überlagerung einer links- und einer rechtsdrehenden Spirale. Funktionelle Anatomie: Das Doppel-S als ökonomischer Ruhezustand einer umfassend beweglichen Wirbelsäule. Evolution: Die evolutionsgeschichtliche Aufrichtung des Vierbeiners zum Zweibeiner impliziert eine LWS-Lordose mit konsekutiver BWS-Kyphose, HWS-Lordose und Schädel-Kyphoseform. Biomechanik: Die Hebelverhältnisse von Beckenring, Brustkorb und Schädel erfordern ein Ausweichen der Wirbelsäule in der sagittalen Ebene nach dorsal (Kyphosierung mit konsekutiver Lordosierung der Zwischenabschnitte lumbal und zervikal). Funktionelle Anatomie: Die S-Form der Wirbelsäule ist erforderlich für ihre Schwingungsfähigkeit beim Gehen und beim Laufen. Hinweis: Für die vertikale Federungsfunktion des menschlichen Achsenorgans durch S-förmige Deformierung konnte in der Natur kein Beispiel gefunden werden.

Shaping *n*; ***Etym.:*** engl. *to shape* „anpassen, formen"
Kontext: Motorisches Lernen
Therapieverfahren mit sukzessiver Steigerung des Schwierigkeitsgrades der motorischen Anforderungen in Abhängigkeit vom Bewegungserfolg (exakt angepasst an den momentanen Stand der Fähigkeiten und Fertigkeiten des Patienten); Methode des task-orientierten Trainings bzw. Motor Learning Program. Der Begriff stammt ursprünglich aus dem operanten Konditionieren. Lerntheoretisch basiert S. auf einer Erfolgs-Rückkoppelungs-Verstärkung. Der Erfolg, die Steigerung zu meistern, aktiviert das körpereigene dopaminerge Belohnungssystem und motiviert den Patienten. Demotivierend wirkt dagegen Überforderung aufgrund eines zu hohen Schwierigkeitsgrades. Mehrfacher Misserfolg führt zum erworbenen Nichtgebrauch. Durchführungsprinzipien: von selektiven Gelenkbewegungen zu komplexen Bewegungsabläufen steigern; durch spezifische Rückmeldungen (benötigte Zeit, Wiederholungsanzahl), verbale Aufforderung und Feedback positiv verstärken (vgl. ▸ Motorisches Lernen).

Shen *n*; ***engl.:*** Spirit
Kontext: Traditionelle Chinesische Medizin
S. steht in der Traditionellen Chinesischen Medizin für den Geist und die Seele.

Shiatsu-Therapie *f*; ***Etym.:*** chin. *Shi* „Finger" u. *atsu* „Druck"; ***engl.:*** Shiatsu therapy
Kontext: Traditionelle Chinesische Medizin
S. ist eine japanische Form der Akupressur, aus der eine professionelle Massagetherapie entwickelt wurde. Sie basiert auf der Taoistischen Philosophie (Qi, Yi/Yang, Fünf Elemente) und den diagnostischen und therapeutischen Grundlagen der TCM. Als Befundung in der S. dienen die Beurteilung des Qi-Zustands und die Berücksichtigung des Menschen in seiner Einheit aus Körper, Geist und Seele. Die Behandlung findet traditionell auf einer Matte (Futon) auf dem Boden statt. Die Behandlung dauert bei Erwachsenen ca. 50–60 min. Die angewandten Techniken ergänzen sich, werden entsprechend der therapeutischen Zielsetzung gewählt und durchgeführt. Das Behandlungsziel der S. ist der Ausgleich der Elemente ▸ Wasser und ▸ Erde. Techniken der S. sind z. B. Gelenkrotationen, Traktionen, Dehnungen, Schüttelungen, Vibrationen, Klopfungen, Hackungen, Reibungen, Ausstreichungen, Hautverschiebetechniken und Druckbehandlung. Die S. hat eine ganzheitliche Sichtweise und so hat jede körperliche Störung oder Erkrankung auch ihren psychischen oder geistigen Aspekt und jede psychische Störung hat ihre körperliche Entsprechung. Während eines akuten Krankheitszustands ist eine Shiatsu-Ganzbehandlung kontraindiziert, da sie schwächend wirken könnte. Aber kurze, symptomatische oder lindernde Behandlungssequenzen, wie z. B. die gezielte Behandlung einzelner Punkte oder Teilbehandlung, sind in solchen Fällen erlaubt.

Short Arc Motion *f*; ***Etym.:*** engl. „Bewegung in einem kurzen Bogen"; ***Abk.:*** SAM
Kontext: Handtherapie
S. ist ein frühfunktionelles aktiv limitiertes Behandlungskonzept, das nach Strecksehnenverletzungen in den Zonen 3 und 4 angewendet wird. Der Patient erhält eine Lagerungs- und eine Übungsschiene. Stündlich führt er aktive Übungen nach exakter Anweisung durch, wobei die Flexion in den ersten vier Wochen durch die Schiene eingeschränkt ist. Zwischen den Übungen trägt der Patient die Lagerungsschiene. Durch dieses Übungsgerät wirken geringere Kräfte auf die Strecksehne ein, sodass Verwachsungen vorgebeugt werden kann. Die Mobilisation wird somit erleichtert.

Short Flicks *m*; ***Etym.:*** engl. *short* „kurz" u. *flick* „Schnipsen, Schnippen, Anklicken"
Kontext: Urologie
Kräftige Aktivierung der externen Sphinkter- bzw. Beckenbodenmuskulatur in Serien, die aus 6–8 Kontraktionen bestehen. Indiziert bei Patienten mit verfrühtem Harndrang, um den M. detrusor vesicae zu relaxieren und somit die Speicherphase der Blase zu verlängern.

Short Range Elastic Component *f*; ***Etym.:*** engl. *short* „kurz", *range* „Entfernung, Abstand", *elastic* „elastisch, spannkräftig, biegsam" u. *component* „Bestandteil"; ***Abk.:*** SREC
Kontext: Muskelphysiologie
Funktionelle Komponente der Sarkomere, die dafür sorgt, dass ein ruhender Muskel sehr kurzen Dehnungen einen hohen Widerstand entgegensetzt (Hill 1968); basiert auf der passiv mechanischen Eigenschaft der Sarkomere (nicht auf den kraftgenerierenden Kreuzbrücken, weil diese eine sehr geringe Deformierbarkeit aufweisen). Wirkungsbereich SREC: bis zu einer Längenänderung von ca. 2 % der Muskellänge. Mit Hilfe der SREC kann der Muskel zeitlich vor der neural vermittelten Antwort auf externe Belastungen mit Widerstand reagieren. Sie sind ein wesentliches Ele-

ment zur energiesparenden Stabilisierung und Aufrechterhaltung der Körperhaltung und des Gleichgewichts (vgl. ▶ Kraft-Geschwindigkeit-Kurve, ▶ Muskelmodell).

Shuttle-Walk-Test *m*; ***Etym.:*** engl. *to shuttle* „hin- und herpendeln", *to walk* „gehen"; ***Abk.:*** SWT

Kontext: Trainingstherapie

Ausdauertest; Pat. läuft in einem markierten Abschnitt von 10 m hin und zurück; Laufgeschwindigkeit wird durch Piepsignal vorgegeben und jede Minute erhöht; Testende, wenn der Pat. in der vorgegebenen Zeit die Markierung nicht erreicht; keine Normwerte bekannt.

Shuttle-Walk-Test, Ausdauertest *m*; ***Etym.:*** engl. *to shuttle* „hin- und herpendeln", *to walk* „gehen"; ***Abk.:*** USWT; ***engl.:*** Shuttle walk test, endurance test

Kontext: Trainingstherapie

Abgeleitet vom ▶ Shuttle-Walk-Test (SWT); Alternative zum Messen der Ausdauer anstelle des ▶ Fahrrad-Ausdauer-Tests; Pat. soll so lange wie möglich 85 % der maximalen Geschwindigkeit des SWT einhalten; Geschwindigkeit wird durch akustisches Signal vorgegeben; Testende, wenn Pat. die Markierung zweimal hintereinander nicht rechtzeitig erreicht hat; USWT scheint sensibler als SWT für Veränderungen während der Reha zu sein.

Sicherheit im Kontakt, emotionale *f*

Kontext: Psychologie, Kommunikation

Grundlegendes psychisches ▶ Bedürfnis, von anderen Personen fair und ohne körperliche bzw. psychische Bedrohung behandelt zu werden. Ist emotionale Sicherheit im Kontakt zu einer bestimmten anderen Person gegeben, entsteht berechtigtes ▶ Vertrauen zu dieser Person. In der Physiotherapie ist sie eine grundlegende Bedingung, die für eine gelingende Behandlung gegeben sein muss. Ist dies nicht der Fall, wird der Patient Abwehrspannung und eine – auch subtile – Verweigerung der ▶ Kooperation zeigen. Therapeuten können durch faires, glaubwürdiges Verhalten und angemessene ▶ Gesprächsführung erheblich dazu beitragen, dass Patienten sich im Kontakt sicher fühlen können (vgl. ▶ Struktur- und Prozessmodell der Gesprächsführung, ▶ Nonverbale Kommunikation).

Sicherheitsgurt *m*; ***engl.:*** Safety belt

Kontext: Gynäkologie

Physiotherapeutische Technik, den Beckenboden vor und während einer absehbaren Erhöhung des intraabdominalen Druckes mit 30 % der Maximalkraft anzuspannen, um eine Belastungsinkontinenz zu verhindern.

Sicherheitsventilfunktion *f*; ***engl.:*** Safety valve function

Kontext: Lymphdrainage

Funktionelle Reservekapazität des Lymphsystems. Alles, was venös nicht abfließen kann, transportiert das Lymphsystem ab, das über eine potenziell hohe Funktionsleistung verfügt. Muskuläre Arbeit, weit gestellte Blutkapillaren erhöhen die Filtration, die Prälymphe im Interstitium (Gewebezwischenraum) nimmt zu. Bei Überlastung (Überschreiten der maximalen Transportkapazität) des Lymphsystems kommt es zur ▶ Sicherheitsventilinsuffizienz.

Sicherheitsventilinsuffizienz *f*; ***engl.:*** Safety valve insufficiency

Kontext: Lymphdrainage

Pathologisch verändertes Lymphsystem kann die vermehrt anfallende ▶ lymphpflichtige Last nicht bewältigen. Beispiel: durch Entzündung (Erysipel) gesenkte Transportkapazität führt zu einem eiweißreichen ▶ Lymphödem. Folgen: massive Gewebeschädigungen bis zur Nekrose (vgl. ▶ Hochvolumeninsuffizienz, ▶ Niedervolumeninsuffizienz).

Sichtbefund *m*; ***engl.:*** Observation; ***Syn.:*** Beobachtung

Kontext: Diagnostik, Handtherapie

Der Therapeut beobachtet und dokumentiert alles, was ihm am Patienten von Beginn der ersten Begegnung an auffällt. Dazu gehört z. B.: Wie hält der Patient seine verletzte Extremität? Wie zieht er seinen Mantel aus? Begrüßt er mich? Setzt er seine Hand ein? Macht er Ausweichbewegungen? Trägt er einen Verband? Bei der Befundaufnahme beachtet der Therapeut Hautfarbe, Durchblutung, Ödeme, leichte Schwellungen, Hornhaut oder Schwielen an den Händen, Narbenverlauf sowie Anzahl der Narben und ihre Beschaffenheit, mögliche Amputationen und deren Höhe, Veränderungen der Nageloberfläche (können auf Systemerkrankungen hinweisen, z. B. Diabetes mellitus, Morbus Raynaud oder Herz-Kreislauferkrankungen); (vgl. ▶ Untersuchung, physiotherapeutische, ▶ Clinical Reasoning).

Sichtweise, aufgabenorientierte *f*; ***engl.:*** Approach, task-oriented

Kontext: motorisches Lernen, Neurophysiologie

Begriff aus der Forschung zur ▶ motorischen Kontrolle, die mit multifaktoriellen Ansätzen arbeitet,

S

um zu verstehen, wie das Gehirn Probleme der Bewegungskontrolle löst. Dabei kommen praktisch alle Gehirnanteile zum Einsatz, also nicht nur die rein motorischen (vgl. ▸ Zielbild).

Side Lunge *m*; ***Etym.:*** engl. *side* „Seite" u. *lunge* „Sprung, Satz"
Kontext: Medizinische Trainingstherapie
Übung zur Kräftigung der Beinmuskulatur. Ausgangsstellung: Der Patient steht in einer breiten Parallelstellung. Aktion: Ein Schritt zur Seite, der auf einer gedachten Linie zwischen den Füßen stattfinden sollte. Das zu belastende Bein geht in Flexion und der Oberkörper neigt sich im Raum nach vorne. Das andere Bein ist gestreckt und wird nur noch geringfügig belastet. Eine der am schwierigsten durchzuführenden Übungen; muss nur selten mit zusätzlichem Gewicht durchgeführt werden (vgl. ▸ Lunge).

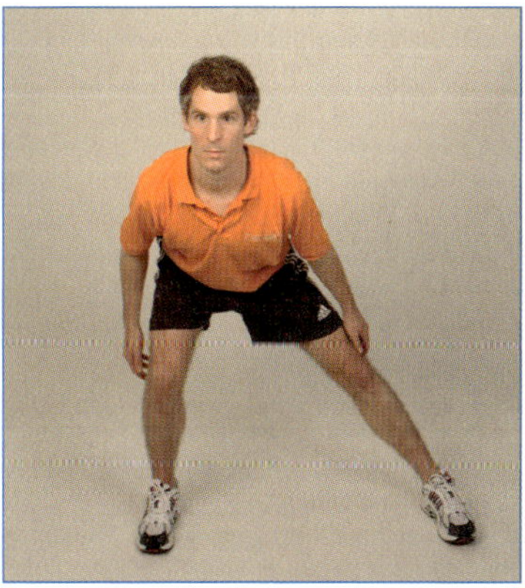

Side Lunge.

Sideglide-Technik *f*; ***Etym.:*** engl. *side* „Seite", *glide* „gleiten" u. griech. *techne* „Handwerk, Kunst, Kunstfertigkeit, Wissenschaft"; ***engl.:*** Side glide technique; ***Syn.:*** Lateralgleiten
Kontext: Kiefergelenkbehandlung
Neurale Mobilisationstechnik für die Halswirbelsäule (HWS), wobei die mittlere HWS parallel zur Schulterlinie bewegt wird. Die S. ist eine der am häufigsten verwendeten Techniken, um die Sensitivität und Mobilität des Nervensystems zu verbessern.

Sieben P *f*; ***engl.:*** Seven P
Kontext: Betriebswirtschaftslehre, Marketing
Die klassischen ▸ vier P, die im Dienstleistungsbereich um drei weitere P ergänzt wurden: Process

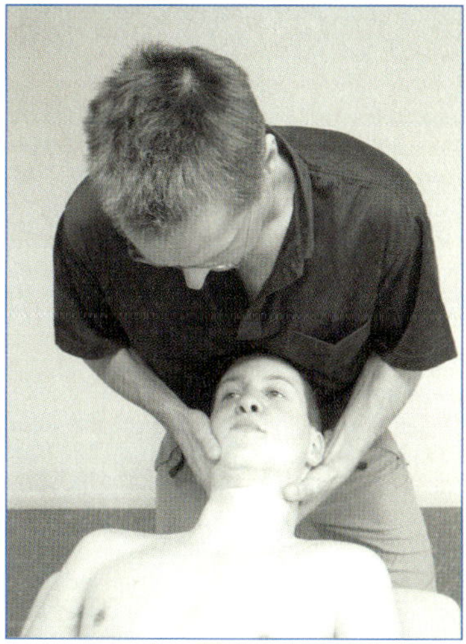

Sideglide-Technik. Lateralgleiten nach links für die mittlere HWS.

(Ablaufpolitik), Physical Facilities (Ausstattungspolitik), personell (Personalpolitik). Physiotherapie: Da physiotherapeutische Leistungen Dienstleistungen sind, sind neben der Produkt- und Kommunikationspolitik besonders die Ergänzungen (Ablauf-, Ausstattungs- und Personalpolitik) von Bedeutung.

Siebener Syndrom *n*; ***Etym.:*** griech. *syndrome* „Anhäufung, Zusammenlaufen"; ***engl.:*** Seven syndrome
Kontext: Pädiatrie, Diagnostik, Vojta-Konzept
Beschreibung von sieben verschiedenen Körperbereichen, die sich bei Abweichungen in Haltung

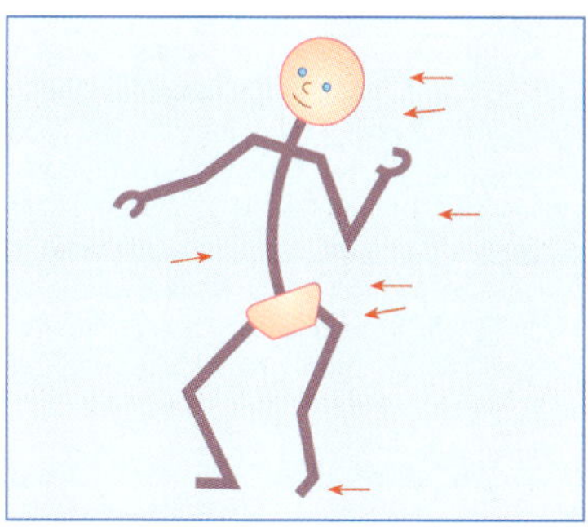

Siebener Syndrom.

und Bewegung von der gesunden idealen Norm gegenseitig negativ beeinflussen. Dieser Begriff wurde ursprünglich vom Arzt Hans Mau, im Zusammenhang mit der sogenannten Säuglingsskoliose (SSS) geprägt; heute wird er von ▶ Vojta modifiziert benutzt. Die Entwicklungsdynamik bedingt, dass eine konstante Haltungs- bzw. Bewegungsstörung eines Säuglings stets negative Auswirkungen auf den gesamten Körper und damit auf die Folgeentwicklung des Kindes hat.

Siedepunkt *m*; ***engl.:*** Boiling point; ***Syn.:*** Kochpunkt
Kontext: Physik
Bei der Änderung des Aggregatzustandes: Übergang flüssig – gasförmig. Der S. ist stark druckabhängig. Er steigt mit zunehmendem äußerem Druck (Beispiel: Dampfdrucktopf). Oberhalb des S. erfolgt Verdampfung (unterhalb Verdunstung). Die Temperatur, die den S. bestimmt, entspricht dem ▶ Kondensationspunkt, bei dem die Änderung des Zustandes in entgegengesetzter Richtung verläuft (gasförmig – flüssig).

Signal, vestibuläres *n*; ***Etym.:*** lat. *signum* „Zeichen, Siegel" u. *vestibulum* „Vorhof, Vorplatz"
Kontext: Physiologie, Neurologie
Aus dem Vestibulum stammendes Signal. Das Vestibulum ist ein System, das bei der Erhaltung des Gleichgewichts eine entscheidende Rolle spielt.

Signifikanz *f*; ***Etym.:*** lat. *significare* „etwas anzeigen, ein Zeichen geben"; ***engl.:*** Significance
Kontext: Statistik
Die S. eines hypothesenprüfenden Test, hängt davon ab, ob die ▶ Wahrscheinlichkeit sich mit der Ablehnung der ▶ Nullhypothese (und Annahme der ▶ Alternativhypothese) zu irren, unter der maximal tolerierbaren Irrtumswahrscheinlichkeit (▶ Signifikanzniveau) liegt. Ist dies der Fall, spricht man von einem signifikanten Ergebnis. Die S. sagt nicht zwangsläufig etwas über die klinische Bedeutsamkeit des Ergebnisses aus, da es sich um eine rein statistische Größe handelt, die bei nur genügend großer ▶ Stichprobe quasi jeden noch so geringen Unterschied signifikant erscheinen lassen kann. Um in der Berechnung der S. die klinische Bedeutsamkeit des Ergebnisses zu berücksichtigen, muss zuvor der optimale ▶ Stichprobenumfang bestimmt werden.

Signifikanzniveau *n*; ***Etym.:*** lat. *significare* „etwas anzeigen, ein Zeichen geben" u. franz. *niveau* „Nivellierwaage, waagerechte Fläche"; ***Abk.:*** α; ***engl.:*** Significance level, level of significance; ***Syn.:*** Irrtumswahrscheinlichkeit, Überschreitungswahrscheinlichkeit
Kontext: Statistik
Kennzeichnet das maximal tolerierbare Risiko, sich zu irren, wenn man sich für die ▶ Alternativhypothese und gegen die ▶ Nullhypothese entscheidet. Das S. beschreibt die Grenze des akzeptierten Alpha-Fehlerrisikos. In der klinischen Forschung wird das S. oft auf $\alpha = 0{,}05$ oder $\alpha = 0{,}01$ festgelegt. Es bedeutet, dass aufgrund der statistischen Hypothesenprüfung die Alternativhypothese angenommen wird, wenn der ermittelte Mittelwertsunterschied nur mit maximal 5%iger (1%iger) Wahrscheinlichkeit auf Zufall beruhen könnte (vgl. ▶ Alphafehler).

Silikon-Narben-Pflaster *n*; ***engl.:*** Silicone scar patch
Kontext: Traumatologie, Handtherapie
Pflaster mit Silikongelauflage. Das Narbengewebe erfährt dadurch mehr Druck und zusätzlich mehr Bewegung. Dadurch wird die Keloidbildung reduziert und die Narben bleiben beweglich (Verkleben).

Silikonverband, Fingerkappe *m*; ***engl.:*** Silicone bandage, finger cap
Kontext: Handtherapie
Kompressionsbandage zur Ödem- und Narbenbehandlung. Silikonfinger mit schützender Druckhülle, bei der die Fingerkuppe geschlossen ist. In 4 Standardgrößen (Umfang) erhältlich und auf Fingerlänge zuzuschneiden (vgl. ▶ Digi-sleeve).

Siltstein *m*; ***Etym.:*** engl. silt „Treibsand, Schlick"; ***Syn.:*** Schluff
Kontext: Balneologie
Klassisches Sedimentgestein mit kleinsten Mineralkörnern; Bestandteil des ▶ Fango.

Sinneseindruck *m*; ***engl.:*** Sensation
Kontext: Neurologie
Bewusste Sinneswahrnehmung aller Sinnessysteme. Eine Vielzahl von Sinnesreizen erreicht die Bewusstseinsebene nicht und wird unterhalb dieser Schwelle verarbeitet. Physiotherapie: Das Training sinnesspezifischer Wahrnehmungsleistungen erfolgt unter Anwendung von Lernprinzipien; d. h. die vom Patienten empfundene Wahrnehmung muss anhand anderer Sinne überprüft und ggf. entsprechend korrigiert werden.

S

Sinneswahrnehmung, unzuverlässige *f*; *engl.:* Sensory perception, inconsistent
Kontext: Alexander-Technik
Längerfristige Verhaltens- und Bewegungsmuster beeinflussen die propriozeptive und die vestibuläre Reizverarbeitung. So wird ein ständig unangepasster Muskeltonus nicht mehr als solcher wahrgenommen, sondern als angemessen. Starre und unökonomische Haltungs- und Bewegungsmuster werden als „normal" eingestuft. Veränderungen hin zu mehr Aufrichtung und Balance werden oft subjektiv als ungewohnt, unsicher und *falsch* wahrgenommen. In der Alexander-Technik setzt der Lehrer einen Spiegel zur äußeren, objektiven Kontrolle der oft unstimmigen inneren Wahrnehmung ein.

SI-System *n*
Vgl. ▸ Internationales Einheitensystem.

Sit Up *n*; *Etym.:* engl. *sit up* „aufsetzen"
Kontext: Trainingslehre
Übung zur Kräftigung der Bauchmuskulatur. Ausgangsstellung: Der Patient ist in Rückenlage, die Beine sind angestellt, die Arme sind vor der Brust verschränkt. Aktion: Der Schultergürtel wird durch eine thorakale Flexion abgehoben (Crunch), dann zusätzlich der gesamte Rumpf durch eine Hüftflexion.

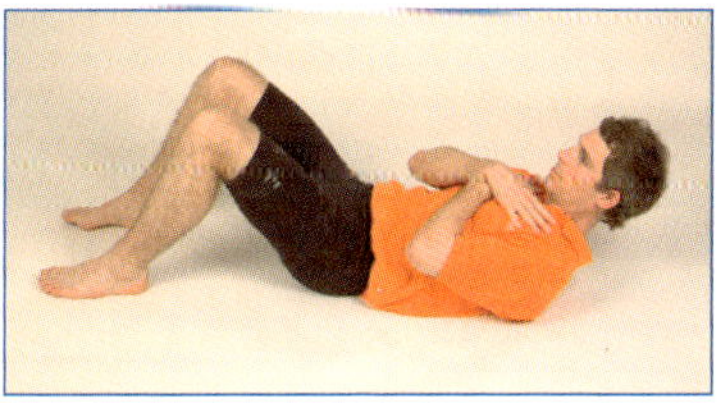

Sit Up.

Sitz *m*; *engl.:* Seat
Kontext: Hippotherapie
Beim Sportreiten überträgt der Reiter im aktiven S. Bewegungsimpulse auf das Pferd zum Verständlichmachen der gewünschten Lektionen (aktiver Bewegungsdialog durch Hilfengebung). Bei der Hippotherapie überträgt das Pferd die vom Therapeuten gewünschten Bewegungsimpulse auf den Patienten, dieser reagiert darauf durch Veränderung von Muskelkoordinationen, er wirkt nicht aktiv auf das Pferd ein, sitzt aber auch nicht passiv, sondern im Bewegungsdialog durch einen reaktiven S.

Sitz, kyphosierter *m*
Vgl. ▸ Sitzhaltung.

Sitzen, dorsal orientiertes *n*; *Etym.:* lat. *dorsum* „Rücken"; *Syn.:* dorsal angelehnte Sitzposition
Kontext: Prävention
Sitzpositionen mit der Möglichkeit, das Rumpfgewicht nach hinten abzugeben (z. B. an die Rücken- und/oder Seitenlehne) zur Förderung der aufrechten Körperhaltung und zum Vermeiden von haltungsbedingten Beschwerden. Ist in der Regel mit Schreibpausen oder Gesprächen verbunden. Patienten lernen, je nach Tätigkeit zwischen dorsal- und ▸ ventralorientiertem Sitzen zu wechseln (vgl. ▸ Sitzen, dynamisches).

Sitzen, dynamisches *n*
Kontext: Prävention
Bewusste, regelmäßige Haltungs- und Bewegungswechsel unter Berücksichtigung der aufrechten Körperhaltung während längerer Sitzphasen. Trainiert die Muskulatur, fördert die (Gehirn-) Durchblutung (Muskelpumpe), Konzentrationsfähigkeit und durch ständige Be- und Entlastung die Bandscheibenernährung, verringert Ermüdungserscheinungen. Unterstützend wirken dynamische Sitzmöbel, konkave Sitzflächen (vgl. ▸ Haltungswechsel).

Sitzen, ventral orientiertes *n*; *Etym.:* lat. *venter* „Bauch, Unterleib"
Kontext: Prävention
Sitzpositionen mit der Möglichkeit, das Rumpfgewicht nach vorne abzugeben (z. B. an den Schreibtisch, die Rückenlehne des umgedrehten Stuhls, die eigenen Oberschenkel) zur Förderung der aufrechten Körperhaltung und zum Vermeiden von haltungsbedingten Beschwerden. In der Regel mit Schreibarbeiten verbunden. Patienten lernen, je nach Tätigkeit zwischen ventral- und ▸ dorsalorientiertem Sitzen zu wechseln (vgl. ▸ Sitzen, dynamisches).

Sitzhaltung *f*
Kontext: Bewegungslehre
Unbewusst, spontan eingenommene oder bewusst korrigierte Körperposition während der Aktivität Sitzen. Man unterscheidet die krumme (kyphosierte/entspannte) und aufrechte („ideale") S. Statische Dauerbelastungen sind ungünstig (Bildschirmarbeitsplatz). Dies gilt auch für die aufrechte S. Es ist wissenschaftlich erwiesen, dass sie mit einem relativ hohen Muskeltonus verbunden ist. Günstig ist ▸ dynamisches Sitzen mit wechselnden Sitzhaltungen.

S

Kyphosierte S.: Thoraxsenkung; Protraktion und Elevation des Schultergürtels mit vermehrter Innenrotation in den Schultergelenken; Translationsbewegung des Kopfes nach ventral mit verstärkter Lordosierung des Nackens; Beckenaufrichtung mit verminderter Außenrotation und Abduktion in den Hüftgelenken. Biomechanische Folgen: vermehrte Biegebelastung der Wirbelsäule, verstärktes Einwirken von Scher- und Druckkräften auf die sternokostalen Verbindungen. Myofaziale Folgen: Verkürzug typischer Muskelgruppen (Bauchmuskulatur, Schulteradduktoren und -innenrotatoren, Hüftextensoren, -adduktoren und -innenrotatoren. Langfristig entstehen unterschiedlichste Beschwerden im Bewegungssystem.

Aufrechte S.: Thoraxhebung; Retroposition des Schultergürtels mit dorsokaudaler Gleitbewegung der Schulterblätter auf dem Thorax und verringerter Innenrotation in den Schultergelenken; Translationsbewegung des Kopfes nach dorsal mit verminderter Lordosierung des Nackens; Beckenkippung mit verstärkter Außenrotation und Abduktion in den Hüftgelenken. Die aufrechte S. ist biomechanisch günstiger.

Sitzkeil *m*; ***engl.:*** Ergonomic seat wedge cushion

Kontext: Orthopädie

Keilförmiges Sitzkissen, das bei bewusstem Sitzen die Beckenkippung bzw. die aufrechte Körperhaltung fördert. Geeignet zur Unterstützung statischer, nach ventral orientierter Sitzsituationen, z. B. Schreiben und Essen. Vorteil: leichte Transportmöglichkeit. Nachteil: In dynamischen, nach dorsal orientierten Sitzsituationen hemmen Sitzkeile die Mobilität (vgl. ▸ Lendenkissen).

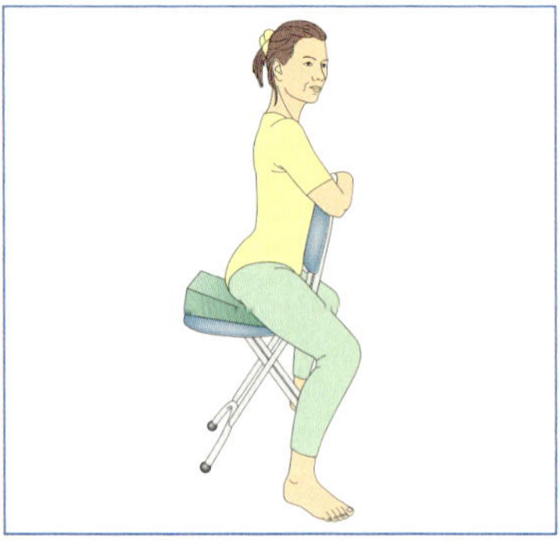

Sitzkeil mit Abstützhilfe.

Sitzposition, Rollstuhl *f*; ***Etym.:*** lat. *positio* „das Setzen, Stellen"; ***engl.:*** Sitting posture, wheelchair

Kontext: Traumatologie, Neurologie

Individuelle Position mit dem Ziel einer ausreichenden Stabilität unter gleichzeitiger Berücksichtigung orthopädischer und funktioneller Bedingungen.

Sitzring *m*; ***engl.:*** Inflatable ring to sit on

Kontext: Gynäkologie

Ringförmiges aufblasbares Hilfsmittel, um postpartal und postoperativ schmerzarmes Sitzen zu ermöglichen; gilt inzwischen als veraltet, da über der offenen Mitte Ödeme am Beckenausgang bzw. bei Geburtsverletzungen Wundheilungsstörungen entstehen können.

Skalar *m*; ***Etym.:*** lat. *scalaris* „zur Leiter gehörig"; ***engl.:*** Scalar; ***Syn.:*** Linienflüchtiger Vektor

Kontext: Physik

Mathematische Größe, die lediglich durch einen Betrag (Wert) charakterisiert ist. Im Vergleich zum ▸ Vektor besitzt eine solche Größe keine Richtung; daher auch „linienflüchtiger Vektor" genannt. Beispiel: Temperatur, Masse.

Skalenuslücke *f*; ***Etym.:*** lat. *musculus scalenus* „Rippenhalter-Muskel"; ***engl.:*** Scalene gap; ***Syn.:*** Hintere Skalenuslücke

Kontext: Anatomie

Enge anatomische Struktur gebildet aus dem M. scalenus medianus und dem M. scalenus anterior; Durchtritt für die A. subclavia und Nervenfasern des Plexus brachialis.

Skapuladepression *f*; ***Etym.:*** lat. *scapula* „Schulter" u. *deprimere* „niederdrücken"; ***engl.:*** Scapula depression

Kontext: Pädiatrie, Diagnostik, Vojta-Konzept

Muskulär nach dorsal-kaudal gezogene Schulterblätter. Ein junger gesunder Säugling liegt in der typischen Haltung mit gebeugten Armen, protrahiertem Schultergürtel und alternierendem Strampelmuster instabil schwankend in Rückenlage. Vom ersten Lebenstag an entwickelt das Kind Strategien zur Bewältigung der neuen Lebenssituation exutero; d.h., es muss lernen, seine Rückenlage sicher zu steuern, weil nur dann koordinierte phasische, also zielgerichtete Bewegungen möglich werden. Im entwicklungsdynamischen Verlauf ist zu beobachten, dass die Rückenlage mittiger wird und der Schultergürtel dazu einen stützenden Part übernimmt: Beide Schulterblätter werden muskulär während der ersten drei Monate nach dorsal-kaudal heruntergezogen, so-

S

dass der Schultergürtel sozusagen rundherum muskulär am Thorax fest ist und als sicherer Stützbereich für phasische Armbewegungen zur Verfügung steht. Das Kind kann nach drei vollendeten Monaten die Arme in den Schultergelenken frei bewegen, ohne dass der Schultergürtel mitbewegt wird. Bei einem Kind mit Infantiler Zerebralparese ist diese Mitbewegung ein Ausdruck mangelhafter Funktionsdifferenzierung: Bei Erhebung eines Armes wird das Schultergelenk stark nach vertikal mitbewegt und die Skapula zeigt einen abnormalen Lateralschwenk. In Bauchlage kann das gesunde Kind sich dynamisch-stabil mit bestimmten Winkelstellungen in den beteiligten Gelenken gut aufstützen, wobei der Kopf außerhalb der Stützbasis sich frei orientierend bewegt werden kann (vgl. ▸ Ellbogenstütz).

Skelettmuskeln *m*; ***engl.:*** Skeletal muscles

Kontext: Anatomie, Physiologie

S. sind ▸ Muskeln, die direkt oder indirekt mit dem Skelett verbunden sind. Sie sind für die Mobilität des Bewegungsapparates zuständig und können ein oder mehrere ▸ Gelenke umfassen. Unter dem Mikroskop weist das Gewebe Querstreifen auf, weshalb S. auch als quergestreifte Muskulatur bezeichnet werden. Die Zellen der S. werden ▸ Muskelfasern genannt. S. lassen sich nach Funktion und Form unterscheiden.

Skidaumen *m*; ***engl.:*** Ski-thumb

Kontext: Handtherapie

Ulnare Seitenbandverletzung des MCP-Gelenks des Daumens, die meist durch einen Sturz auf den abduzierten Daumen entsteht. Dies geschieht häufig durch Skiunfälle, bei Verletzungen durch Ballsportarten oder bei Fahrradunfällen.

Skischritt *m*

Kontext: Bewegungsanalyse, Rehabilitation

Großer Schritt mit reziproker Armbewegung und Rumpfrotation während des Verweilens in der Endstellung; Test der Koordination und differenzierter Bewegungen von Stabile und Mobile.

Sklerodermie *f*; ***Etym.:*** griech. *skleros* „trocken, spröde, hart" u. *derma* „Haut"; ***engl.:*** Scleroderma

Kontext: Lymphdrainage

Autoimmunerkrankung mit Bindegewebsverhärtung der Haut und/oder innerer Organe, reduzierte Elastizität der Haut, wegen Gefäßbeteiligung auch ▸ Ödeme an Händen und Füßen. ▸ Manuelle Lymphdrainage kann zum Stillstand der Erkrankung führen. Notwendig sind zeitaufwendige Ganzkörperbehandlungen.

Sklerotom *n*; ***Etym.:*** griech. *skleros* „trocken, spröde, hart" u. *tomos* „Stück, Schnitt"; ***engl.:*** Sclerotome

Kontext: Bindegewebsmassage

Der Innervation eines Spinalnervs zugeordneter Skelettanteil. Mit den S. wird versucht, die Knochen segmental zu ordnen. Dies ist aber noch nicht vollständig gelungen. Es gibt nur eine geringe Anzahl von S., die einem Spinalnerv zugeordnet werden konnten.

Skoliose *f*; ***engl.:*** Scoliosis

Kontext: Pädiatrie, Orthopädie

Fixierte oder teilfixierte Krümmung der Wirbelsäule in der Sagittal-, Frontal- und Transversalebene sowie eine Torquierung (Verdrehung) einzelner Wirbelkörper. Die meisten Skoliosen (80–90 %) sind idiopathisch (Ursache unbekannt); Mädchen sind 10-mal häufiger betroffen als Jungen; Skoliosen verstärken sich in der Pubertät (Wachstumsschub); sind unbehandelt auch nach Abschluss des Wachstums progredient.

Differenzialdiagnosen:

sogenannte Säuglingsskoliose (SSS), skoliotische Fehlhaltung (bei Beckenschiefstand), schmerzbedingte Schonhaltungsskoliose (bei Lumboischialgie). Bei 10–20 % der Patienten ist die Ursache bekannt: z. B. Säuglinge mit Meningomyelozele (MMC), Klippel-Feil-Syndrom oder angeborene Schmetterlingswirbel.

S

Skelettmuskeln	
Funktion	**Haltemuskulatur** (rote Muskulatur), die langsam ermüden und auf Dauerleistung ausgelegt sind (vgl. ▸ Muskeln, stabilisierende); **Bewegungsmuskulatur** (weiße Muskulatur), die schnelle, kurze und kraftvolle Kontraktionen ausführen und überwiegend anaerob arbeiten (vgl. ▸ Muskeln, dynamische).
Form	**Zweiköpfiger Muskel** (z. B. M. biceps brachii), **dreiköpfiger Muskel** (z. B. M. tricpes surae), **vierköpfiger Muskel** (z. B. M. quadriceps femoris), **zweibäuchiger Muskel** (z. B. M. digastricus), mehrbäuchiger Muskel (z. B. M. rectus abdominis), **ringförmiger Schließmuskel** (z. B. M. sphincter ani externus), **platter Muskel** (z. B. M. obliquus externus abdominis).

Einteilungen:
nach dem Zeitpunkt der Diagnose: **infantile S.** (bis 6 Jahre), **juvenile S.** (bis 10 Jahre) und **Adoleszentenskoliose** (über 10 Jahre); nach der Form: **C-förmige, S-förmige S.**; nach der Lokalisation: **thorakale, thorakolumbale** oder **lumbale S.**

Bei Krümmungen bis 20° nach Cobb (Messung anhand des Röntgenbildes) ist eine physiotherapeutische Behandlung ausreichend; ab 20° nach Cobb ist zusätzlich eine Korsettanpassung erforderlich; ab 50° nach Cobb operative Aufrichtung und Versteifung der Wirbelsäule.

Ziel der Physiotherapie: Weitgehendste Minimierung der asymmetrischen Gesamtentwicklung durch geeignete Therapieverfahren, z. B. Skoliosetherapie nach Schroth, Vojta, Spiraldynamik und PNF. Typische therapeutische Schwerpunkte: Wahrnehmung körpereigener Abstände, Mobilisation, aktive Aufrichtung und Stabilisierung der Wirbelsäule, Veränderung des Bewegungsverhaltens, Eigentraining, ggf. Atemtherapie (vgl. ▸ Siebener Syndrom).

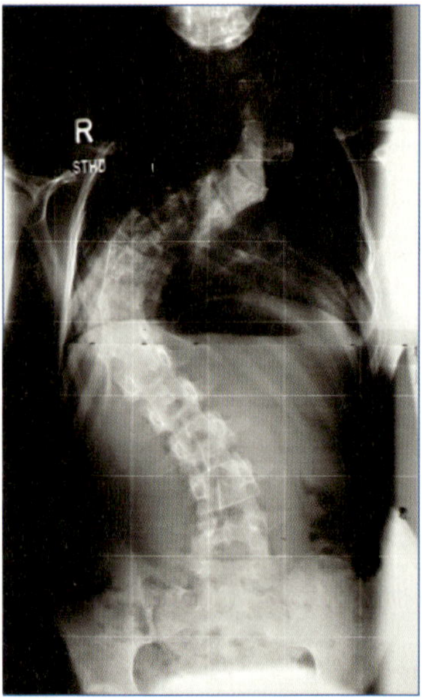

Skoliose: Röntgenbild.

Skoliosetherapie nach Schroth *f*; ***Etym.:*** nach *Katharina Schroth* (1894–1985); ***engl.:*** Scoliosis Treatment according to Schroth

Kontext: Skoliosetherapie nach Schroth, Orthopädie

Die S. wurde von Katharina Schroth entwickelt, selbst Skoliotikerin ohne medizinische Ausbildung. Sie verwendete Beobachtungen an sich selbst für ihre aktiv korrigierende „Geradeerziehung". Das Konzept wurde von ihrer Tochter Christa Lehnert-Schroth weiterentwickelt.

Grundlage des Konzepts sinddas Klassifizieren und Bewusstmachen der Haltungsabweichungen und ▸ Skoliosen durch Unterteilung des Körpers in drei (bei vierbogiger Skoliose in vier) Blöcke: lumbaler Block (evtl. noch mal unterteilt in Taillen-Lendenwirbelsäulenblock und Beckengürtel-Kreuzbein-Block), thorakaler Block und kranialer Block. Geübt wird mit phasischer und tonischer Muskulatur in maximaler Korrekturstellung mit Haltephasen.

Die fünf Grundprinzipien sind: aktive Extension, Deflexion zur Vermeidung der lateroflektorischen Abweichungen, Derotation, Stabilisation durch isometrisches Halten der Korrektur, Fazilitation durch Benutzen propriozeptiver und exterozeptiver Reize.

Slack *m*; ***Etym.:*** engl. *slack* (Seemannssprache) „Schlaffheit, Durchhängen eines Taus"

Kontext: Kaltenborn-Evjenth-Konzept

Schlaffheit der periartikulären Strukturen, die eine Bewegung ohne wesentliche Zunahme der Gewebespannung ermöglicht. Der Begriff S. wurde schon von Mennell benutzt. Nimmt der Therapeut diesen S. heraus (engl. *the slack is taken up*), spürt er einen ersten kleinen Bewegungswiderstand als Ende der Slackzone. Dann steigt in der Übergangszone der Bewegungswiderstand durch das Straffen der periartikulären Strukturen gering an bis zum ersten deutlichen Stopp.

Slider *m*; ***Etym.:*** engl. *slide* „gleiten"

1. ***Kontext:*** Manuelle Therapie

Art der neuralen Mobilisation; therapeutischer neuraler Spannungsaufbau zur Mobilisation struktureller Einschränkungen des Nervensystems; entweder von kranial oder von kaudal ausgehend, auch abwechselnd; so wird einerseits Spannung zur Mobilisation aufgebaut, andererseits das Provozieren eines Reizzustandes vermieden. Die Idee ist, die makroskopische Funktion des Nervensystems zu betonen, d. h. die „Bewegung". Das Prinzip ist, dass ein proximaler Teil

S

des beeinflussten Nervensystems entspannt, aber zugleich die distale Komponente belastet und umgekehrt (vgl. ▸ Tensioner).

2. ***Kontext:*** Kiefergelenkbehandlung

Siehe 1.; mit diesem Vorgehen lässt sich auch das kraniale Nervensystem behandeln, z. B. der N. mandibularis oder der N. facialis. Vorteil der S. ist, dass sie weder das periphere Nervensystem noch den Patienten belasten. Dadurch können sie einfach aktiv ausgeführt werden. Meist wird mit leichtem Widerstand behandelt. Die Ausführung darf nicht schmerzhaft sein. S. lassen sich einfach in Schmerzmanagement-Programme (z. B. ▸ Pacing) integrieren. Der Therapeut muss zuerst die möglichen relevanten neuralen Kontainer (umliegendes Gewebe des Nervensystems) beurteilen und behandeln, bevor er die S. anwendet (vgl. ▸ Tensioner).

Sloper *m*; ***Etym.:*** engl. *slope* „Neigung, Schräge"

Kontext: Therapeutisches Klettern

▸ Griff mit abschüssiger Form, der zum Auflegen der Hand unter Druck geeignet ist.

Slow acting Drugs in Osteoarthritis *f*; ***Etym.:*** engl. *slow* „langsam", *acting* „handelnd", *drug* „Medikament"; ***Abk.:*** SODOA

Kontext: Orthopädie

Medikamente zur Arthrosebehandlung, die zusätzlich zur klassischen Gabe von Analgetika und nichtsteriodalen Antiphlogistika (NSAIDs) verabreicht werden können, um präoperativ Schmerzen zu lindern. Es handelt sich sind vor allem um die intraartikuläre Injektion von Hyaloronsäure oder die orale Gabe von Glukosamin und Chondroitin.

Slump-Test *m*; ***Etym.:*** engl. *to slump* „hineinplumpsen, -sacken"; ***engl.:*** Slump test

Kontext: Manuelle Therapie, Maitland-Konzept

Test zum Prüfen der ▸ Neurodynamik. Cyriax wendete bereits 1942 die Kombination aus Kniestreckung mit zervikaler Flexion an. Maitland benannte den Test nach einer Studie (1979), verfeinerte ihn weiter und führte ihn in die Manuelle Therapie ein. Einsatz: bei jeder Schmerzart, die auf Beteiligung der Nervenstrukturen hindeutet. Besonders sinnvoll, wenn die Symptome in ähnlichen Haltungen im Alltag auftreten, z. B. Schmerzen oder Kribbeln am Fibulakopf beim Autofahren oder im Langsitz. Durchführung (im Sitzen): Der Patient beschreibt die Symptome. Der Therapeut flektiert Rumpf und Nacken des Patienten, nimmt die Kniestreckung und Dorsalextension hinzu; spannt allmählich das gesamte Nervensystem; prüft, welcher Testschritt die Symptome auslöst/verstärkt.

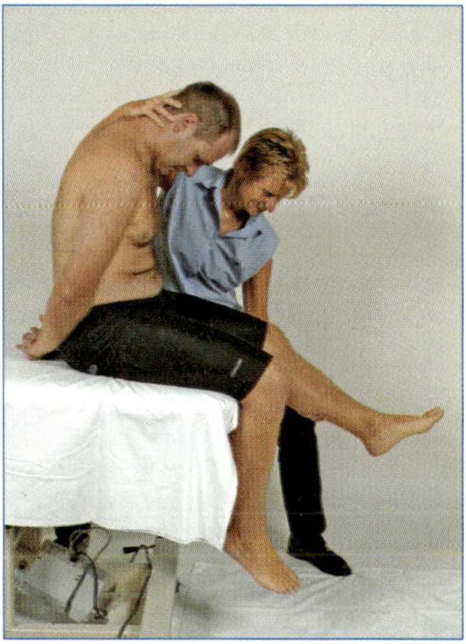

Slump-Test.

Slump-Test, zervikaler *m*; ***Etym.:*** engl. *slump* „plumpsen, zusammensacken", *test* „Prüfung, Untersuchung" u. lat. *cervix* „Hals, Nacken"; ***engl.:*** Slump test, cervical

Kontext: Kiefergelenkbehandlung

▸ Neurodynamischer Test im Sitzen. Mit dem S. lässt sich eine Beteiligung des Nervensystems als Symptomquelle überprüfen, z. B. wenn die Symptome eines Patienten durch eine hochzervikale Flexion und Lateroflexion (Computerarbeit) verursacht werden.

Durchführung: Beim S. sitzt der Patient an der kurzen Seite der Behandlungsbank, der Therapeut steht schräg vor ihm. In einem irritierbaren Zustand wird der Kopf des Patienten bis zu den ersten Symptomen oder dem ersten unangenehmen Gefühl gebeugt. Hinterher legt der Therapeut die ganze Hand in den Nacken und der linke Daumen hat Kontakt mit dem Okziput. Der kleine Finger berührt die Wirbelsäule. Dann fragt der Therapeut den Patienten, ob er eine thorakale Flexion machen kann. Während dieser sensibilisierenden Bewegung des Nervensystems soll der Kopf keine Flexion oder Extension machen. Der Therapeut achtet auf die Distanz zwischen Okziput und thorakaler Wirbelsäule, die während des

S

Manövers gleich bleiben soll. Wenn sich die Symptome mehr oder weniger ändern, weist das auf eine neural-neurodynamische Komponente hin. Wenn der Therapeut den Eindruck hat, dass ein oder mehrere kraniale Nerven mitbeteiligt sind, dann kann er in der hochzervikalen Flexion zusätzlich eine hochzervikale, kontralaterale Lateroflexion durchführen. Falls die Beschwerden des Patienten nicht deutlich irritierbar sind, wird das Manöver am besten mit gut fixiertem Kopf durchgeführt. Die rechte Hand des Therapeuten wird dabei in Supination auf der Maxilla platziert. Die linke Hand umfasst das Okziput in dieser Position. So kann die hochzervikale Flexion meistens problemlos in den Widerstand hineingeführt und gehalten werden, während die hochzervikale Flexion in diesem Fall nach rechts ausgeführt wird. Hat der Therapeut den Eindruck, dass ein oder mehrere kraniale Nerven beteiligt sind, dann kann in der hochzervikalen Flexion zusätzlich eine hochzervikale Lateroflexion zur anderen Seite hin ausgeführt werden.

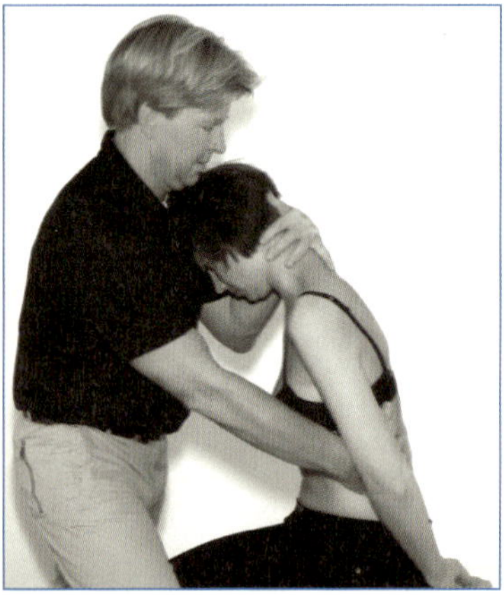

Zervikaler Slump-Test während eines irritierbaren Zustands.

SMART-Ziel *n*; ***Etym.:*** Akronym zu engl. *smart* „schlau, flink, gewitzt"; ***engl.:*** SMART goal
Kontext: Dokumentation, Kommunikation
Art und Weise der Zielformulierung, die mehrere therapierelevante Aspekte gleichzeitig berücksichtigt. Das formulierte Ziel ist specific (spezifisch; auf den Patienten und sein Problem bezogen), measurable (messbar), achievable (ansteuerbar, herausfordernd; motivierend, aber nicht frustrierend), relevant (zutreffend, entsprechend; für den Patienten sinnvoll und realistisch), timed (terminiert; zeitlich begrenzt). Vorteile der SMART-Ziele: Sie sind messbar und individuell maßgeschneidert.

SNAGs *f*; ***Etym.:*** Akronym zu engl. Sustained Natural Apophyseal Glides; ***Syn.:*** Gehaltenes physiologisches Gleiten im Facettengelenk
Kontext: Mulligan-Konzept
S. beschreiben die gleichzeitige ▸ Mobilisation der Facettengelenke bei aktiver Nackenbewegung (vgl. ▸ MWM).

Soft healer *m*
Kontext: Handtherapie
Im Heilungsprozess einer Beugesehnenverletzung der Hand spricht man von einem S., wenn der Patient seinen operierten Finger besonders gut in Extension bringen kann. Das zeigt, dass die Adhäsionskräfte gering sind und die Reißgefahr für die Beugesehne höher.

Sole *f*; ***Etym.:*** spätmittelhochdeutsch *sul, sol* „Salzbrühe"; ***engl.:*** Brine
Kontext: Physikalische Therapie, Balneologie
Salz-in-Wasser-Lösung; Anwendung: z. B. Solewannenbäder, Solebewegungsbad, Solebadekur, Soleinhalation, Solespülungen (vaginal) (vgl. ▸ Heilwässer).

Solebad *n*; ***Etym.:*** spätmittelhochdeutsch *sul, sol* „Salzbrühe"; ***engl.:*** Brine bath
Kontext: Physikalische Therapie, Balneologie
Methode der Badetherapie, Bad aus 6%-iger ▸ Solelösung (Höchstkonzentration) = 60 g/l Wasser. Höher dosierte Solen müssen verdünnt werden. Anwendung in der Dermatologie (Allergien, Dermatitis), Endokrinologie, Gynäkologie und Rheumatologie; auch z. B. bei Verdauungsstörungen, Schlafstörungen, Nieren- und Harnblasenerkrankungen, Erkältungskrankheiten. Durchführung: ca. 38 °C, 10 max. 24 min (vgl. ▸ Salzmantel, ▸ Heilbad).

Solebewegungsbad *n*; ***Etym.:*** spätmittelhochdeutsch *sul, sol* „Salzbrühe"; ***engl.:*** Brine therapy pool
Kontext: Physikalische Therapie, Balneotherapie
Vgl. ▸ Heilbad.

Sollwert-Bestimmung *f*
Kontext: Trainingslehre, Medizinische Trainingstherapie
Dient der Identifikation von Schlüsselbewegungen, innerhalb der typischen Bewegungsmuster des Patienten, die arbeits-/sportspezifisch sind oder zu den Aktivitäten des täglichen Lebens

S

(ADL) gehören und aufgrund von Beschwerden (Schmerz, Bewegungseinschränkung) momentan nicht oder nur mühsam ausführbar sind. Ziel einer erfolgreichen Rehabilitation ist die beschwerdefreie Durchführung der Schlüsselbewegung(en).

Soma *n*; ***Etym.:*** griech. *soma* „Körper"; ***engl.:*** Soma
Vgl. ▸ Nervenzelle.

Somatisierung *f*; ***Etym.:*** griech. *soma* „Körper"; ***engl.:*** Somatization
Kontext: Psychosomatik
Zustand, in dem die innerseelischen Komponenten des psychosozialen Stresses verdrängt werden, vollkommen unbewusst sind und nur der körperliche Aspekt einer Stresssituation oder eines Konfliktes wahrgenommen wird.

Somatoforme Störung *f*; ***Etym.:*** griech. *soma* „Körper" u. lat. *forma* „Form"; ***engl.:*** Somatoform disorder
Kontext: Psychiatrie
Organbezogene körperliche Funktionsstörungen, für die keine oder nicht ausreichende organische Befunde vorliegen. Es handelt sich dabei um körperliche Funktionsstörungen psychischen Ursprungs, die nach Organsystemen weiter differenziert werden. Diese Diagnose wird nach sorgfältiger Diagnostik auf organischer und psychischer Ebene gestellt. Die Behandlung der Wahl ist ▸ Psychotherapie, insbesondere auch ▸ Körperpsychotherapie, da es sich um eine psychische Störung handelt, die über Körpersymptome zum Ausdruck kommt.

Somatosensibel evozierte Potenziale *f*; ***Etym.:*** lat. *sensibilis* „empfindsam", *evocare* „heraus-, aufrufen" u. *potentia* „Macht, Kraft"; ***Abk.:*** SEP; ***engl.:*** Somatosensory evoked potentials
Kontext: Neurologie
Untersuchungstechnik, bei der nach peripherer Nervenstimulation über eine auf der Haut angebrachte Elektrode an verschiedenen Stellen weiter proximal, z. B. über der Wirbelsäule oder über dem Gehirn, die Reizantwort registriert wird. Die Nervenleitfähigkeit kann so für einen bestimmten Abschnitt der Nervenbahn beurteilt werden.

Somatosensorisches Informationssystem *n*; ***Etym.:*** griech. *systema* „Gebilde, Gesamtheit", *soma* „Leib, Körper", lat. *sentire* „fühlen, empfinden"; ***Syn.:*** Oberflächen- und Tiefensensibilität
Vgl. ▸ Informationssystem, somatosensorisches.

Somatotopie *f*; ***Etym.:*** griech. *soma* „Körper" u. *topos* „Ort, Raum"; ***engl.:*** Somatotopy
Kontext: Neurophysiologie, Sensomotorik
Topographische Zuordnung ursprünglicher Modalitäten zu konkreten Querschnitten der afferenten Leitungsbahnen und den Verarbeitungsarealen; Basis zur Konstruktion eines somatosensorischen ▸ Homunkulus. Ist ausgehend vom primär motorischen Kortex ebenso auf der efferenten Seite des sensomotorischen Systems verwirklicht.

Somatotropes Hormon *n*; ***Etym.:*** griech. *soma* „Körper", *trepein* „wenden" u. *horman* „in Bewegung setzen, antreiben, anregen"; ***Abk.:*** STH; ***engl.:*** Somatotropic hormone; ***Syn.:*** Wachstumshormon
Kontext: Physiologie, Medizinische Trainingstherapie
Wachstumshormon; die Ausschüttung von Wachstumshormonen steht in direktem Zusammenhang mit einem hohen Laktatspiegel. Die Muskelfaserhypertrophie korreliert wiederum signifikant mit der Hormonausschüttung. Daraus folgt, dass Hypertrophietraining so intensiv sein muss, dass ein hoher Laktatspiegel gewährleistet ist (vgl. ▸ Wachstumsfaktoren).

Sonderausgabe *f*; ***engl.:*** Special edition
Kontext: Betriebswirtschaftslehre
Begriff aus dem Einkommensteuerrecht (§ 10 EStG); steuerlich abzugsfähige Ausgabe (keine Betriebsausgaben oder Werbungskosten). Man unterscheidet: unbeschränkt abzugsfähige Sonderausgaben (z. B. Renten, bezahlte Kirchensteuer, Steuerberatungskosten); beschränkt abzugsfähige Sonderausgaben (z. B. Unterhaltszahlungen, Versicherungsbeiträge zu den Sozialversicherungen und andere Versicherungen, Ausgaben für Berufsbildung oder Weiterbildung in einem nicht ausgeübten Beruf). Physiotherapie: Für physiotherapeutische Praxen ergeben sich verschiedene Sonderausgaben, die in der Einkommensteuererklärung anzugeben sind.

Sonografie *f*; ***Etym.:*** lat. *sonor* „Ton, Klang" u. griech. *graphein* „schreiben"; ***engl.:*** Sonography
Vgl. ▸ Ultraschalluntersuchung.

Sortimentspolitik *f*; ***Etym.:*** ital. *sortimento* „Warenangebot" u. griech. *politike (techne)* „Kunst der Staatsverwaltung"; ***engl.:*** Product mix policy
Kontext: Betriebswirtschaftslehre, Marketing
Teilbereich der Produktpolitik des Marketings; das Warenangebot (Sortiment) eines Unternehmens bzw. im Handel, das sich in der Tiefe (Varia-

S

tionen des gleichen Produkts) und Breite (Vielfalt der verschiedenen Produkte) unterscheidet. Physiotherapie: Praxen können viele verschiedene Therapieangebote und Therapiehilfsmittel sowie verschiedene Variationen anbieten, sodass der Patient (Selbstzahler) wählen kann, z. B. Tuina-Massage 60, 70, 80 oder 90 min. In der Sortimentsbreite und -tiefe muss sich möglichst jedes Angebot in den gewünschten Varianten wiederfinden, das bei Patientenbefragungen als Patientenbedürfnis in statistisch relevantem Umfang herausgefunden wurde (vgl. ▸ Produktpolitik).

Sozialkompetenz *f*; ***Etym.:*** lat. *socius* „Genosse, Gefährte" u. *competentia* „das Zusammentreffen, Stimmen"; ***engl.:*** Social skills; ***Syn.:*** Soziale Interaktion; zwischenmenschliche Beziehungsfähigkeit

1. ***Kontext:*** Pädagogik

Schlüsselqualifikation; soziale Fertigkeiten, die erfolgreiche Interaktionen ermöglichen. S. umfasst u. a. das Erfassen und richtige Einschätzen von Situationen, adäquate Aktionen oder Reaktionen (Stil) zum richtigen Zeitpunkt (vgl. ▸ Selbstkompetenz).

2. ***Kontext:*** Spiraldynamik

S. im Rahmen von Spiraldynamik Aus-, Weiter- und Fortbildungen umfasst professionelle Kommunikation der Spiraldynamik in unterschiedlichem Kontext: mit Patienten ressourcenorientiert, eigenverantwortlich, partnerschaftlich; mit Kollegen des gleichen Berufsstandes; interdisziplinär mit Vertretern anderer medizinisch-therapeutischer sowie medizinisch-pädagogischer Berufe; transdisziplinär mit Vertretern anderer Berufssparten wie z. B. Sport, Training, Tanz, Schule, Yoga.

Soziotherapie *f*; ***Etym.:*** lat. *socius* „Genosse, Gefährte" u. griech. *therapeia* „Behandlung, Pflege"; ***engl.:*** Sociotherapy

Kontext: Psychiatrie

Therapeutische Hilfe für psychisch Kranke im klinischen und ambulanten Bereich. Sie soll ihnen dazu verhelfen, ihre Krankheit in ihr Leben zu integrieren. Dazu gehören auch Hilfen und Anleitungen zu lebenspraktischen Dingen wie Wohnen, Einkaufen, Kochen und der Gang zu Ämtern und Ärzten.

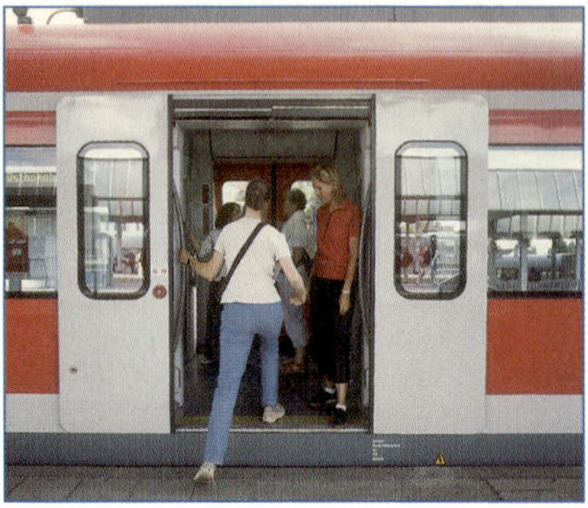

Soziotherapie: Eine Patientin überwindet ihre Hemmungen beim Straßenbahnfahren.

Space-curl *n*; ***Etym.:*** engl. *space* „Raum, Weltall" u. *curl* „Rolle, Windung"

Kontext: Medizinische Trainingstherapie

Trainingsgerät für das dreidimensionale Training der Rumpfmuskulatur, zur Gleichgewichts- und Koordinationsschulung; ursprünglich entwickelt für das Training von Astronauten. Der Patient steht mit fixierten Füßen (ggf. fixiertem Becken) in drei in sich beweglichen Ringen. Das Gerät lässt Gewichtsverlagerungen in der Frontal-, Sagittal- und Transversalebene zu; reagiert auf kleinste Gewichtsverlagerungen (in Abhängigkeit zur Höhe des Schwerpunktes); es ermöglicht ein effektives Training in einer gesicherten Position. Einsatz: z. B. orthopädische Patienten (Rückenbeschwerden, Skoliosen etc.), traumatologische (nach Operationen an der unteren Extremität, um reaktiv die Belastung zu fördern), neurologische (Multiple Sklerose, Apoplex, Schädelhirntrauma etc.), pädiatrische (z. B. Haltungsstörungen), geriatrische Patienten (Sturzprophylaxe), Sporttherapie (z. B. Golfspieler).

Spaltlinie *f*; ***Etym.:*** lat. *linea* „Leine, Schnur, Faden, mit einer Schnur gezogene gerade Linie"

Kontext: Bindegewebsmassage

S. entsprechen den kollagenen Faserverläufen der Körperoberfläche. Die ▸ Strichführungen der ▸ Bindegewebsmassage orientieren sich größtenteils an ihnen.

Spannung *f*

1. ***engl.:*** Voltage; ***Syn.:*** Potenzialunterschied

Kontext: Physik, Elektrotherapie

Elektrische S.; physikalische Größe, die angibt, wie viel Arbeit nötig ist, um ein Objekt mit einer bestimmten elektrischen Ladung entlang eines elektrischen Feldes zu bewegen (Arbeitsvermögen einer Ladung). Die S. ist die Ursache (Notwendigkeit) für Strom. Die Einheit der elektrischen Spannung ist 1 Volt (V). Formelzeichen: U.

S

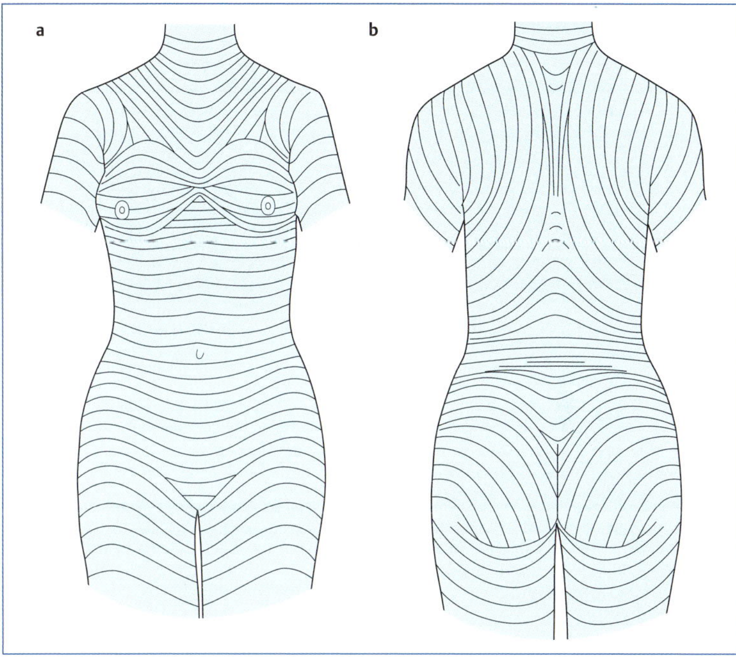

Spaltlinie.

Das Ohm'sche Gesetz beschreibt den Zusammenhang zwischen Strom, Spannung und Widerstand.

2. ***engl.:*** Tension

Kontext: Physik, Biomechanik

Mechanische S.; Begriff zur Beschreibung der in Körpern und auf Oberflächen von Körpern wirkenden Kräfte. Sie hat die gleiche Dimension wie der Druck (Kraft/Fläche). Bei einer Normalbelastung ist die Spannung auf der Fläche gleichmäßig verteilt. Ist dies nicht der Fall, entsteht ein Spannungsverlauf. Die auftretende Maximalspannung wird z. B. Biegespannung genannt.

Spannungs-Dehnungs-Diagramm *n*; ***engl.:*** Stress-strain diagram; ***Syn.:*** Spannungs-Längen-Diagramm

Kontext: Biomechanik

Grafische Darstellung der Eigenschaften eines Materials hinsichtlich Festigkeit, Plastizität, Elastizität. Mit Hilfe von Werkstoffprüfmaschinen werden Materialproben im Zugversuch getestet. Erhöhung der Kraft und die verursachte Längenänderung werden grafisch dargestellt (vgl. ▸ Kraft-Längen-Diagramm).

Spannungskontrollsystem *n*; ***Etym.:*** franz. *contrôle* „Überprüfung" u. griech. *systema* „Gebilde, Zusammenstellung, Gesamtheit"; ***engl.:*** Stress control system

Kontext: Neurophysiologie, Sensomotorik

Spinaler sensomotorischer Regelkreis zur reflektorischen Feinregulierung der agonistischen und antagonistischen Muskelspannung. Das S. nutzt die Ib-Afferenzen der Golgi-Sehnenorgane, die die Muskelspannung repräsentieren und mit den Motoneuronen des eigenen Muskels über hemmende Interneurone gekoppelt sind. Diese strukturelle Verbindung führt zur autogenen Hemmung (sie begrenzt die Spannung des kontrahierenden Muskels). Da die Golgi-Sehnenorgane jeweils mit einer kleinen Gruppe motorischer Einheiten verbunden sind, kann die Spannung fein abgestimmt gemessen und reflektorisch geregelt werden. Mit den Motoneuronen des Antagonisten (meist Flexoren) besteht über Interneurone eine bahnende Kopplung.

Spannungsrelaxation *f*; ***engl.:*** Relaxation of tension
Kontext: Biomechanik, Physiologie
Das ab einem bestimmten Grenzwert Konstantbleiben der benötigten Spannung für eine gleichmäßig durchführte Dehnung. Wird ein Gewebe konstant gedehnt, nimmt die anfänglich benötigte hohe Spannung mit der Zeit ab. Nach einer gewissen Zeit nähert sie sich einem Grenzwert, ohne dass es zu einer weiteren Reduktion der Spannung kommt: Sie bleibt unverändert.

Spannungsteiler *m*; ***engl.:*** Voltage divider, potentiometer
Kontext: Physik
Reihenschaltung aus passiven elektrischen (oder magnetischen) Bauteilen zur definierten Herabsetzung (Aufteilung) der anliegenden Gesamtspannung. Da bei der Reihenschaltung (Serienschaltung) z. B. von Widerständen durch jedes Element der gleiche Strom fließt, sind die Spannungsabfälle über den Elementen der Größe ihrer Widerstände proportional. Das bedeutet: je kleiner (größer) der Widerstand, desto kleiner (größer) die Teilspannung. Die Teilspannungen addieren sich zur Gesamtspannung.

Spannungsübung, isometrische *f*
Vgl. ▶ Isometrische Spannungsübung.

Spartenorganisation *f*; ***Etym.:*** ital. *spartizione* „Teilung, Verteilung, Abteilung, Wissens- u. Geschäftszweig, Fach“ u. franz. *organiser* „mit Werkzeugen versehen“; ***engl.:*** Business unit organisation; ***Syn.:*** Divisionalorganisation
Kontext: Betriebswirtschaftslehre
Organisationsform von Unternehmen; das Unternehmen gliedert sich organisatorisch (nicht rechtlich) in verschiedene Teilbereiche (Sparten, militärisch Division), die relativ eigenständig handeln. Agieren die Bereiche wirtschaftlich unabhängig voneinander, spricht man von Profit Centern. Physiotherapie: In großen therapeutischen Praxen ist z. B. die Gliederung in Therapie und Training möglich. Vorteile: klare Zuständigkeiten, Entscheidungsfreiräume und Flexibilität in jeder Sparte. Nachteile: Gefahr des Eigenlebens/der Verselbstständigung der Sparten, die Spartenziele werden wichtiger als die Gesamtunternehmensziele sowie die Doppelarbeit, die in jeder Sparte erledigt wird.

S

Spastik *f*; ***Etym.:*** griech. *spasmos* „Zucken, Krampf“; ***engl.:*** Spasticity; ***Syn.:*** Spastizität
Kontext: Neurologie
Symptom bei Schädigung zentraler, oberer Motoneurone oder deren Axone (Schädigungsort: Gehirn); neurophysiologisch definiert als geschwindigkeitsabhängiger Dehnungswiderstand des nicht willkürlich vorinnervierten Skelettmuskels. Physiotherapie: In der Untersuchung quantifiziert der Therapeut die S. durch den bei einer passiven Bewegung auftretenden Widerstand (▶ Ashworthskala, modifizierte). Evidenzbasierte Behandlungsmaßnahmen sind Muskeldehnungen, thermische Reize, Elektrostimulation und reziprokes Bewegen (Fahrradbewegungstrainer). Muskeldehnungen (Eigen- und Fremddehnungen; Dehnlagerungen, Lagerungsschienen, zirkuläre Gipse) können mit oder ohne Gewichtsbelastung durchgeführt werden; Ziel ist die Verlängerung der Muskel-Sehnen-Einheit. Hilfsmittelversorgung (zur Muskeldehnung): Lagerungsschienen, Lagerungsblöcke, Freistehbarren (vgl. ▶ Spinale Spastik).

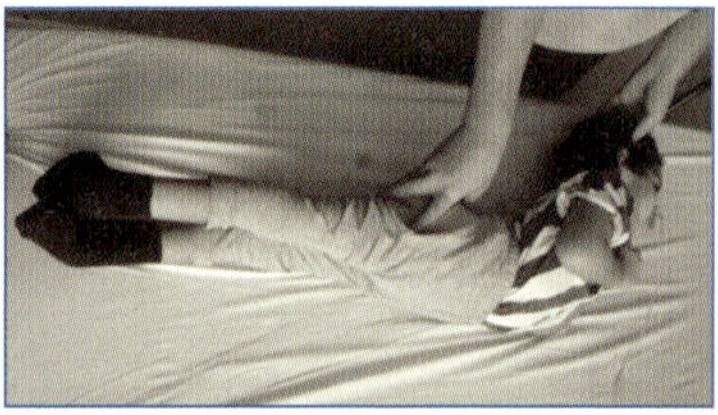

Kind mit starker Spastik.

Spastik, Pharmakotherapie ***Etym.:*** griech. *spasmos* „Zucken, Krampf“, *pharmakon* „Gift, Heilmittel“ u. *therapeia* „Behandlung, Pflege, Heilung“; ***engl.:*** Spasticity, pharmacotherapy
Kontext: Neurologie
Lokal oder systemisch wirkende medikamentöse Verminderung der S.
Lokale P.: Durch direkt am betroffenen Muskel wirkende Substanzen: Botulinumtoxin, gelegentlich Phenol. Die Wirkdauer von Botulinumtoxin ist beschränkt, da es zu einer Neuaussprossung der an der motorischen Endplatte blockierten Synapsen kommt.
Systemische P.: Durch oral verabreichte Muskelrelaxanzien (Nachteile: Kraftminderung aller Muskeln und erhöhte Müdigkeit) oder per Katheter/Pumpe (unter der Bauchhaut) direkt in den Spinalkanal (intrathekal; Vorteile: Die kraftmindernde Nebenwirkung zeigt sich nur an Muskeln unterhalb der Katheterhöhe, niedrigere Dosierung).

Spastik, Querschnittlähmung *n*; ***engl.:*** Spasticity, spinal cord injury
Kontext: Neurologie
S. ist der Sammelbegriff für die Dysregulationen des geschädigten Rückenmarks bei Tetraplegie und Paraplegie im thorakalen Bereich. Sie ist ein Zeichen der Störung des 1. motorischen Neurons und ein zu erwartendes, neurologisches Zeichen für die Wiederaufnahme der Eigenfunktion des geschädigten Rückenmarks nach dem Abklingen des ▸ spinalen Schocks. Für Betroffene ist es wichtig, die pathophysiologischen Zusammenhänge dieser Veränderungen in ihrem Körper zu verstehen. Sie müssen lernen, diese Veränderungen in ihre Bewegungsplanung mit einzubeziehen und Veränderungen der Ausprägung der S. als Hinweis für Irritation aus den Organen zu deuten, wie z. B. eingewachsene Zehennägel, Hautdefekte, Blaseninfekte, beginnende Atemkomplikationen oder inadäquate Rollstuhlversorgung.

Spastik, spinale *f*
Vgl. ▸ Spinale Spastik.

Spastik, zerebrale *f*
Vgl. ▸ Zerebrale Spastik.

Spastikentwicklung *f*; ***Etym.:*** griech. *spasmos* „Zucken, Krampf“; ***engl.:*** Spasticity development
Kontext: Traumatologie
Bei einer Querschnittlähmung entwickelt sich eine Spastik erst in der dritten Phase nach dem ▸ spinalen Schock. Auch bei Verletzungen auf Hirnebene bildet sich eine Spastik mit einer Latenz aus, wobei sich bei Patienten mit einem schweren Schädelhirntrauma unmittelbar nach dem Trauma andere Formen einer Tonuserhöhung (Dezerebrationsstarre, Dekortikationsstarre) zeigen. Physiotherapie: Mit physiotherapeutischen Maßnahmen ist der Ausprägungsgrad einer Spastik beeinflussbar, aber nicht deren Entwicklung als solche.

Spastikkontrolle *f*; ***Etym.:*** griech. *spasmos* „Krampf“ u. franz. *contrôler* „überprüfen, nachprüfen“; ***engl.:*** Control of spasticity
Kontext: Neurologie
Der Patient kann mit dem überschießenden muskulären Tonus umgehen, d. h. Kraft, Druck und Schwung adäquat einsetzen. Bsp. Vorfußbelastung: Am Ende der Standbeinphase muss der Vorfuß nicht nur belastet werden, sondern diese Vorfußbelastung beinhaltet normalerweise die Abdruckphase (Stoßphase) des Standbeines. Durch dosiertes Abdrücken übt der Patient die Vorfußbelastung immer wieder bewusst (vgl. ▸ Spinale Spastik).

Spastikmuster *n*; ***Etym.:*** griech. *spasmos* „Zucken, Krampf“; ***engl.:*** Spasticity pattern
Kontext: Neurologie
Durch reaktive Ausbreitung zeigt sich an den Extremitäten meist die ▸ Spastik in stereotypen ▸ Flexions- und oder Extensionsmustern. Auch der Rumpf ist meistens mitbetroffen, wobei dies häufig nicht so gut sichtbar/palpierbar ist wie an den Extremitäten. Welches S. in welcher Extremität dominiert, hängt u. a. von der Lage der Läsion ab. Außerdem kann das S. funktionsabhängig variieren: Beispielsweise wird das Bein beim Anziehen in Rückenlage im Flexionsmuster gebeugt, während es beim selben Patienten beim Gehen in der Spielbeinphase im Extensionsmuster nach vorne bewegt wird.

Spastikreduktion *f*; ***Etym.:*** griech. *spasmos* „Krampf“ u. lat. *reductio* „Zurückführung“; ***engl.:*** Reduction of spasticity
Kontext: Neurologie
Vermindern des überschießenden muskulären Tonus durch spezielle physiotherapeutische Maßnahmen unter Berücksichtigung der funktionellen Aktivierung. Bsp. spastikreduzierende Maßnahmen: passives Bewegen, Dehnen, Desensibilisieren. Bsp. spastikreduzierende Maßnahmen bei gleichzeitiger funktioneller Aktivierung: Stehen, Gleichgewichtstraining im Stehen (z. B. Stehtrainer), physiotherapeutische Techniken (z. B. aus dem Vojta-Konzept), Gehen (auch Laufbandtraining), ▸ Krabbeln (Voraussetzung: keine schmerzhaften Schulterbeschwerden), ▸ Bewegungstrainer, ▸ Hippotherapie.

Spastische Blase *f*
Vgl. ▸ Blase, spastische.

Spastische Parese *f*; ***Etym.:*** griech. *spasmos* „Zucken, Krampf“ u. *paresis* „Erschlaffung“; ***engl.:*** Spastic paresis
Kontext: Neurologie
Syndrom mit spastischem Befund und einer ▸ Parese, die unterschiedlich stark ausgeprägt sein kann (vgl. ▸ Zerebrale Spastik, ▸ Spinale Spastik).

Spastische Tetraparese *f*; ***Etym.:*** griech. *spasmos* „Zucken, Krampf“, *tettares* „vier“ u. *paresis* „Erschlaffung“; ***engl.:*** Spastic tetraparesis
Kontext: Pädiatrie
Hypertonus aller vier, ggf. unterschiedlich stark betroffenen Extremitäten mit gleichzeitiger muskulärer Schwäche.

S

Komplette s. T.: In der Regel schwere Form der ▸ infantilen Zerebralparese: Störung von Haltung und Bewegung des gesamten Körpers. Obere und untere Extremität sind gleich stark betroffen. Häufig treten Mischformen auf. Mögliche begleitende Symptome: Sehstörung (z. B. optische Agnosie, Blicklähmung, Strabismus convergens, Verminderung der Sehschärfe); Hörstörung; Beeinträchtigung der Kognition; Epilepsie; Störung des vegetativen Systems (Schlaf-, Temperatur-, Verdauungsdysregulationen); Störung des innersekretorischen Systems; verzögerte oder besonders frühe Pubertät. Ursachen: Reif geborene Kinder mit diffusen Hirnfehlbildungen; nach schwerer hypoxisch-ischämischer Enzephalopathie oder schweren Stoffwechselkrisen; nach prä- und neonatalen Infektionen. Frühgeborene Kinder mit morphologischen Veränderungen, wie Ventrikelerweiterungen und schweren Leukomalazien.

Beinbetonte s. T.: Vom Zeitpunkt der Schädigung bis zum Auftreten von Entwicklungsstörungen besteht meist eine „stille Periode" bis zum 3. oder 4. Lebensmonat (oder etwas länger). Mögliche begleitende Symptome: häufig Strabismus, selten Epilepsie. In der Regel normale Intelligenz- und Sprachentwicklung. Ursachen: meist frühgeborene Kinder mit periventrikulären Läsionen.

Spearmans rho *m*; ***Etym.:*** nach dem britischen Psychologen *Charles Spearman* (1863–1945); griech. Buchstabe ρ; ***Abk.:*** ρ, r_S; ***engl.:*** Spearman's rho; ***Syn.:*** Rangkorrelation von Spearman

Kontext: Statistik

Zusammenhangsmaß für Rangdaten. S. ist ein häufig verwendetes Verfahren zur Quantifizierung eines Zusammenhangs zwischen zwei mindestens ordinalskalierten Merkmalen einer ▸ Stichprobe. Das Datenmaterial muss dafür nicht normalverteilt sein. Der Test basiert auf summierten und quadrierten Rangdifferenzen der Rangpaare und prüft gegen die ▸ Nullhypothese, dass kein Zusammenhang zwischen den Merkmalen besteht ($H_0 : r_S = 0$). S. kann zwischen −1 und + 1 liegen, wobei $r_S = +/-1$ einen perfekten positiven/negativen Zusammenhang und r = 0 kein Zusammenhang bedeuten. Die ▸ Signifikanz der Rangkorrelation von S. kann anhand von Tabellen entschieden werden. Aufgrund seiner Konzeption ist der Test sehr empfindlich gegenüber extremen Messwertausreißern (vgl. ▸ Ordinalskala).

Speicherstörung *f*; ***engl.:*** Storage problems

Kontext: Gynäkologie, Innere Medizin

Veränderung der Füllungsphase der Blase oder des Darmes, in der Regel mit einer Entleerungsstörung verbunden; die Ursachen sind vielfältig; ▸ Beckenbodentraining ist häufig die Therapiemethode der 1. Wahl und eine Möglichkeit zur Selbsthilfe; für die Haltefunktion müssen die Slow-twitch-Fasern angesprochen werden, für schnelle Kontraktionen (Husten) die Fast-twitch-Fasern.

Spezifität *f*; ***Etym.:*** mlat. *specificus* „von eigener Art, unterschiedlich"; ***engl.:*** Specificity

Kontext: Forschung, Diagnostik

Personenzahl einer untersuchten Teilpopulation, auf die der untersuchte Teilzustand nicht zutrifft und die auf den Test negativ reagieren, im Verhältnis zur Anzahl der nicht betroffenen Personen in der gesamten Population: Der Test identifiziert optimale Funktionen/Gesunde. Zur Unterscheidung zweier ▸ Hypothesen in der physiotherapeutischen Untersuchung muss ein Test ausreichend spezifisch und sensitiv sein (vgl. ▸ Sensivität).

Sphärizität *f*; ***Etym.:*** griech. *sphaira* „Kugel"; ***engl.:*** Sphericity

Kontext: Statistik

Gleichheit der ▸ Varianzen eines Merkmals in zwei oder mehr abhängigen ▸ Stichproben bzw. Populationen. Die S. hat eine besondere Bedeutung in Messanordnungen mit Messwiederholungen. Analog der Bedingung der Varianzhomogenität stellt sie bei ▸ Messwiederholungen eine wichtige Voraussetzung für die Anwendung der ▸ Varianzanalyse dar. Der gebräuchlichste Test auf S. ist der Mauchly-Test. Die Voraussetzungen sind verletzt, wenn der Mauchly-Test signifikant wird. In diesen Fällen muss die Varianzanalyse mit einer Korrektur der ▸ Freiheitsgrade durchgeführt werden (wird in der Statistik-Software SPSS automatisch angeboten).

Spiegelneuron *n*; ***Etym.:*** griech. *neuron* „Sehne, Nerv"; ***engl.:*** Mirror neuron

Kontext: Neurologie

Nervenzelle, u. a. im prämotorischen Kortex, die Bewegungen steuert und durch die Beobachtung einer Bewegung aktiviert wird. In der Rehabilitation kann dieser Mechanismus zur Fazilitation von Bewegungen benutzt werden, indem motorische Handlungen direkt oder per Video gezeigt werden.

S

Spiegelsymmetrie *f*; ***Etym.:*** griech. *symmetria* „Ebenmaß"; ***engl.:*** Mirror symmetry; ***Syn.:*** Flächensymmetrie

1. *Kontext:* Geometrie

Objekt und Spiegelobjekt werden über eine Ebene (Spiegelebene) gespiegelt, die Verbindungsgerade zwischen Punkt und Spiegelpunkt wird durch die Spiegelebene halbiert. Sie verläuft rechtwinklig zur Spiegelebene. Andere Formen siehe ▸ Symmetrie.

2. *Kontext:* Spiraldynamik

Qualitatives Modell für spiegelsymmetrische Strukturen und Bewegungsfunktionen der menschlichen Anatomie: Strukturell findet sich das Prinzip der Spiegelsymmetrie als ▸ Elongation der Wirbelsäule sowie die ▸ Quergewölbe von Hand und Vorfuß; funktionell findet es sich als Opposition-Repositions-Bewegung des Stammes (Einrollen von Kopf und Becken), der Hand (Daumen-Kleinfinger) und des Vorfußes (Groß- und Kleinzehe); (vgl. ▸ Opposition, ▸ Reposition).

Spiegeltherapie *f*; ***engl.:*** Mirror therapy

Kontext: Neurologie, Traumatologie, motorisches Lernen

Behandlungsmethode, die Vilayanur S. Ramachandran ursprünglich gegen Phantomschmerzen entwickelte. Indikation: Patienten mit chronischen Schmerzen (z. B. ▸ Complex Regional Pain Syndrom), mit motorischen Funktionsstörungen (z. B. Hemiplegie) und Wahrnehmungsstörungen. Ziele: z. B. Schmerzreduzierung (Verringerung der medikamentösen Schmerzbehandlung), Wiedererlangung motorischer Funktionen. Wirkung: Vom Patienten im Spiegel beobachtete Aktivitäten (Berührungsreize durch den Therapeuten, aktive Bewegungen) auf der gesunden Seite interpretiert das Gehirn als von der betroffenen Seite kommend. Der Patient muss längere Zeit mit dem Spiegel trainieren. Durchführungsprinzipien: schmerzfrei; viele, kurze Trainigseinheiten über den Tag verteilt.

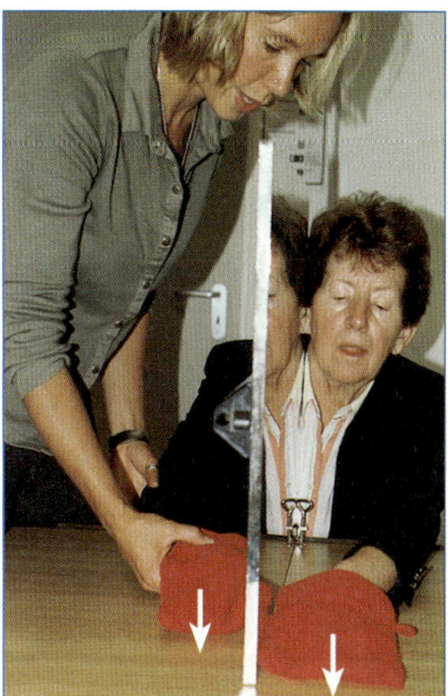

Spiegeltherapie.

Spielarm *m*

Kontext: Pädiatrie, Bewegungslehre

Im Gegensatz zum ▸ Stützarm übernimmt der S. kein Gewicht; er ist frei zum Spielen/Greifen.

Spielbein *n*

Kontext: Ganganalyse, Gangschulung

Im Gegensatz zum ▸ Standbein hat das S. keinen Kontakt zum Boden. Es ist frei, um zu spielen/sich nach vorne zu bewegen. Beim Gehen wechseln sich Stand- und Spielbeinfunktion jedes Beines entsprechende der ▸ Gangphasen alternierend ab.

Spielbeinphase *f*

Vgl. ▸ Schwungphase.

Spielfunktion *f*; ***Etym.:*** lat. *functio* „Verrichtung"; ***engl.:*** Swing function

Kontext: Funktionelle Bewegungslehre

▸ Aktivitätszustand eines Körperabschnittes, der keinen Kontakt zur Umwelt hat und sich frei im Raum befindet. Insbesondere Extremitäten befinden sich in S., z. B. Arme und ▸ Spielbein während des Gehens (vgl. ▸ Spielarm.)

Spielverhalten, gestörtes *n*; ***engl.:*** Play behaviour, impaired

Kontext: Psychiatrie, Pädiatrie

Nachhaltig auffälliges S. kann ein Hinweis auf eine ernsthafte Störung des Kindes sein. In Frage kommen sowohl entwicklungsbedingte neurophysiologische, als auch seelische Ursachen. Bei der Beurteilung muss berücksichtigt werden, dass sich das Kind dabei in einer fremden und inszenierten Spielsituation befindet. Neben der Beobachtung spielt daher die Befragung der Eltern und weiterer Bezugspersonen eine bedeutende Rolle. Je nach Auffälligkeit weisen bestimmte Merkmale im Spielverhalten auf das Erleben des Kindes hin.

Spin *m*; ***Etym.:*** engl. *spin* „schnelle Drehung, Drall"; ***engl.:*** To spin = zu Fäden spinnen, schnell drehen; ***Syn.:*** Drall, Achsendrehung

1. ***Kontext:*** Physik

Eine quantenmechanische Eigenschaft von Elementarteilchen; auch: Drehimpuls ist proportional zur Geschwindigkeit, Masse und deren Abstand zur Drehachse (vgl. ▶ Drehimpuls).

2. ***Kontext:*** Kaltenborn-Evjenth-Konzept

Drehbewegung (▶ Rotation) eines Körpers um seine mechanische Achse. Der Punkt, mit dem diese mechanische Achse eine gegenüberliegende Fläche berührt, rotiert, ohne sich zu verlagern, während alle anderen Punkte des Stabes bzw. seines Querschnitts sich um diesen einen Achsenpunkt drehen und sich auf der gegenüberliegenden Fläche verlagern. Aufgrund der geringen klinischen Bedeutung für die Gelenkuntersuchung und -mobilisation hat Kaltenborn den Begriff ab der 10. Auflage seines Buches weggelassen. Die Spin-Bewegung kann osteokinematisch und arthrokinematisch betrachtet werden.

Osteokinematisch: S. um die Knochenlängsachse oder um die mechanische Achse. Bsp.: Bei der Rotation um die Knochenlängsachse des Humerus geschehen Innen- und Außenrotation, die als reiner S. gelten. Viele Drehkomponenten der osteokinematisch betrachteten Bewegungen des Menschen können als Spin-Komponente bezeichnet werden. Diese Drehbewegung des Knochens ist als S. im Raum dabei kleiner als die eigentliche Hauptbewegung. Bsp.: Bei der Abduktion des Humerus im glenohumeralen Gelenk geschieht unwillkürlich eine Außenrotation als „conjunct rotation", die man durch eine willkürliche Gegenrotation („adjunct rotation") neutralisieren oder auch zur Innenrotation umkehren kann. S. geschieht ebenfalls, wenn die mechanische Drehachse durch das Kollum des Knochens geht und auf die artikulierenden Gelenkflächen trifft. Dies ist nur annähernd möglich zwischen Humerus und Skapula, Femur und Azetabulum sowie Caput radii und Capitelum humeri, wenn diese Knochen um ihre „wahre mechanische Achse" drehen.

Arthokinematisch: Bei der Spin-Bewegung um die Längsachse des Knochenschaftes geschehen Rollen und Gleiten zwischen den Gelenkflächen. Ein Sonderfall ist die Spin-Bewegung um die mechanische Achse, die durch das Kollum des Knochens zieht und folglich auf die artikulierende Gelenkfläche trifft. Dabei bleibt arthrokinematisch betrachtet der momentane maximale Kontaktpunkt der Gelenkflächen (Durchstoßpunkt der mechanischen Achse) stationär und alle Punkte um ihn herum führen ein reines Gleiten ohne Rollen aus. Diese seltene Bewegung als sozusagen S. im Gelenk kann bei Flexion und Extension im Hüft- und Schultergelenk stattfinden sowie im humeroradialen Gelenk bei Pro- und Supination.

Spinal Cord Independence Measure *m*; ***Etym.:*** engl. *spinal cord* „Rückenmark", *independence* „Unabhängigkeit" u. *measure* „Maß, Maßeinheit, Messen"; ***Abk.:*** SCIM

Kontext: Diagnostik

Skala zur Erfassung der Beeinträchtigung von Funktionen und Alltagsaktivitäten bei Patienten mit Querschnittlähmung mit drei Hauptgruppen: Selbstversorgung, Atmung und Sphinkterkontrolle, Mobilität (jeweils in 94 Untergruppen unterteilt). Jede Untergruppe wird je nach Wichtigkeit mit einer Punktzahl zwischen 0 und 100 bewertet; die Summation ergibt den Gesamtscore.

Spinale Spastik *f*; ***Etym.:*** lat. *spina* „Dorn, Rückgrat" u. griech. *spasmos* „Krampf"; ***engl.:*** Spinal spasticity

Kontext: Neurologie

Tonuserhöhung einer Muskelgruppe aufgrund einer Rückenmarkschädigung, z. B. bei Patienten mit Querschnittlähmung, Multipler Sklerose. Die Pathophysiologie der S. ist nicht vollständig geklärt. (Die pathophysiologische Erklärung für Spastizität als Schädigung der ▶ Pyramidenbahn mit einer Erhöhung der Eigenreflexe und Wiederauftreten von pathologischen, frühkindlichen Reflexen ist stark vereinfachend.) Bei der s. S. werden synaptische Kontakte an den Motoneuronen des Vorderhorns durch die Zerstörung der absteigenden Bahnen frei. Afferenzen der Muskelspindeln besetzen diese mit neuen Synapsen. Folge: z. B. führen Dehnreize zu einer wesentlich stärkeren Aktivierung des α-Motoneurons (der Muskel kontrahiert sich schon bei geringsten Reizen, auch kleinste, über die Hautafferenzen vermittelte Reize, führen sofort zur gesteigerten Aktivität des α-Motoneurons). Daher ist der muskuläre Tonus in Ruhe meist normal; der erhöhte, spastische Tonus tritt erst auf, wenn man die Extremität passiv/aktiv bewegt. Gleichzeitig verändert sich die Muskulatur immer intrinsisch (Verkürzung). Klinik: einschießende S. (häufiger als bei ▶ zerebraler S., die auch durch entsprechendes Handling nicht zu vermeiden ist. Physiotherapie: Dynamik ist wichtiger als Lagerung. Dehnungen, Desensibilisieren der Haut und aktives (auch pas-

S

sives) Bewegen stehen im Vordergrund. Stehen, da es im Laufe der Zeit zu einer ▸ Beugespastik kommen kann.

Spinale Spastik, Querschnittlähmung *f*; ***engl.:*** Spinal spasticity, spinal cord injury
Kontext: Traumatologie, Rehabilitation
Bei einer Querschnittlähmung (Schädigungsort: Rückenmark) bildet sich eine S. aus, wenn unterhalb der Läsion der Reflexbogen intakt ist (nur bei Läsionen höher als Segment L 1). Die spastischen Symptome sind gelegentlich sehr stark ausgeprägt und häufig von durch polysynaptische Fremdreflexe ausgelösten Spasmen begleitet, die einen Bewegungseffekt auf einen oder mehrere Körperteile haben. Physiotherapie: Indikation zur Behandlung nur bei funktioneller Beeinträchtigung durch die Spastik. Dazu müssen primär spastikerhöhende Faktoren wie die Irritation durch Infekte oder Hautdefekte sowie die Folgekomplikationen, z. B. eine posttraumatische ▸ Syringomyelie, ausgeschlossen werden. Der Physiotherapeut überprüft die Rollstuhlversorgung auf spastikhemmende Grundvoraussetzungen der Sitzhaltung bezogen auf die betroffenen Gelenke und auf die Auflageflächen gelähmter Körperabschnitte. Systemorientierte physiotherapeutische Konzepte werden angewandt und laufend Rücksprachen mit dem behandelnden Arzt ausgetauscht. Der Arzt gibt Auskunft über die orale Medikation zur Beeinflussung der Spastik. In Extremfällen werden neurochirurgische Maßnahmen an Nerven und/oder Sehnen oder die Implantation einer Lioresalpumpe durchgeführt (vgl. ▸ Spastikentwicklung).

Spinaler Schock *m*; ***Etym.:*** lat. *spina* „Dorn, Rückgrat"; ***engl.:*** Spinal shock
Kontext: Neurologie
Bei einer traumatischen Querschnittlähmung unmittelbar nach der Verletzung des Rückenmarks folgende Phase, in der alle Eigenfunktionen des Rückenmarks unterhalb der Läsion erloschen sind. Folgen: Blutdruckabfall (bis hin zum Kreislaufschock), schlaffe Lähmungen, Ausfall der Muskeleigenreflexe und Kontrollverlust von Blase und Mastdarm.
Physiotherapie: Es müssen umgehend prophylaktische Therapieprogramme eingeleitet werden, um den zu erwartenden Folgekomplikationen vorzubeugen, wie z. B. einem paralytischen Ileus oder Subileus (Darmlähmung), hyper- und hypotonen Kreislaufkrisen (Blasenblock), Sekretstau in der Lunge, Druckstellen an den Hautarealen unterhalb der Läsion und lagerungsbedingte Schmerzen oberhalb der Läsion durch lähmungsbedingte Bewegungseinschränkungen. Der Therapeut prüft regelmäßig die Willkürmotorik (vgl. ▸ Querschnittlähmung, Akut- und Intensivmaßnahmen).

Spinalmouse *f*; ***Etym.:*** engl. *spine* „Wirbelsäule" u. *mouse* „Maus"; ***engl.:*** Spinal mouse; ***Syn.:*** Medimouse; Rückenmaus
Kontext: Diagnostik, Forschung
Validiertes und computergestütztes Untersuchungsverfahren zur Beurteilung von Statik und Dynamik der Wirbelsäule in der sagittalen und frontalen Ebene. Das Messgerät, dessen Gehäuse entfernt an eine Maus erinnert, misst die Länge der Wirbelsäule und an jedem Messpunkt den korrespondierenden Winkel zur Schwerkraft. Anhand von drei Positionen (Aufrecht, Vorbeuge und Rückbeuge in der sagittalen Ebene, Aufrecht, Links- und Rechtsneigung in der frontalen Ebene) werden globale und segmentale Beweglichkeiten der Brust- und der Lendenwirbelsäule in beiden Ebenen präzis gemessen. Die Segmentzuordnung erfolgt proportional zur Länge gemäß anthropometrischer Korrelation. Softwaremäßig wird der Therapeut durch alters- und geschlechtsspezifische Normwerte, diverse visuelle Darstellungsmöglichkeiten, Exportfunktion und Expertenmodus unterstützt.

Spinalnerv *m*; ***Etym.:*** lat. *spina* „Dorn, Rückgrat" u. *nervus* „Sehne"; ***engl.:*** Spinal nerve
Kontext: Anatomie
Ein aus dem Rückenmark entspringender, zum peripheren Nervensystem gehörender Nerv. Zwischen zwei Wirbelkörpern treten jeweils ein rechter und linker Spinalnerv aus, die sich aus einer afferenten und efferenten Nervenwurzel zusammensetzen. Ab dem ersten Thorakalsegment wird ein Spinalnerv nach dem darüberliegenden Wirbel benannt; im Zervikalbereich hingegen nach demdarunter liegenden Wirbelkörper (da der erste Spinalnerv oberhalb des ersten Halswirbels austritt).

Spinnennetzdiagramm *n*; ***Etym.:*** griech. *diagramma* „Zeichnung"; ***engl.:*** Cobweb diagram; ***Syn.:*** Netzdiagramm, Radardiagramm, Sterndiagramm
Kontext: Betriebswirtschaftslehre
Grafische Darstellung betrieblicher Zusammenhänge in Form eines Spinnennetzes; es eignet sich für das Darstellen von Werten mehrerer, gleichwertiger Kategorien und zum Visualisieren

von Evaluationen mit zuvor festgelegten Kriterien in zwei (oder mehreren) Serien. Bei mehr als 3–4 Kriterien wird das Spinnennetzdiagramm unübersichtlich.

Spinovestibuläres Bahnsystem *n*; ***Etym.:*** lat. *spina* „Dorn, Stachel, Rückgrat“, *vestibulum* „Vorplatz, Vorhof“ u. griech. *systema* „Gebilde, Zusammenstellung, Gesamtheit“; ***engl.:*** Spinovestibular tract

Kontext: Neurophysiologie, Sensomotorik

Aufsteigendes (afferentes) sensorisches Nervenbahnsystem, das die somatosensorischen Afferenzen mit denen des Gleichgewichtsorgans zusammengeführt. Die Neurone des s. B. erhalten die Afferenzen von den primären sensiblen Neuronen des Ganglion spinale (sehr nahe dem Rückenmark). Die Neurite steigen im Rückenmark zu den Kernen des vestibulären Systems im Hirnstamm auf.

Spiraldynamik *f*; ***Etym.:*** griech. *speira* „Windung, Schlinge“ u. *dynamos* „Kraft, Leistungsfähigkeit“; ***engl.:*** Spiraldynamik

Kontext: Spiraldynamik

Therapie- und Bewegungskonzept begründet durch den Arzt Christian Larsen (geb. 1956) aus Basel/Zürich und die Physiotherapeutin Yolande (geb. 1942) aus Paris, basierend auf dem Prinzip der ▸ Spirale mit Hauptverbreitungsgebiet im deutschsprachigen Europa. Spiraldynamik ist eine international registrierte Marke (vgl. ▸ Dynamik).

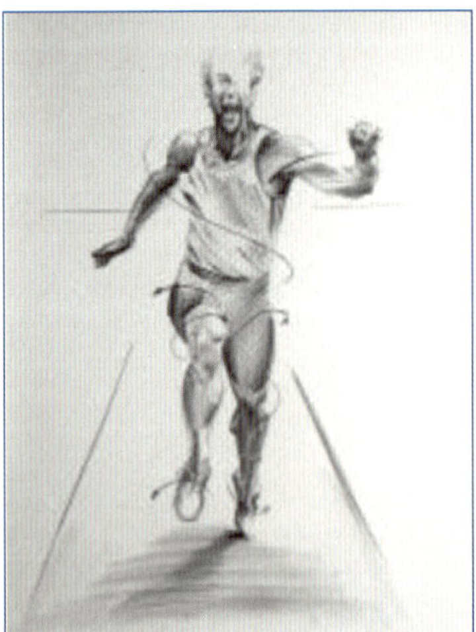

Spiraldynamik.

Spiraldynamik, Übungen

Siehe Tabelle.

Spirale *f*; ***Etym.:*** griech. *speira* „Windung, Schlinge“; ***engl.:*** Spiral, helix; ***Syn.:*** Helix

Kontext: Spiraldynamik

Im engeren mathematischen Sinne: berechenbare, plane Spiralen, wie z. B. archimedische S. (gleichmäßig größer werdende Schneckenlinie) oder die logarithmisch größer werdende S. Spiralen als gleichförmige Bewegung um eine zentrale Zylinderachse werden mathematisch als Schrauben bezeichnet. Im metaphysischen Sinne: metaphysisches Symbol, das eine Vielzahl spiraliger, geschraubter und spiralähnlicher Formen umfasst; Sinnbild für den Prozess der Höher- und Weiterentwicklung als Kombination zirkulärer Prozesse und linearer Entwicklung. Bezüglich Spiraldynamik: Sammelbegriff für spiralige Struktur- und Bewegungsphänomene der Natur – wie z. B. Wirbelsturm, Wasserstrudel, Pflanzenwachstum, Muscheln, Geweihe. Im engeren Sinne geht es um spiralige Strukturen und Bewegungen im Kontext der menschlichen Anatomie, wie z. B. das doppelte Schrägsystem der Rumpfmuskulatur, die spezifische Anordnung der Hüftgelenkkapselbänder, der Verlauf des M. sartorius, der Drehscharniermechanismus im Kniegelenk oder die 3D-Konstruktion des Fußlängsgewölbes. Von den mathematischen Spiralen kommt die Schraubenspirale der Naturspirale am nächsten. Der S. liegt eine ▸ Symmetrie zugrunde, die ▸ Achsensymmetrie.

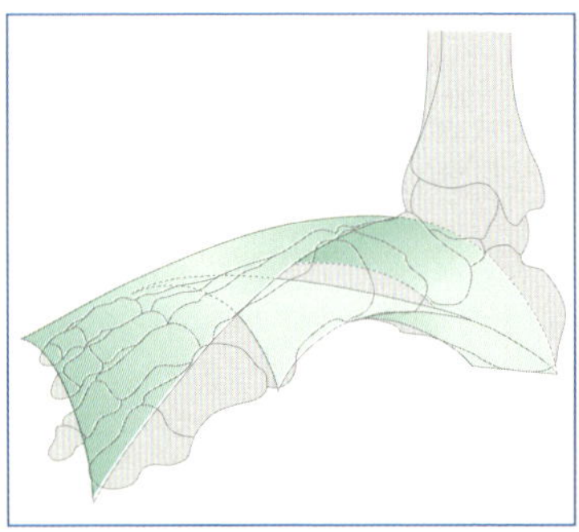

Spirale: Die Bioarchitektur des Fußskeletts weist eine perfekte Spiralform auf.

S

Basisübungen der Spiraldynamik			
Übungsname	**Koordinationseinheit**	**Übungstyp**	**Ziele**
3-D-Beckentorsion	Becken	Spiraldynamische Mobilisationsübung	Stand- und Spielbeinfunktion des Beckens am Skelett lernen
3-D-Schulterentspannung	Schulter	Mobilisationsübung	Detonisieren der oberen Schulterblattmuskeln
3 D Schulterverschraubung	Schulter	Mobilisationsübung	Funktionelle Bewegungsrichtung des Schulterblattes erlernen und die Schultergürtelmuskulatur entspannen
3-D-Beckenverlängerung	Becken	Mobilisationsübung	Dreidimensionale Beckenbewegung entsprechend der Stand- und Spielbeinfunktion erlernen
Abstoßimpuls	Fuß	Kräftigungsübung	Abstoßimpuls schulen
Abstoßimpuls	Fuß	Integrationsübung	Abstoßimpuls beim Gehen automatisieren
Armspirale	Ellenbogengelenk	Integrationsübung	Bewegungsvorstellung, Wahrnehmung und Ausführung der spiraligen Verschraubung während der Beugung ankern
Außenrotatorentraining	Hüftgelenk	Kräftigungsübung	Kräftigen der tiefen Außenrotatoren
Beckenaufrichtung	Becken	Integrationsübung	Beckenaufrichtung automatisieren
Beckenboden	Becken	Wahrnehmungsübung	Beckenbodenaktivität und Öffnung des lumbosakralen Übergangs wahrnehmen
Beckenboden Impulskraft	Becken	Kräftigungsübung	Beckenboden und tiefe Bauchmuskeln kräftigen
Beckenschaukel	Becken	Wahrnehmungsübung	Öffnung des lumbosakralen Übergangs wahrnehmen, Lendenmuskeln exzentrisch loslassen
Beckenschaukel II	Hüftgelenk	Wahrnehmungsübung	Wahrnehmung für die Leistenöffnung und Loslassen der Hüftbeuger im Stehen schulen
Beckenverwringung sitzend	Becken	Spiraldynamische Mobilisationsübung	Beckenverwringung üben
Beinspirale	Kniegelenk	Integrationsübung	Beinspirale und Aktivierung des Quadrizeps (M. vastus medialis) beim Treppensteigen automatisieren
Bizepsspirale	Ellenbogengelenk	Kräftigungsübung	Bewegungsvorstellung und Wahrnehmung der spiraligen Verschraubung während der Beugung schulen
Brustkorbverschraubung	Brustkorb	Mobilisationsübung	Spiralige Verschraubung des Rumpfes erlernen
Brustkorbverschraubung	Brustkorb	Spiraldynamische Mobilisationsübung	Alle Rippen mobilisieren und die Bewegungswahrnehmung schulen
Buddha Sitz	Brustkorb	Integrationsübung	Aufrichtung in Brustkorb und Wirbelsäule wahrnehmen
Dehnspannung	Brustkorb	Wahrnehmungsübung	Aufrichtung im Brustkorb und in der Wirbelsäule wahrnehmen
Dehnung Iliopsoas	Hüftgelenk	Mobilisationsübung	Beuger der Hüftgelenke dehnen und die dreidimensionale Hüftverschraubung bewusst machen

Basisübungen der Spiraldynamik			
Übungsname	**Koordinationseinheit**	**Übungstyp**	**Ziele**
Fußverschraubung	Fuß	Wahrnehmungsübung	Bewegungsvorstellung, passive Bewegungsführung und Wahrnehmung schulen
Fußverschraubung	Fuß	Kräftigungsübung	Aktive Bewegungsführung schulen
Fußverschraubung I	Fuß	Integrationsübung	Aufgerichtete Fußstellung automatisieren
Fußverschraubung II	Fuß	Integrationsübung	Fersenbeinaufrichtung automatisieren
Fußwecker	Fuß	Kräftigungsübung	Impulszentrum im Vorfuß aktivieren
Fußwelle	Fuß	Wahrnehmungsübung	Bewegungsvorstellung, passive Bewegungsführung und Wahrnehmung schulen
Gewölbeimpuls	Hand	Integrationsübung	Aufgerichtete Handstellung im Stehen automatisieren
Handgelenkschraube	Hand	Mobilisationsübung	Beweglichkeit, Kraft und Zentrierung im Handgelenk fördern
Handgewölbe	Hand	Mobilisationsübung	Handgewölbe mobilisieren
Handtuchzug	Becken	Wahrnehmungsübung	Öffnen des lumbosakralen Übergangs und die Tiefenentspannung der Lendenmuskeln wahrnehmen
Handwelle	Hand	Mobilisationsübung	Wellenbewegung schulen und das Handgewölbe mobilisieren
Hüftspirale	Hüftgelenk	Integrationsübung	Automatisieren der Stabilität und Zentrierung im Hüftgelenk in der Standbeinphase
Hüftstreckung	Hüftgelenk	Integrationsübung	Automatisieren der Streckung im Hüftgelenk und der Beckenaufrichtung während des Gehens
Iliopsoas entspannen	Hüftgelenk	Wahrnehmungsübung	Anspannen und Loslassen, das Verkürzen und Verlängern der Hüftbeuger lernen
Impulskraft der Schulter	Schulter	Kräftigungsübung	Muskeln mit Impulsfunktion der Schulter kräftigen
Impulskraft des Beckens	Hüftgelenk	Kräftigungsübung	Kräftigen der Impulsmuskeln Beckenboden und Außenrotatoren
ISG 3-D-Mobilisation	Becken	Spiraldynamische Mobilisationsübung	Wahrnehmung für die dreidimensionalen Iliosakralgelenke schulen
Kieferachter	Kopf: Kiefergelenk	Mobilisationsübung	Achtermobilisation in den Kiefergelenken und Schulen der Kaubewegung
Kieferskelettachter	Kopf: Kiefergelenk	Wahrnehmungsübung	Achtermobilisation in den Kiefergelenken und Kaubewegung schulen
Kieferwelle	Kopf: Kiefergelenk	Mobilisationsübung	Zusammenhang von Kopf- und Kiefergelenk wahrnehmen und Kiefermuskeln entspannen
Knieverschraubung	Kniegelenk	Mobilisationsübung	Spiralige Verschraubung im Kniegelenk wahrnehmen und mobilisieren
Kopfachter	Kopf	Mobilisationsübung	Dreidimensionale Mobilisierung im oberen Kopfgelenk
Kopfaufrichtung	Kopf	Integrationsübung	Koordinierte Kopfhaltung automatisieren

Basisübungen der Spiraldynamik			
Übungsname	**Koordinationseinheit**	**Übungstyp**	**Ziele**
Kopfdrehen	Kopf	Mobilisationsübung	Koordiniertes Kopfwenden erlernen
Kopfdrehen	Kopf	Integrationsübung	Koordiniertes Kopfwenden automatisieren
Kopfimpuls – entspannter Kiefer	Kopf: Kiefergelenk	Integrationsübung	Entspannung der Kiefermuskeln automatisieren
Kopfschaukel	Kopf	Wahrnehmungsübung	Kopfgelenksöffnung wahrnehmen
Kopfwenden	Kopf	Kräftigungsübung	Den Bewegungsablauf des Kopfwendens vertiefen und verfeinern
Krokodilvariation	Brustkorb	Mobilisationsübung	Rippen mobilisieren
Kugelgewölbe	Hand	Kräftigungsübung	Impulsmuskeln kräftigen und den Bewegungsimpuls während des Greifens üben
Quadrizeps	Kniegelenk	Kräftigungsübung	Kräftigen des medialen Quadrizepsanteils
Quergewölbe	Fuß	Mobilisationsübung	Bewegungsvorstellung, passive Bewegungsführung und Wahrnehmung schulen
Quergewölbe	Fuß	Kräftigungsübung	Muskulatur des Impulszentrums im Vorfuß aktivieren
Rippenatmung	Brustkorb	Wahrnehmungsübung	Erlernen der Rippenatmung und Thoraxverschraubung
Rippenverschraubung sitzend	Brustkorb	Spiraldynamische Mobilisationsübung	Erlernen der selektiven Rippenbewegung
Rumpfspirale	Brustkorb	Mobilisationsübung	Spiralige Verschraubung des Rumpfes erlernen
Rumpfverschraubung	Brustkorb	Kräftigungsübung	Kräftigen der kleinen Rotatoren und der Rückenstrecker
Schulterverschraubung	Schulter	Mobilisationsübung	Schultergelenkstrukturen dreidimensional aktiv mobilisieren
Selbstbewusste Schulterhaltung	Schulter	Integrationsübung	Schulterbewegung und Handfunktion bewusst koordinieren und automatisieren
Spiralextension	Ellenbogengelenk	Wahrnehmungsübung	Bewegungsvorstellung und Wahrnehmung der spiraligen Verschraubung im Stütz schulen
Spiralflexion	Ellenbogengelenk	Wahrnehmungsübung	Bewegungsvorstellung und Wahrnehmung der spiraligen Armverschraubung während der Beugung schulen
Standbein Becken	Becken	Kräftigungsübung	Üben der Standbeinfunktion des Beckens unter Belastung und Kräftigung der entsprechenden Muskulatur
Standbeinbecken	Becken	Integrationsübung	Standbeinfunktion des Beckens automatisieren
Standbeinhüfte – Gelenkverschraubung	Hüftgelenk	Mobilisationsübung	Bewegung des Hüftbeines in der Standbeinphase – im Einbeinstand lernen, Zentrierung und Gleichgewicht schulen
Stützkraft	Schulter	Kräftigungsübung	Untere Schulterblattfixatoren kräftigen

S

Basisübungen der Spiraldynamik			
Übungsname	**Koordinationseinheit**	**Übungstyp**	**Ziele**
Tiefe Halsmuskeln	Kopf	Kräftigungsübung	Nackenmuskeln entspannen und tiefe Halsmuskeln kräftigen bei gleichzeitiger Verlängerung der Wirbelsäule
Treppensteigen	Brustkorb	Integrationsübung	Automatisieren der spiraligen Verschraubung beim Gehen
Triple-Extension	Kniegelenk	Wahrnehmungsübung	Wahrnehmung und Bewegungsvorstellung der Triple-Extension schulen
Triple-Flexion	Kniegelenk	Wahrnehmungsübung	Wahrnehmung und Bewegungsvorstellung der Triple-Flexion schulen
Trizepsspirale	Ellenbogengelenk	Kräftigungsübung	Bewegungsvorstellung und Kraft der spiraligen Verschraubung während der Streckung schulen
Vorfußwelle	Fuß	Spiraldynamische Mobilisationsübung	Bewegungsvorstellung, passive Bewegungsführung und Wahrnehmung schulen

Spiral-Test *m*; ***Etym.:*** lat. *spira*/griech. *speira* „Windung, Schlinge" u. engl. *test* „Prüfung, Untersuchung"; ***engl.:*** Spiral test
Kontext: Neurologie
Koordinationsprüfung; der Patient wird aufgefordert, so schnell wie möglich zwischen den Linien einer aufgezeichneten Spirale von innen nach außen und von außen nach innen eine Linie zu ziehen. Der Therapeut erfasst: die Fähigkeit zur Durchführung dieser Aufgabe, Zeitbedarf und Fehlerhäufigkeit. Der Test wird in der ärztlichen Koordinationsprüfung nicht verwendet.

Spiroergometrie *f*; ***Etym.:*** lat. *spirare* „blasen, atmen", griech. *ergon* „Arbeit, Werk, Tat" u. *metron* „Maß"; ***engl.:*** Ergospirometry
Kontext: Innere Medizin, Trainingstherapie
Analyse der kardiopulmonalen Funktion bzw. der körperlichen Leistungsfähigkeit und Atemeffizienz durch definierte Belastung des Patienten mittels Fahrradergometer oder Laufband; Blutgasanalyse, EKG, Atemzugvolumen, Sauerstoffaufnahme und Kohlendioxidabgabe werden während der Belastung dokumentiert.

Spitzenspannung *f*; ***engl.:*** Peak voltage, peak-to-peak voltage; ***Syn.:*** Scheitelwert
Kontext: Physik
Höchstwert (positiv oder negativ) eines Spannungsverlaufs (Signal) oder einer Wechselspannung (vgl. ▸ Scheitelwert, ▸ Spitze-Spitze-Wert).

Spitzenstromstärke *f*; ***engl.:*** Peak current, peak-to-peak current
Kontext: Physik
Höchstwert (positiv oder negativ) eines Stromverlaufs (Signal) oder eines Wechselstroms (vgl. ▸ Scheitelwert, ▸ Spitze-Spitze-Wert).

Spitze-Spitze-Wert *m*; ***engl.:*** Peak-to-peak amplitude
Kontext: Physik
Höhe der Auslenkung eines Signals vom niedrigsten Wert (Minimum) zum höchsten Wert (Maximum). Bei symmetrischen Wechselgrößen entspricht der Spitze-Spitze-Wert dem doppelten Scheitelwert (Spitzenwert). Die Spitze-Spitze-Spannung kann mit Hilfe eines Oszillographen gemessen werden. Die meisten Messgeräte zeigen lediglich den Effektivwert (U_{eff}) an. Abk.: $U_{ss} = 2 \times \sqrt{2} \times U_{eff}$. Beispiel: Die Netzspannung hat einen Effektivwert von 230 V; was einen Scheitelwert von 325 V und einen Spitze-Spitze-Wert von 650 V ergibt.

Spitzfuß *m*; ***engl.:*** Talipes equinus, club foot
Kontext: Pädiatrie, Bobath-Konzept
Erworbene, (selten angeborene) Fußposition mit Plantarflexion im oberen Sprunggelenk. Bei spastischer Hemi- und Tetraparese ist Aktivität häufig mit einem sogenannten spastischen Streckmuster in den Beinen verbunden. Der Muskeltonus in typischen Muskelgruppen erhöht sich (Innenrotation/Adduktion im Hüftgelenk, Plantarflexion im oberen Sprunggelenk (Spitzfuß-Stellung). Wiederholtes Einschießen des spastischen Bewegungsmusters bzw. eine länger anhaltende Spitzfuß-Stellung kann zu einer fixierten Plantarflexion im oberen Sprunggelenk führen. Die für das Stehen

S

und Gehen notwendige Dorsalextension im Fußgelenk wird unmöglich. Folgen: kein oder unsicheres Stehen und Gehen, eingeschränkte Mobilität, unvollständige Körpereigenwahrnehmung, verminderte Selbstständigkeitsentwicklung, Abhängigkeit von fremder Hilfe. Prophylaxe und Therapie: Auslösen der ▸ Dorsalextensionskette durch einen deutlichen Kontakt der Ferse mit dem Boden, dann mit der Außenkante des Fußes bis zum Aufsetzen der ganzen Fußsohle auf den Boden bei gleichzeitiger Übernahme des eigenen Körpergewichtes. Taktil-propriozeptive Informationen laufen über die Füße zum Gehirn, der Körper reagiert mit Bewegungsimpulsen in die Aufrichtung, die sich fortleiten über die Hüftregion, den Rumpf bis in die Hals- und Kopfregion.

Spitzfußprophylaxe *f*; ***Etym.:*** griech. *prophylax* „Vorposten, Wachtposten"; ***engl.:*** Talipes equinus prophylaxis
Kontext: Prävention
Maßnahmen zur Vermeidung einer Fehlstellung im oberen Sprunggelenk, z. B. durch Lagerung oder Vertikalisierung.

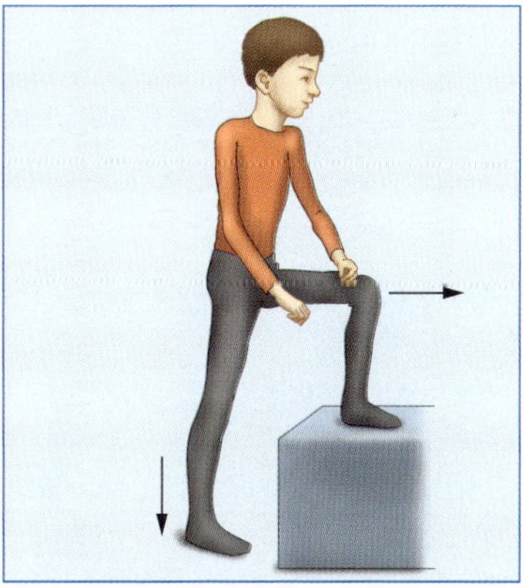

Spitzfußprophylaxe: Übung im Stand.

Split brain Phase *n*; ***Etym.:*** engl. *split* „geteilt", *brain* „Gehirn" u. griech. *phasis* „Anzeige, Erscheinung, Aufgang eines Gestirns"
Kontext: Pädiatrie, Diagnostik
In der menschlichen Entwicklung betrifft das sogenannte geteilte Gehirn den Zeitraum von der Geburt bis zum Ende des fünften Lebensmonats. Erst danach ist das gesunde Kind fähig, mit der einen Hand in den Bereich der anderen Hand, also über die Körpermittellinie hinaus, zu greifen als Beweis dafür, dass nun die beiden Großhirnhemisphären zusammenarbeiten.

Spondylolisthese *f*; ***Etym.:*** griech. *spondylos* „Rückgrat" u. *olisthesis* „Ausrutschen"; ***engl.:*** Spondylolisthesis
Kontext: Neurologie, Orthopädie
Gleitwirbelbildung, Instabilität der Wirbelsäule, wobei der obere über den unteren Wirbel nach ventral gleitet. Verschiedene angeborene und erworbene Ursachen sind möglich.

Sponsoring *n*; ***Etym.:*** engl. *sponsoring* „Förderung", zu lat. *sponsor* „Bürge"
Kontext: Betriebswirtschaftslehre, Marketing
Marketinginstrument der ▸ Kommunikationspolitik; Förderung durch Geld- oder Sachleistungen zur Erhöhung des eigenen Bekanntheitsgrades. Sponsor und Gesponserter schließen einen Vertrag ab, der die Rechte und Pflichten beider Parteien regelt. Bsp.: Der Sponsor finanziert Sporttrikots, das gesponserte Team trägt die Trikots in der Öffentlichkeit, verbreitet positive Informationen über den Sponsor oder dankt ihm öffentlich. S. ist von Spenden zu unterscheiden (keine Leistungspflichten des Spendenempfängers). Physiotherapie: Verbreitete Sponsoring-Arten sind das Sport-Sponsoring, Kunst-Sponsoring (z. B. Ausstellungen in den Praxisräumen), Sozial-Sponsoring (z. B. kostenlose Gesundheitsangebote in Behinderteneinrichtungen) und Umwelt-Sponsoring (z. B. Sportveranstaltungen unter ökologischen Aspekten).

Spontanhaltung *f*; ***Etym.:*** lat. *spontaneus* „freiwillig, frei"; ***engl.:*** Spontaneous posture
Kontext: Bewegungslehre
Von einem Individuum unmittelbar und von selbst eingenommene Körper- und Kopfhaltung. Die subjektiv als vertikal empfundene Position kann dabei von einer objektiven Vertikalität abweichen, z. B. bei Patienten mit Pusher-Symptomatik.

Spontanmotorik *f*; ***Etym.:*** lat. *spontaneus* „freiwilling, von selbst" u. *motor* „Beweger"; ***engl.:*** Spontaneous motor activity
1. *Kontext:* Bewegungslehre, Pädiatrie
Spontan gezeigtes Bewegungsverhalten, das insbesondere bei Säuglingen zu diagnostischen Zwecken erfasst wird. Diagnostische Aspekte: Bewegungsmuster, -umfang und -geschwindigkeit.
2. *Kontext:* Bewegungslehre
S. wird im Gegensatz zur ▸ Willkürmotorik durch zentralnervöse Antriebe in Gang gesetzt und ist,

S

wie die ▸ Willkürmotorik, eine Leistung der Kommunikation verschiedener Zentren des Zentralnervensystems auf unterschiedlichen Ebenen. Ausdruck der S. ist die konstante, kontrollierende und korrigierende Funktion der Steuerung der Körperhaltung vom Entwurf einer geplanten Bewegung bis zu ihrer zielgerichteten Ausführung. Die Beobachtung und Überprüfung der Spontanmotorik auf die lokomotorischen Inhalte sind wichtige Teile des ▸ physiotherapeutischen Befundes. Nachweisbare Mängel in der S. erfordern zielgerichtete, überprüfbare Maßnahmen der Physiotherapie.

Sportherz *n*; ***engl.:*** Athlete's heart
Kontext: Herz-Kreislauf-Physiologie
Anpassung des Herzens an das Ausdauertraining durch eine exzentrische (insbesondere linksventrikuläre) Hypertrophie mit begleitender Dilatation der Kammern. Ursache der Anpassung: dauerhafte Funktion mit erhöhter Vorlast (das ausdauerbelastete Herz wird systematisch langfristig volumenbelastet). Weitere Merkmale: überdurchschnittliche Leistungsfähigkeit, normale Druckverhältnisse im Arbeitszyklus, sehr gute Myokarddurchblutung, sehr geringe Schlagfrequenz in Ruhe (Verschiebung des neurovegetativen Gleichgewichts zur Parasympathikotonie). Der Begriff S. ist seit sehr langer Zeit gebräuchlich und intensiv untersucht. Die ersten Ergebnisse basierten auf perkutorischen Untersuchungen. Reindell et al. haben das röntgenologisch bestimmte Herzvolumen als Marker der Sportherzausprägung mit spiroergometrischen Daten in Beziehung gesetzt. Aber auch das Herz des Nichtausdauersportlers weist ohne gleichartige Hypertrophie eine sehr hohe Leistungsfähigkeit auf.

Sporttagebuch *n*; ***engl.:*** Training record
Kontext: Neurologie
Kalender, in den der Patient die Sportart, Dauer und individuelles Befinden nach verschiedenen Sportarten notiert. Das S. sensibilisiert den Patienten in Bezug auf seine Belastbarkeit; lässt erkennen, welche Sportart er besonders gut verträgt.

Sporttherapie *f*; ***Etym.:*** griech. *therapeia* „Behandlung, Pflege, Heilung"; ***engl.:*** Sport therapy
1. *Kontext:* Sportphysiotherapie
Therapieform, die die Möglichkeiten des Sports zur Verbesserung von Kraft, Ausdauer und Koordination einsetzt und das Ziel hat, die größtmögliche Selbstständigkeit des Patienten und eine

Kalenderwoche: 33	Sportart	Dauer	Befinden	Sonstiges
Mo.				
Di.	Joggen	60 min	müde, Spastik	
Mi.				
Do.	Hippotherapie	30 min	gut!	
Fr.				
Sa.				
So.				

Sporttagebuch.

Motivation zu lebenslanger sportlicher Tätigkeit zu bewirken. Voraussetzung: Zusatzqualifikation Sportphysiotherapeut.
2. *Kontext:* Psychiatrie
Die S. ist eine bewegungstherapeutische Maßnahme, die gestörte körperliche, psychische und soziale Funktionen kompensiert, regeneriert und Sekundärschäden vorbeugt sowie gesundheitsorientiertes Verhalten fördert.

Spotten *n*; ***Etym.:*** engl. *to spot* „beobachten, aufmerksam verfolgen"; ***engl.:*** To spot; ***Syn.:*** Körbchensicherung
Kontext: Therapeutisches Klettern
Sichern einer kletternden Person von der Rückseite (hinten) her. Der Sichernde geht während der Kletterbewegung mit und hat die Hände in unmittelbarer Nähe zum Körper des Übenden. So-

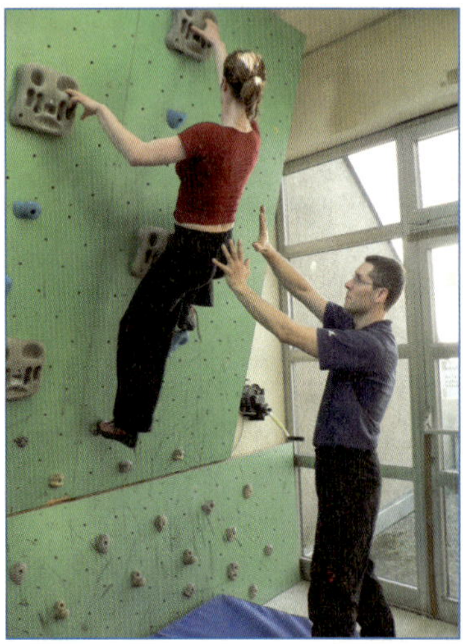

Spotten.

mit können Fallbewegungen mit gesteuert bzw. im Vorfeld durch Stabilisieren des Beckens vermieden werden.

Sprache *f*; ***engl.:*** Language

Kontext: Kommunikation

Verbale Ausdrucksweise; neben nonverbalen Kommunikationsaspekten spielt der bewusste Einsatz von S. im physiotherapeutischen Setting eine große Rolle: beim ▸ Erstkontakt zum Beziehungsaufbau (häufig am Telefon) und um Vertrauen herzustellen, zum Klären der Wünsche und Erwartungen, zum Aushandeln der Behandlungsbedingungen (Behandlungszeiten, Häufigkeit, Honorar), auch zum Klären der therapeutischen Beziehung und ihrer Möglichkeiten und Grenzen (Zuständigkeitsgrenzen, Kompetenz-); bei Anamnese und Befund, dem gemeinsamen Klären eines (vorläufigen) Therapieziels; zum Ankündigen von Berührungen, zur Integration dessen, was sich körperlich zeigt, und um einen Bezug herzustellen zwischen unterschiedlichen Ebenen der Wahrnehmung (Denken, Fühlen und Spüren, Erfahren); S. ist hilfreich beim Feedbackgeben und wenn traumatische Themen aktiviert sind; am Ende eines Therapie-Settings oder einer Behandlungsserie dient S. dem „Abbau" der Beziehung, dem rechtzeitigen Ankündigen des Therapieendes, zur Integration des Erlebten in den Alltag, zur Neuorientierung und zum Klären der nächsten Schritte; S. kann den ▸ physiotherapeutischen Prozess auch behindern, beispielsweise wenn sie von der Körperwahrnehmung ablenkt, anstatt sie zu unterstützen, zu verankern und zu verfeinern.

Sprache, skandierende *f*; ***Etym.:*** lat. *scandere* „emporsteigen"; ***engl.:*** Speech, scanning

Kontext: Neurologie

Sprachstörungen bei Kleinhirnschädigung; abgehacktes, langsames Sprechen (Silben werden verschluckt); verwaschene, explosionsartige Sprache; z. B. bei Patienten mit Multipler Sklerose; ggf. Patienteninformation über Möglichkeiten der logopädischen Behandlung (vgl. ▸ Dysarthrie).

Sprachexplosion *f*; ***Etym.:*** franz. *explosion* mit gleicher Bedeutung, zu lat. *explosio* „das Auszischen, Ausklatschen eines Schauspielers"; ***engl.:*** Language explosion

Kontext: Vojta-Konzept

Spontaner Sprechbeginn eines Kindes nach unterschiedlich langer Therapiezeit mit der Vojta-Methode. Die Sprache beginnt sozusagen explosionsartig, was damit erklärbar ist, dass bei den behandelten Patienten durch die komplette Veränderung der klinischen Mittel die Sprache erst möglich wird. Sie bewirkt eine Verbesserung der Koordination zwischen der gesamten Thoraxmuskulatur, einschließlich des Diaphragmas, sowie und eine Verbesserung von Atemtiefe und Mundmotorik durch Veränderung der Funktionsdifferenzierung aller beteiligten Muskeln. Nachweis: Vokabular, Satzlänge, Lautstärke und äußere Thoraxform normalisieren sich überprüfbar.

Sprachfunktionen *f*

Kontext: Psychologie, Kommunikation

Kommunikative Aspekte einer verbalen Aussage. Nach Karl Bühler, Gestaltpsychologe, unterscheidet man drei Sprachfunktionen, die in einer Gesprächsäußerung enthalten sind. Sein in den 1930er-Jahren entwickeltes Modell zur Beschreibung und Verbesserung verbaler Kommunikation ist noch heute von zentraler Bedeutung. Durch den Einsatz von ▸ Gesprächstechniken, die diese Sprachfunktionen berücksichtigen, kann man die andere Person differenzierter in ihren Aussagen verstehen. Darüber hinaus kann man selbst verständlicher kommunizieren, wenn man sich bewusst auf die Sprachfunktionen bezieht und sich infolgedessen prägnanter ausdrückt.

Darstellung: Information des Gesprächspartners über Gegenstände, Ereignisse, Sachverhalte (Sachebene).

Ausdruck: Merkmale des Sprechenden, z. B. Hinweise auf dessen Befindlichkeit, seine Einstellung, sein Wissen und seinen emotionalen Zustand.

Appell: Beeinflussen des Zuhörers, um ihn zu inneren oder äußeren Handlungen zu veranlassen.

Spreizhose *f*

Kontext: Pädiatrie, Orthopädie

Orthopädisches Hilfsmittel, das bei Säuglingen mit angeborener ▸ Hüftdysplasie beide Hüftgelenke gebeugt und abgespreizt hält. Dadurch wird der Druck des Hüftkopfes auf die Pfanne verstärkt, was das Wachstum der Gelenkpfanne begünstigt. Die S. gehört zu den ▸ Orthesen. Die Indikation für die S. wird gestellt, wenn sich in der ▸ Sonografie der Säuglingshüfte keine altersgerechte Entwicklung des Gelenks zeigt. Durch dieses einfache Hilfsmittel können viele Operationen vermieden werden. Daher wurde zum Beispiel in den 60er- und 70er-Jahren vor breiter Verfügbarkeit der Sonographie eine (der S. ähnlich wirkende) spezielle Windelhose empfohlen, um einer Hüftgelenksfehlbildung vorzubeugen.

Springing-Test *m*; ***Etym.:*** engl. *springing* „Federung“

Kontext: Manuelle Therapie

Test der passiven segmentalen Beweglichkeit der BWS oder LWS. Durchführung (Bauchlage): Der Therapeut platziert die V-förmig gespreizten Finger auf Wirbelbogen oder Querfortsätze. Durch Druck nach ventral kommt es zur Bewegung. Beurteilung: Bewegungsamplitude, Endgefühl, Schmerz (Norm: festelastisches Endgefühl). Der Test liefert keine Hinweise auf die Richtung der Bewegungseinschränkung. Daher untersucht man ergänzend segmental die einzelnen Bewegungsrichtungen in Seitenlage. Wird der Ventralschub beim Test etwa 20 sec gehalten, können Ligamente auf Schmerz provoziert werden (bei Verdacht auf Hypermobilität als Schmerzursache). Test positiv: Die bekannte Schmerzsymptomatik tritt auf.

Sprouting *n*; ***Etym.:*** engl. *sprout* „sprießen, keimen, treiben, aussprossen“

Kontext: Neurophysiologie

Ausbildung neuer Synapsen beim (motorischen) Lernen (neuronale Plastizität) oder nach Zellschädigung.

Sprung-ABC *n*; ***engl.:*** Jump ABC

Kontext: Medizinische Trainingstherapie, Trainingslehre

Übung mit steigerbaren Sequenzen zur Stimulierung und Vorbereitung einbeiniger Sprünge, wie man sie beim Joggen und Laufen benötigt. Die Steigerungen sollten jeweils mindestens bis zur 3. Stufe zwei- und einbeinig durchgeführt werden, bevor der Patient mit dem Joggen beginnen kann. Die weiteren Stufen/Variationen sind fakultativ und können bei Bedarf genutzt werden. Die Sprunghöhe sollte nach und nach gesteigert werden, sofern die Qualität der Übungsausführung steigt. Erschwert werden die Übungen, indem man den Patienten auffordert, sich vor der Ausführung zwei- bis dreimal um die eigene Achse zu drehen (Irritation des Gleichgewichtsorgans). Weiterhin können Sprünge mit Drehungen oder mit Balancestörungen durch den Therapeuten (der dem Patienten im Sprung einen Stoß gibt) durchgeführt werden. Haben Patienten Probleme bei der Umsetzung, kann es hilfreich sein, mithilfe eines Spiegels oder einer Videoaufnahme visuelles Feedback zu geben (vgl. ► Lauf-ABC).

Sprunggelenk, Dorsalextension im oberen *f*

Kontext: Bewegungslehre

Sprung-ABC

Stufen	Sprünge
1	Springen – Landen
2	Springen – Augen schließen – Landen
3	Augen schließen – Springen – Landen
4	Irritation des Gleichgewichtsorgans – Springen – Landen
5	Irritation des Gleichgewichtsorgans – Augen zu – Springen – Landen
6	Augen zu – Irritation des Gleichgewichtsorgans – Springen – Landen
Variationen	Zweibeinig – einbeinig Sprünge mit einer Drehung (viertel, halbe, ganze Drehung) Sprünge mit Balancestörung Weitere Sprungvarianten sind für Sportler möglich

ROM: 20°.

Muskeln: M. tibialis anterior, M. extensor digitorum longus, M. extensor hallucis longus.

Verkürzungen: Verkürzungen der Dorsalextensoren des Fußgelenkes führen zu einer Einschränkung der Plantarflexion und zu einer Beeinträchtigung der Abrollphase. Im Extremfall kommt es zur Ausbildung eines Hackenfußes.

Schwäche: Die Fußspitze kann während der Spielbeinphase nicht ausreichend gehoben werden. Als Kompensation werden das Hüft- und Kniegelenk vermehrt gebeugt. Es entsteht das Bild eines Stepper- oder Storchenganges.

Sprunggelenk, Plantarflexion im oberen *f*

Kontext: Bewegungslehre

ROM: 50°.

Muskeln: M. gastrocnemius, M. soleus, M. flexor hallucis longus, M. flexor digitorum longus, M. tibialis posterior, M. peronaeus longus, M. peronaeus brevis, M. plantaris.

Verkürzungen: Verkürzungen der Plantarflexoren führen zu einer Spitzfußstellung. Da die meisten Plantarflexoren auch supinatorisch wirken, kommt es zu einer Supinationsstellung im unteren Sprunggelenk. Die Spitzfußstellung führt zu einer funktionellen Beinverlängerung auf der betroffenen Seite, sodass sich der physiologische Gangablauf verändert.

Schwäche: Die Kraft während der Apollophase ist entsprechend der Schädigung gemindert. Der Einbeinstand ist nicht möglich, die Sprungkraft ist deutlich gemindert, die Bildung eines Hackenfußes kann beobachtet werden. Da der M. gastrocnemius auch bei der Flexion im Kniegelenk mitwirkt, besteht hier eine Tendenz zur Überstreckung.

Sprunggelenk, Pronation im unteren *f*
Kontext: Bewegungslehre
ROM: 15°.
Muskeln: M. peronaeus longus, M. peronaeus brevis, M. extensor digitorum longus.
Verkürzungen: Eine Verkürzung der Pronatoren des unteren Sprunggelenks führt zu einer Pes-equino-valgus-Stellung. Während des Gehens liegt die Hauptbelastung auf dem medialen Fußrand.
Schwäche: Bei einer Schwäche der Pronatoren ist die laterale Stabilität des unteren Sprunggelenks geschwächt und kann die Ursache für Distorsionen sein (Supinationstraumen).

Sprunggelenk, Supination im unteren *f*
Kontext: Bewegungslehre
ROM: 30°.
Muskeln: M. gastrocnemius, M. soleus, M. tibialis posterior, M. tibialis anterior, M. flexor digitorum longus, M. flexor hallucis longus, M. extensor hallucis longus.
Verkürzungen: Aus einer Verkürzung der Supinatoren des unteren Sprunggelenks resultiert der Pes equino varus (Sichelfuß). Die laterale Fußsohlenseite wird beim Gehen verstärkt belastet. Die Hauptbelastung liegt auf dem Vorfuß in Varusstellung. Da der überwiegende Teil der Supinatoren auch plantarflektorisch wirkt, kann auch die ▸ Plantarflexion im oberen Sprunggelenk beeinträchtigt sein.
Schwäche: Durch eine Schwäche der Supinatoren kann je nach Schweregrad ein Pes equino valgus (Knickfuß) entstehen. Das Längsgewölbe des Fußes senkt sich ab, der Innenrand der Fußsohle wird stärker belastet.

Sprunggelenkinstabilität, chronische *f*; ***engl.:*** Ankle joint instability, chronic
Kontext: Traumatologie
Länger als 3 Monate anhaltende Symptome im oberen Sprunggelenk: Schmerz, Unsicherheitsgefühl, Einschränkungen im Alltag und rezidivierende Inversionstraumen.

Sprunggelenkstrategie *f*; ***Etym.:*** griech. *strategia* „Heerführung, Feldherrnamt"; ***engl.:*** Ankle joint strategy
Kontext: Bewegungslehre
Strategie zum Erhalt des Gleichgewichts. Die Ausgleichsbewegung findet größtenteils im Sprunggelenk statt. Durch Aktivierung der gesamten Fußmuskulatur wird gegen den Verlust des Gleichgewichts gearbeitet. Diese Strategie wird auf ebenen Untergrund bei aufrechtem Stand genutzt.

Sprungschanzenphänomen *n*
Kontext: Orthopädie
Tastbefund bei Instabilität des lumbosakralen Überganges durch hochgradige Spondylolisthesis (Wirbelgleiten); am Übergang vom Sakrum zu L 5 befindet sich eine tastbare Stufe (Abrutschtendenz des Wirbelkörper L 5 nach ventral kaudal). Sichtbefund: verstärkte LWS-Lordose mit Verschiebung des Rumpfes nach ventral.

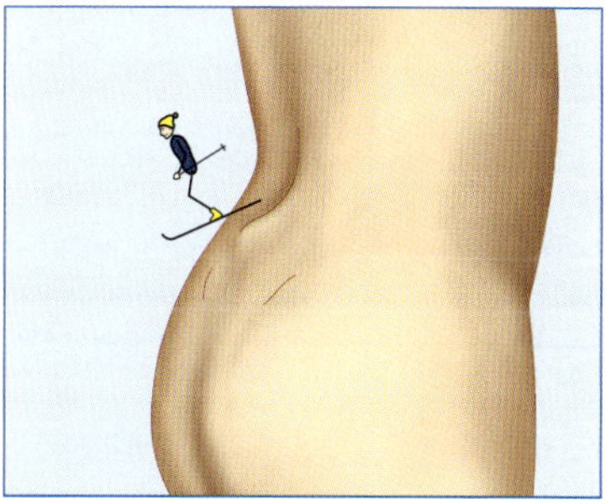

Sprungschanzenphänomen.

Spule *f*; ***engl.:*** (Electromagnetic) coil, inductor; *Syn.:* Induktivität
Kontext: Physik
Passives Bauelement in der Elektrotechnik zur Erzeugung eines Magnetfeldes. Bestehend aus einem in Windungen gelegten Draht. Die Anzahl der Windungen, ihr Durchmesser, das Wickel- und das Kernmaterial bestimmen die Größe der Induktivität. Anwendungen: Schwingkreise (Sender/Empfänger), Transformatoren, Applikator bei der Spulenfeldtherapie (vgl. ▸ Spulenfeld).

Spulenfeld *f*; ***engl.:*** Magnetic field; *Syn.:* Magnetfeld
Vgl. ▸ Magnetfeld.

Spur, perzeptive *f*; ***Etym.:*** lat. *perceptio* „Erkenntnis, Begreifen"; ***engl.:*** Trace, perceptual
Kontext: Physiologie
Mechanismus, der in der Closed-loop-Theorie ein Modell für die korrekte Bewegung (Referenzwert) darstellt.

Spurbreite *f*; ***engl.:*** Step width, track width
1. *Kontext:* Ganganalyse
Distanz zwischen den beiden Fersenzentren; Norm 5–13 cm; sie wird senkrecht zur Fortbewe-

S

gungsrichtung der Füße gemessen (vgl. ▸ Gangzyklus, ▸ Schrittlänge).

2. ***Kontext:*** Neurologie

Siehe 1.; es gibt kaum Verschiebungen in der Frontalebene. Patienten mit Gleichgewichtsproblemen (u. a. Ataxie) verbreitern die S. beim Gehen (größere Unterstützungsfläche), um das Gleichgewicht besser halten zu können.

Squat *m*; ***Etym.:*** engl. *squat* „Hocke"; ***Syn.:*** Kniebeuge

Kontext: Medizinische Trainingstherapie

Übung zur Kräftigung der Bein- und Rumpfmuskulatur. Ausgangsstellung: Der Patient steht im symmetrischen Zweibeinstand, das Gewicht (z. B. der Langhantel) ruht auf dem Schultergürtel. Aktion: harmonische Beugung von Sprung-, Knie- und Hüftgelenken, bei stabilisierter Lordose. Variationen: Das Ausmaß von Hüft- und Kniegelenksbeugung sowie die Lage des Körperschwerpunktes sollten indikationsspezifisch angepasst werden. Das Gewicht kann asymmetrisch verteilt sein oder nicht auf den Schultern getragen, sondern mit einer Gewichtscheibe vor dem Körper geführt werden.

Squat Jump *m*; ***Etym.:*** engl. *squat* „Hocke" u. *jump* „Sprung"

Kontext: Medizinische Trainingstherapie

Auf maximale Höhe ausgerichteter Zweibeinsprung mit Start aus 60–90° Flexion im Kniegelenk. Dieser Sprung wird zur Bestimmung des Schnellkraftniveaus beim Jump and Reach bzw. Differenzsprung verwendet.

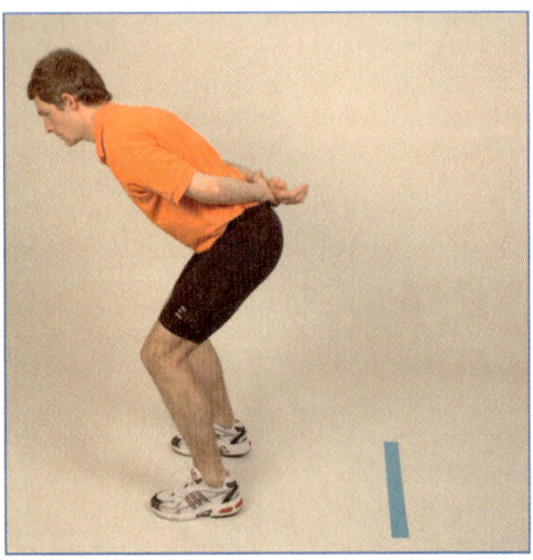

Squat Jump.

Squeeze-Test *m*; ***Etym.:*** engl. *squeeze* „Druck, Quetschen"

Kontext: Manuelle Therapie

Differenzialdiagnostischer Test bei Verdacht auf eine Syndesmosenverletzung. Test: Kompression von Fibula und Tibia direkt oberhalb der Mitte des Unterschenkels. Beurteilung: typischer Schmerz über der anterioren oder posterioren Syndesmose (positiv: Syndesmosenverletzung).

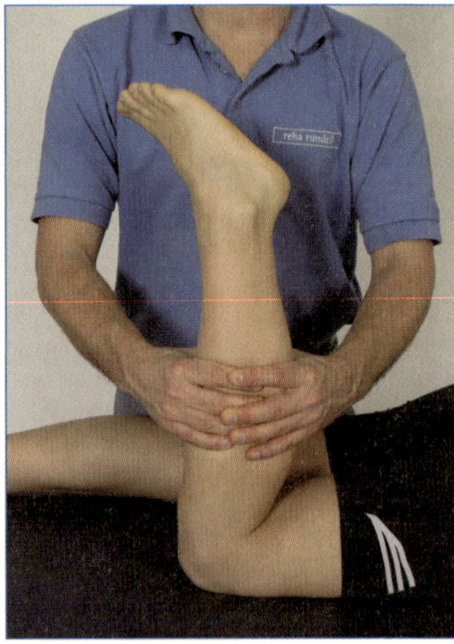

Squeeze-Test.

Stabil ***Etym.:*** lat. *stabilis* „standfest"; ***engl.:*** Stable

Kontext: Physik

Gleichgewichtszustand, in dem nach einer Krafteinwirkung die Rückkehr in die Ausgangslage erfolgt. Beispiele: Körperschwerpunkt liegt unterhalb des Drehpunktes, Kugel in einer nach oben gewölbten Schale (vgl. ▸ Gleichgewicht, ▸ Stabilität).

Stabiles Gleichgewicht *n*

Vgl. ▸ Gleichgewicht, stabiles.

Stabilisation, aktive *f*; ***engl.:*** Stabilisation, active; ***Syn.:*** aktive Gelenkstabilisation

Vgl. ▸ Gelenkstabilisation.

Stabilisation, dynamische *f*; ***Etym.:*** lat. *stabilis* „standfest" u. griech. *dynamos* „Kraft, Leistungsfähigkeit"; ***engl.:*** Stabilisation, dynamic

Kontext: Funktionelle Bewegungslehre

Unter S. versteht man die muskuläre Sicherung eines oder mehrerer Gelenke in einer bestimmten Winkelstellung. Da es sich um eine muskuläre, den Umständen angepasste Aktivität handelt, wird das so dynamisch stabilisierte Gelenk nicht steif gehalten. Die S. eines Gelenks lässt notwendige kleine Bewegungen um eine ideale Grundposition zu und findet bei Abweichungen aus dieser Position jeweils von selbst in die ursprüngliche angestrebte Ausgangsposition zurück. Durch die S. werden Endstellungen vermieden und so die Kapselbandstrukturen der Gelenke geschont.

Stabilisation, rhythmische *f*; ***Etym.:*** griech. *rhythmos* „geregelte Bewegung, Gleichmaß"

Kontext: PNF-Konzept

Applizieren von wechselnden statischen Widerständen. Der Patient erhält den Auftrag, eine Position zu halten. Beim Wechsel der Widerstände bleiben die Hände der Therapeutin auf den Synergisten. Sie lösen sich nicht vom Körper des Patienten. Anwendung: Schulen der Feedback-Kontrolle bzw. Verbessern von Instabilitätsproblemen, Fördern der muskulären Rekrutierfähigkeit im Sinne der Kokontraktion und schwacher Synergisten.

Stabilisationsfähigkeit *f*; ***Etym.:*** lat. *stabilis* „standfest"; ***engl.:*** Stabilising skills

Kontext: Funktionelle Bewegungslehre, Trainingslehre

Unter S. versteht man die sensomotorische Fähigkeit, durch differenzierten Einsatz entsprechender Muskulatur ein oder mehrere Gelenke in einer gewünschten Winkelstellung zu stabilisieren oder in einem bestimmten Bewegungsumfang zu bewegen (vgl. ▸ Sensomotorik).

Stabilisatoren, aktive *f*; ***engl.:*** Stabilisers, active

Kontext: Physiologie

Kurze, nahe an der Drehachse des Gelenkes liegende Muskeln; somit prädisponiert, um Kompression auf die Gelenkpartner auszuüben.

Stabilisatoren, globale *f*; ***Syn.:*** Sekundäre Stabilisatoren

Kontext: Sensomotorik

Oberflächlich liegende, monoartikuläre Muskeln, deren Faserzusammensetzung nicht prozentual aufteilbar ist (Tendenz: eher ▸ Slow-twitch-Fasern Typ I). Merkmale: gefiedert (pennat); breite faziale Verankerung; krafterzeugende Muskeln; überbrücken das Gelenk und wirken selektiv auf dieses; spezifische stabilisierende Wirkung (fallverhindernd gegen die Schwerkraft); arbeiten bevorzugt exzentrisch und im geschlossenen System (z. B. Treppen abwärts gehen). Bsp.: M. vastus lateralis und intermedius (M. quadriceps), M. obliquus internus abdominis, M. obliquus externus abdominis, M. glutaeus maximus und medius (ventrale Fasern). Die Aktivierung der g. S. erfolgt gemeinsam mit den ▸ lokalen Stabilisatoren: z. B. statisches/dynamisches Klötzchenspiel, Klötzchenspiel im Stehen, Einbeinhocke, dynamische Rückenlage/Vierfüßlerstand.

Stabilisatoren, lokale *f*; ***Syn.:*** primäre Stabilisatoren

Kontext: Sensomotorik

Tiefe, nah am Gelenk liegende Muskeln, die überwiegend aus ▸ Slow-twitch-Fasern Typ I bestehen. Merkmale: langsam kontrahierende motorische Einheiten; fortdauernde Kontraktion mit niedriger Intensität (25 % der Maximalkraft); minimale antizipatorische Aktivität im Bewegungsablauf (*primäre* S., Schutz der Wirbelsäulengelenke bei Extremitätenbewegungen). Bsp.: M. multifidus par medialis, M. vastus medialis obliquus, Rotatorenmanschette. Patienten mit Rückenbeschwerden zeigen häufig eine Dysfunktion der l.S. und der Propriozeption (neutrale Stellung der Wirbelsäule kann nicht eingenommen oder bei Bewegung stabilisiert werden; globale Massenkokontraktionen, verminderte Beweglichkeit, unkoordinierte Bewegungen). Die Aktivierung der l. S. ist Teil der Frühphase der Rehabilitation; die Aktivierung der Propriozeptoren fazilitiert die l. S.-Kriterien zur Aktivierung. Wirbelsäule in neutraler Stellung, bewusste Aktivierung (Wahrnehmungshilfen); langsame Kontraktion; ≥ 30 % der Maximalkraft (Kontrolle z. B. mittels Pressure-Biofeedback); Betonung der Ausdauer (10-mal 10 sec); Transfer in den Alltag.

Stabilisatoren, passive *f*; ***Etym.:*** lat. *passivus* „duldend"; ***engl.:*** Stabilisers, passive

Kontext: Physiologie

Gelenkumgebende kapsuloligamentäre Strukturen und deren knöcherne Anteile, die ihre stabilisierende Funktion erst unter Vorspannung (passiv) entwickeln (vgl. ▸ Stabilisatoren, aktive).

Stabilisatoren, primäre *f*

Vgl. ▸ Stabilisatoren, lokale.

Stabilisatoren, sekundäre *f*

Vgl. ▸ Stabilisatoren, globale.

Stabilisieren, dreidimensionales *f*

Vgl. ▸ Dreidimensionales Stabilisieren.

Stabilität *f*; ***Etym.:*** lat. *stabilis* „fest, fest stehend, standhaft"; ***engl.:*** Stability, rigidity

1. *Kontext:* Biomechanik

Fähigkeit eines Systems, nach einer Störung wieder in den Ausgangszustand zurückzukehren. Physikalisch gesehen ist Instabilität das Gegenteil der S. In der Physiotherapie ist S. Voraussetzung für Mobilität; (vgl. ▸ Gelenkstabilisation).

2. *Kontext:* Bewegungslehre

Dynamik im Gleichgewicht. Ursachen verminderter Stabilität: fehlender Trainingsreiz, Degeneration, Erkrankungen, Verletzungen, Schmerzen.

Gelenkstabilität: Kontrolliertes Bewegen in den verschiedensten Funktionen (Greifen, Werfen). Aktives und passives System bilden dabei eine Funktionseinheit: Rezeptoren in Kapseln und Bändern (passives System) liefern Informationen an spinale und zentrale motorische Zentren, sodass die Muskulatur (aktives System) adäquat reflektorisch innerviert ist.

Stabile Bewegungsabläufe: Merkmale: Die Gelenkpartner halten während der Bewegung auf der größtmöglichen Fläche Kontakt; die Bewegung ist jederzeit aktiv geführt; das einzelne Gelenk hat einen bestimmten Anteil an der Gesamtbewegung und ordnet sich harmonisch in den Gesamtbewegungsablauf ein. Ein Gelenk besitzt unendlich viele Möglichkeiten, um diesem Anspruch gerecht zu werden.

Stabilität, posturale *f*; ***Etym.:*** lat. *positur* „Stellung, Lage"; ***Syn.:*** Balance, posturale

Kontext: Bewegungslehre

Fähigkeit, den (geplanten) Massenmittelpunkt innerhalb der Grenzen der ▸ Unterstützungsfläche bzw. Stabilitätsgrenzen beizubehalten (vgl. ▸ posturale Kontrolle).

Stabilitätstest *m*

Kontext: Diagnostik, Manuelle Therapie

Prüfen der passiven Gelenkstrukturen auf Festigkeit durch translatorische Bewegungen in Gelenkeinstellungen mit maximaler Spannung der Gelenkkapsel und/oder Bänder; bei stabilem passivem System ist keine ▸ Translation möglich.

Stabliniensystem *n*; ***Etym.:*** lat. *linea* „Leine, Schnur, Faden, mit einer Schnur gezogene gerade Linie" u. griech. *systema* „Gebilde, Zusammenstellung, Gesamtheit"

Kontext: Betriebswirtschaftslehre

Organisationsform von Unternehmen mit ▸ Linienorganisation; zusätzlich zur Linie werden eine oder mehrere Stabsstellen geschaffen, die keine Leitungsbefugnisse, sondern eine beratende Funktion haben. Physiotherapie: In therapeutischen Praxen bieten sich Stabsstellen mit Marketing-, EDV- oder Controlling-Aufgaben an, die als fachkompetente Ratgeber der gesamten Linie durch gezielte Fachinformation nützen. Vorteile: übersichtliche Struktur mit klaren Zuständigkeiten, Spezialisierung und hoheer Fachkompetenz der Stäbe. Nachteile: Blockierung der Stabsvorschläge durch Linienmitarbeiter, fehlende Verantwortung und Kontrolle der Stäbe bei der Umsetzung ihrer Anregungen und Konflikte zwischen Stab und Linie.

Staby *m*; ***Etym.:*** Handelsname, abgeleitet aus „Stab" oder lat. *stabilis* „standfest"

Kontext: Bewegungslehre

Der S. ist ein Trainingsgerät (Schwungstab), das aus einer flexiblen Stange und zwei beschwerten Enden (z. B. Gummikugeln) besteht. Durch rhythmisches Bewegen erzeugt die so ausgelöste Frequenz eine koordinierte Muskelaktivität im Bereich des Schultergürtels und der Wirbelsäule.

Stack-Schiene *f*; ***Abk.:*** Etym.: Graham Stack, brit. Orthopäde (1915–1992); ***engl.:*** Stack's splint

Vgl. ▸ Fingerschiene nach Stack.

Stadiometrie *f*; ***Etym.:*** griech. *stadion* „urspr. Längenmaß" u. *metron* „Maß"; ***engl.:*** Stadiometry

Kontext: Diagnostik, Orthopädie

Stabilität

Zunehmende Schwierigkeit durch Kombination	**Niedriger Schwierigkeitsgrad**	**Hoher Schwierigkeitsgrad**
Bewegung	Einfach	Komplex
Belastung	Ohne (Entlastung)	Mit
Ausgangsstellung	Labil	Stabil
Bewegungsgeschwindigkeit	Niedrig	Hoch
Visuelle Kontrolle	Mit	Ohne
Bewegungsimpuls durch Bewegung in anderen Bewegungsabschnitten	Ohne	Mit
Körper	In Ruhe	In Bewegung

Verfahren zur genauen Längenmessung des Körpers oder eines Wirbelsäulenabschnittes. Zur Messung einzelner Segmente: Über deren Höhe kann man Rückschlüsse auf den Flüssigkeitseinstrom und -ausstrom (Re- und Dehydratation) der Bandscheibe ziehen. Dadurch ist auch eine Aussage über den Zustand der Bandscheibe möglich; pathologisch veränderte Bandscheiben weisen einen geringeren Grad an Höhenänderung auf.

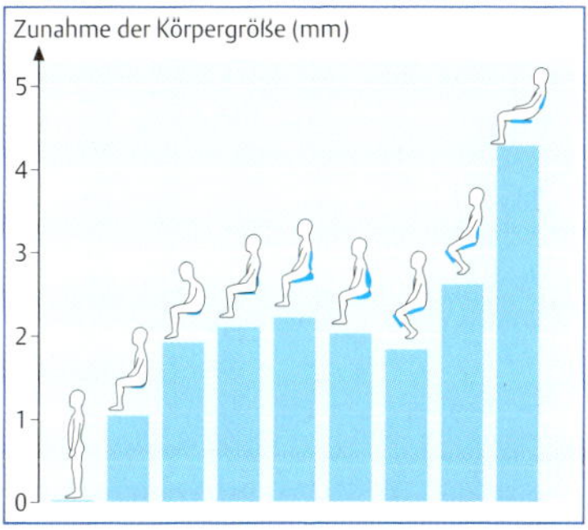

Stadiometrie. Zunahme der Körpergröße in Abhängigkeit von der Sitzposition: Die Werte wurden im Vergleich zum aufrechten Stand ermittelt. Je größer die Unterstützungsfläche (z. B. durch eine Lehne oder Fußstütze) und je geringer die muskuläre Aktivität, desto größer ist der Längengewinn (Brinckmann Frobin und Leivseth 2000, nach Althoff et al. 1992).

Stadium des Dauerschadens *n*; ***Etym.:*** lat. *stadium* „Rennbahn", in der medizinischen Fachsprache ab 18./19. Jh. „Abschnitt im Verlauf einer Krankheit"; ***engl.:*** Stage of long term impairment
Kontext: Neurologie
Krankheitsstadium; durch Ödemrückbildung oder Reorganisationsmechanismen nicht mehr veränderbarer Zustand nach einer Verletzung. Physiotherapie: Bei bewusstseinsklaren Patienten sind auch in diesem Stadium durch entsprechende Lernvorgänge positive Entwicklungen möglich und umgekehrt Sekundärschäden (z. B. Kontrakturen und Hautschädigungen) zu befürchten (vgl. ▸ Akutstadium, ▸ Remissionsstadium).

Stammzelltransplantation *f*; ***engl.:*** Stem cell transplantation; ***Syn.:*** Knochenmarktransplantation
Kontext: Innere Medizin
Blutstammzellen werden von einem Spender auf einen Empfänger übertragen. Dies kann sowohl autogen (eigene Zellen) als auch allogen (fremde Zellen) geschehen. Nachdem das eigene, kranke Knochenmark durch Chemotherapie oder durch Bestrahlung zerstört wurde, bekommt man die gewonnenen Stammzellen intravenös übertragen. Nach der Transplantation besteht erhöhte Ansteckungsgefahr, weil die körpereigene Abwehr praktisch nicht mehr besteht. Voraussetzung für die physiotherapeutische Behandlung ist das Beachten der Hygienemaßnahmen.

Standardabweichung *f*; ***Etym.:*** engl. *standard* „Norm, Regel, Anforderung", urspr. „Standarte, Fahne"; ***Abk.:*** s; ***engl.:*** Standard deviation; ***Syn.:*** Streuung
Kontext: Statistik
Kennwert für die durchschnittliche Abweichung jedes einzelnen Messwertes zum dazugehörigen ▸ Mittelwert. Die Berechnung der S. setzt intervallskalierte Daten voraus und beschreibt den Abstand vom Mittelwert x_M einer ▸ Normalverteilung zu ihrem Wendepunkt. Damit ist die S. ein Maß für die Breite einer Normalverteilungskurve. Rechnerisch ergibt sich die S. aus der positiven Wurzel der ▸ Varianz $s = \sqrt{s^2}$. In einer Normalverteilung gilt, dass im Wertebereich zwischen x_M-s und x_M + s ca. 68 % aller Messwerte und im Wertebereich x_M-2s und x_M + 2s (doppelte S.) ca. 95 % aller Messwerte liegen (vgl. ▸ Intervallskala).

Standbein *n*
Kontext: Ganganalyse, Gangschulung
Im Gegensatz zum ▸ Spielbein hat das S. Kontakt zum Boden und übernimmt das körpereigene Gewicht. Es ermöglicht dem anderen Bein, sich in der Spielbeinphase nach vorne zu bewegen. Beim Gehen wechseln sich Stand- und Spielbeinfunktion jedes Beines entsprechend der Gangphasen alternierend ab.

Standbeinphase *f*
Vgl. ▸ Standphase.

Standfestigkeit *f*; ***engl.:*** Stability
Kontext: Biomechanik
Ein Körper (Gegenstand) bleibt standfest, solange seine ▸ Schwerelinie innerhalb der ihn unterstützenden Fläche (Unterstützungsfläche) verläuft. Entscheidend ist also die Lage seines ▸ Schwerpunktes. Verlässt die Schwerelinie die Unterstützungsfläche, kippt der Körper. Von Bedeutung ist die S. im Bereich der Ausgangsstellungen (Asten) sowie allgemein in der Baustatik, zur Gewährleistung eines stabilen Gleichgewichts.

Standmoment *n*
Kontext: Physik, Biomechanik
Ein Rückstellmoment, das zur Standfestigkeit führt (vgl. ▸ Kippmoment).

Standort *m*; ***engl.:*** Location
Kontext: Betriebswirtschaftslehre
Ort, an dem ein Unternehmen ansässig ist. Physiotherapie: Der S. einer physiotherapeutischen Praxis kann entscheidend für ihren Erfolg oder Misserfolg sein. Daher ist die Standortfrage eine wesentliche Frage bei der Praxisgründung. Standortkriterien: Anbindung an das öffentliche Verkehrsnetz; Parkplätze in ausreichender Zahl vor dem Praxisgebäude; Verkehrslärm bei geöffneten und geschlossenen Praxisfenstern; Lichtverhältnisse in den Praxisräumen, verfügbare Quadratmeter (Expansionsmöglichkeiten); ebenerdige Räumlichkeiten oder Etagen (Lift?); Nähe zu Arztpraxen/Ärztehaus; Mietspiegel; durchschnittliches Einkommensniveau im Einzugsgebiet usw. Hat eine Praxis einen oder mehrere Standortnachteile, sollten einige klare Standortvorteile diese ausgleichen können.

Standphase *f*; ***Etym.:*** griech. *phasis* „Anzeige, Erscheinung, Aufgang eines Gestirns"; ***engl.:*** Stance phase
Kontext: Ganganalyse
Zeitraum im ▸ Gangzyklus nach dem ▸ Rancho Los Amigos System, in dem der Fuß auf dem Boden ist. Die S. unterteilt sich in fünf Phasen und beginnt mit dem Fersenkontakt auf dem Boden (initialer Kontakt). Es folgen die weiteren Phasen: Stoßdämpfungsphase, mittlere S., terminale S., Vorschwungphase (vgl. ▸ Schwungphase).

Standphase, mittlere *f*; ***Etym.:*** griech. *phasis* „Anzeige, Erscheinung, Aufgang eines Gestirns"; ***Abk.:*** MSt; ***engl.:*** Stance phase, mid
Kontext: Ganganalyse
3. Phase des Gangzyklus; funktionelle Aufgabe ist der Einbeinstand gemeinsam mit der ▸ terminalen Standphase und das Vorwärtsbewegen über den feststehenden Fuß. Sie beginnt mit Abheben des kontralateralen Fußes (Toe-off) und endet mit der Fersenanhebung des Referenzbeines (vgl. ▸ Standphase).

Standphase, terminale *f*; ***Etym.:*** griech. *phasis* „Anzeige, Erscheinung, Aufgang eines Gestirns" u. lat. *terminus* „Grenze, Grenzstein, Ziel"; ***Abk.:*** TSt; ***engl.:*** Stance (phase), terminal ; ***Syn.:*** Fersenanhebung, heel off
Kontext: Ganganalyse
4. Phase des Gangzyklus; funktionelle Aufgabe sindder Einbeinstand gemeinsam mit der ▸ mittleren Standphase und das Bewegen des Körpers über den unterstützenden Fuß hinaus. Sie beginnt mit der Fersenanhebung des Referenzbeines und endet mit dem ▸ Initial Contact des kontralateralen Fußes (vgl. ▸ Standphase).

Standwaage *f*
Kontext: Bewegungslehre
Die S. ist eine therapeutische Übung zur Verbesserung der inter- und intramuskulären Koordination der Fuß-, Bein- und vor allem der hüftstabilisierenden Muskulatur des Standbeins. Ein weiteres Lernziel ist die Verbesserung der muskulären Stabilisation von Beckenring und Wirbelsäule bei wechselndem Einfluss der Schwerkraft. Die Primärbewegung des Spielbeins kann dabei von rechts nach links oder von links nach rechts gehen bzw. von vorne nach hinten oder von hinten nach vorne. Entsprechend werden gleichgewichtserhaltende Reaktionen ausgelöst.

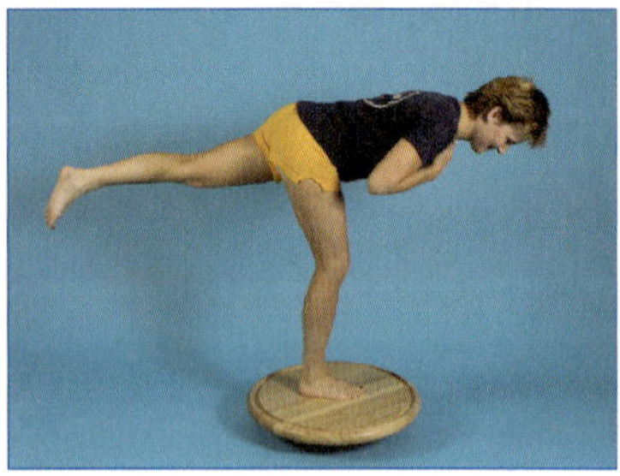

Standwaage auf dem Kreisel.

Standzeitverhältnis *n*; ***engl.:*** Stance ratio
Kontext: Ganganalyse
Auf dem Referenzbein verbrachte Zeit im Vergleich zum kontralateralen Bein; normalerweise ist das S. für beide Beine gleich.

Stange *f*; ***engl.:*** Pole/stick/bar
Kontext: Physik
▸ Einfache Maschine der Mechanik zur Übertragung von Kraft (Zug- und Druckkraft), sie verändert deren Angriffspunkt oder Wirkung (▸ Hebel). Beispiele: Unterarmgehstütze, Handstock, Brechstange.

Stangerbad *n*; ***engl.:*** Hydroelectric bath
Vgl. ▸ Bad, hydroelektrisches.

Star *m*; ***Etym.:*** engl. *star* „Stern, Hauptattraktion"; ***engl.:*** Star
Kontext: Betriebswirtschaftslehre

S

Begriff der Portfolioanalyse (BCG-Matrix); beste(s) Produkt oder Dienstleistung eines Unternehmens. Stars haben einen großen Marktanteil und ein hohes Marktwachstum. Mit Stars werden die größten Gewinne erzielt, sie bedürfen daher guter Pflege. Physiotherapie: Stars physiotherapeutischer Praxen sind i. d. R. „Manuelle Therapie" oder „Bobath für Kinder oder Erwachsene". Aus Nachfragersicht (im Gegensatz zur Ansicht der GKV) entwickeln sich inzwischen auch häufig „Osteopathie" oder „Kraniosakrale Therapie" zu Stars. Mit Stars hat die Praxis einen Vorsprung gegenüber der Konkurrenz, deshalb müssen Praxisinhaber diesen Vorsprung sichern und möglichst lange halten.

Star-Excursion-Test *m*; ***Etym.:*** engl. *star* „Stern" u. *excursion* „Abstecher, Abweichung"
Kontext: Diagnostik, Traumatologie
Dynamischer Gleichgewichtstest für Patienten mit Sprunggelenkproblemen, prinzipiell bei allen Beschwerden der unteren Extremität einsetzbar. Der Patient steht einbeinig in der Mitte eines Sterns (acht Richtungen). Er versucht, mit dem Spielbein nacheinander in jede der acht Richtungen so weit wie möglich von der Mitte entfernt aufzusetzen, ohne umzufallen. Das Standbein darf nicht mit der Ferse abheben. Messung: Abstand Sternmittelpunkt zum entferntesten Punkt. Drei Versuche in jede Richtung werden zu einem Mittelwert zusammengefasst. Das Ergebnis wird im Seitenvergleich beurteilt. Maximal 5 % Seitendifferenz erlaubt.

Stärken-Schwächen-Analyse *f*; ***Etym.:*** griech. *analysis* „Auflösung"; ***engl.:*** Strength-weakness analysis
Kontext: Betriebswirtschaftslehre
Teil der ▸ SWOT-Analyse eines Unternehmens; zusätzlich zu den Stärken und Schwächen werden in der SWOT-Analyse Chancen und Risiken untersucht. Physiotherapie: In der Unternehmensanalyse setzt sich z. B. eine physiotherapeutische Praxis mit ihren Stärken und Schwächen am Markt bzw. gegenüber den Konkurrenten auseinander. Aus dem Ergebnis wird eine Strategie abgeleitet. Die Praxisleitung hat drei strategische Möglichkeiten: Stärken weiterentwickeln und den Vorsprung gegenüber der Konkurrenz ausbauen; Schwächen verringern und den Nachteil gegenüber der Konkurrenz verkleinern; beides kombinieren, d. h. Schwächen entschärfen und Stärken ausbauen.

Starrrahmenrollstuhl *m*; ***engl.:*** Rigid frame wheelchair
Kontext: Traumatologie, Neurologie
Stabiler, nicht faltbarer Rollstuhl. Aufgrund seiner besseren Wendigkeit wird er überwiegend im Sport eingesetzt. Nachteile: schlecht zu verstauen und zu transportieren.

Startkraft *f*; ***engl.:*** Initiating power
Kontext: Trainingslehre
From der Schnellkraft; die Fähigkeit, einen möglichst hohen Kraftimpuls zu Beginn der muskulären Arbeit zu generieren (Kraftwert, der zu einer bestimmten Zeit nach Kontraktionsbeginn realisiert ist). Praktische Bedeutung: vor allem bei schnellen Bewegungen erforderlich, die schon zu Beginn der Kontraktion ein hohes Maß an Kraft aufbringen müssen (z. B. Boxen, Karate).

Statik *f*; ***Etym.:*** griech. *statikos* „(still)stehend"; griech. *statike* „Lehre vom Gleichgewicht"; ***engl.:*** Statics
1. *Kontext:* Physik
Teilgebiet der Mechanik, untersucht die Bedingungen, unter denen die Kräfte miteinander im Gleichgewicht stehen (daher keine Bewegungsänderungen); d. h. die Bedingungen, unter denen ein physikalisches Gleichgewicht an nicht beschleunigten Körpern besteht. S. und ▸ Kinetik

S

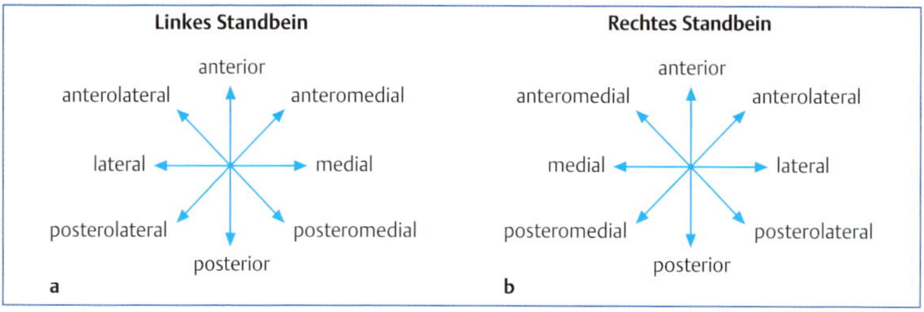

Star-Excursion-Test. Schematische Darstellung.

zusammen bilden die ▸ Dynamik, den Teil der Mechanik, der sich mit Kräften und Bewegung auseinandersetzt.

2. ***Kontext:*** Physiologie

Kräftegleichgewicht des menschlichen Körpers in Positionen wie Stehen, Sitzen oder Liegen (vgl. ▸ Gleichgewicht).

3. ***Kontext:*** Spiraldynamik

Spiraldynamik versteht unter S. das Ruhegleichgewicht einer 3D-Dynamik. Bsp. Wirbelsäule: Die 3D-Dynamik der Wirbelsäule bei der bipedalen Lokomotion entspricht einer alternierend-bidirektionalen ▸ Links-rechts-Spirale nach dem Prinzip der ▸ Achsensymmetrie. Die spiraligen Verschraubungen nach links und nach rechts lassen sich geometrisch „übereinanderlegen". Dabei heben sich zwei von drei Komponenten auf (Rotation und Lateralflexion nach links bzw. nach rechts). Die dritte Richtung (axiale Verlängerung der Wirbelsäule) summiert sich. Der Schwerkraft wirkt so in der Statik ein Aufrichtemechanismus entgegen (vgl. ▸ Elongation).

4. ***Kontext:*** Funktionelle Bewegungslehre

Abschnitt der Untersuchung zur Erhebung des funktionellen Status; Erfassung der Abweichungen in der Haltung im Stand. Von unten nach oben wird jedes Bewegungsniveau in Bezug auf Abweichungen von der ▸ hypothetischen Norm beurteilt. Der Therapeut analysiert den Einfluss einer veränderten S. auf die Körperstrukturen und auf das Bewegungsverhalten (Belastung); (vgl. ▸ Konstitution).

Station, beschützt geführte *f*; ***Etym.:*** lat. *statio* „Standort, Aufenthalt(sort), Stillstand"; ***engl.:*** Locked ward; ***Syn.:*** Geschlossene Station

Kontext: Psychiatrie

In psychiatrischen Kliniken gibt es Stationen, die die Patienten nicht jederzeit verlassen können. Falls ein Patient nicht absprachefähig ist, wird ein Gerichtsbeschluss benötigt, der die Unterbringung auf der Station für eine gewisse Zeit rechtlich regelt. Diese Maßnahme wird ergriffen, wenn der Patient sich selbst oder andere gefährden könnte. Mittlerweile wurde der Begriff geschlossen durch beschützt geführte Station abgelöst.

Stationäre Versorgung *f*

Vgl. ▸ Versorgung, stationäre.

Statische Zwei-Punkte-Diskrimination *f*

Vgl. ▸ Zwei-Punkte-Diskrimination, statische.

Statischer Positionssinn *m*

Vgl. ▸ Positionssinn, statischer.

Statistik, deskriptive *f*; ***Etym.:*** franz. *statistique* in gleicher Bedeutung, zu lat. *status* „Stand, Verfassung, Beschaffenheit" u. lat. *describere* „beschreiben"; ***engl.:*** Statistics, descriptive

1. ***Kontext:*** Statistik

Rein beschreibende Datenauswertung in Form von Tabellen, Graphiken und verschiedenen Kennwerten. Hierzu gehören z. B. Darstellung der zentralen Tendenz, ▸ Standardabweichungen, ▸ Stichprobenumfänge, Häufigkeiten und Verteilungsformen. In der S. findet keine Hypothesenüberprüfung statt. Sie ist Teil der ▸ schließenden Statistik.

2. ***Kontext:*** Betriebswirtschaftslehre, Statistik

Meist tabellarische Darstellung von Daten/Kennzahlen zu einer gezielten Fragestellung; Teilgebiet des betrieblichen Rechnungswesens. Physiotherapie: Therapeutische Praxen brauchen statistische Erhebungen, um wirtschaftlich relevante und strategische Entscheidungen treffen zu können. Mittels Statistiken wird die Praxisentwicklung anhand von Kennzahlen beobachtet, beschrieben und analysiert. Statistiken über die Anzahl der Behandlungen, die Anzahl der Folgerezepte sowie die Personal-, Leerlauf-, Materialstatistik und weitere Kosten- oder Erfolgsstatistiken sind für den Praxisinhaber notwendig, um die weitere Praxisentwicklung planen, prognostizieren und kontrollieren zu können.

Statistik, schließende *f*; ***Etym.:*** franz. *statistique* in gleicher Bedeutung, zu lat. *status* „Stand, Verfassung, Beschaffenheit"; ***engl.:*** Statistics, interferential; ***Syn.:*** Interferenzstatistik, analytische Statistik, hypothesenprüfende Statistik

Kontext: Statistik

Statistisches Verfahren zur Überprüfung vor der Untersuchung aufgestellter Hypothesen. Soll in einer Untersuchung z. B. auf einen Unterschied von ▸ Mittelwerten geprüft werden, so kann nicht zwangsläufig von einem Unterschied zwischen den Messergebnissen gesprochen werden. Zunächst muss geprüft werden, ob dieser Unterschied auf dem Zufall basieren kann oder ob der Unterschied in einer vom Zufall allein nicht mehr zu erklärenden Größe (systematischer Unterschied) vorliegt. Meist wird in der s. S. das Prinzip der Falsifizierung angewandt. Dabei werden zwei Hypothesen formuliert. Die sog. ▸ Nullhypothese H_0 ist entgegengesetzt der Forschungserwartung formuliert, die ▸ Alternativhypothese H_1 enthält die eigentliche Forschungserwartung. Mit den Mitteln der s. S. wird die ▸ Wahrscheinlichkeit

S

des Ergebnisses bei Zutreffen der Nullhypothese entschieden. Liegt die Wahrscheinlichkeit dafür unter einem vorher festgelegten Niveau (▶ Signifikanzniveau α), so kann die Nullhypothese als widerlegt angesehen werden (in der Statistik heißt es oft: die H_0 kann verworfen werden). Es ist also meist das Ziel des Forschers, die Nullhypothese zu widerlegen, sodass die entgegengesetzt formulierte Alternativhypothese angenommen werden kann.

Status, funktioneller *m*

Vgl. ▶ Funktioneller Status.

Stauchung *f*; ***engl.:*** Compression; ***Syn.:*** Kompression

Kontext: Biomechanik

Verletzung infolge entgegengerichteter (stauchender) Kraftwirkungen im Sinne einer Verkürzung oder Verdichtung der betroffenen Strukturen.

Stehbett *n*

Vgl. ▶ Stehbrett.

Stehbrett *n*; ***engl.:*** Standing table

Kontext: Traumatologie, Neurologie

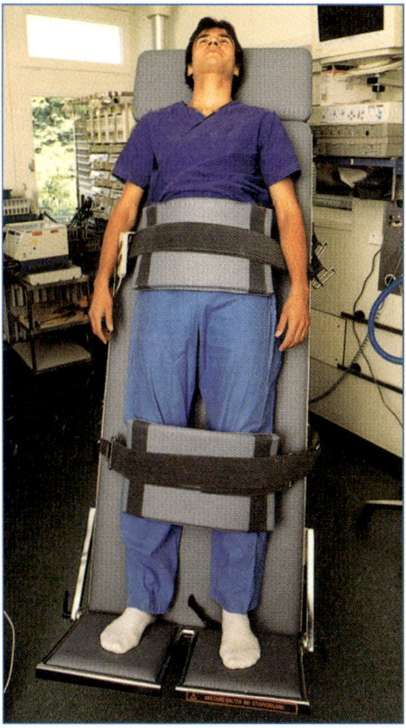

Stehbrett.

Gerät, um schwache oder plegische Patienten die aufrechte Position zu ermöglichen. Der Patient kann unabhängig, stabil und sicher stehen. Stehtraining: Kreislauftraining, Osteoporoseprophylaxe, Entleerung der oberen Harnwege, Kontrakturprophylaxe, Verbesserung der Atmung. Der Benutzer kann auf festem Untergrund sein tägliches Stehtraining absolvieren.

Stehen *n*; ***engl.:*** To stand; ***Syn.:*** Stand, aufrechter Stand

Kontext: Bewegungslehre

Ausgangsstellung, in der nur die Fußsohlen Kontakt zur Unterlage/zum Boden haben; der Köper befindet sich in einem labilen Gleichgewicht, da der Schwerpunkt relativ hoch liegt (2. Sakralwirbel) über der sehr kleinen ▶ Unterstützungsfläche.

Stehen und Gehen, ständiges *n*; ***engl.:*** Standing and going, continuous

Kontext: Ergonomie

Dauerbelastung bei Berufen mit überwiegend stehender Tätigkeit (z. B. Kellner, Verkäufer); häufig mit asymmetrischen Arm- und Rumpfhaltungen verbunden. Therapeutische Aspekte: starke Beanspruchung der Waden- und ischiokruralen Muskulatur (Eigendehnung zur Detonisierung); asymmetrische Armhaltung, überwiegend aufrechte Körperhaltung (ausreichend trainierte Rücken- und Bauchmuskulatur), gutes Schuhwerk zur angemessenen Unterstützung der Fußgewölbe und mit ausreichender Dämpfung zur Entlastung der Wirbelsäule.

Stehgeräte *n*; ***engl.:*** Standing devices

Kontext: Orthopädie

Hilfsmittel, mit denen die senkrechte Stellung des Patienten im Raum bei Lähmungen des Rumpfes und der Extremitäten kompensiert werden können. Unterschieden werden elektrohydraulische und mechanische Stehgeräte. Elektrohydraulische Stehgeräte werden heute üblicherweise in die Pflegebetten integriert und als Vorbereitung des Kreislaufs für die folgende Belastung des Patienten im Rollstuhl genutzt.

Stehtisch *m*

Vgl. ▶ Stehtrainer.

Stehtrainer *m*; ***engl.:*** Standing trainer; ***Syn.:*** Standing, Stehtisch, Stehbarren

Kontext: Neurologie, Pädiatrie, Rehabilitation

Stehgerät mit Haltevorrichtungen im Brustkorb-, Becken- und Unterschenkelbereich für neurologische/pädiatrische Patienten mit eingeschränkter Stehfunktion (einsetzbar bis ▶ Expanded Disabili-

S

ty Status Scale/EDSS: 8). Dauer: individuell sehr unterschiedlich; mindestens 1 h/d ist empfehlenswert. Krankenkassen übernehmen die Kosten für einen S. bei entsprechender Indikation und ärztlicher Verordnung. Wirkungen: Verbesserung der Lungenfunktion, Verringerung der Osteoporose, Kontrakturprophylaxe, Herz-/Kreislauf-Aktivierung, Blasen-/Darmfunktionsverbesserung, Vermeiden von Beugespastik. Im Vergleich zum ▶ Kipptisch ist das Stehen physiologischer und „aktiver". Varianten: Balance-S. (Gleichgewichtstraining mittels Computeranimation und Feedback), S. mit Vibrationsplatten.

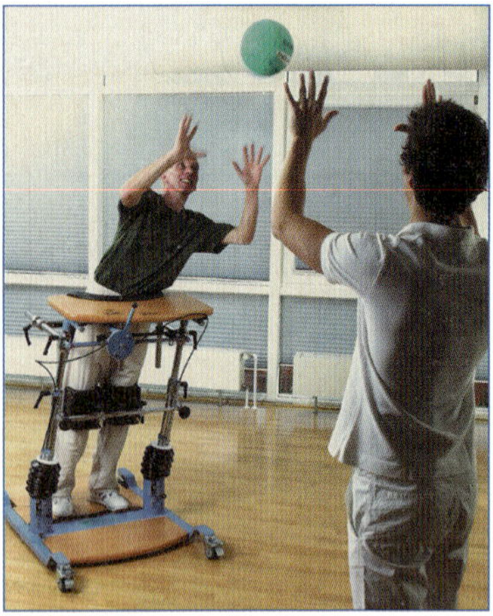

Stehtrainer.

Steifigkeit *f*; ***engl.:*** Stiffness, rigidity
Kontext: Biomechanik
Verhältnis aus Kraftänderung und Längenänderung. Entspricht der Steigung im Kraft-Längen-Diagramm. Angabe in Newton pro Meter [N/m].

Steigbügel *m*; ***engl.:*** Stirrup; ***Syn.:*** Steigbügelmuskulatur
1. ***Kontext:*** Anatomie
Der M. tibialis posterior und der M. peronaeus longus bilden zusammen einen Steigbügel und unterstützen so das Längsgewölbe des Fußes.
2. ***Kontext:*** Spiraldynamik
M. tibialis posterior und M. peronaeus longus bilden plantar einen Steigbügel, unterstützen das Längsgewölbe des Fußes und definieren die funktionellen ▶ Drehrichtungen im Fuß. Der M. tibialis posterior supiniert den Rückfuß, der M. peronaeus longus proniert den Vorfuß. Beide zusammen unterstützen so die spiralige Verschraubung des Fußlängsgewölbes.

Steigübung *f*; ***engl.:*** Step-up exercise
Kontext: Therapeutisches Klettern, Neurologie
Zur Unterstützung des Einstieges in eine Kletterwand werden kleine Trethocker, Trittbretter, Steppbretter o. Ä. genutzt. So wird z. B. für Patienten nach Schlaganfall das selbstständige Arbeiten mit der betroffenen Seite vereinfacht und sicherer gestaltet.

Steinmann I Test *m*; ***engl.:*** Steinmann I test
Kontext: Diagnostik, Traumatologie
Differenzialdiagnostischer Test bei Verdacht auf Meniskusschäden. Der Patient liegt in Rückenlage, das Kniegelenk ist ca. 90° flektiert. Der Untersucher führt eine maximale Innen- und Außenrotation des Unterschenkels mit aufgestelltem Fuß durch. Schmerzen bei Außenrotation sprechen für eine mediale Meniskus- oder Bandläsion. Schmerzen bei Innenrotation sprechen für eine laterale Meniskus- oder Bandläsion.

Stellenbeschreibung *f*; ***engl.:*** Job characteristics, job description; ***Syn.:*** Arbeitsplatzbeschreibung, Job-Description
Kontext: Betriebswirtschaftslehre
Instrument der ▶ Aufbauorganisation und Personalauswahl in einem Unternehmen; dokumentiert alle wesentlichen Merkmale einer Arbeitsstelle (kleinste organisatorische Unternehmenseinheit). Inhalte: Stellenbezeichnung (Name), Stelleneinordnung (Vorgesetzte, Untergebene, Abteilungszugehörigkeit), Stellenanforderungen (Kenntnisse, Qualifikationen, Erfahrungen), Stellenaufgaben (detaillierte Sachaufgaben bzw. Daueraufgaben), Stellenbefugnisse (Kompetenzen), Stellenverantwortung (muss zu den Befugnissen passen), Vertretungsregelungen usw. Stellenbeschreibungen haben immer einen Langzeitcharakter. Bestehen in einem Unternehmen/einer Praxis keine Stellenbeschreibungen, kann dies zu Konflikten im Team und mit der Leitung führen (Missverständnisse aufgrund von Unkenntnissen und Ungenauigkeiten). Die S. erstellt der Praxisinhaber.

Stellreaktionen *f*; ***Etym.:*** lat. *re* „zurück", *actio* „Handlung"; ***engl.:*** Righting reactions; ***Syn.:*** Stellreflexe
Kontext: Bobath-Konzept
Auf verschiedenen Ebenen des ZNS integrierte, stark vom extrapyramidalen System beeinflusste Reaktionen (früher: Reflex bzw. Reflexkette), die der Aufrechterhaltung bzw. Wiederherstellung ei-

S

ner balancierten Kopf- und Körperhaltung und koordinierten Augenstellung dienen. Der Kopf richtet sich, unabhängig von der Lage des Körpers, immer senkrecht gegen die Schwerkraft auf. Verantwortlich dafür sind die Vestibularsysteme, die Propriosensoren der Nackenmuskulatur sowie die Sensoren des optischen Systems mit Integration in der Großhirnrinde. Das zentrale Verarbeitungssystem der Kopfstabilisierung liegt in der Formatio reticularis. Bei fehlender Stellreaktion des Körpers auf den Kopf kann das Kind seinen Kopf weder in der Mitte einstellen noch halten. Mögliche Folgen: mangelnde Augenkontrolle, fehlende Kommunikation per Blickkontakt, Schielen, Nystagmus, Schwierigkeiten beim Hören und bei allen Funktionen des Mundbereiches, wie Mundschluss, Rotieren der Zunge, Kauen, Trinken, Schlucken, Atmen, Sprechen. Alle Sinne werden in Mitleidenschaft gezogen, einschließlich des Gleichgewichtsorgans (vgl. ▸ KEKS-Ebenen; ▸ Handwurzelstütz).

Stellreflex *m*; ***Etym.:*** lat. *reflectere* „zurückwenden"; ***engl.:*** Righting reflexes; ***Syn.:*** statokinetische Reflexe

Kontext: Neurophysiologie, Sensomotorik

Führend vom gesamten Hirnstamm (inklusive Rückenmark) bereitgestellte sehr komplexe Reflexmechanismen, die für die Normalstellung des Kopfes zum Rumpf und im Raum sorgen, die Aufrechterhaltung oder Wiedereinnahme der normalen Position der Körperteile zueinander (Haltung) und dessen Stellung im Raum sichern. Vestibuläre und optische Afferenzen und propriosensible Afferenzen des Halses lösen S. aus. Die Hautmechanosensoren einer Körperhälfte können beteiligt sein (S. in Seitenlage). Bsp.: ▸ Kopfstellreflex, ▸ Körper-Kopf-Stellreflex, ▸ Halsstellreflex, ▸ Labyrinthstellreflex. Tierversuche, gesamter Hirnstamm (inkl. Nc. ruber): Das Versuchstier richtet sich mit stereotypen Bewegungsfolgen aus jeder Lage selbstständig in die Normalstellung auf, steht und kann reflektorisch gehen (lokomotorisches Zentrum im Mittelhirn, Rhythmusgeneratoren im Rückenmark). Extensorentonus und Körperhaltung werden dem Bedarf angepasst. Der labyrinthäre Anteil (Sakkulus, Utrikulus) hält den Kopf in Normallage, indem die Augenachse horizontal bleibt oder wieder eingestellt wird. Kopfrotationen führen durch Gegenbewegung von Augen und Kopf zur Stabilisierung des optischen Bildes auf der Retina (Bogengänge, vestibulärer Nystagmus). Bei schnellen Abwärts- oder Aufwärtsbewegungen (Sakkulus, Utrikulus) kommt es zur Extension (Landereaktion) oder Flexion (Liftreaktion der Extremitäten). Die Hautmechanosensoren einer Körperhälfte sind während der Seitenlage eine Quelle des Kopfstellreflexes oder Körper-Kopf-Stellreflexes. Der Kopf wird aufgerichtet. Die Propriorezeptoren des Halses sind der Ursprung der Halsstellreflexe, mit denen die weiterlaufende Reflexkette nacheinander Thorax, Becken und Extremitäten in Normallage zum Kopf und zueinander bringt. Das Tier steht auf. Die Normalstellung der Körperteile zueinander kann mit dem Körper-Körper-Stellreflex ohne Wiederherstellung der Normalposition des Kopfes erreicht werden. Bei intaktem Gesamtsystem (inklusive Kortex) können optische Afferenzen diese reflektorischen Abläufe auslösen. Die optischen Stellreflexe führen zur Einnahme der physiologischen Kopf- und Körperhaltung und -stellung. Bei komplizierten Bewegungsabläufen mit Rotationen um die Längs- und Querachse leitet immer der Kopf die Bewegung ein und geht ihr voraus. Die reflektorischen Ketten der Hirnstammreflexe werden genutzt. Wird eine Rotationsbewegung um die Körperlängsachse durch den Kopf eingeleitet, erfolgen reflektorisch die Nachführung von Thorax, Abdomen, Becken und unterer Extremität. Diese Synergien haben sich in der Phylogenese mittels Verschaltungen in den neuronalen Netzwerken strukturell organisiert. Der Halsstellreflex ist beim Aufstehen eines großen Tieres aus dem Liegen oder beim freien Fall einer Katze aus der Rückenlage zu beobachten. Beim Aufstehen wird zuerst durch Aufrichten des Kopfes die Augenachse in die horizontale Stellung gebracht. Es folgt die Rotation des Thorax in die Normalstellung zum Kopf; das Becken wird in die übliche Position zum Thorax gebracht. Mit der Rotation des Thorax werden die Vorderläufe unter diesen und die Hinterläufe unter das Becken gestellt. Mit der Aktivierung der Extensoren steht das Tier auf. Bei der fallenden Katze leitet der Labyrinthstellreflex die Rückkehr zur räumlichen Normalposition des Kopfes ein. Die Rotation der Halswirbelsäule führt zur Aktivierung der Halsstellreflexkette (Thorax, Becken und Extremitäten werden der Kopfstellung nachgeführt; Normalstellung zueinander und im Raum). Beim fallenden Tier kommt die Wirkung der Linearbeschleunigung hinzu (im Gegensatz zum aufstehenden Tier). Diese reizt die Makula; die Landereaktion mit reflektorisch hohem kontraktilem Extensorentonus wird hinzugefügt.

Stellschraube *f*; ***engl.:*** Set screw
Kontext: Traumatologie
Form der Schraubenosteosynthese; nach ▸ Syndesmosensprengung verhindert sie das Auseinanderweichen von Fibula und Tibia während der Dorsalextension im oberen Sprunggelenk. Nicht belastungsstabil, bedingt bewegungsstabil: Bis zur Entfernung der S. keine vollständige Dorsalextension, Gehen mit Gehhilfen ohne Belastung.

Stellung, verriegelte *f*
Vgl. ▸ Verriegelte Stellung.

Stellungsschwäche *f*
Kontext: Diagnostik, Orthopädie
Unzureichende Kraft eines Muskels in angenäherter Stellung; er erreicht den Normwert nicht, obwohl dies in neutraler Stellung möglich ist; Ursache ist die muskuläre Adaptation bzw. Verlängerung der Muskelfasern in Serie aufgrund einer fixierten Haltung.

Stemmer-Zeichen *n*; ***engl.:*** Stemmer sign;
Syn.: Kaposi-Stemmer-Zeichen (veraltet)
Kontext: Lymphdrainage
Ödembedingte Verdickung der Haut im Bereich des Grundgelenks der 2. Zehe, die durch den eingeschränkten Lymphabfluss entsteht und somit den Lymphstau beweist (Hautfalte nicht abhebbar, kontralateraler Vergleich), wichtigstes klinisches Kriterium zur Lymphödemdiagnostik, Messung: in Längsrichtung (mm); besitzt aber keine negative Aussagekraft. Normalwert: 2 mm (auch bei dünner artropher Haut). Ist auch im Hand-Finger Bereich zu finden. Benannt nach Robert Stemmer (vgl. ▸ Hautfaltenmessung, ▸ Kastenzehe, ▸ LVF-Klassifikation).

Stemmführung *f*
Vgl. ▸ Brunkow-Konzept.

S

Stempeldruck *m*; ***engl.:*** Piston pressure;
Syn.: Kolbendruck
Kontext: Biomechanik
Entsteht, wenn der bewegliche Kolben eines mit Luft oder Flüssigkeit gefüllten Gefäßes verschoben wird. Dabei breitet sich der Druck in alle Richtungen gleichmäßig aus. Im Kolben kann auf diese Weise ein Überdruck oder eine Unterdruck (Sog) gegenüber dem Umgebungsdruck entstehen. Beispiel: Spritze.

Step Down *m*; ***Etym.:*** engl. „heruntersteigen"
Kontext: Medizinische Trainingstherapie
Übung zur Kräftigung der Oberschenkelmuskulatur. Ausgangsstellung: Der Patient steht in leicht flektierter Position mit beiden Beinen auf einem Stepper oder auf einer Stufe. Die Stufenhöhe ist an den Leistungsstand und das Trainingsziel angepasst. Aktion: Das nicht zu trainierende Bein versucht, mit der Ferse den Boden zu berühren. Die Geschwindigkeit der Übung wird durch das Trainingsziel bestimmt. In der Standbeinseite kommt es abhängig von der Stufenhöhe zu einer Knieflexion. Variation: Die Neigung des Oberkörpers in der Sagittalebene bestimmt die Muskelaktivität. Vermehrte Vorneigung des Oberkörpers führt zu vermehrter Aktivierung der dorsalen Kette. Eine sehr gerade Position fordert mehr Aktivität in der ventralen Oberschenkelmuskulatur (vgl. ▸ Step Up).

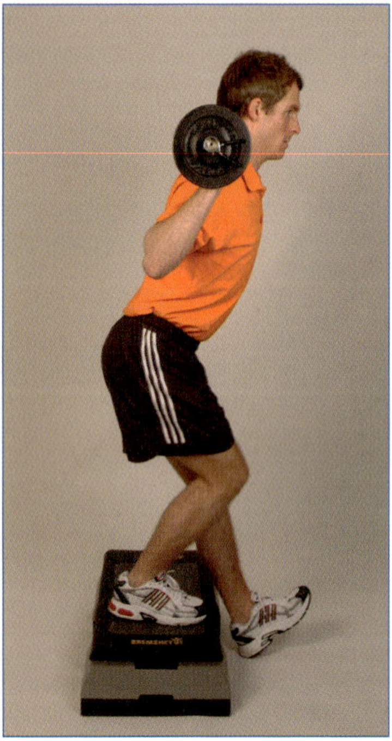

Step Down.

Step Up *m*; ***Etym.:*** engl. „aufsteigen"
Kontext: Medizinische Trainingstherapie
Übung zur Kräftigung der Oberschenkelmuskulatur. Ausgangsstellung: Der Patient steht in leicht flektierter Position mit einem Bein auf dem Boden, das zu trainierende Bein steht auf einer Stufe. Die zu bewältigende Stufenhöhe ist an den Leistungsstand und das Trainingsziel angepasst.

Aktion: Der Patient belastet das zu trainierende Bein vermehrt, bis er mit beiden Beinen auf der Stufe steht, ohne sich mit dem unten stehenden Bein abgedrückt zu haben. Man kann dem Patienten zur Vermeidung des Abdrückens auffordern, die Zehenspitze des unten stehenden Beines vom Boden abzuheben. Variation: Die Neigung des Oberkörpers in der Sagittalebene bestimmt die Muskelaktivität. Vermehrte Vorneigung des Oberkörpers führt zu vermehrter Aktivierung der dorsalen Kette. Eine sehr gerade Position fordert mehr Aktivität in der ventralen Oberschenkelmuskulatur (vgl. ▸ Step Down).

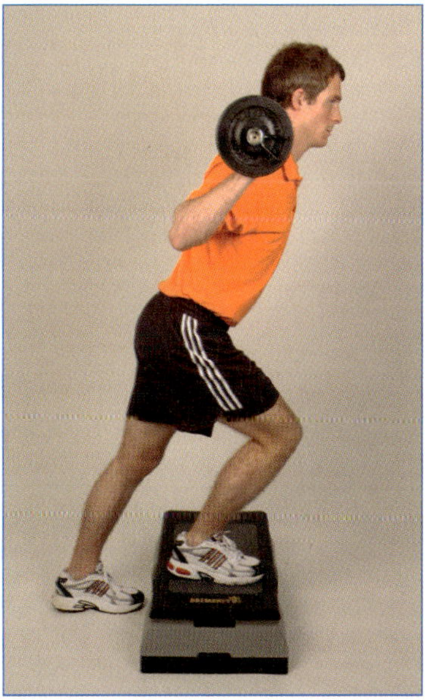

Step Up.

Steppergang *m*; ***Etym.:*** engl. *to step* „treten, einen Schritt machen“; ***engl.:*** Stepper gait; ***Syn.:*** Hahnentritt

Kontext: Neurologie, Ganganalyse

Typisches Gangbild beim Ausfall des N. peronaeus, der für die Fuß- und Zehenhebung verantwortlich ist.

Stepping *n*; ***Etym.:*** engl. *step* „treten, schreiten“

Kontext: Pädiatrie, Ganganalyse

Pathologisches Gehen. Das am Rumpf gehaltene oder verbal zum Gehen aufgeforderte Kind mit einer beginnenden Infantilen Zerebralparese bewegt sich mit den Vorfüßen fort, die Fersen werden in steigendem Maße vom M. triceps pathologisch hochgezogen. Mit Extensions- und Flexionsbewegungen in den Hüft- und Kniegelenken *steppt* das Kind ohne Gewichtsübernahme, primär auf der Sagittalebene vorwärts. Das motivierte, aktiv gehende Kind benutzt einen pathologischen Gehautomatismus, bei dem weder eigenes Körpergewicht übernommen werden kann, noch das gezeigte Gangmuster koordiniert ist, harmonisch und dreidimensional.

Stereognosie, Test *f*; ***Etym.:*** griech. *stereos* „hart, fest, starr, räumlich“ u. *gnosis* „Erkenntnis, Erkennen“; ***engl.:*** Stereognosis, test

Kontext: Neurologie

Sensorischer Test zur Einschätzung der Fähigkeit zur Identifizierung vertrauter Objekte (z. B. Schlüssel, Münzen etc.) durch z. B. Tasten oder auch oral. Der Patient schließt die Augen und ertastet/erkennt das Objekt anhand der Form, Oberflächenbeschaffenheit, Temperatur.

Stereotypie *f*; ***Etym.:*** griech. *stereos* „starr, fest, hart“ u. lat. *typus* „Gestalt, Muster, Vorbild“; ***engl.:*** Stereotypy

Kontext: Psychiatrie, Pädiatrie

Bewegungen, Haltungen, Handlungen, die der Patient/das Kind in immer gleicher Weise wiederholt, ohne einen der Situation angemessenen Sinn (nicht zielgerichtet, Bewegung mit zwanghaftem Charakter). Eine häufige Form sind Schaukelbewegungen (z. B. bei Autismus, Hospitalismus). S. können auch bei Tieren auftreten, die in Gefangenschaft gehalten werden.

Sternosymphysale Belastungshaltung *f*; ***Etym.:*** griech. *sternon* „Brust“ u. *symphysis* „das Zusammenwachsen“; ***Abk.:*** SSBH, BH; ***engl.:*** Slouched sterno symphyseal posture; ***Syn.:*** Belastungshaltung (BH), haltungsbedingte Funktionsstörung, haltungsbedingtes Krankheitsbild, krumme Körperhaltung (KKH)

Kontext: Brügger-Konzept

Begriff der pathophysiologischen Grundlagen der ▸ Funktionskrankheiten des Bewegungssystems. Die Annäherung von Sternum und Symphyse definiert die Belastungshaltung. Kennzeichnend für die SSBH sind das dorsale Drehmoment des Beckens (Beckenaufrichtung), die Thoraxsenkung, die Reklination der Halswirbelsäule mit Extension in den oberen Kopfgelenken sowie partieller Hyperlordosierung, eine großbogige Wirbelsäulenkyphose von der unteren Halswirbelsäule bis zum Sakrum, eine Schultergürtelprotraktion mit Auf-

S

hängung des Schultergürtel-Arm-Gewichts an der Halswirbelsäule und eine unphysiologische Stellung der Fuß-Bein-Achsen sowie der oberen Extremitäten. Im Bereich der Wirbelsäule findet man im thorakolumbalen Übergang meistens einen sog. „bewegungskompensatorischen Abschnitt" d. h. eine Wirbelsäulenregion, die den Bewegungsmangel der oberhalb und oder unterhalb von ihr liegenden Wirbelsäulenabschnitte durch vermehrtes Bewegen zu kompensieren versucht. Die SSBH führt zur Einengung der großen Körperhöhlen, biomechanischen Fehlbelastungen des Bewegungsapparats, zu viszeralen Spannungsveränderungen, zu tendomyotischen Zustandsveränderungen der Muskulatur (▸ Tendomyosen), zu infrastrukturellen Überforderungen und zu negativen Rückkopplung auf die Psyche. Wird die krumme Körperhaltungen zu einer statischen Dauerbelastung, können sich aus den zunächst pathogenen Zustandsveränderungen strukturelle Veränderungen entwickeln, die sich in multiplen Krankheitsbildern manifestieren. Brügger war Pionier mit seiner Auffassung, dass die unphysiologische Körperhaltung einen unterschätzten pathogenen Faktor darstellt, der im Laufe der Zeit zu zahlreichen ▸ Funktionsstörungen des Bewegungssystems führt. Die entsprechenden Krankheitsbilder fasst er unter dem Begriff des sternosymphysalen Syndroms zusammen. Es erfasst somit alle klinischen Erscheinungsbilder, die sich aus den Folgen einer chronischen SSBH durch Annäherung von Sternum und Symphyse ergeben. Hierzu gehören die durch die Einengung der großen Körperhöhlen reflektorische Behinderung der Zwerchfellatmung und die damit verbundene Beeinträchtigung des lymphatischen Rückflusses, komplexe Schulter-Nacken-Syndrome durch „Aufhängung des Schultergürtels" an der Halswirbelsäule und dem Kopf, biomechanische Fehlbelastungen der Hüften, Dysfunktionen des Beckenbodens mit reflektorischer Inkontinenzsymptomatik, pathologische Faszienspannungen, Beeinträchtigung der infrastrukturellen Leistungen etc.

Steuer *f*; ***engl.:*** Tax

Kontext: Betriebswirtschaftslehre

Durch das ▸ Steuerrecht geregelte finanzielle Abgabe natürlicher und juristischer Personen an das Gemeinwesen. Es gibt verschiedene Einteilungen; die einfachste Unterscheidung ist die in direkte und indirekte Steuern. Die erste Gruppe (direkte) werden als Personensteuern wie Einkommen-, Kirchen-, Erbschaft- oder Körperschaftsteuer (als juristische Person) an den Staat entrichtet. Auch Objektsteuern wie Gewerbe- oder Grundsteuer gehören zu dieser Gruppe. Die zweite Gruppe sind die indirekten Steuern, hier wird die Steuerbelastung mit der Bezahlung des Kaufpreises entrichtet und auch in zwei Gruppen eingeteilt: Verkehrsteuern (Umsatz-, Versicherung-, Grunderwerb- und Kfz-Steuer) und Verbrauchsteuern (Alkohol-, Tabak- und Mineralölsteuer). Physiotherapie: Für Physiotherapeuten als Unternehmer sind insbesondere die ▸ Einkommensteuer, ▸ Umsatzsteuer und ▸ Gewerbesteuer von Bedeutung.

Steuerrecht *n*; ***engl.:*** Tax law

Kontext: Betriebswirtschaftslehre

Festlegung aller Rechtsnormen, die sich auf die Zahlung von Steuern und Abgaben beziehen, durch die Steuergesetzgebung. Gesetzesnormen: Grundgesetz (GG), Abgabenordnung (AO, regelt die Rechte und Pflichten der Steuerzahler), Bewertungsgesetz (BewG, legt die Bewertung der zu besteuernden Sache fest, z. B. Grundsteuer für ein Grundstück) und Einzelsteuergesetze, z. B. Einkommen- oder Gewerbesteuergesetz. Rechtsverordnungen und Verwaltungsanweisungen regeln und ergänzen die Besteuerung.

Stichprobe *f*; ***engl.:*** Sample

Kontext: Statistik

Die in die Untersuchung eingehende Teilmenge der ▸ Grundgesamtheit. In wissenschaftlichen Untersuchungen ist es häufig nicht möglich (oder nicht sinnvoll), alle Individuen oder Objekte, auf die sich die Aussagen der Untersuchungen beziehen sollen, in die Untersuchung einzuschließen. In diesen Fällen wird eine repräsentative S. gezogen, die stellvertretend für alle identisch bestimmten Einheiten der Grundgesamtheit untersucht wird. Die Auswahl der S. kann zufällig (randomisiert) erfolgen oder sie wird vom Untersucher nach theoretischen Überlegungen zusammengestellt (nicht probabilistische S.).

Stichprobe, bereinigte *f*; ***engl.:*** Adjusted sample, sample cleared of outliers

Kontext: Statistik

Die Menge der vollständigen S. abzüglich der stichprobenneutralen Ausfälle. Als stichprobenneutral gelten alle Fälle, von denen der Untersucher erwarten kann, dass deren Ausfallgrund die Repräsentativität der Stichprobe nicht gefährdet. Die Menge der Personen, die verzogen ist, wird eine zufällig aus dem Telefonverzeichnis ausge-

S

wählte Personengruppe vermutlich nicht systematisch verändern und kann daher i. d. R. als stichprobenneutral betrachtet werden. Dagegen kann der Schluss auf eine Personengruppe, die die Teilnahme an einer Untersuchung verweigert, nicht getroffen werden, da eine Verweigerung wahrscheinlich nicht zufällig verteilt ist, sondern z. B. einer besonderen persönlichen Involviertheit entstammt.

Stichprobenausfall *m*; ***engl.:*** Drop out; ***Syn.:*** Drop out
Kontext: Statistik
Alle Fälle der ▸ Stichprobe, deren statistische Auswertung nicht möglich sind. Gründe für Drop outs können Teilnahmeverweigerung, Ausscheiden während des Untersuchungszeitraumes (z. B. durch Wohnortwechsel oder Tod) oder ein Technikausfall während der Messungen sein. Es ist zu unterscheiden zwischen stichprobenneutralen und nicht stichprobenneutralen S. (▸ bereinigte Stichprobe). Die Quote der S. gilt als ein Qualitätsmerkmal von Studien. Sie sollte vom Untersucher so geplant werden, dass nicht mehr als 40 % Drop outs auftreten.

Stichprobenumfang *m*; ***engl.:*** Sample size; ***Syn.:*** Stichprobengröße
Kontext: Statistik
Anzahl der Testeinheiten (z. B. Studienteilnehmer) einer ▸ Stichprobe. Die Planung des S. sollte vor Beginn einer Studie geschehen, da die Größe des S. von großer Bedeutung für die Interpretation der Studienergebnisse ist. Ein zu kleiner S. kann dazu führen, dass gefundene Unterschiede keine ▸ Signifikanz erreichen und damit ungeklärt bleibt, ob sie auf dem Zufall beruhen oder einen echten Unterschied darstellen. Zu große S. können dazu führen, dass eine statistische Signifikanz ausgewiesen wird, ohne dass diese eine praktische (klinische) Bedeutung hat (Effektgröße). Optimale S. können berechnet werden (z. B. mit dem Programm GPower), wenn das ▸ Signifikanzniveau α, die ▸ Effektgröße Δ und die ▸ Teststärke ε festgelegt wurden.

Stille Gesellschaft *f*
Kontext: Betriebswirtschaftslehre
Unternehmensform; gehört zur Gruppe der Personengesellschaften. Ein Kaufmann und ein stiller Kapitalgeber schließen sich auf der Basis eines Gesellschaftsvertrags zusammen. Der stille Kapitalgeber wird nicht ins Handelsregister eingetragen, übernimmt nicht die Geschäftsführung und hat keine nach außen erkennbaren Rechte. Seine Rechte sind die vertragsgemäße Gewinnbeteiligung sowie eingeschränkte Kontrollrechte. Seine Pflichten sind die Bereitstellung des zugesagten Kapitals (Einlage) sowie die begrenzte Haftung in Höhe der Einlage. Physiotherapie: Therapeutische Praxen werden i. d. R. nicht als s. G. geführt; bei Lieferanten kann diese Unternehmensform gegeben sein.

Stimme *f*; ***engl.:*** Voice
Kontext: Psychologie, Kommunikation
Element der ▸ nonverbalen Kommunikation, das insbesondere Beziehungs- und Emotionsinformationen übermittelt. Vom Gesprächspartner ist sie meistens während verbaler Aussagen wahrnehmbar (Ausnahmen: Ausrufe wie „Oh“ als Ausdruck der Überraschung), daher werden stimmliche Elemente auch als paraverbale, d. h. die Worte begleitende, Kommunikation bezeichnet. Zu den stimmlichen Merkmalen gehören: ▸ Prosodie, Klangfarbe, ▸ Tonfall, Lautstärke. Die S. bringt insbesondere die ▸ Stimmung zum Ausdruck, da sie (noch) weniger als mimisches Ausdrucksverhalten einer bewussten Kontrolle unterliegt. In der physiotherapeutischen Behandlung sind S. und Atemmuster wichtige Hinweise, die der Therapeut für die Anpassung der Therapie nutzen kann. So kann beispielsweise eine Veränderung des Klanges der Stimme oder des Atemmusters auf eine spürbare Erleichterung oder auf eine zu hohe Belastung hindeuten (vgl. ▸ Lügen).

Stimmenhören *f*; ***engl.:*** Hearing voices
Kontext: Psychiatrie
Das Stimmenhören ist ein Symptom des schizophrenen Patienten. Ein Krankheitszeichen ist, dass der Patient von der Existenz der Stimmen überzeugt ist. Es ist möglich, dass die Stimmen einen bestimmten Inhalt haben, sie können z. B. befehlen oder den Patienten beschimpfen.

Stimmung *f*; ***engl.:*** Mood, temper, spirits
Kontext: Psychologie, Kommunikation
Anhaltender Gemütszustand, Laune. Stimmungen sind länger andauernd als ▸ Emotionen. Sie können Stunden, Tage oder länger vorherrschen, bis sie sich durch innere oder äußere Ereignisse verändern. Sie entstehen durch interne Reize (Stoffwechselregulation, Zustand des Immunsystems, Schmerz- und Lustreaktionen, Hunger, Neugier etc.) und sind im Ausdrucksverhalten erkennbar. Auch eine verlängerte ▸ Refraktärphase kann dazu führen, dass sich die entsprechende S. verfestigt. Dies kann dadurch entstehen, wenn eine Person ihren emotionalen Zustand mittels

kognitiver Prozesse aufrechterhält, indem sie z. B. immer wieder an das ärgerliche Ereignis denkt und dabei das Gefühl des Ärgers aktiviert. Bewusst erlebte Stimmungen äußern sich beispielsweise in Anspannung, Erschöpfung, Tatkraft, Unbehagen, Entspannung oder Harmonie.

Stimulation *f*; ***Etym.:*** lat. *stimulare* „stacheln, antreiben, reizen"; ***engl.:*** Stimulation

1. ***Kontext:*** Neurologie

Sinnesspezifische therapeutische Reizsetzung, die nach Reizqualität, Reizquantität und nach der Art der Durchführung differenziert werden kann. Ziele: Fördern der Wachheit, Muskelaktivierung, Nahrungsaufnahme, synchroner Bewegungsabläufe usw.; zur allgemeinen und spezifischen Anregung sowie zur Beruhigung.

2. ***Kontext:*** Bobath-Konzept, Pädiatrie

Zu größerer Aktivität anreizen, anregen, ermuntern. In der Bobath-Therapie werden über die Sinne Sehen, Hören, Schmecken, Fühlen, Riechen nonverbale Anregungen gegeben, die eine verbesserte Körpereigenwahrnehmung, Bewegungs- und Kommunikationsfähigkeit bewirken sollen. Jede, dabei mögliche Eigentätigkeit wird unter-

Stimulation		
Reizqualität		
Akustische S.	Klangreize	Therapeutische Reizsetzung zur Beruhigung oder Förderung der Wachheit
Olfaktorische S.	Duftreize	
Propriozeptive S.	Bewegungsreize Zug- und Druckreize	
Taktile S.	Oberflächenreize Thermische Reize	
Vestibuläre S.	Gleichgewichtsreize, z. B. Schaukeln (in allen Körper- und Kopfpositionen), Drehen, Rollen u. Ä.	
Gustatorische S.	Geschmacksreize	Therapeutische Reizsetzung zur Förderung der Wachheit und Anbahnung der Nahrungsaufnahme
Rhythmisch-akustische S. (RAS)	Einsetzen eines Taktgebers, z. B. Metronom	Therapeutische Reizsetzung zur Synchronisierung von Bewegungsabläufen Therapeutische Möglichkeit zur Verbesserung der Muskelaktivierung bei zentralbewegungsbeeinträchtigten Patienten
Reizquantität		
Unimodale S.	Eine Reizqualität	Therapeutisches Setzen von Reizen der verschiedenen Sinne zur Beruhigung oder Förderung der Wachheit sowie zur Verstärkung einer muskulären Aktivierung
Multimodale S. Multisensorische S. Sensorische S. Sinnesspezifische S.	Mehrere oder alle Reizqualitäten	
Durchführung		
Systematische S.	Im Voraus geplante Durchführung (Ablauf)	Die Reaktion auf Stimulationen wird beobachtet und je nach Reaktion des Patienten werden die Materialen zur Reizsetzung und der Ablauf der Stimulationen entsprechend verändert
Systematische multisensorische S.	Im Voraus geplante Durchführung (Ablauf) Einsatz verschiedener Reizqualitäten	Die Reaktion auf Stimulationen wird beobachtet und je nach Reaktion des Patienten werden die Auswahl der stimulierten Sinnesqualitäten, die Materialen zur Reizsetzung und der Ablauf der Stimulationen entsprechend verändert
Unsystematische S.	Ohne vorherige Selektion und Planung	Therapeutisches Setzen von Reizen verschiedener Sinnesqualitäten in einer Therapiesitzung zur allgemeinen Anregung

S

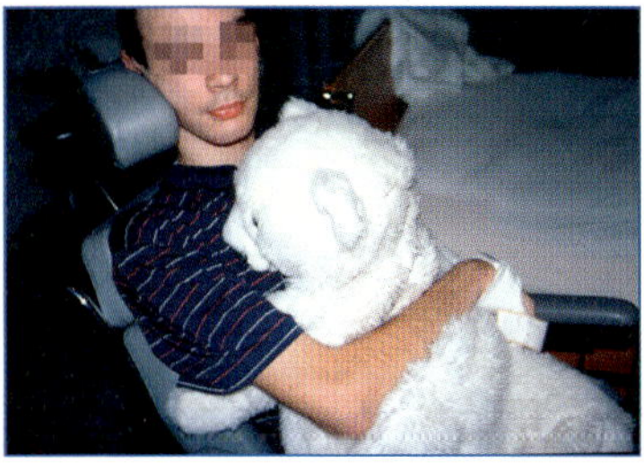

Stimulation: Taktile Stimulation eines Apallikers durch ein Stofftier.

stützt ebenso jeder Ansatz, der wie eine Reaktion, eine Antwort wirkt oder ein gegenseitiges Miteinander entstehen lässt, z. B. bei mehrfachbeeinträchtigten Menschen. Maßnahmen: Berührungen; sanftes Streichen, Massagen aller Art, auch mit Waschlappen, Seife, Handtuch, Creme, Bürste; Druck und Zug; Vibrationen mit der Hand oder eines Instrumentes. Differenzierte Berührungen stimulieren die Oberflächen- und Tiefensensibilität, wirken regulierend auf den Muskeltonus, auf Atmung und Verdauung und regen das Nervensystem an. Sie können unterschiedliche Reaktionen hervorrufen: Sanftes Streicheln auf der Haut kann zu Beruhigung und Entspannung führen, aber ebenso zur Erregung, wenn das Kind die Berührung ablehnt. Deutliche, kräftige Berührung oder Klopfen kann die Aufmerksamkeit des Kindes und seine Eigenwahrnehmung fördern. Der innere Mundbereich kann durch feste Nahrung Stimulation erfahren, sich so wahrnehmen und zum aktiven Kauen anregen. Brot (Bröckchen) wird in die Wangentasche geschoben, um Zungen- und Mundmotorik anzuregen (allmähliches Verlagern der Würgereaktion nach hinten). Farbiges Licht, Rhythmus, Wasserspiele können das Kind aufregen/beruhigen, erfreuen/ängstigen, motivieren/einschränken. S. bedeutet nicht nur Reiz-Antwort, sie wird zur komplexen Interaktion, sodass das Kind zunehmend Selbstvertrauen, Lebensfreude, letztlich Selbstständigkeit gewinnt.

Stimulationsfrequenz *f*; ***Etym.:*** lat. *stimulare* „stacheln, antreiben, reizen“; ***engl.:*** Frequency of impulses (stimuli)
Kontext: Physik
Anzahl der in einer Sekunde abgegebenen Stimuli, z. B. elektrische Stromimpulse (Reizströme). Einteilung in die Bereiche ▸ Niederfrequenz, ▸ Mittelfrequenz und ▸ Hochfrequenz.

Stimulationstechnik *f*; ***Etym.:*** lat. *stimulare* „stacheln, antreiben, reizen“ u. griech. *techne* „Handwerk, Kunst, Kunstfertigkeit, Wissenschaft“; ***engl.:*** Stimulation technique
Kontext: Neurologie
Technik der Reizsetzung in unterschiedlichen Bereichen, z. B. Elektrostimulation, Muskelaktivierung, Aufmerksamkeits- oder Wachheitsförderung.

Stimulus *m, -li*; ***Etym.:*** lat. *stimulare* „stacheln, antreiben, reizen“; ***engl.:*** Excitation
Kontext: Neurophysiologie
Reiz, der spezifische Sinneszellen erregt und bei entsprechender Reizstärke eine Depolarisation der Sinneszellen bewirkt und dadurch ein Aktionspotenzial auslöst, das im entsprechenden Nerv zum ZNS geleitet und verarbeitet wird.

Stimulus-Reaktionsprobe *f*; ***Etym.:*** lat. *stimulare* „stacheln, antreiben, reizen“, *re* „zurück“ u. *actio* „Handlung“; ***engl.:*** Stimulus-response test
Kontext: Neurologie
Setzen von Reizen (Stimuli), auf die der Patient reagieren muss. Bsp.: Prüfen des Gleichgewichts, im Sitzen und im Stehen; Prüfen der motorischen Entwicklung, Prüfen der Reaktionsfähigkeit.

STNR *m*
Vgl. ▸ Nackenreflex, symmetrisch-tonischer.

Stochastische Resonanz Therapie *f*; ***Etym.:*** griech. *stochastikos techne* „Ratekunst“, lat. *resonantia* „Widerhall“ u. griech. *therapeia* „Pflege, Heilung“; ***Abk.:*** SRT; ***Syn.:*** Zeptoring, SRT-Zeptoring
Kontext: Neurologie
Gerät für koordinatives/posturales Training mit mehrdimensionalen Schwingungsimpulsen und variablem Grundsignal (stochastische Resonanz); ähnelt dem Vibrationstraining. Die Reizsetzung ist randomisiert; physiologischer Frequenzbereich zwischen 3,5 und 12 Hz (Frequenz älterer Geräten ≥ 8 Hz, für neurologische Patienten i. d. R. zu schwierig). Einsatzbereiche: Physiotherapie, insbesondere in der Medizinischen Trainingstherapie; Fitnesstraining.

Stockmaß *n*; ***engl.:*** Hands high
Kontext: Hippotherapie
Größe des Pferdes; das Maß vom Boden zum höchsten Punkt des ▸ Widerrist (vorderer Teil des Rückens). Für die Hippotherapie eignet sich bevorzugt

ein Pferd mittlerer Größe (S. ca. 155–160 cm) oder ein Kleinpferd (S. ca. 140–147,5 cm).

Stoffaustausch *m*
Vgl. ▶ Endstrombahn.

Stofftransport *m*; ***engl.:*** Mass transport
Kontext: Biomechanik
Bewegung von Materie verbunden mit einer Ortsveränderung (vgl. ▶ Strömung).

Stoffwechsel *m*; ***engl.:*** Metabolism
Kontext: Physiologie
Umfasst alle biochemischen Prozesse, die entweder die energetische Grundlage aller Zellfunktionen bilden (▶ Energiestoffwechsel) oder die Strukturen der Zellen produzieren/reproduzieren (▶ Baustoffwechsel). Der Energiestoffwechsel ist die Basis für den Aufbau (Wachstum), die Erhaltung (Erholung, Reparatur) und den Ausbau (Adaptationen) der strukturellen Ausstattungen der Zellen (Baustoffwechsel) und damit ihrer Funktion und Leistungsfähigkeit.

Störfaktor *m*; ***Etym.:*** lat. *factor* „derjenige, der etwas tut, Schöpfer, Urheber"; ***engl.:*** Disturbing factor; ***Syn.:*** Afferenz, Krankheitsursache, nozizeptiver Input, Ort der Nozizeption, Störherd
Kontext: Brügger-Konzept
Begriff der pathophysiologischen Grundlagen der ▶ Funktionskrankheiten des Bewegungssystems. S. stellen die Ursache der ▶ Funktionsstörungen dar und lösen durch afferente nozizeptive Signale (nozizeptiver Input) den ▶ nozizeptiven somatomotorischen Blockierungseffekt aus. Dieser führt entsprechend der vorliegenden S. zu humoralpathologischen und/oder arthrotendomyotischen Reaktionen. Man unterscheidet transitorische (vorübergehende) und persistierende (bleibende) S., die entsprechende transitorische bzw. persistierende efferente Schutzreaktionen auslösen. Zu den transitorischen S. gehören die Folgen der Belastungshaltung (▶ Sternosymphysale Belastungshaltung) wie vermehrte Biegespannungen und Drehmomente der Wirbelsäule sowie die Einengung der großen Körperhöhlen. Weiterhin zählen viele äußere Faktoren wie einengende Kleidung, blendendes Licht, thermodynamische Einflüsse, vorübergehende psychische Beeinträchtigungen etc. hinzu. Transitorische S. können leicht beseitigt werden. Sie werden im Allgemeinen aber häufig nicht erkannt und können in der Folge zu persistierenden S. führen, z. B. in Form von Kontrakturen (▶ Funktionelle Muskelkontrakturen), Überlastungsödemen (▶ Obolenskaja-Goljanitzki-Effekt) oder blockierten Gelenken. Die persistierenden S. benötigen gezielte therapeutische Interventionen, da ihr Fortbestehen zur Entstehung neuer S. beitragen kann. Das Erkennen und Kategorisieren der S. sowie deren Beseitigung sind ein zentraler Bestandteil des Brügger-Konzepts. Hierzu wurde ein sog. 3-Stufen-Modell entwickelt, das die S. als gering, mittel und sehr stark einstuft. Werden die S. als „sehr stark" kategorisiert (1. Stufe), kommen vermehrt passive Behandlungstechniken (z. B. Lymphdrainage) zur Anwendung. Dennoch erhält der Patient, wie auch bei allen anderen Stufen dieses Modells, eine Unterweisung in den Alltagsbewegungen und erlernt erste Kompensationsübungen. Die Behandlung der Funktionskrankheiten versucht unter Berücksichtigung der ▶ Arbeitshypothese möglichst bei der mittleren Störungskategorie (2. Stufe) zu beginnen, da hier schwerpunktmäßig aktiv gearbeitet wird, wobei die funktionsorientierten Maßnahmen noch einen großen Raum einnehmen. Globale Bewegungen und Therapiemaßnahmen werden aber zunehmend verstärkt eingesetzt. Bei geringen S. (3. Stufe) stehen die globalen Übungen im Vordergrund und therapeutische Maßnahmen am Patienten bilden die Ausnahme. Der Patient erhält Bewegungsaufträge und wird motiviert, seine verbesserte Eigenkompetenz selbstständig im Alltag einzusetzen. Die therapeutische Funktion liegt schwerpunktmäßig auf der Beratung und der Vertiefung des Erlernten.

Störung, motorische *f*
Vgl. ▶ Motorische Störung.

Störvariable *f*; ***Etym.:*** lat. *variare* „sich verändern"; ***engl.:*** Confounding variable
Kontext: Statistik
Unkontrollierte oder unkontrollierbare Größe, die den Einfluss einer oder mehrerer ▶ unabhängiger Variablen auf die Ausprägung der ▶ abhängigen Variable verändert. S. treten in allen Untersuchungen auf, da in einem Studiendesign nicht alle Faktoren mit einem potenziellen Einfluss auf die unabhängigen Variablen kontrolliert werden können. Dazu gehören auch Faktoren, deren Einfluss auf den Ausgang einer Untersuchung übersehen wurde oder unerkannt blieb. Der Einfluss potenzieller S. auf das Untersuchungsergebnis führt zur Limitation der Aussagekraft von Studien und sollte vom Untersucher diskutiert werden.

Stoß *m*; ***engl.:*** Collision, shock
Kontext: Physik
Zusammenprallen zweier Körper. Während des Vorgangs findet ein Energie- und Impulsaus-

tausch statt. Danach haben beide Körper nach Betrag und Richtung veränderte Geschwindigkeiten. Unterscheidung: elastischer S. und unelastischer S.; beide sind Sonderfälle des teilelastischen S. Bei einem elastischen S. bleibt die Summe der Energien beider Körper erhalten, bei einem unelastischen S. wird ein Großteil in Verformungsarbeit umgewandelt.

Stoßdämpfung *f*; ***engl.:*** Shock absorption

Kontext: Ganganalyse

Wenn die Ferse des Schwungbeines auf den Boden trifft, kommt es zu einer plötzlichen Stoßbelastung (ca. 60 % des Körpergewichtes in 0,02 sec), da sich der Körper zwischen Abbremsphase und ▸ initialem Kontakt kurzzeitig im freien Fall befindet (kurz vor dem Bodenkontakt der Ferse). Drei Stoßdämpfungsmechanismen fangen diese Kraft ab: Sprunggelenk (prätibiale Muskulatur des vorderen Beines bremst das „Fallen" des Fußes in zu starke Plantarflexion), Kniegelenk (M. quadriceps des vorderen Beines kontrolliert die Flexion im Kniegelenk) und Hüftgelenk (Hüftgelenkabduktoren des Standbeines verhindern das Absinken des Beckens auf der Seite des Schwungbeines). Mangelnde S. kann chronische Wirbelsäulenschmerzen verursachen (vgl. ▸ Schwungphase).

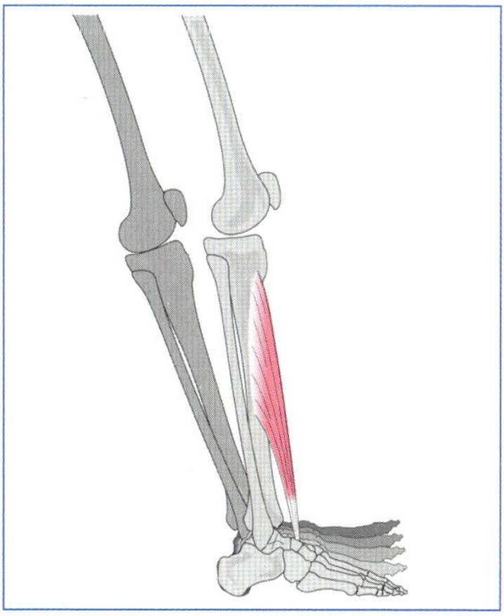

Stoßdämpfung: Das „Fallen" des Fußes wird durch exzentrische Aktivität der prätibialen Muskulatur abgebremst.

Stoßdämpfungsphase *f*; ***Etym.:*** griech. *phasis* „Anzeige, Erscheinung, Aufgang eines Gestirns"; ***Abk.:*** LR; ***engl.:*** Loading response; ***Syn.:*** Fußsohlenbodenkontakt, foot flat

Kontext: Ganganalyse

2. Phase des Gangzyklus und Teil der ▸ Standphase nach dem ▸ Rancho Los Amigos System; funktionelle Aufgabe ist die Übernahme des Körpergewichts auf das Bein gemeinsam mit dem ▸ initialen Kontakt; das Abheben des kontralateralen Beines beendet die Phase. Sie beginnt mit dem initialen Bodenkontakt und endet mit dem Abheben des kontralateralen Beines (vgl. ▸ Stoßdämpfung).

Strahlung *f*; ***engl.:*** Radiation

1. *Kontext:* Physik

Räumliche Ausbreitung von Energie durch Wellen (Wellenstrahlung) oder durch Teilchen (Teilchenstrahlung). S. ist nicht an Materie gebunden; sie findet auch im Vakuum statt (vgl. Leitung). Wellenstrahlung: elektromagnetische Wellen wie Licht-, Mikrowellen-, Wärme- bzw. Infrarot- oder UV-Strahlung sowie Röntgen- und Gammastrahlung. Teilchenstrahlung (Korpuskularstrahlung): Elektronenstrahlen (Bildröhren, Betastrahlung), Neutronenstrahlen, Alphastrahlen sowie kosmische Strahlung (Höhenstrahlung).

2. *Kontext:* Physiologie

Mechanismus der Wärmeabgabe; basiert auf der Temperaturdifferenz zwischen Haut und Raumwand. Die Abgabe interferiert mit der strahlungsbedingten Wärmeaufnahme durch heiße Quellen, z. B. Heizung oder Sonne.

Strahlung, kohärente *f*; ***engl.:*** Radiation, coherent ; ***Syn.:*** Kohärentes Licht

Kontext: Physik

Strahlung, die phasengleich mit der verursachenden Strahlung ist oder einen festen Phasenbezug zu ihr hat. Kohärentes monochromatisches Licht kann mit Hilfe eines Lasers erzeugt werden.

Straight Leg Raise *m*

Vgl. ▸ Lasègue-Test.

Straight Leg Raise, aktiver *m*

Vgl. ▸ Active Straight Leg Raise.

Strategie *f*; ***Etym.:*** griech. *strategia* „Heerführung, Feldherrnamt"; ***engl.:*** Strategy

1. *Kontext:* Clinical Reasoning

Planvolles Vorgehen, das dazu dient, ein militärisches, politisches, psychologisches, wirtschaftliches o.Ä. Ziel zu erreichen. Im ▸ Clinical Reasoning zielt die S. darauf ab, durch Denkvorgänge eine korrekte klinische Entscheidung zu treffen.

S

Ein Kennzeichen dieser kognitiven S. ist, dass man sie sich schrittweise bis zur vollen Beherrschung aneignen kann.
2. ***Kontext:*** Betriebswirtschaftslehre
Im Unternehmen formulierte, langfristige Handlungsanweisung zur Lösung grundlegender gegenwärtiger und zukünftiger Herausforderungen. Strategien sind immer individuell auf das spezifische Unternehmen zugeschnitten. Um eine S. entwickeln zu können, muss der Unternehmer bzw. Praxisinhaber zunächst eine gründliche Unternehmens- und Umfeldanalyse durchführen. Methoden: z. B. ▶ Portfolioanalyse, ▶ SWOT-Analyse oder ▶ Produktlebenszyklusanalyse. Auch die Ergebnisse der bisherigen Strategien sind als Erfahrungswerte hinzuzuziehen. Strategien haben immer Langzeitcharakter (5–10 Jahre); je nach Branche und deren Schnelllebigkeit auch kürzer (1–5 Jahre). Für jeden relevanten Unternehmensbereich können eigene Strategien formuliert werden, z. B. Marketing-, Vergütungs-, Produkt-, Innovationsstrategie, die mit der Gesamtunternehmensstrategie abgestimmt werden müssen.
3. ***Kontext:*** Sensomotorik
Syn: Strategie, sensomotorische
Hochkomplexe, primär bewusste (mit sekundär unbewussten Anteilen) zentralnervöse Planung der am Ziel ausgerichteten Bewegungshandlung, die zu quantitativen und qualitativen Ergebnisse führen soll (Vorstellung des Bewegungserfolgs). Das ZNS „denkt" nicht im „Sinn funktioneller Anatomiebücher", sondern orientiert sich primär am Erreichen der vorgegebenen Ziele. Im Vordergrund steht, die Aufgabe mit effektivem, ziel führendem Verhalten zu lösen. Die Auswahl der sensomotorischen S. hat zwei Funktionen: Vorstellen und Festlegen der Bewegungshandlung anhand des Zieles und des sensomotorischen Lernstandes; Schaffen der Voraussetzungen für die Bewegungsregulation, auf deren Grundlage die ständige Kontrolle und ggf. Bewegungskorrektur stattfinden (vgl. ▶ Handlungsregulation).

Strategieart *f*; ***Etym.:*** griech. *strategia* „Heerführung, Feldherrnamt"; ***engl.:*** Strategy manner
Kontext: Betriebswirtschaftslehre
Unterscheidung nach Hauptzielsetzung, Stoßrichtung (wer ist der Gegner?) und Umfang (eine Strategie für die gesamte Praxis oder Einzelstrategien für jeden Bereich) von Strategien. Hauptstrategien sind Strategien, die sich auf die finanzwirtschaftliche oder therapeutische Ausrichtung konzentrieren. Gute Gesamtstrategien haben jeweils Anteile aus den verschiedenen Bereichen. Das strukturierteste und umfassendste Vorgehen bietet die ▶ Balanced Scorecard. Als physiotherapeutische Bereichsstrategie kann man eine Marketing-, Personal- oder eine Finanzstrategie entwickeln. Die strategischen Hauptstoßrichtungen sind Kooperationsstrategien (Zusammenarbeit mit Arzt-Praxen und/oder therapeutischen Praxen) oder Angriffsstrategien, die sich v. a. gegen die Hauptkonkurrenten richten.

Strategieentscheidung *f*; ***Etym.:*** griech. *strategia* „Heerführung, Feldherrnamt"; ***engl.:*** Strategy decision
Kontext: Betriebswirtschaftslehre
Nach genauer Unternehmens- und Umfeldanalyse muss der Praxisinhaber eine Entscheidung treffen. Er muss sich für den aus seiner Sicht erfolgreichsten Plan entscheiden, um seine Ziele zu erreichen. Da dies häufig schwierig ist, können Experten oder Berater zu diesem Entscheidungsprozess hinzugezogen werden. Im physiotherapeutischen Bereich sind dies anteilig hohe Ausgaben, die meist vermieden werden. So kann der Praxisinhaber seine S. mit den Mitarbeitern diskutieren; letztlich trägt er die Verantwortung für seine unternehmerische Entscheidung allein.

Strategierealisierung *f*; ***Etym.:*** griech. *strategia* „Heerführung, Feldherrnamt" u. franz. *réaliser* „verwirklichen", zu lat. *res* „Sache, Ding"; ***engl.:*** Strategy realisation; ***Syn.:*** Strategieumsetzung
Kontext: Betriebswirtschaftslehre
Strategien haben eine Langzeitperspektive von 5–10 Jahren; heute u. U. auch nur von 1–5 Jahren, da sich z. B. durch Gesetzesänderungen, Nachfrageverhalten, Boom oder Rezession verschiedene Einflussfaktoren immer schneller verändern. Wenn eine Strategie realisiert werden soll, spricht man von der taktischen (½–1 Jahr) und operativen (bis ½ Jahr) Umsetzung bzw. Realisierung. Der Praxisinhaber setzt sich Zwischenziele, die er in bestimmten Zeitabständen überprüft und ggf. modifiziert. Tut er dies nicht, ist der Zeithorizont 1–5 Jahre für die gesamte Strategie zu unkonkret („Wir haben ja noch Zeit." oder „Das ist ja noch lange hin."). Er wird sein langfristiges Ziel wahrscheinlich nicht erreichen, da nichts geschieht.

Strategierichtung *f*; ***Etym.:*** griech. *strategia* „Heerführung, Feldherrnamt"
Vgl. ▶ Strategieart.

S

Strategisches Geschäftsfeld *n*; ***Etym.:*** griech. *strategia* „Heerführung, Feldherrnamt"; ***Abk.:*** SGF; ***engl.:*** Business area
Kontext: Betriebswirtschaftslehre
Zusammenfassung mehrerer strategischer Geschäftseinheiten (SGE, ein einzelnes Angebot mit einer eigenen Stellung am Markt) mit dem Ziel, sie gemeinsam zu untersuchen und langfristig gezielt zu optimieren (erweitern, vergrößern). Physiotherapie: SGE sind z. B. die Medizinische Trainingstherapie, Manuelle Therapie. Der Praxisinhaber könnte diese SGEs zum SGF orthopädische und traumatologische Patienten zusammenfassen.

Strategy-Map *f*; ***Etym.:*** engl. *strategy* „Strategie", zu griech. *strategia* „Heerführung, Feldherrnamt" u. engl. *map* „Landkarte"
Kontext: Betriebswirtschaftslehre
Begriff der ▶ Balanced Scorecard; graphische Darstellung der Strategieentwicklung bzw. der Abhängigkeiten und Zusammenhänge einzelner Bestandteile voneinander. Physiotherapie: Durch

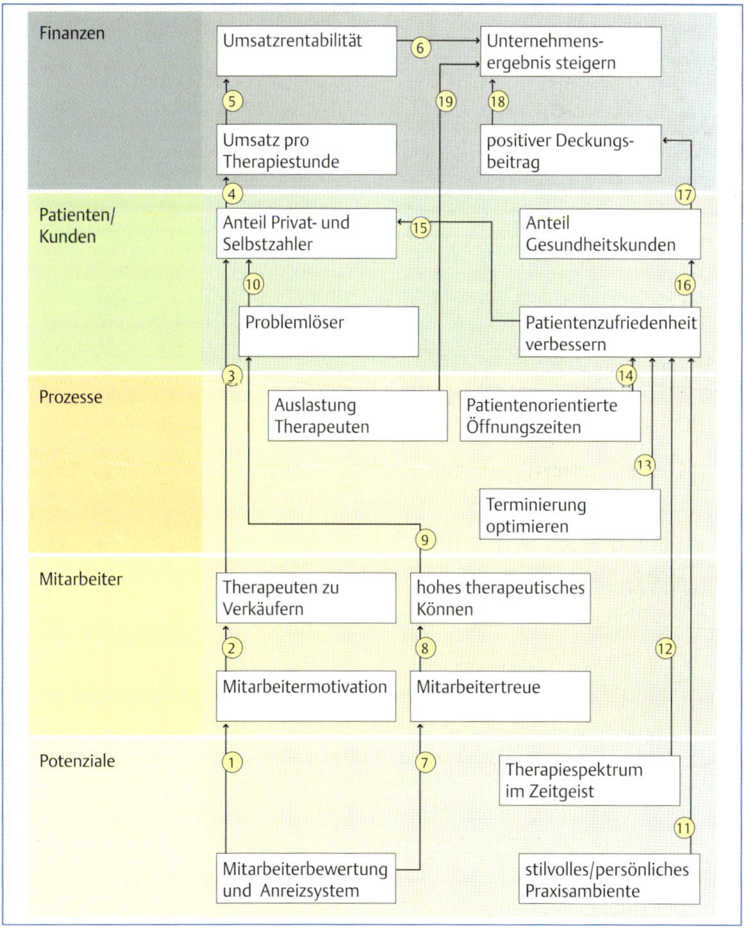

Strategy-Map.

S

die Visualisierung der Zusammenhänge ist die Strategie für alle Therapeuten/Mitarbeiter transparent und verständlich; sie vereinfacht die Identifikation mit der Praxisstrategie und verbessert die Zielunterstützung durch jeden Einzelnen in der Praxis.

Streckdehnung *f*; ***engl.:*** Extension stretch
Vgl. ▶ Dehnlage.

Streckimpuls *m*; ***Etym.:*** lat. *impulsus* „anstoßen"
Kontext: Psychosomatik
Durch die Atmung ausgelöstes gesundes Bedürfnis, den Rumpf auszudehnen und sich zu strecken bis in die Finger- und Zehenspitzen.

Streckmoment *n*; ***engl.:*** Stretching moment
Kontext: Biomechanik
Drehmoment, das ein Gelenk in Streckung oder Überstreckung bringt.

Streckreflex, suprapubischer *m*; ***Etym.:*** lat. *reflectere* „zurückbiegen, umwenden", *supra* „oben, über" u. *pubes* „Schamgegend, Mannbarkeit"; ***engl.:*** Stretch reflex, suprapubic
Kontext: Pädiatrie, Diagnostik
Test der Erstuntersuchung in der Neuropädiatrie. Der Untersucher des in Rückenlage liegenden Kindes übt auf die Symphysenmitte einen kurzen Druck von kranial nach kaudal-dorsal aus. Ist der oben genannte Reflex positiv, so strecken sich Hüftgelenk, Knie und obere Sprunggelenke und zeigen das typische abnormale Streckmuster der Beine mit fächerförmiger Spreizung der Zehen. Der Test gilt in den ersten max. vier Wochen als physiologisch und verschwindet langsam. Nach dem dritten Lebensmonat wird er im Rahmen des Gesamtbefundes als spastische Bedrohung bewertet.

Streckspastik *f*
Vgl. ▶ Spastikmuster.

Streckstadium *n*; ***Etym.:*** lat. *stadium* „Rennbahn", in der medizinischen Fachsprache ab 18./19. Jh. „Abschnitt im Verlauf einer Krankheit"; ***engl.:*** Extension stage
Kontext: Pädiatrie, Diagnostik, Vojta-Konzept
Man unterscheidet in der Vojta-Therapie zwei S. Als erstes Streckstadium bezeichnet man im gesunden Entwicklungsverlauf den Zeitraum von der siebten Lebenswoche bis zum fünften Lebensmonat. Das zweite Streckstadium ist die Zeit ab dem neunten bis etwa zum ca. zwölften bzw. 14. Lebensmonat. Beide Streckstadien lassen ein Nachlassen der Beugung, wie sie in der Spontanmotorik während des Handelns oder Spielens zu sehen ist, erkennen.

Streichgefühl *n*; ***engl.:*** Stroking sensation
Kontext: Bindegewebsmassage
Das S. entsteht durch eine falsche Technik (zu schwach, zu flach) bei der ▶ Bindegewebsmassage. Der Patient empfindet ein „Streicheln" während der ▶ Strichführung.

Stress *m*; ***Etym.:*** engl. *stress* „Beanspruchung, Spannung, Druck"; ***engl.:*** Stress
1. ***Kontext:*** Physiologie, Psychologie
Grundsätzliche Reaktion des Organismus auf erhöhte Anforderungen der Umwelt. S. äußert sich in einer gesteigerten Ausschüttung von Stresshormonen auf der Hirnebene über die Hypothalamus-Hypophysen-Nebennieren-Achse. Auf körperlicher Ebene finden sich eine Erhöhung von Puls-, Atemfrequenz, Blutdruck und Muskelanspannung und verengte Pupillen.
2. ***Kontext:*** Psychiatrie
Überforderungen und nicht zu bewältigende Konflikte werden als typische Auslöser für S. und seine Symptome genannt. Bei den Symptomen handelt es sich um Störungen der Körperfunktionen (z. B. der Herzfrequenz oder des Magen-Darm-Trakts), des Denkens und Fühlens (z. B. Ängste oder Nervosität) und im Verhalten (z. B. sozialer Rückzug, Vermeidung). S. wird dann zu einem krank-machenden Problem, wenn der Zustand über einen längeren Zeitraum aufrechterhalten wird oder für den Menschen keine Lösung möglich ist. Gesunde Stressreaktionen führen dazu, dass in einer Notfallsituation mit Flucht oder Angriffsbereitschaft reagiert wird. Psychosoziale Stressfaktoren sind Lärm, Mobbing, Angst, Reizüberflutung, Krankheiten und Schmerzen.

Stress shielding *n*; ***Etym.:*** engl. *stress* „Stress" u. *to shield* „schützen, beschirmen, abschirmen"
Kontext: Orthopädie
Komplikation bei Patienten mit Totalendoprothesen im Bereich des Prothesenschaftes. Die Belastung auf den Knochen wird im Vergleich zu physiologischen Biege-, Torsions- oder Kompressionskräften durch die Prothesenkomponenten reduziert. Es kommt dadurch zu einer „physiologischen" Knochenresorption und unter Umständen zur Lockerung.

Stress, negativer *m*
Vgl. ▶ Negativer Stress.

Stress, positiver *m*
Vgl. ▶ Positiver Stress.

Stress-Loading Programm *n*; ***Etym.:*** engl. *stress* „Druck" u. *to load* „laden, hinzufügen, belasten"; ***Abk.:*** SLP
Kontext: Handtherapie
Druck-Zug-Belastungsprogramm für die obere Extremität. Man wechselt ab zwischen ▸ Druckbelastung und ▸ Zugbelastung der betroffenen oberen Extremität. Wenn mit Druck gearbeitet wird, kann der ▸ Dystrophile verwendet werden. Für die Zugbelastung kann der Patient mit gestrecktem Arm eine Tasche mit leichtem Gewicht tragen. Diese Methode setzt auf die Anpassungsfähigkeit des Körpers und man verwendet dieses Übungsprogramm frühzeitig bei Patienten mit ▸ Complex regional pain Syndrom (CRPS). Der Patient bestimmt die ▸ Druck- bzw. ▸ Zugbelastung und die Dauer der Belastungen.

Stressor *m*; ***Etym.:*** engl. *stress* „Beanspruchung, Spannung, Druck"; ***engl.:*** Stressor, stress factor
Kontext: Physiologie, Psychologie
Auslöser einer Stressreaktion; kann biologischer, psychologischer oder sozialer Natur sein (vgl. ▸ Stress, ▸ Schutzreaktion, psychomotorische).

Stretch *m*; ***Etym.:*** engl. *to stretch* „dehnen, strecken"
Kontext: PNF-Konzept
Schnelles Dehnen der Muskeln durch die Therapeutin, um die muskuläre Kontraktion zu verstärken. Günstig ist, den Stretch-Stimulus auf vorgespannte Muskeln zu setzen. So erreicht man die kontraktilen Strukturen, Verletzungen der nicht kontraktilen Strukturen lassen sich vermeiden und ebenso das Auslösen von Schutzspannungen.

Stretching *n*; ***Etym.:*** engl. *stretch* „dehnen, strecken, spannen"; ***Syn.:*** Dehnung, Dehnübungen, 3D-Dehnung, 3D-Dehnübungen
Kontext: Sportphysiotherapie, Spiraldynamik
Unterschiedliche Formen des Dehnens: passiv (z. B. Physiotherapie), isometrisch-gehalten (z. B. Yoga), exzentrisch-aktiv (z. B. Krafttraining), ballistisch (Golfsport). Im therapeutischen Kontext geht es meist um dreidimensionale Dehnungen bei Muskelverkürzungen; z. B. manuelle Dehnung des Psoasmuskels durch Extension/Adduktion/Innenrotation im Hüftgelenk. In der Spiraldynamik werden Dehnübungen, ob passiv, aktiv oder resistiv, im funktionellen Kontext ausgeführt. So wird der Transfer der gewonnenen Beweglichkeit in den Alltag gesichert und Muskelverkürzungen nachhaltig entgegengewirkt. Bsp. funktionelle Dehnung des Psoasmuskels: Am Ende der Standbeinphase findet distal eine mehr oder weniger reine Extensionsbewegung statt (eine distale Adduktion/Innenrotation wäre unphysiologisch). Hinzu kommt die Psoasdehnung von proximal mittels Extension/Innenrotation/Abduktion. Diese 3D-Differenzierung zwischen proximal und distal wird bei Dehnübungen grundsätzlich berücksichtigt.

Streuung *f*; ***engl.:*** Scattering
1. ***Kontext:*** Physik
Ablenkung eines Anteils einer Welle oder eines gebündelten Teilchenstrahls beim Durchgang durch Materie unter Abnahme der Intensität in

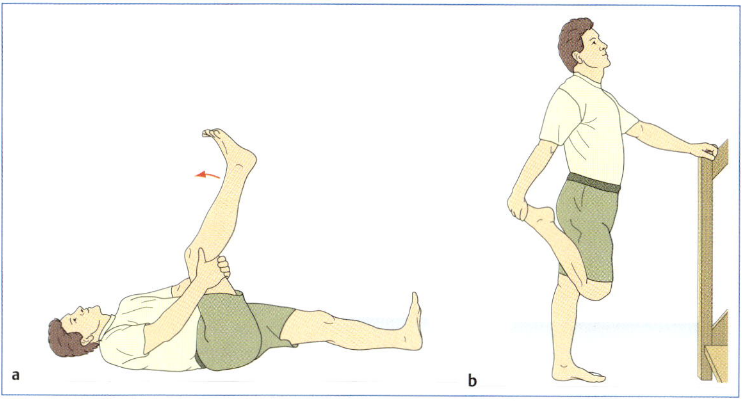

Stretching. Aktives Dehnen der Beinmuskulatur. a Ischiokrurale Muskulatur. b M. quadriceps.

S

ursprünglicher Richtung zugunsten der Streustrahlung. Bsp.: Streustahlung, Streulicht.

2. *Kontext:* Forschung

Die mittlere quadratische Abweichung vom Mittelwert bei statistischen Auswertungen.

Strichführung *f*

Kontext: Bindegewebsmassage

Die S. werden mit den Fingerkuppen oder mit flach aufgelegten Fingern/Händen (▸ Ausgleichsstriche) ausgeführt. Man unterscheidet eine flache und eine steile S. Bei der flachen S. werden die Fingerkuppen in einem flachen Winkel zur Haut positioniert und mit Zug unter Ausnutzung der Gewebeelastizität durch Haut und Unterhaut gezogen. Die Fingerkuppen können dabei hinter- oder nebeneinander positioniert werden. Bei der steilen S. werden die Finger steil bis senkrecht auf die Haut aufgesetzt. Der Reiz/Zug wird dadurch verstärkt und man erreicht damit Unterhaut und Faszie. Bei dieser Technik sollte der Therapeut durch eine muskuläre Sicherung auf eine gute Fixierung seiner Gelenke achten, um Überlastungen zu vermeiden. Die Finger können auch hier hinter- oder nebeneinander positioniert werden. Der Therapeut muss darauf achten, dass die S. gleichmäßig und mit an den Gewebebefund angepasster Geschwindigkeit durchgeführt werden. Grundsätzlich gilt es, nicht zu früh in tieferen Gewebeschichten zu arbeiten. Fehlerhafte Ausführungen sind, über das Gewebe zu rutschen sowie ohne Druck und ohne Gegenzug (durch Fixierung des Gewebes) zu arbeiten.

Stride Length *f*; ***Etym.:*** engl. *stride* „Schritt", *length* „Länge, Strecke"

Kontext: Ganganalyse

Länge von zwei Schritten in m; Normwert: 1,4 m.

Strom *m*; ***engl.:*** Electric current

Kontext: Physik

Bezeichnung für eine gerichtete Bewegung von Masseteilchen oder Ladungsträgern infolge einwirkender Kräfte. Elektrischer Strom benötigt eine Spannung bzw. Potenzialdifferenz, Fluide einen Druckunterschied (Gefälle, Kolbendruck, Dichteunterschied infolge Wärmeeinwirkung). Die Einheit des elektrischen Stromes ist 1 Ampère (A). Formelzeichen: I. Das ▸ Ohm'sche Gesetz beschreibt den Zusammenhang zwischen Strom, Spannung und Widerstand (vgl. ▸ Strömung, ▸ Stromstärke).

Strom, diadynamischer *m*; ***Etym.:*** griech. *di..., dia...* „durch, hindurch" u. *dynamis* „Kraft"; ***engl.:*** Electricity, diadynamic

Kontext: Physikalische Therapie, Elektrotherapie

Vorgeformter Strom der ▸ Niederfrequenztherapie; im Wesentlichen zwei Stromformen: der einweg-gleichgerichtete 50-Hz-Sinusstrom (MF bzw. Courant monophasé fixé) und der vollweg gleichgerichtete Sinusstrom (DF bzw. Courant diphasé fixé); bei MF erfolgt eine Reihe von Impulsen mit 10 ms Dauer und 10 ms Zwischenintervallen; bei DF erfolgen 100 Impulse pro sec von je 10 ms Dauer ohne Zwischenintervall; CP (modulation en courtes periodes) setzt MF und DF abwechselnd je 1 sec lang ein.

Strom, neofaradischer *m*; ***Etym.:*** griech. *neos* „neu, jung" u. *Farad*, nach Michael Faraday, engl. Physiker u. Chemiker (1791–1867); ***engl.:*** Electricity, neofaradic

Kontext: Physikalische Therapie, Elektrotherapie

Vorgeformter Strom der ▸ Niederfrequenztherapie; wird als Rechteck- oder Dreieckimpulsstrom mit 50 Hz als Schwellstrom verabreicht; dient zur Kräftigung von Muskulatur.

Stromart *f*; ***engl.:*** Type of current (shape of current); ***Syn.:*** Stromform

Kontext: Physik, Elektrotherapie

Unterscheidung in ▸ Gleichstrom, ▸ Wechselstrom und Mischstrom (Kombination aus Wechselstrom und Gleichstrom). Periodische Änderungen führen zu pulsierenden Gleich- oder Wechselströmen, sog. Impulsströmen: monophasische (Gleichspannung) oder biphasische (Wechselspanng). Bei den biphasischen Impulsströmen lassen sich noch symmetrische von asymmetrischen unterscheiden. Die Form der Impulse führt zu weiteren Bezeichnungen (daher auch Stromform): Dreieck-, Rechteckstrom, sinusförmiger oder halbsinusförmiger Strom. Physiotherapie: Es gibt eine Reihe modifizierter Stromformen, z. B. Schwellstrom, Träbert-Ströme, Interferenzstrom.

Strömchentheorie *f*; ***Etym.:*** griech. *theoria* „das Anschauen, Betrachtung, Untersuchung, Forschung"

Kontext: Neurophysiologie

Modellvorstellung zur Leitung der Aktionspotenziale über die Membranen der Muskelfasern oder -zellen, über marklose und -reiche Nervenfasern. Zwischen benachbarten Membranabschnitten (▸ Kontinuierliche Erregungsleitung) oder den Ranvier-Schnürringen (▸ Saltatorische Erregungsleitung) fließen durch den unterschiedlichen physiologischen Zustand (Aktions-, Ruhemembranpotenzial) Ionenströme, wodurch im Bereich des zurzeit nicht erregten Membranabschnitts/Ranvier-Schnürrings die Prozesse zur Auslösung eines Aktionspotenzials hervorgerufen werden.

Stromdichte *f*; ***engl.:*** Current density
Kontext: Physik, Elektrotherapie
Auf eine Fläche (Elektrode) bezogene ▸ Stromstärke. Bei der Anwendung von elektrischen Strömen (Elektrotherapie) ist die Reizwirkung proportional zur S. Bei zwei unterschiedlich großen Elektroden in einem Stromkreis ist unter der kleineren Elektrode die höhere S.

Stromform CP *f*; ***engl.:*** Electricity form CP
Vgl. ▸ Strom, diadynamischer.

Stromform DF *f*; ***engl.:*** Electricity form DF
Vgl. ▸ Strom, diadynamischer.

Stromform MF *f*; ***engl.:*** Electricity form MF
Vgl. ▸ Strom, diadynamischer.

Stromleitung, elektrolytische *f*; ***engl.:*** Current conduction, electrolytic
Kontext: Physik, Elektrotherapie
Leitung des elektrischen Gleichstromes in einem ▸ Elektrolyten, dessen Leitfähigkeit von der Ionenkonzentration abhängt.

Stromlinie *f*; ***engl.:*** Streamline; ***Syn.:*** Strombahn
Kontext: Biomechanik
Zur Kennzeichnung der Bewegungsrichtung in einem ▸ Strömungsfeld werden Stromlinien oder Strombahnen benutzt. Wie bei den Kraftvektoren kann auch hier mit unterschiedlich langen, pfeilförmigen Stromlinien die Geschwindigkeit des strömenden Mediums dargestellt werden. Charakteristisch für die ▸ laminare Strömung ist die Ausbildung eines parabolischen Geschwindigkeitsprofils.

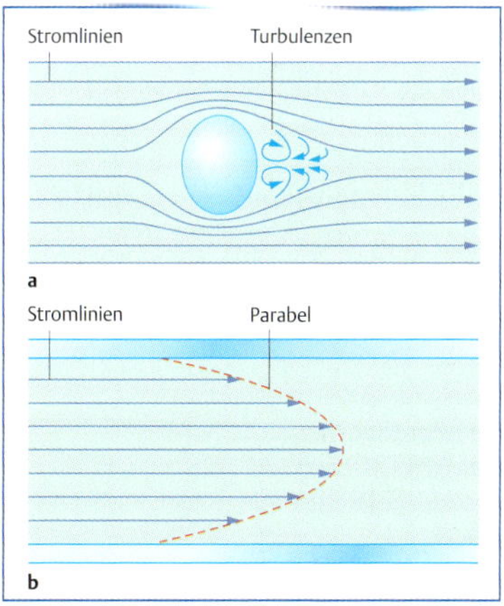

Stromlinie: a Strömungsfeld mit Stromlinien. b Laminare Strömung mit parabolischem Geschwindigkeitsprofil.

Stromlinienform *f*; ***engl.:*** Streamline shape
Kontext: Biomechanik
Besonders gestaltete Form (durch ein Fluid) umströmter Körper mit dem Ziel, den Strömungswiderstand zu verringern und Wirbelbildung (Verwirbelungen) zu vermeiden.

Strompuls *m*; ***engl.:*** Electricity pulse
Kontext: Innere Medizin
Blutflussgeschwindigkeit; maximaler Wert beträgt in der Aorta in Ruhe 500–600 ml/sec.

Stromstärke *f*; ***engl.:*** Intensity of current
1. *Kontext:* Physik, Elektrotherapie
Das Verhältnis von elektrischer Spannung U zu elektrischem Widerstand R (▸ Ohm-Gesetz). Formelzeichen I. Einheit: 1 A (Ampère). $I = U / R$.
2. *Kontext:* Physikalische Therapie, Elektrotherapie
Siehe 1; S. wird berechnet, indem die Elektrodenfläche mit der S. der Geräteeinstellung multipliziert wird; bei der Behandlung mit ▸ Gleichstrom und bei der ▸ Iontophorese oder bei Pat. mit gestörter Sensibilität gelten S. von 0,05–0,2mA/cm^2 Elektrodenfläche, bei anderen richtet man sich z. B. nach Stromempfinden des Pat. oder Stärke der Kontraktion der Muskulatur.
3. *Kontext:* Physik
Stärke einer ▸ Strömung (Biophysik); das in einer Zeiteinheit transportierte Flüssigkeits- oder Gasvolumen. Beispiel: Das Herz-Zeit-Volumen gibt die mittlere Stromstärke in der Aorta ascendens an.

Strömung *f*; ***engl.:*** Flow; ***Syn.:*** Konvektion (Wärmeströmung)
Kontext: Biomechanik
Bewegung von Flüssigkeiten oder Gasen. Ursachen: Druckdifferenzen, Kraftwirkungen (Schwerkraft) oder Materiedichten (Konvektion) infolge unterschiedlicher Wärme. Strömungen versuchen einen Ausgleich herzustellen, immer verbunden mit einem Stofftransport (Ortsveränderung).

Strömung, ideale *f*; ***engl.:*** Flow, plug
Kontext: Biomechanik
Bei einer i. S. geht man davon aus, dass ein Fluid als reibungsfrei und inkompressibel angesehen

S

werden kann. Beispiel: Der ideale Blutkreislauf basiert auf der Annahme, dass der Gesamtfluss im Körper konstant ist – Fluss (Aorta) = Fluss (Kapillarsystem).

Strömung, laminare *f*; ***engl.:*** Flow, laminar
Kontext: Biomechanik
Bewegung von Fluiden (Flüssigkeiten und Gasen), bei der keine Wirbelbildung (Turbulenz) auftritt. Das Fluid strömt gewissermaßen in Schichten, die sich nicht vermischen. Laminare Strömungen haben geringere Strömungsverluste als turbulente Strömungen. Der Druckverlust bei einer laminaren Strömung ist proportional zur mittleren Geschwindigkeit. Beispiel: „Laminar Flow Box" in Laboren oder Operationssälen, Räume mit (meist vertikal) gerichteter, keim- und wirbelfreier Luftströmung.

Strömung, turbulente *f*; ***engl.:*** Flow, turbulent
Kontext: Biomechanik
Bewegung von Flüssigkeiten und Gasen, bei der Verwirbelungen (Turbulenzen) auftreten. Fast alle in Natur und Technik vorkommenden Strömungen sind turbulent. Der Druckverlust bei einer turbulenten Strömung ist proportional zum Quadrat der mittleren ▸ Strömungsgeschwindigkeit. Beispiele: Luftwirbel, Strudel im Wasser, Verengungen oder Hindernisse in Blutgefäßen, Strömung innerhalb der Herzkammern.

Strömungsfeld *n*; ***engl.:*** Field of flow, flow field
Kontext: Biomechanik
Raum oder Gefäß, in dem sich ein strömendes Medium befindet. Zur Kennzeichnung der Bewegungsrichtung werden ▸ Stromlinien benutzt. Da die äußere Reibung (an Mediengrenzen) größer ist als die innere Reibung zwischen den bewegten Teilchen, ist die Strömungsgeschwindigkeit in der Mitte eines S. größer als am Rande. Bei ▸ laminarer Strömung kommt es zur Ausbildung eines parabolischen Geschwindigkeitsprofils.

Strömungsform *f*; ***engl.:*** Type of flow
Kontext: Biomechanik
Art der Strömung: ideal, laminar, turbulent.

Strömungsgeschwindigkeit *f*; ***engl.:*** Flow rate, velocity of flow
Kontext: Biomechanik
Maß für die Ortsveränderung bewegter Medien in einer Zeiteinheit. Bsp.: Messung der Blutflussgeschwindigkeit mittels Ultraschall-Doppler-Verfahren.

Strömungslehre *f*; ***engl.:*** Fluid dynamics; ***Syn.:*** Strömungsmechanik, Fluiddynamik
Kontext: Biomechanik
Beschäftigt sich mit der Physik der Fluide. Die Bewegung inkompressibler Medien wird in der Hydrodynamik behandelt, die Bewegung kompressibler Medien in der Aerodynamik.

Strömungswiderstand *m*; ***engl.:*** Flow resistance
Kontext: Biomechanik, Hydrotherapie
Entsteht, wenn ein fester Körper durch ein Fluid bewegt wird. Eine der Bewegungsrichtung entgegengesetzt wirkende Kraft. Bei einer laminaren Strömung wird der S. nur durch die innere Reibung (Viskosität) des Mediums verursacht. Bsp.: Bewegungsbehandlung im Wasser mit Tempowechsel. Der Widerstand wächst quadratisch mit zunehmender Geschwindigkeit (v^2).

Structured Inquiry *f*; ***Etym.:*** engl. *inquiry* „Befragung" u. *structured* „strukturiert"
Vgl. ▸ Inquiry, structured.

Strukturmodell der Gesprächsführung *n*; ***Syn.:*** Modell zur Gesprächsführungskompetenz
Kontext: Psychologie, Kommunikation
Beschreibung zentraler Kompetenzen von Therapeuten und wesentlicher Bereiche der Gesprächsinhalte. Es berücksichtigt und integriert einerseits die Kompetenz des Therapeuten in der Physiotherapie und andererseits den Patienten, der sich mit seinem Befund und im Kontext seiner biopsychosozialen Situation in der Physiotherapie präsentiert. Beide Aspekte bilden gemeinsam die Basis einer kooperativen, aber auch optimalen Behandlung hinsichtlich der Passung von Person und Intervention (vgl. ▸ Prozessmodell der Gesprächsführung).

Studie, randomisierte kontrollierte *f*
Vgl. ▸ Randomisiert kontrollierte Studie.

Studienarm *m*; ***engl.:*** Study arm; ***Syn.:*** Arm einer Studie
Kontext: Forschung
Gruppe von protokollgemäß einheitlich behandelten Patienten.

Stufentheorie *f*; ***Etym.:*** griech. *theoria* „das Anschauen, Betrachtung, Untersuchung, Forschung"; ***engl.:*** Stage theory; ***Syn.:*** Fitts-Posner-Modell
Kontext: Psychologie, motorisches Lernen
Modell zum Erwerb motorischer Fertigkeiten nach Fitts und Posner (Psychologen) in drei Stufen bzw. Phasen. Kognitive Phase: In der ersten Stufe des Lernens wird die Bewegung bewusst

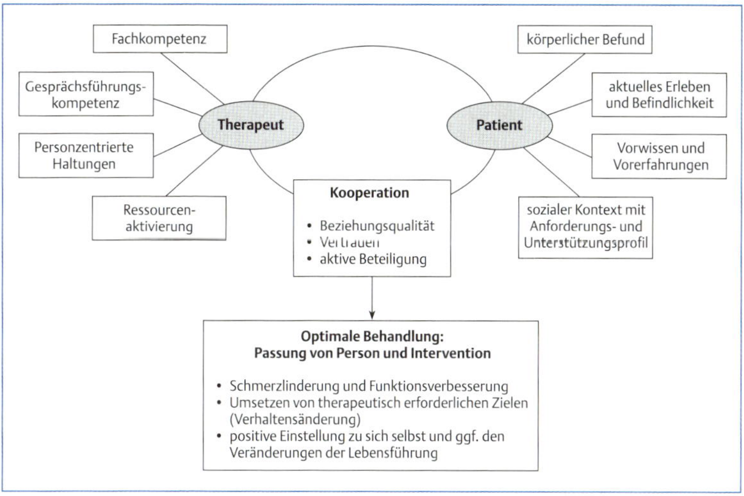

Strukturmodell der Gesprächsführung.

initiiert. Assoziative Phase: In der zweiten Phase sind Fehlererkennung und Varianten möglich. Autonome Phase: In der dritten Phase wird der Lernende unabhängig von der kognitiven Kontrolle.

Stuhltagebuch *n*; ***engl.:*** Stool daily report
Kontext: Innere Medizin, Gynäkologie, Chirurgie
Diagnostisches Instrument für Patienten mit einer anorektalen Störung; der Betroffene beobachtet seine Darmfunktion und dokumentiert sie nach einem vorgegebenen Schema in einem bestimmten Zeitrahmen.

Stumme Zone *f*; ***Etym.:*** griech. *zone* „Gürtel, Querstreifen auf der Erd- od. Himmelskugel, Gebiet"; ***engl.:*** Dumb zone
Kontext: Bindegewebsmassage
Nur palpatorisch feststellbare ▸ Bindegewebseinziehungen und ▸ Bindegewebsquellungen ohne algetische Verschaltung.

Stumpflagerung *f*; ***engl.:*** Positioning of stump
Kontext: Traumatologie, Orthopädie, Chirurgie
Lagerung der amputierten Extremität bzw. Stumpfes. Patient und Therapeut achten darauf, dass keine Druckstellen entstehen, die Extremität hoch gelagert ist (Vermeiden/Reduzieren postoperativer Ödeme) und regelmäßig umgelagert wird (Kontrakturprophylaxe). Untere Extremität: Bei schlechter arterieller Durchblutung ist die Hochlagerung kontraindiziert (vgl. ▸ Amputation).

Stumpfpflege *f*; ***engl.:*** Stump care
Kontext: Traumatologie, Orthopädie, Chirurgie

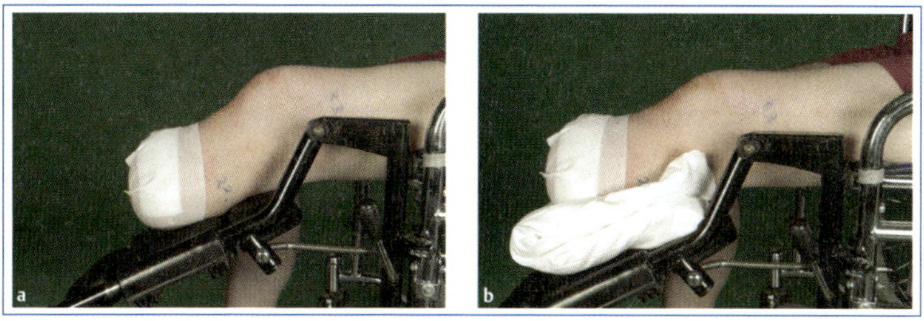

Stumpflagerung im Rollstuhl. a Falsch. b Richtig.

Vom Patienten durchgeführtes Maßnahmenbündel zur Förderung der Wundheilung nach Amputation und Optimierung der Verhältnisse zur Prothesenversorgung. Ziele/Maßnahmen: Steigern der Belastbarkeit für die Prothese (Abhärten der Haut), konische Stumpfform fördern zur Prothesenversorgung bzw. für den guten Sitz der Prothese (Wickeln), Vermeiden von Druckstellen (Sichtkontrolle nach dem Wickeln, Einreiben, Hautpflege). S. fördert die Akzeptanz des Patienten, mit der neuen Situation zurechtzukommen. Besonders bei einer ▸ Amputation der unteren Extremität muss sich eine leichte Hornhaut bilden. Sie ist die „neue Fußsohle", die das Gewicht in der Prothese übernimmt, ohne dass Druckstellen entstehen.

Stupor *m*; ***Etym.:*** lat. *stupor* „Starrheit, Schwerfälligkeit, Stumpfsinn"; ***engl.:*** Stupor

Kontext: Psychiatrie

Körperliche Erstarrung, auch in Verbindung mit Sprachlosigkeit. S. kommt bei schweren Verläufen der ▸ Depression oder im Rahmen einer ▸ Schizophrenie vor. Obwohl der Betroffene im eigenen Körper gefangen ist, muss diese Starre auch als Schutzmechanismus vor zu großer Bedrohung (Angst) interpretiert werden. Beim Körperkontakt ist ein hohes Maß an Behutsamkeit, Klarheit, Verlässlichkeit und Einfühlungsvermögen erforderlich (vgl. ▸ Therapeutische Haltung, therapeutische ▸ Berührung).

Sturz *m*; ***engl.:*** Fall

Kontext: Geriatrie, Neurologie

Fallen, Ausrutschen; Alter und Sturzhäufigkeit korrelieren. Man unterscheidet extrinsische und intrinsische Sturzursachen.

Sturzangst *f*

Kontext: Geriatrie

Viele ältere Menschen fürchten sich vor Stürzen und deren Folgen (Oberschenkelhalsbruch). Mit zunehmendem Alter steigt die Sturzgefahr; etwa ein Drittel der über 65-Jährigen, knapp die Hälfte der 80–89-Jährigen, deutlich mehr als die Hälfte der über 90-Jährigen stürzt mindestens einmal pro Jahr; 60–70 % der Gestürzten erleiden in den nächsten 12 Monaten einen weiteren Sturz (Bezug: selbstständig lebende Ältere, bei Pflegefällen sind die Werte höher). Ältere reduzieren nachweislich aus Angst vor Stürzen ihre Aktivitäten (Vermeiden von Menschenmassen, Treppensteigen usw.); ihr Körper baut die dazu benötigten Fähigkeiten und Fertigkeiten ab. Folge: Verstärkung der Angstgefühle (Teufelskreis, Abwärtsspirale). Ängste erhöhen den Muskeltonus, vermindern den Handlungsspielraum und die Gleichgewichtskontrolle. Konsequenzen: drohender Verlust der Selbstständigkeit, vermehrte Stürze aufgrund reduzierter funktioneller Fähigkeiten und Fertigkeiten. Therapie: S. erkennen („Haben Sie Bedenken, eine Treppe hinunterzusteigen? ... zu baden? ... etwas über Kopfhöhe aus dem Schrank zu holen?"). Haben Ältere gar keine Angst vor Stürzen, erhöht dies die Sturzgefahr, da sie sich überschätzen. Kraft- und Gleichgewichtstraining erhöhen die Selbstwirksamkeit (die Überzeugung, Situation zu meistern), reduzieren die S. und somit die Sturzgefahr.

Sturzprävention *f*; ***Etym.:*** franz. *préventif* „vorbeugend"; ***engl.:*** Prevention of falls; ***Syn.:*** Sturzprophylaxe

1. ***Kontext:*** Geriatrie, Prävention

Gestaltung der häuslichen Umgebung (Stolperfallen), adäquate Gehhilfen, Tragen von Hüftprotektoren (passiver Schutz) und Training (aktiver Schutz) reduzieren das Sturzrisiko, minimieren

S

Sturzursachen

Intrinsische Sturzursachen	Extrinsische Sturzursachen
Altersbedingte Veränderungen der posturalen Kontrolle	Äußere Einflüsse (angestoßen werden, schlechte Beleuchtung, abgelaufene Schuhe, Glätte)
Altersschwindel (verminderte Durchblutung im Innenohr durch z. B. Gefäßsklerosierung bei Diabetes, herabgesetztes Blutvolumen bei zu geringer Flüssigkeitsaufnahme)	„Unfälle" (Stolpern aufgrund von Bodenunebenheiten, z. B. Teppichkante)
Verminderter Trainingszustand (Muskulatur, Gelenke, Haltung)	
Abnahme der Leistungsfähigkeit sensorischer Systeme	
Kognitive und psychische Faktoren (Angst vermindert die posturale Stabilität)	

die Folgen. Patienten trainieren das sensomotorische System, um die Koordination, Ausdauer und Kraft zu fördern (Propriozeptoren sind nicht trainierbar). Trainingsaspekte: Ausdauertraining wirkt dem programmierten Zelltod entgegen, Koordinationstraining fördert die zentralnervöse Vernetzung, Krafttraining erhält die Muskelmasse, das optische System lässt sich zurückdrängen durch Übungen mit geschlossenen Augen und Zusatzaufgaben, wie Rechnen (erhöhter Anteil exterozeptiver Informationen bei Älteren im Vergleich zu Propriozeption und Vestibulum), Tanzen fördert das Vestibulum.

2. *Kontext:* Psychiatrie

Stürze gelten als häufigste Ursache für Verletzungen beim alten Menschen und sollten weitgehend verhindert werden. In der Psychiatrie wird diese Gefahr durch die Krankheit selbst (z. B. bei einer ▸ Depression oder ▸ Demenz) und/oder erforderliche Medikamente erhöht. Das Gangbild wird schleppender, die Füße verlassen kaum noch den Boden und die Reaktionsbereitschaft wird gesenkt. Für die Bewegungstherapie bedeutet dies erhöhte Achtsamkeit und vorbeugende Maßnahmen, um Stürze zu verhindern.

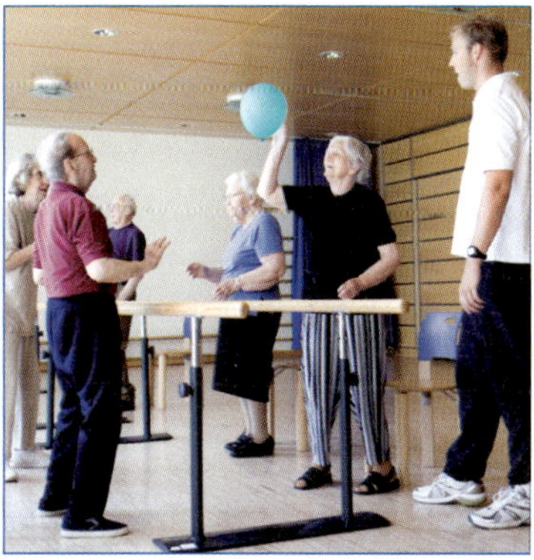

Sturzprävention: Die Patienten spielen sich einen Luftballon zu. Sie müssen frei stehen, der Barren gibt im Notfall Sicherheit.

Stützarm *m*

Kontext: Pädiatrie, Bewegungslehre

Im Gegensatz zum ▸ Spielarm übernimmt der S. Gewicht; er ermöglicht dem anderen Arm, frei zu spielen/greifen.

Stützfläche *f*; ***engl.:*** Base of support; ***Syn.:*** Stützbasis

Kontext: Pädiatrie, Diagnostik, Vojta-Konzept

Da aus der Körper*lage* des gesunden Neugeborenen im Entwicklungsverlauf die Körperfortbewegung werden soll bzw. wird, müssen in zunehmendem Maße Stützflächen lateral dieses zu bewegenden Körpers entdeckt werden: Das ▸ Axisorgan muss zum ▸ Punctum mobile werden. Gesunde Kinder entdecken dazu die erforderlichen Stützflächen, die in bestimmten Altersstufen bestimmte Flächenformen zeigen. Dies sind z. B. das Dreieck beim symmetrischen Ellbogen- und Einzelellenbogenstütz, die diagonale Zweipunktfläche beim Krabbeln und später noch kleinere Stützflächen, wenn nur noch ein Fuß den Boden berührt.

Stützfunktion *f*; ***Etym.:*** lat. *functio* „Verrichtung"; ***engl.:*** Supporting function

Kontext: Funktionelle Bewegungslehre

▸ Aktivitätszustand. Ein Körperabschnitt zeigt S., wenn er mit einer Unterlage Kontakt hat und sein auf die Unterlage ausgeübter Druck größer ist als sein Eigengewicht, z. B. Standbein während des Gehens.

Stützgewebe *n*; ***engl.:*** Supporting connective tissue

Kontext: Anatomie

Eine Art Oberbegriff von Gewebearten, die Trage- und Haltefunktion übernehmen, z. B. Knochen und Knorpel.

Stützmieder *n*; ***engl.:*** Corset

Kontext: Orthopädie

Eine die Wirbelsäule stützende elastische Bandage, die zur Stabilisation bei Bandscheibenvorfällen, Rückenbeschwerden und Rundrücken eingesetzt wird. Physiotherapie: Schwerpunkte sind die Kräftigung der Rumpfmuskulatur sowie Wahrnehmung und Korrektur von Haltungen während Aktivitäten (Sitzen, Stehen, Bücken und Lastentragen).

Stützpattern *n*; ***Etym.:*** engl. *pattern* „Muster"

Kontext: PNF-Konzept

Kurzbezeichnung des PNF-Musters Extension/Abduktion/Innenrotation, mit dem Patienten u. a. die obere Extremität für das Gehen mit Gehhilfen und die Armkraft trainieren können; meist in Kombination mit dem Skapulapattern posteriore Depression, um den physiologischen Bewegungsablauf zu automatisieren. Eigentraining: Theraband, Seilzug.

S

Stützsensomotorik *f*; ***Etym.:*** lat. *sensus* „das Wahrnehmen, Beobachten, Gefühl" u. *motor* „Beweger"; ***engl.:*** Postural sensory motorfunction, postural sensorimotor function

Kontext: Sensomotorik

Umfasst unter intensiver Einbeziehung der spinalen und supraspinalen sensomotorischen Grundbausteine (posturale Reaktionen, posturale Synergien) alle sensomotorischen Komponenten, die Haltung, Stellung und Gleichgewicht gewährleisten. Bei jeder Körperhaltung oder Bewegung sind die zielgerichteten Muskelaktivitäten zwingend verbunden mit den Aktivitäten zur Aufrechterhaltung von Haltung, Stellung und Gleichgewicht. Die Güte der S. ist an der Bewegungssicherheit und anderen Merkmalen der Bewegungsqualität zu erkennen. Die Differenzierung zwischen Stütz- und ▸ Zielsensomotorik ist didaktischer Natur. Stütz- und Zielsensomotorik sind integrative Bestandteile jeder Bewegungshandlung (vgl. ▸ Sensomotorisches System).

Subarachnoidalblutung *f*; ***Etym.:*** lat. *sub* „unter, unterhalb, bei" u. griech. *arachne* „Spinne"; ***Abk.:*** SAB; ***engl.:*** Subarachnoid haemorrhage

Kontext: Neurologie

Blutung in den unterhalb der Spinngewebehaut (Arachnoidea) liegenden Raum, der Gehirn und Rückenmark umschließt und mit Liqour gefüllt ist. Blutungsquellen: meistens Aneurysmen der Gefäße an der Hirnbasis, seltener Angiome oder arteriovenöse Fehlbildungen. Physiotherapie: differenzierte Testung zur Erfassung der motorischen Einschränkungen; Einüben von willkürlichen und reflektorischen Muskelspannungen und Bewegungsabläufen.

Subdurales Hämatom *n*; ***Etym.:*** lat. *sub* „unter, unterhalb, bei", *dural* als Kurzform von *dura mater encephali* „harte Hirnhaut" (zu lat. *durus* „hart") u. griech. *haima* „Blut"; ***engl.:*** Subdural haematoma

Kontext: Traumatologie

Blutung im Schädelinnern unterhalb der harten Hirnhaut (Dura mater); meist verursacht durch traumatische Verletzung venöser Blutgefäße (akutes subdurales Hämatom). Je nach Größe des Hämtoms muss eine operative Entfernung erfolgen. Beim chronischen Subduralhämatom, das sich definitionsgemäß nach zwei oder mehr Wochen nach einem leichten Schädelhirntrauma entwickelt, liegt als Ursache häufig eine Gerinnungshemmung durch Medikamente vor. Physiotherapie: Testung der motorischen Beeinträchtigung als Grundlage der Verlaufsbeobachtung; nach operativer Entlastung Maßnahmen der Physiotherapie in der Intensivmedizin; Umlagerungen führen zu erhöhtem Hirndruck und müssen bei erhöhtem Hirndruck unterbleiben (vgl. ▸ Epidurales Hämatom).

Subjektive Anstrengungsskala nach Borg *f*

Vgl. ▸ Borg-Skala.

Subjektorientierung *f*

Kontext: Feldenkrais

Der Feldenkrais-Lehrer orientiert sich an der Person (dem Subjekt): Ihr wechselseitiges Verhältnis zur Umwelt steht im Mittelpunkt. Man untersucht, wie sich die persönliche Eigenheit des Schülers durch seine Beziehung zur Umwelt entwickelt hat und wie der Schüler selbst die Umwelt prägt.

Sublimation *f*; ***Etym.:*** lat. *sublimare* „emporheben"; ***engl.:*** Sublimation

Kontext: Physik

Unmittelbarer Übergang eines festen Stoffes in den gasförmigen Zustand. Am Sublimationspunkt existiert kein flüssiger Aggregatzustand. Beispiele: Trockeneis (gefrorenes Kohlenstoffdioxid bei –78,5 °C), Jod, Kampfer, Schwefel.

Subluxation *f*; ***Etym.:*** lat. *sub...* „unter(halb), von unten" u. *luxatio* „Verrenkung"; ***engl.:*** Subluxation

Kontext: Traumatologie

Unvollständiger Kontaktverlust der gelenkbildenden Knochenenden mit schwerer Schädigung der Gelenkstrukturen. Als subluxierter Knochen wird immer der körperfernere Knochen bezeichnet. Ursache ist meist ein indirektes Trauma. Bsp. häufige Ziele bei Patienten mit S. des Schultergelenks: muskuläre Stabilisation des Schultergelenks; Wiederherstellen der Beweglichkeit bei dynamisch stabilisiertem Schultergelenk; Kräftigen der Schultergürtel- und Schultergelenkmuskulatur; Training alltagsgerechter, berufs- und sportspezifischer Armbewegungen.

Substitution *f*; ***Etym.:*** lat. *substituere* „ersetzen, dahinterstellen"; ***engl.:*** Substitution

Kontext: Berufspolitik

Komplette Übernahme einer ärztlichen Leistung durch nicht ärztliche Gesundheitsberufe. Im Gegensatz zur ▸ Delegation liegen bei der S. ärztlicher Aufgaben die Gesamtverantwortung und das Haftungsrisiko bei den selbstständig agierenden Personen aus den nicht ärztlichen Gesundheitsberufen. Sie handeln eigenverantwortlich.

Substratphosphorylierung *f*; ***Etym.:*** lat. *substratus* „daruntergelegt“ u. griech. *phos* „Licht tragend“; ***engl.:*** Substrate phosphorylation
Kontext: Biochemie
Wesentlicher Reaktionsschritt der ▸ Glykolyse (Energiestoffwechsel); an das 3-Glyzerin-Aldehyd-Phosphat wird anorganisches Phosphat angelagert, wodurch 1,3-Diphosphoglyzerat entsteht. In dieser Reaktion wird Wasserstoff (H_2) frei, der vom Koenzym (Nicotinamid-Adenin-Dinukleotid; NAD) aufgenommen wird. Das $NADH_2$ wird unter aeroben Bedingungen in der ▸ Atmungskette regeneriert. NAD ist für diesen Reaktionsschritt essenziell. Ohne ausreichend NAD kann die Glykolyse nicht weiterlaufen. Deshalb wird bei hohem Energiebedarf/Zeit $NADH_2$ nicht in der Atmungskette unter Bildung von ATP regeneriert, sondern durch die Übertragung des H_2 auf das Pyruvat, wodurch ▸ Laktat entsteht (vgl. ▸ Glykolytische Phosphorylierung).

Suizid *f*; ***Etym.:*** lat. *sui* „seiner selbst“ u. *caedes* „das Töten“; ***engl.:*** Suicide; ***Syn.:*** Selbsttötung
Kontext: Psychiatrie
Willentliches Beenden des eignen Lebens durch aktives Tun oder Unterlassen einer lebenserhaltenden Handlung. Häufig vorkommend bei ▸ Depressionen und anderen psychischen Erkrankungen. Drohungen/Ankündigungen, sich das Leben nehmen zu wollen, sollten immer ernst genommen werden.

Sulkus-Test *n*; ***Etym.:*** lat. *sulcus* „Furche“; ***engl.:*** Sulcus test; ***Syn.:*** unterer Schubladentest
Kontext: Manuelle Therapie
Instabilitätstest des Glenohumeralgelenks. Durchführung (sitzender Patient): Eine Hand des Therapeuten stabilisiert den Schultergürtel auf dem Thorax, während die andere am Oberarm einen Zug nach distal ausübt. Der Weg verlängert sich bei zunehmender Laxität der Kapsel, nimmt aber normalerweise bei Hinzunahme der Außenrotation ab. Ist dies nicht der Fall, liegt wahrscheinlich eine Läsion des korakohumeralen Ligaments vor. Bei vergrößerter Beweglichkeit zieht sich das Gewebe lateral, ventral und dorsal vom Akromion ein. Häufig tritt bedingt durch das Labrum glenoidale ein schnappendes Gefühl auf (vgl. ▸ Load-and-Shift-Test).

Summation *f*; ***Etym.:*** lat. *summare* „hinzuzählen“; ***engl.:*** Summation
Kontext: Neurophysiologie
Mit Ausnahme der motorischen Endplatte findet keine 1:1-Übertragung der Aktionspotenziale statt. Das bedeutet, die Aktivität einer bahnenden Synapse hat auf der nachgeschalteten Nervenzelle nicht zwingend ein Aktionspotenzial zur Folge. Das EPSP muss eine Mindestamplitude aufweisen, damit der Stromfluss zwischen der subsynaptischen (postsynaptischen) Membran intensiv genug wird, um die konduktile Membran des Axonkegels zur Reizschwelle zu depolarisieren. Desgleichen muss das IPSP eine Mindestamplitude haben, um die Erregbarkeit der konduktilen Membran wirksam beeinflussen zu können. Zur Übertragung der postsynaptischen Neubildung eines Aktionspotenzials sind eine präsynaptische Aktionspotenzialsequenz (▸ Zeitliche Summation) erforderlich und/oder die gleichzeitige Aktivität mehrerer bahnender Synapsen (▸ Summation, räumliche).

Summation von Reizen *f*; ***Etym.:*** lat. *summa* „Gesamtzahl“; ***engl.:*** Summation of impulses
Kontext: Pädiatrie, Vojta-Konzept
Steigerung der Erregung bestimmter Nervenbahnen. Die gesetzten Reize, überwiegend propriozeptive, werden variiert, um einen die Bewegungsantwort verbessernden Effekt zu erzielen. Zuerst in der lokalen Reizkombination bezüglich der Zonen, an denen sie gesetzt werden (räumliche Reizsummation), dann in der unterschiedlichen Gewichtung der Richtung des jeweils dreidimensional gesetzten Reizes und zuletzt in der Zeit, also der Dauer der Reizsetzung (zeitliche Reizsummation).

Summation, räumliche *f*; ***Etym.:*** lat. *summa* „Gesamtzahl“; ***engl.:*** Summation, spatial
Kontext: PNF-Konzept
Gleichzeitige Verwendung von mehreren Stimuli im Sinne der klassischen Konditionierung oder des assoziativen Lernens, damit ein ursprünglich schwacher Stimulus zur gewünschten Aktivität führt (vgl. ▸ Summation, zeitliche).

Summation, zeitliche *f*; ***Etym.:*** lat. *summare* „hinzuzählen“; ***engl.:*** Summation, temporal
1. ***Kontext:*** Neurophysiologie
Mehrere Aktionspotenziale treffen an einer Synapse sehr kurz hintereinander ein. Da bei neuroneuronalen Synapsen keine 1:1-Übertragung der Aktionspotenziale stattfindet, müssen mehrere Aktionspotenziale wirksam werden. Wirkt eine Sequenz von Aktionspotenzialen an einer Synapse, werden in sehr kurzer Folge mehrere und aufeinanderfolgend höhere Quanten (Potenzierung)

S

Transmitter ausgeschüttet. Die Menge der besetzten Rezeptoren der subsynaptischen Membran steigt. Die resultierenden Ionenflüsse lassen die EPSP-Amplitude ansteigen. Der Potenzialunterschied zwischen subsynaptischem und konduktilem Membranabschnitt des Axonkegels wird systematisch größer. Folge: Die elektrotonische Beeinflussung steigt, bis eine lokale Erregung entsteht, die das Membranpotenzial zur Reizschwelle führen kann, wodurch ein Aktionspotenzial entsteht. Der gleiche Vorgang läuft bei hemmenden Synapsen ab. Durch eine Sequenz von Aktionspotenzialen stockt das IPSP systematisch auf; der hyperpolarisierende, die Erregungsschwelle erhöhende Effekt an der konduktilen Membran steigt (vgl. ▸ Summation, räumliche, ▸ Summation).

2. ***Kontext:*** PNF-Konzept

Länger andauernde Applikation des Inputs, damit es zur gewünschten Aktivität kommt (vgl. ▸ Summation, räumliche).

Summationseffekt *m*; ***Etym.:*** lat. *summa* „Gesamtzahl" u. *effectus* „Wirkung, Erfolg"; ***engl.:*** Summation effect

Kontext: Brügger-Konzept

Begriff der pathophysiologischen Grundlagen der ▸ Funktionskrankheiten des Bewegungssystems. Nozizeptive Signale werden von der spinalen bis zur kortikalen Organisationsstufe durch Barrieren an der Fortleitung gehindert. Überschreiten die Signale einen gewissen Schwellenwert, können sie bis zur Großhirnrinde gelangen. Der zur Fortleitung benötigte nozizeptive Input ist immer das Resultat der Summation der nozizeptiven Signale, die von allen im Körper vorhandenen ▸ Störfaktoren (▸ Pseudoradikuläres Syndrom) ausgehen. Dies ist selbst dann der Fall, wenn sehr starke lokale Störfaktoren vorliegen, die schon allein das Potenzial besitzen würden, den Schwellwert zu überschreiten. Alle Krankheitsbilder stellen somit das Efferenzgeschehen des Summationseffekts der afferenten nozizeptiven Störmeldungen dar. Die Kenntnis der Summation der Nozizeption ermöglicht ein anderes Verständnis für die Funktionskrankheiten und somit auch einen breiteren Behandlungsansatz. Selbst dann, wenn man am hauptsächlichen Störfaktor (z. B. eine kyphotische Verknöcherung) nichts ändern kann, sind durch die Reduktion der restlichen Störfaktoren eine funktionelle Verbesserung und eine gesteigerte Lebensqualität erreichbar. Hierin liegt ein großes Potenzial für die Behandlung von chronischen Schmerzen.

Summenpotenzial *n*; ***engl.:*** Sum potential; ***Syn.:*** Summen-AP (Summen-Aktionspotenzial)

Kontext: Neurophysiologie

Aktionspotenziale, die z. B. über Oberflächenelektroden registriert werden, resultieren aus einer Vielzahl einzelner Potenzialunterschiede an Zellgruppen im benachbarten Gewebe. Da nicht alle entstehenden Spannungen zeitgleich entstehen (physiologische Vorgänge) und sich die Spannungsquellen außerdem in unterschiedlicher Entfernung zum Ableitort befinden, überlagern sich die Einzelpotenziale zu einem Summenpotenzial. Das S. ergibt sich aus dem Spektrum der Fasergruppen und ihren Leitgeschwindigkeiten Beispiele: EKG, EMG, Nervenleitung.

Summenvektor *m*; ***engl.:*** Sum vector, resultant

Vgl. ▸ Resultierende.

Superkompensation *f*; ***Etym.:*** lat. *super* „über, über ... hinaus", *compensatio* „Ausgleich"; ***engl.:*** Super compensation

Kontext: Physiologie, Trainingslehre

Durch systematische Trainingsbelastungen gezielt ausgelöster, während der Erholung ablaufender anabol-plastischer Adaptationsprozess. Werden die Adaptationen ausschließlich aus rein energetischer Sichtweise betrachtet, bezeichnet man den Prozess als S. Die Trainingsgestaltung ist optimal, wenn man die erneute Belastung zum Zeitpunkt der maximalen Ausprägung der S. und der anabol-plastischen Veränderungen durchführt. Aufgrund der unterschiedlichen Zeitverläufe der adaptiven Prozesse muss immer ein zielgerichteter Kompromiss gefunden werden.

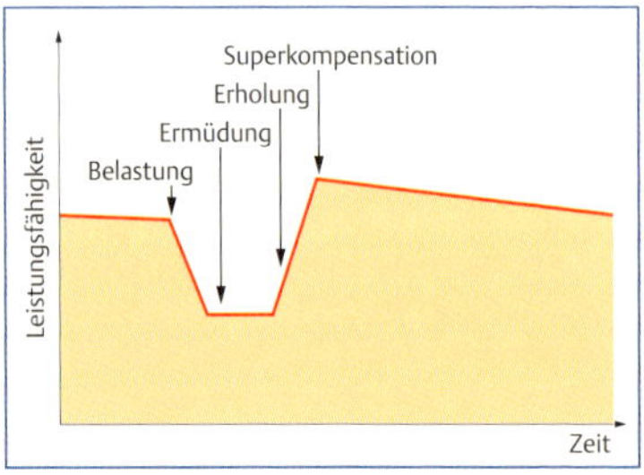

Superkompensation.

Supervision *f*; ***Etym.:*** engl. *supervison* „Aufsicht, Kontrolle", zu lat. *super* „über" u. *visio* „das Sehen"; ***engl.:*** Supervision

Kontext: Psychologie, Kommunikation, Beratung

S

Gezielte Begleitung von Fachleuten durch einen professionellen Berater (Supervisor). S. dient der ▸ Reflexion des eigenen beruflichen Handelns und damit der Qualitätserhaltung und -verbesserung. In der S. können situative und überdauernde berufliche Belastungen thematisiert und Lösungen erarbeitet werden. Beispielsweise kann der spezifisch bewegungstherapeutische Aspekt, die Berührung und Körpernähe bei dieser Arbeit in Zusammenhang mit dem Beziehungsgeschehen, beleuchtet und überprüft werden (vgl. ▸ Konflikt).

Supination *f*; ***Etym.:*** lat. *supinare* „rückwärts beugen, rückwärts legen"; ***engl.:*** Supination
Kontext: Anatomie
Auswärtsdrehung; entgegengesetzte Bewegungsrichtung ist die ▸ Pronation.
S. des Unterarmes: Dreh-/Umwendbewegung im distalen und proximalen Radioulnargelenk. Ausgehend von der ▸ Neutral-Null-Stellung ist der Daumen in der Endstellung nach lateral gerichtet (Radius und Ulna sind parallel).
S. des Fußes: Anheben des Fußinnenrandes; komplexe Bewegung im Subtalargelenk in allen drei Ebenen, die von einer ▸ Inversion des Kalkaneus begleitet wird.

Suprapubischer Fistelkatheter *f*; ***Etym.:*** lat. *supra...* „oben, über...", *pubes* „Schamgegend", ahdt. *fistul* „Geschwür" u. griech. *kathedes* „Sonde"; ***Abk.:*** SFK; ***Syn.:*** Blasendrainage, suprapubische Blasendrainage
Kontext: Neurologie, Chirurgie
Über die Bauchwand, zwischen Nabel und Schambein, direkt in die Harnblase gelegtes Instrument (Schlauch) zur Blasenentleerung. Vorteil: deutlich niedrigere Infektionsanfälligkeit im Vergleich zum Harnröhrenkatheter. Therapie: spezifisches Blasentraining mit Bestimmung der Restharnmenge; Voraussetzung für die Entfernung des SFK: Menge des Spontanurins mehrere Tage mehr als das Doppelte der anschließend katheterisierten Restharnmenge (Restharn < 100 ml).

Swanson-Prothese *f*; ***Etym.:*** griech. *prosthesis* „das Hinzufügen, das Ansetzen"; ***engl.:*** Swanson prothesis; ***Syn.:*** Platzhalterprothese, Silikonspacer
Kontext: Handtherapie
Finger-Platzhalterprothese, d. h. eine gekoppelte Prothese, die Stabilität gibt, aber nicht starr ist. Sie federt die auf den Knochen übertragenen Druck- und Scherkräfte ab, was die Haltbarkeit im Knochen verbessert.

Sway-back-Typ *m*; ***Syn.:*** bequeme Haltung
Kontext: Orthopädie, Funktionelle Bewegungslehre
Typische Abweichung des muskuloskeletalen Systems im Stehen mit Retroversion des Beckens (Kernabweichung). Daraus ergeben sich weiterlaufend von der Norm abweichende Gelenkstellungen, die langfristig zu strukturellen Anpassungen und Fehlbelastungen führen: Flexion der unteren Lendenwirbelsäule (vermehrte dorsale Belastung der Bandscheiben); Dezentrierung des Hüftkopfes nach ventral (verkleinerte Belastungsfläche auf dem Hüftkopf); Inaktivierung und Atrophie der Glutäalmuskulatur; Annäherung und Verkürzung der ischiokruralen Muskulatur; Verschiebung des Brustkorbs nach dorsal und des Kopfes nach ventral. Haltungskorrektur: Wahrnehmung von Körperabständen und der Haltung sowie Einordnung der Körperabschnitte in die Körperlängsachse; eine Verkleinerung der Stand-

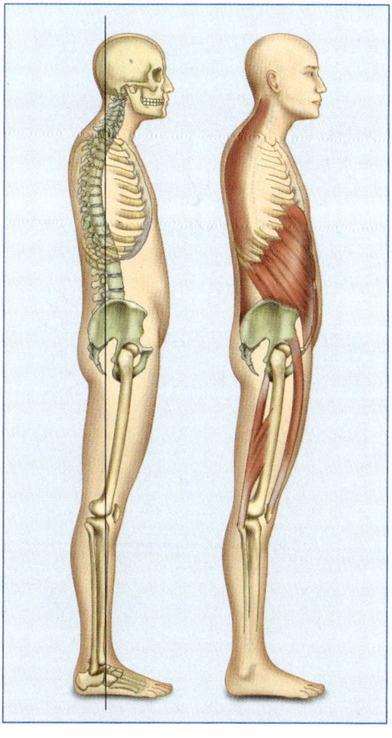

Sway-back-Typ und veränderte Muskellänge.

S

spur bewirkt die reaktive Anordnung der Körperabschnitte (vgl. ▸ Flachrücken, ▸ Hohlrundrücken, ▸ Beckenhochstand).

SWOT-Analyse *f*; ***Etym.:*** griech. *analysis* „Auflösung"; ***engl.:*** SWOT analysis
Kontext: Betriebswirtschaftslehre
Stärken-Schwächen-Analyse, die um die Kriterien Chancen und Risiken für das Unternehmen ergänzt wird: Strength (Stärken), Weakness (Schwächen), Opportunities (Chancen), Threats (Risiken, Gefahren). Relativ schnelles, auch für Laien leicht umsetzbares und kostengünstiges Analyseinstrument, um eine Unternehmens- und Umfeldanalyse durchzuführen. Die SWOT-Analyse wird häufig als 4-Felder-Matrix dargestellt, da dies eine gut zu verstehende und anschauliche Darstellungsform ist. Physiotherapie: Praxisinhaber können ihre Mitarbeiter/Therapeuten auffordern, je eine SWOT-Analyse zusammenzustellen. Die Ergebnisse werden zusammengetragen und können eine umfassendere Aussage ergeben als die alleinige Erstellung durch den Praxisinhaber.

Syllabenecholalie *f*; ***Etym.:*** griech. *syllabe* „Silbe", *echo* „Schall, Widerhall" u. *lalein* „schwatzen, plaudern, sprechen"; ***engl.:*** Syllable echolalia
Kontext: Pädiatrie, Diagnostik
Silbenverdoppelung. Wenn das gesunde Kind die grobmotorischen Voraussetzungen hat, d. h. den Körper mittels Rollen oder Robben fortbewegen kann, so hat es den notwendigen stabilen Haltungshintergrund für feinmotorische Leistungen wie z. B. das Kauen erreicht. Nun beginnt die Produktion der Silbenverdoppelung: am Ende des zweiten bzw. zu Beginn des dritten Trimenons sind z. B. „Mamamamamam", „dadada" zu hören.

Symmetrie *f*; ***Etym.:*** griech. *symmetria* „Ebenmaß", zu *syn* „mit, zusammen, übereinstimmend" u. *metrein* „messen"; ***engl.:*** Symmetry;
Syn.: Äquidistanz
1. ***Kontext:*** Geometrie
Das altgriechische Symmetrie entspricht dem lateinischen Äquidistanz und bedeutet so viel wie gleiche Distanz; z. B. Bild und Spiegelbild: Eine gerade Verbindungslinie zwischen einem Objekt und seinem Spiegelbild wird durch die Spiegelebene halbiert, beide Stecken sind gleich lang. Die Spiegelung kann auf verschiedene Arten erfolgen: Spiegelsymmetrie als Spiegelung um eine Ebene (z. B. Spiegel), Achsensymmetrie als Spiegelung um eine Achse (z. B. Fotokopie), Punktsymmetrie als Spiegelung um einen Punkt (z. B.

Stärken (Strengths) • Was lief gut? • Worauf sind wir stolz? • Was gab uns Energie? • Was können wir besonders gut?	**Schwächen (Weakness)** • Was war schwierig? • Welche Störungen behindern uns? • Was fehlt uns? • Wo sind Fallen oder Barrieren? • Woran zweifeln wir?
Chancen (Opportunities) • Was birgt Zukunftschancen? • Wozu sind wir noch fähig? • Welche Ressourcen liegen noch brach? • Was können wir besser als andere? • Welche Steigerungsmöglichkeiten haben wir? • Worin sind wir der Konkurrenz voraus?	**Risiken (Threats)** • Wo lauern künftig Gefahren? • Womit müssen wir rechnen? • Was sind die kritischen Faktoren? • Welche Schwierigkeiten kommen auf uns zu? • Was können wir nicht selbst beeinflussen?

SWOT-Analyse. Fragen.

Kinderwippe). Neben den klassischen Symmetrien gibt es Rotationssymmetrien mit Spiegelung in einer Ebene (Kreissymmetrie; z. B. Propeller), entlang einer Achse (Zylindersymmetrie; z. B. Wirbel) oder um einen Punkt (Kugelsymmetrie; z. B. Sternhaufen).

2. *Kontext:* Spiraldynamik

Spiraldynamik arbeitet qualitativ mit den zwei Symmetrieformen, die durch Struktur und Funktionen des menschlichen Bewegungssystems vorgegeben sind: ▶ Spiegelsymmetrie (z. B. Opposition von Daumen und Kleinfinger beim Aufbau der Greifhand) und ▶ Achsensymmetrie als Grundlage des Spiralprinzips und als roter Faden der menschlichen funktionellen Anatomie, z. B. spiraliges Längsgewölbe des Fußes, Kreuzbänder im Inneren des Kniegelenks oder das doppelte muskuläre Schrägsystem des Rumpfes (vgl. ▶ Geometrie der Spirale).

Symmetrie-Prinzip *n*; ***Etym.:*** griech. *symmetria* „Ebenmaß", zu *syn* „zusammen, gemeinsam, übereinstimmend" u. *metrein* „messen" u. lat. *principium* „Anfang, Ursprung, Grundlage"; ***engl.:*** Symmetry principle

Kontext: Spiraldynamik

Wortkombination bestehend aus Symmetrie und Prinzip; betont das Grundsätzliche und wird in der ▶ Spiraldynamik als qualitatives Modell verwendet. Symmetrie als mathematisches Phänomen ist berechenbar und damit quantitativer Natur. Symmetrien in der Natur und im menschlichen Bewegungssystem sind komplex und meist schwer berechenbar. Hinter der strengen Geometrie von Symmetrien stehen flexible Prinzipien. Die Opposition von Daumen und Kleinfinger z. B. ist qualitativ gesehen eine spiegelsymmetrische Einrollbewegung. Quantitativ legt der Daumen eine größere Strecke zurück als der Kleinfinger und verletzt damit die strenge Geometrie der Symmetrie (vgl. ▶ Geometrie der Spirale).

Symmetrisch-tonischer Nackenreflex *m*

Vgl. ▶ Nackenreflex, symmetrisch-tonischer.

Sympathikus *m*; ***Etym.:*** neulat. *sympathikus* zu griech. *sympatheia* „Mitgefühl, Zusammenstimmung"; ***engl.:*** Sympathetic nervous system (SNS)

Kontext: Neurophysiologie, Bindegewebsmassage

Ergotrop wirkender Teil des vegetativen Nervensystems, er aktiviert den Körper und erhöht die nach außen gerichtete Leistungsbereitschaft; Gegenspieler des ▶ Parasympathikus. Der S. sorgt für einen Anstieg der Frequenz und Amplitude des Herzschlags, eine vertiefte und schnellere Atmung, eine gesteigerte Thermoregulation und eine Erhöhung des Muskeltonus. Außerdem steuert er die Blut- und Lymphgefäße (Erhöhung des Gefäßwandtonus) und reduziert bzw. unterbindet die Funktion der Eingeweide. Die efferenten Fasern des S. stammen aus Kernen im Hirnstamm. Sie liegen halbmondförmig neben dem Seitenhorn in der weißen Substanz des Rückenmarks und ziehen zu den Seitenhornbereichen von C 8 bis L 2 der grauen Rückenmarksubstanz. Die in diesen Bereichen liegenden vegetativen Ursprungszellen bilden die efferenten ersten Neurone des ▶ Grenzstrangs. ▶ Bindegewebsmassage: Herzklopfen, -rasen, Kurzatmigkeit, Atemnot, Übelkeit, Schwindel usw. sind Fehlreaktionen und Alarmzeichen, die das Überdenken und Korrigieren der therapeutischen Vorgehenweise erfordern.

Sympathische Reflexdystrophie *f*

Vgl. ▶ Complex regional Pain Syndrom.

Symptom *n*; ***Etym.:*** griech. *symptoma* „Begleiterscheinung, Zufall, Begebenheit, Unfall, Unglück" u. engl. *test* „Prüfung, Untersuchung"; ***engl.:*** Symptom; ***Syn.:*** Krankheitszeichen

Kontext: Diagnostik

Typische Begleiterscheinung einer Erkrankung/Körperfunktionsstörung, die vom Untersucher zur Diagnosestellung erfragt und/oder (instrumentell) erfasst oder vom Patienten angegeben wird. Man unterscheidet subjektive Symptome (vom Patienten wahrnehmbare Störung, z. B. Schmerz) und intersubjektive Symptome bzw. klinische Zeichen (durch andere wahrnehmbare Zeichen, z. B. Ödem, Blutung).

Motorisches S.: Kraftminderung, Steigerung von Eigen- und Fremdreflexen, unwillkürliche Bewegungen und Bewegungsauffälligkeiten und Tonuserhöhungen sind motorische Symptome einer peripheren oder zentralen Schädigung motorischer Strukturen und Areale; verminderte Bewegungsqualität, Schmerz/Reizzustände, verminderte Beweglichkeit, Hypermobilität/Instabilität, reduzierte Belastbarkeit der Strukturen und verminderter Trainingszustand sind Krankheitszeichen des Bewegungssystems.

Sensibles S.: Störung der Berührungs-, Temperatur-, Vibrations-, Schmerz-, Bewegungs-, Lageempfindung und/oder stereognostischer Leistungen aufgrund einer peripheren oder zentralen Läsion.

Vegetatives S.: Übelkeit, Erbrechen, Tachy-/Bradykardie, hypotone oder hypertone Kreislaufkrisen, vermehrtes Schwitzen, Verdauungsstörungen sind auf eine Dysharmonie zwischen sympathischen und parasympathischen Innervationsmechanismen der inneren Organe und der Herz-Kreislauf-Regulation zurückzuführen.

Symptomgeleitete Untersuchung *f*; ***Etym.:*** griech. *symptoma* „Begleiterscheinung, Zufall, Begebenheit, Unfall, Unglück"; ***engl.:*** Symptom guided examination

Kontext: Diagnostik

Vorgehen während einer Untersuchung, das von den beklagten Symptomen ausgeht.

Symptomlokalisationstest *m*; ***Etym.:*** griech. *symptoma* „Begleiterscheinung, Zufall, Begebenheit, Unfall, Unglück", lat. *locus* „Ort" u. engl. *test* „Prüfung, Untersuchung"; ***engl.:*** Symptom localisation test; ***Syn.:*** Lokalisationstest

Kontext: Kaltenborn-Evjenth-Konzept

Umfasst klinische Untersuchungstechniken zum Auffinden des Ortes, an dem eine Haltungs- bzw. Bewegungsänderung die vom Patienten beklagten Symptome am meisten verändert. Diese Korrelation zwischen Haltung/Bewegung und den Symptomen darf nicht mit der Schmerzursache verwechselt werden. Diese Symptomlokalisationstests können als Provokations- und Linderungstest durchgeführt werden. Olaf Evjenth hat sie maßgeblich systematisiert und entwickelt und insbesondere die Linderungstests in das Kaltenborn-Evjenth-Konzept eingeführt.

Symptompräsentation *f*; ***Etym.:*** griech. *symptoma* „Zufall, Begebenheit" u. lat. *praesentatio* „Vorzeigung"

Kontext: McKenzie-Konzept

Beschreibt die Einzelheiten der Beschwerden eines Patienten. Bei Befunderhebung und erneuter Befunderhebung können der Ort der Symptome, ihr Intermittieren oder ihre Konstanz, ihre Variation im Tagesverlauf, ihre Schwere, die sich daraus ergebende Medikation mit Schmerzmitteln sowie die funktionelle Behinderung nach subjektiven Angaben des Patienten beurteilt werden. Notwendig für das erneute Beurteilen der Wirksamkeit einer Behandlung im McKenzie-Konzept (vgl. ▸ Mechanische Präsentation).

Synapse *f*; ***Etym.:*** griech. *synapsis* „Verbindung"; ***engl.:*** Synapse

Kontext: Motorisches Lernen

Verbindungszone zwischen zwei Nervenzellen (< 1/5.000 mm), die elektromagnetische Signale und biochemische Informationen weitertransportiert oder nicht weitertransportiert. Im Gehirn gibt es ca. 10 Milliarden Nervenzellen. Jede Nervenzelle kann sich über 1.000 bis 6.000 Synapsen vernetzen. Informationen im Gehirn werden nicht nur via Synapsen übertragen, sondern zum großen Teil durch bewegliche ▸ Botenmoleküle (vgl. ▸ Plastizität).

Synapse, chemische *f*; ***Etym.:*** griech. *synapsis* „(enge) Verbindung" u. *chymos* „Flüssigkeit"; ***engl.:*** Synapse, chemical

Kontext: Sensomotorik

Ort der Übertragung der Aktionspotenziale bzw. der Informationen von Zelle zu Zelle; gleichzeitig Ort der Informationsverarbeitung. Synapsen zwischen den Nervenzellen, an denen zugleich die Informationsverarbeitung stattfindet (Bahnung und Hemmung), sind ausgebildet als: axosomatische S. (am Soma einer Nervenzelle); axodendritische S. (am Dendriten); axoaxonale S. (an der präsynaptischen Endigung). Man unterscheidet den prä- und postsynaptischen Teil. Beide Teile/Zellen sind strukturell völlig voneinander getrennt; sie sind die kleinsten selbstständigen Einheiten des Zellverbandes. Zwischen ihnen befindet sich der Synapsenspalt (gehört zum Interzellularraum).

Präsynaptischer Teil: Struktur der Nerven- oder Muskelzelle, von der das Aktionspotenzial kommt. Das präsynaptische Endknöpfchen (kolbenförmige Auftreibung des Axons) enthält Vesikel mit vielen, für die Synapse charakteristischen Transmittern: Azetylcholin, Katecholamine/Monamine (Adrenalin, Noradrenalin, Dopamin, Serotonin, Histamin), Aminosäuren oder Peptide. Motorische Endplatten, die Synapsen der präganglionären sympathischen und parasympathischen Neurone arbeiten mit Azetylcholin (cholinerg, nikotinartig). Die Aminosäure Glutamat (glutaminerge Synapsen) ist der am weitesten verbreitete erregende Transmitter im ZNS.

Postsynaptischer Teil: Struktur der Nerven- oder Muskelzelle, auf die das Aktionspotenzial übertragen wird. Die subsynaptische, nicht konduktile Membran (Teil der postsynaptischen Membran) liegt dem Endknöpfchen direkt gegenüber. Sie bildet eine Depolarisation (Bahnung) oder Hyperpolarisation (Hemmung) aus. Nur die postsynaptische Membran des Axonkegels verfügt über eine konduktile Membran. (Häufig wird nicht zwischen sub- und postsynaptischer Membran differenziert.) Transmitter: Postganglionäre sympathische

Neurone verfügen über Noradrenalin (noradrenerg); postganglionäre parasympathische Neurone (muskarinartig) über Azetylcholin.

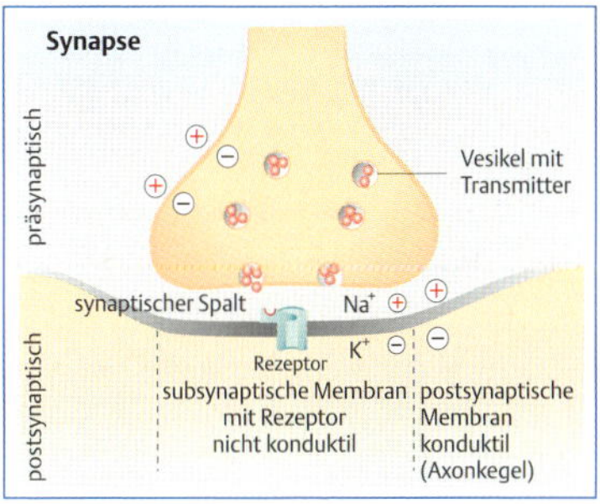

Chemische Synapse. Wichtige Strukturbestandteile der übertragenden (präsynaptisch) und empfangenden (postsynaptisch) Zelle sind benannt.

Synchronisation *f*; ***Etym.:*** griech. *syn* „zusammen" u. *chronos* „Zeit"; ***engl.:*** Synchronization

Kontext: Trainingstherapie

Synchroner Einsatz von Muskelfasern; die S. ist wichtig für gute intramuskuläre Koordination; (vgl. ▸ Koordination, intramuskuläre).

Syndesmosensprengung *f*; ***Etym.:*** griech. *syn* „zusammen" u. *desmos* „Band"; ***engl.:*** Syndesmosis sprain

Kontext: Traumatologie

Zerreißen der bandhaften Verbindungen zwischen Tibia und Fibula meist aufgrund einer traumatischen Pronation/Eversion mit Rotation des Fußes; häufig bei Weber-C-Frakturen. Eine Stellschraube stabilisiert die Fibula, verhindert deren Dislokation und stabilisiert so indirekt die genähte Syndesmose. Physiotherapie: eingeschränkte Mobilisation des oberen Sprunggelenks bis zur Entfernung der Stellschraube, keine Vollbelastung bzw. Belastung nach Absprache mit dem Operateur.

Syndesmosenverletzung *f*; ***Etym.:*** griech. *syn* „zusammen" u. *desmos* „Band"; ***engl.:*** Syndesmosis injury

Kontext: Traumatologie

Begleitverletzung bei einem Inversionstrauma, die leider häufig übersehen wird (Typ 1); kann die Stabilität und Belastbarkeit der Malleolengabel erheblich beeinträchtigen. Eine S. führt häufig zu Einschränkungen im Sport/Alltag. Sie gilt als eines der am schwierigsten zu behandelnden Sprunggelenkprobleme. Verletzungsmechanismus: meist eine Außenrotation bzw. Pronation/Eversion des Fußes mit einer Innenrotation des Unterschenkels oder einer reinen Abduktion des Fußes. Letzteres ist mit einer Ruptur des Lig. deltoideum oder einer Fraktur des medialen Malleolus verbunden. Auch eine übermäßige Dorsalextension kann eine Syndesmosenruptur verursachen. Klinik: Akute Syndesmosenverletzungen werden nach Clanton in drei Schweregrade eingeteilt:

Syndesmosenverletzung

Typ/ Grad	Klinik
1	Klinisch und im MRT stabile Syndesmosenverletzung (vorderes Syndesmosenband betroffen) Keine Diastase zu erkennen
2	Funktionelle Instabilität, die nur nach Stressaufnahmen zu erkennen ist Diastase erkennbar
3	Instabilität, die bereits auf dem Röntgen zu erkennen ist *Graduierungen*:
I	Laterale Subluxation der Fibula, ohne Fraktur
II	Laterale Subluxation der Fibula mit plastischer Deformation
III	Posteriore Subluxation oder Dislokation der Fibula
IV	Superiore Subluxation der Fibula oder Dislokation des Talus

Syndrom, myofasziales *n*; ***Etym.:*** griech. *syndrome* „Anhäufung, Zusammenlaufen", griech. *mys* „Muskel" u. lat. *fascia* „Binde, Band"; ***Abk.:*** MFS; ***engl.:*** Syndrome, myofascial ; ***Syn.:*** myofasziales Schmerz- und Dysfunktionssyndrom, myofasziales Dysfunktionssyndrom

Kontext: Triggerpunkt-Therapie

Summe aller durch aktive ▸ myofasziale Triggerpunkte induzierten Symptome (Schmerzen, Funktionsstörungen und autonom vegetative Reaktionen). Aktive myofasziale Triggerpunkte können eine Reihe unterschiedlicher Symptome verursachen. Das häufigste Leitsymptom ist der Schmerz. Aber auch Funktionsstörungen des Bewegungssystems (Bewegungseinschränkungen, Kraftlosigkeit, Koordinationsverlust) sowie Irritationen des Vegetativen Nervensystems (Störungen der vasomotorik, Schwitzen, Schlafstörungen) sind mögliche Folgen aktiver myofaszialer

Triggerpunkte. Primäres und sekundäres m. S. sowie akutes und chronisches m. S. sind voneinander zu unterscheiden. Das morphologische Korrelat des S. ist der myofasziale Triggerpunkt.

Syndrom, myofasziales, chronisches *n*; ***Etym.:*** griech. *syndrome* „Anhäufung, Zusammenlaufen", griech. *mys* „Muskel", lat. *fascia* „Binde, Band" u. griech. *chronos* „Zeit"; ***engl.:*** Syndrome, myofascial, chronic

Kontext: Triggerpunkt-Therapie

Zumeist sind mehrere aktive ▸ myofasziale Triggerpunkte an einem S. beteiligt. Lang dauernde Aktivität primärer myofaszialer Triggerpunkte begünstigt die Entwicklung von ▸ sekundären Triggerpunkten in Synergisten und Antagonisten sowie von Satelliten-Triggerpunkten im ▸ Referred-Pain-Gebiet des primären ▸ Triggerpunktes. Dadurch können ganze Triggerpunkt-Ketten entstehen. Die Behandlung der reaktiv entstandenen Bindegewebsveränderungen ist bei chronischen myofaszialen Schmerzen unabdingbar. Perpetuierende Faktoren müssen erkannt und in die Behandlung integriert werden.

Syndrom, myofasziales, primäres *n*; ***Etym.:*** griech. *syndrome* „Anhäufung, Zusammenlaufen", griech. *mys* „Muskel", lat. *fascia* „Binde, Band" u. *primarius* „zu den ersten gehörend"; ***engl.:*** Syndrome, myofascial, primary; ***Syn.:*** Direktes myofasziales Syndrom

Kontext: Triggerpunkt-Therapie

Die Ursache für die Entstehung der ▸ myofaszialen Triggerpunkte liegt in der Muskulatur selbst. Eine kausale Behandlung ist möglich. Die Prognosen zur bleibenden Beseitigung der Schmerzen und Funktionseinschränkungen sind gut, wenn gleichzeitig auslösende und perpetuierende Faktoren erkannt und ins Behandlungskonzept miteinbezogen werden.

S

Syndrom, myofasziales, sekundäres *n*; ***Etym.:*** griech. *syndrome* „Anhäufung, Zusammenlaufen", griech. *mys* „Muskel", lat. *fascia* „Binde, Band" u. *secundarius* „der Zweite in der Ordnung, Neben..."; ***engl.:*** Syndrome, myosfascial, secondary; ***Syn.:*** Indirektes myofasziales Syndrom

Kontext: Triggerpunkt-Therapie

Die myofaszialen Schmerzen sind sekundär, als Folge einer anderen, nichtmuskulären Störung (arthrogen, neurogen, viszerogen, psychogen, entzündliche Prozesse etc.) entstanden. Mit ▸ Triggerpunkt-Therapie ist keine kausale Behandlung möglich. Wenn immer möglich soll die Ursache behandelt werden. Falls eine kausale Behandlung nicht möglich ist, kann ggf. eine symptomatische Therapie zur Schmerzlinderung erfolgen.

Syndrom, pseudoradikuläres *n*; ***Etym.:*** griech. *syndrome* „Anhäufung, Zusammenlaufen", *pseudos* „Unwahrheit, Täuschung" u. lat. *radix* „Wurzel"; ***engl.:*** Syndrome, pseudoradicular

Kontext: Brügger-Konzept

Begriff der pathophysiologischen Grundlagen der ▸ Funktionskrankheiten des Bewegungssystems. S. sind schmerzhafte Zustände der Weichteilgewebe, vor allem der Muskeln, aber auch Reizzustände der Gelenke. Sie werden im Bereich des Stammes und der Extremitäten sehr häufig in Beziehung zu Reizerscheinungen der Nervenwurzel durch Veränderung der Wirbelsäule gebracht. Indessen geht eine Unzahl dieser Schmerzen aus anderen Regionen hervor und imponiert nur durch die mehr zufällige streifenförmige Anordnung als radikuläre Störung. Diese werden als pseudoradikuläre Syndrome den echten radikulären Schmerzzuständen entgegengestellt.

Synergist *m*; ***Etym.:*** griech. *syn* „zusammen, gemeinsam" u. *ergon* „Werk", *synergia* „gemeinsame Tätigkeit"; ***engl.:*** Synergist; ***Syn.:*** Muskulärer Synergismus, synergistische Globalfunktion

1. ***Kontext:*** Physiologie

(Neben-)Muskel (neuro-motorische Einheit), der die oder den Hauptmuskel (▸ Agonist) unterstützt.

2. ***Kontext:*** Spiraldynamik

Agonist/Antagonist sind (neben der klassischen Bedeutung von Spieler und Gegenspieler) gleichzeitig Teilaspekte eines übergeordneten synergistischen Zusammenspiels im Rahmen globaler Bewegungen. Bsp.: Interne und externe Zwischenrippenmuskulatur gelten in Bezug auf die Atmung aufgrund unterschiedlicher Hebelmomente als Agonisten – ▸ Antagonisten. Aus Spiraldynamik-Sicht arbeitet das externe Schrägsystem der Standbeinseite (Mm. interkostales externi) mit dem internen Schrägsystem der Spielbeinseite synergistisch zusammen (wie es die richtungsgleiche Ausrichtung der Muskelfaserverläufe nahelegt). Im internen und externen Schrägsystem des Abdomens und des Rückens findet dieser Synergismus seine funktionelle Fortsetzung; in seiner Gesamtheit ermöglichen internes und externes Schrägsystem die alternierende ▸ Links-Rechts-Spirale des Stammes beim Laufen.

3. ***Kontext:*** Brügger-Konzept
Begriff der Neurophysiologie der ▶ Funktionskrankheiten des Bewegungssystems. Ein Muskel, der die Bewegung eines ▶ Agisten (Agonisten) unterstützt, ermöglicht oder begleitet. Diese Definition bezieht sich immer nur auf die Funktion des Muskels bzw. der Muskelgruppe in Bezug auf eine bestimmte Bewegung. Wird der Agist unter pathophysiologischen Bedingungen (▶ Nozizeptiver somatomotorischer Blockierungseffekt, ▶ Störfaktor) in der Ausführung seiner Bewegung behindert, spricht Brügger vom funktionellen Antagonismus, bei dem der einstige S. zum ▶ Antagonisten (Gegenspieler) geworden ist. Der Antagonist zeigt primär eine verminderte exzentrische Kontraktionsfähigkeit (Dekontraktionsfähigkeit) und behindert somit die konzentrische Kontraktionsfähigkeit und Kraftentfaltung des S. (▶ Agisten).

Synovialflüssigkeit *f*; ***Etym.:*** griech. *syn* „zusammen, mit" u. lat. *ovum* „Ei"; ***engl.:*** Synovial fluid; ***Syn.:*** Synovia
Kontext: Physiologie
Klare, leicht gelbliche Gelenkflüssigkeit; Aufgaben: Ernährung des Gelenkknorpels, Schmierfunktion und Stoßdämpferfunktion für widerstands- und verschleißfreie Bewegungen im Gelenk; Menge im Gelenk normalerweise gering (im Knie z. B. 2–4 ml).

Synthese *f*; ***Etym.:*** griech. *synthesis* „Zusammensetzung"; ***engl.:*** Synthesis
Kontext: Clinical Reasoning
Verfahren, bei dem zwei oder mehrere Elemente zu einer neuen Einheit zusammengefasst werden. In Bezug auf den Clinical-Reasoning-Prozess in der Physiotherapie kann eine S. beispielsweise darin bestehen, dass die verschiedenen Teilaspekte einer Untersuchung zusammengefasst werden und in der Festlegung einer physiotherapeutischen Diagnose resultieren.

Synzytium, funktionelles *n*; ***Etym.:*** lat. *functio* „Verrichtung", griech. *syn* „mit, zusammen, übereinstimmend mit" u. neulat. *zytus* „Zelle" von griech. *kytos* „Hohlraum, Leib"; ***engl.:*** Syncytium, functional
Kontext: Neurophysiologie
Die Zellen des Erregungsbildungs- und -leitungssystems (spezialisierte, selbstständige Zellen mit kettenförmiger Anordnung) und die Myokardzellen sind ohne elektrische Barriere für Aktionspotenziale. Verantwortlich sind elektrische Synapsen (Gap Junctions), die in den als Glanzstreifen ausgebildeten Zellgrenzen der Herzmuskelzellen vorhanden sind. Ein Aktionspotenzial wird ungehindert von Zelle zu Zelle übertragen, d. h., ein im Zellverband physiologisch oder auch irregulär (Extrasystolen) entstandenes Aktionspotenzial wird immer auf alle anderen Zellen übertragen. Das Myokard kontrahiert als Ganzes.

Syringomyelie *f*; ***Etym.:*** griech. *syrinx* „(Flöten-)Röhre, Höhle" u. *myelos* „Mark"; ***engl.:*** Syringomylia
Kontext: Neurologie
Seltene Erkrankung des Rückenmarks mit Höhlenbildung in der grauen Substanz. Ursachen: Entwicklungsstörung, Tumoren, Entzündungen oder nach Traumen. Die vielfältigen Symptome hängen von der Lage und Größe der Höhle ab, z. B. Sensibilitätsstörungen, Störungen der Blasen- und Darmkontrolle, sexuelle Funktionsstörungen, Kraftminderungen und vegetative Symptome. Physiotherapie: symptomorientierte Therapie zur Minderung der Schmerzproblematik, motorischer Defizite oder der vegetativen Symptome.

Syringomyelie, posttraumatische *f*; ***Etym.:*** griech. *syrinx* „(Flöten-)Röhre", *myelos* „Mark", lat. *post* „nach, hinter" u. griech. *trauma* „Wunde"; ***engl.:*** Syringomyelia, post traumatic
Kontext: Neurologie, Traumatologie
Bei 20 % aller Querschnittlähmungen entwickelt sich eine posttraumatische S., eine längs gerichtete Höhlenbildung im Rückenmark mit klinisch erkennbaren zusätzlichen vegetativen und neurologischen Symptomen. Die Ursache ist bisher ungeklärt. Beim Neuauftreten folgender Symptome oberhalb des ursprünglichen Lähmungsniveaus ist eine sofortige neurologische Abklärung einzuleiten, bezogen auf aufsteigende motorische und/oder zusätzliche sensible Lähmungserscheinungen, vermehrte Spastik und neue Schmerzen. Als Therapie bietet sich ggf. die Durchführung einer syringosubarachnoidalen Drainage an, um die Verschlechterungstendenz aufzuhalten, anschließend erfolgt die Anpassung der physiotherapeutischen Behandlung sowie der Hilfsmittelversorgung an die veränderte neurologische Situation.

Syringo-subarachnoidale Drainage *f*; ***Etym.:*** franz. *drainage* „Entwässerung", griech. *syrinx* „Röhre, Höhle", lat. *sub* „unter, unterhalb, bei" u. griech. *arachne* „Spinne"
Vgl. ▶ Drainage, syringo-subarachnoidale.

S

System, myofasziales *n*
Kontext: Muskelphysiologie, Sensomotorik
Aus Muskelgewebe und Bindegewebenetzwerk (Faszien) gebildete strukturelle und funktionelle Einheit mit vier Funktionen: segmentale Stabilität durch Kontrolle der Gelenkpartner; Einleiten der Bewegung; Erhalten des Gleichgewichts durch Bewegungskontrolle der Körperteile in Auseinandersetzung mit der Schwerkraft; sensomotorische Funktion durch Kontrolle anhand intrinsischen Feedbacks. Funktionelle Klassifikation der Muskulatur im m. S.: lokale/primäre Stabilisatoren, globale/sekundäre Stabilisatoren, globale Mobilisatoren, myofasziale Ketten (die frühere Einteilung nach Janda in phasische und tonische Muskulatur ist veraltet).

System, vestibuläres *n*; ***Etym.:*** griech. *systema* „Gebilde, Gesamtheit", lat. *vestibulum* „Vorhof"; ***engl.:*** System, vestibular
Kontext: Physiologie
Bezeichnung für das Zusammenwirken von Teilen des Innenohres: Sacculus, Utriculus und die drei Bogengänge. Sie bilden das v. S. bzw. das Gleichgewichtsorgan. Es ist in mehreren Bereichen mit Sinnesepithel ausgekleidet: Macula sacculi, Macula utriculi und drei Cristae ampulares. Sie liefern Informationen über die Stellung und Bewegung des Kopfes in Bezug auf Schwerkraft und Trägheitskraft bzw. über die Beschleunigung und Lageveränderungen, sie dienen somit der Orientierung im Raum. Die Maculae reagieren auf lineare Beschleunigung, die Cristae auf Drehbeschleunigung (vgl. ▸ Informationssystem, somatosensorisches; ▸ System, visuelles; ▸ Posturale Kontrolle).

System, visuelles *n*; ***Etym.:*** griech. *systema* „Gebilde, Gesamtheit", lat. *videre* „sehen"; ***engl.:*** System, visual
Kontext: Physiologie
Bezeichnung für das Zusammenwirken von Netzhaut, Sehbahnen und den visuellen Arealen im Gehirn. Liefert Informationen über die Stellung und Bewegung des Kopfes in Bezug auf Objekte in der Umgebung: Bewegt sich der Kopf in eine Richtung, rücken die umgebenden Objekte in die Gegenrichtung. Visueller Input dient als Bezugspunkt für Vertikalität; da viele Objekte in der Umgebung vertikal ausgerichtet sind (Türen, Möbel usw.); (vgl. ▸ Informationssystem, somatosensorisches; ▸ System, vestibuläres; ▸ Posturale Kontrolle).

Systematische Desensibilisierung *f*
Vgl. ▸ Desensibilisierung, systematische.

S

Systemboulder *m*; ***Etym.:*** engl. *system* „System" u. *bouldering* „das Klettern"; ***engl.:*** Systemboulder
Kontext: Therapeutisches Klettern
Durch farbige Griffe und Tritte wird für eine spezielle Übungsgestaltung eine geeignete Boulderstrecke festgelegt. Man unterscheidet:
Aufsteigender S.: Es wird eine Strecke nach oben geschraubt, wobei z. B. die Spannweite der Arme beim Aufstieg extra weit gehalten wird (Schultergürtel aktivieren, Arbeit in die Aufrichtung).
Horizontaler S.: Es wird eine Boulderstrecke mit Griffen und Tritten festgelegt, die Kletterbeanspruchungen seitwärts abverlangt (vgl. ▸ Kreuzen).

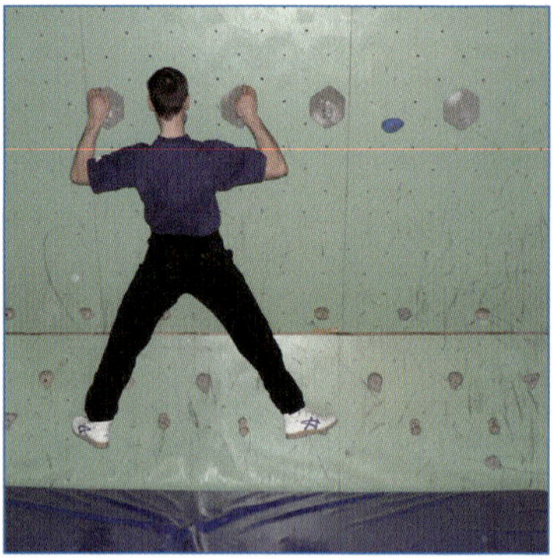

Systemboulder: Beispiel einer horizontalen Systemboulder.

Systemgriffelement *n*; ***engl.:*** Systematic grip element
Kontext: Therapeutisches Klettern
Spezielle Griffe mit unterschiedlichen Formen und Haltemöglichkeiten, ermöglichen eine Vielzahl von unterschiedlichen Griffvarianten.

Systemregulation *f*; ***Etym.:*** griech. *systema* „Gebilde" u. lat. *regulare* „regeln, einrichten"; ***engl.:*** System regulation
Kontext: Feldenkrais
Der Mensch wird in der ▸ Feldenkrais-Methode als ein ganzes einzigartiges System gesehen, dessen Teile vernetzt zusammenwirken. Man sieht den Ablauf von ▸ Handlungen als Teil dieses dynamischen Systems, der aus der selbstorganisierten Aktivität innerhalb des Systems gesteuert wird. Eine ständige Anpassung und Regulation findet statt, damit auf wechselnde Einflüsse rea-

giert werden kann. Ändert sich ein Teil, so verändern sich auch die anderen. Damit repräsentiert jedes Einzelteil auch die Gesamtheit der anderen (vgl. ▸ Kybernetik, ▸ Steuerung von Bewegung).

Systemtheorie *f*; ***Etym.:*** griech. *systema* „Gebilde" u. griech. *theoria* „Betrachtung, Untersuchung"; ***engl.:*** System theory
Kontext: theoretische Modelle, Feldenkrais
Interdisziplinäre Erforschung der strukturellen und funktionalen Eigenschaften natürlicher, sozialer und technischer Systeme. Neben den statischen werden auch dynamische Aspekte von Systemen erfasst. Die S. bezieht offene, sich verändernde Systeme ein sowie Untersuchungen von Ungleichgewichtsreaktionen und Selbstorganisation. In der ▸ Feldenkrais-Methode wird die S. auf die Systemregulation von Lernprozessen und deren Bedeutung von Bewegung bezogen. Feldenkrais erwähnt z. B. in seinen Schriften die Arbeiten von Cuvier, in denen er die Verbindung der Teile in einem geschlossenen System beschreibt (vgl. ▸ Kybernetik, ▸ Steuerung von Bewegung).

Systemtraining *n*; ***engl.:*** System training
Kontext: Rehabilitation
Trainingsmethode in der ambulanten orthopädisch-traumatologischen Rehabilitation, die statische und dynamische Übungen kombiniert. Aus den statischen Übungen resultieren überschwellige Trainingsreize, die zu gewünschten Adaptationen wie Hypertrophie und Kraftausdauer führen. Die dynamischen Anteile des Trainings führen zu ergänzenden Anpassungseffekten von Gelenken, Bändern und Sehnen in Bezug auf Beweglichkeit, Stoffwechselanregung sowie koordinative/intermuskuläre Anforderungen. Diese Phase integriert auch die notwendigen Pausen zur Erholung. S. reduziert Laktatanhäufungen in der Muskulatur. Somit kann der Trainingsumfang relativ hoch gehalten werden. Ziel ist die möglichst schnelle Wiederherstellung der Alltagsbelastung des Patienten.

Systole *f*; ***Etym.:*** griech. *systolé* „Einschränkung"; ***engl.:*** Systole
Vgl. ▸ Blutdruck.

Szenario-Technik *f*; ***Etym.:*** ital. *scenario*, zu lat. *scenarium* „Ort, wo die Bühne errichtet wird" u. griech. *techne* „Handwerk, Kunst, Kunstfertigkeit; Wissenschaft"; ***engl.:*** Scenario technique
Kontext: Betriebswirtschaftslehre
Prognostische Technik zur Unternehmensführung und -entwicklung; mittels der Erarbeitung dreier Zukunftsszenarien zur Vorbereitung auf zukünftige Chancen und Risiken. In den 50er-Jahren führten Kahn und Wiener die ursprünglich militärische Strategietechnik („Kampfstrategie") in die Wirtschafts- und Sozialwissenschaften ein. In den 70er-Jahren wurde sie in den USA die meistgewählte Methode für Zukunftsstudien; heute ist sie als wesentlicher Bestandteil der strategischen Planung ins Management integriert. Ausgehend von den Daten der Vergangenheit und Gegenwart (Praxis- und Umfeldanalyse) entwickelt man ein ▸ Best-Case-Szenario (optimale Zukunftsentwicklung), ▸ Worst-Case-Szenario (negativste Zukunftsentwicklung) und ein ▸ Leitszenario (moderate Zukunftsentwicklung). Szenario-Transfer auf die Realität: Da die Szenario-Technik eine rein prognostische Technik ist, treffen die Vorhersagen häufig nicht ein, d. h., alle Aspekte der Zukunftsentwicklung wurden zwar vorhergesehen, jedoch über- oder unterbewertet. Physiotherapeutisch interessant zur einzelnen Bewertung sind derzeit die Szenarien Direktzugang, Entwicklung bzw. Anerkennung der Osteopathie sowie die Frage, ob der Wellness-Boom ein langfristiger Trend bleibt. Die Auswirkungen dieser Szenarien haben Bedeutung für jede Praxis.

Szenario-Trichter *m*; ***Etym.:*** ital. *scenario*, zu lat. *scenarium* „Ort, wo die Bühne errichtet wird"; ***engl.:*** Scenario funnel
Kontext: Betriebswirtschaftslehre
Grafische Darstellung der drei Szenarien der ▸ Szenario-Technik mittels Diagramm; x-Achse (Gegenwart und Zukunft), y-Achse (Beobachtungsgröße, z. B. der Zuwachs an Patientenzahlen). Es ergibt sich eine zylinderartige Form (Trichter), die in die Zukunft hinein weit geöffnet ist. Der obere Rand der Trichteröffnung ist der obere Eckwert des ▸ Best-Case-Szenarios , der untere Rand ist der untere Eckwert des ▸ Worst-Case-Szenarios. In der Horizontalen liegt das ▸ Leitszenario (Nullvariante).

S

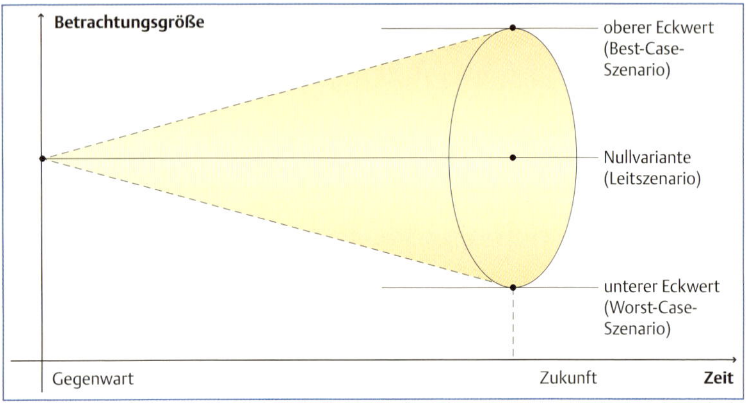

Szenario-Trichter.

T

Tachykardie *f*; ***Etym.:*** griech. *tachys* „schnell", *kardia* „Herz"; ***engl.:*** Tachycardia
Kontext: Innere Medizin
Erhöhung der Herzfrequenz (> 100 Schläge/min).

Tachypnoe *f*; ***Etym.:*** griech. *tachys* „schnell", *pnoe* „Atem"; ***engl.:*** Tachypnoa
Kontext: Atemtherapie
Gesteigerte ▸ Atemfrequenz im Vergleich zu einer Person mit physiologischer Atmung unter gleichen Umständen (> 16 Atemzüge/min); *keine* Hyperventilation; Ursachen: restriktive Lungenerkrankungen, erhöhter Sauerstoffbedarf bei körperlicher Anstrengung, Fieber, verminderter Hämoglobingehalt (vgl. ▸ Atemfrequenz, ▸ Bradypnoe).

Tai Chi *n*; ***Etym.:*** chin. „die großen Gegensätze"; ***engl.:*** Tai chi; ***Syn.:*** Taijiquan, Schattenboxen
Kontext: Traditionelle Chinesische Medizin
T. wird als Übung des körperlichen Umsetzens der Prinzipien von ▸ Yin und ▸ Yang verstanden. T. und ▸ Qigong sind aktive chinesische Konzentrationstechniken.
T. zählt zu den chinesischen Kampfkünsten (Neigong) und zu den gesundheitsförderlichen Übungen. In China ist es fester Bestandteil der Therapie in Krankenhäusern. T. wirkt sich auf das Herz-Kreislauf- und das Atmungssystem aus sowie auf des willkürliche und das autonome Nervensystem. Der positive Einfluss des T. auf das Herz-Kreislauf-System wird auf die fließenden, langsamen Bewegungen zurückgeführt. Außerdem schult der Patient mit der Anwendung des T. seine Selbstwahrnehmung. T. wird heute primär zur Gesunderhaltung, Gesundung und geistig-mentalen Schulung im Sinne der Meditation praktiziert.

Takt *m*; ***engl.:*** Rhythm
Kontext: Hippotherapie
Gleichmaß der Bewegung im Schritt, Trab und Galopp. Für die Hippotherapie ist rhythmisches Wiederholen korrigierter Bewegungsmuster eine Voraussetzung für das Entwickeln, Stabilisieren und schließlich Automatisieren von Bewegungen. Dies gelingt optimal durch eine taktreine Schrittfolge des Pferdes.

Taktfehler *m*
Kontext: Hippotherapie
Störungen im Gleichgewicht bzw. im Gleichmaß der Bewegung. Für den Aufbau korrigierter Bewegungsmuster mittels Hippotherapie wirken T. der Pferdebewegung störend, die repetetiven Bewegungsübertragungen können zu Fehlhaltungen führen (vgl. ▸ Takt).

Taktile Gnosie *f*; ***Etym.:*** engl. „Erkenntnis über den Tastsinn"; ***engl.:*** Tactile gnosie
Kontext: Bewegungslehre, Neurologie
Die Fähigkeit Gegenstände ohne Augenkontakt zu erkennen und zu manipulieren. Diesen Begriff hat Moberg 1958 definiert.

Taktile Information *f*
Vgl. ▸ Information, taktile.

Taktile Informationsspeicherung *f*
Vgl. ▸ Informationsspeicherung, taktile.

Taktile Reizsetzung *f*
Vgl. ▸ Reizsetzung, taktile.

Taktschläger *m*; ***engl.:*** Metronome
Kontext: Neurologie, Funktionelle Bewegungslehre
Übung der Funktionellen Bewegungslehre nach Klein-Vogelbach zur Aktivierung der Dorsalextensoren des oberen Sprunggelenks. Der Vorfuß wird wiederholt hochgezogen; das Sprunggelenk ist so eingestellt, dass das Anheben der Fußspitze leicht erfolgen kann. Gut geeignet für Patienten mit dezenter Fußheberschwäche (z. B. bei Multipler Sklerose) und für das Eigentraining. Bei deutlich ausgeprägter Fußheberschwäche ist reaktives Üben effektiver, z. B. ▸ Bodenmagnet.

Talar-Tilt-Test *m*; ***Etym.:*** lat. *talus* „Knöchel", engl. *tilt* „Kippen, Schräglage"
Kontext: Diagnostik
Test zur Sprunggelenkuntersuchung bzw. Beurteilung, ob eine Verletzung des lateralen Kapsel-Band-Apparates vorliegt, vor allem der Ligg. talofibulare anterius und posterius sowie das Lig. calcaneofibulare. Der Schmerz des Patienten ist zu tolerieren. Beachtet werden sollte, wo der Schmerz auftritt. Test: In Rückenlage wird der Unterschenkel mit einer Hand fixiert und mit der anderen Hand der Talus gelenknah umgriffen. Mit einer Supinationsbewegung wird versucht, das Sprunggelenk aufzuklappen, jedoch niemals über den Schmerz hinaus, da so erneut kapsuloligamentäre Strukturen traumatisiert werden können. Der Test kann für die verschiedenen lateralen Ligamente in neutraler Position und Plantarflexion (Lig. talofibulare anterius) oder Dorsalex-

tension (Lig. calcaneofibulare, Lig. talofibulare posterius) durchgeführt werden. Beurteilung: Entscheidend sind die Schmerzen und die Aufklappbarkeit im Seitenvergleich. Eine vermehrte Supination mit Schmerzen am Außenknöchel spricht für die Verletzung der lateralen Strukturen. Dieser Test trifft keine Aussage darüber, wie viele Bänder verletzt sind oder ob eine Operationsindikation besteht.

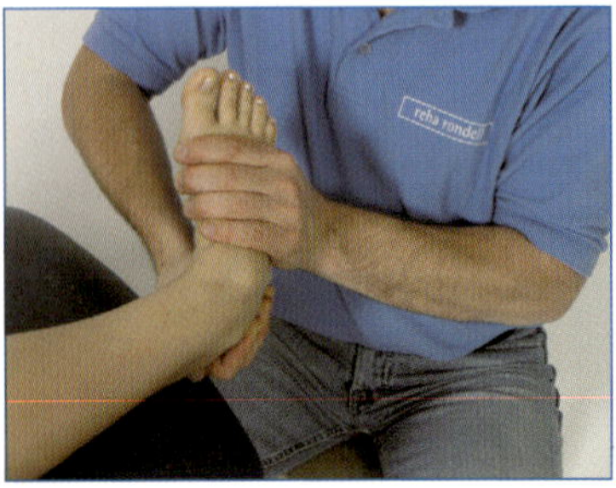

Talar-Tilt-Test.

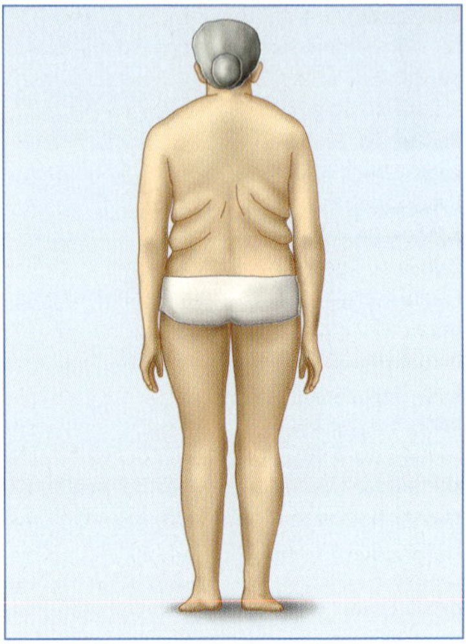

Tannenbaumphänomen.

Tannenbaumphänomen *n*; ***Etym.:*** griech. „Erscheinung"
Kontext: Orthopädie
Sichtbefund bei Patientinnen mit Osteoporose. Durch die Rumpfverkürzung bei zunehmender Osteoporose entstehen am Rücken schräge Hautfalten. Dieses Bild ähnelt der Form eines Tannenbaums. Die Rumpfverkürzung entsteht durch den Höhenverlust und die Formveränderung der Wirbelkörper.

Tanzende Patella *f*; ***Etym.:*** lat. *patella* „flache Schale"; ***engl.:*** Floating patella
Kontext: Traumatologie, Orthopädie
Klinisches Zeichen eines Kniegelenkergusses bzw. positives Testergebnis bei Verdacht auf einen Erguss im Kniegelenk: Die P. federt bei Druckausübung spürbar (sie „tanzt", „schwimmt wie eine Untertasse auf dem Wasser"). Testdurchführung: Rückenlage mit extendiertem Kniegelenk; der Untersucher umfasst die P. flächig von kranial und kaudal; mit dem Zeigefinger drückt er die P. kurz leicht nach unten.

Tape-Verband *m*; ***Etym.:*** engl. *tape* „Klebstreifen, Klebeband"; ***engl.:*** Tape dressing; ***Syn.:*** Memory-Tape, Tape
Kontext: Orthopädie, Sportphysiotherapie
Passives Hilfsmittel zur Unterstützung der aktiven Stabilisationstherapie; Tapepflaster stimulieren als gelenknaher Verband die Gelenksrezeptoren. In Verbindung mit der aktiven Therapie dienen die Tapes als Erinnerungshilfe. Die Pflasterstreifen folgen der Körperform und überlappen sich gegenseitig. Häufig werden nur einzelne Streifen als Stimulus eingesetzt. Bei einer Überdosierung können durch die ungewohnte Haltung starke Beschwerden ausgelöst werden. Der Therapeut verabredet mit dem Patienten deshalb feste Zeitperioden. Bei einer Pflasterallergie oder starker Behaarung kann ersatzweise Tesafilm verwendet werden.

Taping *n*
Vgl. ▸ Tape-Verband.

Tapirschnäuzchen *n*; ***Etym.:*** nach dem *Tapir*, einem in tropischen Wäldern vorkommenden Säugetier mit Rüsselschnauze; ***engl.:*** Tapir mouth
Kontext: Pädiatrie, Vojta-Konzept
Das athetotische bzw. dyskinetische Kind verzieht seine Mundpartie in der Weise, wie es gesunde Neugeborene als Abwehrreaktion beim Schmecken von Bitterem tun. Ein von ▸ Vojta geprägter Begriff.

Tapotage *f*; ***Etym.:*** franz. *tapoter* „klopfen, klapsen"; ***engl.:*** Percussion
Vgl. ▸ Klopfung.

Tapping *n*; ***Etym.:*** engl. *tap* „(leicht) klopfen"
Kontext: Neurologie

T

Therapeutische Maßnahme; Beklopfen von Muskeln zur Verbesserung der Aktivierung (vgl. ▶ Innervationsschulung.

Tarifvertrag *m*; ***Etym.:*** ital. *tariffa* mit gleicher Bedeutung, zu arab. *ta'rīf* „Bekanntmachung"; ***engl.:*** Collective labour agreement; ***Syn.:*** Kollektivarbeitsvertrag

Kontext: Betriebswirtschaftslehre

Zwischen Arbeitgeberverband und Gewerkschaft (Tarifparteien) für eine Arbeitnehmergruppe ausgehandelte und schriftlich dokumentierte Vereinbarungen für einen bestimmten Zeitraum; Grundlage ist das Tarifvertragsgesetz (TVG). Inhalte: z. B. Entlohnung, Arbeitszeit, Urlaub, Fortbildung, Pausenregelungen. Physiotherapie: Praxisinhaber müssen im Arbeitgeberverband Mitglied sein, damit die Tarifvereinbarungen für ihre Praxis bindend sind. Tarifvereinbarungen regeln die Mindestbedingungen, Praxisinhaber können jederzeit über den T. hinaus, d. h. zu Gunsten der Mitarbeiter/Therapeuten, Vereinbarungen arbeitsvertraglich regeln.

Tastabwehrreaktion *f*; ***Etym.:*** lat. *re* „zurück", *actio* „Handlung"; ***engl.:*** Touch-defense reaction

Kontext: Bobath-Konzept, Pädiatrie

Taktile Abwehr, Sensibilitätsstörung; das Nervensystem des Kindes kann die ankommenden Reize nicht ausreichend filtern oder hemmen, es reagiert mit defensiven, aggressiven Reaktionen. Die Überempfindlichkeit zeigt sich vor allem bei weichen Materialien (Pudding, Klebstoff), zarten, diffusen Berührungen an Mund, Händen und Füßen. Therapeutische Konsequenzen: Tiefendruck, Druck und Zug, Arbeit gegen Widerstände, da propriozeptive Reize die taktile Abwehr des Kinder überlagern (vgl. ▶ Propriozeption, ▶ Dorsalextensionskette).

Tastbefund *m*; ***engl.:*** Palpation; ***Syn.:*** Palpation

Kontext: Diagnostik, Handtherapie

Der Therapeut prüft die Verschieblichkeit der Narbe, die Ödembeschaffenheit (hart oder weich), die Temperatur der Extremitäten und innerhalb der Extremität im Seitenvergleich (variiert die Temperatur der Handfläche zu der der einzelnen Finger?) und die ▶ Trophik, z. B. ob die Hand des Patienten stark schwitzt, feucht oder eher trocken ist. Hierbei ist zu beachten, dass Patienten mit einer Nervenverletzung im betroffenen Gebiet nicht schwitzen (vgl. ▶ Untersuchung, physiotherapeutische, ▶ Clinical Reasoning).

Tätigkeit *f*; ***engl.:*** Occupation

Kontext: Bobath-Konzept

Bezeichnet das Handeln und Tätigsein des Menschen; kann körperliche wie geistige Aktivitäten beinhalten (vgl. ▶ Handlung).

Taulaufen *n*; ***engl.:*** Dew walking

Kontext: Physikalische Therapie, Hydrotherapie

Abhärtende, frühmorgendliche Anwendung; thermischer Reiz durch Barfußgehen im taunassen Gras zur Anregung der Hautdurchblutung und Aktivierung der Fuß- und Unterschenkelmuskulatur.

TCM *f*

Vgl. ▶ Traditionelle Chinesische Medizin.

Team, therapeutisches *n*; ***Etym.:*** engl. *team* „Gespann, Gruppe, Mannschaft" u. griech. *therapeia* „Behandlung, Pflege"; ***engl.:*** Team, therapeutic

Kontext: Psychiatrie

Das therapeutische T. arbeitet auf der Grundlage eines gemeinsamen Behandlungskonzeptes. Ein gut funktionierendes, absprachefähiges Team trägt wesentlich zum Behandlungserfolg bei.

Teamarbeit *f*; ***Etym.:*** engl. *team* „Gespann, Gruppe, Mannschaft"; ***engl.:*** Team work

Kontext: Kommunikation, Betriebswirtschaftslehre

Zusammenarbeit in Arbeitsgruppen, in denen sich Fachkräfte partnerschaftlich und (relativ) gleichberechtigt um die Lösung komplexer Aufgabenstellungen kümmern, sich gegenseitig informieren und Methoden, Inhalte und Ziele ihres Vorgehens wechselseitig diskutieren.

Interdisziplinäre T.: Die Fachkräfte einer Arbeitsgruppe gehören unterschiedlichen wissenschaftlichen Disziplinen an.

Teamsupervision *f*; ***Etym.:*** engl. *team* „Gespann, Gruppe, Mannschaft" u. engl. *supervision* „Aufsicht"; ***engl.:*** Team supervision

Kontext: Psychologie, Kommunikation, Beratung

Von einem (externen) Moderator geleitete Sitzungen des (interdisziplinären) Teams zur Reflexion, Analyse von Schwierigkeiten und Erarbeitung von Lösungsansätzen. Bsp.: in der therapeutischen Arbeit mit Patienten, Kommunikation im Team, Abgrenzung in der interdisziplinären Arbeit, Teamkonflikte, Arbeitsunzufriedenheit. Die Durchführung erfolgt in der Regel nach einem festgelegten Prozedere, bestimmten Regeln und in regelmäßigen Abständen, z. B. alle vier Wochen.

Technik *f*; ***Etym.:*** griech. *techne* „Fähigkeit, Kunstfertigkeit, Handwerk"; ***engl.:*** Technique; ***Syn.:*** Behandlungstechnik
Kontext: Spiraldynamik
Allgm.: Fähigkeit zur praktischen Anwendung einer bestimmten Behandlung. Spiraldynamik als T. basiert auf allgemeinen und spezifischen Techniken. Allgemein etablierte Techniken: z. B. Muskeldetonisierung durch punktuellen Druck, Weichteiltechniken, Gelenk-Mobilisationen. Spezifische, vom Spiraldynamik Konzept abgeleitete Techniken: z. B. ▸ Achterbewegungen, ▸ Spiralbewegungen.

Technik, allgemeine *f*; ***Etym.:*** griech. *techne* „Fähigkeit, Kunstfertigkeit, Handwerk"; ***engl.:*** Technique, general
Kontext: Bewegungslehre
Spezielle, standardisierte therapeutische Beeinflussung der durch die Störung entstandenen Reaktionen, z. B. Schmerzen, sympathische Hyperaktivität. Der Therapeut behandelt nicht die beeinträchtigte Körperstruktur (vgl. ▸ Technik, spezifische).
Direkte T.: Eine Schmerz- oder Reizquelle wird über das Vegetativum direkt z. B. am Gelenk behandelt, um die reflektorisch erhöhte sympathische Aktivität zu senken.
Indirekte T.: Eine Schmerz- oder Reizquelle wird über das Vegetativum indirekt behandelt, z. B. durch Bindegewebsmassage, Heiße Rolle, Traktion der HWS bei Schulterbeschwerden.

Technik, elektroneurographische *f*; ***Etym.:*** griech. *elektron* „Bernstein", *neuron* „Sehne, Nerv", *graphein* „schreiben" u. *techne* „Handwerk, Kunst, Kunstfertigkeit, Wissenschaft"; ***engl.:*** Technique, electroneurographic
Kontext: Neurologie
Methode der neurologischen Elektrodiagnostik zur Bestimmung des Funktionszustandes eines peripheren Nerven durch Messung von Nervenleitgeschwindigkeit sowie von Amplitude der Reizantwort und Refraktärzeit (Zeitraum nach Auslösung eines Aktionspotenzials, in dem kein neuer Reiz ausgelöst werden kann). Physiotherapie: Die Untersuchung gibt Hinweise auf den Ort der Läsion und der Regeneration einer peripheren Nervenschädigung.

Technik, spezifische *f*; ***Etym.:*** griech. *techne* „Fähigkeit, Kunstfertigkeit, Handwerk"; ***engl.:*** Technique, specific
Kontext: Bewegungslehre
Spezielle, standardisierte und direkte therapeutische Beeinflussung des Problems der beeinträchtigten Körperstruktur mit dem Ziel, es zu lösen. Voraussetzung ist, dass der Therapeut genau weiß, welche Struktur behandelt werden muss. Schmerzen können z. B. durch verschiedene Strukturen ausgelöst werden (vgl. ▸ Technik, allgemeine).

Teilgewicht *n*; ***engl.:*** Partial weight (mass); ***Syn.:*** Körperteilgewicht
Kontext: Biomechanik
Gewicht (Masse) eines Körperteils; z. B. Unterschenkel, Fuß. Findet Berücksichtigung bei der Bestimmung des Körperschwerpunktes.

Teilhabe *f*; ***engl.:*** Participation
Vgl. ▸ Partizipation.

Teilkomponenten Training *n*; ***Etym.:*** lat. *componere* „zusammensetzen, zusammenstellen" u. engl. *training* „Schulung, Ausbildung, Üben"; ***engl.:*** Subcomponents training
Kontext: Trainingslehre
Komponenten eines Bewegungsablaufs, z. B. Flexion im Hüftgelenk oder Extension im Kniegelenk, werden isoliert geübt oder einzelne Aspekte einer Aktivität werden speziell trainiert, z. B. die Gleichgewichtsleistung beim Erlernen des Skifahrens.

Teilkörperschwerpunkt *m*; ***engl.:*** Partial center of gravity; ***Syn.:*** Teilschwerpunkt
Kontext: Biomechanik
Der ▸ Schwerpunkt eines bestimmten Körperteils (separat betrachtet). Die Berücksichtigung aller Teilschwerpunkte eines veränderlichen Systems (Gliederketter) ergibt den (Gesamt-) Schwerpunkt.

Teilmuster *n*; ***engl.:*** Partial pattern
Kontext: Pädiatrie, Vojta-Konzept
T. der ▸ Reflexlokomotion bzw. der gesunden Entwicklung sind die extremtäten- bzw. körperabschnittweise betrachteten Bewegungsmuster, die unter der Provokation der globalen Muster des ▸ Reflexkriechens und ▸ Reflexumdrehens erscheinen. Sie gehören in unterschiedlich hohe Entwicklungsstufen der ersten 18 Lebensmonate, erscheinen regelmäßig und sind den spontanen aktiven idealen Entwicklungsmustern sehr ähnlich. Ein Beispiel: im Reflexkriechen zeigen Hand, Unterarm, Ellbogen, Oberarm, Schultergelenk und Schultergürtel der dem Gesicht zugewandten Seite koordinierte Aktivitäten, die bei detaillierter Analyse erkennbar dem idealen Robben gesunder Kinder entsprechen. Die gesichtseitige

Hand eines z. B. acht Wochen alten, in der Behandlungssituation befindlichen Kindes zeigt aktiv eine radiale lockere Faust, die man in der gesunden motorischen Ontogenese erst später (im Alter von sechs Monaten) sieht. Diese provozierten T. sind Analogien der gesunden Entwicklungsmusterung. Die Provozierbarkeit der gesunden T. im Rahmen eines globalen Musters, die direkt postpartal vorhanden ist, macht es möglich, therapeutisch einzugreifen, bevor sich die Pathologie manifestiert hat. Das Erkennen und Deuten der Frühsymptome ist allerdings die Voraussetzung für therapeutische Intervention (vgl. ▸ Muster, ▸ Reflexlokomotion, ▸ Effekte der Therapie, ▸ Lagereaktion).

Teilparese, funktionelle *f*; ***Etym.:*** lat. *functio* „Verrichtung“ u. griech. *paresis* „Erschlaffung“; ***engl.:*** Partial paralysis, functional

Kontext: Sensomotorik, Traumatologie, Orthopädie

Akute, lang anhaltende Rekrutierungsinsuffizienz aufgrund struktureller Veränderungen des sensomotorischen Systems (Sensorik) nach Gelenkverletzungen, Operationen und/oder chronisch infolge degenerativer Gelenkerkrankungen (Osteoarthrose). Traumatologische und orthopädische Patienten werden zu neurologischen Patienten. Bsp.: Klinisch besonders ausgeprägt ist die f. T. des M. quadriceps femoris nach einer Kreuzbandverletzung und nach einer Versorgung mit einer Totalendoprothese. Aufgrund des akuten oder chronischen Wegfalls der Mechanosensoren im Kreuzband und/oder den Gelenkkapseln und Bändern wird die Bahnung der schnellen α-Motoneurone auf der spinalen Ebene aufgehoben. Das zentrale efferente motorische Signal dieser Motoneurone kann nicht mehr zur Reizschwelle depolarisieren, wodurch sie nicht mehr rekrutiert werden.

Telenzephalon *n*; ***Etym.:*** griech. *telos* „Ende, Ziel“ u. *enkephalos* „Gehirn“

Vgl. ▸ Großhirn.

Temperament *n*; ***Etym.:*** lat. *temperamentum* „das richtige Verhältnis, das rechte Maß“; ***engl.:*** Temperament

Kontext: Hippotherapie

Anlagebedingte Reaktionsweise des Pferdes; es kann bspw. heftig oder träge sein, ruhig und ausgeglichen, stumpf oder sensibel, übersensibel oder nervös (vgl. ▸ Interieur).

Temperatur *f*; ***Etym.:*** lat. *temperatura* „richtige Mischung, richtiges Verhältnis“; ***engl.:*** Temperature

Kontext: Physik

Physikalische Grundgröße und thermodynamische Zustandsgröße: Angabe über den Zustand eines Körpers in Bezug auf die in ihm enthaltene Wärmemenge (mittlere kinetische Energie der Moleküle einer Substanz). Die tiefste T. (Absoluter Nullpunkt) liegt bei −273,15 °C und ist Der Ausgangspunkt der Kelvin-Temperaturskala. Andere Temperaturskalen richten sich nach dem Gefrier- und Siedepunkt des Wassers (bei Normalluftdruck) und werden als 0 und 100 °C (Celsius-Skala) bezeichnet. In einigen englischsprachigen Ländern wird die Fahrenheit-Skala verwendet: Gefrierpunkt 32°F und Siedepunkt 212°F (Fixpunkte: Körpertemperatur des Menschen 96°F, tiefste Temperatur im Winter 1708/09 in Danzig 0°F). T. ist auch ein physiologischer Eindruck: Kälte- und Wärmerezeptoren bestimmen die Temperaturempfindung. Das Wärmegefühl ist subjektiv (nicht eindeutig) und relativ, d. h. es ist abhängig von der Ausgangslage; Beispiel: unter normales Leitungswasser gehaltene Hände, die zuvor im Eiswasserbad waren, empfinden das Wasser als heiß, während auf der Heizung aufgewärmte Hände das gleiche Wasser als kalt empfinden.

Temperaturdiskrimination *f*

Kontext: Neurologie, Handtherapie

Fertigkeit, verschiedene Temperaturen zu unterscheiden. Ist die T. im Bereich der Hand vermindert, erhöht sich die Verletzungsgefahr (Verbrennungen, Verbrühungen). Untersuchung: mittels Temperaturteströhren.

Temperaturmessung *f*; ***Etym.:*** lat. *temperatura* „richtige Mischung, richtiges Verhältnis“; ***engl.:*** Temperature measurement

Kontext: Physik

Die T. erfolgt mit Hilfe von Thermometern oder Temperatursensoren durch Wärmekontakt oder Strahlung (Thermografie). Die Erfassung erfolgt unter Ausnutzen folgender physikalischer Effekte: thermische Ausdehnungskoeffizienten von Materialien (Flüssigkeitsthermometer, Bimetallthermometer); temperaturabhängige elektrische Widerstände von elektrischen Leitern und Halbleitern (Thermosensoren); temperaturabhängige Zustandsänderungen von Materialien (thermochromatische Farbfolien). Die Messergebnisse beziehen sich auf eine zugrunde gelegte ▸ Temperaturskala.

Temperaturregulation *f*; ***Etym.:*** lat. *temperatura* „richtige Mischung, richtiges Verhältnis" u. *regulare* „regeln, einrichten"; ***engl.:*** Temperature regulation

Kontext: Physiologie

Regelung der Körperkerntemperatur (36,5–37,0 °C). Der Organismus besitzt einen homöothermen Körperkern (Temperatur konstant) und eine poikliotherme Körperschale (Temperatur variiert abhängig von der äußeren Temperatur). Bei sehr geringen Außentemperaturen, physischer Ruhe und wenig kleidungsbedingter Isolation nimmt der Kern seine kleinste Ausdehnung ein (Gehirn, Thorax- und Abdominalraum). Bei hohen Temperaturen und physischer Aktivität breitet er sich maximal aus (ohne Unterhaut und Haut). Isotherme (Bereiche gleicher Temperatur) geben das Gefälle zur Peripherie wieder, das als treibende Kraft für den ▸ Wärmetransport aufrechterhalten bleiben muss. Die autonome T. regelt Wärmebildung und -abgabe. Die regulatorische Wärmebildung leistet der Energiestoffwechsel der Muskulatur durch unwillkürliches Muskelzittern und/oder sensomotorisches Willkürverhalten. Die regulatorische Wärmeabgabe erfolgt zunächst durch den inneren konvektiven Wärmetransport mit dem Blut in die Haut (Wärmekonduktion durch die Gewebe ist gering). Die transportierte Menge ist abhängig von: Haut- und Extremitätendurchblutung, Temperaturgefälle, zur Wärmeabgabe zur Verfügung stehende Hautfläche. Die wärmeisolierende Wirkung der Körperschale hängt direkt von der Durchblutungsdrosselung und der Dicke des Unterhautfettgewebes ab. Im Bereich der Extremitäten betrifft die Durchblutungsminderung Haut und Muskulatur. Die Durchblutungsregulation ist eine wesentliche Funktion des Wärmehaushalts. Wärmetransportes aus der Haut in die Umgebung via vier Mechanismen: Konduktion (Leitung), Konvektion (Transport), Strahlung und Evaporation (Verdunstung); (vgl. ▸ Homöothermie).

Temperaturregulation, Verhalten *f*; ***Etym.:*** lat. *temperatura* „richtige Mischung, richtiges Verhältnis" u. *regulare* „regeln, einrichten"; ***engl.:*** Temperature regulation, behavior

Kontext: Physiologie

Wesentliche Komponente der Temperaturregulation. Afferenzen der entsprechenden Sensoren der Haut vermitteln die Empfindung Kälte; viszerale und zentrale Sensoren messen direkt die geregelte Kerntemperatur; ihre Afferenzen beeinflussen die Regulationszentrale im Hypothalamus sehr intensiv. Verknüpfungen mit dem Kortex lassen die Temperaturen bewusst werden, sodass thermoregulatorisches Verhalten ausgelöst wird

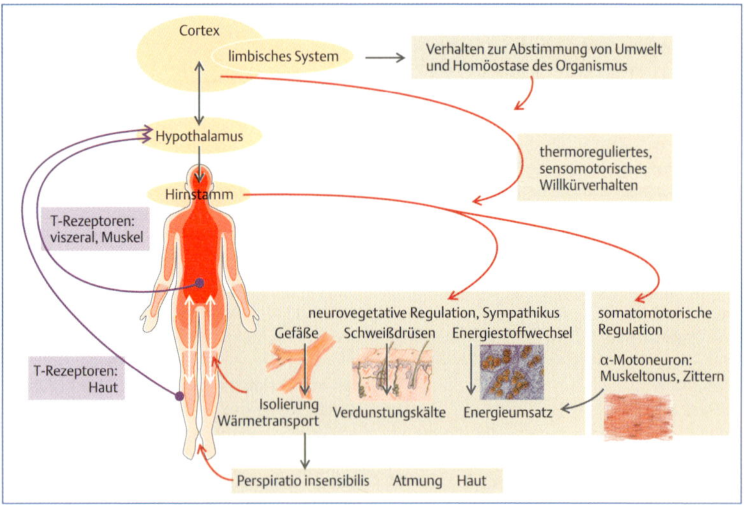

Temperatur: Der Regelkreis der Temperaturregulation. Periphere und zentrale (Hypothalamus) Sensoren ermitteln die Temperatur.

(Willkürreaktionen). Bsp.: Anpassen von Kleidung, Aufenthaltsort und sensomotorischer Aktivität entsprechend der Temperatur. Gleichzeitig laufen Mechanismen der autonomen Temperaturregulation ab (vgl. ▶ Behaglichkeitstemperatur).

Temperaturrezeptor *m*; ***Etym.:*** lat. *temperatura* „richtige Mischung, richtiges Verhältnis" u. *receptor* „Empfänger"; ***engl.:*** Temperature receptor
Kontext: Neurophysiologie
Kälte- und Wärmesensoren zur Perzeption von Temperaturänderungen; ihre Funktion ist für die Temperaturhomöostase des Körperkerns essenziell. Sie befinden sich in der Haut, im viszeralen Bereich (Thorax und Abdomen) und im Hypothalamus. Die Aktionspotenziale der Kältesensoren laufen über markarme und die der Wärmesensoren über marklose Nervenfasern zum Rückenmark (Vorderseitenstrang). Ihre Verteilung ist inhomogen; die rezeptiven Felder sind relativ klein. Kälte- und Wärmesensoren adaptieren bei Temperaturänderungen sehr schnell. Sie zeigen deshalb keine absoluten Temperaturen an, sondern ausschließlich die Geschwindigkeit und Amplitude der Temperaturänderung. Temperatursensoren können unter bestimmten Bedingungen sensomotorische Reaktionen auslösen, sind aber nicht vordergründig an der Regulation der Bewegungshandlungen beteiligt (vgl. ▶ Kälterezeptor, ▶ Wärmerezeptor).

Temperaturskala *f*; ***Etym.:*** lat. *temperatura* „richtige Mischung, richtiges Verhältnis" u. ital. *scala* „Treppe, Leiter"; ***engl.:*** Temperature scale
Kontext: Hydrotherapie
Zusammenstellung zur Dosierung der in der Hydrotherapie einsetzbaren Wärme- und Kältereize.

Temperaturskala

Temperatur (°C)	Empfindung
10–15	sehr kalt
16–18	kalt
19–22	temperiert
23–27	kühl
28–31	lauwarm
32–35	indifferent
36–38	warm
39–41	heiß
42–44	sehr heiß

Tempo, wassertypisches *n*
Vgl. ▶ Wassertypisches Tempo.

Temporalhirnsyndrom *n*; ***Etym.:*** lat. *tempus* „Schläfe" u. griech. *syndrome* „Anhäufung, Zusammenlaufen"; ***engl.:*** Temporal lobe syndrome
Kontext: Psychiatrie
Veralteter Begriff; die hierunter beschriebenen Symptome sind Folge einer beidseitigen Schädigung von Amygdala und Hippocampus. Symptome: Verstimmung, Reizbarkeit, Depression, affektive Enthemmung, auffällig plump-vertrauliches, klebriges Sozialverhalten, perseveratorisch haftendes Denken und Handeln, Umständlichkeit, Langsamkeit, Neigung zu aggressiven Ausbrüchen; verändertem Sexualverhalten. Physiotherapie: klare Strukturierung des Therapieinhaltes und Einhaltung einer professionellen therapeutischen Distanz. Anforderungen einfach und klar formulieren.

Temporallappen *m*; ***Etym.:*** lat. *tempus* „Schläfe"; ***engl.:*** Temporal lobe; ***Syn.:*** Lobus temporalis
Kontext: Neurophysiologie, Sensomotorik
Hinterhauptslappen; besitzt das auditorische Kernfeld (Brodmann Feld 41); verarbeitet visuelle Informationen; Ort der sensorischen Sprachregion (Wernicke).

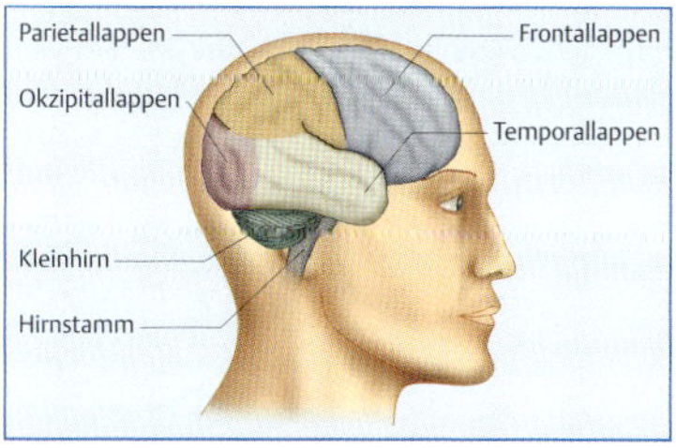

Temporallappen.

Tenderpoint *m*; ***Etym.:*** engl. *tender* „zart, empfindlich" u. *point* „Punkt"
Kontext: Triggerpunkt-Therapie
Morphologisches Korrelat der Fibromyalgie.

Tendinitis, Wundheilung *f*; ***Etym.:*** lat. *tendo* „Sehne"; ***engl.:*** Tendinitis, primary healing
Kontext: Traumatologie, Orthopädie
Akute Sehnenentzündung aufgrund von Mikrotraumen oder anderen Ursachen. Die entzündete Sehne heilt in normalen Wundheilungsphasen, wobei die Vorgänge entweder aus dem inneren Milieu der Sehne (intrinsisch) oder aus dem umliegenden Gewebe (extrinsisch) induziert werden.

T

Merkmale aktiver und latenter myofaszialer Triggerpunkte und Tenderpoints (nach Irnich 2009)

Befund	Aktiver m. T. (Myofasziales Syndrom)	Latenter m. T.	Tenderpoint (Fibromyalgie)
tastbare Verdickung	häufig	möglich	selten
hartspannstrang	ja	ja	nein
spontanschmerz	ja	nein	möglich
Druckschmerz	ja	ja	ja
druckschmerzhafte Stelle - kleinräumig und - klar begrenzt	ja	ja	nein
druckschmerzhafte Stelle - weitläufig-diffus und - nicht klar begrenzt	nein	nein	ja
Bewegungseinschränkung	häufig	möglich	selten
übertragener Schmerz	häufig	möglich	nein
klinisch bekannte Symptome können reproduziert werden	ja	nein	möglich

Entzündungsphase: dauert ca. eine Woche. Entzündungszellen aus dem Endotenon, Epitenon und den umliegenden Geweben infiltrieren das Wundgebiet. Das primäre Fibrinnetz stabilisiert die Wundränder, Makrophagen transportieren Zell- und Matrixtrümmer ab. Die Freisetzung von vasoaktiven Substanzen und Wachstumsfaktoren leitet die Gefäßneubildung ein und aktiviert Fibroblasten. Diese bewegen sich zielgerichtet zum Schaden.

Proliferationsphase: dominiert spätestens nach dem 7. Tag über die Entzündungsphase. Fibroblasten beginnen das Wundkollagen Typ 3 zu produzieren, dessen Ausrichtung zunächst noch chaotisch ist. In der dritten Woche erreicht die Kollagenproduktion ihren Höhepunkt. Im weiteren Verlauf reduziert sich die gesteigerte Synthese langsam, die letzte Heilungsphase beginnt.

Remodellierungsphase: überschneidet sich zu Beginn mit der Proliferationsphase. Normalerweise beginnt sie nach spätestens sechs Wochen mit dem Abschluss der Kollagensynthese. Erst jetzt wird die Sehne durch die vermehrte Bildung von ▸ Crosslinks, die Transformation von Kollagen Typ 3 in Kollagen Typ 1 und die Ausrichtung der einzelnen Fasern entsprechend der Krafteinwirkung stabiler. Die Remodellierungsphase dauert, abhängig von der Größe und Lokalisation des Traumas, mindestens 3–6 Monate. Abschließende Prozesse benötigen noch länger.

Tendinose *f*; ***Etym.:*** lat. *tendo* „Sehne“; ***engl.:*** Tendinosis

Kontext: Orthopädie

Chronische Sehnenverletzung; chronischer Zustand, den oft eine insuffiziente Heilung nach wiederholter Mikrotraumatisierung auslöst. Die degenerativen Veränderungen betreffen dabei sowohl die Zellen der Sehne als auch die einzelnen Matrixbestandteile. So werden in umschriebenen Bereichen mehr Endothel-, Fett-, Knochen- oder Knorpelzellen gefunden, die von schlecht ausgerichteten kollagenen Fasern begleitet werden. Zwischen den Fasern befinden sich kleine Debris-Nester, die eine lokale Verdickung bewirken. Für den Schmerz sind vermutlich einwachsende Nerven und Gefäße verantwortlich.

Tendomyose *f*; ***Etym.:*** lat. *tendere* „spannen, ausdehnen“, griech. *mys* „Muskel“ u. *...ose* „Krankheit“; ***engl.:*** Tendomyosis; ***Syn.:*** Aktionsschmerz, Bremsschmerz, Dekontraktionsschmerzhaftigkeit

Kontext: Brügger-Konzept

Begriff der pathophysiologischen Grundlagen der ▸ Funktionskrankheiten des Bewegungssystems. Reflektorische Tonusveränderungen der Muskulatur, die im Rahmen des nozizeptiven Blockierungseffektes als Schutzmechanismus auftreten. T. treten nur dann auf, wenn die Muskulatur durch eine Tonuserhöhung (hypertone T.) bzw. eine -senkung (hypotone T.) vorhandene ▸ Störfaktoren schützen können. T. müssen nicht zwangsläufig schmerzhaft sein. Bei entsprechend starkem nozizeptiven Input können sich diese Tonusveränderungen in schmerzhaft veränderten Bewegungen äußern. Brügger spricht in diesem Fall von reflektorischen Aktionsschmerzen, da

T

diese Schmerzen nicht in Ruhe auftreten. Hypotone T., wie sie z. B. häufig bei den Knieextensoren auftreten, machen eine Kraftzunahme unmöglich, da ihre Hypotonie Teil eines zentralnervösen muskulären Schutzgeschehens ist. Aus denselben Gründen lassen sich hypertone tendomyotisch geschaltete Muskeln, wie z. B. häufig die ischiokrurale Beinmuskulatur, nicht exzentrisch trainieren bzw. verlängern. Ist die Störungsursache beseitigt, verschwinden die T. automatisch, da ihre Schutzfunktion nicht mehr benötigt wird. Bestehen sie aber über längere Zeit, können sich aus ihnen sekundäre Störfaktoren wie z. B. muskuläre Kontrakturen entwickeln. T. werden nie behandelt, da sie das muskuläre Efferenzgeschehen der zugrunde liegenden Störfaktoren darstellen. Sie müssen vielmehr in ihrer Kausalität verstanden werden (nozizeptiver somatomotorischer Blockierungseffekt). Das Verständnis dieser zentralnervösen muskulären Schutzmechanismen bietet einen Erklärungsansatz für die teilweise problematische muskuläre Rehabilitation komplexer Krankheitsbilder; (vgl. ▸ Blockierungseffekt, nozizeptiver somatomotorischer).

Tenolyse *f*; ***Etym.:*** lat. *tendo* „Sehne“ u. griech. *lysis* „Auflösung“; ***engl.:*** Tenolysis
Kontext: Traumatologie, Handtherapie
Operative Wiederherstellung der Gleitfähigkeit der Sehne bzw. der Sehnen, die durch Verwachsungen oder fibrinöse Verklebungen (Adhäsionen) behindert sind. Adhäsionen können nach Frakturen, Infektionen, Sehnentransplantationen oder durch primäre und sekundäre Sehnennähte entstehen.

TENS *f*
Vgl. ▸ Transkutane elektrische Nervenstimulation.

Tensegrity *n*; ***Etym.:*** Kunstwort aus engl. *tension* „Spannung, Spannungskräfte“ u. *integrity* „Integrität, Ganzheit“; ***Syn.:*** Druck-Zug-Gleichgewicht
1. ***Kontext:*** Physik
Wortneuschöpfung nach Buckminster Fuller; setzt sich aus den Begriffen Tension und Integrität zusammen; bezeichnet die Integrität aller Spannungskräfte. Zwei Grundformen werden unterschieden: Druckbelastung (Kompression) und Zugbelastung (Tension) – Säulenprinzip und Seilprinzip. Ein Gerät, z. B. ein Gummiseil unter Zugbelastung (Tension) wird gestreckt und verlängert sich. Gleichzeitig wird es auch dünner, sein Querschnittsdurchmesser wird komprimiert (Kompression).
2. ***Kontext:*** Spiraldynamik
T. in der menschlichen Anatomie bedeutet funktionelles Zusammenspiel lokaler Druckbelastung und vernetzender Zugbelastung. Sie ermöglicht die Umwandlung von Druckspannung in Zugspannung. Bsp. Struktur und Funktion der Malleolengabel des oberen Sprunggelenks: Bei einem 6-Meter-Weitsprung entstehen theoretisch Belastungskräfte auf den Talus in der Größenordnung einer Tonne, was die Berstungsresistenz des Talus bei weitem übersteigt. Durch intelligente und spezifische Anordnung des Bandapparates mediolateral, anterioposterior und interossär wird eine effektive Umwandlung von Druck- in Zugspannung erreicht und so die Belastungsstabilität des Talus erhöht. Dieses Prinzip gilt im gesamten Bewegungssystem, z. B. axiale Belastungsstabilität der Lendenwirbelsäule.

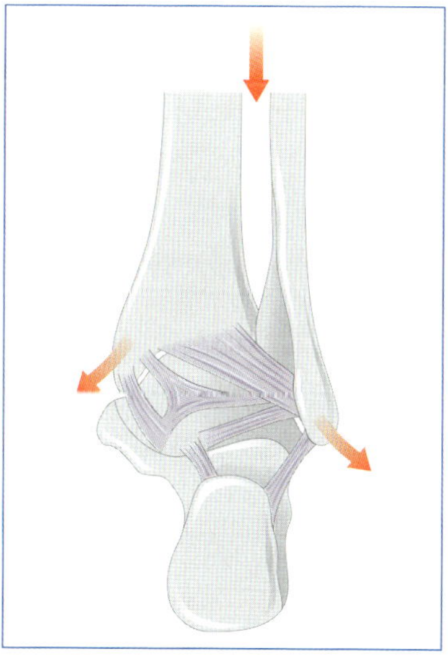

Tensegrity.

Tensioner *m*; ***Etym.:*** engl. *tension* „Spannung, Dehnung, Druck“ zu lat. *tendere* „dehnen, ausspannen“; ***engl.:*** Tensioner
1. ***Kontext:*** Manuelle Therapie
Therapeutischer neuraler Spannungsaufbau zur verstärkten Mobilisation struktureller Einschränkungen des Nervensystems, wobei gleichzeitig von kranial und kaudal Spannung aufgebaut wird. Neurales Gewebe kommt unter Spannung. Vor al-

lem die Belastungsfähigkeit der Bindegewebsstrukturen der peripheren Nerven wird getestet. Hier steht nicht wie bei den ▸ Sliders die Bewegung im Vordergrund; der Einfluss neuraler Kontainer (umliegendes Gewebe des Nervensystems) ist von geringem Belang. Tensioners werden meist nicht als erste Wahl in der Therapie betrachtet. Sie können z. B. angewandt werden, wenn Sliders keinen Effekt (mehr) haben.

2. ***Kontext:*** Kiefergelenkbehandlung
Siehe 1.; Anwendungsbeispiele im kraniofazialen Bereich sind z. B. Tensioners bei Vernarbungen des N. hypoglossus oder des N. auriculotemporalis.

Tensionstest *m*; ***Etym.:*** lat. *tendere* „spannen, ausdehnen"; ***engl.:*** Tension test
Kontext: Diagnostik, Manuelle Therapie
Standardisierte Testbewegungen, die neurale Strukturen in bestimmten Abschnitten unter Spannung setzen; Ziel: Abklären einer neuralen Komponente bei schmerzhaften Bewegungsstörungen (vgl. ▸ Gleitstörung).

Ten-Test *m*; ***engl.:*** TEN test
Kontext: Diagnostik, Neurologie, Handtherapie
Test zur Berührungswahrnehmung. Zuerst führt der Therapeut eine leichte bewegende Berührung an einem Fingerabschnitt der gesunden Hand aus, an dem der Patient eine normale Empfindung hat. Danach führt er die gleiche Berührung in dem Fingerabschnitt der betroffenen Seite durch. Der Patient bewertet die Empfindung der Berührung mit Hilfe einer Skala von 0 (keine Sensibilität) bis 10 (normale Sensibilität).

Terminus *m*; ***Etym.:*** lat. *terminus* „Grenze, Ziel, Ende"; ***engl.:*** Lymphatic terminus
Kontext: Lymphdrainage
Einmündung der Lymphgefäße in den Venenwinkel. Manuelle Lymphdrainage: Eingrenzung der behandelten Region, z. B. vom ▸ Okziput zum Terminus, vom ▸ Profundus zum Terminus (vgl. ▸ Nodulus lymphaticus).

Terraintraining *m*; ***Etym.:*** franz. *terrain* „Gebiet, Gelände, Boden"; ***engl.:*** Cross country training
Kontext: Rehabilitation, Trainingstherapie
Gruppentraining im Freien zur Förderung der Lokomotion. Alternative zum Einzeltraining in geschlossenen Räumen. In der neurologischen Rehabilitation profitieren die Patienten z. B. vom erhöhten Schwierigkeitsgrad (wechselnde Boden-, Licht- und Wetterverhältnisse) und der Gruppe (Lernen am Modell).

Territorium *n*; ***Etym.:*** lat. *territorium* „Stadtgebiet, Gebiet, Boden, Bezirk"; ***engl.:*** Territory; ***Syn.:*** Drainageterritorium, Lymphterritorium
Kontext: Lymphdrainage
Funktionell und anatomisch abgegrenztes lymphologisches Abflussgebiet; von mehreren Lymphgefäßen (Lymphgefäßbündel) entwässertes Areal. Abgrenzbar durch gedachte Linie (▸ Wasserscheide), da es kaum Querverbindungen (Anastomosen) zwischen den Gefäßen gibt. Einzige Querverbindungen: Präkollektoren. Bei Patienten mit Ödemen können Therapeuten mittels ▸ manueller Lymphdrainage Bindegewebsflüssigkeit von einem T. in ein anderes drainieren.

Test, asymptotischer *m*; ***Etym.:*** engl. *test* „Prüfung, Untersuchung" u. griech. *asymptotos* „nicht zusammenfallend"; ***engl.:*** Test, asymptotic
Kontext: Statistik
Hypothesen prüfender Test, bei dem die Irrtumswahrscheinlichkeit geschätzt wird. Je größer der ▸ Stichprobenumfang ist, umso genauer wird die Irrtumswahrscheinlichkeit geschätzt. Ein Beispiel ist der ▸ Chi-Quadrat-Test.

Test, exakter *m*; ***Etym.:*** engl. *test* „Prüfung, Untersuchung" u. lat. *exactus* „genau, pünktlich, vollkommen"; ***engl.:*** Test, exact
Kontext: Statistik
Hypothesen prüfender Test, bei dem die Irrtumswahrscheinlichkeit exakt ermittelt wird. I.d.R. sind diese Tests mit sehr hohem Rechenaufwand behaftet und werden daher meist nur bei kleinen Stichprobengrößen verwendet. Beispiele sind der ▸ Binomialtest und der ▸ Fisher-Yates-Test.

Test, neurodynamischer *m*; ***Etym.:*** engl. *test* „Prüfung, Untersuchung", griech. *neuro* „Nerv" u. griech. *dynamos* „Kraft, Leistungsfähigkeit"; ***engl.:*** Test, neurodynamic
Kontext: Maitland-Konzept
Untersuchen der mechanischen und physiologischen Adaptationsfähigkeit des Nervensystems (inklusive bindegewebiger Anteile) auf mechanische Belastungen.

Test, nichtparametrischer *m*; ***Etym.:*** engl. *test* „Prüfung, Untersuchung", griech. *para* „neben, bei, gegen" u. *metron* „Maß"; ***engl.:*** Tests, non parametric ; ***Syn.:*** verteilungsunabhängiger Test, verteilungsfreier Test
Kontext: Statistik
Hypothesen prüfender Test, der keine Anforderungen an die Verteilungsfunktion der untersuchten Daten stellt. Anwendungsgebiete für T. sind Daten mit kleinen Stichprobengrößen (da bei

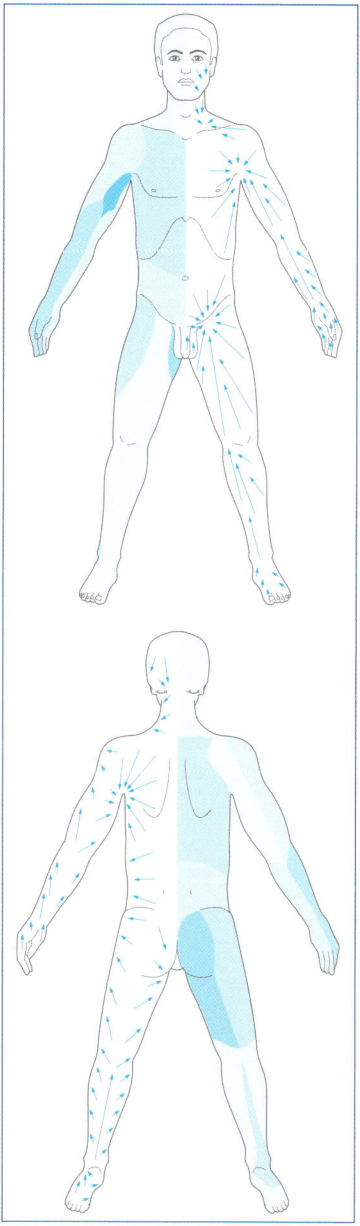

Territorium.

kleinen n meist keine ▸ Normalverteilung erreicht wird, obwohl das entsprechende Merkmal in der ▸ Grundgesamtheit durchaus normalverteilt vorliegen kann), sowie die Berechnung von Rangdaten und ▸ Häufigkeitsverteilungen. Bekannte T. sind u. a. der ▸ Chi-Quadrat-Test, ▸ Mann-Whitney-U-Test, der ▸ Friedmann-Test oder ▸ Kruskall-Wallis-Test.

Test, parametrischer *m*; ***Etym.:*** engl. *test* „Prüfung, Untersuchung", griech. *para* „neben, bei, gegen" u. *metron* „Maß"; ***engl.:*** Test, parametric

Kontext: Statistik

Hypothesen prüfender Test, der bestimmte Anforderungen an das Datenmaterial stellt. Wichtige Voraussetzungen sind, dass die zugrunde liegenden Messgrößen normalverteilt sind und das Skalenniveau intervall- oder verhältnisskaliert ist (▸ Intervallskala, ▸ Verhältnisskala). Vorteil eines p.T. bei Vorliegen der Testvoraussetzungen gegenüber eines entsprechenden nichtparametrischen Tests, ist die relativ höhere Effizienz, d. h. er benötigt zum Erreichen derselben Teststärke eine kleinere ▸ Stichprobe n (allerdings kann mit kleinen Stichprobengrößen n oft keine ▸ Normalverteilung der Daten erreicht werden); die wichtigsten p.T. sind der ▸ t-Test, der ▸ F-Test und die ▸ Varianzanalyse.

Test, standardisierter *m*; ***Etym.:*** engl. *test* „Prüfung, Untersuchung" u. engl. *standard* „Richtmaß, Norm, allgemeines Niveau"; ***engl.:*** Test, standardised; ***Syn.:*** Skala, Rating, Score

1. ***Kontext:*** Diagnostik

Skala, deren Gültigkeit (▸ Validität), Zuverlässigkeit (Reliabilität), Veränderungsempfindlichkeit (Sensitivität) überprüft und die in ihrer Durchführung exakt beschrieben ist.

2. ***Kontext:*** Forschung

Siehe 1.; es gibt unterschiedliche Definitionen. Im Allgemeinen ein T., der die Gütekriterien ▸ Validität, ▸ Reliabilität und Objektivität erfüllt. Je nach Definition gehören zusätzlich die Kriterien Normierung (Gewinnung von Normdaten), Praktikabilität, Nützlichkeit und Ökonomie dazu.

Testosteron *n*; ***Etym.:*** lat. *testis* „Hoden" u. griech. *stereos* „starr, hart, fest"; ***engl.:*** Testosterone

Kontext: Physiologie, Trainingslehre

Von den Gonaden durch die Stimulation durch das LH (luteinisierendes Frau)/ICSH (Mann; interstitiell cell stimulating hormon) produziertes Hormon mit androgener Wirkung. T. entwickelt und erhält den männlichen Phänotyp einschließlich des entsprechenden Verhaltens; stimuliert die Proteinsynthese, Knochenbildung und Muskulaturentwicklung. Bei Frauen ist die Muskelmasse ca. 20 % geringer aufgrund der wesentlich geringeren Testosteronkonzentrationen. Testosteronwirkungen im Training: Es bestimmt die Ausprägung der Muskelhypertrophie auf Krafttraining (langfristiger Prozess); es ist nach intensiven, lang dauernden Belastungen für die strukturellen Regenerations-, Kompensations- und Adaptationsprozesse mitverantwortlich. Letzteres ergibt sich aus der Wirkung auf die Proteinsynthese, die in der Erholung die Zellstrukturen (z. B. Mitochondrien, Sarkomere) regenerieren muss.

Test-Retest-Reliabilität *f*; ***Etym.:*** engl. *test* „Prüfung, Untersuchung" u. *reliability* „Zuverlässigkeit"; ***engl.:*** Test-retest reliability
Kontext: Diagnostik, Forschung
Zuverlässigkeit bei Wiederholung des Tests zum selben Ergebnis zu kommen (vgl. ▸ Inter-Tester-Reliabilität, ▸ Intra-Tester-Reliabilität, ▸ Reliabilität).

Teststärke *f*; ***Etym.:*** engl. *test* „Prüfung, Untersuchung"; ***Abk.:*** ε; ***engl.:*** Power; ***Syn.:*** Power
Kontext: Statistik
Kennwert zur ▸ Wahrscheinlichkeit, mit der eine wahre ▸ Alternativhypothese H_1 durch das Studiendesign auch als zutreffend bestimmt werden kann. Sie ist der Komplementärwert zur β-Fehler-Wahrscheinlichkeit und berechnet sich wie folgt: $\varepsilon = 1-\beta$. Die T. sollte vom Untersucher vor Studienbeginn festgelegt werden. Idealerweise sollte sie $\varepsilon = 0{,}8$ (80 %) nicht unterschreiten. Die T. stellt eine wichtige Größe zur Planung des optimalen ▸ Stichprobenumfangs dar. Bei zu geringer T. besteht die Gefahr, einen in der ▸ Grundgesamtheit tatsächlichen Unterschied mit dem Studiendesign nicht zu entdecken und daher fälschlicherweise die Alternativhypothese H_1 abzulehnen.

T

Tetanische Potenzierung *f*; ***Etym.:*** griech. *teinein* „strecken, spannen, ausstrecken" u. lat. *potentia* „Macht, Kraft"; ***engl.:*** Tetanic potentiation
Vgl. ▸ Bahnung.

Tetanus *m*; ***Etym.:*** griech. *teinein* „strecken, spannen, ausstrecken"; ***engl.:*** Tetanus; ***Syn.:*** tetanische Kontraktion
Kontext: Muskelphysiologie
Spannungs- bzw. Kraftentwicklung bei willkürlichen Kontraktionen aufgrund der Summation der Kraft-Zeit-Verläufe mehrerer Muskelzuckungen; Auslöser: kurz aufeinanderfolgende Aktionspotenziale (vgl. ▸ Posttetanische Potenzierung).
Vollständiger/glatter T.: Entsteht, wenn zwei oder mehrere (viele) Aktionspotenziale in einem so kurzen Zeitraum aufeinanderfolgen, dass die Summationskurve der resultierenden Kraft-Zeit-Verläufe aller Muskelzuckungen keine Erschlaffungsphasen aufweist (glatter Kraftverlauf). Ein glatter Spannungsverlauf wird ab einem Zeitabstand der aufeinanderfolgenden Aktionspotenziale von etwa einem Drittel der Kontraktionszeit der Muskelfasern (der motorischen Einheit) ausgelöst. Umgerechnet wird sie als Verschmelzungsfrequenz angegeben. Entsprechend des Kontraktionszeitspektrums steigt sie systematisch von den langsamen zu den schnellen motorischen Einheiten an. Bsp. Verschmelzungsfrequenzen: 20 Hz bei einer sehr langsamen STF-Einheit mit einer Kontraktionszeit von 150 ms; und 100 Hz bei einer sehr schnellen FTF-Einheit mit einer Kontraktionszeit von 30 ms.
Unvollständiger T.: Entsteht, wenn Aktionspotenziale zwar noch während der Muskelzuckung des vorangegangenen Aktionspotenzials wirken, aber die Summationskurve der Kraft-Zeit-Verläufe der Muskelzuckungen Erschlaffungsphasen erkennen lässt (nicht glatter Kontraktionsverlauf); kommt unter physiologischen Bedingungen nicht vor.

Tetraleibgurt *m*; ***Etym.:*** griech. *tettares, tessares* „vier"; ***engl.:*** Tetraplegic security belt
Kontext: Traumatologie
Stützmieder, Stützbandage des Rumpfes bei Patienten mit einer Tetraparese/-plegie.

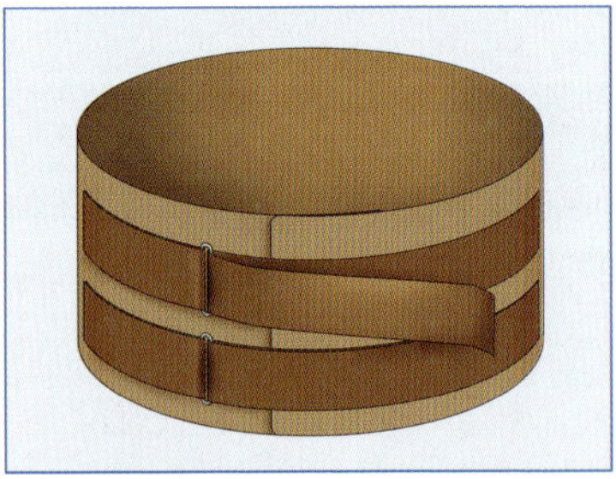

Tetraleibgurt.

Tetraplegie *f*; ***Etym.:*** griech. *tettares, tessares* „vier" u. *plege* „Schlag, Hieb, Stoß"; ***engl.:*** Tetraplegia
Kontext: Neurologie

Komplette Lähmung aller vier Extremitäten i. d. R. als Folge einer ▸ Querschnittlähmung auf Höhe des Halsmarks; auch aufgrund von Thrombosen und Blutungen im Hirnstamm.

Tetraplegie, Rollstuhlversorgung *f*; ***Etym.:*** griech. *tettares, tessares* „vier" u. *plege* „Schlag, Hieb, Stoß"; ***engl.:*** Tetraplegia, wheelchair supply

Kontext: Traumatologie, Neurologie

Tetraplegische Patienten mit ausreichender Restaktivität der oberen Extremität werden mit Aktiv-Rollstühlen versorgt, die überwiegend mit starren Sitzflächen ausgestattet sind (günstigere Kraftübertragung auf die Räder). Bei Patienten mit höhergradigen Defiziten setzt man Elektrorollstühle ein. Sitzbreite, -tiefe, -neigung und Höhe der Rückenlehne werden auf die persönlichen Bedürfnisse individuell abgestimmt.

Tetraplegischer Ellbogen *m*; ***Etym.:*** griech. *tettares, tessares* „vier" u. *plege* „Schlag, Hieb, Stoß"; ***engl.:*** Tetraplegic elbow

Kontext: Traumatologie

Tetraplegiker mit einem Läsionsniveau bis C 7 strecken im Ellbogengelenk, indem sie den Oberarm im Schultergelenk nach außen rotieren und die Ellbogenbeuger entspannen (Trickbewegung). Tetraplegischen Patienten ist eine aktive Ellbogenstreckung nur bei einer Läsionshöhe tiefer als C 7 möglich. Operativ kann die (aktive) Ellbogenstreckung durch eine Verlagerung eines Anteils des M. deltoideus (Innervation: C 5-6) auf den M. triceps hergestellt werden.

Th 5-Wippen *n*

Kontext: Brügger-Konzept

Begriff der ▸ Funktionsdiagnostik und Behandlung der ▸ Funktionskrankheiten des Bewegungssystems. T. ist der Standardtest zur Überprüfung der aktuellen ▸ Arbeitshypothese sowie Evaluationstest der Effektivität der einzelnen Behandlungsschritte. Es handelt sich um einen Test des Körperstammes (Wirbelsäule, Becken und Schultergürtel), der im Sitzen in korrigierter ▸ aufrechter Haltung, d. h. in aktiver Körperaufrichtung gegen die Schwerkraft durchgeführt wird. Hierdurch unterscheidet sich das T. von den meisten anderen Funktionstests der Wirbelsäule. Das Wippen beginnt bei fixiertem Schultergürtel unterhalb von Th 5 mit extendierenden segmental-regionalen Bewegungsimpulsen abwärts bis zum Sakrum (Test der Wirbelsäulen- und Beckenbeweglichkeit). Hierbei sind die Bewegungsimpulse den Bewegungsrichtungen von Thorax und Becken anzupassen (vgl. ▸ Zahnradmodell). Als weitere Tests werden die Thoraxhebung mit der Schultergürtelretroposition geprüft. Neben der Prüfung der lokalen Beweglichkeit direkt unter der testenden Hand werden die globalen Bewegungsauswirkungen geprüft, welche durch den lokalen Bewegungsimpuls ausgelöst werden. Dies sind die weiterlaufenden Bewegungsimpulse im Bereich des Körperstammes (Wirbelsäule, Becken, Schultergürtel und Kopf) und die Reaktionen der Extremitäten durch die auslaufenden Bewegungsimpulse vom Körperstamm sowie die reaktiven rücklaufenden Bewegungsimpulse der Extremitäten. Das T. bietet somit neben der manuellen Wirbelsäulentestung unter Berücksichtigung der Haltungsaktivitäten gleichzeitig die Möglichkeit der Beurteilung des globalen Bewegungsmusters der aufrechten Körperhaltung. Somit repräsentiert das T. einen alltags- und belastungsrelevanten Funktionstest.

Thalamusschmerz *m*; ***Etym.:*** griech. *thalamos* „Kammer, Raum, Innenraum"; ***engl.:*** Thalamus pain

Kontext: Neurologie

Heftige, brennende, stechende Dauerschmerzen einer Körperhälfte, die durch eine ischämische Schädigung oder Einblutung des Thalamus verursacht werden und unmittelbar nach dem Ereignis auftreten (oder mit einer Latenz bis zu drei Jahren). Physiotherapie: Testung der unterschiedlichen sensiblen Qualitäten zur Erfassung von Sensibilitätsstörungen, gesteigerten Reaktionen und Missempfindungen bei spezifischen Reizen. Typisch bei T. ist die Ausbreitung eines Schmerzes, z. B. die Berührung am Fußrücken bewirkt eine schmerzhafte Empfindung am Oberschenkel. Die Behandlung ist eine therapeutische Herausforderung und muss individuell auf den Patienten abgestimmt erfolgen. Eingesetzt werden kann die transkutane elektrische Nervenstimulation und andere Verfahren, die sich auf die Gate-Control-Theorie stützen.

Thalassotherapie *f*; ***Etym.:*** griech. *thalassa* „Meer" u. *therapeia* „Behandlung, Pflege, Heilung"; ***engl.:*** Thalassotherapy

Kontext: Balneologie

Meer- und Seeklimatherapie; Kombinationstherapie aus Baden im Meerwasser und Nutzen der Wirkungen des Seeklimas. Haeberlin führte die T. Anfang des 20. Jahrhunderts in Mitteleuropa ein; er berief sich auf bioklimatische und physiologische Wirkungen (vgl. ▸ Klimatherapie).

Themenwechsel *m*; ***engl.:*** Change of subjects

Kontext: Psychologie, Kommunikation

Änderung des inhaltlichen Gesprächsverlaufs durch einen Gesprächspartner. Den ▶ Gesprächskonventionen zufolge erwartet man in einem Gespräch, dass sich eine Äußerung auf die vorhergehende Aussage bezieht. In der Praxis zeigt es sich jedoch, dass T. stattfinden. Wer das Thema wechselt, führt das Gespräch. Lässt sich die andere Person darauf ein und widerspricht nicht, hat sich ein T. vollzogen. Gründe für einen T.: mangelndes Verstehen des Gesprächspartners, Desinteresse, Priorisierung eines anderen wichtigen Themas bei Zeitdruck oder die beiderseitige Übereinkunft, dass dieses Thema ausreichend besprochen wurde. Häufig wird ein Wechsel des Themas auch von der dominanten Person in asymmetrischen Beziehungen eingeleitet (z. B. Vorgesetzter, Therapeut). Für Therapeuten erscheint es wichtig zu wissen, dass ein T. – sei es vom Patienten oder vom Therapeuten initiiert – kognitive Kapazität beansprucht, wenn das Gesprächsthema von mindestens einer Person noch nicht als abgeschlossen betrachtet wird. Möchte man sich merken, was man zu diesem Thema noch sagen wollte, richtet aber gleichzeitig auch die Aufmerksamkeit auf die neuen Inhalte, erschwert dies den späteren Abruf der vorhergehenden Informationen. Es bedarf eines hohen mentalen Aufwands, um diese Informationen im Arbeitsgedächtnis aufrechtzuerhalten. Missverständnisse werden in diesem Fall dann sehr leicht möglich. Einerseits kann man dem Gesprächspartner nicht so gut zuhören (▶ aktives Zuhören), wenn man an die eigenen Ideen denkt. Andererseits kann man die eigenen Ideen vergessen, weil man genau zuhört. In der Physiotherapie sind T. häufig aufgrund der Zeitvorgabe und des Behandlungsauftrages nötig und sinnvoll. Der Therapeut kann jedoch durch angemessene ▶ Gesprächsführung dazu beitragen, dass wichtige Informationen auch in Anbetracht von Themenwechseln beachtet und formuliert werden können (vgl. ▶ Rollenklärung).

Theorie *f*; ***Etym.:*** griech. *theoria* „das Anschauen, Betrachtung, Untersuchung, Forschung“; ***engl.:*** Theory

Kontext: Theoretische Modelle

Bildung eines Modells zur Erklärung der Realität, das in sich widerspruchsfrei und überprüfbar ist und aus dem Vorhersagen und Handlungsempfehlungen abgeleitet werden können.

Theorie, ideomotorische *f*; ***Etym.:*** griech. *idea* „Erscheinung, Beschaffenheit, Form“ u. lat. *motor* „Beweger“; ***engl.:*** Theory, ideomotor

Kontext: Psychologie

Auffassung, dass eine Handlung von einem Bild oder einer Idee der erwünschten Handlung gesteuert wird. Mit dem Aufkommen des Behaviorismus zu Beginn des 20. Jahrhunderts hat diese Auffassung an Einfluss verloren. Vor allem der Begriff „Idee“ hatte unter diesem Paradigmenwechsel zu leiden, da es nicht oder kaum gelang, eine befriedigende Definition zu formulieren.

Thera-Band *n*; ***engl.:*** Thera-band

Kontext: Trainingslehre

Bänder, die aus Latex-Material hergestellt werden und für aktive Übungen gegen Widerstand verwendet werden. Ein T. ist elastisch. Die verschiedenen erhältlichen Farben symbolisieren unterschiedliche Stärkegrade: gelb bedeutet leicht, rot mittel, grün schwer, blau extra schwer, schwarz besonders schwer und silbern extrem schwer. Schwarz und Silber sollten nur Sportler oder sehr gut trainierte Personen benutzen.

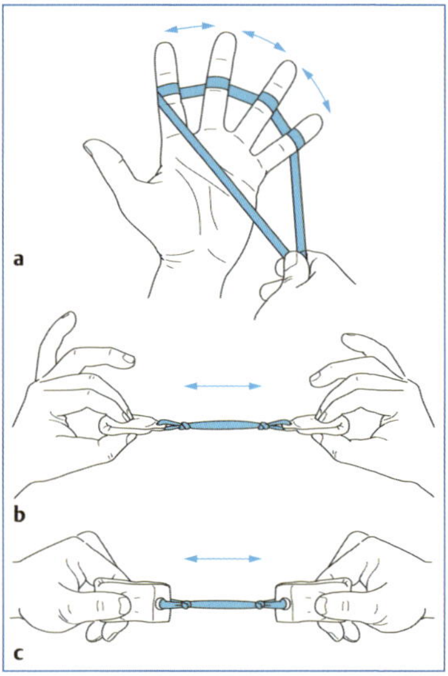

Thera-Band-Fingerstrip. a Abduktion/Adduktion, b Tridigitaler Griff, c Schlüsselgriff.

T

Thera-Band-Fingerstrip *m*; ***engl.:*** Thera-Band finger strip
Kontext: Handtherapie
Schmales ▸ Thera-Band für das Training der Fingerfunktion. Die unterschiedlichen Farben symbolisieren analog zum Thera-Band die unterschiedlichen Stärkegrade.

Thera-Band Flexbar *n*; ***engl.:*** Thera-Band Flexbar
Kontext: Handtherapie
Flexibler Übungsstab, der der Stärkung der Hand und der Armmuskulatur dient. Er ist in 3 verschiedenen Stärken erhältlich (rot bietet 1,5 kg, grün 2,5 kg und blau 3,5 kg Widerstand bei einer 90° Biegung). Wenn man den Stab gegengleich verdreht, übt man z. B. das Auswringen eines Lappens.

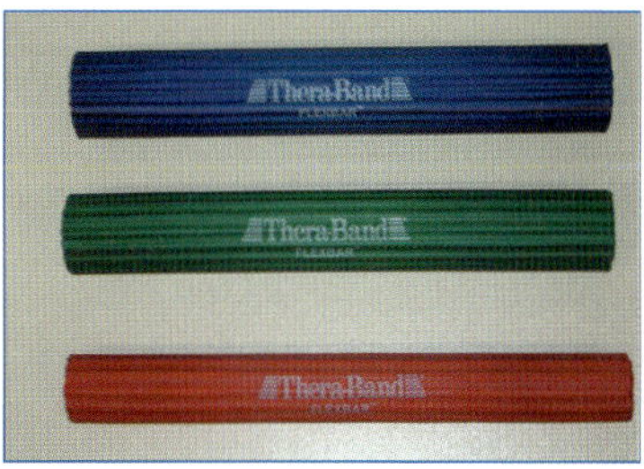

Thera-Band Flexbar.

Thera-Band Handtrainer *m*; ***engl.:*** Thera-Band hand trainer
Kontext: Handtherapie
T. dient der Verbesserung der Fein- und Grobmotorik sowie zur Steigerung der Hand- und Fingerkraft. Er hat die Form eines Balls und ist in verschiedenen Farben und Härtegraden erhältlich: gelb bedeutet extra weich, rot weich, grün mittel und blau hart.

Therapeutisches Klettern *n*; ***Etym.:*** griech. *therapeia* „Behandlung, Pflege, Heilung"; ***engl.:*** Therapeutic climbing; ***Syn.:*** Klettern
1. ***Kontext:*** Therapeutisches Klettern
Relativ neues Konzept im physiotherapeutischen Bereich; im Gegensatz zum isolierten Trainieren von Muskeln, z. B. beim gerätegestützten Training, setzt der Patient beim Klettern vorrangig Muskelschlingen ein. Klettern fördert koordinative, konditionelle und mentale Qualitäten. Bislang fokussierter Einsatz: orthopädisch-traumatologische, ausgewählte neurologische Erkrankungen (Parkinson, Schlaganfall, Multiple Sklerose); Suchterkrankungen; psychische Erkrankungen (Essstörungen, Angstpsychosen); ADHS und Stoffwechselerkrankungen im Kindes- und Jugendalter (Adipositas), sozialtherapeutische Arbeit. Die Therapie wird an speziellen Wänden/Modulen in Kletterhallen oder im Freien durchgeführt (vgl. ▸ Boulderwand).
2. ***Kontext:*** Therapeutisches Klettern, Neurologie
Siehe 1.; geeignet für neurologische Patienten z. B. mit Multipler Sklerose, Parkinson-Syndrom, Schädelhirntrauma, Apoplex; Ataxie, Spastik, Paresen. Durchführungsaspekte: Der Therapeut entscheidet sich für nur eine Klettersequenz; der Patient arbeitet in ganzen Mustern bzw. Muskelketten. K. ist ein rudimentäres/basales, bekanntes Bewegungsmuster, das in seiner Gesamtheit abgerufen werden kann. Therapeutische Wirkbeispiele: physiologischer Tonusaufbau in den jeweiligen Muskelketten (Ataxie); Overflow von stärkeren Muskelketten zu schwachen Muskelgruppen (Paresen); Lösen der spastischen Muskulatur bei gleichzeitigem funktionellem Tonusaufbau durch exzentrische Muskelaktivität, z. B. abwärts klettern (Spastik).

Therapeutisches Reiten *n*; ***Etym.:*** griech. *therapeia* „Behandlung, Pflege, Heilung"; ***engl.:*** Therapeutic horseback riding, hippotherapy
Kontext: Hippotherapie
In Deutschland eingeführter Überbegriff für vier Fachbereiche, die den Bewegungsdialog und die Beziehungsgestaltung zwischen Patient/Klient und Pferd therapeutisch bzw. pädagogisch nutzen, um körperliche, psychische, psychosoziale Störungen, Erkrankungen und Behinderungen positiv zu beeinflussen. (Das Deutsche Kuratorium für Therapeutisches Reiten führt als fünften Bereich t.R. im psychotherapeutischen Kontext auf.)
▸ **Hippotherapie** (medizinisch-physiotherapeutischer Bereich): Grundberuf Physiotherapeut mit Zusatzausbildung (Voraussetzung); Hippotherapie richtet sich hauptsächlich an neurologische Patienten (z. B. Multiple Sklerose) und pädiatrische (z. B. Zerebralparese). Physiotherapeutische Ziele (z. B. Tonusregulierung) stehen im Vordergrund.
Heilpädagogische Förderung (pädagogisch-psychologischer Bereich): pädagogische Grundausbildung; Reiten und Voltigieren mit (heil)pädagogischen Zielsetzungen.
Pferdesport für Menschen mit Behinderung/Behinderten-Reiten (pferdesportlicher Bereich):

Grundberuf Reitlehrer; aktives Reiten, d. h. das Einwirken auf das Pferd, mit Turniersport bis hin zur Paralympics (z. B. Dressur- oder Springreiten). **Ergotherapeutische Behandlung** (medizinisch-ergotherapeutischer Bereich): Ergotherapeuten ohne Zusatzausbildung, die Ergotherapeutisches Reiten anbieten. Eine Weiterbildung bietet z. B. das Kuratorium für therapeutisches Reiten an. Das Abrechnen der Behandlung (Ergotherapierezept) mit den Krankenkassen ist möglich.

Therapie, evidenzbasierte *f*

Vgl. ▸ Evidence-Based-Practise.

Therapieansatz, funktionsorientierter *m*; ***Etym.:*** griech. *therapeia* „Behandlung, Pflege, Heilung", lat. *functio* „Verrichtung" u. franz. *(s')* *orienter* „(sich) ausrichten", zu *orient* „Sonnenaufgang, Osten, Orient"; ***engl.:*** Therapy approach, function orientated ; ***Syn.:*** Spezifischer Therapieansatz

Kontext: Brügger-Konzept

Begriff der Behandlung der ▸ Funktionskrankheiten des Bewegungssystems. Bei der funktionsorientierten Behandlung geht man davon aus, dass bestimmte ▸ Funktionsstörungen (ausgelöst durch funktionelle Muskelkontrakturen, Überlastungsödeme (▸ Obolenskaja-Goljanitzki-Effekt), Gelenkblockierungen, Faszienspannungen etc.) so stark sind, dass sie zunächst oder schwerpunktmäßig beseitigt werden müssen, bevor globale Therapiemaßnahmen durchgeführt werden können. Durch die Reduktion der verantwortlichen Störfaktoren kommt es reaktiv zu einer Freisetzung der motorischen Zielprogramme, da weniger afferente Störmeldungen den neurophysiologischen Bewegungsablauf behindern. Im Bewegungssystem werden auf diese Weise aus den pathophysiologischen Haltungs- und Bewegungsmustern reaktiv die neurophysiologischen Bewegungsprogramme „freigesetzt". Diese Entwicklung zeigt sich anhand der Funktionstests. Zu den T. gehören u. a. funktionsorientierte Theraband-Übungen, ▸ agistisch-exzentrische Kontraktion , spezifische ▸ Dekontraktionen , gezielte Gelenk- und Organmobilisationen, die heiße Rolle etc. (vgl. ▸ Therapieansatz, globaler).

Therapieansatz, globaler *m*; ***Etym.:*** griech. *therapeia* „Behandlung, Pflege, Heilung" u. lat. *globus* „Kugel"; ***engl.:*** Therapy approach, global; ***Syn.:*** Globale Dekontraktion

Kontext: Brügger-Konzept

Begriff der Behandlung der ▸ Funktionskrankheiten des Bewegungssystems. Der T. richtet sich entsprechend seiner Art und seines Therapieanteils nach der Stärke der ▸ Funktionsstörungen. Solange funktionsorientierte Maßnahmen durchgeführt werden, ist der T. nur begleitend (z. B. ▸ aufrechte Körperhaltung, Aktivitäten des täglichen Lebens). Mit fortschreitender erfolgreicher Therapie tritt er in den Vordergrund der Behandlung. Beim T. wird versucht, durch gezielte Bewegungen direkten Zugriff auf den Ablauf der Bewegungsprogramme zu nehmen. Zudem geht man davon aus, dass sich die ureigensten artspezifischen neurophysiologischen Bewegungsprogramme des Menschen gegenüber den neu erworbenen pathophysiologischen Bewegungsmustern durchsetzen können, wenn man sie entsprechend betont abruft und aufmerksam durchführt. Zu den globalen Therapiemaßnahmen zählen u. a. Übungen für Aktivitäten des täglichen Lebens, die Brügger-Grundübungen, Kompensationsbewegungen gegen das Funktionsüberwiegen im Alltag, Walking, globale Theraband-Übungen, globale ▸ Dekontraktion etc.

Therapiegurt *m*; ***Etym.:*** griech. *therapeia* „Behandlung, Pflege, Heilung"; ***engl.:*** Therapy belt

Kontext: Hippotherapie

Ausrüstungsbestandteil des Therapiepferdes, wenn der Patient ohne Sattel behandelt wird. Es gibt verschiedene Ausführungen; gebraucht werden Haltegriffe für den Patienten sowie verschiedene Ösen zum Verschnallen von z. B. Hilfszügeln, Führen von Langzügeln; auch Bügelschlösser, falls Steigbügel eingeschnallt werden müssen.

Therapieknete *f*; ***Etym.:*** griech. *therapeia* „Behandlung, Pflege, Heilung"; ***engl.:*** Therapy putty

Kontext: Handtherapie

Übungsmaterial, bestehend aus Silikon, Silastik oder Mastiplast. Die therapeutische Knetmasse

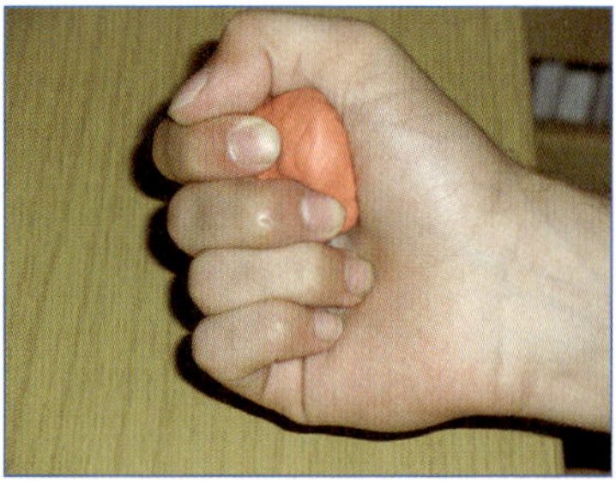

Therapieknete.

T

dient der Verbesserung der Fingerbeweglichkeit, der Entstauung und als Vorbereitung für gezielte Übungstherapie. Durch Zimmertemperatur und Üben wird die T. immer weicher und zerläuft innerhalb kurzer Zeit zu einem flachen Haufen, wenn sie auf dem Tisch liegt. Sie ist in verschiedenen Stärken erhältlich und ist durch Mischen für jeden Patienten individuell anpassbar. Man sollte die Knete im Kühlschrank lagern.

Therapiekonzept *n*; ***Etym.:*** griech. *therapeia* „Behandlung, Pflege" u. lat. *conceptum* „das (in Worten) Abgefasste, Ausgedrückte"; ***engl.:*** Therapy concept

Kontext: Theoretische Modelle

Konzept mit Therapie als Anwendungsschwerpunkt, z. B. Bobath-Konzept; auch: ▸ Prinzipiengestütztes Leitprogramm für komplexe Fragestellungen bezüglich medizinisch therapeutischer Vorgehensweise, z. B. schrittweises Bewegungslernen.

Therapiepferd *n*; ***Etym.:*** griech. *therapeia* „Behandlung, Pflege, Heilung"; ***engl.:*** Hippotherapy horse, Therapy horse

Kontext: Hippotherapie

Pferd mit sorgfältig durchgeführter, fachmännischer Ausbildung für den therapeutischen Einsatz, z. B. in der Hippophysiotherapie. Allgemeine Anforderungen: ▸ Interieur und ▸ Exterieur müssen für den Einsatz beim therapeutischen Reiten geeignet sein (sehr geduldiges, zuverlässiges Wesen usw.); abgeschlossene Körperentwicklung, die bei verschiedenen Rassen in unterschiedlichem Alter erfolgt. Je nach Fachbereich im ▸ therapeutischen Reiten sind die Anforderungen an das Therapiepferd unterschiedlich.

Hippotherapie: Geeignet sind Kleinpferde (besonders Islandpferde), da nur sie das physiologische Gangtempo (120 Schritte/min) übertragen. Pferde mit einem höheren Stockmaß haben meist eine niedrigere Schrittfrequenz, die nicht dem physiologischen Gangtempo des Menschen entspricht; sie übertragen oft keine dreidimensionalen Bewegungen, da der Impuls der Vorwärtsbewegung dominiert, andere subtilere Bewegungen werden nicht mehr übertragen.

Heilpädagogisches Reiten und Voltigieren: Die Pferderasse ist nicht entscheidend (adäquate Größe, ruhiger Charakter).

Reiten als Sport für Behinderte/Behinderten-Reiten: Sensibles und sehr gut gerittenes Pferd, das auf die individuellen Probleme des behinderten Reiters reagiert, sie gleichzeitig toleriert.

Ergotherapeutisches Reiten: sehr menschen- und kinderbezogenes T.

Therapieplan *m*; ***Etym.:*** griech. *therapeia* „Behandlung, Pflege, Heilung"; ***Syn.:*** Behandlungsplan

Kontext: Clinical Reasoning, Dokumentation

Schriftlich fixierte Planung der Behandlung; Teil des physiotherapeutischen Prozesses. Voraussetzung für die Erstellung des T. ist die physiotherapeutische Untersuchung. Je nach Behandlungsergebnis wird ggf. der T. angepasst (Reflexion der Therapie nach 2–3 Behandlungen). Bestandteile: Behandlungsziele in Orientierung an der ICF (Körperfunktionen/-strukturen, Aktivitäten, Teilhabe) oder nach Zeit (kurz-, mittel- und langfristige Ziele); therapeutische Maßnahmen. Therapeuten berücksichtigen im T. Gefahrensituationen und Risikofaktoren der Patienten.

Therapieverfahren *n*; ***Etym.:*** griech. *therapeia* „Behandlung, Pflege, Heilung"; ***engl.:*** Therapeutic approaches

Kontext: Bewegungslehre

Methodische Vorgehensweise, die auf wissenschaftlichen Erkenntnissen und daraus abgeleiteten Prinzipien basiert. Verschiedene Techniken lassen sich einem T. zuordnen.

Kompensatorisch orientiertes T.: Methodische Vorgehensweise, die nicht die Wiederherstellung beeinträchtigter Funktionen und Strukturen fördert, sondern aktivitätsorientiert den Einsatz von Hilfsmitteln und Kompensationsbewegungen.

Präventiv orientiertes T.: Methodische Vorgehensweise; die eingesetzten Therapiemaßnahmen bzw. Techniken zielen darauf ab, vorhersehbare Struktur- und Funktionsschädigungen zu vermeiden, z. B. Gleichgewichtstraining zur Sturzprophylaxe.

Symptomatisches T.: Methodische Vorgehensweise; die eingesetzten Therapiemaßnahmen beheben die Ursache oder vermindern die beklagte Symptomatik, z. B. schmerzreduzierende Techniken.

Therapieziel *n*; ***Etym.:*** griech. *therapeia* „Behandlung, Pflege, Heilung"; ***engl.:*** Therapeutic goal; ***Syn.:*** Behandlungsziel

Kontext: Theoretische Modelle

Mit dem Patienten vereinbartes, erreichbares Ergebnis der Therapie; Teil der ▸ Behandlungsplanung. Therapieziele werden schriftlich fixiert und in der Dokumentation festgehalten; man unterscheidet Nah- und Fernziele; häufig legen Therapeuten Therapieziele auf verschiedenen Ebenen fest, sie orientieren sich dazu an der Internationalen Klassifikation der Funktionsfähigkeit, Behinderung und Gesundheit.

Thermalquelle *f*; ***Etym.:*** griech. *thermos* „warm, heiß"; ***engl.:*** Thermal spring; ***Syn.:*** Therme, warme Quelle
Kontext: Balneologie
Natürlicher Austritt von unterirdisch erwärmtem Wasser, das wärmer ist als das umgebende Grundwasser; Wassertemperatur an der Austrittsstelle mind. 20 °C; T. treten insbesondere in Gebieten vulkanischen Ursprungs auf.
Heiße Quelle: Temperaturunterschied zwischen Quellwasser und Lufttemperatur mindestens 15 ° C; Nutzung zu Heilzwecken oder als Energielieferant; größte Vorkommen: Yellowstone Nationalpark, USA.

Thermische Effekte *m, plur.*; ***Etym.:*** griech. *thermos* „warm, heiß" u. lat. *effectus* „Wirkung, Erfolg"; ***engl.:*** Thermal effects
Kontext: Physik
In erster Linie Erwärmungen von Körpern oder Körperteilen durch Absorption von Feldenergie (Kondensatorfeld, Magnetfeld) infolge bewegter Moleküle, die durch Reibung Wärme erzeugen (▶ Diathermie). Die Körperstromdichte wird in A/m^2 angegeben. Die Eindringtiefe wird durch die verwendete Technik sowie die Anordnung (Größe, Abstand) der Applikatoren bestimmt. Auch die Wärmewirkung im Gewebe von therapeutischem Ultraschall basiert auf der Umwandlung von mechanischer Energie (Schallwellen) in Wärmeenergie.

Thermodynamik *f*; ***Etym.:*** griech. *thermos* „warm, heiß" u. *dynamis* „Kraft"; ***engl.:*** Thermodynamics; ***Syn.:*** Wärmelehre (veraltet)
Kontext: Physik, Balneologie
Teilgebiet der klassischen Physik, das historisch auf vier Hauptsätzen (Erfahrungssätze) aufgebaut ist. Wichtige Aussagen sind: Energie kann weder erzeugt noch vernichtet, sondern nur in andere Energiearten umgewandelt werden. Thermische Energie kann nicht beliebig in andere Energiearten umgewandelt werden. Der absolute Nullpunkt der Temperatur kann nicht erreicht werden. Thermodynamische Erkenntnisse erklären die Wärmevorgänge balneologischer Anwendungen.

Thermographie *f*; ***Etym.:*** griech. *thermos* „warm, heiß" u. *graphein* „schreiben"; ***engl.:*** Thermography
Kontext: Physik, Diagnostik
Registrierung der Wärmestrahlung eines Körpers mit einer Infrarot- oder Wärmebildkamera. Ein bildgebendes Verfahren, das Temperaturverteilungen sichtbar macht. Die Temperaturverteilung auf der Haut wird durch verschiedene unter der Oberfläche befindliche Gewebe (Wärmekapazität) und dort ablaufende Prozesse (Durchblutung, Entzündungen) beeinflusst. Farbveränderungen im thermografischen Bild machen solche Veränderungen sichtbar.

Thermometer *n*; ***Etym.:*** griech. *thermos* „warm, heiß" u. *metron* „Maß"; ***engl.:*** Thermometer
Kontext: Physik
Gerät zur ▶ Temperaturmessung.

Thermorezeption *f*; ***engl.:*** Thermoreception
Vgl. ▶ Somatosensorisches Informationssystem.

Thermotherapie *f*; ***Etym.:*** griech. *thermos* „warm, heiß" u. *therapeia* „Behandlung, Pflege, Heilung"; ***engl.:*** Thermotherapy
Kontext: Physikalische Therapie
Gezielte Zufuhr von Wärme, Hitze oder Kälte auf den Körper, um damit verbundene physiologische Reaktionen therapeutisch zu nutzen.
Kältetherapie (Kryotherapie**):** unterstützende Therapieform, wirkt u. a. entzündungshemmend, schmerzlindernd; Applikation mit Kühl-Gelpackungen, zerkleinertem Eis, Eisstück (Eislolly), Kältespray, Kaltluft, ▶ Wickel, Umschläge (lokal); in Kältekammern (ganzheitlich).
Wärmetherapie: unterstützende Therapieform zur Anregung des Stoffwechsels, der Durchblutung, Regenerations- und Wachstumsförderung des Bindegewebes, Schmerzlinderung. Applikation mittels Sauna, Bäder (ganzheitlich) oder lokal durch Heusack, Packungen aus ▶ Fango, Moor, ▶ Paraffin, heiße Rolle.

Thessally-Test *m*; ***engl.:*** Thessally test
Kontext: Diagnostik, Traumatologie
Differenzialdiagnostischer Test bei Verdacht auf Meniskusläsion. Der Patient steht mit Unterstützung durch den Therapeuten im Einbeinstand mit 20° Flexion im Kniegelenk. Der Patient rotiert dann unter Belastung dreimal in Innen- und Außenrotation. Bei typischer Schmerzprovokation kann von einer Meniskusläsion ausgegangen werden. Entscheidend ist die Schmerzangabe (innen oder außen).

Thixotropie *f*; ***Etym.:*** griech. *thixis* „Berührung" u. *trepein* „wenden"; ***engl.:*** Thixotropy
1. ***Kontext:*** Physik, Lymphdrainage

T

Biophysikalische Eigenschaft eines Gels (speziell der Bindegewebsflüssigkeit), sich durch mechanisch einwirkende Scherkräfte zu verflüssigen (Solzustand), ohne dass sich der Wassergehalt ändert. Fällt die mechanische Beanspruchung weg, verfestigt sich die Substanz erneut. Makromoleküle der Bindegewebsflüssigkeit sind netzartig verbunden und lösen sich bei Bewegung. (Bei ruckartiger Bewegung zerreißen dagegen die Strukturen, z. B. Riss der Achillessehne.) T. bewirkt Trägheit des Systems. ▸ Manuelle Lymphdrainage berücksichtigt diese Trägheit (lange Behandlungszeit), ist eine dem Bindegewebe angepasste Therapieform. Das Solmilieu erleichtert den Abtransport von molekularen Stoffen und Wasser durch das Lymphsystem, Zusammensetzung und Funktion des Bindegewebes werden normalisiert.

2. ***Kontext:*** Physik, Muskelphysiologie

Siehe 1; die T. des Muskelgewebes ist nachgewiesen und wahrscheinlich an die ▸ Short Range Elastic Component (SREC) gebunden.

Thomas-Handgriff *m*; ***engl.:*** Thomas test

Kontext: Orthopädie

Test zur Prüfung der Hüftextension. Durchführung: Der Patient befindet sich in Rückenlage. Das nicht zu testende Bein wird in die Hüftflexion geführt, bis die Lendenlordose aufgehoben ist. Durch die weiterlaufende Bewegung in LWS-Flexion bewegt sich das Becken im liegenden Hüftgelenk in Richtung Hüftextension vom proximalen Hebel. Bei freier Hüftextension bleibt das Bein auf der Unterlage liegen. Das Abheben des Beines, sobald die Bewegung das Becken erfasst, ist ein Zeichen reduzierter Extensionsfähigkeit. Das Becken ist in der Neutralstellung durch die LWS-Lordose um 12° nach ventral gekippt. Wird diese Kippung durch die Einstellung des Handgriffs aufgehoben, entstehen dadurch 12° Extension am liegenden Bein vom proximalen Hebel. Hebt sich das Bein bei eingestelltem T. in 20° Flexion, fehlen dem Patienten 8° bis zur Nullstellung. 12° müssen vom gemessenen Flexionswinkel abgezogen werden, da die Nullstellung bei Ventralkippung des Beckens um 12° erreicht wird.

Thompson-Test *m*; ***engl.:*** Thompson test

Kontext: Traumatologie

Differenzialdiagnostischer Test bei Verdacht auf Achillessehnenruptur. Test: Bauchlage, Zusammendrücken der Wade mit extendiertem Kniegelenk. Beurteilung: Bei einer intakten Sehne findet eine plantarflektorische Bewegung im oberen Sprunggelenk statt; bleibt sie aus, wird von einer Achillessehnenruptur ausgegangen.

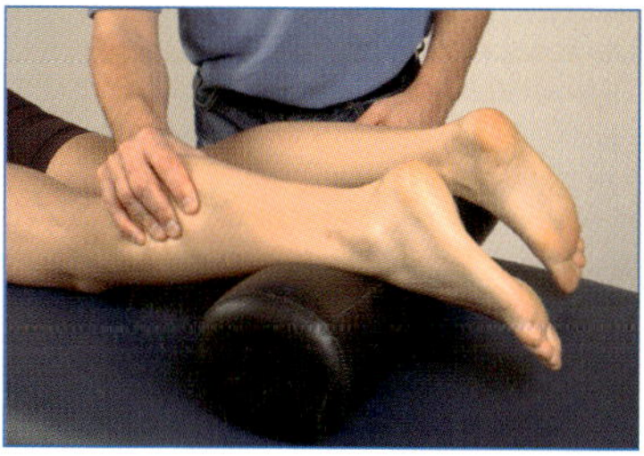

Thompson-Test.

Thoracic-outlet-Syndrom *n*; ***Etym.:*** engl. *thoracic...* „Brust..." u. *outlet* „Durchlass"; ***engl.:*** Thoracic outlet syndrome

Kontext: Orthopädie, Therapeutisches Klettern

Enge im Bereich der oberen Thoraxapertur, der ▸ Skalenuslücke, der kostoklavikulären Passage und des Proc. coracoideus, wobei durch muskuläre bzw. knöcherne Strukturen Kompression auf den Plexus brachialis ausgeübt wird. Folgen sind oft Parästhesien im Bereich der oberen Extremitäten und abgeschwächte Haltemuskulatur. Gerade beim Klettern werden die o. g. Strukturen gefordert, weshalb eine physiotherapeutische Behandlung (Schwerpunkt Bewegungssystem) vor dem Training die Bewegungsqualität fördert.

Thorakaler Flachrücken *m*

Vgl. ▸ Flachrücken, thorakaler.

Thoraxbeweglichkeit *f*; ***Etym.:*** griech. *thorax* „Brustkorb"; ***engl.:*** Thoracic mobility

Kontext: Diagnostik, Atemtherapie

Einschätzen und Beschreiben der Hyper- oder Hypomobilität einzelner Abschnitte der Brustwirbelsäule und Rippen für den Atembefund; Angabe von Grobniveaus, keine einzelnen Segmente (vgl. ▸ Atembefund).

Thoraxform *f*; ***Etym.:*** griech. *thorax* „Brustkorb"; ***engl.:*** Thoracic form

Kontext: Diagnostik, Atemtherapie

Beschreibungen von Oberkörperformen für den Atembefund z. B. unauffällig, fassförmig, vergrößerter Sagittaldurchmesser, Kyphose, Skoliose, osteoporotisch veränderter Oberkörper (vgl. ▸ Atembefund).

Thoraxkompression *f*; ***Etym.:*** griech. *thorax* „Brustkorb" u. lat. *comprimere* „zusammendrücken"; ***engl.:*** Thorax compression

Kontext: Atemtherapie

T

Hustenhilfe in der akuten Atemsituation zur Sekretexploration bei Patienten mit kompletter Querschnittlähmung; zur Durchführung sind zwei Therapeuten notwendig.

Thoraxumfangmaß *f*; ***Etym.:*** griech. *thorax* „Brustkorb"; ***engl.:*** Thoracic circumferential measurement; ***Syn.:*** Atemmaß

Kontext: Diagnostik, Atemtherapie

Umfangsdifferenz des Brustkorbs (und Bauches) zwischen maximaler Ein- und Ausatmung auf definierten Körperhöhen: Achsel, Sternumspitze, 5 cm unterhalb der Sternumspitze, Bauchnabel; neben dem jeweiligen Maß wird die Ausgangsstellung dokumentiert; Voraussetzung ist, dass der Patient forciert ein- und ausatmen kann (für Patienten mit starker Obstruktion bzw. ohne respiratorisches Reservevolumen nicht geeignet); Atemmaße können nur im individuellen Kontext interpretiert werden, es gibt keine Normwerte; sie sind abhängig von der Dehnfähigkeit des Thorax, Beweglichkeit der Rippen-Wirbel-Gelenke und der Ventilation (vgl. ▸ Atembefund).

Threshold loading *n*; ***Etym.:*** engl. threshold „Schwelle" u. to load „aufladen"; ***engl.:*** Threshold loading

Vgl. ▸ Atemwiderstandstraining, inspiratorisches.

Thromboembolieprophylaxe *f*; ***Etym.:*** griech. *thrombos* „Klumpen, geronnene Masse, dicker Tropfen", *emballein* „hineinschleudern" u. *prophylax* „Vorposten, Wachtposten"; ***engl.:*** Thromboembolism prophylaxis

Kontext: Prävention

Gesamtheit der Maßnahmen zur Verhinderung von venösen Thromben und Embolien, die passives und aktives Bewegen, Kompressionsstrümpfe und ggf. die Vertikalisierung des Patienten umfassen.

Thrombolyse *f*; ***Etym.:*** griech. *thrombos* „geronnene Masse, Klumpen" u. *lysis* „Auflösung"; ***engl.:*** Thrombolysis

Kontext: Innere Medizin

Intravasale Auflösung eines Thrombus oder Embolus durch Fibrinolytika. Ist nur innerhalb der ersten 24 Stunden erfolgreich. Physiotherapie ist in dieser Zeit eine absolute Kontraindikation.

Thrombophlebitis *f*; ***Etym.:*** griech. *thrombos* „geronnene Masse, Klumpen" u. *phleps* „Blutader"; ***engl.:*** Thrombophlebitis

Kontext: Innere Medizin

Akute Entzündung oberflächlicher Venen mit entzündlichen Reaktionen der Gefäßwand, häufig im Bereich von Varizen. Physiotherapie: keine Bettruhe! ▸ Kompression und ▸ Gehen.

Thromboseprophylaxe *f*; ***Etym.:*** griech. *thrombos* „Klumpen, geronnene Masse, dicker Tropfen" u. *prophylax* „Vorposten, Wachtposten"; ***engl.:*** Thrombosis prophylaxis

Kontext: Prävention

Indikation: Erhöhtes Tromboserisiko nach Operationen und bei Immobilisation. Ziele: Durchbultungsförderung und Fördern des venösen Rückstroms. Maßnahmen: Der Patient sollte Kompressionsstrümpfe tragen oder gewickelte Beine haben. Im langen Rhythmus wiederholt der Patient stündlich für ca. 10 Minuten „tretende" Fußübungen, um die Waden- und Sprunggelenkspumpe zu nutzen. Es sollen keine ischämischen Schmerzen auftreten. Beine hochlagern. kann der Patient nach Operationen aufstehen, soll er viel gehen, wenig sitzen, beim Sitzen nicht die Beine übereinanderschlagen. Merke: Nicht sitzen und stehen, sondern liegen und gehen. Kontraindikationen: Bei zusätzlich vorliegenden arteriellen Durchblutungsstörungen keine äußere Kompression der Beine. Bei Herzinsuffizienz kein Hochlagern der Beine.

Thyroidea stimulierendes Hormon *n*; ***Etym.:*** griech. *thyreos* „Türstein, großer Schild", *eidos* „Aussehen, Gestalt", lat. *stimulare* „stacheln, antreiben, reizen" u. griech. *horman* „in Bewegung setzen, antreiben, anregen"; ***Abk.:*** TSH; ***engl.:*** Thyroid-stimulating hormone

Kontext: Physiologie

Glandotropes (auf Drüsen wirkendes) Hormon der Adenohypophyse (Hypophysenvorderlappen); stimuliert die Schilddrüse zur Produktion von Thyroxin-(T 4)- und Trijodthyronin-(T 3).

Tic *m*; ***Etym.:*** franz. *tic* „Zucken, nervöse Muskelzuckung, wunderliche Gewohnheit, Schrulle"

Kontext: Neurologie, Psychiatrie

Unwillkürliche, rasche und plötzlich einschießende Muskelzuckungen und Bewegungen (z. B. Blinzeln, Schulterzucken; auch Räuspern), die überwiegend im Gesichts- und Kopfbereich auftreten. Als Ursache wird eine Schädigung der Basalganglien angenommen. Physiotherapie: Tics lassen bei Entspannung nach; Dehnungen verkürzter Muskeln, Haltungskorrektur, Minderung auslösender, verstärkender Situationen; die Störung selber ist durch Physiotherapie nicht zu beeinflussen (vgl. ▸ Tourette-Syndrom).

Tiefen *f*; ***engl.:*** Depth

Kontext: Funktionelle Bewegungslehre

Teil der Untersuchung der Konstitution. Durch die Auswertung der beobachteten T. in der sagittalen Körperebene erhält der Therapeut z. B. Informationen über die Gewichtsverteilung in der Sagittalebene zur Körperlängsachse und den daraus sich ergebenden Konsequenzen für Haltung und Bewegung. Beobachtungskriterien (Norm, Ausgangsstellung aufrechter Stand): sagittotransversaler Kopfdurchmesser, sagittotransversaler Brustkorbdurchmesser (Höhe Th 7), Fußlänge. Die Dokumentation von Abweichungen ist im FBL-Konzept standardisiert.

Tiefenhirnstimulation *f*; ***Etym.:*** lat. *stimulus* „Stachel (zum Antreiben von Tieren)"; ***engl.:*** Deep Brain Stimulation; ***Syn.:*** Tiefe Hirnstimulation
Kontext: Neurologie
Methode der ärztlichen Therapie bei Patienten mit generalisierter ▸ Dystonie; millimetergroße Elektroden werden in die Zielregion (Basalganglien) eingeführt und mit einem unter der Haut (im Brustmuskel- oder Bauchbereich) implantierten Impulsgeber angesteuert. Über die Elektroden werden elektrische Impulse auf die Nervenzellen abgegeben, die ein Sistieren der dystonen Bewegungen bewirken. Physiotherapie: Vermieden werden sollten direkte Manipulationen im Bereich des Impulsgebers und seiner Leitungen. Gelegentlich kommt es durch die T. zu Veränderungen des Antriebs und der Stimmung.

Tiefensensibilität *f*; ***Etym.:*** lat. *sensibilis* „sinnlich wahrnehmbar, mit Gefühl begabt", zu *sentire* „fühlen, empfinden, wahrnehmen"; ***engl.:*** Bathyaesthesia; ***Syn.:*** Kinästhesie
Kontext: Physiologie, Medizinische Trainingstherapie
Wahrnehmung von Bewegung; Fähigkeit, vorgegebene Gelenkstellungen aktiv oder passiv zu reproduzieren. Die T. ist ein wichtiger Bestandteil der Koordination und steht am Anfang zusammen mit den lokalen Stabilisatoren im Mittelpunkt des Trainings.

Tiefenwirkung *f*; ***engl.:*** Depth effect, (effect of) penetration; ***Syn.:*** Eindringtiefe
Kontext: Physik, Elektrotherapie
Wechselwirkung (Effekt) eindringender Energien in tiefer liegenden Geweben. Meist gleichgesetzt (verwechselt) mit ▸ Eindringtiefe.

Tiefsprung *m*; ***engl.:*** Drop jump; ***Syn.:*** Drop Jump
Kontext: Medizinische Trainingstherapie
Herunterspringen (Niedersprung) von einer Erhöhung; Tiefsprünge sind besonders gut geeignet, die Antizipation (Feedforward-Mechanismus) zu trainieren. Mögliche Variationen/Steigerungen ergeben sich durch: Veränderung der Sprunghöhe; zwei-/einbeinige Ausführung; Training mit Störeinflüssen (Ball fangen, Kopfbewegung etc.); Training mit offenen/geschlossenen Augen. Bei Tiefsprüngen mit anschließendem Hochspringen sind die gleichen Variationen/Steigerungen möglich.

Tilt *m*; ***Etym.:*** engl. *tilt* „Schräglage, Neigung, Kippen"; ***Syn.:*** Beckenkippung
Kontext: Bewegungsanalyse
Kippen des Beckens nach vorne oder hinten.

Tilt, anterior *m*; ***Etym.:*** engl. *tilt* „Kippung, Neigung, Schräglage" u. lat. *anterior* „vorderer, vorn gelegen"
Kontext: Bewegungsanalyse
Anteriore (nach vorne gerichtete) Beckenkippung; in der Endstellung (ausgehend aus der ▸ Neutral-Null-Stellung): abwärts gerichtete Symphyse, flektierte Hüftgelenke, vergrößerte Lordose. Ursachen bei permanentem, ausgeprägtem T. während des Gehens: schwache Bauch- und Hüftgelenkmuskulatur, Kontraktur/Spastik der Hüftgelenkflektoren. Folgen: Energieverbrauch steigt, schmerzhafte LWS durch verstärkte Lordose (vgl. ▸ Tilt, posterior).

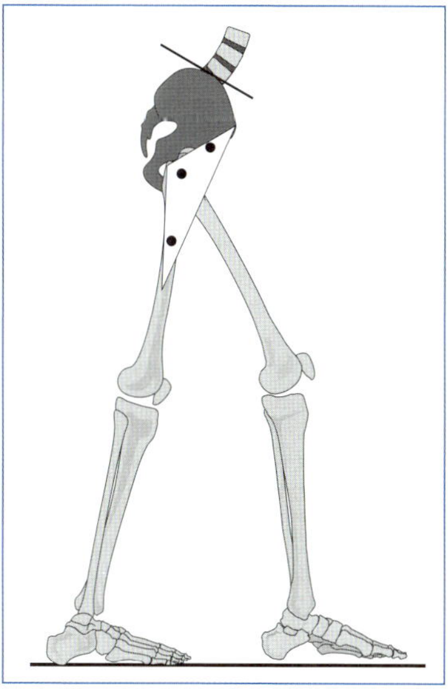

Anteriorer Tilt.

Tilt, posterior *m*; ***Etym.:*** engl. *tilt* „Kippung, Neigung, Schräglage“ u. lat. *posterior* „hinterer, hinten gelegen“
Kontext: Bewegungsanalyse
Posteriore (nach hinten gerichtete) Beckenkippung; in der Endstellung (ausgehend aus der ▸ Neutral-Null-Stellung): aufwärts gerichtete Symphyse, extendierte Hüftgelenke, abgeflachte Lordose. Ursachen bei permanentem, ausgeprägtem T. während des Gehens: Schonung bei schmerzhafter LWS, eingeschränkte Extension der LWS, verkürzte ischiokrurale Muskulatur, Kompensation für das Schwungbein bei unzureichender Flexion im Hüftgelenk. Folgen: Energieverbrauch steigt, ggf. übermäßige Flexion im Kniegelenk im Einbeinstand (vgl. ▸ Tilt, anterior).

Time-Walking-Test *m*; ***Etym.:*** engl. *time* „Zeit“, *to walk* „gehen“ u. *test* „Probe, Prüfung“; ***engl.:*** Time walking test
Kontext: Neurologie, Geriatrie
Zweiteiliger Kurztest, um Ganggeschwindigkeit und Ausdauer zu testen; insbesondere geeignet für neurologische und geriatrische Patienten. Qualitative Kriterien werden nicht beobachtet, der Patient kann Gehhilfen benutzen (Dokumentation); einfache Handhabung, Dauer ca. 15 min. Geschwindigkeitstest: Der Patient geht 5, 10 und 20 m in seinem individuellen Tempo (Dokumentation: Zeit; normale Geschwindigkeit: durchschnittlich 80 m/min). Ausdauertest: Der Patient geht 2, 6 oder 12 min ein fixe Distanz (normal 20 m) auf und ab, wobei er jederzeit aufhören kann; der Therapeut sagt die Zeit an (Dokumentation: Zeit, Distanz).

Timed-up-and-go-Test *m*; ***Etym.:*** engl. *to time* „(Zeit) messen“, *up* „hoch, oben“ u. *to go* „gehen“; ***Abk.:*** TUG
Kontext: Diagnostik, Geriatrie, Neurologie
Test zur Beurteilung der posturalen Kontrolle und der Mobilität von Patienten, insbesondere für geriatrische und neurologische Patienten geeignet. 1991 von Podsiadlo et al. publiziert (eine Zeitmessung ersetzt die ursprüngliche Ordinalskalierung von 1–5 mit qualitativer Klassifizierung); basiert auf dem 1986 von Mathias et al. publizierten „get up and go test“. Mobilität ist ein wesentliches Kriterium für die Selbstständigkeit im Alltag; reduzierte Mobilität beeinträchtigt auf der Aktivitäts- und Partizipationsebene (ICF). Der Test basiert auf der Annahme, dass der Patient über eine bessere Mobilität verfügt, je schneller er den Test ausführt. Durchführung: Die Testperson trägt/nutzt ihre üblichen Schuhe und Hilfsmittel (Stock, Unterarmgehstützen, Rollator etc.). Der Therapeut misst die Zeit, die der Patient braucht, um vom Stuhl (Sitzhöhe 46 cm, Armlehnen) aufzustehen, 3 m zu gehen, umzudrehen, zurück zum Stuhl zu gehen und sich wieder hinzusetzen; er gibt keine Hilfestellung. Der Patient startet (angelehnt an die Rückenlehne, mit auf den Lehnen parkierten Armen oder dem Hilfsmittel in der Hand) beim Kommando „Start“. Er soll den Parcours in seiner komfortablen und sicheren Geschwindigkeit zurücklegen. Beurteilung: Benötigte Zeit des Patienten für die Bewältigung des Parcours: unbeschädigte Personen (< 10 sec), beeinträchtigte Alltagskompetenz (10–25 sec), massive Sturzgefährdung (> 25 sec). Die Kraft der unteren Extremität (Knieextensoren, Hüftextensoren) beeinflusst das Ergebnis. Mit zunehmender Kraft verkürzt sich die Zeit. Zusätzliche Dokumentation benötigter Hilfen und Hilfsmittel, um rehabilitive Fortschritte durch weniger Hilfsmitteleinsatz zu beschreiben.

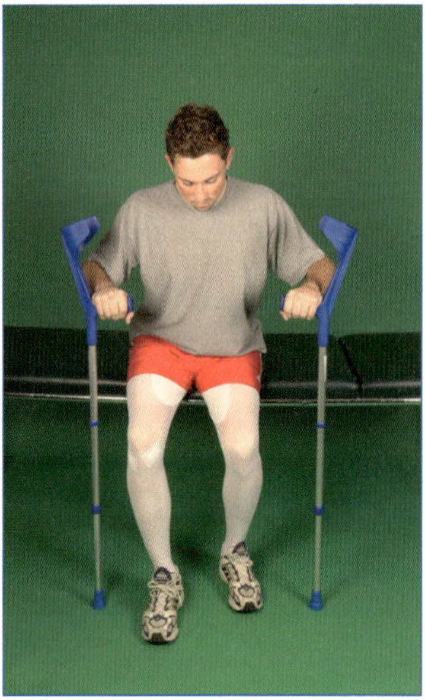

Timed-up-and-go-Test.

Timing *n*; ***Etym.:*** engl. *timing* „zeitliche Abstimmung, Wahl des richtigen Zeitpunkts“
Kontext: N.A.P.-Konzept

T

T. bezeichnet die zeitliche Abfolge von Bewegungen bzw. ihre Koordination. Es wird vorher und über die Vorinformationen, die dem ZNS zugefüttert werden (▶ Feeforward), festgelegt. Die zeitliche Abfolge der Bewegung hängt von der Lokalisation des Ziels und der Art der Aufgabe ab. Das ZNS plant immer in Abhängigkeit vom Endpunkt der Bewegung, bevor sie losgeht. Die Zeit, die sie benötigt, um mit der distalen Komponente das Ziel zu erreichen, ist dabei von entscheidender Bedeutung. Die für die Haltungskontrolle notwendige proximale Muskulatur wird proaktiv und automatisch über subcortikale Areale gesteuert. Im ▶ N.A.P.-Konzept ist die Bewegungsanalyse fundamental, damit der Therapeut das für die Aufgabe benötigte T. fördern kann. Er muss das Bereitschaftspotenzial des Patienten abwarten, bevor er seine Hände als Instrument für das somatosensorische ▶ Feedback nutzt. Der Therapeut muss seine Hände nicht nur an der richtigen Stelle anbringen, sondern vor allem zum richtigen Zeitpunkt einsetzen.

Timing for Emphasis *n*; ***Etym.:*** engl. *timing* „gute zeitliche Koordinierung, zeitliche Anpassung" u. *emphasis* „Betonung"
Kontext: PNF-Konzept
Betonen einer isolierten Bewegung innerhalb einer Synergie. Dominantere Körperteile werden zurückgehalten, um die kortikale Repräsentation und die Aktivität der schwächeren zu fördern. Dazu werden sowohl zeitliche als auch räumliche Summationsreize genutzt. Timing. Reihenfolge und Geschwindigkeit der Motoneuronrekrutierung (intramuskuläre Koordination) und der Muskelaktivierungsfolge (intermuskuläre Koordination), um eine aufgabenspezifische ökonomische Bewegung zu ermöglichen (vgl. ▶ Summation, zeitliche, ▶ Summation, räumliche).

Tinetti-Score *m*; ***Etym.:*** nach der US-amerikanischen Medizinerin und Geriaterin an der Universität Yale *Mary E. Tinetti*, eingeführt 1986, engl. *score* „Punktzahl"; ***engl.:*** Tinetti score; ***Syn.:*** Mobilitätstest nach Tinetti, Tinetti-Test
Kontext: Diagnostik, Neurologie, Geriatrie
▶ Standardisierter Test zur Erfassung des Sturzrisikos und Prüfung der Mobilität. Getestet werden 17 alltagstypische Situationen. Patienten, die weniger als 20 Punkte erreichen, haben ein deutlich erhöhtes Sturzrisiko (Gesamtpunktzahl: 28). Der Test korreliert mit der ▶ Berg Balance Scale.

Tischtennis *n*; ***engl.:*** Table tennis
Kontext: Traumatologie
Sportart für Patienten mit Querschnittlähmung. Die Regeln entsprechen denen von nicht betroffenen Tischtennisspielern; Ausnahme: Aufschlagregelung. Gespielt wird auf 11 Punkte bei drei Gewinnsätzen. Tetraplegie: Die Patienten werden in zwei Spielklassen (1–2) eingeteilt (abhängig von der Ellbogenstreckung und Dorsalextension des Handgelenks). Rumpfbewegungen sind Patienten beider Klassen nicht möglich. Paraplegie: Die Patienten werden in drei Spielklassen (3–5) eingeteilt (abhängig von der Gleichgewichtsfähigkeit). Klasse 3: Alle Bewegungen müssen mit der freien Hand gesichert werden; keine Rumpfrotation. Klasse 4 und 5: Rumpfstabilität und Rotationen ermöglichen eine deutlich größere Reichweite.

Titin *n*; ***Etym.:*** Kunstwort; ***engl.:*** Titin
Kontext: Muskelphysiologie
Protein der Muskelzelle. Um das Myosinmolekül verlaufend verbindet es die Z-Scheiben eines Sarkomers und hat einen freien (nicht mit dem Myosin verbundenen) und einen gebundenen (fest mit dem Myosin verbundenen) Anteil. T. funktioniert als Proteinruler, d. h. das Myosinmolekül wächst so lange, bis das Wachstum durch die „Titinhülle" limitiert wird. Weiterhin zentriert es die kontraktile Einheit, leistet einen Beitrag zur passiven Ruhespannung des Muskels und zur Kontraktionskraft und determiniert die Stärke der Z-Scheibe.

Toe drag *n*; ***Etym.:*** engl. *toe* „Zehe" u. *drag* „schleifen"; ***Syn.:*** Zehenschleifen
Kontext: Ganganalyse
Sehr starke Plantarflexion während der mittleren ▶ Schwungphase führt zum Schleifen der Zehen über den Boden; die Folgen sind ein reduzierter Schwung und Sturzgefahr. Verstärkte Flexion im Knie- und Hüftgelenk kompensiert die fehlende Dorsalextension im Sprunggelenk.

Toe-Hook-Tritt *m*; ***Etym.:*** engl. *toe* „Zeh" u. *hook* „Haken"; ***engl.:*** Toe hook
Kontext: Therapeutisches Klettern
Druckausübung bzw. Hakeln mit dem Vorderfuß auf speziell geformtem Tritt; bei stark anspruchsvollen Wänden notwendig zur Übungsausführung.

Toilettentraining *n*; ***Etym.:*** franz. *toile* „Tuch" u. engl. *training* „Schulung, Ausbildung, Üben"; ***engl.:*** Toilet training
Kontext: Urologie
Methode zur (Wieder-)Erlangung der kontrollierten Entleerung von Blase und Darm; Bestandteile

T

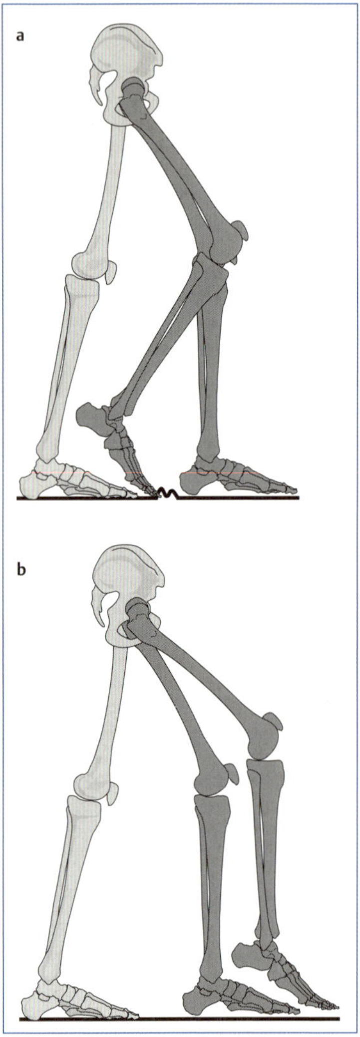

Toe drag: a Zehenschleifen. b Übertriebene Knie- und Hüftgelenkflexion als Kompensation.

sind ▶ Blasentraining und verhaltentherapeutische Elemente, z. B. Trinkgewohnheiten anpassen, Frequenzen normalisieren (4–8 Toilettengänge/d entsprechen der Norm), Kapazitäten erhöhen; man unterscheidet prompted voiding (regelmäßiges Erinnern an den Toilettengang) und timed voiding (regelmäßiges Begleiten zur Toilette); (vgl. ▶ Miktionshaltung, ▶ Miktionstraining).

Tölt *m*; ***engl.:*** Tölt
Kontext: Hippotherapie
Schneller Viertakt in der Fußfolge des Schrittes; angeborene Gangart bei Islandpferden; bequem zu sitzen, kann in der Hippotherapie (selten) eingesetzt werden.

Tönen *n*; ***engl.:*** Breathing with voice; ***Syn.:*** Lautieren
Kontext: Geburtshilfe
Schmerzlindernde Atemtechnik während der Geburt; die Ausatmung wird mit weichen, offenen Lauten verbunden (vgl. ▶ Zwerchfellschwingen).

Tonerde, essigsaure *f*; ***engl.:*** Clay, acetic
Kontext: physikalische Therapie
Aluminium-diacetat-hydroxid-Gemisch. Wirkt kühlend, antiseptisch und adstringierend. Wird als Umschlag nach Prellungen oder Verstauchungen sowie als Zusatz zum Handbad beim ▶ Complex regional Pain Syndrome verwendet.

Tonfall *m*; ***engl.:*** Tone of voice
Kontext: Psychologie, Kommunikation
Stimmliches Merkmal, durch das häufig erkennbar wird, ob eine Aussage ironisch oder ernst gemeint ist. Des Weiteren kommt die ▶ Stimmung und die Befindlichkeit des Sprechenden zum Ausdruck, da Beziehungs- und Emotionsinformationen durch die Stimme transportiert werden (vgl. ▶ Stimme).

Tongue-Teeth-Breathing-Swallowing-Übung *f*; ***Etym.:*** engl. *tongue* „Zunge“, *teeth* „Zähne“, *breathing* „das Atmen“ u. *swallowing* „das Schlucken“; ***Abk.:*** TTBS-Übung; ***engl.:*** Tongue-Teeth-Breathing-Swallowing Exercise
Kontext: Kiefergelenkbehandlung
Die T. ist eine neuromuskuluäre Reedukationsübung und besteht aus einer „Zunge-nach-oben“ (Tongue-), „Zähne-ohne-Kontakt“ (Teeth-) und Atem- und Schluck- (Breathing and Swallowing-) Übung, mit der der Patient versucht, seine bei Tag bestehenden ▶ Parafunktionen unter Kontrolle zu bekommen. Diese Methode dient der Selbstkontrolle und ist im täglichen Leben leicht zu integrieren. Die T. sollte in der optimalen Ruheposition der Mandibula ausgeführt werden, d. h. in der Stellung, in der die Muskeltätigkeit minimal ist.

T

Tonischer Labyrinth-Reflex *m*; ***Etym.:*** griech. *labyrinthos* „Haus mit vielen verschlungenen Gängen und Höfen", lat. *reflectere* „zurückbiegen, umwenden" u. griech. *tonos* „Spannung, Spannkraft"
Vgl. ▸ Labyrinth-Reflex, tonischer.

Tonisierungspunkt *m*; ***Etym.:*** griech. *tonos* „Spannung, Anspannung"
Vgl. ▸ Anregungspunkt.

Tonus *m*; ***Etym.:*** griech. *tonos* „Seil, Tau, Saite, Spannung, Spannkraft"; ***engl.:*** Tone
Kontext: Bindegewebsmassage (BGM)
Grad der Anspannung eines Organs bzw. eines Organteils, von Haut, Muskulatur, Gefäßen Nerven etc.

Tonus, posturaler *m*; ***Etym.:*** griech. *tonos* „Spannung, Spannkraft" u. lat. *positur* „Stellung, Lage"; ***engl.:*** Tone, postural; ***Syn.:*** Haltungstonus
Kontext: Neurologie
Spezielle Aktivierung der im Stehen gegen die Schwerkraft wirkenden Muskulatur (Anti-Schwerkraft-Muskulatur); im Stehen aktivierte Muskeln: M. erector spinae, M. iliopsoas, M. glutaeus medius, M. tensor fascia latae, M. gastrocnemius, M. soleus, M. tibialis anterior. Somatosensorische, visuelle und vestibuläre Afferenzen sowie verschiedene Reflexmechanismen und ▸ Haltung tragen zum p.T. bei.

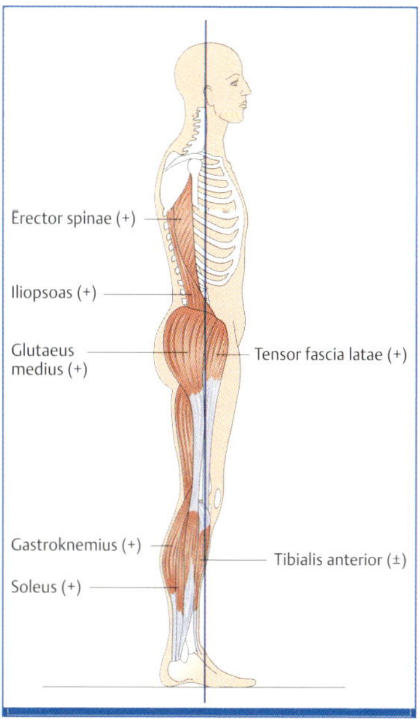

Posturaler Tonus. Aktive Muskulatur im ruhigen Stand.

Tonusprüfung *f*
Kontext: Diagnostik
Wichtigste Grundüberlegung bei der T. ist, ob man lediglich eine Tonusveränderung feststellen will oder untersucht, welche Auswirkung unterschiedliche Funktionen und Ausgangsstellungen auf eine Tonusentwicklung haben. Die erstgenannte Form erfolgt in entspannter Rückenlage. Bei passiven Bewegungen oder Führen einer Extremität fällt ein erhöhter oder verminderter Bewegungswiderstand auf. Dieser lässt meist bei einer weichen Dehnung nach. Bei einem plötzlichen Dehnimpuls steigt der Tonus auf. Bei der zweiten Möglichkeit wird in der jeweiligen funktionellen Ausgangsstellung getestet. Insbesondere die Spastik kann je nach Ausgangsstellung oder Funktion sowohl in einem Ausmaß als auch in einer funktionellen Relevanz sehr stark differieren (vgl. ▸ Ashworth-Skala).

Tonusregulation *f*; ***Etym.:*** griech. *tonos* „Seil, Tau, Saite, Spannung, Spannkraft" u. lat. *regulare* „regeln, einrichten"; ***engl.:*** Tone regulation
Kontext: Muskelphysiologie
Optimale Anpassung der Muskelspannung an die Anforderungen eines Bewegungsablaufs.
Kontext: Neurologie, Traumatologie, Orthopädie
Therapeutische Maßnahmen zur Reduktion einer zu hohen und eine Erhöhung zu niedriger Muskelspannung.

Top-down-Management *n*; ***Etym.:*** engl. *top* „oberstes Ende, Spitze, Gipfel", *down* „nach unten, hinunter" u. *management* „Verwaltung"; ***engl.:*** Top-down management
Kontext: Betriebswirtschaftslehre
Führungstechnik in einem hierarchisch strukturierten Unternehmen(sbereich); hierarchischer Führungsstil, wobei die Leitung/Praxisinhaber (Top) die Mitarbeiter/Therapeuten (Down) der unteren Ebenen nicht in Entscheidungen einbezieht. Physiotherapie: Welcher Stil in einer Praxis praktiziert wird, ist u. a. abhängig vom Menschenbild der Leitung (vgl. ▸ X-Y-Theorie). Je nach Fragestellung, Situation, Wissensstand und Verantwortungsbewusstsein der Therapeuten, nach Art der Entscheidung oder bei Zeitdruck muss top-down geführt werden. Die Vorgehensweise

T

an sich kann nicht generell als gut oder schlecht bewertet werden.

Top-down-Methode *n*; ***Etym.:*** engl. *top* „oberstes Ende, Spitze, Gipfel", *down* „nach unten, hinunter" u.griech. *methodos* „Weg, etwas zu erreichen, Gang einer Untersuchung"; ***engl.:*** Top-down method

Kontext: Betriebswirtschaftslehre

Form der Mitarbeiterführung bzw. Art des Kommunikationsweges zwischen Führungskraft und Mitarbeitern bei Entscheidungen der Führungskraft; die Führungskraft setzt Entscheidungen durch die der Position zugeordneten Kompetenzen durch. Das schließt nicht aus, dass Entscheidungen ausführlich erklärt und transparent gemacht werden. Da im therapeutischen Bereich ein relativ hohes Maß an Eigenverantwortung jedes Therapeuten (freier Beruf) Voraussetzung ist, ist der Umgang mit Leitungsentscheidungen ausschlaggebend für die Umsetzung der Entscheidungen, Zielvorgaben, Umstrukturierungen oder Anordnungen in einer Praxis. Im Allgemeinen wird ein Miteinbeziehen der Mitarbeiter in Entscheidungen (vgl. ▶ Bottom-up-Methode), von denen sie direkt betroffen sind, als motivierender empfunden als ein reiner Top-down-Prozess.

Top-down-Modell *n*; ***Etym.:*** engl. *top-down* „hierarchisch, von oben nach unten, vom Generellen zum Spezifischen"; ***engl.:*** Top-down model

Kontext: Theoretische Modelle

Modell für ein Konzept in der Rehabilitation, das in der Analyse der Behinderung von der Art und dem Ausmaß der Beeinträchtigung der ▶ Teilhabe ausgeht und das nachfolgend die zugrunde liegenden Funktionsstörungen und die ▶ Kontextfaktoren erfasst (vgl. ▶ Bottom-up-Modell).

Top-Management *n*; ***Etym.:*** engl. *top* „oberstes Ende, Spitze, Gipfel" u. *management* „Verwaltung"; ***engl.:*** Top management

Kontext: Betriebswirtschaftslehre

Oberste Leitungsebene eines Unternehmens, z. B. Vorstand, Geschäftsführer oder Einzelunternehmer. Ob es sich um eine Einzelperson oder Gruppe von Führungskräften, Angestellte des Unternehmens oder Eigentümer handelt, ergibt sich i. d. R. aus der Unternehmensform (Rechtsform). In der Außendarstellung müssen die Befugnisse (z. B. Zeichnungsberechtigung) transparent sein. In physiotherapeutischen Praxen ist meist der Inhaber die oberste Leitungsebene.

Torr *n*; ***Etym.:*** nach dem ital. Mathematiker *Evangelista Torricelli* (1608-1647); ***engl.:*** Torr

Kontext: Physik

Nicht mit dem ▶ Internationalen Einheitensystem (SI) konforme Einheit des Drucks. 1 Torr entspricht 1 mmHg und ist derjenige Druck, den eine Quecksilbersäule bei 0 °C und der Höhe von 1 mm auf die Grundfläche der Säule ausübt. 1 Torr = 4 /3 mbar = 133,3 Pascal (Pa).

Torsion *f*; ***Etym.:*** lat. *torsio* „Drehung"; ***engl.:*** Torsion; ***Syn.:*** Verdrehung, Verdrillung

Kontext: Biomechanik, Traumatologie

Verdrehung von Stäben bzw. länglichen Körpern (z. B. Knochen). Torsionsbrüche entstehen infolge starker ▶ Torsionsmomente an den gegenüberliegenden Enden (Drehbrüche).

Torsionsmoment *n*; ***Etym.:*** lat. *torsio* „Drehung" u. *momentum* „Bewegkraft"; ***engl.:*** Torsional moment

Kontext: Biomechanik

Drehmoment, das einen Gegenstand um seine Längsachse zu drehen sucht und dadurch eine ▶ Torsion (Verdrehung) bewirkt.

Tortendiagramm *n*; ***Etym.:*** griech. *diagramma* „Umriss"; ***engl.:*** Pie chart

Kontext: Forschung

Räumliche Darstellung eines Kreisdiagramms. Darstellung von Messergebnissen in Form eines „Kuchenstücks" zur Veranschaulichung von Anteilen (am Ganzen). Verzerrungseffekte aufgrund der räumlichen Darstellung sind ein Nachteil des T. (vgl. ▶ Balkendiagramm).

Torticollis spasmodicus *m*; ***Etym.:*** lat. *tortis* „krumm, gedreht, gewunden", *collum* „Hals" u. griech. *spasmos* „Zucken, Krampf"; ***engl.:*** Spastic torticollis; ***Syn.:*** spasmodischer Schiefhals

Kontext: Pädiatrie, Traumatologie, Neurologie

Schiefhaltung des Kopfes aufgrund einer angeborenen oder erworbenen (nach traumatischer Hirnschädigung oder Enzephalitiden) hyperkinetischen Bewegungsstörung der Hals- und Nackenmuskulatur (rudimentäre Form einer Torsionsdystonie). Nach der Zugrichtung der Muskulatur unterscheidet man: rotatorischer, lateraler, anterograder und retrograder T. Physiotherapie: Muskeldehnungen der betroffenen Hals- und Nackenmuskulatur, Ausprobieren von Trickmanövern, z. B. leichter Druck am Kinn zur Unterdrückung der unerwünschten Kopfdrehung und Einüben einer Haltungskorrektur.

Totalkapazität *f*; ***Etym.:*** lat. *totus* „ganz, in vollem Umfang" u. *capacitas* „Fassungsvermögen"; ***Abk.:*** TK; ***engl.:*** Total capacity
Kontext: Physiologie
Atemkapazität; errechnet sich als Summe aller vier Atemvolumina [ml, l]: Atemzugvolumen, inspiratorisches und exspiratorisches Reservevolumen, nicht ventilierbares Residualvolumen. Die TK ist abhängig von: Alter, Geschlecht, Konstitution, Ausdauertrainingszustand (Erhöhung der Compliance der Lunge) und Erkrankungen der Lunge (vgl. ▸ Vitalkapazität).

Totraum, anatomischer *m*; ***engl.:*** Dead space, anatomic
Vgl. ▸ Luftwege.

Totraum, respiratorischer *m*; ***engl.:*** Dead space, respiratory
Kontext: Anatomie
Teilbereich der Atemwege, der nicht am Gasaustausch beteiligt ist. Als anatomischer T. wird das Volumen der zuführenden Atemwege (Mund, Nase) bis zu den Bronchien bezeichnet (ca. 30 % der eingeatmeten Luft. Durch einen Schnorchel oder Tubus wird er vergrößert, bei einem Tracheostoma erniedrigt. Als funktioneller oder physiologischer T. werden alle Teile der Atemwege verstanden, in denen kein Gasaustausch stattfindet. Er umfasst den anatomischen T. und die Bereiche der Lunge, die nicht durchblutet oder geschädigt sind (kein Gasaustausch). Beim Gesunden entspricht der funktionelle T. dem anatomischen. Bei Lungenfunktionsstörungen kann der funktionelle T. wesentlich größer sein als der anatomische T. vgl. Residualvolumen (nach maximaler Ausatmung noch in der Lunge verbleibende Luftmenge).

Totstellreflex *m*; ***Etym.:*** lat. *reflectere* „zurückbiegen, umwenden"; ***engl.:*** Tonic immobility;
Syn.: Todstellreflex
Kontext: Physiologie, Traumatologie
Motorisches Programm als Reaktion auf lebensbedrohliche Gefahr, wenn Flucht- oder Kampfreaktion nicht möglich sind. Es stellt sich unmittelbare Unbeweglichkeit ein, verbunden mit hypotoner Muskulatur, v. a. in den Beinen (vgl. ▸ psychomotorische Schutzreaktion).

Touch-and-bite-Prinzip *n*; ***Etym.:*** engl. *touch* „berühren", *and* „und", *bite* „beißen" u. lat. *principium* „Anfang, Ursprung, Grundlage"; ***engl.:*** Touch-and-bite principle
Kontext: Kiefergelenkbehandlung
Mit dem T. ist es möglich, bei Patienten mit einer extraartikulären Steifheit (z. B. bei einer Kapsulitis) Mechanorezeptoren zu fazilitieren, damit der afferente Input von Mandibulastellungen und -bewegungen wiedergewonnen werden kann. Störungen von Koordination und propriozeptivem Feedback können Ursachen für eine limitierte Bewegung sein. Die Bewegungen, die ausgeführt werden können, sind die in der Protrusions- und Laterotrusionsrichtung (▸ Protrusion, ▸ Laterotrusion). Auch die ▸ Retrusion ist meist gut durchführbar.
Durchführung in Protrusions- und Retropulsionsrichtung: Der Patient sitzt mit einer geraden, gegebenenfalls korrigierten Haltung des Kopfes und der Brustwirbelsäule. Zur Vorbereitung können in Pro- und Retrusion mehrere passive Bewegungen ausgeführt werden, damit der Patient die Bewegung nachvollziehen kann. Dann berührt der Therapeut mit seinem gestreckten Zeigefinger senkrecht die Haut über den Inzisiven (Schneidezähnen) der Maxilla und fordert den Pa-

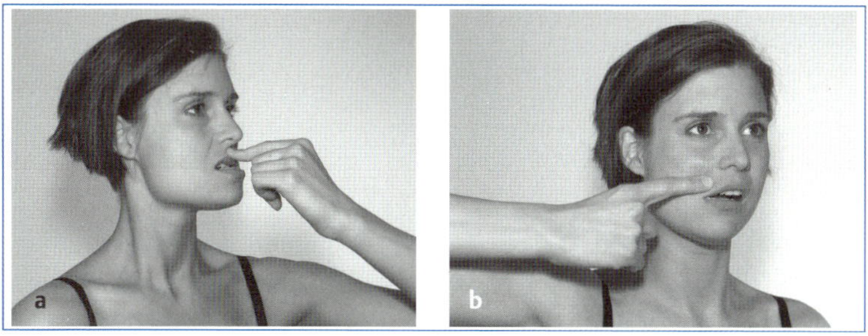

Touch-and-bite-Prinzip. a Touch-and-bite-Übung initiiert in der Protrusionsrichtung. b Touch-and-bite-Übung initiiert in der Laterotrusionsrichtung.

T

tienten auf: „Versuchen Sie, sich nach vorne zu bewegen und in meinen Finger zu beißen." Hierbei achtet der Therapeut darauf, dass die Bewegung tatsächlich nur von der Mandibula ausgeht und die Halswirbelsäule in ihrer Stellung bleibt. Auch darf der Druck der Inzisiven gegen den Zeigefinger des Therapeuten nicht zunehmen. Wird diese Bewegung richtig ausgeführt, kann die Retropulsion geübt werden. Dabei lautet der Auftrag: „Versuchen Sie, die unteren Schneidezähne so weit wie möglich von meinem Zeigefinger weg zu bewegen."

Durchführung in Laterotrusionsrichtung: Der Therapeut berührt mit seinem gestreckten Zeigefinger senkrecht die Haut über den Eckzähnen der Maxilla des Patienten, auf der Seite, wo die Bewegung hingehen soll. Dann fordert der Therapeut den Patienten auf: „Versuchen Sie, das Kinn seitwärts zu bewegen und in meinen Finger zu beißen." Diese Übung liefert andere propriozeptive Informationen, so dass Bewegungen in Protrusions- und Retrusionsrichtung im Lauf der Zeit besser ausgeführt werden können.

Tourette-Syndrom *n*; ***Etym.:*** nach dem französischen Neurologen *Georges Gilles de la Tourette* (1857–1904); griech. *syndrome* „Anhäufung, Zusammenlaufen"; ***engl.:*** Tourette syndrome; ***Syn.:*** Gilles-de-la-Tourette-Syndrom

Kontext: Neurologie, Psychiatrie

Neurologisch-psychiatrische Erkrankung ungeklärter Ursache, die durch Tics charakterisiert ist. Charakteristika: multiple motorische fokale Tics im Verlauf der Erkrankung; mehrmaliges tägliches Auftreten der Tics; regelmäßiger Wechsel in Bezug auf Anzahl, Frequenz, Art und Lokalisation der Tics; die Störung manifestiert sich vor dem 21. Lebensjahr. Weitere Symptome: sehr heftige Bewegungen, ungewollte verbale Äußerungen, Ausrufe und eigenartige Geräusche. Eine spezifische Therapie zur Behandlung ist bis jetzt nicht bekannt. Physiotherapie: Dehnungen verkürzter Muskeln, Haltungskorrektur, Minderung auslösender, verstärkender Situationen; die Störung selber ist durch Physiotherapie nicht zu beeinflussen.

Tourniquet-Test *m*; ***Etym.:*** franz. *Tourniquet* „Aderpresse" u. engl. u. *test* „Prüfung, Untersuchung"; ***engl.:*** Tournique test

Kontext: Diagnostik, Handtherapie

Test zur Diagnose des ▶ Kompressionssyndroms des N. medianus. Eine Blutdruckmanschette wird am Oberarm angelegt und auf ca. 200 mm Hg aufgepumpt. Dieser Druck wird beibehalten. Treten nach 1–2 min Parästhesien auf und/oder nimmt der Schmerz zu, so ist der Test positiv.

Trab *m*; ***engl.:*** Trot

Kontext: Hippotherapie

Schwungvolle Vorwärtsbewegung des Pferdes, ihr Bewegungsablauf erfolgt im Zweitakt mit Fußfolge jeweils diagonal gleichseitig und freier Schwebe zwischen den Fußwechseln. Bei der Hippotherapie kommt T. selten zum Einsatz, evtl. als Unterbrechung der Schrittarbeit mit kurzen Trabreprisen (vgl. ▶ Schritt).

Tracheostoma *n*; ***Etym.:*** griech. *traches* „rau, uneben" u. *stoma* „Öffnung, Mund"; ***engl.:*** Tracheostoma; ***Syn.:*** Luftröhrenschnitt

Kontext: Chirurgie

Chirurgischer Eingriff an der Luftröhre unterhalb des Kehlkopfes bei der Notwendigkeit einer längerdauernden Beatmung eines Patienten nach Unfällen, Operationen oder neurologischen Erkrankungen. Nach einer Tracheotomie werden dem Patienten Atemkanülen (Trachealkanülen) eingesetzt, die das T. offen halten. Physiotherapie: Die Pflege des Tracheostomas ist Aufgabe speziell ausgebildeter Krankenpfleger; nach Instruktion und entsprechenden Absprachen kann ein Kanülenwechsel und das Absaugen auch von Physiotherapeuten durchgeführt werden.

Traditionelle Chinesische Medizin *f*; ***Abk.:*** TCM; ***engl.:*** Traditional Chinese Medicine

Kontext: Traditionelle Chinesische Medizin

TCM ist eine breite Sammlung von Techniken, die auf einer Version des Lebens im Universum und einer Idee des Menschen beruhen. Dazu gehören u. a. nicht invasive Reflextherapieformen wie ▶ Tuina, ▶ Schröpfen, Soft-Laser, ▶ Moxa und ▶ TENS. Diese Behandlungen versuchen, mit geringfügigen Eingriffen die gestörte Ordnung der Bewegungen wiederherzustellen. Die Besonderheit der TCM-Denkweise sind die makroskopische Beobachtung in Form der fünf Elemente, die philosophische Analyse der Befunde mit ▶ Yin und ▶ Yang und schließlich die Ganzheitlichkeit des menschlichen Körpers und des Menschen in seiner Umwelt sowie das holographische Prinzip. Die TCM befasst sich vor allem mit der Prävention von Erkrankungen. Das Jahrtausende alte Lehrgebäude der TCM schenkt den Gefühlen und Emotionen als wesentlichen Modulatoren des Lebens (▶ Qi) große Aufmerksamkeit.

Trägerfrequenz *f*; ***engl.:*** Carrier frequency

Kontext: Physik

In der Übertragungstechnik verwendete Frequenz (Sinusschwingung), die ein niederfrequentes Signal durch Modulation überträgt. Beispiel: Rundfunk (vgl. ▶ Modulationsfrequenz, ▶ Amplitudenmodulation (AM), ▶ Frequenzmodulation (FM).

Trägerfunktion *f*; ***Etym.:*** lat. *functio* „Verrichtung"; ***engl.:*** Carrier function
Kontext: Funktionelle Bewegungslehre
Die T. ist ein Begriff aus der ▶ Funktionellen Bewegungslehre. Beim Training der T. erfolgt eine ▶ dynamische Stabilisation der Wirbelsäule, die der Patient in verschiedenen Belastungsstufen erhalten muss

Trägheit *f*; ***engl.:*** (Mechanical) inertia
Kontext: Physik
Beharrungsvermögen. Eigenschaft der (trägen) Masse, im Zustand der Ruhe oder in ihrem Bewegungszustand zu verharren, solange keine äußere Kraft auf sie wirkt. Je größer die träge Masse eines Körpers ist, desto geringer ist der Effekt einwirkender Kräfte bzw. desto stärker müssen Kräfte sein, um eine Veränderung herbeizuführen (vgl. ▶ Newton-Axiome, ▶ Trägheitsgesetz).

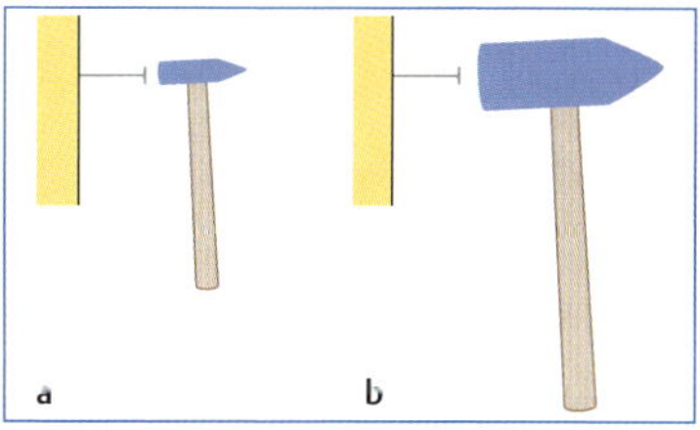

Trägheit: Je größer die Kraft (b), desto größer die erzielte Wirkung.

Trägheitsgesetz *n*; ***engl.:*** Law of inertia; ***Syn.:*** Syn. Trägheitsprinzip
Kontext: Physik
Vgl. ▶ Newton-Axiome.

Trägheitsmoment *n*; ***engl.:*** Moment of inertia (MOI); ***Syn.:*** Massenträgheitsmoment, Inertialmoment
Kontext: Physik
Physikalische Größe in der Mechanik, die die Trägheit (das Beharrungsvermögen) eines starren Körpers gegenüber einer Änderung seiner Rotationsbewegung angibt. Beispiel: Pirouetteneffekt beim Eiskunstlaufen: Änderung der Drehgeschwindigkeit durch Verlagerung der Körpermasse aus der Drehachse erfolgen (Arme anliegend oder ausgestreckt).

Traglinie *f*; ***engl.:*** Weight-bearing line; ***Syn.:*** (mechanische) Beinachse
Kontext: Diagnostik
Durch das Zentrum des Hüftgelenkes, die Mitte des Kniegelenkes und das Zentrum des oberen Sprunggelenkes verlaufende mechanische Achse des Beines (Norm, von ventral betrachtet); überträgt distal auftretende Kräfte geradlinig auf das Hüftgelenk und weiter nach proximal. ▶ Genu valgum: Das Zentrum des Kniegelenks liegt medial der T. ▶ Genu varum: Das Zentrum des Kniegelenks liegt lateral der T. Durch das Abweichen der anatomischen Femurachse von der T. nach lateral um 6° bildet sich der ▶ Knieaußenwinkel.

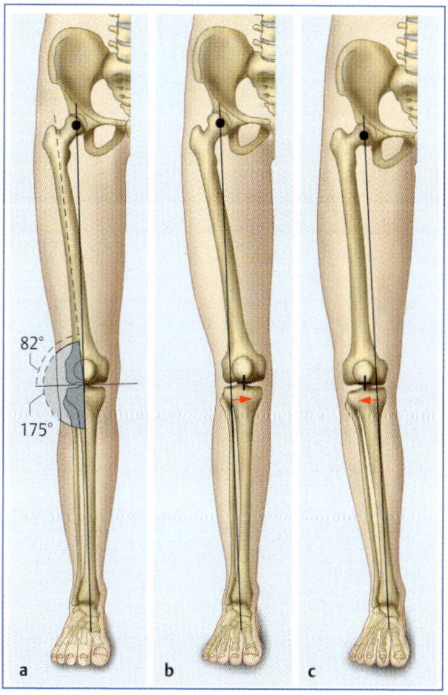

Traglinie Kniegelenk: a Normale Achsenverhältnisse. Die Traglinie verläuft durch die Mitte des Kniegelenks. b Genu valgum: Das Zentrum des Kniegelenks liegt medial der T. c Genu varum: Das Zentrum des Kniegelenks liegt lateral der T.

Training *n, -s*; ***Etym.:*** engl. *training* „Schulung, Ausbildung, Üben"; ***engl.:*** Training
1. *Kontext:* Sportwissenschaft, Trainingslehre, Medizinische Trainingstherapie
Auf ein konkretes Ziel ausgerichteter, nach wissenschaftlichen Kriterien verschiedener Wissensgebiete organisierter, planmäßiger, langfristiger,

Training (Schmidtbleicher 1994)					
Trainingsform	**Bedingung**	**Reizintensität (%)**	**Reizdauer (Wiederholungen)**	**Reizdichte (Serien)**	**Pausen (min)**
allgemeines Muskelaufbautraining	keine	50-75	2–20	3–5	–2
isometrisches Krafttraining	Lagerungsstabilität Immobilisation	70–100	6–12	3–6	–3
wenig belastendes Üben (Hauptziel: Koordinationsschulung)	Bewegungsstabilität	20–40	10–40	2–5	1/2–3
Kraftausdauer	Belastungsstabilität	50–60	20–40	5–8	1/2–1
Maximalkraft	Trainingsstabilität	60–85	6–20	4–6	2–3
Explosivkraft	Trainingsstabilität	90–100	1–3	3–6	≥ 6

Training	
Trainingsform (Beispiele)	**Inhalt**
aufgabenorientiertes T.	systematisches Üben der zu erlernenden Aufgabe bzw. Aktivität (z. B. Mobilität, Greifen, Handhabung von Gegenständen); die Aufgabe kann durch Üben von Teilsequenzen aufgeteilt oder durch Gewichtabnahme erleichtert werden
funktionelles T.	An Körperfunktionen orientiertes (physiologisches), ökonomisches T. einer Körperfunktion (z. B. Kraft, Beweglichkeit), das Körperstrukturen nicht schädigt
kognitives T. (Hirnleistungstraining)	T. zur Verbesserung kognitiver Leistungen (Wahrnehmung, räumliche Orientierung, Gedächtnis, Informationsverarbeitung, Handlungssteuerung und Aufmerksamkeit) bei angeborenen und erworbenen Beeinträchtigungen der menschlichen Denk- Kommunikations- und Handlungsfähigkeit
mentales T.	Methode der Sport-/Trainingswissenschaft; wiederholtes Sich-Vorstellen eines zu erlernenden oder zu optimierenden Bewegungsablaufs (ohne aktive Handlungsausführung); wird auch für eine Vielzahl weiterer Verfahren zur Verbesserung sozialer, emotionaler und kognitiver Fertigkeiten verwendet
myofaziales T.	T. der mimischen Gesichtmuskulatur nach Fazialisparesen
präventives T.	T. zur Erhaltung von Körperfunktionen und Aktivitäten und Vermeidung von Störungen, z. B. Herz-Kreislauf-Training
rehabilitatives T.	T. zur Wiederherstellung verloren gegangener Fähigkeiten/Fertigkeiten auf Funktions-/Aktivitäts- und Partizipationsebene
repetitives T.	wiederholtes Üben einer zu erlernenden Fertigkeit; Kernbestandteil moderner übender therapeutischer Verfahren Bsp. repetitives Armtraining: wiederholtes aktives Üben von Hand- und Armbewegungen; einzelne Bewegungskomponenten oder -abläufe können trainiert werden; Einsatz von mechanischen und robotergestützten Armtrainern
sensorisches T.	T. zur Verbesserung der Wahrnehmung und Differenzierungsfähigkeit sensorischer Qualitäten, insbesondere von visuellen und akustischen Leistungen

logischer und systematisch aufgebauter geregelter Prozess. Das aktuelle Trainingsprogramm muss immer dem aktuellen physischen (und psychischen) Dekonditionierungszustand bzw. den bis dahin erworbenen Adaptationen entsprechen, um psychophysische Leistungen erneut aufzubauen, zu stabilisieren oder auszubauen (Regelung). T. ist ein sehr komplexer Prozess auf der Basis des aktuellen Zustandes, der mit Hilfe pädagogischer, psychologischer, biologischer und medizinischer Gesetzmäßigkeiten, den Mitteln und Methoden der Sportwissenschaft und Trainingsmethodik (einschließlich Wissensvermittlung) den Trainierenden speziell, gerichtet beeinflusst: physische, psychische und kognitive Fähigkeiten und Leistungen; psychophysische Leistungsbereitschaft und Leistungsverhalten. Der Trainingsprozess organisiert den Zyklus Belastung-Beanspruchung-Ermüdung-Erholung-Adaptation, in dem die komplexen psychophysischen Veränderungen des Organismus entstehen, die die angestrebte, gesteigerte Leistungsfähigkeit ausmachen. Dies gilt prinzipiell für Gesunde und Patienten jeden Alters. T. ist die einzige Methode, die Komponenten (Trainingsbelastung, Beanspruchung, Adaptationen für die Entwicklung konkreter psychophysischer Leistungen) gezielt miteinander zu verknüpfen. Der angestrebten Verbesserung der psychophysischen Leistungsfähigkeit liegen bei Gesunden und Patienten immer die gleichen biologischen Ziele zugrunde und somit der Einsatz der entsprechenden sportwissenschaftlichen Trainingsmittel und -methoden. Das T. mit Kranken berücksichtigt krankheits- oder verletzungsbedingte Gegebenheiten (spezifische Belastbarkeit und Belastungsverträglichkeit). Das T. mit Älteren berücksichtigt die biologischen Gegebenheiten und physiologischen Vorgänge des Alterungsprozesses (Trainingsinhalte und Gestaltung).

2. ***Kontext:*** Rehabilitation

Siehe 1., systematisches Üben, das sich an messbaren Zielen orientiert (vgl. ▸ Motorisches Lernen, ▸ SMART-Ziele).

Training, extensorisch/dynamisch *n*; ***Etym.:*** engl. *training* „Schulung, Ausbildung, Üben", lat. *extendere* „ausdehnen, ausspannen" u. griech. *dynamos* „Kraft, Leistungsfähigkeit"; ***engl.:*** Training, extensoric/dynamic

Kontext: Funktionelle Bewegungslehre

Die extensorisch/dynamische Aktivität betrifft im Rahmen des physiologischen Bewegungsverhaltens vor allem die Brustwirbelsäule. Sie beschreibt ihre muskuläre Stabilisation im Stand und bei Vorneigung der ▸ Köperlängsachse aus dem Lot. Durch die extensorisch/dynamische Aktivität oder Stabilität der Brustwirbelsäule ist erst ein generelles physiologisches und funktionelles Bewegungsverhalten möglich. Ihr Verlust ist der Grund vieler haltungsbedingter Überlastungssyndrome an der Wirbelsäule. Ebenfalls ausgelöst werden dadurch funktionelle Atemstörungen. Deshalb ist es im Bedarfsfall notwendig, die extensorisch/dynamische Aktivität der Brustwirbelsäulenmuskulatur durch differenziertes T. zu verbessern.

Training, mentales *n*; ***Etym.:*** engl. *training* „Schulung, Ausbildung, Üben" u. mlat. *mentalis* „geistig, in der Vorstellung vorhanden"; ***engl.:*** Training, mental

Kontext: Sportwissenschaft, Trainingslehre

Methode zur Verbesserung von Bewegungsabläufen durch das Vorstellen der jeweiligen Bewegungsausführung. Stammt ursprünglich aus dem Sport, wird heute in vielen anderen Bereichen und unter anderen Aspekten eingesetzt, z. B. als Motivationstraining. Förderlich sind: globale, allgemeine Informationen (sehr detaillierte Informationen über die Bewegungsausführung führen nicht zu besseren Ergebnissen); interner Standpunkt (man stellt sich vor, die Bewegung selbst auszuführen); Miteinbeziehen relevanter Empfindungen (z. B. wie sich die eigene Hand während der Bewegung anfühlt oder der Ball während des Werfens). Physiotherapeutische Anwendungsbeispiele: Bei Patienten mit Plexusläsion oder inkompletter Querschnittlähmung, die noch nicht aktiv üben dürfen, kann zentralen Verfallsprozessen entgegengewirkt werden (aushebeln des Prinzips „use it or lose it").

Training, segmentales *n*; ***Etym.:*** engl. *training* „Schulung, Ausbildung, Üben" u. lat. *segmentum* „Schnitt; Ein-, Abschnitt"; ***engl.:*** Training, segmental

Kontext: Medizinische Trainingstherapie

Systematisches Üben in nur einem Abschnitt des Gesamtbewegungsausmaßes; angezeigt bei reflektorischen Hemmungen, zum Schutz passiver Strukturen oder zur Ausbildung sportartspezifischer Fähigkeiten.

Trainingsbelastung, medizinische *f*; ***Etym.:*** engl. *training* „Schulung, Ausbildung, Üben" u. lat. *(ars) medicina* „Heilkunst"; ***engl.:*** Training load, medical

Kontext: Sportwissenschaft, Trainingslehre

Alle langfristig und systematisch vorgegebenen physischen, psychischen und intellektuellen Anforderungen, die der Patient realisieren muss, um grundlegende Adaptationen der psychophysischen Leistungsfähigkeit als jeweilige Komponente des Gesundheitszustandes zu verbessern, wiederherzustellen oder auszubauen (Basis jedes medizinischen Trainingsprozesses). Merkmale: Art, Intensität, Umfang, Qualität (Belastungsdichte,

-häufigkeit und -dauer sind Parameter der Intensität bzw. des Umfangs). Die Auswahl der Bewegungshandlungen (Belastungsart) und deren Einsatz (Intensität und Umfang) bei Patienten limitieren verletzungs- und/oder erkrankungsbedingte Einschränkungen: Funktionsfähigkeit des Stütz- und Bewegungssystems bzw. des sensomotorischen Systems und/oder von Organen oder Organsystemen; Belastbarkeit; Belastungsverträglichkeit; Trainierbarkeit und Dekonditionierungszustand. Das Belastungsoptimum (in Art, Intensität und Umfang) ist momentan, längerfristig oder gar nicht mehr einsetzbar. Folgen: limitierte Beanspruchungen und somit limitierte Adaptationen.

Trainingsbelastung, sportliche *f*; ***Etym.:*** engl. *training* „Schulung, Ausbildung, Üben"; ***engl.:*** Training load, sportive
Kontext: Sportwissenschaft, Trainingslehre
Alle langfristig und systematisch vorgegebenen physischen, psychischen und intellektuellen Anforderungen, die der Sportler realisieren muss, um die Adaptationen als Grundlage der angestrebten psychophysischen (sportlichen) Leistungsfähigkeit auszuprägen oder auszubauen (Basis jedes Trainingsprozesses). Merkmale: Art, Intensität, Umfang, Qualität (Belastungsdichte, -häufigkeit und -dauer sind Parameter der Intensität bzw. des Umfangs). Hauptelemente der T. sind sportartspezifische (Leistungsstruktur der Sportart) und sportartunspezifische (psycho)physische Belastungen (Bewegungshandlungen), die dem Alter, Stand der sportlichen Leistungsfähigkeit, Belastbarkeit, Belastungsverträglichkeit, Gesundheitszustand (▶ Trainingsbelastung, medizinisch) und den nächsten kurz- und langfristigen Zielstellungen der sportlichen Entwicklung entsprechen. Das Realisieren der T. (basierend auf der spezifischen Trainingsmethodik) führt zur ▶ Beanspruchung des Organismus.

Trainingsdichte *f*; ***Etym.:*** engl. *training* „Schulung, Ausbildung, Üben"; ***engl.:*** Training frequency
Kontext: Trainingslehre, Medizinische Trainingstherapie
Trainingshäufigkeit pro Zeiteinheit. Die T. sollte mindestens drei Einheiten pro Woche betragen. Mechanische Belastungen werden ca. 48 h in der Grundsubstanz gespeichert. Eine Neuorientierung im kollagenen Netzwerk hält 24 h lang nach mechanischer Belastung an. Erst nach zwei Tagen normalisiert sich die Struktur wieder („Dehnungsgedächtnis").

Trainingsfrequenz *f*; ***Etym.:*** engl. *training* „Schulung, Ausbildung, Üben"; ***engl.:*** Exercise frequency
Kontext: Innere Medizin
Ruhefrequenz des Pulses + 70 % der Differenz zwischen Ruhefrequenz und Maximalfrequenz. Pulsfrequenz, die Herzpatienten mit geringer Belastbarkeit in der Therapie nicht überschreiten sollten.

Trainingsgrundlagen *f*; ***Etym.:*** engl. *training* „Schulung, Ausbildung, Üben"; ***engl.:*** Basics of training
Kontext: Trainingslehre
Sammelbegriff für die Aspekte, die vorab festgelegt werden und auf denen das Training basiert: Trainingsziele/Lernziele (motorische, kognitive, affektive); Trainingsinhalte (z. B. Laufen); Trainingsmethoden (Dauermethode, Pyramidentraining usw.), Trainingsmittel (organisatorisch: Trainingsplan, Zeit usw.; informativ: Schautafel, Video usw.; Geräte: Zugapparat, Thera-Band, Ball usw.); Belastungsnormative (Reizintensität, -dauer, -dichte, -häufigkeit, -umfang), ▶ Trainingsprinzipien (vgl. ▶ Trainingsplanung).

Trainingshäufigkeit *f*; ***Etym.:*** engl. *training* „Schulung, Ausbildung, Üben"; ***engl.:*** Training frequency
Kontext: Sportwissenschaft, Trainingslehre
Komponente der Trainingsbelastung; gibt die Anzahl der Trainingseinheiten in einem Zeitabschnitt an (vgl. ▶ Trainingsumfang).

Trainingsintensität, Bestimmung *f*; ***Etym.:*** engl. *training* „Schulung, Ausbildung, Üben"; ***engl.:*** Training intensity, determining
Kontext: Medizinische Trainingstherapie
Um die adäquate Trainingsintensität im Krafttraining zu bestimmen, kommen verschiedene Verfahren zur Anwendung: Ermitteln des Einwiederholungsmaximums; Abschätzen des Einwiederholungsmaximums; Bestimmen der Intensität über die entsprechenden Wiederholungszahlen (Vorteil dieser Methode: geringere Schwankungen zwischen der Intensität und den maximal auszuführenden Wiederholungszahlen).
Ermittlung des Einwiederholungsmaximums: Hier wird das Gewicht ermittelt, das maximal einmal bewegt werden kann, davon ausgehend erfolgt eine prozentuale Berechnung der Trainingsintensität für die einzelnen Trainingsziele.
Abschätzung des Einwiederholungsmaximums: Es wird hier zunächst ein submaximaler Krafttest mit einem Gewicht durchgeführt, das nach ca. 10 Wiederholungen eine Ermüdung verursacht. Dies

T

entspricht nach der Holten-Kurve 80 % der individuellen maximalen Kraft. Mit einem einfachen Dreisatz kann nun das maximale Gewicht (100 %) errechnet werden.

Wiederholungszahlen: Die Intensität wird nicht in Prozent, sondern durch das Wiederholungsmaximum angegeben. In einem „Versuch-Irrtum-Prozess" nähert man sich dem jeweiligen Wiederholungszahlenbereich, d. h. man kalkuliert das Gewicht in Anlehnung an die Übung und die Leistungsfähigkeit des Patienten. Das Gewicht, das im entsprechenden Zielbereich eine Ermüdung hervorruft, entspricht dem Trainingsgewicht. Voraussetzungen: Erfahrener Therapeut (Krafttraining allgemein, spezielle Übungen); Bereitschaft des Patienten, bis an die individuelle Belastungsgrenze zu gehen. Um dies zu erfüllen, muss der Patient vorab ausreichend informiert werden.

Trainingslehre *f*; ***Etym.:*** engl. *training* „Schulung, Ausbildung, Üben"; ***engl.:*** Training theory
Kontext: Trainingslehre
Definiert, was Training ist, beschreibt Ziele und Aufgaben des Trainings, wie es organisiert, aufgebaut und durchgeführt werden muss, um die Zielstellungen effektiv zu erreichen; zeigt die der Leistungsverbesserung zugrunde liegenden ▸ Trainingsprinzipien und Gesetzmäßigkeiten auf. Diese sind das empirische Ergebnis aus den Erfahrungen der Leistungssportentwicklung; sie werden von der Trainingswissenschaft systematisiert und mit der Sportmedizin und anderen Wissensgebieten (z. B. ▸ Biomechanik) untersucht und weiterentwickelt.

Trainingsparameter *m*; ***Etym.:*** engl. *training* „Schulung, Ausbildung, Üben" u. griech. *para* „neben, bei", *metron* „Maß"; ***engl.:*** Training parameter
Kontext: Trainingslehre, Medizinische Trainingstherapie
Spezifische Faktoren für ein Training der jeweiligen motorischen Hauptbeanspruchungsform. T. für das Krafttraining sind: Anzahl der Übungen (evtl. Aufteilung in Multi- und Single-Joint-Übungen); Wiederholungs- und Satz-Anzahl bzw. Belastungsdauer; Pausenzeit; Rhythmus (z. B. 3–0–1, wobei 3 sec exzentrisch und 1 sec konzentrisch gearbeitet wird ohne Pause am Umkehrpunkt).

Trainingsplanung *f*; ***Etym.:*** engl. *training* „Schulung, Ausbildung, Üben"; ***engl.:*** Planning of the training, training planning
Kontext: Trainingslehre
Vorgehensweise zur Erstellung eines Trainingsplans. Umfasst die Sollwert-Bestimmung, Übungsauswahl, Reihenfolge der Übungen und Bestimmung der Trainingsintensität. Zur T. ist eine vorhergehende Analyse erforderlich (Istwert-Bestimmung). Die T. orientiert sich an den Bedürfnissen des Einzelnen, die sich aus seinem alltags- oder sportartspezifischen Anforderungsprofil sowie seinen Stärken und Schwächen ergeben.

Trainingsprinzipien *f*; ***Etym.:*** engl. *training* „Schulung, Ausbildung, Üben" u. lat. *principium* „Anfang, Ursprung, Grundlage"; ***engl.:*** Training principles
Kontext: Sportwissenschaft, Trainingslehre
Gesamtheit der auf den Erfahrungen der Trainingspraxis und Ergebnissen der Wissenschaft basierenden Grundsätze, die mit ihrem hohen Grad an Allgemeingültigkeit den Status von Gesetzmäßigkeiten besitzen. Es gibt keine allgemeingültige Systematik; mehrere Gliederungsvorschläge existieren. Wesentliche Trainingsgrundsätze für das Training gesunder Personen und die ▸ medizinische Trainingstherapie: absolute Erfordernis einer Mindestbeanspruchung bzw. eines trainingswirksamen Reizes; der Bedarf einer systematischen Belastungssteigerung; individuelle und altersgemäße Trainingsbelastung; kontinuierliche Trainingsbelastung; korrekte Abfolge von Trainingsbelastungen (die Belastungsfolge); Beachten der Wechselbeziehung von Belastungs- und Leistungsspezifik (zielgerichtete Belastung); Gestalten von Belastung und Erholung (Belastungsgestaltung).

Trainingspuls *m*; ***Etym.:*** engl. *training* „Schulung, Ausbildung, Üben"; ***engl.:*** Workout pulse
Kontext: Trainingslehre
Ca. 55-85 % des ▸ Maximalpulses; das Einhalten des T. ermöglicht ein Training im aeroben Bereich (Laktatspiegel im Blut 2-4 mmol/l); abhängig vom Tempo und der Belastungsdauer. Einschätzen des T. ohne Pulsuhr: Der Patient kann sich während der Belastung normal unterhalten und fühlt sich wohl.

Trainingsreiz *m*; ***Etym.:*** engl. *training* „Schulung, Ausbildung, Üben"; ***engl.:*** Training stimulus
Kontext: Trainingslehre, Medizinische Trainingstherapie
Systematisches Einsetzen spezifischer Reize zur Verbesserung von Körperfunktionen und Aktivitäten. Bsp. Medizinische Trainingstherapie: mechanische, indirekt chemische und thermische Reize, um Anpassungsvorgänge des Bindegewebes im

Sinne einer Funktionsverbesserung zu unterstützen.

Trainingsstabil ***Etym.:*** engl. *training* „Schulung, Ausbildung, Üben"; ***engl.:*** Training stability
Kontext: Traumatologie
Begriff zur Belastungslimitierung bzw. physiotherapeutischen Dosierung der Deutschen Gesellschaft für Unfallchirurgie (DGU). Wiederholte aktive Bewegung eines Gliedmaßenabschnitts gegen die Schwerkraft oder gegen Widerstand ist erlaubt, die gehäufte Wiederholung beeinflusst ehemals verletzte Strukturen nicht negativ. Der Belastungsaufbau erfolgt kontinuierlich; der Therapeut achtet auf klinische Überlastungszeichen: Entzündungszeichen, Kompensationsbewegungen, Bewegungseinschränkungen (▸ Klassifikation der Belastbarkeitsdefizite); (vgl. ▸ Lagerungsstabil, ▸ Bewegungsstabil, ▸ Belastungsstabil).

Trainingsumfang *m*; ***Etym.:*** engl. *training* „Schulung, Ausbildung, Üben"; ***engl.:*** Training amount
Kontext: Sportwissenschaft, Trainingslehre
Komponente der Trainingsbelastung; gibt den zeitlichen Gesamtaufwand an; schließt die reizwirksamen Belastungen, die in der Trainingseinheit zugehörigen Pausen, die Trainingsvor- und Trainingsnachbereitung und sportmedizinische Maßnahmen ein (vgl. ▸ Trainingshäufigkeit).

Traktion *f*; ***Etym.:*** lat. *trahere* „ziehen"; ***Abk.:*** T; ***engl.:*** Traction; ***Syn.:*** Separation, Distraktion
1. ***Kontext:*** Kaltenborn-Evjenth-Konzept
Zug; geradlinige translatorische Bewegung rechtwinklig weg von der Behandlungsebene. Dabei entfernen sich alle Punkte der einen Gelenkfläche gleich weit von der anderen, was auch Separation oder Distraktion der Gelenkflächen genannt wird.

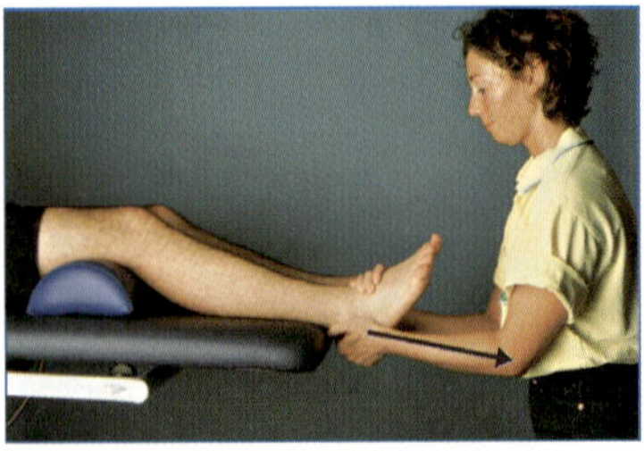

Traktion des oberen Sprunggelenkes.

2. ***Kontext:*** Manuelle Therapie
Siehe 1.; als indirekte Technik wirkt T. schmerzreduzierend; treten während der T. Schmerzen auf, ist die Kapsel die Ursache. Durchführung: in der Regel im Liegen, damit die muskuläre Spannung möglichst gering ist, T. für die Gelenke der Extremitäten werden auch im Sitzen oder Stehen ausgeführt. Intensive T. erzeugt muskuläre Gegenspannung; bei länger anhaltender T. muss daher der Zug gering sein oder die Zugintensität variiert werden. Weitere Formen neben der manuellen T.: T. durch Gewichte, apparative Traktion, z. B. für die Halswirbelsäule (vgl. ▸ Kompression, ▸ Zugspannung).
3. ***Kontext:*** PNF-Konzept
Entfernung der Gelenkflächen voneinander durch den Einsatz von Zug. T. fazilitiert primär Beugesynergien, insbesondere für Bewegungen in der offenen Kette und wird appliziert bei Bewegungen, die gegen die Schwerkraft erfolgen (vgl. ▸ taktile Information).

Traktions-Manipulation *f*; ***Etym.:*** lat. *trahere* „ziehen" u. lat. *manipulatio* „Handgriff, Verfahren"; ***engl.:*** Traction manipulation
Kontext: Kaltenborn-Evjenth-Konzept
Geradlinige translatorische Impulsbewegung mit hoher Geschwindigkeit und kleinem Ausschlag (Amplitude), die eine Entfernung der einen Gelenkfläche rechtwinklig von der Behandlungsebene weg bewirkt.

Traktionssehne *f*; ***Etym.:*** lat. *trahere* „ziehen"; ***engl.:*** Traction tendon
Kontext: Medizinische Trainingstherapie
Sehne mit linearem Verlauf, d. h. Ursprung und Ansatz befinden sich in der Verlängerung des Muskels. Solche Sehnen bestehen, abgesehen von den Insertionen am Knochen, ausschließlich aus fibrösem Bindegewebe und adaptieren auf Zugreize. Wird die Sehne in die Länge gezogen, reagieren die Zellen spontan mit einer gesteigerten Synthese von Matrixmolekülen. Kompressionsreize dagegen fördern die Freisetzung von katabolen Transmittern (vgl. ▸ Gleitsehne).

TRAM-Flap *m*; ***Etym.:*** Abkürzung für engl. *transverse rectus abdominis* u. engl. *flap* „Lappen"; ***engl.:*** TRAM-flap
Kontext: Gynäkologie
Rekonstruktionsoperation einer weiblichen Brust mit körpereigenem Bauchgewebe (M. rectus abdominis und Unterbauchfettgewebe). Bei schwacher Bauchmuskulatur empfiehlt sich ein präoperatives funktionelles Bauchmuskeltraining.

Trampolintest *m*; ***engl.:*** Trampoline test
Kontext: Urologie
Subjektiver Provokationstest, um das Ausmaß einer Senkung oder Inkontinenz zu bestimmen. Hierbei muss der Proband bis zur persönlichen Grenze auf dem Trampolin springen.

Tranquilizer *m*; ***Etym.:*** engl. *tranquilize* „beruhigen"; ***Syn.:*** Tranquillanzien
Kontext: Psychiatrie
Angst- und spannungslösendes Beruhigungsmittel, das eine psychische und körperliche Abhängigkeit (Suchtpotenzial) zur Folge haben kann.

Transduktionsprozess *m*; ***Etym.:*** lat. *transducere* „hinüberführen" u. *processus* „Fortschreiten, Fortgang, Verlauf"; ***engl.:*** Transduction process
Kontext: Neurophysiologie
Primäre Antwort einer Rezeptormembran auf das Einwirken des spezifischen Reizes (Generator- oder ▸ Rezeptorpotenzial); lokale elektrische Antwort (Depolarisation).

Transfer *m*; ***Etym.:*** engl. *transfer* „Übertragung" zu lat. *transferre* „hinübertragen"; ***engl.:*** Transfer
1. *Kontext:* Psychologie
Übertragung von Wissen und Fertigkeiten in neue Anwendungen und/oder unter anderen Umgebungsbedingungen. Physiotherapie: Der Patient überträgt die Aktivität Treppensteigen, die er bisher in der Klinik (geschützter Raum) durchgeführt hat, auf das Treppensteigen in einer Fußgängerzone.
2. *Kontext:* Neurologie, Traumatologie, Rehabilitation
In der Physiotherapie bzw. motorischen Rehabilitation erlerntes Wechseln zwischen unterschiedlichen Körperpositionen, die spezielle, individuell angepasste ▸ Transfertechniken und Bewegungsabfolgen erfordern. Ziel ist die möglichst selbstständige Durchführung des T. im Alltag. Bsp. (Patient mit Querschnittlähmung): T. Boden/Rollstuhl, Bett/Stuhl/Rollstuhl, Rollstuhl/WC-Sitz, Rollstuhl/Duschsitz/Badewanne, Rollstuhl/Autositz. Die Beurteilung des T. ist Bestandteil des ▸ Spinal Cord Independence Measure (SCIM) und des ▸ Functional Independence Measurement (FIM).

Transfertechnik *f*; ***Etym.:*** lat. *transferre* „hinübertragen"; ***engl.:*** Transfer techniques
Kontext: Neurologie, Traumatologie, Rehabilitation
Am Alltag orientierte Ausführung eines ▸ Transfers unter Berücksichtigung individuell abgestimmter therapeutischer Gesichtpunkte mit oder ohne Hilfspersonen und/oder Hilfsmitteln, z. B. Rutschbrett, Lifter. Bsp. therapeutische Aspekte (Patient mit Querschnittlähmung): gute Beweglichkeit (Sprung-, Knie-, Hüftgelenke) und eine gute Stützfunktion als Voraussetzungen; Berücksichtigen der optimalen Unterstützungsfläche, Einsatz körpereigener Gewichte, Nutzen oder Begrenzen weiterlaufender Bewegungen usw. Bsp. Transfer Boden/Rollstuhl, Patient mit Paraplegie: Der Patient bringt sein Gewicht über die Füße, stützt sich mit einer Hand auf dem Boden und mit der andern am Rollstuhl ab; bringt mit einer Rotation das Gesäß nach oben.

Transformationsprozess *m*; ***Etym.:*** lat. *transformare* „umgestalten" u. *processus* „Fortschreiten, Fortgang, Verlauf"; ***engl.:*** Transformation process
Kontext: Neurophysiologie
Sorgt auf der Grundlage der lokalen elektrischen Antwort einer Rezeptormembran (▸ Transduktionsprozess) für das Entstehen von Aktionspotenzialen auf der benachbarten konduktilen Membran.

Transkranielle Magnetstimulation *f*; ***Etym.:*** lat. *trans* „über, über ... hinweg, jenseits", *cranium* „Schädel", griech. *Magnet* nach dem Fundort in der thessalischen Landschaft „Magnesia" u. lat. *stimulus* „Stachel (zum Antreiben von Tieren)"; ***Abk.:*** TMS; ***engl.:*** Transcranial magentic stimulation
Kontext: Neurologie, Traumatologie
Nicht invasive Technik zur Stimulierung und Hemmung kortikaler Areale mit Hilfe eines Magnetfeldes, das durch eine am Schädel angelegte Magnetspule erzeugt wird. Die dadurch ausgelöste elektrische Potenzialänderung bewirkt eine Depolarisierung von Neuronen und damit die Auslösung eines Aktionspotenzials, das z. B. als Muskelzuckung registriert werden kann. Physiotherapie: Die TMS zeigt die Intaktheit der Axone der Pyramidenbahn auf. Eine durch TMS ausgelöste Aktivierung eines Muskels ist jedoch nicht gleichzusetzen mit einer möglichen Willküraktivität des Patienten.

Transkutane elektrische Nervenstimulation *f*; ***Etym.:*** lat. *trans* „über, über ... hinweg, jenseits", *cutis* „Haut", griech. *elektron* „Bernstein", lat. *nervus* „Sehne" u. *stimulus* „Stachel (zum Antreiben von Tieren)"; ***Abk.:*** TENS; ***engl.:*** Transcutaneous electrical nerve stimulation
Kontext: Elektrotherapie, Algesiologie

T

Form der Reizstromtherapie mit mono- oder biphasischen Rechteckimpulsen zur Behandlung von Schmerzen und zur Muskelstimulation. Die Schmerzreduktion beruht auf der ▶ Gate-Control-Theorie. Man geht davon aus, dass durch den elektrischen Reiz im Rückenmark körpereigene Hemmmechanismen aktiviert werden und dadurch die Reizschwelle der afferenten schmerzleitenden Fasern heraufgesetzt wird; absteigende hemmende Nervenfasern aktiviert und die Endorphinausschüttung angeregt werden. Anwendung: Neben den Indikationen Schmerzen und Paresen auch für Patienten mit Alzheimer zur Stimulierung bestimmter Gehirnareale geeignet.

Translation *f*; ***Etym.:*** lat. *translatum* „übertragen"; ***engl.:*** Translation

1. ***Kontext:*** Physik

Bewegung, bei der als Parallelverschiebung eine gerade Linie innerhalb des Körpers immer parallel zu sich selbst bleibt; sich alle Punkte dieses Körpers mit der gleichen Geschwindigkeit in dieselbe Richtung bewegen, alle Punkte dieses Körpers parallele Bahnen durchlaufen. Diese T. kann gerade oder gebogen sein.

2. *Kontext: Kaltenborn-Evjenth-Konzept*

Die Manuelle Therapie des Nordischen Systems bzw. nach Kaltenborn benutzt den Begriff geradlinige T. für die Gelenkspielbewegungen, die geradlinig entlang einer Achse bzw. zur Behandlungsebene ohne Rotation geschehen (geradlinige T.). Dabei bewegen sich alle Teile des Knochens in einer geraden Linie, in gleichem Abstand, in dieselbe Richtung und mit derselben Geschwindigkeit. Diese geradlinigen translatorischen Bewegungen werden durchgeführt als: Traktion (rechtwinklig von der Behandlungsebene weg), Kompression (rechtwinklig zur Behandlungsebene hin), Gleiten (parallel zur Behandlungsebene).

Translationsuntersuchung *f*; ***Etym.:*** lat. *translatio* „Übertragung"; ***engl.:*** Translation assessment

Kontext: Diagnostik, Manuelle Therapie

Passiv translatorische Stabilitätsprüfung eines Gelenkes/Bewegungssegmentes auf eine vergrößerte ▶ neutrale Zone in verschiedenen Stellungen; eine vergrößerte ▶ neutrale Zone deutet auf eine Instabilität hin. Nachteile: Da sich eine Vergrößerung einer natürlichen neutralen Zone nicht messen lässt, beruht das Testergebnis nur auf der Erfahrung des Untersuchers. Bei Schmerzhaftigkeit kann der Patient durch muskuläre Anspannung die neutrale Zone verdecken. Eine negative T. schließt eine Instabilität nicht aus.

Transmission, ephaptische *f*; ***Etym.:*** lat. *transmissio* „Übertragung, Übersendung", griech. *epi* „auf, während, durch, bei" u. *apsis* „Verknüpfung"; ***engl.:*** Transmission, ephaptic

Kontext: Kiefergelenkbehandlung

Degenerative Veränderung eines Nervs, abnormales Cross talk zwischen zwei Axonen. Die T. hat sich als bezeichnend für Neuralgien des N. trigeminus herausgestellt. Abnormale Cross talks verursachen in den anliegenden Axonen eine Reizschwellenerniedrigung. Dies führt schließlich zu einer erhöhten Sensitivität des Hinterhorns, wobei die zweiten Neuronen, die WDR-Zellen (Widedynamic-range-Zellen), bei der Verarbeitung sensorischer Wahrnehmungen in der kraniofazialen Region eine wichtige Rolle spielen. Eine leichte Berührung im Gesicht verursacht eine erhöhte Entladung der WDR-Neuronen. Dies wird vom Nervensystem als eine normal generierte noxische Stimulation interpretiert, z. B. bei einer klassischen ideopathischen Trigeminusneuralgie.

Transmitter *m*; ***Etym.:*** lat. *transmittere* „hinüberschicken"; ***engl.:*** Transmitter

Kontext: Neurophysiologie

Biochemische Botenstoffe. Sie binden sich an Membranrezeptoren (Schlüssel-Schloss-Prinzip), wodurch spezifische Wirkungen ausgelöst werden. Bsp.: Die T. der präsynaptischen Endigung (Synapse) binden sich (nach ihrer Freisetzung in den Synapsenspalt) an die Membranrezeptoren der subsynaptischen Membran, wodurch je nach Synapsentyp eine De- oder Hyperpolarisation hervorgerufen wird.

Transportkapazität *f*; ***Etym.:*** lat. *transportare* hinüberbringen u. lat. *capacitas* „Fassungsvermögen"; ***engl.:*** Transport capacity

Kontext: Lymphdrainage

Fähigkeit des Lymphgefäßsystems, ein bestimmtes Volumen pro Zeiteinheit abzutransportieren, Durchschnittswert am Venenwinkel 2200 ml/24 h (vgl. ▶ Lymphzeitvolumen).

Transportkapazität, maximale *f*; ***Etym.:*** lat. *transportare* „hinüberbringen", lat. *capacitas* „Fassungsvermögen" u. lat. *maxime* „höchst"; ***engl.:*** Transport capacity, maximum

Kontext: Lymphdrainage

Lymphmenge, die bei maximal aktivierter Lymphmotorik pro Zeiteinheit durch den Querschnitt eines Gefäßes fließen kann. Die ▶ Sicherheitsventil-

T

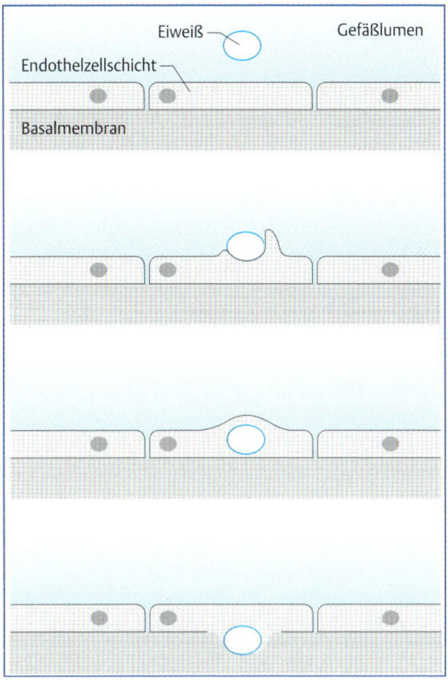

Transportkapazität. Aktiver Transport.

funktion des Lymphsystems basiert auf dieser Steigerungsfähigkeit.

Transtheoretisches Modell *n*; ***Etym.:*** lat. *trans* „über, über … hinweg, jenseits" u. griech. *theoria* „das Anschauen, Forschung"; ***Abk.:*** TTM; ***engl.:*** Transtheoretical Model
Kontext: Psychologie
Dynamisches ▶ Modell des Gesundheitsverhaltens, das sechs Entwicklungsstufen der Verhaltensänderung umfasst.

Transversal ***Etym.:*** lat. *transversa* „quer"
Kontext: Anatomie
Richtungsbezeichnung am Körper; quer verlaufend bzw. von rechts nach links und umgekehrt (bezogen auf den aufrechten Stand); (vgl. ▶ Frontal, ▶ Sagittal).

Transversale Abduktion *f*; ***Etym.:*** lat. *transversus* „querstehend, schräg" u. *abducere* „wegführen, wegziehen"; ***engl.:*** Transversal abduction
Kontext: Funktionelle Bewegungslehre
Bewegungen im Schulter- bzw. Hüftgelenk, die entlang der Transversalebene um eine frontosagittale Achse stattfinden. Bsp. t.A. im Hüftgelenk: Ausgangsstellung Rückenlage, 90° Flexion im Hüftgelenk, die Patella bewegt sich nach lateral (vgl. ▶ Transversale Adduktion).

Transtheoretisches Modell

Entwicklungsstufe	Beispiel: Teilnehmer der Präventionsgruppe Rückenbeschwerden
Präkontemplation (Sorglosigkeit)	mangelndes Bewusstsein über die Problematik gesundheitsschädigenden Rückenverhaltens
Kontemplation (Bewusstwerden)	fehlende Intention, das Verhalten zu ändern, jedoch findet ein erstes Nachdenken über ein rückenfreundliches Verhalten statt
Präparation (Vorbereitung)	erste Veränderungsschritte, es wird oder wurde schon einmal ein Versuch unternommen, das Rückenverhalten zu optimieren
Aktion (Handlung)	Die Teilnehmer verhalten sich entsprechend ihrer gesundheitsfördernden Intention, dem rückenfreundlichen Verhalten.
Maintenance (Aufrechterhaltung)	Die Verhaltensänderung wird über einen längeren Zeitraum gezeigt, das Verhalten hat sich stabilisiert, Rückfälle werden vermieden
Termination (Stabilisierung)	Der Teilnehmer hat die Maßnahme seit mehreren Jahren internalisiert und verfällt nicht mehr kontinuierlich in alte negative Verhaltensmuster.

Transversale Adduktion *f*; ***Etym.:*** lat. *transversus* „querstehend, schräg" u. *adducere* „heranführen, heranziehen"; ***engl.:*** Transversal adduction
Kontext: Funktionelle Bewegungslehre
Bewegungen im Schulter- bzw. Hüftgelenk, die entlang der Transversalebene um eine frontosagittale Achse stattfinden. Bsp. t.A. im Hüftgelenk: Ausgangsstellung Rückenlage, 90° Flexion im Hüftgelenk, die Patella bewegt sich nach medial (vgl. ▶ Transversale Abduktion).

Transversalebene *f*; ***Etym.:*** lat. *trans* „hinüber" u. *vertere* „drehen, wenden"; ***engl.:*** Transversal plane
Kontext: Anatomie
Anatomische Bezeichnung der horizontal liegenden ▶ Körperebene (Schnittebene).

T

Trauer *f*; ***engl.:*** Mourning, grief
Kontext: Psychologie, Kommunikation
Emotionaler Zustand, der sich in Niedergeschlagenheit, Mangel an Lebensfreude oder seelischem Rückzug äußert; natürliche Reaktion bei Zurückweisung durch einen wichtigen Menschen, beim Nichterreichen eines Ziels, bei der Bewältigung von Krankheit und/oder Tod eines nahe stehenden Menschen oder einem anderen Verlust. T. ist eine länger anhaltende Emotion. Mimisch lässt sie sich typischerweise an der Aufwärtsneigung der Augenbraueninnenseite erkennen. Bei einem Verlust treten wellenförmige Episoden von T. auf. In den Zwischenphasen können verschiedene andere Emotionen auftreten wie Wut, Angst oder positive Emotionen, generiert durch Erinnerungen des Trauernden. Arbeiten Physiotherapeuten mit schwer oder final Erkrankten oder deren Angehörigen, sollten emotionale Abläufe und eigener Umgang mit dieser Emotion aufgearbeitet werden (vgl. ▸ Supervision).

Trauma *n*; ***Etym.:*** griech. *trauma* „Wunde"; ***engl.:*** Trauma, psychic
1. ***Kontext:*** Psychologie, Psychiatrie
Folgezustand eines extremen, das physische und/oder psychische Überleben bedrohenden Ereignisses, z. B. ein Unfall, eine Entführung, die Verwicklung in kriegerische Auseinandersetzungen, eine ▸ Grenzüberschreitung, chronische Vernachlässigung im Kindesalter. Die Person wird mit aversiven (ihren Widerwillen auslösenden) Reizen überflutet, die Wahrnehmung wird blockiert und eine Entfremdung vom Geschehen findet statt. Diese neurophysiologischen und psychischen Prozesse schützen vor der Überflutung mit aversiven Reizen (akute Schutzreaktion). Meist bestehen Phasen extremer Lähmung, ▸ Hilflosigkeit und des Ausgeliefertseins. Es kommt zu einer ▸ Abspaltung von Erfahrungen. Wird ein T. nicht verarbeitet, kommt es zu unterschiedlichen Traumafolgestörungen (z. B. Depression, dissoziative Störungen, somatoforme Störungen). Individuell und gesellschaftlich betrachtet entstehen enorme Folgekosten. Bei einem unverarbeiteten T. besteht Therapiebedarf. In den letzten Jahren wurden spezielle Traumatherapien entwickelt, um den besonderen Bedürfnissen traumatisierter Personen gerecht zu werden (vgl. ▸ Übergriff).
2. ***Kontext:*** Psychosomatik
Starke seelische Erschütterung; kann nach einmaligen Erlebnissen (z. B. sexueller Missbrauch), Kriegserlebnissen und lebensbedrohlichen Gefahren entstehen; auch durch wiederholte Bedrohungen, bei denen der Leidtragende keine Schutzmöglichkeiten hatte, s.g. Bindungstrauma. Für die Physiotherapie relevante Traumasymptome (neben psychischen und sozialen): Herzrasen, Atemnot, kalter Schweiß, muskuloskeletaler Schmerz (vgl. ▸ Dissoziation).

Traumaverarbeitung *f*; ***Etym.:*** griech. *trauma* „Wunde"; ***engl.:*** Trauma processing
Kontext: Traumatologie, Psychologie
Wesentlicher Bestandteil der Gesundung von Patienten, die durch ein dramatisches, unvorhersehbares Ereignis verletzt wurden. Zur T. gehören die psychische Verarbeitung des Unfallgeschehens (insofern Erinnerungen existieren) und die Bewältigung der Folgen (z. B. bleibende Schäden) durch den Verletzten und dessen Umfeld. Physiotherapie: Gelingt es dem Patienten nicht, das Trauma und die Folgen zu verarbeiten, kann die Motivation leiden. Die Compliance und damit die Effektivität der Physiotherapie sind vermindert.

Treatwall *f*; ***Etym.:*** engl. *to treat* „behandeln" u. *wall* „Wand"
Kontext: Therapeutisches Klettern
Klettergerät aus den USA, das durch ein vertikales umlaufendes und motorgetriebenes Lammellenband und darauf angebrachten Griffen ein fortwährendes Klettern nach oben mit unterschiedlichen Geschwindigkeiten ermöglicht. Neuere Systeme lassen auch eine Neigungsveränderung der Kletterfläche zu, wodurch die Belastung variabler gestaltet werden kann.

Tremor *m*; ***Etym.:*** lat. *tremor* „Zittern, Beben"; ***engl.:*** Tremour
1. ***Kontext:*** Neurologie, Pädiatrie
Grobe Zitterbewegung; unwillkürliche, sich rhythmisch wiederholende Kontraktionen antagonistischer Muskelgruppen, die unterschieden werden nach betroffener Körperpartie, Frequenz, Stärke, Ursache und Vorkommen in Ruhe, Aktivität oder beim Halten einer Körperposition. Symptom des ▸ Parkinson-Syndroms. Physiotherapie: Der T. kann vom Untersucher ausgelöst werden, z. B. durch schnelles Hin- und Herbewegen des Fußes, wenn die Beinmuskulatur spastischen Einflüssen unterliegt. Der T. lässt meistens nach, wenn der Reiz nicht mehr vorhanden ist bzw. wenn der Fuß auf die ganze Fußsohle aufgestellt und das Körpergewicht darüber verteilt wird.
Physiologischer T.: Kann während einer Muskelüberbeanspruchung bei Gesunden auftreten.

Intentionstremor: Tritt während einer zielgerichteten Bewegung auf, z. B. dem Hinführen eines Fingers auf einen bestimmten Punkt. Mit zunehmender Annäherung an das Ziel verstärkt sich der Intentionstremor.

2. *Kontext:* Psychiatrie

Der psychogene T. tritt meist in übertriebener Form als Attacke auf. Das Zittern und Schütteln kann plötzlich an den Extremitäten einsetzen, auf den gesamten Körper übergreifen und ebenso rasch wieder verschwinden.

Trend *m*; ***Etym.:*** engl. *trend* „Richtung, Tendenz, Entwicklung"; ***engl.:*** Trend; ***Syn.:*** Modeströmung

Kontext: Betriebswirtschaftslehre

Gesellschaftspolitische Strömung, die sich auf Gesundheit (Wellness, Fitness), Mode/Kleidung, Musik, Ernährung, Lebensstil usw. beziehen kann. Trends kommen und gehen; typisch sind zeitliche, geografische Verschiebungen, z. B. von Land zu Land. Wo sie entstehen und wie sie sich ausbreiten, kann durch globale Kommunikation und internationales Marketing verfolgt werden. Physiotherapie: Jede Praxis ist früher oder später mit Trends konfrontiert und muss sich entscheiden, einen T. frühzeitig oder später mitzumachen oder zu ignorieren. Diese Entscheidung kann die Praxisexistenz betreffen. Die Trendprognose spielt bei der ▸ Szenario-Technik eine wesentliche Rolle.

Trendelenburg-Test *m*; ***Etym.:*** Friedrich Trendelenburg, deutscher Arzt (1844–1924); ***engl.:*** Trendelenburg test

Kontext: Orthopädie, Diagnostik

Test zur Beurteilung einer Abduktorenschwäche des Hüftgelenkes. Durchführung: Der Patient steht auf dem zu testenden Bein. Der Untersucher steht hinter ihm, er fordert den Patienten auf, ein Knie Richtung Bauch zu bewegen, bis der Oberschenkel nahezu horizontal steht. (Position 30 sec halten). Ergebnis: Bei guter Aktivität der Abduktoren am Standbein bleibt die frontotransversale Beckenachse horizontal. Bei einer Schwäche kommt es zum allmählichen Absinken des Beckens auf der Spielbeinseite oder zu Kompensationsmechanismen. Durch Neigung des Oberkörpers zum Standbein wird der Lastarm durch die Verlagerung des Schwerpunktes verkürzt (Duchenne). Durch eine Überaktivität der lateralen Rumpfmuskeln wird die Beckenseite der Spielbeinseite nach kranial bewegt. Beide Kompensationsmechanismen können eine Abduktorenschwäche überdecken.

Trendelenburg-Zeichen *n*; ***Etym.:*** Friedrich Trendelenburg, deutscher Arzt (1844–1924); ***engl.:*** Trendelenburg's sign

Kontext: Ganganalyse

Durch insuffiziente Abduktoren des Hüftgelenks entstehender Hinkmechanismus; während des Stehens auf dem betroffenen Bein und gleichzeitigem Anheben des gesunden Beines (Flektieren im kontralateralen Hüft- und Kniegelenk) sinkt die kontralaterale Beckenseite ab. Positives T.-Z.: Absinken > 5°.

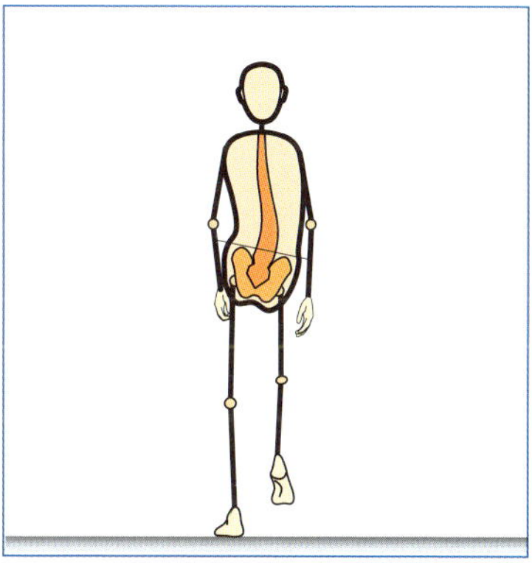

Trendelenburg-Zeichen.

Trennebene *f*; ***engl.:*** Junction (plane), separating plane

Kontext: Funktionelle Bewegungslehre

Gedachte vertikale, durch den Schwerpunkt des Patienten laufende Ebene, die senkrecht zur horizontalen Komponente der Primärbewegung steht. Sie ermöglicht das Erkennen der beschleunigenden und bremsenden Gewichte in jeder Bewegungsphase. In der ▸ Funktionellen Bewegungslehre werden bei vielen therapeutischen Übungen ▸ Gleichgewichtsreaktionen sowie die Veränderung der ▸ Unterstützungsfläche und das Einsetzen von Gegengewichten anhand der T. analysiert und therapeutisch genutzt.

Trense *f*; ***engl.:*** Snaffle

Kontext: Hippotherapie

Teil des Zaumzeuges; eine meist zweigliederige Metallstange, die in das Pferdemaul bzw. in den zahnlosen hinteren Teil des Kiefers gelegt wird; in die beweglichen Stahlringe jeweils am äußeren Ende werden das Kopfgestell und die Zügel eingeschnallt. Die Unversehrtheit der T. wird regelmäßig geprüft (keine Rauigkeiten) zum Schutz des Pferdes und um eine störungsfreie Hippotherapie zu gewährleisten.

Trepanation *f*; ***Etym.:*** griech. *trepan* „durchbohren"; ***engl.:*** Trepanation
Kontext: Neurologie
Operatives Verfahren mit Eröffnung des knöchernen Schädels zur Druckentlastung und Vermeidung von Hirnquetschungen. Indikation: Erhöhter Schädelinnendruck durch Volumenzunahme (Blutungen, Ödeme), der medikamentös nicht zu beherrschen ist. Die T. wird seit dem Altertum angewendet. Physiotherapie: Maßnahmen der Physiotherapie in der Intensivmedizin; Umlagerungen führen zu erhöhtem Hirndruck und müssen bei erhöhtem Hirndruck unterbleiben.

Treppen mit Rollstuhl ***engl.:*** Stairs with the wheelchair
Kontext: Traumatologie
Bewältigung von Treppenstufen auf-/abwärts im Rollstuhl mit Unterstützung oder selbstständig. Bsp. Patient mit Paraplegie: Zuerst erlernt der Patient das Kippen des Rollstuhls auf die Hinterräder. Treppauf mit Hilfsperson: Der Patient fährt mit dem Rücken zur Treppe, kippt den Rollstuhl, während ihn die Hilfsperson an der Rückenlehne auf die nächste Stufe zieht. Treppab: Die Hilfsperson kontrolliert und bremst das Gewicht von Rollstuhl und Patient über die Handgriffe der Rückenlehne. Treppauf, selbstständig: Der Patient fährt mit dem Rücken zur Treppe, kippt den Rollstuhl; fährt durch eine kräftige rückwärts gerichtete Bewegung der Antriebsräder eine Stufe nach oben. Treppab: Er kontrolliert und bremst das Gewicht über die Antriebsräder. Der Rollstuhl bleibt die ganze Zeit gekippt (nur bei hoher Geschicklichkeit und ausdauerndem Üben erlernbar).

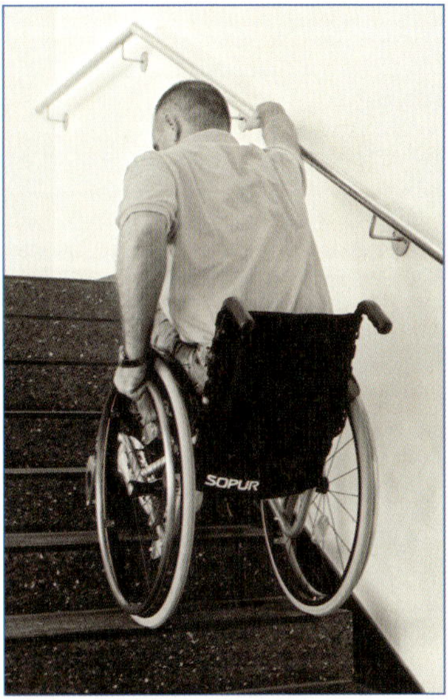

Treppen mit Rollstuhl bewältigen.

Treppengehen, entlastendes *n*
Mit Hilfe von Unterarmstützen gibt es folgende Technik:
Hochgehen: Das zu entlastende Bein mit den Stützen nachsetzen.
Heruntergehen: Das zu entlastende Bein mit den Stützen zuerst nach unten setzen.

Triade der Bewegungskontrolle *f*; ***Etym.:*** griech. *trias* „Dreizahl"; ***engl.:*** Triad of movement control
Kontext: Bewegungslehre
Besteht aus drei regulierenden, interaktiven Kriterien: Ökonomie (Effektivität), Schmerzfreiheit, Gleichgewichtskontrolle (Stabilisation im Schwerefeld).

Trias der Ausfälle *f*; ***Etym.:*** griech. *trias* „Dreiheit"; ***engl.:*** Trias of failures
Kontext: Traumatologie, Neurologie
Jede Querschnittlähmung geht einher mit dreifachen Lähmungserscheinungen der Körperabschnitte unterhalb der Läsion des Rückenmarks: motorische Lähmungen oder Teillähmungen der Willkürmotorik; sensible Lähmungen oder Teillähmungen aller Qualitäten der Sensibilität; vegetative Lähmungen, einschließlich der Kontrolle über Blasen- und Darmentleerung.

Trias, symptomatische *m*; ***engl.:*** Trias, symptomatic
Kontext: Clinical Reasoning
Auftreten dreier, miteinander gekoppelter Symptomkomplexe. Bsp.: Bei Patienten mit Complex regional Pain Syndrom (CRPS) I oder II treten typischerweise autonome (sympathische/vegetative), sensible und motorische Symptome gemeinsam auf.

Tributargebiet *n*; ***Etym.:*** lat. *tributum* „Bezirk, Gebiet"; ***Abk.:*** TG; ***engl.:*** Tributary area
Kontext: Lymphdrainage
Großes Lymphabflussgebiet; Unterteilung: axilläres, inguinales und kraniales T. (vgl. ▸ LVF-Klassifikation).

T

Trick-Manöver *m*; ***Etym.:*** engl. *trick* „Kunstgriff, Kniff, Trick" u. franz. *manœuvre* „Lenken, Steuern"
Vgl. ▸ Sensorischer Trick.

Trigeminustherapiegriff *m*; ***Etym.:*** lat. *trigeminus* „Drillings-"; ***engl.:*** Trigeminus therapy grip
Kontext: Lymphdrainage
Sondergriff der ▸ manuellen Lymphdrainage, wird am Gesicht eingesetzt, zunächst u. U. auf der kontralateralen, schmerzfreien Seite (vgl. ▸ Lymphdrainagegriffe).

Triggerpunkt *m*; ***Etym.:*** engl. *trigger* „Auslöser, Gewehr-, Pistolenabzug"; ***Abk.:*** T.; ***engl.:*** Trigger point ; ***Syn.:*** Myogelose (veraltet)
Kontext: Triggerpunkt-Therapie
Zentrum erhöhter Reizbarkeit in einem Gewebe, das auf mechanische Stimulation (Druck, Zug oder Nadelung) überempfindlich reagiert. Bei aktiven T. werden dabei diejenigen Symptome ausgelöst, die der Patient kennt: Schmerzen, Dysästhesien, Kraftlosigkeit, Störungen der Koordination, autonom vegetative Phänomene. Die ausgelösten Symptome können lokal sein. Zumeist aber strahlen die Schmerzen aus, manchmal in Körperareale, die weit entfernt vom Ort der Provokation liegen (▸ Referred Pain, ▸ Phänomene, übertragene). Je nach Gewebestruktur, die überirritierbar ist, werden myofasziale, tendinöse, ligamentäre, kutane und periostale T. unterschieden. Abhängig vom Aktivitätszustand der T. unterscheidet man zwischen aktiven T. und latenten T. Abhängig von der Art und Zeit der Entstehung eines T. kommen primäre T. sowie assoziierte T. (sekundäre T. und Satelliten-T.) vor.

Triggerpunkt, aktiver *m*; ***Etym.:*** engl. *trigger* „Auslöser, Gewehr-, Pistolenabzug" u. lat. *activus* „tätig"; ***engl.:*** Trigger point, active
Kontext: Triggerpunkt-Therapie
Überempfindliche Stelle in einem Gewebe, die bereits in Ruhe und/oder bei physiologischer Belastung bzw. Bewegung ein charakteristisches Schmerzmuster zeigt. Provoziert man einen aktiven T. mechanisch mittels Druck oder Zug (Dehnung) oder Nadelung, wird das dem Patienten bekannte Schmerzmuster (lokal oder ausstrahlend) reproduziert. Aktive T. sind zu unterscheiden von ▸ latenten T.

Triggerpunkt, assoziierter *m*; ***Etym.:*** engl. *trigger* „Auslöser, Gewehr-, Pistolenabzug" u. franz. *associer* „zugesellen, verbinden", zu lat. *ad* „zu" u. *socius* „Gefährte"; ***engl.:*** Trigger point, associated
Kontext: Triggerpunkt-Therapie
▸ Sekundäre T. und ▸ Satelliten-T. werden unter dem Überbegriff assoziierte T. zusammengefasst. Diese sind als Folge einer Triggerpunktaktivität in einem anderen Muskel entstanden.

Triggerpunkt, dysfunktionsrelevanter *m*; ***Etym.:*** engl. *trigger* „Auslöser, Gewehr-, Pistolenabzug", griech. *dys...* „un..., nicht", lat. *functio* „Verrichtung" u. *relevare* „aufheben, in die Höhe heben, mildern"; ***engl.:*** Trigger point, dysfunctionrelevant
Kontext: Triggerpunkt-Therapie
Das Störpotenzial des T. zeigt sich in Form einer Funktionsstörung. Die Dysfunktion kann sich als Störung der Motorik oder als vegetativ-trophische Störung äußern. Alle T., die betreffend eines klinischen ▸ Schmerzmusters aktiv sind, bewirken gleichzeitig Dysfunktionen. Alle klinisch schmerzrelevanten T. (d. h. alle ▸ aktiven T.) sind somit auch dysfunktionsrelevant. Auch ein betreffend des klinischen Schmerzmusters ▸ latenter T. kann Funktionsstörungen verursachen, also dysfunktionsrelevant, sein.

Triggerpunkt, latenter *m*; ***Etym.:*** engl. *trigger* „Auslöser, Gewehr-, Pistolenabzug" u. lat. *latens* „verborgen"; ***engl.:*** Trigger point, latent
Kontext: Triggerpunkt-Therapie
Überempfindliche Stelle in einem Gewebe, die in Ruhe und/oder bei physiologischer Belastung bzw. Bewegung nicht spontan schmerzhaft ist. Latente T. sind klinisch stumm. Erst beim Palpieren und bei Druckprovokation können – meist ausstrahlende – Schmerzen ausgelöst werden, die dem Patienten aber aus seinem Alltag nicht bekannt sind. Latente T. können alle klinischen Eigenschaften eines aktiven T. aufweisen, mit einer Ausnahme: Die Reproduktion aktueller Beschwerden ist vom latenten T. her nicht möglich. Latente T. sind zu unterscheiden von ▸ aktiven T. Zu beachten ist, dass auch ein betreffend des klinischen ▸ Schmerzmusters latenter T. eine Funktionsstörung des Muskels verursachen kann – und somit betreffend der Dysfunktion aktiv ist. Solche schmerzlatenten T., die für eine Dysfunktion verursachend sind, können als dysfunktionsrelevante T. bezeichnet werden.

Triggerpunkt, myofaszialer *m*; ***Etym.:*** engl. *trigger* „Auslöser, Gewehr-, Pistolenabzug", griech. *mys* „Muskel" u. lat. *fascia* „Binde, Band"; ***Abk.:*** mTrP; ***engl.:*** Trigger point, myofascial
Kontext: Triggerpunkt-Therapie
In einem Muskel oder seiner Faszie gelegener ▸ Triggerpunkt; Zentrum erhöhter Reizbarkeit in

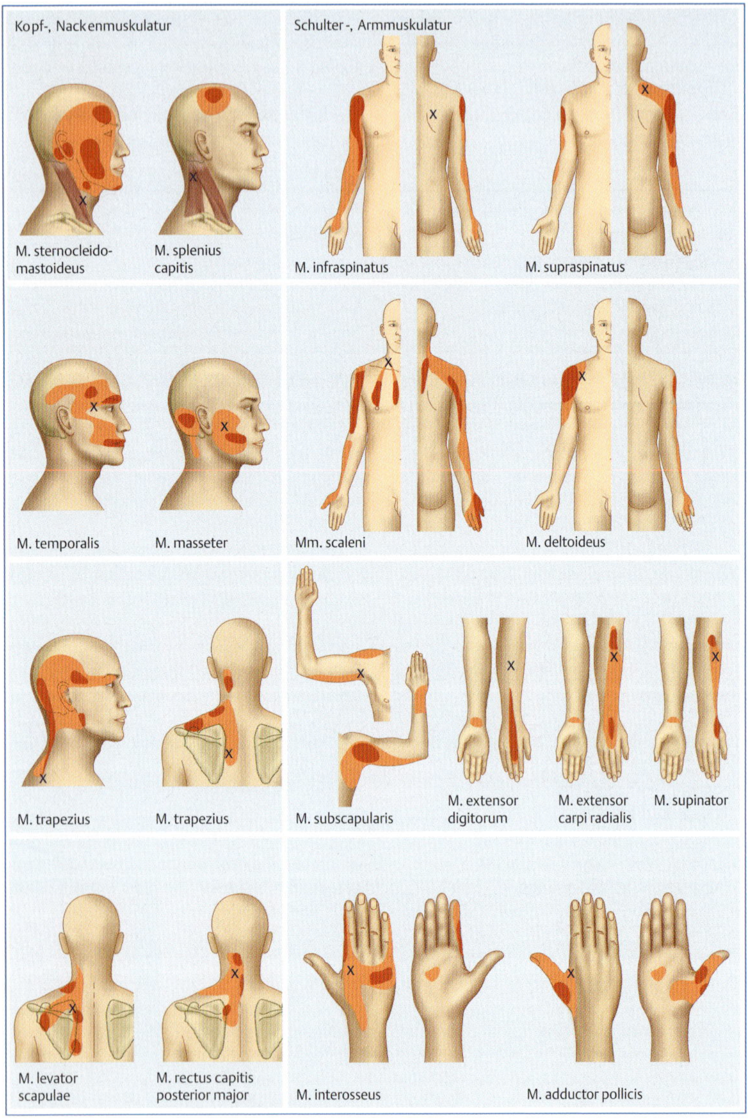

Triggerpunkt. Übersicht über die häufigsten Triggerpunkte.

T

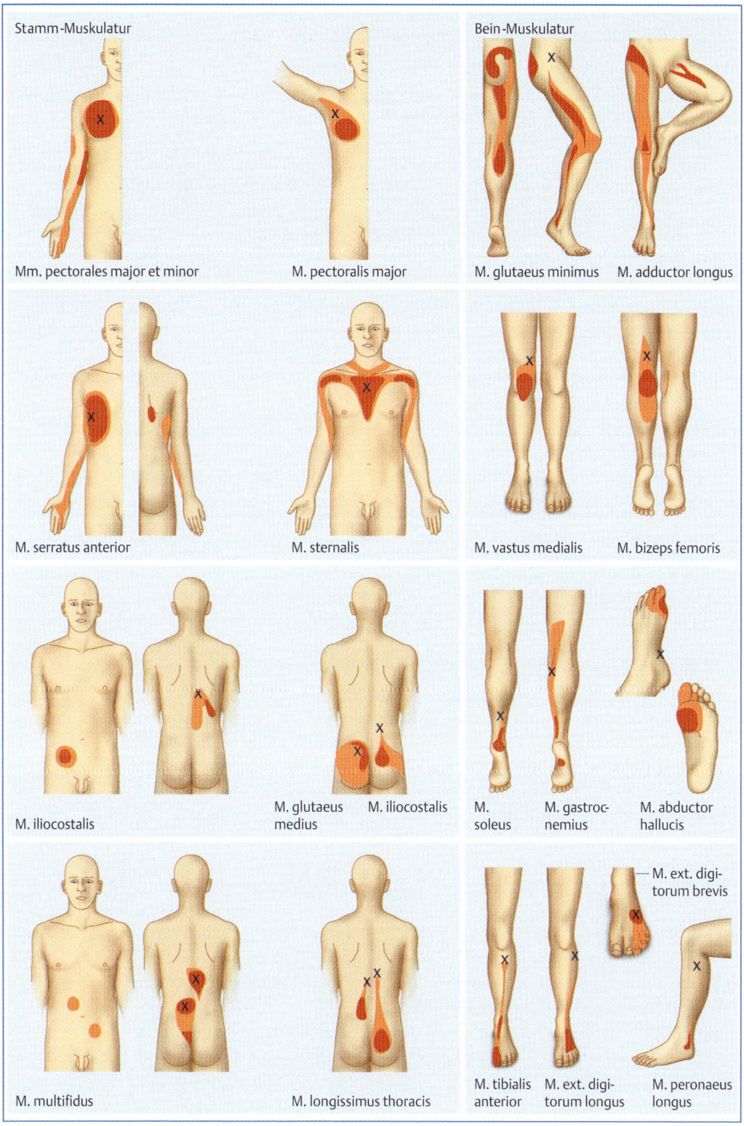
Stamm-Muskulatur
Mm. pectorales major et minor
M. pectoralis major
M. serratus anterior
M. sternalis
M. iliocostalis
M. glutaeus medius
M. iliocostalis
M. multifidus
M. longissimus thoracis
Bein-Muskulatur
M. glutaeus minimus
M. adductor longus
M. vastus medialis
M. bizeps femoris
M. soleus
M. gastrocnemius
M. abductor hallucis
M. ext. digitorum brevis
M. tibialis anterior
M. ext. digitorum longus
M. peronaeus longus

einem Muskel oder seiner Faszie, das auf mechanische Stimulation (Druck, Zug oder Nadelung) überempfindlich reagiert. Klinik: Dabei können Schmerzen, Dysästhesien, Kraftlosigkeit, Störungen der Koordination oder autonom vegetative Phänomene ausgelöst werden. Die hervorgerufenen Symptome können lokal sein. Zumeist aber strahlen die Schmerzen aus, manchmal in Körperareale, die weit entfernt vom Ort der Provokation liegen (▸ Referred Pain, ▸ Phänomene, übertragene). Pathophysiologie: Ausgeprägte, lokal begrenzte Sauerstoffunterversorgung (Hypoxie) in gewissen Muskelabschnitten führt dazu, dass sich in diesen Muskelzonen Myosin- und Aktinfilamente nicht mehr voneinander lösen können (Rigorkomplex). Solch persistierende Rigorkomplexe in bestimmten Bereichen einer Muskelfaser sind das pathophysiologische Substrat T. T. sind zu unterscheiden von nicht muskulären T., wie tendinösen, ligamentären, periostalen oder subkutanen.

Triggerpunkt, primärer *m*; ***Etym.:*** engl. *trigger* „Auslöser, Gewehr-, Pistolenabzug" u. lat. *primarius* „zu den Ersten gehörend"; ***engl.:*** Trigger point, primary ; ***Syn.:*** initialer Triggerpunkt
Kontext: Triggerpunkt-Therapie
T., der durch akute bzw. chronische Überlastung, traumatische Überdehnung oder durch direktes Trauma des betroffenen Muskels aktiviert wurde. Primäre T. sind nicht als Folge von Triggerpunktaktivitäten in einem anderen Muskel des Körpers entstanden.

Triggerpunkt, Satelliten- *m*; ***Etym.:*** engl. *trigger* „Auslöser, Gewehr-, Pistolenabzug" u. lat. *satelles* „Leibwächter, Trabant"; ***engl.:*** Trigger point, satellite
Kontext: Triggerpunkt-Therapie
Haben sich in der ▸ Referred-Pain-Zone eines primären T. gebildet. Satelliten-T. sind durch Triggerpunkt-Aktivität in einem anderen Muskel verursacht; sie sind somit ein Beispiel für assoziierte T. Sie sind von sekundären T. zu unterscheiden.

Triggerpunkt, sekundärer *m*; ***Etym.:*** engl. *trigger* „Auslöser, Gewehr-, Pistolenabzug" u. *secundarius* „der Zweite in der Ordnung, Neben..."; ***engl.:*** Trigger point, secondary
Kontext: Triggerpunkt-Therapie
T., die sich in Antagonisten und/oder Synergisten eines von ▸ primären T. betroffenen Muskels sekundär entwickelt haben, werden als sekundäre T. bezeichnet. Sekundäre T. entstehen durch Überlastung, weil der Muskel entweder als Synergist den vom primären T. betroffenen Muskel übermäßig unterstützen oder als Antagonist dessen erhöhter Spannung entgegenwirken muss. Sekundäre T. sind durch Triggerpunktaktivität in einem anderen Muskel verursacht; sie sind somit ein Beispiel für ▸ assoziierte T. Sie sind von ▸ Satelliten-Triggerpunkten zu unterscheiden.

Triggerpunkt-Therapie *f*; ***Etym.:*** engl. *trigger* „Auslöser, Gewehr-, Pistolenabzug" u. griech. *therapeia* „Behandlung, Pflege, Heilung"; ***engl.:*** Trigger point therapy
Kontext: Triggerpunkt-Therapie
Behandlung von ▸ Triggerpunkten mit dem Ziel, das Störpotenzial von Triggerpunkten zu deaktivieren.

Triggerpunkt-Therapie, manuelle *f*; ***Etym.:*** engl. *trigger* „Auslöser, Gewehr-, Pistolenabzug", griech. *therapeia* „Behandlung, Pflege, Heilung" u. lat. *manus* „Hand"; ***engl.:*** Trigger point therapy, manual
Kontext: Triggerpunkt-Therapie
Manuelle Triggerpunkt-Therapie ist eine systematische, manualtherapeutische Behandlung mit der Absicht, das Störpotenzial von ▸ myofaszialen Triggerpunkten zu deaktivieren, begleitende Bindegewebsveränderungen zu therapieren und Rezidiven vorzubeugen. Sie ist eine differenzierte Methode und wird von speziell ausgebildeten Physiotherapeuten und Ärzten durchgeführt. Die Wirkung der manuellen Triggerpunkt-Therapie vereint mechanische, reflektorische, biochemische, energetische, funktionelle, kognitiv-emotionale und verhaltenswirksame Effekte. Manuelle Triggerpunkt-Therapie beeinflusst somit nicht nur peripher-nozizeptive Schmerzen, sondern greift gleichzeitig in Schmerzverarbeitungsprozesse und Output-Schmerzmechanismen ein.

Triggerpunkt-Therapie, myofasziale *f*; ***Etym.:*** engl. *trigger* „Auslöser, Gewehr-, Pistolenabzug", griech. *therapeia* „Behandlung, Pflege, Heilung", griech. *mys* „Muskel" u. lat. *fascia* „Binde, Band"; ***engl.:*** Trigger point therapy, myofascial
Kontext: Triggerpunkt-Therapie
Behandlung ▸ myofaszialer Triggerpunkte mit dem Ziel, das Störpotenzial zu deaktivieren. Im Idealfall gleichwertige Behandlung der Muskelfasern (Rigorkomplexe) und der reaktiv veränderten Bindegewebsanteile im Muskel (vgl. ▸ Triggerpunkt-Therapie, manuelle).
Zur Therapie myofaszialer Schmerzen sind unterschiedliche Techniken entwickelt worden.

Manuelle Techniken

Reflektorische Beeinflussung von ▶ Triggerpunkten: Reflektorische Techniken wie Spray and Stretch (Kälteapplikationen auf die Haut im Bereich der ▶ myofaszialen Triggerpunkte und anschließendes Stretching der Muskulatur) oder Muscle-Release-Techniken (z. B. postisometrische Relaxation nach Lewit, Muskel-Energie-Techniken, Myofascial Release etc.) können ein akutes ▶ myofasziales Schmerzsyndrom günstig beeinflussen. Bei chronifizierten myofaszialen Schmerzen ist der Effekt reflektorischer Maßnahmen jedoch begrenzt, da das veränderte Bindegewebe reflektorisch nicht behandelbar ist.

Manuelle Triggerpunkt-Therapie: Da chronische Schmerzpatienten oft Bindegewebsveränderungen zeigen, wurden spezifische Bindegewebstechniken in das Behandlungskonzept von Triggerpunkten integriert. Vier manuelle Techniken ermöglichen, gezielt sowohl die ▶ myofaszialen Triggerpunkte als auch die Bindegewebsveränderungen (Verkürzungen, intra- und intermuskuläre Adhäsionen) zu behandeln (Swiss Approach).

Invasive Techniken: ▶ Dry Needling, Infiltrieren von ▶ myofaszialen Triggerpunkten mit einem Lokalanästhetikum (Procain, Lidocain), Injektionen mit Botulinus-Toxin.

Apparative Techniken: Mittels extrakorporaler Stoßwellen kann das Störpotenzial T. deaktiviert werden (Stoßwellentherapie). Dies entspricht einer gezielten Mechanotherapie des Triggerpunktgewebes in der Tiefe. Bindegewebige Adhäsionen können auf diese Weise allerdings nicht adäquat therapiert werden. Ultraschall und Elektrotherapie können flankierend zur Schmerzlinderung und Stoffwechselanregung eingesetzt werden.

Triggerpunkt-Therapie, myofasziale, Interessengemeinschaft für *f*; ***Etym.:*** engl. *trigger* „Auslöser, Gewehr-, Pistolenabzug", griech. *therapeia* „Behandlung, Pflege, Heilung", griech. *mys* „Muskel" u. lat. *fascia* „Binde, Band"; ***Abk.:*** IMTT

Kontext: Triggerpunkt-Therapie

Interessengemeinschaft für Myofasziale Triggerpunkt-Therapie. Die IMTT wurde 1995 in der Schweiz gegründet. Sie fördert die medizinisch-interdisziplinäre Zusammenarbeit auf dem Gebiet der Schmerztherapie und setzt sich für die Erforschung myofaszialer Krankheiten ein. Ihre Mitglieder engagieren sich für eine hohe Behandlungsqualität und bieten eine fundierte Ausbildung in ▶ Triggerpunkt-Therapie an. Dazu etabliert sie einen 15-tägigen Ausbildungslehrgang zum Triggerpunkt-Therapeuten IMTT, der Physiotherapeuten und Ärzten offen steht. Er kann mit einer Zertifikatsprüfung abgeschlossen werden. Mit der Entwicklung und Einführung eines klaren Qualitätsstandards in der Triggerpunkt-Therapie leistet die IMTT weltweit Pionierarbeit.

Trigonometrische Funktion *f*; ***Etym.:*** griech. *tri...* „drei...", *gonia* „Winkel, Ecke" u. *metron* „Maß"; ***engl.:*** Trigonometric function

Kontext: Physik, Geometrie

Berechnung von Größen dieses Dreiecks (Seitenlängen, Winkeln, Dreieckstransversalabstände usw.) unter Zuhilfenahme von Winkel- und Kreisfunktionen: z. B. Sinus (sin), Kosinus (cos) Tangens (tan), Kotangens (cot). Trigonometrische Funktionen können auf komplizierte geometrische Objekte angewendet werden (Polygone, Raumvermessung).

Trimenon *n*; ***Etym.:*** griech. *trimenos* „dreimonatig"; ***engl.:*** Pregnancy trimester

Kontext: Pädiatrie

Kalenderzeitraum von drei Monaten.

Trinkkur *f*; ***Etym.:*** griech. krene (Quelle); ***engl.:*** Liquid diet; ***Syn.:*** Krenotherapie (veraltet)

Kontext: Balneologie

Unter ärztlicher Kontrolle oder nach ärztlicher Verordnung durchgeführte, wiederholte Aufnahme von exakt dosierten Mengen eines dafür geeigneten Heilwassers. Die Aufnahme des Heilwassers erfolgt nach genauer Indikationsstellung über längere Zeit in festgelegten Abständen (meistens täglich). Wirkungen: z. B. abführend bei Obstipation (Sulfat), schützend auf Magen-Darm-Schleimhäute (Calciumcarbonat, Magnesium). Indikationen: Magen- und Darmerkrankungen. Kontraindikationen: Nierenfunktionsstörungen, Neigung zur Ödembildung, Herzmuskelschwäche.

Tripelpunkt *m*; ***Etym.:*** lat. *triplex* „dreifach"; ***engl.:*** Triple point; ***Syn.:*** Dreiphasenpunkt

Kontext: Physik

Durch einen bestimmten Druck und eine bestimmte Temperatur gekennzeichneter Punkt (im Zustandsdiagramm eines Stoffes), an dem drei Phasen (fest, flüssig, gasförmig) eines Systems im Gleichgewicht sind. Beispiel: Wasser (System), in dem gleichzeitig Eis, flüssiges Wasser und Wasserdampf (Phasen) vorkommen und ihre Mengenanteile sich nicht ändern; der T. liegt bei 0,01° C und 6 mbar (vgl. ▶ Gefrierpunkt, ▶ Siedepunkt).

Triple-Extension *f*; ***Etym.:*** lat. *triplex* „dreifach" u. *extensio* „Ausdehnung"; ***Syn.:*** Spiral-Extension
Kontext: Spiraldynamik
Dreifache Streckung in der Kette von Gelenken des Beines. Hüft-, Knie- und Sprunggelenk (entspricht der sog. Plantarflexion) strecken sich im Augenblick der Propulsion beim Laufen. Entscheidend ist, dass die Beuge- und Streckmuskeln in einem konstanten Längenbereich arbeiten. Eine Besonderheit ist das dynamische „Nachspannen" der muskulären Streckerkette während der Dynamik; z. B. verlagert sich der proximale Ursprung des M. rectus femoris mit der Streckung im Hüftgelenk nach kranial, spannt so den Quadrizepsmuskel nach und verbessert dessen Wirkungsgrad bei der Knieextension (vgl. ▸ Triple-Flexion).

Triple-Flexion *f*; ***Etym.:*** lat. *triplex* „dreifach" u. lat. „Biegung"; ***Syn.:*** Spiral-Flexion
Kontext: Spiraldynamik
Beinflexion im Moment der Flugphase beim Laufen mit Flexion in Hüft- und Kniegelenk und Dorsalextension im oberen Sprunggelenk. Von besonderer Bedeutung sind die funktionellen ▸ Drehrichtungen, ▸ Innen-Außen-Spirale und der konstante Längenbereich (vgl. ▸ Triple-Extension).

Trippelaktivität *f*; ***Etym.:*** lat. *activus* „tätig"; ***engl.:*** Scuttle activity
Kontext: Funktionelle Bewegungslehre
Unter T. versteht man den alternierenden Druckwechsel zwischen zwei Extremitäten (z. B. beim ▸ Vierfüßlerstand zwischen rechter und linker Hand bzw. rechtem und linkem Fuß, bzw. über die Diagonale linke Hand, rechter Fuß und umgekehrt). Dabei werden spezifische Stützaktivitäten der Extremitäten sowie Rotationsaktivitäten und Rotationsbewegungen der Wirbelsäule ausgelöst. Im Stand nutzt die ▸ Funktionelle Bewegungslehre mit ihrer Übung TrippTrapp diese alternierenden T. zum funktionellen Fuß-, Bein- und Lendenwirbelsäulentraining.

Trippelphase *f*; ***Etym.:*** u. griech. *phasis* „Erscheinung, Aufgang eines Gestirns, Anzeige"; ***engl.:*** Scuttle phase
Kontext: Funktionelle Bewegungslehre
Unter T. wird im Rahmen der therapeutischen Übungen ein alternierender Druckwechsel der Knie bzw. der Vorfüße beschrieben. Insbesondere bei Übungen im ▸ Vierfüßlerstand mit Knie-Bodenkontakt oder im Vierfüßlerstand mit Vorfuß-Bodenkontakt ist die T. eine häufig genutzte Aktivität, um Rotationsmobilität bei gleichzeitiger segmentaler Stabilisation zu trainieren.

Trismus *m*; ***Etym.:*** griech. *trismos* „das Knirschen, das Knacken"; ***engl.:*** Trismus
Kontext: Kiefergelenkbehandlung
Deutlich eingeschränkte Mundöffnung (▸ Depression) als Folge eines Spasmus der Kaumuskulatur. Ursache ist in den meisten Fällen ein Trauma, eine Entzündung oder ein Tumor. Auch lang anhaltende ▸ Parafunktionen bei vernachlässigten ▸ Okklusionen können die Muskel- und neurophysiologischen Funktionen in einer Weise verändern, dass ein T. entsteht.

Trochanterpunktabstand *m*; ***Etym.:*** griech. *trochanter* „Läufer, Umläufer"; ***Abk.:*** TP-Abstand; ***engl.:*** Trocanter point distance
Kontext: Funktionelle Bewegungslehre
Referenzgröße in der Untersuchung der Konstitution zur Beobachtung und Beurteilung der Breiten; die Strecke zwischen beiden Trochanterpunkten. Die Trochanterpunkte befinden sich lateral-kranial am rechten und linken Femur, ca. eine Handlänge unterhalb des Beckenkamms. Der T. entspricht dem frontotransversalen Brustkorbdurchmesser (vgl. ▸ hypothetische Norm).

Trockenreibung *f*; ***engl.:*** Dry friction
Kontext: Physik
Entsteht, wenn sich zwei Flächen ohne Schmiermittel (trocken) gegeneinander verschieben. T. kann leicht zu einer Schädigung der Oberflächen (Verschleiß) führen.

Trophik *f*; ***Etym.:*** griech. *trophe* „Nahrung"; ***engl.:*** Trophic
Kontext: Bindegewebsmassage
Ernährungszustand des Gewebes.

Truncus *m, -ci*; ***Etym.:*** lat. *truncus* „Baumstamm, Klotz"; ***engl.:*** Truncus; ***Syn.:*** Tractus
Kontext: Lymphdrainage
Größeres Lymphgefäß(bündel), einem bestimmten Abflussgebiet zugeordnet (vgl. manuelle Lymphdrainage).

T. coeliacus: im Oberbauch, entsorgt Bauchspeicheldrüse, Magen, Milz, Zwölffingerdarm, mündet in ▸ Ductus thoracicus.

T. lymphaticus intestinales: großflächiges lymphknotenreiches Netz, nimmt die Lymphe von Dickdarm und Dünndarm auf, mündet in die ▸ Cisterna chyli.

T. lymphaticus jugularis: paarig im unteren Halsbereich, entsorgt die Lymphe des Schädels.

T

T. lymphaticus lumbalis: im Becken vom Leistenband nach kranial verlaufend, paarig, entsorgt Urogenitalorgane, Beckenboden, Enddarm.

T. lymphaticus sinister und **dexter:** entsteht aus Vereinigung von Truncus lymphaticus jugularis und subclavius vor der Einmündung in den Venenwinkel.

T. lymphaticus subclavius: paarig, neben gleichnamigem Blutgefäß im oberen Thorax, leitet Lymphe von den axillären Lymphknoten zum ▸ Venenwinkel.

T. mediastinalis anterior: entsorgt Thymus, Trachea und Schilddrüse.

Trunk-Control-Test *m*; ***Etym.:*** engl. *trunk* „Rumpf“, *control* „Kontrolle“ u. *test* „Prüfung, Untersuchung“

Kontext: Neurologie

Test zur Erfassung der Rumpfkontrolle. Besteht aus insgesamt 4 Aufgaben: Drehen zur gesunden Seite, Drehen zur betroffenen Seite, Aufsitzen aus dem Liegen, Sitzen an der Bettkante. Bewertung der Aufgaben: 0 Punkte (Durchführung nicht möglich), 12 Punkte (Einsatz von Hilfsmechanismen), 25 Punkte (selbstständige, der Norm entsprechende Durchführung). Minimalscore 0, Maximalscore 100 Punkte.

t-Test *m*; ***Etym.:*** engl. *test* „Prüfung, Untersuchung“; ***engl.:*** T-test; ***Syn.:*** students-t-test

Kontext: Statistik

Parametrischer, Hypothesen prüfender Test für den Vergleich intervallskalierter ▸ Mittelwerte. Der t. liefert eine Aussage darüber, ob eine ermittelte Mittelwertsdifferenz durch Zufall erklärt werden kann oder ob sie einen systematischen Unterschied der beiden Mittelwerte darstellt. Dazu berechnet der t. einen standardisierten t-Wert. Liegt dieser errechnete t-Wert in der so genannten t-Verteilung (über Null) in einem Wahrscheinlichkeitsbereich außerhalb des ▸ Signifikanzniveaus α, so kann die ▸ Nullhypothese (H_0:µ1-µ2 = 0) verworfen werden, da die beiden Mittelwerte signifikant voneinander verschieden sind. Als Voraussetzungen für die Anwendung des t. gelten Intervallskalenniveau (▸ Intervallskala) und ▸ Normalverteilung der Daten sowie ▸ Varianzhomogenität (gegebenenfalls muss eine Anpassung der ▸ Freiheitsgrade durchgeführt werden). Der klassische t. eignet sich für unabhängige Stichproben. Liegen abhängige ▸ Stichproben vor, muss der t. für abhängige Stichproben verwendet werden.

Tuina *f*; ***Etym.:*** chin. *tiu* „schieben“ u. *na* „ziehen“; ***engl.:*** Tui na; ***Syn.:*** Anmo, chinesische Massage, APM, Shiatsu

Kontext: Traditionelle Chinesische Medizin

Von einem Experten durchgeführte ▸ Chinesische Massage. Sie stellt das Gleichgewicht zwischen ▸ Yin und ▸ Yang her und normalisiert die Energie im Meridiansystem. Durch T. werden Verklebungen, Verspannungen und Verengungen von Weichteilen, Muskeln und Sehnenscheiden beseitigt und die Eingeweidefunktionen normalisiert. Die Durchblutung wird gefördert, das Abwehrsystem gestärkt und der Muskeltonus normalisiert. Außerdem wirkt die T. auf das vegetative Nervensystem. T. beinhaltet bestimmte Massagetechniken, die 8 Grundgriffe enthält: Schieben, Greifen, Drücken, Reiben/Streichen, Friktion, Vibration, Klopfen/Klatschen und Mobilisieren.

Tukey-HSD-Test *m*; ***Etym.:*** nach dem US-amerikanischen Statistiker *John W. Tukey* (1915–2000); engl. *test* „Prüfung, Untersuchung“; ***engl.:*** Tukey's HSD test; ***Syn.:*** Tukey-Test

Kontext: Statistik

Der T. ist als ▸ Post-hoc-Verfahren sehr gebräuchlich zur A-posteriori-Signifikanzüberprüfung von Mittelwertsvergleichen. HSD steht für honestly significant difference. Das Prinzip des Tests liegt darin, die theoretisch kleinste gerade noch signifikante Mittelwertsdifferenz (HSD) zu ermitteln und die tatsächliche Mittelwertsdifferenz mit dieser zu vergleichen. Ist die tatsächliche Mittelwertsdifferenz größer als die HSD, ist der entsprechende Mittelwertsunterschied signifikant. Der T. ein weniger robuster Test als der ▸ Scheffé-Test und setzt vom Datenmaterial voraus, dass die varianzanalytischen Voraussetzungen erfüllt werden.

Tumorgrading *n*; ***Etym.:*** lat. *tumor* „Geschwulst, Anschwellung“ u. engl. *to grade* „einstufen“

Kontext: Innere Medizin, Gynäkologie, Chirurgie

Maß für den Ausreifungsgrad (Differenzierung) der Tumorzellen und somit ein Prognosefaktor für die weitere Therapieplanung; es berücksichtigt die Ausbildung bestimmter Strukturen, das Aussehen der Zellkerne und die Zellteilungsraten; man unterscheidet drei Stufen (G1–3).

Tunnel-Technik *f*; ***Etym.:*** engl. *tunnel* „Röhre, Durchstich“ u. griech. *techne* „Fähigkeit, Kunstfertigkeit, Handwerk“; ***engl.:*** Tunnel technique

Kontext: Traumatologie

Tumorgrading	
Stufe	**Differenzierung der Tumorzellen**
G1	gut/hoch
G2	mäßig
G3	schlecht

Fixationstechnik des hinteren Kreuzbands in einem tibialen Bohrkanal mittels Schrauben. Die femorale Fixation wird durch einen oder zwei Bohrkanäle und die entsprechende Stabilisierung durch die üblichen Materialien (Interferenzschrauben) erreicht. Physiotherapie: Analog zu der operativen Versorgung des vorderen Kreuzbandes ist davon auszugehen, dass die primäre Stabilität durch die Fixierung für eine frühfunktionelle Therapie ausreichend ist. Werden Knochenblöcke verwendet, benötigen diese mindestens 6 Wochen, Sehnen mindestens 3 Monate, bis sie stabil im Bohrkanal fixiert sind.

Turbulenz *f*; ***Etym.:*** lat. *turbulentia* „Verwirrung"; ***engl.:*** Turbulence
Vgl. ▸ Strömung.

Turgor *m*; ***Etym.:*** lat. *turgere* „(an)schwellen"; ***engl.:*** Turgor
Kontext: Bindegewebsmassage (BGM)
Spannungszustand der Haut. Der T. wird durch den Flüssigkeitsgehalt des betroffenen Bereichs bestimmt (vgl. ▸ Bindegewebsquellung).

Türmchen *n*; ***engl.:*** Turret
Kontext: Funktionelle Bewegungslehre
Funktionelle Einheit der Körperabschnitte Becken, Brustkorb und Kopf, die in der Körperlängsachse eingeordnet sind.

Turnover *m*; ***Etym.:*** engl. *turnover* „Umsatz"; ***engl.:*** Turnover; ***Syn.:*** Stoffumsatz
Kontext: Physiologie
Ständiger, physiologischer Auf- und Abbau des Gewebes, den verschiedene Faktoren beeinflussen, z. B. thermische Reize (Physikalische Therapie); Geschwindigkeit des Umsatzes ist abhängig vom Gewebetyp. Alltägliche Aktivitäten erhalten die Qualität und Quantität der Gewebe (vgl. ▸ Turnover-Rate).

Turnover-Rate *f*; ***Etym.:*** engl. *turnover* „Umsatz"; ***Syn.:*** Umsatzrate, Stoffumsatzrate
Kontext: Physiologie
Stoffumsatz pro Zeiteinheit; chemische Reize (Hormone, Neurotransmitter usw.) und durch mechanische Reize ausgelöste elektrische Effekte (piezoelektrischer Effekt, Strömungspotenzial) sowie thermische Reize (Körpertemperatur) beeinflussen die T. Chemische und mechanische Reize beeinflussen sich z. T. gegenseitig (Transduktion). Physiotherapeuten regen direkt über mechanische/thermische Reize und indirekt über chemische Reize den Stoffumsatz an; sie fördern z. B. den Wundheilungsprozess, Knochenaufbau.

Turnover-Rate, chemischer Reiz *f*; ***Etym.:*** engl. *turnover* „Umsatz"; ***engl.:*** Turnover rate, chemical impulse
Biochemische Substanzen, z. B. Hormone, Eikosanoide oder Neurotransmitter vermitteln die meisten körperlichen Informationsprozesse und verändern dabei anforderungsspezifisch Zellfunktionen. Bsp. Wundheilung. Mechanische Reize und die Freisetzung von Überträgerstoffen bedingen sich gegenseitig bei der Anpassung der Umsatzrate.

Turnover-Rate, mechanischer Reiz *f*; ***Etym.:*** engl. *turnover* „Umsatz"; ***engl.:*** Turnover rate, mechanical impulse
Mechanische Reize stellen für den Therapeuten sicherlich die interessanteste Möglichkeit dar, biopositive Adaptationen auszulösen. Die genauen Mechanismen, die zu einer Veränderung der biologischen Aktivität führen, sind nach wie vor nicht vollständig bekannt.

Turnover-Rate, piezoelektrischer Effekt *f*; ***Etym.:*** engl. *turnover* „Umsatz", griech. *piezein* „drücken", *elektron* „Bernstein" u. lat. *effectus* „Wirkung, Erfolg"; ***engl.:*** Turnover rate, piezoelectrical effect
Zielgerichtete mechanische Verformung führt zu gerichteten Ladungsverschiebungen innerhalb des belasteten Gewebes, die die Zellaktivität erhöhen. Die Druckrichtung, aus der die mechanische Verformung resultiert, bestimmt die Richtung der Ladungsverschiebung. Im Bindegewebe spielen auch elektrische Vorgänge eine Rolle. Zellen reagieren auf Ladungsdifferenzen; sie passen ihre Syntheseaktivität entsprechend der Größe der Veränderung an.

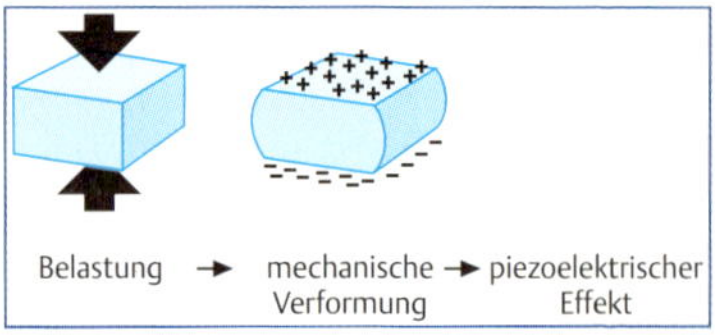

Turnover-Rate, piezoelektrischer Effekt.

Turnover-Rate, Strömungspotenzial *f*; ***Etym.:*** engl. *turnover* „Umsatz" u. . lat. *potentia* „Macht, Kraft"; ***engl.:*** Turnover rate, flow potential

Elektrisches Phänomen, das durch mechanische Reize ausgelöst wird und die Zellaktivität erhöhen kann. Gleiten geladene Flüssigkeiten an festen Oberflächen vorbei (z. B. Flüssigkeitsverschiebungen aus dem Knorpel oder der Bandscheibe), entsteht ein Stromfluss entsprechend der Strömungsrichtung. Diese Ladungen können stimulierende Signale für die Zelle darstellen, die daraufhin ihre Aktivität entsprechend anpasst (vgl. ▸ Piezoelektrischer Effekt).

Turnover-Rate, thermischer Reiz *f*; ***Etym.:*** engl. *turnover* „Umsatz" u. griech. *therme* „Wärme"; ***engl.:*** Turnover rate, thermic impulse

Je höher die Gewebetemperatur, desto intensiver ist der ▸ Turnover. Bei normalen Wundheilungsprozessen kann die lokale Temperaturerhöhung 2 °C und mehr betragen. Bleibt die Erwärmung innerhalb bestimmter Grenzen, ist dieser Mechanismus eine positive Adaption. Bei extremen Erwärmungen über 40 °C überwiegen die abbauenden Prozesse, Fibroblasten gehen zu Grunde. Unreflektierte Eingriffe in den Temperaturhaushalt (z. B. die grundsätzliche Kälteapplikation auf Gelenken in der postoperativen Phase) sind daher kontraindiziert.

Turnover-Rate, Transduktion *f*; ***Etym.:*** engl. *turnover* „Umsatz" u. lat. *transducere* „hinüberführen"; ***engl.:*** Turnover rate, transduction

Umwandeln mechanischer Reize in chemische Signale für die Zelle, indem Transmitter freigesetzt werden. Mechanische Belastungen des Gewebes wirken auch direkt auf die Zellen ein. Entweder wird das Skelett innerhalb der Zellen deformiert oder die mechanischen Reize werden über Integrine (Bestandteile der Zellmembran, die das Zellskelett mit der extrazellulären Matrix verbinden) aufgenommen. Bewegen sich kollagene Fasern, wird die Deformation durch diese Fühler sofort registriert und intrazellulär in chemische Informationen für die Zelle übersetzt.

Typ *m*; ***Etym.:*** griech. *typos* „Schlag; Gestalt; Muster"; ***engl.:*** Type

Kontext: Hippotherapie

Exterieur des Pferdes; man unterscheidet Quadrat- und Rechteckpferd. Jeder T. hat unterschiedliche Vor- und Nachteile für die Hippotherapie (vgl. ▸ Quadratpferd, ▸ Rechteckpferd).

Typ A *m*; ***Etym.:*** griech. *typos* „Schlag; Gestalt; Muster"; ***engl.:*** Type A

Kontext: Innere Medizin

Spezielle Persönlichkeitsstruktur, die bei Patienten mit Herzinfarkt gehäuft zu erkennen ist und in engem Zusammenhang mit der Erkrankung steht. Angespannte, ehrgeizige, pflichtbewusste, ständig unter Zeitdruck stehende, eifrige Menschen, die allen Anforderungen gerecht werden wollen (vgl. ▸ Typ B).

Type B *m*; ***Etym.:*** griech. *typos* „Schlag; Gestalt; Muster"; ***engl.:*** Typ B

Kontext: Innere Medizin

Patienten mit Herzinfarkt, die nicht die Wesensmerkmale des ▸ Typ A aufweisen.

U

Üben, assistives *n*; ***Etym.:*** lat. *assistere* „dabeistehen, jemandem beistehen"; ***engl.:*** Training, assissted
Kontext: Bewegungslehre
Aktives Üben, bei dem die Gewichtsabnahme oder Stabilisierung einzelner Bewegungskomponenten eines beübten Körperteils durch den Therapeuten erfolgt oder durch ein Hilfsmittel.

Üben, aufgaben- und zielorientiertes *n*; ***engl.:*** Exercise, task and goal orientated
Kontext: Motorisches Lernen
Zielgerichtetes Ausführen motorischer Aufgaben. Es führt nachweislich zu besseren Resultaten als ungerichtetes Üben. Durch ein konkretes Handlungsziel kann der Handlungserfolg präzise kontrolliert werden, dies wirkt motivierend (vgl. ▸ Motorisches Lernen).

Üben, reaktives *n*; ***Etym.:*** lat. *re...* „zurück, gegen, wieder, erneut" u. *actio* „Handlung"; ***engl.:*** Training, reactive
Kontext: Funktionelle Bewegungslehre
Prinzip der therapeutischen Übungen des FBL-Konzeptes. Das zu erreichende Bewegungsziel ist die unbewusste Reaktion des Übenden während der Realisierung eines Bewegungsauftrags. Die Reaktion beruht auf der Auseinandersetzung des Körpers mit der Schwerkraft (Veränderungen von Körpergewichten, Gleichgewichtsreaktionen). Damit die zu erwartende Reaktion dem Ziel der therapeutischen Übung entspricht, sind präzise Instruktionen des Therapeuten notwendig. Bsp.: Spinnübung, Ballübungen.

Überbelastung, körperliche *f*; ***engl.:*** Overload, physical
Kontext: Orthopädie
Reizzustände von Muskeln, Sehnen und Muskelansätzen, die insbesondere nach intensiver Beanspruchung auftreten, z. B. bei Musikern; allgm.: Zustand der Erschöpfung nach übermäßiger körperlicher oder psychischer Belastung.

Überbiss, horizontaler *m*; ***Etym.:*** griech. *horizon (kyklos)* „begrenzender Kreis"; ***engl.:*** Overbite, horizontal
Kontext: Kiefergelenkbehandlung
Horizontaler Ü. ist die horizontale Distanz zwischen den oberen und unteren Schneidezähnen, wenn der Mund geschlossen ist. Für die Messung wird ein Lineal senkrecht bei geschlossenem Mund auf den oberen Schneidezähnen positioniert, bis es Kontakt mit den unteren Schneidezähnen bekommt. Diese Distanz wird in mm gemessen und beträgt durchschnittlich 3,2 mm (vgl. ▸ Überbiss, vertikaler).

Überbiss, vertikaler *m*; ***Etym.:*** ital. *verticale* „senkrecht"; ***engl.:*** Overbite, vertical
Kontext: Kiefergelenkbehandlung
Vertikaler Ü. ist die Distanz der Überdeckung der oberen Schneidezähne über die unteren. Für die Messung macht der Therapeut eine horizontale Markierung auf den unteren Schneidezähnen, dort wo die oberen Schneidezähne in maximaler ▸ Interkuspidation stoppen. Danach wird der Patient aufgefordert, den Mund halb zu öffnen, so dass eine vertikale Messung zwischen der Linie und dem superioren Aspekt der unteren Schneidezähne gemacht werden kann. Der durchschnittliche Wert ist 3,0 mm (vgl. ▸ Überbiss, horizontaler).

Überdruck *m*; ***engl.:*** Overpressure
1. *Kontext:* Physik, Biomechanik
Ein gegenüber dem Umgebungsdruck höherer Druck (im Inneren eines Körpers). Beispiele: Thorax beim Ausatmen, Spritze beim Injizieren.

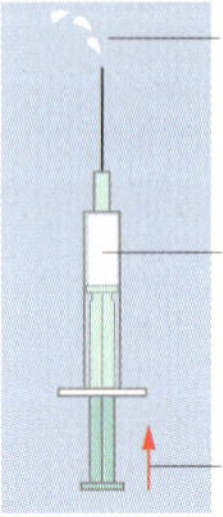

Überdruck in der Spritze lässt die Flüssigkeit austreten.

2. *Kontext:* Manuelle Therapie
Der Therapeut bewegt ein Gelenk vorsichtig über das eigentliche Bewegungsende einer bestimmten Bewegungsrichtung hinaus. Ein normales Gelenk bleibt bei Überdruck schmerzfrei.

Überforderung *f*; ***engl.:*** Excessive demand
Kontext: Psychologie
In einer bestimmten Situation übersteigen die Anforderungen die verfügbaren Fähigkeiten einer Person. Indikatoren: Gefühle von ▸ Hilflosigkeit,

▸ Angst und Kontrollverlust. Ü. ist kein erstrebenswerter Zustand in der Physiotherapie, weder für Therapeuten noch für Patienten. Durch Unterstützung, Kompetenzerweiterung und an das Fähigkeitsniveau angepasste Aufgaben kann ein Zustand der Ü. beendet werden. Eine Sensibilität für die eigenen ▸ Bedürfnisse sowie die des Patienten, insbesondere nach Autonomie und Kompetenz, emotionale ▸ Sicherheit im Kontakt und geeignete ▸ Gesprächsführung kann dabei helfen, Ü. zu erkennen und Lösungen zu finden (vgl. ▸ Unterforderung, ▸ Kontrolle, ▸ Kompetenzerleben, ▸ Flow-Zustand, ▸ Struktur- und Prozessmodell der Gesprächsführung).

Übergangswiderstand *m*; ***engl.:*** Contact resistance
Kontext: Elektrotherapie
Elektrischer Widerstand am Übergang zwischen Elektroden und Hautoberfläche. Durch die Verwendung von Kontaktmitteln (Gel, Paste, Wasser) kann der Ü. verringert werden, ebenso durch mechanische Vorbereitung der Hautoberfläche (Schmirgelpaste). Anwendung: Ableitung von bioelektrischen Signalen (EMG, EEG usw.) (vgl. ▸ Impedanz).

Übergriff *m*; ***engl.:*** Attack
Kontext: Psychologie
▸ Grenzüberschreitung. Meist gehen Täter gezielt und geplant vor. Bei sexuellen Übergriffen findet ein Testen des potenziellen Opfers statt, wie es auf kleinere Grenzüberschreitungen (z. B. anzügliche Bemerkungen, zufällige Berührungen) reagiert. Eine eindeutig ablehnende Reaktion führt meist dazu, dass der Täter weitere Versuche unterlässt. Ein Ü. kann traumatisierend für das Opfer sein. Um Patienten und Therapeuten wirksam zu schützen, sind ein Null-Toleranz-Standard und das Ernstnehmen von Äußerungen, in denen Betroffene Übergriffe thematisieren, erforderlich. Über 90 % der Aussagen entsprechen den Tatsachen. Eine schnelle Unterbrechung des Kontaktes zwischen Täter und Opfer ist notwendig, um weitere Übergriffe zu verhindern. Für eine rechtliche Verfolgung sind eine Aufklärung der Umstände und eine schlüssige Dokumentation des Tatherganges erforderlich. Meist benötigen Opfer aufgrund von Drohungen des Täters oder/und Scham- und Schuldgefühlen dabei soziale und professionelle Unterstützung (vgl. ▸ Belästigung, ▸ Trauma, ▸ Emotionale Unterstützung).

Überkreuzmotivation *f*
Kontext: Feldenkrais
Wenn gewohnheitsmäßige ▸ Motivationen in ▸ Handlungen unbewusst mitspielen, wie beispielsweise Schuld, Vollkommenheit, Güte, Trachten nach Bestätigung, Zuneigung oder Zustimmung, entstehen einander widersprechende Verhaltensweisen. Die Nahrungsaufnahme ist beispielsweise häufig mit unerkannten Ü. verknüpft. Die meisten Jungen essen, um brav, groß oder stark zu werden. Brav sein, anerkannt oder geliebt werden, stark, groß, männlich sein wird zum Motiv für das Essen. Diese Menschen essen nicht, um die Hungerspannung zu beheben, sie essen, um die Spannung zu verringern, die aus dem Wunsch nach Anerkennung und Bestätigung kommt. Die Empfindung eines Widerstandes bei einer Handlung zeugt von einander widersprechenden Motivationen, der sogenannten Ü., die dann nur mit erhöhter Anstrengung ausgeführt werden können.

Überlastungssymptom *n*; ***Syn.:*** Reizsymptom
Kontext: Diagnostik, Traumatologie, Orthopädie
Klinische Zeichen, die durch eine zu starke Beanspruchung von Körperstrukturen des Bewegungssystems (z. B. Sport, Operationen) entstehen und die zunächst vor weiteren Überlastungen schützen und den Heilungsprozess fordern: Entzündungsreaktion (Rötung/Rubor, Schwellung/Tumor, Erwärmung/Calor, Schmerz/Dolor und Funktionshemmung/Functio laesa); Kompensationsmechanismen, z. B. verkürzte Standbeinphase bei einem Erguss im Kniegelenk; eingeschränkte Beweglichkeit. Bei für die Wundheilung adäquatem Verhalten sollten Ü. in der 1.–6. Woche abklingen. Nach Beschwerderückgang muss die Beweglichkeit verbessert werden. Obwohl die Bewegungseinschränkung bei einer Ü. reflektorisch entsteht, nimmt die Beweglichkeit nach Abklingen der Reizsymptomatik nicht automatisch wieder zu. Gründe: Angst des Patienten vor Bewegungsschmerzen, strukturelle Veränderungen (Muskelverkürzungen, ▸ Crosslinks, pathologische, eingeschränkte Faserneubildung).

Übertragene Phänomene *n*
Vgl. ▸ Phänomene, übertragene.

Übertragung, Gegenübertragung *f*; ***engl.:*** Transference, countertransference
Kontext: Psychiatrie, Psychologie

U

Phänomen, das als Körperwahrnehmung in der Beziehung Patient-Therapeut zum Ausdruck kommt. Als Übertragung bezeichnet man Gefühle, Einstellungen und Erwartungen, die der Patient an den Therapeuten hat. Erwartungen und unverarbeitete Abhängigkeitsgefühle der Kindheit werden unbewusst mit dem Therapeuten in Verbindung gebracht. Der Patient macht den Therapeuten gedanklich und emotional zu einer anderen Person, als er in Wirklichkeit ist. In den meisten Fällen profitieren Physiotherapeuten von den positiven Erwartungseffekten der Patienten. Bei der Gegenübertragung handelt es sich um Gefühle, die der Therapeut im Kontakt mit dem Patienten bei sich selbst erlebt. Um diese Mechanismen des Wahrnehmungs- und Diagnoseprozesses nutzen zu können, bedarf es ausreichender Selbsterfahrung und ▸ Supervision.

Übungsprogramm *n*; ***engl.:*** Exercise programme
Kontext: Trainingslehre
Der Therapeut sollte dem Patienten ein Übungsprogramm in schriftlicher Form mit nach Hause geben. Es muss speziell auf den Patienten zugeschnitten und vorher mit ihm besprochen werden. In regelmäßigen Abständen muss es kontrolliert und eventuell angepasst werden.

Übungsqualität *f*; ***Etym.:*** lat. *qualitas* „Beschaffenheit, Verhältnis, Eigenschaft"; ***engl.:*** Quality of exercise
Kontext: Spiraldynamik
Systematische Erweiterung der Übungsparameter um die Dimension ihrer Qualität. Qualitativ hochwertiges Bewegungslernen umfasst vier Dimensionen: ▸ Raum, ▸ Zeit, Bewegungskraft und ▸ Bewusstsein. Die räumliche Qualität (▸ Kinematik), stimmt mit dem anatomisch-funktionellen Bauplan des Menschen überein, z. B. orthograde Belastung des Fußgewölbes. Das Timing stimmt, z. B. Abstoßimpuls der intrinsischen Ballenmuskulatur beim Abstoßen. Die bewegenden Kräfte sind ökonomisch und effektiv. Auf der Ebene Bewusstsein findet ein bewusster, unbewusster oder intuitiver Lernprozess statt.

Übungsrampe *f*; ***engl.:*** Training/therapy ramp
Kontext: Neurologie, Traumatologie, Orthopädie
Trainingsgerät mit Auffahrt in einem bestimmten Neigungswinkel; Patienten üben das Gehen und Rollstuhlfahren an Steigungen.

Übungsschiene *f*; ***engl.:*** Exercise splint
Kontext: Handtherapie
Eine Ü. dient u. a. der Verbesserung der Beweglichkeit, der Dehnung kontrakter Strukturen, der Stabilisierung proximaler Gelenke und der Verbesserung der distalen Gelenkbeweglichkeit. Sie soll Ausweichbewegungen verhindern und helfen, Bewegungen bewusst wahrzunehmen. Man unterscheidet statische und dynamische Übungsschienen. Sie werden aus thermoplastischem Schienenmaterial speziell für den Patienten angefertigt.

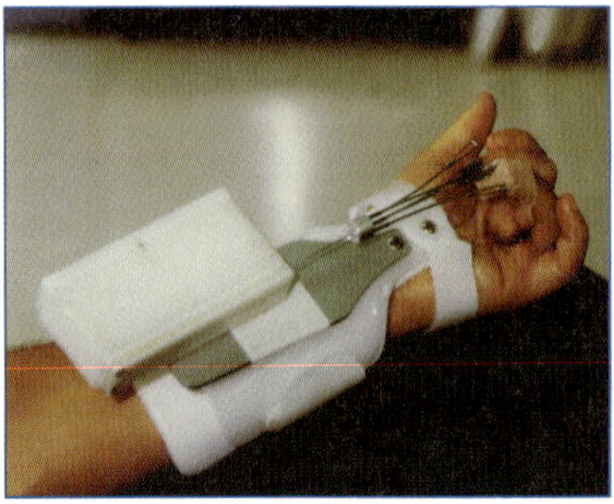

Übungsschiene. Dynamische Übungsschiene.

Übungsstabil ***engl.:*** Exercise stable
Kontext: Traumatologie
Veralteter Begriff zur Belastungslimitierung bzw. physiotherapeutischen Dosierung der Deutschen Gesellschaft für Unfallchirurgie (DGU). Da er keine Informationen über die Krafteinwirkung und Belastung enthält, verwendet man ihn nicht mehr (vgl. ▸ Bewegungsstabil).

Ulcus cruris *n*, *-era*; ***Etym.:*** lat. *ulcus* „Geschwür" u. *crus* „Schenkel"; ***engl.:*** Leg ulcer ; ***Syn.:*** Unterschenkelgeschwür, offenes Bein
Kontext: Innere Medizin
Beingeschwür aufgrund einer venösen (85 %), arteriellen (5–10 %) oder diabetischen (5 %) Erkrankung; meist im distalen Bereich des Unterschenkels oder Fußes gelegene nässende Wunde, vor dem 40. Lebensjahr selten. ▸ Manuelle Lymphdrainage fördert den Heilungsprozess (Abtransport von Stoffwechselprodukten, Entstauung). Die Griffe werden relativ druckarm ausgeführt (Hautreizung). Relative Kontraindikation: Kompressionstherapie (vgl. ▸ Insuffizienz, chronisch-venöse). Die Physiotherapie kann auch ruborisierende Maßnahmen am Kreuzbein beinhalten, um von den Stammsegmenten die Oberflächendurchblutung zu steigern, z. B. mit Reflexzonentherapie (Bindegewebsmassage).

U

Ulnar *Etym.:* lat. *ulna* „Elle, Ellenbogen"
Kontext: Anatomie
Lagebezeichnung in Bezug auf den Unterarm: in Richtung Ulna gelegen (Gegensatz: ▶ radial).

Ulnardeviation der Langfinger *f*; *Etym.:* lat. *ulna* „Elle, Ellenbogen" u. *deviare* „vom rechten Wege abweichen"; *engl.:* Ulnar deviation of the fingers
Vgl. ▶ Handskoliose.

Ultrareizstrom *m*; *engl.:* Ultra stimulation current; *Syn.:* Träbert-Strom
Kontext: Physikalische Therapie, Elektrotherapie
Vorgeformter Strom der ▶ Niederfrequenztherapie; spezielle Form des ▶ neofaradischen Stroms Rechteckstrom mit 143 Hz und 2 ms Impulsdauer (Impulsbreite) sowie 5 ms Pausendauer; vorwiegend analgesierende Wirkung. Stromart zur Behandlung von muskulären Verspannungen und schmerzhaften Gelenken.

Ultraschall *m*; *Etym.:* lat. *ultra...* „jenseits, über ... hinaus" u. ahd. *scal* „tönen, lärmen"; *engl.:* Ultrasound
Kontext: Physik, Physikalische Therapie, Elektrotherapie
Schallwellen im Frequenzbereich oberhalb der Hörgrenze des menschlichen Ohrs (16KHz) bis 10 GHz. Erzeugt wird U. durch die Umwandlung von elektrischen Schwingungen (Spannungen) in mechanische Schwingungen durch sogenannte piezoelektrische Materialien (Quarze). *Verwendung:* Entfernungsmessung (Laufzeitmessung, Echolot), Geschwindigkeitsmessung in strömenden Medien, bildgebende Verfahren in der Diagnostik, Gewebeerwärmung in der Therapie, Erzeugung von Aerosolen (Verneblung) und Zertrümmerung von Nierensteinen. Die Ausbreitung von U. ist an ein Medium gebunden und hängt von dessen Dichte ab (Fett 1450 m/s, Muskel 1600 m/s, Knochen 4100 m/s, Luft 330 m/s). Mit zunehmender Schallfrequenz nimmt die Eindringtiefe ab (z. B. bei 2 MHz 20 cm, bei 20 MHz 2 cm) und die Auflösung (für kleine Strukturen) wird besser. Anwendungen: Therapie (0.2 bis 1 MHz, bis ca. 1 W/cm^2), Diagnostik (1 bis 10MHz, bis 20 mW/cm^2). An Mediengrenzen (Dichteunterschiede) entstehen Reflexionen (Echos). Totalreflexion findet zwischen Gewebe und Luft statt (Lunge, Hautoberfläche). Die Ankopplung des Schallkopfes muss daher mit einem Gel (oder Wasserkissen, Vorlaufstrecke) erfolgen (vgl. ▶ Ultraschall-Diagnostik). In der Therapie zwei unterschiedliche Beschallungsmethoden: *Gleich-* oder *Dauerschall* (Ultraschall wird kontinuierlich abgegeben) und *Impulsschall* (Vermeidung von Überwärmung durch Schallpausen). Wirkung: mechanisch (durch Schwingungen des Schallkopfes, erhöht z. B. Zellaktivität) und thermisch (Gewebe kann durch Schwingungen erwärmt werden, dadurch z. B. Schmerzlinderung, Muskeldetonisierung etc.).

Ultraschalldiagnostik *f*; *engl.:* Ultrasonography
Kontext: Diagnostik
Untersuchungstechnik mit Hilfe von ▶ Ultraschall. Bildgebende (nichtinvasive) Verfahren basierend auf der Laufzeitmessung (Impuls-Echo-Verfahren) der unterschiedlichen Schallreflexionen im Gewebe. Flow-Messungen (Durchflussgeschwindigkeit) nach dem Doppler-Verfahren (Frequenzverschiebung durch Relativbewegung zwischen Sender und Empfänger) z. B. bei Durchblutungsstörungen oder Herzfehlern (Ultraschallkardiographie).

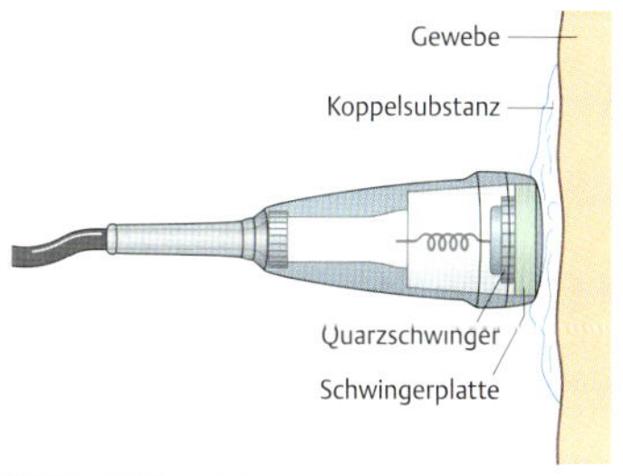

Ultraschalldiagnostik. Schnitt durch einen Ultraschallknopf (nach Steuernagel Band 3, 1997).

Ultraschallempfänger *m*; *engl.:* Ultrasonic receiver
Kontext: Physik
Eine Art Mikrofon für ▶ Ultraschall. Trifft Ultraschall auf einen Schwingquarz (Piezokristall); deformiert er die Oberfläche und erzeugt eine proportionale Potenzialdifferenz zwischen den gegenüberliegenden Oberflächen (Piezoeffekt). Mehrere U. nebeneinander angeordnet bilden Arrays, mit dem zeitgleich reflektierte Schallwellen (Echos) erfasst und nacheinander zu Bildzeilen (Bildern) zusammengefügt werden können.

Ultraschallquelle *f*; *engl.:* Ultrasonic generator, ultrasonic transmitter; *Syn.:* Ultraschallsender
Kontext: Physik
Ultraschallwellen sind mechanische Schwingungen. Sie entstehen an der Oberfläche von Quarz-

U

kristallen (Schwingquarze), die durch Spannungsimpulse zum Schwingen angeregt werden (umgekehrter Piezoeffekt). Der so genannte Piezokristall schwingt mechanisch mit der Anregungsfrequenz.

Ultraschalltherapie *f*; ***Etym.:*** lat. *ultra...* „jenseits, über ... hinaus", ahd. *scal* „tönen, lärmen" u. griech. *therapeia* „Behandlung, Pflege, Heilung"; ***engl.:*** Ultrasound therapy

Kontext: Physikalische Therapie

Der französische Physiker P. Curie entdeckte 1880 den piezoelektrischen Effekt am Quarzkristall. 1917 schaffte der französische Physiker P. Langevin die technischen Grundlagen für ein Ultraschallgerät und 1938 konstruierte der Physiker R. Pohlman das erste geeignete Ultraschallbehandlungsgerät für den Menschen. Dieses wurde 1939 in einem Berliner Krankenhaus von den Ärzten Richter und Parow bei Ischias und Plexusneuralgie erfolgreich getestet. Bei mechanischen Schwingungen (Vibrationen) oberhalb des Hörschalls (ab 20 kHz) wird akustische Energie in Wärme umgewandelt. Eine Wirkung ist die Tiefenwärme, d. h. das Gewebe wird in einer Tiefe von 3 cm und mehr erwärmt, ohne darüberliegende Gewebsschichten einer übermäßigen Wärmezufuhr auszusetzen. Als zweites wirkt U. als Mikromassage. Durch die mechanischen Schwingungen kommt es zur positiven Beeinflussung physikalischer Vorgänge im Gewebe. Sie fördert die Wundheilung, beeinflusst das Narbengewebe, wirkt analgetisch und verbessert sowohl die Nervenleitgeschwindigkeit als auch die Gelenkbeweglichkeit. U. wird als dynamische Beschallung eingesetzt, d. h. der Schallkopf wird über dem Behandlungsgebiet langsam bewegt (vgl. ▸ Ultraschallwärmetherapie).

Ultraschalltopometrie *f*; ***engl.:*** 3D-ultrasound topometry

Kontext: Biomechanik

Diagnostik mittels Ultraschall (Sonographie). Verfahren zur räumlichen Erfassung der Haltung und der Beweglichkeit der Wirbelsäule. Dabei werden Messmarker (Ultraschallsender) auf spezielle Körperpunkte (z. B. entlang der Wirbelsäule) aufgeklebt und ihre Bewegung auf der Basis der Laufzeitmessung von Ultraschallimpulsen verfolgt.

Ultraschallvernebler *m*; ***engl.:*** Ultrasonic atomiser

Vgl. ▸ Aerosole.

Ultraschallwärmetherapie *f*; ***engl.:*** Ultrasonic thermo therapy

Kontext: Physikalische Therapie, Elektrotherapie

Therapeutische Anwendung von Ultraschallenergie (Absorption im Gewebe). Wirkungen: mechanisch (Gewebsmassage), thermisch (jedoch starke Abnahme in tiefere Gewebe), diffusionssteigernd, spasmolytisch und schmerzlindernd.

Ultraviolett *n*; ***Abk.:*** UV; ***engl.:*** Ultraviolet; ***Syn.:*** Ultraviolette Strahlung, UV-Strahlung, UV-Licht

Kontext: Physik

Elektromagnetische Wellen jenseits des sichtbaren blauen Lichtes. Unterteilung nach Wellenlängenbereichen in „langwelliges" UV-A (315–400 nm), UV-B (280–315 nm) und „kurzwelliges" UV-C (100–280 nm). Je kurzwelliger das UV-Licht, desto energiereicher und schädlicher ist es für lebende Organismen. UV-B und UV-C wird stärker absorbiert und kann daher normales Fensterglas nicht durchdringen. UV-Licht kann Hautschäden (Sonnenbrand) und Hautkrebs hervorrufen (vgl. ▸ UV-Strahler).

Umbauphase *f*; ***engl.:*** Modification phase

Vgl. ▸ Wundheilung.

Umfangmessung *f*; ***engl.:*** Circumferential measurement

Kontext: Diagnostik

Messen des Extremitätenumfangs mittels Maßband. Dient der Verlaufkontrolle bei Patienten mit Ödemen. Die Messung erfolgt stets an der gleichen (markierten) Stelle. Für die Dokumentation werden Messorte festgelegt.

Umfangmessung

Messorte obere Extremität	Messorte untere Extremität
10 cm oberhalb des lateralen Epicondylus humeri	10 cm oberhalb des lateralen Kniegelenkspalts
Epicondylus lateralis humeri	Lateraler Kniegelenkspalt
10 cm unterhalb des lateralen Epicondylus humeri	10 cm unterhalb des lateralen Kniegelenkspalts
Handgelenk in Höhe des Proc. styloideus ulnae	Malleolengabel
Fingergrundgelenke	Zehengrundgelenke

Umfangmessung nach Kuhnke *f*; ***engl.:*** Circumferential measurement according to Kuhnke; ***Syn.:*** 4-cm-Scheiben-Methode, Volumenberechnung

Kontext: Lymphdrainage

Messen des Extremitätenumfangs im Abstand von 4 cm (U1, U2...) zur Volumenberechnung (V, ml) bei Patienten mit Ödemen nach Kuhnke (1976). Definierte Ausgangspunkte der Messung: Processus styloideus ulnae bzw. Malleolus lateralis. Durchführung: vor der ersten Behandlung (inklusive der gesunden Extremität zum Vergleich), in regelmäßigen Abständen wiederholen (stationär: wöchentlich; ambulant: alle 2 Wochen in der Entstauungsphase, monatlich in der Erhaltungsphase). Vorteile: leicht durchführbar (schnell, einfach zu berechnen), ohne technischen Aufwand, kostengünstig; Nachteile: vergleichende, annähernde Messung. Formel zur Volumenberechnung: $V = (U1^2 + U2^2 + \ldots Un^2):\pi[ml]$ (vgl. ▸ Entstauung, kombinierte physikalische, ▸ Stemmer-Zeichen).

Umfeld, lernförderndes *n*; ***engl.:*** Environment, enriched
Kontext: Pädagogik
Individuen/Organismen auf neuartige, unübliche oder unerwartete Weise stimulierende Umgebung.

Umfeldanalyse *f*; ***Etym.:*** griech. *analysis* „Auflösung"; ***engl.:*** Environmental scanning
Kontext: Betriebswirtschaftslehre
Genaue Betrachtung bzw. Untersuchung der Unternehmensumwelt; wesentlicher Bestandteil der ▸ SWOT-Analyse. Analysekriterien: z. B. Konkurrenz, Marktsituation der Region, Gesetzeslage, gesamtwirtschaftliche Veränderungen, gesundheitspolitische Veränderungen, gesellschaftspolitische Trends, Branchenentwicklungen, technologische und kommunale Entwicklungen. Physiotherapie: Je mehr Einflüsse der Praxisinhaber berücksichtigt und detailliert analysiert, umso zielgerichteter kann er einen Strategieentwurf erarbeiten. Entsprechend konkrete Maßnahmen können für die Praxis ergriffen werden.

Umgebungsdruck *m*; ***engl.:*** Ambient pressure
Kontext: Biomechanik
Uns umgebender Gesamtdruck. Beispiel: Für einen Taucher ist es der Luftdruck (an der Wasseroberfläche) plus der Schweredruck (▸ Druck, hydrostatischer) durch die über ihm befindliche Wassersäule.

Umkehr, agonistische *f*; ***Etym.:*** griech. *agonistes* „Wettkämpfer, Kämpfer"; ***engl.:*** Reversal, agonistic
Kontext: PNF-Konzept
Fazilitieren von wechselnden statischen, exzentrischen und konzentrischen Muskelaktivierungen; die Reihenfolge der Aktivierungen ist frei kombinierbar und vom Ziel abhängig.

Umkehr, dynamische *f*; ***Etym.:*** griech. *dynamos* „Kraft, Leistungsfähigkeit"; ***engl.:*** Reversal, dynamic
Kontext: PNF-Konzept
In einer Synergie folgt auf die dynamische konzentrische Muskelarbeit der Agonisten sofort und ohne Spannungsverlust die dynamische konzentrische Aktivität der Antagonisten. Ziel ist es, die Beschleunigung zu fördern. Durch die dynamische Aktivität in einer Synergie kommt es zu einer Vordehnung der jeweiligen Antagonisten. So kann der Dehnungsverkürzungszyklus genutzt werden (vgl. ▸ Umkehr, stabilisierende).

Umkehr, funktionelle *f*; ***Etym.:*** lat. *functio* „Verrichtung"; ***engl.:*** Reversal, functional
Kontext: Pädiatrie, Vojta-Konzept
▸ Muskelfunktionsdifferenzierung und ▸ punctum fixum-punctum mobile.

Umkehr, stabilisierende *f*; ***Etym.:*** lat. *stabilis* „standfest"; ***engl.:*** Reversal, stabilising
Kontext: PNF-Konzept
Applizieren von wechselnden statischen Widerständen. Der Patient erhält den Auftrag, eine Position zu halten. Hierbei wechseln die Hände der Therapeutin von einer Synergie zur anderen, ohne Spannungsverlust (vgl. ▸ Umkehr, dynamische).

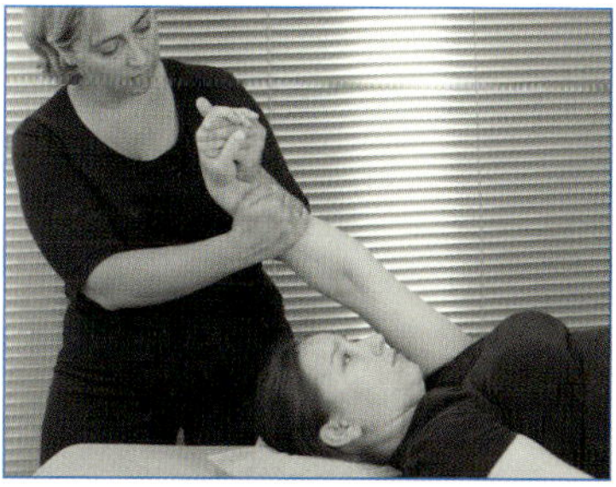

Stabilisierende Umkehr: Die Patientin hält gegen den statischen Widerstand der Therapeutin in Extension/Adduktion/Innenrotation.

Umkehrbarkeit *f*; ***engl.:*** Reversibility
Kontext: Feldenkrais
U. einer ▸ Bewegung oder ▸ Handlung bedeutet, dass diese an jedem beliebigen Punkt angehalten, umgekehrt, aufgegeben oder in der ursprünglichen Richtung weiter fortgesetzt werden kann,

U

ohne eine Änderung der vorherigen Stellung vornehmen zu müssen. Die Umkehrbarkeit kennzeichnet u. a. die ▸ Bewegungsqualität.

Umlagern *n*; ***engl.:*** To reposition
Kontext: Prävention
Ändern der Körperposition von bettlägerigen Patienten zur Vermeidung von Druckschädigungen der Haut sowie zur Atemanregung und Kontrakturprophylaxe.

Umlagerungsprobe *f*
Kontext: Diagnostik
Variante der ▸ Ratschow-Probe; der Patient wechselt vom Liegen zum Sitzen mit herabhängenden Beinen. Der Therapeut beobachtet die arterielle und venöse Wiederauffüllung. Bei schweren Durchblutungsstörungen ist sie deutlich verzögert.

Umlaufvermögen *n*; ***engl.:*** Floating assets
Kontext: Betriebswirtschaftslehre
Begriff aus der Bilanz/Bilanzierung; kurzfristig (< 1 Jahr) im Unternehmen verbleibende Werte. Auf der Aktivseite der Bilanz befinden sich das Anlagevermögen und U.; beides gemeinsam bildet das Vermögen. Physiotherapie: Das U. in Praxen besteht aus Vorräten, z. B. bezahlte Therapiematerialien oder Büromaterial; auch: Wertpapiere (Betriebsvermögen), Guthaben bei Banken und Kassenbestand. Das U. dient dem Praxisbetrieb nur während der jeweiligen Betrachtungsperiode maximal 1 Jahr im Gegensatz zum ▸ Anlagevermögen.

Umsatzsteuer *f*; ***Abk.:*** USt; ***engl.:*** Purchase tax; ***Syn.:*** Mehrwertsteuer
Kontext: Betriebswirtschaftslehre
Verkehrsteuer; entsteht beim Umsatz wirtschaftlicher Leistungen (gesetzliche Grundlage: Umsatzsteuergesetz, UStG). Umgangssprachlich wird sie Mehrwertsteuer genannt, da sie beim Endverbraucher auf den Rechnungen als Mehrwertsteuer ausgewiesen erscheint. Physiotherapie: Therapeutische Leistungen sind grundsätzlich umsatzsteuerbefreit. Handeln Praxen mit Therapiematerialien, entsteht eine Umsatzsteuerpflicht. Die USt wird vom Unternehmer an das Finanzamt abgeführt und als Vorsteuer (durchlaufender und dadurch neutraler Posten) in der Buchführung gebucht (Vorsteuerabzug).

Umstellungsfähigkeit *f*; ***engl.:*** Adaptability
Kontext: Physiologie, Bewegungslehre, Sportwissenschaft
▸ Koordinative Fähigkeit , ermöglicht das Modifizieren während der Bewegungsausführung oder Wechseln zu einer anderen, neuen Bewegungshandlung. Informatorische Grundlagen/Komponenten: optische Afferenzen (bei situationsbedingten Veränderungen; es besteht eine enge Beziehung zur räumlichen Orientierungs- und Reaktionsfähigkeit); Antizipation (für die Wahl der „richtigen" Konsequenz); propriorezeptive Afferenzen (wenn eine nicht korrekt ausgeführte voraussetzende Bewegungsphase die Modifikation der nachfolgenden oder die völlige Veränderung der sensomotorischen Handlung erfordert).

Unabhängige Variable *f*
Vgl. ▸ Variable, unabhängige.

Unawareness *f*; ***Etym.:*** engl. „Unkenntnis, fehlendes Bewusstsein"
Kontext: Neuropsychologie
Weitgehend oder vollständig fehlendes Bewusstsein des Patienten für seine Funktionsstörungen. Beispiel: Patienten berichten nicht spontan von Defiziten, äußern unrealistische Ziele, passen ihr Verhalten nicht an ihre Defizite an. Ursache ist eine Hirnschädigung (vgl. ▸ Awareness, ▸ Denial).
Spezifische U.: Anosognosie, z. B. Hemiplegie, kortikale Blindheit.
Generelle U.: für kognitive, soziale, emotionale Probleme.

Ungeordnetes Kollagennetzwerk *n*; ***Etym.:*** griech. *kolla* „Leim" u. *gennan* „erzeugen"; ***engl.:*** Diffuse collagen network
Kontext: Anatomie, Medizinische Trainingstherapie
Oberflächlich liegendes, dünnes, unstrukturiertes Netzwerk kollagener Meniskusfasern. 90 % des gesamten Kollagengehalts der Menisken ist vom Typ 1; nur in der innersten Zone überwiegen Fasern vom Typ 2. Die Anordnung der Fasern ist belastungsabhängig; es lassen sich Faserausrichtungen in allen Ebenen feststellen. Die zentrale Masse wird von zirkulär angeordneten Fasern gebildet, die dem runden Verlauf der Menisken folgen und hauptsächlich für die Widerstandskraft verantwortlich sind. Medizinische Trainingstherapie: Zwischen 0 und 60° Flexion im geschlossenen System ist die relative Meniskusbelastung am geringsten, da in diesem Bereich u. a. nur 50 % der Kompressionskräfte über die Menisken übertragen werden, die Belastung gleichmäßig verteilt wird.

Unhappy triad *f*; ***Etym.:*** engl. unhappy „unglücklich" u. griech. *trias* „Dreiheit"
Kontext: Traumatologie

U

Gleichzeitig Verletzung von drei Strukturen des Kniegelenks: Kreuzband, Innenmeniskus, Seitenband.

Unipolar ***Etym.:*** lat. *unus* „ein" u. *polus* „Pol";
Syn.: Monopolar, einpolig
Kontext: Physik
Mit nur einem Pol versehen. Beispiele: Nervenzelle; beim EEG und EKG kann die Ableitung unipolar gegen eine Referenzelektrode oder ▸ bipolar zwischen zwei aktiven Elektroden auf der Körperoberfläche erfolgen; die drei Extremitätenableitungen nach Goldberger beim EKG sind unipolare Ableitungen (vgl. ▸ Monopolar).

Univariate Varianzanalyse *f*
Vgl. ▸ Varianzanalyse, univariate.

Unmasking *n*; ***Etym.:*** engl. *unmask* „demaskieren, die Make herunterreißen, entlarven"
Vgl. ▸ Demaskierung.

Unterarmgehstütze *f*; ***engl.:*** Forearm crutch
Kontext: Gangschulung
Hilfsmittel, Gehhilfe zur gezielten Entlastung der Beine und/oder Wirbelsäule. Entlastungsstufen bezogen auf die Beine: entlastetes Gehen ohne Bodenkontakt; Gehen mit Abrollen des Fußes (nur das Eigengewicht des Beines, 10–15 kg, wirkt auf den Fuß); Gehen nach Gewichtsangabe im ▸ Drei-Punkte-Gang oder ▸ Zwei-Punkte-Gang (der Patient übt die Teilbelastung mittels Waage).

Unterarmstütz *m*; ***engl.:*** Prone on elbows
1. ***Kontext:*** Traumatologie, Neurologie
Stützen auf den im Ellbogengelenk flektierten Unterarm. Bei tetraplegischen Patienten ohne Streckfunktion im Ellbogengelenk Ausgangsstellung zum Training der Schultermuskulatur und für Selbsthilfeaktivitäten.
2. ***Kontext:*** Funktionelle Bewegungslehre
Der U. beschreibt eine ▸ Ausgangsstellung zur Entlastung der Ellbogen stabilisierenden Muskulatur, speziell der Ellenbogenextensoren. Durch den U. wird z. B. das Training der Schultergürtel und Wirbelsäulen stabilisierenden Muskulatur in ▸ Brückenaktivität möglich. Er stellt eine Modifikation der aus der ▸ Funktionellen Bewegungslehre bekannten Übung ▸ Vierfüßlerstand dar. Zur Leistungssteigerung und Verbesserung der ▸ Sensomotorik kann der U. auch auf einem ▸ Kreisel durchgeführt werden.

Unterberger-Tretversuch *m*; ***Etym.:*** nach dem österreichischen Hals-Nasen-Ohrenarzt *Siegfried Unterberger* (1893–1978); ***engl.:*** Unterberger's stepping test
Kontext: Neurologie
Neurologischer Gleichgewichtstest im Stehen bei Verdacht auf Läsion des Gleichgewichtsorgans (Vestibularapparates) oder Kleinhirns (zerebelläre Ataxie). Durchführung: Der Patient tritt auf der Stelle mit geschlossenen Augen, er kann die Arme nach vorne strecken; keine anderen akustischen Orientierungspunkte im Raum. Test positiv: Der Patient dreht um die Körperlängsachse zur Seite der Schädigung. Bei 50 Schritten ist eine Abweichung von mehr als 45° pathologisch.

Unterbrochener Urinstrahl *m*
Vgl. ▸ Urinstrahl, unterbrochener.

Unterdruck *m*; ***engl.:*** Low-pressure, vacuum
Kontext: Physik, Biomechanik
Ein gegenüber dem Umgebungsdruck geringerer Druck im Inneren eines Körpers. Beispiele: Thorax beim Einatmen, Spritze beim Füllen (Aspirieren).

Unterforderung *f*; ***engl.:*** Lack of challenge
Kontext: Psychologie
Situation, in der eine Person über mehr Fähigkeiten und Energie verfügt, als von ihr gefordert werden. Dies ist für eine gewisse Zeit nicht problematisch, über eine längere Zeitdauer führt es jedoch zu Langeweile (z. B. bei häufigen Routinetätigkeiten). Dieser Zustand gibt meist einen Hinweis auf U. (▸ somatischer Marker, ▸ Bewertung). Auch Langeweile kann zu einem Empfinden des Ausgeliefertseins führen, wenn nicht Möglichkeiten zur Steigerung der ▸ Autonomie bestehen und genutzt werden. U. ist kein erstrebenswerter Zustand in der Physiotherapie, weder für Therapeuten noch für Patienten. Werden jedoch an das Fähigkeitsniveau angepasste Aufgaben gestellt, kann ein ▸ Flow-Zustand gefördert werden (▸ Aktualisierungstendenz). Durch Wahrnehmen der eigenen Signale und der des Patienten und geeignete ▸ Gesprächsführung kann der Therapeut die Behandlung aktiv gestalten (vgl. ▸ Aufmerksamkeit, ▸ Bedürfnisse, ▸ Körpersprache, ▸ Struktur- und Prozessmodell der Gesprächsführung).

Untergriff *m*
Kontext: Therapeutisches Klettern
▸ Griff ist mit supinierter Hand von unten zu greifen.

Unterlage *f*; ***engl.:*** Base of support
Kontext: Funktionelle Bewegungslehre
Um Bewegungsabläufe analytisch planen und evaluieren zu können, ist es sinnvoll, ▸ Beobachtungskriterien festzulegen. Ein Beobachtungskriterium ist die Beschaffenheit der U. auf der der Trainierende oder ein Trainingsgerät steht. Beim

U

▸ Kreisel kann die Unterlage z. B. aus einer weichen Matte, einem Teppich oder einem harten Untergrund wie Holz- oder Steinboden bestehen. Entsprechend verändert sich die Reaktionsfähigkeit des Kreisels, was wiederum Einfluss auf die ▸ Gleichgewichtsreaktion hat.

Unternehmensanalyse *f*; ***Etym.:*** griech. *analysis* „Auflösung"; ***engl.:*** Business analysis; ***Syn.:*** Betriebsanalyse
Kontext: Betriebswirtschaftslehre
Untersuchung der betriebsinternen Stärken und Schwächen; Gegenstück zur Umfeldanalyse, beides gemeinsam beinhaltet alle wesentlichen Kriterien des strategischen Managements. Unternehmensintern werden Kennzahlen analysiert, z. B. ▸ Rentabilität, ▸ Liquidität, ▸ Cashflow und Produktivität. Analysemethoden: z. B. ▸ SWOT-Analyse (Stärken, Schwächen) und ▸ Portfolioanalyse. Bereichsanalysen einer Praxis (z. B. Trainingstherapie, Wellness oder Verwaltung) und Potenzialanalysen (Therapeuten-Potenziale, Entwicklungspotenzial) ergänzen die Analysemethoden.

Unternehmenserfolg *m*
Kontext: Betriebswirtschaftslehre
Begriff aus dem Handelsrecht (HGB); der Erfolg eines (therapeutischen) Unternehmens lässt sich durch die Kostenrechnung ermitteln, in der der Betriebsgewinn als Ergebnis von Leistung minus Kosten errechnet wird. Der steuerrechtliche Erfolg ist die Errechnung der erfolgswirksamen Betriebseinnahmen abzüglich aller abzugsfähigen Betriebsausgaben.

Unternehmensform *f*; ***engl.:*** Corporate organization; ***Syn.:*** Gesellschaftsform
Kontext: Betriebswirtschaftslehre
Rechtsform, in der ein Unternehmen nach dem Bürgerlichen Gesetzbuch (BGB), Handelsrecht (HGB) und dem Gesellschaftsrecht geführt werden kann. Man unterscheidet ▸ Personengesellschaften, ▸ Kapitalgesellschaften und sonstige Unternehmensformen (Stiftung, Genossenschaft).

Unternehmensführung *f*; ***engl.:*** Corporate management
Kontext: Betriebswirtschaftslehre
Umfasst die gesamten Leitungsaktivitäten eines Unternehmens. Die Führung kann auf einen oder mehrere Köpfe bzw. Ebenen verteilt werden, die eng in der Unternehmensgestaltung, -steuerung und -entwicklung zusammenarbeiten. Physiotherapie: Die Führung einer Praxis beinhaltet die Lenkung/Steuerung von: Mitarbeitern, Prozessen, Finanzen, Außenwirkung, Praxisprofil, Praxisangebot (aufgaben-, personen-, organisations- und prozessbezogene Aspekte der Praxisführung).

Unternehmenskultur *f*; ***Etym.:*** lat. *cultura* „Bearbeitung, Bebauung, Pflege des Körpers und des Geistes"; ***engl.:*** Corporate culture
Kontext: Betriebswirtschaftslehre
Gelebte ▸ Unternehmensphilosophie; die umgesetzten ethisch-moralischen Ansprüche, die das Unternehmen an sich, seine Mitarbeiter, den Umgang mit Kunden und Lieferanten stellt. Die Umsetzung findet im täglichen Umgang aller miteinander statt. Physiotherapie: Die U. beginnt beim ersten Telefonkontakt (Patientenanmeldung). Bsp.: Dauer von Wartezeiten, Respekt und Wertschätzung der Patienten während der Behandlung, der Information von und Kommunikation mit Patienten usw. Praxen können durch Sorgfalt in diesem Bereich große Wettbewerbsvorteile erzielen.

Unternehmensleitbild *n*; ***engl.:*** Corporate philosophy
Vgl. ▸ Leitbild.

Unternehmensphilosophie *f*; ***Etym.:*** griech. *philos* „Freund" u. *sophia* „Weisheit"; ***engl.:*** Corporate philosophy
Kontext: Betriebswirtschaftslehre
Beschreibt das Menschenbild, das der Unternehmer/Praxisinhaber und seine Mitarbeiter/Therapeuten von Menschen und speziell von Patienten haben. Verschiedene philosophische Ansätze, wie „Hilfe zur Selbsthilfe" (Eigenverantwortung der Patienten) oder „Wir machen Sie gesund", lenken durch konsequente Umsetzung den Umgang mit den Patienten in andere Bahnen. Der U. liegt die Vision des Praxisinhabers und der Mitarbeiter einer nach individuellen Wertvorstellungen ausgerichteten, optimalen physiotherapeutischen Praxis zu Grunde. Die U. wird häufig schriftlich als Unternehmensleitbild formuliert und dient den Therapeuten praxisintern als verpflichtende Verhaltensmaxime.

Unternehmerlohn, kalkulatorischer *m*; ***Etym.:*** lat. *calculare* „rechnen, berechnen"; ***engl.:*** Profit, imputed entrepreneurial
Kontext: Betriebswirtschaftslehre
Entgangenes Einkommen des Unternehmers/Praxisinhabers, das er als geschätzte Kosten berechnet, da sie aus Unternehmersicht einen Verlust bzw. den Verzicht auf erzielbares Einkommen darstellen. Würde der Praxisinhaber als Angestell-

ter in einer anderen Praxis arbeiten, erhielte er ein Gehalt. Kalkulatorische Kosten stellen keine real entstandene Kostenart dar (Verzichtskosten). Betriebswirtschaftlich wird eine „fiktive" Kostenart hinzugerechnet (vgl. ▸ Kosten, kalkulatorische, ▸ Miete, kalkulatorische).

Unterscheidungsvermögen *n*; ***engl.:*** Discrimination

Kontext: Feldenkrais

Die Fähigkeit, aus einer Vielzahl von Reizen diejenigen auszuwählen, die für die Bewegungs- oder Handlungsabsicht von Bedeutung sind (vgl. ▸ Wahrnehmungs- und Unterscheidungsvermögen).

Unterschenkelorthese *f*; ***Etym.:*** *Orthese* = Kurzwort aus *orthopädisch* und *Prothese* zu griech. *orthos* „gerade, aufrecht, richtig" u. *prothesis* „das Hinzusetzen, Dazufügen, Ansetzen"; ***engl.:*** Shank orthesis

Kontext: Neurologie, Traumatologie

Oberbegriff für alle Schienen zur Kompensation geschwächter bzw. paretischer Fußmuskeln (insbesondere M. tibialis anterior, M. extensor digitorum longus, M. extensor hallucis brevis; M. peronaeus longus und brevis) sowie zur passiven Stabilisation der Sprunggelenke bei Bandinstabilitäten und Tonuserhöhungen.

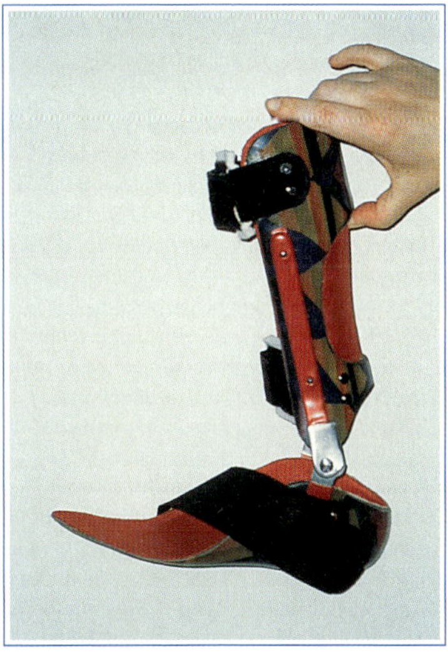

Unterschenkelorthese.

Unterschiedshypothese *f*; ***Etym.:*** griech. *hypothesis* „Unterstellung"; ***engl.:*** Hypothesis of difference

Kontext: Statistik

Aus einer allgemeinen Theorie abgeleitete Aussage über einen systematischen Unterschied mindestens zweier Merkmale hinsichtlich ihrer zentralen Tendenz oder ihrer Häufigkeit. Die Formulierung von Hypothesen ist in der Wissenschaft von zentraler Bedeutung, da sie praktisch das Verfahren der Hypothesenüberprüfung bestimmen. Die statistische Überprüfung einer U. findet durch entsprechende statistische Tests zum Vergleich von ▸ Mittelwerten (z. B. ▸ t-Test) oder Häufigkeiten (z. B. ▸ Chi-Quadrat-Test) statt.

Unterstützung, emotionale *f*; ***engl.:*** Support, emotional

Kontext: Psychologie

Wenn eine Person, die sich in einem aufgrund von emotionalen Reaktionen bedingten labilen Zustand befindet (hohes Erregungs- und Aktivierungsniveau, Stresszustand), von einer anderen, stabilen Person durch deren Präsenz und Ansprache emotionale Sicherheit im Kontakt erfährt. Da emotionale Themen mehr Raum und Zeit im Gespräch erfordern als rein sachliche Inhalte, ist ein beruhigendes, Raum und Zeit gewährendes Vorgehen bei der ▸ Gesprächsführung erforderlich (vgl. ▸ Emotionsregulation, ▸ Focusing). Als Einstellungen der unterstützenden Person sind ▸ Empathie, ▸ Akzeptanz und ▸ Kongruenz hilfreich (vgl. ▸ Refraktärphase, ▸ Emotion, ▸ Gesprächskonventionen).

Unterstützungsfläche *f*; ***Abk.:*** USF; ***engl.:*** Base of support; ***Syn.:*** Standfläche

1. *Kontext:* Biomechanik, Bewegungsanalyse

Bezeichnet die kleinste Fläche, die die Kontaktstellen der Körperabschnitte mit der Unterlage einrahmt (Standfläche), nicht nur die Summe der Auflageflächen. Je kleiner die U., desto höhere Anforderungen an den Gleichgewichtssinn, z. B. beim Einbeinstand; je größer die U., desto sicherer die Standfestigkeit, z. B. durch breitspuriges Stehen und Gehen oder Einsatz von Gehhilfen.

2. *Kontext:* Funktionelle Bewegungslehre

Die U. ist eine Beobachtungsgröße der ▸ Funktionellen Bewegungslehre. Der Ursprungsbegriff kommt aus der Physik. In der funktionellen Bewegungslehre bezeichnet er die kleinste Fläche, die die ▸ Kontaktstellen der Körperabschnitte mit der ▸ Unterlage einrahmt. Über der U. befindet sich der ▸ Körperschwerpunkt. Bei nur einer Kon-

U

taktstelle des Körpers mit der Umwelt liegt er genau darüber. Bei mehreren Kontaktstellen des Körpers, die gleichmäßigen Druck ausüben, befindet er sich in der Mitte der U. Bringen die Kontaktstellen unterschiedlich viel Gewicht auf die U., so befindet sich der Schwerpunkt in der Nähe des größten Drucks. Beim Wechsel vom Zweibeinstand in den ▸ Einbeinstand verkleinert sich die U. um ca. 80 %. Das bedeutet, dass der Körper seine Gewichte über dieser neuen U. neu verteilen muss. Aus dieser ▸ Gleichgewichtsreaktion resultiert eine große Veränderung der Muskelaktivitäten.

Unterstützungszuckung *f*; ***engl.:*** Supportive muscular jerk

Kontext: Muskelphysiologie

Aufeinanderfolgende Kombination aus isometrischer (Herz: isovolumetrischer) und isotonischer (Herz: isobarer) Muskelkontraktion (vgl. ▸ Anschlagszuckung).

Untersuchung, hypothesengeleitete *f*

Vgl. ▸ Hypothesengeleitete Untersuchung.

Untersuchung, motorische *f*

Vgl. ▸ Motorische Untersuchung.

Untersuchung, orientierende *f*

Vgl. ▸ Orientierende Untersuchung.

Untersuchung, physiotherapeutische *f*; ***Etym.:*** griech. *physis* „Natur, natürliche Beschaffenheit, Wuchs" u. *therapeia* „Behandlung, Pflege"; ***Syn.:*** Befundaufnahme, Befunderhebung

Kontext: Diagnostik

Teil des physiotherapeutischen Prozesses und Voraussetzung für das Bilden von Hypothesen über Störungen von Körperfunktionen, den Behandlungsplan (Behandlungsziele) und therapeutische Maßnahmen; während einer Behandlungsserie führen Therapeuten regelmäßig U. durch, um die Effektivität der Therapie festzustellen; der Übergang zwischen U. und Therapie kann fließend sein: Viele Untersuchungstechniken können auch als Behandlungstechniken eingesetzt werden (vgl. ▸ Clinical Reasoning).

Untersuchung, rektale *f*

Vgl. ▸ Rektale Untersuchung.

Untersuchung, vaginale *f*

Vgl. ▸ Vaginale Untersuchung.

Untersuchungsposition *f*; ***Etym.:*** lat. *positio* „das Setzen, Stellen"; ***engl.:*** Examination position

Kontext: Diagnostik

Ausgangstellung des Patienten, in der der Patient Testbewegungen ausführt oder der Therapeut Tests durchführt. Man unterscheidet belastete Untersuchungspositionen (mit Einwirkung der Schwerkraft; Stehen und Sitzen) und unbelastete (ohne oder verminderte Einwirkung der Schwerkraft; Bauch-, Rücken-, Seitenlage). Meist beginnt die Untersuchung mit belasteten Positionen; treten Irritationen/Schmerzen auf, nimmt der Patient eine unbelastete Position ein.

Untersuchungsprinzip *n*; ***Etym.:*** lat. *principium* „Anfang, Ursprung, Grundlage"; ***engl.:*** Examination principle

Kontext: Vojta-Konzept, Diagnostik

Nach ▸ Vojta gehören zur Erstuntersuchung von Säuglingen und apedalen Patienten drei Untersuchungsgänge. Diese sind:

1. Beobachtung und Interpretation der Spontanmotorik (Ohne jede Berührung des Kindes)
2. Prüfung und Interpretation der frühkindlichen Reflexe und
3. Prüfung und Interpretation der Lagereaktionen.

Während der Durchführung wird auf zusätzliche Symptome wie Narben, Schwellungen, Muskelprofile, Sprache, Sozialverhalten etc. geachtet. Erst danach finden die Anamnese und die Einsicht in Vorbefunde statt. Interpretation und Resümee erfolgen immer vor dem Hintergrund der von Vojta beschriebenen idealen Entwicklung der motorischen Ontogenese (vgl. ▸ Säulen, diagnostische).

Unterweisung *f*; ***engl.:*** Instruction; ***Syn.:*** Arbeitsunterweisung

Kontext: Betriebswirtschaftslehre

Vermittlung von Kenntnissen und Fertigkeiten an einem speziellen Arbeitsplatz. Die U. findet hauptsächlich in den ersten Arbeitswochen (Einarbeitungsphase) von neuen Mitarbeitern/Therapeuten statt. Sinn ist die Vermeidung von Arbeitsabläufen, die am neuen Arbeitsplatz störend, falsch, unüblich oder ungenau sind. Am Anfang eines neuen Arbeitsverhältnisses sollte deshalb auf die sorgfältige U. in allen Praxisbelangen Wert gelegt werden. U. kann einzeln oder in Gruppen stattfinden. Sie läuft in vier Lernphasen ab: Vorbereitung (Information, Vorkenntnisse erfassen, Ziel definieren); Vormachen und Erläutern (nachvollziehen einzelner Lernschritte); Unterwiesener führt es selbst aus und erklärt dem Unterweiser, was er macht; Lernerfolgskontrolle (ist das Ergebnis so, wie es sein soll?)

Upper Extremity Range of Motion *n*; ***Syn.:*** Gewindestangenständer

Kontext: Handtherapie

Übungsgerät, das die Form eines Würfels hat und Öffnungen, Schrauben und Muttern unterschiedlicher Größen besitzt. Je nach Position des Würfels werden die Muttern mit oder ohne Augenkontakt auf die Schrauben gedreht. Schulter, Ellenbogen, Unterarm, Handgelenk und Finger werden in die Bewegung mit einbezogen.

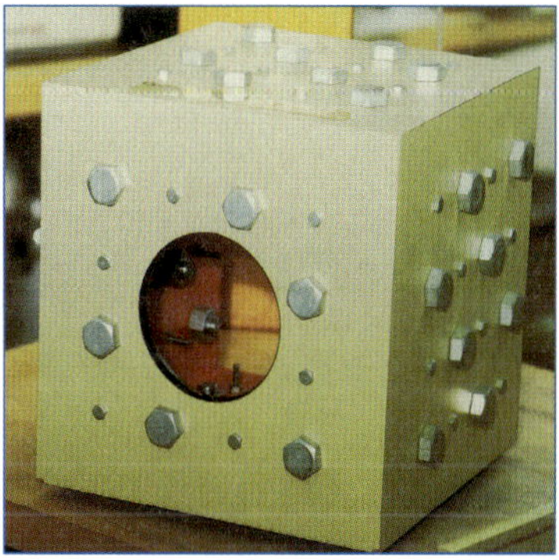

Upper Extremity Range of Motion.

Upper Limb Neurodynamic Test *m;*
Etym.: engl. *upper* „ober, höher“, *limb* „Körperglied“, griech. *neuron* „Nerv, Sehne“ u. *dynamis* „Kraft“; ***Abk.:*** ULNT
Kontext: Manuelle Therapie, Diagnostik, Neurologie
▶ Neurodynamischer Test des Plexus brachialis, der 1979 von Robert Elvey entwickelt wurde. Man unterscheidet vier Basistests zum Prüfen der Neurodynamik im Bereich der oberen Extremität: ▶ Upper Limb Neurodynamic Test 1 (ULNT 1) und ▶ Upper Limb Neurodynamic Test 2a (ULNT 2a, N. medianus), ▶ Upper Limb Neurodynamic Test 2b (ULNT 2b, N. radialis) sowie ▶ Upper Limb Neurodynamic Test 3 (ULNT 3, N. ulnaris). Einsatz: Bei Symptomen der oberen Extremität und im Nackenbereich, die auf Beteiligung der Nervenstrukturen hindeuten, z. B. Schmerzen im Nervenverlauf, Minusqualitäten der Motorik/Sensorik, Missempfindungen (z. B. Kribbeln, Ameisenlaufen). Durchführung: Der Therapeut spannt den Nerven zunehmend über alle Drehpunkte, die er kreuzt, bringt ihn in Spannung und prüft die Gleitfähigkeit zu den Grenzgeweben (Muskeln, Faszien, Knochen) sowie die Gleitfähigkeit und Elastizität der intraneuralen Bindegewebe.

Upper Limb Neurodynamic Test 1 *m;*
Etym.: engl. *upper* „ober, höher“, *limb* „Körperglied“, griech. *neuron* „Nerv, Sehne“ u. *dynamis* „Kraft“; ***Abk.:*** ULNT 1
Kontext: Manuelle Therapie
Neurodynamiktest mit Dominanz des N. medianus und des gesamten Plexus brachialis. Hauptkomponente ist die Schulterabduktion. Durchführung: Der Therapeut stellt zuerst die proximalen Komponenten ein; Depression des Schultergürtels, Abduktion, Außenrotation im Schultergelenk, anschließend Dorsalextension im Handgelenk, Supination, zum Schluss die Ellenbogenextension (vgl. ▶ Upper Limb Neurodynamic Test).

Upper Limb Neurodynamic Test 2a *m;*
Etym.: engl. *upper* „ober, höher“, *limb* „Körperglied“, griech. *neuron* „Nerv, Sehne“ u. *dynamis* „Kraft“; ***Abk.:*** ULNT 2a
Kontext: Manuelle Therapie
Neurodynamiktest mit Dominanz des N. medianus. Durchführung: Der Therapeut stellt bei Depression des Schultergürtels zuerst die distalen Komponenten ein; Dorsalextension, Supination, Ellenbogenextension, Außenrotation im Schultergelenk und zum Schluss die Abduktion (vgl. ▶ Upper Limb Neurodynamic Test).

Upper Limb Neurodynamic Test 2b *m;*
Etym.: engl. *upper* „ober, höher“, *limb* „Körperglied“, griech. *neuron* „Nerv, Sehne“ u. *dynamis* „Kraft“; ***Abk.:*** ULNT 2b
Kontext: Manuelle Therapie
Neurodynamiktest mit Dominanz des N. radialis. Durchführung: Der Therapeut stellt bei Depression des Schultergürtels zuerst die distalen Komponenten ein; Finger-, Daumenflexion, Volarflexion, Pronation, Ellenbogenextension, Innenrotation im Schultergelenk und zum Schluss die Abduktion (vgl. ▶ Upper Limb Neurodynamic Test).

Upper Limb Neurodynamic Test 3 *m;*
Etym.: engl. *upper* „ober, höher“, *limb* „Körperglied“, griech. *neuron* „Nerv, Sehne“ u. *dynamis* „Kraft“; ***Abk.:*** ULNT 3
Kontext: Manuelle Therapie
Neurodynamiktest mit Dominanz des N. ulnaris. Durchführung: Der Therapeut stellt bei Depression des Schultergürtels zuerst die distalen Komponenten ein; Dorsalextension im Handgelenk, Pronation, Ellenbogenflexion, Außenrotation im Schultergelenk und zum Schluss die Abduktion (vgl. ▶ Upper Limb Neurodynamic Test).

Urethrovesikale Dysfunktion *f*; ***Etym.:*** lat. *urina* „Harn", *vesica* „Harnblase", griech. *dys-* „schlecht" u. lat. *functio* „Verrichtung"; ***engl.:*** Urethro-vesical dysfunction; ***Syn.:*** LUTS (Lower-urinary-tract-symptoms)
Kontext: Gynäkologie, Geburtshilfe
Störungen im unteren Harntrakt (Harnblase und Harnröhre) unterschiedlicher Ursache. ▸ Beckenbodentraining ist die physiotherapeutische Methode der 1. Wahl.

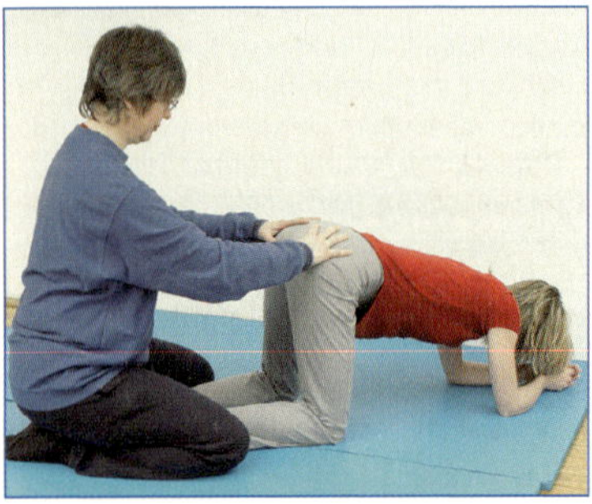

Urethrovesikale Dysfunktion. Ertasten der Beckenbodenaktivität in Knie-Ellenbogen-Lage.

Urinansäuerung *f*; ***engl.:*** Urine acidification
Kontext: Gynäkologie, Neurologie
Prophylaxe gegen Blaseninfektionen durch Ansäuerung des Harns mittels Cranberrypräparaten, -säften (Kanadische Moosbeere), Vitamin C; auch geeignet für Patienten mit neurologischer Blasenstörung (vgl. ▸ Detrusorhyporeflexie, ▸ Detrusor-Sphinkter-Dyssynergie).

Urinretention *f*; ***Etym.:*** lat. *urina* „Harn" u. *retentio* „das Zurückhalten"; ***engl.:*** Urinary retention
Kontext: Beckenbodenrehabilitation
Harn verbleibt nach dem Wasserlassen in der Blase; Gegenteil von ▸ Harninkontinenz.

Urinstrahl, langsamer *m*; ***engl.:*** Urine stream, slow
Kontext: Gynäkologie
Der Patient nimmt seinen U. im Vergleich zu vorher oder im Vergleich zu anderen als langsam wahr.

Urinstrahl, unterbrochener *m*; ***engl.:*** Urine stream, intermittent; ***Syn.:*** Stotterurin
Kontext: Gynäkologie
Der Strahl wird während der Entleerung der Blase mehrere Male unterbrochen. Eine Ursache hierfür ist z. B. eine beginnende Hypertrophie der Prostata.

Ursachenwirkungskette *f*; ***engl.:*** Cause-effect chain
Kontext: Betriebswirtschaftslehre
Element der ▸ Balanced Scorecard zur Darstellung der Zusammenhänge zwischen den einzelnen Einflussfaktoren. Wechselbeziehungen zwischen den Zielen der verschiedenen ▸ Perspektiven werden visualisiert und tabellarisch dargestellt. Um erfolgreich ▸ Strategien erarbeiten und verfolgen zu können, müssen die Wechselbeziehungen und Folgen von bestimmten Ursachen klar analysiert worden sein. Bsp. Patienten- und Finanzperspektive: Anzahl und Inhalte von Patientenbeschwerden beeinflussen Umsatz und Gewinn. Reklamationen (Ursache Patientenperspektive) führen zu weniger Folgerezepten von Patienten (Wirkung Patientenperspektive), die sich beschwert haben und deren Problem nicht gehört oder zu ihrer Zufriedenheit gelöst wurde. Der Rückgang der Folgerezepte führt zum Umsatz- und Gewinnrückgang der Praxis (Wirkung Finanzperspektive).

Uthoff-Phänomen *n*; ***Etym.:*** Wilhelm Uthoff, deutscher Augenarzt (1853-1927); ***engl.:*** Uthoff's phenomenon
Kontext: Neurologie
Hitzeintoleranz mit charakteristischer Verstärkung der Symptome durch Erhöhung der Körpertemperatur bei Patienten mit Multipler Sklerose (bereits ab + 0,5 °C). Ursache: Demyelisierte Nervenfasern mit erhöhter Thermosensibiltät. Physiotherapie: Trotz Belastung sollen sich die Patienten nicht erhitzen. Vorbeugende Maßnahmen: nicht in heißen Räumen aufhalten/trainieren; keine zusätzliche körperliche Anstrengung in der heißen Jahreszeit/Tageszeit (Klimaanlage); direkte Sonneneinstrahlung, Thermalbad, Bäder, Sauna meiden; feuchtes Handtuch auf den Nacken legen; Kühlwesten oder -hosen tragen; nach Anstrengung/Überhitzung kalt duschen. Nicht alle Patienten mit Multipler Sklerose haben ein U., aber fast 80 % reagieren auf Wärme sensibel.

UV-Strahler *m*; ***engl.:*** UV radiator
Kontext: Physik
Quelle für elektromagnetische Wellen im ▸ ultravioletten Bereich (ultraviolettes Licht). UV-Strahlung ist nicht sichtbar und führt zur Lumineszenz (Anregung).

V

V/Q mismatch *n*
Kontext: Atemtherapie
Blut strömt entlang der Lungenabschnitte, die weniger oder nicht ventiliert werden oder die Ventilation erfolgt in Lungenabschnitten, die weniger oder nicht perfundiert werden. Folge: Absinken des pO_2 und Anstieg des pCO_2 (vgl. ► V/Q-Verhältnis).

V/Q-Verhältnis *n*; ***engl.:*** V/Q ratio
Kontext: Atemtherapie
Abstimmung von Ventialtion und Perfusion. Ein ideales V., also wenn auf Höhe der Alveole gleichmäßig perfundiert und ventiliert wird, wird gleich 1 gesetzt. In der Realität ist der Gasaustausch auch bei gesunden Personen nicht perfekt und damit größer oder kleiner als 1 (vgl. ► V/Q mismatch).

Vaginale Untersuchung *f*; ***engl.:*** Vaginal examination
Kontext: Gynäkologie
Methode, um bei Patientinnen mit Beckenbodendysfunktionen am weiblichen Beckenausgang mittels vaginaler Inspektion und Palpation zu diagnostizieren. Voraussetzung bei Physiotherapeuten ist die (schriftliche) Einwilligung der Patientin und eine spezielle Fortbildung; zur Dokumentation eignet sich der ► Ring of Continence; Kontraindikationen: fehlende Zustimmung, bekannter Missbrauch, postoperativ/-partal (6 Wochen), psychische Störungen, Strahlentherapie im Beckenbereich (vgl. ► Untersuchung, rektale).

Vaginismus *m*; ***engl.:*** Vaginismus
Kontext: Gynäkologie
Unwillkürliches, krampfartiges Zusammenziehen der Beckenbodenmuskulatur bei der Kohabitation, ärztlichen Untersuchungen oder beim Einführen eines Tampons; V. wird als Ausdruck nonverbalen Protests verstanden gegen z. B. den Partner, eine Schwangerschaft oder nach sexuellem Trauma; neben der mangelnden Relaxationsfähigkeit der Beckenbodenmuskulatur fällt klinisch die fehlende Wahrnehmung auf; außer Sexualtherapie auch Entspannungs- und Atemübungen; ist der Störungsauslöser geklärt, kann die Patientin versuchen, sich durch das Einführen des eigenen Fingers zu desensibilisieren.

Vainio-Touren *f*; ***engl.:*** Vainio-tours
Kontext: Rheumatologie
Wickeltechnik für die Hände bei Patienten mit chronischer Polyarthritis. Sie dient der Stabilisierung des Handgelenks und der Verbesserung der Handkraft.

Vakuum *n*; ***Etym.:*** lat. *vacuus* „leer"; ***engl.:*** Vacuum
Kontext: Physik
Luftleerer oder luftverdünnter Raum; Raum mit Unterdruck gegenüber der Umgebung. Beispiel: Zum Einatmen entsteht durch Spannen des Zwerchfells ein Unterdruck im Thorax; bei Verletzung besteht die Gefahr des Pneumothorax.

Vakuumextraktion *f*; ***Etym.:*** lat. *vacuus* „leer" u. *extractio* „das Herausziehen"; ***Abk.:*** VE; ***engl.:*** Vacuum extraction; ***Syn.:*** Saugglockenentbindung
Kontext: Geburtshilfe
Vorgang zur schnellen operativen, vaginalen Geburtsbeendigung; eine Saugglocke (Vakkuumextraktor) wird am kindlichen Kopf mittels Unterdruck festgesogen; sodass das Kind während einer Austreibungswehe unterstützend herausgezogen werden kann; Voraussetzung ist ein mediolateraler ► Dammschnitt, der in der Wochenbettgymnastik berücksichtigt werden muss.

Valgus ***Etym.:*** lat. *valgus* „krumm, nach innen gewölbt, säbelbeinig"; ***engl.:*** Valgus
Kontext: Orthopädie
Nach medial konvexe Knochen- und Gelenkstellung.

Valgusstress *m*; ***Etym.:*** lat. *valgus* „säbelbeinig"; ***engl.:*** Valgus stress
Kontext: Diagnostik, Orthopädie
Stabilitätstest des Kniegelenks bei Patienten mit ► Genu valgum zur Prüfung des medialen Kollateralbandes und der dorsomedialen Kapsel.

Validität *f*; ***Etym.:*** lat. *validus, zu valere* „stark sein"; ***engl.:*** Validity; ***Syn.:*** Gültigkeit
Kontext: Forschung
Gehört zu den Gütekriterien eines standardisierten Tests. Die V. gibt den Grad der Genauigkeit an, mit der ein Test misst, was er zu messen vorgibt. Der in diesem Zusammenhang häufig genannte Korrelationskoeffizient beziffert die Treffsicherheit. Mittels Vergleich mit anerkannten Testverfahren wird ermittelt, ob ein Test valide ist. Die V. wird anhand der ► Spezifität und ► Sensitivität eines Tests beurteilt (vgl. ► Reliabilität, ► Objektivität).

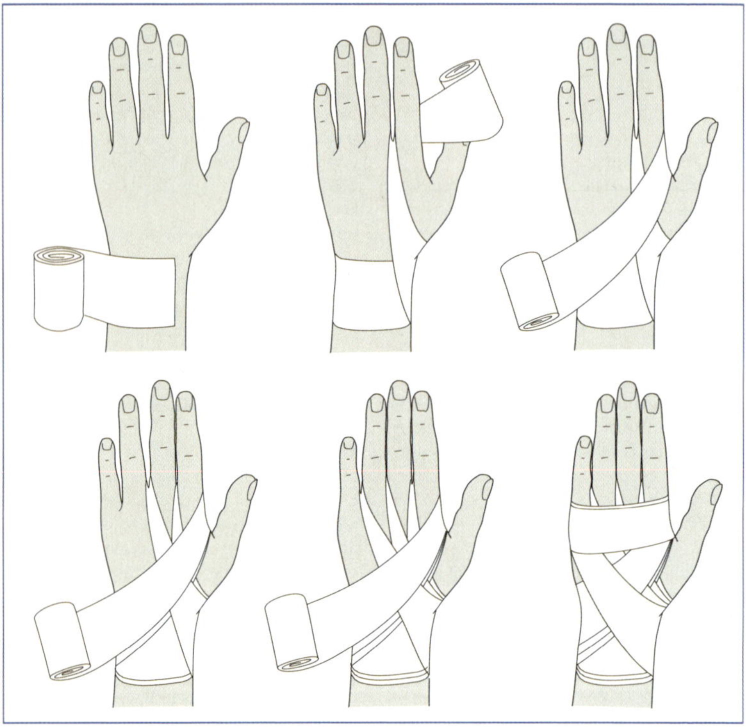

Vainio-Touren.

Valpar Whole Body Range of Motion *n*
Kontext: Handtherapie, Diagnostik
Der Patient bringt Schablonen aus Plexiglas auf unterschiedliche Ebenen mit Schrauben an. Dies geschieht mit oder ohne visuelle Kontrolle. Dabei wird die Zeit gestoppt und mit festgesetzten Richtlinien verglichen. Der Therapeut erhält hierdurch Auskunft darüber, inwieweit der Patient Arbeiten über Kopf, in der Hocke oder bei stetigem Wechsel aufrechter und gebückter Körperhaltung ausführen kann. Alter, Geschlecht und Dominanz der Hand werden berücksichtigt.

Variable Kosten *f*
Vgl. ▶ Kosten, variable.

Variable, abhängige *f*; ***Etym.:*** lat. *variare* „sich verändern“; ***engl.:*** Variable, dependent
Kontext: Statistik
Die veränderliche Größe in wissenschaftlichen Untersuchungen, die nicht dem Einfluss der Untersucher unterliegt. Die Ausprägung der abhängigen V. hängt von der Ausprägung der ▶ unabhängigen Variablen und von störenden Einflüssen ab. Bei der abhängigen V. handelt es sich meist um die Eigenschaft der Studienpopulation, deren Abhängigkeit von anderen Faktoren (unabhängige Variablen), untersucht bzw. gezeigt werden soll.

Variable, unabhängige *f*; ***Etym.:*** lat. *variare* „sich verändern“; ***engl.:*** Variable, independent
Kontext: Statistik
Größe, die Charakteristika der Studienpopulation beschreibt. Im Gegensatz zur ▶ abhängigen Variable unterliegen die u.V. sehr wohl dem Einfluss der Untersucher, indem diese durch die Auswahl oder Manipulation der Studienpopulation die u.V. festlegen. Bei der u.V. handelt es sich um einen Faktor, dessen Einfluss auf weitere Charakteristika der Studienpopulation (abhängige Variable) untersucht bzw. gezeigt werden soll.

Varianz *f*; ***Etym.:*** lat. *variare* „sich verändern“; ***Abk.:*** s^2; ***engl.:*** Variance
Kontext: Statistik
Die V. ist ein Streuungsmaß (oder Dispersionsmaß) und gehört zur ▸ deskriptiven Statistik. Mit Streuungsmaßen lässt sich beschreiben, wie sich die in einer ▸ Stichprobe ermittelten Messwerte um die zentrale Tendenz (▸ Mittelwerte, ▸ Median oder ▸ Modus) verteilen. Die V. berechnet sich durch die Summe der quadrierten Abweichungen aller Messwerte x_i vom arithmetischen Mittelwert x_M dividiert durch die Anzahl der Messwerte $n: s^2 = [\sum(x_i - x_M)^2]/n$. Genau wie die ▸ Standardabweichung ist die V. ein wichtiges Maß für alle Messwertverteilungen und viele Hypothesen überprüfende statistische Tests.

Varianzanalyse, multivariate *f*; ***Etym.:*** lat. *variare* „sich verändern“, griech. *analysis* „Auflösung“ u. lat. *multus* „viel“; ***engl.:*** Analysis of variance, multivariate; ***Syn.:*** MANOVA
Kontext: Statistik
Spezialfall der Varianzanalyse zur Überprüfung von Zusammenhangshypothesen mehrerer abhängiger und unabhängiger Variablen. Im Gegensatz zur ▸ univariaten Varianzanalyse kann mit dem Verfahren der m.V. der Einfluss der Faktoren (▸ unabhängige Variablen) auf mehr als eine ▸ abhängige Variable simultan untersucht werden. Dies ist z. B. immer dann der Fall, wenn ein zu untersuchendes Merkmal (z. B. Hüftgelenksbeweglichkeit) durch mehr als eine Messgröße (Flexion, Extension, Ab und Adduktion, Innen und Außenrotation) charakterisiert ist. Als Testvoraussetzung kommt neben den für die univariate Varianzanalyse geltenden Voraussetzungen zusätzlich die Homogenität der ▸ Kovarianzen der einzelnen abhängigen Variablen untereinander hinzu. Zu den multivariaten V. Verfahren gehören z. B. die ▸ Faktorenanalyse, die ▸ Clusteranalyse und das ▸ Allgemein Lineare Modell .

Varianzanalyse, univariate *f*; ***Etym.:*** lat. *variare* „sich verändern“, griech. *analysis* „Auflösung“ u. lat. *unus* „ein“; ***engl.:*** Analysis of variance, univariate; ***Syn.:*** ANOVA
Kontext: Statistik
Verfahren zur Überprüfung von Unterschiedshypothesen bei Vorliegen von mehr als zwei Gruppen bzw. mehrerer ▸ unabhängiger Variablen. Mit der u.V. können Mittelwertsvergleiche zwischen mehr als zwei Gruppen untersucht werden. Die unabhängigen Variablen (in der u.V. Faktoren genannt) können als gruppierende Faktoren behandelt werden und Haupteffekte sowie Interaktionen gleichermaßen ermittelt werden. Das Prädikat univariat bezieht sich auf die Anzahl der ▸ abhängigen Variablen (im Unterschied zur ▸ Varianzanalyse, multivariate). Die u.V. basiert auf der Zerlegung und Aufklärung der ▸ Varianz auf einen Varianzanteil innerhalb der Gruppen und einen Varianzanteil zwischen den Gruppen. Voraussetzungen für die u.V. sind ▸ Normalverteilung der Daten und Varianzhomogenität (Gleichheit der Varianzen in den einzelnen Gruppen). Wird nur der Haupteffekt eines Faktors (in mehreren Gruppen) untersucht, genügt die einfaktorielle u.V. Zur Untersuchung von mehreren Haupteffekten und Interaktionen muss die mehrfaktorielle u.V. herangezogen werden.

Varianzhomogenität *f*; ***Etym.:*** lat. *variare* „sich verändern“, griech. *homos* „gleich“ u. *genos* „Art“; ***engl.:*** Homogeneity of variance
Kontext: Statistik
Gleichheit der ▸ Varianzen eines Merkmals in zwei oder mehr ▸ Stichproben bzw. Populationen. V. ist eine wichtige Voraussetzung für die Anwendung einiger statistischer Tests wie z. B. ▸ t-Test oder ▸ Varianzanalyse. Wird ein Test auf V. signifikant, muss von einer Verletzung der Voraussetzung auf V. ausgegangen werden. Ein Test zur Überprüfung der V. ist z. B. der ▸ F-Test nach Fisher. Eine Verletzung der V. muss nicht gleich zur Aufgabe der geplanten Tests führen. Zur Korrektur kann eine Anpassung der ▸ Freiheitsgrade erfolgen (einschlägige Statistikprogramme bieten diese freiheitsgradkorrigierten Tests automatisch an).

Variation *f*; ***Etym.:*** lat. *variatio* „Veränderung“; ***engl.:*** Variation
Kontext: Feldenkrais
Es gibt verschiedene Möglichkeiten, eine Bewegung auszuführen. Der Feldenkrais-Lehrer stellt den ganzen Bewegungsspielraum einer ▸ Funktion in vielen Bewegungsvariationen im Lernprozess zur Verfügung, um ▸ Verhaltensänderungen zu ermöglichen (vgl. ▸ Bewegungsvielfalt).

Variation der Ausgangsstellung und Greifen *f*; ***engl.:*** Variation of starting position and grip
Kontext: Therapeutisches Klettern, Neurologie
Durch Veränderung der Sitz- bzw. Standposition an der Kletterwand wird vom Patienten eine verbesserte Raumorientierung und veränderte Bewegungsamplitude gefordert. Geeignet für Patienten nach Schlaganfall.

Varikose *f*; ***Etym.:*** lat. *varix* „Krampfader"; ***engl.:*** Varicosis
Kontext: Innere Medizin
Ausgedehnte Bildung von Krampfadern. Varizen sind nach ihrem Auftreten irreversibel (außer Schwangerschaftsvarizen). Physiotherapie gegen die Stauungsbeschwerden: Rückstrom unterstützende Maßnahmen, z. B. 30° Hochlagerung, Kompression, Muskelpumpe, tiefe Atemzüge, Steigerung des Herzminutenvolumens.

Varikosität *f*; ***Etym.:*** lat. *varus* „auseinandergebogen"; ***engl.:*** Varicosity
Kontext: Neurophysiologie
Verknüpfung der postganglionären Fasern des autonomen Nervensystems mit den Zielorganen, z. B. glatte Gefäßmuskulatur. Varikositäten funktionieren wie Synapsen.

Varizen, sekundäre *f*; ***Etym.:*** lat. *varix* „Krampfader"; ***engl.:*** varicosis, secondary
Kontext: Innere Medizin
Auftreten von Varizen im Rahmen eines postthrombotischen Syndroms (vgl. ▸ Varikose).

Varus ***Etym.:*** lat. *varus* „auseinandergebogen, krummbeinig"; ***engl.:*** Varus
Kontext: Orthopädie
Nach lateral konvexe Knochen- und Gelenkstellung.

Vaskuläre Phase *f*; ***Etym.:*** lat. *vascularis* „kleines Gefäß"; ***engl.:*** Vascular phase
Vgl. ▸ Wundheilung.

Vasodilatation *f*; ***Etym.:*** lat. *vas* „Gefäß" u. *dilatare* „erweitern"; ***engl.:*** Vasodilatation
Kontext: Physiologie
Durch die Relaxation der glatten Gefäßmuskulatur bewirkte Gefäßerweiterung bzw. Erhöhung des Gefäßdurchmessers. Folgen: sinkender Strömungswiderstand und erhöhte Durchblutung (aus physikalischen Gründen). Die Gefäßmuskulatur ist somit Effektor für die Regulation des Strömungswiderstandes. Unter physischen Belastungen erfolgt die V. im Muskel bevorzugt durch lo-

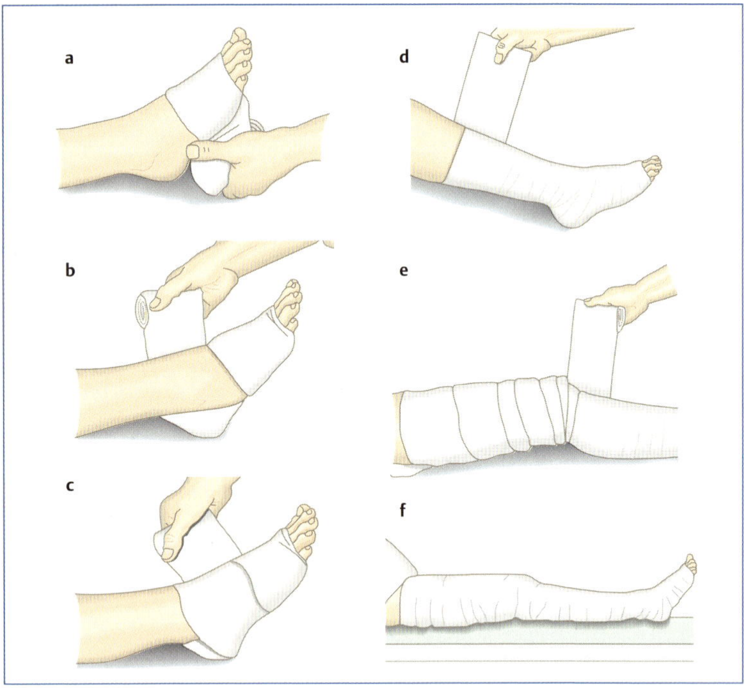

Varikose. Technik des Kompressionsverbandes.

kale, mit dem Stoffwechsel vergesellschaftete Mechanismen (vgl. ▸ Vasokonstriktion).

Vasokonstriktion *f*; ***Etym.:*** lat. *vas* „Gefäß" u. *constringere* „zusammenziehen, verengen"; ***engl.:*** Vasoconstriction
Kontext: Physiologie
Durch die Kontraktion der glatten Gefäßmuskulatur bewirkte Gefäßengstellung bzw. Verringerung des Gefäßdurchmessers. Folgen: ansteigender Strömungswiderstand und reduzierte Durchblutung (aus physikalischen Gründen). Die Gefäßmuskulatur ist somit Effektor für die Regulation des Strömungswiderstandes. Die V. der Arteriolen kann bis zum Verschluss führen, das nachgeschaltete Kapillargebiet ist nicht durchblutet. Ist ein größeres Gebiet betroffen, steigt der periphere Widerstand und als dessen Merkmal der diastolische Blutdruck (vgl. ▸ Vasodilatation).

Vasomotor *m, -ren*; ***Etym.:*** lat. *vas* „Gefäß" u. *motor* „Beweger"; ***engl.:*** Vasomotor
Kontext: Physiologie
Sympathische Nervenzelle zur Innervation der glatten Gefäßmuskulatur. V. regeln gemeinsam mit den lokalen Mechanismen den Spannungszustand der glatten Muskulatur. Die kleinen Arterien und die Arteriolen sind der Hauptangriffspunkt der Durchblutungsregulation mittels Variation des Gefäßwiderstandes.

Vektor *m*; ***Etym.:*** lat. *vector* „Träger"; ***engl.:*** Vector
Kontext: Biomechanik
Physikalische Größe mit Betrag (Größe und Einheit) und Richtung. Z. B. Kraft wird als Vektor (Pfeil) räumlich dargestellt.

Vektoraddition *f*; ***engl.:*** Addition of vectors, vector addition
Kontext: Biomechanik
Vektoren können als zwei- oder dreidimensional als Pfeile (bestimmte Länge und Richtung) dargestellt und geometrisch addiert werden. Die V. kann man graphisch lösen, indem man den Anfangspunkt des zweiten Vektors an den Endpunkt des ersten Vektors parallel verschiebt. Der Summenvektor (die Resultante) geht dann vom Anfangspunkt des ersten Vektors bis zum Endpunkt des zweiten Vektors. Vektorielle Größen, wie beispielsweise die Kraft, wirken räumlich und daher können nicht einfach nur ihre Beträge addiert werden.

Vektordarstellung *f*; ***engl.:*** Presentation of vector(s)
Kontext: Biomechanik
Kräfte werden als Vektoren dargestellt. Symbolhaft geschieht dies durch einen Pfeil, dessen Richtung der Wirkungslinie der Kraft und dessen Länge dem Betrag der Kraft entspricht.

Vektorzerlegung *f*; ***engl.:*** Vector decomposition
Vgl. ▸ Kräftezerlegung.

Velcro-Strap *m, -s*
Kontext: Ergotherapie, Handtherapie
Klettverschluss; im Schienenbau eingesetztes Verschlussmaterial. Bestandteile: Häkchen- und Flauschband mit selbstklebenden Rückseiten (vgl. ▸ Schienenbehandlung).

Velum *n*; ***Etym.:*** lat. *velum* „Segel, Vorhang, Tuch, Hülle"; ***engl.:*** Soft palate; ***Syn.:*** Gaumensegel
Kontext: Kiefergelenksbehandlung
Weicher Gaumen.

Vene *f*; ***Abk.:*** V., Vv.; ***engl.:*** Vein
Kontext: Anatomie
Dünnwandiges Klappen tragendes Gefäß für den Blutabtransport, meist parallel zu den Arterien, aber mit mehr Variationen

V. arcuata cruris posterior: im Knöchelbereich, oft bei Seitenastvarikose betroffen.

V. brachiocephalica: Venenwinkel.

V. cava inferior: untere Hohlvene, neben Aorta.

V. cephalica: begleitet Lymphbündel des Oberarmes und der Schulter zu den oberen und unteren klavikulären Lymphknoten.

V. femoralis: in der Tiefe verlaufende Leitvene des Beines mit zahlreichen Seitenästen.

V. jugularis: paarig, aufgeteilt in **externa** im Halsbereich und **interna** in der Tiefe, die auch mit der V. brachiocephalica den Venenwinkel bildet.

V. saphena magna: Stammvene des Beines an der Medialseite mündet in der Krosse (Einmündungsstelle) in die V. femoralis.

V. saphena parva: Stammvene des Unterschenkels dorsolateral.

V. subclavia: großes venöses Gefäß vom Arm zum Herzen ziehend.

V. thoracica interna: im Brustkorb, begleitet Truncus parasternalis.

Venendruckpunkte *f*; ***engl.:*** Venous pressure points
Kontext: Innere Medizin
Schmerzen beim Druck dieser Stellen sind ein diagnostisches Zeichen zur Erkennung einer Thrombose: Druck an der Fußsohle, Druck hinter den Malleolen, mit Daumen und Zeigefinger ent-

V

lang der Tibiakante fahren (Meyer-Druckpunkte), Druck zwischen die Gastroknemiusköpfe (Payr-Zeichen), Wadendehnschmerz bei Dorsalflexion des Fußes (Homans-Zeichen), Druck in die Kniekehle, Druck in den Adduktorenschlitz, Druck in die Leistenbeuge.

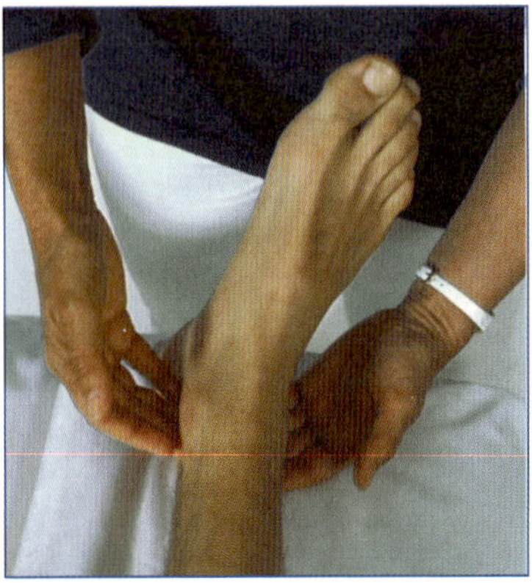

Venendruckpunkte. Druck hinter den Malleolen.

Venenerkrankung, akute *f*; ***engl.:*** Vein disease, acute
Kontext: Innere Medizin
Intravasale Blutgerinnung, die hauptsächlich drei Faktoren verursachen (vgl. ► Virchow-Trias). Den Befall der oberflächlichen Venen nennt man Thrombophlebitis, den der tiefen Venen Phlebothrombose. Die Physiotherapie fördert den Venenrückstrom durch ► Kompression, mit Hilfe der Muskelpumpe, tiefe Atemzüge und 30° Hochlagerung.

Venenwinkel *m*; ***engl.:*** Vein angle; ***Syn.:*** Angulus venosus
Kontext: Innere Medizin, Lymphdrainage
Endstelle bzw. terminale Mündungsstelle der Lymphbahn, paarig. Entsteht aus der Vereinigung von V. jugularis interna und brachiocephalica, nimmt links den ► Ductus thoracicus auf und somit die Lymphe der linken oberen Extremität, des gesamten inguinalen und abdominalen Abflussgebietes sowie aus Teilen des Thoraxraumes und Schädels; rechts nimmt er die Lymphe der rechten oberen Extremität sowie aus Teilen des Thoraxraumes und des Schädels auf.

Ventilation *f*; ***Etym.:*** lat. *ventilare* „lüften"
Kontext: Atemtherapie
Belüftung der Lunge. Beschreibung mittels Atemvolumina (► Atemzugvolumen, inspiratorisches und exspiratorisches Reservevolumen und Atemkapazitäten (► Vitalkapazität, ► Funktionelle Residualkapazität).

Ventilationsstörung, obstruktive *f*; ***Etym.:*** lat. *ventilare* „fächeln" u. *ob...* „gegen, entgegen", *struere* „aufbauen"; ***engl.:*** Ventilation disorder, obstructive; ***Syn.:*** Obstruktive Atemerkrankung, Obstruktion
Kontext: Atemtherapie
Erhöhte Atemarbeit aufgrund verlegter Atemwege durch Asthma bronchiale oder chronisch obstruktive Bronchitis/Lungenemphysem; der Patient muss erhöhte endobronchiale Strömungswiderstände überwinden; in Ruhe und bei Belastung starker inspiratorischer Atemhilfsmuskeleinsatz und exspiratorischer Bauchmuskeleinsatz, Dyspnoe, Atemnebengeräusche, paradoxe Atmung; die Obstruktion wirkt sich exspiratorisch stärker aus (überblähte Lunge, Thorax und Zwerchfell sind in Einatemstellung) (vgl. ► Ventilationsstörung, restriktive).

Ventilationsstörung, restriktive *f*; ***Etym.:*** lat. *ventilare* „fächeln" u. *restringere* „zurückbinden, beschränken"; ***engl.:*** Ventilation disorder, restrictive; ***Syn.:*** Restriktive Atemerkrankung, Restriktion
Kontext: Atemtherapie
Erhöhte Atemarbeit aufgrund erhöhter elastischer Widerstände durch irreversible Restriktion (Lungenfibrose, -tumor, Z. n. Lungenresektion, ausgedehnte Pleuraschwarte, Pneumonie) oder reversible Restriktion (Pleuraerguss); hohe Atemfrequenz (24–40 Atemzüge/min), kleine Atemvolumina (aufgrund der erhöhten Widerstände), vergrößerter Totraum, erhöhtes Atemminutenvolumen, Atemnot bei geringster körperlicher Anstrengung (vgl. ► Ventilationsstörung, obstruktive).

Ventilatorische Schwelle *f*
Vgl. ► Schwelle, ventilatorische.

Ventilebenenmechanismus *m*; ***Etym.:*** lat. *ventilare* „lüften" u. griech. *mechane* „Werkzeug"; ***engl.:*** Valve plane mechanism; ***Syn.:*** Druck-Saug-Pumpe
Kontext: Physiologie
Systematische Verschiebung der Ventilebene während des Kontraktionsrelaxationszyklus des Herzens als unterstützender Mechanismus zur Füllung der Vorhöfe während der Kammersystole und der anschließenden Füllung der Herzkam-

V

mern. Die Ventilebene (ringförmige Bindegewebsstruktur) trennt die Vorhöfe von den Herzkammern. Die Myokardzellen sind an die Ventilebene angeheftet und u. a. spiralförmig angeordnet. Die Kontraktion bewirkt eine (annähernde) Kugelform der Kammern und verkürzt die Herzlängsachse. Die Herzspitze ist über den Herzbeutel am Zwerchfell fixiert; die Verkürzung der Längsachse zieht deshalb die bindegewebige Ventilebene herab. Da die Herzbasis am Gefäßstamm fixiert ist, werden die Vorhöfe dadurch gedehnt (ihre Räume vergrößert). Dies erhöht die Druckdifferenz zwischen den Vorhöfen und vorgeschalteten Venenabschnitten. Der Sog unterstützt den Blutrückfluss aus den Venen und damit die Füllung der Vorhöfe. So wird während der Systole gleichzeitig Blut in die Aorta ausgeworfen und aus den Venen angesaugt (Druck-Saug-Pumpe). Die diastolische Erschlaffung sorgt für die elastische Rückführung der Ventilebene; mit Öffnung der Segelklappen schieben sich die Ventrikel über die Blutsäule der Vorhöfe und werden schnell gefüllt. Die Füllung durch die Verlagerung der Ventilebene ist besonders während Beanspruchungen wichtig. Mit ansteigender Herzschlagfrequenz verkürzt sich bevorzugt die Diastole; der V. sorgt für eine adäquate Füllung der Kammern, auch bei hoher und maximaler Herzschlagfrequenz.

Ventral

Kontext: Anatomie

Lagebezeichnung in Bezug auf den Körper: in Richtung des Bauches gelegen, vorne (Gegensatz: ▸ dorsal).

Ventrale Wurzel *f*

Vgl. ▸ Wurzel, ventrale.

Verachtung *f*; ***engl.:*** Contempt; ***Syn.:*** Missachtung, Abschätzung

Kontext: Psychologie

Emotion, die sich gegen Dinge oder Personen richtet, die als minderwertig oder schlecht angesehen werden. Dieser Emotion eine Funktion zuzuordnen, ist schwierig; V. impliziert meist ein Überlegenheitsgefühl. Sie kann ein Zeichen von Unsicherheit sein, gezeigt von Personen, die sich ihrer Stellung nicht sicher sind und so versuchen, ihre Überlegenheit zu demonstrieren. V. zeigt einen ähnlichen mimischen Ausdruck wie ▸ Ekel (Abneigung, starker Widerwille): Naserümpfen und Anheben der Oberlippe.

Veränderungsziel *n*

Kontext: Betriebswirtschaftslehre

Ziele zur Weiterentwicklung des Unternehmens. Veränderungen können auf allen Ebenen angestrebt werden, z. B. personell (mehr freie Mitarbeiter als fest angestellte), zeitlich (Öffnungszeiten der Praxis), produktspezifisch bzw. fachlich/therapeutisch (Aufnahme einer zusätzlichen Therapiemethode ins Portfolio) oder finanziell. Die präzise formulierten, messbaren Veränderungsziele werden in der Praxisstrategie als Veränderungsstrategie festgehalten (vgl. ▸ Erhaltungsziel, ▸ Wachstumsziel).

Verankerung, lumbosakrale *f*

Vgl. ▸ Lumbosakrale Verankerung.

Veranlagt ***engl.:*** Dispositional

Kontext: Vojta-Konzept

Vorhanden, angelegt. Wenn die Muster der ▸ Reflexlokomotion im zentralen Nervensystem bei Kindern direkt nach der Geburt abrufbar sind, bedeutet dies, dass sie dann bereits vorhanden sind. Sie sind v., ein Begriff, der von ▸ Vojta geprägt wurde.

Verarbeitungsstörung, räumliche *f*

Vgl. ▸ Räumliche Verarbeitungsstörung.

Verbale Instruktion *f*

Vgl. ▸ Instruktion, verbale.

Verbale Kommunikation *f*; ***engl.:*** Verbal communication

Kontext: Psychologie

In Worte gefasste Äußerungen im Gegensatz zur ▸ nonverbalen Kommunikation, die das nichtsprachliche Ausdrucksverhalten umfasst. Sprachliches Handeln ist sowohl automatisiert (bezüglich der erforderlichen kognitiven Prozesse des Zuhörens, Bewertens und Verstehens sowie des Formulierens) als auch intentional (mit Absichten verbunden). Sprachliche Informationen sind digital kodiert, d. h. es findet eine Verwendung abstrakter Zeichen statt (Lauteinheiten, Buchstaben, Worte), denen bestimmte Bedeutungen zugeordnet sind. Bsp.: Das Wort „Stuhl" hat nichts mit dem tatsächlichen Gegenstand gemeinsam, es wird auf der Basis von gesellschaftlich-kulturellen Konventionen verwendet. Aufgrund der Intentionalität sprachlichen Handelns ist eine bewusste Darstellung von Zusammenhängen und logischen Verbindungen möglich. Dadurch wird es verglichen mit dem relativ hohen Glaubwürdigkeitsgehalt von situativen, körpersprachlichen Signalen leichter möglich, einen Sachverhalt den eigenen ▸ Zielen und ▸ Bedürfnissen entsprechend zu verändern (vgl. ▸ Sprachfunktionen, ▸ Lügen).

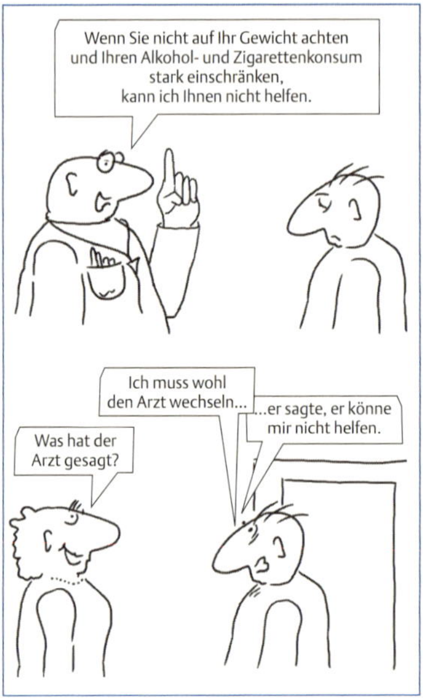
Wenn Sie nicht auf Ihr Gewicht achten und Ihren Alkohol- und Zigarettenkonsum stark einschränken, kann ich Ihnen nicht helfen.
Was hat der Arzt gesagt?
Ich muss wohl den Arzt wechseln...
...er sagte, er könne mir nicht helfen.

Verbale Kommunikation. Missverständnis oder nicht?

Verband Physikalische Therapie – Vereinigung für die physiotherapeutischen Berufe (VPT) e. v. *m*; ***Abk.:*** VPT
Kontext: Berufspolitik
Der V. vertritt die Interessen von Masseuren, medizinischen Bademeistern und Physiotherapeuten/Krankengymnasten. Er informiert und berät seine Mitglieder und tritt für deren Belange bei Politik, Krankenkassen und Ärzteschaft ein. Selbstständige, Angestellte, Schüler und Studenten können im V. Mitglied werden.

Verbesserungsprozess, kontinuierlicher *m*; ***Etym.:*** lat. *continuare* „fortsetzen" u. *processus* „Fortschreiten, Fortgang, Verlauf"; ***Abk.:*** KVP; ***engl.:*** Improvement process, continuous
Kontext: Betriebswirtschaftslehre, Qualitätsmanagement
Ständige Optimierung der Struktur-, Prozess- und Ergebnisqualität eines Unternehmens unter Einbeziehung aller Mitarbeiter, d. h. die Mitarbeiter erarbeiten gemeinsam Verbesserungsmöglichkeiten in ihrem Zuständigkeitsbereich. Bsp.: Der Praxisinhaber hängt einen Briefkasten „Lob, Kritik & Wünsche" auf, um mehr Rückmeldungen von den Mitarbeitern zu erhalten. Voraussetzungen: eine bestimmte Unternehmenskultur, KVP-Fortbildung für alle Mitarbeiter (vgl. ▶ Vorschlagswesen, betriebliches, ▶ Qualitätsmanagement).

Verbindlichkeit *f*; ***engl.:*** Liability
Kontext: Betriebswirtschaftslehre
Zahlungsverpflichtung, die eine physiotherapeutische Praxis eingegangen ist. Aus Sicht der Zahlungsbegünstigten ist die V. eine Forderung. Bsp.: Praxisinhaber haben Verbindlichkeiten gegenüber ihren fest angestellten Mitarbeitern, ihrem Vermieter oder auch gegenüber Kreditinstituten oder der Finanzbehörde; auch bei Materiallieferungen entstehen Verbindlichkeiten. Wird eine Bilanz erstellt, werden alle Verbindlichkeiten auf der Passivseite der Bilanz ausgewiesen, da sie die Schulden abbildet.

Verblindung *f*; ***engl.:*** Blinding
Kontext: Forschung
Maßnahme, die gewährleistet, dass alle an einer Studie Beteiligten (Patient, Therapeut, Untersucher, Biometriker) nicht wissen, welche Behandlungsart jeweils verabreicht wird. Eine V. ist bei Studien zur Wirksamkeit spezifischer physiotherapeutischer Maßnahmen in der Regel schwierig bis unmöglich, da Patienten und Therapeuten genau wissen, welche Therapie sie machen. Man unterscheidet:
Einfache V.: Die Patienten wissen nicht, welchem Therapiearm einer mehrarmigen Studie sie zugeordnet sind.
Doppelte V.: Ideale Form der V., bei der weder Patienten noch Therapeuten die Zuordnung zu den Therapiearmen kennen (vgl. ▶ Studienarm).

Verdampfen ***engl.:*** To vapourise, to evaporate; ***Syn.:*** Sieden
Kontext: Physik
Übergang eines Stoffes vom flüssigen in den gasförmigen Aggregatzustand am Siedepunkt. Die für den Vorgang der Verdampfung erforderliche Energie wird als Verdampfungswärme bezeichnet. Als Unterschied zur Verdunstung wird beim Verdampfen der Siedepunkt überschritten. Den Übergang eines Stoffes in Gegenrichtung, vom gasförmigen in den flüssigen Aggregatzustand, bezeichnet man als Kondensation (vgl. ▶ Verdunsten).

Verdampfungswärme *f*; ***engl.:*** Evaporation heat
Kontext: Physik

V

Wärmemenge, die benötigt wird, um eine bestimmte Menge einer Flüssigkeit vom flüssigen in den gasförmigen Aggregatzustand zu bringen.

Verdunsten *n*; ***engl.:*** To vapourise, to evaporate, to volatilize
Kontext: Physik
Bei einer Verdunstung geht ein Stoff vom flüssigen in den gasförmigen Zustand über, ohne dass er dabei den Siedepunkt überschritten hat. Wasser verdunstet schon bei normaler Umgebungstemperatur, wenn die Luft nicht mit Wasserdampf gesättigt ist. Beispiele: Trocknen von Wäsche im Freien oder das Austrocknen von Wasserpfützen (vgl. ▸ Verdampfen, ▸ Verdunstungskälte).

Verdunstungskälte *f*; ***engl.:*** Evaporative cooling
Kontext: Physik
Verdunsten entzieht der Umgebung Wärme. Beispiele: Der Effekt der Verdunstungskühlung ist die Grundlage unserer Thermoregulation durch Schwitzen, indem der Haut die Wärme entzogen und diese dadurch abgekühlt wird; Anwendung von Kältemitteln (Eisbeutel, Vereisungsspray); Kälteanästhesie.

Verformung *f*; ***engl.:*** Deformation; ***Syn.:*** Deformation
Kontext: Physik, Biomechanik
Änderung der Form eines Körpers infolge der Einwirkung einer äußeren Kraft, dies kann als Längen- oder Volumenänderung erfolgen. Man spricht von deformierbaren Medien.
Plastische V.: dauerhafte (irreversible) V.
Elastische V.: reversible V.

Verformung, plastische *f*; ***Etym.:*** griech. *plassein* „gestalten"; ***engl.:*** Deformation, plastic
Kontext: Biomechanik, Manuelle Therapie
Dauerhaft bestehen bleibende Deformation eines Gewebes, z. B. Dehnung, nach mechanischer Belastung (Kompression oder Zug). Dies ist z. B. das Ziel bei der Dehnung von verkürzten Gelenkkapselanteilen in der Manuellen Therapie (vgl. ▸ viskoelastische Verformung).

Verformung, viskoelastische *f*; ***Etym.:*** lat. *viscum* „Leim" u. griech. *elastos* „dehnbar, biegbar"; ***engl.:*** Deformation, viscoelastic
Kontext: Biomechanik
Nicht bestehen bleibende Deformation eines Gewebes nach mechanischer Belastung (Kompression oder Zug), d. h. dass das Gewebe ohne das Einwirken äußerer Kräfte wieder den Ausgangszustand erreicht. Muskeln erreichen z. B. nach kurzen Dehnübungen später wieder ihre ursprüngliche Länge (vgl. ▸ Plastische Verformung).

Vergleichbares Zeichen *n*
Kontext: Diagnostik, Manuelle Therapie
Auffälligkeit im Bewegungssystem ohne sicheren Bezug zum Problem des Patienten, z. B. eine Bewegungseinschränkung ohne reproduzierbaren Schmerz.

Vergütungspolitik *f*; ***Etym.:*** griech. *politike (techne)* „Kunst der Staatsverwaltung"; ***engl.:*** Reward management; ***Syn.:*** Entlohnungsgrundsätze
Kontext: Betriebswirtschaftslehre
Alle Grundsätze und Entscheidungen, die sich auf das Arbeitsentgelt, den Arbeitslohn der Mitarbeiter/Therapeuten beziehen. Die V. geht über die tarifliche Vergütung (tarifvertraglich vereinbart) hinaus und beinhaltet außertarifliche Bestandteile. Betriebliche Sozialleistungen (z. B. Fahrtkostenzuschüsse, Betriebskindergärten) sind im weiteren Sinn hinzuzurechnen. Physiotherapie: Leistungsorientierte und erfolgsorientierte Bestandteile, die häufig zu einem vereinbarten Grundgehalt hinzukommen, zeigen den praxispolitischen, d. h. den steuerbaren Teil der Personalentlohnung. Projektvergütung (Zusatzaufgaben) und Potenzialvergütung (Qualifikationsmerkmale) sind Möglichkeiten des Praxisinhabers, ein flexibles und individuelles Gehaltsgefüge zu schaffen.

Verhalten *n*; ***engl.:*** Behaviour
Kontext: Psychiatrie, Soziologie, Psychologie
Alle beobachtbaren oder messbaren Aktivitäten und körperlichen Reaktionen. Das V. und Erleben eines Menschen spiegelt seine Persönlichkeit wider und hat Einfluss auf seine Umwelt. Dabei können sowohl positive wie auch negative Reaktionen das V. verstärken und daraus gewonnene Erfahrungen die weitere Beziehungsgestaltung prägen.

Verhaltensänderung *f*; ***engl.:*** Behaviour modification
Kontext: Feldenkrais
▸ Gewohnheiten behindern Verhaltensänderungen. Da Gewohnheiten Teil des ▸ Körperbildes und ▸ Selbstbildes werden, können sie nur schwer als störend empfunden und geändert werden. Strukturelle Veränderungen als Folge der eingeschränkten Benutzung, behindern weiter eine V. Sie werden in der ▸ Feldenkrais-Methode durch den Lernprozess möglich (vgl. ▸ Organisches Lernen, ▸ Wahrnehmungs- und Unterscheidungsvermögen).

Verhaltensbeobachtung *f*; ***engl.:*** Behavioural observation

1. ***Kontext:*** Psychologie

Systematische Beobachtung und Registrierung von Verhalten von Einzelpersonen oder Gruppen. Methode: Das Beschreiben von Verhalten während eines bestimmten Zeitraums, mit einem schematisierten Beobachtungsbogen und Videoaufnahmen.

2. ***Kontext:*** Diagnostik

Systematisches Beobachten eines Patienten im Rahmen seiner Alltags- oder Spielaktivitäten sowie in der Interaktion mit andern Personen, um therapeutische Förderschwerpunkte zu erkennen. Welche Verhaltensmerkmale zu beobachten sind, wird vorzugsweise in Teamabsprachen definiert.

Verhaltensmuster *n*; ***engl.:*** Behavioural pattern

Kontext: Feldenkrais

Gewohnheitsmäßige Verhaltensweisen. Bedingt sind sie durch angeborene oder krankheitsbedingte, anatomische Schädigungen oder durch Forderungen, die zu früh oder zu nachdrücklich an einen Menschen gestellt wurden. Ein Beispiel kann ein Kind sein, das zum Gehen angeregt wird, ohne dies bereits aus seiner eigenen Organisation heraus zu können (vgl. ▸ Gewohnheit).

Verhaltensprävention *f*; ***Etym.:*** franz. *préventif* „vorbeugend"; ***engl.:*** Behavioural prevention; ***Syn.:*** Individuelle Prävention

Kontext: Prävention

Reduzieren von gesundheitsgefährdenden Verhaltensweisen (Risikominimierung) und Internalisierung gesundheitsfördernder Verhaltensweisen (vgl. ▸ Verhältnisprävention).

Verhältnisprävention *f*; ***Etym.:*** franz. *préventif* „vorbeugend"; ***engl.:*** Relation prevention; ***Syn.:*** Strukturelle Prävention

Kontext: Prävention

Reduzieren von gesundheitsgefährdenden äußeren Umständen bzw. gesundheitsschädigenden Umweltbedingungen in verschiedenen Lebensbereichen, z. B. in der Arbeitswelt. Eng verbunden mit der ▸ Verhaltensprävention. Stimmen die äußeren Umstände nicht, ist es schwierig, das Verhalten präventiv auszurichten. Erfolgreiche Prävention fokussiert und kombiniert Verhältnis- und Verhaltensprävention.

Verhältnisskala *f*; ***Etym.:*** lat. *scalae* „Leiter, Treppe"; ***engl.:*** Relation scale

Kontext: Statistik

Skala, die empirische erhobene Daten einer vorher definierten Kategorisierung äquivalent zu ihren Rangplätzen zuordnet. Die Daten müssen metrischer Art sein und einen natürlichen Nullpunkt besitzen. Beispiele sind Körpergröße in cm oder Kraft in N. Die V. stellt das höchste Skalenniveau dar (Nominal-, Ordinal-, Intervall- und Verhältnisskala) und erlaubt die meisten statistischen Verfahren.

Verkauf, persönlicher *m*; ***engl.:*** Sale, personal

Kontext: Betriebswirtschaftslehre

Abschließen einer Verkaufsvereinbarung oder Vergabe einer Dienstleistung im direkten Kontakt zwischen Käufer und Verkäufer gegen Bezahlung. Therapeuten sind persönliche Verkäufer ihrer Dienstleistung „Physiotherapie", denn Patienten können schon nach der ersten Behandlung die Therapie abbrechen, den Therapeuten und/oder die Praxis wechseln. Der p. V. ist ein zwischenmenschlicher Prozess, in dem nicht nur behandelt, sondern auch beraten, informiert und im Idealfall auch überzeugt wird. Potenzielle Probleme im p.V.: Persönlichkeit des Therapeuten (z. B. Erscheinungsbild, Akzeptanz der Aufgabe, Verkäufer zu sein?); Schulungsbedarf bezüglich Patienten-Kommunikation (Verkaufsgespräche); angemessene Vergütung der Therapeuten (Motivation als Verkäufer); ausreichend Informationen der Therapeuten/Mitarbeiter über die Produkte und die Käufer; nonverbale Signale des Käufers und des Verkäufers im Verkaufsgespräch; fehlende Erfolgskontrolle/Feedback nach Verkaufsgesprächen.

Verkaufsförderung *f*; ***engl.:*** Marketing

Kontext: Betriebswirtschaftslehre, Marketing

Bestandteil der ▸ Kommunikationspolitik im Marketing; beinhaltet alle informierenden und motivierenden Maßnahmen, die zur Kaufentscheidung führen. Physiotherapie: Patienten sind Endverbraucher, die über zusätzliche Therapieangebote informiert werden müssen. Kaufentscheidungen (z. B. weitere Folgerezepte, die Inanspruchnahme von Therapieleistungen auf Selbstzahlerbasis oder neuer Behandlungstechniken) zu fördern gehört zu den Aufgaben aller Therapeuten einer Praxis. Verkaufsfördernde Maßnahmen: Produktproben (z. B. Mini-Therabänder), Probetraining in der Trainingstherapie, Preisausschreiben, Sonderpreisaktionen bei Neueinführungen. Entscheidend für den Erfolg ist die Schulung der Therapeuten, umfassende Information aller Angestellten einer Praxis und die Motivation für eine erfolgreiche V.

Verkaufstraining *n*; ***Etym.:*** engl. *training* „Schulung, Ausbildung, Üben"; ***engl.:*** Sales training

Kontext: Betriebswirtschaftslehre

Schulung der Verkäufer, ihr Verhalten und das des potenziellen Kunden genau zu reflektieren und geeignete Maßnahmen parat zu haben, um das Verkaufsgespräch erfolgreich lenken zu können. Physiotherapie: Verbale und nonverbale Kommunikation, Interesse wecken, die Patienteninteressen und -bedürfnisse erfassen, eine positive Ausstrahlung sowie freundliche und höfliche Umgangsformen sind lernbar und heute in physiotherapeutischen Praxen selbstverständlich. Hinzu kommt im Verkauf die Erkenntnis und Bereitschaft der Therapeuten, die eigene Therapieleistung zu verkaufen. Dies gilt es im V. der Therapeuten zu schulen.

Verlagerung, seitliche *f*; ***engl.:*** Shift, lateral

Kontext: Therapeutisches Klettern, Neurologie

Nachdem der Patient z. B. nach Schlaganfall eine – immer noch bodennahe – Position mittels aller Extremitäten an einer Kletterfläche eingenommen hat, wird unter Anleitung und Sicherheitsstellung das Gewicht seitlich verlagert. Während der Veränderung der Körperstellung werden immer wieder unterschiedliche Griffe erfasst und kurzzeitig die Position stabilisiert. Erschwert wird die Übung durch das immer stärkere Verlagern des Gewichts auf die betroffene Seite.

Verlauf, progredienter *m*; ***Etym.:*** lat. *progredi* „fortschreiten"; ***engl.:*** Progression, progressive

Kontext: Innere Medizin, Neurologie, Orthopädie

Fortschreitender Krankheitsverlauf, der zu einer Zunahme von Beschwerden und Symptomen führt. Physiotherapie: Maßnahmen indviduell anpassen; Minderung der Beschwerden steht im Vordergrund.

Vernachlässigungsstörung *f*; ***engl.:*** Abandoning syndrome

Vgl. ▸ Neglect.

Verneblung *f*; ***engl.:*** Atomisation

Kontext: Physikalische Therapie, Balneotherapie

Hochfeine Versprühung von Flüssigkeiten.

Verriegelte Stellung *f*; ***engl.:*** Closed-packed position; ***Syn.:*** Status rigidus

Kontext: Kaltenborn-Evjenth-Konzept

Gelenkstellung, in der sich die miteinander artikulierenden Gelenkflächen weitestmöglich decken und durch Traktion nur noch gering voneinander entfernt werden können. In ihr sind die Gelenkkapsel mit den Bändern weitmöglichs gestrafft, der Gelenkflächenkontakt am größten und (als einzig klinisch direkt prüfbares Kriterium) das Gelenkspiel nicht oder kaum mehr durchführbar. In der Manuellen Therapie wird die v. S. benutzt, um bei einer Mobilisation ein benachbartes Gelenk an einer Mitbewegung zu behindern (vgl. ▸ Ruhestellung).

Verriegelung *f*; ***engl.:*** Interlocking

Kontext: Kaltenborn-Evjenth-Konzept

Bewusstes Einstellen eines Gelenkes oder eines bzw. mehrerer Wirbelsäulensegmente in Positionen, um deren Bewegung in bestimmte Richtungen zu behindern. Diese V. wird benutzt, um eine Bewegung kräftiger auf die benachbarten Gelenke bzw. Wirbelsäulensegmente einwirken zu lassen. Die zu verriegelnden Gelenke bzw. Wirbelsäulensegmente werden dabei in die nicht gekoppelte Bewegung eingestellt und die zu bewegenden/ mobilisierenden in die gekoppelte. Insbesondere in der Wirbelsäule sollte die V. mit Vorsicht angewandt werden, da Bewegungen über den harten Bewegungsstopp hinaus nachteilig sein können. In der Wirbelsäule sind die einfache und die doppelte V. möglich.

Einfache V.: Kaudale oder kraniale Segmente des zu behandelnden Segmentes werden verriegelt.

Doppelte V.: Beide Bereiche werden verriegelt, also die Segmente kaudal und kranial des zu behandelnden.

Verschiebetechnik *f*; ***Etym.:*** griech. *techne* „Handwerk, Kunst, Kunstfertigkeit, Wissenschaft"; ***engl.:*** Connective tissue sliding technique

Beidseitiges Verschieben der paravertebralen Gewebeschichten mit den Fingerkuppen.

Verschlusskrankheit, periphere arterielle *f*

Vgl. ▸ Periphere arterielle Verschlusskrankheit.

Verschraubung *f*; ***engl.:*** Screwing; ***Syn.:*** Spiralige Verschraubung

Kontext: Spiraldynamik

Dreidimensionales gegensinniges Drehverhalten des proximalen und distalen Gelenkpartners oder der proximalen und distalen ▸ Koordinationseinheit, das stabilisierte Dynamik ermöglicht.

Versorgung, integrierte *f*; ***Etym.:*** Tym.: lat. *integrare* „Wiederherstellen eines Ganzen, ergänzen"; ***Abk.:*** IV; ***engl.:*** Care, integrated

Kontext: Berufspolitik

V

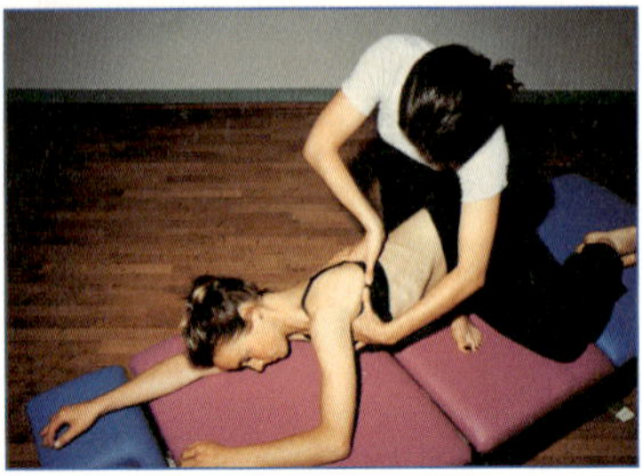

Verschraubung. Brustkorbverschraubung: Die obere Rippe gleitet nach vorne-oben, die untere nach hinten-unten, die Brustkorbhälfte öffnet sich, die Zwischenrippenabstände sind weit.

Unter IV. ist eine interdisziplinär-fachübergreifende Versorgung von Patienten oder eine Versorgung über mehrere Leistungssektoren hinweg zu verstehen. Eine leistungssektorenübergreifende Versorgung meint die Verzahnung von ambulanter, stationärer oder rehabilitativer Versorgung. Interdisziplinär-fachübergreifende Versorgung bedeutet die Verknüpfung zweier Fachgebiete innerhalb eines Sektors. Die IV ist neben den ▸ Medizinischen Versorgungszentren (MVZ) eine eigene Versorgungs- und Kooperationsform. Die Rechtsgrundlage ist über die §§ 140a-140d SGB V gegeben. Leistungserbringer können u. a. Heilmittelerbringer, niedergelassene Ärzte, Kliniken oder Vorsorge- und Rehabilitationseinrichtungen sein. Vertragspartner sind die Krankenkassen (ohne ▸ Kontrahierungszwang). Die von den Heilmittelverbänden geschlossenen Kollektivverträge gelten nicht unmittelbar. Insgesamt sollen IV-Verträge eine bevölkerungsbezogene, flächendeckende Versorgung ermöglichen. Häufig sind sie indikationsbezogen.

Versorgung, stationäre *f*; ***Etym.:*** lat. *statio* „Standort, Aufenthalt(sort), Stillstand"; ***engl.:*** Health care, in-patient

Kontext: Berufspolitik

V

Im stationären Sektor werden ▸ Heilmittel in Krankenhäusern oder Hospizen erbracht. Das Heilmittelangebot im stationären Bereich ist nicht Gegenstand der ▸ Heilmittel-Richtlinien. Die Inanspruchnahme von Heilmitteln im Krankenhaus wird durch die Diagnosis Related Groups (DRG) geregelt. In diesen Tagessätzen ist der volle Umfang an möglichen Heilmittelmaßnahmen inkludiert. Die Fallpauschalen sollen einen Anreiz setzen, die Verweildauer im Krankenhaus zu verkürzen. Ein verkürzter Krankenhausaufenthalt kann allerdings zu einer Minderung der Versorgung mit Heilmitteln im stationären Sektor führen.

Versorgungszentrum, medizinisches *f*

Vgl. ▸ Medizinisches Versorgungszentrum.

Verspannung *f*; ***engl.:*** Tension, tenseness

Kontext: Muskelphysiologie

Höhere Anspannung eines Muskels oder einer Muskelgruppe, als für die Ausführung einer Bewegung oder eines Bewegungsablaufs nötig wäre (vgl. ▸ Hypertonus).

Verstärkung *f*; ***engl.:*** Reinforcement

Kontext: PNF-Konzept

Nutzen von Potenzialen des Patienten, um auf den Ebenen Körperstrukturen/-funktionen und/ oder Aktivitäten sowie Partizipation Reserven zu mobilisieren, die motorische Strategien ermöglichen.

Vertebrale Endplatte *f*; ***Etym.:*** lat. vertebralis „zum Wirbel gehörig"; ***engl.:*** Vertebral endplate

Kontext: Anatomie

Bestandteil der Bandscheibe, liegt oben und unten dem Nucleus pulposus auf und besteht aus einer 0,6–1 mm breiten Knorpelschicht (bei Erwachsenen, bei Kindern hat der Faserknorpel noch hyaline Anteile); obere und untere E. sind durch den inneren Anulus fibrosus miteinander verbunden, wodurch der Nucleus pulposus ähnlich einer Kapsel umschlossen wird; zum äußeren Anulus besteht keine Verbindung.

Vertex *m*; ***Etym.:*** lat. *vertex* „Scheitelpunkt, Drehpunkt"; ***engl.:*** Vertex

Kontext: Kiefergelenksbehandlung

Referenzpunkt als höchster Punkt am Scheitel (vgl. ▸ sagittalis).

Vertikaler Bücktypus *m*; ***Etym.:*** ital. *verticale* „senkrecht" zu lat. *vertex* „Scheitelpunkt, Drehpunkt" u. griech. *typos* „Schlag, Gestalt, Muster, Vorbild"; ***engl.:*** Vertical bending type

Kontext: Funktionelle Bewegungslehre

Vorneigung der Körperlängsachse < 30° während des Bückens. Sind die Körperabschnitte Becken, Brustkorb und Kopf in der Körperlängsachse eingeordnet, ist das Bücken ökonomisch. Patienten mit übermäßiger Oberlänge (Vergleich zur Unterlänge) zeigen eher eine vertikale Bückaktivität; der Patient verhindert eine übermäßige Hebelwirkung des Oberkörpers auf seinen lumbosakralen Übergang (geringe Horizontalverschiebung des Oberkörpers im Raum).

Vertikaler Überbiss *m*
Vgl. ▸ Überbiss, vertikaler.

Vertrauen *n*; ***engl.:*** Confidence
Kontext: Psychologie
Mehr oder weniger bewusste Einschätzung, dass man sich auf eine Person verlassen kann. V. ist gut, wenn es berechtigt ist. Es ist ein Indikator für eine positive ▸ Beziehungsqualität und eine wesentliche Bedingung für eine gelungene ▸ Kooperation zwischen Therapeut und Patient. V. kann durch angemessene Kontaktaufnahme und ▸ Gesprächsführung gefördert werden. In einem Gesprächsklima des Vertrauens können Therapeuten und Patienten auch stärker in ihre eigenen Fähigkeiten vertrauen (▸ Selbstwirksamkeit) und damit auch neue, ungewohnte Handlungsschritte erfolgreich umsetzen, z. B. Gehen ohne Stützen (vgl. ▸ Empathie, ▸ Akzeptanz, ▸ Kongruenz).

Vestibularisausfall *m*; ***Etym.:*** lat. *vestibulum* „Vorhof, Vorplatz"; ***engl.:*** Vestibular failure
Kontext: Neurologie
Akuter Ausfall eines Gleichgewichtsorgans; gekennzeichnet durch plötzlich auftretenden Drehschwindel, assoziiert mit vegetativen Symptomen in Form von Übelkeit und Erbrechen, horizontal-rotatorischem Spontannystagmus und Falltendenz zur geschädigten Seite (vgl. ▸ Schwindel).

Vestibulitis *n, -den*; ***Etym.:*** lat. *vestibulum* „Vorplatz, Vorhof"; ***engl.:*** Vestibulitis
Kontext: Gynäkologie
▸ Allodynie bei Berührung des Scheidenvorhofs (vgl. ▸ Vulvar vestibulitis Syndrom).

Vestibulum, altersbedingte Veränderungen des *f*; ***Etym.:*** lat. *vestibulum* „Vorhof, Vorplatz"; ***engl.:*** Vestibulum, age dependent changes of
Kontext: Physiologie, Geriatrie
Im Alter gibt das V. (Gleichgewichtsorgan) Anteile der Gleichgewichtsregulierung an das optische System ab (das vestibuläre System selektiert und modifiziert propriozeptive und optische Afferenzen). Beschleunigungen und Rotation des Kopfes mit und ohne optische Kontrolle (Tanzen), Sprünge auf dem Boden oder Trampolin, Sprünge mit Drehungen um die Körperlängsachse verstärken den vestibulären Input und fordern das V. Das Koordinationstraining bewirkt, dass sich das vestibuläre System wieder stärker an der Gleichgewichtsregulation beteiligt, der Patient benötigt weniger optische Kontrolle, das Sturzrisiko sinkt (vgl. ▸ Sturzprävention).

Vibration *f*; ***Etym.:*** lat. *vibrare* „schwingen, zittern, zucken"; ***engl.:*** Vibration
Kontext: Kaltenborn-Evjenth-Konzept
Zitterbewegungen; V. werden im ersten Abschnitt der Stufe II (Slackzone) zur Schmerzlinderung eingesetzt in der gesamten Stufe II einschließlich der Übergangszone zur Entspannung. Bei der dehnenden Mobilisation in Stufe III kann der Therapeut Vibrationen zur Linderung eines eventuellen Dehnschmerzes anwenden (vgl ▸ Oszillation).

Vibrationen, manuelle *f*; ***Etym.:*** lat. *vibrare* „schwingen, zittern, beben" u. *manus* „Hand"; ***engl.:*** Vibrations, manual
Kontext: Atemtherapie
Therapeutische Maßnahme zur Sekretmobilisation der Lunge; gelegentlich auch zur Stimulation von Muskulatur.

Vibrationstest *m*
Kontext: Medizinische Trainingstherapie, Orthopädie
Untersuchung bei Verdacht auf eine ▸ aspetische Lockerung einer Hüftendoprothese, d. h. bei Patienten mit andauernden Schmerzen und Funktionseinschränkungen. Test mit hoher Spezifität, positiver Vorhersagewert (92 %). Durchführung in Rückenlage mit extendiertem Kniegelenk: schnelle Vibrationen am Ober- oder Unterschenkel in verschiedenen Winkelstellungen des Hüftgelenks. Test positiv: Die beklagten Schmerzen sind auslösbar. Zusatzuntersuchungen sind notwendig. Frühe Lockerungen werden schlechter erkannt.

Vibrationstraining *n*; ***Etym.:*** lat. *vibrare* „schwingen" u. engl. *training* „Ausbildung, Schulung"; ***engl.:*** Vibration Training
Kontext: Neurologie, Geriatrie
Systematisches, zielgerichtetes Üben mittels mechanischer Schwingungen, die eine Bodenplatte auf den stehenden Patienten überträgt. Wirkungen: verbesserte Verarbeitung sensorischer Signale, vermehrte muskuläre Leistungsfähigkeit, koordinative Effekte, verbesserte Gleichgewichtsreaktionen (im Gehen), verminderte Inkontinenz, Spastikreduktion. Geeignet z. B. für Patienten mit Parkinsonsyndrom, Multipler Sklerose, Apoplex, Inkontinenz, Osteoporose, Sturzprophylaxe (▸ Stehtrainer mit Vibrationstrainingplatten). Therapeutische Aspekte für ein effektives Training: Frequenzbereich 3,5–7,5 Hz (physiologischer Frequenzbereich für zyklische, dynamische Bewegungsabläufe, z. B. Gehen, Laufen); Fre-

quenzbereich 7,5–12,5 Hz (Bereich für statische und auch dynamische Muskelanspannung); bei höheren Frequenzen erfolgt keine zentral-periphere Interaktion mehr (der Körper kann nicht mehr physiologisch auf die Schwingungsimpulse reagieren); mehrdimensionale Schwingungsimpulse sind ideal. Es gibt Geräte mit randomisierter Reizsetzung.

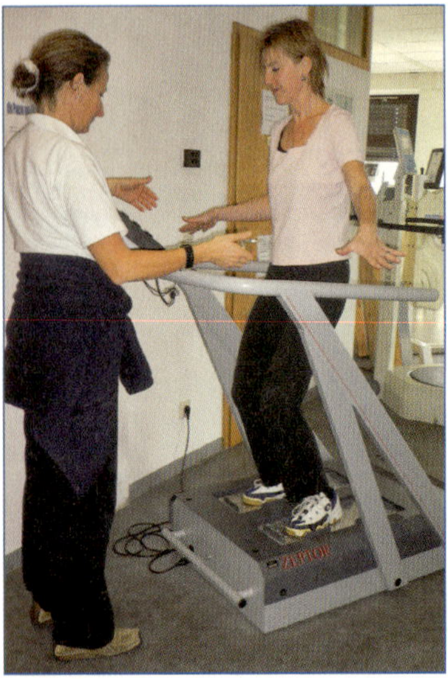

Vibrationstraining bei einer Patientin mit Multipler Sklerose.

Victorian Institute of Sports Assessment Achilles Questionnaire *m*; ***Syn.:*** VISA-A-Fragebogen, Victorian Institute of Sports Assessment-Achilles (VISA-A) questionnaire
Kontext: Traumatologie
Speziell für Patienten mit Tendinosen der Achillessehne entwickelter Score. Der Fragebogen wurde 2001 von Robinson et al. entworfen und seitdem in mehreren Studien verwandt. Er besteht aus acht Fragen; max. Punktzahl: 100. Gut geeignet zur Verlaufskontrolle der Behandlung von Patienten mit Achillessehnentendinosen; gute Inter-/Intrareliabilität und ▶ Validität.

Vier Ebenen *d*
Vgl. ▶ Körperlich-motorische, emotional-soziale, kognitive-und sensorisch-integrative Ebene.

Vier Jahreszeiten *f*; ***engl.:*** Four seasons
Kontext: Therapeutisches Klettern
Kletterspiel; Klebezettel mit unterschiedlichen Farben werden nach Anweisung während des Kletterns an Griffe angebracht. Die Farbmuster können jahreszeitlichen Mustern entsprechen.

Vier P *f*; ***engl.:*** Four P
Kontext: Betriebswirtschaftslehre, Marketing
Die vier klassischen Politiken der Marketinginstrumente: Product (Produktpolitik), Price (▶ Kontrahierungspolitik), Place (Distributionspolitik) und Promotion (Kommunikationspolitik); (vgl. ▶ sieben P).

Vierfüßlerstand *m*; ***engl.:*** Quadruped position on hands and knees; ***Syn.:*** Klassischer Vierfüßler
Kontext: Funktionelle Bewegungslehre
Ausgangsstellung/therapeutische Übung nach Susanne Klein-Vogelbach mit horizontal ausgerichteter Körperlängsachse (Körperabschnitte Becken, Brustkorb und Kopf sind in die Körperlängsachse eingeordnet) und senkrecht ausgerichteten Längsachsen der Arme und Oberschenkel; Hände und Knie bilden die Kontaktstellen auf einer Kiste oder Therapiebank (in Querrichtung). Zwei Phasen (Trippelphase, Bewegen von Spielarm und -bein) bilden die Übung. Der Patient lernt, u. a. die Ausgangsstellung einzunehmen und zu halten, dynamisches Stabilisieren, mit Hubbelastungen umzugehen, die Rückenmuskulatur zu trainieren (Geschicklichkeit, Kraft), den lumbosakralen Abschnitt zu mobilisieren (Rotation). Es gibt viele Varianten des V. und Anpassungsmöglichkeiten an die Konstitution des Patienten.

Vier-Punkte-Gang *m*; ***engl.:*** Four point gait using crutches
Kontext: Gangschulung
Form des Gehens mit zwei Gehhilfen (meist Unterarmgehstützen), wobei der Patient wechselseitig zunächst nur eine Gehhilfe und anschließend den kontralateralen Fuß nach vorne setzt; geeignet für Patienten, die mit dem ▶ Zwei-Punkte-Gang nicht zurechtkommen. Voraussetzung: Vollbelastung (vgl. ▶ Drei-Punkte-Gang).

Vigilanz *f*; ***Etym.:*** lat. *vigilare* „wachen"; ***engl.:*** Vigilance
Kontext: Neurophysiologie
Bezeichnung für Wachsamkeit und die Bereitschaft, die Aufmerksamkeit auf die Beobachtung und Erkennung von Reizen zu richten. Das aufsteigende, aktivierende retikuläre System des Hirnstamms steuert die V. Physiotherapie: Stimulation mit erregenden vestibulären Reizen (Bewe-

gen von Kopf im Raum und gegen den Rumpf) steigert die V.

Vigilanznetzwerk *n*; ***Etym.:*** lat. *vigilia* „das Wachen"; ***engl.:*** Vigilance network
Kontext: Physiologie, Neurologie
Hypothetisches Netzwerk aus zusammenarbeitenden Gehirnarealen, das an der Aufrechterhaltung von Alertheit und Aufmerksamkeit beteiligt ist.

Vigorimeter *n*; ***Etym.:*** lat. *vigor* „Frische, Kraft" u. griech. *metron* „Maß"; ***engl.:*** Vigorimeter
Kontext: Diagnostik, Handtherapie
Messgerät zur Bestimmung der Handkraft. Der Patient drückt einen Ball zusammen, der mit einem Messgerät verbunden ist, das die ausgeübte Kraft angibt (vgl. ▸ Jamar Hand Dynamometer).

Vikariationshypothese *f*; ***Etym.:*** lat. *vicarius* „Statthalter, Stellvertreter; stellvertretend" u. griech. *hypothesis* „Unterstellung"; ***engl.:*** Vicariation hypothesis
Kontext: Neurophysiologie
Hypothese, dass nach einer Läsion eines umschriebenen Gebietes der Hirnrinde benachbarte Kortexareale die verlorengegangene Funktion übernehmen. Physiotherapie: aktives aufgabenorientiertes Vorgehen mit repetitivem Üben ist Voraussetzung für die Kompensation verlorengegangener Funktionen durch andere Hirnareale.

Virchow-Trias *f*; ***Etym.:*** nach dem dt. Pathologen *Rudolf Virchow* (1821–1902) u. griech. *trias* „Dreiheit"; ***engl.:*** Virchow's triad
Kontext: Pathophysiologie, Innere Medizin
Pathophysiologische Beschreibung nach Rudolf Virchow, der drei ursächlichen Entstehungsfaktoren einer Thrombose bzw. einer Phlebothrombose (tiefe Venenthrombose): Veränderungen bzw. Schäden der Gefäßwand, der Strömungsgeschwindigkeit des Blutes und der Blutbeschaffenheit (erhöhte Konsistenz). Physiotherapie: Thromboseprophylaxe zur Erhöhung der Strömungsgeschwindigkeit. Traumatologie: Venennähte verletzter Gefäße erhöhen die Gefahr einer lokalen Thrombose. Die Belastbarkeit (u. a. das Üben gegen die Schwerkraft) legt der behandelnde Arzt individuell und in Abhängigkeit von den Begleitverletzungen fest.

Viskoelastische Verformung *f*
Vgl. ▸ Verformung, viskoelastische.

Viskosität *f*; ***Etym.:*** lat. *viscum* „Leim", frz. *viscosité* „Klebrigkeit, Zähigkeit"; ***engl.:*** Viscosity
Kontext: Biomechanik, Physikalische Therapie, Hydrotherapie
V. beschreibt die Zähigkeit von Flüssigkeiten, Schmelzen (flüssiger Aggregatzustand von Feststoff) und Suspensionen (Stoffgemisch aus Flüssigkeit und Feststoff). V. ist ein Maß für den inneren Flüssigkeitswiderstand gegen das Fließen. Sie wird definiert durch den ▸ Reibungswiderstand, den eine Flüssigkeit einer Deformation durch eine Druck- oder Schubspannung entgegensetzt. In der Biomechanik ist Viskoelastizität die zeitabhängige mechanische Eigenschaft eines Materials. Viskoelastische Materialien zeigen als phänomenologische Merkmale das Kriechen, die ▸ Entspannung und die ▸ Hysterese. Sie wirken beim Dehnen von Bindegewebe.

Viskosität, dynamische *f*; ***Etym.:*** lat. *viscum* „Mistel, Vogelleim" u. griech. *dynamis* „Kraft"; ***engl.:*** Viscosity, dynamic; ***Syn.:*** Innere Reibung, Zähflüssigkeit
Kontext: Physik
Maß für die Zähflüssigkeit eines Fluids (Flüssigkeit, Gas). Je größer die V., desto dickflüssiger ist das Fluid. In viskösen (zähen) Flüssigkeiten sind die Teilchen stärker aneinandergebunden und somit unbeweglicher; daher auch innere Reibung genannt. Ursache sind Tangetialkräfte, die einer Parallelverschiebung der Fluidteilchen relativ zueinander entgegenwirken. Mit steigender Temperatur nimmt die V. bei Flüssigkeit stark ab (z. B. Honig) und bei Gasen zu.

Visual Range of Motion Skala *m*; ***Etym.:*** engl. *visual* „visuell, optisch, Seh..., Gesichts...", *range* „Entfernung, Reichweite", *of* „der", *motion* „Bewegung" u. lat. *scalae* „Leiter, Treppe"; ***Abk.:*** VROM-Skala
Kontext: Kiefergelenksbehandlung
Die V. dient der Registrierung von quantitativen und qualitativen Daten der Mundöffnung (▸ Depression). Man kann damit z. B. untersuchen, ob ein Knacken vor, während oder am Ende eines Shifts des Unterkiefers auftritt. Die V. lässt sich für die frontale und die sagittale Ebene erstellen. In der Frontalebene repräsentiert die vertikale Linie die Mundöffnung vom Beginn (A) bis zum durchschnittlichen Limit (B). Die horizontale Linie steht für die ▸ Laterotrusion, z. B. 10 mm rechts und 10 mm links. In Abb. b ist zu sehen, dass der Shift nach rechts bei 8 mm beginnt, bei 21 mm Mundöffnung und 8 mm rechts sein Maximum erreicht und bei 39 mm wieder verschwindet. Das Knacken findet bei 14 mm statt und die maximale Mundöffnung beträgt 45 mm. Vorteile der V. sind, dass sie viele Informationen in kurzer Zeit bietet,

V

sie einfach in den klinischen Alltag zu integrieren ist und eine hohe Intra-Zuverlässigkeit aufweist.

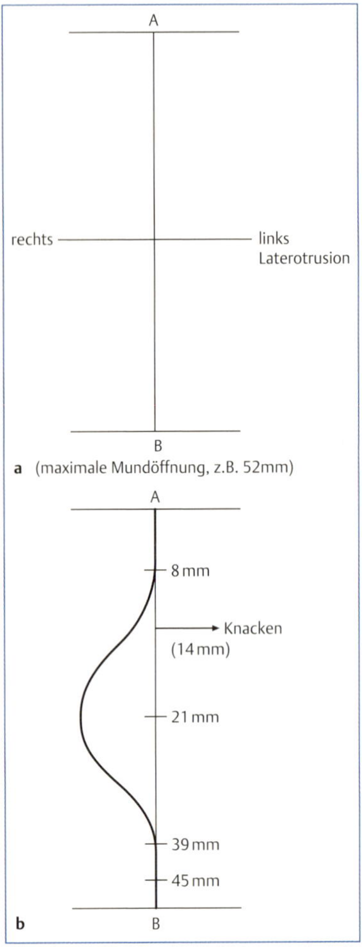

Visual Range of Motion Skala. A Beispiel einer VROM-Skala in der fontalen Ebene. B VROM-Skala in der frontalen Ebene bei Mundöffnung mit Shift des Unterkiefers nach rechts.

V

Visuelle Analogskala *f*; ***Etym.:*** lat. *videre* „sehen", griech. *analogos* „vernunftgemäß" u. lat. *scala* „Leiter"; ***Abk.:*** VAS; ***engl.:*** Visual analogue scale
Kontext: Diagnostik
Messinstrument für Schmerzen; 10 cm lange Skala mit definierten Ankerpunkten an beiden Enden (links: „kein Schmerz", rechts „schlimmster vorstellbarer Schmerz"), aber ohne Maßeinheit, die den Patienten beeinflussen könnte. Durchführung: Der Patient stellt mit einem Schieber die Schmerzangabe auf der Skala ein. Auf der Rückseite des Instruments ist die millimetergenaue Skala abgebildet, der Therapeut kann sofort den entsprechenden Zahlenwert ablesen. So ist es möglich, das Schmerzerleben des Patienten besser zu verstehen und in der Behandlung gezielter darauf einzugehen.

Visuelles Feedback *n*
Vgl. ▸ Feedback, visuelles.

Viszerokutaner Reflex *m*; ***Etym.:*** lat. *reflectere* „zurückbiegen, umwenden", *viscera* „Eingeweide, innere Organe" u. *cutis* „Haut"
Vgl. ▸ Reflex, viszerokutaner.

Vitalfunktion *f*; ***Etym.:*** lat. *vitalis* „Leben enthaltend, Lebenskraft habend" u. *functio* „Verrichtung"; ***engl.:*** Vital function
Kontext: Traumatologie
Physiologische Grundfunktion; Bewusstsein, Atmung und Kreislauf. Jede längere Unterbrechung oder größere Störung einer dieser Funktionen ist ein lebensbedrohlicher Zustand. Voraussetzungen für diese Körperfunktionen sind ein intakter Flüssigkeitshaushalt und ausreichende Ernährung. Störungen dieser Bereiche können sich auf die Rehabilitation negativ auswirken. Physiotherapie: Viele Störungen der Vitalfunktionen können physiotherapeutisch effektiv behandelt werden. Bewegung stimuliert alle drei. Der gezielte Einsatz physiotherapeutischer Maßnahmen (z. B. atemtherapeutische Techniken bei Patienten mit Lungenverletzungen) verbessert einzelne Funktionen.

Vitalkapazität *f*; ***Etym.:*** lat. *vitalis* „zum Leben gehörig, Leben enthaltend, Lebenskraft habend" u. *capacitas* „Fassungsvermögen"; ***Abk.:*** VK, VC; ***engl.:*** Vital capacity
Kontext: Atemtherapie
Summe der ventilierbaren Atemvolumina [ml]: inspiratorisches Reservevolumen, Atemzugvolumen, exspiratorisches Reservevolumen. Sie ist abhängig von: Alter, Geschlecht, Konstitution, Ausdauertrainingszustand (Erhöhung der Compliance der Lunge), Erkrankungen der Lunge (vgl. ▸ Totalkapazität).

Vojta, Vaclav *m* ; ***Etym.:*** tschechischer Neurologe und Kinderneurologe (1917–2000)
Kontext: Vojta-Konzept
Prof. Dr. Vojta ist der Begründer der nach ihm benannten Diagnostik und Entdecker der neurokinesiologischen Therapieform, der ▸ Reflexlokomotion. Er immigrierte 1968 nach Deutschland, arbeitete zunächst an der Orthopädischen Universitätsklinik Köln und später viele Jahre am Kinderzentrum München. Seit 1990 lehrte er erneut an der Karls-Universität in Prag. Seine Behandlungsmethode hat er über viele Jahre durch intensives Beobachten gesunder und pathologischer Kinder entwickelt. Das von ihm modifiziert bewertete Sreeningsystem der Lageraktionen zur Frühdiagnostik von Fehlentwicklungen wird ebenso wie seine Behandlungsmethode, die Reflexlokomotion, inzwischen in vielen Ländern der Erde gelehrt und angewendet. Letztere findet zunehmend Anwendung bei Erwachsenen.

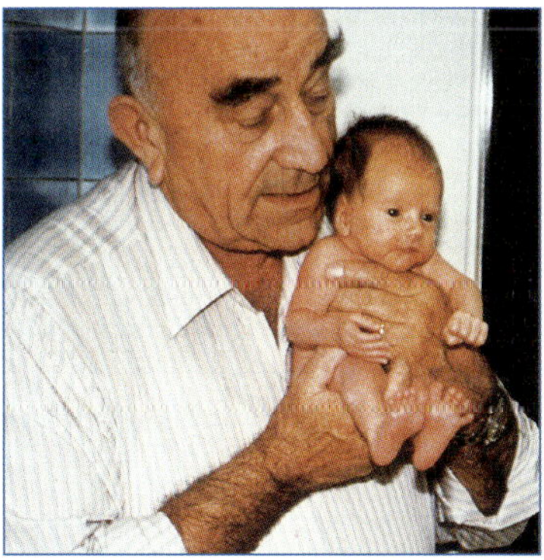

Vaclav Vojta.

Vojta-Konzept *n*; ***Etym.:*** nach dem tschechischen Neurologen und Kinderneurologen *Vaclav Vojta* (1917–2000); lat. *conceptum* „das (in Worten) Abgefasste“; ***engl.:*** Vojta concept
Kontext: Vojta-Konzept, Neurologie, Pädiatrie
Diagnostisches und therapeutisches Konzept von ▸ Vaclav Vojta zur Früherkennung und Frühtherapie von Zerebralen Bewegungsstörungen. Das diagnostische Prozedere sieht vor, dass wenigstens drei Untersuchungsgänge für die (Früh-) Diagnose notwendig sind (vgl. ▸ Säulen, diagnostische). Den therapeutischen Überlegungen liegen folgende Annahmen bzw. Fakten zu Grunde:

1. Der Entwicklungsverlauf vom Neugeborenen bis zum selbstständig gehenden Kind ist hinsichtlich Quantität und Qualität phylogenetisch terminiert, verläuft unbewusst, aber zielgerichtet ab, wenn das Kind mental-intellektuell sowie sensomotorisch gesund ist und weitgehend ungestört und selbstbestimmt aufwachsen kann. Die dazu notwendigen Muskelmuster stehen dem gesunden Kind automatisch zur Verfügung.
2. Die Dynamik des Entwicklungsverlaufes wird durch die Neugier des gesunden Kindes in Gang gebracht und gehalten; zielorientiert, wach, mit zunehmender Apperzeption und Vigilanz erkundet es seine Umwelt, indem es versucht, den wahrgenommenen Reizen nahe zu kommen. Es ist also fortwährend lokomotorisch unterwegs. Die Voraussetzung für den koordinierten Entwicklungsverlauf sind die intakten, koordiniert arbeitenden, in ihrer Funktion zunehmend differenzierter arbeitenden Muskelspiele.
3. Parallel zum aktiven Tun entstehen zunehmend differenziertere Strategien zur Bewältigung der Umweltanforderungen, die sich auf neuronaler Ebene durch Bildung synaptischer Vernetzungen erklären lassen.
4. 1954 hat Vojta begonnen, mit Patienten unterschiedlichen Alters und verschiedenen Diagnosen praktisch zu arbeiten. Nach jahrelangem Beobachten gelang es ihm, sowohl die Bewegungs- und Muskelmuster der spontanen gesunden sensomotorischen Ontogenese als auch die Muster, die durch seine praktischen Demühungen entstanden sind, zu analysieren, zu vergleichen und die Ähnlichkeit hinsichtlich analoger Funktionsdifferenzierungen zwischen beiden zu erkennen.
5. Die in der Therapie herausgelockten Muster der ▸ Reflexlokomotion – ein von Vojta für seine Behandlungstechnik gewählter Begriff – beweisen, dass sie in ihrer Provozierbarkeit angeboren sein müssen, da sie beim extremen Frühgeborenen wie beim alten Menschen gleichermaßen, allerdings in unterschiedlicher Vollkommenheit, provozierbar bzw. reproduzierbar sind.
6. Bei der Analyse dieser provozierten Muster der Reflexlokomotion wird deutlich, dass sie in ihrer Globalität aus Teilmustern der gesunden sensomotorischen Ontogenese bestehen. Diese Teilmuster enthalten die drei notwendigen Elemente für alle gesunden menschlichen Fortbewegungsarten wie z. B. Drehen, Robben, Krabbeln oder Gehen. Durch die therapeutische Provokation dieser drei Elemente:

– der posturalen Reagibilität (automatische, angeborene Fähigkeit zur Anpassung an Körperlage/-positionsveränderungen),
– der Aufrichtungsmechanismen (Stütz gegen die Schwerkraft und Gleichgewichtsregulationsmöglichkeiten) und
– der zielgerichteten phasischen Bewegungen ist es Vojta gelungen, die Voraussetzungen zu schaffen, dass die behandelten Kinder ihren Entwicklungsverlauf nicht fremd und passiv initiiert, sondern selbst entdecken.
7. Der Patient in der Vojta-Therapie verändert also durch die aktive Reproduktion der durch das Setzen bestimmter Reize an genau definierten Körperzonen aus physiologischen ▸ ASTEN entstehenden gesunden Muster sein geschädigtes zentrales Nervensystem selbst dadurch, dass er während der Therapie die gesunden Teilmuster im globalen Zusammenhang häufig vollzieht. Diese so häufig vollzogenen Muster werden je nach Reifezustand seines zentralen Nervensystems, vom Individuum in seine Spontanmotorik integriert, bis sie ihm – möglichst wie dem gesunden Kind auch – stets zur Verfügung stehen.
8. Das Fehlen dieser erwarteten sicheren Verfügbarkeit auf Grund von funktionellen oder strukturellen Schädigungen des zentralen Nervensystems oder anderer neuromuskulärer Strukturen wird durch die häufige Provokation der physiologischen Teilmuster in einem globalen Zusammenhang durch Entstehung neuer neuronaler Strukturen kompensiert: die pathologischen Muster verändern sich sichtbar (vgl. ▸ Effekte der Therapie). Die behandelten Kinder durchlaufen in der Regel die gleichen Entwicklungsstufen wie sensomotorisch gesunde Kinder, allerdings sind Tempo und Bewegungsqualität vom kompensatorischen Spielraum des zentralen Nervensystems, vom inneren Drive und der das Kind beeinflussenden Umgebung abhängig.
9. Den Eltern betroffener Kinder wird die Technik der Provokation der notwendigen, gesunden effektiven und individuell sinnvollen Bewegungssequenzen dieser Reflexlokomotion genauestens erklärt, für die häusliche Therapiedurchführung werden sie exakt angeleitet. Bei zunächst engmaschigen, im Verlauf der Behandlungszeit zunehmend auseinandergezogenen Behandlungsterminen wird das Behandlungsprogramm überprüft und bezüglich des sich verändernden Zustands des Kindes modifiziert.
10. Das erlernte Programm sollte von den Eltern 3–4mal täglich ca. sieben bis max. 25 Minuten, je nach Alter und Schwere der Betroffenheit, durchgeführt werden. Nach jeder Behandlung soll dem Kind Gelegenheit gegeben werden, die eben aktiv vollzogenen Bewegungsmuster zu benutzen: das Kind sollte zum Spielen auf den Boden.
11. Wenn nach ca. einem Jahr intensiver Vojta-Therapie kein Effekt verzeichnet werden kann, weder auf dem vegetativen, dem sensiblen noch auf dem motorischen Gebiet, sollte über Konsequenzen nachgedacht werden.
12. Kontraindikationen: Bestimmte Syndrome: z. B. Marfansyndrom, onkologische Erkrankungen in der Akutphase, hohes Fieber, nicht einstellbare Krampfanfälle, ACTH-Kur in der hochsensiblen Phase, schwere mentale Beeinträchtigungen. Die Dosierung der Therapie liegt in der Hand des Therapeuten-, eine Überforderung sollte deshalb vermeidbar sein. Die Methoden sind wegen der erheblichen Belastung für Angehörige und Patienten umstritten; ein objektiver Wirksamkeitsnachweis auf der Grundlage kontrollierter Studien liegt nicht vor.

Vollbelasteter Gang *m*
Vgl. ▸ Gang, vollbelasteter.

Vollweg-Gleichrichtung *f*; ***engl.:*** Rectification
Vgl. ▸ Gleichrichter.

Volumen *n*; ***Etym.:*** lat. *volumen* „Krümmung, Windung; Schriftrolle"; ***engl.:*** Volume
Kontext: Physik
Räumlicher Inhalt eines Körpers bzw. die Ausdehnung eines Stoffes. SI-Einheit: 1 Kubikmeter (m^3). Als Hohlmaß wird auch häufig die Bezeichnung Liter (l) verwendet.

Volumenbelastung *f*; ***Etym.:*** lat. *volumen* „etwas, was gerollt, gewickelt wird, Schriftrolle, Buch"; ***engl.:*** Volume load
Kontext: Physiologie
Dem Herzen kurzfristig mehr zufließendes Blut; muss gefördert werden, um eine Stauung zu verhindern. Das ▸ Druck-Volumen-Diagramm (Arbeitsdiagramm des Herzens) zeigt, dass das erhöhte Volumenangebot zu einer erhöhten enddiastolischen Füllung führt. Dies ist gleichbedeutend mit einer erhöhten Vorlast (Ventrikeldehnung), woraus eine veränderte Unterstützungszuckung resultiert (neue U-Kurve). Die neue Kurve umschreibt im ▸ Druck-Volumen-Diagramm eine größere Fläche, gleichbedeutend mit einem höheren Schlagvolumen. Diese Reaktion wird mit dem ersten Arbeits-

zyklus nach gestiegenem Volumenangebot wirksam, wodurch das Mehrangebot an Volumen auch umgehend gefördert werden kann (vgl. ▶ Druckbelastung).

Volumetermessung *f*; ***engl.:*** Volumeter measurement

Kontext: Diagnostik, Handtherapie

Zur Umfangmessung der Hand. Der Patient hält seine Hand in einen speziellen, standardisierten Behälter mit Wasser, der bis zu einem bestimmten Stand gefüllt ist. Durch die Wasserverdrängung wird die Schwellneigung der Hand ermittelt. Hierbei ist es wichtig, dass der Behälter immer auf gleichem Untergrund steht, der Wasserstand beim Start immer identisch ist und der Therapeut den gleichen Auffangbehälter benutzt. Die verdrängte Wassermenge wird gemessen. Der Therapeut sollte immer beide Extremitäten messen und vergleichen. Dabei ist darauf hinzuweisen, dass die dominante Hand stärker gebaut sein kann und somit mehr Wasser verdrängt.

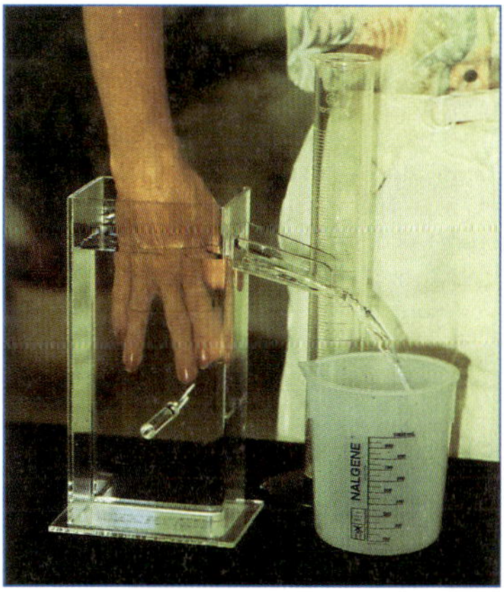

Volumetermessung.

Vordehnung *f*; ***engl.:*** Pre-stretching

1. ***Kontext:*** Physiologie

Die V. beeinflusst die Leistung eines Skelettmuskels. Die Dehnbarkeit eines Muskels nimmt mit zunehmender Länge (Dehnung) ab, so dass der Längenzuwachs mit steigender Belastung geringer wird (Längen-Spannungs-Diagramm, ▶ Ruhedehnungskurve). Die bei einer Muskelkontraktion erreichte Verkürzung hängt von der Vordehnung des Muskels ab (Kurve der isotonischen und isometrischen Maxima). Anwendung: durch operative Veränderung (Umstellungsosteotomien, Muskel-, Sehnenansatzverpflanzung) kann sich die Vorspannung von Muskeln ändern und dadurch können sich günstigere/ungünstigere Arbeitsbedingungen ergeben.

2. ***Kontext:*** PNF-Konzept

Fazilitieren der Muskelaktivität mittels des Dehnungsverkürzungszyklus, das zu einer besseren Beschleunigung innerhalb der Muskelkette führt. In der geschlossenen Kette wird die Vordehnung durch eine exzentrische Aktivierung erreicht, in der offenen Kette durch eine vorhergehende willkürliche Bewegung in die *Gegensynergie*. Muskeln können auch passiv durch die Therapeutin vorgedehnt werden.

Vordere Schublade *f*

Kontext: Diagnostik, Orthopädie, Traumatologie

Durch den Untersucher auslösbare vermehrte Translation der Tibia im Kniegelenk nach ventral bei Patienten mit einer Ruptur des vorderen Kreuzbandes (im Vergleich zu Gesunden); Testen der v.S. mit 90° Flexion im Kniegelenk (vgl. ▶ Lachmann-Test, ▶ Hintere Schublade).

Vorderseitenstrangbahn *f*; ***engl.:*** Anterolateral system; ***Syn.:*** Anterolaterales System

Kontext: Neurophysiologie

Aufsteigendes (afferentes) sensorisches Nervenbahnsystem; Teil der afferenten Verbindung von der Körperperipherie zum Kortex; leitet die Afferenzen über markarme und marklose Nervenfasern aus der Haut (Aδ-, C-Fasern), Muskulatur, den Gelenken und Eingeweiden (III- und IV-Fasern). Im Kopfbereich gelangen die Afferenzen über den sensiblen Teil des N. trigeminus nach zentral. Das primäre sensible Neuron befindet sich im Ganglion spinale (sehr nahe dem Rückenmark) oder Ganglion trigeminale. Die Vorderseitenstrangbahn teilt sich in drei Subsysteme, die zum Thalamus (Tractus spinothalamicus), zur Formatio reticularis des Hirnstamms (Tractus spinoreticularis) und zum Mittelhirn (Tractus spinomesencephalicus) ziehen. Die zentralen Neurite der primären Neurone gelangen über die Hinterwurzel in das Rückenmark. Im Hinterhorn werden die Afferenzen sofort auf das sekundäre sensible Neuron umgeschaltet (z. T. wenig spezifisch; verschiedene Modalitäten konvergieren, z. B. die Afferenzen von Schmerz-, Mechanosensoren, kutanen und muskulären Sensoren). Zwischenneurone können beteiligt sein. Sekundäre Bahnneurone unterliegen vielen bahnenden und hemmenden Einflüssen von peripher und zentral. Die

V

Neurite der sekundären Zellen im Hinterhorn, die zum Thalamus gelangen (Tractus spinothalamicus), kreuzen häufig im gleichen Segment zur Gegenseite und verlaufen nach dem somatotopischen Ordnungsprinzip zum tertiären Neuron im Thalamus. Die Weiterleitung zum Kortex erfolgt stark gestreut (detailliertes Wissen fehlt). Ein Teil der Fasern der sekundären Neurone endet im unteren Hirnstamm (Tractus spinoreticularis); sie sind an der Schmerzverarbeitung beteiligt. Vom Hirnstamm (Integrationszentrale; enthält alle Neuronenpopulationen für die vitalen Organfunktionen, d. h. Herz-Kreislauf, Atmung) werden die Vorderseitenstrangafferenzen und die des N. trigeminus (Nucleus tractus spinalis nervi trigemini) zum Thalamus, limbischen System, Kleinhirn und auf absteigende Bahnen zurück zum Rückenmark verteilt (Rückkopplungsmechanismen). Leistungen: vermittelt vornehmlich Schmerz- und Temperaturempfinden; beteiligt an der Modifikation der Aufmerksamkeit, dem Wachheitsgrad und affektiven Reaktionen mittels Afferenzen via Hirnstamm und dem aufsteigenden retikulären aktivierenden System (ARAS) (vgl. ▶ Hinterstrangbahn).

Vorfußbelastung *f*; ***engl.:*** Forefoot loading
Kontext: Funktionelle Bewegungslehre
Bei der V. wird das Hauptgewicht des Körpers vor der mittleren Frontalebene über den Vorfuß auf die ▶ Unterstützungsfläche übertragen. Beim Training der V., z. B. auf einem ▶ Kreisel, stehen die Vorfüße auf der Querachse des Kreisels und die sind Fersen abgehoben. Dabei wird hauptsächlich die intra- und intermuskuläre Koordination der Fuß- und Beinmuskulatur unter besonderer Berücksichtigung der fußverschraubenden Aktivität und der Kniestabilisation geübt.

Vorgehen, hypothesengeleitetes *n*;
Etym.: griech. *hypothesis* „Grundlage, Lehrsatz“; ***engl.:*** Processing, hypotheses guided; ***Syn.:*** Untersuchen, hypothesengeleitetes
Vgl. ▶ Hypothesengeleitetes Vorgehen.

Vorhofflimmern *n*; ***engl.:*** Atrial fibrillation
Vgl. ▶ Herzrhythmusstörungen.

Vorlast *f*; ***engl.:*** Preload
Kontext: Physiologie
Dehnungsbedingte passive Wandspannung des Myokards nach Abschluss der Füllungsphase; kennzeichnet die enddiastolische Ventrikelfüllung und über die füllungsbedingte Ventrikeldehnung den Ventrikeldruck am Ende der Füllungsphase.

Vorschwungphase *f*; ***Etym.:*** griech. *phasis* „Anzeige, Erscheinung, Aufgang eines Gestirns“; ***Abk.:*** PSw; ***engl.:*** Pre-swing; ***Syn.:*** Zehen abgehoben, toe-off
Kontext: Ganganalyse
5. Phase des ▶ Gangzyklus nach dem ▶ Rancho-Los-Amigos-System; sie gehört zur ▶ Standphase, nimmt aber eine Sonderstellung ein, da sie laut Definition zu den Standphasen gehört (ein Fuß ist noch auf dem Boden), aber funktionell zu den Schwungphasen gezählt wird (alle wichtigen funktionellen Ereignisse bereiten die initiale ▶ Schwungphase vor). Der Beginn ist der Initialkontakt der kontralateralen Seite, das Ende erfolgt durch das Abheben des Referenzbeines.

Vorzeichenrangtest von Wilcoxon *m*;
Etym.: engl. *test* „Prüfung, Untersuchung“; nach dem US-amerikanischen Chemiker *Frank Wilcoxon* (1892–1965); ***engl.:*** Wilcoxon signed-rank test
Kontext: Statistik
Nichtparametrischer, Hypothesen prüfender Test. Das Anwendungsgebiet ist analog dem ▶ Vorzeichentest. In Ergänzung zum einfachen Vorzeichentest berücksichtigt der V. neben der Richtung einer Änderung eines Merkmals auch deren Größe. Voraussetzung für den V. ist, dass die Items ausreichend genau in die Rangskala zugeordnet werden können.

Vorzeichentest *m*; ***Etym.:*** engl. *test* „Prüfung, Untersuchung“; ***engl.:*** Sign test
Kontext: Statistik
Nichtparametrischer, Hypothesen prüfender Test. Der V. überprüft die Richtung einer Veränderung eines Merkmals in einer abhängigen ▶ Stichprobe bzw. vergleicht die zentrale Tendenz in zwei abhängigen Stichproben miteinander. Da der V. praktisch nur die ▶ Wahrscheinlichkeit einer positiven bzw. negativen Änderung berücksichtigt, kann eine ▶ Signifikanz im V. nur als Änderung (bzw. Unterschied) des Merkmals interpretiert werden, ohne eine Aussage über deren Richtung oder Größe machen zu können.

VPT *m*
Vgl. ▶ Verband Physikalische Therapie.

Vt-Diagramm *n*; ***engl.:*** Vt-chart, vt-diagram;
Syn.: Vt-Kurve
Kontext: Biomechanik
Darstellung der Geschwindigkeit (v) in Abhängigkeit der von der Zeit (t). Die Fläche unter der Kurve entspricht dem zurückgelegten Weg.

Vulnerabilitäts-Stress-Modell *n*; ***Etym.:*** lat. *vulnerare* „verwunden, verletzen", engl. *stress* „Druck, Belastung" u. ital. *modello* „Muster, Modell"; ***engl.:*** Diathesis-stress model; ***Syn.:*** Diathese-Stress-Modell
Kontext: Psychiatrie
Erklärungsmodell für den Ausbruch psychischer Erkrankungen, das eine Verkettung mehrerer Faktoren (biopsychosozial) beschreibt. Dazu gehört die Verletzlichkeit oder Anfälligkeit (Vulnerabilität), die anlagebedingt oder lebensgeschichtlich erworben sein kann. Hinzu kommen Stressfaktoren der Umwelt und belastende Lebenssituationen.

Vulvar vestibulitis Syndrom *n*; ***Abk.:*** VVS; ***engl.:*** Vulvar vestibulitis syndrome
Kontext: Gynäkologie
Oberbegriff für chronische Schmerzen im Bereich der inneren und äußeren weiblichen Genitalien. Dazu gehört ► Vulvodynie, ► Vaginismus, ► Vestibulitits, auch interstitielle Zystitis.

Vulvodynie *m*; ***Etym.:*** lat. *volva* „Hülle, Gebärmutter" u. griech. *odyne* „Schmerz"; ***engl.:*** Vulvodynia
Kontext: Gynäkologie
Chronische Schmerzzustände im Bereich der äußeren, primären Geschlechtsorgane einer Patientin.

W

Wachkoma *n*; ***Etym.:*** griech. *koma* „tiefer Schlaf"; ***engl.:*** Coma vigil; ***Syn.:*** Coma vigile, vegetativ state, apallisches Syndrom
Kontext: Neurologie, Traumatologie
Zustand mit Ausfall der Großhirnfunktionen, Funktionen von Zwischenhirn, Hirnstamm und Rückenmark sind erhalten. Die Patienten zeigen einen Schlaf-wach-Rhythmus mit offenen bzw. geschlossenen Augen. Physiotherapie: Stimulation aller Sinnesorgane, passives Bewegen zur Kontrakturprophylaxe, Lagerung zur Tonusreduktion.

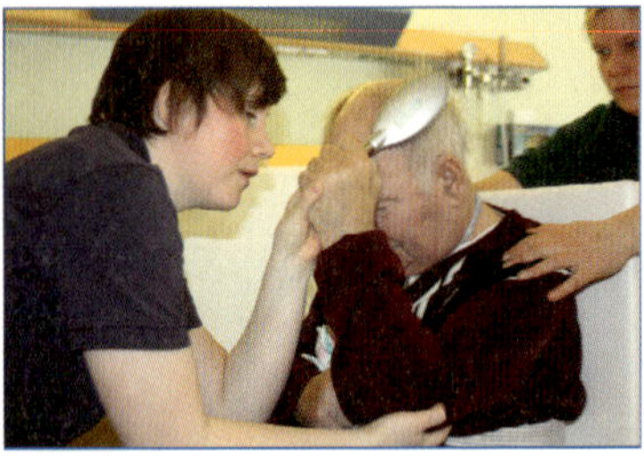

Wachkoma. Eine Handlung aus dem „alten Leben": Eine Physiotherapeutin unterstützt den Patienten beim Haarekämmen.

Wachstumsfaktor *f*; ***engl.:*** Growth factor
Kontext: Physiologie, Medizinische Trainingstherapie
Substanzen, die die Zellteilung und -differenzierung stimulieren, z. B. Hormone. Dies kann über das direkte Einbringen von W. oder das Stimulieren der vorhandenen W. geschehen, z. B. in der Tendinose-Therapie (vgl. ▸ Somatotropes Hormon).

Wachstumshormon *n*; ***Etym.:*** griech. *horman* „in Bewegung setzen, antreiben, anregen"; ***Abk.:*** GH, STH; ***engl.:*** Growth hormone; ***Syn.:*** Somatotropes Hormon, Somatotropin
Kontext: Physiologie
Von der Adenohypophyse (Hypophysenvorderlappen) produzierter Botenstoff mit zwei Wirkwegen. Indirekt: STH stimuliert die Leber, Somatomedine (insulin-like-growth-factor, Somatomedin C) zu produzieren, sodass die STH-Wirkung für Zellteilungen vermittelt wird und die Proteinsynthese (u. a. somatisches Wachstum, Adaptationen) angeregt wird. Direkte Stoffwechselwirkung: STH mobilisiert die Lipolyse und Glykogenolyse und hemmt bei Langzeitbelastungen spät die Glukoseaufnahme durch die Zellen (Bereitstellen von Energieressourcen).

Wachstumsphase *f*; ***Etym.:*** griech. *phasis* „Anzeige, Erscheinung, Aufgang eines Gestirns"; ***engl.:*** Growth phase
Kontext: Betriebswirtschaftslehre
Phase der ▸ Produktlebenszyklusanalyse; Phase zwischen der Einführungs- und Reifephase mit relativ steilem Umsatzanstieg des Produkts/der Dienstleistung. Die Gewinnschwelle (Break-even-Point) wird erreicht und überschritten. Physiotherapie: Befindet sich eine angebotene physiotherapeutische Dienstleistung in der W., kann der Praxisinhaber das Wachstum noch weiter fördern durch: zusätzliche Marketingmaßnahmen, Vergrößern der Kapazitäten, geringfügige kundenrelevante Variationen und Verbesserungen.

Wachstumsziel *n*; ***engl.:*** Growth target; ***Syn.:*** Expansionsziel
Kontext: Betriebswirtschaftslehre
Ziele, die sich auf die Expansion der unternehmerischen Aktivitäten beziehen. Unternehmen setzen sich i. d. R. jährliche, halbjährliche oder quartalsweise Ziele. Physiotherapeutische Wachstumsziele: z. B. die Vergrößerung der Praxisflächen, Zunahme der fest angestellten Therapeuten, Steigerung der Patientenzahlen, Erhöhung des Bekanntheitsgrades der Praxis in der Region. Häufig ist die Zielerreichung „Wachstum" eine Kombination mehrerer Steigerungen. Marketingtechnisch spricht man dann von einem größeren Marktanteil, der durch die allgemein gestiegene Patientennachfrage oder durch erfolgreichen Wettbewerb gegenüber den Konkurrenzpraxen erreicht wurde. Reines Größenwachstum ist ohne steigende Gewinne ökonomisch betrachtet nur kurz- bis mittelfristig akzeptabel (vgl. ▸ Erhaltungsziel, ▸ Veränderungsziel).

Waddell-Zeichen *n*; ***Etym.:*** Gordon Waddell, schottischer Orthopäde; ***engl.:*** Waddell signs
Kontext: Orthopädie, Diagnostik
Mehrere klinische Zeichen zur Prognose von Rückenschmerzen; sie sind keine Ausschlusskriterien für organische Faktoren; der Test lässt keine psychologische Diagnose zu; psychosoziale Faktoren (▸ Yellow Flags) müssen berücksichtigt werden; häufig besteht Angst vor Schmerzen. Der

Test gilt als positiv, wenn mindestens drei der fünf Kategorien zutreffen; sind drei oder mehr Zeichen positiv, liegt dem Rückenschmerz kein eindeutiges organisches Schmerzbild zugrunde.

Druckempfindlichkeit: Tiefer Druckschmerz über weit verbreitete Gebiete am Rücken, Lokalisation kann keinen spezifischen Körperstrukturen zugeordnet werden.

Scheinmanöver: Stauchung: Kreuzschmerz verstärkt sich bei leichtem Druck auf den Schädel; Rumpfdrehung: Kreuzschmerz bei gleichzeitiger Drehung von Schultergürtel und Becken.

Ablenkungsmanöver: Im Sitzen sind neurale Dynamiktests (z. B. ▸ Straight Leg Raise) nicht positiv, obwohl sie in Rückenlage deutlich positiv waren.

Neuropathologie: Sensibilitätsstörungen lassen sich keinem Dermatom zuordnen, Kraftverluste lassen sich keinem Segment zuordnen.

Überreaktion: Übertriebene Reaktionen bei der Untersuchung wie Gesicht verziehen, Stöhnen, Muskelverspannung, Tremor, Kollaps, Schwitzen (aber: Gefahr der Überinterpretation).

Wadendehnschmerz *m*; ***engl.:*** Pain in the calf (Homans' sign)

Kontext: Innere Medizin

Wadendehnschmerz bei Dorsalflexion des Fußes (▸ Homans-Zeichen). Venendruckpunkt bei Thrombophlebitis.

Wahn *m*; ***engl.:*** Delusion

Kontext: Psychiatrie

Meist in Zusammenhang mit psychotischen Störungen wie ▸ Schizophrenie, organischen Psychosen, ▸ Manie, paranoider ▸ Depression und halluzinogenen Drogen (LSD). Ein typischer Wahninhalt ist z. B. der Verfolgungswahn einer schizophrenen Erkrankung. Der Betroffene ist dabei völlig von seiner Wahnwelt überzeugt.

Wahrnehmung *f*; ***engl.:*** Perception

1. *Kontext:* Neurophysiologie, Psychologie, Psychiatrie

Hoch komplexe bewusste Leistungen des ZNS, indem es Verknüpfungen mit bisherigen Erfahrungen herstellt, Assoziationen und Deutungen einbezieht. Bsp.: Aus Tönen wird Musik, aus Farben ein Bild, aus Hell und Dunkel Tag oder Nacht. Wahrnehmungen stehen hinsichtlich der Komplexität des zentralnervösen Verarbeitungsprodukts über den Empfindungen. Die W. eines Menschen wird in der Regel erst durch seine Mitteilung zugänglich (vgl. ▸ Wahrnehmungskonstanz, ▸ Wahrnehmungsstörung). Das Erspüren von Körperbefindlichkeiten ist ein häufiges Behandlungsziel im Rahmen der Physiotherapie, z. B. während der Frühmobilisation nach Herzinfarkt oder bei der ▸ Abhebearbeit nach Schaarschuch.

2. *Kontext:* Pädiatrie

Dabei werden bedeutungs- und sinnvolle Zusammenhänge unter Verknüpfung mit dem Erinnerten und bisher Erfahrenen hergestellt. Zur W. gehören Sinnesreize, die kognitiv verarbeitet wurden und der Orientierung des Subjekts dienen. Sie ermöglicht sinnvolles Handeln und führt zu planerischem Denken. W. ist eine Grundlage von Lernprozessen.

Auditive W.: Das Gehör betreffend; mentale Funktionen, die an der Unterscheidung von Geräuschen, Tönen, Tonhöhen u. a. auditiven Reizen beteiligt sind. Klänge erreichen über Schwingungen das Ohr und werden direkt weitergeleitet zum vestibulären System, wo sie Bewegungs- und Spannungsimpulse auslösen. Töne dringen direkt in das Nervensystem und aktivieren die gesamten organischen und nervalen Funktionen. Bei bestimmten Klängen und Geräuschen hält das Kind inne, lauscht und orientiert sich über sein Gehör; es zeigt Freude an kleinen Liedern und Rhythmen, indem es klatscht und sich zur Musik bewegt; es fabriziert selbst Töne, singt, ist motiviert, ein Musikinstrument zu spielen. Mit Materialien zum Knistern, Rasseln usw. kann das Kind selbst Geräusche erzeugen; eine CD mit Kinderliedern kann das Kind anregen, sich zu bewegen, zu singen.

Olfaktorische W.: Den Riechnerv betreffend; mentale Funktionen, die an der Erkennung unterschiedlicher Gerüche beteiligt sind. Um ein Kind wach, aufmerksam und neugierig zu machen, gilt es, Gerüche anzubieten und bewusst einzusetzen, z. B. duftende Blumen, Früchte, frischgebackenes Brot, Erd-, Tiergeruch, Duftöle.

Gustatorische W.: Den Geschmackssinn betreffend; mentale Funktionen, die an der Unterscheidung von Geschmackseigenschaften (süß, sauer, salzig, bitter) auf der Zunge beteiligt sind. Schmecken und Riechen liegen nah beieinander. Zur Verknüpfung verschiedener Sinne bei der Nahrungsaufnahme ist es für einen Säugling hilfreich, während des Trinkens und Essens Haut- und Körperkontakt zu spüren; mit Augen, Mund und Händen am Geschehen beteiligt zu sein. Er steckt gern Essbares/Nichtessbares in den Mund, um seine Umwelt kennenzulernen, zu erkunden und seine Fähigkeiten auf diesem Gebiet zu verfeinern. Dazu benötigt er zahlreiche Möglichkeiten des Ausprobierens verschiedenster Konsistenzen und Geschmackrichtungen, z. B. Brotrinde, Zwiebel, Obst, Gummibärchen, süße, salzige und scharfe Speisen.

Taktil-propriozeptive W.: Den Tastsinn betreffend; mentale Funktionen, die an der Differenzierung der Beschaffenheit von Oberflächen durch Berührung beteiligt sind. Ein Kind, das mit Mund, Händen und Körper sich selbst, andere Menschen und Gegenstände seiner Umgebung berührt und erkundet, wird Qualitäten wie rau/glatt, hart/weich, heiß/kalt, eckig/rund, angenehm/unangenehm kennen lernen. Durch Hautkontakt, Schmusen und Körperspiele erhält es die notwendige Voraussetzung für Interaktion und Körpereigenwahrnehmung; es lernt seine Grenzen einzuschätzen, Angst abzubauen, um motiviert, kreativ und selbstbewusst sein Leben zu entdecken.

Visuelle W.: Den Sehsinn betreffend; mentale Funktion, die an der Unterscheidung von Form, Größe, Farbe u. a. visuellen Reizen beteiligt sind. Farben und Bewegungen wecken das Interesse eines Kindes; mit den Augen fordert es sein Gegenüber heraus, mit ihm zu kommunizieren. Von dieser optischen Fähigkeit profitieren besonders die kognitive und emotional-soziale Ebene. Ein Mobile kann neben dem Schauen auch zum Greifen und Explorieren mit dem Mund anregen. Endlose Dauerreize akustischer, visueller und taktiler Art werden von den Sinnesorganen nicht mehr wahrgenommen (vgl. ▸ Integration, sensorische).

Wahrnehmungs- und Unterscheidungsvermögen *n*; ***engl.:*** Perception and differentiation ability

Kontext: Feldenkrais

Das Erkennen von Bewegungszusammenhängen oder Veränderungen in der eigenen Bewegungsorganisation. Der Feldenkrais-Lehrer fördert dies beispielsweise durch kleine Reize in den Bewegungsangeboten, bewusst herbeigeführte Unterschiede oder ▸ Variationen einer ▸ Funktion. Ziel dabei ist es, das W. zu verfeinern, denn dieses gibt dem Nervensystem die genauen Informationen, differenziert die Rückmeldungen, reduziert die Spannung, verbessert die Koordination. So können neue Bewegungs- und Handlungsmöglichkeiten entstehen (vgl. ▸ Bewegung).

Wahrnehmungskonstanz *f*; ***engl.:*** Perceptual constancy

Kontext: Physiologie, Psychologie

Inneres, gespeichertes, perspektivenunabhängiges Bild eines Gegenstandes. Bsp.: Ein Buch ist ein Buch, obwohl es aus verschiedenen Perspektiven angeschaut wird.

Wahrnehmungsstörung *f*; ***engl.:*** Perception disorder

1. *Kontext:* Physiologie, Psychologie, Neurologie

Störung der Wahrnehmung, die auch Konsequenzen für die Motorik hat (vgl. ▸ Apraxie).

2. *Kontext:* Psychiatrie

Bei W. im psychiatrischen Kontext handelt es sich um beobachtbare Sinnestäuschungen (z. B. Halluzinationen). Die Betroffenen sind in der Tat „von Sinnen“, ihr Erleben kann von heftiger Angst, Er-

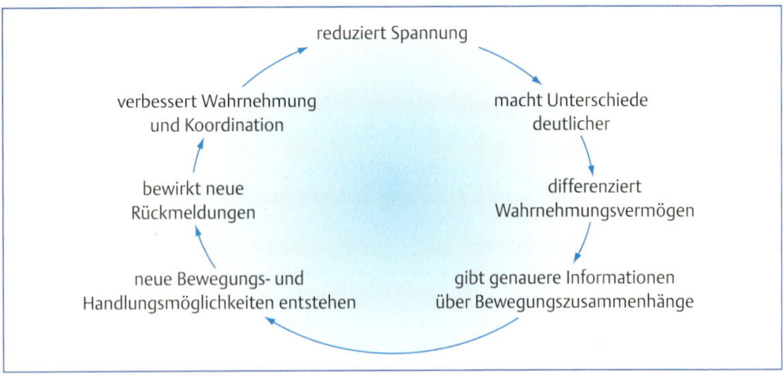

Wahrnehmungs- und Unterscheidungsvermögen. Zusammenspiel von Wahrnehmung und Bewegung: Der Beginn dieses Kreislaufs ist von jedem der hier aufgeführten Einzelpunkte aus möglich. Dabei bezieht sich jeder Punkt auf den jeweils vorangegangenen.

W

regung und körperlichen Symptomen begleitet sein.

Wahrscheinlichkeit *f*; ***engl.:*** Probability
Kontext: Statistik
Anteil eines beschriebenen Ereignisses am Auftreten aller möglichen Ereignisse. Die W. berechnet sich, indem man die Anzahl der „günstigen" Ereignisse, durch die Anzahl der möglichen Ereignisse dividiert (in der Frage der W., eine gerade Zahl zu würfeln, also 3 /6 = 1 /2). Die W. wird meist mit p abgekürzt, so dass gilt: p = (Anzahl der „günstigen" Ereignisse)/(Anzahl aller möglichen Ereignisse). Die möglichen Werte für p liegen zwischen 0 und 1. Die W. kann a priori berechnet (wie am Beispiel des Würfels) oder a posteriori bestimmt werden. Letzteres geschieht experimentell z. B. durch Auszählen aller Sport treibenden Kinder einer Schulklasse. Soll die W. mehrerer aufeinanderfolgender Ereignisse berechnet werden, muss das Produkt der W. für die Einzelereignisse gebildet werden ($p_{Gesamt} = p_1 \times p_2$).

Walken *n*; ***engl.:*** Walking
Kontext: Traditionelle Chinesische Medizin
Typischer Chinesischer Massagegriff (vgl. ▶ Massage, chinesische).

Walking *n*; ***Etym.:*** engl. „Gehen, Wandern"
Kontext: Prävention
Auf dem physiologischen Bewegungsablauf des Gehens basierende Ausdauersportart mit bewusst aktivem Arm- und Beineinsatz und erhöhtem Gehtempo. W. stammt ursprünglich aus den USA. Ca. 70 % der Skelettmuskulatur wird beansprucht, die Belastung ist gelenkschonend und u. a. empfehlenswert für Übergewichtige. Dosierung: drei- bis viermal wöchentlich mindestens 30–45 min. Steigerungsmöglichkeiten: Dauer und Tempo sind individuell steigerbar; Wogging (zusätzlicher Einsatz von Hanteln oder Gewichtsmanschetten), Power-Walking (Gehen mit maximaler Geschwindigkeit) (vgl. ▶ Nordic Walking).

Waller-Gesetz *n*; ***Etym.:*** Augustus V. Waller, Physiologe (1816-1870); ***engl.:*** Waller's law
Vgl. ▶ Waller'sche Degeneration.

Wallersche Degeneration *f*; ***Etym.:*** Augustus V. Waller, Physiologe (1816-1870); ***engl.:*** Wallerian degeneration; ***Syn.:*** Waller-Gesetz
Kontext: Neurologie
Demyelinisierung des Nervs und Degeneration des ▶ Axons ; geschieht nach der Durchtrennung eines Nervs distal der Läsion und entwickelt sich von proximal nach distal. Zu einer W. kommt es bei der 2. und 3. Klassifikation einer peripheren Nervenläsion. Die distale Verletzungsstelle eines Axons degeneriert und die Myelinscheide zerfällt. Die ▶ Schwann-Zellen hingegen vermehren sich und bilden eine Art Bänder (Beigner-Bänder). Für den Axonspross sind diese Bänder richtungsweisend bis zum Zielort des Axons.

Wall-Press-Test *m*; ***Etym.:*** engl. *wall* „Wand" u. *to press* „pressen, drücken"; ***engl.:*** Wall-press-test
Kontext: Orthopädie, Traumatologie
Test zur Beurteilung der Stützfunktion bzw. Stabilität von Schultergelenk und -gürtel, vor allem der Aktivität des M. serratus anterior. Der Patient steht vor einer Wand oder Behandlungsbank. Der Abstand beträgt mindestens eine Armlänge. Durch Gewichtsverlagerung nach vorne kommt es zur reaktiven Stützfunktion. Der Therapeut beobachtet, ob sich bei der Stützfunktion der Abstand zwischen Margo medialis und Rippen verändert. Steigerung: Vergrößerung des Abstandes zur Wand oder Behandlungsbank und höhere Beschleunigung.

Waltezeiten *f*
Kontext: Pädiatrie, Diagnostik
Zeitlich gesehene Dauer der auslösbaren frühkindlichen Reflexe. Zeitangaben von Reflexen basieren immer auch auf der dynamischen Entwicklung des Individuums und sind nicht statisch zu bewerten. Wenn sie in der Spontanmotorik nicht mehr zu beobachten oder nicht mehr auslösbar sind, heißt das nicht, dass sie komplett verschwunden sind. Das Kind ist nicht mehr auf diese Reflexe angewiesen, weil es höhere, bessere und ökonomische Handlungsstrategien zur Verfügung hat. Z.B. verschwinden direkt nach der Geburt notwendigerweise die positiven Saug- und Schluckreflexe, weil das Kind mit den Augen erkennen und mit der Zunge schmeckend diskriminieren kann. Auch der Galantreflex ist dann negativ, wenn das Kind seine Rückenlage bei Aktionen sicher steuern kann. Das erklärt, warum z. B. bei den athetotischen Patienten der Galantreflex ein Leben lang positiv sein kann. Wenn im Leben ein negatives Ereignis das zentrale Nervensystem schädigt, können gewisse Reflexe wieder erscheinen: der Handgreifreflex bei einem Schlaganfallpatienten mit Hemiparese ist unter Umständen wieder auslösbar, die Streckreflexe aus der frühkindlichen Entwicklung können wieder erscheinen.

Wand, hängende *f*
Vgl. ▶ Hängende Wand.

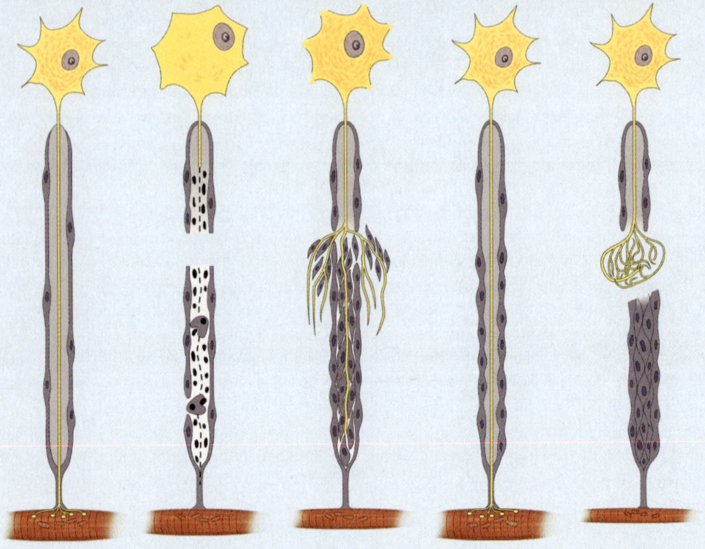

Waller'sche Degeneration und Regeneration eines Neurons (nach Junqueira, Carneiro u. Kelley).

Wand, liegende *f*; *engl.:* Wall, horizontal
Kontext: Therapeutisches Klettern
Die Kletterfläche ist von der frontal davor stehenden Position aus nach vorn geneigt (positiv) und somit leicht zu klettern, da zusätzlich Reibungseffekte an der Wand zum Stabilisieren des Körpers genutzt werden können (vgl. ▸ Wandneigung).

Wand, liegende bis senkrechte *f*; *engl.:* Wall, horizontal to vertical
Kontext: Therapeutisches Klettern
Struktur, die in der Neigung von positiv bis zu senkrechten Flächen variiert und somit ein höheres Maß an körperlicher Beanspruchung für Anfänger und leicht Fortgeschrittene bietet (vgl. ▸ Wandneigung, ▸ Liegende Wand).

Wandneigung *f*; *engl.:* Wall inclination
Kontext: Therapeutisches Klettern
Verschiedene Kletterflächen lassen sich durch geeignete Vorrichtungen in der Neigung verstellen, wodurch der Schwierigkeitsgrad beim Klettern für den Patienten/Übenden verändert werden kann.

Wärme *f*; *engl.:* Heat
Kontext: Physik
Wärme ist eine Energieform. Es ist die kinetische Energie der ungeordneten Bewegung der Moleküle innerhalb eines Stoffes. Nicht zu verwechseln mit der Temperatur als Zustandsbeschreibung (vgl. ▸ Wärmemenge). SI-Einheit: Joule (J); (1J = 0,239 cal).

Wärme, neutrale *f*; *engl.:* Warmth, neutral
Kontext: Physikalische Therapie
Subjektive Wohlfühltemperatur, die abhängig von der Raumtemperatur ist.

Wärmeanwendung *f*; *engl.:* Heat application
Kontext: Physikalische Therapie
Durch Wärme erreicht man mehrere Wirkungen. Diese sind:

- Durchblutungsförderung. Hierbei bringt ein kurzer Wärmereiz eine lokale Hautdurchblutung, ein langer Wärmereiz hingegen fördert die Durchblutung der Haut und der Muskulatur.

W

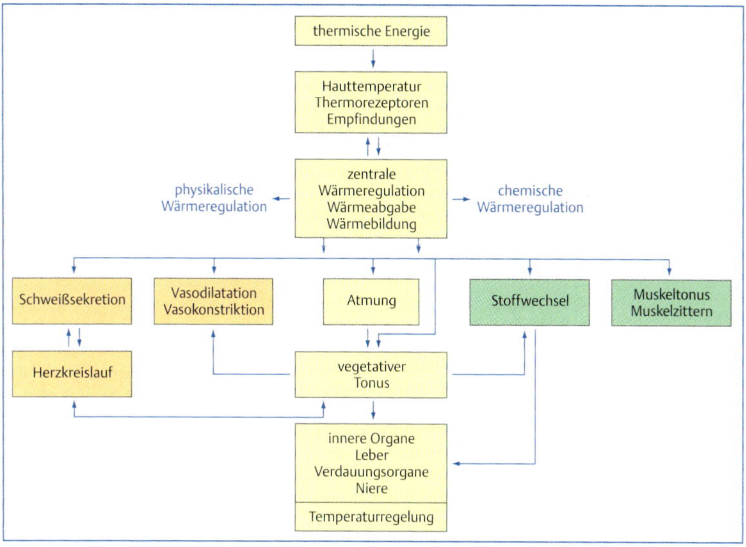

Wärmeanwendung. Reaktionen des Körpers bei allgemeiner Erwärmung.

- Schmerzlinderung.
- Verbesserung der Dehnbarkeit > kollagener Fasern.
- Abbau der Gelenksteife.
- Beschleunigung der ▶ Nervenleitgeschwindigkeit.
- Entspannung.

W. wird gerne zur Vorbereitung und Unterstützung der Bewegungstherapien angewendet. Temperatur und Einwirkungszeit haben Einfluss auf die Wirkungsweise der W. Temperaturen zwischen 40 °C und 50 °C haben eine Tiefenwirkung, die kontrakte Gelenke mobilisieren kann. Temperaturen von bis zu 40 °C haben eine oberflächliche Wirkung, die vor allem schmerzlindernd wirkt. Mögliche Anwendungsformen sind ▶ Heiße Rolle, ▶ Paraffinbad, ▶ Danisandbox, ▶ Fango, ▶ Heublumenpackungen, warme Bäder, Umschläge, Whirlpool, ▶ Fluidotherapie und ▶ Ultraschalltherapie.

Wärmeausbreitung *f*; ***engl.:*** Heat propagation

Kontext: Physik

Wärme kann sich ausbreiten durch ▶ Wärmeleitung, Wärmeströmung (▶ Konvektion) und ▶ Wärmestrahlung.

Wärmeaustausch *m*; ***engl.:*** Heat exchange

Kontext: Physik

Austausch von Wärme zwischen zwei von einander getrennten Stoffen. Die ausgetauschte Wärmemenge ist proportional zur Fläche, der Temperaturdifferenz und dem Wärmedurchgangskoeffizienten (Trennwand). Beispiele: Heizkörper, Kühlaggregat.

Wärmedosisrate *f*; ***engl.:*** Dose rate of heat; ***Syn.:*** Wärmeleistung

1. *Kontext:* Physik

Maßstab für die ständige Temperaturerhöhung von Hautoberfläche und Unterhautfettgewebe bei Wärmequellen mit konstantem ▶ Wärmestrom (Licht- und Wärmestrahler). Beispiele für Wärmequellen mit „eingeprägter“ (fest vorgegebener) W.: Licht, Infrarotlampe, Hochfrequenztherapie, Mikrowelle. Gegensatz Wärmequellen mit „eingeprägter“ Temperatur: Duschen, Güsse, Bäder (vgl. ▶ Wärmequelle).

2. *Kontext:* Physikalische Therapie

Summe von Anlagetemperatur, Größe der behandelten Fläche und Anlagezeit; bezeichnet die durchschnittliche Wärme, die während der Behandlungszeit von einer Wärmepackung an den Körper abgegeben wird.

W

Wärmeenergie *f*; ***engl.:*** Heat energy
Vgl. ▸ Wärme.

Wärmehaltung *f*; ***engl.:*** Heat storage
Kontext: Balneotherapie
Gute thermische Eigenschaft des Torfbreis bei 100 % Wassersättigung. Ausgeprägte Fähigkeit, Wärme sehr lange zu halten und damit eine gleichmäßige und intensive Wärmewirkung auf den Organismus zu erzielen. Optimale Wirkung: Schicht von ca. 3–5 cm Torfbrei auf der Haut.

Wärmekapazität *f*; ***engl.:*** Heat capacity
Kontext: Physik
Vermögen eines Körpers, Energie in Form von thermischer Energie zu speichern (Wärmespeichervermögen) und wieder abzugeben. Produkt aus spezifischer Wärme und Masse eines Stoffes. **Spezifische W.:** Benötigte Wärmemenge, um 1g eines Stoffes um 1 Grad zu erwärmen.

Wärmeleitfähigkeit *f*; ***engl.:*** Heat conductivity; ***Syn.:*** (Spezifisches) Wärmeleitvermögen
Kontext: Physik
Vermögen eines festen Körpers, eines Gases oder einer Flüssigkeit, thermische Energie in der Form von Wärme zu transportieren. Je schneller die Geschwindigkeit der Übertragung der Wärme von einem Molekül auf das nächste erfolgt, umso höher ist die W. Im Allgemeinen nimmt die W. in der Reihenfolge fest, flüssig, gasförmig ab. Beispiele: Luft leitet Wärme sehr schlecht, Vakuum noch schlechter (Thermoskanne), Kupfer und Silber dagegen sehr gut.

Wärmeleitung *f*; ***engl.:*** Heat conduction
Kontext: Physik
Form der ▸ Wärmeausbreitung; Wärmeausbreitung innerhalb eines Körpers (ohne Stofftransport, d. h. ohne dass sich Teilchen fortbewegen). Dabei wird von Stellen höherer Temperatur die Energie an benachbarte kältere Moleküle übertragen. Ein Stofftransport wie bei der ▸ Wärmeströmung (▸ Konvektion) findet nicht statt. Metalle (Silber, Kupfer) sind gute, Flüssigkeiten, Dämpfe und Gase sind schlechte Wärmeleiter, Vakuum leitet Wärme gar nicht. Beispiele: warme bzw. kalte Umschläge, Bimetall-Schalter an Heizungen, Kupferpfanne, Drahtgitter über Bunsenbrenner verhindert das Durchschlagen der Flamme, Thermoskanne.

Wärmemenge *f*; ***engl.:*** Quantity of heat
Kontext: Physik
In einem Körper enthaltene, ihm zugeführte oder entzogene Wärmeenergie. Die SI-Einheit der W. ist das Joule [J]; früher Kalorie [cal]. 1J = 0,239 cal (vgl. ▸ Wärme).

Wärmequelle *f*; ***engl.:*** Heat source
Kontext: Elektrotherapie, Hydrotherapie
In der Therapie unterscheidet man grundsätzlich zwischen W. mit „eingeprägter" Temperatur (Bäder, Güsse, Duschen) und Quellen mit „eingeprägter" ▸ Wärmedosisrate (Infrarotstrahler, Mikrowelle, Hochfrequenztherapie).

Wärmequellendichte *f*; ***engl.:*** Density of heat source
Kontext: Physik, Elektrotherapie
Wärmemenge, die in einer Volumeneinheit je Zeiteinheit durch Umwandlung anderer Energiearten erzeugt (oder vernichtet) wird.

Wärmeregulierungsstörung *f*; ***Etym.:*** lat. *regulare* „regeln, einrichten"; ***engl.:*** Impairment of temperature regulation
Kontext: Neurologie
Störung der Regulierung der Körpertemperatur, die durch Mechanismen auf Hirnstammebene erfolgt und im Sinne einer erniedrigten oder erhöhten Körpertemperatur verändert sein kann. Physiotherapie: Umgebungstemperatur entsprechend anpassen, die Regulationsstörung selber ist durch physiotherapeutische Maßnahmen nicht zu beeinflussen.

Wärmerezeptor *m*; ***Etym.:*** lat. *receptor* „Empfänger"; ***engl.:*** Thermal receptor
Kontext: Neurophysiologie
Wärmesensor mit marklosem Axon. Wärmesensoren sind im Temperaturbereich zwischen 30–45 °C spontan aktiv. Sie reagieren am empfindlichsten bei 43–44 °C. Auf Temperaturänderungen adaptieren Wärmesensoren relativ schnell (vgl. ▸ Kälterezeptor, ▸ Temperaturrezeptor).

Wärmestrahlung *f*; ***engl.:*** Heat radiation
Kontext: Physik, Elektrotherapie
Form der ▸ Wärmeausbreitung; W. ist eine langwellige elektromagnetische Strahlung, die ein Körper abhängig von seiner Temperatur abgibt (emittiert). Sie ist nicht an Materie gebunden, abschirmbar, reflektierbar und absorbierbar. Infrarot-Strahlung gehört zur W.

Wärmestrom *m*; ***engl.:*** Heat flow; ***Syn.:*** Wärmefluss
Kontext: Physik
Pro Zeiteinheit übertragene Wärmemenge. Einheit: Joule/Sekunde (J/s) oder Watt. Der W. erfolgt immer vom Körper mit der höheren Temperatur zum Körper mit der niedrigeren Temperatur.

Wärmeströmung *f*; ***engl.:*** Heat convection; *Syn.:* Konvektion
Kontext: Physik
Form der Wärmeausbreitung neben Wärmeleitung und Wärmestrahlung. Wärmeströmung ist mit einem Stofftransport innerhalb von Fluiden (Flüssigkeit oder Gas) verbunden (vgl. ▸ Konvektion).

Wärmetheorie, mechanische *f*; ***engl.:*** Caloric therapy, mechanical
Kontext: Physik
Erklärt die Wärmeerscheinung resultierend aus der ungeordneten Bewegung der Moleküle (vgl. ▸ Brown'sche Molekularbewegung).

Wärmetransport *m*; ***engl.:*** Heat transport; *Syn.:* Wärmemitführung
Kontext: Physikalische Therapie
Konvektive Wärmeübertragung durch den Transport von Wärmeenergie führenden Teilchen. Nur in Gasen oder Flüssigkeiten möglich; Bsp.: bewegtes Wasser bei Güssen oder Sprudelbädern.

Waschung *f*; ***engl.:*** Lavation
Kontext: Physikalische Therapie, Hydrotherapie
Das Auftragen eines dünnen Wasserfilmes (mit oder ohne Zusätze) auf den gesamten Körper oder einzelne Körperteile, mittels eines Waschungstuches oder eines Waschhandschuhs; die Temperatur des Waschwassers ist different zur Hauttemperatur, wodurch eine milde Reizwirkung erreicht wird. Wirkung allgem.: z. B. Entspannung, Stoffwechselanregung, Steigerung der Körperabwehr, Wirkung speziell: z. B. wechselwarme Waschung zur peripheren Durchblutungsförderung, abendliche Leibwaschung zur Anregung der Verdauung.

Wasser *n*; ***engl.:*** Water
Kontext: Traditionelle Chinesische Medizin
Eines der 5 Elemente aus der chinesischen ▸ 5-Elementen-Lehre. W. symbolisiert die Feuchtigkeit, die Aktivität des Senkens, den Winter und den Norden und das Greisenalter. Die Niere ist dem Wasser zugeordnet. Seine Farben sind schwarz und blau, sein Geschmack salzig.

Wasser- und Elektrolythaushalt *m*; ***Etym.:*** griech. *elektron* „Bernstein“ u. *lytos* „lösbar“; ***engl.:*** Water- and electrolyte balance
Kontext: Physiologie
Regelung des Körperwassers (Aufnahme, Verteilung, Ausscheidung) und der darin gelösten Elektrolyte (osmotisch wirksame Bestandteile); Regulationszentrale ist der Hypothalamus. Die Flüssigkeitsräume des Organismus enthalten ca. 40 % (▸ Intrazellularraum) bzw. ca. 25 % (▸ Extrazellularraum) des Körperwassers. Jeder Flüssigkeitsraum hat eine spezifische Elektrolytzusammensetzung (intrazellulär: K^+, Phosphate, Proteine; extrazellulär: Na^+, Cl^-, $HCO3^-$). Wassergehalt und Elektrolytzusammensetzung unterliegen einer entsprechenden Regulation, weil deren Konstanz für die Funktionsfähigkeit der Zellen und des Gesamtorganismus (▸ Säuren-Basen-Haushalt) essenziell sind. Die systemische Osmo- und Volumenregulation hält die Zusammensetzung und Volumina der Flüssigkeitsräume konstant (Wasseraufnahme infolge Durst; durch ADH regulierte Wasserausscheidung über die Nieren; ▸ Renin-Angiotensin-Aldosteron-System). Mit der Regulation des Wasservolumens ist die Osmoregulation verbunden. Die Änderung der ▸ Osmolalität der extrazellulären Flüssigkeit ist der Auslöser, auf die das Regulationssystem hoch empfindlich reagiert. An der Osmoregulation sind die Leber („Rezeptor“ der enteralen Wasserzufuhr; Osmorezeptoren, ADH) und die Salzaufnahme (Nahrung) beteiligt (vgl. ▸ Durst, ▸ Gauer-Henry-Reflex).

Wassergehalt *m*; ***engl.:*** Water content
Kontext: Physiologie
Anteil des Wassers im Organismus. Der W. eines Erwachsenen beträgt ca. 60 %. Binde- und Stützgewebe sind relativ wasserarm; zellreiche Gewebe haben einen 70–80 %-igen Wasseranteil. Die Muskulatur (ca. 40 % der Körpermasse) enthält ca. 50 % des Körperwassers. Der Körper unterteilt sich in zwei Flüssigkeitsräume: ▸ Extrazellularraum (Blutplasma, Lymphe, interstitieller Raum) und ▸ Intrazellularraum. Die Flüssigkeitsverteilung zwischen Extra- und Intrazellularraum ist altersabhängig. Der Körper des Säuglings enthält viel extrazelluläres Wasser, beim Erwachsenen sind ca. 2/3 intrazellulär und 1/3 extrazellulär. Die intrazelluläre Fraktion erreicht am Ende des 2. Lebensjahrzehnts das Maximum und fällt mit zunehmendem Alter kontinuierlich ab. Männer haben eine höhere intrazelluläre Fraktion als Frauen.

Wasserscheide *f*; ***engl.:*** Watershed
Kontext: Lymphdrainage
Fiktive Linie des Lymphsystems der Haut, die sich aus der jeweiligen Fließrichtung der Lymphe ergibt. Gilt nur für die äußere Oberfläche, nicht im Körperinneren. Wasserscheiden entstehen zwischen zwei Lymphgefäßbündeln, da es nur wenige Anastomosen zwischen den Hauptlymphgefäßen der Bündel gibt. In der ▸ Manuellen Lymph-

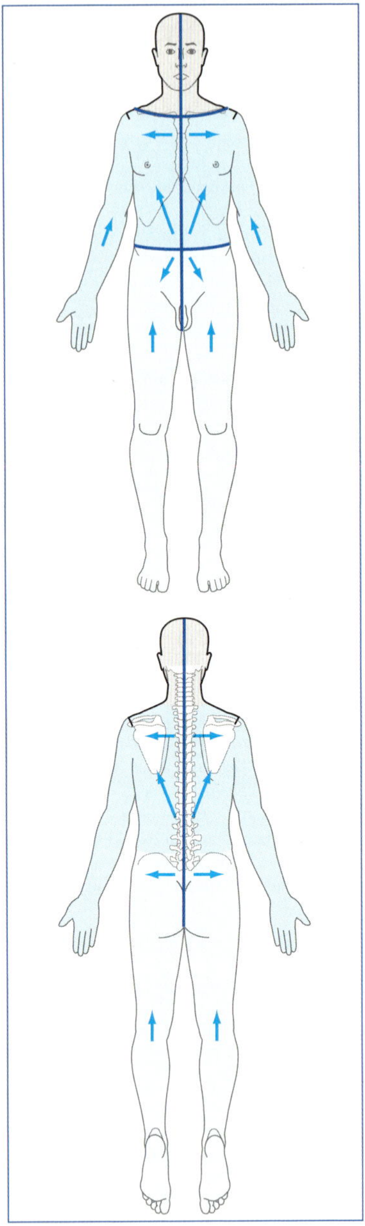

Wasserscheiden.

drainage unterscheidet man: horizontal verlaufend (über den Nabel und 2./3. Lendenwirbel), senkrecht verlaufend (Körpermittellinie), entlang der Clavicula und Spina scapulae verlaufend. Das Berücksichtigen weiterer Wasserscheiden ist für die Behandlung nicht notwendig.

Wassertreten *n*; ***engl.:*** Water stepping
Kontext: Physikalische Therapie, Hydrotherapie
Ursprünglich aus dem Waten in Wiesenbächen während des Wanderns entstanden; Wasser sollte wadenhoch und kalt sein; abwechselndes Herausheben der Beine (Storchengang) bewirkt thermischen Wechselreiz, Aktivierung der Muskel-Venen-Pumpe, Erhöhung des Gefäßtonus der Venen; W. sollte beendet sein, bevor ein schneidendes Kältegefühl einsetzt; geeignete Zeit: Nachmittag oder früher Abend.

Wasser-Typ *m*; ***engl.:*** Water type
Kontext: Traditionelle Chinesische Medizin
Haben eher rundliche Formen, weiche Gewebe, eine helle weiche Haut und eine große Oberlänge. Sie tendieren etwas zu Trägheit, sind meist sensibel, mitfühlend und bewusst. Sie Sind anpassungsfähig und flexibel, bewegen sich gerne und neigen übermäßig zu sexuellen Aktivitäten.

Wassertypisches Tempo *n*; ***Etym.:*** lat. *tempus* „Zeit"; ***engl.:*** Water typical speed; ***Syn.:*** Klassisches Wassertempo
Kontext: Hydrotherapie
Eine Bewegung (Hin- oder Rückbewegung) auf 2 Beats/min (BPM). Aufgrund des Wasserwiderstandes sind Bewegungen im Wasser langsamer bzw. „zäh". Außerhalb des Beckens demonstriert der Therapeut die Übungen entsprechend des Wasserwiderstandes. Effekt: Die Übungen sind adäquat dosiert und wirken anspruchsvoller, vergleichbar mit dem Tai-Chi, Schattenboxen.

Wasserwiderstand *m*; ***engl.:*** Water resistance
Vgl. ▸ Strömungswiderstand.

Watson-Test *m*
Kontext: Diagnostik
Klinische Diagnostik der skapholunären Dissoziation. Das ▸ Kahnbein wird in Ulnarabduktion des Handgelenks zwischen Daumen und Zeigefinger fixiert, der Daumen drückt fest auf den distalen Pol. Bei positivem Test subluxiert der proximale Pol nach dorsal und stößt gegen den Zeigefinger.

Watt *n*; ***Etym.:*** nach dem engl. Ingenieur *James Watt* (1736–1819); ***Abk.:*** W; ***engl.:*** Watt
Kontext: Physik
SI-Einheit der Leistung [W]. 1W = 1J/s.

WCPT *f*
Vgl. ▸ World Confederation for Physical Therapy.

Weaning *n*; ***Etym.:*** engl. *wean* „entwöhnen, abstillen, abgewöhnen"
Kontext: Atemtherapie
Phase der Entwöhnung eines beatmeten Patienten, die insbesondere nach Langzeitbeatmung mehrere Wochen dauern kann und unter Einsatz der assistierten Spontanatmung geräteunterstützt stattfindet. Physiotherapie: Durchführung von Maßnahmen erfolgt nach Vorgabe des behandelnden Arztes und in Absprache mit dem Behandlungsteam.

Weber-Test *m*; ***Etym.:*** nach dem deutschen Physiologen *Ernst Heinrich Weber* (1795–1878); engl. *test* „Prüfung, Untersuchung"; ***engl.:*** Weber test
Kontext: Kiefergelenksbehandlung
Der W. wird zusammen mit dem ▸ Rinne-Test durchgeführt. Beim W. wird eine Stimmgabel im kraniomedialen Anteil (Sutura coronalis) des Os frontale platziert. Der Patient wird gefragt, ob er den Ton im gesamten Kopf, in beiden Ohren oder überwiegend in einem Ohr hört. Bei einer „nervalen" Schwerhörigkeit scheint der Ton im normalen Ohr wahrgenommen zu werden, bei einer chronischen Mittelohrerkrankung wird er ins abnormale Ohr geleitet. Wenn man während des W. die neurodynamische Position verändert und dies eine Veränderung des Hörens hervorruft, weist das auch eher auf eine neurogene Dysfunktion hin als auf eine Mittelohrerkrankung. Bilaterale Schwerhörigkeit während des W. wird auf bilaterale Mittelohrerkrankungen oder zentrale Läsionen zurückgeführt. Erkennt man diese klinischen Muster, muss der Patient vom Neurologen oder HNO-Arzt weiter untersucht werden. Findet man keine Pathologie, kann die Beurteilung der kraniofazialen Region mittels Manueller Therapie eine gute Indikation sein.

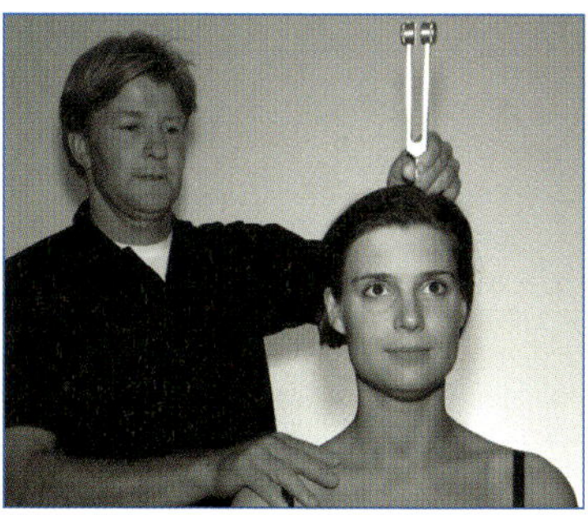

Weber-Test: Untersuchung des Hörvermögens mit dem Weber-Test.

Webster-Scale *f*; ***Etym.:*** nach *D. D. Webster*, 1968 eingeführt; engl. *scale* „Skala" zu lat. *scalae* „Leiter, Treppe"
Kontext: Neurologie
Einteilung zur Einschätzung des Schwergrades eines Parkinson-Syndroms. Durch Beurteilung von zehn Kriterien ermittelt der Therapeut eine Gesamtpunktzahl: 1. Bewegungen der Hände, 2. Rigidität, 3. Haltung, 4. Mitschwingen der Arme beim Gehen, 5. Beurteilung des Gehens, 6. Tremor, 7. Mimik, 8. Seborrhö (erhöhte Talgproduktion), 9. Sprechen und 10. Selbstständigkeit. Jedes Kriterium wird mit bis zu 3 Punkten bewertet (maximal 30 Punkte). Bis 10 Punkte = leicht, 11–20 = mittelschwer, 21–30 = sehr schwer.

Wechselstrom *m*; ***engl.:*** Alternating current
1. *Kontext:* Physik
Elektrischer Strom, der seine Richtung (Polung) periodisch ändert. Die verbreiteteste Form des Wechselstromes ist der „sinusförmige Wechselstrom" (Haushalt). Seine zeitliche Darstellung über eine vollständige Periode (mit einer positiven und einer negativen Halbwelle) entspricht dem Verlauf der Sinus-Winkelfunktion über einen Vollkreis (0–360°) – die typische „Sinuskurve". Die Frequenz beträgt 50 Hz (60 Hz in USA). Beim industriellen Wechselstrom handelt es sich um drei separate Wechselstromkreise, deren Ströme durch eine sternförmige Anordnung von drei Spulen erzeugt werden. In den Spulen entstehen zeitlich um jeweils eine Drittelperiode (120°) versetzte Wechselspannungen (Drei-Phasen-Wechselstrom). In der Therapie verschiedene Formen. Durch Überlagerung mehrerer Phasen im Gewebe ist Interferenzbildung möglich (▸ Interferenz-Verfahren).
2. *Kontext:* Physikalische Therapie, Elektrotherapie
Beim W. ändert sich die Polung der Elektroden in einem bestimmten Rhythmus (sog. Frequenz); ▸ Niederfrequenztherapie: 0–1.000 Hz; ▸ Mittelfrequenztherapie: 1.000–300 000 Hz (zur Behandlung wird das Frequenzspektrum von 1.000–10 000 Hz eingesetzt), ▸ Hochfrequenztherapie: über 3 kHz (vgl. ▸ Elektrode).

Weg *m*; ***engl.:*** Distance
Kontext: Biomechanik

W

Zurückgelegte Strecke als Längenangabe. Einheit: Meter (m). Auch als Beschreibung eines Verlaufs (z. B. durch einen Körper oder unterschiedliche Gewebeschichten).

Weg-Zeit-Diagramm *n*; ***engl.:*** Path-time diagram

Kontext: Biomechanik, Forschung

Grafische Darstellung der Abhängigkeit des Weges von der Zeit als xy-Diagramm. Die Abszisse (x-Achse) ist die Zeitachse, die Ordinate (y-Achse) gibt den momentan zurückgelegten Weg an. Die Steigung der Kurve gibt die Geschwindigkeit ($\Delta s/\Delta t$) wieder.

Wehe *f*; ***engl.:*** Labour, pain

Kontext: Geburtshilfe

Rhythmische Kontraktion der Gebärmuttermuskulatur während der Schwangerschaft und Geburt; Auslöser sind hormonelle und vegetative mütterliche Faktoren (z. B. Oxytozin, Prostaglandin, Östrogen, Parasympathikus) und kindliche Faktoren (Ferguson-Reflex, wachsender intraamnialer Druck); die Gebärmuttermuskulatur leistet durch Kontraktion, Retraktion und Distraktion die Geburtsarbeit. Man unterscheidet:

Schwangerschaftswehen: Gebärmutterkontraktionen ab der 20. SSW (Übungswehe); im letzten Drittel der Schwangerschaft sind 3 Wehen/h bei geschlossenen Muttermund normal.

Vorwehen: physiologische, schmerzlose Schwangerschaftswehen, die den Muttermund auf die Geburt vorbereiten.

Senkwehen: physiologische Schwangerschaftswehen, die zum Ende der Schwangerschaft das Tiefertreten des kindlichen Kopfes bewirken.

Geburtswehen: erweitern und lockern den Muttermund, Frequenz 5–20 Wehen/h, Dauer 30-60 sec, optimal für einen zügigen Geburtsverlauf sind 2–3 Wehen/10 min, 30sec Wehendauer, 60 mmHg; die Geburt beginnt mit regelmäßigen Wehen (3 Wehen/10 min, 1 min Wehendauer, ½ h).

Nachwehen: ziehen die Gebärmutter der Wöchnerin zusammen; Auslöser ist insbesondere die mit dem Stillen verbundene Oxytozinausschüttung.

Wehenanomalien: Wehenschwäche, Wehenpausen, unregelmäßige Wehen, Wehensturm, Wehenkrämpfe (Tetanus uteri) führen zu komplizierten Geburtsverläufen.

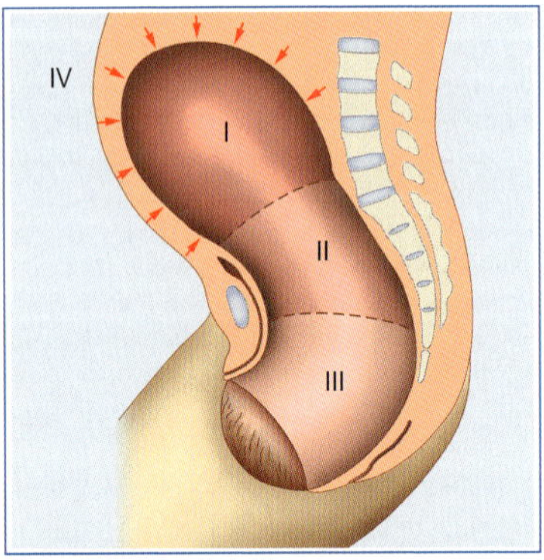

Wehe: I Die Wirkung der Schubkraft: Kontraktion am aktiven Teil der Gebärmutter. II Wirkung der Retraktion auf den passiven Teil der Gebärmutter (Zervix und Portio uteri) zur vollständigen Eröffnung. III Die Plissé-Falten der Scheide haben sich entfaltet. Das Beckenbodentor (Levator-Tor) ist geöffnet. IV Der Geburtsweg ist völlig gedehnt, das Kind kann unter Mithilfe der Bauchpresse geboren werden.

Wehenstimulationsübung *f*; ***engl.:*** Labour activating exercise

Kontext: Geburtshilfe

Übung, bei der die Schwangere den Umgang mit einer Wehe bzw. der schmerzhaften Kontraktion erlernt; umfasst eine anstrengende vertikale Ausgangsstellung (Dauer: eine Wehenlänge, 30–60sec) und eine entspannende Position (Dauer: eine Wehenpause, 2–5 min), kombinierbar mit Phonation und Bewegungen.

Weichbodenmatte *n*; ***engl.:*** Soft floor mat; *Syn.:* Klettern, mit Kiesbett

Kontext: Therapeutisches Klettern

Beim ▸ Bouldern wird ohne ▸ Seilsicherung geklettert. Zur Vermeidung von Verletzungen wird in der Halle mit W. bzw. im Außenbereich mit einem Kiesbett trainiert.

Weichteilmobilisation *f*; ***engl.:*** Soft tissue mobilization

Kontext: Kaltenborn-Evjenth-Konzept

Techniken, die die Weichteile bewegen und nicht direkt mit geradlinigen translatorischen Bewegungen auf das Gelenk zielen. Darunter fallen die Friktionsmassage, die Funktionsmassage und verschiedene Entspannungs- und Dehntechniken für die Muskeln.

Wei-Qi

Vgl. ▸ Abwehrenergie.

Weisung *f*; ***engl.:*** Directive

Kontext: Betriebswirtschaftslehre

Aufforderung oder Zuteilung einer Arbeitsaufgabe. Die Befugnis, Weisungen zu erteilen, ergibt sich aus der ▸ Stellenbeschreibung der ▸ Aufbauorganisation, die die Weisungsrechte hierarchisch regelt. Die Weisungsbefugnis gehört zu der Gruppe der Führungsmittel der Führungskräfte. Unterschieden werden Auftrag („Was hat wer wann zu tun“, das „Wie“ bleibt hier Ermessensspielraum) und Anweisung, die zusätzlich zum Auftrag noch das Wie (Verfahren) einschließt. Optimale Weisungen sind höflich, ruhig und sachlich, sie ermöglichen bei Unklarheiten Rückfragen.

Weiterbildung *f*; ***Abk.:*** WB; ***engl.:*** Further education

1. ***Kontext:*** Pädagogik

Erwachsenenbildung (frühere Bezeichnung). Man unterscheidet: nichtberufliche und berufliche W. Die berufliche W. umfasst die beruflichen ▸ Fortbildungen und Umschulungen.

2. ***Kontext:*** Betriebswirtschaftslehre

Personalentwicklungsmaßnahme (Führungsaufgabe). Physiotherapeuten sind eine auf dem Weiterbildungsmarkt besonders aktive Berufsgruppe. Praxisinhaber haben die Aufgabe, die W. der Therapeuten/Mitarbeiter zu steuern. Die Weiterbildungswünsche können vielfältig und kostenintensiv sein. Praxisinhaber müssen für das Unternehmen entscheiden (notwendiger Bedarf der Praxis). Ökonomisch sinnvolles Vorgehen: Welche Qualifikationen werden zukünftig benötigt? Welcher Therapeut kommt dafür in Betracht? Zeitlicher und finanzieller Umfang? Kann die Person dafür freigestellt werden? Mitarbeitergespräch: Hat der Therapeut an der W. selbst Interesse? Detaillierte Durchführungsplanung (Abwesenheit, Vertretung, Kosten, evtl. vertragliche Verpflichtung bei Kostenübernahme usw. Vereinbarung (bei Kostenbeteiligung) über eine Verpflichtung des Mitarbeiters, das zusätzliche Wissen in die Praxis über einen vereinbarten Zeitraum (1–3 Jahre) hinweg, einzubringen.

Weiterlaufende Bewegung *f*

Vgl. ▸ Bewegung, Weiterlaufende.

Welle *f*; ***engl.:*** Wave; ***Syn.:*** Wellenbewegung, Oszillation

1. ***Kontext:*** Physik

Sich räumlich ausbreitende Schwingung. Erfolgt die Schwingung in Richtung der Wellenausbreitung, spricht man von longitudinalen W. Sie entstehen durch Druckschwankungen wie z. B. Schallwellen. Erfolgt die Schwingung senkrecht zur Ausbreitungsrichtung, spricht man von transversalen W. (z. B. Licht, Röntgenstrahlung).

2. ***Kontext:*** Spiraldynamik

Formal: Die W. ist objektiv messbar durch Frequenzen und subjektiv erlebbar als ▸ Rhythmus. W. und ▸ Spirale sind das formale Prinzip des Raumes. Spirale und W. zusammen sind die formalen Organisationsprinzipien von Bewegung in Raum und Zeit ▸ Raumzeit, z. B. Lichtwellen, Schallwellen, Meereswogen, Sanddünen usw. Struktur: Schwingungsfähige Strukturen nehmen Wellenform an, z. B. die ▸ S-Form der Wirbelsäule. Funktion: Wellenbewegungen sind fester Bestandteil kinematischer Bewegungsanalyse, z. B. das Auf und Ab des Beckens beim Laufen. Therapie: Die Wiederherstellung der funktionellen Schwingungsfähigkeit stellt ein erprobtes Werkzeug für die Therapiepraxis dar, z. B. Wellenbewegung der Hand zwischen Kugelhand und Tellerhand (vgl. ▸ Kinematik).

Wellenlänge *f*; ***engl.:*** Wave length

Kontext: Physik

Abstand zweier aufeinanderfolgender Wellenberge oder zwischen zwei Punkten, die sich im gleichen Schwingungszustand (Phasenlage) befinden. Der zwischen zwei Nulldurchgängen gelegene Teil der ▸ Welle wird Halbwelle genannt.

Wellness *f*; ***Etym.:*** engl. *well* „gut, gesund“; ***engl.:*** Wellness; ***Syn.:*** Well-Being, Well-Fit

1. ***Kontext:*** Physikalische Therapie

Förderung des psychophysischen Wohlbefindens durch die Kombination von Bewegung, Entspannung und Ernährung.

2. ***Kontext:*** Spiraldynamik

Das persönliche Wohlbefinden ist ein integrierter Bestandteil jeder Spiraldynamik-Anwendung mit Betonung von Bewegungsqualität gemäß Spiraldynamik-Konzept. Spezifisches Spiraldynamik-Wellnessangebot, z. B. 3D-Massage, Look@yourself Angebote.

Weltgesundheitsorganisation *f*; ***Abk.:*** WHO; ***engl.:*** World Health Organization

Internationale Vereinigung der Vereinten Nationen (UN) für Gesundheit mit Steuerungs- und Leitungsfunktion. Hauptsitz seit der Gründung (1948): Genf. Mitgliedsstaaten: 193. Ziel: Herbeiführung des bestmöglichen Gesundheitszustandes aller Völker. Aufgaben: Bearbeiten gesundheitspolitischer Fragen mit internationaler Bedeutung, Unterstützen der Mitgliedstaaten beim Ausbau öffentlicher Gesundheitsdienste, Seuchenbekämpfung, Fördern von Gesundheitsprogrammen zur ▶ Gesundheitsförderung, Entwickeln internationaler Normen und Standards, Führen von Gesundheitsstatistiken, Erarbeiten unverbindlicher, evidenzbasierter Verfahrensweisen, Standards usw. (vgl. ▶ Internationale Klassifikation der Funktionsfähigkeit, ▶ Behinderung und Gesundheit, ▶ Ottawa-Charta für Gesundheitsförderung).

Werbearten *f*; ***engl.:*** Advertising, type of
Kontext: Betriebswirtschaftslehre, Marketing
Form, wie die Werbebotschaft übermittelt wird. Unterscheidungskriterien:
Werbeziele: Einführungswerbung (neue Behandlungsmethode wird bekannt gemacht); Expansionswerbung (Ziel: Umsatzsteigerung der Praxis); Erhaltungswerbung (bisheriger Umsatz soll gehalten werden).
Werbeobjekt: Produktwerbung (bestimmte Therapiemittel werden beworben); Dienstleitungswerbung (Therapiemethode).
Werbewirkung: Informationswerbung (sachliche, objektive Information wird weitergegeben); Suggestivwerbung (Beeinflussung z. B. Figur, Schönheit).
Werbepsychologie: Überschwellige Werbung (wird von Patienten bewusst wahrgenommen); unterschwellige Werbung (wird von Patienten nur unterbewusst wahrgenommen).

Werbebudget *n*; ***Etym.:*** franz. *budget* „verfügbare Mittel, Etat, Haushalt"; ***engl.:*** Advertising budget
Kontext: Betriebswirtschaftslehre, Marketing
Festgelegter Etat für die geplanten Werbemaßnahmen einer Rechnungsperiode. Physiotherapie: Physiotherapeutische Praxen legen meist am Jahresbeginn das W. für die laufende Periode fest; i. d. R. in Orientierung am Budget des vergangenen Jahres. Ob es für die Herausforderungen der zukünftigen Periode angemessen ist, muss je nach Strategie und Zielsetzung des laufenden Jahres hinterfragt werden. Die Komplexität des gesamten Marketings und das Gesamtbudget für alle Marketingmaßnahmen erfasst das Marketingbudget. Werbung ist nur ein Teilbereich des Praxismarketings und bezieht sich nur auf die Werbeinstrumente der ▶ Kommunikationspolitik, z. B. Anzeigen, Flyer, „Tag der offenen Tür" usw.

Werbeerfolg *m*; ***engl.:*** Advertising effectiveness
Kontext: Betriebswirtschaftslehre, Marketing
Erreichens, des vorab festgelegten, messbaren Werbeziels. Man unterscheidet den ökonomischen W. (Steigerung von Umsatz und Gewinn) und außerökonomischen W. (Steigerung des Bekanntheitsgrads, Imageverbesserung). Ziel der Werbung ist die Veränderung des Verbraucher- bzw. Patientenverhaltens, z. B. „Kauf" von Therapie als Selbstzahler nach Abschluss des Kassenrezeptes. Wie bei allen anderen Maßnahmen, die ein Unternehmer/Praxisinhaber ergreift, um positive Veränderungen herbeizuführen, muss auch bei Werbemaßnahmen der Erfolg überprüft werden (Werbeerfolgskontrolle). Deshalb legt der Inhaber vorher messbare bzw. vergleichbare ▶ Kennzahlen und Zielgrößen fest, die er mit der Maßnahme erreichen will, z. B. Umsatz, Gewinn, Anzahl verkaufter Produkte/Dienstleistungen, Werbeverarbeitung, -wahrnehmung.
Werbeverarbeitung: Anzahl der Patienten, die das Gespräch mit den Therapeuten suchen u. Ä., „Ich habe in Ihrem Flyer gelesen, dass Sie auch Kraniosakrale Therapie anbieten, wäre das auch etwas für mich?"
Werbewahrnehmung: Anzahl der Äußerungen im Bekanntenkreis, wie „Ich habe Eure Anzeige in der Zeitung gesehen" u. Ä.

Werbemittel *n*; ***engl.:*** Advertising medium; ***Syn.:*** Werbeinstrument
Kontext: Betriebswirtschaftslehre, Marketing
Konkrete Darstellung von Werbebotschaften durch geeignete Instrumente. Faktoren, die die Entscheidung des Unternehmers/Praxisinhabers für ein W. beeinflussen: Werbeziel, Werbebotschaft, Zielgruppe (z. B. bisherige/neue Patienten, Zuweiser und/oder Öffentlichkeit) und Werbebudget. Man unterscheidet: Print- (gedruckt, z. B. Anzeige, redaktioneller Artikel) und Non-Print-Werbemittel (nicht gedruckt, z. B. Radio-Werbespot).

Werbeverbot *n*; ***engl.:*** Ban on advertising
Kontext: Betriebswirtschaftslehre, Marketing
Bei der Werbung zu berücksichtigende Gesetzgebung: Gesetz gegen unlauteren Wettbewerb (UWG): Werbung darf weder irreführend noch unlauter (die Konkurrenz herabsetzend) sein. Gesetz gegen Wettbewerbsbeschränkungen (GWB): regelt Kartellbildung und verbotene Absprachen, z. B. Preisabsprachen. Zugabeverordnung (ZugabeVO): regelt erlaubte Zugaben wie geringwertige Werbegegenstände (Wert je Stück bis max. 1 €). Berufsgruppenspezifische Werbevorschriften im Gesundheitswesen: keine Abbildungen in Berufskleidung, keine Heilversprechen etc.

Werbung *f*; ***engl.:*** Advertising
Kontext: Betriebswirtschaftslehre, Marketing
Teilbereich des Marketings (▸ Kommunikationspolitik); Maßnahmen zur Beeinflussung der Meinung von potenziellen Kunden und Förderung der Kaufentscheidung. Physiotherapie: Da Werbung der kostenintensivste Marketingbereich ist, sollten Praxisinhaber grundsätzlich verschiedene in Frage kommende marketingpolitische Instrumente genau bezüglich Kosten und Nutzen vergleichen. Die Bedeutung der Werbewirkung bzw. Werbeverarbeitung beschreibt das ▸ AIDA-Modell.

Wertschätzung *f*; ***engl.:*** Appreciation; ***Syn.:*** Würdigung, Akzeptanz
Kontext: Psychologie
Verstehen und Würdigen einer Person, unabhängig von ihren Handlungen. W., Anerkennung und Bejahung sind menschliche Grundbedürfnisse; sie bewirken Akzeptanz und positive Selbsterfahrung. Zusammen mit den Grundhaltungen ▸ Empathie und ▸ Kongruenz bilden sie die Grundlage für eine personzentrierte Kommunikation.

Wettbewerbsrelevanz *f*; ***Etym.:*** lat. *relevare* „aufheben, in die Höhe heben, mildern"; ***engl.:*** Competitive relevance
Kontext: Betriebswirtschaftslehre
Vergleich aller bedeutsamen Einflussfaktoren des Betriebserfolges (konkurrenzrelevante Kriterien) mit denen der Konkurrenzunternehmen. Die W. ist in den Analysemethoden ▸ SWOT-Analyse, erweiterte ▸ Portfolioanalyse nach McKinsey und in der ▸ Balanced Scorecard ein wesentliches Analysekriterium. Physiotherapie: Für orthopädisch ausgerichtete Praxen sind neurologische Praxen keine echte Konkurrenz, im Gegensatz zu pädiatrischen Praxen, da es mit zunehmendem Alter der Kinder zu einer Wettbewerbssituation bei dieser Zielgruppe (Patienten mit orthopädischen Erkrankungen) kommen könnte.

Wettbewerbsstrategie *f*; ***Etym.:*** griech. *strategia* „Heerführung, Feldherrenamt"; ***engl.:*** Competitive strategy
Kontext: Betriebswirtschaftslehre
Auf das Unternehmensumfeld (Konkurrenz) ausgerichtete Marketingstrategie. Physiotherapie: Die W. ist eine mögliche Erfolgsstrategie für eine therapeutische Praxis. Praxen konkurrieren um: Patienten, die Relation zwischen Privat- und Kassenpatienten, die zuweisenden Ärzte und um den Ruf der Praxis in der Region. Wesentliche Einflussfaktoren für die W.: Branchenstruktur, Marktveränderungen, eigene Kostenstruktur (im Vergleich zur Konkurrenz) und Dienstleitungsvielfalt (Sortiment). Diese Faktoren muss der Praxisinhaber genau analysieren, um sie in seiner W. zu berücksichtigen.

W-Fragen *f*; ***engl.:*** W-questions
Kontext: Betriebswirtschaftslehre
Alle Fragen, deren Fragewort mit dem Buchstaben W beginnt und die wesentliche Sachverhalte abdecken. In der Arbeitsorganisation spielt die gezielte Festlegung der „Ws" eine wesentliche Rolle, da dadurch z. B. in Besprechungsprotokollen Zuständigkeiten, Fristen (Erledigungszeitraum) und Zielsetzungen exakt festgelegt werden können. Bezüglich des Praxiserfolges ist die Überprüfbarkeit und Rückverfolgung von Praxisabläufen ebenfalls von Bedeutung: wer, was, wann (bis wann?), wo, wie, warum, wie viel, wie oft etc. Uneffektives Konfliktpotenzial im Praxisteam, wie „Wieso ich?" oder „Das habe ich anders verstanden." oder „Das ist doch nicht meine Aufgabe", kann deutlich reduziert werden.

Wichte *f*; ***engl.:*** Specific gravity
Kontext: Physik
Gleichbedeutend mit ▸ spezifischen Gewicht. Wurde durch die ▸ Dichte ersetzt.

Wickel *m*; ***engl.:*** Poultice; ***Syn.:*** Umschlag, Kneipp-Wickel
Kontext: Hydrotherapie, Physikalische Therapie
Zirkuläre Umwicklung eines Körperabschnitts mit drei Tüchern. Unterscheidung in kalte, warme, heiße W. und nach Applikationsort (z. B. Lenden- oder Brustw.). Wirkung kalte W.: wärmeentziehend, wärmestauend oder schweißtreibend. Drei Tücher: inneres Tuch (liegt der Haut auf, Wickeltuch; grobporöses Leinen, wird angefeuchtet); mittleres Tuch (Zwischentuch, aus Baumwolle, größer als Wickeltuch, luftdurchlässig, trocken); äußeres Tuch (großes Tuch, z. B. Wolldecke oder Badelaken). Tücher werden rasch stramm angelegt (Zug-Gegenzug-Methode, dabei keine Luft an das innere Tuch (Wickeltuch) heranlassen, da der Körper sonst auskühlt. **Voraussetzungen:** keine Zugluft, vorgewärmtes Bett, warmer Körper, Blase und Darm sind entleert. Nachruhe: ca. 1 h.

Wärmeentziehender W.: vorwiegend bei akuten fieberhaften Erkrankungen, örtlichen Entzündungen und Schwellungen, Liegedauer 15–20 min.

Wärmestauender W.: bei Stoffwechselstörungen, Fettsucht und Hauterkrankungen. Liegedauer ca. 1 h.

Schweißtreibender W.: wie wärmeentziehender W., Liegedauer 2 h bzw. bis der Patient ca. 30 min geschwitzt hat.
Warmer W.: bei älteren oder geschwächten Patienten, Anlagedauer: kurz (schnelles Abkühlen).
Heißer W.: wärmestauende oder schweißtreibende Maßnahme bei Patienten mit chronischen Erkrankungen, evtl. als Vorbehandlung zu manuellen Therapien (vgl. ▶ Packung).

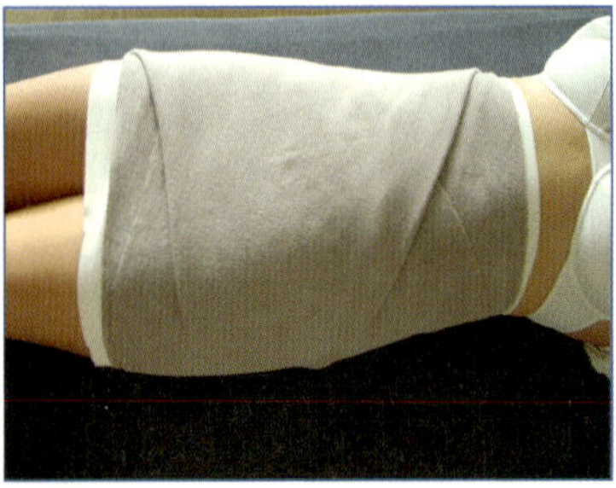

Wickel.

Widerlagernde Mobilisation *f*; ***Etym.:*** lat. *mobilis* „beweglich"

Kontext: Funktionelle Bewegungslehre
Behandlungstechnik nach Klein-Vogelbach, die das Bewegungsprinzip der Begrenzung der ▶ weiterlaufenden Bewegung durch Gegenbewegung oder Gegenaktivität nutzt. Ziele: Schulung der selektiven, kinästhetischen Wahrnehmung von speziellen Körperpunkten und isolierten Gelenkbewegungen; Verbesserung des Bewegungsausmaßes und der Muskelfunktion (insbesondere Koordination, Tonusregulation). Einsatz: z. B. bei Patienten mit ▶ Ausweichmechanismen, hypertoner Muskulatur.

Widerrist *m*; ***engl.:*** Withers

Kontext: Hippotherapie
Vorderer Teil des Pferderückens; die unterschiedlich langen Dornfortsätzen der ersten Brustwirbelkörper bestimmen seine Form; vom höchsten Punkt des W. wird die Größe (▶ Stockmaß) des Pferdes gemessen. Günstig für die Hippotherapie ist ein Pferd mit gut ausgeprägtem, eher niedrigem, möglichst weit und harmonisch in den Rücken reichendem W. Vorteile: optimale Sitzposition des Patienten; das Pferd findet leichter die Balance, um seinen Schwerpunkt mit dem des Patienten in Einklang zu bringen. Ausgeprägte Muskulatur ermöglicht die Behandlung ohne Sattel.

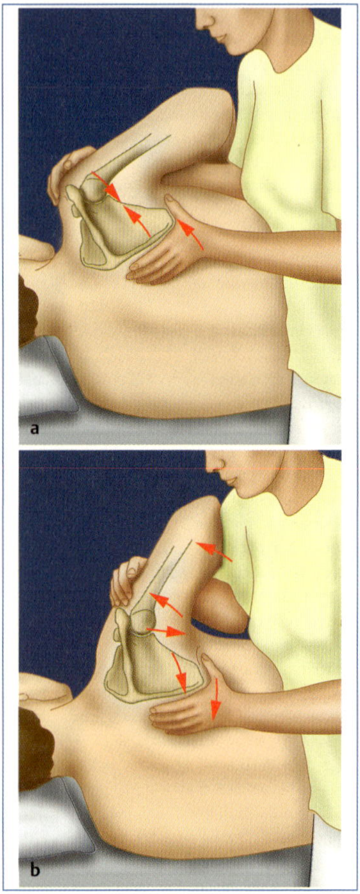

Widerlagernde Mobilisation für die Abduktion im Schultergelenk. a Ausgangsstellung. b Endstellung: Mit der Depression wird die Abduktion des Oberarms im Schultergelenk kombiniert.

Widerstand *m*; ***engl.:*** Resistance

1. ***Kontext:*** Physik, Bewegungslehre
elektrischer W. (Ohm'scher W.). Das Verhältnis der Spannung (U) zum Strom (I) durch einen Stromkreis. $R = U/I$. SI-Einheit: Ohm (Ω).
Bauelement der Elektrotechnik zur Strombegrenzung: Veränderliche W. heißen Potentiometer, Einstellregler oder Schieberegler.

W

Mechanischer W.: Kraft, die der Bewegung eines Körpers entgegenwirkt (hemmende Kraft) wie z. B. der Reibungswiderstand oder Strömungswiderstand. Vgl. peripherer W.

Akustischer W.: Schallwellenwiderstand beim Durchgang von Schallwellen durch ein Medium.

Komplexer W. (▸ Impedanz): Setzt sich zusammen aus einem reellen W. und einem imaginären W., ist frequenzabhängig. Beispiele: Der induktive W. (einer Spule), der mit der Frequenz proportional zunimmt. Der kapazitive W. einer Kapazität (Kondensator), der mit zunehmender Frequenz proportional abnimmt. Der Betrag der Impedanz wird Scheinwiderstand genannt. Vgl. ▸ Impedanz (biologischer Gewebe).

Spezifischer elektrischer W.: Temperaturabhängige Materialkonstante eines Leiters. Abhängig von dessen Länge, Querschnitt und Material.

Atemmechanischer W.: mechanischer W., des Lungen-Thorax-Systems, der bei der Spontanatmung von der Atemmuskulatur (bei künstlicher Beatmung vom Gerät) überwunden werden muss.

Periferer W.: Strömungswiderstand peripherer Blutgefäße. Änderung des Gefäßquerschnitts im weiten Bereich der Kapillaren (z. B. Einfluss von Medikamenten) beeinflussen die Strömungsgeschwindigkeit des Blutes sehr stark (Vergrößerung des Gefäßradius um 20 % führt zur Verdoppelung der Stromstärke).

2. ***Kontext:*** PNF-Konzept

In der Physik versteht man unter W. eine der Bewegung entgegengesetzte Kraft. Im PNF-Konzept versteht man darunter einen richtungsweisenden manuellen Führungswiderstand, der in Verbindung mit einer zielmotorischen Aufgabe Informationen für die Bewegungsrichtung erteilt. Auch die Schwerkraft kann im Sinne eines Widerstandes wirken. Widerstand mobilisiert vom Ort der Applikation entfernte, muskuläre Reserven und führt zu vermehrter Motoneuronrekrutierung ▸ zeitliche Summation. Er fazilitiert eine flüssige, ökonomische Bewegung in der offenen Kette (vgl. ▸ Information, taktile).

Widerstand, kapazitiver *m*; ***engl.:*** Resistance, capacity; ***Syn.:*** Blindwiderstand

Kontext: Physik

Teilgröße des komplexen Widerstandes (▸ Impedanz), frequenzabhängig: je höher die Frequenz eines Stromes, desto geringer ist der kapazitive Widerstand und damit die Impedanz. Kondensatoren in Wechselstromkreisen verhalten sich daher wie Widerstände.

Widerstand, totaler peripherer *m*; ***Etym.:*** lat. *totus* „ganz, völlig“ u. griech. *peripherein* „herumtragen“; ***engl.:*** Resistance, total peripheral

Kontext: Herz-Kreislauf-Physiologie

Vom Kontraktionszustand der glatten Muskulatur der Arteriolen abhängiger Strömungswiderstand in den peripheren Blutgefäßen. Mittels Vasokonstriktion und Vasodilatation verstellt die glatte Gefäßmuskulatur der Arteriolen den Gefäßdurchmesser (Effektor für die Regulation des Strömungswiderstandes). Die Vasokonstriktion der Arteriolen kann bis zum Verschluss führen, das nachgeschaltete Kapillargebiet bleibt ohne Durchblutung. Ist ein größeres Gebiet davon betroffen, steigt der periphere Widerstand (diastolischer Blutdruck steigt).

Widerstandstests nach Cyriax *f*; ***Etym.:*** nach dem englischen Orthopäden James Cyriax (1904–1985), Begründer der modernen manuellen Medizin.

Kontext: Cyriax-Konzept

Die W. geben über die Muskelkraft und Schmerzen der Sehnenansätze infolge traumatischer, degenerativer oder entzündlicher Prozesse Auskunft. Die Testung der Synergie erfolgt zunächst gegen maximalen Widerstand, entweder aus der Mittelstellung oder aus der maximalen Dehnung. Schmerzen können bezüglich ihrer Zugehörigkeit zu einem bestimmten Muskel der Synergie durch Testung anderer Synergien, in denen der untersuchte Muskel ebenfalls als Agonist oder Synergist tätig ist, differenziert werden.

Interpretation der Ergebnisse:

- Keine Schmerzen und kräftiger Widerstand bedeuten, dass keine kontraktile Struktur betroffen ist.
- Kräftiger Widerstand und Schmerzen können auf kleine Schädigungen hinweisen.
- Schmerzen erst nach wiederholtem Testen können ebenfalls auf eine kleine Schädigung hinweisen (oder ischämische Störung).
- Schwacher Widerstand und keine Schmerzen zeigen eine Ruptur der Sehne, des Muskels oder eine Nervenschädigung an.
- Schwacher Widerstand und Schmerzen deuten auf eine große Schädigung hin.

Wiederbefund, physiotherapeutischer *m*; ***engl.:*** Reassessment, physiotherapeutic

Kontext: Diagnostik, Maitland-Konzept

Ergebnis einer erneuten physiotherapeutischen Untersuchung, die den bisherigen Befund bestätigt oder Veränderungen der Resultate im ▸ physiotherapeutischen Prozess transparent macht; regelmäßiges Wiederbefunden ist notwendig zur Erfolgskontrolle physiotherapeutischer Interventionen (Wiederbefundungsprozesse); weitere Funktionen: Differenzialdiagnostik, Reflexion bisheriger therapeutischer Entscheidungen, Fördern des Lernprozesses des Patienten; W. kombiniert mit bewussten Kommunikationsstrategien und fundiertem Wissen über die Veränderbarkeit der jeweiligen Parameter (Ergebnis der subjektiven Untersuchung und Funktionsuntersuchung) sind Schlüsselmomente im physiotherapeutischen Prozess.

Wiedereingliederung, berufliche *f*; ***engl.:*** Reintegration, professional
Kontext: Soziologie
Rückkehr in den bisher ausgeübten Beruf nach längerer Krankheit oder Unfall zur Sicherung der wirtschaftlichen Existenz des Patienten. Weitere Aspekte der W.: die hohe Bedeutung der Arbeit für den Selbstwert, die Selbstachtung (Identität) und Partizipation des Patienten. Bei stufenweiser W. (§28 SGB IX) übernimmt die Krankenkasse die Kosten, der Arbeitnehmer erhält kein Gehalt, sondern weiterhin Krankengeld. Verlauf und Erfolg der Wiedereingliederung sind abhängig von: vorhandenen medizinischen und rehabilitativen Voraussetzungen, Arbeitsmarkt, wirtschaftlichen Unternehmenssituation, Sozial- und Personalpolitik des Unternehmens.

berufliche Wiedereingliederung	
günstige Prognose	**ungünstige Prognose**
humane Firmenkultur und gutes Betriebsklima soziales Verantwortungsgefühl der Vorgesetzten	kaltes soziales Betriebsklima
langjährige Betriebszugehörigkeit und hohe Akzeptanz/Beliebtheit bei den Kollegen vor der Erkrankung	geringe Akzeptansz/Beliebtheit im Kollegenkreis vor der Erkrankung Geringe soziale Kompetenz des Rehabilitanden
gute Ertragslage des Betriebs (mittelständische Betriebe oft sozialer als Großkonzerne)	schlechte wirtschaftliche Lage des Betriebs
hohe Arbeitsmotivation des Rehabilitanden	Ambivalenz/Rentenwunsch geringe Identifikation mit der Arbeit

Wiedererkennungsschema *n*; ***Etym.:*** griech. *schema* „Haltung, Stellung, Gestalt, Figur, Form"; ***engl.:*** Recognition scheme
Vgl. ▸ Recognition-Schema.

Wiederholter Stretch *m*; ***Etym.:*** engl. *to stretch* „strecken, dehnen"
Kontext: PNF-Konzept
Kurzes und schnelles Verlängern von angespannten Muskeln durch die Therapeutin, um über den ▸ Dehnungsverkürzungszyklus eine verstärkte Muskelkontraktion zu fördern. Entscheidend ist die Kombination mit einer zielorientierten Aufgabe (z. B. ein Patient will mit der Hand zum Mund, die Therapeutin stretcht den M. biceps brachii).

Wiederholung *f*; ***engl.:*** Repetition
Kontext: N.A.P.-Konzept
W. fördert das ▸ motorische Lernen. Dies erfolgt jedoch nur, wenn die W. in relevanten Kontexten, in denen Bewegungserfahrungen gemacht werden, erfolgen. In der Behandlung nach ▸ N.A.P. werden biomechanische Voraussetzungen bestimmter Körperstrukturen innerhalb verschiedener Handlungen geübt, damit sinnvolle Verknüpfungen entstehen und das Gehirn die neuromuskuläre Steuerung der Gelenke in unterschiedlichen Kontexten organisieren kann.

Wiederholungsmethode *f*; ***engl.:*** Repetitive method
Kontext: Trainingslehre
Trainingsmethode; Entwicklung der Maximalkraft bei Intensitäten von 95–150 % (exzentrischer supramaximaler Krafteinsatz), 1–3 Wiederholung einer definierten Übung, vollständige Pause (mind. 3 min), erneute Belastung mit gleicher Leistungsanforderung (vgl. ▸ Dauermethode, ▸ Intervallmethode).

Wiggle-Technik *f*; ***Etym.:*** engl. *wiggle* „wackeln" u. griech. *techne* „Handwerk, Kunst, Kunstfertigkeit, Wissenschaft"; ***engl.:*** Wiggle-technique; ***Syn.:*** Aktive Press-Relax-Technik
Kontext: Kiefergelenksbehandlung
Aktive Entspannungstechnik für die Kiefermuskulatur. Wenn der Patient z. B. mittels der ▸ Press-Relax-Technik mehrere Male erfahren hat, wie entspannt die Mandibula sein kann, kann er diese Erfahrung im täglichen Leben mit aktiven Übungen wie der W. unterstützen.

Durchführung: Der Patient sitzt in einer entspannten Haltung und nähert seine beiden Zeigefinger bis auf 2 mm der Hautoberfläche der Mandibula. Die Zunge wird leicht gegen den Gaumen gedrückt, so dass kein Zahnkontakt besteht. Dann bewegt der Therapeut die Mandibula hin und her, bis der Kontakt mit den Fingern gespürt wird. Eine Voraussetzung für die Übung ist, dass der Patient keine Schmerzen spürt und dass die Bewegung isoliert ausgeführt wird. Die W. kann auch als Heimübung dienen.

Willkürmotorik *f*; ***Etym.:*** lat. *motor* „Beweger"; ***engl.:*** Intentional motor actions
Kontext: Physiologie
Bewegungen des Körpers, die aktiv und willentlich ausgelöst und gesteuert werden.

Windsichtung *f*; ***engl.:*** Air seperation
Kontext: Balneotherapie
Verfahren zur Trennung und Sortierung von Feinsedimenten durch pneumatisch betriebene Maschinen (Windsichter) bei der Herstellung von z. B. Fango; Qualität der Feinsortierung ist von der eingesetzten Luftmenge abhängig.

Winkel *m*; ***engl.:*** Angle
Kontext: Physik
Definiert durch 3 Punkte in einer Ebene; von einem dieser Punkte (Scheitel) verlaufen zwei Geraden (Schenkel) zu den anderen beiden Punkten. Man kann auch sagen, ein Winkel entsteht durch die Drehung zweier Geraden, die sich in einem Punkt schneiden. Die SI-Einheit ist Grad (°), die Unterteilung ist entweder dezimal oder in Minuten und Sekunden.
Rechter W.: 90°
Vollwinkel: 360°, Kreis
Spitzer W.: kleiner als 90°
Stumpfer W.: zwischen 90° und 180°

Winkel, schiefer *m*; ***engl.:*** Angle, oblique
Kontext: Physik
Kein rechter Winkel. Stellvertretend für alle nicht senkrecht bzw. nicht rechtwinklig zueinander stehende Bezüge. Abweichung eines Winkels von 0 bzw. 90°. Bsp.: schiefwinkliges Dreieck oder schiefe Ebene, schiefer (schräger) Wurf.

Winkelbeschleunigung *f*; ***engl.:*** Angular acceleration
Kontext: Physik
Änderung der Winkelgeschwindigkeit pro Zeiteinheit. Analog zur Beschleunigung als 2. Ableitung des Winkel (anstelle des Weges) nach der Zeit.

Winkelfunktion *f*; ***engl.:*** Trigonometric function; ***Syn.:*** Trigonometrische Funktion
Kontext: Physik
Rechnerischer Zusammenhang zwischen Winkel und Seitenverhältnissen. Ursprünglich sind die Winkelfunktionen als Seitenverhältnisse in rechtwinkligen Dreiecken und daher nur für Winkel von 0 bis 90° definiert. Elementare trigonometrische Funktionen sind die Sinusfunktion (sin), die Kosinusfunktion (cos) und die Tangensfunktion (tan).

Winkelgeschwindigkeit *f*; ***engl.:*** Angular velocity
1. *Kontext:* Physik
Bei Kreisbewegungen das Verhältnis aus Länge des durchlaufenen Kreisbogenstückes und der dazu benötigten Zeit. Anders ausgedrückt: der in einer Zeiteinheit überstrichene Winkel. Omega = Winkel [Grad]/Zeit[s]. Analog zur (Bahn-)Geschwindigkeit, jedoch tritt anstelle des Weges der Winkel.
2. *Kontext:* Biomechanik
Beschreibt die Geschwindigkeit, mit der ein Körper um eine Achse rotiert, und wird in Grad pro Zeiteinheit angegeben, z. B. 90°/s. Winkelgeschwindigkeiten in Gelenken geben Aufschluss über die für Alltagsaktivitäten notwendige Belastungsfähigkeit des muskuloskeletalen Systems.

Winkelhebel *m*; ***engl.:*** Armed lever bend
Kontext: Biomechanik
Bei einer Kraftübertragung über einen gewinkelten starren Körper entspricht der mechanische ▸ Hebelarm nicht dem effektiven (wirksamen) Hebelarm. Winkelhebel kommen im menschlichen Bewegungssystem häufig vor. Der im physikalischen Sinne wirksame Hebelarm (Momentarm) ist virtuell und entspricht dem senkrechten Abstand zum Drehzentrum.

Winkelheber *m*; ***engl.:*** Rectangular lever
Kontext: Physik
Winkelheber (Artesisches Prinzip) werden benutzt, um Flüssigkeitsbehälter über ihren Rand zu entleeren; ihre Wirkung basiert auf der Kohäsion. z. B. zum Entleeren von Autobenzintanks oder zur Bewässerung von Feldern aus Versorgungskanälen.

Winkelmesser *m*; ***engl.:*** Goniometer; ***Syn.:*** Goniometer
Kontext: Diagnostik
Messinstrument für die Gelenkmessung mit zwei Schenkeln, die über einen gemeinsamen Drehpunkt miteinander verbunden sind. Der Dreh-

punkt wird in Höhe der Bewegungsachse, die beiden Schenkel entlang der gedachten Längsachsen der Knochen angelegt. Um die Variabilität der Messergebnisse möglichst gering zu halten, ist exaktes Erfassen der Bezugs- und Distanzpunkte entscheidend, Ausweichbewegungen des Patienten werden aktiv oder passiv verhindert. Bewegt wird der distale Gelenkpartner in einer der drei definierten ▸ Körperebenen (vgl. ▸ Neutral-Null-Methode, ▸ Neutral-Null-Stellung).

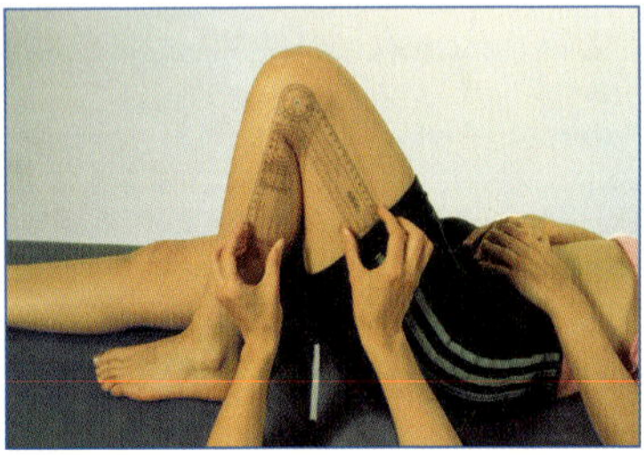

Winkelmesser. Messen der Flexion im Kniegelenk mit einem Winkelmesser.

Winkelmessung *f*; *engl.:* Goniometry

Kontext: Diagnostik

Zur Messung von Winkeln werden Winkelmesser (▸ Goniometer) benutzt. Bei den mechanischen unterscheidet man zwischen feststehenden Winkelmessern (z. B. das Geodreieck) mit aufgedruckten Winkeln in Relation zum Anhaltepunkt (Scheitel) und flexiblen Messgeräten mit zwei beweglichen Schenkeln, zwischen denen eine Skala zum Ablesen des Winkels angebracht ist. Beispiel: Messung der Gelenkstellung bzw. des Bewegungsumfangs eines Gelenkes. In Verbindung mit isokinetischen Kraftmessgeräten kommen elektronische Winkelmesser (auch Winkelgeber genannt) zum Einsatz, die ein dem Winkel proportionales Signal in analoger oder digitaler Weise abgeben.

Wippe *f*; *engl.:* Seasaw, two arms lever

Kontext: Biomechanik

Entspricht einem zweiseitigen Hebel (vgl. ▸ Hebel).

Wirbelsäule, Extension der *f*; *engl.:* Vertebral column, extension of

Kontext: Anatomie

Muskeln: *intertransversale Muskeln*: M. iliocostalis lumborum, M. iliocostalis thoracis, M. iliocostalis cervicis, M. longissimus thoracis, M. longissimus cervicis, M. longissimus capitis; *spinotransversale Muskeln*: M. splenius cervicis, M. splenius capitis; *medialer Trakt/Geradsystem*: Mm. interspinales lumborum, Mm. interspinales thoracis, Mm. interspinales cervicis, Mm. intertransversarii posteriores cervicis, Mm. intertransversarii mediales lumborum, M. spinalis thoracis, M. spinalis cervicis; *medialer Trakt/Schrägsystem*: Mm. rotatores brevis et longi cervicis, Mm. rotatores brevis et longi thoracis, Mm. rotatores brevis et longi lumborum, M. multifides, M. semispinalis thoracis et cervicis, M. semispinalis capitis (vgl. ▸ Halswirbelsäule, Extension in der).

Verkürzungen, Schwäche: vgl. ▸ Brustwirbelsäule, Extension der; ▸ Lendenwirbelsäule, Extension der; ▸ Rumpf, Flexion des.

Wirbelsäule, Flexion der *f*

Vgl. ▸ Rumpf, Flexion im, ▸ Halswirbelsäule, Flexion der.

Wirbelsäulenmobilisation *f*

Kontext: Bewegungslehre, Manuelle Therapie

Die W. dient der Verbesserung der Beweglichkeit der Wirbelsäule. Neben der vermehrten Knorpelernährung lockern die passiven und aktiven Mobilisierungsübungen das gesamte Bindegewebe auf, sie haben eine entspannende Wirkung und verbessern die Körperwahrnehmung. Da eine kontinuierliche Lageveränderung der bewegten Körperteile stattfindet, wird einem der Einsatz bestimmter Muskeln bewusster. Während einer W. werden Blockaden der Wirbelsäule vom zu behandelnden Physiotherapeuten analysiert, um sie anschließend mit Hilfe spezifischer, sanfter Griffe zu deblockieren. Man bedient sich hierbei verschiedener Dehn- und Bewegungstechniken (z. B. Craniosacrale Therapie, ▸ PNF, Dorn-Methode).

Wirbelsäulenstabilisation *f*; *Etym.:* lat. *stabilis* „standfest"; *engl.:* Vertebral column stabilisation

Kontext: Orthopädie, Funktionelle Bewegungslehre

Stabilisation durch ein ▸ Korsett oder eine Halskrawatte.

Die **dynamische W.** beschreibt den Zustand muskulärer Aktivität, bei der die Wirbelsäule trotz äußerer Angriffe auf ihre Nullstellung in dieser gehalten werden kann. Im Gegensatz zur Steifhaltung der Wirbelsäule kommt es bei der ▸ dynamischen Stabilisation zu Kleinstbewegungen, bei der die Wirbelsäule jedoch sofort wieder in ihre Nullstellung zurückfindet. Dadurch werden Spitzenbelastungen auf die Strukturen vermieden.

Wirbelsäulenstabilität *f*; ***Etym.:*** lat. *stabilis* „standfest"; ***engl.:*** Vertebral column stability
Kontext: Funktionelle Bewegungslehre, Trainingslehre
Da die Belastungen des täglichen Lebens und sportmotorische Belastungen häufig asymmetrisch angreifende Kräfte (z. B. in Form von Gewichten) sind, ist es sinnvoll, die W. durch asymmetrisch angreifende Gewichte zu schulen und ein entsprechend hohes sensomotorisches Leistungsniveau zu trainieren (vgl. ▸ Sensomotorik).

Wirbelstrom *m*; ***engl.:*** Eddy current
Kontext: Elektrotherapie
Ein in einem massiven Leiter (z. B. Metallplatte) durch ein ▸ Magnetfeld induzierter, in sich geschlossener Strom. Anwendung bei der Spulenfeldmethode (Wirbelstromfeld). Die W. werden proportional zur Leitfähigkeit der Gewebe) in Wärmeenergie umgesetzt.

Wirkelektrode *f*; ***engl.:*** Active electrode
Vgl. ▸ Elektrode, differente.

Wirkort, physiotherapeutischer *m*
Kontext: Theoretische Modelle
Organ- und Funktionssysteme, in denen physiotherapeutische Interventionen ihre Wirkung entfalten. In der ▸ integrativen Physiotherapie unterscheidet man vier Wirkorte: Bewegungssystem, Bewegungsentwicklung und -kontrolle, Erleben und Verhalten, Innere Organe (vgl. ▸ Neues Denkmodell).

Wirkungsgrad *m*; ***engl.:*** Efficiency, degree of; ***Syn.:*** Nutzeffekt
Kontext: Physik, Biomechanik
Bei Energieumwandlungen das Verhältnis der gewonnenen Energie (oder Leistung) zur aufgewendeten. Der Zahlenwert ist immer kleiner 1.

Wirkungsgrad, muskulärer *m*; ***engl.:*** Efficiency, muscular
Kontext: Biomechanik
Bei der Muskelarbeit wird chemische Energie in mechanische Energie und Wärme umgewandelt. Lediglich ein Viertel bis maximal ein Drittel der umgesetzten Energie steht als mechanische Energie zur Verfügung, der Großteil des Energieumsatzes geht in Form von Wärme „verloren". Der Muskel als krafterzeugende Maschine hat somit einen schlechten (geringen) Wirkungsgrad. Dennoch kann der muskuläre Wirkungsgrad als Leistungsparameter zur Beurteilung der Ausdauerleistungsfähigkeit herangezogen werden.

Wirkungslinie *f*; ***engl.:*** Line of acting force; ***Syn.:*** Kraftwirkungslinie
Kontext: Biomechanik
Richtungskomponente des Kraftvektors, symbolisiert den Verlauf der Kraft ausgehend vom Kraftangriffspunkt, längs des Weges (Arbeit); in senkrechtem Abstand zur Drehachse (Drehmoment).

Wirtschaftlichkeit *f*; ***engl.:*** Profitability
Kontext: Betriebswirtschaftslehre
Verhältnis von Ertrag zu Aufwand; gezielter Umgang/Einsatz knapper Mittel/Ressourcen zur Befriedigung menschlicher Bedürfnisse (vgl. ▸ Effizienz, ▸ Prinzip, ökonomisches).

Wissen, persönliches *n*; ***engl.:*** Knowledge, personal
Kontext: Clinical Reasoning
Persönliche Werte, Überzeugungen und individuelles Bewusstsein; wesentliche Wissensform im Clinical-Reasoning-Prozess, da den Angehörigen der Gesundheitsberufe immer das Wohlergehen der ganzen Person am Herzen liegen muss. Ihre persönliche Wissensbasis muss dazu auch ein tiefes Verständnis für die komplexen menschlichen Bedürfnisse nach Würde, Unabhängigkeit und Unterstützung beinhalten. Neben dem biomedizinischen Wissen kommt also sozialen, psychologischen, kommunikativen oder ethischen Wissensinhalten in der Physiotherapie eine gleichermaßen große Bedeutung zu.

Wissen, prozedurales *n*; ***Etym.:*** lat. *processus* „Fortschreiten, Verlauf, Handlungsweise"; ***engl.:*** Knowledge, procedural
Kontext: Clinical Reasoning
Im Operatorgedächtnis verfügbare Operationen, die Menschen in die Lage versetzen, komplexe kognitive Prozesse durchzuführen, ohne dabei die einzelnen Komponenten der Prozesse oder Handlungen bewusst kontrollieren zu müssen. Im Gegensatz zum ▸ deklarativen Wissen, das auch als das „Wissen, dass …" beschrieben wird, bezeichnet man das p. W. auch als das „Wissen, wie …". Beide Wissensarten werden im physiotherapeutischen Clinical-Reasoning-Prozess genutzt, wobei sich das p.W. vor allem auf die Denkprozeduren bezieht.

Wissensbasis *f*; ***engl.:*** Basis of knowledge
Kontext: Clinical Reasoning
Persönliches, theoretisches und fachliches Wissen bilden die W; effektive Kliniker benötigen neben guten Clinical-Reasoning-Fähigkeiten eine gute W. (vgl. ▸ Clinical Reasoning).

Wochenfluss *m*; ***engl.:*** Lochia; ***Syn.:*** Lochien
Kontext: Geburtshilfe
Wundsekret aus dem Uterus nach der Geburt; Menge: ca. 200–500 ml, Dauer: 6–8 Wochen; Veränderungen und Zusammensetzung des Lochialsekretes sind Indikatoren für die regelrechte Regeneration der Gebärmutterschleimhaut bzw. den regelrechten Wochenbettverlauf.

Wochenfluss

Zeit	Farbe/Konsistenz	Bezeichnung
1.–5. Tag	rein blutig	Lochia rubra
Ende der 1. Woche	blutig-bräunlich Dünnflüssig	Lochia fuscia
Ende der 2. Woche	schmutzig gelb dickflüssig	Lochia flava
Ende der 3. Woche	grauweiß wässrig-schleimig	Lochia alba
nach 4–6 Wochen	versiegen des wWochenflusses	–

Wohlbefinden *n*; ***engl.:*** Well-being, wellness
Kontext: Psychologie
Angenehmer Zustand, in dem sich eine Person im Einklang mit den eigenen Möglichkeiten und Fähigkeiten befindet. W. kann durch einen positiven Kontakt, gute ▸ Beziehungsqualität und geeignete ▸ Gesprächsführung begünstigt werden. W. in der Therapie leistet einen wichtigen Beitrag zum Therapieerfolg, ohne dass dadurch die oft erforderliche Anstrengung des Patienten und Therapeuten ausgeschlossen sein muss. Gleichzeitig trägt der Therapieerfolg zu vermehrtem W. des Patienten bei (vgl. ▸ Aktualisierungstendenz, ▸ Flow-Zustand, ▸ Freude).

World Confederation for Physical Therapy *f*; ***Abk.:*** WCPT
Kontext: Berufspolitik
Dachverband nationaler physiotherapeutischer Berufsverbände. 11 Mitgliedsverbände gründeten 1951 bei der ersten Vollversammlung in Kopenhagen die WCPT; der ▸ ZVK war Gründungsmitglied. Zurzeit sind 91 Verbände als Mitglied registriert, die insgesamt mehr als 230 000 Physiotherapeuten vertreten. Die WCPT hat sich zum Ziel gesetzt, den Status und die Qualität der Physiotherapie in Ausbildung und Ausübung der beruflichen Tätigkeit auf internationaler Ebene zu verbessern, jedoch kann sie nicht – wie oft angenommen – direkt die Qualität der Physiotherapie in einem ihrer Mitgliedsländer beeinflussen. Die WCPT versucht, auf ihren Kongressen den modernen Stand der Physiotherapie in aller Welt darzustellen und der Öffentlichkeit zugängig zu machen. Die WCPT berät auf Wunsch Institutionen und Regierungen, die in ihrem Land eine Physiotherapieausbildung beginnen oder verändern wollen. Die Generalversammlung wird in der Regel alle vier Jahre abgehalten. Die WCPT unterhält Kontakte zu einzelnen Mitgliedsverbänden, anderen Gesundheitsberufen und zu anderen internationalen Organisationen.

Worst-Case-Szenario *n*; ***Etym.:*** engl. *worst case* „schlimmster Fall" u. ital. *scenario* „Szenerie, Drehbuch, Bühnenbild", zu lat. *scenarium* „Ort, wo die Bühne errichtet wird"; ***engl.:*** Worst-case scenario
Kontext: Betriebswirtschaftslehre
Betrachtungsweise aus der ▸ Szenario-Technik, die von den ungünstigsten Bedingungen für die Unternehmensentwicklung ausgeht. Setzen Praxisinhaber sich mit den negativsten Entwicklungen in der physiotherapeutischen Branche auseinander, können sie frühzeitig geeignete Maßnahmen ergreifen, um existenzielle Gefährdungen für die eigene Praxis abzuwenden (vgl. ▸ Best-Case-Szenario, ▸ Leitszenario).

Wrapping *n*; ***Etym.:*** engl. *to wrap* „einschlagen, einpacken, umwickeln"
Kontext: Handtherapie
Technik zur Ödembehandlung an der Hand. Mit Hilfe einer weichen Baumwollschnur wird der betroffene Finger, beginnend unterhalb des Nagels von distal nach proximal eingewickelt. Die Schnur bleibt maximal 5 Minuten am Finger. Dies muss vorsichtig geschehen und es darf nicht zu fest gewickelt werden, da sonst die Gefahr der Abschnürung besteht.

Wright Test *m*
Kontext: Kinesio-Taping-Therapie, Diagnostik
Hiermit werden Probleme im Schulter- und Armbereich diagnostiziert. Sowohl Muskelspannung als auch Schmerz werden provoziert. Der Patient sitzt, der Arm wird 90° abduziert und der Ellenbogen 90° flektiert. Der Therapeut bewegt den Arm des Patienten nach dorsal. Ist die Bewegung eingeschränkt und/oder kommt es zur Schmerzauslösung, ist der Test positiv. In dem Fall ist Kinesio-Taping-Therapie indiziert.

Wrinkle-Test *m*; ***Etym.:*** engl. *wrinkle* „Runzel, Fältchen"; ***Syn.:*** Faltentest
Kontext: Neurologie

Zur Testung eines möglichen Sensibilitätsverlustes, entwickelt durch O'Riain, 1973. Der Patient hält die Hände ca. 15 Min. lang in lauwarmes Wasser. Durch den osmotischen Druck nimmt die Haut Wasser auf, wodurch die Haut runzelig wird. Die Areale mit ▶ Sensibilitätsverlust nehmen kein Wasser auf, da die Epidermis kein Wasser speichern kann, es entstehen also keine Runzeln. Diesen Test kann man ca. 5 Stunden nach dem Unfall durchführen.

Wundheilung *f*; ***engl.:*** Wound healing
Kontext: Physiologie, Traumatologie, Orthopädie, Chirurgie
Wiederherstellung des Gewebes nach einer Verletzung. Läuft bei innervierten und vaskularisierten Geweben in aufeinanderfolgenden Phasen ab. Besteht keine direkte Gefäß- oder Nervenversorgung (z. B. Sehnen-, Knorpelgewebe), kommt es zu einer verzögerten Heilung, da die durch Entzündungstransmitter induzierten Reaktionen ausbleiben (vgl. ▶ Tendinits). Die W. wird in drei oder vier Phasen unterteilt:
1. ▶ Entzündungsphase oder Reizungsphase: Unterteilt in vaskuläre und zelluläre Phase, vaskuläre Phase (Alarmphase) (Tag 0–2 nach Verletzung): Blutgerinnung; Reparatur des Gefäßsystems; Invasion von ▶ Leukozyten und ▶ Makrophagen ins Verletzungsgebiet; pH-Wert im Gewebe steigt; Beginn der Synthese von ▶ Kollagen Typ III. Zelluläre Phase (Tag 2–5 nach Verletzung): Neubildung von ▶ Fibroblasten bzw. ▶ Myofibroblasten; Bildung von Kollagen Typ III hauptsächlich am dritten Tag; nur geringe Produktion von ▶ Grundsubstanz, dadurch Belastbarkeit des neuen Gewebes deutlich reduziert; Behandlung: Entlastung und Immobilisation; in gesamter Entzündungsphase sehr vorsichtig mit mechanischer Belastung auf das Verletzungsgebiet, eventuelle Schmerzangaben des Patienten als Bewegungsgrenze unbedingt respektieren, Belastungen im Matrixbelastungsbereich (z. B. Pendelübungen) (vgl. ▶ Matrix).
2. ▶ Proliferationsphase: (Tag 5–21 nach Verletzung) Nach 14 Tagen nur noch Fibroblasten und Myofibroblasten im Gewebe; eigentliche Entzündung sollte beendet sein; ausgeprägte Synthese von Kollagen, deren Faserausrichtung abhängig ist von spezifischen physiologischen Belastungsreizen; Produktion von Grundsubstanz noch gering, Myofibroblasten sorgen für Wundkontraktion (Wunde wird stabiler und kleiner); noch immer Schmerzen und Einschränkungen bei Bewegung; Gefahr der erneuten Traumatisierung bei Bagatellisierung der Verletzung.
3. Konsolidierungsphase (▶ Remodellierungsphase): (Tag 21–60 nach Verletzung) Neu gebildetes Kollagen wird mehr stabilisiert und organisiert; zunehmende Produktion von Grundsubstanz durch Fibroblasten; Wundkontraktion nicht mehr notwendig; Kollagenfasern werden dicker, Kollagensynthese noch immer sehr hoch; Behandlung des Gewebes kann deutlich gesteigert werden, Belastung vor allem im kollagenen Belastungsbereich.
4. Organisations- oder Umbauphase: Fließender Übergang, Kollagensynthese bis ca. 120 Tage nach Verletzung hoch, bis ca. 150 Tage nach Verletzung sind 85 % des Kollagen Typ III durch neues und stabileres Kollagen ersetzt.

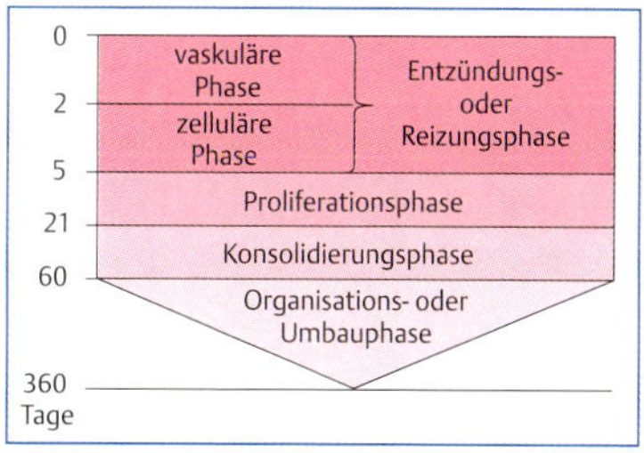

Wundheilung.

Wurzel, dorsale *f*; ***Etym.:*** lat. *dorsum* „Rücken"; ***engl.:*** Root, dorsal; ***Syn.:*** Radix posterior
Kontext: Orthopädie, Neurologie
Nerveneingänge in das Rückenmark, die vor allem dem Transport sensorischer Informationen dienen (vgl. ▶ Wurzel, ventrale).

Wurzel, ventrale *f*; ***Etym.:*** lat. *venter* „Bauch"; ***engl.:*** Root, ventral; ***Syn.:*** Radix anterior
Kontext: Orthopädie, Neurologie
Ausgänge der Spinalnerven aus dem Rückenmark, die vor allem für den Transport motorischer Kommandos zu den Muskeln verantwortlich sind. Die Unterteilung in sensorisch und motorisch muss allerdings nuanciert werden, weil in Wirklichkeit keine absolute Trennlinie gezogen werden kann (vgl. ▶ Wurzel, dorsale).

Wurzelreizsyndrom *n*
Kontext: Orthopädie, Neurologie
Als W. oder Radikulopathie bezeichnet man eine Erkrankung der Spinalnerven des Rückens, diese sind die Reizleiter, die sich durch die Rückenwirbel in alle Körperteile ziehen. Werden sie verletzt

oder gereizt, etwa durch einen Bandscheibenvorfall, können Schmerzen im schlimmsten Fall sogar Lähmungserscheinungen auftreten. Als Therapieform wird mittlerweile eine Schmerztherapie etwa durch Physiotherapie und die Verabreichung von schmerzstillenden Mitteln, der operativen Behandlung vorgezogen. Dabei werden Injektionen gezielt in die Nervenwurzel gegeben, um den Schmerz zu verhindern. Durch gezielte Trainingseinheiten zur Muskelentspannung, kann eine Linderung des Schmerzreizes herbeigeführt werden.

Wut *f*; ***engl.:*** Rage, fury, frenzy, madness
Kontext: Psychologie, Kommunikation
Primäre ▸ Emotion, die sich im nonverbalen Ausdrucksverhalten kultur- und gesellschaftsübergreifend niederschlägt. Die konkrete Ursache für W. ist jedoch nur aus der Situation oder den Erklärungen des Betroffenen zu entnehmen, nicht aus der ▸ Mimik. W. wird meist durch ein Hindernis bezüglich der Erreichung eigener ▸ Ziele oder ein unfaires Verhalten einer anderen Person ausgelöst. In der Physiotherapie erscheint es wichtig, die ▸ Refraktärphase zu beachten, wenn beispielsweise ein Patient vor der Therapie mit einem W. auslösenden Ereignis konfrontiert war. Durch ▸ Gesprächsführung kann man herausfinden, dass sich die W. in diesem Fall nicht auf den Therapeuten bezieht. Auch Anstrengung, Stagnation oder Rückschläge in der Therapie können W. auslösen. Der Therapeut kann bei der ▸ Emotionsregulation behilflich sein, indem er ▸ emotionale Unterstützung anbietet (vgl. ▸ Grenzüberschreitung).

X

X-Bein *n*
Vgl. ▸ Genu valgum.

X-Klettern *n*; ***engl.:*** X-climbing
Kontext: Therapeutisches Klettern
Kletterspiel; der Übende klettert an der Wand zuerst eine diagonale Strecke, dann bis zur Mitte der Strecke abwärts und nachfolgend auf der gegenseitigen Diagonale zunächst nach unten und anschließend nach oben (oder umgekehrt). Im Resultat entsteht ein großes X. Ebenso können andere geometrische Formen vorgegeben werden.

X-Y-Theorie *f*; ***Etym.:*** griech. *theoria* „das Anschauen, Betrachtung, Untersuchung, Forschung"; ***engl.:*** X-y theory
Kontext: Betriebswirtschaftslehre
Auf zwei verschiedenen Menschenbildern basierende Theorie nach McGregor. X sieht den Menschen grundsätzlich negativ: „Der Mensch ist träge.", „Er geht den einfachsten Weg, benötigt klare Führung, funktioniert nur auf Druck und braucht Kontrolle". Das Y-Bild ist ein positives, das davon ausgeht, dass Arbeitsunlust die Folge von schlechten Arbeitsbedingungen ist, dass Mitarbeiter Selbstkontrolle besitzen, Mitarbeiterpotenziale größer sind, als vermutet und dass Persönlichkeitsentfaltung dem Nutzen des Unternehmens dient. Physiotherapie: Die beiden Menschenbilder spielen im täglichen Umgang in physiotherapeutischen Praxen eine große Rolle. Das Menschenbild des Praxisinhabers bestimmt seinen ▸ Führungsstil und seine ▸ Unternehmensphilosophie; das Menschenbild eines Therapeuten beeinflusst die Wahrnehmung seiner Kollegen und Patienten.

Y

Yang *n*; ***Etym.:*** chin. „die helle Urkraft, das schöpferische Prinzip"; ***engl.:*** Yang
Kontext: Traditionelle Chinesische Medizin
Yin und Y. sind die primären Modalitäten des Atems, der binäre grundsätzliche Rhythmus des Lebens, der sich immer zwischen zwei Polen entfaltet. Mit Y. verbinden wir: oben, außen, Kopf und Qi. Das Außen, die Fülle und die Hitze sind ebenfalls mit dem Y. verbunden. Fieber ist ein Zeichen des Y.-Überschusses. Doch in Abhängigkeit von Kondition und Konstitution entstehen pathologische Verschiebungen des Yin-Y.-Gleichgewichts. Das energetische Gleichgewicht, das durch die in der Traditionellen Chinesischen Medizin definierten pathogenen Faktoren ausgelöst wird, ist primär eine Disharmonie von Yin und Y. und es zeigt sich als energetische Blockade. Die Yin-Y.-Prinzipien können zu zweit geübt werden. Hierbei versucht der Partner in festgelegten Übungsfolgen den fließenden Wechsel von zielgerichteter Kraftabgabe (Y.) und aufnehmender Qualität (Yin) umzusetzen (vgl. ▸ Yin).

Yang-Organe *f*; ***engl.:*** Yang organs; ***Syn.:*** Hohlorgane, 6 Fu-Organe
Kontext: Traditionelle Chinesische Medizin
Zu den Y. gehören: Gallenblase, Magen, Dünndarm, Dickdarm, Blase und der dreifache Erwärmer. Sie unterstützen die ▸ Yin-Organe bei der Physiologie der Umwandlung und bilden die Passage der Nahrung.

Yellow Flags *f*; ***Etym.:*** engl. *yellow* „gelb" u. *flag* „Flagge, Wimpel"
Kontext: Manuelle Therapie
Psychosoziale Faktoren, die das Risiko für die Chronifizierung von Schmerzen und die Gefahr einer dauerhaften Erwerbsunfähigkeit erhöhen. Mit Hilfe der Y. f. kann der Therapeut beurteilen, ob der Patient ein erhöhtes Risiko für die Entwicklung von chronischen Schmerzen hat. Bsp. Patient mit unspezifischem Rückenschmerz: individuelle Faktoren (Adipositas, Inaktivität, geringer Bildungsstand); arbeitsplatzbezogene Faktoren (z. B. Unzufriedenheit am Arbeitsplatz); Distress, depressive Stimmungen, Somatisierungen; Angst und Beunruhigung über die aktuelle Situation;

extreme Symptombeschreibungen; unrealistische Erwartungen (vgl. ▶ Red Flags).

Yi *n*; ***engl.:*** Concentrating
Kontext: Traditionelle Chinesische Medizin
Y. steht für die Aufmerksamkeit und den Geist.

Yin *n*; ***Etym.:*** chin. „die dunkle Urkraft, das weibliche Prinzip"; ***engl.:*** Yin
Kontext: Traditionelle Chinesische Medizin
Y. und ▶ Yang sind die primären Modalitäten des Atems, der binäre grundsätzliche Rhythmus des Lebens, der sich immer zwischen zwei Polen entfaltet. Die Lehren von Y. und Yang und die ▶ 5-Elementen-Lehre sind Naturphilosophien und dienen dazu, Phänomene der Natur und des Universums zu beschreiben und zu erklären. Y. und Yang bilden das ▶ Qi. Die östliche Naturphilosophie basiert auf dem Grundgedanken, dass das, was im Großen existiert, genauso auch im Kleinen existiert (Mikrokosmos = Makrokosmos). Das bedeutet, dass ▶ Qi mit der Polarität von Y. und Yang und Qualität der 5 Elemente Grundlage allen Seins, also auch des menschlichen Lebens ist. In einem gesunden Organismus stützen und kontrollieren sich Y. und Yang gegenseitig. Die Y.-Yang-Prinzipien können zu zweit geübt werden.

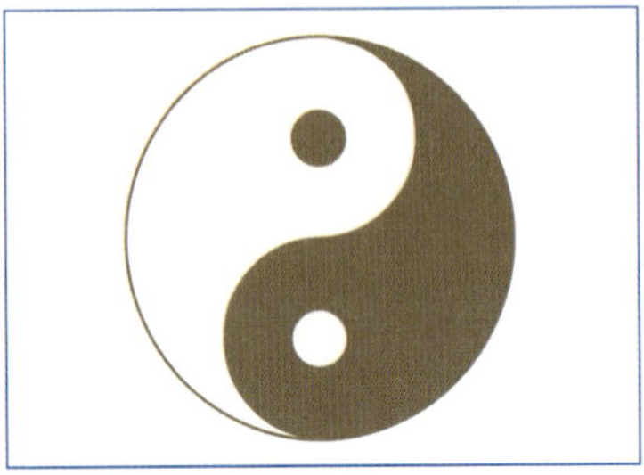

Yin und Yang.

Yin-Organe *f*; ***engl.:*** Yin organs; ***Syn.:*** Die fünf Zang-Organe
Kontext: Traditionelle Chinesische Medizin
Zu den Y. gehören 5 Hauptorgane des menschlichen Körpers: Leber, Herz, Milz, Lungen und Nieren. Sie stehen in der Traditionellen Chinesischen Medizin für die Physiologie der Umwandlung und werden durch die ▶ Yang-Organe unterstützt.

γ-Motoneuron *n*; ***Etym.:*** lat. *motor* „Beweger" u. griech. *neuron* „Sehne, Nerv"; ***engl.:*** γ-motoneuron
Kontext: Physiologie
Bestandteil der motorischen Nerven, der zur Innervierung (Aktivierung) von Muskelspindeln oder intrafusalen Muskelfasern dient. γ-Motoneuronen gehören zu einem eigenen Feedbackkreis, der dafür sorgt, dass eine bestimmte Muskelspannung aufrechterhalten wird. Sie sind gewissermaßen die „Bewacher" eines bestimmten Referenzwertes (vgl. ▶ Intrafusale Muskelfaser).

Z

Zahlungsbedingungen *f*; ***engl.:*** Terms of payment
Kontext: Betriebswirtschaftslehre, Marketing
Bestandteil der ▸ Kontrahierungspolitik (Preispolitik) im Marketing-Mix; Vereinbarungen über Zahlungspflichten. Die gesetzliche Zahlungsfrist beträgt 30 Tage (sofern keine andere Vereinbarung in den allgemeinen Geschäftsbedingungen, AGB). Physiotherapie: Praxen haben die Möglichkeit, längere oder kürzere Zahlungsfristen festzulegen. Gestaltung der Z.: Teilzahlungen (Ratenzahlung), Anzahlungen, Skonto-Abzüge (Zahlung innerhalb von 10 Tagen unter Abzug von 2 % Skonto) und Zahlungsweise (Barzahlung oder Überweisung). Praxen können die Z. in ihrer Vertragsgestaltung als individuelles Marketing-Instrument einsetzen. Räumt ein Lieferant einer Praxis eine Zahlungsfrist ein, gewährt er ihr einen zinslosen Kredit.

Zahnradmodell *n*; ***Etym.:*** ital. *modello* „Modell, Muster"; ***engl.:*** Cogwheel model
Kontext: Brügger-Konzept
Begriff der neurophysiologischen Grundlagen, der ▸ Funktionsdiagnostik und der Behandlung der ▸ Funktionskrankheiten des Bewegungssystems. Das Z. dient dem Brügger-Konzept seit vielen Jahren als Schlüsseldarstellung und Patientenmodell der neurophysiologisch gekoppelten Bewegungsmuster der ▸ aufrechten Körperhaltung. Dieses Modell erhebt keinen Anspruch auf biomechanische Korrektheit, es impliziert aber dennoch, dass die Bewegungen des Körperstammes Bewegungen um die jeweiligen Drehzentren (Begriff Brüggers, der die räumliche Veränderung des Drehpunktes beinhaltet) ohne deren Drehzentrumsverschiebungen sind. Jedes der drei Zahnräder repräsentiert eine primäre Bewegung eines bestimmten Abschnitts des Körperstammes: ▸ Beckenkippung, Thoraxhebung und Halswirbelsäulenstreckung (vgl. Körperhaltung, aufrechte). Untereinander sind diese Bewegungen im Sinne von weiterlaufenden Bewegungen vorhersagbar verknüpft. Unter neurophysiologischen Bedingungen unterstützen sich diese drei Primärbewegungen wechselseitig. Dieser funktionelle Synergismus gewährleistet den optimalen Einsatz des arthromuskulären Systems und damit seine optimale strukturelle Beanspruchung. So sind die physiologischen formativen Bildungsreize, die zum Erhalt und der Regeneration der geweblichen Strukturen benötigt werden, gewährleistet. Eine weitere Wechselbeziehung besteht zwischen dem Körperstamm und den Extremitäten im Sinne von auslaufenden Bewegungen vom Körperstamm auf die Extremitäten und rücklaufenden Bewegungen von den Extremitäten auf den Körperstamm. Hierbei bildet die Stabilität des Körperstammes die Basis für die differenzierten und feinmotorischen Bewegungen der Extremitäten. Unter pathophysiologischen Bedingungen übertragen sich somit Störungen von den Extremitäten auf den Körperstamm und umgekehrt (vgl. ▸ Muskelschlingenmodell). Die Kenntnis dieser funktionellen Zusammenhänge bildet das Fundament für das Verständnis der Funktionskrankheiten des Bewegungssystems und deren Behandlung.

Zangenentbindung *f*; ***engl.:*** Forceps extraction; ***Syn.:*** Forzeps, Zangenextraktion
Kontext: Geburtshilfe
Geburtshilflicher, operativer Eingriff zur schnellen vaginalen Geburtsbeendigung mit einem zangenartigen Instrument; Voraussetzung ist ein mediolateraler ▸ Dammschnitt, häufig kommt es zu nicht sichtbaren Verletzungen des M. sphincter ani externi. Während der Wochenbettgymnastik werden diese Aspekte berücksichtigt.

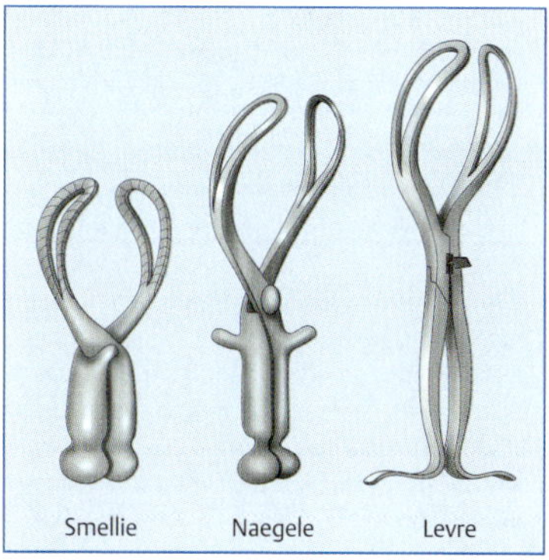

Zangenentbindung. 3 historisch bedeutsame Zangenmodelle: englisches, deutsches und französisches Modell.

Zangengriff *m*; ***engl.:*** Pinch
Kontext: Therapeutisches Klettern
Zweigeteilte Grifffläche, die mit Daumen und Fingern (ähnlich einer Zange) gefasst wird.

Zapfengelenk *n*; ***engl.:*** Pivot joint; ***Syn.:*** Drehgelenk
Kontext: Anatomie
Gelenkfläche, die sich (innerhalb eines Bandes) um eine Längsachse (konkave Führung) dreht. Beispiel: das proximale Radioulnargelenk am Ellenbogen.

Zehengelenke, Extension der *f*; ***engl.:*** Toe joints, extension of
Kontext: Bewegungslehre
ROM: Seitenvergleich.
Muskeln: M. extensor digitorum longus, M. extensor digitorum brevis.
Verkürzungen: Eine Verkürzung der Extensoren der Z. führt zur Ausbildung von Krallenzehen.
Schwäche: Eine Kraftminderung aufgrund einer Schwäche des M. extensor digitorum longus macht sich eher durch eine leichte Fußheberschwäche bemerkbar.

Zehengelenke, Flexion der *f*; ***engl.:*** Toe joints, flexion of
Kontext: Bewegungslehre
ROM: Seitenvergleich.
Muskeln: M. flexor digitorum longus, M. flexor digitorum brevis, Mm. lumbricales, Mm. interossei dorsales, Mm. interossei plantares, M. flexor digiti minimi.
Verkürzungen: Aus einer Verkürzung der Flexoren resultiert eine Beugestellung der Z. Hierdurch können Störungen während der Abrollphase auftreten.
Schwäche: Schwächen der Flexion der Z. führen zur Bildung von Krallen- und Hammerzehen und zur Abschwächung des Längsgewölbes des Fußes.

Zehenödem *n*; ***engl.:*** Toe oedema
Kontext: Lymphdrainage
Spezifisch für das Lymphödem, im fortgeschrittenen Stadium entstehen ▸ Kastenzehen (vgl. ▸ Stemmer-Zeichen).

Zeichen *n*; ***engl.:*** Sign; ***Syn.:*** Klinisches Zeichen
Kontext: Diagnostik
Objektive und objektivierbare Begleiterscheinungen einer Erkrankung; messbar, für einen Beobachter sichtbar (vgl. ▸ Symptom).

Zeichen, vergleichbares *n*
Vgl. ▸ Vergleichbares Zeichen.

Zeit *f*; ***engl.:*** Time; ***Syn.:*** Zeiteinheit
1. *Kontext:* Psychologie
Vom menschlichen Bewusstsein wahrgenommene Form der Veränderung oder der Abfolge von Ereignissen. Durch diese Veränderungen entsteht das Gefühl einer Zeitrichtung. Bei den meisten Menschen verläuft diese subjektive Zeitachse von links nach rechts entsprechend der Leserichtung. Andere Richtungen sind möglich, wie z. B. von hinten nach vorne. Die SI-Einheit der Z. ist die „Zeitstrecke" als Sekunde.
2. *Kontext:* Spiraldynamik
Z. ist eine jede Bewegung prägende Wirklichkeit. In Ergänzung zur gängigen Zeitmessung in Sekunden definiert Spiraldynamik konkrete Zeiteinheiten und deren Ablauf. Jede Zeiteinheit besteht aus einem Anfang und einem Ende (Biterminalität): Geburt und Tod, Ein- und Ausatmen, Fersenkontakt und Zehenablösung usw. Die objektive Kenngröße der Z. sind messbare Frequenzen. Die subjektive Kenngröße sinnvoller Frequenzsynchronisationen ist ▸ Rhythmus. Formales Organisationsprinzip der Z. ist die Welle (vgl. ▸ Raum).
3. *Kontext:* Physik
In der Physik ist die Zeit eine Grundgröße von fundamentaler Bedeutung: sie beschreibt alles Geschehen, das Eintreffen von Ereignissen, die Dauer von Vorgängen und die Reihenfolge bestimmter Abläufe sowie deren Geschwindigkeit und Geschwindigkeitsänderung (▸ Beschleunigung). Im SI-Einheitensystem wird Zeit in Sekunden (s) angegeben. Abgeleitete gebräuchliche Einheiten sind Minute, Stunde, Tag, Monat, Jahr sowie Zehntel-, Hunderstel-, Millisekunde usw.

Zeitarbeit *f*
Vgl. ▸ Arbeitnehmerüberlassung.

Zeitintervall *n*; ***engl.:*** Interval, period, duration; ***Syn.:*** Zeitabschnitt, Dauer, Periode
Zeitspanne zwischen zwei (gleichen) Ereignissen. Der Zeitabschnitt zwischen wiederkehrenden gleichartigen (vergleichbaren) Ereignissen wird auch ▸ Periode genannt.

Zeitliche Summation *f*
Vgl. ▸ Summation, zeitliche.

Zeitlohn *m*; ***engl.:*** Time rate
Kontext: Betriebswirtschaftslehre
Form der Personalentlohnung; für eine bestimmte Zeiteinheit (Minute, Stunde, Tag, Woche) wird ein bestimmter Lohnsatz vergütet. Berechnung: Zeitlohn = Lohnsatz·Zeiteinheit. Dem Z. liegt die Arbeitsleitung von 100 % zu Grunde. Wird mehr

geleistet als 100 %, kann der Z. durch entsprechende Leistungszulagen (z. B. Mengen-, Ersparnis- oder Qualitätszulagen) erhöht werden. Z. ist v. a. bei kreativen, gefahrvollen, verantwortungsvollen Tätigkeiten sinnvoll sowie bei Tätigkeiten, deren Menge vom Mitarbeiter nicht beeinflussbar ist, z. B. Praxisrezeption, Anzahl der Telefonate pro Stunde etc. Beim Z. liegt das Risiko der Minderleistung beim Arbeitgeber; die Lohnabrechnung ist einfach und somit günstig.

Zeitlupe *f*; ***engl.:*** Slow motion
Kontext: Diagnostik, Biomechanik
Verlangsamte Darstellung von schnell ablaufenden Zeitabläufen mit Hilfe von technischen Mitteln (Film, Video, Computersimulation). Beim Film wird Z. dadurch realisiert, dass die Aufnahme mit erhöhter Geschwindigkeit erfolgt und die Wiedergabe mit normaler Geschwindigkeit. Bei Videoaufzeichnungen wird Z. durch langsameren Bandlauf (Einzelbildfolge) erreicht. Den entgegengesetzten Effekt erzielt man mit dem ► Zeitraffer. Beispiel: Bewegungsanalyse, -studie, Ganganalyse.

Zeitmanagement *n*; ***Etym.:*** engl. *management* „Verwaltung"; ***engl.:*** Time management;
Syn.: Zeiteinteilung
Kontext: Betriebswirtschaftslehre
Arbeitstechnik der Arbeitsorganisation; verbesserter Umgang mit der zur Verfügung stehenden Zeit durch effiziente Planung, Durchführung und Kontrolle der Arbeitsaufgaben. Z. beinhaltet Einsparpotenziale. Physiotherapie: Physiotherapeuten arbeiten i. d. R. nach Zeitplänen und Terminbüchern. Bei optimierter Praxisorganisation sind Checklisten von Aufgaben, Prioritätenlisten und eingeplante Zeitpuffer wesentliche Instrumente des Z. Auch die Delegation (Aufgaben sinnvoll abgeben) an Mitarbeiter ist ein Instrument des Z.

Zeitmessung *f*; ***engl.:*** Time measurement, chronometry
Kontext: Diagnostik, Forschung
Erfassung der Dauer von Abläufen mittels eines Zeitmessers (Uhr) meist durch Feststellen einer Zeitdifferenz. Genau gehende Uhren werden Chronometer genannt. Bei der technischen Erfassung von Messdaten (z. B. bei der ► Bewegungsanalyse) wird durch das Abtastintervall den gemessenen Größen eine Zeitspanne zugeordnet. Beispiele: Ermitteln von Geschwindigkeiten bei Bewegungsabläufen bei gleichzeitiger Registrierung der Ortsveränderung (Strecken, Winkel), Messung von Zeitdifferenzen im Sport zwischen Start und Ziel.

Zeitplanung *f*; ***engl.:*** Scheduling
Kontext: Betriebswirtschaftslehre
Gezielte Strukturierung der zur Verfügung stehenden Zeit. Physiotherapie: Um den Zeitbedarf jeder therapeutischen Leistung exakt beurteilen zu können, müssen verschiedene Zeitfaktoren zur Behandlungszeit einkalkuliert werden. Bei Patienten sind Rüstzeiten (Vorbereitung des Behandlungsraumes usw.) und Liegezeiten, Wartezeiten, Zeiten für das Aus- und Ankleiden und Transportzeiten Praxisrealität. Kosten verursachen diese Zeiten in einer Praxis nur, wenn sie nicht innerhalb des vergüteten Zeittakts erledigt werden können. Um die Patientenzufriedenheit zu vergrößern, sollten alle Zeiten außer der Behandlungszeit auf ein Minimum reduziert werden. Häufig sind gerade An- und Ausziehen sehr zeitintensiv und verkürzen so die Behandlungszeit. Dies könnte, um die Patientenzufriedenheit zu steigern, durch den Einsatz von Hilfspersonal (niedrigere Personalkosten als hoch qualifizierte Therapeuten) verbessert werden.

Zeitrabatt *m*; ***Etym.:*** ital. *rabatto*, zu *rabattere* „niederschlagen"; ***engl.:*** Time allowance
Kontext: Betriebswirtschaftslehre, Marketing
Instrument der ► Kontrahierungspolitik (Preispolitik) des Marketing-Mix; ein Unternehmen bietet ein Produkt/eine Dienstleistung für eine begrenzte Zeit preiswerter an. Bsp.: Eine physiotherapeutische Praxis bietet ein neues Therapieangebot in der Einführungsphase zu einem niedrigeren Preis an. Zeitrabatte müssen den Kunden/Patienten gegenüber deutlich kommuniziert, d. h. bekannt gemacht werden. Weitere Formen: Saisonrabatte (z. B. Wellness-Angebote in der Sommerflaute) oder Auslaufrabatte (z. B. Keilkissen mit dem nicht mehr aktuellen Stoffbezug der vorigen Saison).

Zeitraffer *m*; ***engl.:*** Time lapse
Kontext: Forschung
Spezielle fotografische Aufnahmetechnik, in der die Bildfrequenz bei der Aufnahme herabgesetzt wird. Die Wiedergabe erfolgt mit normaler Geschwindigkeit. Dadurch scheint der aufgenommene Vorgang schneller abzulaufen und es werden Änderungen sichtbar, die in Echtzeit nicht oder nur schwer wahrnehmbar sind. Den entgegengesetzten Effekt erzielt man mit der ► Zeitlupe.

Zeitwahrnehmung *f*; ***engl.:*** Time perception
Kontext: Neurophysiologie, Sensomotorik
Zentralnervöser Prozess der höheren Nerventätigkeit zum dynamischen Erkennen der zeitlichen Aufeinanderfolge von Bewegungsabschnitten oder Situationen und der Bewertung von Ergebnissen; hilft Geschwindigkeiten zu regulieren, Bewegungsabschnitte korrekt aufeinanderfolgen zu lassen (keine Vermischung von Bewegungsphasen; gemeinsam mit der ▸ Raumwahrnehmung), taktische Entscheidungen zu treffen, den Bewegungsrhythmus zu generieren usw. Die Z. führt zum sogenannten „Zeitgefühl", (für das charakteristisch ist, dass man in Abhängigkeit von der Aufmerksamkeitslage einen gleichen Zeitabschnitt subjektiv unterschiedlich erleben kann (vgl. ▸ Bewegungswahrnehmung).

Zeitziel *n*; ***engl.:*** Deadline/time frame
Kontext: Betriebswirtschaftslehre
Zielformulierung, die neben der sachlichen Zielsetzung den Zeitpunkt der Zielerreichung festlegt. Man unterscheidet kurz-, mittel- und langfristige Ziele, die auch als operative (bis ½ Jahr), taktische (½–1 Jahr oder bis 5 Jahre) und strategische Ziele (1–5 oder 5–10 Jahre) bezeichnet werden. Das Erreichen des Z. bedeutet, dass bis zu diesem festgelegten Zeitpunkt die Erfolgskontrolle bzw. Zielüberprüfung stattfinden muss. Sind Zeitziele unrealistisch, d. h. erkennbar unerreichbar, wirken sie demotivierend. Bsp. physiotherapeutische Zeitziele: Steigerung des Marktanteils bis zum Jahresende um 10 %; Abschluss der Renovierung der Praxisräume bis Juli nächsten Jahres.

Zellmembran *f*; ***Etym.:*** lat. *membrana* „Häutchen, Haut"; ***engl.:*** Cell membrane
Kontext: Neurophysiologie
Lipiddoppelschicht mit hydrophoben Eigenschaften in der Membranmitte und hydrophilen Eigenschaften an der Innen- und Außenseite. Es besteht eine charakteristische zelluläre Ionenverteilung. Intrazellulär: hohe K^+-Konzentration (Kalium); anionische Proteingruppen und Phosphate sichern die elektrische Neutralität. Extrazellulär: sehr hohe Na^+-Konzentration (Natrium); das Anion ist das Cl^- (Chlor). Integrale Bestandteile der Membran sind Proteine, die sie durchdringen. Sie sind wichtig für den elektrischen Zustand in Ruhe (▸ Ruhemembranpotenzial) sowie für die ▸ Aktionspotenziale, die Leitung und Übertragung über die ▸ Synapsen. Die Proteine lassen selektiv und geregelt Ionen durch die Membran (Ionenkanäle). Es gibt potenzialunabhängige und -abhängige Kanäle. Die abhängigen Proteine verändern über einen Tormechanismus die Durchlassfähigkeit (geschlossener/offener Ionenkanal). Die aktuellen Durchlassfähigkeiten bestimmen die Permeabilität und proportional dazu die Leitfähigkeit der Membran für die entsprechenden Ionen. Die ionenselektiven Membrankanalproteine regeln den Ionenaustausch zwischen intra- und extrazellulär.

Konduktile Z.: Kann Aktionspotenziale ausbilden, da sie eine Reizschwelle (ca. –50 bis –60mV) besitzt. Vorkommen: Ursprungskegel (der Axone), Axone, Skelettmuskelfasern und Muskelzellen (glatte Muskulatur, Herz).

Nicht konduktile Z.: Kann keine Aktionspotenziale ausbilden, da sie keine Reizschwelle besitzt. Das Ruhemembranpotenzial dieser Membran reagiert auf einen Reiz ausschließlich mit einer De- oder Hyperpolarisation. Vorkommen: subsynaptische Membran, rezeptive Zone eines Rezeptors.

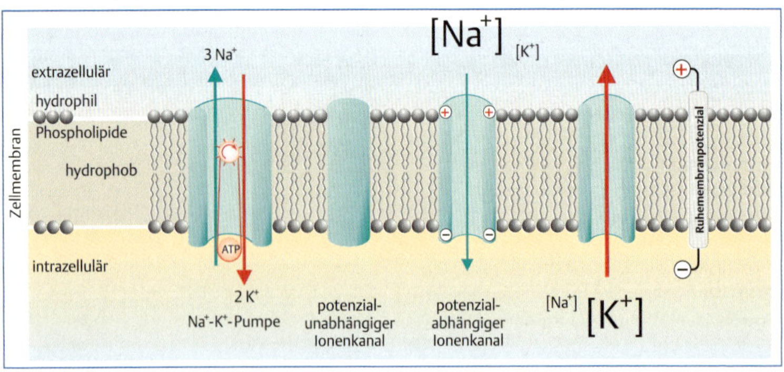

Zellmembran.

Zelluläre Phase *f*; ***engl.:*** Cellular phase
Vgl. ▸ Wundheilung.

Zentrale Handlungsorganisation *f*
Vgl. ▸ Handlungsorganisation, zentrale.

Zentrale Hemmung *f*; ***engl.:*** Central inhibition
Kontext: Medizinische Trainingstherapie, Physiologie
Im Zusammenhang mit plastischen Veränderungen im Nervensystem diskutierte Folge von posttraumatischen oder postoperativen Koordinationsstörungen bzw. traumatisierten Körperabschnitten, manifestiert durch negative Sinneseindrücke (Schmerz, Angst, Ungewissheit). Bsp.: Eine Abschwächung des M. quadriceps bei Knieprothesen oder des M. gluteaus medius bei Hüftprothesen ist nicht nur als lokales, sondern auch als zentrales Geschehen zu sehen. Innerhalb der Medizinischen Trainingstherapie bzw. Physiotherapie übernehmen Therapeuten deshalb eine wesentliche Rolle bzgl. Information und Abbau von Ängsten.

Zentrale Parese *f*; ***Etym.:*** lat. *centrum* „Stachel, Einstich des Zirkels, Kreismittelpunkt“ u. griech. *paresis* „Erschlaffung“; ***engl.:*** Central paresis
Kontext: Neurologie
Lähmung bzw. Kraftminderung nach Schädigung motorischer Kortexareale oder der deszendierenden Faserstrukturen. Ursachen: Trauma mit Verletzung motorischer Areale und Bahnen (Kompression bei Hirndruckentwicklung); Sauerstoffmangel bei Infarkten, Blutungen, Herz-Kreislauf-Versagen; toxische Schädigung. Verlauf in drei Phasen: unmittelbar nach einer Schädigung mit Durchblutungsstörung verminderte Erregbarkeit und meist komplette Paresen; Übererregbarkeit mit zurückkehrenden Funktionen; Normalisierung der Erregbarkeit und Verbesserung der Funktionen und Aktivitäten. Physiotherapie: Ziel ist die Verbesserung auf Funktions- und Aktivitätsebene. Am erfolgreichsten sind aktiv und zielorientiert übende Verfahren. In der Untersuchung werden Kraft, aktive Bewegungen und Aktivitäten erfasst (Grundlage: ICF) und zur Testung valide Skalen und Messungen eingesetzt (ebenso: Prüfen von Gelenkbeweglichkeit, Sensibilität, Muskeltonus; Erfassen von Atrophien und Hypertrophien). Prognose: Je früher sich eine willkürliche Kraftentwicklung zeigt, desto besser. Ist nach 6 Monaten keine willkürliche Kraftentwicklung möglich, ist eine motorische Verbesserung unwahrscheinlich.

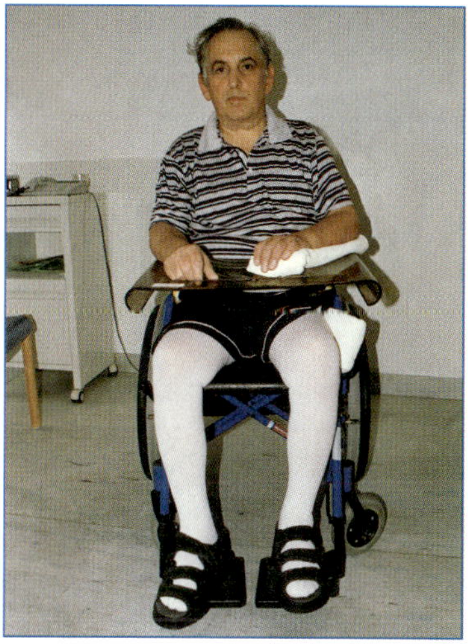

Zentrale Parese: Lagerungsmöglichkeit im Rollstuhl.

Zentraler Mustergenerator *m*; ***Etym.:*** lat. *centrum* „Stachel, Einstich des Zirkels, Kreismittelpunkt“ u. *generator* „Erzeuger“; ***engl.:*** Central pattern generator
Vgl. ▸ Central Pattern Generator.

Zentrales Halsmarksyndrom *n*; ***Etym.:*** lat. *centrum* „Stachel, Einstich des Zirkels, Kreismittelpunkt“ u. griech. *syndrome* „Anhäufung, Zusammenlaufen“; ***engl.:*** Central cervical cord syndrome
Kontext: Traumatologie
Spezielle Form der Querschnittlähmung; aufgrund einer Hyperflexion oder -extension der Halswirbelsäule ausgelöste traumatische Schädigung mit bilateralen Armparesen, unterschiedlich ausgeprägten Sensibilitätsstörungen. *Physiotherapie:* auf ärztlicher Diagnostik und Befunderhebung abgestützte Maßnahmen zur Schmerzreduktion und ggf. zur Stabilisation der Halswirbelsäule sowie atemtherapeutische Maßnahmen. Bei stabiler Halswirbelsäule auch Muskelkräftigung und Üben von Bewegungsabläufen.

Zentrales Nervensystem *n*
Vgl. ▸ Zentralnervensystem.

Zentrales Rückenmarksyndrom *n*; ***Etym.:*** lat. *centrum* „Stachel, Einstich des Zirkels, Kreismittelpunkt" u. griech. *syndrome* „Anhäufung, Zusammenlaufen"; ***engl.:*** Central thoracical (marrow) syndrome
Kontext: Neurologie, Traumatologie
Spezielle Form der Querschnittlähmung; Schädigung des Rückenmarks durch Ischämien, Traumen, Syrinxbildung und Tumoren, die vor allem die zentrale graue Substanz und kreuzende spinothalamische Bahnen betrifft; führt neben Lähmungen zum Verlust der Schmerz- und Temperaturwahrnehmung bei erhaltenem Berührungs-, Lage- und Vibrationsempfinden. Physiotherapie: differenzierte Befunderhebung zur Erfassung sensibler und motorischer Defizite und entsprechende therapeutische Maßnahmen zur Verbesserung der defizitären Leistungen.

Zentralisation *f*; ***Etym.:*** lat. *centrum* „Mittelpunkt" u. griech. *phainomenon* „sinnlich Wahrnehmbares; ***engl.:*** Centralisation (phenomenon); ***Syn.:*** Zentralisationsphänomen, Zentralisierung
Kontext: McKenzie-Konzept, Neurologie, Orthopädie
Distaler Schmerz in Extremitäten, der von der Wirbelsäule ausgeht (auch wenn er dort nicht unbedingt empfunden wird) und infolge einer bewussten Anwendung von ▸ Belastungsstrategien beseitigt wird. Durch diese Belastung wird der periphere Schmerz zum Verschwinden gebracht, er scheint sich immer mehr in proximale Richtung zurückzuziehen. Gleichzeitig kann sich proximaler Schmerz entwickeln oder verstärken. Das Phänomen tritt nur beim einem ▸ Derangementsyndrom auf (vgl. ▸ Mechanische Syndrome, ▸ Peripheralisation). Es beruht auf der zufälligen Beobachtung McKenzies im Jahre 1956 bei einem Patienten mit Schmerzen, die vom Rücken zum Knie reichten. Eine fünfminütige Lagerung in extremer Extension in Bauchlage führte zur Verlagerung der Schmerzen aus dem Bein ins Rückenzentrum und schließlich zur völligen Schmerzfreiheit. Als Erklärung für das Phänomen ließ sich McKenzie von Cyriaxs Arbeiten beeinflussen, der Rückenschmerzen und radikuläre Schmerzen auf interne Verlagerungen in Bandscheiben zurückführte und annahm, dass sich solche Verlagerungen mechanisch beeinflussen lassen. Auf diese Vorstellung stützt sich bis heute das McKenzie-Konzept bei der Untersuchung und Behandlung des Derangementsyndroms. McKenzie verfeinerte das Konzept und beobachtete, dass verschiedene Patienten mit ähnlichen Symptomen auf mechanische Belastungen unterschiedlich reagieren. Ob es bei einem Bandscheibenvorfall zu einer Z. kommen kann, wird kontrovers diskutiert. McKenzie betont, dass traumatische Verletzungen der Bandscheibe durch einen chemischen Dauerschmerz gekennzeichnet sind. Das typische Zentralisationsphänomen ist eng mit der Unversehrtheit der äußeren Anuluslamellen verbunden. Nur dann besteht ein annähernd physiologisches hydrostatisches System und Bandscheibengewebe kann zurückverlagert werden. Demgegenüber steht die klinische Erfahrung mancher Therapeuten, die durch wiederholte Bewegungen trotz der gesicherten Diagnose Bandscheibenvorfall eine Reduktion der Beschwerden oder gar eine Z. erreichen.

Zentralisationsphänomen *n*; ***Etym.:*** lat. *centrum* „Mittelpunkt" u. griech. *phainomenon* „sinnlich Wahrnehmbares"; ***engl.:*** Centralisation phenomenon; ***Syn.:*** Zentralisation, Zentralisierung
Vgl. ▸ Zentralisation.

Zentralisierung *f*; ***Etym.:*** lat. *centrum* „Mittelpunkt"; ***engl.:*** Centralization; ***Syn.:*** Zentralisation, Zentralisationsphänomen
Vgl. ▸ Zentralisation.

Zentralist *m*; ***Etym.:*** lat. *centralis* „zum Mittelpunkt gehörig"; ***engl.:*** Centralist
Kontext: Theoretische Modelle
Anhänger des Gedankens, dass Bewegung mehr oder weniger unabhängig von peripherer Information ausgeführt werden können. Stattdessen werden sie von einem zentral gespeicherten Motorprogramm reguliert (vgl. ▸ Open-loop-Theorie, ▸ Peripheralist).

Zentralnervensystem *n*; ***Etym.:*** lat. *centrum* „Stachel, Einstich des Zirkels, Kreismittelpunkt", *nervus* „Sehne, Band" u. griech. *systema* „Zusammenstellung, Gebilde, Gesamtheit"; ***Abk.:*** ZNS; ***engl.:*** Central nervous system
Kontext: Anatomie, Neurophysiologie
Zentrales Organ zur Verarbeitung und Integration sensibler und sensorischer Reize, Koordination motorischer Leistungen, Regulation aller innerorganischen Abstimmungsvorgänge sowie kognitiver Prozesse (Erkennen, Erinnern, Planen und Handeln). Umfasst das Großhirn, Zwischenhirn (Dienzephalon), Kleinhirn, Hirnstamm und Rückenmark.

Zentralverband der Physiotherapeuten/Krankengymnasten e. v. *m*; ***Abk.:*** ZVK; ***Syn.:*** Deutscher Verband für Physiotherapie – Zentralverband der Physiotherapeuten/Krankengymnasten (ZVK) e. v.
Kontext: Berufspolitik
Berufsständige Interessenvertretung angestellter, freiberuflicher Physiotherapeuten und physiotherapeutische Auszubildende in Deutschland. Dachorganisation der einzelnen Landesverbände, die außerdem 16 Arbeitsgemeinschaften umfasst.

Zentrierung, biomechanische *f*; ***Etym.:*** lat. *centrum* „Stachel, Einstich des Zirkels, Kreismittelpunkt", griech. *bios* „Leben" u. *mechanike (techne)* „Maschinenkunst"; ***engl.:*** Alignment, biomechanical
Kontext: Funktionelle Bewegungslehre
Die Z. entsteht durch differenzierte feinmotorische Aktivitäten der um ein Gelenk angeordneten Muskulatur. Dadurch wird die Stellung des gelenkbildenden Knochens im Sinne der Kongruenz optimiert. Dieser Zustand wird als Z. eines Gelenkes bezeichnet. Bei therapeutischen Übungen in ▸ Stützfunktion betrifft dies insbesondere das Ellbogengelenk, damit die ▸ dynamische Stabilisation der Muskulatur funktionell erfolgen kann.

Zentrierungsübung *f*; ***Etym.:*** lat. *centrum* „Mittelpunkt"; ***engl.:*** Alignment exercise
Kontext: Psychosomatik
Gleichseitige Drehbewegung im Stehen um die senkrechte Achse. Ziel: Erleichtern der Erdung und Auflösung einer Erstarrung im Rumpf. Die Arme schwingen seitlich entspannt mit.

Zentrifugalkraft *f*; ***Etym.:*** lat. *centrum* „Mittelpunkt", *fugere* „fliehen" u. *Kraft*; ***engl.:*** Centrifugal force; ***Syn.:*** Fliehkraft
Kontext: Physik
Bei einer Bewegung auf einer gekrümmten Bahn (Rotation), die von Drehzentrum weg (nach außen) gerichtete Kraft. Die Z. ist der ▸ Zentripetalkraft entgegengesetzt und stellt eine Scheinkraft dar, weil sie ausschließlich von der Masse (des bewegten Körpers) und ihrer Geschwindigkeit bestimmt wird. Anwendung: Zentrifugen bewirken eine Sedimentation von Teilchen unter Ausnutzung der Fliehkraft.

Zentripetalkraft *f*; ***Etym.:*** lat. *centrum* „Mittelpunkt", *petere* „nach etwas streben" u. *Kraft*; ***engl.:*** Centripetal force
Kontext: Biomechanik
Bei einer Bewegung auf einer gekrümmten Bahn (Rotation), die zum Drehzentrum (nach innen) gerichtete Kraft. Sie zwingt (hält) einen Körper auf einer Kreisbahn und ist damit die Ursache ei-

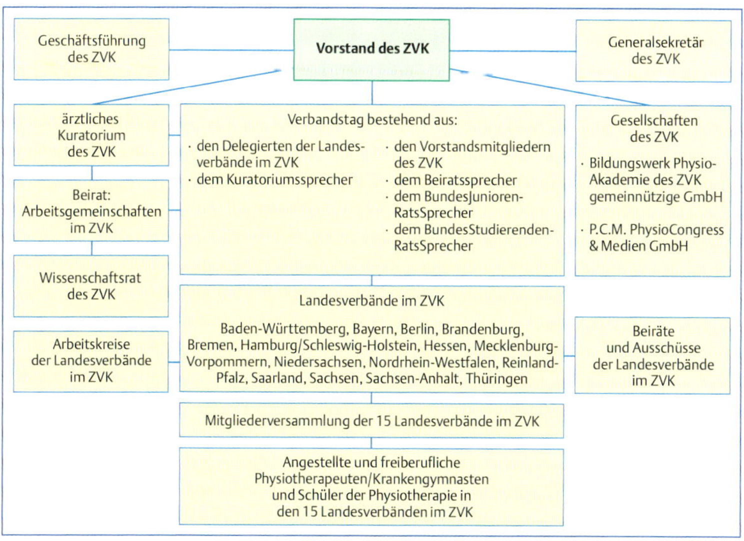

Zentralverband der Physiotherapeuten/Krankengymnasten e. V. Organisationsstruktur des ZVK.

ner Kreisbewegung. Die Z. ist der ▸ Zentrifugalkraft entgegengesetzt.

Zentrisches intraorales Stützstiftregistrat nach Gerber *n*; ***Etym.:*** nach dem Schweizer Zahnarzt *Albert Gerber* (1907–1990), lat. *centrum* „Stachel, Einstich des Zirkels, Kreismittelpunkt", *intra* „innerhalb", *os* (Genitiv *oris*) „Mund" u. *registrare* „in ein Verzeichnis eintragen"; ***engl.:*** Intraoral pressure dependent registration
Kontext: Kiefergelenksbehandlung
Bestimmung der Bisslage mittels eines Stützstiftregistrats. Beim Z. werden die rein von Muskeln geführten Unterkieferbewegungen mittels eines intraoralen Sperrstiftes auf einer Platte aufgezeichnet und die Registrierplatten in der gewünschten Position verschlüsselt. Bei der elektronischen Weiterentwicklung (IPR nach Vogel) wird mit einem standardisierten Anpressdruck auf die Registrierplatte gearbeitet.

Zercher Squat *m*; ***Etym.:*** nach dem amerik. Gewichtheber *Ed Zercher* u. engl. *squat* „Hocke"; ***engl.:*** Zercher's squat; ***Syn.:*** Kniebeuge
Kontext: Medizinische Trainingstherapie
Übung zur Kräftigung der Oberschenkel- und Rumpfmuskulatur; Ausgangstellung: Der Patient befindet sich im symmetrischen Zweibeinstand, das Gewicht ruht in den Ellenbeugen. Aktion: harmonische Beugung von Sprung-, Knie- und Hüftgelenken bei stabilisierter Lordose. Variationen: Das Ausmaß von Hüft- und Kniegelenkbeugung sowie die Lage des Körperschwerpunkts indikationsspezifisch anpassen.

Zerebelläre Ataxie *f*
Vgl. ▸ Ataxie, zerebelläre.

Zerebellum *n*; ***Etym.:*** Verkleinerungsform zu lat. *cerebrum* „Gehirn"; ***engl.:*** Cerebellum
Vgl. ▸ Kleinhirn.

Zerebrale Spastik *f*
Vgl. ▸ Spastik, zerebrale.

Zerlegung von Kräften *f*; ***engl.:*** Decomposition of forces
Vgl. ▸ Kraftvektorzerlegung.

Zero-momentum strategy *f*; ***Etym.:*** engl. *zero* „null", *momentum* „Impuls, Schwungkraft", *strategy* „Strategie"
Kontext: Bewegungsanalyse
Strategie zur Bewältigung eines Lagewechsels, die Stabilität gewährleistet, aber vergleichsweise mehr Kraft erfordert. Bsp. Wechsel vom Sitzen zum Stehen: Der Oberkörper wird nach vorne gebracht. Da der Körperschwerpunkt innerhalb der Unterstützungsfläche bleibt, die vorne durch die

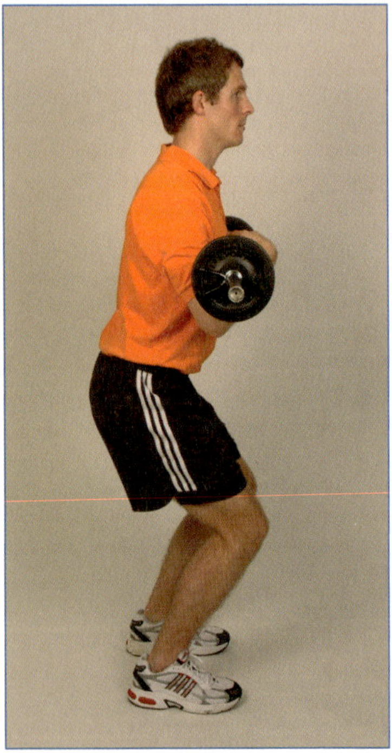

Zercher Squat. Ausgangsstellung.

Füße begrenzt wird, ist die Stabilität erhöht. Die notwendige Kraftentwicklung der Knie- und Hüftgelenkmuskulatur, um den Körperschwerpunkt nach oben zu bewegen, ist jedoch relativ hoch, da der Körper weniger beschleunigt ist (vgl. ▸ Momentum transfer strategy).

Zerrung *f*; ***engl.:*** Strain trauma, distorsion
Kontext: Biomechanik, Traumatologie
Verletzung infolge entgegengerichteter (ziehender, dehnender) Kraftwirkungen im Sinne einer Verlängerung der betroffenen Strukturen. Überdehnung von Bändern oder Weichteilstrukturen.

Zervikalstütze *f*; ***Etym.:*** lat. *cervix* „Hals, Nacken"; ***engl.:*** Cervical collar; ***Syn.:*** HWS-Schiene, Schanz-Verband
Kontext: Traumatologie
Zirkulärer Halsverband zur Entlastung von Halsstrukturen. Bei Verdacht auf Halswirbelsäulenverletzung wird eine HWS-Stütze, die die Halswirbelkörper in Bezug auf Flexions-/Extensionsbewegungen immobilisiert, prophylaktisch angelegt.

Physiotherapie: Zervikalstützen sind in der Akutphase sinnvoll, sollten aber (wenn keine Frakturen vorliegen) wegen der Gefahr muskulären Atrophien nicht zu lange getragen werden. Die Entwöhnung sollte stufenweise und in Absprache mit dem Patienten erfolgen.

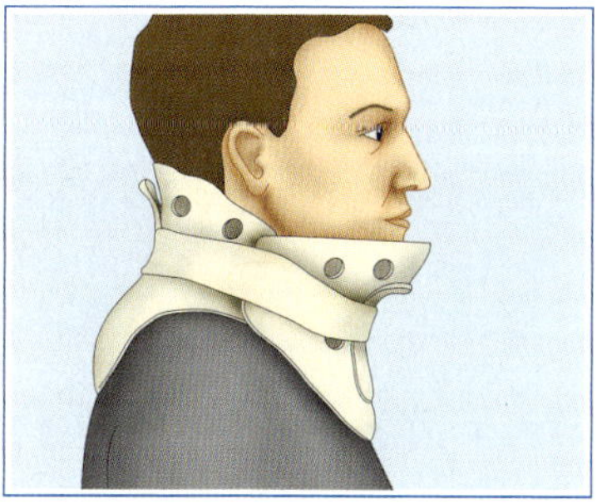

Zervikalstütze.

Zervikobrachialgie *f*; ***Etym.:*** lat. *cervix* „Hals, Nacken", *bracchium* „Arm" u. griech. *algos* „Schmerz"; ***engl.:*** Cervicobrachialgy
Kontext: Neurologie
Nackenschmerz kombiniert mit ausstrahlendem Armschmerz.

Zickzackphänomen *n*; ***engl.:*** Zigzag-phenomenon
Vgl. ▸ Handskoliose.

Ziehendes Gefühl *n*
Vgl. ▸ Gefühl, ziehendes.

Ziel *n*
Kontext: Psychologie
Angestrebter, zukünftiger Zustand. Ziele sind für die Handlungssteuerung wesentlich. Um zu wissen, was man tun soll, muss man wissen, was man will. Es lassen sich explizite und implizite Ziele unterscheiden. Explizite Ziele sind die bewusst formulierbaren und in Sprache fassbaren Ziele, die mit dem Selbstkonzept in Verbindung stehen. Implizite Ziele beziehen sich auf die dem Organismus innewohnenden ▸ Bedürfnisse, die bedeutsam für sein Überleben, ▸ Wohlbefinden und seine positive Weiterentwicklung sind. Explizite und implizite Ziele können übereinstimmen, aber auch auseinanderdriften. Bsp.: Das explizite Z., ein bestimmtes Arbeitspensum noch zu schaffen, kann im Widerspruch zum impliziten Z. des Organismus nach Ruhe stehen. Implizite Ziele können sich über ▸ somatische Marker bemerkbar machen und zu intuitiv richtigen Entscheidungen beitragen. Erreicht man ein Ziel, führt dies in der Regel zu einem Zustand der ▸ Freude. Die Übereinstimmung von impliziten und expliziten Zielen und die Zielklärung kann beispielsweise mithilfe von ▸ Focusing und durch ▸ Kommunikation mit einer vertrauenswürdigen Person geschehen. Eine Zielklärung in der Physiotherapie kann durch geeignete ▸ Gesprächsführung des Therapeuten erfolgen und führt meist zu mehr Beteiligung des Patienten und einer guten ▸ Kooperation (vgl. ▸ Zielformulierung).

Zielart *f*; ***engl.:*** Type of target
Kontext: Betriebswirtschaftslehre
Unterscheidung der unternehmerischen/strategischen ▸ Ziele nach den Kriterien Gewichtung/Bedeutung, Inhalt oder ▸ Zeit. Zielsetzungen sind für physiotherapeutische Praxen bzw. die Inhaber und Mitarbeiter/Therapeuten ein wesentlicher Bestandteil der Praxisführung.
Zielhierarchie: Oberziele und Unterziele oder auch Haupt- und Nebenziele, die ein Ranking, d. h. die eine Reihenfolge in ihrer Wichtigkeit der verschiedenen Ziele widerspiegeln.
Ausrichtungsbezogenes Ziel: Monetäres (d. h. geldbezogenes Ziel wie Umsatz, Gewinn) und nicht monetäres Ziel (ideelles Ziel, wie Bekanntheitsgrad oder Image der Praxis).
Fristenbezogenes Z.: vgl. ▸ Zeitziel.

Zielbeziehung *f*; ***engl.:*** Target relations
Kontext: Betriebswirtschaftslehre
Wechselwirkung zwischen zwei oder mehreren Zielen. Bei der Zielformulierung muss der Unternehmer/Praxisinhaber darauf achten, dass die verschiedenen Ziele zusammenpassen. Bestehen Zielkonflikte, müssen Prioritäten gesetzt werden, da die Ziele sonst nicht erreicht werden. Ziele können sich auf drei Arten zueinander verhalten.
Komplementäre Z.: Die Ziele ergänzen sich (z. B. Kostensenkungen und Gewinnerhöhungen).
Konkurrierende Z.: Die Ziele widersprechen sich (z. B. Kostensenkung und Erhöhung des Fortbildungsetats der Praxis).
Indifferente Z.: Die Ziele beeinflussen sich nicht (z. B. Modernisierung der Praxisräumlichkeiten und Senkung der Fehlzeiten der Therapeuten).

Zielbezogene Bewegung *f*
Kontext: Physiologie, Sportwissenschaft, Trainingslehre
Vgl. ▸ Bewegung, zielbezogene.

Zielbild *n*; ***engl.:*** Conceptuall goal
Kontext: Neurologie, Motorisches Lernen

Vorstellen des eigentlichen Bewegungsziels, wobei man sich auf das entsprechende automatische motorische Programm für die Aufgabe verlässt, z. B. einen Ball in den Korb werfen. Das menschliche Gehirn, Nervensystem und die Muskeln funktionieren wie ein sehr komplexer Servo-Mechanismus, der seinen Weg zum Ziel lenkt, indem er Feedbackdaten und gespeicherte Informationen verwendet für das Auswählen der optimalen Motorik. Videos sind vorteilhaft für die Arbeit mit Zielbildern. Der Patient wird in seiner besten Bewegungsfertigkeit gefilmt und soll sich selber nachahmen (vgl. ▶ Closed Skill, ▶ Open Skill).

Zieldefinition *f*; ***Etym.:*** lat. *definire* „abgrenzen, festsetzen, bestimmen"; ***engl.:*** Aim definition

Kontext: Kommunikation

Festlegung von Therapiezielen auf Funktions-, Struktur- und Aktivitätsebene ggf. auch Partizipationsebene in Absprache mit dem Patienten.

Zielfelder, physiotherapeutische *f*; ***engl.:*** Target areas, physiotherapeutic

Kontext: Theoretische Modelle, Clinical Reasoning

Physiotherapeutische Ziele lassen sich in vier Z. einordnen: Prävention (Vermeiden von Folgeschäden, z. B. Prophylaxe von Kontrakturen, von Stürzen, Herz-Kreislauf-Problemen oder von Stürzen), Erhalt (eng verbunden mit der Prävention; durch das Vermeiden von Folgeschäden die aktuelle Situation erhalten), Kompensation (Verhaltensstrategien, um einen Verlust auszugleichen), Rehabilitation (Wiederherstellen, Wiedereingliedern).

Zielfixiertheit *f*; ***engl.:*** Goal fixation

Kontext: Alexander-Technik

Zustand, in dem das direkte Erreichen eines Ziels im Vordergrund einer Handlung steht, sodass Teilschritte und alternative Vorgehensweisen nicht erwogen werden. Gesamtkoordination, Angemessenheit der Muskelspannung und eigene Befindlichkeit werden nicht oder nur eingeschränkt wahrgenommen und kaum als korrigierbar betrachtet.

Zielformulierung *f*; ***Etym.:*** franz. *formuler* „formulieren, abfassen, äußern", zu lat. *formula* „Vorschrift, Satzung"; ***engl.:*** Goal setting

1. ***Kontext:*** Psychologie, Kommunikation

Explizite ▶ Ziele sind besonders wirksam, wenn sie positiv, herausfordernd und konkret formuliert sind. Für die Umsetzung der erforderlichen Handlungsschritte zur Zielerreichung bedarf es ausreichenden Vertrauens in die eigenen Fähigkeiten und einer gewissen Anstrengungsbereitschaft. Um den kognitiven Aufwand zu reduzieren, sind spezifische Vorsätze besonders geeignet: „Wenn Situation X auftritt, will ich das Verhalten Y ausführen." Dadurch werden im Vorfeld besonders günstige situative Bedingungen definiert, die beim Auftreten dieser Situation das Abrufen des Zieles und der Handlungsmuster erleichtern (vgl. ▶ Selbstwirksamkeit, ▶ Kompetenzerleben).

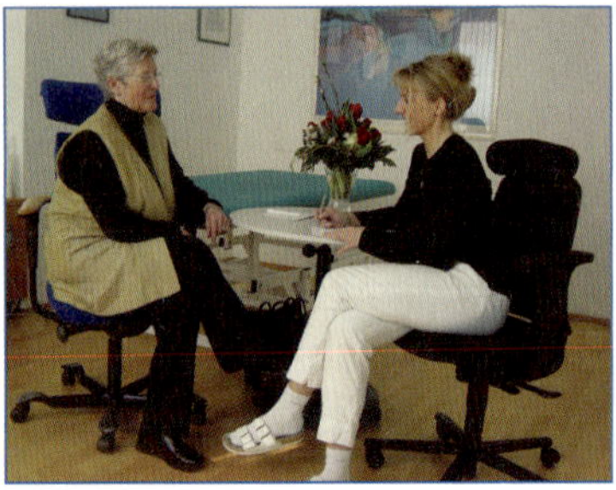

Zielformulierung: Patientin und Therapeutin bei der Formulierung von Zielen.

2. ***Kontext:*** Betriebswirtschaftslehre

Umfasst den sachlichen Gegenstand, eine Messgröße und die Zeitangabe der Zielerreichung; strategische/unternehmerische Ziele sind klar, präzise, messbar, schriftlich fixiert, transparent, realistisch und im Team kommuniziert. Physiotherapie: Hat die Praxisleitung strategische Ziele erarbeitet, formuliert sie diese in jeder Beziehung so präzise wie möglich. Nur so können Mitarbeiter/Therapeuten nachvollziehen, welche Vorgaben mengen- und zeitbezogen erreicht werden sollen. Bsp.: Eine Gewinnsteigerung von 10 % im laufenden Kalenderjahr durch Kostensenkungen von 10 % im Bereich Materialeinkauf und Umsatzsteigerungen von 15 % im Bereich Trainingstherapie durch Neukundenakquise. (Nicht: Gewinnsteigerung gegenüber dem Vorjahr.) Klare Zielvorgaben enthalten Handlungsanweisungen für alle Beteiligten.

Zielparameter *m*; ***engl.:*** Goal parameter

Kontext: Forschung

In einem Studienprotokoll festgelegte Endpunkte, die zu definierten Zeitpunkten kontrolliert werden.

Zielsehnsucht *f*; ***engl.:*** Longing towards a goal
Kontext: Funktionelle Bewegungslehre
Bestandteil und Auslöser des Gehautomatismus; eine Handlungsintention löst zielgerichtetes Gehen aus. Der Therapeut kann dies beobachten, wenn der Patient beginnt, durch eine geringfügige Translation des Brustkorbes eine Vorlastigkeit in Bezug auf die mittlere Frontalebene zu provozieren. Durch das Extendieren und das Spreizen der Zehen muss der Patient sich in Gang setzen, um die Balance zu bewahren. Die nachfolgenden Schritte erfolgen automatisch, solange die Z. besteht.

Zielsensomotorik *f*; ***Etym.:*** lat. *sentire* „fühlen, empfinden" u. *motor* „Beweger"; ***engl.:*** Aimed sensorimotor function
Kontext: Neurophysiologie, Sensomotorik
Beinhaltet alle Komponenten der Bewegung, die dem modell- und/oder zielbezogenen Bewegungsziel zugeordnet werden können: dynamisches Erkennen der aktuellen Haltung, Stellung und des Funktionszustands der Muskulatur, Sehnen-, Band- und Kapselstrukturen; Auswahl und Anpassung der sensomotorischen Handlungsstrategie an die Aufgabenstellung und Situation; Vorwegnehmen (Antizipieren) des Bewegungsergebnisses, als Basis der Bewegungskontrolle und einer potenziellen Bewegungskorrektur; Programmieren und Ausführen der gewünschten Bewegung in einem rückgekoppelten und somit geregelten Prozess. Muskeln und Muskelgruppen werden zum richtigen Zeitpunkt und über das richtige Zeitintervall (Timing) in Funktion versetzt. Gegenüber der ▸ Stützsensomotorik ist eine Abtrennung nur didaktisch möglich. Ziel- und Stützsensomotorik sind integrative Bestandteile jeder Bewegungshandlung.

Zielvereinbarung *f*; ***engl.:*** Target agreement
Kontext: Betriebswirtschaftslehre
Führungstechnik, auch: Management by Objectives; Unternehmer und Mitarbeiter einigen sich in einem Mitarbeitergespräch auf ein Ziel oder mehrere Ziele und eine flexible materielle Gegenleistung für den Mitarbeiter bei Zielerreichung. Zielvereinbarungen sind arbeitsrechtlich relevant und dürfen nicht gegen den Willen des Mitarbeiters nachträglich eingeführt werden (Bestandteil des Arbeitsvertrags). Physiotherapie: Praxisinhaber und Mitarbeiter/Therapeut besprechen im Mitarbeitergespräch u. a. die kommenden Anforderungen und jeweiligen Erwartungen. Wesentlicher Bestandteil der Z. ist, dass für die Zielerreichung ein materieller oder ideeller Nutzen festgelegt wird, z. B. Prämie oder Beförderung. Der Therapeut erklärt sich mit dem gesetzten Ziel einverstanden und macht es zu seinem eigenen, persönlichen Ziel.

Zinsen, kalkulatorische *f*; ***Etym.:*** lat. *calculare* „rechnen, berechnen"; ***engl.:*** Interest, imputed
Kontext: Betriebswirtschaftslehre
Planerische, fiktive bzw. entgangene Zinseneinkünfte, da Kapital in das Unternehmen investiert wurde und nicht in eine Kapitalanlage; Bestandteil der ▸ kalkulatorischen Kosten im Rechnungswesen (Buchführung). Physiotherapie: Ein Praxisinhaber kann verfügbare finanzielle Mittel immer in Geldanlagen, Wertpapiere usw. investieren, anstatt in die Praxis (Material, Ausstattung, Personalfortbildung usw.). Durch die Kapitalanlage würde er Zinsen erhalten (zusätzliche Einnahmequelle). Deshalb ist gegenzurechnen, ob die Investition in eine moderne Praxisausstattung oder in Finanztitel den größeren Ertrag bringt. Bei einer Investition in die Praxis wird auf der Kostenseite der Zinsverzicht („Zinsverlust") zu den entstandenen Kosten hinzugerechnet. Dies sind keine real entstanden Kosten, sondern ein Ausdruck für den entgangenen Zinsgewinn, der die Praxis „etwas kostet".

Zirkel *m*; ***engl.:*** Circle
Kontext: Hippotherapie
Bahnfigur, ein großer Kreis, der durch Abrunden der vier Ecken einer halben Bahn entsteht. Seine Rundung muss mit entsprechender ▸ Biegung des Pferdes geritten werden (vgl. ▸ Hufschlagfigur.)

Zirkumferenzmessung *f*; ***Etym.:*** lat. *circumferentia* „Umkreis"; ***engl.:*** Circumferential measurement
Kontext: Diagnostik
Der Therapeut misst mit Hilfe eines Zentimetermaßes den Umfang der betroffenen Körperteile des Patienten, um mögliche Schwellungen oder Atrophien zu erkennen. Mögliche Messstellen der oberen Extremität sind z. B. die Mitte des Oberarms, 5 cm unterhalb des Ellenbogens, das Handgelenk, unterhalb der Grundgelenke oder unterhalb der Fingergelenke. Man erkennt so auch deren Verlauf sehr schnell. Die Messung sollte immer im Seitenvergleich und möglichst zur gleichen Tageszeit stattfinden.

Zirkumoral *f*; ***Etym.:*** lat. *circum* „ringsum, um ... herum" u. *os* (Genitiv *oris*) „Mund"; ***engl.:*** Circumoral; ***Syn.:*** Perioral
Kontext: Kiefergelenksbehandlung
Um den Mund herum (liegend), in der Umgebung der Mundöffnung.

Zitratzyklus *m*; ***Etym.:*** griech. *kitron* „Zitrone" u. *kyklos* „Kreis"; ***engl.:*** Citric acid cycle
Kontext: Biochemie, Physiologie
In den Mitochondrien als Teil des Energiestoffwechsels stattfindender, kreisförmiger Abbauprozess (Enzymkaskade) von Azetyl-Koenzym; Produkt des Einschleusungsprozesses des Pyrovats oder des Spaltsprodukts der β-Oxidation in die Mitochondrien (▸ aerober Energiestoffwechsel). Pyrovat (Endprodukt der aeroben Glykolyse) wird unter Abspaltung von CO_2 (oxidative Dekarboxylierung) als Endprodukt des aeroben Energiestoffwechsels und H_2, das vom NAD (NADH2) aufgenommen wird, zur aktiven Essigsäure (Azetyl-Koenzym A) umgebaut und mit dieser Reaktion in das Mitochondrium eingeschleust. Gleichung der Reaktion: Pyrovat + NAD + Koenzym A→Azetyl-Koenzym A + $NADH_2$ + CO_2. Die aktivierte Essigsäure reagiert mit der Oxalessigsäure (C 4-Körper, Endprodukt des Zitratzyklus) zur Zitronensäure (C 6-Körper). Es folgt ein kreisförmiger Stoffwechselprozess, in dem bis zum erneuten Entstehen der Oxalessigsäure 6 Zwischenprodukte auftreten. Im Ergebnis ist die eingespeiste aktivierte Essigsäure abgebaut. Die C-Atome erscheinen in zwei CO_2, und die 4 H_2 liegen als $NADH_2$ vor. Gleichung (Gesamtprozess): Azetyl-Koenzym A + $3H_2O \rightarrow 2CO_2 + 4\ NADH_2$ + Koenzym A.

ZNS *n*
Vgl. ▸ Zentralnervensystem.

Zone, elastische *f*
Vgl. ▸ Elastische Zone.

Zone, neurolymphatische *f*
Vgl. ▸ Neurolymphatische Zone.

Zone, reflektorische *f*
Vgl. ▸ Reflektorische Zone.

Zonen *f*; ***Etym.:*** griech. *zone* „Gürtel, Querstreifen auf der Erd- od. Himmelskugel"; ***engl.:*** Zones
Vgl. ▸ Auslösungszonen.

Zoneneinteilung *f*; ***engl.:*** Zoning
Kontext: Neurologie
Verletzungen der Beuge- und Strecksehnen werden nach Zonen eingeteilt. Die Symptome und die spätere Versorgung sind abhängig von der durch die Verletzung betroffenen Zone.

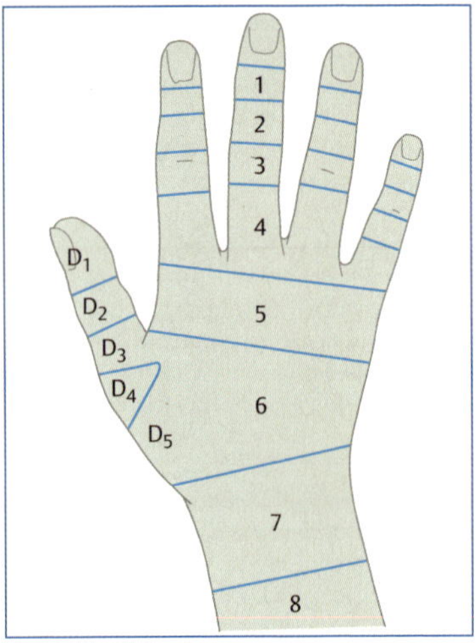

Zoneneinteilung bei Strecksehnenverletzungen.

Zorn *m*; ***engl.:*** Temper, Anger; ***Syn.:*** Wut
Kontext: Psychologie
Emotion, die sich aus Ärger entwickelt. Um Zorn zu empfinden, muss man Ärger verspüren. Das Gefühl von Zorn ist wesentlich stärker als die emotionale Reaktion Ärger und kann sich auf eine Situation, eine Person oder eine Erinnerung beziehen. Über Erinnerung oder einen entsprechenden Gesichtsaudruck lässt sich ebenfalls Zorn hervorrufen. Körperlich gehört zu dieser Empfindung Druckgefühl, Anspannung und Wärme. Herzschlag und Atmung beschleunigen sich, der Blutdruck ist erhöht. Kann diese Emotion verbal nicht ausgedrückt werden, kommt es häufig zu einem Zusammenpressen der Zähne und Vorschieben des Kinns. Hände und Arme werden verstärkt durchblutet. Physiotherapie: Eine angemessene Reaktion auf jemanden, der zornig ist, ist schwierig. Unmittelbares Ansprechen kann ungünstig sein, erfahrungsgemäß ist es besser, die Person zunächst zu beobachten und erst dann zu reagieren, wenn die Emotion etwas abgeklungen ist. Trotzdem sollten die auslösenden Aspekte unbedingt geklärt werden, beispielsweise mit einem Gesprächsangebot, das der Betroffene selbstbestimmt wahrnehmen kann.

Z-Scheibe *f*; ***engl.:*** Z-slice
Kontext: Physiologie, Medizinische Trainingstherapie

Histologisch als dunkle Querlinie in der Mitte des I-Streifens (der Abschnitt eines Sarkomers, der im Lichtmikroskop als heller Streifen zu sehen ist) zu erkennen. Z-Scheiben begrenzen das Sarkomer zu beiden Seiten; an ihnen sind die Aktinfilamente befestigt; sie werden durch Titinfilamente miteinander verbunden. Medizinische Trainingstherapie: Bei mechanischer Überlastung kommt es zu einem longitudinalem „Splitting"; die Myofibrille weicht, in zwei Tochterfibrillen gespalten, auseinander. Dies ist ein erwünschter Effekt beim Hypertrophietraining.

Z-Transformation *f*; ***Etym.:*** lat. *transformare* „umwandeln, umformen"; ***engl.:*** Z-transformation

Kontext: Statistik

Eine auf den ▸ Mittelwert z = 0 überführte (standardisierte) ▸ Normalverteilung. Für viele Rechenoperationen ist es sinnvoll bzw. notwendig, die Normalverteilung um einen Mittelwert $\mu \neq 0$ in eine Standardnormalverteilung um den Mittelwert z = 0 zu transformieren. Die Form der Verteilungskurve bleibt dabei unverändert. Die Fläche unter der Standardnormalverteilung ist immer 1. Durch die z-transformierte Verteilung kann in Tabellenwerken zu jedem beliebigen z-Wert die entsprechende ▸ Wahrscheinlichkeit für sein Auftreten und das aller größeren (kleineren) z-Werte einfach abgelesen werden. Ein weiterer Vorteil der z-T. ist die Vergleichbarkeit von Verteilungen unterschiedlicher Messungen.

Zug *m*; ***engl.:*** Traction; ***Syn.:*** Streckung

Kontext: Biomechanik

Aktive oder passive Streckung (in einem Gelenk). Entspricht negativem Druck. Quotient aus einer von einer Fläche (senkrecht) weg gerichteten Kraft und der Fläche. Oftmals auch kurz für ▸ Zugkraft verwendet. Anwendung von Z. bei der Extensionsbehandlung bei Frakturen, Streckverband zur Dauerextension von Extremitäten.

Zugbelastung *f*

Kontext: Traumatologie, Orthopädie, Chirurgie

Einwirken von ▸ Zugspannung auf Körperstrukturen. Bewegung ändert die Längen- und Formverhältnisse von Körperstrukturen und führt zu physiologischen Druck- und Zugspannungen. Ist aufgrund eines Traumas/einer Operation die Belastbarkeit einer Struktur reduziert, kann z. B. eine unbelastete, passive, endgradige Bewegung eine Überbelastung durch Spannungserhöhung bewirken. Zur Belastungsreduktion sind Einschränkungen des Bewegungsausmaßes eines Gelenks erforderlich.

Zügel *m*; ***engl.:*** Rein

Kontext: Hippotherapie

In den beweglichen Stahlringen der ▸ Trense verschnallte Lederriemen oder Gurte, die zum Führen des Pferdes benutzt werden (vgl. ▸ Führweisen).

Zugfestigkeit *f*; ***engl.:*** Tensile strength; ***Syn.:*** Zerreißfestigkeit, Bruchfestigkeit

Kontext: Biomechanik

Verhältnis aus Zugkraft im Moment des Zerreißens und Querschnitt vor der Belastung. Einheit N/m^2 oder Pascal (Pa). Die Zugfestigkeit charakterisiert mechanische Eigenschaften eines Materials (Gewebes). Beispiel: Kollagenfasern (z. B. in Sehnen und Faszien) haben eine höhere Zugfestigkeit als Stahl ($6\ kg/mm^2$).

Zugkraft *f*; ***engl.:*** Tensile force

Kontext: Biomechanik

Gegenteil von einer stauchenden (drückenden) Kraft (im mechanischen Sinne); häufig wird kurz der Begriff „Zug" verwendet. Bewirkt eine Verlängerung bzw. eine Spannung innerhalb eines Körpers (▸ Zugspannung). Oft als Gegenteil von Druck. Manchmal auch einfach ▸ Zug genannt.

Zugreiz *m*; ***engl.:*** Pull impulse

Kontext: Bindegewebsmassage

Kann durch die Fingerstellung (steil, flach), über Druck und Geschwindigkeit in der Wirkung auf Kutis, Subkutis und Faszien verändert werden. Die Reize haben dadurch unterschiedliche reflektorische Wirkungen und können individuell an das Krankheitsbild bzw. die momentane Ausgangslage des Patienten angepasst werden.

Zugspannung *f*; ***engl.:*** Tensile stress

1. ***Kontext:*** Biomechanik

Elastische Spannung, die an einem Körper durch nach außen gerichtete Kräfte erzeugt wird. Zusammenhangskraft (vgl. ▸ Kohäsion).

2. ***Kontext:*** Orthopädie, Traumatologie

Indiziert bei strukturellen bedingten Einschränkungen der Beweglichkeit; Wirkungen: Lösen von Wasserstoffbrücken, Kollagenaseausschüttung (Kollagenase schwächt pathologische Crosslinks), mechanisches Zerreißen pathologischer Verbindungen, Verlängern von Muskelfasern und Bindegewebe (vgl. ▸ Beweglichkeit, eingeschränkte).

Zuhören, aktives *n*

Vgl. ▸ Aktives Zuhören.

Zungendiagnose *f*; ***engl.:*** Tongue diagnosis

Kontext: Traditionelle Chinesische Medizin

Man beurteilt Farbe, Stärke und Verteilung des Zungenbelags. Auch die Farbe, Konsistenz und Motilität des Zungenkörpers geben wichtige Daten über den Zustand des Blutes, der Qi-Vitalenergie und der Körpersäfte. Der Verlauf von fieberhaften Erkrankungen (z. B. Grippe) lässt sich gut an der Zunge verfolgen.

Zusammenhang, funktionaler *m*; ***engl.:*** Context, functional

Kontext: Feldenkrais

Bewegungselemente werden in Bezug zur Gesamtorganisation gestellt. Problemzonen werden nicht direkt behandelt. Der Feldenkrais-Lehrer handelt nicht nach Kategorien von richtig und falsch. Eine Funktion wird beispielsweise auf verschiedenen Wegen, in vielen Variationen, so lange wiederholt, bis eine Reaktion vom Gehirn kommt. Das bedeutet, dass das Gehirn ein Signal gibt, genau die Struktur zu benutzen, die auf den Stimulus antwortet. (vgl. ▸ Lernprozess und ▸ Bewegungsqualität).

Zusammenhangshypothese *f*; ***Etym.:*** griech. *hypothesis* „Unterstellung"; ***engl.:*** Hypothesis on correlation

Kontext: Statistik

Aus einer allgemeinen Theorie abgeleitete Aussage über einen systematischen Zusammenhang mindestens zweier Merkmale. Die statistischen Verfahren zur Überprüfung einer Z. testen zwei oder mehr Merkmale auf ein systematisch zusammenhängendes Auftreten bzw. einer systematisch zusammenhängenden Ausprägung. Es könnte z. B. behauptet werden, dass die Zeit bis zum Erreichen der Wiederaufnahme der Berufstätigkeit bei Menschen nach Knieverletzungen abhängig ist vom Schweregrad der traumatischen Knieschädigung. Ist eine Hypothese als Z. formuliert, kommen für die Überprüfung der Hypothese die statistischen Korrelationsrechnungen in Frage.

Zusatzauftrag *m*; ***engl.:*** Additional order

Kontext: Betriebswirtschaftslehre

Hinzukommende Arbeitsaufträge. Bei nicht maximaler Auslastung des Unternehmens sind Zusatzaufträge zur Deckung der fixen Kosten möglichst anzunehmen. Physiotherapie: z. B. neue Patienten oder Vorträge, Gruppenangebote, Sportgruppenbetreuung usw. Physiotherapeutische Praxen können Zusatzaufträge aus betriebswirtschaftlicher Sicht nur annehmen, wenn sie nicht ausgelastet sind oder andere Zielsetzungen im Vordergrund stehen, z. B. Öffentlichkeitsarbeit. Zusatzaufträge sind gelegentlich nicht kostendeckend, aus ökonomischer Sicht aber sinnvoll. Der Bekanntheitsgrad steigt; Therapeuten werden vermehrt von der Öffentlichkeit wahrgenommen. Betriebswirtschaftlich sollte diese Entscheidung mit Hilfe der Deckungsbeitragsrechnung getroffen werden (vgl. ▸ Deckungsbeitragsrechnung).

Zusatzbewegung *f*

1. ***Kontext:*** Manuelle Therapie

Teil der physiologischen Gelenkbewegung, der nicht selbst bzw. willkürlich ausgeführt werden kann. Zusatzbewegungen ermöglichen die endgradige aktive und passive Gelenkbeweglichkeit. Bsp.: Das Gleiten bei Extension/Flexion; die intraartikuläre Kompression im Schultergelenk während der Flexion. Eingeschränkte Zusatzbewegungen reduzieren das Bewegungsausmaß eines Gelenkes.

2. ***Kontext:*** Maitland-Konzept

Manualtherapeutische Methode, die bei eingeschränkter Gelenkbeweglichkeit indiziert ist. Zusatzbewegungen werden nach Bewegungsrichtungen bezeichnet. Dabei orientiert man sich an der Körperoberfläche: a/p-Zusatzbewegung (von anterior nach posterior), p/a-Zusatzbewegung (von posterior nach anterior); transversal rechts/links; longitudinal nach kranial/kaudal. Die Bezeichnungen Distraktion und Kompression beziehen sich dagegen auf die Gelenkoberflächen. Rotation ist bei einigen Gelenken eine Z. (z. B. Interphalangealgelenke); im Schultergelenk ist sie dagegen eine physiologische Bewegung.

Zustand, aktionsbereiter *m*; ***engl.:*** Status, ready for action

Kontext: Feldenkrais

Körperhaltung, bei der man sich in jede Richtung mit der gleichen Mühelosigkeit bewegen kann. Voraussetzung dafür ist, dass der Schwerpunkt an der höchstmöglichen Stelle liegt.

Zustandsgleichung der Gase *f*

Vgl. ▸ Gase, Zustandsgleichung der.

Zustimmungspunkte *m*; ***engl.:*** Back points, Back shu; ***Syn.:*** Shu xue

Kontext: Traditionelle Chinesische Medizin

Eine Art der Meridianpunkte, die alle auf dem Rücken liegen. Z. stehen für den Energie- und Informationstransport. Sie finden diagnostisch und therapeutische bei chronischen Erkrankungen von ▸ Yin-Organen Anwendung zusammen mit den Quellpunkten des zugeordneten Meridians.

ZVK *m*
Vgl. ▸ Zentralverband der Physiotherapeuten/Krankengymnasten e. v.

Zwangsstörung *f*; ***engl.:*** Obsessive-compulsive disorder
Kontext: Psychiatrie
Die Symptomatik besteht aus einer Zwangsidee, die sich bei zunehmendem Druck zum Zwangsimpuls entwickelt. Weitere Spannungserhöhung führt zur Zwangshandlung, die kurzfristig entlastend wirkt. Der Alltag eines Betroffenen wird durch den Zwang erheblich beeinflusst. Ritualisierte, sich ständig wiederholende Zwangshandlungen (z. B. ständiges Händewaschen oder kontrollieren bestimmter Abläufe) schränken die Lebensqualität beträchtlich ein und erfordern viel Zeit. Als mögliche Ursache werden eigene triebhafte Bedürfnisse in der Kindheit gesehen, die durch starre Regeln unterdrückt wurden und noch im Erwachsenenalter zwanghaft kontrolliert (abgewehrt) werden müssen. Im Gegensatz zum ▸ Wahn ist sich der Betroffene bewusst, dass dieses Denken und Tun keinen Sinn macht. Allerdings kann der Zwang auch ein erster Vorbote einer schizophrenen Entwicklung sein.

Zweibeinbeuge *f*; ***engl.:*** Two leg squat
Kontext: Traumatologie, Rehabilitation
Beugen beider Beine im Stehen; Basisübung aus dem Beinachsentraining im Stehen mit dem Ziel, das Kollabieren des Kniegelenkes nach medial zu verhindern. Durchführung: dynamisch und/oder statisch. Steigerung: ▸ Einbeinbeuge (vgl. ▸ Medialer Kollaps).

Zweibeinstand *m*; ***engl.:*** Two leg stance
1. ***Kontext:*** Bewegungslehre
Der Z. wird häufig als therapeutische ▸ Ausgangsstellung benutzt. Dabei können die Füße auf dem Boden oder auf einem ▸ Kreisel stehen, wobei sich die Arme z. B. auf einen großen Gymnastikball stützen können bzw. eine alternierende Druckaktivität nach unten auf den Ball ausüben können (▸ Trippelaktivität der Arme). In der gleichen Ausgangsposition kann man den ▸ Ball auch nach rechts bzw. links rollen lassen. Dadurch werden definierte sensomotorische und muskuläre Leistungen trainiert (vgl. ▸ Sensomotorik).
2. ***Kontext:*** Traumatologie, Orthopädie, Rehabilitation
Statische/dynamische Übung des Beinachsentrainings, die die ▸ Standphase des Gangablaufs nutzt. Steigerungen: dynamische Durchführung, ▸ Einbeinstand.

Zweibeinweitsprung *m*; ***engl.:*** Two leged long jump
Kontext: Medizinische Trainingstherapie
Test für die motorische Hauptbeanspruchungsform Koordination. Testbewegung: ein beidbeiniger Sprung mit hinter dem Körper verschränkten Armen. Zum Aufwärmen sollen vier Sprünge mit 25, 50, 75 und 100 % der subjektiven maximalen Leistungsfähigkeit gemacht werden. Die Durchschnittsweite von drei maximalen Sprüngen wird im Verhältnis zur Körpergröße betrachtet. Der Normwert für Männer ist 100 % der Körpergröße, für Frauen 90 %. Das Training darf erst gesteigert werden, wenn die Normwerte maximal um 10 % unterschritten werden.

Zwei-Faktoren-Theorie *f*; ***Etym.:*** lat. *factor* „derjenige, der etwas tut, Schöpfer, Urheber“ u. griech. *theoria* „das Anschauen, Betrachtung, Untersuchung, Forschung“; ***engl.:*** Two-factor theory
Kontext: Betriebswirtschaftslehre
Auf einer Studie (Befragung von Managern) basierende Modellvorstellung nach Herzberg über Zufriedenheits- und Unzufriedenheitsfaktoren im Arbeitsleben. Zufriedenheits- bzw. Motivationsfaktoren (Satisfiers) für Mitarbeiter/Therapeuten sind: z. B. Arbeitsinhalte der therapeutischen Tätigkeit, Leistungserfolge, Anerkennung, Entfaltung, Verantwortung und Aufstiegsmöglichkeiten (Team- oder Abteilungsleitung). Unzufriedenheitsfaktoren (Dissatisfiers): z. B. Arbeitsbedingungen (Praxisräume, Arbeitszeiten), Bezahlung, zwischenmenschliche Beziehungen zu Kollegen und Vorgesetzten, Führungsstil und Unternehmenspolitik. Mitarbeiter sehen Faktoren, die Unzufriedenheit auslösen können, als selbstverständliche Basis an. Fehlen sie, entsteht Unzufriedenheit. Motivatoren können nur begrenzt Dissatisfiers ausgleichen. Praxisinhaber sollten deshalb zuerst potenzielle Unzufriedenheitsfaktoren positiv beeinflussen.

Zwei-Punkte-Diskrimination *f*; ***Abk.:*** 2PD; ***engl.:*** Two-point discrimination
Kontext: Diagnostik, Handtherapie
Test zur Bestimmung der funktionellen Sensibilität. Der Therapeut testet, ob der Patient bei einer Berührung seiner Handinnenfläche unterscheiden kann, ob ihm ein oder zwei Stimuli zugefügt werden. Man unterscheidet die ▸ statische Z. und die ▸ bewegende Z.. Mackinnon und Dellon

(1989) haben hierfür ein Unterscheidungsgerät entwickelt.

Zwei-Punkte-Diskrimination, bewegende *f*; ***Abk.:*** ABK.: 2-PD, bewegende; ***engl.:*** Two-point discrimination, moving

Kontext: Diagnostik, Handtherapie

Test für schnell anpassende Nervenfasern, den Dellon 1994 entwickelt hat. Der Patient muss auf der Handinnenfläche einen leichten bewegenden Ein- oder Zwei-Punkte-Stimulus unterscheiden. Dabei geht die Bewegung immer von proximal nach distal. Die aktive Mitarbeit des Patienten ist erforderlich. Der Therapeut prüft im Seitenvergleich und beginnt mit dem Normwert für Fingerkuppen, einem Abstand von 2–5 mm.

Zwei-Punkte-Diskrimination, statische *f*; ***Abk.:*** 2-PD, statische; ***engl.:*** Two-point-discrimi nation, static

Kontext: Diagnostik, Handtherapie

Test für langsam anpassende Nervenfasern, der erstmals 1835 von Weber beschrieben wurde. Der Therapeut berührt den Patienten mit dem dafür vorgesehenen Gerät mit einer oder zwei Nadeln. Er beginnt mit einem Abstand von 5 mm, der als Normbereich bezeichnet wird. Damit bestimmt er den kleinsten Abstand, den der Patient zwischen einem und zwei Punkten des Unterscheidungsgeräts erkennen kann. Die aktive Mitarbeit des Patienten ist erforderlich, der Therapeut prüft immer im Seitenvergleich.

Zwei-Punkte-Gang *m*; ***engl.:*** Two-point crutch gait; ***Syn.:*** Kreuzgang

Kontext: Gangschulung

Form des Gehens mit zwei Gehhilfen; der Patient setzt gleichzeitig eine Gehhilfe und das gegengleiche Bein nach vorne. Voraussetzung: Vollbelastung. Koordinativ leichter als der ▸ Vier-Punkte-Gang, da der Bewegungsablauf flüssiger ist (vgl. ▸ Drei-Punkte-Gang).

Zwerchfellschwingen *n*; ***engl.:*** Diaphragm swinging; ***Syn.:*** Zweidrittelatmung, (leichtes) Schwingen

Kontext: Geburtshilfe

Atemtechnik zur Schmerzlinderung in der Austreibungsphase während einer Geburt, Atemhilfe während der Wehen. Die Frauen atmen im Bereich der Atemmittelage (wenig Luft einatmen, diese in kleinen Portionen stoßweise ausatmen); Vorläufer war das „Hecheln" (Gefahr der Hyperventilation und daraus resultierende Beeinträchtigung des Kindes); Töne (hah, huh) und leichte Bewegungen wirken unterstützend. Therapeuten vermitteln das Z. und andere Atemtechniken in der ▸ Geburtsvorbereitung (Tönen).

Zwerge und Riesen *f*; ***engl.:*** Dwarfs and giants

Kontext: Therapeutisches Klettern

Kletterspiel; der Übende flektiert alle Gelenke s weit wie möglich (Zwerg) und klettert in dieser Haltung. Anschließend extendiert er die Gelenke so weit wie möglich, richtet die Wirbelsäule auf (Riese) und klettert weiter.

Zyklische Bewegung *f*

Vgl. ▸ Bewegung, zyklische.

Zyklisches Modell *n*; ***Etym.:*** griech. *kyklos* „Kreis"; ***engl.:*** Cyclic model

Kontext: Clinical Reasoning

Basismodell bzw. Darstellung des ▸ Clinical Reasoning als spiralförmiger Entwicklungsprozess (Higgs u. Jones 1995), in dem das Verstehen und Erkennen der individuellen Situation und Problematik des jeweiligen Patienten in jeder Sitzung zunimmt durch: die persönliche/physiotherapeutische Wissensbasis, Kognition (Denkprozesse, Einsichten), Metakognition (Reflexion der eigenen Denk- und Entscheidungsprozesse); (vgl. ▸ Mehrformen-Modell, ▸ Physiotherapeutischer Prozess).

Zyklus Belastung-Beanspruchung-Ermüdung-Erholung-Adaptation *m*; ***Etym.:*** griech *kyklos* „Kreis" u. lat. *adaptare* „anpassen"

Kontext: Physiologie

Ständiger prozesshafter Kreislauf der aktiven (physische und psychische Anforderungen infolge des Lebensprozesses, z. B. Schule, Ausbildung, Beruf, Sport) und durch die Bedingungen gegebenen passiven Auseinandersetzung (z. B. Klima) des Organismus mit seiner Umwelt (▸ Belastung), auf die der Organismus mit einem bestimmten biologischen Aufwand (▸ Beanspruchung) reagieren muss, der je nach Intensität zum reversiblen Funktionsverlust (▸ Ermüdung) führt, durch ▸ Erholung ausgeglichen wird und in einen Adaptationsprozess mündet, um vergleichbare Belastungen mit weniger Beanspruchung beantworten zu können. Die Wirksamkeit des Z. für die Ausprägung von Adaptationen ist gegeben, wenn die Grundsätze des Trainings verwirklicht werden. Auch Inaktivität bzw. Immobilisation als „negative" Belastung sind mit diesem Zyklus erklärbar. Keine Belastung erfordert kaum (keine) Beanspruchung, wodurch Ermüdungsprozesse und die nachfolgenden Erholungs- und Adaptationsprozesse nicht nur ausbleiben, sondern nach dem Grundsatz, „Was nicht in Funktion versetzt wird, wird abgebaut“ (atrophiert), zur Dekonditionierung führt.

Wörterbuch
Englisch – Deutsch

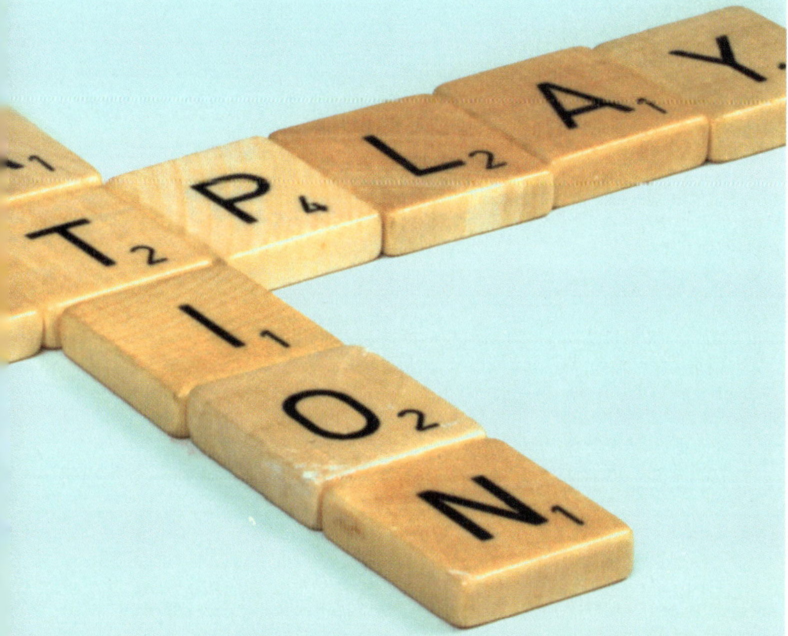

2–9

2-point crutch gait ▶ 2-Punkte-Gang
2D-gait analysis ▶ 2D-Ganganalyse
3D-body work ▶ 3D-Körperarbeit
3D-detorsion ▶ 3D-Detorsion
3D-hypertorsion ▶ 3D-Hypertorsion
3D-hypotorsion ▶ 3D-Hypotorsion
3D-massage ▶ 3D-Massage
3D-mobility ▶ 3D-Mobilität
3D-mobility and stability of the spine ▶ 3D-Mobilität und Stabilität Wirbelsäule
3D-mobility of the thorax ▶ 3D-Mobilität Thorax
3D-movement guidance ▶ 3D-Bewegungsführung
3D-rotation ▶ 3D-Rotation
3D-stabilisation ▶ 3D-Stabilisation
3D-strength training ▶ 3D-Krafttraining
3D-torsion ▶ 3D-Torsion
3D-translocation ▶ 3D-Translokation
3D-ultrasound topometry ▶ Ultraschalltopometrie
6-minutes walk test ▶ 6-Minuten-Gehtest
9-field matrix ▶ 9-Felder-Matrix
90/90 deviation ▶ Schusterdaumen

A

A-α-fibre ▶ A-α-Faser
A-β-fibre ▶ A-β-Faser
A-δ-fibre ▶ A-δ-Faser
Abandoning syndrome ▶ Vernachlässigungsstörung
Abdominal belt ▶ Bauchgurt
Abdominal muscle activity, eccentric/concentric ▶ Bauchmuskelaktivität, exzentrisch/konzentrische
Abdominal muscle training, functional ▶ Bauchmuskeltraining, funktionelles
Abdominal prelum ▶ Bauchpresse
Abduction ▶ Abduktion
Abduction cast ▶ Abduktionsschiene
Abduction pillow ▶ Abduktionskissen
Abduction syndrome ▶ Abduktionssyndrom
Abduction test ▶ Abduktionstest
Ability ▶ Fähigkeit
Abnormal impulse generating site ▶ Schrittmacher, ektopischer
Abnormal reaction ▶ Abnormale Reaktionen
Abrasion dental ▶ Abrasio dentium
Abridgement fracture ▶ Abrissfraktur
Abscess ▶ Abszess
Abscissa ▶ Abszisse
Absolute power ▶ Absolutkraft
Absolute refractory period ▶ Refraktärzeit
Absorption ▶ Absorption
Acceleration ▶ Beschleunigung, Bahnbeschleunigung
Acceleration force ▶ Beschleunigungskraft
Acceleration injury of the cervical spine ▶ Halswirbelsäulen-Beschleunigungsverletzung
Acceleration measurement ▶ Beschleunigungsmessung
Acceleration receptor ▶ Beschleunigungsrezeptor
Acceleration sensor ▶ Beschleunigungsaufnehmer
Acceleration work ▶ Beschleunigungsarbeit
Acceptance ▶ Akzeptanz
Accessory resoiratory muscles ▶ Atemhilfsmuskulatur
Accomodability ▶ Akkomodabilität
Accordance of motion ▶ Bewegungsübereinstimmung
Accountancy ▶ Rechnungswesen
Accounts ▶ Kostenstelle
Acetabular roof of hip ▶ Hüftgelenksüberdachung
Acetabulum fracture ▶ Azetabulumfraktur
Acid ▶ Säure
Acid-base balance ▶ Säuren-Basen-Haushalt
Acidosis ▶ Azidose
Acoustic power ▶ Schallleistung
Acoustics ▶ Akustik
Acrognosis ▶ Lagesinn
Acrophobia ▶ Höhenangst
Actin ▶ Aktin
Action acceptor ▶ Aktionsakzeptor
Action massage ▶ Aktionsmassage
Action of force ▶ Kraftwirkung
Action potential ▶ Aktionspotenzial
Action potential of muscle ▶ Muskelpotenzial
Action regulation ▶ Handlungsregulation
Action regulation theory ▶ Theorie der Handlungsregulation
Action-oriented approach ▶ Handlungsorientierte Vorgehensweise
Activation insufficiency ▶ Aktivierungsinsuffizienz
Activation point ▶ Anregungspunkt
Activation zone ▶ Auslösungszonen
Active distance regulation ▶ Abstandsregulation

Active electrode ▶ Wirkelektrode
Active listening ▶ Aktives Zuhören
Active trainer ▶ Aktiv-Trainer
Activities of daily living (ADL) ▶ Aktivitäten des täglichen Lebens
Activity ▶ Aktivität
Activity based costing ▶ Prozesskostenrechnung
Activity level ▶ Aktivitätszustand, Beschäftigungsgrad
Activity of the pelvic floor ▶ Beckenbodenaktivität
Activity ▶ Handlung
Actual cost ▶ Ist-Kosten
Actual determination of time ▶ Ist-Zeitermittlung
Actual value-assignment ▶ Istwert-Bestimmung
Acupressure ▶ Akupressur
Acupressure for children ▶ Kinderakupressur
Acupuncture ▶ Akupunktur
Acupuncture massage according to Penzel ▶ Akupunkturmassage nach Penzel
Acupuncture meridian ▶ Akupunkturmeridian
Acupuncture needle ▶ Akupunkturnadel
Acupuncture point ▶ Akupunkturpunkt
Acupuncture Therapy ▶ Nadelung
Acustic facial reflex ▶ Reflex acustico facialis
Acute stage ▶ Akutstadium
Adaptability ▶ Umstellungsfähigkeit
Adaptation ▶ Adaption
Adaptation reaction ▶ Anpassungsreaktion
Adaptation reserve ▶ Anpassungsreserve
Addition of vectors ▶ Vektoraddition
Additional order ▶ Zusatzauftrag
Adduction ▶ Adduktion
Adductor spasticity ▶ Adduktorenspastik
Adenosine triphosphate ▶ Adenosintriphosphat
Adhesion ▶ Adhäsion
Adiposity ▶ Adipositas
Adjusted sample ▶ Nettostichprobe
Adjustment, anticipatory locomotive ▶ Anpassung, antizipatorische lokomotorische
ADL score ▶ ADL-Score
ADL Scale ▶ ADL-Skala
Adrenaline ▶ Adrenalin
Adrenocorticotropic hormone ▶ Adrenokortikotropes Hormon
Advertising, type of ▶ Werbearten
Advertising ▶ Werbung
Advertising budget ▶ Werbebudget
Advertising effectiveness ▶ Werbeerfolg
Advertising medium ▶ Werbemittel
Aerobic energy metabolism ▶ Aerober Energiestoffwechsel
Aerobic threshold ▶ Aerobe Schwelle
Aerobic-anaerobic threshold ▶ Aerobe-anaerobe Schwelle
Aerodynamics ▶ Aerodynamik
Aerosols ▶ Aerosole
Aerostatics ▶ Aerostatik
Aesthesia ▶ Ästhesie
Aesthetics ▶ Ästhetik
Affect ▶ Affekt
Affective impairment ▶ Affektive Störung
Affective psychosis ▶ Affektive Psychose
Afference ▶ Afferenz
Afference synthesis ▶ Afferenzsynthese
Affusion ▶ Guss
Afterload ▶ Nachlast
Agent ▶ Agens
Aggression ▶ Aggression
Agility ▶ Gewandtheit
Aging process ▶ Alterungsprozess
Agnosia ▶ Agnosie
Agnosia, auditory ▶ Agnosie, akustische
Agnosia, spatial ▶ Agnosie, räumliche
Agnosia, tactile ▶ Agnosie, taktile
Agnosia, visual optic ▶ Agnosie, optische
Agonist ▶ Agonist
Agraphia ▶ Agraphie
AIDA model ▶ AIDA-Modell
Aim definition ▶ Zieldefinition
Aimed sensorimotor function ▶ Zielsensomotorik
Air pressure, barometric pressure ▶ Luftdruck
Air seperation ▶ Windsichtung
Air-trapping ▶ Air-Trapping
Airway resistance ▶ Atemwiderstand
Airway resistance ▶ Atemwegswiderstand
Akinesis ▶ Akinese
Alarm point ▶ Alarmpunkt
Albatross ▶ Albatros
Alcoholic disease ▶ Alkoholkrankheit
Aldosterone ▶ Aldosteron
Alert phase ▶ Alarmphase
Alexander Technique ▶ Alexander-Technik
Alexia ▶ Alexie
Alföldi sign ▶ Alföldi-Zeichen
Alien hand syndrome ▶ Alien-Hand-Syndrom
Alignment ▶ Ausrichtung, Alignment
Alignment exercise ▶ Zentrierungsübung
Alignment, biomechanical ▶ Zentrierung, biomechanische
Alkalosis ▶ Alkalose

A

All-or-none law ▶ Alles-oder-Nichts-Gesetz
Allen Test ▶ Allen Test
Allen Test, modified ▶ Allen Test, modifizierter
Allgöwer's walkappliance ▶ Allgöwer-Gehapparat
Allesthesia ▶ Allästhesie
Allodynia ▶ Allodynie
Allodynia, Cold ▶ Kälteallodynie
Allodynia, dynamic ▶ Allodynie, dynamische
Allodynia, mechanical ▶ Allodynie, mechanische
Allodynia, punctiform ▶ Allodynie, punktförmige
Allodynia, static ▶ Allodynie, statische
Allodynia, touch-evoked ▶ Allodynie, berührungsevozierte
Allostasis ▶ Allostase
α-error ▶ Alpha-Fehler
Alternating current ▶ Wechselstrom
Alternative hypothesis ▶ Alternativhypothese
Alveolar pressure ▶ Alveolardruck
Alveolar space ▶ Alveolarraum
Alveoli ▶ Alveolen
Ambient pressure ▶ Umgebungsdruck
Ambiguous sensation ▶ Mischgefühl
American Spinal Injury Association, classification ▶ American Spinal Injury Association, Klassifikation
Amnesia ▶ Amnesie
Amnesia, post traumatic ▶ Amnesie, posttraumatische
Amnesic confabulatory syndrome ▶ Amnestisches Syndrom
Amnioscopy ▶ Amnioskopie
Amount of coverage ▶ Deckungsbeitrag
Amplitude ▶ Amplitude
Amplitude modulation (AM) ▶ Amplitudenmodulation
Amplitude window ▶ Amplitudenfenster
Amputation ▶ Amputation
Amputation level ▶ Amputationshöhe
Amputation, subtotal ▶ Amputation, subtotale
Amytrophic lateral sclerosis ▶ Amyotrophische Lateralsklerose
Anaerobic threshold ▶ Anaerobe Schwelle
Analgesia ▶ Analgesie
Analog-to-digital-converter ▶ Analog-Digital-Wandler
Analysis ▶ Analyse
Analysis concept ▶ Analysekonzept
Analysis of variance, multivariate ▶ Varianzanalyse, multivariate
Analysis of variance, univariate ▶ Varianzanalyse, univariate
Analysis tool ▶ Analyseinstrument
Anamnesis ▶ Anamnese
Anastomosis ▶ Anastomose
Anatomical analysis ▶ Anatomiesehen
Anatomy ▶ Anatomie
Anelectrotone ▶ Anelektrotonus
Anfa compression ▶ Anfa-Drücken
Anger ▶ Ärger
Angiopathy ▶ Angiopathie
Angle ▶ Winkel
Angle of rotation ▶ Drehwinkel
Angle, oblique ▶ Winkel, schiefer
Angular acceleration ▶ Winkelbeschleunigung
Angular momentum ▶ Drehimpuls
Angular velocity ▶ Winkelgeschwindigkeit
Anion ▶ Anion
Ankle clonus test ▶ Klonustest
Ankle foot orthoses ▶ Ankle Foot Orthesen
Ankle joint instability, chronic ▶ Sprunggelenkinstabilität, chronische
Ankle joint strategy ▶ Sprunggelenkstrategie
Ankle swing ▶ Fersenschaukel
Ankylosis ▶ Ankylose
Annulus fibrosus ▶ Anulus fibrosus
Anode ▶ Anode
Anorexia nervosa ▶ Anorexia nervosa
Anosognosia ▶ Anosognosie
Antagonist ▶ Antagonist
Anteinclination ▶ Anteinklination
Anterior drawer test ▶ Anterior Drawer Test
Anterior pituitary ▶ Hypophysenvorderlappen
Anterior spinal artery syndrome ▶ Arteria-spinalis-anterior Syndrom
Anterolateral system ▶ Vorderseitenstrangbahn
Antetorsion angle ▶ Antetorsionswinkel
Anthropometry ▶ Anthropometrie
Anti gravitation ▶ Antigravitation
Anti gravity function ▶ Anti-Schwerkraft-Funktion
Anticipation ▶ Antizipation
Antidiuretic hormone ▶ Antidiuretisches Hormon
Antiedema phase ▶ Entstauungsphase
Antispasmodic ▶ Antispastikum
Anxiety disorder ▶ Angststörung
Ape hand deformity ▶ Schwurhand
Apgar score ▶ Apgar-Score
Aphasia ▶ Aphasie
Aphasia, amnestic ▶ Aphasie, amnestische

Aphasia, sensory ▶ Aphasie, sensorische
Aplasia ▶ Aplasie
Application documents ▶ Bewerbungsunterlagen
Appraisal interview ▶ Mitarbeitergespräch
Appreciation ▶ Wertschätzung
Apprehension test ▶ Apprehensionstest
Apprehension test, anterior ▶ Apprehensionstest, anteriorer
Apprehensiontest, knee joint ▶ Apprehensiontest, Knieglenk
Approach, task-oriented ▶ Sichtweise, aufgabenorientierte
Approximation ▶ Approximation
Apraxia ▶ Apraxie
Apraxia, ideatoric ▶ Apraxie, ideatorische
Apraxia, ideo-kinetic ▶ Apraxie, Ideokinetische
Aqua glove ▶ Aqua-Glove
Aqua jogging ▶ Aqua-Jogging
Aqua training ▶ Aqua-Training
Aquatic therapy ▶ Bewegungsbad
Arc, transversal ▶ Bogen, transversaler
Arch of foot ▶ Fußgewölbe
Arch principle ▶ Gewölbeprinzip
Archery ▶ Bogenschießen
Archimedian principle ▶ Archimedisches Prinzip
Area ▶ Fläche
Area of activity ▶ Handlungsfeld
Arm attachment according to von Aufschnaiter ▶ Armaufhängung nach von Aufschnaiter
Arm bike ▶ Hand-Bike
Arm position, coordinated ▶ Armhaltung, koordinierte
Arm support ▶ Armstütz
Arm swing ▶ Armpendel
Arm swing ▶ Armschwung
Armed lever bend ▶ Winkelhebel
Arnica ▶ Arnika
Aroma therapy ▶ Aromatherapie
Arrangement of the therapeutic setting ▶ Gestaltung der Therapiesituation
Arteriole ▶ Arteriole
Arteriovenous difference ▶ Arterio-venöse Differenz
Artery ▶ Arterie
Arthrofibrosis ▶ Arthrofibrose
Arthrokinematics ▶ Arthrokinematik
Arthrolysis ▶ Arthrolyse
Arthron ▶ Arthron
Arthrosis ▶ Arthrose
Arthrotendomyotic reaction ▶ Arthrotendomyotische Reaktion
Articular capsule ▶ Gelenkkapsel
Articular cartilage ▶ Gelenkknorpel
Articular cartilage damage ▶ Gelenkknorpelschaden
Articular effusion ▶ Erguss
Articular surface ▶ Gelenkfläche
Artificial bolder wall ▶ Kunstkletterwand
Artificial respiration ▶ Beatmung
Ascension ▶ Antreten
Aseptic liberalisation ▶ Aseptische Lockerung
Ashworth-Scale ▶ Ashworth-Skala
Ashworth scale, modified ▶ Ashworth-Skala, modifizierte
Asomatognosia ▶ Asomatognosie
Aspiration ▶ Aspiration
Assessment center ▶ Assessmentcenter
Assets ▶ Anlagevermögen
Associated reaction ▶ Assoziierte Reaktion
Association ▶ Assoziation
Asymmetry ▶ Asymmetrie
Ataxia ▶ Ataxie
Ataxia, cerebellar ▶ Ataxie, zerebelläre
Ataxia, spinal ▶ Ataxie, spinale
Athetosis ▶ Athetose
Athlete's heart ▶ Sportherz
ATNR pattern ▶ ATNR-Schablone
Atomisation ▶ Verneblung
Atrial fibrillation ▶ Vorhofflimmern
Atrophia, cellular ▶ Atrophie, zelluläre
Atrophia, muscular ▶ Atrophie, muskuläre
Atrophia, numeric ▶ Atrophie, numerische
Atrophie blanche ▶ Atrophie blanche
Atrophy ▶ Atrophie
Attack ▶ Übergriff
Attack, dystone ▶ Attacke, dystone
Attention ▶ Aufmerksamkeit
Attention deficit ▶ Aufmerksamkeitsstörung
Attentiveness ▶ Achtsamkeit
Attention, divided ▶ Aufmerksamkeit, geteilte
Attenuation ▶ Dämpfung
Attitude, therapeutic ▶ Haltung, therapeutische
Attractive force ▶ Anziehungskraft
Auriculomedicine ▶ Ohrakupunktur, Aurikulomedizin
Australian lift ▶ Australien-Lift
Authenticity ▶ Kongruenz
Autologous chondrocyte transplantation ▶ Autologe Chondrozyten Transplantation
Automobilisation ▶ Automobilisation
Autonomic nervous system ▶ Autonomes Nervensystem
Autonomic Dysreflexia ▶ Autonome Dysreflexie

Autonomy ▸ Autonomie
Autosomatognosis ▸ Phantomempfindung
AV-block ▸ AV-Block
Awareness ▸ Bewusstheit
Awareness through movement ▸ Bewusstheit durch Bewegung
Awareness, fixed ▸ Aufmerksamkeit, fixierte
Awareness, flexible ▸ Aufmerksamkeit, flexible
Axial flow ▸ Axialstrom
Axial loading ▸ Axiale Belastung
Axial skeleton ▸ Achsenskelett
Axial symmetry ▸ Achsensymmetrie
Axiography ▸ Axiographie
Axiom ▸ Axiom
Axis ▸ Achse
Axis of rotation ▸ Rotationsachse
Axis organ ▸ Axisorgan
Axon ▸ Axon
Axon, regeneration ▸ Axon, Regeneration
Axon reflex ▸ Axonreflex
Axonotmesis ▸ Axonotmesis

B

Baastrup's disease ▸ Kissing Spine
Babinski phenomenon ▸ Babinski-Zeichen
Babkin reflex ▸ Babkin-Reflex
Baby blues ▸ Wochenbettdepression
Back points ▸ Zustimmungspunkte
Backward seat ▸ Rückwärtssitz
Bag squeezing ▸ Bebeutelung
Baker cyst ▸ Baker-Zyste
Balance ▸ Balance Bilanz
Balance ability ▸ Gleichgewichtsfähigkeit, Gleichgewichtsgeschicklichkeit
Balance device ▸ Gleichgewichtsgerät
Balance of forces ▸ Kräftegleichgewicht
Balance of moments ▸ Momentengleichgewicht
Balance reaction ▸ Gleichgewichtsreaktion
Balance reaction, differentiated ▸ Gleichgewichtsreaktion, differenzierte
Balance receptor ▸ Gleichgewichtsrezeptor
Balance regulation, mechanisms of ▸ Gleichgewichtsregulation, Mechanismen der
Balanced scorecard, Co-efficient ▸ Balanced Scorecard, Kennzahl in der
Balancing line ▸ Ausgleichsstrich
Ball ▸ Ball
Ball joint (mech.) ▸ Kugelgelenk
Ballism ▸ Ballismus
Balloon therapy ▸ Ballontherapie
Ban on advertising ▸ Werbeverbot
Bandage ▸ Bandage
Bankart lesion ▸ Bankart-Läsion
Bar chart ▸ Balkendiagramm
Bar graph ▸ Säulendiagramm
Barbel rotation ▸ Barbel Rotation
Barefoot climbing ▸ Barfußklettern
Barometry ▸ Luftdruckmessung
Barrel chest ▸ Fassthorax
Barthel Index ▸ Barthel Index
Basal ganglia ▸ Basalganglien
Basal metabolic rate ▸ Grundumsatz
Base of support ▸ Unterlage, Stützfläche, Unterstützungsfläche
Base plate ▸ Grundplatte
Basic equation, dynamic ▸ Grundgleichung, dynamische
Basic motor skills ▸ Motorische Grundeigenschaften
Basic recommendations ▸ Rahmenempfehlungen
Basic sports for people with spinal cord injuries ▸ Basissportarten bei Querschnittlähmung
Basic stamina range ▸ Grundlagenausdauerbereich
Basic structure ▸ Grundaufbau
Basic substance ▸ Grundsubstanz
Basic unit ▸ Grundeinheit
Basic wheelchair types ▸ Rollstuhlgrundtypen
Basic wheelchair types, electric wheelchair ▸ Rollstuhlgrundtypen, Elektrorollstuhl
Basics of training ▸ Trainingsgrundlagen
Basis of knowledge ▸ Wissensbasis
Bathyaesthesia ▸ Tiefensensibilität
Bayonet position ▸ Bajonettstellung
Beat ▸ Schwebung
Beat frequency ▸ Beat-Frequenz, Schwebungsfrequenz
Bed of the fakir ▸ Bett des Fakirs
Behaviour ▸ Verhalten
Behavioural observation ▸ Verhaltensbeobachtung
Behavioural pattern ▸ Verhaltensmuster
Behavioural prevention ▸ Verhaltensprävention
Behaviourism ▸ Behaviorismus
Behaviour modification ▸ Verhaltensänderung
Bell's palsy ▸ Bellsche-Fazialis-Parese
Benchmarking categories ▸ Benchmarking-Kategorien
Bending ▸ Biegung

Bending moment ▶ Beugemoment, Biegemoment
Bending strength ▶ Biegefestigkeit
Bending stress ▶ Biegespannung
Bending type ▶ Bücktyp
Benefactor ▶ Kostenträger
Benign paroxysmal positional vertigo ▶ Benigner paroxysmaler Lagerungsschwindel
Bernoulli equation ▶ Bernoulli-Gleichung
Beta blockers ▶ Beta-Blocker
β-error ▶ Beta-Fehler
Beta-oxydation ▶ β-Oxidation
Bid ▶ Angebot
Bikes ▶ Fahrräder
Binomial test ▶ Binomialtest
Bioelectric signal ▶ Biosignal
Biofeedback ▶ Biofeedback
Biomechanical alignment ▶ Biomechanische Zentrierung
Biomechanics ▶ Biomechanik
Biomedical knowledge ▶ Biomedizinisches Wissen
Bipolar ▶ Bipolar
Birthing stool ▶ Gebärhocker
Bladder catheter ▶ Blasenkatheter
Bladder dysfunction in spinal cord injury ▶ Blasenfunktionsstörung bei Querschnittlähmung
Bladder filling ▶ Blasenfüllung
Bladder innervation ▶ Blaseninnervation
Bladder rehabilitation ▶ Blasenrehabilitation
Bladder training ▶ Blasentraining
Bladder, atonic ▶ Blase, schlaffe
Bladder, neurogenic ▶ Blase, neurogene
Bladder, spastic ▶ Blase, spastische
Bladder, straining of the ▶ Blase, Ausdrücken der
Blepharospasm ▶ Blepharospasmus
Blinding ▶ Verblindung
Block and tackle ▶ Flaschenzug
Blockade condition ▶ Blockadezustand
Blockage ▶ Blockierung
Blood capillary ▶ Blutkapillare
Blood distribution ▶ Blutverteilung
Blood pressure ▶ Blutdruck
Blood pressure measurement ▶ Blutdruckmessung
Blood vessels, innervation ▶ Blutgefäße, Innervation
Blood volume ▶ Blutvolumen
Blow phoneme ▶ Blaslaut
Blow-in fracture ▶ Blow-in-Fraktur
Border crossing ▶ Grenzüberschreitung
Bobath concept ▶ Bobath-Konzept
Body ▶ Körper
Body (-oriented) psychotherapy ▶ Körperpsychotherapie
Body awareness ▶ Körperbewusstsein
Body axes ▶ Körperachsen
Body axis, vertical ▶ Körperachse, vertikale
Body circulation ▶ Körperkreislauf
Body contact ▶ Körperkontakt
Body control ▶ Körperkontrolle
Body core ▶ Körperkern
Body diagonal ▶ Körperdiagonale
Body image ▶ Körperbild
Body language ▶ Körpersprache
Body longitudinal axis ▶ Körperlängsachse
Body mass ▶ Körpermasse
Body mechanics ▶ Bodymechanik
Body memory ▶ Körpergedächtnis
Body part ▶ Körperabschnitt
Body perception ▶ Körperwahrnehmung
Body planes ▶ Körperebenen
Body position ▶ Körperlage, Körperstellung
Body position, breathing facilitative ▶ Körperstellung, atemerleichternde
Body posture, erect ▶ Körperhaltung, aufrechte
Body resistance ▶ Körperwiderstand
Body righting reactions according to Magnus and de Kleijn ▶ Körperstellreaktion nach Magnus und de Kleijn
Body scheme ▶ Körperschema
Body sensation ▶ Körpergefühl
Body weight ▶ Körpergewicht
Body work ▶ Körperarbeit
Body, rigid ▶ Körper, starrer
Neck righting ▶ Körper-Kopf-Stellreflex
Body-I ▶ Körper-Ich
Böhler's angle ▶ Böhler-Winkel
Bohr effect ▶ Bohr-Effekt
Boiling point ▶ Siedepunkt
Bone ▶ Knochen
Bone bruise ▶ Knochenkontusion
Bone marrow edema ▶ Knochenmarködem
Bone-on-bone contact force ▶ Gelenkkontaktkraft
Bonferroni adjustment, Bonferroni correction ▶ Bonferroni-Anpassung
Book-keeping ▶ Buchführung
Border of capacity, actual ▶ Belastbarkeitsgrenze, aktuelle
Borderline (personality) disorder ▶ Borderline-störung
Bore canal extension ▶ Bohrkanalerweiterung

B

Borrowing ▶ Fremdfinanzierung
Bottom scooter ▶ Po-Rutscher
Bottom up method ▶ Bottom-up-Methode
Botulinum toxin ▶ Botulinumtoxin
Boulder wall ▶ Boulderwand
Bowing fracture ▶ Grünholzfraktur
Box-and-Whisker Plot ▶ Box-Plot
Boxer's biceps according to von Aufschnaiter ▶ Boxerbizeps nach von Aufschnaiter
Boyle's law ▶ Boyle-Mariotte-Gesetz
Brachial plexus palsy ▶ Armplexuslähmung
Brachialgia ▶ Brachialgie
Bradycardia ▶ Bradykardie
Bradypnoea ▶ Bradypnoe
Brain ▶ Gehirn
Brainstem ▶ Hirnstamm
Brake effort ▶ Bremskraft
Bran bath ▶ Kleiebad
Brand ▶ Marke
Braunol (antiseptic agent) ▶ Braunol
Break, active ▶ Pause, aktive
Break, active ▶ Pause, bewegte
Break-even analysis ▶ Gewinnschwellen-Analyse
Breaks ▶ Pausenzeiten
Breast implant ▶ Brustprothese
Breath odor ▶ Atemgeruch
Breathing activity ▶ Atemarbeit
Breathing capacity ▶ Atemkapazitäten
Breathing impulse, reflectory ▶ Atemantrieb, reflektiver
Breathing pattern ▶ Atemmuster
Breathing pattern, post-operative ▶ Atemmuster, postoperatives
Breathing techniques ▶ Atemtechniken
Breathing therapy ▶ Atemtherapie
Breathing with voice ▶ Tönen
Breathing, facilitation of ▶ Atmung, Fazilitation der
Bridge activity ▶ Brückenaktivität
Bridge, ventral ▶ Brücke, ventrale
Brine ▶ Sole
Brine bath ▶ Solebad
Brine therapy pool ▶ Solebewegungsbad
Brodmann Areas ▶ Brodmann-Areale
Bronchial asthma ▶ Asthma bronchiale
Bronchial cleaning ▶ Bronchialtoilette
Bronchiectasia ▶ Bronchiektase
Bronchitis, chronic ▶ Bronchitis, chronische
Brown-Séquard's syndrome ▶ Brown-Séquard-Syndrom
Brownian molecular movement ▶ Brownsche Molekularbewegung
Brush massage, electric ▶ Bürstenmassage, elektrische
Bruxism, diurnal ▶ Bruxismus, diurnaler
Bruxism, nocturnal ▶ Bruxismus, nokturnaler
Bucket handle movement ▶ Eimerhenkel-Bewegung
Budget ▶ Budget
Buffer ▶ Pufferung
Buffer system ▶ Puffersystem
Building ▶ Gebäude
Building brick game ▶ Klötzchenspiel
Bulbar symptoms ▶ Bulbäre Symptomatik
Bulimia nervosa ▶ Bulimia nervosa
Bunny hopping ▶ Häschensprung
Buoyancy ▶ Auftrieb
Bursa ▶ Schleimbeutel
Business administration ▶ Betriebswirtschaftslehre
Business analysis ▶ Unternehmensanalyse
Business area ▶ Strategisches Geschäftsfeld
Business process/operation ▶ Betriebsprozess
Business tax ▶ Gewerbesteuer
Business unit organisation ▶ Spartenorganisation
Buttonhole deformaty ▶ Knopflochdeformität

C

C-fibre ▶ C-Faser
C-scoliosis ▶ C-Skoliose
C-shaped frame ▶ C-Bogen
Cadence ▶ Schrittfrequenz, Kadenz
Cage protection ▶ Cage-Sicherung
Calibration ▶ Eichung, Kalibrierung
Caloric equivalent ▶ Kalorisches Äquivalent
Caloric therapy, mechanical ▶ Wärmetheorie, mechanische
Calorific value, physical ▶ Brennwert, physikalischer
Calorific value, physiological ▶ Brennwert, physiologischer
Calorimetry, indirect ▶ Kalorimetrie, indirekte
Camomile ▶ Kamille
Canyon ▶ Schlucht
Capability ▶ Leistungsfähigkeit
Capacitor ▶ Kondensator
Capacitor field ▶ Kondensatorfeld
Capacity ▶ Kapazität
Capacity diagnostics ▶ Leistungsdiagnostik

Capacity, electric ▸ Kapazität, elektrische
Capacity, inspiratory ▸ Kapazität, inspiratorische
Capillarity ▸ Kapillarität
Capillary attraction ▸ Kapillaranhebung
Capillary depression ▸ Kapillardepression
Capsular line ▸ Kapselstrich
Capsular pattern ▸ Kapselmuster
Caput-collum-diaphyseal angle ▸ Caput-Collum-Diaphysen-Winkel
Caput ulnae syndrome ▸ Caput-ulnae-Syndrom
Carbohydrates ▸ Kohlenhydrate
Carbon dioxide transport ▸ Kohlendioxidtransport
Carbonic acid bath ▸ Kohlensäurebad
Carbonic acid dry bath ▸ Kohlensäure-Trockenbad
Carbonic anhydrase reaction ▸ Karboanhydrasereaktion
Cardiac arrhythmias ▸ Herzrhythmusstörungen
Cardiac autonomy ▸ Herzautonomie
Cardiac chair position ▸ Herzbettlagerung
Cardiac index ▸ Herzindex
Cardiac muscle ▸ Herzmuskulatur
Cardiac output ▸ Herzzeitvolumen
Cardiac output (per minute) ▸ Herzminutenvolumen
Cardiac valves ▸ Herzklappen
Cardiac valvular insufficiency ▸ Herzklappeninsuffizienz
Cardiopulmonary endurance ▸ Kardiopulmonale Ausdauer
Cardiopulmonary capacity ▸ Kardiopulmonale Belastbarkeit
Cardiovascular machine ▸ Ausdauergerät
Cardiovascular system ▸ Herz-Kreislauf-System
Care, integrated ▸ Versorgung, integrierte
Carpal tunnel syndrome ▸ Karpaltunnelsyndrom
Carpometacarpal joint of the thumb, extension in ▸ Daumengrundgelenk, Extension im
Carpometacarpal joint of the thumb, flexion in ▸ Daumengrundgelenk, Flexion im
Carpus reflex ▸ Handwurzelreflex
Carrier frequency ▸ Trägerfrequenz
Carrier function ▸ Trägerfunktion
Carrier loop ▸ Mitnehmerschlaufe
Carryover ▸ Alltagstransfer
Cartel ▸ Kartell
Cartilage tissue, proliferation phase ▸ Knorpelgewebe, Proliferationsphase
Catch ▸ Anschlagszuckung
Cathode ▸ Kathode
Catelectrotone ▸ Katelektrotonus
Cation ▸ Kation
Cauda Equina Syndrome ▸ Cauda-equina-Schädigung
Causalgia ▸ Kausalgie
Cause-effect chain ▸ Ursachenwirkungskette
CCD camera ▸ Digitalkamera
Ceiling effect ▸ Deckeneffekt
Cell membrane ▸ Zellmembran
Cellular phase ▸ Zelluläre Phase
Center of gravity ▸ Schwerpunkt
Center of joint ▸ Gelenkmittelpunkt
Center of mass ▸ Massenmittelpunkt
Central cervical cord syndrome ▸ Zentrales Halsmarksyndrom
Central inhibition ▸ Zentrale Hemmung
Central nervous system ▸ Zentralnervensystem
Central paresis ▸ Zentrale Parese
Central pattern generator ▸ Zentraler Mustergenerator
Central questions of examination ▸ Leitfragen der Untersuchung
Centralist ▸ Zentralist
Centralisation ▸ Zentralisation
Centralisation phenomenon ▸ Zentralisationsphänomen
Centre of gravity shift ▸ Schwerpunktverlagerung
Centre of rotation ▸ Drehpunkt
Centrifugal force ▸ Zentrifugalkraft
Centripetal force ▸ Zentripetalkraft
Cerebellar afferent pathways ▸ Bahnsystem zum Kleinhirn
Cerebellum ▸ Zerebellum, Kleinhirn
Cerebral compression ▸ Compressio cerebri
Cerebral contusion ▸ Contusio cerebri
Cerebrovascular accident (CVA) ▸ Schlaganfall
Cerebrum ▸ Großhirn
Cervical flexion, passive ▸ Nackenflexion, passive
Cervicial collar ▸ Zervikalstütze
Cervicobrachialgy ▸ Zervikobrachialgie
Chain, myofascial ▸ Kette, myofasziale
Challenge of balance control, increased ▸ Gleichgewichtsforderung, gesteigerte
Change in direction ▸ Richtungswechsel
Change of subjects ▸ Themenwechsel
Charcot's triad ▸ Charcot-Trias
Charge ▸ Ladung
Checkrein ▸ Ausbinder
Chemical breathing impulse ▸ Chemischer Atemantrieb
Chemical messenger ▸ Botenstoff

C

C

Chemosensor ▶ Chemosensor
Chest clapping ▶ Klopfungen
Chi ▶ Qi
Chi-square test for multinomial alternatives ▶ k*m-Chi-Quadrat-Test
Chi-square test ▶ Chi-Quadrat-Vierfeldertest, Mehrfelder-Chi-Quadrat-Test
Chi-square v test for binaries ▶ Chi-Quadrat-Test
Chorea ▶ Chorea
Chronification ▶ Chronifizierung
Chronometry ▶ Zeitmessung
Chyle cistern ▶ Cisterna chyli
Chylomicron ▶ Chylomikron
Chylus ▶ Chylus
Cimino fistula ▶ Cimino-Fistel
Cinematography ▶ Kinematografie
Cinemetry ▶ Kinemetrie
Circle ▶ Zirkel
Circle diagram ▶ Kreisdiagramm
Circular function ▶ Kreisfunktion
Circular velocity ▶ Kreisgeschwindigkeit
Circular velocity ▶ Bahngeschwindigkeit
Circulatory problems ▶ Kreislaufbeschwerden
Circumferential measurement ▶ Zirkumferenzmessung, Umfangmessung
Circumferential measurement according to Kuhnke ▶ Umfangmessung nach Kuhnke
Circumoral ▶ Zirkumoral
Citric acid cycle ▶ Zitratzyklus
Civil law association ▶ Gesellschaft bürgerlichen Rechts
Civil Law Code ▶ Bürgerliches Gesetzbuch
Compression Class ▶ Kompressionsklasse
Classical frog ▶ Klassischer Frosch
Claw hand ▶ Krallenhand
Clay, acetic ▶ Tonerde, essigsaure
Client-centeredness ▶ Klientenzentrierung
Climate ▶ Klima
Climate therapy ▶ Klimatherapie
Climatic spa ▶ Luftkurort
Climbing movement, complexity of ▶ Kletterbewegung, Komplexität der
Climbing wall ▶ Kletterwand
Climbing, dynamic ▶ Klettern, dynamisches
Climbing, frontal ▶ Klettern, frontales
Climbing, static ▶ Klettern, statisches
Clinical knowledge ▶ Klinisches Wissen
Clinical reasoning ▶ Clinical Reasoning
Clockwise ▶ Drehrichtung
Clonus ▶ Klonus
Closed-packed position ▶ Verriegelte Stellung
Cluster analysis ▶ Clusteranalyse
Cluster technique ▶ Cluster-Technik
Co-contraction ▶ Kokontraktion
Coordinate system, cartesian ▶ Koordinatensystem, kartesisches
Coachman's seat ▶ Kutschersitz
Coachman's seat, modified ▶ Kutschersitz, modifizierter
Coban wrap bandage ▶ Coban-Wrap-Verband
Cobweb diagram ▶ Spinnennetzdiagramm
Coccygodynia ▶ Coccygodynie
Cockett's vein ▶ Cockett-Vene
Codman's paradox ▶ Paradoxon nach Codman
Cognition ▶ Kognition
Cognitive dysfunction ▶ Kognitive Störung
Cogwheel model ▶ Zahnradmodell
Cohesion ▶ Kohäsion
Cohort ▶ Kohorte
Cold air therapy ▶ Kaltlufttherapie
Cold application ▶ Kälteapplikation
Cold gas therapy ▶ Kaltgastherapie
Cold receptor ▶ Kälterezeptor
Collagen network, diffuse ▶ Kollagennetzwerk, ungeordnetes
Collagen, type I ▶ Kollagen, Typ I
Collagen, type II ▶ Kollagen, Typ II
Collagen, type III ▶ Kollagen, Typ III
Collapsing spine ▶ Lähmungsskoliose
Collection game (game for climbing therapy) ▶ Einsammelspiel
Collective labour agreement ▶ Tarifvertrag
Collision ▶ Stoß
Colloid osmosis ▶ Kolloidosmose
Irritabile colon ▶ Colon irritabile
Cologne model ▶ Kölner Modell
Colon massage ▶ Kolonmassage
Colon traetment according to Prof. Vogler ▶ Kolonbehandlung nach Prof. Vogler
Colour games (game for climbing therapy) ▶ Farbspiele
Colour meridian therapy ▶ Farbmeridiantherapie
Coma ▶ Koma
Coma vigil ▶ Wachkoma
Combined physical anti-edema therapy ▶ Kombinierte physikalische Entstauungstherapie
Comfortable Temperature ▶ Behaglichkeitstemperatur
Commitment ▶ Leistungsbereitschaft
Common National Committee ▶ Gemeinsamer Bundesausschuss

Communication ▶ Kommunikation
Communication model ▶ Kommunikationsmodell
Communication policy ▶ Kommunikationspolitik
Communication, intercultural ▶ Kommunikation, interkulturelle
Communication, non-violent ▶ Kommunikation, gewaltfreie
Company agreement ▶ Betriebsvereinbarung
Compensation ▶ Kompensation
Compensatory mechanism ▶ Ausweichmechanismus
Compensatory movement with spinal cord injury ▶ Kompensationsbewegung bei Querschnittlähmung
Compensatory pattern ▶ Ersatzmuster
Compensatory strategy ▶ Kompensationsmechanismus
Competence experience ▶ Kompetenzerleben
Competence training ▶ Kompetenztraining
Competition ▶ Konkurrenz
Competitive relevance ▶ Wettbewerbsrelevanz
Competitive sports ▶ Leistungssport
Competitive strategy ▶ Wettbewerbsstrategie
Complementary movement therapy ▶ Komplementäre Bewegungstherapie
Complex exercise ▶ Komplexübung
Component concept ▶ Komponenten-Konzept
Component of force ▶ Kraftkomponente
Component of force vector ▶ Kraftvektorkomponente
Compress ▶ Kompresse
Compressibility ▶ Kompressionsfähigkeit
Compressible ▶ Kompressibel
Compression ▶ Stauchung, Kompression
Compression glove ▶ Kompressionshandschuh
Compression mask ▶ Kompressionsmaske
Compression pressure ▶ Kompressionsdruck
Compression therapy ▶ Kompressionstherapie
Compression, mechanical intermittent ▶ Kompression, apparative intermittierende
Compressive load ▶ Druckbelastung
Compressive stress ▶ Druckspannung
Computer tomography ▶ Computertomografie
Concave ▶ Konkav
Concave-convex rule ▶ Konvex-Konkav-Regel
Concentrating ▶ Yi
Concentrative movement therapy ▶ Konzentrative Bewegungstherapie
Concept ▶ Leitbild, Konzept
Conceptual goal ▶ Zielbild
Conconi threshold ▶ Conconi-Schwelle
Concussion ▶ Commotio cerebri
Condense ▶ Kondensieren
Contition ▶ Zustand
Condition ▶ Bedingung
Conditional reasoning ▶ Konditionales Reasoning
Conditioning, operant ▶ Konditionierung, operante
Conditions of equilibrium ▶ Gleichgewichtsbedingung
Conditions of equilibrium, hindered ▶ Gleichgewichtsbedingungen, erschwerte
Conduction ▶ Erregungsleitung, Konduktion, Ableitung
Conduction point ▶ Ableitstelle
Conductive electrode ▶ Ableitelektrode
Conductivity, electrolytic ▶ Leitfähigkeit, elektrolytische
Conductor ▶ Leiter
Conductor, electric ▶ Leiter, elektrischer
Confidence ▶ Vertrauen
Confidence interval ▶ Konfidenzintervall
Conflict ▶ Konflikt
Confounding variable ▶ Störvariable
Congruent ▶ Kongruent
Connectionism ▶ Konnektionismus
Connective tissue ▶ Bindegewebe
Connective tissue adhesion ▶ Bindegewebsverhaftung
Connective tissue fibre ▶ Bindegewebsfaser
Connective tissue fibre, turnover-rate ▶ Bindegewebsfaser, Turnover-Rate
Connective tissue lift-off technique ▶ Abhebetechnik
Connective tissue massage ▶ Bindegewebsmassage
Connective tissue swelling ▶ Bindegewebsquellung
Connective tissue zones ▶ Bindegewebszonen
Conscentrics ▶ Konzentrik
Conciousness ▶ Bewusstsein
Conservation of energy ▶ Energieerhaltungssatz
Conservation of momentum ▶ Impulserhaltungssatz
Consolidation phase ▶ Konsolidierungsphase
Constant current ▶ Konstantstrom
Constant elongation range ▶ Konstanter Längenbereich
Constant voltage ▶ Konstantspannung
Constipation ▶ Obstipation
Constraint induced movement therapy ▶ Forced-use-Therapie

C

C

Consultation ▶ Informationsgespräch
Contact area ▶ Kontaktfläche
Contact area, mechanical ▶ Berührungsfläche, mechanische
Contact medium ▶ Kontaktmittel
Contact points ▶ Kontaktstellen
Contact resistance ▶ Übergangswiderstand
Contact, initial ▶ Kontakt, initialer
Contempt ▶ Missachtung, Verachtung
Context factors ▶ Kontextfaktoren
Context, functional ▶ Zusammenhang, funktionaler
Continence, dependent ▶ Kontinenz, abhängige
Continuity equation ▶ Kontinuitätsgleichung
Continuous passive motion device ▶ Continuous-Passive-Motion-Schiene
Continuous conduction ▶ Erregungsleitung, kontinuierliche
Contract relax ▶ Kontrahieren – Entspannen
Contract of employment ▶ Arbeitsvertrag
Contract of sale ▶ Kaufvertrag
Contracting policy ▶ Kontrahierungspolitik
Contraction ▶ Kontraktion
Contraction frequency ▶ Kontraktionsfrequenz
Contraction phase ▶ Anspannungsphase
Contraction time ▶ Kontraktionszeit
Contraction velocity ▶ Kontraktionsgeschwindigkeit
Contraction, agistic-eccentric ▶ Kontraktion, agistisch-exzentrische
Contraction, isometric ▶ Muskelaktivität, isometrische
Contracture ▶ Kontraktur
Contracture and luxation prophylaxis ▶ Kontraktur- und Luxationsprophylaxe
Contracture prophylaxis ▶ Kontrakturprophylaxe
Contracture treatment ▶ Kontrakturbehandlung
Contralateral ▶ Kontralateral
Control ▶ Kontrolle
Control of spasticity ▶ Spastikkontrolle
Control variable ▶ Kontrollvariable
Control, anticipatory postural ▶ Kontrolle, antizipatorische posturale
Control, motor ▶ Motorische Kontrolle
Control, sensomotor ▶ Sensomotorische Kontrolle
Controlled passive motion according to Kleinert ▶ Controlled Passive Motion nach Kleinert
Convection ▶ Konvektion
Convergence ▶ Konvergenz
Convergence movement ▶ Konvergenzbewegung
Conversation with relatives ▶ Angehörigengespräch
Conversational conventions ▶ Gesprächskonventionen
Conversational psychotherapy ▶ Gesprächspsychotherapie
Convex ▶ Konvex
Convolution ▶ Convolution
Cooper test ▶ Cooper-Test
Cooperation ▶ Kooperation
Cooperation, sensorimotor ▶ Kooperation, sensomotorische
Coordinate ▶ Koordinate
Coordinate system ▶ Koordinatensystem
Coordination ▶ Koordination
Coordination complex in therapy ▶ Koordinationskomplex in der Therapie
Coordination examination ▶ Koordinationsprüfung
Coordination training ▶ Koordinationstraining
Coordination training, goals ▶ Koordinationstrainings, Ziele des
Coordination unit ▶ Koordinationseinheit
Coordination, intermuscular ▶ Koordination, intermuskuläre
Coordination, intramuscular ▶ Koordination, intramuskuläre
Coordination, sensorimotor ▶ Koordination, sensomotorische
Coordinative impairment ▶ Koordinationsstörung
Coordinative skills ▶ Koordinative Fähigkeiten
Coorperative ▶ Genossenschaft
Coping behavior ▶ Copingverhalten
Coping strategy ▶ Coping-Strategie
Coping with disease ▶ Krankheitsbewältigung
Core competence ▶ Kernkompetenz
Corn flower poultices ▶ Heublumenpackungen
Coronary heart disease ▶ Koronare Herzkrankheit
Corporate culture ▶ Unternehmenskultur
Corporate income tax ▶ Körperschaftssteuer
Corporate management ▶ Unternehmensführung
Corporate organisation ▶ Unternehmensform
Corporate philosophy ▶ Unternehmensleitbild
Correction technique ▶ Korrekturtechnik
Correlation ▶ Korrelation
Correlation coeffizient ▶ Korrelationskoeffizient

Correlation ratio ► Effektstärkenmaß
Corset ► Korsett
Corset ► Stützmieder
Cortex ► Kortex
Cortex, associative ► Kortex, assoziativer
Cortex, auditive ► Kortex, auditiver
Cortex, premotor ► Kortex, prämotorischer
Cortex, primary somatosensory ► Kortex, primär somatosensibler
Corticospinal tract ► Pyramidenbahn
Cortisol ► Kortisol
Cost accounting ► Plankostenrechnung
Cost analysis ► Kostenanalyse
Cost variance ► Kostenabweichung
Cost-benefit equation ► Kosten-Nutzen-Vergleich
Cost classification ► Kostenartenrechnung
Costamer ► Costamer
Costs ► Kosten
Costs, imputed ► Kosten, kalkulatorische
Costs, variable ► Kosten, variable
Cough ► Husten
Coughing technique ► Hustentechniken
Counselling, consultation ► Beratung
Counter-clockwise ► Linksdrehung
Counter-pressure ► Gegendruck
Coupling ► Kopplung
Coupling ability ► Kopplungsfähigkeit
Coupling, horizontal/vertical movement ► Kopplung horizontale/vertikale Bewegung
Course of movement ► Bewegungsablauf
Covariance ► Kovarianz
Cover plate ► Deckplatte
Crane qigong ► Kranich Qigong
Craniosacral system ► Kraniosakralsystem
Craniosacral Therapy ► Kraniosakrale Therapie
Crawling ► Krabbeln
Crawling, pathological ► Krabbeln, pathologisches
Crawling, physiological ► Krabbeln, physiologisches
Creatine phosphate ► Kreatinphosphat
Creativity technique ► Kreativitätstechnik
Creeping ► Kriechen
Crepitus ► Krepitation
Criterion variable ► Kriteriumsvariable
Critical distance point ► Kritischer Distanzpunkt
Cronbach's α ► Cronbachs alpha
Cross country training ► Terraintraining
Cross tape ► Schmerzkreuz
Crossbite ► Kreuzbiss
Crossing ► Kreuzen, Queren
Crosslinks, pathological ► Crosslinks, pathologische
Cross-bridge circle ► Kreuzbrückenzyklus
Croup ► Kruppe
Crutchfield brackets ► Crutchfield-Klammern
Cryotherapy ► Kryotherapie
Cue interpretation ► Cue-Interpretation
Cumulation of error of first kind ► Alpha-Fehler-Kumulierung
Cupping ► Schröpfen
Curative climatic spa ► Kurort, heilklimatischer
Curative spa ► Heilquelle
Curd compress ► Quarkumschlag
Current conduction, electrolytic ► Stromleitung, elektrolytische
Current density ► Stromdichte
Cushion for the lumbal spine ► Lendenkissen
Customer aquisition ► Kundenakquise
Customer focus ► Kundenperspektive
Customer loyalty ► Kundentreue
Customer request/ preference ► Kundenwunsch
Customer satisfaction ► Kundenzufriedenheit
Customer service policy ► Kundendienstpolitik
Cutaneous nerve ► Hautnerv
Cutaneous receptor ► Hautrezeptor
Cutting sensation ► Schneidegefühl
Cycle ergometer test ► Fahrrad-Ausdauertest
Cyclic model ► Zyklisches Modell
Cystic fibrosis ► Mukoviszidose

D

Dani sandbox ► Danisandbox
Data ► Daten
Data base ► Datenbank
Data, anthropometrical ► Daten, anthropometrische
Dead space, anatomic ► Totraum, anatomischer
Dead space, respiratory ► Totraum, respiratorischer
Deadaptation ► Deadaption
Deafferentiation ► Deafferenzierung
Deafferentiation pain ► Deafferenzierungsschmerz
Deceleration ► Negativbeschleunigung
Decimetre wave ► Dezimeterwelle
Decision tree ► Entscheidungsbaum
Declarative knowledge ► Deklaratives Wissen
Decline of Automaticity ► Automatizitätsverfall
Decomposition of force vector ► Kraftvektorzerlegung
Decomposition of forces ► Kräftezerlegung

D

Deconditioning ▶ Dekonditionierung
Decontraction ▶ Dekontraktion
Decubitus ▶ Dekubitus
Decubitus prevention in paraplegia ▶ Dekubitusprophylaxe bei Querschnittlähmung
Decubitus prophylaxis ▶ Dekubitusprophylaxe
Deduction ▶ Deduktion
Deep abdominal drainage ▶ Bauchtiefendrainage
Deep Brain Stimulation ▶ Tiefenhirnstimulation
Defaecation dysfunction ▶ Defäkationsstörung
Defaecation position ▶ Defäkationsposition
Defaecation symptom ▶ Entleerungssymptom
Defence potential ▶ Abwehrpotenzial
Defensive Qi ▶ Abwehrenergie
Definition of relationship ▶ Beziehungsdefinition
Definition of roles ▶ Rollenklärung
Deformation ▶ Deformierung, Verformung
Deformation, plastic ▶ Verformung, plastische
Deformation, viscoelastic ▶ Verformung, viskoelastische
Degassing ▶ Entgasung
Deglutition, swallowing ▶ Schluckakt
Degree of freedom ▶ Freiheitsgrad
Degree of freedom, difficulty in ▶ Freiheitsgradeproblem
Degrees Celsius ▶ Grad Celsius
Degrees Kelvin, Kelvin degrees ▶ Grad Kelvin
Degrees of movement ▶ Bewegungsgrade
Dehydration ▶ Dehydratation
Delayed-onset Muscle Soreness (DOMS) ▶ Muskelkater
Delegation ▶ Delegation
Delivery conditions ▶ Lieferbedingungen
Delivery, gentle ▶ Geburt, sanfte
Delta voltage ▶ Dreieckstrom
Delusion ▶ Wahn
Demasking ▶ Demaskierung
Dementia ▶ Demenz
Demyelination ▶ Demyelinisierung
Dendrite ▶ Dendrit
Density ▶ Dichte
Density of heat source ▶ Wärmequellendichte
Dentability ▶ Dellbarkeit
Dentoalveolar ▶ Dentoalveolär
Depersonalisation ▶ Depersonalisation
Deployment ▶ Personaleinsatz
Depolarisation ▶ Depolarisation
Depreciation ▶ Abschreibung
Depression ▶ Depression
Depression, synaptic ▶ Depression, synaptische
Deprivation ▶ Deprivation
Dept ▶ Fremdkapital
Depth effect, (effect of) penetration ▶ Tiefenwirkung
Depth of penetration ▶ Eindringtiefe
Derangement syndrome ▶ Derangementsyndrom
Dercum's syndrome ▶ Morbus Dercum
Derealisation ▶ Derealisation
Derived quantity ▶ Abgeleitete Größe
Dermatome ▶ Dermatom
Dermographism ▶ Hautzeichnung
Desault's bandage ▶ Desault-Verband
Descending perineum syndrome ▶ Beckenbodensenkung
Desensitization, systematic ▶ Desensibilisierung, systematische
Desmin ▶ Desmin
Desoxygenation ▶ Desoxygenation
Detonisation ▶ Detonisierung
Detrusor areflexia ▶ Detrusorareflexie
Detrusor hyperreflexia ▶ Detrusorhyperreflexie
Detrusor hyporeflexia ▶ Detrusorhyporeflexie
Detrusor-sphincter dyssynergia ▶ Detrusor-Sphinkter-Dyssynergie
Development ▶ Entwicklung
Developmental age ▶ Entwicklungsalter
Development, motor ▶ Entwicklung, motorische
Development, personal ▶ Entwicklung, persönliche
Developmental disturbance ▶ Entwicklungsstörung
Device, mobile ▶ Gerät, bewegliches
Dew walking ▶ Taulaufen
Diabetes mellitus, movement with ▶ Diabetes mellitus, Bewegung bei
Diadochokinesis ▶ Diadochokinese
Diagnosis ▶ Diagnose
Diagnostic assessment ▶ Befunderhebung
Diagnostic reasoning ▶ Diagnostisches Reasoning
Diagnostics ▶ Diagnostik
Diagonal movement ▶ Diagonalbewegung
Diagonal support ▶ Diagonalabstützung
Diagram ▶ Diagramm
Dialogical principle ▶ Dialogisches Prinzip
Diaphragm pelvis ▶ Diaphragma pelvis
Diaphragm swinging ▶ Zwerchfellschwingen
Diaphragm urogenital ▶ Diaphragma urogenitale
Diaschisis ▶ Diaschisis

Diathermy, radiothermy ▸ Diathermie
Diathesis-stress model ▸ Vulnerabilitäts-Stress-Modell
Dichotomous ▸ Dichotom
Dielectric ▸ Dielektrikum
Dielectric constant ▸ Dielektrizitätskonstante
Dielectrical ▸ Dielektrisch
Difference in leg length ▸ Beinlängendifferenz
Difference of pressure ▸ Druckdifferenz
Differential amplifier ▸ Differenzverstärker
Differential calculus ▸ Differenzialrechnung
Differential receptor ▸ Differenzialrezeptor
Differential signal ▸ Differenzsignal
Differentiation ability ▸ Differenzierungsfähigkeit
Differentiation test ▸ Differenzierungstest
Diffuse collagen network ▸ Ungeordnetes Kollagennetzwerk
Digi-flex, hand trainer ▸ Digi-Flex-Handtrainer
Digitigrade walk ▸ Gang, digitigrader
Dilating stage ▸ Eröffnungsphase
Direct access ▸ Direktzugang
Direct cost ▸ Einzelkosten
Direct current ▸ Gleichstrom
Direction of movement ▸ Bewegungsrichtung
Direction of rotation, sense of rotation ▸ Drehsinn
Directive ▸ Direktive, Weisung
Disabilities of arms, shoulder and hand questionnaire ▸ DASH-Fragebogen
Disability percentage ▸ Invaliditätsgrad
Disability ▸ Behinderung
Disc prolapse ▸ Bandscheibenvorfall
Discharge rate ▸ Entladungsrate
Disclusion ▸ Disklusion
Discography ▸ Diskographie
Discount policy ▸ Rabattpolitik
Discrimination ▸ Unterscheidungsvermögen
Disfacilitation ▸ Disfazilitation
Disfacilitation ▸ Entbahnung
Disgust ▸ Ekel
Disinhibition ▸ Enthemmung
Dislocation of the hip ▸ Hüftgelenkluxation
Dismissal ▸ Kündigung
Dispositional ▸ Veranlagt
Disseminated sclerosis ▸ Multiple Sklerose
Dissociation ▸ Abspaltung
Dissociation, electrolytic ▸ Dissoziation, elektrolytische
Distal ▸ Distal
Distal interphalangeal joint, flexion of ▸ Fingerendgelenk, Flexion im
Distance ▸ Abstand
Distance point ▸ Distanzpunkt Fernpunkt
Distance ▸ Weg
Distoclusion ▸ Distalbiss
Distraction ▸ Distraktion
Distribution policy ▸ Distributionspolitik
Disturbing factor ▸ Störfaktor
Divergence ▸ Divergenz
Divergence movement ▸ Divergenzbewegung
Diversification ▸ Diversifikation
Dix-Hallpike test ▸ Hallpike-Manöver
Doctor-patient relationship ▸ Patient-Therapeut-Beziehung
Doctrine of Accociations ▸ Assoziationismus
Documentation ▸ Dokumentation
Documentation system ▸ Dokumentationssystem
Donder's pressure ▸ Donders-Druck
Dopamine ▸ Dopamin
Dorsal column system ▸ Hinterstrangbahn
Dorsal extension chain ▸ Dorsalextensionskette
Dorsiflexion ▸ Dorsalflexion
Dose rate of heat ▸ Wärmedosisrate
Double pain phenomenon ▸ Doppelschmerzphänomen
Double crush syndrome ▸ Double-Crush-Syndrom
Dragonfly ▸ Libelle
Drainage, autogenic ▸ Drainage, autogene
Drainage, syringo-subarachnoidal ▸ Drainage, syringo-subarachnoidale
Dressage ▸ Dressur
Drive ▸ Antrieb
Driving force ▸ Antriebskraft
Drop jump ▸ Tiefsprung
Drop out ▸ Stichprobenausfall
Drop wrist ▸ Fallhand
Dry friction ▸ Trockenreibung
Duality ▸ Dualität
Duchenne claudication ▸ Duchenne-Hinken
Dumb zone ▸ Stumme Zone
Dumbbell movement ▸ Hantelbewegung
Dumbbell training ▸ Freihanteltraining
Dupuytren's disease ▸ Dupuytren-Kontraktur
Duration of stimulus ▸ Reizdauer
Dwarfs and giants (game for climbing therapy) ▸ Zwerge und Riesen
Dynamics ▸ Dynamik
Dynamics, inverse ▸ Dynamik, inverse
Dynamo ▸ Dynamo
Dynamography ▸ Dynamografie
Dynamometer ▸ Kraftmesser

D

Dynamometry ▶ Dynamometrie
Dysaesthesia ▶ Dysästhesie
Dysarthria ▶ Dysarthrie
Dysdiadochokinesia ▶ Dysdiadochokinese
Dysfunction ▶ Dysfunktion
Dysfunction syndrome ▶ Dysfunktionssyndrom
Dysfunctions, anorectal ▶ Dysfunktion, anorektale
Dysgnathia ▶ Dysgnathie
Dyskinesia ▶ Dyskinesie
Dysmetria ▶ Dysmetrie
Dysphagia ▶ Dysphagie
Dysphasia ▶ Dysphasie
Dyspnoea ▶ Dyspnoe
Dyspnoea scale ▶ Dyspnoe-Skala
Dyspraxia ▶ Dyspraxie
Dyssynergia ▶ Dyssynergie
Dystonia ▶ Dystonie
Dystrophy ▶ Dystrophie

E

Eagle's Syndrome ▶ Eagle-Syndrom
Early therapy ▶ Frühtherapie
Earth ▶ Erde
Earth-type ▶ Erde-Typ
Easy walker ▶ Easy-Walker
Eating disorders ▶ Essstörung
Eating recommendations ▶ Essregeln
Eccentric ▶ Exzentrik
Eccentric step test ▶ Eccentric Step Test
Economic principle ▶ Ökonomisches Prinzip
Eddy current ▶ Wirbelstrom
Edinburgh position ▶ Edingburgh-Stellung
Education scale for the horse ▶ Ausbildungsskala des Pferdes
Effect size ▶ Effektgröße
Effective current ▶ Effektivstrom
Effective value ▶ Effektivwert
Effective voltage ▶ Effektivspannung
Effects of therapy ▶ Effekte der Therapie
Efference ▶ Efferenz
Efficiency ▶ Effizienz
Efficiency, degree of ▶ Wirkungsgrad
Efficiency, muscular ▶ Wirkungsgrad, muskulärer
Effort ▶ Anstrengung
Egg separator ▶ Eiertrenner
Ego experience ▶ Ich-Erleben
Egyptian ▶ Ägypter
Eicosanoid synthesis ▶ Eikosanoidsynthese
Eight jump ▶ 8er-Sprung
Elargation of the shoulders ▶ Elargation der Schultern
Elastic zone ▶ Elastische Zone
Elasticity ▶ Dehnbarkeit
Elbow joint, extension in ▶ Ellenbogengelenk, Extension im
Elbow joint, flexion in ▶ Ellenbogengelenk, Flexion im
Elbow push-up, single ▶ Ellbogenstütz, Einzel-
Elbow push-up, symmetrical ▶ Ellbogenstütz, symmetrischer
Electric current ▶ Strom
Electric field ▶ Feld, elektrisches
Electric power ▶ Leistung, elektrische
Electric wheeelchair ▶ Elektrorollstuhl
Electrical conductivity ▶ Leitfähigkeit, elektrische
Electrical energy ▶ Energie, elektrische
Electrical stimulation ▶ Elektrostimulation
Electrical stimulation, functional ▶ Elektrostimulation, funktionelle
Electricity form CP ▶ Stromform CP
Electricity form DF ▶ Stromform DF
Electricity form MF ▶ Stromform MF
Electricity pulse ▶ Strompuls
Electricity, diadynamic ▶ Strom, diadynamischer
Electricity, neofaradic ▶ Strom, neofaradischer
Electro acupuncture ▶ Elektroakupunktur
Electrocardiogram ▶ Elektrokardiogramm
Electrode ▶ Reizelektrode
Electrode, different ▶ Elektrode, differente
Electrode, indifferent ▶ Elektrode, indifferente
Electrodiagnostics ▶ Elektrodiagnostik
Electroencephalogram ▶ Elektroenzephalogramm
Electroencephalography ▶ Elektroenzephalographie
Electrogoniometer ▶ Elektrogoniometer
Electrogymnastics ▶ Exponentialstromtherapie
Electrolysis ▶ Elektrolyse
Electrolyte ▶ Elektrolyt
Electromagnetic wave ▶ Elektromagnetische Welle
Electromechanical coupling ▶ Elektromechanische Koppelung
Electromechanical transducer ▶ Elektromechanische Wandler
Electromyogram ▶ Elektromyogramm
Electromyography ▶ Elektromyografie
Electromyostimulation ▶ Elektromyostimulation

Electron ▶ Elektron
Electroneurography ▶ Elektroneurografie
Electronic potential ▶ Elektrotonisches Potenzial
Electrophoresis ▶ Elektrophorese
Electrotherapy ▶ Elektrotherapie
Electrotherapy, EMG controlled ▶ Elektrotherapie, EMG-gesteuerte
Elephantiasis, lymphostatic ▶ Elefantiasis, lymphostatische
Elongation of the spine ▶ Elongation der Wirbelsäule
Emergence ▶ Emergenz
Emission ▶ Emission
Emotion ▶ Emotion
Emotion regulation ▶ Emotionsregulation
Empathy ▶ Empathie
Empirical effect ▶ Effekt, empirischer
Empirism ▶ Empirismus
Employee attitude survey ▶ Mitarbeiterbefragung
Employee potential ▶ Mitarbeiterpotenzial
Employee productivity ▶ Mitarbeiterproduktivität
Employee representative committee ▶ Betriebsrat
Employee satisfaction ▶ Mitarbeiterzufriedenheit
Employee suggestion system ▶ Betriebliches Vorschlagswesen
Employee turnover ▶ Mitarbeiterfluktuation
Employment on probation ▶ Probearbeitsverhältnis
Employment prognosis ▶ Erwerbsprognose
Empowerment ▶ Empowerment
Empyaema ▶ Empyem
En bloc ▶ En bloc
En-bloc technique ▶ En-bloc-Technik
End feel ▶ Endgefühl
Endangerment to self and others ▶ Selbst- und Fremdgefährdung
Endocardium ▶ Endokard
Endocrine system ▶ Hormonelles System
Endometriosis ▶ Endometriose
Endorphin ▶ Endorphin
Endosteum ▶ Endost
Endurance ▶ Ausdauer
Endurance method ▶ Dauermethode
Endurance training ▶ Ausdauertraining
Endurance training, aims ▶ Ausdauertraining, Ziele im
Energy ▶ Energie
Energy efficient activity ▶ Ökonomische Aktivität
Energy metabolism ▶ Energiestoffwechsel
Energy supply ▶ Energiebereitstellung
Energy turnover ▶ Energieumsatz
Energy, metabolic ▶ Energie, metabolische
Eneuresis, nocturnal ▶ Enurese, nächtliche
Energy, potential ▶ Energie, potenzielle
Entero receptor ▶ Enterorezeptor
Enteropathy, lymphostatic ▶ Enteropathie, lymphostatische
Environment, enriched ▶ Umfeld, lernförderndes
Environmental scanning analysis ▶ Umfeldanalyse
Environmentalism ▶ Environmentalismus
Epicondylitis ▶ Epikondylitis
Epiphysis injury ▶ Epiphysenverletzung
Equation of motion ▶ Bewegungsgleichung
Equilibrium ▶ Gleichgewicht
Equilibrium reactions ▶ Equilibriumreaktionen
Equilibrium, dynamic ▶ Gleichgewicht, dynamisches
Equilibrium, static ▶ Gleichgewicht, statisches
Equity ▶ Eigenkapital
Equity financing ▶ Beteiligungsfinanzierung
Erb's palsy ▶ Erb-Lähmung
Erection ▶ Aufrichtung
Erection mechanism ▶ Aufrichtungsmechanismen
Ergodynamic ▶ Ergodynamik
Ergometry ▶ Ergometrie
Ergonomic wedge seat cushion ▶ Sitzkeil
Ergonomics ▶ Ergonomie
Ergospirometry ▶ Spiroergometrie
Erysipelas ▶ Erysipel
Erythropotin ▶ Erythropoetin
Essential oil ▶ Ätherisches Öl
Estimated value ▶ Schätzwert
Ethnic reasooning ▶ Ethisches Reasoning
Eugnathia ▶ Eugnathie
European Network for Workplace Health Promotion ▶ Europäisches Netzwerk für betriebliche Gesundheitsförderung
Eurythmy ▶ Eurythmie
Eutony ▶ Eutonie
Evaluation ▶ Evaluation
Evaluation of bids ▶ Angebotsprüfung
Evaluation, assessment, validation, rating ▶ Bewertung
Evaporation ▶ Evaporation
Evaporative cooling ▶ Verdunstungskälte

Evaporation heat ► Verdampfungswärme
Evasive movement ► Ausweichbewegung
Eversion ► Eversion
Eversion, calcaneus ► Eversion, Kalkaneus
Everyday life awareness/cognition ► Alltagsbewusstsein
Evidence ► Evidenz
Evidence pyramid ► Evidenzpyramide
Evidence-based medicine ► Medizin, evidenzbasierte
Evidence-based medicine process ► EBM-Prozess
Evolution ► Evolution
Examination position ► Untersuchungsposition
Examination principle ► Untersuchungsprinzip
Exarticulation ► Exartikulation
Excessive demand ► Überforderung
Excessive salivation ► Hypersalivation
Excessive sensitiveness of the skin ► Hyperästhesie
Excitability ► Erregbarkeit
Excitation ► Stimulus
Excitation, adequate ► Reizung, adäquate
Excitatory postsynaptic potential ► Exzitatorisches postsynaptisches Potenzial
Excursion ► Exkursion
Exercise frequency ► Trainingsfrequenz
Exercise programme ► Übungsprogramm
Exercise splint ► Übungsschiene
Exercise stable ► Übungsstabil
Exercise, task and goal orientated ► Üben, aufgaben- und zielorientiertes
Exercises, circulatrory ► Bewegungsübung, entstauende
Exhaustion ► Ermüdung
Exhibition ► Messe
Exostosis ► Exostose
Expectation value ► Erwartungswert
Expectorant ► Abhustenhilfe
Expense ► Aufwand
Experience ► Erfahrung
Experience and behavior, examination and therapy ► Erleben und Verhalten, Untersuchung und Therapie des
Experience and behavior, disorders ► Erleben und Verhalten, Störungsbilder des
Experience and behavior, teaching and theory ► Erleben und Verhalten, Lehre und Theorie des
Experience based knowledge ► Erfahrungswissensbasis
Experiment ► Experiment
Expiratory reserve volume ► Exspiratorisches Reservevolumen
Explicit knowledge ► Explizites Wissen
Exploration ► Explorieren
Exploratory analysis ► Orientierende Untersuchung
Explosive force ► Explosivkraft
Exposure ► Belastung
Expressive breathing ► Ausdrucksatmung
Expulsive pain ► Pressdrang
Extension ► Extension
Extension development ► Extensionsentwicklung
Extension stage ► Streckstadium
Extension stretch ► Streckdehnung
Extension, elongation, stretching ► Dehnung
Extensor thrust ► Extensorenstoß
Exterior ► Exterieur
External rotation ► Außenrotation
External rotation, excessive ► Außenrotation, exzessive
Exteroception ► Exterozeption
Exteroreceptor ► Exterorezeptor
Extracellular space ► Extrazellularraum
Extrapyramidal motoric diseases ► Extrapyramidalmotorische Erkrankungen
Extrapyramidal motoric syndrome ► Extrapyramidalmotorisches Syndrom
Extrapyramidal system ► Extrapyramidales System
Extra-systole ► Extrasystole
Extubation ► Extubation

F

F-test ► F-Test
Face side ► Gesichtseite
Face validity ► Augenscheinvalidität
Facial affective pain scale ► Affektive Gesichtsschmerzskala
Facial asymmetry ► Gesichtsasymmetrie
Facial paresis ► Fazialisparese
Facilitation ► Bahnung
Facilitation ► Fazilitation
Facilitation system ► Bahnungssystem
Facilitation technique ► Fazilitationstechnik
Facilitation, interaction ► Bahnung, Interaktion bei der
Factor ► Faktor
Factor analysis ► Faktorenanalyse

Factor, non-mechanical ▶ Faktor, nicht-mechanischer
Fahrenheit ▶ Fahrenheit
Fall ▶ Sturz
False reaction ▶ Fehlreaktion
Fan ▶ Fächer
Fango ▶ Fango
Fango-paraffin ▶ Fangoparaffin
Farad ▶ Farad
Faradisation ▶ Faradisation
Fascia technique ▶ Faszientechnik
Fascial bands ▶ Anhakstrich
Fascicle ▶ Faszikel
Fasciculation ▶ Faszikulation
Fast ascension ▶ Schnelles Aufsteigen
Fat collar ▶ Fettkragen
Fat deposit ▶ Fettablagerung
Fatigue ▶ Fatigue
Fatigue pattern ▶ Ermüdungsmuster
Fear ▶ Angst
Federal Association of Rehabilitation ▶ Bundesarbeitsgemeinschaft für Rehabilitation
Feed-forward control system ▶ Feedforward-Kontrollsystem
Feed-forward mechanism ▶ Feed-forward-Mechanismus
Feedback control system ▶ Feedback-Kontrollsystem
Feedback, extrinsic ▶ Feedback, extrinsisches
Feedback, intrinsic ▶ Feedback, intrinsisches
Feedback, somatosensory ▶ Feedback, somatosensorisches
Feedback, tactile-kinesthetic ▶ Feedback, taktil-kinästhetisches
Feedback, visual ▶ Feedback, visuelles
Feed-forward ▶ Feedforward
Feeling of pressure ▶ Druckgefühl
Feiss line ▶ Feiß-Linie
Feldenkrais exercises ▶ Feldenkraisübung
Feldenkrais method ▶ Feldenkrais-Methode
Feldenkrais therapy ▶ Feldenkrais
Femoral neck angle ▶ Schenkelhalswinkel
Femoropatellar joint ▶ Femoropatellargelenk
Fencer position ▶ Fechterstellung
Fibre, extrafusal ▶ Faser, extrafusale
Fibre, intrafusal ▶ Faser, intrafusale
Fibrillation ▶ Fibrillation
Fibrinolytic therapy ▶ Fibrinolytische Therapie
Fibroblast ▶ Fibroblasten
Fibromyalgia ▶ Fibromyalgie
Field of flow ▶ Strömungsfeld
Field, electromagnetic ▶ Feld, elektromagnetisches
Field, receptive ▶ Feld, rezeptives
Fight- and flight reaction ▶ Flucht- und Kampfreaktion
Figure of eight movement ▶ Achterbewegung
Figure ▶ Gestalt
Filling phase ▶ Füllungsphase
Filtration pressure, effective ▶ Filtrationsdruck, effektiver
Finance perspective ▶ Finanzperspektive
Finance plan ▶ Finanzplan
Finance strategy ▶ Finanzstrategie
Financing ▶ Finanzierung
Financing decision ▶ Finanzierungsentscheidung
Findings, physiotherapeutic ▶ Befund, physiotherapeutischer
Fine coordination skills ▶ Feinkoordination
Fine motor skills ▶ Feinmotorik
Finger pad ▶ Fingerbeerengriff
Finger socks ▶ Fingersocks
Finger-follow experiment ▶ Fingerfolge-Versuch
Finger-palm distance ▶ Fingerhohlhandabstand
Finger-to-finger test ▶ Finger-Finger-Versuch
Finger-to-nose test ▶ Finger-Nase-Versuch
Fingertip grip ▶ Fingerspitzengriff
Fingertip-to-floor test ▶ Finger-Boden-Abstand
Finkelstein's test ▶ Finkelstein Test
Fire ▶ Feuer
Fire type ▶ Feuer-Typ
Firing rate ▶ Frequenzierung
Firing rate training ▶ Frequenzierungstraining
First contact ▶ Erstkontakt
Fisher's exact test ▶ Fisher-Yates-Test
Fitness training ▶ Fitnesstraining
Fivinity ▶ Fünffältigkeit
Fixed point – mobile point ▶ Punctum fixum – Punctum mobile
Fixed point rule ▶ Feste-Punkt-Regel
Fixator, external ▶ Fixateur, externe
Fixator, internal ▶ Fixateur, interner
Fixation of a scar ▶ Narbenfixation
Fixed cost ▶ Fixe Kosten
Flat walking ▶ Gehen in der Ebene
Flatback ▶ Flachrücken, thorakaler
Flatulence, vaginal ▶ Flatus vaginalis
Flexibility ▶ Flexibilität
Flexible ruler ▶ Flexibles Lineal
Flexion ▶ Flexion
Flexion pattern ▶ Flexionsmuster
Flexor reflex and crossed extension reflex ▶ Flexorreflex mit gekreuztem Extensorreflex

F

Flexor spasticity, spinal ▶ Beugespastik, spinale
Flight balance ▶ Fluggleichgewicht
Flight drive ▶ Fluchttrieb
Floating assets ▶ Umlaufvermögen
Floating patella ▶ Tanzende Patella
Floor contact pattern ▶ Bodenkontaktmuster
Floor effect ▶ Bodeneffekt
Floor magnet ▶ Bodenmagnet
Flow ▶ Strömung, Fluss
Flow rate ▶ Strömungsgeschwindigkeit
Flow resistance ▶ Strömungswiderstand
Flow velocity ▶ Fließgeschwindigkeit
Flow, laminar ▶ Strömung, laminare
Flow, plug ▶ Strömung, ideale
Flow, turbulent ▶ Strömung, turbulente
Flow-volume curve ▶ Flow-Volumen-Kurve
Fluid dynamics ▶ Strömungslehre
Fluid friction ▶ Flüssigkeitsreibung
Fluid therapy ▶ Fluidotherapie
Folding wheelchair ▶ Faltrollstuhl
Foot drop ▶ Fußheberschwäche
Foot drop brace ▶ Fußheberbandage
Foot longitudinal axis, functional ▶ Fußlängsachse, funktionelle
Foot orientation angle ▶ Fußwinkel
Foot reflex zone ▶ Fußreflexzone
Foot reflexology therapy ▶ Fußreflexzonentherapie
Foot rotational activity ▶ Fuß verschraubende Aktivität
Foot-groundreaction force ▶ Fuß-Boden-Reaktionskraft
Footwear ▶ Schuhwerk
Force ▶ Kraft
Force application point ▶ Kraftangriffspunkt
Force closure ▶ Kraftverschluss
Force couple ▶ Kräftepaar
Force curve ▶ Kraftkurve
Force intensity ▶ Kraftintensität
Force measurement, total endoprothesis ▶ Kraftmessung bei Totalendoprothese
Force of gravity ▶ Schwerkraft
Force plate ▶ AMTI-Platte
Force plate ▶ Kraftmessplatte
Force progression ▶ Belastungsprogression
Force sensor ▶ Kraftsensor
Force vector ▶ Kraftvektor
Force vector of muscle ▶ Muskelkraftvektor
Force-velocity curve ▶ Kraft-Geschwindigkeit-Kurve
Force-velocity diagram ▶ Kraft-Geschwindigkeits-Diagramm
Forced expiratory volume ▶ Einsekundenkapazität
Forceps extraction ▶ Zangenentbindung
Forearm crutch ▶ Unterarmgehstütze
Forefoot loading ▶ Vorfußbelastung
Form of organization ▶ Rechtsform
Form-filling ability ▶ Formfüllungsvermögen
Formation phase ▶ Entstehungsphase
Four P ▶ Vier P
Four seasons ▶ Vier Jahreszeiten
Four point gait using crutches ▶ Vier-Punkte-Gang
Fracture ▶ Fraktur
Fracture, bimalleolar ▶ Fraktur, bimalleoläre
Frame of reference, internal ▶ Bezugsrahmen, innerer
Frank-Starling mechanism ▶ Frank-Starling-Mechanismus
Free body diagram (fbd) ▶ Freikörperdiagramm
Free fall ▶ Freier Fall
Freehand system ▶ Freehand-System
Freeze ▶ Erstarren
Freezing phenomenon ▶ Freezing-Phänomen
Freezing point ▶ Erstarrungspunkt, Gefrierpunkt
Frenchay-Arm-Test ▶ Frenchay-Arm-Test
Frequency ▶ Frequenz
Frequency distribution ▶ Häufigkeitsverteilung
Frequency modulation (FM) ▶ Frequenzmodulation
Frequency of impulses (stimuli) ▶ Stimulationsfrequenz
Frequency of modulation ▶ Modulationsfrequenz
Frequency range ▶ Frequenzbereich
Frequency spectrum ▶ Frequenzspektrum
Frequency window ▶ Frequenzfenster
Friction ▶ Reibung
Friction coefficient ▶ Reibungskoeffizient
Friction energy ▶ Reibungsenergie
Friction resistance ▶ Reibungswiderstand
Friction work ▶ Reibungsarbeit
Frictions, deep ▶ Friktionen, tiefe
Friction, deep ▶ Friktionsmassage, tiefe
Friction, external ▶ Reibung, äußere
Frictional force ▶ Reibungskraft
Friedman test ▶ Friedman-Test
Friedrich's ataxia ▶ Friedreich-Ataxie
Fritzgerald test ▶ Fitzgerald-Test
Froment's sign ▶ Froment'sches Zeichen

Frontal sagittal axis ▶ Frontosagittale Achse
Frontal lobe (of the brain) ▶ Frontallappen
Frontal plane ▶ Frontalebene
Frontal transverse axis ▶ Frontotransversale Achse
Function ▶ Funktion
Functional capacity, actual ▶ Funktionskapazität, aktuelle
Functional capacity, maximum ▶ Funktionskapazität, maximale
Functional analysis, planning of ▶ Funktionsuntersuchung, Planen der
Functional deficit ▶ Funktionsdefizit
Functional diagnostics ▶ Funktionsdiagnostik
Functional disease ▶ Funktionskrankheit
Functional disorder ▶ Funktionsstörung
Functional divergence ▶ Funktionelle Divergenz
Functional hand ▶ Funktionshand
Functional hand, active ▶ Funktionshand, aktive
Functional hand, passive ▶ Funktionshand, passive
Functional integration ▶ Integration, funktionale
Functional Kinetics ▶ Funktionelle Bewegungslehre
Functional massage ▶ Funktionsmassage
Functional position of hand ▶ Funktionsstellung der Hand
Functional problem ▶ Funktionelles Problem
Functional recovery ▶ Funktionsrestitution
Functional reserve ▶ Funktionsreserve
Functional status ▶ Funktioneller Status
Functional system ▶ Funktionelles System
Functional testing ▶ Funktionsprüfung
Functioning ▶ Funktionsfähigkeit
Fundamental distance ▶ Fundamentalabstand
Funds ▶ Kapital
Further education ▶ Weiterbildung
Fusion ▶ Fusion
Fusion point ▶ Schmelzpunkt

G

Gabled pipe ▶ Giebelrohr
Gaenslen test ▶ Gaenslen Test
Gaenslen sign ▶ Gaenslen-Zeichen
Gain for illness, secondary ▶ Krankheitsgewinn, sekundärer
Gait ▶ Gang
Gait analysis ▶ Ganganalyse
Gait disorder ▶ Gehstörung
Gait examination ▶ Gangprüfung
Gait parameters ▶ Gangparameter
Gait pattern ▶ Gangbild, Gehmuster
Gait phase ▶ Gangphase
Gait rhythm ▶ Gangrhythmus
Gait trainer ▶ Gangtrainer
Gait training ▶ Gehtraining
Gait training, repetitive ▶ Gangtraining, repetitives
Gait velocity ▶ Ganggeschwindigkeit
Gait, partial weight bearing ▶ Gang, teilbelasteter
Gait, pathological ▶ Gang, pathologischer
Gait, plantigrade ▶ Gang, plantigrader
Gait, relieving ▶ Gang, entlastender
Galeazzi luxation fracture ▶ Galeazzi-Luxationsfraktur
Gallop ▶ Galopp
Galvanic electricity ▶ Galvanischer Strom
Galvanisation ▶ Galvanisation
Gamma-aminobutyric acid ▶ Gamma-amino-Buttersäure
γ-motoneuron ▶ γ-Motoneuron
Gamma-system ▶ γ-System
Garland ▶ Girlande
Gas ▶ Gas
Gas, ideal ▶ Gas, ideales
Gas, state equation ▶ Gase, Zustandsgleichung der
Gaseous exchange ▶ Gasaustausch
Gate control theory ▶ Gate-Control-Theorie
Gauer-Henry reflex ▶ Gauer-Henry-Reflex
Gay-Lussac's law ▶ Gay-Lussac-Gesetz
General linear model (GLM) ▶ Allgemein Lineares Modell
Generalize ▶ Generalisieren
Generalized motor program ▶ Generalisiertes motorisches Programm
Genu recurvatum ▶ Genu recurvatum
Genu varum ▶ Genu varum
Geometry of the spiral ▶ Geometrie der Spirale
Giggle incontinence ▶ Inkontinenz, Kicher- und Lach-
Gildemeister-effect ▶ Gildemeister-Effekt
Ginseng ▶ Ginseng
Glabella reflex ▶ Glabella-Reflex
Glasgow coma scale ▶ Glasgow-Coma-Scale
Global aphasia ▶ Aphasie, globale
Glossodynia ▶ Glossodynie
Glucagon ▶ Glukagon
Glutamate ▶ Glutamat
Glycogen ▶ Glykogen
Glycolysis ▶ Glykolyse
Glycosaminoglycans ▶ Glykosaminoglykane

Goal attainment Scale ▶ Goal Attainment Scala
Goal fixation ▶ Zielfixiertheit
Goal parameter ▶ Zielparameter
Goal setting ▶ Zielformulierung
Golden rule of mechanics ▶ Goldene Regel der Mechanik
Golgi tendon organ ▶ Golgi-Sehnenorgan, Sehnenspindel
Gonadotropines ▶ Gonadotropine
Goniometer ▶ Winkelmesser, Goniometer
Goniometry ▶ Winkelmessung
Gout ▶ Gicht
Graphaesthesia test ▶ Graphästhesie-Test
Gravitation ▶ Gravitation
Gravitational acceleration ▶ Fallbeschleunigung
Gravitational constant ▶ Gravitationskonstante
Gravitational field ▶ Schwerefeld
Gravitational pressure ▶ Schweredruck
Grip holding time ▶ Griffhaltezeit
Grip, bidigital ▶ Griff, bidigitaler
Grip, interdigital ▶ Griff, interdigitaler
Grip, pentadigital ▶ Griff, pentadigitaler
Grip, pluridigital ▶ Griff, pluridigitaler
Grip, tetradigital ▶ Griff, tetradigitaler
Grip, tridigital ▶ Griff, tridigitaler
Groin fibrosis ▶ Leistenfibrose
Groningen fitness test for elderly people ▶ Groninger Fitnesstest für ältere Menschen
Groningen Active Living Model ▶ Groningen-Aktiv-Leben-Modell
Gross coordination skills ▶ Grobkoordination
Gross motor skills ▶ Grobmotorik
Ground reaction force ▶ Bodenreaktionskraft
Ground reaction force vector ▶ Bodenreaktionskraftvektor
Grounding ▶ Erdung
Group therapy ▶ Gruppentherapie
Group treatment ▶ Gruppenbehandlung
Growth factor ▶ Wachstumsfaktor
Growth hormone ▶ Wachstumshormon
Growth phase ▶ Wachstumsphase
Growth target ▶ Wachstumsziel
Guarantee ▶ Bürgschaft
Guidelines ▶ Leitlinien
Guolin Qigong ▶ Guolin Qigong
Gut feeling ▶ Bauchgefühl
Gyro ▶ Kreisel

H

Habit ▶ Gewohnheit
Habitual reversal technique ▶ Habitual-Reversal-Methode
Habituation ▶ Gewöhnung
Haematoma, epidural ▶ Hämatom, epidurales
Haemoglobin ▶ Hämoglobin
Haemosiderosis ▶ Hämosiderose
Hagen-Poiseuille law ▶ Hagen-Poiseuille-Gesetz
Half-value depth (HVD) ▶ Halbwertstiefe
Half-wave ▶ Halbwelle
Half-wave rectifier ▶ Halbweg-Gleichrichtung
Halogen ▶ Halogen
Hamulus papilla incisiva layer ▶ Hamulus-Papilla-Incisiva-Ebene
Hand held device ▶ Griffstärke-Dynamometer
Hand scoliosis ▶ Handskoliose
Hand table ▶ Handtisch
Hand therapy ▶ Handtherapie
Hand trainer ▶ Handtrainer
Hand-eye coordination ▶ Auge-Hand-Koordination
Handle ▶ Henkel
Hands high ▶ Stockmaß
Hands, weight on ▶ Hände, Belasten der
Hands-off technique ▶ Hands-off-Techniken
Hands-on technique ▶ Hands-on-Techniken
Handwriting sample ▶ Schriftprobe
Hanging activity ▶ Hängeaktivität
Hanging wall ▶ Hängende Wand
Hanken-Büngner belts ▶ Hanken-Büngner-Bänder
Happiness ▶ Freude
Harassment ▶ Belästigung
Harrison's groove ▶ Harrisonsche Furche
Harvard Step Test ▶ Harvard-Step-Test
HAT (head, arms, trunk) ▶ Passagier
Hawthorne effect ▶ Hawthorne-Effekt
He-point ▶ He-Punkt
Head alignment ▶ Kopfaufrichtung
Head and trunk control ▶ Kopf-Rumpfkontrolle
Head positioning reflex ▶ Kopfstellreflex
Head zone ▶ Head-Zone
Headache, (en)cephalalgia ▶ Kopfschmerz
Healing, extrinsic ▶ Heilung, extrinsische
Healing, intrinsic ▶ Heilung, intrinsiche
Health behavior ▶ Gesundheitsverhalten
Health behaviour, models of ▶ Gesundheitsverhaltens, Modelle des
Health care, in-patient ▶ Versorgung, stationäre

Health counseling, preventive ▶ Gesundheitsberatung, präventive
Health cure ▶ Kur
Health education, preventive ▶ Gesundheitserziehung, präventive
Health policy ▶ Gesundheitspolitik
Health promotion ▶ Gesundheitsförderung
Health promotion, operational ▶ Gesundheitsförderung, betriebliche
Health psychology ▶ Gesundheitspsychologie
Health resort ▶ Kurort
Health resort medicine ▶ Kurortmedizin
Health resource ▶ Gesundheitsressource
Health system ▶ Gesundheitssystem
Hearing voices ▶ Stimmenhören
Heart disease, acute ▶ Herzerkrankung, akute
Heart disease, chronic ▶ Herzerkrankung, chronische
Heart group, out-patient ▶ Herzgruppe, ambulante
Heart operation ▶ Herzoperation
Heart rate ▶ Herzfrequenz
Heat ▶ Wärme
Heat application ▶ Wärmeanwendung
Heat capacity ▶ Wärmekapazität
Heat conduction ▶ Wärmeleitung
Heat conductivity ▶ Wärmeleitfähigkeit
Heat convection ▶ Wärmeströmung
Heat energy ▶ Wärmeenergie
Heat exchange ▶ Wärmeaustausch
Heat flow ▶ Wärmestrom
Heat propagation ▶ Wärmeausbreitung
Heat radiation ▶ Wärmestrahlung
Heat source ▶ Wärmequelle
Heat storage ▶ Wärmehaltung
Heat transport ▶ Wärmetransport
Heel reflex ▶ Fersenreflex
Heel seat ▶ Fersensitz
Heel strike ▶ Fersenaufsatz
Heel-hook kick ▶ Heel-Hook-Tritt
Heidelberg modell ▶ Heidelberger Modell
Height of the fundus ▶ Fundusstand
Helkimo Index ▶ Helkimo-Index
Helplessness ▶ Hilflosigkeit
Hemiballism ▶ Hemiballismus
Hemiparesis ▶ Hemiparese
Hemipelvectomy ▶ Hemipelvektomie
Hemiplegia ▶ Hemiplegie
Hennemann Size Principle ▶ Hennemann-Prinzip
Henry-Dalton law ▶ Henry-Dalton-Gesetz
Herbology, chinese ▶ Kräuterheilkunde, chinesische
Hering-Breuer reflex ▶ Hering-Breuer-Reflex
Hertz ▶ Hertz
Heteronomy ▶ Fremdbestimmung
High frequency therapy ▶ Hochfrequenztherapie
High frequency, radio frequency (RF) ▶ Hochfrequenz
High velocity thrust ▶ Manipulation von Gelenken
High volume insufficiency ▶ Hochvolumeninsuffizienz
High pressure system ▶ Hochdrucksystem
High voltage therapy ▶ Hochvolttherapie
Hiking ▶ Bergwandern
Hinge joint ▶ Scharniergelenk
Hip dysplasia ▶ Hüftdysplasie
Hip joint, abduction in ▶ Hüftgelenk, Abduktion im
Hip joint, adduction in ▶ Hüftgelenk, Adduktion im
Hip joint, extension in ▶ Hüftgelenk, Extension im
Hip joint, flexion in ▶ Hüftgelenk, Flexion im
Hip joint, lateral rotation ▶ Hüftgelenk, Außenrotation im
Hip joint, medial rotation in ▶ Hüftgelenk, Innenrotation im
Hip protector ▶ Hüftprotektor
Hip quadrant ▶ Hüftquadrant
Hip strategy ▶ Hüftstrategie
Hip total endoprosthesis ▶ Hüft-Totalendoprothese
Hip endoprosthesis, micromotion ▶ Hüftendoprothese, Mikromotion
Hip endoprostheseis, particle abrasion ▶ Hüftendoprothese, Partikelabrieb
Hippo-physiotherapy ▶ Hippo-Physiotherapie
Hippotherapy ▶ Hippotherapie
Hippotherapy horse ▶ Therapiepferd
Hiring out of employees ▶ Arbeitnehmerüberlassung
Histogram ▶ Histogramm
Hoehn and Yarn scale ▶ Hoehn-and-Yahr-Scale
Hoffmann-Tinel sign ▶ Hoffmann-Tinel-Zeichen
Hold ▶ Griff
Hold up activity ▶ Abstützaktivität
Holding strength ▶ Haltekraft
Holism ▶ Ganzheit
Holm correction ▶ Holm-Korrektur
Hologram ▶ Hologramm
Homans sign ▶ Homans-Zeichen
Homeostasis ▶ Homöostase

H

Homeostasis function ▶ Homöostasefunktion
Homogeneity of variance ▶ Varianzhomogenität
Homunculus ▶ Homunkulus
Hook grip ▶ Anhakgriff
Hooke's law ▶ Hooke-Gesetz
Hooking ▶ Hooken
Horizontal bending type ▶ Horizontaler Bücktypus
Horizontal displacement ▶ Horizontalverschiebung
Hormone ▶ Hormon
Horse, reciprocal ▶ Gehgestell, reziprokes
Horvath filter ▶ Horváth-Filter
Hot roll ▶ Heiße Rolle
Human capital ▶ Humankapital
Human relations approach ▶ Human-Relations-Ansatz
Humolith ▶ Humolith
Humour ▶ Humor
Hun-Po ▶ Hun-Po
Hydrodynamic lift ▶ Hydrodynamischer Auftrieb
Hydrodynamic pressure, high-pressure system ▶ Hydrodynamischer Druck, Hochdrucksystem
Hydrodynamics ▶ Hydrodynamik
Hydroelectric bath ▶ Stangerbad
Hydrostatics ▶ Hydrostatik
Hydrotherapy ▶ Hydrotherapie
Hyperactivity, sympathic ▶ Hyperaktivität, sympathische
Hyperaemia ▶ Hyperämie
Hyperalgesia ▶ Hyperalgesie
Hyperalgesia, primary ▶ Hyperalgesie, primäre
Hyperalgesia, secondary ▶ Hyperalgesie, sekundäre
Hyperhydrosis ▶ Hyperhidrose
Hyperkeratosis ▶ Hyperkeratose
Hyperkinesia ▶ Hyperkinese
Hyperkinetic syndrome ▶ Hyperkinetisches Syndrom
Hyperkinetic-hypotone syndrome ▶ Hyperkinetisch-hypotones Syndrom
Hypermobility ▶ Hypermobilität
Hypermobility, constitutional ▶ Hypermobilität, konstitutionelle
Hypermobility, structural ▶ Hypermobilität, strukturelle
Hyperpathy ▶ Hyperpathie
Hyperplasia ▶ Hyperplasie
Hyperpolarization ▶ Hyperpolarisation
Hyperpronation ▶ Hyperpronation
Hyperreflexia ▶ Hyperreflexie
Hypersensitivity ▶ Hypersensibilität
Hypertension ▶ Bluthochdruck
Hyperthermia ▶ Hyperthermie
Hypertonia ▶ Hypertonie
Hypertonus, muscular ▶ Hypertonus
Hypertrophy ▶ Hypertrophie
Hypertrophy training ▶ Hypertrophietraining
Hypertrophy, adenoidal ▶ Hypertrophie, adenoidale
Hypoactivity ▶ Hypoaktivität
Hypoalgesia ▶ Hypoalgesie
Hypokinesia ▶ Hypokinese
Hypokinetic rigid syndrome ▶ Hypokinetisch-rigides Syndrom
Hypomobility ▶ Hypomobilität
Hypomobility, functional ▶ Hypomobilität, funktionelle
Hypomobility, reflectory ▶ Hypomobilität, reflektorische
Hypomobility, structural ▶ Hypomobilität, strukturelle
Hypomobility, tonic ▶ Hypomobilität, tonische
Hypotension ▶ Hypotonus
Hypothalamus ▶ Hypothalamus
Hypothesis ▶ Hypothese
Hypothesis category ▶ Hypothesenkategorie
Hypothesis driven examination ▶ Hypothesengeleitete Untersuchung
Hypothesis evaluation ▶ Hypothesis-Evaluation
Hypothesis generation ▶ Hypothesis-Generation
Hypothesis of difference ▶ Unterschiedshypothese
Hypothesis on correlation ▶ Zusammenhangshypothese
Hypothesis test, two-tailed ▶ Hypothesentest, zweiseitiger
Hypothetical deductive reasoning ▶ Hypothetisch-deduktives Reasoning
Hypothetical norm ▶ Hypothetische Norm
Hysteresis ▶ Hysterese
Hysteresis loop ▶ Hystereseschleife

I

I-statement ▶ Ich-Aussage
I/T-curve ▶ I/T-Kurve
Ice bath ▶ Eisteilbad
Icelandic horse ▶ Islandpferd
Ideal liquid ▶ Flüssigkeit, ideale
Ileus ▶ Ileus
Ileus, paralytic ▶ Ileus, paralytischer

Image resolution ▸ Bildauflösung
Immobilisation ▸ Immobilisation
Impaired consciousness ▸ Bewusstseinsstörungen
Impairment of coordination, central ▸ Koordinationsstörung, zentrale
Impairment of temperature regulation ▸ Wärmeregulierungsstörung
Impedance ▸ Impedanz
Impedance of skin ▸ Hautwiderstand
Impingement syndrome ▸ Impingement-Syndrom
Implicit knowledge ▸ Implizites Wissen
Imposition ▸ Erhebung
Improvement process, continuous ▸ Verbesserungsprozess, kontinuierlicher
Impulse center ▸ Impulszentrum
Impulse circumference ▸ Reizumfang
Impulse creation center ▸ Erregungsbildungszentrum
Impulse density ▸ Reizdichte
Impulse frequency ▸ Reizhäufigkeit
Impulse muscles ▸ Impulsmuskeln
Impulse transmission, synapse ▸ Erregungsüberleitung, Synapse
Incentives ▸ Prämienlohn
Inclinometer ▸ Inklinometer
Income ▸ Ertrag
Income tax ▸ Einkommensteuer
Incompressible ▸ Inkompressibel
Incongruence ▸ Inkongruenz
Incongruity, physiological ▸ Inkongruenz, physiologische
Incongruous ▸ Inkongruent
Incontinence during sexual intercourse ▸ Inkontinenz beim Geschlechtsverkehr
Incontinence, extraurethral ▸ Inkontinenz, extraurethrale
Incontinence, functional ▸ Inkontinenz, funktionelle
Incontinence, limited ▸ Inkontinenz, eingegrenzte
Incontinence, overflow ▸ Inkontinenz, Überlauf-
Incontinence, permanent ▸ Inkontinenz, permanente
Incontinence, unconscious ▸ Inkontinenz, unbewusste
Increase of pressure, intraabdominal ▸ Druckerhöhung, intraabdominale
Indian bridge ▸ Indische Brücke
Indicator muscles ▸ Kennmuskeln
Indifference plane, hydrostatic ▸ Indifferenzebene, hydrostatische
Indifference temperature ▸ Indifferenztemperatur
Indifferent ▸ Indifferent
Individual enterprise ▸ Einzelunternehmen
Induction, electromagnetic ▸ Induktion, elektromagnetische
Inductor ▸ Spule
Inertia ▸ Trägheit
Inertia of mass ▸ Massenträgheit
Infantile cerebral palsy ▸ Infantile Zerebralparese
Inflammation ▸ Entzündung
Inflammatory phase ▸ Entzündungsphase
Inflatable ring to sit on ▸ Sitzring
Information collection ▸ Informationssammlung
Information management ▸ Informationsmanagement
Information storage, auditive ▸ Informationsspeicherung, auditive
Information storage, kinaesthetic ▸ Informationsspeicherung, kinästhetische
Information storage, tactile ▸ Informationsspeicherung, taktile
Information system, somatosensory ▸ Informationssystem, somatosensorisches
Information theory ▸ Informationstheorie
Information, auditive ▸ Information, auditive
Information, kinaesthetic ▸ Information, kinästhetische
Information, tactile ▸ Information, taktile
Infrared ▸ Infrarot
Infrared-radiation ▸ Infrarot-Strahlung
Infrasound ▸ Infraschall
Infrastructure ▸ Infrastruktur
Infusion ▸ Aufguss
Inhalation ▸ Inhalation
Inhalation bath ▸ Inhalationsbad
Inhalation cure ▸ Inhalationskur
Inhibition ▸ Hemmung, Innehalten
Inhibitory postsynaptic potential ▸ Inhibitorisches postsynaptisches Potenzial
Initial position of reflex locomotion ▸ Ausgangsstellung der Reflexlokomotion
Initial sample ▸ Bruttostichprobe
Initiating power ▸ Startkraft
Initiation pain ▸ Einlaufschmerz
Inlay technique ▸ Inlay-Technik
Inner organs, examination and therapy ▸ Innere Organe, Untersuchung und Therapie

I

Inner organs, disorders ▶ Innere Organe, Störungsbilder
Inner organs, teaching and theory ▶ Innere Organe, Lehre und Theorie
Inner resignation ▶ Innere Kündigung
Innervation ▶ Innervation
Input systems ▶ Inputsysteme
Insolvency ▶ Konkurs
Inspection ▶ Inspektion
Instability ▶ Instabilität
Instruction ▶ Unterweisung, Instruktion
Instruction in patient language ▶ Instruktion in Patientensprache
Instruction, verbal ▶ Instruktion, verbale
Insufficiency Type ▶ Leere
Insufficiency, chronic-venous ▶ Insuffizienz, chronisch-venöse
Insufficiency, physiological passive ▶ Insuffizienz, physiologische passive
Insufficiency, ventilatory ▶ Insuffizienz, ventilatorische
Insulator ▶ Isolator
Insulin ▶ Insulin
Insult, ischaemic ▶ Insult, ischämischer
Integral ▶ Integral
Integral calculus ▶ Integralrechnung
Integration ▶ Integration
Integration into everyday life ▶ Integration in den Alltag
Integration, sensomotoric ▶ Integration, sensomotorische
Integration, sensory ▶ Integration, sensorische
Integrative Neuropathy ▶ Integrative Neurotherapie
Intelligence, artificial ▶ Intelligenz, künstliche
Intensity of current ▶ Stromstärke
Intensity of sound ▶ Schallstärke
Intensity of stimulus ▶ Reizintensität
Intensity receptor ▶ Intensitätsrezeptor
Intention tremor ▶ Intentionstremor
Intention-to-treat analysis ▶ Intention-to-treat-Analyse
Intentional motor actions ▶ Willkürmotorik
Interaction ▶ Interaktion
Interaction zone ▶ Interaktionszone
Interactive reasoning ▶ Interaktives Reasoning
Intercostal line ▶ Interkostalstrich
Intercuspidation, maximal ▶ Interkuspidation, maximale
Interdisciplinarity ▶ Interdisziplinarität
Interest, imputed ▶ Zinsen, kalkulatorische
Interface ▶ Schnittstelle
Interfacial lubrication ▶ Grenzflächenschmierung
Interface mobilisation ▶ Grenzflächenmobilisation
Interference ▶ Interferenz
Interference current ▶ Interferenzstrom
Interference method ▶ Interferenz-Verfahren
Interference therapy ▶ Interferenztherapie
Interior ▶ Interieur
Interior-exterior spiral ▶ Innen-Außen-Spirale
Interlocking ▶ Verriegelung
Intermittent exercising ▶ Intermittierendes Üben
Internal body resistance ▶ Körperinnenwiderstand
Internal cost allocation ▶ Leistungsverrechnung, innerbetriebliche
International Classification of Functioning, Disability and Health ▶ Internationale Klassifikation der Funktionsfähigkeit, Behinderung und Gesundheit
International prostate symptom score ▶ Internationaler Prostata-Symptomen-Score
International system of units ▶ Internationales Einheitensystem
Interoception ▶ Interozeption
Interprofessionality ▶ Interprofessionalität
Interrater reliability ▶ Interrater-Reliabilität
Interval ▶ Zeitintervall
Interval ▶ Intervall
Interval method, extensive/intensive ▶ Intervallmethode, extensive/intensive
Interval scale ▶ Intervallskala
Interval technique ▶ Intervallmethode
Intervertebral disc ▶ Bandscheibe, Diskus intervertebralis
Intervertebral disc, dehydration ▶ Bandscheibe, Dehydratation der
Intervertebral disc, intradiscal pressure ▶ Bandscheibe, intradiskaler Druck
Intra-cellular zone ▶ Intrazellularraum
Intracardial regulation ▶ Regulation, intrakardiale
Intraclass correlation ▶ Intraklassenkorrelation
Intraoral pressure dependent registration ▶ Zentrisches intraorales Stützstiftregistrat nach Gerber
Intrarater reliability ▶ Intrarater-Reliabilität
Intrathecal Baclofen ▶ Intrathekales Baclofen
Intrinsic plus position ▶ Intrinsic-Plus-Stellung

I

Introduction phase ▶ Einführungsphase
Invalidity ▶ Invalidität
Investment ▶ Investition
Investment control ▶ Investitionskontrolle
Investment needs ▶ Investitionsbedarf
Iodide ▶ Iodid
Iodine bath ▶ Iodbad
Ion ▶ Ion
Ion channel ▶ Ionenkanal
Iontophoresis ▶ Iontophorese
Ipsilateral ▶ Ipsilateral
Irritability ▶ Irritierbarkeit
Ischaemia, acute cerebral ▶ Ischämie, akute zerebrale
Ischialgia ▶ Ischialgie
Isokinetics ▶ Isokinetik
Isometric contractions ▶ Haltearbeit
Isometric tension exercise ▶ Isometrische Spannungsübung
Isometry ▶ Isometrie

J

Jamar-Dynamometer ▶ Jamar-Hand-Dynamometer
Jendrassik's hand grip ▶ Jendrassik-Handgriff
Job characteristics ▶ Stellenbeschreibung
Job evaluation ▶ Arbeitsbewertung
Joint ▶ Gelenk
Joint axis ▶ Gelenkachse
Joint contact surface ▶ Gelenkkontaktfläche
Joint force ▶ Gelenkkraft
Joint form ▶ Gelenkform
Joint frictional resistance ▶ Gelenkreibung
Joint load ▶ Gelenkbelastung, Gelenklast
Joint malposition ▶ Gelenkfehlstellung
Joint moment ▶ Gelenkmoment
Joint play ▶ Gelenkspiel
Joint pressure ▶ Gelenkdruck
Joint protection ▶ Gelenkschutz
Joint range of motion ▶ Bewegungsausmaß
Joint reaction force ▶ Gelenkreaktionskraft
Joint stabilization ▶ Gelenkstabilisation
Joint status ▶ Gelenkstatus
Joint-stock company ▶ Kapitalgesellschaft
Joule ▶ Joule
Jump ABC ▶ Sprung-ABC
Junction (plane) ▶ Trennebene
Just-in-time principle ▶ Just-in-Time-Prinzip

K

Kaltenborn-Evjenth concept ▶ Kaltenborn-Evjenth-Konzept
Kaplan-Norton model ▶ Kaplan-Norton-Modell
Kappa coefficient ▶ Kappa-Koeffizient
Karnofsky perfomance scale index ▶ Karnofsky-Index
Kelvin ▶ Kelvin
Kendall's coefficient of concordance ▶ Konkordanzkoeffizient von Kendall
Key movement, sports specific ▶ Schlüsselbewegung, sportspezifische
Key movement, work specific ▶ Schlüsselbewegung, arbeitsspezifische
Key problem ▶ Schlüsselproblem
KIDD-Syndrome ▶ KIDD-Syndrom
Kilogram(me) ▶ Kilogramm
Kilometer ▶ Kilometer
Kinematics ▶ Kinematik
Kinesiatrics ▶ Bewegungstherapie
Kinesiography, mandibular ▶ Kinesiographie, mandibuläre
Kinesophobia ▶ Bewegungsangst
Kinesthesia ▶ Kinästhesie
Kinesthesia ▶ Kinästhetik
Kinesthetic ability of differentiation ▶ Kinästhetische Differenzierungsfähigkeit
Kinetic energy ▶ Bewegungsenergie
Kinetic energy ▶ Kinetische Energie
Kinetic imbalance due to suboccipital strain ▶ KISS-Syndrom
Kinetics ▶ Kinetik
Kirchhoff's law ▶ Kirchhoff-Regel
Kirchmayr-Kessler suture ▶ Kirchmayr-Kessler Naht
Kistler plate ▶ Kistler-Platte
Kleinert splint ▶ Kleinert-Schiene
Klumke palsy ▶ Klumpke-Lähmung
Knee ▶ Knie
Knee bend ▶ Kniebeuge
Knee joint ▶ Kniegelenk
Knee stabilisation ▶ Kniestabilisation
Kneecap ▶ Kniescheibe
Knee-elbow position ▶ Knie-Ellenbogen-Lage
Knee-heel test ▶ Knie-Hacken-Versuch
Kneipp health resort ▶ Kneipp-Kurort
Kneipp spa ▶ Kneipp-Heilbad
Knock-knee ▶ Genu valgum
Knowledge, personal ▶ Wissen, persönliches
Knowledge, procedural ▶ Wissen, prozedurales

Kolmogorov-Smirnov test ▶ Kolmogorow-Smirnow-Anpassungstest
Konus-kauda syndrome ▶ Konus-Kauda-Syndrom
Kruskal-Wallis one-way analysis of variance ▶ Kruskal und Wallis-H-Test
Kybernetics ▶ Kybernetik
Kyphosis ▶ Kyphose

L

Labile affect ▶ Affektlabilität
Labor relations, therapeutic ▶ Arbeitsbeziehung, therapeutische
Labour ▶ Wehe
Labour activating exercise ▶ Wehenstimulationsübung
Labrum injury ▶ Labrumverletzung
Labyrinthine reflex, tonic ▶ Labyrinth-Reflex, tonischer
Laceration of the perineum ▶ Dammriss
Lack of challenge ▶ Unterforderung
Lack of drive ▶ Antriebsstörung
Lactate ▶ Laktat
Lactate barrier concepts ▶ Laktat-Schwellenkonzepte
Lactate capacity diagnostics ▶ Laktat-Leistungsdiagnostik
Laminar flow ▶ Laminar
Language ▶ Sprache
Language explosion ▶ Sprachexplosion
LaPlace law ▶ LaPlace-Gesetz
Lateral grip ▶ Fingerbeeren-Fingerseitengriff
Lateral knee angle ▶ Knieaußenwinkel
Laterognathie ▶ Laterognathie
Laterotrusion ▶ Laterotrusion
Latissimus dorsi flap ▶ Latissimus-dorsi-Plastik
Lavation ▶ Waschung
Law of effect ▶ Gesetz des Effekts
Law of gravity ▶ Gravitationsgesetz
Law of inertia ▶ Trägheitsgesetz
Law of initial value ▶ Ausgangswertgesetz
Law of resultant force ▶ Grundgesetz der Dynamik
Leading muscle ▶ Leitmuskel
Learned fear behavior ▶ Gelerntes Angstverhalten
Learned non-use ▶ Learned Nonuse
Learning environment ▶ Lernatmosphäre
Learning process ▶ Lernprozess
Learning programme ▶ Lernprogramm
Learning, organic ▶ Lernen, organisches
Learning, sensory motor ▶ Lernen, sensomotorisches
Learning, somatic ▶ Lernen, somatisches
Learning, task orientated ▶ Lernen, aufgabenorientiertes
Left-right-spiral ▶ Links-Rechts-Spirale
Legal transaction ▶ Rechtsgeschäft
Leg axis ▶ Beinachse
Leg axis stability ▶ Beinachsenstabilität
Leg length, anatomical ▶ Beinlänge, anatomische
Leg length, functional ▶ Beinlänge, funktionelle
Leg ulcer ▶ Ulcus cruris
Legal capacity ▶ Geschäftsfähigkeit
Leisure turnover ▶ Freizeitumsatz
Lengths ▶ Längen
Length ▶ Länge
Length-force diagram ▶ Kraft-Längen-Diagramm
Lesion phase ▶ Läsionsphasen
Leucocyte ▶ Leukozyt
Level of evidence ▶ Evidenzstufen
Level of motion ▶ Bewegungsstufe
Lever ▶ Hebel
Lever arm ▶ Hebelarm
Lever principle ▶ Hebelgesetz
LFG-complex ▶ LFG-Komplex
Lhermitte`s sign ▶ Lhermitte-Zeichen
Liability ▶ Verbindlichkeit
Licensed by health insurance ▶ Kassenzulassung
Lift ▶ Hub
Lift load ▶ Hubarbeit, Hubbelastung
Lift-off activity according to Schaarschuch ▶ Abhebearbeit nach Schaarschuch
Lifter ▶ Lifter
Lifting power, excentric ▶ Hubleistung, exzentrisch
Ligament ▶ Ligament
Ligament technique ▶ Ligamenttechnik
Ligamentisation ▶ Ligamentisierung
Ligaments ▶ Bänder
Ligament replacement plastic ▶ Bandersatzplastik
Light ▶ Licht
Limbic system ▶ Limbisches System
Limit of load ▶ Belastungslimit
Limit of movement ▶ Bewegungslimit
Limited liability corporation ▶ Gesellschaft mit beschränkter Haftung
Limping mechanism ▶ Hinkmechanismus
Linder 1 test ▶ Lindner 1 Test

Linder 2 test ▶ Lindner 2 Test
Line chart ▶ Liniendiagramm
Line of acting force ▶ Wirkungslinie
Line of gravity ▶ Schwerelinie
Line organisation ▶ Linienorganisation
Linear ▶ Linear
Linearity ▶ Linearität
Lingualisation ▶ Lingualisation
Link fingersplint according to Stack ▶ Link-Fingerschiene nach Stack
Lipid ▶ Fette
Lipid oedema ▶ Lipödem
Liquid ▶ Flüssigkeit
Liquid column ▶ Flüssigkeitssäule
Liquid crystal ▶ Flüssigkristall
Liquid crystal display (LCD) ▶ Flüssigkristallanzeige
Luquid diet ▶ Trinkkur
Liquid, non-wetting ▶ Flüssigkeit, nicht benetzende
Liquid, wetting ▶ Flüssigkeit, benetzende
Liquid manometer ▶ Flüssigkeitsmanometer
Liquidity ▶ Liquidität
Liquidity analysis ▶ Liquiditätsanalyse
Liquor examination ▶ Liquoruntersuchung
Lissencephaly ▶ Lissenzephalie
Liver line ▶ Leberstrich
Load ▶ Last
Load alternative ▶ Belastungsalternative
Load amount ▶ Belastungsumfang
Load at knee joint ▶ Kniegelenksbelastung
Load duration ▶ Belastungsdauer
Load intensity ▶ Belastungsintensität
Load interval ▶ Belastungsdichte
Load of hip joint ▶ Hüftgelenksbelastung
Load torque ▶ Lastmoment
Load transfer ▶ Lastübertragung
Load type ▶ Belastungsart
Load, controlling of the ▶ Belastung, Steuerung der
Load, diagonal ▶ Belastung, diagonale
Loading response ▶ Stoßdämpfungsphase
Loading strategy ▶ Belastungsstrategie
Loan ▶ Darlehen
Local excitation ▶ Lokale Erregung
Location ▶ Standort
Lochia ▶ Wochenfluss
Locked ward ▶ Beschützt geführte Station
Locked in syndrome ▶ Locked-in-Syndrom
Locomotion ▶ Lokomotion
Locomotion level ▶ Lokomotionsstufe
Locomotion therapy ▶ Lokomotionstherapie
Locomotor ▶ Lokomotor
Logic ▶ Logik
Logistic regression ▶ Logistische Regression
Logistics ▶ Logistik
Lohmann reaction ▶ Lohmann-Reaktion
Long draught bandage ▶ Langzugbinde
Long reining ▶ Langzügelführung
Long term depression ▶ Langzeitdepression
Long term endurance ▶ Langzeitausdauer
Long term memory ▶ Langzeitgedächtnis
Long term potentiation ▶ Langzeitpotenzierung
Long wave (LW) ▶ Langwelle
Longing towards a goal ▶ Zielsehnsucht
Longitudinal axis of the foot ▶ Fußlängsachse
Loop system ▶ Schleifensystem
Loose-packed position ▶ Ruhestellung
Lordosis ▶ Lordose
Lovett-rule ▶ Lovett-Regel
Low back pain ▶ Lumbalgie, Lumbago
Low frequency therapy ▶ Niederfrequenztherapie
Low frequency ▶ Niederfrequenz
Low pressure system ▶ Niederdrucksystem
Low volume insufficiency ▶ Niedervolumeninsuffizienz
Low jump coordination test ▶ Niedersprung-Koordinationstest
Lower crossed syndrome (LCS) ▶ Gekreuztes Hüftsyndrom
Low-pressure ▶ Unterdruck
Lübbe bodice ▶ Lübbe-Leibchen
Lubrication ▶ Schmierung
Lumbar region ▶ Lendenpartie
Lumbar puncture ▶ Lumbalpunktion
Lumbar sciatica ▶ Lumboischialgie
Lumbar spine ▶ Lendenwirbelsäule
Lumbo-sacral anchor ▶ Lumbosakrale Verankerung
Lumbrical position ▶ Lumbrikalis-Stellung
Luminous flux ▶ Lichtstrom
Lung capacity, total ▶ Lungenkapazität, totale
Lunge/ Longe ▶ Longe
Lunge/ Longe work ▶ Longenarbeit
Luria finger opposition task ▶ Lurias Fingertest
Luxation ▶ Luxation
LVF-classification ▶ LVF-Klassifikation
Lying ▶ Lügen
Lymph node ▶ Lymphknoten
Lymph obligatory load ▶ Lymphpflichtige Last
Lymph time volume ▶ Lymphzeitvolumen
Lymphangiomotoric ▶ Lymphangiomotorik
Lymphangion ▶ Lymphangion

Lymphatic arc ▶ Arcus lymphaticus
Lymphatic collector ▶ Lymphkollektor
Lymphatic cyst ▶ Lymphzyste
Lymphatic drainage grips ▶ Lymphdrainagegriffe
Lymphatic duct ▶ Ductus lymphaticus
Lymphatic fistula ▶ Lymphfistel
Lymphatic node ▶ Nodulus lymphaticus
Lymphatic oedema ▶ Lymphödem
Lymphatic sinus ▶ Lymphsinus
Lymphatic system ▶ Lymphatisches System
Lymphatic terminus ▶ Terminus
Lymphostasis ▶ Lymphostase
Lymph tape ▶ Lymphtape

M

Magnetic field ▶ Magnetfeld, Spulenfeld
Magnetic resonance imaging (MRI) ▶ Magnetresonanztomografie
Magnetic resonance imaging, functional ▶ Magnetresonanztomografie, funktionelle
Main effect ▶ Haupteffekt
Main exercise ▶ Hauptübung
Mal-respiration, functional ▶ Fehlatmung, funktionelle
Mallet finger ▶ Hammerfinger
Malocclusion ▶ Malokklusion
Mamma carcinoma ▶ Mammakarzinom
Management ▶ Führung
Management level ▶ Führungsebene, Managementebene
Management style ▶ Führungsstil
Management task, strategical ▶ Managementaufgabe, strategische
Management tool ▶ Führungsinstrument
Mandible, upright postural position of the ▶ Mandibula, aufgerichtete Haltungsposition der
Mania ▶ Manie
Manipulation ▶ Manipulation
Mann-Whitney U test ▶ Mann-Whitney-U-Test
Manometre ▶ Manometer
Manual assisted cough ▶ Hustenhilfe
Manual guidance ▶ Manuelle Unterstützung
Manual lymphatic drainage ▶ Manuelle Lymphdrainage
Manual lymphatic drainage according to Földi ▶ Manuelle Lymphdrainage nach Földi
Manual lymphatic drainage according to Vodder ▶ Manuelle Lymphdrainage nach Vodder
Manual therapy ▶ Manuelle Therapie
Manual therapy according to Kaltenborn ▶ Manuelle Therapie nach Kaltenborn
Manual therapy, intensity levels ▶ Manuelle Therapie, Intensitätsstufen
Macrophage ▶ Makrophagen
Marker, somatic ▶ Marker, somatischer
Market analysis ▶ Marktanalyse
Market desirability ▶ Marktattraktivität
Market niche ▶ Marktnische
Market principle ▶ Bedarfsprinzip
Market research ▶ Marktforschung
Market segmentation ▶ Marktsegmentierung
Market share ▶ Marktanteil
Marketing ▶ Verkaufsförderung
Marketing controlling ▶ Marketingcontrolling
Marketing instrument ▶ Marketinginstrument
Marketing mixture ▶ Marketing-Mix
Marketing perspective ▶ Marktperspektive
Marketing planning ▶ Marketingplanung
Marketing process ▶ Marketingprozess
Martin-Gruber-connection ▶ Martin-Gruber-Verbindung
Mass ▶ Masse
Mass movement ▶ Massenbewegung
Mass transport ▶ Stofftransport
Mass, inert ▶ Masse, träge
Massage, Chinese ▶ Massage, chinesische
Massage, mobilisation ▶ Massage, mobilisierende
Mastoiditis ▶ Mastoiditis
Material ▶ Material
Material costs ▶ Materialkosten
Materials management ▶ Materialwirtschaft
Matrialism ▶ Materialismus
Matrix ▶ Matrix
Matrix organisation ▶ Matrixorganisation
Matrix stress ▶ Matrixbelastung
Matrix synthesis ▶ Matrixsynthese
Matthiass test ▶ Matthiaß-Test
Maturity ▶ Reife
Maturity stage ▶ Reifephase
Maxillary rethrognathia ▶ Maxilläre Retrognathie
Maximal amplitude of motion ▶ Maximale Bewegungsamplitude
Maximal pulse ▶ Maximalpuls
Maximum strength ▶ Maximalkraft
McMurray test ▶ McMurray-Test
McNemar test ▶ McNemar-Test
Mean ▶ Mittelwert
Mean arterial pressure ▶ Arterieller Mitteldruck

Means, appropriate ▶ Mittel, geeignete
Measure, treat, record ▶ Messen, Therapieren, Dokumentieren
Measured value ▶ Messwert
Measurement ▶ Messung
Measurement chain ▶ Messkette
Measurement method ▶ Messverfahren
Measurement of distance ▶ Längenmessung
Measurement of force ▶ Kraftmessung
Measurement of pressure ▶ Druckmessung
Measurement of pressure distribution ▶ Druckverteilungsmessung
Measurement of sound level ▶ Schallpegelmessung
Measurement parameter ▶ Messgröße
Measuring error ▶ Messfehler
Measuring instrument ▶ Messinstrument
Measuring transmitter ▶ Messgrößenumformer
Mechanical presentation ▶ Mechanische Präsentation
Mechanical sensor ▶ Mechanosensor
Mechanical syndromes ▶ Mechanische Syndrome
Mechanics ▶ Mechanik
Mechanoreception ▶ Mechanorezeption
Medial collapse ▶ Medialer Kollaps
Medial rotation ▶ Innenrotation
Medial rotation, excessive ▶ Innenrotation, exzessive
Median ▶ Median
Median test ▶ Mediantest
Medical bath ▶ Medizinisches Bad
Medical care unit ▶ Medizinisches Versorgungszentrum
Medical Devices Act ▶ Medizingeräteverordnung
Medical exercise therapy ▶ Medizinische Trainingstherapie
Medical findings, psychiatric ▶ Befund, psychiatrischer
Medical hydrology ▶ Balneologie
Medical hydrology therapy ▶ Balneotherapie
Medioaxillary line ▶ Medioaxillarlinie
Medioclavicular line ▶ Medioklavikularlinie
Mediosternal line ▶ Mediosternallinie
Medium frequency ▶ Mittelfrequenz
Meersseman test ▶ Meersseman-Test
Membrane manometer ▶ Membranmanometer
Membrane receptor ▶ Membranrezeptor
Memory trace ▶ Gedächtnisspur
Memory ▶ Gedächtnis
Memory, sensoric ▶ Gedächtnis, sensorisches
Meniscal tear ▶ Meniskusriss
Meniscoids ▶ Meniskoiden
Meniscus ▶ Meniskus
Meniscus cell ▶ Meniskuszelle
Meniscus refixation ▶ Meniskusrefixation
Meniscus transplant ▶ Meniskustransplantat
Mental training ▶ Mentales Training
Mental training of motoric skills ▶ Mentales Üben motorischer Fähigkeiten
Meridian ▶ Meridian
Meridian points, compression of ▶ Meridianpunkte, Drücken auf die
Meridian streaming according to M.D. Masunaga ▶ Meridianströmung nach Dr. Masunaga
Mesial ▶ Mesial
Mesial bite ▶ Mesialbiss
Message ▶ Nachricht
Messenger molecule ▶ Botenmolekül
Meta-analysis ▶ Metaanalyse
Metabolism ▶ Stoffwechsel
Metacarpophalangeal joint, abduction in ▶ Fingergrundgelenk, Abduktion im
Metacarpophalangeal joint, adduction in ▶ Fingergrundgelenk, Adduktion im
Metacarpophalangeal joint, extension in ▶ Fingergrundgelenk, Extension im
Metacarpophalangeal joint, flexion in ▶ Fingergrundgelenk, Flexion im
Metacognition ▶ Metakognition
Metacommunication ▶ Metakommunikation
Metal ▶ Metall
Metal type ▶ Metall-Typ
Metaplan-technique ▶ Metaplan-Technik
Meter ▶ Meter
Method ▶ Methode
Method competence ▶ Methodenkompetenz
Methods of gait analysis ▶ Ganganalysemethoden
Metronome ▶ Taktschläger
Meyer's pressure points ▶ Meyer-Druckpunkte
Micro electrode ▶ Mikroelektrode
Microcirculation ▶ Mikrozirkulation
Microdiscectomy ▶ Mikrodiskektomie
Micrognathia ▶ Mikrognathie
Micrography ▶ Mikrographie
Micromotion ▶ Mikromotion
Microtrauma ▶ Mikrotrauma
Microwave ▶ Mikrowelle
Micturition ▶ Miktion
Micturition disorders anamnesis ▶ Miktionsanamnese
Micturition position ▶ Miktionshaltung
Micturition training ▶ Miktionstraining

M

Movement behaviour, adapted ▶ Bewegungsverhalten, verändertes
Movement concept ▶ Bewegungskonzept
Movement Continuum Theory ▶ Modell des Bewegungskontinuums
Movement control ▶ Bewegungssteuerung
Movement control ▶ Bewegungskontrolle
Movement control according to Bernstein ▶ Bewegungssteuerung nach Bernstein
Movement control, abnormal ▶ Bewegungskontrolle, gestörte
Movement correction ▶ Bewegungskorrektur
Movement development ▶ Bewegungsentwicklung
Movement development and control, disorders of ▶ Bewegungsentwicklung und -kontrolle, Störungsbilder der
Movement development and control, examination and therapy ▶ Bewegungsentwicklung und -kontrolle, Untersuchung und Therapie der
Movement development and control, teaching and theory of ▶ Bewegungsentwicklung und -kontrolle, Lehre und Theorie der
Movement diagram ▶ Bewegungsdiagramm
Movement economy ▶ Bewegungsökonomie
Movement experience ▶ Bewegungserfahrung
Movement flow ▶ Bewegungsfluss
Movement image ▶ Bewegungsvorstellung
Movement impulse ▶ Bewegungsimpuls
Movement intelligence ▶ Bewegungsintelligenz
Movement observation ▶ Bewegungsbeobachtung
Movement paradigm, bio-psychosocial ▶ Bewegungsparadigma, biopsychosoziales
Movement pattern ▶ Bewegungsmuster
Movement perception ▶ Bewegungsempfindung
Movement poverty ▶ Bewegungsarmut
Movement programming ▶ Bewegungsprogrammierung
Movement quality ▶ Bewegungsqualität
Movement restriction, functional ▶ Bewegungseinschränkung, funktionelle
Movement rhythm ▶ Bewegungsrhythmus
Movement sensation ▶ Bewegungsgefühl
Movement stable ▶ Bewegungsstabil
Movement stategy ▶ Bewegungsstrategie
Movement system, examination and therapy ▶ Bewegungssystems, Untersuchung und Therapie des
Movement trainer ▶ Bewegungstrainer
Movement training ▶ Bewegungstraining
Movement variety ▶ Bewegungsvielfalt
Movement, alternating ▶ Bewegung, alternierende
Movement, angular ▶ Bewegung, anguläre
Movement, associated ▶ Bewegung, assoziierte
Movement, automatic ▶ Bewegung, automatisierte
Movement, concentric ▶ Bewegung, konzentrische
Movement, continuous ▶ Bewegung, weiterlaufende
Movement, cybernetic view ▶ Bewegung aus kybernetischer Sicht
Movement, cyclic ▶ Bewegung, zyklische
Movement, global ▶ Bewegungen, globale
Movement, horizontal ▶ Bewegung, horizontale
Movement, integration into every-day-life ▶ Bewegung, Integration in den Alltag
Movement, learning requirement for ▶ Bewegungen, Lernvoraussetzung für
Movement, non-uniform ▶ Bewegung, ungleichförmige
Movement, passive ▶ Bewegen, passives
Movement, quality deficiency of ▶ Bewegung, Qualitätsdefizit der
Movement, quality loss of ▶ Bewegung, Qualitätsverlust der
Movement, sensitising ▶ Bewegung, sensibilisierende
Movement, target-orientated ▶ Bewegung, zielbezogene
Movement, uniform ▶ Bewegung, gleichförmige
Movements, selective ▶ Bewegung, selektive
Moving two-point-discrimination ▶ Bewegende Zwei-Punkte-Diskrimination
Moving, active ▶ Bewegen, aktives
Moving, assissted ▶ Bewegen, assistives
Moxibustion ▶ Moxibustion
Moxibustion therapy ▶ Moxa-Therapie
Mud ▶ Schlamm, Schlick
Mud bath ▶ Moorbad
Mulligan Concept ▶ Mulligan-Konzept
Multidisciplinarity ▶ Multidisziplinarität
Multinomial test ▶ Multinomialtest
Multiple trauma ▶ Polytrauma
Munich fitness ▶ Münchner Fitnesstest
Muscle activity ▶ Muskelarbeit
Muscle activity, concentric ▶ Muskelaktivität, konzentrische
Muscle activity, eccentric ▶ Muskelaktivität, exzentrische
Muscle balance ▶ Muskelbalance

Muscle building ▸ Muskelaufbautraining
Muscle capacity ▸ Muskelleistung
Muscle cell, protein ▸ Muskelzelle, Proteine der
Muscle chain ▸ Muskelkette
Muscle consistency ▸ Muskelkonsistenz
Muscle contraction ▸ Muskelkontraktion
Muscle contracture, functional ▸ Muskelkontraktur, funktionelle
Muscle cramp ▸ Muskelkrampf
Muscle elasticity ▸ Muskeldehnfähigkeit
Muscle elasticity ▸ Muskelelastizität
Muscle energy technicques ▸ Muskel Energie Techniken
Muscle fibril ▸ Myofibrille
Muscle stretch ▸ Muskeldehnung
Muscle elongation ▸ Muskelverlängerung
Muscle endurance, local aerobic dynamic ▸ Muskelausdauer, lokal aerobe dynamische
Muscle fascicle ▸ Muskelfaserbündel
Muscle fatigue ▸ Muskelermüdung
Muscle fibre ▸ Muskelfaser
Muscle fibre elongation ▸ Muskelfaserverlängerung
Muscle fibre shortening ▸ Muskelfaserverkürzung
Muscle fiber, extrafusal ▸ Muskelfaser, extrafusale
Muscle fibre, intrafusal ▸ Muskelfaser, intrafusale
Muscle function differentiation ▸ Muskelfunktionsdifferenzierung
Muscle function test ▸ Muskelfunktionstest
Muscle grade ▸ Muskelwert
Muscle innervation scheme ▸ Muskelinnervationsschema
Muscle innervation status ▸ Muskelinnervationsstatus
Muscle innervation test ▸ Muskelinnervationstest
Muscle lever arm system ▸ Muskel-Hebel-System
Muscle loop ▸ Muskelschlaufe
Muscle model ▸ Muskelmodell
Muscle power assessment ▸ Muskelkraftbestimmung
Muscle pump ▸ Muskelpumpe
Muscle pump, venous ▸ Muskelvenenpumpe
Muscle relaxants ▸ Muskelrelaxanzien
Muscle selection test ▸ Muskelselektionstest
Muscle shortening ▸ Muskelverkürzung
Muscle shortening, irreversible structural ▸ Muskelverkürzung, irreversible strukturelle
Muscle shortening, reflectoric ▸ Muskelverkürzung, reflektorische
Muscle shortening, reversible structural ▸ Muskelverkürzung, reversible strukturelle
Muscle spindle ▸ Muskelspindel
Muscle stimulation, biomechanical ▸ Muskelstimulation, biomechanische
Muscle technique ▸ Muskeltechnik
Muscle tone ▸ Muskeltonus
Muscle tone at rest ▸ Grundtonus
Muscle tone, pathological ▸ Muskeltonus, pathologischer
Muscle twitch ▸ Muskelzuckung
Muscle twitch, summation ▸ Muskelzuckung, Summation
Muscles ▸ Muskeln
Muscles, dynamic ▸ Muskeln, dynamische
Muscles, stabilising ▸ Muskeln, stabilisierende
Muscular circulation ▸ Muskuläre Durchblutung
Muscular circulation, dynamic contraction ▸ Muskuläre Durchblutung bei dynamischer Kontraktion
Muscular circulation, static contraction ▸ Muskuläre Durchblutung bei statischer Kontraktion
Muscular imbalance ▸ Muskeldysbalance
Muscular strength ▸ Muskelkraft
Musculoskeletal diagnosis ▸ Muskuloskeletale Diagnose
Musculoskeletal dysfunction ▸ Muskuloskeletale Dysfunktion
Musculoskeletal pain syndrome ▸ Muskuloskeletales Schmerzsyndrom
Musical biofeedback ▸ Musik-Biofeedback
Mutism, akinetic ▸ Mutismus, akinetischer
Myelin ▸ Myelin
Myelin sheath ▸ Markscheide
Myocardic infarction ▸ Herzinfarkt
Myocardium ▸ Myokard
Myocyte ▸ Muskelzelle
Myoclonia ▸ Myoklonie
Myofibroblasts ▸ Myofibroblasten
Myogelosis ▸ Myogelose
Myohypertrophia ▸ Muskelhypertrophie
Myosin ▸ Myosin
Myositis ossificans ▸ Myositis ossificans
Myotome ▸ Myotom

N

Natural rock ▸ Naturfels
Nape side ▸ Hinterhauptseite

Nebulin ▶ Nebulin
Neck reflex, symmetric tonic ▶ Nackenreflex, symmetrisch-tonischer
Need ▶ Bedürfnis
Negative stress ▶ Negativer Stress
Neglect ▶ Neglekt
Negative symptoms ▶ Minussymptome
Negotiation ▶ Gesprächsführung
Negotiation technique ▶ Gesprächstechnik
Neo faradic current ▶ Neofaradischer Strom
Nerve cell ▶ Nervenzelle
Nerve conduction velocity (NCV) ▶ Nervenleitgeschwindigkeit
Nerve stimulation, transcutaneous electric ▶ Nervenstimulation, transkutane elektrische
Nervous system, autonomic ▶ Nervensystem, autonomes
Net ultrafiltration ▶ Nettoultrafiltrat
Networking ▶ Netzwerkbildung
Neural lesion, central ▶ Nervenläsion, zentrale
Neural lesion, peripheral ▶ Nervenläsion, periphere
Neural mobility, decreased ▶ Gleitstörung
Neural pathway, optical ▶ Bahnsystem, optisches
Neural pathway, vestibular ▶ Bahnsystem, vestibuläres
Neuralgia ▶ Neuralgie
Neurapraxia ▶ Neurapraxie
Neurodynamics ▶ Neurodynamik
Neurokinesiologic ▶ Neurokinesiologisch
Neurological rehabilitation ▶ Neurologische Rehabilitation
Neurolymphatic zone ▶ Neurolymphatische Zone
Neuropsychological syndrome ▶ Neuropsychologisches Syndrom
Neuropsychology ▶ Neuropsychologie
Neurorehabilitation prognosis ▶ Neurorehabilitationsprognose
Neurotmesis ▶ Neurotmesis
Neurotome ▶ Neurotom
Neutral bending type ▶ Neutraler Bücktypus
Neutral position ▶ Grundposition
Neutral position method ▶ Neutral-Null-Methode
Neutral zone ▶ Neutralzone
Neutral-0-position ▶ Neutral-Null-Stellung
New thinking model ▶ Neues Denkmodell
Newton's (three) laws of motion ▶ Newton-Axiome
Night resting splint ▶ Nachtlagerungsschiene
Ninhydrin reaction ▶ Ninhydrintest
Nocebo effect ▶ Nozeboeffekt
Nociception ▶ Nozizeption
Nociceptive somatomotoric blocking effect ▶ Nozizeptiver somatomotorischer Blockierungseffekt
Nociceptors ▶ Nozizeptoren
Nocturia ▶ Nykturie
Nodding movement ▶ Nickbewegung
Nodes of Ranvier ▶ Ranvier-Schnürring
Nogiers reflex ▶ Nogier-Reflex
No man's land ▶ Niemandsland
Nominal scale ▶ Nominalskala
Non-steroidal anti-inflammatory drug (NSAID) ▶ Antirheumatika, nichtsteroidale
Non-commercial limited liability corporation ▶ Gemeinnützige Gesellschaft mit beschränkter Haftung
Non-compliance ▶ Noncompliance
Non-glandotropic hormone ▶ Nicht glandotrope Hormone
Non-invasive ▶ Noninvasiv
Non-use ▶ Nichtgebrauch
Non-use learned ▶ Nichtgebrauch, erlernter
Non-verbal communication ▶ Nonverbale Kommunikation
Nordic OMT System ▶ Nordisches System in OMT
Norm ▶ Norm
Norm track width ▶ Normspur
Normal distribution ▶ Normalverteilung
Nuclear bag fibre ▶ Kernsackfaser
Nuclear chain fibre ▶ Kernkettenfaser
Nucleus pulposus ▶ Nucleus pulposus
Null hypothesis ▶ Nullhypothese
Numbness ▶ Benommenheit
Numeric Rating Scale ▶ Ratingskala, numerische
Nutrition of cartilage ▶ Knorpelernährung
Nystagmus ▶ Nystagmus

O

Oak bark ▶ Eichenrinde
Oak tree bark bath ▶ Eichenrindenbad
Objectivity ▶ Objektivität
Obligation to contract ▶ Kontrahierungszwang
Obolenskaje-Goljanitzki-effect ▶ Obolenskaja-Goljanitzki-Effekt
Orbicularis oris reflex ▶ Orbicularis-oris-Reflex
Observation ▶ Sichtbefund, Beobachtung
Observational criteria ▶ Beobachtungskriterium

Obsessive-compulsive disorder ▶ Zwangsstörung
Occipital cerebral syndrome ▶ Okzipitalhirnsyndrom
Occipital lobe ▶ Okzipitallappen
Occiput ▶ Okziput
Occlusion ▶ Okklusion
Occupation ▶ Betätigung, Tätigkeit
Occupational Therapy ▶ Ergotherapie
Odontalgia ▶ Odontalgie
Oedema ▶ Ödem
Oedema prophylaxis ▶ Ödemprophylaxe
Oedema therapy ▶ Ödemtherapie
Ohm ▶ Ohm
Ohm's law ▶ Ohm'sches Gesetz
Omega-splint ▶ Achterschiene
Oncotic pressure ▶ Kolloidosmotischer Druck
One arm support ▶ Einarmstütz
One leg bend ▶ Einbeinbeuge
One leg climbing ▶ Klettern, einbeiniges
One leg jump test ▶ Einbeinsprungtest
One leg kneeling ▶ Einbein-Kniestand
One leg long jump ▶ Einbeinweitsprung
One leg stand ▶ Einbeinstand
One repetition maximum ▶ Einwiederholungsmaximum
One sided hypothesis test ▶ Hypothesentest, einseitiger
Ontogenesis, motoric ▶ Ontogenese, motorische
Open and close ▶ Auf und zu
Open bite ▶ Offener Biss
Open door situation ▶ Offene-Tür-Situation
Open question ▶ Offene Frage
Open-loop movement ▶ Open-loop-Bewegung
Open-loop theory ▶ Open-Loop-Theorie
Operation, function improving ▶ Operationen, funktionsverbessernde
Operationalisation ▶ Operationalisierung
Opisthotonus ▶ Opisthotonus
Opportunities ▶ Chancen
Opposition ▶ Opposition
Optic facial reflex ▶ Reflex optico facialis
Optoelectronic ▶ Optoelektronisch
Oral stimulation ▶ Orale Stimulation
Orbital cerebral syndrome ▶ Orbitalhirnsyndrom
Ordinal scale ▶ Ordinalskala
Ordinate ▶ Ordinate
Organ clock ▶ Organuhr
Organigram ▶ Organigramm
Organisation ▶ Organisation
Organisation of activities, central ▶ Handlungsorganisation, zentrale
Organisation of activities, peripheral ▶ Handlungsorganisation, periphere
Organisation unit ▶ Organisationseinheit
Organisational development ▶ Organisationsentwicklung
Organisational forms ▶ Organisationsform
Organisational structure ▶ Aufbauorganisation
Orientation ability, spatial ▶ Orientierungsfähigkeit, räumlichability, spatial ▶ Orientierungsstörung, räumliche
Orthodontia ▶ Orthodontie
Orthosis ▶ Orthese
Orthostatic dysregulation ▶ Orthostatische Dysregulation
Orthostatic hypotension ▶ Orthostase-Syndrom
Orthostatic prohylaxis ▶ Orthostase-Prophylaxe
Oscillation, vibration ▶ Schwingung
Osmolality ▶ Osmolalität
Osmolarity ▶ Osmolarität
Osmotic pressure ▶ Osmotischer Druck
Ossification ▶ Ossifikation
Osteokinematics ▶ Osteokinematik
Osteopathy ▶ Osteopathie
Osteopenia ▶ Osteopenie
Osteoporosis ▶ Osteoporose
Othopaedic manual/manipulative therapy ▶ Orthopädische Manuelle/Manipulative Therapie
Ott sign ▶ Ott-Zeichen
Ottawa-charta for health promotion ▶ Ottawa-Charta für Gesundheitsförderung
Out-patient (health) care ▶ Ambulante Versorgung
Output ▶ Output
Overactive bladder (OAB) ▶ Überaktive Blase
Overbite ▶ Deckbiss
Overbite, horizontal ▶ Überbiss, horizontaler
Overbite, vertical ▶ Überbiss, vertikaler
Overflow ▶ Irradiation
Overload, physical ▶ Überbelastung, körperliche
Overpressure ▶ Überdruck
Oxygen bath ▶ Sauerstoffbad
Oxygen capacity ▶ Sauerstoffkapazität
Oxygen pulse ▶ Sauerstoffpuls
Oxygen saturation curve ▶ Sauerstoffsättigungskurve
Oxygen transport ▶ Sauerstofftransport
Oxygen uptake ▶ Sauerstoffaufnahme
Oxygenation ▶ Oxygenation
Oxytocic hormone ▶ Oxytocin

P

Pace ▶ Passgang
Pad Test ▶ Pad-Test
Pain ▶ Schmerz
Pain asymboly ▶ Schmerzasymbolie
Pain pattern ▶ Schmerzmuster
Pain relief ▶ Schmerzlinderung
Pain syndrome ▶ Schmerzsyndrom
Pain Syndrome, myofascial ▶ Schmerzsyndrom, myofasziales
Pain syndrome, polytope ▶ Schmerzsyndrom, polytopes
Pain, acute ▶ Schmerz, akuter
Pain, central ▶ Schmerz, zentraler
Pain, chronic ▶ Schmerz, chronischer
Pain, long lasting ▶ Schmerz, lang anhaltender
Pain, myofascial ▶ Schmerz, myofaszialer
Pain, non-specific facial ▶ Schmerz, unspezifisch fazialer
Pain, radicular ▶ Schmerz, radikulärer
Pain, specific ▶ Schmerz, spezifischer
Pain, sympathetic independent ▶ Schmerzen, sympathikusunabhängige
Pain-adaption model ▶ Schmerz-Adaptions-Modell
Pain-spasm-pain model ▶ Schmerz-Spasmus-Schmerz-Modell
Painful arc ▶ Schmerzhafter Bogen
Painful menstruation ▶ Dysmenorrhoe
Palate ▶ Palatinum
Palate, gothic ▶ Gaumen, gotischer
Palindromia ▶ Rezidiv
Palm grip ▶ Handflächengriff
Palmar grasp reflex ▶ Greifreflex
Palpation ▶ Tastbefund, Palpation
Panting ▶ Hecheln
Papillomatosis ▶ Papillomatosis
Parachute reaction ▶ Parachutreaktion
Paradox, hydrostatic ▶ Paradoxon, hydrostatisches
Paraffin ▶ Paraffin
Parafunction ▶ Parafunktion
Parallel connection ▶ Parallelschaltung
Paralysis ▶ Paralyse
Paralysis level ▶ Lähmungshöhe
Paraosteoarthropathy ▶ Paraosteoarthropathie
Paraphrase ▶ Paraphrasieren
Paraplegia ▶ Paraplegie
Paraplegia, wheelchair provision in ▶ Paraplegie, Rollstuhlversorgung bei
Parasympathetic nervous system (PSNS) ▶ Parasympathikus
Paresis ▶ Parese
Paraesthesia ▶ Parästhesie
Parietal brain syndrome ▶ Parietalhirnsyndrom
Parietal lobe ▶ Parietallappen
Parkinson's disease ▶ Parkinson-Syndrom
Parkinson's disease, atypical ▶ Parkinson-Syndrom, atypisches
Paroxysmal potential ▶ Krampfpotenzial
Partial center of gravity ▶ Teilkörperschwerpunkt
Partial paralysis, functional ▶ Teilparese, funktionelle
Partial pattern ▶ Teilmuster
Partial pressure ▶ Partialdruck
Partial weight (mass) ▶ Teilgewicht
Participation ▶ Teilhabe, Partizipation
Particle disease ▶ Partikelerkrankung
Partner definition ▶ Partnerdefinition
Partnership ▶ Offene Handelsgesellschaft, Personengesellschaft
Patella elevation ▶ Patella alta
Patellofemoral pain syndrome ▶ Patellofemorales Schmerzsyndrom
Path of conduction ▶ Leitungsbahn
Path-time diagram ▶ Weg-Zeit-Diagramm
Patient ▶ Patient
Patient documentation ▶ Patientendokumentation
Patient education ▶ Patientenschulung
Patient interview/questionnaire ▶ Patientenbefragung
Patient motivation ▶ Patientenmotivation
Patient orientation ▶ Patientenorientierung
Patient questionnaire ▶ Patientenfragebogen
Patrick's Test ▶ Patrick Test
Pattern generator, central ▶ Mustergenerator, zentraler
Pattern recognition ▶ Mustererkennung
Pattern, global ▶ Muster, globales
Patterning ▶ Musterung
Payment ▶ Personalentlohnung
Peak current ▶ Spitzenstromstärke
Peak value ▶ Scheitelwert
Peak voltage ▶ Spitzenspannung
Peak-to-peak amplitude ▶ Spitze-Spitze-Wert
Pelite ▶ Pelit
Peloid ▶ Peloid
Peloid bath ▶ Peloidbad
Pelvic floor training ▶ Beckenbodentraining

Pelvic floor, hyperactive ▶ Beckenboden, hyperaktiver
Pelvic floor-abdominal muscles-synergy ▶ Beckenboden-Bauchmuskel-Synergismus
Pelvic girdle ▶ Beckengürtel
Pelvic obliquity, functional ▶ Beckenschiefstand, funktioneller
Pelvic obliquity, structural ▶ Beckenschiefstand, struktureller
Pelvic organ prolapse ▶ Senkung, Descensus vaginae, Genitalsenkung
Pelvic organ prolapse quantification system (POPQS) ▶ Prolaps-Quantifizierungssystem
Pelvic pain, chronic ▶ Beckenschmerz, chronischer
Pelvic ring ▶ Beckenring
Pelvic tilt ▶ Beckenkippung
Pelvis, stabilisation of the ▶ Beckenring, Stabilisation des
Pelvis-leg-ataxia ▶ Becken-Bein-Ataxie
Peptide ▶ Peptid
Percentile ▶ Perzentil
Perception ▶ Wahrnehmung
Perception and differentiation ability ▶ Wahrnehmungs- und Unterscheidungsvermögen
Perception disorder ▶ Wahrnehmungsstörung
Perception of motion ▶ Bewegungswahrnehmung
Perceptual constancy ▶ Wahrnehmungskonstanz
Percussion ▶ Tapotage
PERFECT-assessment-scheme ▶ PERFECT-Assessment-Schema
Performance analysis ▶ Handlungsanalyse
Performance appraisal ▶ Personalbeurteilung
Performance capability ▶ Handlungsfähigkeit
Performance improvement ▶ Leistungssteigerung
Performance, sensory motor ▶ Fähigkeit, sensomotorische
Periaqueductal gray ▶ Periaquaeduktales Grau
Perineometre ▶ Perineometer
Perineotomy ▶ Dammschnitt
Period (of oscillation) ▶ Schwingungsdauer
Period ▶ Periode
Periosteum ▶ Periost
Peripheral arterialobstructive disease ▶ Periphere arterielle Verschlusskrankheit
Peripheral nervous system ▶ Peripheres Nervensystem
Peripheralist ▶ Peripheralist
Peripheralisation ▶ Peripheralisierung
Peroneal paralysis, central ▶ Peronäusparese, zentrale
Peroneal paralysis, peripheral ▶ Peronäusparese, periphere
Peroneus splint ▶ Peronäus-Schiene
Perpendicular ▶ Lot
Persistent vegetative state ▶ Apallisches Syndrom
Persisting activation insufficiency ▶ Persistierende Aktivierungsinsuffizienz
Personality disorder ▶ Persönlichkeitsstörung
Person-centered approach ▶ Personzentrierter Ansatz
Personnel adjustment ▶ Personalanpassung
Personnel development ▶ Personalentwicklung
Personnel file ▶ Personalakte
Personnel policy ▶ Personalpolitik
Personnel recruitment ▶ Personalbeschaffung
Personnel selection ▶ Personalauswahl
Personnel strategy ▶ Personalstrategie
Perspective ▶ Perspektive
Perspiration secretion impairment ▶ Schweißsekretionsstörung
Pertissage ▶ Pertissage
Pessary ▶ Pessar
Pessary treatment ▶ Pessartherapie
PH-value ▶ pH-Wert
PH-value regulation, kidney function ▶ PH-Wert-Regulation, Nierenfunktion
PH-value regulation, lung function ▶ PH-Wert-Regulation, Lungenfunktion
PH-value-regulation ▶ pH-Wert-Regulation
Phagocytosis ▶ Phagozytose
Phalen's test ▶ Phalen-Test
Phalen's test, reversed ▶ Phalen-Test, umgekehrter
Phantom pain ▶ Phantomschmerz
Phase inversion ▶ Phasenumkehr
Phase model, rehabilitation ▶ Phasenmodell, Rehabilitation
Phase model, sensomotoric learning ▶ Phasenmodelle, sensomotorisches Lernen
Phase shift(ing) ▶ Phasenverschiebung
Phase, vascular ▶ Phase, vaskuläre
Phasic ▶ Phasik
Phasing ▶ Phasenlage
Phenomena, referred ▶ Phänomene, übertragene
Phi coeffizient ▶ Phi-Koeffizient
Phlebothrombosis ▶ Phlebothrombose

Phosphorylation, glycolytic ▶ Phosphorylierung, glykolytische
Photoreceptor ▶ Photorezeptor
Physical therapist ▶ Krankengymnast/in
Physical therapy ▶ Physikalische Therapie
Physical-motoric, emotional, social, cognitive and sensory integrative level ▶ Körperlich-motorische-, emotional-soziale-, kognitive- und sensorisch-integrative Ebene
Physiotherapeutic diagnosis ▶ Diagnose, physiotherapeutische
Physiotherapy ▶ Physiotherapie
Physiotherapy, psychosomatic ▶ Physiotherapie, psychosomatische
Physique ▶ **Konstitution**
Pick up test ▶ Auflesetest
Pie chart ▶ Tortendiagramm
Piezoelectric effect ▶ Piezoelektrischer Effekt
Pighead ▶ Dickschädel
Pillar ▶ Cavaletto
Pillar, diagnostic ▶ Säulen, diagnostische
Pin electrode ▶ Nadelelektrode
Pinch ▶ Zangengriff
Pinch meter ▶ Pinch Gauge
Pine needle bath ▶ Fichtennadelbad
Piston pressure ▶ Kolbendruck, Stempeldruck
Pivot joint ▶ Zapfengelenk
Pivot point, critical ▶ Drehpunkt, kritischer
Pixel ▶ Pixel
Placebo effect ▶ Plazeboeffekt
Plagiocephalism ▶ Plagiozephalie
Plane of motion ▶ Bewegungsebene
Plane, inclined ▶ Ebene, schiefe
Planning ▶ Planung
Planning horizon ▶ Planungshorizont
Planning of the training ▶ Trainingsplanung
Plantar fascia ▶ Plantarfaszie
Plasticity ▶ Plastizität
Platysma ▶ Platysma
Play behaviour, impaired ▶ Spielverhalten, gestörtes
Pleasure of movement ▶ Bewegungsfreude
Plegia ▶ Plegie
Pleura ▶ Pleura
Pleural pressure ▶ Pleuradruck
Plexus ▶ Plexus
Plexus formation ▶ Plexusbildung
Plexus lesion ▶ Plexusläsion
Plurality of afferences ▶ Pluralität der Afferenzen
Plus symptom ▶ Plussymptom
Pneumonia ▶ Pneumonie
Pneumonia prophylaxis ▶ Pneumonieprophylaxe
Podoscope ▶ Podometer
Poikilothermy ▶ Poikilothermie
Point and Meridian massage, balancing ▶ Punkt- und Meridianmassage, ausgleichende
Point of balance ▶ Körpermitte
Point stimulation device ▶ Punktstimulationsgerät
Polar coordinate system ▶ Polarkoordinatensystem
Polar coordinates ▶ Polarkoordinaten
Polarisability ▶ Polarisierbarkeit
Polarisation ▶ Polarisation
Polarity ▶ Polarität, Polung
Pole ▶ Pol
Polygon ▶ Polygon
Polygon of forces ▶ Krafteck
Polyuria ▶ Polyurie
Polyuria, nocturnal ▶ Polyurie, nächtliche
Pons ▶ Brücke
Population ▶ Grundgesamtheit
Population parameter ▶ Populationsparameter
Portfolio ▶ Portfolio
Portfolio analysis ▶ Portfolioanalyse
Portfolio strategy ▶ Portfoliostrategie
Positioning ▶ Lagerung
Position of stump ▶ Stumpflagerung
Position sense, dynamic ▶ Positionssinn, dynamischer
Position sense, static ▶ Positionssinn, statischer
Positions for women during labour and delivery ▶ Geburtsstellung
Positions for women in second stage of labour ▶ Geburtsposition
Positive beginning ▶ Positiver Einstieg
Positive grip ▶ Positiver Griff
Positive stress, eustress ▶ Positiver Stress
Positive-Expiratory-Pressure ▶ Pari-PEP-System
Post hoc test ▶ Post-hoc-Verfahren
Post micturition dribble ▶ Nachtröpfeln
Post-discectomy syndrome ▶ Postdiskotomie-syndrom
Post-polio syndrome ▶ Postpoliomyelitis-Syndrom
Post-stress pulse ▶ Nachbelastungspuls
Post-tetanal potentialisation ▶ Posttetanische Potenzierung
Posterior drawer test ▶ Hintere Schublade
Posterior pituitary ▶ Hypophysenhinterlappen
Posterior tibio-talar impingement syndrome ▶ Posteriores tibiotalares Kompressionssyndrom
Posterior tilt ▶ Beckenaufrichtung

P

Postisometric relaxation ▶ Postisometrische Relaxation
Postnatal classes ▶ Rückbildungsgymnastik
Posturagraphic measurement ▶ Posturographie
Postural change ▶ Haltungswechsel
Postural control ▶ Posturale Kontrolle
Postural control, direction specific ▶ Posturale Kontrolle, richtungsspezifische
Postural control, functional testing ▶ Posturale Kontrolle, Funktionstest
Postural drainage position ▶ Drainagelagerung
Postural impairments ▶ Haltungsfehler
Postural orientation ▶ Posturale Orientierung
Postural reagibility ▶ Posturale Reagibilität
Postural reflexes ▶ Haltereflexe
Postural sensory motorfunction ▶ Stützsensomotorik
Postural synergy ▶ Posturale Synergie
Postural training ▶ Posturales Training
Posture ▶ Haltung
Posture analysis ▶ Haltungsanalyse
Posture and Movement analysis ▶ Haltungs- und Bewegungsanalyse
Posture control ▶ Haltungskontrolle
Posture correction ▶ Haltungskorrektur
Posture syndrome ▶ Haltungssyndrom
Posture type ▶ Haltungstyp
Posture, antalgic ▶ Haltung, antalgetische
Posture, dynamic ▶ Haltung, dynamische
Posture, idealised ▶ Haltung, idealisierte
Posture, static ▶ Haltung, statische
Potential ▶ Potenzial
Potential difference ▶ Potenzialdifferenz
Potential energy ▶ Lageenergie
Potential motion ▶ Potenzielle Beweglichkeit
Potentials, evoked ▶ Potenziale, evozierte
Poultice ▶ Wickel
Power ▶ Teststärke
Power conversion ▶ Leistungsumsatz
Power grip ▶ Kraftgriff
Power of compression ▶ Kompressionskraft
Pragmatic reasoning ▶ Pragmatisches Reasoning
Pre-stretching ▶ Vordehnung
Pre-swing ▶ Vorschwungphase
Precollector ▶ Präkollektor
Predictor variable ▶ Prädiktorvariable
Pregnancy trimester ▶ Trimenon
Preload ▶ Vorlast
Prelymph ▶ Prälymphe
Premenstrual syndrome ▶ Prämenstruelles Syndrom
Prenatal preparation ▶ Geburtsvorbereitung
Prescription ▶ Rezept
Preservation goal ▶ Erhaltungsziel
Presentation of vector(s) ▶ Vektordarstellung
Pressing ▶ Pressen
Pressoreceptor reflex ▶ Pressorezeptorreflex
Pressure ▶ Druck
Pressure conditions, differentiated ▶ Druckveränderungen, differenzierte
Pressure distribution ▶ Druckverteilung
Pressure measurement, intradiscal ▶ Druckmessung, intradiskale
Pressure phase ▶ Druckphase
Pressure point ▶ Druckpunkt
Pressure sensor ▶ Drucksensor
Pressure sleeve, pneumatic ▶ Druckmanschette, pneumatische
Pressure value, respiratory physiology ▶ Druckwert, Atemphysiologie
Pressure volume diagram ▶ Druck-Volumen-Diagramm
Pressure, dynamic ▶ Druck, dynamischer
Pressure, hydrostatic ▶ Druck, hydrostatischer
Pressure, retropatellar ▶ Druck, retropatellarer
Pressure, static ▶ Druck, statischer
Pressurised-air atomiser ▶ Prallkopfvernebler
Prevalence ▶ Prävalenz
Preventative measures ▶ Präventionsangebot
Prevention ▶ Prävention
Prevention of falls ▶ Sturzprävention
Prevention of osteoporosis ▶ Osteoporoseprävention
Preventive ergonomics ▶ Präventive Ergonomie
Price differentiation ▶ Preisdifferenzierung
Price elasticity ▶ Preiselastizität
Price floor ▶ Preisuntergrenze
Price policy ▶ Preispolitik
Price strategy ▶ Preisstrategie
Pricing ▶ Preisbildung, Preisgestaltung
Prien's abduction test ▶ Priener Abduktions-Test
Primary control ▶ Primärsteuerung
Primary data collection ▶ Primärerhebung
Primary movement ▶ Primärbewegung
Primary reaction ▶ Primäre Reaktionen
Primitive reflex ▶ Primitivreflex
Principle ▶ Prinzip
Principle of construction ▶ Konstruktionsprinzip
Principle of locomotion ▶ Lokomotionsprinzip
Principle of movement ▶ Bewegungsprinzip
Principles of nature ▶ Naturprinzip
Privacy ▶ Datenschutz

Private limited partnership ▶ Kommanditgesellschaft
Probability ▶ Wahrscheinlichkeit
Problem ▶ Problem
Problem solving ▶ Problemlösen
Problem solving process, physiotherapeutic ▶ Problemlösungsprozess, physiotherapeutischer
Procedural reasoning ▶ Prozedurales Reasoning
Process ▶ Prozess
Process analysis ▶ Prozessanalyse
Process model of negotiation ▶ Gesprächsführung, Prozessmodell der
Process model of negotiation ▶ Prozessmodell der Gesprächsführung
Process of innovation ▶ Innovationsprozess
Process organisation ▶ Ablauforganisation
Process perspective ▶ Prozessperspektive
Processing, hypotheses guided ▶ Vorgehen, hypothesengeleitetes
Product ▶ Produkt
Product development ▶ Produktentwicklung
Product innovation ▶ Produktinnovation
Product life cycle analysis ▶ Produktlebenszyklusanalyse
Product limitation ▶ Produktelimination
Product mix policy ▶ Sortimentspolitik
Product policy ▶ Produktpolitik
Product variation ▶ Produktvariation
Production ▶ Fertigung
Production costs ▶ Herstellkosten
Productivity ▶ Produktivität
Professional competence ▶ Fachkompetenz
Profit ▶ Gewinn
Profit gained ▶ Gewinneinkünfte
Profit sharing ▶ Erfolgsbeteiligung
Profit, imputed entrepreneurial ▶ Unternehmerlohn, kalkulatorischer
Profitability ▶ Wirtschaftlichkeit
Profitability ▶ Rentabilität
Profundus ▶ Profundus
Progenia ▶ Progenie
Prognathy ▶ Prognathie
Programme of back exercises for children ▶ Kinderrückenschule
Programme of back exercises ▶ Rückenschule
Progression, progressive ▶ Verlauf, progredienter
Project ▶ Projekt
Project management ▶ Projektmanagement
Proliferation phase ▶ Proliferationsphase
Pronation ▶ Pronation
Prone on elbows ▶ Unterarmstütz, Ellbogenstütz
Prone on instable surfaces ▶ Brückenbauch
Prone position, therapeutic ▶ Bauchlage, therapeutische
Prophylaxis ▶ Prophylaxe
Proportional receptor ▶ Proportionalrezeptor
Proprioception ▶ Propriozeption
Proprioceptive neuromuscular facilitation ▶ Propriozeptive Neuromuskuläre Fazilitation
Propulsion ▶ Propulsion
Prosody ▶ Prosodie
Prospective study ▶ Prospektive Studie
Prosthesis ▶ Prothese
Protective step strategy ▶ Schutzschrittstrategie
Protein ▶ Eiweiß
Proteoglycane ▶ Proteoglykan
Protrusion ▶ Protrusion
Provider qualification ▶ Anbieterqualifikation
Provocation test ▶ Provokationstest
Provocation, external ▶ Provokation, externe
Proximal ▶ Proximal
Proximal interphalangeal joint and distal interphalangeal joint, extension in ▶ Fingermittel- und Fingerendgelenk, Extension im
Proximal interphalangeal joint, flexion in ▶ Fingermittelgelenk, Flexion im
Pseudoadduction ▶ Pseudoadduktion
Pseudoclonus ▶ Pseudoklonus
Psychoanalysis ▶ Psychoanalyse
Psychomotoric ▶ Psychomotorik
Psychophysical unity (PU) ▶ Psychophysische Einheit
Psychosocial factors ▶ Psychosoziale Faktoren
Psychotherapy ▶ Psychotherapie
Public Relations (PR) ▶ Öffentlichkeitsarbeit
Pull impulse ▶ Zugreiz
Pulmonary circulation ▶ Lungenkreislauf
Pulmonary emphysema ▶ Lungenemphysem
Pulse amplitude ▶ Impulshöhe
Pulse form ▶ Impulsform
Pulse rate ▶ Pulsfrequenz
Pulse repetition frequency ▶ Impulsfrequenz
Pulse width, Pulse duration, Pulse length ▶ Impulsbreite
Pulse, acoustic ▶ Impuls, akustischer
Pulse, electric ▶ Impuls, elektrischer
Pulse, linear ▶ Impuls, linearer
Pulsed sound ▶ Impulsschall
Pulsing current ▶ Impulsstrom
Pulvinar ▶ Pulvinar
Purchase tax ▶ Umsatzsteuer
Purchasing volume ▶ Beschaffungsmenge

Pursed lips breathing ▸ Lippenbremse
Push ▸ Schub
Push phase ▸ Schubphase
Push up ▸ Liegestütz
Pusher syndrome ▸ Pusher-Symptomatik
Pyramid of needs ▸ Bedürfnispyramide
Pythagoras' theory ▸ Pythagoras, Satz des

Q

Q-test ▸ Q-Test
Qigong ▸ Qigong
Quadruped position ▸ Vierfüßlerstand
Quality circle ▸ Qualitätszirkel
Quality control ▸ Qualitätssicherung
Quality management ▸ Qualitätsmanagement
Quality of exercise ▸ Übungsqualität
Quality of perception ▸ Perzeptionsqualität
Quantity ▸ Grundgröße, physikalische Größe
Quantity discount ▸ Mengenrabatt
Quantity of heat ▸ Wärmemenge
Quantity of movement ▸ Bewegungsquantität
Question ▸ Frage
Questioning ▸ Befragung
Questioning manner ▸ Befragungsarten
Questionnaire ▸ Fragebogen
Quick-DASH questionnaire ▸ Quick-DASH-Fragebogen
Quotient of differences ▸ Differenzenquotient

R

Radiation ▸ Strahlung
Radiation, coherent ▸ Strahlung, kohärente
Radon ▸ Radon
Rage ▸ Wut
Ramp ▸ Rampe
Randomised controlled trial ▸ Randomisierte kontrollierte Studie
Randomisation ▸ Randomisierung
Range of capacity ▸ Leistungsbereich
Range of motion measurement ▸ Gelenkmessung
Range of motion testing ▸ Bewegungsausmaßprüfung
Rapport ▸ Rapport
Rasch measurement model ▸ Rasch-Analyse
Rate of perceived exertion (RPE) ▸ Borg-Skala
Rating Scale, Verbal ▸ Ratingskala, verbale
Ratio system ▸ Kennzahlensystem
Ratschow's positioning test, Ratschow's test ▸ Ratschow-Lagerungstest
Reach for the stars ▸ Griff zu den Sternen
Reaching distance ▸ Greifraum
Reaction ▸ Reaktion
Reaction force ▸ Reaktionskraft, Reaktivkraft
Reactive jump ▸ Reaktiver Sprung
Reactive training ▸ Reaktivtraining
Reactivity ▸ Reaktionsfähigkeit
Readaptation ▸ Re-Adaptation
Readiness potential ▸ Readiness Potential
Reafference ▸ Reafferenz
Reafference principle ▸ Reafferenzprinzip
Reassessment, physiotherapeutic ▸ Wiederbefund, physiotherapeutischer
Rebound phenomenon ▸ Rebound-Phänomen
Rebound phenomenon, pathological ▸ Rebound-Phänomen, pathologisches
Recall scheme ▸ Recall-Schema
Receptor adaptability ▸ Rezeptoradaptation
Receptor pain ▸ Rezeptorschmerz
Receptor potential ▸ Rezeptorpotenzial
Receptor, high-threshold ▸ Rezeptor, hochschwelliger
Receptor, low-threshold ▸ Rezeptor, niederschwelliger
Receptor, neuronal ▸ Rezeptor, neuronaler
Recession phase ▸ Rückgangsphase
Reciprocal inhibition ▸ Reziproke Inhibition
Reciprocal inhibition ▸ Reziproke Hemmung
Reciprocal innervation ▸ Reziproke Innervation
Recognition scheme ▸ Recognition-Schema, Wiedererkennungsschema
Recovery ▸ Genesung
Recovery ▸ Erholung
Recovery, functional ▸ Genesung, funktionale
Recreation area ▸ Erholungsort
Recruitment ▸ Rekrutierung
Rectal examination ▸ Rektale Untersuchung
Rectangular lever ▸ Winkelheber
Rectification ▸ Vollweg-Gleichrichtung
Rectifier ▸ Gleichrichter
Rectus diastasis ▸ Rektusdiastase
Rectus diastasis test ▸ Rektusdiastasentest
Reduction ▸ Reduktion
Reduction of spasticity ▸ Spastikreduktion
Reductionism ▸ Reduktionismus
Reference ▸ Arbeitszeugnis
Reference leg ▸ Referenzbein
Reference point ▸ Referenzpunkt
Reference system ▸ Bezugssystem

Referred pain ▶ Schmerz, projizierter
Reflection ▶ Reflexion
Reflection phase, physiotherapeutic ▶ Reflexionsphase, physiotherapeutische
Reflective Zone ▶ Reflektorische Zone
Reflex ▶ Reflex
Reflex bladder ▶ Reflexblase
Reflex bronchoconstriction ▶ Reflexbronchokonstriktion
Reflex circuit ▶ Reflexogen
Reflex crawling ▶ Reflexkriechen
Reflex incontinence ▶ Reflexinkontinenz
Reflex irradiation ▶ Reflexirradiation
Reflex locomotion ▶ Reflexlokomotion
Reflex locomotion, characteristics of ▶ Reflexlokomotion, Charakteristika der
Reflex locomotion, inborn pattern of ▶ Reflexlokomotion, angeborene Muster der
Reflex rolling ▶ Reflexumdrehen
Reflex status ▶ Reflexstatus
Reflex testing ▶ Reflexprüfung
Reflex theory ▶ Reflextheorie
Reflex time ▶ Reflexzeit
Reflex training ▶ Reflextraining
Reflex zone therapy ▶ Reflexzonentherapie
Reflex zone, organic ▶ Reflexzone, organische
Reflex, cutivisceral ▶ Reflex, kutiviszeraler
Reflex, monosynaptic ▶ Reflex, monosynaptischer
Reflex, monosynaptic – phasic qualities ▶ Reflex, monosynaptischer - phasische Eigenschaft
Reflex, monosynaptic – tonic qualities ▶ Reflex, Monosynaptischer - tonische Eigenschaft
Reflex, pathologic ▶ Reflex, pathologischer
Reflex, polysynaptic ▶ Reflex, polysynaptischer
Reflex, viscerocutaneous ▶ Reflex, viszerokutaner
Reflexotherapy ▶ Reflextherapie
Regeneration time ▶ Regenerationszeit
Regulation of movement ▶ Bewegungsregulation
Regulation, extracardial ▶ Regulation, extrakardiale
Rehabilitation ▶ Rehabilitation
Rehabilitation process, documentation ▶ Rehabilitationsverlauf, Dokumentation
Rehabilitation stages in spinal injury ▶ Rehabilitationsphasen bei Querschnittlähmung
Rehabilitation, medical-professional orientated ▶ Rehabilitation, medizinisch-beruflich orientierte
Rehabilitation, phase model ▶ Rehabilitation, Phasenmodelle der
Rehydration ▶ Rehydratation
Rein ▶ Zügel
Reinforcement ▶ Verstärkung
Reinnervation ▶ Reinnervation
Reintegration, professional ▶ Wiedereingliederung, berufliche
Relation prevention ▶ Verhältnisprävention
Relation scale ▶ Verhältnisskala
Relationship ▶ Bindung
Relationship quality ▶ Beziehungsqualität
Relationship, therapeutic ▶ Beziehung, therapeutische
Relative risk ▶ Relatives Risiko
Relatives, strains for ▶ Angehörige, Belastungen für
Relaxation ▶ Entspannung
Relaxation intervention ▶ Entspannungsbehandlung
Relaxation method ▶ Entspannungsmethode
Relaxation of tension ▶ Spannungsrelaxation
Relaxation phase ▶ Relaxationsphase
Release gait ▶ Entlastungsgang
Release therapy according to Schaarschuch-Haase ▶ Lösungstherapie nach Schaarschuch-Haase
Reliability ▶ Reliabilität
Remedy ▶ Heilmittel
Remission stage ▶ Remissionsstadium
Remission, improvement, recovery, decrease ▶ Remission
Remodelling phase ▶ Remodellierungsphase
Removal phase ▶ Entsorgungsphase
Renal insufficiency ▶ Niereninsuffizienz
Renin-angiotensin-aldoterone system ▶ Renin-Angiotensin-Aldosteron-System
Rent, imputed ▶ Miete, kalkulatorische
Reorganisation ▶ Reorganisation
Reorganisation of the spinal medulla ▶ Reorganisation des Rückenmarks
Reorganisation process ▶ Reorganisationsprozess
Repeated measure ▶ Messwiederholung
Repetition ▶ Wiederholung, Repetition
Repetitive method ▶ Wiederholungsmethode
Repolarisation ▶ Repolarisation
Report form ▶ Berichtform
Reporting system ▶ Reporting-System
Reposition ▶ Reposition
Representation ▶ Repräsentation
Reproducibility ▶ Reproduzierbarkeit

Research and development ▸ Forschung und Entwicklung
Reserve ▸ Rücklage, Rückstellung
Reserve capacity ▸ Leistungsreserve
Reserve space, physiological ▸ Reserveraum, physiologischer
Reserve volume, inspiratory ▸ Reservevolumen, inspiratorisches
Reset force ▸ Rückstellkraft
Residual capacity, functional ▸ Residualkapazität, funktionelle
Residual syndrome ▸ Residualsyndrom
Residual urine ▸ Restharn
Residual volume ▸ Residualvolumen
Resilience ▸ Belastbarkeit
Resistance ▸ Widerstand
Resistance, capacity ▸ Widerstand, kapazitiver
Resistance, total peripheral ▸ Widerstand, totaler peripherer
Resolution ▸ Auflösung, Auflösungsvermögen
Resource ▸ Ressource
Resource allocation ▸ Ressourcenallokation
Resource orientated physical examination and treatment ▸ Ressourcenorientierte Körperuntersuchung und Behandlung
Resource perspective ▸ Ressourcenperspektive
Resource-oriented ▸ Ressourcenorientiertheit
Respiration ▸ Atmung
Respiration assessment for spinal cord injuries ▸ Querschnittlähmung, Atembefund bei
Respiration, external ▸ Atmung, äußere
Respiration, glossopharyngeal ▸ Atmung, glossopharyngeale
Respiration, internal ▸ Atmung, innere
Respiratory and pulmonary diseases ▸ Atemwegs- und Lungenerkrankungen
Respiratory chain ▸ Atmungskette
Respiratory equivalent ▸ Atemäquivalent
Respiratory exercises, inspiratory ▸ Atemübungen, inspiratorische
Respiratory findings ▸ Atembefund
Respiratory gas transport ▸ Atemgastransport
Respiratory minute volume ▸ Atemminutenvolumen
Respiratory movement ▸ Atembewegung
Respiratory movement, paradoxical ▸ Atembewegung, paradoxe
Respiratory muscles ▸ Atemmuskulatur
Respiratory quotient ▸ Respiratorischer Quotient
Respiratory rate ▸ Atemfrequenz
Respiratory regulation ▸ Atemregulation
Respiratory resistance training, inspiratory ▸ Atemwiderstandstraining, inspiratorisches
Respiratory rhythm ▸ Atemrhythmus
Respiratory sound ▸ Atemgeräusch
Respiratory tract ▸ Atemwege
Respiratory tract ▸ Luftwege
Respiratory trainer ▸ Atemtrainer
Response pattern ▸ Antwortmuster
Responsiveness ▸ Reizempfindlichkeit
Rest length, muscle ▸ Ruhelänge, Muskel
Rest-stretch curve ▸ Ruhedehnungskurve
Resting membrane potential ▸ Ruhemembranpotenzial
Restistance strain gauge ▸ Dehnungsmessstreifen
Restlessness ▸ Die Unruh
Resulting force (vector) ▸ Resultierende
Rethrognathia, mandibular ▸ Retrognathie, mandibuläre
Rethrognathia, maxillar ▸ Retrognathie, maxilläre
Reticular formation ▸ Formatio reticularis
Retroinclination ▸ Retroinklination
Retrospective study ▸ Retrospektive Studie
Retrusion ▸ Retrusion
Reversal, agonistic ▸ Umkehr, agonistische
Reversal, dynamic ▸ Umkehr, dynamische
Reversal, functional ▸ Umkehr, funktionelle
Reversal, stabilising ▸ Umkehr, stabilisierende
Reversibility ▸ Umkehrbarkeit
Reversible dysfunction ▸ Reversible Funktionsstörung
Reward management ▸ Vergütungspolitik
Rhagade ▸ Rhagade
Rhinophyma ▸ Rhinophym
Rhythm ▸ Takt, Rhythmus
Rhythm generator ▸ Rhythmusgenerator
Rhythmisation ability ▸ Rhythmisierungsfähigkeit
Rhythmization ability, training of the ▸ Rhythmisierungsfähigkeit, Schulung der
Ribs, unfolding of the ▸ Rippen, Entfaltung der
Righting reactions ▸ Stellreaktionen
Righting reflexes ▸ Stellreflexe
Rigid frame wheelchair ▸ Starrrahmenrollstuhl
Rigidity ▸ Rigidität
Rigor ▸ Rigor
Rinne's test ▸ Rinne-Test
Riva-Rocci method ▸ Riva-Rocci-Methode
Rival ▸ Mitbewerber

Robustness ▶ Robustheit
Rocker, Rocking chair ▶ Rocker
Roland-Morris disability questionnaire ▶ Roland-Morris-Fragebogen
Roll gliding ▶ Rollgleiten
Roll, fixed ▶ Rolle, feste
Roll, loose ▶ Rolle, lose
Rolling friction ▶ Rollreibung
Romberg's test ▶ Romberg-Test
Root, dorsal ▶ Wurzel, dorsale
Root, ventral ▶ Wurzel, ventrale
Rope ▶ Seil
Rosacea disease ▶ Rosazea
Rossolimo's reflex ▶ Rossolimo-Reflex
Rotary stable ▶ Drehstabil
Rotating direction ▶ Rechtsdrehung
Rotation ▶ Drehung, Rotation
Rotation power ▶ Drehkraft
Routing scenario ▶ Leitszenario
Ruffini and Pacini corpuscles ▶ Ruffini- und Pacini-Körperchen
Rule ▶ Regelfall
Rule of nine according to Wallace ▶ Neunerregel nach Wallace
Rule to calculate the delivery date of pregnancy ▶ Naegele-Regel

S

S-bow ▶ S-Bogen
S-shape of spine ▶ S-Form der Wirbelsäule
Sacrum massage ▶ Kreuzbeinmassage
Safety belt ▶ Haltegurt, Sicherheitsgurt
Safety valve function ▶ Sicherheitsventilfunktion
Safety valve insufficiency ▶ Sicherheitsventilinsuffizienz
Sagittal plane ▶ Sagittalebene
Sagittal-transversal axis ▶ Sagittotransversale Achse
Sale, personal ▶ Verkauf, persönlicher
Sales ▶ Absatz
Sales channel ▶ Absatzweg
Sales training ▶ Verkaufstraining
Salt coating ▶ Salzmantel
Saltatory conduction ▶ Saltatorische Erregungsleitung
Sample ▶ Stichprobe
Sample size ▶ Stichprobenumfang
Sampling interval ▶ Abtastintervall
Sankaran's element model ▶ Elementen-Lehre nach Sankaran
Sarcomere ▶ Sarkomer
Sarcopenia ▶ Sarkopenie
Saturation phase ▶ Sättigungsphase
Sauna ▶ Sauna
Scalar ▶ Skalar
Scalene gap ▶ Skalenuslücke
Scan rate ▶ Abtastrate
Scapula depression ▶ Skapuladepression
scar ▶ Narbe
Scar hardening ▶ Narbenabhärtung
Scar mobilisation ▶ Narbenmobilisation
Scar tape ▶ Narbentape
Scar treatment ▶ Narbenbehandlung
Scar, functional ▶ Narbe, funktionelle
Scattering ▶ Streuung
Scenario funnel ▶ Szenario-Trichter
Scenario technique ▶ Szenario-Technik
Scheduling ▶ Zeitplanung
Scheffé test ▶ Scheffé-Test
Scheme theory ▶ Schematheorie
Schizophrenia ▶ Schizophrenie
Schober`s test ▶ Schober-Zeichen
Schulz-Arndt rule ▶ Schulz-Arndt-Regel
Schwann cell ▶ Schwann-Zelle
Scissors gait ▶ Scherengang
Scleroderma ▶ Sklerodermie
Sclerotome ▶ Sklerotom
Scoliosis ▶ Skoliose
Scoliosis Treatment according to Schroth ▶ Skoliosetherapie nach Schroth
Screw ▶ Schraube
Screwing ▶ Verschraubung
Scuttle activity ▶ Trippelaktivität
Scuttle phase ▶ Trippelphase
Sea urchin and goldfish ▶ Seeigel und Goldfisch
Seasaw ▶ Wippe
Seat ▶ Sitz
Seawater bath ▶ Meerwasserbad
Second ▶ Sekunde
Second stage of birth ▶ Austreibungsphase
Secondary exercise ▶ Nebenübung
Secondary impairment ▶ Sekundärschaden
Secondary research ▶ Sekundärerhebung
Secretolysis ▶ Sekretolyse
Seddon scale ▶ Seddon-Skala
Segment ▶ Segment
Selective muscle training ▶ Selektives Muskeltraining
Self awareness ▶ Körpereigenwahrnehmung
Self employment ▶ Selbstständigkeit
Self-competence ▶ Selbstkompetenz
Self-concept ▶ Selbstkonzept
Self-discipline ▶ Selbsterziehung

Self-efficacy ▶ Selbstwirksamkeit
Self-esteem ▶ Selbstwertgefühl
Self-financing ▶ Innenfinanzierung, Selbstfinanzierung
Self-fulfilling prophecy ▶ Erwartungseffekte
Self-image ▶ Selbstbild
Self-management strategy ▶ Selbstmanagementstrategie
Self-organisation ▶ Selbstorganisation
Self-responsibility ▶ Eigenverantwortung
Self-training ▶ Eigentraining
Semiconductor ▶ Halbleiter
Semmes-Weinstein-aesthesiometer ▶ Semmes-Weinstein-Ästhesiometer
Sensation ▶ Empfindung, Sinneseindruck
Sensation of Acupuncture ▶ Deqi-Gefühl
Sense of coherence ▶ Kohärenzgefühl
Sense of movement ▶ Bewegungssinn
Sense of power ▶ Kraftsinn
Sensibility ▶ Sensibilität
Sensibility assessment ▶ Sensibilitätsstatus
Sensibility scheme ▶ Sensibilitätsschema
Sensibility testing ▶ Sensibilitätsprüfung
Sensitive syndrome ▶ Sensibles Syndrom
Sensitivity ▶ Sensivität, Feinfühligkeit
Sensitization ▶ Sensitivierung
Sensoric ▶ Sensorik
Sensory impairmant ▶ Sensibilitätsstörung
Sensory information ▶ Sensorische Information
Sensory motor function ▶ Sensomotorik
Sensory motor system ▶ Sensomotorisches System
Sensory motor system, diagnostics ▶ Sensomotorisches System, Diagnostik
Sensory perception, inconsistent ▶ Sinneswahrnehmung, unzuverlässige
Sensory trick ▶ Sensorischer Trick
Sequence ▶ Aufbaufolge
Serial connection ▶ Serienschaltung
Series connection ▶ Reihenschaltung
Service ▶ Dienstleistung
Service marketing ▶ Dienstleistungsmarketing
Set screw ▶ Stellschraube
Set up time ▶ Rüstzeit
Set, neural ▶ Set, neuronales
Seven syndrome ▶ Siebener Syndrom
Sexual abuse ▶ Sexueller Missbrauch
SF 36 questionnaire ▶ SF-36
Shear load ▶ Schubbelastung
Shearing force ▶ Scherkraft
Shiatsu therapy ▶ Shiatsu-Therapie
Shift, lateral ▶ Verlagerung, seitliche
Shock absorption ▶ Stoßdämpfung
Short term endurance ▶ Kurzzeitausdauer
Short term memory ▶ Kurzzeitgedächtnis
Short wave ▶ Kurzwelle
Shoulder girdle stabilisation ▶ Schultergürtelstabilisation
Shoulder orthosis ▶ Schulterorthese
Shoulder pain ▶ Schulterschmerz
Shoulder subluxation ▶ Schultersubluxation
Shuttle walk test, endurance test ▶ Shuttle-Walk-Test, Ausdauertest
Side effekt, undesired ▶ Nebeneffekt, unerwünschter
Side glide technique ▶ Sideglide-Technik
Side grip ▶ Seitgriff
Sign ▶ Zeichen
Sign language ▶ Gebärdensprache
Sign test ▶ Vorzeichentest
Significance ▶ Signifikanz
Significance level ▶ Signifikanzniveau
Silicone bandage, finger cap ▶ Silikonverband, Fingerkappe
Silicone scar patch ▶ Silikon-Narben-Pflaster
Simple machine ▶ Einfache Maschine
Sinuous lines ▶ Schlangenlinien
Sitting posture, wheelchair ▶ Sitzposition, Rollstuhl
Six-year molar ▶ Sechsjahrmolar
Skeletal muscles ▶ Skelettmuskeln
Ski-thumb ▶ Skidaumen
Skilfulness ▶ Geschicklichkeit
Skill ▶ Fertigkeit
Skin ▶ Haut
Skin area ▶ Hautareal
Skin quadrant ▶ Hautquadrant
Skin temperature measurement ▶ Hauttemperaturmessung
Skinfold caliper ▶ Hautfalten-Greifzirkel
Skinfold thickness measurement ▶ Hautfaltenmessung
Slide restriction ▶ Gleiteinschränkung
Sliding friction ▶ Gleitreibung
Sliding tendon ▶ Gleitsehne
Sling suspension apparatus ▶ Schlingentisch
Slouched sterno symphyseal posture ▶ Sternosymphysale Belastungshaltung
Slow motion ▶ Zeitlupe
Slump test, cervical ▶ Slump-Test, zervikaler
SMART goal ▶ SMART-Ziel
Snaffle ▶ Trense

Snow walking ▶ Schneegehen
Social skills ▶ Sozialkompetenz
Sodium potassium pump ▶ Natrium-Kalium-Pumpe
Soft floor mat ▶ Weichbodenmatte
Soft palate ▶ Velum
Soft tissue mobilization ▶ Weichteilmobilisation
Solid state ▶ Festkörper
Soma ▶ Soma
Somatization ▶ Somatisierung
Somatoform disorder ▶ Somatoforme Störung
Somatosensory evoked potentials ▶ Somatosensibel evozierte Potenziale
Somatotopy ▶ Somatotopie
Somatotropic hormone ▶ Somatotropes Hormon
Sonography ▶ Sonographie
Soul searching ▶ Selbstanalyse
Sound ▶ Schall
Sound conduction ▶ Schallausbreitung
Sound frequency ▶ Schallfrequenz
Sound pressure ▶ Schalldruck
Sociotherapy ▶ Soziotherapie
Spa-water ▶ Heilwasser
Space ▶ Raum
Space filling capacity ▶ Raumfüllungsvermögen
Space-time ▶ Raumzeit
Spastic paresis ▶ Spastische Parese
Spastic pelvic floor syndrome ▶ Anismus
Spastic tetraparesis ▶ Spastische Tetraparese
Spastic torticollis ▶ Torticollis spasmodicus
Spasticity ▶ Spastik
Spasticity development ▶ Spastikentwicklung
Spasticity pattern ▶ Spastikmuster
Spasticity, pharmacotherapy ▶ Spastik, Pharmakotherapie
Spasticity, spinal cord injury ▶ Spastik, Querschnittlähmung
Spatial perception ▶ Raumwahrnehmung
Spatial perception impairment ▶ Raumwahrnehmungsstörung
Spatial processing impairment ▶ Räumliche Verarbeitungsstörung
Spearman's rho ▶ Spearmans rho
Special edition ▶ Sonderausgabe
Specific gravity ▶ Wichte
Specificity ▶ Spezifität
Speech, scanning ▶ Sprache, skandierende
Sphericity ▶ Sphärizität
Spinal commotion ▶ Commotio spinalis
Spinal contusion ▶ Rückenmarkprellung
Spinal cord ▶ Rückenmark
Spinal cord injury ▶ Querschnittlähmung
Spinal cord injury, acute and intensive measures in ▶ Querschnittlähmung, Akut- und Intensivmaßnahmen bei
Spinal cord injury, acute and intensive phase ▶ Querschnittlähmung, Akut- und Intensivphase bei
Spinal cord injury, bowel training in ▶ Querschnittlähmung, Darmtraining bei
Spinal cord injury, phases of ▶ Querschnittlähmung, Phasen bei
Spinal cord injury, progress in ▶ Querschnittlähmung, Progredienz
Spinal cord injury, treatment of ▶ Querschnittlähmung, Behandlung bei
Spinal cord segment ▶ Rückenmarksegment
Spinal mouse ▶ Spinalmouse
Spinal nerve ▶ Spinalnerv
Spinal shock ▶ Spinaler Schock
Spinal Spasticity ▶ Spinale Spastik
Spinal spasticity, spinal cord injury ▶ Spinale Spastik, Querschnittlähmung
Spinovestibular tract ▶ Spinovestibuläres Bahnsystem
Spiral ▶ Spirale
Spiral test ▶ Spiral-Test
Spiraldynamik ▶ Spiraldynamik
Spirit ▶ Shen
Splint, dynamic ▶ Schiene, dynamische
Splint, remodel ▶ Schiene, redressierende
Splint, static ▶ Schiene, statische
Spondylolisthesis ▶ Spondylolisthese
Spontaneous motor activity ▶ Spontanmotorik
Spontaneous posture ▶ Spontanhaltung
Sport therapy ▶ Sporttherapie
Spring balance ▶ Federwaage
Square-wave current ▶ Rechteckstrom
Stabilisation, active ▶ Stabilisation, aktive
Stabilisation, dynamic ▶ Stabilisation, dynamische
Stabilisers, active ▶ Stabilisatoren, aktive
Stabilisers, passive ▶ Stabilisatoren, passive
Stabilising skills ▶ Stabilisationsfähigkeit
Stability ▶ Standfestigkeit, Stabilität
Stable ▶ Stabil
Stack's splint ▶ Stack-Schiene
Stadiometry ▶ Stadiometrie
Stage of flexion ▶ Beugestadium
Stage of long term impairment ▶ Stadium des Dauerschadens
Stage theory ▶ Stufentheorie
Stages of locomotion ▶ Lokomotionsstadien

Stairs with the wheelchair ▶ Treppen mit Rollstuhl
Stance (phase), terminal ▶ Standphase, terminale
Stance phase ▶ Standphase
Stance phase, mid ▶ Standphase, mittlere
Stance ratio ▶ Standzeitverhältnis
Standard deviation ▶ Standardabweichung
Standing and going, continuous ▶ Stehen und Gehen, ständiges
Standing devices ▶ Stehgeräte
Standing in prone position ▶ Bauchlagenstand
Standing table ▶ Stehbrett
Standing trainer ▶ Stehtrainer
Starting position ▶ Ausgangsstellung
Startle reaction ▶ Schutzreaktion, psychomotorische
State of matter ▶ Aggregatzustand
Static friction ▶ Haftreibung
Static of the head ▶ Kopfstatik
Static pressure ▶ Ruhedruck
Statics ▶ Statik
Statistics, descriptive ▶ Statistik, deskriptive
Statistics, interferential ▶ Statistik, schließende
Status, ready for action ▶ Zustand, aktionsbereiter
Steam ▶ Dampf, Dämpfe
Steinmann I test ▶ Steinmann I Test
Stem cell transplantation ▶ Stammzelltransplantation
Stemmer-sign ▶ Stemmer-Zeichen
Step ▶ Schritt
Step length ▶ Schrittlänge
Step width ▶ Schrittbreite, Spurbreite
Step-up exercise ▶ Steigübung
Stepper gait ▶ Steppergang
Stereognosis, test ▶ Stereognosie, Test
Stereotypy ▶ Stereotypie
Stiffness ▶ Steifigkeit
Stimulating grip ▶ Reizgriff
Stimulation ▶ Stimulation
Stimulation current ▶ Reizstrom
Stimulation technique ▶ Stimulationstechnik
Stimulation, proprioceptive ▶ Reizsetzung, propriozeptive
Stimulation, tactile ▶ Reizsetzung, taktile
Stimulation, thermal ▶ Reizsetzung, thermische
Stimulus ▶ Reiz
Stimulus, characteristics ▶ Reiz, Eigenschaften
Stimulus, environmental ▶ Reiz, exterozeptiver
Stimulus, proprioceptive ▶ Reiz, propriozeptiver
Stimulus, tactile ▶ Reiz, taktiler
Stimulus, verbal ▶ Reiz, verbaler
Stimulus, visual ▶ Reiz, visueller
Stimulus-response test ▶ Stimulus-Reaktionsprobe
Stirrup ▶ Steigbügel
Stock corporation ▶ Aktiengesellschaft
Stocks ▶ Materiallager
Stool daily report ▶ Stuhltagebuch
Storage of energy ▶ Energiespeicherung
Storage problems ▶ Speicherstörung
Straight ahead ▶ Geradeaus
Straightening ▶ Geraderichten
Strained muscles ▶ Muskelzerrung
Strain trauma ▶ Zerrung
Strategy ▶ Strategie
Strategy decision ▶ Strategieentscheidung
Strategy manner ▶ Strategieart
Strategy realisation ▶ Strategierealisierung
Streamline ▶ Stromlinie
Streamline shape ▶ Stromlinienform
Streamlining ▶ Rationalisierung
Streching exercise ▶ Dehnungsübung
Strength ▶ Festigkeit
Strength ▶ Kraftfähigkeit
Strength deficit ▶ Kraftdefizit
Strength deficit, bilateral ▶ Kraftdefizit, bilaterales
Strength development ▶ Kraftentwicklung
Strength endurance ▶ Kraftausdauer
Strength endurance test ▶ Kraftausdauertest
Strength endurance training ▶ Kraftausdauertraining
Strength training ▶ Krafttraining
Strength training, types of organisation ▶ Krafttraining, Organisationsformen
Strength, myocardiac ▶ Kraft des Myokards
Strength, specific ▶ Kraft, spezifische
Strength-weakness analysis ▶ Stärken-Schwächen-Analyse
Stress control ▶ Belastungskontrolle
Stress control system ▶ Spannungskontrollsystem
Stress factor ▶ Stressor
Stress fracture ▶ Ermüdungsbruch
Stress of hip joint ▶ Hüftgelenksbeanspruchung
Stress parameter ▶ Beanspruchungsparameter
Stress urinary incontinence (SUI) ▶ Inkontinenz, Belastungs-
Stress ▶ Beanspruchung

S

Stress-strain diagram ▶ Spannungs-Dehnungs-Diagramm
Stretch compression bandage ▶ Arbeitskompressionsbandage
Stretch deficit ▶ Dehnungsrückstand
Stretch marks ▶ Schwangerschaftsstreifen
Stretch position ▶ Dehnlagen
Stretch reflex ▶ Dehnungsreflex
Stretch reflex, monosynaptic ▶ Dehnungsreflex, monosynaptischer
Stretch reflex, suprapubic ▶ Streckreflex, suprapubischer
Stretch-shortening cycle ▶ Dehnungs-Verkürzungs-Zyklus
Stride ▶ Doppelschritt, Gangzyklus
Stride length ▶ Doppelschrittlänge
Stroke volume ▶ Schlagvolumen
Stroking sensation ▶ Streichgefühl
Structure of power, sport/discipline ▶ Leistungsstruktur, Sportart/Disziplin
Study arm ▶ Studienarm
Stump care ▶ Stumpfpflege
Stupor ▶ Stupor
Subarachnoid haemorrhage ▶ Subarachnoidalblutung
Subcomponents training ▶ Teilkomponenten Training
Subdural haematoma ▶ Subdurales Hämatom
Sublimation ▶ Sublimation
Subluxation ▶ Subluxation
Substitution ▶ Substitution
Substrate phosphorylation ▶ Substratphosphorylierung
Suffering ▶ Leiden
Suicide ▶ Suizid
Sulcus test ▶ Sulkus-Test
Sulphur bath ▶ Schwefelbad
Sum potential ▶ Summenpotenzial
Sum vector, resultant ▶ Summenvektor
Summation ▶ Summation
Summation effect ▶ Summationseffekt
Summation of impulses ▶ Summation von Reizen
Summation, spatial ▶ Summation, räumliche
Summation, temporal ▶ Summation, zeitliche
Super compensation ▶ Superkompensation
Superficial awareness ▶ Oberflächensensibilität
Superior colliculus ▶ Colliculus superior
Supervision ▶ Supervision
Supination ▶ Supination
Suppleness ▶ Losgelassenheit
Support splint ▶ Lagerungsschiene
Support, emotional ▶ Unterstützung, emotionale
Supporting connective tissue ▶ Stützgewebe
Supporting force ▶ Auflagekraft
Supporting function ▶ Stützfunktion
Supportive muscular jerk ▶ Unterstützungszuckung
Surface electrode ▶ Oberflächenelektrode
Surface friction (drag) ▶ Oberflächenreibung
Surface tension ▶ Oberflächenspannung
Surface, hydrophilic ▶ Oberfläche, hydrophile
Surface, hydrophobic ▶ Oberfläche, hydrophobe
Surgical hose ▶ Kompressionsstrumpf
Swan neck deformity ▶ Schwanenhalsdeformität
Swanson prothesis ▶ Swanson-Prothese
Sway envelope ▶ Bewegungsumschlag
Swellicurrent ▶ Schwellstrom
Swing function ▶ Spielfunktion
Swing phase ▶ Schwungphase
Swing phase, mid ▶ Schwungphase, mittlere
Swing phase, terminal ▶ Schwungphase, terminale
Swing, initial ▶ Schwungphase, initiale
SWOT analysis ▶ SWOT-Analyse
Syllable echolalia ▶ Syllabenecholalie
Symbol ▶ Formelzeichen
Symmetry ▶ Symmetrie
Symmetry principle ▶ Symmetrie-Prinzip
Sympathetic nervous system (SNS) ▶ Sympathikus
Sympathetic trunk ▶ Grenzstrang
Symptom ▶ Symptom
Symptom localisation test ▶ Symptomlokalisationstest
Symptom guided examination ▶ Symptomgeleitete Untersuchung
Synapse ▶ Synapse
Synapse, chemical ▶ Synapse, chemische
Synchronisation ▶ Synchronisation
Syndesmosis injury ▶ Syndesmosenverletzung
Syndesmosis sprain ▶ Syndesmosensprengung
Syncytium, functional ▶ Synzytium, funktionelles
Syndrome, myofascial ▶ Syndrom, myofasziales
Syndrome, myofascial, chronic ▶ Syndrom, myofasziales, chronisches
Syndrome, myofascial, primary ▶ Syndrom, myofasziales, primäres
Syndrome, myosfascial, secondary ▶ Syndrom, myofasziales, sekundäres
Syndrome, pseudoradicular ▶ Syndrom, pseudoradikuläres

S

Synergist ▸ Synergist
Synovial fluid ▸ Gelenkschmiere
Synovial fluid ▸ Synovialflüssigkeit
Synovial sheath (of tendon) ▸ Sehnenscheide
Synovial sheath inflammation ▸ Sehnenscheidenentzündung
Synthesis ▸ Synthese
Syringomyelia, post traumatic ▸ Syringomyelie, posttraumatische
Syringomylia ▸ Syringomyelie
System of five elements, Five Element Theory ▸ 5-Elementen-Lehre
System regulation ▸ Systemregulation
System theory ▸ Systemtheorie
System training ▸ Systemtraining
System, vestibular ▸ System, vestibuläres
System, visual ▸ System, visuelles
Systematic grip element ▸ Systemgriffelement
Systole ▸ Systole
Systolic phase ▸ Auswurfphase

T

T-test ▸ t-Test
Table tennis ▸ Tischtennis
Tachycardia ▸ Tachykardie
Tachypnoea ▸ Tachypnoe
Tai chi ▸ Tai Chi
Talar tilt test ▸ Talar-Tilt-Test
Talipes equinus ▸ Spitzfuß
Talipes equinus prophylaxis ▸ Spitzfußprophylaxe
Tao ▸ Dao
Tape dressing ▸ Tape-Verband
Tapir mouth ▸ Tapirschnäuzchen
Target agreement ▸ Zielvereinbarung
Target areas, physiotherapeutic ▸ Zielfelder, physiotherapeutische
Target of innovation ▸ Innovationsziel
Target relations ▸ Zielbeziehung
Tax ▸ Steuer
Tax law ▸ Steuerrecht
Team supervision ▸ Teamsupervision
Team work ▸ Teamarbeit
Team, therapeutic ▸ Team, therapeutisches
Technical knowledge regarding physiotherapy ▸ Fachwissen, physiotherapeutisches
Technique ▸ Technik
Technique, electroneurographic ▸ Technik, elektroneurographische
Technique, general ▸ Technik, allgemeine
Technique, specific ▸ Technik, spezifische
Temper, Anger ▸ Zorn
Temperament ▸ Temperament
Temperature ▸ Temperatur
Temperature measurement ▸ Temperaturmessung
Temperature receptor ▸ Temperaturrezeptor
Temperature regulation ▸ Temperaturregulation
Temperature regulation ▸ Homöothermie
Temperature regulation, behaviour ▸ Temperaturregulation, Verhalten
Temperature scale ▸ Temperaturskala
Temporal lobe ▸ Temporallappen
Temporal lobe syndrome ▸ Temporalhirnsyndrom
Temporomandibular Disorder (TMD) ▸ Kraniomandibuläre Dysfunktion
TEN test ▸ Ten-Test
Tendinitis, primary healing ▸ Tendinitis, Wundheilung
Tendinosis ▸ Tendinose
Tendomyosis ▸ Tendomyose
Tendon ▸ Sehne
Tendon force ▸ Sehnenkraft
Tendon organ ▸ Sehnenorgan
Tenolysis ▸ Tenolyse
Tensile force ▸ Zugkraft
Tensile strength ▸ Zugfestigkeit
Tensile stress ▸ Zugspannung
Tension test ▸ Tensionstest
Tension ▸ Verspannung
Tensioner ▸ Tensioner
Term of notice, legal ▸ Kündigungsfrist, gesetzliche
Terminal bulb ▸ Endkolben
Terminal vessels ▸ Endstrombahn
Terms of payment ▸ Zahlungsbedingungen
Territory ▸ Territorium
Test, asymptotic ▸ Test, asymptotischer
Test, exact ▸ Test, exakter
Test, neurodynamic ▸ Test, neurodynamischer
Test, parametric ▸ Test, parametrischer
Test, standardised ▸ Test, standardisierter
Test-retest reliability ▸ Test-Retest-Reliabilität
Testosterone ▸ Testosteron
Tests, non parametric ▸ Test, nichtparametrischer
Tetanic potentiation ▸ Tetanische Potenzierung
Tetanus ▸ Tetanus
Tetraplegia ▸ Tetraplegie

Tetraplegia, wheelchair supply ▶ Tetraplegie, Rollstuhlversorgung
Tetraplegic elbow ▶ Tetraplegischer Ellbogen
Tetraplegic security belt ▶ Tetraleibgurt
Thalamus pain ▶ Thalamusschmerz
Thalassotherapy ▶ Thalassotherapie
The Aachen Life Quality Inventory ▶ Aachener Lebensqualitätsinventar
The corkscrew ▶ Der Korkenzieher
The lion arrives (game for climbing therapy) ▶ Der Löwe kommt
The poet (game for climbing therapy) ▶ Der Dichter
The rolling ball (game for climbing therapy) ▶ Der Ball rollt
The Roundabout (game for climbing therapy) ▶ Der Kreisel
The scissors ▶ Die Schere
Theory ▶ Theorie
Theory, ideomotor ▶ Theorie, ideomotorische
Therapeutic appliances ▶ Hilfsmittel
Therapeutic approaches ▶ Therapieverfahren
Therapeutic bath ▶ Heilbad
Therapeutic climbing ▶ Therapeutisches Klettern
Therapeutic goal ▶ Therapieziel
Therapeutic horseback riding ▶ Therapeutisches Reiten
Therapy approach, function orientated ▶ Therapieansatz, funktionsorientierter
Therapy approach, global ▶ Therapieansatz, globaler
Therapy belt ▶ Therapiegurt
Therapy concept ▶ Therapiekonzept
Therapy putty ▶ Therapieknete
Thera-Band ▶ Thera-Band
Thera-Band finger strip ▶ Thera-Band-Fingerstrip
Thera-Band Flexbar ▶ Thera-Band Flexbar
Thera-Band hand trainer ▶ Thera-Band Handtrainer
Thermal effects ▶ Thermische Effekte
Thermal receptor ▶ Wärmerezeptor
Thermal spring ▶ Thermalquelle
Thermodynamics ▶ Thermodynamik
Thermography ▶ Thermographie
Thermometer ▶ Thermometer
Thermoreception ▶ Thermorezeption
Thermotherapy ▶ Thermotherapie
Thessally test ▶ Thessally-Test
Thinking ▶ Denken
Thinking, aloud ▶ Denken, Lautes
Thinking, concrete ▶ Denken, konkretes
Thinking, convergent ▶ Denken, konvergentes
Thinking, deductive ▶ Denken, schlussfolgerndes
Thinking, divergent ▶ Denken, divergentes
Thinking, formal ▶ Denken, formales
Thinking, systematic ▶ Denken, systemisches
Thirst ▶ Durst
Thixotropy ▶ Thixotropie
Thomas test ▶ Thomas-Handgriff
Thompson test ▶ Thompson-Test
Thoracic circumferential measurement ▶ Thoraxumfangmaß
Thoracic duct ▶ Ductus thoracicus
Thoracic form ▶ Thoraxform
Thoracic mobility ▶ Thoraxbeweglichkeit
Thoracic outlet syndrome ▶ Thoracic-outlet-Syndrom
Thoracic rotation without lifting ▶ Brustkorbrotation, hubfreie
Thoracic vertebrale, extension of ▶ Brustwirbelsäule, Extension der
Thoracolumbal fascia ▶ Fascia thoracolumbalis
Thorax compression ▶ Thoraxkompression
Thought control ▶ Gedankenlenkung
Thought disorder ▶ Denkstörung
Three dimensional ▶ 3D
Three dimensional mobilisation ▶ Dreidimensionales Mobilisieren
Three dimensional stabilisation ▶ Dreidimensionales Stabilisieren
Three point cruch gait ▶ Drei-Punkte-Gang
Three point weight bearing ▶ Dreipunktbelastung
Three treasures of the body ▶ Drei Schätze des Körpers
Three-track mind model ▶ Mehrformen-Modell
Threshold ▶ Reizschwelle
Threshold concepts ▶ Schwellenkonzepte
Threshold, aerobic ▶ Schwelle, aerobe
Threshold, anaerobic ▶ Schwelle, anaerobe
Threshold, individual anaerobic ▶ Schwelle, individuelle anaerobe
Threshold, perception of joint movement ▶ Schwelle, Erkennen/Empfinden von Gelenkbewegungen
Threshold, ventilatory ▶ Schwelle, ventilatorische
Thromboembolism prophylaxis ▶ Thromboembolieprophylaxe
Thrombolysis ▶ Thrombolyse
Thrombophlebitis ▶ Thrombophlebitis

T

Thrombosis prophylaxis ▶ Thromboseprophylaxe
Thrust ▶ Schubkraft
Thumb carpometacarpal joint, abduction in ▶ Daumensattelgelenk, Abduktion im
Thumb carpometacarpal joint, adduction in ▶ Daumensattelgelenk, Adduktion im
Thumb carpometacarpal joint, extension in ▶ Daumensattelgelenk, Extension im
Thumb carpometacarpal joint, flexion in ▶ Daumensattelgelenk, Flexion im
Thumb interphalangeal joint, extension in ▶ Daumenendgelenk, Extension im
Thumb interphalangeal joint, flexion in ▶ Daumenendgelenk, Flexion im
Thyroid-stimulating hormone ▶ Thyroidea stimulierendes Hormon
Tibiofibular joint, proximal and distal ▶ Articulatio tibiofibularis, proximalis et distalis
Tic ▶ Tic
Tidal volume ▶ Atemzugvolumen
Tidal volumes ▶ Atemvolumina
Tight fit ▶ Formschluss
Tightrope security ▶ Seilsicherung
Tilt table ▶ Kipptisch
Tilting moment ▶ Kippmoment
Time ▶ Zeit
Time allowance ▶ Zeitrabatt
Time lapse ▶ Zeitraffer
Time management ▶ Zeitmanagement
Time of placenta separation ▶ Plazenta(r)phase
Time perception ▶ Zeitwahrnehmung
Time rate ▶ Zeitlohn
Tinetti score ▶ Tinetti-Score
Tissue tension ▶ Gewebespannung
Titin ▶ Titin
To adapt sth. for sth. ▶ Adaptieren
To ascend with safety devices ▶ Ansteigen mit Sicherung
To balance ▶ Balancieren
To climb according to visual guidelines ▶ Klettern nach visuellen Vorgaben
To climb with closed eyes ▶ Klettern mit geschlossenen Augen
To construe ▶ Interpretieren
To get into the line (game for climbing therapy) ▶ In die Bahn steigen
To glide ▶ Gleiten
To grip ▶ Greifen
To grip and breath training ▶ Greifen und Atemschulung
To learn ▶ Lernen
To mark pathways ▶ Markieren von Wegen
To melt ▶ Schmelzen
To play Mogli (game for climbing therapy) ▶ Moglispiel
To position ▶ Lagern
To reposition ▶ Umlagern
To roll ▶ Rollen
To spot ▶ Spotten
To stand ▶ Stehen
To start riding ▶ Anreiten
To stop ▶ Anhalten
To swim ▶ Schwimmen
To swing ▶ Schwingen
To tip over the wheelchair ▶ Kippen des Rollstuhls
To vapourise ▶ Verdampfen
To volatilize ▶ Verdunsten
Toe joints, extension of ▶ Zehengelenke, Extension der
Toe joints, flexion of ▶ Zehengelenke, Flexion der
Toe hook ▶ Toe-Hook-Tritt
Toe oedema ▶ Zehenödem
Toe off ▶ Abdruck
Toilet training ▶ Toilettentraining
Tone ▶ Tonus
Tone of voice ▶ Tonfall
Tone regulation ▶ Tonusregulation
Tone, postural ▶ Tonus, posturaler
Tongue diagnosis ▶ Zungendiagnose
Tongue-Teeth-Breathing-Swallowing Exercise ▶ Tongue-Teeth-Breathing-Swallowing-Übung
Tonic immobility ▶ Totstellreflex
Tonic neck reflex ▶ Halsstellreflex
Top management ▶ Top-Management
Top-down management ▶ Top-down-Management
Top-down method ▶ Top-down-Methode
Top-down model ▶ Top-down-Modell
Torque ▶ Drehmoment
Torque, muscular ▶ Muskeldrehmoment
Torr ▶ Torr
Torsion ▶ Torsion
Torsional moment ▶ Torsionsmoment
Total body acquisition ▶ Ganzkörperbezug
Total body tension ▶ Ganzkörperspannung
Total capacity ▶ Totalkapazität
Total cost accounting ▶ Gesamtkostenverfahren
Touch ▶ Berührung
Touch, therapeutic ▶ Berührung, therapeutische

Touch-and-bite principle ▶ Touch-and-bite-Prinzip
Touch-defense reaction ▶ Tastabwehrreaktion
Tourette syndrome ▶ Tourette-Syndrom
Tournique test ▶ Tourniquet-Test
Tracheostoma ▶ Tracheostoma
Trace, perceptual ▶ Spur, perzeptive
Track markers ▶ Bahnzeichen
Traction ▶ Zug
Traction ▶ Traktion
Traction manipulation ▶ Traktions-Manipulation
Traction tendon ▶ Traktionssehne
Traditional Chinese Medicine ▶ Traditionelle Chinesische Medizin
Training ▶ Training
Training amount ▶ Trainingsumfang
Training record ▶ Sporttagebuch
Training frequency ▶ Trainingsdichte, Trainingshäufigkeit
Training intensity, determining ▶ Trainingsintensität, Bestimmung
Training load, medical ▶ Trainingsbelastung, medizinische
Training load, sportive ▶ Trainingsbelastung, sportliche
Training parameter ▶ Trainingsparameter
Training principles ▶ Trainingsprinzipien
Training stability ▶ Trainingsstabil
Training stimulus ▶ Trainingsreiz
Training theory ▶ Trainingslehre
Training, assissted ▶ Üben, assistives
Training, extensoric/dynamic ▶ Training, extensorisch/dynamisch
Training, mental ▶ Training, mentales
Training, reactive ▶ Üben, reaktives
Training, segmental ▶ Training, segmentales
TRAM-flap ▶ TRAM-Flap
Trampoline test ▶ Trampolintest
Transcranial magnetic stimulation ▶ Transkranielle Magnetstimulation
Transcutaneous electrical nerve stimulation ▶ Transkutane elektrische Nervenstimulation
Transduction process ▶ Transduktionsprozess
Transfer ▶ Transfer
Transfer of movement ▶ Bewegungsübertragung
Transfer techniques ▶ Transfertechnik
Transference, countertransference ▶ Übertragung, Gegenübertragung
Transformation of energy ▶ Energieumwandlung
Transformation process ▶ Transformationsprozess
Transition ▶ Bewegungsübergang
Translation ▶ Translation
Translation assessment ▶ Translationsuntersuchung
Transmission of force ▶ Kraftübertragung
Transmission, ephaptic ▶ Transmission, ephaptische
Transmitter ▶ Transmitter
Transport capacity ▶ Transportkapazität
Transport capacity, maximum ▶ Transportkapazität, maximale
Transtheoretical Model ▶ Transtheoretisches Modell
Transversal abduction ▶ Transversale Abduktion
Transversal adduction ▶ Transversale Adduktion
Transversal plane ▶ Transversalebene
Trauma processing ▶ Traumaverarbeitung
Trauma, psychic ▶ Trauma
Traumatic brain injury ▶ Schädel-Hirn-Trauma
Treadmill ▶ Laufband
Treadmill therapy ▶ Laufbandtherapie
Treatment contract ▶ Behandlungsvertrag
Treatment hypothesis ▶ Behandlungshypothese
Treatment phase ▶ Behandlungsphase
Treatment plane ▶ Behandlungsebene
Treatment planning ▶ Behandlungsplanung
Treatment principle ▶ Behandlungsprinzip
Tremor ▶ Tremor
Trend ▶ Trend
Trendelenburg test ▶ Trendelenburg-Test
Trendelenburg's sign ▶ Trendelenburg-Zeichen
Trepanation ▶ Trepanation
Triad of movement control ▶ Triade der Bewegungskontrolle
Trial treatment ▶ Probebehandlung
Trias of failures ▶ Trias der Ausfälle
Trias, symptomatic ▶ Trias, symptomatische
Tributary area ▶ Tributargebiet
Trigeminus therapy grip ▶ Trigeminustherapiegriff
Trigger point ▶ Triggerpunkt
Trigger point therapy ▶ Triggerpunkt-Therapie
Trigger point therapy, manual ▶ Triggerpunkt-Therapie, manuelle
Trigger point therapy, myofascial ▶ Triggerpunkt-Therapie, myofasziale
Trigger point, active ▶ Triggerpunkt, aktiver
Trigger point, associated ▶ Triggerpunkt, assoziierter

Trigger point, dysfunctionrelevant ▸ Triggerpunkt, dysfunktionsrelevanter
Trigger point, latent ▸ Triggerpunkt, latenter
Trigger point, myofascial ▸ Triggerpunkt, myofaszialer
Trigger point, primary ▸ Triggerpunkt, primärer
Trigger point, satellite ▸ Triggerpunkt, Satelliten-
Trigger point, secondary ▸ Triggerpunkt, sekundärer
Trigonometric function ▸ Trigonometrische Funktion
Trigonometric function ▸ Winkelfunktion
Triple point ▸ Tripelpunkt
Trismus ▸ Trismus
Trivialize ▸ Bagatellisieren
Trocanter point distance ▸ Trochanterpunktabstand
Trophic ▸ Trophik
Trot ▸ Trab
Tölt ▸ Tölt
Truncus ▸ Truncus
Trunk ▸ Rumpf
Trunk extensors, force curve ▸ Rumpfextensoren, Kraftkurve
Trunk extensors, training ▸ Rumpfextensoren, Training der
Trunk flexors, Force curve ▸ Rumpfflexoren, Kraftkurve der
Trunk flexors, training ▸ Rumpfflexoren, Training der
Trunk reaction ▸ Rumpfreaktion
Trunk stability ▸ Rumpfstabilität
Tui na ▸ Tuina
Tukey's HSD test ▸ Tukey-HSD-Test
Tunnel technique ▸ Tunnel-Technik
Turbulence ▸ Turbulenz
Turgor ▸ Turgor
Turning chart ▸ Lagerungs- und Umlagerungsplan
Turnover ▸ Turnover
Turnover rate, chemical impulse ▸ Turnover-Rate, chemischer Reiz
Turnover rate, flow potential ▸ Turnover-Rate, Strömungspotenzial
Turnover rate, mechanical impulse ▸ Turnover-Rate, mechanischer Reiz
Turnover rate, piezoelectrical effect ▸ Turnover-Rate, piezoelektrischer Effekt
Turnover rate, thermic impulse ▸ Turnover-Rate, thermischer Reiz
Turnover rate, transduction ▸ Turnover-Rate, Transduktion
Turntable ▸ Drehscheibe
Turret ▸ Türmchen
Two leg squat ▸ Zweibeinbeuge
Two leg stance ▸ Zweibeinstand
Two leged long jump ▸ Zweibeinweitsprung
Two-factor theory ▸ Zwei-Faktoren-Theorie
Two-point crutch gait ▸ Zwei-Punkte-Gang
Two-point discrimination ▸ Zwei-Punkte-Diskrimination
Two-point discrimination, moving ▸ Zwei-Punkte-Diskrimination, bewegende
Two-point discrimination, static ▸ Zwei-Punkte-Diskrimination, statische
Type ▸ Typ
Type A ▸ Typ A
Type B ▸ Typ B
Type of current (shape of current) ▸ Stromart
Type of flow ▸ Strömungsform
Type of target ▸ Zielart
Types of information ▸ Informationsarten
Types of Insufficiency ▸ Insuffizienzformen
Types of lesion in spinal cord injury ▸ Läsionstypen bei Querschnittlähmung

U

Ulnar deviation of the fingers ▸ Ulnardeviation der Langfinger
Ultra stimulation current ▸ Ultrareizstrom
Ultrasonic atomiser ▸ Ultraschallvernebler
Ultrasonic generator ▸ Ultraschallquelle
Ultrasonic receiver ▸ Ultraschallempfänger
Ultrasonic therapy ▸ Ultraschalltherapie
Ultrasonography ▸ Ultraschalldiagnostik
Ultrasound ▸ Ultraschall
Ultrasound thermo therapy ▸ Ultraschallwärmetherapie
Ultraviolet ▸ Ultraviolett
Understanding gait ▸ Gehen verstehen
Unipolar ▸ Monopolar
Unit ▸ Einheit
Unit of output costing ▸ Kostenträgerstückrechnung
Unit, motor ▸ Einheit, motorische
Unity of action and treatment ▸ Einheit von Handlung und Behandlung
Unity, psychophysical ▸ Einheit, psychophysische
Unstable ▸ Labil

Unterberger's stepping test ► Unterberger-Tretversuch
Up-to-date diagnosis ► Aktualitätsdiagnose
Updating tendency ► Aktualisierungstendenz
Upper body (arm) ergometer ► Oberkörperergometer
Upper crossed syndrome (UCS) ► Gekreuztes Schultersyndrom
Upper motor neurone syndrome ► Plus- und Minussymptomatik, Motorisches Syndrom
Urethro-vesical dysfunction ► Urethrovesikale Dysfunktion
Urgency ► Drang
Urgency urinary incontinence (UUI) ► Inkontinenz, Drang-
Urgency Urinary Incontinence (UUI), ► Dranginkontinenz
Urinary hesitancy ► Harnverhalten
Urinary incontinence (UI) ► Inkontinenz
Urinary incontinence, mixed ► Inkontinenz, gemischte
Urinary retention ► Urinretention
Urine acidification ► Urinansäuerung
Urine stream, intermittent ► Urinstrahl, unterbrochener
Urine stream, slow ► Urinstrahl, langsamer
Uthoff's phenomenon ► Uthoff-Phänomen
UV radiator ► UV-Strahler

V

V/Q ratio ► V/Q-Verhältnis
Vacuum ► Vakuum
Vacuum extraction ► Vakuumextraktion
Vaginal examination ► Vaginale Untersuchung
Vaginismus ► Vaginismus
Vainio-tours ► Vainio-Touren
Valgus ► Valgus
Valgus stress ► Valgusstress
Validity ► Validität
Valve plane mechanism ► Ventilebenenmechanismus
Variable, dependent ► Variable, abhängige
Variable, independent ► Variable, unabhängige
Variance ► Varianz
Variation ► Variation
Variation of starting position and grip ► Variation der Ausgangsstellung und Greifen
Varicosis ► Varikose
Varicosis, secondary ► Varizen, sekundäre
Varicosity ► Varikosität
Varus ► Varus
Vascular cross section ► Gefäßquerschnitt
Vascular phase ► Vaskuläre Phase
Vasoconstriction ► Vasokonstriktion
Vasodilatation ► Vasodilatation
Vasomotor ► Vasomotor
Vector ► Vektor
Vector decomposition ► Vektorzerlegung
Vein ► Vene
Vein angle ► Venenwinkel
Vein disease, acute ► Venenerkrankung, akute
Velocity ► Geschwindigkeit
Velocity ► Schnelligkeit
Velocity lever ► Geschwindigkeitshebel
Velocity of fall ► Fallgeschwindigkeit
Velocity of motion ► Bewegungsgeschwindigkeit
Velocity profile ► Geschwindigkeitsprofil
Velocity receptor ► Geschwindigkeitsrezeptor
Velocity-time graph ► Geschwindigkeits-Zeit-Diagramm
Ventilation disorder, obstructive ► Ventilationsstörung, obstruktive
Ventilation disorder, restrictive ► Ventilationsstörung, restriktive
Ventricular fibrillaton ► Kammerflimmern
Verbal communication ► Verbale Kommunikation
Vertebral column stabilisation ► Wirbelsäulenstabilisation
Vertebral column stability ► Wirbelsäulenstabilität
Vertebral column, extension of ► Wirbelsäule, Extension der
Vertebral endplate ► Vertebrale Endplatte
Vertex ► Vertex
Vertical bending type ► Vertikaler Bücktypus
Vertigo ► Schwindel
Vesical center ► Blasenzentrum
Vestibular disorder ► Gleichgewichtsstörung
Vestibular failure ► Vestibularisausfall
Vestibulitis ► Vestibulitis
Vestibulum, age dependent changes of ► Vestibulum, altersbedingte Veränderungen des
Vibration ► Vibration
Vibration Training ► Vibrationstraining
Vibrations, manual ► Vibrationen, manuelle
Vicariation hypothesis ► Vikariationshypothese
Vigilance network ► Vigilanznetzwerk
Vigilance ► Vigilanz
Vigorimeter ► Vigorimeter
Virchow's triad ► Virchow-Trias
Viscosity ► Viskosität

Viscosity, dynamic ▸ Viskosität, dynamische
Visual (eye) contact ▸ Blickkontakt
Visual analogue scale ▸ Visuelle Analogskala
Vital energy ▸ Lebenskraft
Vital function ▸ Vitalfunktion
Vital capacity ▸ Vitalkapazität
Vocational training ▸ Fortbildung
Voice ▸ Stimme
Vojta concept ▸ Vojta-Konzept
Voltage ▸ Spannung
Voltage divider ▸ Spannungsteiler
Volume ▸ Volumen
Volume load ▸ Volumenbelastung
Volumetric measurement ▸ Volumetermessung
Vt-chart ▸ Vt-Diagramm
Vulvar vestibulitis syndrome ▸ Vulvar vestibulitis Syndrom
Vulvodynia ▸ Vulvodynie

W

W-questions ▸ W-Fragen
Waddell signs ▸ Waddell-Zeichen
Walk ▸ Gehen
Walking ▸ Laufen
Walking ▸ Walken
Walking ABC ▸ Lauf-ABC
Walking ability ▸ Gehfähigkeit
Walking ability, outdoor ▸ Gehfähigkeit, außerhäusliche
Walking aid ▸ Gehhilfe
Walking frame ▸ Gehwagen
Walking speed ▸ Gehgeschwindigkeit
Walking, free ▸ Gehen, freies
Walking, social ▸ Gehen, soziales
Wall inclination ▸ Wandneigung
Wall, horizontal ▸ Wand, liegende
Wall, horizontal to vertical ▸ Wand, liegende bis senkrechte
Wallerian degeneration ▸ Wallersche Degeneration
Waller's law ▸ Waller-Gesetz
Warm up ▸ Erwärmung
Warm up exercise ▸ Aufwärmübung
Warming, dielectric ▸ Erwärmung, dielektrische
Warmth, neutral ▸ Wärme, neutrale
Warning ▸ Abmahnung
Water ▸ Wasser
Water bath, galvanic ▸ Bad, hydrogalvanisches
Water content ▸ Wassergehalt
Water resistance ▸ Wasserwiderstand
Water stepping ▸ Wassertreten
Water type ▸ Wasser-Typ
Water typical speed ▸ Wassertypisches Tempo
Water- and electrolyte balance ▸ Wasser- und Elektrolythaushalt
Watershed ▸ Wasserscheide
Watt ▸ Watt
Wave ▸ Welle
Wave analysis, frequency analysis ▸ Frequenzanalyse
Wave length ▸ Wellenlänge
Weber test ▸ Weber-Test
Wedge ▸ Keil
Wedge principle ▸ Keilprinzip
Weight ▸ Gewicht
Weight-bearing line ▸ Traglinie
Weight force ▸ Gewichtskraft
Weight load ▸ Gewichtsbelastung
Weight, specific ▸ Gewicht, spezifisches
Welcoming and introduction phase ▸ Begrüßungs- und Informationsphase
Well-being ▸ Wohlbefinden
Wellness ▸ Wellness
Wheelchair ▸ Rollstuhl
Wheelchair basketball ▸ Rollstuhlbasketball
Wheelchair fall training ▸ Rollstuhlfalltraining
Wheelchair fitting ▸ Rollstuhlanpassung
Wheelchair glove ▸ Rollstuhlhandschuh
Wheelchair options ▸ Rollstuhloptionen
Wheelchair sports ▸ Rollstuhlsport
Wheelchair supply ▸ Rollstuhlversorgung
Wheelchair training ▸ Rollstuhltraining
Wheelchair, mechanical ▸ Rollstuhl, mechanischer
Wheelchair, parts ▸ Rollstuhls, Bestandteile des
Wheelchair, set up ▸ Rollstuhls, Einstellung des
Wheeled walker ▸ Rollator
Whiplash associated disorders (WAD) ▸ Schleudertrauma
Wide alignment ▸ Breitspur
Wiggle-technique ▸ Wiggle-Technik
Wilcoxon signed-rank test ▸ Vorzeichenrangtest von Wilcoxon
Winged scapula ▸ Scapula alata
Wire electrode ▸ Drahtelektrode
Withdrawal symptoms ▸ Entzugserscheinungen
Withers ▸ Widerrist
Wobble board ▸ Kippelbrett
Wood ▸ Holz
Work ▸ Arbeit
Work pressure ▸ Arbeitsdruck

Working alliance ▶ Arbeitsbündnis
Working hypothesis ▶ Arbeitshypothese
Working posture ▶ Arbeitshaltung
Working with relatives, participation-oriented ▶ Angehörigenarbeit, teilhabebezogene
Workout metabolic rate ▶ Arbeitsumsatz
Workout pulse ▶ Trainingspuls
Workplace analysis ▶ Arbeitsplatzanalyse
World Health Organisation ▶ Weltgesundheits-organisation
Worst-case scenario ▶ Worst-Case-Szenario
Wound healing ▶ Wundheilung
Writing aid ▶ Schreibhilfe
Wrist instability ▶ Handgelenk, Instabilität des
Writer's cramp ▶ Schreibkrampf

X

X-climbing (game for climbing therapy) ▶ X-Klettern
X-y theory ▶ X-Y-Theorie

Y

Yang ▶ Yang
Yang organs ▶ Yang-Organe
Yin ▶ Yin
Yin organs ▶ Yin-Organe

Z

Z-slice ▶ Z-Scheibe
Z-transformation ▶ Z-Transformation
Zercher's squat ▶ Zercher Squat
Zero absolute ▶ Nullpunkt, absoluter
Zero track width ▶ Nullspur
Zigzag-phenomenon ▶ Zickzackphänomen
Zoning ▶ Zoneneinteilung
Zones ▶ Zonen

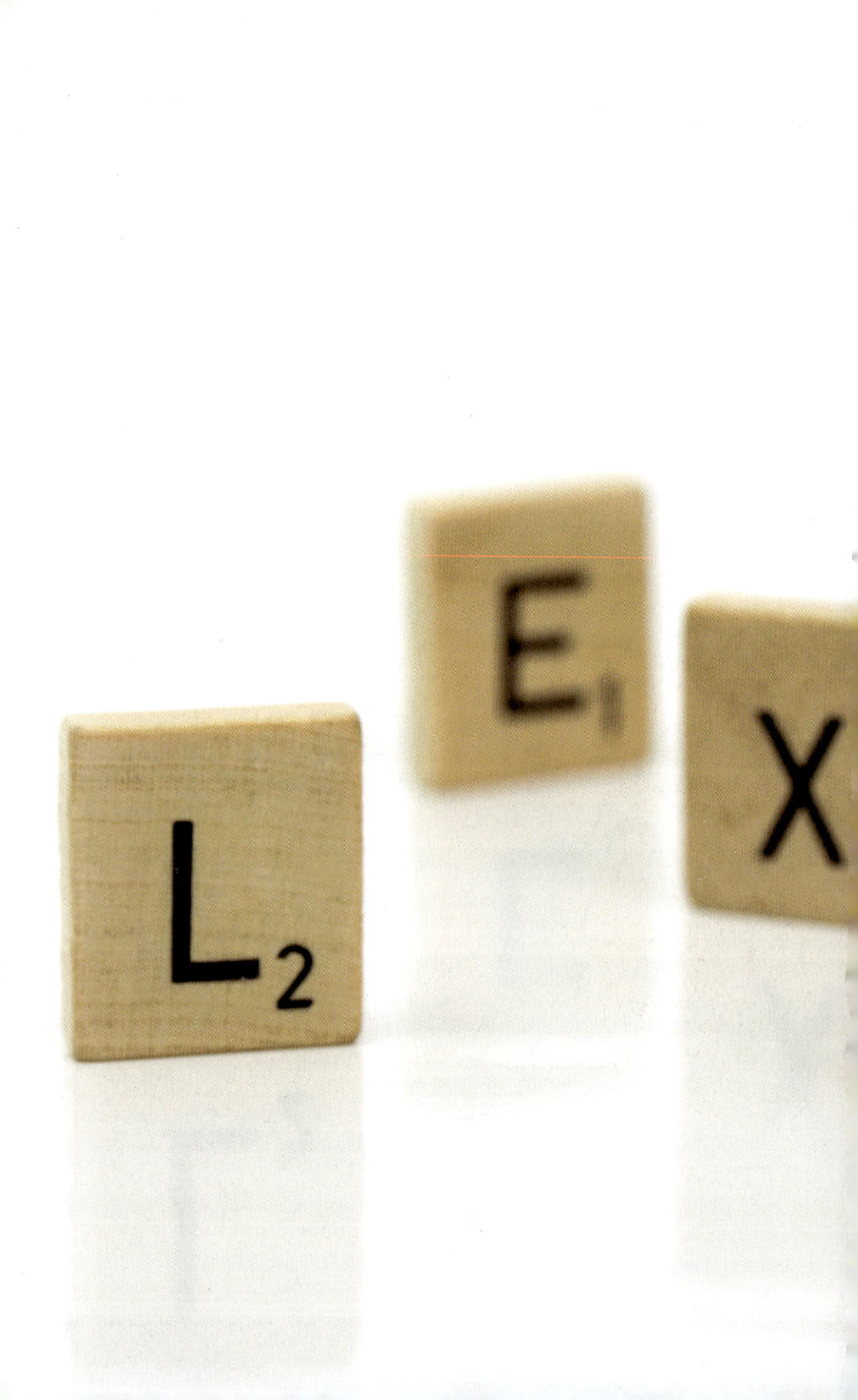
L 2
E
X